Внутрішні хвороби

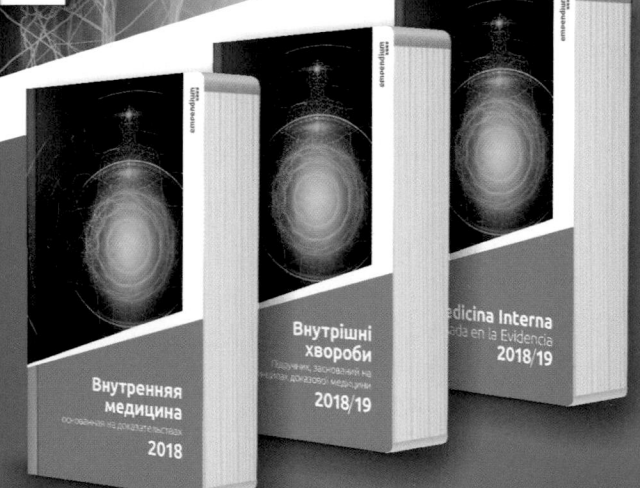

Внутренняя медицина
основанная на доказательствах
2018

Внутрішні хвороби
Підручник, заснований на принципах доказової медицини
2018/19

Medicina Interna
basada en la Evidencia
2018/19

www.empendium.com

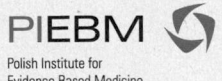

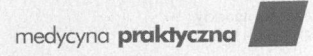

Внутрішні хвороби

Підручник заснований
на принципах доказової медицини

2018/19

Керівник проекту
Александра Кубєц

Головний редактор
Адріана Яремчук-Качмарчик

Редактори видавництва
Ірина Авраменко, Олеся Васильєва, Александра Кубєц, Андрій Кузик, Іван Мигаль, Юрій Шиманський, Адріана Яремчук-Качмарчик

Переклад
Ірина Авраменко, Роман Бастов, Юлія Бідюк, Олександра Вакуленко, Олеся Васильєва, Ольга Грабас, Юлія Єрмоленко, Татьяна Ісаєнко, Галина Карголь, Костянтин Котлярчук, Богдан Коцай, Уляна Криницька-Березюк, Кшиштоф Круліковські, Андрій Кузик, Алла Лисак, Степан Лисак, Іван Мигаль, Оксана Паньків-Бембенек, Роман Пулик, Віктор Ролік, Ореста Садова, Руслан Саламатин, Юлія Слинко, Юрій Шиманський, Адріана Яремчук-Качмарчик

DTP
Войцех Боровські, Павел Железнякович, Войцех Кубєна, Зофія Луцька, Катажина Опєля

Технічна редакція
Мірослав Шиманські, Маріна Вєжбіцька, Анета Вуйцік

Рисунки
Яцек Зєлінські

Проект типографії
Лукаш Лукасєвіч

Друк
ORTIS, Вроцлав

Видання І
ISBN 978-83-7430-567-9

Контакт
Видавництво Практична Медицина
вул. Газова 14а, 31-060 Краків, Польща
тел. 00 48 663 430 207
факс: 00 48 122 934 010
e-mail: redakcja_ua@mp.pl
Польський інститут доказової медицини
http://ebm.org.pl
e-mail: ebm@ebm.org.pl

Ministerstwo Nauki
i Szkolnictwa Wyższego

Республіка Польща
Міністерство
закордонних справ

Громадський проект, реалізований за фінансової підтримки Міністерства закордонних справ Республіки Польща за результатами участі в конкурсі «Співпраця в сфері громадської дипломатії 2018 року». Публікація висловлює тільки думку автора(ів) і не становить офіційної позиції Міністерства закордонних справ Республіки Польща.

Публікація співфінансується Міністерством науки і вищої освіти Республіки Польща.

Список відповідальних редакторів розділів посібника «Внутрішні хвороби. Підручник, заснований на принципах доказової медицини 2018/2019»

Головні редактори

Свінціцький Анатолій Станіславович
Пьотр Гаєвські

Редактори розділів

Симптоми
Свінціцький Анатолій Станіславович
редколегія

Хвороби системи кровообігу
Гринь Владислав Костянтинович, Дзяк Георгій Вікторович
Анджей Будай, Вікторія Лесьняк

Хвороби дихальної системи
Фещенко Юрій Іванович
Ева Ніжанковська-Могільніцька, Філіп Мейза

Хвороби шлунково-кишкового тракту
Ткач Сергій Михайлович, Чопей Іван Васильович
Вітольд Бартнік, Лукаш Стшешинські, Малгожата Щепанек, Владислав Янушевіч

Хвороби підшлункової залози

Хвороби жовчного міхура і жовчовивідних шляхів
Губергріц Наталія Борисівна
Вітольд Бартнік, Лукаш Стшешинські, Малгожата Щепанек, Владислав Янушевіч

Хвороби печінки
Харченко Наталія В'ячеславівна
Вітольд Бартнік, Лукаш Стшешинські, Малгожата Щепанек, Владислав Янушевіч

Хвороби гіпоталамуса та гіпофіза
Хвороби надниркових залоз
Нейроендокринні пухлини та поліендокринні синдроми
Кваченюк Андрій Миколайович
Барбара Яжонб, Ева Плачкевіч-Янковська

Хвороби щитоподібної залози
Хвороби прищитовидних залоз
Гульчій Микола Васильович
Барбара Яжонб, Ева Плачкевіч-Янковська

Порушення вуглеводного обміну
Ткач Сергій Миколайович
Барбара Яжонб, Ева Плачкевіч-Янковська

Хвороби нирок і сечовивідних шляхів
Синяченко Олег Володимирович, Пасєчніков Сергій Петрович
Франтішек Кокот, Роберт Драбчик

Хвороби кровотворних органів
Видиборець Станіслав Володимирович, Базика Димитрій Анатолійович, Дягіль Ірина Сергіївна
Анджей Хелльманн, Богдан Охрем

Ревматичні хвороби
Коваленко Володимир Миколайович
Ірена Зіммерманн-Гурська, Александра Тухоцька-Качмарек, Гжегож Гонцеж

Алергічні хвороби
Кайдашев Ігор Петрович
Марек Л. Ковальскі, Агнєшка Падьяс

Автори

1. Симптоми
Вітольд Бартнік (19), Марек Бодзьох (2, 4, 10, 31, 37, 38, 40), Пьотр Данєль (9), Роберт Драбчик (14, 22, 32, 33), Пьотр Заборовські (20), Гражина Звóлінська (6), Францішек Кокот (14, 17, 22, 32), Юстина Котина (10, 15), Малгожата Крайнік (12, 33), Кшиштоф Куля (21), Войцех Лепперт (25), Вікторія Лесьняк (3, 30, 34), Яцек Лучак (25), Ева Малецка-Панас (10, 15, 19, 28), Кшиштоф Марліч (13), Філіп Мейза (11, 23), Анна Мокровецька (28), Яцек Мрукович (9, 13, 20), Яцек Рожнєцькі (4), Пьотр Савєц (29), Йоланта Словіковська-Хілвер (21), Ядвіга Словіньска-Сжедніцька (41), Лукаш Стшешиньські (17, 24), Рената Талар-Войнаровська (19), Анджей Хеллманн (18, 27), Константин Шулджиньські (6), Войтєх Щеклік (3, 5, 11, 12, 16, 17, 23, 30, 34, 35, 36, 39, 42), Яцек Ющик (1, 26), Мілош Янковскі (5, 12, 16, 35, 36, 39, 42)

2. Хвороби системи кровообігу
Вальдемар Банасяк (5.1), Броніслав Беднаж (5.2, 19.2), Зофія Т. Білінська (15), Войцех Бодзонь (27, 28), Анджей Будай (5.2, 19.2), Войцех М. Висоцькі (32), Ян Воднєцькі (16), Збігнєв Гонсьор (9.4), Гжегож Гонцеж (19.1, 19.2, 20.1), Яцек Дубéль (19.1), Кристина Завільська (33.3, 34) Лонгіна Клосевіч-Латошек (3, 4), Марек Конка (8.1, 8.3, 9.1, 10, 11), Александра Котліньска-Лемéшек (32), Павел Куця (17, 18), Мартін Кужина (21), Вікторія Лесьняк (5.1, 5.2, 6, 7, 15, 16), Лешек Масловські (24, 25, 26, 31, 35), Матéй Невада (29), Рафал Нижанковські (33.1, 33.3), Томаш Пасєрбскі (5.1), Александ Прейбіш (20.1, 20.2, 20.3), Піотр Прущик (33.2), Піотр Пиш (9.4), Марія Реферовська (5,1), Яніна Стенпіньська (13), Томаш Стонпур (20.4), Владислав Сулович (20.4), Анджей Сурдацькі (19.1), Вітольд Томковські (17, 18), Адам Торбіцькі (21, 33.2), Марія Труш-Глуза (6, 7), Анетта Ундас (14, 34), Мажена Фролов (22, 23, 24, 25, 26, 27, 28, 30, 31, 35), Піотр Хоффман (8.1, 8.2, 9.1, 9.2, 9.3, 10, 12), Гжегож Цебуля (11), Барбара Цибульська (3, 4), Анна Члонковська (29), Пьотр Шиманьські (8.2, 8.3, 9.2, 9.3, 11), Віктор Шостак (3, 4), Анджей Шуба (36, 37), Мілош Янковські (1, 2), Анджей Янушевіч (20.1, 20.2, 20.3)

3. Хвороби дихальної системи
Малгожата Бала (27), Івона Бестри (12, 14, 25), Гражина Бохенек (9), Войцех М. Висоцькі (16, 17), Ельжбета Вятр, Пьотр Гаєвські (8, 9), Івона Гжелевська-Жимовська (15), Дорота Гурецька (27), Марія Коженєвська-Косела (15), Веслав Круліковські (1), Ян Кусь (6, 13), Хенрик Мазурек (11), Казімєж Марек (14), Філіп Мейза (68, 9, 10, 11, 18, 25), Яцек Мрукович (3), Агата Ніжанковська-Єнджейчик (18), Ева Ніжанковська-Могільніцька (8,9), Владислав Пєжхала (8), Роберт Пливачевські (18), Ева Ровіньська-Закшевська (12, 14, 25), Пьотр Савєц (3), Кшиштоф Сладек (19, 20, 21, 22, 23, 24), Моніка Сьверчиньська-Кренпа (2, 5), Збігнєв Сьверчиньські (2, 5), Лешек Шенборн (3), Константин Шулджиньські (19, 20, 21, 22), Рената Янковска (10), Мілош Янковські (1, 12, 19, 20, 21, 22, 23, 24), Яцек Яссем (16, 17)

4. Хвороби шлунково-кишкового тракту
Вітольд Бартнік (7, 8, 17, 18, 19, 20, 21.3, 22, 24, 25, 27, 28.2, 29), Збігнєв Бартузі (3, 31), Ева Вроньска (11), Войцех Висоцькі (4, 9, 10), Войцех М. Висоцькі (24, 25, 27.5), Андреа Горват (3, 31), Станіслав Кленк (14), Марек Кравчик (28.4), Ева Малецька-Панас (1, 2, 4, 5), Кшиштоф Марліч (6, 7, 8), Томаш Мах (28.1, 28.3, 28.4), Анна Мокровецька (4), Яцек Мрукович (28.1, 28.2, 28.3, 28.4), Марек Перткевіч (14), Єжи Соха (16), Єжи Стефаняк (28.4), Рената Талар-Войнаровська (1, 2), Ян Теткевіч (21.1, 21.2, 29.1, 30), Мажена Фролов (21.1, 21.2), Ханна Шаєвська (13, 15), Владислав Янушевіч (26)

5. Хвороби підшлункової залози
Уршуля Верещиньська-Семьонтковська (1, 2, 3, 4), Войцех М. Висоцькі (4), Анджей Донбровські (1, 2, 3, 4), Гражина Юрковська (1, 2, 3, 4)

6. Хвороби жовчного міхура і жовчовивідних шляхів
Войцех М. Висоцькі (6, 7, 8), Аніта Гонсьоровська (2, 3, 4), Пьотр Данєль (6, 7, 8), Ева Малецька-Панас (1, 2, 3, 4, 6, 7, 8), Пьотр Мілкевіч (5)

7. Хвороби печінки
Гражина Бєсяда (7), Анна Боронь-Качмарська (4, 13), Марта Вавжинович-Сичевська (5, 12), Марек Кравчик (14, 15), Томаш Мах (3), Пьотр Мілкевіч (6), Яцек Мрукович (1, 2, 3), Вальдемар Патковські (14, 15, 17, Марек Хартлеб, Яцек Ющик (1, 2, 3)

8. Хвороби гіпоталамуса та гіпофіза
Войцех Зглічинські (3, 4), Йоланта Кунерт-Радек (1, 2), Ева Плачкєвіч-Янковська (1, 2, 3, 4)

9. Хвороби щитоподібної залози
Анджей Левінські (1, 3), Ева Плачкєвіч-Янковська (1, 2, 3, 4, 5), Барбара Яжонб (2, 4, 5)

10. Хвороби прищитовидних залоз
Франтішек Кокот (1, 2), Ева Плачкєвіч-Янковська (1, 2), Едвард Франек (1, 2)

11. Хвороби надниркових залоз
Анна А. Касперлік-Залуська (1, 2, 5, 6), Ева Плачкєвіч-Янковська (1, 2, 3, 4, 5, 6),
Ядвіга Словінська-Сщедніцька (3, 4), Анджей Янушевіч (7), Влодімеж Янушевіч (7)

12. Нейроендокринні пухлини та поліендокринні синдроми
Анджей Левіньські (2.1), Ева Плачкєвіч-Янковська (1.1, 1.2, 2.1, 2.2), Дарія Хандкєвіч-Юнак (1.1),
Барбара Яжонб (1.2, 2.2)

13. Порушення вуглеводного обміну
Ева Плачкєвіч-Янковська (1,2,3,4,5), Яцек Сірадські (1,2,3,4,5)

14. Хвороби нирок і сечовивідних шляхів
Войцех М. Висоцькі (10, 11, 12, 13), Ілона Дземянко (3.1),
Роберт Драбчик (1, 2, 3.1, 3.2, 3.3, 3.4, 4, 5, 6, 7, 8, 9), Матєй Дрождж (7), Ян Дулава (8),
Ян Завадські (5), Войцех Залуська (10, 11, 12, 13), Славомір С. Змонарські (3.4),
Кшиштоф Казімерчак (3.1), Марян Клінгер (3.1, 3.3, 3.4), Анджей Ксьонжек (10, 11, 12, 13),
Міхал Мисьлівєц (1, 2), Міхал Новіцькі (9), Томаш Стомпур (6), Владислав Сулович (6, 7),
Збігнєв Хруби (3.2), Станіслав Чекальські (4)

15. Хвороби кровотворних органів
Кшиштоф Важоха (13), Єжи Віндига (20, 21), Анна Домошиньська (15), Ядвіга Двілевіч-
Троячек (4), Вєслав Віктор Єнджейчак (16), Кристина Завільська (18, 19), Януш Медер (14),
Анджей Міталь (10, 11), Марія Подоляк-Давідзяк (1), Вітольд Прейзнер (5, 9), Тадеуш Робак (12),
Яцек Роліньські (17), Томаш Саха (17), Анетта Ундас (22), Ірена Фрідецька (6, 7, 8),
Анджей Хелльманн (5, 9, 10, 11), Єжи Холовєцькі (2, 3)

16. Ревматичні хвороби
Пьотр Глушко (16, 17), Ірена Зіммерманн-Гурська (2, 4, 9, 10, 11.1, 14, 15, 24, 25),
Бригіда Квятковська (11.3), Марюш Коркош (13, 18, 19), Эугенюш Юзеф Кухаж (21, 22),
Павел Мельнік (6), Яцек Мусял (3, 4, 8), Мажена Олесіньська (20), Влодімеж Самборські (20),
Матильда Сєраковська (5), Станіслав Сєраковські (5), Яна Скшипчак (4),
Вітольд Тлустохович (16, 17), Анна Філіпович-Сосновська (1, 23), Ханна Хваліньська-
Садовська (5, 7), Яцек Шехиньські (11.2, 11.4), Ян Шнайд (3, 8), Анджей Щеклік (8),
Лешек Щепаньські (12)

17. Алергічні хвороби
Ян Брожек (3), Вєслав Глінські (4), Єжи Крушевські (1), Роман Новіцькі (5),
Агнєшка Падьяс (2, 4, 5), Барбара Рогаля (2, 3), Моніка Сьверчиньська-Кренпа (3),
Яцек Шепетковські (4), Мілош Янковські (1)

18. Інфекційні хвороби
Агнєшка Врочиньська (1.15, 1.16, 6.1.6), Яцек Висоцькі (3.1, 10), Анджей Гладиш (1.1, 1.2, 1.11, 2),
Яцек Гонсьоровські (2), Божена Дубель (1.5, 1.12, 1.6, 3.1), Ева Дущик (1.6), Роман Єшке (7),
Пьотр Заборовські (1.7, 1.8, 3.3). Ельжбета Кацпшак (5.1, 5.3, 5.4.2), Кшиштоф Качмарек (5.4.1),
Бригіда Книш (2, 9), Анджей Кублер (7), Магдалена Марчиньська (1.9, 1.10),
Кароліна Мрувка (5.2), Яцек Мрукович (1.1, 3.1, 3.2, 12.1, 12.2, 10),
Вацлав Нахорські (5.2.1), Томаш Озоровські (8), Малгожата Паулі (5.1, 5.3, 5.5),
Лукаш Пельок (5.2), Вітольд Пшиялковські (6), Вероніка Ример (1.15, 9),
Піотр Савец (1.1, 1.2, 1.3, 1.8, 1.9, 1.10, 1.11, 3.3), Єжи Стефаняк (5.2, 5.4.1, 5.4.2, 5.5),
Роберт Флісяк (3.2, 3.3, 12.1), Валерія Хриневіч (8, 11), Аніта Хриневіч-Гвуздзь (4),
Яцек Шехиньські (5.1), Лешек Шенборн (1.3, 1.5, 1.12), Бартош Шетеля (3.2), 12.2), Яцек Ющик (9),
Мілош Янковські (7)

19. Водно-електролітні та кислотно-лужні порушення
Роберт Драбчик (1), Франтішек Кокот (1, 2), Едвард Франек (1, 2)

20. Отруєння
Дорота Клімашик (2, 3, 4, 5, 9, 10, 11, 12, 13, 11), Януш Шаєвські (1, 2, 3, 4, 5, 9, 10, 11, 12, 13, 16)

21. Психічні порушення
Анджей Кокошка

22. Онкологія та паліативний догляд
Войцех М. Висоцькі (2.1, 2.4), Александра Греля-Воєвода (2.1), Марюш Желіховські (5),
Матєй Клюзяк (4), Александра Котліньська-Лемєшек (4), Малгожата Крайнік (1),
Матєй Кшаковські (2.2, 2.6), Кшиштоф Кшемєнєцькі (2.2, 2.3, 2.6), Яцек Лучак (3, 4),
Малгожата Пілярчик (3), Яцек Роліньські (2.5), Томаш Саха (2.2, 2.5, 2.6), Мартін Хентал (2.4),
Константин Шулджиньські (5), Мілош Янковські (5)

23. Перша допомога при травмах та інших невідкладних станах
Гражина Зволіньська (2.2), Пьотр Кулаковські (2.1), Аркадюш Погжебєльські (26),
Ян Тєтькєвіч (1, 3, 4, 5, 6, 7, 8, 9, 10, 11, 12, 13, 14, 15, 16, 17, 18, 19, 20, 21, 22.1, 23, 24, 25),
Гжегож Цебуля (15), Януш Шаєвські (16, 18, 22.2), Константин Шулджиньські (2.2),
Марек Ютель (22.3), Мілош Янковські (2.2, 16, 18)

24. Діагностичні та лікувальні маніпуляції
Ізабела Бентковська (7), Анна Бялонь-Януш (7), Дорота Гурецька (21),
Томаш Грондальські (7), Ірена Зіммерманн-Гурська (12), Ванда Кнопіньська-Послушны (29),
Франтішек Кокот (26), Павел Куця (10), Магдалена Лентовська (22), Яцек Мрукович (13),
Роман Новобільські (20), Вітольд Пшиялковські (13), Александра Росек (22), Томаш Саха (23),
Кшиштоф Сладек (9, 24, 25), Єжи Соя (8), Вітольд Томковські (10), Марія Труш-Глуза (17, 18),
Едвард Франек (26), Анджей Хелльманн (23), Гжегож Цебуля (6), Януш Шаєвські (28),
Константин Шулджиньські (1, 2, 3, 4, 5, 14, 15, 16, 17, 18, 19, 21), Яцек Ющик (11, 27),
Мілош Янковські (1, 2, 3, 4, 5, 6, 8, 9, 14, 15, 16, 17, 18, 19, 20, 23, 24, 25, 26)

25. Функціональні дослідження
Пьотр Борос (4), Анджей Донбровські (1), Вікторія Лесьняк (1), Філіп Мейза (4),
Александр Прейбіш (2) Мілош Янковські (3), Анджей Янушевіч (2)

26. Ендоскопічні дослідження
Кшиштоф Марліч (2), Кшиштоф Сладек (1), Мілош Янковські (1)

27. Лабораторні дослідження
Ірена Зіммерманн-Гурська (7), Павел Куця (5), Вітольд Пшиялковські (2), Богдан Сольниця (1, 3),
Єжи Соя (4), Вітольд Томковські (5), Яцек Ющик (6), Мілош Янковські (4)

28. Мікробіологічна діагностика
Зофія Звольська (1.2), Катажина Панцер (1.1), Анна Пжондо-Мордарська (1, 2, 3, 4),
Барбара Подсядло (3)

Шановні Колеги,

Посібник **«Внутрішні хвороби. Підручник заснований на принципах доказової медицини 2018/2019»** це україномовне видання короткої версії міжнародного посібника з внутрішніх хвороб «Інтерна Щекліка» (професор Анджей Щеклік [1938–2012], один з найвидатніших польських лікарів та вчених, був першим редактором підручника в Польщі). Над посібником постійно працює більше 600 авторів і редакторів з різних країн. Серед інших відомих посібників світового рівня він вирізняється адаптацією до умов української системи охорони здоров'я. Це завдання було виконано командою запрошених до співпраці українських експертів. Важливо зауважити, що посібник також видається в Північній Америці, при співпраці з Університетом МакМастер в Канаді, і в Південній Америці, при співпраці з експертами з Чилі, Аргентини і Перу. Це міжнародний проект, в якому беруть участь експерти з різних куточків світу, які діляться своїми знаннями та досвідом. Українські терапевти також зможуть сприяти його розвитку. Ми розраховуємо на те, що не лише українські редактори, але також й інші лікарі, які користуватимуться навчальним посібником в Україні, допоможуть нам його вдосконалювати, надсилаючи свої коментарі за адресою redakcja_ua@mp.pl

Посібник ґрунтується на принципах доказової медицини (ЕВМ), а це означає, що вся інформація про діагностику, лікування та профілактику захворювань відображає актуальні і достовірні наукові дані та рекомендації для клінічної практики. Даний навчальний посібник призначений для терапевтів, вузьких спеціалістів терапевтичного профілю, сімейних лікарів, а також для студентів-медиків.

Основними перевагами посібника є: достовірність, постійне оновлення (електронна версія оновлюється, як тільки з'являються нові наукові дані), постійне доповнення змісту, простота використання і, отже, корисність в повсякденній практиці. Посібник також доступний в електронній формі на інтернет-порталі (www.empendium.com), а незабаром його можна буде використовувати в якості мобільного застосунку (для смартфонів і планшетів).

Ми сподіваємося, що посібник принесе користь усім: і лікарям, і пацієнтам в Україні.

Від імені редколегії

Пьотр Гаєвські
MD PhD FACP
Президент Польського
інституту доказової медицини
Віце-президент Польського
товариства терапевтів

Зміст

3 **Хвороби дихальної системи**

4   Хвороби шлунково-кишкового тракту

5   Хвороби підшлункової залози

6   Хвороби жовчного міхура і жовчовивідних шляхів

7   Хвороби печінки

8   Хвороби гіпоталамуса та гіпофіза

12 Нейроендокринні пухлини та поліендокринні синдроми

13 Порушення вуглеводного обміну

15 Хвороби кровотворних органів

16 Ревматичні хвороби

17 Алергічні захворювання

18 Інфекційні хвороби

19   **Водно-електролітні та кислотно-лужні порушення**

20   **Отруєння**

21   Психічні розлади

22 Онкологія та паліативний догляд

23 Перша допомога

24 **Маніпуляції**

25   Функціональні дослідження

26   Ендоскопічні дослідження

27 Лабораторні дослідження

28 Мікробіологічна діагностика

Вибрані невідкладні стани

ACC — American College of Cardiology

ACR — American College of Rheumatology

ADA — American Diabetes Association

AHA — American Heart Association

ALS — Advanced Life Support

ANCA — антитіла до цитоплазми нейтрофілів

ATS — American Thoracic Society

BE — надлишок лугів у крові

BLS — Basic Life Support

BOS — синдром облітеруючого бронхіоліту

BSR — British Society for Rheumatology

CCS — Canadian Cardiovascular Society

CI — довірчий інтервал

CPAP — постійний позитивний тиск у дихальних шляхах

DAH — дифузна альвеолярна кровотеча

DL_{CO} — дифузійна здатність легень

EAPC — European Association of Palliative Care

EGFR — рецептор епідермального фактору росту

EMB — етамбутол

EPEC — ентеропатогенні штами *E. coli*

ERC — European Resuscitation Council

ESC — European Society of Cardiology

EULAR — European League Against Rheumatism

FDA — Food and Drug Administration

FiO_2 — концентрація кисню в дихальній газовій суміші

FT3 — вільний трийодтиронін

FT4 — вільний тироксин

GDM — гестаційний діабет

GEP-NEN — НЕП травної системи

GINA — Global Initiative for Asthma

HAV — вірус гепатиту A

Hb — гемоглобін

HbA1c — глікований гемоглобін

HBV — вірус гепатиту B

HCV — вірус гепатиту C

HDV — вірус гепатиту D

HER2 — рецептор епідермального фактору росту (РЕФР) типу 2

HEV — вірус гепатиту E

Hib — *Haemophilus influenzae* тип b

HLA — антигени гістосумісності

HSV — вірус простого герпесу

Ht — гематокрит

IDSA — Infectious Diseases Society of America

IGRA — тести, що базуються на виділенні лімфоцитами інтерферону-γ

INH — ізоніазид

LABA — інгаляційний $β_2$-агоніст тривалої дії

LADA — латентний аутоімунний діабет дорослих

LAMA — антихолінергічний ЛЗ тривалої дії (інгаляційний)

LQTS — вроджений синдром подовженого інтервалу QT

L-T4 — левотироксин

MCH — середня маса гемоглобіну в еритроциті

MCHC — середня концентрація гемоглобіну в еритроциті

MCV — середній об'єм еритроциту

MDI — дозований аерозольний інгалятор під тиском (ДАІ)

MET — споживання кисню в стані спокою (метаболічна одиниця)

metHb — метгемоглобін

MIC — мінімальна інгібуюча концентрація

MRSA — метицилін-резистентні штами *S. aureus*

MRSE — метицилін-резистентні штами *S. epidermidis*

MSSA — метицилін-чутливі штами *S. aureus*

NICE — National Institute for Health and Care Excellence

NSTEMI — інфаркт міокарда без елевації сегмента ST

NT-pro BNP — мозковий натрійуретичний пептид

NYHA — New York Heart Association

$PaCO_2$ — парціальний тиск вуглекислого газу в артеріальній крові

pANCA — перинуклеарні антинейтрофільні цитоплазматичні антитіла

PaO_2 — парціальний тиск кисню в артеріальній крові

PTHrP — паратгормонподібний пептид

PZA — піразинамід

RDW — коефіцієнт варіації відносної ширини розподілу еритроцитів за об'ємом

RMP — рифампіцин

rT3 — зворотній трийодтиронін

SABA — інгаляційний β_2-агоніст короткої дії

SaO$_2$ — насичення киснем гемоглобіну артеріальної крові

SARA — реактивний артрит, зумовлений інфекцією, що переноситься статевим шляхом

SIAD — синдром неадекватного антидіурезу

SIADH — синдром порушення секреції антидіуретичного гормону

SIRS — синдром системної запальної відповіді (ССЗВ)

SM — стрептоміцин

SpO$_2$ — насичення киснем гемоглобіну артеріальної крові, визначене методом пульсоксиметрії

STEMI — інфаркт міокарда з елевацією сегмента ST

SUNCT — короткотривалі напади одностороннього болю голови, який нагадує невралгію із гіперемією кон'юнктиви та сльозотечею

SvO$_2$ — насичення киснем гемоглобіну венозної крові

T3 — трийодтиронін

T4 — тироксин

TG — тригліцериди

TIA — транзиторна ішемічна атака

TLco — трансфер-фактор для оксиду вуглецю

VRE — ванкоміцин-резистентні ентерококи

vWF — фактор фон Віллебранда

VZV — вірусу вітряної віспи та оперізуючого герпесу

АА — апластична анемія

ААС — алкогольний абстинентний синдром

АВ — атріовентрикулярна

АВВРТ — атріовентрикулярна вузлова реципрокна тахікардія

АГ — аутоімунний гепатит

АКПШ — аритмогенна кардіоміопатія правого шлуночка

АКТГ — адренокортикотропний гормон

АКШ — аорто-коронарне шунтування

АЛТ — аланінамінотрансфераза

АМА — антимітохондріальні антитіла

АН — ангіоневротичний набряк

АНА (ANA) — антинуклеарні антитіла

АР — аніонний розрив

АРП — активність реніну плазми

АС — анкілозуючий спондиліт

АСК — азот сечовини крові

АСЛ-О — антистрептолізин О

АСТ — аспартатамінотрансфераза

АТ — артеріальний тиск

АТ-рТТГ — антитіла до рецепторів ТТГ

АТ-ТГ — антитіла до тиреоглобуліну

АТ-ТПО — антитіла до тиреопероксидази

АФП — α-фетопротеїн

АФС — антифосфоліпідний синдром

АЦЦП — антитіла до циклічного цитрулінового пептиду

АЧТЧ — активований частковий тромбопластиновий час

БГСА — β-гемолітичний стрептокок групи А

БЛНПГ — блокада лівої ніжки пучка Гіса

БПНПГ — блокада правої ніжки пучка Гіса

БРА — блокатори рецепторів ангіотензину

БТ — ботулінічний токсин

БЦЖ — бацила Кальметта-Герена

в/в — внутрішньовенно

в/м — внутрішньом'язово

ВАП — вентилятор-асоційована пневмонія

ВАП — відкрита артеріальна протока

ВВІГ — імуноглобулін для внутрішньовенного введення

ВГ — вірусний гепатит

ВЕБ — вірус Епштейна-Барр

ВЕРХ — високоефективна рідинна хроматографія

ВІЛ — вірус імунодефіциту людини

ВІП — вазоактивний інтестинальний пептид

ВІТ — відділення інтенсивної терапії

віт. — вітамін

ВМН — верхня межа норми

ВОВ — відкрите овальне вікно

ВООЗ — Всесвітня Організація Охорони Здоров'я

ВПЛ (HPV) — вірус папіломи людини

ВТЕ — венозна тромбоемболія

ГЕ — гіпереозинофілія

ГЕС — гіпереозінофільний синдром

ГА — гемолітична анемія

ГЕРХ — гастроезофагеальна рефлюксна хвороба

ГІ — глікемічний індекс

ГІТ — гепарин-індукована тромбоцитопенія

ГК — глюкокортикоїд

ГКС — гострі коронарні синдроми

Г-КСФ — гранулоцитарний колонієстимулюючий фактор

ГЛЛ — гострий лімфобластний лейкоз

ГМЛ — гострий мієлоїдний лейкоз

ГН — гломерулонефрит

ГНН — гостра ниркова недостатність

ГП — гострий панкреатит

ГПН — гостре пошкодження нирок

ГР — гормон росту

ГРДС — гострий респіраторний дистрес-синдром

ГРС — гепаторенальний синдром

ГСН — гостра серцева недостатність

ДАТ — діастолічний артеріальний тиск

ДВЗ — дисеміноване внутрішньосудинне згортання крові

ДКМП — дилатаційна кардіоміопатія

ДМАТ — амбулаторний добовий моніторинг артеріального тиску

ДМШП — дефект міжшлуночкової перегородки

ДО [TV] — дихальний об'єм

ДССД — дифузна системна склеродермія

ЕАБП — електрична активність без пульсу

ЕЕГ — електроенцефалографія

ЕМГ — електроміографія

ЕРХПГ — ендоскопічна ретроградна холангіопанкреатографія

ЕУС — ендоскопічна ультрасонографія

ЕФД — електрофізіологічне дослідження

ЕхоКГ — ехокардіографія

Євд (IC) — ємність вдиху

ЖЄЛ (VC) — життєва ємність легень

ЗЄЛ (TLC) — загальна ємність легень

ЗЗСТ — змішане захворювання сполучної тканини

ЗО (RV) — залишковий об'єм легень

ІАПФ — інгібітор ангіотензинперетворюючого ферменту

ІЕ — інфекційний ендокардит

ІКД — імплантований кардіовертер-дефібрилятор

ІМТ — індекс маси тіла

ІП — істинна поліцитемія

ІПМН — інтрадуктальна папілярна муцинозна неоплазми

ІПП — інгібітор протонної помпи

ІСШ — інфекція сечовивідних шляхів

ІТК — інгібітори тирозинкінази

ІФА (ELISA) — імуноферментний аналіз

ІФН — інтерферон

ІХС — ішемічна хвороба серця

КЕ — кліщовий енцефаліт

КОП — криптогенна організуюча пневмонія

КПІ — кісточково-плечовий індекс

КПК — концентрат протромбінового комплексу

КТ — комп'ютерна томографія

КТВР — комп'ютерна томографія високої роздільної здатності

КФК — креатинфосфокіназа

КХ — коронарна хвороба

ЛГ — лютеїнізуючий гормон

ЛДГ — лактатдегідрогеназа

ЛФ — лужна фосфатаза

ЛХ — лімфома Ходжкіна

м. т. — маса тіла

МДС — мієлодиспластичні синдроми

МКН — муцинозна кістозна неоплазма

МКС — мінералокортикостероїд

ММ — множинна мієлома

ММФ — мікофенолату мофетил

МНВ — міжнародне нормалізоване відношення

МРТ — магнітно-резонансна томографія

МРТБ — мультирезистентний туберкульоз

МРХ — мінімальна резидуальна хвороба

МРХПГ — магнітно-резонансна холангіопанкреатографія

МСМ — чоловіки, які мають секс з чоловіками

МЩК — мінеральна щільність кісток

н. в. — належна величина

НАЖХП — неалкогольна жирова хвороба печінки

НВК — неспецифічний виразковий коліт

НЕН — нейроендокринні пухлини

НМГ — низькомолекулярний гепарин

НП — негоспітальна пневмонія

НПЗП — нестероїдні протизапальні препарати

НПХ — інсулін середньої тривалості дії

НСС — нижній сфінктер стравоходу

нсШТ — нестійка шлуночкова тахікардія

НТМБ — нетуберкульозна мікобактерія

НФГ — нефракціонований гепарин

НХЛ — неходжкінські лімфоми

НШТ — надшлуночкова тахікардія

ОФВ$_1$ — об'єм форсованого видиху за першу секунду

п. т. — поверхня тіла

п/о — перорально

п/ш — підшкірно

ПГН — порушення глікемії натще

ПГПТ — первинний гіперпаратиреоз

ПДН — полікістозна дегенерація нирок

ПЕТ — позитронно-емісійна томографія

ПЛР — полімеразна ланцюгова реакція

ППК — переміжна пневматична компресія

ПРЛ — пролактин

ПСА — простатспецифічний антиген

ПсА — псоріатичний артрит

ПТ — передсердна тахікардія

ПТГ — паратиреоїдний гормон

ПТТГ — пероральний тест толерантності до глюкози

ПТЧ — протромбіновий час

ПШВ (PEF) — пікова швидкість видиху

РА — ревматоїдний артрит

РААС — ренін-ангіотензин-альдостеронова система

РЗК — раптова зупинка кровообігу

РКМП — рестриктивна кардіоміопатія

РОвид [FRV] — резервний об'єм видиху

РОвд [IRV] — резервний об'єм вдиху

РРТБ — туберкульоз із розширеною резистентністю

РФ — ревматоїдний фактор

рШКФ — розрахована швидкість клубочкової фільтрації

САТ — систолічний артеріальний тиск

СБП — спонтанний бактеріальний перитоніт

СГ — сімейна гіперхолестеринемія

СК — синдром Кушинга

СЛР — серцево-легенева реанімація

СМР — спинномозкова рідина

СОАС — синдром обструктивного апное сну

СпА — спондилоартропатія

СРБ (СРП) — С-реактивний білок

СРТ — серцева ресинхронізаційна терапія

ССД — системна склеродермія

ССЗ — серцево-судинні захворювання

СЦА — серозна цистаденома

СЧВ — системний червоний вовчак

сШТ — стійка шлуночкова тахікардія

ТАПБ — тонкоголкова аспіраційна пункційна біопсія

ТГВ — тромбоз глибоких вен

ТГК — трансканальцевий градієнт калію

ТГСК — трансплантація гемопоетичних стовбурових клітин

ТЕЛА — тромбоемболія легеневої артерії

ТП — тріпотіння передсердь

ТРГ — тиреотропін-рилізинг гормон

ТТГ — тиреотропний гормон

ТТ-ЕхоКГ — трансторакальна ехокардіографія

ТЧ — тромбіновий час

УЗД — ультразвукове дослідження

ФВЛШ — фракція викиду лівого шлуночка

ФЖЄЛ (FVC) — форсована життєва ємність легень

ФЗЄ (FRC) — функціональна залишкова ємність

ФП — фібриляція передсердь

ФНП (TNF) — фактор некрозу пухлини

ФСГ — фолікулостимулюючий гормон

ФШ — фібриляція шлуночків

ХЕЛ — хронічний еозинофільний лейкоз

ХЛЛ — хронічний лімфоцитарний лейкоз

ХМЛ — хронічний мієлолейкоз

ХММЛ — хронічний мієломоноцитарний лейкоз

ХНН — хронічна ниркова недостатність

ХОЗЛ — хронічне обструктивне захворювання легень

ХП — хронічний панкреатит

ХС — загальний холестерин

ХС ЛПВЩ — холестерин ліпопротеїнів високої щільності

ХС ЛПНЩ — холестерин ліпопротеїнів низької щільності

ХСН — хронічна серцева недостатність

ХХН — хронічна хвороба нирок

ЦМВ — цитомегаловірус

ЦНС — центральна нервова система

ЧКВ — черезшкірне коронарне втручання

ЧМК — черезшкірна мітральна комісуротомія

ЧСЕхоКГ — черезстравохідна ехокардіографія

ШКТ — шлунково-кишковий тракт

ШКФ — швидкість клубочкової фільтрації

ШТ — шлуночкова тахікардія

1. Артеріальний пульс, неправильний

Пульс — це коливальний рух стінки артерій, що виникає внаслідок скорочень серця та еластичності судинних стінок. Дослідження пульсу полягає в огляді артерій, що розташовані поверхнево під шкірою, пальпації та аускультації. В дорослої особи пальпаторно (з обох сторін) досліджують: сонні, променеві, плечові, стегнові, підколінні, тильні артерії стопи та задні великогомілкові артерії. Оцінка пульсу включає в себе частоту (частий, знижений), регулярність (регулярний, нерегулярний), амплітуду (велика, мала), час тривання систолічної хвилі (швидкий, сповільнений).

Причини неправильного пульсу:

1) **пульс малий і сповільнений** — стеноз аортального клапана;

2) **ниткоподібний пульс** (частий, слабкого наповнення) — шок, рідко гарячка або тампонада серця;

3) **гіпокінетичний пульс** — знижений об'єм викиду лівого шлуночка (серцева недостатність, порушення відтоку з лівого шлуночка), підвищений периферичний судинний опір;

4) **пульс швидкий та великий** — недостатність аортального клапана, відкрита боталова протока, стани гіперкінетичного кровообігу;

5) **гіперкінетичний пульс** — недостатність аортального клапана, відкрита боталова протока, стани гіперкінетичного кровообігу, гіпертрофічна кардіоміопатія із звуженням шляхів відтоку, недостатність мітрального клапана;

6) **двофазовий пульс** (2 позитивні хвилі під час систоли) — гіпертрофічна кардіоміопатія із звуженням шляхів відтоку, комбінована вада, що включає недостатність і стеноз аортального клапана;

7) **дикротичний пульс** (одна хвиля припадає на період систоли, а друга на початок діастоли) — тампонада серця, важка серцева недостатність, гіповолемічний шок; рідко у здорових молодих людей;

8) **парадоксальний пульс** (виявляється під час спокійного дихання: під час вдиху наповнення пульсу значно знижується (або пульс зникає), та супроводжується зниженням систолічного артеріального тиску >10 мм рт. ст.; величину парадоксального пульсу можна оцінити за допомогою сфігмоманометру — присутній, коли I тон Короткова чуємо лише під час видиху) — тампонада серця (більшості випадків), констриктивний перикардит, масивна тромбоемболія легеневої артерії, шок, бронхіальна астма і важке ХОЗЛ (причиною є значні коливання тиску всередині грудної клітки);

9) **альтернуючий пульс** (почергово хвиля пульсу великої і малої амплітуди) — лівошлуночкова серцева недостатність;

10) **близнюковий пульс** (після кожного правильного серцевого скорочення виникає шлуночкова екстрасистола) — передчасні ектопічні збудження, що супроводжують синусовий ритм, АВ-блокада по типу Самойлова-Венкебаха з провідністю 3:2 та при появі непроведеної передсердної екстрасистоли після кожного другого синусового збудження;

11) **дефіцит пульсу** (різниця між числом серцевих скорочень і числом пульсових хвиль, визначена пальпаторно протягом хвилини) — швидка миготлива аритмія, численні шлуночкові екстрасистоли;

12) **відмінність амплітуди пульсу на симетричних артеріях** — звуження просвіту артерій (найчастіше атеросклеротичне), розшарування аорти, аневризма аорти, хвороба Такаясу, коарктація аорти, надклапанний стеноз аортального клапана.

2. Асцит

Надмірне накопичення вільної рідини у черевній порожнині (в нормі ≈150 мл).

Головні механізми: підвищений тиск у портальній системі, гіпоальбумінемія, надмірна продукція рідини, порушення відтоку лімфи.

Причини: цироз печінки (≈80 %), пухлини (≈10 %), серцева недостатність, туберкульоз, захворювання підшлункової залози, ідіопатичний асцит у гемодіалізованих осіб, пошкодження лімфатичних шляхів, хламідійний перитоніт, нефротичний синдром, ентеропатія з втратою білків, системний червоний вовчак, гіпотиреоз, тромбоз портальної вени, синдром Бадда-Кіарі, філяріоз, синдром Мейгса.

Класифікація асциту, в залежності від об'єму рідини:
1) **легкий** (1 ступінь) — виявляється тільки за допомогою УЗД;
2) **помірний** (2 ступінь) — можна виявити при об'єктивному обстеженні; об'єм рідини >500 мл;
3) **тяжкий** (3 ступінь) — живіт напружений, із згладженням пупка або пупковою грижею. Задишка вказує на те, що в черевній порожнині накопичилось ≈15 л рідини.

1. Суб'єктивне та об'єктивне дослідження: симптоми основного захворювання. На портальну гіпертензію як основну причину асциту вказують: розширення підшкірних вен передньої черевної стінки, внаслідок розвинутого колатерального порто-кавального кровообігу (між пупковою веною та підшкірними венами або між нижньою брижовою веною та ректальними сплетіннями) та збільшення селезінки. Мала печінка підвищеної ехогенності свідчить про цироз; нерівна та тверда — пухлинні зміни.

2. Допоміжні дослідження
1) **візуалізаційні дослідження — УЗД та КТ** з метою підтвердження наявності вільної рідини у черевній порожнині, оцінки її кількості, структури та вогнищевих змін печінки, виявлення ознак портальної гіпертензії, збільшення селезінки, патології інших органів черевної порожнини;
2) **дослідження асцитичної рідини** (отриманої шляхом пункції черевної порожнини →розд. 24.11) — визначення концентрації альбумінів, білка, глюкози, тригліцеридів, білірубіну та активності ЛДГ й амілази; аналіз кількості та типу клітин (діагностика спонтанного бактерійного перитоніту, пухлинні клітини); посів (у разі підозри спонтанного бактерійного перитоніту або туберкульозу). Визначення причини асциту на підставі обстеження асцитичної рідини →розд. 27.6.

Етіологічне лікування. За наявності показів, лікувальна пункція черевної порожнини.

3. Атаксія

Порушення координації руху, при якому погіршується плавне і точне виконання рухів, спричинене патологічними процесами, що призводять до ураження мозочка (мозочкова атаксія) або аферентних шляхів, які проводять глибоку чутливість на рівні периферичних нервів або задніх стовпів спинного мозку (сенсорна атаксія).

Причини мозочкової атаксії: токсичні (алкоголь, ліки, наркотики), судинні (інсульт), інфекційні та постінфекційні (вірусне ураження мозочка, підгострий склерозуючий паненцефаліт, ВІЛ-інфекція), запальні (розсіяний склероз), пухлинні (метастази, первинна пухлина, паранеопластичний синдром), дефіцит поживних речовин (гіповітаміноз E, гіповітаміноз B_1 [також енцефалопатія Верніке], целіакія), ендокринні (гіпотиреоз), нейродегенеративні (мозочкова форма мультисистемної атрофії, хвороба Вільсона-Коновалова, спинномозково-мозочкова атаксія), структуральні (мальформація Арнольда-Кіарі, артеріо-венозні мальформації, базальна інвагінація).

Причини сенсорної атаксії: синдром Гіена-Барре, хронічна демієлінізуюча полінейропатія, діабетична нейропатія, нейропатія внаслідок моноклональної гаммапатії, медикаментозна нейропатія (вінкристин, ізоніазид), та як наслідок отруєння важкими металами, пошкодження чутливих гангліїв (паранеопластичне, синдром Шегрена, ідіопатичне), атаксія Фрідрейха, пошкодження спинного мозку (компресія [також дегенеративні зміни в хребті], розсіяний склероз).

Діагностика

1. Суб'єктивне та об'єктивне дослідження

1) **мозочкова атаксія:** хода на широко розставлених ногах, дисметрія (неправильні пальце-носова та колінно-п'яточна проби), адіадохокінез (труднощі при виконанні швидких змінних рухів; напр., пронація та супінація передпліч), тремор (частіше інтенційний), дизритмія (труднощі при виконанні швидких повторювальних рухів, напр., поплескування кулаком однієї руки по кулаку іншої руки, або п'ятою однієї ноги по коліну іншої), м'язова гіпотонія, дизартрія (невиразна або скандована мова), неправильна інтонація, неправильні рухи очних яблук (порушення водіння, ністагм, [широкорозмашистий зі швидкою фазою в сторону ураження або багатосторонній]), зниження сухожилкових рефлексів;

2) **сенсорна атаксія:** порушення глибокої чутливості, симптоми ураження периферичних нервів або спинного мозку, позитивна проба Ромберга (стань позаду пацієнта і, страхуючи його своїми руками, попроси його стати, з'єднавши стопи, витягнути вперед верхні кінцівки та заплющити очі; проба вважається позитивною, якщо пацієнт починає падати в будь-яку сторону).

Диференційна діагностика мозочкової та сенсорної атаксії →табл. 3-1.

2. Допоміжні дослідження: візуалізація мозку (КТ, МРТ) при мозочковій атаксії, МРТ спинного мозку при сенсорній атаксії (підозра ураження задніх стовпів), електронейрофізіологічні обстеження (підозра периферичної нейропатії); інші обстеження в залежності від підозрюваної причини.

Таблиця 3-1. Диференційна діагностика мозочкової та сенсорної атаксії

Симптоми	Мозочкова атаксія	Сенсорна атаксія
глибока чутливість	непорушена	порушена
ністагм	так	ні
порушення мови	так	ні
порушення постави	так	ні
глибокі рефлекси	можуть бути знижені	знижені або відсутні
компенсація зором	ні	так

4. Біль голови

Патомеханізм та причини

Біль голови — суб'єктивний симптом різних патологічних процесів. Патомеханізми залежать від причини і є дуже різноманітними, а у випадку багатьох типів головного болю — нез'ясованими. Біль може бути первинним (без органічної причини) або вторинним (симптом відомого патологічного процесу).

Типи первинного головного болю:

1) мігрень;

2) біль голови напруги;

3) тригемінально-вегетативні (автономні) цефалгії — кластерний біль голови (епізодичний та хронічний), нападоподібна гемікранія (епізодична та хронічна), короткотривалі напади одностороннього болю голови, який нагадує невралгію (нервобіль) із гіперемією кон'юнктиви та сльозотечею (SUNCT: *short-lasting, unilateral, neuralgiform headache with conjunctival injection and tearing*);

4) інші рідкісні форми первинного головного болю — колючий біль голови, кашльовий біль голови, біль голови після фізичного навантаження, біль голови, пов'язаний із сексуальною активністю, первинний громоподібний біль голови, новий щоденний персистуючий біль голови, монетоподібний біль голови, персистуюча гемікранія.

Причини вторинного болю голови: травма голови чи шиї, захворювання внутрішньочерепних судин та розгалужень дуги аорти, несудинні внутрішньочерепні порушення, хімічні субстанції або реакції після припинення їх вживання, інфекції, порушення гомеостазу, хвороби шиї, очей, вух, носа, навколоносових пазух, зубів, ротової порожнини, інших структур обличчя або черепа, психічні порушення.

Причини раптового інтенсивного головного болю (якщо дуже сильний, то вимагає швидкої діагностики, і може бути симптомом субарахноїдального крововиливу або іншого стану, загрозливого для життя):

1) судинна — субарахноїдальний крововилив, розшарування сонної артерії або хребтової артерії, тромбоз венозних синусів та вен головного мозку, артеріальна гіпертензія;

2) несудинна — менінгіт, енцефаліт, спонтанна внутрішньочерепна гіпотензія (біль голови в ортостатичному положенні);

3) первинний біль голови, особливо: мігрень, тригемінально-вегетативний біль голови, біль голови, пов'язаний з сексуальною активністю, кашльовий біль голови, біль голови після фізичного навантаження.

Діагностика

1. Об'єктивне та суб'єктивне обстеження: передусім, слід виключити вторинний (симптоматичний) біль голови, який може вказувати на стан, що загрозливий для життя; слід звернути особливу увагу на **тривожні симптоми**, що вказують на серйозну причину, що вимагає негайного виконання відповідних діагностичних досліджень →табл. 4-1. Після виключення найчастіших, найважливіших причин симптоматичного болю голови слід знову оцінити стан хворого, звертаючи увагу на нетиповий характер болю голови або супутні порушення.

2. Додаткові обстеження: нейровізуалізація (КТ, МРТ, зокрема, ангіо-КТ, ангіо-МРТ), люмбальна пункція, ультразвукове доплерівське обстеження сонних та хребтових артерій, обстеження крові в залежності від підозри вторинного болю голови та його причини.

Виконання нейровізуальних обстежень показане у наступних ситуаціях:

Таблиця 4-1. Симптоми — передвісники в діагностиці болю голови

Попереджуючий симптом	Найчастіші причини	Рекомендоване допоміжне дослідження
біль голови з раптовим початком (з менінгеальними симптомами або без них)	субарахноїдальний крововилив, крововилив у пухлину чи з артеріовенозної мальформації, пухлина мозку (особливо в задній черепній ямі)	нейровізуалізація[a] дослідження ліквору[б]
постійно наростаючий біль голови	пухлина мозку, субдуральна гематома, передозування ліків	нейровізуалізація[a]
біль голови, що супроводжує загальні симптоми (лихоманка, ригідність потиличних м'язів, висипання)	менінгіт, енцефаліт, нейробореліоз, системні інфекції, системні автоімунні захворювання сполучної тканини, у т. ч. системний васкуліт	нейровізуалізація[a] дослідження ліквору[б] відповідні лабораторні дослідження крові
вогнищеві неврологічні симптоми, або інші симптоми крім типової зорової або сенсорної аури	пухлина мозку, артеріовенозна мальформація, системні захворювання сполучної тканини, в т. ч. системний васкуліт	нейровізуалізація[a] дослідження на системні автоімунні захворювання з васкулітом
набряк дисків зорових нервів	пухлина мозку, ідіопатична внутрішньочерепна гіпертензія (псевдотумор мозку), енцефаліт, менінгіт	нейровізуалізація[a] дослідження ліквору[б]
біль голови, що викликається кашлем, фізичним навантаженням, пробою Вальсальви	субарахноїдальний крововилив, пухлина головного мозку	нейровізуалізація[a] слід оцінити доцільність дослідження ліквору[б]
біль голови під час вагітності або після пологів	тромбоз вен кори головного мозку або венозних синусів твердої оболонки, розшарування сонної артерії, крововилив у гіпофіз	нейровізуалізація[a]
новий (якого не було раніше) тип болю голови в пацієнтів із:		
новоутворенням	метастаз	нейровізуалізація[a] дослідження ліквору[б]
бореліоз	менінгоенцефаліт	нейровізуалізація[a] дослідження ліквору[б]
СНІД	опортуністичні інфекції, пухлина головного мозку	нейровізуалізація[a] дослідження ліквору[б]

[a] КТ або МРТ; [б] після виключення внутрішньочерепної гіпертензії

1) раптовий одноразовий біль голови, особливо такий, що описується як «вперше в житті такий сильний біль голови»;
2) хронічний біль голови;
3) біль голови, що утримується після травми голови;
4) завжди однобічний біль голови;
5) новий щоденний стійкий біль голови;
6) дуже сильний біль голови, що не минає при лікуванні;
7) наростаюча інтенсивність або частота нападів болю голови;

8) біль голови з аурою, відмінною від зорової;

9) біль голови із затяжною аурою або вогнищевою неврологічною симпто-матикою;

10) біль голови, що з'явився після 50-ти р.;

11) біль голови у пацієнта з іншою серйозною хворобою (напр. новоутворення, СНІД);

12) біль голови у пацієнта з такими симптомами, як лихоманка, ригідність м'язів потилиці, нудота, блювання;

13) біль голови та поява одного чи кількох епілептичних нападів;

14) біль голови у пацієнта, у якого підтверджений набряк диску зорового нерва при обстеженні дна ока, когнітивні порушення чи характерологічні зміни. Нейровізуальне обстеження, загалом, не потрібне, якщо скарги та анамнез відповідають одному з типових і частих проявів болю голови (мігрень, біль голови напруження), а при об'єктивному обстеженні (у т. ч. при неврологічному) не виявлено відхилень від норми;

15) біль голови в особи з гіперкоагуляцією, тромбозом в індивідуальному чи спадковому анамнезі або у вагітної жінки.

Діагностичні критерії

1. **Мігрень (без аури):**

1))≥5 нападів болю голови, які відповідають критеріям 2–4;

2) напади болю голови, які тривають 4–72 год (неліковані чи неефективно ліковані);

3) біль голови, що має ≥2 із 4 наступних рис:

   а) однобічна локалізація;

   б) має пульсуючий характер;

   в) помірної або сильної інтенсивності;

   г) посилюється при звичайній фізичній активності (напр., при підйомі чи спуску сходами) або змушує до її уникання;

4) напад супроводжується ≥1 із таких симптомів:

   а) нудота та/або блювання;

   б) надвразливість на світло чи звук;

5) при наявних порушеннях інший діагноз є менш вірогідним. Якщо напад болю випереджають такі оборотні симптоми, як порушення зору, зниження м'язової сили, порушення чутливості або мови тривалістю 5–60 хв, причому ≥1 з проявів є однобічним), у такому разі діагностуйте мігрень з аурою.

Особливо нестерпною формою мігрені є **хронічна мігрень**, яку діагностують на основі наступних критеріїв: біль голови ≥15 днів на міс., впродовж ≥3 місяців підряд, якщо ≥8 днів у кожному місяці біль голови відповідає критеріям мігрені (див. вище), а пацієнт мав раніше ≥5 приступів мігрені (без аури або з аурою).

2. **Тригемінально-вегетативний біль голови, зокрема, кластерний біль голови:**

1) ≥5 нападів, що відповідають критеріям 2–4;

2) сильний або дуже сильний однобічний біль голови, локалізований в ділянці орбіти, супраорбітальній і/або скроневій ділянках, що триває (без лікування) 15–180 хв;

3) ≥1 із таких характеристик:

   а) ≥1 із наступних симптомів на стороні болю — почервоніння кон'юнктиви і/або сльозотеча, набряк слизової носа або водянисті виділення з носа, набряк повіки, посилене потовиділення на лобі та обличчі, звуження зіниці або очної щілини і/або опадіння повіки а також

   б) неспокій та збудження;

4) напади болю голови з'являються з частотою від 1 разу що другий день до 8 разів на день;

5) інший діагноз не описує краще стверджуваних симптомів. Діагностика окремих типів тригемінально-вегетативного болю головного базується, передусім, на критеріях частоти та часу тривання окремих нападів. Епізоди болю голови при нападових гемікраніях є частішими (>20 на добу), але тривають, зазвичай, коротше (2–3 хв).

Напади SUNCT виникають ще частіше (до 100 на добу) і тривають найчастіше <1 хв.

3. Біль голови, спричинений зловживанням ЛЗ:

1) виникає ≥15 днів на міс. у пацієнта, який ≥3 міс. регулярно зловживає ≥1 ЛЗ, який можна застосовувати в режимі за потребою і/або для симптоматичного лікування болю голови;

2) виникає або суттєво посилюється у період зловживання ЛЗ;

3) зникає або повертається до попередньої форми впродовж 2 міс. після відміни ЛЗ, яким зловживають. Критерій зловживання присутній, якщо пацієнт приймає простий анальгетик ≥15 днів на міс. або будь-який інший анальгетик або комбінацію ЛЗ (без зловживання будь-яким з цих ЛЗ окремо) ≥10 днів на міс.

Лікування мігрені

1. Легкий та помірний мігреневий біль голови: НПЗП п/о, серед них — ацетилсаліцилова кислота (АСК) (препарати та дози →табл. 16.12-1) і комбіновані препарати (парацетамол та НПЗП, поєднані з кофеїном чи ерготаміном). Необхідно застосувати відповідно високу дозу (напр., АСК ≥1000 мг), найкраще відразу на початку нападу чи у фазі мігреневої аури. Якщо один препарат виявиться неефективним, можна спробувати інший з тієї самої групи. Препарат із тієї самої групи можна використати також у випадку важкого нападу (особливо АСК), якщо раніше виявлена його ефективність у даного хворого.

2. Сильний і помірний мігреневий біль голови:

1) препарати з групи селективних агоністів рецептора 5-HT$_1$ (**триптани**) →табл. 4-2. Найкраще застосувати якомога раніше (не під час аури), але можуть бути ефективними також під час вже розвинутого нападу. Якщо один з триптанів неефективний, слід спробувати інший. Якщо біль швидко посилюється (<30 хв), має місце блювання або супутні мігрені симптоми сильно виражені → слід застосувати препарат швидкої дії, що розчиняється вже на язиці (ризатриптан), п/ш (суматриптан), інтраназально (суматриптан) або п/р (суматриптан). Під час вживання ЛЗ можуть мати місце збудженість, тривога, відчуття важкості в грудній клітці, відчуття напруженості в потилиці, спазм у горлі, затерпання (парестезія) рук; ці симптоми минущі, але можуть бути неприємними, і пацієнт, який не був попереджений про можливу їх появу, відмовляється від наступної дози ЛЗ, навіть, при їхній повній ефективності. Протипокази: ішемічна хвороба серця (зокрема, стенокардія Прінцметала, перенесений інфаркт міокарда), неконтрольована артеріальна гіпертензія, мігрень з аурою із стовбура мозку (давніше «мігрень основного типу»), з геміпарезом чи іншою, аурою зорова, порушення ритму серця, перенесений випадок ішемії мозку, вагітність; не використовується >24 год після застосування препарату алкалоїду спориш.

2) при непереносимості чи протипоказах до використання триптанів можна використати (на початку появи симптомів) **дигідроерготамін** 1–2 мг п/о. Протипокази: неконтрольована артеріальна гіпертензія, ішемічна хвороба серця, захворювання периферичних артерій, порушення функції печінки чи нирок, сепсис, вагітність.

3) враховуючи досить часту наявність нудоти чи блювання необхідно якнайшвидше застосувати **протиблювотний препарат** — метоклопрамід 10–20 мг п/о чи 10 мг в/м або в/в (протипоказаний вагітним жінкам).

Таблиця 4-2. Селективні агоністи рецепторів 5-HT1 (триптани)

ЛЗ	Форма	Доза
альмотриптан	табл.	12,5 мг, можна повторити через 2 год, макс. 25 мг/добу
елетриптан	табл.	40 мг, можна повторити[a] через 2 год, макс. 80 мг/добу
фроватриптан	табл.	2,5 мг, можна повторити через 2 год, макс. 7,5 мг/добу
наратриптан	табл.	2,5 мг, можна повторити через 4 год, макс. 5 мг/добу
ризатриптан	табл. (пероральний ліофілізат)	10 мг (5 мг, якщо пацієнт приймає пропранолол), можна повторити через 2 год, макс. 20 мг/добу; швидкий початок дії
суматриптан	табл.	50–100 мг, до 300 мг/добу в поділених дозах, з проміжками між дозами ≥2 год
	п/ш ін'єкції	6 мг, можна повторити через 1 год, макс. 12 мг/добу
	інтраназальний аерозоль	20 мг, можна повторити через 2 год, макс. 40 мг/год
	ректальні свічки	25 мг, можна повторити через 2 год, макс. 50 мг/добу
золмітриптан	табл.	2,5 мг, можна повторити (2,5 мг або 5 мг) через 2 год, макс. 10 мг/добу

[a] Якщо перша доза не призвела до покращення, не призначайте наступні дози під час того самого нападу.

3. Мігренозний статус (напад мігрені, при якому фаза болю голови триває >72 год; якщо біль тимчасово зникає, такий безсимптомний інтервал не триває >4 год): можна застосувати **метоклопрамід** 10 мг в/в протягом 1–2 хв **або тіетилперазин** 6,5–13 мг в/в, **дексаметазон** 10 мг в/в, **суматриптан** 6 мг п/ш (якщо протягом останніх 24 год пацієнт не приймав алкалоїдів споришу або високих доз триптанів). Загалом, необхідна госпіталізація, особливо у випадку зневоднення, звикання до анальгетиків чи ерготаміну, або співіснування неврологічного, системного або психічного захворювання.

4. Профілактичне лікування: повинно тривати ≥3 міс., оптимально ≈6 міс.

1) **ЛЗ першого вибору:** метопролол 50–200 мг/добу, пропранолол 40–240 мг/добу, флунаризин 5–10 мг/добу, вальпроєва кислота 500–1800 мг/добу, топірамат 25–100 мг/добу;

2) **ЛЗ другого вибору** (ЛЗ, ефективність яких доведена, проте, менш ефективні, або викликають більше небажаних симптомів, ніж ЛЗ першого вибору): амітриптилін, венлафаксин, напроксен, бісопролол;

3) **нові ЛЗ:** еренумаб 70 або 140 мг п/ш 1×на міс., відрізняється дуже доброю переносимістю та зручністю застосування;

4) **нефармакологічні методи:** черезшкірна стимуляція супраорбітальних нервів (пристрій Цефалі), стимуляція потиличних нервів, неінвазивна стимуляція блукаючого нерва, транскраніальна магнітна стимуляція (ТКМС [TMS]);

5) **профілактика менструальної мігрені:** напроксен у формі натрієвої солі 550 мг 2×на день п/о за тиждень до та під час менструації, або наратриптан 1 мг 2×на день протягом 5 днів, починаючи за 2 дні до очікуваної менструації, або фроватриптан 2,5 мг 2×на день протягом 6 днів під час перименструального періоду, або замісна естрогенна терапія (не менше ніж 100 мкг протягом 6 днів під час перименструального періоду).

5. Лікування хронічної мігрені: топірамат 100–200 мг/добу, вальпроєва кислота 500–1800 мг/добу, ботулінічний токсин типу А 155–195 ОД (загальна доза для 1 процедури) за відповідною схемою ін'єкцій у м'язи голови.

Лікування кластерного головного болю у режимі «на вимогу»

Лікувати окремі напади важко, оскільки кластерний біль триває відносно коротко і майже всі класичні анальгетичні препарати не приносять бажаного ефекту, поки напад не мине сам. Винятком є введення п/ш 6 або 12 мг суматриптану. Препарат можна ввести повторно через 24 год. Є дані про ефективність суматриптану у вигляді інтраназального аерозолю та золмітриптану у вигляді інтраназального аерозолю (5 мг) або п/о (10 мг). Можна використати ерготамін (особливо у вигляді інтраназального аерозолю). Ефективним методом лікування окремого нападу є подача кисню у вигляді інгаляції (100 %, швидкість 7 л/хв, протягом 10 хв); у 60–70 % лікованих помітний ефект настає вже через ≈5 хв.

Лікування нападів гемікранії

Препаратом вибору у випадках нападової гемікранії є індометацин, на початку в дозі 50–100 мг 2×на день (дуже добра відповідь на індометацин додатково підтверджує діагноз цієї хвороби).

Лікування болю голови, спричиненого зловживанням ЛЗ

Препарати, які пацієнт приймає спорадично, повинні бути беззаперечно протипоказані і відмінені, оскільки це саме вони (препарати, які вживались надмірно) є причиною болю голови. Поясніть пацієнту механізм, який став причиною виникнення такого типу болю голови, і переконайте його відмінити препарати, які він вживав надмірно. Негайну відміну препарату рекомендують у випадку надмірного застосування простих анальгетиків, ерготаміну або триптанів, поступову — у випадку опіоїдів, похідних бензодіазепіну і барбітуратів. Госпіталізація під час відміни препарату є виправданою у пацієнтів, які надмірно застосовували опіоїди, похідні бензодіазепіну або барбітурати, у пацієнтів із поважним супутнім соматичним або психічним захворюванням або у пацієнтів, які мали в анамнезі невдалі спроби відміни препарату в амбулаторних умовах. У деяких пацієнтів відміна препарату може бути плавнішою після застосування запобіжного препарату, такого, як топірамат 100 мг/д (макс. 200 мг/д), глюкокортикостероїди (преднізон чи преднізолон, ≥60 мг/д), або амітриптилін (макс. 50 мг/д). Введення такого запобіжного препарату, що полегшує відміну, слід розпочати найпізніше у день відміни засобу, який вживався надмірно. Після успішної відміни пацієнт вимагає періодичного контролю і продовження освітницької роботи з метою запобігання рецидиву симптомів.

5. Біль у вусі

Симптом захворювання зовнішнього та середнього вуха (первинна оталгія) або патологічних змін, розташованих поза вухом (вторинна оталгія, проекційний біль).

Патомеханізм та причини

1. Механізми

1) запальні або травматичні зміни в зовнішньому вусі (сильна чутлива іннервація окістя зовнішнього слухового отвору та шкіри);
2) захворювання середнього вуха — підвищення (напр., внаслідок накопичення ексудату при гострому середньому отиті [ГСО] або значне зниження (напр., при дисфункції євстахієвої труби) тиску в барабанній порожнині;

3) **проекційний біль** — результат спільної іннервації вуха та інших структур голови та шиї чутливими волокнами тих самих черепно-мозкових (V, VII, IX, X) або шийних (C_2 і C_3) нервів.

Захворювання внутрішнього вуха, як правило, не викликають болю.

2. Причини болю у вусі

1) **зовнішнє вухо:**

   а) дифузний зовнішній отит — бактерійний (найчастіше [т. зв. вухо плавця]) або грибковий, періхондрит;

   б) фурункул зовнішнього слухового проходу;

   в) бешиха вушної раковини;

   г) вушний оперізуючий лишай (синдром Рамсея-Ханта);

   д) екзема (алергічна, контактна);

   е) механічне, термічне ушкодження (обмороження, опік);

   є) стороннє тіло або сірчана пробка;

   ж) пухлини, гістіоцитоз X, гранулематоз Вегенера;

2) **середнє вухо:**

   а) отит — ГСО, загострення хронічного отиту, бульозно-геморагічне запалення барабанної перетинки (бульозний мірингіт);

   б) мастоїдит;

   в) пухлина, що розташована в барабанній порожнині, або компресія чи пухлинна інфільтрація євстахієвої труби;

   г) дисфункція євстахієвої труби — запалення, пухлина, гранулематоз Вегенера;

   д) травма (пошкодження і перфорація травма барабанної перетинки) — безпосередня, механічна барабанної перетинки або голови, баротравма (напр., під час польоту літаком, дайвінгу, вибуху), акустична (напр., рок-концерт, дискотека);

3) **проекційний біль (вторинна оталгія):**

   а) захворювання зубів (найчастіша причина проекційного болю вуха) — пульпіт, ясенні кишені, травма, непрорізаний III моляр;

   б) запалення або травма скронево-нижньощелепного суглоба;

   в) запалення або дегенеративні зміни в шийному відділі хребта;

   г) невралгія — трійчастого нерва, шийних нервів;

   д) запалення сусідніх із вухом структур — привушних залоз, носа та горла, навколоносових пазух, скроневої артерії;

   е) запалення віддалених структур — глотки та мигдаликів, шийних лімфатичних вузлів, щитоподібної залози, паратонзилярні абсцес або інфільтрація;

   є) злоякісні пухлини дна ротової порожнини, нижньої частини глотки, мигдалика, гортані;

   ж) афти, гостре запалення слизової оболонки ротової порожнини та язика;

   з) захворювання стравоходу — езофагіт, рефлюксна хвороба, грижа стравохідного отвору діафрагми, стороннє тіло;

   и) захворювання гортані — гостре запалення (ларингіт), травма, запалення перстнеподібно-черпакуватого суглоба, рак;

   і) захворювання серцево-судинної системи — інфаркт міокарда, аневризма;

   ї) інші — кривошия, пухлини та ушкодження голови та шиї, запалення лицевого нерва (параліч Белла).

Діагностика

Рідко — ізольований симптом — **дані з анамнезу та фізикальне обстеження** (детальне обстеження органів голови та шиї) полегшують встановлення причини:

1) **час появи:**
   а) **раптово** — захворювання з гострим перебігом, найчастіше ГСО або травма, стороннє тіло;
   б) **поступово** — захворювання, що перебігають повільніше (напр., запалення зовнішнього слухового проходу, сірчана пробка, дисфункція євстахієвої труби, рак нижньої частини глотки або гортані);

2) **інтенсивність та характер:**
   а) **сильний, з постійною інтенсивністю, або такий, що посилюється, інколи пульсуючий** — найчастіше ГСО, травма, фурункул зовнішнього слухового проходу;
   б) **тупий, з меншою інтенсивністю** — дифузне запалення зовнішнього слухового проходу, сірчана пробка, стороннє тіло, хронічний середній отит (під час загострень), дисфункція євстахієвої труби, інколи ексудативний середній отит (ЕСО);
   в) **короткий гострий або колючий, пронизуючий, такий, що періодично з'являється** — невралгія;
   г) **свербіж або відчуття подразнення** — дифузне запалення зовнішнього слухового проходу, екзема на шкірі зовнішнього вуха, сірчана пробка або стороннє тіло;
   д) **переривчастий, періодичний** — проекційний біль;

3) **тривалість:**
   а) **гострий (до кількох днів)** — гострий отит або травма; у випадку баротравми, акустичної або механічної травми барабанної перетинки, гострий біль з'являється безпосередньо після травми та минає сам протягом 1–2 год, при ГСО посилюється аж до моменту розриву барабанної перетинки або до моменту дренування;
   б) **хронічний** — напр., хронічне запалення зовнішнього слухового проходу, стороннє тіло або сірчана пробка, пухлини вуха, деякі види проекційного болю;

4) **місце розташування:**
   а) **поверхнево** — вушна раковина, зовнішній слуховий отвір та прохід;
   б) **глибоко** — середнє вухо;

5) **зміна інтенсивності болю при окремих діях та позиціях:**
   а) **посилюється в лежачому положенні або під час ковтання** — ГСО;
   б) **посилюється під час відтягування та відгинання вушної раковини, особливо стиснення та відгинання козелка вушної раковини** — запалення або фурункул зовнішнього слухового проходу, бешиха, перихондрит;
   в) **посилюється при жуванні, кусанні** — запалення або фурункул зовнішнього слухового проходу, патологічні зміни у скронево-нижньощелепному суглобі;

6) **характерні анамнез та результати фізикального обстеження:**
   а) **лихоманка** — може вказувати на інфекцію;
   б) **симптоми інфекційного захворювання верхніх дихальних шляхів, риніт** — ГСО;
   в) **блювання** — ГСО або хронічний СО та його ускладнення;
   г) **відчуття закладання вуха** — порушення функції євстахієвої труби, ГСО, ЕСО, сірчана пробка або стороннє тіло в зовнішньому слуховому проході; порушення функції євстахієвої труби (зникнення цього симптому або зменшення його інтенсивності після проби Вальсальви;
   д) **погіршення слуху** — захворювання середнього вуха (ГСО, ЕСО, хронічний отит, травма), сірчана пробка або стороннє тіло в зовнішньому слуховому проході;
   е) **шум, дзвін у вухах, запаморочення** — первинна оталгія;

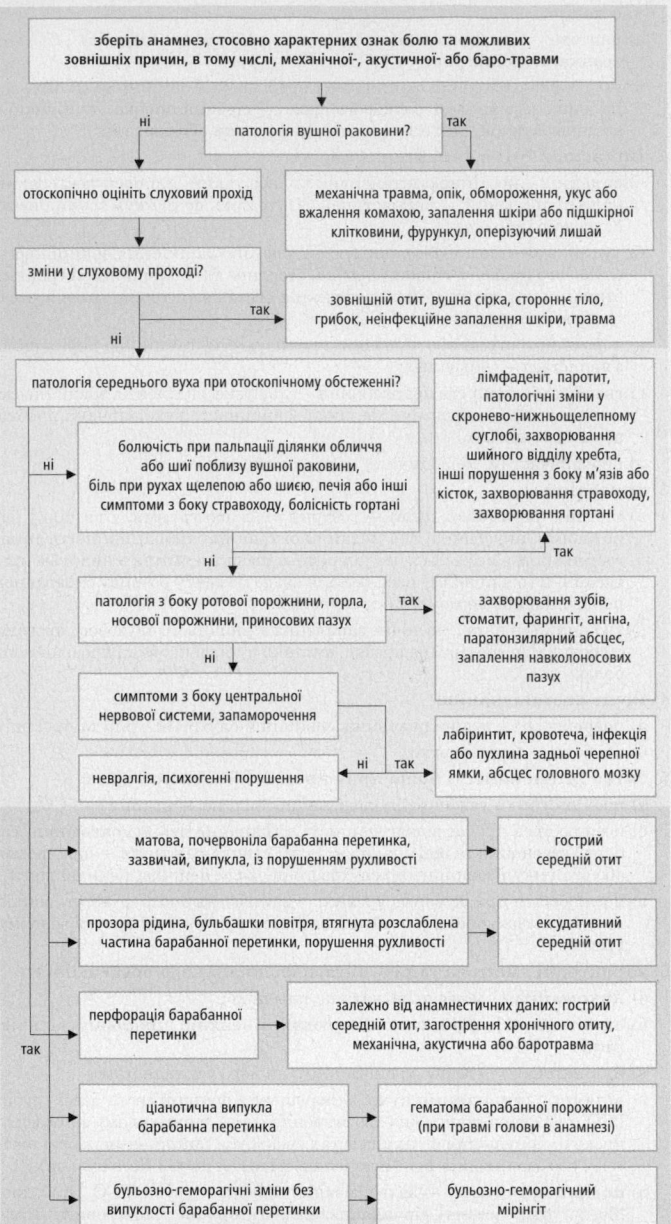

Рис. 5-1. Алгоритм з'ясування причини болю у вусі у молодих і дорослих пацієнтів

е) **кашель або чхання** — ГСО, стороннє тіло в зовнішньому слуховому проході (рефлекторний кашель);

ж) **анамнез**, що вказує на рецидивуючі ГСО — ЕСО або хронічний СО;

з) **витік гнійних виділень** із зовнішнього слухового проходу — отит (якщо витікання пов'язане зі значним зниженням інтенсивності болю або його припиненням — вказує на ГСО з перфорацією барабанної перетинки або прорив і очищення фурункула; якщо біль триває або посилюється, незважаючи на витікання з вуха — вказує на дифузне запалення зовнішнього слухового проходу; хронічне або рецидивуюче витікання виділень з різким неприємним запахом, зазвичай без болю — вказує на хронічний середній отит [біль свідчить про загострення запального процесу]);

и) **витікання крові** зі слухового проходу — травма (барабанної перетинки або кісток основи черепа);

і) **зміни на шкірі** вушної раковини або навколо неї: еритема — зовнішній отит, бешиха, перихондрит або хондрит, мастоїдит, опіки або механічні травми; набряк — зовнішній отит, бешиха, перихондрит або хондрит, мастоїдит або субперіостальний абсцес соскоподібного відростка, опік або механічна травма, паротит, лімфаденіт; почервонілий вузлик з інфільтрацією при основі — фурункул; везикулярні висипання — оперізуючий лишай, простий герпес; рани, крововиливи та екхімози, петехії — механічна травма; несиметричне відставання вушної раковини — мастоїдит.

У кожному випадку болю у вусі необхідно зробити **отоскопію**, що має вирішальне значення для визначення причини первинної оталгії →рис. 5-1.

Якщо не вдається встановити причину, необхідно виключити **захворювання, що загрожують серйозними наслідками** (зазвичай, можливе з високою вірогідністю на основі анамнезу та фізикального обстеження): злоякісний некротичний зовнішній отит (особливо при цукровому діабеті, імунодефіциті, у похилому віці); холестеатома; інфаркт міокарда, запалення скроневої артерії; злоякісна пухлина.

Алгоритм дій при нез'ясованій причині болю у вусі (результат отоскопії в межах норми):

1) у осіб віком ≤40 р. → спочатку необхідно розглянути симптоматичне лікування; якщо симптоми зберігаються, слід провести подальші обстеження;

2) у осіб віком >50 р. → слід призначити визначення ШОЕ в пошуках запалення скроневої артерії;

3) у осіб віком >50 р. або із симптомами або факторами ризику пухлини (паління тютюну, надмірне вживання алкоголю, дисфагія, втрата маси тіла, хронічна захриплість, вплив іонізуючого випромінювання) → необхідно скерувати хворого до отоларинголога з метою виконання ендоскопічного обстеження носа та гортані.

6. Біль у грудній клітці

Патомеханізм та причини

Джерелом болю можуть бути усі структури грудної клітки за винятком паренхіми легень:

1) серце — стенокардія, інфаркт легені, перикардит;

2) інші органи грудної клітки — розшарування аорти, подразнення плеври (пневмонія, інфаркт міокарда, пневмоторакс), захворювання стравоходу, трахеї, бронхів або середостіння;

Таблиця 6-1. Найпоширеніші причини болю в грудній клітці та їх диференційна діагностика

Причина	Механізм	Локалізація	Характер болю	Фактори, що викликають, посилюють, усувають	Деякі супутні симптоми
стенокардія	транзиторна ішемія серця	за грудиною, може іррадіювати в шию, нижню щелепу, плечі, лікті, епігастральну ділянку	тиснучий, пекучий, стискаючий; триває 2–10 хв	фізичне навантаження, емоційний стрес, холодне повітря, велика кількість спожитої їжі; минає після припинення фізичного навантаження або після прийому нітрогліцерину	задишка
інфаркт міокарда або нестабільна стенокардія	тривала ішемія серця, некроз	як вище	характер, як вище, зазвичай сильніший; триває >30 хв при інфаркті, <20 хв при стенокардії	не минає після прийому нітрогліцерину та припинення фізичного навантаження	задишка, пітливість, слабкість, нудота, блювання
перикардит	подразнення листків перикарду або плеври, що прилягає до перикарда	за грудиною або в ділянці верхівкового поштовху; може іррадіювати в шию та ліве плече	гострий, колючий, зі змінною інтенсивністю	глибокий вдих, поворот тулуба, лежаче положення, кашель; зменшується в сидячому положенні з нахилом вперед	симптоми основного захворювання, шум тертя перикарда, задишка
розшарування аорти	розтягнення стінки аорти	передня стінка грудної клітки, може іррадіювати в міжлопаткову або поперекову ділянки	роздираючий, надзвичайно сильний; з'являється раптово	високий артеріальний тиск	шум недостатності аортального клапана, асиметрія артеріального тиску на кінцівках
плевральний біль	запальна інфільтрація плеври, подразнення плеври при інфаркті легені, пневмоторакс	зазвичай однобічний, може іррадіювати у міжлопаткову ділянку	гострий, колючий	глибокий вдих, кашель, рухи тулуба, зменшується в позиції лежачи на боці, в якому відчувається біль	симптоми основного захворювання, зазвичай задишка, тахінне

невралгія	неврит (напр., при оперізуючому лишаї), компресія, спричинена змінами у хребті	однобічний при оперізуючому лишаї, компресія, може бути двобічний при змінах у хребті	гострий	посилюється під час пальпації вздовж нерва, іноді при легкому дотику (алодинія)	висипка при оперізуючому лишаї), болючість при натисканні на грудні хребці
гастроезофагальний рефлюкс	запалення слизової оболонки стравоходу	за грудиною, може іррадіювати в спину	зазвичай пекучий або стискаючий	велика кількість спожитої їжі, нахил, лежаче положення	біль у епігастрії, диспепсія
розрив стравоходу	розрив стінки стравоходу	за грудиною	дуже сильний, пекучий; з'являється раптово	різке блювання	блювання
жовчнокам'яна хвороба	підвищення тиску в жовчному міхурі	праве підребер'я або епігастральна ділянка, може іррадіювати в праве плече	сильний, наростаючий, потім постійний, повільно зникає; триває від кільканадцяти хвилин до кількох годин	вживання жирної їжі; зменшується в позиції лежачи без руху	нудота, блювання, відраза до їжі
виразкова хвороба	пошкодження слизової оболонки шлунка та дванадцятипалої кишки	епігастральна ділянка, іноді в нижній частині грудної клітки	тупий, рідше гострий або пекучий	прийом їжі (виразка шлунка) або натщесерце; прийом їжі зменшує скарги при виразці дванадцятипалої кишки	диспепсія
кістково-суглобовий біль	запальне захворювання грудинно-реберних і грудинно-ключичних суглобів, травми, інше	місцевий, передня стінка грудної клітки	гострий або стискаючий	рухи грудної клітки, особливо кашель	болючість при пальпації
невротичний біль	невідомий	передня стінка грудної клітки	змінний	емоційний стрес	задишка, серцебиття, тривога

3) стінка грудної клітки — невралгія, кістково-м'язовий біль, захворювання молочних залоз та шкіри;

4) органи черевної порожнини — гастроезофагеальний рефлюкс, виразкова хвороба, жовчнокам'яна хвороба, панкреатит;

5) психогенний біль — синдром Да Коста (кардіофобія).

Патомеханізм і характеристика найбільш поширених причин болю в грудній клітці →табл. 6-1.

Діагностика

Оцінка показників життєвих функцій (дихання, пульс, артеріальний тиск), суб'єктивне та об'єктивне обстеження з метою попереднього визначення характеру болю та ймовірної причини. У кожному випадку виконується ЕКГ; інші дослідження в залежності від причини, що підозрюється.

7. Біль у животі

Патомеханізм та причини

Біль у животі є неспецифічним симптомом багатьох захворювань.

1. Гострий біль у животі: раптовий сильний біль соматичного характеру (подразнення больових рецепторів вісцеральної очеревини та черевної стінки), інтенсивність якого може посилюватися протягом кількох днів. Біль добре обмежений, посилюється під час рухів, кашлю, глибокого вдиху, зміни положення тіла, найсильніше відчувається в патологічно зміненому місці, може супроводжуватися підвищенням напруги м'язів передньої черевної стінки (т. зв. м'язовий захист) та іншими симптомами, що зумовлені перитонітом. Зазвичай, є симптомом захворювань з гострим перебігом, що можуть бути небезпечними для здоров'я або життя і вимагають швидких медичних дій, часто негайного хірургічного втручання (т. зв. гострий живіт → нижче). **Причини:**

1) захворювання шлунка і кишківника — перфорація виразки, апендицит, перфорація кишківника, кишкова непрохідність, гострий гастроентероколіт, дивертикуліт або перфорація дивертикула товстого кишківника, запалення дивертикула Меккеля;

2) захворювання печінки та жовчних шляхів — жовчна коліка, гострий холецистит, гострий холангіт, гостре переповнення печінки кров'ю (тромбоз печінкових вен, серцева недостатність);

3) гострий панкреатит;

4) розрив селезінки;

5) захворювання сечостатевих органів — нирковокам'яна хвороба, гострий піелонефрит, гострий цистит, позаматкова вагітність, перекрут ніжки або кісти яєчників, гостре запалення придатків (аднексит);

6) метаболічні захворювання — діабетичний кетоацидоз, порфірія, уремія;

7) хвороби судин — тромбоз брижової артерії, тромбоз вісцеральних вен, розшарування черевної аорти, системний васкуліт (напр., васкуліт, асоційований з антитілами IgA [попередня назва — хвороба Шенлейна-Геноха]);

8) захворювання органів грудної клітки — ішемічна хвороба серця (особливо інфаркт нижньої стінки міокарда), міокардит і перикардит, пневмонія та плеврит, тромбоемболія легеневої артерії;

9) захворювання залоз внутрішньої секреції — тиреотоксичний криз, діабетична ентеропатія, гострий надниковий криз, гіперкальціємічний криз;

10) алергічні захворювання: харчова алергія, ангіоневротичний набряк;

11) отруєння екзогенними токсинами: свинець, миш'як, ртуть, гриби.

Гострий біль у животі є одним із симптомів т. зв. **гострого живота** →розд. 4.29, тобто захворювання органів черевної порожнини, що виникає раптово, швидко розвивається і зазвичай є загрозливим для життя.

2. Хронічний біль у животі: як правило, вісцерального характеру (подразнення больових рецепторів внутрішніх органів та вісцеральної очеревини) та триває протягом місяців або років. Це тупий біль, невизначеної локалізації, може посилюватися, або поступово слабшати (кольковий біль), часто супроводжується вегетативними симптомами (нудотою, блюванням, пітливістю) або дискомфортом, що часто локалізується симетрично, з обох боків від серединної лінії тіла, може посилюватись у спокої. **Причини:**

1) функціональні розлади — синдром подразненого кишківника, функціональна диспепсія, хронічний функціональний біль у животі

2) захворювання шлунка та кишківника — хронічний гастродуоденіт, виразкова хвороба шлунка та дванадцятипалої кишки, гастроезофагеальна рефлюксна хвороба, хвороба Крона, неспецифічний виразковий коліт, ішемічний та радіаційний ентероколіти, запальні захворювання кишківника в перебігу системних захворювань сполучної тканини, інфекційні та паразитарні кишкові захворювання (туберкульоз, актиномікоз, лямбліоз, теніоз, аскаридоз, трихінельоз, шистосомоз, хвороба Віппла), дивертикуліт, целіакія;

3) жовчнокам'яна хвороба;

4) хронічний панкреатит;

5) пухлини органів черевної порожнини;

6) захворювання нервової системи — розсіяний склероз, оперізуючий лишай, невралгії.

3. Іррадіація болю у віддалене від пошкоджених внутрішніх органів місце, поверхнево, у ділянку шкіри або м'язів. Наприклад, біль у ділянці спини та правої лопатки, що супроводжує захворювання жовчовивідних шляхів.

Діагностика

Визначаються наступні особливості болю: локалізація, різновид (гострий, хронічний), характер (пронизуючий, пекучий, тупий, тиснучий, нападоподібний, спазматичний), інтенсивність, фактори, що викликають або змінюють біль (особливо — їжа, пиття, блювання, випорожнення, положення тіла). Найчастіші причини болю в животі, залежно від його локалізації →табл. 7-1 і →розд. 4.29. Під час об'єктивного обстеження оцінюється загальний вигляд пацієнта, показники життєво важливих функцій (дихання, пульс, артеріальний тиск), колір шкіри, наявність гриж, асциту, здуття живота, шрамів, колатерального венозного кровообігу, місце максимальної пальпаційної болючості, наявність пухлин, м'язового захисту та інших симптомів подразнення очеревини, наявність та характеру кишкових перистальтичних шумів, наявність печінкової тупості.

Необхідно виключити симптоми, що вказують на органічне захворювання, яке вимагає негайної діагностики або хірургічного лікування:

1) гострий біль у животі з блюванням або раптовою затримкою випорожнень — вказує на кишкову непрохідність;

2) гострий біль у животі зі шлунково-кишковою кровотечею — може свідчити про виразкову хворобу шлунка або дванадцятипалої кишки, гостру геморагічну гастропатію, кишкову ішемію або кровотечу у просвіт кишківника (напр., розрив аневризми черевної аорти);

3) гострий біль у животі зі швидким погіршенням стану хворого (гіпотензія, порушення свідомості, порушення дихання) — може свідчити про внутрішньочеревну кровотечу, перфорацію ШКТ, гострий панкреатит, гостру печінкову недостатність;

4) хронічний біль у животі та наявність крові в калі або зниження маси тіла — можуть бути ознакою онкозахворювання або неспецифічних запальних захворювань кишківника;

Таблиця 7-1. Часті причини болю в животі в залежності від локалізації

Локалізація	Причини
правий верхній квадрант	холецистит або холангіт, жовчна коліка, гострий гепатит, панкреатит, езофагіт, виразкова хвороба шлунка та дванадцятипалої кишки, неспецифічні запальні захворювання кишківника, кишкова непрохідність, апендицит при ретроцекальному розташуванні апендикса, ниркова коліка, пієлонефрит, піддіафрагмальний абсцес, правобічна нижньодольова пневмонія, застійна серцева недостатність (венозна гіперемія печінки)
епігастральна ділянка	функціональна диспепсія, гастроезофагеальна рефлюксна хвороба, медикаментозне ушкодження слизової оболонки шлунка і дванадцятипалої кишки, виразкова хвороба шлунка і дванадцятипалої кишки, гострий гастроентероколіт, захворювання жовчовивідних шляхів, гострий гепатит, панкреатит або псевдокісти підшлункової залози, злоякісні пухлини (шлунка, підшлункової залози, товстої кишки), ішемія кишківника, аневризма черевної аорти, інфаркт міокарда
лівий верхній квадрант	розрив або інфаркт селезінки, панкреатит та псевдокісти підшлункової залози, ішемія селезінкового кута ободової кишки, пієлонефрит, піддіафрагмальний абсцес, лівобічна нижньодольова пневмонія
права та ліва мезогастральні ділянки	ниркова колька, пієлонефрит, інфаркт нирки, неспецифічні запальні захворювання кишківника, кишкова непрохідність, грижа
навколопупкова ділянка	рання фаза апендициту, гастроентероколіт, кишкова непрохідність, неспецифічні запальні захворювання кишківника, ішемія кишківника, панкреатит, аневризма черевної аорти, грижа
нижній правий квадрант	апендицит, тонкий та товстий кишківник (непрохідність, неспецифічні запальні захворювання кишківника, ілеоцекальна інвагінація) сечостатева система (ниркова коліка, пієлонефрит, запалення придатків (аднексит), кіста яєчника, перекрут яєчника, апоплексія яєчника, позаматкова вагітність), абсцес (тазовий, поперекової ділянки), гнійне запалення крижово-клубового суглобу, грижа
гіпогастральна ділянка	апендицит, дивертикуліт, кишкова непрохідність, неспецифічні запальні захворювання кишківника, синдром подразненого кишківника, запалення придатків (аднексит), запальне захворювання органів тазу, ниркова коліка, запалення сечового міхура (цистит), тазовий абсцес, грижа
лівий нижній квадрант	гострий дивертикуліт, інфекційні захворювання, неспецифічні запальні захворювання кишківника, інвагінація сигмоподібної кишки, синдром подразненого кишківника, ниркова коліка, пієлонефрит, запалення придатків (аднексит), кіста яєчника, перекрут яєчника, апоплексія яєчника, позаматкова вагітність, гнійне запалення крижово-клубового суглобу
дифузний біль	інфекційні та неінфекційні запальні захворювання шлунка та кишківника, кишкова непрохідність, запалення очеревини (перитоніт), інфекції сечовидільної системи

5) біль у животі та відхилення при об'єктивному обстеженні (напр., жовтяниця, пухлина в черевній порожнині).

Слід виконати основні допоміжні дослідження: загальний аналіз крові, концентрація електролітів, креатиніну та глюкози у сироватці крові, загальний аналіз сечі, ЕКГ. Подальші додаткові дослідження сечі й калу, в залежності від попереднього діагнозу та необхідної диференційної діагностики: рівень амілази, білірубіну, КФК-МВ або серцевих тропонінів, активність АСТ, АЛТ, ГГТ та ЛФ, аналіз калу на наявність крові. Попередні візуальні методи обстеження — це УЗД (може виявити вільну рідину в черевній порожнині, сечові та жовчні конкременти, патологію черевної аорти) та оглядова РГ черевної порожнини (може виявити повітря в черевній порожнині, горизонтальні лінії рідини в петлях кишківника (чаші Клойбера), сечові конкременти). При ознаках гострого живота або коли причина гострого живота невідома, необхідна консультація хірурга.

8. Гарячка невідомого походження (ГНП)

Клінічний синдром різної етіології, основним симптомом якого є гарячка, що не зникає та зберігається довше, ніж при звичайному інфекційному захворюванні, та причини якої не вдалося встановити, незважаючи на проведення рутинних діагностичних процедур.

Класичну ГНП можна розпізнати при наявності усіх 3 критеріїв:

1) гарячка >38,8 °C зберігається або з'являється багаторазово;

2) пацієнт має гарячку >3 тиж.;

3) не вдалося встановити причини або діагноз неоднозначний, незважаючи на проведення рутинної діагностики впродовж ≈1 тиж. (≥3 днів у лікарні або ≥3 при амбулаторному лікуванні).

ГНП, що з'являється у пацієнта в **лікарні** (після 2 доби госпіталізації), **у пацієнта з нейтропенією** або у пацієнта з підозрою ВІЛ-інфекції, можна розпізнати, якщо:

1) зберігається або з'являється багаторазово гарячка >38,3 °C;

2) не вдалося встановити причини або діагноз неоднозначний, незважаючи на проведення рутинної діагностики у лікарні впродовж 3–5 днів.

Причини

1. Основні причини класичної ГНП

1) **інфекції** (чим довше зберігається ГНП, тим менша ймовірність) — найчастіше: легеневий та позалегеневий туберкульоз; абсцеси (внутрішньочеревні, піддіафрагмальні, паранефральні), органів малого тазу), інфекційний ендокардит, цитомегаловірусна інфекція (ЦМВ), токсоплазмоз, черевний тиф та паратиф, хронічний простатит, системні грибкові інфекції; рідше зоонози (переважають захворювання, набуті під час подорожей, особливо до тропічних країн): лептоспіроз, бруцельоз, туляремія, орнітоз, рикетсіози (висипні гарячки та висипні тифи), Ку-гарячка, анаплазмоз, ерліхіоз, бартонельоз, хвороба котячої подряпини;

2) **автоімунні захворювання** — системні захворювання сполучної тканини, найчастіше хвороба Стілла у дорослих, вузликовий поліартеріїт, СЧВ; у осіб похилого віку частіше гігантоклітинний (скроневий) артеріїт, ревматична поліміалгія, ревматоїдний артрит;

3) **злоякісні пухлини** — найчастіше кровотворної та лімфатичної системи (лімфома Ходжкіна та неходжкінські лімфоми, лейкемії та мієлодиспластичні синдроми), світлоклітинний рак нирки, аденоми та рак печінки, рак підшлункової залози, рак товстого кишківника, первинні злоякісні пухлини мозку;

4) **ЛЗ** (зазвичай, поліфармакотерапія) — найчастіше, пеніцилін, сульфаніламіди, ванкоміцин, амфотерицин В, саліцилати, блеоміцин, інтерферони, похідні хінідину, клемастин, похідні прометиазину, тіетилперазин), барбітурати, фенітоїн, метилдопа, галоперидол (злоякісний нейролептичний синдром →розд. 23.18), трициклічні антидепресанти, літій. Частіше виникає у осіб похилого віку, зазвичай, впродовж 1–2 тиж. від прийому ліків (може з'явитися незалежно від тривалості застосування

ліків), самостійно зникає після відміни ліків впродовж 48–72 год (або довше у пацієнтів із захворюванням печінки або нирковою недостатністю). Гарячка може супроводжуватись еритематозною, макулярною та макулярно-папулярною висипкою, а також збільшенням кількості еозинофілів у крові. Характер температурної кривої немає істотного значення, натомість, часто спостерігається відносна брадикардія.

5) **інші** — цироз печінки та алкогольний гепатит, рецидивна тромбоемболія легеневої артерії (що протікає без істотних та виражених клінічних симптомів), неспецифічні запальні захворювання кишківника (особливо, хвороба Крона);

2. Причини, в залежності від групи ризику

1) **ГНП у хворого в лікарні** (лікарняна ГНП) — найчастіше, абсцес (внутрішньочеревний або у малому тазу), синусит (внаслідок тривалого використання назо-трахеального катетеру), зараження крові, пов'язані з катетеризацією (тривале перебування катетеру у великих судинах), інфекційний ендокардит (пов'язаний з інвазивною діагностикою, катетеризацією великих судин або оперативними втручаннями), псевдомембранозний коліт (*C. difficile*); ліки; септичний тромбофлебіт; тромбоемболія легеневої артерії; панкреатит; заочеревинна гематома;

2) **ГНП у особи з нейтропенією** — первинна бактеріємія, зараження крові, пов'язані з катетеризацією (тривале перебування катетеру у великих судинах), фунгемія (*Candida, Aspergillus*); кандидоз печінки та селезінки, абсцес малого тазу (параректальний, ректально-крижовий); ліки; пухлинні метастази в ЦНС, метастази в печінці;

3) **ГНП у ВІЛ-інфікованої особи** — туберкульоз, микобактеріози; ліки (напр., котрімоксазол), тромбофлебіт; рідше, пневмоцитоз, цитомегаловірусна або герпесвірусна інфекція, токсоплазмоз, сальмонельоз, грибкові інфекції; лімфоми, саркома Капоші;

4) **ГНП у особи, яка повернулась з тропічних країн** — малярія (інкубаційний період до 6 тиж., але у випадку *Plasmodium vivax* і *P. ovale,* навіть, кілька місяців або років) та інші інвазії тропічних паразитів (амебіаз, лейшманіоз, трипаносомоз, криптоспоридіоз, філяріоз, тропічна легенева еозинофілія, шистосомоз, парагонімоз); черевний тиф (інкубаційний період до 6 тиж.), вірусні геморагічні гарячки, найчастіше, гарячка Денге (інкубаційний період 3–8 днів).

3. Характеристика гарячки (зазвичай, не має великого значення для диференційної діагностики):

1) **септична гарячка, гектична** (впродовж доби 1 різке підвищення температури, часто, до ≈40 °C, потім зниження, інколи, навіть до нормальних показників, добова амплітуда >2 °C) — абсцес, міліарний туберкульоз, лімфеми, лейкемії;

2) **2 піки гарячки протягом доби** — зокрема, хвороба Стілла у дорослих, міліарний туберкульоз, малярія (зараження двома різновидами малярійного плазмодія), вісцеральний лейшманіоз, гонококовий ендокардит правої половини серця;

3) **переміжна гарячка** (періодична; рецидивні підвищення температури з регулярними або нерегулярними інтервалами після відносно безгарячкового періоду; добова амплітуда >2 °C) — зокрема, малярія (регулярні рецидиви кожні 2 або 3 дні із супутнім ознобом), лімфоми, лейкемії, циклічна нейтропенія;

4) **постійна гарячка** (добова амплітуда <1 °C) — черевний тиф, паратифи, енцефаліт, ліки, штучно викликана (несправжня);

5) **хвилеподібна гарячка** (чергування кількаденних періодів з гарячкою та без гарячки) — зокрема, лімфома Ходжкіна (т. зв. гарячка Пеля-Ебштейна — чергування 5-ти–10-тиденних періодів гарячки >38 °C та періодів без гарячки), бруцельоз;

6) **висока гарячка:**

а) >39 °C — абсцес, лімфоми та лейкемії, системний васкуліт, ВІЛ-інфекція;

б) >41 °C — ліки та інші хімічні речовини (у т. ч. т. зв. дизайнерські наркотики, а також засоби, що застосовуються для схуднення), а також штучно викликана гарячка (стан пацієнта неадекватно задовільний), пошкодження ЦНС (пухлина, травма, інфекції ЦНС);

7) **затяжна гарячка** (≥6 міс.):

а) найчастіше, ідіопатична (зазвичай, зникає спонтанно);

б) гранулематозний гепатит, хвороба Стілла у дорослих, саркоїдоз, хвороба Крона;

в) рідше — СЧВ, штучно викликана гарячка (несправжня);

8) **рецидивуюча ГНП** — інфекції, пухлини та системні захворювання відповідають за 20–30 % випадків, різні причини за 25 %, а ≈50 % випадків залишаються нез'ясованими. Перед проведенням пошуку рідкісних причин слід виключити медикаментозну та штучну (симуляційну) лихоманку.

9) **відносна брадикардія** супутня до гарячки (частота ритму серця занадто низька по відношенню до температури тіла; підвищення температури тіла на 1 °C викликає прискорення ритму серця на 8–12/хв) — лімфоми, лейкемії, постмедикаментозна гарячка, лептоспіроз, орнітоз, черевний тиф або паратифи, малярія, пошкодження ЦНС (новоутворення, інфекція, травма), штучно викликана гарячка (несправжня);

10) **виражений озноб, що супроводжує гарячку** — бактерійні інфекції (абсцеси, бактеріємія, септичний тромбофлебіт, бруцельоз), пухлини (рак нирки, лімфоми, лейкози), малярія.

4. Основні допоміжні дослідження, що дозволяють кваліфікувати гарячку як ГНП:

1) **лабораторні дослідження** — загальний аналіз крові з лейкоцитарною формулою, ШОЕ, прокальцитонін (дозволяє відрізняти лихоманку інфекційного походження від лихоманки, викликаної неінфекційними причинами, особливо у хворих із нейтропенією), електроліти, білірубін, печінкові ферменти, сечовина, креатинін, сечова кислота, загальний аналіз сечі, ревматоїдний фактор та антинуклеарні антитіла, мікробіологічні дослідження: посів крові (тричі без антибіотиків), посів сечі, мікробіологічна діагностика туберкульозу та мікобактеріозів, серологічні тести (ВІЛ, ЦМВ, ВЕБ); інші — показані залежно від підозрюваної причини — нативні препарати або мікроскопічне дослідження біоптату, дослідження ліквору, посіви (інших, ніж кров, матеріалів), виявлення антигенів, серологічні дослідження, молекулярні дослідження;

2) **візуалізаційні дослідження:** УЗД черевної порожнини, РГ грудної клітки, 18-ФДГ ПЕТ-КТ, МРТ черевної порожнини та малого тазу (при необхідності, також і голови).

Діагностика

Необхідно ретельно зібрати анамнез та повторити ретельне фізикальне обстеження. Треба переконатись, що вимірювання температури тіла було проведено правильно, а результат інтерпретовано вірно →нижче). Комплекс основних суб'єктивних і об'єктивних симптомів, що — супроводжують ГНП (т. зв. локалізуючі симптоми), а також результати основних допоміжних досліджень становлять основу встановлення попереднього діагнозу і вказівку щодо планування подальших діагностичних дій. Якщо стан пацієнта задовільний, початкові діагностичні процедури можна проводити в амбулаторних умовах.

Якщо немає безпосередньої загрози для життя, а пацієнт перебуває у лікарні, можна застосувати вичікувальну тактику, ретельне спостереження, а також поступове підтвердження або виключення за допомогою цілеспрямованих допоміжних обстежень, найбільш вірогідних причин у даній групі ризику (напр., перебування у тропічних країнах; ГНП у хворого в лікарні; у осіб з нейтропенією; у хворих на ВІЛ-інфекцію; у осіб віком понад 50 років. Спочатку виконуються неінвазивні діагностичні обстеження, а потім, при необхідності, інвазивні обстеження. Якщо стан хворого важкий → можливі причини включаються одночасно. У хворого з гарячкою, котрий перебував у ендемічних районах захворювання на малярію, необхідно якнайшвидше виключити цю хворобу (інформація про профілактичний прийом ліків під час перебування не виключає захворювання!).

Якщо підозрюється постмедикаментозна гарячка, тоді на початковому етапі, якщо можливо, слід припинити застосування усіх препаратів (також ліків та парафармацевтичних засобів, що продаються без рецепту), або обмежити їх кількість до вкрай необхідних. Переконайтеся, що пацієнт не застосовував наркотики («дизайнерські наркотики») або засоби для схуднення, які походять з джерел поза офіційним фармацевтичним ринком. Постмедикаментозна гарячка, зазвичай, зникає впродовж 48–72 год після припинення прийому шкідливого препарату.

В обґрунтованих випадках, дехто пропонує застосувати емпіричне лікування при підозрі на певні, але однозначно непідтверджені хвороби: найчастіше туберкульоз (позитивна туберкулінова проба → антимікобактеріальне лікування), інфекційний ендокардит (антибіотики, протигрибкові препарати) та гігантоклітинний скроневий артеріїт, або інші запальні захворювання сполучної тканини (після виключення інфекцій → ГК та НПЗП). Зникнення гарячки та інших симптомів під впливом лікування, підтверджує попередній діагноз. У разі тимчасового покращення слід підвищити онкологічну насторо- женість, особливо якщо лихоманка або субфебрильний стан супроводжується іншими системними симптомами або збільшенням лімфатичних вузлів.

Диференційна діагностика

1. Помилки при вимірюванні температури тіла: з метою підтвердження крите- рію підвищення температури тіла >38,3 °C необхідно встановити, як, чим та за яких обставин пацієнт проводив вимірювання: тип термометру (ртут- ний, електронний, рідкокристалічний, інфрачервоний), місце вимірювання (у ротовій порожнині, на чолі, у пахвовій западині, у вусі, у прямій кишці), пора доби, частота вимірювань, а також умови і спосіб вимірювання. Варто попросити пацієнта проде-монструвати вимірювання температури та при- готування термометра до вимірювання. Найменш точним є вимірювання у пахвовій западині (температура нижча від базової на ≈0,8 °C) та у вусі (значна змінність, що залежить також від наявності вушної сірки). У ротовій порожнині температура нижча на ≈0,5 °C, натомість, у прямій кишці вища на ≈0,5 °C від базової. Жування гумки безпосередньо перед вимірюванням підвищує температуру у ротовій порожнині та у вусі; подібний вплив на ви- мірювання у ротовій порожнині має паління тютюну. Оптимально вимірю- вання необхідно проводити декілька разів на день, впродовж кількаденної діагностики в лікарні разом з одночасним вимірюванням частоти пульсу, що дає можливість виключити помилки та накреслити криві температу- ри та пульсу. Слід пам'ятати, що нормальний діапазон температури тіла є змінним і показує різницю в добовому, сезонному, менструальному циклах, а також залежить від ступеня відживлення.

2. Штучно викликана гарячка: зазвичай, утримується протягом довшого пері- оду часу, з'являється, зазвичай, зранку, супроводжується змінними та різ- номанітними симптомами, протікання хвороби неясне, а анамнез вказує на численні госпіталізації. Довготривала гарячка такого типу, як правило, не супроводжується зниженням маси тіла, а загальний стан пацієнтів за- довільний. Жарознижуючі препарати, як правило, неефективні. Більшість пацієнтів мають психологічні проблеми, психічні розлади, або розлади осо- бистості; часто виявляються соматичні захворювання. У лікарні, пацієнти, як правило, не погоджуються на контрольовані вимірювання температури тіла та деякі діагностичні обстеження. При вимірюванні ртутним термоме- тром пацієнти мають, як правило, дуже високу температуру без будь-яких добових коливань. Шкіра холодна, спостерігається відносна брадикардія. В амбулаторних або стаціонарних умовах, після проведення вимірювання температури, необхідно попросити порцію сечі та відразу виміряти її температуру (завжди дещо вища від температури, що була виміряна в ротовій порожнині чи пахвовій западині).

Симптоматичне лікування гарячки

1. Жарознижуючі препарати

1) препарат першого вибору — **парацетамол** п/о або п/р 500–1000 мг, при необхідності, можна повторювати кожні 6 год (макс. 4 г/добу або 2,5 г/добу, при застосуванні впродовж декількох днів); якщо пероральний або ректальний спосіб введення неможливий → в/в 1000 мг кожні 6 год (макс. 4 г/добу). У хворих із важкою нирковою недостатністю (кліренс креатиніну <10 мл/хв) слід збільшити інтервал між дозами до 8 год. Доза >2 г/добу може викликати підвищення активності АЛТ. Передозування → гостра печінкова недостатність (навіть при 8 г/добу; найвищий ризик у осіб, які голодують, зловживають алкоголем). Дії при отруєнні →розд. 20.8.

2) альтернативні жарознижуючі препарати — **НПЗП**:

   а) **ібупрофен** п/о 200–400 мг, при необхідності, можна повторювати кожні 5–6 год (макс. 2 г/добу);

   б) **ацетилсаліцилова кислота** п/о 500 мг, при необхідності, можна повторювати кожні 5–6 год (макс. 2,5 г/добу, протипокази: виразкова хвороба, геморагічний діатез, аспіринова астма);

   в) **метамізол** п/о 0,5–1 г, у разі необхідності повторити кожні 8 год. (макс. 3 г/добу, не довше 7 днів; протипокази: гіперчутливість до метамізолу, інших похідних піразолону або інших НПЗП, зміни в морфології крові, гостра ниркова або печінкова недостатність, гостра печінкова порфірія, аспіринова бронхіальна астма, вроджений дефіцит глюкозо-6 фосфатдегідрогенази, вагітність, період лактації).

2. Фізичні методи охолодження →розд. 23.18: можна застосувати у пацієнта з дуже високою гарячкою (>40 °C), якщо жарознижуючі препарати неефективні.

9. Гематурія

Збільшення числа еритроцитів у сечі — >3 у полі зору мікроскопа у відцентрифугованому осаді сечі. **Мікроскопічна гематурія (еритроцитурія)** — колір сечі незмінений. **Макроскопічна гематурія** — колір сечі вказує на наявність крові.

Патомеханізм та причини

Причини гематурії — поділ, в залежності від місця, звідки еритроцити потрапляють до сечі:

1) **клубочкова** (гломерулопатія) — IgA-нефропатія, нефропатія тонких мембран, синдром Альпорта, кожний гострий або хронічний гломерулонефрит;

2) **позаклубочкова**:

   а) верхня частина сечовивідних шляхів — сечокам'яна хвороба, кісти нирок, пухлина (нирки, ниркової чашки, миски, сечоводу), гіперкальціурія, гіперурикозурія, пієлонефрит, травма нирки, нирковий папілярний некроз, інфаркт нирки, тромбоз ниркових вен, туберкульоз нирок;

   б) сечовий міхур — цистит, рак, поліп, травма, камінь, ендометріоз;

   в) уретра — запалення, травма, стеноз, пухлина, стороннє тіло;

   г) передміхурова залоза — рак, доброякісна гіперплазія, простатит;

3) **інші** — інтенсивне фізичне навантаження, гарячка, статевий акт, порушення згортання крові, домішка менструальної крові, нез'ясована причина.

Позаклубочкова гематурія виявляється в ≈90 % випадків.

Колір сечі, що вказує на гематурію, може бути викликаний наявністю барвників із продуктів харчування (буряки, ревінь, шафран, синтетичні барвники) та ліків (сена, рифампіцин, фенолфталеїн).

Діагностика

Позитивний результат тест-смужки на кров у сечі завжди треба підтвердити мікроскопічним дослідженням (причиною позитивного результату може бути наявність гемоглобіну або міоглобіну). Суб'єктивне і об'єктивне обстеження, а також попередні допоміжні дослідження (аналіз сечі та осаду, загальний аналіз крові, концентрація в плазмі крові креатиніну, натрію, калію, кальцію, параметри згортання у випадку підозри геморагічного діатезу). Обсяг і послідовність діагностичних тестів визначається ймовірністю причин гематурії:

1) причини позаклубочкові більш імовірні в разі макроскопічної гематурії та в старшому віці;

2) на клубочкову причину вказує протеїнурія (>0,5 г/добу) та еритроцитарні циліндри. Якщо в дослідженні осаду сечі у фазово- контрастному мікроскопі >80 % дисморфічних еритроцитів (перекручені еритроцити), це вказує на клубочкову гематурію і наступним дослідженням повинна бути біопсія нирки (якщо є клінічні покази).

У випадку макроскопічної гематурії та гематурії без інших особливостей, що вказували б на клубочкову причину (→ необхідно провести повну діагностику, також візуалізаційне дослідження верхнього відділу сечовивідної системи (класична урографія, або урографія методом спіральної КТ), цистоскопія і цитологічне дослідження сечі, а в жінок також гінекологічне обстеження. Діагностика є обов'язковою, якщо гематурія з'явилася під час лікування антикоагулянтами.

Діагностика, зазвичай, не потрібна, якщо гематурія з'явилася:

1) у молодої жінки з типовою картиною циститу і підтвердженою інфекцією сечовивідних шляхів (значна бактеріурія), якщо в результаті лікування зникли скарги та гематурія, та немає гематурії в контрольних аналізах сечі;

2) у зв'язку з інтенсивними фізичними навантаженнями, гарячкою, менструацією, потенційною травмою сечовивідних шляхів (напр., статевий акт), а в контрольних аналізах сечі, що виконані через >48 год від дії підозрюваної причини, немає гематурії.

10. Гикавка

Гикавка — це мимовільне, синхронне скорочення міжреберних м'язів та діафрагми, викликане різким вдихом, з подальшим закриттям голосової щілини з характерним звуком.

Патомеханізм та причини

Гикавка викликається подразненням закінчень блукаючого, діафрагмального та симпатичних нервів, що іннервують органи грудної клітки, черевну порожнину, вухо, ніс і горло, або збудження центру гикавки в ЦНС. Частота гикавки може складати 2–60/хв. Зазвичай, триває недовго (хвилини) і найчастіше пов'язана зі швидким або надмірним наповненням шлунка. Хронічна (>48 год) гикавка викликає значну втому, дискомфорт, втрату маси тіла (ускладнює споживання їжі), безсоння та депресію.

Причини хронічної гикавки:

1) захворювання ЦНС — судинні, запальні, пухлини, розсіяний склероз, гідроцефалія;

2) метаболічні порушення — цукровий діабет, уремія, гіпонатріємія, гіпокальціємія, гіпокапнія;

3) токсини та ліки — алкоголь, нікотин, барбітурати, бензодіазепіни, етопозид, дексаметазон;

4) захворювання органів шиї та грудної клітки — пухлини шиї, збільшення лімфатичних вузлів, новоутворення легень, пневмонія та плеврит, інфаркт міокарда, рак стравоходу, пухлини середостіння, діафрагмальна грижа, гастроезофагальний рефлюкс;

5) захворювання органів черевної порожнини — рак шлунка, виразкова хвороба шлунка, розтягнення шлунка (одна з найчастіших причин!), шлунково-кишкова кровотеча, рак підшлункової залози, панкреатит, збільшення печінки або селезінки, асцит, жовчнокам'яна хвороба, кишкова непрохідність, перитоніт;

6) психогенна гикавка.

Діагностика хронічної гикавки

Рутинно: загальний аналіз крові, концентрація креатиніну та електролітів, ЕКГ, РГ грудної клітки. В залежності від клінічної картини: показники функції печінки, концентрація кальцію в плазмі крові, МРТ голови, КТ грудної клітки, люмбальна пункція, гастроскопія, манометрія стравоходу, спірометрія, бронхоскопія, ЕЕГ.

Лікування

Слід намагатись усунути причину гикавки. При симптоматичному лікуванні застосовується:

1) в першу чергу (у випадку роздутого шлунка, гастро-езофагеального рефлюксу): **метоклопрамід** 10 мг п/ш або 30—40 мг/добу п/о, макс. впродовж 5 днів, **симетікон** 120—240 мг/добу п/о або інгібітор протонної помпи (у стандартному дозуванні вранці; препарати →розд. 4.7);

2) препарати, які пригнічують центральну гикавку: **галоперидол** 1—2 мг п/ш або 2—5 мг/добу п/о, **хлорпромазин** 25—50 мг п/о або в/в у 25 мл 0,9 % NaCl, потім 25—50 мг 3—4×на день п/о для запобігання рецидивів, **баклофен** 5—10 мг 2×на день (макс. 40 мг/добу), **вальпроат натрію** 200—500 мг п/о, **габапентин** 300 мг 3×на день (у старших осіб та пацієнтів з порушеною функцією нирок 100 мг 3×на день), **прегабалін** 75—150 мг 2×на день, **ніфедипін** 10 мг 3×на день, **метилфенідат** 5—10 мг 2×на день, п/о;

3) стимуляцію задньої стінки горла: швидкі рухи допереду і дозаду катетером, введеним через ніс на глибину 8—12 см.

При гикавці, стійкій до лікування → **лідокаїн** у в/в введенні 2 мг/хв впродовж 20—30 хв або **мідазолам** шляхом постійної п/ш інфузії 0,25—1 мг/год або однобічна блокада діафрагмального нерва.

11. Гінекомастія

Збільшення однієї або обох молочних залоз у юнаків або чоловіків, що викликане непухлинною гіперплазією залозистої тканини, іноді, з гіперплазією жирової тканини. Гіперплазія виключно жирової тканини — псевдогінекомастія (ліпомастія).

Патомеханізм та причини

Патогенез:

1) підвищення концентрації вільного (біологічно активного) естрадіолу по відношенню до вільного тестостерону в крові внаслідок:

а) посилення біосинтезу естрогенів (в період статевого дозрівання [фізі-
ологічно], при пухлинах яєчок [що виробляють естрогени або гонадо-
тропіни], при гіпертрофії або пухлинах наднирників);

б) зменшення біосинтезу андрогенів (при гіпогонадизмі або у старших
чоловіків);

в) збільшення синтезу печінкою глобуліну, що зв'язує статеві стероїди
(SHBG; напр., при гіпертиреозі);

г) сповільнення метаболізму естрогенів і андрогенів (напр., при цирозі
нечінки або хронічній нирковій недостатності);

2) місцеве збільшення активності ароматази (ферменту, що перетворює
тестостерон у естрадіол), напр., при ожирінні;

3) надмірна чутливість молочної залози до естрогену;

4) вроджений дефект андрогенового рецептора або його заблокування екзо-
генними факторами, напр., препаратами з антиандрогенною дією (спіро-
нолактон, кетоконазол, еналаприл, верапаміл, ранітидин, омепразол).

**Поділ, в залежності від віку, в якому з'явились симптоми, та най-
частіших причин:**

1) у хлопців віком 13–14 років — пубертатна гінекомастія;

2) у чоловіків зрілого віку — гінекомастія, що залишилась з пубертатного
віку, ідіопатична, постмедикаментозна, або як симптом гормональних
порушень та інших захворювань (симптоматична), напр., пухлини;

3) гінекомастія у чоловіків старшого віку — спричинена гормональними
порушеннями або симптоматична.

Діагностика

1. Суб'єктивне та об'єктивне обстеження: анамнез щодо прийому ЛЗ. Необхідно
встановити швидкість збільшення молочних залоз, а також наявність болю-
чості та відчуття напруження в молочних залозах. Слід ретельно обстежити
молочні залози (консистенція, еластичність, рухомість залозистої тканини
відносно оточуючих тканин; легким натиском слід перевірити, чи немає
витікання виділень з соска), яєчка, зовнішні статеві органи та периферичні
лімфатичні вузли. Слід шукати симптоми гіпертиреозу та гіперфункції кори
наднирників, печінкової та ниркової недостатності, а також пухлин ЦНС.

2. Допоміжні дослідження:

1) **лабораторні** — загальне дослідження крові, визначення показників
функції печінки та нирок, а також концентрації естрадіолу, загального
тестостерону, пролактину, ФСГ, ЛГ, ТСГ у сироватці; при підозрі пухлин
зі статевих клітин визначення їх маркерів;

2) **візуальні дослідження** — УЗД обох молочних залоз (з метою виключення
пухлини молочної залози та диференціальної діагностики гінекомастії
з ліпомастією) та яєчок (пошуки пухлини), при підозрі гормонально актив-
них пухлин — УЗД, КТ або МРТ наднирників, МРТ гіпофіза, РГ грудної
клітки;

3) **біопсія молочної залози** — при підозрі раку молочної залози (особливо
якщо зміна нерухома по відношенню до основи і неоднорідної структури).

12. Диспепсія

Диспепсія означає появу неприємного епігастрального болю, що виникає
впродовж ≥1-го місяця. Біль можуть супроводжувати: відчуття переповнен-
ня шлунку після прийому їжі (неприємне відчуття затримки їжі у шлунку),
ранне відчуття насичення (непропорційне до кількості спожитої їжі, яке
не дозволяє закінчити прийом їжі), нудота, блювання. Термін диспепсія

не включає в себе **печію** (печіння у загрудинній ділянці), хоча печія часто співіснує разом з диспепсією.

Патомеханізм та причини

1. Органічна диспепсія: гастроезофагеальна рефлюксна хвороба (ГЕРХ), постмедикаментозне пошкодження слизової оболонки шлунка, дванадцятипалої кишки або стравоходу (ацетилсаліцилова кислота та інші НПЗП, деякі пероральні антибіотики [в основному доксициклін, еритроміцин, ампіцилін], наперстянка, теофілін, солі заліза або калію, блокатори кальцієвих каналів, нітрати, ГК, бісфосфонати), виразкова хвороба шлунку і дванадцятипалої кишки, захворювання жовчовивідних шляхів, гепатит, панкреатит або несправжні кисти підшлункової залози, злоякісні пухлини (шлунка, підшлункової залози, товстого кишківника), кишкова ішемія, аневризма черевної аорти.

3. Функціональна диспепсія: діагноз ставиться, якщо диспепсія триває ≥3 міс. (з початком симптомів ≥6 міс. тому), проте, не було виявлено органічного захворювання (навіть при ендоскопії верхнього відділу ШКТ), яке могло б пояснити виникнення симптомів. Симптоми не зникають після дефекації, а також не пов'язані зі зміною частоти випорожнень або виглядом калу (ознаки синдрому подразненого кишківника).

Діагностика

1. Об'єктивне і суб'єктивне обстеження: необхідно визначити: як довго тривають симптоми; чи пов'язані вони з типом їжі та часом її споживання; чи наявний метеоризм (може вказувати на синдром подразненого кишківника) або печія чи кисла відрижка (вказує на ГЕРХ); чи є нормальними ритм випорожнень і консистенція калу (наявність відхилень, а також зникнення болю після випорожнення вказують на синдром подразненого кишківника); які ЛЗ приймає хворий (виключте ЛЗ, що викликають диспепсію, окрім НПЗП); чи наявні **тривожні симптоми** (зниження маси тіла без наміру схуднути, біль у животі, що порушує сон, жовтяниця, шлунково-кишкова кровотеча, гіпохромна анемія, дисфагія, рецидивуюче блювання, пухлина в епігастрії).

2. Допоміжні дослідження: метою виявлення/виключення органічної причини: загальне дослідження крові; УЗД черевної порожнини (виконується при наявності тривожних симптомів); ендоскопія верхнього відділу ШКТ (основний метод при недіагностованій диспепсії; необхідно зробити негайно, якщо диспепсія супроводжується ≥1 тривожним симптомом, а у пацієнтів у віці ≥45 р. з диспепсією — у кожному випадку).

Алгоритм дії і лікування

1. Органічна диспепсія: необхідно провести лікування основного захворювання, припинити прийом (якщо можливо) лікарських засобів, що викликають диспепсію. У разі співіснування печії та диспепсичних симптомів, слід поставити попередній діагноз ГЕРХ та розпочати емпіричне лікування інгібітором протонної помпи (ІПП; препарати та дозування →розд. 4.7). Якщо диспепсичні симптоми продовжуються, незважаючи на відповідне лікування, ГЕРХ є малоймовірною причиною скарг.

2. Функціональна диспепсія: необхідно призначити дослідження на наявність *H. Pylori* (напр., визначення антигенів у калі) і, якщо результат позитивний, застосувати ерадикаційне лікування →розд. 4.7. Якщо результат негативний або немає покращення після ерадикаційної терапії → необхідно застосовувати ІПП або H₂-блокатор (як альтернатива — антациди); можна спробувати проводити терапію амітриптиліном 10–25 мг перед сном впродовж 8–12 тижн. (у разі позитивного ефекту продовжити лікування до ≈6 міс.). Слід рекомендувати пацієнту кинути палити, уникати прийому їжі чи напоїв, які викликають або посилюють симптоми, а також часті прийоми малих порцій їжі. Корисною може бути психотерапія.

13. Дисфагія

Порушення ковтання, що полягає в утрудненні формування харчової грудки та її пересування в напрямку глотки, а також труднощів з розпочинанням ковтальних рухів (**рото-глоткова дисфагія**), або в утрудненні проходження грудки через стравохід до шлунка (**стравохідна дисфагія**). Крім того, розрізняється **функціональна дисфагія**, при якій виключені серйозні органічні причини, а також зв'язок симптомів із кислотним гастроезофагеальним рефлюксом. Проявляється відчуттям зупинки харчової грудки за грудиною, розпирання, стискання в грудній клітці та/або відчуттям затримки їжі у стравоході; може супроводжуватися болем, пов'язаним із ковтанням (одинофагія).

Причини

1. Причини рото-глоткової дисфагії:

1) структурні зміни — запалення (слизової оболонки ротової порожнини, глотки та мигдаликів, абсцес, сифіліс), пухлини (глотки, язика, дна ротової порожнини), компресія ззовні (зоб, збільшення лімфатичних вузлів), важкі дегенеративні зміни у хребті, стороннє тіло;

2) нервово-м'язові порушення — найчастіше захворювання судин мозку (ішемічний інсульт, емболія, внутрішньо-мозкова кровотеча), бульбарний та псевдобульбарний синдром, пухлини мозку, посттравматичні зміни; рідше спинна сухотка, дегенеративні захворювання нервової системи, екстрапірамідальні синдроми (хвороба Паркінсона, хорея Гентінгтона, пізні дискінезії), периферичні невропатії (при цукровому діабеті, саркоїдозі, синдромі Шегрена, амілоїдозі), системні захворювання сполучної тканини (склеродермія, системний червоний вовчак, дерматоміозит), синдром Гієна-Барре, дифтерія, ботулізм, запалення передніх рогів мозкового стовбура (поліомієліт), міастенії та міастенічні синдроми, міопатії (окуло-фарингеальна міодистрофія, лице-лопатково-плечева дистрофія (дистрофія Ландузі-Дежеріна), мітохондріальні міопатії, міотонічна дистрофія).

2. Причини стравохідної дисфагії:

1) звуження стравоходу (з'являється, коли ширина просвіту ≈12 мм) — найчастіше рак стравоходу і кардії, ускладнення гастроезофагеальної рефлюксної хвороби; рідше — дивертикули стравоходу (напр., дивертикул Ценкера), звуження після опіків їдкими речовинами, постмедикаментозне (напр., KCl, саліцилати), після променевої терапії пухлин у ділянці стравоходу, кільце Шацького, стороннє тіло, загоювання пролежнів після довгого утримування назогастрального зонда;

2) порушення моторики — ахалазія, дифузний спазм стравоходу, штопороподібний стравохід, склеродермія, цукровий діабет, хвороба Шагаса, ЛЗ (нітрати, блокатори кальцієвих каналів, естрогени, метилоксантини)

3) стискання стравоходу — вада мітрального клапана серця, загрудинний зоб, пухлини середостіння та бронхів, параезофагальні грижі, перенесені кардіо- та торакохірургічні операції.

Діагностика

Дисфагія належить до тривожних симптомів (особливо у літніх пацієнтів, якщо виникла недавно і швидко наростає) → необхідно негайно виключити пухлини стравоходу й кардії.

1. Суб'єктивне та об'єктивне обстеження: необхідно визначити, чи причина стосується:

1) рото-глоткової фази — є утруднення із формуванням харчової грудки та її пересуванням у напрямку глотки, а також труднощі з початком ковтання як рідини, так і твердої їжі, що може супроводжуватися сухим кашлем під час їжі, виливанням їжі через ніс, давленням, відчуттям подразнення в горлі, чханням, сльозотечею;

2) стравохідної фази — є відчуття перешкоди під час ковтання (зазвичай спершу твердої їжі), розпирання або стискання в грудній клітці, блювання, кашель та відкашлювання, інколи біль під час ковтання.

2. Додаткові методи обстеження:

1) ендоскопія верхнього відділу шлунково-кишкового тракту — обов'язкова в діагностиці стравохідної дисфагії, уможливлює проведення біопсії для гістологічного дослідження з макроскопічно змінених ділянок;

2) РГ горла і стравоходу після перорального подавання контрасту;

3) манометрія стравоходу — додаткове обстеження, особливо в діагностиці функціональних порушень нижнього стравохідного сфінктера;

4) pH-метрія стравоходу — необхідна для виключення гастроезофагеальної рефлюксної хвороби з метою діагностики функціональної дисфагії.

14. Дихальні шуми, патологічні

Патомеханізм та причини

1. Фізіологічні дихальні шуми

1) **везикулярний** — вислуховується майже над цілими легенями під час вдиху та в початковій фазі видиху, пов'язаний із турбулентним рухом повітря через дольові та сегментарні бронхи; **ослаблення** в наступних ситуаціях: зниження функції дихання, порушення потрапляння повітря до периферійних частин легень (при легеневій емфіземі), або ослаблення проведення шуму внаслідок наявності рідини чи повітря в плевральній порожнині, наявності великі емфізематозних бул деформації грудної клітки;

2) **бронхіальний** — з широким спектром частот, в нормі вислуховується тільки над трахеєю або великими бронхами; **патологічний** (вислуховується над периферійними ділянками або частиною легені) може вказувати на запальну інфільтрацію легені або кровотечу.

2. Додаткові дихальні шуми

1) **вологі хрипи** (глухі, короткі [<0,25 с], переривчасті дихальні шуми, що виникають внаслідок раптового вирівнювання тиску газів між двома легеневими ділянками; виникають під час відкриття раніше закритих малих дихальних шляхів):

   а) **дрібноміхурцеві**, т. зв. крепітація (вищої частоти) — причини: запалення легень, набряк легень, фіброз легень та ін.;

   б) **великоміхурцеві** (низької частоти) — причини: напр., бронхоектази;

2) **сухі свистячі і дзижчачі хрипи** — дзвінкі шуми постійного характеру (>0,25 с), високої частоти (сухі свистячі хрипи) або низької частоти (сухі дзижчачі хрипи). Сухі свистячі хрипи (шуми шиплячого, свистячого характеру) виникають внаслідок турбулентного руху повітря через звужені дихальні шляхи, а сухі дзижчачі хрипи виникають, в основному, внаслідок наявності в дихальних шляхах мокротиння.

   а) **інспіраційні сухі свистячі хрипи** — внаслідок звуження дихальних шляхів, розміщених за межами грудної клітки; причини: напр., параліч голосових зв'язок, запальні зміни гортані та трахеї, компресія на трахею ззовні, стороннє тіло. **Стридор** — особливо голосний тон постійної частоти; вказує на обтурацію гортані або трахеї, є також дисфункцією голосових зв'язок і вимагає диференціації з астмою.

   б) **експіраційні сухі свистячі хрипи** — звуження дихальних шляхів, розміщених всередині грудної клітки; причини: напр., астма, хронічний бронхіт, ХОЗЛ, аспірація шлункового вмісту; рідше — легенева емболія, серцева недостатність;

Таблиця 14-1. Диференційна діагностика захворювань дихальної системи на основі об'єктивних симптомів

Пато-логічна зміна	Рухи грудної клітки	Перку-торний звук	Голосове тремтіння	Дихальні шуми	Зміщення середо-стіння[a]
інфіль-трація	асиметричні, слабші по сторо-ні інфільтрації	приту-плений	посилене	бронхіальний шум, вологі хрипи	ні
ателектаз	асиметричні, значно слабші по стороні ате-лектазу	приту-плений	– ослаблене (обтурацій-ний ателектаз) – посилене (компресій-ний ателек-таз)	– значно ослабле-не везикулярне дихання – поодинокі вологі хрипи – може бути брон-хіальний шум	у бік ате-лектазу
фіброз (двосто-ронній)	симетрично дещо послаблені	незначно приту-плений	дещо ослаблене	– ослаблене вези-кулярне дихання – крепітація та вологі хрипи	ні
рідина в плев-ральній порож-нині	асиметричні, слабші по сторо-ні рідини	приту-плений	ослаблене	везикулярне дихання відсутнє, при незначній кіль-кості рідини може вислуховуватись шум тертя плеври	у проти-лежний бік
пневмо-торакс	асиметричні, слабші по сторо-ні пневмотораксу	барабан-ний	відсутнє	дихальні шуми відсутні	у проти-лежний бік
обтурація дихаль-них шляхів	– симетрично посилені – зазвичай за допомогою додаткових дихальних м'язів	зазвичай правиль-ний	без змін або послаблене	– сухі свистячі і дзижчачі хрипи – видовження фази видиху – везикулярне дихання може бути ослаблене	ні

[a] при об'єктивному обстеженні шиї інколи можна виявити зміщення трахеї

3) **інспіраторний «писк»** — шуми складної характеристики, котрі склада-ються з коротких свистів, які супроводжуються крепітацією. Найчастіше зустрічаються у пацієнтів з алергічним альвеолітом, рідше у хворих з іншими інтерстиціальними захворюваннями або інфекційною пнев-монією;

4) **шум тертя плеври** — виникає внаслідок тертя між собою легеневої та пристінної плеври, змінених внаслідок відкладання фібрину в перебігу запалення або пухлинного процесу.

Діагностика

Анамнез та фізикальне обстеження (диференціальна діагностика захворювань дихальної системи на його підставі →табл. 14-1). Допоміжні дослідження: передусім, РГ грудної клітки, далі (якщо необхідно) КТ та функціональні дослідження (спірометрія та ін.); якщо супроводжується задишкою → пуль-соксиметрія та, при потребі, газометрія артеріальної крові.

15. Діарея (пронос)

Стан, при якому пацієнт виділяє кал надто рідкої консистенції (рідкий або напіврідкий) зі збільшеною частотою випорожнень (>3/добу).

Патомеханізм та причини

1. Механізми

1) порушення всмоктування у тонкому або у товстому кишківнику, які спричинені:

   а) зменшенням поверхні всмоктування або пошкодженням транспортного механізму в епітелії

   б) наявністю у просвіті кишківника невсмоктувальних осмотичноактивних речовин (осмотична діарея) — викликає перехід рідини до просвіту ШКТ, згідно з осмотичним градієнтом;

   в) прискореним пасажем (прискореною моторикою);

2) збільшення виділення електролітів та води у тонкому або у товстому кишківнику (секреторна діарея), спричинене активацією транспортних механізмів в епітелії або волокон кишкової нервової системи:

   а) ендотоксинами;

   б) медіаторами запалення (аденозин, гістамін, серотонін, перекис водню, фактор активації тромбоцитів [ФАТ], лейкотрієни, простагландини, цитокіни) — запальна діарея, зазвичай, супроводжується також порушенням всмоктування внаслідок пошкодження епітелію та зменшення поверхні всмоктування;

   в) ентерогормонами.

2. Класифікація та причини

1) **гостра діарея** (≤14 днів; за IDSA 2017, гостра діарея <7 днів, персистуюча діарея 7–13 днів):

   а) інфекції ШКТ або вживання бактерійних токсинів (>90 % випадків гострої діареї);

   б) побічні ефекти ліків (найчастіша причина неінфекційної діареї) — антибіотики широкого спектру дії, антиаритмічні препарати (β-блокатори, дилтіазем), гіпотензивні засоби (напр., інгібітори ангіотензинперетворюючого ферменту, діуретики), НПЗП, теофілін, антидепресанти (селективні інгібітори зворотного захоплення серотоніну), цитостатики, H_2-блокатори, антациди препарати (гідроксид магнію), метформін, гормони щитоподібної залози, зловживання проносними засобами (припинення їх застосування призводить до припинення діареї протягом 24–48 год);

   в) токсини — отруєння грибами (напр., α-аманітином, що міститься у блідій поганці), інсектициди (фосфорорганічні сполуки), етиловий спирт, оксид арсену;

   г) харчова алергія;

   д) ішемічний коліт, гострий дивертикуліт ободової кишки;

2) **хронічна діарея** (>4 тиж.; за IDSA 2017 ≥30 днів) — рідко спричиняється інфекцією ШКТ (за винятком хворих з імунодефіцитом); причиною в >90 % випадків є неспецифічні запальні захворювання кишківника, рак ободової кишки або синдром подразненого кишківника:

   а) **секреторна діарея** — ліки (найчастіша причина проносні засоби з групи препаратів, що підвищують моторику [бісакодил, антраноїди, алое] та інші [як при гострій діареї]), токсини (хронічне зловживання алкоголем, оксид арсену), жовчні кислоти (при порушенні всмоктування у клубовій кишці, напр., синдром надмірного бактеріального росту в тонкому кишківнику, запалення або резекція дистальної частини клубової кишки), коротколанцюгові жирні кислоти (утворюються в товстій кишці як продукт ферментації невсмоктаних дисахаридів [при непереносимості] і баластних речовин), гормонально активні пухлини (карциноїд, ВІПома, гастринома, аденома товстого кишківника, медулярний рак щитоподібної залози, мастоцитоз);

б) **осмотична діарея** — ЛЗ (проносні засоби з групи осмотичних речовин [сульфат магнію, поліетиленгліколь, макрогол, лактулоза], антацидні препарати [гідроксид магнію], орлістат, тривале застосування колхіцину, холестираміну, неоміцину, бігуанідів, метилдопи), деякі дієтичні продукти харчування та солодощі, що містять сорбіт, маніт або ксиліт, лактазна недостатність (непереносимість лактози) та недостатність інших дисахаридаз (первинна [вроджена напр., гіполактазія дорослих] або вторинна [напр., внаслідок інфекції і запальних процесів у кишківнику]), синдром короткої кишки, кишкові норці;

в) **стеаторея** — порушення травлення (екскреторна недостатність підшлункової залози [хронічний панкреатит, рак, муковісцидоз], синдром надмірного бактерійного росту в тонкому кишківнику, холестатичні захворювання печінки), порушення всмоктування (целіакія, лямбліоз, хвороба Віппла, кишкова ішемія, абеталіпопротеїнемія, лімфангіолейоміоматоз кишківника та інші причини ентеропатій з втратою білка);

г) **запальна діарея** — неспецифічні запальні захворювання кишківника (неспецифічний виразковий коліт, хвороба Крона), мікроскопічний, ішемічний та радіаційний коліт (напр., після променевої терапії органів черевної порожнини), харчова алергія, первинні та вторинні імунодефіцити, пухлини кишківника (напр., рак товстого кишківника), ліки (цитостатики, циклоспорин, НПЗП, статини, H$_2$-блокатори, тиклопідин, ІПП, препарати золота), кишкові найпростіші (*Giardia intestinalis*, *Entamoeba histolytica*, *Cryptosporidium parvum*, *Isospora*, *Cyclospora*) та глистова інвазія;

д) **прискорений пасаж** (прискорена моторика — синдром подразненого кишківника, гіпертиреоз, прокінетичні препарати [метоклопрамід, цісаприд]);

3) **діарея у хворих на злоякісні пухлини:**

а) при паліативній допомозі найчастіше занадто інтенсивне лікування проносними засобами (часто у хворих із тривалим неусуненим закрепом);

б) інфекції ШКТ;

в) цитостатики (найчастіше — фторурацил, іринотекан, мітоміцин), променева терапія черевної порожнини або тазу;

г) ентеральне харчування;

д) недостатнє виділення панкреатичного соку (стеаторея) в перебігу пухлини голівки підшлункової залози;

е) порушення всмоктування жирних кислот та жирів (дисахаридазна недостатність) після резекції клубової кишки — діарея, що викликана збільшенням надходження води та електролітів до просвіту товстого кишківника;

є) недостатнє всмоктування води в тонкому кишківнику після тотальної або часткової резекції товстого кишківника (стома, що утворена з клубової кишки).

Діагностика

У кожному випадку необхідно оцінити ступінь зневоднення. Якщо не виявлено характерних симптомів та немає анамнестичних даних, що вказують на неінфекційну причину (напр., ліки) → слід припустити, що **гостра діарея** викликана шлунково-кишковою інфекцією або харчовим отруєнням. Якщо симптоми зберігаються або посилюються, незважаючи на адекватне лікування, і діарея продовжується (>10–14 днів) або епізоди діареї часто повторюються → розгляньте причини хронічної діареї та проведіть відповідну діагностику (рис. 15-1). Дії при гострій інфекційній діареї →розд. 4.28.1.

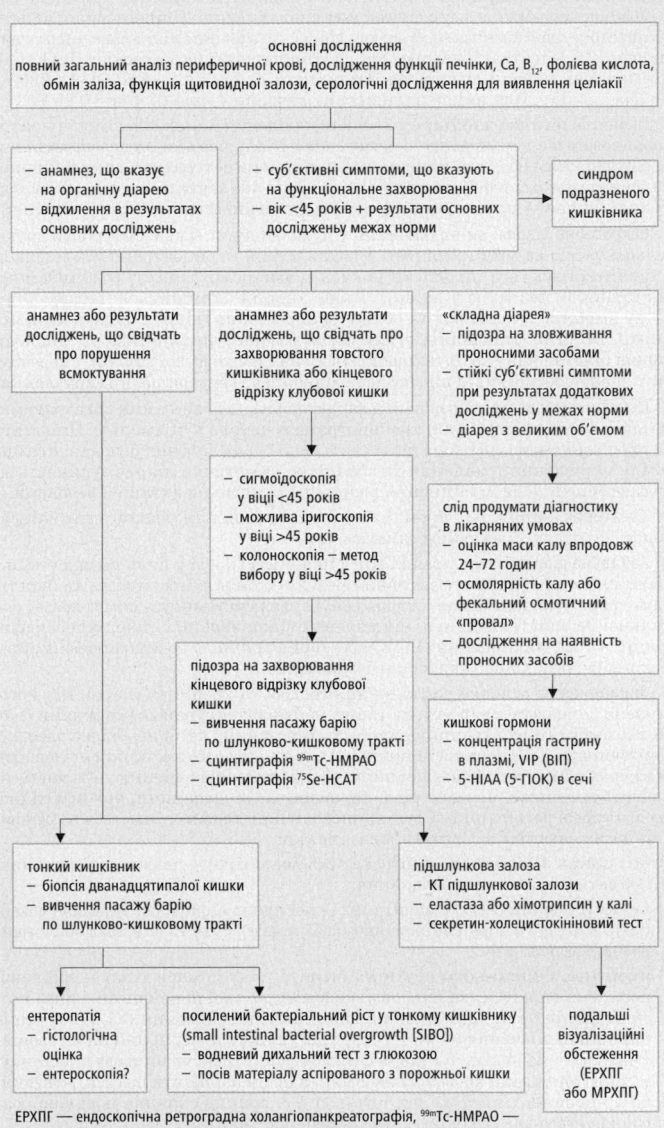

Рис. 15-1. Алгоритм діагностики хронічної діареї (на основі рекомендацій BSG, модифіковані)

При **хронічній діареї** слід оцінити вигляд калу та характер діареї, що допоможе попередньо звузити список можливих причин. Пацієнт залишається натщесерце, щоб визначити характер діареї; остаточним підтвердженням є визначення концентрації натрію ($Na_{кал}$), осмолярності (осмолярність [мОсм/л] = осмолярність калу, визначена осмометром — $2 \times [Na_{кал} + K_{кал}]$ або 280 − $2 \times [Na_{кал} + K_{кал}]$) та вмісту залишкових речовин у калі (норма <0,25 %).

Слід виключити **псевдодіарею** — часте виділення малих кількостей рідкого, коричневого калу, як правило, з нетриманням калу, пов'язане з переповненням і розтягненням ободової кишки, що спричинене обтурацією прямої кишки каловими масами в перебігу важкого закрепу або звуженням сигмоподібної кишки (рідше — прямої кишки) з приводу органічних змін, у т. ч. пухлин.

1. Секреторна діарея: випорожнення у дуже великій кількості (навіть до декількох літрів на добу), водянисті, містять натрій в концентрації >70 ммоль/л і характеризуються низькими показниками осмолярності (<50 мОсм/л). Як правило, без болю у животі. Якщо хворий залишиться натщесерце, це не зменшить кількості та об'єму випорожнень (діарея будить хворого вночі). Винятком становлять стани після резекції кишківника та кишкові нориці (анатомічний або функціональний синдром короткої кишки), у перебігу яких діарея посилюється під час перорального або ентерального харчування.

2. Осмотична діарея: випорожнення характеризуються високими показниками осмолярності (>125 мОсм/л) і концентрацією натрію <70 ммоль/л. Пінистий та профузний кал з рН <5,5, що містить >0,5 % редукуючих речовин, є симптомом порушення травлення дисахаридів. Осмотична діарея зупиняється натщесерце і після припинення вживання осмотично активної речовини.

3. Стеаторея: жирні, блискучі, мажучі випорожнення, важко змиваються водою з унітазу, з гнильним запахом.

4. Запальна діарея: може проявлятися наявністю крові у калі, великою кількістю лейкоцитів та/або позитивним результатом дослідження на наявність лактоферину в калі. Може супроводжуватися системними симптомами запальної реакції (лихоманка, підвищення концентрації білків гострої фази [напр., СРБ], підвищення ШОЕ) або периферичною еозинофілією (напр., при алергічній діареї) та гіпоальбумінемією.

5. Зневоднення: основне ускладнення гострої та хронічної діареї. Від його ступеня залежить вибір методу та інтенсивності лікування розчинами (п/о чи в/в, амбулаторно чи стаціонарно, об'єм розчинів, який необхідно ввести). Найточнішим є порівняння нинішньої маси тіла хворого з останнім (недавнім) зважуванням перед захворюванням — тяжкість зневоднення виражається у відсотках зниження маси тіла, що визначає об'єм рідини, яку необхідно ввести у фазі регідратації. Ступінь зневоднення також оцінюється на основі клінічних симптомів. Ступені зневоднення:

1) **без ознак зневоднення** (втрата <3 % маси тіла) — не має суб'єктивних і об'єктивних ознак зневоднення;

2) **легкий** (втрата 3—≤5 % маси тіла) — посилена спрага (не виникає у осіб похилого віку з порушенням відчуття спраги), сухість слизової оболонки ротової порожнини;

3) **помірне, середнього ступеня** (втрата >5—9 % маси тіла) — виразно посилена спрага, суха слизова оболонка ротової порожнини, синці під очима, олігурія, ортостатична гіпотензія, подовження (>1,5—2 с) капілярного наповнення на нігті (часу капілярного повернення на нігтьовій фаланзі) — найбільш чутливий симптом: слід стиснути нігтьову пластинку з метою анемізації кровоносних судин, а потім звільнити натиск, рожевий колір повинен з'явитися протягом <1,5 с, шкірна складка повільно розгладжується (обстеження шкіри черевної стінки);

4) **важке** (≥9 % маси тіла) — ознаки зневоднення середнього ступеня і додатково ознаки гіповолемічного шоку.

6. Порушення електролітного обміну та метаболічний ацидоз: виконуються відповідні обстеження в разі хронічної діареї та коли спостерігається внутрішньовенна регідратація.

Симптоматичне лікування

1. Показання до госпіталізації (необхідність в/в регідратації):

1) важкий ступінь зневоднення (втрата >9 % маси тіла або симптоми гіповолемічного шоку);

2) симптоми зневоднення у хворого похилого віку — пацієнти часто не відчувають спраги і вживають занадто малу кількість рідини;

3) важкий загальний стан хворого;

4) стани, які не дозволяють застосовувати пероральну регідратацію — персистуюче блювання, паралітична кишкова непрохідність;

5) безуспішність пероральної регідратації (посилення симптомів зневоднення, незважаючи на прийом адекватної кількості пероральних регідратаційних розчинів або труднощі з прийомом необхідної кількості рідини).

2. Регідратація — основний метод симптоматичного лікування діареї. У більшості хворих із зневодненням легкого або помірного ступеня (втрата ≤9 % м. т.) регідратацію можна проводити п/о в амбулаторних умовах або вдома. Зазвичай, достатнім є прийом рідини (вода, соки, ізотонічні напої, супи) та кухонної солі (напр., солоні крекери). Для регідратації дітей та літніх людей при тяжкій діареї рекомендується гіпоосмолярний (осмолярність 245 мОсм/л) глюкозо-електролітний розчин для пероральної регідратації (РПР), в якому концентрація натрію становить 75 ммоль/л, калію 20 ммоль/л, хлоридів 65 ммоль/л, цитрату 10 ммоль/л і глюкози 75 ммоль/л. Хворі краще переносять холодний РПР (охолоджений у холодильнику) при частому застосуванні у невеликих порціях. Регідратаційна терапія включає 2 фази:

1) **відновлення дефіциту рідини (регідратація)** — у перші 3–4 год призначається виключно ПРР в об'ємі, рівному визначеній втраті маси тіла (пацієнт повинен випивати вдостать, щоб втамувати спрагу):

   а) якщо ознак зневоднення немає — до ≈20 мл/кг маси тіла;

   б) легке зневоднення — ≈40 мл/кг маси тіла;

   в) зневоднення середнього ступеня — ≈70 мл/кг маси тіла;

   г) визначений об'єм потрібно збільшити в залежності від поточних втрат рідини: додатково 5 мл/кг маси тіла після кожного рідкого калу або епізоду блювання.

Тяжке зневоднення (втрата >9 % м. т.) або симптоми шоку чи непрохідність ШКТ → негайна госпіталізація та в/в інфузія кристалоїдів (розчин Рінгера, 0,9 % NaCl). Після стабілізації стану хворого (нормалізація пульсу і артеріального тиску, покращення стану свідомості, відсутні симптоми непрохідності) відновлюйте розраховане дефіцит рідини — залежно від ступеня покращення — далі в/в або п/о у формі РПР (→вище).

2) **підтримуюче лікування** — слід продовжувати прийом ПРР із метою відновлення поточних втрат води та електролітів із калом та блюванням (→вище) і розпочати харчування (реаліментація). Додатково пацієнт повинен пити ПРР або нейтральні розчини (без обмеження до моменту втамування спраги) в об'ємі, рівному добовій потребі у рідині (після відрахування об'єму спожитої їжі). ПРР приймають до моменту припинення діареї.

3. Лікування інших порушень — якщо необхідно (зазвичай у хворих із важким зневодненням), слід лікувати метаболічний ацидоз, гіпернатріємію, гіпонатріємію, гіпокаліємію, гіпокальціємію, гіпомагніємію. Найбільш поширеним є ізотонічне зневоднення. При хронічній діареї показане повноцінне харчування, усунення дефіциту вітамінів та мікроелементів.

4. Протидіарейні ЛЗ

1) **лoperamід** п/о — похідне опіоїдів, сповільнює перистальтику кишківника, збільшує всмоктування води, зменшує кількість випорожнень. Розглядається як додатковий засіб у хворих із водянистою діареєю, що перебігає без лихоманки або з незначною лихоманкою. Добре переноситься підлітками та дорослими, низький ризик виникнення побічних явищ. Лікування розпочинають з 4 мг одноразово п/о, а потім по 2 мг після

кожного рідкого калу (макс. 8 мг/добу — в разі лікування тільки впродовж 2 днів — 16 мг/добу). Протипоказаний при кров'янистому проносі або високій температурі тіла. Морфін, що застосовується для усунення болю, одночасно зупиняє діарею.

2) **діосмектит** п/о 3 г 2–3× на день;

3) **октреотид** — застосовується для симптоматичного лікування діареї, пов'язаної з хіміотерапією, синдромом Золінгера-Елісона, карциноїдом, ілеостомією, норицею, кишковою непрохідністю, при хронічний діареї у хворих на СНІД. Зменшує вісцеральний кровотік, знижує секрецію і нормалізує перистальтику кишківника. Призначається у тривалій інфузії п/ш, зазвичай — 300–600 мкг/добу (можна змішувати в шприці з морфіном, галоперидолом, мідазоламом [фульседом], гіосцином).

16. Жовтяниця

Жовтий/жовтушний колір склер, слизових оболонок та шкіри, спричинений накопиченням білірубіну в тканинах.

Патомеханізм та причини

Виражена жовтяниця з'являється при концентрації білірубіну >43 мкмоль/л (≈2,5 мг/дл), спершу на склерах, потім на шкірі; зникає у зворотній послідовності.

Етіологічний **поділ** жовтяниць:

1) **надпечінкова (гемолітична)** — вільна (некон'югована) гіпербілірубінемія, внаслідок:

   а) надмірної продукції білірубіну в результаті зовнішньо- або внутрішньосудинного гемолізу. Причини: вроджені гемолітичні анемії, імунологічний гемоліз, пошкодження еритроцитів (штучний серцевий клапан, маршова гемоглобінурія, тромбоцитопенічна пурпура, гемолітично-уремічний синдром, дисеміноване внутрішньосудинне згортання), інфікування (сепсис, малярія, токсоплазмоз), тяжкі опіки, гіперспленізм, пароксизмальна нічна гемоглобінурія.

   б) порушення кон'югації білірубіну з глюкуроновою кислотою. Причини: синдром Жильбера, синдром Криглера-Наяра.

2) **печінкові (паренхіматозні)** — змішана гіпербілірубінемія, внаслідок пошкодження печінки. Причини: цироз печінки, інфікування (вірусний гепатит, вірусне інфікування без гепатиту з обширним некрозом гепатоцитів [жовта гарячка та інші геморагічні гарячки], бактерійні інфікування [лептоспіроз, вроджений та вторинний сифіліс], сепсис, абсцеси печінки), аутоімунний гепатит, первинний біліарний цироз, медикаментозне пошкодження печінки, токсичне пошкодження печінки (гострий алкогольний гепатит, біологічні токсини [гриби, рослинні алкалоїди] або неорганічні [тетрахлорметан, спирти]), пухлини печінки (первинні та метастатичні), лімфопроліфераційні новоутворення (лімфоми), судинні порушення (синдром Бадда-Кіарі, серцева недостатність), жовтяниця вагітних.

3) **позапечінкові** (син. механічні жовтяниці, позапечінковий холестаз [**обтураційні**]) — домінує кон'югована гіпербілірубінемія; результат порушення фізіологічного відпливу жовчі. Причини: холелітіаз, рак підшлункової залози, позапечінковий холангіт, склерозуючий холангіт, первинний рак жовчних шляхів.

Діагностика

Надпечінкова жовтяниця — темний кал, колір сечі — у нормі. Позапечінкова жовтяниця (іноді також і печінкова) — безбарвний [ахолічний] кал, темна сеча, може виникати стійкий свербіж шкіри (що посилюється після лягання у ліжко та розігрівання). Диференціальна діагностика жовтяниці →рис. 16-1.

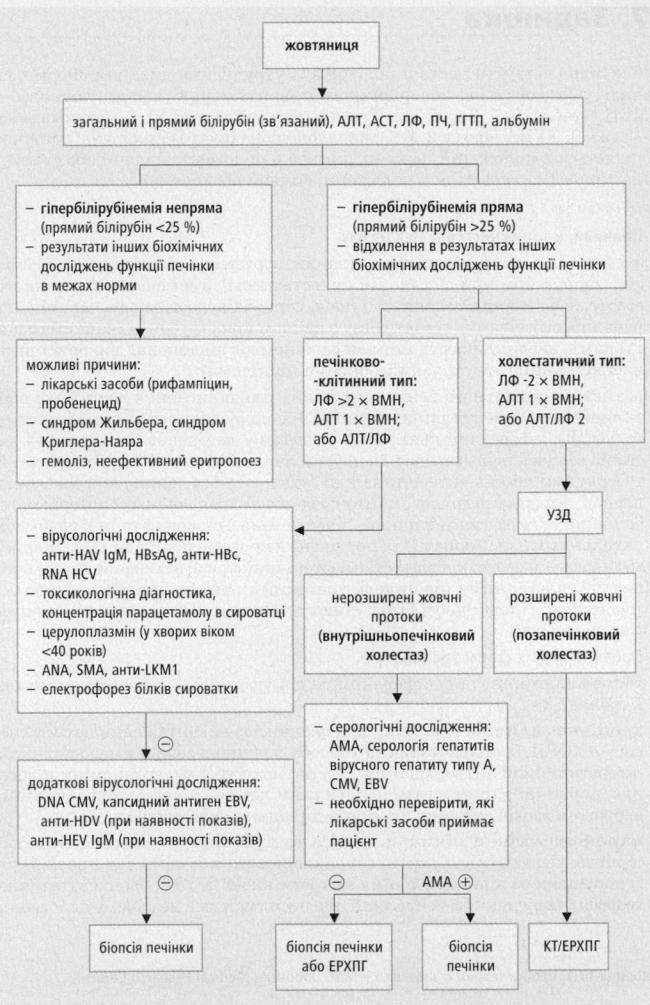

Рис. 16-1. Діагностика жовтяниці

Серед причин жовтушності шкіри **слід враховувати** надмірну кількість β-каротину в шкірі (т. зв. каротинова жовтяниця), що пов'язане з вживанням великих доз препаратів, що містять цю речовину, або з питтям великої кількості морковного соку.

17. Задишка

Суб'єктивне відчуття нестачі повітря або утруднення дихання. Форми задишки: у спокої та під час фізичного навантаження (шкали тяжкості — mMRC →табл. 17-1, Борга [від 0 — не відчувається до 10 — максимальна, 5 — важка], NYHA →розд. 2.19.1); нападоподібна (гостра) і хронічна; ортопное (з'являється в положенні лежачи, зникає в положенні сидячи або стоячи) і платипное (посилюється в положенні сидячи або стоячи).

Патомеханізм та причини

1. Причини, в залежності від механізму

1) зменшення постачання кисню до тканин: порушення газообміну (гіпоксемія або гіперкапнія при дихальній недостатності); зменшення хвилинного об'єму крові (серцевого викиду) (шок, серцева недостатність); анемія; порушення зв'язування гемоглобіну з киснем при отруєннях (чадним газом і такими, що викликають метгемоглобінемію); зменшення використання кисню тканинами (отруєння, зокрема ціанідами);

2) активація дихального центру необхідна для досягнення достатньої вентиляції та гіпервентиляція: підвищення опору дихальних шляхів (астма та ХОЗЛ); інтерстиціальні зміни та зміни у легеневих альвеолах — застійна серцева недостатність та набряк легень, пневмонія, дисемінований туберкульоз легень, інтерстиціальні захворювання легень; захворювання плеври; деформації грудної клітки); тромбоемболія легеневої артерії; метаболічний ацидоз (лактатацидоз, діабетичний, нирковий та ін.); слабкість дихальних м'язів (міопатії) та порушення нервової (синдром Гієна-Барре) або нервово-м'язової провідності (міастенічний криз); активація дихального центру ендогенними (печінкові, уремічні) та екзогенними (саліцилати) токсинами; гіпертиреоз; біль; тривога; сильне фізичне навантаження у здорових осіб.

2. Причини різних форм задишки

1) **гостра задишка** (та її диференційна діагностика) — відмічені виноскою в табл. 17-2;

2) **хронічна задишка** (спочатку при фізичному навантаженні, потім у спокої) — ХОЗЛ, бронхоектатична хвороба, хронічна серцева недостатність, інтерстиціальні захворювання легень, посттуберкульозні зміни в легенях, первинні та метастатичні пухлини легень, анемія, захворювання нервово-м'язової системи; хронічна дихальна недостатність;

3) **пароксизмальна нічна задишка** та **ортопное** — лівошлуночкова серцева недостатність, хронічні захворювання легень, що протікають із порушенням відкашлювання мокроти вночі (ХОЗЛ, бронхоектатична хвороба), порушенням вентиляції, що посилюється в лежачому положенні

Таблиця 17-1. Шкала тяжкості задишки mMRC (modified Medical Research Council)

0	задишка з'являється тільки під час значного фізичного навантаження
1	задишка з'являється під час швидкої ходьби по рівній поверхні або підйому на невелике підвищення
2	через задишку хворий ходить повільніше, ніж однолітки, або йдучи у власному темпі по рівній поверхні, мусить зупинятися, щоб перевести подих
3	пройшовши близько 100 м, або після декількох хвилин ходьби по рівній поверхні, хворий мусить зупинитися, щоб перевести подих
4	задишка не дозволяє хворому виходити з дому, або з'являється під час одягання або роздягання

Таблиця 17-2. Диференційна діагностика причин задишки, в залежності від часу її виникнення та супутніх симптомів

час виникнення	
задишка, що з'являється раптово, часто супроводжується сильним болем у грудній клітці	пневмоторакс[a]; тромбоемболія легеневої артерії[a]; аспірація стороннього тіла[a]; інфаркт міокарда[a]
задишка, що посилюється від кількох хвилин до кількох годин, часто супроводжується свистячим диханням	астма (попередні напади в анамнезі)[a]; гостра лівошлуночкова недостатність (напр., при свіжому інфаркті міокарда)[a]
задишка, що розвивається протягом кількох годин або днів, часто із супутніми лихоманкою та відкашлюванням мокротиння	пневмонія[a]; гострий бронхіт[a]
супутні симптоми	
інспіраторні свисти (стрідор)	пухлина трахеї; аспірація стороннього тіла[a]
загрудинний біль	стенокардія або інфаркт міокарда[a]; тромбоемболія легеневої артерії[a]; розшарування аорти[a]; тампонада серця[a]
плевральний біль	пневмонія або плеврит[a]; початкова фаза накопичення рідини в плевральній порожнині[a]; тромбоемболія легеневої артерії[a]
відкашлювання мокротиння	бронхоектатична хвороба; хронічний бронхіт; лівошлуночкова недостатність[a]; пневмонія[a]
кровохаркання	пухлина легені; тромбоемболія легеневої артерії[a]; хронічний бронхіт; системний васкуліт[a]
ослаблення м'язової сили, неврологічні симптоми	міастенія (міастенічний криз[a]); бічний аміотрофічний склероз; синдром Гієна-Барре[a]
експіраторні свисти	астма[a]; ХОЗЛ (загострення[a]); бронхоектатична хвороба; лівошлуночкова недостатність[a]

[a] причини гострої задишки

(інтерсиціальні захворювання легень) або збільшенням опору дихальних шляхів під час сну (обструктивне апное сну, у деяких випадках астма і ХОЗЛ);

4) **платипное** — печінково-легеневий синдром →розд. 7.12.

Діагностика

Оцінка основних параметрів життєдіяльності (дихання, пульс, артеріальний тиск), суб'єктивне і об'єктивне обстеження (диференційна діагностика на основі часу появи та супутніх симптомів →табл. 17-2); пульсоксиметрія і, якщо необхідно, газометрія (при виявленні гострої гіпоксемії → киснева терапія перед подальшою діагностикою); загальний аналіз периферичної крові; РГ грудної клітки. В залежності від підозрюваної причини → подальші обстеження системи кровообігу (ЕКГ, ехокардіографія, УЗД вен, ангіо-КТ та ін.), або дихальної системи (функціональні тести, КТ грудної клітки та ін.); іонограма, показники функції нирок, глікемія, концентрація кетонових тіл та лактату (особливо у випадку ацидозу), показники функції печінки, патологічні гемоглобіни, неврологічне обстеження.

Таблиця 17-3. Пропоноване дозування морфіну для симптоматичного лікування задиш-ки при онкозахворюванні

Клінічна ситуація	Дозування[a]
хворий із помірно вираже-ною або тяжкою задишкою у спокої, який раніше не при-ймав опіоїдів — призначен-ня морфіну п/о	1) пробна доза морфіну 2,5 мг (макс. 5 мг) п/о у формі препарату із негайним вивільненням; після першої дози необхідне спостереження з метою повної оцінки її ефекту (оптимально впродовж 60 хв); у випадку хорошої ефектив-ності рекомендується вводити цю дозу у випадку погіршен-ня задишки (у деяких хворих стратегія «у разі необхідності» може бути достатньою, принаймні протягом деякого часу). Якщо через задишку потрібно ≥2 дози на добу, зазвичай починають призначати морфін регулярно, титруючи дозу в залежності від ефекту, тривалості та небажаних проявів; 2) у деяких випадках від початку регулярно призначайте морфін (переважно 2,5 мг п/о кожних 4 год, інколи кожних 6 год) у формі препарату із негайним вивільненням, із вра-хуванням рятівних доз[б] (напр. 1–1,5 мг); після першої дози необхідне спостереження з метою оцінки ефекту (опти-мально впродовж 60 хв). У разі необхідності впродовж наступних діб поступове титрування дози.
хворий із задишкою у спо-кої, який досі не приймав опіоїдів, коли прийом ЛЗ п/о є неможливим (напр., у зв'язку з порушенням-ковтання) — призначення морфіну п/ш	→вище; починайте від 2–3-кратно нижчої дози п/ш (напр. 1–2 мг п/ш)
хворий, який приймає мор-фін п/о у формі препарату з негайним вивільненням кожні 4 год з приводу задиш-ки, після визначення потреби у морфіні	можете розглянути можливість заміни на препарат із контр-ольованим вивільненням + рятівні дози[б]
хворий із задишкою у спо-кої, який досі не приймав опіоїдів — початок лікування препарату морфіну з контр-ольованим вивільненням	можете скористатися таким методом лікування, але для цього необхідно починати лікування від дуже низьких доз (напр., від 10 мг/добу[в]), проводити ретельний моніторинг та посту-пово збільшувати дозу (через тиждень[в]) з метою отримання оптимального ефекту (макс. 30 мг/добу[в])
хворий, що приймає морфін з приводу болю (п/о або п/ш), у якого з'являється задишка	додаткова доза морфіну у формі препарату із негайним вивільненням, залежно від вираженості задишки (напр. при задишці незначної або помірної інтенсивності додатково 25–50 % попередньої дози, яку хворий приймав у зв'язку з болем регулярно кожні 4 год; при більш вираженій задиш-ці — додаткові дози є відповідно вищими, напр. 100 % попередньої дози, яку хворий застосовував з приводу болю регулярно кожні 4 год, що відповідає 1/6 добової дози): 1) у разі задовільного ефекту — призначення цієї дози лише у разі посилення/епізоду задишки (і продовження попереднього лікування болю регулярними дозами мор-фіну); якщо у зв'язку з задишкою необхідно часто вводити додаткові дози, розгляньте збільшення дози, яку хворий регулярно приймає; 2) деякі автори надають перевагу тактиці, при якій після оцінки початкової дози негайно збільшують попереднє дозування морфіну, який хворий приймав у зв'язку з болем кожні 4 год (напр. на 25 %), і продовжують титрування

хворий, який приймає трамадол з приводу болю (з задовільним ефектом), у якого з'явилась задишка	відмініть трамадол, застосуйте морфін (враховуючи перерахунок доз, як правило 2,5–5 мг у формі препарату із негайним вивільненням п/о кожні 4 год)
хворий, який отримує морфін п/о з приводу задишки, у якого з'являється необхідність зміни шляху введення на парентеральний (напр. неспроможність проковтнути ЛЗ, блювання)	морфін п/ш у добовій дозі, зниженій 2–3-кратно в ін'єкціях найчастіше кожні 4 год або в постійній інфузії за допомогою портативного інфузомату (та рятівні дози)[б]
хворий з наростаючою задишкою у спокої та з почуттям страху, (зазвичай останні дні життя; переважно неспроможність приймати лікарські засоби п/о)	1) морфін зазвичай застосовують регулярно і в разі задишки. Заміна п/о шляху введення на п/ш (з 2–3-кратним зниженням дози і рятівної дози) і титрування. У разі збереження страху та задишки розгляньте доцільність додаткового призначення бензодіазепіну, напр. якщо хворий отримує морфін у постійній підшкірній інфузії, можна призначити мідазолам, починаючи з малих доз (напр. 1,25–2,5 мг п/ш у разі потреби та 5–10 мг/добу у постійній п/ш інфузії)[г]; 2) у хворого, який досі не приймав опіоїдів, призначте початкову дозу морфіну п/ш (напр. 1,25–2,5 мг); заплануйте дозування морфіну у постійній інфузії або ін'єкціях зазвичай кожні 4 год, завжди з забезпеченням рятівних доз. Розгляньте потребу в додатковому призначенні бензодіазепіну (→вище[г]); подальше титрування дози морфіну.
гостра задишка, напр. під час вмирання	немає визначеної схеми дозування; необхідна індивідуалізація та моніторинг ефектів і послідовний пошук ефективної дози, яка купірує задишк; основним є введення морфіну, у разі вираженого страху розгляньте додаткове призначення мідазоламу (найчастіше у безперервній інфузії із рятівними дозами, які вводять парентерально) Однією із альтернатив є швидке титрування із застосуванням малих доз морфіну (в умовах стаціонару); у хворих, які раніше не отримували опіоїдів: 1) призначайте морфін у низьких дозах (1–2 мг) в/в кожні 10–15 хв або (якщо морфін не вводять в/в) п/ш кожні 20–30 хв, до появи початку ефекту зменшення задишки або небажаних ефектів (сонливість) включно; за відсутності ефекту початкових доз та при дуже вираженій задишці, розгляньте питання про збільшення одноразової дози; з огляду на потенційне наростання концентрації ЛЗ в ЦНС із запізненням (повільне проходження ЛЗ через гематоенцефалічний бар'єр) необхідний пролонгований моніторинг хворого; 2) у разі вираженого страху, розгляньте призначення бензодіазепіну, напр. мідазоламу парентерально[в] (напр. 0,5 мг в/в повільно, якщо необхідно — повторно через 15 хв; або п/ш напр. 2,5 мг [іноді навіть менше], в подальшому постійна п/ш інфузія із забезпеченням рятівних доз п/ш); якщо мідазолам недоступний — лоразепам п/я або діазепам п/о. **Застереження:** 1) У разі застосування морфіну і мідазоламу парентерально (особливо в/в) забезпечте доступ до ЛЗ, які мають антагоністичну дію →див. текст; 2) у хворих із порушенням периферичної перфузії (напр., дегідратація, шок, охолодження) всмоктування ЛЗ, які вводять під час швидкого титрування у болюсних дозах п/ш, може відбуватись із запізненням, а ефект зменшення задишки може бути ослабленим. У разі покращення периферичної перфузії (регідратація, ліквідація вазоконстрикції судин підшкірної клітковини, зігрівання) може відбутись раптове всмоктування ЛЗ із підшкірної клітковини.

ª Увага: немає жорстких схем дозування; воно є індивідуальним та вимагає ретельного моніторингу. Деякі клінічні ситуації, не включені в таблицю, вимагають модифікації процедури, наприклад, в залежності від ступеня порушення функції нирок.

ᵇ Рятівні дози морфіну у формі препарату із негайним вивільненням (п/о або п/ш) теж необхідно титрувати; у разі стабільної добової потреби у морфіні переважно складають 1/12–1/6 добової дози і при необхідності їх можна вводити кожні 2 год. Деякі експерти рекомендують, щоб у випадку п/о морфіну, у разі необхідності введення наступних доз, зберігати перерви ≥60–90 хв, натомість у разі п/ш морфіну — 60 хв (цей час можна скоротити в ситуації, що вимагає швидкого титрування дози →вище). Потреба у повторенні доз пов'язана із необхідністю більш ретельного моніторингу хворого.

ᵛ дози та процедури, що використовуються в клінічних випробуваннях

ᴦ Слід перевірити в характеристиці лікарського засобу, чи даний препарат мідазоламу можна змішувати в одному шприці з морфіном, чи також необхідно вводити його окремо.

ᴨ Хворі похилого віку, із кахексією, із супутнім ХОЗЛ, або які отримують бензодіазепіни, є більш чутливими до дії опіоїду.

ᵉ ЛЗ слід вводити дуже повільно та обережно. Хворі похилого віку, із кахексією, із супутнім ХОЗЛ, або які отримують опіоїди, є більш чутливими до дії бензодіазепінів.

Етіотропне лікування

Можливе в переважній більшості випадків. При гострій гіпоксемії ще перед встановленням причини → киснева терапія, при необхідності → механічна вентиляція.

Симптоматичне лікування

1. Немедикаментозне лікування: добрий контакт з хворим та здобуття його довіри (задишка асоціюється зі страхом та попередніми переживаннями хворого), навчання хворого та опікунів (навики ефективного дихання та відкашлювання, вироблення стратегії самодопомоги у випадку епізодів задишки — уникати перевтоми, черевне дихання, змінити ритм життя на більш повільний, відпочивати в перерві між активними видами діяльності, вибирати вид активних занять, створювати розпорядок дня, релаксаційні вправи, акцептувати ситуацію; письмова інформація про порядок дій), відсмоктування виділень з дихальних шляхів (якщо хворий не може їх ефективно відкашлювати), відповідне положення тіла (напр., сидячи при набряку легень; на боці з метою зменшення хрипів при агонії →нижче) і дихальні вправи; адекватна подача рідини (з метою розрідження виділень у дихальних шляхах); застосування вентиляторів та охолодження обличчя струменем повітря; застосування обладнання, яке полегшує пересування (ходунки, роллери та ін.); психотерапія (напр., методи, які зменшують страх, у т. ч. пізнавально-поведінкові методи, аутогіпноз, релаксація [напр. прогресивне розслаблення м'язів], візуалізація, музика, медитація); трудотерапія (може відволікати увагу хворого від постійних думок про загрозу виникнення задишки); нервово-м'язова електрична стимуляція; інші методи (вібрація грудної клітки, акупунктура, а також пом'якшення дії факторів, які посилюють задишку, напр., профілактика закрепів, провітрювання кімнати, зволоження повітря).

2. Фармакотерапія при паліативній допомозі (хворі з пізніми стадіями онкологічних захворювань, хворі з кінцевими та незворотними стадіями хронічних захворювань органів дихання, кровообігу та нервової системи)

1) **ГК** — при *lymphangiosis carcinomatosa*, синдромі верхньої порожнистої вени, бронхоспазмі (при астмі або ХОЗЛ), постпроменевій пневмонії. Ризик розвитку міопатії та м'язової слабкості, зокрема, м'язів діафрагми, особливо при тривалому застосуванні;

2) **опіоїди** — п/о або парентерально, препаратом першого вибору є морфін, принципи застосування при лікуванні задишки →табл. 17-3;

3) **бензодіазепіни** — передусім з метою розірвання замкненого кола: «ліки-задишка-ліки» (напр., у випадку нападу дихальної паніки), а також

у хворих в термінальній стадії, особливо під час вмирання, якщо препарат значно посилює задишку (зазвичай у такому випадку бензодіазепіни додають до морфіну); принципи застосування →табл. 17-4;

4) **оксигенотерапія** (киснева терапія) — зняття задишки у онкологічних хворих з гіпоксемією. У хворих без гіпоксемії позитивний ефект оксигенотерапії виявився подібним до ефекту подавання повітря для дихання і у таких пацієнтів можна спробувати ефективність охолодження обличчя потоком повітря, створеного вентилятором, а у разі неефективності — запропонувати спробувати оксигенотерапію (якщо не буде ефекту впродовж 3 днів, мало правдоподібно, що він з'явиться згодом);

5) **інші** — інколи застосовують антидепресанти, опіоїди в спреї, каннабіноїди, фуросемід або лідокаїн в інгаляції, дихання сумішшю 72 % гелю +28 % кисню (геліокс 28), неінвазивна вентиляція; ефективність застосування цих методів не є до кінця визначеною.

Під час парентерального введення морфіну та бензодіазепінів (особливо в/в та хворим із кахексією) необхідно мати швидкий доступ до ліків, що діють антагоністично (налоксон та флумазеніл відповідно).

Особливі ситуації при паліативній допомозі

1. Дихальна паніка — напад задишки в поєднанні зі страхом задушення. Під час нападу: припиніть наростання страху зверненням (іноді примусово) уваги пацієнта на себе як на компетентного лікаря, а потім зміцненням відчуття безпеки; якщо це можливо, заохочуйте до опанування методами гіпервентиляції шляхом повільного та глибокого дихання; проводьте відповідні дії, якщо співіснують соматичні причини, що посилюють задишку; з метою припинення нападу застосовуйте бензодіазепіни короткої або середньотривалої дії (мідазолам або лоразепам →табл. 17-4). Після припинення нападу (хронічне лікування): відповідне спілкування з пацієнтом, отримання його довіри, пошук разом із хворим психосоціальних і духовних факторів, що лежать в основі нападу паніки; оцінка можливих супутніх соматичних причин задишки та їх відповідне лікування (етіотропне та симптоматичне); антидепресанти, зазвичай з групи селективних інгібіторів зворотного захоплення серотоніну, впродовж 2–3 тиж., а поки проявиться їх дія — бензодіазепіни середньої або довготривалої дії (напр., алпразолам, спочатку

Таблиця 17-4. Принципи застосування бензодіазепінів при задишці із почуттям страху у хворих з онкологічними захворюваннями при паліативній допомозі

Клінічна ситуація	Дозування[a]
амбулаторний пацієнт, з нападами задишки з відчуттям страху	лоразепам від 0,5 мг[б] п/о
пацієнт, у термінальній стадії, який приймає морфін п/о, з приводу постійної задишки з постійним відчуттям страху	лоразепам (від разової дози 0,5 мг[б] п/о) регулярно та/або у випадку задишки зі страхом (напр. 0,5-1-4 мг, у разі потреби до 3 × на добу)
хворий на межі життя з наростаючою задишкою у спокої з почуттям страху, у якого застосовується морфін у постійній п/ш інфузії	мідазолам у постійній п/ш інфузії від низьких доз напр., 5–10 мг/добу (можна змішувати з морфіном в одному шприці), а також рятівні дози 1,25–2,5 мг п/ш (у разі потреби повторювати не частіше, ніж кожної 1 год)

[a] Немає жорстких схем лікування; воно є індивідуальним та вимагає ретельного моніторингу. Зниження дози може бути потрібне для пацієнтів старших вікових категорій, з кахексією, ослаблених, або із супутніми важкими захворюваннями легень (напр., ХОЗЛ).

[б] У випадку супутнього ХОЗЛ деякі автори рекомендують титрування рятівної дози навіть від 0,25 мг.

0,25–0,5 мг 3 × на день); навчання хворого контролю над диханням, також техніки релаксації з метою попередження нападів.

2. Агональні хрипи — передусім наслідок нагромадження не проковтнутої слини в гортанній частині глотки в пацієнтів у фазі агонії. Дії: слід виключити набряк легень та інші причини псевдохрипів (→нижче); вкласти хворого в позиції на боці; застосувати гіосцину бутилбромід спочатку 20 мг п/ш, а потім у п/ш інфузії 20–60 мг/добу і додатково 20 мг п/ш в разі необхідності (у деяких закладах використовується навіть 60–120 мг/добу в постійній п/ш інфузії). Якщо немає можливості застосування інфузії → п/ш ін'єкції, напр., 20 мг кожні 8 год. Поясніть близьким хворого, що звуки, якими супроводжується його дихання, викликані виділеннями в гортанній частині глотки, яких хворий не має сили відкашляти; непритомному хворому вологі хрипи не заважають і він «не задихається»; важливою є добра комунікація з родиною, особливо через те, що у частини пацієнтів тактика зменшення вологих хрипів може не бути достатньо ефективною. Якщо вологі хрипи утримуються → можна спробувати відсмоктати виділення, якщо пацієнт є без свідомості і процедура не викликає дискомфорту. Агональні псевдохрипи — симптом неефективного відкашлювання надмірної кількості виділень з дихальних шляхів, що виникли, напр., внаслідок інфекції, набряку легень, кровотечі. Не обов'язково пов'язані з вмиранням, а оскільки менше залежать від виділення слини, ефективність антихолінергічних засобів нижча.

18. Закреп

Занадто мала частота випорожнень (≤2/тиж.; важкий закреп — це ≤2 випорожнень на місяць) або **тверді випорожнення**, що виділяються з зусиллям, часто, з відчуттям неповного випорожнення.

Причини

1) **ідіопатичний закреп** (немає органічної причини захворювання; найчастіший тип закрепів, що діагностується у >90 % пацієнтів): функціональний (найчастіша причина хронічного закрепу), із сповільненим пасажем (т. зв. інертна ободова кишка або невідповідна пропульсивна сила), диссинергія м'язів тазового дна (парадоксальний спазм або відсутність релаксації м'язів тазового дна під час дефекації);

2) **хвороби товстого кишківника:** дивертикульоз, рак та інші новоутворення, звуження в перебігу різних запалень (хвороба Крона, ішемічне запалення, туберкульоз), грижа, заворот;

3) **хвороби ануса та прямої кишки:** звуження ануса, рак, геморої, тріщина ануса, випадання прямої кишки, дивертикул прямої кишки;

4) **ЛЗ:** анальгетичні (опіоїди, нестероїдні протизапальні ЛЗ) антихолінергічні, антидепресанти (напр., амітриптилін), протиконвульсивні (напр., карбамазепін), протипаркінсонічні (з допамінергічною дією), ліки, що містять кальцій або алюміній, препарати заліза, антигіпертензивні (β-блокатори, блокатори кальцієвих каналів, діуретики, клонідин), антагоністи рецептора 5-HT$_3$, пероральні контрацептиви; також зловживання проносними ліками може спричинити або посилити закреп;

5) **захворювання малого тазу:** пухлини яєчника й матки, ендометріоз;

6) **хвороби периферійної нервової системи:** хвороба Гіршпрунга, хвороба Шагаса, автономна нейропатія (напр., діабетична), кишкова псевдообструкція;

7) **захворювання ЦНС:** судинні хвороби мозку, розсіяний склероз, хвороба Паркінсона, посттравматичне пошкодження головного або спинного мозку, пухлини спинного мозку;

8) **захворювання ендокринних залоз і метаболічні хвороби:** цукровий діабет, гіпотиреоз, гіпопітуїтаризм, феохромоцитома, порфірія, уремія, гіперпаратиреоз, гіперкальціємія, гіпокаліємія;

9) **вагітність;**

10) **психічні захворювання:** депресія, анорексія;

11) **захворювання сполучної тканини:** системна склеродермія, дермато-поліміозит.

Діагностика

Якщо закреп — це новий симптомом, необхідна особливо ретельна діагностика.

1. Суб'єктивне і об'єктивне обстеження: слід встановити частоту випорожнень, вигляд випорожнень, тривалість закрепу, проблеми, що пов'язані з виведенням калу (відсутність відчуття позову до дефекації і раптова потреба випорожнення, частіше, спостерігаються при функціональному закрепі та зі сповільненим пасажем; при диссинергії мязів тазового дна частіші скарги на випорожнення із зусиллям, відчуття неповного випорожнення та необхідність ручної допомоги при випорожненні), наявність супутніх симптомів (напр., гарячка, домішок крові у калі, біль у животі [його зникнення після дефекації може вказувати на синдром подразнення кишківника], блювання), актуальні та перенесені хвороби, застосовувані ЛЗ; також важливо оцінити психічний стан, наявність симптомів ендокринних хвороб та захворювання нервової системи, що перебігають з закрепом, обстеження пальцем *per rectum* з оцінкою напруження анального сфінктера (також під час позовів до дефекації; при функціональних закрепах і функціональних порушеннях дефекації кал залягає у прямій кишці), наявність тріщин і візразок, гемороїдальних вузлів і випадіння прямої кишки. **Тривожні симптоми,** що вказують на ймовірність органічної причини: гарячка, зниження маси тіла (не з метою схуднення), кров у калі (виявляється візуально або прихована), анемія, зміни при об'єктивному обстеженні (напр., пухлина у черевній порожнині, зміни в анальній ділянці), біль у животі, що пробуджує пацієнта вночі, родинний анамнез, що вказує на рак товстого кишківника або неспецифічні коліти.

2. Допоміжні дослідження:

1) лабораторні аналізи крові: загальний аналіз крові, рівень електролітів у плазмі, інколи також рівень глюкози, кальцію і ТТГ в сироватці крові;

2) прихована кров у калі;

3) ендоскопічне та радіологічне обстеження товстого кишківника — колоноскопія обов'язкова у осіб >50 р. або при супутніх тривожних симптомах із метою раннього виявлення рака товстого кишківника;

4) біопсія прямої кишки: при підозрі на хворобу Гіршпрунга.

Дослідження функції товстого кишківника і анального отвору (манометрія, дефекографія, тест пасажу по товстому кишківнику міченого харчового продукту) показані у хворих зі стійким та не реагуючим на стандартне лікування ідіопатичним закрепом (→нижче), зазвичай спричиненим диссинергією м'язів тазового дна або — рідше — інерцією ободової кишки (невідповідною пропульсивною силою).

3. Діагностичні критерії ідіопатичного закрепу:

1) немає симптомів, що вказували б на органічну причину (або її виключено за допомогою досліджень);

2) закреп з'явився ≥6 міс. і утримувався впродовж останніх 3 міс.;

3) не сповнені діагностичні критерії синдрому подразнення кишківника.

Лікування

У кожному випадку — етіотропне лікування, якщо можливе. Якщо у прямій кишці залягають калові маси → обов'язково спочатку слід очистити пряму

Таблиця 18-1. Послаблюючі засоби

Лікарські засоби	Доза	Побічні дії
гідрофільні та збільшуючі об'єм калу[a] насіння подорожника піщаного (*Psyllium*) або подорожника овального (*Plantago ovata*)[б]	10 г/добу	здуття живота, метеоризм, порушення всмоктування деяких ліків; напади астми, анафілаксія та інші алергічні реакції
осмотичні ЛЗ[a]		зневоднення
макрогол (розчин п/о)	8–25 г/добу	нудота, блювання, спастичний біль у животі
лактулоза (сироп)	15–45 мл/добу	метеоризм, гази
гліцерин	3 г	
фосфати (клізми п/р)	120–150 мл	гіперфосфатемія і гіпокальціємія
ЛЗ, які стимулюють перистальтику[a]		
антраглікозиди (антрахінонові антраглікозиди рослинного походження)	170–340 мг/добу	спастичний біль у животі, надмірна втрата електролітів
бісакодил (табл. або ректальні свічки)	5–10 мг	спастичний біль у животі, звикання внаслідок довготривалого застосування
ЛЗ, що пом'якшують калові маси та сприяють їх ковзанню		
докузат натрію	1 туба — канюля (мікроклізми)	діарея, нудота, блювання, біль у животі, гіркий присмак у ротовій порожнині
рідкий парафін (вазелінове масло)	15–45 г (на ніч або перед сніданком)	витік парафіну з анального отвору

[a] Пацієнт повинен багато пити.

[б] Лікування слід розпочинати від дози 10 г/добу, потім її можна поступово збільшувати або зменшувати, в залежності від клінічного ефекту (не частіше, ніж раз на тиждень, ефект проявляється тільки через деякий час). ЛЗ необхідно приймати перед їжею, оскільки вони можуть сповільнювати шлункову евакуацію і знижувати апетит.

кишку, використовуючи фосфатні клізми п/р або макрогол, при необхідності, ручне видалення (після попередньої седації).

1. Нефармакологічне лікування (перший етап лікування):

1) дієта — **необхідно збільшити кількість харчової клітковини у раціоні** до 20–30 г/добу у кількох денних порціях у вигляді, напр., пшеничних висівок (3–4 столові ложки = 15–20 г), мюслі (80 г = 5 г) або фруктів (3 яблука або 5 бананів або 2 апельсина = 5 г) — основний метод лікування функціональних закрепів, допоміжне значення при закрепі зі сповільненим кишковим пасажем. Необхідно збільшити кількість споживання рідини до >3 л/добу. У випадку непереносимості клітковини (метеоризм, бурчання й переливання у животі, гази, дискомфорт, спастичний біль живота) → слід зменшити її добову кількість або застосувати інші гідрофільні засоби, що збільшують об'єм калу (напр., препарат подорожника піщаного) або осмотичні проносні ЛЗ →нижче. Не слід застосовувати при диссинергії м'язів тазового дна (посилюють симптоми) та при мегаколоні.

2) зміна стилю життя — слід порадити **систематичну фізичну активність і регулярні спроби спокійної дефекації** впродовж 15–20 хв, без посилених потуг, завжди ранком після сніданку. Пацієнт не повинен затримувати випорожнення. У госпіталізованих хворих та при паліативному догляді потрібно замінити судно на крісло з унітазом.

3) необхідно відмінити усі ЛЗ, що можуть викликати закрепи (якщо можливо);

4) тренування дефекації (біологічний зворотний зв'язок) — основний метод лікування диссинергії м'язів тазового дна.

2. Фармакологічне лікування: застосовується додатково у випадку неефективності нефармакологічних методів. Розпочинати слід від осмотичних і стимулюючих ЛЗ. Тип ЛЗ (табл. 18-1) і дозу необхідно підбирати індивідуально, методом спроб і помилок; якщо ефект незадовільний при монотерапії, потрібне поєднання 2 ЛЗ із різних груп. Слід продовжувати лікування впродовж 2–3 міс., а у випадку неефективності призначити функціональне обстеження товстого кишківника →вище. При диссинергії м'язів тазового дна призначають осмотичні препарати (напр., гліцерин або макрогол) та періодично клізми з метою очищення прямої кишки від залягаючого калу (ЛЗ, що збільшують об'єм калу, а також стимулюючі засоби, посилюють симптоми). У пацієнтів із злоякісними пухлинами не слід застосовувати ЛЗ, що збільшують об'єм калу. При закрепі, викликаному опіоїдами, необхідно призначити стимулюючі та осмотичні препарати, а при стійких закрепах під час лікування морфіном слід спробувати замінити його іншим опіоїдом, який рідше викликає закрепи (трамадол, фентаніл, метадон, бупренорфін). У порівнянні з іншими опіоїдами набагато менший негативний вплив на функцію кишківника має комбінація оксикодону з налоксоном у співвідношенні 2:1 у вигляді таблеток з контрольованим вивільненням (не викликає симптомів відміни опіатів, можна використовувати в якості знеболюючого у пацієнтів зі значним ризиком запорів). Повторні клізми (фосфатні, або ж 100–200 мл 0,9 % розчину NaCl) застосовуються при довготривалому закрепі, стійкому до фармакологічного лікування, або у випадку непереносимості пероральних проносних засобів. Не можна призначати з цією метою ані теплу воду, ані воду з милом (подразнює слизову оболонку кишківника).

19. Запаморочення (головокружіння)

Відчуття обертального руху навколишнього середовища або власного тіла, часто, з супутніми нудотою або блюванням, що пов'язане з пошкодженням вестибулярного апарату та/або нервових зв'язків (системне запаморочення).

Патомеханізм та причини

Пошкодження вестибулярного апарату внутрішнього вуха, вестибулярної частини VIII черепномозкового нерву, вестибулярного ядра у стовбурі мозку або інших структур нервової системи, що відповідають за утримання рівноваги (мозочок, ретикулярна формація, кора скронево-потиличної ділянки). Ілюзія руху виникає лише у випадку несиметричного пошкодження (однобічного); двобічне ушкодження не викликає запаморочення.

Причини:

1) периферичні — травма внутрішнього вуха (перелом піраміди скроневої кістки, перилімфатична нориця, струс лабіринту), лабіринтит, запалення вестибулярної частини VIII черепномозкового нерву (найчастіше — вірусне), пухлина у внутрішньому вусі, ішемія лабіринту (непрохідність передньої вестибулярної артерії, гілки передньої нижньої мозочкової артерії), хвороба Меньєра (водянка лабіринту невідомої етіології), отосклероз лабіринту, морська хвороба та доброякісне позиційне пароксизмальне запаморочення;

Таблиця 19-1. Диференційна діагностика запаморочення

Клінічні симптоми	Центральний синдром	Периферичний синдром
характер скарг (змін)	відчуття похитування або падіння, нестабільна постава і непевна хода	ілюзія обертання
початок симптомів	раптовий або поступовий	раптовний, пароксизмальний
інтенсивність	помірна або невелика	велика
перебіг	мінливий або стабільний	інтенсивність симптомів найбільша на початку, зазвичай, поступово зменшується
окремий епізод	триває декілька секунд; може призвести до падіння	від кількох хвилин до кількох годин
тривалість скарг (змін)	місяці, роки	до кількох тижнів
рухи голови	мало впливають на симптоми	посилюють запаморочення
порушення свідомості	можливі	немає
конвульсії	можливі	немає
біль голови	часто	рідко
порушення зору	двоїння, темні плямки, погіршення різкості, навіть сліпота	немає
симптоми пошкодження ЦНС	часто розвивається парез кінцівок або інші симптоми ураження черепно-мозкових нервів	може проявлятися тільки периферичним паралічем лицьового нерва
порушення слуху	немає	послаблення слуху, глухота, шум у вусі, відчуття повноти у вусі

2) центральні — інсульт стовбуру мозку та мозочку, пухлина мосто-мозочкового кута, розсіяний склероз (вогнище демієлінізації в зоні входження VIII нерву), мігрень, епілептичний напад.

Діагностика

1. Суб'єктивне та об'єктивне обстеження: слід переконатися, що скарги пацієнта дійсно стосуються запаморочення — пацієнти часто використовують це слово для опису неспецифічних відчуттів невпевненості в утриманні положення тіла, проте, не пов'язаних із відчуттям обертального руху (несистемне запаморочення). Ці відчуття можуть виникати з різних причин, таких як переднепритомний стан та інші порушення свідомості, порушення рівноваги, парези, епілептичний напад або атаксія. Необхідно визначити характерні риси запаморочення та наявність супутніх симптомів, що дозволить диференціювати центральну та периферичну причини →табл. 19-1.

2. Допоміжні дослідження: вестибулярні тести (калоричний, обертовий), аудіограма, нейровізуалізація (КТ, МРТ, ангіо-МР), інші, в залежності від підозрюваної причини.

Лікування

Залежить від причини. Симптоматичне лікування запаморочення периферичної етіології: тіетилперазин 6,5 мг кожні 6–8 год п/о, п/р, в/в, в/м або п/ш.

20. Захриплість

Приглушений і шорсткий голос.

Патомеханізм та причини

Механізм: порушення коливань голосових зв'язок у перебігу ушкодження голосових зв'язок, м'язів гортані або порушення їх іннервації. **Причини:**

1) первинні захворювання гортані:

    а) гострі — фарингіт та ларингіт, гострий епіглотит, ларинготрахеїт, круп;

    б) хронічні — професійне надмірне використання голосу, реакція на тютюновий дим, пухлини горла і гортані, гастроезофагеальний рефлюкс, стороннє тіло, грануляція після травми, спричиненої інтубацією;

2) вторинні захворювання гортані:

    а) ослаблення м'язів горла — гіпотиреоз, міастенія, хронічне лікування інгаляційними кортикостероїдами;

    б) запалення перснеподібно-черпакуватого суглобу — ревматоїдний артрит, системний червоний вовчак, подагра;

    в) пошкодження поворотного гортанного нерва — ятрогенне (найчастіше після операцій на щитоподібній залозі), новоутворення (стравоходу, легені, пухлини середостіння, метастази в лімфатичні вузли середостіння), невропатії (діабетична невропатія), значне збільшення лівого передсердя або розширення легеневої артерії;

3) функціональна — не виявлено органічної причини.

Діагностика

Консультація отоларинголога необхідна при захриплості: не пов'язаній зі звичайною застудою або грипом, яка триває >2 тиж. (особливо у курців) або із супутніми симптомами — задишкою, кровохарканням, болем під час розмови, дисфагією або одинофагією, пухлиною в ділянці шиї, серйозними порушеннями функції голосу, що тривають понад кілька днів.

21. Збільшення печінки (гепатомегалія)

Патомеханізм та причини

В залежності від будови тіла, печінка, в нормі, не пальпується, або її нижній край може пальпуватись одразу ж під ребровою дугою. Про збільшення печінки свідчить збільшення печінкової тупості, що, в нормі, по середньо-підключичній лінії становить до 12 см у жінок і до 15 см у чоловіків.

Причини:

1) пов'язане із запаленням — в основному, вірусний гепатит, постмедикаментозне пошкодження, жирова дистрофія (алкогольна, неалкогольна), генералізоване бактерійне або вірусне інфікування, цироз печінки (рання стадія, на пізніх стадіях — печінка мала), аутоімунний гепатит, первинний холангіт, саркоїдоз, абсцеси печінки;

2) пов'язані із застоєм крові — правошлуночкова серцева недостатність, непрохідність печінкових вен (тромбоз, синдром синусоїдальної печінкової непрохідності);

3) пов'язані із застоєм жовчі — непрохідність позапечінкових жовчних шляхів (холедохолітіаз, рак підшлункової залози, рак сосочка Фатера);

4) пов'язані з інфільтрацією печінки — лімфома, лейкемія, екстрамедулярний гемопоез;

5) пов'язані з накопиченням речовин — гемохроматоз, амілоїдоз, глікогеноз, ліпідоз (напр., хвороба Гоше), хвороба Вільсона-Коновалова;

6) пухлини — первинний рак печінки, пухлинні метастази.

Діагностика

Край печінки, що пальпується нижче реберної дуги, не завжди є симптомом збільшення печінки (печінка може бути опущена, тоді печінкова тупість не збільшена). УЗД (або КТ, якщо є додаткові покази) дозволяє оцінити розміри печінки та її структуру, кровоносні судини печінки, жовчні шляхи та виявити ознаки портальної гіпертензії. Наступні обстеження, в залежності від підозрюваної причини.

22. Збільшення селезінки (спленомегалія)

Патомеханізм та причини

Селезінка при об'єктивному обстеженні у дорослих не пальпується. Якщо можна її відчути при пальпації, це означає, що вона збільшена у ≥1,5 рази. Ступінь збільшення селезінки визначається в сантиметрах, як відстань від її краю до лівої реберної дуги. **Причини:**

1) інфекції — бактерійні (туберкульоз, тиф та паратифи, бруцельоз, інфекційний ендокардит), вірусні (інфекційний мононуклеоз, цитомегаловірус, вірусні гепатити), викликані найпростішими (малярія, токсоплазмоз, лейшманіоз [кала-азар]);

2) мієлопроліферативні пухлини — первинний мієлофіброз, хронічний мієлолейкоз;

3) лімфопроліферативні захворювання — волосатоклітинний лейкоз, лімфома маргінальної зони селезінки, хронічний лімфолейкоз;

4) аутоімунні та системні захворювання — ревматоїдний артрит, синдром Фелті, системний червоний вовчак, постмедикаментозні реакції, саркоїдоз, первинний і вторинний амілоїдоз;

5) портальна гіпертензія — цироз печінки, синдром Будда-Кіарі, оклюзія портальної вени (тромбоз, стеноз, вроджений полікістоз, компресія лімфатичними вузлами та пухлинами), непрохідність селезінкової вени (тромбоз, стеноз, аневризма або компресія пухлинами підшлункової залози або іншими пухлинами);

6) гемолітичні анемії — вроджені і набуті (у т. ч. аутоімунні);

7) гострі лейкози (зазвичай, збільшення невеликого ступеня);

8) лізосомні хвороби накопичення — хвороба Гоше, хвороба Німана-Піка, мукополісахаридози;

9) інші (рідкісні) — кісти (вроджені, посттравматичні, постінфарктні, ехінококоз), абсцес, пухлинні метастази, доброякісні та злоякісні пухлини селезінки, гемофагоцитарний лімфогістіоцитоз.

Збільшення селезінки може бути причиною **гіперспленізму**, тобто секвестрації та надмірного руйнування клітин крові (зазвичай, усіх, хоча, іноді обмежене до 1 або 2 клітинних ліній) селезінковими макрофагами. Посилення гіперспленізму не залежать від ступеня збільшення селезінки. Якщо збільшення зумовлене, напр., амілоїдозом або пухлинним метастазом, то гіперспленізм не виникає (може виникнути гіпоспленізм). У випадку збільшення селезінки в перебігу лімфопроліферативних новоутворень, ознаки гіперспленізму навіть при значно збільшеній селезінці не настільки виражені, як при портальній гіпертензії або хворобі Гоше.

Діагностика

Негативний результат пальпаційного обстеження не виключає збільшення селезінки і гіперспленізму. УЗД та КТ дозволяють оцінити розмір селезінки, наявність вогнищевих уражень, а також додаткових селезінок. Діагностичні дослідження залежать від основного підозрюваного захворювання. Вказівка: якщо відстань краю селезінки, що пальпується, від лівої реберної дуги становить >10 см (зазвичай, це рівнозначне з перетином серединної лінії тіла), то причиною, найчастіше є захворювання системи кровотворення.

Гіперспленізм підтверджують результати загального аналізу периферичної крові (цитопенія) та аспіраційна біопсія кісткового мозку (посилений гематопоез). Найбільш вірогідне дослідження — сцинтиграфія з використанням радіоактивних ізотопів технецію, що виявляє підвищену активність макрофагів селезінки.

23. Кашель

Захисний рефлекс, що дозволяє очистити дихальні шляхи від надмірної кількості виділень або сторонніх тіл — посилений вдих, потім видих при попередньому короткотривалому закритті голосової щілини. Високий тиск в грудній клітці та легенях у момент відкриття голосової щілини раптово викидає повітря, захоплює частинки, що зустрічаються на його шляху.

Патомеханізм та причини

1. Поділ в залежності від часу тривання

1) **гострий** — триває <3 тиж.; причини: найчастіше інфекції — зазвичай вірусні інфекції верхніх дихальних шляхів, бронхіт, алергія, рідше аспірація, тромбоемболія легеневої артерії, набряк легень, пневмонія; інколи буває фізіологічною реакцією на стороннє тіло в дихальних шляхах, подразливі гази та пил;

2) **підгострий** — 3–8 тиж.; причини: найчастіше перенесені вірусні інфекції;

3) **хронічний** — триває >8 тиж.; причини →табл. 23-1.

2. Поділ, в залежності від характеру

1) **сухий** — причини: ІАПФ (до 15 % осіб, що отримують ці препарати; зазвичай з'являється у перший тиждень прийому препарату, зникає після його відміни), вірусні інфекції, астма, інтерстиціальні захворювання легень, серцева недостатність;

2) **продуктивний** (мокрий, вологий) — з відкашлюванням мокротиння; показники відкашлюваного мокротиння можуть полегшити діагностику:

   а) гнійне (зеленого або жовтого кольору) — синусит, бронхіт або пневмонія;

   б) велика кількість гнійного мокротиння — бронхоектатична хвороба; якщо з'являється раптово, може свідчити про розрив абсцесу легені до бронха;

   в) неприємний запах — зазвичай при анаеробних інфекціях;

   г) слизове, густе, липке, найчастіше вранці — хронічний бронхіт, ХОЗЛ;

   д) прозоре, липке — астма, рідко аденокарцинома;

   е) з грудками та пробками — грибкові інфекції, муковісцидоз;

   є) з частинками їжі — трахео-езофагеальні нориці, порушення ковтання;

   ж) кров'янисте (кровохаркання) →розд. 1.25.

У 80 % хронічному кашлю є ≥2 причини. Хронічний кашель, а, передусім, зміна його характеру, є одним із основних симптомів новоутворення легені.

3. Причини неефективності кашлю: слабість дихальних м'язів або м'язів живота, порушення рухливості стінки грудної клітки, підвищена в'язкість слизу, порушення функції війчастого апарату.

Таблиця 23-1. Найчастіші причини хронічного кашлю

Причина	Супутні симптоми, тип кашлю, мокротиння
спливання виділень по задній стінці глотки (найчастіша причина кашлю)	хронічний риніт із виділеннями, спливаючими по задній стінці глотки; часто алергія в анамнезі; супутній хронічний синусит; мокротиння найчастіше слизове, симптом «бруківки» на задній стінці глотки
астма або (значно рідше) еозинофільний бронхіт	напад кашлю може бути викликаний при наражанні на специфічні, або неспецифічні фактори, такі як алергени, холодне повітря, фізичне навантаження; часто з'являється вночі; супроводжується задишкою та свистами; добра відповідь на бронходилятатори та інгаляційні кортикостероїди; мокротиння слизове, іноді жовтувате (багато еозинофілів)
гастроезофагеальна рефлюксна хвороба	найчастіше печія та інші диспепсичні симптоми, хоча з сторони шлунково-кишкового тракту може й не бути жодних симптомів, іноді супроводжується захриплістю або дисфонією; покращення після застосування інгібітора протонної помпи, іноді лише після кількох місяців лікування
перенесена інфекція верхніх дихальних шляхів	як правило, вірусної етіології, зазвичай минає до 8 тиж., але може тривати до кількох місяців (напр., при кашлюші)
хронічний бронхіт або ХОЗЛ	в анамнезі паління тютюну та часті інфекції дихальної системи; найбільш виражений вранці й відразу після пробудження; часто зникає після відкашлювання слизових виділень
бронхоектатична хвороба	відкашлюється велика кількість виділень, переважно зранку, часто гнійних, жовто-зеленого кольору
прийом ІАПФ	сухий кашель; зникає невдовзі після припинення прийому лікарського препарату, але іноді лише через кілька тижнів
пневмонія, абсцес легені, туберкульоз, інтерстиціальні хвороби легень, пухлини	симптоми основного захворювання, в залежності від стадії розвитку
лівошлуночкова недостатність, мітральний стеноз	кашель, зазвичай, вночі, нападоподібний, зазвичай сухий; крепітація у нижніх відділах легень, можливі свисти; при набряку легень рожеві, пінисті виділення; симптоми зі сторони серцево-судинної системи; значно збільшене ліве передсердя або розширена легенева артерія може натискати на зворотний гортанний нерв і таким чином викликати захриплість
ідіопатичний та психогенний кашель	дуже рідко, не вдається встановити органічної причини

Причиною хронічного кашлю може бути подразнення дихальних шляхів тютюновим димом, пилом та подразнюючими газами або стороннім тілом, а також подразнення зовнішнього слухового проходу (рідко; спричинене вушною сіркою, стороннім тілом, запальним станом).

4. Ускладнення кашлю: зомління (зниження венозного повернення внаслідок додатного тиску в грудній клітці, звідси зниження серцевого викиду), пневмоторакс, переломи ребер (зазвичай з патологічними змінами, напр., пухлинними метастазами), травми міжреберних м'язів та нервів; зведення нанівець результату окулістичних або нейрохірургічних операцій (під час операції та в післяопераційному періоді).

Діагностика

1. Суб'єктивне та об'єктивне обстеження: визначення типу кашлю, обставин, при яких він виникає та зменшується, а також супутніх симптомів, що можуть допомогти у визначенні причини (табл. 23-1).

2. Допоміжні дослідження

1) **при гострому та підгострому кашлі**, якщо немає супутніх тривожних симптомів (задишка, кровохаркання, втрата свідомості), причиною, зазвичай, є вірусна інфекція, що не вимагає подальшої діагностики. В іншому випадку: РГ грудної клітки та оцінка оксигенації крові (пульсоксиметрія, газометрія); потім, в залежності від підозрюваної причини, обстеження серцево-судинної системи (ЕКГ, ехокардіографія та ін.), дихальної системи (КТ грудної клітки, навчання ефективному кашлю та ін.), дихальної системи (КТ грудної клітки, функціональні дослідження), при продуктивному кашлі — мікробіологічне дослідження мокротиння.

2) **при хронічному кашлі**, в першу чергу, візуалізаційне обстеження грудної клітки (зазвичай РГ, при необхідності КТ) та функціональні дослідження дихальної системи (насамперед, спірометрія), а також ларингологічна оцінка. При продуктивному кашлі мікробіологічне і цитологічне обстеження мокротиння. При необхідності, особливо при підозрі пухлини або стороннього тіла → бронхоскопія. Може бути необхідне обстеження в напрямку алергії, ендоскопія верхнього відділу шлунково-кишкового тракту і pH-метрія стравоходу (діагностика гастроезофагеальної рефлюксної хвороби; інколи пробне лікування).

Симптоматичне лікування продуктивного кашлю

Такий кашель корисний, тому, зазвичай, рекомендуються поцедури, що полегшують усунення виділень з дихальних шляхів та підвищують ефективність кашлю: зволоження вдихуваного повітря (кімнатний зволожувач, інгаляції з 0,9 % NaCl), дихальна фізіотерапія (постуральний дренаж →розд. 24.20, перкусійний та вібраційний масаж, навчання ефективному кашлю та ін.), відсмоктування виділень катетером (у заінтубованих хворих), або через бронхофіброскоп (особливо, якщо накопичення виділень призводить до ателектазу); менше значення мають ліки, що розріджують бронхіальні виділення (муколітики — ацетилцистеїн, карбоцистеїн, ердостеїн та ін.). Як виняток, при паліативній допомозі (під час вмирання) у надто ослаблених пацієнтів, щоб уможливити ефективне відкашлювання, використовуються препарати, що зменшують синтез виділень (напр., гіосцин 20—40 мг/добу п/ш) разом із протикашльовими ліками.

Симптоматичне лікування сухого кашлю

Якщо етіотропне лікування неефективне або неможливе, можна використати протикашльові ліки:

1) центральної дії: **декстрометорфан** — дозування залежить від препарату, макс. 120 мг/добу п/о, препарат першого вибору, зазвичай краще переноситься, ніж опіоїди (побічні ефекти виникають при вищих дозах), бутамірат; опіоїди (ліки першого вибору в паліативному лікуванні кашлю) — **кодеїн** (рецептурні краплі): індивідуальна доза, напр. 10—20 мг, в разі необхідності; не частіше ніж кожні 4—6 год п/о; рідше **морфін** (вводиться після кодеїну, коли він є недостатньо ефективний, або якщо перший опіоїд [у другому випадку від дози напр. 2,5 мг в препараті негайного вивільнення 4×день кожні 4 год; з наступним титруванням дози, якщо це необхідно]); фентаніл не має протикашльової дії, а іноді може навіть викликати кашель;

2) місцеві анестетики (**лідокаїн**, **бупівакаїн** в аерозолі) — в основному, з метою короткотривалого пригнічення кашльового рефлексу перед бронхоскопією, або відсмоктуванням виділень з дихальних шляхів, рідко в небулізації у хворих із кашлем, стійким на інші методи лікування. З огляду на ризик аспірації необхідно припинити пероральний прийом рідини та їжі найкраще на 4 год перед та до ≥2 год після небулізації або до припинення дії знеболюючих препаратів.

3) інші препарати периферичної дії — **леводропропізин** 60 мг до 3 × на добу з інтервалами ≥6 год.

У хворих з кашлем внаслідок натискання пухлини на дихальні шляхи можна застосувати спочатку 2-тижневу спробу терапії **глюкокортикоїдами** (якщо вживання сиропів, що залагоджують подразнення дихальних шляхів не приносить полегшення); ліки центральної дії використовуються, коли лікування ГК невідповідне, або неефективне (раніше можна ще спробувати застосувати натрієву сіль кромоглідиєвої кислоти в небулізації).

24. Конвульсії

Форма епілептичного приступу, яка характеризується мимовільними скороченнями скелетних м'язів, що викликані аномальними розрядами нейронів у руховій корі. Аномальні пароксизмальні розряди можуть поширитися на всю мозкову кору, що призводить до розладу або повної втрати свідомості →розд. 1.39. Пароксизмальні нейронні розряди, які не пов'язані із руховою корою, можуть бути причиною неепілептичних нападів, викликаючи втрату свідомості (напр., абсанси) або інших пароксизмальних розладів (наприклад, неприродна поведінка, зорові або слухові галюцинації, розлади мови).

Патомеханізм та причини

Нападоподібні розряди нейронів можуть бути спонтанними при підвищеній збудливості, що виникає внаслідок генетичної схильності або структурних змін (**неспровоковані судоми**), виникають у відповідь на конкретні подразники, завжди однакові в даного пацієнта (**рефлекторні судоми**), або виникати у відповідь на раптовий стресовий фактор, що провокує розлад електричної функції здорових нейронів (**спровоковані судоми**).

Причини спровокованих судом: порушення метаболізму (гіпоглікемія, гіпонатріємія, гіпокальціємія), травма, інсульт, гіпоксія, отруєння (алкоголь, ліки, токсичні субстанції), менінгіт чи енцефаліт, лихоманка (лихоманкові судоми у віці від 6 міс. до 6 років, часто додатний сімейний анамнез). Спровоковані судоми виникають в безпосередній часовій асоціації із провокуючим фактором.

Причини неспровокованих і рефлекторних судом: генетична схильність, структурне порушення кори головного мозку (пухлина, гліальний рубець після перенесеного інсульту або травми, вроджена мальформація кори головного мозку).

Епілепсія: ≥2 неспровоковані або рефлекторні епілептичні напади з інтервалом >24 год або 1 неспровокований або рефлекторний епілептичний напад, якщо ризик наступного нападу є високим (≥60 %), або діагностовано специфічний епілептичний синдром (характеризується співіснуванням епілептичних нападів та інших специфічних симптомів).

Діагностика

1. Необхідно дізнатися про обставини та перебіг нападу (на основі розповідей свідків): напад спровокований чи неспровокований, початок загальний або парціальний (чи конвульсії відразу охопили м'язи всього тіла чи були обмежені до окремої частини тіла), напрямок повороту очей або голови чи порушення свідомості, післянападові симптоми (сонливість, минущі парези); чи пацієнт хворіє на епілепсію або інші хвороби, які ліки приймає (також протиепілептичні). Необхідно відрізняти конвульсії від рухових порушень, спровокованих збудженням з-поза кори мозку, таких як, м'язові судоми, мимовільні рухи чи тремор.

2. Необхідно оцінити основні життєві функції, провести неврологічне обстеження.

3. Виконайте допоміжні дослідження:

1) біохімічний аналіз крові; концентрацію протиепілептичних ЛЗ у плазмі крові, токсикологічний скринінг, посів крові та інші лабораторні дослідження, залежно від клінічної ситуації;

2) нейровізуальні дослідження (МРТ, КТ); ЕЕГ.

Лікування

Алгоритм дій при епілептичному статусі в дорослих: застосовують різні визначення епілептичного статусу; на практиці нижченаведені заходи необхідно застосувати у випадку затяжного судомного нападу, що самостійно не минає впродовж 5 хв.

Поза лікарнею:

1) слід забезпечити прохідність дихальних шляхів та охорону від травм (не вкладайте пальці чи будь-які інші предмети до рота хворого, проте забезпечте від аспірації крові при укусі язика);

2) встановіть час від початку конвульсій, моніторуйте основні життєві показники;

3) введіть **мідазолам** в/м 10 мг (лише одну дозу) або **діазепам** в/в 10 мг (дозу можна повторити один раз).

У лікарні:

1) забезпечте прохідність дихальних шляхів, під'єднайте кисень, моніторуйте оксигенацію крові, а також розвиток ацидозу (за допомогою газометрії), ЕКГ та артеріальний тиск;

2) потрібно забезпечити венозний доступ та підключити 0,9 % NaCl у крапельниці;

3) в ургентному порядку визначте сироваткові рівні глюкози, електролітів, протиепілептичних ЛЗ, загальний аналіз крові, токсикологічні дослідження (також забезпечте зразок сечі);

4) необхідно ввести в/в 50 мл **40 % глюкози** та в/м 100 мг **тіаміну** (віт. B_1).

При неефективності вище наведених заходів необхідно продовжувати лікування у відділенні інтенсивної терапії (ВІТ), де можна провести загальний наркоз із застосуванням мідазоламу, пропофолу або барбітуратів.

25. Кровохаркання

Кровохаркання — це відкашлювання з дихальних шляхів крові або кров'янистого мокротиння.

Легенева кровотеча — це масивна кровотеча з дихальних шляхів, як правило >200 мл впродовж 24 год, що може призвести до дихальної недостатності та створювати безпосередню загрозу для життя.

Патомеханізм та причини

Механізм: кровотеча, переважно, з бронхіальних судин високого тиску, внаслідок:

1) запального процесу і проліферації кривавлячих судин (бронхоектатична хвороба, туберкульоз);

2) інфільтрації та неоваскуляризації при пухлинних захворюваннях легень;

3) підвищення тиску у лівому шлуночку (стеноз мітрального клапану, лівошлуночкова недостатність).

Причини кровохаркання:

1) часті — бронхіт, бронхоектатична хвороба, рак легень, туберкульоз, бактеріальна пневмонія;

2) помірно часті — тромбоемболія легеневої артерії, лівошлуночкова недостатність, первинні пухлини легень, інші ніж рак, травми легень (у т. ч. ятрогенні — бронхоскопія, біопсія легені, торакотомія, катетер Сван-Ганца і т. п.);

3) рідкі — аспергільоз, геморагічні діатези, стеноз мітрального клапана, паразитарні інвазії, легенева гіпертензія, васкуліти та захворювання сполучної тканини (хвороба, пов'язана з антитілами до базальної мембрани [попередня назва — синдром Гудпасчера], системний червоний вовчак [СЧВ], гранулематоз Вегенера), ліки (антикоагулянти, фібринолітики, ацетилсаліцилова кислота, кокаїн), аспірація стороннього тіла, гемосидероз, амілоїдоз. Завжди слід брати до уваги рак легенів.

Причини легеневої кровотечі (найчастіші): злоякісні пухлини, бронхоектатична хвороба, туберкульоз, травми, геморагічні діатези.

Діагностика

1. Суб'єктивне і об'єктивне дослідження: причина виявляється на основі:

1) **ознак кровохаркання та супутніх симптомів:**

   а) рясне відкашлювання забарвленого кров'ю мокротиння → бронхоектатична хвороба;

   б) гнійне та кров'янисте мокротиння → бронхіт, бронхоектатична хвороба; якщо додатково гарячка → пневмонія або абсцес легені;

   в) рожеве, пінисте мокротиння → лівошлуночкова недостатність, стеноз мітрального клапана;

   г) відкашлювання самої крові → пухлини легень, туберкульоз, артеріовенозні мальформації, тромбоемболія легеневої артерії;

2) **даних анамнезу:**

   а) паління тютюну, рецидивні кровохаркання → пухлини легенів;

   б) раптовий початок, із сильним болем у грудній клітці та задишкою → тромбоемболія легеневої артерії;

   в) травма грудної клітки, інвазивні діагностичні процедури → кровохаркання, спричинене травмою;

   г) васкуліт та системні захворювання сполучної тканини → кровохаркання та супутні до основного захворювання симптоми;

   д) значна втрата маси тіла → пухлини легень, туберкульоз;

   е) нападоподібна нічна задишка або задишка при фізичному навантаженні → лівошлуночкова недостатність, стеноз мітрального клапана.

2. Допоміжні дослідження:

1) РГ, при необхідності, КТ грудної клітки, в залежності від підозрюваної причини (ангіо-КТ при підозрі тромбоемболії легеневої артерії);

2) бронхоскопія — якщо не встановлено точного діагнозу, а також при підозрі на рак легень; терапевтична бронхоскопія →нижче;

3) загальний аналіз периферичної крові та обстеження згортання крові (МНВ, АЧТЧ та ін.);

4) консультація ларинголога при підозрі кровотечі з верхніх дихальних шляхів;

5) інші аналізи, залежно від підозри, напр., щодо туберкульозу.

Лікування

Алгоритм дій при легеневій кровотечі:

1) необхідно забезпечити прохідність дихальних шляхів та доступ до вени;

2) потрібно взяти кров для визначення групи, виконання проби сумісності, на загальний аналіз та показники згортання;

3) слід застосувати кисневу терапію, щоб утримувати насиченість кисню (SaO_2) >90 %;

4) необхідно коригувати можливі порушення згортання, анемію та гіповолемію;

5) слід виключити кровотечу з верхніх дихальних шляхів та ШКТ;

6) потрібно зробити термінову бронхоскопію (якщо є умови — жорстку);

7) при виявленні місця кровотечі → слід покласти пацієнта на «хворий» бік, а при необхідності інтубації, можна ввести ендотрахеальну трубку до головного бронха «здорової» легені.

26. Лімфатичні вузли, лімфаденопатія

Патомеханізм та причини

Лімфаденопатія є, в залежності від причини, результатом підвищеної кількості правильних або пухлинних лімфоцитів і/або запальних клітин. У дорослих значно збільшеними вважаються лімфатичні вузли діаметром ≥1 см. **Причини:**

1) інфекції (в 2/3 випадків) — бактерійні (туберкульоз, сифіліс, стафілококові, стрептококові інфекції, бруцельоз, туляремія, дифтерія, лепра, хвороба котячих подряпин, рикетсіози), вірусні (цитомегалія, інфекційний мононуклеоз, ВІЛ, вірус простого герпесу, вірус вітряної віспи та оперізуючого лишаю, краснуха, кір, вірусний гепатит), паразитарні (токсоплазмоз), грибкові (гістоплазмоз, кокцидіомикоз, бластомікоз, споротрихоз, торульоз);

2) захворювання імунного генезу — СЧВ, РА, змішане захворювання сполучної тканини, дерматоміозит, синдром Шегрена, сироваткова хвороба, алергія на ліки (похідні гідантоїну, гідралазин, примідон, солі золота, карбамазепін), первинний біліарний цироз, саркоїдоз, хвороба Кавасакі, хвороба «трансплантант проти господаря»;

3) пухлини — первинні пухлини лімфатичної системи (лімфома Ходжкіна, неходжкінські лімфоми, хронічний лімфолейкоз, гострий лімфобластичний лейкоз), метастази солідних пухлин, гістіоцитоз Х;

4) лізосомні хвороби накопичення — хвороба Гоше, хвороба Німана-Піка, хвороба Фабрі;

5) інші — гіпертиреоз, хвороба Кастельмана.

Діагностика

Після виявлення лімфаденопатії у якійсь ділянці, слід обстежити усі лімфовузли, доступні для пальпаторного обстеження.

Потрібно оцінити:

1) **локалізацію** — локалізоване (обмежене однією групою) збільшення свідчить про місцеву причину (винятки: системні захворювання: туляремія, єрсиніоз, злоякісні неходжкінські лімфоми), а генералізоване вказує на системну хворобу, в тому числі, пухлину лімфатичної системи;

2) **консистенцію** — тверді лімфовузли можуть вказувати на наявність метастазів, лімфоми або хронічного лімфолейкозу; лімфовузли відносно м'які — при гострих лейкозах; вузли м'які, іноді з флюктуацією — при туберкульозі, гострому лімфаденіті та дифтерії (можуть утво-рюватись нориці на шкірі);

3) **підвищену чутливість** — пальпаторна болючість вказує на швидко прогресуюче збільшення, типове для запалення; рідше — крововилив у вузол, імунну реакцію або пухлинний процес;

4) **зміщуваність (по відношенню до шкіри і оточуючих тканин)** — відсутність зміщуваності та пакети вузлів — при хронічному запальному або пухлинному процесі.

Лімфатичні вузли, що недоступні для об'єктивного обстеження (лімфовузли середостіння та ретроперитонеального простору), оцінюють за допомогою візуальних методів (РГ, УЗД, КТ, МРТ, сцинтиграфія, ПЕТ). У разі діагностичних сумнівів, необхідно виконати гістологічне дослідження лімфатичного вузла.

27. Менінгеальні симптоми

Рефлекторні реакції, які можна викликати у випадку подразнення мозкових оболонок. **Менінгізм:** симптоми подразнення мозкових оболонок без інших симптомів запалення або при незапальних змінах мозкових оболонок (напр., під час лихоманки, не пов'язаної із захворюванням ЦНС).

Причини
Інфекційне ураження мозкових оболонок, субарахноїдальний крововилив, пухлини мозкових оболонок та головного мозку, обширний інсульт у ділянці, що локалізується безпосередньо біля шлуночків ЦНС.

Діагностика
1. Обстеження менінгеальних симптомів
1) **ригідність м'язів потилиці** — слід переконатися, що у пацієнта немає нестабільності шийних хребців (напр., після травми, або в перебігу ревматоїдного артриту) та загрози вклинення головного мозку: пацієнт лежить на спині на пласкій поверхні; притримуючи грудину однією рукою, другу всуваємо під потилицю та пробуємо зігнути шию так, щоб пацієнт торкнувся підборіддям грудини. Якщо симптом позитивний, рефлекторний спазм м'язів шиї не дозволяє пригнути голову пацієнта до грудної клітки, провокує опір та біль. Мірою ригідності м'язів потилиці є відстань від підборіддя до грудини пацієнта. У крайніх випадках напруження м'язів шиї є настільки сильним, що призводить до відгинання голови назад та вигинання тулуба вперед (опістотонус). Слід розрізняти інші причини обмеженого згинання голови (дегенеративні зміни в шийному відділі хребта, запалення лімфовузлів шиї, важкий фарингіт).

2) **симптом Брудзинського:**
   а) **верхній** — наближення підборіддя до грудини під час обстеження ригідності м'язів потилиці викликає рефлекторне згинання ніг у кульшових та колінних суглобах;
   б) **нижній** — така сама реакція згинання ніг, викликана натисканням на лонне зчленування;

3) **симптом Керніга** — пацієнт лежить на спині на пласкій поверхні; слід зігнути ногу пацієнта в кульшовому суглобі на 90°, спробувати розігнути її в колінному суглобі. Якщо симптом позитивний, рефлекторне скорочення м'язів не дозволяє це зробити, викликаючи опір та біль. Симптом Керніга є двобічним (на відміну від симптому натягу Ласега при поперековій радикулопатії).

Чутливість менінгеальних симптомів до виявлення запалення оболонок мозку дуже низька, особливо, у немовлят та осіб похилого віку. Інші симптоми, що вказують на запалення оболонок мозку →розд. 18.7.1.

2. Допоміжні дослідження: поперекова пункція →розд. 24.13 (визначення тиску спинномозкової рідини, цитологічне, біохімічне та мікробіологічне дослідження [пряма мікроскопія, посів та ПЛР]), нейровізуалізаційне обстеження (КТ, МРТ).

28. Набряки

Накопичення рідини у позаклітинному та позасудинному просторі тканин та органів.

Патомеханізм та причини

Механізми (часто співіснують):

1) підвищення гідростатичного тиску у венозній частині капілярів (напр., при застійній серцевій недостатності, недостатності венозних клапанів);

2) зниження онкотичного тиску плазми (з приводу гіпоальбумінемії);

3) збільшена проникливість стінок капілярів (найчастіше внаслідок запальних процесів);

4) порушення відтоку лімфи (напр., при значному збільшенні лімфатичних вузлів, після видалення лімфатичних вузлів, після променевої терапії, при філяріозі).

Класифікація, в залежності від локалізації:

1) **місцеві** — запальні, алергічні (напр., набряк Квінке), порушення відтоку венозної крові (напр., тромбоз глибоких вен), порушення відтоку лімфи (напр., бешиха, філяріоз);

2) **генералізовані** — серцевого походження (напр., при серцевій недостатності), печінкового походження (напр., при цирозі печінки), ниркового

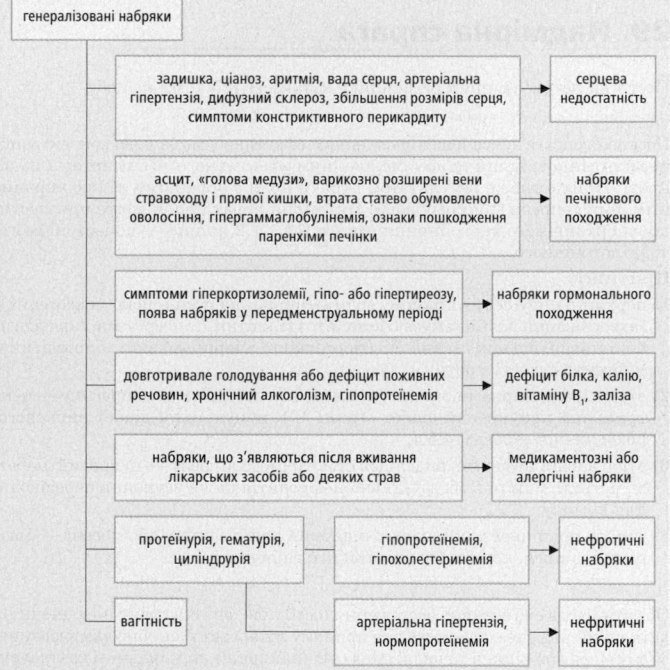

Рис. 28-1. Диференційна діагностика генералізованих набряків

походження (напр., при нефротичному синдромі), гормонального по-
ходження (напр., при гіпотиреозі), набряки від недоїдання (напр., через
нестачу білків, вітаміну B$_1$), набряки вагітних, постмедикаментозні (напр.,
внаслідок лікування глюкокортикоїдами), ідіопатичні.

Діагностика

Необхідно оцінити, чи набряк локалізований чи генералізований.

Місцевий запальний набряк характеризується болем, місцевим підвищенням
температури та почервонінням шкіри. Набряк, спричинений порушенням
відтоку венозної крові, зазвичай, асиметричний (виняток: синдром верхньої
порожнистої вени), розвивається безболісно, а при фізикальному обстеженні
можна виявити ознаки тромбозу глибоких вен. Довготривалий венозний на-
бряк призводить до трофічних змін шкіри. Алергічний набряк розвивається
швидко, блідий, безболісний, швидко зникає. Великі генералізовані набряки
спостерігаються у пацієнтів із важкою серцевою недостатністю, нефротич-
ним синдромом або цирозом печінки. Настає затримка великої кількості
води та значне збільшення маси тіла; рідина може також накопичуватись
у плевральній та черевній порожнинах. У ходячих пацієнтів набряки, за-
звичай, спочатку з'являються на нижніх кінцівках, а у лежачих — у ділянці
крижової кістки; при цьому, збільшення маси тіла, зазвичай, вже становить
3–5 кг. Набряк має пастозний характер (натиск пальцем викликає появу
повільно зникаючого заглиблення). Диференційна діагностика генералі-
зованих набряків →рис. 28-1.

29. Надмірна спрага

Постійна потреба в прийомі рідини у кількості >2500 мл на добу.

Патомеханізм та причини

Посилена спрага зумовлена підвищенням ефективної моляльної концентрації
позаклітинної рідини та/або зменшенням ефективного об'єму артеріальної
крові. Найчастіше є результатом втрати води з організму, рідше первин-
ним порушенням прийому води. Надмірна втрата води може призвести
до гіпертонічного зневоднення →розд. 19.1.1.2, рідше — до ізотонічного
або гіпотонічного.

Причини:

1) первинні порушення прийому води — первинна полідипсія (психогенна),
захворювання гіпоталамуса (гістіоцитоз із клітин Лангерганса, саркоїдоз),
полідипсія, що викликана ЛЗ (тіоридазин, хлорпромазин, холінолітики
[причина сухості в роті];

2) втрата води нирками, викликана недостатньою дією вазопресину — цен-
тральний нецукровий діабет →розд. 8.1, нецукровий діабет ниркового
походження →розд. 14.5.4;

3) втрата води нирками, внаслідок осмотичного діурезу — цукровий діабет,
діуретики, маннітол, обструктивна нефропатія після усунення перешкоди
для відтоку;

4) втрата води через шлунково-кишковий тракт, шкіру або легені — блю-
вання, діарея, нориці, проливний піт, гарячка.

Діагностика

Об'єктивне та суб'єктивне обстеження (особливо, оцінка стану наводнення);
детальний анамнез, що стосується прийому лікарських засобів; вимірювання
смаку спожитої рідини та виділення сечі (найкраще, під пильним контролем
медичного персоналу). Допоміжні дослідження: загальний аналіз крові (осо-
бливо гематокрит), загальний аналіз сечі, концентрація креатиніну, глюкози,

натрію, калію, кальцію в плазмі, концентрація натрію в сечі, осмоляльність плазми та сечі, газометрія крові. Детальний анамнез, фізикальне обстеження та результати допоміжних досліджень зазвичай дозволяють поставити діагноз полідипсії, викликаної втратою води через шлунково-кишковий тракт, шкіру, легені, а також нирки, внаслідок осмотичного діурезу. Після виключення цих причин слід запідозрити центральний або нефрогенний нецукровий діабет і первинну полідипсію та провести диференційну діагностику (тест на зневоднення, вазопресиновий тест) →розд. 8.1.

30. Нудота і блювання

Нудота — це неприємне, безболісне, суб'єктивне відчуття потреби блювання. **Блювання** — це раптовий викид шлункового вмісту через рот внаслідок сильних спазмів м'язів живота та грудної клітки. **Регургітація** — це переміщення шлункового вмісту до ротової порожнини без зусиль та рефлексів, характерних для блювання.

Румінація (пережовування) — це жування і проковтування їжі, що повертається зі шлунка до ротової порожнини, внаслідок свідомого підвищення тиску в черевній порожнині кілька хвилин після або під час споживання їжі.

Патомеханізм та причини

1. Нудота і блювання виникають у відповідь на фізіологічні або патологічні подразники, що збуджують блювотний центр у довгастому мозку або тригерну зону хеморецепторів на дні IV шлуночка. Нудота часто супроводжується іншими вегетативними симптомами, пов'язаними зі збудженням парасимпатичної нервової системи: блідість шкірних покривів, підвищена пітливість, слинотеча, гіпотонія та брадикардія (у вазо-вагальному механізмі).

2. Причини:
1) ЛЗ (зокрема, цитостатики [особливо цисплатин, дакарбазин та ін.], дігоксин, опіоїди) і токсини (зокрема,зловживання алкоголем);
2) захворювання ЦНС — мігрень, новоутворення та інші пухлини ЦНС, псевдопухлина головного мозку, менінгіт або енцефаліт, цереброваскулярні інциденти, внутрішньочерепні кровотечі;
3) психічні захворювання — депресія, анорексія, булімія, психогенне блювання;
4) захворювання лабіринту — пухлини, запалення, хвороба Меньєра, морська хвороба;
5) захворювання ШКТ та очеревини — інфекційний гастроентероколіт із гострим перебігом, харчове отруєння, харчова гіперчутливість, непрохідність тонкого кишківника, синдром верхньої брижової артерії (абдомінальний ішемічний синдром), атонія шлунку (гастропарез), синдром подразненого кишківника, виразкова хвороба шлунку та дванадцятипалої кишки, апендицит, неспецифічні запальні захворювання кишківника, гостра дилатація товстого кишківника, перитоніт;
6) захворювання жовчовивідних шляхів — холецистит, жовчна колька;
7) захворювання печінки — гепатит, цироз і печінкова недостатність;
8) захворювання підшлункової залози — гострий панкреатит, пухлини;
9) захворювання залоз внутрішньої секреції — діабетичний кетоацидоз, наднирниковий криз (гостра недостатність кори наднирників), тиреотоксичний криз, гіперпаратиреоз та гіпопаратиреоз;
10) захворювання сечовидільної системи — уремія, ниркова колька, пієлонефрит;

11) інші захворювання — інфаркт міокарда, серцева недостатність, гіпотензія, синдром верхньої порожнистої вени, гіпервітаміноз A або D, тривале голодування, гостра інтермітуюча порфірія, післяопераційні нудота та блювання, радіотерапія;

12) фізіологічні причини — вагітність, реакція на запахові, смакові та зорові подразники.

3. Класифікація блювання, з огляду на тривалість:

1) **гостре** (1—2 дні) — найчастіше, викликане інфекційними захворюваннями, лікарськими засобами, екзогенними (алкоголь, гриби) або ендогенними токсинами (уремія, діабетичний кетоацидоз);

2) **хронічне/тривале** (>7 днів) — симптом хронічних захворювань, у т. ч. й психічних хвороб.

4. Ускладнення блювання: зневоднення, порушення електролітного обміну (гіпокаліємія, гіпохлоремія), метаболічний ацидоз, аспірація та аспіраційна пневмонія, розрив стінки стравоходу (синдром Бурхаве), лінійні розриви слизової оболонки у місці шлунково-стравохідного з'єднання (синдром Маллорі-Вейса), дефіцит поживних речовин.

Діагностика

Необхідно визначити тривалість блювання, час між прийомом їжі та його початком, характер блювотних мас та інші супутні симптоми →табл. 30-1. Діагностичні обстеження — в залежності від підозрюваної причини. Якщо попередня діагностика не вказує на конкретну причину, або застосовані діагностичні обстеження її не виявили → необхідно спробувати лікувати протиблювотним та прокінетичним засобами або продовжувати діагностику, напр., виконати ендоскопію верхнього відділу шлунково-кишкового тракту, визначення тироксину у сироватці, психологічне обстеження, обстеження моторики шлунково-кишкового тракту.

Симптоматичне лікування

1. Алгоритм дій у випадку нудоти/блювання

1) слід коригувати можливі порушення водно-електролітного обміну;

2) слід визначити причину та розпочати етіотропне лікування;

3) застосувати симптоматичне лікування, якщо це необхідно.

2. Вибір ЛЗ залежить від встановленої або вірогідної причини нудоти та блювання, а також механізму дії препарату:

1) протигістамінні засоби I генерації:

   а) **дименгідринат** — профілактично 50—100 мг п/о за 30 хв перед появою провокуючого блювання фактору (подорож, наркоз, прийом ЛЗ, що погано переносяться), при необхідності, можна повторити дозу; терапевтично 50—100 мг кожні 4—6 год; при морській хворобі також у вигляді жувальної гумки (з жуйки по 20 мг жувати по одній кожні 30 хв, у разі потреби до макс. 7 жуйок/добу, профілактично розпочати ≈1 год перед подорожжю);

   б) **прометазин** 25 мг п/о одноразово, потім 10—25 мг 4×на день; при морській хворобі сироп 25 мг за 30 хв перед подорожжю, можна повторити через 8—12 год, або таблетки 20—25 мг на ніч перед мандрівкою, дозу можна повторити по 6—8 год;

2) похідні фенотіазину:

   а) **хлорпромазин** в/м 12,5—50 мг, п/о 10—25 мг кожні 6—8 год;

   б) **тіетилперазин** п/о або п/р 6,5 мг 1—4×на день, можна вводити в/в, в/м та п/ш;

   в) **левомепромазин** п/о, зазвичай, 25 мг 3—4×на день, п/ш ≤25 мг/добу;

   г) **прохлорперазин** профілактично 5—10 мг п/о 2—3×на день; терапевтично 20 мг, а через 2 год ще 10 мг;

Таблиця 30-1. Клінічні ознаки й супутні симптоми, важливі для диференційної діагностики нудоти й блювання

Клінічна ознака або супутній симптом	Причини
блювання вранці	вагітність (I триместр), уремія, алкогольний гастрит, новоутворення та інші пухлини ЦНС
блювання невдовзі після прийому їжі (<1 год)	пілоростеноз (виразкова хвороба, пухлина), гострий холецистит, панкреатит або гастрит, харчова гіперчутливість, анорексія, булімія, важка депресія
блювання >4–6 год після їжі	атонія шлунку, звуження дистальних відділів ШКТ
каловий вміст	низька кишкова непрохідність, шлунково-кишкові нориці
кров'янистий вміст або «кавова гуща»	кровотеча з виразки шлунку або дванадцятипалої кишки, геморагічна гастропатія, пухлина шлунку або стравоходу, кровотеча з варикозно розширених вен стравоходу, синдром Маллорі-Вейса
жовчний вміст	довготривале блювання, стеноз/блок нижче Фатерового сосочка
неперетравлена їжа	ахалазія, дивертикули стравоходу (напр., Зенкера), значне звуження стравоходу (виразкова хвороба, пухлина), харчова гіперчутливість (негайного типу)
частково перетравлена їжа	пілоростеноз, атонія шлунку, харчова гіперчутливість (сповільненого типу)
біль голови, порушення зору, порушення свідомості, ригідність потиличних м'язів	захворювання ЦНС (запалення, пухлини, мігрень)[a]
біль за грудиною	інфаркт міокарду
біль у животі	залежно від локалізації →розд. 1.7
діарея та гарячка	інфекції ШКТ
дисфагія	захворювання стравоходу (гастроезофагеальна рефлюксна хвороба, пухлини, дивертикули, звуження, ахалазія)
жовтяниця	захворювання печінки та жовчовивідних шляхів (запалення, жовчнокам'яна хвороба)
зниження маси тіла	хронічні органічні захворювання ШКТ, злоякісні пухлини
запаморочення, шум або дзвін у вухах	хвороби лабіринту

[a] часто без нудоти, без фізичного навантаження, блювання «фонтаном»

3) **галоперидол** — найбільш ефективний при блюванні, спричиненому метаболічними та постмедикаментозними порушеннями (також після опіоїдів); терапевтично зазвичай 2–5 мг/добу п/ш;

4) **прокінетичні ЛЗ:**

   a) **метоклопрамід** — використовуйте макс. впродовж 5 днів, найчастіше для профілактики та лікування нудоти та блювання, викликаних опіоїдами, а також пов'язаних із хіміо- та радіотерапією →розд. 22.2.2;

б) **ітоприд** 25–50 мг 3 × на день п/о, застосовують при функціональних порушеннях, а також при паліативній опіці;

в) інші прокінетичні засоби, які деколи застосовуються в паліативному догляді, напр. **еритроміцин** п/о або в/в, зазвичай ≈3 мг/кг 3 × на день.

5) антагоністи серотонінових рецепторів 5-HT3: **ондансетрон**, **палоносетрон** (також доступний комбінований препарат, що містить **палоносетрон і нетупітант**) — переважно для профілактики та лікування нудоти/блювання, пов'язаних із хіміо- та радіотерапією →розд. 22.2.2, рідше — у хворих, які отримують паліативну допомогу, із хронічними нудотою та блюванням, зумовленими хімічними факторами;

6) ГК в/в: **дексаметазон**, **метилпреднізолон** — найчастіше використовується у випадку внутрішньочерепної гіпертензії, або з метою зменшення набряку пухлини, що викликає непрохідність кишківника; як додатковий протиблювотний ЛЗ при неефективності інших препаратів та для профілактики й лікування нудоти/блювання, пов'язаних із хіміо- та радіотерапією →розд. 22.2.2;

7) антагоністи NK1 рецептора **апрепітант**, **нетупітант** — застосовують як додаткові ЛЗ для профілактики та лікування відстрочених нудоти/блювання, пов'язаних із високим еметогенним потенціалом хіміотерапії.

31. Оволосіння, надмірне патологічне

Визначення, патомеханізм та причини

Гірсутизм — надмірна кількість зрілого волосся, що виростає у жінок у андрогенчутливих зонах, таких як верхня губа, грудна клітка, внутрішня поверхня стегон, спина та живіт, і розміщується за чоловічим типом оволосіння, що зумовлено надмірним рівнем андрогенів або ЛЗ.

Вірилізм — симптомокомплекс, пов'язаний з більш вираженим надміром андрогенів у жінок, при якому крім гірсутизму виникає: збільшення клітора, зменшення грудей та матки, зниження тембру голосу, збільшення м'язової маси, акне, облисіння за чоловічим типом (починається від скроневих ділянок та видиме також на маківці голови).

Причини надмірного рівня андрогенів у жінок:

1) захворювання яєчників — синдром полікістозних яєчників (СПКЯ, найчастіше), вірилізуюча пухлина яєчника;

2) захворювання надниркових залоз — андроген-продукуюча пухлина надниркових залоз, синдром Іценко-Кушинга, вроджена гіперплазія надниркових залоз, викликана дефіцитом 21-гідроксилази (у т. ч. і некласична форма) або 11β-гідроксилази;

3) ЛЗ — андрогени, анаболічні стероїди, даназол, пероральні контрацептиви з андрогенним прогестагеном;

4) гіперпролактинемія;

5) синдром резистентності до інсуліну;

6) ідіопатичний гірсутизм.

Гіпертрихоз — генералізоване надмірне оволосіння, не обмежене лише андрогенчутливими ділянками та не пов'язане з гіперандрогенемією; може бути спадковим, ідіопатичним або викликаним деякими ЛЗ (фенітоїн, пеніциламін, діазоксид, міноксидил, циклоспорин). Виникає також у жінок з гіпотиреозом, анорексією, порфірією або дерматоміозитом.

Діагностика

Необхідно вияснити, коли виникли перші симптоми та наскільки швидко розвивався гірсутизм (раптова поява та швидке прогресування гірсутизму

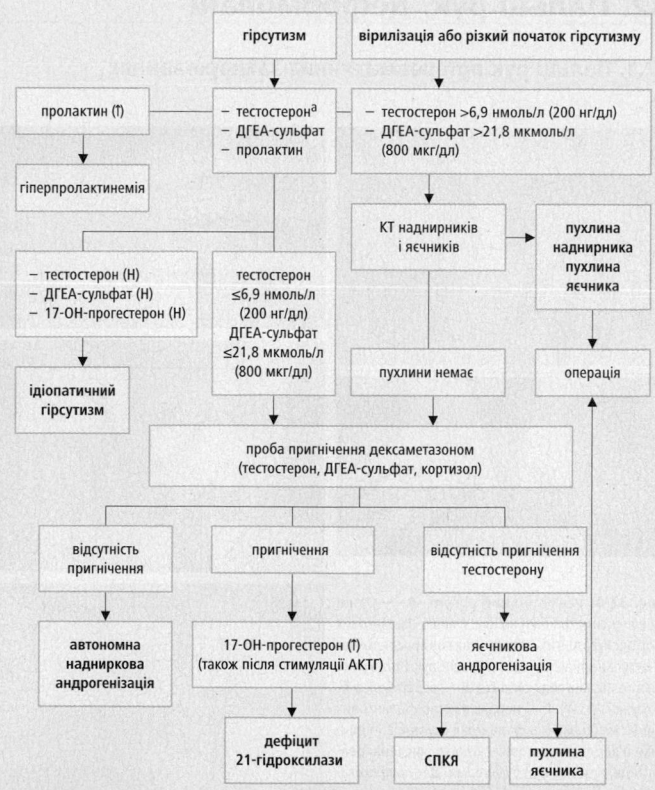

a Концентрацію тестостерону в плазмі слід визначати у ранніх ранкових годинах на 4–10 день менструального циклу в жінок із регулярним циклом. Необхідно повторити дослідження разом із визначенням вільного тестостерону в надійній лабораторії, якщо загальна концентрація тестостерону в плазмі крові знаходиться в межах норми за наявності факторів ризику, або якщо гірсутизм прогресує під час лікування

↑ підвищення концентрації, Н — концентрація в межах норми, СПКЯ — синдром полікістозних яєчників

Рис. 31-1. Алгоритм діагностики при гірсутизмі та вірилізації

поза періодом статевого дозрівання, а особливо вірилізм, можуть вказувати на вірилізуючу пухлину яєчника або надниркових залоз, яка може виявитись раком). Необхідний анамнез щодо вживання ЛЗ, порушень менструального циклу, галактореї і збільшення маси тіла.

Необхідно оцінити в шкалі від 0 (оволосіння відсутнє) до 4 (явне оволосіння за чоловічим типом) розміщення та тип волосся в 9 областях тіла, найбільш чутливих до андрогенів; Після підрахунку балів отримаєте результат за шкалою Феррімена-Голлвея; гірсутизм діагностують при результаті >8 балів. Необхідно шукати ознаки синдрому Кушинга →розд. 11.2.

Алгоритм діагностики при гірсутизмі та вірилізації →рис. 31-1.

32. Пальці рук, деформовані

32.1. Пальці рук при ревматичних захворюваннях

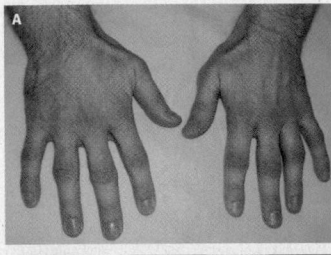
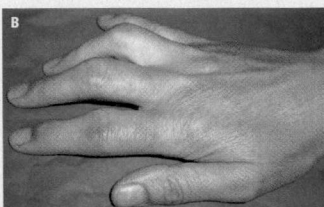
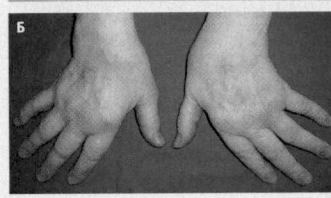
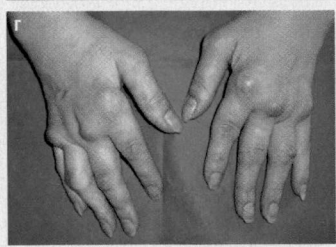

Рис. 32-1. Ревматоїдний артрит. **А** — ранні зміни — симетричний набряк п'ястно-фалангових і проксимальних міжфалангових суглобів. **Б** — ульнарна девіація пальців рук і підвивих п'ястно-фалангових суглобів. **В** — веретеноподібні пальці (III і IV). **Г** — набряк п'ястно-фалангових і проксимальних міжфалангових суглобів, підвивихи п'ястно-фалангових суглобів, численні ревматоїдні вузлики над суглобами. **Д** — деформація V пальця у вигляді лебединої шиї

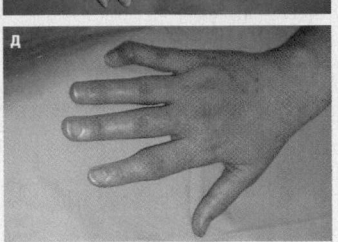

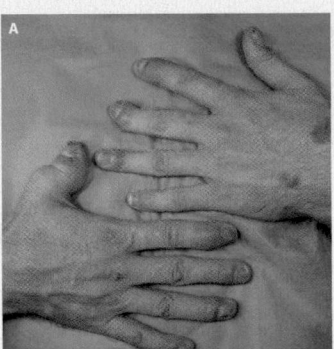
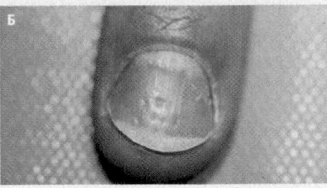

Рис. 32-2. Псоріатичний артрит. **А** — псоріатичні зміни на шкірі тильних поверхонь рук, «телескопічний» I палець правої руки, характерне ураження дистальних міжфалангових суглобів обох рук, підвивих дистальної фаланги III пальця лівої руки, «ковбасоподібний» II палець правої руки. **Б** — точкові заглиблення на нігтьовій пластинці (симптом наперстка).

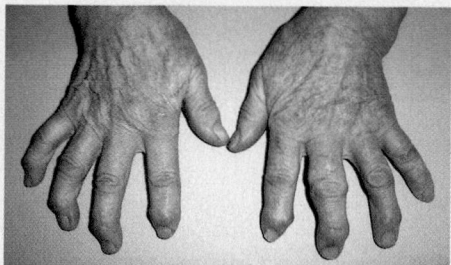

Рис. 32-3. Остеоартроз — вузлики Гебердена (над дистальними міжфаланговими суглобами) більшості пальців обох рук, вузлик Бушара (над проксимальним міжфаланговим суглобом) III пальця лівої руки.

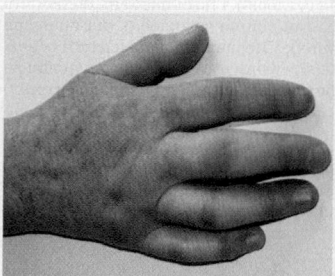

Рис. 32-4. Системна склеродермія — блискуча, затверділа шкіра на пальцях, заважає їх повному згинанню та розгинанню (симптом тісної рукавички).

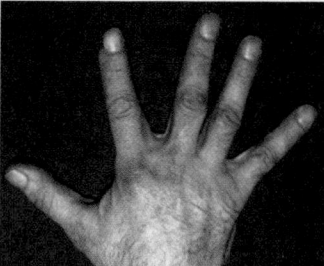

Рис. 32-5. Поліміозит і дерматоміозит. Еритематозно-синюшні папули над міжфаланговими і п'ястно-фаланговими суглобами (папули Готтрона).

32.2. Пальці у формі «барабанних паличок»

Патомеханізм та причини

Пальці у формі «барабанних паличок» («пальці Гіпократа») виникають внаслідок проліферації сполучної тканини на суглобовій поверхні дистальних фаланг пальців рук, рідше стоп, що призводить до опуклості нігтів, які набувають форми «годинникового скла» →рис. 32-6; часто співвісне з навколонігтьовою еритемою. Кут між площиною нігтя та поверхнею шкіри у місці виходу кореня з нігтьового валу становить ≥180° (у нормі ≈160°). Механізм розвитку невідомий. **Причини:**

1) легеневі — рак та інші пухлини легень, легеневий фіброз, хронічні запальні захворювання (напр., ХОЗЛ, абсцес легені, емпіема плеври, бронхоектатична хвороба, туберкульоз легень), муковісцидоз, саркоїдоз;

2) серцеві — вроджені ціанотичні вади серця, бактерійний ендокардит;

3) захворювання ШКТ — хвороба Крона, неспецифічний виразковий коліт, цироз печінки (біліарний та портальний);

4) гормональні — хвороба Грейвса-Базедова, гіперпаратиреоз;

5) ідіопатичні пальці у формі «барабанних паличок».

Пальці у формі «барабанних паличок» на обох руках є характерною ознакою центрального ціанозу. Пальці у формі «барабанних паличок» лише на одній руці є наслідком пошкодження артеріального кровообігу в даній кінцівці внаслідок відкритої артеріальної (Боталової) протоки, аневризми (напр., аорти або підключичної артерії) чи артеріїту. Можуть бути складовою **гіпертрофічної остеоартропатії** (синдрому Марі-Бамбергера, болісного

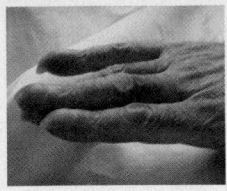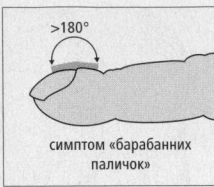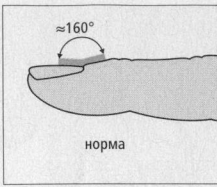

симптом «барабанних паличок»

норма

Рис. 32-6. Пальці у формі «барабанних паличок»

утворення нової кістки під періостом), при якій додатково виникають: згрубіння періосту, що можна відчути на непокритих м'язами кісткових поверхнях (ділянки гомілковостопних та зап'ясних суглобів), і пальпаторна болючість цих ділянок; набряк, болючість та симптоми рідини в суглобах (найчастіше в колінних, гомілковостопних та ліктьових); у первинній формі може розвинутись генералізоване згрубіння шкіри, яка формує складки. Найчастішою (>90 %) причиною вторинної гіпертрофічної остеоартропатії є рак легень.

Діагностика

З метою діагностування та з'ясування причини розвитку гіпертрофічної остеоартропатії слід виконати рентгенографію діафізів довгих (трубчастих) кісток (згрубіння періосту). Завжди виконують рентгенографію органів грудної клітки, з огляду на підвищений ризик недрібноклітинного раку легень.

33. Парези та паралічі

Парез — це зниження м'язової сили з обмеженням обсягу довільних рухів.
Параліч — це повна нездатність до виконання рухів.

Патомеханізм та причини

Ураження центрального (моторна кора і кірково-ядерні шляхи) або периферичного (рухові ядра черепномозкових нервів або α-мотонейрони передніх рогів спинного мозку і периферичні нерви) рухового нейрону.

1. Спастичний парез: ураження центрального рухового нейрона. Причини: транзиторна ішемічна атака (ТІА), інсульт, пухлина, абсцес, інфекційні та неінфекційні запалення, розсіяний склероз, минущий парез після епілептичного нападу (параліч Тодда). Гостре пошкодження центрального рухового нейрону (напр., інсульт, травми спинного мозку) може спочатку проявлятися у вигляді в'ялого паралічу.

2. В'ялий парез: ураження периферичного рухового нейрона. Причини: синдром Гійена-Барре, отруєння важкими металами, побічні дії ліків (вінкристин, ізоніазид), нейропатії в перебігу аутоімунних захворювань, гостра інтермітуюча порфірія, порушення нервово-м'язової передачі (міастенія, ботулізм, дія міорелаксантів) або м'язів (запальні міопатії, періодичний параліч [гіпо- або гіперкаліємічний]).

3. Спастичний та в'ялий парез (співіснуючий). Причини: бічний аміотрофічний склероз, поперечне запалення та інші захворювання спинного мозку (спастичний параліч нижче рівня пошкодження, викликаний перериванням кортико-спінального шляху, а також в'ялий парез на рівні пошкодження, викликаний ураженням мотонейронів передніх рогів спинного мозку).

Діагностика

1. Суб'єктивне та об'єктивне дослідження

1) у випадку парезу/паралічу кінцівок, слід оцінити його обсяг: **тетрапарез** (усі чотири кінцівки) — вказує на пошкодження шийного відділу

Таблиця 33-1. Симптоми пошкодження центрального та периферичного рухового нейрону

Симптом	Центральний руховий нейрон	Периферичний руховий нейрон
парез	зазвичай глобальний, охоплює велику групу м'язів	часто охоплює лише один м'яз або одну групу м'язів
сухожильні рефлекси	підвищені	ослаблені або відсутні
клонус (напр., стопи)	присутній	відсутній
патологічні симптоми	присутні (симптом Бабінського[a], симптом Россолімо[б])	відсутні
атрофія м'язів	не спостерігається; може виникнути вторинна атрофія від бездіяльності (тобто, з приводу невикористання ослаблених або паралізованих м'язів)	розвивається досить швидко
тонус м'язів	підвищений (спастичний)	нормальний або знижений (в'ялий)
шкірні черевні рефлекси	відсутні	присутні
синкінезії	присутні	відсутні
фасцикуляції	відсутні	іноді присутні

[a] позитивний = піднімання (дорсальне згинання) великого пальця стопи після подразнення підошви (тупим предметом, ковзанням рухом від п'яти по зовнішній стороні вперед, а потім до великого пальця стопи); така сама реакція при подразненні передньої поверхні гомілки (від коліна до стопи) — це позитивний симптом Оппенгейма

[б] позитивний = підошвове згинання пальців стопи у відповідь на швидкий удар по них

спинного мозку, **геміпарез** (параліч верхньої та нижньої кінцівок по одній стороні) — вказує на пошкодження внутрішньої капсули; **нижній парапарез** (тільки нижніх кінцівок) — вказує на пошкодження спинного мозку в грудному або поперековому відділах, **монопарез** (одна кінцівка) — найчастіше викликаний ураженням сплетіння або периферичного нерву; дифдіагностика спастичного та в'ялого парезу →табл. 33-1;

2) у випадку парезу/паралічу інших м'язів слід оцінити його обсяг і ступінь важкості: **окорухові порушення** — пошкодження III, IV і VI черепномозкових нервів; **парез жувальних м'язів** — пошкодження трійчастого нерва; **парез мімічних м'язів** — парез м'язів цілої половини обличчя (периферичний параліч Белла — ураження лицевого нерву), параліч м'язів тільки нижньої частини половини обличчя, тобто опущення кутика роту, але збережена здатність зморщити чоло і частково стиснути повіки по тій самій стороні (пошкодження центрального рухового нейрону протилежної півкулі), **дисфагія, дисфонія** — ураження блукаючого нерву; **ослаблення грудинно-ключично-соскоподібного і трапецієподібного** м'язів — ураження додаткового нерву; **ослаблення м'язів язика** — пошкодження під'язикового нерву;

3) слід оцінити обставини виникнення парезу/паралічу (початок гострий, підгострий або хронічний, порушення свідомості, травма, гарячка, симптоми інфекції, недавно перенесене інфекційне захворювання), інші вогнищеві неврологічні симптоми (напр., порушення чутливості, атаксія,

порушення зору, порушення сечовипускання та дефекації), супутні симптоми соматичних захворювань.

2. Допоміжні дослідження: нейровізуалізація (КТ, МРТ) у випадку пошкодження головного та/або спинного мозку; електрофізіологічні дослідження (нервова провідність, електроміографія) у разі пошкодження периферичного рухового нейрону.

34. Порушення дихання

1. Дихальний цикл

1) **частота дихання** (у нормі в стані спокою 12–15/хв):

   а) **прискорене дихання** (тахіпное) — причини: емоції, фізичне навантаження, підвищена температура тіла, причини задишки →розд. 1.17 (>30/хв іноді може бути симптомом початку дихальної недостатності у перебігу захворювань легень або серця);

   б) **сповільнене дихання** (брадипное) — причини: захворювання ЦНС (також із підвищенням внутрішньочерепного тиску), отруєння опіоїдами та бензодіазепінами;

2) **глибина дихання** (глибина вдиху):

   а) **поглиблене дихання** (гіперпное, дихання Кусмауля) — при метаболічному ацидозі;

   б) **поверхневе дихання** (гіпопное) — може виникати при дихальній недостатності, особливо, коли настає виснаження дихальної мускулатури (наступний етап «риб'яче дихання» [ковтання повітря] та апное);

3) **відношення вдиху до видиху** — у нормі видих дещо довший від вдиху; значне видовження видиху виникає при загостренні обструктивних захворювань легень (астма, ХОЗЛ);

4) **інші порушення:**

   а) **дихання Чейна-Стокса** — нерегулярне дихання, що полягає у поступовому прискоренні та поглибленні дихання, а потім сповільненні та поверхневому диханні з періодами апное (з періодичними перервами в диханні); причини: інсульт, метаболічна або постмедикаментозна енцефалопатія, серцева недостатність;

   б) **дихання Біота** — швидке та поверхневе нерегулярне дихання з довшими періодами апное (10–30 с); причини: підвищення внутрішньочерепного тиску, пошкодження ЦНС на рівні довгастого мозку, постмедикаментозна кома;

   в) **дихання, що переривається глибокими вдихами (зітхання)** — між нормальними вдихами з'являються поодинокі глибокі вдихи та видихи, часто з відчутним зітханням; причини: невротичні та психоорганічні розлади;

   г) **апное та поверхневе дихання під час сну** →розд. 3.18.

2. Типи дихання

1) **грудний** — залежить від роботи зовнішніх міжреберних м'язів, переважає у жінок; єдиний тип дихання при значному асциті, у пізніх термінах вагітності, великій кількості газів у черевній порожнині, паралічі діафрагми;

2) **черевний** (діафрагмальний) — залежить від роботи діафрагми, переважає у чоловіків, домінуючий при анкілозуючому спондилоартриті, паралічі міжреберних м'язів та при сильно вираженому плевральному болю.

3. Рухливість грудної клітки

1) **одностороннє ослаблення рухів грудної клітки** (з нормальною рухливістю по протилежній стороні) — причини: пневмоторакс, велика кількість рідини у плевральній порожнині, масивний фіброз плеври (фіброторакс);

2) **парадоксальні рухи грудної клітки** — западання грудної клітки під час вдиху; причини: травма, що призвела до перелому >3 ребер в >2 міс. (т. зв. флотуюча грудна клітка) або перелом грудини — парадоксальна рухливість частини стінки грудної клітки; інколи при дихальній недостатності з інших причин;

3) **посилена робота додаткових дихальних м'язів** (грудинно-ключично-соскоподібних, трапецієвидних, драбинчастих) — коли функція зовнішніх міжреберних м'язів та діафрагми не утримує нормального газового обміну (причини такі ж, як задишки →розд. 1.17). Спостерігається втягнення міжреберних проміжків. Хворий стабілізує плечовий пояс, спираючись верхніми кінцівками на тверду основу (напр., край ліжка). При хронічній дихальній недостатності може виникнути гіпертрофія додаткових дихальних м'язів.

35. Порушення сечовиділення

1. Дизурія: болісне та/або утруднене сечовиділення (краплями або слабкий чи переривчастий струмінь). Може супроводжуватися відчуттям печіння в сечівнику (уретрі) або позовами до сечовипускання. **Причини:** захворювання уретри (найчастіше — запалення), сечового міхура (як правило, інфекція сечовивідних шляхів), передміхурової залози (найчастіше — доброякісна геперплазія), сечоводів, ниркових мисок та нирок, а також статевих органів у жінок, психічні розлади. **Діагностика:** анамнез (необхідно пам'ятати про захворювання, що передаються статевим шляхом) та фізикальне обстеження, що охоплює зовнішнє вічко сечівника і статеві органи, у чоловіків обстеження передміхурової залози; гінекологічне обстеження; загальний аналіз сечі з осадом; посів сечі при підозрі ІСШ; аналіз та/або посів виділень із сечівника (уретри) при підозрі інфекції, що передається статевим шляхом; УЗД сечовидної системи. Після виключення відомих причин дизурії, необхідно розглянути можливість психогенного розвитку симптомів.

2. Олігурія: виділення сечі <500 мл (<70 мл на 10 кг маси тіла) на добу.

3. Анурія: виділення <100 мл сечі на добу. **Причини:** гостре пошкодження нирок (ГНН: преренальна, ренальна і постренальна), термінальна стадія ниркової недостатності, що вимагає нирково-замісної терапії. **Діагностика:** визначення форми і причини ГНН, диференціація з ХНН →розд. 14.1.

4. Поліурія: тривале виділення >2500 мл сечі на добу. Є наслідком порушення затримки води нирками або (рідше) надмірного надходження рідини. Зазвичай супроводжується надмірною спрагою (полідипсія) →розд. 1.29. Причини і діагностика поліурії ті самі, що й надмірної спраги.

36. Порушення чутливості

Патомеханізм та причини

Порушення чутливості можуть проявлятися симптомами зниження (ослаблення чи відсутності одного або кількох видів чутливості) і/або симптомами посилення (ненормальні відчуття у вигляді парестезій, таких як поколювання або оніміння, або гіперчутливість на сенсорні стимули — біль, гіперестезія). **Причини:** патологічні процеси, що ушкоджують периферичні рецептори, розташовані в різних тканинах і органах, чутливі волокна периферичних нервів, аферентні шляхи спинного мозку і стовбура мозку, таламуса та коркових центрів у тім'яній долі.

Таблиця 36-1. Симптоми та причини порушення чутливості, в залежності від місця пошкодження

Місце пошко-дження	Тип порушень	Причини
периферичний нерв	біль і парестезії в ділянці іннервації, пізніше втрата всіх видів чутливості	мононевропатії (травма)
корінці спин-но-мозкових нервів	посилення болю при підвищенні внутрішньочерепного тиску (напр., кашель, дефекація), парестезії сегментарного типу, потім втрата всіх видів чутливості	радикуліт попереково-крижового або шийного відділу (грижа міжхребцевого диску), пухлини, гострий демієлінізуючий полірадикулоневрит гостра запальна демієлінізуюча полірадикуло-нейропатія, значні дегенеративні зміни хребта
поперечне пошкодження спинного мозку	двобічна втрата всіх видів чутливості нижче місця ураження	травми, пухлини, запалення або ішемія спинного мозку, крововилив до спинного мозку
половинне поперечне пошкодження спинного мозку	порушення чутливості нижче рівня пошкодження: глибокої і тактильної — по стороні ураження, больової і температурної — по протилежній стороні	екстрамедулярна пухлина, травма, розсіяний склероз
інтрамедулярне ураження	дисоційовані сенсорні порушення: втрата больової і температурної чутливості при збереженій глибокій і частково дотиковій чутливості	інтрамедулярні пухлини, сірінго-мієлія, посттравматичний інтрамедулярний крововилив, тромбоз передньої спинномозкової артерії
задні стовпи спинного мозку	втрата глибокої чутливості, сенсорна атаксія, зниження м'язового тонусу і відсутність глибоких рефлексів	фунікулярний мієлоз (авітаміноз віт. B_{12}), спинна сухотка (сифіліс нервової системи), іноді у хворих на цукровий діабет
таламус	дуже неприємний, сильний, пароксизмальний або постійний біль половини тіла, стійкій до дії ліків, геміанастезії, особливо у випадку пропріоцептивної чутливості	ішемічний або геморагічний інсульт, пухлина, травма
кора тім'яних долей	неможливість оцінки сили та локалізації стимуляції, порушення дерматолексії (здатності розпізнавати символи, написані на шкірі), неможливість дискримінації (розрізняти два одночасно діючі подразники), феномен екстинкції (тобто вигасання стимулу — неможливість відчути одне з чуттєвих вражень при подразненні двох точок, розташованих в тих самих місцях по обидва боки тіла), астереогнозія (нездатність розпізнавання без допомоги зору об'єктів, які пацієнт тримає в руках)	ішемічний або геморагічний інсульт, пухлини

Причини різних видів порушень чутливості, залежно від місця пошкодження нервової системи →табл. 36-1.

Короткотривалі й минущі парестезії не вказують на пошкодження нервової системи. Причини парестезії, залежно від місця ураження →табл. 36-2.

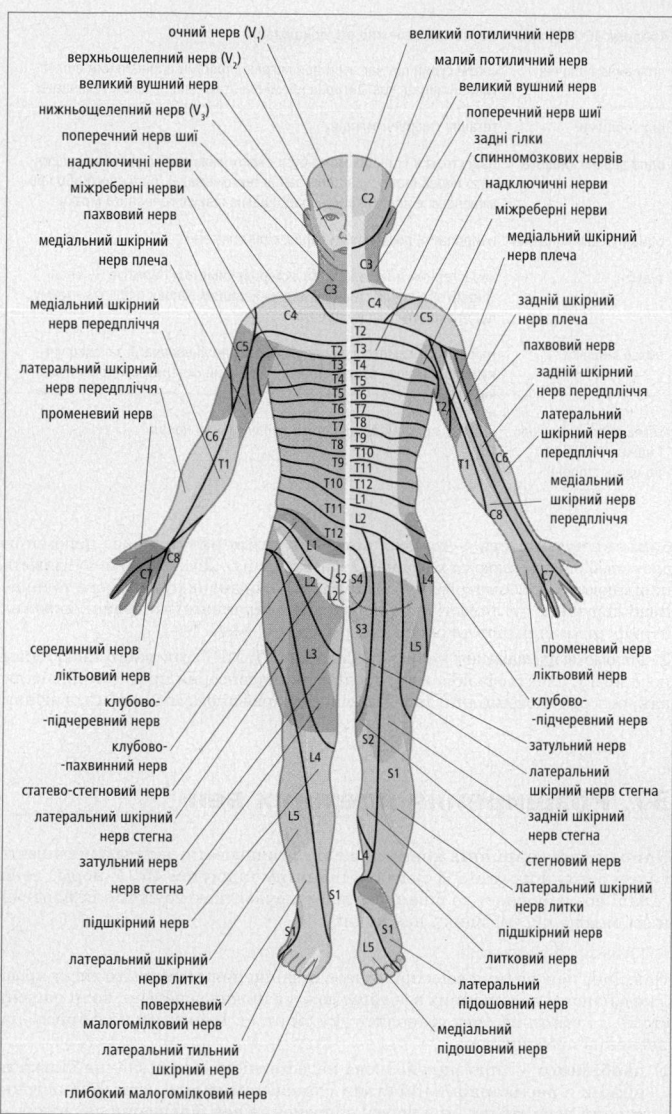

Рис. 36-1. Сегментарна іннервація шкіри та ділянки шкірної іннервації нервів

Діагностика

1. Суб'єктивне та об'єктивне обстеження: слід оцінити тип, тяжкість, обставини виникнення і локалізацію порушень чутливості. **Тактильну чутливість** досліджують, торкаючись тіла шматочком тонкого паперу або вати на паличці,

113

Таблиця 36-2. Причини парестезії залежно від локалізації

половина обличчя	спазм судин під час аури при мігрені, простий парціальний епілептичний напад, транзиторна ішемічна атака (часто також геміпарез)
ціле обличчя	тетанія, гіпервентиляція
одна верхня кінцівка	парестезія в пальцях може бути симптомом пошкодження серединного нерва (напр., синдром зап'ястного каналу), ліктьового або променевого; епілептичний напад, ішемія півкулі головного мозку
обидві верхні кінцівки	нейропатія, розсіяний склероз, сірінгомієлія
тулуб	характерний для розсіяного склерозу симптом Лермітта — спонтанний або викликаний швидким нахилом голови (відчуття струму, що проходить уздовж хребта)
нижні кінцівки	найчастіше симптом початкової стадії полінейропатії, також фунікулярний мієлоз задніх стовпів, розсіяний склероз, синдром неспокійних ніг
геміанестезія (верхня і нижня кінцівка по одній стороні)	інсульт, простий парціальний епілептичний напад

больову чутливість — голкою, **відчуття температури** — за допомогою двох пробірок з теплою та холодною водою (з крану). Досліджуючи чутливість, порівнюють її на симетричних ділянках тіла, визначають якомога точніше межі порушень чутливості й порівнюють їх з ділянками іннервації окремих периферичних нервів та окремих дерматомів →рис. 36-1.

2. Допоміжні дослідження: нейровізуалізація (КТ, МРТ) головного та/або спинного мозку, електрофізіологічні дослідження (сенсорна провідність; викликані сенсорні потенціали) залежно від підозрюваного місця пошкодження.

37. Розширення яремних вен

Наповнення зовнішніх яремних вен слід оцінювати, вкладаючи пацієнта у позу лежачи на спині, з тулубом, піднятим під кутом 45°. У нормі, вени запалі або наповнені до рівня 1–2 см над рукояткою грудини, їх наповненість менша під час вдиху, ніж видиху.

Патомеханізм та причини

Надмірне наповнення вен спричинене підвищенням венозного тиску крові. Якщо наповнення яремних вен сягає до кута нижньої щелепи, коли пацієнт стоїть, то венозний тиск становить ≥25 см рт. ст. **Причини** надмірного наповнення яремних вен:

1) **двобічного** — правошлуночкова недостатність серця, значна кількість рідини в перикардіальній сумці (також тампонада серця), констриктивний перикардит (при цьому наповнення вен більше під час вдиху — парадоксальний венозний пульс [симптом] Куссмауля [інколи наявний також при тяжкій правошлуночковій серцевій недостатності]), обмежена прохідність верхньої порожнистої вени (синдром верхньої порожнистої вени →розд. 2.32; причини — пухлина легень та збільшені лімфатичні вузли верхнього середостіння, рідше тромбоз верхньої порожнистої вени, фіброз середостіння, аневризма грудної аорти, величезний зоб), стеноз або недостатність тристулкового клапана (при недостатності супроводжується

позитивним венозним пульсом — наповнення вен посилюється під час систоли серця), легенева гіпертензія, тромбоемболія легеневої артерії, напружений пневмоторакс

2) **однобічного** — великий зоб; лівобічного — компресія лівої плечо-головної вени аневризмою аорти.

Діагностика

1. **Слід оцінити життєві параметри** (дихання, пульс, артеріальний тиск), оскільки може розвинутися стан безпосередньої загрози життю (особливо, тампонада серця, напружений пневмоторакс або легенева тромбоемболія).

2. Слід провести суб'єктивне та об'єктивне обстеження. **Потрібно визначити наявність печінково-яремного рефлюксу**, щоб злокалізувати перешкоду, яка викликає розширення яремних вен. Необхідно покласти пацієнта на спину з тулубом під таким кутом, щоб наповнення яремних вен не перевищувало 1–2 см над вирізкою грудини. Впродовж 30–60 с слід натискати рукою ділянку правого підребер'я, а у випадку її болючості — іншу ділянку черевної стінки, одночасно слідкуючи, щоб хворий спокійно дихав, та стежачи за яремними венами. Їх наповнення вище рівня грудинно-ключично-соскоподібного м'яза (**позитивний печінково-яремний симптом**) спостерігається при застійній серцевій недостатності (натиск на ділянку печінки збільшує тиск у нижній порожнистій вені та у правому передсерді, що передається на верхню порожнисту вену та яремні вени). У здорових осіб або осіб із утрудненим відтоком крові понад праве передсердя натиск на печінку не викликає істотного підвищення тиску у передсерді або перенесення підвищеного тиску з правого передсердя до верхньої порожнистої вени неможливе. Затримування дихання під час оцінки печінково-яремного рефлюксу дає ефект, рівнозначний із пробою Вальсальви, і надмірне наповнення яремних вен при цьому не має діагностичної цінності.

3. Допоміжні дослідження: РГ грудної клітки; при підозрі на наявність серцевої недостатності, тампонади серця, перикардиту або клапанної вади — ехокардіографія; при великому зобі — УЗД шиї та визначення ТТГ і гормонів щитоподібної залози; при синдромі верхньої порожнистої вени (супроводжується набряком обличчя, шиї, розширенням вен верхньої половини грудної клітки) — КТ грудної клітки, при підозрі раку легень — бронхоскопія; при підозрі на ТЕЛА — ангіо-КТ грудної клітки, УЗД вен нижніх кінцівок.

38. Свербіж

Патомеханізм та причини

Свербіж — це неприємне відчуття, що викликає потребу розчухування. Виникає у поверхневих шарах шкіри, слизових оболонок, верхніх дихальних шляхів і кон'юнктив. Патогенез свербіжу недостатньо вивчений і, ймовірно, багатофакторний. Причини генералізованого свербіжу:

1) алергічні захворювання шкіри;

2) хронічна ниркова недостатність, особливо у термінальній стадії;

3) холестаз — первинний біліарний цироз, позапечінковий холестаз, холестаз вагітних, гепатити;

4) гематологічні захворювання — справжня поліцитемія, лімфома Ходжкіна, грибоподібний мікоз, мастоцитоз, інші мієлопроліферативні та лімфопроліферативні новоутворення;

5) ендокринні та метаболічні розлади (захворювання щитоподібної залози, паращитоподібних залоз, цукровий діабет, карциноїдний синдром, гіперкальціємія);

Таблиця 38-1. Рекомендоване симптоматичне лікування свербіжу в деяких клінічних ситуаціях

Клінічна ситуація	Методи, які використовуються найчастіше	Інші можливі методи лікування
уремія	зволоження шкіри, оптимізація діалізаційного лікування та харчування, виключення гіперпаратиреозу, активоване вугілля 6 г/добу, фототерапія УФ-В променями, габапентин в низьких дозах, напр., 100 мг 3 × на тиж. після гемодіалізу, прегабалін в низьких дозах, налфурафін 5 мкг в/в після гемодіалізу або 2,5 чи 5 мкг/добу п/о, при локалізованому свербіжі капсаіцин місцево у формі 0,025–0,075 % крему; γ-ліноленова кислота (2,2 % мазь), такролімус (0,03 % мазь)	сертралін 25–100 мг/добу, зважте трансплантацію нирки, налтрексон 50 мг/добу, талідомід 100 мг на ніч, акупунктура; інші: холестирамін, доксепін, монтелукаст, кромоглікат натрію, сульфат цинку, жирні кислоти омега-3, ондансетрон або граністетрон
холестаз	стентування жовчних шляхів, холестирамін 4–16 г/добу, сертралін (25)50–100 мг/добу (або пароксетин 5–20(40) мг/добу, флувоксамін 25–100 мг/добу), рифампіцин (75)150–600 мг/добу, налтрексон 12,5–250 мг/добу (або налоксон парентерально в дуже малих дозах)	бупренорфін трансдермально в низькій дозі (якщо у зв'язку з болем хворий вживав інший опіоїд, спроба заміни на бупренорфін відповідно до принципів перерахунку доз при ротації опіоїдів); інші: налфурафін, андрогени, ондансетрон, тропісетрон, пропофол, урсодеоксихолієва кислота (свербіж при внутрішньопечінковому холестазі вагітних), плазмаферез або альбуміновий діаліз
істинна поліцитемія	зволоження шкіри, ацетилсаліцилова кислота	сертралін 25–100 мг/добу або пароксетин 5–20(40) мг/добу, або флувоксамін 25–100 мг/добу), інтерферон-α (якщо є покази до циторедукційної терапії), талідомід, ципрогептадин, циметидин, седативні препарати (гідроксизин, бензодіазепіни), ПУФА, холестирамін
лімфома Ходжкіна	ГК	циметидин 800 мг/добу, міртазапін (7,5)15–30 мг на ніч, сертралін (25)50–100 мг/добу, карбамазепін 200 мг 2 × на добу
паранеопластичний свербіж, при солідних пухлинах	пароксетин 5–20(40) мг/добу або сертралін 25–100 мг/добу, або флювоксамін 25–100 мг/добу	міртазапін (7,5)15–30 мг на ніч
лікування опіоїдами: епідурально або субарахноїдально	бупівакаїн інтратекально, габапентин, міртазапін, ондансетрон профілактично	НПЗП, ондансетрон, налбуфін, буторфанол, налоксон або налтрексон, габапентин, пропофол, прометазин
системне лікування морфіном або іншими опіоїдами	зволоження шкіри, зниження температури оточення, блокатори H₁-рецепторів	зміна на інший опіоїд (особливо у випадку морфіну), якщо свербіж утримується протягом кількох днів і це дуже докучає пацієнту: ондансетрон, пароксетин

| нейропатич-ний свербіж | капсаїцин місцево при *notalgia paresthetica* (і, ймовірно, в інших синдромах защемлення), протиепілептичні ЛЗ (в основному габапентин, прегабалін), антидепресанти | НПЗП |
| інші причини або ідіопатичний свербіж | сертралін або пароксетин | міртазапін, габапентин, апрепітант |

6) нейропатичний свербіж центральний (пухлини та абсцеси головного мозку, постінсультні зміни, аневризми, розсіяний склероз) або периферичний (оперізуючий лишай, цукровий діабет, амілоїдоз, постмедикаментозний [переважно опіоїди, що введені епідурально або субарахноїдально, моноклональні антитіла анти-EGFR, інгібітори тирозинових кіназ], у післяопераційному рубці);

7) паранеопластичний свербіж — солідні пухлини;

8) психогенний свербіж.

Діагностика

У пацієнтів із генералізованим свербіжем слід врахувати всі вище наведені причини, особливо, лімфо- та мієлопроліферативні новоутворення та солідні пухлини, свербіж без змін на шкірі може навіть на декілька років випереджувати перші прояви хвороби.

Лікування

1. Свербіж при алергічних захворюваннях: антигістамінні ЛЗ, напр., **гідроксизин, диметинден** у гелі, **полідоканол** 3 % у кремі або олії для ванн може усувати свербіж при хронічних алергічних захворюваннях шкіри (напр., при атиповому дерматиті).

2. Свербіж в перебігу інших захворювань →табл. 38-1.

39. Свідомість, порушення

Патомеханізм та причини

Стан свідомості зумовлюють ретикулярна активаційна система стовбура мозку та кора мозку. Між повною свідомістю та цілковитою її відсутністю розрізняються стани частково збереженої свідомості з обмеженою здатністю реагування на зовнішні подразники →табл. 39-1. Причини порушень свідомості →табл. 23.2-1, розд. 23.2.

Діагностика та лікування

Оцінка стану свідомості буває дуже важкою, напр., у пацієнтів із розладами мови або депресією, або у тих, що отримують міорелаксанти. При оцінюванні стану свідомості велике діагностичне і прогностичне значення мають: відкривання очей, мовна реакція, реакція на больовий подразник. Найчастіше використовується шкала Глазго →табл. 39-2. При оцінюванні береться до уваги найкраща відповідь. Обстеження слід повторювати з певними проміжками часу, спостерігаючи динаміку змін стану свідомості. Обов'язково необхідно оцінити ширину зіниць, величину очних щілин та розташування очних яблук і, якщо можливо, їхні рухи.

Алгоритм дій з пацієнтом →розд. 23.2.

Таблиця 39-1. Порушення свідомості

Тип порушення	Симптоми
якісні	
аменція	пацієнт, на перший погляд, повністю прокинувся, але його мислення й дії незібрані та хаотичні
делірій	симптоми аменції супроводжуються вегетативними порушеннями (прискорення частоти серцевих скорочень, тремор, пітливість, розширення зіниць); наявні галюцинації і маячні ідеї, що можуть викликати неспокій і психомоторне збудження
кількісні	
надмірна сонливість (летаргія)	під впливом вербального подразника пацієнт прокидається, дає словесні відповіді, виконує довільні рухи
ступор (оглушеність)	пацієнт прокидається під впливом сильного больового подразника, не відповідає на вербальні команди або його реакція мінімальна; збережені цілеспрямовані захисні рухи
поверхнева кома	хаотичні захисні рухи у відповідь на сильні больові подразники
глибока кома	відсутність реакції, навіть, на сильні больові подразники

Таблиця 39-2. Шкала Глазго

Оцінювана реакція	Ступінь порушення	Кількість балів
відкривання очей	спонтанне	4
	на прохання	3
	у відповідь на больовий подразник	2
	відсутність реакції	1
мовна реакція	правильна, пацієнт повністю зорієнтований	5
	відповідає, але здезорієнтований	4
	вживає неадекватні слова	3
	видає незрозумілі звуки	2
	відсутність реакції	1
рухова реакція	на прохання	6
	здатний злокалізувати больовий подразник	5
	правильна згинальна реакція (уникання у відповідь на больовий подразник)	4
	патологічна згинальна реакція (декортикація)	3
	розгинальна реакція (децеребраційна ригідність)	2
	відсутність реакції	1

40. Серце, аускультація

Аускультацію серця проводять у 4 основних точках →рис. 40-1, центральні пункти яких знаходяться:

– у лівому міжребер'ї медіальніше від серединно-ключичної лінії (верхівка серця) — **точка аускультації мітрального клапана (М)**;

– у IV–V правому міжребер'ї біля грудини — **точка вислуховування тристулкового клапана (Т)**;

– у II лівому міжребер'ї біля грудини — **точка вислуховування клапана легеневої артерії (ЛК)**;

– у II правому міжребер'ї біля грудини — **точка аускультації аортального клапана (Ao)**.

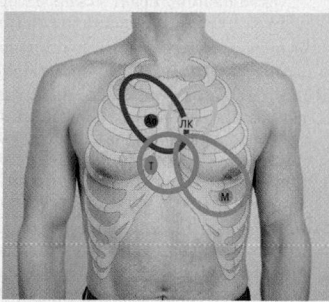

Рис. 40-1. Точки аускультації серця

Аускультацію серця слід проводити у пацієнта в положенні лежачи на спині під час спокійного дихання, якщо необхідно, попросити пацієнта затримати дихання на вдиху або на видиху або змінити положення тіла. Шуми з правого серця, як правило, голосніші у фазі вдиху.

40.1. Тони серця

40.1.1. I тон

1. Механізм: закриття мітрального (компонент M_1) і трикуспідального (компонент T_1) клапанів у ранній фазі систоли шлуночків. Гучність I тону залежить, в основному, від компонента M_1.

2. Аускультація: у нормі I тон найкраще вислуховується у ділянці верхівки серця:

1) **голосний** — астенічна будова тіла, тахікардія, короткий інтервал PQ, шлуночкова екстрасистолія, стеноз мітрального клапана (якщо немає значної кальцифікації клапана);

2) **тихий** — ожиріння, бочкоподібна грудна клітина, емфізема легень, рідина в перикардіальній сумці, серцева недостатність, інфаркт міокарда, подовження інтервалу PQ, недостатність мітрального клапана;

3) **змінної гучності** — АВ-блокада II ступеня типу Венкебаха, фібриляція передсердь, передсердно-шлуночкова дисоціація; іноді у здорових людей зі значною дихальною аритмією;

4) **роздвоєння** (перший компонент, зазвичай, голосніший) — повна блокада правої ніжки пучка Гіса.

40.1.2. II тон 1

1. Механізм: закриття півмісяцевих клапанів — аортального (компонент A_2) і легеневого (компонент P_2), компонент A_2 — голосніший і незначно випереджує P_2. Вислуховується, як один звук під час видиху, а під час вдиху настає його роздвоєння (т. зв. фізіологічне роздвоєння).

2. Аускультація: нормальний II тон найкраще чути на основі серця, у точці вислуховування аортального клапана. Вислуховуване роздвоєння II тону без клінічного обгрунтування вимагає диференціації з пізньосистолічним кліком (додатковий систолічний тон, зазвичай, добре чутний або гучніший в III або IV лівому міжребер'ї біля грудини зі змінною інтенсивністю, періодично повністю зникає).

1) **широке роздвоєння II тону:**

    а) (ригідне) фіксоване — не залежить від фаз дихання. Причини: неускладнений дефект міжпередсердної перегородки типу *ostium secundum*, тяжка серцева недостатність (рідко).

    б) нефіксоване — постійне широке роздвоєння II тону, що поглиблюється при вдиху. Причини: повна блокада правої ніжки пучка Гіса.

2) **парадоксальне роздвоєння II тону** (P_2 випереджує A_2) — вислуховується тільки під час видиху. Причини: повна блокада лівої ніжки пучка Гіса, стеноз аортального клапана, звуження вихідного тракту лівого шлуночка, недостатність тристулкового клапана, синдром передчасного збудження шлуночків з додатковим шляхом проведення в правому шлуночку, стимуляція правого шлуночка серця.

3) **поодинокий II тон** (незалежно від фази дихального циклу) — відсутня одна зі складових компонентів II тону або обидва компоненти накладаються. Причини: легенева емфізема, виражений стеноз кальцифікованого аортального клапана, стеноз клапану легеневої артерії, похилий вік.

40.1.3. III тон (протодіастолічний)

1. Механізм: виникає в шлуночках серця (частіше лівому) під час швидкого наповнення шлуночків (протодіастолічний тон) при порушенні податливості стінки шлуночка або збільшенні об'єму напливаючої крові. Причини: лівошлуночкова недостатність (збільшений кінцеводіастолічний об'єм при систолічній серцевій недостатності), мітральна або аортальна недостатність, тиреотоксикоз, анемія, артеріовенозні нориці. Фізіологічний III тон може спостерігатися у здорових дітей і підлітків.

2. Аускультація: низькочастотний тон, найкраще вислуховується за допомогою розтрубу стетоскопа. Лівошлуночковий III тон найкраще чути на верхівці серця під час видиху, а правошлуночковий — в IV міжребер'ї біля грудини на вдиху. Посилюється при фізичному навантаженні, після кашлю та після піднімання нижніх кінцівок, послаблюється у вертикальному положенні. При відповідно сильній гучності вислуховується як 3 звуки подібного звучання (**ритм галопу**) під час одного циклу скорочення серця.

40.1.4. IV тон (передсердний)

1. Механізм: виникає в пізній фазі діастоли шлуночків (пресистолічний тон), під час скорочення передсердь, в основному, внаслідок порушення податливості шлуночків. Причини: важка артеріальна гіпертензія, стеноз аортального клапана, ішемічна хвороба серця, гіпертрофічна кардіоміопатія, гіпертрофія правого шлуночка, легенева гіпертензія, стеноз клапана легеневої артерії. IV тон ніколи не з'являється при фібриляції передсердь. Фізіологічний IV тон може виникати у здорових дітей та підлітків, особливо у молодих спортсменів.

2. Аускультація: низькочастотний тон, краще відчутний за допомогою розтруба стетоскопа, інші властивості подібні, як у III тону. Послаблюється у вертикальному положенні, на відміну від роздвоєння I тону, що може посилитись. Гучний патологічний IV тон — причина **пресистолічного ритму галопу** (передсердного).

40.1.5. Стук перикарда

1. Механізм: спостерігається на початку діастоли шлуночків в результаті раптового припинення напливу крові, внаслідок неподатливості перикарда. Патогномонічний симптом констриктивного перикардиту.

2. Аускультація: високочастотний звук, зазвичай відчутний над усією передсердною ділянкою, відразу після II тону, достатньо гучний (іноді голосніший, ніж II і III тони), з досить високою частотою. Слід розрізняти з III тоном (стук перикарда вислуховується раніше).

40.1.6. Тон відкриття (клацання) мітрального клапана

1. Механізм: раптове напруження струн або патологічно змінених, але еластичних стулок мітрального клапана під час його відкриття. Зникає при значній кальцифікації клапана.

2. Аускультація: голосний, короткий звук високої частоти, що виникає на початку діастоли, найкраще відчутний між верхівкою серця та лівим краєм грудини, але зазвичай над усією серцевою ділянкою. Виникає разом із гучним, клацаючим (ляскаючим) I тоном. Відстань між тоном відкриття та II тоном тим менше, чим більше звуження отвору. Слід розрізняти зі стуком перикарда й роздвоєнням II тону. Патогномонічний симптом мітрального стенозу.

40.1.7. Кліки серця

1. Механізм: виникають під час систоли шлуночків.

1) **протосистолічні кліки** (тони викиду) — викликані викидом крові зі шлуночків до розширених судин, часто через звужений отвір (гирло). Причини: розширення аорти (гіпертонічна хвороба, атеросклеротичне розширення аорти) або легеневої артерії (легенева гіпертензія), вада аортального клапана, звуження отвору легеневої артерії.

2) **кліки мезосистолічні та пізньосистоличні** — викликані раптовим напруженням подовжених сухожильних струн і кульково роздутих стулок передсердно шлуночкових клапанів. Найчастіші причини: пролапс мітрального клапану.

2. Аускультація: короткі високочастотні звуки. Протосистолічні кліки краще відчутні в базальних відділах серця в місці вислуховування клапанів. Мезодіастолічні та предіастолічні кліки найкраще вислуховуються на верхівці серця, посилюються під час видиху, у положенні на лівому боці або сидячи, а також під час фізичного навантаження. Зниження венозного повернення, напр., під час проби Вальсальви, призводить до ранішої появи кліку під час систоли.

40.2. Серцеві шуми

Шум виникає, якщо ламінарний плин змінюється на турбулентний, внаслідок:

1) збільшення кровотоку через незмінене отвір/судину (при гіперкінетичному кровообігу)

2) кровотік через звужене гирло або наплив крові до розширеної судини (напр., аневризма аорти);

3) регургітації крові при недостатності клапанів;

4) шунтування (витіку) крові через аномальні з'єднання (напр., дефект міжшлуночкової перегородки).

Слід визначити: локалізацію шуму (ділянки аускультації →розд. 1.40), місце, де шум найголосніший, зв'язок із фазами серцевого циклу (систола, діастола), гучність, ірірадіація, фактори, що збільшують або зменшують гучність. **Звучність шуму** оцінюється **за шкалою Левіна: 1/6** — найтихіший шум, який можна вислухати, у перші кілька секунд не вислуховується; **2/6** — тихий шум, що вислуховується відразу при аускультації (при прикладанні фонендоскопу); **3/6** — шум середньої гучності, добре відчутний, звучність якого нагадує аускультативні шуми легень; **4/6** — голосний шум, з пальпаторно відчутним тремтінням; **5/6** — як 4/6, але вислуховується за допомогою фонендоскопу, що злегка торкається грудної клітки; **6/6** — шум, який можна вислухати фонендоскопом на відстані від грудної клітки.

Характеристика найбільш поширених серцевих шумів →табл. 40-1. Діастолічні шуми ніколи не бувають фізіологічними.

Таблиця 40-1. Характеристика найчастіших шумів серця

Точки найкращого вислуховування	Іррадіація	Фактори, що посилюють гучність шуму	Фактори, що послаблюють гучність шум	Причина
систолічні шуми				
точка аускультації клапана	на сонні артерії	раптове сідання, пасивний підйом ніг, після шлуночкової екстрасистоли, або при подовженному інтервалі RR (брадикардія)	проба Вальсальви[a] (фаза II), ізометричні вправи (потискування руки), вертикальна позиція	стеноз аортального клапана
на верхівці серця	в пахвову ділянку	раптове сідання, ізометричні вправи (потискування руки)	вертикальна позиція	недостатність мітрального клапана
між IV та VI міжребер'ям по лівій стороні грудини	вздовж діафрагми направо	ізометричні вправи (потискування руки), раптове сідання		дефект міжшлуночкової перегородки
між верхівкою серця і лівим краєм грудини	широка на основу серця, пахи і в нижню частину грудини (не на сонні артерії)	вертикальна позиція проба Вальсальви[a] (фаза II), фізичне навантаження, після шлуночкової екстрасистоли	ізометричні вправи, раптове сідання	гіпертрофічна кардіоміопатія з обструкцією вихідного тракту
діастолічні шуми				
на верхівці серця	не спостерігається	положення на лівому боці, фізичне навантаження, кашель, ізометричні вправи (потискування руки), після шлуночкової екстрасистоли або при подовженному інтервалі RR (брадикардія)	деколи під час вдиху, проби Вальсальви[a] (II фаза)	стеноз мітрального клапана
в точці вислуховування клапана	в точку Ерба	сидяче положення, з нахилом вперед, раптове сідання, ізометричні вправи (потискування руки)	проба Вальсальви[a] (II фаза)	недостатність аортального клапана

[a] Проба Вальсальви полягає на виконуванні проби видиху при закритій голосовій щілині. Фаза II належить до періоду максимально інтенсивного видиху. Більшість шумів тоді стає тихішими, за винятком гіпертрофічної кардіоміопатії з обструкцією вихідного тракту і пролапсу мітрального клапана.

40.2.1. Шуми на початку систоли (протосистолічні)

1. Причини: недостатність тристулкового клапана без легеневої гіпертензії, мітральна недостатність, може бути фізіологічним у молодих людей.

2. Аускультація: розпочинаються разом з I тоном серця і закінчуються в середині систоли.

40.2.2. Шуми в середині систоли (мезосистолічні, систолічні шуми викиду)

1. Механізм: кров проходить через звужене артеріальне гирло або у випадку збільшеного серцевого викиду при нормальній площі гирла, рідше при напливі крові до розширених судин.

2. Причини: стеноз аортального клапана або клапана легеневої артерії, аневризма висхідної аорти, гіперкінетичний тип кровообігу (вагітність, гарячка, тиреотоксикоз, анемія), дефект міжпередсердної перегородки, невеликий дефект міжшлуночкової перегородки, мітральна недостатність (деякі типи); у молодих людей астенічної будови може бути невинним шумом над клапаном легеневої артерії (рідше аортальним).

3. Аускультація: розпочинаються після I тону (після фази ізоволемічного скорочення), а закінчуються перед II тоном або разом з ним. Гучність шуму поперемінно посилюється або послаблюється разом з викидом крові (*crescendo-decrescendo*).

40.2.3. Шуми, що виникають під кінець систоли (телесистолічні)

1. Причини: ішемія або інфаркт папілярних м'язів мітрального клапана або його дисфункція внаслідок дилатації лівого шлуночка.

2. Аускультація: розпочинається в кінцевій фазі систоли і закінчуються безпосередньо перед II тоном серця. Шуми зазвичай типу *crescendo*, високої частоти і локалізовані на верхівці серця. Якщо вислуховується супутній мезосистолічний клік, то найчастішою причиною є пролапс мітрального клапана.

40.2.4. Шуми голосистолічні (пансистолічні)

1. Причини: недостатність мітрального або тристулкового клапанів (ретроградний потік крові зі шлуночка до передсердя), дефект міжшлуночкової перетинки (потік крові з лівого в правий шлуночок).

2. Аускультація: вислуховується впродовж усієї систоли (немає перерви між I тоном і шумом).

40.2.5. Шуми початку діастоли (протодіастолічні)

1. Механізм: зворотній потік крові через аортальний клапан або клапан легеневої артерії, коли тиск у шлуночку падає нижче тиску в аорті або в легеневій артерії.

2. Причини: недостатність аортального клапана, недостатність клапана легеневої артерії.

3. Аускультація: шум високої частоти, м'який, дмухаючий, характер *decrescendo*. Гучність шуму посилюється з посиленням недостатності.

40.2.6. Шуми середини діастоли (мезодіастолічні)

1. Механізм: диспропорція між площею отвору та об'ємом крові у фазі швидкого наповнення шлуночків.

2. Причини: стеноз мітрального клапана, стеноз трикуспідального клапана, збільшення потоку крові через мітральний або тристулковий клапани (виражена недостатність тих клапанів, дефект міжшлуночкової перетинки, відкрита Боталова протока), недостатність клапана легеневої артерії без легеневої гіпертензії, відносне звуження мітрального клапана при довготривалій аортальній недостатності, міксома лівого або правого передсердь.

3. Аускультація: зазвичай шуми низької частоти й незначної гучності (зазвичай тим голосніші, чим більше диспропорція між потоком крові та площею отвору), розпочинаються після певного відступу від II тону.

40.2.7. Шуми, що передують систолі (пресистолічні)

1. Механізм: збільшення потоку крові через звужений клапан в останній період наповнення шлуночків (безпосередньо перед I тоном) в результаті систоли передсердь.

2. Причини: стеноз тристулкового клапана, стеноз мітрального клапана.

3. Аускультація: як правило, тихий шум *crescendo-decrescendo* або *crescendo*; не вислуховується під час миготливої аритмії.

40.3. Систоло-діастолічні (безперервні) шуми

1. Механізм: шунтування крові під високим або низьким тиском у результаті патологічних артеріо-артеріальних або артеріо-венозних сполучень.

2. Причини: незарощена Боталова протока, аортально-легеневе вікно (сполучення), розрив аневризми синуса Вальсальви до правого шлуночка або правого передсердя, нориці легеневих артерій, відходження коронарної артерії від легеневої артерії, артеріально-венозні мальформації (найчастіше в легенях). Безперервним систоло-діастолічним шумом є також невинний «шум вовчка», що вислуховується над внутрішньою яремною веною. Часто вислуховується у дітей та молодих дорослих (найчастіше — у вагітних жінок) або при станах гіперкінетичного кровообігу.

3. Аускультація: вислуховуються впродовж усього серцевого циклу, без чіткої перерви між систолою і діастолою. Розпочинаються під час систоли і досягають, зазвичай, максимальної гучності близько II тону серця та зберігаються протягом усієї діастоли або її частини.

«**Шум вовчка**» найкраще вислуховується у куті між ключицею та грудинно-ключично-сосковидним м'язом, частіше справа. Шум найгучніший у фазі діастоли, посилюється в положенні стоячи та після повороту голови в протилежний бік, стихає або зникає в положенні лежачи та після легкого натискання внутрішньої яремної вени над місцем прикладання фонендоскопу.

40.4. Шум тертя перикарда

1. Механізм: тертя покритих фібрином листків перикарда.

2. Причини: перикардит.

3. Аускультація: шум нагадує звук тріску або хрускіт снігу. Складається з 2–3 коротких звуків на один серцевий цикл (1 звук під час систоли і 1 або 2 звуки під час діастоли). Зазвичай, місце, де найкраще чути, біля лівого краю грудини на рівні II–III міжребір'їв, часто на дуже обмеженій ділянці. Посилюється після міцного прикладання фонендоскопу до шкіри, у колінно-ліктьовій позиції та під час затримування дихання. Відноситься до перехідних симптомів (з'являється й зникає). При проведенні диференційної діагностики необхідно виключити, зокрема, шум тертя фонендоскопу по волоссі на грудній клітці.

41. Серцебиття

Неприємне відчуття биття серця, внаслідок змін частоти, ритму або сили серцевих скорочень.

Патомеханізм та причини

Причини:

1) захворювання серця — в основному, порушення ритму або провідності, ішемічна хвороба серця, вади серця, ендокардит, кардіоміопатії, серцева недостатність;

2) психічні розлади — невроз, панічні атаки, депресія, іпохондричні розлади;

3) шкідливі звички та ЛЗ — алкоголь (зловживання або припинення вживання), кофеїн, нікотин, амфетамін, кокаїн, антихолінергічні препарати, агоністи β_2-адренорецепторів, β-блокатори (припинення прийому), глікозиди наперстянки, теофілін, нітрати, адреналін;

4) метаболічні порушення — гіпертиреоз, гіпоглікемія, гіпокаліємія, гіпо- і гіперкальціємія, гіпо- і гіпермагніємія, феохромоцитома, менопауза;

5) інші — анемія, гарячка, вагітність, емоційний стрес, фізичне навантаження, гіпервентиляція, мігрень.

Клінічний поділ: ритмічне чи неритмічне; нападоподібне (раптовий початок та раптове закінчення) чи ненападоподібне (прискорюється та зникає поступово).

Діагностика

1. Суб'єктивне та об'єктивне дослідження: слід встановити, як відчувається серцебиття (напади, швидкість, ритмічність, локалізація), обставини його появи, можливі супутні симптоми (напр., перевтома, запаморочення, дискомфорт або біль у грудній клітці, задишка, поліурія, зомління або знепритомнення). При об'єктивному обстеженні оцінюється частота та ритмічність серцевої діяльності, відповідність до периферичного пульсу, мінливість серцевих тонів (напр., мінлива гучність I тону вказує на шлуночкову тахікардію), наявність аномальних серцевих тонів та шумів.

2. Допоміжні дослідження: ЕКГ у спокої, холтерівське моніторування, ехокардіографія, інші обстеження, залежно від підозрюваної причини.

42. Ціаноз

Синьо-фіолетовий колір шкіри та слизових оболонок.

Патомеханізм та причини

1. Справжній ціаноз зникає при натискуванні на шкіру. Причини: підвищена концентрація ненасиченого киснем гемоглобіну в капілярній крові (>5 г/дл) або наявність патологічного гемоглобіну (найчастіше — метгемоглобіну >0,5 г/дл).

1) **Центральний ціаноз** — генералізований, видимий на слизових оболонках (в основному, губ) та шкірі, яка, зазвичай, є теплою. При появі на мочці вушної раковини не зникає під впливом її масажу. Причини:

   а) гіпоксемія (зазвичай, насичення киснем (SaO2 <85 %, PaO2) <60 мм рт. ст.) — дихальна недостатність, деякі вроджені вади серця, що призводять до вено-артеріального скидання — змішування артеріальної та венозної крові, зниження парціального тиску кисню у вдихуваному повітрі (на великих висотах);

   б) наявність патологічного гемоглобіну — метгемоглобінемія, сульфгемоглобінемія (при нормальному рівні насичення киснем PaO_2).

2) **Периферичний ціаноз** — видимий лише на шкірі дистальних частин тіла, яка, зазвичай, є холодною. При появі на мочці вушної раковини, зникає під впливом її масажу. Це симптом надмірної деоксигенації гемоглобіну в периферичних тканинах. Причини:

   а) значне охолодження організму (фізіологічний спазм судин);

   б) зменшення серцевого викиду (напр., кардіогенний шок, пізні стадії серцевої недостатності, стеноз мітрального або аортального клапанів);

   в) місцеві порушення артеріальних судин (напр., атеросклероз, артеріальні емболії, хвороба Бюргера, діабетична ангіопатія);

г) вазомоторні розлади (невротичні, синдром Рейно, акроціаноз);

д) порушення відтоку венозної крові (тромбоз, посттромботичний синдром, флебіт поверхневих вен);

е) збільшення в'язкості крові (поліцитемія, кріоглобулінемія, гаммапатії).

2. Несправжній ціаноз не зникає при натисканні пальцем на шкіру. Виникає рідко. Причина: нефізіологічний пігмент у шкірі (ЛЗ — хлорпромазин, аміодарон, міноциклін; важкі метали — срібло, золото).

Діагностика

Оцінка параметрів життєдіяльності (дихання, пульс, артеріальний тиск, температура тіла), об'єктивне та суб'єктивне обстеження, пульсоксиметрія та, при необхідності, газометрія (ціаноз не є вірогідним симптомом гіпоксемії), оцінка реакції на кисневу терапію (не зникає при вадах серця з вено-артеріальним скиданням, при значному скиданні крові, ненасиченої киснем у легенях, та при наявності патологічного гемоглобіну), загальний аналіз периферичної крові (справжній ціаноз не виникає в осіб із важкою анемією, натомість, у пацієнтів з поліцитемією проявляється раніше), РГ грудної клітки, в залежності від підозрюваної причини, подальші обстеження серцево-судинні (ЕКГ, ехокардіографія та ін.) або дихальної системи (функціональні тести, КТ грудної клітки та ін.), визначення патологічного гемоглобіну.

1. Раптова зупинка кровообігу

→ ВИЗНАЧЕННЯ ТА ЕТІОПАТОГЕНЕЗ

Раптова зупинка кровообігу (РЗК) — припинення або значне погіршення механічної роботи серця, що характеризується відсутністю реакції хворого на подразники, відсутністю пульсу при пальпації та апное або агональним диханням.

Раптова серцева смерть — смерть з серцевих причин, якій передувала раптова втрата свідомості, а симптоми з'явилися не раніше, ніж за годину перед смертю.

Первинна РЗК — спричинена хворобою серця: гострий коронарний синдром (найчастіше), кардіоміопатія (дилатаційна іншої етіології, ніж ішемія, гіпертрофічна, аритмогенна правошлуночкова), генетично зумовлені аритмогенні хвороби серця (синдром подовженого інтервалу QT, синдром Бругада, поліморфна катехоламінозалежна шлуночкова тахікардія та інші), стеноз аортального клапана, випадіння стулки мітрального клапана, неправильне відходження коронарних артерій, міокардіальний м'язовий місток, синдром WPW дисфункція синусового вузла та АВ-проведення, ідіопатична фібриляція шлуночків (ФШ); спричинена тромбоемболією легеневої артерії, розривом аневризми або розшаруванням аорти.

Вторинна РЗК — викликана позасерцевою причиною, напр., зупинкою дихання, політравмою, знекровленням.

Механізми РЗК: фібриляція або тріпотіння шлуночків (ФШ →рис. 1-1), шлуночкова тахікардія (ШТ) без пульсу, асистолія (відсутність електричної і механічної активності серця, також при частоті ритму <10/хв), електрична активність без пульсу (ЕАБП; відсутність гемодинамічно ефективної механічної активності серця, незважаючи на збережену організовану електричну активність; справжня ЕАБП — при ехокардіографії не візуалізується жодна механічна активність [прогноз — як при асистолії]; псевдо ЕАБП — гемодинамічно неефективна механічна активність, що візуалізується при ехокардіографії [прогноз більш сприятливий]). Асистолія та ЕАБП — часті механізми вторинної РЗК, тому завжди необхідно шукати їх оборотні причини.

→ АЛГОРИТМ ДІЙ

Серцево-легенева реанімація (СЛР) →рис. 1-2
Заходи (непрямий масаж серця та вентиляція), метою яких є підтримка кровообігу і забезпечення оксигенації крові в особи із зупинкою кровообігу — описаний нижче алгоритм стосується ситуації, коли допомогу надає медичний персонал.

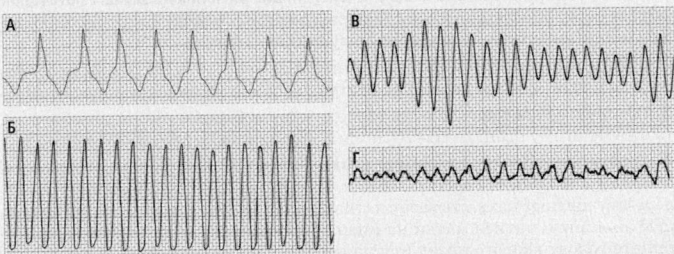

Рис. 1-1. Шлуночкові порушення ритму. А — мономорфна шлуночкова тахікардія, Б — тріпотіння шлуночків, В — поліморфна шлуночкова тахікардія, Г — фібриляція шлуночків

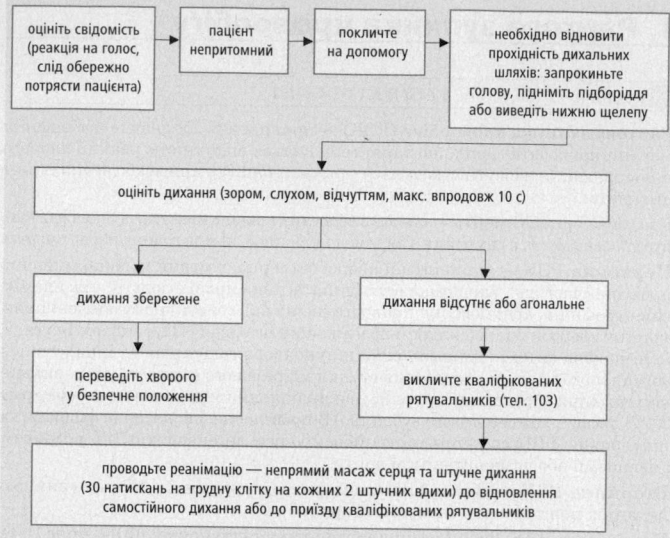

Рис. 1-2. Алгоритм BLS (на основі рекомендацій ERC)

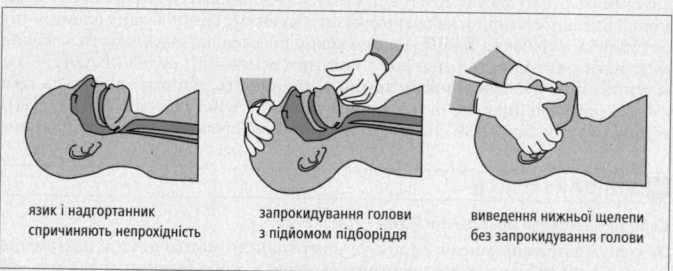

язик і надгортанник
спричиняють непрохідність

запрокидування голови
з підйомом підборіддя

виведення нижньої щелепи
без запрокидування голови

Рис. 1-3. Відновлення прохідності дихальних шляхів (також →рис. 23.8-2)

1. Оцініть безпеку хворого та власну (а також інших рятівників). Усуньте потенційні загрози (в разі необхідності викличте відповідні служби, напр., поліцію, пожежників, енергетичну аварійно-рятувальну службу).

2. Оцініть стан свідомості. Голосно зверніться до хворого та обережно потрясіть його за плече — якщо хворий не реагує, це означає, що він непритомний.

3. Покличте на допомогу (але не відходьте від хворого). Якщо це можливо, то вже на цьому етапі попросіть інших свідків події викликати допомогу.

4. Відновіть прохідність дихальних шляхів →рис. 1-3. Непритомного хворого покладіть на спину (у вагітної жінки — припідніміть праву сідницю та поперекову ділянку, нахиліть хвору на лівий бік та рукою змістіть матку ліворуч, щоб зменшити натиск матки на нижню порожнисту вену та аорту), запрокиньте голову хворого назад (покладіть руку на чоло хворого та обережно відхиліть його голову назад; такі дії протипоказані при підозрі на ушкодження шийного відділу хребта — травма голови, ДТП, падіння з висоти, пірнання у воду при малій глибині водойми, спортивна травма), огляньте ротову порожнину і, в разі необхідності, звільніть її від видимих сторонніх тіл; підніміть нижню щелепу (розмістіть подушечки двох пальців на тілі нижньої щелепи та потягніть її таким чином, щоб зійшлись верхні і нижні зуби) або висуньте нижню щелепу (стоячи або сидячи навколішках позаду голови хворого, обома руками охопіть кути щелепи та висуньте її вперед, відкриваючи рот потерпілого) — виконання 2-х останніх процедур є допустимим при ушкодженні шийного відділу хребта, коли застосовується стабілізація голови у нейтральному положенні без її розгинання →розд. 23.8. Виведення нижньої щелепи вперед, без запрокидування голови показане у потерпілих із підозрою на травму шийного відділу хребта, однак якщо таким способом не вдається досягнути прохідності дихальних шляхів, запрокиньте голову назад. Дії при удушенні →розд. 23.3.

5. Оцініть дихання візуально (простежте за рухами грудної клітки), за допомогою слуху (нахиліться над ротом хворого та послухайте, чи є шуми, що супроводжують вдих та видих) та за допомогою відчуття (нахилившись над хворим, спробуйте відчути шкірою щоки рух повітря з його рота) та одночасно перевірте пульс на сонній артерії (у разі необхідності, на стегновій артерії) впродовж макс. 10 с. Відсутність рухів грудної клітки, дихальних шумів та відчуття руху повітря свідчить про апное, що може бути наслідком зупинки серцевої діяльності або повної непрохідності дихальних шляхів, пригнічення дихального центру або хвороб дихальної системи при ще збереженому спонтанному кровообігу. Агональне дихання (термінальне; поодинокі зітхання) слід оцінити як симптом зупинки кровообігу. Звуки, якими супроводжується дихання, можуть вказувати на часткову непрохідність дихальних шляхів (булькотіння — наявність рідкого або напіврідкого вмісту у дихальних шляхах [блювота, кров, секрет з дихальних шляхів], хропіння — часткове перекриття горла западаючим язиком, піднебінням або стороннім тілом, свистяче дихання [стридор] — непрохідність на рівні голосової щілини) — відновіть прохідність дихальних шляхів. Якщо хворий самостійно дихає, переведіть його у безпечне положення →нижче. Якщо переконливо стверджуєте наявність пульсу у хворого, який не дихає самостійно, проводьте штучну вентиляцію з частотою 10 вдувань повітря в дихальні шляхи на хвилину без натискання на грудну клітку (→нижче) і перевіряйте наявність пульсу та ознак кровообігу кожних 2 хв. Відсутність ознак кровообігу (спонтанних рухів, кашлю, дихання) і пульсу на сонній артерії означає зупинку серцевої діяльності та необхідність негайного проведення СЛР; під час спеціалізованих реанімаційних заходів оцінюйте ознаки кровообігу і пульсу кожні 2 хв. При проведенні реанімації випадковими рятівниками в позалікарняних умовах, пульс перевіряється тільки тоді, коли у потерпілого з'являються ознаки життя, напр. правильне дихання або рухи. Якщо ви не впевнені у тому, що пульс визначається, розпочніть СЛР.

6. Забезпечте допомогу інших рятівників. Якщо ви надаєте допомогу самостійно, негайно після виявлення апное або патологічного дихання чи відсутності пульсу викличте кваліфіковану допомогу (найкраще по мобільному зв'язку), навіть, якщо для цього потрібно на деякий час відійти від хворого (напр. до телефону). Поза межами лікарні дзвоніть за номером швидкої допомоги 103. У лікарні повинен бути визначений відомий усім працівникам номер, за яким прибуде допомога. Виняток: у дітей і немовлят, перш, ніж кликати на допомогу, впродовж ≈1 хв проводьте СЛР (виконайте 5вдувань повітря в дихальні шляхи, 15 натискань на грудину, наступні 2 вдування повітря та 15 натискань на грудину).

7. Непрямий масаж серця. Переведіть хворого у положення на спині на плоскій твердій поверхні, натискайте на середню частину грудини (одне зап'ястя покладіть на друге, сплетіть пальці обох рук та не спирайтесь ними на ребра хворого, випряміть свої руки у ліктях, плечі розмістіть безпосередньо над грудною кліткою хворого) на глибину 5–6 см (у дорослих; у дітей на грудину натискайте однією рукою, у немовлят — двома пальцями, на глибину

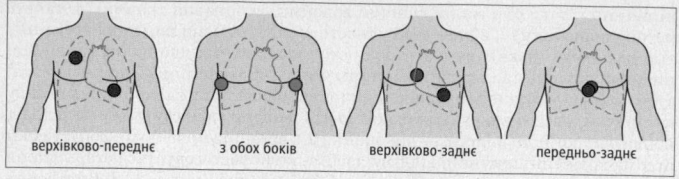

верхівково-переднє | з обох боків | верхівково-заднє | передньо-заднє

Рис. 1-4. Рекомендоване розташування електродів для дефібриляції. Положення на передній поверхні грудної клітки (червоний), бічній (зелений) і на задній (голубий)

1/3 сагітального виміру грудної клітки, з частотою 100–120/хв (≈2 рази на секунду); повністю припиніть натискання, не знімаючи рук з грудини, тривалість натискання та припинення натискання на грудину повинна бути однаковою. У дорослих осіб розпочніть від 30-ти натискань на грудину, після яких проведіть 2 вдування повітря в дихальні шляхи, після чого продовжуйте натискання грудної клітки та повторюйте штучне дихання у співвідношенні 30:2 (у незаінтубованих хворих).

8. Проводьте штучну вентиляцію легень — штучне дихання (видихуваним повітрям рятівника) методом рот–в–рот (затискуючи ніс потерпілого), а у немовлят — рот–в–рот–ніс. Вдих повинен тривати >≈1 с (2 вдування повітря [вдих та видих] <5 с). Оцініть, як піднімається грудна клітка (вдих), та дайте час, щоб вона повністю опустилася (видих), після чого відновіть спроби вентиляції. Якщо вдихи неефективні (грудна клітка не піднімається) загляньте в ротову порожнину та видаліть можливі сторонні тіла, котрі можуть утруднювати вентиляцію, а також скорегуйте положення голови та щелепи, після чого максимально двічі повторіть спробу вентиляції. У дітей СЛР розпочинайте від 5-ти вдувань повітря в дихальні шляхи; зберігайте співвідношення кількості натискань грудини та вдувань повітря у дихальні шляхи 15:2 (якщо здійснюєте реанімацію одноосібно, допускається співвідношення 30:2).

9. Проведіть дефібриляцію, застосувавши автоматичний зовнішній дефібрилятор (АЗД; *automated external defibrillator* [AED]). АЗД застосуйте негайно, як тільки буде доступним: увімкніть АЗД, наклейте електроди (один нижче правої ключиці вздовж грудини, другий нижче та зліва від лівого соска у середній пахвовій лінії — рис. 1-4), відсуньтеся від хворого на час аналізу ритму серця та розряду, зарядіть дефібрилятор та проведіть розряд, якщо АЗД сигналізує наявність показань до дефібриляції. Після однієї дефібриляції негайно розпочніть СЛР та проводьте її безперервно впродовж 2 хв, після чого АЗД проведе наступну оцінку серцевого ритму. У лікарні АЗД застосовуйте лише у тому випадку, якщо існує високий ризик відтермінування дефібриляції, спричинений затримкою прибуття реанімаційної бригади (рекомендований час до проведення дефібриляції становить макс. 3 хв).

Спеціалізовані реанімаційні заходи (ALS) →рис. 1-5
Спроби відновлення спонтанного кровообігу із застосуванням СЛР, спеціалізованих методів відновлення прохідності дихальних шляхів (інтубації трахеї), дефібриляції та ЛЗ професійними рятівниками, які працюють в команді та мають технічне оснащення.

1. Оцінка безпеки (ліквідація загроз) та **діагностування зупинки кровообігу** →вище.

2. Проводьте СЛР як при BLS. Мінімізуйте перерви, призначені на інші дії (інтубація <10 с [найкраще не переривати СЛР], дефібриляція <5 с; продовжуйте СЛР під час набору заряду дефібрилятора →нижче). Якщо можливо, особи, які виконують непрямий масаж серця, повинні змінюватися кожні 2 хв.

3. Оцініть механізм РЗК та за наявності показань проведіть дефібриляцію — якщо дефібрилятор відразу є доступним та готовим до розряду, а РЗК настала на очах у рятівників або у лікарні, дефібриляція має пріоритет перед СЛР.

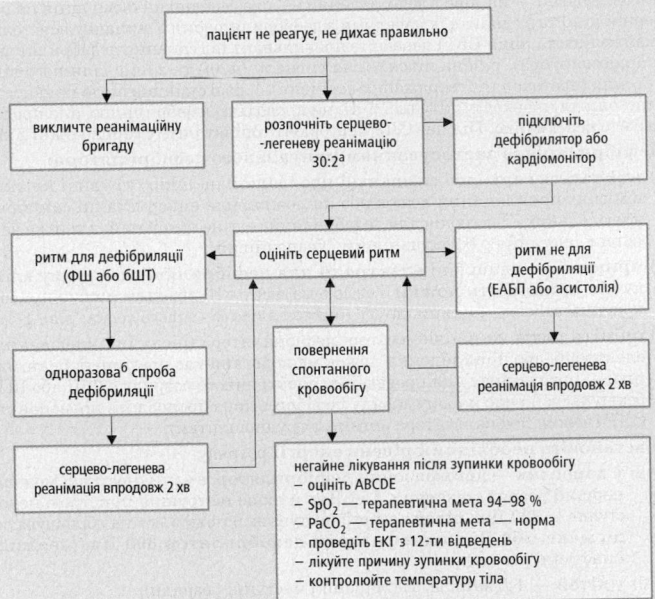

пацієнт не реагує, не дихає правильно

викличте реанімаційну бригаду

розпочніть серцево-легеневу реанімацію 30:2[а]

підключіть дефібрилятор або кардіомонітор

ритм для дефібриляції (ФШ або бШТ)

оцініть серцевий ритм

ритм не для дефібриляції (ЕАБП або асистолія)

одноразова[б] спроба дефібриляції

повернення спонтанного кровообігу

серцево-легенева реанімація впродовж 2 хв

серцево-легенева реанімація впродовж 2 хв

негайне лікування після зупинки кровообігу
– оцініть ABCDE
– SpO_2 — терапевтична мета 94–98 %
– $PaCO_2$ — терапевтична мета — норма
– проведіть ЕКГ з 12-ти відведень
– лікуйте причину зупинки кровообігу
– контролюйте температуру тіла

Під час СЛР: 1) забезпечте якісні натискання на грудну клітку; 2) мінімізуйте перерви при натисканні на грудну клітку; 3) забезпечте подачу кисню; 4) застосуйте капнографію; 5) не зупиняйте масаж грудної клітки після спеціалізованого забезпечення органів дихання; 6) налагодьте внутрішньосудинний доступ (внутрішньовенний, до кісткового мозку); 7) вводьте адреналін кожні 3–5 хв; 8) введіть аміодарон після третьої дефібриляції; 9) зважте: а) використання УЗД, б) механічне натискання грудної клітки — для полегшення транспортування та переведення пацієнта; в) виконання коронарографії та ЧКВ; г) екстракорпоральну серцеву реанімацію.

[а] або асинхронну СЛР, яку можна проводити з використанням мішка Амбу

[б] ситуації, коли допускається проведення 3-х спроб дефібриляції підряд або прекардіального удару →розд. 2.1.

[в] оборотні прични зупинки кровообігу: гіпоксія, гіпо-/гіперкаліємія/інші, гіпо-/гіпертермія, гіповолемія, пневмоторакс, тампонада серця, тромбоз або емболія коронарних чи легеневих артерій, отруєння

ABCDE — A (*airway*) — дихальні шляхи (прохідність); B (*breathing*) — дихання (дихальна недостатність); C (*circulation*) — кровообіг (кровотеча, шок, серцева недостатність); D (*disability*) — оцінка рівня свідомості, E (*експозиція*) — оцінка впливу зовнішніх факторів і швидке фізикальне обстеження, $PaCO_2$ — парціальний тиск вуглекислого газу в артеріальній крові, ЕАБП — електрична активність без пульсу, бШТ — шлуночкова тахікардія без пульсу, СЛР — серцево-легенева реанімація, SpO_2 — насичення киснем гемоглобіну артеріальної крові, ФШ — фібриляція шлуночків

Рис. 1-5. Алгоритм ALS (на основі рекомендацій ERC 2015)

Під'єднайте мануальний дефібрилятор та оцініть запис на кардіомоніторі щодо наявності аритмії, яка вимагає проведення дефібриляції (ФШ або ШТ без пульсу). Після ввімкнення дефібрилятора перевірте, чи пристрій налаштований на відповідний режим моніторування (*lead select*), який застосовується — ложки дефібрилятора або приклеювані великі електроди до дефібриляції (*paddles*) або класичні електроди (відведення [*leads*] I, II, III; в такому разі приклейте 3 електроди на грудну клітку [червоний — на праве плече, жовтий — на ліве плече, зелений — ліва середня пахвова лінія на реберній дузі) та з'єднайте їх кабелями з дефібрилятором). У випадку асистолії (майже пласка лінія ЕКГ) перевірте правильність під'єднання дефібрилятора (кардіомонітора), підсилення сигналу (*gain*) та запис із іншого відведення (протокол підтвердження асистолії). У разі сумнівів щодо наявності асистолії чи низькоамплітудної ФШ, не проводьте дефібриляцію, але продовжуйте реанімацію. Під час СЛР повторюйте оцінку ритму серця кожні 2 хв.

Дефібриляція із застосуванням мануального дефібрилятора:

1) **накладіть гель** (або спеціальні прокладки) на шкіру грудної клітки в місцях прикладання ложок або на ложки; при використанні самоприклеювальних електродів для дефібриляції гель не потрібний, в той же час їх використання є ефективнішим і безпечнішим;

2) **приклейте** спеціальні **електроди для дефібриляції** на грудну клітку або **прикладіть ложки** з силою натиску ≈10 кг (одну нижче правої ключиці вздовж грудини, другу нижче і зліва від лівого соска; рис. 1-4);

3) **оцініть ритм** на кардіомоніторі дефібрилятора (після приклеювання електродів або прикладення ложок на короткий час припиніть реанімацію) — показанням для проведення електричного розряду є ФШ або ШТ без пульсу; на час набору заряду дефібрилятора продовжіть проведення СЛР (ложки дефібрилятора зніміть з грудної клітки);

4) **встановіть необхідний рівень енергії** розряду

   а) **у дорослих — двохфазовий дефібрилятор**, в залежності від моделі, перший розряд, зазвичай, **150 Дж**, а якщо інструкція пристрою недоступна — **200 Дж**; **рівень** енергії наступних розрядів можна збільшувати **до макс. 360 Дж**; **однофазовий дефібрилятор 360 Дж** (перший і наступні розряди);

   б) **у дітей — 4 Дж/кг м. т.** (перший і наступні розряди);

5) **зарядіть** дефібрилятор (кнопка *«charge»* — набір заряду); поки дефібрилятор заряджається — продовжуйте натискання грудної клітки;

6) голосно **попросіть** усіх учасників реанімаційних заходів **відійти** від хворого та перехнатися, що ніхто не торкається хворого або предметів, з якими він має контакт; в цей момент припиніть СЛР, і якщо використовуєте ложки дефібрилятора — заново прикладіть їх на ділянки, попередньо змазані гелем;

7) **проведіть розряд** (кнопка *«discharge»* [розряд] або *«shock»* [шок]).

Після розряду **продовжуйте СЛР** впродовж 2 хв, хіба що з'являться ознаки повернення кровообігу (кашель, дихання, рухи), або раптово зросте парціальний тиск вуглекислого газу у повітрі в кінці видиху (ETCO$_2$).

Допускається виконання 3-х спроб дефібриляції, проведених безпосередньо одна за одною, якщо зупинка кровообігу виникла в присутності свідків у пацієнта, якому проводиться моніторинг, а дефібрилятор доступний відразу (напр., катетеризаційна лабораторія, відділення інтенсивної терапії) або коли РЗК виникла під час ЕКГ-моніторингу з використанням дефібрилятора.

Особи з імплантованим кардіостимулятором або кардіовертером-дефібрилятором повинні носити на руці браслет з відповідною інформацією. У такому випадку розмістіть електроди дефібрилятора ≥8 см від імплантованого пристрою або застосуйте альтернативне передньо-задне розміщення електродів.

Якщо зупинка кровообігу виникла під час ЕКГ-моніторингу, за допомогою якого зареєстровано ФШ або ШТ, і немає негайного доступу до дефібрилятора, готового до розряду, можна зробити 1 удар ребром стисненої в кулак долоні в нижню половину грудини з відстані ≈20 см; це спроба низькоенергетичної дефібриляції (не використовують рутинно, не може спричинити затримку СЛР і дефібриляції).

4. Подальша тактика при дефібриляційних ритмах

1) **Оцініть ритм серця** — якщо перший розряд був неефективним, проведіть наступну спробу дефібриляції і, у разі необхідності, наступні розряди кожні

2 хв, а в перервах між розрядами продовжуйте СЛР, уведіть канюлю у вену або в кістково-мозкову порожнину, виконайте інтубацію трахеї та введіть ЛЗ →рис. 1-5.

2) Після перших 3-х неефективних розрядів та наступних 2 хв введіть адреналін 1 мг в/в та аміодарон 300 мг в/в →нижче, після запланованою четвертою спробою дефібриляції (під час введення ЛЗ не припиняйте СЛР).

3) Якщо четверта спроба дефібриляції також виявиться неефективною → застосуйте наступні розряди кожні 2 хв і адреналін 1 мг кожні 3–5 хв (після кожної другої дефібриляції); обміркуйте можливість додаткового введення 150 мг аміодарону та шукайте оборотні причини РЗК →нижче. Можна також змінити положення ложок дефібрилятора — передньо-задне розміщення →рис. 1-4 або у протилежних середніх пахвових лініях.

4) У разі виконання 3-х спроб дефібриляції підряд (→вище), застосуйте адреналін після 5-го неефективного розряду, натомість аміодарон — безпосередньо після 3-го неефективного розряду.

5. Тактика при недефібриляційних ритмах:

1) оцініть ритм серця — якщо першим діагностованим ритмом при 3-канальній ЕКГ є асистолія → необхідно її підтвердитіть її (→вище);

2) під час 2-хвилинних циклів СЛР введіть канюлю до вени або кістково-мозкової порожнини, забезпечте прохідність дихальних шляхів і розпочніть введення ЛЗ (рис. 1-5; →нижче);

3) адреналін вводіть в/в болюсно (→нижче) в дозі 1 мг кожні 3–5 хв (після кожної другої оцінки ритму), першу дозу введіть якнайшвидше;

4) проведіть пошук обзворотніх причин РГЗК (→нижче).

6. Відновіть прохідність дихальних шляхів — проведіть **інтубацію трахеї** →розд. 24.19.1, якщо маєте відповідні навики (встигнете це зробити впродовж 10 с). Увага: СЛР та негайна дефібриляція мають пріоритет над інструментальним забезпеченням дихальних шляхів. У разі труднощів або при відсутності досвіду в інтубації → використайте надгортанний пристрій (гортанну маску →розд. 24.19.4.1 чи гортанну трубку →розд. 24.19.4.2), а якщо ці пристрої недоступні або ви не маєте досвіду їх застосування → проводьте вентиляцію мішком Амбу з маскою, при необхідності з використанням рото-горлової →розд. 24.19.2 або носо-горлової трубки →розд. 24.19.3.

7. Проводьте штучну вентиляцію легень — мішком Амбу (із клапаном), найкраще з під'єднаними резервуаром та джерелом кисню, що забезпечує достатньо високий потік кисню (>10–15 л/хв), досягніть якомога вищої концентрації кисню у дихальній суміші (наближеної до 100 %). Перед інтубацією (також, якщо застосовують рото- або носо-горлову трубку) — через лицеву маску, 2 вдування повітря в дихальні шляхи після кожних 30 натискань на грудну клітку. Після інтубації → через інтубаційну трубку, із частотою ≈10 на хв, без необхідності синхронізації із натисканням грудної клітки (також можете спробувати проведення асинхронної реанімації після забезпечення дихальних шляхів надгортанними пристроями; бригади медичних рятувальників також можуть проводити асинхронну реанімацію під час вентиляції мішком Амбу з лицевою маскою). Об'єм та час вдиху — 6–7 мл/кг (500–600 мл) впродовж 1 с. Якщо доступна капнографія (визначення парціального тиску CO_2 в кінці видиху), використайте її як додатковий метод для підтвердження інтубації трахеї, ефективності вентиляції та відновлення спонтанного кровообігу, а також оцінки якості виконування натискань на грудну клітку. Раптове підвищення рівня $ETCO_2$ може свідчити про відновлення спонтанного кровообігу. $ETCO_2$ <10 мм рт. ст. на 20-ій хв від початку високо-якісної СЛР вказує на поганий прогноз.

8. Шукайте оборотні причини РЗК та усуньте їх — особливо у випадку асистолії або ЕАБП, але також у разі ФШ або ШТ без пульсу, стійких до електричних розрядів — анамнез від свідків події, швидке та цілеспрямоване об'єктивне обстеження та допоміжні дослідження під час СЛР:

1) **гіпоксія** — проблеми з забезпеченням прохідності дихальних шляхів та вентиляцію; підтвердьте гіпоксемію газометричним дослідженням;

2) **гіповолемія** — кровотеча, критичне зневоднення;

3) **напружений пневмоторакс** — травма або захворювання легень в анамнезі, характерні об'єктивні симптоми, негайно проведіть декомпресію →розд. 3.20;

4) **тампонада серця** — травма або захворювання серця (перикарда) в анамнезі, підтвердження за допомогою ехокардіографії; негайно проведіть декомпресію →розд. 24.10;

5) **тромбоемболія легеневої артерії** →розд. 2.33.2;

6) **гострі коронарні синдроми** →розд. 2.5.2;

7) **ацидоз** — попередньо існуючий, ацидоз, що зберігається під час реанімації, довготривала зупинка кровообігу, довготривала інтубація, передозування ЛЗ, що мають ацидотичну дію →розд. 19.2.1;

8) тяжкі **електролітні порушення** — гіпер- або гіпокаліємія →розд. 19.1.4, гіпо- або гіперкальціємія →розд. 19.1.6, гіпо- або гіпермагніємія →розд. 19.1.5; підтверджені визначенням електролітів у сироватці;

9) **гіпотермія** →розд. 23.16;

10) **передозування ЛЗ або отруєння** →розд. 20.1.1;

11) **гіпоглікемія** — цукровий діабет в анамнезі, підтвердження визначенням глікемії →розд. 13.3.4;

12) **травма**, особливо масивна, політравма, з ознаками знекровлення.

Для діагностики оборотної причини зупинки кровообігу в умовах стаціонару можна використати ультрасонограф (напр., протокол FEEL), виконуючи дослідження під час перерв, необхідних для оцінки серцевого ритму.

9. Застосуйте ЛЗ

Після кожного в/в введення ЛЗ під час СЛР додатково введіть 20 мл 0,9 % NaCl, щоб промити в/в катетер. Якщо немає венозного доступу, застосуйте внутрішньокісткове введення ЛЗ.

1) **адреналін** — показання: асистолія, ЕАБП (введіть так швидко, наскільки це можливо); ФШ або ШТ без пульсу після 3-х неефективних розрядів дефібрилятора (або якщо немає негайного доступу до дефібрилятора). Дозування: в/в 1 мг в 10 мл 0,9 % NaCl (або вводять без розчинення) кожні 3 хв (у дітей 10 мкг/кг м. т.). Після кожної ін'єкції адреналіну (і інших ЛЗ, які застосовуються при СЛР) додатково вводять 20 мл 0,9 % NaCl для промивання внутрішньовенного катетера, після чого піднімають кінцівку, у якій встановлено катетер.

2) **аміодарон** — показання: ФШ або ШТ, стійкі до перших 3-х дефібриляцій. Дозування: в/в 300 мг у 20 мл 5 % глюкози (у дітей 5 мг/кг); якщо ФШ або ШТ зберігаються — можна додатково ввести 150 мг; а потім розглянути можливість постійної в/в інфузії 900 мг/добу;

3) **гідрокарбонат натрію** — показання: гіперкаліємія, передозування трициклічних антидепресантів. Тяжкий метаболічний ацидоз (підтверджений або сильна підозра на його наявність) не є показанням для рутинного застосування. Дозування: в/в 50 ммоль (50 мл 8,4 % розчину), повторіть в разі потреби під контролем pH крові (газометрія). **Увага:** забезпечте ефективну вентиляцію легень з метою виведення CO_2, що утворюється після застосування гідрокарбонату натрію.

4) **сульфат магнію** — показання: ФШ або ШТ, стійкі до 3-х дефібриляцій при підозрі на гіпомагніємію, поліморфна ШТ типу піруєт (рис. 1-1). Дозування: в/в 1–2 г (4–8 ммоль, тобто 5–10 мл 20 % розчину) впродовж 1–2 хв, у разі потреби слід повторити через 10–15 хв.

5) **хлорид кальцію** — показання: гіперкаліємія, гіпокальціємія, передозування блокаторів кальцієвих каналів, гіпермагніємія. Дозування: в/в 10 мл 10 % розчину $CaCl_2$, у разі потреби слід повторити

6) **альтеплаза** — показання: неефективне лікування РЗК з дуже сильною підозрою на тромбоемболію легеневої артерії або її підтвердженням

→розд. 2.33.2. Дозування: в/в 50 мг. Слід продумати доцільність продовження СЛР протягом 60–90 хв після введення ЛЗ. Якщо реанімація неефективна, можна ввести 50 мг через 30 хв після ін'єкції першої дози.

7) **інші ЛЗ:**

а) **глюкоза** в/в — при гіпоглікемії;

б) **глюкагон** в/в — при гіпоглікемії (1 мг) та після передозування бета-блокаторів або блокаторів кальцієвих каналів (5–10 мг);

в) **антигістамінні ЛЗ** та **ГК** в/в — при анафілаксії →розд. 17.1;

г) **інфузійні розчини в/в** — при гіповолемії та анафілаксії →розд. 2.2;

д) **ЕМ, СЗП і ТМ** — при кровотечах (одночасно вжийте заходів, які мають на меті негайну зупинку кровотечі);

е) **налоксон** — при отруєнні опіоїдами →розд. 20.7.7;

є) **20 % ліпідна емульсія** (ін'єкція 1–1,5 мл/кг, в подальшому в/в інфузія 0,25–0,5 мл/кг/хв; через 5 хв, якщо гемодинаміка є нестабільною, можете макс. двічі повторити ін'єкцію 1,5 мл/кг) — при отруєнні місцевими анестетиками (напр., лідокаїном, бупівакаїном), ліпофільними бета-блокаторами і блокаторами кальцієвих каналів;

ж) **специфічні антидоти при отруєнні ціанідами** →розд. 20.4;

з) **атропін** 3 мг в/в (одноразова ін'єкція або 1 мг кожні 3 хв до сумарної дози 3 мг) — не застосовується рутинно при асистолії або при ЕАБП з частотою комплексів QRS <60/хв (можна продумати його застосування у разі підозри на те, що причиною РЗК є стимуляція блукаючого нерва); протипоказаний при ФШ та ШТ без пульсу.

10. **Застосуйте електростимуляцію серця** — це не рутинна процедура при зупинці кровообігу; проведіть у випадку діагностування на ЕКГ асистолії з зубцями Р, а також в осіб з імплантованим кардіостимулятором, якщо підозрюєте, що причиною зупинки кровообігу стала його поломка; можете розглянути застосування при рецидивуючій поліморфній ШТ, яку спричинила (або якій передувала) брадикардія чи синус-арест (асистолія)

1) **зовнішня (черезшкірна) електростимуляція:**

а) поголіть волосся на грудній клітці, якщо на це є час;

б) приклейте електроди — передньо-задне розміщення →рис. 1-4, якщо електроди не дозволяють одночасно провести дефібриляцію, або так, як при дефібриляції, якщо їх можна для цього використати;

в) початкова частота стимуляції 80/хв;

г) струм стимуляції — при асистолії почніть від максимального та знижуйте, щоб визначити порогове значення на основі наявності пульсу, далі продовжуйте стимуляцію струмом на 10 % більшим від рівня, визначеного як порогове значення; при брадикардії почніть від найнижчого рівня та збільшуйте, щоб визначити порогове значення;

д) у притомних хворих із брадикардією необхідно застосувати анальгетичні ЛЗ (опіоїди, напр. фентаніл 25–100 мкг в/в) або седативні ЛЗ (бензодіазепіни, напр. мідазолам 2,5–10 мг в/в);

2) **тимчасова ендокавітальна (трансвенозна) електростимуляція** — процедура першої лінії вибору для купірування симптоматичної, стійкої брадикардії.

11. Якщо стандартні реанімаційні заходи виявились неефективними, а при цьому існує можливість лікування оборотної причини зупинки кровообігу (такої як інфаркт міокарда, тромбоемболія легеневої артерії, гіпотермія, отруєння) → розгляньте можливість проведення екстракорпоральної реанімації як процедури, що рятує життя, Це означає застосування техніки екстракорпорального кровообігу (екстракорпоральна підтримка життя [*extracorporeal life support* — ECLS]) — найчастіше екстракорпорального газообміну (мембранна оксигенація — ЕКМО) у вено-артеріальному кровообігу (ВА-ЕКМО).

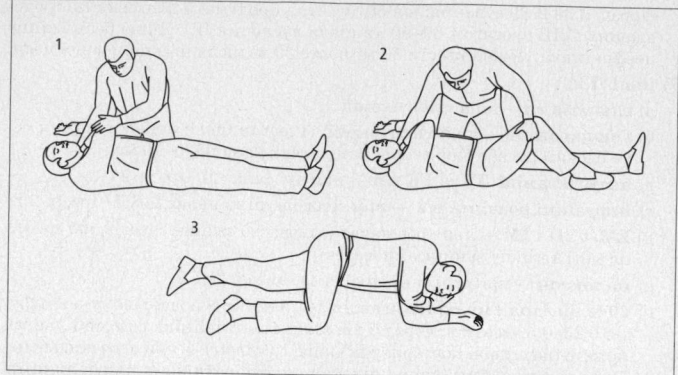

Рис. 1-6. Забезпечення непритомного пацієнта у безпечній позиції

Дії після відновлення спонтанного кровообігу

1. **Переведіть у безпечне положення** (→рис. 1-6) непритомного хворого, який самостійно дихає (за умови, що немає підозри на травму, особливо хребта):

1) якщо пацієнт має окуляри, зніміть їх;

2) станьте навколішки біля хворого та випряміть його ноги;

3) однією рукою зафіксуйте ближче до вас плече хворого під прямим кутом відносно до його тулуба, та зігніть верхню кінцівку у лікті, спрямовуючи руку до гори;

4) друге плече хворого перекладіть через його грудну клітку і притисніть тильну сторону долоні хворого до його щоки, яка розташована ближче до вас;

5) тримаючи долоню хворого притиснутою до його щоки, потягніть за нижню кінцівку і поверніть хворого на свій бік;

6) відхиліть голову хворого назад та переконайтеся, що дихальні шляхи прохідні, а якщо потрібно зберігати розігнуте положення голови — покладіть руку хворого під його щоку;

7) регулярно перевіряйте дихання та перевертайте хворого на другий бік кожні 30 хв.

2. **Швидке транспортування у ВІТ** — якщо хворий перебуває не у лікарні, викличте спеціальний реанімобіль, у лікарні — реанімаційну бригаду; найкраще з під'єднаним дефібрилятором та продовжуючи кисневу терапію, а в разі потреби, із забезпеченням прохідності дихальних шляхів (у непритомних) та штучною вентиляцією.

3. **Госпіталізація у ВІТ** (або у рівноцінне відділення на необхідний проміжок часу, як правило ≥24 год)

1) **постійний ЕКГ-моніторинг**, пульсоксиметрія, вимірювання артеріального тиску, контроль діурезу, у разі потреби введення катетера до центральної вени та вимірювання центрального венозного тиску, а також моніторинг гемодинаміки (внутрішньоартеріальний катетер, катетер Свана-Ганца);

2) **лікування постреанімаційних порушень** ритму серця (шлуночкові і надшлуночкові тахікардії, брадикардія), шоку, серцевої та дихальної недостатності;

3) **визначення причини РЗК** та подальші діагностика і лікування:

а) повторне, швидке, але більш детальне **суб'єктивне і об'єктивне обстеження** (якщо сам хворий не може надати інформацію, отримайте її від рятівників, свідків зупинки кровообігу, родини і співмешканців хворого та з доступної медичної документації);

б) **ЕКГ у 12-ти відведеннях** та інші дослідження щодо наявності гострого коронарного синдрому (серцевий тропонін, у разі необхідності КФК-МВ, при потребі — ехокардіографія) та відповідне лікування у разі його діагностування (в т. ч. застосування черезшкірного коронарного втручання);

в) **РГ грудної клітки** при ліжку хворого — виявлення ознак пневмотораксу, ателектазу, пневмонії; перевірка положення інтубаційної трубки, шлункового зонду, катетерів у центральних венах;

г) **газометрія** артеріальної крові та корекція кислотно-лужних порушень і лікування дихальної недостатності (оксигенотерапію застосуйте, якщо необхідна для збереження насичення гемоглобіну артеріальної крові киснем [SaO_2] у межах 94–98 %; гіпероксія [PaO_2 >200–300 мм рт. ст.] може бути шкідливою);

д) **визначення електролітів** та корекція електролітних порушень; визначення **глікемії** (>10 ммоль/л [180 мг/дл] → постійна в/в інфузія інсуліну);

е) виявлення симптомів **активної кровотечі** (особливо зі ШКТ — застосування профілактики), загальний аналіз периферичної крові щодо наявності анемії та, у разі потреби, трансфузія ЕМ;

є) визначення параметрів **функції нирок та печінки**;

ж) базові дослідження системи **згортанні крові**, у разі потреби дослідження щодо наявності тромбоемболії легеневої артерії та її лікування →розд. 2.33.2;

з) **токсикологічні** дослідження у разі підозри на отруєння та відповідне лікування;

4) **бронхоскопія** з метою очищення бронхів у разі підозри на аспірацію або її підтвердження — профілактика розвитку аспіраційної пневмонії;

5) у непритомних хворих або за наявності неврологічних симптомів — продумайте виконання **КТ голови** щодо наявності внутрішньочерепної кровотечі, ішемічного інсульту, набряку головного мозку та прийняття рішення щодо протинабрякової терапії (20 % розчином манітолу [напр., 100 мл кожні 4 год в/в] та фуросемідом); купірування судом (найчастіше на початку застосовують бензодіазепін: напр., клоназепам 1 мг в/в або діазепам 5–10 мг в/в);

6) з метою покращення неврологічного прогнозу у непритомних хворих із спонтанним кровообігом після РЗК в рекомендаціях ERC (2015) рекомендовано зберігати **температуру тіла** в межах інтервалу 32–36 °C впродовж ≥24 год за допомогою компресів з льоду або спеціальних пристроїв (обладнання у т. ч. в охолоджувальні ковдри або катетери, що вводяться до порожнистої вени); з метою індукції гіпотермії спочатку можна застосувати в/в інфузію ≤30 мл/кг холодного (4 °C) 0,9 % розчину NaCl або розчину Рінгера (зазвичай призводить до зниження температури на 1,5 °C). Повільно (на 0,25–0,5 °C/год) зігрівайте хворого до нормальної температури тіла.

Ускладнення серцево-легеневої реанімації

1) штучної вентиляції: наповнення шлунка повітрям, регургітація та аспіраційна пневмонія, гіперінфляція легень, пневмоторакс;

2) інтубації: інтубація стравоходу, ушкодження дихальних шляхів, кровотеча, гіпоксія, спричинена занадто довготривалою спробою інтубації;

3) непрямого масажу серця: переломи ребер та грудини, пневмоторакс, гематоми, ушкодження великих судин всередині грудної клітки;

4) дефібриляції: опіки шкіри, ушкодження міокарда.

2. Шок

Шок (згідно до ESICM 2014) — це генералізована форма гострої недостатності кровообігу, яка становить загрозу для життя і пов'язана з недостатнім споживанням кисню клітинами. Це стан, при якому серцево-судинна система не забезпечує тканини киснем у кількості, адеватній до їх потреб (але єдиною або домінуючою причиною зменшеного транспортування кисню не є дихальна недостатність чи анемія). В результаті виникає дизоксія на клітинному рівні (втрачається незалежність між утилізацією кисню та його надходженням), яка призводить до посилення анаеробного метаболізму і збільшення продукції лактату. Найчастіше супроводжується зниженням артеріального тиску (гіпотензією), який, однак, може бути в межах норми (та навіть підвищеним) у початковій фазі шоку (яку називають компенсованим шоком).

Причини та механізми розвитку

Шок розвивається в результаті одного з нижче перелічених механізмів або (частіше) внаслідок їх співіснування.

1. **Гіповолемічний шок** — зниження загального об'єму крові (абсолютна гіповолемія):

1) **кровотрата** (кровотеча, або масивна зовнішня або внутрішня кровотеча) — **геморагічний шок**;

2) **зниження об'єму плазми внаслідок:**

а) переходу плазми до розчавлених тканин (травми) або її втрати з поверхні шкіри (опіки, синдром Лайєлла, синдром Стівенса-Джонсона, ексфоліативний дерматит);

б) зниження об'єму позаклітинної рідини (стани зневоднення) — недостатнє споживання води (найчастіше у осіб похилого віку [з приводу порушень відчуття спраги] та осіб, які втратили здатність до самообслуговування) або надмірна втрата води та електролітів через ШКТ (діарея та блювання), нирки (осмотичний діурез при діабетичному кетоацидозі та гіперосмолярній некетоацидемічній гіперглікемії, поліурія та надмірне видалення натрію при дефіциті глюко- та мінералокортикоїдів, рідко — гіпоталамічний або нирковий нецукровий діабет), шкіру (лихоманка, гіпертермія);

в) втрати рідини до т. зв. третього простору — просвіту кишківника (паралітична або механічна непрохідність), рідше — серозних порожнин (перитонеальної — асцит);

г) збільшення проникності стінок судин при анафілактичному та септичному шоках.

2. **Перерозподільний (вазогенний) шок** — розширення кровоносних судин, яке супроводжується збільшенням об'єму судинного русла, зниженням судинного опору та порушенням розподілу кровотоку, які призводять до відносної гіповолемії (зниження ефективної волемії, тобто, наповнення кров'ю ділянок кровообігу, що моніторуються баро-, волюмо-, та хеморецепторами [практично це стосується артеріальної системи], при одночасному збільшенні об'єму крові у венозних та капілярних судинах), тоді, як правило, гіперкінетичний тип кровообігу (збільшений серцевий викид), тоді як периферичний (тканинний) кровотік є зниженим:

1) **септичний шок** — сепсис →розд. 18.8 (іноді виділяють токсичний шок — спричинений токсинами стафілококів або стрептококів);

2) **анафілактичний шок** — анафілаксія →розд. 17.1;

3) **нейрогенний шок** — ушкодження спинного мозку (спінальний шок); травми, інсульти та набряк головного мозку; ортостатична гіпотензія (довготривала); розширення судин у відповідь на біль («больовий шок»);

4) шок, що зумовлений гормональними порушеннями (крім розширення судин можливе порушення роботи серця та інші механізми) — гостра недостатність надниркових залоз, тиреотоксичний криз, гіпотиреоїдна кома.

3. Кардіогенний шок — порушення серцевої діяльності (як правило, в результаті гострого інфаркту міокарда, порушень ритму серця або дисфункції клапанів), яке спричиняє зниження серцевого викиду (в результаті порушення скоротливості міокарду або серйозних порушень серцевого ритму) →розд. 2.2.2.

4. Обструктивний шок — причини механічного характеру (перешкода в кровообігу в результаті обструкції судин або компресії серця і судин ззовні):

1) порушення наповнення лівого шлуночка внаслідок тампонади серця;

2) значне зменшення венозного повернення в результаті компресії венозної системи (напружений пневмоторакс, синдром абдомінальної компресії);

3) утруднення в наповненні шлуночків, зумовлене внутрішньосерцевими причинами (пухлини серця і тромби в камерах серця);

4) раптове підвищення опору в системі кровообігу (тромбоемболія легеневої артерії, гостра легенева гіпертензія при гострій дихальній недостатності) →розд. 2.2.2.

Наслідки

1. Компенсаторні реакції (як правило, з часом відбувається їх вичерпання) — найважливіші це:

1) збудження симпатичної нервової системи та збільшення секреції адреналіну мозковою речовиною надниркових → тахікардія та централізація кровообігу (звуження прекапілярних та венозних судин шкіри, а потім м'язів, вісцерального та ниркового кровообігу → зниження кровотоку та наповнення венозних судин у цих ділянках → збереження кровотоку у найважливіших для життєдіяльності органах [серце та головний мозок]); при гіповолемії відновлення об'єму плазми шляхом просочування міжклітинної рідини до капілярів (внаслідок спазму прекапілярних судин та зниження внутрішньокапілярного гідростатичного тиску при незмінному онкотичному тиску); у частині випадків некардіогенного шоку збільшення скоротливості міокарда (а навіть збільшення об'єму викиду); гіпервентиляція; гіперглікемія;

2) стимуляція ренін-ангіотензин-альдостеронової системи та секреції вазопресину (АДГ) і ГК → призводить до централізації кровообігу та сприяє ретенції натрію та води в організмі;

3) збільшена екстракція кисню у відповідь на зниження його постачання → більша деоксигенація гемоглобіну → зниження насичення киснем гемоглобіну венозної крові (SvO_2).

2. Метаболічні та електролітні порушення внаслідок гіпоксії:

1) посилення анаеробного метаболізму та збільшення продукції лактату → метаболічний лактатний ацидоз →розд. 19.2.1;

2) перехід калію, фосфатів та деяких ферментів (ЛДГ, КФК, АСТ, АЛТ) з клітин до позаклітинного простору, збільшення надходження натрію до клітин (внаслідок порушення синтезу АТФ) → можлива гіпонатріємія, гіперкаліємія та гіперфосфатемія.

3. Наслідки ішемії органів: поліорганна недостатність (гостре преренальне ушкодження нирок →розд. 14.1, порушення свідомості [в т. ч. кома] та інші неврологічні дефіцити, гостра дихальна недостатність →розд. 3.1.1, гостра печінкова недостатність →розд. 7.13, ДВЗ-синдром →розд. 15.21.2), кровотечі з ШКТ (внаслідок гострої геморагічної [ерозивної] гастропатії →розд. 4.6.1, стресових виразок шлунка та дванадцятипалої кишки або ішемічного коліту →розд. 4.21.3), паралітична кишкова непрохідність →розд. 4.29.1 та проникнення мікроорганізмів з просвіту ШКТ до крові (може спричинити сепсис).

→ **КЛІНІЧНА КАРТИНА**

1. Симптоми з боку системи кровообігу: тахікардія (рідко брадикардія, скоріше у термінальній фазі, може передувати зупинці кровообігу в механізмі асистолії, або електричної активності без пульсу), гіпотензія (зниження систолічного АТ <90 мм рт. ст. або його значне падіння [напр. на >40 мм рт. ст.] і зниження середнього АТ [сума 1/3 систолічного АТ і 2/3 діастолічного АТ] <70 мм рт. ст. [зниження діастолічного АТ і, як наслідок, середнього може випереджати зниження систолічного АТ]; на початку, нерідко, лише ортостатична гіпотензія або без гіпотензії), зниження амплітуди та слабке наповнення пульсу (при систолічному АТ <60 мм рт. ст. пульс на променевій артерії зазвичай невідчутний), зменшення наповнення яремних вен (але при тампонаді серця, тромбоемболії легеневої артерії та напруженому пневмотораксі — збільшення), коронарний біль; зупинка кровообігу — особливо звертайте увагу на механізм електричної активності без пульсу, у випадку якого застосування виключно ЕКГ-моніторингу є неінформативним.

2. Симптоми органної гіпоперфузії

1) шкіра — блідість, охолодження та пітливість (але при септичному шоці на початку шкіра, зазвичай, суха та тепла, а в станах зневоднення — суха та нееластична), сповільнення капілярного наповнення (після припинення натискання на ніготь збліднення зникає через >2 с), ціаноз, мармурова шкіра;

2) ЦНС — відчуття страху, неспокій, сплутаність свідомості, психомоторне збудження, сонливість, ступор, кома, вогнищевий неврологічний дефіцит;

3) нирок — олігурія або анурія та інші симптоми гострої недостатності;

4) м'язів — слабкість;

5) ШКТ — нудота, блювання, метеоризм, ослаблення або відсутність перистальтики, кровотеча;

6) печінки — жовтяниця є симптомом, що з'являється рідко і пізно, або вже після виведення із шоку;

7) дихальної системи — можливі різні порушення ритму дихання, на початку дихання може бути поверхневе та прискорене, потім сповільнене, залишкове або апное (при метаболічному ацидозі повільне і глибоке, також буває прискореним і глибоким — дихання Куссмауля); може виникати гостра дихальна недостатність з гіпоксемією (I типу) і/або гіперкапнією (II типу).

3. Симптоми, що пов'язані з причиною шоку: симптоми зневоднення, кровотечі, анафілаксії, інфекції (сепсису), хвороби серця або великих судин, тромбоемболії легеневої артерії, напруженого пневмотораксу, кишкової непрохідності та ін.

Не завжди наявні всі компоненти класичної тріади (гіпотензія, тахікардія, олігурія).

ДІАГНОСТИКА

Поставити діагноз на основі симптомів, зазвичай, не складає труднощів, але нерідко складно встановити причину, хоча іноді це можна зробити на підставі самого анамнезу (напр., втрата рідини або крові, симптоми інфекції або анафілаксії) та фізикального обстеження (напр., симптоми активної кровотечі, зневоднення, тампонади серця або напруженого пневмотораксу). Враховуйте інші, окрім шоку, причини порушення постачання кисню до тканин та тканинної гіпоксії (анемія, дихальна недостатність, отруєння, які порушують транспорт кисню у крові та його використання клітинами).

Допоміжні дослідження

1. Дослідження системи кровообігу:

1) **вимірювання АТ** (інвазивне при затяжному шоці);

2) **ЕКГ** з 12-ти відведень та постійний моніторинг — порушення ритму, симптоми ішемії чи інфаркту міокарда або іншої хвороби серця;

3) **ехокардіографія** — може допомогти у встановленні причини кардіогенного шоку (тампонада серця, дисфункція клапанів, порушення скоротливості серцевого м'яза);

4) **оцінка серцевого викиду (СВ) та тиску заклинювання у легеневих капілярах (ТЗЛК)** — у разі сумнівів щодо діагнозу та труднощів у лікуванні. Для оцінки стану наводнення та переднавантаження (наповнення лівого шлуночка), яка має базове значення в диференційній діагностиці та визначенні стратегії фармакологічного лікування, придатною може бути оцінка ТЗЛК із застосуванням катетера Свана-Ганца. ТЗЛК відповідає тиску у лівому передсерді та посередньо інформує про кінцево-діастолічний тиск у лівому шлуночку; величини ≈15–18 мм рт. ст. свідчать про оптимальне наповнення лівого шлуночка. Катетер Свана-Ганца дозволяє також оцінити СВ методом термодилюції (на даний момент доступні також інші методи оцінки СВ). При кардіогенному шоці СВ знижений, а у початковій фазі гіповолемічного та при перерозподільному шоці (септичному, анафілактичному, нейрогенному) — зазвичай, підвищений. Нема переконливих доказів того, що тактика з врахуванням даних інвазивного гемодинамічного моніторингу покраще прогноз пацієнтів, тому застосування катетера Свана-Ганца є зарезервованим для хворих із комбінованими порушеннями, які не реагують на початкову терапію.

5) **динамічні показники наповнення судинного русла** — підвищена варіабельність пульсового тиску (PPV), систолічного АТ (SPV), ударного об'єму (SVV) та спадання (у хворих, які перебувають на механічній вентиляції — розширюваність) нижньої порожнистої вени, а також позитивний результат проби зі зміною нижніх кінцівок (сповільнення пульсу і підвищення АТ або пульсового тиску, а перш за все підвищення серцевого викиду на ≥10 %, у хворого після переведення з положення з піднесеними на 45° головою і тулубом у положення лежачи на спині на пласкій поверхні з підйомом ніг на 45° [напр., протягом 4 хв]) вказують на користь тактики застосування інфузії розчинів. Вимірювання PPV, SPV, SVV та зміни діаметра нижньої порожнистої вени є результативним у хворих, які перебувають на механічній вентиляції (без власних дихальних рухів, з дихальним об'ємом ≥8 мл/кг належної маси тіла), і мають ритмічне серцебиття.

2. Лабораторні дослідження венозної крові:

1) **біохімічні дослідження сироватки крові:**

   а) оцінка наслідків шоку — електролітні порушення (визначте Na та К); підвищення концентрації лактату, креатиніну, сечовини, білірубіну, глюкози; підвищення активності АСТ, АЛТ, КФК і ЛДГ;

   б) підвищення активності тропоніну, КФК-МВ або міоглобіну може вказувати на гострий інфаркт міокарда, а натрійуретичних пептидів (BNP або NT-proBNP) — на серцеву недостатність, як причину або наслідок шоку.

2) **загальний аналіз периферичної крові:**

   а) гематокрит, рівень гемоглобіну та кількість еритроцитів — зниження при геморагічному шоці (але не у початковій його фазі), підвищення при інших видах гіповолемічного шоку;

   б) лейкоцити — нейтрофільний лейкоцитоз або лейкопенія при септичному шоці; підвищення кількості лейкоцитів та відсотка нейтрофілів можливе також при інших видах шоку (напр., гіповолемічному); еозинофілія іноді у випадку анафілаксії;

   в) тромбоцити — зниження кількості є першим симптомом ДВЗ-синдрому (найчастіше при септичному шоці або після масивних травм), може бути також наслідком масивних кровотеч та трансфузій ЕМ;

3) **дослідження системи згортання крові** — підвищення МНВ, подовження АЧТЧ та зниження рівня фібриногену вказують на ДВЗ-синдром →розд. 15.21.2 або можуть бути наслідком постгеморагічної або постпрансфузійної коагулопатії; підвищення МНВ та подовження АЧТЧ можуть бути симптомами печінкової недостатності; підвищення рівня D-димерів не є специфічним симптомом тромбоемболії легеневої артерії, спостерігається у т. ч. при ДВЗ-синдромі.

3. Пульсоксиметрія: можливе зниження SpO_2; необхідний моніторинг.

4. Газометрія крові:

1) **артеріальної** — метаболічний або змішаний ацидоз; іноді, у ранній фазі шоку дихальний алкалоз внаслідок гіпервентиляції; можлива гіпоксемія (забір крові →розд. 24.5.1, інтерпретація результату →розд. 19.2);

2) **венозної** — з метою оцінки насичення киснем гемоглобіну, найкраще в крові з верхньої порожнистої вени ($SvcO_2$) або у змішаній венозній крові (забір катетером Свана-Ганца зі стовбура легеневої артерії; $SvmO_2$) та визначення споживання кисню і оцінки венозно-артеріальної різниці парціального тиску вуглекислого газу (V-ApCO$_2$); $SvcO_2$ <70 % або $SvmO_2$ <65 % вказують на порушення надходження кисню до тканин і компенсаторне збільшення екстракції кисню; V-ApCO$_2$ >6 мм рт. ст. може свідчити про знижене надходження кисню навіть при нормальних значеннях $SvcO_2$ або $SvmO_2$.

5. Візуалізаційні дослідження: РГ грудної клітки — оцініть щодо наявності ознак серцевої недостатності (збільшення порожнин серця, застій в малому колі кровообігу, набряк легень) та причин дихальної недостатності і сепсису. **КТ грудної клітки** — у разі підозри на тромбоемболію легеневої артерії (ангіо-КТ), розшарування аорти, розрив аневризми аорти. **Оглядова РГ черевної порожнини** — у разі підозри на перфорацію ШКТ або механічну кишкову непрохідність →розд. 4.29.2. **УЗД або КТ органів черевної порожнини** — в т. ч. виявлення вогнищ інфекції при сепсисі. **УЗД вен** — у разі підозри на тромбоемболію легеневої артерії. **КТ голови** — у разі підозри на інсульт або набряк головного мозку чи посттравматичні зміни.

6. Група крові: у кожного хворого визначте на підставі документації або проведіть лабораторне дослідження.

7. Інші дослідження: мікробіологічні (при септичному шоці), гормональні (ТТГ та вільний тироксин при підозрі на гіпотиреоїдну кому або тиреотоксичний криз, кортизол при підозрі на симпато-адреналовий криз), токсикологічні (підозра на отруєння), алергологічні (IgE та, у разі необхідності, шкірні тести після перенесеного анафілактичного шоку).

⟩ ЛІКУВАННЯ

1. Забезпечте прохідність дихальних шляхів →розд. 2.1 та розд. 23.8, у разі необхідності, заінтубуйте та проводьте механічну вентиляцію легень. Застосування механічної вентиляції з позитивним тиском у комбінації з седацією та дією інших, застосованих перед інтубацією ЛЗ, може спричинити або посилити гіпотензію, тому приготуйтесь до її ліквідації (застосування швидкої інфузії розчинів і вазопресорів).

2. Переведіть хворого у положення з припіднятими ногами: транзиторний ефект при гіпотензії, особливо, якщо жодне медичне обладнання не є доступним, проте, може погіршити вентиляцію, а при кардіогенному шоці із застоєм крові у малому колі кровообігу — також серцеву діяльність.

3. Встановіть внутрішньосудинні катетери:

1) до периферичних вен 2 катетери великого діаметру (найкраще ≥1,8 мм [≤16 G]) →розд. 24.5.2, що уможливить ефективну інфузійну терапію →нижче;

2) у разі необхідності застосування багатьох ЛЗ (у т. ч. катехоламінів →нижче) катетер до порожнистої вени (центральний венозний катетер); також дозволяє моніторувати центральний венозний тиск (ЦВТ; не є обов'язковим у всіх хворих в шоковому стані);

3) катетер до артерії (зазвичай, променевої) уможливлює інвазивний моніторинг АТ у разі персистуючого шоку або необхідності тривалого застосування катехоламінів. Катетеризація порожнистих вен та артерій не повинна відтермінувати лікування.

Для швидкої інфузії розчинів та компонентів крові підходять канюлі для периферичних вен великого діаметру (найкраще ≥1,8 мм [≤16 G]; встановіть 2 канюлі), а не звичайні (стандартні) катетери для центральних вен. Якщо неможливо отримати доступ до периферичних вен з метою швидкої інфузії розчинів та компонентів крові, використайте центральний венозний катетер великого діаметру (такий, як для гемодіалізу або ангіографії, чи імплантації ендокавітальних електродів [інтродьюсер]).

4. Застосуйте етіологічне лікування →нижче та одночасно підтримуйте роботу системи кровообігу і постачання кисню до тканин

1) якщо хворий отримує антигіпертензивні ЛЗ → відмініть їх;

2) при більшості видів шоку основне значення має відновлення внутрішньосудинного об'єму шляхом **в/в інфузії розчинів**; виняток становить кардіогенний шок із симптомами застою крові в малому колі кровообігу →розд. 2.2.2. Не доведено, що колоїдні розчини ефективніше зменшують летальність, ніж кристалоїдні розчини, хоча для корекції гіповолемії потрібний менший об'єм колоїду, ніж кристалоїду. Інфузійну терапію починають з в/в введення 500 мл кристалоїдів з концентрацією натрію 130–154 ммоль/л протягом ≤15 хв. На початку вводиться, зазвичай, 1000 мл кристалоїдів або 300–500 мл колоїдів впродовж 30 хв. Наступні порції інфузійних розчинів (200–500 мл після переливання перших 2000 мл) вводять в залежності від артеріального тиску, інших гемодинамічних показників (статичних і динамічних →розд. 2.2), рівня лактатів у сироватці, діурезу та небажаних ефектів (симптоми об'ємного перевантаження). При сепсисі рекомендується починати інфузійну терапію з введення 30 мл/кг кристалоїдів впродовж 3 год (→розд. 18.8). На даний момент надають перевагу застосуванню збалансованих кристалоїдів, хоча актуальні рекомендації стосовно тактики дій при сепсисі оцінюють ці розчини як рівноцінні з 0,9 % NaCl. Частина доступних збалансованих розчинів (напр., Рінгера лактат розчин) та колоїдних розчинів характеризуються трохи нижчою тонічністю («тонія»), ніж плазма, хоча іноді помилково вважаються ізотонічними, тому не використовуйте їх (схоже, як і більш гіпотонічні розчини) у пацієнтів із набряком головного мозку або при загрозі його розвитку (при необхідності відновлення волемії застосуйте в таких хворих 0,9 % NaCl або інші розчини, тонічність яких прирівнюється до плазми). Корекцію значного дефіциту волемії можете розпочати від інфузії гіпертонічних розчинів, напр., колоїдних. Розчини ГЕК (включно з ізотонічними — розд. 24.22). які застосовувались з цією метою, були вилучені ЕМА у 2018 р. При сепсисі надають перевагу 4 % або 5 % розчину альбуміну →розд. 18.8. Розчини желатину не викликають таких, як у випадку ГЕК, небажаних ефектів, однак при сепсисі надається перевага кристалоїдам →розд. 24.22. Не застосовуйте колоїди у хворих після травми голови.

3) якщо гіпотензія зберігається, незважаючи на вливання розчинів → розпочніть постійну в/в інфузію (найкраще через катетер до порожнистої вени) судинозвужуючих ЛЗ — **норадреналіну**, зазвичай, 1–20 мкг/хв (макс. 1–2 мкг/кг/хв) або **адреналіну** 0,05–0,5 мкг/кг/хв, або **дофаміну** (на даний момент не є препаратом вибору, особливо при септичному шоці) 3–30 мкг/кг/хв та (при можливості) застосуйте інвазивний моніторинг АТ. При сепсисі у разі неефективності норадреналіну пропонують додатково застосувати вазопресин (до 0,03 Од./хв) або адреналін; вазопресин можна також застосувати з метою зниження дози норадреналіну →розд. 2.1. При анафілактичному шоці розпочніть з ін'єкції адреналіну в/м у зовнішню поверхню стегна (Дозування: у дорослих 0,3 мг, макс. 0,5 мг, розчин 1 мг/мл [0,1 %, 1:1000]).

4) хворим із низьким серцевим викидом, незважаючи на адекватне наводнення (або у гіпергідратованих), можете вводити у постійній в/в інфузії **добутамін** 2–20 мкг/кг/хв (обережно при порушеннях ритму серця, навіть при синусовій тахікардії, оскільки добутамін може їх посилювати); якщо співіснує гіпотензія, одночасно можна застосувати судинозвужуючий ЛЗ;

5) одночасно із описаним вище лікуванням застосовуйте **оксигенотерапію** →розд. 24.21 (максимально насичуючи киснем гемоглобін, збільшуєте його постачання до тканин; абсолютним показанням є зазвичай SaO_2 <95 %);

6) якщо, незважаючи на застосування вищевказаної тактики симптоми гіпоперфузії зберігаються (напр., SvO_2 <70 %, або $SvmO_2$ <65 %), а гематокрит <30 % → застосуйте трансфузію **ЕМ** (→розд. 24.22).

5. Основний метод корекції лактатного ацидозу становить етіологічне лікування та лікування, яке підтримує функцію системи кровообігу; оцініть показання для введення **$NaHCO_3$** в/в при рН <7,15 (7,20) або рівні гідрокарбонатів <14 ммоль/л (хоча користь від результату таких дій не доведена).

6. Моніторуйте життєві показники (АТ [у більшості хворих початкове цільове значення середнього АТ становить ≥65 мм рт. ст.], пульс, дихання, стан свідомості, ЕКГ, SaO_2, рівень лактату в крові (з метою його нормалізації), газометричні показники крові, натріємію та калікмію, параметри функції нирок та печінки; у разі необхідності — серцевий викид, ТЗЛК, а також інші статичні і динамічні показники наповнення судинного русла.

7. Оберігайте хворого перед втратою тепла (→розд. 23.16) та **забезпечте хворому спокійне оточення.**

8. Якщо шок зберігається:

1) **запобігайте кровотечам із ШКТ** →розд. 4.30 та **тромбоемболічним ускладненням** (у пацієнтів із активною кровотечею або високим ризиком її появи не застосовуйте антикоагулянтів, тільки механічні методи) →розд. 2.33.3;

2) **коригуйте гіперглікемію** (якщо >10–11,1 ммоль/л [180–200 мг/дл]) постійною в/в інфузію короткодіючого інсуліну, проте уникайте гіпоглікемії; намагайтесь забезпечити рівень глікемії у межах від 6,7–7,8 ммоль/л (120–140 мг/дл) до 10–11,1 ммоль/л (180–200 мг/дл). До моменту досягнення стабільної глікемії моніторуйте її кожні 1–2 год, а в подальшому кожні 4 год. Показники, визначені у капілярній крові з допомогою глюкометру, слід інтерпретувати з обережністю, оскільки вони можуть не віддзеркалювати фактичну концентрацію глюкози в артеріальній крові або плазмі, і тому краще визначати показник в крові з артеріального катетера.

2.1. Гіповолемічний шок

→ **КЛІНІЧНА КАРТИНА ТА ДІАГНОСТИКА**

Одночасно з симптомами шоку або раніше можуть з'явитися симптоми зневоднення — зниження вологості слизових оболонок, суха та нееластична шкіра, посилене відчуття спраги (але не в осіб похилого віку з порушенням її відчуття). Порушення свідомості (особливо у старших осіб) можуть випереджувати гіпотензію. Зазвичай, тахікардія та ортостатична гіпотензія (у вертикальній позиції) спостерігаються раніше, ніж розвивається зниження артеріального тиску у сидячому чи лежачому положенні. Анамнез та фізикальне обстеження, які вказують на причину шоку, допомагають поставити діагноз. Стани зневоднення →розд. 19.1.1.

→ **ЛІКУВАННЯ**

1. Вводьте в/в **розчини** (→вище), а якщо, незважаючи на швидку інфузію ≈1500–2000 мл кристалоїдного розчину (або ≈1000 мл колоїдного розчину), зберігається гіпотензія та гіпоперфузія → застосуйте норадреналін або дофамін (чи адреналін) у постійній інфузії в/в (→вище) та одночасно продовжуйте вливання розчинів. Основне значення в терапії гіповолемічного шоку має відновлення волемії шляхом введення розчинів, а не катехоламінів; останні можуть, однак, допомогти у збереженні кровопостачання життєво важливих органів. Після початкової інтенсивної інфузійної терапії можна вводити менші порції рідини (виконувати проби навантаження рідиною) і оцінювати загальну потребу в рідині.

2. Одночасно застосовуйте **етіологічне лікування**, напр., лікуйте захворювання, яке викликає блювання, діарею, кишкову непрохідність, поліурію, втрату рідини через шкіру.

3. Решта етапів лікування →розд. 2.2.

2.1.1. Геморагічний шок

→ **КЛІНІЧНА КАРТИНА ТА ДІАГНОСТИКА**

Місцеві симптоми кровотечі (у т. ч. сильної) залежать від її джерела (в т. ч. ШКТ →розд. 4.30, посттравматичні рани →розд. 23.4) і не завжди очевидні. АТ може не знижуватися до втрати 750–1500 мл крові включно. У початковій фазі кровотечі може бути важливим порівняння показників АТ та пульсу, вимірюваних у положенні лежачи та стоячи. Виявлення ортостатичного зниження АТ на ≥10 мм рт. ст. та одночасного прискорення пульсу на ≥20/хв вказує на гіповолемію. Втрата крові до 1500 мл, зазвичай, супроводжується неспокоєм, а втрата половини об'єму крові (2000–2500 мл) призводить до кількісних порушень свідомості (найчастіше, втрати свідомості). Зниження гематокриту, рівня гемоглобіну та кількості еритроцитів спостерігається, зазвичай, через ≥1–3 (4) год після крововтрати.

→ **ЛІКУВАННЯ**

1. Зупиніть кровотечу →розд. 23.4, якщо це можливо. У разі потреби, направте хворого на спеціалізоване хірургічне або малоінвазивне лікування (напр,. ендоскопічне при кровотечах до просвіту ШКТ →розд. 4.30) або на радіологічне дослідження з метою виявлення показань до емболізації).

2. Застосуйте швидке вливання кристалоїдних (≈3 мл на 1 мл втраченої крові) або колоїдних (≈1 мл на 1 мл втраченої крові) розчинів, але лише до часу, поки не буде доступна ЕМ →вище.

3. Проведіть забір крові на на індивідуальну сумісність. Призначте визначення групи крові, якщо не можна швидко та однозначно визначити її на підставі документації. Замовте та проведіть трансфузію ЕМ →розд. 24.23.2.1. При дуже масивних кровотечах не чекайте на результат проби на індивідуальну сумісність або переливайте універсальну кров (група [0] Rh−), ще перед тим як отримаєте кров відповідної групи. Не допускайте до зниження гематокриту <30 %, якщо шок загрожується. При великій крововтраті окрім ЕМ переливайте також свіжозаморожену плазму (СЗП) та розгляньте доцільність переливання тромбоцитарної маси (ТМ) та кріопреципітату (напр., при переливанні ≥5 ОД ЕМ введіть 1 ОД СЗП на кожні 2 ОД ЕМ (до отримання результатів дослідження системи гемостазу, в подальшому у стандартній дозі 15–20 мл/кг, якщо протромбіновий час і/або активований частковий тромбопластиновий час [АЧТЧ] подовжені ≥1,5-кратно) та 1 ОД ТМ на 5 ОД ЕМ. При серйозних кровотечах (які вимагають трансфузії ЕМ) застосовуйте ТМ, якщо кількість тромбоцитів становить <50 000/мкл (<100 000/мкл після серйозних травм голови, або коли не вдається зупинити кровотечу), а кріопреципітат 1 ОД/10 кг м. т. при рівні фібриногену <1,5 г/л. При масивних кровотечах, окрім переливання ЕМ, з самого початку терапії розгляньте доцільність застосування СЗП або кріопреципітату чи фібриногену (цільовий рівень фібриногену >1,5–2,0 г/л); при дуже масивних кровотечах переливайте 1 ОД СЗП і 1 ОД ТМ на кожну введену одиницю ЕМ. У разі коагулопатії, слід також обміркувати застосування СЗП, кріопреципітату та ТМ.

4. Проводьте лікування гіпотермії і запобігайте її розвитку, а також коригуйте ацидоз і гіпокальціємію (ці розлади порушують згортання крові).

5. У хворих, які отримують антикоагулянти, припиніть їх застосування та нейтралізуйте їхню дію →розд. 2.34.

6. При серйозних посттравматичних кровотечах призначайте транексамову кислоту (в/в, насичуюча доза 1 г впродовж 10 хв, у подальшому 1 г впродовж 8 год).

7. При масивних кровотечах, які не вдається зупинити хірургічними методами і переливанням компонентів крові та транексамової кислоти, розгляньте доцільність застосування рекомбінантного активованого фактора VII.

8. Наступні етапи лікування →розд. 2.2.

2.2. Кардіогенний шок

→ ВИЗНАЧЕННЯ ТА ЕТІОПАТОГЕНЕЗ

Шок, зумовлений порушеннями серцевої діяльності (гостра серцева недостатність →розд. 2.19.2), що призводять до зниження серцевого викиду. **Причини:**

1) ушкодження міокарда — гостра систолічна серцева недостатність, спричинена гострим коронарним синдромом (переважно, інфарктом міокарда — найчастіше, з елевацією ST та втратою >40 % скоротливості лівого шлуночка) та його ускладненнями (гостра недостатність мітрального клапана, розрив міокарда), міокардит, травми (контузія) серця, кардіоміопатії, загострення або розвиток термінальної стадії хронічної серцевої недостатності;

2) порушення ритму серця — брадикардія, тахіаритмії (особливо, шлуночкові тахікардії та фібриляція передсердь);

3) гостре ушкодження клапанів серця (гостра недостатність мітрального або аортального клапана);

4) дисфункція штучного клапана;

В традиційному значенні термін «кардіогенний шок» застосовується як визначення шоку, викликаного порушенням систолічної (насосної) функції серця.

→ КЛІНІЧНА КАРТИНА ТА ДІАГНОСТИКА

Спостерігаються симптоми шоку та основного захворювання.

Допоміжні дослідження

Як при шоці →розд. 2.2 та гострій серцевій недостатності →розд. 2.19.2.

→ ЛІКУВАННЯ

1. Якщо пацієнт приймає β-блокатори, ІАПФ або інші антигіпертензивні ЛЗ → відмініть їх.

2. У разі шлуночкової тахікардії, фібриляції чи тріпотіння передсердь (або іншої надшлуночкової тахікардії, яка призвела до шоку, що рідше спостерігається), виконайте **кардіоверсію** →розд. 24.18. Потім для запобігання аритмії слід обміркувати доцільність введення аміодарону →табл. 6-4.

3. У хворих з брадикардією продумайте застосування **атропіну** →рис. 7-1 та **електростимуляції серця** →розд. 2.1; у разі труднощів із застосуванням електростимуляції вводьте адреналін 2—10 мкг/хв в/в інфузії (як альтернатива — ізопреналін 5 мкг/хв, дофамін, амінофілін або глюкагон)

4. Якщо немає симптомів гіпергідратації та застою у малому колі кровообігу → **вводьте розчини**, щоб досягти оптимального наповнення лівого шлуночка (є особливо суттєвим при порушеній функції правого шлуночка); розпочніть від 250 мл 0,9 % NaCl впродовж 10—15 хв та продовжуйте повільніше введення розчинів, якщо немає симптомів гіпергідратації. У гіпергідратованих хворих (із застоєм у малому колі кровообігу) не вливайте розчинів, але застосуйте нижче описані дії, які також показані у осіб без ознак гіпергідратації, у разі, якщо введення початкової дози розчинів є неефективним.

5. Для хворих із задокументованими порушеннями скоротливості міокарда може бути корисним застосування ЛЗ інотропної дії. У більшості таких хворих лікування доцільно починати з застосування **норадреналіну**, оскільки його дія не обмежується виключно спазмом судин, але також включає в себе інотропний ефект (внаслідок стимуляції β_2-адренергічних рецепторів). Якщо симптоми шоку зберігаються, незважаючи на початкове лікування, можна вводити **допамін** і/або **добутамін** у постійній в/в інфузії. Якщо відповідь недостатня, або виникли серйозні порушення серцевого ритму розгляньте доцільність застосування інших ЛЗ, які покращують скоротливість міокарда — мілринону, еноксимону або левосимендану (всі ці ЛЗ можуть мати серйозні небажані ефекти, а їх використання є контроверсійним: дозування мілринону →табл. 2.19.6).

6. У хворих із застоєм у малому колі кровообігу або периферичними набряками після досягнення систолічного АТ ≥90 мм рт. ст. → розпочніть введення **петльового діуретику** (сечогінне лікування при гострій серцевій недостатності →розд. 2.19.2). У разі неефективності діуретиків продумайте застосування ультрафільтрації, а при нирковій недостатності — гемодіалізу.

7. У хворих із застоєм у малому колі кровообігу при систолічному АТ >110 мм рт. ст., оцініть показання до застосування судинорозширюючого ЛЗ, найчастіше **нітрогліцерину** (дозування →розд. 2.19.2; не застосовуйте при ізольованій правошлуночковій недостатності).

8. Етіологічне лікування — при гострому коронарному синдромі, направте на проведення негайної реваскуляризаційної процедури, а у випадку механічних ускладнень інфаркту міокарда, гострого ушкодження клапанів серця або дисфункції штучного клапана, тромбозу або пухлин у порожнинах серця, розриву аневризми або розшарування аорти → на кардіохірургічне лікування. При тампонаді серця виконайте перикардіоцентез →розд. 24.10, при напруженому пневмотораксі — проведіть його декомпресію →розд. 3.20. При тромбоемболії легеневої артерії застосуйте фібринолітичне та антикоагулянтне лікування →розд. 2.33.2.

9. При оборотній причині (гострий коронарний синдром, міокардит) → обміркуйте застосування внутрішньоаортальної контрапульсації (в спеціалізованому центрі, після exclusion протипоказань: аортальна недостатність, розшарування аорти) або лівошлуночкового допоміжного пристрою чи техніки екстракорпорального кровообігу (ECLS; найчастіше екстракорпорального газообміну [трансмембранної оксигенації — ЕКМО] у вено-артеріальному кровообігу [ВА-ЕКМО]) в якості тимчасового лікування (до часу проведення операції або одужання).

10. Решта етапів лікування (в т. ч. оксигенотерапія) — як при інших видах шоку →розд. 2.2.

2.3. Обструктивний шок

→ **ВИЗНАЧЕННЯ ТА ЕТІОПАТОГЕНЕЗ**

→розд. 2.2

→ **КЛІНІЧНА КАРТИНА ТА ДІАГНОСТИКА**

Характерні симптоми шоку (які, зазвичай, розвиваються швидко) і основного захворювання.

Допоміжні дослідження

Основне значення мають візуалізаційні методи дослідження. На РГ грудної клітки можна виявити пневмоторакс. За допомогою ангіо-КТ можна підтвердити тромбоемболію легеневої артерії. Ультрасонографічні дослідження можуть візуалізувати ознаки тампонади серця, пухлини серця, внутрішньосерцевого тромба, пневмотораксу чи венозного тромбозу, асоційованого з тромбоемболією легеневої артерії.

Інші дослідження — як при інших видах шоку (→вище).

→ ЛІКУВАННЯ

Якнайшвидше розпочніть етіотропну терапію:
1) тампонада серця — проведіть перикардіоцентез →розд. 24.10;
2) напружений пневмоторакс — виконайте декомпресію →розд. 3.22;
3) тромбоемболія легеневої артерії — проводьте фібринолітичну і антикоагулянтну терапію →розд. 2.33.2;
4) пухлина серця, внутрішньосерцевий тромб, тампонада серця, спричинена розшаруванням аорти або розривом стінки серця — направте на кардіохірургічне лікування.

3. Профілактика серцево-судинних захворювань

Профілактика серцево-судинних захворювань (ССЗ) базується на оцінці/виявленні та модифікації/усуненні чинників серцево-судинного ризику.

Чинники серцево-судинного ризику, що підлягають модифікації: нераціональне харчування, паління тютюну, низька фізична активність, підвищений артеріальний тиск, збільшений рівень холестерину ЛПНЩ (ХС ЛПНЩ) у плазмі, низький рівень холестерину ЛПВЩ (ХС ЛПВЩ), підвищений рівень тригліцеридів (ТГ), предіабет або цукровий діабет, надмірна вага або ожиріння.

Чинники серцево-судинного ризику, що не підлягають модифікації: вік (чоловіки ≥45 р., жінки ≥55 р.), стать (вищий ризик у чоловіків, ніж у жінок до менопаузи), обтяжений сімейний анамнез щодо ранньої (у чоловіків віком <55-ти років, у жінок віком <65-ти років) маніфестації ішемічної хвороби серця (ІХС), або інших захворювань артерій на фоні атеросклерозу.

Оцінка серцево-судинного ризику
Категорії ризику →табл. 3-1.

Проводьте оцінку серцево-судинного ризику кожні 5 років в осіб, у котрих він підвищений, напр., внаслідок передчасного розвитку ІХС в сімейному анамнезі, сімейної гіперліпідемії, головних факторів ризику (тютюнопаління, високий артеріальний тиск, ЦД або підвищений рівень ліпідів у плазмі крові) або супутніх захворювань, а частіше — в осіб із ризиком на рівні граничних показників, що є показом до застосування конкретного втручання.

В осіб без додаткових обтяжуючих факторів (тобто: серцево-судинне захворювання, ЦД, хронічне захворювання нирок, дуже виражений один з чинників ризику), яких не зараховують автоматично до категорії високого або дуже високого ризику, для оцінки ризику смерті від серцево-судинних причин впродовж 10-ти років використовується карта **SCORE** →рис. 3-1, рис. 3-2, в якій враховується стать, вік, систолічний артеріальний тиск, рівень загального холестерину (ХС) і паління тютюну.

Заходи профілактики та їх цільові показники
1. Припинення тютюнопаління.
2. Дотримання норм здорового харчування.

Таблиця 3-1. Категорії серцево-судинного ризику

Ризик	Критерії	Цільові значення ліпопротеїнів
дуже високий	– ССЗ, задокументоване на основі клінічної картини[a] або однозначно задокументоване на підставі візуалізаційних досліджень[б] – цукровий діабет із органним ушкодженням (протеїнурія) або з ≥1 серйозним фактором серцево-судинного ризику (тютюнопаління, дисліпідемія або артеріальна гіпертензія) – тяжке ХЗН (ШКФ <30 мл/хв/1,73 м²) – SCORE ≥10 %	ХС ЛПНЩ <1,8 ммоль/л (70 мг/дл)[в] ХС не-ЛПВЩ <2,6 ммоль/л (100 мг/дл)
високий	– значно виражений одиночний фактор ризику, особливо рівень холестерину >8 ммоль/л (310 мг/дл; напр. при сімейній гіперхолестеринемії) або артеріальна гіпертензія ≥180/110 мм рт. ст. – більша частина решти хворих з цукровим діабетом без інших серйозних факторів ризику чи пошкодження внутрішніх органів (за винятком молодих хворих із цукровим діабетом 1-го типу, які можуть бути обтяжені низьким або помірним ризиком) – помірно виражене ХЗН (ШКФ 30–59 мл/хв/1,73 м²) – SCORE ≥5 % і <10 %	ХС ЛПНЩ <2,6 ммоль/л (100 мг/дл)[г] ХС не-ЛПВЩ <3,4 ммоль/л (130 мг/дл)
помірний	– SCORE ≥1 % і <5 %[д]	ХС ЛПНЩ <3,0 ммоль/л (115 мг/дл) ХС не-ЛПВЩ <3,8 ммоль/л (145 мг/дл)

[a] інфаркт міокарда в анамнезі, гострий коронарний синдром, коронарна реваскуляризація або процедура реваскуляризації інших артерій, інсульт або транзиторна ішемічна атака, аневризма аорти, захворювання периферичних артерій

[б] суттєві атеросклеротичні бляшки при коронарографії або ультразвуковому дослідженні сонних артерій; до цього критерію не відноситься збільшення товщини комплексу інтима-медіа в сонній артерії

[в] або зниження рівня на ≥50 %, якщо початковий показник (без ліпідознижуючої терапії) становив 1,8–3,5 ммоль/л (70–135 мг/дл)

[г] або зниження рівня на ≥50 %, якщо початковий показник становив 2,6–5,2 ммоль/л (100–200 мг/дл)

[д] До цієї категорії належить багато осіб середнього віку.

Увага: Приклади факторів, модифікуючих ризик, наявність або порушення яких може впливати на зміну класу ризику (особливо помірного):

1) соціально-економічний статус, соціальна ізоляція або відсутність соціальної підтримки

2) передчасна ІХС в сімейному анамнезі

3) показник індексу маси тіла (ІМТ) і абдомінальне ожиріння

4) індекс коронарного кальцію при комп'ютерній томографії

5) наявність атеросклеротичних бляшок при дослідженні сонних артерій

6) кісточково-плечовий індекс (КПІ).

ССЗ — серцево-судинне захворювання, ХС ЛПНЩ — холестерин ліпопротеїнів низької щільності, ХС не-ЛПВЩ — холестерин, не пов'язаний з ліпопротеїнами високої щільності, ХЗН — хронічне захворювання нирок

на основі рекомендацій ESC і EAS (2016)

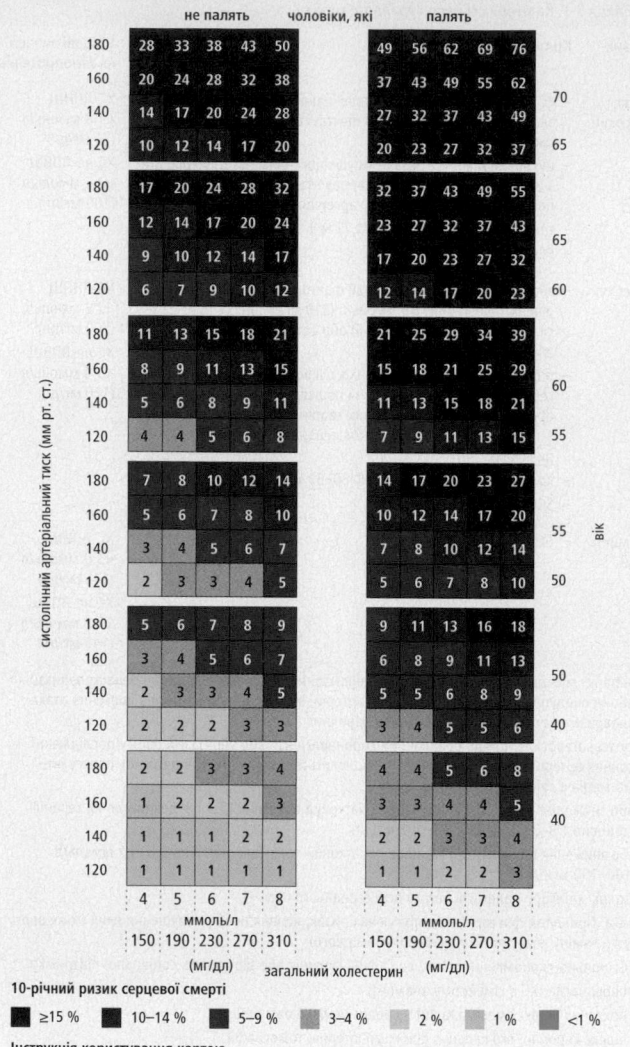

Рис. 3-1. Карта ризику SCORE для польської популяції

Таблиця ризику (вісь ліворуч — систолічний артеріальний тиск (мм рт. ст.); вісь унизу — загальний холестерин ммоль/л: 4 5 6 7 8 / мг/дл: 150 190 230 270 310; вісь праворуч — вік).

жінки, які — не палять / палять

вік	АТ	не палять	палять
70	180	17 20 24 28 32	32 37 43 49 55
	160	12 14 17 20 24	23 27 32 37 42
	140	8 10 12 14 17	17 20 23 27 32
	120	6 7 8 10 12	12 14 17 20 23
65	180	9 10 12 15 17	17 20 24 28 32
	160	6 7 9 10 12	12 14 17 20 24
	140	4 5 6 7 9	8 10 12 14 17
	120	3 3 4 5 6	6 7 8 10 12
60	180	5 6 7 8 9	9 11 13 15 18
	160	3 4 5 5 7	6 8 9 11 13
	140	2 3 3 4 5	5 5 6 8 9
	120	2 2 2 3 3	3 4 4 5 6
55	180	3 3 4 4 5	5 6 8 9 11
	160	2 2 3 3 4	4 4 5 6 7
	140	1 1 2 2 3	3 3 4 4 5
	120	1 1 1 1 2	2 2 3 3 4
50	180	2 2 2 3 3	3 4 5 5 7
	160	1 2 2 2 3	2 3 3 4 5
	140	1 1 1 1 2	2 2 2 3 3
	120	1 1 1 1 2	1 1 2 2 2
40	180	1 1 1 1 1	1 2 2 2 3
	160	0 1 1 1 1	1 1 1 2 2
	140	0 0 0 1 1	1 1 1 1 1
	120	0 0 0 0 0	0 1 1 1 1

Примітки

1. Особи з серцево-судинним захворюванням і хворі на цукровий діабет, обтяжені високим ризиком, незалежно від наявності інших факторів ризику.
2. Ризик може бути вищим, ніж вказано на карті, у осіб:
   – які наближаються до наступної вікової категорії
   – з атеросклерозом на доклінічній стадії, т.зв. безсимптомним (напр., діагностованим за допомогою ультрасонографії артерій)
   – з дуже обтяженим сімейним анамнезом щодо передчасного розвитку серцево-судинного захворювання
   – з низьким рівнем холестерину ЛПВЩ, підвищеним рівнем тригліцеридів, порушеною толерантністю до глюкози
   – з ожирінням, і тих, які ведуть сидячий спосіб життя.

жінки, які

не палять | палять

| | 150 | 200 | 250 | 300 | | 150 | 200 | 250 | 300 | вік |

систолічний артеріальний тиск (мм рт. ст.)

не палять:

САТ					
180	7	8	9	10	12
160	5	5	6	7	8
140	3	3	4	5	6
120	2	2	3	3	4
180	4	4	5	6	7
160	3	3	3	4	5
140	2	2	2	3	3
120	1	1	2	2	2
180	2	2	3	3	4
160	1	2	2	2	3
140	1	1	1	1	2
120	1	1	1	1	1
180	1	1	1	2	2
160	1	1	1	1	1
140	0	1	1	1	1
120	0	0	1	1	1
180	0	0	0	0	0
160	0	0	0	0	0
140	0	0	0	0	0
120	0	0	0	0	0

палять:

САТ						вік
180	13	15	17	19	22	65
160	9	10	12	13	16	
140	6	7	8	9	11	
120	4	5	5	6	7	
180	8	9	10	11	13	60
160	5	6	7	8	9	
140	3	4	5	5	6	
120	2	3	3	4	4	
180	4	5	5	6	7	55
160	3	3	4	4	5	
140	2	2	2	3	3	
120	1	1	2	2	2	
180	2	2	3	3	4	50
160	1	2	2	2	3	
140	1	1	1	1	2	
120	1	1	1	1	1	
180	0	0	0	1	1	40
160	0	0	0	0	0	
140	0	0	0	0	0	
120	0	0	0	0	0	

| (мг/дл) | 150 | 200 | 250 | 300 | | 150 | 200 | 250 | 300 |
| (ммоль/л) | 4 | 5 | 6 | 7 | 8 | 4 | 5 | 6 | 7 | 8 |

загальний холестерин

10-річний ризик серцевої смерті

■ ≥15 %   ■ 10–14 %   ■ 5–9 %   ■ 3–4 %   ■ 2 %   ■ 1 %   ■ <1 %

Інструкція користування картою

1. Необхідно знайти таблицю, що відповідає статі, палінню та віку, а у ній — клітинку, яка найбільше відповідає систолічному артеріальному тиску і рівню загального холестерину в даного пацієнта. У клітинці подано ризик, виражений у відсотках.

2. Просуваючись вгору таблиці, прослідковується вплив експозиції до факторів ризику протягом життя.

3. Ризик, який становить ≥5%, вважається високим.

4. Користуючись картою можна показати пацієнтові, як зміниться його ризик, якщо, наприклад, він припинить палити або зменшить інші фактори ризику.

Рис. 3-2. Карта ризику SCORE для російської популяції

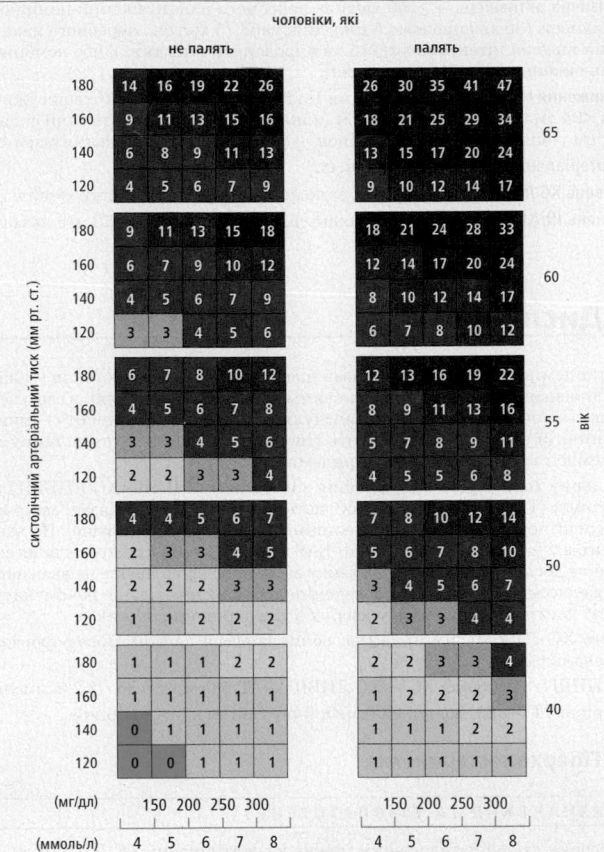

Примітки

1. Особи з серцево-судинним захворюванням і хворі на цукровий діабет, обтяжені високим ризиком, незалежно від наявності інших факторів ризику.
2. Ризик може бути вищим, ніж вказано на карті, у осіб:
   – які наближаються до наступної вікової категорії
   – з атеросклерозом на доклінічній стадії, т.зв. безсимптомним (напр., діагностованим за допомогою ультрасонографії артерій)
   – з дуже обтяженим сімейним анамнезом щодо передчасного розвитку серцево-судинного захворювання
   – з низьким рівнем холестерину ЛПВЩ, підвищеним рівнем тригліцеридів, порушеною толерантністю до глюкози
   – з ожирінням, і тих, які ведуть сидячий спосіб життя.

3. Фізична активність — ≥150 хв/тиж. аеробного навантаження помірної інтенсивності (30 хв впродовж 5 днів/тиж.) або 75 хв/тиж. аеробного навантаження високої інтенсивності (15 хв впродовж 5 днів/тиж.), або комбінація навантаження різної інтенсивності.

4. Зниження маси тіла: *збереження* ІМТ в межах 20–25 кг/м^2 та окружності талії <94 см (чоловіки) або <80 см (жінки); якщо окружність талії складає >102 см у чоловіків і >88 см у жінок → рекомендуйте зниження маси тіла.

5. Артеріальний тиск <140/90 мм рт. ст.

6. Рівень ХС ЛПНЩ та ХС не-ЛПВЩ, залежно від категорії ризику →табл. 3-1.

7. Рівень HbA1c у хворих на цукровий діабет 2 типу <7 % (<53 ммоль/моль).

4. Дисліпідемії

Дисліпідемія — це стан, при якому рівень ліпідів і ліпопротеїдів у плазмі не відповідає значенням, які вважаються нормальними, і які, в свою чергу, залежать від загального кардіоваскулярного ризику у пацієнта →нижче. У клінічній практиці розрізняють гіперхолестеринемію, атерогенну дисліпідемію і тяжку гіпертригліцеридемію.

Загальний холестерин (ХС), фракція холестерину ЛПВЩ (ХС ЛПВЩ) і тригліцериди (ТГ) традиційно визначають у сироватці або плазмі, забір якої проведено через 12–14 год після останнього прийому їжі (натще). На даний момент, в т. ч. відповідно до позиції EAS і EFLM (2016), для проведення скринінгових досліджень та оцінки ризику забір проб крові натще не вважається обов'язковим. У той же час проведення дослідження натще рекомендують під час контролю лікування у хворих з гіпертригліцеридемією.

Рівень ХС ЛПНЩ, як правило, обчислюється за допомогою формули Фрідевальда:

ХС ЛПНЩ = загальний ХС — ХС ЛПВЩ — ТГ/5 (в мг/дл) або /2,2 (в ммоль/л)

При рівні ТГ >4,6 ммоль/л (400 мг/дл) результат недостовірний.

4.1. Гіперхолестеринемія

→ ВИЗНАЧЕННЯ ТА ЕТІОПАТОГЕНЕЗ

У здорових людей патологічним можна вважати рівень **ХС ЛПНЩ** в плазмі/сироватці **≥3,0 ммоль/л (115 мг/дл)**. У рекомендаціях ESC/EAS (2016) не вказано значення ХС ЛПНЩ, яке б визначало гіперхолестеринемію. Виділено 5 діапазонів рівня ХС ЛПНЩ, які, в залежності від категорії ризику (дуже високий, високий, помірний і низький), визначають тактику дій, тобто, лише зміну способу життя або додатково фармакологічне лікування (табл. 4-1).

Класифікація гіперхолестеринемії:

1) **первинна** — полігенна (найчастіше, за участю фактору середовища [неправильне харчування]) або моногенна (рідко, сімейна гіперхолестеринемія [СГ], найчастіше гетерозиготні форми, залежні від мутації генів, які перераховано за частотою виявлення: або рецептора ЛПНЩ, або аполіпротеїну B100, або пропротеїнової конвертази субтилізину/кексину типу 9 [PCSK9], яка розкладає білок рецептора; в ≈40 % випадків жодна з цих мутацій не є причиною захворювання;

2) **вторинна** — при гіпотиреозі, нефротичному синдромі, хронічній нирковій недостатності, холестатичних захворюваннях печінки, синдромі Іценко-Кушинга, психічній анорексії, внаслідок дії ЛЗ (прогестагенів, ГК, інгібіторів протеази).

Таблиця 4-1. Стратегія втручання, залежно від загального серцево-судинного ризику і рівня холестерину ЛПНЩ у сироватці

Ризик смерті за SCORE (%)	Рівень холестерину ЛПНЩ				
	<1,8 ммоль/л (<70 мг/дл)	від 1,8 до <2,6 ммоль/л (від 70 до <100 мг/дл)	від 2,6 до <4,0 ммоль/л (від 100 до <155 мг/дл)	від 4,0 до <4,9 ммоль/л (від 155 до <190 мг/дл)	≥4,9 ммоль/л (≥190 мг/дл)
<1					
від 1 до <5					
від 5 до <10[a]					
≥10[б]					

■ зміна способу життя

■ зміна способу життя, у випадку, коли не досягнуто контролю — зважте фармакотерапію

■ зміна способу життя, зважте фармакотерапію

■ зміна способу життя і одночасне фармакотерапія

[a] або високий ризик →табл. 3-1; [б] або дуже високий ризик →табл. 3-1

Зауваження: Оцінка ризику не стосується сімейної гіперхолестеринемії, при якій рекомендовано фармакологічне лікування.

Згідно з рекомендаціями ESC і EAS 2016, змодифіковано

КЛІНІЧНА КАРТИНА

Об'єктивні симптоми (лише при СГ): ксантоми (на Ахілових сухожиллях і розгиначах пальців руки — в даний час рідко спостерігаються), стареча дуга рогівки. Непрямими доказами сімейної гіперхолестеринемії є: високий рівень ХС ЛПНЩ (≥4,9 ммоль/л [190 мг/дл]) у пацієнта і родичів 1-го ступеня спорідненості, симптоми передчасного атеросклерозу (ССЗ) у пацієнта і родичів 1-го ступеня, які при гомозиготній СГ виникають вже в дитинстві.

ДІАГНОСТИКА

Дослідження для виявлення дисліпідемії проведіть (згідно з рекомендаціями ESC 2016) в:

1) осіб з клінічними проявами серцево-судинного захворювання (ССЗ);

2) осіб з атеросклеротичними бляшками в коронарних і/або сонних артеріях;

3) хворих на ЦД, хронічне захворювання нирок, артеріальну гіпертензію, ожиріння, хронічні аутоімунні запальні захворювання;

4) нащадків осіб з тяжкою дисліпідемією (вимагають моніторингу в спеціалізованих центрах, якщо порушення підтвердяться);

5) членів родин осіб з передчасним розвитком ССЗ.

Зважте також необхідність скринінгового дослідження у дорослих чоловіків віком ≥40 років та жінок віком ≥50 років або після менопаузи, особливо при наявності інших факторів серцево-судинного ризику.

Діагностичні критерії

Діагноз СГ встановлюють на підставі ліпідограми плазми крові та сімейного анамнезу. Визначення мутації, яка відповідає за гіперхолестеринемію, підтверджує діагноз.

Диференційна діагностика

На підставі клінічної картини і ліпідограми СГ диференціюють з:

1) комбінованою сімейною гіперліпідемією (нижчий рівень холестерину і вищий рівень ТГ);

2) полігенною гіперхолестеринемією (нижчий рівень загального ХС, відсутність високого рівня загального ХС в родині, відсутність сухожильних ксантом).

→ **ЛІКУВАННЯ**

Загальні принципи

1. Спосіб лікування (→табл. 4-1) і цільові значення рівня ХС ЛПНЩ (→табл. 3-1) залежать від індивідуального загального кардіоваскулярного ризику (який під час первинної профілактики оцінюють за допомогою карти SCORE →рис. 3-1).

2. Методи лікування: відповідна дієта, збільшення фізичної активності і гіполіпідемічні препарати.

Дієтичне лікування

Обмежити вживання:

1) насичених жирних кислот (тваринні жири, пальмове і кокосове масло) <6–7 % енергетичної потреби (<15 г/добу, при дієті 2000 ккал), шляхом часткової їх заміни поліненасиченими n-6 і мононенасиченими жирними кислотами (рослинні жири);

2) трансізомерів ненасичених жирних кислот (найчастіше готові кондитерські вироби).

Фармакологічне лікування

Препарати і дозування →табл. 4-2.

1. Статини: ЛЗ першого вибору, знижують, перш за все, рівень ХС ЛПНЩ; вплив на ТГ і ХС ЛПВЩ є помірним. **Протипоказання:** активне захворювання печінки — активність АЛТ/АСТ в сироватці >3 × ВМН (зростання нижче цього рівня не є абсолютним протипоказанням, однак вимагає ретельного моніторингу — контроль через 4–6 тиж.), вагітність, грудне виговодовування. Протипоказаннями не являються: хронічне захворювання печінки чи компенсований цироз печінки, неалкогольний стеатоз печінки, стан після трансплантації печінки, аутоімунний (не статиновий) гепатит. Суттєві **небажані ефекти:**

1) підвищення активності АЛТ або АСТ у сироватці — у 0,5–2 % лікованих, залежить від дози ЛЗ, як правило, повертається до вихідного рівня після зменшення дози статинів (підвищення самого лише АЛТ і/або АСТ може не мати клінічного значення, тому необхідно більш ретельно оцінити функцію печінки шляхом визначення рівня альбуміну, протромбінового часу і концентрації прямого білірубіну; підвищення активності АЛТ і/або АСТ із супутньою гіпербілірубінемією [рівень білірубіну >2 × ВМН] може свідчити про клінічно вагоме гостре пошкодження печінки); визначте АЛТ перед початком лікування, якщо перевищує ВМН >3× → не призначайте статинів; не проводьте моніторинг активності печінкових ферментів і не виконуйте тестів для визначення функції печінки у хворих, які тривало приймають статин, за відсутності симптомів гепатотоксичності (біль у правому підребер'ї, немотивована втома, слабкість, жовтяниця; у випадку появи цих симптомів визначте АЛТ, якщо становить >3 × ВМН → відмініть статин або зменшіть його дозу і повторно визначте АЛТ через 4–6 тиж.; можна зважити повторне призначення ЛЗ після нормалізації АЛТ);

2) міалгія — у 10–15 % осіб, які приймають статин;

3) міопатія — у <0,2 % осіб, які приймають статин, проявляється болючістю, слабкістю і/або чутливістю м'язів, а також підвищенням активності КФК

Таблиця 4-2. Вибрані гіполіпемізуючі ЛЗ

ЛЗ і препарати	Дозування
статини	
аторвастатин	10–80 мг 1×на день
розувастатин	5–40 мг 1×на день
флувастатин	20–80 мг 1×на день
ловастатин	20–80 мг 1×на день
симвастатин	5–40 мг 1×на день
правастатин	10–40 мг 1×на день
інгібітори всмоктування холестерину	
езетиміб	10 мг 1×на день
фібрати	
фенофібрат	
немікронізована форма	початково 100 мг 3×на день, підтримуюча доза 200 мг/добу
мікронізована форма	145, 160, 200, 215 або 267 мг 1×на день
ципрофібрат	100 мг 1×на день
іонообмінні смоли	
колесевелам	при монотерапії 1,875 г (3 таблетки) 2×на день або 3,75 г 1×на день (макс. 4,375 г/добу); при комбінованій терапії 2,5–3,75 г/добу (макс. 3,75 г/добу)
холестирамін	спочатку 4 г 1–2×на день, у подальшому поступово збільшуйте дозу на 4 г/добу (макс. 24 г/добу, розділених на кілька прийомів)
інгібітори PCSK9	
еволокумаб	140–420 мг п/ш 2 або 1×на міс.
алірокумаб	75–150 мг п/ш 2 або 1×на міс.
комбіновані препарати	
аторвастатин + амлодипін	10/5, 10/10, 20/5 або 20/10 мг 1×на день
аторвастатин + периндо-прил + амлодипін	10/5/5, 20/5/5, 20/10/5, 20/10/10 або 40/10/10 мг 1×на день
аторвастатин + езетиміб	40/10 або 80/10 мг 1×на день
розувастатин + амлодипін	10/5, 15/5, 20/5, 10/10, 15/10 або 20/10 мг 1×на день
розувастатин + валсартан	10/160, 20/80 або 20/160 мг 1×на день

Зауваження: послідовність перерахованих ЛЗ обумовлена частотою їх застосування.
PCSK9 — пропротеїн конвертаза субтилізин/кексин типу 9

у сироватці; дуже рідко тяжкий міозит, який — якщо негайно не відмінити статин — може призвести до рабдоміолізу (гострого розпаду м'язів) з міоглобінурією і гострим некрозом нирок. Може виникнути на будь-якому етапі лікування статином. В даний час рекомендується рутинно визначати активність КФК у сироватці перед початком лікування, а під час лікування лише у разі появи болючості, чутливості або слабкості м'язів із коричневим забарвленням сечі або без нього (проінформуйте пацієнта, щоб він негайно звернувся до лікаря при появі таких симптомів). Тактика дій у випадку хворого з м'язовими симптомами залежить від активності КФК:

а) >4×ВМН → негайно відмініть статин і моніторуйте нормалізацію КФК (якщо >10×ВМН — визначайте активність КФК і рівень креатиніну кожні 2 тиж.) та наявність симптоматики з боку м'язів перед тим, як знову призначити ЛЗ у максимальній переносимій дозі. Призначаючи статин у черговий раз, можна спробувати застосувати сильний статин (аторвастатин або розувастатин у низькій дозі) через день або 1–2 ×/тиж. в комбінації з езетимібом, а далі, у хворих, обтяжених дуже високим кардіоваскулярним ризиком, у яких не досягнуто цільового рівня ХС ЛПНЩ, розгляньте в якості 3-го ЛЗ — інгібітор PCSK9. Якщо хворий не переносить статин навіть у низькій дозі, застосуйте езетиміб та, можл., інгібітор PCSK9.

б) <4×ВМН → моніторуйте симптоми та активність КФК (кожних 6 тиж.). Якщо скарги зберігаються, відмініть статин. Якщо через 2–4 тиж. симптоми регресували, можете призначити інший статин, контролюючи м'язову симптоматику та активність КФК в сироватці.

Якщо визначення активності КФК проведено у хворого за відсутності м'язової симптоматики і вона складала ≥4×ВМН (та <10×ВМН) → можете продовжувати терапію статином за умови моніторингу активності КФК.

Якщо пацієнт скаржиться на чутливість або біль у м'язах → виключіть часті причини таких симптомів, насамперед, велике фізичне навантаження (незалежно від того, чи активність КФК є підвищеною, чи ні) та прийом ЛЗ, який взаємодіє зі статином. Ризик розвитку небажаних ефектів статинів є підвищеним зокрема в осіб віком >80 р., худорлявих, з порушеною функцією нирок, захворюваннями печінки, гіпотиреозом, запальними захворюваннями м'язів, в періопераційному періоді, зловживаючих алкоголем, осіб, які професійно займаються видом спорту, пов'язаним з інтенсивною роботою м'язів, а також, якщо пацієнт одночасно приймає: фібрат (особливо, гемфіброзил), азоловий протигрибковий ЛЗ (флуконазол, ітраконазол, кетоконазол), макролід або інший ЛЗ, який гальмує метаболізм статинів. Відмініть статин, якщо зберігаються нестерпні симптоми з боку м'язів (навіть, якщо КФК в нормі).

2. Езетиміб: застосовуйте переважно в комбінованій терапії зі статином (додають у 1-шу чергу) у пацієнтів зі значною гіперхолестеринемією з метою досягнення цільового рівня ХС-ЛПНЩ; може застосовуватись у монотерапії (ЛЗ 1-го вибору) у пацієнтів, які не переносять статини, але його дія, у порівнянні до статинів, є слабшою.

3. Іонообмінні смоли: холестирамін, колестипол, колесевелам; застосовують у монотерапії у разі протипоказань до статинів або їх непереносимості, або в комбінованій терапії, у випадку неповної ефективності статинів. Колесевелам є єдиним ЛЗ, дозволеним до застосування у вагітних з СГ. **Протипоказання:** високий рівень ТГ у плазмі (5,6 ммоль/л [500 мг/дл]; деякі експерти рекомендують >3,4 ммоль/л [300 мг/дл]). **Небажані ефекти:** нестерпні симптоми з боку ШКТ — закрепи, відрижка, болі в животі, метеоризм (колесевелам рідше викликає ці симптоми); порушення всмоктування жиророзчинних вітамінів та інших ЛЗ, напр., β-блокаторів, тіазидних діуретиків, тироксину, дигоксину, пероральних антикоагулянтів. Інші ЛЗ слід приймати за 1 год до або через 4 год після іонообмінних смол.

4. Інгібітори PCSK9: еволокумаб і алірокумаб (п/ш ін'єкції раз на 2 або 4 тиж.), показані:

1) при тяжкій гіперхолестеролемії (переважно сімейній) в комбінації зі статином;

2) у хворих, обтяжених дуже високим серцево-судинним ризиком, у котрих не досягнуто цільового рівня ХС ЛПНЩ, незважаючи на застосування

статину у максимально переносимій дозі у комбінації з езетимібом. Пороговий рівень ХС ЛПНЩ в сироватці (в ≥2 визначеннях), при якій показане додаткове призначення інгібітора PCSK9:

а) у хворих із ССЗ на ґрунті атеросклеротичних змін без додаткових факторів ризику (тобто СГ; ЦД з пошкодженням внутрішніх органів [напр. протеїнурія] або з вагомим фактором ризику, таким як виражена артеріальна гіпертензія [≥160/100 мм рт. ст.]; тяжке або обширне ССЗ [напр. коронарна хвороба тяжка або з багатосудинним ураженням — стеноз стовбура або проксимального відділу передньої міжшлуночкової гілки лівої коронарної артерії, трисудинне ураження]; швидке прогресування ССЗ [тобто рецидивуючі гострі коронарні синдроми, непланована реваскуляризація коронарних судин, ішемічний інсульт впродовж 5 років від першого епізоду ССЗ]) — >3,6 ммоль/л (140 мг/дл)

б) у хворих із ССЗ на ґрунті атеросклеротичних змін та додатковими факторами ризику (→ пункт а) — >2,6 ммоль/л (100 мг/дл);

в) у хворих з СГ без додаткових факторів ризику (тобто ЦД з пошкодженням внутрішніх органів [напр. протеїнурією], або з вагомим фактором ризику, напр. артеріальною гіпертензією (≥160/100 мм рт. ст.); рівень ліпопротеїну(а) >50 мг/дл; вагомі фактори ризику [тютюнопаління, виражена артеріальна гіпертензія]; вік >40 років при відсутності лікування; передчасний (у чоловіків віком <55 років і жінок віком <60 років) розвиток ССЗ у родичів 1-го ступеня; візуалізаційні ознаки [значущі атеросклеротичні бляшки при УЗД сонних артерій або ангіо-КТ коронарних судин, кальцієвий індекс >400, верифікація атеросклерозу периферичних артерій при МРТ]) — >4,5 ммоль/л (180 мг/дл);

г) у хворих з СГ та додатковими факторами ризику (→ пункт в) — >3,6 ммоль/л (140 мг/дл);

3) при непереносимості статинів.

5. Ломітапід (інгібітор мікросомного білка, який транспортує ТГ в гепатоциті): в ЄС дозволений для лікування гомозиготної СГ.

Інші методи

Аферез ЛПНЩ (екстракорпорпоральна елімінація ЛПНЩ) при гомозиготній СГ або тяжкій гетерозиготній СГ у хворих із ССЗ. Процедури повторюють кожні 2 тиж., крім того, хворі повинні отримувати сильнодіючий статин у високій дозі (напр., аторвастатин 80 мг/добу або розувастатин 40 мг/добу); можна застосовувати у комбінації з інгібітором PCSK9.

4.2. Атерогенна дисліпідемія

→ ВИЗНАЧЕННЯ ТА ЕТІОПАТОГЕНЕЗ

Співіснування:

1) підвищеного рівня **ТГ (1,7–5,6 ммоль/л [150–500 мг/дл])**;
2) низького рівня **ХС ЛПВЩ <1,0 ммоль/л (40 мг/дл)** у чоловіків і **<1,2 ммоль/л (45 мг/дл)** у жінок (при метаболічному синдромі і ЦД 2 типу ХС ЛПВЩ у жінок <1,3 ммоль/л [<50 мг/дл]);
3) аномальних молекул ЛПНЩ (т. зв. **малих щільних ЛПНЩ**).

У розвитку атерогенної дисліпідемії в осіб із ожирінням та метаболічним синдромом, а також у хворих із ЦД 2 типу головну роль відіграє інсулінорезистентність.

→ КЛІНІЧНА КАРТИНА ТА ДІАГНОСТИКА

Немає характерних симптомів. Може співіснувати з надмірною вагою/ожирінням або ЦД 2 типу. Діагноз встановлюють на підставі визначення рівня ТГ і ХС ЛПВЩ (→Визначення); малих щільних ЛПНЩ у клінічній практиці не визначають. Рівень ХС ЛПНЩ є помірно підвищеним; якщо він є значно підвищеним, тоді вживається термін комбінована (змішана, сімейна) гіперліпідемія.

→ ЛІКУВАННЯ

Загальні принципи

1. Намагайтеся досягнути цільового рівня ХС ЛПНЩ.

2. У рекомендаціях не зазначено цільових рівнів для ТГ і ХС ЛПВЩ з огляду на відсутність даних експериментальних клінічних досліджень, які б обґрунтовували їх визначення. Тим не менше, запропоновано прийняти за бажаний рівень ТГ <1,7 ммоль/л (150 мг/дл). Фармакотерапія рекомендується у хворих, обтяжених високим ризиком, якщо, незважаючи на нефармакологічні терапевтичні заходи, концентрація ТГ перевищує 2,3 ммоль/л (200 мг/дл).

3. Під час лікування основне значення мають нефармакологічні методи (дієта, фізична активність) і зменшення маси тіла.

Нефармакологічне лікування

1. Зменшення маси тіла за допомогою відповідної дієти і фізичного навантаження.

2. З метою зниження рівня ТГ та підвищення ХС ЛПВЩ → зменшити вживання вуглеводів, особливо легко засвоюваних простих цукрів (за рахунок збільшення споживання ненасичених жирних кислот). Окрім цього, при підвищенні ХС ЛПНЩ вище цільового рівня → дієта, яка знижує рівень цього ліпіду (як при гіперхолестеринемії →розд. 2.4.1).

3. Збільшення фізичної активності.

4. Заміна насичених жирів ненасиченими.

5. Поліненасичені жирні кислоти n-3 (риб'ячі жири) 2—4 г/добу, особливо при збереженні рівня ТГ ≥5,6 ммоль/л (500 мг/дл).

6. Обмеження вживання алкоголю з метою зниження рівня ТГ. Абстиненція, якщо ТГ ≥5,6 ммоль/л.

Фармакологічне лікування

Препарати, дозування і протипоказання →табл. 4-2.

1. Статини →вище; якщо підвищені рівні ХС ЛПНЩ і ТГ та знижений рівень ХС ЛПВЩ → почніть лікування статином; після досягнення цільового рівня ХС ЛПНЩ, якщо ТГ зберігається ≥2,3 ммоль/л і/або ХС ЛПВЩ <1,0 ммоль/л → зважте додання фібрату. Однак, відомо (масштабні дослідження у хворих на ЦД 2 типу), що додаткове призначення фібрату до статину не знижує ризик серцево-судинних захворювань.

2. Фібрати: застосовуйте, коли рівень ТГ є підвищеним (≥2,3 ммоль/л у особи, яка приймає статин, а рівень ХС ЛПВЩ відповідає цільовому значенню. Якщо рівень ТГ ≥5,6 ммоль/л → почніть лікування фібратом (профілактика гострого панкреатиту), а пізніше, при потребі, додатково призначте статин. **Протипоказання:** тяжке хронічне захворювання нирок (не застосовуйте фенофібрат при ШКФ <50 мл/хв/1,73 м², а гемфіброзил при ШКФ <15 мл/хв/1,73 м², в цьому випадку можна застосувати препарат поліненасичених жирних кислот n-3), печінкова недостатність, жовчнокам'яна хвороба, вагітність, грудне вигодовування. **Основні небажані ефекти:** підвищення активності АЛТ в сироватці крові, міопатія, скарги з боку ШКТ, такі як диспепсія, болі в животі, діарея, метеоризм. У випадку підвищення активності АЛТ або АСТ >3×ВМН → відмініть фібрат. Ризик серйозних ускладнень, особливо міопатії, є підвищеним у випадку комбінованого лікування фібратом і статином (виберіть фенофібрат з огляду на низький ризик ускладнень). Застосовуючи таке лікування, будьте особливо обережними і попередьте пацієнта про можливість появи м'язової симптоматики, а в разі її появи негайно сконтролюйте КФК (підвищення активності КФК

>4×ВМН є показанням до припинення терапії). У ситуаціях, які сприяють виникненню небажаних ефектів статинів (→вище) не додавайте фенофібрату. Не комбінуйте гемфіброзилу зі статином.

3. Нікотинова кислота і її похідні: в Європі недоступні; згідно до рекомендацій ESC і EAS (2016) ці ЛЗ не рекомендують в якості гіполіпідемічних засобів.

4.3. Тяжка гіпертригліцеридемія

→ **ВИЗНАЧЕННЯ ТА ЕТІОПАТОГЕНЕЗ**

Тяжка гіпертригліцеридемія починається, як вважають одні автори, від рівня ТГ ≥5,6 ммоль/л (500 мг/дл), на думку інших авторів — від ТГ ≥11,3 ммоль/л (1000 мг/дл) або від 10 ммоль/л (855 мг/дл). Якщо рівень становить 5,6–11,3 ммоль/л, це свідчить про високий рівень ЛПДНЩ-ТГ, хоча вже на цьому етапі можуть з'явитись хіломікрони, які також викликають високу концентрацію ТГ. Рівень ТГ ≥11,3 ммоль/л завжди свідчить про наявність хіломікронів. У такому випадку діагностують гіперліпопротеїнемію V або I типу. **Гіперліпопротеїнемія V типу** — наслідок співіснування генетичної схильності і захворювань (ожиріння, ЦД, нелікований гіпотиреоз, ВІЛ-інфекція, ліподистрофія, психогенна анорексія, синдром Іценко-Кушинга, саркоїдоз, системний червоний вовчак), зловживання алкоголем або прийому деяких ЛЗ (пероральних естрогенів, глікокортикостероїдів, інгібіторів протеази, гідрохлортіазиду, неселективних β-блокаторів, ретиноєвої кислоти, тамоксифену, ралоксифену, циклоспорину, сіролімусу). **Синдром сімейної хіломікронемії** — генетично детермінований (гіперліпопротеїнемія I типу за Фредріксоном).

При гіперліпопротеїнемії V типу окрім хіломікронемії натще підвищується також рівень триглицеридів ЛПДНЩ. Рідкісний I тип гіперліпопротеїнемії не сприяє розвитку атеросклерозу, оскільки хіломікрони занадто великі, щоб проникнути до стінки артерії; однак серцево-судинне захворювання може розвинутись у зв'язку з іншими факторами ризику.

→ **КЛІНІЧНА КАРТИНА ТА ДІАГНОСТИКА**

Клінічні симптоми тяжкої гіпертригліцеридемії з наявністю хіломікронів: приступоподібний біль у животі, симптоми гострого панкреатиту. **Ліпідограма:** високий рівень ТГ, найчастіше >11,3 ммоль/л (1000 мг/дл); рівень ХС ЛПНЩ низький, натомість рівень загального ХС може бути високим (залежить від вмісту холестерину в хіломікронах, а при V типі також у ЛПДНЩ).

Тяжка гіпертригліцеридемія з наявністю хіломікронів натще діагностується, переважно, випадково, коли виникає гострий панкреатит, під час рутинних лабораторних досліджень (сироватка молочного кольору натще), або у зв'язку з виявленням високого рівня ТГ у крові. Принципове значення для діагностики має **візуальне дослідження сироватки після відстоювання в холодильнику,** яке полягає у тому, що сироватку залишають на ніч у холодильнику (+4 °C); у випадку наявності хіломікронів на поверхні утвориться шар молочного кольору різної товщини (залежно від рівня хіломікронів). Під жировим шаром сироватка є прозорою у разі гіперліпопротеїнемії I типу, а мутною — у випадку гіперліпопротеїнемії V типу.

→ **ЛІКУВАННЯ**

Головною метою є попередження розвитку гострого панкреатиту.

1. При гіперліпопротеїнемії V і I типу з метою ліквідації хіломікронемії дієта з дуже низьким вмістом насичених і ненасичених жирів (<10 % потреби в калоріях); при гіперліпопротеїнемії V типу додатково обмеження вживання вуглеводів, а особливо простих цукрів з метою зниження концентрації тригліцеридів ЛПДНЩ.

2. Заборона вживання алкоголю.

3. Фібрати →вище.

4. Поліненасичені жирні кислоти п-3 (риб'ячі жири) 2—4 г/добу, зазвичай у комбінації із фібратом.

5. Статини — після зниження рівня ТГ, якщо у хворого не досягнуто цільового рівня ХС ЛПНЩ.

5. Ішемічна хвороба серця

Ішемічна хвороба серця (ІХС) включає усі стани ішемії серцевого м'яза не залежно від їх патомеханізму.

Коронарна хвороба (КХ) включає стани ішемії серцевого м'яза, асоційовані зі змінами в коронарних артеріях.

→ КЛАСИФІКАЦІЯ

1. Класифікація коронарної хвороби

1) **стабільні коронарні синдроми** (хронічна коронарна хвороба):

   а) **стабільна стенокардія**;

   б) **мікросудинна стенокардія**;

   в) **стенокардія, асоційована з міокардіальними м'язовими містками**;

   г) **вазоспастична стенокардія** (син. варіантна, Принцметала);

2) **гострі коронарні синдроми** (ГКС).

2. Класифікація ГКС на основі вихідної ЕКГ

1) **ГКС без елевації сегмента ST**;

2) **ГКС з елевацією сегмента ST**.

3. Класифікація ГКС на основі клінічної картини, біохімічних маркерів пошкодження міокарда та ЕКГ

1) **нестабільна стенокардія** (НС; *unstable angina* — UA);

2) **інфаркт міокарда без елевації сегмента ST** (*non-ST elevation myocardial infarction* — NSTEMI);

3) **інфаркт міокарда з елевацією сегмента ST** (*ST elevation myocardial infarction* — STEMI);

4) **невизначений інфаркт міокарда** — зміни на ЕКГ не дозволяють однозначно діагностувати елевацію ST: блокада лівої ніжки пучка Гіса (яка існувала раніше, або нова), ритм кардіостимулятора, або якщо інфаркт діагностовано на підставі клінічних і біохімічних критеріїв, але ЕКГ записано через >24 год від початку симптомів;

5) **раптова серцева смерть.**

4. Класифікація інфаркту міокарда на основі еволюції ЕКГ-картини

1) **інфаркт міокарда без зубця Q**;

2) **інфаркт міокарда з зубцем Q.**

5. Клінічна класифікація інфаркту міокарда

1) **тип 1** — спонтанний інфаркт міокарда в результаті ішемії, спричиненої первинною коронарною подією внаслідок ерозії, розриву або розшарування атеросклеротичної бляшки; відповідає критеріям ГКС і рекомендації щодо тактики є такими ж, як при ГКС;

2) **тип 2** — інфаркт міокарда, вторинний до ішемії, спричиненої підвищеною потребою у кисні або його зниженим транспортом (найчастіші причини: аритмія, артеріальна гіпертензія, гіпотензія, анемія, спазм коронарної

артерії); найчастіше це NSTEMI. У порівнянні з інфарктом міокарду 1-го типу частіше виникає у осіб похилого віку, з супутніми захворюваннями, пов'язаний з вищим ризиком ускладнень (оцінюванием за допомогою шкал ризику) і гіршим коротко- і довготерміновим прогнозом. Тактика при інфаркті 2-го типу полягає, перш за все, в елімінації чи обмеженні впливу факторів, які спричиняють дисбаланс між потребою міокарда в кисні і транспортуванням кисню.

3) **тип 3** — раптова серцева смерть (смерть виникла раніше, ніж була можливість провести забір зразків крові, або в період, який передував вивільненню до крові серцевих біомаркерів);

4) **тип 4а** — ЧКВ-асоційований інфаркт; **тип 4б** — інфаркт, спричинений тромбозом стента; **тип 4в** — інфаркт, асоційований із рестенозом;

5) **тип 5** — АКШ-асоційований інфаркт.

→ ЕТІОПАТОГЕНЕЗ

1. Причини ІХС:

1) найчастіше (>98 %) — атеросклероз коронарних артерій;

2) рідко — спазм коронарної артерії (варіантна стенокардія, спазм, зумовлений ЛЗ [напр., 5-фторурацил], іншими факторами [напр., кокаїн], або після відміни нітратів), емболія коронарної артерії, коронарит, ураження коронарних артерій при метаболічних порушеннях, аномалії розвитку коронарних артерій, травматичне пошкодження коронарної артерії, артеріальний тромбоз внаслідок порушення гемостазу, недостатнє постачання кисню відносно до потреби (стеноз і недостатність аортального клапана, гіпертрофічна кардіоміопатія, отруєння чадним газом, декомпенсований гіпертиреоз, тривала гіпотензія, анемія, міокардіальні м'язові містки), розшарування аорти.

2. Причина стабільної стенокардії: найчастіше — звуження епікардіальної коронарної артерії атеросклеротичною бляшкою.

Класифікація звужень епікардіальних артерій:

1) **несуттєве звуження** — зменшення діаметру просвіту артерії на <50 % і площі перерізу просвіту артерії на <75 %; атеросклеротична бляшка, що створює таке звуження, може бути причиною ГКС, але в стабільному стані не викликає скарг;

2) **істотне звуження, субкритичне** — коронарний кровообіг має обмежені можливості пристосовуватися до енергетичних потреб, проте, в ситуації подальшого збільшення навантаження (фізичні зусилля або фармакологічне навантаження, напр., добутаміном) з'являються симптоми стенокардії;

3) **критичне звуження** — діаметр просвіту артерії зменшений на >80 %, а площа перерізу на >90 %; симптоми ішемії міокарда виникають вже у спокої.

3. Причини ГКС: дисбаланс між потребою міокарда у кисні та постачанням кисню, найчастіше внаслідок раптового обмеження прохідності коронарної артерії тромбом, що виникає на пошкодженій атеросклеротичній бляшці:

1) **нестабільна стенокардія** — найчастіше внаслідок пошкодження ексцентричної атеросклеротичної бляшки; тромб обмежує коронарний кровообіг, але не блокує його повністю;

2) **інфаркт міокарда з елевацією сегмента ST** — зазвичай тромб повністю і раптово перекриває просвіт коронарної артерії. Некроз починає розвиватися впродовж 15–30 хв від припинення кровообігу і поширюється від субендокардіальних до епікардіальних шарів. Час, протягом якого розвивається некроз, залежить від діаметру закупореної судини і колатерального кровообігу.

3) **інфаркт міокарда без елевації сегмента ST** — часто є результатом нестабільної стенокардії. Ділянка інфаркту, зазвичай, має досить добре розвинутий колатеральний кровообіг або є невеликою (тобто, забезпечується дистальним сегментом коронарної артерії).

5.1. Стабільні коронарні синдроми

5.1.1. Стабільна стенокардія

➡ ВИЗНАЧЕННЯ

Стенокардія — це клінічний синдром, що характеризується болем у грудній клітці (або його еквівалентом) внаслідок ішемії міокарда, викликаної зазвичай фізичним навантаженням або стресом (біль, однак, може також виникати спонтанно) і не пов'язаної з некрозом кардіоміоцитів. Є проявом недостатнього постачання кисню відносно потреби міокарда. Діагноз стабільної стенокардії ставиться, якщо інтенсивність стенокардитичних проявів не зросла впродовж останніх 2 міс.

Етіопатогенез →вище.

➡ КЛІНІЧНА КАРТИНА ТА ПРИРОДНИЙ ПЕРЕБІГ

1. Об'єктивні симптоми: типово виникає біль у грудній клітці — відчутний за грудиною, може іррадіювати у шию, нижню щелепу або ліве плече (і далі, зазвичай, по ходу ліктьового нерва до зап'ястя та пальців руки), в епігастрій, рідко — у міжлопаткову ділянку; викликається фізичним навантаженням (поріг фізичного навантаження, який викликає у пацієнта біль, може змінюватись), емоційним стресом, зникає під час відпочинку (переважно триває кілька хвилин), іноді під час продовження фізичного навантаження; після зникнення болю нова спроба фізичного навантаження може тривати довше; в ранкові години біль часто буває інтенсивнішим, його можуть посилювати холодне повітря, надмірна кількість їжі; на біль не впливають зміни положення тіла та фаза дихання; зникає після прийому нітрогліцерину сублінгвально, зазвичай впродовж 1–3 хв (якщо лише через 5–10 хв, то, найімовірніше, він не пов'язаний з ішемією міокарда; причиною може бути, напр., захворювання стравоходу).

Замість болю можуть проявлятись так звані еквіваленти («маски») стенокардії: задишка при навантаженні (частіше у хворих похилого віку або при цукровому діабеті), швидка втомлюваність, біль у животі, нудота. 50–80 % епізодів ішемії міокарда, підтверджених об'єктивними діагностичними дослідженнями, мають безсимптомний перебіг («німа» ішемія).

2. Класифікація ступеня тяжкості стенокардії →табл. 5-1: дозволяє моніторувати перебіг захворювання, а на її основі приймається рішення щодо способу лікування. У значної частини пацієнтів симптоми впродовж багатьох років залишаються стабільними; можуть наставати довготривалі спонтанні ремісії (іноді несправжні, коли хворий обмежує фізичне навантаження).

3. Суб'єктивні симптоми: специфічних для стенокардії немає. Симптоми атеросклерозу інших артерій (напр., шум над сонною артерією, кісточково-плечовий індекс <0,9 або >1,15) підвищують імовірність коронарної хвороби. Під час епізоду ішемії серцевого м'яза можуть виникати: ІІІ або ІV серцевий тон, або симптоми недостатності мітрального клапана (→розд. 2.9).

➡ ДІАГНОСТИКА

Допоміжні дослідження

1. Лабораторні дослідження: дозволяють виявити фактори ризику атеросклерозу та порушення, що сприяють розвитку стенокардії. Проводячи вступну оцінку хворого зі стабільною коронарною хворобою проведіть дослідження:
1) ліпідний профіль (загальний холестерин, ХС ЛПНЩ, ХС ЛПВЩ і тригліцериди) у плазмі крові натще;
2) глікемія натще і HbA1c (якщо є показання — пероральний тест толерантності до глюкози →розд. 13.1);

Таблиця 5-1. Класифікація стенокардії на основі ступеня її вираженості, за Canadian Cardiovascular Society (CCS)

Клас I — звичайна фізична активність (напр., ходьба по рівній місцевості, підйом по сходах) не викликає стенокардії. Стенокардія виникає при більшому, більш раптовому або тривалішому фізичному навантаженні, пов'язаному з роботою або активним відпочинком.

Клас II — незначне обмеження звичайної фізичної активності. Стенокардія виникає:
– при швидкій ходьбі по рівній місцевості або швидкому підйомі по сходах
– при підйомі під гору
– при ходьбі по рівній місцевості або підйомі по сходах, після прийому їжі, в холодну, вітряну погоду, під впливом емоційного стресу або лише впродовж кількох год після пробудження
– після проходження >200 м по рівній місцевості і при підйомі по сходах більше, ніж на один поверх, в нормальному темпі і за звичайних умов.

Клас III — значне обмеження звичайної фізичної активності. Стенокардія виникає після проходження 100–200 м по рівній місцевості, або при підйомі по сходах на один поверх у нормальному темпі і за звичайних умов.

Клас IV — будь-яка фізична активність викликає стенокардію. Стенокардія може виникати у спокої.

3) розгорнутий загальний аналіз крові;

4) рівень креатиніну в сироватці крові з оцінкою рШКФ.

Додатково, в залежності від клінічних показань:

1) серцеві тропоніни (у випадку підозри на ГКС);

2) показники функції щитоподібної залози;

3) показники функціонального стану печінки (після розпочатого лікування статинами);

4) креатинфосфокіназа (у випадку симптомів міопатії);

5) BNP/NT-proBNP (у разі підозри на серцеву недостатність).

2. ЕКГ у спокої: виконайте у всіх хворих із підозрою на стенокардію. У більшості хворих без перенесеного інфаркту міокарда спостерігається нормальна картина ЕКГ, що не виключає ішемію серцевого м'яза; ЕКГ, записане під час болю, у 50 % випадків виявляє ознаки ішемії міокарда, в основному депресію сегмента ST; депресія сегмента ST в період між нападами болю може вказувати на значний обсяг ішемії лівого шлуночка (напр. при звуженні стовбура лівої коронарної артерії).

3. Електрокардіографічний тест із фізичним навантаженням: базове обстеження; у пацієнтів із початковою ймовірністю стабільної коронарної хвороби перед тестом (*pre-test probability* — PTP) у межах 15–65 % (→табл. 5-2); критерії позитивного тесту, причини псевдопозитивних і псевдонегативних результатів →розд. 25.1.2; це дослідження є недіагностичним, якщо початкові зміни на ЕКГ унеможливлюють інтерпретацію запису під час навантаження (блокада лівої ніжки пучка Гіса, передзбудження, ритм кардіостимулятора).

4. Холтерівське моніторування ЕКГ: рідко надає суттєву діагностичну інформацію, у зв'язку з чим не проводьте його рутинно, а виконайте у випадку аритмії або підозри на стенокардію Принцметала. Також виявляє «німу» ішемію міокарда.

5. Ехокардіографія у спокої: показана усім пацієнтам із метою виявлення інших причин стенокардії, оцінки порушення скоротливості міокарда і діастолічної функції, а також вимірювання фракції викиду лівого шлуночка (ФВЛШ), яка необхідна для стратифікації ризику.

Таблиця 5-2. Ймовірність коронарної хвороби (КХ) перед тестом в осіб зі стабільним болем в грудній клітці залежно від віку, статі і характеру болю

Характер болю	30–39 років		40–49 років		50–59 років		60–69 років		70–79 років		≥80 років	
	Ч	Ж	Ч	Ж	Ч	Ж	Ч	Ж	Ч	Ж	Ч	Ж
типовий стенокардитичний												
не типовий стенокардитичний												
нехарактерний												

Ймовірність КХ перед тестом (РТР) <15 % (білі поля) вказує, що подальші тести не потрібні.

В осіб з РТР 15–65 % (сірі поля) першим можна провести електрокардіографічний тест з фізичним навантаженням. Якщо можливе фахове проведення неінвазивного візуалізаційного тесту з навантаженням, то цьому обстеженню надається перевага з огляду на більші діагностичні можливості. У молодших осіб необхідно врахувати потенційну потребу опромінення.

В осіб з РТР 66–85 % (голубі поля) з метою підтвердження КХ слід виконати неінвазивний візуалізаційний тест, а не електрокардіографічний.

Якщо РТР >85 % (сині поля), слід діагностувати КХ і оцінити ризик ускладнень.

на основі: *Genders T.S. i wsp.: Eur. Heart J., 2011; 32:1316–1330,* змодифіковано

6. Візуалізаційні тести з навантаженням: виявляють локальні порушення скоротливості міокарда (**ехокардіографічна проба**) або дефекти перфузії (**сцинтиграфічна проба**), зумовлені ішемією, що виникла при фізичному навантаженні або при фармакологічній стимуляції (→нижче).

7. КТ: дозволяє оцінити анатомію коронарних судин та індекс коронарного кальцію (*calcium score*); чисельне значення цього показника в одиницях Агатстона інформує про кількість депозитів кальцію, яка корелює із загальною вираженістю атеросклерозу коронарних артерій, але не зі ступенем їх стенозу; низький індекс коронарного кальцію не виключає наявності істотних звужень в коронарних артеріях у симптоматичних хворих. Проведення ангіо-КТ можна розглянути у симптоматичних хворих із РТР 15–50 % в якості альтернативи візуалізаційним тестам із навантаженням, а також при РТР 15–65 %, якщо результат тесту з навантаженням є сумнівним, або його не можна виконати.

8. МРТ: найбільш детальне дослідження для оцінки життєздатності міокарда (поряд з ПЕТ) або обширності післяінфарктного рубця; МРТ дослідження серця у спокої, а також із навантаженням, із застосуванням добутаміну, можна виконати у тому випадку, якщо ехокардіографічна оцінка є неможливою з технічних причин (субоптимальне акустичне вікно).

9. ПЕТ: дуже чутлива технологія виявлення життєздатності міокарду; також дозволяє оцінити перфузію серцевого м'яза; до обмежуючих факторів належать висока ціна і низька доступність.

10. Гібридні технології (КТ+ОФЕКТ, КТ+ПЕТ, ПЕТ+МРТ): дають можливість одночасно оцінити анатомічні зміни в коронарних артеріях та їх функціональне значення, що підвищує діагностичну точність.

11. Коронарографія: базове дослідження, яке дозволяє оцінити анатомію коронарних артерій, прогноз і можливості інвазивного лікування (→нижче).

Діагностичні критерії

1. Перед проведенням додаткових досліджень оцініть початкову ймовірність коронарної хвороби (РТР) на підставі:

1) **характеру болю в грудній клітці:** 3 критерії — локалізація за грудиною та характерна іррадіація, викликається фізичним навантаженням або

емоційним стресом, зникає у спокої або після прийому нітратів сублінгвально;

    а) **типовий біль** — відповідає 3-м критеріям;

    б) **нетиповий біль** — відповідає 2-м довільним критеріям;

    в) **нестенокардитичний біль** — відповідає 1-му критерію;

2) **віку та статі пацієнта**.

Подальші діагностичні дії залежать від РТР →табл. 5-2 і рис. 5-1: якщо висока (>85 %) → коронарографія, якщо проміжна (15–85 %) → тест із навантаженням або (в окремих випадках) ангіо-КТ; якщо низька (<15 %) → слід шукати інші причини симптомів.

2. Вибір типу тесту з навантаженням

1) **візуалізаційний тест із фізичним навантаженням** — показаний при РТР 15–85 % (особливо 66–85 %), його виконання має перевагу над електрокардіографічним тестом із фізичним навантаженням (проведення якого аргументовано, якщо візуалізаційний тест недоступний), окрім цього рекомендується у різнооднозначного результаті електрокардіографічного тесту із фізичним навантаженням, або якщо на ЕКГ у спокої присутні патологічні зміни, які унеможливлюють інтерпретацію змін під час навантаження; додатково рекомендується в якості початкового дослідження у хворих без типової стенокардії, із ФВЛШ <50 %; його виконанню надають перевагу над електрокардіографічним тестом із фізичним навантаженням у хворих після реваскуляризації; допоміжний під час оцінки функціонального значення стенозів коронарних артерій проміжного ступеня. Ішемія, яка охоплює >10 % ділянки лівого шлуночка, ідентифікує хворих, обтяжених високим ризиком (річна смертність з приводу серцево-судинних причин >3 %) і промовляє на користь відбору до коронарографії з потенційним проведенням реваскуляризації.

2) **візуалізаційний тест із фармакологічною пробою** — показаний в ситуації, коли хворий не є в стані виконати тредміл-тест або велоергометрію;

3) **електрокардіографічний тест із фізичним навантаженням** — показаний при проміжній РТР (15–85 %), якщо візуалізаційний тест із навантаженням недоступний.

3. Показання до коронарографії з метою підтвердження або виключення коронарної хвороби:

1) РТР >85 % (висока ймовірність коронарної хвороби), а симптоми є вираженими або клінічна характеристика вказує на високий ризик серцево-судинних подій — у таких випадках доцільно відмовитися від початкового виконання неінвазивних обстежень і провести ранню коронарографію із потенційним виконанням реваскуляризації;

2) співіснування типового стенокардитичного болю і систолічної дисфункції лівого шлуночка (ФВЛШ <50 %);

3) неоднозначний діагноз на основі неінвазивних досліджень або суперечливі результати різних неінвазивних досліджень (показання до коронарографії з додатковою оцінкою фракційного резерву кровотоку [FFR], якщо у цьому є необхідність);

4) відсутня можливість проведення візуалізаційних методів із навантаженням, підвищений професійний ризик (напр. у пілота) – з огляду на актуальні правові питання.

4. Стратифікація ризику серцево-судинних подій після діагностування коронарної хвороби і впровадження оптимального консервативного лікування. З цією метою можна застосувати вищевказані діагностичні методи, які використано раніше для постановки діагнозу. Результати цих досліджень, схоже як клінічна картина, вік, стать хворого, функція лівого шлуночка або вираженість атеросклеротичних змін в коронарних артеріях впливають на довготерміновий прогноз і цілеспрямовують подальшу тактику дій — хворих високого ризику

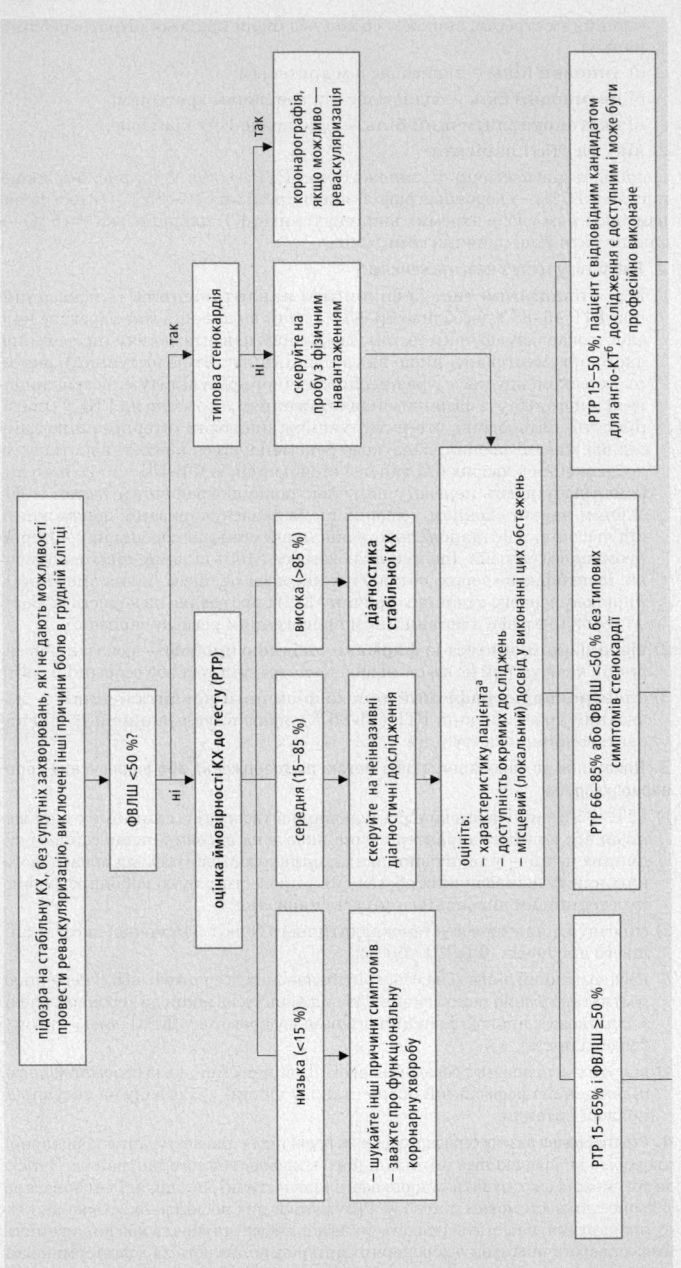

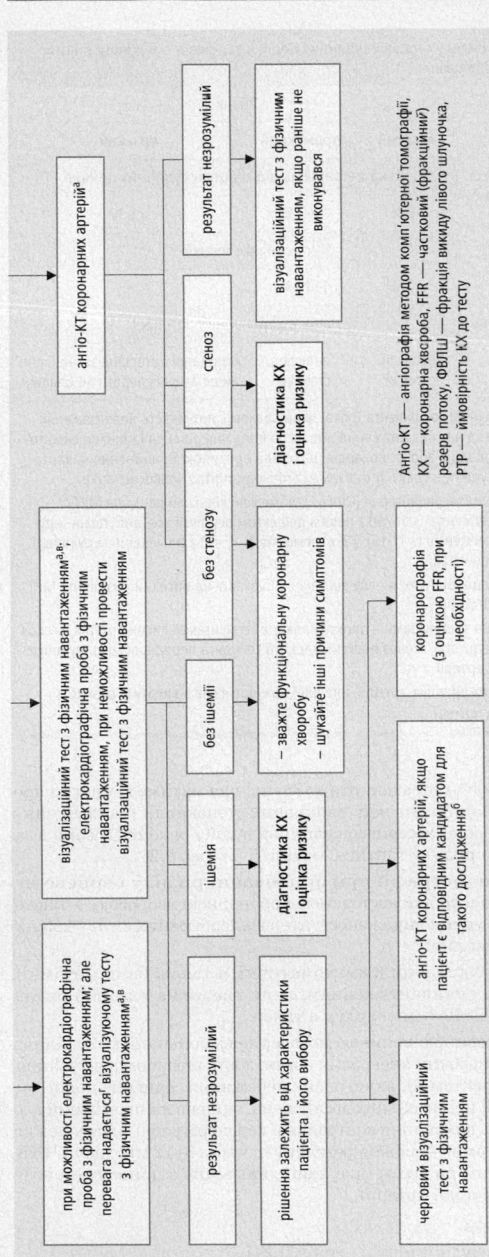

При можливості електрокардіографічна проба з фізичним навантаженням, але перевага надається[а] візуалізуючому тесту з фізичним навантаженням[а,в]

візуалізаційний тест з фізичним навантаженням[а,в], електрокардіографічна проба з фізичним навантаженням, при неможливості провести візуалізаційний тест з фізичним навантаженням[а,в]

анґіо-КТ коронарних артерій[а]

результат незрозумілий

рішення залежить від характеристики пацієнта і його вибору

ішемія

без ішемії

без стенозу

стеноз

результат незрозумілий

черговий візуалізаційний тест з фізичним навантаженням

діагностика КХ і оцінка ризику

– зважте функціональну коронарну хворобу
– шукайте інші причини симптомів

діагностика КХ і оцінка ризику

візуалізаційний тест з фізичним навантаженням, якщо раніше не виконувався

анґіо-КТ коронарних артерій, якщо пацієнт є відповідним кандидатом для такого дослідження[б]

коронарографія (з оцінкою FFR, при необхідності)

Анґіо-КТ — анґіографія методом комп'ютерної томографії, КХ — коронарна хвороба, FFR — частковий (фракційний) резерв потоку, ФВЛШ — фракція викиду лівого шлуночка, PTP — імовірність КХ до тесту

[а] Необхідно врахувати вік пацієнта і ризик опромінення.
[б] Тобто, може затримати дихання, без тяжкого ожиріння, має відповідний показник кальцифікації (<400 Од. Агатстона) і локалізацію кальцифікатів, синусовий ритм з частотою ≤65/хв (рекомендується ≤60/хв; при необхідності застосуйте β-блокатор або інший препарат, який знижує частоту серцевих скорочень); у пацієнтів з тяжкими дифузними або вогнищевими кальцифікатами результат дослідження слід вважати незрозумілим.
[в] ехокардіографія, ОФЕКТ або ПЕТ з навантаженням (фізичним або фармакологічним, якщо пацієнт не може виконувати фізичне навантаження) або МР серця з навантаженням (лише фармакологічним)
[г] якщо доступна і може бути виконана.

Рис. 5-1. Діагностична тактика у пацієнтів з підозрою на стабільну коронарну хворобу (згідно рекомендацій ESC 2013, змодифіковані)

Таблиця 5-3. Визначення ризику серцево-судинних подій в залежності від виду діагностичного дослідження

Дослідження	Ризик		
	високий	проміжний	низький
електрокардіографічний тест з фізичним навантаженням[a]	річна летальність від серцево-судинних причин		
	>3 %	1–3 %	<1 %
візуалізуючі обстеження	ділянка ішемії		
	>10 %[б]	1–10 %[в]	–
ангіо-КТ коронарних артерій	зміни в коронарних артеріях		
	значущі стенози[г]	значущі стенози[д]	коронарні артерії не змінені або лише атеросклеротичні бляшки

[a] оцінка ризику з застосуванням коефіцієнта Дюка, який враховує потужність навантаження в МЕТ, зміни сегмента ST під час навантаження або після його завершення і клінічні симптоми (без стенокардії, стенокардія або стенокардія, що стала причиною припинення навантаження); калькулятор доступний на сайті http://www.cardiology.org/tools/medcalc/duke

[б] >10 % при перфузійній сцинтиграфії серця (ОФЕКТ); обмежені кількісні дані для МРТ серця — ймовірно ≥2-х сегментів (з 16-ти) з новим дефектом перфузії або добутамін-індукована дисфункція ≥3-х сегментів (з 17-ти); ≥3-х сегментів (з 17-ти) з порушенням рухливості стінки при стрес-ехокардіографії

[в] або будь-яка ішемія, яку оцінюють як меншу від такої, що вказує на високий ризик при МРТ серця або стрес-ехокардіографії

[г] тобто трисудинне ураження зі стенозами в проксимальних сегментах великих артерій, стеноз стовбура лівої коронарної артерії, стеноз проксимального сегмента передньої міжшлуночкової гілки лівої коронарної артерії

[д] у проксимальних сегментах великих артерій, але інші, ніж пов'язані з високим ризиком на основі рекомендацій ESC (2013)

(річний ризик смерті >3 %) зараховують до групи, яка матиме користь з проведення реваскуляризації у вигляді зменшення стенокардії і покращення прогнозу. Визначення ризику серцево-судинних подій і рекомендована в залежності від оціненого ризику тактика →табл. 5-3 і рис. 5-2.

Показання до коронарографії при оцінюванні ризику серцево-судинних подій в осіб з вже діагностованою коронарною хворобою, а також з метою визначення вираженості атеросклеротичних змін і можливості інвазивного лікування:

1) хворі після реваскуляризації (симптоматичні, а також безсимптомні), з результатом тесту із навантаженням, який вказує на високий ризик (ішемія, що охоплює >10 % міокарду), а також

2) хворі перед запланованою великою позасерцевою операцією, особливо судинною (операція корекції аневризми аорти, аорто-стегнове шунтування, каротидна ендартеректомія), якщо ризик небажаних серцевих подій, визначений на підставі неінвазивних досліджень, оцінено на проміжний або високий. Доцільність виконання контрольної коронарографії — незалежно від клінічних симптомів — можна розглянути через 3–12 міс. після ЧКВ, пов'язаного з високим ризиком (яке, напр. виконано з приводу стенозу стовбура лівої коронарної артерії).

Диференційна діагностика

Інші причини болю в грудній клітці →табл. 1.6-1.

Інші причини змін сегмента ST та зубця T на ЕКГ →розд. 25.1.1.

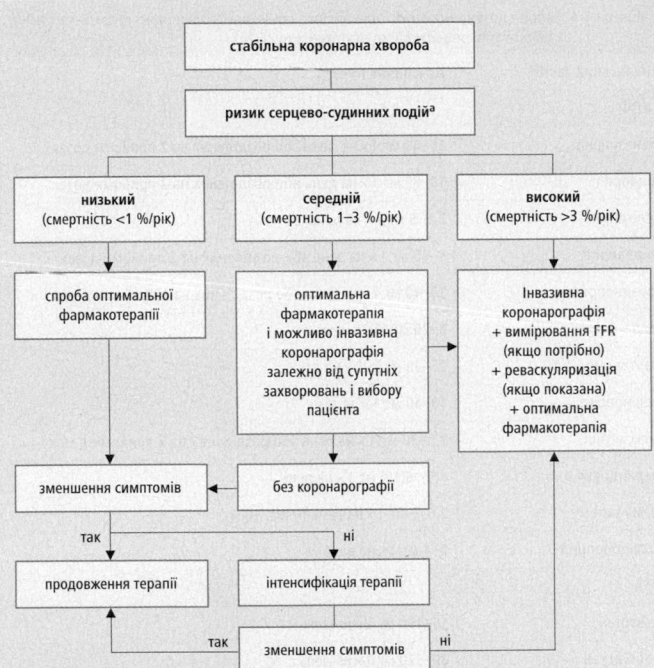

ᵃ У випадку вірогідності перед тестом (PTP) 15–85 % пацієнту вже виконано пробу з навантаженням і згідно до неї можна оцінити ризик. Якщо PTP становив >85%, необхідно провести додаткові дослідження з метою оцінки ризика лише у тих пацієнтів, які на фоні фармакотерапії мають незначно виражені клінічні симптоми, але після отримання відповідної інформації прийняли рішення, що у випадку високого ризику дають згоду для проведення реваскуляризації.

FFR — частковий резерв потоку

Рис. 5-2. Тактика у пацієнтів з підтвердженою стабільною коронарною хворобою залежно від ризику серцево-судинних подій (згідно рекомендацій ESC 2013, змодифікованих)

→ ЛІКУВАННЯ

Загальні принципи

1. Ліквідація факторів ризику атеросклерозу (вторинна профілактика) →розд. 2.3.

2. Лікування захворювань, що посилюють стенокардію, таких як анемія, гіпертиреоз, порушення ритму зі швидким ритмом шлуночків.

3. Збільшення фізичної активності (без перевищення порогу стенокардії): 30–60 хв щодня, принаймні протягом 5 днів на тиждень.

4. Вакцинація від грипу — щороку.

5. Медикаментозна терапія, що запобігає серцево-судинним подіям і смерті, а також купірує симптоми стенокардії.

6. Інвазивне лікування (ЧКВ, АКШ): в окремих хворих.

Таблиця 5-4. Типове дозування інгібіторів ангіотензин-перетворюючого ферменту (ІАПФ) і блокаторів рецептора до ангіотензину (БРА)

Лікарський засіб[a]	Дозування (п/о)
ІАПФ	
беназеприл	10–40 мг 1×на день або розділених на 2 прийоми дозах
хінаприл	10–80 мг 1×на день або розділених на 2 прийоми дозах
цілазаприл	2,5–5 мг 1×на день
еналаприл	5–40 мг 1×на день або розділених на 2 прийоми дозах
фозиноприл	10–40 мг 1×на день або розділених на 2 прийоми дозах
імідаприл	5–20 мг 1×на день
каптоприл	25–50 мг 2–3×на день
лізиноприл	10–40 мг 1×на день
мексиприл	7,5–30 мг 1×на день або розділених на 2 прийоми дозах
периндоприл	4(5)–8(10) мг 1×на день
раміприл	2,5–5 мг 1×на день (макс. 10 мг)
трандолаприл	2–4 мг 1×на день
БРА	
лозартан	50–100 мг 1×на день
вальсартан	80–320 мг 1×на день
кандесартан	8–32 мг 1×на день
телмісартан	40–80 мг 1×на день
ірбесартан	150–300 мг 1×на день
епросартан	600–800 мг 1×на день
олмесартан	20–40 мг 1×на день

ЛЗ, які покращують прогноз

1. Кожний хворий повинен пожиттєво приймати п/о:

1) **антитромбоцитарний ЛЗ**: **АСК** 75 мг 1×на день; додайте ЛЗ, який гальмує секрецію соляної кислоти в шлунку, якщо спостерігаються небажані прояви з боку ШКТ →розд. 4.7. При протипоказаннях до застосування АСК (виразкова хвороба, геморагічний діатез, аспіринова астма) → **клопідогрель** 75 мг 1×на день (препарати →табл. 5-10).

2) **статини** →табл. 4-2. Необхідно стрімитися до зниження концентрації ХС ЛПНЩ до ≤1,8 ммоль/л (70 мг/дл), а якщо цього цільового рівня не можна досягнути — зниження на >50 % у порівнянні до початкових показників. У випадку поганої переносимості або неефективності статинів призначте езетиміб[б].

2. У випадку супутньої артеріальної гіпертензії, цукрового діабету, серцевої недостатності або систолічної дисфункції лівого шлуночка призначте **ІАПФ** (або **БРА**) (дозування →табл. 5-4, препарати →табл. 20-7). У решти хворих

Таблиця 5-5. Типове дозування нітратів при стенокардії

Лікарський засіб	Лікарська форма	Дозування[a]	Тривалість дії
нітрогліцерин	спрей	0,4 мг	1,5–7 хв
	таблетки під'язикові	0,5 мг	до 30 хв
	таблетки пролонгованої дії	6,5–15 мг 2 × на день	4–8 год
ізосорбіду динітрат	таблетки	5–10 мг	до 60 хв
ізосорбіду моно-нітрат	таблетки	10–40 мг 2 × на день	до 8 год
	таблетки пролонгованої дії	50–100 мг 1 × на день	12–24 год
	капсули пролонгованої дії	40–120 мг 1 × на день	

[a] При тривалому лікуванні і дозуванні 2 × на день, другу дозу слід призначати не пізніше, ніж через 8 год після першої дози (напр., в 7.00 і 15.00 години).

із стенокардитичними проявами та підтвердженою коронарною хворобою можете розглянути доцільність застосування І-АПФ (або БРА).

Лікування стенокардії (ішемії)

1. Купірування симптомів та профілактичне призначення перед запланованим фізичним навантаженням: застосуйте **нітрат короткої дії — нітрогліцерин** у формі аерозолю →табл. 5-5; якщо після прийому 1-ї дози нітрогліцерину біль у грудній клітці не зникне впродовж 5-ти хв, хворий повинен викликати швидку допомогу. Відносні протипоказання: гіпертрофічна кардіоміопатія зі звуженням вихідного тракту лівого шлуночка, тяжкий стеноз аортального клапана, прийом інгібітора фосфодіестерази 5 типу (напр. з метою покращення ерекції перед статевим актом) впродовж останніх 24 год (у випадку аванафілу, силденафілу або варденафілу) або 48 год (у випадку тадалафілу); інші приклади взаємодії з ЛЗ — α-блокатори (у чоловіків із доброякісною гіперплазією простати допускається одночасне застосування нітратів і селективного α-блокатора — тамсулозину). Небажані ефекти: біль голови, гіперемія обличчя, запаморочення, синкопе, ортостатична гіпотензія, рефлекторна тахікардія, метгемоглобінемія.

2. Профілактика стенокардії та покращення переносимості фізичного навантаження: застосуйте

1) **β-блокатори** — ЛЗ першої лінії, ймовірно, усі з них однаково ефективні; намагайтеся довести дозу до макс. рекомендованої, типове дозування →табл. 5-6. У безсимптомних хворих з великою ділянкою ішемії (>10 % лівого шлуночка) можна розглянути доцільність призначення β-блокатора. Абсолютні протипоказання: симптоматична брадикардія, симптоматична гіпотензія, АВ-блокада II або III ступеня, синдром слабкості синусового вузла, тяжка декомпенсована серцева недостатність, бронхіальна астма. Небажані ефекти: брадикардія, АВ-блокада, периферичний артеріоспазм та порушення периферичної тканинної перфузії при тяжких захворюваннях периферичних артерій; швидка втомлюваність, біль голови, порушення сну, безсоння та яскраві сни, депресія — внаслідок впливу на ЦНС, особливо це стосується пропранололу; імпотенція та втрата лібідо.

2) **блокатори кальцієвих каналів** — ЛЗ першої лінії, типове дозування →табл. 5-6.

а) **дилтіазем і верапаміл** — замість бета-блокаторів у разі протипоказань або непереносимості (не можна поєднувати з бета-блокаторами; у хворих із повільним серцевим ритмом або з іншими протипоказаннями до призначення дилтіазему та верапамілу розгляньте можливість

Таблиця 5-6. Типове дозування β-блокаторів і блокаторів кальцієвих каналів при стенокардії

Лікарський засіб	Дозування (п/о)
β-блокатори	
ацебутолол	200–600 мг 2×на день
атенолол	50–200 мг 1×на день
бетаксолол	10–20 мг 1×на день
бісопролол	5–10 мг 1×на день
карведілол	12,5–25 мг 2×на день
метопролол — препарат негайного вивільнення	25–100 мг 2×на день
препарат пролонгованого вивільнення	25–200 мг 1×на день
піндолол	2,5–10 мг 2–3×на день
пропранолол	10–80 мг 2–3×на день
блокатори кальцієвих каналів похідні дигідропіридину	
амлодипін	5–10 мг 1×на день
фелодипін	5–10 мг 1×на день
ніфедипін — препарат пролонгованого вивільнення	20–40 мг 2×в день
блокатори кальцієвих каналів недигідропіридинові	
дилтіазем — препарат негайного вивільнення	30–90 мг 3×на день
препарат пролонгованого вивільнення	120–480 мг 1×на день (або розділених на 2 прийоми)
верапаміл — препарат негайного вивільнення	40–160 мг 3×на день
препарат пролонгованого вивільнення	120–480 мг 1×на день

застосування похідної дигідропіридину). Протипоказання: серцева недостатність, брадикардія, порушення АВ-провідності, гіпотензія. Небажані ефекти: закреп, брадикардія, АВ-блокада, гіпотензія.

б) **похідні дигідропіридину** — амлодипін, фелодипін; призначте у поєднанні з бета-блокатором, якщо лікування самим бета-блокатором виявилось неефективним. Небажані ефекти: гіперемія обличчя, біль голови, набряки стоп і гомілок.

3) **нітрати** тривалої дії — діазотан і монозотан ізосорбіду або **нітрогліцерин**; рекомендують в якості лікування другої лінії, поряд з івабрадином, нікоранділом або ранолазином; типове дозування →табл. 5-5; при дозуванні 2×на день перерва між дозами повинна становити ≈10 год; пластирі з нітрогліцерином діють впродовж декількох хвилин після аплікації і зберігають антиангінальний ефект впродовж 3–5 год.

3. Інші ЛЗ

1) **івабрадин** п/о початково 5 мг 2×на день, у подальшому до 7,5 мг 2×на день — сповільнює ритм серця внаслідок вибіркової дії на синусовий вузол; призначте ЛЗ при частоті серцевого ритму у спокої >70/хв, зважте його застосування при протипоказаннях до β-блокаторів і блокаторів

кальцієвих каналів або їх непереносимості; у випадку недостатнього контролю роботи серця β-блокаторами призначте β-блокатор з івабрадином; доцільність призначення івабрадину можна також розглянути у хворих із синусовим ритмом і гіпотензією; розгляньте припинення терапії, якщо впродовж 3 міс. інтенсивність стенокардитичних симптомів не знизилася або якщо виникне фібриляція передсердь; небажані ефекти →розд. 2.19.1;

2) молсидомін — слабкий антиангінальний ефект; препарат довготривалої дії у дозі 16 мг 1×на день є таким же ефективним, як препарат із негайним вивільненням у дозі 8 мг 2×на день;

3) нікорандил — судинорозширюючий ЛЗ, активатор калієвих каналів у гладких міоцитах (недоступний в Україні); терапія другої лінії, рекомендована у разі протипоказань або неефективності ЛЗ першої лінії;

4) ЛЗ, які пригнічують β-окислення жирних кислот — ранолазин і триметазидин — антиангінальні ЛЗ другої лінії. Не призначайте ранолазин при цирозі печінки; небажані ефекти — закреп, нудота, головокружіння і подовження інтервалу QT на ЕКГ. Триметазидин протипоказаний пацієнтам з хворобою Паркінсона, тремором і руховими порушеннями, а також з тяжким порушенням функції нирок.

5) алопуринол (інгібітор ксантиноксидази) у дозі 600 мг/добу виявляє антиангінальну дію.

Стратегія консервативного лікування

Оптимальне консервативне лікування включає застосування ≥1-го антиангінального ЛЗ та ЛЗ, які покращують прогноз. Антиангінальні ЛЗ першої лінії є бета-блокатори або недигідропіридинові блокатори кальцієвих каналів. Якщо лікування першої лінії не принесло очікуваних ефектів, можна додатково призначити вищевказані ЛЗ другої лінії або замінити цими ЛЗ антиангінальні ЛЗ, якими досі проводилось лікування. У наступну чергу розгляньте доцільність проведення коронарографії з потенційною реваскуляризацією (ЧКВ або АКШ).

Інвазивне лікування

1. Процедура реваскуляризації (ЧКВ або АКШ): показана, якщо симптоми стенокардії не вдається контролювати консервативним лікуванням, або якщо при неінвазивних дослідженнях виявлено велику ділянку загроженого ішемією міокарда, а ризик процедури нижчий, порівняно з очікуваною користю [значне покращення якості життя, а для деяких груп хворих [задокументована ішемія міокарда +1 з наступних: звуження стовбура лівої коронарної артерії >50 %, звуження >50 % в початковому сегменті передньої міжшлуночкової артерії — LAD, велика (>10 %) ділянка ішемізованого міокарда лівого шлуночка при ОФЕКТ, МРТ або ехокардіографії з навантаженням; захворювання з ураженням двох або трьох судин із порушенням функції лівого шлуночка, звуження >50 % єдиної прохідної коронарної артерії] також подовження виживаності). У випадку наявності уражень у багатьох судинах або звуження стовбура лівої коронарної артерії, схоже як у хворих із цукровим діабетом чи іншими супутніми захворюваннями, необхідно, щоб всі дані проаналізував т. зв. «Heart Team» (кардіолог, кардіохірург та інвазивний кардіолог) з метою оцінки ймовірності безпечної й ефективної реваскуляризації за допомогою ЧКВ або АКШ. Щоб такий аналіз був можливий, загалом реваскуляризація міокарда не повинна проводитися одночасно з діагностичною ангіографією. Під час прийняття рішення щодо вибору методу реваскуляризації (ЧКВ чи АКШ), «Heart Team» необхідно оцінити ризик смерті:

1) короткотерміновий (внутрішньогоспітальний або 30-денний) за допомогою шкали STS Score (їй надають перевагу при АКШ), EuroSCORE II, ACEF, NCDR CathPCI або EuroSCORE (не рекомендується);

2) довготерміновий (≥1-го року) за допомогою шкали SYNTAX (надається перевага), SYNTAX II, ASCERT CABG, ASCERT PCI, Logistic Clinical SYNTAX.

2. ЧКВ надають перевагу у випадку:

1) захворювання з ураженням однієї або двох судин, яке не поширюється на проксимальний сегмент LAD;

2) анатомічних ознак пошкодження малого ризику;

3) рестенозу, який виявлено вперше;

4) у разі супутніх захворювань, які підвищують ризик, пов'язаний з кардіохірургічною операцією.

3. Проведення **ЧКВ** та **АКШ** є **рівноцінним** у випадку:

1) захворювання з ураженням однієї судини зі стенозом початкового сегменту LAD;

2) захворювання стовбура лівої коронарної артерії і результату ≤22 балів за шкалою SYNTAX (калькулятор →www.syntaxscore.com);

3) захворювання з ураженням двох судин зі стенозом початкового сегменту LAD;

4) захворювання з ураженням трьох судин і результату ≤22 балів за шкалою SYNTAX.

4. АКШ має перевагу над іншими методами у випадку:

1) стенозу стовбура лівої коронарної артерії і результату ≥23 балів за шкалою SYNTAX;

2) захворювання з ураженням трьох судин і результату ≥23 балів за шкалою SYNTAX.

5. Коронарографія і реваскуляризація після АКШ:

1) проведіть коронарографію у хворих: із симптомами ішемії міокарда та/або підвищеним рівнем серцевого тропоніну або іншого біомаркера в крові, на основі яких виникає підозра на периопераційний інфаркт міокарда; з наявністю на ЕКГ ішемічних змін, які вказують на те, що велика ділянка міокарда є під загрозою; із новими суттєвими порушеннями рухливості стінок серця; із післяопераційною гемодинамічною нестабільністю;

2) ЧКВ, якщо з технічного боку його можна провести, на ранньому етапі ішемії міокарду після АКШ (до 30 днів) має перевагу над операцією; надається перевага проведенню ЧКВ на власній коронарній артерії хворого або на шунті з внутрішньої грудної артерії, але не на венозному шунті із гострою оклюзією чи суттєвими патологічними змінами;

3) при пізній оклюзії імплантованого шунта або у разі прогресування захворювання із вираженими суб'єктивними симптомами або з обширною ішемією міокарда незважаючи на оптимальну консервативну терапію — проведіть ЧКВ (метод першого вибору, якщо з технічного боку це можливо; надається перевага ЧКВ власної артерії хворого, яку обійшов шунт) або повторне АКШ. У випадку ЧКВ на венозних шунтах надається перевага імплантації стенту, який вивільнює ЛЗ (DES). У разі повторного АКШ, наскільки це можливо, застосуйте у якості шунта внутрішню грудну артерію. Проведення повторного АКШ розгляньте у хворих із декількома звуженими аорто-коронарними шунтами, з порушеною функцією лівого шлуночка, з тривалою оклюзією шунтів у декількох місцях, або в ситуації, коли прохідна внутрішня грудна артерія є недоступною. У хворих із прохідною лівою внутрішньою грудною артерією та зі змінами в коронарних артеріях, які пройшли відбір для ЧКВ, розгляньте доцільність ЧКВ.

6. Рестеноз після ЧКВ: показане ЧКВ — за винятком наступних ситуацій:

1) зміни в коронарних артеріях не можна скоригувати ЧКВ;

2) виразне прогресування уражень в інших артеріях;

3) рецидуюючий рестеноз і обмежені можливості подальших втручань.

7. ЧКВ у хворих на цукровий діабет рекомендується:

1) імплантацію стенту DES з метою зниження ризику рестенозу;

2) у хворих, які отримують метформін, ретельний моніторинг функції нирок впродовж 2–3 днів після коронарографії та/або ЧКВ; у хворих із нирковою недостатністю можна розглянути доцільність відміни метформіну на 48 год перед операцією;

3) якщо з огляду на обширність коронарної хвороби показане операційне лікування (особливо у випадку захворювання із ураженням багатьох судин), а операційний ризик є прийнятним, радше проведіть АКШ (надається перевага використанню двох внутрішніх грудних артерій), ніж ЧКВ;

4) у випадку захворювання із ураженням багатьох судин та результатом за шкалою SYNTAX ≤22, розгляньте ЧКВ в якості альтернативи до АКШ.

8. Хворі з хронічним захворюванням нирок: якщо хвороба нирок є середньої тяжкості або тяжкою, а з огляду на обширність коронарної хвороби рекомендується АКШ, операційний ризик прийнятний, і передбачувана тривалість життя виправдовує таку тактику — необхідно продумати виконання скоріше АКШ, ніж ЧКВ (розгляньте можливість відтермінування АКШ після коронарографії до часу припинення дії контрастної речовини на функцію нирок). У разі захворювання з ураженням багатьох судин із суб'єктивними симптомами або з ішемією міокарду, якщо операційний ризик високий або очікувана виживаність не перевищує року — слід розглянути проведення радше ЧКВ, ніж АКШ (можна розглянути доцільність проведення АКШ без застосування екстракорпорального кровообігу). У випадку ЧКВ перевагу надають DES нової генерації.

9. Принципи антитромботичної терапії після імплантації стентів до коронарних артерій у хворих із фібриляцією передсердь, обтяжених помірним або високим ризиком тромбоемболічних ускладнень, в яких обов'язковою є тривала антикоагуляція →табл. 34-7. Тривалість застосування 2-х антитромбоцитарних ЛЗ →табл. 5-7.

→ МОНІТОРИНГ

Систематичний контроль факторів ризику, які підлягають модифікації →розд. 2.3. Частота контрольних оглядів залежить від вираженості факторів ризику й самої стенокардії: загалом, на першому році лікування — кожні 3–4 міс., пізніше, якщо стан хворого стабільний, кожні 6 міс.

→ ПРОГНОЗ

Річна смертність 1,2–3,8 %, ризик смерті з приводу серцевих причин — 0,6–1,4 %, а ризик інфаркту міокарда без летального наслідку — 0,6–2,7 %. Фактори, що погіршують прогноз: похилий вік; прогресування стенокардії (за шкалою CCS); зниження переносимості фізичного навантаження; зміни на ЕКГ в спокої; розвиток «німої» ішемії міокарда; систолічна дисфункція лівого шлуночка; значна ділянка ішемії, діагностована за допомогою неінвазивних тестів з навантаженням; ураження значного ступеня при коронарографії; цукровий діабет; порушення функції нирок; гіпертрофія лівого шлуночка; частота серцевого ритму у спокої >70/хв.

5.1.2. Мікросудинна стенокардія

Стенокардія із документованою ішемію міокарда (депресія сегментів ST в електрокардіографічному тесті з фізичним навантаженням з супутніми порушеннями перфузії при візуалізаційних дослідженнях або без таких розладів; ЕКГ у спокої, зазвичай, без патологічних змін) і правильною картиною коронарних артерій при коронарографії (без спазму епікардіальних коронарних артерій після провокації ергоновіном або ацетилхоліном). Попередня назва — серцевий синдром X. Початково термін «мікроваскулярна стенокардія» застосовували у випадку хворих із стенокардією та анатомічно незміненими коронарними судинами, у яких в основі механізму захворювання

Таблиця 5-7. Принципи застосування подвійної антитромбоцитарної терапії (ПАТТ) у хворих із коронарною хворобою

Різновид процедури	Ризик кровотечі	Рекомендації
гострі коронарні синдроми		
ЧКВ з імплантацією стента з медикаментозним покриттям чи металевого стента або з використанням балона з медикаментозним покриттям	низький	12 міс.: рекомендують АСК + П/Т/К[а] >12 міс.[б]: можете зважити АСК + Т[в]/П[г]/К[г]
	високий	6 міс.: зважте АСК + К/Т
ЧКВ із застосуванням біорезорбційного стента	незалежно від ризика кровотечі	>12 міс.: зважте АСК + П/Т/К[а]
аорто-коронарне шунтування	низький	12 міс.: АСК + П/Т/К[а] >12 міс. (при необхідності до 36 міс.)[б]: можете зважити АСК + Т[в]/П/К
	високий	6 міс.: зважте АСК + К/Т
фармакотерапія	низький	12 міс.: АСК + Т/К[г] >12 міс.[б] (при необхідності до 36 міс.): можете зважити АСК + Т[в]/К[г]
	високий	>1 міс. (при необхідності до 6 міс.): зважте АСК + К
стабільна коронарна хвороба		
ЧКВ з імплантацією стента з медикаментозним покриттям чи металевого стента або з використанням балона з медикаментозним покриттям	низький	6 міс.: АСК + К[д] >6 міс.[б] (при необхідності до 30 міс.): можете зважити АСК + К
	високий	3 міс.[е]: зважте АСК + К
ЧКВ із застосуванням біорезорбційного стента	незалежно від ризика кровотечі	>12 міс.: зважте АСК + К
аорто-коронарне шунтування		немає показань до призначення ПАТТ
фармакотерапія		

[а] Якщо не можна застосувати тікагрелор або прасугрель.

[б] у хворих, які раніше перенесли інфаркт міокарда

[в] тікагрелор у дозі 60 мг 2 ×на день

[г] Якщо не можна застосувати тікагрелор.

[д] Зважте, якщо при ЧКВ застосовувався балон з медикаментозним покриттям.

[е] Можете розглянути скорочення терапії до 1 міс.

АСК — ацетилсаліцилова кислота, К — клопідогрель, П — прасугрель, Т — тікагрелор, / — або

На основі рекомендацій ESC і EACTS (2017), змодифіковано

лежала мікроциркуляторна дисфункція. На даний момент пропонується застосовувати даний термін у всіх хворих, у котрих дисфункція коронарної мікроциркуляції є співвідповідальною за ішемію міокарда.

Симптоми: біль у грудній клітці часто є нетиповим, може бути дуже сильним, зазвичай під час фізичного навантаження, але може виникати й під час відпочинку (у багатьох хворих виникає в часовому інтервалі від опівночі до раннього ранку); переважно триває >10 хв (навіть >30 хв після припинення навантаження), слабка відповідь на сублінгвальний прийом нітрогліцерину. Можуть спостерігатися анксіозні порушення з приступами страху. ГКС може розвинутись незважаючи на відсутність ангіографічно суттєвих звужень в епікардіальних артеріях.

Діагностика: полягає у виключенні суттєвого (або домінуючого) атеросклерозу коронарних артерій та інших захворювань, що можуть бути причиною болю в грудній клітці →табл. 1.6-1.

Лікування: усім хворим рекомендовано прийом АСК і статинів; зменшення болю за допомогою бета-блокаторів (ЛЗ першої лінії), блокаторів кальцієвих каналів, і-АПФ або БРА та нітратів →табл. 5-5 і табл. 5-6. У випадку неефективності цих ЛЗ у моно- або комбінованій терапії → іміпрамін 50 мг 1×на день. Доступні також дані про корисні ефекти з застосування статинів, сілденафілу, ранолазину, L-аргініну і метформіну. Ефективними також бувають біхевіоральний підхід та фізичні вправи.

Прогноз: загалом сприятливий щодо виживаності та збереження задовільної систолічної функції лівого шлуночка, але багаторічний перебіг захворювання погіршує якість життя; гострі коронарні події, які виникають спорадично, характеризуються більш м'яким клінічним перебігом порівняно з випадками стенокардії внаслідок артеріального атеросклерозу.

5.1.3. Стенокардія, асоційована з міокардіальними м'язовими містками

Міокардіальний м'язовий місток — це волокно серцевого м'яза, яке проходить над сегментом епікардіальної коронарної артерії, що звужує просвіт судини лише під час систоли міокарда; локалізація — майже виключно над передньою міжшлуночковою гілкою.

Симптоми: загрудинний біль, пов'язаний із фізичним навантаженням. Перебіг захворювання назагал доброякісний.

Діагностика: на підставі коронарографії.

Лікування: β-блокатори, рідше блокатори кальцієвих каналів (дилтіазем або верапаміл); нітрати протипоказані. Інвазивне лікування (імплантація стенту до здавлюваної містком артерії або пересічення містка) рідко є виправданим.

Прогноз: дуже добрий щодо виживаності.

5.1.4. Вазоспастична стенокардія (варіантна, Принцметала)

Загрудинний біль, викликаний спонтанним спазмом коронарної артерії. При типовій формі вазоспастична стенокардія характеризується транзиторною елевацією сегмента ST на ЕКГ, яка зазвичай не призводить до інфаркту міокарду.

Симптоми: стенокардитичний біль (характеристика →розд. 2.5.1.1), спонтанний, неодноразово довготривалий, найчастіше виникає між 24.00 і 6.00 у спокої, але може також з'являтися після навантаження. Максимальна вираженість симптомів впродовж року від маніфестації захворювання. Симптоми рецидивують, однак захворюваність на інфаркт міокарда — дуже низька (<0,5 % впродовж року).

Діагностика: на підставі появи спонтанного стенокардитичного болю із супутньою елевацією сегментів ST на ЕКГ і спазмом коронарної артерії під час коронарографії.

Консервативне лікування:

1) **модифікація факторів ризику** — передусім, припинити тютюнопаління, вживання амфетаміну чи кокаїну;

2) **АСК** 75 мг/добу;

3) **блокатори кальцієвих каналів** у високих дозах п/о — **дилтіазем** 120—360 мг/добу, **верапаміл** 240—480 мг/добу (препарати →табл. 5-6), **ніфедипін** 60–120 мг/добу. Якщо лікування одним блокатором кальцієвих каналів неефективне, додайте другий, але з іншої групи, або **нітрат пролонгованої дії** →табл. 5-5;

4) β-блокатори, особливо неселективні, протипоказані.

Інвазивне лікування: імплантація стенту в місці атеросклеротичної бляшки, яка спричиняє артеріоспазм, може зменшити симптоми, однак у 50 % хворих після операції симптоми рецидивують внаслідок спазму в іншому сегменті артерії. Обов'язковим є продовження фармакологічного лікування. У випадку клінічно значимої брадикардії або загрозливих шлуночкових тахіаритмій, залежних від ішемії, коли судинорозширювальна реакція на призначене консервативне лікування не є оптимальною, рекомендується імплантація стимулятора або кардіовертера-дефібрилятора.

Прогноз: 5-річна виживаність від моменту постановки діагнозу становить 95 %. Гірший прогноз у хворих із супутнім атеросклеротичним ураженням коронарних артерій, а також у хворих після перенесеної під час артеріоспазму фібриляції шлуночків.

5.2. Гострі коронарні синдроми (ГКС)

→ ВИЗНАЧЕННЯ

Класифікація ГКС →розд. 2.5.

1. ГКС без елевації сегмента ST (UA/NSTEMI): клінічний синдром, спричинений гострим або прогресуючим обмеженням потоку крові через коронарну артерію (**нестабільна стенокардія** — НС [UA]), що у частині пацієнтів призводить до некрозу серцевого м'яза і проявляється зростанням рівня маркерів некрозу в крові без «нової» елевації сегмента ST на ЕКГ (**інфаркт міокарда без елевації сегмента ST** — NSTEMI). Хворі з UA/NSTEMI становлять неоднорідну групу, що зумовлено поєднанням патомеханізмів захворювання, що включають тромбоз на раніше існуючій атеросклеротичній бляшці, яка тріскає, прогресуюче звуження артерії, артеріоспазм, недостатнє відносно до потреби постачання киснем серцевого м'яза.

2. Інфаркт міокарда з елевацією сегмента ST (STEMI): клінічний синдром, переважно спричинений припиненням потоку крові через коронарну артерію внаслідок її оклюзії, що призводить до некрозу серцевого м'яза, проявляється зростанням рівня маркерів некрозу міокарда в крові та стійкою елевацією сегмента ST на ЕКГ.

3. STEMI без суттєвого атеросклеротичного ураження коронарних артерій (MINOCA): інфаркт міокарда в особи без суттєвого ураження коронарних артерій (яке звужує просвіт артерії на ≥50 %). Причини: транзиторне тромботичне ураження артерії, яке виникає в результаті тріщин або виразкування атеросклеротичної бляшки, яка несуттєво звужує просвіт артерії, спазм коронарної артерії, розшарування стінки артерії, коронарна емболія, порушення коронарної мікроциркуляції, хвороби міокарда (міокардит, кардіоміопатія тако-тсубо); дисбаланс між потребою міокарда в кисні й його забезпеченні киснем (інфаркт типу 2) в результаті тахіаритмії, кровотечі, сепсису, гіпертонічного кризу, гіпотензії або гострої серцевої недостатності.

→ КЛІНІЧНА КАРТИНА ТА ПРИРОДНИЙ ПЕРЕБІГ

ГКС без елевації сегмента ST

1. Суб'єктивні симптоми: біль у грудній клітці або еквівалент стенокардії (характеристика →розд. 2.5.1.1). На відміну від стабільної коронарної хвороби, біль не зникає впродовж 5 хв після припинення дії чинників, які його спричинили, або після сублінгвального застосування нітрату, а триває довше і може виникати також в стані спокою. Може також спостерігатися серцебиття.

2. Класифікація больового синдрому при UA/NSTEMI:

1) **стенокардія спокою** — коронарний біль, який виникає в стані спокою і триває >20 хв;

2) **стенокардія, яка виникла вперше** — коронарний біль, який з'явився вперше впродовж останнього місяця, вираженість симптомів відповідає III класу за CCS →табл. 5-1;

3) **прогресуюча стенокардія** — коронарний біль, який досі турбував хворого, виникає щоразу частіше і при меншому фізичному навантаженні, триває довше, посилюється принаймі на один клас, за CCS, і відповідає, щонайменше, III класу, за CCS.

Інфаркт міокарда з елевацією сегмента ST

STEMI найчастіше виникає між 6.00 ранку і 12.00 дня. Частина хворих помирає на догоспітальному етапі, в основному з приводу фібриляції шлуночків. Приблизно в 10 % випадків перебіг захворювання малосимптомний, а діагноз встановлюють лише через декілька днів або тижнів, а навіть і місяців на підставі ЕКГ і візуалізаційних методів дослідження.

1. Суб'єктивні симптоми:

1) біль в грудній клітці, як правило дуже сильний, пекучий, давлячий, гнітючий або стискаючий (у 10 % випадків — гострий, колючий, нагадує плевральний біль); ділянка, на якій відчувається біль, є більшою (локалізація та іррадіація як при стенокардитичному болі →розд. 2.5.1.1); триває >20 хв і поступово наростає; не зникає після сублінгвального прийому нітрату; біль може локалізуватись у середній частині епігастральної ділянки або у правому верхньому квадранті живота, супроводжуватись нудотою і навіть блюванням (найчастіше при інфаркті нижньої [діафрагмальної] стінки); у хворих старшого віку або з цукровим діабетом біль може бути менш типовим або взагалі відсутнім;

2) задишка — найчастіше у осіб похилого віку або при обширному інфаркті міокарда, який призводить до гострої лівошлуночкової недостатності; іноді супроводжується продуктивним кашлем (у крайніх випадках, при набряку легень — піністе, рожевого кольору харкотиння);

3) слабкість, запаморочення, пресинкопе або синкопе — як правило, пов'язані з низьким серцевим викидом або аритмією;

4) серцебиття — при тахіаритміях;

5) неспокій або тривога, страх близької смерті — особливо у хворих із сильним болем у грудній клітці.

2. Об'єктивні симптоми:

1) субфебрилітет (рідше лихоманка) — у більшості хворих у перші 24–48 год, в основному, при обширному інфаркті міокарда;

2) блідість шкіри, пітливість — як правило, при сильному болю; периферичний ціаноз — при розвитку кардіогенного шоку;

3) тахікардія (найчастіше >100/хв; зниження частоти серцевих скорочень після зникнення болю); аритмія (найчастіше спричинена шлуночковими екстрасистолами); брадикардія (у 10 % пацієнтів; частіше при інфаркті нижньої стінки);

4) аускультативні зміни у серці — ритм галопу; часто тимчасовий систолічний шум, зумовлений дисфункцією ішемізованого папілярного м'яза (частіше при інфаркті нижньої стінки) або розширенням лівого шлуночка; раптова поява голосного систолічного шуму над верхівкою, який супроводжується серцевим тремтінням, найчастіше є наслідком розриву папілярного м'яза (як правило, симптоми шоку); схожий шум, який однак найкраще вислуховується вздовж лівого краю грудини, при розриві міжшлуночкової перетинки; шум тертя перикарда при обширних інфарктах (як правило, на 2-гу або 3-тю добу);

Таблиця 5-8. Ймовірна локалізація інфаркту міокарда, на підставі локалізації змін на ЕКГ

Відведення ЕКГ	Локалізація інфаркту
V_1–V_4	передня стінка лівого шлуночка, міжшлуночкова перегородка, верхівка серця
I, aVL, V_5–V_6	бічна стінка лівого шлуночка, верхівка серця
II, III, aVF	нижня (діафрагмальна) стінка лівого шлуночка
V_1–V_3 (високі зубці R), V_7–V_9 (типова елевація ST і зубці Q)	задня стінка лівого шлуночка
Vr_4–Vr_6 (елевація ST на ≥0,05 мВ)	правий шлуночок

У 50–70 % випадків STEMI нижньої (діафрагмальної) стінки, т. зв. дзеркальна депресія сегмента ST у відведеннях з передньої або бокової стінки; аналогічно у 40–60 % випадків інфарктів передньої стінки; пов'язана з більшою ділянкою інфаркту і гіршим прогнозом.

5) вологі хрипи над легенями — при лівошлуночковій недостатності;

6) симптоми правошлуночкової недостатності — гіпотензія, розширені яремні вени — при інфаркті міокарда правого шлуночка (може співіснувати з інфарктом нижньої стінки).

➡ ДІАГНОСТИКА

Допоміжні дослідження

1. ЕКГ у спокої: зміни у ≥2-х сусідніх відведеннях (групи сусідніх відведень: V_1–V_6 — з передньої стінки; II, III, aVF — з нижньої стінки; I, aVL — з бокової стінки і верхівки; V_{r3}, V_{r4} — з вільної стінки правого шлуночка):

1) **при UA/NSTEMI:**

    а) **депресія (рідше — транзиторна елевація) сегмента ST;** діагностичну цінність має нова горизонтальна або косонисхідна депресія ST на ≥0,05 мВ;

    б) **негативний зубець Т** (глибиною >0,1 мВ; вищий ризик, якщо ≥0,2 мВ) або зміна попередньо негативних зубців Т на позитивні; поява плоского зубця Т є мало специфічною ознакою;

    в) нормальна ЕКГ-картина у 30–50 % хворих.

2) **при STEMI:**

    а) **типова еволюція змін,** яка триває від кількох годин до кількох днів → поява високих гострих зубців Т (рідко вдається документувати) → випукла або горизонтальна елевація сегментів ST (хвиля Парді →розд. 25.1.1; діагностичну цінність має персистуюча елевація ST у точці J у відведеннях V_2–V_3 на ≥0,2 мВ у мужчин віком ≥40 рр. та ≥0,25 мВ у мужчин віком <40 рр. і на ≥0,15 мВ у жінок, а в решті відведень на ≥0,1 мВ) → поява патологічних зубців Q зі зниженням висоти зубців R (відсутність зубців Q частіше при реперфузійній терапії або при малій площі інфаркту міокарда) → повернення сегментів ST до ізолінії → подальше зниження амплітуди зубців R, поглиблення зубців Q і поява негативних зубців Т. Ймовірна локалізація інфаркту на підставі локалізації змін на ЕКГ →табл. 5-8;

    б) **блокада лівої ніжки пучка Гіса (БЛНПГ)** — підозрюйте гострий інфаркт міокарда, якщо виявите комплекс QS в V_1–V_4 і зубець Q в V_5 і V_6 або зниження амплітуди зубців R у грудних відведеннях.

    в) **блокада правої ніжки пучка Гіса (БПНПГ).**

2. Дослідження крові: при гострому інфаркті міокарда виявляють:

1) зростання рівня маркера некрозу серцевого м'яза в крові (можливе також при НС [UA], але не псревищує порогового значення для діагностики свіжого інфаркту міокарда):

    а) **серцевий тропонін Т (cTnT)** 10–14 нг/л (в залежності від методики); **серцевий тропонін І (cTnI)** 9–70 нг/л (в залежності від методики);

    б) **рівень КФК-МВ** (КФК-МВ$_{mass}$) >5–10 мкг/л (в залежності від методики) використовують лише тоді, коли не можна визначити cTn;

    в) **визначення активності КФК-МВ і концентрації міоглобіну** для діагностики інфаркту міокарда на даний момент вже не застосовують;

2) зростання ШОЕ до 60 мм/год, як правило, на 2-гу добу інфаркту і зберігається впродовж 2–3 тижнів; зростання рівня фібриногену і СРБ у плазмі крові; лейкоцитоз з нейтрофільним зсувом, зазвичай до 15 000/мкл, пік між 2-ю і 4-ю добою, нормалізація через 7 днів.

3. РГ органів грудної клітки: може виявити ознаки інших захворювань, які спричиняють стенокардитичний біль або ознаки серцевої недостатності.

4. Ехокардіографія у спокої: може виявити сегментарні ішемічні порушення рухливості стінок серця (вже через декілька секунд після оклюзії артерії; не дозволяє відрізнити гострий інфаркт від перенесеного інфаркту чи ішемічних змін), механічні ускладнення інфаркту (розрив вільної стінки або міжшлуночкової перетинки, тампонада перикарда, гостра недостатність мітрального клапана, внутрішньосерцевий тромб), ознаки інфаркту і недостатності правого шлуночка, ознаки інших захворювань, які спричиняють стенокардитичний біль.

5. Коронарографія: виявляє ураження коронарних артерій, відповідно за UA/NSTEMI або STEMI (переважно перекриття просвіту артерії); дозволяє визначити необхідність і можливості інвазивного лікування.

Діагностичні критерії

Термін «інфаркт міокарда» не включає смерті кардіоміоцитів, пов'язаної з механічним пошкодженням (напр. під час АКШ), нирковою недостатністю, серцевою недостатністю, кардіоверсією, абляцією, сепсисом, міокардитом, серцевими токсинами або інфільтративними захворюваннями.

1. Діагноз встановлюють на підставі (рис. 5-3):

1) **скарг**, переважно болю в грудній клітці;

2) **12-канальної ЕКГ у стані спокою** — проведіть негайно у кожного хворого; це необхідно для встановлення діагнозу і вибору способу лікування — елевація сегментів ST виокремлює хворих, які потребують невідкладної реперфузійної терапії. Якщо на підставі першої ЕКГ неможливо діагностувати STEMI, а хворий продовжує скаржитись і є суттєва підозра щодо STEMI → повторюйте ЕКГ кожні 5–10 хв або постійно моніторуйте положення сегментів ST; у хворих зі STEMI нижньої стінки проведіть ЕКГ з V$_{r4}$–V$_{r6}$ відведень з метою виявлення інфаркту правого шлуночка.

3) **визначення серцевого тропоніну** (альтернативно іншого маркера некрозу міокарда) **в крові**; якщо є доступним високочутливий тропоніновий тест → застосуйте протокол швидкого підтвердження або виключення (рис. 5-4 і рис. 5-5). Перший аналіз рівня тропонінів можна провести в місці, де відбувається піклування про хворого (аналіз біля ліжка хворого, напівкількісний), однак наступні визначення повинні відбутись у лабораторії за допомогою більш точних методів. Додатково негайно призначте наступні лабораторні дослідження: розгорнутий загальний аналіз крові, МНВ і АЧТЧ, електроліти (в т. ч. рівень магнію), сечовину і креатинін, глюкозу, ліпідограму.

2. Критерії діагностики гострого інфаркту міокарда: зростання рівня маркера некрозу міокарда (особливо тропоніну) у крові + ≥1 з наступних ознак:

1) скарги, які свідчать про ішемію міокарда;

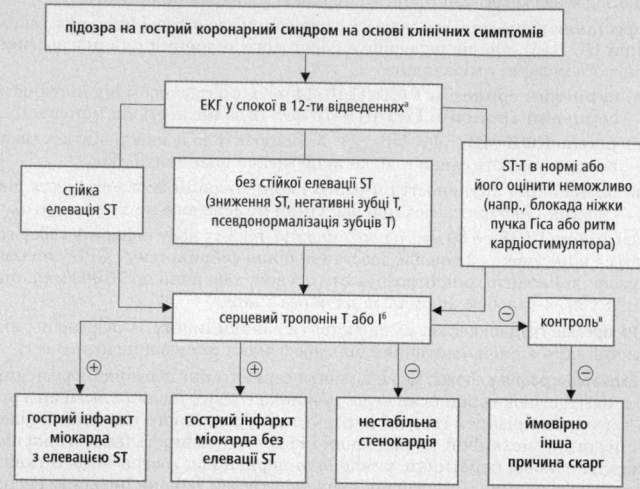

Рис. 5-3. Діагностика гострих коронарних синдромів

2) зміни на ЕКГ, які вказують на «нову» ішемію — нові зміни ST-T або (ймовірно) нову БЛНПГ/БПНПГ;

3) поява патологічних зубців Q на ЕКГ;

4) докази нової втрати ділянки життєздатного міокарда, або нові сегментарні порушення руху стінок серця при візуалізаційних методах дослідження;

5) тромб у коронарній артерії, виявлений під час ангіографії чи розтину.

3. Діагностичні критерії періопераційного інфаркту міокарда:

1) **ЧКВ-асоційований інфаркт** — впродовж 48 год після втручання зростання рівня тропоніну, що 5-кратно перевищує порогове значення (або підвищення рівня тропоніну на >20 %, якщо стартове значення було підвищеним і в подальшому зберігалось або знижувалось) та додатково суб'єктивні симптоми ішемії серцевого м'яза, або підтвердження ішемії на ЕКГ, при ангіографії або візуалізаційному дослідженні;

2) **АКШ-асоційований інфаркт** — впродовж 48 год після операції зростання рівня тропоніну, що 10-кратно перевищує порогове значення, в поєднанні з новими патологічними зубцями Q або новою БЛНПГ/БПНПГ, або з ангіографічно задокументованою оклюзією нового шунта чи власної коронарної артерії, або з доказами нової втрати ділянки життєздатного міокарда при візуалізаційному дослідженні.

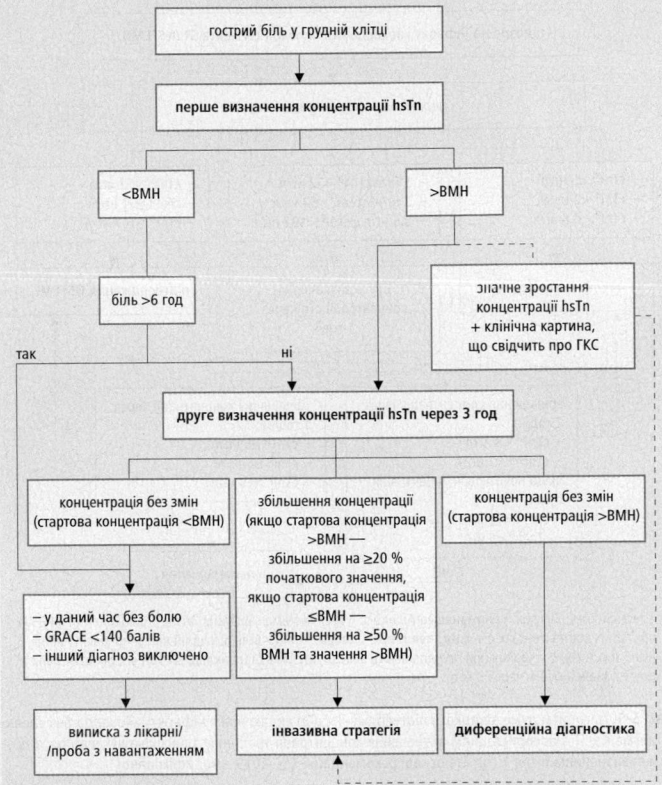

ГКС — гострий коронарний синдром, ВМН — верхня межа норми (99 центиль в таблиці значень для популяції здорових людей), hsTn — тест високої чутливості для визначення тропонінів

Рис. 5-4. Протокол швидкого виключення гострого коронарного синдрому за допомогою визначення концентрації тропонінів за допомогою тесту високої чутливості (на основі рекомендацій ECS 2015 та Eur. Heart J., 2012; 33: 2252-2257, змодифіковано)

4. Діагностичні критерії перенесеного інфаркту міокарда:

1) поява нових патологічних зубців Q із супутніми суб'єктивними симптомами або без них;
2) виявлення при візуалізаційному дослідженні втрати ділянки життєздатного міокарда, який є стоншеним і не скорочується, при відсутності іншої причини, окрім ішемії.

Диференційна діагностика

Інші причини:

1) болю в грудній клітці →розд. 1.6;
2) змін сегмента ST і зубця T на ЕКГ →розд. 25.1.1; персистуюча елевація сегмента ST (найчастіше, у V_2–V_4) є типовою для аневризми лівого шлуночка;
3) підвищеного рівня серцевих тропонінів в крові →розд. 27.1.

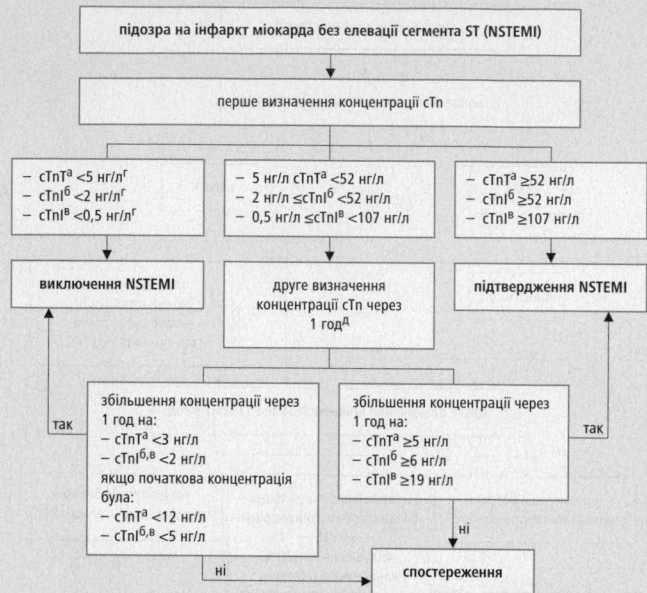

^{a} тест-система Elecsys; ^{б} тест-система Architect; ^{в} тест-система Dimension Vista; ^{г} Виключення NSTEMI при таких концентраціях сТп можливе тільки у хворих, у яких біль в грудній клітці почався раніше, ніж 3 год тому; ^{д} у хворих, які повідомляють вчасно про біль (наприклад, ≤1 год від початку болю) друге означення сТп через 3 год

Рис. 5-5. Алгоритм дуже швидкого підтвердження або виключення інфаркту міокарда без елевації сегмента ST з використанням визначення концентрації тропоніну з високою чутливістю, з другим визначенням після 1 год (на основі рекомендацій ESC 2015, змодифіковано)

➡ ЛІКУВАННЯ

Лікування ГКС без елевації сегмента ST (UA/NSTEMI)

Загальні принципи

Лікування у спеціалізованому відділенні інтенсивної терапії та реанімації кардіологічного профілю; переведення пацієнта, обтяженого високим ризиком, у загальне відділення є можливим за умови, якщо через ≥24 год не спостерігаються симптоми ішемії міокарда, суттєві порушення серцевого ритму і нестабільність гемодинаміки.

1. Моніторинг: постійно моніторуйте ЕКГ впродовж 24–48 год від поступлення у лікарню і часто оцінюйте стан хворого — свідомість, артеріальний тиск, водно-електролітний баланс, функціональний стан серця і дихальної системи (напр. за допомогою пульсоксиметра).

2. Оцініть ризик смерті або інфаркту міокарда за допомогою:

1) **критеріїв ризику**, за ESC

   а) **дуже високого** — нестабільність гемодинаміки або кардіогенний шок, рецидивуючий або постійний біль у грудній клітці, резистентний до консервативного лікування, загрозливі для життя аритмії або

Таблиця 5-9. Шкала GRACE оцінки ризику при ГКС без елевації сегмента ST

Фактор	Бали
вік	калькулятор, що вираховує загальну суму балів, доступний на сторінці www.outcomes.org/grace (фактори, які оцінюють початково та під час виписки, мають різну кількість балів)
частота серцевих скорочень у спокої	
систолічний артеріальний тиск	
концентрація креатиніну в сироватці	
клас серцевої недостатності за Killip[a]	
зупинка кровообігу на момент поступлення[б]	
зміни сегмента ST	
стартова концентрація маркерів некрозу міокарда	
ЧКВ під час госпіталізації[в]	
АКШ під час госпіталізації[в]	
перенесений інфаркт міокарда[в]	
Ризик госпітальної смерті в залежності від загальної кількості балів при поступленні		
Кількість балів	Ризик (%)	Ступінь ризику
≤108	<1 %	низький
109–140	1–3 %	проміжний
>140	>3 %	високий
Ризик смерті впродовж 6 місяців у залежності від загальної кількості балів при виписці		
Кількість балів	Ризик (%)	Ступінь ризику
≤88	<3 %	низький
89–118	3–8 %	проміжний
>118	>8 %	високий

[a] оцінка застійної серцевої недостатності при виписці

[б] при виписці не враховують

[в] додаткові фактори, які оцінюють тільки під час виписки

АКШ — аорто-коронарне шунтування, ЧКВ — черезшкірне коронарне втручання

Коментар: також є доступною шкала GRACE 2.0 в версії онлайн за адресою www.gracescore.org та мобільного застосунку, яка дає можливість: 1) розрахувати ризик за відсутності даних щодо класу за Killip та/або креатинінемії; 2) оцінити ризик смерті впродовж 1 року і 3 років, а також смерті та інфаркту міокарда, який не закінчився летально, впродовж 1 року; 3) оцінити гістограми індивідуального ризику у хворого.

зупинка кровообігу, механічні ускладнення інфаркту міокарда, гостра серцева недостатність з резистентною стенокардією або змінами сегмента ST, рецидивуючі динамічні зміни сегмента ST або зубця Т, особливо з транзиторною елевацією сегмента ST;

б) **високого — підвищення або зниження рівня** серцевих тропонінів, динаміка яких свідчить про інфаркт міокарда, динамічні зміни сегмента ST або зубця Т (симптоматичні або «німі»), >140 балів за шкалою GRACE; (→табл. 5-9)

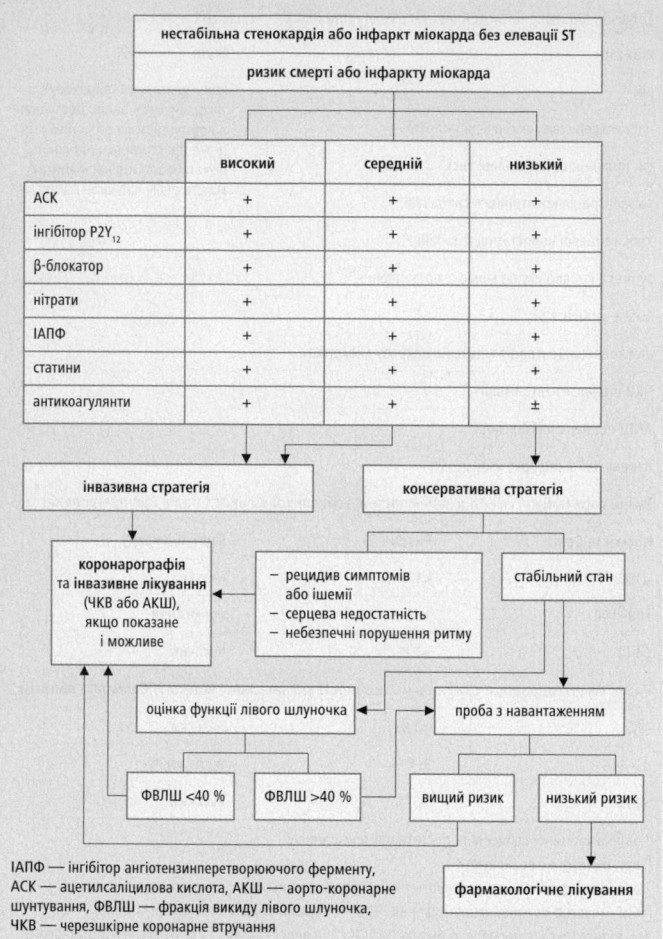

Рис. 5-6. Алгоритм дій при нестабільній стенокардії або при інфаркті міокарда без елевації ST (згідно з рекомендаціями ESC 2007 і 2011 та рекомендаціями ESC і EACTS 2014, змодифікованими)

в) **проміжного** — ЦД, ниркова недостатність (рШКФ <60 мл/хв/1,73 м^2), ФВЛШ <40 % або застійна серцева недостатність, рання постінфарктна стенокардія, недавно перенесене ЧКВ, АКШ в анамнезі, ризик >109 і <140 балів за шкалою GRACE або

2) шкали оцінки ризику, напр., **шкали GRACE** (GRACE Risk Score →табл. 5-9) або **шкали Antman** (TIMI Risk Score).

3. Спосіб лікування залежить від ризику →рис. 5-6:

1) **хворі, обтяжені дуже високим ризиком** (≥1 головний критерій дуже високого ризику) вимагають ургентно (до 2 год) коронарографії і, можл.,

інвазивного лікування (**ургентна інвазивна стратегія**) — рішення про застосування ургентної стратегії приймайте незважаючи на картину ЕКГ і рівень серцевих біомаркерів;

2) **хворі, обтяжені високим ризиком** (≥1 критерій високого ризику) **або проміжним ризиком** (≥1 критерій проміжного ризику), або з рецидивуючими симптомами, або з ознаками ішемії при неінвазивних дослідженнях, без протипоказань до інвазивної тактики → проведіть коронарографію впродовж відповідно 24 год і 72 год від поступлення до лікарні, і залежно від її результату — реваскуляризаційну процедуру (рання інвазивна стратегія);

3) **хворі, обтяжені низьким ризиком**, у яких відсутні критерії дуже високого, високого чи проміжного ризику → консервативна терапія, із застосуванням протиішемічних, антитромботичних ЛЗ і ліків, що стабілізують атеросклеротичну бляшку (**консервативна стратегія**); планову коронарографію і реваскуляризаційну процедуру проведіть пізніше, залежно від показань (як при стабільній стенокардії); перед тим, як прийняти рішення про інвазивну оцінку, проведіть неінвазивне дослідження.

Якщо хворий поступає в лікарню без катетеризаційної лабораторії, тоді: у випадку, коли хворий обтяжений дуже високим ризиком, негайно транспортуйте його до центру з катетеризаційною лабораторією; у випадку високого ризику — того самого дня, проміжного ризику — впродовж 3-х днів; у випадку низького ризику — подумайте про доцільність такого транспортування.

4. Кисень: показаний кожному хворому з SpO_2 <90 % — моніторуйте за допомогою пульсоксиметра; при незадовільному результаті зробіть газометрію артеріальної крові.

5. Не застосовуйте фібринолітичного лікування.

6. Оцініть ризик кровотечі (напр. за допомогою шкали CRUSADE — www.crusadebleedingscore.org). У випадку високого ризику застосуйте антитромбоцитарні ЛЗ і антикоагулянти з найвищим профілем безпеки, а у разі показань — коронарографію і ЧКВ проведіть з радіального доступу. У хворих, обтяжених підвищеним ризиком кровотечі з ШКТ (в т. ч. виразка або шлунково-кишкова кровотеча в анамнезі, прийом антикоагулянтів, тривале застосування НПЗП чи ГК, або відповідних ≥2-м критеріям: вік ≥65 р., диспепсія, гастроезофагеальна рефлюксна хвороба, інфікування *H. pylori*, хронічне вживання алкоголю) застосуйте інгібітор протонної помпи.

Протиішемічне і стабілізуюче атеросклеротичну бляшку лікування

1. Нітрати: спочатку препарат короткої дії (напр., нітрогліцерин у формі аерозолю), а після поступлення хворого у лікарню — нітрогліцерин у в/в інфузії: початкова доза 5–10 мкг/хв, дозу збільшують кожні 3–5 хв на 5–20 мкг/хв до моменту зникнення коронарного болю, або до появи побічних дій (болю голови або гіпотензії) включно; при необхідності проведення інфузії довше, ніж впродовж 24–48 год, зробіть перерву на ≈10 год впродовж доби. При досягненні контролю над стенокардією можна замінити в/в інфузію на пероральний препарат нітратів. Препарати, дозування, протипоказання і небажані прояви →розд. 2.5.1.1.

2. β-блокатори: застосовуйте завжди, якщо немає протипоказань; спочатку можна вводити в/в (напр., метопролол 2,5–5 мг впродовж 2 хв), особливо у хворих, обтяжених високим ризиком, але без серцевої недостатності, потім замініть його на пероральний препарат у дозі, яка забезпечить частоту серцевого ритму 50–60/хв. Дозування п/о, протипоказання і небажані прояви →розд. 2.5.1.1.

3. Блокатори кальцієвих каналів: показані у хворих із персистуючою або часто рецидивуючою ішемією міокарда, які не можуть приймати β-блокатори; застосовуйте дилтіазем або верапаміл (при умові, що немає тяжкої дисфункції лівого шлуночка чи інших протипоказань). Якщо лікування нітратом і β-блокатором в максимально переносимих дозах не ліквідує ішемію → можете додати блокатор кальцієвих каналів пролонгованої дії з групи похідних дигідропіридину (не призначайте дилтіазем або верапаміл у комбінації з β-блокатором). Дозування, протипоказання і небажані ефекти →розд. 2.5.1.1.

4. ІАПФ: застосуйте впродовж 24 год у хворих без протипоказань, із підвищеним, незважаючи на лікування, артеріальним тиском, систолічною дисфункцією лівого шлуночка (ФВЛШ ≤40 %), цукровим діабетом або хронічним захворюванням нирок. Показані також для решти хворих. У випадку непереносимості ІАПФ можете застосувати БРА. Препарати →табл. 20-7 і дозування →табл. 5-4.

5. Морфін: 3–5 мг в/в, у разі, якщо, незважаючи на вищевказане лікування, зберігається сильний коронарний біль, у разі розвитку набряку легень або сильного збудження.

6. Статини: застосуйте у всіх хворих незважаючи на рівень холестерину в плазмі крові, якщо немає протипоказань, найкраще на ранньому етапі від поступлення до лікарні; цільовий рівень ХС ЛПНЩ <1,8 ммоль/л (70 мг/дл).

Антитромботичне лікування

Препарати і дозування антитромботичних ЛЗ →табл. 5-10.

1. Антитромбоцитарні ЛЗ

1) **АСК** — у кожного хворого з підозрою на ГКС, без протипоказань;

2) **клопідогрель, тікагрелор** або **прасугрель** (→табл. 5-7) — у комбінації з АСК впродовж 12 міс. (як після ЧКВ [кожний з цих ЛЗ], так і після консервативного лікування [клопідогрель або тікагрелор]; у хворого з високим ризиком кровотечі, якому імплантовано DES, розгляньте доцільність скорочення тривалості цього періоду до 6 міс.; розгляньте потребу продовжити лікування >12 міс. у випадку високого ризику ішемічних ускладнень і низького ризику кровотечі); клопідогрель тривало замість АСК (у випадку протипоказань або небажаних ефектів); відмініть тікагрелор за ≥3 дні, клопідогрель за ≥5 днів, а прасугрель за ≥7 днів до АКШ, за винятком ситуації, коли користь від ургентної реваскуляризації перевищує загрозу, пов'язану з надмірною кровотечею. Тікагрелор застосовують у всіх хворих, обтяжених високим або середнім ризиком ішемічних подій, незалежно від початкової стратегії лікування (можна його призначити хворим, які попередньо отримували клопідогрель). Не застосовуйте його у хворих з активною кровотечею або після перенесеної внутрішньочерепної кровотечі. Прасугрель застосовуйте у хворих, які до цього часу не отримували інгібітора $P2Y_{12}$ (особливо у хворих з ЦД), у яких проведено оцінку стану коронарних артерій і які отримують направлення на ЧКВ, за винятком ситуації, коли ризик загрозливої для життя кровотечі є високим або наявні інші протипоказання (вік >75 років, м. т. <60 кг, цереброваскулярна подія в анамнезі). У хворих, яким не проводилась коронарографія, початкова терапія прасугрелем є протипоказаною. Тікагрелору та прасугрелю не слід застосовувати після геморагічного інсульту та при запущеному захворюванні печінки. Якщо неможливо застосувати тікагрелор або прасугрель, призначте клопідогрель. Окрім заміни клопідогрелю на тікагрелор на ранньому етапі, у хворих з ГКС не змінюйте антитромбоцитарних ЛЗ.

Перед виконанням коронарографії не призначайте 2-х антитромбоцитарних ЛЗ (АСК з інгібітором $P2Y_{12}$) хворим, які приймають пероральні антикоагулянти.

3) **блокатор GP IIb/IIIa** — у хворих, обтяжених високим ризиком смерті або інфаркту міокарда, яким проводиться ЧКВ, з великою кількістю тромбів у коронарній артерії; не призначайте рутинно перед коронарографією.

2. Антикоагулянти: у кожного хворого; вибір конкретного ЛЗ засобу обумовлений початковою стратегією:

1) **ургентна інвазивна стратегія → НФГ** або **бівалірудин;**

2) **рання інвазивна стратегія** або на етапі перед прийняттям рішення щодо способу лікування (інвазивне чи консервативне) → **фондапаринукс** (ЛЗ 1-ї лінії) або **еноксапарин** (ЛЗ 2-ї лінії), НФГ чи інший НМГ (якщо фондапаринукс і еноксапарин недоступні);

Таблиця 5-10. Дозування антитромботичних ЛЗ у пацієнтів із ГКС

Лікарський засіб	Дозування
пероральні антитромбоцитарні лікарські засоби	
ацетилсаліцилова кислота	початкова доза (лише, якщо хворий раніше не отримував АСК) 150–300 мг (найкраще у вигляді непокритої оболонкою таблетки, розкусити), в/в — ацетилсаліцилат лізину 75–250 мг; в подальшому—75–100 мг/добу довготерміново
клопідогрель[а, б]	доза насичення 300–600 мг (600 мг у випадку ЧКВ, 300 мг у випадку фібринолізу у хворих віком <75-ти р., а також у хворих, яким не проводилась реперфузійна терапія); 75 мг у випадку фібринолізу у хворих віком >75-ти р., у подальшому 75 мг/добу
прасугрель[а, в, г]	доза насичення 60 мг, в подальшому — 10 мг 1 × на день
тікагрелор[а, в, г]	доза насичення 180 мг, в подальшому — 90 мг 2 × на день
антикоагулянти	
фондапаринукс[е, є]	2,5 мг п/ш, кожні 24 год (у хворих, які отримують стрептокіназу, перша доза в/в)
еноксапарин[в, ж]	при STEMI в/в ін'єкція 0,5 мг/кг перипроцедурально; при NSTE-ACS 1 мг/кг п/ш, кожні 12 год[б]
не фракціонований гепарин[ж, з]	60–70 МО/кг (макс. 5000 МО) в/в струминно, в подальшому — 12–15 МО/кг/год (макс. 1000 МО/год) в постійній інфузії; зберігайте АЧТЧ 1,5–2,5 × ВМН
бівалірудин[и]	виключно перипроцедурально: при ургентній інвазивній стратегії 0,75 мг/кг в/в струминно, в подальшому — 1,75 мг/кг/год в постійній інфузії до 4 год після процедури включно
блокатор рецептора GP IIb/IIIa[ж]	
абциксимаб[і]	0,25 мг/кг в/в струминно, в подальшому — 0,125 мкг/кг/хв (макс. 10 мкг/хв) в інфузії впродовж 12 год
ептіфібатид[ї]	180 мкг/кг в/в струминно двічі з інтервалом у 10 хв, у подальшому 2,0 мкг/кг/хв в інфузії впродовж 18 год
тірофібан[й]	25 мкг/кг в/в впродовж 3 хв, у подальшому — 0,15 мкг/кг/хв в інфузії впродовж 18 год

[а] При рШКФ ≥15 не потрібно модифікувати дозу. [б] Відсутні дані про застосування при рШКФ <15. [в] Не застосовуйте при рШКФ <15. [г] Не застосовуйте при фібринолітичній або консервативній терапії інфаркту міокарда (у разі подальшого проведення ЧКВ можливою є заміна клопідогрелю на прасугрель або тікагрелор через 48 год після фібринолізу). [д] при масі тіла ≤60 кг підтримуюча доза 5 мг 1 × на день; протипоказаний хворим після інсульту, не рекомендується хворим у віці ≥75 років (якщо є необхідним, то у дозі 5 мг 1 × на день); [е] Не рекомендується, якщо рШКФ <20 або хворий перебуває на програмному діалізі. [є] Не застосовуйте у випадку первинного ЧКВ при STEMI; хворим, яким проводять ЧКВ, під час процедури введіть в/в струминно одну дозу НФГ (70–85 МО/кг м. т. або 50–60 МО/кг м. т. у випадку одночасного застосування інгібітора GP IIb/IIIa). [ж] дозування при консервативній терапії — як при фібринолізі (→табл. 5-11); [з] У хворих з хронічним захворюванням нирок не потрібно модифікувати дозу. [и] Якщо рШКФ ≥30 і ≤60, зменште швидкість інфузії до 1,4 мг/кг/год; протипоказаний при рШКФ <30. [і] Немає особливих рекомендацій щодо застосування та модифікації дозування у хворих із хронічним захворюванням нирок, однак оцініть ризик кровотечі при рШКФ <30. [ї] Якщо рШКФ <50, зменште швидкість інфузії до 1,0 мкг/кг/хв; не рекомендується при рШКФ <30. [й] Якщо рШКФ <30, зменште швидкість інфузії на 50 %; не рекомендується при рШКФ <15.

АЧТЧ — активований частковий тромбопластиновий час, рШКФ — розрахована швидкість клубочкової фільтрації (виражена в мл/хв/1,73 м^2), NSTE-ACS — гострі коронарні синдроми без елевації сегмента ST, ЧКВ — черезшкірне коронарне втручання, STEMI — інфаркт міокарда з елевацією сегмента ST

на основі рекомендацій ESC (2015 [NSTE-ACS] і 2017 [STEMI])

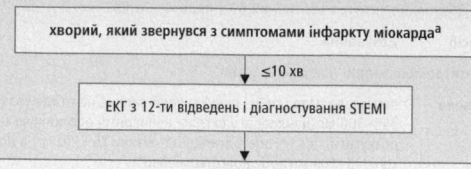

хворий, який звернувся з симптомами інфаркту міокарда[a]

↓ ≤10 хв

ЕКГ з 12-ти відведень і діагностування STEMI

↓

тактика на догоспітальному етапі
− проводьте моніторинг ЕКГ
− повідомте катетеризаційну лабораторію та оминіть приймальне відділення
− застосуйте АСК[б]
− застосуйте у дозі насичення прасугрель або тікагрелор[в, г]
− застосуйте оксигенотерапію при SaO$_2$ <90 % або PaO$_2$ <60 мм рт. ст.
− зважте в/в β-блокатор[д], опіоїд та седативний ЛЗ[е]

↓

тактика в катетеризаційній лабораторії[є]
− застосуйте дозу насичення прасугрелю або тікагрелору[в], якщо її не призначено раніше
− застосуйте інфузію НФГ під час ЧКВ[ж]
− зважте призначення блокатора GP IIb/IIIa як рятувну тактику

↓

тактика у стаціонарному відділенні[з, и]
① перші 24 год
− почніть призначення статину п/о у високій дозі, β-блокатора[і] та ІАПФ[і]
② подальші доби
− продовжуйте застосування статину, β-блокатора та ІАПФ
− проведіть ЕхоКГ[й]
− продовжуйте ПАТТ[к]
− почніть призначення АМР[л]

↓

тактика після виписки з лікарні
− продовжуйте розпочату фармакотерапію[м]
− через 6–12 тиж. проведіть контрольну ЕхоКГ

[a] перший медичний контакт

[б] настільки швидко, наскільки це можливо; в осіб, які раніше не вживали АСК, доза насичення 150−300 мг п/о (або 75−250 мг в/в)

[в] прасугрель 60 мг, тікагрелор 180 мг; якщо ці ЛЗ протипоказані або недоступні — клопідогрель 600 мг

[г] перед ЧКВ, а найпізніше під час ЧКВ

[д] у хворих без протипоказань, без симптомів гострої серцевої недостатності і з систолічним артеріальним тиском >120 мм рт. ст.

[е] зазвичай бензодіазепін

[є] первинне ЧКВ, найкраще з променевого доступу (за тієї умови, що особа, яка його проводить, має відповідний досвід проведення процедур з даного доступу), і, бажано, з імплантацією стенту нової генерації

[ж] як альтернативу, зважте застосування еноксапарину або бівалірудину

[з] якщо хворого транспортували до катетеризаційної лабораторії з лікарні, у якій не проводять ЧКВ, розгляньте доцільність повернення хворого до цієї лікарні у той же день після ефективного первинного ЧКВ, якщо не виявлено персистуючої ішемії, аритмії чи гемодинамічної нестабільності, відсутня необхідність у застосуванні підтримуючої терапії вазоактивними ЛЗ чи механічної підтримки кровообігу, а також немає показань до подальшої ранньої реваскуляризації

[и] у хворих з багатосудинною коронарною хворобою зважте рутинне проведення реваскуляризації в інших артеріях, аніж артерія, відповідальна за інфаркт міокарда, перед випискою з лікарні

[і] аторвастатин 40–80мг/добу або розувастатин 20–40 мг/добу
[ї] рекомендують у хворих із ФВЛШ ≤40 % або з серцевою недостатністю; зважте у решти хворих
[й] рутинно у всіх хворих (у разі кардіогенного шоку і/або гемодинамічної нестабільності чи підозри на механічні ускладнення інфаркту міокарда рекомендують провести ЕхоКГ в ургентному режимі при поступленні)
[к] АСК 75–100 мг 1× на день у комбінації з прасугрелем 10 мг 1× на день або тікагрелором 90 мг 2× на день (у разі наявності протипоказань чи недоступності цих ЛЗ — з клопідогрелем 75 мг 1× на день)
[л] рекомендують у хворих із ФВЛШ ≤40 % або з серцевою недостатністю
[м] АСК, β-блокатор, ІАПФ, АМР – пожиттєво; інгібітор P2Y12 впродовж 12 міс. (з потенційною пролонгацією терапії тікагрелором до 36-ти міс.)

АМР — антагоніст мінералокортикоїдного рецептора, АСК — ацетилсаліцилова кислота, ЕхоКГ — ехокардіографія, ІАПФ — інгібітор ангіотензинперетворюючого ферменту, ЛЗ — лікарський засіб, НФГ — нефракціонований гепарин, ПАТТ — подвійна антитромбоцитарна терапія, ЧКВ — черезшкірне коронарне втручання, PaO_2 — парціальний тиск кисню в артеріальній крові, SaO_2 — насичення гемоглобіну артеріальної крові киснем, STEMI — інфаркт міокарда з елевацією сегмента ST

Рис. 5-7. Втручання, рекомендоване пацієнтам із STEMI, у яких проведено первинне черезшкірне втручання (ЧКВ) (на основі рекомендації ESC 2017, змодифіковано)

3) **рання консервативна стратегія → фондапаринукс, еноксапарин** або **інший НМГ**.

Під час ЧКВ продовжуйте лікування попередньо призначеним антикоагулянтом, не замінюйте НФГ на НМГ і навпаки (у випадку фондапаринуксу додатково введіть НФГ 70–85 МО/кг [або 50–60 МО/кг у випадку одночасного застосування блокатора GP IIb/IIIa]). Хворим, які тривало приймають пероральний антикоагулянт (НОАК або АВК), ЧКВ проведіть без його відміни в периопераційному періоді. Не призначайте НФГ хворим з МНВ >2,5, які приймають АВК. Хворим, які отримують НОАК, незалежно від часу прийому останньої дози ЛЗ, введіть в/в антикоагулянт у низькій дозі (напр., еноксапарин 0,5 мг/кг або НФГ 60 МО/кг). Антикоагулянтну терапію, як правило, необхідно закінчити після проведення ЧКВ (якщо немає показань для її тривалого застосування, напр., підвищеного ризику розвитку тромбоемболічних ускладнень); у хворих, яким проводиться консервативне лікування, можна його продовжити до моменту виписки з лікарні.

Інвазивне лікування

Вибір методу інвазивної реваскуляризації (**ЧКВ** або **АКШ**) залежить від стану хворого, результату коронарографії (анатомічні критерії, як у хворих у стабільному стані →розд. 2.5.1.1) і систолічної функції лівого шлуночка. ЧКВ ураження, яке є відповідальним за ішемію, проведіть відразу після коронарографії, натомість АКШ — впродовж декількох днів після стабілізації стану хворого. Рішення щодо вибору методу реваскуляризації повинен приймати «Heart Team» із врахуванням побажань пацієнта. Рекомендують провести ЧКВ через променевий доступ із застосуванням стентів DES нової генерації.

Лікування інфаркту міокарда з елевацією сегмента ST

Тактика дій →рис. 5-7 і рис. 5-8.

На догоспітальному етапі

1. Хворий, якому раніше було призначено нітрогліцерин для разового застосування з метою купірування коронарного болю, повинен у разі появи болю у грудній клітці прийняти **1 дозу нітрогліцерину сублінгвально** (можливо наступні дози під наглядом медичного персоналу). Якщо впродовж 5 хв біль у грудній клітці не минає або посилюється → хворий (або присутня поряд особа) повинен **негайно викликати швидку допомогу (тел. 103)**.

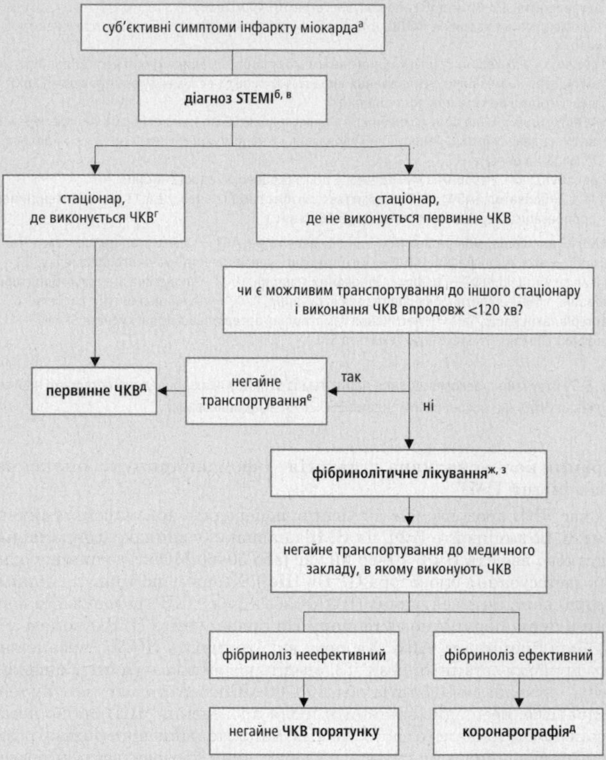
суб'єктивні симптоми інфаркту міокарда[а]
діагноз STEMI[б, в]
стаціонар, де виконується ЧКВ[г]
стаціонар, де не виконується первинне ЧКВ
чи є можливим транспортування до іншого стаціонару і виконання ЧКВ впродовж <120 хв?
так
ні
первинне ЧКВ[д]
негайне транспортування[е]
фібринолітичне лікування[ж, з]
негайне транспортування до медичного закладу, в якому виконують ЧКВ
фібриноліз неефективний
фібриноліз ефективний
негайне ЧКВ порятунку
коронарографія[д]

[а] Затримка на цьому етапі залежить від хворого.
[б] на основі ситпомів та ЕКГ, оптимально впродовж 10 хв від першого медичного контакту
[в] Хворого з кардіогенним шоком необхідно в екстренному режимі транспортувати до центру, в якому проводять ЧКВ.
[г] катетеризаційна лабораторія, яка працює в 24-годинному режимі, 7 днів на тиждень; проведення первинного ЧКВ оптимально впродовж ≤60 хв
[д] Первинну ЧКВ рекомендують провести усім хворим з початком виникнення симптомів ішемії ≤12 год тому та елевацією сегмента ST, а її проведення слід зважити, якщо від початку симптомів минуло 12–48 год. Через >48 год не рекомендується рутинно проводити ЧКВ перекритої артерії, відповідальної за інфаркт. Якщо зберігаються прояви ішемії, нестабільність гемодинаміки або загрозливі для життя аритмії необхідно прагнути до відновлення прохідності артерії, незалежно від часу, який минув від появи симптомів.
[е] ЧКВ оптимально протягом ≤90 хв
[є] оптимально впродовж ≤10 хв
[ж] час від початку фібринолізу до оцінки його ефективності: 60–90 хв
[з] впродовж 2–24 год

ЧКВ — черезшкірне коронарне втручання
Коментар: Вказані інтервали часу для окремих втручань стосуються часу від постановки діагнозу STEMI до проходження катетера через місце стенозу чи оклюзії або до початку інфузії фібринолітичного ЛЗ.

Рис. 5-8. Алгоритм дій у пацієнтів зі свіжим інфарктом міокарда елевацією ST (STEMI) (згідно з рекомендаціями ESC 2017)

Хворого з підозрою на інфаркт міокарда необхідно транспортувати до лікарні каретою швидкої допомоги.

2. Персонал швидкої допомоги повинен застосувати у хворого з підозрою на інфаркт міокарда **АСК** (150–300 мг найкраще у формі таблетки без оболонки, розжувати), якщо немає протипоказань і хворий раніше самостійно не прийняв АСК.

3. На догоспітальному етапі застосуйте у разі наявності показань: кисень, нітрат, морфін, інгібітор $P2Y_{12}$ (тікагрелор або клопідогрель), β-блокатор п/о і (після узгодження із катетеризаційною лабораторією) антикоагулянт (нижче).

4. Якщо медичний персонал бригади швидкої допомоги діагностував STEMI на підставі 12-канальної ЕКГ та немає змоги швидко транспортувати пацієнта до відповідного центру, в якому є можливість швидко виконати ЧКВ (час між першим медичним контактом та проведенням ЧКВ тоді б складав >120 хв) → продумайте можливість застосування **догоспітальної фібринолітичної терапії**. Однак, необхідно намагатись, щоб хворий, який отримає таке лікування, був госпіталізований у відділенні, в якому є можливість провести коронарографію і, в разі необхідності, ЧКВ.

5. Пряме транспортування хворого до центру, в якому є можливість швидко провести ЧКВ/АКШ, є особливо показаним у хворого зі STEMI і серцевою недостатністю, з кардіогенним шоком або з протипоказаннями до фібринолітичної терапії.

Стаціонарне лікування

Лікування у спеціалізованому відділенні інтенсивної терапії та реанімації кардіологічного профілю впродовж ≥24 год; у подальшому — в іншому відділенні на ліжку із забезпеченим моніторуванням ЕКГ впродовж наступних 24–48 год; переведення пацієнта у кардіологічне відділення можливе після 12–24 годинного періоду клінічної стабілізації, тобто відсутності симптомів ішемії міокарда, серцевої недостатності і порушень серцевого ритму, які призводять до гемодинамічних порушень.

1. Кисень: показаний кожному хворому з SpO_2 <90 % — моніторуйте за допомогою пульсоксиметра; при незадовільному результаті виконайте газометрію артеріальної крові.

2. Нітрати: нітрогліцерин сублінгвально (0,4 мг кожні 5 хв, якщо біль зберігається, усього 3 дози), в подальшому продовження лікування в/в (доза як при ГКС без елевації ST →розд. 2.5.2) — застосовуйте, якщо зберігаються симптоми ішемії міокарда (особливо біль), серцева недостатність, суттєво підвищений артеріальний тиск (не застосовуйте рутинно у початковій фазі STEMI). Протипоказання при STEMI: систолічний артеріальний тиск <90 мм рт. ст., тахікардія >100/хв (у хворих без серцевої недостатності), підозра на інфаркт міокарда правого шлуночка, прийом інгібітора фосфодіестерази впродовж останніх 24 год (у випадку аванафілу, силденафілу або варденафілу) або 48 год (у випадку тадалафілу).

3. Морфін: анальгетик вибору при STEMI; 4–8 мг в/в, наступні ін'єкції по 2 мг кожні 5–15 хв до зникнення болю включно (у деяких хворих сумарна анальгезуюча доза сягає 2 мг/кг м. т. і добре переноситься). Небажані ефекти: нудота і блювання, гіпотензія з брадикардією і пригнічення дихальної системи. Може призводити до того, що ефект дії антитромбоцитарних ЛЗ проявиться з запізненням.

4. Антитромбоцитарні ЛЗ

1) **АСК** негайно 150–500 мг п/о (150–300 мг, якщо заплановано ЧКВ) або, якщо прийом п/о неможливий, 250 мг в/в (80–150 мг, якщо заплановано ЧКВ) та

 a) **прасугрель**, або **тікагрелор** у хворих, яким проводиться первинне ЧКВ; дозування як при ГКС без елевації ST →розд. 2.5.2 і табл. 5-10. У хворим, які до початку ЧКВ не отримали п/о інгібітора $P2Y_{12}$, або у яких всмоктування пероральних препаратів є порушенням, можна застосувати кангрелор в/в;

б) **клопідогрель** — у хворих, яким проводиться первинне ЧКВ (якщо прасугрель і тікагрелор недоступні) та у хворих, які отримують фібрино-літичне лікування (через 48 год можна продумати заміну клопідогрелю на більш сильний інгібітор P2Y$_{12}$), або у хворих, яким не проводиться реперфузійна терапія;

2) блокатор GP IIb/IIIa (**абциксимаб, ептіфібатид, тірофібан**) за екстрен-ними показаннями у випадку підтвердження феномену «no-reflow» або тромботичних ускладнень; не призначайте перед втручанням (дозування →табл. 5-10).

5. β-блокатори: застосовуйте з обережністю у хворих без протипоказань; швидко призначте ЛЗ п/о (рутинно не застосовуйте β-блокатори в/в), осо-бливо у випадку тахіаритмії або підвищеного артеріального тиску (напр., метопролол 50 мг 2×на день, в подальшому при добрій переносимості 100 мг 2×на день). Якщо неможливо застосувати β-блокатор, а виникає необхідність у сповільненні серцевого ритму при фібриляції чи тріпотінні передсердь, або зберігається ішемія серцевого м'яза → можна застосувати **блокатор кальцієвих каналів** (дилтіазем або верапаміл) — за умови, що немає систолічної дисфункції лівого шлуночка або АВ-блокади (не призначайте цих ЛЗ рутинно). Якщо початково були протипоказання до застосування β-блокаторів, то під час госпіталізації оцініть, чи ці протипоказання вже відсутні, щоб розпочати тривале лікування β-блокатором. Дозування пе-роральних препаратів, протипоказання і небажані ефекти →розд. 2.5.1.1.

6. Антикоагулянти: вибір і дозування залежать від методу лікування STEMI: ЧКВ, АКШ, фібриноліз чи без реперфузійної терапії →нижче. Незалежні показання до застосування гепарину (за умови, що немає протипоказань →розд. 2.34.1):

1) обширний інфаркт, інфаркт передньої стінки, фібриляція передсердь, тромб у лівому шлуночку або кардіогенний шок → НМГ п/ш у терапев-тичній дозі (→табл. 33-2) або НФГ в/в (болюс 60 МО/кг, макс. 4000 МО → початкова інфузія 12 МО/кг/год, макс. 1000 МО/год); якщо плануєте АКШ впродовж наступних 24 год → застосуйте НФГ;

2) профілактика ВТЕ → гепарин у профілактичній дозі →розд. 2.33.1, про-довжуйте до повної мобілізації хворого.

7. ІАПФ: застосуйте відразу в 1-шу добу інфаркту міокарда, якщо немає протипоказань, особливо у хворих із ФВЛШ ≤40 % або з проявамисерцевої недостатності у ранній фазі STEMI. Почніть від низької дози і поступово її збільшуйте, залежно від переносимості хворим. Якщо хворий не перено-сить ІАПФ (кашель) → застосуйте **БРА**. Препарати і дозування ІАПФ/БРА →табл. 20-7.

8. Ліпідознижуючі ЛЗ: статини у високій дозі застосовуйте в усіх хворих незважаючи на рівень холестерину в плазмі крові (якщо немає протипока-зань), найкраще на ранньому етапі після поступлення в стаціонар; цільовий рівень ХС ЛПНЩ <1,8 ммоль/л (70 мг/дл) або зниження ≥50 %, якщо по-чатковий рівень (без ліпідознижуючого лікування) становив 1,8–3,5 ммоль/л (70–135 мг/дл). У випадку непереносимості статинів використовуйте **езетиміб**.

9. Заспокійливі ЛЗ: у випадку значної тривоги продумайте призначення бензодіазепіну короткої дії в мінімальній ефективній дозі →табл. 21.4-1; часто буває достатньо опіоїду. Тактика у випадку збудження або делірію →розд. 21.4.1.

10. У хворого з цукровим діабетом застосовуйте **гіпоглікемізуючу тера-пію** →розд. 13.1.

Інвазивна реперфузійна терапія

1. Методом, якому надається перевага, є **ЧКВ** — ангіопластика коронарної артерії з імплантацією DES нової генерації, іноді з попередньою аспіраці-єю тромбу; рекомендовано ЧКВ з променевого доступу, якщо лікар, який виконує процедуру, має достатній досвід. Не рекомендується проводити спрощене ЧКВ, тобто ЧКВ з попереднім введенням фібринолітичного ЛЗ або блокатора рецептора GP IIb/IIIa.

2. Показання до первинного ЧКВ:

1) хворі з показаннями до реперфузійної терапії (в т. ч. хворі з протипоказаннями до фібринолітичної терапії) — біль або дискомфорт у грудній клітці, який триває <12 год, та персистуюча елевація ST або (ймовірно) нова БЛНПГ/БПНПГ;

2) хворий із шоком, незалежно від часу, що минув від розвитку інфаркту міокарда;

3) існують докази того, що ішемія міокарда зберігається, або наявні загрозливі для життя аритмії, навіть, якщо суб'єктивні симптоми з'явились >12 год раніше, або якщо біль та зміни на ЕКГ зникають та рецидивують (немає однозначної думки щодо користі від ЧКВ у вказаному часовому проміжку в стабільних хворих без симптомів персистуючої ішемії).

3. Показання до ЧКВ порятунку, коли фібринолітичне лікування виявилось неефективним, тобто, не зникли клінічні симптоми і елевація сегмента ST на ЕКГ (зменшення елевації на <50 %) впродовж 60 хв від початку введення фібринолітичного ЛЗ: розгляньте доцільність проведення процедури в максимально короткому терміні.

4. ЧКВ після ефективної фібринолітичної терапії проведіть в усіх пацієнтів, якщо наявні показання, які випливають з характеру пошкоджень коронарних артерій, впродовж 2–24 год від фібринолітичної терапії.

5. Показання до АКШ:

1) неможливо провести ЧКВ, напр. у зв'язку з локалізацією/обширністю пошкоджень коронарних артерій;

2) ЧКВ не вдалося;

3) виникла раптова оклюзія коронарної артерії під час катетеризації;

4) кардіогенний шок у хворого з істотним звуженням стовбура лівої коронарної артерії або 2–3-х коронарних артерій;

5) необхідна операція з приводу механічних ускладнень інфаркту міокарда.

6. Антикоагулянтне лікування у хворих, яким проводять первинне ЧКВ:

1) **НФГ** в/в струминно у стандартній дозі 70–100 МО/кг (50–70 МО/кг при застосуванні блокатора рецептора GP IIb/IIIa). Якщо під час ЧКВ контролюється активований час згортання (АЧЗ), тоді дозу НФГ підберіть таким чином, щоб АЧЗ зберігалось в межах 250–300 с (200–250 с при застосуванні блокатора рецептора GP IIb/IIIa). Інфузію припиніть враз із завершенням втручання;

2) розгляньте можливість застосування замість НФГ: **бівалірудину** в/в струминно 0,75 мг/кг, а потім у в/в інфузії 1,75 мг/кг/год (незалежно від АЧЗ) впродовж 4 год після втручання, або **еноксапарину** в/в струминно 0,5 мг/кг з блокатором GP IIb/IIIa або в монотерапії;

3) не призначайте фондапаринукс.

Фібринолітична терапія

1. Показання: неможливість проведення первинного ЧКВ у рекомендованому часовому проміжку (впродовж 120 хв від діагностування STEMI).

2. Протипоказання:

1) **абсолютні** — будь-коли перенесений геморагічний інсульт або інсульт невідомої етіології; ішемічний інсульт впродовж останніх 6-ти міс.; пошкодження або новоутворення (первинне чи метастатичне) або артеріовенозна мальформація ЦНС; нещодавня значна травма, операція або травма голови (впродовж останнього місяця); кровотеча з ШКТ впродовж останнього місяця; діагностований геморагічний діатез; розшарування аорти; пункція в місці, яке не підлягає компресії (напр., біопсія печінки; люмбальна пункція);

Таблиця 5-11. Фібринолітичне лікування хворих зі STEMI

Фібриноли-тичний ЛЗ	Дозування	Антикоагулянт, який одночасно застосовується[a]
альтеплаза (tPA)	в/в, болюс 15 мг → 0,75 мг/кг впродовж 30 хв (до 50 мг) → 0,5 мг/кг впродовж 60 хв (до 35 мг)	**еноксапарин:** – у хворих віком <75-ти р. → в/в болюс 30 мг → через 15 хв 1 мг/кг п/ш, кожні 12 год; до часу реваскуляризації або виписки з лікарні; кожна з 2-х перших п/ш доз ≤100 мг
тенекте-плаза (TNK-tPA)	в/в, одноразове струмин-не введення, залежно від маси тіла: <60 кг — 30 мг, 60–69 кг — 35 мг, 70–79 кг — 40 мг, 80–89 кг — 45 мг, ≥90 кг — 50 мг у хворих віком ≥75 років редукція дози на 50 %	– у хворих віком >75-ти років – без в/в болю-са, перша доза 0,75 мг/кг п/ш; кожна з 2-х першихп/ш доз ≤75 мг – у хворих з рШКФ <30 мл/хв/1,73 м[2], незалежно від віку → п/ш ін'єкції кожні 24 год **НФГ** (якщо еноксапарин недоступний): в/в, болюс 60 МО/кг (макс. 4000 МО) → інфузія 12 МО/кг/год (макс. 1000 МО/год) протягом 24–48 год; цільовий АЧТЧ 50–70 с або 1,5–2×довший ніж ВМН, контр-олюйте через 3, 6, 12 і 24 год
стрепто-кіназа (СК [SK])	в/в, 1,5 млн. ОД в 100 мл 5 % глюкози або 0,9 % NaCl, впродовж 30–60 хв	**фондапаринукс:** в/в струминно 2,5 мг → 2,5 мг/добу п/ш кожні 24 год, або **еноксапарин**, як вказано вище чи **НФГ**, як вказано вище

[a] застосовуйте до часу виписки зі стаціонару, але не довше, ніж 8 днів; у хворих з тяжкою нирковою недостатністю (кліренс креатиніну <15 мл/хв) краще застосовувати НФГ

ВМН — верхня межа норми, НФГ — нефракціонований гепарин, STEMI — гострий інфаркт міокарда з елевацією сегмента ST

2) **відносні** — ТІА впродовж останніх 6 міс., лікування п/о антикоагулянтом, вагітність і 1-ий тиждень післяпологового періоду, подовжена або трав-матична реанімація, резистентна артеріальна гіпертензія (систолічний тиск >180 та/або діастолічний >110 мм рт. ст.), запущене захворювання печінки, інфекційний ендокардит, активна виразкова хвороба.

3. Фібринолітичні ЛЗ і супутня **антикоагулянтна терапія** →табл. 5-11. Розпочинайте лікування у перші 30 хв від приїзду медичної бригади або зголошення хворого до лікарні. Надавайте перевагу специфічним до фібрину ЛЗ (альтеплазі, тенектеплазі); ніколи не призначайте стрептокіназу хворому, який в минулому отримував стрептокіназу або аністреплазу. Антикоагулянт застосовуйте до моменту виписки з лікарні або до 8-ї доби госпіталізації. Кожний хворий повинен також отримати антитромбоцитарні ЛЗ: **АСК** і **клопідогрель** →вище.

4. У випадку персистуючої або повторної оклюзії артерії чи повторного інфаркту міокарда з рецидивом елевації сегмента ST на ЕКГ → негайно направте хворого в центр, де виконують ЧКВ. Якщо немає можливості провести ЧКВ порятунку, інфаркт є обширним, а ризик кровотечі низький → продумайте доцільність повторного застосування фібринолітичного ЛЗ (не стрептокінази).

5. Ускладнення фібринолітичної терапії: в основному, кровотеча; у випадку стрептокінази додатково алергічні реакції. **У випадку підозри на внутріш-ньочерепну кровотечу** негайно припиніть застосування фібринолітичного ЛЗ, антикоагулянта і антитромбоцитарних ЛЗ; призначте візуалізаційне дослідження (напр. КТ або МРТ голови), лабораторні дослідження (гемато-крит, гемоглобін, ПТЧ, АЧТЧ, кількість тромбоцитів, фібриноген, D-димер;

повторюйте кожні 2–6 год до часу припинення кровотечі), а також ургентну консультацію нейрохірурга, введіть 2 Од. свіжозамороженої плазми кожні 6 год впродовж 24 год, у випадку необхідності тромбоцитарну масу та протамін, якщо пацієнт отримував НФГ (дозування →розд. 2.34.1).

6. Показання до коронарографії у хворих, які отримують фібринолітичну терапію:

1) ургентно у випадку неефективності або сумнівів щодо *результативності* фібринолізу, або у випадку рецидивуючої ішемії і реоклюзії після початково ефективного фібринолізу;

2) протягом 3–24 год після початку ефективної фібринолітичної терапії (ознаки ефективності: зниження елевації сегмента ST на >50 % впродовж 60–90 хв, типові порушення ритму під час реперфузії, зникнення болю в грудній клітці).

Тактика ведення хворих, яким не проводилась реперфузійна терапія

1. Крім ЛЗ, показаних для всіх пацієнтів із STEMI (→вище), в тому числі антитромбоцитарних ЛЗ (АСК і клопідогрель), застосуйте антикоагулянт → **фондапаринукс**, або **еноксапарин**, або **НФГ**, якщо фондапаринукс недоступний (дозування, як при фібринолітичній терапії →табл. 5-11) і продовжуйте лікування до моменту виписки з лікарні або до 8-ї доби госпіталізації.

2. Коронарографія: у нестабільних хворих негайно; у стабільних хворих можна зважити її проведення перед випискою з лікарні. У хворих, які отримують фондапаринукс, перед проведенням коронарографії (і, в разі потреби, ЧКВ) введіть в/в струминно НФГ (85 МО/кг або 60 МО/кг у випадку одночасного застосування блокатора GP IIb/IIIa) з метою профілактики тромбозу катетера.

→ УСКЛАДНЕННЯ ІНФАРКТУ МІОКАРДА

1. Гостра серцева недостатність: внаслідок некрозу та ішемії великої ділянки міокарда, порушень ритму або провідності, механічних ускладнень інфаркту. Симптоми і лікування →розд. 2.19.2.

2. Рецидив ішемії або повторний інфаркт міокарда: діагностика повторного інфаркту на підставі зростання маркерів некрозу серцевого м'яза (на ≥20 % в зразку крові, забір якого проведено через 3–6 год після рецидиву симптомів, у порівнянні зі зразком, забір якого проводився відразу після їх виникнення; показник повинен перевищувати ВМН). **Лікування:**

1) у випадку повторної елевації сегментів ST на ЕКГ → негайна реперфузійна терапія (інвазивна або фібринолітична);

2) якщо коронарний біль рецидивує після реперфузійної терапії → інтенсифікуйте консервативну терапію нітратами і бета-блокатором; застосуйте антикоагулянт (фондапаринукс, еноксапарин або НФГ), якщо це не було зроблено раніше;

3) якщо спостерігаються прояви гемодинамічної нестабільності → ургентно направте хворого на коронарографію;

4) якщо рецидивує елевація ST і коронарний біль, а немає можливості швидко провести коронарографію/ЧКВ (найкраще впродовж 60 хв від рецидиву болю) → можна повторно застосувати фібринолітичну терапію.

3. Розрив вільної стінки серця: як правило, впродовж перших 7 днів після інфаркту передньої стінки; рідко у хворих з гіпертрофією лівого шлуночка або з добре розвинутим колатеральним кровообігом. **Симптоми:** раптовий розрив → тампонада серця і зупинка серця, яка найчастіше закінчується смертю; повільно прогресуючий розрив → поступово прогресують тампонада серця і симптоми шоку. **Діагностика:** за допомогою ехокардіографії. **Лікування:** фармакологічна протишокова терапія і невідкладне хірургічне втручання.

4. Розрив міжшлуночкової перетинки: переважно між 3-м і 5-м днем після інфаркту міокарда. **Симптоми:** з'являється новий голосистолічний шум по лівому краю грудини (при великому дефекті — слабкої інтенсивності) і стрімко наростаючі ознаки ліво- і правошлуночкової недостатності. **Діагностика:** за допомогою ехокардіографії. **Лікування:** протишокове, яке вимагає застосування внутрішньоаортальної контрапульсації та інвазивного гемодинамічного моніторингу; ургентнаа операція (як правило, висічення некротизованих тканин і вшивання країв дефекту латки) обов'язкова, але немає консенсусу щодо часу її проведення; рання операція у всіх хворих із тяжкою серцевою недостатністю, у яких не спостерігають швидкого покращення стану, незважаючи на агресивну консервативну терапію.

5. Розрив папілярного м'яза: між 2-м і 7-м днем після інфаркту міокарда; найчастіше розривається задній папілярний м'яз лівого шлуночка при інфаркті нижньої стінки → гостра недостатність мітрального клапана. **Симптоми:** раптовий розвиток серцевої недостатності, типовий гучний, із широкою іррадіацією, голосистолічний шум над верхівкою серця(також може бути тихим або відсутнім). **Діагностика:** на підставі клінічної картини, підтвердження за допомогою ехокардіографії. **Лікування:** невідкладне для стабілізації стану хворого протягом періоду очікування на ангіографію та операцію (діуретики в/в, вазодилататори та інотропні ЛЗ, у комбінації з внутрішньоаортальною балонною контрпульсацією); лікування вибору — операція, як правило, заміна клапана. Недостатність мітрального клапана також може виникати в результаті розширення клапанного кільця та ішемічної дисфункції підклапанного апарату без його механічного пошкодження; у такому разі лікуванням вибору може бути ЧКВ, а не хірургічне втручання.

6. Порушення ритму і провідності: за винятком специфічної тактики (→нижче), нормалізуйте потенційні електролітні порушення (бажаний рівень калію >4,0 ммоль/л, магнію >0,8 ммоль/л) і кислотно-лужну рівновагу.

1) **шлуночкові екстрасистоли** — дуже часто виникають у 1-шу добу інфаркту міокарда; переважно не вимагають призначення антиаритмічних ЛЗ, хіба що спричиняють погіршення стану гемодинаміки; рутинне профілактичне застосування антиаритмічних ЛЗ (напр. лідокаїну) не показане;

2) **прискорений шлуночковий ритм** (<120/хв) — відносно часто у 1-шу добу інфаркту міокарда, як правило, не вимагає призначення антиаритмічних ЛЗ; не пов'язаний з підвищеним ризиком фібриляції шлуночків; може бути ознакою вдалої реперфузії;

3) **нестійка шлуночкова тахікардія** — як правило, не спричиняє гемодинамічних порушень і не вимагає специфічного лікування; в пізній фазі інфаркту міокарда, особливо у хворих зі зниженою ФВЛШ, може вказувати на підвищений ризик раптової смерті і вимагати фармакотерапії і діагностики, як при стійкій тахікардії;

4) **фібриляція шлуночків** — негайна дефібриляція →розд. 24.17; первинна фібриляція шлуночків (впродовж перших 24—48 годин від початку скарг) ймовірно не обтяжує прогнозу.

5) **стійка шлуночкова тахікардія:**

   а) **поліморфна** → негайна дефібриляція (як при фібриляції шлуночків); якщо не можна виключити ішемію міокарда → ургентна коронарографія; β-блокатор в/в або аміодарон (якщо інтервал QT на ЕКГ не є значно подовженим), потенційно лідокаїн в/в (у випадку неефективності або неможливості застосування трансвенозної швидкої електростимуляції серця); необхідна корекція електролітних порушень (особливо гіпокаліємії та гіпомагніємії);

   б) **мономорфна** → електрокардіоверсія →розд. 24.18; якщо хворий добре її переносить (систолічний тиск >90 мм рт. ст., без коронарного болю і набряку легень) → можна перед електротерапією провести фармакотерапію (однак це рідко призводить до зникнення тахікардії): β-блокатор (ЛЗ першої лінії) в/в, напр., метопролол 5 мг, аміодарон — 150 мг (або 5 мг/кг) в/в інфузія впродовж 10 хв, у разі необхідності повторюйте кожні 10—15 хв (альтернативою може бути введення 360 мг впродовж 6 год [1 мг/хв], в подальшому 540 мг впродовж наступних 18 год [0,5 мг/хв];

сумарна доза ≤1,2 г/добу); якщо резистентна до електрокардіоверсії — аміодарон в/в (можливо лідокаїн в/в) або трансвенозна швидка електростимуляція серця у разі неефективності фармакотерапії; введення лідокаїну (ін'єкція 1 мг/кг, потім половина цієї дози через кожні 8–10 хв до макс. 4 мг/кг або в/в інфузія 1–3 мг/хв) слід обмежити до застосування при рецидивуючій після чергових кардіоверсій ШТ з гемодинамічними розладами, якщо β-блокатори, аміодарон і швидка стимуляція серця неефективні або не можуть бути використані.

Імплантація кардіовертера-дефібрилятора (ІКД) показана хворим, у яких через >2 дні після розвитку STEMI виникла фібриляція шлуночків або стійка шлуночкова тахікардія, яка викликає гемодинамічні порушення — за умови, що аритмія не була пов'язана з транзиторною або зворотною ішемією міокарда чи повторним інфарктом міокарда (показання до імплантації ІКД після інфаркту міокарда →розд. 2.6.9).

6) **фібриляція передсердь (ФП)** — частіше у хворих старшого віку, з інфарктом передньої стінки, великою поверхнею некрозу, серцевою недостатністю, іншими порушеннями ритму і провідності, постінфарктним перикардитом; поганий прогностичний фактор.

Спробуйте відновити синусовий ритм (електрична кардіоверсія в ургентному режимі), насамперед у хворих без ФП в анамнезі, які погано переносять цю аритмію, після недосягнення достатнього контролю частоти ритму за допомогою фармакотерапії, особливо при співіснуванні ішемії міокарда, гемодинамічної нестабільності чи серцевої недостатності. Почніть антикоагулянтну терапію (НФГ або НМГ, НОАК або АВК), якщо цього не зроблено раніше. З метою контролю частоти шлуночкового ритму «на вимогу», при такій необхідності у хворих без клінічних симптомів гострої серцевої недостатності або гіпотензії → β-блокатор в/в, а у разі симптомів серцевої недостатності → аміодарон в/в (якщо відсутня гіпотензія) або дигоксин в/в (у випадку гіпотензії).

7) **брадиаритмії:**

   а) **симптоматична синусова брадикардія, паузи синусового ритму тривалістю >3 с, або синусова брадикардія <40/хв із супутніми гіпотензією і ознаками порушення гемодинаміки** → атропін 0,5–1,0 мг в/в (макс. 2 мг), потенційно адреналін; якщо зберігається → тимчасова електрокардіостимуляція;

   б) **АВ-блокада I ступеня** → без лікування;

   в) **АВ-блокада II ступеня типу Венкебаха** з гемодинамічними порушеннями → атропін, у випадку неефективності → тимчасова стимуляція правого шлуночка (трансвенозна);

   г) **АВ-блокада II ступеня типу Мобітц II або АВ-блокада III ступеня** → іноді показана тимчасова електрокардіостимуляція, особливо при інфаркті передньої стінки, за відсутності стабільного замісного ритму та реакції на ЛЗ з позитивним хронотропним ефектом;

   д) **гострі порушення провідності в ніжках пучка Гіса**, які ускладнюють інфаркт міокарда, пов'язані з вищим ризиком тяжких порушень АВ-провідності і смерті → зважте застосування тимчасової електрокардіостимуляції.

Показання до постійної електрокардіостимуляції →розд. 2.7.2.

7. Аневризма серця: зазвичай на передньоверхівковій стінці лівого шлуночка при STEMI передньої стінки з повним перекриттям LAD і великою ділянкою некрозу; виникає рідше, якщо хворий отримав реперфузійну терапію. Погіршує прогноз, спричиняє шлуночкові аритмії, серцеву недостатність і тромбоемболічні ускладнення, пов'язані з тромбом у лівому шлуночку (у разі його виявлення додатково призначте антикоагулянт і застосуйте його впродовж 6 міс. з періодичним ехокардіографічним контролем регресування тромбу). На ЕКГ персистуюча елевація ST у V_2–V_4. **Діагностика:** на підставі ехокардіографії. **Лікування:** застосуйте антикоагулянт (якщо немає протипоказань). У випадку безперервної шлуночкової тахіаритмії або недостатності помпової функції серця, які не піддаються консервативному лікуванню та інвазивній терапії з застосуванням черезшкірних втручань → обґрунтованими є хірургічна резекція аневризми і проведення АКШ.

8. Інсульт: як правило, через 48 год після поступлення у лікарню. Сприяючі фактори: інсульт або ТІА в анамнезі, АКШ, похилий вік, низька ФВЛШ, ФП, артеріальна гіпертензія. Якщо джерело емболічного матеріалу знаходиться у серці (ФП, внутрішньосерцевий тромб, акінетичні сегменти лівого шлуночка) → застосовуйте НОАК або АВК (разом з гепарином до часу досягнення бажаного рівня МНВ 2–2,5; принципи антикоагулянтної терапії →розд. 2.34.4).

→ РЕАБІЛІТАЦІЯ

1. Пацієнти зі STEMI без рецидивів ішемії міокарда, симптомів серцевої недостатності або серйозних порушень ритму серця не повинні перебувати у нерухомому положенні в ліжку >12–24 год. Хворий може встати з ліжка і використовувати приліжковий туалет через 12 год після ліквідації больового синдрому. На 2-гу або 3-тю добу — пасивні вправи і сидіння у кріслі, на 4-ту або 5-ту добу — активні вправи, від 6-ї доби — прогулянки і ходьба по сходах. Мобілізація хворих, обтяжених низьким ризиком (віком <70-ти рр., ефективне ЧКВ, захворювання з ураженням однієї або двох судин, без аритмій, ФВЛШ >45 %) може відбуватись у більш швидкому режимі з випискою з лікарні через 48–72 год після ЧКВ.

2. В період реконвалесценції бажано застосувати комплексну стаціонарну реабілітацію впродовж 3–4 тиж., а в подальшому — амбулаторну реабілітацію до ≈12 тиж.

→ ПРОГНОЗ

1. Покращення прогнозу у період стаціонарного лікування досягнуто завдяки застосуванню реперфузійного лікування та сучасної фармакотерапії. Однак і в подальшому ризик смерті або інфаркту міокарда у постгоспітальному періоді залишається суттєвим. Для оцінки даного ризику під час виписки зі стаціонару служить шкала GRACE (версія GRS 1.0 [www.outcomes. org/grace] та новіша GRS 2.0 [www.gracescore.org]) →табл. 5-9 (NSTEMI) і табл. 5-12 (STEMI).

2. Більшість хворих із ГКС на даний момент отримують інвазивне лікування (ЧКВ з імплантацією стенту DES). Хворого після такого лікування необхідно скерувати на тест із навантаженням (перед випискою з лікарні або впродовж короткого часу після виписки; найкраще, щоб це був візуалізаційний тест, у разі його доступності), якщо:

1) плануєте другий етап інвазивного лікування при захворюванні з ураженням багатьох судин, якщо за даними коронарографії наявний стеноз коронарної артерії (50–80 %);
2) первинна реваскуляризаційна процедура була ускладненою або субоптимальною;
3) хворого реанімовано після раптової зупинки кровообігу;
4) хворіє на цукровий діабет;
5) пацієнт скерований на інтенсивні реабілітаційні програми або планує рекреаційну активність, яка вимагає високого споживання кисню;
6) наявний підвищений професійний ризик (напр., пілот, дайвер, водій) або хворий є спортсменом змагального виду спорту.

3. У хворих із ГКС, у яких застосовують консервативне лікування, проведіть тест із навантаженням, якщо це є викональним з клінічної точки зору, з метою оцінки коронарного резерву та показань до коронарографії. У хворих із ФВЛШ <40 % проведіть коронарографію без тесту із навантаженням.

Таблиця 5-12. Шкала GRACE оцінки ризику при STEMI

Фактор	Punkty
→табл. 5-9	Калькулятор, що розраховує загальну кількість балів, є доступним на сторінці www.outcomes.org/grace

Ризик госпітальної смерті в залежності від загальної кількості балів

Кількість балів	Ризик (%)	Клас ризику
≤125	<2	низький
126–154	1–5	проміжний
≥155	>5	високий

Ризик смерті впродовж 6 міс. після виписки в залежності від загальної кількості балів

≤99	<4,5	низький
100–127	4,5–11	проміжний
≥128	>11	високий

Коментар: також є доступною шкала GRACE 2.0 в версії онлайн за адресою www.gracescore. org та мобільного застосунку, яка дає можливість: 1) розрахувати ризик за відсутності даних щодо класу за Killip (у такому разі враховують вживання діуретиків) та/або креатинінемії; 2) оцінити ризик смерті впродовж 1 року і 3 років, а також смерті та інфаркту міокарда, який не закінчився летально, впродовж 1 року; 3) оцінити гістограми індивідуального ризику у хворого.

4. У хворих із тяжкою післяінфарктною дисфункцією лівого шлуночка (особливо, якщо виявлено порушення скоротливості без стоншення стінок лівого шлуночка), у яких розглядається доцільність проведення реваскуляризації, **оцініть життєздатність серцевого м'яза** за допомогою перфузійної сцинтіграфії міокарда (найчастіше виконується з цією метою) або ехокардіографії з навантаженням (добутаміном); малодоступними методами є МРТ і ПЕТ. Післяінфарктна дисфункція лівого шлуночка може бути спричинена: некрозом, оглушенням життєздатного серцевого м'яза в ділянці інфаркту (персистуюче порушення скоротливості, незважаючи на покращення перфузії; повинно зникнути впродовж 2 тиж. від розвитку гострої ішемії, може перейти в стан гібернації, при якій необхідна реваскуляризація) або гібернацією життєздатного міокарда (порушення скоротливості, пов'язане з ішемією, яке може зникнути після реперфузії).

→ МОНІТОРИНГ

Тривалий моніторинг, як при стабільній стенокардії →розд. 2.5.1.1. У випадку раннього рецидиву стенокардії визначте маркери, рівень яких швидше нормалізується (КФК-МВ, міоглобін).

→ ВТОРИННА ПРОФІЛАКТИКА

1. Ліквідація чинників ризику атеросклерозу →розд. 2.3.

2. Регулярне фізичне навантаження: ≥30 хв аеробного навантаження помірної інтенсивності, визначеної на підставі проби з навантаженням, ≥5 разів на тиждень, а для хворих, обтяжених високим ризиком — контрольовані реабілітаційні програми.

Таблиця 5-13. Тривале фармакологічне лікування з метою вторинної профілактики у хворих із ГКС після виписки зі стаціонару

ЛЗ і доза	Показання
АСК 70–100 мг/добу	у всіх хворих без протипоказань, довготерміново
клопідогрель 75 мг 1×на день	– якщо АСК протипоказана або погано переноситься — пожиттєво – разом з АСК — впродовж 12 міс. після ГКС[a]
або тікагрелор 90 мг 2×на день	– разом з АСК — впродовж 12 міс. після ГКС[a]
або прасугрель 10 мг 1×на день	– разом з АСК — впродовж 12 міс. після ГКС[a]
β-блокатор	– після ГКС — у всіх хворих з дисфункцією лівого шлуночка (ФВЛШ ≤40 %), без протипоказань; розгляньте рутинне застосування у всіх хворих – після STEMI — у всіх пацієнтів без протипоказань
ІАПФ, можл. БРА	– ІАПФ у всіх пацієнтів без протипоказань, особливо у хворих із ФВЛШ ≤40 % або з серцевою недостатністю, артеріальною гіпертензією або цукровим діабетом – БРА (надається перевага вальсартану); в якості альтернативи для ІАПФ у хворих з серцевою недостатністю і/або систолічною дисфункцією лівого шлуночка, особливо у разі непереносимості ІАПФ
статин	у всіх хворих (без протипоказань), незалежно від стартового рівня холестерину; лікування почніть якнайшвидше, застосуйте потужний статин у високій дозі (аторвастатин 40–80 мг/добу, розувастатин 20–40 мг/добу); цільова концентрація ХС ЛПНЩ <1,8 ммоль/л (70 мг/дл) або редукція концентрації ХС ЛПНЩ на ≥50 %, якщо початково 1,8–3,5 ммоль/л (70–135 мг/дл); якщо досягнути цю мету неможливо, додатково призначте інший гіполіпідемічний ЛЗ
антагоніст альдостерону[б]	у хворих після інфаркту міокарда, які вживають β-блокатори і ІАПФ, з ФВЛШ <40 % та з цукровим діабетом або серцевою недостатністю, без значущої дисфункції нирок і гіперкаліємії

[a] У хворих з ГКС, яким проведено ЧКВ з імплантацією стенту, у разі клінічної необхідності можна скоротити час лікування до 6 міс. (→табл. 5-7). Надається перевага застосуванню АСК з тікагрелором або прасугрелем, а не з клопідогрелем. У хворих із високим ризиком ішемічних ускладнень та низьким ризиком геморагічних ускладнень, можна зважити продовження терапії інгібітором P2Y$_{12}$ після 12 міс. (надають перевагу тікагрелору п/о 60 мг 2×на день).

[б] надається перевага еплеренону

ІАПФ — інгібітор ангіотензинперетворюючого ферменту, БРА — блокатор рецептора до ангіотензину, АСК — ацетилсаліцилова кислота, ФВЛШ — фракція викиду лівого шлуночка, NSTE-ACS — гострий коронарний синдром без елевації сегмента ST, STEMI — інфаркт міокарда з елевацією сегмента ST

на основі рекомендацій ESC 2015 (NSTE-ACS) і 2017 (STEMI)

3. Медикаментозне лікування →табл. 5-13: антитромбоцитарний ЛЗ (АСК і/або клопідогрель або прасугрель, або тікагрелор), β-блокатор, ІАПФ, БРА, антагоніст альдостерону, статини. Тривалість застосування 2-х антитромбоцитарних ЛЗ →табл. 5-7.

4. Показане **антитромботичне лікування після стентування** коронарних артерій у хворих із фібриляцією передсердь, обтяжених середнім або високим ризиком тромбоемболічних ускладнень, у яких обов'язковим є застосування перорального антикоагулянту →табл. 34-7.

5. Первинна профілактика раптової серцевої смерті у хворих з тяжкою дисфункцією лівого шлуночка **(ФВЛШ ≤35 %) і симптомами серцевої недостатності**, незважаючи на оптимальну фармакотерапію через 40 днів від гострого епізоду, у котрих подальша реваскуляризація не планується → імплантація ІКД або СРТ-Д в залежності від ширини QRS, якщо очікувана виживаність у доброму функціональному стані перевищує 1 рік. У хворих, у котрих планується реваскуляризація → повторно оцініть ФВЛШ до 6 міс. від втручання перед потенційною імплантацією ІКД/СРТ-Д.

6. Порушення серцевого ритму

→ **ВИЗНАЧЕННЯ**

1. Надшлуночкові аритмії

1) **надшлуночкові екстрасистоли** — виникають за межами синусового вузла, можуть бути **передчасними** або **замісними** та з'являтися окремо або у множинному виді;

2) **надшлуночкова тахікардія (НШТ)** — будь-який ритм з частотою >100/хв, що виникає в пучку Гіса або вище цієї структури:

    а) **АВ-вузлова реципрокна тахікардія (АВВРТ);**

    б) **АВ-реципрокна тахікардія (АВРТ);**

    в) **передсердна тахікардія (ПТ);**

3) **тріпотіння передсердь (ТП);**

4) **фібриляція передсердь (ФП).**

2. Шлуночкові аритмії виникають нижче розгалуження пучка Гіса:

1) **шлуночкові екстрасистоли (ШЕ)** — можуть бути **передчасні** або **замісні; мономорфні** або **поліморфні; одиночні** або **множинні**; періодично можуть утворювати алоритмію, виникати після кожного нормального, або після 2-х нормальних синусових збуджень і формувати, відповідно, **бігемінію чи тригемінію;**

2) множинні шлуночкові екстрасистоли можуть виступати у формі: **пар, нестійкої шлуночкової тахікардії** (нсШТ; ≥3 ШЕ підряд); **стійкої шлуночкової тахікардії (сШТ);**

3) **тріпотіння шлуночків (ТШ);**

4) **фібриляція шлуночків (ФШ).**

Основна класифікація шлуночкових ритмів →табл. 6-1; класифікація щодо прогнозу →табл. 6-2.

На основі електрокардіографічних критеріїв розрізняють:

1) **двонаправлену ШТ** (поперемінна зміна вісі комплексів QRS від комплексу до комплексу);

2) **плеоморфну ШТ** — мономорфні тахікардії різної морфології QRS у того ж самого хворого;

3) **пірует-тахікардію** (ШТ типу *torsade de pointes*) →рис. 1-1;

4) **тріпотіння шлуночків** — регулярна, швидка (≈300/хв), мономорфна аритмія, ізоелектрична лінія між комплексами QRS відсутня (→рис. 1-1);

5) **фібриляція шлуночків** — швидкий, зазвичай >300/хв, дуже нерегулярний ритм зі змінним циклом, морфологією та амплітудою QRS (→рис. 1-1, розд. 2.6.14);

Таблиця 6-1. Класифікація шлуночкових ритмів

частота ритму	≥100/хв	шлуночкова тахікардія
	<100/хв	прискорений ідіовентрикулярний ритм
комплекси QRS	однакові	мономорфна тахікардія
	різні	поліморфна тахікардія
тривалість	≥30 с	стійка тахікардія (сШТ)
	<30 с, ≥3 QRS	нестійка тахікардія (нсШТ)
	тривалий (>50 % доби)	безперервна тахікардія

Таблиця 6-2. Клінічна класифікація шлуночкових аритмій (за Біггером)

	Доброякісна	Потенційно злоякісна	Злоякісна
аритмія	ШЕ, нсШТ	ШЕ, нсШТ	сШТ, ФШ, ШЕ, нсШТ
хвороба серця	відсутня або мінімальна	наявна	наявна
дисфункція ЛШ	відсутня	різного ступеня	наявна
ризик РСС	мінімальний	різного ступеня	наявний

ЛШ — лівий шлуночок, нсШТ — нестійка шлуночкова тахікардія, ШЕ — шлуночкова екс-трасистолія, РСС — раптова серцева смерть, сШТ — стійка шлуночкова тахікардія, ФШ — фібриляція шлуночків

6) **«електричний шторм»** — дуже часті (≥3-х протягом 24 год) епізоди ШТ, що вимагають терапевтичних втручань; найчастіше стосується хворих з імплантованим кардіовертером-дефібрилятором (ІКД і численними адекватними розрядами ІКД).

ШЕ також спостерігається у здорових осіб, але тоді їх кількість не перевищує 50–200/24 год і вони рідко є множинними.

→ **КЛІНІЧНА КАРТИНА ТА ПРИРОДНИЙ ПЕРЕБІГ**

1. Надшлуночкова тахікардія (НШТ)

Симптоми залежать від частоти ритму шлуночків, основної хвороби серця, часу тривання аритмії та індивідуальної переносимості хворим аритмії. **Скарги:** серцебиття, втомлюваність, запаморочення, відчуття дискомфорту в грудній клітці, задишка, пресинкопе або синкопе, поліурія. Характер аритмії найчастіше приступоподібний (раптова поява і раптове зникнення), рідше — безперервний (є тривалою, поперемінно із синусовим ритмом, займає >50 % доби). Якщо НШТ була пов'язана з гострою хворобою або іншою минущою причиною, тоді приступи не повторюються; але, зазвичай, НШТ рецидивує з різною частотою. Довготривала НШТ зі швидкою відповіддю шлуночків може призвести до тахіаритмічної кардіоміопатії.

2. Шлуночкові аритмії

Шлуночкові аритмії по типу екстрасистолії, зазвичай, безсимптомні. **Скарги:** відчуття «зміщення серця до горла або шлунку», поколювання в передсерцевій ділянці або серцебиття. Загалом, погано переноситься бігемінія, особливо у випадках, коли синусовий ритм досить повільний, а ШЕ мають ранній початок і супроводжуються дефіцитом пульсу. Поява ШТ або фібриляції шлуночків призводить до втрати свідомості або зупинки серцевої діяльностія.

➡ ДІАГНОСТИКА

Встановлення різновиду аритмії проводиться на підставі електрокардіографічної картини. У кожного пацієнта з аритмією **встановіть:**

1) **вид аритмії і її вірогідний механізм** — на підставі електрокардіографічного, або електрофізіологічного дослідження;

2) **причину аритмії** (основну хворобу);

3) **супутні симптоми аритмії;**

4) **прогноз**, в першу чергу ризик раптової серцевої смерті.

Зверніть увагу на симптоми основного захворювання серця, випадки раптової серцевої смерті в родині і ЛЗ, які приймає пацієнт.

Допоміжні дослідження

1. Елетрокардіографія:

1) **ЕКГ в стані спокою** — базове дослідження при аритмії постійного характеру;

2) **24-годинне холтерівське моніторування ЕКГ** — допомагає у випадках, коли напади аритмії виникають часто; при шлуночкових аритміях дозволяє встановити добову кількість екстрасистол, їх вид (аритмія проста чи множинна, нсШТ, сШТ), проведіть 12-канальний моніторинг з метою оцінки зміни інтервалу QT або сегмента ST;

3) **реєстратор подій, ЕКГ-телеметрія** — з метою діагностики рідко виникаючих порушень ритму; реєстратор імплантують, якщо аритмія маніфестується нестабільністю гемодинаміки;

4) **електрокардіографічний тест із фізичним навантаженням** — з метою діагностики ішемічної хвороби серця і визначення, чи аритмія стає більш вираженою під час фізичного навантаження;

5) **альтернація зубця Т** — з метою оцінки загрози раптової серцевої смерті при шлуночковій аритмії. Необхідно пам'ятати, що аритмії з ідентичною ЕКГ-картиною, в залежності від основного захворювання, можуть становити серйозну загрозу життю, або ж мати цілком доброякісний характер.

2. Електрофізіологічне дослідження (ЕФД): інвазивне (зазвичай, поєднане з лікувальною процедурою) або черезстравохідна стимуляція передсердя; служить для більш точної оцінки аритмії.

3. Ехокардіографія: з метою виключення органічної хвороби серця, як причини аритмії, а також ускладнень її перебігу.

Диференційна діагностика

1. Екстрасистолії шлуночкової з надшлуночковою →табл. 6-3. Шлуночкову аритмію необхідно диференціювати з надшлуночковими аритміями, а у хворих з імплантованим стимулятором або кардіовертером-дефібрилятором (ІКД) — із ритмами, індукованими цими пристроями.

2. Тахікардії з вузькими комплексами QRS: майже завжди НШТ; диференціювання механізму тахікардії →рис. 6-1 і рис. 6-2.

3. Тахікардії з широкими комплексами QRS (НШТ з блокадою ніжки пучка Гіса або з аберацією проведення; НШТ з проведенням по додатковому шляху) →рис. 6-3. **У разі сумніву, чи спостерігається НШТ чи ШТ → лікування має бути як при ШТ**; ЛЗ, який застосовується при НШТ в/в (особливо верапаміл), може у випадку ШТ спричинити гемодинамічну нестабільність; ШТ є частішою причиною тахікардії з широкими комплексами QRS.

Таблиця 6-3. Диференційна діагностика шлуночкової та надшлуночкової екстрасистолії

	Шлуночкова екстрасистолія	Надшлуночкова екстрасистолія з аберацією проведення
передуючий зубець P′	відсутній	часто наявний
QRS	>160 мс	<120 мс
компенсаторна пауза	найчастіше наявна	найчастіше відсутня
морфологія QRS		
за типом блокади лівої ніжки	V_1 — повільне зниження S (>60 мс)	V_1 — швидкий пік S (<60 мс)
	V_6 — наявність Q	V_6 — без Q
за типом блокади правої ніжки	V_1 — монофазний або двофазний, типу Rr′	V_1 — трифазний, типу rsR′
	V_6 — S >R	V_6 — S <R

Окрім передчасного зубця P (P′), який є достовірним критерієм аберації, інші наведені ознаки вказують на тип екстрасистолії, але не являються діагностичними критеріями.

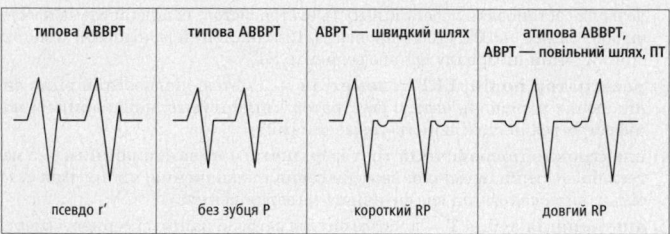

типова АВВРТ	типова АВВРТ	АВРТ — швидкий шлях	атипова АВВРТ, АВРТ — повільний шлях, ПТ
псевдо r′	без зубця P	короткий RP	довгий RP

Рис. 6-1. Диференційна діагностика надшлуночкової тахікардії, на основі співвідношення між зубцями P і комплексами QRS

→ **ЛІКУВАННЯ**

У лікуванні порушень ритму, окрім лікування основного захворювання і/або ліквідації чинників, що викликають аритмію, застосовують:

1) маніпуляції, що підсилюють тонус блукаючого нерва — проба Вальсави (ефективнішою є її модифікація — під кінець проби хворого переводять у положення лежачи з піднятими нижніми кінцівками), провокація блювання, занурення обличчя в холодну воду, масаж каротидного синуса;

2) антиаритмічні ЛЗ;

3) електротерапію — електричну кардіоверсію →розд. 24.18, дефібриляцію →розд. 24.17, імплантацію ІКД;

4) черезшкірну (трансвенозну) і хірургічну абляцію.

Антиаритмічні ЛЗ

1. Класифікація Воган-Вільямса (*Vaughan-Williams*): **клас Іа** — хінідин, прокаїнамід, дизопірамід; **клас Іb** — лідокаїн, мексилетин; **клас Іc** — флекаїнід, пропафенон; **клас ІІ** — β-блокатори; **клас ІІІ** — аміодарон, дронедарон, соталол (бретиліум, ібутилід, дофетилід, азимілід і тедісаміл не доступні в Україні]); **клас IV** — верапаміл, дилтіазем.

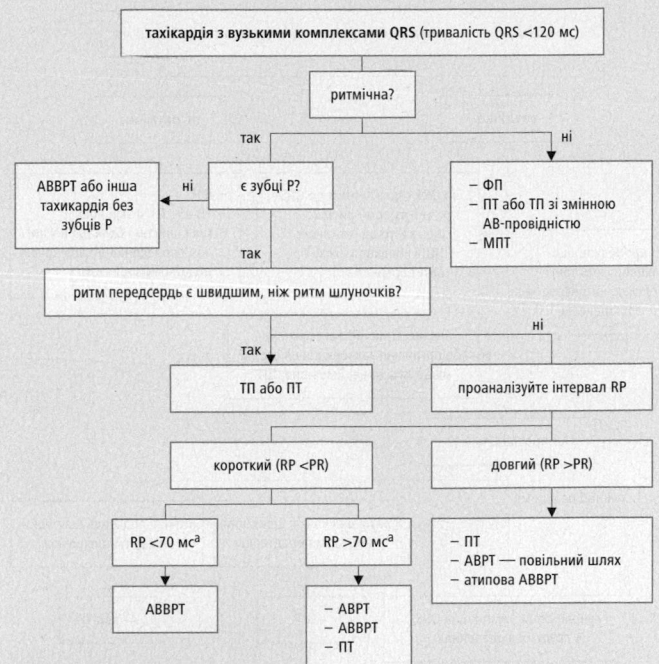

Увага: при диференційній діагностиці тахікардій з вузькими QRS може допомогти **реакція на аденозин** (швидке введення 6 мг в/в; зменшує частоту синусового ритму та здатність проведення в АВ-вузлі) або **масаж каротидного синусу** — раптове припинення тахікардії свідчить про те, що це могла бути АВВРТ, АВРТ, поворотна тахікардія з синусового вузла або, рідше, ПТ. Якщо ж, натомість, зберігається тахікардія на рівні передсердь з транзиторною АВ-блокадою, то це свідчить про тріпотіння або фібриляцію передсердь.

[a] на поверхневій ЕКГ, 70 мс для часу АВ-провідності при внутрішньосерцевому записі
ФП — фібриляція передсердь, ТП — тріпотіння передсердь, АВ — атріо-вентрикулярний,
АВВРТ — АВ-вузлова реципрокна тахікардія, АВРТ — АВ-реципрокна тахікардія,
МПТ — мультифокальна передсердна тахікардія

Рис. 6-2. Диференційна діагностика тахікардії з вузькими комплексами QRS (на основі рекомендацій АСС, АНА і ESC, змодифіковано)

2. Препарати і дозування, протипоказання →табл. 6-4.

3. Антиаритмічні ЛЗ можуть проявляти **проаритмогенні ефекти**, виражені у формі: надшлуночкових або шлуночкових порушень ритму (напр.: піруєт-тахікардії — ЛЗ Ia і III класів) як і порушеннями автоматизму і провідності (дисфункція синусового вузла, АВ-блокади — майже усі ЛЗ). Найбільший ризик виникнення явищ проаритмії існує в осіб похилого віку з органічною хворобою серця, особливо з запущеною хворобою, при співіснуванні електролітних розладів (найчастіше, гіпокаліємії).

Інвазивні методи

1. Черезшкірна абляція: полягає у пошкодженні ділянки серцевого м'яза, відповідальної за розвиток або збереження аритмії, за допомогою введеного в серце катетера.

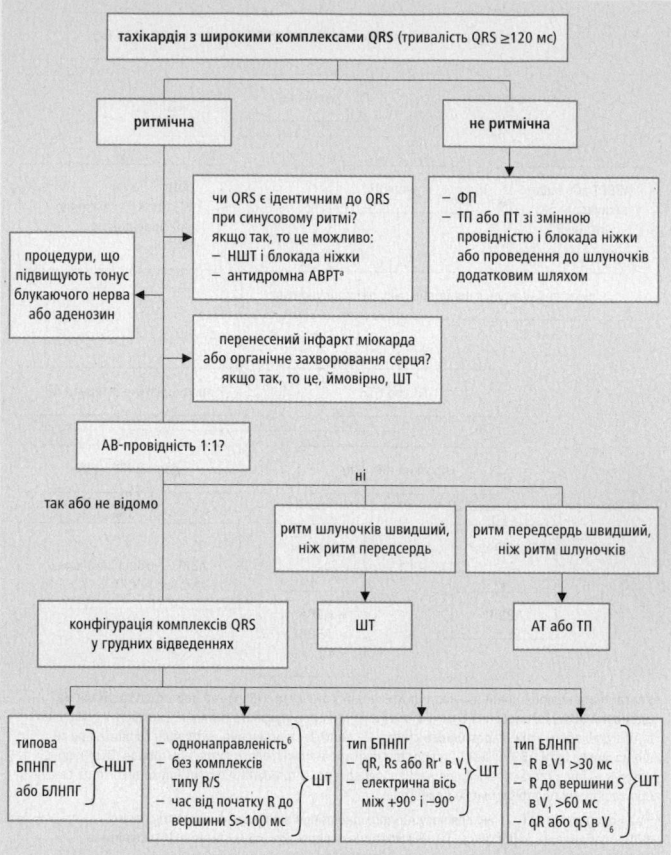

Рис. 6-3. Диференційна діагностика тахікардії з широкими комплексами QRS (на основі рекомендацій ACC, AHA і ESC 2006 та рекомендації EHRA 2016, змодифіковано)

Приготування до процедури: відміна антиаритмічного ЛЗ за 5 періодів напіввиведення даного ЛЗ (у випадку аміодарону ≥4–6 тиж.); у випадку процедури ізоляції легеневих вен показано 3-тижневу антикоагулянтну терапію із застосуванням АВК (МНВ 2,0–3,0) або НОАК.

Протипоказання: вагітність (з огляду на необхідність виконання флюороскопії), відсутня можливість забезпечення судинного доступу, тромб у серці.

Ускладнення (рідко): пошкодження клапана, тромбо-емболічні ускладнення (в т. ч. інсульт, тромбоемболія легеневої артерії), перфорація стінки серця з тампонадою, АВ-блокада, спазм або оклюзія коронарної артерії.

2. Імплантований кардіовертер-дефібрилятор (ІКД): автоматичний, програмований пристрій, обладнаний наступними функціями: діагностика тахіаритмії і брадиаритмії; високоенергетична дефібриляція (до 30–40 Дж, в більшості випадків достатньо 10–20 Дж) для переривання ФШ чи дуже швидкої ШТ; антиаритмічна стимуляція для переривання ШТ (комфортна для хворого, висока ефективність); стимуляція при брадикардії; холтерівська пам'ять з можливістю відтворення ЕКГ під час інциденту аритмії; інші, напр., бівентрикулярна ресинхронізуюча стимуляція.

Протипоказання: ШТ або ФШ, що спричинені однозначно оборотною транзиторною причиною (напр., перші 24 год гострого інфаркту, гострий міокардит); безперервна ШТ; ФШ внаслідок преекзитації; очікувана виживаність в задовільному стані <1-го року; місцева або генералізована інфекція.

Ускладнення: аналогічно, як і у випадку імплантації кардіостимулятора (→розд. 2.7) + типові для ІКД: неадекватні розряди з приводу синусової тахікардії, ФП, надшлуночкової тахікардії, детекції пристроєм зубця Т; «електричні бурі» (≥3-х розрядів протягом доби з приводу стійко рецидивуючої тахіаритмії).

Окрім ІКД з внутрішньосерцевим електродом (електродами), в даний час також застосовують ІКД з підшкірними електродами (П-ІКД) і зовнішні кардіовертери-дефібрилятори, які пацієнти носять як жилети.

Загальні рекомендації

1. Невідкладне лікування хворого з ритмічною надшлуночковою тахікардією →рис. 6-4.

Нестабільна надшлуночкова тахікардія → проведіть електричну кардіоверсію.

Поліморфна ШТ з нормальним інтервалом QT → проведіть корекцію електролітних розладів і застосуйте протиішемічне лікування (важливим є β-блокатор в/в), у разі необхідності додатково призначте аміодарон або лідокаїн, зважте необхідність коронарографії в ургентному режимі і, в разі потреби, проведення реваскуляризації. **Поліморфна ШТ з подовженим інтервалом QT** → крім корекції рівня калію (цільовий: 4,5–5,0 ммоль/л) застосовують магній, електрокардіостимуляцію, ізопреналін, фенітоїн або лідокаїн. **«Електричний шторм» у хворого з ІКД** → пошук причини (гостра ішемія міокарда, інфаркт міокарда, електролітні розлади, небажані ефекти ІКД або погане програмування ІКД), у подальшому оптимізація програми ІКД, застосування β-блокатора в/в і/або аміодарону в/в, седація, у разі потреби загальний наркоз; зважте виконання абляції. **Гемодинамічно нестабільна шлуночкова тахікардія** → проведіть електричну кардіоверсію (цьому методу також надають перевагу при стабільній тахікардії з широкими комплексами QRS). **Гемодинамічно стабільна шлуночкова тахікардія,** також у хворих з серцевою недостатністю або підозрою на ішемію міокарда → можна зважити в/в введення аміодарону. Лідокаїн є лише помірно ефективним у хворих з мономорфною ШТ. Шлуночкова тахікардія, яка добре переноситься, в особи без органічної хвороби серця → можна розглянути доцільність в/в введення флекаініду, β-блокатора, верапамілу чи аміодарону.

2. Якщо напад артимії досі не був задокументований, а ЕКГ між нападами не дозволяє встановити походження аритмії → хворого можна одразу направити на ЕФД з можливим проведенням абляції.

3. Необхідно навчити пацієнта виконувати вагусні проби.

4. Хворі з нормальною функцією лівого шлуночка, з вузькими комплексами QRS під час нападу і без ознак преекзитації на ЕКГ між пароксизмами, можуть залишатися без антиаритмічного лікування.

5. Якщо аритмії не задокументовано, емпірично можна застосувати β-блокатор; емпіричної терапії не розпочинають з антиаритмічних ЛЗ I чи III класу.

211

Таблиця 6-4. Лікарські засоби, що використовуються для лікування порушень серцевого ритму

ЛЗ	Дозування		Протипоказання
	лікування «на вимогу»[a]	тривале лікування	
аденозин	6 мг в/в швидко, якщо необхідно — 12 мг через 1–2 хв	—	дисфункція синусового вузла, АВ-блокада II–III[*6], фібриляція передсердь, тріпотіння передсердь, шлуночкова тахікардія, бронхіальна астма
аміодарон в/в, п/о	в/в (якщо це можливо — до центральної вени або через об'ємний інфузійний насос) 150–300 мг впродовж 20 хв до 2 год, у подальшому 1 мг/хв впродовж 6 год, 0,5 мг/хв протягом 18 год або продовжувати лікування п/о, контроль артеріального тиску і ЕКГ; в ситуаціях безпосередньої загрози життя (реанімація) можна ввести 300 мг протягом 2–3 хв; контроль ЕКГ і артеріального тиску	доза насичення: 200 мг (іноді 400 мг) 3 × на день впродовж 7–14 днів; 200 мг 2 × на день впродовж наступних 7–14 днів; підтримуюча доза: зазвичай 200 мг/добу, іноді 100 або 300–400 мг/добу	дисфункція синусового вузла, АВ-блокада II–III[*6], подовження інтервалу QT, гіперчутливість до ЛЗ, гіпертиреоз, пошкодження печінки, вагітність, грудне вигодовування
дигоксин в/в, п/о	0,25 мг в/в кожних 2 год, макс.сумарна доза до 1,5 мг	0,125–0,375 мг/добу	брадикардія[6], АВ-блокада II–III[*6], синдром слабкості синусового вузла[6], синдром каротидного синуса, гіпертрофічна кардіоміопатія з обструкцією вихідного тракту, синдроми преекзитації, гіпокаліємія, гіперкальціємія, запланована електрична кардіоверсія
дилтіазем п/о		90–240 мг/добу	серцева недостатність, АВ-блокада II–III[*6]
дронедарон		400 мг 2 × на добу	АВ-блокада II–III[*6], синдром слабкості синусового вузла[6], серцева недостатність або безсимптомна дисфункція лівого шлуночка, постійна ФП

Препарат	Дозування в/в	Дозування п/о	Протипоказання
лідокаїн в/в	50 мг в/в впродовж 2 хв, можна повторювати введення кожні 5 хв до сумарної дози 200 мг, або (у разі, якщо необхідно отримати швидкий ефект) 100 мг впродовж 2–3 хв, потім інфузія 1–4 мл/хв, поступово зменшуйте дозу	—	гіперчутливість до місцевих анестетиків
метопролол в/в, п/о	5 мг в/в кожні 5–10 хв, до сумарної дози 15 мг	50–200 мг/добу	АВ-блокада II-III[б], симптоматична брадикардія, симптоматична гіпотензія, синдром слабкості синусового вузла, декомпенсована серцева недостатність, бронхіальна астма
пропранолол в/в, п/о	1–5 (інколи 10) мг в/в, з швидкістю введення 1 мг впродовж 1 хв	20–40 мг кожних 8 год	вище
пропафенон в/в, п/о	1–2 мг/кг м. т. в/в впродовж 5 хв	150–300 мг кожні 8 год	органічне захворювання серця (особливо серцева недостатність), дисфункція синусового вузла, АВ-блокада II-III[б]
соталол в/в, п/о	35–100 мг в/в впродовж 10 хв	80–160 мг (у виняткових випадках 40 мг) кожні 12 год	дисфункція синусового вузла, АВ-блокада II-III[б], подовження інтервалу QT, бронхіальна астма, ниркова недостатність (кліренс креатиніну <40 мл/хв)
верапаміл в/в, п/о	5–10 мг в/в впродовж 1–2 хв	120–360 мг/добу	серцева недостатність, АВ-блокада II-III[б]

[а] під контролем ЕКГ і артеріального тиску; [б] якщо не імплантовано кардіостимулятор

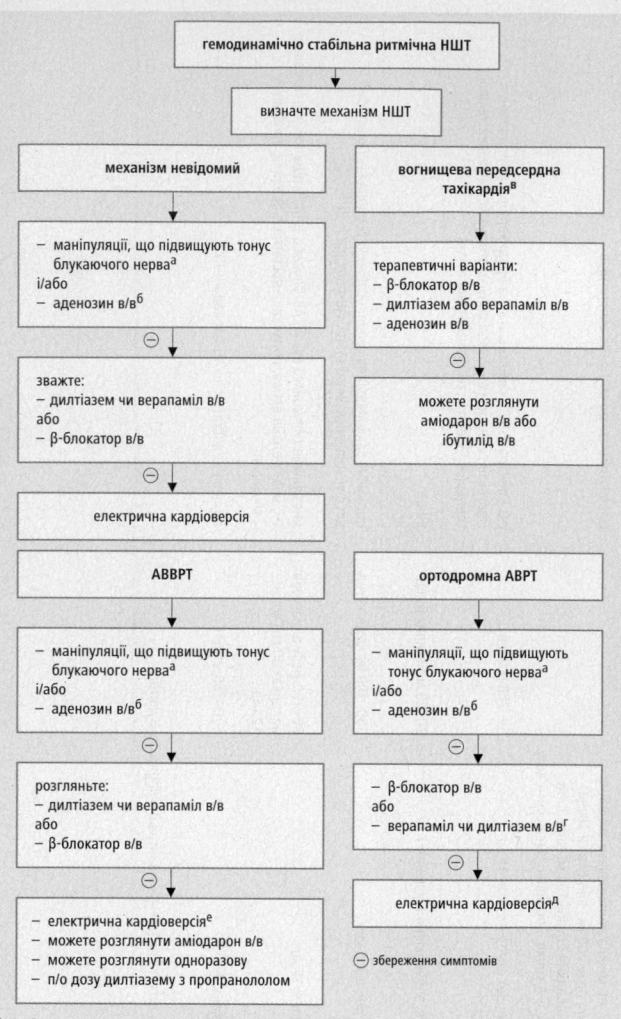

gemodinamічно стабільна ритмічна НШТ

визначте механізм НШТ

механізм невідомий

– маніпуляції, що підвищують тонус блукаючого нерва[a]
і/або
– аденозин в/в[б]

⊖

зважте:
– дилтіазем чи верапаміл в/в
або
– β-блокатор в/в

⊖

електрична кардіоверсія

вогнищева передсердна тахікардія[в]

терапевтичні варіанти:
– β-блокатор в/в
– дилтіазем або верапаміл в/в
– аденозин в/в

⊖

можете розглянути аміодарон в/в або ібутилід в/в

АВВРТ

– маніпуляції, що підвищують тонус блукаючого нерва[a]
і/або
– аденозин в/в[б]

⊖

розгляньте:
– дилтіазем чи верапаміл в/в
або
– β-блокатор в/в

⊖

– електрична кардіоверсія[е]
– можете розглянути аміодарон в/в
– можете розглянути одноразову п/о дозу дилтіазему з пропранололом

ортодромна АВРТ

– маніпуляції, що підвищують тонус блукаючого нерва[a]
і/або
– аденозин в/в[б]

⊖

– β-блокатор в/в
або
– верапаміл чи дилтіазем в/в[г]

⊖

електрична кардіоверсія[Д]

⊖ збереження симптомів

[a] проба Вальсальви, масаж каротидного синуса, аплікація льоду на обличчя або занурення обличчя в холодну воду; [б] у разі гемодинамічної нестабільності після цих процедур і/або введення аденозину — кардіоверсія; [в] у разі гемодинамічної нестабільності — аденозин в/в, а в разі збереження тахікардії — кардіоверсія; [г] розгляньте можливість такого лікування, якщо на ЕКГ у спокої під час синусового ритму відсутні ознаки преекзитації; можна розглянути, якщо наявні ознаки преекзитації. У разі розвитку фібриляції передсердь з преекзитацією така тактика є шкідливою; [Д] не рекомендується, якщо аритмія самостійно минає і рецидивує; [е] якщо фармакотерапія протипоказана або неефективна.

АВВРТ — атріовентрикулярна вузлова реципрокна тахікардія, АВРТ — атріовентрикулярна реципрокна тахікардія

Рис. 6-4. Невідкладне лікування при гемодинамічно стабільній ритмічній НШТ (на основі рекомендацій ACC, AHA, HRS 2015 та EHRA 2016, змодифіковано)

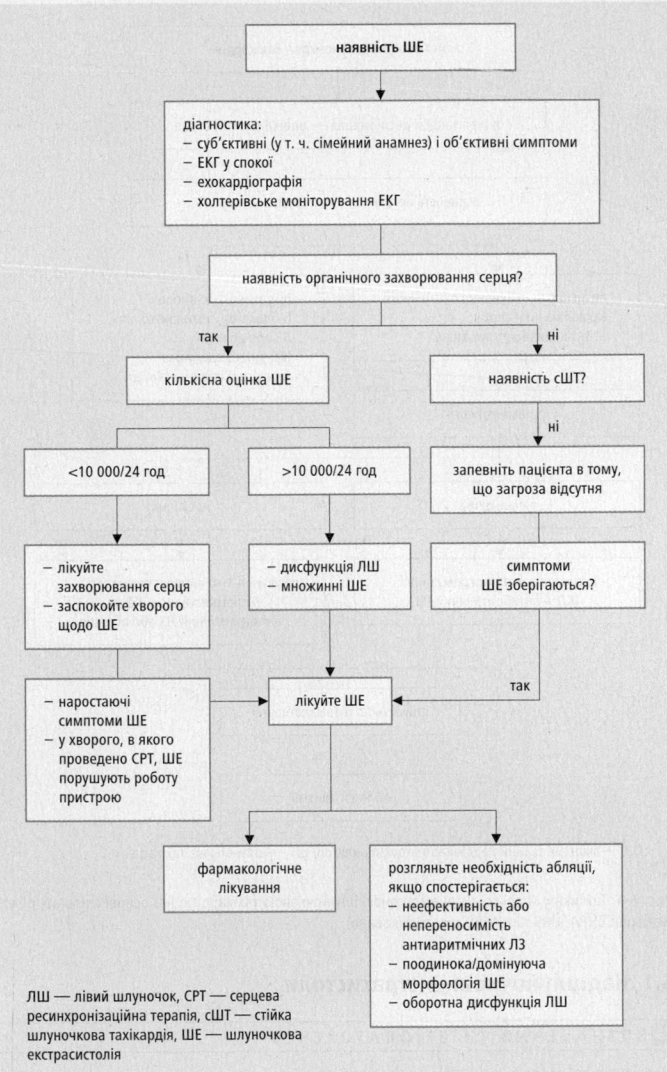

ЛШ — лівий шлуночок, СРТ — серцева ресинхронізаційна терапія, сШТ — стійка шлуночкова тахікардія, ШЕ — шлуночкова екстрасистолія

Рис. 6-5. Тактика у хворого з ШЕ (на основі спільних рекомендацій EHRA, HRS та APHRS 2014, змодифіковано)

6. У випадку шлуночкових аритмій основою для подальшої тактики є діагностування основного захворювання, ступеня пошкодження серця, виду і симптомів аритмії, а також загрози раптової серцевої смерті.

7. Тривале лікування шлуночкових аритмій →рис. 6-5, рис. 6-6 і рис. 6-7.

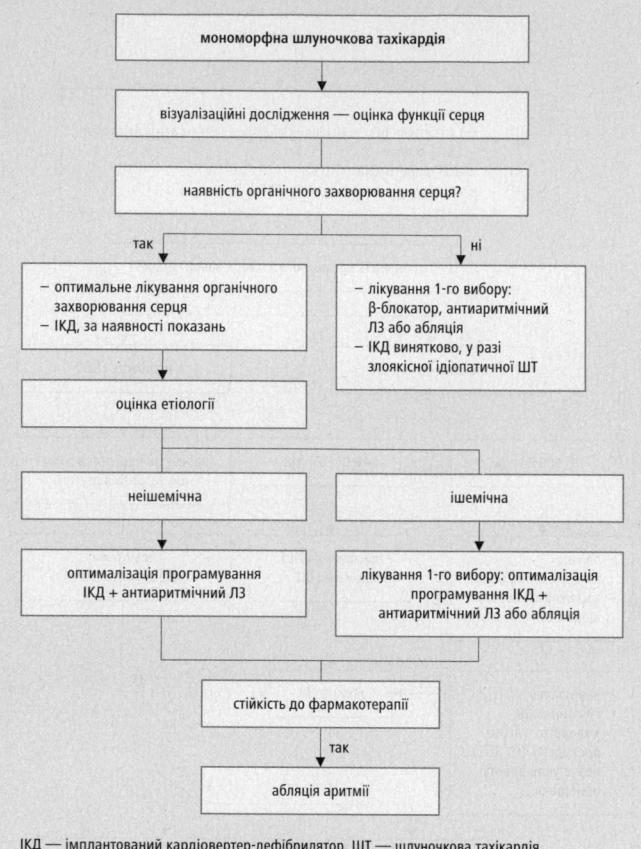

ІКД — імплантований кардіовертер-дефібрилятор, ШТ — шлуночкова тахікардія

Рис. 6-6. Тактика у хворого з мономорфною шлуночковою тахікардією (на основі спільних рекомендацій EHRA, HRS та APHRS, змодифіковано)

6.1. Надшлуночкові екстрасистоли

→ **ВИЗНАЧЕННЯ ТА ЕТІОПАТОГЕНЕЗ**

Виникають поза межами синусового вузла — у передсерді, у венах, які впадають у передсердя, або в АВ-вузлі. Можуть бути передчасними чи замісними. Передчасні екстрасистоли найчастіше є одиночними, але можуть з`являтися множинно у формі нестійкої надшлуночкової тахікардії, як правило передсердної. Зазвичай, мають місце у здорових осіб (<100–200/24 год), але можуть спостерігатися при всіх хворобах серця.

Часто мають транзиторний характер, коли зумовлені тимчасовими чинниками — емоціями, стимуляторами (алкоголь, кофеїн, наркотики), електролітними розладами, інфекцією, гіпертиреозом.

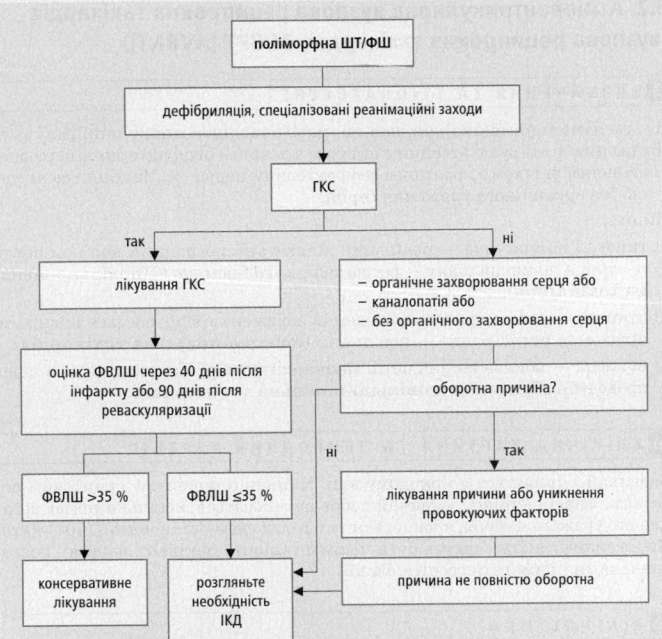

ГКС — гострий коронарний синдром, ІКД — імплантований кардіовертер-дефібрилятор, ФВЛШ — фракція викиду лівого шлуночка, ФШ — фібриляція шлуночків, ШТ — шлуночкова тахікардія

Рис. 6-7. Тактика у хворого з поліморфною ШТ/ФШ (на основі спільних рекомендацій EHRA, HRS та APHRS, змодифіковано)

➡ **КЛІНІЧНА КАРТИНА ТА ПРИРОДНИЙ ПЕРЕБІГ**

Зазвичай безсимптомний перебіг; іноді нерегулярне серцебиття, або перерви в роботі серця. Блоковані екстрасистоли є причиною брадиаритмії. Часті екстрасистоли можуть погіршити якість життя. Множинні екстрасистоли, групові, дуже ранні (типу Р на Т) можуть бути передвісниками фібриляції передсердь.

➡ **ЛІКУВАННЯ**

1. Рідко є необхідним. Ліквідуйте причинні фактори (→вище).

2. Якщо скарги виражені, екстрасистолія є множинною чи з'являються короткі напади фібриляції передсердь → зважте застосування β-блокатора або блокатора кальцієвих каналів (верапамілу чи дилтіазему).

6.2. Атріовентрикулярна вузлова реципрокна тахікардія (вузлова реципрокна тахікардія, АВВРТ [AVRNT])

→ ■ В И З Н А Ч Е Н Н Я Т А Е Т І О П А Т О Г Е Н Е З

Пароксизмальна тахікардія, яка виникає внаслідок циркуляції імпульсу збудження в АВ-вузлі швидким шляхом з довшим рефрактерним періодом і повільним шляхом з коротшим рефрактерним періодом. Частіше має місце у осіб без органічного ураження серця.

Види:

1) типова і найчастіша — повільний шлях є антероградним коліном петлі *re-entry*, а швидкий шлях — ретроградним коліном петлі (**повільно-швидка тахікардія**);

2) атипова — антероградне проведення збудження відбувається швидким шляхом, а ретроградне — повільним (**швидко-повільна тахікардія**);

3) рідкісна — обидва коліна петлі тахікардії формує тканина, що повільно проводить збудження (**повільно-повільна тахікардія**).

→ ■ К Л І Н І Ч Н А К А Р Т И Н А Т А П Р И Р О Д Н И Й П Е Р Е Б І Г

Зазвичай з'являється у молодому віці. Напади серцебиття з раптовим початком і завершенням, зазвичай добре переносяться, оскільки немає органічного ураження серця, а частота ритму, в основному, становить ≤170–180/хв. Пароксизми також можуть бути частими (навіть декілька щодня), довготривалими і вимагати госпіталізації.

→ ■ Д І А Г Н О С Т И К А

ЕКГ: типову АВВРТ характеризує відсутність чіткого зубця Р, якій зливається з комплексом QRS, або знаходиться безпосередньо за ним; тривалість зубця Р є короткою (40 мс). При атиповій АВВРТ інтервал RP є довгим, зубець Р знаходиться перед наступним комплексом QRS і є негативним у відведеннях III і AVF.

→ ■ Л І К У В А Н Н Я

Невідкладне лікування

Переривання пароксизму АВВРТ →рис. 6-4.

Тривале лікування

1. Хворі з часто рецидивуючими пароксизмами АВВРТ, які не погоджуються на абляцію і бажають тривало приймати пероральні ЛЗ → застосуйте **дилтіазем**, **верапаміл** або **β-блокатор**. Пропафенон, флекаїнід і аміодарон застосовують рідко, у зв'язку з ризиком проаритмії.

2. Хворі з рідко виникаючими, але тривалими пароксизмами аритмії → можна зважити призначення «таблетки в кишені» (дилтіазем 120 мг + пропранолол 80 мг).

3. Хворі зі слабко вираженими симптомами, з епізодами АВВРТ, які рідко виникають та самостійно минають, не вимагають лікування.

4. Хворі, які погано переносять тахікардію, з рецидивами аритмії і суттєво вираженими симптомами, або хворі зі слабко вираженими симптомами, що добре переносяться, і які прагнуть цілком ліквідувати аритмію → показана **черезшкірна абляція повільного шляху** — найефективніший метод лікування, низький (0,5–1 %) ризик АВ-блокади з необхідністю імплантації стимулятора.

6.3. Синдроми преекзитації (передчасного збудження)

Вроджена аномалія, яка полягає в існуванні м'язового пучка, що дає можливість частині шлуночку збуджуватися іншим шляхом, ніж фізіологічна система проведення: у 98 % випадків це **пучок Кента**, з'єднуючий передсердя з шлуночком через передсердно-шлуночкову борозну, найчастіше розташований лівобічно; у 2 % — **волокна Махайма**, які найчастіше утворюють правобічний передсердно-шлуночкий, або вузлово-пучковий шлях.

Синдром Вольфа-Паркінсона-Уайта (*Wolff, Pakinson and White,* синдром WPW) — клінічний синдром передчасного збудження з тахіаритмією. Варіанти проведення через додатковий шлях:

1) зазвичай, швидко (швидкий шлях), без затримки;

2) проведення з дефіцитом, повільне (як у AB-вузлі) — найчастіше стосується дороги в задньо-перегородковій області (функціонує виключно у зворотньому напрямку), а також волокон Махайма.

Тахіаритмії при синдромі WPW:

1) **ортодромна АВРТ** (>85 % випадків) — тахікардія з вузькими комплексами QRS, антероградне проведення через АВ-вузол, ретроградне — додатковим шляхом);

2) **АВ-антидромна тахікардія** — тахікардія з широкими комплексами QRS, проведення низхідне додатковим шляхом, зворотне через АВ-вузол або іншим додатковим шляхом;

3) **фібриляція передсердь** — якщо додатковий шлях має короткий рефрактерний період антероградного проведення, переважають широкі комплекси QRS, спостерігається значна тахіаритмія і може виникати фібриляція шлуночків;

4) рідше **передсердна тахікардія** або **тріпотіння передсердь** з антероградним проведенням через додатковий шлях (широкі QRS).

Симптоми (головним чином, напади серцебиття) у ≈50 % осіб з ознаками преекзитації на ЕКГ. Вперше з'являються, як правило, у дитинстві чи у молодому віці, рідше >50-го року життя. Першим проявом може бути фібриляція шлуночків, іноді синкопальні стани, що вимагають госпіталізації; підвищеним є ризик раптової серцевої смерті. Під час нападу аритмії — швидкий серцевий ритм (140–250/хв); у хворих із повільним додатковим шляхом — тахікардія 120–140/хв, часто безперервна; може призвести до розвитку тахіаритмічної кардіоміопатії і серцевої недостатності.

Допоміжні дослідження

1. ЕКГ:

1) **ознаки преекзитації шлуночка** — скорочення інтервалу PQ (<0,12 с) і розширення комплексу QRS (≥0,12 с) з присутністю на висхідному коліні комплексу QRS повільно зростаючої дельта-хвилі (δ); часто протилежна направленість сегментів ST і зубців T по відношенню до головної направленості комплексів QRS →рис. 6-8. Симптоми передчасного

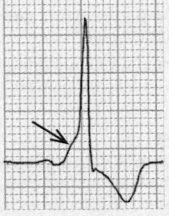

Рис. 6-8. Синдром преекзитації — короткий інтервал PQ, дельта хвиля на висхідному коліні зубця R (стрілка), протилежний напрямок сегмента ST і зубця T до комплексу QRS

збудження можуть бути слабко виражені, особливо, якщо додатковий шлях віддалений від синусового вузла, напр., лівосторонній шлях на вільній стінці шлуночка. Якщо інтерпретація ЕКГ є складною → можна повторити запис після в/в струминного введення 6 мг аденозину, який, блокуючи АВ-вузол, викриває проведення додатковим шляхом. У випадку пучків Махайма, можна виявити картину неоднозначної преекзитації, або ж нормальний інтервал PQ і неповну блокаду лівої ніжки з дельта-хвилею.

2) під час нападу — картина тахіаритмії.

2. ЕФД: для підтвердження наявності додаткового шляху, кількості шляхів, їх локалізації, для оцінки спроможності проведення, рефрактерного періоду антероградного і ретроградного проведення, для відтворення тахіаритмії.

Диференційна діагностика →рис. 6-1, рис. 6-2 і рис. 6-3. Неправильна форма комплексу QRS, яка зумовлена передчасним збудженням, може імітувати інфаркт міокарда, блокаду ніжки пучка Гіса або гіпертрофію шлуночка.

→ ЛІКУВАННЯ

Невідкладне лікування

1. Переривання пароксизму тахіаритмії →рис. 6-4.

2. Хворі з тахіаритмією і широкими комплексами QRS, зумовленими преекзитацією → застосуйте антиаритмічні ЛЗ, які впливають на проведення по додатковому шляху (напр. пропафенон) або проведіть електричну кардіоверсію. У таких хворих аденозин може викликати фібриляцію шлуночків! Застосування дигоксину, верапамілу, дилтіазему, β-блокаторів та аміодарону **у хворих з ФП та ознаками передчасного збудження** також становить небезпеку.

Тривале лікування

1. Безсимптомна преекзитація → без лікування, можна зважити проведення черезшкірної абляції.

2. АВРТ і/або ФП з передчасним збудженням → черезшкірна абляція, а у хворих, які не дають згоди на абляцію — пропафенон або флекаїнід (в осіб без органічної хвороби серця), найкраще у комбінації з β-блокатором.

3. Синдром WPW — ФП з швидким проведенням або АВРТ, який погано переноситься → черезшкірна абляція.

4. АВРТ (без преекзитації на ЕКГ у спокої) → черезшкірна абляція, а у хворих, які не дають згоди на абляцію — β-блокатори, дилтіазем або верапаміл чи, можл., флекаїнід або **пропафенон** (в осіб без органічної хвороби серця), аміодарон, дігоксин, дофетилід або соталол.

5. Єдиний пароксизм або рідкісні пароксизми АВРТ (без передчасного збудження) → без лікування, вагусні проби, «таблетка в кишені» (120 мг дилтіазему +80 мг пропранололу), можливо черезшкірна абляція.

Фармакологічне лікування

1. Жоден з антиаритмічних ЛЗ повністю не ліквідує цю аритмію; можете застосувати **β-блокатор, верапаміл або дилтіазем (у хворих без преекзитації на ЕКГ у спокої), пропафенон** або, можл., **аміодарон.**

2. Не застосовуйте монотерапії дигоксином у хворих з АВРТ або ФП і преекзитацією на ЕКГ у спокої.

3. Якщо епізоди тахікардії виникають рідко і добре переносяться → можна зважити рекомендацію одноразового прийому «таблетки кишені» у випадку появи аритмії.

Інвазивне лікування

Черезшкірна абляція додаткового шляху — забезпечує повне одужання, ризик пов'язаний з маніпуляцією є меншим, ніж загроза, пов'язана з синдромом передчасного збудження.

1) Якщо хворий потребує лікування аритмії, можна запропонувати йому абляцію, як лікування першого вибору. Абляцію пропонують, коли хоча б один з антиаритмічних ЛЗ виявився неефективним, або спостерігаються небажані ефекти ЛЗ.

2) Абляція є абсолютно показана при: перенесеній фібриляції шлуночків, пов`язаній з преекзитацією; пароксизмах фібриляції чи тріпотіння передсердь, проведеного до шлуночків по додатковому шляху з швидким ритмом шлуночків; тахіаритміях, що спричиняють гемодинамічну нестабільність; нападах аритмії, що добре переносяться, але є відносно частими.

3) ЕФД і абляцію додаткового шляху проведення все частіше виконують у безсимптомних осіб з рефрактерним періодом антероградного проведення через додатковий шлях <240 мсек, а також, коли індукований АВРТ провокує ФП з ознаками передчасного збудження або виявлено наявність багатьох додаткових шляхів. Проведення ЕФД також зважте у молодих безсимптомних хворих з персистуючою преекзитацією на записах ЕКГ (також під час навантажувальних тестів), а при наявності короткого рефрактерного періоду додаткового шляху → розгляньте доцільність абляції.

6.4. Передсердна тахікардія (ПТ)

→ **ВИЗНАЧЕННЯ ТА ЕТІОПАТОГЕНЕЗ**

Пароксизмальна чи безперервна тахікардія, що виникає в передсерді поза межами синусового вузла. **Види:**

1) **монофокальна** — прискорений (100–250/хв), регулярний ритм передсердного походження;

2) **мультифокальна** — ритм нерегулярний, повільніший, а зубці Р мають, щонайменше, 3 різні форми.

Причини: хвороби серця (напр. інфаркт міокарда), гострі та хронічні хвороби легень (напр. пневмонія), метаболічні (напр. гіпертиреоз) і електролітні (напр. гіпокаліємія) порушення, передозування ЛЗ, особливо серцевих глікозидів (зазвичай ПТ блокадою), зловживання алкоголем.

→ **КЛІНІЧНА КАРТИНА ТА ПРИРОДНИЙ ПЕРЕБІГ**

Симптоми подібні, як при інших надшлуночкових тахіаритміях, але значною мірою залежать від основного захворювання. Якщо виникнення ПТ, особливо мультифокальної, пов'язане з гострим захворюванням, аритмія минає враз із покращенням стану хворого. В інших випадках ПТ має рецидивуючий характер, доволі часто безперервний, і призводить до тахіаритмічної кардіоміопатії. ПТ може викликати вогнищеву фібриляцію передсердь. Не призводить до тромбоемболічних ускладнень.

→ **ДІАГНОСТИКА**

Допоміжні дослідження

1. ЕКГ: при монофокальній ПТ зубці Р однакові, їх морфологія залежить від місцезнаходження вогнища, який генерує ритм (може бути схожою, як при синусовому ритмі). При мультифокальній ПТ ритм нерегулярний (повна нерегулярність), зубці Р мають, щонайменше, 3 різні форми, без переваги однієї з них.

2. ЕФД: для точної локалізації ПТ.

Диференційна діагностика →рис. 6-1, рис. 6-2 і рис. 6-3.

→ **ЛІКУВАННЯ**

Складніше, ніж у випадках АВВРТ і АВРТ. Важливим є ефективне лікування основного захворювання.

Невідкладне лікування

1. Алгоритм невідкладної терапії регулярної тахікардії →рис. 6-4.

2. Способи припинення монофокальної ПТ (ефективність обмежена):

1) **вагусні проби**;

2) **електротерапія** — передсердна стимуляція, електрична кардіоверсія;

3) **аденозин** (ефективний в частині випадків);

4) **блокатор кальцієвих каналів** або ж **β-блокатор** (рідко припиняють ПТ, частіше зменшують тахікардію), при відсутності ефекту → **пропафенон** (протипоказаний при органічному захворюванні серця) в комбінації з ЛЗ, який блокує АВ-вузол, або **аміодарон**.

3. Мультифокальна ПТ не піддається електричній кардіоверсії, ефективність антиаритмічних ЛЗ є дуже обмеженою; рекомендується **блокатор кальцієвих каналів** (верапаміл або дилтіазем).

4. Тактика при отруєнні серцевими глікозидами →розд. 20.6.

Тривале лікування

Фармакологічне лікування

1. Монофокальна ПТ: спочатку застосовується **β-блокатор** або **блокатор кальцієвих каналів**. Якщо ефекту немає → спробуйте **пропафенон** або флекаїнід (протипоказані у випадку органічного захворювання серця, в т. ч. коронарної хвороби) в комбінації з ЛЗ, що блокує АВ-вузол, рідко **соталол**, або **аміодарон**. Ефективність антиаритмічних ЛЗ є обмеженою.

2. Мультифокальна ПТ: лікування спрямоване, головним чином, на основне захворювання (найчастіше легень). Антиаритмічні ЛЗ в більшості випадків неефективні. У хворих із супутнім обструктивним тяжким легеневим захворюванням уникайте застосування β-блокаторів. У хворих без обструктивного захворювання легень надають перевагу метопрололу.

Інвазивне лікування

Завдяки системам тривимірного картування активації серця успішність процедур абляції при монофокальній ПТ перевищує 80 %. Абляція показана у випадках, коли аритмія є рецидивуючою і симптоматичною, або є безсимптомною, але у формі безперервної тахікардії, яка призводить до розвитку тахіаритмічної кардіоміопатії. При мультифокальній ПТ ефективність абляції є значно гіршою. У симптоматичних хворих, в яких спостерігається резистентність до антиаритмічних ЛЗ, можна виконати абляцію АВ-вузла.

6.5. Синусові тахіаритмії

→ ВИЗНАЧЕННЯ ТА ЕТІОПАТОГЕНЕЗ

Різні порушення ритму з різноманітними механізмами, клінічною картиною і прогнозом.

1. Фізіологічна синусова тахікардія: прискорений синусовий ритм >100/хв у відповідь на фізіологічний (фізичне навантаження, емоційний стрес) або патологічний (лихоманка, гіповолемія, анемія, серцева недостатність, гіпертиреоз, феохромоцитома, дія ЛЗ) подразник.

2. Неадекватна синусова тахікардія: тривале прискорення синусового ритму без зв'язку зі ступенем навантаження чи непропорціональне до нього. Є наслідком підвищеного автоматизму синусового вузла і його патологічної автономної регуляції; найчастіше спостерігається у жінок середнього віку.

3. Рецидивуюча синусова тахікардія: варіант пароксизмальної надшлуночкової тахікардії, викликається циркуляцією хвилі збудження в межах синусового вузла. Доволі часто причиною є органічна хвороба серця.

4. Синдром ортостатичної тахікардії: наслідок дисфункції вегетативної системи.

→ **КЛІНІЧНА КАРТИНА**

1. Неадекватна синусова тахікардія: клінічна картина різноманітна — може протікати без будь-яких симптомів, або спричинити повну втрату працездатності. Найчастіші симптоми (які не є пароксизмальними): серцебиття, біль у грудній клітці, задишка, запаморочення і пресинкопе).

2. Рецидивуюча синусова тахікардія: пароксизмальні і типові для інших форм пароксизмальної тахікардії симптоми; синкопе виникає рідко, оскільки частота ритму рідко >180/хв.

→ **ДІАГНОСТИКА**

1. Неадекватна синусова тахікардія: необхідно виключити загальносистемну причину. На ЕКГ резистентна (>100/хв) синусова тахікардія впродовж дня, форма зубців P не відрізняється від таких при синусовому ритмі, надмірна реакція у відповідь на активність, а також нормалізація частоти ритму в нічний час.

2. Рецидивуюча синусова тахікардія: діагностика на підставі ЕКГ і ЕФД; викликається і припиняється програмованою стимуляцією передсердь, припиняється під впливом масажу каротидного синуса або після введення аденозину.

→ **ЛІКУВАННЯ**

1. Неадекватна синусова тахікардія: корисним є застосування **івабрадину**. Можете також розглянути доцільність призначення β-блокатора — у монотерапії або у комбінації з івабрадином. β-блокатори та блокатори кальцієвих каналів часто мають низьку ефективність або погано переносяться. Черезшкірну абляцію проводять рідко, у найбільш резистентних до лікування випадках.

2. Рецидивуюча синусова тахікардія: при нападах — **процедури, які підвищують тонус вагусного нерва**, для тривалого лікування — **β-блокатори, верапаміл, дилтіазем** і, навіть, дигоксин чи аміодарон; у стійких до лікування випадках можете зважити проведення черезшкірної абляції.

6.6. Фібриляція передсердь (ФП)

→ **ВИЗНАЧЕННЯ ТА ЕТІОПАТОГЕНЕЗ**

Найчастіша надшлуночкова тахіаритмія, ознаками якої є швидка (350–700/хв), некоординована активація передсердь, що призводить до втрати гемодинамічної ефективності їх скорочень, що супроводжується нерегулярним ритмом шлуночків. Частота шлуночкового ритму залежить від електрофізіологічних властивостей АВ-вузла, функції вегетативної системи, а також дії ЛЗ, і може бути нормальною (у спокої 70–90/хв), прискореною (тахіаритмія) чи сповільненою (брадиаритмія).

Класифікація ФП →рис. 6-9. Якщо у хворого трапляються епізоди аритмії, які можна віднести до різних категорій, перш за все, слід врахувати найчастішу форму ФП.

Причини:
1) **серцеві** — артеріальна гіпертензія, набуті вади клапанів (в першу чергу, вади мітрального клапана), ішемічна хвороба серця, кардіоміопатії (особливо дилатаційна і гіпертрофічна), вроджені вади серця (в основному з шунтуванням крові на рівні передсердь), міокардит і перикардит, перенесені оперативні втручання на серці, синдром слабкості синусового вузла (синдром «тахі-брадикардії»), синдром преекзитації, системні захворювання із залученням серця — саркоїдоз, амілоїдоз, гемохроматоз, новоутворення серця — первинні і метастатичні. ФП дуже часто спостерігається у хворих із серцевою недостатністю, незалежно від її причини.

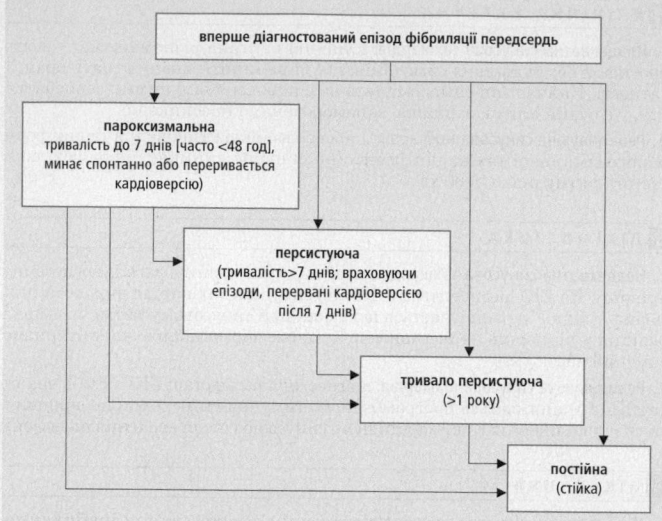

Рис. 6-9. Класифікація фібриляції передсердь

2) **позасерцеві** — гіпертиреоз (найчастіше), гіпотиреоз, гостра інфекція, загальний наркоз, хвороби легень, феохромоцитома, ожиріння, цукровий діабет, метаболічний синдром, хронічне захворювання нирок, заняття спортом (дисципліни, які вимагають витривалості), різні речовини (алкоголь, окис вуглецю, кофеїн, деякі ЛЗ [напр., β_2-міметики]).

Пароксизмальна ФП у ≈50 % випадків спостерігається в осіб без органічного захворювання серця; найчастіше це аритмія вогнищевого типу, ініційована імпульсами, які виникають у легеневих венах, рідше у верхній порожнистій вені, вені Маршалла (косій вені лівого передсердя), або коронарному синусі. **При персистуючій і постійній ФП** органічні хвороби серця виявляють у >90 % хворих.

→ **КЛІНІЧНА КАРТИНА ТА ПРИРОДНИЙ ПЕРЕБІГ**

Скарги: серцебиття, напади потовиділення, слабкість і зниження переносимості фізичного навантаження, синкопальні стани чи запаморочення. При постійній формі ФП хворі часто не відчувають симптомів аритмії. Класифікація вираженості симптомів (шкала EHRA) →табл. 6-5. **Об'єктивно:** нерегулярна серцева діяльність (повна нерегулярність), нерегулярний пульс, дефіцит пульсу. У хворих з вогнищевою ФП можуть спостерігатись чисельні екстрасистоли чи пароксизми тахікардій (передсердна тахікардія, тріпотіння передсердь).

Вперше зафіксований пароксизм ФП може бути єдиним у житті нападом, або черговим рецидивом пароксизмальної ФП, або, навіть, тривало персистуючою ФП. Важливим є ретельний анамнез і аналіз доступної медичної документації пацієнта. **Пароксизмальна ФП** має самообмежуючий характер і, найчастіше, минає впродовж 24 год. **Персистуюча ФП** не минає самостійно і триває >7 днів; це може бути як перша клінічна маніфестація аритмії, так і наслідок рецидивуючих епізодів пароксизмальної ФП. **Тривало персистуюча ФП** діагностується, коли ФП зберігається >1 року і прийнято рішення про відновлення синусового ритму.

Таблиця 6-5. Класифікація вираженості симптомів, пов'язаних із фібриляцією передсердь, за EHRA

Клас	Опис
1	без суб'єктивних симптомів
2а	слабко виражені симптоми — нормальна щоденна активність не обмежена
2б	помірно виражені симптоми — обтяжливо сприймаються хворими, однак не перешкоджають нормальній щоденній активності
3	значно виражені симптоми — нормальна щоденна активність є обмеженою
4	симптоми, що унеможливлюють функціонування — нормальна щоденна активність взагалі неможлива

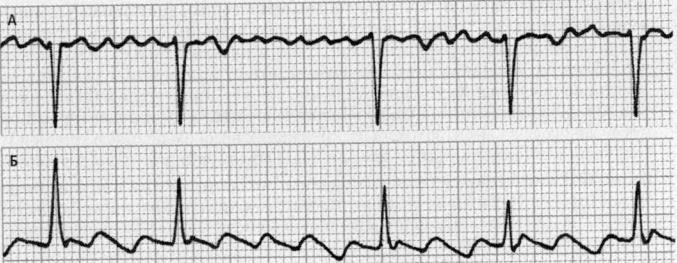

Рис. 6-10. А — поліморфні хвилі f замість зубців Р під час фібриляції передсердь. Б — мономорфні двофазні хвилі F замість зубців Р під час тріпотіння передсердь

→ДІАГНОСТИКА

Скринінгові дослідження

Скринінгові дослідження для виявлення ФП проведіть:

1) в осіб віком >65-ти років — пальпація пульсу або ЕКГ;

2) у хворих з транзиторною ішемічною атакою (ТІА) або ішемічним інсультом в анамнезі — постійне моніторування ЕКГ впродовж ≥72 год (розгляньте доцільність довготермінового моніторування ЕКГ за допомогою неінвазивної апаратури або імплантованих петльових реєстраторів).

Допоміжні дослідження

1. ЕКГ: повна нерегулярність, відсутність зубців Р (заміщені хвилями f) →рис. 6-10А.

2. Холтерівське моніторування ЕКГ (іноді >24 год, до 7 діб) **продовжене** (напр., 2–4-тижневе) і постійна **телеметрична реєстрація ЕКГ:** у випадку пароксизмальної ФП, коли діагноз є сумнівним.

3. Електрокардіографічний тест із фізичним навантаженням: у випадку підозри на ішемію міокарда і перед початком терапії ЛЗ класу Іс.

4. Ехокардіографія: трансторакальне дослідження проведіть усім хворим із ФП з метою діагностики можливих органічних захворювань серця або тромбу в лівому передсерді і його вушку (з цією метою необхідне черезстравохідне дослідження).

Диференційна діагностика→**рис. 6-1**

→ ЛІКУВАННЯ

Лікування «на вимогу»

Тактика при пароксизмальній ФП залежить від супутньої симптоматики і порушень гемодинаміки.

1. Якщо скарги не є вираженими:

1) **коригуйте потенційні електролітні порушення** (рівень калію та магнію) та очікуйте припинення нападу;

2) **контролюйте частоту ритму шлуночків** (цільова 80–100/хв), застосовуючи, напр., **верапаміл** чи **дилтіазем** (не вводьте в/в при серцевій недостатності), **β-блокатор** (напр. метопролол; при серцевій недостатності або ФВЛШ <40 % застосуйте в мінімальній ефективній дозі; якщо частота ритму не знизиться <110/хв, можна додатково застосувати дигоксин чи аміодарон) або **дигоксин** (не використовується у монотерапії);

3) якщо **напад ФП затягується**, особливо >24 год → обґрунтованим є виконання **кардіоверсії**, частіше **медикаментозної** (найбільш успішна, якщо ФП триває <7 днів); застосуйте **пропафенон** (в осіб без суттєвого органічного захворювання серця [інші рекомендовані ЛЗ: флекаїнід, ібутилід, вернакалант]) або **аміодарон** (у інших випадках); також можна застосувати **антазолін** 100–250 мг в/в. Якщо напад ФП триває <48 год, передуюча підготовка за допомогою антикоагулянтної терапії не є обов'язковою (за винятком хворих, обтяжених високим ризиком тромбо-емболічних ускладнень, напр., хворих з ЦД або з серцевою недостатністю).

2. Якщо ФП викликає суттєві гемодинамічні порушення або коронарний біль → в ургентному порядку проведіть **електричну кардіоверсію** →розд. 24.18. Рекомендована для переривання ФП енергія: почергово 100, 200, 300 і 360 Дж.

3. Черговий рецидив — можна рекомендувати пацієнту (без органічної хвороби серця, з суттєво вираженою симптоматикою аритмії, рідкісними нападами) прийом «таблетки в кишені» — одноразово 600 мг (450 мг, якщо маса тіла <70 кг) пропафенону, якщо раніше безпечність і ефективність такого лікування було підтверджено в стаціонарних умовах. На 30 хв раніше призначте β-блокатор або верапаміл, щоб уникнути АВ-проведення 1:1 у разі конверсії ФП до тріпотіння передсердь.

Тривале лікування

Загальні принципи

1. Пароксизмальна ФП: ліквідація факторів, що сприяють аритмії, таких як алкоголь, кофеїн, нікотин; знайдіть та лікуйте потенційну причину. Модифікуйте фактори серцево-судинного ризику. Після припинення першого у житті нападу ФП профілактичне антиаритмічне лікування не застосовується. У випадку рецидивів, що рідко виникають та добре переносяться → можливе застосування «таблетки в кишені» (→вище).

2. Персистуюча ФП: виберіть стратегію дій:

1) **відновлення синусового ритму** (найчастіше за допомогою електричної кардіоверсії) і його збереження (найчастіше фармакологічно) **або**

2) прийняття рішення про те, що ФП залишається постійною, та **оптимальний контроль частоти ритму шлуночків.**

Алгоритм контролю ритму у хворих зі щойно діагностованою ФП →рис. 6-11. Вплив обох стратегій на ризик смерті та інсульту є схожим. Обидві тактики є взаємодоповнюючими і їх не слід протиставляти. Навіть при здійсненні заходів для збереження синусового ритму, в подальшому й далі використовуйте ЛЗ, що контролюють частоту ритму шлуночків, щоб оберігати хворого перед розвитком тахіаритмії у разі рецидиву ФП. Контроль частоти ритму шлуночків рекомендується у хворих з ФП у похилому віці без симптомів, або

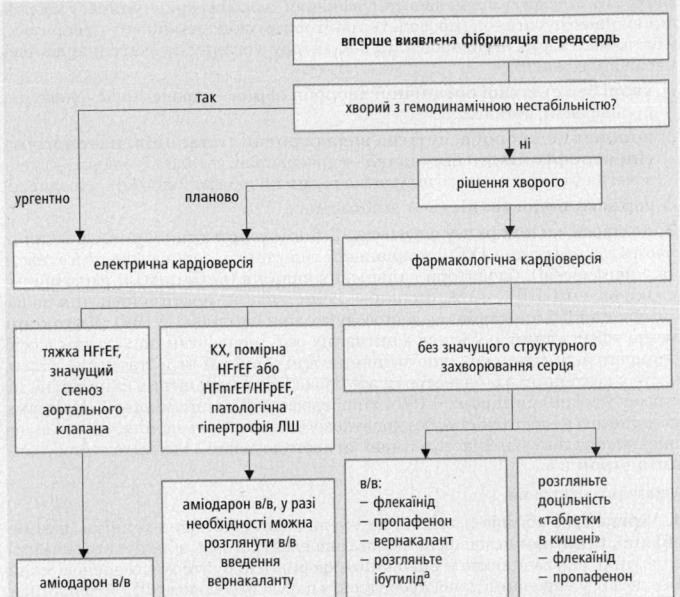

^a Не застосовуйте у хворих з подовженим інтервалом QT.

КХ — коронарна хвороба, ЛШ — лівий шлуночок, HFrEF — серцева недостатність зі зниженою фракцією викиду, HFmrEF — серцева недостатність з помірним зниженням фракції викиду, HFpEF — серцева недостатність зі збереженою фракцією викиду

Рис. 6-11. Алгоритм контролю серцевого ритму у пацієнтів з вперше виявленою фібриляцією передсердь (на основі рекомендації ESC 2016, змодифіковано)

зі слабко вираженими симптомами, пов'язаними з аритмією (EHRA 1 або 2a). В той же час, у хворих з як мінімум помірно вираженими симптомами (EHRA ≥2б), окрім контролю ритму шлуночків необхідно прагнути до збереження синусового ритму. Зважте збереження синусового ритму у хворих:

1) молодого віку з симптомами аритмії, у котрих не виключається проведення абляції;
2) з ФП і залежною від аритмії серцевою недостатністю;
3) з ФП, причину якої ліквідовано (напр. гіпертиреоз).

3. Постійна ФП: метою лікування є контроль частоти ритму шлуночків (помірний у хворих без симптомів або з задовільною переносимістю симптомів — <110/хв у спокої; більш ретельний у хворих із симптомами, пов'язаними з ФП — у спокої <80/хв, а під час помірного навантаження <110/хв); у випадку ретельного контролю важливою є його оцінка за допомогою тесту із фізичним навантаженням (при симптомах під час навантаження) і холтерівського моніторингу ЕКГ. Не призначайте антиаритмічних ЛЗ I ані III класу, а також аміодарону з метою тривалого контролю частоти шлуночкового ритму.

Фармакологічне лікування

1. Збереження синусового ритму: вирішальне значення при виборі антиаритмічного ЛЗ має безпечність терапії, яка залежить від ризику проаритмії.

Вибір ЛЗ залежить від наявності органічної хвороби серця (**увага**: у хворих, які вживають соталол, проводьте моніторинг щодо наявності проаритмії; у багатьох хворих аміодарон є ЛЗ 2-го вибору з огляду на екстракардіальні небажані ефекти):

1) **хворі без суттєвої органічної хвороби серця** → дронедарон, флекаїнід, пропафенон, соталол;

2) **коронарна хвороба, суттєва вада серцевих клапанів, патологічна гіпертрофія лівого шлуночка** → дронедарон, соталол (у хворих з суттєвою гіпертрофією лівого шлуночка ризик проаритмії вищий), аміодарон;

3) **серцева недостатність** → аміодарон.

2. Контроль частоти ритму шлуночків: β-блокатори (найбільш ефективні, мають перевагу при ІХС, артеріальній гіпертензії, серцевій недостатності чи гіпертиреозі), блокатори кальцієвих каналів (**верапаміл, дилтіазем**; у хворих з ФВЛШ ≥40 %, особливо, коли існують протипоказання до застосування β-блокаторів; не застосовуйте при синдромі WPW). **Дигоксин** менш ефективний, особливо в активних осіб, може бути показаним в осіб старшого віку, менш фізично активних, при серцевій недостатності, досить часто у комбінації з β-блокатором або блокатором кальцієвих каналів; не застосовуйте при синдромі WPW і гіпертрофічній кардіоміопатії. У хворих із серцевою недостатністю, без додаткового шляху проведення, або ж, якщо інші методи лікування неефективні чи протипоказані → можете застосувати **аміодарон** в/в.

Інвазивне лікування

1. **Черезшкірна абляція** (ізоляція легеневих вен — основна техніка, лінійні абляції, руйнування зон фракціонованих електрограм, абляція автономних сплетінь): рекомендуйте її виконання хворим (скеруйте їх в осередок, який має досвід у виконанні даної процедури) з пароксизмальною ФП, яка протікає із суб'єктивними симптомами, якщо ≥1 антиаритмічний ЛЗ I чи III класів виявився неефективним, а хворий надає перевагу подальшому контролю ритму. Розгляньте виконання абляції:

1) як лікування першого вибору у ретельно відібраній групі хворих з ФП і клінічно значущою симптоматикою (як альтернатива до антиаритмічного ЛЗ) після оцінки потенційних користі та ризику, пов'язаних із втручанням, і якщо пацієнт свідомо вибирає такий спосіб лікування;

2) у симптоматичних хворих:

   а) із персистуючою або тривало персистуючою ФП, резистентною до фармакологічного лікування;

   б) із ФП та серцевою недостатністю зі зниженою ФВЛШ, особливо при підозрі на тахіаритмічну кардіоміопатію;

3) із залежною від ФП брадикардією.

2. **Хірургічна абляція**: під час кардіохірургічних операцій, напр., з приводу вади мітрального клапана чи коронарної хвороби.

3. **Черезшкірна абляція АВ-вузла з імплантацією електрокардіостимулятора**: зважте у хворих із постійною ФП, якщо фармакологічний контроль частоти ритму шлуночків виявився неефективним. Імплантація стимулятора також показана у симптоматичних хворих із синдромом «тахі-брадикардія», або з постійною ФП, що супроводжується симптоматичною брадиаритмією.

→ **УСКЛАДНЕННЯ**

Найбільш серйозними є **тромбоемболічні ускладнення**, перш за все ішемічний інсульт. Вони пов'язані з утворенням тромбу в лівому передсерді (найчастіше у його вушку).

1. Довготривала профілактика: у кожного хворого з ФП оцініть ризик тромбоемболічних ускладнень на основі шкали CHA_2DS_2-VASc →табл. 6-6, а також ризик кровотечі (нижче). Рекомендована профілактика →рис. 6-12:

Таблиця 6-6. Шкала CHA₂DS₂-VASc для оцінки ризику ішемічного інсульту у хворих із фібриляцією передсердь, не пов'язаною з вадою клапанів

Фактор ризику	Бали
симптоми серцевої недостатності або зниження фракції викиду лівого шлуночка	1
артеріальна гіпертензія[a]	1
вік ≥75 років	2
цукровий діабет[б]	1
перенесений інсульт або ТІА або інша тромбоемболічна подія[a]	2
судинне захворювання[в]	1
вік 65—74 років	1
жіноча стать[г]	1

[a] артеріальний тиск у спокої >140/90 мм рт. ст. під час ≥2-х вимірювань, проведених у різних ситуаціях, або пацієнт приймає гіпотензивні ЛЗ

[б] глікемія натще >125 мг/дл (7 ммоль/л) або застосування пероральних цукрознижуючих засобів і/або інсуліну

[в] перенесений інфаркт міокарда, захворювання периферичних артерій на фоні атеросклерозу, атеросклеротична бляшка в аорті

[г] Збільшує ризик у разі наявності ≥1-го іншого фактора ризику.

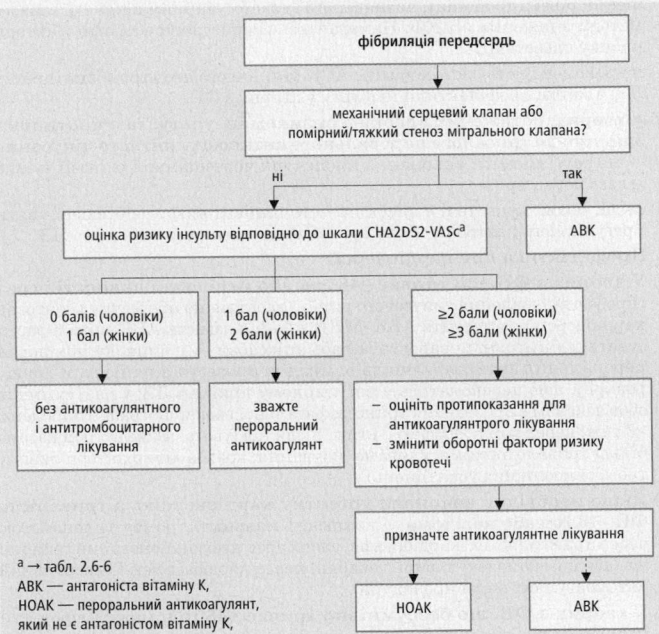

[a] → табл. 2.6-6
АВК — антагоніста вітаміну K,
НОАК — пероральний антикоагулянт, який не є антагоністом вітаміну K,

Рис. 6-12. Профілактика інсульту у пацієнтів з фібриляцією передсердь (на основі рекомендацій ESC 2016, змодифіковано)

1) якщо ризик інсульту оцінено на 0 балів (чоловіки) або 1 бал (жінки) по шкалі CHA_2DS_2-VASc → не призначайте антикоагулянтного ані антитромбоцитарного лікування;

2) **у решті випадків, якщо відсутні протипоказання до антикоагулянтного лікування** — слід призначити тривале лікування пероральним антикоагулянтом — дабігатраном (110 або 150 мг 2× на добу, залежно від функції нирок і ризику кровотечі), ривароксабаном (20 мг 1× на добу) і апіксабаном (5 мг 2× на добу); альтернативно — антагоністами вітаміну К (АВК — аценокумаролом або варфарином) у дозі, що зберігає МНВ в діапазоні 2–3 (після стабілізації дози контролюйте МНВ кожного місяця). У хворих з ФП, асоційованою з ревматичною вадою клапана — в основному з помірним і тяжким мітральним стенозом або протезованим клапаном) не застосовуйте інших антикоагулянтів, окрім АВК.

3) **оцініть ризик кровотечі** — на основі наявності факторів ризику кровотечі. **Фактори, які підлягають модифікації:** артеріальна гіпертензія (особливо систолічний тиск >160 мм рт. ст.), лабільне МНВ у лікованих АВК з TTR (час перебування МНВ у терапевтичному діапазоні у відсотках) <60 %, прийом ЛЗ, які сприяють розвитку кровотечі [напр., антитромбоцитарні, нестероїдні протизапальні], надмірне вживання алкоголю [≥8 порцій/тижд.]). **Фактори, які потенційно підлягають модифікації:** анемія, порушення функції нирок, знижена кількість або порушена функція тромбоцитів. **Фактори, які не підлягають модифікації:** вік [>65 років або ≥75 років в залежності від шкали], серйозна кровотеча в анамнезі, інсульт в анамнезі, діалізотерапія або стан після трансплантації нирки, цироз печінки, онкологічне захворювання, генетичні фактори [поліморфізм CYP2C9]. **Фактори, пов'язані з концентраціями біомаркерів:** підвищений рівень тропоніну, визначеного із застосуванням високочутливого методу, зниження рШКФ. Намагайтесь скоригувати оборотні фактори ризику кровотечі.

4) не рекомендують застосовувати АСК (ані іншого антитромбоцитарного ЛЗ) з метою профілактики інсульту у хворих з ФП.

5) **у хворих, обтяжених високим ризиком інсульту, та з протипоказаннями до тривалого перорального антикоагулянтного лікування** → можете зважити виконання процедури черезшкірної оклюзії вушка лівого передсердя;

6) якщо ризик кровотечі є високим → то пацієнт вимагає більшої уваги і регулярного контролю після призначення антикоагулянтного ЛЗ.

2. Профілактика при кардіоверсії

1) **У хворих з ФП, що триває ≥48 год або невідомої давності** перед спробою відновлення синусового ритму (електрична або медикаментозна кардіоверсія) застосуйте АВК (МНВ 2,0–3,0; замість АВК можна застосувати дабігатран, ривароксабан або апіксабан — у випадку цих нових пероральних антикоагулянтів необхідно провести з пацієнтом одну розмову, щоб переконатись у регулярному прийомі ЛЗ; у разі сумнівів обов'язковим є проведення трансезофагальної ехокардіографії) впродовж ≥3 тиж. перед кардіоверсією і 4 тиж. після неї (увага: може бути показане більш тривале антикоагулянтне лікування; враховуйте фактори ризику тромбоемболічних ускладнень).

2) **Якщо необхідно виконати ургентну кардіоверсію, а тривалість ФП ≥48 год або невідома** → виключіть наявність тромбу за допомогою черезстравохідної ехокардіографії, застосуйте нефракціонований гепарин в/в (або низькомолекулярний гепарин) перед кардіоверсією і пероральний антикоагулянт після процедури.

3) **У хворих з ФП, що безсумнівно триває <48 год,** можна виконати кардіоверсію відразу після введення гепарину, але у випадку наявного ризику інсульту призначте пероральний антикоагулянт на тривалий час.

3. Профілактика у хворих, яким виконують ЧКВ →табл. 34-7.

6.7. Тріпотіння передсердь (ТП)

Швидкий, регулярний ритм передсердь з частотою, як правило, 250–350/хв (при застосувані ЛЗ з негативним дромотропним ефектом [напр., пропафенону, аміодарону] чи після абляції в межах передсердя, частота може складати 190–240/хв). **Причини:** органічне захворювання серця (ревматична вада клапанів, ІХС, артеріальна гіпертензія, сіндром слабкості синусового вузла, перенесене оперативне втручання на серці або міокардит), гіпертиреоз, хронічна хвороба легень. ТП часто є наслідком гострого патологічного процесу, напр., гострого інфаркту міокарда, запалення легень, хірургічного втручання. В залежності від електрофізіологічного механізму розрізняють ТП: типове (найчастіше), типове «проти годинникової стрілки», а також нетипове; визначення типу є важливим для черезшкірної абляції.

Аритмія може мати пароксизмальний або персистуючий характер, найчастіше — рецидивуючий, і з часом може переходити у постійну ФП. Напади ТП часто супроводжуються тахіаритмією, є резистентними до антиаритмічних ЛЗ і погіршують якість життя хворого. ТП спостерігається у ≈1/3 хворих з ФП. При лікуванні ЛЗ 1 с класу або аміодароном ФП часто трансформується в ТП. Якщо напад ТП пов'язаний з гострою хворобою, він зазвичай не рецидивує після її закінчення.

Скарги і об'єктивні симптоми, значною мірою, залежать від виду і запущеності основного захворювання: серцебиття (найчастіше), задишка, слабкість або біль у грудній клітці; рідко — без скарг; швидкий, регулярний серцевий ритм ≈150/хв (одночасно пульсація яремних вен з частотою 300/хв); масаж каротидного синуса, як правило, сповільнює ритм шлуночків тільки під час компресії синуса. Під час фізичного навантаження та у хворих з дуже ефективним проведенням через АВ-вузол може виникати АВ-проведення 1:1 (зазвичай спостерігається проведення 2:1) із симптомами гіпотензії і синкопе.

Допоміжні дослідження

ЕКГ: хвилі тріпотіння передсердь у вигляді зубців пилки найкраще візуалізуються у відведеннях III і V_1 (рис. 6-10В) — при типовому ТП негативна хвиля тріпотіння — у II, III і V_6, позитивна — у V_1; при ТП «проти годинникової стрілки» — позитивна у II, III і V_6, а негативна — у V_1. При наявності АВ-блокади 2:1, коли комплекс QRS накладається на хвилю передсердь, буває складно оцінити хвилі тріпотіння; у таких випадках допомагає масаж каротидного синуса або ж введення аденозину з метою тимчасового збільшення ступеня АВ-блокади. У нелікованих хворих найчастіше спостерігається АВ-блокада 2:1 з швидким ритмом шлуночків ≈150/хв. Якщо ступінь блокади змінюється, ритм шлуночків стає нерегулярним. Рідко, головним чином при застосуванні антиаритмічних ЛЗ, що зменшують частоту збудження передсердь, може виникати проведення 1:1 — як правило, з широкими комплексами QRS.

Диференційний діагностика →рис. 6-1, рис. 6-2 і рис. 6-3.

Алгоритм лікування ТП →рис. 6-13.

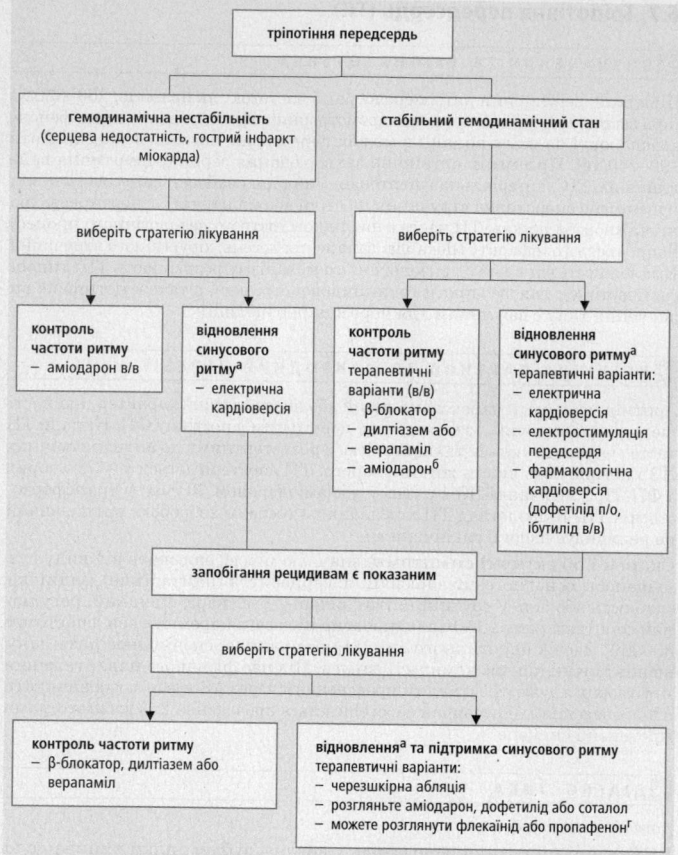

a Кардіоверсія може проводитись лише тоді, коли хворий приймає антикоагулянт (МНВ 2–3) або аритмія триває <48 год, або при трансезофагеальній ехокардіографії немає тромбу в передсердях. Рекомендація сильніша, ніж для використання аміодарону.
б слабша рекомендація, ніж для інших варіантів
в як терапія першого вибору або у випадку неефективності фармакотерапії
г Не слід використовувати без ЛЗ, що блокують АВ-вузол або у хворих з серйозним органічним захворюванням серця.

Рис. 6-13. Лікування тріпотіння передсердь (на основі рекомендацій ACC, AHA, HRS 2015 та EHRA, змодифіковано)

Невідкладне лікування

1. Електрична кардіоверсія: зазвичай імпульс низької енергії, розпочинають від енергії 50 Дж при використанні однофазних розрядів і меншої, у випадку двофазних розрядів; профілактика емболічних ускладнень — як при ФП (→вище). Ефективною є також **швидка стимуляція передсердь** (трансвенозна чи черезстравохідна).

2. Фармакологічне лікування →рис. 6-13.

Тривале лікування

Принципи вибору ЛЗ (рис. 6-13) подібні, як і у випадку ФП, однак ефективність антиаритмічних ЛЗ є нижчою, ніж у випадку абляції (зазвичай <40 %). При типовому ТП показання до **черезшкірної абляції** широкі; можна пропонувати її проведення хворому навіть після першого у житті нападу ТП, що добре переносився. У випадку нетипового ТП, перш за все здійсніть спробу лікування антиаритмічними ЛЗ.

➡ УСКЛАДНЕННЯ

ТП збільшує загрозу тромбоемболічних ускладнень, у т. ч. ішемічного інсульту, тому необхідна антикоагулянтна профілактика, як у пацієнтів з ФП →розд. 2.6.6.

6.8. Доброякісні шлуночкові тахікардії

➡ ВИЗНАЧЕННЯ ТА ЕТІОПАТОГЕНЕЗ

Тахікардія з виносного тракту і фасцикулярна лівошлуночкова тахікардія в особи без ознак органічної хвороби серця. Такі аритмії мають ідіопатичний характер, прогноз загалом добрий (низький ризик раптової серцевої смерті).

➡ КЛІНІЧНА КАРТИНА ТА ПРИРОДНИЙ ПЕРЕБІГ

Головний симптом: напади серцебиття, які зазвичай добре переносяться, оскільки серце не ушкоджене. Може спостерігатись безсимптомний перебіг. У випадку аритмії з виносного тракту часто турбує серцебиття, пов'язане з множинними ШЕ і нсШТ (але не з пароксизмальною сШТ). Симптоматика може підсилюватися під впливом стресу або фізичного навантаження.

➡ ДІАГНОСТИКА

ЕКГ: при ШТ з виносного тракту правого шлуночка — мономорфні ШЕ, нсШТ і сШТ з морфологією, як при блокаді лівої ніжки пучка Гіса з правограмою →рис. 6-14. При фасцикулярній аритмії — рідко одиночні ШЕ, головним чином епізоди ШТ з дещо розширеними комплексами QRS (зазвичай <140 мс) з морфологією, як при блокаді правої ніжки пучка Гіса, найчастіше з лівограмою.

Диференційна діагностика

Інші форми ШТ; важливо виключити органічне захворювання серця і провести аналіз морфології комплексів QRS під час аритмії. Аритмії з виносного тракту правого шлуночка диференціюють з ранньою формою чи субклінічним перебігом аритмогенної кардіоміопатії правого шлуночка.

➡ ЛІКУВАННЯ

1. Фасцикулярна ШТ чи ШТ з виносних трактів доволі часто припиняється після в/в введення β-блокатора або верапамілу, а ШТ з виносного тракту правого шлуночка — також під впливом ЛЗ Іс класу.

2. Хворі без симптомів не вимагають профілактичного лікування. При тривалому лікуванні — застосовують β-блокатори, верапаміл або пропафенон.

3. Черезшкірна абляція показана при симптоматичній фасцикулярній ШТ; при ШТ з вихідного тракту лівого шлуночка, з огляду на складність процедури, абляцію виконують лише при неефективності фармакологічної терапії.

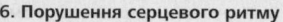

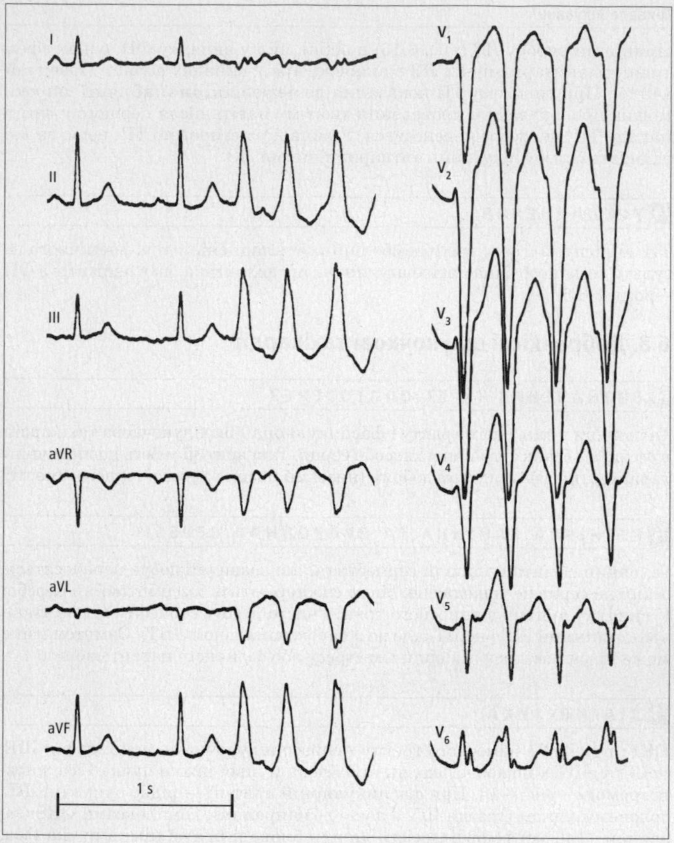

Рис. 6-14. Пароксизм мономорфної шлуночкової тахікардії, що виникає в виносному тракті правого шлуночка

4. У пацієнтів зі сШТ, незважаючи на оптимальне консервативного лікування і спроби абляції, передусім у разі злоякісного перебігу аритмії (тахікардія дуже швидка і/або поліморфна і/або індукована навантаженням чи індукована ШЕ з дуже коротким інтервалом зчеплення) → імплантація ІКД.

6.9. Шлуночкові порушення ритму після інфаркту міокарда

→ **ВИЗНАЧЕННЯ ТА ЕТІОПАТОГЕНЕЗ**

У хворих, які перенесли інфаркт міокарда, шлуночкові порушення ритму є розповсюдженим явищем — найчастіше спостерігається одинична шлуночкова екстрасистолія. На сьогоднішній день, завдяки реперфузійному лікуванню інфаркту міокарда у серцевому м'язі рідше утворюється субстрат для розвитку ШТ. Суттєвою клінічною проблемою може бути сШТ. **Причини:**

значуща післяінфарктна дисфункція лівого шлуночка (найчастіше), аневризма лівого шлуночка, післяінфарктний рубець, ішемія (пароксизмальна поліморфна ШТ).

→ КЛІНІЧНА КАРТИНА ТА ПРИРОДНИЙ ПЕРЕБІГ

Більшість епізодів нсШТ тривають короткий час і не викликають суттєвих симптомів, навіть в осіб із дисфункцією лівого шлуночка. В той же час, сШТ, особливо з відносно швидким ритмом (>150–170/хв) та пошкодженням лівого шлуночка → серйозні гемодинамічні наслідки у вигляді гіпотензії, коронарного болю, серцевої недостатності, синкопе або затримки серцевої діяльності (ШТ може трансформуватися у ФШ). ШТ може також перебігати зі стабільною гемодинамікою. Якщо причина ШТ не є минуча (1–2-га доба гострого інфаркту міокарда) або оборотна (напр. гіпокаліємія), то напади ШТ повторюються.

→ ДІАГНОСТИКА

ЕКГ →рис. 1-1. Необхідно встановити, чи причиною епізоду ШТ не є електролітні розлади, гострий інфаркт міокарда, гостра ішемія міокарда, або застосування ЛЗ.

→ ЛІКУВАННЯ

1. Невідкладна терапія →розд. 2.5.2 і рис. 6-4.

2. Тривале лікування

1) **оптимізація лікування ІХС** — коронарна реваскуляризація, лікування дисфункції лівого шлуночка чи серцевої недостатності; кожний хворий повинен отримувати β-блокатор, ІАПФ і статин;

2) **імплантація ІКД** — у хворих із симптоматичною серцевою недостатністю (ФК NYHA II або III), з ФВЛШ ≤35 %, які отримують оптимальну фармакотерапію і в яких очікувана виживаність у доброму функціональному стані становить >1-го року. **Увага:** оцінка ризику РСС в ранньому постінфарктному періоді (>48 год) є складною. Рання імплантація ІКД (або використання зовнішнього дефібрилятора по типу жилета) може розглядатись, якщо ФВЛШ вже раніше була зниженою, проведено неповну реваскуляризацію, аритмія виникла >48 год від початку інфаркту міокарда. Функцію лівого шлуночка оцініть перед випискою з лікарні та через 6–12 тиж., і лише тоді прийміть рішення, чи є необхідною імплантація ІКД з метою первинної профілактики РСС.

3. Хворі з ІКД і чисельними рецидивуючими пароксизмами ШТ, особливо у формі «електричного шторму»: обгрунтованим є виконання черезшкірної абляції і тривалий прийом аміодарону (найкраще з βблокатором).

6.10. Шлуночкова тахікардія при кардіоміопатії

→ ВИЗНАЧЕННЯ ТА ЕТІОПАТОГЕНЕЗ

При кожній з кардіоміопатій можуть спостерігатись злоякісні шлуночкові аритмії, найчастіше — у вигляді пароксизмальної мономорфної ШТ.

При дилатаційній кардіоміопатії неішемічного генезу, окрім ШТ, яка виникає у межах пошкодженого міокарда правого або лівого шлуночка, спостерігається реципрокна ШТ з ніжок пучка Гіса, з антероградним збудженням по правій ніжці пучка Гіса, а ретроградним — по лівій ніжці. При аритмогенній кардіоміопатії правого шлуночка причиною ШТ найчастіше є циркулююча хвиля *reentry* в межах правого шлуночка.

Клінічні симптоми залежать від частоти ритму ШТ і ступеня запущеності кардіоміопатії. Пароксизми ШТ у більшості випадків рецидивують і підвищують ризик раптової серцевої смерті.

→ **ДІАГНОСТИКА**

ЕКГ під час аритмії: реципрокна ШТ з ніжок пучка Гіса та ШТ при аритмогенній кардіоміопатії правого шлуночка мають морфологію, як при блокаді лівої ніжки пучка Гіса. З метою діагностики реципрокної ШТ з ніжок пучка Гіса рекомендується електрофізіологічне дослідження, при якому також можна виконати абляцію.

→ **ЛІКУВАННЯ**

1. Реципрокна тахікардія з ніжок пучка Гіса → **черезшкірна абляція** правої ніжки пучка Гіса, частіше доповнена імплантацією стимулятора.

2. Інші види ШТ при дилатаційній або гіпертрофічній кардіоміопатіях → імплантація ІКД. У випадку дилатаційної кардіоміопатії і рецидивів ШТ після імплантації ІКД можна розглянути черезшкірну абляцію. У хворих з гіпертрофічною кардіоміопатією, яким неможливо імплантувати ІКД, а також у хворих після імплантації ІКД, у яких розряди приладу є адекватними → амiодарон.

3. Аритмогенна кардіоміопатія правого шлуночка (АКПШ) з задокументованою ШТ чи ФШ → **імплантація ІКД**; якщо це є неможливим → застосуйте аміодарон або соталол. У випадку рецидивів ШТ → черезшкірна абляція. З метою зменшення вираженості симптомів, спричинених ШЕ і нсШТ застосуйте β-блокатор як ЛЗ 1-го вибору, а у разі протипоказань чи поганої переносимості → зважте застосування аміодарону.

4. АКПШ без задокументованої шлуночкової аритмії — можете зважити призначення β-блокатора.

5. Показання до профілактичної імплантації ІКД у хворих з кардіоміопатією з метою профілактики раптової серцевої смерті →розд. 2.6.15.

6.11. Вроджений синдром подовженого інтервалу QT (LQTS)

→ **ВИЗНАЧЕННЯ ТА ЕТІОПАТОГЕНЕЗ**

Генетично детермінована хвороба іонних каналів, що характеризується подовженням інтервалу QT та виникненням пірует-тахікардії (поліморфної ШТ типу *torsade de pointes*) і раптової серцевої смерті. Різновиди: **синдром Романо-Уорда** (*Romano-Ward*; без розладів слуху, найчастіший), **синдром Джервелла-Ланге-Нільсена** (*Jervell-Lange Neilsen*; з глухотою, рідше). Виділяють 15 різновидів LQTS, детермінованих >500 мутаціями. Порушення функції іонних каналів призводить до подовження тривалості потенціалу дії, головним чином, у М-клітинах, гетерогенності реполяризації і тахіаритмії з механізмом *reentry*.

→ **КЛІНІЧНА КАРТИНА ТА ПРИРОДНИЙ ПЕРЕБІГ**

Скарги: іноді лише епізоди запаморочення; найбільш типовими є синкопальні стани внаслідок пароксизму пірует-тахікардії, які часто супроводжуються судомами або симптомами раптової зупинки серцевої діяльності, викликаються емоційним збудженням, фізичним навантаженням або шумом. Уперше виникають у віці 5–15 років і рецидивують. У сімейному анамнезі — синкопе чи раптова серцева смерть, особливо в молодому віці. Підвищений ризик раптової серцевої смерті. Найбільш важливі фактори ризику: синкопальні стани в анамнезі, піруєт-тахікардія, зупинка серцевої діяльності в анамнезі. Гірший прогноз має клінічна форма з синдактилією чи глухотою, а також тип LQT3. Інші фактори ризику: LQT1 зі значним подовженням скоригованого QT (QTc >500 мс), LQT2 чи 3 у чоловіків з QTc >500 мс, рання маніфестація симптомів, раптова серцева смерть у сімейному анамнезі, післяпологовий період, видима на стандартній ЕКГ альтернація зубця Т.

➡ ДІАГНОСТИКА

Діагностичні критерії

Діагностика базується на основі клінічних симптомів, анамнезу, генетичного обстеження (наявність патогенної мутації одного з генів, пов'язаних з цим синдромом, незалежно від тривалості QT) і ЕКГ: **подовження скоригованого інтервалу QT (без іншої причини такого подовження) >480 мс в декількох записах 12-канального ЕКГ** (>460 мс у хворих із невиясненими синкопальними станами; у ≈10 % хворих інтервал QT нормальний, а достить часто лише незначно подовжений), змінена морфологія зубця Т, наявність хвилі U (часто високоамплітудної).

Піруєт-тахікардія у хворих з LQTS є, зазвичай, швидкою, зі змінністю морфології в наступних циклах →рис. 2.1-1, може самостійно припинятися, рецидивувати або трансформуватися у ФШ. Її поява залежить від ступеня подовження QT і наявності паузи, тобто з'являється під час брадиаритмії або за схемою комбінацій «коротка (ШЕ) — довга (пауза після ШЕ) — коротка (чергові ШЕ і тахікардія)».

Генетичні дослідження, відіграють суттєву роль в діагностиці LQTS, оцінці пронозу і визначенні терапевтичної тактики; вони є необхідними у хворих з клінічним діагнозом LQTS.

Диференційна діагностика

1. **Набутий синдром подовженого інтервалу QT** — клінічні симптоми і картина ЕКГ є подібними; причини — електролітні порушення (гіпокаліємія, гіпомагніємія, гіпокальцемія), та дія багатьох ЛЗ, зокрема антиаритмічних (аміодарон, пропафенон, соталол), антигістамінних (гідроксизин, лоратадин, терфенадин), антибактеріальних (еритроміцин, кларитроміцин, моксіфлоксацин, триметоприм), протималярійних (хлорохін), психотропних (амітриптілін, хлорпромазин, дезипрамін, доксепін, дроперидол, іміпрамін, галоперидол, сертралін, тіоридазин, літію карбонат) та інших (цизаприд, кетоконазол); повний список →https://crediblemeds.org. Клінічні симптоми гострого інциденту є дуже схожими, як при вродженому LQTS, а на ЕКГ реєструється подовження інтервалу QT. Вирішальним є збір детального анамнезу стосовно ЛЗ, які застосовувались, а також визначення рівнів калію, магнію і кальцію у сироватці.

2. Інші причини синкопальних станів →розд. 23.2.1.

➡ ЛІКУВАННЯ

1. Слід уникати застосування ЛЗ, що подовжують інтервал QT (https://crediblemeds.org) і знижують рівень калію в плазмі.

2. Необхідно уникати фізичного навантаження, заборонені заняття спортом.

3. При LQT2 елімінація різних звукових подразників (будильник, дзвінок і т. п.), що викликають аритмію. При LQT1 плавання дозволяється виключно під суворим наглядом. При LQT3 особа, що доглядає за хворим, повинна спати з ним в одній кімнаті.

4. Незалежно від інвазивного лікування, призначте для тривалого прийому **β-блокатор** (надають перевагу пропранололу і надололу, однак при LQT1 продемонстровано перевагу атенололу) у максимально переносимій хворим дозі, особливо при LQT1 і LQT2. При LQT3 ефективність β-блокаторів є нижчою; можна розглянути доцільність їх застосування в комбінації з мексилетином і флекаїнідом. Хворих, які вживають β-блокатори, скеруйте на періодичний моніторинг з метою підтвердження позитивного впливу ЛЗ на QTc, також під час фізичного навантаження.

5. Імплантація ІКД: у хворих після зупинки серцевої діяльності, у симптоматичних хворих із синкопальними станами та/або ШТ, незважаючи на прийом β-блокатора; можна зважити її застосування у комбінації з призначенням β-блокатора у хворих із високим ризиком раптової серцевої смерті, напр. з вродженою глухотою, подвійною мутацією або мутацією, асоційованою з особливо високим ризиком раптової серцевої смерті, а також у асимптомних носіїв патогенної мутації гену *KCNH2* або *SCN5A*, якщо QTc становить >500 мс. У хворих із протипоказаннями до ІКД (напр., дуже маленька дитина) або, коли β-блокатор протипоказаний, погано переноситься або неефективний, або коли імпланотовано ІКД і виникають численні розряди приладу → зважте деструкцію лівого зірчастого ганглію.

6. Імплантація стимулятора: у хворих з брадиаритмією чи АВ-блокадою, зумовленою β-блокатором, або коли аритмія суттєво залежить від паузи чи брадиаритмії.

6.12. Синдром Бругада

Рідкісна, генетично детермінована аритмогенна хвороба з аутосомно домінантним типом успадкування, що виникає в осіб без структурних змін у серці, у 8 разів частіше серед чоловіків. Зазвичай проявляється у віці 30–40 років, іноді раніше, особливо при злоякісних формах. Зупинка серцевої діяльності виникає, головним чином, у 3-й або 4-й декаді життя. Фактори, що погіршують прогноз: спонтанні зміни на ЕКГ, синкопальні стани в анамнезі.

Головні клінічні симптоми: синкопальні стани, зумовлені швидкою поліморфною ШТ (яка часто минає самостійно), зупинка серцевої діяльності або раптова смерть (внаслідок трансформації персистуючої ШТ у ФШ); спостерігаються, головним чином, у нічний час. Між епізодами ШТ або рідше ФП, симптоми у хворих не спостерігаютьсявідсутні.

Діагностика: ЕКГ — спонтанна або ж індукована антиаритмічним ЛЗ I класу елевація сегмента ST ≥0,2 мВ у ≥1 стандартному відведенні V_1 або V_2 (інколи — у нетипових відведеннях V_1–V_2, розташованих на 1 або 2 міжребер'я вище), з сегментом ST, який переходить у негативний зубець Т — 1-ий тип змін. Менш типовою є елевація точки J ≥0,2 мВ, сідловидна елевація сегмента ST ≥0,1 мВ з позитивним або двофазним зубцем Т (2-ий тип) або елевація точки J ≥0,2 мВ з елевацією ST <0,1 мВ (3-ій тип). Синдром Бругада діагностується, коли зміни 2-го або 3-го типу на ЕКГ трансформуються в 1-ий тип під впливом антиаритмічного ЛЗ I класу.

Диференційна діагностика: інші рідкісні хвороби іонних каналів — поліморфна катехоламін-індукована ШТ, синдром короткого інтервалу QT (QTc <340 мс).

Лікування:
1) уникати прийому ЛЗ, які можуть індукувати елевацію сегмента ST в правошлуночкових грудних відведеннях (http://brugadadrugs.org);
2) уникати надмірного вживання алкоголю і переїдання;
3) швидка ліквідація гарячки антипіретиками.

Немає ефективних ЛЗ для профілактики ШТ і РСС. Найкращі ефекти спостерігаються після застосування хінідину в дозі 300–600 мг/добу — зважте його призначення хворим:
1) які мають показання до імплантації ІКД, але процедура неможлива з огляду на наявність протипоказань або відсутність згоди пацієнта на її проведення;

2) з імплантованим ІКД і рецидивуючими розрядами приладу, особливо у формі електричної бурі;

3) які вимагають лікування надшлуночкових аритмій.

При лікуванні електричної бурі також можна застосувати ізопреналін.

У хворих після зупинки кровообігу в анамнезі → **імплантація ІКД**, яка також є обґрунтованою у хворих зі спонтанною елевацією сегмента ST і синкопальними станами, або задокументованими пароксизмами ШТ; її проведення також можна зважити у хворих із фібриляцією шлуночків, індукованою за допомогою програмованої стимуляції.

У хворих після перенесеної електричної бурі або з рецидивуючими розрядами ІКД, можна зважити виконання черезшкірної абляції над передньою стінкою вихідного тракту правого шлуночка.

6.13. Поліморфна катехоламін-індукована шлуночкова тахікардія

Генетично детермінована хвороба іонного каналу, зазвичай має сімейний характер і характеризується симптоматичними ШТ, що пов'язані з адренергічною активацією у осіб без структурних змін у серці.

Клінічні симптоми: проявляється перед 10-м роком життя, а до віку 20-ти років >60 % хворих перенесли епізод синкопе або зупинки серцевої діяльності. Загрозливі для життя аритмії мають рецидуючий характер. Крім злоякісних шлуночкових аритмій можуть з'являтися інші види аритмій, напр. ФП.

Головний клінічний симптом — це синкопе, викликане швидкою поліморфною ШТ, зупинка серцевої діяльності або раптова серцева смерть, найчастіше під час навантаження, або ж під впливом емоцій.

Діагностика: виявлення типової для цієї хвороби аритмії — швидкої поліморфної, часто двонаправленної ШТ, яка легше усього провокується пробою з фізичним навантаженням.

Лікування: уникнення фізичного навантаження, особливо занять спортом а також стресових ситуацій; призначення **β-блокаторів** (додаткове застосування флекаїніду, а інколи верапамілу або пропафенону підвищує ефективність лікування; **імплантація ІКД** хворим після зупинки серцевої діяльності, обґрунтована також у хворих із синкопальними станами і/або ШТ, незважаючи на застосування β-блокаторів.

6.14. Ідіопатична фібриляція шлуночків

Спонтанна ФШ в особи без органічної хвороби серця (після виключення ІХС, вади клапанів, міокардиту, кардіоміопатії, первинної діагностованої електричної хвороби серця, а також отруєння ЛЗ); відповідальна за ≈5 % випадків раптової зупинки кровообігу.

Діагностика: для виключення органічної хвороби серця — суб'єктивне обстеження (включаючи сімейний анамнез) і об'єктивне обстеження, лабораторна діагностика, ехокардіографія, тест із навантаженням, катетеризація правих і лівих відділів серця з коронарографією. Необхідно виключити прийом хворим антиаритмічних препаратів і ЛЗ, що подовжують інтервал QT, електролітні розлади, зловживання алкоголем і прийом наркотиків. Рекомендується також проведення біопсії міокарда, а також — для виключення спазму коронарних артерій — тесту з ергоновіном (на практиці виконується досить рідко). ЕФД не є придатним для оцінки прогнозу, а індукція аритмії можлива лише у ≈40 % хворих. У 30 % хворих з ідіопатичною ФШ на ЕКГ ознаки ранньої реполяризації у вигляді елевації точки J на ≥0,1 мВ у відведеннях з нижньої чи бокової стінки.

Лікування: імплантація ІКД.

6.15. Раптова серцева смерть (РСС)

Смерть з серцевих причин, якій передує раптова втрата свідомості, за умови маніфестації передуючих смерті симптомів не раніше, ніж за 1 год.

Причини: ІХС (80 % випадків), кардіоміопатії — дилатаційна (ішемічна), гіпертрофічна, аритмогенна правошлуночкова, некомпактний міокард лівого шлуночка, генетично детерміновані аритмогенні захворювання серця (LQTS, синдром Бругада, поліморфна катехоламін-індукована ШТ та інші), стеноз аортального клапана, пролапс мітрального клапана, аномальне відходження коронарних артерій, міокардіальний м'язовий місток, синдроми передчасного збудження, дисфункції синусового вузла, порушення АВ-провідності, ідіопатична ФШ.

Встановлення причини є важливим, оскільки у випадку вроджених захворювань дозволяє застосувати відповідні профілактичні заходи у родичів померлої особи.

1. Імплантація ІКД рекомендується хворим, які тривало отримують адекватну фармакотерапію, з очікуваною виживаністю у задовільному стані >1-го року:

1) з перенесеною зупинкою кровообігу внаслідок ФШ, або після нестабільної ШТ із синкопе або з дисфункцією лівого шлуночка, без оборотної причини, або якщо ФШ чи ШТ виникли >48 год від початку інфаркту міокарду;

2) через ≥40 днів після інфаркту міокарда, з ФВЛШ ≤35 % і серцевою недостатністю II або III ФК NYHA;

3) з дилатаційною кардіоміопатією неішемічного генезу, з ФВЛШ ≤35 % і серцевою недостатністю II або III ФК NYHA.

Імплантацію ІКД також зважте у хворих:

1) з рецидивуючою ШТ після інфаркту міокарда і при дилатаційній кардіоміопатії неішемічного генезу з нормальною, або близькою до нормальної функцією лівого шлуночка;

2) з серцевою недостатністю IV ФК NYHA, які пройшли відбір до трансплантації серця;

3) при дилатаційній кардіоміопатії неішемічного генезу і синкопальними станами невідомого генезу та суттєвою дисфункцією лівого шлуночка;

4) з дилатаційною кардіоміопатією, спричиненою мутацією гену ламіну A/C при наявності факторів ризику РСС (≥2-х з наступних: нсШТ, ФВЛШ <45 %, чоловіча стать, інші мутації, окрім міссенс-мутації);

5) при гіпертрофічній кардіоміопатії і розрахованому 5-річному ризику РСС ≥6 % →розд. 2.16.2;

6) при АКПШ з обширними органічними змінами, що охоплюють також лівий шлуночок, з нсШТ чи з нез'ясованими синкопальними станами;

7) при LQTS і синкопальних станах, або ШТ, незважаючи на лікування β-блокатором;

8) при синдромі Бругада зі спонтанною елевацією сегмента ST і синкопальними станами, або з ШТ;

9) при поліморфній катехоламін-індукованій ШТ і синкопальних станах, або ШТ, незважаючи на лікування β-блокатором.

Імплантацію кардіовертера-дефібрилятора з підшкірними електродами зважте у хворих з показаннями до ІКД, якщо немає необхідності у: стимуляції з приводу брадикардії, ресинхронізуючій терапії або антиаритмічній стимуляції. Можна розглянути доцільність її проведення:

1) при труднощах із трансвенозним доступом;

2) після видалення трансвенозного ІКД у зв'язку з інфікуванням;

3) у молодих хворих, які вимагають довготривалого лікування за допомогою ІКД.

Застосування зовнішнього дефібрилятора (типу жилета) можна розглянути у дорослих хворих із порушеною систолічною функцією лівого шлуночка, яким впродовж обмеженого часу загрожує раптова аритмічна смерть і які не є кандидатами до ІКД (напр., бридж-терапія до моменту трансплантації серця, бридж-терапія до моменту імплантації ІКД, перипартальна кардіоміопатія, активний міокардит і порушення серцевого ритму в ранній фазі інфаркту міокарда).

2. ЛЗ, що застосовуються при ІХС, які мають задокументовану дію запобігати раптовій серцевій смерті: **β-блокатори**, **ІАПФ**, **статини**, **антагоністи альдостерону**.

7. Порушення автоматизму і провідності

Види порушень серцевого автоматизму і провідності: **дисфункція синусового вузла, атріовентрикулярна (АВ) блокада, внутрішньошлуночкова блокада**. Порушення можуть бути: одно- або багаторівневими; гострими або хронічними; постійними або рецидивуючими. Розрізняють персистуючу і періодичну (підтверджену на ЕКГ або не задокументовану) брадикардію.

→ КЛІНІЧНА КАРТИНА

Клінічні симптоми залежать, в основному, від виду і ступеня брадикардії, віку хворого, наявності органічного захворювання серця і ступеня фізичної активності пацієнта. Мають різний ступінь вираженості — від гіршої переносимості фізичного навантаження або пресинкопальних станів до синкопе і раптової серцевої смерті. Симптоми при персистуючій брадикардії — швидка втомлюваність, слабкість, дратівливість, порушення концентрації уваги, апатія, когнітивна дисфункція, порушення пам'яті, запаморочення, порушення рівноваги, задишка, серцева недостатність, зниження переносимості фізичного навантаження (хронотропна недостатність), а при періодичній брадикардії — синкопе, пресинкопальний стан, порушення рівноваги, запаморочення, затуманений зір, раптова задишка і біль в грудній клітці, не пов'язаний з фізичним навантаженням, серцебиття. Симптоми, що з'являються під час **нападу МАС** (Морганьї-Адамса-Стокса) орієнтовно інформують про час тривання асистолії: 3–5 с → «мушки» перед очима, запаморочення; 10–15 с → втрата свідомості; 20–30 с → судоми. Тяжчі симптоми зазвичай пов'язані з запущеною АВ-блокадою II або III ступеня, особливо дистальною).

→ ДІАГНОСТИКА

1. ЕКГ: тривале холтерівське моніторування, використання реєстратора подій, а у випадку рідкісних, але серйозних симптомів **імплантація діагностичного реєстратора** — приклади порушень →нижче.

2. Електрофізіологічне дослідження (ЕФД): у сумнівних випадках.

→ ЛІКУВАННЯ

1. Принципи лікування при симптоматичній брадикардії →рис. 7-1.

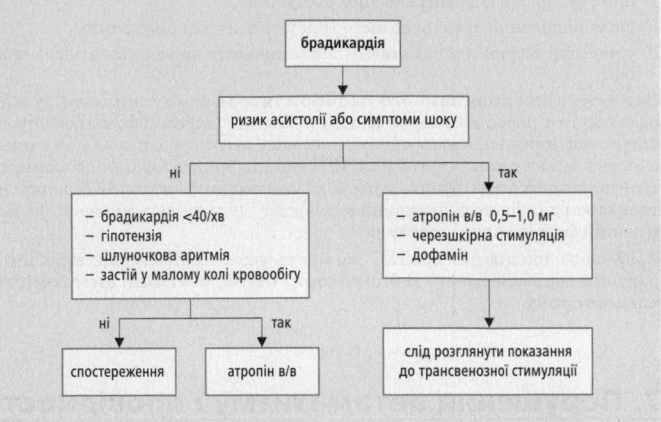

Рис. 7-1. Тактика у пацієнтів із брадикардією

2. Тривале лікування: електрокардіостимуляція — стимуляція електричної функції серця за допомогою електричного струму. Система для стимуляції складається з генератора ритму та електродів(у). Стимуляція може бути тимчасовою або постійною. В електрокардіостимуляторі (ЕКС) можна запрограмувати ряд параметрів (частоту ритму, напругу і час тривання імпульсу, чутливість та ін.).

ЕКС мають позначки у відповідності до міжнародного **літерного коду**; літери означають (по черзі): місце стимуляції (A — передсердя, V — шлуночок, D — обидві камери серця); детекторну камеру (A, V, D — вище); режим відповіді ЕКС (I — пригнічення, T — тригер, B — обидва типи відповіді); можливість адаптації частоти стимуляції, напр. до фізичного навантаження (0 — адаптація відсутня, R — адаптація ритму). **Найпоширеніші типи стимуляції:** VVI — шлуночкова, блокована власними збудженнями шлуночків; AAI — передсердна, блокована власними збудженнями передсердь; VDD — шлуночкова, синхронізована ритмом передсердь, блокована ритмом шлуночків; DDD — двохкамерна, послідовна, з двохкамерною координацією у формі тригеру або пригнічення власними збудженнями.

Новинкою є безелектродні стимулятори, які дають можливість шлуночкової стимуляції; вони дозволяють уникнути проблем, пов'язаних з ложем імплантованого стимулятора і з пошкодженням електродів.

Ускладнення в більш віддаленому післяопераційному періоді, пов'язані з імплантацією ЕКС: зміщення або пошкодження електрода з порушеннями стимуляції або координації, пошкодження стимулятора, індукована стимулятором тахікардія, підвищення порогу стимуляції, синдром електрокардіостимулятора (несинхронна робота передсердь і шлуночків у пацієнтів із ЕКС типу VVI, що призводить до зниження серцевого викиду і скорочення передсердь при закритих передсердно-шлуночкових клапанах — це призводить до синкопе, запаморочення, швидкої втомлюваності і відчуття стискання в горлі), місцеве інфікування, інфекційний ендокардит, асоційований з імплантованими пристроями (CDRIE →розд. 2.13), дуже рідко — сепсис.

7.1. Дисфункція синусового вузла

→ **ВИЗНАЧЕННЯ ТА ЕТІОПАТОГЕНЕЗ**

Синдром порушень, що призводять до неадекватної частоти синусового ритму, занадто повільної до актуальних фізіологічних потреб, і викликають клінічні симптоми або аритмію.

Порушення автоматизму і синоатріальної провідності можуть мати тимчасовий або постійний (**хвороба синусового вузла** — *sinus node disease* [SND]) характер. Якщо брадикардія настає після епізодів швидких надшлуночкових ритмів (найчастіше ФП), діагностується **синдром тахікардія-брадикардія**.

Причини: ішемічна хвороба серця (ІХС, найчастіше), кардіоміопатії, системні захворювання сполучної тканини, післяопераційні ушкодження, ідіопатична дегенерація, пов'язана з процесом старіння, функціональні розлади синусового вузла (в результаті занять спортом, рефлекторних реакцій з вузла блукаючого нерва, порушень рівня калію [гіпо- і гіперкаліємія], метаболічних [гіпотиреоз, гіпотермія, психогенна анорексія] або неврологічних [підвищений внутрішньочерепний тиск, пухлини ЦНС] порушень, обструктивного апное сну), ЛЗ (β-блокатори, дилтіазем і верапаміл, серцеві глікозиди, антиаритмічні ЛЗ I класу, аміодарон, сполуки літію).

Дисфункція синусового вузла часто супроводжується: відсутністю правильної хронотропної реакції на фізичне навантаження, тобто неможливістю досягнення 85 % від максимальної для даного віку частоти ритму, а також у 20–30 % випадків порушеннями АВ- або внутрішньошлуночкової провідності.

→ **КЛІНІЧНА КАРТИНА ТА ПРИРОДНИЙ ПЕРЕБІГ**

Симптоми →розд. 2.7. Дисфункція синусового вузла може бути тимчасовою (при інфаркті міокарда, медикаментозна) або хронічною (з рецидивами). Прогноз залежить, головним чином, від основного захворювання, появи тахіаритмії та ризику тромбоемболічних ускладнень (інсульт або периферична емболія).

→ **ДІАГНОСТИКА**

Діагностичні критерії

ЕКГ:

1) **синусова брадикардія** — частота синусового ритму в період активності <50/хв;

2) **зупинка синусового вузла (синус-арест)** — відсутність зубців P синусового походження впродовж довгого періоду, ніж 2 інтервали PP основного ритму, а пауза не відповідає кратності базових інтервалів PP;

3) **синоатріальна блокада:**

   а) **типу Венкебаха** — поступове збільшення часу проведення імпульсу від синусового вузла до передсердя до блокади одного з імпульсів включно, що проявляється як поступове скорочення інтервалів PP з остаточним випадінням одного із зубців P;

   б) **типу Мобітц II** — періодичне випадіння зубця P в ритмах 2:1 або 3:1; тривалість паузи кратна базовому синусовому ритму і часто закінчується замісним передсердним, вузловим, рідше шлуночковим збудженням;

4) **синдром тахікардія-брадикардія** — пауза в синусовому ритмі може подовжуватись в момент припинення надшлуночкової тахікардії.

Щоб діагностувати синдром слабкості синусового вузла необхідна наявність клінічних симптомів під час брадикардії <40/хв, або пауз >3 с, що часто складно підтвердити. З цією метою застосовують тривале холтерівське моніторування ЕКГ, реєстратор подій, а іноді –ЕФД (зазвичай – черезстравохідне). Зберіть інформацію про ЛЗ, які хворий приймає. ФП і ТП можуть маскувати дисфункцію синусового вузла, яка проявиться лише після кардіоверсії.

Диференційна діагностика

Інші причини синкопе →розд. 23.2.1.

➡ **ЛІКУВАННЯ**

1. Принципи тактики при симптоматичній брадикардії →рис. 7-1.

2. Тривале лікування:

1) **припинення регулярних тренувань** — для осіб, які займаються спортом;

2) **оптимізація лікування основного захворювання і відміна ЛЗ, що викликають брадикардію**;

3) **теофілін** — застосовують у деяких хворих, рідко — для тривалої терапії;

4) **імплантація ЕКС** (→вище) — у хворих з персистуючою брадикардією, в яких суб'єктивні симптоми можна однозначно пояснити брадикардією, або з задокументованою періодичною брадикардією, спричиненою синус-арестом або синоатріальною блокадою. В якості стимуляції першого вибору рекомендується режим DDDR (у випадку персистуючої брадикардії без хронотропної недостатності — DDD) з запізненням стимуляції шлуночків.

7.2. Атріовентрикулярні блокади

➡ **ВИЗНАЧЕННЯ ТА ЕТІОПАТОГЕНЕЗ**

Сповільнення або блокування провідності з передсердь до шлуночків.

Види АВ-блокади:

1) **АВ-блокада I ст.** — усі збудження з передсердь проводяться до шлуночків, але час проведення подовжений >200 мс;

2) **АВ-блокада II ст.** — не всі імпульси доходять до шлуночків;

3) **АВ-блокада III ст.** (повна) — імпульси з передсердь не доходять до шлуночків, передсердя й шлуночки працюють незалежно, при цьому замісний ритм шлуночків повільніший від ритму передсердь.

Класифікація АВ-блокади в залежності від місця блокади:

1) **проксимальна** — на рівні АВ-вузла;

2) **дистальна** — нижче АВ-вузла. АВ-блокада I ст. може бути результатом порушення провідності в межах передсердя, АВ-вузла або рідко в пучку Гіса і волокнах Пуркіньє. АВ-блокада II ст. типу Венкебаха майже завжди локалізована в межах АВ-вузла, а АВ-блокада II ст. II типу або запущена — нижче. АВ-блокада III ст. може бути проксимальною (в АВ-вузлі), або дистальною.

Причини: вроджена блокада, інфаркт міокарда або ішемія міокарда, дегенеративні зміни системи провідності (хвороба Ленегра, хвороба Лева), кардіоміопатії, міокардит, ушкодження внаслідок операції або ендоваскулярних процедур, пухлини серця, системні захворювання (особливо саркоїдоз і хвороби сполучної тканини), ЛЗ (β-блокатори, верапаміл і дилтіазем, серцеві глікозиди, антиаритмічні ЛЗ I класу, аміодарон), гіпотиреоз, порушення вегетативної системи, гіперкаліємія, абляція АВ-з'єднання. Причиною АВ-блокади I ст. або II ст. типу Венкебаха може бути підвищений тонус блукаючого нерву, що зустрічається доволі часто у спортсменів і інколи в нічний час у здорових осіб.

➡ **КЛІНІЧНА КАРТИНА ТА ПРИРОДНИЙ ПЕРЕБІГ**

АВ-блокада може бути тимчасовою (напр., під час гострого інфаркту міокарда), пароксизмальною або постійною. **Симптоми** →розд. 2.7. При АВ-блокаді III ст. під час фізикального обстеження: зміна гучності I тону. При проксимальній АВ-блокаді III ст. частота ритму в межах 40–60/хв і зростає під час фізичного навантаження, при дистальній блокаді повільніша (зазвичай, 20–40/хв).

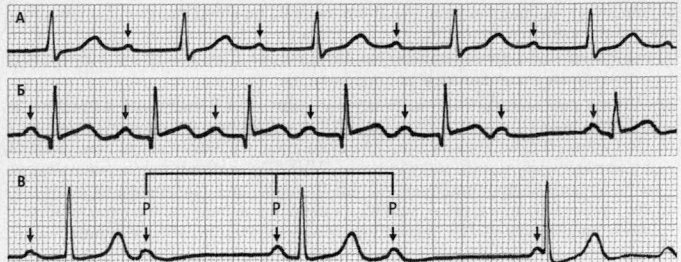

Рис. 7-2. АВ-блокади. А — подовження інтервалу PQ (АВ-блокада I ст.). Б — випадіння комплексу QRS, якому передувало поступове подовження наступних інтервалів PQ (**АВ-блокада II ст. типу Венкебаха**). В — хаотична змінність тривалості інтервалів PQ, пов'язана з незалежним ритмом зубців P і комплексів QRS (**АВ-блокада III ст., замісний ритм з АВ-з'єднання**). Інтервали PP, розділені комплексом QRS, є коротшими, ніж інтервали PP, не розділені комплексом QRS (стрілки вказують на зубці P).

➡ ДІАГНОСТИКА

Діагностичні критерії
ЕКГ:

1) інтервал PQ >200 мс → **АВ-блокада I ст.** (рис. 7-2А);

2) інтервал PQ від циклу до циклу поступово подовжується, а інтервали RR скорочуються, поки після чергового зубця P не випаде комплекс QRS; у наступному комплексі P-QRS інтервал PQ коротший (нормальний, або наближений до нормального); порушення повторюються циклічно у співвідношеннях 3:2, 4:3 або 5:4 → **АВ-блокада II ст. I типу, т. зв. періодика Самойлова-Венкебаха** (рис. 7-2Б). Якщо блокада настає без попереднього подовження інтервалу PQ, а наступний інтервал PQ не змінюється → це **АВ-блокада II ст. типу II**. Якщо блокада зберігається протягом ≥2-х збуджень (тобто, після 2-х чергових зубців P немає QRS) → **запущена АВ-блокада II ст.** Особливий вид АВ-блокади II ст. — **блокада 2:1**, яка може бути блокадою як I, так і II типу; якщо інтервал PQ проведеного зубця P подовжений, а комплекс QRS вузький і правильної морфології, то найбільш ймовірна АВ-блокада II ст. типу I. АВ-блокада II ст. з вузькими комплексами QRS у 70 % випадків — проксимальна, а з широкими комплексами QRS — у 80 % випадків дистальна, з високим ризиком прогресування до АВ-блокади III ст.;

3) зубці P і комплекси QRS не пов'язані між собою, а частота ритму шлуночків нижча, ніж передсердь → **АВ-блокада III ст.** Якщо блокада проксимальна, то замісний ритм походить із осередка, розташованого вище розгалуження ніжок пучка Гіса, а комплекси QRS вузькі з частотою 40–60/хв →рис. 7-2В. При дистальній блокаді комплекси QRS широкі з частотою 20–40/хв, можуть бути різної форми; ритм менш стабільний, з епізодами шлуночкової тахікардії типу «пірует».

➡ ЛІКУВАННЯ

1. Принципи тактики при симптоматичній брадикардії →рис. 7-1.

2. Постійні блокади I ст. та II ст. типу I: найчастіше лікування не потрібне. Намагайтеся відмінити ЛЗ, що подовжують час АВ-провідності, особливо якщо інтервал PQ >240–260 мс. Необхідний періодичний контроль.

3. Показання до імплантації ЕКС:

1) персистуюча брадикардія — АВ-блокада III ст. або II ст. типу II незалежно від суб'єктивних симптомів;

2) періодична або приступоподібна АВ-блокада II ст. або III ст. (в т. ч. з ФП з повільним проведенням до шлуночків);

3) слабша рекомендація у випадку блокади II ст. I типу, яка є причиною суб'єктивних симптомів або при ЕФД локалізується в ділянці пучка Гіса або нижче. В якості стимуляції першого вибору рекомендують режим DDD, а у випадку фібриляції передсердь — VVI. Перед прийняттям рішення про імплантацію переконайтеся, чи АВ-блокада не спричинена тимчасовою або зворотною причиною, такою як інфаркт міокарда, електролітні розлади, застосування ЛЗ, періопераційна гіпотермія або міокардит.

7.3. Внутрішньошлуночкові блокади

➜ ВИЗНАЧЕННЯ ТА ЕТІОПАТОГЕНЕЗ

Внутрішньошлуночкові блокади можуть мати вигляд блокади гілки або ніжки пучка Гіса і є наслідком значного сповільнення або переривання провідності. **Комбінації блокад:** блокада передньої і задньої гілки лівої ніжки; блокада правої або лівої ніжки; блокада правої ніжки з блокадою передньої або задньої гілки лівої ніжки. **Трипучкова блокада** — погіршення провідності по всіх пучках одночасно або по черзі; цією назвою описується також двохпучкова блокада з АВ-блокадою I ст.

Причини блокади правої ніжки: вроджені вади серця (найчастіше дефект міжпередсердної перегородки), ІХС або ідіопатичний склероз; часто як ізольована патологія. Картина псевдоблокади правої ніжки з елевацією ST має місце при синдромі Бругада (насправді зубець J помилково інтерпретується як зубець R').

Причини блокади лівої ніжки: органічні хвороби серця — ІХС, кардіоміопатії (особливо дилатаційна), міокардит, вади серця, захворювання сполучної тканини, хвороби, що протікають з інфільтрацією серцевого м'яза, ідіопатичний фіброз і кальциноз.

Внутрішньошлуночкові блокади можуть бути наслідком дії антиаритимічних ЛЗ, особливо I класу і аміодарону. Блокада ніжки частіше спостерігається при тахікардії, рідше при брадикардії.

➜ КЛІНІЧНА КАРТИНА ТА ПРИРОДНИЙ ПЕРЕБІГ

Внутрішньошлуночкові блокади без запущеної АВ-блокади зазвичай клінічно не проявляються. У хворих з дисфункцією лівого шлуночка і серцевою недостатністю блокада лівої ніжки посилює дисфункцію лівого шлуночка, недостатність мітрального клапана, а цим самим серцеву недостатність.

У випадку двох — або трипучкової блокади існує ризик повільного прогресування до запущеної АВ-блокади, або до повної АВ-блокади (підозрюйте ці порушення, якщо виникають синкопе). Пам'ятайте про можливість розвитку ШТ.

➜ ДІАГНОСТИКА

Проводиться на основі критеріїв ЕКГ.

1. Блокада гілки лівої ніжки:

1) відхилення електричної осі серця вліво >−30° (блокада передньої гілки), або вправо >+90° (блокада задньої гілки);

2) тривалість комплексу QRS <0,12 с;

3) зубці:

а) R в II, III i aVF, Q в I i aVL — блокада передньої гілки;

б) R в I i aVL, Q в III — блокада задньої гілки.

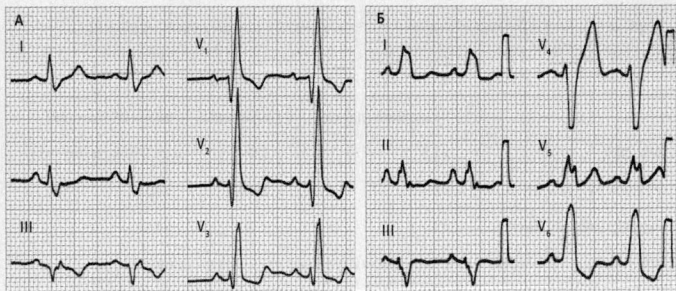

Рис. 7-3. Блокада правої (А) і лівої (Б) ніжки пучка Гіса

2. Блокада ніжки:

1) тривалість комплексу QRS ≥0,12 с;

2) зазвичай різнонаправлені положення сегментів ST і зубців Т по відношенню до основної направленості комплексів QRS;

3) форма комплексу QRS:

   а) типу rsR, rSR, rsr, рідко по типу широкого, зазубреного зубця R в V_1–V_2 — блокада правої ніжки (рис. 7-3A);

   б) монофазні комплекси QRS по типу зазубреного або роздвоєного зубця R у V_5–V_6 — блокада лівої ніжки (рис. 7-3Б).

→ **ЛІКУВАННЯ**

1. Лікування основного захворювання.

2. Показання до імплантації ЕКС у хворих із блокадою ніжки пучка Гіса:

1) синкопе, блокада ніжки і позитивний результат ЕФД, визначений як HV ≥70 мс чи спровокована АВ-блокада II ст. або III ст. в системі пучка Гіса і волокон Пуркіньє під час стимуляції передсердь зі зростаючою частотою, або після фармакологічної провокації;

2) поперемінна блокада ніжки незалежно від симптомів.

3. Показання до імплантації двохкамерного ЕКС, ресинхронізуючого роботу шлуночків →розд. 2.19.1.

8. Аортальні вади

8.1. Аортальний стеноз (стеноз устя аорти, АС)

→ **ВИЗНАЧЕННЯ ТА ЕТІОПАТОГЕНЕЗ**

Зменшення площі устя аорти, яке утруднює відтік крові з лівого шлуночка до аорти. Найчастіше — це набута вада (спричинена дегенеративним процесом, на даний момент рідко ревматичною хворобою серця); також може бути вродженою (найчастіше двостулковий аортальний клапан). Процес дегенерації з вторинною кальцифікацією первинно уражає основу стулок, а в подальшому і самі стулки включно з їх вільними краями; комісури можуть не зростати.

Таблиця 8-1. Класифікація аортального стенозу (відповідно до рекомендацій ACC і AHA 2006)

	Стеноз		
	незначний (легкий)	помірний	значний (тяжкий)
AVA (см²)	>1,5	1,0–1,5	<1,0 (0,6 см²/м² пт)
середній AVG (мм рт. ст.)	<25	25–40	>40
швидкість потоку (м/с)	<3	3–4	>4

AVA — площа устя аорти, AVG — аортальний градієнт, пт — поверхня тіла

→ **КЛІНІЧНА КАРТИНА ТА ПРИРОДНИЙ ПЕРЕБІГ**

1. Суб'єктивні симптоми: хвороба довгий час протікає без симптомів; стенокардія, серцебиття, запаморочення, пресинкопальні стани, синкопе, а при більш запущеній ваді — задишка при фізичному навантаженні та у спокої, рідше — інші симптоми серцевої недостатності.

2. Об'єктивні симптоми: посилений розлитий, зміщений вліво і вниз верхівковий поштовх, систолічне «котяче муркотіння» над основою серця і над сонними артеріями (при значному стенозі); систолічний шум вигнання →розд. 1.40.2; гучність шуму може не відображати ступеню стенозу; тон вигнання у хворих з еластичними стулками клапана; аортальна складова II тону ослаблена або (при значному стенозі) відсутня; іноді — IV тон; пульс малий і сповільнений (у похилому віці ці характеристики пульсу можуть не проявлятися).

3. Природний перебіг: швидкість прогресування стенозу є дуже різною. У безсимптомних хворих ризик раптової смерті низький; ризик стрімко зростає з моменту появи симптомів (синкопе, стенокардії, серцевої недостатності) — середня виживаність таких хворих становить 2–3 роки.

→ **ДІАГНОСТИКА**

Переважно на підставі ехокардіографічної картини.

Допоміжні дослідження

1. ЕКГ: при незначному і помірному AC — зазвичай нормальна ЕКГ-картина; при значному стенозі — ознаки гіпертрофії і систолічного перевантаження лівого шлуночка.

2. РГ грудної клітки: впродовж багатьох років без змін; при значному стенозі — збільшення лівого шлуночка і постстенотичне розширення висхідної аорти; кальцинати в проекції аортального клапана.

3. Ехокардіографія з доплерівським дослідженням: для підтвердження вади, оцінки її запущеності та функції лівого шлуночка, моніторингу перебігу захворювання. Ознаки стенозу — це зокрема: зменшення просвіту відкриття стулок клапана, кальцифікація стулок клапана. Ступінь запущеності вади оцінюють за допомогою доплерівського дослідження, вимірюючи максимальну швидкість потоку через клапан, максимальний і середній градієнти тиску, а також площу устя аорти →табл. 8-1; категорія стенозу →табл. 8-2.

4. Катетеризація серця: показана у випадку суперечливих результатів клінічного і ехокардіографічного досліджень, а також перед проведенням відбору хворого до хірургічного лікування з метою виключення значущого стенозу коронарних артерій. Призначте проведення коронарографії:

1) перед хірургічним лікуванням вади клапанного апарату, якщо вада є значно вираженою та присутній будь-який з факторів:

Таблиця 8-2. Характеристика категорії аортального стенозу (АС)

Категорія	AVA (см^2)	сер. AVG (мм рт. ст.)	ФВЛШ (%)	SVi (мл/м^2)	Зауваження
високоградієнтний АС	<1,0	>40	Н або ↓	Н або ↓	тяжкий АС незалежно від показника ФВЛШ та потоку (Н чи ↓)
низькопоточний, низькоградієнтний АС зі зниженою ФВЛШ	<1,0	<40	<50	≤35	проведіть ехокардіографічний тест із навантаженням низькою дозою добутаміну з метою диференціювання істинно тяжкого АС та псевдотяжкого АС[a]
низькопоточний, низькоградієнтний АС зі збереженою ФВЛШ	<1,0	<40	≥50	≤35	типово у хворих старших вікових груп, асоціюється з малими розмірами шлуночка, значущою гіпертрофією лівого шлуночка та часто з артеріальною гіпертензією; діагностувати тяжкий АС складно, це вимагає виключення помилок при проведенні вимірювань, а також інших причин таких відхилень при ехокардіографічному дослідженні[б,в]
низькоградієнтний АС з нормальним потоком і збереженою ФВЛШ	<1,0	<40	≥50	>35	найчастіше лише помірний АС

[a] Псевдотяжкий АС — це збільшення (під час тесту з добутаміном) AVA до >1,0 см^2 із нормалізацією потоку; додатково наявність контрактильного резерву (підвищення ударного об'єму на >20 %) асоціюється з кращими результатами лікування.

[б] Ступінь кальцифікації аортального клапана при багатошаровій КТ корелює із запущеністю вади та подальшим перебігом захворювання.

[в] Фактори, що збільшують ймовірність тяжкого АС у хворих із AVA <1,0 см^2 і сер. AVG <40 мм рт. ст. при збереженій ФВЛШ: 1) клінічні критерії (типові суб'єктивні симптоми, які не можна пояснити іншою причиною; похилий вік [>70 років]); 2) якісні показники візуалізаційних методів дослідження (гіпертрофія лівого шлуночка [враховуйте потенційну роль артеріальної гіпертензії]; порушена функція поздовжніх волокон лівого шлуночка, яку неможливо пояснити іншим чином; 3) кількісні результати візуалізаційних методів дослідження (сер. AVG 30–40 мм рт. ст. [гемодинамічні вимірювання проводять за умов нормотензії]; AVA ≤0,8 см^2; низький потік [SVi <35 мл/м^2, підтверджений іншими методами, аніж стандартний доплерівський метод — вимірювання вихідного тракту лівого шлуночка при тривимірній ЧСЕхоКГ або багатошаровій КТ, МРТ серця, результати інвазивних досліджень]; підвищений кальцієвий індекс при КТ [індекс Агатстона ≥3000 у чоловіків і ≥1600 у жінок — тяжкий АС дуже ймовірний; якщо ≥2000 у чоловіків та ≥1200 у жінок — тяжкий АС ймовірний)

↓ — знижений рівень, AVA — площа устя аорти, AVG — аортальний градієнт, ФВЛШ — фракція викиду лівого шлуночка, Н — показник у межах норми, SVi — індекс ударного об'єму

На підставі рекомендацій ESC і EACTS (2017), змодифіковано

а) коронарна хвороба в анамнезі;

б) підозра на ішемію міокарда (біль у грудній клітці, неправильний результат неінвазивних досліджень);

в) систолічна дисфункція лівого шлуночка;

г) вік >40 р. у чоловіків та період постменопаузи у жінок;

д) ≥1 фактор серцево-судинного ризику;

2) під час оцінки вторинної недостатності мітрального клапана.

5. Багатошарова (мультиспіральна, мультизрізова) КТ: можна застосувати для виключення коронарної хвороби у хворого з низьким ризиком атеросклерозу. Окрім того дослідження дає можливість кількісної оцінки ступеня кальцифікації клапана.

Диференційна діагностика

В основному, з надклапанним і підклапанним стенозом устя аорти м'язового і мембранозного типу (→розд. 2.12.7) — на м'язовий тип стенозу вказують: обмеження місця аускультації шуму вигнання до ділянки верхівки серця або лівого краю грудини, двофазність пульсу і відсутність на РГ грудної клітки постстенотичного розширення висхідної аорти і кальцинатів в проекції клапана.

⟶ ЛІКУВАННЯ

Загальні принципи

1. Незначний (легкий) або помірний стеноз: консервативне лікування і періодичні контрольні огляди (щороку у випадку вираженої кальцифікації і кожних 2–3 роки у хворих молодого віку та у разі відсутності кальцинатів) з ехокардіографічним дослідженням (кожні 2–3 роки при незначному стенозі [щороку, якщо наявні значущі кальцинати] і щороку при помірному стенозі). Розгляньте показання до заміни клапана у хворих із помірним стенозом, якщо у них планується аортокоронарне шунтування, операція висхідної аорти чи операція іншого клапана.

2. Значний (тяжкий) стеноз →рис. 8-1.

Інвазивне лікування

1. Операція заміни клапана: основний метод лікування значного АС. У 50 % хворих із значним стенозом співіснують значущі зміни в коронарних артеріях → одночасне АКШ.

Заміну клапана рекомендують при значному стенозі, хворим з низьким операційним ризиком (STS або EuroSCORE II <4 %, logistic EuroSCORE <10 %), без інших факторів ризику, які не враховані у цих шкалах, таких як синдром старечої астенії, порцелянова (фарфорова) аорта, радіотерапія органів грудної клітки в анамнезі:

1) із супутніми суб'єктивними симптомами (синкопе, стенокардія або серцева недостатність) → показана ургентна операція;

2) безсимптомним, у наступних випадках:

   а) ФВЛШ <50 % внаслідок вади;

   б) відхилення від норми у результатах тесту з навантаженням, що проявляються суб'єктивними симптомами, явно пов'язаними з вадою (розгляньте доцільність операції, якщо відхилення від норми проявлялось зниженням артеріального тиску нижче початкового значення);

   в) хворого відібрано до АКШ, операції на висхідній аорті або операції одного з решти серцевих клапанів (при помірному стенозі → розгляньте доцільність операції);

Інші показання до операції →рис. 8-1.

Хворим після імплантації штучного механічного клапана необхідна пожиттєва пероральна антикоагулянтна терапія з використанням антагоністів вітаміну К (МНВ залежить від тромбогенності клапана →табл. 8-3); застосування пероральних антикоагулянтів, які не є антагоністами вітаміну К (НОАК) протипоказане. У разі відносних протипоказань до застосування пероральних антикоагулянтів (напр., спортсмени або жінки, які планують завагітніти) зважте інші методи хірургічного лікування: хірургічну корекцію клапана, імплантацію гомографта і гетерографта, операцію Росса (тобто перенесення власного клапана легеневої артерії в місце аортального і використання гомографта для заміни клапана легеневої артерії).

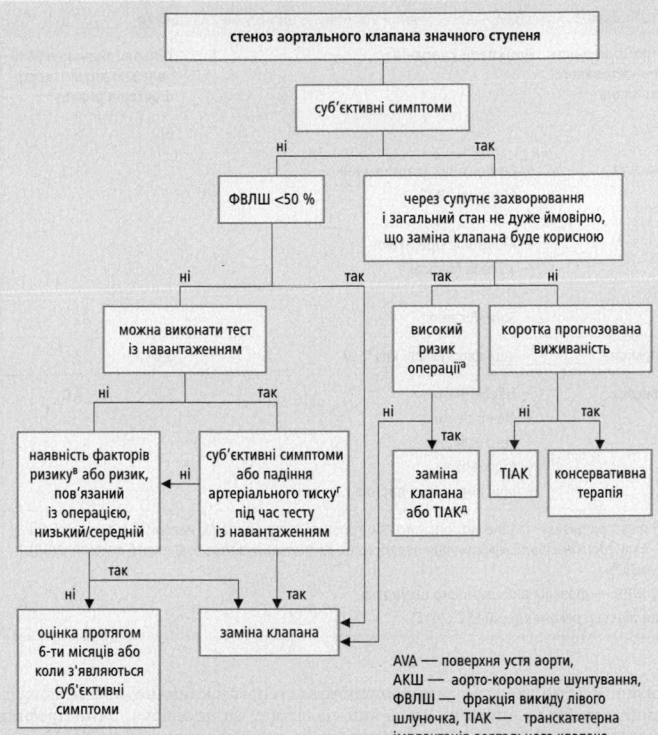

Рис. 8-1. Тактика при тяжкому аортальному стенозі (на основі рекомендацій ESC і EACTS 2017, змодифіковано)

2. Транскатетерна імплантація аортального клапана (ТІАК, TAVI) — альтернативна методика інтервенційного лікування тяжкого симптоматичного АС у хворих, яких не відібрано до операції заміни клапана, та які, із високим ступенем вірогідності, завдяки ТІАК матимуть кращу якість життя. Розгляньте доцільність проведення ТІАК у хворих, обтяжених високим операційним

Таблиця 8-3. Антикоагулянтна терапія у хворих зі штучними клапанами

Тромбогенність протезованого клапана	Приклади клапанів	Цільове значення МНВ залежно від кількості факторів ризику[a]	
		0	≥1
низька	– Carbomedics (аортальний) – Medtronic Hall – ATS – Medtronic Open-Pivot – St. Jude Medical – ON-X – Sorin Bicarbon	2,5	3,0
помірна	– інші двостулкові клапани	3,0	3,5
висока	– Lillehei-Kaster – Omniscience – Starr-Edwards – Bjork-Shiley – інші поворотно-дискові клапани	3,5	4,0

[a] фактори ризику: заміна мітрального або тристулкового клапана, наявність в анамнезі епізоду тромбоемболії, фібриляція передсердь, мітральний стеноз будь-якого ступеня, ФВЛШ <35 %

ФВЛШ — фракція викиду лівого шлуночка

на підставі рекомендацій ESC (2017)

ризиком, або з тяжким, симптоматичним стенозом клапана, які ще можуть пройти відбір до операції, але в яких із огляду на індивідуальний профіль ризику та морфологію клапана надається перевага виконанню ТІАК.

Абсолютні протипоказання:

1) відсутність у даному медичному закладі Heart Team та кардіохірургічного забезпечення;
2) аргументованість проведення ТІАК замість заміни клапана не підтвердила Heart Team;
3) очікувана виживаність <1 року;
4) низька ймовірність покращення якості життя після втручання у зв'язку з коморбідністю;
5) тяжкі, первинні, співіснуючі вади інших клапанів, які значною мірою спричиняють симптоми, що спостерігаються у хворого, та які можна лікувати лише хірургічним шляхом;
6) невідповідний розмір фіброзного кільця (<18 мм, >29 мм);
7) тромб у лівому шлуночку;
8) активний ендокардит;
9) підвищений ризик непрохідності устя коронарних артерій (асиметрична кальцифікація клапанів, мала відстань між фіброзним кільцем серця та устями коронарних артерій, малі аортальні синуси);
10) атеросклеротичні бляшки з рухомими тромбами у висхідній аорті або в дузі аорти;
11) у разі доступу через стегнову/підключичну артерію — невідповідний судинний доступ (розмір судини, кальцинати, звивистий хід судини).

Відносні протипоказання:

1) двостулковий аортальний клапан або відсутність на клапані кальцинатів;

2) нелікована коронарна хвороба, яка вимагає проведення реваскуляризації;

3) нестабільність гемодинаміки;

4) ФВЛШ <20 %;

5) у разі трансапікального доступу — тяжке захворювання легень, відсутність доступу до верхівки.

Ускладнення: пошкодження судин із кровотечами, інсульт, навколоклапанні регургітації, передсердно-шлуночкова блокада.

3. Черезшкірна балонна вальвулотомія: у дорослих протягом 6–12 міс. зазвичай розвивається рестеноз; її виконання можна розглянути лише як:

1) «перехідний» етап до операції заміни клапана або ТІАК у хворих із нестабільністю гемодинаміки, обтяжених високим ризиком ургентного хірургічного втручання;

2) паліативну операцію у хворих з тяжкими супутніми захворюваннями;

3) операція, яка дозволяє провести ургентне хірургічне втручання некардіохірургічного профілю.

Консервативне лікування

Лікування серцевої недостатності →розд. 2.19, лікування артеріальної гіпертензії →розд. 2.20.

1. З метою зменшення або стабілізації симптомів:

1) **застій в малому колі кровообігу** → діуретики та ІАПФ (застосовуйте обережно), дигоксин (у хворих з дилатацією лівого шлуночка і порушеною систолічною функцією або з фібриляцією передсердь зі швидким ритмом шлуночків);

2) **фібриляція передсердь** → електрична кардіоверсія (не виконуйте у разі тяжкого стенозу і стабільного гемодинамічного стану перед інвазивним лікуванням вади); якщо постійна → сповільніть ритм шлуночків за допомогою дигоксину або аміодарону;

3) **стенокардія** → β-блокатори (обережно), нітрати.

2. Профілактика інфекційного ендокардиту →розд. 2.13.

→ **У С К Л А Д Н Е Н Н Я**

Периферична емболія, інфекційний ендокардит (частіше у молодших хворих зі слабко-вираженими змінами на клапанах), порушення згортання крові (набутий синдром фон Віллебранда), правошлуночкова серцева недостатність (рідко), раптова смерть.

→ **П Р О Г Н О З**

У хворих без суб'єктивних симптомів — сприятливий. Поява симптомів асоціюється з погіршенням прогнозу: смерть в середньому через 2 роки від розвитку серцевої недостатності, через 3 роки від появи синкопальних станів і через 5 років від появи приступів стенокардії. Хірургічне втручання покращує прогноз.

8.2. Недостатність аортального клапана (НАК)

→ **В И З Н А Ч Е Н Н Я Т А Е Т І О П А Т О Г Е Н Е З**

Вада серця, що характеризується регургітаційним потоком крові з аорти до лівого шлуночка внаслідок неправильного закриття стулок аортального клапана. **Первинна НАК** спричинена пошкодженням або вродженими аномаліями будови стулок клапана з подальшим розширенням вихідного тракту, клапанного кільця і висхідної аорти, а **вторинна НАК** — розширенням клапанного кільця і висхідної аорти.

Причини: вроджені (двостулковий клапан, чотиристулковий клапан, випадіння стулок клапана внаслідок дефекту міжшлуночкової перегородки); вторинне пошкодження клапана при підклапанному стенозі; інфекційний ендокардит (активний і перенесений); системні захворювання сполучної тканини (ревматична хвороба серця, РА, АС); дегенерація (кальцифікація, фіброз); розширення або розшарування висхідної аорти (артеріальна гіпертензія, синдром Марфана і схожі синдроми; атеросклероз, запалення, травма, міксоматозна дегенерація); пошкодження стулок, спричинене ЛЗ; сифіліс.

➤ КЛІНІЧНА КАРТИНА ТА ПРИРОДНИЙ ПЕРЕБІГ

1. Суб'єктивні симптоми: при гострій НАК раптово виникає зниження артеріального тиску (передусім діастолічного), тахікардія і прогресуюча задишка (при НАК внаслідок розшарування аорти домінують симптоми основного захворювання →розд. 2.23). Хронічна НАК протікає безсимптомно впродовж багатьох років; навіть при значній недостатності скарги слабко виражені, зазвичай спостерігається відчуття втоми.

2. Об'єктивні симптоми: збільшення амплітуди артеріального тиску (з підвищеним систолічним та іноді невизначальним діастолічним тиском), завжди з великим і швидким пульсом (т. зв. пульс типу «водяного молота»); іноді двофазний пульс (на плечовій або стегновій артерії визначається краще, ніж на сонній); I тон серця зазвичай добре вислуховується (при гострій недостатності може бути ослабленим); посилення (патологія аорти) або ослаблення (патологія стулок клапана) аортальної складової II тону серця; голодіастолічний шум типу *decrescendo*, зазвичай з епіцентром по лівому краю грудини (при патології висхідної аорти часто краще вислуховується по правому краю грудини) →розд. 1.40.2; шум Остіна-Флінта — діастолічний гуркіт внаслідок відносного мітрального стенозу; часто систолічний шум вигнання в ділянці аускультації аортального клапана (внаслідок збільшеного об'єму викиду, який призводить до відносного стенозу устя аорти).

3. Природний перебіг: при гострій НАК залежить від основного захворювання. Хронічна НАК зазвичай впродовж кільканадцяти років протікає безсимптомно; у даному випадку ризик серцевої смерті при нормальній ФВЛШ становить <0,2 %. У хворих з тяжкою НАК і збереженою функцією лівого шлуночка частота серцево-судинних подій — 5 % на рік; у хворих із симптоматичною НАК при III/IV ФК NYHA — 25 % на рік. У частини хворих з безсимптомною тяжкою НАК може розвинутися необоротна дисфункція лівого шлуночка.

➤ ДІАГНОСТИКА

Діагноз НАК встановлюють на підставі типових клінічних симптомів і результатів ехокардіографічного дослідження.

Допоміжні дослідження

1. ЕКГ: ознаки гіпертрофії і перевантаження лівого шлуночка, P-*mitrale*, часто — шлуночкові аритмії.

2. РГ грудної клітки: збільшення лівого шлуночка, розширення висхідної аорти і її дуги; при гострій НАК спостерігається застій в малому колі кровообігу при незмінній тіні серця.

3. Ехокардіографія з доплерівським дослідженням: дозволяє виявити регургітацію та провести її якісну та кількісну оцінку. Критерії значної НАК при ехокардіографічному дослідженні: у випадку центрально спрямованого струменя його ширина займає ≥65 % вихідного тракту лівого шлуночка; ширина перешийка потоку >6 мм; об'єм регургітації ≥60 мл; фракція недостатності ≥50 %; ефективна площа отвору недостатності ≥0,30 см²; додаткові критерії — щонайменше помірна дилатація лівого шлуночка, зареєстрована за допомогою доплерівського дослідження голодіастолічна регургітація у нисхідній аорті, час напівспаду тиску між аортою і лівим шлуночком <200 мс (цей час скорочується враз із підвищенням діастолічного тиску у лівому шлуночку, у разі прийому судинорозширюючих ЛЗ та у хворих із розширеною податливою аортою, а подовжується у разі хронічної НАК).

4. КТ і МРТ: КТ у хворих з аневризмою аорти дозволяє оцінити морфологію і ступінь розширення аортального клапана, що є важливим при плануванні техніки операції. КТ коронарних артерій в окремих хворих, відібраних для операційного лікування вади, є альтернативним для коронарографії методом виключення значущих звужень в коронарних артеріях. МРТ є найбільш точним неінвазивним методом дослідженням, що дозволяє оцінити кінцево-систолічний і кінцево-діастолічний об'єми, а також масу лівого шлуночка; також надає можливість кількісно оцінити ступінь аортальної недостатності, особливо в разі неоднозначної клінічної та ехокардіографічної оцінки.

Диференційна діагностика

У комплексі з клінічними симптомами ехокардіографічне дослідження дозволяє діагностувати НАК майже зі 100 % специфічністю. Причини пошкодження стулок аортального клапана і розширення висхідної аорти підлягають диференційній діагностиці.

→ ЛІКУВАННЯ

Загальні принципи

1. Незначна або помірна НАК: якщо систолічна функція не порушена і суб'єктивних симптомів немає, лікування не потрібне.

2. Хронічна тяжка НАК: вибір методу лікування →рис. 8-2.

Інвазивне лікування

1. Гостра симптоматична НАК: необхідне хірургічне лікування в ургентному порядку — заміна клапана на механічний протез або аортальний гомографт, при необхідності — в поєднанні з імплантацією протезу висхідної аорти; у деяких хворих (особливо за відсутності кальцифікації стулок клапана і наявності розширеної цибулини аорти) в якості альтернативи заміні клапана розгляньте можливість його корекції в референційному центрі; перед операцією призначайте вазодилататори; внутрішньоаортальна контрпульсація протипоказана.

2. Хронічна НАК: показання до операції →рис. 8-2.

Консервативне лікування

1. Вазодилататори (препарати →табл. 20-7) — еналаприл 10–20 мг 2×на день або квінаприл 10–20 мг/добу:

1) при тяжкій недостатності у безсимптомних хворих з нормальною систолічною функцією лівого шлуночка;

2) у решти хворих, якщо операція протипоказана, або хворий не дає на неї згоди.

У хворих із синдромом Марфана та розширенням висхідної аорти розгляньте доцільність призначення β-блокатора і/або блокатора рецептора ангіотензину.

2. Профілактика інфекційного ендокардиту →розд. 2.13.

→ МОНІТОРИНГ

→табл. 8-4.

→ ПРОГНОЗ

Серед хворих із суб'єктивними симптомами, які отримують консервативне лікування, 5-річна виживаність становить 30 % при III/IV ФК NYHA і 70 % — при II ФК NYHA.

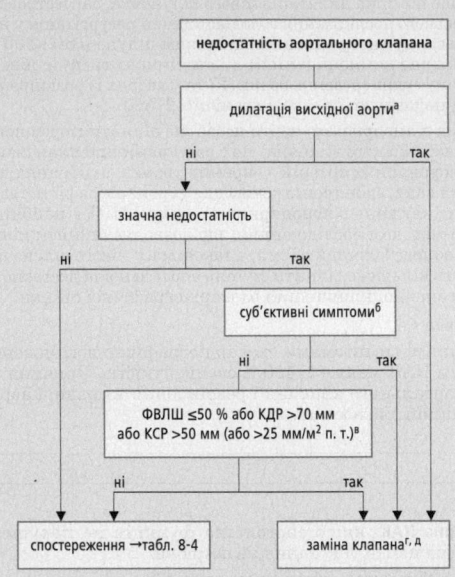

недостатність аортального клапана

дилатація висхідної аорти[a]

ні → так

значна недостатність

ні → так

суб'єктивні симптоми[б]

ні → так

ФВЛШ ≤50 % або КДР >70 мм
або КСР >50 мм (або >25 мм/м² п. т.)[в]

ні → так

спостереження →табл. 8-4

заміна клапана[г, д]

[a] ≥55 мм (≥50 мм в осіб з синдромом Марфана [45 мм у разі розшарування аорти у сімейному анамнезі, або збільшення розміру аорти >2 мм/рік, або тяжкої недостатності аортального чи мітрального клапана, або планування вагітності]; 50 мм в осіб із двостулковим аортальним клапаном і факторами ризику [співіснуюча коарктація аорти, артеріальна гіпертензія, у сімейному анамнезі розшарування аорти, або збільшення розміру аорти >2 мм/рік])

[б] задишка, II—IV клас NYHA, стенокардитичний біль

[в] не перераховуйте розмірів лівого шлуночка на поверхню тіла, якщо ІМТ >40 кг/м²

[г] розгляньте можливість виконання, якщо під час спостереження лівий шлуночок або аорта суттєво збільшуються

[д] операція аневризми висхідної аорти + репарація (при необхідності заміна) клапана

КДР — кінцево-діастолічний розмір лівого шлуночка, КСР — кінцево-систолічний розмір лівого шлуночка, ФВЛШ — фракція викиду лівого шлуночка

Рис. 8-2. Тактика при хронічній недостатності аортального клапана (на основі рекомендацій ESC і EACTS 2017, змодифіковано)

8.3. Комбінована аортальна вада

Співіснування АС і НАК. **Причини:** ревматична хвороба серця (найчастіша), вроджена вада (двостулковий аортальний клапан), перенесена в дитинстві балонна вальвулотомія з приводу стенозу клапана, опромінення середостіння.

Клінічна картина: схожа, як при інших набутих захворюваннях аортального клапана; залежить від того, яка складова вади переважає. Співіснування недостатності посилює гучність систолічного шуму. Комбінована аортальна вада вважається тяжкою навіть тоді, якщо як стеноз, так і регургітація є помірно вираженими.

Лікування:

1) **хірургічне** — рішення приймають індивідуально на підставі клінічних симптомів, величини градієнту тиску на аортальному клапані, площі поверхні клапана, а також функції і розмірів лівого шлуночка. Показання:

Таблиця 8-4. Ехокардіографічний моніторинг перебігу недостатності аортального клапана у хворих без суб'єктивних симптомів

Ступінь недостатності	Функція лівого шлуночка	Частота контрольних оглядів
незначна або помірна	ФВЛШ і розміри лівого шлуночка в нормі	що року, ЧСЕхоКГ кожні 2 роки
тяжка	ФВЛШ і розміри лівого шлуночка в нормі	щороку[a]
	ФВЛШ і/або розміри лівого шлуночка суттєво змінились або близькі до пограничних значень (для операції)	кожні 3–6 міс.[б]
	КДР ЛШ >70 мм або КСР ЛШ >50 мм	принаймі кожні 3–6 міс.[в]

[a] Перший контрольний огляд через 3–6 міс. від постановки діагнозу. Обов'язковим є проведення ретельного моніторингу щодо появи у таких хворих симптомів вади, а також моніторингу динаміки змін розмірів і функції лівого шлуночка.

[б] У сумнівних випадках може допомогти визначення в крові натрійуретичного пептиду типу B (підвищення його рівня може корелювати з погіршенням функції лівого шлуночка).

[в] Розгляньте показання до хірургічного лікування.

ФВЛШ — фракція викиду лівого шлуночка, КДР ЛШ — кінцеводіастолічний розмір лівого шлуночка, КСР ЛШ — кінцевосистолічний розмір лівого шлуночка, ЧСЕхоКГ — черезстравохідна ехокардіографія

якщо домінує стеноз — хірургічне лікування навіть при слабко виражених суб'єктивних симптомах; якщо домінує недостатність — при появі виражених симптомів або зниженні ФВЛШ. У хворих з радіаційно-індукованою хворобою серця найчастішим показанням до операції є коронарна хвороба.

2) **фармакологічне** — залежить від домінантної складової. Пам'ятайте: вазодилататори, призначені при НАК, можуть збільшувати трансклапанний градієнт, а ЛЗ, що сповільнюють серцевий ритм, можуть збільшувати об'єм регургітації.

3) профілактика інфекційного ендокардиту →розд. 2.13.

9. Мітральні вади

9.1. Мітральний стеноз (звуження лівого венозного отвору, МС)

→ **ВИЗНАЧЕННЯ ТА ЕТІОПАТОГЕНЕЗ**

Зменшення площі мітрального устя, що утруднює потік крові з лівого передсердя до лівого шлуночка. **Класифікація за етіологією:**

1) **органічний МС** — обмежена рухливість стулок і сухожилкових струн внаслідок органічних уражень; причини — ревматична хвороба серця (найчастіша), інфекційний ендокардит, рідко СЧВ, РА, карциноїдний синдром, хвороби накопичення та інфільтративні захворювання (зокрема амілоїдоз)

2) **функціональний МС** — недостатнє розкриття нормальних стулок клапана, яке має вторинний характер; причини — регургітаційний потік через аортальний клапан, тромб у лівому передсерді, пухлина (найчастіше

міксома лівого передсердя), асиметрична гіпертрофія лівого шлуночка при гіпертрофічній кардіоміопатії;

3) **відносний МС** — спостерігається при вадах із підвищеною інтенсивністю кровотоку через мітральний клапан, тобто дефекти міжшлуночкової перегородки, відкритій артеріальній протоці або наявності судинного шунта у легеневому кровообігу.

▶ КЛІНІЧНА КАРТИНА ТА ПРИРОДНИЙ ПЕРЕБІГ

1. Суб'єктивні симптоми: зниження переносимості фізичного навантаження, швидка втомлюваність, задишка при фізичному навантаженні, іноді кашель з виділенням пінистого, з домішками крові харкотиння, рецидивуючі інфекції органів дихання, серцебиття, відчуття стискання у правому підребер'ї, рідко — захриплість (внаслідок компресії лівого зворотного гортанного нерву збільшеним передсердям — синдром Ортнера), біль у прекардіальній області (у 15 % хворих; внаслідок високого тиску у правому шлуночку або супутньої коронарної хвороби).

2. Об'єктивні симптоми: гучний, «ляскаючий» I тон, характерний тон (клік) відкриття мітрального клапана, діастолічний затихаючий (*decrescendo*) шум низької частоти (гуркіт) з пресистолічним підсиленням (підсилення — при збереженому синусовому ритмі). При значній легеневій гіпертензії і розширенні легеневого стовбура виникає недостатність легеневого клапана (шум Грехема-Стілла). При запущеному МС: синювато-червоне забарвлення щік, периферичний ціаноз, систолічна пульсація під мечовидним відростком, зміщення верхівкового поштовху вліво, симптоми правошлуночкової недостатності →розд. 2.19.1.

3. Природний перебіг: вада поступово прогресує. Симптоми вади розвиваються щонайменше через ≈2 роки, зазвичай — через 15–20 років після перенесеної ревматичної гарячки. Зазвичай виникають надшлуночкові аритмії, особливо фібриляція передсердь (ризик зростає з віком і враз зі збільшенням розмірів лівого передсердя), і тромбоемболічні події (до 6/100 хворих/рік; фактори ризику — вік, фібриляція передсердь, мала площа мітрального отвору, спонтанне контрастування крові у лівому передсерді).

▶ ДІАГНОСТИКА

В основному на підставі ехокардіографічної картини.

Допоміжні дослідження

1. ЕКГ: ознаки збільшення лівого передсердя, часто *P-mitrale*, часті передсердні порушення ритму, особливо фібриляція передсердь; при легеневій гіпертензії — правограма, неповна блокада правої ніжки пучка Гіса (рідше — інші ознаки гіпертрофії і перевантаження правого шлуночка). *P-mitrale* може набувати форми *P-cardiale* або *P-pulmonale*.

2. РГ грудної клітки: збільшення лівого передсердя, розширення верхньодольових вен, розширення стовбура легеневої артерії, альвеолярний набряк, інтерстиціальний набряк, збільшення правого шлуночка, кальцифікація в проекції мітрального клапана (рідко).

3. Ехокардіографія з доплерівським дослідженням: з метою оцінки морфології клапана (важливо при виборі інвазивного методу лікування), виявлення тромбів у лівому передсерді (допоміжне черезстравохідне дослідження), розрахунок поверхні отвору планіметричним методом і класифікація ступеню стенозу →табл. 9-1.

4. Проба з фізичним навантаженням: з метою оцінки переносимості фізичного навантаження і зростання тиску в легеневій артерії (впливає на тактику подальших дій).

Таблиця 9-1. Класифікація мітрального стенозу (згідно рекомендацій АСС і АНА, 2006)

	Стеноз		
	незначний	помірний	важкий
середній MVG (мм рт. ст.)	<5	5–10	>10
СТЛА (мм рт. ст.)	<30	30–50	>50
MVA (см^2)	>1,5	1–1,5	<1

MVA — поверхня отвору мітрального клапана, MVG — градієнт на мітральному клапані, СТЛА — систолічний тиск у легеневій артерії

5. Катетеризація серця і коронарографія: з метою визначення тиску в легеневій артерії (у частини хворих впливає на тактику дій); проведення коронарографії рекомендується хворим з тяжким МС перед хірургічним втручанням на клапанах, а також в наступних ситуаціях: серцево-судинне захворювання в анамнезі, підозра на ішемію міокарда, чоловіки віком >40 р. та жінки в постменопаузі, систолічна дисфункція лівого шлуночка, ≥1 фактор серцево-судинного ризику. У випадку низької ймовірності коронарної хвороби серця зважте оцінювання коронарних судин за допомогою КТ замість проведення коронарографії.

→ ЛІКУВАННЯ

Загальні принципи

1. Незначний МС без суб'єктивних симптомів: медикаментозне лікування.

2. Помірно-виражений або значний (тяжкий) МС: дії залежать, передусім, від наявності суб'єктивних симптомів і анатомії клапана →рис. 9-1.

Інвазивне лікування

1. Перкутанна мітральна комісуротомія (ПМК): інструментальне роз'єднання зрощених комісур із застосуванням балону, введеного за допомогою катетера через міжпередсердну перегородку; з огляду на високу ефективність і мінімальний ризик ускладнень (смерті, тампонади серця, периферичної емболії) усе частіше процедуру проводять на початковій стадії МС. Показання →рис. 9-1. Протипоказана, якщо: MVA >1,5 см^2, тромб у лівому передсерді, недостатність мітрального клапана вищого, ніж легкий, ступеня, виражена кальцифікація або кальцинати обох комісур, незрощені комісури, співіснуюча тяжка вада аортального клапана або тяжка комбінована вада тристулкового клапана, співіснуюча коронарна хвороба, яка вимагає проведення АКШ. У симптоматичних хворих з помірно-вираженим або тяжким МС, які не пройшли відбору до проведення ПМК, рекомендоване оперативне втручання на мітральному клапані.

2. Хірургічна корекція клапана:

1) закрита вальвулотомія — доступ через передсердя (виконується рідко);

2) відкрита вальвулотомія із застосуванням екстракорпорального кровобігу — під контролем зору.

3. Заміна мітрального клапана: показана хворим при III/IV ФК NYHA, з вираженими змінами у клапанному апараті, якщо немає можливості провести корекцію клапана; госпітальна і віддалена смертність, а також частота ускладнень є вищими, ніж після ПМК. У випадку імплантації механічного клапана необхідно призначити пожиттєвий прийом пероральних антикоагулянтів (цільовий рівень МНВ →табл. 8-3).

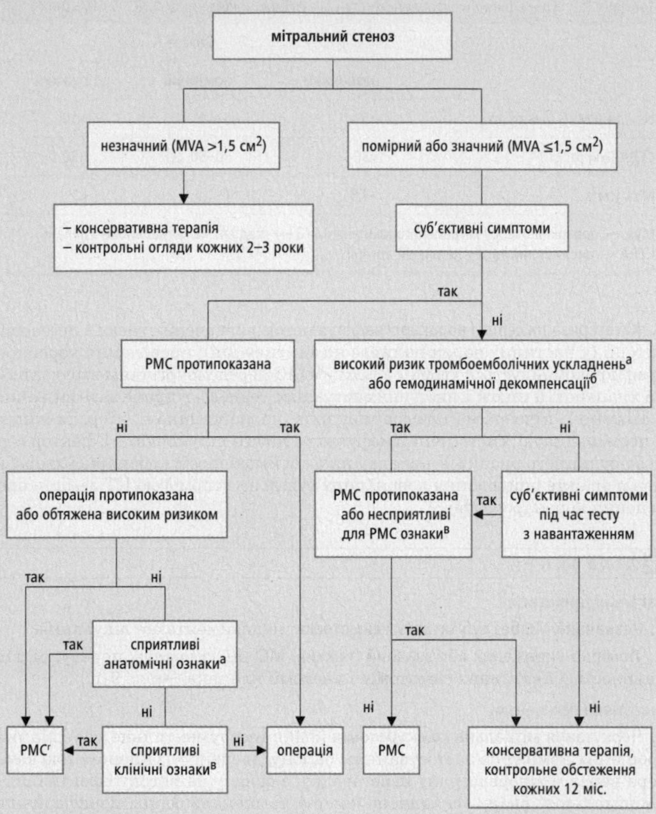

[а] емболія в анамнезі, спонтанне контрастування крові у лівому передсерді, свіжа або пароксизмальна фібриляція передсердь
[б] систолічний тиск у легеневій артерії у спокої >50 мм рт. ст., необхідність проведення обширної позасерцевої операції, планування вагітності
[в] у хворих без протипоказань до операції можна враховувати хірургічне втручання в досвідченому центрі.
[г] якщо симптоми виникають при низкому фізичному навантаженні, а ризик операції низький

MVA — поверхня мітрального устя, РМС — черезшкірна мітральна комісуротомія

Рис. 9-1. Тактика при мітральному стенозі (на основі рекомендацій ESC і EACTS 2017, змодифіковано)

Консервативне лікування

1. Хворі, які не пройшли відбору до інвазивної терапії, або не дають на неї згоду: діуретики (при симптомах застою в малому колі кровообігу), **дигоксин** (особливо при фібриляції передсердь з швидким ритмом шлуночків) і **ІАПФ** (при супутній дисфункції лівого шлуночка).

2. Антикоагулянтна терапія (МНВ 2–3): у хворих: з фібриляцією передсердь, після тромбоемболічної події або із задокументованим тромбом у лівому передсерді; з великим лівим передсердям (розмір в проекції М-*mode* >50 мм або об'єм >60 мл/м^2); із спонтанним контрастуванням крові в лівому передсерді.

3. Електрична кардіоверсія: пароксизм фібриляції передсердь з гемодинамічною нестабільністю; розгляньте доцільність проведення при першому приступі, якщо стеноз є незначним або помірно-вираженим; після успішного інвазивного лікування МС у хворих із короткотривалою фібриляцією передсердь і незначним збільшенням лівого передсердя; Електрична кардіоверсія не показана хворим зі значним МС і суттєвим збільшенням лівого передсердя. Медикаментозна кардіоверсія (найчастіше із застосуванням аміодарону) — менш ефективна.

4. Профілактика інфекційного ендокардиту →розд. 2.13 **і рецидивів ревматичної гарячки** →розд. 2.14.

→**МОНІТОРИНГ**

Частота контрольних оглядів у хворих, нелікованих інвазивними методами, залежить від ступеня вираженості захворювання. Незначний МС без суб'єктивних симптомів → контрольні огляди кожні 2–3 роки. Для хворих зі значним МС, але без суб'єктивних симптомів, а також для хворих після успішної ПМК — щорічне клінічне і ехокардіографічне обстеження, для симптоматичних хворих → кожні 6 міс.

→**ПРОГНОЗ**

Серед хворих без суб'єктивних симптомів 10-річна виживаність становить >80 %, а 20-річна — ≈40 %. Поява навіть слабко виражених суб'єктивних симптомів погіршує прогноз, а заміна клапана значно його покращує. Причиною смерті є серцева недостатність та емболічні події.

9.2. Недостатність мітрального клапана (НМК)

→**ВИЗНАЧЕННЯ ТА ЕТІОПАТОГЕНЕЗ**

Вада серця, в основі якої лежить регургітаційний потік крові з лівого шлуночка до лівого передсердя внаслідок неправильного закриття стулок мітрального клапана. У 10–40 % осіб при допплерівському дослідженні реєструється незначний протосистолічний регургітаційний потік за відсутності змін у клапанному апараті (т. зв. фізіологічна регургітація).

Причини хронічної НМК: ревматична хвороба серця, дегенеративні зміни в клапанному апараті (міксоматозна дегенерація стулок мітрального клапана, дефіцит еластичних волокон або ідіопатичний розрив сухожилкової струни, синдром Марфана, синдром Елерса-Данлоса, еластична псевдоксантома, кальцифікація мітрального кільця і дегенеративні зміни в стулках), інфекційний ендокардит попередньо здорового або ушкодженого клапана, системні захворювання сполучної тканини (СЧВ, антифосфоліпідний синдром, системна склеродермія), хвороби міокарда (ішемічна хвороба серця, дилатаційна кардіоміопатія, гіпертрофічна кардіоміопатія), хвороби накопичення і інфільтративні хвороби (амілоїдоз, ідіопатична еозинофілія, карциноїдний синдром, фіброз ендокарда), ятрогенні (похідні ерготаміну, ЛЗ, що знижують апетит [напр. вилучений з обігу фенфлурамін]), вроджені (розщеплення стулки мітрального клапана, парашутоподібний мітральний клапан).

Причини гострої НМК: ураження стулок клапана (інфекційний ендокардит, травма стулок клапана, напр. під час балонної вальвулопластики); розрив сухожилкової струни (ідіопатичний, міксематозна дегенерація, інфекційний ендокардит, гостра ревматична гарячка, травма, напр. під час балонної вальвулопластики); хвороби папілярних м'язів (коронарна хвороба — розрив папілярного м'яза, дисфункція лівого шлуночка; гостра дилатація лівого шлуночка; травма); хвороби мітрального кільця (інфекційний ендокардит [абсцес навколо кільця], травма).

Органічна (або **первинна**) **НМК** виникає при первинному ушкодженні клапанного апарату (стулок або сухожилкових струн); **функціональна** (або **вторинна**) **НМК** — внаслідок зміни геометрії лівого шлуночка (найчастіше при ішемічній хворобі серця — т. зв. ішемічна НМК).

→ **КЛІНІЧНА КАРТИНА ТА ПРИРОДНИЙ ПЕРЕБІГ**

При функціональній НМК домінують симптоми основного захворювання.

1. Суб'єктивні симптоми: при незначній і помірно-вираженій хронічній недостатності суб'єктивні симптоми, зазвичай, відсутні (якщо НМК повільно прогресує, то навіть при тяжкій недостатності симптоми можуть бути незначними); з часом з'являється відчуття втоми (її вираженість пов'язана в більшій мірі з гемодинамічною переносимістю вади, ніж зі ступенем недостатності), задишка, серцебиття (при надшлуночкових аритміях). При гострій НМК — раптова задишка і симптоми гіпотензії або кардіогенного шоку.

2. Об'єктивні симптоми: голосистолічний шум, гучність якого загалом корелює зі ступенем регургітації (за винятком ішемічної НМК); короткий діастолічний гуркіт (при значній НМК); пізньосистолічний шум (з'являється після систолічного кліку — зазвичай супроводжує пролапс мітрального клапана або дисфункцію папілярного м'яза); ослаблення I тону (у випадках клінічно-значущої НМК); роздвоєння II тону; III тон (корелює з об'ємом регургітації і збільшенням лівого шлуночка). У хворих зі значною НМК і легеневою гіпертензією — симптоми правошлуночкової недостатності →розд. 2.19.1.

3. Природний перебіг: при функціональній НМК залежить від основного захворювання. Гостра НМК протікає блискавично і без хірургічного лікування, зазвичай, призводить до смерті: серед хворих з помірно вираженою чи тяжкою недостатністю і свіжим інфарктом міокарда 25 % помирають впродовж 30 днів, а 50 % — протягом року; у разі розриву папілярного м'яза при свіжому інфаркті міокарда, протягом 2-х тиж. помирають 95 % хворих. Хронічна НМК протягом кільканадцяти років протікає безсимптомно. У безсимптомних хворих дуже істотне прогностичне значення має ступінь регургітації. Значна НМК може призвести до необоротної безсимптомної дисфункції лівого шлуночка.

→ **ДІАГНОСТИКА**

На підставі типових клінічних симптомів і результатів ехокардіографічного дослідження.

Допоміжні дослідження

1. ЕКГ: зазвичай — у нормі; найчастіше — фібриляція або тріпотіння передсердь; при збереженому синусовому ритмі — ознаки збільшення лівого передсердя (обох передсердь у разі комбінації з НТК); ознаки гіпертрофії і перевантаження лівого шлуночка.

2. РГ грудної клітки: значне збільшення лівого шлуночка і лівого передсердя; при супутній недостатності тристулкового клапана і легеневій гіпертензії — збільшення правого шлуночка і правого передсердя; при гострій недостатності — ознаки застою в малому колі кровообігу при незміненій тіні серця; можлива кальцифікація мітрального кільця.

3. Ехокардіографія з допплерівським дослідженням: дозволяє виявити регургітацію, оцінити її кількісно і якісно. У разі непереконливої картини при трансторакальному дослідженні проведіть черезстравохідне дослідження.

4. Проби з навантаженням: допоміжні при об'єктивній оцінці переносимості навантаження. Ехокардіографічне дослідження з навантаженням дозволяє неінвазивно оцінити підвищення систолічного тиску в легеневій артерії.

5. Катетеризація серця і коронарографія: катетеризацію виконують рідко, коронарографію проводять у вибраних хворих перед відбором до хірургічного лікування з метою виключення значущих стенозів коронарних артерій, а також з метою оцінки помірно-вираженої або тяжкої вторинної НМК.

6. МРТ: дозволяє з більшою вірогідністю, ніж ехокардіографія, визначити кінцевосистолічний і кінцеводіастолічний об'єми, а також масу лівого шлуночка. Може застосовуватися для кількісної оцінки ступеня регургітації, особливо, якщо ехокардіографічна оцінка є неоднозначною.

Часто занижує ступінь мітральної недостатності у порівнянні з ехокардіографічним дослідженням.

Диференційна діагностика

Проводиться серед причин ушкодження клапанного апарату або міокарда.

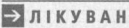 **ЛІКУВАННЯ**

Лікування гострої НМК

1. Вазодилататори (нітрогліцерин або нітропрусид натрію), у випадку шоку — одночасно з катехоламінами та внутрішньоаортальною контрпульсацією (протипоказана зокрема в разі супутньої значущої недостатності аортального клапана). Препарати і дозування →табл. 20-4.

2. Хірургічне лікування: обов'язкове у разі гемодинамічної нестабільності — в ургентному порядку. В залежності від анатомічних особливостей виконують пластику мітрального клапана (напр., резекцію фрагменту стулки, вшивання кільця) або заміняють його клапанним протезом.

Лікування хронічної НМК

1. Алгоритм дій при **первинній** тяжкій хронічній НМК →рис. 9-2.

У разі **вторинної** недостатності застосуйте хірургічне лікування у хворих із тяжкою недостатністю і ФВЛШ >30 %, у яких заплановано проведення АКШ. Розгляньте показання до хірургічного лікування у хворих із симптоматичною тяжкою недостатністю і ФВЛШ <30 %, у яких проведення реваскуляризації є можливим і показаним, а ішемізований міокард життєздатний. Можете зважити доцільність операції у хворих із тяжкою недостатністю та суттєвою дисфункцією лівого шлуночка, яким не показана реваскуляризація, а суб'єктивні симптоми зберігаються незважаючи на оптимальну консервативну терапію (у т. ч. ресинхронізуючу, при наявності показань), за умови низького операційного ризику; якщо операційний ризик вище низького, можна розглянути доцільність проведення черезшкірного втручання «край до краю» (при відповідній анатомії клапана). У хворих з ФВЛШ <30 %, в якості альтернативи для хірургічного втручання «край до краю» чи операції на клапанах слід розглянути показання до застосування пристрою для механічної підтримки лівого шлуночка або трансплантації серця. Втручання «край до краю», як правило, виконується у хворих із вторинною недостатністю, але інколи також у хворих із первинною недостатністю, якщо операційний ризик є високим, або хворий не пройшов відбір до хірургічного лікування. У ретельно відібраних хворих з ревматичною вадою і вираженою кальцифікацією мітрального кільця, яким відмовлено у хірургічному лікуванні в зв'язку з дуже високим ризиком операції, можна зважити черезшкірну імплантацію штучного клапана, який використовують при процедурах ТІАК (поодинокі описи випадків).

2. Вазодилататори (карведілол, ізосорбіту мононітрат, ІАПФ, БРА): застосування обґрунтовано у хворих, яким відмовлено в хірургічному лікуванні; найвища ефективність у хворих з дилатацією лівого шлуночка, значним порушенням систолічної функції і вираженими симптомами; лікування осіб

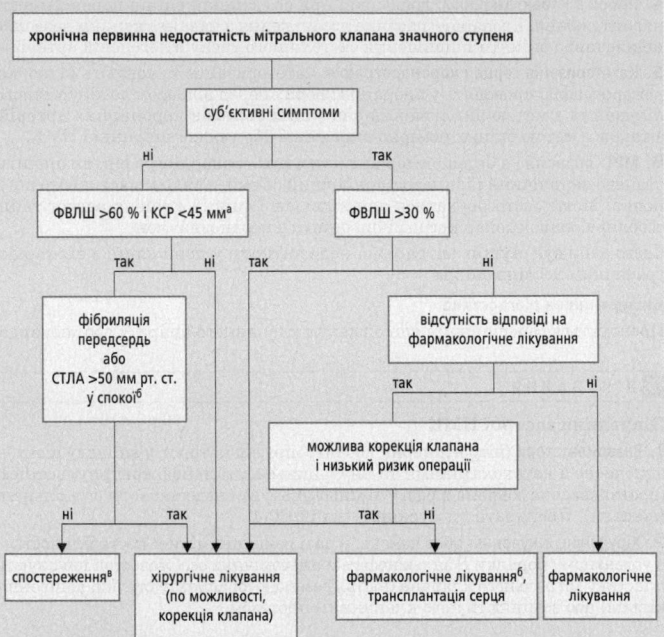

Рис. 9-2. Тактика при хронічній тяжкій первинній мітральній недостатності (на основі рекомендацій ESC і EACTS 2017, змодифіковано)

без суб'єктивних симптомів, із незначною дилатацією лівого шлуночка не приносить користі. Препарати →табл. 20-7. Дозування →табл. 19-2 і →табл. 19-3.

3. Хірургічне лікування: оперативне втручання з корекцією або заміною клапана.

➡ **М О Н І Т О Р И Н Г**

→табл. 9-2.

➡ **У С К Л А Д Е Н Н Я**

Фібриляція передсердь, серцева недостатність і набряк легень, легенева гіпертензія, раптова серцева смерть (у хворих з ПМК).

Таблиця 9-2. Ехокардіографічний моніторинг перебігу недостатності мітрального клапана

Ступінь недостатності	Функція лівого шлуночка	Частота контрольних оглядів
незначна	ФВЛШ і КСР ЛШ в нормі	кожні 5 років
помірно-виражена	ФВЛШ і КСР ЛШ в нормі	кожні 1–2 роки
	КСР ЛШ >40 мм або ФВЛШ <60 %	щороку
тяжка	ФВЛШ >60 %	кожні 6 міс.[a]

[a] Частіші контрольні огляди є показаними в тому разі, якщо раніше не було отримано інформації стосовно запущеності вади, або якщо виявлено суттєву динаміку змін вимірюваних параметрів, або їх значення є приближеними до значень, які є пороговими щодо прийняття рішення про інвазивне лікування.

ФВЛШ — фракція викиду лівого шлуночка, КСР ЛШ — кінцевосистолічний розмір лівого шлуночка

→ **ПРОГНОЗ**

Летальність протягом року серед неоперованих пацієнтів зі значною хронічною органічною НМК становить 5 %.

9.3. Комбінована вада мітрального клапана

Співіснування стенозу і недостатності мітрального клапана. **Причини:** ревматична хвороба серця, рідше дегенеративні зміни.

Клінічна картина: схожа, як при інших набутих захворюваннях мітрального клапана; залежить від того, який із компонентів переважає (→вище). Найчастіше вислуховується систолічний шум НМК, який може маскувати, типовий для стенозу тихий гуркіт; I тон зазвичай гучний.

При гемодинамічно значущій ваді на РГ грудної клітки виявляється збільшення лівого передсердя, обох шлуночків і ознаки застою в малому колі кровообігу, рідше — легеневої гіпертензії; у випадку переважання стенозу, розмір порожнини лівого шлуночка може бути в межах норми.

Комбінована вада вважається тяжкою навіть у випадку помірно вираженого стенозу чи недостатності, якщо вона призводить до появи значущих гемодинамічних порушень і/або симптоматики.

Лікування:

1) фармакотерапія серцевої недостатності;

2) антитромботична профілактика у разі фібриляції передсердь;

3) профілактика інфекційного ендокардиту →розд. 2.13 і рецидивів ревматичної лихоманки →розд. 2.14;

4) інвазивне лікування — співіснуюча помірно-виражена або тяжка НМК унеможливлює проведення хворим черезшкірної вальвулопластики; зазвичай виконують імплантацію штучного клапана; в окремих випадках, у хворих, які не пройшли відбору до хірургічного лікування, у разі значної кальцифікації нативного клапанного кільця можна розглянути доцільність проведення черезшкірної або трансапікальної імплантації мітрального клапана.

9.4. Синдром пролапсу мітрального клапана

→ **ВИЗНАЧЕННЯ ТА ЕТІОПАТОГЕНЕЗ**

Пролапс мітрального клапана (ПМК) — зміщення частини стулки або стулок до лівого передсердя під час систоли лівого шлуночка.

Синдром пролабування мітрального клапана (син.: синдром Барлоу) це симптомокомплекс — біль у ділянці серця, серцебиття, аритмії, запаморочення, синкопе, що мають місце в особи з ПМК.

Первинний ПМК є результатом змін у стулках і сухожилкових струнах внаслідок міксоматозної дегенерації; може мати сімейний характер; також можливий зв'язок напр. із синдромом Марфана. Вторинний ПМК виникає при хворобах сполучної тканини, гострому ендокардиті (внаслідок надриву сухожилкової струни), а також ішемічній хворобі серця (напр. внаслідок розриву папілярного м'яза при інфаркті міокарда). Розрив сухожилкової струни дає картину «ціповидної» стулки. ПМК може співіснувати з пролапсом тристулкового клапана (до 40 % випадків), пролапсом стулки аортального клапана або клапана легеневої артерії (2–10 %), іноді — аневризмою або дефектом міжпередсердної перегородки.

→ **КЛІНІЧНА КАРТИНА ТА ПРИРОДНИЙ ПЕРЕБІГ**

1. Суб'єктивні симптоми: біль у ділянці серця, серцебиття, запаморочення, пресинкопальні і синкопальні стани

2. Об'єктивні симптоми: типовий мезо-, або пізньосистолічний клік, пізньосистолічний або пансистолічний шум (аускультативні зміни посилюються у положенні стоячи; відсутність цих симптомів свідчить проти діагнозу ПМК).

3. Природний перебіг: різний — від слабко виражених, клінічно німих форм ПМК до форм, обтяжених високим ризиком смерті.

→ **ДІАГНОСТИКА**

На підставі клінічних ознак і ехокардіографічної картини.

Допоміжні дослідження

1. ЕКГ: у більшості випадків — нормальна ЕКГ-картина; іноді у симптоматичних хворих — неспецифічні зміни ST-T у відведеннях II, III і aVF, рідше — у V_4–V_6, аритмія.

2. РГ грудної клітки: зазвичай — в нормі, за винятком тяжкої хронічної або гострої мітральної недостатності.

3. Ехокардіографія: проводиться з метою діагностики ПМК в осіб без суб'єктивних симптомів, в яких присутні аускультативні зміни, а також з метою виключення ПМК в осіб, у яких діагностовано ПМК, незважаючи на відсутність типових аускультативних симптомів.

→ **ЛІКУВАННЯ**

1. Хворий без суб'єктивних симптомів або зі слабко вираженими суб'єктивними симптомами і сприятливою ехокардіографічною картиною: запевніть пацієнта про те, що прогноз сприятливий, порадьте вести нормальний спосіб життя і регулярно виконувати фізичні вправи; клінічний контроль — кожні 3–5 років (якщо немає значущої мітральної недостатності).

2. Хворий з пароксизмальним серцебиттям, що супроводжується тривогою, болем у грудній клітці і втомлюваністю: корисним може бути призначення β-блокатора.

3. Хворий з ортостатичними синкопе: необхідно збільшити вживання рідини і солі; в тяжких випадках призначте мінералокортикоїд →розд. 23.2.1.

4. Хворий після епізоду транзиторної ішемічної атаки: призначте АСК 75–325 мг/добу.

5. Хворий після ішемічного інсульту, з НМК, фібриляцією передсердь або з тромбом у лівому передсерді: призначте тривалу антикоагулянтну терапію — застосування антагоніста вітаміну К (МНВ ≈2,5) або нового орального антикоагулянта.

6. Хірургічне лікування показане у випадку тяжкої мітральної недостатності, спричиненої розтягненням або надривом сухожильної струни, а його проведення слід розглянути у хворого без суб'єктивних симптомів, з «ціповидною» стулкою і кінцевосистолічним розміром лівого шлуночка 40–44 мм. Зазвичай можливою є успішна корекція клапана.

7. Пластика клапана за методом «край до краю» (MitraClip) — новий метод ендоваскулярної терапії, який можна розглянути у випадку тяжкої первинної НМК з пролабуванням стулки в окремих хворих, які не пройшли відбір до хірургічного лікування у зв'язку з високим операційним ризиком.

➡ ПРОГНОЗ

Загалом добрий. Фактори, що збільшують ризик смерті: помірно-виражена і тяжка НМК, ФВЛШ <50 %, несприятлива ехокардіографічна картина (потовщення та/або подовження стулки). Не повинні професійно займатись спортом особи з ПМК за наявності ≥1-го з нижчевказаних факторів: втрата свідомості нез'ясованої етіології в анамнезі, раптова серцева смерть в родині в особи з ПМК, пароксизмальні надшлуночкові або комбіновані шлуночкові аритмії, особливо, якщо вони виникають або посилюються під час фізичного навантаження, тяжка НМК, дисфункція лівого шлуночка, синдром Марфана, синдром подовженого інтервалу QT. Таким особам можна дозволити займатись видами спорту з малою статичною і малою динамічною складовою, такими як більярд, гольф, крикет, боулінг, стрільба.

10. Вади тристулкового клапана

10.1. Стеноз тристулкового клапана (СТК)

➡ ВИЗНАЧЕННЯ ТА ЕТІОПАТОГЕНЕЗ

Патологічне наповнення правого шлуночка, спричинене стенозом правого венозного (передсердно-шлуночкового) отвору. **Причини:** ревматична хвороба, дуже рідко інші — карциноїдний синдром, міксома або інша пухлина правого передсердя, тромб у правому передсерді, медикаментозний стеноз, хвороба Уіпла, ендокардит та вроджена атрезія стулка. У більшості випадків спостерігається комбінація стенозу тристулкового клапана з його недостатністю. Ізольований СТК зазвичай є супутнім до вади мітрального клапана.

➡ КЛІНІЧНА КАРТИНА

1. Суб'єктивні симптоми: прогресуюча втомлюваність, втрата апетиту, незначна задишка.

2. Об'єктивні симптоми: тон (стукіт) — відкриття клапана, пресистолічний шум (у хворих із синусовим ритмом), шум в ранній і середній фазі діастоли (рідко голодіастолічний), більш виражений під час вдиху; симптоми правошлуночкової недостатності →розд. 2.19.1, пульсація печінки (типова пресистолічна пульсація).

➡ **ДІАГНОСТИКА**

Допоміжні дослідження

1. ЕКГ: P *pulmonale*, часто — фібриляція передсердь або ознаки збільшення обох передсердь (з приводу частого співіснування мітральної вади); у зв'язку зі збільшенням правого передсердя амплітуда QRS у V_1 може бути зниженою.

2. РГ грудної клітки: збільшення правого передсердя і розширення верхньої порожнистої вени; вираженість легеневого кровотоку може бути зниженою.

3. Ехокардіографія: оцінка морфології клапана і тяжкості вади. Вважають, що середній градієнт тиску через клапан ≥5 мм рт. ст. при нормальній частоті серцевих скорочень вказує на клінічну значимість вади.

➡ **ЛІКУВАННЯ**

1. Консервативне лікування: діуретики (препарати →табл. 20-7 і дозування →табл. 19-4) і обмеження споживання натрію.

2. Інвазивна терапія: рекомендується у хворих із тяжким стенозом клапана та:

1) у наявністю суб'єктивних симптомів або

2) у яких проводять втручання на клапанах лівих відділів серця (можна виконати спробу черезшкірної вальвулопластики, якщо можливе проведення ПМК. У випадку ізольованого стенозу → черезшкірна балонна вальвулотомія; у випадку супутньої мітральної вади → хірургічне втручання.

10.2. Недостатність тристулкового клапана (НТК)

➡ **ВИЗНАЧЕННЯ ТА ЕТІОПАТОГЕНЕЗ**

НТК — патологічна регургітація крові з правого шлуночка до правого передсердя внаслідок нещільності тристулкового клапана.

Причини: органічні (первинна недостатність) — ревматична хвороба, інфекційний ендокардит, карциноїдний синдром, синдром Марфана, хвороба Фабрі, хвороба Уіппла, синдром пролапсу тристулкового клапана, РА, СЧВ, вроджені вади (аномалія Ебштейна та ін.), дисфункція папілярних м'язів, ЛЗ (метисергід, фенфлюрамін), травма грудної клітки, ятрогенне пошкодження; **функціональні (вторинна недостатність)**, найчастіші при набутій ваді — розширення кільця при нормальній анатомії клапана; причини, які є вторинними до зміни геометрії правого шлуночка, спричиненої найчастіше вадою мітрального клапана, а також легеневою гіпертензією, інфарктом правого шлуночка, вродженою вадою серця (напр. стенозом клапана легеневої артерії).

➡ **КЛІНІЧНА КАРТИНА**

Зазвичай домінують симптоми вади мітрального клапана, з якою співіснує вада тристулкового клапана.

1. Суб'єктивні симптоми: знижена переносимість фізичного навантаження, слабкість, відчуття здавлювання і розпирання в правому підребер'ї.

2. Об'єктивні симптоми: пульсація значно розширених яремних вен, печінково-яремний рефлекс; у хворих зі значною НТК спостерігається пульсація судин на шиї і голові, рідше — пульсація очних яблук; пульсація правого шлуночка; пульсація печінки; при запущеній ваді — генералізований набряк підшкірної клітковини, асцит, а також синьо-жовтувате забарвлення шкіри; голосистолічний шум, інтенсивність якого зростає під час глибокого вдиху, а також діастолічний гуркіт (при значній недостатності).

→ **ДІАГНОСТИКА**

Допоміжні дослідження

1. ЕКГ: P *pulmonale,* ознаки гіпертрофії правого шлуночка і, часто, неповна блокада правої ніжки пучка Гіса; зазвичай — фібриляція передсердь.

2. РГ грудної клітки: при функціональній недостатності серце є значно збільшеним, з великим правим передсердям, можлива поява рідини у плевральних порожнинах і розширення непарної вени; при значній НТК — збільшення правого шлуночка.

3. Ехокардіографія: оцінка морфології, ступеня недостатності клапана і систолічного тиску в правому шлуночку (тиск >55 мм рт. ст. вказує на можливість вторинної причини вади); значима НТК при нормальній морфологічній картині клапана може спостерігатись при систолічному тиску в легеневій артерії ≥55 мм рт. ст.; при систолічному тиску в легеневій артерії <40 мм рт. ст. НТК скоріше вказує на патологію будови клапана; у багатьох здорових осіб спостерігається НТК без клінічного значення.

→ **ЛІКУВАННЯ**

1. НТК, співіснуюча з вадою лівих відділів серця:

1) корекція самого мітрального стенозу може суттєво знизити ступінь функціональної НТК;

2) **у хворих, яким проводять хірургічне втручання на клапані лівих відділів серця** — хірургічна корекція тристулкового клапана → рекомендується при наявності **первинної помірно-вираженої НТК;** розгляньте показання до операції у випадку тяжкої первинної або вторинної НТК, а також при вторинній, легкій або помірно-вираженій НТК з розширенням фіброзним кільцем серця (≥40 мм або >21 мм/м^2); також можна зважити її проведення навіть за відсутності розширення кільця тристулкового клапана, якщо задокументовано недавно перенесений епізод правошлуночкової серцевої недостатності;

3) у хворих із тяжкою недостатністю тристулкового клапана, які перенесли операцію на клапані лівих відділів серця, та у яких спостерігаються суб'єктивні симптоми або прогресуюча дилатація правого шлуночка чи порушення його функції, без порушення функції клапанів лівої частини серця, тяжкої дисфункції правого або лівого шлуночка та без тяжкого судинного захворювання легень → розгляньте доцільність операційного лікування.

2. Тяжка ізольована первинна НТК з суб'єктивними симптомами, без тяжкого порушення функції правого шлуночка: операція корекції клапана, а якщо вона не є можливою — заміна клапана.

3. Тяжка ізольована первинна НТК без суб'єктивних симптомів або зі слабко вираженими симптомами, але із прогресуючою дилатацією правого шлуночка або погіршенням його функції: розгляньте доцільність операційного лікування.

4. Співіснуючі порушення провідності: під час операції заміни клапана встановлення електроду для епікардіальної стимуляції.

→ **ПРОГНОЗ**

Хворі зі значною НТК, незалежно від її причини, мають поганий віддалений прогноз у зв'язку з наростаючою дисфункцією правого шлуночка і застоєм крові у системних венах.

11. Комбіновані вади серця

Комбінація вад ≥2-х клапанів серця:

1) мітральний стеноз і недостатність тристулкового клапана (найчастіша вада 2-х клапанів);

2) мітральний стеноз і недостатність аортального клапана;

3) аортальний стеноз і недостатність мітрального клапана;

4) мітральний і аортальний стеноз;

5) недостатність мітрального і аортального клапанів;

Комбіновані вади лівої частини серця, зазвичай, є наслідком ревматичної хвороби. Недостатність тристулкового клапана — найчастіше вторинна до легеневої гіпертензії і розтягнення кільця тристулкового клапана.

Скарги, пов'язані з пошкодженням першого клапана в напрямку току крові у серці. Гемодинамічні наслідки, пов'язані з пошкодженням одного з клапанів, можуть посилювати дисфункцію другого клапана. При запущених комбінованих вадах серця — симптоми серцевої недостатності. Характеристика окремих вад →табл. 11-1.

Діагностика комбінованих вад суттєво не відрізняється від діагностики ізольованих вад. Окрім оцінки кожної з клапанних вад зокрема, необхідно враховувати їх взаємодію (напр, мітральна недостатність може бути причиною недооцінки тяжкості аортального стенозу), що передбачає необхідність проведення різноманітних вимірювань з врахуванням площі поверхні, напр, аортального клапана, за допомогою менш залежних від навантаження методів, тобто планіметрично.

Для визначення показань до хірургічного лікування необхідна оцінка клінічного і гемодинамічного значення складових комбінованої вади. Кожна вада під час окремого оцінювання може бути не настільки тяжкою, щоб становити показання до хірургічного лікування, натомість комбінація вад призводить до значних гемодинамічних порушень, що вимагають втручання. У деяких випадках немає потреби заміни усіх пошкоджених клапанів. Заміна 2-х клапанів обтяжена більшим ризиком ускладнень, як у періопераційному періоді, так і під час довготривалого спостереження.

12. Вроджені вади серця у дорослих

12.1. Дефект міжпередсердної перегородки (ДМПП)

Типи дефектів міжпередсердної перегородки:

1) **вторинний отвір** — ДМПП II (≈80 %);

2) **первинний отвір** (додатково частковий дефект передсердно-шлуночкової перегородки) — ДМПП I (≈15 %);

3) **типу порожнистої вени** (верхньої або нижньої) — ДМПП ПВ (≈7 %);

4) **типу коронарного синуса** ДМПП КС (<1 %).

Таблиця 11-1. Характеристика комбінованих клапанних вад серця

Вада	Патомеханізм	Аускультація	Оперативне лікування	Зауваження
мітральний стеноз + недостатність тристулкового клапана	мітральний стеноз призводить до розвитку легеневої гіпертензії і недостатності незміненого тристулкового клапана; у частини хворих ревматичне ураження може також пошкоджувати тристулковий клапан	типові симптоми мітрального стенозу + пансистолічний шум недостатності тристулкового клапана, який підсилюється під час вдиху	заміна (рідше пластика) мітрального клапана і пластика кільця тристулкового клапана	неістотна недостатність тристулкового клапана без симптомів правошлуночкової серцевої недостатності може спонтанно регресувати без оперативної корекції після проведення корекції мітральної вади
мітральний стеноз + недостатність аортального клапана	порушення наповнення лівого шлуночка зі сторони лівого передсердя компенсується регургітаційним потоком крові через аортальний клапан	типові симптоми мітрального стенозу і діастолічний шум вздовж лівого краю грудини	перед оперативним лікуванням вади аортального клапана слід розглянути доцільність проведення черезшкірної мітральної вальвулопластики	мітральний стеноз зменшує об'ємне перевантаження лівого шлуночка і маскує аортальну недостатність
клапанний стеноз аорти + недостатність мітрального клапана	значні порушення гемодинаміки, утруднений відтік через аортальний клапан підсилює регургітаційний потік через мітральний клапан	шум вигнання з іррадіацією в сонні артерії і шум мітральної недостатності, що іррадіює у пахвову ямку	одночасна заміна аортального клапана і пластика або заміна мітрального клапана	супутня недостатність мітрального клапана може занижувати аортальний градієнт; після заміни самого аортального клапана мітральна недостатність може регресувати
мітральний стеноз + аортальний стеноз	мітральний стеноз обмежує приплив крові до лівого шлуночка і підсилює зниження серцевого викиду, спричиненого стенозом аортального клапана	типові симптоми мітрального стенозу і шум стенозу устя аорти (тихіший, ніж при ізольованому стенозі аортального клапана)	одночасна заміна обох клапанів	виконання черезшкірної мітральної комісуротомії у хворого з суттєвим аортальним стенозом загрожує набряком легень
недостатність мітрального клапана + недостатність аортального клапана	недостатність мітрального клапана призводить до зниження підвищеного при недостатності аортального клапана постнавантаження	систолічний шум недостатності мітрального клапана на верхівці і діастолічний шум недостатності аортального клапана	одночасна заміна аортального клапана і пластика або заміна мітрального клапана	часто переважає недостатність аортального клапана; в такій ситуації важко оцінити, чи недостатність мітрального клапана є первинною, чи вторинною до розширення лівого шлуночка

Спільною рисою усіх типів є шунтування крові на рівні передсердь і його наслідки; відмінності типів ДМПП залежать від локалізації дефекту, а також співіснування інших вад серця.

→ **КЛІНІЧНА КАРТИНА ТА ПРИРОДНИЙ ПЕРЕБІГ**

1. Суб'єктивні симптоми: прогресуюче зниження переносимості фізичного навантаження і серцебиття, спочатку приступоподібне (зазвичай фібриляція або тріпотіння передсердь).

2. Об'єктивні симптоми: фіксоване роздвоєння II тону, систолічний шум вигнання в точці аускультації клапана легеневої артерії; тихий мезодіастолічний шум у IV лівому міжребер'ї (при дуже великому об'ємі шунтування, який призводить додо відносного стенозу тристулкового клапана); голосистолічний шум, викликаний вторинною недостатністю тристулкового клапана; пульсація правого шлуночка; при істотній тристулковій недостатності її симптоми можуть переважати, іноді центральний ціаноз (якщо регургітуючий потік спрямовується через дефект до лівого передсердя).

3. Природний перебіг: дефект вторинного типу має доброякісний перебіг, протягом багатьох років не викликає жодних скарг. Симптоми з'являються, зазвичай, у між 3-ю і 4-ю декадами життя і, як правило, прогресують. Хворі живуть так само довго, як і здорові, але якість життя є гіршою внаслідок прогресуючої серцевої недостатності, постійної фібриляції передсердь і задишки.

→ **ДІАГНОСТИКА**

Остаточний діагноз ставиться на підставі ехокардіографічного дослідження, рідше — МРТ або КТ. Підозра на підвищений судинний легеневий опір є показанням до катетеризації серця.

Допоміжні дослідження

1. ЕКГ:
1) **ДМПП II** — неповна блокада правої ніжки пучка Гіса, у 90 % випадків типу rsR', праворама, розширення зубців P, ознаки гіпертрофії правого шлуночка, надшлуночкові аритмії (часто фібриляція передсердь);
2) **ДМПП I** — АВ-блокада I ст., неповна блокада правої ніжки пучка Гіса, ліворама, блокада передньої гілки лівої ніжки пучка Гіса.

2. РГ грудної клітки: посилений легеневий кровоток, розширений правий шлуночок і легеневий стовбур, вузька аорта.

3. Ехокардіографія: дозволяє візуалізувати дефект і вторинну до шунтування перебудову серця; виявити шунтування за допомогою кольорового доплера; розрахувати відношення легеневого кровотоку до системного; оцінити систолічний тиск у правому шлуночку (рідше діастолічний і середній); виявити співіснуючі вади серця, вторинні до основної вади. У сумнівних випадках вирішальним є черезстравохідне дослідження; воно є обов'язковим, якщо розглядаються показання до черезшкірного закриття дефекту.

→ **ЛІКУВАННЯ**

1. Хворі з невели к им шунтуванням і нормальним легеневим тиском: не вимагають жодного лікування і особливих рекомендацій.

2. Дефекти з суттєвим ліво-правим шунтуванням (з об'ємним перевантаженням правого шлуночка): потрібне інвазивне лікування (застосуйте у хворих з легеневим опором <2,3 Од. Вуда, якщо опір становить 2,3–4,6 Од. Вуда, тоді діагностика повинна бути проведена у спеціалізованому центрі); фармакологічне лікування виключно симптоматичне. Таке лікування можна розглянути також у випадку парадоксальної емболії (після виключення інших причин). Не можна закривати дефект у хворих із синдромом Ейзенменгера →розд. 2.12.5. ДМПП II (при відповідності морфологічним критеріям) можна лікувати черезшкірним методом; після операції — антитромбоцитарна терапія протягом 6 міс. (АСК 75–100 мг/добу і клопідогрель 75 мг/добу; в різних центрах таке лікування дещо відрізняється), а також профілактика інфекційного ендокардиту протягом 6 міс. Після ефективного закриття дефекту, якщо немає аритмії або рецидивуючого посткардіотомічного синдрому, хворі не потребують особливого догляду.

3. Тяжка недостатність тристулкового клапана: необхідне хірургічне лікування.

➡ УСКЛАДНЕННЯ І ПРОГНОЗ

Надшлуночкові порушення ритму, рідко синдром слабкості синусового вузла (іноді післяопераційний), синдром Ейзенменгера, перехресна емболія (при стимуляції внутрішньошлуночковим електродом). Прогноз сприятливий, якщо не розвинеться синдром Ейзенменгера.

12.2. Відкрите овальне вікно (ВОВ)

➡ ВИЗНАЧЕННЯ ТА ЕТІОПАТОГЕНЕЗ

Відкрите овальне вікно забезпечує необхідне анатомічне і функціональне сполучення між передсердями у плодовому періоді. Після народження овальне вікно закривається у ≈70 % осіб внаслідок підвищення тиску в лівому передсерді; у решти залишається відкритим, що є варіантом норми.

ВОВ призводить до шунтування на рівні передсердь, переважно право-лівого, що сприяє виникненню перехресної емболії, кесонної хвороби у водолазів і мігрені. У дорослих ВОВ часто є більшим.

➡ КЛІНІЧНА КАРТИНА ТА ДІАГНОСТИКА

Першим проявом ВОВ може бути інсульт або транзиторна ішемічна атака (які часто є безсимптомними і діагностуються лише за допомогою візуалізаційних досліджень), зазвичай, у молодих осіб. ВОВ можна виявити за допомогою трансторакальної ехокардіографії (з допплерівським дослідженням), але точнішим є черезстравохідне дослідження з використанням контрасту, введеного наприкінці довготривалої проби Вальсави.

➡ ЛІКУВАННЯ

1. У випадку рецидивів емболії до ЦНС направте хворого на черезшкірне закриття ВОВ, особливо якщо ВОВ співіснує з аневризмою міжпередсердної перегородки або значним право-лівим шунтуванням при ехокардіографічному дослідженні.

2. Впродовж 6 міс. після операції проводьте антитромбоцитарну терапію і профілактику інфекційного ендокардиту.

12.3. Дефект міжшлуночкової перегородки (ДМШП)

Класифікація ДМШП, за місцем знаходження: перимембранозний, м'язовий, надгребінцевий відтічний (підартеріальний, інфундибулярний, подвійно-комітуючий — який межує з обома фіброзними кільцями клапанів артеріальних стовбурів), притічний за типом передсердно-шлуночкового каналу або за типом передсердно-шлуночкового дефекту. У дорослих, зазвичай, спостерігаються невеликі дефекти.

→ КЛІНІЧНА КАРТИНА ТА ПРИРОДНИЙ ПЕРЕБІГ

1. Суб'єктивні симптоми: при малих ДМШП відсутні; при більших — задишка при фізичному навантаженні, зниження переносимості навантаження, серцебиття; значне обмеження активності після розвитку синдрому Ейзенменгера.

2. Аускультативні симптоми: гучний голосистолічний шум у IV лівому міжребер'ї із систолічним тремтінням (найгучніший при малих дефектах; м'язові дефекти характеризуються шумами змінної гучності, а іноді коротшими внаслідок систолічного затискання дефекту); діастолічний шум над верхівкою (при значному об'ємі потоку, який спричиняє відносний стеноз тристулкового клапана); якщо розвинеться синдром Ейзенменгера, шум зникає, значно посилюється ІІ тон і може з'явитися діастолічний шум недостатності клапана легеневого стовбура (шум Грехема-Стілла).

3. Природний перебіг: помірне шунтування призводить до об'ємного перевантаження лівого шлуночка, серцевої недостатності, право-лівого шунтування і розвитку синдрому Ейзенменгера. Дефект може закриватися спонтанно у будь-якому віці, хоча у дорослих це трапляється дуже рідко (<10 %) і стосується м'язових дефектів.

→ ДІАГНОСТИКА

Проводиться на підставі ехокардіографічного дослідження. Диференційна діагностика включає інші вроджені вади серця з ліво-правим шунтуванням.

Допоміжні дослідження

1. ЕКГ: при значному ДМШП ознаки гіпертрофії лівого шлуночка і лівого передсердя, інколи також правого шлуночка (якщо розвинеться синдром Ейзенменгера).

2. РГ грудної клітки: у хворих зі значним ДМШП ознаки підвищеного легеневого кровотоку, розширення порожнин лівого передсердя і лівого шлуночка.

3. Ехокардіографія: дозволяє локалізувати ДМШП, оцінити його розмір, вторинну до шунтування перебудову серця, тиск у стовбурі легеневої артерії і виявити можливі супутні вади.

4. Катетеризація серця: може бути необхідна для оцінки гемодинамічного значення ДМШП, тиску в легеневій артерії і легеневого опору.

→ ЛІКУВАННЯ

1. Хворі з нормальним легеневим тиском і незначним шунтуванням: без лікування, лише профілактика інфекційного ендокардиту →розд. 2.13.

2. Хірургічне лікування рекомендується хворим:

1) з суб'єктивними симптомами, без запущеного синдрому Ейзенменгера;

2) безсимптомним, з об'ємним перевантаженням лівого шлуночка.

Також розгляньте доцільність такого лікування у хворих з:

1) інфекційним ендокардитом в анамнезі;

2) прогресуючою недостатністю аортального клапана внаслідок пролабування стулки;

3) підвищеним легеневим тиском (критерії відбору як при ДМПП →розд. 2.12.1).

Після операції хворі без залишкових гемодинамічних розладів і серцево-судинних симптомів вимагають періодичного контролю у спеціаліста.

→ УСКЛАДНЕННЯ

Інфекційний ендокардит, недостатність аортального клапана, що потребує хірургічного лікування, перехресна емболія (при стимуляції внутрішньошлуночковим електродом).

12.4. Відкрита артеріальна протока (ВАП)

➜ ВИЗНАЧЕННЯ

Артеріальна протока представляє собою сполучення лівої легеневої артерії з дугою аорти на незначній відстані за місцем відходження лівої підключичної артерії у плоду. Якщо після народження ВАП не закриється, це призводить до ліво-правого шунтування.

➜ КЛІНІЧНА КАРТИНА ТА ДІАГНОСТИКА

Клінічне значення ВАП залежить від об'єму ліво-правого шунтування:

1) невелике — зазвичай випадково виявлений при ехокардіографії, без скарг, легеневий тиск і розміри камер серця в нормі;

2) помірне — задишка при фізичному навантаженні, обмеження переносимості фізичного навантаження і серцебиття; постійний шум у II лівому міжребер'ї; розширення порожнин лівого передсердя і лівого шлуночка; може викликати легеневу гіпертензію;

3) велике — рідко у дорослих; зазвичай, вже розвинувся синдром Ейзенменгера (тоді постійний шум не вислуховується, ціаноз нижньої половини тіла).

Діагноз ставиться на підставі об'єктивного дослідження і результату ехокардіографії (у сумнівних випадках — також МРТ і КТ).

➜ ЛІКУВАННЯ

1. ВАП з безперервним шумом: необхідно закрити, найкраще — черезшкірним методом. При підвищеному тиску в легеневій артерії — критерії відбору як при ДМПП →розд. 2.12.1). Після інвазивного лікування хворі без залишкових гемодинамічних порушень спеціального контролю не вимагають.

2. Хворі з синдромом Ейзенменгера: консервативне лікування, виключно симптоматичне.

12.5. Синдром Ейзенменгера

➜ ВИЗНАЧЕННЯ ТА ЕТІОПАТОГЕНЕЗ

Синдром Ейзенменгера є захворюванням, вторинним до ліво-правого шунтування крові всередині серця або між артеріальними стовбурами та збільшеного легеневого кровотоку, і призводить до високої незворотної легеневої гіпертензії. Синдром Ейзенменгера є ускладненням простих і комбінованих вад із шунтуванням крові. Частіше розвивається вже в дитинстві, діагностика у дорослому віці переважно стосується хворих з міжпередсердним шунтуванням і відкритою артеріальною протокою.

➜ КЛІНІЧНА КАРТИНА

1. Суб'єктивні симптоми: значне зниження переносимості фізичного навантаження, відчуття нестачі повітря, що посилюється під час навантаження, серцебиття, біль в грудній клітці; при високому гематокриті прояви синдрому підвищеної в'язкості крові, кровохаркання, кровотеча з дихальних шляхів; на запущеній стадії — синкопальні стани.

2. Об'єктивні симптоми: центральний ціаноз, пальці у формі «барабанних паличок» випинання ділянки серця, пальпаторно відчутний II тон серця, підсилення II тону над легеневою артерією; визначається III тон; при гіпертрофії правого шлуночка — IV тон; зникнення шумів, вторинних до вади, яка спричинила синдром, напр., безперервного шуму при відкритій артеріальній протоці або систолічного шуму при міжшлуночковому дефекті; часто тихий систолічний шум по лівому краю грудини, ймовірно вторинний до розширення стовбура легеневої артерії; досить тихий протомезодіастолічний шум при недостатності клапана легеневої артерії внаслідок підвищеного легеневого судинного опору (шум Грехема-Стілла).

3. Природний перебіг: виживаність хворих з простими шунтуючими вадами становить у серед. >40 р., з комбінованими вадами — менше. Найчастіші причини смерті: серцева недостатність, раптова серцева смерть, кровотеча з дихальних шляхів. Фактори, що збільшують ризик тяжких ускладнень, в т. ч. смерті: вагітність, застосування загального наркозу, зневоднення, кровотеча, хірургічні операції, надмірне вживання діуретиків, деякі пероральні контрацептиви, анемія (найчастіше — після необґрунтованих кровопускань), катетеризація серця, внутрішньовенне лікування та інфекції легень.

➔ ДІАГНОСТИКА

Діагноз ставиться на підставі виявлення високого судинного легеневого опору, що не знижується після застосування судинорозширюючого ЛЗ (окис азоту, епопростенол, аденозин або ілопрост), у хворого з шунтуючою вадою серця. Якщо неінвазивна оцінка вказує на можливість хірургічної корекції вади — інвазивна діагностика.

Допоміжні дослідження

1. Лабораторні дослідження: зміни, вторинні до гіпоксемії; SaO_2 зазвичай <90 %.

2. ЕКГ: ознаки збільшення правого передсердя, гіпертрофії і перевантаження правого шлуночка, неповна блокада правої ніжки пучка Гіса (при міжпередсердному дефекті).

3. РГ грудної клітки: тінь серця різного розміру, в залежності від основної вади і запущеності синдрому Ейзенменгера, судинний легеневий кровоток значно зменшений, судини легеневих воріт можуть бути широкі.

4. Ехокардіографія: гіпертрофія правого шлуночка та інші зміни — в залежності від запущеності синдрому, напр., недостатність передсердно-шлуночкових клапанів; черезстравохідне дослідження може виявити тромбоз проксимальних відділів легеневих артерій.

➔ ЛІКУВАННЯ

1. Загальні рекомендації:

1) щороку — вакцинація проти грипу: кожні 5 років — проти пневмококової інфекції;

2) слід звертати увагу на симптоми кровотечі;

3) інтенсивне лікування запальних процесів;

4) слід уникати зневоднення, надмірного фізичного навантаження, перебування на значних висотах над рівнем моря; заборона тютюнопаління;

5) при виникненні будь-яких проблем зі здоров'ям — консультація кардіолога.

2. Лікування синдрому підвищеної в'язкості крові: якщо Ht >65 %, після виключення нестачі заліза і зневоднення → кровопускання 250–500 мл крові протягом 30–45 хв і трансфузія такого ж об'єму 0,9 % NaCl.

3. Лікування кровохаркання: зазвичай не потрібне, в ситуаціях загрози для життя (розрив аорто-легеневої колатералі, легеневої артерії чи артеріоли) → черезшкірна емболізація або хірургічне втручання.

4. Високоспеціалізоване прицільне лікування легеневої гіпертензії →розд. 2.21.

5. Трансплантація легень, або легень і серця: у хворих із тяжкою гіпоксемією або серцевою недостатністю, без протипоказань до операції, якщо ризик смерті протягом року >50 %.

6. У випадках дефіциту заліза: поповнення п/о →розд. 15.1.2.

12.6. Стеноз вихідного тракту правого шлуночка

Зміни у ділянці клапана легеневої артерії і прилеглої частини правого шлуночка та легеневого стовбуру, що утруднюють відток крові з правого шлуночка.

Класифікація стенозів:

1) **клапанні** — найчастіші, зазвичай в ізольованій формі, часто як ускладнення краснухи, перенесеної під час вагітності, складова частина тетради Фалло, синдрому Нунан, синдрому Алажиля;

2) **підклапанні** — зазвичай у комбінації з іншими вадами, найчастіше з ДМШП, при тетраді Фалло та з підклапанним звуженням аорти;

3) **надклапанні** — рідко ізольовані, входять до складу тетради Фалло, синдрому Нунан, синдрому Вільямса і синдрому Алажиля.

Симптоми: при помірному і значному стенозі — швидка втомлюваність, задишка, біль в грудній клітці, синкопе, аноксемічні напади. Аускультативно: шум вигнання, який найкраще вислуховується в II міжребер'ї по лівому краю грудини із супутнім «котячим муркотінням» (його відсутність вказує на незначний стеноз), нормальний I тон, роздвоєний II тон з тихою легеневою складовою (при запущеному стенозі), систолічне клацання, що стихає на вдиху (якщо стулки клапана тонкі й рухливі, рідко при надклапанному або підклапанному стенозі).

Природний перебіг: клапанний стеноз, помірний або значний, зазвичай прогресує; невеликий стеноз — рідко; під- і надклапанні стенози призводять до гіпертрофії правого шлуночка і підвищення градієнту тиску.

Діагностика: в основному, на підставі ехокардіографічного дослідження, а диференційна діагностика включає окремі морфологічні форми захворювання. Ступінь стенозу визначається за різницею тиску між шлуночком і легеневим стовбуром:

1) незначний стеноз <36 мм рт. ст.;
2) помірний 36–64 мм рт. ст.;
3) значний >64 мм рт. ст.

Лікування: стеноз вихідного тракту правого шлуночка на будь-якому рівні вимагає інвазивного лікування, якщо максимальний градієнт при допплерівському дослідженні становить >64 мм рт. ст. (макс. швидкість потоку >4 м/с), а функція правого шлуночка — незмінена. При клапанному стенозі → черезшкірна балонна вальвулопластика; при підклапанному і надклапанному стенозі, а також при стенозах із кальцинованим або диспластичним клапаном → хірургічна корекція. Після корекції клапанного стенозу довготермінова виживаність подібна до показників загальної популяції.

12.7. Стеноз вихідного тракту лівого шлуночка

Зміни в аортальному клапані і прилеглій ділянці лівого шлуночка та висхідної аорти, що утруднюють відтік крові з лівого шлуночка.

Типи звужень:

1) **клапанні** — найчастіші, зазвичай пов'язані з двохстулковим аортальним клапаном;

2) **підклапанні** — у вигляді мембранозного звуження або фіброзно-м'язового тунелю;

3) **надклапанні** — найчастіше у вигляді пісочного годинника (з фіброзом внутрішньої оболонки аорти), можуть займати довший відрізок висхідної аорти, причини — синдром Вільямса, вроджена краснуха.

Симптоми: залежать від ступеня стенозу і суттєво не відрізняються від симптомів у хворих із набутою формою хвороби. При підклапанному стенозі гучний шум вигнання із систолічним муркотінням по лівому краю грудини (при значному стенозі), діастолічний шум аортальної недостатності (часто). При надклапанному стенозі схожі зміни, але, зазвичай, без діастолічного шуму; додатково підсилений акцент II тону внаслідок підвищення тиску в аорті перед стенозом, дуже виразна іррадіація шуму і «котячого муркотіння» в сонні артерії, телесистолічний або голосистолічний шум, пов'язаний із стенозом периферичних легеневих артерій.

Природний перебіг: клапанний стеноз прогресує до значної вади (особливо, якщо розвивається кальциноз клапана, зазвичай у віці після 60-ти р.) і недостатності з розширенням аорти (ризик розшарування), що вимагає хірургічного лікування. Мембранозний підклапанний стеноз і надклапанний стеноз прогресують і призводять до недостатності аортального клапана. Тунельний стеноз зазвичай значний і вимагає хірургічного лікування. Підвищений ризик інфекційного ендокардиту.

Діагностика: в основному, на підставі ехокардіографічного дослідження, а диференційна діагностика включає окремі морфологічні форми захворювання.

Лікування: хворі з клапанним стенозом →розд. 2.8.1. У хворих з підклапанним або надклапанним стенозом при наявності суб'єктивних симптомів і середньому градієнті тиску при допплерівському дослідженні ≥50 мм рт. ст. → хірургічне лікування. Хворі з запущеною безсимптомною вадою потребують індивідуальної оцінки. Після операції щороку необхідний контрольний огляд.

12.8. Коарктація аорти (КоА)

➡ ВИЗНАЧЕННЯ ТА ЕТІОПАТОГЕНЕЗ

Стеноз аорти, найчастіше на висоті перешийка, тобто, нижче відходження лівої підключичної артерії, напроти місця прикріплення артеріальної зв'язки. Зазвичай розвивається колатеральний кровообіг через внутрішні грудні і міжреберні артерії. Аневризми Вілізієвого кола (найчастіша позасерцева аномалія) спостерігаються у 3–5 % хворих. Більш рідкісні види коарктації: гіпоплазія частини дуги аорти, перерив дуги аорти.

➡ КЛІНІЧНА КАРТИНА

1. Симптоми: з'являються зазвичай між 2-ю та 3-ю декадами життя і пов'язані з підвищенням артеріального тиску в аорті перед звуженням; артеріальна гіпертензія (визначається вимірюванням тиску на верхніх кінцівках; тиск на >10 мм рт. ст. вищий, ніж на підколінній артерії), інколи є різниця тиску на обох плечових артеріях, якщо звуження включає місце відходження лівої підключичної артерії; ослаблений або відсутній пульс на стегнових артеріях; рідко — переміжна кульгавість (добре розвинутий колатеральний кровообіг); шум потоку через звужену аорту в міжлопатковій ділянці зліва; шуми в ділянці серця, вторинні до вади аортального клапана.

2. Ускладнення (можуть бути причиною смерті): серцева недостатність, розрив або розшарування аорти, інфікування стінки аорти, внутрішньочерепна кровотеча, ускладнення швидко прогресуючої коронарної хвороби.

➡ ДІАГНОСТИКА

КоА діагностується зазвичай під час проведення діагностики артеріальної гіпертензії або болю голови; діагноз підтверджується за допомогою візуалізаційного дослідження.

Допоміжні дослідження

1. ЕКГ: ознаки гіпертрофії лівого шлуночка.

2. РГ грудної клітки: характерна виїмка в силуеті аорти (симптом «трійки» [3]) і дефекти нижніх країв ребер (так звані, узурації); розширена ліва підключична артерія і висхідна аорта.

3. Трансторакальна ехокардіографія (ТТЕхоКГ): з метою оцінки функціональних наслідків, різниці тиску перед і за звуженням, характеру кровотоку в черевній аорті; часто безпосередньо не виявляє звуження.

4. Класична аортографія або ангіо-МРТ: для безпосередньої оцінки звуження аорти, особливо при відборі до хірургічного лікування.

→ ЛІКУВАННЯ

Інвазивне лікування (хірургічне або черезшкірне), якщо різниця тиску між правими верхньою і нижньою кінцівками становить >20 мм рт. ст. Після операції нерідко зберігається персистуюча артеріальна гіпертензія. Щороку контрольний огляд з метою виявлення можливого рецидиву звуження.

12.9. Аномалія Ебштейна

Вроджена вада, яку діагностують іноді лише в дорослому віці. Діапазон порушень є досить широким і залежить від ступеню зміщення перегородкової стулки тристулкового клапана вглиб правого шлуночка, атріалізації правого шлуночка, вираженості функціональних змін (недостатності або стенозу), супутнього шунтування крові на рівні передсердь (ВОВ або ДМПП у 50 % хворих), додаткового шляху проведення і співіснування інших вроджених вад. Легкі форми можуть бути безсимптомними, а тяжкі можуть спричиняти значне обмеження переносимості фізичного навантаження.

Симптоми: серцебиття, задишка, обмеження переносимості навантаження, нерідко легкий ціаноз, аускультативно мезосистолічні тони, голосистолічний шум, що посилюється під час вдиху (недостатність тристулкового клапана), виражене роздвоєння I і II тону, правошлуночковий III тон. Хворі з незначною вадою часто мають безсимптомний перебіг захворювання до пізнього віку; у решти поява симптомів між 2-ю та 3-ю декадами життя.

Діагностика: зазвичай, на підставі ехокардіографії. **Лікування:** хірургічне у разі III ФК NYHA, ціанозу, правошлуночкової серцевої недостатності або перехресної емболії; відносні показання — рецидивуючі надшлуночкові аритмії, що не піддаються лікуванню (у т. ч. після неефективної абляції), значна безсимптомна кардіомегалія. Корекція покращує прогноз.

13. Інфекційний ендокардит (ІЕ)

→ ВИЗНАЧЕННЯ ТА ЕТІОПАТОГЕНЕЗ

Захворювання, що розвивається внаслідок інфекції ендокарда клапанів (найчастіше), шлуночків та передсердь, або ендотелію великих кровоносних судин грудної клітки (напр., звуженого перешийка аорти), судинних анастомозів або чужорідних тіл у серці (напр. електродів кардіостимулятора). Найчастіше ІЕ пошкоджує аортальний та мітральний клапани, рідше тристулковий, а в ≈10 % >1-го клапана. Інфекційному ендокардиту передує бактеріємія — від <2-х тиж. (у 80 % випадків) до 2–5 міс. (у деяких хворих з ІЕ штучного клапана).

Етіологічні фактори: бактерії (>90 % випадків), гриби (<1 %), дуже рідко хламідії, рикетсії та мікоплазми. Серед бактерій: стафілококи (усе частіша причина ІЕ; *Staphylococcus aureus, epidermidis* і коагулазо-негативні), стрептококи (*Streptococcus viridans* — донедавна найчастіша причина ІЕ нативного клапана), ентерококи і грам-негативні бактерії, зокрема з групи НАСЕК, нетоксигенний штам *Corynebacterium diphtheriae*. У наркоманів часто спостерігається змішана етіологія. У ≈10 % випадків етіологічного збудника визначити не вдається.

Етіологічні фактори ІЕ з негативними посівами крові: *Coxiella burnetii, Bartonella spp., Aspergillus spp., Mycoplasma pneumonia, Brucella spp., Legionella pneumophila, Candida spp., Tropheryma whipplei.*

Хвороби і ситуації, що сприяють розвитку ІЕ нативного клапана: хвороби серця, що сприяють розвитку ІЕ, це ті захворювання, при яких показана профілактика →нижче. Крім того, ревматична хвороба в анамнезі, пролапс мітрального клапана з його недостатністю, гіпертрофічна кардіоміопатія, вади серця (особливо аортального клапана, напр., двостулковий клапан, коарктація аорти), зниження імунітету (імуносупресія, ВІЛ-інфекція), тривале знаходження катетерів у центральних венах, наявність чужорідних тіл, напр., внутрішньосерцевих електродів, судинних заплат), внутрішньовенне введення наркотиків узалежненими особами (ураження клапанів правої частини серця). **Ендокардит, асоційований і протезованими клапанами** (10–30 % ІЕ), найчастіше розвивається на 5-му або 6-му тиж. після операції; хірургічне втручання вважається причиною розвитку ІЕ до 12 міс. після проведення операції — *S. epidermidis* (найчастіше), особливо метицилінрезистентні штами, *S. aureus* і *Candida spp.*; через рік після операції етіологія така ж, як при ІЕ нативного клапана.

ІЕ, асоційований з імплантованими кардіологічними пристроями (CDRIE): найчастіше спричинений стафілококами.

КЛІНІЧНА КАРТИНА

Домінують неспецифічні симптоми — висока лихоманка з ознобом або затяжний період субфебрильної температури із супутньою надмірною пітливістю (найчастіший симптом, може бути відсутнім в осіб похилого віку або з серцевою та нирковою недостатністю), погане самопочуття, слабкість, біль суглобів і м'язів, відсутність апетиту і втрата маси тіла, біль голови, нудота. Крім того, симптоми, пов'язані з ураженням:

1) **лівої частини серця** — шуми недостатності пошкодженого клапана (≈80 % хворих), дуже рідко великі вегетації призводять до функціонального стенозу мітрального клапана; прояви серцевої недостатності; набряк легень у хворих без вади серця в анамнезі; симптоми, пов'язані з емболією (при ІЕ, викликаному *S. aureus*): до ЦНС (30–40 %; геміпарез; афазія; при мікроемболіях — зміна поведінки; рідко внутрішньочерепна кровотеча внаслідок розриву запальної аневризми), до ниркових артерій, селезінкової артерії або мезентеріальних артерій, іноді з симптомами паралітичної кишкової непрохідності → біль у животі або спині; емболія коронарних артерій (рідко) → біль у грудній клітці, артерії сітківки ока → порушення зору, артерій кінцівки → біль; периферичні судинні прояви (петехії на шкірі та під нігтьовою пластинкою, вузлики Ослера — болючі, червоні, розташовані переважно на пальцях рук та ніг, плями Рота — петехії у сітківці з блідим центром, симптом Джейнвея — безболісні геморагічні плями на долонях і підошвах), гепато- і спленомегалія (частіше при довготривалому ІЕ);

2) **правої частини серця** — симптоми пневмонії, емболії легеневої артерії — кашель і плевральний біль у грудній клітці (септичні емболи в легенях); рідко кровохаркання і задишка; шуми недостатності мітрального клапана або клапана легеневої артерії відсутні або з'являються пізно; при довготривалому ІЕ симптоми правошлуночкової недостатності; ІЕ правої частини серця у споживачів ін'єкційних наркотиків часто має рецидивуючий характер.

Емболія є однією з причин пізнього діагностування ІЕ, оскільки хворі з симптомами емболії потрапляють у відділення, що займаються органом, в якому виникла емболія.

Увага: при емболії із супутньою гарячкою завжди необхідно виключити ІЕ.

ДІАГНОСТИКА

Діагностичні дії
У кожному випадку підозри на ІЕ проведіть наступні дослідження.

1. Посіви крові (перед початком антибіотикотерапії): здійсніть забір ≥3-х зразків крові (з 30-хвилинними інтервалами; кожного разу — по 10 мл, до пробірки, призначеної для визначення аеробних бактерій, та другої пробірки — для визначення анаеробних бактерій; зазначте у скеруванні «підозра на ІЕ»; у випадку *Coxiella burnetii* достатньо 1-го позитивного результату посіву), незалежно від температури тіла, не використовуйте раніше введених внутрішньовенних катетерів. Кров на посів заберіть по мірі можливості через ≥2 дні від припинення прийому антибіотика, який застосовувався. Після закінчення довготривалої антибіотикотерапії посіви крові можуть залишатися негативними ще протягом тижня. У всіх хворих, яким проводять кардіохірургічну операцію, особливо хворих з негативним результатом попередніх посівів, виконайте посіви усіх видалених тканин або штучного матеріалу, мікроскопічне дослідження і полімеразну ланцюгову реакцію (ПЛР) з метою визначення етіологічного фактора.

2. Серологічні дослідження: проводяться у разі підозри на інфікування *Bartonella*, *Brucella*, *Histoplasma capsulatum*, *Cryptococcus neoformans*, *Legionella*, *Chlamydia* або *Coxiella burnetii*.

3. Ехокардіографічне дослідження: виявляє вегетації (мобільні, екогенні утвори, прикріплені до ендокарда або штучного матеріалу в серці; не дозволяє вірогідно розрізнити вегетації при активному та вилікуваному ІЕ), пошкодження клапанів (недостатність інфікованого мітрального клапана внаслідок вегетацій, перфорація стулки або розрив сухожильної хорди; аневризма мітрального клапана), навколоклапанні ускладнення (абсцеси, псевдоаневризми, внутрішньосерцеві фістули).

У кожного хворого без протезованого клапана, у якого на підставі клінічних критеріїв підозрюєте ІЕ, проведіть трансторакальне дослідження (ТТЕхоКГ). При низькій клінічній ймовірності ІЕ і негативному результаті ТТЕхоКГ (у разі візуалізації хорошої якості) — ІЕ мало ймовірний → розгляньте інший діагноз. Якщо не вдається отримати візуалізацію доброї якості, проведіть черезстравохідне дослідження (ЧСЕхоКГ). ЧСЕхоКГ також проводять:

1) при високій клінічній ймовірності ІЕ (напр. стафілококова бактеріємія) і негативному результаті ТТЕхоКГ;

2) при підозрі на ІЕ у хворого з протезованим клапаном серця або імплантованим внутрішньосерцевим пристроєм, підозрою на ураження аортального клапана);

3) перед кардіохірургічною операцією у хворого з активним ІЕ;

4) якщо результат ТТЕхоКГ вказує на ІЕ (за винятком ІЕ нативних клапанів правої частини серця, якщо ТТ-ЕхоКГ картина є однозначною). Якщо результат ЧСЕхоКГ негативний, а клінічна підозра на ІЕ є обґрунтованою, повторіть дослідження через 5–7 днів.

4. Лабораторні дослідження: прискорена ШОЕ (≈50 мм через 1 год майже у всіх хворих); лейкоцитоз із перевагою нейтрофілів (найчастіше при ІЕ з гострим перебігом); анемія, зазвичай нормохромна і нормоцитарна; підвищений рівень фібриногену, СРБ та імуноглобулінів у крові; еритроцитурія і незначна протеїнурія (у >50 % хворих).

5. ЕКГ: неспецифічні зміни.

6. РГ грудної клітки: показує ступінь запущеності серцевої недостатності або легеневі ускладнення.

7. Багатошарова КТ: суттєве доповнення ехокардіографічного дослідження з метою оцінки навколоклапанних змін: абсцесів, псевдоаневризм і фістул; також у хворих з імплантованими серцевими клапанами; допомагає: оцінити анатомію аортального клапана (напр. перфорацію стулки) і аорти, діагностувати тромбоемболію легеневої артерії при ІЕ правої частини серця, виявити метастатичні абсцеси (напр. в селезінці), діагностувати емболію ЦНС (більш низька чутливість, ніж при МРТ, але метод більш доступний).

8. МРТ: в порівнянні з КТ вища чутливість при діагностиці інсультів (особливо клінічно німих), транзиторної ішемічної атаки та енцефалопатії.

9. Радіоізотопне дослідження: підвищує ймовірність виявлення вогнищ інфекції, і цим самим підтвердження діагнозу ІЕ.

Діагностичні критерії

Діагноз ІЕ можна встановити в тому випадку, коли у хворого з сепсисом або генералізованою інфекцією виявлено об'єктивні симптоми ураження ендокарду.

1. Підтверджений діагноз ІЕ: →табл. 13-1.

2. Можливий клінічний діагноз ІЕ →табл. 13-1.

3. Активний ІЕ:

1) позитивні результати посівів крові або матеріалу, взятого під час операції;

2) ознаки ендокардиту, виявлені під час операції;

3) антибіотикотерапія, розпочата з приводу ІЕ, ще триває.

4. Рецидив ІЕ: ІЕ, спричинений тим самим мікроорганізмом протягом <6 міс. від раніше діагностованого епізоду ІЕ. **Реінфекція** — ІЕ, спричинений тим самим мікроорганізмом протягом >6 міс. від раніше діагностованого епізоду, або викликаний іншим мікроорганізмом.

5. ІЕ, асоційований з імплантованими кардіологічними пристроями: складно відрізнити від місцевого інфікування пристроїв, можна запідозрити у випадку гарячки невідомої етіології у хворого з імплантованим пристроєм; найважливішим для встановлення діагнозу є ехокардіографічне дослідження (черезстравохідне має вищу чутливість і специфічність, але в першу чергу проведіть трансторакальне дослідження) і посіви крові.

Диференційна діагностика

Інші причини гарячки →розд. 1.8, системні хвороби сполучної тканини, онкозахворювання, гострий епізод ревматичної гарячки у хворих з раніше діагностованою вадою серця.

Причини хибно-позитивних результатів ехокардіографічного дослідження: неінфіковані внутрішньосерцеві тромби і пухлини у формі відростків; неінфіковані вегетації на клапанах (напр., при ендокардиті Лібмана-Сакса при СЧВ, рідше при хворобі Бехчета, карциноїді, гострій ревматичній гарячці).

→ ЛІКУВАННЯ

Діагноз ІЕ є показанням до госпіталізації, зазвичай на 4–6 тиж. ІЕ протезованого клапана лікують протягом ≥6 тиж.

Фармакологічне лікування

1. Антибіотикотерапія в/в: при тяжкому стані (напр. сепсисі) емпіричне лікування →рис. 13-1, в інших випадках на підставі антибіотикограми: напр., стрептококовий ІЕ →рис. 13-2, стафілококовий ІЕ →рис. 13-3, ендокардит, викликаний іншими мікроорганізмами (в тому числі тими, які є причиною ІЕ з негативними результатами посівів крові →табл. 13-2).

2. Протигрибкова профілактика (не врахована в рекомендаціях ESC): напр. флуконазол 50–100 мг/добу, в неускладнених випадках принаймні впродовж перших 2 тиж. антибіотикотерапії.

3. Антитромботична терапія: сам по собі ІЕ не є показанням для її призначення; однак таку терапію, розпочату з інших показань, необхідно продовжувати. Якщо може виникнути необхідність в ургентному відборі до операції або у випадку значних коливань МНВ, змініть ЛЗ, які досі застосовувались, на НФГ, у разі геморагічного інсульту → відмініть усі антикоагулянти та антитромбоцитарні ЛЗ; у хворих з імплантованим штучним клапаном заново призначте антикоагулянтну терапію (із застосуванням НФГ), як тільки це стане безпечним. У разі серйозних геморагічних ускладнень необхідно припинити антитромбоцитарне лікування і провести консультацію хворого групою експертів з питань ІЕ.

Таблиця 13-1. Діагностика інфекційного ендокардиту (IE) — критерії університету Дюка, змодифіковані ESC у 2015 р.

патологічні критерії підтвердженого діагнозу IE

1) виявлення мікроорганізмів під час культивування або гістологічного дослідження вегетації, вегетації, яка спричинила емболію, матеріалу з абсцесу в ділянці серця, або

2) виявлення під час морфологічного дослідження пошкоджень, які свідчать про активний IE (вегетації або абсцес в ділянці серця) та підтвердження ознак IE під час гістологічного дослідження

клінічні критерії IE

великі критерії

1) позитивні результати гемокультури

   a) типові для IE мікроорганізми, культивовані в 2-х окремих посівах крові — *Streptococcus viridans*, *Streptococcus gallolyticus* (*Streptococcus bovis*), група НАСЕК, *Staphylococcus aureus* або позагоспітальні штами ентерококів у разі відсутності первинного вогнища інфекції, або

   б) типові для IE мікроорганізми у персистуючих позитивних гемокультурах — ≥2-х позитивних результатів посівів крові у зразках, забір яких здійснено з інтервалом >12 год, або позитивні усі 3 або більшість із ≥4-х посівів, якщо між забором першого і останнього минуло ≥1 год, або

   в) 1 позитивний результат посіву, яким підтверджено *Coxiella burnetii* або наявність антитіл IgG до *Coxiella burnetii* у титрі >1:800;

2) результат візуалізаційних досліджень, який підтверджує IE

   a) ехокардіографічне дослідження, яке підтверджує IE — вегетації; абсцес, псевдоаневризма, внутрішньосерцева фістула; перфорація стулок клапана або клапанна аневризма; нова часткова неспроможність протезованого клапана;

   б) аномальна активність навколо місця імплантації штучного клапана, виявлена під час дослідження ПЕТ/ТК з ¹⁸F-ФДГ (тільки, якщо протезований клапан імплантовано >3 міс. раніше) або дослідження ОФЕКТ-ТК з міченими лейкоцитами;

   в) однозначне паравальвулярне пошкодження при КТ серця

малі критерії

1) в анамнезі — вада серця або інше захворювання серця, яке сприяє розвитку IE, або внутрішньовенне вживання наркотиків;

2) лихоманка >38 °C;

3) судинні прояви (зокрема симптоми, які виявлено виключно за допомогою візуалізаційних досліджень) — серйозні артеріальні емболії, септична легенева емболія, запальна аневризма, внутрішньочерепний крововилив, крововиливи у кон'юнктиву, симптом Джейнвея;

4) імунні порушення — гломерулонефрит, вузлики Ослера, плямки Рота, наявність ревматоїдного фактора;

5) мікробіологічні докази — позитивний результат гемокультури, який однак не відповідає великому критерію, або позитивний результат серологічних досліджень, типовий для активного інфікування мікроорганізмом, що спричинив IE

підтверджений клінічний діагноз — 2 великі критерії або 1 великий критерій +3 малі критерії, або 5 малих критеріїв

можливий клінічний діагноз — 1 великий критерій +1 малий критерій або 3 малі критерії

заперечення діагнозу:

1) підтвердження іншого діагнозу або

2) регресування симптомів, на підставі яких виникла підозра на IE, впродовж ≤4-х днів від призначення антибіотикотерапії, або

3) невідповідність патологічним критеріям під час аутопсії або під час дослідження матеріалу, забір якого проводився інтраопераційно впродовж ≤4-х днів від призначення антибіотикотерапії, або

4) невідповідність критеріям можливого діагнозу

на підставі рекомендацій ESC (2015), змодифіковано

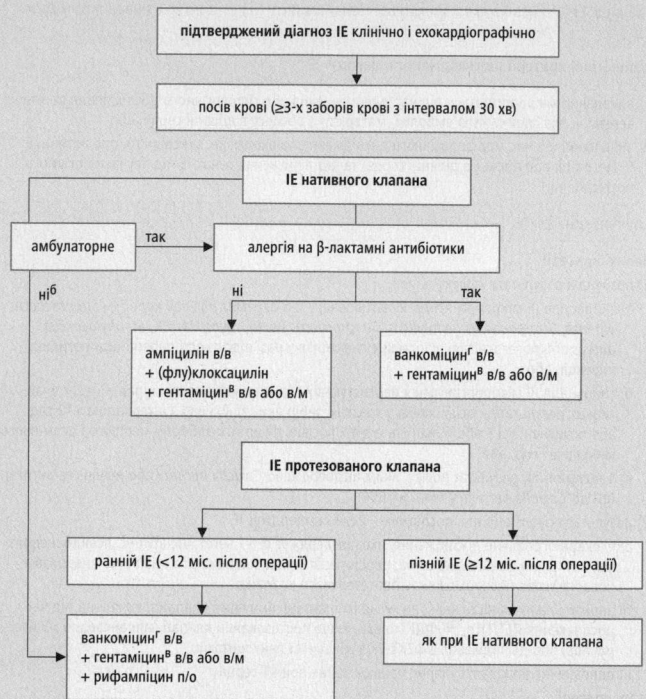

Дозування лікарських засобів: ампіцилін, (флу)клоксацилін — 12 г/добу, розділених на 4–6 прийомів; гентаміцин — 3 мг/кг/добу в 1 дозі; рифампіцин — 900–1200 мг/добу, розділених на 2–3 прийоми; ванкоміцин — 30–60 мг/кг/добу, розділених на 2–3 прийоми[e].

[a] Після виявлення мікроорганізму (зазвичай протягом 48 годин) змініть лікування відповідно до антибіограми. Якщо результати посівів є негативними і немає клінічної відповіді на лікування, подумайте про долучення антибіотиків, спрямованих проти мікроорганізмів, які викликають ІЕ з негативними посівами крові (доксициклін, фторхінолони) і, при необхідності, хірургічне втручання для визначення діагностики та лікування.

[б] При лікарняному ІЕ нативного клапана деякі експерти рекомендують, у випадку високої частоти інфекцій *S. aureus* (>5 %) призначення клоксациліну з ванкоміцином до моменту підтвердження інфекції *S. aureus*.

[в] Раз на тиждень (у пацієнтів з нирковою недостатністю 2× на тиж.) слід контролювати функцію нирок

[i] концентрацію антибіотика в сироватці крові, яка при використанні ЛЗ 1× на день повинна становити <1 мг/л перед введенням наступної дози і 10–12 мг/л протягом 1 год після в/в введення.

[г] Концентрація ванкоміцину у сироватці крові повинна становити 10–15 мг/л перед введенням наступної дози і 30–45 мг/л через годину після завершення в/в інфузії.

[д] ріфампіцин застосовується тільки при ІЕ протезованого клапана і, як рекомендують деякі експерти, слід його застосовувати через 3–5 днів після включення ванкоміцину і гентаміцину.

[e] при ІЕ власного клапана або пізньому ІЕ протезованого клапана; 30 мг/кг/добу, розділених на 2 прийоми, при ранньому ІЕ протезованого клапана

ІЕ — нфекційний ендокардит

Рис. 13-1. Цільова антибіотикотерапія інфекційного ендокардиту (ІЕ) до ідентифікації мікроорганізму, або якщо його не виявлено (на основі рекомендацій ESC 2015, змодифіковано)

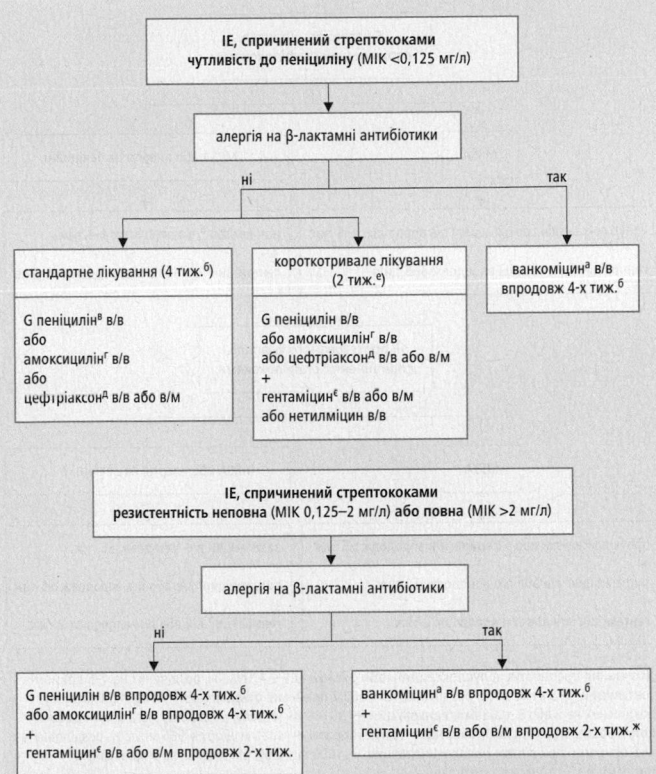

Дозування лікарських засобів: амоксицилін — 100–200 мг/кг/добу, розділених на 4–6 прийомів, при неповній або повній резистентності 200 мг/кг/добу, розділених на 4–6 прийомів; **цефтріаксон** — 2 г 1 × на день; **гентаміцин** — 3 мг/кг 1 × на день; **нетилміцин** — 4–5 мг/кг 1 × на день; **G пеніцилін** — 12–18 млн од./добу, розділених на 6 прийомів, при неповній або повній резистентності: 24 млн од./добу, розділених на 6 прийомів; **ванкоміцин** — 30 мг/кг/д, розділених на 2 прийоми.

[a] Концентрація ванкоміцину в сироватці повинна становити 10–15 мг/л перед введенням наступної дози та 35–45 мг/л через годину після завершення в/в інфузії

[б] 6 тиж., у випадку IE у пацієнтів із штучним клапаном

[в] рекомендовано для пацієнтів у віці після 65-ти років або при порушеній функції нирок

[г] або ампіцилін у тій самій дозі

[д] має перевагу при амбулаторному лікуванні

[е] лише у випадку IE нативного клапана без ускладнень

[є] раз на тиждень необхідно контролювати функцію нирок і концентрацію гентаміцину в сироватці, яка при застосуванні антибіотику 1 × добу повинна становити <1 мг/л перед введенням наступної дози і ≈10–12 мг/л через годину після в/в введення дози.

[ж] У випадку повної резистентності, лікування можна продовжити до 3–4-х тижнів.

MIK — мінімальна інгібуюча концентрація

Рис. 13-2. Цільова антибіотикотерапія інфекційного ендокардиту (IE), спричиненого стрептококами (на основі рекомендацій ESC 2015, змодифіковано)

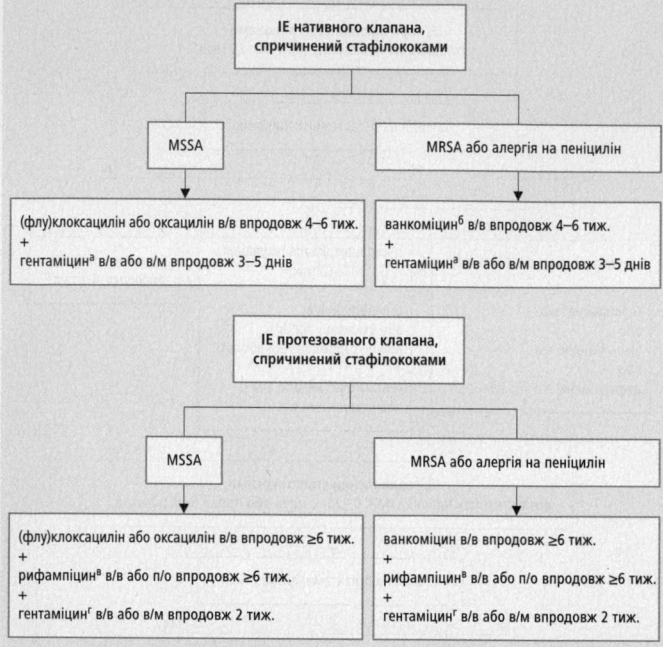

Дозування препаратів: **флуклоксацилін** або **оксацилін** — 12 г/добу, розділених на 4–5 прийомів; **гентаміцин** — 3 мг/кг/добу, розділених на 1 або 2 прийоми; **рифампіцин** — 900–1200 мг/добу, розділених на 2 або 3 прийоми; **ванкоміцин** — 30–60 мг/кг/добу, розділених на 2 або 3 прийоми; **котримоксазол (сульфаметоксазол + триметоприм)** — 4800 мг/добу + 960 мг/добу, розділених на 4–6 прийоми (при в/в введенні); **кліндаміцин** — 1800 мг/добу, розділених на 3 прийоми; **даптоміцин** — 10 мг/кг 1 × на день.

[a] При ІЕ спричиненому метицилін-чутливими стафілококами, пацієнтам із алергією на пеніцилін, але без перенесених анафілактичних реакцій призначте цефалоспорини (цефазолін 6 г/добу або цефотаксим 6 г/добу, розділених на 3 прийоми, в/в).

[б] альтернативне лікування у випадку Staphylococcus aureus (можна розглянути наступну схему лікування — слабкі рекомендації)

[в] Раз в тиждень проводьте моніторинг ниркових функцій та визначення концентрації котримоксазолу в крові (2 ×/тиж. у осіб із порушенням функції нирок).

[г] Концентрація ванкоміцину в сироватці перед введенням наступної дози повинна становити ≥20 мг/л.

[д] ефективніший від ванкоміцину, якщо МІК для ванкоміцину >1 мг/л

[е] Здійснюйте моніторинг креатинкінази 1 ×/тиж. Деякі експерти рекомендують додавати до даптоміцину — клоксацилін (12 г/добу, розділених на 6 прийомів) або фосфоміцину (8 г/добу, розділених на 4 прийоми).

[є] Рифампіцин прискорює метаболізм варфарину та інших препаратів в печінці. Вважається, що він має особливе значення у хворих з інфікуванням протезованого клапану, тому що дозволяє досягнути ерадикацію бактерій, які зв'язуються із чужорідним матеріалом. Рифампіцин призначайте в поєднанні з іншим ефективним проти стафілококів антибіотиком, щоб мінімізувати ризик виникнення резистентних штамів. Вважається, що його введення слід розпочати через 3–5 днів після призначення гентаміцину та ванкоміцину.

[ж] Раз в тиждень (у пацієнтів із нирковою недостатністю 2 ×/тиж.) здійснюйте моніторинг ниркових функцій та концентрації гентаміцину в плазмі.

ІЕ — інфекційний ендокардит

Рис. 13-3. Цільова антибіотикотерапія при ІЕ, спричиненому стафілококами (на основі рекомендацій ESC 2015, змодифіковано)

Таблиця 13-2. Емпірична антибіотикотерапія інфекційного ендокардиту, викликаного іншими, ніж стрептококи та стафілококи, збудниками

ентерококи

– амоксицилін (або ампіцилін) 200 мг/кг/добу в/в, розділених на 4–6 прийомів, протягом 4–6 тиж.[a] + гентаміцин[б] 3 мг/кг/добу в/в або в/м в 1 прийом, протягом 2–6 тиж. або
– ампіцилін 200 мг/кг/добу в/в, розділених на 4–6 прийомів, впродовж 6 тиж. + цефтріаксон 4 г/добу в/в або в/м, розділених на 2 прийоми, впродовж 6 тиж.[в] або
– ванкоміцин 30 мг/кг/добу, розділених на 2 прийоми, протягом 6 тиж. + гентаміцин[б] 3 мг/кг/добу в/в в 1 прийом протягом 6 тиж.

штами, резистентні до β-лактамних антибіотиків

– резистентність, викликана продукцією β-лактамази — застосуйте ампіцилін із сульбактамом або амоксицилін з клавулановою кислотою
– резистентність, викликана пеніцилін-зв'язуючими білками — застосуйте схему з ванкоміцином

штами з полірезістентністю до антибіотиків (аміноглікозидів, β-лактамних антибіотиків і ванкоміцину)[г]

– даптоміцин 10 мг/кг/добу + ампіцилін 200 мг/кг/добу в/в, розділених на 4–6 прийомів, впродовж ≥8 тиж. або
– лінезолід 600 мг в/в або п/о 2 × на день ≥8 тиж., або
– хінупристин з дальфопристином 7,5 мг/кг 3 × на день впродовж ≥8 тиж.

группа HACEK

цефалоспорин III генерації (напр. цефтріаксон 2 г/добу протягом 4 тиж. при ІЕНК та протягом 6 тиж. при ІЕПК); якщо не утворюють β-лактамазу — ампіцилін 12 г/добу в/в, розділених на 4 або 6 прийомів, та гентаміцин 3 мг/кг/добу, розділених на 2–3 прийоми впродовж 4–6 тиж.

рід Brucella

доксициклін 200 мг/добу + котримоксазол 960 мг 2 × на день + рифампіцин 300–600 мг/добу протягом ≥3–6 міс. п/о; протягом перших кількох тиж. можна додати стрептоміцин 15 мг/кг/добу, розділених на 2 прийоми

Coxiella burnetii

доксициклін 200 мг/добу + гідроксихлорохін 200–600 мг/добу п/о (вказаній комбінації надається перевага у порівнянні з монотерапією доксицикліном) протягом >18 міс. або доксициклін 200 мг/добу + хінолон (офлоксацин 400 мг/добу) п/о протягом >18 міс.

рід Bartonella

доксициклін 100 мг п/о 2 × на день протягом 4 тиж. + гентаміцин 3 мг/кг/добу в/в протягом 2 тиж.

рід Legionella

левофлоксацин 500 мг в/в або п/о 2 × на день впродовж ≥6 тиж. + кларитроміцин 500 мг 2 × на день в/в впродовж 2 тиж, у подальшому п/о впродовж 4 тиж. + рифампіцин 300–1200 мг/добу протягом 6 тиж.

рід Mycoplasma

левофлоксацин 500 мг в/в або п/о 2 × на день протягом ≥6 міс.

Tropheryma whipplei

доксициклін 200 мг/добу + гідроксихлорохін[г] 200–600 мг/добу п/о (вказаній комбінації надається перевага у порівнянні з монотерапією доксицикліном) впродовж ≥18 міс.

[a] Лікування протягом 6 тиж. рекомендується хворим з суб'єктивними симптомами, що тривають >3 міс., та хворим з протезованим клапаном. [б] Раз на тиждень необхідно моніторувати функцію нирок і концентрацію гентаміцину в сироватці, яка повинна становити <1 мг/л перед введенням наступної дози, та 10–12 мг/л, через годину після в/в введення. [в] Цю схему рекомендують у разі інфекції, викликаної *Enterococcus faecalis*. Являється лікуванням вибору у разі інфекції, викликаної штамом *E. faecalis*, резистентним до аміноглікозидів. Неефективний при інфекції, спричиненій *E. faecium*. [г] необхідна співпраця з лікарем-інфекціоністом

ІЕНК — інфекційний ендокардит нативного клапана, ІЕПК — інфекційний ендокардит протезованого клапана

на підставі рекомендацій ESC (2015)

Інвазивне лікування

Найбільш складне рішення при лікуванні IE — вибір моменту операції. Навіть при ефективній антибіотикотерапії стан гемодинаміки може бути вирішальним щодо необхідності проведення хірургічного втручання. **Показання до негайної операції** (впродовж 1-ї доби): набряк легень або кардіогенний шок внаслідок значно вираженої регургітації або значного утруднення кровотоку через мітральний або аортальний клапани, чи утворення фістул між камерами серця або з порожниною перикарда. **Показання до ургентної операції** (протягом кількох днів) **при активному IE:** тяжка серцева недостатність, викликана дисфункцією нативного або протезованого клапана; інфекція зберігається після 7–10 днів етіотропної антибіотикотерапії; ураження навколоклапанних структур (абсцес, фістули або розрив стулок клапана, порушення провідності, міокардит); зараження мікроорганізмом, який слабко реагує на консервативне лікування (грибки, *Brucella, Coxiella*) або може швидко призвести до пошкодження структур серця (напр., *Staphylococcus lugdunensis*); рецидивуюча емболія, вегетації >10 мм, незважаючи на адекватну антибіотикотерапію (особливо впродовж перших 2-х тиж. лікування); наявність рухомих вегетацій розміром >10 мм та інших симптомів, що погіршують прогноз серцевої недостатності, абсцесів, неефективності лікування (існує менше доказів того, що хворим з вегетаціями >15 мм без вищевказаних симптомів, необхідне проведення ургентної операції).

Хворих зі значною недостатністю клапана без ознак серцевої недостатності слід оперувати у плановому порядку.

Допускається проведення хірургічного лікування після емболії в ЦНС, якщо виключено внутрішньочерепну кровотечу, хворий не перебуває в комі, інсульт не спричинив дуже значного пошкодження і немає супутніх хвороб, що становили б протипоказання до операції (у кожного хворого з неврологічними ускладненнями виконайте КТ або МРТ голови), а у хворого наявна тяжка серцева недостатність, неконтрольований сепсис чи інфекція, резистентна до антибіотикотерапії, абсцес або високий ризик наступного епізоду емболії. Операція в умовах штучного кровообігу впродовж перших 30 днів після інсульту пов'язана з високим додатковим ризиком ускладнень. Транзиторна ішемічна атака та безсимптомна емболія до ЦНС — також є показаннями до операції. Ризик емболії максимальний перед початком та в перші дні антибіотикотерапії; через 2 тижні після лікування ризик суттєво знижується.

Лікування IE, асоційованого з імплантованим кардіологічним пристроєм: розпочніть антибіотикотерапію (спочатку емпіричну; найкраще антибіотиком з антистафілококовою активністю; в подальшому згідно до антибіотикограми); зв'яжіться з центром, де видаляють черезшкірно імплантовані пристрої; у випадку вегетації >20 мм зважте хірургічне втручання), ще раз проаналізуйте показання до повторної імплантації пристрою; відтермінуйте імплантацію до часу одужання, якщо стан хворого на це дозволяє. Якщо пацієнт не може обійтися без кардіостимулятора, тимчасовий електрод слід імплантувати на протилежному боці.

Лікування IE у наркоманів: у зв'язку із залежністю, рецидиви IE розвиваються часто, тому порівняно рідко рекомендується заміна клапана; розглядайте необхідність операції при бактеріємії, що зберігається >7 днів, незважаючи на адекватну антибактеріальну терапію, при грибкових інфекціях, а також при резистентній до лікування правошлуночковій серцевій недостатності і при великих (>20 мм) персистуючих вегетаціях після рецидивуючої тромбоемболії легеневої артерії.

Операційне лікування поєднуйте з антибіотикотерапією, тривалість якої обчислюють, починаючи з першого дня прицільної антибіотикотерапії, а не з дня операції. У випадку позитивних посівів тканин клапана і резистентності виділеного штаму до антибіотиків, які застосовуються, необхідно почати новий повний цикл лікування антибіотиками, до яких підтверджена чутливість виділених бактерій.

➔ МОНІТОРИНГ

Контролюйте: температуру тіла (при неускладненому клінічному перебігу нормалізується протягом 5–10 днів), рівень СРБ (зазвичай різко знижується через 7–14 днів лікування, може бути підвищеним протягом >4–6 тиж.; збереження високого рівня СРБ свідчить про подальшу активність інфекції), кількість лейкоцитів (нормалізація на 1-му або 2-му тиж. лікування), кількість еритроцитів і тромбоцитів, рівень креатиніну в сироватці і рШКФ. З метою оцінки ефективності терапії проведіть контрольні посіви крові через 48–72 год. Спостерігайте за хворим з метою виявлення серцевих і позасерцевих ускладнень, особливо епізодів емболії. Якщо проводилось консервативне лікування, після його закінчення оцініть ступінь запущеності вади серця і показання до хірургічного лікування. Після закінчення терапії проведіть контрольну ТТЕхоКГ.

Заплануйте проведення 4-х амбулаторних оглядів — через 1, 3, 6 і 12 міс. після закінчення госпіталізації.

➔ УСКЛАДНЕННЯ

Емболія, метастатичні вогнища інфекції, пошкодження клапанів серця, серцева недостатність, аритмії та порушення провідності, ниркова недостатність.

➔ ПРОФІЛАКТИКА

1. Неспецифічні методи:

1) гігієна ротової порожнини і шкіри (стоматологічний огляд 2×на рік у випадку осіб, обтяжених високим ризиком, і 1×на рік в інших випадках);

2) дезінфекція ран;

3) ерадикація або обмеження хронічного носійства бактерій на шкірі і в сечовивідних шляхах;

4) застосування антибіотиків у випадку будь-якого вогнища бактеріальної інфекції;

5) застосування антибіотиків тільки після консультації з лікарем;

6) суворі заходи профілактики інфекцій при кожній операції, пов'язаній з ризиком IE;

7) слід радити пацієнтам, щоб відмовлялись від пірсингу і татуювань;

8) по можливості обмеження застосування внутрішньовенних катетерів і інвазивних процедур; перевага надається периферичним катетерам (замість центральних) із їх систематичною заміною кожні 3–4 дні; суворе дотримання правил догляду за хворим із центральним або периферичним катетером.

2. Показання до профілактики із застосуванням антибіотиків: профілактику IE рекомендується проводити **лише перед стоматологічними процедурами**, що вимагають маніпуляцій на яснах чи периапікальній ділянці зуба, або з порушенням цілісності слизової оболонки (екстракція зуба, процедури в межах пародонту, лікування кореневих каналів, видалення зубного каменя, імплантація зуба), **і виключно в осіб** з:

1) протезованим клапаном (в т. ч. імплантованим черезшкірно) або попередньо проведеною корекцією клапана з використанням штучного матеріалу;

2) перенесеним IE;

3) вродженою вадою серця (ціанотичною; після повної корекції хірургічним або черезшкірним шляхом з використанням штучного матеріалу, до 6 міс. після операції; із резидуальною недостатністю або шунтом в місці імплантації штучного матеріалу хірургічним або черезшкірним шляхом).

3. Рекомендована антибіотикотерапія (1 доза за 30–60 хв перед операцією):

1) **особи без алергії на пеніцилін:** амоксицилін або ампіцилін 2 г у дорослих і 50 мг/кг м. т. у дітей, п/о або в/в; як альтернатива цефазолін або цефтриаксон в/в 1 г у дорослих і 50 мг/кг м. т. у дітей;

2) **особи з алергією на пеніцилін:** кліндаміцин 600 мг у дорослих і 20 мг/кг м. т. у дітей, п/о або в/в.

14. Ревматична лихоманка

→ **ВИЗНАЧЕННЯ ТА ЕТІОПАТОГЕНЕЗ**

Гостре аутоімунне захворювання, яке є пізнім ускладненням інфікування β-гемолітичним стрептококом групи А (БГСА). Ускладнює ≈3 % випадків нелікованого антибіотиками стрептококового тонзилофарингіту. Імунна реакція спрямована проти епітопів, структурно подібних до білків, які присутні в т. ч. в міокарді, серцевих клапанах, синовіальній оболонці, шкірі, а також гіпоталамусі і хвостатому ядрі. На даний момент захворювання спостерігається дуже рідко, зазвичай безпосередньо перед періодом статевого дозрівання.

→ **КЛІНІЧНА КАРТИНА ТА ПРИРОДНИЙ ПЕРЕБІГ**

1. Симптоми стрептококового фарингіту →розд. 3.3.

2. Симптоми ревматичної лихоманки: зазвичай з'являються через 2–3 тиж. після перенесеного фарингіту.

1) артрит великих суглобів (у 75 %) — завжди асиметричний, з типовим набряком, сильним болем, болючістю при пальпації та гіперемією шкіри; нелікований — триває 2–3 тиж., не призводить до тривалих пошкоджень суглобів;

2) кардит (у 40–60 %) — ураження може охопити ендокард, міокард і перикард; найчастіше — шум мітральної недостатності; на ЕКГ часто АВ-блокада I ст., рідше більш запущені блокади;

3) хорея Сиденхама (у 5–20 %) — зазвичай однобічні мимовільні рухи, в основному, м'язів обличчя і кінцівок, слабкість, емоційна лабільність;

4) кільцевидна еритема (у 5 %) на тулубі і проксимальних частинах кінцівок;

5) підшкірні вузлики (у <3 %) на розгинальних поверхнях ліктьових і колінних суглобів, безболісні; зазвичай у хворих із ураженням серця.

3. Природний перебіг: перебіг хвороби доброякісний, якщо не розвинеться кардит. Більшість рецидивів спостерігається впродовж перших 2-х років. Кожний рецидив ревматичної лихоманки збільшує ймовірність розвитку вад мітрального та аортального клапанів.

→ **ДІАГНОСТИКА**

Допоміжні дослідження

1. Лабораторні дослідження:

1) тести, що підтверджують гостру інфекцію БГСА →розд. 3.3;

2) прискорена ШОЕ і підвищений рівень СРБ в сироватці, зберігаються до кількох міс.;

3) титр антистрептолізину-О (АСЛ-О) у гострій фазі ревматичної лихоманки перевищує 200, збільшується впродовж 1–2 тиж. після інфікування, досягає піку через 3–8 тиж., зберігається на високому рівні до 6 міс. і повільно знижується, в середньому, впродовж 6 міс.

2. Ехокардіографія: оцінка мітральної недостатності з обмеженою рухомістю стулок, наявність вузликів на стулках клапана (у 1/4 хворих).

Діагностичні критерії

1. Критерії Кіселя-Джонса-Нестерова:

1) **великі симптоми** — кардит, поліартрит, хорея, кільцеподібна еритема, підшкірні вузлики;

2) **малі симптоми** — біль у суглобах, лихоманка (≥38,5 °C), підвищення показників гострої фази (прискорена ШОЕ [>60 мм/год] або підвищений рівень СРБ в сироватці [≥3 мг/дл]), подовження інтервалу PQ (не враховують як окремого критерію, якщо наявний кардит·[великий критерій]).

Перший епізод ревматичної лихоманки: діагностують, якщо у хворого з підтвердженою передуючою інфекцією БГСА (найчастіше високий титр АСЛ-О, позитивний результат антигенного тесту, позитивний результат посіву з глотки) наявні ≥2 великих симптоми або 1 великий + 2 малі.

2. Критерії ВООЗ: якщо хорея і кардит є слабко вираженими, тоді не вимагається підтвердження стрептококової інфекції; великі і малі критерії співпадають з критеріями **Кіселя-Джонса-Нестерова**.

Перший епізод ревматичної лихоманки або черговий епізод у хворого без діагностованої ревматичної хвороби серця: діагностується при наявності ≥2-х великих або 1-го великого і 2-х малих критеріїв, а також підтвердженні інфікування стрептококом (вищевказане і додатково скарлатина).

Черговий епізод ревматичної лихоманки у хворого з діагностованою ревматичною хворобою серця: діагностується при наявності ≥2-х малих критеріїв і підтвердженої передуючої епізоду стрептококової інфекції.

➜ ЛІКУВАННЯ

1. Хворого з підозрою на ревматичну лихоманку необхідно госпіталізувати.

2. Призначте ацетилсаліцилову кислоту 4–8 г/добу, розділених на 4 або 5 прийомів; у разі тяжких проявів кардиту → додатково **ГК**, зазвичай преднізон (преднізолон) 1–2 мг/кг/добу впродовж 2–8 тиж.

3. З метою санації носоглотки призначте **антибіотики, як під час гострої стрептококової ангіни** →розд. 3.3. Застосування антибіотикотерапії впродовж перших 10-ти днів від появи симптомів фарингіту практично повністю ліквідує ризик ураження серця.

➜ ПРОФІЛАКТИКА

1. Первинна профілактика: ефективне лікування стрептококової ангіни →розд. 3.3.

2. Вторинна профілактика: в осіб, у яких поставлено точний діагноз ревматичної лихоманки, необхідно проводити профілактику рецидивів до 30-річного віку і до 5-ти років після розвитку останнього рецидиву хвороби:

1) **бензатинбензилпеніцилін** 1,2 млн Од. в/м кожні 4 тиж. (кожні 3 тиж. у хворих з вадою клапанів серця або з частими рецидивами) або пеніцилін V 250 мг 2×на день п/о;

2) у хворих з гіперчутливістю до пеніциліну → **еритроміцин** 250 мг 2×на день п/о.

15. Міокардит

→ **ВИЗНАЧЕННЯ ТА ЕТІОПАТОГЕНЕЗ**

Запальне ураження кардіоміоцитів, інтерстиціальної тканини, судин, іноді також перикарду. У більшості випадків не вдається ідентифікувати етіологічний фактор. Крім інфекції *de novo*, можлива реактивація прихованої інфекції.

Причини:

1) вірусна інфекція (найчастіше; парвовірус B19 [найчастіший етіологічний фактор гострого міокардиту, який протікає у формі ГКС з генералізованою елевацією сегмента ST], вірус герпесу людини 6 типу [ВГЛ-6], *Coxsackie* B, аденовіруси, інші герпесвіруси); бактерії (*Borrelia burgdorferi*, туберкульозна паличка, пневмококи, стафілококи, *Haemophilus spp.*, *Salmonella spp.*, *Legionella spp.*), рикетсії, мікоплазми, хламідії, гриби (напр. *Candida*), найпростіші (напр. *Toxoplasma gondii*, *Entamoeba histolytica*), гельмінти (напр. *Trichinella spiralis*);

2) фактори, які запускають аутоімунні механізми проти алергенів (правцевий токсин, вакцини, ЛЗ), проти алогенів (відторгнення трансплантанту серця), проти власних антигенів в процесі системних захворювань (напр. системного червоного вовчака, целіакії);

3) ЛЗ і токсичні речовини — антибіотики, протитуберкульозні ЛЗ, протиепілептичні ЛЗ, нестероїдні протизапальні препарати, діуретики, похідні сульфонілсечовини, метилдопа, амітриптилін, клозапін, важкі метали, кокаїн, надмір катехоламінів (феохромоцитома), іонізуюче опромінення, азид натрію, отрути комах і змій.

→ **КЛІНІЧНА КАРТИНА ТА ПРИРОДНИЙ ПЕРЕБІГ**

1. Суб'єктивні симптоми: задишка внаслідок серцевої недостатності; біль у грудній клітці, пов'язаний з ішемією міокарда або із супутнім перикардитом; серцебиття.

2. Об'єктивні симптоми: симптоми серцевої недостатності →розд. 2.19.1, перикардиту →розд. 2.17, периферичної емболії (може бути першим симптомом).

3. Симптоми, характерні для визначених форм міокардиту

1) **гострий міокардит** — в анамнезі недавно перенесена вірусна інфекція; симптоми-передвісники, які залежать від воріт інфекції (верхні дихальні шляхи або ШКТ), на декілька днів або тижнів передують появі серцевих симптомів; може протікати під маскою гострого коронарного синдрому з позитивним результатом тропонінів і відсутністю патологічних змін при коронарографії — найчастіше викликаний парвовірусом B19;

2) **еозинофільний міокардит** — екзантема та іноді еозинофілія периферичної крові; при найтяжчій його формі (гострому некротичному еозинофільному міокардиті) — серцева недостатність із фульмінантним перебігом;

3) **гігантоклітинний міокардит** — найчастіше симптоми серцевої недостатності, значно рідше домінують шлуночкові аритмії або блокади провідності.

4. Класифікація міокардиту в залежності від перебігу

1) **фульмінантний** — раптовий, виразний початок і швидке прогресування симптомів серцевої недостатності, включно з розвитком кардіогенного шоку; дисфункція міокарда минає спонтанно або (рідше) призводить до смерті;

2) **гострий** — менш виразний початок, у частини хворих дисфункція міокарда лівого шлуночка прогресує до дилатаційної кардіоміопатії;

3) **підгострий або хронічний** — прогресуюча серцева недостатність, як при дилатаційній кардіоміопатії.

→ **ДІАГНОСТИКА**

Допоміжні дослідження

1. Лабораторні дослідження: прискорене ШОЕ (у 70 % хворих); лейкоцитоз із перевагою нейтрофілів (у 50 % хворих); значна еозинофілія при міокардиті, супутньому до більшості гельмінтозів та системних васкулітів; підвищений рівень КФК-МВ і серцевих тропонінів у плазмі; підвищена активність КФК зазвичай у хворих із гострим або фульмінантним перебігом міокардиту, або у випадку появи раптового погіршення.

2. ЕКГ: майже завжди з патологічними змінами — найчастіше зміни сегмента ST і зубця T у багатьох відведеннях, надшлуночкові та шлуночкові аритмії, порушення АВ- та внутрішньошлуночкової провідності і, рідше, ніж при інфаркті міокарда, зубці Q.

3. Ехокардіографія: допомагає виявити хворих із фульмінантним перебігом міокардиту — зазвичай діастолічні об'єми у межах норми, значне генералізоване порушення скоротливості та потовщена стінка лівого шлуночка; під час розвитку серцевої недостатності спостерігається картина, як при дилатаційній кардіоміопатії.

4. МРТ: дозволяє виявити набряк і характерну для міокардиту картину пізнього підсилення при МРТ із гадолініем.

5. Ендоміокардіальна біопсія: при гострому інфекційному міокардиті виконується рідко, зазвичай у хворих із запущеною серцевою недостатністю або рецидивуючою шлуночковою тахікардією чи фібриляцією шлуночків. Є обов'язковою у хворих із фульмінантним перебігом захворювання (можливість діагностування специфічних форм міокардиту, таких як гігантоклітинний та еозинофільний).

Діагностичні критерії

Потрібно підозрювати гострий міокардит у молодої особи, в якої раптово розвинулись: серцева недостатність, стійкі порушення ритму або провідності чи ознаки інфаркту міокарда за відсутності змін при коронарографії. У хворих із симптомами серцевої недостатності і незрозумілим початком захворювання виключіть інші причини дилатаційної кардіоміопатії. У таких хворих міокардит можна діагностувати тільки на підставі ендоміокардіальної біопсії.

Клінічні діагностичні критерії міокардиту (згідно до положення робочої групи ESC 2013):

1) симптоми:

   а) гострий біль в грудній клітці перикардіального або псевдоішемічного характеру;

   б) гостра (до 3 міс.), або прогресуюча задишка в спокої або при фізичному навантаженні і/або втомлюваність;

   в) підгостра або хронічна (зберігається >3 міс.) задишка в спокої або при фізичному навантаженні і/або втомлюваність;

   г) серцебиття і/або симптоми аритмії невідомої етіології, і/або синкопе, і/або раптова зупинка кровообігу;

   д) кардіогенний шок невідомої етіології;

2) результати допоміжних досліджень:

   а) нові зміни на ЕКГ — АВ-блокада або блокада ніжки пучка Гіса, елевація сегмента ST, інверсія зубця T, синус-арест, шлуночкова тахікардія, фібриляція шлуночків, асистолія, фібриляція передсердь, зниження амплітуди зубця R, сповільнення шлуночкової провідності (розширення комплексу QRS), патологічний зубець Q, низький вольтаж зубців, часті екстрасистоли, надшлуночкова тахікардія;

   б) зростання рівня TnT або TnI;

   в) функціональні або структурні зміни при візуалізаційних дослідженнях (ЕхоКГ, ангіографії або МРТ) — нові, не виявлені іншим методом, порушення функції і будови лівого і/або правого шлуночка (в т. ч. випадково виявлені в осіб без об'єктивних симптомів): порушення загальної і сегментарної систолічної, а також діастолічної функції;

г) вигляд тканин при МРТ — набряк або характерна для міокардиту картина пізнього підсилення при МРТ із гадолінієм.

Запідозріть міокардит, якщо спостерігається ≥1 клінічна маніфестація (серед 1а-г) і ≥1 аномалія в результатах допоміжних досліджень, за умови виключення коронарної хвороби та інших захворювань, які можуть спричинити схожі прояви (у т. ч. вад серця, гіпертиреозу). Підозра є тим більше обґрунтованою, чим більша кількість критеріїв спостерігається. У безсимптомних хворих (невідповідність жодному з критеріїв 1а-г) необхідно виявити ≥2 відхилення за результатами допоміжних досліджень (з різних груп 2а-г).

Діагностика форми міокардиту у хворих з гістологічними ознаками міокардиту при ендоміокардіальній біопсії на підставі результату ПЛР-дослідження клітин міокарда на наявність геному вірусу: позитивний результат — вірусний міокардит, негативний — аутоімунний міокардит (можуть визначатися антикардіальні аутоантитіла в сироватці).

Диференційна діагностика

Гострий інфаркт міокарда, сепсис, гостра недостатність мітрального клапана, тахіаритмічна кардіоміопатія та інші причини дилатаційної кардіоміопатії →розд. 2.16.1, інші причини серцевої недостатності →розд. 2.19.1.

➲ ЛІКУВАННЯ

Симптоматичне лікування

1. Загальні рекомендації:

1) **обмеження фізичної активності**, особливо при лихоманці та інших загальносистемних симптомах інфекції або серцевій недостатності;

2) **обмеження вживання алкоголю;**

3) **слід уникати НПЗП** (можуть посилювати міокардит, особливо під час перших 2-х тиж. вірусного міокардиту).

2. У хворих з болем у грудній клітці і генералізованими змінами ST-T на ЕКГ, що імітують інфаркт міокарда, можна застосувати **амлодипін** у низькій дозі (так, щоб не знижувати системний тиск); у хворих із систолічною дисфункцією легкого ступеня → **ІАПФ**.

3. Лікування тяжких шлуночкових аритмій → β-блокатори слід призначати з обережністю. При **брадиаритмії** іноді обґрунтованим є застосування **тимчасової електрокардіостимуляції**.

4. Лікування серцевої недостатності: стандартне →розд. 2.19.1. Обмеження фізичної активності, екстракорпоральна мембранна оксигенація (ЕКМО) та потенційно механічна підтримка кровообігу — у хворих із фульмінантним перебігом міокардиту; таких хворих необхідно негайно транспортувати до спеціалізованого центру, де є можливість провести механічну підтримку кровообігу.

5. Трансплантація серця: у випадку неефективності інших методів лікування та в разі розвитку тяжкої серцевої недостатності.

Етіотропна терапія

1. Антимікробне лікування: можливе, у т. ч. при інфікуванні ВПГ та іншими, ніж віруси, мікроорганізмами (напр., при бореліозі).

2. Імуносупресивна терапія: ефективна при міокардиті, що розвинувся при системних захворюваннях, саркоїдозі а також при гігантоклітинному міокардиті.

3. Відміна ЛЗ, що спричиняє захворювання, ± ГК: при міокардиті внаслідок гіперчутливості.

→ **ПРОГНОЗ**

Більшість хворих із гострим або фульмінантним перебігом міокардиту одужує. У небагатьох хворих запальний процес субклінічно прогресує і призводить до розвитку дилатаційної кардіоміопатії. Прогноз при підгострому міокардиті поганий; кращий, якщо стартова ФВЛШ — вища, а захворювання триває коротше. Прогностично несприятливі фактори: серцева недостатність з III/IV ФК NYHA на момент постановки діагнозу та вогнища пізнього підсилення при МРТ.

16. Кардіоміопатії

Група захворювань серцевого м'яза, зумовлена різними причинами, які призводять до дисфункції серця. Ураження міокарда може супроводжуватися порушенням будови та функції перикарда, ендокарда та інших органів.

Класифікація:
1) **дилатаційна** кардіоміопатія (ДКМП);
2) **гіпертрофічна** кардіоміопатія;
3) **рестриктивна** кардіоміопатія;
4) **аритмогенна кардіоміопатія правого шлуночка;**
5) **некласифікована** кардіоміопатія (систолічна дисфункція з мінімальною дилатацією, мітохондріальні захворювання, фіброеластоз).

У кожному з наведених вище 5 типів розрізняють кардіоміопатії:
1) сімейні, генетично детерміновані;
2) несімейні, негенетичні — ідіопатичні (невідомої етіології або з неідентифікованим генетичним дефектом) та набуті (асоційовані з іншими захворюваннями).

Крім ДКМП виокремлюють поняття гіпокінетичної недилатаційної кардіоміопатії (HNDC), головним діагностичним критерієм якої є зниження скоротливості міокарда (ФВЛШ <45 %) без розширення шлуночків.

16.1. Дилатаційна кардіоміопатія (ДКМП)

→ **ВИЗНАЧЕННЯ ТА ЕТІОПАТОГЕНЕЗ**

Захворювання міокарда, що характеризується розширенням лівого або/та правого шлуночка з порушенням скоротливої функції.

Причини: мутації генів, вірусна інфекція, токсини (у т. ч. алкоголь, хіміотерапевтичні засоби, у т. ч. антрацикліни, кокаїн), імунні порушення (системні захворювання сполучної тканини), ішемічна хвороба серця (за класифікацією ESC, до кардіоміопатій не належать ураження міокарда, спричинені коронарною хворобою, артеріальною гіпертензією або вадами серця), нервово-м'язові захворювання, метаболічні порушення.

→ **КЛІНІЧНА КАРТИНА ТА ПРИРОДНИЙ ПЕРЕБІГ**

Найчастіше симптоми застійної серцевої недостатності різного ступеня вираженості →розд. 2.19.1. Перебіг дуже різноманітний — від довгих безсимптомних періодів до швидко прогресуючої серцевої недостатності.

→ **ДІАГНОСТИКА**

Допоміжні дослідження
1. РГ грудної клітки: кардіомегалія та симптоми застою у малому колі кровообігу.

2. Ехокардіографія: зазвичай розширення лівого шлуночка, рідше — також лівого передсердя і правого шлуночка, зменшення товщини стінок, недостатність мітрального та тристулкового клапанів, ФВЛШ <40–45 %; іноді — тромб у лівому шлуночку та явище спонтанного контрастування крові.

3. Катетеризація серця: не обов'язкова для постановки діагнозу ДКМП; з метою виключення ішемічної хвороби серця як причини змін у міокарді (коронарографія) або з метою вимірювання внутрішньосерцевого тиску, що допомагає оцінити запущеність хвороби, ефективність лікування, а також може бути придатним у разі проведення відбору хворого до трансплантації серця.

4. Ендоміокардіальна біопсія: показання виникають рідко, в основному, з метою виключення активного міокардиту при швидко прогресуючій серцевій недостатності.

Діагностичні критерії
На основі даних анамнезу та фізикального обстеження, а також ехокардіографічної картини, після виключення інших причин дилатації лівого шлуночка.

Диференційна діагностика
Перенесений інфаркт міокарда, вади серця.

ЛІКУВАННЯ

1. Етіотропне лікування: можливе, напр. при кардіоміопатії, спричиненій міокардитом →розд. 2.15; при кардіоміопатії, індукованій токсичними речовинами або ЛЗ необхідно ліквідувати етіологічний фактор.

2. Симптоматичне лікування: як при серцевій недостатності →розд. 2.19.1.

16.2. Гіпертрофічна кардіоміопатія (ГКМП)

ВИЗНАЧЕННЯ ТА ЕТІОПАТОГЕНЕЗ

Захворювання міокарда, яке найчастіше є генетично детермінованим (мутація гену, що кодує один з білків серцевого саркомеру), і характеризується потовщенням стінки лівого шлуночка, яке не можна пояснити виключно його патологічним навантаженням. Згідно з актуальною класифікацією, до ГКМП також зараховано генетично детерміновані синдроми та системні захворювання, при яких спостерігається гіпертрофія міокарда, зокрема амілоїдоз та глікогенози.

КЛІНІЧНА КАРТИНА ТА ПРИРОДНИЙ ПЕРЕБІГ

1. Суб'єктивні симптоми: задишка під час фізичного навантаження (найчастіший симптом), стенокардія, серцебиття, запаморочення, синкопе або пресинкопальні стани (особливо при формі з обструкцією вихідного тракту лівого шлуночка).

2. Об'єктивні симптоми: систолічний шум вздовж лівого краю грудини, може іррадіювати до верхньої частини правого краю грудини і до верхівки серця, його гучність зростає під час проб, що зменшують наповнення лівого шлуночка, напр. під час проби Вальсальви, після підйому з положення сидячи, лежачи або сидячи навпочіпки, а також після прийому нітрогліцерину, зменшення гучності шуму після пасивного підйому нижніх кінцівок хворого, переведення пацієнта в положення сидячи або сидячи навпочіпки, а також при стисканні кистей рук в кулаки; іноді швидкий, двофазний периферичний пульс.

3. Природний перебіг: залежить від ступеня гіпертрофії міокарда, рівня градієнту у вихідному тракті, схильності до аритмії (особливо фібриляції передсердь та шлуночкових аритмій). Часто хворі доживають до похилого віку, але також трапляються випадки раптової смерті у молодому віці (у т. ч. як перший прояв

ГКМП) та серцева недостатність. **Фактори ризику раптової смерті:** вік (вищий ризик у молодших хворих), нестійка шлуночкова тахікардія, товщина стінки лівого шлуночка ≥30 мм, раптова серцева смерть (РСС) в молодому віці (<40-ка рр.) в сімейному анамнезі, невиясненні синкопе, діаметр лівого передсердя (чим більший, тим вищий ризик), обструкція вихідного тракту лівого шлуночка, патологічна реакція артеріального тиску на фізичне навантаження (в осіб віком ≤40-ка рр.). Розроблено спеціальний калькулятор ризику РСС (HCM Risk-SCD), який допомагає оцінити загрозу РСС протягом 5 років (доступний на сайті http://www.doc2do.com/hcm/webHCM.html).

→ ДІАГНОСТИКА

Допоміжні дослідження

1. ЕКГ: неспецифічні зміни, патологічний зубець Q, особливо у відведеннях з нижньої і бічної стінки, лівограма, зубець P неправильної форми (вказує на збільшення лівого передсердя або обох передсердь), глибокий негативний зубець T у відведеннях V_2–V_4 (при верхівковій формі ГКМП).

2. Холтерівське моніторування ЕКГ (рекомендується 48-годинне): з метою діагностики потенційних шлуночкових і надшлуночкових тахікардій, а також фібриляції передсердь (особливо у хворих зі збільшеним лівим передсердям), визначення показань до імплантації ІКД, а також у хворих з серцебиттям, запамороченням або синкопе невиясненої етіології.

3. Ехокардіографія: значна гіпертрофія міокарда, у більшості випадків генералізована, зазвичай з ураженням міжшлуночкової перегородки, а також передньої та бічної стінки. У частини хворих спостерігається гіпертрофія тільки базальних відділів міжшлуночкової перегородки, яка призводить до обструкції вихідного тракту лівого шлуночка, яке в 30 % випадків супроводжується передньосистолічним рухом стулок мітрального клапана та його недостатністю. У 1/4 випадків спостерігається градієнт між вихідним трактом лівого шлуночка і аортою (на основі градієнту >30 мм рт. ст. ставлять діагноз обструкції вихідного тракту лівого шлуночка, але пороговим значенням для інвазивного лікування вважається >50 мм рт. ст.). Обстеження рекомендується для попередньої оцінки кожного хворого з підозрою на ГКМП та як скринінгове дослідження у родичів хворих з ГКМП.

4. Електрокардіографічна проба з фізичним навантаженням: в осіб з невиясненими синкопе або симптомами серцевої недостатності (якщо кардіореспіраторний навантажувальний тест недоступний) і з метою оцінки адаптації систолічного тиску до навантаження (як елемент стратифікації ризику РСС).

5. МРТ: рекомендоване при труднощах ехокардіографічної оцінки.

6. КТ: рекомендована в разі сумнівної картини при ехокардіографії і при протипоказаннях до МРТ.

7. Коронарографія: рекомендована хворим, які вижили після раптової зупинки кровообігу, зі стійкою шлуночковою тахікардією та тяжкою стабільною коронарною хворобою, а також перед інвазивним лікуванням гіпертрофії міжшлуночкової перегородки у всіх хворих віком ≥40-ка рр.

6. Генетичні дослідження: рекомендовані всім хворим з ГКМП, яку неможливо пояснити виключно позагенетичними причинами, як і родичам 1-го ступеня хворих на ГКМП.

Діагностичні критерії
Виявлення, за допомогою будь-якого візуалізаційного дослідження, потовщення міокарда ≥15 мм в ≥1 сегменті міокарда лівого шлуночка, яке не можна пояснити лише збільшеним навантаженням на серце.

Диференційна діагностика
Артеріальна гіпертензія (у випадку ГКМП із симетричною гіпертрофією лівого шлуночка), гіпертрофія міокарда у спортсменів (регресує через 3 міс. після припинення тренувань), стеноз аортального клапана.

→ **ЛІКУВАННЯ**

Фармакологічне лікування

1. Хворі без суб'єктивних симптомів: спостереження.

2. Хворі з суб'єктивними симптомами: β-блокатори без вазодилатуючого ефекту, в макс. переносимих дозах, особливо у хворих з градієнтом у вихідному тракті лівого шлуночка після навантаження; поступове підвищення дози, залежно від отриманого ефекту і переносимості ЛЗ (необхідний постійний контроль артеріального тиску, пульсу і ЕКГ; в разі непереносимості β-блокаторів або при протипоказаннях до їх застосування → **верапаміл** в дозі, яка поступово збільшується до макс. переносимої; якщо неможливо застосувати **β-блокатор** або **верапаміл** (у зв'язку з непереносимістю або протипоказаннями) → **дилтіазем;** у разі необхідності додатково призначте до β-блокатора або верапамілу дизопірамід у дозі, яку поступово збільшують до макс. переносимої (обов'язковий контроль інтервалу QTc); у хворих з обструкцією вихідного тракту не застосовуйте вазодилататори (в т. ч. азотани і інгібітори фосфодіестерази), а також глікозиди наперстянки. ЛЗ →табл. 20-7.

3. Хворі з серцевою недостатністю і ФВЛШ >50 %, без обструкції вихідного тракту лівого шлуночка: зважте застосування β-блокатора, верапамілу або дилтіазему і діуретика в низькій дозі.

4. Хворі з серцевою недостатністю і ФВЛШ <50 %: зважте застосування ІАПФ в комбінації з β-блокатором і низькою дозою петлевого діуретика; якщо симптоми і ФВЛШ <50 % зберігаються →зважте додаткове призначення антагоніста мінералокортикоїдних рецепторів (АМР).

5. Фібриляція передсердь: намагайтеся відновити синусовий ритм та зберегти його, застосовуючи **електричну кардіоверсію** або **аміодарон.** У хворих з постійною формою фібриляції передсердь показана тривала **антикоагулянтна терапія** (АВК, а у випадку непереносимості АВК або при труднощах зі збереженням МНВ в межах терапевтичного інтервалу — пероральний антикоагулянт, який не є антагоністом вітаміну К) →розд. 2.6, причому використання шкали CHA_2DS_2-VASc для оцінки ризику тромбоемболічних подій не рекомендується, оскільки ця шкала не є валідною для вказаної популяції). У хворих, які не дають згоди на антикоагулянтне лікування або не можуть його застосувати → подвійна антитромбоцитарна терапія (АСК 75–100 мг 1×на день і клопідогрель 75 мг 1×на день), за умови низького ризику кровотечі.

Інвазивне лікування

1. Втручання, які зменшують товщину міжшлуночкової перегородки — у хворих з рецидивуючими синкопе, індукованими навантаженням, спричиненими миттєвим градієнтом у вихідному тракті лівого шлуночка у спокої або після навантаження ≥50 мм рт. ст., у випадку показань до одночасної хірургічної корекції (напр. мітрального клапана) радше проведіть міектомію.

1) **хірургічна резекція частини міжшлуночкової перегородки, яка завужує вихідний тракт лівого шлуночка (міектомія, операція Морроу):** у хворих з миттєвим градієнтом у вихідному тракті >50 мм рт. ст. (у спокої або під час фізичного навантаження) та вираженими симптомами, що обмежують життєву активність, зазвичай, задишкою при фізичному навантаженні та болем у грудній клітці, що не реагують на фармакологічне лікування.

2) **черезшкірна спиртова абляція перегородки:** введення чистого спирту до перфорантної септальної гілки з метою індукції інфаркту міокарда в проксимальній частині міжшлуночкової перегородки; показання такі ж, як до міектомії; ефективність схожа, як при хірургічному лікуванні.

2. Двохкамерна електрокардіостимуляція: з метою інтенсифікації фармакотерапії; можна зважити у хворих, в яких не можна провести міектомію чи спиртову абляцію.

3. Імплантація кардіовертера-дефібрилятора: у хворих, обтяжених високим ризиком раптової смерті (первинна профілактика), а також у хворих після перенесеної зупинки серцевої діяльності або зі стійкою, спонтанною шлуночковою тахікардією (вторинна профілактика). Розгляньте показання до імплантації двокамерного ІКД.

4. Трансплантація серця: в термінальній стадії серцевої недостатності або при резистентній до лікування шлуночковій аритмії (виключно у хворих з ГКМП без обструкції вихідного тракту лівого шлуночка).

→ **МОНІТОРИНГ**

Хворим в стабільному клінічному стані проведіть ЕКГ, ЕхоКГ і 48-годинне моніторування ЕКГ кожні 12–24 міс., а також у випадку збільшення вираженості симптомів. Хворим з синусовим ритмом і розміром лівого передсердя ≥45 мм проводьте 48-годинне моніторування ЕКГ кожні 6–12 міс. Зважте проведення навантажувальної проби, обмеженої появою симптоматики, у клінічно стабільних хворих кожні 2–3 роки, а щорічно — у хворих із наростанням симптоматики.У разі виявлення патогенної мутації в особи без симптомів захворювання — періодичні контрольні обстеження (які включають також ЕКГ та трансторакальну ехокардіографію) кожні 2–5 років у дорослих, та кожні 1–2 роки у дітей.

16.3. Рестриктивна кардіоміопатія (РКМП)

→ **ВИЗНАЧЕННЯ ТА ЕТІОПАТОГЕНЕЗ**

Захворювання міокарда, що характеризується, в основному, порушенням діастолічної функції лівого шлуночка. Ідіопатична форма, а також набуті форми, що розвинулись на фоні: амілоїдозу, гемохроматозу, саркоїдозу, системних захворювань сполучної тканини, цукрового діабету, гіпертрофічної кардіоміопатії, ендокардиту (особливо еозинофільного), а також внаслідок радіотерапії новоутворень та лікування антрациклінами.

→ **КЛІНІЧНА КАРТИНА ТА ПРИРОДНИЙ ПЕРЕБІГ**

За симптомами РКМП нагадує констриктивний перикардит: задишка і швидка втомлюваність, а пізніше — симптоми правошлуночкової недостатності. Перебіг хвороби значною мірою залежить від причини РКМП та вираженості змін у міокарді.

→ **ДІАГНОСТИКА**

Допоміжні дослідження

1. ЕКГ: патологічний зубець Р, низький вольтаж зубця R, згладжений зубець Т, надшлуночкові аритмії, особливо фібриляція передсердь.

2. Ехокардіографія: товщина стінки лівого шлуночка — нормальна або збільшена, порожнини обох передсердь розширені при відносно малих розмірах шлуночків, незмінена або незначно знижена систолічна функція шлуночків, діастолічна дисфункція лівого шлуночка. Для полегшення диференційної діагностики РКМП та констриктивного перикардиту проводять тканинну допплер-ехокардіографію.

3. Катетеризація серця: у разі сумнівів при диференційній діагностиці з констриктивним перикардитом.

4. Ендоміокардіальна біопсія: у разі підозри на специфічну інфільтрацію міокарда при амілоїдозі, саркоїдозі, ідіопатичній еозинофілії або гемохроматозі.

Діагностичні критерії

На основі результатів візуалізаційних досліджень та, якщо необхідно, гістологічного дослідження ендоміокардіального біоптату.

Диференційна діагностика
В основному, з констриктивним перикардитом.

ЛІКУВАННЯ

1. Симптоматичне лікування: як при хронічній серцевій недостатності →розд. 2.19.1.

2. Тривала антикоагулянтна терапія: при фібриляції передсердь.

3. Трансплантація серця: у термінальній стадії резистентної до лікування серцевої недостатності.

4. Лікування основного захворювання: при РКМП, що розвинулася внаслідок інших захворювань (напр., саркоїдозу).

16.4. Аритмогенна кардіоміопатія правого шлуночка (АКПШ)

ВИЗНАЧЕННЯ ТА ЕТІОПАТОГЕНЕЗ

Генетично детерміноване захворювання, в основному правого шлуночка; характеризується поступовою заміною м'язових волокон жировою та фіброзною тканинами, що супроводжується підвищеною схильністю до шлуночкових аритмій.

Причина: генетичні мутації, зазвичай успадковані за аутосомно-домінантним типом.

КЛІНІЧНА КАРТИНА ТА ПРИРОДНИЙ ПЕРЕБІГ

Проявляється, зазвичай, у молодих дорослих чоловіків. Перший прояв — це короткочасна втрата свідомості, викликана шлуночковою тахікардією; може настати раптова смерть. **Фактори ризику раптової смерті:** молодий вік, синкопальні стани, зупинка серцевої діяльності або гемодинамічно значуща шлуночкова тахікардія в анамнезі, ураження лівого шлуночка, значне пошкодження правого шлуночка, раптова серцева смерть у родича у віці <35 р., епсилон-хвиля на ЕКГ. **Суб'єктивні симптоми:** серцебиття, запаморочення, пресинкопальні стани або синкопе. Пізніше розвиваються симптоми правошлуночкової серцевої недостатності.

ДІАГНОСТИКА

Допоміжні дослідження

1. ЕКГ: блокада правої ніжки пучка Гіса, негативний зубець T у правошлуночкових відведеннях; розширення QRS в V_1–V_3 та III >110 мс і розширення S в V_1–V_3 >50 мс (одна з найбільш чутливих і найбільш специфічних змін), на висхідному коліні QRS — епсилон-хвиля (майже патогномонічний симптом, тільки у 1/4 хворих); часто — шлуночкові аритмії з морфологією комплексу QRS, як при блокаді лівої ніжки пучка Гіса.

2. Ехокардіографія: порушення скоротливості та дилатація правого шлуночка.

3. МРТ: жирова інфільтрація та вогнища фіброзу в стінці правого шлуночка; цінність дослідження при діагностиці АКПШ є обмеженою у зв'язку з високим відсотком хибно-позитивних результатів.

Діагностичні критерії

На основі результатів візуалізаційних досліджень, а також появи тяжких шлуночкових аритмій. У зв'язку з низькою чутливістю ендоміокардіальна біопсія виконується рідко.

Диференційна діагностика

Ідіопатична тахікардія з вихідного тракту лівого шлуночка, синдром Бругада, аномалія Уля, інфаркт міокарда правого шлуночка, ДКМП.

➜ ЛІКУВАННЯ

1. Симптоматичне лікування: направлене, передусім, на порушення ритму; переважно — **соталол, β-блокатори** або **аміодарон** (препарати та дозування →табл. 6-4).

2. Радіочастотна абляція аритмогенних вогнищ: при непереносимості або неефективності антиаритмічних ЛЗ у хворих із небезпечними для життя шлуночковими аритміями.

3. Імплантація кардіовертера-дефібрилятора: для профілактики раптової смерті у хворих з тяжкими шлуночковими аритміями та синкопе, або випадками раптової смерті в родині.

16.5. Кардіоміопатії відомої етіології та некласифіковані

1. Тахіаритмічна кардіоміопатія: найчастіше — дилатаційна, спостерігається в <1 % хворих із хронічними надшлуночковими тахіаритміями (напр., фібриляцією або тріпотінням передсердь з частотою скорочень шлуночків 130–200/хв) або шлуночковими, в основному, безперервними тахікардіями. Контроль аритмії зазвичай призводить до регресування дисфункції міокарда впродовж ≤3 міс.

2. Кардіоміопатія, індукована медикаментозно: спричинена токсичною дією на міокард ЛЗ (найчастіше протипухлинних, в основномуантрациклінів). Перед початком хіміотерапії необхідно виконати ЕКГ, ЕхоКГ і визначити рівень біомаркерів (тропоніну, BNP) і повторювати ці обстеження в ході онкологічного лікування. При зниженні ФВЛШ на >10 %:

1) до рівня нижче нижньої межінорми для ФВЛШ (прийнято 50 %) → застосуйте (при відсутності протипоказань) ІАПФ (або БРА) в комбінації з β-блокатором;

2) до рівня вище нижньої межі норми для ФВЛШ → повторіть оцінку ФВЛШ через короткий час, це на фоні протипухлинної терапії.

3. Кардіоміопатія при системних хворобах сполучної тканини: при РА, вузликовому поліартеріїті, системній склеродермії, дерматоміозиті та СЧВ.

4. Кардіоміопатія при саркоїдозі серця: зазвичай призводить до пошкодження провідної системи серця, шлуночкових аритмій, іноді — серцевої недостатності.

5. Кардіоміопатія при гемохроматозі серця: може призвести до серцевої недостатності, але часто спостерігається малосимптомний перебіг.

6. Амілоїдна кардіоміопатія: розвивається у 50 % хворих на AL-амілоїдоз, у 10 % хворих на AA-амілоїдоз і рідко при родинних формах хвороби. Депонування амілоїду призводить до значної кардіомегалії та потовщення стінок шлуночків із симптомами рестрикції та діастолічної дисфункції, а також до правошлуночкової серцевої недостатності, пізніше — до систолічної дисфункції зі схильністю до ортостатичної гіпотензії. Амілоїдоз серця спричиняє також порушення ритму серця та провідності. Якщо рестриктивна кардіоміопатія розвивається в особи з протеїнурією, гепатомегалією, анемією або хронічними запальними хворобами, особливо РА — підозрюйте амілоїдоз.

7. Кардіоміопатія при нервово-м'язових захворюваннях: особливо при м'язових дистрофіях (напр. при хворобі Дюшена), атаксії Фрідрейха та міотонії, що можуть викликати у міокарді різні за клінічними ознаками та вираженістю пошкодження.

8. Метаболічна кардіоміопатія: розвивається при: ендокринних порушеннях (гіпер- або гіпотиреоз, цукровий діабет, акромегалія, феохромоцитома, гіпокортицизм; хвороби нагромадження (глікогенози [особливо хвороба Помпе], хвороба Німана-Піка, хвороба Фабрі, синдром Гурлера); дефіцитах електролітів (калію, магнію) або вітамінів (напр. B_1 при хворобі бері-бері).

9. Алкогольна кардіоміопатія: перебіг може бути підступним; часто першим проявом хвороби є пароксизм фібриляції передсердь; спостерігаються також інші порушення ритму. Об'єктивні симптоми — як при ДКМП; також симптоми міопатії скелетних м'язів. Обов'язкова негайна і повна відмова від алкоголю, що на ранній стадії хвороби дає повне одужання, натомість на запущеній стадії може лише загальмувати прогресування захворювання.

10. Післяпологова (перипартальна) кардіоміопатія: фактори ризику: вік матері >30 р. або дуже молодий вік, післяпологова кардіоміопатія у сімейному анамнезі, значна кількість пологів в анамнезі, багатоплідна вагітність, еклампсія або прееклампсія в анамнезі, тютюнопаління, цукровий діабет, артеріальна гіпертензія, неправильне харчування, довготривале вживання β-блокаторів. Діагностується, якщо систолічна серцева недостатність розвинулася під кінець вагітності або в перші 5 міс. після пологів, і в анамнезі не було виявлено хвороби серця, а також виключено інші причини дилатаційної кардіоміопатії. Швидко з'являються симптоми серцевої недостатності, що можуть супроводжуватися болем у грудній клітці та порушеннями ритму. Вирішальним при постановці діагнозу є виявлення порушень скоротливості міокарда при ехокардіографії (ФВЛШ майже завжди <45 %). Збільшений ризик тромбоемболічних ускладнень, що частково обумовлено гіперкоагуляцією у навколопологовому періоді. У ≈50 % хворих минає спонтанно, але може також трансформуватись у ДКМП. Лікування серцевої недостатності →розд. 2.19.1, проте, протипоказані ІАПФ, блокатори рецепторів ангіотензину (БРА) та інгібітори реніну, які можна замінити дигідралазином або нітратами. Призначте β-блокатор, якщо він добре переноситься; найкраще — кардіоселективний (не призначайте атенололу). Діуретики застосовуйте тільки у разі застою в малому колі кровообігу, уникайте призначення антагоністів альдостерону. У випадку фібриляції передсердь або тромбів у порожнинах серця, призначте антикоагулянтне лікування. Після завершення післяпологового періоду призначте повне лікування, рекомендоване при серцевій недостатності. Під час грудного вигодовування серед ІАПФ надають перевагу наступним ЛЗ: каптоприлу, еналаприлу та беназаприлу. Відраджуйте від наступної вагітності, особливо, якщо ФВЛШ не нормалізувалась.

11. Кардіоміопатія при СНІДі: ураження міокарда, що викликані різними факторами: самим ВІЛ-інфікуванням, опортуністичними інфекціями (напр. ЦМВ,ВЕБ) та токсичною дією ЛЗ.

12. Стрес-індукована кардіоміопатія (такоцубо): викликана сильним психогенним стресом раптова дисфункція лівого шлуночка, яка швидко минає; це один з різновидів оглушення міокарда, що охоплює в основному верхівкову частину стінки шлуночка і супроводжується посиленою скоротливістю базальної частини. Зазвичай спостерігається у жінок старшого віку. На ЕКГ — елевація сегментів ST, у подальшому негативні зубці Т, що, з огляду на біль в грудній клітці та підвищення (зазвичай незначне) концентрації серцевих тропонінів у крові, яке іноді спостерігається, вимагає диференційної діагностики з гострим інфарктом міокарда. Електрокардіографічні зміни минають через 6–12 міс.; значно пізніше від нормалізації систолічної функції лівого шлуночка. Прогноз добрий.

13. Ізольована некомпактність міокарда лівого шлуночка: вроджена кардіоміопатія, що характеризується наявністю «губчатих» змін у міокарді лівого шлуночка. Діагноз ставиться на основі характерної картини при ехокардіографії, МРТ або лівосторонній вентрикулографії. Клінічна картина: систолічна дисфункція з недостатністю кровообігу, тромбоемболічні події, порушення серцевого ритму, раптова серцева смерть.

17. Перикардит

Перикардіальні синдроми — симптомокомплекси суб'єктивних і об'єктивних проявів, які спостерігаються при захворюваннях перикарда. Включають: перикардит, рідину в порожнині перикарда, тампонаду серця і констриктивний перикардит.

Перикардит — первинне або вторинне запалення листків перикарда, що, зазвичай, супроводжується накопиченням рідини у порожнині перикарда.

Причини захворювань перикарда:

1) інфекції — вірусні, бактеріальні (у тому числі туберкульоз), грибкові, паразитарні;

2) системні захворювання сполучної тканини та інші аутоімунні процеси — системний червоний вовчак, ревматоїдний артрит, системна склеродермія, саркоїдоз, васкуліти;

3) новоутворення — первинні (рідко; найчастіше мезотеліома перикарда) і вторинні (часто; в основному рак легені і рак молочної залози, лімфоми);

4) метаболічні порушення — уремія, гіпотиреоз, нервово-психічна анорексія;

5) травми і ятрогенні причини

   а) захворювання перикарда з ранньою маніфестацією (рідко) — пряма (пенетруюча рана грудної клітки, перфорація стравоходу) або непряма (непенетруюча рана грудної клітки, радіаційне ушкодження) травма;

   б) захворювання перикарда з запізнілою маніфестацією — синдроми ушкодження перикарда (постінфарктний синдром, постперикардіотомічний синдром), інші ятрогенні травми (після черезшкірного коронарного втручання, імплантації кардіостимулятора, абляції);

6) застосування ЛЗ (рідко) — прокаїнамід, гідралазин, фенітоїн, протипухлинні ЛЗ (такі як доксорубіцин, даунорубіцин, цитозин-арабінозід, 5-фторурацил, циклофосфамід), пеніциліни, стрептокіназа, парааміносаліцилова кислота, аміодарон, циклоспорин, тіазидні діуретики, ГМ-КСФ, анти-ФНП-терапія;

7) інші (часті) — амілоїдоз, розшарування аорти, легенева артеріальна гіпертензія, хронічна серцева недостатність.

Природний перебіг гострого перикардиту залежить від етіології →табл. 17-1. Розрізняють перикардит — **гострий**, **хронічний** (>3-х міс.) **персистуючий** (тривалість без ремісії >4–6 тиж., але <3-х міс.) і **рецидивуючий** (рецидиви після задокументованого першого епізоду гострого перикардиту і після безсимптомного періоду, триваючого ≥4–6 тиж.; зазвичай рецидив настає протягом 18–24 міс.).

Фактори, асоційовані з поганим прогнозом, включають:

1) **великі фактори ризику:** гарячка >38 °C, підгострий початок, великий об'єм перикардіальної рідини, тампонада серця, відсутність відповіді на лікування ацетилсаліциловою кислотою (АСК) або НПЗП протягом ≥1-го тиж.;

2) **малі фактори ризику:** міокардит і перикардит, імуносупресивний стан, травма, прийом пероральних антикоагулянтів.

Для підтвердження, що хворий обтяжений **високим ризиком** ускладнень, достатньо наявності ≥1-го з вищенаведених факторів ризику (великих чи малих). Особи обтяжені **помірним ризиком**, це ті, в кого відсутні фактори ризику, але відповідь на НПЗП є неповною. Особи, обтяжені **низьким ризиком**,

Таблиця 17-1. Перебіг гострого перикардиту

	Вірусний	Бактеріальний	Туберкульозний	Аутоімунний
спонтанна ремісія	часто	не розвива-ється	не розвивається	рідко
частота рецидивів	30–50 %	рідко	часто	часто (>25 %)
летальність у разі відсутності лікування	залежить від типу вірусу і розвитку тампонади	100 %	85 %	смерть у випадку нелікованої тампонади
констрикція	рідко	часто	часто	рідко

характеризуються відсутністю факторів ризику і задовільною відповіддю на протизапальну терапію.

1. Суб'єктивні симптоми: при гострому перикардиті — біль (основний симптом →табл. 1.6-1), часто із супутнім сухим кашлем і задишкою, якому передують субфебрильний стан або лихоманка (зазвичай, <39 °C), відчуття загальної розбитості, біль у м'язах і суглобах. При хронічному перикардиті — біль у грудній клітці помірної інтенсивності, відчуття неритмічної роботи серця, відсутність апетиту, іноді втрата маси тіла.

2. Об'єктивні симптоми: шум тертя перикарда (минущий, часто відсутній, найкраще вислуховується у хворого під час видиху у положенні сидячи, з легким нахилом вперед). При гострому перикардиті може розвинутися тампонада серця →розд. 2.18; у випадку інфекційної етіології зазвичай спостерігаються симптоми супутнього міокардиту →розд. 2.15.

ДІАГНОСТИКА

Допоміжні дослідження

1. Лабораторні дослідження: прискорена ШОЕ, підвищення рівня СРБ, рідше — лейкоцитоз (при бактеріальному перикардиті), іноді — підвищений рівень серцевих тропонінів.

2. ЕКГ: генералізована горизонтальна елевація сегментів ST і горизонтальна депресія сегментів PQ; зміни можуть підлягати еволюції — елевація сегментів ST і позитивні зубці T, нормалізація картини протягом кількох днів або інверсія зубців T та їх повернення до нормального стану, не формуються патологічні зубці Q, ані не знижуються зубці R.

3. РГ грудної клітки: при накопиченні рідини (>250 мл) у перикардіальній порожнині — розширення тіні серця, яка набуває форму трапеції.

4. Ехокардіографія: картина може бути нормальною, іноді виявляють рідину у порожнині перикарда; дослідження необхідне для швидкої і точної оцінки морфології перикарда та гемодинамічних наслідків накопичення рідини.

5. КТ: особливо показана при підозрі на емпієму перикарда.

6. Дослідження перикардіальної рідини: перикардіоцентез →розд. 24.10, інтерпретація результату дослідження рідини →розд. 27.5.

7. Біопсія перикарда: гістологічне дослідження біоптатів, допоміжне при діагностуванні неопластичного або гранулематозного перикардиту.

Діагностичні критерії

Діагноз базується на клінічній картині і результатах допоміжних досліджень, особливо ехокардіографії. Гострий перикардит діагностують при наявності ≥2-х з 4-х критеріїв:

1) біль в грудній клітці перикардитичного характеру;

2) шум тертя перикарда;

3) нова генералізована елевація сегмента ST або депресія сегмента PR на ЕКГ;

4) перикардіальна рідина (поява або подальше наростання).

Для встановлення точного діагнозу вірусного перикардиту розгляньте проведення досліджень (гістологічного, цитологічного, імуногістологічного і молекулярного) перикардіальної рідини, а також біопсії перикарда/епікарда. Якщо немає впевненості щодо остаточного діагнозу, застосовуйте визначення «ймовірний вірусний перикардит». Не рекомендують рутинно проводити серологічні дослідження, за винятком тестів на наявність ВІЛ-інфекції та HCV.

Діагноз неопластичного перикардиту встановлюється на підставі результатів цитологічного дослідження перикардіальної рідини, гістологічного дослідження біоптатів перикарда, підвищеного рівня онкомаркерів в перикардіальній рідині (додатково високий рівень раково-ембріонального антигену при низькій активності аденозиндезамінази дає можливість переконливо відрізнити рідину неопластичного і туберкульозного характеру), а також виявлення первинної пухлини у випадку метастатичних змін.

➡ ЛІКУВАННЯ

1. Хворого, обтяженого високим або помірним ризиком ускладнень (→вище, фактори ризику) слід **госпіталізувати** для встановлення етіології хвороби і спостереження за її перебігом. При низькому ризику ускладнень можливе амбулаторне лікування з оцінкою відповіді на протизапальну терапію через 1 тиж.

2. Алгоритм лікування перикардиту →рис. 17-1.

Неспецифічне лікування

1. ЛЗ першого вибору при гострому перикардиті є:

1) **АСК** або **НПЗП** з одночасною гастропротекцією: дозування →табл. 17-2; препарати →табл. 16.12-1;

2) **колхіцин** п/о 0,5 мг 2×на день у комбінації з АСК або з НПЗП.

2. ГК: у низькій дозі (додатково до терапії колхіцином); показання — якщо лікування АСК або НПЗП та колхіцином протипоказане або неефективне, а також виключено інфекцію та існують спеціальні показання до їх застосування (аутоімунне захворювання, постперикардіотомічний синдром), у вагітних жінок або при наявності протипоказань до застосування НПЗП. Якщо не можна виключити інфекцію, особливо бактеріальну (в т. ч., туберкульозну), не застосовуйте ГК.

3. Обмеження фізичного навантаження — при гострому перикардиті до моменту ліквідації симптомів і нормалізації рівня СРБ, запису ЕКГ та ехокардіограми (у спортсменів ≥3-х міс.).

Специфічне лікування

1. Гнійний перикардит: відкрите дренування порожнини перикарда (з промиванням 0,9 % NaCl) шляхом перикардіотомії через субксифоїдальний доступ і відповідне лікування антибіотиками в/в. Зважте інтраперикардіальне введення фібринолітичних ЛЗ і проведення перикардектомії при наявності масивних спайок, локалізованої або густої гнійної рідини, рецидивуючої тампонади, персистуючої інфекції або прогресування захворювання в напрямку констриктивного перикардиту.

2. Туберкульозний перикардит: необхідне застосування 4-х протитуберкульозних ЛЗ →розд. 3.15.1. У хворих, які живуть в неендемічних районах, не рекомендують застосовувати емпіричну протитуберкульозну терапію, якщо не діагностовано туберкульозного перикардиту. Таке лікування показано натомість у хворих, які живуть в ендемічних районах і у яких виявлено рідину в перикардіальній порожнині, після виключення інших причин.

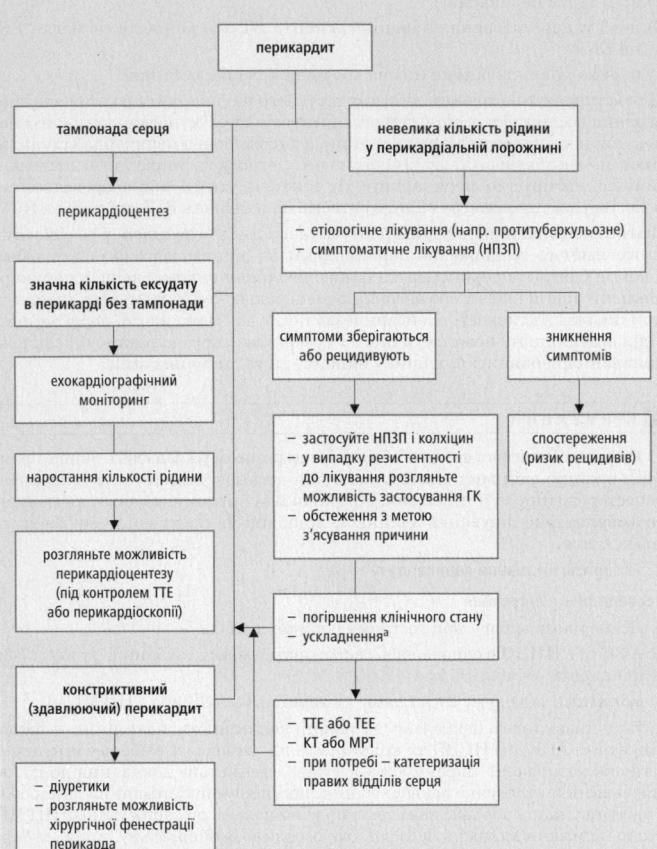

Рис. 17-1. Алгоритм лікування перикардиту

Деякі експерти рекомендують застосування ГК — преднізону (преднізолону) 1–2 мг/кг/добу впродовж 5–7 днів, дозу поступово знижують аж до повної відміни ЛЗ впродовж 6–8 тиж.

3. Уремічний перикардит: збільшення частоти діалізу призводить до зникнення симптомів, зазвичай — впродовж 1–2 тиж. У випадку зберігання симптомів → НПЗП і ГК. У разі значної кількості рідини в порожнині перикарда, окрім відповідного лікування → інтраперикардіальне введення ГК.

4. Перикардит при системних захворюваннях сполучної тканини і саркоїдозі: минає в результаті адекватного лікування основного захворювання, іноді

Таблиця 17-2. Типове дозування протизапальних ЛЗ при гострому і рецидивуючому перикардиті

ЛЗ	Дозування	
	гострий перикардит	рецидивуючий перикардит
ацетилсаліцилова кислота	750–1000 мг кожні 8 год[а,б]	500–1000 мг кожні 6–8 год (1,5–4 г/добу)[б,в]
ібупрофен	600 мг кожні 8 год[а,г]	600 мг кожні 8 год (1200–2400 мг)[в,г]
колхіцин	0,5 мг (1 × на день[д] або 2 × на день[е])[є,ж]	0,5 мг (2 × на день[е] або 1 × на день[д,з])[ж,и]
індометацин	—	25–50 мг кожні 8 год[в,і,ї]
ГК	у дозі, яка залежить від конкретного ЛЗ[й,к]	

[а] впродовж 1–2 тиж.

[б] знижуйте дозу на 250–500 мг кожні 1–2 тиж.; у разі рецидивуючого перикардиту у хворих з більш вираженою резистентністю до терапії можете обміркувати поступову відміну ЛЗ протягом тривалого часу.

[в] впродовж тижнів/місяців

[г] знижуйте дозу на 200–400 мг кожні 1–2 тиж.; у разі рецидивуючого перикардиту у хворих з більш вираженою резистентністю до терапії можете обміркувати поступову відміну ЛЗ протягом тривалого часу.

[д] у хворих із масою тіла <70 кг

[е] у хворих із масою тіла ≥70 кг

[є] впродовж 3-х міс.

[ж] поступове зниження дози не є необхідним, можливий варіант — 0,5 мг кожний 2-ий день в осіб з масою тіла <70 кг або 0,5 мг 1 × на день впродовж останніх тижнів терапії в осіб із масою тіла ≥70 кг.

[з] У хворих, які не переносять вищих доз.

[и] впродовж ≥6-ти міс.

[і] починайте з нижчих доз і поступово їх збільшуйте, щоб уникнути болю голови і запаморочення.

[ї] знижуйте дозу на 25 мг кожні 1–2 тиж.; у хворих, резистентних до терапії, можете розглянути доцільність поступової відміни ЛЗ протягом тривалого часу.

[й] У випадку преднізону (преднізолону) початкова доза 0,25–0,50 мг/кг/добу; 25 мг преднізолону відповідає 20 мг метилпреднізолону; слід уникати вищих доз за винятком особливих ситуацій (при яких вищі дози необхідно застосувати протягом декількох днів і швидко їх знижувати до 25 мг/добу).

[к] Дозу преднізону (преднізолону) можете знижувати (особливо <25 мг/добу) за умови повного регресу симптомів і нормального рівня СРБ.

ГК — глюкокортикоїди, ЛЗ — лікарський засіб

На підставі рекомендацій ESC (2015)

спостерігається дуже добрий ефект після інтраперикардіального введення ГК. Колхіцин протипоказаний у хворих з тяжким порушенням функції нирок.

5. Післяінфарктний перикардит: ібупрофен (дозування →вище) або ацетилсаліцилова кислота 650 мг кожні 4 год впродовж 2–5 днів.

6. Перикардит після перикардіотомії: НПЗП або колхіцин впродовж кількох тижнів чи місяців (навіть після зникнення випоту з перикардіальної порожнини), а при відсутності ефекту — перикардіоцентез із інтраперикардіальним введенням ГК впродовж 3–6 міс.

7. Неопластичний перикардит: якщо розвивається при пухлині, чутливій до хі-міотерапії → загальносистемна хіміотерапія; у випадку значного випоту → дренаж перикардіальної порожнини, а при рецидивах випоту → склерозуючий ЛЗ інтраперикардіально (напр., антибіотик тетрациклінового ряду, блеоміцин) або цитостатик, що не викликає склеротизації (напр., цисплатин, особливо ефективний у хворих з неопластичним перикардитом, що розвивається при недрібноклітинному раку легені). Променева терапія перикарда ефективна при пухлинному випоті у >90 % випадків пухлин, чутливих до променевої терапії (лімфоми, лейкози), але, сама по собі, променева терапія теж може спричиняти міокардит і перикардит. Паліативна терапія → перикардіотомія або дренаж перикардіальної рідини у плевральний простір (утворення «вікна»).

8. Радіаційний перикардит: ГК.

9. Перикардит при гіпотиреозі: лікування основного захворювання.

10. Хронічний перикардит: у разі неефективності консервативної терапії → перикардіоцентез, формування «вікна» між перикардіальною і плевральною порожнинами, черезшкірна балонна перикардіотомія або перикардектомія.

11. Рецидивуючий перикардит: ЛЗ першої лінії:

1) АСК або НПЗП, до моменту повного регресу симптомів, а також

2) **колхіцин** протягом 6 міс., в комбінації з АСК або НПЗП. Низькі дози **ГК** застосовуйте як при гострому перикардиті (→вище).

Дозування ЛЗ →табл. 17-2. Іноді необхідно проводити більш тривалу терапію колхіцином, в залежності від клінічної відповіді. Періодично контролюйте рівень СРБ в сироватці з метою визначення тривалості терапії і оцінки відповіді на лікування. Після нормалізації рівня СРБ поступово знижуйте дозу в залежності від клінічної симптоматики і рівня СРБ; не можна одночасно відміняти усі ЛЗ. У разі рецидиву симптомів перикардиту під час поступової відміни ЛЗ, не підвищуйте дозу ГК, але призначте максимальні дози АСК або НПЗП (розділені на декілька прийомів, зазвичай кожні 8 год) у внутрішньовенній формі (в разі необхідності) в комбінації з колхіцином, а з метою контролю болю — застосуйте анальгетики. При рецидивуючому стероїдозалежному перикардиті у хворих без реакції на колхіцин обміркуйте застосування імуноглобулінів в/в, анакінри або азатіоприну.

→ МОНІТОРИНГ

При рецидивуючому і хронічному перикардиті, а також після оперативного втручання на перикардіальній порожнині показаний ехокардіографічний моніторинг з метою вчасної діагностики тампонади серця або констриктивного перикардиту.

→ УСКЛАДНЕННЯ

1. Тампонада серця →нижче.

2. Констриктивний перикардит: рідкісне, але серйозне ускладнення хронічного перикардиту (особливо часто — при бактеріальному або туберкульозному перикардиті), що характеризується втратою еластичності перикардіальної порожнини.

Симптоми: прогресуюча слабкість, біль у грудній клітці, відчуття нерегулярної роботи серця; об'єктивні симптоми хронічного венозного застою у великому колі кровообігу — розширення яремних вен, відсутність спадання яремних вен на вдиху (симптом Куссмауля), асцит, збільшена і пульсуюча печінка, набряки; протоедіастолічний серцевий тон серця (перикардіальний стукіт); гіпотензія з низьким пульсовим тиском.

Діагностика: на підставі результатів візуалізаційних досліджень — РГ грудної клітки (виявляє кальциноз перикарду, збільшення передсердь, рідину в плевральних порожнинах), КТ, МРТ, ехокардіографії; можливо у разі показань — вимірювання тиску в камерах серця. ЕКГ: низька амплітуда комплексів QRS, генералізована інверсія або згладженість зубців Т, розширення зубців Р, інколи фібриляція передсердь і порушення АВ- і внутрішньошлуночкової провідності; іноді — ЕКГ у нормі. **Диференційна діагностика**: з рестриктивною кардіоміопатією →розд. 2.16.3; диференційна діагностика на підставі ехокардіографії (у т. ч. тканинної доплерівської ехокардіографії), а також результатів КТ- і МРТ-картини.

Лікування: перикардектомія.

18. Тампонада серця

➡ ВИЗНАЧЕННЯ ТА ЕТІОПАТОГЕНЕЗ

Порушення функції серця внаслідок підвищення інтраперикардіального тиску, спричиненого накопиченням великої кількості рідини у перикардіальній порожнині.

Найбільш часті причини: новоутворення, туберкульоз, ятрогенні причини (пов'язані з інвазивними процедурами і кардіохірургічними операціями), травми; рідше: системні захворювання, опромінення грудної клітки, інфаркт міокарда, уремія, розшарування аорти, бактеріальна інфекція і пневмоперикард.

➡ КЛІНІЧНА КАРТИНА ТА ПРИРОДНИЙ ПЕРЕБІГ

1. Суб'єктивні симптоми: задишка, що посилюється у положенні лежачи; зниження переносимості фізичного навантаження, іноді кашель, дисфагія, синкопе або пресинкопальний стан.

2. Об'єктивні симптоми: тахікардія (при гіпотиреозі і уремії може бути відсутня); парадоксальний пульс; т. зв. тріада Бека — розширення яремних вен (менш помітне у хворих із гіповолемією), стишення тонів серця і гіпотензія (може бути відсутня у хворих з артеріальною гіпертензією).

3. Природний перебіг: якщо рідина накопичується повільно, перикард розтягується, що дозволяє накопичитися великій кількості (≥2 л) рідини у перикардіальній порожнині. При дуже швидкому накопиченні рідини або ж зниженій еластичності перикарда розвиваються швидке підвищення інтраперикардіального тиску і симптоми тампонади, навіть при об'ємі рідини у кількасот мілілітрів. Гостра тампонада серця призводить до кардіогенного шоку і зупинки серця.

➡ ДІАГНОСТИКА

Допоміжні дослідження

1. ЕКГ: іноді — у нормі, зазвичай синусова тахікардія, низька амплітуда комплексів QRS і зубців Т, електрична альтернація комплексів QRS, рідше зубців Т, на термінальній стадії — брадикардія, на агональній стадії — електромеханічна дисоціація; при гострій тампонаді — зміни нагадують гострий інфаркт міокарда.

2. РГ грудної клітки: збільшення тіні серця без ознак застою в малому колі кровообігу; при гострій тампонаді тінь серця може бути незміненою.

3. Ехокардіографія: основне діагностичне дослідження, яке слід провести у кожного хворого з клінічною підозрою на тампонаду серця; візуалізує: накопичення рідини в порожнині перикарда, діастолічний колапс правого передсердя (специфічний для тампонади), вільної стінки правого шлуночка (відсутній при значній гіпертрофії стінки або підвищеному діастолічному тиску в правому шлуночку) і лівого передсердя, розширення нижньої порожнистої вени (без колабування під час вдиху), при допплерівському дослідженні — під час вдиху потік через тристулковий клапан збільшується, а через мітральний знижується.

4. КТ: рідина у перикардіальній порожнині, у випадку хілоперикарду можна локалізувати (іноді, при поєднанні з лімфографією) сполучення між грудним лімфатичним протоком і порожниною перикарда.

5. Дослідження перикардіальної рідини: у разі сумнівів щодо її походження →розд. 27.5.

Диференційна діагностика

Гострий інфаркт правого шлуночка та інші причини правошлуночкової недостатності.

→ **ЛІКУВАННЯ**

1. Перикардіоцентез: процедура, що рятує життя →розд. 24.10.

2. Перикардектомія: при рецидивуючій тампонаді.

3. У випадку хілоперикарду, дії залежать від причини та об'єму лімфи у порожнині перикарда; у разі операційних ускладнень → перикардіоцентез і дієта, що містить тригліцериди із середньою довжиною ланцюга; якщо лімфа надалі накопичується → хірургічне лікування.

4. Не застосовуйте вазодилататорів та діуретиків.

19. Серцева недостатність (СН)

→ **ВИЗНАЧЕННЯ І КЛАСИФІКАЦІЯ**

Стан, при якому внаслідок порушення функції серця знижується хвилинний об'єм крові, що не забезпечує адекватних метаболічних потреб тканин організму, або коли адекватний хвилинний об'єм зберігається завдяки підвищеному тиску наповнення, що призводить до появи клінічних симптомів. Розрізняють **серцеву недостатність (СН):**

1) **вперше діагностовану** — що виникла вперше, незалежно від динаміки розвитку симптомів;

2) **транзиторну** — якщо симптоми СН спостерігаються тільки впродовж обмеженого проміжку часу (напр., у хворих, у яких застосування діуретиків необхідне виключно у гострій фазі інфаркту міокарда; серцева недостатність, вторинна до оборотної систолічної дисфункції, спричиненої ішемією міокарда та минає після реваскуляризації);

3) **хронічну** — в залежності від перебігу визначається як стабільна (без значущої динаміки вираженості симптомів впродовж ≈1 міс.), прогресуюча або декомпенсована.

Крім того, розрізняють **серцеву недостатність:**

1) **зі зниженою ФВ ЛШ** (СНзнижФВ [HFrEF]; **систолічна СН**), зі **збереженою ФВ ЛШ** (СНзберФВ; діастолічна СН), **з помірним зниженням ФВ ЛШ** (HFmrEF);

2) **лівошлуночкову** та **правошлуночкову** (або **двокамерну**), в залежності від домінуючого симптомокомплексу — застою у малому або у великому колі кровообігу;

3) зі **збільшеним хвилинним об'ємом крові.**

19.1. Хронічна серцева недостатність (ХСН)

➡ ЕТІОПАТОГЕНЕЗ

Причиною ХСН є захворювання серця, що порушують наповнення або викид крові зі шлуночка (або шлуночків). **Основні механізми**, що призводять до ХСН:

1) **первинне порушення скоротливості** — внаслідок ішемічної хвороби серця або дилатаційної кардіоміопатії різної етіології, спричинене пошкодженням або втратою кардіоміоцитів (інфаркт міокарда, аутоімунні реакції, інфекції, токсичне пошкодження, накопичення речовин у кардіоміоцитах [напр. гемосидерину, глікогену] або в міжклітинному просторі [напр. амілоїду], гормональні порушення, порушення стану відживлення, генетично детерміновані кардіоміопатії) та/або зниженою скоротливістю життєздатних ділянок міокарда (гостра транзиторна ішемія, гібернація міокарда лівого шлуночка при хронічному зниженні коронарного кровоплину або «оглушення» [станінг] після епізоду гострої ішемії);

2) **перевантаження шлуночків тиском або об'ємом** — внаслідок артеріальної гіпертензії або вад серця;

3) **порушення діастоли** — внаслідок захворювань перикарда, гіпертрофії міокарда, рестриктивної або гіпертрофічної кардіоміопатії;

4) **тахіаритмії** (найчастіше фібриляція передсердь) або **брадиаритмії**.

Причини СН зі зниженою фракцією викиду: ішемічна хвороба серця (найчастіше внаслідок перенесеного інфаркту міокарда), погано контрольована артеріальна гіпертензія, клапанні вади, кардіоміопатії. В результаті зниження хвилинного об'єму активуються нейрогормональні механізми з перевагою вазоконстрикторних факторів, а також чинників, які спричиняють ретенцію натрію та води в організмі. Через кілька місяців або років після впливу пошкоджуючого міокард фактора розвивається ремоделювання серцевого м'яза з прогресуючою дилатацією порожнини лівого шлуночка та поглибленням систолічної дисфункції, що призводить до подальшого зниження хвилинного об'єму та за принципом порочного кола підсилює нейрогормональну активацію.

Причини СН зі збереженою фракцією викиду лівого шлуночка: артеріальна гіпертензія (найчастіше, особливо з гіпертрофією лівого шлуночка), ішемічна хвороба серця, цукровий діабет, гіпертрофічна кардіоміопатія, рестриктивна кардіоміопатія (напр. при амілоїдозі серця), констриктивний перикардит. Сприяючі фактори: похилий вік, жіноча стать та ожиріння.

Серцева недостатність з помірним зниженням фракції викиду являє собою гетерогенну форму. До вказаної категорії зараховують:

1) хворих з домінуючою діастолічною дисфункцією і супутньою незначною систолічною дисфункцією, які, окрім вищевказаного, мають значну подібність до хворих із СН зі збереженою фракцією викиду;

2) хворих зі зниженою фракцією лівого шлуночка, у яких відбулося її підвищення.

Причини ХСН зі збільшеним хвилинним об'ємом крові: стани з гіперкінетичним типом кровообігу — вагітність, тяжка анемія (рівень гемоглобіну <8 г/дл), гіпертиреоз, великі вроджені або набуті артеріовенозні фістули у великому колі кровообігу, задавнений цироз печінки, первинна або вторинна поліцитемія, хвороба Педжета, хвороба бері-бері, карциноїдний синдром. Загалом, ХНС розвивається, якщо гіперкінетичний кровообіг накладається на вже наявну хворобу серця.

Причини загострення ХСН: ГКС, поганий контроль артеріального тиску, тахіаритмії (найчастіше фібриляція передсердь) або брадиаритмії, тромбоемболія легеневої артерії, ендокардит та міокардит, стани із гіперкінетичним типом кровообігу, інфекції (особливо пневмонія), погіршення функції

Таблиця 19-1. Класифікація серцевої недостатності, за критеріями New York Heart Association (Нью-Йоркської Асоціації Серця)

Клас	Переносимість фізичного навантаження
I	без обмежень — звичайне фізичне навантаження не викликає збільшеної втоми, задишки ані серцебиття
II	незначне обмеження фізичної активності — без скарг у стані спокою, але звичайна активність викликає втому, серцебиття або задишку
III	значне обмеження фізичної активності — без скарг у стані спокою, але активність нижча, ніж звичайно, призводить до появи симптомів
IV	будь-яка фізична активність викликає симптоми; суб'єктивні симптоми серцевої недостатності виникають навіть у стані спокою, а будь-яка активність посилює симптоми

нирок, недотримання обмежень у споживанні натрію та рідини, а також рекомендацій щодо виду ЛЗ та їх дозування; ятрогенні — надмірне призначення натрію та рідини, застосування ЛЗ з негативною хронотропною або інотропною дією (напр., верапамілу, дилтіазему, також β-блокаторів у невідповідних дозах), кардіотоксичних (напр. антрациклінів), ЛЗ, що викликають затримку натрію та рідини (напр., ГК, естрогенів, НПЗП), порушення функції щитовидної залози (напр. індуковане аміодароном); зловживання алкоголем; вживання кокаїну.

→ **КЛІНІЧНА КАРТИНА**

Симптоми є результатом випадкової комбінації т. зв. ретроградної недостатності та недостатності викиду, і в залежності від того, який шлуночок уражений, спостерігаються їх різні варіанти. На підставі оцінки втомлюваності, задишки та посиленого серцебиття при фізичному навантаженні базується функціональна класифікація ступеня тяжкості ХСН (функціонального стану) у відповідності до критеріїв NYHA (Нью-Йоркської Асоціації Серця) →табл. 19-1.

1. Симптоми лівошлуночкової недостатності (застою у малому колі кровообігу):

1) **суб'єктивні** — **задишка** (у стані спокою або під час навантаження) — зазвичай, **ортопное** (виникає через 1–2 хв після переходу в положення лежачи, і минає через кілька хвилин після переходу в положення сидячи або стоячи) або **пароксизмальна нічна задишка** (на відміну від ортопное, виникає набагато пізніше після вкладання у ліжко, будить хворого зі сну і минає значно повільніше, через ≥30 хв); кашель (еквівалент задишки під час навантаження або ортопное) — переважно сухий, іноді — з відкашлюванням харкотиння рожевого відтінку (зазвичай при набряку легень), свистяче дихання;

2) **об'єктивні** — пришвидшене дихання, крепітація (типово над базальними відділами легень, але можуть сягати їх верхівок), яка може супроводжуватись сухими свистячими та дзижчачими хрипами (частково пов'язані з набряком слизової оболонки бронхів).

2. Симптоми правошлуночкової недостатності (застою у великому колі кровообігу):

1) **суб'єктивні** — набряки, що локалізуються у найнижче розташованих частинах тіла (найчастіше — стоп і **ділянок кісточок**, а у лежачих хворих — попереково-крижової ділянки), біль або відчуття дискомфорту в черевній порожнині внаслідок збільшення печінки; ніктурія; відсутність апетиту, нудота і закрепи, викликані венозним застоєм у слизовій оболонці шлунку і кишківника та зменшенням серцевим викидом, які іноді призводять до синдрому мальабсорбції з подальшою гіпотрофією, та, навіть, кахексією (при задавненій ХСН);

2) **об'єктивні** — транссудат у порожнинах тіла (плевральних [зазвичай з обох сторін; якщо з однієї, то частіше по правій стороні] та в черевній порожнині); гепатомегалія та пальпаторна чутливість печінки (внаслідок розтягнення її капсули; болючість зазвичай з'являється при швидкому наростанні застою); тверда, атрофічна печінка внаслідок багаторічної ХСН; жовтяниця невеликого ступеня; надмірне наповнення яремних вен, іноді — гепатоюгулярний рефлюкс, а також симптом Куссмауля (підвищення венозного тиску в яремних венах під час вдиху, схоже, як при констриктивному перикардиті).

3. Спільні та інші симптоми (у т. ч. прояви малого серцевого викиду):

1) **суб'єктивні** — **зниження переносимості фізичного навантаження, втомлюваність, апатія, хворий потребує більше часу на відновлення сил після навантаження;** при більш запущеній ХСН олігурія; задишка під час нахиляння (бендопное; з'являється до 30 с після нахиляння), посилене серцебиття, симптоми порушення мозкової циркуляції (запаморочення, синкопальні стани, амеція [особливо у старших осіб]), депресія, швидке збільшення маси тіла (>2 кг/тиж.), зниження маси тіла (при задавненій ХСН);

2) **об'єктивні** — блідість та охолодження шкіри кінцівок, збільшене потовиділення, рідко — акроціаноз (симптоми симпатичної активації), тахікардія і **III тон серця** (часто при систолічній дисфункції лівого шлуночка) або IV тон серця (в більшій мірі, ніж III тон, вказує на ізольовану діастолічну ХСН), акцент II тону над легеневою артерією; іноді — шум, пов'язаний з вадою серця, що є первинною причиною ХСН або є вторинно до збільшення серця; **зміщення верхівкового поштовху вліво;** зниження амплітуди артеріального тиску, незначне підвищення діастолічного тиску; альтернуючий пульс; парадоксальний пульс (рідко, напр. при тампонаді); дихання Чейна-Стокса; іноді — субфебрильний стан внаслідок спазму судин шкіри і обмеження втрати тепла.

4. Симптоми ХСН зі збільшеним хвилинним об'ємом крові — виникають при гіперкінетичному типі кровообігу: збільшена амплітуда артеріального тиску (знижений діастолічний артеріальний тиск); посилений верхівковий поштовх; великий та швидкий пульс, іноді — капілярний пульс (Квінке); тахікардія; аускультативні зміни (акцентуація тонів серця, іноді — III і IV тон, мезосистолічні шуми вигнання вздовж лівого краю грудини, іноді — мезодіастолічний шум над мітральним або тристулковим клапанами, та постійний венозний шум «дзиги», систолічний шум посиленого кровотоку над сонними артеріями); підвищення температури та почервоніння шкіри (відсутнє при анемії; іноді — тільки місцево, напр., при хворобі Педжета або у випадку артеріовенозної фістули); у разі артеріовенозної фістули при стисканні фістули спостерігається сповільнення ритму серця.

5. Клінічні симптоми діастолічної ХСН схожі на симптоми ХСН із систолічною дисфункцією — задишка при фізичному навантаженні та інші симптоми застою в малому колі кровообігу, натомість виражені симптоми периферичної гіпоперфузії зазвичай не спостерігаються. Діастолічну ХСН можна підозрювати у хворих із артеріальною гіпертензією, ожирінням та цукровим діабетом (особливо у жінок старшого віку), без збільшення лівого шлуночка на РГ, без ознак перенесеного інфаркту, з ознаками гіпертрофії лівого шлуночка на ЕКГ та з наявністю IV тону серця.

➡ ДІАГНОСТИКА

Допоміжні дослідження

1. Лабораторні дослідження:

1) концентрація натрійуретичних пептидів в плазмі — з метою виключення СН:

   а) у хворого без гострого наростання симптомів СН є мало ймовірною, якщо BNP <35 пг/мл, NT-proBNP <125 пг/мл і запис ЕКГ — без патології;

   б) при швидкому наростанні симптомів порогові значення становлять: BNP <100 пг/мл, NT-proBNP <300 пг/мл, MR proANP <120 пмоль/л;

2) анемія (що посилює, або викликає ХСН) або підвищений гематокрит (напр., при ХОЗЛ, вадах серця із шунтуванням справа наліво); анемія, зазвичай нормоцитарна, рідше мікроцитарна, найчастіше спричинена функціональним дефіцитом заліза (його обмежена доступність для еритропоезу, незважаючи на нормальний загальний запас заліза в організмі);

3) гіпо- або гіперкаліємія, а також підвищення концентрації креатиніну можуть бути побічними наслідками дії призначених ЛЗ →нижче;

4) гіпонатріємія внаслідок розведення (з надмірним об'ємом позаклітинної води; →розд. 19.1.3.1), може з'явитися при нелікованій задавненій ХСН, при надто малих дозах ІАПФ або БРА та при застосуваній тіазидних діуретиків;

5) підвищений рівень амінотрансфераз та ЛДГ, підвищений рівень білірубіну в плазмі — у хворих із венозним застоєм у великому колі кровообігу, зі збільшенням печінки.

6) показники дефіциту заліза, найчастіше функціонального — зниження насичення трансферину залізом; зниження рівня трансферину переважно виникає лише при абсолютному дефіциті заліза (в разі супутнього запального стану може не спостерігатися).

2. ЕКГ: зазвичай викриває ознаки основного захворювання — ішемічної хвороби серця, порушень ритму або провідності, гіпертрофії або перевантаження.

3. РГ грудної клітки: зазвичай виявляє збільшення серця (за винятком більшості випадків гіперкінетичних станів та діастолічної недостатності), ознаки венозного застою в малому колі кровообігу.

4. Ехокардіографія: основне дослідження при діагностиці ХСН; дозволяє оцінити:

1) систолічну функцію лівого шлуночка — на підставі аналізу сегментарної та глобальної скоротливості функції лівого шлуночка, а також визначення ФВ ЛШ (за методом Сімпсона; <40 % значить про значущу систолічну дисфункцію лівого шлуночка; показник 40–49 % вважають так званою «сірою зоною» та одним з діагностичних критеріїв СН із помірно зниженою ФВ ЛШ — потрібна ретельна диференційна діагностика екстракардіальних причин симптоматики, таких як при СН зі збереженою ФВ ЛШ);

2) діастолічну функцію лівого шлуночка;

3) анатомічні аномалії — гіпертрофію, дилатацію камер серця, вади клапанів, вроджені вади. Додаткова оцінка численних показників структури і функції серця відіграє особливу роль під час диференційної діагностики, особливо при ФВ ЛШ ≥40 %. У деяких випадках (напр., несприятливі умови візуалізації при трансторакальному дослідженні, підозра на дисфункцію протезованого клапана, виявлення тромбу у вушку лівого передсердя у хворих з фібриляцією передсердь, діагностика бактеріального ендокардиту або вроджених вад) показана **черезстравохідна ехокардіографія**. При відборі хворих до коронарографії та коронарної реваскуляризації іноді показане проведення **стрес-ехокардіографічної проби з добутаміном**.

5. Коронарографія: показана при підозрі на ішемічну хворобу серця, а також після раптової зупинки кровообігу з невідомої причини; при загрозливих шлуночкових аритміях, при ХСН, стійкій до лікування або неясної етіології; перед плановою кардіохірургічною операцією.

6. Навантажувальний тест: показаний у випадку розбіжності між значною вираженістю суб'єктивних симптомів і об'єктивними параметрами задавненості захворювання, при відборі до трансплантації серця або механічної підтримки кровообігу, а також з метою диференціювання серцевих та легеневих причин задишки.

7. Мультиспіральна КТ та МРТ: придатні для визначення причини ХСН та диференційної діагностики, якщо інші методи (особливо, ехокардіографія та коронарографія) не дозволяють поставити діагноз, особливо при диференціюванні форм кардіоміопатії, діагностиці пухлин серця, хворобах перикарда та комбінованих вроджених вадах серця, а також при діагностиці життєздатності міокарда під час відбору до коронарної реваскуляризації.

8. Ендоміокардіальна біопсія: показана у випадку серцевої недостатності нез'ясованої етіології та при підозрі на хворобу, що вимагає специфічного лікування — міокардит (гігантоклітинний або еозинофільний), інфільтративні хвороби, або хвороби накопичення (амілоїдоз, саркоїдоз, гемохроматоз, хвороба Фабрі), а також при діагностиці гострого відторгнення трансплантанту серця.

Діагностичні критерії

Серцева недостатність діагностується на підставі типових скарг і/або фізикальних симптомів та об'єктивних ознак систолічної (ФВЛШ <40 %) або діастолічної дисфункції серця у стані спокою, зазвичай визначених за допомогою ехокардіографії. На ранній стадії захворювання об'єктивні симптоми можуть не визначатись, особливо при СН зі збереженою або помірно зниженою ФВ ЛШ та у хворих, які отримують діуретичне лікування. Важливим аргументом на користь дисфункції є підвищення концентрації натрійуретичних пептидів (→вище) у плазмі, а також покращення клінічного стану після проведення фармакологічного лікування, типового для СН.

Місце ехокардіографії в алгоритмі дій у разі підозри на СН залежить від доступності визначення натрійуретичних пептидів:

1) швидке визначення їх рівня є можливим → ехокардіографію проведіть лише у хворих з підвищеним рівнем натрійуретичних пептидів;

2) якщо недоступне → ехокардіографічне дослідження на більш ранньому етапі.

На практиці **СН з помірно зниженою або зі збереженою ФВ ЛШ** діагностують зазвичай на підставі суб'єктивних або об'єктивних симптомів, типових для серцевої недостатності, та нормальної (ФВЛШ ≥50 %) або лише незначно порушеної (ФВ ЛШ 40–49 %) глобальної скоротливості лівого шлуночка, при нормальних розмірах лівого шлуночка, якщо немає суттєвої клапанної вади або позасерцевої причини симптомів. Додаткові критерії, необхідні для постановки діагнозу: підвищений рівень натрійуретичних пептидів (BNP >35 пг/мл або NT-proBNP >125 пг/мл) і підтвердження діастолічної дисфункції лівого шлуночка (незалежно від класичних доплерівських показників потоку через мітральний клапан і кровотоку в легеневих венах перевагу мають показники ехокардіографії з використанням тканинного доплера, тобто максимальна швидкість раннього діастолічного руху фіброзного кільця мітрального клапана [E'; <9 см/с для усередненого показника з вимірювань на медіальній та латеральній частинах ділянки клапанного кільця] та відношення амплітуди хвилі E мітрального потоку до хвилі E' руху клапанного кільця [E/E' >13 для усередненого показника з вимірювань на медіальній та латеральній частинах ділянки клапанного кільця]). При неоднозначних рівнях ехокардіографічних показників слід виявити аномалії, котрі сприяють вказаній дисфункції, тобто гіпертрофію лівого шлуночка (індекс маси лівого шлуночка ≥115 г/м^2 у чоловіків та ≥95 г/м^2 у жінок) або збільшення лівого передсердя (індекс об'єму лівого передсердя >34 мл/м^2).

Диференційна діагностика

В основному, інші причини задишки →розд. 1.17 і набряків →розд. 1.28, розширення яремних вен →розд. 1.37.

➡ ЛІКУВАННЯ

Охоплює:

1) лікування основного захворювання (напр. коронарну реваскуляризацію);

2) тривале лікування ХСН →нижче;

3) профілактику і лікування загострень ХСН →розд. 2.19.2.

Нефармакологічне лікування

1. У випадку виражених симптомів затримки натрію та рідини в організмі (III–IV ФК за NYHA) — **обмеження прийому натрію** зазвичай до 2–3 г/добу (<2 г/добу, якщо симптоми зберігаються, особливо при резистентності до діуретиків) і **обмеження прийому рідини** до 1,5–2 л/добу (обов'язкове, якщо концентрація натрію <130 ммоль/л).

2. Регулярний контроль маси тіла

1) збільшення маси тіла >2 кг впродовж 3 днів може свідчити про затримку рідини в організмі внаслідок ХСН;

2) зменшення маси тіла у хворих з ожирінням;

3) покращення стану відживлення у хворих із ознаками гіпотрофії (ІМТ <22 кг/м^2, маса тіла <90 % належної).

3. Обмеження вживання алкоголю до 10–12 г/добу для жінок та ≤20–25 г/добу для чоловіків; повна відмова при підозрі на алкогольну кардіоміопатію.

4. Припинення тютюнопаління.

5. Слід уникати (якщо це можливо) вживання деяких ЛЗ: класичних НПЗП та коксибів (посилюють затримку води, послаблюють корисні ефекти та підвищують ризик небажаних проявів діуретиків, ІАПФ, БРА та антагоністів альдостерону), ГК (посилюють затримку води, ризик гіпокаліємії), антиаритмічних ЛЗ I класу (особливо Ia та Ic) та трициклічних антидепресантів (проаритмогенна дія, небезпека загострення ХСН та гіпотензії), дронедарону (підвищує смертність від серцево-судинних причин та ризик загострення ХСН), верапамілу та дилтіазему (їх можна застосовувати при діастолічній ХСН; верапаміл у великих дозах показаний при гіпертрофічній кардіоміопатії), дигідропіридинових блокаторів кальцієвих каналів (у разі супутньої артеріальної гіпертензії або стенокардії можна призначати тільки препарати тривалої дії — амлодипін та фелодипін), α$_1$-блокаторів (посилюють затримку води та ризик гіпотензії; у випадку утрудненого сечовипускання з приводу збільшення простати → замініть їх інгібітором 5-α-редуктази), моксонідину (підвищує ризик смерті), метформіну (при ГСН або тяжкій дихальній, печінковій або нирковій недостатності з огляду на ризик розвитку лактатацидозу; при стабільній ХСН можна застосовувати з обережністю), похідних тіазолідиндіону (розиглітазону і піоглітазону; посилюють затримку води, абсолютно протипоказані хворим з III–IV ФК за NYHA), антрациклінів (протипоказані при зниженій ФВ ЛШ; за наявності життєвих показань зважте призначення ліпосомальної форми доксорубіцину або попереднє застосування дексразоксану; проводьте ретельний моніторинг функції лівого шлуночка).

6. Вакцинація проти грипу (щорічно) та проти пневмококової інфекції.

7. Регулярна помірна щоденна фізична активність; при стабільному клінічному стані — фізичне тренування, якщо можливо.

8. Слід уникати подорожей до регіонів, що розташовані >1500 м над рівнем моря, або зі спекотним та вологим кліматом. При виборі транспортного засобу при довготривалій подорожі слід віддавати перевагу літаку, щоб уникнути наслідків тривалого обмеження руху.

9. Діагностика та лікування клінічно-значущої депресії.

10. У випадку супутньої центральної форми синдрому апное уві сні зважте застосування CPAP →розд. 3.18.

Фармакологічне лікування

Фармакологічне лікування ХСН із систолічною дисфункцією лівого шлуночка →рис. 19-1.

Загальні вказівки: розпочинайте з низької дози і поступово збільшуйте її до цільової дози, ефективність якої задокументована у клінічних дослідженнях, або до максимальної переносимої хворим дози.

Якщо можливо, лікування β-блокатором, ІАПФ, БРА або антагоністом альдостерону у хворих, які знаходяться на стаціонарному лікуванні, розпочніть перед випискою з лікарні.

1. Інгібітори АПФ: призначайте кожному хворому із ФВ ЛШ ≤40 %, незалежно від наявності клінічних симптомів. Принципи застосування →табл. 19-2.

Принципи застосування:

1) перед початком лікування ІАПФ потрібно уникати надмірного форсування діурезу (на 24 год перед початком лікування можна зменшити дозу діуретика); з метою мінімізації ризику появи небезпечної гіпотензії розпочинайте лікування ІАПФ увечері, коли хворий лягає спати, а якщо розпочинаєте лікування зранку → впродовж кількох годин від прийому першої дози ЛЗ спостерігайте за хворим та контролюйте артеріальний тиск;

2) через 2–4 тиж. від початку прийому ІАПФ зважте можливість збільшення дози; не збільшуйте дозу у разі суттєвого погіршення функції нирок або гіперкаліємії; можливе прискорене збільшення дози при добрій переносимості лікування у госпіталізованих хворих або пацієнтів, які перебувають під пильним наглядом в інших умовах;

3) схема контролю функції нирок та концентрації електролітів у сироватці: перед початком лікування → впродовж 1–2 тиж. від призначення ІАПФ або збільшення дози → через 1–2 тиж. після переходу на підтримуючу дозу, потім кожні 4 міс.

Дії у випадку появи небажаних ефектів:

1) **погіршення функції нирок** — після початку прийому ІАПФ може спостерігатись підвищення рівня сечовини та креатиніну в плазмі; і якщо тільки це не було швидким та значним — вважати його клінічно значущим не потрібно, перевірте, чи причиною не є гіповолемія, зневоднення, інші ЛЗ (напр., НПЗП, коксиби, циклоспорин, занадто високі дози діуретиків); завжди ретельно моніторуйте рівень креатиніну:

   а) підвищення креатинінемії на ≤50 % є допустимим, якщо не перевищує 265 мкмоль/л (≈3 мг/дл);

   б) підвищення на 50–100 % або >265 ммоль/л, але ≤310 мкмоль/л (≈3,5 мг/дл) → дозу ІАПФ зменшіть наполовину;

   в) підвищення на >100 % або >310 мкмоль/л (≈3,5 мг/дл) → негайно відмініть ІАПФ;

2) **гіперкаліємія** — перевірте, чи прийом інших ЛЗ (напр., препарати калію, калійзберігаючі діуретики) не є причиною гіперкаліємії, та відмініть їх, проводьте ретельний моніторинг концентрації калію:

   а) підвищення >5,5 ммоль/л → наполовину зменшіть дозу ІАПФ;

   б) підвищення >6,0 ммоль/л → негайно відмініть ІАПФ та почніть заходи з метою зниження каліємії;

3) **симптоматична гіпотензія** (напр. запаморочення) — часто зникає через деякий час після прийому ІАПФ; зважте зменшення доз діуретиків та інших гіпотензивних ЛЗ (за виключенням БРА, β-блокатора, антагоніста альдостерону);

4) **кашель** (у ≈10 % хворих) — не залежить від дози ІАПФ, найчастіше з'являється на 1-му тижні застосування ІАПФ, але може виникнути через кілька міс.; як правило, зменшується впродовж 3–5 днів після відміни ЛЗ, але може зберігатись до одного місяця, а спорадично навіть впродовж кількох міс.; зазвичай, знову з'являється при призначенні іншого ІАПФ, якщо кашель стійкий та обтяжливий → замініть ІАПФ на БРА;

5) **ангіоневротичний набряк** (у <1 % хворих) → замініть ІАПФ на БРА (дуже рідко може розвинутися також після БРА).

2. БРА: призначайте, якщо ФВ ЛШ ≤40 % і ІІ–ІV ФК за NYHA, а хворий не переносить ІАПФ з причини стійкого кашлю або розвитку ангіоневротичного

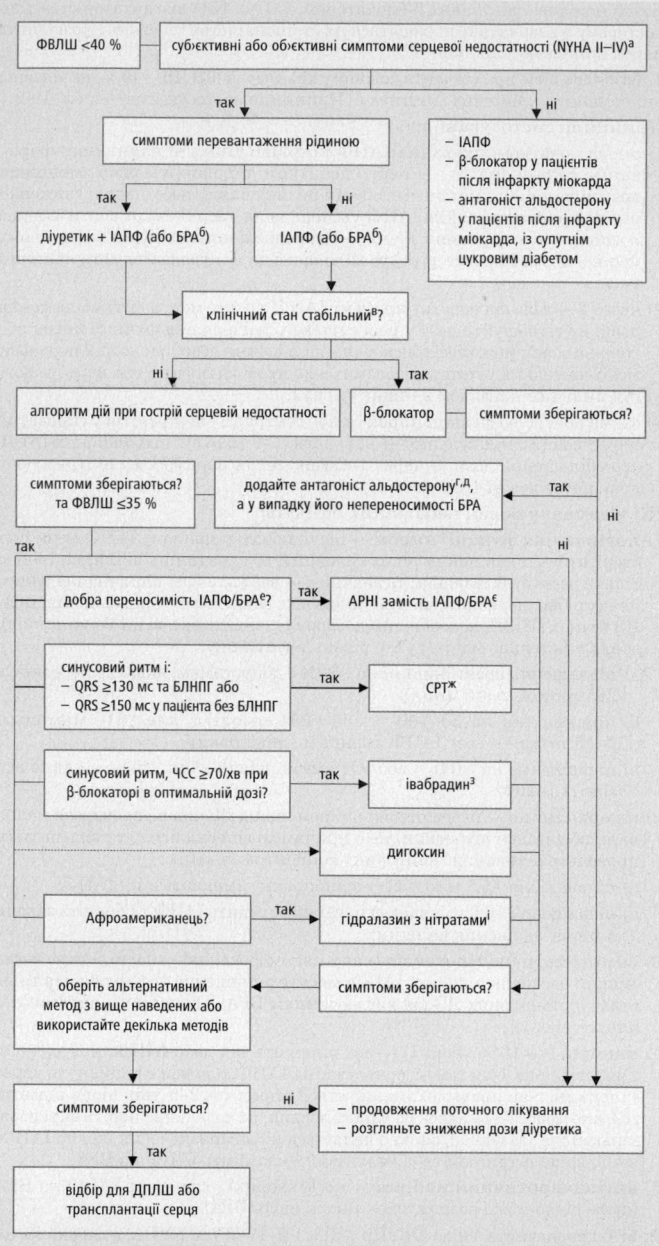

Коментар: на будь-якому етапі лікування імплантувати ІКД, якщо:

1) ФВЛШ ≤35 % зберігається ≥3-х міс., незважаючи на оптимальне лікування у пацієнтів із симптомами СН (або ФВЛШ ≤30 % при безсимптомній систолічній дисфункції лівого шлуночка) або

2) перенесена ФШ із втратою свідомості або нестабільністю гемодинаміки, незалежно від ФВЛШ.

[a] У пацієнтів із фібриляцією передсердь та швидким шлуночковим ритмом — при гемодинамічній нестабільності електрична кардіоверсія (якщо аритмію не вдається швидко опанувати фармакологічним лікуванням), а при відсутності можливості її негайного проведення або абсолютних протипоказаннях аміодарон в/в (можливе застосування дигоксину в/в як альтернатива аміодарону з метою контролю частоти ритму шлуночків без виключення додаткового провідного шляху); при відсутності симптомів гострої декомпенсації контроль частоти ритму — β-блокатором з можливим додаванням дигоксину.

[б] у випадку непереносимості ІАПФ або протипоказань до ІАПФ (надсадний кашель або ангіоневротичний набряк)

[в] пацієнти без значних симптомів гіпергідратації, симптоматичної гіпотонії та гіпоперфузії, які не вимагають призначення неглікозидних препаратів із позитивним інотропним ефектом протягом кількох останніх днів

[г] У пацієнтів, що отримують оптимальну дозу β-блокаторів та ІАПФ (або БРА). Якщо концентрація калію в плазмі становить >5 ммоль/л, а креатиніну >220 мкмоль/л (2,5 мг/дл), потрібно зберігати особливу насторогу.

[д] У хворих які були госпіталізовані протягом останніх 6-ти міс., або якщо BNP >250 пг/мл або NT-proBNP >500 пг/мл у чоловіків та 750 пг/мл у жінок.

[е] у дозуванні, що відповідає дозі еналаприлу 10 мг 2 × на день.

[є] за умови, що концентрація BNP в плазмі ≥150 пг/мл або NT-proBNP ≥600 пг/мл, а у випадку госпіталізації протягом останніх 12-ти міс. — BNP ≥100 пг/мл або NT-proBNP ≥400 пг/мл.

[ж] При синусовому ритмі та комплексах QRS з морфологією, відмінною від БЛНПГ, розгляньте СРТ у випадку QRS ≥150 мс, а навіть можете її зважити при QRS 130–149 мс; у пацієнтів з фібриляцією передсердь розгляньте СРТ, якщо тривалість комплексів QRS становить ≥130 мс, при умові застосування стратегії, яка забезпечує двокамерну шлуночкову стимуляцію.

[з] У пацієнтів, які госпіталізовувались з приводу серцевої недостатності протягом останнього року; також зважте, якщо β-блокатори протипоказані або існує непереносимість.

[і] Розгляньте також у випадку непереносимості та протипоказань як до ІАПФ, так і до БРА.

ІАПФ — інгібітор ангіотензинперетворюючого ферменту, БРА — блокатори рецепторів ангіотензину ІІ, АРНІ — інгібітор неприлизину з БРА, СРТ — серцева ресинхронізуюча терапія, ЧСС — частота серцевих скорочень, ІКД — імплантований кардіовертер-дефібрилятор, БЛНПГ — блокада лівої ніжки пучка Гіса, ДПЛШ — допоміжний пристрій для лівого шлуночка, ФВЛШ — фракція викиду лівого шлуночка, ФШ — фібриляція шлуночків

Рис. 19-1. Алгоритм дій при хронічній серцевій недостатності (на основі рекомендацій ESC 2016 і ACCF та AHA 2013 і 2016, змодифіковано)

набряку (застосовуйте БРА замість ІАПФ), або якщо симптоми зберігаються, незважаючи на прийом ІАПФ і β-блокатора (додайте БРА, але тільки у випадку непереносимості антагоніста альдостерону; не призначайте одночасно ІАПФ, БРА та антагоніста альдостерону або іншого калійзберігаючого діуретика). Відповідно до американських рекомендацій у хворих, які не переносять ІАПФ, застосування БРА також рекомендують після інфаркту міокарда з безсимптомною систолічною дисфункцією лівого шлуночка.

Принципи застосування та дії у разі появи небажаних ефектів — як при ІАПФ, за винятком кашлю. Д →табл. 19-2.

3. β-блокатори: призначайте при ФВ ЛШ ≤40 % та ІІ–ІV ФК за NYHA або безсимптомній систолічній дисфункції ЛШ після інфаркту міокарда, в той час коли хворий вже приймає ІАПФ або БРА в оптимальних дозах, а його клінічний стан є стабільним (напр., останнім часом не вимагав зміни дози діуретика). Відповідно до американських рекомендацій стосовно вторинної профілактики, вказані ЛЗ також рекомендують при безсимптомній систолічній дисфункції лівого шлуночка, без перенесеного інфаркту міокарда, а також (впродовж 3-х років, а можна розглянути й триваліше лікування) у хворих після інфаркту міокарда без систолічної дисфункції лівого шлуночка ані симптомів ХСН. У хворого з нещодавною декомпенсацію ХСН лікування

Таблиця 19-2. Рекомендоване дозування ІАПФ і БРА при ХСН, відповідно до рекомендацій ESC 2016 і ACC/AHA/HFSA 2017

Лікарський засіб	Доза	
	початкова	цільова
інгібітори ангіотензин-перетворюючого ферменту (ІАПФ)		
еналаприл	2,5 мг 2×на день	10–20 мг 2×на день
каптоприл	6,25 мг 3×на день	50 мг 3×на день
лізиноприл	2,5–5,0 мг 1×на день	20–35 мг 1×на день
раміприл	2,5 мг 1×на день	5 мг 2×на день
трандолаприл	0,5 мг 1×на день	4 мг 1×на день
блокатори рецепторів ангіотензину (БРА)		
кандесартан	4 або 8 мг 1×на день	32 мг 1×на день
валсартан	20–40 мг 2×на день	160 мг 2×на день
лосартан[a]	50 мг 1×на день	150 мг 1×на день

препарати →табл. 20-6, протипоказання →табл. 20-5
[a] Врахований у рекомендаціях ESC, але в коментарі підкреслено, що переваги з його призначення можуть бути меншими

Таблиця 19-3. Дозування β-блокаторів при ХСН

β-блокатор	Перша доза (мг)[a]	Наступні дози до цільової включно (мг)
бісопролол	1,25	2,5→3,75→5→7,5→10
карведілол	3,125	6,25→12,5→25→50
метопрололу сукцинат CR	12,5 або 25	25→50→100→200
небіволол[б]	1,25	2,5→5→10

[a] Карведілол застосовується 2×на день, інші перераховані β-блокатори 1×на день.
У таблиці вказано одноразові дози.
[б] Врахований у рекомендаціях ESC, але в коментарі підкреслено, що переваги з його призначення можуть бути тільки меншими

β-блокатором можна обережно розпочати при умові, що його стан покращився під впливом іншого лікування, немає необхідності у в/в застосуванні ЛЗ з позитивною інотропною дією (та від їх потенційного застосування минуло принаймні декілька діб), а хворий може перебувати під наглядом впродовж ≥24 год. Д →табл. 19-3. **Принципи застосування:** збільшення дози — огляди кожні 2–4 тиж. та подвоєння дози під час кожного огляду (у деяких хворих повільніше); не збільшуйте дозу, якщо спостерігаються об'єктивні симптоми загострення ХСН, симптоматична гіпотензія (напр. запаморочення) або брадикардія <50/хв. Після призначення лікування або збільшення дози β-блокатора проінформуйте хворого про необхідність спостереження щодо швидкого збільшення маси тіла, щоб можна було якнайшвидше діагностувати загострення ХСН та збільшити дозу діуретика.

Таблиця 19-4. Дозування діуретиків п/о при ХСН

Лікарський засіб	Початкова доза (мг/д)	Типова доза (мг/д)
петльові діуретики		
фуросемід[a]	20–40	40–240
торасемід	5–10	10–20
тіазидні та тіазидоподібні діуретики		
хлорталідон	12,5–25	25–100
гідрохлоротіазид	25	12,5–100
індапамід	2,5 (1,5 мг у формі про- лонгованого вивільнення)	2,5–5,0
калійзберігаючі діуретики[б]		
амілорид (доступний виключно у формі ком- бінованого з гідрохлоротіазидом препарату)	2,5 (5)	5–10 (10–20)
еплеренон	25 (50)	50 (100)
спіронолактон	12,5–25 (50)	50 (100–200)

[a] Сечогінна дія проявляється впродовж 30–60 хв, досягає максимуму через 1–2 год і при- пиняється через 6–8 год.

[б] в дужках — дози для хворих, які не приймають ІАПФ і БРА

Дії при появі небажаних ефектів:

1) **симптоматична гіпотензія** — з часом часто зникає; зважте зниження доз інших гіпотензивних ЛЗ (за виключенням ІАПФ або БРА), напр., діуретика або нітратів;

2) **загострення ХСН** → збільшіть дозу діуретиків (часто достатньо лише тимчасово) та продовжуйте лікування β-блокатором (часто у меншій дозі), якщо це можливо; при необхідності відмініть β-блокатор та зважте при- значення інгібітора фосфодіестерази 3 типу (мілринону →табл. 19-6);

3) **надмірна брадикардія** → виконайте ЕКГ (при потребі — холтерівське дослідження) з метою виключення серцевої блокади; зважте відміну дігок- сину, якщо хворий його приймає; може виникнути необхідність у зниженні дози β-блокатора або його відміні.

4. **Блокатори альдостеронових рецепторів (антагоністи альдостерону (еплеренон, спіронолактон):** застосуйте, якщо:

1) ФВЛШ ≤35 % і ІІ–ІV ФК за NYHA або

2) ФВЛШ ≤40 %, а хворий нещодавно переніс інфаркт міокарда і має клінічні симптоми ХСН або цукровий діабет. В обох наведених ситуаціях хворий вже повинен отримувати ІАПФ або БРА та β-блокатор (але не ІАПФ+БРА!) в оптимальних дозах. Д →табл. 19-4.

Принципи застосування:

1) через 4–8 тиж. після початку лікування зважтеп можливість збільшення дози; не збільшуйте дозу у випадку суттєвого погіршення функції нирок або розвитку гіперкаліємії;

2) контролюйте функцію нирок та концентрацію електролітів у сироватці через 1 і 4 тиж. від початку лікування або збільшення дози, потім через 2, 3, 6, 9 і 12 міс., а в подальшому кожних 4 міс.;

3) не призначайте вагітним жінкам.

Дії при появі небажаних ефектів:

1) **погіршення функції нирок** — ретельно моніторуйте:

    а) підвищення креатинінемії >220 мкмоль/л (≈2,5 мг/дл) → зменшіть дозу наполовину (напр. 25 мг кожний другий день);

    б) підвищення >310 мкмоль/л (≈3,5 мг/дл) → негайно відмініть;

2) **гіперкаліємія** — ретельно моніторуйте:

    а) підвищення >5,5 ммоль/л → зменшіть дозу наполовину;

    б) підвищення >6,0 ммоль/л → негайно відмініть і почніть заходи з метою зниження калемії;

3) **болючість та/або збільшення грудних залоз** → замініть спіронолактон на еплеренон.

5. Антагоністи рецептора типу 1 для ангіотензину II та інгібітори неприлізину (ARNI; першим ЛЗ з даної групи є препарат, у якому поєднано вальсартан з сакубітрилом): застосовуйте у хворих з ФВ ЛШ ≤35 %, з ФК II–III за NYHA незважаючи на вживання ІАПФ (або БРА) та β-блокатора і антагоніста альдостерону в оптимальних дозах; додатковою умовою є добра переносимість ІАПФ або БРА в дозі, еквівалентній 20 мг/добу, та суттєво підвищений рівень натрійуретичних пептидів (BNP ≥150 пг/мл або NT-proBNP ≥600 пг/мл), а у хворих, які впродовж останнього року знаходились на стаціонарному лікуванні з приводу СН: BNP ≥100 пг/мл або NT-proBNP ≥400 пг/мл.

Протипоказання: вагітність та грудне вигодовування, двобічний стеноз ниркових артерій, стеноз ниркової артерії єдиної діючої або домінуючої нирки, непереносимість ІАПФ або БРА в анамнезі, особливо ангіоневротичний набряк або анафілактична реакція, пов'язана із застосуванням ІАПФ або БРА, або асоційований з вживанням ІАПФ стійкий кашель, безсимптомна (<100 мм рт. ст.) і симптоматична гіпотензія, рівень калію у сироватці крові >5,2 ммоль/л, рівень креатиніну в сироватці >220 мкмоль/л (2,5 мг/дл), значне пошкодження печінки (активність АЛТ або АСТ >2×ВМН).

Принципи застосування:

1) перед призначенням обов'язково відмініть прийом ІАПФ/БРА на ≥36 год (ризик появи ангіоневротичного набряку);

2) початкова доза 49/51 мг 2×на день (у разі порушень функції нирок 24/26 мг 2×на день); цільова доза 97/103 мг 2×на день;

3) через 2–4 тиж. від початку застосування зважте можливість збільшення дози; не збільшуйте її у разі розвитку гіпотензії, значущого погіршення функції нирок або гіперкаліємії;

4) схема контролю функції нирок і рівня електролітів у сироватці крові — як у випадку ІАПФ;

5) Увага: під час застосування ARNI для оцінки вираженості ХСН використовуйте показник NT-proBNP, а не BNP (який є субстратом неприлізину);

6) перед тим, як заново призначити ІАПФ у зв'язку з непереносимістю ARNI, відмініть ARNI на ≥36 год.

5. Івабрадин: розгляньте можливість застосування, якщо:

1) ФВ ЛШ ≤35 % при збереженому синусовому ритмі ≥70/хв та II–IV ФК за NYHA, незважаючи на прийом ІАПФ (або БРА), антагоніста альдостерону та β-блокатора в оптимальних дозах;

2) β-блокатори протипоказані або не переносяться пацієнтом. **Принципи застосування:** початкова доза 5 мг 2×на день, через 2 тиж. підвищіть дозу до 7,5 мг 2×на день, якщо частота синусового риму становить >60/хв (призначення івабрадину не може бути причиною для зменшення дози β-блокатора без серйозного обґрунтування).

Алгоритм дій у разі небажаних ефектів:

1) **безсимптомне зниження частоти синусового ритму <50/хв або симптоматична брадикардія** → зменште дозу ЛЗ до 2,5 мг 2×на день, а якщо ці симптоми зберігаються → відмініть ЛЗ;

2) **брадикардія, що супроводжується гемодинамічною нестабільністю**
→ відмініть ЛЗ, зважте призначення β-міметика в/в (напр. ізопреналіну),
а у випадку необхідності — періодичну штучну стимуляцію серця;

3) **порушення зору** (минучі відчуття яскравого світла у частині поля зору,
може заважати при керуванні транспортним засобом), переважно впродовж
перших 2 міс. лікування — у більшості випадків минають самостійно. У разі
різкого погіршення зору зважте відміну ЛЗ. **Увага:** під час лікування
івабрадином, якщо пацієнт одночасно не приймає β-блокатор чи приймає
його в малих дозах, епізод фібриляції або тріпотіння передсердь підвищує
ризик швидкого ритму шлуночків. У разі планової електричної кардіоверсії:
проведіть її через ≥24 год після прийому останньої дози івабрадину.

6. Діуретики (петльові, тіазидні/тіазидоподібні, калійзберігаючі): застосуйте
при симптомах гіпергідратації, потім у найменшій дозі, що запобігає затримці
води в організмі. Д →табл. 19-4. **Принципи застосування:**

1) у більшості хворих, особливо з помірною або тяжкою СН, застосовуйте
петльові діуретики замість тіазидних, з огляду на їх вищу ефективність
у видаленні вільної води; якщо рШКФ <30 мл/хв/1,73 м^2 → застосовуйте
тіазидні діуретики тільки в поєднанні з петльовим діуретиком;

2) дози добирайте до потреб хворого, ретельно моніторуйте клінічний стан
та рівні калію, натрію і креатиніну в сироватці (1–2 тиж. після початку
лікування, а також після кожної зміни дозування);

3) збільшуйте дози включно до моменту зменшення суб'єктивних
та об'єктивних проявів гіпергідратації (рекомендована швидкість змен-
шення маси тіла — 0,5–1 кг/добу); підбирайте дози діуретиків, особливо
після досягнення цільової сухої маси тіла, таким чином, щоб уникнути
погіршення функції нирок та надмірного зневоднення;

4) заохочуйте хворих до самостійного визначення дози діуретика на підставі
щоденного зважування та оцінки інших клінічних проявів затримки
рідини в організмі;

5) при резистентності до діуретиків → перевірте, чи пацієнт сумлінно при-
ймає призначені ЛЗ, чи не застосовує НПЗП, коксиби, ГК, циклоспорин
або естрогени, та скільки випиває рідини → збільшить дозу діуретика
→ зважте заміну фуросеміду іншим петльовим діуретиком → додайте
антагоніст альдостерону → додайте тіазидний діуретик → призначте
петльовий діуретик 2×на день або натщесерце → розгляньте можливість
застосування короткочасної в/в інфузії петльового діуретика.

Дії у випадку появи небажаних ефектів:

1) **гіпокаліємія/гіпомагніємія** → негайно призначте поповнення калію або
магнію, зважте збільшення дози ІАПФ, БРА або антагоніста альдостерону
з метою довготривалої профілактики гіпокаліємії;

2) **гіперкаліємія** — може виникнути, якщо у поєднанні з ІАПФ або БРА
застосовуються калійзберігаючі діуретики, у т. ч. антагоністи альдостеро-
ну; не призначайте інших калійзберігаючих діуретиків, ніж антагоністи
альдостерону;

3) **гіпонатріємія** (→розд. 19.1.3.1) **з гіперволемією** → обмежте споживання
рідини → відмініть тіазидний діуретик і замініть його (якщо це можливо)
петльовим діуретиком → збільшіть дозу петльового діуретика → застосуйте
ІАПФ або БРА (якщо досі хворий їх не приймав) або збільшіть їхню дозу
→ зважте призначення антагоніста рецептора для вазопресину (якщо
є доступним) → призначте інотропні ЛЗ в/в → розгляньте показання
до ультрафільтрації;

4) **гіпонатріємія з гіповолемією** → застосуйте 0,9 % NaCl в/в (у хворих
з хронічною гіпонатріємією 3 % NaCl виключно при тяжкій гіпонатріємії
[≤120 ммоль/л] із супутніми клінічними симптомами]) → відмініть тіазид-
ний діуретик або замініть його петльовим діуретиком (якщо це можливо) →
зменшіть дозу петльового діуретика або відмініть його (якщо це можливо);

5) **гіперурикемія і подагра** →розд. 16.15, уникайте застосування НПЗП;

6) **гіповолемія** → оцініть стан наводнення, зважте зменшення доз діуретиків;

7) **ниркова недостатність** → перевірте, чи немає гіповолемії → виключіть застосування хворим нефротоксичних ЛЗ (напр. НПЗП) → відмініть антагоніст альдостерону → якщо хворий приймав петльовий діуретик разом з тіазидним діуретиком, відмініть тіазидний діуретик → розгляньте можливість зменшення дози ІАПФ/БРА → розгляньте показання до ультрафільтрації;

8) занадто великі дози петльових діуретиків можуть мати **ототоксичну дію**.

7. Дигоксин: в/в як ЛЗ 1-го вибору (альтернатива для в/в введення аміодарону), показаний хворим з ФВ ЛШ ≤40 % з гемодинамічно нестабільною фібриляцією або тріпотінням передсердь (без додаткового шляху проведення) та частотою ритму шлуночків у спокої >80/хв і >110–120/хв при навантаженні; після стабілізації клінічного стану надається перевага комбінації дигоксину з β-блокатором (скоригуйте дози відповідно до частоти ритму шлуночків — цільові показники: 70–90/хв, можл. <110/хв та <110/хв при легкому навантаженні). Якщо хворий з фібриляцією або тріпотінням передсердь перебуває в стабільному стані, призначте дигоксин п/о у випадку непереносимості чи неефективності β-блокатора, або протипоказаннях до його призначення; якщо ефект комбінації дигоксину з β-блокатором незадовільний, замініть його аміодароном. Не застосовуйте одночасно дигоксин, β-блокатора і аміодарону. Зважте п/о застосування дигоксину (з метою зменшення ризику загострення ХСН) у хворих з синусовим ритмом, ФВ ЛШ ≤45 %, стійкими симптомами ХСН (ІІ–ІV ФК за NYHA), незважаючи на застосування ІАПФ (або БРА) і антагоніста альдостерону в оптимальних дозах (відповідно до рекомендацій ESC у хворих з частотою синусового ритму ≥70/хв у даній ситуації перевага надається івабрадину; відповідно до американських рекомендацій, рекомендації щодо застосування дигоксину та івабрадину мають такий самий клас «слід розглянути»). **Протипоказання:** гіпертрофічна кардіоміопатія зі звуженням вихідного тракту, синдром преекзитації, гіпокаліємія, гіперкальціємія, загрозливі шлуночкові порушення ритму, амілоїдоз серця (дигоксин зв'язується з амілоїдом), мультифокальна передсердна тахікардія, хворі перед плановою електричною кардіоверсією; брадикардія, АВ-блокади ІІ та ІІІ ст., синдром слабкості синусового вузла (якщо хворий не забезпечений кардіостимулятором).

Принципи застосування:

1) у хворих у похилому віці, з порушенням функції нирок, гіпотиреозом або з малою масою тіла — 0,0625 або 0,125 мг/добу (не застосовуйте доз насичення); стабільна концентрація ЛЗ в сироватці досягається через ≈7 днів;

2) у хворих з фібриляцією або тріпотінням передсердь та швидким ритмом шлуночків, які протікають із нестабільністю гемодинаміки (без попереднього лікування глікозидами наперстянки) — початкова доза 0,25–0,5 мг в/в (до дози 1 мг протягом 8–24 год); у подальшому підтримуюча доза 0,125–0,25 мг 1×на день п/о;

3) у решти хворих (з фібриляцією або тріпотінням передсердь, які протікають без нестабільності гемодинаміки, а також у хворих із синусовим ритмом): початкова і підтримуюча доза 0,125–0,25 мг/добу, п/о;

4) не доведено, щоб регулярні вимірювання концентрації дигоксину в сироватці були пов'язані з кращими результатами лікування (терапевтичний діапазон 0,6–1,2 нг/мл; оптимально 0,5–0,9 нг/мл);

5) аміодарон, ділтіазем, верапаміл, деякі антибіотики (макроліди, тетрацикліни), інгібітори протонної помпи, H_2-блокатори та хінідин можуть збільшувати рівень дигоксину в крові.

Дії у випадку появи небажаних ефектів →розд. 20.5.

9. Гідралазин (або дигідралазин) з ізосорбіду динітратом: у хворих з ФВ ЛШ ≤40 % і II–IV ФК за NYHA можна розглянути як альтернативу для ІАПФ та БРА при їх непереносимості (у вказаному випадку також застосуйте β-блокатор і антагоніст альдостерону), а також призначити як додаткові ЛЗ афроамериканцям з ФВ ЛШ ≤35 % (або ФВ ЛШ ≤45 % і збільшенням лівого шлуночка, якщо симптоми СН (III–IV ФК за NYHA) зберігаються, незважаючи на прийом ІАПФ (або АРА), β-блокатора та антагоніста альдостерону. Небажані ефекти: симптоматична гіпотензія, тахікардія, біль у м'язах та суглобах, медикаментозний вовчакоподібний синдром.

10. Антикоагулянтне лікування: у випадку додаткових показань, тобто, пароксизмальної чи постійної фібриляції або тріпотіння передсердь (лікування рекомендують при CHA_2DS_2-VASc ≥2 балів у чоловіків і ≥3 балів у жінок [у разі результатів відповідно 1 і 2 зважте призначення лікування]), внутрішньосерцевого тромбу або перенесеної периферичної емболії.

11. Комплекс заліза (III) і карбоксимальтози в/в: розгляньте у хворих з ФВ ЛШ ≤40 % і симптомами СН, які зберігаються, незважаючи на оптимальну фармакотерапію, за наявності дефіциту заліза (рівень феритину в сироватці <100 мкг/л або 100–299 мкг/л і насичення трансферину залізом <20 %) — незалежно від супутньої анемії.

12. Поліненасичені жирні кислоти ω-3: дані щодо ефективності неоднозначні, можете зважити призначення по 1 г 1×на день.

Лікування ХСН зі збереженою або помірно зниженою ФВ ЛШ

1. Оптимальне лікування основного захворювання: напр. ретельний контроль артеріального тиску (зниження до <140/90 мм рт. ст., а в подальшому можл. до <130/80 мм рт. ст. в осіб віком <65-ти років у разі доброї переносимості), перевага надається антигіпертензивним ЛЗ із задокументованим сповільнюючим/оборотним впливом на гіпертрофію лівого шлуночка (ІАПФ, БРА і антагоністи альдостерону); комбінована фармакотерапія та реваскуляризація при коронарній хворобі серця.

2. Обмеження споживання натрію та рідини: як при систолічній ХСН.

3. ЛЗ для зниження частоти ритму шлуночків: β-блокатор: з метою покращення наповнення лівого шлуночка шляхом подовження часу діастоли (цільова частота ритму шлуночків у спокої 60–70/хв, та 55–60/хв при супутній стенокардії), особливо у хворих після інфаркту міокарда або зі стенокардією, як зі збереженим синусовим ритмом, так і з фібриляцією передсердь. У разі протипоказань або непереносимості β-блокаторів → **верапаміл** (у високій дозі при гіпертрофічній кардіоміопатії зі симптомами ХСН) або **дилтіазем**. Не слід комбінувати β-блокаторів з верапамілом або дилтіаземом. Приєднання до терапії **дигоксину** у хворих з фібриляцією передсердь зі швидким ритмом шлуночків у разі неефективності монотерапії β-блокатором, верапамілом чи дилтіаземом (сповільнює шлуночковий ритм, в основному, у стані спокою, а β-блокатори при фізичному навантаженні); розгляньте можливість відновлення синусового ритму.

4. Діуретики: при симптомах затримки води — застосовуйте обережно, щоб уникнути надмірного зменшення хвилинного об'єму і гіпотензії (показаний контроль артеріального тиску у положенні лежачи і стоячи) та погіршення функції нирок.

Інвазивне лікування

1. Серцева ресинхронізуюча терапія (СРТ): полягає у введенні 2 електродів — для стимуляції правого шлуночка і лівого шлуночка, а додатковий електрод у правому передсерді синхронізує стимуляцію шлуночків з власним ритмом передсердь хворого. Покращує переносимість фізичного навантаження та знижує частоту госпіталізацій, пов'язаних із загостренням симптомів, а у хворих зі збереженим синусовим ритмом також зменшує ризик смерті. **Критерії відбору для СРТ (режим СРТ-ЕКС, тобто без функції ІКД або СРТ-ІКД, тобто, з функцією ІКД):**

1) збережений синусовий ритм, ФВ ЛШ ≤35 %, зберігаються симптоми ХСН (II–IV ФК за NYHA), незважаючи на оптимальну фармакотерапію, і ширина комплексу QRS ≥130 мс при БЛНПГ (≥150 мс, якщо QRS іншої, ніж при БЛНПГ, морфології);

2) у випадку постійної фібриляції передсердь зважте СРТ:

   а) при ФВЛШ ≤35 %, III–IV ФК за NYHA та ширині комплексу QRS ≥130 мс за умови, що можна досягнути майже 100 % бівентрикулярну стимуляцію, якщо бівентрикулярна стимуляція не є повною (<98–99 %), зважте додаткову абляцію АВ-з'єднання;

   б) при зниженій ФВ ЛШ і показаннях до абляції АВ-з'єднання з метою контролю частоти ритму;

3) у випадку традиційних показань до стимуляції правого шлуночка у зв'язку з брадиаритмією та без інших показань для СРТ, рекомендують відразу імплантувати пристрій для СРТ (а не спочатку стимулятор) незалежно від ширини комплексу QRS та наявності симптомів ХСН при ФВ ЛШ ≤40 % у хворих з прогнозовано високим відсотком стимуляції шлуночків. У хворих із початково збереженою ФВ ЛШ насамперед показана традиційна стимуляція, а модифікацію до СРТ можете виконати пізніше у хворих, в яких на ранньому чи пізньому етапі після застосування постійної традиційної правошлуночкової стимуляції виникло значуще погіршення функції лівого шлуночка (напр. зниження ФВ ЛШ до <35 %) або загострення ХСН (III–IV ФК за NYHA), якщо відсоток шлуночкової стимуляції є високим.

Основна умова — це очікувана виживаність у відносно доброму функціональному стані >1 року. При можливості не імплантуйте пристрої під час госпіталізації з приводу гострої декомпенсації кровообігу. Обов'язковою умовою для ефективного функціонування СРТ є досягнення високого відсотка бівентрикулярної стимуляції (≥93 %, а оптимально ≥98–99 %). Очікувана користь з СРТ є вищою у жінок, при БЛНПГ, при значному розширенні комплексу QRS, а також при кардіоміопатії неішемічного генезу. **Увага:** при відборі для СРТ оцінку ФВ ЛШ та ФК за NYHA здійсніть після ≥3 міс. оптимальної фармакотерапії, а у випадку ішемічної хвороби серця додатково через >40 днів після інфаркту міокарда та >3 міс. після ЧКВ.

Фактори, що впливають на вибір між СРТ-ІКД і СРТ-ЕКС:

1) промовляють за тим, щоб зважити імплантацію СРТ-ІКД — очікувана виживаність >1 року, стабільна ХСН II ФК за NYHA, ішемічна хвороба серця (низький або середній коефіцієнт ризику MADIT), без супутніх захворювань;

2) промовляють за тим, щоб імплантувати СРТ-ЕКС — задавнена ХСН, тяжка ниркова недостатність або діалізотерапія, серйозні супутні захворювання, виснаження, кахексія.

2. Імплантація кардіовертера-дефібрилятора (ІКД): критерії відбору (при оптимальній фармакотерапії впродовж ≥3 міс. та після потенційно проведеної реваскуляризації, коли очікувана виживаність у відносно доброму функціональному стані перевищує 1 рік)

1) перенесена фібриляція шлуночків (ФШ) або шлуночкова тахікардія (ШТ), що призвела до втрати свідомості або гемодинамічної нестабільності, незалежно від ФВ ЛШ, якщо тільки вказані порушення не були спричинені тимчасовою або оборотною причиною, тобто, напр., не у перші 48 год інфаркту міокарда (вторинна профілактика раптової серцевої смерті);

2) постінфарктна систолічна дисфункція лівого шлуночка (ФВ ЛШ ≤35 %, яку оцінено через >40 днів після інфаркту та >3 міс. після потенційно проведеної коронарної реваскуляризації) у II–III ФК за NYHA, особливо у хворих з нсШТ при холтерівському дослідженні або індукованими при електрофізіологічному дослідженні ФШ/нсШТ (первинна профілактика раптової серцевої смерті);

3) систолічна дисфункція лівого шлуночка (ФВ ЛШ ≤35 %) з інших, ніж ішемічна хвороба серця, причин, у ІІ-ІІІ ФК за NYHA (первинна профілактика раптової серцевої смерті);

4) безсимптомна систолічна дисфункція лівого шлуночка — постінфарктна (ФВ ЛШ ≤30 %, яку оцінено через >40 днів після інфаркту серця та через >3 міс. після потенційно проведеної коронарної реваскуляризації) або зумовлена іншими, ніж ішемічна хвороба серця, причинами (ФВ ЛШ ≤30 %, оцінювана через ≥3 міс. від початку проведення оптимальної фармакотерапії) — первинна профілактика раптової серцевої смерті.

У наведених ситуаціях, якщо водночас існують показання до СРТ, замість імплантації самого ІКД перевага надається імплантації пристрою, який одночасно має обидві функції: як СРТ так і ІКД (CRT-ІКД).

У хворих із показаннями до ІКД можна застосувати аміодарон:

1) на період очікування на процедуру;

2) якщо процедура не проводиться, незважаючи на наявність показань;

3) після імплантації ІКД, якщо, незважаючи на перепрограмування пристрою, часті електричні розряди й надалі знижують комфорт життя хворих (зважте проведення спроби абляції аритмогенного вогнища).

3. Коронарна реваскуляризація: показана пацієнтам з ХСН, що розвинулась внаслідок ішемічної хвороби серця, які кваліфікується до такого лікування, особливо при наявності стенокардії. Якщо стенокардичного болю немає, визначте показання для реваскуляризації на підставі виявлення ішемізованого життєздатного міокарда, який кровопостачається коронарною судиною, щодо якої реваскуляризація є викональною.

4. Якщо консервативне лікування та потенційні реваскуляризація і електротерапія неефективні → зважте **трансплантацію серця**; у період очікування на трансплантацію можна тимчасово застосовувати **пристрої, що підтримують роботу лівого шлуночка**.

→ **Р Е А Б І Л І Т А Ц І Я**

Рекомендується участь у програмах інтервальних тренувань або тренувань з незмінним навантаженням для хворих із ХСН, незалежно від рівня ФВ ЛШ, якщо клінічний стан хворого стабільний, а фізична активність не призводить до значного виснаження чи маніфестації інших симптомів ХСН. Ізометричні вправи не рекомендуються.

→ **П Р О Г Н О З**

При систолічній ХСН прогнозована річна летальність становить 10–15 %, при діастолічній ХСН — 5–8 %, а при безсимптомній систолічній дисфункції лівого шлуночка — ≈5 %. Причина до 50 % смертей у хворих із ХСН — раптова зупинка кровообігу (раптова серцева смерть), причому даний відсоток є вищим при слабко вираженій симптоматиці. У групі хворих віком >65-ти років схожий ризик смерті при обидвох формах ХСН. У зв'язку з вираженою коморбідністю хворі з ХСН зі збереженою ФВ ЛШ частіше знаходяться на стаціонарному лікуванні і частіше помирають внаслідок інших, ніж кардіоваскулярні, причин. Покращення прогнозу при систолічній ХСН виявлено:

1) у хворих, які приймають ІАПФ або БРА (вплив на летальність є неоднозначним, ймовірно є слабшим, ніж у випадку ІАПФ), β-блокатори, антагоніст альдостерону, ARNI, у афроамериканців, які вживають гідралазин з ізосорбіду динітратом (монотерапія діуретиками не впливає на прогресування захворювання);

2) у хворих після застосування СРТ або імплантації ІКД, а також в окремих групах хворих після коронарної реваскуляризації.

19.2. Гостра серцева недостатність (ГСН)

→ **Е Т І О П А Т О Г Е Н Е З**

ГСН може розвиватися *de novo*, тобто, в особи без дисфункції серця в анамнезі, або як гостра декомпенсація ХСН.

Причини ГСН:

1) які призводять до швидкого наростання симптомів: гострий коронарний синдром (інфаркт міокарда або нестабільна стенокардія, що призводять до ішемії та дисфункції значної ділянки міокарда, механічні ускладнення гострого інфаркту міокарда, інфаркт міокарда правого шлуночка), гіпертонічний криз, порушення ритму серця і провідності, тромбоемболія легеневої артерії, розшарування аорти, пологова кардіоміопатія, стрес-індукована кардіоміопатія (такоцубо), ускладнення хірургічних втручань, напружений пневмоторакс;

2) які призводять до повільнішого наростання симптомів: інфекції (у т. ч. міокардит та інфекційний ендокардит), метаболічні і гормональні порушення (напр. порушення функції щитоподібної залози, феохромоцитома, кетоацидоз при цукровому діабеті), гіпергідратація, синдром високого серцевого викиду (тяжка інфекція, особливо сепсис, тиреотоксичний криз, анемія, артеріовенозні фістули, хвороба Педжета; зазвичай, ГСН розвивається внаслідок вже існуючого пошкодження серця), легенева гіпертензія, загострення ХСН.

Найчастіша причина, особливо у старших осіб — ішемічна хвороба серця. У молодших осіб домінують: дилатаційна кардіоміопатія, порушення ритму серця, вроджені та набуті вади серця, міокардит.

→ **К Л І Н І Ч Н А К А Р Т И Н А Т А П Р И Р О Д Н И Й П Е Р Е Б І Г**

1. Суб'єктивні та об'єктивні симптоми:

1) ретроградного застою:

   а) у великому колі кровообігу (правошлуночкова недостатність) — периферичні набряки (тістоподібні набряки навколо кісточок або крижової ділянки; можуть не встигнути розвинутись), розширення яремних вен і пальпаторна болючість в епігастрії (внаслідок збільшення печінки), іноді — транссудат у серозних порожнинах (плевральній, черевній, перикардіальній);

   б) у малому колі кровообігу (лівошлуночкова недостатність → набряк легень) — задишка, прискорене дихання і задишка у положенні сидячи, вологі хрипи над легеневими полями;

2) зниженого серцевого викиду (периферичної гіпоперфузії; спостерігаються рідше, вказують на кращий прогноз) — швидка стомлюваність, відчуття слабкості, аменція, сонливість; шкіра бліда, холодна, волога, іноді периферичний ціаноз, ниткоподібний пульс, гіпотензія, олігурія;

3) основного захворювання, що спричинило ГСН.

Відповідно до рекомендацій ESC (2016) рекомендують класифікувати хворих на основі т. зв. гемодинамічного профілю.

На підставі виявлення або виключення **застою** (застій = мокрий профіль *vs* без застою = сухий профіль) і **периферичної гіпоперфузії** (периферична гіпоперфузія = холодний профіль *vs* нормальна периферична перфузія = теплий профіль, передусім на підставі об'єктивного обстеження (інколи доповненого лабораторними дослідженнями), діагностують 4 основні профілі хворих, що дозволяє визначити напрямок подальшої тактики →рис. 19-2.

Увага: гіпоперфузія не є синонімом гіпотензії — у більшості хворих артеріальний тиск нормальний або підвищений.

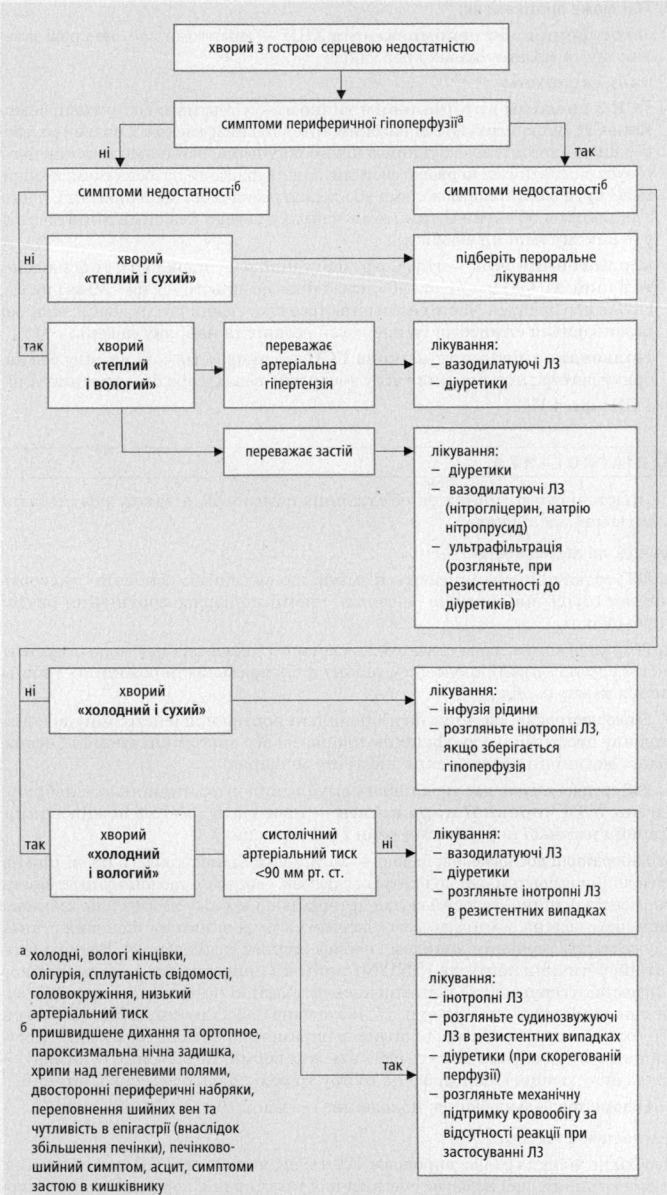

Рис. 19-2. Алгоритм лікування хворих з гострою серцевою недостатністю в залежності від клінічної картини на ранніх стадіях захворювання (на основі рекомендації ESC 2016, змодифіковано)

2. ГСН може протікати як:

1) **загострення або декомпенсація ХСН** — симптоми застою крові у великому та малому колах кровообігу;

2) **набряк легень;**

3) **ГСН з високим артеріальним тиском** — суб'єктивні і об'єктивні симптоми СН супроводжуються високим артеріальним тиском і, зазвичай, збереженою систолічною функцією лівого шлуночка, ознаками підвищеного тонусу симпатичної нервової системи, з тахікардією та вазоспазмом; хворий може бути у стані нормоволемії або тільки незначної гіпергідратації, часто з'являються об'єктивні симптоми набряку легень без симптомів застою у великому колі кровообігу;

4) **кардіогенний шок** — гіпоперфузія тканин внаслідок ГСН, типовий систолічний АТ <90 мм рт. ст., або зниження середнього АТ на >30 мм рт. ст., анурія або олігурія, часто спостерігаються порушення ритму серця; швидко розвиваються симптоми гіпоперфузії органів та набряку легень;

5) **ізольована правошлуночкова ГСН** — синдром малого викиду без набряку легень, підвищення тиску в яремних венах з або без гепатомегалії;

6) **ГСН при ГКС.**

→ ДІАГНОСТИКА

На підставі суб'єктивних та об'єктивних симптомів, а також результатів додаткових досліджень.

Допоміжні дослідження

1. ЕКГ: зазвичай спостерігаються зміни, що викликані основним захворюванням серця, найчастіше — ознаки ішемії міокарда, порушення ритму і провідності.

2. РГ грудної клітки: крім симптомів основного захворювання може виявити застій у малому колі кровообігу, рідину в плевральних порожнинах і збільшення камер серця.

3. Ехокардіографія: виявляє функціональні порушення (систолічну або діастолічну дисфункцію, дисфункцію клапанів) або анатомічні аномалії серця (напр. механічні ускладнення інфаркту міокарда).

4. УЗД грудної клітки: дає можливість візуалізації інтерстиціального набряку легень; **УЗД черевної порожнини** — проводять з метою вимірювання ширини нижньої порожнистої вени і оцінки асциту.

5. Лабораторні дослідження: базові — загальний аналіз крові, в крові рівень креатиніну, сечовини, калію і натрію, глюкози, серцевого тропоніну, активність ферментів печінки, газовий склад артеріальної крові (у хворих з незначною задишкою можна замінити пульсоксиметрією, за винятком шокових станів з дуже малим серцевим викидом і периферичним вазоспазмом). Визначення натрійуретичних пептидів (BNP/NT-proBNP) придатне для диференційної діагностики серцевої (збільшення концентрації) та позасерцевої причини задишки; пам'ятайте, що у хворих з блискавично наростаючим набряком легень або гостро виникаючою недостатністю мітрального клапана параметри пептидів на момент поступлення в стаціонар ще можуть бути в межах норми. Визначення D-димеру — показано у хворих із підозрою на гостру тромбоемболію легеневої артерії.

6. Ендоміокардіальна біопсія: показання →розд. 2.19.1.

Діагностична тактика

Необхідно швидко (макс. впродовж 120 хв) визначити, чи ГСН не викликана захворюванням, яке вимагає специфічної тактики дій: коронарографії та потенційної реваскуляризації у разі ГКС або кардіохірургічного втручання у випадку розриву міокарда, розшарування аорти, пухлини серця або дисфункції нативного або протезованого клапана.

Таблиця 19-5. Попередня диференційна діагностика кардіогенного та некардіогенного набряку легень

Клінічні ознаки	Набряк легень	
	кардіогенний	некардіогенний
шкіра	холодна	зазвичай, тепла
ритм галопу	присутній	зазвичай, відсутній
ЕКГ	ознаки ішемії або інфаркту міокарда	зазвичай, в нормі
РГ грудної клітки	зміни у ділянці воріт легень	початково зміни локалізовані периферично
концентрація серцевих тропонінів в крові	може бути підвищена	зазвичай, у межах норми

Диференційна діагностика

Інші причини задишки →розд. 1.17 і набряків →розд. 1.28.

Причини некардіогенного набряку легенів →розд. 3.1.1 (ознаки, що допомагають відрізнити некардіогенний набряк легень від кардіогенного →табл. 19-5), гостра дихальна недостатність, інтерстиціальні захворювання легень (з гострим перебігом) →розд. 3.14.

➔ ЛІКУВАННЯ

Загальні принципи

1. Госпіталізація у відділенні інтенсивної терапії (загального або кардіологічного профілю) за наявності у хворих ≥1-ї з умов:

1) необхідність інтубації;

2) SpO_2 <90 % незважаючи на оксигенотерапію;

3) частота дихання >25/хв;

4) частота серцевого ритму <40 або >130/хв;

5) систолічний артеріальний тиск <90 мм рт. ст.

2. Цілі невідкладного лікування: контроль суб'єктивної симптоматики, передусім задишки, і стабілізація гемодинамічного стану.

3. Загальна схема лікувальної тактики при ГСН в залежності від наявності симптомів гіпоперфузії і/або застою →рис. 19-2.

4. Етіотропне лікування: застосовуйте у кожному випадку.

5. Ретельний моніторинг: дихання, частота серцевого ритму, ЕКГ і артеріальний тиск. Вимірювання проводьте регулярно (напр. кожні 5–10 хв), а у нестабільних пацієнтів — постійно, до часу стабілізації доз ЛЗ та стану хворого. За відсутності вираженого вазоспазму та значної тахікардії — вимірювання артеріального тиску за допомогою неінвазивних автоматичних пристроїв є вірогідним. При ГСН необхідний моніторинг ритму та сегмента ST, особливо, якщо її причиною є ГКС або аритмія. У хворих, що отримують кисень, регулярно слідкуйте за SaO_2 з допомогою пульсоксиметру (напр., щогодини), а найкраще — постійно.

Іноді необхідний інвазивний моніторинг гемодинаміки, особливо в ситуації співіснування застою і гіпоперфузії, а також незадовільної відповіді на фармакологічне лікування, оскільки він допомагає у виборі належного лікування; його проводять за допомогою:

1) катетера Сван-Ганца, введеного у легеневу артерію — для вимірювання тиску у верхній порожнистій вені, правому передсерді, правому шлуночку і легеневій артерії, тиску заклинювання у легеневих капілярах та вимірювання серцевого викиду →розд. 2.2, а також насичення киснем змішаної венозної крові;

2) катетера, введеного у центральну вену — для вимірювання центрального венозного тиску (ЦВТ) і насичення киснем гемоглобіну у венозній крові (SvO_2) у верхній порожнистій вені або правому передсерді;

3) катетера, введеного у периферичну артерію (зазвичай радіальну) для постійного вимірювання артеріального тиску.

6. Дії, в залежності від клінічної форми ГСН

1) **загострення або декомпенсація ХСН** → вазодилататори + петльові діуретики (у хворих з порушенням функції нирок або таких, що тривало приймають діуретики, зважте застосування діуретиків у більших дозах); інотропні ЛЗ при гіпотензії і гіпоперфузії органів;

2) **набряк легень** →рис. 19-3;

3) **ГСН з високим артеріальним тиском** → вазодилататори (необхідний ретельний моніторинг); діуретики у малих дозах у хворих з гіпергідратацією або набряком легень;

4) **кардіогенний шок** →розд. 2.2.2;

5) **ізольована правошлуночкова ГСН** → зберігайте переднавантаження правого шлуночка; уникайте, якщо це можливо, застосування вазодилататорів (опіоїди, нітрати, ІАПФ, БРА) та діуретиків; ефективним може бути обережна в/в інфузія розчинів (з ретельним контролем параметрів гемодинаміки), іноді — дофамін у малій дозі;

6) **ГСН, що розвинулась при ГКС** → для визначення причини ГСН виконайте ехокардіографію; у випадку STEMI або NSTEMI → коронарографія та реваскуляризаційна процедура; у разі механічних ускладнень гострого інфаркту міокарда → ургентна операція.

Фармакологічне лікування

1. Вазодилататори: в основному, показані хворим з симптомами гіпоперфузії і застою, без гіпотензії; уникайте у хворих з систолічним артеріальним тиском <90 мм рт. ст. Зменшують систолічний артеріальний тиск, тиск наповнення лівого та правого шлуночків, а також периферичний судинний опір; зменшують задишку. Обов'язковий моніторинг артеріального тиску. Особливо обережно призначайте хворим зі значним мітральним або аортальним стенозом.

1) **Нітрогліцерин** в/в — спочатку 10–20 мкг/хв, при необхідності збільшуйте на 5–10 мкг/хв кожні 3–5 хв, до максимальної гемодинамічно-переносимої дози (макс. 200 мкг/хв); у разі необхідності п/о або в аерозолі 400 мкг кожні 5–10 хв; через 24–48 год введення у високих дозах розвивається толерантність, тому застосовуйте з перервами. Якщо систолічний тиск крові знижується <90 мм рт. ст. → зменшіть дозу, а якщо надалі знижується →припиніть інфузію.

2) **Нітропрусид натрію** в/в — спочатку 0,3 мкг/кг/хв, до макс. 5 мкг/кг/хв; рекомендується хворим з тяжкою ГСН при артеріальній гіпертензії і ГСН внаслідок мітральної недостатності. Не застосовуйте при ГСН, що розвивається при ГКС, з огляду на ризик появи ефекту обкрадання; при більш тривалому лікуванні, особливо у хворих з тяжкою нирковою або печінковою недостатністю, можуть розвинутись симптоми токсичної дії його метаболітів — тіоціаніду та ціаніду (біль у животі, аменція, судоми).

2. Діуретики: показані, в основному, хворим з ГСН з симптомами гіпергідратації — застоєм у малому колі кровообігу або периферичними набряками. У високих дозах можуть спричиняти транзиторне погіршення функції нирок. Алгоритм лікування діуретиками у хворих з ГСН →рис. 19-4, препарати →табл. 20-6. Застосовуючи діуретики: контролюйте діурез (може бути

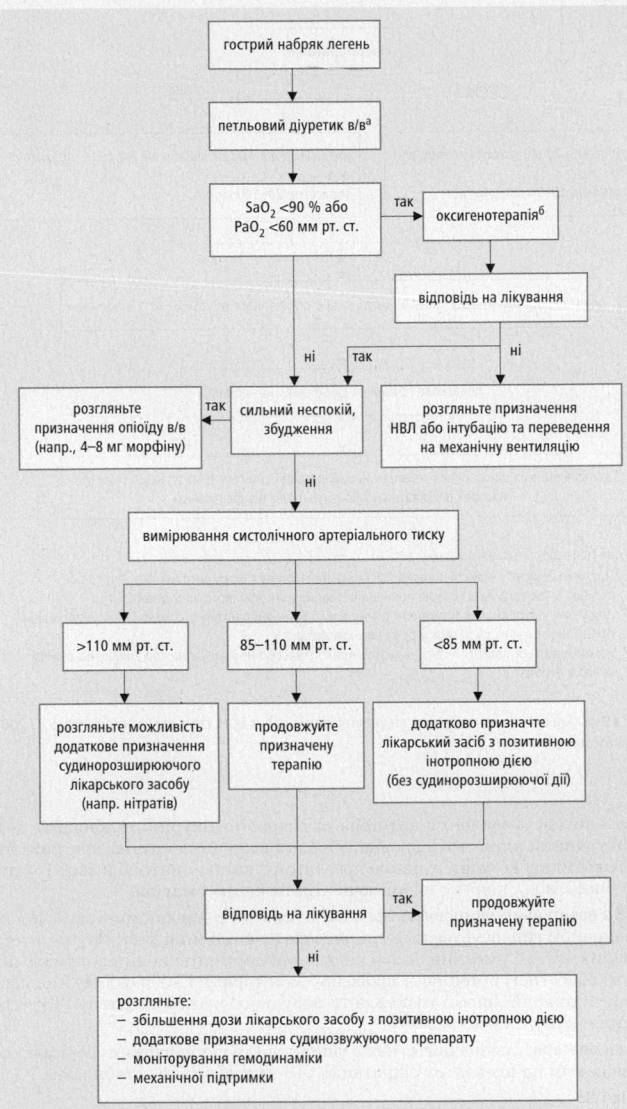

Рис. 19-3. Алгоритм дій при гострому набряку легень (за рекомендаціями ESC 2012, змодифіковано)

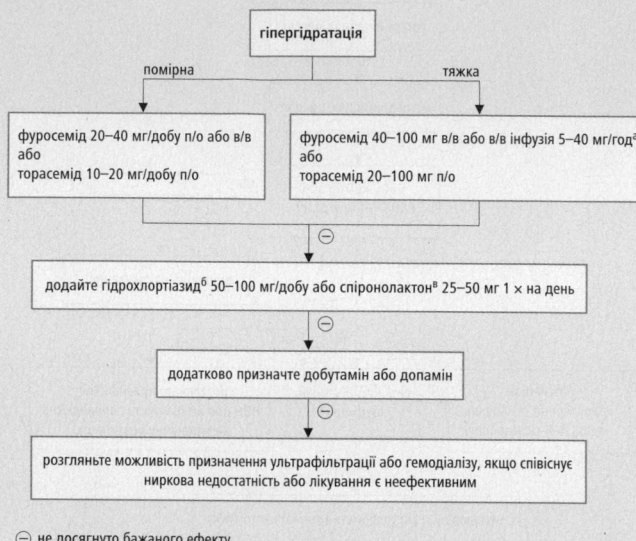

гіпергідратація

помірна / тяжка

фуросемід 20–40 мг/добу п/о або в/в
або
торасемід 10–20 мг/добу п/о

фуросемід 40–100 мг в/в або в/в інфузія 5–40 мг/год[a]
або
торасемід 20–100 мг п/о

⊖

додайте гідрохлортіазид[б] 50–100 мг/добу або спіронолактон[в] 25–50 мг 1 × на день

⊖

додатково призначте добутамін або допамін

⊖

розгляньте можливість призначення ультрафільтрації або гемодіалізу, якщо співіснує
ниркова недостатність або лікування є неефективним

⊖ не досягнуто бажаного ефекту

[a] Постійна інфузія є ефективнішою, ніж болюсне введення дуже високих доз. Впродовж перших 6 год загальна доза не повинна перевищувати 100 мг, а впродовж 24 год — 240 мг.

[б] додаткове призначення тіазидного діуретика або спіронолактону є кращим, ніж застосування самого петльового діуретика у дуже високих дозах

[в] рекомендується пацієнтам без ниркової недостатності, з нормальним або зниженим рівнем калію в сироватці

Рис. 19-4. Алгоритм сечогінного лікування пацієнтів з ГСН (за рекомендаціями ESC 2008, змодифіковано)

показаним встановлення катетера до сечового міхура) і підбирайте дозу з врахуванням клінічної відповіді; обмежте вживання натрію; контролюйте в сироватці крові концентрацію креатиніну, калію і натрію кожні 1–2 дні, в залежності від діурезу, коригуючи втрати калію і магнію.

3. ЛЗ з позитивним інотропним ефектом: показані, в основному, при ГСН з периферичною гіпоперфузією та гіпотензією (систолічний тиск <90 мм рт. ст.); не застосовуйте рутинно, якщо гіпотензія спричинена гіповолемією або іншою оборотною причиною; проводьте моніторинг ЕКГ з огляду на ризик появи тахікардії, ішемії міокарда та порушень серцевого ритму. ЛЗ та дозування →табл. 19-6.

4. Вазопресори: призначайте, якщо гіпотензія та гіпоперфузія зберігаються, незважаючи на адекватну гідратацію. ЛЗ та дозування →табл. 19-6.

5. Інші ЛЗ

1) Серед антиаритмічних ЛЗ єдиний ЛЗ, що є ефективним у більшості випадків надшлуночкових і шлуночкових аритмій і не має негативного інотропного ефекту — це **аміодарон**.

2) У хворих, які тривало приймають **β-блокатор** з приводу ХСН, госпіталізованих у зв'язку з посиленням СН, загалом не потрібно відміняти β-блокатор, хіба що з'явилась необхідність застосовувати ЛЗ з позитивним інотропним ефектом. У разі брадикардії або зниження систолічного тиску

Таблиця 19-6. Застосування внутрішньовенних лікарських засобів з позитивним інотропним ефектом при ГСН

Лікарський засіб	Дозування	Зауваження
дофамін	1) 3–5 мкг/кг/хв 2) >5 мкг/кг/хв (макс. 30 мкг/кг/хв)	– середня доза (1) → збільшує скоротливість міокарда та серцевий викид за рахунок стимуляції адренергічних рецепторів; — велика (2) → стимулюючи α-адренергічні рецептори, підвищує периферичний судинний опір (збільшуючи післянавантаження лівого і правого шлуночка, може погіршувати стан хворих з ГСН) – можна застосовувати при ГСН із супутнім низьким артеріальним тиском – дофамін в низькій дозі часто комбінують з добутаміном у вищій дозі
добутамін	2–20 мкг/кг/хв	– застосуйте з метою збільшення серцевого викиду – стимулює β₁-рецептори, збільшує скоротливість міокарда, прискорює серцевий ритм, у менших дозах виявляє помірний вазодилатуючий ефект, у вищих — викликає вазоконстрикцію – інфузія >24–48 год асоціюється з розвитком толерантності і частковою втрати гемодинамічних ефектів – відміна може створювати труднощі внаслідок рецидиву гіпотензії, застою крові, або ниркової недостатності → поступово знижуйте дозу (на 2 мкг/кг/хв щодня) і оптимізуйте вазодилатуючу терапію (напр. із п/о застосуванням ІАПФ) – у пацієнтів з ІХС може викликати шлуночкові та надшлуночкові аритмії, а також біль у грудній клітці
мілринон	в/в струминно 25–75 мкг/кг м. т. впродовж 10–20 хв, в подальшому 0,375–0,75 мкг/кг/хв	– інгібітор фосфодіестерази (гальмує розпад цАМФ); має позитивну інотропну дію, полегшує релаксацію міокарда і кровоносних судин – показаний хворим з периферичною гіпоперфузією і збереженим артеріальним тиском, із супутнім застоєм крові у малому колі кровообігу чи без застою, у яких лікування діуретиками і вазодилататорами в оптимальних дозах виявилося неефективним – може бути використаний замість дофаміну у хворих, які отримують β-блокатори, а також в разі недостатньої відповіді на добутамін – можливий розвиток проаритмічного ефекту — використовуйте обережно у хворих з ІХС
левосимендан	3–12 мкг/кг впродовж 10 хв, у подальшому 0,05–0,2 мкг/кг/хв	– являються альтернативою для хворих, які вживають β-блокатори, оскільки позитивний інотропний ефект не залежить від стимуляції β-рецептора – у хворих із систолічним артеріальним тиском <100 мм рт. ст. не призначайте дози насичення, оскільки може індукувати гіпотензію
норадреналін	0,2–1,0 мкг/кг/хв	– призначайте (обережно!) тільки у випадку кардіогенного шоку, коли систолічний тиск, незважаючи на лікування інотропним ЛЗ та інфузійну терапію, становить <90 мм рт. ст., а перфузія органів, незважаючи на покращення серцевого викиду — недостатня – може бути показаний у хворих з ГСН і сепсисом – можна комбінувати з кожним з вищевказаних інотропних ЛЗ (обережно з дофаміном); його застосування має перевагу над дофаміном

Лікарський засіб	Дозування	Зауваження
адреналін	1 мг кожні 3–5 хв (тільки під час реанімації); 0,05–0,5 мкг/кг/хв	застосовуйте тільки під час реанімаційних дій при зупинці кровообігу і, в разі необхідності, у випадку резистентності до добутаміну та персистуючої гіпотензії
дигоксин	початкова доза 0,5–1,0 мг; потім 0,125–0,375 мг/добу (контроль концентрації у сироватці крові)	ефективний при ГСН, що викликана тахіаритмією (напр., фібриляцією передсердь); не рекомендується при ГСН, яка виникла внаслідок гострого інфаркту міокарда, у зв'язку з його проаритмогенним ефектом

<100 мм рт. ст. → зменшіть дозу β-блокатора. Якщо β-блокатор відмінено → застосуйте його знову після стабілізації гемодинамічного стану хворого.

3) У хворих, які тривало приймають **ІАПФ/БРА**, без крайньої необхідності не відміняйте цих ЛЗ (відмініть, напр., у хворого в стані шоку), натомість, не розпочинайте їх застосування в гострій фазі СН. Якщо наявні показання, і за відсутності протипоказань, перед випискою хворого з лікарні розпочніть лікування ІАПФ/БРА.

4) Призначайте **тромбопрофілактику** гепарином або іншими антикоагулянтами.

5) У періоді стабілізації у хворих без протипоказань, після оцінки функції нирок та концентрації калію, додайте до лікування **антагоніст альдостерону**.

Допоміжне лікування

1. Вентиляційна підтримка: розгляньте можливість застосування (у першу чергу, неінвазивної, за потреби — інвазивної), якщо, незважаючи на забезпечення прохідності дихальних шляхів і подачі кисню, SaO$_2$ зберігається <90 %).

2. Механічні пристрої, що підтримують функцію серця: застосовуються при ГСН (за винятком станів зі збільшеним серцевим викидом), стійкій до медикаментозного лікування, якщо можливе відновлення ефективної функції серцевого м'яза, або необхідно підтримати кровообіг до часу виконання трансплантації серця або іншого втручання, що може відновити функцію серця.

Хірургічне лікування

Показання:

1) ішемічна хвороба серця з ураженням багатьох судин, яка викликає тяжку ішемію міокарда;

2) гострі механічні ускладнення інфаркту міокарда;

3) гостра мітральна або аортальна недостатність, спричинена ендокардитом або травмою чи розшаруванням аорти (стосується аортального клапана);

4) деякі ускладнення ЧКВ.

→ ОСОБЛИВІ СИТУАЦІЇ

1. Тромбоз протезованого клапана: часто призводить до смерті. При підозрі на це ускладнення негайно виконайте ехокардіографічне дослідження.

1) **тромбоз протезованого клапана правої частини серця або високий хірургічний ризик** → призначайте фібринолітичне лікування: альтеплазу (в/в струминно 10 мг з подальшою інфузією 90 мг впродовж 90 хв) або стрептокіназу (250–500 тис. МО впродовж 20 хв з подальшою інфузією 1–1,5 млн МО впродовж 10 год, після чого застосуйте НФГ);

2) **тромбоз клапана лівої частини серця** → перевага надається заміні клапана.

2. Гостра ниркова недостатність, супутня до ГСН, призводить до метаболічного ацидозу та електролітних порушень, які можуть індукувати аритмії, знижувати ефективність лікування і погіршувати прогноз. Помірна або тяжка ниркова недостатність (рівень креатиніну в сироватці >190 мкмоль/л [2,5 мг/дл]), пов'язана з гіршою відповіддю на діуретики. При гіпергідратації, що зберігається, незважаючи на адекватне фармакологічне лікування, зважте застосування постійної вено-венозної гемофільтрації з ультрафільтрацією.

3. Бронхоспазм: у разі появи у хворого з ГСН призначте сальбутамол 0,5 мл 0,5 % розчину (2,5 мг) у 2,5 мл 0,9 % NaCl впродовж 20-хвилинної небулізації; наступні дози щогодини впродовж перших кількох годин, пізніше — за необхідністю.

20. Артеріальна гіпертензія (АГ)

Систолічний артеріальний тиск ≥140 мм рт. ст. і/або діастолічний тиск ≥90 мм рт. ст. Класифікація залежно від показників, визначених під час офісних вимірювань →табл. 20-1. Бажаний (цільовий) рівень показників АТ →нижче.

В залежності від етіології розрізняють:

1) **первинну (есенціальну)** (>90 % випадків) **АГ;**

2) **вторинну АГ.**

Причини вторинної АГ:

    1) хвороби нирок:

        а) паренхіматозні (ренопаренхіматозна АГ) →розд. 2.20.3;

        б) судинні (вазоренальна [реноваскулярна] АГ) →розд. 2.20.2;

Таблиця 20-1. Визначення та класифікація артеріального тиску (мм рт. ст.)а

Категорія	Систолічний		Діастолічний
оптимальний АТ	<120	та	<80
нормальний АТ	120–129	та/або	80–84
високий нормальний АТ	130–139	та/або	85–89
артеріальна гіпертензія 1 ступеня	140–159	та/або	90–99
артеріальна гіпертензія 2 ступеня	160–179	та/або	100–109
артеріальна гіпертензія 3 ступеня	≥180	та/або	≥110
ізольована систолічна артеріальна гіпертензія	≥140	та	<90

[a] на підставі офісного вимірювання АТ

Якщо рівні систолічного і діастолічного АТ належать до різних категорій, необхідно врахувати вищу категорію.

Ізольовану систолічну АГ також класифікуйте згідно ступенів (1, 2 та 3), в залежності від рівня систолічного АТ.

на основі рекомендацій ESH та ESC 2013

в) ренін-продукуючі пухлини, які походять з юкстагломерулярного комплексу нирок;

г) синдроми первинної ретенції натрію — синдром Лідла, синдром Гордона;

2) хвороби залоз внутрішньої секреції — первинний гіперальдостеронізм, синдром Кушинга, феохромоцитома і парагангліоми, гіпер- або гіпотиреоз, гіперпаратиреоз, карциноїдний синдром, акромегалія;

3) коарктація аорти;

4) прееклампсія або еклампсія;

5) гострий стрес — опіки, алкогольний абстинентний синдром, психогенна гіпервентиляція, гіпоглікемія, стан після великих хірургічних втручань;

6) синдром обструктивного апное сну (СОАС);

7) збільшений об'єм внутрішньосудинної рідини;

8) хвороби нервової системи — підвищення внутрішньочерепного тиску, синдром Гійєна-Барре, тетраплегія, сімейна дизавтономія;

9) ЛЗ — симпатоміметики (також у формі назальних крапель), глюкокортикоїди, еритропоетин, циклоспорин, такролімус, інгібітори МАО, НПЗП, препарати солодки, карбеноксолон, пероральні контрацептиви;

10) токсичні речовини — наркотики (амфетамін, кокаїн), важкі метали, алкоголь, нікотин.

Причини ізольованої систолічної гіпертензії:

1) підвищена жорсткість аорти, особливо у старших осіб;

2) стани, що супроводжуються підвищеним серцевим викидом — недостатність аортального клапана, анемія, гіпертиреоз, хвороба Педжета, артеріовенозні фістули.

20.1. Первинна артеріальна гіпертензія

➡ ЕТІОПАТОГЕНЕЗ

Первинна артеріальна гіпертензія — викликана різноманітними генетичними факторами та факторами навколишнього середовища, які порушують функцію однієї або кількох регулюючих АТ систем, що призводить до встановлення АТ на вищому рівні. Значущу роль у розвитку АГ відіграють: ренін-ангіотензин-альдостеронова (РАА) система, симпатична вегетативна нервова система, натрійуретичні пептиди та речовини, що продукуються судинним ендотелієм (простациклін, NO, ендотеліни). Ризик розвитку АГ збільшують: надмірне споживання натрію, низька фізична активність, ожиріння (особливо центрального типу), психічний стрес (збільшення тонусу симпатичної вегетативної нервової системи).

➡ КЛІНІЧНА КАРТИНА ТА ПРИРОДНИЙ ПЕРЕБІГ

Переважно має безсимптомний перебіг. Може проявлятись болем голови, порушенням сну, швидкою втомлюваністю. Інші суб'єктивні і об'єктивні симптоми з'являються разом із розвитком органних ускладнень АГ. У більшості хворих з неускладненою АГ фізикальне обстеження не виявляє суттєвих відхилень, за винятком підвищеного АТ. У деяких хворих АГ впродовж тривалого часу має лабільний перебіг і не викликає органних ускладнень, тоді як у інших — відразу розвивається її постійна форма. З часом це призводить до: гіпертрофії лівого шлуночка; прискореного розвитку атеросклерозу у сонних, коронарних, ниркових артеріях і артеріях нижніх кінцівок; інсульту; порушення функції нирок (ранній симптом — альбумінурія 30–300 мг/добу; ураження нирок зазвичай розвивається повільно; при легкій і помірній АГ симптоми ниркової недостатності спостерігаються рідко, зазвичай після тривалого багаторічного перебігу АГ і ниркової недостатності; розшарування аорти; змін в судинах сітківки. Ризик смерті з приводу судинних захворювань — підвищений.

➜ДІАГНОСТИКА

Діагностичні дії включають:

1) підтвердження діагнозу АГ;

2) визначення причини АГ (первинна чи вторинна);

3) оцінку серцево-судинного ризику, органних ускладнень і супутніх захворювань.

Допоміжні дослідження

1. Вимірювання АТ: з метою визначення рівня АТ у пацієнта; проведіть традиційні вимірювання (офісні, тобто виконані у лікарському кабінеті), оцініть результати вимірювань, виконаних пацієнтом самостійно (→нижче), а також добове моніторування АТ (ДМАТ →розд. 25.2.3).

2. Лабораторні аналізи: обов'язкові у кожного пацієнта:

1) рівень гемоглобіну і/або гематокрит;

2) концентрації натрію, калію, глюкози (натщесерце), креатиніну (оцінка швидкості клубочкової фільтрації за формулою CKD-EPI або MDRD →розд. 14.2), сечової кислоти, загального холестерину, ЛПНЩ, ЛПВЩ, ТГ в сироватці);

3) аналіз сечі — мікроскопія, оцінка кількості білка в сечі за допомогою смужкового тесту, а також оцінка альбумінурії.

3. ЕКГ: 12-канальна у кожного хворого →розд. 25.1.1.

4. Дослідження, рекомендовані при потребі розширення діагностики:

1) відсоток глікованого гемоглобіну (якщо рівень глюкози в плазмі >5,6 ммоль/л [102 мг/дл] або раніше діагностовано цукровий діабет);

2) кількісна оцінка протеїнурії (у випадку позитивного смужкового тесту);

3) оцінка добової натрій- і каліурії;

4) ДМАТ і домашнє вимірювання АТ;

5) ехокардіографія — оцінка гіпертрофії лівого шлуночка і серцево-судинного ризику;

6) холтерівське моніторування (у випадку аритмії);

7) УЗД сонних артерій — товщина середньої і внутрішньої оболонки, атеросклеротичні зміни;

8) УЗД периферичних артерій і органів черевної порожнини;

9) оцінка швидкості пульсової хвилі;

10) оцінка кісточково-плечового індексу →розд. 2.27.1;

11) обстеження очного дна (у хворих з тяжкою для контролю або резистентною АГ з метою виявлення змін, які відповідають III і IV періодам);

5. Дослідження, рекомендовані при наданні спеціалізованої медичної допомоги:

1) дослідження з метою виявлення судинно-мозкових, серцевих, судинних і ниркових ускладнень (є обов'язковими при резистентній або ускладненій АГ);

2) інші дослідження, залежно від підозрюваної форми вторинної АГ.

6. Самостійне вимірювання АТ (принципи його проведення→розд. 25.2.2): показання:

1) з метою діагностики;

2) під час початкової фази або інтенсифікації гіпотензивного лікування;

3) під час довготривалого моніторингу хворих.

Діагностичні критерії

Рівні АТ з ≥2-х вимірювань, проведених під час ≥2-х оглядів. Первинна АГ діагностується після виключення вторинної АГ.

Скринінгові вимірювання АТ виконуйте принаймі раз в році у всіх дорослих, незалежно від попередніх значень АТ.

Диференційна діагностика

1. Вторинна АГ: клінічні показання і діагностика вторинної АГ→табл. 20-2.

Об'єктивні симптоми, які дозволяють запідозрити вторинну АГ, зокрема включають (також →табл. 20-2):

1) виявлення при пальпаційному обстеженні збільшення нирок (полікістозна дегенерація нирок);

2) судинні або серцеві шуми при аускультації (в черевній порожнині — вазоренальна гіпертензія; в прекардіальній області або грудній клітці — коарктація або інше захворювання аорти, захворювання артерій верхніх кінцівок);

3) слабкий і запізнілий пульс на стегнових артеріях, а також знижений артеріальний тиск на артеріях нижніх кінцівок у порівнянні з артеріальним тиском, виміряним на плечі (коарктація або інша хвороба аорти, захворювання артерій верхніх кінцівок);

4) різниця артеріального тиску на правому і лівому плечі (коарктація аорти, стеноз підключичної артерії);

5) симптоми органних ускладнень — напр., патологічні зміни очного дна, симптоми гіпертрофії лівого шлуночка серця.

2. Ефект «білого халата»: підвищення АТ у деяких осіб при вимірюванні, що виконується лікарем або медсестрою. У вказаній ситуації виконайте ДМАТ. Якщо при офісних вимірюваннях рівні АТ вказують на АГ, а при домашніх вимірюваннях або при ДМАТ результати в нормі →**АГ «білого халата» («офісна» гіпертензія)**. Навпаки, якщо при клінічних вимірюваннях АТ в нормі, а при домашніх вимірюваннях або при ДМАТ — підвищений → **маскована АГ**.

3. Псевдогіпертензія: у осіб похилого віку показники АТ, отримані аускультативним методом, можуть бути суттєво завищені з приводу збільшеної жорсткості (склеротизації стінки) артерій, що призводить до передчасної появи і зникнення тонів. Цей стан можна виявити, пальпуючи пульсову хвилю після наповнення манжети понад рівень систолічного АТ (жорстку артерію не вдається достатньо стиснути сфігмоманометру); крім того, на псевдогіпертензію вказує відсутність ушкодження органів-мішеней, пов'язаних з АГ. У таких випадках необхідно використовувати прилади з осцилометричною технікою вимірювання АТ.

➔ ЛІКУВАННЯ

Лікування при екстрених і термінових показаннях

Спосіб лікування залежить від: рівня АТ, різновиду органних ускладнень, віку хворого та коморбідності →табл. 20-3. При екстрених станах, таких як набряк легень, гіпертонічна енцефалопатія, розшарування аорти → негайно знижуйте АТ, використовуючи парентеральні форми гіпотензивних ЛЗ →табл. 20-4; найкраще у постійній в/в інфузії.

Тривале лікування

Загальні принципи

1. Тривале лікування АГ включає:

1) зміни стилю життя;

2) вживання гіпотензивних ЛЗ →рис. 20-1;

3) модифікацію інших факторів серцево-судинного ризику.

Таблиця 20-2. Клінічні показання і діагностика вторинної артеріальної гіпертензії

Причина	Клінічні показання		Діагностика		
	анамнез	об'єктивне обстеження[a]	допоміжні дослідження	першочергові дослідження	додаткові/підтверджуючі дослідження
паренхіматозна хвороба нирок	інфекція або анатомічні аномалії сечовідних шляхів в анамнезі, гематурія, зловживання анальгетиками, хвороби нирок, зокрема полікістоз нирок в сімейному анамнезі	збільшення нирки при пальпаторному обстеженні (у випадку полікістозу нирок)	білок, еритроцити або лейкоцити в загальному аналізі сечі, зниження ШКФ, альбумінурія та протеїнурія різного ступеня вираженості	УЗД нирок	скринінгова діагностика хвороби нирок
стеноз ниркової артерії	погіршення перебігу АГ або наростаючі труднощі з її лікуванням; ФМД — ранній дебют АГ, частіше у жінок, в анамнезі ФМД або розшарування артерії в іншому судинному басейні; атеросклеротичний стеноз — раптовий початок АГ, раптовий набряк легень	судинний шум в мезогастральній ділянці	швидке погіршення функції нирок (спонтанне або після застосування блокаторів системи РАА), гіпокаліємія, різниця >1,5 см у довжині нирок (при УЗД), мала нирка	УЗД ниркових артерій з кольоровим доплером	МР-ангіографія, КТ-ангіографія, внутрішньоартеріальна субтракційна цифрова ангіографія
первинний гіперальдостеронізм	м'язова слабкість, в сімейному анамнезі ранній початок АГ або гіпокаліємії і цереброваскулярні події у віці <40-ка р.	аритмії	гіпокаліємія[b], надниркова інциденталома, виражені ускладнення АГ	альдостерон-ренінне співвідношення у стандартизованих умовах (→розд. 11.3)	підтверджуючі гормональні дослідження; КТ надниркових; катетеризація надниркових вен
феохромоцитома	пароксизмальне підвищення АГ; біль голови, рясне потовиділення, серцебиття і поблідніння шкіри; феохромоцитома в сімейному анамнезі	шкірні ознаки нейрофіброматозу (плями «кави з молоком», нейрофіброми)	гіперглікемія, надниркова інциденталома, (або в деяких випадках випадкове виявлення пухлини іншої локалізації)	визначення вільних метанефринів у плазмі або фракцій метанефринів у сечі	КТ або МРТ черевної порожнини і таз; сцинтиграфія[в], скринінгові генетичні дослідження для виявлення патогенних мутацій
синдром Кушинга	раптове збільшення маси тіла, поліурія, полідипсія, психічні розлади	«кушингоїдний» габітус (→розд.11.2)	гіперглікемія, надниркова інциденталома	добова екскреція вільного кортизолу у сечі, супресивний тест з 1 мг дексаметазону	супресивні тести з дексаметазоном

[a] основне і додаткове; [б] спонтанна або індукована діуретиками; [в] з [123]I-МІБГ

ФМД — фіброзм'язова дисплазія, АГ — артеріальна гіпертензія
на основі рекомендацій ESH і ESC (2013)

Таблиця 20-3. Ургентні та невідкладні стани, пов'язані з артеріальною гіпертензією

	Ургентні стани	Невідкладні стани
визна-чення	значне підвищення АТ без супутніх прогресуючих органних ускладнень	АТ >180/120 мм рт. ст.; органні ускладнення (неминучі або прогресуючі), що вимагають зниження АТ з метою уникнення серйозних наслідків
при-клади	високий АТ з сильним болем голови, носовою кровотечею, вираженим занепокоєнням	гіпертензивна енцефалопатія, внутрішньочерепна кровотеча, гостра серцева недостатність з набряком легень, нестабільна коронарна хвороба, гострий інфаркт міокарда, розшарування аорти, еклампсія
місце лікуван-ня	приймальне відділення — кількагодинне спостереження; контрольний огляд впродовж декількох днів	госпіталізація у відділення інтенсивної терапії, постійний моніторинг АТ
ЛЗ	застосуйте в режимі «на вимогу» короткодіючий гіпотензивний ЛЗ п/о (напр., каптоприл, клонідин); змодифікуйте тривале лікування	гіпотензивний ЛЗ в/в →табл. 20-4; знижуйте АТ на 25 % впродовж 1-ої год; якщо клінічний стан стабільний → знижуйте до 160/100—110 мм рт. ст. впродовж 2—6 год і до нормального рівня впродовж 24—48 год[a]

[a] В гострій фазі інсульту може спостерігатись значне підвищення АТ, але не знижуйте його різко, щоб не спричинити зниження мозкового кровотоку, щозагрожує розширенням вогнища ішемії (принципи контролю АТ при інсульті →розд. 2.29). Зниження АТ при гострому розшаруванні аорти →розд. 2.23.

АТ — артеріальний тиск, ЛЗ — лікарський засіб

2. Рішення щодо способу лікування залежить від величини АТ і від загального серцево-судинного ризику →табл. 20-5:

1) АГ 3-го ступеня (незалежно від серцево-судинного ризику) → негайно розпочніть фармакотерапію, одночасно зі зміною способу життя;

2) АГ 2-го ступеня і високий серцево судинний ризик (≥3-х факторів серцево--судинного ризику, пошкодження органів, цукровий діабет, серцево-судинне захворювання або хронічне захворювання нирок [ХЗН]) → розпочніть фармакотерапію одночасно зі зміною способу життя;

3) АГ 2-го ступеня і помірний серцево-судинний ризик (≤2-х факторів серцево--судинного ризику) → почніть з рекомендації щодо зміни способу життя, а якщо через кілька тижнів немає очікуваного ефекту → приєднайте фармакотерапію;

4) АГ 1-го ступеня і високий серцево-судинний ризик внаслідок пошкодження органів, цукрового діабету, серцево-судинного захворювання або ХЗН → розпочніть фармакотерапію;

5) АГ 1-го ступеня і низький або помірний серцево-судинний ризик → можете почати гіпотензивну фармакотерапію, якщо АТ зберігається на такому рівні протягом кількох наступних оглядів, або коли є підвищеним відповідно до критеріїв амбулаторних вимірювань і зберігається на цьому рівні, незважаючи на достатньо тривалий період зміни способу життя.

Не застосовуйте фармакотерапію в:

1) осіб з високим нормальним АТ;

2) у молодих хворих з ізольованою систолічною АГ (але проводьте у них ретельний моніторинг).

Таблиця 20-4. Парентеральні гіпотензивні лікарські засоби для лікування артеріальної гіпертензії при невідкладних станах (за JNC 7, з модифікаціями)

Лікарський засіб	Доза	Початок/тривалість дії	Побічні ефекти[a]	Особливі показання
нітропрусид натрію	0,25–10 мкг/кг/хв у в/в інфузії (макс. доза тільки впродовж 10 хв)	негайно/1–2 хв	нудота, блювання, м'язові спазми, пітливість, отруєння тіоціанідами і ціанідами	більшість невідкладних станів; обережно при підвищеному внутрішньочерепному тиску або азотемії
фенолдопам	0,1–0,3 мкг/кг/хв у в/в інфузії	<5 хв/30 хв	тахікардія, біль голови, нудота, гіперемія обличчя	більшість невідкладних станів; обережно при глаукомі
нітрогліцерин	5–100 мкг/хв у в/в інфузії	2–5 хв/5–10 хв	біль голови, блювання, метгемоглобінемія, розвиток толерантності при довготривалому застосуванні	ішемія міокарда
дигідралазин	10–20 мг в/в	10–20 хв/1–4 год	тахікардія, гіперемія обличчя, біль голови, блювання, посилення стенокардії	еклампсія
лабеталол	20–80 мг в/в у вигляді струминних введень кожні 10 хв або в/в інфузії 0,5–2,0 мг/хв	5–10 хв/3–6 год	блювання, оніміння шкіри голови, відчуття печіння в горлі, запаморочення, АВ-блокада	більшість невідкладних станів, за винятком гострої серцевої недостатності
есмолол	250–500 мкг/кг/хв (болюс), потім 50–100 мкг/кг/хв в/в; можна повторити болюс через 5 хв або прискорити інфузію до 300 мкг/хв	1–2 хв/10–30 хв	нудота, АВ-блокада	розшарування аорти, периопераційний період
фентоламін	5–15 мг в/в	1–2 хв/10–30 хв	тахікардія, біль голови, гіперемія обличчя	надмір катехоламінів (напр. феохромоцитома)
урапідил	10–50 мг в/в, повторіть; або в/в інфузія спочатку 2 мг/хв, потім, в середньому, 9 мг/год	1–5 хв/1–2 год	запаморочення і біль голови, нудота, блювання, задишка, серцебиття, тахікардія або брадикардія, відчуття стискання за грудиною, аритмія	більшість невідкладних станів

[a] Гіпотензія може спостерігатись під час застосування кожного з вище наведених ЛЗ

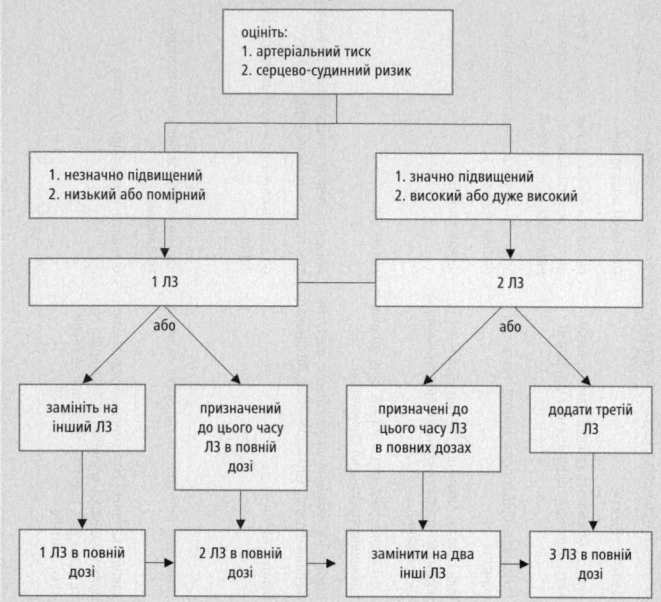

Рис. 20-1. Алгоритм вибору між монотерапією і комбінованим лікуванням артеріальної гіпертензії (на основі рекомендацій ESH і ESC 2013). Лікування необхідно інтенсифікувати, якщо не досягнуто цільових показників.

3. Цільові рівні АТ:

1) **систолічний АТ <140 мм рт. ст.** у всіх хворих з АГ; за винятком хворих:

   а) з ХЗН, з явною протеїнурією → можна зважити зниження **<130** мм рт. ст. за умови моніторингу рШКФ;

   б) похилого віку, але <80-ти років → **140–150** мм рт. ст. (при задовільному загальному стані можете зважити зниження <140 мм рт. ст., а у хворих в незадовільному загальному стані цільове значення встановіть в індивідуальному порядку);

   в) у віці ≥80-ти років → **140–150** мм рт. ст.

2) систолічний АТ **<90 мм рт. ст.**, за винятком хворих з цукровим діабетом →**<85** мм рт. ст.

Модифікація способу життя

1. Зменшення надмірної ваги і збереження належної маси тіла (окружність талії <88 см у жінок, <102 см у чоловіків, ІМТ <25кг/м^2).

2. Середземноморська дієта.

3. Зменшення вживання натрію до 5–6 г хлориду натрію на добу.

4. Обмеження вживання алкоголю до ≤20–30 г етанолу/добу у чоловіків і 10–20 г у жінок та осіб з низькою масою тіла.

5. Адекватна фізична активність: регулярні аеробні вправи, напр. прогулянка у швидкому темпі 30–45 хв щоденно.

6. Припинити паління тютюну.

Гіпотензивна фармакотерапія

1. Основні групи гіпотензивних ЛЗ: діуретики, β-блокатори, блокатори кальцієвих каналів, інгібітори АПФ (ІАПФ), блокатори рецепторів ангіотензину (БРА). Ефективність у зниженні АТ подібна. Особливі показання і протипоказання →табл. 20-6, препарати і дозування →табл. 20-7.

2. Додаткові гіпотензивні ЛЗ: інгібітори реніну (аліскірен), α_1-блокатори (доксазозин, празозин, теразозин), ЛЗ центральної дії, що гальмують активність симпатичної вегетативної нервової системи (метилдопа, клонідин, рилменідин, моксонідин); ЛЗ, що безпосередньо знижують тонус стінок артеріол (дигідралазин, тодралазин), петльові діуретики, антагоністи альдостерону. Застосовуються при комбінованому лікуванні та в особливих випадках. Препарати, дозування, особливі показання і протипоказання →табл. 20-8.

3. Принципи фармакотерапії: в залежності від рівня серцево-судинного ризику, стартового і цільових рівнів АТ, фармакотерапію розпочніть із застосування 1-го ЛЗ у низькій дозі (це може бути будь-який препарат з основних груп ЛЗ, хіба що існують особливі показання чи протипоказання щодо вибору ЛЗ з конкретної групи), або 2-х ЛЗ у низьких дозах (стосується хворих з АТ, підвищеним на >20/10 мм рт. ст. [тобто з АГ 2-го або 3-го ступеня], або обтяжених високим серцево-судинним ризиком; якщо можливо, застосовуйте комбінований препарат). Більшість гіпотензивних ЛЗ розвивають повний гіпотензивний ефект через кілька тижнів від початку лікування, тому ефективність застосованої терапії оцінюйте через 2–4 тиж.

Якщо під час лікування 1 ЛЗ у низькій дозі контролю АТ не досягнуто (у переважної більшості хворих потрібне застосування ≥2-х гіпотензивних ЛЗ), можна:

1) додати другий ЛЗ (рекомендована тактика);

2) замінити ЛЗ на інший (тільки у тому разі, якщо не досягнуто гіпотензивного ефекту або з'явилися небажані ефекти);

3) збільшити дозу ЛЗ, який досі застосовувався (що підвищує ризик появи небажаних ефектів).

Якщо лікування 2-ма ЛЗ у низьких дозах (від самого початку чи як наступний етап) не є ефективним, можна:

1) підвищити дози ЛЗ, які досі застосовувались, або

2) додати 3-й ЛЗ у низькій дозі.

Зазвичай, застосовують 2 або 3 гіпотензивні ЛЗ, рідко більше.

Рекомендовані комбінації (відповідно до ESH і ESC 2013):

1) тіазидний/тіазидоподібний діуретик + ІАПФ;

2) тіазидний/тіазидоподібний діуретик + БРА;

3) тіазидний/тіазидоподібний діуретик + блокатор кальцієвих каналів;

4) блокатор кальцієвих каналів + ІАПФ;

5) блокатор кальцієвих каналів +БРА.

Найбільш раціональна комбінація з 3-х ЛЗ — це препарат, що діє на РАА систему (ІАПФ або БРА) + блокатор кальцієвих каналів + тіазидний/тіазидоподібний діуретик.

→ **МОНІТОРИНГ**

Частота контрольних оглядів залежить від загального серцево-судинного ризику і рівня АТ у даного хворого, а також від співпраці з пацієнтом (напр., самостійні домашні вимірювання АТ). Після досягнення бажаного АТ і контролю інших факторів ризику частоту оглядів можна значно знизити. Протягом тижня перед контрольним оглядом необхідно виконувати самостійні вимірювання АТ (≥2-х вимірювань зранку і вечером, перед прийомом їжі і ЛЗ, впродовж 7 днів, потім розраховується середній АТ без врахування 1-го дня.

Таблиця 20-5. Класифікація сумарного серцево-судинного ризику і показання до зміни стилю життя та гіпотензивної терапії

	Артеріальний тиск (мм рт. ст.)[a]			
	високий нормальний[б] САТ 130–139 або ДАТ 85–89	1 ступінь САТ 140–159 або ДАТ 90–99	2 ступінь САТ 160–179 або ДАТ 100–109	3 ступінь САТ ≥180 або ДАТ ≥110
без інших факторів ризику	без фармакотерапії	низький ризик зміна стилю життя протягом кількох місяців у подальшому фармакотерапія	помірний ризик зміна стилю життя протягом кількох тижнів у подальшому фармакотерапія	високий ризик зміна стилю життя негайна фармакотерапія
1–2 фактори ризику	низький ризик зміна стилю життя без фармакотерапії	помірний ризик зміна стилю життя протягом кількох тижнів у подальшому фармакотерапія	помірний або високий ризик зміна стилю життя протягом кількох тижнів у подальшому фармакотерапія	високий ризик зміна стилю життя негайна фармакотерапія
≥3 фактори ризику	низький або помірний ризик зміна стилю життя без фармакотерапії	помірний або високий ризик зміна стилю життя протягом кількох тижнів у подальшому фармакотерапія	високий ризик зміна стилю життя фармакотерапія	високий ризик з міна стилю життя негайна фармакотерапія
органні ураження, 3 категорія ХХН або цукровий діабет	помірний або високий ризик зміна стилю життя без фармакотерапії	високий ризик зміна стилю життя фармакотерапія	високий ризик зміна стилю життя фармакотерапія	високий або дуже високий ризик зміна стилю життя негайна фармакотерапія
симптомне ССЗ, ≥4 категорія ХХН або цукровий діабет з органними ураженнями/факторами ризику	дуже високий ризик зміна стилю життя без фармакотерапії	дуже високий ризик зміна стилю життя фармакотерапія	дуже високий ризик зміна стилю життя фармакотерапія	дуже високий ризик зміна стилю життя негайна фармакотерапія

Додаткові фактори ризику: чоловіча стать, вік (Ч ≥55 р., Ж ≥65 р.), тютюнопаління, дисліпідемія (загальний холестерин >4,9 ммоль/л [190 мг/дл] і/або ХС ЛПНЩ >3,0 ммоль/л [115 мг/дл], і/або ХС ЛПВЩ <1,0 ммоль/л [40 мг/дл] у чоловіків і <1,2 ммоль/л [46 мг/дл] у жінок і/або тригліцериди >1,7 ммоль/л [150 мг/дл]), рівень глюкози в плазмі натще 5,6–6,9 ммоль/л (102–125 мг/дл), порушена толерантність до глюкози, ожиріння (ІМТ ≥30 кг/м²), черевне ожиріння (окружність талії в осіб білої раси: Ч ≥102 см, Ж ≥88 см), передчасне серцево-судинне захворювання в сімейному анамнезі (Ч <55 р., Ж <65 р.)

Безсимптомні (субклінічні) органні ушкодження: пульсовий тиск (у похилому віці) ≥60 мм рт. ст., ознаки гіпертрофії лівого шлуночка на ЕКГ (показник Соколова-Ліона >3,5 мВ; R в aVL >1,1 мВ; добуток Корнелла >244 мВ×мс) або при ЕхоКГ (ІМЛШ: Ч ≥115 г/м², Ж ≥95 г/м²), потовщення стінки сонної артерії (ТКІМ >0,9 мм) або атеросклеротична бляшка, швидкість пульсової хвилі на каротидно-феморальному сегменті >10 м/с, кісточково-плечовий індекс (КПІ) <0,9; ХХН з рШКФ 30–60 мл/хв/1,73 м², альбумінурія 30–300 мг/24 год або співвідношення альбумін/креатинін (найкраще в ранковій порції сечі) 30–300 мг/г (3,4–34 мг/ммоль)

ССЗ: цереброваскулярне захворювання (ішемічний інсульт, крововилив в головний мозок, транзиторна ішемічна атака), ішемічна хвороба серця (інфаркт міокарда, стенокардія, коронарна реваскуляризація), серцева недостатність (зокрема зі збереженою фракцією викиду), симптомна хвороба периферичних артерій нижніх кінцівок, запущена ретинопатія (геморагії або ексудати, набряк диска зорового нерва)

[a] Особи з високим офісним АТ, але нормальним позаофісним АТ (гіпертензія білого халата), мають менший ризик, аніж особи з тривалою артеріальною гіпертензією з ідентичними ми показниками аАТ при традиційних вимірюваннях, особливо за відсутності органних ушкоджень та цукрового діабету, ССЗ або ХХН.

[b] Особи з високим нормальним офісним АТ, але підвищеним позаофісним АТ (прихована артеріальна гіпертензія), мають ідентичний ризик, як особи з артеріальною гіпертензією, тому необхідно зважити застосування у них фармакотерапії.

АТ — артеріальний тиск, ДАТ — діастолічний артеріальний тиск, Ж — жінки, ІМЛШ — індекс маси лівого шлуночка, рШКФ — розрахована швидкість клубочкової фільтрації, САТ — систолічний артеріальний тиск, ССЗ — серцево-судинне захворювання, ТКІМ — товщина комплексу інтима-медіа, ХХН — хронічна хвороба нирок, Ч — чоловіки

відповідно до рекомендацій ESH і ESC (2013)

Таблиця 20-6. Особливі показання та протипоказання до застосування основних груп гіпотензивних ЛЗ (відповідно до рекомендацій ESH і ESC, 2013, змодифіковано)

Група лікарських засобів	Особливі показання	Протипоказання
діуретики		
тіазидні та тіазидоподібні	ізольована систолічна гіпертензія (в осіб похилого віку), серцева недостатність, АГ в осіб чорної раси	подагра, метаболічний синдром[a], ПТГ[a], вагітність[a], гіперкальціємія[a], гіпокаліємія[a], гіпонатріємія[a]
антагоністи альдостерону	серцева недостатність, перенесений інфаркт міокарда, профілактика фібриляції передсердь (зважте доцільність)	ниркова недостатність, гіперкаліємія, вагітність
β-блокатори	стенокардія, перенесений інфаркт міокарда, серцева недостатність, аневризма аорти, вагітність, профілактика фібриляції передсердь (зважте доцільність), контроль частоти ритму шлуночків при фібриляції передсердь	бронхіальна астма, АВ-блокада II/III°, захворювання периферичних артерій[a], метаболічний синдром[a], ПТГ[a], ХОЗЛ[a] (за винятком β-блокаторів з судинорозширюючою дією)[a], спортсмени і фізично активні хворі[a]
блокатори кальцієвих каналів		
похідні дигідропіридину	гіпертрофія лівого шлуночка, асимптомний атеросклероз, стенокардія, захворювання периферичних артерій, ізольована систолічна гіпертензія (в осіб похилого віку), метаболічний синдром, вагітність, АГ в осіб чорної раси	тахіаритмії[a], серцева недостатність[a]
верапаміл і дилтіазем	контроль частоти ритму шлуночків при фібриляції передсердь, гіпертрофія лівого шлуночка, асимптомний атеросклероз, стенокардія, захворювання периферичних артерій, ізольована систолічна гіпертензія (в осіб похилого віку), метаболічний синдром, вагітність, АГ в осіб чорної раси	АВ-блокада II/III°, тяжка дисфункція лівого шлуночка, серцева недостатність, брадикардія
ІАПФ	гіпертрофія лівого шлуночка, асимптомний атеросклероз, мікроальбумінурія, порушення функції нирок, перенесений інфаркт міокарда, серцева недостатність, профілактика фібриляції передсердь (зважте доцільність), термінальна стадія ниркової недостатності/протеїнурія, захворювання периферичних артерій, метаболічний синдром, цукровий діабет	вагітність, ангіоневротичний набряк, гіперкаліємія, двобічний стеноз ниркової артерії, стеноз ниркової артерії єдиної нирки, стеноз артерії трансплантованої нирки, жінки репродуктивного віку[a]
блокатори рецептора ангіотензину (БРА)	гіпертрофія лівого шлуночка, мікроальбумінурія, порушення функції нирок, перенесений інфаркт міокарда, серцева недостатність, профілактика фібриляції передсердь (зважте доцільність), термінальна стадія ниркової недостатності/протеїнурія, метаболічний синдром, цукровий діабет	вагітність, гіперкаліємія, двобічний стеноз ниркової артерії, стеноз ниркової артерії єдиної нирки, стеноз артерії трансплантованої нирки, жінки репродуктивного віку[a]

[a] відносні протипоказання; ПТГ — порушена толерантність до глюкози

Таблиця 20-7. Типове дозування пероральних гіпотензивних лікарських засобів

Лікарський засіб і препарати	Дозування
β-блокатори	
ацебутолол	400 мг 1×на день або 200 мг 2×на день
атенолол	25–100 мг 1×на день
бетаксолол	5–20 мг 1×на день
бісопролол	2,5–10 мг 1×на день (макс. 20 мг/добу)
целіпролол	100–400 мг 1×на день
карведілол	6,25–25 мг 1–2×на день
метопролол препарати зі стандартним вивільненням, препарати з пролонгованим вивільненням	25–100 мг 2×на день 50–100 мг 1×на день (до 200 мг 1×на день)
небіволол	5 мг 1×на день
піндолол	55–10 мг/добу 2×на день (до 20 мг/добу можна 1×на день); макс. 60 мг/добу
пропранолол	40–80 мг 2–4×на день
блокатори кальцієвих каналів	
амлодипін	2,5–10 мг 1×на день
дилтіазем препарати стандартного вивільнення; препарати пролонгованого вивільнення	30–60 мг 3×на день 90–480 мг 1×на день або 90–240 мг 2×на день
фелодипін	5–10 мг 1×на день
ісрадипін	2,5–10 мг 1×на день або 5 мг 2×на день
лацидипін	4–6 мг 1×на день
лерканідепін	10–20 мг 1×на день
нітрендипін	10–20 мг 1×на день (макс. 20 мг 2×на день)
верапаміл препарати стандартного вивільнення; препарати пролонгованого вивільнення	40–120 мг 3–4×на день 120–240 мг 1–2×на день
діуретики	
амілорид комбіновані препарати з гідрохлортіазидом	2,5–5 мг 1–2×на день
хлорталідон	12,5–50 мг 1×на день або 50 мг через день
гідрохлортіазид, комбіновані препарати	12,5–50 мг 1×на день
індапамід препарати стандартного вивільнення; препарати пролонгованого вивільнення	2,5 мг 1×на день 1,5 мг 1×на день

Лікарський засіб і препарати	Дозування
клопамід	5–20 мг 1 × на день
спіронолактон	25–50 мг 1–2 × на день
торасемід	2,5–10 мг 1 × на день
інгібітори АПФ	
беназеприл	5–20 мг 1–2 × на день
квінаприл	5–40 мг 1–2 × на день
цилазаприл	2,5–5 мг 1 × на день
еналаприл	2,5–20 мг 1–2 × на день
імідаприл	5–20 мг 1 × на день
каптоприл	25–50 мг 2–3 × на день
лізіноприл	10–40 мг 1 × на день
периндоприл	4(5)–8(10) мг 1 × на день
раміприл	2,5–5 мг 1 × на день (макс. 10 мг)
трандолаприл	2–4 мг 1 × на день
зофеноприл	30 мг 1 × на день (макс. 60 мг 1 × на день або 30 мг 2 × на день)
антагоністи рецептора ангіотензину	
епросартан	600 мг 1 × на день
ірбесартан	150–300 мг 1 × на день
кандесартан	8–32 мг 1 × на день
лозартан	25–100 мг 1 × на день або у 2 поділених дозах
телмісартан	20–80 мг 1 × на день
валсартан	80–320 мг 1 × на день
комбіновані препарати	
ІАПФ + блокатор кальцієвих каналів	
лізіноприл + амлодипін	[10 + 5 мг], [20 + 10 мг] 1 × на день
периндоприл + амлодипін	[4 + 5 мг] [4 + 10 мг] [8 + 5 мг] [8 + 10 мг] [5 + 5 мг] [5 + 10 мг] [10 + 5 мг] [10 + 10 мг] 1 × на день
раміприл + амлодипін	[5 + 5 мг] [10 + 5 мг] [5 + 10 мг] [10 + 10 мг] 1 × на день
раміприл + фелодипін	[2,5 + 2,5 мг] 1–2 табл. 1 × на день [5 + 5 мг] 1 × на день
амлодипін + телмісартан	[5 + 40 мг] [10 + 40 мг] [5 + 80 мг] [10 + 80 мг] 1 × на день
трандолаприл + верапаміл	[2 + 180 мг] 1 × на день

Лікарський засіб і препарати	Дозування
блокатор рецептора ангіотензину + блокатор кальцієвих каналів	
вальсартан + амлодипін	[80 + 5 мг] [160 + 5 мг] [160 + 10 мг] 1 × на день
кандесартан + амлодипін	[8 + 5 мг] [16 + 10 мг]] 1 × на день
лозартан + амлодипін	[50 + 5 мг] [100 + 5 мг] [50 + 10 мг] [100 + 10 мг] 1 × на день
телмісартан + амлодипін	[40 + 5 мг] [40 + 10 мг] [80 + 5 мг] [80 + 10 мг] 1 × на день
ІАПФ + тіазидний/тіазидоподібний діуретик	
беназеприл + гідрохлортіазид	[10 + 12,5 мг] 1 × на день
еналаприл + гідрохлортіазид	[10 + 25 мг] [10 + 12,5 мг] 1–2 табл. 1 × на день
зофеноприл + гідрохлортіазид	[30 + 12,5 мг] 1 × на день
лізиноприл + гідрохлортіазид	[10 + 12,5 мг], 1–2 табл. 1 × на день [20 + 12,5 мг] [20 + 25 мг] 1 × на день
периндоприл + індапамід	[2,5 + 0,625 мг] 1 × на день [4 + 1,25 мг] 1 × на день [2,0 + 0,625 мг] [8 + 2,5 мг] 1 × на день [5 + 1,25 мг] 1 × на день [10 + 2,5 мг] 1 × на день
раміприл + гідрохлортіазид	[2,5 + 12,5 мг] 1–2 табл. 1 × на день [5 + 25 мг] 1 × на день
хіналрил + гідрохлортіазид	[10 + 12,5 мг] 1 × на день; [20 + 12,5 мг] 1 × на день
цилазаприл + гідрохлортіазид	[5 + 12,5 мг] 1 × на день
блокатор рецептора ангіотензину + тіазидний діуретик	
ірбесартан + гідрохлортіазид	[150 + 12,5 мг] [300 + 12,5 мг] 1 × на день
кандесартан + гідрохлортіазид	[8 + 12,5 мг] [16 + 12,5 мг] 1 × на день [32 + 12,5 мг] [32 + 25 мг] 1 × на день
лозартан + гідрохлортіазид	[50 + 12,5 мг] 1–2 табл. 1 × на день [100 + 12,5 мг] 1 × на день [100 + 25 мг] 1 × на день
телмісартан + гідрохлортіазид	[40 + 12,5 мг] 1 × на день [80 + 12,5 мг] [80 + 25 мг] 1 × на день
вальсартан + гідрохлортіазид	[80 + 12,5 мг] 1 × на день [160 + 12,5 мг] 1 × на день [160 + 25 мг] 1 × на день [320 + 12,5 мг] [320 + 25 мг] 1 × на день
тіазидоподібний діуретик + блокатор кальцієвих каналів	
індапамід + амлодипін	[1,5 + 5 мг] [1,5 + 10 мг] 1 × на день

Лікарський засіб і препарати	Дозування
β-блокатор + ІАПФ	
бісопролол + периндоприл	[5 + 5 мг] [5 + 10 мг] [10 + 5 мг] [10 + 10 мг] 1×на день
β-блокатор + тіазидний діуретик	
небіволол + гідрохлортіазид	[5 + 12,5 мг] [5 + 25 мг] 1 табл. 1×на день
β-блокатор + блокатор кальцієвих каналів	
бісопролол + амлодипін	[5 + 5 мг] [10 + 5 мг] [5 + 10 мг] [10 + 10 мг] 1×на день
блокатор кальцієвих каналів + статин	
амлодипін + аторвастатин	[5 + 10 мг] [10 + 10 мг] [5 + 20 мг] [10 + 20 мг] 1×на день
амлодипін + розувастатин	[5 + 10 мг] [10 + 10 мг] [5 + 15 мг] [10 + 15 мг] [5 + 20 мг] [10 + 20 мг] 1×на день
β-блокатор + ацетилсаліцилова кислота	
бісопролол + ацетилсаліцилова кислота	[5 + 75 мг] [10 + 75 мг] 1 х на день
3 гіпотензивні лікарські засоби	
амлодипін + індапамід + периндоприл	[5 + 1,25 + 4 мг] [10 + 1,25 + 4 мг] [5 + 0,625 + 5 мг] [5 + 1,25 + 5 мг] [10 + 1,25 + 5 мг] [5 + 2,5 + 8 мг] [10 + 2,5 + 8 мг] [5 + 2,5 + 10 мг] [10 + 2,5 + 10 мг] 1×на день [5 мг+1,25 мг+5 мг], [10 мг+1,25 мг+5 мг], [5 мг+2,5 мг+10 мг], [10 мг+2,5 мг+10 мг] 1×на день
вальсартан + амлодипін + гідрохлортіазид	[160 + 5 + 12,5 мг] [160 + 10 + 25 мг] 1×на день [5 + 10 мг] [10 + 10 мг] [5 + 20 мг] [10 + 20 мг] 1×на день

Заплануйте контрольні огляди хворих з АГ:

1) через 2–4 тиж. від початку гіпотензивного лікування;

2) через 4 тиж. після зміни схеми лікування;

3) кожних 3 міс. після досягнення цільових рівнів АТ.

→ **О С О Б Л И В І   С И Т У А Ц І Ї**

Хворі похилого віку

1. В осіб похилого віку (>65-ти р.) найчастішою формою АГ є ізольована систолічна АГ. Часто також спостерігається ортостатична гіпотензія (необхідно вимірювати АТ після переведення у вертикальне положення та уникати ЛЗ, що підвищують ризик гіпотензії), і значна варіабельність АТ.

2. Гіпотензивне лікування зменшує поширеність захворювання і летальність з приводу серцево-судинних причин також у хворих віком >80-ти років.

Таблиця 20-8. Додаткові гіпотензивні лікарські засоби

ЛЗ	Доза	Особливі показання	Протипоказання
аліскірен	150–300 мг 1×на день		як до БРА →табл. 20-6
доксазозин	2–4 мг 1×на день	доброякісна гіперплазія передміхурової залози	ортостатична гіпотензія, серцева недостатність
теразозин	1–20 мг 1×на день		
метилдопа	0,25–1 г 2×на день	артеріальна гіпертензія у вагітних, застосовуйте в комбінації з діуретиком	печінкова недостатність, феохромоцитома, гемолітична анемія, депресія, сексуальні порушення
клонідин	0,075–0,15 мг 2–3×на день	застосовуйте в комбінації з діуретиком	печінкова або ниркова недостатність, депресія, синдром слабкості синусного вузла, тяжкі брадиаритмії
моксонідин	0,2–0,6 мг/добу	легка й помірно-виражена АГ, особливо у молодих хворих із проявами підвищеної активності симпатичної нервової системи	тяжка депресія, тяжка ниркова недостатність
рилменідин	1 мг 1–2×на день		
дигідралазин	75–200 мг/добу, розділених на 3–4 прийоми	застосовуйте винятково, разом з діуретиком і β-блокатором	тахікардія, порушення мозкового кровообігу, мітральний стеноз, аневризма аорти, гіпертрофічна кардіоміопатія, ішемічна хвороба серця, пошкодження нирок і печінки, порфірія
тодралазин	60–180 мг/добу		

3. Починайте гіпотензивне лікування, якщо систолічний АТ становить ≥160 мм рт. ст.; також можете його зважити (принаймі в осіб у віці <80-ти років), якщо систолічний АТ знаходиться в межах 140–159 мм рт. ст. за умови, що хворий задовільно переносить таку терапію.

4. Цільові значення: 140–150 мм рт. ст. (винятки →вище).

5. У хворих, що досягли віку 80-ти років зважте продовження гіпотензивного лікування, яке задовільно ними переноситься.

6. Загальні принципи гіпотензивного лікування:

1) АТ знижуйте поступово;

2) розпочинайте лікування від низьких доз ЛЗ;

3) пам'ятайте про можливі взаємодії з іншими ЛЗ;

4) вибирайте просту схему лікування.

7. Лікування можна розпочати ЛЗ з будь-якої групи основних гіпотензивних ЛЗ, однак у випадку ізольованої систолічної АГ в першу чергу застосуйте діуретик (тіазидний або тіазидоподібний) або блокатор кальцієвих каналів. Вибираючи гіпотензивні ЛЗ, враховуйте часту наявність коморбідних захворювань.

8. У значного відсотка хворих необхідно застосувати ≥2 гіпотензивні ЛЗ для досягнення цільових показників; особливо складно знизити систолічний АТ <140 мм рт. ст.

Хворі на цукровий діабет

1. Цільові значення: <140/85 мм рт. ст.

2. Позитивну дію виявляють усі основні групи гіпотензивних ЛЗ.

3. ІАПФ і БРА виявляють нефропротекторну активність, значною мірою зменшують протеїнурію; необхідно віддавати їм перевагу, особливо у випадку протеїнурії або альбумінурії >30 мг/24 год.

4. Досягнення цільового АТ у більшості хворих найчастіше можливе тільки при застосуванні ≥3-х адекватно підібраних гіпотензивних ЛЗ.

5. АТ необхідно вимірювати також після переведення у вертикальне положення, з огляду на підвищений ризик ортостатичної гіпотензії.

6. Особливо важливою є інтенсивна зміна стилю життя → вище.

Артеріальна гіпертензія «білого халата» («офісна» АГ)

У хворих без додаткових факторів серцево-судинного ризику зважте обмеження терапевтичних втручань до зміни способу життя, за умови ретельного спостереження. Якщо серцево-судинний ризик є вищим за рахунок метаболічних порушень або безсимптомного пошкодження органів, можете додатково розглянути доцільність призначення гіпотензивної фармакотерапії.

Маскована артеріальна гіпертензія

Зважте застосування як зміни стилю життя, так і гіпотензивних ЛЗ, оскільки АГ цього типу пов'язана з серцево-судинним ризиком, подібним до ризику у випадку гіпертензії, виявленої в офісі лікаря і поза ним.

Резистентна артеріальна гіпертензія

1. Визначення: АГ вважається резистентною, якщо, незважаючи на застосування в оптимальних дозах і адекватних комбінаціях ≥3-х гіпотензивних ЛЗ (включаючи діуретик), цільового рівня АТ досягти не вдається.

2. Причини:

1) невиконання пацієнтом лікарських призначень щодо застосування гіпотензивних ЛЗ, зміни стилю життя (зловживання алкоголем, паління тютюну, надмірне споживання натрію, тривале ожиріння);

2) невідповідні комбінації ЛЗ (відсутність діуретика, невідповідно вибрана доза діуретика або невідповідність його типу до ступеня порушення функції нирок), занадто низькі дози ЛЗ;

3) псевдорезистентність (помилки при вимірюванні АТ →розд. 25.2.1, ефект «білого халата» →вище);

4) псевдогіпертензія →вище;

5) синдром обструктивного апное сну (СОАС);

6) взаємодія ЛЗ, що знижує ефективність гіпотензивних ЛЗ (НПЗП);

7) прийом ЛЗ, що підвищують АТ →вище;

8) метаболічний синдром (інсулінорезистентність);

9) прогресуюча ниркова недостатність;

10) недіагностована вторинна АГ;

11) хронічні больові синдроми;

12) тривалі стани тривоги.

3. Схема лікування:

1) **підтвердіть резистентність до лікування** — офісний АТ >140/90 мм рт. ст., а у хворих на цукровий діабет або з хронічним захворюванням нирок — >130/80 мм рт. ст., та пацієнтові призначено ≥3-х гіпотензивних ЛЗ в оптимальних дозах, включаючи діуретик (якщо це можливо);

2) **виключіть псевдорезистентність** — перевірте, чи пацієнт виконує призначення щодо гіпотензивного лікування, виключіть ефект «білого халата» (неправильний контроль АТ при офісних вимірюваннях, правильний при самостійних вимірюваннях або при ДМАТ → псевдорезистентна АГ);

3) **ідентифікація та ліквідація несприятливих факторів, пов'язаних зі стилем життя**, напр., ожиріння, надмірне вживання алкоголю, значне споживання натрію;

4) **елімінуйте або мінімізуйте вплив речовин, що підвищують АТ**, таких як НПЗП, симпатоміметики (які знижують апетит, зменшують набряк слизової оболонки), стимулюючі ЛЗ, пероральні контрацептиви;

5) **виявіть причини вторинної АГ**;

6) **модифікуйте фармакологічне лікування** — максималізуйте діуретичне лікування (зважте додаткове призначення антагоніста альдостерону або амілориду, у пацієнтів з нирковою недостатністю застосуйте петльові діуретики), зважте призначення доксазозину, застосуйте ЛЗ з різними механізмами дії;

7) **скеруйте до спеціаліста** у разі діагностування або підозри на вторинну АГ, а також, якщо впродовж 6 міс. лікування контролю АТ не досягнуто.

Злоякісна артеріальна гіпертензія

1. Визначення: злоякісна гіпертензія — це найтяжча форма АГ, що характеризується підвищенням діастолічного АТ >120–140 мм рт. ст., швидкою прогресією органних ускладнень, та особливо розвитком серцевої і ниркової недостатності, а також виражених змін у судинах сітківки (ексудати, крововиливи, набряк диску зорового нерва). Може виникати при АГ різної етіології, як первинній так і вторинній, але, найчастіше, при звуженні ниркової артерії і гломерулонефриті.

2. Симптоми: слабкість, головний біль і запаморочення, задишка, біль у грудній клітці, рідше — біль у животі (пов'язаний із змінами у судинах кишечника); можуть домінувати симптоми швидко прогресуючої ниркової недостатності і симптоми з боку ЦНС різного ступеня вираженості, включно з тяжкою гіпертонічною енцефалопатією. Підвищений ризик інсульту і серцевої недостатності, часто у формі набряку легень.

3. Діагностика: на підставі клінічних симптомів. Один з діагностичних критеріїв злоякісної гіпертензії — виявлення III або IV стадії гіпертензивної ретинопатії, за класифікацією Кейта-Вегенера-Баркера.

20.2. Вазоренальна (реноваскулярна) гіпертензія

→ ВИЗНАЧЕННЯ ТА ЕТІОПАТОГЕНЕЗ

Вазоренальна гіпертензія — це вторинна АГ, спричинена ішемією нирки з вторинним надмірним виділенням реніну.

Ішемічна нефропатія — зменшення клубочкової фільтрації і порушення інших ниркових функцій внаслідок гемодинамічно значущого стенозу ниркової артерії.

Причини стенозу ниркової артерії: атеросклероз, фібромускулярна дисплазія, васкуліти (вузликовий поліартеріїт, хвороба Такаясу), аневризми ниркової артерії, емболія, оклюзія сегментарної артерії (посттравматична), артеріовенозна фістула (вроджена/посттравматична), нейрофіброматоз, стеноз ниркової артерії трансплантованої нирки, ушкодження ниркової артерії (тромб, викликаний катетеризацією ниркової артерії, пошкодження під час ангіопластики або введення стенту, перев'язування під час операції, травма черевної порожнини, радіаційні зміни), проліферативні зміни, ниркова кіста, вроджена гіпоплазія нирки, коарктація аорти, оклюзія ниркової артерії аортальним стент-графтом, атероемболічна ниркова хвороба (холестеринова емболія нирок), позаниркові ураження (компресія пухлиною, напр., феохромоцитомою), вродженим фіброзним тяжем, стисенням ніжкою діафрагми, субкапсулярна (навколониркова) гематома, заочеревинний фіброз, нефроптоз).

Гемодинамічно значущий стеноз ниркової артерії або артерій (тобто >60–70 % діаметру судини) призводить до гіпоперфузії нирки і підвищення активності системи РАА з його наслідками.

➜ **КЛІНІЧНА КАРТИНА ТА ПРИРОДНИЙ ПЕРЕБІГ**

1. Клінічні ознаки вазоренальної АГ та ситуації, які одночасно є показаннями до проведення діагностики щодо наявності стенозу ниркової артерії:

1) поява АГ у віці <30-ти років;

2) поява АГ у віці >55 р. з супутнім ХЗН або серцевою недостатністю;

3) гіпертонічний криз (в т. ч. з гострою нирковою недостатністю і/або розвитком злоякісної АГ);

4) резистентна АГ;

5) раптове і тривале погіршення контролю над добре контрольованою до цього часу АГ;

6) приступи набряку легень нез'ясованої етіології і/або з незрозумілою застійною серцевою недостатністю;

7) вперше виявлена азотемія або погіршення функції нирок після застосування ІАПФ або БРА;

8) нез'ясована різниця розмірів нирок по довгій осі >1,5 см, або нез'ясована мала нирка без уропатії в анамнезі або з нез'ясованою нирковою недостатністю (зокрема у хворих, які починають замісну ниркову терапію);

9) систолічний шум над черевною порожниною

10) ураження по типу фібромускулярної дисплазії в інших судинних басейнах.

При фізикальному обстеженні можна вислухати шум у епігастральній або мезогастральній ділянках.

2. Природний перебіг: значущий стеноз ниркової артерії, особливо двосторонній, поступово призводить до розвитку ішемічної нефропатії та ниркової недостатності. Фібромускулярна дисплазія також прогресує, з'являються нові звуження і ураження в стінці артерії (аневризми та розшарування).

➜ **ДІАГНОСТИКА**

Схема дій →рис. 20-2.

Допоміжні дослідження

1. Лабораторні дослідження: можуть виявити гіпокаліємію і протеїнурію, часто підвищений рівень креатиніну і знижену ШКФ. Ренінова активність плазми — підвищена.

2. Візуалізаційні дослідження: внутрішньоартеріальна цифрова субтракційна ангіографія — найбільш детально зображує васкуляризацію нирок; показана, якщо на підставі неінвазивних досліджень остаточне діагностування неможливе. **Дуплекс УЗД** — це дослідження першого вибору з метою підтвердження діагнозу стенозу ниркової артерії, для моніторування хворих після корекції стенозу ниркової артерії, а також для оцінки прогресування змін у хвориз, які отримують консервативне лікування. **Ангіо-КТ і ангіо-МРТ** — результат в межах норми дозволяє виключити гемодинамічно значущий стеноз головного стовбура ниркової артерії. **Сцинтиграфія нирок** — результат в межах норми після прийому каптоприлу дозволяє виключити гемодинамічно значущий стеноз ниркової артерії; перевага даного методу — неінвазивність і відсутність нефротоксичної дії радіофармацевтичних препаратів (на відміну від рентгенконтрастних речовин).

3. Катетеризація ниркових вен — буває допоміжним діагностичним методом при встановленні показань до нефректомії (оцінюють ренінову активність плазми венозної крові).

Діагностичні критерії

На підставі результатів візуалізаційних досліджень.

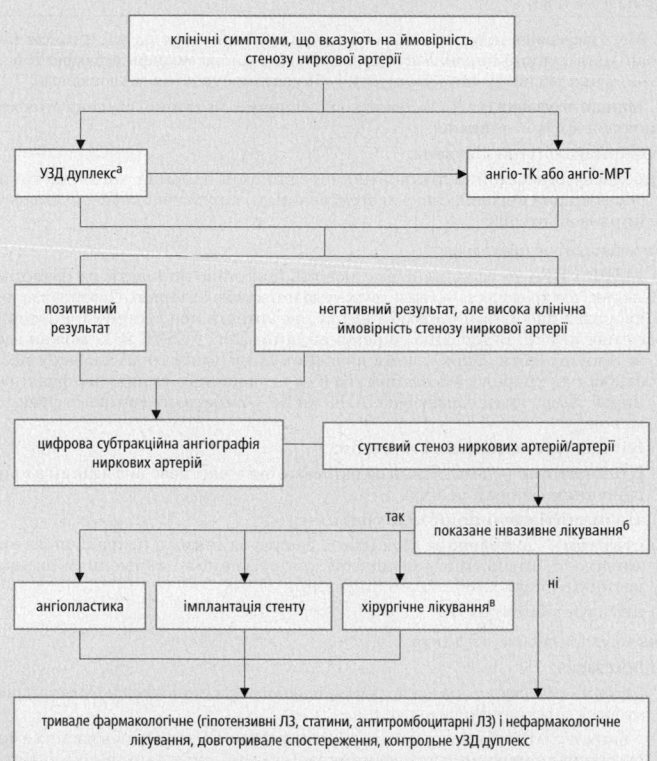

```
            ┌─────────────────────────────────────────────┐
            │ клінічні симптоми, що вказують на ймовірність │
            │        стенозу ниркової артерії               │
            └─────────────────────────────────────────────┘
```

УЗД дуплекс[a] ──────────────────────► ангіо-ТК або ангіо-МРТ

позитивний результат / негативний результат, але висока клінічна ймовірність стенозу ниркової артерії

цифрова субтракційна ангіографія ниркових артерій / суттєвий стеноз ниркових артерій/артерії

так — показане інвазивне лікування[б]

ангіопластика / імплантація стенту / хірургічне лікування[в]

ні

тривале фармакологічне (гіпотензивні ЛЗ, статини, антитромбоцитарні ЛЗ) і нефармакологічне лікування, довготривале спостереження, контрольне УЗД дуплекс

[a] дослідження першого вибору

[б] Не рекомендується проводити рутинне інвазивне лікування при стенозі на фоні атеросклерозу; у хворих з фібромускулярною дисплазією зважте ангіопластику з потенційним проведенням рятункової імплантації стенту у разі гіпертензії з симптомами (або без) пошкодження нирок; можете зважити ангіопластику без імплантації стенту або з його імплантацією у хворих з невиясненими рецидивними епізодами конгестивної серцевої недостатності або раптовим набряком легень внаслідок стенозу ниркових артерій (зокрема на фоні атеросклерозу)

[в] Зважте хірургічну реваскуляризацію у хворих зі складною анатомією ниркових артерій, після неефективного черезшкірного втручання або яким проводять операцію на аорті.

ангіо-МРТ — ангіографія методом магнітно-резонансної томографії, ангіо-ТК — ангіографія методом комп'ютерної томографії

Рис. 20-2. Схема дій у хворих із підозрою на стеноз ниркової артерії (на основі рекомендацій ESC і ESVS 2017, змодифіковано)

Диференційна діагностика

Враховуйте передусім:

1) первинний і вторинний гіперальдостеронізм (гіпокаліємія);

2) паренхіматозні хвороби нирок (ниркова недостатність).

➔ ЛІКУВАННЯ

1. Мета лікування: нормалізація або покращення контролю АТ, а також покращення функції нирок. Лікування включає також модифікацію факторів, сприяючих розвитку атеросклерозу, і лікування супутніх захворювань.

2. Методи лікування (вибір залежить від клінічної картини і ступеня стенозу ниркової артерії →нижче):

1) фармакологічне лікування;

2) реваскуляризаційне лікування: черезшкірна балонна ангіопластика, черезшкірна ангіопластика зі стентуванням, хірургічна корекція стенозу ниркової артерії.

Фармакологічне лікування

1) **ІАПФ і БРА** — ефективні, але можуть шкідливо впливати на функцію нирки, що кровопостачається звуженою нирковою артерією. Протипоказані хворим з двобічним стенозом ниркових артерій або зі стенозом артерії єдиної нирки. Відповідно до рекомендацій ESC і ESVS 2017 можна все ж таки зважити застосування вказаних ЛЗ у даній групі хворих у разі задовільної переносимості цих ЛЗ (без негативного впливу на функцію нирок. Хворі, яким призначено ІАПФ чи БРА, вимагають контролю функції нирок.

2) **блокатори кальцієвих каналів;**

3) **β-блокатори** — позитивний ефект може бути частково пов'язаний з пригніченням секреції реніну;

4) **тіазидні/тіазидоподібні діуретики;**

5) **статини** — виявлено зв'язок між їх застосуванням та покращенням виживаності, зменшенням швидкості прогресування і зниженням ризику рестенозу після хірургічного лікування;

6) **антитромботичні ЛЗ.**

Реваскуляризаційне лікування

1. Показання:

1) рутинна реваскуляризація не рекомендована при стенозі ниркових артерій атеросклеротичного походження;

2) у випадку АГ і/або симптомів порушення функції нирок, пов'язаних з фібромускулярною дисплазією ниркової артерії, розгляньте доцільність балонної ангіопластики з потенційною рятівною імплантацією стенту;

3) в окремих хворих зі стенозом ниркових артерій і нез'ясовано рецидивуючою застійною серцевою недостатністю чи раптовим набряком легень можете зважити проведення балонної ангіопластики без імплантації чи з імплантацією стенту;

4) у хворих зі складною анатомією ниркових артерій після невдалої ендоваскулярної процедури, а також у хворих, яким проводять операцію на аорті, зважте хірургічну реваскуляризацію.

2. Методи:

1) **ангіопластика ниркових артерій** — метод вибору при стенозі ниркової артерії, що розвинувся при фібромускулярній дисплазії.

2) **ангіопластика ниркових артерій з імплантацією стенту** — при стенозі ниркової артерії атеросклеротичного генезу стентування дає набагато кращі результати, ніж сама балонна ангіопластика. При стенозі внаслідок фібромускулярної дисплазії — стентування тільки у разі появи ускладнень ангіопластики (розшарування артерії).

3) **хірургічна реваскуляризація нирки** — у даний час рідко виконується; зазвичай — аортально-ниркове шунтування.

3. Тактика після ангіопластики ниркової артерії:

1) оцінка функції нирок через 24 год та 2–3 дні після операції; впродовж 1-ї доби уважно моніторуйте АТ з огляду на можливий розвиток гіпотензії;

2) АСК 75–325 мг/добу пожиттєво; впродовж перших 4 тиж. після імплантації стенту (якщо імплантовано стент, що виділяє ЛЗ — зважте застосування впродовж 12 міс.) додатково призначте клопідогрель 75 мг/добу;

3) з метою довготермінової оцінки ефективності ангіопластики і виявлення можливого рестенозу виконайте дуплексне сканування і визначте рівень креатиніну через 6 тиж., 6 і 12 міс. після виконання процедури, а потім — через кожні 12 міс.

→ ОСОБЛИВІ СИТУАЦІЇ

Фібромускулярна дисплазія

1. Визначення: сегментарне захворювання м'язового шару судин невідомої етіології, неатеросклеротичного і незапального генезу, яке призводить до стенозу артерій малого і середнього калібру.

2. Діагностика: вимагає виключення спазму ниркової артерії, запального захворювання артерій, а також генетично детермінованих захворювань, таких як: нейрофіброматоз, туберозний склероз, еластична псевдоксантома, синдром Елерса-Данлоса, синдром Аладжілла, синдром Вільямса і синдром Тернера. Стани, що є показанням до діагностики щодо наявності фібромускулярної дисплазії →вище (Клінічна картина). Діагностичні обстеження:

1) Дуплексне сканування (добрий скринінговий метод у більшості випадків);

2) ангіо-МРТ і ангіо-КТ (надається перевага) — з метою підтвердження діагнозу, або як обстеження першого вибору (якщо передбачається, що дуплексне сканування не буде оптимальним [напр. у хворих з ожирінням]; у разі суттєвої підозри на фібромускулярну дисплазію і/або якщо підтвердження діагнозу матиме серйозні клінічні наслідки[юний вік, злоякісна або ускладнена АГ, ускладнення в інших судинних басейнах, підвищений рівень креатиніну]);

3) внутрішньоартеріальна субтракційна артеріографія ниркових артерій — в осіб з суттєвою підозрою на дисплазію, у яких після проведення вище описаних досліджень діагноз є не підтвердженим, а також у хворих із підтвердженою при ангіо-КТ або ангіо-МРТ дисплазією, в яких проведення реваскуляризації є обґрунтованим.

3. Лікування: реваскуляризація показана хворому з АГ і стенозом ниркової артерії внаслідок фібромускулярної дисплазії, якщо:

1) АГ розвинулась недавно — лікування вибору з метою нормалізації АТ;

2) АГ резистентна до лікування або у хворого спостерігається непереносимість ЛЗ;

3) наявна ниркова недостатність або функція нирок погіршується, особливо після призначення ІАПФ або БРА;

4) зменшилися розміри нирки, васкуляризованої артерією зі значущим стенозом.

Методи реваскуляризації, яким надається перевага →вище (Реваскуляризаційне лікування). Якщо реваскуляризація не показана:

1) вимірюйте АТ щомісяця до досягнення цільових показників включно;

2) щороку визначайте рівень креатиніну і оцінюйте довжину нирки при УЗД.

У хворих після реваскуляризації:

1) оцінюйте величину АТ і рШКФ через місяць після процедури;

2) проведіть візуалізаційне дослідження нирок через 6 місяців або раніше у випадку зростання АТ або рівня креатиніну. Якщо у родича 1-го ступеня особи з фібромускулярною дисплазією виникла АГ в молодому віці, розширення будь-якої артерії, будь-яка аневризма або крововилив в головний мозок, проінформуйте його про ймовірність наявності у нього вродженої фібромускулярної дисплазії.

20.3. Ренопаренхіматозна АГ

Ренопаренхіматозна гіпертензія — вторинна АГ, спричинена хворобою нирок. **Причини:** гломерулонефрит, діабетична нефропатія, пошкодження нирок при системних захворюваннях сполучної тканини (системний червоний вовчак, системна склеродермія, системні васкуліти), тубулоінтерстиціальний нефрит, обструктивна нефропатія, кістоз нирок, ізольована велика ниркова кіста (рідко), радіаційна нефропатія (після опромінення нирок), гіпоплазія нирки, туберкульоз нирки (рідко).

Основні механізми, що призводять до АГ при хронічних захворюваннях нирок: погіршення виведення нирками натрію і води (порушення пресорного натрійурезу); надмірне виділення нирками вазоконстрикторних речовин (ангіотензин II і ендотелін 1); дефіцит вазодилатаційних речовин (напр. NO), підвищена симпатична активність вегетативної нервової системи, гормональні і метаболічні порушення (також кальцієво-фосфорного обміну). Внаслідок прискореного розвитку атеросклерозу та кальцифікації судинних стінок збільшується жорсткість стінок великих артерій. З прогресією хвороби нирок посилюється ретенція натрію і води в організмі з вторинною гіперволемією. Вмраз зі збільшенням венозного повернення крові і підвищенням хвилинного об'єму серця рефлекторний механізм підвищеної активації симпатичної вегетативної нервової системи посилюється спазм резистивних судин та підвищується периферичний опір.

АГ часто розвивається вже на початкових етапах захворювань нирок, навіть якщо ШКФ тільки незначно знижена (може бути першим симптомом). Найчастіше домінують симптоми основного захворювання нирок. Тільки у частини хворих ретенція натрію і води проявляється периферичними набряками. АГ часто характеризується значно підвищеним рівнем діастолічного АТ, відсутністю нічного зниження АТ і залежністю від вживання натрію. Нелікована АГ прискорює прогресію хвороби нирок та може спричинити нефропатію (гіпертензивну). Хвороби нирок — найчастіша причина резистентної до лікування і злоякісної АГ.

Виконайте допоміжні дослідження, рекомендовані у кожному випадку АГ (→розд. 2.20.1), а також дослідження, що дозволять діагностувати хворобу нирок, що спричинила АГ. Пам'ятайте про можливість співіснування реноваскулярної АГ, гормонально активних пухлин наднирників, гіпертиреозу, а також АГ, індукованої ЛЗ (еритропоез-стимулюючі агенти, циклоспорин, такролімус).

Загальні принципи

1. Лікування ренопаренхіматозної АГ включає лікування хвороби нирок та гіпотензивне лікування.

2. Цільові рівні АТ: <130/80 мм рт. ст. у всіх хворих з ХЗН (ACC/AHA 2017), за KDIGO ≤130/80 **мм рт. ст.** у хворих з альбумінурією і у хворих після трансплантації нирки, у решти ≤140/90 **мм рт. ст.**

Нефармакологічні рекомендації

1. Обмеження споживання натрію (хлориду натрію) до 5–6 г/добу.

2. Контроль балансу рідини з метою досягнення нормоволемії (особливо важливо для хворих, які знаходяться на програмному гемодіалізі). Хворий повинен регулювати об'єм споживання рідини в залежності від рівня діурезу. У хворих із серцевою недостатністю навіть незначна гіпергідратація призводить до появи або посилення набряків та до задишки у переддень планової процедури гемодіалізу. Єдиним симптомом гіпергідратації може бути резистентна до фармакологічного лікування АГ.

Фармакологічне лікування

1. Вибір ЛЗ. У хворих з ХЗН перевагу надають таким групам ЛЗ, як ІАПФ і БРА, однак поєднувати їх не слід. Альтернативою для ІАПФ і БРА, особливо у випадку протипоказань, є негідропіридинові блокатори кальцієвих каналів (ці ЛЗ також можуть зменшити альбумінурію). Однак досі не визначено ризику значущого (іноді необоротного) погіршення видільної функції нирок після початкового етапу застосування цих ЛЗ у хворих з ШКФ <30 мл/хв/1,73 м^2. Існує підвищений ризик розвитку гострого пошкодження нирок в обезводнених пацієнтів, з системним атеросклерозом або серцевою недостатністю. Діуретики збільшують корисний ефект від застосування ІАПФ або БРА. У пацієнтів з ШКФ ≥30 мл/хв/1,73 м^2 застосовуйте тіазидні діуретики, а при ШКФ <30 — петльові діуретики. Згідно рекомендацій NKF KDOQI, розпочинайте лікування АГ у пацієнтів з хронічним захворюванням нирок 2-ма ЛЗ (зазвичай, ІАПФ або БРА + діуретик), якщо стартовий систолічний АТ є вищим за цільовий рівень на >20 мм рт. ст. Якщо, незважаючи на застосування ІАПФ/БРА з діуретиком, не було досягнуто цільових рівнів АТ → додайте блокатор кальцієвих каналів або кардіоселективний β-блокатор або α-блокатор, враховуючи при виборі ЛЗ коморбідність. Спіронолактон і еплеренон, окрім слабкого діуретичного ефекту при ХЗН, мають корисний вплив на контроль АТ, зменшують протеїнурію і, ймовірно, сповільнюють прогресування ХЗН. Вони протипоказані у хворих із гіперкаліємією. Застосовуючи вказані ЛЗ, часто контролюйте рівень калію в сироватці, особливо при поєднанні з іншими ЛЗ, які зменшують активність системи РАА.

2. Початок лікування ІАПФ і БРА:

1) оцініть вихідний рівень ШКФ (не застосовуйте рутинно, якщо рШКФ <30 мл/хв, хіба що існують інші показання, напр. серцева недостатність) і концентрацію калію в сироватці крові;

2) у хворих, які до цього не одержували гіпотензивного лікування → розпочніть терапію середньою дозою ІАПФ або БРА та поступово збільшуйте її кожні 4–8 тиж.;

3) у хворих, у яких вже застосовувалось лікування гіпотензивними ЛЗ → додайте ІАПФ або БРА у низькій дозі і поступово її збільшуйте, одночасно зменшуючи дозу попередньо призначеного гіпотензивного лікарського засобу (або засобів).

3. Моніторинг лікування ІАПФ/БРА: після призначення лікування ІАПФ або БРА, чи збільшення дози ЛЗ з вказаних груп, у пацієнтів зі зниженою ШКФ здійснюйте моніторинг у визначених інтервалах часу, залежних від її вихідного рівня→табл. 20-9:

1) **ШКФ** (на підставі креатинінемії):

   а) якщо зниження >30 % або спостерігаються інші серйозні побічні ефекти (значна гіпотензія, алергічна реакція) → відмініть ІАПФ/БРА та застосуйте гіпотензивний ЛЗ з іншої групи;

   б) якщо зниження ≤30 % → не змінюйте дозу ІАПФ/АРА;

2) **рівня калію в сироватці:**

   а) 4,6–5,0 ммоль/л → призначте дієту з обмеженням продуктів, багатих калієм;

   б) 5,1–5,5 ммоль/л → призначте дієту з обмеженням продуктів, багатих калієм, і зменшіть дози ЛЗ, або відмініть ЛЗ, що можуть збільшувати каліємію;

Таблиця 20-9. Контроль креатинінемії (ШКФ) та каліємії під час лікування ІАПФ або БРА у хворих із хронічною хворобою нирок

ШКФ (мл/хв/1,73 м^2)	Каліємія (ммоль/л)	Після початку лікування або зміни дози	Під час стабільного періоду[a],[б]
≥60	≤4,5	кожні 4–12 тиж.	кожні 6–12 міс.
30–59	4,6–5,0	кожні 2–4 тиж.	кожні 3–6 міс.
<30	5,1–5,5	кожні ≤2 тиж.	кожні 1–2 міс.

[a] після встановлення дозування ЛЗ та стабілізації АТ, ШКФ і каліємії

[б] якщо внаслідок застосування ІАПФ або БРА настало зниження ШКФ на ≥15 % → контролюйте креатинінемію (ШКФ) кожні 1–2 міс.

в) 5,5–6,0 ммоль/л → зменшіть дозу ІАПФ/БРА на 50 % або приєднайте сечогінний середник, який не зберігає калію, і контролюйте каліємію кожні 5–7 днів до часу її повернення до вихідного рівня; якщо це не настане впродовж 4 тиж. → відмініть ІАПФ/БРА та застосуйте гіпотензивний ЛЗ з іншої групи.

Після встановлення дози лікарського засобу (засобів) та стабілізації АТ, ШКФ і каліємії, контрольні аналізи рівня калію і креатиніну в сироватці виконуються рідше →табл. 20-9.

Якщо ШКФ знизиться <15 мл/хв/1,73 м^2, відміна ІАПФ/БРА у частини хворих може призвести до покращення ШКФ і відстрочити необхідність застосування ниркозамісного лікування.

20.4. Артеріальна гіпертензія у вагітних жінок

→ **ВИЗНАЧЕННЯ**

АТ знижується у II триместрі (в середньому на 15 мм рт. ст., порівняно з АТ перед вагітністю), а у III триместрі повертається до вихідного рівня, або є незначно вищим. Такі коливання настають у жінок, які мали нормальний АТ до вагітності, у жінок з АГ в анамнезі, а також у жінок з АГ, що розвивається під час вагітності.

Класифікація артеріальної гіпертензії вагітних (за ESH і ESC):

1) **раніше існуюча АГ** — діагностована перед вагітністю або до 20-го тижня вагітності, зазвичай, зберігається >42 днів після пологів, може супроводжуватись протеїнурією;

2) **гестаційна АГ** — з'являється вперше після 20-го тиж. вагітності і минає, у більшості випадків, протягом 42 днів після пологів; якщо супроводжується значущою протеїнурією (>300 мг/л або >500 мг/добу, або ≥2+ у смужковому тесті) — визначається як **прееклампсія**; пов'язана з порушеною перфузією органів;

3) **раніше існуюча АГ з супутньою гестаційною АГ з протеїнурією** — раніше існуюча АГ з подальшим підвищенням АТ і протеїнурією ≥3 г/добу після 20-го тиж. вагітності;

4) **АГ, що не була сласифікована перед пологами** — діагностована після 20-го тижня вагітності, рівень АТ перед вагітністю невідомий; необхідний контроль на 42-ий день післяпологового періоду або пізніше.

→ **ДІАГНОСТИКА**

Діагностичні критерії АГ у вагітних жінок не відрізняються від загальнопуляційних. Вимірюючи АТ, занотуйте діастолічний АТ у момент зникнення

Таблиця 20-10. Основні допоміжні дослідження, що рекомендуються для моніторингу вагітних жінок з артеріальною гіпертензією

Дослідження	Коментар
загальний аналіз крові	
гемоглобін і гематокрит	підвищення підтверджує діагноз АГ вагітних (з або без протеїнурії) і свідчить про тяжкість хвороби; в дуже тяжких випадках ці параметри можуть бути низькими внаслідок гемолізу
кількість тромбоцитів	$<100 \times 10^6$/л може вказувати на активацію згортання крові в судинах мікрокровообігу; корелює з тяжкістю хвороби; у післяпологовому періоді підвищення вказує на реконвалесценцію, особливо в жінок із синдромом HELLP (гемоліз, підвищена активності печінкових ферментів в сироватці та тромбоцитопенія)
біохімічний аналіз сироватки крові	
АЛТ, АСТ	підвищена активність вказує на пошкодження печінки
ЛДГ	підвищена активність пов'язана з гемолізом і пошкодженням печінки може віддзеркалювати тяжкість хвороби і ймовірність одужання в післяпологовому періоді, особливо у пацієнток із синдромом HELLP
сечова кислота	підвищення концентрації допомагає під час диференційної діагностики артеріальної гіпертензії вагітних і може віддзеркалювати тяжкість хвороби
креатинін	рівень креатиніну знижується під час вагітності; підвищення свідчить про наростання тяжкості АГ
загальний аналіз сечі (оцінка протеїнурії)	
тест-смужковий метод	у разі позитивного результату (≥1+) необхідно виконати 24-год збирання сечі з метою підтвердження протеїнурії; негативний результат не виключає протеїнурії, особливо, якщо діастолічний АТ ≥90 мм рт. ст.

тонів (V фаза Короткова) і на підставі цього показника прийміть рішення щодо подальшої діагностики та лікування. Кожна вагітна жінка з АГ, діагностованою перед настанням вагітності, або АГ, вперше виявленою під час вагітності, повинна знаходитись під постійним наглядом гінеколога. Рекомендовані допоміжні дослідження →табл. 20-10.

ЛІКУВАННЯ

1. Загальні принципи: в залежності від рівня АТ, терміну вагітності і факторів ризику зі сторони матері й плоду:

1) обмеження фізичної активності і перебування в позиції лежачи на лівому боці;

2) нормальна дієта, без суттєвого обмеження солі;

3) фармакотерапія.

2. Граничний рівень АТ, що становить показання до застосування гіпотензивної фармакотерапії (достатньо перевищення рівня систолічного або діастолічного АТ):

1) **140/90 мм рт. ст.,** у випадку:

   а) гестаційної АГ (з протеїнурією або без протеїнурії) або

   б) раніше існуючої АГ з супутньою гестаційною АГ або

   в) артеріальної гіпертензії та субклінічних або симптоматичних органних пошкоджень, незалежно від терміну вагітності;

2) **150/95 мм рт. ст.** в інших, ніж вказані вище, ситуаціях.

3. Лікування АГ легкого або середнього ступенів у вагітних жінок: ЛЗ вибору: метилдопа і лабеталол. ЛЗ другої лінії: метопролол, празозин і блокатори кальцієвих каналів (з приводу підвищеного ризику гіпотензії не призначайте їх одночасно з сульфатом магнію). ІАПФ і БРА — протипоказані. Не призначайте діуретики при прееклампсії, якщо діурез знаходиться в межах норми.

Систолічний АТ ≥170 мм рт. ст. або діастолічний АТ ≥110 мм рт. ст. у вагітної жінки розцінюйте як ургентний стан. У таких випадках необхідно негайно госпіталізувати пацієнтку та розгляньте можливість застосування лабеталолу в/в, або дигідралазину в/в. Препарати і дози →табл. 20-4, табл. 20-7 і табл. 20-8.

20.4.1. Прееклампсія

→ ВИЗНАЧЕННЯ ТА ЕТІОПАТОГЕНЕЗ

Прееклампсія — це розвиток артеріальної гіпертензії після 20-го тижня вагітності у жінки, артеріальний тиск якої до цього часу був у нормі, або посилення артеріальної гіпертензії, яка існувала до 20-го тижня вагітності з супутньою протеїнурією (із ознаками ушкодження інших органів/систем. Ця хвороба стосується як матері, так і плоду. Є результатом співіснування підвищеного системного опору судин, підвищеної схильності тромбоцитів до агрегації, активації коагуляційної системи, а також порушення функції ендотелію. Причина — порушення функції або імплантації плаценти, що підтверджується швидким припиненням цього стану після пологів (зберігання АГ або протеїнурії впродовж довгого періоду часу після пологів посередньо вказує на те, що їх причиною не була прееклампсія). У нирках настають функціональні і морфологічні зміни, знижується клубочкова фільтрація, можуть з'явитись симптоми пошкодження нирок.

→ КЛІНІЧНА КАРТИНА ТА ДІАГНОСТИКА

Прееклампсію діагностують, якщо після 20-го тижня вагітності виникає АГ — діагностована, коли систолічний тиск ≥140 мм рт. ст. або діастолічний АТ ≥90 мм рт. ст. у ≥2-х вимірюваннях впродовж 7 днів у жінки з нормальним до цього часу артеріальним тиском. У жінки з наявною раніше АГ прееклампсію діагностують, якщо систолічний артеріальний тиск зросте на ≥30 мм рт. ст. або діастолічний на ≥15 мм рт. ст. і з'явиться протеїнурія (добова втрата білка >300 мг або показник білок/креатинін ≥300 або 1+ у смужковому тесті), а за відсутності протеїнурії — при відповідності ≥1-му з критеріїв:

1) тромбоцитопенія (<100 000/мкл);

2) пошкодження нирок (рівень креатиніну в сироватці >1,1 мг/дл [96,8 мкмоль/л] або в 2 рази вищий від початкового, без іншої хвороби нирок);

3) пошкодження печінки (зростання активності печінкових ферментів в сироватці ≥ як у 2 рази вище ВМН);

4) набряк легень;

5) неврологічні симптоми або порушення зору.

Протеїнурія не є обов'язковим критерієм для діагностики прееклампсії.

Набряки з'являються навіть при 60 % фізіологічних вагітностей, тому їх також не вважають діагностичним критерієм прееклампсії (колишній термін НПГ-гестозу включав співіснування: набряків, протеїнурії і артеріальної гіпертензії).

Прееклампсія визначається як тяжка у разі відповідності ≥1-му з критеріїв:

1) систолічний АТ ≥160 мм рт. ст. або діастолічний АТ ≥110 мм рт. ст. у 2-х вимірюваннях з мінімальним інтервалом в 4 год у вагітної, яка перебуває на ліжковому режимі;

2) будь-які з вище вказаних критеріїв 1—5 або сильний біль в правому верхньому квадранті черевної порожнини або в епігастрії, який зберігається, незважаючи на застосування анальгетиків, і який не має іншої причини.

Основні допоміжні дослідження →табл. 20-10.

Народження плаценти, зазвичай, рівнозначне з вилікуванням прееклампсії, хоча, іноді, симптоми можуть зберігатися, або, навіть, посилюватися впродовж наступних 48 год. У вказаних ситуаціях можуть з'явитися симптоми синдрому HELLP, а також набряк легень, ниркова недостатність або еклампсія.

➡ ЛІКУВАННЯ

Спосіб лікування залежить від ступенязагрози для жінки і плоду, терміну вагітності і ступеня розвитку плоду. Єдиний метод остаточного лікування прееклампсії — закінчення вагітності. Крім того, застосовують гіпотензивні ЛЗ (→вище), ГК (від 28-го тиж. вагітності з метою прискорення продукції сурфактанта в легенях плоду) і сульфат магнію (→нижче).

1. Легкий перебіг хвороби, термін вагітності <34 тиж.: можливе амбулаторне або стаціонарне лікування, проте, необхідний ретельний моніторинг стану вагітної жінки й плоду. Розродження необхідно проводити у кожному випадку погіршення стану жінки або плоду, або після досягнення 37-го тиж. вагітності.

2. Тяжкий перебіг хвороби, термін вагітності 23—32 тиж.: застосуйте (або інтенсифікуйте) гіпотензивну терапію, **ГК** (бетаметазон в/м 12 мг 2 × кожні 24 год або дексаметазон в/м 6 мг 4 × кожні 12 год) і **сульфат магнію** (з метою запобігання еклампсії; інфузія в/в 6 г впродовж 20 хв, потім макс. 1 г/год), інтенсивно моніторуйте стан жінки і плоду (завжди в умовах стаціонару); розродження необхідно провести після досягнення 34-го тиж.

3. Тяжкий перебіг хвороби, термін вагітності <34 тиж. і з'явилось додаткове ускладнення (еклампсія, набряк легень, відшарування плаценти, дисеміноване внутрішньосудинне згортання, ознаки погіршення стану плоду або загальмування його росту): необхідно провести розродження.

4. Термін вагітності ≥34 тиж. і наявність ≥1 з умов (тяжка прееклампсія, початок пологів, розрив плодового міхура, симптоми загрози життю плоду, значне маловіддя, внутрішньоматкове обмеження росту): необхідно провести розродження.

5. Прееклампсія, що пов'язана з набряком легень: призначте нітрогліцерин у в/в інфузії.

➡ ПРОФІЛАКТИКА

Ацетилсаліцилова кислота (АСК) 60—80 мг/добу від кінця I триместру вагітним з високим ризиком розвитку прееклампсії.

20.4.2. Еклампсія

➡ ВИЗНАЧЕННЯ

Еклампсія — це поява судом або коми, яких не можна пояснити іншими причинами, у вагітної або у породіллі з раніше діагностованою прееклампсією або АГ. Виникає у ≈2 % жінок з тяжкою прееклампсією. У 16 % жінок з еклампсією АГ не виявляють.

➡ ЛІКУВАННЯ

1. Переведіть вагітну жінку в безпечне бічне положення, очистіть ротову порожнину відсмоктувачем, підключіть кисень потоком 8—10 л/хв, моніторуйте оксигенацію крові (пульсоксиметрія, в разі потреби газометрія).

2. Проводьте протисудомну терапію → **сульфат магнію**, напр. 6 г впродовж 15–20 хв, потім 2 г/год у постійній в/в інфузії впродовж ≥24 год після пологів або після останнього нападу судом. При неефективності сульфату магнію → діазепам в/в 10 мг або тіопентал в/в 50 мг.

3. Зберігайте АТ у межах 140–160/90–110 мм рт. ст., використовуючи напр.,лабеталол 20–40 мг в/в, у разі необхідності кожні 15 хв. Сечогінні ЛЗ застосовуйте виключно при набряку легень.

4. У разі появи загрозливих симптомів з боку плоду необхідно негайно провести розродження шляхом кесаревого розтину після стабілізації стану жінки. В інших випадках еклампсія не становить показання до кесаревого розтину і пологи можна провести природнімшляхом, при необхідності — після попередньої індукції.

21. Легенева гіпертензія (ЛГ)

➜ **ВИЗНАЧЕННЯ ТА ЕТІОПАТОГЕНЕЗ**

Патологічне підвищення тиску в легеневій артерії, яке може розвиватися при різних хворобах серця, а також легеневих судин.

Класифікація за етіологією (ESC):

група 1 — артеріальна легенева гіпертензія (ідіопатична, спадкова, індукована ЛЗ або токсинами, пов'язана з хворобами сполучної тканини, ВІЛ-інфекцією, портальною гіпертензією, шунтуванням між великим і малим колами кровообігу, шистосомозом);

1' група — венооклюзивна хвороба легень і/або гемангіоматоз легеневих капілярів;

1'' група — персистуюча легенева гіпертензія новонароджених;

2 група — легенева гіпертензія, викликана хворобами лівої частини серця (порушення систолічної або діастолічної функції лівого шлуночка, вади клапанів, вроджена/набута обструкція вхідного/вихідного тракту лівого шлуночка або вроджена кардіоміопатія, вроджений/набутий стеноз легеневих вен);

3 група — легенева гіпертензія внаслідок захворювань легень та/або гіпоксемії (ХОЗЛ, інтерстиціальні захворювання легень, інші захворювання легень, порушення дихання під час сну, перебування на значній висоті, аномалії розвитку);

4 група — хронічна тромбоемболічна легенева гіпертензія;

5 група — легенева гіпертензія з невияснених або багатьох причин (гематологічні порушення [хронічна гемолітична анемія, мієлопроліферативні новоутворення, стан після спленектомії], системні захворювання [саркоїдоз, гістіоцитоз з клітин Лангерганса, лімфангіолейоміоматоз, нейрофіброматоз], метаболічні захворювання [глікогенози, хвороба Гоше, хвороби щитовидної залози], легенева пухлинна тромботична мікроангіопатія, фіброзуючий медіастиніт, хронічна ниркова недостатність, при якій застосовують або не застосовують програмний гемодіаліз, сегментарна легенева гіпертензія).

➜ **КЛІНІЧНА КАРТИНА ТА ПРИРОДНИЙ ПЕРЕБІГ**

1. Суб'єктивні симптоми при ізольованій ЛГ: прогресуюче зниження переносимості фізичного навантаження, спричинене задишкою або втомлюваністю (основний симптом, незалежно від етіології). Спочатку симптоми неспецифічні і слабко виражені, але навіть на запущеній стадії ЛГ задишка у стані спокою часто відсутня; може спостерігатись стенокардичний біль внаслідок ішемії міокарда правого шлуночка або компресії стовбура лівої коронарної артерії

Таблиця 21-1. Функціональні класи за ВООЗ, придатні для відбору до лікування і моніторингу хворих із артеріальною легеневою гіпертензією

Клас	Характеристика
I	хворий не відчуває обмежень у фізичній активності, особливо з приводу задишки, втомлюваності, болю у грудній клітці або пресинкопальних станів
II	хворий з незначним обмеженням фізичної активності — симптоми відсутні у спокої, але звичайна активність призводить до появи задишки, втомлюваності, болю в грудній клітці або пресинкопального стану
III	хворий з помірним обмеженням фізичної активності — відсутність симптомів у спокої, але активність, менша за звичайну, призводить до появи задишки, втомлюваності, болю в грудній клітці або пресинкопального стану
IV	хворий нездатний до будь-якої фізичної активності і в стані спокою може мати прояви правошлуночкової недостатності; задишка і втомлюваність можуть спостерігатись у спокої і будь-яка фізична активність посилює їх вираженість

значно розширеною легеневою артерією; компресія зворотного гортанного нерву розширеними легеневими артеріями може викликати захриплість голосу; додатково — симптоми основного захворювання (напр., серцевої недостатності або системного захворювання). На підставі оцінки вираженості симптомів визначають клас порушень функціонального стану хворого за ВООЗ →табл. 21-1.

2. Об'єктивні симптоми: вип'ячування парастернальної області під час систоли, підсилення легеневого компоненту II тону, шум недостатності тристулкового клапана; симптоми правошлуночкової серцевої недостатності →розд. 2.19.1, симптоми основного захворювання.

3. Природний перебіг: зазвичай прогресуючий, особливо у хворих групи 1, тобто з артеріальною ЛГ.

→ДІАГНОСТИКА

Включає підтвердження ЛГ і визначення її причини.

Допоміжні дослідження

1. Лабораторні аналізи: немає специфічних лаораторних симптомів ізольованої ЛГ. Результати нижченаведених досліджень іноді можуть бути неправильними, в основному, з приводу захворювань, пов'язаних з ЛГ:

1) газометрія артеріальної крові — помірна гіпоксемія (значно виражена при паренхіматозних захворюваннях легень, а також вроджених вадах серця під час зворотного шунтування, або при право-лівому шунтуванні через відкрите овальне вікно); гіперкапнія при ХОЗЛ і центральних розладах регуляції дихання;

2) антинуклеарні антитіла у ≈1/3 хворих з ідіопатичною ЛГ. Рутинно визначте антитіла анти-ВІЛ;

3) підвищення рівня маркерів пошкодження печінки при ЛГ внаслідок портальної гіпертензії.

2. ЕКГ: на ранніх стадіях ЛГ часто нормальна ЕКГ-картина; пізніше правограма, P *pulmonale*, блокада правої ніжки пучка Гіса і ознаки гіпертрофії і перевантаження правого шлуночка (можуть реєструватись порушення серцевого ритму (найчастіше передсердні тахікардії і тріпотіння передсердь).

3. РГ грудної клітки: розширення легеневого стовбура і відгалужень правої легеневої артерії до нижньої і середньої часток, збільшення правого шлуночка і правого передсердя; ознаки застою у малому колі кровообігу при ЛГ, залежній від лівошлуночкової недостатності, та при венооклюзивній хворобі легень (тоді без дисфункції лівого шлуночка за даними ехокардіографії); ознаки інтерстиціальної хвороби легень або емфіземи при легеневій причині ЛГ.

4. Функціональні дослідження легень:

1) **спірометрія** — часто в межах норми; ознаки рестрикції або обструкції при ЛГ, викликаній ураженням паренхіми легень або бронхів; при артеріальній ЛГ — ознаки легкої обструкції на рівні дрібних бронхів;

2) **плетизмографія** — арбітрально встановлено межу для загальної ємкості легень (TLC) у 60 % від норми, нижче якої інтерстиціальна хвороба вважається домінуючою у розвитку ЛГ, особливо при співіснуванні фіброзу легень, виявленні при КТВР;

3) **трансфер-фактор для оксиду вуглецю** (TL_{CO}) — може бути зниженою при ідіопатичній ЛГ; є особливо низькою при інтерстиціальних хворобах легень.

5. Ехокардіографія: з метою верифікації діагнозу у разі підозри на ЛГ, а також для пошуку її причини. Зміни, пов'язані з ЛГ: збільшення порожнини правого шлуночка і розширення стовбура легеневої артерії, а на більш запущеній стадії — збільшення правого передсердя, а також зменшення і деформація лівого шлуночка і лівого передсердя. З метою оцінки тиску в легеневій артерії — доплерівське дослідження, особливо аналіз регургітаційних потоків через клапани правої частини серця.

6. Перфузійна сцинтиграфія легень: при артеріальній ЛГ сцинтиграма легень в межах норми або з субсегментарними дефектами перфузії; ключове дослідження у діагностиці тромбоемболічної ЛГ — виявлення сегментарних і більших дефектів перфузії; порушення перфузії середнього ступеня тяжкості також можуть спостерігатись у хворих з групи 1' ЛГ.

7. Катетеризація правої частини серця і легеневої артерії: «золотий стандарт» в оцінці гемодинаміки легеневого кровообігу. У хворих з артеріальною ЛГ проведіть гострий вазореактивний тест з ЛЗ, який сильно розширює легеневі судини (оксид азоту, простациклін або аденозин в/в) →рис. 21-1.

8. Інші дослідження: залежно від того, яке основне захворювання підозрюється.

Діагностичні критерії

Ймовірність легеневої гіпертензії оцінюють неінвазивним способом. На окремі категорії розділяє насамперед максимальна швидкість регургітаційного потоку трикуспідальної недостатності: <2,8 (градієнт через тристулковий клапан [TVPG] ≤31 мм рт. ст. — низька ймовірність, 2,9–3,4 (TVPG >32–46 мм рт. ст.) — проміжна ймовірність, >3,4 м/с — висока ймовірність. Наявність інших ехокардіографічних ознак перевантаження правих камер серця збільшує дану ймовірність (низьку до проміжної, проміжну до високої). Залежно від оціненої за допомогою ехокардіографії ймовірності ЛГ і клінічної картини приймається рішення щодо показань до проведення катетеризації серця — єдиного обстеження, яке підтверджує діагноз ЛГ.

Якщо немає однозначних даних, що вказують на конкретну причину ЛГ, яка б відносила хворого до групи 2, 3, або 5, то підозру, що виникає на підставі ехокардіографії, необхідно підтвердити безпосереднім вимірюванням тиску і характеристик потоку крові шляхом катетеризації легеневої артерії (середній тиск ≥25 мм рт. ст. у стані спокою за допомогою прямого гемодинамічного вимірювання). Катетеризація серця також допомагає при проведенні диференційної діагностики ЛГ. Тиск заклинювання у легеневих капілярах >15 мм рт. ст. — основний критерій діагнозу ЛГ, залежної від лівошлуночкової серцевої недостатності. Показник тиску у правому передсерді, серцевий індекс, а також сатурація змішаної венозної крові є суттєвими для оцінки прогнозу.

З метою проведення оцінки прогнозу і вибору методу лікування визначте також функціональний стан хворого за класифікацією ВООЗ →табл. 21-1 та/або за допомогою тесту 6-ти хвилинної ходьби.

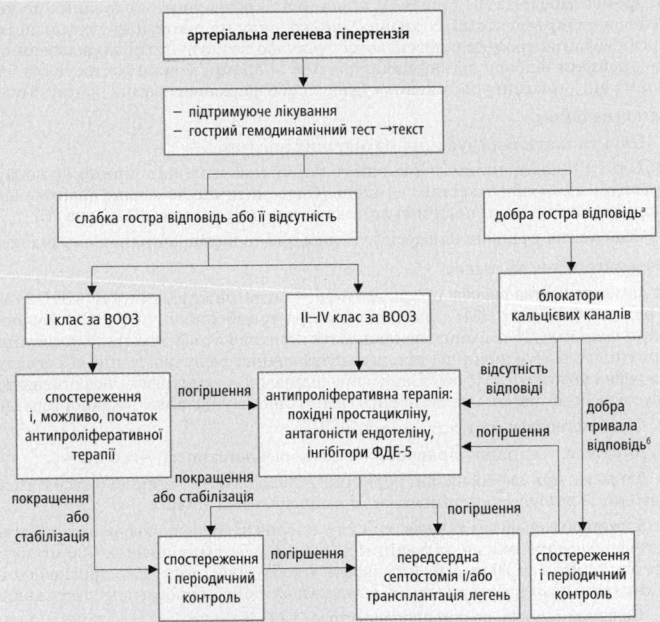

^а зниження середнього тиску в легеневій артерії на ≥10 мм рт. ст. до ≤40 мм рт. ст. при збереженні щонайменше такого самого серцевого викиду
^б I або II клас за ВООЗ через 3 міс.
ФДЕ-5 — фосфодіестераза 5 типу

Рис. 21-1. Алгоритм лікування у пацієнта з легеневою артеріальною гіпертензією (на основі рекомендацій ESC та ERS 2015, змодифіковано)

→ ЛІКУВАННЯ

Залежить від етіопатологічної групи ЛГ і прогнозу.

1. Артеріальна ЛГ: алгоритм дій →рис. 21-1. Проведіть гострий вазореактивний тест: якщо вазореактивність збережена, то, незалежно від функціонального класу, призначте фармакологічне лікування блокатором кальцієвих каналів; у інших випадках, в залежності від функціонального класу, застосуйте специфічні ЛЗ («цільова» терапія), що коригують дисфункцію ендотелію та виявляють антипроліфераційну дію: інгібітори фосфодіестерази-5, антагоністи ендотелінових рецепторів або простаноїди.

2. ЛГ, залежна від лівошлуночкової серцевої недостатності: головна роль — це лікування основного захворювання; ЛЗ, що розширюють легеневі артеріоли, використовуються виключно у клінічних дослідженнях, винятково у хворих із непропорційно високим до ушкодження лівого серця судинним легеневим опором під ретельним гемодинамічним контролем у високоспеціалізованих медичних центрах (напр., під час відбору, підготовки до трансплантації серця, або безпосередньо після її проведення).

3. ЛГ, залежна від захворювань легень: лікування основного захворювання, оксигенотерапія.

4. Тромбоемболічна ЛГ: при II-IV класі ВООЗ розгляньте показання до легеневої ендартеректомії. У хворих, які з огляду на дистальну локалізацію організованих тромбів у легеневому руслі або тяжкі супутні захворювання не пройшли відбору до кардіохірургічної операції, можна застосувати балонну ангіопластику легеневих судин та/або фармакотерапію ріоцигуатом.

Загальна тактика

1. Слід уникати перебування на значних висотах.

2. Слід уникати значного фізичного навантаження, яке викликає появу симптомів хвороби, особливо синкопе. Систематичне невелике фізичне навантаження може сприятливо впливати на хворих з артеріальною ЛГ.

3. Обмеження у раціоні кількості кухонної солі та надмірного прийому рідини.

Фармакологічне лікування

1. Антикоагулянтна терапія: профілактично — антагоніст вітаміну К (МНВ 2–3), у разі необхідності НМГ. Застосовуйте при тромбоемболічній ЛГ; у хворих з артеріальною ЛГ ймовірно не приносить позитивного ефекту; не застосовуйте при синдромі Ейзенменгера та при захворюваннях сполучної тканини з огляду на ризик кровотечі; ЛГ, пов'язана з лівошлуночковою серцевою недостатністю або обструкцією легень, не становить самостійного показання до даної терапії.

2. Оксигенотерапія: при гіпоксемічній ЛГ.

3. Діуретики: у випадку правошлуночкової недостатності →табл. 19-4.

4. Дигоксин: при хворобах, які первинно пошкоджують легеневі судини, при невеликій гіпоксемії (концентрація в сироватці ≤1 нг/мл).

5. Блокатори кальцієвих каналів: тільки у хворих зі збереженою реактивністю легеневих судин →вище; **ніфедіпін** до 160 мг/добу, **дилтіазем** до 720 мг/добу або **амлодіпін** до 20 мг/добу (препарати →табл. 20-6), початково призначають стандартні дози і збільшують їх, в залежності від переносимості лікування.

6. «Цільова» терапія, рекомендована у групі 1 ЛГ:

1) **інгібітори фосфодіестерази-5** — **силденафіл** 20 мг 3×на день, **тадалафіл** 40 мг 1×на день (використовують при артеріальній ЛГ);

2) **антагоністи ендотелінових рецепторів** — **бозентан** 125 мг 2×на день, **амбрісентан** 5–10 мг 1×на день, **мацитентан** 10 мг 1×на день; окремі препарати можуть мати дещо різні реєстраційні показання щодо застосування у дітей, при вадах серця з шунтуванням крові і при ЛГ, асоційованій з ВІЛ-інфекцією; найчастішим небажаним ефектом є збільшення активності амінотрансфераз у плазмі (контролюйте під час лікування), зазвичай, транзиторне і безсимптомне, хоча може вимагати відміни ЛЗ; амбрісентан і мацитентан мають нижчу гепатотоксичність;

3) **простаноїди** — застосовують, якщо немає позитивної відповіді при гострому вазореактивному тесті, або якщо тривале лікування блокаторами кальцієвих каналів виявилось неефективним: **епопростенол** — постійна в/в інфузія (катетер у центральній вені і переносний інфузомат); **трепростиніл** — аналог простацикліну, постійна інфузія п/ш (мініатюрний інфузомат і канюля, які імплантують у підшкірній тканині живота) або в/в; **ілопрост** — аналог простацикліну, інгаляції (6–9×на день);

4) **ріоцигуат** — безпосередній стимулятор гуанілатциклази, зареєстрований FDA для застосування як в групі 1 ЛГ, так і — в якості першого ЛЗ — при хронічній тромбоемболічній ЛГ у хворих, які не пройшли відбору до легеневої ендартеректомії. Дозу визначають індивідуально в діапазоні 1–2,5 мг 3×в день. Не застосовуйте в комбінації з інгібітором фосфодіестерази 5 типу (високий ризик гіпотензії).

Інвазивне лікування

1. Передсердна септостомія: черезшкірна пункція міжпередсердної перетинки, а в подальшому розширення створеного дефекту балонами — паліативне втручання, колись застосовувалось в якості бридж-терапії перед трансплантацією легень.

2. Легенева ендартеректомія: механічне видалення проксимально розташованих, організованих тромбів, що зрослися з внутрішньою оболонкою легеневих артерій — лікування вибору у хворих із симптоматичною тромбоемболічною ЛГ.

3. Черезшкірна балонна пластика легеневих артерій: можлива альтернатива хірургічного лікування, перш за все для хворих із протипоказаннями до класичної ендартеректомії з огляду на занадто дистальну локалізацію уражень, дуже похилий вік або інші серйозні супутні захворювання.

4. Трансплантація обох легень, або легень і серця: показана, коли незважаючи на повне консервативне лікування очевидним є прогресування хвороби.

→ ПРОГНОЗ

У минулому середня виживаність при ідіопатичній ЛГ становила 3 роки, у хворих із IV функціональним класом <6 міс.; у теперішній час при наявності «цільової» терапії прогноз — кращий (1-річна і 2-річна виживаність хворих з артеріальною ЛГ, які отримали лікування, становить відповідно ≈90 % і ≈80 %). При збереженій реактивності легеневих судин 5-річна виживаність складає 95 %.

22. Аневризма аорти

→ ВИЗНАЧЕННЯ ТА ЕТІОПАТОГЕНЕЗ

Локальне розширення аорти на >50 % від норми. **Класифікація аневризм аорти:**

1) за етіологією — **атеросклеротичні**, **дегенеративні** (синдром Марфана, синдром Елерса-Данлоса IV типу, кістозна дегенерація аорти), **післязапальна** (хвороба Такаясу, гігантоклітинний артеріїт, артеріїт при системних захворюваннях, сифіліс, інфекційний ендокардит, сепсис), посттравматичні **аневризми**;

2) за формою — **мішкоподібні** (переважно у ділянці лівої підключичної артерії або нижньої стінки дуги аорти), **веретеноподібні** (значно частіші);

3) за будовою стінки — **справжні аневризми**, **псевдоаневризми** (стінку утворює адвентиціальна оболонка з оточуючими тканинами після розриву внутрішньої та середньої оболонки; найчастіше — посттравматичні);

4) за клінічною картиною — **безсимптомні**, **симптомні**, **розрив аневризми**;

5) за локалізацією — **грудного відділу** (найчастіше висхідної аорти), **черевного відділу** (нижче діафрагми; аневризми нижче рівня відходження ниркових артерій становлять ≈90 % аневризм аорти), **торакоабдомінальні**.

→ КЛІНІЧНА КАРТИНА ТА ПРИРОДНИЙ ПЕРЕБІГ

Першим симптомом аневризми може бути емболічна подія — інсульт, ішемія нижніх кінцівок або кишківника, інфаркт нирки, синдром синіх пальців (гостра ішемія [іноді некроз] пальців стоп, що зумовлена дрібними емболами, які походять з порожнини аневризми).

1. Симптоми аневризми грудного відділу аорти: біль у грудній клітці та спині (у 25 % хворих без розшарування; зазвичай постійний, пронизуючий, часто — сильний), дисфагія (рідко), захриплість, кашель, задишка (іноді залежать від положення тіла), кровохаркання і рецидивуючі пневмонії, симптом Горнера. При аневризмі висхідної аорти або дуги аорти можуть з'являтися симптоми недостатності аортального клапана (часто з симптомами серцевої недостатності) або синдрому верхньої порожнистої вени.

2. Симптоми аневризми черевного відділу аорти: зазвичай відсутні; найчастіший симптом — це постійний, стискаючий біль у мезогастральній, гіпогастральній або поперековій ділянці, нагадує корінцевий біль (рухи не впливають на інтенсивність болю; може зменшуватись у положенні хворого лежачи із зігнутими у колінах ногами). Аневризму діаметром ≥5 см можна пропальпувати; часто — пальпаторно чутлива, особливо, якщо швидко збільшується. Над черевною аортою можна вислухати шуми.

3. Природний перебіг: аневризми виявляють тенденцію до збільшення розмірів і розриву. Ризик розриву аневризми черевного відділу аорти впродовж 5 років становить: 2 % при діаметрі аневризми <40 мм, 20 % при діаметрі >50 мм і 40 % при діаметрі >60 мм. Збільшення діаметру аневризми на 5 мм впродовж 6 міс. удвічі підвищує ризик розриву. Аневризми грудного відділу аорти збільшуються, у середньому, на 0,1 см на рік (швидше — аневризми низхідної аорти, великі аневризми і при синдромі Марфана; при синдромі Лойса-Дітца навіть швидше, аніж 1 см на рік); ризик розриву впродовж року при діаметрі >60 мм становить 7 %, а при <50 мм — 2 %. Кожна аневризма аорти, особливо грудного відділу (рідко черевного відділу аорти), може розшаровуватись.

➡ ДІАГНОСТИКА

Аневризми зазвичай виявляють випадково на підставі результатів візуалізаційних досліджень, що виконуються з інших показань:

1) **РГ грудної клітки** — розширення аорти (нормальний контур аорти не дозволяє виключити аневризми висхідної аорти);

2) **ехокардіографія** — трансторакальне дослідження є ефективним скринінговим дослідженням висхідної аорти, однак більш складною є візуалізація дуги аорти і низхідної аорти; черезстравохідне дослідження дозволяє оцінити всю грудну аорту, за винятком короткого сегмента дистального відділу висхідної аорти;

3) **УЗД** — базовий метод діагностики аневризм черевного відділу аорти;

4) **ангіографія** — **ангіо-КТ** дозволяє точно визначити розміри (з точністю до 0,2 см) та обширність аневризми, а також анатомічну залежність між аневризмою та сусідніми органами і артеріями, що відходять від аорти (іноді цього достатньо для передопераційної оцінки хворого), окрім того дозволяє діагностувати супутнє розшарування, інтрамуральну гематому або пенетруючу виразку аорти; **ангіо-МРТ** використовується для оцінки розмірів та обширності аневризми, якщо немає можливості виконати ангіо-КТ; є особливо обґрунтованою в рамках періодичних контрольних досліджень, які проводять у молодих хворих, рідше використовується при гострих станах, не дає можливості візуалізувати кальцифікати; у деяких хворих перед ендоваскулярними операціями виконується **аортографія** з використанням каліброваного катетера;

5) **внутрішньосудинне ультразвукове дослідження** — оптимізує візуалізацію стінки аорти під час ендоваскулярного лікування.

У разі виявлення у хворого аневризми аорти на будь-якому рівні — проведіть дослідження всієї аорти з метою виключення супутніх аневризм в інших відділах, оцініть аортальний клапан (як правило, ехокардіографічно), і зважте необхідність виконання УЗД (доплер) периферичних артерій з метою пошуку аневризм.

➡ ЛІКУВАННЯ

1. Необхідно ліквідувати фактори ризику серцево-судинних захворювань: у першу чергу, припинити тютюнопаління і нормалізувати артеріальний тиск (<140/90 у хворих без розшарування).

2. Діагностика і лікування ІХС перед плановим інвазивним лікуванням аневризми.

3. β-блокатори: тривале п/о застосування зменшує прогресування аневризм черевного відділу аорти діаметром >4 см, але не впливає на частоту розривів; також показані хворим з аневризмою грудного відділу аорти і синдромом Марфана.

4. Лозартан: пригнічує розширення кореня аорти у хворих з синдромом Марфана.

5. Хірургічне лікування: зазвичай — імплантація судинного протезу у місце аневризми. Показання: безсимптомні аневризми грудного відділу аорти діаметром >55 мм (висхідна аорта і дуга аорти) і >60 мм (низхідна аорта, але перевагу віддають ендоваскулярному лікуванню, якщо це можливо); при менших розмірах у хворих з сидромом Марфана та у хворих із двостулковим аортальним клапаном і факторами ризику (→рис. 8-2); безсимптомні аневризми черевного відділу аорти діаметром >55 мм (можливо, і менші аневризми — при локалізації нижче або на рівні відходження ниркових артерій, та більші — при локалізації вище цього рівня), аневризми, що швидко збільшуються (≥5 мм протягом 6 міс. або ≥7 мм впродовж року); усі аневризми, що викликають симптоми, або після розриву. Менші порогові значення для інвазивного лікування можна прийняти для хворих з невеликими розмірами тіла, в разі швидкого прогресування аневризми, недостатності аортального клапана, планованої вагітності або за бажанням хворого. Після операції рекомендовано контроль за допомогою УЗД (дуплексне сканування) або КТ кожні 5 років.

6. Ендоваскулярна імплантація стент-графту:

1) є можливою у випадку аневризми грудного відділу аорти, перевага надається при аневризмах низхідної аорти (показання: безсимптомні аневризми діаметром >55 мм);

2) у випадку безсимптомних і симптомних аневризм черевного відділу аорти — один з методів лікування, за наявності відповідних анатомічних умов;

3) у хворих, обтяжених високим хірургічним ризиком.

➡ МОНІТОРИНГ

1. Скринінгові дослідження з метою виявлення аневризми черевного відділу аорти: виконуйте УЗД органів черевної порожнини у всіх чоловіків віком >65-ти років (можете зважити виконання у жінок віком >65-ти років), зважте його проведення у родичів 1-го ступеня хворих з аневризмою черевного відділу аорти. У разі діаметра аорти 26–29 мм рекомендовано наступне візуалізаційне дослідження через 4 роки.

2. Безсимптомна аневризма грудного відділу аорти: проведіть ангіо-КТ або ангіо-МРТ через 6 міс. після діагностування аневризми, наступні дослідження (тим же методом і у тому самому медичному закладі) раз на 12 міс. (якщо аневризма не збільшується) або кожні 6 міс. (якщо істотно збільшується при подальших дослідженнях).

3. Аневризма черевного відділу аорти: проведіть контрольне УЗД або КТ:

1) діаметр 30–39 мм — кожні 3 роки;

2) 40–44 мм — кожні 2 роки;

3) >45 мм — щороку.

4. Після оперативного лікування виконуйте контрольне УЗД (дуплексне сканування) або КТ кожні 5 років.

5. Після ендоваскулярної операції виконуйте візуалізаційне дослідження аорти (найкраще — ангіо-КТ) через 1, 6 і 12 міс., а надалі 1 раз на рік; якщо через 24 міс. після втручання результати візуалізаційних досліджень стабільні і відсутнє підтікання, то у випадку грудного відділу аорти наступні візуалізаційні дослідження виконуйте кожні 2 роки, а клінічну оцінку — щороку, тоді як у випадку черевного відділу аорти щороку слід виконувати УЗД методом дуплексного сканування, а ангіо-КТ (без контрасту) — кожні 5 років.

→ **УСКЛАДНЕННЯ**

1. Розрив аневризми: сильний постійний біль у грудній клітці або черевній порожнині зі швидким розвитком гіповолемічного шоку. Розриви аневризми грудної аорти відбуваються з кровотечею у: плевральні порожнини (переважно, у ліву), середостіння, порожнину перикарда (призводять до швидко прогресуючої тампонади серця), стравохід (рідко; призводять до загрозливого для життя кров'янистого блювання). Аневризми черевного відділу аорти розриваються з кровотечею у: заочеревинний простір (характерний симптомокомплекс — раптовий сильний біль у черевній порожнині та попереково-крижовій ділянці, гіповолемічний шок і гематома в ділянці промежини і калитки); черевну порожнину (крім болю у животі і симптомів шоку — збільшення окружності живота); дванадцятипалу кишку (рідко; масивна кровотеча з ШКТ); нижню порожнисту вену, ниркову або клубову вени (рідко; симптоми швидко прогресуючої серцевої недостатності зі збільшеним серцевим викидом).

2. Розшарування →розд. 2.23.

23. Гострі аортальні синдроми

Гострі аортальні синдроми — це невідкладні стани зі схожою клінічною картиною, які пов'язані з хворобою аорти. До них належать:

1) гостре розшарування аорти;
2) інтрамуральна гематома аорти;
3) пенетруюча виразка аорти;
4) псевдоаневризма аорти;
5) обмежений розрив аневризми аорти;
6) травматичні і ятрогенні пошкодження аорти.

23.1. Розшарування аорти

→ **ВИЗНАЧЕННЯ ТА ЕТІОПАТОГЕНЕЗ**

Розшарування аорти — розрив внутрішньої оболонки і потрапляння крові всередину медіальної оболонки, що спричиняє відшарування внутрішньої оболонки від середньої і зовнішньої оболонок і утворення псевдопросвіту аорти. **Класифікація за Стенфорд (Stanford):** тип А — розшарування, що охоплює висхідну аорту, незалежно від місця виникнення (70 %); тип В — розшарування аорти, що не охоплює висхідної аорти.

Фактори ризику розшарування аорти: артеріальна гіпертензія (зазвичай недостатньо контрольована), двостулковий клапан аорти і коарктація аорти (в т. ч. стан після хірургічного лікування цих вад), хвороба аорти (напр. аневризма) або аортального клапана, що існувала раніше, обтяжений сімейний анамнез щодо хвороб аорти, генетично детерміновані захворювання сполучної тканини (синдром Марфана, синдром Елерса-Данлоса), кістозний медіанекроз (у хворих віком старше 50-ти р.), аортити, травми (ДТП, ятрогенні), гемодинамічні і гормональні чинники під час вагітності (50 % розшарувань аорти в осіб віком <40-ка р. виникає у вагітних жінок), синдром Тернера, стан після кардіохірургічної операції, професійні заняття важкою атлетикою, тютюнопаління, вживання кокаїну, амфетаміну в/в.

→ **КЛІНІЧНА КАРТИНА**

Зазвичай, сильний біль у грудній клітці (характеристика →табл. 1.6-1), що нерідко призводить до синкопе, не зникає після прийому нітратів сублінгвально або п/о. Можуть виникати: симптоми шоку, неврологічні симптоми (прояви ішемії головного мозку, рідше — параплегії, ішемічної нейропатії верхніх або нижніх кінцівок, синдром Горнера, захриплість), симптоми інфаркту міокарда (при охопленні розшаруванням усть коронарних артерій), серцевої недостатності (у випадку значної недостатності аортального клапана) і тампонади серця, плевральний випіт, гостре пошкодження нирок (поширення на устя ниркових артерій), біль у животі (поширення на устя брижових артерій), симптоми гострої ішемії кінцівок, парези кінцівок внаслідок ішемії спинного мозку. Під час фізикального обстеження можна виявити високий АТ (у 50 % хворих) або гіпотензію, діастолічний шум над устям аорти, спричинений гострою недостатністю аортального клапана, або дефіцит пульсу на одній з кінцівок (у ≈30 % хворих з розшаруванням висхідної аорти). Першим симптомом може також бути синкопе без болю та неврологічних симптомів.

Симптоми, які свідчать про нестабільний клінічний стан: дуже сильний біль, тахікардія, тахіпное, гіпотензія, ціаноз і/або шок.

→ **ДІАГНОСТИКА**

Діагноз необхідно встановити негайно (не затягуйте діагностику у медичному закладі, в якому немає можливості інвазивного лікування). Оцініть клінічну ймовірність розшарування →табл. 23-1. Слід провести диференційну діагностику з іншими причинами болю в грудній клітці →розд. 1.6. Обов'язково підтвердіть діагноз візуалізаційним дослідженням (перевага надається ангіо-КТ, у нестабільних хворих рівнозначним дослідженням є черезстравохідна ехокардіографія). При РГ грудної клітки можна виявити розширення тіні серця, рідко — верхнього середостіння, а у випадку розриву аневризми у плевральну порожнину — рідину у ній; відсутність змін не виключає розшарування аорти. У разі стійкої підозри на розшарування аорти при нормальному вихідному візуалізаційному дослідженні рекомендована повторна візуалізація за допомогою ангіо-КТ або МРТ. Діагностичний алгоритм →рис. 23-1.

→ **ЛІКУВАННЯ**

Забезпечте доступ до центральної та периферичної вен і моніторуйте (також під час транспортування до спеціалізованого центру) діурез, пульс, АТ, ЕКГ, SpO_2.

1. Консервативне лікування:

1) призначте **морфін** в/в з метою знеболення;

2) необхідно швидко знизити АТ (систолічний до 100–120 мм рт. ст., спершу виключіть значущу недостатність аортального клапана) в/в введенням:

а) **β-блокатора** — напр. пропранололу 1 мг кожні 3–5 хв до отримання бажаного ефекту включно (макс. 10 мг), потім кожні 4–6 год, або есмолол (дозування →табл. 20-4); у хворих із бронхіальною астмою або тяжким ХОЗЛ замість β-блокаторів застосовуйте блокатори кальцієвих каналів (можливо, есмолол короткотривалої дії);

б) у деяких хворих додатково **нітрогліцерин** в/в, у разі його неефективності — **нітропрусид натрію** в/в (препарати і дозування →табл. 20-4); при резистентній артеріальній гіпертензії можна додати еналаприл (початкова доза 0,625–1,25 мг в/в кожні 6 год [до макс. 5 мг])

Таблиця 23-1. Клінічні дані, що свідчать про високу ймовірність гострого аортального синдрому

захворювання

синдром Марфана (або інше заворювання сполучної тканини)

захворювання аорти в сімейному анамнезі

діагностоване захворювання клапана аорти

діагностована аневризма грудної аорти

попередні втручання на аорті (в т. ч. кардіохірургічна операція)

характеристика болю

біль у грудній клітці, спині або животі, для якого характерні ≥1-ї з нижче наведених ознак:

– раптовий початок

– значна інтенсивність

– пронизливий або роздираючий характер

об'єктивні симптоми

докази перфузійного дефіциту:

– дефіцит пульсу

– різниця значень систолічного тиску на обох верхніх кінцівках

– вогнищевий неврологічний дефіцит (у поєднанні з больовим синдромом)

діастолічний аортальний шум (новий і поєднаний з больовим синдромом)

гіпотензія або шок

Виявлення будь-якої з ознак в одній з вище наведених 3-х груп — 1 бал, у 2-х групах — 2 бали, в 3-х групах — 3 бали. Чим більше балів за шкалою 0–3, тим вища ймовірність гострого аортального синдрому ще до виконання додаткових діагностичних досліджень.

відповідно до рекомендацій ACC і AHA (2010)

2. Інвазивне лікування: негайна хірургічна операція є лікуванням вибору у більшості хворих із розшаруванням типу А (КТ призначайте тільки у тому разі, якщо гемодинаміка хворого стабільна, а проведення дослідження не затримає транспортування до кардіохірургічного центру). Показання до імплантації стент-графту (метод першого вибору) або до операції при розшаруванні типу В: постійний або рецидивуючий біль у грудній клітці, неконтрольована попри адекватну фармакотерапію артеріальна гіпертензія, подальше розширення аорти, гіпоперфузія органів, симптоми розриву (гемоторакс, наростаюча гематома поруч з аортою або в середостінні).

→**УСКЛАДНЕННЯ**

Недостатність аортального клапана (у випадку розшарування висхідної аорти), ішемія кінцівок, внутрішніх органів, інсульт, параплегія, ішемія кишківника, розрив аорти.

23.2. Інтрамуральна гематома

→**ВИЗНАЧЕННЯ ТА ЕТІОПАТОГЕНЕЗ**

Варіант гострого аортального синдрому, при якому кров нагромаджується в медіальній оболонці аорти, але не дійшло до розвитку ані псевдопростору, ані розриву внутрішньої оболонки.

→**ПРИРОДНИЙ ПЕРЕБІГ**

У 30–40 % випадків інтрамуральної гематоми типу А виникає розшарування аорти (найвищий ризик впродовж 8-ми днів від появи симптомів).

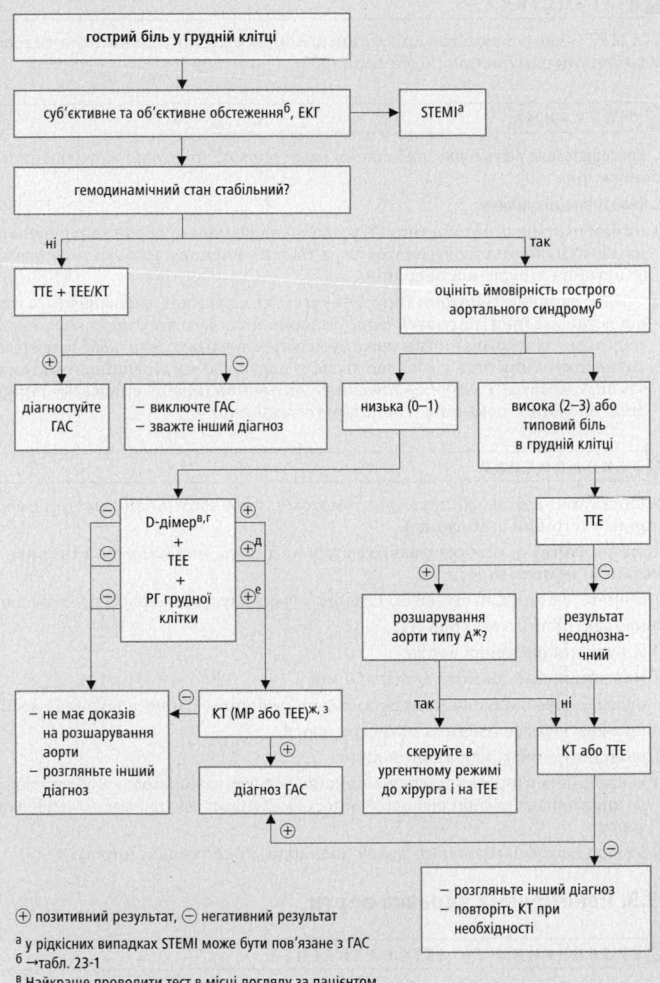

⊕ позитивний результат, ⊖ негативний результат

[a] у рідкісних випадках STEMI може бути пов'язане з ГАС

[б] →табл. 23-1

[в] Найкраще проводити тест в місці догляду за пацієнтом.

[г] Крім того, концентрація тропоніну для виключення NSTEMI.

[д] симптоми розшарування аорти

[е] розширення середостіння

[ж] діагноз розшарування типу А: наявність клапана, недостатність аортального клапана і/або рідина в перикардіальній порожнині

[з] вибір залежить від наявності, клінічної картини та досвіду лікаря

ГАС — гострий аортальний синдром, NSTEMI — інфаркт міокарда без елевації сегмента ST, STEMI — інфаркт міокарда з елевацією сегмента ST, TEE — трансезофагальна ехокардіографія, КТ — комп'ютерна томографія, TTE — трансторакальна ехокардіографія

Рис. 23-1. Діагностична тактика при підозрі на гострий аортальний синдром (на підставі рекомендацій ESC 2014, змодифіковано)

→ **ДІАГНОСТИКА**

КТ і МРТ — це основні візуалізаційні дослідження для діагностики та класифікації інтрамуральної гематоми.

→ **ЛІКУВАННЯ**

1. Консервативне лікування: знеболення і контроль АТ; повторні візуалізаційні обстеження.

2. Інвазивне лікування:

1) інтрамуральна гематома типу А, ускладнена рідиною в порожнині перикарда або парааортальною гематомою, а також у випадку великої аневризми → негайна хірургічна операція;

2) у решті випадків гематоми типу А → ургентне хірургічне лікування (<24 год від встановлення діагнозу), хоча у хворих похилого віку або з вагомими супутніми захворюваннями може бути обґрунтованим початкове консервативне лікування (при умові, що діаметр аорти ≤50 мм, товщина гематоми <11 мм); гематома типу В→ інвазивне лікування (краще ендоваскулярне, аніж операція) показане у випадку ускладнень.

→ **УСКЛАДНЕННЯ**

Рецидивуючий біль, збільшення гематоми, парааортальна гематома або розрив внутрішньої оболонки.

Прогностичні фактори розвитку ускладнень, пов'язаних з інтрамуральною гематомою:

1) стійкий або рецидивуючий біль, попри агресивну фармакологічну терапію;

2) неефективний контроль АТ;

3) залучення висхідної аорти;

4) максимальний діаметр аорти ≥50 мм;

5) прогресуюче збільшення максимальної товщини стінки аорти (>11 мм);

6) прогресуюче збільшення діаметру аорти;

7) рецидивуючий плевральний випіт;

8) нестабільна атеросклеротична бляшка (пенетруюча виразка або подібні до виразки зміни) при розшаруванні, обмеженому до ураженого сегмента аорти;

9) ішемія органів (головного мозку, міокарда, кишківника, нирок і т. д.).

23.3. Пенетруюча виразка аорти

→ **ВИЗНАЧЕННЯ ТА ЕТІОПАТОГЕНЕЗ**

Виразкування атеросклеротичної бляшки аорти через внутрішню еластичну оболонку до медіальної оболонки.

→ **КЛІНІЧНА КАРТИНА І ПЕРЕБІГ**

Може утворитись інтрамуральна гематома, псевдоаневризма, розшарування аорти або її розрив. Типові клінічні симптоми у хворих із пенетруючою виразкою аорти: похилий вік, чоловіча стать, тютюнопаління, артеріальна гіпертензія, коронарна хвороба, ХОЗЛ, аневризма черевної аорти. Симптоми схожі, як при розшаруванні аорти, але об'єктивні ознаки порушеної перфузії органів спостерігаються рідко. Клінічний перебіг характеризується прогресуючим розширенням аорти і утворенням аневризм.

→ ДІАГНОСТИКА

Дослідженням вибору є ангіо-КТ з контрастуванням.

→ ЛІКУВАННЯ

1. Консервативне лікування: знеболення і контроль АТ.

2. Інвазивне лікування: при виразці у висхідній аорті зважте доцільність операції. Показання до інвазивного лікування (перевага надається ендоваскулярному): рецидивуючий або резистентний до лікування біль і симптоми, що вказують на обмежений розрив аорти (швидке збільшення виразки з парааортальною гематомою або плевральним випотом).

23.4. Псевдоаневризма аорти

→ ВИЗНАЧЕННЯ ТА ЕТІОПАТОГЕНЕЗ

Розширення аорти, спричинене розривом всіх оболонок стінки, при якому завдяки парааортальній сполучній тканині не розвивається знекровлення хворого.

Причини:

1) тупі травми грудної клітки при ДТП (вплив ременів безпеки, травма мотоциклістів), при падінні з висоти, вибухах чи спортивній травмі;

2) ятрогенні — операції на аорті і черезшкірні втручання з використанням катетера;

3) рідко інфікування аорти і пенетруючі виразки.

→ ПРИРОДНИЙ ПЕРЕБІГ

Може виникнути розрив псевдоаневризми (це пов'язано з підвищенням АТ) і, як правило, летальна кровотеча в порожнини тіла; в інших пацієнтів діагноз може бути поставлений випадково.

→ ЛІКУВАННЯ

Інвазивне лікування (ендоваскулярне або хірургічне), незалежно від розмірів аневризми.

→ УСКЛАДНЕННЯ

Розрив аневризми, фістула і компресія навколишніх тканин, яка спричиняє їх пошкодження.

23.5. Обмежений розрив аорти

→ ВИЗНАЧЕННЯ ТА ЕТІОПАТОГЕНЗ

Розрив стінки аорти (з можливим виникненням псевдоаневризми) з утворенням параваскулярної гематоми, яку щільно обмежують суміжні тканини: перикард, плевра, заочеревинний простір або сусідні органи.

→ КЛІНІЧНА КАРТИНА ТА ПРИРОДНИЙ ПЕРЕБІГ

Симптоми:

1) раптовий нестерпний біль у грудній клітці і/або спині, у випадку торакоабдомінальної аневризми можливий біль у животі;

2) гостра дихальна недостатність в результаті розриву аорти в ліву плевральну порожнину;

3) кровотеча з дихальних шляхів чи з верхнього відділу ШКТ спостерігається рідко.

Чим проксимальніше (ближче до клапана аорти) локалізований розрив, тим вищий ризик смерті, понад 75 % пацієнтів помирає впродовж 24 год.

ДІАГНОСТИКА

Підозра на розрив аорти є показанням до ургентної ангіо-КТ без контрасту — щоб виявити можливу інтрамуральну гематому, а потім — з введенням контрасту, з метою визначення локалізації розриву.

ЛІКУВАННЯ

Інвазивне лікування (надається перевага ендоваскулярному) незалежно від розміру аневризми.

24. Хвороба Такаясу

ВИЗНАЧЕННЯ ТА ЕТІОПАТОГЕНЕЗ

Запалення, часто гранулематозне, аорти та її гілок, рідше інших артерій, напр. легеневих. Типово з'являються чисельні сегментарні звуження у відгалуженнях аорти; у місцях стенозу можуть виникати тромби, які інколи призводять до тромбоемболії периферичного артеріального русла; натомість аневризми переважно формуються в місцях, віддалених від звужень; розшарування або розрив аорти виникає рідко.

КЛІНІЧНА КАРТИНА ТА ПРИРОДНИЙ ПЕРЕБІГ

На початку хвороби зазвичай виникають псевдогрипозні або псевдоревматичні симптоми — субфебрилітет, слабкість, болі в м'язах та суглобах; іноді — болючість сонних артерій, першим проявом захворювання також може бути випадково діагностована велика аневризма грудного відділу аорти; гострі симптоми зазвичай спонтанно регресують. У хронічній фазі — симптоми стенозу та оклюзії артерій. У типових випадках пульс на верхніх кінцівках відсутній або асиметричний. Можна вислухати судинні шуми над звуженими артеріями і шуми регургітації над аортальним клапаном (недостатність аортального клапана корелює з гіршим прогнозом). Звуження або оклюзія підключичної артерії може бути причиною синдрому підключичного обкрадання. Інші симптоми, які залежать від локалізації стенозу: запаморочення, синкопе, біль голови, порушення зору, транзиторні ішемічні атаки, інсульт, судоми; «переміжна кульгавість» нижньої щелепи; «переміжна кульгавість» верхніх кінцівок; артеріальна гіпертензія (у випадку звуження ниркових артерій); «переміжна кульгавість» нижніх кінцівок; біль у животі; діарея і кровотеча з ШКТ (у випадку ураження брижових артерій і черевного стовбуру); задишка, кровохаркання і біль у грудній клітці (рідко) — можуть вказувати на ураження легеневої артерії; симптоми ішемії міокарда, включаючи аритмії; зміни, що нагадують вузлувату еритему.

ДІАГНОСТИКА

Повинні бути наявні ≥3-х з 6-ти критеріїв: початок хвороби у віці ≤40 р.; «переміжна кульгавість» однієї з кінцівок, особливо верхньої; ослаблений або відсутній пульс на плечовій артерії; різниця ≥10 мм рт. ст. при вимірюванні систолічного тиску на верхніх кінцівках; шум над підключичною артерією або черевною аортою; зміни при ангіографії — стеноз або оклюзія аорти, її гілок або проксимальних сегментів артерій кінцівок, сегментарні або вогнищеві ураження.

Вимірювання артеріального тиску в разі стенозу або оклюзії підключичних артерій є абсолютно недостовірним; проведіть вимірювання систолічного тиску на нижніх кінцівках за допомогою доплерівського апарата, який використовують для вимірювань кісточково-плечового індексу. У результатах лабораторних досліджень — прискорена ШОЕ і підвищений рівень СРБ в сироватці.

Диференційна діагностика

Гігантоклітинний артеріїт, атеросклероз дуги аорти, синдром верхньої апертури грудної клітки, фіброзно-м'язова дисплазія артерій, хвороба Бехчета, синдром Елерса-Данлоса.

➔ ЛІКУВАННЯ

1. ГК, напр. преднізон (преднізолон) п/о 0,5–1 мг/кг до моменту нормалізації ШОЕ (переважно впродовж 4–6 тиж.), з наступним поступовим зниженням дози протягом 2–3 міс., до повної відміни ЛЗ через 1–2 роки. У разі неефективності глюкокортикоїдів → метотрексат, мікофенолату мофетил, азатіоприн, лефлуномід, циклофосфамід та ін.

2. Інвазивне лікування (хірургічне або ендоваскулярне): залежно від клінічних симптомів ішемії органів. Хірургічного лікування може вимагати недостатність аортального клапана.

25. Гігантоклітинний артеріїт

➔ ВИЗНАЧЕННЯ ТА ЕТІОПАТОГЕНЕЗ

Артеріїт, часто гранулематозний, що виникає переважно в осіб похилого віку. Характерним є ураження гілок дуги аорти, найчастіше відгалужень зовнішньої сонної артерії, але можуть бути ураженими усі артерії (відповідно до частоти ураження): скроневі, вертебральні, задні війкові артерії, очна, внутрішня сонна, зовнішня сонна артерія, центральна артерія сітківки. Назва «скроневий артеріїт» не є придатною, оскільки запалення скроневої артерії виникає не у всіх хворих, а може спостерігатись також і при інших варіантах васкуліту.

➔ КЛІНІЧНА КАРТИНА

Симптоми: у більшості хворих — субфебрильний стан або лихоманка (може сягати 40 °C і домінувати у клінічній картині), слабкість, втрата апетиту, втрата маси тіла; у 2/3 хворих біль голови зазвичай у скроневій або потиличній (якщо уражені потиличні артерії) ділянках, постійний, викликає порушення сну, не зникає повністю під впливом анальгетиків; болючий набряк поверхневої скроневої артерії, яку, зазвичай, виразно видно під шкірою, часто гіперемованою; у ≈1/2 хворих (при ураженні гілок зовнішньої сонної артерії) спостерігається «переміжна кульгавість» язика і поява на ньому болючих виразок, а також «переміжна кульгавість» жувальних м'язів внаслідок ішемії («переміжна кульгавість» нижньої щелепи); у 30 % пацієнтів очні симптоми — диплопія, транзиторна сліпота, погіршення зору, яке прогресує до часткової або повної його втрати, внаслідок ураження, в основному, війкових артерій або центральної артерії сітківки. Рідко — симптоми транзиторної ішемічної атаки або інсульту, полі- та мононейропатії. Артеріїт може призвести до утворення аневризми та її розриву; може ускладнюватися розшаруванням аорти. У 50 % хворих супутньою є ревматична поліміалгія →розд. 16.9.

У зв'язку з ризиком втрати зору вперше діагностовану хворобу треба розцінювати як невідкладний стан в офтальмології. Симптоми, наявність яких вказує на вищий ризик тривалої сліпоти: транзиторна сліпота (передує тривалій втраті зору в 44 % пацієнтів), «перемінна кульгавість» нижньої щелепи, аномалії скроневої артерії при об'єктивному обстеженні.

➡ ДІАГНОСТИКА

Допоміжні дослідження

1. Дослідження крові: прискорена ШОЕ (зазвичай >100 мм/год, але ШОЕ в межах норми не виключає захворювання), підвищення рівня білків гострої фази (СРБ, фібриноген), анемія хронічних захворювань, реактивний тромбоцитоз, незначне підвищення активності печінкових ферментів, особливо лужної фосфатази (у ≈30 %).

2. Візуалізаційні дослідження: залежно від локалізації — УЗД з доплерівським дослідженням і МРТ можуть виявити запальні зміни в скроневій артерії; УЗД, традиційна артеріографія, КТ і ангіо-КТ, МРТ і ангіо-МРТ виявляють ураження великих артерій. Ці методи дозволяють виявити ускладнення — аневризми або розшарування артерії.

3. Гістологічне дослідження біоптату скроневої артерії: золотий стандарт у діагностиці, важливо зробити біопсію не пізніше 1–2 тиж. від початку лікування; негативний результат не дозволяє виключити хворобу.

Діагностичні критерії

Діагноз ставиться на підставі клінічної картини і результатів допоміжних досліджень →вище; діагностувати захворювання нескладно у типових випадках з ураженням скроневої артерії.

Наявність ≥3-х з 5-ти критеріїв за ACR (диференціює гігінтоклітинний артеріїт від інших васкулітів): вік ≥50-ти років; поява локалізованого болю голови; болючість при натисканні на скроневу артерію або ослаблена її пульсація; ШОЕ ≥50 мм/год; позитивний результат біопсії артерії.

Диференційна діагностика

Інші системні васкуліти →розд. 16.8.

➡ ЛІКУВАННЯ

1. ГК: лікування вибору — **преднізолон** (преднізон) п/о 1 мг/кг/добу (макс. 60 мг/добу) або інший ГК в еквівалентній дозі, до моменту зникнення симптомів і нормалізації ШОЕ (зазвичай, впродовж 2–4 тиж.; перевірте ШОЕ через 1 тиж. від початку лікування). У випадку очних симптомів можете застосувати **метилпреднізолон** в/в 500–1000 мг протягом 3 днів підряд (перевага над п/о ГК не задокументована). Дозу преднізолону знижуйте кожні 1–2 тиж., макс. на 10 % добової дози (зазвичай, до 5–10 мг/добу) і продовжуйте лікування впродовж 1–2 років. У випадку рецидиву симптомів поверніться до останньої ефективної дози. Застосовуйте профілактику остеопорозу →розд. 16.16. У хворих з дуже високим ризиком появи ускладнень кортикотерапії (напр., хворих на цукровий діабет або тяжку артеріальну гіпертензію) розгляньте доцільність додаткового призначення метотрексату 7,5–15 мг/тиж. з метою зниження дози ГК.

2. У більшості хворих застосовуйте тривале лікування **ацетилсаліциловою кислотою** у низькій дозі.

26. Облітеруючий тромбангіїт (хвороба Бюргера)

➜ ВИЗНАЧЕННЯ ТА ЕТІОПАТОГЕНЕЗ

Васкуліт артерій малого і середнього калібру та вен кінцівок. Тісно пов'язаний з тютюнопалінням; описані також випадки в осіб, які жують тютюн або вдихають снафф. У патогенезі, ймовірно, беруть участь аутоімунні механізми.

➜ КЛІНІЧНА КАРТИНА ТА ПРИРОДНИЙ ПЕРЕБІГ

1. Суб'єктивні симптоми: на початковій стадії ішемії кінцівки парестезії, у подальшому — біль, який може бути дуже сильним; часто також невропатичний біль («приступоподібний» або «пронизуючий»), внаслідок ішемії нервів; переміжна кульгавість, зазвичай обмежена стопою (рідко — типова для атеросклерозу кульгавість гомілки); вазомоторні порушення — від підвищеної чутливості до холоду з блідістю незахищених пальців, до стійкого ціанозу ішемізованих стоп і рук.

2. Об'єктивні симптоми: некроз (сухий або інфікований) та ішемічні виразки, переважно асиметричні, на дистальних і середніх фалангах пальців; відсутність пульсу на артеріях — задній великогомілковій, тильній стопи, променевій або ліктьовій (тест Аллена →розд. 24.5.3.1 може бути позитивним), підколінній (у 10 %); симптоми мігруючого флебіту поверхневих вен (у 40 %), переважно на стопі й гомілці, рідше — на передпліччях у вигляді пальпаторно чутливих червоних або рожевих вузликів або шнуроподібних ущільнень.

3. Природний перебіг: зазвичай з періодами загострень і ремісій; може призвести до ампутації.

➜ ДІАГНОСТИКА

Допоміжні дослідження

1. Лабораторні дослідження: прискорена ШОЕ, підвищення рівня фібриногену і СРБ (особливо у періоди загострень).

2. Вимірювання АТ на кінцівках методом Допплера (визначення кісточково-плечового індексу [КПІ] і пальце-плечового індексу [ППІ]): з метою об'єктивної оцінки оклюзії артерій гомілок або передпліч, визначеної пальпаторним методом. На початку захворювання КПІ може бути в нормі; у випадку сумнівів і появи клінічних симптомів при нормальному КПІ виміряйте ППІ.

3. Візуалізаційні дослідження: артеріографія виявляє множинні місця звуження/непрохідності артерій гомілок і передпліч; необов'язкова для діагностики хвороби. **Доплерівська ультрасонографія** дозволяє виключити наявність атеросклеротичного ураження в артеріях; також можна візуалізувати характерні спіральні колатералі в дистальних відділах кінцівок.

4. Гістологічне дослідження біоптата запально зміненої поверхневої вени; виконайте у випадку сумнівів. Картина — патогномонічна.

Діагностичні критерії

На підставі клінічної картини:

1) початок хвороби у віці до 40 р. (з огляду на значне поширення тютюнопаління ця межа, як правило, зміщена до віку 35 р.);
2) периферичний тип оклюзії (нижче колінних і ліктьових суглобів);
3) ураження, крім нижніх, також верхніх кінцівок;
4) флебіт поверхневих вен, передуючий або супутній розвитку ішемічних проявів.

Диференційна діагностика

Інші причини ішемії кінцівок (в основному — атеросклероз артерій нижніх кінцівок) →розд. 2.26.1; інші, ніж ішеміна причини болю кінцівок →розд. 2.20.3, інші васкуліти →розд. 16.8; системні захворювання сполучної тканини (здебільшого системна склеродермія), симптом Рейно, компресійні синдроми артерій.

→ ЛІКУВАННЯ

1. Хворий повинен повністю відмовитися від тютюнопаління. Лікування нікотинової залежності →розд. 3.26 (не застосовуйте замісної терапії, яка може підтримувати активність хвороби).

2. Лікування болю: застосуйте парацетамол, а у випадку сильного болю — опіоїдні анальгетики (у більшості хворих на активній стадії захворювання; починайте від слабких опіоїдів, напр., трамадолу); іноді виникають показання до застосування епідуральної анестезії (ефект вдається зберегти навіть до кільканадцяти днів).

3. Місцеве лікування: антисептичні пов'язки, обробка некрозу 7–10 % розчином полівінілпіролідону. При інфікуванні гангрени → антибіотики в/в, згідно антибіотикограми, дренаж абсцесів, видалення гнійних тканин. На виразки, після ліквідації інфекції → марлеві пов'язки, зволожені 0,9 % NaCl, можливо гідрогельові пов'язки. Не застосовуйте антибіотики місцево і не накладайте мазі на некротичні тканини або виразки.

4. Лікування, що покращує кровопостачання: має паліативний характер; у періоди загострення у хворих з залученням артерій нижче коліна → простаноїди (альпростадил); нема переконливих доказів на користь застосування інших ЛЗ, зокрема пентоксифіліну, ацетилсаліцилової кислоти, антикоагулянтів; у випадках вираженого синдрому Рейно можна застосувати блокатори кальцієвих каналів →розд. 2.35.1; спостерігалось покращення артеріального притоку після застосування переривчастої пневматичної компресії.

5. Поперекова або грудна симпатектомія: клінічна ефективність не встановлена, застосовується рідко.

27. Ішемія нижніх кінцівок

27.1. Хронічна ішемія нижніх кінцівок

→ ВИЗНАЧЕННЯ ТА ЕТІОПАТОГЕНЕЗ

Стан, при якому поступлення кисню до тканин нижніх кінцівок є недостатнім внаслідок хронічного порушення кровотоку в артеріях. У >97 % випадків причиною є атеросклероз артерій нижніх кінцівок; інші причини хронічної ішемії нижніх кінцівок → Диференційна діагностика.

→ КЛІНІЧНА КАРТИНА

Залежно від вираженості симптомів, розрізняють стадії запущеності захворювання →табл. 27-1. Часто співіснують симптоми атеросклерозу інших артерій: коронарних, артерій, що прямують до голови, або ниркових артерій, іноді — аневризма черевної аорти.

1. Суб'єктивні симптоми: спочатку симптоми відсутні, з часом — швидка втомлюваність кінцівок, підвищена чутливість до холоду, парестезії. Найчастіше хворі звертаються до лікаря з приводу переміжної кульгавості, тобто болю,

Таблиця 27-1. Класифікація хронічної ішемії кінцівок

Стадія за класифікацією Фонтейна	Симптоми		Клас по Рутерфорду
I	безсимптомна		0
IIa	кульгавість >200 м	легка кульгавість	1
IIб	кульгавість <200 м	помірна кульгавість	2
		тяжка кульгавість	3
III	біль у спокої		4
IV	некроз та ішемічні виразки	незначне ушкодження тканин	5
		значне ушкодження тканин	6

який виникає досить регулярно після визначеного м'язового навантаження (проходження визначеної дистанції). Біль (іноді описується хворими як відчуття затерпання, ригідності м'язів) у м'язах нижче місця стенозу/оклюзії артерії, не іррадіює, змушує хворого зупинитись і спонтанно зникає через декілька десятків секунд або декілька хвилин відпочинку. Біль частіше виникає при ходьбі вгору, ніж при ходьбі вниз. Найчастіше локалізується в м'язах гомілки. Кульгавість стопи (глибокий біль у середній частині стопи [короткі м'язи стопи]) виникає рідко, частіше — при облітеруючому тромбангіїті (хворобі Бюргера) і при цукровому діабеті. У хворих з оклюзією аорти або клубових артерій може розвинутись синдром Леріша — переміжна кульгавість, відсутність пульсу у пахвинних складках, еректильна дисфункція.

2. Об'єктивні симптоми: шкіра стоп бліда або ціанотична (особливо у вертикальному положенні), холодна, на запущених стадіях — із трофічними змінами (депігментація, втрата оволосіння, виразки і некроз); блідість стоп виникає при підйомі кінцівки вгору; м'язова атрофія, слабкий, відсутній або асиметричний пульс на артеріях нижче стенозу/оклюзії, іноді — судинний шум над великими артеріями кінцівок. Хворі з критичною ішемією кінцівок і сильним болем в спокої намагаються вкласти ішемізовану кінцівку якомога нижче (зазвичай звішуючи її з ліжка). Пульс на нижніх кінцівках оцінюють на артеріях: дорсальній артерії стопи (на тилі стопи між I і II кістками плюсни; у 8 % здорових людей не визначається), задній великогомілковій (за медіальною кісточкою), підколінній (у підколінній ямці), стегновій (у пахвині, якраз нижче пахвинної зв'язки). Відсутність пульсу дозволяє наближено оцінити локалізацію найвищого рівня оклюзії, хоча при добре розвиненому колатеральному кровообігу існує можливість визначення пульсу дистальніше від місця оклюзії.

→ ДІАГНОСТИКА

Допоміжні дослідження

1. Кісточково-плечовий індекс (КПІ, син. індекс кісточка — плече): співвідношення систолічного тиску, що виміряний за допомогою датчика постійно-хвильового доплера на стопі, і систолічного тиску, що виміряний на плечі (якщо тиск на верхніх кінцівках відрізняється, то враховується вищий); у нормі 1,0–1,4 (граничні значення 0,9–1,0); <0,9 свідчить про наявність стенозу (при критичній ішемії, як правило, становить <0,5), >1,4 вказує на патологічну жорсткість судин (напр. у хворих із цукровим діабетом, хронічною хворобою нирок, частіше в осіб похилого віку). У разі, якщо неможливо стиснути артерії гомілки внаслідок їх жорсткості → **пальце-плечовий індекс (ППІ):**

принцип вимірювання аналогічний до КПІ, вимірювання систолічного тиску проводять на великому пальці ноги; тиск, виміряний на великому пальці ноги, у нормі є нижчим на ≈10 мм рт. ст. від тиску на рівні кісточок; у нормі ППІ >0,7 — нижчі значення вказують на можливу ішемію нижньої кінцівки.

2. Маршовий тест на біговій доріжці: у разі діагностичних сумнівів, особливо при граничних значеннях КПІ, а також з метою об'єктивізації відстані до появи кульгавості; КПІ вимірюється перед фізичним навантаженням і при максимальному навантаженні; якщо причиною болю, який змушує припинити тест, є ішемія, тоді тиск на рівні кісточок після фізичного навантаження повинен бути значно нижчим, ніж перед навантаженням (часто <50 мм рт. ст.).

3. Візуалізаційні методи: УЗД артерій методом дуплексного сканування з застосуванням доплера — базовий метод початкової діагностики і моніторингу результатів хірургічного лікування (прохідності артерій і анастомозів), а також ендоваскулярних втручань; це обстеження необхідно завжди виконувати після ретельного об'єктивного обстеження і вимірювання КПІ. **Ангіо-КТ і ангіо-МРТ** дозволяють оцінити усю судинну систему і різновиди уражень у судинній стінці, а також провести відбір хворого до відповідної інвазивної процедури; не застосовуйте для скринінгових досліджень. **Артеріографію** виконують у разі діагностичних сумнівів або при ендоваскулярних процедурах.

Діагностичні критерії

На підставі суб'єктивних і об'єктивних симптомів, а також результату КПІ (у разі необхідності з виконанням маршового тесту). Якщо не вдається провести компресію артерій на рівні кісточок або КПІ >1,40 → застосуйте альтернативні методи (напр., ППІ або доплерівське картування потоків). **Хронічна ішемія, яка загрожує втратою кінцівки**, діагностується у хворого з хронічною ішемією при появі болю у спокої, некрозу або виразки (III/IV стадія, за класифікацією Фонтейна).

Оцінка прогнозу

У хворих з ішемічним болем у спокої або виразкою, яка не загоюється внаслідок ішемії нижньої кінцівки (що зберігається ≥2-х тиж.) і будь-яким некрозом оцінюють ризик ампутації, використовуючи класифікацію WIfI, яка включає оцінку виразок, ішемії (на підставі визначення КПІ, тиску, виміряного на рівні кісточки, і тиску, виміряного на великому пальці стопи, або парціального тиску кисню визначеного черезшкірним методом в ділянці ішемії) та інфікування стопи.

Диференційна діагностика

1. Причини хронічної ішемії нижніх кінцівок, за винятком атеросклерозу: облітеруючий тромбангіїт, коарктація аорти, хвороба Такаясу, перенесена механічна травма артерії, радіаційне пошкодження артерії (особливо клубових артерій після радіотерапії пухлин черевної порожнини або тазу), периферичні емболії (емболічний матеріал може походити з серця [фібриляція передсердь, вада мітрального клапана] або з проксимального відділу артеріальної системи [напр. з аневризми аорти]; як правило, виникає гостра ішемія), синдром защемлення підколінної артерії, компресія кістою підколінної ямки (кіста Бейкера), аневризма підколінної артерії (з вторинною периферичною емболією), фіброзна дисплазія зовнішньої клубової артерії, еластична псевдоксантома, персистуюча сіднична артерія, ендофіброз зовнішньої клубової артерії у велосипедистів.

2. Диференційний діагноз переміжної кульгавості (табл. 27-2): ішіас, артроз кульшового суглобу, захворювання вен (біль у спокої, який посилюється у вечірні години і часто зникає під час незначного м'язового навантаження).

→ ЛІКУВАННЯ

1. Тактику лікування визначають в індивідуальному порядку, в залежності від запущеності захворювання, загального стану і віку хворого, рівня його активності (у т. ч. професійної) і супутніх захворювань.

2. Лікування включає:

1) вторинну профілактику серцево-судинних захворювань — відмова від тютюнопаління, антитромбоцитарна терапія (ацетилсаліцилова кислота, у разі необхідності — заміна на клопідогрель), контроль артеріальної гіпертензії, компенсація цукрового діабету, застосування статинів;

2) лікування, що збільшує дистанцію ходьби при переміжній кульгавості — нефармакологічні, фармакологічні та інвазивні методи.

Нефармакологічне лікування

1. Зміна способу життя, що необхідна для вторинної профілактики серцево-судинних захворювань →розд. 2.3; дуже важливою є відмова від тютюнопаління.

2. Регулярна тренувальна ходьба: збільшує дистанцію ходьби при переміжній кульгавості; інтенсивність маршу повинна бути адекватною до наявної симптоматики (не повинна викликати появи болю). Найефективнішим є контрольоване тренування 3 х/тиждень по 30–60 хв. У разі відсутності контролю можете рекомендувати хворому напр. прогулянки на дистанцію 3 км або 10 км їзди на велосипеді щодня. Позитивний ефект зникає після припинення тренувань, тому необхідно їх постійно виконувати.

Фармакологічне лікування

1. З метою профілактики серцево-судинних подій кожний хворий повинен тривало приймати антитромбоцитарний ЛЗ — **ацетилсаліцилову кислоту** 75–150 мг/добу, а у випадку протипоказань — клопідогрель 75 мг/добу (препарати →табл. 5-10), а також **статини**, які додатково можуть збільшити дистанцію ходьби при переміжній кульгавості.

2. Ефективність ЛЗ для збільшення дистанції ходьби при переміжній кульгавості є обмеженою (найбільш корисний вплив мають цілостазол і нафтидрофурил) або дані щодо ефективності мало вірогідні (L-карнітин, пентоксифілін).

3. Захворювання артерій нижніх кінцівок не є протипоказанням до застосування β-блокаторів, особливо при супутній коронарній хворобі.

4. При ішемії нижніх кінцівок із загрозою втрати кінцівки фармакотерапію слід застосувати у хворих, які не пройшли відбору до інвазивної реваскуляризації або у котрих інвазивне лікування виявилось неефективним. Призначте анальгетики, опрацюйте рану, у разі інфікування — застосуйте лікування.

Інвазивне лікування

1. Показання:

1) ішемія, яка загрожує втратою кінцівки (III і IV стадія, за класифікацією Фонтейна);

2) II стадія за класифікацією Фонтейна з короткою дистанцією ходьби при переміжній кульгавості (IIb) а також, коли дистанція ходьби при переміжній кульгавості унеможливлює виконання професійних обов'язків або самообслуговування, а нехірургічне лікування виявилось неефективним.

2. Методи лікування: черезшкірні ендоваскулярні процедури (з імплантацією стенту або без), хірургічне лікування (імплантація обхідного шунта, рідше — ендартеректомія або хірургічна пластика артерії).

3. Після операції: після черезшкірної реваскуляризації рекомендується подвійна антитромбоцитарна терапія (АСК + клопідогрель) впродовж ≥1 міс., а в подальшому АСК (у разі необхідності — лише клопідогрель) тривало. Після хірургічного лікування перевагу надають тривалій антитромбоцитарній терапії (АСК чи, у разі необхідності, клопідогрелю), можна зважити призначення АВК (аценокумаролу або варфарину), однак це пов'язано з вищим ризиком кровотечі. Періодичний клінічний контроль.

Таблиця 27-2. Диференціальна діагностика переміжної кульгавості

Захворювання	Локалізація болю або дискомфорту	Типові симптоми	Початок болю по відношенню до фізичного навантаження	Вплив відпочинку	Вплив положення тіла	Інші ознаки
переміжна кульгавість (гомілка)	м'язи гомілки	спастичний біль	при визначеному, завжди однаковому навантаженні	швидко минає	відсутній	можна спровокувати за кожним разом подібним способом
хронічний синдром защемлення	м'язи гомілки	сильний, розпираючий біль	після ходьби	минає повільно	полегшення наступає швидше, якщо кінцівку перевести у підняте положення	в анамнезі — тромбоз глибоких вен здухвинно-стегнового сегменту, ознаки венозного застою, набряк
компресія нервових корінців (напр., кила міжхребцевого диску)	іррадіює вздовж нижньої кінцівки, як правило, її задньої поверхні	гострий, роздираючий біль	незадовго або відразу після компресії	швидко не минає (також часто виникає і у спокої)	полегшення може наступити при зміні положення хребта	в анамнезі — біль спини
симптоматична підколінна кіста (Бейкера)	під коліном, ірадіює донизу	набряк, болючість, підвищена чутливість	при навантаженні	виникає в спокої	відсутній	симптоми не мають характеру переміжної кульгавості
переміжна кульгавість (кульшова ділянка, стегно, сідниці)	кульшова ділянка, стегно, сідниці	болісний дискомфорт, слабкість	після певного, завжди однакового навантаження	швидко минає	відсутній	можна спровокувати за кожним разом подібним способом
остеоартроз кульшового суглобу	кульшова ділянка, стегно, сідниці	болісний дискомфорт, форт	після визначеного, завжди однакового навантаження	швидко не минає (може також турбувати в спокої)	хворий відчуває покращення після переведення в положення сидячи, при розвантаженні нижніх кінцівок	мінливий, може залежати від ступеня активності і змін погоди

	кульшова ділянка, стегно, сідниця (в межах дерматомів)	слабкість більше виражена, ніж біль	після ходьби або стояння протягом певного часу	минає в момент зупинки ходьби лише тоді, якщо відбулася зміна положення тіла	полегшення після згинання хребта в поперековому відділі (переведення в положення сидячи або при нахилі вперед)	часто в анамнезі біль в області спини, симптоми, спричинені зростанням тиску в черевній порожнині
компресія спинного мозку						
переміжна кульгавість (стопа)	стопа	сильний, глибоко локалізований біль і оніміння	після визначеного, завжди однакового навантаження	швидко минає	відсутній	можна спровокувати за кожним разом подібним способом
дегенеративні або запальні ураження суглобів	стопа	біль	після різного за інтенсивністю навантаження	не минає швидко (може виникати в спокої)	біль може зменшитись при уникненні навантаження суглоба	змінний, може залежати від ступеня активності

27.2. Гостра ішемія нижніх кінцівок

→ **ВИЗНАЧЕННЯ ТА ЕТІОПАТОГЕНЕЗ**

Будь-яке раптове погіршення кровопостачання кінцівки, що створює потенційну загрозу її життєздатності. **Причини:**

1) емболії (найчастіше закупорюють місце поділу загальної клубової артерії, стегнову артерію, розгалуження черевної аорти, підколінну артерію) серцевого походження (80 % випадків, найчастіше пов'язані з фібриляцією передсердь) або емболи з аорти і великих артерій (з аневризм або атеросклеротичних бляшок);

2) первинний тромбоз (переважно ускладнення атеросклеротичного стенозу артерії або аневризми);

3) тромбоз шунта або реваскуляризованої судини;

4) травма або розшарування артерії;

5) синдром защемлення;

6) тромбофілії.

→ **КЛІНІЧНА КАРТИНА ТА ПРИРОДНИЙ ПЕРЕБІГ**

Симптоми: оклюзія артерії — відсутність пульсу, бліда і холодна шкіра → через 15 хв біль кінцівки → через 2 год зниження чутливості та парестезії → через 6 год плямистий ціаноз, відсутність чутливості → через 8 год параліч, ригідність м'язів → через 10 год утворення міхурів, локальне порушення гемостазу, некроз. Перебіг і симптоми гострої ішемії можуть суттєво відрізнятись у різних хворих, а захворювання не завжди має перебіг відповідно до вище викладеної схеми. На клінічну картину впливають: наявність колатерального кровообігу, місце оклюзії судини і наявність інших судинних змін. Також симптоми можуть бути значно слабше вираженими — раптова поява переміжної кульгавості і дефіциту пульсу у хворого без вказаних передуючих симптомів може викликати підозру на гостру ішемію кінцівок. Клінічна класифікація →табл. 27-3.

→ **ДІАГНОСТИКА**

Лікар, який першим оглянув хворого, повинен поставити діагноз на підставі клінічної картини і негайно направити хворого до спеціалізованого центру судинної хірургії. Основне значення для діагнозу мають ретельно зібраний анамнез і об'єктивне обстеження з оцінкою кровопостачання кінцівок. У більшості хворих необхідно виконати допоміжні обстеження, ургентність проведення яких залежить від ступеня ішемії, її тривалості та швидкості прогресування пошкоджень. За допомогою УЗД **методом дуплексного сканування з застосуванням доплера** можна підтвердити відсутність потоку крові в артеріях кінцівки і визначити локалізацію місця оклюзії, іноді навіть відрізнити ембол від тромба; дослідження особливо придатне при оцінці прохідності судинних шунтів. Ангіо-КТ (часто виконується) дозволяє визначити локалізацію уражень, які є причиною гострої ішемії, і оцінити стан судинного русла нижче місця оклюзії, а також, є дуже допоміжною при плануванні інвазивної терапії. Артеріографія візуалізує місце оклюзії судини і дає можливість запланувати реваскуляризацію, або являється першим етапом ендоваскулярної процедури. Важливо, щоб відтерміноване в зв'язку з виконанням ангіографії чи ангіо-КТ лікування не зменшувало шансів врятувати кінцівку. Діагностичну внутрішньоартеріальну артеріографію потрібно виконати у тих випадках, коли немає безпосередньої загрози для кінцівки або загроза є на граничному рівні. Хворі з безпосередньою загрозою втрати кінцівки повинні негайно поступити в операційну кімнату

Таблиця 27-3. Клінічна класифікація і метод лікування гострої ішемії кінцівок

Категорія	Прогноз	Клінічні симптоми		Лікування
		порушення чутливості	м'язова слабкість	
I. немає загрози життєздатності кінцівки	немає безпосередньої загрози	немає	немає	тромболізис[б] або тромбектомія/ембо-лектомія, або обхід-не шунтування[в]
II. життєздатність кінцівки під загрозою				
IIa. на граничному рівні	кінцівку можна вря-тувати, якщо швидко розпочати лікування	мінімальне (пальці) або немає	немає	реваскуляризація в ургентному режимі[г]
IIб. без-посеред-ньою	можна врятувати, якщо негайно розпоча-ти реваскуляризацію	не лише у пальцях	від легкої до помірної	реваскуляризація в ургентному режимі[г]
III. незворот-ня ішемія	неминуча висока ампутація або тривале пошкодження нервів	значне, повна відсутність чутливості	значна, параліч (заду-бня)	первинна ампутація

[а] незалежно від категорії тяжкості захворювання — нефракціонований гепарин (в/в) та аналь-гетики

[б] введення ЛЗ через катетер безпосередньо в тромб (не стосується системного тромболізису)

[в] впродовж годин

[г] Візуалізаційні дослідження не повинні відтерміновувати реваскуляризацію.

для виконання хірургічного або ендоваскулярного відновлення прохідності артерії, а під час операції можна провести артеріографію.

→ ЛІКУВАННЯ

Інвазивне лікування

1. Показання: операції при гострій ішемії кінцівок виконують за життєвими показаннями; протипоказань до їх виконання немає. Направте хворого до хірургічного центру в ургентному порядку.

2. Доопераційна тактика:

1) якнайшвидше — **нефракціонований гепарин** 5000–10 000 МО, в по-дальшому — постійна в/в інфузія (дозування →табл. 33-2);

2) знеболюючі ЛЗ (**опіоїдний анальгетик**);

3) наводнення хворого (парентеральне).

3. Методи:

1) **хірургічне втручання** — ургентна реваскуляризаційна операція показана при II і ранній III стадіях, найчастіше — тромбемболектомія (повинна бути виконана впродовж 6–8 год від появи перших симптомів ішемії);

2) **ендоваскулярні процедури** — локальний внутрішньоартеріальний тромболізис через катетер, кінець якого розміщений у тромбі, полягає у постійній інфузії малих доз стрептокінази або альтеплази (метод ви-бору у хворих на I стадії; може зняти потребу в операції або зменшити обсяг хірургічного втручання; кожне погіршення кровопостачання під час тромболізису сигналізує про необхідність припинення інфузії і проведення хірургічної операції; після відновлення прохідності судини можна виконати

черезшкірну ангіопластику або реконструктивну операцію з метою забезпечення тривалої прохідності); черезшкірна аспіраційна тромбектомія; черезшкірна механічна тромбектомія.

4. Післяопераційна тактика: відразу після операції чи тромболітичного лікування продовжуйте введення нефракціонованого гепарину (хворим, які вимагають проведення ангіопластики чи імплантації стенту, додатково призначте антитромбоцитарну терапію). Подальше лікування:

1) у випадку емболії, пов'язаної з фібриляцією передсердь або імплантованим механічним клапаном — пожиттєво пероральний антикоагулянт (хворим з імплантованим механічним клапаном — АВК, а хворим з фібриляцією передсердь — АВК або НОАК);

2) у випадку артеріального тромбозу — антитромбоцитарний ЛЗ (хворим з тромбофілією, напр. антифосфоліпідним синдромом, і тромботичними ускладненнями в артеріальному руслі — також додатково антикоагулянт).

Фармакологічне лікування

1. Безпосередньо після оперативного втручання або тромболітичної терапії продовжуйте введення нефракціонованого гепарину (у хворих, яким показане проведення ангіопластики або імплантація стента — додатково призначте антитромбоцитарне лікування). Подальше лікування:

1) у разі емболії, асоційованої з фібриляцією передсердь або імплантованим протезованим клапаном — пожиттєво оральний антикоагулянт (у хворих з імплантрованим протезованим клапаном — АВК, а у хворих з фібриляцією передсердь — АВК або НОАК);

2) у разі артеріального тромбозу — антитромбоцитарний ЛЗ (у хворих з тромботичними ускладненнями в артеріальному басейні при тромбофілії, напр. з антифосфоліпідним синдромом — також антикоагулянт).

2. У випадку емболії кристалами холестерину зважте застосування статинів, а у гострій фазі, у разі необхідності, можна розглянути застосування **ГК** (напр. преднізолон в/в 25 мг 2 × на день впродовж 3 днів).

28. Стеноз сонних і хребетних артерій

➔ ЕТІОПАТОГЕНЕЗ І КЛІНІЧНА КАРТИНА

Причиною >90 % стенозів/оклюзій сонних артерій та більшості стенозів хребетних артерій є атеросклероз; до рідкісних причин належать: променева терапія, системний васкуліт, розшарування та фібро-м'язова дисплазія. Стеноз сонної або хребетної артерії може мати безсимптомний або симптоматичний перебіг. **Симптоматичний стеноз сонної артерії** характеризується тим, що впродовж останніх 6 міс., розвинулись симптоми неврологічного дефіциту (транзиторні ішемічні атаки [ТІА] або інсульт):

1) на стороні, протилежній до стенозу — парези та паралічі, порушення чутливості;

2) розлади мови, якщо стеноз артерії знаходиться на стороні домінантної півкулі;

3) розлади зору на стороні стенозу. Іноді над сонною артерією можна вислухати шум (здебільшого у ділянці кута нижньої щелепи), який виникає при стенозі >50 %; при стенозі >90 % або оклюзії шуму зазвичай не чути.

Симптоматичний стеноз хребетної артерії може спричиняти інсульти, що локалізуються в задньому басейні кровопостачання головного мозку, або вертебробазилярну недостатність (її симптоми, інколи транзиторні: шум у вухах, погіршення гостроти слуху; порушення ходьби [найчастіше — похитування у той бік, з якого спостерігається порушення слуху]; різка, приступоподібна та рецидивуюча в'ялість нижніх кінцівок, внаслідок якої хворий падає на коліна; головокружіння з відчуттям обертання тіла або оточуючих хворого предметів; відчуття потемніння в очах або ілюзія хвилеподібних рухів предметів у полі зору тривалістю декілька секунд. Поява стійкої мозочкової симптоматики, стовбурових симптомів або кіркової сліпоти свідчить про ймовірне виникнення вогнища або вогнищ інсульту.

➡ ДІАГНОСТИКА

З метою визначення локалізації, ступеня стенозу та оцінки морфології атеросклеротичної бляшки достатньо **УЗД з режимом кольорового доплеру**. **Ангіо-МРТ** і **ангіо-КТ** застосовують для оцінки сонних артерій, здебільшого їх інтракраніального відділу, і для візуалізації інсультних вогнищ в головному мозку, а також для морфологічної оцінки ймовірних уражень хребетних артерій. При диференційній діагностиці ішемічного і геморагічного інсультів МРТ має вищу чутливість, ніж КТ. **Артеріографія**, з огляду на ризик ускладнень, виконується у рамках лікувальних заходів, або якщо інші дослідження не дозволяють оцінити ступінь стенозу. Як правило, є етапом лікувальної процедури у хворих, які пройшли відбір до стентування сонної артерії.

➡ ЛІКУВАННЯ

Алгоритм дій при стенозі сонних артерій — рис. 28-1.

Консервативне лікування

1. Протидія факторам ризику атеросклерозу →розд. 2.3. Статини — у всіх хворих, в т. ч. з безсимптомним стенозом. Слід прагнути до компенсації цукрового діабету. Абсолютна заборона тютюнопаління.

2. Антитромбоцитарна терапія: кожний хворий (за винятком безсимптомних хворих, обтяжених високим ризиком кровотечі) до кінця життя повинні приймати ацетилсаліцилову кислоту 75–325 мг/добу, а у разі протипоказань — клопідогрель 75 мг/добу (препарати →табл. 5-10); 2 антитромбоцитарні ЛЗ впродовж 30 днів після ендоваскулярної пластики. Після ендартеректомії, як правило, застосовують 1 антитромбоцитарний ЛЗ.

Інвазивне лікування

При проведенні відбору хворих до реваскуляризаційних процедур особливо важливим є досвід і результати, яких досягають у даному медичному центрі.

1. Стеноз сонних артерій: хірургічне видалення стенозуючої атеросклеротичної бляшки (ендартеректомія) або ендоваскулярна пластика артерії зі стентуванням. У багатьох випадках можливим є лікування із застосуванням кожного з цих методів, якщо медичний центр відповідає критеріям щодо кількості втручань, які проводяться впродовж року, та частоти ускладнень. У решти хворих під час вибору методу лікування потрібно враховувати специфіку кожного з методів і пов'язані з ними потенційні переваги та ускладнення (→рис. 28-1).

1) стенозах, при яких потрібне інвазивне лікування, але пацієнти мають загальні протипокази до хірургічної операції;

2) стенозах, що недоступні для хірурга з анатомічних причин;

3) рецидиві стенозу внутрішньої сонної артерії після відновлення прохідності (рестенозі);

4) стенозі, що розвинувся після променевої терапії.

2. Стеноз хребетних артерій: при симптоматичному стенозі хребетної артерії (≥50 %) в екстракраніальному відділі можна розглянути можливість ендоваскулярного лікування, якщо, незважаючи на оптимальну фармакотерапію,

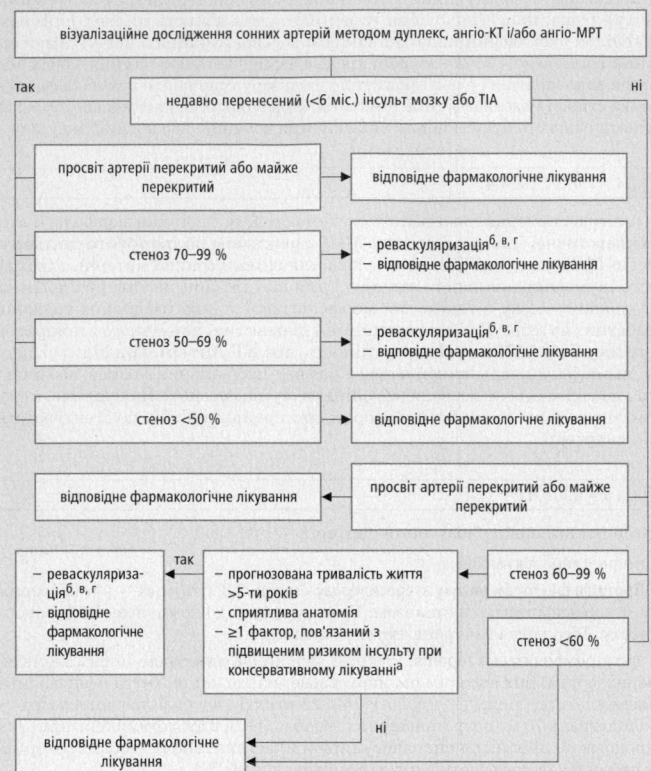

^a фактори ризику: 1) клінічні — ТІА/інсульт з клінічними симптомами з боку, протилежного до стенозу (коментар: старший вік не асоціюється з гіршим прогнозом); 2) при візуалізації головного мозку — клінічно німий ішемічний інсульт з того ж боку, що і стеноз артерії; 3) при УЗД — прогресування стенозу (>20 %); спонтанна емболія, яка візуалізується в транскраніальному дослідженні методом доплера (транзиторний сигнал високої інтенсивності), знижений судинний резерв головного мозку, великі атеросклеротичні бляшки, нормоехогенні атеросклеротичні бляшки, збільшена гіперехогенна ділянка в області бляшки, яка спричиняє стеноз, видима зі сторони просвіту судини; 4) ангіо-МРТ — крововилив до атеросклеротичної бляшки, некротизоване ядро бляшки з високим вмістом ліпідів

^б У разі рішення про реваскуляризацію, процедуру необхідно провести якнайшвидше (до 14-ти днів)

^в Рішення повинна прийняти полідисциплінарна команда спеціалістів, включно з неврологом

^г Рекомендується СЕА; зважте CAS, якщо операція асоційована з **високим ризиком** (вік >80-ти років, клінічно значуща хвороба серця, тяжке захворювання легень, оклюзія внутрішньої сонної артерії з протилежного боку, параліч поворотного гортанного нерва на протилежній стороні, перенесена радикальна операція в області шиї або РГ опромінення шиї, рецидивний стеноз після ендартеректомії),а також можете зважити її в решти хворих.

^д Зважте СЕА, у разі необхідності можете зважити CAS.

ангіо-МРТ — магнітно-резонансна ангіографія, ангіо-ТК — комп'ютерна томографія, імплантація CAS — імплантація стента в сонну артерію, СЕА — ендартеректомія сонної артерії, ТІА — напад транзиторної ішемії головного мозку

Рис. 28-1. Алгоритм дій при стенозі сонних артерій (на основі рекомендацій ESC і ESVS 2017, змодифіковано)

ішемічні події повторюються (обмежені дані щодо ефективності); при безсимптомному стенозі реваскуляризація, незалежно від ступеня стенозу, не показана. В кожному конкретному випадку необхідно оцінити всі артерії, які кровопостачають головний мозок, в. т. ч. обидві сонні артерії і хребетну артерію зпротилежної сторони.

29. Інсульт

→ ВИЗНАЧЕННЯ ТА ЕТІОПАТОГЕНЕЗ

Інсульт — раптове виникнення вогнищевих або генералізованих порушень мозкової функції, зумовлених виключно судинними причинами, які пов'язані з мозковим кровотоком і тривають понад 24 год. Інсульт також можна діагностувати у тому випадку, якщо симптоми тривають <24 год, але за допомогою нейровізуалізаційних досліджень переконливо задокументовано вогнище ішемії, симптоми зникли після тромболітичної терапії або пацієнт помер у 1-шу добу після симптомів. Якщо вогнищеві неврологічні симптоми самостійно минули до 24 год і при нейровізуалізаційних дослідженнях не виявлено вогнища ішемії → діагностуйте **транзиторну ішемічну атаку (ТІА)**. Класифікація інсульту на підставі **патогенетичного механізму та етіології**:

1) **ішемічний інсульт** (≈80 %) — найчастіше внаслідок оклюзії артерії з обмеженням кровопостачання головного мозку; причини — атеросклеротичні зміни у великих прецеребральних артеріях (сонних та хребетних), або у великих і середніх церебральних артеріях; зміни в малих церебральних артеріях (т. зв. лакунарний інсульт; найчастіше внаслідок артеріальної гіпертензії та дегенеративних змін у дрібних перфоруючих артеріях); кардіогенна емболія при фібриляції передсердь (найчастіше), відкритому овальному вікні, клапанних вадах (в т.ч. протезованих клапанів у лівій частині серця), порушеннях скоротливості міокарда, в т.ч. аневризмі лівого шлуночка; ендокардити; системний васкуліт.

2) **геморагічний інсульт (спричинений внутрішньочерепним крововиливом)**

   а) **внутрішньомозковий крововилив** (≈15 %) — крововилив внаслідок розриву внутрішньомозкової судини, у 2/3 випадків пов'язаний з артеріальною гіпертензією, що сприяє розвитку мікроаневризм; амілоїдна ангіопатія (зазвичай у людей похилого віку); рідше — мальформація судин;

   б) **субарахноїдальний крововилив** (≈5 %) — найчастіше внаслідок розриву мішковидної аневризми або інших судинних вад;

3) **венозний інсульт** (<1 %) — внаслідок тромбозу вен головного мозку або венозних синусів твердої оболонки; часто пов'язаний з вогнищами ішемії в обох півкулях головного мозку, які спричинені пасивною гіперемією, і в яких швидко розвивається геморагічна трансформація.

Фактори ризику: артеріальна гіпертензія, тютюнопаління, фібриляція передсердь, цукровий діабет, гіперхолестеринемія, низька фізична активність, зловживання алкоголем.

→ КЛІНІЧНА КАРТИНА ТА ПРИРОДНИЙ ПЕРЕБІГ

1. Симптоми — залежать від локалізації вогнища інсульту:

1) **лакунарний інсульт** — виникає в басейні кровопостачання дрібними перфоруючими артеріями, найчастіше — у підкіркових ядрах, внутрішній

капсулі, таламусі та стовбурі головного мозку; зазвичай призводить до ізольованого парезу або порушень чутливості у 2-х з 3-х ділянок (обличчя, верхня або нижня кінцівка);

2) **інсульт, що охоплює увесь передній басейн кровопостачання головного мозку** — тобто, басейни передньої і середньої мозкових артерій; найчастіше призводить до геміплегії або значного геміпарезу або гемігіпестезії у ≥2-х з 3-х ділянок (обличчя, верхня або нижня кінцівка), афазії і гомонімної геміанопсії;

3) **інсульт, що охоплює частину переднього басейну кровопостачання головного мозку** — викликає рухові або чутливі порушення у 1-й або 2-х з 3-х вище описаних ділянок, або тільки афазію;

4) **інсульт у задньому (вертебробазилярному) басейні кровопостачання головного мозку** — викликає симптомокомплекси ураження мозочка, стовбура або потиличних долей головного мозку.

Венозні інсульти мають дуже різноманітну клінічну картину, а обсяг пошкоджень не покривається із артеріальним кровопостачанням, що є важливою діагностичною підказкою. Можуть виникати вогнищеві неврологічні симптоми, парціальні епілептичні напади, симптоми підвищеного внутрішньочерепного тиску, порушення свідомості і/або окорухові порушення (парез III і IV пари черепно-мозкових нервів) із супутнім екзофтальмом, болем позаду очного яблука та набряком повік.

2. Природний перебіг: неврологічний стан впродовж перших годин або днів може погіршуватися або спонтанно покращуватися. У 5–10 % хворих з ішемічним інсультом на ранньому етапі хвороби виникає повторний інсульт (після стабілізації неврологічного стану з'являються нові неврологічні симптоми з іншого або з того самого, що й перший інсульт, басейну кровопостачання). Ризик повторного інсульту в ранньому періоді після ТІА є дуже високим (до 5 % впродовж 48 год і 12 % впродовж 30 днів). У ≈50 % випадків ішемічного інсульту (особливо, тромбоемболічного генезу) розвивається вторинна геморагічна трансформація різного ступеня вираженості, яка виявляється за допомогою КТ. Геморагічний інсульт, зазвичай, характеризується швидшим наростанням неврологічної симптоматики; рецидиви спостерігаються рідше.

ДІАГНОСТИКА

Діагностична тактика

1. Проведіть суб'єктивне (точно встановіть час появи симптомів або час, коли пацієнта востаннє бачили безсимптомним — важливо для визначення показань до тромболітичної терапії) та **об'єктивне обстеження**.

2. Оцініть базові життєві функції: дихання, артеріальний тиск, серцеву діяльність (зокрема ЕКГ) та SpO_2 (за допомогою пульсоксиметра).

3. Виконайте забір крові на дослідження: загальний аналіз крові, протромбіновий час, МНВ і АЧТЧ, рівнів електролітів та глюкози в сироватці, ШОЕ або СРБ, біохімічні показники функції нирок та печінки, маркери пошкодження міокарда, газовий склад артеріальної крові (у разі підозри на гіпоксемію або порушення кислотно-лужної рівноваги).

4. Проведіть детальне неврологічне обстеження: основне значення має виявлення симптомів, що вказують на вогнищеве (у разі субарахноїдального крововиливу [САК — дифузне) пошкодження головного мозку з раптовим початком та, ймовірно, судинною етіологією. У випадку САК спостерігаються менінгеальні симптоми.

5. Якнайшвидше проведіть КТ голови, а при особливих показаннях — МРТ; ці дослідження дозволять диференціювати ішемічний та геморагічний інсульти, а також швидко виявити інші порушення (напр., субдуральну гематому, пухлину мозку), які можуть імітувати інсульт. Результати нейровізуалізації мають основне значення для вибору подальшого лікування (напр., внутрішньочерепний крововилив є абсолютним протипоказанням до тромболізису, а у випадку САК необхідне проведення ургентного ендоваскулярного або нейрохірургічного втручання). Може також бути показане УЗД прецеребральних артерій і/або ехокардіографічне дослідження, але їх виконання не повинно відтермінувати тромболітичну терапію (у разі відповідності пацієнта кваліфікаційним критеріям до такого лікування).

6. Якщо результат обстеження КТ голови неоднозначний, або змін не виявлено, а підозра на САК зберігається → зробіть діагностичну люмбальну пункцію, але не раніше, ніж через 12 год від початку симптомів (через кілька годин після початку кровотечі у спинно-мозковій рідині можна виявити продукти метаболізму гемоглобіну [білірубін], а рідина після центрифугування стає ксантохромною, що дозволяє відрізнити її від кровотечі, яка є артефактом внаслідок пункції; негайне центрифугування пробірки з рідиною обов'язкове). Не проводьте люмбальної пункції без попереднього виключення підвищеного внутрішньочерепного тиску за допомогою КТ голови.

Диференційна діагностика

Передусім, хвороби, що можуть викликати вогнищеві неврологічні симптоми або симптоми генералізованих порушень функції ЦНС: гіпоглікемія, гіперглікемія, пухлина головного мозку та інші зміни, що призводять до компресії структур головного мозку або їх зміщення (напр., субдуральна гематома, абсцес головного мозку), мігрень, епілептичний напад, особливо з минущою геміплегією або геміпарезом після такого нападу (синдром Тодда), гіпонатріємія, гіпертонічна або печінкова енцефалопатія.

→ ЛІКУВАННЯ

Інсульт — це стан загрози життю, тому вимагає швидкої діагностики і негайного застосування відповідного лікування. Пацієнта з підозрою на інсульт необхідно якнайшвидше транспортувати у спеціалізоване інсультне відділення.

Загальна тактика

1. Потрібно забезпечити основні життєві функції. Можуть бути необхідні респіраторна підтримка та лікування порушень серцевої діяльності.

2. Контролюйте артеріальний тиск. На ранній фазі інсульту АТ часто підвищується, а через кілька днів, зазвичай, спонтанно знижується. Надмірне зниження АТ може призвести до зменшення мозкового кровотоку, що загрожує розширенням вогнища ішемії та погіршенням неврологічного стану. Уникайте різкого зниження артеріального тиску (не більше, ніж на 15 % від початкового значення).

1) **показання до застосування гіпотензивних ЛЗ:**

   а) **при ішемічному інсульті** — систолічний тиск >220 мм рт. ст. або діастолічний тиск >120 мм рт. ст. (якщо у хворого планується тромболітична терапія артеріальний тиск не може перевищувати 185/110 мм рт. ст.; з метою зниження АТ у цих хворих застосуйте лабеталол [10–20 мг в/в впродовж 1–2 хв, дозу можна повторити 1 раз] або урапідил); під час тромболітичної терапії і в перші години після інсульту артеріальний тиск необхідно ретельно моніторити і знижувати у випадку його підвищення);

   б) **при інсульті, спричиненому внутрішньомозковим крововиливом** — >180/105 мм рт. ст. (результати деяких досліджень вказують на необхідність зберігати систолічний тиск <140 мм рт. ст.);

   в) крім підвищеного АТ спостерігається гострий коронарний синдром, розшарування аорти, серцева недостатність, гостра ниркова недостатність, суттєве зниження згортання крові внаслідок застосування антикоагулянтів;

**Таблиця 29-1. Лікування підвищеного артеріального тиску у хворого з гострим ішеміч-
ним інсультом, який не отримує тромболітичну терапію**

Артеріальний тиск	Тактика[a]
САД <220 мм рт. ст. і ДАТ <120 мм рт. ст.	не призначайте антигіпертензивні ЛЗ; зважте призначення гіпотензивної терапії у випадку тяжкої серцевої недостатності, розшарування аорти або симптомів гіпертонічної енцефалопатії (вибір ЛЗ →нижче)
САД >220 мм рт. ст. або ДАТ 120–140 мм рт. ст.	– урапідил в/в[b] 10–50 мг, потім 4–8 мг/год – лабеталол в/в[b] 10–20 мг впродовж 1–2 хв, можна повторювати кожні 10 хв (макс. сумарна доза 300 мг)
ДАТ >140 мм рт. ст.	– нітрогліцерин в/в початково 5 мкг/хв, у подальшому поступово збільшуйте на 5 мкг кожні 5 хв до макс. 100 мкг/хв – нітропрусид натрію в/в, початково 0,5 мкг/кг м. т./хв, у подальшому поступово збільшуйте до макс. 10 мкг/кг м. т./хв

[a] Бажаним гіпотензивним ефектом є зниження АТ на 10–15 %. Необхідний постійний моніто-
ринг АТ. Початок і тривалість дії, а також небажані ефекти ЛЗ →табл. 20-4.

[b] При нестабільному клінічному стані хворих, або якщо АТ швидко змінюється, можете засто-
сувати урапідил або лабеталол почергово з норадреналіном.

АТ — артеріальний тиск, ДАТ — діастолічний артеріальний тиск, ЛЗ — лікарські засоби,
САТ — систолічний артеріальний тиск

2) **вибір ЛЗ** →табл. 29-1; з пероральних ЛЗ можна у разі необхідності засто-
сувати каптоприл 6,25–12,5 мг (швидкий початок; дія короткотермінова).
Пам'ятайте, що хворі з інсультом є більш чутливими до дії гіпотензивних
ЛЗ. Не призначайте ніфедипін.

Гіпотензія при інсульті спостерігається рідко; може бути наслідком дегідра-
тації, серцевої недостатності, кровотечі (найчастіше з ШКТ) або застосованої
фармакотерапії. Може посилити ішемію головного мозку. Проводьте інфузію
розчинів, при необхідності застосуйте норадреналін, а у разі супутнього по-
рушення скоротливості міокарда — також добутамін (дозування →розд. 2.2).

3. Коригуйте потенційні порушення водно-електролітного балансу →розд. 19.1.

4. Контролюйте глікемію. Для головного мозку шкідливі як гіпер-, так і гіпо-
глікемія. У разі **гіперглікемії** → обмежте вуглеводи в дієті; якщо глікемія
≥10 ммоль/л → застосуйте інсулінотерапію. У разі **гіпоглікемії** → введіть
10–20 % розчин глюкози, найкраще шляхом в/в інфузії через катетер, вве-
дений в порожнисту вену (введення 5 % розчину глюкози може спричинити
набряк головного мозку).

5. Знижуйте температуру тіла, якщо вона перевищує 37,5 °C. Лихоманка часто
виникає впродовж перших 48 год і погіршує прогноз. Застосуйте парацетамол
і фізичні методи охолодження.

6. Контролюйте сечовиділення: у ≈20 % хворих виникає затримка сечі в сечо-
вому міхурі. Для моніторування діурезу, а також при затримці сечі може
бути показана катетеризація сечового міхура (рутинно не застосовується!).

7. Якщо спостерігаються порушення ковтання (початково у ≈50 % хворих,
зникають протягом декількох наступних днів), введіть **шлунковий зонд**
для годування.

8. Застосуйте профілактику тромбозу глибоких вен і тромбоемболії легеневої
артерії →розд. 2.33.3, аспіраційної пневмонії, інших інфекцій та пролежнів.

9. Дії у разі **підвищення внутрішньочерепного тиску або появи судом**
→Ускладнення.

Специфічне лікування ішемічного інсульту

1. **Тромболітичне лікування: tPA** (альтеплаза) 0,9 мг/кг м. т. (10 % дози в/в струминно впродовж 1–2 хв, решта у в/в інфузії в/в впродовж 1 год).

1) **tPA** можна застосувати до 4,5 год від появи ознак ішемічного інсульту, однак також може принести користь хворим, у яких лікування проведено в межах інтервалу 4,5–6 год. Чим пізніше від моменту настання інсульту проведено тромболітичне лікування — тим воно менш ефективне. Показанням до tPA є клінічно значущий неврологічний синдром (напр., порушення мови, рухових функцій, рухів очних яблук, зору або неглект [за винятком ізольованих порушень чутливості або атаксії]). У хворих із повною регресією симптоматики (ТІА) не застосовуйте тромболітичне лікування; часткова регресія симптомів не є абсолютним протипоказанням до введення tPA, тому що у початковій фазі інсульту симптоми можуть мати мінливий характер (напр. незважаючи на відносне покращення впродовж перших 6-ти год, на подальшому етапі може спостерігатися значне погіршення). Перед введенням tPA виключіть за допомогою КТ геморагічний інсульт або обширне вогнище ішемічного інсульту, а також проведіть лабораторні дослідження (обов'язково глікемія та МНВ, якщо хворий вживає антагоніст вітаміну К [АВК], або відсутня інформація про ЛЗ, які вживав хворий).

2) **Протипоказання:** травма голови або інсульт, перенесений впродовж останніх 3 міс., симптоми, що вказують на субарахноїдальний крововилив, проведення впродовж останніх 7 днів пункції артерії в місці, де неможливо застосувати компресію; внутрішньочерепна кровотеча в анамнезі, підвищений артеріальний тиск (систолічний АТ ≥185 мм рт. ст. або діастолічний АТ ≥110 мм рт. ст.), стійкий до антигіпертензивного лікування; при об'єктивному обстеженні наявні симптоми кровотечі; гострі порушення згортання крові (у т. ч. кількість тромбоцитів ≤100 000/мкл, введення гепарину впродовж останніх 48 год, яке є причиною подовження АЧТЧ ≥ ВМН, триваюча антикоагулянтна терапія (із застосуванням АВК з МНВ ≥1,7 або протромбіновим часом ≥15 с; лікування оральними антикоагулянтами (які не є антагоністами вітаміну К (НОАК), якщо час від прийому останньої дози ЛЗ до появи інсульту становить <48 год, концентрація глюкози у крові ≤50 мг/дл (2,7 ммоль/л), обширний ішемічний інсульт при КТ (гіподенсивне вогнище >1/3 півкулі головного мозку). Відносні протипоказання: незначні або швидко регресуючі (спонтанно) симптоми інсульту, епілептичний напад у момент маніфестації симптомів інсульту, велике хірургічне втручання або серйозна травма впродовж останніх 14 днів, кровотеча з ШКТ або сечових шляхів впродовж останніх 21 днів, перенесений впродовж останніх 3 міс. інфаркт міокарда, перенесений впродовж останніх 3 міс., ішемічний інсульт суттєва інвалідність до появи інсульту.

3) **Ускладнення:** кровотечі (у середньому у 5 %), зазвичай невеликі та безсимптомні.

2. Ендоваскулярні методи: тромбектомія ефективна при інсульті внаслідок оклюзії проксимального сегмента середньої мозкової артерії у хворих, які отримали тромболітичну терапію до 4,5 год від появи симптомів, а ендоваскулярну процедуру розпочато до 6 годин від появи симптомів. У деяких випадках тромбектомія може принести користь протягом 24 год після інсульту (після проведення МРТ та оцінки розладів перфузії) і у пацієнтів, які не отримали тромболітичну терапію у зв'язку з наявністю протипоказаньі до неї, а також з метою відновлення прохідності гілки задньої церебральної артерії.

3. Ацетилсаліцилова кислота (АСК): розпочніть лікування впродовж 24–48 год від появи ішемічного інсульту (хворим, які отримували тромболітичну терапію — зазвичай через 24 год після введення альтеплази) після виключення за допомогою КТ внутрішньочерепної кровотечі; початкова доза 150–300 мг/добу, в подальшому 75–150 мг/добу. Для профілактики раннього рецидиву у хворих, з невеликим вогнищеішемічного інсульту можна зважити подвійну анти-тромбоцитарну терапію АСК і клопідогрелем (через 24 год після інсульту, не довше 90 днів).

3. Нефракціонований гепарин

1) **Ішемічний інсульт** — застосування у терапевтичних дозах (у більшості іммобілізованих хворих потрібне застосування гепарину у профілактичній дозі) може бути виправдане тільки в особливих випадках: кардіоембо-лічний інсульт з високим ризиком рецидиву (за винятком неклапанної фібриляції передсердь), розшарування артерії, або планове операційне лікування значного стенозу артерії.

2) **Венозний інсульт** — на початку призначте гепарин (НФГ або НМГ) у терапевтичних дозах (→табл. 33-2); у подальшому продовжуйте лікування АВК (аценокумарол або варфарин) впродовж 3–12 міс. (МНВ 2–3). Не рекомендується застосування НОАК — ані в гострому періоді венозного інсульту, ані для профілактики рецидивів.

3) **Протипоказання:** обширний ішемічний інсульт (напр. що пошкодив >50 % басейну кровопостачання середньої мозкової артерії), неконтро-льована АГ, значні порушення церебральної мікроциркуляції, інсульт, що розвинувся при бактеріальному ендокардиті.

Хірургічне лікування

При САК необхідно ліквідувати розрив судини: використовують ендоваску-лярну емболізацію шляхом введення до аневризматичного мішка спіралей або кліпування аневризми. У хворих з незначним крововиливом процедуру необхідно виконати якнайшвидше (впродовж 3-х днів); у хворих у тяжкому клінічному стані внаслідок великого крововиливу, може бути показане від-термінування хірургічного втручання.

Евакуацію геморагічного вогнища можна зважити у разі крововиливу у мо-зочок, однак у випадку крововиливу у півкулі головного мозку проведення вказаної процедури не рекомендується.

Реабілітація

Має принципове значення у відновленні втрачених функцій. Необхідно її розпочати в перші дні після інсульту (у відповідному до стану пацієн-та обсязі), як ішемічного, так і після спонтанного внутрішньомозкового крововиливу, спочатку в інсультному відділенні, а потім у спеціалізова-ному реабілітаційному стаціонарному відділенні чи в денному стаціонарі. Необхідно включити пацієнта у комплексну програму, в залежності від на-явного неврологічного дефіциту, яка зокрема включає щоденну фізіотерапію та реабілітацію мовних порушень.

→ УСКЛАДНЕННЯ

Підвищення внутрішньочерепного тиску і набряк головного мозку: набряк розвивається впродовж 24–48 год і, зазвичай, досягає максимальних проявів через 3–5 днів. Наростання набряку — найчастіша причина посилен-ня неврологічного дефіциту (у 20 % хворих); може призвести до вклинення мозкових структур і смерті.

Лікування:

1) підніміть узголів'я ліжка під кутом 20–30°;

2) уникайте дії шкідливих подразників — зокрема вчасно та ефективно лікуйте біль (правильне положення пацієнта у ліжку, захист плечового поясу);

3) запобігайте гіпоксемії, підтримуйте нормальну температуру тіла;

4) тимчасово можна використовувати гіпервентиляцію (за умови задовільної перфузії головного мозку з огляду на ризик спазму судин) — зниження

$PaCO_2$ на 5–10 мм рт. ст. може знизити внутрішньочерепний тиск на 25–30 %;

5) **хірургічне лікування** — у випадку неефективності консервативного лікування та небезпеки вклинення (обширний інсульт цілої півкулі — декомпресійна трепанація черепа, при інсульті мозочка з прогресуючими порушеннями свідомості і гідроцефалією — імплантація клапанної шунтуючої системи з катетером, встановленим у шлуночок головного мозку).

Застосування манітолу, барбітуратів чи ГК не рекомендується з огляду на не доведену ефективність.

2. Спазм церебральних судин: найчастіше розвивається на 4–14 день після САК (навіть у 70 % хворих), може призвести до ішемічного інсульту (локалізація спазмованих судин та розірваної аневризми не співпадає). **Профілактичне лікування:** досягнення нормоволемії, нормотермії, оксигенації крові у межах показників норми; німодипін 60 мг п/о кожні 4 год (розпочніть якнайшвидше, не пізніше, ніж через 4 дні після крововиливу, застосовуйте впродовж ≈3 тиж.).

3. Епілептичні напади: зазвичай вогнищеві або вогнищеві з трансформацією у двобічні тоніко-клонічні (рідко епілептичний статус); у ≈5 % хворих, найчастіше — у 1-шу добу після інсульту, можуть повторюватися. Застосуйте в режимі «на вимогу» (не профілактично) в/в діазепам 10–20 мг, лоразепам 4–8 мг) або фенітоїн 18 мг/кг м. т. у в/в інфузії.

4. Тромбоз глибоких вен і тромбоемболія легеневої артерії: профілактика і лікування →розд. 2.33.1, розд. 2.33.2, розд. 2.33.3.

5. Інфекція:

1) **сечовивідних шляхів** (у серед., у 25 % хворих впродовж 2 міс. після інсульту) — профілактика: адекватна гідратація, а також слід уникати непотрібної катетеризації сечового міхура;

2) **дихальної системи** (у серед., у 20 % хворих впродовж 1 міс. після інсульту) — застосовуйте профілактику аспіраційної пневмонії, ранню мобілізацію хворого, дихальні вправи. Антибіотики профілактично не застосовуйте.

6. Нетримання сечі й калу: звертайте увагу на погіршуючі фактори (напр. діуретики).

7. Пролежні: передусім, профілактика.

8. Спастичність і болісний м'язовий спазм: ризик появи залежить від якості догляду за хворим; призводять до обмеження рухів, болю і розвитку пролежнів; застосовуйте фізіотерапія, ЛЗ, що знижують м'язовий тонус, і ботулотоксин.

9. Плечолопатковий периартроз: необхідно охороняти плечовий пояс, застосовують фізіотерапію, анальгетики в режимі «на вимогу» (уникайте місцевих ін'єкцій ГК, якщо запальний стан відсутній). Млява форма — може виникати нижній підвивих плеча і пошкодження м'яких тканин; плече повинно бути постійно фіксованим; поінформуйте хворого (і його опікувальника), яким чином він повинен вставати з ліжка, щоб не обтяжувати плечовий пояс, як повинен підтримувати паралізовану руку. Спастична форма (виникає пізніше) — рухи у плечовому поясі часто дуже обмежені; щоб зменшити спастичність і відновити нормальний об'єм рухів, потрібні спеціальні процедури (не слід призначати вправи з використанням пристроїв для підтягування, підвішених над головою).

10. Падіння: обов'язкова профілактика.

11. Гіпотрофія: необхідне адекватне харчування, показань до рутинного застосування оральних харчових добавок немає.

12. Депресія (у ≈30 % хворих у різних часових проміжках після інсульту) може бути показанням до антидепресивної терапії.

13. Емоційні розлади: патологічна плаксивість, емоційна лабільність; спонтанно з часом минають, іноді необхідна психотерапія або фармакологічне лікування (уникайте седативних ЛЗ, оскільки вони погіршують когнітивні функції і можуть бути причиною падінь).

→ **ПРОФІЛАКТИКА**

1. Ліквідація факторів ризику:

1) гіпотензивне лікування — необхідно розпочати через кілька (в сер. 7) днів після інсульту або ТІА; у хворого з артеріальною гіпертензією, яку діагностовано і ефективно ліковано до появи інсульту чи ТІА, продовжуйте попереднє лікування; у випадку хворого, який не отримував раніше лікування з приводу артеріальної гіпертензії, призначте гіпотензивну терапію при систолічному АТ ≥140 мм рт. ст. чи діастолічному АТ ≥90 мм рт. ст. Оптимальним вважається використання ІАПФ (напр., периндоприлу або раміприлу) і діуретика (напр. індапаміду), але вибір ЛЗ залежить від індивідуальних особливостей пацієнта. Систолічний АТ необхідно зберігати в межах 130–140 мм рт. ст.

2) ефективне лікування цукрового діабету та гіперхолестеринемії (статини);

3) відмова від куріння;

4) регулярна фізична активність.

2. Антитромботичне лікування: у разі підвищеного ризику кардіогенної емболії (зокрема фібриляціяпередсердь, відкрите овальне вікно, пролапс мітрального клапана, штучний клапан в лівих відділах серця, порушення скоротливості серця [напр. аневризма лівого шлуночка]) показаною є тривала антитромботична терапія оральним антикоагулянтом (АВК [аценокумарол, варфарин], інгібітором тромбіну [дабігатран] чи інгібітором фактора Ха [ривароксибан, апіксабан, едоксабан], яку потрібно розпочати через кілька або кільканадцять днів від появи інсульту (ТІА — негайно, легкий інсульт — через 3–5 днів від початку симптомів, інсульт помірного ступеня тяжкості — через 5–7 днів, тяжкий інсульт — через 2 тижні) та після виключення за допомогою КТ обширного набряку та вторинної геморагічної трансформації). Задавнене захворювання дрібних мозкових судин, яке проявляється мікрокровотечами або гіперінтенсивними змінами білої речовини на зображенні МРТ, у більшості хворих не є протипоказанням до застосування оральних антикоагулянтів, незважаючи на підвищений ризик геморагічних ускладнень. Якщо оральні антикоагулянти протипоказані, застосовують антитромбоцитарні ЛЗ, але їх ефективність є суттєво гіршою. У випадку інсульту некардіогенної етіологі АВК не показані, за винятком значних атеросклеротичних змін у аорті, розшарування сонної артерії (НФГ, у подальшому АВК впродовж 6–12 міс.) та веретеноподібної аневризми базилярної артерії. Якщо хворий після ішемічного інсульту або ТІА не має підвищеного ризику кардіогенної тромбоемболії та не вживає антикоагулянтів з інших причин, призначте антитромбоцитарний ЛЗ п/о: АСК 75–300 мг/добу або АСК 25 мг/добу + дипіридамол пролонгований д/ї 200 мг 2×на день або (у випадку непереносимості АСК) похідні тієнопіридину (клопідогрель 75 мг 1×на день). Хворі після інсульту, які вимагають лікування АСК або антикоагулянтами, повинні продовжувати їх застосування під час стоматологічних процедур.

3. Інвазивні методи лікування стенозу сонної артерії →розд. 2.28.

30. Тромбофлебіт поверхневих вен

→ **ВИЗНАЧЕННЯ ТА ЕТІОПАТОГЕНЕЗ**

Запалення вен, розташованих над фасцією, яке зазвичай супроводжується тромбозом різного ступеня вираженості.

Флебіт варикозно розширених вен: ≈90 % усіх випадків флебіту поверхневих вен, частіше стосується великої підшкірної вени, значно рідше — малої підшкірної вени; застій венозної крові у варикозно розширених венах і порушення венозної стінки → тромбоз → запалення судинної стінки.

Спонтанний тромбофлебіт поверхневих вен стосується, зазвичай, великої або малої підшкірної вени, але може розвинутися у кожній поверхневій вені.

Рецидивуючий флебіт поверхневих вен може бути провісником онкологічного захворювання. Т. зв. мігруючий тромбофлебіт може спостерігатися при хворобі Бюргера або хворобі Бехчета (чи випереджувати їх появу), а також (як симптом Труссо) при аденокарциномі, найчастіше підшлункової залози. Ймовірність співіснування тромбофлебіту глибоких вен із флебітом поверхневих вен — низька (≈5 %).

Флебіт поверхневих вен, асоційований з катетером: найчастіше стосується поверхневих вен верхніх кінцівок і центральних вен, рідше — вен нижніх кінцівок; спричинений постановкою і тривалим функціонуванням периферичних або центральних судинних катетерів. Фактори, які сприяють появі запалення: більший діаметр катетера, введення центрального катетера через периферичну вену (а не, напр., яремну чи підключичну), неправильне положення катетера, інфікування, стани гіперкоагуляції, гормональна терапія, речовини з подразнюючою дією (напр., призначені ЛЗ).

Гнійний тромбофлебіт поверхневих вен: виникає у хворих з бактеріємією, яка зберігається >72 год, незважаючи на адекватну антибіотикотерапію, особливо у хворих з внутрішньосудинним катетером. Найбільш часті етіологічні фактори: *Staphylococcus aureus*, стрептококи, Грам-негативні палички.

→ КЛІНІЧНА КАРТИНА ТА ПРИРОДНИЙ ПЕРЕБІГ

Болючий обмежений набряк з гіперемією шкіри; у випадку флебіту варикозно розширених вен його легко пропальпувати як вузлувате або шнуроподібне потовщення. У випадку флебіту поверхневих вен, асоційованого з катетером, симптоми виникають в ділянці катетеризованої вени; не можна набрати кров з катетера, якщо тромб спричинить його оклюзію; іноді перебіг захворювання є безсимптомним (5–13 %). При гнійному тромбофлебіті поверхневих вен додатково гарячка, сильна гіперемія, біль і наявність гнійного вмісту в ділянці ураженої судини. Без лікування одужання настає через кілька днів або тижнів. Зазвичай, через декілька місяців варикозно розширені вени принаймні частково реканалізуються. У разі флебіту великої підшкірної вени і поширення тромбозу у проксимальному напрямку, існує ризик переходу тромбозу на поверхневу стегнову вену (тобто, розвиток проксимального тромбозу глибоких вен). Флебіт поверхневих вен асоційований з підвищеним ризиком венозної тромбоемболії (ВТЕ). Співіснування тромбозу глибоких вен з флебітом поверхневих вен найчастіше спостерігається при ураженні проксимального відділу великої підшкірної вени.

→ ДІАГНОСТИКА

Діагностується на підставі клінічних симптомів; у разі флебіту, асоційованого із наявністю у вені катетера/канюлі, посів (матеріалом служить, зазвичай, кінчик видаленого катетера) може встановити етіологічний чинник. При обмеженій формі, особливо пов'язаній з наявністю катетера в судині, або з впливом речовини з подразнюючою дією, не потрібно проводити діагностичних досліджень. При запаленні вен (варикозно розширених вен) нижніх кінцівок проведіть УЗД з метою локалізації початку тромба та визначення його відстані від устя до системи глибоких вен, оскільки флебіт, локалізований в межах проксимального відділу великої підшкірної вени (вище колінного суглобу), може поширюватись на систему глибоких вен. У хворих з мігруючим флебітом без видимої причини, проведіть детальну діагностику з метою виключення онкозахворювання. У пацієнтів із флебітом попередньо незміненої вени (без варикозу) за відсутності провокуючого фактора, розгляньте доцільність діагностики з метою виключення тромбофілії або онкологічного захворювання.

→ **ЛІКУВАННЯ**

1. Флебіт поверхневих вен, асоційований з катетером: у випадку короткого периферичного катетера припиніть введення ЛЗ через цей катетер і усуньте його з вени; у разі сильного болю → НПЗП (п/о або місцево; препарати →табл. 16.12-1) або **гепарин** (місцево у формі гелю) до зникнення симптомів включно, однак не довше 2-х тиж.

Не рекомендовано використовувати гепарин в терапевтичній дозі, а тромбопрофілактику (з п/ш введенням гепарину) застосовуйте у хворих, обтяжених високим ризиком флеботромбозу, напр., іммобілізованих, після епізоду ВТЕ в анамнезі або з онкологічним захворюванням →розд. 2.33.3. ДоцільністьАнтикоагулянтної терапії також розгляньте у хворих з тромбозом проксимального відділу медіальної або латеральної підшкірної вени, в яких симптоми запалення зберігаються, незважаючи на усунення катетера. Тривалість лікування залежить від клінічної картини і результату УЗД.

Оцініть місце ін'єкції з метою виявлення ознак інфекції або абсцесу.

Тромбоз поверхневих вен не є показанням до рутинного видалення центрального катетера, особливо, якщо він задовільно функціонує.

2. Гнійний тромбофлебіт поверхневих вен → ліквідуйте джерело інфекції (напр., катетер) і застосуйте **антибіотикотерапію**, найкраще цільову, а у випадку її неефективності зважте проведення розрізу, дренування або резекції фрагмента ураженої вени.

3. Тромбоз поверхневих вен: при ураженні сегмента поверхневої вени нижньої кінцівки довжиною ≥5 см → фондапаринукс п/ш 2,5 мг/добу або **низькомолекулярний гепарин** у профілактичній дозі (препарати →розд. 2.33.1, дозування →табл. 33-12) протягом ≥4-х тиж., або антагоністи вітаміну К (аценокумарол або варфарин) в дозі, яка зберігає МНВ 2–3, впродовж 5-ти днів разом з гепарином, потім монотерапія впродовж 45-ти днів. Додатковими показаннями до антикоагулянтної терапії є: значний тромбоз, тромбоз вен вище коліна, особливо поблизу сафенофеморального співустя, тяжкі клінічні прояви, тромбоз із ураженням великої підшкірної вени, ВТЕ або тромбоз поверхневих вен в анамнезі, активне онкологічне захворювання, недавно перенесена операція.

У разі флебіту великої підшкірної вени і поширення тромбозу в проксимальному напрямку, у зв'язку з ризиком його поширення на поверхневу стегнову вену, необхідно направити хворого до хірурга для перев'язки великої підшкірної вени. Не потрібно іммобілізувати хворого з флебітом поверхневих вен нижніх кінцівок, проте абсолютно обов'язковим є застосування багатошарової компресійної пов'язки з еластичного бинта і таке лікування необхідно продовжувати до зникнення гострого запального стану включно. Після ліквідації гострого запального стану і набряку розгляньте застосування відповідно підібраних компресійних гольфів або панчох.

При обмеженому тромбофлебіті поверхневих вен (тромбоз короткого сегмента вени <5 см, або віддалений від сафенофеморальное з'єднання) антикоагулянтне лікування, ймовірно, не потрібне. Застосовуйте НПЗП (п/о або місцево) з метою полегшення симптомів.

31. Хронічна венозна недостатність

→ **ВИЗНАЧЕННЯ ТА ЕТІОПАТОГЕНЕЗ**

Наявність симптомів венозного застою внаслідок регургітаційного потоку крові у венах (рефлюксу), або стенозу чи оклюзії вен. Хронічна венозна недостатність (ХВН) включає: **варикозну хворобу** (варикоз — це тривале розширення поверхневої вени діаметром ≥3 мм у вертикальній позиції),

посттромбофлебітичний синдром, первинну недостатність венозних клапанів, компресійні синдроми (напр. синдром компресії підколінної вени медіальною головкою литкового м'яза). **Фактори ризику:** вік, жіноча стать, генетично детерміноване ослаблення венозної стінки і структури клапанів (призводить до т. зв. первинного варикозу), вагітність, робота у положенні сидячи або стоячи, ожиріння. Незалежно від причини ХВН, основний фактор, що веде до її розвитку — це венозна гіпертензія, що виникає внаслідок відсутності, недорозвитку, недостатності або знищення венозних клапанів, оклюзії або стенозу вен внаслідок тромбозу (при неповній або відсутній реканалізації після перенесеного тромбозу) або компресії вен.

Венозні трофічні виразки можуть супроводжуватись **екземою гомілки**, яка може виникати в результаті: травм і мікротравм, бактеріальних інфекцій і контактної алергії.

→ КЛІНІЧНА КАРТИНА

1. Суб'єктивні симптоми: на початковій стадії відчуття «важкості» у нижніх кінцівках та їх надмірного «наповнення», що посилюється, переважно, увечері і зменшується після відпочинку з піднятими нижніми кінцівками, візуалізується сітка розширених поверхневих вен синього кольору; болючі спазми м'язів гомілок, особливо в нічний час, а також синдром «неспокійних ніг»; на більш запущених стадіях хвороби, зазвичай — тупий біль, що посилюється протягом дня; біль під час ходьби (т. зв. венозна кульгавість) виникає рідко і свідчить про непрохідність глибоких вен гомілки.

2. Об'єктивні симптоми: телеангіектазії (розширені внутрішньошкірні венули діаметром <1 мм і дрібні павутиноподібні та ретикулярні варикозно розширені вени), з часом — широкі і химерно покручені варикозно змінені велико- і малогомілкові вени; набряк (спочатку м'який, оборотний, зникає після нічного відпочинку; з часом — щільний і пружний); іржаво-коричневе забарвлення шкіри гомілки; вогнища білої атрофії шкіри; венозні виразки (типово — у дистальній 1/3 гомілки над медіальною кісточкою; на запущеній стадії займає усю окружність гомілки; суха або мокнуча екзема різного ступеня вираженості і стійке персистуюче запалення шкіри та підшкірної клітковини (часто при запущеній ХВН); ліподерматосклероз; вторинний лімфатичний набряк. Супутні симптоми екземи гомілки: інтенсивна гіперемія та вогнища запалення на одній або обох кінцівках, іноді з гематогенним поширенням реакції (тоді еритематозні або дрібнопапульозні висипання нерідко на шкірі голови, тулуба і верхніх кінцівок), нестерпний свербіж, легко виникає бактеріальна суперінфекція зміненої шкіри.

→ ДІАГНОСТИКА

На підставі суб'єктивних і об'єктивних симптомів, а також результату **УЗД з кольоровим доплером** вен нижньої кінцівки. Для діагностики та градації за ступенями тяжкості посттромбофлебітичного синдрому застосовують шкалу Villalta →табл. 31-1.

Диференційна діагностика

Набряк обох кінцівок та односторонній набряк →розд. 1.28.

→ ЛІКУВАННЯ

Консервативне лікування

1. Загальні рекомендації: уникати перегрівання та засмагання, а також тривалого перебування в положенні стоячи і положенні сидячи з ногами, зігнутими під прямим кутом у колінних і кульшових суглобах; ергономічне робоче місце з похилою спинкою крісла, підніжкою для стоп; кількахвилинна ходьба або активні вправи для кінцівок в осіб, які довго сидять; регулярний активний

Таблиця 31-1. Шкала Villalta симптомів посттромбофлебітичного синдрому (ПТФС)

суб'єктивні симптоми

	відсутні	слабко виражені	помірно виражені	тяжкі
біль	0	1	2	3
м'язові спазми	0	1	2	3
відчуття тяжкості	0	1	2	3
парестезії	0	1	2	3
сверблячка	0	1	2	3

об'єктивні симптоми

	відсутні	слабко виражені	помірно виражені	тяжкі
претибіальний набряк	0	1	2	3
склеродермія	0	1	2	3
гіперпігментація	0	1	2	3
еритема	0	1	2	3
розширення вен	0	1	2	3
біль під час стискання гомілки	0	1	2	3
венозна виразка	наявна/відсутня			

Кожний суб'єктивний симптом оцінюється пацієнтом, а кожний об'єктивний симптом — лікарем.
Інтерпретація результату: 0–4 бали — ПТФС відсутній, 5–9 балів — слабко виражений ПТФС, 10–14 балів — помірно виражений ПТФС, >14 балів або наявність виразки — тяжкий ПТФС

Таблиця 31-2. Класи компресійних панчіх і показання до їх застосування

Клас	Тиск[a]	Показання
I	20–30	профілактика флеботромбозу, профілактика тромбозу і варикозного розширення вен у вагітних, невеликі варикозно розширені вени у вагітних, важкість і втома в ногах, невеликі варикозно розширені вени без видимих набряків, стан після хірургічного лікування варикозно розширених вен
II	30–40	великі варикозно розширені вени під час вагітності, варикозно розширені вени з незначним набряком, стан після флебіту поверхневих вен, стан після склеротерапії варикозно розширених вен, стан після загоєння малих виразок
III	40–50	дуже великі варикозно розширені вени зі значним набряком, стан після загоєння великих виразок, посттравматичні набряки, минущі лімфатичні набряки
IV	50–60	тяжкий посттромбофлебітичний синдром, необоротні лімфатичні набряки

[a] що виникає на рівні кісточки (мм рт. ст.)

руховий відпочинок (прогулянки, джоггінг, велопрогулянки, плавання); регулярний відпочинок з положенням нижніх кінцівок вище рівня серця з опорою під цілою гомілкою (а не точковою опорою).

2. Компресійне лікування: єдиний метод, що може сповільнити розвиток ХВН, застосовується також профілактично: компресійні пов'язки (у хворих з венозними виразками), компресійні панчохи або гольфи (підібрані індивідуально кваліфікованим персоналом для ненабряклої кінцівки →табл. 31-2), періодична пневматична компресія. Протипоказання: гострі запальні процеси шкіри і підшкірної клітковини, захворювання шкіри з ексудацією, артеріальна ішемія III/IV ступеня за Фонтейном (клас по Рутефорду >3) — кісточково-плечовий індекс (КПІ) <0,6 (завжди перед застосуванням будь-якого методу компресії визначте пульс на нижніх кінцівках і поміряйте КПІ), запущена серцева недостатність, погано контрольована артеріальна гіпертензія, деформації кінцівки, що унеможливлюють адекватну компресію, артрити нижніх кінцівок.

3. Фармакологічне лікування: допоміжне (не замінює компресійного лікування). Флавоноїдні похідні бензопірону, отримані з рослинної сировини або синтетичні (рутозид і його похідні, гесперидин, діосмін), сапоніни (есцин), добезилат кальцію, екстракт з кісточок винограду або цитрусових можуть у частини хворих покращити якість життя і пом'якшити симптоми, але не вбережуть від розвитку запущених пошкоджень.

Лікування венозних виразок

1. Припідняте положення кінцівки під час сидіння або лежання.

2. Компресійне лікування: багатошарова компресійна терапія за допомогою спеціальних бинтів або готових пошарових компресійних систем для застосування у випадку виразок (рекомендований тиск на рівні кісточки — 40 мм рт. ст., а під коліном 17–20 мм рт. ст.; у випадку змішаних, артеріо-венозних виразок і при КПІ 0,6–0,9, допускається стискання з максимальним тиском 17–25 мм рт. ст.).

3. Видалення некротизованих тканин, очищення рани, пересадка шкіри і шкірно-м'язевого клаптя.

4. Ліквідація інфекції: місцеві дезінфектанти, які містять октенідин, марлеві пов'язки, просочені 7–10 % розчином йодоповідону або розчином етакридину, а також антибіотики загальносистемно (не місцево!).

5. Знеболення, особливо важливе в процесі очищення рани і зміни пов'язок.

6. Лікування екземи гомілки: антигістамінні ЛЗ п/о, місцево ГК і компреси з 1 % таніном і 0,1 % нітратом срібла.

7. Корекція потенційного дефіциту білка, який утруднює процес загоєння (обов'язкова оцінка стану відживлення хворого перед початком лікування виразок).

8. Виразка не гоїться, незважаючи на адекватне лікування >3 місяців → скеруйте хворого на консультацію до вузького спеціаліста і виключіть неопластичний процес в ділянці виразки.

Інвазивне лікування

1. Показання: запущені симптоми ХВН, ускладнення варикозу (запалення, перфорація, кровотечі, трофічні зміни шкіри, венозні виразки), з косметичною метою. Хворих з непрохідними глибокими венами не направляйте на хірургічне лікування.

2. Методи: видалення варикозно розширених вен методом стріпінгу, операція з приводу недостатності перфорантних вен відкритим методом (Лінтона), малоінвазивні методи (мікрофлебектомія, кріохірургія, операції з використанням лазера), лазерна абляція варикозно розширених вен, радіочастотна термоабляція, термоабляція з застосуванням водяної пари, склеротерапія (облітерація вен шляхом введення препарату, що спричиняє заростання їхнього просвіту). Рецидиви варикозу після хірургічного лікування спостерігаються часто (до 50 %), а хороший тривалий результат операції залежить, у значній мірі, від постійного застосування компресійного лікування.

32. Синдром верхньої порожнистої вени

➡ **ВИЗНАЧЕННЯ ТА ЕТІОПАТОГЕНЕЗ**

Симптомокомплекс, спричинений затрудненим відтоком крові з верхньої порожнистої вени до правого передсердя.

Причини:

1) новоутворення (головна причина; звуження/інфільтрація вени) — рак легені (60–85 % випадків, спричинених новоутвореннями), лімфоми, метастази (в основному, при раку грудної залози), новоутворення середостіння (у т. ч. тимома, рак щитовидної залози, ембріональні пухлини);

2) непухлинної етіології (15–40 % випадків) — компресія верхньої порожнистої вени аневризмою грудної аорти або внаслідок хронічного медіастиніту, тромбоз верхньої порожнистої вени, асоційований з катетеризацією центральних вен або імплантацією стимулятора серця, інші рідко.

➡ **КЛІНІЧНА КАРТИНА ТА ПРИРОДНИЙ ПЕРЕБІГ**

Типові симптоми: набряк і еритема або синюшність обличчя і шиї, гіперемія кон'юнктив, набряк верхніх кінцівок, постійне набухання яремних вен, біль голови та запаморочення, порушення зору (симптоми виникають внаслідок застою крові вище звуження). При об'єктивному обстеженні — розширення поверхневих вен грудної клітки, що є симптомом колатерального кровообігу (у разі повільного розвитку синдрому). При значному порушенні відтоку крові виникають порушення ковтання, задишка, захриплість голосу, стрідор (часто внаслідок компресії стравоходу, трахеї, поворотного гортанного нерву). У ≈1/4 хворих спостерігається рідина в плевральній порожнині).

➡ **ДІАГНОСТИКА**

Візуалізаційні дослідження (РГ, КТ грудної клітки) виявляють розширення середостіння внаслідок пухлини, розташованої паратрахеально, у воротах легені або у передній частині середостіння. КТ зазвичай дозволяє встановити причину СВПВ (розрізнення новоутворення та тромбозу).

➡ **ЛІКУВАННЯ**

Необхідно почати лікування, метою якого є покращення відтоку венозної крові з ділянок, розташованих вище звуження.

1. Симптоматичне лікування:

1) **симптоматичне лікування задишки** →розд. 1.17, оксигенотерапія при зниженні SaO_2;

2) **дексаметазон** 16–32 мг/добу в/в впродовж 7 днів, потім — поступове зменшення дози;

3) іноді петльовий діуретик в/в.

2. Етіотропна терапія: негайно визначте причину (в т. ч. гістологічний діагноз новоутворення), щоб якнайшвидше розпочати специфічне лікування, якщо це можливо. У випадку пухлини:

1) радіотерапія середостіння в ургентному порядку — метод вибору у випадку більшості новоутворень; у ≥70 % хворих впродовж 2 тиж. може зменшити симптоми;

2) у випадку хіміочутливих новоутворень (напр., лімфом, дрібноклітинного раку легені і ембріональних пухлин) лікуванням вибору є хіміотерапія, інколи додатково застосовують радіотерапію;

3) інші методи — напр., стентування верхньої порожнистої вени, як метод вибору у хворих із вираженими симптомами (у >75 % симптоми минають до 72 год), після процедури обов'язковим є призначення антикоагулянтної терапії, наступним етапом, як правило, є етіотропне лікування (радіотерапія); у випадку тромбозу → розгляньте доцільність тромболітичної (а в подальшому антикоагулянтної) терапії.

33. Венозна тромбоемболія (ВТЕ)

ВТЕ включає тромбоз глибоких вен (ТГВ) і тромбоемболію легеневої артерії (ТЕЛА).

33.1. Тромбоз глибоких вен (ТГВ)

→ ВИЗНАЧЕННЯ ТА ЕТІОПАТОГЕНЕЗ

ТГВ — це утворення тромбу в системі глибоких вен (під глибокою фасцією) нижніх кінцівок, рідше — верхніх кінцівок. Тромбози інших глибоких вен (напр. портальної вени) розглядаються як окремі нозологічні одиниці. Виникнення тромбу у вені спричиняють чинники т. зв. **тріади Вірхова:**

1) сповільнення потоку крові (напр. внаслідок іммобілізації кінцівки або компресії вени);

2) перевага протромботичних факторів над інгібіторами коагуляції і фібринолітичними факторами (вроджені та набуті тромбофілії);

3) пошкодження судинної стінки (напр. внаслідок травми або мікротравм під час операції на нижній кінцівці).

Фактори ризику:

1) **індивідуальні особливості та клінічні стани** — вік >40 р. (ризик зростає з віком), ожиріння (ІМТ >30 кг/м^2), ВТЕ в анамнезі, травми (особливо політравми, або перелом кісток тазу, проксимального відділу стегнової кістки та інших трубчастих кісток нижніх кінцівок), тривала іммобілізація нижньої кінцівки (напр. у зв'язку з парезом, гіпсовою пов'язкою, яка іммобілізує 2 сусідні суглоби, загальним наркозом [особливо із застосуванням міорелаксантів]), інсульт, що спричинив парез нижньої кінцівки, злоякісні пухлини (особливо рак підшлункової залози, новоутворення головного мозку, рак легені, рак яєчника і рак нирки), ВТЕ у сімейному анамнезі, вроджена або набута тромбофілія (особливо дефіцит антитромбіну та антифосфоліпідний синдром), сепсис, гостре тяжке захворювання нехірургічного профілю (напр., тяжка пневмонія), серцева недостатність III і IV ФК NYHA, дихальна недостатність, аутоімунні захворювання (хвороба Крона, неспецифічний виразковий коліт, поліміозит/дерматоміозит, системний червоний вовчак, вузликовий періартеріїт, ревматоїдний артрит, автоімунна гемолітична анемія, імунна тромбоцитопенічна пурпура), нефротичний синдром, мієлопроліферативні новоутворення, пароксизмальна нічна гемоглобінурія, компресія венозних судин (напр., пухлина, гематома, артеріальна мальформація), вагітність і післяпологовий період, тривалий авіаперельот (>6–8 год, в економ-класі, особливо асоційований зі сном у сидячому положенні), варикозне розширення вен нижніх кінцівок (у осіб віком <60-ти р., особливо <45-ти р.), гострі інфекції, висока лихоманка, зневоднення;

2) **діагностичні, лікувальні та профілактичні втручання** — великі хірургічні операції, особливо на нижніх кінцівках, тазу й черевній порожнині; наявність катетеру у великих венах (особливо у стегновій вені); протипухлинне лікування (хіміотерапія, гормональне лікування і застосування інгібіторів ангіогенезу); прийом пероральних контрацептивів, замісної

гормонотерапії або селективних модуляторів естрогенових рецепторів; застосування еритропоез стимулюючих засобів, застосування гепарину (особливо нефракціонованого) у зв'язку з великою кардіохірургічною операцією (ризик розвитку гепарин-індукованої тромбоцитопенії [ГІТ]).

Частина факторів ризику мають **тимчасовий характер** (напр., операція, травма, тимчасова іммобілізація в гіпсовій пов'язці), інші ж є постійними (напр. вроджені тромбофілії).

Причини ТГВ верхніх кінцівок: катетер, встановлений у центральні вени (найчастіше); компресія підключичної або пахвової вени збільшеними лімфатичними вузлами; місцева пухлинна інфільтрація; перелом ключиці; пов'язана зі значним фізичним навантаженням компресія вени драбинчатими м'язами між ключицею і сухожиллям підключичного м'яза або решітковою сухожильною тканиною в пахвовій ямці (синдром Педжета-Шреттера).

➡ КЛІНІЧНА КАРТИНА ТА ПРИРОДНИЙ ПЕРЕБІГ

1. ТГВ нижніх кінцівок

Форми:

1) **дистальна** — зустрічається найчастіше; уражає передню і задню великогомілкові та малогомілкові вени; переважно протікає безсимптомно і минає спонтанно, пов'язана з малим ризиком клінічно значимої ТЕЛА, але може поширитись до проксимальної форми ТГВ;

2) **проксимальна** — уражаються підколінна вена, стегнові, клубові вени і нижня порожниста вена; зазвичай з клінічними проявами, створює високу загрозу масивної ТЕЛА, іноді з огляду на потребу в особливій тактиці дій вирізняють ілеофеморальну форму (при якій підколінна вена не є ураженою);

3) **больова флегмазія** — гостра форма венозного тромбозу більшості вен, по яких кров відтікає від кінцівки, з больовим синдромом і масивним набряком:

   а) **біла больова флегмазія** — масивний набряк, спазм артеріол шкіри і порушення капілярного кровотоку;

   б) **синя больова флегмазія** — найтяжча форма, з високим ризиком втрати кінцівки або смерті; оклюзія практично усіх вен кінцівки → значне підвищення венозного тиску, порушення притоку крові до переповненого русла → гіпоксія тканин.

Симптоми: ТГВ часто протікає безсимптомно, або з мінімальною симптоматикою; хворий може під час ходьби відчувати біль у гомілці; набряк гомілки або всієї кінцівки, іноді створює потовщення кінцівки → порівняйте окружність кінцівок (у випадку одностороннього тромбозу різниця ≥2-х см); 70 % випадків набряку однієї нижньої кінцівки є результатом ТГВ; причиною двобічного набряку може бути, за винятком двобічного тромбозу, тромбоз нижньої порожнистої вени або стани, не пов'язані з тромбозом; підвищена пальпаторна чутливість або болючість при стисканні, іноді з болем кінцівки у стані спокою; рідко — симптом Хоманса (біль в гомілці при пасивному тильному згинанні стопи); підвищення температури шкіри кінцівки; розширення поверхневих вен, яке зберігається незважаючи на підйом кінцівки під кутом 45°; субфебрилітет, іноді — лихоманка (як результат запалення навколо вени, у якій є тромб); при білій больовій флегмазії шкіра кінцівки має біле забарвлення; при синій больовій флегмазії спостерігається масивний набряк і сильний біль у спокої, кінцівка (як правило, стопа) набуває ціанотичного відтінку, а у подальшому, при розвитку некрозу — чорного кольору.

2. ТГВ верхніх кінцівок охоплює, як правило, пахвову і підключичну вени; домінує набряк кінцівки й біль.

3. Ускладнення ТГВ: повний спонтанний тромболізис спостерігається рідко. Тромби у глибоких венах можуть підлягати фрагментації і стати емболами, які з током крові потрапляють у легеневий кровообіг:

1) свіжий тромб у глибокій вені може відірватись від стінки судини або фрагментуватись і, потрапляючи до легень, спричинити **ТЕЛА**. ТЕЛА може бути настільки масивною, що блокує проходження крові через легені і призводить до раптової зупинки кровообігу, яка може бути першим симптомом ВТЕ. Ускладненням недіагностованого та нелікованого ТГВ може бути довготривала тромбоемболія дрібними фрагментами тромбу, яку часто помилково діагностують як запалення легень чи бронхіальну астму;

2) **дуже рідко — інсульт або периферична емболія** внаслідок перехресної емболії, якщо функціонує шунт між правим і лівим передсердям (напр. відкрите овальне вікно);

3) віддалені ускладнення — це **посттромбофлебітичний синдром** та **легенева гіпертензія**. У ≈2/3 хворих, лікованих з приводу ТГВ, розвивається т. зв. організація тромбу і часткова реканалізація судини (лише в 1/3 спостерігається повний тромболізис). Наслідком може бути хронічна венозна недостатність і посттромбофлебітичний синдром у наступній послідовності: організація тромбу → пошкодження венозних клапанів → венозний рефлюкс → венозна гіпертензія.

➜ ДІАГНОСТИКА

Оскільки у більшості хворих ВТЕ має малосимптомний або нехарактерний перебіг, діагноз мусить базуватись на знаннях про фактори ризику та настороженості, коли ці фактори присутні. У разі сумнівів завжди намагайтесь підтвердити/заперечити діагноз ТГВ з огляду на високий ризик ускладнень (у т. ч. смерті) і необхідність тривалої антикоагулянтної терапії, з якою пов'язаний ризик серйозних небажаних ефектів.

Допоміжні дослідження

1. Визначення D-димеру в крові: тест, який виключає ТГВ і ТЕЛА (референтний інтервалі пороговий рівень залежить від методики визначення; найчастіше пороговий рівень, нижче якого тромбоз є малоймовірним, становить 500 мкг/л, а в осіб віком >50-ти років розраховується за формулою — вік × 10 мкг/л); на підставі лише підвищеного рівня D-димеру не можна діагностувати ВТЕ, натомість значення у межах норми свідчить проти тромбозу.

2. Компресійна ультрасонографія (КУСГ): базовий метод підтвердження проксимального тромбозу; позитивний результат — вена, заповнена тромбом, не спадається під натиском датчика. УЗД усієї системи глибоких вен кінцівки дозволяє діагностувати дистальний тромбоз, але при цьому спостерігається високий відсоток хибно позитивних і хибно негативних результатів, тому діагностична цінність даного розширеного дослідження є сумнівною.

3. Ангіо-КТ: розгляньте доцільність проведення при наявності симптомів, які дозволяють запідозрити ТЕЛА.

4. Інші дослідження: у кожного хворого з діагностованою ВТЕ проведіть дослідження загального аналізу крові, рШКФ та групи крові (якщо не була визначена раніше).

Діагностичні критерії

У випадку підозри на ТГВ завжди намагайтесь його підтвердити (якщо ймовірність захворювання є високою) або заперечити (якщо ймовірність захворювання є низькою) з огляду на високий ризик тяжких ускладнень (в т. ч. смерті), якщо тромбоз не буде діагностовано, або недоцільне довготривале застосування антикоагулянтної терапії, з якою пов'язаний ризик серйозних небажаних ефектів, у разі постановки поспішного діагнозу тромбозу.

Діагноз ґрунтується на сукупності **оцінки клінічної ймовірності тромбозу** (напр., за допомогою шкали Уеллса →табл. 33-1) і даних визначення рівня D-димеру і/або КУСГ (→нижче). У разі, якщо діагностика за допомогою УЗД викликає сумніви → повторіть це дослідження або, у винятковому випадку,

Таблиця 33-1. Оцінка клінічної ймовірності ТГВ, за шкалою Уеллса

Клінічна ознака	Кількість балів
злоякісна пухлина (лікована або діагностована впродовж останніх 6-ти міс.)	1
параліч, парез або нещодавня іммобілізація нижньої кінцівки у гіпсовій пов'язці	1
нещодавня іммобілізація в ліжку впродовж >3-х днів або велика операція впродовж останніх 4-х тиж.	1
локальний біль по ходу глибоких вен нижньої кінцівки[a]	1
набряк цілої нижньої кінцівки[a]	1
окружність гомілки на >3 см більша у порівнянні з кінцівкою, з боку якої симптоми відсутні (вимірювати на 10 см нижче від горбистості великогомілкової кістки)[a]	1
пастозний набряк (більший на кінцівці, з боку якої присутні симптоми)[a]	1
візуалізуються колатеральні поверхневі вени (не варикозно розширені)[a]	1
альтернативний діагноз, який однаково або більшою мірою ймовірний, ніж ТГВ	−2
Інтерпретація: сума балів — клінічна ймовірність	
≤0 — низька 1–2 — проміжна ≥3 — висока	

[a] Якщо присутні симптоми з боку обох нижніх кінцівок, необхідно оцінити ту кінцівку, в якій симптоми є більш вираженими.

ТГВ — тромбоз глибоких вен

на підставі: *Wells P.S. і співавт. Lancet, 1997; 350:1795–1798*

розгляньте доцільність проведення ангіо-КТ, ангіо-МРТ або флебографії (інвазивне дослідження).

1. Амбулаторні хворі

1) **низька або проміжна клінічна ймовірність ТГВ** → визначте D-димер, використовуючи високочутливий тест (≈95 %). Для виключення тромбозу достатнім є негативний результат. У випадку позитивного результату проведіть КУСГ і, якщо результат цього дослідження є негативним → повторіть його через 5–7 днів;

2) **висока клінічна ймовірність ТГВ,** або **проміжна ймовірність без можливості визначення D-димеру** за допомогою методики принаймні помірної чутливості (≈85 %) → проведіть **КУСГ** і, якщо результат цього дослідження є негативним → повторіть його через 5–7 днів.

2. Стаціонарні хворі: з огляду на низьку специфічність і низьку прогностичну цінність позитивного результату визначення D-димеру (підвищений рівень при багатьох клінічних станах у госпіталізованих хворих, напр., велика травма або операція, злоякісна пухлина, активний запальний процес), а іноді також знижену чутливість (як наслідок вживання антикоагулянтів, або якщо визначення проведено через декілька днів після появи клінічних симптомів) → проведіть **КУСГ**. У разі негативного результату і високої ймовірності ТГВ → повторіть КУСГ через 5–7 днів. Якщо ймовірність ТГВ є низькою → визначте D-димер і проведіть повторну КУСГ, якщо результат визначення D-димеру є позитивним.

Диференційна діагностика

Травма кінцівки (найчастіше), хронічна венозна недостатність (дисфункція венозних клапанів, недіючий гомілковий м'язовий насос і насос підошви), тромбоз поверхневих вен, розрив кісти Бейкера (випинання у підколінній ямці сумки колінного суглоба, заповнене рідиною [напр., після травми, при РА], може розірватись або здавлювати підколінну вену; у першому випадку виникають симптоми з боку гомілки, часом, з плямистим, ціанотичним забарвленням шкіри, у другому — затруднений венозний відтік і набряк; при значній компресії, або внаслідок місцевого запалення, може розвинутись тромбоз); запалення підшкірної клітковини або лімфатичних судин, медикаментозний набряк (особливо, при застосуванні блокаторів кальцієвих каналів, як правило, двобічний, у ділянці кісточок), лімфатичний набряк (присутній у 1/3 хворих із вираженою хронічною венозною недостатністю), гематома в м'язах гомілки, міозит, тендиніт (особливо Ахіллового сухожилля) або артрит.

→ **ЛІКУВАННЯ**

Загальні принципи

1. Лікування безсимптомного і симптоматичного ТГВ є однаковим. Алгоритм дій →рис. 33-1.

2. Хворого з гострим ТГВ можете не госпіталізувати, але з самого початку лікувати вдома (застосовуючи компресійну терапію [бинт або гольфи] і НМГ), якщо виконані наступні умови:

1) стабільний клінічний стан хворого, а життєво важливі показники знаходяться в межах норми;

2) відсутність тяжких клінічних симптомів (інтенсивний біль і масивний набряк нижніх кінцівок);

3) низький ризик кровотечі;

4) рівень креатиніну в сироватці <150 мкмоль/л або кліренс креатиніну >60 мл/хв;

5) забезпечений догляд кваліфікованої медсестри або лікаря.

3. Рання, повна мобілізація (у більшості хворих): ліжковий режим з підвищеним положенням кінцівки (гомілка горизонтально, стегно укладене косо вниз в напрямку тазу, кінцівка підперта по всій довжині) призначте хворому лише в добі діагностування ТГВ і початку лікування гепарином. Починаючи з наступного дня після накладення на кінцівку компресійної пов'язки з еластичних когезивних бинтів, що слабо розтягуються, заохочуйте хворого до інтенсивного ходіння. У хворих із масивним набряком і значною болючістю кінцівки, які з цього приводу не хочуть ходити і лежать у ліжку, можна застосувати переміжну пневматичну компресію.

4. Лікування дозованою компресією: накладіть на кінцівку двошарову компресійну пов'язку з когезивного бинта, що слабо розтягується (рухи у гомілково-ступневому суглобі не повинні бути обмежені), яку якомога швидше (після зникнення набряку) замініть компресійною панчохою II класу компресії (доступними є колготи, панчохи та гольфи; у більшості випадків достатніми є гольфи). Хворий повинен носити гольфи або панчоху (чи бинт) увесь день і, по можливості, багато ходити (ефективність компресійної пов'язки у хворого, який не ходить, є мінімальною); на ніч потрібно її знімати, а матрац ліжка в ділянці гомілки підняти на 10–15 см. Протипоказання до компресійного лікування: синя больова флегмазія, супутня ішемія кінцівки у результаті захворювання артерій (виміряйте кісточково-плечовий індекс [КПІ] або принаймні обстежте наявність на обох нижніх кінцівках симетричного пульсу на задній артерії стопи та задній великогомілковій артерії), декомпенсована серцева недостатність, тяжка периферична нейропатія.

5. Антикоагулянтне лікування →нижче; має основне значення.

6. Встановлення кава-фільтра в нижній порожнистій вені: розгляньте доцільність застосування у хворих з гострим проксимальним ТГВ нижніх кінцівок, у яких застосування антикоагулянтів в терапевтичних дозах протипоказане

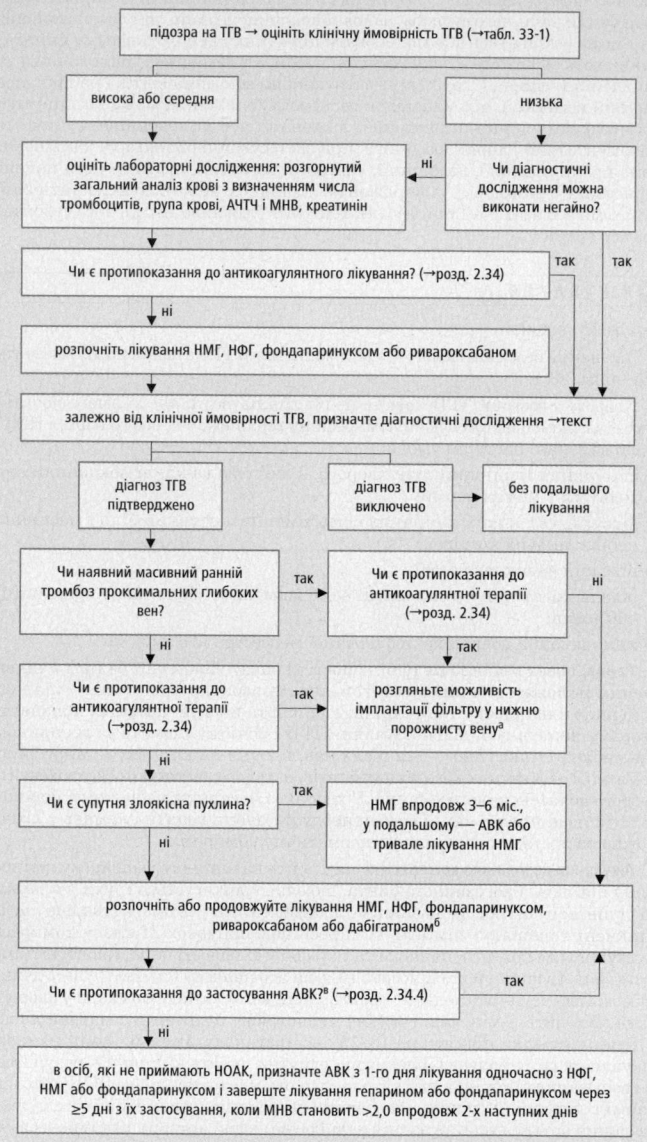

Рис. 33-1. Алгоритм лікування ТГВ нижніх кінцівок

(з приводу ризику кровотечі або необхідності великого хірургічного втручання, яке не можна відтермінувати) або неефективне (рецидив ТЕЛА чи значне збільшення тромбу, незважаючи на адекватну антикоагулянтну терапію). Перевага надається тимчасовим фільтрам, які (в залежності від типу фільтра) можна видалити навіть до 180-ти днів від встановлення. На жаль не у всіх хворих вдається усунути кава-фільтр, а частота ефективної процедури знижується враз з плином часу. У зв'язку з цим, не слід відтерміновувати спробу усунення фільтра на довше, ніж це є необхідним. Антикоагулянтну терапію розпочніть або відновіть, коли знизиться ризик кровотечі.

7. Тромболітичне лікування: не застосовуйте загальносистемний тромболізис (за винятком випадків больової флегмазії і лише тоді, коли не можна застосувати місцеві інфузії тромболітичного ЛЗ із використанням катетера); місцевий тромболізис може бути корисним для хворих, у яких наявний:

1) обширний гострий ілеофеморальний тромбоз з масивним набряком і болем кінцівки, з клінічними проявами впродовж <14-ти днів, при задовільному загальному стані (низький ризик кровотечі), з очікуваною виживаністю ≥1-го року;

2) гострий ТГВ верхньої кінцівки (симптоми впродовж <14-ти днів) або загроза втрати кінцівки.

Тромболітик застосовують місцево за допомогою катетера, що вводиться у тромб, найкраще у комбінації з механічною фрагментацією тромбу і аспірацією його фрагментів. Для проведення місцевого тромболізису необхідно направити хворого до центру, в якому виконують ендоваскулярні втручання. Після вдалого венозного тромболізису застосовуйте ідентичну антикоагулянтну терапію, як у схожих хворих, які отримують консервативне лікування.

Стартова антикоагулянтна терапія

1. У хворих з високою або проміжною клінічною ймовірністю або підтвердженим діагнозом ТГВ, після виключення протипоказань негайно починайте антикоагулянтну терапію, ще до одержання результатів діагностичних досліджень. Якщо зробити їх ургентно неможливо, а ймовірність ТГВ є щонайменші середня → розпочніть лікування до підтвердження діагнозу. У хворих з гострим ізольованим дистальним ТГВ нижньої кінцівки (вен гомілки [малогомілкової], передньої або задньої великогомілкової), без ураження підколінної або більш проксимальних вен), в яких відсутні дуже виражені симптоми тромбозу, чи фактори ризику збільшення тромбу (такі, як позитивний результат визначення D-димеру [особливо >1000 мкг/л], поширений тромбоз [тобто, >5 см довжиною, який охоплює багато вен, при максимальному діаметрі >7 мм]), тромбоз не локалізується близько до проксимальних вен, ліквідований тимчасовий фактор ризику, який спричинив ТГВ), замість призначення антикоагулянтного лікування скоріше за все застосуйте компресійну терапію та повторюйте УЗД глибоких вен кожні 2–3 дні впродовж 2-х тижнів і призначте антикоагулянтне лікування у разі наростання тромбозу. У решті випадків негайно призначайте антикоагулянт.

2. ЛЗ: на початку лікування застосовуйте **низькомолекулярний гепарин** (НМГ), новий оральний антикоагулянт (НОАК — **ривароксабан**, **апіксабан**, **дабігатран**, **едоксабан** [два останні після початкової терапії НМГ]), **фондапаринукс** (з огляду на високу вартість терапії призначайте замість НМГ у разі тромбоцитопенії та при підозрі на гепарин-індуковану тромбоцитопенію), або у виняткових випадках **нефракціонований гепарин** (НФГ). На початку лікування у виняткових випадках і впродовж якомога коротшого періоду часу призначте безперервну інфузію НФГ у разі ниркової недостатності або ймовірності проведення ургентного хірургічного втручання. При розвитку гострого ТГВ нижніх кінцівок на фоні лікування АВК, замініть АВК на НМГ. У хворих, у яких на фоні терапії НМГ розвинувся новий епізод тромбозу, проведіть оцінку, чи даний тромбоз справді являється гострим і чи хворий не порушував режиму призначеного лікування. Якщо лікування було правильним → підвищіть дозу НМГ. У хворих з нирковою недостатністю

Таблиця 33-2. Дозування НМГ при стартовому лікуванні ВТЕ

НМГ	Терапевтичні дози	
	2 × на день	1 × на день
дальтепарин	100 МО/кг кожні 12 год	200 МО/кг кожні 24 год (разова доза макс. 18 000 МО)
еноксапарин	1 мг/кг кожні 12 год	1,5 мг/кг кожні 24 год (разова доза макс. 180 мг)
надропарин	85 МО/кг кожні 12 год	170 МО/кг кожні 24 год

(клиренс креатиніну <30 мл/хв) перевагу надайте скоріше НФГ (можливо зменшіть дозу НМГ на 50 % або моніторуйте активність анти-Ха у плазмі крові). Аналогічно у деяких клінічних ситуаціях (напр., загроза геморагічних ускладнень, потенційне застосування тромболітичної терапії, ймовірність ургентного операційного лікування) застосування на початку лікування НФГ є кориснішим, з огляду на його коротшу тривалість дії і можливість легко нейтралізувати антикоагулянтний ефект за допомогою протаміну. У хворих, обтяжених ризиком ГІТ, моніторуйте кількість тромбоцитів крові і застосовуйте фондапаринукс або НОАК →розд. 2.34.1.

Дозування:
1) **НМГ** — п/ш у терапевтичній дозі кожні 12 год (стартова терапія) або 24 год (при тривалому лікуванні та в амбулаторних умовах) →табл. 33-2. Якщо з'являються сумніви щодо клінічної ефективності НМГ (напр., тромб збільшується), → визначте активність анти-Ха (найкраще через 4 год після останньої ін'єкції НМГ; повинна становити 0,6–1,0 МО/мл при застосуванні НМГ кожні 12 год і 1,0–1,3 МО/мл при застосуванні кожні 24 год), а якщо така можливість відсутня → застосуйте НФГ в/в і моніторуйте АЧТЧ.
2) **фондапаринукс** — ін'єкція 7,5 мг п/ш кожні 24 год, в осіб з масою тіла >100 кг можливо підвищіть дозу до 10 мг;
3) **ривароксабан** — призначте п/о 15 мг 2 × на день протягом 3-х тиж., у подальшому 1 × на день 20 мг (15 мг, якщо клиренс креатиніну <50 мл/хв; не призначайте при клиренсі креатиніну <30 мл/хв);
4) **апіксабан** — призначте п/о впродовж перших 7 днів 10 мг 2 × на день, у подальшому 5 мг 2 × на день (при високому ризику кровотечі або відповідності 2-м з 3-х наступних критеріїв: вік >80-ти років, маса тіла ≤60 кг або рівень креатиніну >133 мкмоль/л [1,5 мг/дл] — 2,5 мг 2 × на день); при тривалому лікуванні 2,5 мг 2 × на день;
5) **едоксабан** — замініть ним НМГ після 5-ти днів його застосування, призначте п/о 60 мг 1 × на день (30 мг 1 × на день в осіб з клиренсом креатиніну 15–50 мл/хв або масою тіла ≤60 кг)
6) **дабігатран** — замініть ним НМГ після 5-ти днів його застосування, призначте п/о 150 мг 2 × на день (в осіб з порушеною функцією нирок або високим ризиком кровотечі пропонується режим дозування 110 мг 2 × на день);
7) **НФГ:**
   а) в/в — введіть струминно 80 МО/кг (або 5000 МО) і почніть постійну в/в інфузію 18 МО/кг/год (або 1300 МО/год). Через 6 год визначте АЧТЧ; якщо знаходиться в межах терапевтичного інтервалу (подовження у 1,5–2,5 рази у порівнянні з референтним значенням; найчастіше АЧТЧ в ході лікування повинно становити 60–90 с) → продовжуйте інфузію у такій самій дозі (середня підтримуюча доза 25 000–35 000 МО/добу), якщо ні → відповідно, збільшіть або зменшіть дозу НФГ →табл. 33-3);
   б) п/ш (якщо моніторуєте антикоагулянтний ефект → застосуйте концентрований препарат 25 000 МО/мл, спочатку в/в 80 МО/кг, в подальшому — п/ш 250 МО/кг кожні 12 год і коригуйте дозування так, щоб

Таблиця 33-3. Протокол зміни в/в дози НФГ, з розрахунку на масу тіла, залежно від АЧТЧ

АЧТЧ (с)[a]	Разове в/в струминне введення	Безперервна в/в інфузія
перша доза	80 МО/кг	18 МО/кг/год
<35 (<1,2 × контроль)	80 МО/кг	збільшіть на 4 МО/кг/год
35–45 (1,2–1,5 × контроль)	40 МО/кг	збільшіть на 2 МО/кг/год
46–70 (1,5–2,5 × контроль)[б]	без в/в струминного введення	без змін
71–90 (2,5–3,0 × контроль)	без в/в струминного введення	зменшіть на 2 МО/кг/год
>90 (>3,0 × контроль)	без в/в струминного введення	припиніть інфузію на 1 год, після цього зменшіть на 3 МО/кг/год

[a] Подані як приклад, цифрові значення у секундах можуть відрізнятись, залежно від референтних значень в даній лабораторії (контролю).

[б] Терапевтичний інтервал АЧТЧ 46–70 с повинен відповідати активності анти-Ха 0,3–0,7 МО/мл. Увага: наступне визначення АЧТЧ і корекцію дози НФГ необхідно провести через 6 год.

АЧТЧ — активований частковий тромбопластиновий час, НФГ — нефракціонований гепарин

АЧТЧ через 6 год після ін'єкції ЛЗ знаходився в межах терапевтичного інтервалу (середня підтримуюча доза 17 500 МО кожні 12 год). Без моніторування антикоагулянтного ефекту початково вводиться п/ш 333 МО/кг, а потім 250 МО/кг п/ш кожні 12 год.

Якщо, незважаючи на застосування НФГ у високій дозі, цільового значення АЧТЧ не досягнуто → підберіть дозу, залежно від визначеної активності анти-Ха.

3. Тривалість лікування гепарином або фондапаринуксом

1) у хворих, у яких планується довготривале лікування із застосуванням АВК, з першого дня лікування призначте АВК з гепарином; відмініть гепарин або фондапаринукс, коли при одночасному застосуванні АВК показник МНВ становить ≥2,0 впродовж ≥2-х днів підряд, але не раніше, ніж через 5 днів застосування гепарину або фондапаринуксу. Відміна гепарину/ фондапаринуксу у день призначення АВК є помилкою — у перші дні антикоагулянтний ефект АВК є неповним, а тому обов'язковим є одночасне застосування гепарину/фондапаринуксу.

2) у випадку поширеного ілеофеморального ТГВ з масивним набряком і болем кінцівки → застосовуйте гепарин впродовж >10-ти днів, у подальшому почніть застосовувати АВК, або з самого початку призначте НОАК у монотерапії;

3) якщо застосування НОАК або АВК є протипоказаним або не рекомендується → продовжіть лікування НМГ; зокрема, це включає наступні ситуації:

   а) у вагітних жінок, в яких розвинулась ВТЕ, оскільки АВК проникає через плаценту і може пошкодити плід;

   б) у хворих зі злоякісною пухлиною — з огляду на вищу ефективність і профіль безпеки застосуйте НМГ принаймні впродовж перших 3–6 міс. лікування ВТЕ;

   в) якщо неможливо забезпечити для пацієнта регулярний адекватний контроль МНВ;

   г) якщо даний епізод ВТЕ виник незважаючи на прийом АВК в адекватних дозах.

Таблиця 33-4. Тривалість лікування ВТЕ, залежно від клінічної ситуації

стандартна терапія (3 міс.)

– проксимальний ТГВ нижньої кінцівки або ТЕЛА, спричинена: хірургічним втручанням, тимчасовим фактором ризику, який не пов'язаний з хірургічним втручанням
– ізольований дистальний ТГВ нижньої кінцівки, спричинений хірургічним втручанням або іншим тимчасовим фактором ризику, у хворого з високим ризиком рецидиву тромбозу
– спонтанний ТГВ верхньої кінцівки, який охоплює пахвову вену або більш проксимальні вени
– ТГВ верхньої кінцівки, асоційований з катетером у центральній вені, який вже видалено у хворих без злоякісної пухлини або зі злоякісною пухлиною
– ТГВ верхньої кінцівки, не пов'язаний з катетером у центральній вені або зі злоякісною пухлиною
– перший епізод ВТЕ у вигляді спонтанного ізольованого дистального ТГВ нижньої кінцівки
– перший епізод ВТЕ у вигляді спонтанного проксимального ТГВ нижньої кінцівки або спонтанної ТЕЛА у хворих, обтяжених високим ризиком кровотечі[a]
– другий епізод спонтанної ВТЕ у хворих, обтяжених високим ризиком кровотечі[a]

пролонгована терапія (>3 міс.)[б]

– ТГВ верхньої кінцівки, асоційований з катетером у центральній вені, якого не видалено (антикоагулянтне лікування необхідно застосовувати до того часу, поки катетер залишається у центральній вені)
– ТГВ нижньої кінцівки і злоякісна пухлина
– перший епізод ВТЕ у вигляді спонтанного проксимального ТГВ нижньої кінцівки у хворих, обтяжених низьким або середнім ризиком кровотечі[a]
– другий епізод спонтанної ВТЕ у хворих, обтяжених низьким або середнім ризиком кровотечі[a]

[a] фактори ризику кровотечі — табл. 33-5
[б] Необхідно періодично проводити оцінку доцільності продовження лікування (напр. 1 × на рік).
ТЕЛА — тромбоемболія легеневої артерії, ТГВ — тромбоз глибоких вен, ВТЕ — венозна тромбоемболія

4. Застосування АВК:

1) **аценокумарол** або **варфарин** призначайте одночасно з гепарином або фондапаринуксом, як правило, з 1-го дня лікування; якщо плануєте використовувати гепарин >7-ми днів (→Тривалість лікування), можете призначити АВК пізніше.

2) впродовж перших 2-х днів — аценокумарол 6 мг, варфарин 10 мг; не застосовуйте «доз насичення», тобто >6 мг аценокумаролу і >10 мг варфарину. У хворих похилого віку, немічних, з гіпотрофією, серцевою недостатністю, з захворюванням печінки, які вживають ЛЗ, що посилюють дію АВК, або обтяжених підвищеним ризиком кровотечі → починайте від 4 мг аценокумаролу або 5 мг варфарину.

3) на 3-тю добу визначте МНВ і скорегуйте дозу, залежно від результату;

4) якщо МНВ ≥2,0 впродовж 2-х днів підряд → відмініть гепарин/фондапаринукс і продовжіть лікування лише АВК, тривалістю, яка залежить від ризику рецидиву (≥3-х міс., табл. 33-4), у дозах, які забезпечать МНВ у межах 2,0–3,0;

5) принципи безпечного застосування АВК (протипоказання, моніторування і модифікація дози, тактика при ускладненнях) →розд. 2.34.4.

5. Застосування ривароксабану або апіксабану:

1) можете застосувати від початку лікування ТГВ;

2) на відміну від АВК немає необхідності у початковому одночасному призначенні гепарину;

3) з огляду на вищу вартість терапії цими ЛЗ у порівнянні з АВК, слід погодити з пацієнтом, чи зможе він продовжувати терапію впродовж наступних місяців; пам'ятайте, що у зв'язку з короткою тривалістю дії пропуск дози ривароксабану може мати серйозніші наслідки, ніж пропуск дози АВК.

6. Застосування дабігатрану або едоксабану:

1) ним замінюють НМГ після ≥5-ти днів його застосування;

2) з огляду на вищу вартість терапії дабігатраном або едоксабаном, ніж АВК, погоджуйте з пацієнтом, чи буде у нього можливість продовжувати лікування протягом наступних місяців; пам'ятайте, що в зв'язку з короткою тривалістю дії пропуск дози дабігатрану може мати серйозніші наслідки, ніж пропуск дози АВК.

Тривалість лікування

Відрізняється у разі застосування механічних методів та у випадку антикоагулянтної терапії. Оптимальні результати дає застосування обох вказаних методів.

1. Компресійне лікування: використовуйте компресійні панчохи ІІ класу компресії (у більшості випадків найкраще застосовувати гольфи), підібрані до розміру кінцівки, відповідно до рекомендацій виробника, протягом ≥2-х років.

2. Антикоагулянтну терапію можна застосовувати:

1) впродовж 3-х міс. — стандартне лікування;

2) **>3-х міс., без попереднього визначення скільки максимально триватиме терапія, з періодичною (напр. 1 ×/на рік) оцінкою користі, ризику та вартості лікування — пролонгована терапія.**

3. Хворим з ТГВ/ТЕЛА необхідне довготривале лікування антикоагулянтом з огляду на високий ризик збільшення тромбу, рецидиву тромбозу, або розвитку ТЕЛА. Цей ризик є вищим у випадку: злоякісної пухлини, тяжкої тромбофілії (напр. дефіциту антитромбіну), стійкого підвищеного рівня D-димеру в сироватці крові, епізоду ТГВ в анамнезі, персистуючого тромбу в глибоких венах нижніх кінцівок.

4. Методи профілактики рецидиву ВТЕ у хворих після ТГВ нижніх чи верхніх кінцівок і після ТЕЛА є подібними. У більшості хворих найефективнішим є довготривале застосування НОАК в стандартній дозі або — при наявності протипоказань до НОАК — АВК у дозі, яка забезпечує рівень МНВ у межах 2,0–3,0; у хворих зі злоякісною пухлиною рекомендується НМГ. Рекомендований час застосування антикоагулянтів залежить від клінічної ситуації →табл. 33-4 і ризику кровотечі →табл. 33-5.

5. При лікуванні з метою профілактики рецидиву ВТЕ з огляду на профіль безпеки терапії надається перевага застосуванню ривароксабану 20 мг 1 ×на день або дабігатрану 150 мг 2 ×на день, апіксабану 2,5 мг 2 ×на день або едоксабану 60 мг 1 ×на день., а не АВК, за відсутності протипоказань до НОАК. Під час застосування НОАК періодично контролюйте рівень креатиніну.

6. Якщо не можна застосувати АВК (напр., з огляду на протипоказання або відсутність можливості регулярного моніторингу антикоагулянтного ефекту) або НОАК → застосуйте НМГ п/ш (через 1 міс. лікування знизьте дозу до 50–80 % терапевтичної кожні 24 год).

7. У хворих з рецидивом ВТЕ, незважаючи на збереження МНВ у межах 2,0–3,0 → обміркуйте призначення НМГ на етапі стартового лікування, а в подальшому АВК у дозі, яка забезпечить МНВ на рівні 2,5–3,5. Такий терапевтичний інтервал може також бути прийнятним для хворих з антифосфоліпідними антитілами (аФЛ) і додатковими факторами ризику ВТЕ, або тромбоемболічною подією, незважаючи на збереження МНВ у межах 2,0–3,0, а також у хворих з початково підвищеним МНВ з приводу наявності аФЛ.

8. При пролонгованій терапії можна застосовувати: НОАК, АВК у нижчих дозах (МНВ 1,5–2,0) або АСК (порівняно з альтернативою незастосування жодного лікування у хворих, які перервали антикоагулянтну терапію і не мають протипоказань до АСК).

Таблиця 33-5. Фактори ризику кровотечі при застосуванні антикоагулянтної терапії

Фактори ризику[a]

вік >75-ти років, перенесена кровотеча, злоякісна пухлина, злоякісна пухлина з віддаленими метастазами, ниркова недостатність, печінкова недостатність, тромбоцитопенія, перенесений інсульт, цукровий діабет, анемія, антитромбоцитарна терапія, поганий контроль над антикоагулянтною терапією, супутнє захворювання і обмежена фізична активність, недавно перенесене хірургічне втручання[б], часті падіння, зловживання алкоголем

Кількість факторів ризику	Клас ризику
0	низький
1	середній
≥2	високий

[a] Зростання ризику кровотечі, пов'язаного з факторами ризику, залежатиме від: 1) ступеня вираженості фактора ризику (напр., локалізація та кількість метастазів, кількість тромбоцитів у крові), 2) часової залежності (напр., час, який минув після проведення хірургічного втручання або перенесеної кровотечі) і 3) ефективності лікування попередньої причини кровотечі (напр., з верхніх відділів ШКТ).
[б] важливо при парентеральній антикоагулянтній терапії (напр. перші 10 днів), але є менш суттєвим при довготривалій або пролонгованій антикоагулянтній терапії

9. Періодично оцінюйте баланс користі та ризику, пов'язаних з використанням антикоагулянту, який зменшує ризик рецидиву ВТЕ, але підвищує ризик кровотечі.

Лікування ВТЕ у вагітних

1. ЛЗ (варіанти; дозування →табл. 33-6):

1) **НМГ** п/ш (однозначно надається перевага) до кінця вагітності, у дозі, розрахованій на масу тіла до вагітності. У процесі лікування рекомендований моніторинг активності анти-Ха (кожні 1–3 міс.), якщо є доступним; активність анти-Ха визначайте через ≈4 год після останньої ін'єкції гепарину; повинна знаходитись у межах 0,6–1,0 МО/мл при застосуванні НМГ кожні 12 год і 1,0–1,3 МО/мл при застосуванні кожні 24 год;

2) **НФГ** (коли НМГ недоступні) п/ш у підібраній дозі, до кінця вагітності — спочатку введіть в/в струминно 80 МО/кг м. т., потім п/ш 250 МО/кг кожні 12 год і підберіть дозу так, щоб АЧТЧ через 6 год після ін'єкції знаходився в межах терапевтичного інтервалу (середня підтримуюча доза 17 500 МО кожні 12 год).

2. Впродовж ≥3-х міс застосовуйте гепарин у підібраній дозі; потім можна зменшити дозу на 25–50 % без втрати ефективності, особливо у жінок, обтяжених підвищеним ризиком кровотечі або остеопорозу.

3. Тактика у навколопологовому періоді

Необхідно прагнути до планового закінчення вагітності. При ВТЕ немає переваг ані для кесарського розтину, ані для пологів природнім шляхом.

1) запланована індукція пологів або запланований кесарський розтин → відмініть п/ш введення НМГ або НФГ на 24 год перед запланованим терміном;

2) запланована індукція пологів або запланований кесарський розтин у ситуації дуже високого ризику рецидиву ВТЕ (напр., проксимальний ТГВ нижніх кінцівок впродовж останніх 4-х тиж.) → перейдіть з п/ш введення НМГ або НФГ на в/в введення НФГ у повній терапевтичній дозі, у подальшому припиніть введення ЛЗ за 4–6 год перед запланованим терміном; можна обміркувати встановлення тимчасового кава-фільтру

Таблиця 33-6. Приклади дозування гепаринів при лікуванні ВТЕ під час вагітності

	Доза, яку підбирають
НФГ	яка зберігає АЧТЧ у межах терапевтичного інтервалу, п/ш кожні 12 год
дальтепарин	100 МО/кг п/ш кожні 12 год або 200 МО/кг п/ш кожні 24 год
еноксапарин	1 мг/кг п/ш кожні 12 год або 1,5 мг/кг п/ш кожні 24 год
надропарин	85 МО/кг п/ш кожні 12 год або 190 МО/кг п/ш кожні 24 год
НФГ — нефракціонований гепарин, ВТЕ — венозна тромбоемболія	

у нижню порожнисту вену перед запланованим терміном і видалити його після пологів (використовуйте лише в особливих ситуаціях, оскільки його не завжди вдається видалити);

3) спонтанні пологи → у жінки, яка отримує НФГ п/ш, ретельно моніторуйте АЧТЧ, і якщо під час пологів він є значно подовжений → зважте призначення протаміну (дозування →розд. 2.34.1);

4) якщо жінка отримала НМГ впродовж останніх 24 год або НФГ п/ш впродовж останніх 4 год, не слід застосовувати епідуральну чи спінальну анестезію.

4. Тактика після пологів: впродовж 6 тиж. (або довше, щоб загальна тривалість антикоагулянтної терапії становила ≥6 міс.) застосовуйте АВК у дозі, яка зберігає МНВ у межах 2,0–3,0, спочатку з одночасним застосуванням НМГ або НФГ, доки МНВ не буде становити ≥2,0 впродовж 2 днів підряд.

▶ ПРОФІЛАКТИКА

1. Первинна профілактика →розд. 2.33.3.

2. Профілактика рецидивів ВТЕ за допомогою адекватного лікування епізоду ВТЕ →вище.

33.2. Тромбоемболія легеневої артерії (ТЕЛА)

▶ ВИЗНАЧЕННЯ ТА ЕТІОПАТОГЕНЕЗ

Оклюзія або стеноз легеневої артерії або частини її розгалужень емболом, яким можуть бути: тромби (найчастіше; переважно з глибоких вен нижніх кінцівок або малого тазу, рідше з вен верхньої половини тіла — у такій ситуації ТЕЛА є клінічною маніфестацією ТГВ), спорадично — амніотична рідина, повітря (при введенні катетера до центральної вени або при його видаленні), жирова тканина (після перелому трубчастої кістки), фрагменти пухлини (напр., рак нирки або шлунка), сторонні тіла (напр., матеріал для емболізації).

Фактори ризику розвитку ТЕЛА — це фактори ризику ТГВ →розд. 2.33.1; в ≈1/3 випадків виявити ці фактори не вдається (спонтанна або ідіопатична ТЕЛА).

Наслідки емболії (вираженість залежить від масивності емболії та індивідуального резерву серцево-судинної системи):

1) порушення співвідношення вентиляції до перфузії → порушення газообміну → гіпоксемія (додатково її може посилювати шунтування неоксигенованої крові з правого до лівого передсердя через відкрите овальне вікно);

2) зростання опору легеневих судин (який посилюється в результаті спазму судин внаслідок гіпоксемії) → збільшення постнавантаження правого шлуночка → дилатація правого шлуночка → зменшення наповнення

лівого шлуночка → зниження хвилинного об'єму → гіпотензія/шок → порушення коронарного кровообігу → гостра ішемія і ушкодження перевантаженого правого шлуночка; порушення коронарного кровообігу можуть спричинити ушкодження серцевого м'яза, навіть трансмуральні інфаркти при незмінених коронарних артеріях, а незворотня прогресуюча недостатність правого шлуночка є однією з основних причин смерті. У хворих із серцевою недостатністю оклюзія навіть невеликої частини розгалужень легеневих артерій може викликати шок, натомість у молодих, попередньо здорових осіб оклюзія значної частини басейну легеневої артерії може проявлятись лише незначною клінічною симптоматикою. У випадку емболії периферичних відділів легеневих артерій можуть виникнути геморагічні інфаркти легені та сформуватися фогнища ателектазу. Зростання тиску в правому передсерді може спричинити відкриття овального вікна (є анатомічно відкритим в ≈1/4 здорової популяції), через який можуть проходити тромби з венозної системи і ставати причиною емболії артерій великого кола кровообігу, у тому числі ЦНС (перехресна емболія). Після гемодинамічної стабілізації відбувається повільна реканалізація судин; рідко виникає ситуація, коли на фоні адекватного лікування тромби не розсмоктуються, а повільно організуються, що може призвести до розвитку хронічної тромбоемболічної легеневої гіпертензії.

→ КЛІНІЧНА КАРТИНА ТА ПРИРОДНИЙ ПЕРЕБІГ

1. Суб'єктивні симптоми: часто раптовий початок; задишка (у ≈80 %) і біль у грудній клітці (≈ 50 %; як правило, плеврального характеру, рідше — коронарного [10 %]), кашель (20 %; в основному, сухий), рідше — пресинкопе або синкопе, кровохаркання.

2. Об'єктивні симптоми: у понад 1/2 хворих — тахіпное і тахікардія; у випадку дисфункції правого шлуночка розширення яремних вен, акцент легеневої складової II тону, іноді — шум недостатності тристулкового клапана, гіпотензія, симптоми шоку.

3. Природний перебіг: симптоми ТГВ присутні в 1/3 хворих. Смертність нелікованої (на практиці, найчастіше, недіагностованої) ТЕЛА залежить від тяжкості клінічного стану (→нижче) і становить: при ТЕЛА високого ризику ≈30 %, при ТЕЛА середнього ризику — 3–15 %, при ТЕЛА низького ризику <1 %.

→ ДІАГНОСТИКА

Допоміжні дослідження

1. Дослідження крові: підвищений рівень D-димеру; у більшості хворих з ТЕЛА високого або проміжного ризику — підвищений рівень серцевих тропонінів і/або натрійуретичних пептидів (BNP або NT-proBNP) — відображає перевантаження правого шлуночка (низький рівень вказує на доброякісний клінічний перебіг).

2. ЕКГ: тахікардія; можуть також виникати надшлуночкові аритмії, неспецифічні зміни сегмента ST і зубця T (типово негативні зубці T у III і V_1–V_2); рідко — синдром $S_IQ_{III}T_{III}$, правограма, неповна або повна блокада правої ніжки пучка Гіса; у хворих з ТЕЛА, яка спричиняє порушення гемодинаміки, часто спостерігаються негативні зубці T у V_2–V_4, часом, до V_6.

3. РГ органів грудної клітки: може візуалізувати збільшення тіні серця, рідину у плевральній порожнині, високе стояння купола діафрагми, розширення легеневої артерії, вогнище ателектазу, ущільнення паренхіми; в ≈1/4 хворих — РГ у межах норми.

4. Ангіо-КТ: дає можливість детально оцінити легеневі артерії від стовбура легеневої артерії до сегментарних артерій, а багатошарові томографи — також і субсегментарні артерії (клінічне значення ізольованих тромбів у цих артеріях є дискутабельним); крім того, виявляє зміни у паренхімі легень.

5. Ехокардіографія: у хворих з ТЕЛА високого або проміжного ризику спостерігається дилатація правого шлуночка і сплощення міжшлуночкової перегородки; характерною є гіпокінезія вільної стінки правого шлуночка зі збереженою скоротливістю верхівки, а також розширення нижньої порожнистої вени внаслідок недостатності правого шлуночка і підвищеного тиску у правому передсерді. Черезстравохідне дослідження візуалізує легеневі артерії до початкових відділів дольових артерій і, завдяки цьому, дозволяє частіше, ніж при трансторакальному дослідженні, виявити емболи.

6. УЗД глибоких вен нижніх кінцівок: компресійна ультрасонографія (КУСГ) і/або УЗД цілої системи вен кінцівки може виявити тромбоз.

7. Інші дослідження: перфузійна сцинтіграфія легень проводиться рідко у зв'язку з обмеженою доступністю і перевагами ангіо-КТ, а **ангіопульмонографія** — у зв'язку з її інвазивністю.

Діагностична тактика

Хворий з підозрою на ТЕЛА вимагає швидкої діагностики. Стратегія залежить від стану хворого і доступності діагностичних досліджень.

1. Оцініть ризик ранньої смерті

1) **ТЕЛА високого ризику — симптоми шоку або гіпотензія** (системний систолічний артеріальний тиск <90 мм рт. ст. або його зниження на ≥40 мм рт. ст., яке триває >15 хв, якщо причиною не є аритмія, гіповолемія або сепсис).

2) **ТЕЛА невисокого ризику** — без симптомів шоку і гіпотензії.

   а) **ТЕЛА проміжного ризику** — ознаки дисфункції правого шлуночка (при ехокардіографії, ангіо-КТ, підвищений рівень BNP/NT-proBNP) або наявні маркери пошкодження міокарда (підвищений рівень тропоніну Т або І):

   – **проміжного низького ризику** — хворі зі стабільною гемодинамікою, але з перевантаженням правого шлуночка або біохімічними ознаками його ушкодження;

   – **проміжного високого ризику** — хворі з перевантаженням і ушкодженням правого шлуночка.

   б) **ТЕЛА низького ризику** — кількість балів за шкалою sPESI або PESI становить відповідно 0 або ≤85 (клас I або II) →табл. 33-7; без вищеказаних ознак дисфункції правого шлуночка і маркерів ушкодження міокарда.

2. Оцініть клінічну ймовірність ТЕЛА (напр., за допомогою **шкали Уеллса** для ТЕЛА →табл. 33-8 або переглянутої Женевської шкали →табл. 33-9) у хворого з ТЕЛА невисокого ризику. У хворих з підозрою на ТЕЛА високого ризику клінічна ймовірність ТЕЛА є загалом високою. **Увага: у хворих з високою або проміжною клінічною ймовірністю ТЕЛА** необхідно розпочинати введення парентерального антикоагулянту вже під час проведення діагностики.

3. Допоміжні методи дослідження при ТЕЛА високого ризику →рис. 33-2. З метою підтвердження діагнозу негайно проведіть **ангіо-КТ** або **ехокардіографію при ліжку хворого**, якщо КТ є недоступною або стан хворого не дозволяє її виконати.

4. Допоміжні методи дослідження при ТЕЛА невисокого ризику →рис. 33-3.

1) **клінічна ймовірність низька або проміжна** → визначте рівень D-димеру в сироватці крові за допомогою високочутливого тесту (при низькій ймовірності це може бути тест помірної чутливості). Нормальний рівень D-димеру виключає ТЕЛА і дозволяє припинити подальшу діагностику і лікування. Специфічність визначення D-димеру знижується враз з віком, у зв'язку з чим в осіб у віці >50-ти років верхню межу норми розраховують за допомогою формули: вік × 10 мкг/л. У разі підвищеного рівня D-димеру проведіть ангіо-КТ; негативний результат багатошарової

Таблиця 33-7. Оцінка прогнозу при тромбоемболії легеневої артерії

Прогностичний фактор	Шкала PESI (кількість балів)	Шкала sPESI (кількість балів)
вік	вік у роках	1 (якщо >80-ти років)
чоловіча стать	10	–
злоякісна пухлина	30	1
хронічна серцева недостатність	10	1
хронічне легеневе захворювання	10	
пульс ≥110/хв	20	1
систолічний артеріальний тиск <100 мм рт. ст.	30	1
частота дихання >30/хв	20	–
температура <36 °C	20	–
порушення психічного стану	60	–
насичення киснем гемоглобіну артеріальної крові <90 %	20	1

Інтерпретація шкали PESI[a]

Кількість балів	Ризик
Клас I: ≤65	дуже низький (0–1,6 %)
Клас II: 66–85	низький (1,7–3,5 %)
Клас III: 86–105	середній (3,2–7,1 %)
Клас IV: 106–125	високий (4,0–11,4 %)
Клас V: >125	дуже високий (10–24,5 %)

Інтерпретація шкали sPESI[a]

Кількість балів	Ризик
0	1,0 % (95 % CI: 0–2,1 %)
≥1	10,9 % (95 % CI: 8,5–13,2 %)

[a] ризик смерті впродовж 30-ти днів в залежності від кількості балів
PESI (Pulmonary Embolism Severity Index) — індекс тяжкості тромбоемболії легеневої артерії, sPESI (simplified Pulmonary Embolism Severity Index) — спрощена шкала PESI
на підставі рекомендацій ESC (2014)

КТ або негативний результат одношарової КТ при негативному результаті КУСГ ділянки проксимальних глибоких вен виключає діагноз ТЕЛА (і дозволяє безпечно припинити антикоагулянтну терапію);

2) **висока клінічна ймовірність** (у такому випадку не рекомендується визначення D-димеру) → проведіть **ангіо-КТ**; при негативному результаті одно- або багатошарової КТ виконайте додаткове дослідження (напр. КУСГ). У всіх хворих з підтвердженою ТЕЛА оцініть прогноз — передусім ризик смерті за шкалою sPESI, а в подальшому у хворих з кількістю балів sPESI >0 необхідно встановити, чи спостерігаються ознаки дисфункції правого шлуночка (на підставі ехокардіографії, ангіо-КТ або підвищеного рівня BNP/NT-proBNP) або підвищеного рівня серцевого тропоніну (T або I) в крові.

Таблиця 33-8. Оцінка клінічної ймовірності ТЕЛА, за шкалою Уеллса

Показник	Оригінальна версія (кількість балів)	Спрощена версія (кількість балів)
сприятливі фактори		
ТГВ або ТЕЛА в анамнезі	1,5	1
перенесене впродовж останніх 4-х тижнів хірургічне втручання або іммобілізація	1,5	1
злоякісна пухлина (не вилікувана)	1	1
суб'єктивні симптоми: кровохаркання	1	1
об'єктивні симптоми		
частота серцевого ритму >100/хв	1,5	1
симптоми ТГВ	3	1
клінічна оцінка: альтернативний діагноз є менш ймовірним, ніж ТЕЛА	3	1
Інтерпретація		
клінічна ймовірність (3 рівні, оригінальна версія) — сума балів: низька 0–1, середня 2–6, висока ≥7		
клінічна ймовірність (2 рівні, оригінальна версія) — сума балів: ТЕЛА малоймовірна 0–4, ТЕЛА ймовірна >4		
клінічна ймовірність (2 рівні, спрощена версія) — сума балів: ТЕЛА малоймовірна 0–1, ТЕЛА ймовірна ≥2		
ТЕЛА — тромбоемболія легеневої артерії, ТГВ — тромбоз глибоких вен на підставі: *Wells P.S. і співавт. Thromb. Haemost., 2000; 83:416–420*, змодифіковано		

Діагноз ТЕЛА у хворих невисокого ризику підтверджується виявленням:

1) тромбу до рівня сегментарних артерій при одно- або багатошаровій КТ; якщо тромби виявлено лише в субсегментарних артеріях → розгляньте потребу у подальшій діагностиці, особливо у хворих з низькою клінічною ймовірністю ТЕЛА;

2) проксимального ТГВ при КУСГ; у разі дистального ТГВ → обміркуйте необхідність подальшої діагностики.

5. Діагностика ТЕЛА у вагітної: визначення рівня D-димеру має обмежене значення, оскільки підвищення рівня може бути неспецифічним, особливо, під час другої половини вагітності. Діагностику слід починати з виконання УЗД вен нижніх кінцівок (виявлення тромбів дає підстави для того, щоб почати антикоагулянтну терапію без подальших обстежень); однак обов'язково проведіть оцінку тяжкості ТЕЛА на підставі клінічних проявів та результатів ехокардіографічного дослідження і визначення в крові біомаркерів. Дослідження з іонізуючим опроміненням зарезервовано для вагітних з підвищеним рівнем D-димеру і відсутністю змін при УЗД вен. Перфузійна сцинтиграфія легень і ангіо-КТ вважаються безпечними для плоду і повинні бути виконані з метою верифікації підозри на ТЕЛА.

Диференційна діагностика

Пневмонія і плеврит, бронхіальна астма, ХОЗЛ, пневмоторакс, ГРДС, серцева недостатність, гострі коронарні синдроми (напр. у випадку змін ST-T

Таблиця 33-9. Оцінка клінічної ймовірності ТЕЛА, на основі переглянутої Женевської шкали

Показник		Оригінальна версія (кількість балів)	Спрощена версія (кількість балів)
сприятливі фактори			
вік >65-ти років		1	1
ТГВ або ТЕЛА в анамнезі		3	1
хірургічне втручання або перелом впродовж останнього місяця		2	1
злоякісна пухлина (не вилікувана)		2	1
суб'єктивні симптоми			
односторонній біль нижньої кінцівки		3	1
кровохаркання		2	1
об'єктивні симптоми			
частота серцевого ритму	75–94/хв	3	1
	≥95/хв	5	2
біль при стисканні глибоких вен нижньої кінців-ки і односторонній набряк		4	1
Інтерпретація			
клінічна ймовірність (3 рівні, оригінальна версія) — сума балів: низька 0–3, середня 4–10, висока ≥11			
клінічна ймовірність (3 рівні, спрощена версія) — сума балів: низька 0–1, проміжна 2–4, висока ≥5			
клінічна ймовірність (2 рівні, оригінальна версія) — сума балів: ТЕЛА малоймовірна 0–5, ТЕЛА ймовірна ≥6			
клінічна ймовірність (2 рівні, спрощена версія) — сума балів: ТЕЛА малоймовірна 0–2, ТЕЛА ймовірна ≥3			
ТЕЛА — тромбоемболія легеневої артерії, ТГВ — тромбоз глибоких вен			

у хворого після пресинкопе або з болем у грудній клітці), міжреберна невралгія та інші причини болю в грудній клітці →розд. 1.6; у випадку ТЕЛА високого ризику — також кардіогенний шок, гостра недостатність клапанів лівої половини серця, розрив міжшлуночкової перегородки, тампонада серця, розшарування аорти.

Запущена серцева недостатність і загострення ХОЗЛ є факторами ризику ВТЕ і можуть співіснувати з ТЕЛА.

→ ЛІКУВАННЯ

Лікування ТЕЛА високого ризику →рис. 33-2

1. Почніть симптоматичне лікування:

1) скоригуйте гіпотензію/шок, як при правошлуночковій недостатності →розд. 2.19.2; **увага:** інтенсивна в/в інфузійна терапія (тобто >500 мл) може зашкодити внаслідок збільшення перевантаження правого шлуночка;

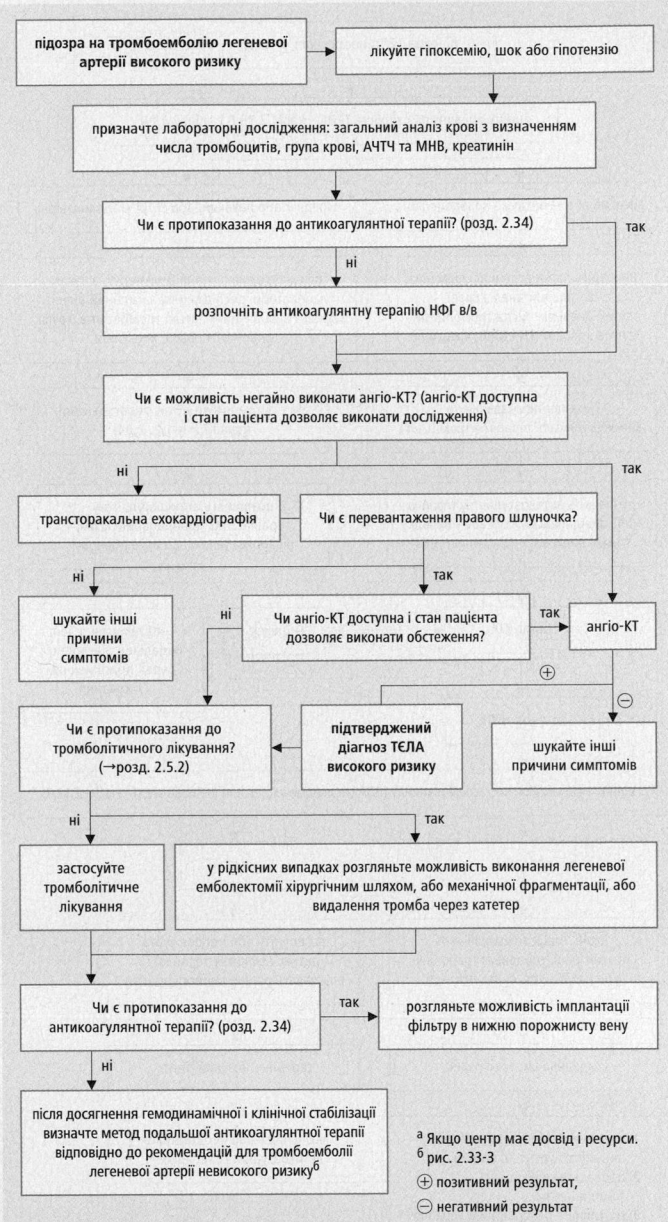

Рис. 33-2. Алгоритм діагностики і лікування тромбоемболії легеневої артерії високого ризику

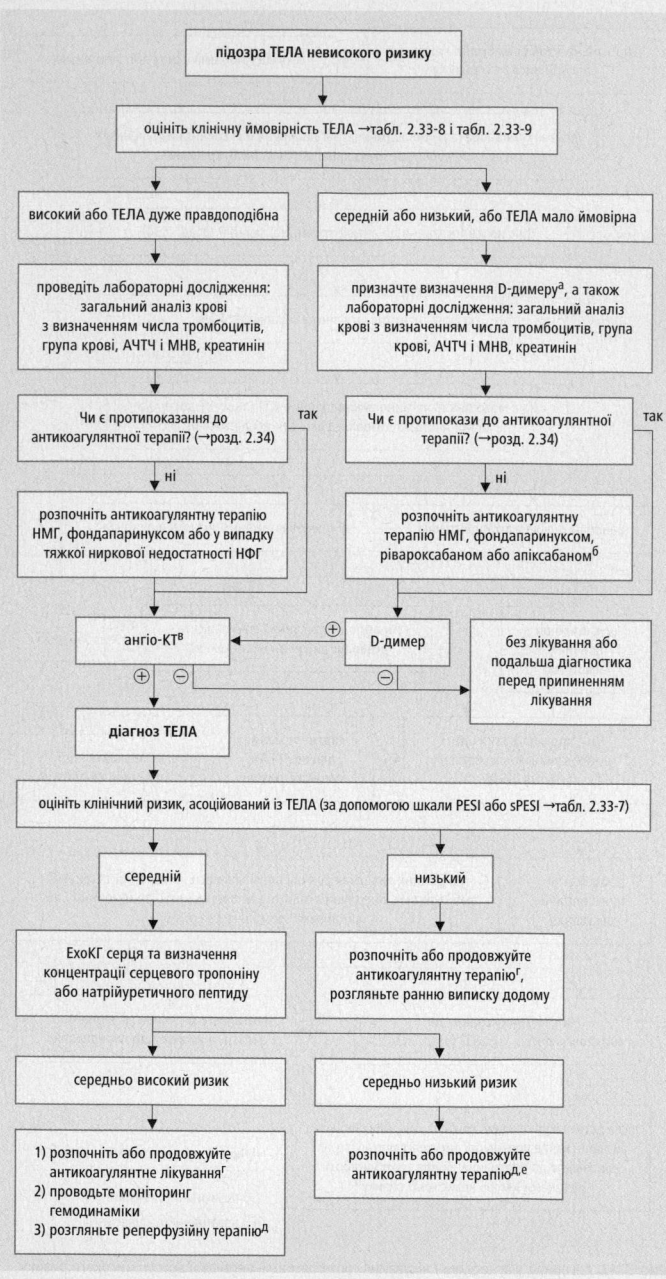

підозра ТЕЛА невисокого ризику

↓

оцініть клінічну ймовірність ТЕЛА →табл. 2.33-8 і табл. 2.33-9

↓

високий або ТЕЛА дуже правдоподібна | **середній або низький, або ТЕЛА мало ймовірна**

проведіть лабораторні дослідження: загальний аналіз крові з визначенням числа тромбоцитів, група крові, АЧТЧ і МНВ, креатинін

призначте визначення D-димеру[a], а також лабораторні дослідження: загальний аналіз крові з визначенням числа тромбоцитів, група крові, АЧТЧ і МНВ, креатинін

Чи є протипоказання до антикоагулянтної терапії? (→розд. 2.34) — так

Чи є протипокази до антикоагулянтної терапії? (→розд. 2.34) — так

ні

розпочніть антикоагулянтну терапію НМГ, фондапаринуксом або у випадку тяжкої ниркової недостатності НФГ

розпочніть антикоагулянтну терапію НМГ, фондапаринуксом, ривароксабаном або апіксабаном[б]

ангіо-КТ[в] ← ⊕ — D-димер → без лікування або подальша діагностика перед припиненням лікування

⊕ ⊖ ⊖

діагноз ТЕЛА

↓

оцініть клінічний ризик, асоційований із ТЕЛА (за допомогою шкали PESI або sPESI →табл. 2.33-7)

середній | **низький**

ЕхоКГ серця та визначення концентрації серцевого тропоніну або натрійуретичного пептиду

розпочніть або продовжуйте антикоагулянтну терапію[г], розгляньте ранню виписку додому

середньо високий ризик | **середньо низький ризик**

1) розпочніть або продовжуйте антикоагулянтне лікування[г]
2) проводьте моніторинг гемодинаміки
3) розгляньте реперфузійну терапію[д]

розпочніть або продовжуйте антикоагулянтну терапію[д,е]

[a] Корисність визначення D-димеру в госпіталізованих пацієнтів є обмеженою. У цієї популяції пацієнтів першочергове проведення КТ може бути виправданим як при низькій так і при середній ймовірності ТЕЛА. Тести для дослідження концентрації D-димеру з обмеженою чутливістю слід застосовувати тільки у випадку низької ймовірності ТЕЛА за 3-ступеневою шкалою, або коли ТЕЛА є мало ймовірною — за 2-ступеневою шкалою.

[б] У випадку низької ймовірності ТЕЛА антикоагулянтну терапію слід розпочати після отримання результатів досліджень (якщо вони є доступними протягом 24 год). У випадку тяжкої ниркової недостатності (кліренс креатиніну <30 мл/хв) призначте НФГ.

[в] Позитивний результат ангіо-КТ дослідження, якщо ТЕЛА на рівні сегментарних або більш проксимальних артерій.

[г] Варіанти: 1) АВК з першого дня лікування одночасно з НМГ або фондапаринуксом. Припиніть терапію НМГ або фондапаринуксом після ≥5-х днів застосування, якщо МНВ становить >2,0 протягом наступних 2-х днів; 2) дабігатран або едоксабан після початкової парентерально терапії НМГ; 3) від початку лікування ривароксабаном або апіксабаном (без періоду лікування парентеральним ЛЗ); 4) при супутній злоякісній пухлині розгляньте призначення НМГ замість перорального антикоагулянту протягом 3–6 міс., або до вилікування новоутворення.

[д] тромболізис, або хірургічна емболектомія чи черезшкірне втручання

[е] Проводьте моніторинг гемодинаміки, якщо концентрація біомаркера є підвищеною.

⊕ результат позитивний, ⊖ результат негативний

НМГ — низькомолекулярний гепарин, НФГ — нефракціонований гепарин, АВК — антагоніст вітаміну К

Рис. 33-3. Алгоритм діагностики і лікування тромбоемболії легеневої артерії невисокого ризику

2) залежно від наявності і ступеня дихальної недостатності призначте кисень, розгляньте показання до механічної вентиляції; механічна вентиляція може спричинити подальше погіршення функції правого шлуночка — при необхідності позитивного тиску кінця видиху (ПТКВ [PEEP]) застосовуйте його з обережністю; застосуйте низький дихальний об'єм (≈6 мл/кг) для збереження тиску в кінці видиху на рівні <30 см рт. ст.

2. НФГ в/в: призначте негайно у дозі насичення 80 МО/кг, якщо відсутні протипоказання до антикоагулянтної терапії →розд. 2.33.2.

3. Тромболітична терапія: застосуйте, якщо немає протипоказань →розд. 2.5.2 (більшість протипоказань мають відносний характер, з огляду на загрозу для життя, спричинену ТЕЛА, особливо, коли немає можливості негайно виконати емболектомію). Перед лікуванням показане підтвердження ТЕЛА за допомогою візуалізуючого дослідження, але у хворих у вкрай тяжкому стані можете прийняти рішення про застосування тромболізису на підставі лише переконливої клінічної картини з додатковим виявленням перевантаження правого шлуночка при ехокардіографічному дослідженні. У разі зупинки серця — негайне в/в введення 50 мг альтеплази і масаж серця можуть врятувати хворому життя. Тромболітична терапія є найефективнішою, якщо її призначено впродовж 48 год від появи симптомів ТЕЛА, але може бути корисною навіть при застосування до 14-ти днів.

Дозування тромболітичних ЛЗ:

1) **стрептокіназа:**

   а) прискорена схема (надається перевага) — 1,5 млн МО в/в впродовж 2 год;

   б) стандартна схема — 250 000 МО в/в впродовж 30 хв, у подальшому — 100 000 МО/год протягом 12–24 год;

2) **урокіназа** — 4400 МО/кг в/в впродовж перших 10 хв, у подальшому 4400 МО/кг/год протягом 12 год;

3) **альтеплаза — рТАП:**

   а) стандартна схема — 100 мг в/в впродовж 2 год;

   б) прискорена схема — 0,6 мг/кг (макс. 50 мг) впродовж 15 хв.

4. Якщо хворий не отримав гепарину перед введенням тромболітику → введіть в/в струминно НФГ 80 МО/кг, після цього застосуйте постійну інфузію НФГ 18 МО/кг/год під контролем АЧТЧ. Якщо хворий отримав дозу насичення НФГ перед введенням тромболітику → можете продовжити інфузію НФГ одночасно з інфузією альтеплази, або почати її лише після закінчення введення тромболітику (відповідно до рекомендацій ESC рекомендують зупинити інфузію НФГ на час введення стрептокінази або урокінази).

5. Після закінчення тромболітичної терапії, під час застосування гепарину, після стабілізації стану хворого → призначте лікування **АВК**, з дотриманням ідентичних принципів, як при ТГВ →розд. 2.33.1.

6. Якщо наявні абсолютні протипоказання до антикоагулянтної терапії, то у хворих, обтяжених високим ризиком рецидиву ТЕЛА (напр. безпосередньо після нейрохірургічної операції або іншої великої операції), або з проксимальним ТГВ і показаннями до ургентної операції (напр. ортопедичної) → розгляньте доцільність **встановлення кава-фільтра у нижню порожнисту вену**. Фільтр вводиться через стегнову вену або через внутрішню яремну вену і розміщується у нижній порожнистій вені, нижче устя ниркових вен. Ця процедура також іноді показана окремим хворим з тяжкою легеневою гіпертензією (з метою запобігання навіть незначному епізоду ТЕЛА, який у цій ситуації може загрожувати життю), або після легеневої емболектомії. Якщо ризик кровотечі зменшиться, то призначте антикоагулянтну терапію і видаліть фільтр. Не встановлюйте кава-фільтра у нижню порожнисту вену хворим, які отримують антикоагулянтну терапію.

7. За наявності протипоказань до тромболітичної терапії або у разі її неефективності (зберігається гіпотензія або шок), а також у випадку балотуючого тромбу в правому шлуночку або правому передсерді (особливо, коли тромб проходить через овальне вікно) → розгляньте доцільність виконання **легеневої емболектомії** (хірургічне видалення тромбу з легеневих артерій, виконується в умовах екстракорпорального кровообігу). Видалення тромбу також можна провести ендоваскулярним методом (черезшкірна емболектомія), який на даний момент у вказаній ситуації може бути методом першого вибору.

Лікування ТЕЛА низького ризику

1. Хворі з високою або проміжною клінічною ймовірністю ТЕЛА: негайно почніть антикоагулянтну терапію, не очікуючи на результати діагностичних досліджень; у всіх інших хворих з підозрою на ТЕЛА почніть антикоагулянтну терапію під час очікування на проведення діагностичних досліджень, якщо їх виконання і отримання результатів триватимуть довше, ніж 24 год. Рішення щодо лікування хворих з ізольованими тромбами у субсегментарних артеріях приймається в індивідуальному порядку; у випадку хворих, у яких не виявлено ТГВ, а ризик рецидиву ВТЕ є низьким, радше застосуйте спостереження і не призначайте антикоагулянтної терапії.

2. Схема антикоагулянтної терапії: ідентична, як при ТГВ →розд. 2.33.1.

Лікування ТЕЛА проміжного ризику

Лікування ідентичне, як при ТЕЛА низького ризику, але у випадку хворих з проміжним високим ризиком необхідне моніторування — найкраще на початковому етапі в умовах палати інтенсивної терапії; в окремих хворих з проміжним високим ризиком без наявності факторів, які сприяють розвитку геморагічних ускладнень, особливо якщо розвивається нестабільність гемодинаміки, або якщо не спостерігається покращення незважаючи на застосування впродовж кількох годин лікування гепарином → зважте доцільність тромболітичної терапії, а в разі протипоказань — емболектомії або черезшкірного втручання, в залежності від клінічної ситуації та профілю медичного центру.

Лікування ТЕЛА у вагітної

1. ТЕЛА невисокого ризику → лікуйте ідентично, як при ТГВ.

2. ТЕЛА високого ризику → при високій загрозі для життя вагітної розгляньте доцільність тромболітичної терапії, яка, однак, може спричинити плацентарну кровотечу і втрату дитини. Легенева емболектомія також асоціюється з дуже високим ризиком як для плоду, так і для матері.

Тривалість лікування

Як після ТГВ →табл. 2.33.1. Продовжуючи лікування гепарином, зважте заміну НФГ на НМГ або фондапаринукс.

→ ПРОФІЛАКТИКА

1. Профілактика первинна →розд. 2.33.3.

2. Попередження рецидивів ВТЕ →розд. 2.33.1.

33.3. Первинна профілактика ВТЕ

Методи профілактики

Вибір методу залежить від характеристики пацієнта (ризику ВТЕ, ризику кровотечі та інших ускладнень) і можливості застосування різних методів (доступності, вартості, можливості моніторингу антикоагулянтного ефекту).

1. Рання мобілізація.

2. Механічні методи:

1) **еластичні панчохи з градуйованою компресією**, можливо також відповідно накладені малоеластичні бинти — знижують ризик ВТЕ у хворих, яким проводиться хірургічне втручання, однак меншою мірою, ніж медикаментозна профілактика; слабше задокументоване зниження ризику розвитку ТЕЛА та зниження ризику ТГВ у хворих, які застосовують панчохи з градуйованою компресією у відділеннях нехірургічного профілю; панчохи з градуйованою компресією попереджують розвиток безсимптомного ТГВ і тромбозу поверхневих вен в осіб, які подорожують літаком впродовж >4 год; профілактика ТГВ із комбінованим застосуванням панчіх з градуйованою компресією та медикаментозною профілактикою є більш ефективною, у порівнянні з застосуванням лише медикаментозної профілактики;

2) **обладнання для переміжної пневматичної компресії (ППК)** нижніх і верхніх кінцівок, а також насоси, які стискають стопу; застосування ППК знижує частоту розвитку ТГВ, однак є менш ефективним, ніж медикаментозна профілактика; комбінація обидвох методів здається більш ефективною, ніж застосування лише одного з них; у разі тривалішого застосування ППК може розвинутись ушкодження шкіри кінцівок; протипоказання до ППК — запущений атеросклероз артерій нижніх кінцівок, масивний набряк нижніх кінцівок або набряк легень внаслідок застійної серцевої недостатності, критична деформація нижніх кінцівок, місцеве інфікування шкіри, дерматит, перев'язка вени, трансплантація шкіри, підозра на ТГВ або гострий ТГВ, злоякісна пухлина в межах кінцівки.

3. **Антикоагулянти** (протипоказання і ускладнення →розд. 2.34.1):

1) **гепарини — нефракціоновані (НФГ) і низькомолекулярні (НМГ)**;

2) селективні інгібітори фактора Ха — **фондапаринукс, ривароксабан, апіксабан, едоксабан**;

3) антагоністи вітаміну К — **аценокумарол, варфарин**;

4) прямий пероральний інгібітор тромбіну — **дабігатран**.

4. Поєднання механічних і фармакологічних методів здається ефективнішим, ніж застосування лише одного методу, і рекомендується хворим, обтяженим високим ризиком розвитку ВТЕ.

Профілактика у хворих хірургічного профілю і після травм

Профілактика, як правило, починається перед хірургічним втручанням або через кілька годин після нього і застосовується до часу повної мобілізації хворого, а у випадку великих ортопедичних операцій протягом ≥10–14 днів.

Таблиця 33-11. Фактори ризику ВТЕ у госпіталізованих хворих — Шкала Оцінки Ризику Padua[a]

Фактор	Кількість балів
активне онкозахворювання (хворі з метастазами до регіонарних лімфовузлів або з віддаленими метастазами, які отримали хіміотерапію або радіотерапію впродовж останніх 6-ти міс.)	3
перенесена ВТЕ (окрім тромбозу поверхневих вен)	3
іммобілізація (передбачувана необхідність ліжкового режиму [з можливістю користуватись ванною/туалетом] у зв'язку зі зниженою руховою активністю хворого або рекомендацією лікаря протягом ≥3-х днів)	3
діагностована тромбофілія (дефіцит антитромбіну, протеїну С або S, фактор V Лейдена, мутація G20 210А гену протромбіну або антифосфоліпідний синдром)	3
нещодавня (≤1-го міс.) травма або хірургічне втручання	2
вік ≥70-ти років	1
серцева або дихальна недостатність	1
гострий інфаркт міокарда або ішемічний інсульт	1
гостра інфекція або ревматологічне захворювання	1
ожиріння (ІМТ ≥30 кг/м^2)	1
гормональне лікування	1

Інтерпретація: ≥4-х балів — високий ризик ВТЕ
[a] застосовується у хворих нехірургічного профілю
ВТЕ — венозна тромбоемболія
на підставі: *J. Thromb. Haemost., 2010; 8:2450–2457*, змодифіковане

З огляду на високу частоту тромбоемболічних венозних ускладнень після виписки з лікарні показане пролонгування тромбопрофілактики (найкраще НМГ) до 5-ти тижнів у хворих після алопластики кульшового або колінного суглобу і до 4-х тижнів у хворих, яким проводять хірургічне втручання на органах черевної порожнини або тазу з приводу злоякісного новоутвору, необтяжених високим ризиком геморагічних ускладнень. Вибір методу залежить від ступеня загрози тромбозу →табл. 33-10 🔎.

Профілактика у хворих нехірургічного профілю

Фактори ризику →табл. 33-11

Принципи профілактики →табл. 33-12

Дозування ЛЗ →табл. 33-13.

Профілактика у хворих зі злоякісними пухлинами

1. Ризик ВТЕ у цих хворих є вищим, в серед., у 6 разів — особливо у хворих зі злоякісними пухлинами: підшлункової залози, шлунка, легень, головного мозку, товстого кишківника, а також при злоякісних новоутвореннях кровотворної системи — і додатково: внаслідок іммобілізації, госпіталізації, лікування інгібіторами ангіогенезу (талідомідом, леналідомідом, помалідомідом, бевацизумабом), еритропоетином, дарбепоетином, хіміотерапії (особливо із застосуванням цисплатину), а також внаслідок хірургічного втручання. Порівняно часто у цих хворих виникає ТГВ з малосимптомним перебігом, який діагностується випадково під час виконання візуалізаційних

Таблиця 33-12. Профілактика ВТЕ у хворих нехірургічного профілю

Клінічна ситуація	Рекомендована профілактика
ішемічний інсульт з обмеженням рухової активності[a]	**варіанти:** – НМГ в адекватній профілактичній дозі[б] (надається перевага) – НФГ 5000 МО п/ш кожні 12 год – ППК і/або компресійні панчохи з градуйованою компресією у разі протипоказань до застосування антикоагулянту. **Увага:** не застосовуйте гепарин впродовж перших 24 год після тромболітичної терапії інсульту. Профілактичну дозу гепарину можете безпечно застосовувати у поєднанні з АСК.
геморагічний інсульт[a]	– на ранньому етапі застосовуйте ППК – при стабільному клінічному стані хворих, обтяжених дуже високим ризиком ВТЕ, можете застосовувати НМГ у відповідній профілактичній дозі[б] (надається перевага) або НФГ 5000 МО п/ш кожні 12 год, починаючи з 2–4-го дня після кровотечі, якщо будете вважати це безпечним (задокументована зупинка кровотечі). **Увага:** час початку застосування гепарину залежить від балансу між ризиком тромбозу і ризиком повторної кровотечі у хворого.
хворі нехірургічного профілю з високим ризиком ВТЕ (≥2-х балів за Шкалою Padua)[в], госпіталізовані з приводу гострого захворювання	**варіанти:** – НМГ у відповідній профілактичній дозі[б] – НФГ 5000 МО п/ш кожні 12 год – фондапаринукс п/ш 2,5 мг[г] кожні 24 год – у випадку кровотечі або високого ризику кровотечі[д] застосовуйте ППК і/або компресійні панчохи з градуйованою компресією, принаймні спочатку, поки не знизиться ризик кровотечі. Медикаментозну профілактику застосовуйте протягом періоду іммобілізації хворого або впродовж усього терміну стаціонарного лікування.
хворі з тривалою іммобілізацією які перебувають вдома або в будинку опіки	Профілактику ВТЕ не застосовуйте рутинно.

[a] Рекомендації щодо тактики у хворих з інсультом стосуються лише профілактики ВТЕ, а не антикоагулянтної і тромболітичної терапії інсульту.

[б] препарати →розд. 2.33.1, дозування →табл. 33-13

[в] табл. 33-11

[г] 1,5 мг, якщо кліренс креатиніну <50 мл/хв

[д] ризик кровотечі підвищений у найбільшій мірі в зв'язку з наявністю активної виразкової хвороби шлунка або дванадцятипалої кишки, тяжкої кровотечі протягом останніх 3-х міс., кількості тромбоцитів <50 × 10^9/л, печінкової недостатності (МНВ >1,5). Інші фактори ризику кровотечі: вік ≥85-ти років (vs <40-ка років), тяжка ниркова недостатність (ШКФ <30 мл/хв/м²), госпіталізація у відділенні інтенсивної терапії або **спеціалізованому відділенні інтенсивної терапії та реанімації кардіологічного профілю**, катетеризація центральної вени, хронічні запальні захворювання суглобів, онкозахворювання, чоловіча стать. Співіснування кількох з перелічених факторів вказує на значне зростання ризику кровотечі. Ці фактори також часто підвищують ризик ВТЕ. З цього виникає, що рішення щодо застосування антикоагулянтної терапії повинно базуватись на оцінці балансу цих загрозливих факторів.

АСК — ацетилсаліцилова кислота, НМГ — низькомолекулярний гепарин, НФГ — нефракціонований гепарин, ППК — перемінна пневматична компресія, ВТЕ — венозна тромбоемболія.

досліджень з метою визначення ступеня запущеності пухлини або оцінки результатів протипухлинної терапії (т. зв. випадковий тромбоз). Випадковий тромбоз, схоже як і симптоматичний, є незалежними факторами ризику рецидивів ТГВ і скорочення тривалості життя цих хворих. Шкала оцінки ризику →табл. 33-14.

Таблиця 33-13. Профілактичні дози НМГ у неоперованих хворих та у вагітних

НМГ[a]	Профілактичні дози	
	неоперовані хворі	вагітні[б]
дальтепарин	5000 МО кожні 24 год	5000 МО п/ш кожні 24 год
еноксапарин	40 мг кожні 24 год	40 мг п/ш кожні 24 год[в]
надропарин	2850 МО кожні 24 год	3800 МО п/ш кожні 24 год

[a] препарати →табл. 33-2
[б] Модифікація дози може бути необхідною у ІІІ триместрі (на підставі оцінки активності анти-Ха — цільова активність 0,2–0,5 МО/мл 3–4 год після п/ш ін'єкції).
[в] У випадку критично малої або великої маси тіла може бути необхідною модифікація дози.
НМГ — низькомолекулярний гепарин

Таблиця 33-14. Шкала оцінки ризику ВТЕ у хворих із злоякісною пухлиною, які отримують амбулаторну хіміотерапію

Клінічні ознаки	Кількість балів
локалізація новоутворення	
шлунок, підшлункова залоза, первинні новоутворення головного мозку (дуже високий ризик)	2
легеня, лімфоми, статеві органи, сечовий міхур, нирка (високий ризик)	1
кількість тромбоцитів перед хіміотерапією ≥350 000/мкл	1
кількість лейкоцитів перед хіміотерапією >11 000/мкл	1
рівень гемоглобіну перед хіміотерапією <10 г/дл і/або заплановане застосування еритропоетину	1
ІМТ ≥35 кг/м^2	1

Інтерпретація: 0 балів — низький ризик, 1–2 бали — середній ризик, ≥3-х балів — високий ризик
ВТЕ — венозна тромбоемболія
на основі: *Khorana A.A. і співавт. Blood, 2008; 111:4902–4907*, змодифіковано ASCO в 2013 р.

2. Рекомендована профілактика у амбулаторних хворих з солідною пухлиною:
1) обміркуйте застосування НМГ у профілактичній дозі:
   а) якщо присутні додаткові фактори ризику ВТЕ (→вище) або фактори ризику, які включено у шкалу Khorana (→табл. 33-14), а ризик кровотечі низький (якщо жоден із цих факторів не є присутнім — не застосовуйте антикоагуляції профілактично);
   б) у хворих, які отримують хіміотерапію у зв'язку з раком підшлункової залози або раком легені, якщо ризик геморагічних ускладнень є низьким (така профілактика не є ефективною при раку молочної залози з метастазами, а при новоутвореннях головного мозку підвищує ризик внутрішньочерепних кровотеч);
   в) у хворих з множинною мієломою, у яких застосовують інгібітори ангіогенезу у комбінації з глюкокортикоїдами (дексаметазон ≥480 мг/міс.) або доксорубіцином (або поліхіміотерапія) і з ≥2 факторами ризику

тромбозу (інший варіант терапії у цій групі хворих: АВК у дозі, яка забезпечує МНВ у межах 2–3), при ≤1 факторі ризику тромбозу →АСК у дозі 81–325 мг/добу;

2) рутинно не застосовуйте тромбопрофілактики з метою профілактики тромбозу, асоційованого з катетером у центральній вені, якщо немає інших додаткових факторів ризику ВТЕ. Відносне протипоказання до застосування медикаментозної профілактики становить тромбоцитопенія (<50 000/мкл).

3. Рекомендована профілактика у госпіталізованих хворих:

1) нехірургічного профілю →табл. 33-12;

2) хірургічного профілю →табл. 33-10.

Профілактика під час тривалих авіаперельотів

1. Порадьте одягнути вільний одяг, який не стискає нижні кінцівки і талію, вживати безалкогольні напої у значній кількості, уникати вживання алкоголю і напоїв, що містять кофеїн, під час польоту часто напружувати м'язи гомілок, згинати пальці або ставати на пальчики, а також намагатись не спати у сидячому положенні.

2. Загроза тромбозу оцінюється індивідуально у кожної особи. Якщо подорож триває >4-х год, окрім вище вказаних методів, розгляньте необхідність додаткового застосування гольфів із градуйованою компресією, які на рівні кісточки забезпечують компресію 10–20 мм рт. ст., або панчіх із компресією 20–30 мм рт. ст., а у осіб після перенесеної ВТЕ, недавньої травми або хірургічного втручання (≤6-ти тиж.), або з онкозахворюванням, у вагітних і жінок у після половину періоді, які застосовують замісну гормональну терапію, а також у осіб з ≥2 іншими факторами ризику тромбозу → введення перед польотом однієї профілактичної дози НМГ. Якщо нема можливості одягнути компресійні панчохи чи застосувати НМГ, пропонують перед польотом прийняти АСК в дозі ≤100 мг.

3. Такі ж самі рекомендації можуть надаватись пасажирам, які тривало (багато годин) подорожують автомобілем або автобусом.

Профілактика у вагітних

1. Відповідна профілактика ВТЕ у вагітних є надзвичайно важливою — у розвинених країнах ТЕЛА є найчастішою причиною смерті жінок під час вагітності та післяпологового періоду.

2. Рекомендовані методи профілактики у вагітних, обтяжених підвищеним ризиком ВТЕ →табл. 33-15.

3. ЛЗ вибору є НМГ (препарати →табл. 33-2, дозування →табл. 33-13), також можливе застосування НФГ (5000 МО п/ш кожні 12 год), оскільки, на відміну від АВК, гепарини не проникають через плаценту і не спричиняють вад розвитку, ані кровотеч у плоду. У ІІІ триместрі проведіть контрольне дослідження активності анти-Ха (цільовий рівень повинен становити 0,2–0,5 МО/мл, через 3–4 год після п/ш ін'єкції профілактичної дози НМГ) та у разі необхідності скорегуйте дозу. Застосування нових пероральних антикоагулянтів (інгібіторів фактора Ха або тромбіну) у вагітних не було досліджено і тому ці ЛЗ не можуть бути їм рекомендовані. У жінок, обтяжених дуже високим тромботичним ризиком, до терапії НМГ додатково призначте АСК 75–100 мг/добу. Відмініть АСК за тиждень до пологів.

4. Прийом НМГ, НФГ або АВК жінкою після пологів не становить протипоказання до годування грудьми, натомість, у цей період не слід застосовувати фондапаринуксу чи пероральних інгібіторів фактора Ха чи тромбіну.

5. Жінкам, які тривало вживають АВК і одночасно планують вагітність, рекомендується часто проводити тест на вагітність, і з початком вагітності замінити АВК на НФГ або НМГ. Альтернативою є заміна АВК на НМГ перед спробою завагітніти. Ця тактика не стосується жінок з імплантованим механічним клапаном серця — їх необхідно направляти до спеціалізованих центрів.

435

Таблиця 33-15. Профілактика у вагітних, обтяжених підвищеним ризиком ВТЕ

Клінічна ситуація	Рекомендована профілактика	
	під час вагітності	після пологів
перенесений 1 епізод ВТЕ, пов'язаний з тимчасовим фактором ризику (за винятком вагітності і застосування естрогенів)	ретельне спостереження[a]	НМГ[б] або АВК[в]
перенесений 1 епізод ВТЕ, пов'язаний з вагітністю або застосуванням естрогенів	НМГ[г]/НФГ[г]	НМГ[б] або АВК[в]
перенесений 1 епізод спонтанної ВТЕ (без тромбофілії і у даний час без тривалої антикоагулянтної терапії)	НМГ[г]/НФГ[г] або ретельне спостереження[a]	НМГ[б] або АВК[в]
перенесений 1 епізод ВТЕ + тромбофілія низького ризику[д] (у даний час без тривалої антикоагулянтної терапії)	НМГ[г,з]/НФГ[г,з] або ретельне спостереження[a]	НМГ[б] або АВК[в]
перенесений 1 епізод ВТЕ + тромбофілія високого ризику[е] (у даний час без тривалої антикоагулянтної терапії)	НМГ[є]/НФГ[є]	НМГ[б] або АВК[в] або НМГ/НФГ[ж]
без перенесеної ВТЕХ + тромбофілія низького ризику[д]	ретельне спостереження[a] або НМГ[г]/НФГ[г]	ретельне спостереження[a] або антикоагулянтна терапія (НМГ[б] або АВК[в])[з]
без перенесеної ВТЕ + наявність анти- фосфоліпідних антитіл або спадкова тромбофілія високого ризику[е]	НМГ[г]/НФГ[г]	НМГ[б] або АВК[в]
перенесені ≥2 епізоди ВТЕ + тривала антикоагулянтна терапія)	НМГ[и]/НФГ[и]	повернення до тривалого лікування, яке застосовува- лось перед вагітністю
перенесені ≥2 епізоди ВТЕ (у даний час без тривалої антикоагулянтної терапії)	НМГ[є]/НФГ[є]	НМГ[б] або АВК[в] або НМГ/НФГ[ж]

[a] і ургентна відповідна діагностика у випадку підозри на ТГВ/ТЕЛА; [б] у профілактичній дозі (табл. 33-13) впродовж 4–6 тиж.; не знижуйте дози НМГ, яка була призначена під час вагіт- ності; [в] впродовж 4–6 тиж., МНВ 2,0–3,0 (спочатку разом з НМГ/НФГ, поки МНВ не досягне ≥2,0 протягом 2-х днів підряд); [г] у профілактичній дозі; [д] гетерозигота фактора V Лейдена, гетерозигота мутації G20 210A гену протромбіну, дефіцит протеїну C або протеїну S; [е] дефіцит антитромбіну, подвійна гетерозигота мутації G20 210A гену протромбіну і фактора V Лейдена, гомозигота фактора V Лейдена або гомозигота мутації G20 210A гену протромбіну; [є] у піді- браній або профілактичній дозі; [ж] у підібраній дозі впродовж 6-ти тиж. [з] якщо є додаткові фактори ризику (родич 1-го ступеня з епізодом ВТЕ у віці до 50-ти р., або інші серйозні факто- ри ризику тромбозу, напр., ожиріння, пролонгований період іммобілізації); [и] у підібраній дозі

Увага: у хворих після перенесеної ВТЕ застосовуйте адекватно підібрані панчохи з градуйова- ною компресією, як під час вагітності, так і під час пологів та в післяпологовому періоді.

НМГ — низькомолекулярний гепарин, НФГ — нефракціонований гепарин, ВТЕ — венозна тромбоемболія

6. Тромбопрофілактика у вагітних жінок, яким проводять кесарів розтин:

1) жінки, необтяжені додатковими факторами ризику тромбозу → рання мобілізація, без додаткової профілактики;

2) за наявності ≥1-го великого або ≥2-х менших факторів ризику тромбозу → НМГ у профілактичній дозі; за наявності протипоказань до фармакотерапії → механічна профілактика (ППК, панчохи з градуйованою компресією).

Великі фактори ризику ВТЕ після пологів: іммобілізація (строге дотримання постільного режиму впродовж ≥1-го тиж. під час вагітності); післяпологова кровотеча із крововтратою ≥1000 мл та необхідністю хірургічного втручання; ВТЕ в анамнезі; прееклампсія або затримка внутрішньоутробного росту плода; тромбофілія (дефіцит антитромбіну, фактор V Лейден або мутація G20210A гену протромбіну [гомозигота або гетерозигота]); коморбідність (системний червоний вовчак, захворювання серця); переливання крові; післяпологова інфекція. Менші фактори ризику ВТЕ після пологів: ІМТ >30 кг/м^2; багатоплідна вагітність; післяпологова кровотеча із крововтратою ≥1000 мл); паління >10 цигарок протягом доби; затримка внутрішньоутробного росту плода; тромбофілія (дефіцит протеїну C, дефіцит протеїну S); прееклампсія.

34. Загальні принципи антикоагулянтної терапії

34.1. Гепарини

Застосовують **нефракціонований гепарин** (НФГ) в/в або п/ш і **низькомолекулярні гепарини** (НМГ) п/ш.

→ ПРОТИПОКАЗАННЯ

1. Вагомі протипоказання:

1) активна клінічно значима кровотеча (як виняток, можна розглянути можливість застосування гепарину при лікуванні деяких форм ДВЗ-синдрому);

2) гостра внутрішньочерепна кровотеча, спонтанний або посттравматичний субарахноїдальний крововилив (профілактичні дози антикоагулянту, як правило, можна призначити через 5–10 днів, а лікувальні дози — через ≥2 тиж.);

3) декомпенсований спадковий або набутий геморагічний діатез;

4) гіперчутливість до ЛЗ;

5) імунна гепариніндукована тромбоцитопенія (ГІТ) в анамнезі (винятком може бути необхідність проведення судинної або кардіохірургічної операції з інтраопераційним застосуванням гепарину).

2. Інші клінічні стани, асоційовані з підвищеним ризиком кровотечі (відносні протипоказання):

1) недавно перенесена кровотеча з ШКТ або захворювання ШКТ, пов'язане з високим ризиком кровотечі;

2) симптоматична портальна гіпертензія;

3) ниркова недостатність — кліренс креатиніну <30 мл/хв (стосується НМГ);

4) запущена печінкова недостатність;

5) гострий постінфарктний перикардит;

6) неконтрольована артеріальна гіпертензія — систолічний тиск >180 мм рт. ст. або діастолічний >110 мм рт. ст.;

7) стан безпосередньо після операції на головному, спинному мозку або на оці (стан після операції на головному або спинному мозку, особливо за наявності додаткових факторів ризику ВТЕ, є показанням для профілактики, часто вже у 1-й добі після операції);

8) пухлина головного мозку;

9) лікувальна або діагностична спинномозкова пункція →розд. 24.13;

10) до 24 год після хірургічної операції, біопсії органа або пункції артерії (до 4-х днів, якщо були труднощі з гемостазом у ході операції);

11) розшарування аорти;

12) діабетична ретинопатія.

Ризик кровотечі є підвищеним у хворих, які отримують антитромбоцитарні ЛЗ одночасно з антикоагулянтом.

→ МОНІТОРИНГ

1. НФГ: визначайте **АЧТЧ.** У хворих, у яких, незважаючи на застосування НФГ у високій дозі, не вдається досягнути цільового значення АЧТЧ, визначайте активність анти-Ха, і на підставі результату підберіть дозу НФГ, або замініть НФГ на НМГ.

2. НМГ: не потрібно моніторувати антикоагулянтний ефект, визначаючи **активність анти-Ха**, за винятком наступних ситуацій: вагітна жінка, яка отримує НМГ у лікувальних дозах (під час ІІІ триместру вагітності також у разі застосування профілактичних доз), дуже сильне ожиріння, кліренс креатиніну <30 мл/хв; на розсуд лікаря, якщо при застосуванні НМГ, особливо у осіб похилого віку, виникла тромбоемболічна подія або серйозна кровеча. Антикоагулянтний ефект (оцінений 4 год після введення ЛЗ) є адекватним, якщо активність анти-Ха складає 0,6–1,0 МО/мл або 1,0–1,3 МО/мл при застосуванні НМГ кожні 12 або 24 год, відповідно, а після ін'єкції профілактичної дози — 0,2–0,5 МО/мл.

→ УСКЛАДНЕННЯ

Кровотечі

Після п/ш введення дуже часто виникають гематоми в місці ін'єкції. Загрозливі для життя або здоров'я кровотечі (найчастіше, кровотечі з ШКТ, внутрішньочерепні та до заочеревинного простору) виникають рідко; вимагають застосування лікування, яке нейтралізує антикоагулянтний ефект гепарину.

1. Нейтралізація дії НФГ:

1) **на кожні 100 МО НФГ введіть в/в 1 мг протамін сульфату** (напр., безпосередньо після одноразового струминного введення 5000 МО НФГ — 50 мг протаміну); введіть струминно повільно (впродовж 1–3 хв), щоб уникнути гіпотензії та брадикардії;

2) у хворих, які отримують НФГ у в/в інфузії → з огляду на короткий період напіврозпаду НФГ (60–90 хв), для розрахунку дози протаміну враховуйте лише кількість НФГ, введену за останні 3 год (напр., при інфузії 1250 МО/год введіть 40 мг протаміну);

3) ефект лікування контролюйте, визначаючи АЧТЧ (повинен скорочуватись);

4) у хворих, які раніше отримували протамін-інсулін, після вазектомії або при гіперчутливості до білків риби → введіть профілактично п/о або в/в ГК і антигістамінний ЛЗ, щоб зменшити ризик появи алергічної, у т. ч. анафілактичної реакції.

2. Нейтралізація дії НМГ: перевіреного методу немає. Хворому, який отримав НМГ впродовж останніх 8 год, введіть в/в 1 мг **протамін сульфату** на кожні 100 ОД анти-Ха (напр., 1 мг еноксапарину, 150 ОД анти-Ха надропарину), а нижчу дозу, якщо від введення НМГ минуло >8 год. Якщо кровотеча зберігається, можете ввести в/в додатково 0,5 мг протамін сульфату на кожні 100 ОД анти-Ха.

Гепариніндукована тромбоцитопенія (ГІТ)

1. Типи гепариніндукованої тромбопенії:

1) **неімунна (ГІТ І типу)** — як правило, незначне зменшення кількості тромбоцитів (загалом, до >100 000/мкл), впродовж перших 2–4 днів застосування НФГ, спостерігається у 10–20 % лікованих хворих; немає клінічних наслідків, а кількість тромбоцитів повертається до норми, незважаючи на продовження лікування гепарином;

2) **імунна (ГІТ II типу або просто ГІТ)** — зменшення кількості тромбоцитів на >50 % (як правило, до 30 000–50 000/мкл, але у 10 % хворих становить >150 000/мкл, а у 5 % зменшується до <20 000/мкл [найчастіше при ДВЗ-синдромі]), найчастіше через 4–10 днів від застосування НФГ/НМГ, виявляють у 0,1–3 % лікованих НФГ (у <0,1 % лікованих НМГ); пов'язана з 20–40-кратним збільшенням ризику венозного або артеріального тромбозу (а не кровотеч!), який виникає у 30–75 % хворих з ГІТ.

2. Ризик розвитку ГІТ і моніторинг кількості тромбоцитів у крові:

1) **великий** (>1 %) — хворі після операції, які отримують НФГ у профілактичній або лікувальній дозі впродовж >4-х днів (особливо після кардіохірургічних, судинних і ортопедичних операцій), хворий зі злоякісною пухлиною → контролюйте кількість тромбоцитів, принаймні **кожні 2–3 дні** протягом перших 14-ти днів застосування гепарину, або до часу його відміни, якщо лікування триває <14-ти днів.

2) **середній** (0,1–1 %) — хворі нехірургічного профілю і вагітні жінки, які отримували НФГ >4-х днів; хворі після операції, які отримували НМГ >4-х днів; хворі після операції або хворі, які вимагають інтенсивної терапії, і у яких використовують НФГ для промивання катетера, введеного до центральної вени; хворі нехірургічного профілю і вагітні жінки, які отримують НМГ, якщо раніше отримали хоча б 1 дозу НФГ → контролюйте кількість тромбоцитів, принаймні **кожні 2–3 дні** від 4-го до 14-го дня лікування, або до кінця лікування, якщо терапія триває <14-ти днів.

3) **низький** (<0,1 %) — усі хворі, які отримують НФГ <4-х днів; хворі нехірургічного профілю і вагітні, які отримують НМГ, незалежно від тривалості лікування; промивання НФГ введених в центральну вену катетерів у хворих нехірургічного профілю → **не потрібно контролювати кількість тромбоцитів.**

У хворих, які починають лікування НФГ/НМГ, і які протягом останніх 100 днів отримували НФГ, або якщо встановити це неможливо → визначте кількість тромбоцитів перед початком лікування і через 24 год після застосування гепарину. Кожному хворому, у якого впродовж 30 хв після в/в введення НФГ виникне гарячка, дихальна недостатність, серцева недостатність, неврологічні або інші невиясненні клінічні прояви → визначте кількість тромбоцитів і порівняйте з результатами попередніх досліджень.

3. Перебіг ГІТ: після припинення лікування гепарином кількість тромбоцитів, як правило, нормалізується впродовж декількох днів або тижнів; антитіла до комплексу гепарин-PF4 циркулюють у сироватці крові протягом декількох днів або тижнів. Найчастішою причиною смерті у хворих на ГІТ є ТЕЛА, рідше — інфаркт міокарда або інсульт.

4. Діагностика: можете використати прогностичне правило 4Т (табл. 34-1) — ГІТ можна запідозрити у хворого після кардіохірургічної операції, а також у хворого, який отримує (зазвичай впродовж ≥5-ти днів) або недавно отримував гепарин, якщо з невідомої причини:

1) кількість тромбоцитів знизилась на ≥50 % у порівнянні зі стартовим значенням (навіть, якщо становить >150 000/мкл); дуже рідко тромбоцитопенія <10 000/мкл;

2) від початку застосування гепарину минуло ≥5-ти днів;

3) виникла тромбоемболічна подія;

4) не виявлено інших причин тромбоцитопенії, тобто псевдотромбоцитопенії (підтвердженої лише після забору крові на EDTA), сепсису, ДВЗ-синдрому, аутоімунної тромбоцитопенії, тромбоцитопенії, спричиненої іншими ЛЗ (напр., НПЗП), тромботичної тромбоцитопенічної пурпури.

У разі середньої або високої ймовірності ГІТ (індекс 4Т ≥4) не чекайте на лабораторне підтвердження (визначення антигепаринових антитіл), щоб розпочати відповідне лікування. Діагностичною вказівкою є типове збільшення кількості тромбоцитів після відміни гепарину.

Якщо хворий надає усвідомлену згоду на застосування профілактики або лікування гепарином в амбулаторних умовах без контролю кількості тромбоцитів → проінформуйте його про можливість розвитку ГІТ і про її типові симптоми, а також про необхідність негайного контакту з лікарем у разі появи цих симптомів.

У кожного хворого з серйозною підозрою на ГІТ або з доведеною ГІТ проведіть УЗД вен нижніх кінцівок з метою виключення ТГВ.

5. Лікування:

1) У разі серйозної підозри на ГІТ на підставі клінічних симптомів (індекс 4T ≥4), **негайно припиніть застосування гепарину** (навіть для промивання в/в катетерів).

2) Продовжуйте антикоагулянтну терапію одним з наступних ЛЗ — бівалірудин, лепірудин, аргатробан; якщо не маєте жодного з цих ЛЗ, можете розглянути застосування фондапаринуксу; зазвичай у дозі 7,5 мг 1×на день п/ш, що вважається безпечним та ефективним.

3) Якщо хворий отримує АВК на момент діагностики ГІТ → відмініть АВК (застосування АВК у ранньому періоді лікування ГІТ, ускладненої ТГВ, збільшує ризик венозної гангрени кінцівки). Не відновлюйте лікування АВК до того часу, поки кількість тромбоцитів не досягне понад 150 000/мкл; почніть з низької дози (2–4 мг аценокумаролу, 3–5 мг варфарину) одночасно з іншим, ніж гепарин, антикоагулянтом (найкраще, фондапаринуксом), який можете відмінити через 5 днів, якщо кількість тромбоцитів стабілізується, а МНВ впродовж наступних 2-х днів буде зберігатись в межах терапевтичного інтервалу.

4) Якщо немає активної кровотечі, переливання тромбоцитарної маси не показано.

6. Тактика ведення хворих, яким необхідно провести катетеризацію серця або черезшкірне коронарне втручання: у випадку гострої ГІТ або ГІТ в анамнезі (без наявності антитіл) замість гепарину застосуйте один з наступних антикоагулянтів: бівалірудин, аргатробан або лепірудин.

Інші ускладнення

1. Остеопенія і остеопороз. У хворих, лікованих НФГ або НМГ (рідше) впродовж >3-х міс. мінеральна щільність кісток зменшується, як правило, на кілька відсотків (рідко на більше, у лікованих НФГ); повернення до вихідного стану в основному відбувається через декілька місяців після відміни гепарину. Ризик зростає враз зі збільшенням тривалості застосування гепарину (особливо >6-ти міс.) і з віком.

2. Некроз шкіри. Виникає дуже рідко, найчастіше — після глибоких п/ш ін'єкцій, переважно в ділянку передньої черевної стінки.

3. Інші: алергічні реакції (в основному, кропив'янка), гіперкаліємія (НФГ гальмує дію альдостерону), біль голови, зростання активності печінкових амінотрансфераз у плазмі, облисіння.

34.2. Інгібітори фактора Ха (фондапаринукс, ривароксабан, апіксабан)

1. Механізм дії: фондапаринукс — синтетичний пентасахарид, що зв'язується виключно з антитромбіном; **ривароксабан, апіксабан** — гальмують ф. Ха без участі антитромбіну.

2. Моніторинг антикоагулянтного ефекту не є обов'язковим. Через 2–4 год після вживання ривароксибану (після вживання апіксабану ефект слабший) у більшості хворих спостерігається подовження протромбінового часу (при автоматичному розрахунку МНВ може приймати значення >2) і АЧТЧ (як правило до 50 с); протромбіновий час в нормі (на відміну від дабігатрану). У випадку ургентного інвазивного втручання з високим ризиком кровотечі,

Таблиця 34-2. Принципи відміни нових пероральних антикоагулянтів перед плановими хірургічними втручаннями[a]

Кліренс креатиніну (мл/хв)	Ривароксабан		Апіксабан		Дабігатран	
	ризик кровотечі					
	низький	високий	низький	високий	низький	високий
≥80	≥24 год	≥48 год	≥24 год	≥48 год	≥24 год	≥48 год
50–80	≥24 год	≥48 год	≥24 год	≥48 год	≥36 год	≥72 год
30–50	≥24 год	≥48 год	≥24 год	≥48 год	≥48 год	≥96 год
15–30	≥36 год	≥48 год	≥36 год	≥48 год	не застосовувати	не застосовувати
<15	немає офіційних показань до застосування					

[a] час прийому останньої дози ЛЗ перед операцією

на основі: *Europace, 2015; 17:1467–1507*

визначте протромбіновий час (подовження вище референтних значень вказує на збереження антикоагулянтного ефекту). Дію ривароксабану і апіксабану можна моніторувати на основі оцінки активності анти-Ха із застосуванням відповідних калібраторів (без екзогенного антитромбіну).

3. Протипоказання: як у випадку гепарину (за винятком ГІТ), крім того, вагітність і годування грудьми. Ривароксабан і апіксабан не застосовуйте при кліренсі креатиніну <15 мл/хв і при тяжкій печінковій недостатності, ані в комбінації з іншими антикоагулянтами, фібринолітичними ЛЗ, азоловими протигрибковими ЛЗ та інгібіторами протеаз анти-ВІЛ. Їх можна застосувати у нижчих дозах при кліренсі креатиніну <15–30 мл/хв (ривароксабан 15 мг/добу, апіксабан 2,5 мг 2×на добу) за умови періодичної оцінки ризику кровотечі. При одночасному лікуванні кларитроміцином або аміодароном збільшується рівень ривароксабану в крові. Рифампіцин, фенобарбітал, карбамазепін, фенітоїн і звіробій звичайний знижують ефективність ривароксабану і апіксабану. При необхідності терапії ЛЗ, які впливають на дію інгібіторів ф. Ха, контролюйте антикоагулянтний ефект.

Зменшіть дозу ривароксибану у хворих з кліренсом креатиніну 30–49 мл/хв або обтяжених високим ризиком кровотечі (особливо з ШКТ). Зменшіть дозу апіксабану привідповідності 2-м з 3-х критеріїв: вік >80-ти років, маса тіла ≤60 кг і рівень креатиніну >133 мкмоль/л. Обміркуйте застосування апіксабану в дозі 2,5 мг 2×на добу у хворих з підвищеним ризиком кровотечі, альтернативою для яких є припинення антикоагулянтної терапії.

4. Принципи відміни перед хірургічними втручаннями →табл. 34-2. При необхідності ургентного хірургічного втручання у хворих, які отримують ривароксабан чи апіксабан, обміркуйте введення концентрату факторів протромбінового комплексу (КПК) в дозі 30–50 МО/кг м. т. При відміні ривароксабану чи апіксабану перед хірургічним втручанням, не застосовуйте бридж-терапії гепарином, за винятком хворих з високим ризиком тромбозу (табл. 34-8) і низьким ризиком кровотечі. Про високий периоперативний ризик кровотечі у хворих з неклапанною фібриляцією передсердь свідчать:

1) серйозна кровотеча або внутрішньочерепний крововилив, перенесені <3 міс. тому на фоні застосування АВК чи НОАК;

2) тромбоцитопенія або порушення функції тромбоцитів (напр. в результаті прийому АСК) на фоні застосування АВК чи НОАК;

3) в анамнезі — кровотеча під час бридж-терапії антикоагулянтом (на фоні прийому АВК чи НОАК);

4) МНВ >3 (при прийомі АВК).

Розгляньте можливість бридж-терапії антикоагулянтом — із застосуванням НФГ/НМГ (терапевтичні дози), якщо наявний:

1) високий ризик тромбоемболії і низький ризик кровотечі;

2) помірний ризик тромбоемболії, але хворий переніс інсульт або ТІА, а ризик кровотечі є низьким. У решті випадків рішення приймають в індивідуальному порядку.

Повторно ривароксабан або апіксабан можна призначити через 6–8 год після хірургічного втручання, пов'язаного з низьким ризиком геморагічних ускладнень, і через 48–72 год у разі високого ризику геморагічних ускладнень. У післяопераційному періоді перед застосуванням перорального антикоагулянту можна застосувати НМГ, найчастіше в середній дозі.

5. Ускладнення: в основному кровотечі, особливо з ШКТ, диспепсія (у випадку дабігатрану); підвищений ризик у випадку вікової категорії >75-ти років, жіночої статі та прийому протизапальних ЛЗ. В осіб, обтяжених високим ризиком кровотечі з ШКТ, застосуйте дабігатран у нижчих дозах. Специфічний антидот для дабігатрану — ідаруцизумаб в/в $2 \times 2,5$ г (період напіврозпаду — 45 хв). У разі кровотечі, які загрожують життю, у хворих, які примають дабігатран, антикоагулянтний ефект можна дещо ослабити введенням концентрату факторів протромбінового комплексу (КПК) у дозі 25 МО/кг м. т. (можна повторити двічі) або активованого КПК (аКПК) в дозі 50–80 МО/кг м. т. (макс. 200 МО/кг/добу). У разі неефективності цього методу можна зважити застосування людського рекомбінантного ф. VIIa у дозі 20–90 мкг/кг (застосування «off-label»). Бівалірудин, аргатробан і дабігатран можна вивести з крові за допомогою гемодіалізу (без антикоагулянту) або гемоперфузії.

Тактика дій в залежності від інтенсивності кровотечі →табл. 34-3.

34.3. Прямі інгібітори тромбіну

1. Механізм дії: блокують місце каталітичної реакції або локус ідентифікації субстрату в молекулі тромбіну. Для профілактики ВТЕ застосовують **дабігатран**, при інших показаннях рекомбінантні гірудини (лепірудин, дезірудин в/в) і синтетичні аналоги гірудину (**бівалірудин**, аргатробан в/в).

2. Моніторинг антикоагулянтного ефекту: у випадку дабігатрану, як правило, не потрібний. Через 2–4 год після вживання дабігатрану у більшості хворих спостерігається подовження АЧТЧ (до 50–65 с) і протромбінового часу (при автоматичному обрахунку МНВ становить 1,2–1,5); тромбіновий час є дуже видовженим (часто до невизначального рівня). При необхідності ургентної інвазивної процедури визначте АЧТЧ — значення >40 с вказує на наявність антикоагулянтного ефекту, однак нормальний результат не виключає наявності дабігатрану у низькій концентрації. Специфічні, але мало доступні методи лабораторного контролю дії дабігатрану — це модифікований тромбіновий час у розведеному зразку плазми і екариновий час. Ефект бівалірудину контролюйте за допомогою активованого часу згортання (АЧЗ; при ГКС) або АЧТЧ.

3. Протипоказання: як у випадку гепаринів (за винятком ГІТ), крім того вагітність і годування грудьми. Дабігатран протипоказаний при нирковій недостатності з кліренсом креатиніну <30 мл/хв, при тяжкій печінковій недостатності та в осіб, які приймають дронедарон, ЛЗ з групи азолів (кетоконазол, ітраконазол, вориконазол, позаконазол), а також рифампіцин, фенобарбітал, карбамазепін, фенітоїн чи звіробій звичайний; його дозу слід зменшити при віком >80-ти р., у хворих із порушенням функції нирок (кліренс креатиніну 30–50 мл/хв) і у хворих, які приймають аміодарон чи верапаміл. Одночасне застосування з дабігатраном інших антикоагулянтів

Таблиця 34-3. Тактика при активній кровотечі у хворих, які приймають пероральні антикоагулянти

ЛЗ	Тактика
незалежно від інтенсивності кровотечі	
НОАК або АВК	1) проведіть компресію місця кровотечі
	2) оцініть стан гемодинаміки та артеріальний тиск, визначте основні показники згортання крові, загальний аналіз крові та показники функції нирок
	3) зберіть анамнез щодо антикоагулянтної терапії (остання доза НОАК або АВК — коли, яка)
невелика кровотеча	
АВК	відмініть АВК до моменту зниження МНВ <2
НОАК	пропустіть 1 дозу або відмініть лікування на 1 день
помірна або тяжка кровотеча	
АВК або НОАК	симптоматична терапія:
	1) поповніть розчини
	2) проведіть трансфузію препаратів крові
	3) зупиніть кровотечу (напр. ендоскопічним методом)
АВК	обміркуйте призначення вітаміну К (1–10 мг в/в)
НОАК	зважте призначення активованого вугілля впродовж ≈2 год від вживання ЛЗ
тяжка або загрозлива для життя кровотеча	
НОАК	1) обміркуйте застосування речовини, яка нейтралізує дію ЛЗ (на даний момент доступний лише ідаруцизумаб — антитіло, яке нейтралізує дію дабігатрану — доза 5 г в/в), а якщо недоступний, розгляньте доцільність введення аКПК або rhVIIa (ефективність неуточнена)
	2) обміркуйте введення ТМ, якщо кількість тромбоцитів <60 000/мкл або хворий приймає антитромбоцитарні ЛЗ
АВК	1) обміркуйте введення КПК або СЗП
	2) розгляньте доцільність введення ТМ, якщо кількість тромбоцитів <60 000/мкл або хворий приймає антитромбоцитарні ЛЗ

аКПК — активований КПК, СЗП — свіжозаморожена плазма, ТМ — тромбоцитарна маса, НОАК — новий оральний антикоагулянт, КПК — концентрат факторів протромбінового комплексу, rhVIIa — рекомбінантний людський ф. VIIa, АВК — антагоніст вітаміну К

(за винятком НМГ в дозі, необхідній для забезпечення прохідності катетера в центральній вені або артерії), антитромбоцитарних ЛЗ, тромболітиків або декстрану може супроводжуватись підвищеним ризиком кровотечі.

4. Принципи відміни перед операційними втручаннями: перед операцією АЧТЧ повинен бути в межах норми. Відраджують від застосування бридж-терапії з використанням гепарину у хворих, які отримують дабігатран, окрім виняткових ситуацій→розд. 2.34–2. Принципи відміни дабігатрану перед плановими операційними втручаннями за EHRA →табл. 34-2. Поновне призначення дабігатрану є можливим через 6–8 год після хірургічного втручання, асоційованого з низьким ризиком геморагічних ускладнень, і через 48–72 год, якщо ризик геморагічних ускладнень є високим. У разі необхідності проведення ургентного втручання обміркуйте застосування ідаруцизумабу (→нижче).

5. Ускладнення: в основному кровотечі, особливо з ШКТ, диспепсія (у випадку дабігатрану); підвищений ризик у випадку вікової категорії >75-ти років, жіночої статі та прийому протизапальних ЛЗ. В осіб, обтяжених високим ризиком кровотечі з ШКТ, застосуйте дабігатран у нижчих дозах. Специфічний антидот для дабігатрану — ідаруцизумаб в/в 2×2,5 г (період напіврозпаду — 45 хв). У разі кровотеч, які загрожують життю, у хворих, які примають дабігатран, антикоагулянтний ефект можна дещо ослабити введенням концентрату факторів протромбінового комплексу (КПК) у дозі 25 МО/кг м. т. (можна повторити двічі) або активованого КПК (аКПК) в дозі 50—80 МО/кг м. т. (макс. 200 МО/кг/добу). У разі неефективності цього методу зважте застосування людського рекомбінантного ф. VIIa в дозі 20—90 мкг/кг (застосування «off-label»). Бівалірудин, аргатробан і дабігатран можна вивести з крові за допомогою гемодіалізу (без антикоагулянту) або гемоперфузії.

34.4. Антагоністи вітаміну К (АВК)

1. Механізм дії: аценокумарол і **варфарин** гальмують посттрансляційну модифікацію факторів згортання II, VII, IX і X, а також протеїну C і протеїну S, необхідну для їх нормальної активності. Антикоагулянтний ефект з'являється через 3–5 днів; залежить від дози, але також від генетичних факторів, дієти і ЛЗ, які одночасно приймає пацієнт →табл. 34-3, а також від супутніх захворювань (сильніша антикоагулянтна дія при довготривалій антибіотикотерапії, діареї або при застосуванні рідкого парафіну, внаслідок зменшення ендогенного джерела віт. К).

2. Аценокумарол *vs* **варфарин:** найсуттєвішими відмінностями є: час досягнення максимального рівня у крові (2–3 год *vs* 1,5 год) і період напіврозпаду (8–10 год vs 36–42 год). У випадку непереносимості аценокумаролу (напр. внаслідок алергічної реакції) або, коли виникають труднощі з досягненням стабільного значення МНВ, можна розглянути можливість заміни його варфарином (необхідна добова доза варфарину є, як правило, у 1,5–2 рази більша, ніж аценокумаролу). Застосування аценокумаролу асоційоване з двічі вищим ризиком нестабільної антикоагуляції у порівнянні з варфарином.

➡ ПРОТИПОКАЗАННЯ

Такі ж, як і до гепаринів (за винятком ГІТ і ниркової недостатності), крім того — вагітність. Під час лікування АВК можна годувати грудьми. Вагітних жінок з імплантованим механічним клапаном серця направляйте до спеціалізованого центру.

➡ МОНІТОРИНГ

Визначайте протромбіновий час (**ПТЧ**), виражений, як міжнародне нормалізоване відношення (**МНВ**).

➡ ЗАГАЛЬНІ ПРИНЦИПИ ЗАСТОСУВАННЯ

Початок лікування

1. Якщо необхідне швидке досягнення антикоагулянтного ефекту (напр., при гострому ТГВ/ТЕЛА) → застосуйте АВК на початку з гепарином або фондапаринуксом. В інших випадках (напр., при неускладненій фібриляції передсердь), розпочніть лікування з застосуванням лише АВК.

2. Впродовж перших 2-х днів — аценокумарол 6 і 4 мг, варфарин 10 і 5 мг (не застосовуйте «доз насичення», тобто >6 мг аценокумаролу і >10 мг варфарину); на 3-тю добу визначте МНВ і скоригуйте дозу, залежно від результату. У хворих похилого віку, з гіпотрофією, з тяжкими супутніми захворюваннями (напр. серцевою недостатністю) або поліпрагмазією (ризик взаємодії)

> **Таблиця 34-5. Навчання хворих, які приймають антагоністи вітаміну K, або їхніх опікунів**
>
> – Поясніть, з якою метою застосовується антикоагулянтна терапія.
> – Перерахуйте усі назви доступних препаратів призначеного антикоагулянту і поясніть, у який спосіб ЛЗ знижує ризик тромбозу і його ускладнень.
> – Поясніть, яка є передбачувана тривалість антикоагулянтної терапії.
> – Розкажіть у який час протягом доби слід приймати АВК, а також що слід зробити у разі пропуску дози ЛЗ.
> – Поясніть необхідність систематичного визначення МНВ, що таке цільове значення та наскільки вузьким є терапевтичний інтервал.
> – Проінформуйте про можливість самостійного визначення МНВ у капілярній крові за допомогою спеціального пристрою (напр., CoaguCheck).
> – Обговоріть вплив продуктів, які містять вітамін K_1, на антикоагулянтну дію RKA (→табл. 34-3).
> – Обговоріть вплив деяких ЛЗ, які приймає пацієнт (продаються за рецептом або доступних без рецепта) на антикоагулянтну дію АВК (→табл. 34-3) і тактику дій у випадку зміни у прийомі цих ЛЗ.
> – Обговоріть підвищений ризик кровотечі, що пов'язаний з одночасним прийомом антитромбоцитарних ЛЗ.
> – Обговоріть необхідність обмеження або відмови від вживання алкоголю.
> – Опишіть найчастіші симптоми геморагічного діатезу і подальші дії у разі кровотечі.
> – Розкажіть про способи уникнення травм і кровотеч.
> – Опишіть симптоми ТГВ/ТЕЛА і поясніть, що пацієнт повинен зробити у випадку їх появи.
> – З жінками дітородного віку обговоріть ризик, що пов'язаний з вживанням АВК під час вагітності.
> – Поясніть причину і підкресліть необхідність інформування лікарів, стоматологів та інших медичних працівників про прийом АВК.
> – Запропонуйте таку можливість, щоб хворий постійно мав при собі відповідну інформацію про вживання АВК (напр., карту з відповідною інформацією разом з документом, що засвідчує особу, браслети і т. п.).
> – Запишіть у медичній документації пацієнта, що вище вказані аспекти були обговорені з ним і/або з його опікуном.
>
> на підставі: *Ann. Pharmacother., 2008; 42:979–988*, змодифіковано

→ почніть з 4 мг аценокумаролу або 5 мг варфарину. Якщо лікування АВК розпочато одночасно з гепарином/фондапаринуксом, можна його відмінити, якщо МНВ зберігається в терапевтичних межах впродовж 2-х днів підряд.

Догляд за пацієнтом, який тривало приймає АВК

1. Навчання пацієнта →табл. 34-5, систематичне вимірювання МНВ, регулярні контрольні огляди та ретельне інформування пацієнта про результати визначення МНВ і пов'язані з ними рішення щодо зміни дози АВК.

2. У випадку відповідно навчених хворих допускається самостійне визначення МНВ за допомогою спеціального пристрою і підбір дози АВК. Також доступні комп'ютерні програми, які полегшують підбір адекватної дози ЛЗ (напр. на веб-сайті http://www.globalrph.com/warfarin_nomograms.htm). Використання такого пристрою розглянеш перш за все у хворих, обтяжених високим ризиком тромбоемболії, які внаслідок інвалідності, віддаленості від поліклініки або у результаті інших факторів (напр. роду професійної діяльності), ймовірно припинять вживати АВК, а також у хворих, які мають показання до пожиттєвого антикоагуляційного лікування.

3. Хворі, які тривало приймають АВК, повинні щодня вживати приблизно однакову кількість продуктів, що містять віт. K_1 →табл. 34-4.

4. У хворого, який отримує АВК у постійній дозі, проводьте вимірювання МНВ не рідше, ніж кожні 4 тиж. (у разі застосування АВК з приводу ВТЕ — можна кожних 8 тиж.), а частіше (кожні 1–2 тиж.), якщо значення МНВ

Таблиця 34-6. Тактика дій у ситуації, коли значення МНВ є занадто високима

Клінічна ситуація	Тактика
4,5 <МНВ <6 без кровотечі	1) відмініть терапію АВК, доки МНВ не досягне 2,0–3,0[a] 2) не призначайте рутинно вітамін K_1
МНВ 6–10 без кровотечі	1) призупиніть лікування АВК до часу досягнення МНВ 2–3 2) можете призначити п/о[б] 2,5–5 мг вітаміну K_1[в]
МНВ >10 без кровотечі	1) призупиніть лікування АВК 2) призначте п/о[б] 2,5–5 мг вітаміну K_1
серйозна кровотеча, що пов'язана з АВК	1) призупиніть лікування АВК 2) негайно нейтралізуйте антикоагулянтний ефект, краще за допомогою введення концентрату факторів протромбінового комплексу (КПК)[г], ніж за допомогою введення свіжозамороженої плазми[д] 3) при кровотечі, загрозливій для життя, введіть рекомбінантний фактор VIIa, якщо недоступні інші, більш ефективні засоби 4) додатково призначте 5–10 мг вітаміну K_1 у повільній в/в інфузії.

[a] Зазвичай достатньо відмінити лікування на 1–2 дні.

[б] Застосування високої дози вітаміну K_1 може спричинити резистентність до АВК, яка триватиме ≈7 днів.

[в] Ряд експертів (у т. ч. ACCP) не рекомендує рутинного застосування вітаміну K_1.

[г] При МНВ >6 введення концентрату факторів протромбіну у дозі 50 МО/кг м. т. зазвичай нормалізує МНВ впродовж 10–15 хв після введення; таке лікування є необхідним особливо у разі внутрішньочерепних крововиливів або інших загрозливих для життя кровотеч.

[д] Не визначено оптимальної дози свіжозамороженої плазми, переважно проводять трансфузію 10–15 мл/кг м. т. (1 ОД це ≈200 мл). Нормалізація МНВ триває значно довше, ніж після застосування КПК.

АВК — антагоніст вітаміну К (аценокумарол, варфарин), ЛЗ — лікарський засіб

на підставі рекомендацій ACCP

коливається і виходить за межі терапевтичного інтервалу, а також, якщо хворий одночасно приймає антитромбоцитарні ЛЗ або має серцеву недостатність (NYHA II–III). У разі одночасного прийому інших ЛЗ, які взаємодіють з АВК (особливо антибіотиків) довше, ніж 5–7 днів → проведіть контроль МНВ.

5. Якщо у хворого з попередньо стабільними значеннями МНВ результат одного вимірювання на ≤0,5 нижче або вище терапевтичного інтервалу → продовжуйте АВК у дозі, яку пацієнт отримував до цього часу, і визначте МНВ протягом 1–2 тиж.

Тактика у випадку дуже низького значення МНВ

1. Можете підібрати дозу, збільшуючи її на 5–20 %, беручи за основу загальну тижневу дозу.

2. Альтернативний варіант — можете частіше визначати МНВ, очікуючи, що його значення повернеться до терапевтичного інтервалу без зміни дозування ЛЗ.

3. Переконайтеся, що пацієнт дотримується дієтичних рекомендацій (передусім збалансована дієта); зменшення вживання зелених овочів, які містять багато вітаміну К, як правило, пов'язане з підвищенням МНВ, в середньому, на 0,5. На практиці суттєве зниження МНВ пов'язане з призначенням рифампіцину.

4. Рутинно не застосовуйте додатково гепарину у хворого з попередньо стабільними показниками МНВ, у якого зареєстровано результат одного визначення нижче терапевтичного інтервалу; проведіть контроль МНВ через 7 днів.

Тактика при занадто високому значенні МНВ →табл. 34-6.

Тактика в ситуації, коли АВК застосовують одночасно з антитромбоцитарними ЛЗ

1. Тривалість антитромбоцитарного лікування після імплантації стентів у хворих з фібриляцією передсердь, які вимагають тривалої антикоагулянтної терапії →табл. 34-7. У хворих з високим ризиком кровотечі можна обміркувати застосування антикоагулянта з клопідогрелем замість потрібної терапії. Рекомендується застосування НОАК (найкраще дабігатрану в дозі 110 мг 2×на добу, ривароксабану 20 мг 1×на добу або 15 мг 1×на добу, чи апіксабану 5 мг 2×на добу або 2,5 мг 2×на добу) чи АВК (цільове МНВ 2–2,5) у потрібній терапії впродовж місяця у випадку високого ризику кровотечі і впродовж 6 міс. при низькому ризику кровотечі. В подальшому продовжують лікування антикоагулянтом і 1-м антитромбоцитарним ЛЗ — клорідогрелем (в даний час частіше застосовується) або АСК (на сьогодні не допускається призначення прасугрелю чи тікагрелору в комбінації з антикоагулянтом). У хворих, які вимагають тривалої антикоагулянтної терапії, перевагу надають імплантації стентів з вивільненням ЛЗ нової генерації. Рутинно використовуйте інгібітор протонної помпи, рекомендуйте кинути палити і обмежити вживання алкоголю, а також уникати застосування інших ЛЗ, які гальмують функцію тромбоцитів.

2. Фактори, які підвищують ризик кровотечі при одночасному вживанні АВК і антитромбоцитарних ЛЗ:

1) вік >75 років;

2) жіноча стать;

3) хронічне захворювання нирок (клíренс креатиніну <30 мл/хв);

4) серйозна кровотеча в анамнезі;

5) застосування інгібіторів глікопротеïну IIb/IIIa під час операції;

6) занадто високе значення МНВ.

3. Під час коронарографії рекомендується доступ через променеву артерію.

Тактика при зміні перорального антикоагулянту

1. У хворих, які до цього часу отримували АВК, ривароксабан можна застосувати, коли МНВ становить ≤3,0, а апіксабан при МНВ ≤2,0.

2. Заміна дабігатрану, ривароксабану або апіксабану на АВК на початковому етапі одночасного прийому двох ЛЗ (АВК і НОАК) впродовж 3–5 днів до часу отримання МНВ >2,0 (визначення проводять перед прийомом наступної дози АВК).

Принципи відміни АВК перед інвазивними процедурами

1. Рішення про припинення застосування АВК перед операцією приймає лікар (найчастіше хірург і анестезіолог) разом з пацієнтом, після оцінки балансу:

1) **ризику тромбоемболічних ускладнень, пов'язаних з припиненням застосування АВК** →табл. 34-8.

   а) **низький ризик** → можливо доцільно розглянути призначення НМГ п/ш у профілактичній дозі;

   б) **середній ризик** → призначте НМГ п/ш у лікувальній дозі (надається перевага), можливо НФГ в/в або НМГ п/ш у профілактичній дозі;

   в) **високий ризик** → призначте НМГ п/ш у лікувальній дозі (надається перевага), можливо НФГ в/в;

2) **ризику кровотечі, асоційованої з хірургічним втручанням**

   а) **високий ризик** — великі операції на судинах, великі ортопедичні операції, операції на черевній порожнині або грудній клітці (у т. ч. кардіохірургічні), нейрохірургічні операції, простатектомія, операції на сечовому міхурі, поліпектомія, імплантація кардіостимулятора/кардіовертера-дефібрилятора, біопсія тканин, які не піддаються компресії (напр., печінки, простати, бронха, кісткового мозку), пункція артерії, ефективну компресію якої провести неможливо → переривання антикоагулянтної терапії, як правило, є необхідним;

Таблиця 34-7. Рекомендована антикоагулянтна терапія хворим із фібриляцією передсердь і помірним або високим ризиком тромбо-емболічних ускладнень після імплантації стентів в коронарні артерії (у разі необхідності застосування перорального антикоагулянту)

Клінічна ситуація	Імплантований стент	Рекомендації
низький ризик кровотечі[а]		
планова операція	BMS або DES нової генерації (надається перевага)[б]	1-ий міс.: потрійна терапія[в] — ПА[г,д] + АСК 75—100 мг/добу + клопідогрель 75 мг/добу + гастропротекція[е]
		потім до 12 міс.: ПА[г] +1 антитромбоцитарний ЛЗ (АСК 75—100 мг/добу або клопідогрель 75 мг/добу)
		тривало: лише ПА[г,є]
гострий коронарний синдром	BMS або DES нової генерації (надається перевага)[б]	6 міс.: потрійна терапія — ПА[г,д] + АСК 75—100 мг/добу + клопідогрель 75 мг/добу + гастропротекція[е]
		потім до 12 міс.: ПА[г] + 1 антитромбоцитарний ЛЗ (АСК 75—100 мг/добу або клопідогрель 75 мг/добу)
		тривало: лише ПА[г,є]
високий ризик кровотечі[а]		
планова операція	BMS/DES нової генерації	1-ий міс.: потрійна терапія[в] — ПА[г,д] + АСК 75—100 мг/добу + клопідогрель 75 мг/добу + гастропротекція[е]
		потім до 6 міс.: ПА[г] +1 антитромбоцитарний ЛЗ (АСК 75—100 мг/добу або клопідогрель 75 мг/добу)
		тривало: лише ПА[г,є]
гострий коронарний синдром	BMS/DES нової генерації	1. міс.: потрійна терапія[в] — ПА[г,д] + АСК 75—100 мг/добу + клопідогрель 75 мг/добу + гастропротекція[е]
		потім до 12 міс.: ПА[г] +1 антитромбоцитарний ЛЗ (АСК 75—100 мг/добу або клопідогрель 75 мг/добу)
		тривало: лише ПА[г,є]

[а] в порівнянні з ризиком гострого коронарного синдрому або тромбозу стенту; [б] DES нової генерації (з еверолімусом або зоталолімусом) надається перевага в порівнянні з BMS (при низькому ризику кровотечі); [в] Розгляньте можливість подвійної терапії (ПА + АСК або клопідогрель). У пацієнтів після ГКС, особливо без імплантованого стенту. [г] НОАК або АВК; [д] НОАК необхідно застосовувати в нижчій дозі: дабігатран 110 мг 2×на добу, ривароксибан 20 мг 1×на добу або 15 мг 1×на добу (якщо кліренс креатиніну 30—49 мл/хв), апіксабан 5 мг 2×на добу або 2,5 мг 2×на добу (у разі відповідності ≥2-м з наступних критеріїв: вік ≥80 років, маса тіла ≤60 кг, рівень креатиніну в сироватці ≥1,5 мг/дл [133 мкмоль/л]), особливо у хворих із високим ризиком кровотечі. [е] інгібітор протонної помпи; [є] У хворих із високим ризиком серцевих подій (ознаки, пов'язані з високим ризиком рецидивів ішемічних подій у хворих, яким проведено складне ЧКВ: в анамнезі тромбоз стенту попри відповідну антитромбоцитарну терапію, імплантація стенту в останню прохідну коронарну артерію, дифузне ураження багатьох судин, особливо у хворих з цукровим діабетом, ХХН [тобто кліренс креатиніну <60 мл/хв], імплантація ≥3-х стентів, інвазивне лікування ≥3-х стенозів, 2 стенти в місці відгалуження артерії, загальна довжина стенту >60 мм, лікування тотальної хронічної оклюзії) можна розглянути можливість подвійної терапії (ПА + АСК або клопідогрель).

АСК — ацетилсаліцилова кислота, BMS — металевий стент, ПА — пероральний антикоагулянт, DES — стент, який вивільняє ЛЗ, НОАК — новий оральний антикоагулянт, АВК — антагоніст вітаміну К

на основі рекомендацій ESC (2016 і 2017), модифіковані

Таблиця 34-8. Стратифікація ризику венозних або артеріальних тромбоемболічних ускладнень у хворих, які тривало отримують АВК

Показання до лікування АВК	Ймовірний ризик тромбоемболічного епізоду		
	малий	середній	високий
механічний клапан серця	двостулковий механічний протез аортального клапана без додаткових факторів ризику інсульту	двостулковий механічний протез аортального клапана і 1 з наступних факторів ризику: фібриляція передсердь, перенесений інсульт або ТІА, артеріальна гіпертензія, цукровий діабет, застійна серцева недостатність, вік >75-ти років	– механічний протез мітрального клапана – механічний протез аортального клапана старого типу (кульковий, поворотно-дисковий) – інсульт або ТІА впродовж останніх 6-ти міс.
фібриляція передсердь	1–4 бали за шкалою CHA_2DS_2–VASc[a], без перенесеного інсульту, ТІА або епізоду периферичної емболії	5–6 балів за шкалою CHA_2DS_2–VASc[a] або раніше перенесений інсульт, ТІА чи епізод периферичної емболії >3-х років	– 7–9 балів за шкалою CHA_2DS_2–VASc[a]; – перенесений впродовж останніх 3-х міс. інсульт, ТІА чи епізод периферичної емболії – ревматична вада серця
ВТЕ	перенесений один епізод ВТЕ >12-ти міс. тому, у даний час без інших факторів ризику ВТЕ	– епізод ВТЕ впродовж останніх 3–12 міс., або рецидивуюча ВТЕ – більш доброякісні форми тромбофілії (напр., гетерозигота мутації G20 210A гену протромбіну або фактора V Лейдена) – злоякісна пухлина (лікування впродовж останніх 6-ти міс., або на етапі паліативного лікування)	– епізод ВТЕ впродовж останніх 3-х міс. – тяжка форма тромбофілії (напр., дефіцит антитромбіну, протеїну С або протеїну S, антифосфоліпідний синдром або співіснування кількох порушень)

[a] критерії →табл. 6-6
ТІА — транзиторна ішемічна атака, ВТЕ — венозна тромбоемболія

б) **низький ризик** — напр., операції в межах ротової порожнини (у т. ч. екстракція 1–2 зубів), пункція суглоба, малі операції на шкірі (напр., видалення невусу), операція з приводу кили, хірургія калитки, коронарографія, діагностична ендоскопія (у т. ч. з забором типових біоптатів), операція з приводу катаракти, черезшкірна абляція → найчастіше немає необхідності переривати антикоагулянтну терапію. Після екстракції зуба можете порадити полоскання ротової порожнини транексамовою кислотою і прикладання льоду до щоки впродовж 30 хв після операції; накладання швів після екстракції зуба не знижує ризик кровотечі.

2. Тимчасове припинення застосування АВК:

1) відмініть аценокумарол на 2–3 дні, а варфарин на 5 днів перед операцією (якщо МНВ, визначене за 5–7 днів перед інвазивною процедурою, становить 2–3; на >5 днів перед операцією, якщо МНВ високе, особливо >5; на 3–4 дні перед операцією, якщо МНВ становить 1,5–1,9), що дозволить повернути МНВ до показників норми;

2) якщо, незважаючи на відміну АВК, МНВ за 1–2 дні перед операцією надалі становить ≥1,5 → можете призначити 1–2 мг віт. К₁ п/о;

3) перед ургентним інвазивним втручанням, коли необхідно швидко нейтралізувати антикоагулянтний ефект АВК → призначте 2,5–5 мг віт. К$_1$ п/о або в/в. Якщо антикоагулянтний ефект потрібно нейтралізувати негайно → введіть концентрат факторів протромбінового комплексу; трансфузія свіжозамороженої плазми вимагає більше часу.

3. Призначення гепарину під час перерви у застосуванні АВК (т. зв. бридж-терапія):

1) хворим, які отримують НМГ п/ш у лікувальній дозі → останню ін'єкцію НМГ проведіть за 24 год до інвазивного втручання у дозі, яка складає близько половини добової дози НМГ;

2) хворим, які отримують НФГ в/в → призупиніть інфузію на ≈4 год перед процедурою.

В більшості медичних центрів гепарин в терапевтичній дозі рекомендують хворим з штучними клапанами серця, обтяженим високим ризиком інсульту при фібриляції передсердь чи тяжкій тромбофілії. Щораз частіше використовують проміжні дози НМГ замість терапевтичних під час бридж-терапії. В даний час переважає думка, що з огляду на високий ризик периопераційної кровотечі, застосування бридж-терапії необхідно обмежити і застосовувати лише у хворих з найвищим ризиком тромбоемболії, тобто при відповідності ≥1-му з нище викладених критеріїв:

1) тромбоемболічні ускладнення після припинення антикоагуляції або під час адекватної антикоагулянтної терапії в анамнезі;

2) ВТЕ, перенесена впродовж останніх 3-х міс.;

3) тромбофілія — антифосфоліпідний синдром, дефіцит антитромбіну, дефіцит протеїну С, дефіцит протеїну S;

4) інсульт або ТІА впродовж останніх 3-х міс.;

5) свіжий (<1-го міс.) внутрішньосерцевий тромб;

6) механічний протез мітрального або аортального клапана старого типу (кульковий, поворотно-дисковий).

4. Відновлення антикоагулянтної терапії після операції:

1) хворим, яким проводиться мале інвазивне втручання, і які отримують НМГ п/ш у лікувальній дозі, під час перерви у застосуванні АВК → можете відновити застосування НМГ через ≈24 год після операції, якщо забезпечено адекватний гемостаз;

2) хворим, яким проводять великі інвазивні втручання або втручання, пов'язані з високим ризиком кровотечі після операції, і які під час перерви у застосуванні АВК отримують НМГ п/ш або НФГ в/в у лікувальній дозі → введіть НМГ п/ш або НФГ в/в у лікувальній дозі через 48–72 год після операції, якщо забезпечено адекватний гемостаз; альтернативний варіант — можете застосувати НМГ або НФГ п/ш у профілактичній дозі; допускається не вводити гепарин відразу після операції;

3) лікування АВК можете відновити через 12–24 год після операції (напр., увечері того ж дня або вранці наступного дня), якщо забезпечено адекватний гемостаз. Відновлення застосування АВК можна відтермінувати, якщо цього вимагає клінічний стан.

Настання вагітності у жінки, яка тривалий час отримує антикоагулянт

1. Жінкам, які тривало приймають АВК і одночасно прагнуть завагітніти, рекомендується, як вигідний і, ймовірно, безпечний спосіб (ґрунтується на тому, що АВК можна безпечно застосовувати у перші 4–6 тиж. вагітності), регулярно проводити тест на вагітність, і з моменту настання вагітності замінити АВК на НМГ або НФГ.

2. Альтернативний спосіб: замінити АВК на НМГ перед спробою завагітніти.

3. У жінки, яка тривалий час отримує АВК у зв'язку з механічним клапаном серця, у рекомендаціях АССР рекомендують замінити АВК на НМГ у терапевтичній дозі (під контролем активності анти-Ха) або НФГ на весь період вагітності або застосування НМГ чи НФГ впродовж перших 13-ти тиж.

Таблиця 34-9. Час проведення процедур у хворих, які отримують антикоагулянти[а]

ЛЗ	Люмбальна пункція (з введенням катетера або без)	Видалення епідурального або спінального катетера при одночасній антикоагуляції[б]	Початок тромбопрофілактики після епідуральної або спінальної анестезії
АСК	без обмежень	без обмежень	без обмежень
клопідогрель, прасугрель, тікагрелор	≥7 днів від припинення застосування ЛЗ	–	після видалення катетера
тіклопідин	≥14 днів від припинення застосування ЛЗ	–	після видалення катетера
АВК[в]	4 дні від припинення застосування ЛЗ + МНВ у межах норми	коли МНВ <1,5	після видалення катетера
НФГ в/в	через 4 год після закінчення в/в інфузії та нормалізації АЧТЧ	через 4 год після закінчення інфузії та нормалізації АЧТЧ	– >2 год після введення або видалення катетера – відтермінування на 12 год у випадку кровотечі в місці ін'єкції (стосується в/в введення НФГ під час операції)
НФГ п/ш	через 4 год після п/ш введення профілактичної дози	через 4 год після п/ш введення профілактичної дози	через 1 год після введення або видалення катетера
НМГ п/ш	– через 10–12 год після стандартної профілактичної дози – через 24 год після останньої терапевтичної дози і нормалізації активності анти-Ха	– через 10–12 год після останньої дози і за 4 год перед наступною дозою – через 24 год після останньої дози (при введенні кожні 24 год)	– через 2–4 год після введення або видалення катетера – відтермінування на 24 год у випадку кровотечі в місці ін'єкції (стосується терапевтичної дози)
фондапаринукс	– через 24–36 год після стандартної профілактичної дози (2,5 мг п/ш кожні 24 год) – через 48–72 год після стандартної терапевтичної дози (7,5 мг п/ш кожні 24 год)	через 36–42 год після останньої дози (немає даних щодо безпечності застосування фондапаринуксу у хворих з введеним епідуральним або спінальним катетером, тому рекомендується застосування іншого антикоагулянту)	– через 6–12 год після введення або видалення катетера, якщо застосовується профілактична доза (2,5 мг п/ш кожні 24 год) – через 12–24 год після введення або видалення катетера, якщо застосовується терапевтична доза (7,5 мг п/ш кожні 24 год) або у хворих із високим ризиком кровотечі

[а] немає даних, які стосуються пероральних прямих інгібіторів ф. Ха або тромбіну

[б] стосується хворих зі збереженою функцією нирок

[в] аценокумарол і варфарин

вагітності, а потім замінити на АВК до приблизно 36-го тиж. неускладненої вагітності. Натомість у рекомендаціях ESC надають перевагу продовженню терапії АВК впродовж усієї вагітності, з огляду на нижчу ефективність НМГ, ніж АВК, щодо профілактики тромбозу штучного клапана.

→ УСКЛАДНЕННЯ

1. Геморагічні ускладнення: тактика →табл. 34-3.

2. Тератогенність: аценокумарол і варфарин проникають через плаценту і пошкоджують γ-карбоксилювання білків у кістках, можуть спричиняти точкову хондродисплазію і недорозвиток носа у дітей, чиї матері приймали АВК у терміні від 6-го до 12-го тиж. вагітності. Також описані випадки вад розвитку нервової системи у дітей, чиї матері приймали АВК у I і II триместрі вагітності.

3. Некроз шкіри: рідко (частіше в осіб з дефіцитом протеїну C або протеїну S), найчастіше на тулубі в жінок, в інтервалі між 3-м і 8-м днем застосування АВК. Причиною є тромбоз капілярів і маленьких венул підшкірно-жирової клітковини. Якщо виникло таке ускладнення → замініть АВК на гепарин на декілька днів або тижнів; якщо хворий потребує тривалої антикоагуляції, повернітьтся до застосування АВК, починаючи з низької дози, яку поступово збільшуйте. У тяжких випадках хворих з дефіцитом протеїну C введіть концентрат протеїну C. Існують дані про безпечне застосування дабігатрану у хворих із некрозом шкіри, асоційованим із дефіцитом протеїну C.

4. Алергічні реакції: найчастіше, кропив'янка.

5. Пошкодження печінки: у ≈1 % хворих, в основному з прихованим захворюванням печінки, напр., хронічним вірусним гепатитом; підвищення активності трансаміназ у плазмі крові є транзиторним, а їх нормалізація відбувається впродовж 2-х тиж. після припинення лікування АВК.

6. Варфаринова нефропатія: →розд. 14.1.

7. Випадіння волосся.

34.5. Антитромботична терапія і регіонарна анестезія

1. Параспінальна гематома (гематома спинномозкового каналу) після центральної блокади (тобто, епідуральної або спінальної анестезії) є рідкісним, але серйозним ускладненням антикоагулянтного лікування або тромбопрофілактики. **Фактори ризику:** порушення гемостазу (у т. ч. проведення маніпуляції під час повної дії антикоагулянтів), анатомічні аномалії хребта, застосування катетера, травматичні і/або багаторазові спроби введення голки або катетера, видалення катетера під час дії антикоагулянтів.

2. Час виконання спинномозкової пункції, видалення епідурального або спінального катетера, а також початок тромбопрофілактики після епідуральної або спінальної анестезії у хворих, які приймають антитромботичні ЛЗ →табл. 34-9.

35. Порушення мікроциркуляції

35.1. Синдром Рейно

→ ВИЗНАЧЕННЯ ТА ЕТІОПАТОГЕНЕЗ

Приступи побіління пальців рук або стоп, рідко носа та вушних раковин, під впливом холоду, емоцій або без очевидної причини. Розрізняють синдром Рейно:

1) **первинний** (застаріла назва — **хвороба Рейно** ≈80 % випадків);

2) **вторинний** (застаріла назва — **синдром Рейно**) — при інших захворюваннях і станах: системні захворювання сполучної тканини (еозинофільний фасціїт, змішане захворювання сполучної тканини, ювенільний ідіопатичний артрит, первинний біліарний цироз печінки, ревматоїдний артрит, системний червоний вовчак, системна склеродермія, антифосфоліпідний синдром, синдром Шегрена, поліміозит і дерматоміозит), захворювання судин (хвороба Бехчета, хвороба Бюргера, хвороба Такаясу, вузликовий поліартеріїт, інші варіанти васкулітів, атеросклероз [рідко], діабетична мікроангіопатія, мікроемболізація, гігантоклітинний артеріїт, гранулематозний поліангіїт [Вегенера]), експозиція, пов'язана з професійною діяльністю (вібрації і повторювальні механічні пошкодження пальців, отруєння важкими металами і вінілхлоридом, вплив холоду), куріння, вживання кокаїну, використання акрилових нігтів, захворювання крові (моноклональні та поліклональні кріоглобулінемії, кріофібриногенемія, хвороба холодових аглютинінів, множинна мієлома, лейкози і лімфоми, справжня поліцитемія, первинний тромбоцитоз, синдром внутрішньосудинного згортання), сирингомієлія, сухотка спинного мозку, синдром верхньої апертури грудної клітки, синдром зап'ястного каналу, компресійний синдром, спричинений використанням милиць (ліктьових), гепатити типу B і C, інфікування цитомегаловірусом, парвовірусом, інфекція *Mycoplasma pneumoniae*, *Helicobacter pylori*, лепра, первинна та вторинна легенева гіпертензія, артеріовенозні фістули (також діалізаційні), новоутворення, відмороження, психогенна анорексія, сімейна холодова кропив'янка, синдром Карнея (Carney); під час застосування ЛЗ (препарати алкалоїдів ріжків, β-блокатори, пероральні контрацептиви, вінкристин, блеоміцин, метотрексат, циклоспорин, інтерферон α і γ, сульфасалазин).

➡ КЛІНІЧНА КАРТИНА

Фази симптому Рейно:
1) **фаза поблідніння** (пальці, рідко усі кисті рук або стопи стають кольору крейди або блідими, як віск, що супроводжується порушеннями чутливості);
2) **фаза синюшності** (з відчуттям оніміння і болю; ця фаза часто домінує при вторинному симптомі Рейно);
3) **фаза активної гіперемії** (почервоніння, невеликий набряк, відчуття печіння шкіри та жару).

Вазомоторні симптоми при вторинному симптомі Рейно зазвичай більш виражені, ніж при первинному; часто домінує фаза синюшності, також частіше виникають виразки і некроз пучків пальців.

➡ ДІАГНОСТИКА

Діагностичні критерії

Діагноз **первинного симптому Рейно** базується на анамнезі й виключенні причин вторинного симптому Рейно. **Вторинний симптом Рейно** діагностується після виявлення основного захворювання, при якому він може розвинутись; особливо важливо провести діагностику в цьому напрямку, якщо симптом Рейно розвинувся у віці після 30-ти р., а також у чоловіків (первинний симптом Рейно спостерігається у них рідко). Раптова поява симптому Рейно в особи похилого віку без вагомої на те причини вимагає виключення онкологічного захворювання.

Диференційна діагностика

Зокрема з акроціанозом — нешкідливим порушенням вазомоторики, що включає постійне почервоніння пальців з синюшним відтінком внаслідок переповнення капілярів і венул венозною кров'ю; симптоми посилюються під впливом холоду. На відміну від синдрому Рейно, відсутня характерна послідовність (фази) вазомоторних симптомів і протікає безболісно.

→ **ЛІКУВАННЯ**

1. Загальні рекомендації: уникати дії холоду, паління тютюну, напоїв з кофеїном, не застосовувати пероральні контрацептиви і вище наведені ЛЗ.

2. Фармакологічне лікування: зазвичай при первинному симптомі Рейно не призначається; у більш тяжких випадках та при вторинних формах → лікуйте основне захворювання та призначайте **дигідропіридиновий блокатор кальцієвих каналів** довготривалої дії п/о — амлодипін, почніть з дози 2,5 мг 1×на день, поступово її підвищуйте, враховуючи ефективність та побічні дії, до 5–20 мг/добу; у разі необхідності — нітрати місцево (нітрогліцеринова мазь на руки — ефективність не доведена), або лозартан п/о 25–100 мг/добу. У випадку тяжкої ішемії пальців або появи вогнищ некрозу → дигідропіридиновий блокатор кальцієвих каналів довготривалої дії, ацетилсаліцилова кислота, низькомолекулярний гепарин у терапевтичних дозах (особливо у хворих з вторинним симптомом Рейно, супутнім до системних захворювань сполучної тканини, антифосфоліпідного синдрому), можливо стабільні аналоги простагландинів.

3. Інвазивне лікування: в окремих хворих, які не реагують на фармакотерапію, особливо тих, в яких існує загроза некрозу пальців рук, можна розглянути показання до грудної симпатектомії.

35.2. Еритромелалгія

Вазомоторне порушення — пароксизмальне розширення артеріол і артеріо-венозних анастомозів — проявляється раптовими почервонінням і потеплінням кінцівок, особливо пальців, ніж кистей рук, що супроводжується сильним пекучим болем. Зміни зазвичай симетричні, іноді з'являються також на вушних раковинах і на обличчі.

Причини: вторинні форми розвиваються при мієлопроліферативних новоутвореннях (особливо есенціальній тромбоцитемії і справжній поліцитемії), системних захворюваннях сполучної тканини, цукровому діабеті 1 або 2 типу, розсіяному склерозі, нейропатіях різної етіології, інфекційних захворюваннях (напр. СНІДі), периферичній емболії, особливо холестериновій; після застосування деяких ЛЗ (бромокриптину, ніфедипіну), перенесених травм.

Лікування: для полегшення можна застосувати охолодження і надання кінцівці припіднятого положення, слід уникати дії високих температур та інтенсивних фізичних навантажень. Деяким хворим можуть допомогти заспокійливі ЛЗ, а іноді — фармакологічна блокада нервів. У лікуванні передусім вторинних форм застосовують: ацетилсаліцилову кислоту до 100 мг/добу, індометацин, пропранолол, інгібітори зворотного захоплення серотоніну (напр. сертралін), клоназепам. У разі сильного болю можна зважити застосування в/в інфузії нітропрусиду натрію, лідокаїну або простагландину E_1.

35.3. Сітчасте ліведо

Вазомоторне порушення в шкірі кінцівок, рідше — тулуба, що характеризується постійним, нерівномірним, дифузним спазмом артеріол з розширенням переповнених дезоксигенованою венозною кров'ю венул, що утворюють синю або синьо-рожеву мозаїку на шкірі. Найчастіше, це більше косметичний дефект, ніж хвороба.

Класифікація сітчастого ліведо **за етіологією:**

1) без інших симптомів або зв'язку з іншими хворобами — фізіологічне (в основному — на нижніх кінцівках; повністю зникає після зігрівання); первинне (не залежить від зовнішньої температури); ідіопатичне — не зменшується після зігрівання (найчастіше — у жінок віком від 20-ти до 60-ти р.); при інших захворюваннях — антифосфоліпідний синдром (найчастіше), кріоглобулінемія, синдром Снеддона, справжня поліцитемія, хвороба

холодових аглютинінів, системні хвороби сполучної тканини (особливо, СЧВ), периферична емболія (холестеринова [напр., після ендоваскулярного втручання] або бактеріальна), цукровий діабет.

Діагностика: на підставі суб'єктивного і об'єктивного обстеження. У деяких випадках (напр., у хворих після епізоду венозного або артеріального тромбозу) визначте вовчаковий антикоагулянт та антикардіоліпінові антитіла для виключення антифосфоліпідного синдрому.

Лікування: не потрібне, крім можливого лікування основного захворювання. Необхідно уникати дії холоду.

36. Лімфангіт

Запалення поверхневих лімфатичних судин, що спричинене інфекцією, найчастіше внаслідок пошкодження цілісності шкіри або абсцесу.

Етіологічні фактори: найчастіше β-гемолітичні стрептококи групи А і стафілококи; інші мікроорганізми у хворих з імунодефіцитами (грамнегативні бактерії, анаероби) та у випадку кусаних ран (*Pasteurella multocida*). У регіонах, ендемічних щодо філяріозу (переважно Східна Азія), найчастіше — нематоди (філяріоз).

Клінічна картина: можуть спостерігатися підвищена температура тіла, озноб, на шкірі — лінійні нерівної форми почервоніння, що тягнуться від вогнища інфекції в напрямку до регіонарних лімфатичних вузлів, які можуть бути збільшеними та болісними. Нелікований лімфангіт може призвести до лімфедеми і сепсису.

Діагностика: на підставі клінічної картини. Необхідно провести диференційну діагностику з флебітом поверхневих вен та контактним дерматитом.

Лікування: антибіотикотерапія, часто емпірична, зазвичай — пеніцилін, стійкий до β-лактамази (напр., клоксацилін) або пеніцилін з інгібітором β-лактамаз, або цефалоспорини II чи III покоління, для п/о застосування.

Ускладнення: сепсис, абсцеси лімфатичних вузлів, лімфатичний набряк (особливо при рецидивах).

37. Лімфатичний набряк

Набряк тканин, передусім підшкірної клітковини, внаслідок застою лімфи, що спричинений вродженою вадою або набутим пошкодженням лімфатичних судин. Застій лімфи призводить до хронічного запального процесу різного ступеня вираженості з супутніми гіпертрофією шкіри та підшкірної клітковини.

Хронічні лімфатичні набряки поділяють на первинні та вторинні. Причиною **первинних набряків** є виключно зміни в лімфатичних судинах, **вторинні набряки** є результатом пошкодження лімфатичної системи при інших захворюваннях. Також запропоновано поділ первинних лімфатичних набряків на вроджені і набряки після досягнення статевої зрілості; в обох випадках можна виділити набряки сімейні і спорадичні.

Класифікація за етіологією: лімфатичні набряки: вроджені, паразитарні (філяріоз); післязапальні (ускладнення дерматиту, васкуліту і лімфаденіту); після хірургічного лікування і/або променевої терапії новоутворень (молочної залози [10–40 % оперованих], статевих органів та ін.); після операцій на судинах; посттравматичні; венозно-лімфатичні набряки при хронічній венозній недостатності; ідіопатичні, вторинні, які супроводжують патологічне ожиріння і масивні жирові набряки. Іноді лімфатичний набряк може бути маніфестацією ураження лімфатичних вузлів пухлинним процесом (злоякісний лімфатичний набряк).

Клінічна картина: лімфатичний набряк внаслідок лімфаденектомії або інфекції зазвичай розвивається через кілька місяців або навіть років тривання прихованого періоду. Спочатку тістоподібний та податливий до натискання, з часом, зазвичай, стає твердішим. У хворих із проксимальним пошкодженням лімфатичної системи (напр. після лімфаденектомії) набряк, особливо на ранній стадії, може уражати виключно проксимальну частину кінцівки і прилеглий квадрант тулуба (плече і/або грудну залозу, стегно і/або зовнішні статеві органи). Симптоми, що характерні для лімфедеми нижньої кінцівки: шкіра передньої частини стопи і основи другого пальця стопи стає твердою, що унеможливлює формування складки шкіри, набряк пальців стоп (у вигляді сосисок). З наростанням набряку збільшується схильність до рецидивуючих бактеріальних інфекцій шкіри та підшкірної клітковини (дерматолімфангіт). Поступово може розвинутися значна деформація ураженої кінцівки (слоновість). **Клінічні стадії** запущеності лімфатичного набряку: 0 — порушений транспорт лімфи без видимого набряку, 1 — набряк зникає після підйому кінцівки або після нічного відпочинку, 2 — набряк повністю не зникає після підйому кінцівки, 3 — тривалий набряк, з трофічними змінами шкіри і деформацією кінцівки.

Діагностика: у більшості випадків — на підставі клінічної картини. Якщо потрібно, призначається лімфосцинтиграфія. При диференційній діагностиці корисним може бути виконання МРТ або КТ. При проведенні диференційної діагностики врахуйте: набряк підшкірно-жирової клітковини (майже виключно у жінок, «колоноподібні ноги» — симетричне накопичення жирової тканини на ногах, за винятком стоп), набряк при венозній недостатності, позиційний набряк внаслідок довготривалого перебування у позиції сидячи або стоячи в особи без венозної недостатності, міксоматозний набряк при гіпотиреозі, претибіальна мікседема при захворюванні Грейвса-Базедова, циклічний ідіопатичний набряк, набряк при запущеній серцевій недостатності, при гіпоальбумінемії, запальний, посттравматичний, вроджені та набуті судинні мальформації, гіпертрофія кінцівок, новоутворення.

Лікування: основний метод — комплексне лікування, що включає техніки лімфодренажу, компресійні пов'язки і дренажну гімнастику. При лікуванні можна також використовувати пневматичну компресію. У випадках, стійких до компресійного лікування, добрі результати дає ліпосакція. Протипоказання: гостре запалення шкіри та підшкірної клітковини, гострий тромбоз глибоких вен нижніх кінцівок, декомпенсована застійна серцева недостатність. Після завершення початкового інтенсивного лікування хворі повинні впродовж дня носити компресійні панчохи або рукави відповідного ступеня компресії; іноді необхідне накладання пов'язок на кінцівку на ніч. Ускладнене зараження шкіри та підшкірної клітковини слід лікувати емпірично антибіотиком (напр. пеніцилін, стійкий до дії β-лактамаз, із інгібітором β-лактамаз), зазвичай ареципамам інфекції окрім ретельного догляду за шкірою та уникання травм, може бути необхідним профілактичне застосування антибіотику, напр., бензатин бензилпеніциліну (1,2 млн. Од, в/м) кожні 2–3 тиж. впродовж 1-го року або довше.

1. Дихальна недостатність

Дихальна недостатність — це стан, при якому порушення функції дихальної системи погіршують газообмін у легенях та призводять до гіпоксемії (зниження парціального тиску кисню у артеріальній крові [PaO_2] <60 мм рт. ст. [8,0 кПа]) або гіперкапнії (підвищення парціального тиску вуглекислого газу [$PaCO_2$] >45 мм рт. ст. [6,0 кПа]). Розрізняють гіпоксемічну недостатність (без гіперкапнії — часткову; тип 1) та гіпоксемічно-гіперкапнічну (тотальну; тип 2).

Гіпоксемія

1. Механізми розвитку гіпоксемії

1) невідповідність альвеолярної вентиляції до легеневої перфузії:

   а) зниження альвеолярної вентиляції (напр., внаслідок ателектазу або заповнення альвеол рідиною) при незміненій чи незначно зменшеній легеневій перфузії → зниження парціального тиску кисню у альвеолярному повітрі → погіршена оксигенація крові, що відтікає від альвеол → у легеневих венах добре оксигенована кров з ділянок легень, які достатньо вентилюються, змішується з менш оксигенованою кров'ю, яка відтікає від недостатньо вентильованих ділянок легень → зниження парціального тиску кисню у легеневих венах, лівому передсерді, лівому шлуночку та у артеріях системного кола кровообігу;

   б) погіршення легеневої перфузії при збереженій вентиляції — найчастіше внаслідок легеневої емболії або шоку;

2) шунтування неоксигенованої крові:

   а) внутрішньолегеневе — якщо кровоток у ділянці легені, яка позбавлена вентиляції та газообміну збережений (напр., внаслідок обтурації дихальних шляхів або наповнення альвеол рідиною), то неоксигенована кров відтікає від цієї ділянки до легеневих вен, де змішується з оксигенованою кров'ю, що відтікає від достатньо вентильованих альвеол. Чим більша частка неоксигенованої крові, тим більш виражена гіпоксемія та слабший ефект при застосуванні оксигенотерапії без використання механічної вентиляції легень з позитивним тиском.

   б) позалегеневе — сполучення поміж системним і малим колом кровообігу (ціанотичні вади серця та великих судин) призводять до гіпоксемії, що слабо реагує на оксигенотерапію;

3) порушення альвеолярно-капілярної дифузії — внаслідок потовщення аерогематичного бар'єру та погіршення його проникності для кисню, спричиненого інтерстиційними змінами у легенях;

4) зменшення парціального тиску кисню у дихальній газовій суміші — перебування на великій висоті (зниження атмосферного тиску).

2. Наслідки гіпоксії

1) гіпоксія тканин → анаеробний метаболізм → лактацидоз → смерть клітин → поліорганна недостатність → смерть;

2) компенсаторні реакції (тимчасові, зникають при довготривалій незначній гіпоксемії) — тахікардія, підвищення артеріального тиску, збільшення серцевого викиду, гіпервентиляція;

3) легенева гіпертензія — внаслідок рефлекторного спазму легеневих артеріол та збільшення їх опору; постійна, внаслідок перебудови стінок легеневих судин;

4) правошлуночкова серцева недостатність — перевантаження, гіпертрофія та недостатність правого шлуночка внаслідок вторинної легеневої гіпертензії, яка виникає у відповідь на гіпоксемію, спричинену хворобою дихальної системи («легеневе серце»);

5) вторинний еритроцитоз (поліцитемія) — хронічна гіпоксемія активує синтез еритропоетину в нирках та посилює еритропоез;

6) пальці у вигляді барабанних паличок і гіпертрофічна остеоартропатія →розд. 1.32.2.

Гіперкапнія

1. Механізм розвитку гіперкапнії: вирішальне значення має альвеолярна гіповентиляція, оскільки пропускна здатність аерогематичного бар'єру для CO_2 у ≈20 разів краща, у порівнянні з O_2; у зв'язку з цим потовщення або погіршення проникності цього бар'єру та зменшення легеневої перфузії не мають настільки значного впливу на обмін CO_2 між повітрям і кров'ю, як у випадку O_2.

2. Причини гіповентиляції

1) **збільшення навантаження на дихальну систему (роботи дихання):**

   а) **підвищення опору дихальних шляхів для руху повітря** — порушення прохідності верхніх дихальних шляхах (стороннє тіло, набряк гортані, втрата свідомості), обструкція нижніх дихальних шляхів (спазм гладких м'язів бронхів та набряк слизової оболонки — ХОЗЛ, астма, обтурація бронхів виділеннями або пухлиною), синдром обструктивного апное сну;

   б) **зменшення податливості легень** — заповнення альвеол рідиною (набряк легень, внутрішньоальвеолярна кровотеча), запалення легень, інтерстиціальні захворювання легень, ателектаз, динамічна гіперінфляція (в основному при ХОЗЛ), забій легені (екстравазація крові); рідина у плевральній порожнині (порожнинах), пневмоторакс;

   в) **зменшення податливості грудної клітки** — значне ожиріння, високе стояння діафрагми (здуття кишківника, асцит, парез діафрагми); деформації, травми та пухлини стінки грудної клітки;

   г) **вимушене збільшення хвилинної вентиляції** (відносна гіповентиляція) — шок, гіповолемія, сепсис, тромбоемболія легеневої артерії;

2) **порушення функції дихальних м'язів і нервової системи:**

   а) **зменшення активності дихального центру** — передозування ЛЗ (опіоїдів і снодійних) або наркотиків, пошкодження стовбуру мозку, апное сну центральної етіології, міксематозна кома;

   б) **порушення нервової та нервово-м'язової провідності** — пошкодження діафрагмальних нервів, травми шийного або грудного відділу спинного мозку, синдром Гієна-Барре, міастенічний криз, правець, отруєння ботулотоксином, міорелаксанти, гостра інтермітуюча порфірія, бічний аміотрофічний склероз, розсіяний склероз;

   в) **слабкість дихальних м'язів** — перевантаження (збільшення роботи дихання), електролітні порушення (гіпокаліємія, гіпомагніємія, гіпофосфатемія), ацидоз, гіпотрофія, гіпоксія, шок, захворювання м'язів;

3) **збільшення вентиляції фізіологічного мертвого простору:**

   а) збільшення залишкового об'єму газу в дихальних шляхах, які не беруть участі в газообміні (анатомічного мертвого простору);

   б) збільшення альвеолярного мертвого простору внаслідок зростання внутрішньо-альвеолярного тиску вище перфузійного тиску та/або внаслідок роздування альвеол.

3. Наслідки гіперкапнії

1) дихальний ацидоз →розд. 19.2.2;

2) біль голови та порушення свідомості — сплутаність свідомості, патологічна сонливість та гіперкапнічна кома — пов'язані з розширенням мозкових судин та підвищенням внутрішньочерепного тиску;

3) респіраторний драйв, залежний від гіпоксемії — хронічна дихальна недостатність та гіперкапнія призводять до зменшення чутливості дихального

центру довгастого мозку та моста до підвищення парціального тиску CO_2. В такій ситуації дихальний центр стимулюється в основному імпульсами з хеморецепторів, чутливих до PaO_2; які знаходяться в сонних клубочках та дузі аорти. У даному випадку занадто агресивна киснева терапія і підвищений PaO_2 зменшують активність дихального центру і призводять до гіповентиляції та посилення гіперкапнічної дихальної недостатності, яка призводить до коми.

1.1. Гостра дихальна недостатність

→ ВИЗНАЧЕННЯ ТА ЕТІОПАТОГЕНЕЗ

Гостра дихальна недостатність розвивається швидко та є потенційно зворотною.

Гострий респіраторний дистрес синдром (*acute respiratory distress syndrome* — **ГРДС, ARDS**) — критерії (відповідно до Берлінського визначення, 2012):

1) маніфестація — впродовж тижня від початку захворювання, або появи чи посилення суб'єктивних симптомів з боку дихальної системи;

2) патологічні зміни при візуалізаційних обстеженнях легень (РГ або КТ) — двосторонні затемнення, які не можна пояснити наявністю рідини у плевральних порожнинах, ателектазом чи наявністю вузликових змін;

3) причину набряку легень — дихальну недостатність не можна повністю пояснити серцевою недостатністю та гіпергідратацією; якщо відсутні фактори ризику ГРДС →нижче, потрібна об'єктивна оцінка (напр. ехокардіографічна), щоб виключити гідростатичний набряк;

4) оксигенація артеріальної крові, яку оцінено на підставі співвідношення PaO_2 до вмісту кисню у дихальній суміші, що можна представити у вигляді десяткового дробу (FiO_2) (у здорової особи, котра дихає атмосферним повітрям: $PaO_2 = 97$ мм рт. ст.; $FiO_2 = 0,21$; $PaO_2/FiO_2 = 470$ мм рт. ст.; на висоті >1000 метрів над рівнем моря використайте формулу $PaO_2/FiO_2 \times$ атмосферний тиск у мм рт. ст./760) при механічній вентиляції легень. На цій основі диференціюють ГРДС (ARDS):

   а) легкий — 200 мм рт. ст. <PaO_2/FiO_2 ≤300 мм рт. ст. при позитивному тиску в кінці видиху (*positive end expiratory pressure* — PEEP) або постійному позитивному тиску в дихальних шляхах (*continous positive airway pressure* — CPAP) ≥5 см H_2O (механічна вентиляція при легкому ГРДС може бути неінвазивною);

   б) помірної важкості — 100 мм рт. ст. <PaO_2/FiO_2 ≤200 мм рт. ст., при PEEP ≥5 см H_2O;

   в) важкий — PaO_2/FiO_2 ≤100 мм рт. ст., при PEEP ≥5 см H_2O.

Причини гострої гіпоксемії:

1) дифузні зміни в легенях:

   а) набряк легень — спричинений: підвищенням гідростатичного тиску у легеневих судинах (лівошлуночкова недостатність, гіпергідратація); підвищенням проникності аерогематичного бар'єру (ГРДС, утоплення, після реперфузії легені [після трансплантації легені або ліквідації артеріальної емболії]); нез'ясованої або поєднаної етіології (декомпресійний [після декомпресії пневмотораксу], постобтураційний [після усунення причини ателектазу], нейрогенний, після інсульту, після застосування токолітиків);

   б) альвеолярна кровотеча — васкуліти та захворювання сполучної тканини (→розд. 3.14.4), геморагічний діатез (зокрема ДВЗ-синдром);

2) вогнищеві зміни у легенях — запалення легень з важким перебігом, ателектаз (у т. ч. як наслідок обтурації дихальних шляхів стороннім тілом, пухлиною або виділеннями), травми легень;

3) захворювання плеври — пневмоторакс (особливо напружений або масивний), велика кількість рідини у плевральній порожнині;

4) зменшення легеневого кровотоку — емболія легеневої артерії, шок.

Причини гострої гіповентиляції →вище.

Причини ГРСД, ідентичні з факторами ризику:

1) **легеневі** — аспірація шлункового вмісту, пневмонія, травма грудної клітки та забій легені, вдихання диму або токсичних речовин, опромінення грудної клітки, баротравма при механічній вентиляції легень, утоплення, васкуліт легеневих судин;

2) **позалегеневі** — сепсис, шок, гострий панкреатит, політравма, численні переломи (жирова емболія), масивні опіки, черепно-мозкова травма та підвищений внутрішньочерепний тиск, масивна гемотрансфузія (гостре постхрансфузійне пошкодження легень — TRALI [*transfusion related acute lung injury*]), ускладнення при вагітності (еклампсія, емболія навколоплідними водами), синдром розпаду пухлини, стан після проведення екстракорпорального кровообігу, постмедикаментозні реакції та отруєння ліками.

Патогенез ГРДС: неконтрольований запальний процес → пошкодження аерогематичного бар'єру (ендотелію судин та пневмоцитів) → транссудація збагаченої білком та форменними елементами крові рідини у просвіт альвеол (формування гіалінових мембран) → руйнування та зниження синтезу сурфактанту → спадіння та набряк альвеол (ексудативна стадія), руйнування стінок альвеол внаслідок запального набряку → порушення газообміну та зниження податливості легень → дихальна недостатність (домінує гіпоксемія) і легенева гіпертензія (гостра). На 2-й або 3-й тиждень формується грануляційна тканина (стадія проліферації), у подальшому можливе відновлення пошкоджених клітин або синтез колагену фібробластами (стадія фіброзу).

→ **КЛІНІЧНА КАРТИНА ТА ПРИРОДНИЙ ПЕРЕБІГ**

Суб'єктивні симптоми: задишка; залежно від причини можуть також виникати: кашель, гарячка, біль в грудній клітці, кровохаркання та інші симптоми. **Об'єктивні симптоми:** симптоми гіпоксії (ціаноз, тахікардія, тахіпное) та симптоми основного захворювання (непрохідність верхніх дихальних шляхів, обтурація бронхів, набряк легень, запальний інфільтрат, ателектаз, пневмоторакс, гідроторакс тощо); інколи можна спостерігати посилену роботу додаткових дихальних м'язів та парадоксальні дихальні рухи стінок грудної клітки та живота. Без лікування гостра дихальна недостатність часто призводить до смерті.

→ **ДІАГНОСТИКА**

1. Виключіть інші, крім дихальної недостатності, можливі причини задишки →розд. 1.17.

2. Визначте **причину** гострої дихальної недостатності (→вище); насамперед:

1) **оцініть дихальну систему** — шукайте симптоми непрохідності верхніх та важкої обтурації нижніх дихальних шляхів, ателектазу, запалення легень, пневмотораксу, рідини в плевральних порожнинах;

2) **оцініть систему кровообігу** — з'ясуйте, чи присутній кардіогенний набряк легень →табл. 2.19-5 або тромбоемболія легеневої артерії →розд. 2.33.2;

3) **виключіть або діагностуйте сепсис** →розд. 18.8; якщо діагностовано сепсис — знайдіть його причину.

Допоміжні дослідження

1. Пульсоксиметрія: зниження SpO_2.

2. Лабораторні дослідження:

1) газометрія крові — гіпоксемія, у частині випадків гіперкапнія і ацидоз;

2) загальний аналіз периферичної крові та біохімічне дослідження — наявність порушень, у залежності від етіології.

3. Мікробіологічні дослідження: оскільки частою причиною є інфекції, намагайтеся виявити етіологічний чинник (призначте дослідження матеріалу з дихальних шляхів [напр., отриманого при бронхофіброскопії], посіви крові).

4. Візуалізаційні дослідження: РГ грудної клітки — зміни в залежності від етіології (запальні інфільтрати в легенях, ателектаз, пневмоторакс, гідроторакс; при ГРДС неспецифічна картина набряку легень — дифузні затемнення та альвеолярна консолідація з повітряною бронхограмою, що поширюється з периферії легень до коренів). **КТ грудної клітки** — типовою, хоч і неспецифічною, ознакою ГРДС на КТВР вважають симптом «нерівної бруківки» (*crazy paving*). **УЗД грудної клітки** — застосовують у диференційній діагностиці причин гострої дихальної недостатності.

5. ЕКГ: можуть з'являтись ознаки ішемії міокарду →розд. 25.1.1 та легеневої гіпертензії →розд. 2.21.

Діагностичні критерії

→ визначення дихальної недостатності і ГРДС

➡ ЛІКУВАННЯ

1. Відновлення прохідності дихальних шляхів спочатку мануальне →розд. 2.1, розд. 23.8, при необхідності — інтубація →розд. 24.19.1, або введення рото-глоткового повітроводу →розд. 24.19.2 чи іншого засобу →розд. 24.19.3 і розд. 24.19.4, конікотомія →розд. 24.19.5, трахеотомія (метод вибору при масивному набряку гортані та пролонгованій ШВЛ). Дії при аспірації →розд. 23.3.

2. Оксигенотерапія для лікування гіпоксемії →розд. 24.21, в режимі за потребою з високою концентрацією кисню у дихальній суміші (за потреби 100 %).

3. Штучна вентиляція легень (ШВЛ): інвазивна або неінвазивна; якщо оксигенотерапія не коригує гіпоксемії, залишається необхідність у застосуванні високого вмісту кисню в дихальній суміші, або утримується значна гіповентиляція та гіперкапнія (при ГРДС розпочніть раніше, до появи розгорнутої рентгенологічної картини чи виснаження дихальних м'язів); якщо неефективна → слід зважити екстракорпоральну респіраторну підтримку (ECLA чи ECMO).

4. Лікування залежить від причини дихальної недостатності:

1) фармакологічне — напр. антибіотикотерапія при інфекції. На ранній фазі ГРДС середньої та важкої стадії (PaO$_2$/FiO$_2$ <200 мм рт. ст.) рекомендується застосування метилпреднізолону (1 мг/кг/д в/в, якщо лікування розпочалося впродовж першого тижня, та 2 мг/кг — якщо впродовж другого тижня після початку ГРДС; через 2 тижні після початку захворювання препарат повільно відміняється протягом наступних 6–14 днів; протипоказаний у випадку грипу).

2) інвазивне — напр., декомпресія пневмотораксу →розд. 3.20, дренування плевральної порожнини →розд. 24.8.

5. Дихальна фізіотерапія: у т. ч., постуральний дренаж →розд. 24.20.

6. Харчування: дієта, що запобігає гіпотрофії, із зменшенням частки вуглеводів, для зниження утворення CO$_2$.

➡ УСКЛАДНЕННЯ

Наслідки гіпоксемії →розд. 3.1 та гіперкапнії →розд. 3.1; кровотеча з верхніх відділів травного тракту — із стресових виразок, або внаслідок геморагічного гастриту (проводьте профілактику →розд. 4.6.1), венозна тромбоемболічна хвороба (проводьте профілактику →розд. 2.33.3).

1.2. Хронічна дихальна недостатність

Хронічна дихальна недостатність розвивається поступово (хоча перебіг часто із загостреннями) і не є повністю зворотною.

Причини:

1) хвороби, що супроводжуються бронхообструкцією — ХОЗЛ, бронхоектатична хвороба, муковісцидоз;

2) хронічні інтерстиціальні захворювання легень — у т. ч. ідіопатичний фіброз легень, саркоїдоз, пневмоконіози, постзапальний фіброз та цироз (після перенесеного туберкульозу або інших [не туберкульозних] запалень легень);

3) пухлини органів дихання первинні та метастатичні;

4) деформації грудної клітки (найчастіше значний кіфосколіоз);

5) екстремальне ожиріння;

6) захворювання нервової системи та м'язів — бічний аміотрофічний склероз, розсіяний склероз, хвороба Паркінсона, хронічні полінейропатії, хронічне посттравматичне пошкодження діафрагмальних нервів або шийного чи грудного відділу спинного мозку, хронічні міопатії (м'язові дистрофії);

7) захворювання серцево-судинної системи — хронічна тромбоемболія легеневої артерії, ціанотичні вади серця та великих судин, хронічна серцева недостатність.

1. Суб'єктивні симптоми: задишка при навантаженні або в спокої та зниження толерантності до фізичного навантаження; сонливість і головний біль (при гіперкапнії); інші симптоми основного захворювання (напр., відкашлювання мокроти при ХОЗЛ).

2. Об'єктивні симптоми: наслідки гіпоксемії (тахіпное, тахікардія, ціаноз, пальці у вигляді барабанних паличок, симптоми правошлуночкової серцевої недостатності →розд. 2.19.1); розширення кровоносних судин, викликане гіперкапнією — почервоніння кон'юнктиви та шкіри; ознаки підвищеної роботи дихальних м'язів — їх гіпертрофія, інспіраторне положення грудної клітки; симптоми основного захворювання.

Діагноз ставиться на основі затяжного перебігу хвороби та результатів газометрії (→ визначення дихальної недостатності). Для встановлення причини і заавансованості зробіть РГ обстеження грудної клітки, спірометрію та газометрію крові, а інші додаткові обстеження в залежності від хвороби, яку підозрюєте. Для оцінки наслідків хронічної дихальної недостатності, зробіть загальний аналіз периферичної крові (для виявлення поліцитемії →розд. 15.6), ЕКГ та, можливо, ехокардіографію (для виявлення ознак легеневої гіпертензії →розд. 2.21 та недостатності правого шлуночку →розд. 2.19.1). При диференційній діагностиці розгляньте інші причини хронічної задишки →розд. 1.17.

1. Оксигенотерапія: при загостреннях (у лікарні →розд. 24.21) та довготривала (у домашніх умовах →розд. 24.21, покази →розд. 24.21).

2. Пролонгована ШВЛ (найкраще у домашніх умовах) — в особливих випадках (переважно нервово-м'язові захворювання та ХОЗЛ), при можливості — неінвазивна. Увага: часто важко відрізнити загострення хвороби від її прогресування аж до термінальної стадії. У другій ситуації інвазивне лікування і ШВЛ не приносять очікуваного ефекту, наражаючи пацієнта на страждання. Тому рішення про початок або відмову від інвазивного лікування завжди повинен приймати (враховуючи бажання хворого та його родини) консиліум лікарів, добре поінформованих щодо перебігу захворювання та ефективності лікування, яке проводилось перед наростанням дихальної недостатності.

3. Харчування: дієта, що попереджує розвиток гіпотрофії, зі зниженим вмістом вуглеводів (з метою зниження синтезу CO_2).

4. Реабілітація: в залежності від причини дихальної недостатності — дихальна фізіотерапія (в т. ч. постуральний дренаж →розд. 24.20), загальнозміцнюючі тренування (динамічна реабілітація, фізичні вправи) і навчання пацієнта та його родичів.

5. Лікування основного захворювання.

→ УСКЛАДНЕННЯ

1. Легенева гіпертензія →розд. 2.21: лікування — оксигенотерапія.

2. Правошлуночкова серцева недостатність →розд. 2.19.1: лікування — оксигенотерапія, обережне застосування діуретичної терапії (відновлюйте дефіцит калію та магнію).

3. Вторинний еритроцитоз (поліцитемія) та синдром підвищеної в'язкості крові: при появі симптомів ішемії центральної нервової системи, тромбозу або при гематокриті >55 % → проведіть кровопускання (одноразово 300 мл з одночасним переливанням 300 мл поліелектролітних розчинів або розчину Рінгера; повторіть при потребі); проводьте довготривалу оксигенотерапію.

4. Венозна тромбоемболічна хвороба: проводьте профілактику при загостреннях дихальної недостатності та гіподинамії →розд. 2.33.3.

5. Гіпотрофія та кахексія.

2. Запалення слизової оболонки носа (риніт) і навколоносових пазух (синусит)

→ ВИЗНАЧЕННЯ ТА ЕТІОПАТОГЕНЕЗ

Запальний процес слизової оболонки порожнини носа та навколоносових пазух (попереднє визначення: «запалення навколоносових пазух»). Розрізняють запалення:

1) **гостре** (триває <12 тиж.; симптоми зникають повністю) **вірусне** (застуда; зазвичай, триває <7 днів) та **невірусне** (симптоми наростають після 5 днів, або тривають ≥10 днів, але <12 тиж.);

2) **хронічне** (триває ≥12 тиж.) з **носовими поліпами або без них.**

У розвитку запального процесу слизових оболонок носа відіграє роль складна взаємодія між запальними клітинами, блокування устя навколоносових пазух, порушення мукоциліарного транспорту та ураження кісткових структур навколоносових пазух. Причини блокування устя навколоносових пазух: алергічний або неалергічний риніт, інфекції, анатомічні аномалії порожнини носа (напр. викривлення носової перетинки), інше. Етіологічні чинники гострого запального процесу: риновіруси (до 50 %), інші віруси, *S. pneumoniae*, *H. influenzae*, *M. catarrhalis*, рідше — інші бактерії або грибки.

➜ КЛІНІЧНА КАРТИНА ТА ПРИРОДНИЙ ПЕРЕБІГ

1. Суб'єктивні симптоми: виділення водянистого, слизового або гнійного секрету з носа, закладення носа, стікання виділень по задній стінці глотки, що часто провокує кашель, порушення нюху, головний біль або відчуття розпирання у ділянці ураженої пазухи.

2. Об'єктивні симптоми: гарячка або субфебрилітет, гіперемія та набряк слизової оболонки, виділення з носа та по задній стінці глотки, підвищена чутливість ділянки над ураженою пазухою при пальпації. Забарвлення виділень та гарячка не дають можливості диференціювати вірусну або бактеріальну етіологію.

3. Природний перебіг: гостре запалення, зазвичай минає самостійно (покращення настає вже через 48 год); хронічне запалення перебігає з фазами ремісії та загострень. Погіршення після 5 днів хвороби чи стійкість симптомів >10 днів може свідчити про бактеріальну суперінфекцію.

➜ ДІАГНОСТИКА

Допоміжні дослідження

1. Лабораторні дослідження: при бактеріальній етіології — прискорене ШОЕ і лейкоцитоз.

2. Візуалізаційні дослідження: покази — хронічний запальний процес або при підозрі ускладнень. **КТ навколоносових пазух** (рідше — РГ) — відсутність повітряності, рідина у пазусі, потовщення або поліпи слизової оболонки, анатомічні зміни, які сприяють запальному процесу, ускладнення. **МРТ** — для діагностики грибкової інфекції або пухлин.

3. Мікробіологічні дослідження: напр. рідина, що отримана під час пункції пазухи, у випадку неефективності антибіотикотерапії.

4. Інші дослідження: при діагностиці причин та ускладнень — передня риноскопія, ендоскопічне обстеження порожнини носа та навколоносових пазух, дослідження, що стосуються алергії, імунодефіцитів та муковісцидозу.

Диференційна діагностика

Захворювання, при яких проводиться диференційна діагностика риніту →розд. 17.3, інші причини головного болю →розд. 1.4, інші причини хронічного кашлю →розд. 1.23.

➜ ЛІКУВАННЯ

1. Лікування гострого запалення: алгоритм дій →рис. 2-1. Колір виділення з носа і наявність лихоманки не допомагають диференціонувати вірусної інфекції від бактеріальної.

1) **промивання носової порожнини** ізотонічним або гіпертонічним розчином NaCl (заспокоює симптоми);

2) **НПЗП** з метою зменшення запалення і болю голови;

3) **інтраназальні ГК** (1–2 вприскування в кожну ніздрю 1–2×на день);

4) **антибіотики** (не застосовуйте рутинно; покази →рис. 2-1) — амоксицилін (препарат першого вибору) 1,5–2 г кожні 12 год впродовж 7–10 днів; при гіперчутливості до пеніцилінів призначте левофлоксацин (500 мг 1×на день) або моксифлоксацин (400 мг 1×на день) або макроліди (напр., кларитроміцин 0,5 г кожні 12 год, або азитроміцин 0,25–0,5 г/добу впродовж 3 днів чи 2 г одноразово). У випадку неефективності лікування чи рецидиву → амоксицилін з клавуланатом (доза амоксициліну 1,5–2 г кожні 12 год впродовж 10 днів);

5) **деконгестанти** — зменшують симптоми, але не впливають на перебіг захворювання; інтраназально (<5–7 днів, з огляду на ризик розвитку медикаментозного риніту) або п/о (псевдоефедрин; може викликати, зокрема,

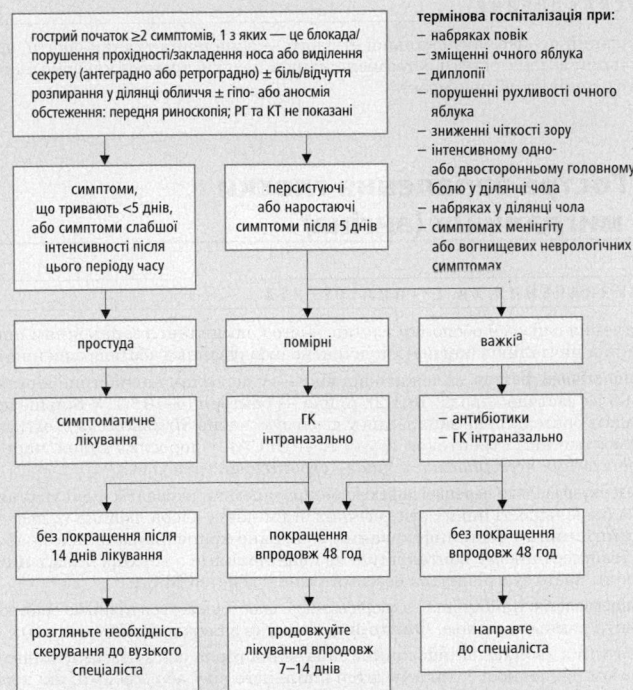

гострий початок ≥2 симптомів, 1 з яких — це блокада/
порушення прохідності/закладення носа або виділення
секрету (антеградно або ретроградно) ± біль/відчуття
розпирання у ділянці обличчя ± гіпо- або аносмія
обстеження: передня риноскопія; РГ та КТ не показані

термінова госпіталізація при:
– набряках повік
– зміщенні очного яблука
– диплопії
– порушенні рухливості очного
  яблука
– зниженні чіткості зору
– інтенсивному одно-
  або двосторонньому головному
  болю у ділянці чола
– набряках у ділянці чола
– симптомах менінгіту
  або вогнищевих неврологічних
  симптомах

симптоми,
що тривають <5 днів,
або симптоми слабшої
інтенсивності після
цього періоду часу

персистуючі
або наростаючі
симптоми після 5 днів

простуда

помірні

важкі[a]

симптоматичне
лікування

ГК
інтраназально

– антибіотики
– ГК інтраназально

без покращення після
14 днів лікування

покращення
впродовж 48 год

без покращення
впродовж 48 год

розгляньте необхідність
скерування до вузького
спеціаліста

продовжуйте
лікування впродовж
7–14 днів

направте
до спеціаліста

[a] критерії тяжкого перебігу гострого риносинуситу (≥3-х з нижче наведених): гнійний секрет
(у більшій кількості з однієї сторони), гострий місцевий біль (більш виражений з однієї сторони),
гарячка >38 °C, пришвидшення ШОЕ і/або підвищений рівень СРБ, погіршення після слабко
вираженої фази захворювання

Рис. 2-1. Алгоритм дій при гострому запаленні слизової оболонки носа та приносових пазух (на осно-
ві рекомендацій EPOS, модифіковані).

біль голови, безсоння, розширення зіниць, підвищення артеріального
тиску) →розд. 17.3;

6) **антигістамінні препарати** — тільки у пацієнтів з алергією. Пероральні
препарати, які містять антигістамінний засіб і деконгестант, зменшують
симптоми вірусного риніту.

2. Лікування хронічного запалення:

1) тактика немедикаментозного лікування — як при гострому запаленні;

2) інтраназальні ГК (лише ЛЗ з доведеною ефективністю; препарати та до-
зування →розд. 17.3); при виражених симптомах у пацієнтів з поліпами
носа можете застосувати пероральні ГК (напр., метилпреднізолон 32 мг
1×на день) протягом 6–7 днів;

3) антигістамінні препарати — можуть бути застосованими у пацієнтів з су-
путньою алергією;

4) якщо консервативна терапія не приносить полегшення → розгляньте
необхідність хірургічного втручання (функціональна ендоскопічна рі-
носинусохірургія [*functional endoscopic sinus surgery* — FESS]).

→ **УСКЛАДНЕННЯ**

Запальний процес бактеріальної етіології → запалення тканин орбіти, орбітальний абсцес, остит і остеомієліт стінок пазухи, тромбоз кавернозного синусу, менінгіт, абсцес мозку.

3. Гостре запалення глотки та мигдаликів (ангіна)

→ **ВИЗНАЧЕННЯ ТА ЕТІОПАТОГЕНЕЗ**

Запалення слизової оболонки глотки, часто у поєднанні з запаленням піднебінних мигдаликів (ангіна), спричинене інфікуванням або подразненням.

1. Етіологічний фактор: залежить від віку — у дорослих найчастіше віруси (90–95 %; застуда →розд. 18.1.2), рідше — бактерії (5–10 %). У більшості випадків бактеріальне запалення у дітей зумовлене *Streptococcus pyogenes* (β-гемолітичний стрептокок групи А — БГСА), у дорослих також часто *Fusobacterium necrophorum*; рідше — стрептококи груп C і G.

2. Резервуар і шляхи передачі інфекції: резервуаром та джерелом інфікування БГСА (та більшості інших етіологічних чинників) є хвора людина (рідко — безсимптомний носій), інфікування повітряно крапельним шляхом, або при безпосередньому контакті (у т. ч. з виділеннями з верхніх дихальних шляхів). Часто зустрічається безсимптомне носійство БГСА.

3. Епідеміологія: найбільша захворюваність спостерігається пізньою осінню, взимку і ранньою весною. **Фактори ризику** (в залежності від етіології):

1) контакт з хворим на інфекційне запалення горла або з безсимптомним носієм (включно з батьками дітей шкільного віку або особами, які контактують з такими дітьми) — БГСА;

2) вік: 5–15 років — БГСА, діти та молодь — інфекційний мононуклеоз (EBV); дорослі — *F. necrophorum*;

3) оральний секс — *N. gonorrhoeae;*

4) імунодефіцит.

4. Інкубаційний період та період заразливості

1) **вірусне запалення** — інкубаційний період 1–6 днів; контагіозний період (період заразливості) — 1–2 дні перед появою симптоматики і до 3 тиж. після (в залежності від етіології). Інфікування відбувається у ≈2/3 осіб, які контактують з хворим у домашніх умовах.

2) **стрептококове запалення (БГСА)** — інкубаційний період від 12 год до 4 днів; заразливості період — 24 год від початку ефективної антибіотикотерапії або ≈7 днів після зникнення симптомів, якщо антибіотики не використовувались. Ймовірність зараження домочадців ≈25 %.

3) **запалення, зумовлене *F. necrophorum*** — інкубаційний період не відомий.

→ **КЛІНІЧНА КАРТИНА**

В залежності від етіологічного чиннику.

1. Стрептококове запалення (БГСА): раптовий початок, сильний біль у горлі при ковтанні, біль голови, інколи біль у животі, нудота і блювання (частіше у дітей); гарячка (>38 °C), запалення горла та піднебінних мигдаликів (яскраво-червона або криваво-червона слизова оболонка, набряк), чітко

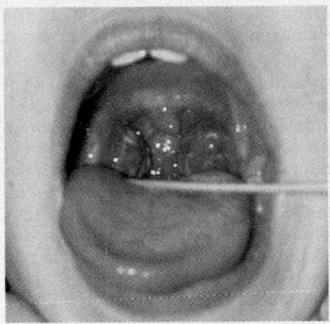

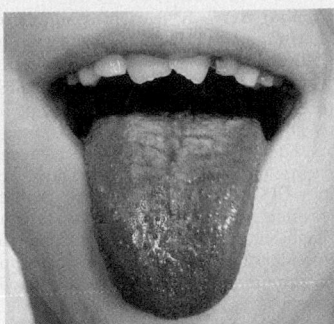

Рис. 3-1. Стрептококова ангіна

Рис. 3-2. Малиновий язик

обмежені скупчення нальотів на мигдаликах (рис. 3-1); криваво-червоний та набряклий язичок піднебіння; язик спочатку обкладений, потім «малиновий» (рис. 3-2); петехії на слизовій оболонці піднебіння; пальпаторно чутливі та збільшені передні шийні лімфатичні вузли (збільшення задніх шийних лімфатичних вузлів швидше вказує на вірусну етіологію); кашель та риніт відсутні; епідеміологічні умови, що збільшують ймовірність стрептококового запалення — вік 5–15 років; захворювання в зимовий період або ранньою весною; анамнез, що вказує на контакт із хворим на стрептококову ангіну або носієм БГСА.

2. Запалення, спричинене іншими бактеріями

1) *Arcanobacterium haemolyticum* — взяти до уваги при неефективності β-лактамних антибіотиків у підлітковому та юнацькому віці; симптоми подібні до інфікування БГСА. Часто скарлатиноподібний висип, після якого не спостерігається злущення епідермісу.

2) *F. necrophorum* — найчастіше гострий фарингіт, часто затяжний і рецидивуючий; симптоми подібні як при інфікуванні БГСА. Особливою формою є т. зв. ангіна Симановського-Плаута-Венсана (ко-інфекція спірохетами) — зазвичай однобічний наліт на верхньому полюсі мигдалика, під нальотом утворюється виразка; гострий однобічний біль у горлі.

3. Вірусне запалення: біль у горлі (зазвичай менш інтенсивний), біль голови, міалгія, артралгія; незначна гарячка або нормальна температура тіла, фарингіт, кон'юнктивіт (аденовіруси), риніт, кашель, захриплість; інколи чітко обмежені виразки слизової оболонки ротової порожнини (ентеровіруси, HSV-1) або діарея; генералізована лімфаденопатія та спленомегалія вказують на інфекційний мононуклеоз →розд. 18.1.9. При запаленні, спричиненому HSV-1 — болючі збільшені лімфатичні вузли переднього трикутника шиї.

4. Природний перебіг: більшість запалень горла (в т. ч. бактеріальних) минають самостійно: вірусні інфекції — впродовж 3–7 днів, запалення, етіологічно спричинені БГСА — протягом 3–4 днів (навіть без антибіотикотерапії). Нелікована інфекція БГСА пов'язана з дещо вищим ризиком гнійних ускладнень та (дуже рідко у дорослих) ревматичної гарячки.

→ **ДІАГНОСТИКА**

Допоміжні дослідження

1. «Експрес»-тести для виявлення антигену БГСА: матеріал — мазок з горла (→нижче); помірна чутливість, висока специфічність; позитивний результат підтверджує інфікування, негативний — виключає інфікування у дорослого пацієнта (у дітей результат потрібно підтвердити посівом мазка з горла). З огляду часту ймовірність носійства не проводять тест у пацієнтів з очевидними симптомами вірусної респіраторної інфекції (кашель, риніт, кон'юнктивіт).

2. Посів мазка з горла та мигдаликів: при підозрі на інфікування БГСА (коли неможливо застосувати «експрес-метод») або іншими бактеріями (*N. gonorrhoeae, C. diphtheriae*). Стандартний мазок не виявить F. necrophorum і *A. haemolyticum*. Необхідно взяти мазки з обох мигдаликів і задньої стінки глотки (не торкаючись язика і щік — слина містить речовини, що гальмують ріст БГСА) спеціальним тампоном з готового набору із поживним середовищем для транспортування (агаровий гель) або звичайним тампоном, зволоженим 0,9 % NaCl; після забору матеріал потрібно помістити у стерильну пробірку з корком. Матеріал потрібно зберігати при кімнатній температурі та якнайшвидше доставити до мікробіологічної лабораторії (без поживного середовища для транспортування — впродовж 4 год).

Діагностичні критерії

Точне підтвердження або виключення інфікування БГСА лише на основі клінічних проявів є неможливим. Для ідентифікації пацієнтів, у яких ймовірність інфекції БГСА є високою (покази для посіву мазка з горла або експрес тесту для виявлення антигену БГСА) або низькою (проведення бактеріологічних досліджень не потрібне), використовуються клінічні та епідеміологічні критерії. Принципове значення має прийняття рішення про доцільність призначення антибіотика (інфікування БГСА):

1) на основі клінічних та епідеміологічних даних (шкала Сентора) необхідно оцінити ймовірність інфікування БГСА та провести відповідні дії →табл. 3-1. Якщо бактеріологічні дослідження недоступні, а симптоми виражені → призначайте антибіотик, що є активним по відношенню до БГСА. Ангіна при скарлатині в 100 % спричинена БГСА;

2) результат «експрес»-антигенного тесту:

   а) негативний → потрібно призначити симптоматичне лікування;

   б) позитивний → призначайте антибіотик, що є активним по відношенню до БГСА (за винятком пацієнтів з очевидними симптомами вірусної інфекції, які можуть бути носіями БГСА);

3) якщо ви вже призначили зробити посів з горла, а симптоми ангіни значні → продумайте призначення антибіотику ще до отримання результатів. Припиніть антибіотикотерапію, якщо результат посіву негативний. Не потрібно визначати чутливість БГСА до антибіотиків (вони чутливі до пеніциліну), хіба що необхідно призначити макроліди (до яких часто буває резистентність).

Диференційна діагностика

При стрептококовому запаленні (БГСА):

1) вірусне запалення верхніх дихальних шляхів (застуда →розд. 18.1.2); можливе накладання вірусної інфекції на носійство БГСА (важко відрізнити від стрептококової ангіни, часто є причиною хибного діагностування «рецидивів» стрептококової ангіни кілька разів на рік); антибіотикотерапія не потрібна. Нальоти на мигдаликах з'являються при інфікуванні БГСА, вірусом Епштейн-Барр, аденовірусами і *A. haemolyticum*, а також при ангіні Симановського-Плаута-Венсана. Переважання змін на піднебінних дужках та язичку свідчать про герпангіну (ентеровіруси), при інфікуванні HSV-1 везикули, ерозії та виразки спостерігаються також у передньому відділі ротової порожнини;

2) мононуклеоз — найчастіше інфекційний (EBV →розд. 18.1.9 дуже нагадує стрептококову ангіну), рідко — при інфікуванні цитомегаловірусом та токсоплазмою);

3) риніт із стіканням виділень по задній стінці горла;

4) епіглотит, заглотковий абсцес;

Таблиця 3-1. Шкала Сентора, модифікована McIsaac

Симптом/ознака	Кількість балів
температура тіла >38 °С	1
кашель відсутній	1
збільшені передні шийні лімфатичні вузли	1
наліт на мигдаликах та їх набряк	1
вік 3–14 років	1
вік 15–44 років	0
вік >45 років	−1

Рекомендації щодо лікування, в залежності від суми балів	
Сума балів	**Рекомендовані дії**
0–1	симптоматичне лікування, бактеріологічне дослідження не потрібне
2–3	проведіть «експрес» тест на визначення антигену БГСА (якщо недоступний → призначте посів мазка з горла); рішення відносно лікування залежить від результату
4	– посилена симптоматика → призначте антибіотик – помірні симптоми → проведіть «експрес» тест на визначення антигену БГСА (якщо недоступний → призначте посів мазка з горла); рішення щодо лікування залежить від результату).

5) ангіна іншої бактеріальної або грибкової (дуже рідко) етіології — вирішальним є результат посіву (висіяний з посівів горла *S. aureus* не є причиною запалення мигдаликів);

6) гастроезофагальний рефлюкс, тиреоїдит, пухлина горла — домінує тривалий біль у горлі (інколи супроводжується запаленням).

→ ЛІКУВАННЯ

Антибіотикотерапія

Не призначайте при вірусних інфекціях. Схеми лікування при стрептококовій ангіні (ефективні також при інфікуванні *F. necrophorum*, за винятком макролідів):

1) **феноксиметилпеніцилін** (п/о) 1 млн МО (500 мг) кожні 12 год впродовж 10 днів (резистентних до пеніциліну штамів БГСА досі не виявлено);

2) **цефалоспорини I покоління**, напр. цефадроксил 1 г кожні 24 год, цефалексин 750 мг кожні 12 год протягом 7–10 днів (можна застосовувати у хворих з іншою, ніж I тип, гіперчутливістю до похідних пеніциліну);

3) при сумнівах відносно того, чи хворий прийматиме антибіотик п/о впродовж 10 днів → **бензилпеніцилін** 1,2 млн. ОД в/м одноразово;

4) у пацієнтів з гіперчутливістю I типу на пеніциліни → **макролід** (еритроміцин [циклічний карбонат] 500 мг кожні 12 год впродовж 10 днів; кларитроміцин 250 мг — кожні 12 год впродовж 10 днів або 500 мг у вигляді таблетки з модифікованим вивільненням — кожні 24 год впродовж 5 днів; азитроміцин 500 мг у перший день, в подальшому 250 мг — кожні 24 год впродовж 4 днів) — не призначайте як антибіотик першого вибору (резистентність БГСА швидко зростає);

При інфікуванні резистентним штамом або при клінічній неефективності (може вказувати на іншу етіологію, напр., *A. haemolyticum*) → клиндаміцин 150 мг кожні 6 год, або 300 мг кожні 12 год впродовж 10 днів.

Не призначайте котримоксазол, тетрациклін чи аміноглікозиди (високий відсоток резистентних штамів БГСА)!

У разі підозри на інфікування HSV-1 → ацикловір 200 мг 5×на день.

Симптоматичне лікування

1. Спокій, велика кількість рідини (особливо при гарячці).

2. Анальгетик і антипіретик — парацетамол або НПЗП (напр., ібупрофен). Одноразовий пероральний прийом дексаметазону (0,6 мг/кг, макс. 10 мг) значно прискорює регресію болю в горлі.

3. Таблетки для смоктання з місцевою антисептичною та аналгетичною дією (напр. із бензідаміном, лідокаїном, саліцилатом холіну).

→ МОНІТОРИНГ

Можливі рецидиви БГСА-інфекції, проте відсутні показання до рутинного виконання контрольного посіву з глотки (за винятком осіб, які перенесли ревматичну гарячку). При неефективності лікування БГСА або рецидиві інфекції перевірте рекомендоване дозування антибіотику, а також з'ясуйте, чи пацієнт його сумлінно приймав.

→ УСКЛАДНЕННЯ

При стрептококовому запаленні:

1) гнійні ускладнення (ранні) — парафарингеальний абсцес, гнійний лімфаденіт шийних лімфовузлів, гнійний середній отит і/або мастоїдит, гнійний синусит;

2) пізні імунологічні ускладнення (дуже рідко у дорослих) — ревматична гарячка, гострий гломерулонефрит;

3) інші (дуже рідко) — бактеріємія, пневмонія, менінгіт;

4) при інфікуванні *F. necrophorum* — синдром Лем'єра (паратонзилярний абсцес з тромбофлебітом внутрішньої яремної вени), сепсис з абсцедуванням різних органів.

→ ПРОГНОЗ

Сприятливий — навіть без лікування стрептококова ангіна минає самостійно. У дорослих ускладнення розвиваються рідко.

4. Дифтерія

→ ВИЗНАЧЕННЯ ТА ЕТІОПАТОГЕНЕЗ

Гостре бактеріальне інфекційне захворювання, що викликається коринебактерією дифтерії (*Corynebacterium diphtheriae*), як правило уражає верхні дихальні шляхи або шкіру, часом призводить до ушкодження серця, нервової системи чи нирок.

1. Етіологічний фактор: коринебактерія дифтерії (*C. diphtheriae*) — грам-позитивна, безкапсульна аеробна паличка, що не утворює спор.

2. Патомеханізм: бактерії розмножуються у воротах інфекції і виділяють екзотоксин, який місцево пошкоджує епітелій дихальних шляхів, спричиняє утворення фібринозних плівок і через кров та лімфу потрапляє до віддалених органів. Екзотоксин гальмує синтез білків, що призводить до загибелі клітин. Штами, які не синтезують токсини, спричиняють інвазивне захворювання.

3. Резервуар і шляхи передачі: єдиним резервуаром є людина (хворий, реконвалесцент, носій). Інфікування, як правило, відбувається повітряно-краплинним шляхом, рідше — при безпосередньому контакті з виділеннями з дихальних шляхів або з виразками.

4. Інкубаційний період та період заразливості: інкубаційний період у середньому 2–4 дні (1–10 днів). Контагіозність: останні 2 дні інкубаційного періоду, весь період клінічних проявів і 4 дні після одужання — при лікуванні (без лікування до 2–3 тиж.); при дифтерії шкіри (виділення з виразки) контагіозність зберігається значно довше.

→ КЛІНІЧНА КАРТИНА

У вакцинованих захворювання перебігає легше, а органні ускладнення виникають рідше. Характерними є сіро-коричневі плівки, які щільно прилягають до слизової оболонки верхніх дихальних шляхів; при спробі їх видалення (напр., шпателем) виникає кровотеча.

1. Загальні симптоми: гарячка, прогресуюча слабкість, міалгія, апатія.

2. Дифтерія носа: серозно-геморагічні, гнійні чи гнійно-геморагічні виділення з носа, незначне поширення фібринозних плівок (в основному перетинка носа); рідко загальні симптоми.

3. Дифтерія глотки: найчастіша форма; неприємний запах з рота, біль у горлі, труднощі при ковтанні, слинотеча, збільшені болючі регіональні лімфатичні вузли, у тяжких випадках масивний набряк м'яких тканин шиї (*bull neck*, бичача шия). У пацієнтів з обструкцією дихальних шляхів — участь допоміжних дихальних м'язів, іноді ціаноз. Існує ризик аспірації відірваних фрагментів фібринозних плівок і асфіксії. Фібринозні плівки, спочатку білі, потім сіро-коричневі, з'являються впродовж 2–3 днів, вкривають піднебінні мигдалики, задню стінку глотки, м'яке піднебіння; слизова оболонка глотки незначно гіперемована і набрякла.

4. Дифтерія гортані і трахеї: як правило, внаслідок поширення процесу з глотки; фібринозні плівки і набряк слизової оболонки спричиняють звуження просвіту дихальних шляхів. Симптоми: захриплість, афонія, стридор, дзвінкий «гавкаючий» кашель, задишка.

5. Порушення з боку серця: міокардит (клінічно проявляється у 10–25 % пацієнтів), порушення провідності і ритму, гостра серцева недостатність, зазвичай через 1–2 тиж. від появи перших симптомів дифтерії.

6. Порушення з боку нервової системи: ураження м'якого піднебіння і м'язів глотки, інших черепно-мозкових нервів, особливо окорухового і циліарних нервів, парези і ураження в ділянках інервації периферичних нервів (спочатку проксимально, з поступовим низхідним поширенням), ураження дихальних м'язів, сенсорна нейропатія (часто за типом «рукавичок і шкарпеток»). Неврологічні симптоми (особливо бульбарні порушення) часто з'являються вже в перші дні, а периферична сенсорна і моторна нейропатія — на 3–6 тиж. захворювання; назагал регресують повільно, впродовж багатьох тижнів, без залишкових наслідків.

7. Порушення з боку нирок: некроз ниркових канальців.

8. Дифтерія шкіри: раньова інфекція; хронічна виразка, яка не гоїться, вкрита брудно-сірим нальотом або заповнена некротичними масами, рідко симптоми системної дії токсину.

9. Порушення з боку інших органів: кон'юнктива, вухо, піхва, пряма кишка.

10. Інвазивне захворювання: рідко, переважно в осіб, які зловживають алкоголем, та у ін'єкційних наркоманів: ендокардит, остеомієліт, септичний артрит, мікотичні аневризми.

→ **ДІАГНОСТИКА**

Допоміжні обстеження

1. Ідентифікація етіологічного фактора

1) **бактеріоскопія нативного матеріалу** з фібринозних плівок;

2) **бактеріологічний метод** — посів на середовище Леффлера або на середовище з телуритом калію (матеріал: мазок з носоглотки, фрагмент фібринозної плівки або глибокий мазок з виразки у випадку дифтерії шкіри); повідомте мікробіологічну лабораторію про підозру на дифтерію з метою застосування відповідного середовища;

3) **тест на токсигенність** — Елек-тест преципітації або виявлення гену, який кодує субодиницю А токсину, методом ПЛР.

2. Інші обстеження

1) дослідження спинно-мозкової рідини у разі неврологічних симптомів (підвищений рівень білка при нормальному цитозі);

2) визначення серцевих тропонінів;

3) ЕКГ: елевація сегмента ST, АВ-блокади різного ступеня, блокади ніжок пучка Гіса, атріовентрикулярна дисоціація, шлуночкові аритмії.

Діагностичні критерії

Підставою для діагностики у типових випадках ураження дихальних шляхів є клінічна картина. Діагностика дифтерії шкіри вимагає мікробіологічного підтвердження.

Диференційна діагностика

Інфекційний мононуклеоз, гострий тонзилофарингіт, паратонзилярний і заглотковий [ретрофарингеальний] абсцес, гострий епіглотит, викликаний *H. influenzae*, кандидоз ротової порожнини і стравоходу, стороннє тіло дихальних шляхів.

→ **ЛІКУВАННЯ**

При підозрі на захворювання необхідна ургентна госпіталізація у відділення інтенсивної терапії (з моніторингом ЕКГ і функції дихання) на декілька тижнів, до моменту виключення серцевих ускладнень.

Етіотропна терапія

1. Кінський антитоксин: введіть якнайшвидше, не чекайте на результати бактеріологічних досліджень:

1) дифтерія глотки або гортані — 20 000–40 000 ОД в/в;

2) дифтерія носоглотки — 40 000–60 000 ОД в/в;

3) тяжкий перебіг або пізній початок терапії (>3 днів) — 80 000–120 000 ОД в/в.

2. Антибіотикотерапія: бензилпеніциліну новокаїнова сіль 12 500–25 000 ОД/кг 2 × на день (макс. 1,2 млн ОД/добу) в/м, або еритроміцин 10–12,5 мг/кг 4 × на день в/в чи п/о впродовж 14 днів. Альтернатива: рифампіцин або кліндаміцин. При інвазивному захворюванні: бензилпеніцилін або ампіцилін в/в у комбінації з аміноглікозидом впродовж 4–6 тиж.

3. Щеплення від дифтерії в періоді реконвалесценції.

Симптоматичне лікування

Залежить від форми захворювання і ускладнень:

1) механічне видалення фібринозних плівок, які обтурують дихальні шляхи;

2) профілактика обструкції дихальних шляхів завдяки ранній інтубації;

3) у разі тяжких порушень ритму або провідності — електрокардіостимуляція;

4) у випадку ендокардиту — може бути необхідність замінити клапан;

5) при паралічі м'язів глотки — зондове харчування, підвищене положення верхньої половини тіла.

→ УСКЛАДНЕННЯ

Обструкція дихальних шляхів, серцеві ускладнення (серцева недостатність, раптова смерть, тривалі порушення провідності, пошкодження клапанів), бактеріальна пневмонія, сироваткова хвороба, пов'язана з лікуванням антитоксином.

→ ПРОФІЛАКТИКА

Специфічні методи

1. Профілактична вакцинація →розд. 18.11, не захищає від інвазивного захворювання.

2. Постекспозиційна профілактика контактних осіб:

1) бустерна доза відповідної до віку вакцини проти дифтерії, якщо минуло >5 років від останнього щеплення;

2) антибіотикопрофілактика (після взяття мазка з горла і носа для мікробіологічного дослідження): еритроміцин п/о впродовж 7–10 днів або одноразова доза бензилпеніциліну в/м (1,2 млн ОД особам у віці ≥6 р.; 600 000 ОД дітям у віці <6 р.), через 2 тиж. після завершення профілактики необхідно повторити мікробіологічні дослідження. Не застосовуйте антитоксин.

3. Лікування носіїв: як антибіотикопрофілактика.

Неспецифічні методи

1. Ізоляція хворих: до отримання 2 негативних результатів посівів з дихальних шляхів, взятих з інтервалом у 24 год після завершення антибіотикотерапії.

5. Хвороби гортані

5.1. Запалення гортані (ларингіт)

Гостре (що триває <3 тиж.) або хронічне (>3 тиж.) запалення голосових складок і навколишніх тканин.

Причини:

1) **гострого ларингіту** — інфекція (найчастіше вірусна), перенапруження голосу, подразнюючі фактори (сигаретний дим);

2) **хронічного ларингіту** — продовження гострого процесу, гастроезофагальний рефлюкс; рідко — гранулематозний васкуліт (Вегенера).

Фактори ризику: тютюнопаління, подразнюючі фактори, ятрогенні (напр. інгаляційні форми ГК чи препарати, які підсушують слизову оболонку гортані, інтубація), порушення вільного носового дихання.

Симптоми: нездужання, гарячка (при інфекції), дискомфорт при розмові або ковтанні, кашель, захриплість (при тривалості >3 тиж. є показом для консультації оториноларинголога), інколи — стридор.

Діагностика: основана на клінічних проявах та ларингоскопії.

Лікування: симптоматичне — обмеження голосового режиму, зволоження повітря, відмова від тютюнопаління, вилучення подразнюючих факторів, НПЗП п/о, при набряку голосових зв'язок → ГК; етіотропне — в залежності від причини (при бактерійних інфекціях — антибіотик п/о). При гнійному епіглотиті показана госпіталізація.

5.2. Порушення фонації

1. Функціональна дисфонія

1) **гіпертонусна дисфонія** — внаслідок перенапруження голосу, частих ларингітів (жорсткий та охриплий голос); ускладнення — в т. ч. вузлики голосових складок (так звані «вузлики співаків»);

2) **гіпотонусна дисфонія** — внаслідок ослаблення або перенапруження голосу (матовий, захриплий голос);

3) **психогенна афонія** — відсутність голосу при збереженні дзвінкого кашлю та сміху, супутні психосоматичні розлади;

4) **індукована обтурація гортані** — патологічний, перехідний та зворотній стеноз гортані у відповідь на зовнішні фактори, найчастіше фізичні навантаження; проявляється інспіраційною задишкою, як правило, найбільшою на піку навантаження (на відміну від бронхоспазму, індукованого фізичним навантаженням, симптоми якого зазвичай наростають до 20 хв після закінчення фізичних вправ); часто неправильно діагностується астма.

Лікування: спеціалізоване фоніатричне; уникнення подразнюючих факторів, зменшення голосового навантаження, дихальні вправи, інколи психотерапія.

2. Органічна дисфонія

Причини: анатомічні порушення та вади розвитку, вузлики голосових складок, поліпи голосових складок, пухлини, кісти, гранульоми (постінтубаційні або при гастроезофагальній рефлюксній хворобі), контактні виразки, травми, пошкодження голосових складок центрального (напр. ураження рухового ядра блукаючого нерву [співіснують дисфагія та поперхування], хвороба Паркінсона) та периферичного (найчастіше при пошкодженнях поворотного гортанного нерву під час операцій на щитовидній залозі, при пухлинах середостіння чи бронхів, аневризмі аорти або післязапальні зміни) генезу.

Симптоми: афонія або захриплість, зміна якості голосу, для фонації потрібно докласти зусиль.

Діагностика: на основі ларингоскопії та стробоскопії (порушення вібрації та змикання голосових складок).

Консервативне **лікування** рідко дає позитивний ефект; рекомендується мікрохірургічне втручання та логопедична реабілітація.

5.3. Рак гортані

Найчастіше (>95 %) плоскоклітинний рак, який переважно виникає у чоловіків у віці після 50 років, які палять. Передвісниками можуть бути лейкоплакія (дисплазія епітелію) або пахідермія (потовщення епітелію). Чинники ризику: серед іншого, тютюнопаління, вживання алкоголю, інфікування папіломавірусом людини (HPV).

Симптоми: тривала хрипота, біль у горлі при ковтанні з іррадіацією у вухо, дисфагія, інколи кашель, задишка та новоутвір м'яких тканин шиї.

Діагноз: слід провести пальпацію шиї (оцінити лімфатичні вузли і рухливість гортані) та направити хворого до отоларинголога. При ларингоскопії можна виявити пухлину, інфільтрат, параліч однієї або обох голосових складок. Діагностика ґрунтується на гістологічному дослідженні. Визначення стадії процесу: УЗД з оцінкою лімфатичних вузлів шиї (і при потребі їх біопсією) та переднадгортанного простору, РГ органів грудної клітки у 2-х проекціях, а також, залежно від показань, КТ шиї та грудної клітки, МРТ шиї та ПЕТ.

Лікування: променева терапія (рання стадія), або часткова чи тотальна ларингектомія, найчастіше в поєднанні з видаленням шийних лімфатичних вузлів та променевою терапією, або хіміотерапією (пізня стадія). Призначають також паліативні променеву та хіміотерапію.

6. Гострий бронхіт

→ **ВИЗНАЧЕННЯ ТА ЕТІОПАТОГЕНЕЗ**

Гостре інфекційне ураження дихальних шляхів, яке супроводжується кашлем, що триває <3 тиж., та діагностується після виключення пневмонії.

Причини: найчастіше респіраторні віруси (вірус грипу А та В, парагрипу, респіраторно-синцитіальний вірус, коронавіруси, аденовіруси та риновіруси); бактеріальні інфекції у <10 % пацієнтів, найчастіше *Bordetella pertussis*, *Mycoplasma pneumoniae* і *Chlamydophila pneumoniae*.

→ **КЛІНІЧНА КАРТИНА ТА ПРИРОДНИЙ ПЕРЕБІГ**

1. Суб'єктивні симптоми: гарячка, біль м'язів, кашель, відкашлювання слизової або гнійної мокроти, інколи свистяче дихання.

2. Об'єктивні симптоми: над легеневими полями можливі свистячі та вологі хрипи. Тимчасово виникає неспецифічна гіперреактивність бронхів, яка впродовж кількох тижнів зникає. Зазвичай, захворювання минає самостійно.

→ **ДІАГНОСТИКА**

Потрібно виключити пневмонію. Проти пневмонії свідчать: частота серцевих скорочень <100/хв, частота дихання <24/хв, температура тіла (у ротовій порожнині) <38 °C, відсутність проявів, що вказують при фізикальному обстеженні на запальний набряк легеневої паренхіми.

При підозрі на пневмонію необхідно зробити РГ грудної клітки. Якщо симптоми тривають >3 тиж., а спірометрично підтверджена обструкція → проведіть диференційну діагностику, в т. ч. з кашльовим варіантом астми →розд. 3.9; при сумнівах повторіть спірометрію і можливо проведіть тест на гіперреактивність бронхів після зникнення проявів інфекції.

→ **ЛІКУВАННЯ**

1. Симптоматичне лікування: антипіретики та можливо протикашльові ЛЗ →розд. 1.23.

2. Не призначайте антибіотиків, винятком є коклюш →розд. 3.7.

3. Пацієнтам із симптомами гострого бронхіту у період епідемії грипу слід продумати призначення противірусних препаратів до 48 год від маніфестації перших проявів →розд. 18.1.1.

4. Інгаляційний β_2-міметик → призначайте тільки при симптомах бронхообструкції →табл. 9-2.

7. Кашлюк (коклюш)

→ **ВИЗНАЧЕННЯ ТА ЕТІОПАТОГЕНЕЗ**

Бактеріальне інфекційне захворювання, що перебігає під виглядом затяжного бронхіту, з тяжкими нападами кашлю.

1. Етіологічний фактор: грам-негативна аеробна паличка *Bordetella pertussis*, яка синтезує кашлюковий токсин; ворота інфекції — верхні дихальні шляхи.

2. Патомеханізм: токсин викликає некроз епітелію дихальних шляхів (некроз найбільше виражений у трахеї), в результаті порушується виділення слизу (густий і в'язкий) та сильно стимулюється кашльовий рефлекс.

3. Резервуар і шляхи передачі: єдиним резервуаром є людина; джерелом інфекції є хвора людина (в т. ч. попередньо щеплена, якщо захворіє); шлях інфікування в основному краплинний, внаслідок вдихання виділень з дихальних шляхів пацієнта (розпилених у повітрі під час кашлю).

4. Інкубаційний період та період заразливості: інкубаційний період 5–21 днів (зазвичай 7–14 днів); висока контагіозність для оточення (до 80 %), найвища у перші 3 тиж. хвороби (у катаральному періоді і на початку періоду спазматичного кашлю).

➡ КЛІНІЧНА КАРТИНА

Нагадує бронхіт з нападоподібним, тривалим кашлем. Перебіг захворювання і тяжкість симптомів залежать від стану імунорезистентності (повторне чи поствакцинальне захворювання мають легший перебіг і нетипову клінічну картину — домінує тривалий нехарактерний кашель). Природний перебіг включає:

1. Катаральний період (1–2 тиж.): грипоподібні симптоми (невисока гарячка або її відсутність); під кінець з'являється кашель, спочатку вночі, потім і впродовж дня, спочатку сухий, поступово стає нападоподібним.

2. Період спазматичного кашлю (4–6 тиж.): напади спастичного кашлю без можливості набрати повітря (реприза), кашель закінчується глибоким вдихом з голосним гортанним свистом, що нагадує «кукурікання» (у дітей, рідше у підлітків і дорослих); виникає серіями. Під кінець нападу пацієнт відкашлює густе в'язке харкотиння (діти можуть його ковтнути, а потім виблювати). Напади можуть супроводжуватися набряком і ціанозом обличчя, петехіями на лиці та кон'юнктивах; у новонароджених і маленьких дітей замість кашлю може виникати апное, генералізовані судоми. Приступи виснажливі; поза ними стан хворого є досить добрим. У дорослих, як правило, домінує тривалий, не характерний кашель.

3. Період одужання (3–4 міс.): кашель поступово зникає, періодично — особливо після навантаження або в перебігу іншої інфекції — може повторно посилитись.

➡ ДІАГНОСТИКА

Допоміжні дослідження

1. Ідентифікація етіологічного фактора:

1) **бактеріологічний метод** — середовище ReganLowe чи Борде-Жангу, мазок з глотки або глибокий мазок з носа (забір проведіть дакроновим зонд-тампоном або тампоном з альгінатом кальцію, не використовуйте ватних тампонів); це золотий стандарт, проте 50 % результатів — псевдонегативні (особливо у щеплених осіб або у пацієнтів, що лікувалися відповідним антибіотиком);

2) **серологічне дослідження** (ELISA) — виявлення специфічних антитіл до кашлюкового токсину (PT) *B. pertussis* у сироватці (обмежена вірогідність з огляду на труднощі в інтерпретації результатів). IgG — у старших дітей і дорослих є результатом перенесеної інфекції або щеплення; якщо пацієнт не був щеплений проти кашлюка протягом останніх 12–24 міс., то підвищений титр IgG до PT в єдиній пробі вказує на свіже інфікування; підтвердження захворювання також є збільшення на ≥100 % або зменшення на ≥50 % рівня антитіл, виявлених в другій пробі сироватки, взятій через 2–4 тижні після забору першої проби. IgA — підтверджують свіже інфікування (також синтезуються у щеплених від кашлюка осіб), циркулюють до кількох міс., визначають їх виключно у випадку сумнівного чи невірогідного результату для IgG.

3) **молекулярні методи** (ПЛР) — виявлення генетичного матеріалу *B. pertussis* у мазку з глотки чи носа (забір мазка проводити лише

Таблиця 7-1. Лабораторна діагностика кашлюка — рекомендації Європейського центру з контролю і профілактики захворювань (European Centre for Disease Prevention and Control — ECDC)

Вікова група	Рекомендований метод
новонароджені, немовлята	ПЛР та/або культивування[a]
діти, вакциновані проти кашлюка, молодь і дорослі — при кашлю, який триває <2 тиж.	культивування і ПЛР
молодь і дорослі з кашлем, який триває <3 тиж.	ПЛР і IgG проти PT (ELISA)
молодь і дорослі з кашлем, який триває ≥2–3 тиж.	IgG проти PT (ELISA)

[a] Мазок з носоглотки слід зробити якнайшвидше після появи симптомів.
ПЛР — полімеразна ланцюгова реакція, PT — кашлюковий токсин
на підставі: *Eur. J. Clin. Microbiol. Infect. Dis.,* 2011, 30:307–312

дакроновим зонд-тампоном), або у промивних водах з носа. У деяких лабораторіях — високий відсоток псевдопозитивних результатів.

2. Інші дослідження: загальний аналіз крові — лейкоцитоз 20 000–30 000/мкл з перевагою лімфоцитів (симптом корисний, але не патогномонічний); у підлітків та дорослих (особливо в похилому віці) кількість лейкоцитів часто в нормі.

Діагностичні критерії
Часто хворобу підозрюють на підставі клінічної картини (особливо у випадку кашлю >3 тиж.); діагноз встановлюють лише на основі серологічних чи мікробіологічних досліджень →табл. 7-1. Якщо клінічна картина захворювання типова і пацієнт був у контакті з хворим на підтверджений лабораторно кашлюк, то діагноз є достовірним і не вимагає лабораторних досліджень.

Диференціальна діагностика
Інші причини тривалого кашлю →розд. 1.23, у т. ч. інфікування *B. parapertussis* або *B. bronchiseptica* (т. зв. паракашлюк [паракоклюш]).

→ ЛІКУВАННЯ

Етіологічне лікування
Антибіотикотерапія: у підлітків та дорослих слід розпочати в межах 3 тиж. від появи кашлю; антибіотикотерапія, призначена у ранній фазі катарального періоду полегшує перебіг захворювання, натомість після появи спазматичного кашлю не впливає на симптоми, але скорочує період контагіозності. Препарати першого вибору: **макроліди** п/о — азитроміцин у 1-й день 500 мг одноразово, з 2-го по 5-й день 250 мг кожні 24 год; кларитроміцин 500 мг кожні 12 год впродовж 7 днів, або еритроміцин 500 мг кожні 6 год впродовж 14 днів; при гіперчутливості або непереносимості макролідів — котримоксазол 960 мг кожні 12 год впродовж 14 днів.

Загальні рекомендації і симптоматичне лікування
Пацієнтів з супутніми хронічними захворюваннями госпіталізуйте (тяжкий перебіг, високий ризик ускладнень). У тяжких випадках може бути необхідною оксигенотерапія, чи навіть ШВЛ.

→ УСКЛАДНЕННЯ

Найвищий ризик у немовлят (особливо <6 міс.), а також у пацієнтів з хронічними супутніми захворюваннями (особливо нервово-м'язовими).

1. Пневмонія (вторинна бактеріальна інфекція), ателектаз, пневмоторакс.

2. Неврологічні ускладнення (особливо у немовлят, рідко в дорослих): судоми, набряк мозку, внутрішньочерепний крововилив, субдуральний крововилив, гіпоксична енцефалопатія (тяжкі порушення свідомості, вогнищеві симптоми, вогнищеві або генералізовані судоми тривалістю >24 год); можуть залишитись стійкі залишкові явища (розумова відсталість, глухота, епілепсія).

3. Інші: кила [грижа], випадіння прямої кишки, нетримання сечі, переломи ребер, надрив вуздечки язика, субкон'юнктивальні крововиливи.

ПРОГНОЗ

У новонароджених і немовлят тяжкий перебіг і високий ризик смерті (≈1 % у віці <2 міс., ≈0,5 % у віці 2–11 міс.), а також ускладнень. У старших дітей та дорослих — прогноз сприятливий, однак хвороба є дуже виснажливою і спричиняє значне погіршення загального стану. Ні щеплення, ні перенесений кашлюк не забезпечують тривалого імунітету. Повторне захворювання, як правило, має легший перебіг.

ПРОФІЛАКТИКА

Специфічні методи

1. Профілактична вакцинація →розд. 18.11 (основний метод профілактики).

2. Постекспозиційна хіміопрофілактика: рекомендована всім контактним особам, які проживають спільно з хворим та іншим близьким особам (зустріч лицем до лиця на віддалі <1 м, безпосередній контакт з виділеннями з дихальних шляхів чи слиною, перебування безпосередньо близько до інфікованої особи впродовж ≥1 год). Якщо експозиція була на межі показів до застосування хіміопрофілактики, то «ЗА» її застосування буде свідчити можливість трансмісії (передачі) інфекції особам з групи високого ризику тяжкого перебігу кашлюка (напр., немовлята і вагітні в III триместрі, особи з імунодефіцитом чи хронічними захворюваннями легень). Через 21 день від контакту ефективність хіміопрофілактики є обмеженою, але її варто застосувати, якщо контактна особа перебуває серед осіб з групи ризику. Медикаменти та тривалість їх використання при хіміопрофілактиці аналогічні, як при лікуванні кашлюка (→Етіологічне лікування).

Неспецифічні методи

1. Ізоляція хворих: до 5 днів від початку ефективної антибіотикотерапії; якщо не застосовано антибіотик → ізоляція впродовж 3 тиж. від появи спазматичного кашлю.

8. Хронічне обструктивне захворювання легень (ХОЗЛ)

ВИЗНАЧЕННЯ ТА ЕТІОПАТОГЕНЕЗ

ХОЗЛ характеризується персистуючими симптомами з боку дихальної системи і тривалим обмеженням циркуляції повітря по дихальних шляхах, що спричинене аномаліями дихальних шляхів і/або легень внаслідок експозиції до шкідливих часточок або газів, перш за все (до 80 % випадків) — тютюнового диму. До інших значущих факторів ризику ХОЗЛ належать експозиція до пилу та пари на робочому місці, а також до забрудненого внаслідок спалювання біомаси повітря у приміщеннях із недостатньою вентиляцією. Рідкісним (<1 %) фактором ризику є генетично детермінований дефіцит α_1-антитрипсину. Ушкодження легень при ХОЗЛ є результатом хронічного запалення дихальних шляхів, легеневої паренхіми та легеневих судин, протеолізу (внаслідок дисбалансу між активністю протеаз та антипротеаз) та оксидаційного стресу. Патофізіологічні зміни зазвичай виникають у наступній послідовності:

1) надмірна продукція слизу (увага: не у всіх хворих на ХОЗЛ клінічно спостерігається надмірна продукція слизу) і порушення мукоциліарного очищення;

2) обмеження циркуляції повітря по дихальних шляхах (внаслідок закупорки малих бронхів і бронхіол та збільшення податливості легень);

3) гіперінфляція легень та емфізема, тобто, розширення повітряних просторів, розташованих дистальніше термінальної бронхіоли, із знищенням альвеолярних стінок;

4) порушення газообміну;

5) розвиток легеневої гіпертензії (внаслідок вазоспазму в результаті ішемії, структурних змін в стінці дрібних легеневих артерій і втрати легеневих капілярів [внаслідок емфіземи]) і легеневого серця.

У результаті порушення співвідношення вентиляції до перфузії у легенях, спричиненого неоднорідністю вентиляції та перфузії (альвеоли, в яких є кровотік, але немає вентиляції, які формують не анатомічний венозний шунт) розвивається гіпоксемія, а внаслідок альвеолярної гіповентиляції розвивається гіперкапнія (тотальна дихальна недостатність). Хронічний запальний процес, гіпоксія, обмежена фізична активність і побічні дії застосованих ліків призводять до **системних порушень** — у т. ч. до кахексії, атрофії та порушення функції скелетних м'язів, втрати кісткової маси, анемії, розладу функції ЦНС. Супутні захворювання при ХОЗЛ (у т. ч. бронхоектатична хвороба, артеріальна гіпертензія, ішемічна хвороба серця, порушення серцевого ритму, інсульт, цукровий діабет і тривожно-депресивні розлади) впливають на клінічний перебіг і погіршують прогноз. Ризик раку легень підвищений. Основні **причини загострень** ХОЗЛ: інфекції дихальних шляхів (зазвичай, вірусні або бактерійні) і посилення забруднення повітря (напр. пилом, двоокисом азоту, двоокисом сірки), припинення базисної терапії.

→ КЛІНІЧНА КАРТИНА ТА ПРИРОДНИЙ ПЕРЕБІГ

ХОЗЛ є прогресуючим захворюванням, особливо за умов постійної дії чинників, що пошкоджують легені (передусім, тютюнового диму), і може мати різний перебіг. У більшості хворих у анамнезі є багаторічне тютюнопаління. Припинення тютюнопаління на кожному етапі розвитку ХОЗЛ сповільнює темп втрати функції легень. У значного відсотка пацієнтів з ХОЗЛ, діагностованого на підставі спірометричних критеріїв, відсутні клінічні симптоми.

1. Суб'єктивні симптоми: хронічний кашель, періодичний або щоденний, що, часто, триває впродовж цілого дня, рідко — виключно вночі; постійне відхаркування мокротиння, особливо після пробудження; задишка, переважно щоденна, спочатку пов'язана з фізичним навантаженням, з часом посилюється, врешті виникає у спокої. На відміну від бронхіальної астми, вираженість вказаних симптомів суттєво не змінюється впродовж дня та з дня на день. Хворі з тяжким ХОЗЛ можуть скаржитися на швидку втомлюваність, відсутність апетиту, втрату ваги і погіршення настрою, чи інші прояви депресії чи тривоги.

2. Об'єктивні симптоми: залежать від стадії захворювання (на початковій стадії ХОЗЛ — можуть не виявлятися, особливо при спокійному диханні) і від переважання запального процесу бронхів (сухі свистячі та дзижчачі хрипи) чи емфіземи (при вираженій емфіземі — інспіраторне положення грудної клітки [інколи — діжкоподібна грудна клітка], обмежена дихальна екскурсія діафрагми, коробковий перкуторний звук, ослаблене везикулярне дихання, подовжений видих, особливо, форсований). При важкому ХОЗЛ спостерігається участь додаткової дихальної мускулатури, втягнення при вдиху міжреберних просторів, видих через зімкнуті губи; інколи — центральний ціаноз; у випадку розвитку легеневого серця — прояви хронічної правошлуночкової недостатності →розд. 2.19.1, з часом — кахексія, порушення функції скелетних м'язів, депресія. Пацієнти з низьким респіраторним драйвом — «сині коптильники» — відчувають меншу задишку і добре переносять фізичне навантаження, незважаючи на гіпоксемію. У пацієнтів з високим респіраторним драйвом — «рожевих від пихання» — газовий склад крові не змінений, завдяки гіпервентиляції, що забезпечується значними дихальними зусиллями, і, як наслідок, розвивається постійне відчуття задишки і погана переносимості фізичного навантаження.

3. Загострення: гостре наростання симптомів з боку дихальної системи, більш виражене, ніж їх звичайне коливання з дня на день, що веде до зміни лікування.

➡ ДІАГНОСТИКА

Допоміжні дослідження

1. Дослідження функції зовнішнього дихання:

1) **спірометрія** — $ОФВ_1$/ФЖЄЛ після інгаляції бронхолітика <0,7 (напр. 400 мкг сальбутамолу) згідно з рекомендаціями GOLD є діагностичним критерієм ХОЗЛ та свідчить про необоротність обструкції. На підставі значення $ОФВ_1$ (вираженого у відсотках від належної величини після інгаляції бронхолітика) класифікують ступінь тяжкості обструкції дихальних шляхів: (→нижче). У відповідності до деяких рекомендацій рекомендується діагностувати ХОЗЛ на основі $ОФВ_1$/ФЖЄЛ <НГН (цей критерій дозволяє більш точно діагностувати захворювання). Покращення $ОФВ_1$ після інгаляції бронхолітика на >12 % і 200 мл може спостерігатись у хворих з ХОЗЛ, однак покращення на >15 % та 400 мл свідчить на користь діагнозу астми. У пацієнтів з гіперінфляцією легень ємність вдиху (Євд) може бути зниженою.

2) **плетизмографія** — збільшення залишкового об'єму легень і функціональної залишкової ємності легень, а також співвідношення залишкового об'єму до загальної ємності легень у випадку гіперінфляції легень або емфіземи;

3) **дослідження дифузійної здатності легень** (доцільне у пацієнтів із задишкою, яка не відповідає ступеню обструкції дихальних шляхів) — зменшення TL_{CO} при вираженій емфіземі;

4) **оцінка толерантності до фізичного навантаження**, яка на пізніх стадіях захворювання знижується і корелює із загальним станом здоров'я та прогнозом:

   а) тести з ходьбою (тест з 6-хвилинною ходьбою (6MWD), ступінчастий шатл-тест з ходьбою або шатл-тест з ходьбою на витривалість);

   б) серцево-легеневий навантажувальний тест з використанням бігової доріжки або циклоергометру;

   в) моніторинг активності за допомогою акселерометрів чи інших пристроїв.

2. Візуалізуючі методи: РГ органів грудної клітки — опущення і згладження куполів діафрагми, збільшення передньо-заднього розміру грудної клітки, підвищення прозорості легень і загрудинного повітряного простору; у випадку легеневої гіпертензії — зменшення або відсутність судинного малюнку у периферичних відділах легень, розширення легеневих артерій, збільшення правого шлуночку. **КТВР** (КТ високої роздільної здатності) допомагає в разі діагностичних сумнівів, дозволяє визначити тип емфіземи, вираженість і локалізацію емфізематозних змін.

3. Пульсоксиметрія і газометрія артеріальної крові: при дихальній недостатності зниження SpO_2 і SaO_2 (<90 %), гіпоксемія (PaO_2 <60 мм рт. ст.), у подальшому гіперкапнія ($PaCO_2$ >50 мм рт. ст.) та дихальний ацидоз (рН <7,35). Ці дослідження призначайте з метою оцінки тяжкості загострень ХОЗЛ, при хронічній дихальній недостатності, а також для моніторингу безпеки оксигенотерапії (ризик зростання гіперкапнії).

4. Посів мокротиння у разі його гнійного характеру може виявити мікроорганізми, які є відповідальними за загострення ХОЗЛ, та їх чутливість до ЛЗ.

5. Інші дослідження

1) **загальний аналіз крові** — зростання кількості еритроцитів (гематокрит часто >55 %) у хворих з гіпоксемією, або нормоцитарна нормохромна анемія (анемія при хронічних захворюваннях);

2) **ЕКГ, ехокардіографія** — ознаки легеневого серця;

3) **пошук дефіциту $α_1$-антитрипсину** у пацієнтів у віці <45 років (особливо тих, які не палять тютюн) або з дуже обтяженим сімейним анамнезом.

Діагностичні критерії

ХОЗЛ слід запідозрити у кожного пацієнта, у якого має місце:

1) постійна задишка;

2) хронічний кашель;

3) хронічне відкашлювання мокротиння і/або

4) дія факторів ризику цього захворювання.

Згідно з рекомендаціями GOLD, діагноз ХОЗЛ підтверджується результатами спірометрії — $ОФВ_1/ФЖЄЛ$ <0,7 після інгаляції бронходилятатора.

Діагностичний алгоритм

Повна оцінка ХОЗЛ, на підставі якої обирається відповідне лікування, включає оцінку:

1) **ступеня тяжкості обструкції** під час спірометричного дослідження, на основі $ОФВ_1$ (в % від належної величини, після бронхолітичного ЛЗ):

    а) ≥80 % — легке (GOLD 1);

    б) ≥50 % (<80 %) — помірне (GOLD 2);

    в) ≥30 % (<50 %) — тяжке (GOLD 3);

    г) <30 % — дуже тяжке (GOLD 4).

2) **характеру і вираженості суб'єктивної симптоматики та ризику загострень:**

    а) посилення вираженості суб'єктивних симптомів оцінюється за допомогою тесту CAT (www.catestonline.org; результат ≥10 свідчить про значне прогресування симптомів), або тесту CCQ (результат >1–1,5 свідчить про значне прогресування симптомів). Також можна застосувати шкалу mMRC (→табл. 1.17-1), але вона створена лише для оцінки задишки (результат ≥2 свідчить про значне погіршення);

    б) ризик загострень оцінюється на підставі:

    – кількості загострень впродовж останніх 12 міс. (<2 — низький ризик, ≥2 — високий ризик);

    – госпіталізацій з приводу загострення ХОЗЛ впродовж останніх 12 міс. (перенесена госпіталізація свідчить про високий ризик).

3) наявність супутньої патології.

На підставі оцінки вираженості симптомів і ризику загострень, виділяють **4 групи хворих з ХОЗЛ** →рис. 8-1:

Диференційна діагностика

Переважно включає (вказано типові диференціальні ознаки):

1) **астму** — початок часто в дитинстві, симптоми мають нападоподібний характер і змінну тяжкість, часто виникають вночі або під ранок, при функціональних дослідженнях — змінне і часто зворотне обмеження потоку повітря в дихальних шляхах. У деяких пацієнтів віддиференціювати астму від ХОЗЛ може бути непросто, а у частини хворих присутні як симптоми астми,

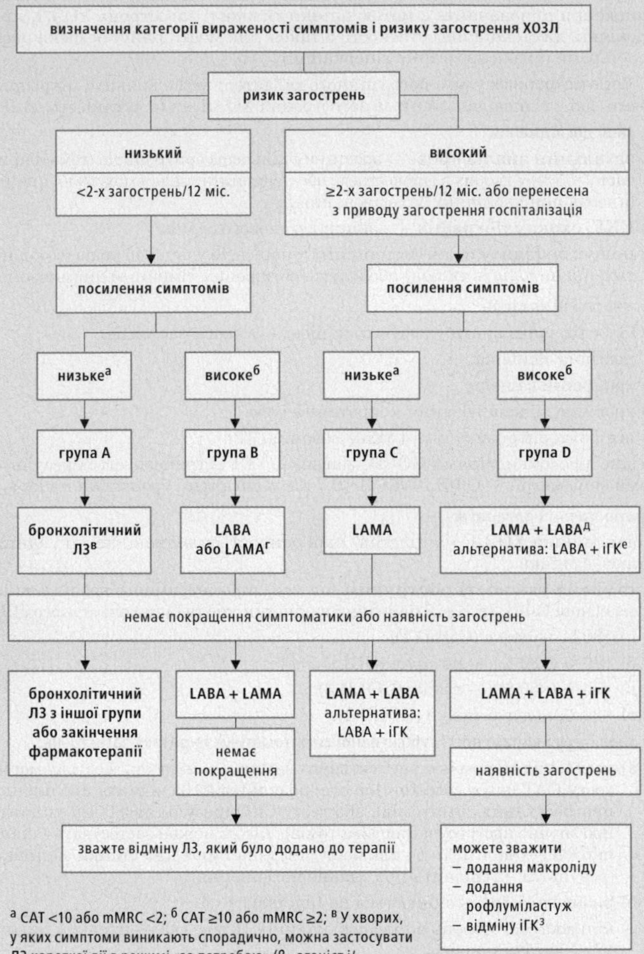
визначення категорії вираженості симптомів і ризику загострення ХОЗЛ
ризик загострень
низький
<2-х загострень/12 міс.
високий
≥2-х загострень/12 міс. або перенесена з приводу загострення госпіталізація
посилення симптомів
посилення симптомів
низьке[а]
високе[б]
низьке[а]
високе[б]
група A
група B
група C
група D
бронхолітичний ЛЗ[в]
LABA або LAMA[г]
LAMA
LAMA + LABA[д]
альтернатива: LABA + іГК[е]
немає покращення симптоматики або наявність загострень
бронхолітичний ЛЗ з іншої групи або закінчення фармакотерапії
LABA + LAMA
немає покращення
LAMA + LABA
альтернатива: LABA + іГК
LAMA + LABA + іГК
наявність загострень
зважте відміну ЛЗ, який було додано до терапії
можете зважити
– додання макроліду
– додання рофлуміласту[ж]
– відміну іГК[з]

[а] CAT <10 або mMRC <2; [б] CAT ≥10 або mMRC ≥2; [в] У хворих, у яких симптоми виникають спорадично, можна застосувати ЛЗ короткої дії в режимі «за потребою» (β_2-агоніст і/або холінергічний ЛЗ), а у решти — ЛЗ тривалої дії (LABA або LAMA). [г] Немає даних, які б обгрунтовували застосування на початковому етапі лікування бронхолітичного ЛЗ тривалої дії лише з однієї конкретної групи; вибір в основному залежить від клінічної відповіді у даного хворого. [д] У деяких хворих може бути достатньою монотерапія LAMA. [е] Особливо у хворих з ознаками астма-ХОЗЛ перехресту, можливо також в осіб з еозинофілією крові. є у колишніх курців; [ж] У хворих з $ОФВ_1$ 50 % належної величини і симптомами хронічного бронхіту, особливо у тих, які впродовж останніх 12-ти міс. були госпіталізовані з приводу ХОЗЛ. [з] У зв'язку з тим, що збільшують ризик пневмонії.

CAT — COPD Assessment Test, mMRC — modified Medical Research Council, $ОФВ_1$ — об'єм форсованого видиху за першу секунду, іГК — інгаляційний глюкокортикоїд, LABA — β_2-агоніст (інгаляційний) тривалої дії, LAMA — антихолінергічний ЛЗ тривалої дії (інгаляційний)

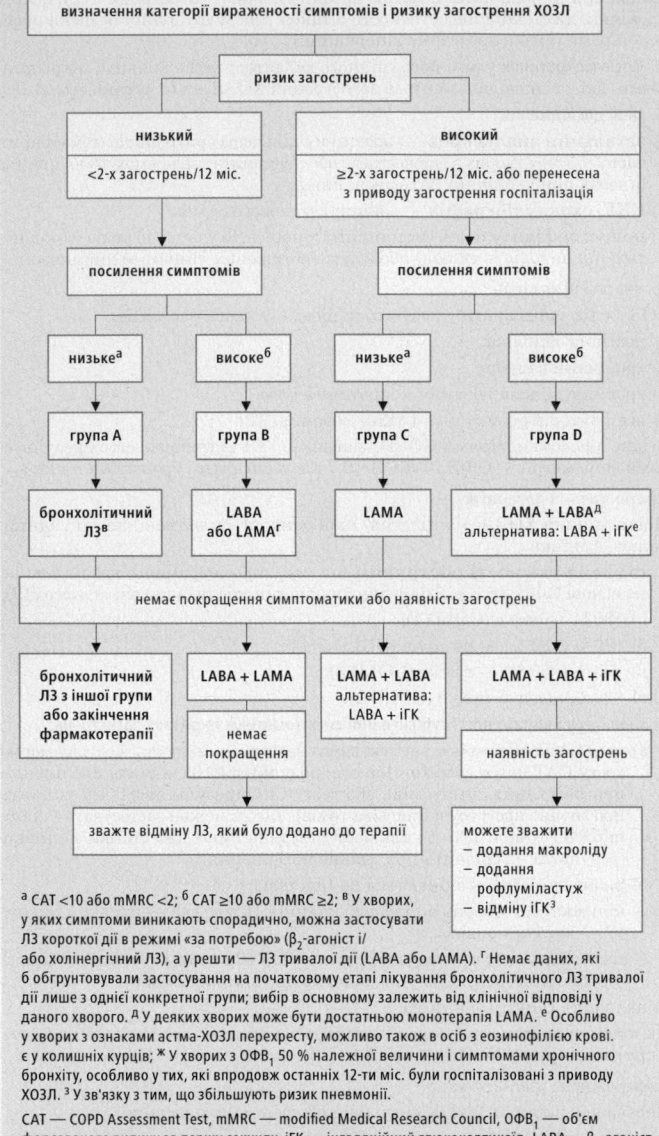

Рис. 8-1. Класифікація хворих з ХОЗЛ згідно з GOLD та рекомендована початкова фармакотерапія згідно з GOLD 2018 (змодифіковано)

так і ХОЗЛ, і у них необхідно діагностувати астма-ХОЗЛ-перехресний синдром [*asthma-COPD overlap syndrome*, ACOS] → Специфічні ситуації і табл. 8-1.

2) бронхоектатична хвороба — рясне гнійне харкотиння, хрипи над легеневими полями при аускультації, бронходилятація та потовщення стінки бронхів на РГ або КТВР грудної клітки;

3) лівошлуночкову серцеву недостатність — крепітація над основою легень, розширення тіні серця та ознаки застою в малому колі кровообігу на РГ органів грудної клітки;

4) туберкульоз — рідко задишка, зазвичай зміни на РГ органів грудної клітки;

5) рак легень — короткий анамнез, зміна характеру хронічного кашлю, втрата ваги, кровохаркання;

6) рідше облітеруючий бронхіоліт, пухлину або стороннє тіло дихальних шляхів, легеневу гіпертензію, трахеобронхомаляцію, а в осіб монголоїдної раси також дифузний панбронхіоліт;

7) інші причини хронічного кашлю →розд. 1.23. Часто розвиваються супутні захворювання системи кровообігу. Диференційна діагностика загострення ХОЗЛ: у т. ч. тромбоемболія легеневої артерії, пневмоторакс, лівошлуночкова серцева недостатність, загострення бронхоектатичної хвороби або бронхіальної астми, інфекції нижніх дихальних шляхів.

→ **ЛІКУВАННЯ**

Тривале лікування

Загальні поради

1. Слід обов'язково цілком припинити паління тютюну та уникати пасивного паління і контакту з забрудненим повітрям, як атмосферним, так і у приміщеннях. Під час кожного візиту пацієнтам, що палять, слід рекомендувати кинути палити, а також надати їм доступ до програм підтримки або фармакотерапії →розд. 3.26.

2. Фізичне навантаження: рекомендовані на всіх стадіях ХОЗЛ.

3. Реабілітація: усім пацієнтам (за винятком пацієнтів з незначною інтенсивністю симптомів і низьким ризиком загострень), особливо тим, у яких попри оптимальне лікування зберігається задишка, а знижена толерантність до фізичного навантаження обмежує щоденну життєву активність. Найефективнішими є комплексні програми тривалістю ≥6 тиж. (чим довше, тим кращий ефект), які включають дихальну гімнастику, загальнозміцнюючі фізичні вправи, навчання пацієнтів та членів їх сімей, лікування тютюнової залежності, психологічну підтримку та психосоціальні заходи, консультації і дієтотерапію.

4. Навчання (його слід поєднувати з методами контрольованої спільної участі хворого у процесі лікування): в залежності від тяжкості ХОЗЛ повинно включати наступну тематику:

1) у всіх хворих — суть захворювання, його перебіг та терапевтичні можливості, зниження експозиції до факторів ризику, роль фізичної активності, правильна дієта, достатня кількість сну;

2) у хворих зі значно вираженою симптоматикою — методи контролю задишки, методи заощаджування енергії під час щоденної активності, методи подолання стресу;

3) у хворих з високим ризиком загострень — уникання факторів, які загострюють симптоми, моніторинг симптомів і тактика в разі їх посилення, значення письмового плану дій;

4) у хворих зі значною вираженістю симптоматики і високим ризиком загострень — паліативне лікування, питання, які стосуються кінцевого етапу

Таблиця 8-1. Характерні ознаки астми, ХОЗЛ і АХПС

Ознака	Астма	ХОЗЛ	АХПС	Ознаки, що вказують на	
				астму	ХОЗЛ
маніфестація	зазвичай в дитинстві, однак захворювання може розвинутись в будь-якому віці	зазвичай у віці >40-ка р.	зазвичай у віці ≥40-ка р., однак симптоми можуть виникати в дитинстві або в молодому віці	☐ початок у віці <20-ти р.	☐ початок у віці >40-ка р.
характеристика симптомів	виражність симптомів може змінюватись з дня на день або впродовж довшого часу; симптоми часто обмежують активність, часто спричинені фізичним навантаженням (зокрема сміхом), експозицією до пилу або алергенів	хронічні симптоми, зазвичай постійно зберігаються, є з вираженими під час фізичного навантаження; виражність симптомів може бути лабільною («кращі» та «гірші» дні)	прояви з боку дихальної системи (зокрема задишка під час навантаження), які постійно зберігаються, але можуть мати мінливу виражність	☐ виражність симптомів може змінюватись впродовж хвилин, годин або днів ☐ симптоми нарастають вночі або під ранок ☐ до тригерів симптомів належать фізичне навантаження, емоції (зокрема сміх), експозиція до пилу або алергенів	☐ симптоми зберігаються, незважаючи на лікування ☐ «добрі» і «погані» дні, однак симптоми виникають щодня, а задишка під час навантаження зберігається ☐ хронічний кашель та відхаркування мокротиння передують появі задишки, однак вказані симптоми не являються тригерами
функція легень	у даний момент і/або в анамнезі обмеження потоку повітря через дихальні шляхи змінного ступеня, тобто оборотність під впливом бронхолітичних ЛЗ, гіперреактивність бронхів	ОФВ, може покращитись під впливом лікування, але показник ОФВ,/ФЖЄЛ після інгаляції бронхолітичного ЛЗ зберігається <0,7	частково оборотне обмеження потоку повітря через дихальні шляхи, але часто мінлива виражність обструкції (у даний момент або в анамнезі)	☐ задокументоване обмеження потоку повітря через дихальні шляхи змінного ступеня (спірометрія, пікова швидкість видиху)	☐ задокументоване тривале обмеження потоку повітря через дихальні шляхи ($OФВ_1$/ФЖЄЛ <0,7)
функція легень у безсимптомному періоді	може бути в нормі	тривале обмеження потоку повітря через дихальні шляхи	тривале обмеження потоку повітря через дихальні шляхи	☐ нормальна функція легень у перервах між симптоматичними періодами ☐ діагноз астми в анамнезі	☐ патологічна функція легень у безсимптомному періоді

індивідуальний або сімейний анамнез	у багатьох хворих наявність алергій та астми в дитинстві або в сімейному анамнезі	експозиція до шкідливого пилу та газів (в основному тютюнопаління та використання органічних палив)	в анамнезі часто астма, діагностована лікарем (у даний момент або в минулому), алергії та астма в сімейному анамнезі і/або експозиція до шкідливих речовин	астма та інші алергічні захворювання в сімейному анамнезі	□ діагноз ХОЗЛ, хронічного бронхіту або емфіземи в анамнезі □ значуща експозиція до факторів ризику: тютюнопаління або застосування органічних палив
перебіг захворювання	часто покращання, яке може бути спонтанним або під впливом лікування, однак хвороба може призвести до постійної бронхообструкції	зазвичай, незважаючи на лікування, з роками хвороба повільно прогресує	лікування може частково, але суттєво, зменшити вираженість симптоматики; хвороба зазвичай прогресує і необхідно застосувати інтенсивне лікування	□ симптоми не наростають враз з плином часу; вираженість симптомів має сезонний характер або змінюється протягом наступних років □ покращання може виникати спонтанно або під впливом застосування бронхолітичного ЛЗ (негайно) або інгаляційного ГК (впродовж декількох тижнів)	□ симптоми повільно наростають з плином часу (хвороба з роками прогресує) □ застосування швидкодіючого бронхолітичного ЛЗ викликає лише часткове покращання
РГ грудної клітки	зазвичай в нормі	виражена гіперінфляція легень та інші типові для ХОЗЛ ураження	схоже, як при ХОЗЛ	в межах норми	□ гіперінфляція легень тяжкого ступеня
загострення	спостерігається загострення, однак їх ризик можна значно зменшити завдяки лікуванню	лікування може зменшити частоту загострень; супутні захворювання (якщо наявні) додатково погіршують стан хворого	загострення можуть спостерігатись частіше, ніж при ХОЗЛ, але лікування зменшує їх частоту; супутні захворювання додатково погіршують стан хворого	**Діагностика захворювань дихальних шляхів на основі симптомів — як користуватись таблицею.** У затіненому фрагменті таблиці перераховано ознаки, наявність яких дозволяє диференціювати астму та ХОЗЛ. У випадку кожного хворого необхідно порахувати кількість балів у кожному зі стовпців. Відповідність ≥3-м критеріям промовляє на користь діагнозу астми або ХОЗЛ. Якщо в обидвох стовпцях зазначено схожу кількість балів, слід розглянути діагноз АХПС.	
типові ознаки запалення дихальних шляхів	еозинофіли і/або нейтрофіли	нейтрофіли у мокротинні, лімфоцити в дихальних шляхах, може спостерігатись системне запалення	еозинофіли і/або нейтрофіли в мокротинні		

АХПС — астма-ХОЗЛ перехресний синдром (на сьогодні АХП [астма-ХОЗЛ перехрест] — коментар ред.), ГК — глюкокортикоїд, ХОЗЛ — хронічне обструктивне захворювання легень, РГ — рентгенограма

Переклад за згодою з: Global Strategy for the Diagnosis, Management and Prevention of COPD, © Global Initiative for Chronic Obstructive Lung Disease (GOLD) 2016. Усі права застережені. Доступне: http://www.goldcopd.org

життя, інформація, яка полегшить прийняти з випередженням рішення щодо тактики під час термінальної фази захворювання.

5. Адекватне харчування: гіпотрофія діагностується на підставі ІМТ <21 кг/м^2, втрати >10 % маси тіла протягом останніх 6 міс., або >5 % протягом 1 міс. Дієтотерапія включає, зокрема, споживання достатньої кількості калорій, напр., шляхом частого харчування невеликими порціями впродовж дня. У разі необхідності, дієта може бути доповнена харчовими добавками. Зверніть увагу на чинники, які можуть утруднювати процес прийому їжі (напр., задишка, поганий стан зубів або проблеми з приготуванням їжі). У хворих з ожирінням застосуйте методи зниження маси тіла.

6. Вакцинація проти грипу (усіх хворих) і вакцинація проти пневмококових інфекцій (хворим у віці ≥65-ти років [вакцини PCV13 і PPSV23] та молодшим хворим із серйозними супутніми захворюваннями, напр. хворобою серця [вакцина PPSV23]).

7. Лікування хворих з супутніми бронхоектазами нічим не відрізняється від лікування решти пацієнтів із ХОЗЛ, але під час загострень може знадобитися інтенсивніша і триваліша антибіотикотерапія.

8. Пацієнтам з вкрай тяжким ХОЗЛ у термінальній стадії необхідно забезпечити **паліативну допомогу**, направлену на покращення якості життя і повсякденної активності.

Фармакологічне лікування

Принципове значення має правильна техніка інгаляції ЛЗ. Під час вибору різновиду інгалятора враховуйте здібності та побажання хворого. Продемонструйте хворому правильну техніку інгаляції, а під час кожного контрольного огляду перевіряйте, чи він правильно користується інгалятором. Перед тим як прийняти рішення про неефективність лікування, необхідно оцінити техніку інгаляції та дотримання хворим рекомендацій.

Вибір ЛЗ залежить від вираженості суб'єктивних симптомів і ризику загострень →рис. 8-1.

1. Бронходилятатори: є базисними у симптоматичному лікуванні ХОЗЛ, знижують задишку, підвищують толерантність до фізичного навантаження та зменшують ризик загострень; їх застосовують одноразово або регулярно. Вибір ЛЗ залежить, у т. ч. від індивідуальної реакції пацієнтів та наявності супутньої патології, особливо, системи кровообігу. Використання інгаляційних препаратів з тривалою дією є більш ефективним та більш зручним для пацієнта. У пацієнтів з помірною або важкою обструкцією, у яких протягом останніх 12 місяців виявляється ≥1 загострення, LAMA більш ефективно запобігає подальшим загостренням, ніж LABA. Комплексна терапія (препаратом з одного інгалятора) LABA + LAMA є більш ефективною, ніж LABA + ГКw, а потрійна терапія (LABA + LAMA + ГКw) — ще більше, ніж LABA + ГКw і ніж монотерапія LAMA.

1) **інгаляційні β$_2$-міметики**

    a) тривалої дії (LABA) — **формотерол, сальметерол** (тривалість дії ≈12 год, препарати і дозування →табл. 9-2); **індакатерол** (150 або 300 мкг 1×на день; тривалість дії 24 год); **вілантерол** (тривалість дії ≈24 год, доступний в комбінації з **флутиказону фуроатом** [92 + 22 мкг 1×на день] та з умеклідініум [55 + 22 мкг і 184 + 22 мкг 1×на день]);

    б) короткої дії (SABA) — **фенотерол, сальбутамол** — тривалість дії 4–6 год. Препарати і дозування →табл. 9-2);

2) **інгаляційні антихолінергічні ЛЗ:**

    a) тривалої дії (LAMA) — **тіотропій** тривалість дії ≈24 год (DPI 18 мкг/інгаляційну дозу, що відповідає 10 мкг/отриману дозу: 1×на день; SMI 2,5 мкг/інгаляційну дозу: 2 інгаляції 1×на день; **глікопіронію бромід** 44 мкг 1×на день — тривалість дії 24 год; **умеклідинію бромід** 55 мкг 1×на день — тривалість дії 24 год; **аклідинію бромід** 322 мкг 2×на день — тривалість дії ≈12 год;

б) **короткої дії (SAMA)** — **іпратропію бромід** — тривалість дії 6–8 год (дозований інгалятор 20 мкг/доза, 1–3 дози 4×на день; розчин для небулізації 0,25 мг/мл, 0,4–2 мл 3–4×на день); **комбіновані препарати (SABA + SAMA): фенотерол + іпратропіум** (дозований інгалятор 50 + 20 мкг/доза, 1–3 дози 3–4×на день; розчин для небулізації 0,5 + 0,25 мг/мл, 1–2 мл 3–4×на день, в особливих випадках до 4 мл), **сальбутамол + іпратропіум** (розчин для небулізації 2,5 + 0,5 мг/амп., 1 амп. 3–4×на добу); комбіновані **препарати (LABA + LAMA): індакатерол + глікопіронію бромід** (85 + 43 мкг 1×на день), **вілантерол + умеклідиній** (22 + 55 мкг 1×на день);

3) **теофілін з повільним вивільненням** — Д: 150–375 мг 2×на добу. ЛЗ 2-го вибору з огляду на слабшу від вищезгаданих ліків дію та побічні ефекти (у дозах ≥10 мг/кг/добу): нудота та блювання, тахікардія, аритмії, судоми; профілактика — слід моніторувати концентрацію теофіліну у сироватці крові таким чином, аби складала 5–15 мкг/мл). Пришвидшують метаболізм теофіліну (слід збільшити дозу): гарячка, вагітність, паління тютюну, рифампіцин, протиепілептичні препарати; сповільнюють (слід зменшити дозу): хвороби печінки, серцева недостатність, хінолони, макроліди і циметидин.

2. Інгаляційні ГК (у середній або високій дозі →табл. 9-2): застосовують з метою запобігання загостренням ХОЗЛ у хворих з високим ризиком загострень (групи C і D), у яких загострення виникають, незважаючи на використання бронхолітиків. У хворих з $OФВ_1$ <60 % від належної величини ці ЛЗ також зменшують тяжкість суб'єктивних симптомів та покращують функцію легень і якість життя. Підвищують ризик пневмонії. Не застосовуйте системні ГК тривало, а інгаляційні ГК завжди застосовуйте разом із LAMA та/або LABA.

3. Рофлуміласт: інгібітор ФДЕ4, можна зважити додаткове призначення (500 мг 1×на день) у комплексі з 1-м чи 2-ма інгаляційними бронхолітиками хворим з обструкцією помірного, тяжкого або дуже тяжкого ступеня, з симптомами хронічного бронхіту та частими загостреннями, незважаючи на застосування LABA та ІГК (групи C і D). Побічні ефекти частіші, ніж при вживанні інгаляційних ЛЗ. Не призначайте рофлуміласт хворим, які мають недостатню масу тіла або вживають теофілін.

4. Інші ЛЗ:

1) пацієнтам молодого віку з підтвердженим дефіцитом $α_1$-антитрипсину слід зважити призначення замісної терапії;

2) тривале (1 рік) застосування азитромицину (250 мг 1×на день або 500 мг 3×на тиж.) або еритромицину (500 мг 2×на день) можна зважити у хворих, у котрих загострення виникають незважаючи на лікування 3-ма інгаляційними ЛЗ;

3) морфін у паліативних пацієнтів з метою контролю задишки →табл. 1.17-3;

4) муколітики → не призначайте рутинно; у хворих з ХОЗЛ, які не вживають інгаляційних ГК, застосування високих доз N-ацетилцистеїну або карбоцистеїну може знизити частоту загострень;

5) протикашльові ЛЗ протипоказані;

6) добавки віт. D для пацієнтів з підтвердженим дефіцитом цього вітаміну (концентрація в крові <50 нмоль/л).

Тривала оксигенотерапія

Переважно, обов'язкова у пацієнтів з

1) PaO_2 ≤55 мм рт. ст. чи SpO_2 ≤88 % або

2) PaO_2 56–60 мм рт. ст. або SpO_2 ≈88 %, якщо наявні ознаки легеневої гіпертензії, периферичні набряки, які є свідченням застійної серцевої недостатності або гематокрит >55 %. Метою є збереження PaO_2 ≥60 мм рт. ст. Рішення про призначення оксигенотерапії в домашніх умовах слід приймати на підставі значень PaO_2, що були визначені у хворих в стані бадьорості

двічі впродовж 3-х тижнів за умови, що їх клінічний стан стабільний. Не застосовуйте оксигенотерапію в домашніх умовах у хворих із задишкою під час навантаження, якщо немає відповідності вищевказаним критеріям. Через 2–3 міс. оцініть ефективність оксигенотерапії в домашніх умовах і показання до її продовження. Принципи оксигенотерапії →розд. 24.21.

Допоміжна вентиляція

У пацієнтів із вкрай тяжкою обтурацією, у яких попри оптимальну фармакотерапію впродовж дня утримується виражена гіперкапнія, слід зважити застосування неінвазивної вентиляції (*NIV non-invasive ventilation*) у комбінації з оксигенотерапією в домашніх умовах. Параметри вентиляції необхідно підібрати таким чином, щоб знизити $PaCO_2$ на ≥20 %. У пацієнтів із супутнім синдромом сонного апное — застосуйте допоміжну вентиляцію з постійним позитивним тиском у дихальних шляхах (CPAP — *Constant Positive Airway Pressure*).

Оперативне лікування

1. Видалення емфізематозних булл (булектомія): розглядається, якщо емфізематозна була займає ≥50 % об'єму легені і суттєво стискає оточуючу легеневу тканину.

2. Операція зі зменшення об'єму легень: розглядається у пацієнтів з $ОФВ_1$ >20 % від належного та емфіземою, яка займає переважно верхні частки легень, або дифузною емфіземою у пацієнтів з обмеженою фізичною активністю після передопераційної реабілітації.

3. Трансплантація легень: критерії внесення пацієнтів до списку очікуючих (згідно з рекомендаціями) — показник BODE — 7–10 і ≥1 з наступного:

1) перенесене загострення з гострою гіперкапнією ($PaCO_2$ ≥50 мм рт. ст.);

2) легенева гіпертензія і/або легеневе серце, незважаючи на оксигенотерапію;

3) $ОФВ_1$ <20 % від належного і TL_{CO} <20 % від належного або дифузна емфізема.

Паліативна допомога

Метою є покращення якості життя та щоденного функціонування хворих із дуже тяжким ХОЗЛ на термінальній стадії. Включає також духовну підтримку та прийняття рішень, які стосуються останнього етапу життя.

Лікування загострення

Анамнез з метою оцінки загострень ХОЗЛ повинен включати: тривалість погіршення або поява нових симптомів, ступінь порушення функції легень (на підставі попередньо виконаної спірометрії; не призначайте цього обстеження під час загострення), інформацію про перенесені загострення, супутні захворювання, постійне лікування, що застосовувалося до цього часу, та його ситуативні зміни за останній час.

Місце лікування

1. Покази до стаціонарного обстеження або лікування: важке обтурація в стабільний період захворювання або часті загострення у анамнезі, значне посилення суб'єктивних симптомів (напр., раптова задишка у спокої), тривожні об'єктивні симптоми (напр. ціаноз, периферичні набряки), відсутність ефекту від початкового лікування, важка супутня патологія (напр., серцева недостатність або порушення серцевого ритму), діагностичні сумніви, старший вік пацієнта, неналежний догляд вдома. В інших випадках лікування можна проводити вдома.неналежний догляд вдома. В інших випадках лікування можна проводити вдома.

2. Покази до госпіталізації хворого до відділення інтенсивної терапії [ВІТ] (5 ситуацій, наведених першими, зазвичай є одночасно показами до інтубації трахеї та ШВЛ):

1) зупинка дихання або аритмічне дихання;

2) тяжка задишка (особливо з видимою участю допоміжної мускулатури і з парадоксальними дихальними рухами черевної стінки, або з тахіпное >35/хв), яка недостатньо реагує на початкове лікування «за потребою», а також на неінвазивну ШВЛ;

3) порушення свідомості (сплутаність, сонливість, кома, надмірне збудження);

4) стійка або наростаюча гіпоксемія (PaO_2 <40 мм рт. ст.), або тяжка чи наростаюча гіперкапнія ($PaCO_2$ >60 мм рт. ст.), або тяжкий чи наростаючий респіраторний ацидоз (pH <7,25), попри оксигенотерапію та неінвазивну ШВЛ;

5) неможливість застосування або непереносимість неінвазивної ШВЛ;

6) гемодинамічна нестабільність (необхідність у застосуванні судинозвужуючих ЛЗ, брадикардія <50/хв з порушеннями свідомості);

7) інші тяжкі розлади (метаболічні порушення, сепсис, тяжка пневмонія, емболія легеневої артерії високого ризику, баротравма легенів, пневмоторакс, масивний гідроторакс, масивна аспірація);

8) недостатні нагляд і досвід ведення пацієнта, що потребує неінвазивної ШВЛ, за межами ВІТ.

Обстеження пацієнта

У госпіталізованих пацієнтів: газометрія артеріальної крові, загальний аналіз крові, рівень електролітів, показники функції нирок і печінки, ЕКГ, РГ грудної клітки. Посів мокротиння (або аспірату з трахеї у заінтубованих пацієнтів), якщо:

1) загострення інфекційного характеру не реагує на початкову антибіотикотерапію;

2) загострення важке або наявні фактори ризику неефективності емпіричної терапії (попереднє лікування антибіотиками або п/о ГК, >4 загострень впродовж року, $OФB_1$ <30 % від нал., затяжне загострення). При загостренні ХОЗЛ спірометрію не проводьте. Для пацієнтів, які будуть лікуватися вдома, зазвичай достатньо вимірювання SpO_2 з допомогою пульсоксиметра.

Фармакологічне лікування

1. β_2-міметик короткої дії (→див. вище), до 8 доз з інгалятора зі спейсером кожні 1–2 год, або шляхом небулізації (напр., сальбутамол 2,5–5,0 мг кожні 4–6 год). Дози та кратність застосування ЛЗ залежать від відповіді пацієнтів на лікування. Додатково можна призначити **іпратропію бромід** (2–8 доз з інгалятора зі спейсером, або 0,25–0,5 мг шляхом небулізації, 4×на день). β_2-міметик і антихолінергічний ЛЗ можете застосовувати у формі комбінованого препарату (фенотерол + іпратропій) до 8 доз з інгалятора зі спейсером, або 1–2,5 мл (20–50 крапель) шляхом небулізації 4×на день. Теофілін в/в є препаратом другого ряду (низька ефективність, вищий ризик побічних дій) → в/в болюсно 3 мг/кг, потім шляхом в/в інфузії 0,5 мг/кг/год (сумарно — макс. 750 мг/добу).

2. ГК: преднізон 40 мг/добу п/о (якщо пацієнт не може приймати ліки п/о → в/в гідрокортизону сукцинат 100 мг кожні 6–8 год або метилпреднізолон 40 мг/добу) впродовж 5 днів. Альтернатива: будесонід 2 мг 4×на день шляхом небулізації.

3. Антибіотики: зазвичай застосовуйте 5–10 днів, показані при підозрі на бактеріальну інфекцію, тобто якщо спостерігається більш гнійний характер мокротиння з одночасним збільшенням його кількості та/або з посиленням задишки, а також пацієнтам, яким проводиться штучна вентиляція (інвазивна або неінвазивна). Прийняти рішення про призначення антибіотиків допомагає визначення прокальцитоніну →табл. 13-1; рішення не призначати антибіотик у пацієнтів із концентрацією прокальцитоніну <0,25 нг/л є безпечним, однак дослідження слід повторити через 6–24 год. Найчастіше, етіологічними чинниками є: *Haemophilus influenzae*, *Streptococcus pneumoniae* і *Moraxella catarrhalis*. **Якщо ймовірність інфікування** *Pseudomonas aeruginosa* **незначна:**

1) у пацієнтів без факторів несприятливого розвитку загострення (важке ХОЗЛ, важка супутня патологія, часті загострення [>3 разів протягом року], застосування протимікробних ЛЗ впродовж останніх 3-х міс.) → **амоксицилін** (антибіотик першого вибору);

2) у решти пацієнтів → **амоксицилін з клавулановою кислотою** (2,0 г/добу);

3) при алергії на пеніциліни → макроліди;

4) антибіотики другого вибору → «респіраторні» фторхінолони (левофлоксацин, моксифлоксацин), або цефалоспорини II чи III покоління.

Якщо інфікування *P. aeruginosa* **ймовірне** (недавня госпіталізація, часте призначення антибіотикотерапії [≥4 раз впродовж року], важкий перебіг загострення, висівання *P. aeruginosa* під час попереднього загострення або виявлення її колонізації у періоді ремісії хвороби):

1) якщо пероральне лікування можливе → **ципрофлоксацин** п/о;

2) коли необхідне парентеральне лікування → **ципрофлоксацин** або β-лактамний антибіотик, який є активним проти *P. aeruginosa* (напр. **цефтазидим, цефепім**).

Лікування пневмонії →розд. 3.13.1.

Оксигенотерапія і додаткові заходи

1. Хворі з дихальною недостатністю повинні отримувати **кисень** →рис. 8-2. У пацієнтів з гіпоксичною дихальною недостатністю слід розглянути оксигенотерапію за допомогою носового катетера з дуже високим потоком газу (→розд. 24.21). Якщо, незважаючи на оптимальну фармакотерапію і оксигенотерапію, розвивається ацидоз (pH ≤7,35) і/або гіперкапнія ($PaCO_2$ >45 мм рт. ст.), або утримується задишка (особливо важка, з участю допоміжної мускулатури і парадоксальними дихальними рухами черевної стінки, або тахіпное >35/хв) → застосуйте штучну вентиляцію, якщо попередньо не прийнято рішення про відмову від неї з огляду на термінальну стадію захворювання. Якщо можливо, застосовуйте неінвазивну вентиляцію з підтримкою тиском; у іншому разі, заінтубуйте пацієнта і підключіть до респіратора.

2. Додаткові заходи у госпіталізованих пацієнтів:

1) **контроль за відповідним наводненням організму** (з ретельним моніторингом водного балансу);

2) **адекватне харчування** (доповнююче, якщо сильна задишка не дозволяє хворому їсти);

3) **профілактика тромбозу** →розд. 2.33.3;

4) **заходи для полегшення відходження мокротиння з дихальних шляхів** (шляхом провокування кашлю і форсованих видихів невеликого об'єму). Пацієнтам, які відкашлюють велику кількість мокротиння або мають ателектаз долі, показано ручний або механічний вібраційний масаж і постуральний дренаж →розд. 24.20. У випадку ателектазу → лікувальна бронхофіброскопія.

Умови виписки із стаціонару

1) пацієнт (або його опікун вдома) здатний правильно застосовувати призначені ЛЗ;

2) пацієнт потребує інгаляції $β_2$-міметика короткої дії не частіше, аніж кожні 4 год;

3) пацієнт, який до госпіталізації ходив, може пройти вздовж палати;

4) пацієнт може самостійно їсти, спить без частих пробуджень, спричинених задишкою;

5) стабільний клінічний стан пацієнта (у т. ч. і результати газометрії) впродовж 12–24 год;

6) заплановані контрольні відвідування (перший зазвичай через 4–6 тиж. після виписки зі стаціонару) і патронаж на дому (напр. візити медсестри, постачання кисню, приготування їжі тощо);

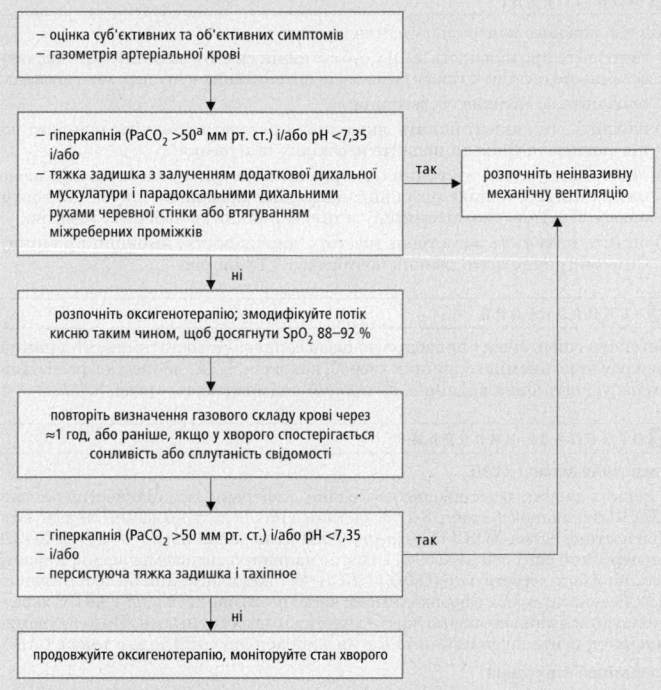

- оцінка суб'єктивних та об'єктивних симптомів
- газометрія артеріальної крові

- гіперкапнія ($PaCO_2$ >50[a] мм рт. ст.) і/або pH <7,35 і/або
- тяжка задишка з залученням додаткової дихальної мускулатури і парадоксальними дихальними рухами черевної стінки або втягуванням міжреберних проміжків

так → розпочніть неінвазивну механічну вентиляцію

ні ↓

розпочніть оксигенотерапію; змодифікуйте потік кисню таким чином, щоб досягнути SpO_2 88–92 %

повторіть визначення газового складу крові через ≈1 год, або раніше, якщо у хворого спостерігається сонливість або сплутаність свідомості

- гіперкапнія ($PaCO_2$ >50 мм рт. ст.) і/або pH <7,35
- і/або
- персистуюча тяжка задишка і тахіпное

так →

ні ↓

продовжуйте оксигенотерапію, моніторуйте стан хворого

[a] Рекомендації GOLD вказують рівень $PaCO_2$ >45 мм рт. ст. як показання для початку неінвазивної вентиляції.

$PaCO_2$ — парціальний тиск вуглекислого газу в артеріальній крові, SpO_2 — насичення киснем гемоглобіну артеріальної крові, вимірюване методом пульсоксиметрії

Рис. 8-2. Алгоритм кисневої терапії при загостреннях ХОЗЛ

7) пацієнт (як і його родина та лікар) переконані, що порадить собі у домашніх умовах.

Контрольна оцінка після виписки зі стаціонару

1) оцінка ступеня тяжкості симптомів (можна також скористатись тестом CAT або шкалою mMRC);

2) оцінка здатності пацієнта до самообслуговування в існуючих умовах, до виконання фізичного навантаження та повсякденної діяльності;

3) спірометрія;

4) оцінка техніки інгаляції ліків;

5) впевненість, що пацієнт правильно зрозумів рекомендації з лікування;

6) оцінка потреби у довготривалій оксигенотерапії;

7) оцінка супутніх захворювань та їх лікування.

Пацієнтам з гіпоксемією під час загострення слід виконати дослідження газів артеріальної крові і/або пульсоксиметрію перед випискою зі стаціонару, та через 3 міс.

→ **МОНІТОРИНГ**

Під час кожного контрольного огляду:

1) запитайте про наявність змін у суб'єктивній симптоматиці ХОЗЛ від часу останнього огляду, а також симптомів потенційних супутніх захворювань;

2) проведіть об'єктивне обстеження;

3) вияcніть, чи пацієнт палить; якщо так → рішуче заохочуйте відмовитись від тютюнопаління та надайте необхідну підтримку;

4) оцініть актуальне лікування, дотримання хворим рекомендацій щодо вживання ЛЗ, техніку інгаляцій, наскільки ефективно лікування контролює суб'єктивну симптоматику, а також наявність побічних ефектів;

5) оцініть наявність загострень (частоту, вираженість, ймовірні причини). Спірометричне дослідження повторюйте ≥1× на рік.

→ **УСКЛАДНЕННЯ**

Легенева гіпертензія і правошлуночкова серцева недостатність, вторинний еритроцитоз, анемія хронічних хвороб, кахексія, ВТЕ, депресія і фобії. Див. також ускладнення хронічної дихальної недостатності →розд. 3.1.2.

→ **ОСОБЛИВІ ВИПАДКИ**

Поєднання астми і ХОЗЛ

У деяких хворих, особливо похилого віку, диференційна діагностика астми і ХОЗЛ є складною (→табл. 8-1). У частини з них ці захворювання співіснують. Діагностика астма-ХОЗЛ перехресту (АХП [попередня назва — «астма-ХОЗЛ перехресний синдром; АХПС»]) вимагає наявності симптомів астми, а також постійної бронхообструкції (ОФВ$_1$/ФЖЄЛ <0,7 після інгаляції бронхолітичного ЛЗ). Результат проби з бронхолітиком часто позитивний. Хворі з АХПС характеризуються гіршою якістю життя і частими загостреннями. При лікуванні використовуйте інгаляційний ГК в низькій або середній дозі, а також LABA.

Оперативні втручання

ХОЗЛ збільшують ризик периопераційних ускладнень. Його можна зменшити шляхом оптимізації функції легень перед операцією, ранньої рухової активності пацієнта після операції, застосування дихальних вправ і ефективної знеболюючої терапії. Функціональні обстеження легень (оцінка ОФВ$_1$, TL$_{CO}$, VO$_{2max}$) потрібні лише перед торако- і кардіохірургічними втручаннями, однак, у важких випадках ХОЗЛ, показані також перед іншими операціями.

Подорож літаком

Пацієнти з ОФВ$_1$<30 % від належного або ті, які потребують оксигенотерапії в домашніх умовах, перед початком подорожі повинні проконсультуватися з пульмонологом. Пацієнти, які отримують оксигенотерапію в домашніх умовах, під час перельоту повинні підтримувати SpO$_2$ >85 % з допомогою подачі кисню через носовий катетер (2–4 л/хв). Більшість авіаліній на побажання пасажира забезпечують додаткове постачання кисню, але про таку потребу потрібно повідомити заздалегідь.

→ **ПРОГНОЗ**

Покращити прогноз, головним чином, може припинення паління тютюну. Загострення ХОЗЛ збільшують ризик смерті. Основні причини смерті — це хвороби системи кровообігу, рак легень і дихальна недостатність.

→ **ПРОФІЛАКТИКА**

Найефективнішим методом профілактики виникнення ХОЗЛ і його прогресування є відмова від паління тютюну; важливо також уникати впливу забрудненого повітря та інших факторів ризику.

9. Астма

Астма є гетерогенним захворюванням, яке зазвичай характеризується хронічним запаленням дихальних шляхів. Визначається за наявністю наступних симптомів: свистячого дихання, задишки, відчуття стискання у грудній клітці та кашлю (змінної частоти та інтенсивності), а також утруднення експіраторного потоку повітря через дихальні шляхи змінної вираженості. Обмеження повітряного потоку є наслідком: спазму гладкої мускулатури і набряку слизової оболонки бронхів, нагромадження слизових пробок, а з плином часу також із наслідком ремоделяції стінок бронхів. **За етіологією розрізняють алергічну** (найчастіше починається у дитинстві, часто співіснує з іншими атопічними захворюваннями, сімейний анамнез щодо атопічних захворювань буває позитивним, зазвичай позитивні результати шкірних тестів з інгаляційними алергенами, алерген-специфічні антитіла IgE в крові, зазвичай еозинофілія в індукованому харкотинні і добра відповідь на інгаляційні ГК) **і неалергічну астму** (зазвичай у дорослих, часто прогресуючий перебіг, негативні результати шкірних тестів, в крові алерген-специфічні антитіла IgE не виявляються, часто гірша відповідь на інгаляційні ГК). **За етіологією розрізняють алергічну і неалергічну астму.** Додатково виділено 3 фенотипи астми: з пізнім дебютом, з фіксованою бронхообструкцією та співіснуючу з ожирінням.

З огляду на різновид запалення в дихальних шляхах (який оцінюють на основі домінуючого типу запальних клітин в індукованому харкотинні) розрізняють: еозинофільну, нейтрофільну і малогрануло цитарну астму.

У щоденній практиці основне значення має класифікація астми з огляду на ступінь її контролю →нижче.

Кардинальну роль в патогенезі астми відіграє субпопуляція лімфоцитів Th2-хелперів, котрі продукують характерний профіль цитокінів (IЛ-4, IЛ-5, IЛ-13), які впливають на утворення IgE B-лімфоцитами, а також на ріст, диференціацію та активацію еозинофілів і мастоцитів. При алергічній астмі мастоцити активуються алергенами за участю IgE та вивільнюють медіатори, які відповідають за бронхообструкцію (зокрема гістамін, цистеїнові лейкотрієни, простагландин D2).

Патомеханізм неалергічної астми до кінця не вивчений; можливо розвивається внаслідок імунного процесу, тригерами якого є вірусна або бактеріальна інфекція. У випадку неалергічної еозинофільної астми суттєву роль відіграють також лімфоцити Th2 і секретовані ними цитокіни та натуральні лімфоїдні клітини 2-го типу (ILC2), які продукують схожий, як у випадку лімфоцитів Th2, цитокіновий профіль. Гістопатологічна картина неалергічної астми подібна до такої при алергічній астмі. Пошкодження епітелію бронхів активує репаративні процеси, наслідком чого є перебудова стінки бронхів, яка в особливо тяжких випадках призводить до необоротної бронхообструкції у зв'язку з тривалими структурними змінами бронхіальної стінки.

Фактори, які підвищують ризик загострень астми (незалежно від наявності симптоматики): неконтрольовані симптоми астми (зокрема надмірне застосування β_2-агоністів короткої дії; використана протягом місяця >1-ої упаковки, що містить 200 доз, асоціюється з підвищеним ризиком смерті), хворий не приймає інгаляційних ГК (хворий не дотримується вказівок щодо прийому призначеного ЛЗ, неправильна техніка інгаляції), низький ОФВ$_1$ (особливо <60 % належної величини), серйозні психологічні або соціально-економічні проблеми, експозиція до тютюнового диму або алергенів (в осіб з алергією), супутні захворювання (ожиріння, хронічний риносинусит, харчова алергія), еозинофілія харкотиння або крові, вагітність, інтубація або лікування у відділенні інтенсивної терапії з приводу астми в анамнезі, ≥1 тяжке загострення астми впродовж останніх 12 місяців, підвищена концентрація FE$_{NO}$ (у хворих, які вживають інгаляційні ГК).

Фактори ризику переходу бронхообструкції у персистентну форму: хворий не приймає інгаляційних ГК, експозиція до тютюнового диму або інших шкідливих речовин (у т. ч. на робочому місці), низьке початкове значення ОФВ$_1$, хронічна гіперсекреція секрету у дихальних шляхах, еозинофілія харкотиння або крові, передчасні пологи, низька маса тіла при народженні, значний приріст маси тіла в дитинстві.

▶ КЛІНІЧНА КАРТИНА ТА ПРИРОДНИЙ ПЕРЕБІГ

1. Суб'єктивні симптоми: нападоподібна задишка, переважно експіраторна (інколи — відчуття стискання у грудній клітці), яка минає самостійно або під впливом лікування; свистяче дихання; сухий нападоподібний кашель (супроводжує задишку або виступає як єдиний симптом [т. зв. кашльовий варіант астми]; у дорослих ізольований кашель рідко є симптомом астми). У пацієнтів з алергічною астмою співіснують ознаки інших алергічних захворювань, найчастіше алергічного риніту. Суб'єктивні та об'єктивні симптоми характеризуються змінною інтенсивністю, а між епізодами нападів і загострень астми можуть бути відсутні.

2. Об'єктивні симптоми: дифузні двобічні свистячі хрипи (переважно на видиху) і дзижчачі хрипи, подовжений видих (інколи симптоми доступні аускультації тільки під час форсованого видиху); під час загострень — участь допоміжної дихальної мускулатури із втягуванням міжреберних проміжків і тахікардія. При вкрай тяжкому перебігу загострення аускультативні шуми можуть бути відсутні (т. зв. німа грудна клітка).

3. Природний перебіг: астма може виникнути у будь-якому віці. При дебюті у дорослому віці частіше має неалергічний характер і тяжчий перебіг. Перебіг астми характеризується виникненням **загострень**, які розвиваються раптово (впродовж хвилин чи годин) або поступово (впродовж багатьох годин чи днів), і при відсутності лікування можуть призводити до смерті. Багаторічна неконтрольована бронхіальна астма веде до прогресуючої незворотної бронхообструкції.

▶ ДІАГНОСТИКА

Допоміжні обстеження

1. Спірометрія: у більшості хворих нормальний результат **базисної спірометрії**. Типовою для астми є обструкція, особливо змінної вираженості (суттєва різниця між наступними дослідженнями або під впливом лікування); під час **проби з бронхолітиком** — значуще покращення ОФВ$_1$ і/або ФЖЄЛ (>12 % і 200 мл) і часто зникнення обструкції (при астмі тяжкій або з ремоделюванням бронхів обструкція може бути необоротною), а також гіперреактивність бронхів під час **провокаційної проби** з метахоліном або гістаміном (зважте в осіб з типовими для астми симптомами при нормальному результаті спірометрії; позитивний результат інколи також у хворих з іншими захворюваннями бронхів або алергічним ринітом, в той час як негативний результат має високу цінність для виключення астми [у хворих, які не вживають ГК]). В особливих ситуаціях діагноз можна підтвердити за допомогою специфічних провокаційних проб з алергеном, ацетилсаліциловою кислотою, факторами, які присутні на робочому місці, фізичним навантаженням.

2. Пікова швидкість видиху (ПШВ): характерна середня (з 2-х тиж. вимірювань) добова варіабельність ПШВ ([ПШВмакс–ПШВмін]/ПШВсередня) >10 %, вимірювання використовують для підтвердження діагнозу, моніторингу хвороби (зважити у пацієнтів з тяжкою астмою або з поганою переносимістю симптомів), та для ідентифікації тригерних чинників (напр. професійних).

3. РГ грудної клітки: зазвичай, без патологічних змін, при загостренні можуть визначатися ознаки гіперінфляції легень та ускладнень, спричинених загостренням (напр., пневмоторакс).

4. Пульсоксиметрія і газометрія артеріальної крові: проводьте з метою оцінки важкості і моніторингу перебігу загострень →нижче.

5. Тести на IgE-залежну алергію: шкірні прік-тести, рівень загального і специфічного IgE — можуть виявити етіологічний алерген у хворого на алергічну астму (враховуйте дані з анамнезу).

6. Дослідження індукованого харкотиння на наявність еозинофілії: в центрах, які мають досвід у цьому питанні, може використовуватись з метою модифікації лікування у хворих з астму середньої важкості або важкою.

7. Дослідження концентрації оксиду азоту у видихуваному повітрі (FE_{NO}): як додаткове дослідження під час диференційної діагностики з ХОЗЛ →табл. 8-1. У хворих, які раніше не отримували лікування, підвищений рівень (>50 ppb) корелює з позитивною відповіддю на лікування інгаляційними ГК.

Діагностичні критерії

Діагноз астми (згідно GINA 2015) вимагає виявлення симптомів захворювання, а також змінної ступеня бронхообструкції при функціональних дослідженнях →табл. 9-1.

Підтвердження діагнозу у хворих, які вже отримують лікування:

1) якщо суб'єктивні симптоми і бронхообструкція мають типову змінну інтенсивність — діагноз точний;

2) якщо симптоми мінливі, однак немає мінливості обструкції → повторіть пробу з бронходилататором після відміни ЛЗ бронхолітичної дії або під час симптомів

   а) результат у нормі → розгляньте альтернативні діагнози;

   б) $OФB_1$ [FEV_1] >70 % від належного значення → проведіть провокаційну пробу і в разі негативного результату знижте дозу інгаляційного ГК на 25–50 % або відмініть LABA і повторіть оцінку через 2–4 тиж.;

   в) $OФB_1$ [FEV_1] <70 % від належного значення → збільшіть інтенсивність лікування (дозу контролюючого ЛЗ — табл. 9-2) і повторіть оцінку через 3 міс.;

3) якщо симптоми незначні, а функція легень у нормі → повторіть пробу з бронходилататором після відміни ЛЗ бронхолітичної дії або під час симптомів

   а) результат у нормі → розгляньте альтернативні діагнози;

   б) зменшіть дози контролюючого ЛЗ — якщо виникнуть симптоми і погіршиться функція легень → діагностуйте астму; якщо ні → розгляньте можливість відміни контролюючого ЛЗ і ретельне спостереження пацієнта впродовж ≥12 міс.;

4) якщо зберігаються задишка і тривала бронхообструкція → збільшіть інтенсивність лікування протягом 3 міс. і повторіть оцінку. В разі відсутності покращення поверніться до попереднього лікування і скеруйте пацієнта на подальшу спеціалістичну діагностику (враховуйте можливість співіснування астми та ХОЗЛ).

Класифікація астми: у повсякденній практиці рекомендується класифікація за ступенем контролю хвороби →табл. 9-2. Ступінь тяжкості захворювання оцінюйте не на основі посилення симптомів перед початком лікування, а лише після багатомісячного лікування, коли буде встановлено рівень його інтенсивності (табл. 9-1), необхідний для досягнення і збереження контролю астми:

1) легка астма — контролюється за допомогою лікування 1 або 2 ступеня;

2) астма середньої важкості — контролюється за допомогою лікування 3 ступеня;

3) важка астма — необхідне лікування 4 або 5 ступеня, або незважаючи на таке лікування астми залишається неконтрольованою (→Особливі форми астми).

Таблиця 9-1. Діагностичні критерії астми у дорослих, молоді та дітей у віці 6–11 років

Астма є гетерогенним захворюванням, яке зазвичай характеризується хронічним запаленням дихальних шляхів. Характеризується наявністю таких симптомів, як свистяче дихання, задишка, відчуття стискання в грудній клітці і кашель, зі змінною частотою і вираженістю, пов'язаних з різного ступеня обмеженням експіраторного потоку повітря через дихальні шляхи.

Діагностична ознака	Діагностичні критерії астми
1. Наявність мінливих симптомів з боку дихальної системи	
свистячі хрипи, задишка, відчуття стискання в грудній клітці і кашель; в залежності від походження і віку, хворі можуть по різному описувати ці симптоми, напр. діти можуть описувати задишку як «тяжке дихання»	– зазвичай >1-го виду симптомів з боку дихальних шляхів (кашель, якщо є єдиним симптомом у дорослих, рідко спричинений астмою) – поява і вираженість симптомів є змінними у часі – симптоми часто загострюються вночі або після пробудження – симптоми часто спричинені фізичним навантаженням, сміхом, алергенами, холодним повітрям – симптоми часто з'являються або загострюються під час вірусних інфекцій
2. Підтвердження змінного ступеня обмеження експіраторного потоку повітря через дихальні шляхи	
підтверджена надмірна варіабельність функції легень[a] (≥1-го з нижче наведених досліджень)	діагноз тим більше переконливий, чим більшою є варіабельність, і чим частіше її виявляють
а також підтверджена бронхообструкція[a]	≥1 раз під час діагностичного процесу у разі виявлення зниженого ОФВ$_1$ слід підтвердити зниження ОФВ$_1$/ФЖЄЛ (у нормі >0,75–0,80 у дорослих і >0,90 в дітей)
позитивний результат проби з бронхолітиком[a] (ймовірність позитивного результату є вищою, якщо пацієнтові відмінити перед пробою бронхолітичні ЛЗ: SABA за ≥4 год раніше, LABA за ≥15 год раніше)	дорослі: приріст ОФВ$_1$ на >12 % і >200 мл у порівнянні зі стартовою величиною, 10–15 хв після інгаляції 200–400 мкг сальбутамолу (діагноз є більш вірогідним, якщо покращення ОФВ$_1$ становить >15 % і >400 мл) dzieci: przyrost FEV$_1$ o >12 % wn.
надмірна варіабельність ПШВ у дослідженнях, проведених 2×на день впродовж 2 тиж.[a]	дорослі: середня добова варіабельність ПШВ >10 %[b] діти: середня добова варіабельність ПШВ >13 %[b]
суттєве покращення функції легень через 4 тиж. протизапального лікування	дорослі: приріст ОФВ$_1$ на >12 % і >200 мл у порівнянні зі стартовою величиною (або ПШВ на >20 %[в]) через 4 тиж. лікування, без інфекції дихальних шляхів у цьому часі
позитивний результат провокаційної проби з навантаженням[a]	дорослі: зниження ОФВ$_1$ на >10 % і >200 мл у порівнянні зі стартовою величиною діти: зниження ОФВ$_1$ на >12 % від належної величини або ПШВ >15 %
позитивний результат інгаляційної провокаційної проби (зазвичай виконують лише у дорослих)	зниження ОФВ$_1$ на ≥20 % у порівнянні зі стартовою величиною після інгаляції стандартної дози метахоліну чи гістаміну або на ≥15 % під час проби зі стандартною гіпервентиляцією, із застосуванням гіпертонічного розчину NaCl чи манітолу

| надмірна варіабельність функції легень під час наступних оглядів[a] (діагноз менш вірогідний) | дорослі: варіабельність ОФВ$_1$ >12 % і >200 мл у вимірюваннях під час наступних оглядів, за відсутності у цей період інфекції дихальних шляхів |
| | діти: варіабельність ОФВ$_1$ >12 % або варіабельність ПШВ >15 %[в] у вимірюваннях під час наступних оглядів (також у вимірюваннях, які проводились під час інфекції дихальних шляхів) |

[a] Ці дослідження можна повторити під час симптомів або під ранок. [б] Добову варіабельність ПШВ розраховують на основі вимірювань ПШВ 2 × на день (від максимальної величини впродовж доби відняти мінімально величину впродовж доби і отриманий результат поділити на середню величину впродовж доби) і являє собою середнє значення вимірювань з цілого тижня. [в] Для вимірювань ПШВ необхідно використовувати один і той же пікфлоуметр, оскільки результати вимірювань, проведених з використанням різних пристроїв, можуть відрізнятися навіть на 20 %. Оборотність обструкції (поліпшення після інгаляції бронхолітика) може нівелюватись під час тяжкого загострення астми та під час вірусної інфекції дихальних шляхів. Якщо під час першого огляду хворого результат проби з бронхолітиком негативний, дальша тактика залежить від доступності інших досліджень та необхідності розпочати терапію. Якщо лікування необхідно розпочати в ургентному режимі, тоді можна це зробити і запланувати діагностичні дослідження впродовж кількох наступних тижнів; необхідно врахувати інші захворювання, які можуть нагадувати астму (→текст) та якнайшвидше підтвердити діагноз астми.

ОФВ$_1$ — об'єм форсованого видиху під час першої секунди, LABA — β$_2$-агоніст тривалої дії, ПШВ — пікова швидкість видиху (найвищий показник з 3-х вимірювань), SABA — β$_2$-агоніст короткої дії. Діагноз астми у хворих, які вже отримують лікування →текст.

Переклад за згодою: *Global Strategy for Asthma Management and Prevention, © Global Initiative for Asthma (GINA) 2015.* Усі права застережено.

Доступне: http://www.ginasthma.org

Диференційна діагностика

ХОЗЛ, дисфункція голосових складок, гіпервентиляція з нападами паніки, серцева недостатність, бронхоектази, муковісцидоз, інфекції дихальних шляхів. Рідше: новоутворення або сторонній предмет у дихальних шляхах, звуження трахеї після трахеотомії, облітеруючий бронхіоліт, гіпереозинофільні синдроми, алергічний бронхолегеневий аспергільоз, еозинофільний гранулематоз із васкулітом (синдром Чарга-Стросса), трахеобронхомаляція. Інші причини хронічного кашлю →розд. 1.23 і приступів задишки →розд. 1.17.

 ЛІКУВАННЯ

Тривале лікування (базисне)

Вилікувати астми не можливо, але раціональна терапія, зазвичай, дозволяє досягти контролю захворювання.

Мета лікування:

1) досягнення та підтримка контролю симптомів і нормальної життєвої активності (в т. ч. можливості до виконання фізичного навантаження)

2) мінімізація ризику загострень, тривалої бронхообструкції і побічних дій лікування.

Оцінка захворювання, яка є основою для прийняття рішення стосовно лікування включає:

1) контроль симптомів → на підставі оцінки впродовж останніх 4 тиж. розрізняють:

   а) **добре контрольовану астму** — симптоми впродовж дня ≤2 × на тиж., без пробуджень вночі з приводу симптомів астми, потреба у симптоматичному лікуванні за потребою ≤2 × на тиж. (не стосується профілактичного

Таблиця 9-2. Інгаляційні лікарські засоби для лікування БА в дорослих

Лікарський засіб	Форма (препарат)	Дозування
інгаляційні β₂-міметики короткої дії (SABA)		
фенотерол	MDI 100 мкг	одноразово: 1–2 дози тривало: 1–2 дози 4× на день
сальбутамол	MDI 100 мкг DPI 100, 200 мкг розчин для небулізації 1, 2 мг/мл	одноразово: 1–2 дози тривало: 1–2 дози 3–4× на день 2,5–5,0 мг протягом 10 хв (до 40 мг/добу при важкому загостренні)
інгаляційні β₂-міметики тривалої дії (LABA)		
формотерол	MDI 12 мкг DPI 4,5, 9 і 12 мкг	1–2 дози 2× на день (макс. 54 мкг/добу)
сальметерол	MDI 25 мкг DPI 50 мкг	1–2 дози 2× на день (макс. 200 мкг/добу)
інгаляційні глікокортикостероїди (ГК)		
беклометазон	MDI 100 і 250 мкг	50–100 мкг 2× на день (мала доза) 100–200 мкг 2× на день (середня доза) >200 мкг 2× на день (велика доза)
будесонід	MDI 200 мкг DPI 100, 200 і 400 мкг розчин для небулізації 0,125, 0,25 і 0,5 мг/мл	100–200 мкг 2× на день (мала доза) >200–400 мкг 2× на день (середня доза) >400 мкг 2× на день (велика доза)
циклесонід	MDI 80 і 160 мкг	80–160 мкг 1× на день (мала доза) >160–320 мкг 1× на день (середня доза) >320 мкг 1× на день (велика доза)
флутиказон (пропіонат)	MDI 50, 125 і 250 мкг DPI 50, 100, 125, 250 і 500 мкг розчин до небулізації 0,25 і 1 мг/мл	50–125 мкг 2× на день (мала доза) >125–250 мкг 2× на день (середня доза) >250 мкг 2× на день (велика доза)
мометазон	MDI 400 мкг	110–220 мкг/д (мала доза) >220–440 мкг/д (середня доза) >440 мкг/д (висока доза)
комбіновані препарати LABA + ГК в одному інгаляторі		
формотерол + будесонід	DPI 4,5 мкг/80 мкг, 4,5 мкг/160 мкг, 9 мкг/320 мкг	1–2 дози 2× на день
сальметерол + флютиказону пропіонат	MDI 25 мкг/50, 125 або 250 мкг DPI 50 мкг/100, 250 або 500 мкг	1–2 дози 2× на день
формотерол + беклометазон	MDI 6 мкг/100 мкг	1–2 дози 2× на день
вілантерол + флютиказону фуроат	DPI 25 мкг/100 мкг, 25 мкг/200 мкг	1 доза 2× на день

антихолінергічні препарати короткої дії		
іпратропіум	MDI 20 мкг розчин до небулізації (0,25 мг/мл)	при загостреннях →текст

антихолінергічні препарати тривалої дії		
тіотропіум	SMI 2,5 мкг розчин до небулізації (0,25 мг/мл)	2 дози 1×на день

прийому ЛЗ перед фізичним навантаженням) та без обмеження життєвої активності, спричиненого астмою;

б) **частково контрольовану астму** — наявні 2 або 3 з наведених вище критеріїв;

в) **неконтрольовану астму** — наявні ≤1 з наведених вище критеріїв.

Для оцінки симптомів можна використовувати Опитувальник контролю астми (ACQ) або Тест контролю астми (ACT). **Ступінь тяжкості астми** оцінюють не на підставі інтенсивності симптомів перед початком лікування, а лише за результатами багатомісячного лікування, коли буде встановлено рівень інтенсивності лікування (рис. 9-2), необхідний для досягнення і підтримки контролю астми:

а) **легка астма** — контролюється за допомогою лікування 1 або 2 ступеня;

б) **астма середньої тяжкості** — контролюється за допомогою лікування 3 ступеня;

в) **тяжка астма** — необхідне лікування 4 чи 5 ступеня, або попри таке лікування астма залишається неконтрольованою (→Особливі форми астми);

2) оцінку чинників ризику загострень і тривалої бронхообструкції →вище;

3) оцінку функції легень;

4) оцінку чинників, пов'язаних з лікуванням (техніка інгаляції, дотримання рекомендацій пацієнтом, побічні дії лікування);

5) оцінку ставлення пацієнта до його хвороби і його очікувань;

6) оцінку наявності і вираженості супутніх захворювань (риніт, гастро-езо-фагеальний рефлюкс, ожиріння, обструктивне апное сну, тривожні та депресивні розлади).

Періодично повторюйте таку оцінку та підбирайте лікування відповідно до актуального стану пацієнта.

Велике значення має розвиток **партнерських відносин з пацієнтом** з метою залучення пацієнта в лікувальний процес і дотримання ним рекомендацій, а також **навчання пацієнтів**, яке включає інформацію про діагноз і суть захворювання, доступні методи лікування (в т. ч. поділ ЛЗ на контролюючі препарати та симптоматичні препарати [за потребою]), техніки використання інгаляційних ЛЗ, можливі побічні ефекти лікування, методику зменшення контакту з чинниками, які провокують напади астми, моніторинг контролю захворювання, тактику дій при погіршенні контролю астми і загостреннях хвороби (зокрема інформацію про те, коли необхідно звертатися за медичною допомогою). Під час першого візиту пацієнт має отримати друковані матеріали, що містять наведену вище інформацію.

Всі пацієнти, які страждають на астму, особливо на тяжку, повинні отримати (розроблений спільно з ними) письмовий **план дій**, який включає принципи тривалого лікування, а також лікувальну тактику при загостренні. Регулярно перевіряйте знання пацієнта про астму, техніку інгаляції ЛЗ, дотримання рекомендацій, а також оновлюйте письмовий план дій. При визначенні мети і виборі лікування враховуйте побажання пацієнта.

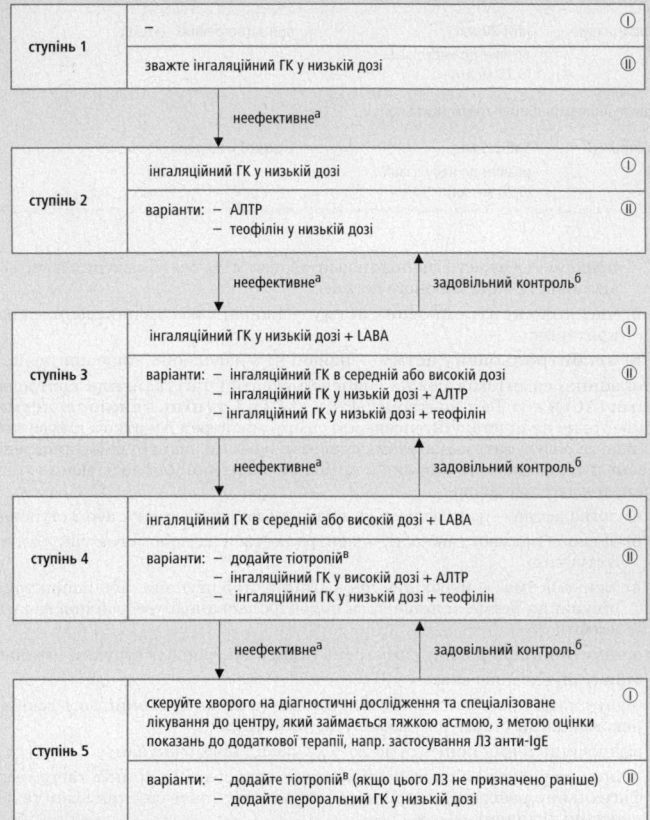

Комментарі: Для лікування в режимі «за потребою» (у разі появи симптомів) усі хворі повинні вживати SABA. Хворі, які в якості контролюючої терапії систематично вживають комбінований препарат, що складається з формотеролу (LABA) і низької дози інгаляційного ГК (будесоніду або беклометазону) можуть застосовувати даний препарат так о в режимі «за потребою» з метою ліквідації симптомів.

[a] Відсутність контролю над симптомами, наявність загострень астми або факторів ризику загострень і/або фіксованої обструкції, перед тим, як збільшити інтенсивність терапії, перевірте чи хворий дотримується рекомендацій лікаря та чи правильно вживає ЛЗ.

[б] У хворих, у яких астма добре контролюється впродовж ≥3-х міс. і ризик загострень є низьким, слід оцінити показання до зниження інтенсивності лікування (→текст).

[в] У хворих із загостреннями астми в анамнезі рекомендується застосування ЛЗ за допомогою інгалятора «м'якого туману» (SMI).

① терапія першої лінії, ② альтернативна терапія

ГК — глюкокортикоїд, LABA — β_2-агоніст тривалої дії (інгаляційний), АЛТР — антагоніст лейкотрієнових рецепторів, SABA — β_2-агоніст короткої дії (інгаляційний)

Рис. 9-1. Контролююча терапія хронічної астми у дорослих на основі GINA 2018, змодифіковане

Фармакологічне лікування

1. Загальні принципи застосування ЛЗ. Застосовують:

1) **контролюючі ЛЗ (контролюють перебіг хвороби), застосовуються регулярно** (постійно, щоденно) — інгаляційні ГК, інгаляційні β_2-міметики тривалої дії (LABA), антихолінергічні препарати тривалої дії (тіотропій), антилейкотрієнові препарати, теофілін пролонгованої дії, кромони;

2) **ЛЗ для симптоматичного лікування, застосовуються одноразово** — інгаляційні β_2-міметики короткої дії, інгаляційні антихолінергічні препарати короткої дії. До цієї групи відносять також пероральні ГК та інші ЛЗ, які призначаються на короткий період часу для ліквідації загострення.

3) **додаткові методи лікування, які застосовують у хворих із тяжкою астмою** — пероральні ГК, моноклональні антитіла до IgE (омалізумаб) та ІЛ-5 (меполізумаб, реслізумаб), бронхіальна термопластика.

Більшість основних ЛЗ застосовують інгаляційно за допомогою інгаляторів — принципове значення має навчання хворого правильної техніки інгаляції та її перевірка під час кожного огляду.

Вибір ЛЗ залежить від ступеня контролю астми попереднього лікування →рис. 9-2. Лікування 1 ступеня (призначення виключно ЛЗ в режимі «за потребою») зарезервовано для хворих, які досі не отримували лікування, у яких симптоми впродовж дня виникають спорадично (<2×на міс.), нічні симптоми відсутні, немає із факторів ризику загострень (→вище), ані загострень в анамнезі, а функція легень в нормі. У решти пацієнтів лікування розпочинають з 2-го ступеня (перевага надається використанню інгаляційного ГК у низькій дозі), або при потребі з 3-го, якщо симптоми присутні впродовж більшості днів, або нічні симптоми виникають ≥1×на тиж. Більшість контролюючих ЛЗ викликають покращення клінічного стану впродовж кількох днів (1–2 тиж. у випадку інгаляційних ГК) від початку терапії, а повний ефект досягається через 3–4 міс. (пізніше — при тяжкій астмі та недостатньо лікованій впродовж тривалого часу). Контрольний огляд зазвичай через 1–3 міс. після першого огляду, а потім кожних 3 міс., за той як після загострення — впродовж 2 тиж. Якщо впродовж ≈3 міс. не досягнете контролю астми — збільшуйте дозу інгаляційного ГК. Занадто часте застосування пацієнтом ЛЗ в режимі «за потребою» вказує на неповний контроль астми та на необхідність інтенсифікації терапії, контролюючої захворювання.

Якщо вдається контролювати астму впродовж ≥3 міс. → слід продумати зменшення інтенсивності терапії, залежно від того, яке лікування дозволило досягти контролю хвороби. Запропонована тактика:

1) пацієнтам, які застосовують лише один інгаляційний ГК або в поєднанні з LABA → зменшити дозу ГК на 50 % або змінити дозування ГК до 1×на день (пацієнтам, які застосовують інгаляційний ГК у низькій дозі [монотерапія або у поєднанні з LABA]); у пацієнтів, які застосовують ГК з LABA, відміна LABA пов'язана з вищим ризиком загострення;

2) пацієнтам, які регулярно або при потребі (симптоматична терапія) застосовують препарати, що містять інгаляційний ГК і формотерол → замінити препарат на такий, що містить на 50 % меншу дозу інгаляційного ГК;

3) пацієнтам, які змушені приймати пероральний ГК → поступово зменшуйте дозу перорального ГК, а потім перейдіть на прийом через день (оцінка відсотка еозинофілів в індукованому харкотинні полегшує підбір дози перорального ГК).

Якщо незважаючи на лікування 3 ступеню досягти контролю астми не вдалося → повторно обстежте пацієнта на предмет інших захворювань, або причин резистентної до терапії астми.

2. ЛЗ, які контролюють перебіг хвороби (вживаються регулярно)

1) **інгаляційні ГК:** найефективніші і є препаратами першого вибору для контролю перебігу астми (препарати і дозування →табл. 9-2). Місцеві

оцінка тяжкості загострення

легке	помірне	тяжке	загрожуюче зупинкою дихання
хворий може говорити цілими реченнями, не виявляють задіяння додаткової дихальної мускулатури, пульс <100/хв, частотадихання <30/хв, ПШВ >80 % належної або максимальної величини, SpO₂ в нормі;	внаслідок задишки хворий не може прийняти лежаче положення, говорить фрагментами речень, пульс 100–120/хв, PEF 51–80 %, SpO₂ може бути незначно зниженим (91–95 %); при дослідженні газового складу крові гіпокапнія без гіпоксемії	хворий зазвичай сидить, часто згорблений і спираючись на руки, задіяна додаткова дихальна мускулатура, частота дихання зазвичай >30/хв, пульс >120/хв, ПШВ <50 % або 100 л/хв (однак у хворих у такому стані не треба призначати вимірювань ПШВ); SpO₂ <90 %, PaO₂ <60 мм рт. ст.	хворий з сонливістю або сплутаністю свідомості, свистячі експіраторні хрипи можуть не визначатись (тиха грудна клітка), пульс значно пришвидшений або брадикардія, можуть спостерігатись парадоксальні рухи грудної клітки, ціаноз, при дослідженні газового складу крові гіпоксемія з гіперкапнією і дихальний ацидоз

– SABA[a] (завжди)
– ГК[a] (за винятком хворих, у яких симптоми цілком зникли після SABA і не рецидивують)

– киснева терапія (якщо доступна, цільове SpO₂ 93–95 %)
– якщо лікування розпочинають на догоспітальному етапі, слід транспортувати хворого у приймальне відділення

– додайте іпратропію бромід[a]
– оцініть показання до лікування у ВІТ, повторіть оцінку після лікування в режимі «за потребою» та прийміть рішення про прийом у ВІТ або відділення пульмонології/терапії
– зважте введення MgSO₄ в/в[a]

кваліфікація до лікування в домашніх умовах

– зникнення симптомів (хворий не потребує приймати наступні дози SABA)
– ПШВ >60 % максимальної величини (альтернативно ОФВ₁ >60 % належної величини)
– SpO₂ в нормі

– викличте бригаду з ВІТ
– розпочніть призначення SABA в небулізації та кисню
– ймовірно у короткому часі буде необхідним проведення інтубації — слід зібрати основний анамнез і отримати згоду хворого на лікування; в окремих хворих (без порушень свідомості) зважте застосування неінвазивної вентиляції

[a] Шлях введення і дозування ЛЗ при загостренні →текст.

ОФВ₁ — форсований об'єм видиху на першій секунді, ГК — глюкокортикоїд, LABA — β₂-агоніст тривалої дії, PaO₂ — парціальний тиск кисню в артеріальній крові, ПШВ — пікова швидкість видиху, SABA — β₂-агоніст короткої дії, SpO₂ — насичення киснем гемоглобіну артеріальної крові, виміряне методом пульсоксиметрії

Рис. 9-2. Тактика при загостреннях астми в залежності від тяжкості (на основі рекомендацій GINA 2018, змодифіковане)

побічні ефекти: грибкове ураження ротової порожнини і глотки, охриплість голосу, кашель, спричинений подразненням; профілактика полоскання ротової порожнини після інгаляції препарату (при застосуванні MDI [дозований інгалятор під тиском] користуйтеся спейсером) або призначення інгаляційного ГК у формі «проліків» (циклезонід). У разі посилення симптомів астми або зниження ПШВ, хворий, який пройшов навчання (має письмовий план дій), може самостійно збільшити дозу інгаляційного ГК 2–4-кратно впродовж 7–14 днів. Довготривале застосування великих доз може привести до небажаних ефектів системного характеру →розд. 11.2.

2) **LABA** →табл. 9-2. Ніколи не застосовуйте без інгаляційного ГК! Для певності, що пацієнт ніколи не буде вживати самого LABA, можете призначити хворому інгалятор, який містить LABA з ГК (більш зручний для пацієнта, полегшує йому дотримання режиму прийому ЛЗ). Найчастіші побічні дії: тахікардія, тремор м'язів і гіпокаліємія; зустрічаються рідше, ніж у випадку β_2-міметиків короткої дії;

3) **антихолінергічні препарати тривалої дії** — тіотропій (в інгаляторі «м'якого туману» [*soft mist inhaler* — SMI]) 5 мкг 1×на день — як додатковий препарат у пацієнтів, в яких спостерігаються загострення астми, попри застосування лікування 4 або 5 ступеня;

4) **антилейкотрієнові препарати — монтелукаст** 10 мг 1×на день п/о.

Не слід рутинно застосовувати теофілін у формі з повільним вивільненням — менш ефективний, ніж інгаляційні ЛЗ і частіше викликає небажані ефекти →розд. 3.8. Дозування: 150–350 мг 2×на день.

3. Симптоматичні засоби (застосовують у разових дозах);

1) **інгаляційні β_2-міметики швидкої та короткої дії** (SABA — фенотерол, сальбутамол →табл. 9-2). Застосовуйте виключно для ліквідації симптомів астми або для попередження бронхоспазму, який викликається фізичним навантаженням. Вони швидко усувають симптоми; початок дії вже через кілька хвилин, максимум через ≈15 хв, ефект тримається впродовж 4–6 год. В режимі за потребою можна застосовувати також разові дози **формотеролу** (LABA швидкої дії). Комбіновані препарати, які містять формотерол і низьку дозу інгаляційного ГК (будесоніду або бекламетазону) можна призначати як для регулярного застосування (контролююча терапія), так і в режимі «за потребою» (макс. доза формотеролу 72 мкг/добу);

2) **іпратропію бромід** →табл. 9-2; застосовуйте у пацієнтів, які не переносять β_2-міметиків, а при загостреннях бронхіальної астми — як додатковий препарат.

4. Методи лікування, які застосовують у хворих із важкою астму

1) **пероральні ГК — преднізон, преднізолон, метилпреднізолон.** Застосовуйте для усунення загострення астми; тривале застосування слід зважити у найтяжчих випадках неконтрольованої астми та у пацієнтів з частими загостреннями, попри лікування 4 ступеню, з огляду на серйозні побічні ефекти →розд. 11.2. Рішення приймайте спільно з пацієнтом, який повинен знати про ризик, пов'язаний з відмінює препарата, так і про серйозні побічні дії лікування. Пероральні ГК застосовуйте 1×на день, вранці, продовжуючи використання інгаляційних ГК. При тривалому використанні доза не повинна перевищувати 7,5 мг/добу в перерахунку на преднізолон. Тривале лікування ГК п/о вимагає проведення профілактики остеопорозу →розд. 16.16. **Увага:** не застосовуйте ГК пролонгованої дії в/м.

2) **біологічні ЛЗ**

а) моноклональне антитіло до IgE 2) (**омалізумаб**) — моноклональне антитіло до IgE, застосовують при тяважкій, неконтрольованій алергічній астмі; 150–600 мг п/ш (залежно від вихідного рівня IgE в сироватці і від маси тіла), 1–4 ін'єкції кожні 2–4 тиж.; ефект оцінюють через 4–6 міс.;

б) моноклональні антитіла до ІЛ-5 — при тяжкій астмі, неконтрольованій незважаючи на лікування 4-го ступеня та з еозинофілією (**реслізумаб** (3 мг/кг в/в, 1 ×/4 тиж.] або **меполізумаб** [100 мг п/ш 1 ×/4 тиж.]);

в) моноклональне антитіло до ІЛ-5 (**бенралізумаб**) — застосовують у хворих на астму з еозинофілією, неконтрольованій незважаючи на лікування 4-го чи 5-го ступеня (30 мг п/ш кожні 4 тиж., через 3 міс. кожних 8 тиж.);

3) **бронхіальна термопластика:** метод, який застосовують у клінічних дослідженнях у найтяжчих хворих, базується на руйнуванні м'язів бронхіальної стінки за допомогою абляції високочастотним струмом, яку проводять під час бронхоскопії.

5. Специфічна імунотерапія: зважте під'язикову алерген-специфічну імунотерапію (АСІТ) у дорослих хворих із супутнім алергічним ринітом, які мають алергію на кліщ домашнього пилу, з ОФВ$_1$ >70 % належної величини і загостреннями, незважаючи на терапію інгаляційними ГК. Підшкірна імунотерапія може зменшити симптоми астми за використання ЛЗ, однак її застосування пов'язане з ризиком небажаних ефектів (зокрема анафілактичного шоку) та незручностями для хворого (тривалий час лікування, необхідність перебування під наглядом після отримання дози вакцини). Застосовуйте вакцини, що містять один алерген, який є відповідальним за появу симптомів у хворого.

Нефармакологічні методи

1. Заохочуйте всіх пацієнтів до регулярної фізичної активності. Інформуйте про ризик виникнення симптомів, спровокованих навантаженням та про методи профілактики.

2. Курцям під час кожної зустрічі рекомендуйте припинити паління. Забезпечте їм доступ до програм підтримки або фармакотерапії. Також необхідно уникати пасивного паління.

3. У всіх професійно активних пацієнтів зберіть докладний анамнез стосовно професійних шкідливостей та їх впливу на симптоми хвороби.

4. Методики контрольованого дихання можуть бути корисним доповненням до фармакотерапії.

5. Заохочуйте пацієнтів до використання дієти, збагаченої овочами і фруктами, а при ожирінні застосуйте методи зниження маси тіла.

6. У дорослих, хворих на алергічну астму, не підтверджено ефективності методів зменшення контакту з побутовими алергенами. Пацієнтам, які мають гіперчутливість до пилку рослин, можна рекомендувати залишатися вдома та уникати провітрювання приміщень в періоди, коли концентрація пилку в атмосферному повітрі є найвищою.

7. Виділіть пацієнтів, у яких емоційний стрес утруднює лікування астми, та допомагайте їм у виборі відповідної тактики (методики релаксації, контрольованого дихання, психологічна підтримка). Пацієнтів із симптомами тривоги/депресії слід направити до психолога чи психіатра.

8. Пацієнтам з астму, особливо з тяжкою чи середньої тяжкості, рекомендуйте щорічні профілактичні щеплення проти грипу.

Лікування загострення

1. Тактика залежить, перш за все, від важкості загострення (оцінка →рис. 9-2). Якщо пацієнт вміє самостійно оцінювати посилення симптомів і модифікувати лікування (відповідно до письмового плану дій), а загострення не важке, тоді повинен:

1) збільшити частоту інгаляції ЛЗ, який призначено в режимі «за потребою»;
2) інтенсифікувати контролюючу терапію
   а) якщо приймає тільки інгаляційний ГК → збільшити дозу 2–4-кратно (зважте збільшення до високої дози ГК — макс. 2000 мг беклометазону на добу або еквівалентної дози іншого інгаляційного ГК);

б) якщо застосовує інгаляційний ГК з формотеролом у якості як контролюючої, так і симптоматичної (за потребою) терапії → не змінюють базового дозування ЛЗ, а лише застосовують додаткові дози при потребі (макс. добова доза формотеролу 72 мкг);

в) якщо приймає інгаляційний ГК у низькій дозі з формотеролом у якості контролюючої терапії, а SABA застосовує в режимі «за потребою» → збільшити 4 кратно дозу контролюючого ЛЗ;

г) якщо приймає інгаляційний ГК у низькій дозі з сальметеролом у якості контролюючої терапії, а SABA застосовує в режимі «за потребою» → призначити інгалятор, який містить вищі дози інгаляційного ГК і сальметеролу, або приймати додаткові дози інгаляційного ГК з окремого інгалятора.

Якщо впродовж 48 год такого інтенсифікованого лікування не спостерігається покращення, або якщо загострення важке (напр. ПШВ <60 % належного значення або значення, максимального для пацієнта) — хворий повинен почати прийом п/о ГК (→нижче) і звернутись до лікаря.

2. Мета лікування: якнайшвидше

1) **ліквідувати обструкцію бронхів** — шляхом інгаляції β_2-міметика швидкої дії;

2) **ліквідувати гіпоксемію** — шляхом оксигенотерапії;

3) **зменшити активність запального процесу і попередити повторні загострення** — шляхом раннього застосування системних ГК.

3. Моніторинг терапії: постійно або часто оцінюйте:

1) інтенсивність симптомів та реакцію на застосоване лікування;

2) функцію легень (ПШВ або $OФВ_1[FEV_1]$; по можливості, проведіть вимірювання перед початком лікування, але не відтерміновуючи його, потім регулярно повторюйте);

3) частоту дихання;

4) пульс;

5) SaO_2 (пульсоксиметрія); при приступі, загрозливому для життя, або якщо SaO_2 <90 % → газометрія.

Ретельного моніторингу вимагають пацієнти з високим ризиком смерті від астми, тобто ті, які:

1) перенесли загрозливе для життя загострення астми і потребували штучної вентиляції;

2) були госпіталізовані або потребували швидкої лікарської допомоги з приводу астми впродовж останнього року;

3) вживають або недавно припинили вживати пероральні ГК;

4) у даний час не застосовують інгаляційних ГК;

5) вимагають частих разових інгаляцій β_2-міметика;

6) мають в анамнезі психічне захворювання або проблеми психосоціального характеру, та не дотримуються рекомендацій.

Фармакологічне лікування

1. Сальбутамол інгаляційно (ЛЗ →табл. 9-2).

1) **з MDI** (дозований інгалятор під тиском, найкраще, зі спейсером) — 2–4 дози (по 100 мкг) кожні 20 хв при легких та помірних загостреннях, до 20 доз впродовж 10–20 хв при важких загостреннях; пізніше 2–4 дози кожні 3 або 4 год при легких загостреннях, 6–10 доз кожні 1–2 год при помірних загостреннях; при важких загостреннях буває потреба у більшій кількості доз;

2) **з небулайзера** (найкраще, компресорного з використанням кисню) — може бути зручнішим при важких загостреннях, особливо, на початку лікування; 2,5–5,0 мг кожні 15–20 хв, при важкому загостренні постійна небулізація 10 мг/год;

Як виняток, якщо не можна застосувати в інгаляції → **сальбутамол в/в**, Д: 4 мкг/кг впродовж 10 хв, потім — постійна інфузія 0,1–0,2 мкг/кг/хв, під контролем частоти серцевих скорочень; або п/ш 0,5 мг.

2. Кисень подавайте якнайшвидше усім пацієнтам з важким приступом астми за допомогою носового катетеру або маски →розд. 24.21, щоб досягти SaO_2 ≥90 % (PaO_2 ≥60 мм рт. ст.).

3. Системні ГК застосовують при лікуванні всіх загострень астми (за винятком найлегших), зазвичай впродовж 5–7 днів. Наскільки це можливо, препарат необхідно ввести впродовж години від моменту діагностики загострення. Клінічного ефекту досягають через 4–6 год. Прийом п/о є так само ефективним, як і в/в введення, за умови, що пацієнт зможе проковтнути таблетки та потім їх не виблює (у такому разі слід ввести рівнозначну дозу ГК в/в). Якщо лікування пероральними ГК триває <3 тиж., дозу поступово зменшувати непотрібно, але слід вчасно призначити інгаляційний ГК. Доза: п/о 30–50 мг **преднізону** або **преднізолону**, або **метилпреднізолону** до моменту досягнення задовільного покращення стану; в/в **метилпреднізолон** у дозі як наведено вище, або **гідрокортизону сукцинат** (початкова доза 100–200 мг, надалі 50–100 мг кожні 6 год).

4. Інші ЛЗ

1) **іпратропію бромід** (препарати →табл. 9-2) — слід додати до SABA на етапі первинної медичної допомоги у пацієнтів з тяжким загостренням астми, та на етапі відділення невідкладної допомоги / у стаціонарі у всіх пацієнтів із загостренням середньої тяжкості або тяжким. Доза:

   а) з MDI [дозовані інгалятори, *metered dose inhalers*] — 4–8 доз (по 20 мкг), повторюйте кожні 15–20 хв, при тяжкому загостренні до 20 доз протягом 10–20 хв;

   б) з небулайзера — 0,25–0,5 мг, повторюйте кожні 15–20 хв, або застосуйте постійну небулізацію (разом з сальбутамолом);

2) **магнію сульфат в/в** — слід продумати його застосування при важкому загостренні, якщо вищевказані ліки не дають бажаного ефекту. Д: 1,0–2,0 г впродовж 20 хв. Небулізація сальбутамолу з ізотонічним розчином сульфату магнію ефективніша, ніж з 0,9 % NaCl.

3) антибіотики лише у випадку бактерійної інфекції дихальних шляхів;

4) не застосовуйте похідних теофіліну.

Лікування дихальної недостатності →розд. 3.1.1

Тактика дій після загострення

Перед випискою пацієнта додому:

1) встановіть, чи існують чинники ризику, які могли спровокувати загострення, і при потребі порекомендуйте відповідну тактику дій;

2) переконайтесь, що пацієнт вміє користуватися інгалятором і знає, як приймати ліки;

3) оцініть і при потребі змодифікуйте лікувальну тактику при астмі;

4) збільшіть дозу інгаляційного ГК (зазвичай на 2–4 тиж.), а у хворих, які досі не отримували регулярного лікування, розпочніть застосування інгаляційного ГК;

5) визначте термін контрольного відвідування (зазвичай через 2–7 днів).

→ **МОНІТОРИНГ**

Оцінку хвороби (як перед початком лікування →вище) і ефективності лікування повторюйте під час кожного відвідування. Функцію легень (за допомогою спірометрії з пробою із бронхолітиком) оцінюйте перед початком лікування, через 3–6 міс. від початку протизапального лікування, надалі періодично (≥1 ×/2 роки, частіше у хворих з рецидивуючими загостреннями і факторами ризику фіксованої обструкції) і при потребі. Звертайте увагу на побоювання і сумніви хворого. У пацієнтів з тяжкою астмою або з поганою переносимістю симптомів рекомендуйте моніторинг ПШВ. Корисним може бути ведення пацієнтом щоденника (може бути у вигляді програми в персональному електронному пристрої) з метою реєстрації появи і загострення симптомів, необхідності вживання ЛЗ в режимі «за потребою» і підтвердження використання препаратів, що застосовуються регулярно.

→ О С О Б Л И В І   В И П А Д К И

Вагітність

1. Під час вагітності контроль астми може погіршитися або покращитися. Поганий контроль астми і гіпоксія плоду становить більшу загрозу, ніж побічна дія ЛЗ. Велике значення має навчання пацієнтки.

2. Принципи базисної терапії і лікування загострень подібні до загальноприйнятих. Препаратами вибору є інгаляційні ГК (при потребі, також пероральні) і інгаляційні β_2-міметики короткої дії (достатніх даних про безпеку LABA немає).

3. Якщо впродовж 48 год перед пологами пацієнтка прийняла високу сукупну дозу β_2-міметика, то впродовж 24 год після пологів слід контролювати глікемію у новонародженого.

4. Жінки, які впродовж >2 тиж. перед пологами приймали преднізон у дозі >7,5 мг/добу, повинні під час пологів отримувати гідрокортизон в/в у дозі 100 мг кожні 6–8 год.

5. Під час годування грудьми можна приймати усі протиастматичні ЛЗ.

Хірургічні операції

1. Перед операцією проведіть функціональні дослідження легень, краще заздалегідь, щоб у разі потреби інтенсифікувати лікування астми (напр. короткотривале лікування пероральними ГК).

2. Пацієнт, які потребує хірургічного втручання, що пов'язаний зі значним операційним стресом (за винятком невеликих втручань і операцій під місцевою анестезією), які приймали системні ГК у дозі еквівалентній ≥20 мг/добу преднізону впродовж ≥3 тиж. за останні 6 міс., у періопераційному періоді (до 24 год після операції) повинні отримувати гідрокортизон в/в 50–100 мг кожні 8 год (перше введення перед оперативним втручанням).

3. Пам'ятайте про ймовірність алергії на анестетики.

Особливі форми астми

1. Важка астма (резистентна до терапії). Діагностується, якщо для досягнення контролю астми необхідно було застосувати лікування інгаляційним ГК у високій дозі + LABA (при необхідності антилейкотрієновим ЛЗ або теофіліном) впродовж останнього року (або пероральним ГК впродовж ≥50 % останнього року), або якщо, незважаючи на таке лікування астми залишається «неконтрольованою», тобто присутній ≥1 з наступних критеріїв:

1) слабкий контроль суб'єктивних симптомів — результат Анкети Контролю астми (ACQ) >1,5 або результат Тесту Контролю астми (ACT) <20, або «астма частково контрольована» або «неконтрольована» (за GINA 2015);

2) часті загострення (≥2 разове лікування системними ГК впродовж останнього року, яке тривало >3 днів);

3) ≥1 госпіталізація з приводу загострення астми впродовж останнього року;

4) ОФВ$_1$ [FEV$_1$] <80 % належного значення + ОФВ$_1$ [FEV$_1$]/ФЖЄЛ [FVC] нижче нижньої межі норми (після відміни бронхолітичних ЛЗ);

5) контрольована астма, перебіг якої погіршився після зниження високих доз інгаляційних або системних ГК.

Оцінка: детальний анамнез (симптоми, фактори, які провокують появу симптомів, у тому числі професійні фактори, інші захворювання із подібними симптомами, супутні захворювання) + спірометрія з пробою із бронходилататором. Проведення інших досліджень (DL_{CO}, провокаційні проби, КТВР) розгляньте в ситуації, коли клінічна картина нетипова або наявна розбіжність клінічних даних.

Тактика дій:

1) переконайтеся щодо діагнозу астми (→Диференційна діагностика);

2) оцініть, чи хворий дотримується рекомендацій щодо лікування і правильно користується інгаляторами;

3) рішуче рекомендуйте повністю кинути тютюнопаління, якщо пацієнт палить, та уникати пасивної експозиції до тютюнового диму;

4) проведіть пошук супутніх захворювань, які посилюють астму (хронічний риніт, гастроезофагеальний рефлюкс, ожиріння, синдром обструктивного апное сну);

5) повторіть оцінку пацієнта на наявність факторів, які утруднюють контроль астми, та обговоріть з ним можливі доступні методи, які б зменшили експозицію (→вище).

Якщо все ж не вдалося досягнути контролю астми → зважте інтенсифікацію фармакотерапії (5-ий ступінь). Основою терапії є інгаляційні ГК у високих дозах (дуже високі дози [>2000 мкг беклометазону] застосовуйте у винятокових випадках в окремих хворих). Не призначайте інгаляційні ГК у високих дозах >6 міс., якщо не спостерігається покращення; не приначайте β_2-агоністів у дозах, які є вищими, ніж рекомендовані. У хворих із алергічною астмою зважте додаткове застосування омалізумабу, а при тяжкій астмі з еозинофілією — меполізумабу; у хворих астмою, яку не вдається контролювати незважаючи на застосування інгаляційних ГК і LABA — тіотропій. Інтенсивність терапії зменшуйте поступово, не частіше ніж кожних 3–6 міс. Небулізатори рутинно не застосовуйте. У разі необхідності призначте ГК п/о, але у якомога меншій дозі.

2. Астма у передменструальному періоді: загострення симптомів та зниження ПШФ на 2–5 днів перед початком менструації. Допоміжним може виявитись застосування антилейкотрієнових ЛЗ та пероральних контрацептивів.

3. Аспіринова астма — (сучасна назва: респіраторне захворювання, що загострюється під дією аспірину — AERD [*aspirin-exacerbated respiratory disease*]) це особливий тип астми, який зустрічається у 5–10 % дорослих, хворих на астму. Починається з затяжного риніту, який переходить у синусит, а потім у астму. Часто спостерігаються поліпи носа, еозинофілія. Характеризується розвитком астматичних нападів — часто з супутньою ринореєю, подразненням кон'юнктив, а також з гіперемією шкіри голови і шиї — від кільканадцяти хвилин до кількох годин після застосування ацетилсаліцилової кислоти (АСК) чи іншого НПЗП (пацієнти можуть вживати парацетамол [у разовій дозі <1 г], саліциламід, целекоксиб). Попри припинення застосування АСК та інших НПЗП — астма утримується, і нерідко має тяжкий перебіг. Єдиним об'єктивним методом постановки діагнозу є провокаційна проба з АСК — виключно у спеціалізованому закладі, у якому можна провести також і десенсибілізацію. Багатомісячний постійний прийом АСК (після десенсибілізації) зменшує симптоми з боку носа і синусів, а також покращує контроль астми.

4. Астма, асоційована з професією — це астма, яка виникла або загострилась під впливом професійних чинників. **Професійна астма** — це захворювання, етіологічно пов'язане зі специфічними факторами професійного середовища; **астма, яка загострилась під впливом професійних чинників** — діагностують у пацієнтів, у яких професійна астма є малоймовірною, а наявні професійні чинники ведуть до погіршення контролю хвороби або до її загострення. Описано ≈400 чинників, які викликають астму, асоційовану з професією. За патомеханізмом розрізняють 2 типи:

1) алергічний — відповідає класичній астмі, викликається алергенами (може бути IgE-незалежна астма), зазвичай розвивається повільно, після різного за тривалістю латентного періоду та, у більшості випадків, попереднього продромального синдрому (напр. кашель, симптоми риніту чи кон'юнктивіту);

2) неалергічний — астма, що викликана подразнюючими чинниками з гострим (т. зв. синдром реактивної дисфункції дихальних шляхів [*Reactive Airways Dysfunction Syndrome*, RADS], симптоми <24 год від контакту) або з підгострим початком, розвивається внаслідок дії хімічних подразнюючих факторів у дуже високих концентраціях, без продромальних симптомів, і характеризується тяжкою, тривалою, неспецифічною гіперреактивністю бронхів.

Лікування як у випадку непрофесійної астми. Обов'язковим є припинення професійної експозиції до етіологічних факторів. У деяких хворих це приводить до зменшення симптомів і навіть до повної ремісії.

5. Бронхоспазм після навантаження (т. зв. астма фізичного навантаження). Спазм бронхів виникає внаслідок їх гіперреактивності, зазвичай, через 5–10 хв після завершення фізичної активності і минає самостійно впродовж 30–45 хв (часто, у пацієнтів без належного контролю астми). Діагноз підтверджує зниження ОФВ$_1$[FEV$_1$] ≥10 % під час проби з фізичним навантаженням або замісного тесту (гіпервентиляційна проба, провокаційна проба з 4,5 % розчином NaCl або манітолом). Порекомендуйте пацієнту 15 хв перед фізичним навантаженням користуватися інгаляційним β$_2$-міметиком швидкої дії (сальмутамолом або фенотеролом). Якщо це не допомагає попередити появу симптомів → призначте перед навантаженням ЛЗ, стабілізуючий мастоцити, або іпратропію бромід. В осіб, у яких, незважаючи на це, фізичне навантаження далі викликає появу симптомів, а також в осіб, які щодня змушені приймати β$_2$-міметик короткої дії → рекомендуйте регулярний прийом інгаляційного ГК (при необхідності + LABA) і/або антилейкотрієнового ЛЗ або антигістамінного ЛЗ (у хворих з алергією). β$_2$-міметика застосовують антилейкотрієновий препарат. Частоту і силу бронхоспазму, викликаного фізичним навантаженням, можна зменшити шляхом тренувань і відповідної розминки. Особи, які тренуються при низькій температурі, можуть застосовувати маски, метою яких є обігрівання повітря, яке вдихається.

6. Співіснування астми і ХОЗЛ →розд. 3.8.

7. Астма у хворих похилого віку: окрім значно порушеної функції легень, пацієнти мають гіршу переносимість симптомів. Основні принципи дій при астмі в осіб похилого віку є такими ж, як і в молодих хворих. Зверніть увагу на:

1) правильну техніку користування інгаляторами, зокрема потенційні порушення функціонального стану хворих і/абс когнітивних функцій, що утруднюють правильне користування інгаляторами;

2) економічні фактори або побоювання щодо небажаних ефектів, у зв'язку з якими хворому складно купити та вживати ЛЗ; вони також мають вплив на вибір виду інгалятора;

3) детальний аналіз ЛЗ, які вживає хворий, з метою виявлення потенційного зв'язку з погіршенням контролю астми та оцінки взаємодії ЛЗ;

4) застосування простих терапевтичних схем; уникайте призначення різних видів інгаляторів;

5) боротьба з тютюнозалежністю.

10. Бронхоектази

Незворотне розширення просвіту бронхів внаслідок пошкодження їхньої стінки. **Класифікація:**

1) **вроджені** — спричинені дефектом мукоциліарного кліренсу (муковісцидоз, синдром Янга [розвиток бронхоектазів при збереженій структурі війок, синусит і бронхіт, олігоспермія і азооспермія], первинна дискінезія війок [у 50 % випадків виявляється синдром Картагенера: бронхоектази, транспозиція внутрішніх органів (*situs inversus*), синусит]), первинними імунодефіцитами, дефіцитом α_1-антитрипсину, іншими рідкісними вродженими вадами;

2) **набуті** — спричинені важкими інфекційними захворюваннями (бактерійній інфекції або вірусом кору), захворюваннями, які призводять до розвитку пневмофіброзу (саркоїдоз, пневмоконіози, ревматоїдний артрит, ідіопатичний превмофіброз, анкілозуючий спондилоартрит, синдром Шегрена, неспецифічний виразковий коліт), вдиханням токсичних газів або термічним ураженням легень, звуженням просвіту бронху (незалежно від причини — напр., пухлини, сторонній предмет), алергічним бронхолегеневим аспергільозом, СНІД, пострадіаційним ураженням легень, гастроезофагальним рефлюксом та мікроаспіраціями шлункового вмісту.

1. Суб'єктивні симптоми: хронічний кашель з виділенням значної кількості переважно гнійного мокротиння; при значних бронхоектазах може спостерігатися відкашлювання «повним ротом» (особливо, вранці при зміні положення тіла) і неприємний запах з рота; інколи спостерігається задишка при фізичному навантаженні, свистяче дихання, кровохаркання, рецидивуючі інфекційні захворювання нижніх дихальних шляхів, субфебрилітет.

2. Об'єктивні симптоми: дрібно- та великоміхурцеві вологі хрипи, інколи над ділянкою бронхоектазів прослуховується бронхіальне дихання, подовжений видих, свистячі хрипи; на пізній стадії розвивається ціаноз, деформація пальців у вигляді «барабанних паличок» і кахексія.

3. Природний перебіг: латентний початок; переважає продуктивний кашель, який прогресивно посилюється; у подальшому поступово розвивається дихальна недостатність.

Допоміжні дослідження

1. Візуалізаційні дослідження: РГ грудної клітки — на початковій стадії без відхилень від норми; при значних бронхоектазах — вогнищеві затемнення, зумовлені ателектазами; циліндричні затемнення, зумовлені розширеними ділянками бронхів, заповненими слизом; кистоподібні розширення з рівнем рідини або з повітрям та зниження прозорості легеневого поля, зумовлене розвитком пневмофіброзу або приєднанням запального процесу; потовщення бронхіальної стінки нагадує картину «трамвайних рейок».

КТВР однозначно підтверджує діагноз (типові симптоми: розширення просвіту бронхів і потовщення їхніх стінок, відсутність поступового зменшення діаметру бронхів у напрямку до периферії, візуалізація бронхів на відстані <1 см від стінки грудної клітки, симптом персня).

2. Бронхоскопія: показана у випадку однобічних бронхоектазів, недавнього початку захворювання та кровохаркання.

3. Інші обстеження проводяться з метою виявлення причини: основний комплекс досліджень, запропонованих Європейським Респіраторним Товариством (*ERS — European Respiratory Society*): аналіз крові з мазком, рівень сироваткових імуноглобулінів (IgG, IgA і IgM), тести на виявлення алергічного бронхолегеневого аспергільозу; крім того, розгляньте дослідження дефіциту α_1-антитрипсину, муковісцидозу та розладів рухливості війок (наприклад, сахариновий тест) та КТ навколоносових пазух.

4. Бактеріологічне дослідження мокротиння: проводиться з метою визначення чутливості мікроорганізмів до ЛЗ під час загострень; без загострень розгляньте 1 х/рік. У випадку показань — посів з метою виключення інфікування мікобактеріями, а також *Aspergillus fumigatus*.

5. Спірометрія: рекомендується проводити усім хворим, не рідше одного разу на рік або частіше: зазвичай, виявляють порушення вентиляції обструктивного типу, посилення яких корелює з прогресуванням хвороби; у 1/3–2/3 пацієнтів спостерігається гіперреактивність бронхів.

6. Обстеження пацієнтів, що госпіталізовані з приводу загострення: мікробіологічне дослідження мокротиння (забір матеріалу бажано проводити перед початком антибіотикотерапії), РГ грудної клітки, пульсоксиметрія (при наявності показів — визначення газових параметрів крові), посів крові (при наявності гарячки), моніторинг добової кількості виділеного мокротиння.

Діагностичні критерії
Діагноз ґрунтується на даних анамнезу та об'єктивного обстеження; підтверджується результатами КТВР.

Диференційна діагностика
Інші захворювання, що супроводжуються кашлем з виділенням мокротиння →розд. 1.23.

➔ ЛІКУВАННЯ

Хронічне лікування

1. Дихальна реабілітація: всім пацієнтам з хронічним, продуктивним кашлем або утрудненням відхаркування мокроти слід рекомендувати реабілітаційні процедури (→розд. 24.20), які призводять до видалення залишкового бронхіального секрету (особливо постуральний дренаж у поєднанні з вібрацією, струшуванням та поплескування грудної клітки), а також навчання пацієнта технік для самостійного застосування (постуральний дренаж, метод форсованого видиху [дихання через закриті губи та використання пристроїв, що виробляють змінний позитивний тиск під час видиху [*flutter, hornet*]). Пацієнти із задишкою, яка обмежує повсякденну активність, пропонують участь у програмі реабілітації, що включає фізичні вправи та вправи для м'язів, що приймають участь у вдосі (після закінчення програми пацієнти повинні регулярно займатися самостійно).

2. Муколітики: застосовуються періодично; слід розглядати у пацієнтів з проблемами відхаркування мокроти та поганою якістю життя, у яких техніки очищення бронхіального дерева не призводять до зникнення симптомів. Не слід використовувати препарат Дорназа альфа.

3. Бронходилататори (β_2-міметики, антихолінергічні препарати): використовуйте лише у тому випадку, якщо ваша бронхіальна гіперреактивність співіснує з фізіотерапією або застосуванням інгаляційних антибіотиків.

4. Антибіотикотерапія
1) у пацієнтів з новим інфікуванням *P. aeruginosa* → розглянути ерадикаційну терапію;
2) у пацієнтів із частими (≥3/рік) загостреннями, що вимагають антибіотикотерапії або загострень із важким перебігом → розгянути хронічне застосування антибіотиків:

а) за відсутності інфікування *P. aeruginosa* → макролід (азитроміцин, еритроміцин);

б) при хронічному інфікуванні *P. aeruginosa* → інгаляційний антибіотик; у випадку частих загострень попри інгаляційне застосування антибіотика→ розгляньте терапію макролідом;

в) у пацієнтів без інфікування *P. aeruginosa*, де застосування макролідів протипоказане, погано переносяться або неефективне → розглянути хронічне застосування іншого перорального антибіотика, обраного на підставі чутливості бактерій. Якщо профілактика пероральними антибіотиками протипоказана, погано переноситься або неефективна, може бути використаний інгаляційний антибіотик.

5. Хірургічне лікування: резекція легені (як правило, частки або кількох сегментів) у розведенні, розташованому в обмеженій ділянці або у випадку небезпечної для життя кровотечі. Альтернативною процедурою у випадку кровотечі є емболізація бронхіальної артерії.

Лікування загострень

1. Антибіотикотерапія: при лікуванні гострих інфекцій, спочатку — емпірична антибіотикотерапія (антибіотики, активні щодо *H. influenzae* і *S. aureus* — амоксицилін + клавуланова кислота [напр., 625 мг 3×на день], у пацієнтів з підвищеною чутливістю до пеніцилінів — макроліди (кларитроміцин 500 мг 2×на день або азитроміцин 500 мг 1×день). Значні бронхоектази і хронічна колонізація *H. influenzae* → призначайте вищі дози антибіотиків [напр. амоксицилін 1 г 3×на день]. У пацієнтів із колонізацією *P. aeruginosa* → ципрофлоксацин. Після отримання результатів антибіотикограми з посіву мокротиння → прицільна антибіотикотерапія, зазвичай, впродовж 2–3 тиж.

2. NIV: можна застосовувати у пацієнтів з гострою загальною дихальною недостатністю, хоча проблема може бути у більшій кількості відхаркуваного мокротиння (критерії відбору для застосування NIV такі ж, як при ХОЗЛ).

11. Муковісцидоз

→ **ВИЗНАЧЕННЯ ТА ЕТІОПАТОГЕНЕЗ**

Генетично детерміноване захворювання, яке виникає внаслідок порушення видільної функції екзокринних залоз та у першу чергу уражає дихальну систему та шлунково-кишковий тракт. Спричинюється мутацією гену, котрий кодує мембранний білок «трансмембранний регулятор муковісцидозу» (CFTR), який є каналом іонів хлору у мембранах епітеліальних клітин, регулятором інших іонних каналів і відповідає за транспортування бікарбонатів. Найбільш поширеною (≈66 %) аномалією гена CFTR є F508del. Внаслідок відсутності синтезу або синтезу патологічного білка блокується або порушується транспорт хлору з клітини і збільшення абсорбції натрію у клітину, що призводить до зменшення вмісту води і секрету екзокринних залоз. Невеликий об'єм періапікальної епітеліальної рідини запобігає правильному мукоциліарному кліренсу, а велика концентрація NaCl та зміна pH рідини зменшує активність ферментів, що беруть участь у захисті від інфекції.

Зміни з боку органів дихання: збільшена секреція слизу, хронічні бактеріальні інфекції (ДНК загиблих нейтрофілів підвищує в'язкість харкотиння) → сегментарний ателектаз, розвиток бронхоектазів, кисти (субплевральні часто стають причиною пневмотораксу). Також розвивається хронічний риносинусит з утворенням поліпів. **Зміни з боку травної системи** стосуються, передусім, підшлункової залози: застій панкреатичного секрету і зниження його pH → активація панкреатичних ферментів → запальний процес → розширення проток → фіброз → недостатність екзокринної функції підшлункової залози, через кільканадцять років — розвиток цукрового діабету. У печінці — вогнища жирової дистрофії та біліарного цирозу. У дорослих пацієнтів в'язкий секрет у тонкому кишківнику стає причиною болю у животі. **Зміни з боку інших органів:** атрезія і агенезія сім'явивідних протоків; внаслідок порушення реабсорбції хлору і вторинно натрію у протоках потових залоз, зростає концентрація NaCl у поті.

➜ КЛІНІЧНА КАРТИНА ТА ПРИРОДНИЙ ПЕРЕБІГ

1. Суб'єктивні симптоми: кашель — зазвичай, є першим симптомом, спочатку спорадичний, надалі щоденний з виділенням в'язкого гнійного мокротиння (часто, після пробудження), рецидивуючі, тривалі бронхіальні та/або легеневі інфекції, кровохаркання, задишка, обмежена прохідність носа та хронічний гнійний риніт, рясний з неприємним гнильним запахом стілець, здуття та болі у животі з епізодами затримки пасажу кишкового вмісту, втрата маси тіла, рецидивуючий гострий панкреатит.

2. Об'єктивні симптоми: сухі дзижчачі і свистячі хрипи, вологі хрипи (на початку захворювання локалізуються у верхніх частках легень, особливо, з правого боку), ціаноз, пальці у вигляді «барабанних паличок»; зазвичай бочкоподібна грудна клітка, збільшення об'єму черевної порожнини, часто із збільшенням печінки і селезінки.

3. Природний перебіг: зазвичай, перші прояви з'являються у ранньому дитинстві, рідко — у старшому віці (при цьому, вони менше виражені або атипові). У більшості випадків має місце тривала, повільно прогресуюча деструкція бронхів з втягненням у процес легеневої паренхіми, що призводить до розвитку дихальної недостатності і смерті (в Україні середня тривалість життя таких хворих ≈16 років).

4. Загострення: погіршення загального стану, посилення кашлю, збільшення кількості або зміна характеру гнійного харкотиння, інколи — гарячка та посилення задишки; також кровохаркання, втрата апетиту, втрата маси тіла, прогресування аускультативних, спірометричних або радіологічних змін, виявлення нових патогенів у харкотинні, зростання концентрації біомаркерів запального стану в крові, або посилення газометричних порушень.

➜ ДІАГНОСТИКА

Підозра на муковісцидоз на основі клінічної симптоматики або виявлення муковісцидозу у сибсів.

Діагноз підтверджується при наявності ≥1 з наведеного нижче:

1) вміст іонів хлору у поті ≥60 ммоль/л за результатами 2-х аналізів, що виконані у різні дні. В осіб з концентрацією 30–60 ммоль/л показане генетичне дослідження, а у пацієнтів з концентрацією <30 ммоль/л подальша діагностика лише у разі типової симптоматики. Тест може бути недостовірним у хворих із набряками в результаті гіпопротеїнемії, або хворих, що вживають ГК. Підвищена концентрація іону хлору у поті може спостерігатись також при інших захворюваннях (напр., гіпокортицизмі, нервово-психічній анорексії, атопічному дерматиті, гіпотиреозі, гіпопаратиреозі, нефрогенному нецукровому діабеті, гіпотрофії, гіпогамаглобулінемії), однак зазвичай їх клінічна картина відрізняється від муковісцидозу.

2) виявлення відомих, пов'язаних з хворобою, мутацій обох алелей гену *CFTR* (рекомендовано усім пацієнтам; має важливе значення, якщо отримано діагностично не значимі результати аналізу поту);

3) позитивний тест вимірювання транепітеліальної різниці назальних потенціалів.

Інші допоміжні дослідження:

1) при РГ та КТВР виявляють зміни з боку легень (залежать від стадії задавненості захворювання; гіперінфляція легень (80 %, домінує в нижній

частках), потовщення стінки та бронхоектази (зазвичай, найбільш рано візуалізуються і є найбільш вираженими у верхніх частках, особливо правій), кістозні утворення (мішкоподібні бронхоектази та емфізематозні буллі), рецидивуюча консолідація та сегментарні ателектази, розширення коренів, пневмоторакс;

2) дослідження функції зовнішнього дихання — порушення вентиляції за обструктивним типом зі значною гіперінфляцією легень (збільшення функціональної залишкової ємності легень та залишкового об'єму). Щонайменше раз на рік (найкраще кожні 3 міс) слід виконувати контрольну спірометрію;

3) мікробіологічне дослідження харкотиння (рідше — бронхіальних змивів) — слід призначати посів харкотиння кожні 3–6 міс., а також під час загострень, а пряму бактеріоскопію препарату та посів харкотиння (у пацієнтів, які відкашлюють) з метою пошуку нетуберкульозних мікобактерій — щороку;

4) лабораторні дослідження:

   а) знижена активність еластази 1, трипсину і хімотрипсину у калі, стеаторея;

   б) підвищена активність печінкових ферментів (особливо лужної фосфатази і ГГТП) у сироватці крові;

   в) збільшення ШОЕ та СРБ, лейкоцитоз (у періоді загострення);

   г) пероральний глюкозо-толерантний тест (проводиться щорічно після досягнення 10 років — дає можливість вчасно виявити цукровий діабет);

   д) пульсоксиметрія і газометрія артеріальної крові;

5) УЗД органів черевної порожнини з метою оцінки стану печінки і селезінки (кожні 2 роки);

6) денситометрія кісткової тканини (кожні 1–3 роки від першого патологічного результату);

7) концентрація в сироватці крові жиророзчинних вітамінів (A, D, E, K).

→ ЛІКУВАННЯ

Немедикаментозне лікування

1. Дихальна реабілітація: у всіх хворих необхідна систематична фізіотерапія, проводиться кілька разів на день (постуральний дренаж →розд. 24.20 у поєднанні з вібраційним масажем, стимуляція ефективного кашлю, а також процедури з простим допоміжним обладнанням [напр., Flutter, Acapella]). Усім хворим, за винятком пацієнтів із вкрай занедбаним захворюванням, показане фізичне навантаження. Важливе значення має психологічна підтримка.

2. Дієта: збагачена білками, жирами (жири складають 35–40 % калорій) та калоріями (130–150 % фізіологічної потреби), доповнена ферментними препаратами та вітамінами.

3. Профілактичні щеплення: усі щеплення проводяться, як у загальній популяції, особливо проти кашлюку та кору. У випадку ураження печінки, слід провести повну вакцинацію проти вірусного гепатиту типу A і B. Усім пацієнтам щороку проводиться щеплення проти грипу.

4. Оксигенотерапія: принципи, як при ХОЗЛ; у деяких хворих також неінвазивна підтримка вентиляції.

Фармакологічне лікування

1. Муколітики: дорназа альфа 2,5 мг 1×на день шляхом інгаляції (на ≥30 хв перед дренажем бронхів), інгаляції гіпертонічного (3–7 %) розчину NaCl (перед інгаляцією обов'язково призначають інгаляційний β_2-адреноміметик; дрібнодисперсний маннітол (інгаляція сухого порошку).

2. Бронхолітики: у пацієнтів з позитивною динамікою з боку показників ФЗД або суб'єктивних симптомів та перед інгаляцією муколітику, проведенням фізіотерапії або фізичним навантаженням.

3. Інгаляційні ГК: лише в окремих пацієнтів з гіперреактивністю бронхів.

4. Ферменти підшлункової залози — з кожним прийомом їжі в індивідуально підібраній дозі; у дорослих починайте від 500 ОД ліпази/кг маси тіла на один прийом їжі (при перекусах 250 ОД), при потребі, збільшуйте по 150–250 ОД/кг на прийом їжі до макс. 2500 ОД/кг на прийом їжі (не більше ніж 10 000–12 000 ОД/кг/добу).

5. Жиророзчинні вітаміни: вітаміни А і D у формі полівітамінних препаратів, вітамін К у пацієнтів з порушенням функції печінки, особливо, у випадку кровотечі (а також кровохаркання), або з метою корекції подовженого протромбінового часу;

6. Антибіотики:

1) інгаляційні — у пацієнтів з хронічним інфікуванням *P. aeruginosa* тобраміцин (300 мг 2×на день у інгаляції), 28-денні цикли лікування із перервами у застосуванні ЛЗ тривалістю 28 днів, азтреонам (75 мг 2×на день, повторними курсами), у разі необхідності колістин (1 млн МО 2×на день, постійно або повторними курсами). Перед інгаляцією антибіотику застосуйте інгаляційний β_2-міметик;

2) пероральні — у пацієнтів, особливо інфікованих *P. aeruginosa*: тривало азитроміцин 250 або 500 мг/добу (при масі тіла ≥36 кг) 3×на тиж. Перед початком тривалого лікування макролідом, і надалі через кожних 6 міс., показане дослідження харкотиння для виключення інфікування нетуберкульозними мікобактеріями (ризик розвитку медикаментозної резистентності);

7. Ібупрофен — зважте застосування у хворих віком 6–17 р. (у високих дозах, які забезпечують концентрацію в сироватці 50–100 мкг/мл).

8. Модулятори білка CFTR: івакафтор — ЛЗ, який покращує функцію білка CFTR у хворих з ≥1-ю мутацією G551D, а також декількома іншими; разом з люмакафтором — у гомозигот F508del.

Лікування загострення

1. Інтенсифікація фізіотерапії, особливо, у разі розвитку ателектазу (за винятком пацієнтів з пневмотораксом або кровохарканням).

2. Фармакотерапія

1) Слід відразу призначити антибіотик в/в впродовж >10 днів (найчастіше 14–21 днів), зазвичай у вищих від стандартних дозах (рідко п/о чи інгаляційно). Якщо результати недавно проведених мікробіологічних досліджень ще не готові, до моменту отримання результату посіву призначте комбіноване емпіричне лікування антибіотиками, спектр активності яких включає *H. influenzae* та *S. aureus* (напівсинтетичні пеніциліни чи цефалоспорини, стійкі до β-лактамази, або кларитроміцин), а також *P. aeruginosa* (фторхінолон п/о чи аміноглікозид, або колістин інгаляційно; при тяжчих загостреннях до отримання результату посіву — β-лактамний антибіотик, активний щодо *P. aeruginosa* в/в [напр., цефтазидим, піперацилін, тикарцилін] з аміноглікозидом — тобраміцином чи амікацином). При алергії на пеніциліни або цефалоспорини: карбапенем (іміпенем чи меропенем) або азтреонам. Зазвичай, покращення клінічного стану настає лише через 4–7 днів від початку лікування. При першому виділенні *P. aeruginosa* спробуйте провести її ерадикацію, застосовуючи антибіотик інгаляційно (оптимально тобраміцин) впродовж ≥1-го міс., і як варіант — протягом перших 14–21 днів у комбінації з системним введенням антибіотика (ципрофлоксацин п/о або інший антибіотик, активний щодо *P. Aeruginosa*, в/в).

2) У випадку важкого загострення, особливо, при наявності важкої, резистентної до терапії обструкції дрібних бронхів, а також у пацієнтів з алергічним бронхолегеневим аспергільозом, слід продумати необхідність призначення системних ГК коротким курсом.

3. Штучна вентиляція: обґрунтована у випадку гострої дихальної недостатності, яка розвинулася у пацієнтів із задовільним станом і була викликана зворотною причиною, або у пацієнтів, які очікують на трансплантацію легень.

4. Затримка пасажу кишкового вмісту: призначте 1–2 л поліелектролітного розчину п/о або очисну клізму. В окремих випадках необхідна колоноскопія або хірургічне втручання

Оперативне лікування

У хворих з масивними кровотечами в дихальні шляхи → емболізація бронхіальних артерій, рідше — перев'язка легеневої артерії або резекція частки легені. У хворих із обмеженим цирозом легені і тяжкими загостреннями або кровохарканням зважте виконання лобектомії. На пізній стадії дихальної недостатності зважте доцільність трансплантації легень, а у хворих із занедбаним цирозом печінки і портальною гіпертензією — трансплантації печінки.

➡ МОНІТОРИНГ

Кожні 3 міс. визначайте стан харчування, функцію зовнішнього дихання (ОФВ$_1$, ФЖЄЛ), SaO$_2$ та виконуйте посів харкотиння. Принаймні 1 × на рік показаний контрольний огляд у спеціалізованому центрі лікування муковісцидозу, а також визначення функції печінки. Контрольну РГ грудної клітки проводьте кожні 2–4 роки, а також у випадку тяжкого загострення або підозри на розвиток ускладнень.

➡ УСКЛАДНЕННЯ

1. З боку дихальних шляхів: ателектаз, пневмоторакс, кровохаркання, алергічний бронхо-легеневий аспергільоз, легенева гіпертензія.

2. Позалегеневі: гіпертрофія і перевантаження правого шлуночку, цукровий діабет, жовчокам'яна хвороба або холангіт, жирова дистрофія печінки, цироз печінки, портальна гіпертензія, гострий панкреатит, синдром обструкції термінального відділу тонкого кишківника, гастроезофагальний рефлюкс, гіпертрофічна остеоартропатія, остеопенія або остеопороз, безпліддя, порушення функції нирок.

12. Облітеруючий бронхіоліт

Фіброз бронхіол, який веде до їх звуження і облітерації.

Причини: захворювання сполучної тканини (особливо РА), інфекції (вірусні, мікоплазмові), вдихання токсичних речовин, ЛЗ (препарати золота, пеніциламін), неспецифічний виразковий коліт, стан після трансплантації легень/ні, серця або кісткового мозку [(синдром облітеруючого бронхіоліту — *bronchiolitis obliterans syndrome* (BOS)]; можна діагностувати не раніше, аніж через 3 міс. після трансплантації.

Симптоми: кашель, прогресуюча задишка, крепітація у нижніх відділах легень. Захворювання зазвичай прогресує і причиною смерті стає дихальна недостатність.

Допоміжні обстеження: спірометрія — незворотна обструкція. TL$_{CO}$ зазвичай зменшений. РГ грудної клітки у 1/3 випадків змін не виявляє, інколи — ознаки емфіземи, рідко — бронхоектази. КТВР: картина мозаїчної перфузії, бронхектази, типовий симптом повітряної пастки на видиху.

Діагноз: остаточний діагноз вимагає гістологічного дослідження зразка (біоптату) легень. При виникненні хвороби після трансплантації її окреслюють як BOS і діагностують без біопсії — на підставі зниження $ОФВ_1$, що утримується ≥3 тижн. ($ОФВ_1$ >80 % — можливий BOS, 66–80 % — BOS I ступеня, 51–65 % — BOS II ступеня, <50 % — BOS III ступеня). Обов'язковим є виключення інших причин зниження $ОФВ_1$ (в т. ч. інфекції), стенозу місця анастомозу трансплантанту, компресії трансплантанту внаслідок емфіземи, гідротораксу, тромбемболії).

Лікування BOS: азитроміцин (250 мг 1×на день протягом 5 днів, надалі 250 мг що другий день) впродовж 3 міс. Пацієнтам, які отримують циклоспорин — слід замінити цей препарат на такролімус. Не застосовуйте тривало ГК у високих дозах. У пацієнтів з прогресуючим BOS, що не реагує на жодне лікування, слід зважити можливість ретрансплантації.

13. Пневмонії, викликані мікроорганізмами

13.1. Негоспітальна пневмонія (НП)

→ ВИЗНАЧЕННЯ ТА ЕТІОПАТОГЕНЕЗ

Захворювання, що характеризується симптомами гострої інфекції нижніх відділів дихальних шляхів та затемненням на РГ грудної клітки, якого не було раніше, а його появу не можна пояснити іншою причиною (напр. набряком легень або інфарктом легені). Це визначення не охоплює пацієнтів з онкозахворюванням, у стані імуносупресії, а також госпіталізованих з приводу пневмонії в онкологічному, гематологічному, паліативному, інфекційному відділеннях або в центрі лікування СНІДу, мешканців будинків для осіб похилого віку та осіб, госпіталізованих впродовж останніх 14 днів.

Етіологічні фактори: НП викликають нечисленні види мікроорганізмів, найчастіше — *Streptococcus pneumoniae, Haemophilus influenzae* і *Mycoplasma pneumoniae.* У ≈25 % хворих виявляють інфікування кількома мікроорганізмами (коінфекція); найчастіше це *S. pneumoniae* та *C. pneumoniae,* або *S. pneumoniae* та вірус грипу або парагрипу. У нижні дихальні шляхи мікроорганізми найчастіше потрапляють внаслідок мікроаспірацій вмісту верхніх дихальних шляхів, аспірацій вмісту ротової порожнини і верхніх дихальних шляхів, інгаляційно (внаслідок вдихання краплинок мокроти з дихальних шляхів хворого з вірусною інфекцією, що виділяються при кашлі), при інфікуванні *Legionella* — шляхом вдихання аерозолю краплинок води, у яких містяться ці бактерії. Крім того, у хворих з імуносупресією запалення легень викликають гриби, віруси та мікобактерії.

→ КЛІНІЧНА КАРТИНА ТА ПРИРОДНИЙ ПЕРЕБІГ

1. Суб'єктивні симптоми (зазвичай, різкий початок): гарячка, озноб і пітливість, біль у грудній клітці плеврального характеру, кашель, інколи відкашлювання гнійної мокроти, задишка (у частини пацієнтів). У пацієнтів похилого віку симптоми НП частіше бувають неспецифічними і рідше спостерігається гарячка; може виникнути сплутаність свідомості.

2. Об'єктивні симптоми: тахіпное, тахікардія; над зоною запального інфільтрату — притуплення перкуторного звуку, дрібнопухирчасті вологі хрипи, посилене голосове тремтіння, інколи — бронхіальні хрипи; при наявності рідини у плевральній порожнині — притуплення перкуторного звуку, відсутність голосового тремтіння і ослаблення дихальних шумів.

ДІАГНОСТИКА

Діагностичні критерії

У пацієнтів, які лікувалися амбулаторно або перед госпіталізацією (без додаткових обстежень):

1) симптоми гострого інфікування нижніх дихальних шляхів — кашель та ≥1 з інших симптомів інфікування нижніх дихальних шляхів, таких як задишка, плевральний біль, кровохаркання;

2) локальні симптоми при об'єктивному обстеженні грудної клітки (котрі раніше не проявлялись);

3) ≥1 із загальних симптомів — пітливість, озноб, біль м'язів, або температура тіла ≥38 °C;

4) іншого пояснення виявленої симптоматики немає.

Оцінка важкості захворювання

Для прийняття рішення, де повинен лікуватись пацієнт, використайте **шкалу CRB-65** (рис. 13-1) при обстеженні пацієнта поза лікарнею; при обстеженні пацієнта у лікарні використовуйте **шкалу CURB-65** (рис. 13-2). Використовується також шкала PSI/PORT.

Допоміжні дослідження

1. У кожного госпіталізованого хворого:

1) **візуалізаційні обстеження: РГ грудної клітки** — виявляє затемнення паренхіми (типові зміни для етіології: пневмококової — однорідна інфільтрація, що займає сегмент або частку; стафілококової — багатовогнищеві зміни з тенденцією до утворення абсцесів, що можуть супроводжуватись спонтанним пневмотораксом; *K. pneumoniae* — зміни у верхніх частках, особливо у правій; часто — ознаки розпаду, можливе абсцедування). Ультразвукове дослідження іноді дозволяє виявити ознаки інфільтрації в паренхімі легень, але негативний результат не виключає наявності пневмонії. У випадку сумнівів, КТ детально візуалізує інфільтраційні зміни.

2) **загальний аналіз периферичної крові** з **дослідженням мазка периферичної крові** — нейтрофільний лейкоцитоз свідчить про бактеріальну етіологію;

3) **дослідження сечовини, електролітів, білірубіну, активності АСТ і АЛТ у сироватці крові** — з метою оцінки тяжкості захворювання;

4) **визначення у крові СРБ** (<20 мг/л заперечує діагноз пневмонії бактеріальної етіології; концентрація зростає більше при пневмококовій пневмонії з бактеріємією, аніж при вірусних чи мікоплазмових пневмоніях) або визначення **прокальцитоніну** (PCT; може допомогти у прийнятті рішення щодо початку антибіотикотерапії та її закінчення →табл. 13-1);

5) **оцінка оксигенації крові** — пульсоксиметрія (можлива гіпоксемія), а у пацієнтів із загрозою гіперкапнії, з SpO$_2$ <92 % та при тяжкій пневмонії — газометрія артеріальної крові;

6) виконайте забір харкотиння для посіву перед застосуванням антибіотиків, а у пацієнтів з тяжкою або середньої тяжкості НП також виконайте забір крові для посіву (1–2 рази) та сечі для визначення антигену *S. pneumoniae* (якщо це доступно);

7) у пацієнтів з тяжкою пневмонією у разі підозри на легіонельоз — визначте антиген *Legionella pneumophila* (виявляє тільки серогрупу 1) у сечі.

2. Інші обстеження, в залежності від клінічної ситуації:

1) серологічні дослідження — при підозрі на вірусну інфекцію (4-кратне підвищення титру антитіл IgG у крові впродовж ≈3 тиж. інтервалу);

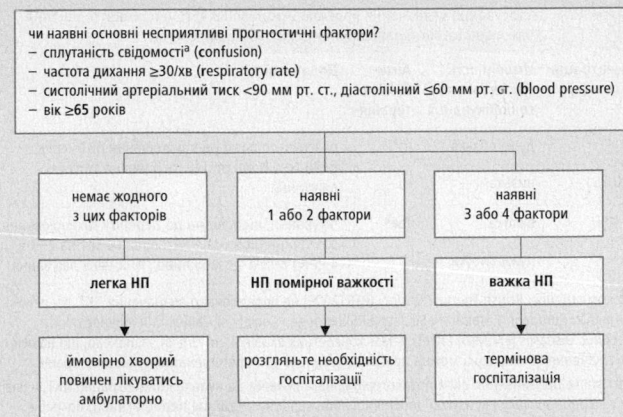

чи наявні основні несприятливі прогностичні фактори?
– сплутаність свідомості[a] (**c**onfusion)
– частота дихання ≥30/хв (**r**espiratory rate)
– систолічний артеріальний тиск <90 мм рт. ст., діастолічний ≤60 мм рт. ст. (**b**lood pressure)
– вік ≥**65** років

| немає жодного з цих факторів | наявні 1 або 2 фактори | наявні 3 або 4 фактори |

| **легка НП** | **НП помірної важкості** | **важка НП** |

| ймовірно хворий повинен лікуватись амбулаторно | розгляньте необхідність госпіталізації | термінова госпіталізація |

[a] визначена як ≤8 балів по 10 бальній шкалі (по 1 балу за кожну правильну відповідь на запитання про: вік, дату народження, годину, рік, назву лікарні, впізнавання 2 осіб [напр., лікаря і медсестри], домашню адресу, рік початку ІІ світової війни, ім'я відомої особи та за відлік у зворотньому порядку від 20 до 1) або свіже порушення орієнтації щодо осіб, простору або часу

Рис. 13-1. Оцінка важкості негоспітальної пневмонії в амбулаторних умовах — **шкала CRB-65** (на основі рекомендацій BTS 2009 і NICE 2014)

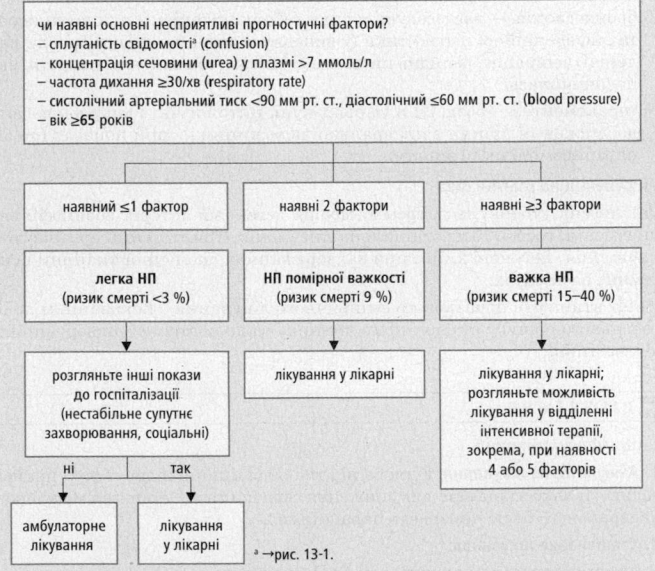

чи наявні основні несприятливі прогностичні фактори?
– сплутаність свідомості[a] (**c**onfusion)
– концентрація сечовини (**u**rea) у плазмі >7 ммоль/л
– частота дихання ≥30/хв (**r**espiratory rate)
– систолічний артеріальний тиск <90 мм рт. ст., діастолічний ≤60 мм рт. ст. (**b**lood pressure)
– вік ≥**65** років

| наявний ≤1 фактор | наявні 2 фактори | наявні ≥3 фактори |

| **легка НП** (ризик смерті <3 %) | **НП помірної важкості** (ризик смерті 9 %) | **важка НП** (ризик смерті 15–40 %) |

| розгляньте інші покази до госпіталізації (нестабільне супутнє захворювання, соціальні) | лікування у лікарні | лікування у лікарні; розгляньте можливість лікування у відділенні інтенсивної терапії, зокрема, при наявності 4 або 5 факторів |

ні — амбулаторне лікування
так — лікування у лікарні

[a] →рис. 13-1.

Рис. 13-2. Оцінка важкості негоспітальної пневмонії у пацієнтів у лікарні — **шкала CURB-65** (на основі рекомендацій BTS) (рис. 13-1)

Таблиця 13-1. Застосування визначення прокальцитоніну (ПКТ) при прийнятті рішення щодо антибіотикотерапії при негоспітальній пневмонії[a]

Концентрація ПКТ (мкг/л)	Ймовірність бактеріально-го інфікування	Анти-біотико-терапія	Додаткові дії
<0,1	дуже низька	ні[б]	розгляньте повторне визначення ПКТ через 6–24 год, і тоді прийміть рішення стосовно лікування
0,1–0,25	низька		
0,25–0,5	висока	так[в]	лікування, відповідно до перебігу захворювання, розгляньте повторне визначення ПКТ на 2–3-й, 4–5-й і 6–8-й та, можливо, 10-й день лікування
>0,5	дуже висока		

[a] У рекомендаціях British Thoracic Society (BTS [2009] не передбачено визначення ПКТ, а у рекомендаціях European Respiratory Society [ERS]/European Society of Clinical Microbiology and Infectious Diseases [ESCMID] (2011) немає конкретних вказівок, та тільки зазначено, що на основі визначення біомаркерів можна приймати рішення про припинення антибіотикотерапії.

[б] Розгляньте призначення антибіотикотерапії, незважаючи на низьку концентрацію ПКТ, у разі безпосередньої загрози життю, дихальної і/або серцево-судинної недостатності, потреби лікування у ВІТ, симптомів емпієми плеври та позитивних результатів мікробіологічних досліджень (напр., тесту на виявлення антигену стрептокока або *Legionella*).

[в] Рішення про припинення антибіотикотерапії у пацієнтів, котрі лікуються у звичайному відділенні лікарні, приймайте, коли концентрація ПКТ знизиться до <0,25 мкг/л (у ВІТ <0,5 мкг/л). Якщо максимальна концентрація ПКТ була дуже високою, рішення про припинення лікування продумайте тоді, коли концентрація ПКТ зменшиться на 80–90 %. Збереження високої концентрації ПКТ вказує на неефективність лікування.

на основі: *Clin. Chest Med., 2011; 32:417–430*, модифікованих

2) бронхоскопія — застосовується для забору матеріалу для досліджень та диференційної діагностики (у випадку підозри на стеноз бронху, рак легені, аспірацію, рецидив пневмонії), також для евакуації мокроти, яка накопичилась;

3) торакоцентез →розд. 24.8 та біохімічні, цитологічні і мікробіологічні дослідження рідини з плевральної порожнини — при показах (поява парапневмонічного випоту).

Диференційна діагностика

Рак легені, туберкульоз, тромбоемболія легеневої артерії, еозинофільна пневмонія, гостра інтерстиціальна пневмонія, криптогенна організуюча пневмонія, легеневі зміни при захворюваннях сполучної тканини і системних васкулітах.

Неефективність початкового емпіричного лікування є показанням до інтенсивного пошуку етіологічного чинника та до повторної диференційної діагностики.

→ ЛІКУВАННЯ

Загальні рекомендації

1. Амбулаторне лікування: відмова від тютюнопаління, відпочинок, прийом великої кількості рідини; для зниження гарячки та полегшення можливого плеврального болю призначте парацетамол.

2. Стаціонарне лікування:

1) оксигенотерапія під контролем SpO_2 (у хворих на ХОЗЛ під контролем повторних газометрій артеріальної крові), щоб досягти PaO_2 ≥60 мм рт. ст. і SpO_2 94–98 % (у хворих на ХОЗЛ та інших пацієнтів із загрозою

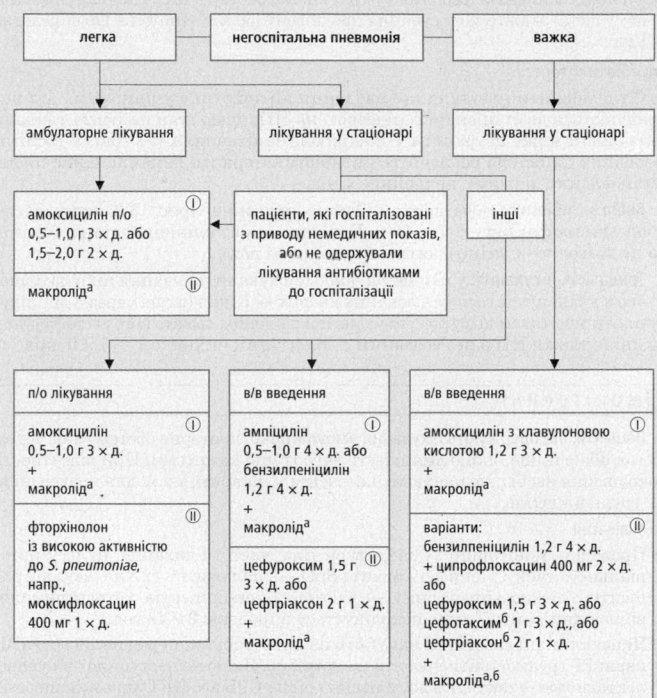

Увага: альтернативні ЛЗ рекомендуються пацієнтам із непереносимістю препаратів першого вибору або алергією на них, а також, якщо у даному регіоні існує підвищений ризик виникнення діареї через інфікування *C. difficile*, як наслідок лікування β-лактамними антибіотиками.

[a] азитроміцин 500 мг 1 × д., еритроміцин 500 мг 4 × д. або кларитроміцин 500 мг 2 × д.

[b] рекомендовано призначати у ВІТ, якщо відсутні фактори ризику *інфікування P. aeruginosa* – ≥1 із нищевказаних: 1) нещодавня госпіталізація; 2) часте (>4 разів на рік) або нещодавнє застосування антибіотиків (впродовж останніх 3 міс.); 3) тяжке ХОЗЛ (ОФВ1 [FEV₁ <30% від нал.]; 4) застосування пероральних глюкокортикоїдів (>10 мг/добу преднізону впродовж останніх 2 тиж.). У протилежному випадку слід призначити комбіновану терапію ЛЗ із 2 груп: 1) цефалоспорин із активністю проти синьогнійної палички (цефтазидим необхідно комбінувати із пеніциліном G, щоб охопити спектр активності проти *S. pneumoniae*), ациклуреїдопеніцилін із інгібітором β-лактамази, або карбапенем (надається перевага меропенему у макс. дозі 2 г 3 × на день у інфузіях тривалістю по 3 год); 2) ципрофлоксацин (чи левофлоксацин 750 мг/добу або 500 мг 2 × на день) або макролід (надається перевага новішим у порівнянні з еритроміцином) із аміноглікозидом (гентаміцин, тобраміцин або амікацин).

Ⓘ лікування першого вибору   Ⓘ альтернативне лікування

Рис. 13-3. Початкове емпіричне лікування негоспітальної пневмонії у дорослих (на основі рекомендацій BTS і ERS/ESCMID 2011, модифіковані)

гіперкапнії — 88–92 %) — якщо гіпоксемія утримується попри інсуфляцію кисню у високій концентрації → слід зважити необхідність ШВЛ;

2) оцініть гідратацію та стан харчування пацієнта — при наявності показів призначайте інфузійну терапію та застосовуйте дієтичні добавки

3) у деяких пацієнтів (особливо у тих, що потребують ШВЛ, або при септичному шоці) зважте застосування преднізону (50 мг 1×на день п/о впродовж 1 тиж.).

Антибіотикотерапія

1. Слід зважити невідкладне введення антибіотику у пацієнтів, які направляються до стаціонару з підозрою на НП, якщо стан пацієнта тяжкий або пацієнт може потрапити у лікарню із запізненням (>2 год). У госпіталізованих пацієнтів розпочніть антибіотикотерапію якнайшвидше після встановлення діагнозу, не пізніше 4 год.

2. Вибір антибіотику: початкове емпіричне лікування →рис. 13-3; якщо знаєте етіологічний фактор →табл. 13-2. У лікарні, якщо клінічний стан пацієнта на це дозволяє → змініть антибіотик з в/в на п/о.

3. Тривалість лікування: у пацієнтів, які одержували лікування амбулаторно, а також у більшості госпіталізованих хворих — 5 днів (якщо через 3 дні лікування антибіотиком відсутнє очікуване покращення, зважте його застосування >5 днів); тяжка НП з нез'ясованим етіологічним чинником — 7–10 днів.

➥ МОНІТОРИНГ

1. Пацієнти, які одержують лікування амбулаторно: повторне обстеження через 48 год або раніше, якщо виникнуть загрозливі симптоми. При відсутності покращення необхідно направити пацієнта у лікарню, у т. ч. для проведення РГ грудної клітки.

2. У лікарні

1) Проводьте моніторинг температури тіла, частоти дихання, пульсу, артеріального тиску, рівня свідомості і SpO_2 — на початку ≥2×на добу, а у пацієнтів з важкою пневмонією — частіше. Стан пацієнтів, котрі отримали відповідний антибіотик, покращується впродовж 24–48 год.

2) Якщо клінічні симптоми вказують на покращення, перед випискою з лікарні РГ грудної клітки робити не потрібно. Якщо ви не наступило очікуване покращення → повторіть дослідження рівня СРБ або ПКТ (при можливості) та РГ грудної клітки.

3) Якщо початкове емпіричне лікування неефективне → розпочніть активний пошук етіологічного фактору, на який даний антибіотик не діє, та повторно проведіть диференційну діагностику;

4) **Не виписуйте з лікарні** пацієнтів, в яких впродовж останніх 24 год спостерігались ≥2 з наступних критеріїв: температура тіла >37,5 °C, частота дихання ≥24/хв, частота серцевих скорочень >100/хв, систолічний артеріальний тиск ≤90 мм рт. ст., SpO_2 <90 % при диханні атмосферним повітрям, порушення свідомості, нездатність самостійно їсти. Слід зважити затримку виписки зі стаціонару пацієнтів з температурою тіла >37,5 °C.

5) Кожному пацієнту призначте термін повторного огляду через ≈6 тиж. Контрольний РГ грудної клітки призначте пацієнтам з персистуючими симптомами або обтяжених підвищеним ризиком онкозахворювання (особливо, у курців та після 50 року життя). Зміни рентгенологічної картини зникають повільніше, ніж клінічні симптоми, особливо при масивних рентгенівських змінах та у пацієнтів похилого віку (зазвичай, впродовж 4–8 тиж.). Якщо симптоматика або рентгенівські зміни через 6 тиж. зберігаються, або повторно виникають у тому ж місці → проведіть бронхоскопію.

➥ УСКЛАДНЕННЯ

1. Ексудат (випіт) у плевральній порожнині та емпієма плеври →розд. 3.19.2.1.

2. Абсцес легені: заповнена гноєм порожнина у паренхімі легені, найчастіше внаслідок пневмонії стафілококової етіології або спричиненої анаеробами *К. pneumoniae* або *P. aeruginosa*. **Симптоми** подібні до тих, які виникають

Таблиця 13-2. Антибіотикотерапія при пневмонії, залежно від етіологічного фактора

Мікроорганізм	Лікування	
	першого вибору	альтернативне
Streptococcus pneumoniae	варіанти: – амоксицилін п/о 1[а] г 3×на день – бензилпеніцилін в/в 1,2 г (2 млн ОД) 4×на день[в]	варіанти: – ампіцилін в/в 1–2 г 4×на день – макролід[б] – цефуроксим в/в 0,75–1,5 г 3×на день – цефотаксим[г] в/в 1–2 г 3×на день – цефтріаксон в/в 2 г 1×на день – левофлоксацин, мофлоксацин, ванкоміцин, тейкопланін або лінезолід[д]
Haemophilus influenzae		
штами, не продукуючі β-лактамази	варіанти: – амоксицилін п/о 500 мг 3×на день – ампіцилін в/в 500 мг 4×на день	варіанти: – цефуроксим в/в 0,75 – 1,5 г 3×на день – цефотаксим в/в 1–2 г 3×на день – цефтріаксон в/в 2 г 1×на день – фторхінолон[е] п/о або в/в
штами, продукуючі β-лактамази	– амоксицилін з клавулановою кислотою п/о 625 мг 3×на день або в/в 1,2 г 3×на день	
Moraxella catarrhalis	варіанти: – амоксицилін з клавулановою кислотою, як вище – фторхінолон[е]	варіанти: – макролід[б] – цефалоспорини II або III покоління
Mycoplasma pneumoniae і *Chlamydophila pneumoniae*	макролід[б]	варіанти: – доксициклін п/о або в/в, початкова доза 200 мг, далі 100 мг 1×на день (2×на день при важких інфекціях) – фторхінолон[е] п/о або в/в
Chlamydia psittaci і *Coxiella burnetii*	доксициклін п/о або в/в, початкова доза 200 мг, далі 100 мг 1×на день (2×на день при важких інфекціях)	макролід[б]
Staphylococcus aureus		
штами, що чутливі до метициліну (MSSA)	клоксацилін в/в 2–3 г 4×на день	варіанти: – кліндаміцин в/в 300–600 мг 2–4×на день (макс. 4,8 г/добу) – пеніциліни з інгібітором β-лактамази – цефазолін в/в 1–2 г 3×на день – цефуроксим в/в 0,75–1,5 г 3×на день
штами, резистентні до метициліну (MRSA)	варіанти: – ванкоміцин в/в 15–20 мг/кг маси тіла (макс. 2 г) 2–3×на день[є] – лінезолід п/о або в/в 600 мг 2×на день	варіанти: – тейкопланін у 1-ій добі 3–6 мг/кг кожних 12 год, в подальшому 6 мг/кг кожних 24 год ± рифампіцин 600 мг 1×на день або 2×на день п/о – кліндаміцин (у разі підтвердження чутливості)
анаеробні бактерії	амоксицилін з клавулановою кислотою в/в 1,2 г 3×на день	варіанти: – пеніцилін G в/в 3–5 млн ОД 4×на день + метронідазол в/в 500 мг 4×на день – кліндаміцин в/в 600 мг 3×на день

Мікроорганізм	Лікування	
	першого вибору	альтернативне
Klebsiella pneumoniae та інші Грам-негативні кишкові палички (*E. coli*, *Proteus spp.*)	варіанти: – цефуроксим в/в 1,5 г 3 × на день – цефотаксим в/в 1–2 г 3 × на день – цефтріаксон в/в 2 г 1 × на день	варіанти: – ципрофлоксацин в/в 400 мг 2 × на день – іміпенем* 500 мг з циластатином 500 мг в/в 4 × на день – меропенем* в/в 1 г 3 × на день – β-лактам з інгібітором β-лактамази – додавання аміноглікозиду у пацієнтів у важкому стані або з порушенням імунітету
Acinetobacter baumannii	аміноглікозид + пеніцилін з активністю проти *Pseudomonas* або карбапенем (дозування ідентичне, як при інфікуванні *Pseudomonas*)	
Pseudomonas aeruginosa	цефтазидим в/в 2 г 3 × на день + аміноглікозид[3]	варіанти: – ципрофлоксацин в/в 400 мг 2 × на день або піперацилін в/в 4 г 3 × на день + аміноглікозид[3] – азтреонам або карбапенем* в/в (іміпенем 500 мг з циластатином 500 мг 4 × на день або меропенем в/в 1 г 3 × на день) + ципрофлоксацин, як вище
Legionella pneumophila	фторхінолони[e]: левофлоксацин в/в або п/о 500 мг 1–2 × на день[и] ципрофлоксацин в/в 400 мг 2 × на день або п/о 500 мг 2 × на день офлоксацин п/о 400 мг 2 × на день моксифлоксацин п/о 400 мг 1 × на день	варіанти: – макролід[б] – доксициклін п/о або в/в, початкова доза 200 мг, далі 100 мг 1 × на день (2 × на день при важких інфекціях)

[a] На основі рекомендацій BTS 2009, NPOA 2010 і ERS/ESCMID 2011, модифіковано. Слід враховувати регіональні особливості чутливості мікроорганізмів до ЛЗ. [б] азитроміцин 500 мг 1 × на день, кларитроміцин 500 мг 2 × на день, або еритроміцин 500 мг 4 × на день; [в] Відповідно до рекомендацій ERS/ESCMID 2011, при MIC ≤8 мг/л ефективною є доза 2 г кожних 6 год в/в; дози пеніциліну G, рекомендовані відповідно до рекомендацій EUCAST залежно від MIK: 1) ≤0,5–1,2 г (2 млн ОД) × на день; 2) ≤1,0–2,4 г (4 млн МО) 4 × на день або 1,2 г 6 × на день; 3) ≤2–2,4 г 6 × на день. [г] Відповідно до рекомендацій ERS/ESCMID 2011, при MIC ≤8 мг/л ефективною є доза 2 г кожні 6 год в/в. [д] варіанти при MIK пеніциліну >8 мг/л; [e] відповідно до рекомендацій ERS/ESCMID 2011 — левофлоксацин або моксифлоксацин; [є] При важких інфекціях, значному ожирінні та у пацієнтів з нирковою недостатністю проводьте моніторинг концентрації препарату у сироватці; перед введенням 4-ї або 5-ї дози вона повинна становити 15–20 мкг/мл; при важких інфекціях можете розглянути можливість починати лікування з одноразової насичуючої дози 20–30 мг/кг; [ж] дози карбапенемів при дуже важких інфекціях: іміпенем 1 г з циластатином 1 г 3–4 × на день у в/в інфузії, яка триває 40–60 хв (макс. доза іміпенему становить 4 г/добу або 50 мг/кг м. т./добу; виберіть меншу з доз), меропенем в/в 2 г 3 × на день (в рекомендаціях ERS/ESCMID 2011, перевага надається меропенему у в/в інфузіях, тривалістю 3 год); [3] показаний моніторинг концентрації препарату в крові; [и] при кліренсі креатиніну >50 мл/хв; при нирковій недостатності нижча доза; найбільша кількість опублікованих даних про ефективність

при запаленні легень. **Діагностика** проводиться на основі радіологічного обстеження (порожнина у паренхімі легень із рівнем рідини). **Лікування:** антибіотикотерапія і постуральний дренаж у рідкісних випадках із відсутністю покращення — хірургічна резекція. На початку лікування емпірично бензилпеніцилін в/в 1,8–2,7 г (3–4,5 млн. ОД) 4×на день у поєднанні з метронідазолом в/в 0,5 г 4×на день або кліндаміцином в/в 600 мг 4×на день, або амоксицилін з клавулановою кислотою 1,2 г 3–4×на день. Якщо відомий етіологічний фактор та його чутливість до антибіотиків → призначте етіотропну терапію. Тривалість лікування: до облітерації порожнини абсцесу (зазвичай протягом кількох тижнів).

→ **ОСОБЛИВІ СИТУАЦІЇ**

Запалення легень при імуносупресії

Діагностика: ці пацієнти особливо податливі на інфікування мікобактерією туберкульозу та нетуберкуль ними мікобактеріями, грибками (*Aspergillus fumigatus, Candida albicans, Pneumocystis jiroveci*) та вірусами. Визначте етіологічний фактор шляхом: мікроскопії мокроти (дозволяє діагностувати туберкульоз та пневмоцистоз, виявлення у мокроті грибків *Aspergillus* і *Candida* не підтверджує етіологію), посіву мокроти і крові, бронхоскопії + бронхіальних змивів, можливо трансбронхіальної біопсії легень. У сумнівних випадках потрібно продумати виконання хірургічної біопсії легені.

Лікування: у більшості пацієнтів розпочніть перед з'ясуванням етіологічного фактору. Після попереднього виключення, на основі дослідження мокроти, пневмоцистозу та туберкульозу → призначте антибіотикотерапію, ефективну проти грам-негативних і грам-негативних паличок, у тому числі, *P. Aeruginosa* (так як при ГП у пацієнтів, які госпіталізовані ≥5 днів –нижче). Якщо не виключене інфікування метицилінрезистентним стафілококом (MRSA) → додайте ванкоміцин або лінезолід; у разі підозри на легіонельоз → макролід або фторхінолон. Якщо у пацієнта гарячка триває впродовж 4 днів після призначення вищенаведеного лікування → додайте протигрибковий препарат.

13.2. Госпітальна (нозокоміальна) пневмонія (ГП)

→ **ВИЗНАЧЕННЯ ТА ЕТІОПАТОГЕНЕЗ**

Госпітальна пневмонія (ГП) — це запалення легень, що виникло через 48 год після госпіталізації у незаінтубованого на момент поступлення пацієнта. **Вентилятор-асоційована пневмонія (ВАП)** (*ventilator associated pneumonia*) — це запалення легень, яке виникає через ≥48 год після ендотрахеальної інтубації та проведення штучної вентиляції легень. **Запалення легень, пов'язане з перебуванням у закладі охорони здоров'я** (*healthcare associated pneumonia*) — це запалення легень у хворих, котрі: протягом 90 днів перед інфікуванням були госпіталі-зовані у приймальне відділення на 2 і більше днів; які знаходились у будинку престарілих або хоспісі; протягом 30 днів до даного інфікування в/в отримували антибіотики, хіміотерапію або лікувались з приводу ран; у осіб, котрі з інших причин відвідували лікарню чи центр гемодіалізу.

Етіологічні фактори:

1) **протягом перших 4 днів госпіталізації** — ті ж самі мікроорганізми, котрі викликають НП та грам-негативні палички (*E. coli, K. pneumoniae, Enterobacter, Proteus* і *Serratia*), однак із збереженою чутливістю до антибіотиків;

2) з **5 дня** переважають полірезистентні штами переважно аеробних грам-негативних паличок: *P. aeruginosa, E. coli, K. pneumoniae, Acinetobacter*

sp. та *L. pneumophila*, а серед грам-позитивних бактерій насамперед *S. aureus*, госпітальні штами якого можуть бути метицилінрезистентним. Бактеріальна флора та її резистентність до антибіотиків у різних лікарнях відрізняється між собою, тому **кожна лікарня повинна опрацювати власний профіль мікроорганізмів, які викликають нозокоміальні інфекції**, а визначити їх чутливість до ЛЗ (причому окремий профіль для відділення інтенсивної терапії). Джерелами мікроорганізмів є прилади, які використовуються в охороні здоров'я, середовище (вода, повітря, обладнання та одяг) та перенесення мікроорганізмів поміж пацієнтом і персоналом або іншими пацієнтами.

КЛІНІЧНА КАРТИНА ТА ПРИРОДНИЙ ПЕРЕБІГ

Клінічна картина ідентична з НП. Смертність хворих при післяопераційних ГП складає ≈20 %, а смертність у ВІТ 30–40 %.

ДІАГНОСТИКА

Допоміжні дослідження

У всіх хворих із підозрою на ГП здійсніть забір **зразка секрету з нижніх дихальних шляхів** (перевагу надають методу аспірації з просвіту трахеї з напівкількісним посівом або бронхоскопічним методам [БАЛ, міні-БАЛ або браш-біопсії]) з кількісним посівом. Ідентифікація множинних та домінуючих Грам-негативних паличок у зразку доброї якості з дихальних шляхів, забарвленому за методом Грама, підтверджує запалення легень, спричинене цими бактеріями (включно з такими, які ферментують та не ферментують глюкозу). **Посіви крові** проведіть у кожного хворого з підозрою на ВАП — позитивний результат може свідчити про пневмонію або інфікування поза дихальною системою.

Діагностичні критерії

Критерій, який виникає з визначення ГП, та:

1) поява нових або прогресування вже існуючих інфільтрацій у легенях;

2) відповідність ≥2-м з 3-х клінічних критеріїв:

    а) температура тіла ≥38 °C;

    б) лейкоцитоз або лейкопенія і

    в) гнійний секрет в бронхах (збільшення кількості секрету або зміна його характеру на гнійний).

Діагноз базується на самих лише клінічних критеріях без урахування концентрації ПКТ чи СРБ.

Диференційна діагностика

Ускладнення основного захворювання — тромбоемболія легеневої артерії та інфаркт легені (ускладнення іммобілізації пацієнта та тромбозу глибоких вен), сепсис (може ускладнитись ГРДС), при системних захворюваннях можуть виникнути альвеолярні крововиливи і т. п.

ЛІКУВАННЯ

Загальні рекомендації → як при НП.

Алгоритм дії →рис. 13-4

Антибіотикотерапія

Вибір антибіотиків → залежить від наявності факторів ризику інфікування визначеними патогенами (рис. 13-5, рис. 13-6) та даних щодо виявлених у даній лікарні/відділенні патогенів та їх чутливості до антибіотиків.

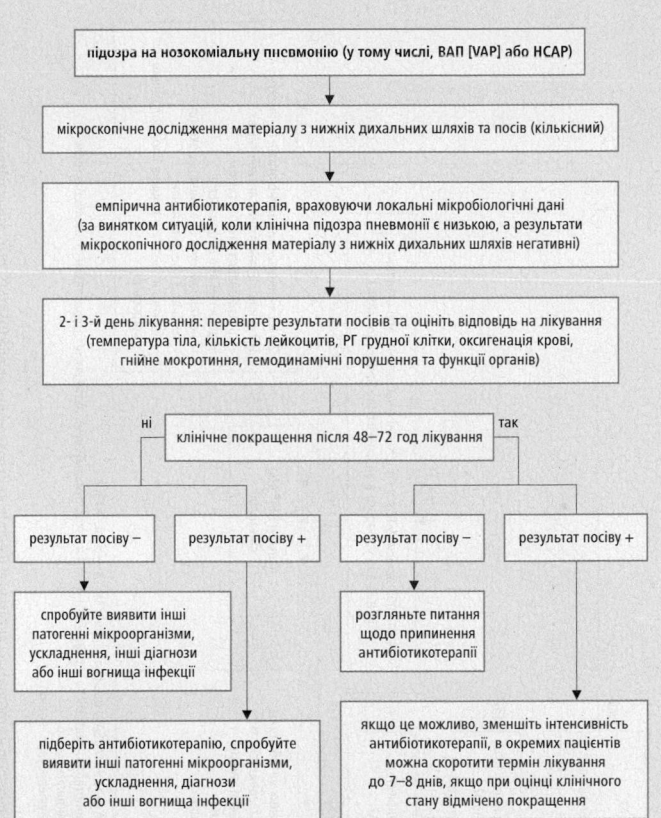

Рис. 13-4. Схема алгоритму дій у пацієнтів з підозрою на госпітальну (нозокоміальну) пневмонію

1. Лікування розпочніть з в/в призначення антибіотиків (табл. 13-3; враховуйте фармакокінетичні і фармакодинамічні властивості ЛЗ). Якщо це можливо, якнайшвидше змодифікуйте терапію на основі результатів посівів (з застосуванням антибіотикотерапії вужчого спектру або монотерапії).

У хворих з ГП (не ВАП) фторхінолони та лінезолід можна призначити п/о одразу після досягнення покращення. У хворих з ВАП, спричиненою інфікуванням Грам-негативними, чутливими лише до аміноглікозидів або поліміксину, зважте призначення антибіотиків як системно так і інгаляційно (як терапія останньої надії у хворих, які не відповідають на ЛЗ, призначені в/в). Емпірично не призначайте аміноглікозиди у монотерапії.

Продовжуйте антибіотикотерапію впродовж 7–8 днів (у деяких ситуаціях довше, в залежності від швидкості покращення клінічного стану та від результатів візуалізаційних і лабораторних досліджень). Рішення про закінчення терапії приймайте на основі клінічних критеріїв та зниження концентрації ПКТ в сироватці крові.

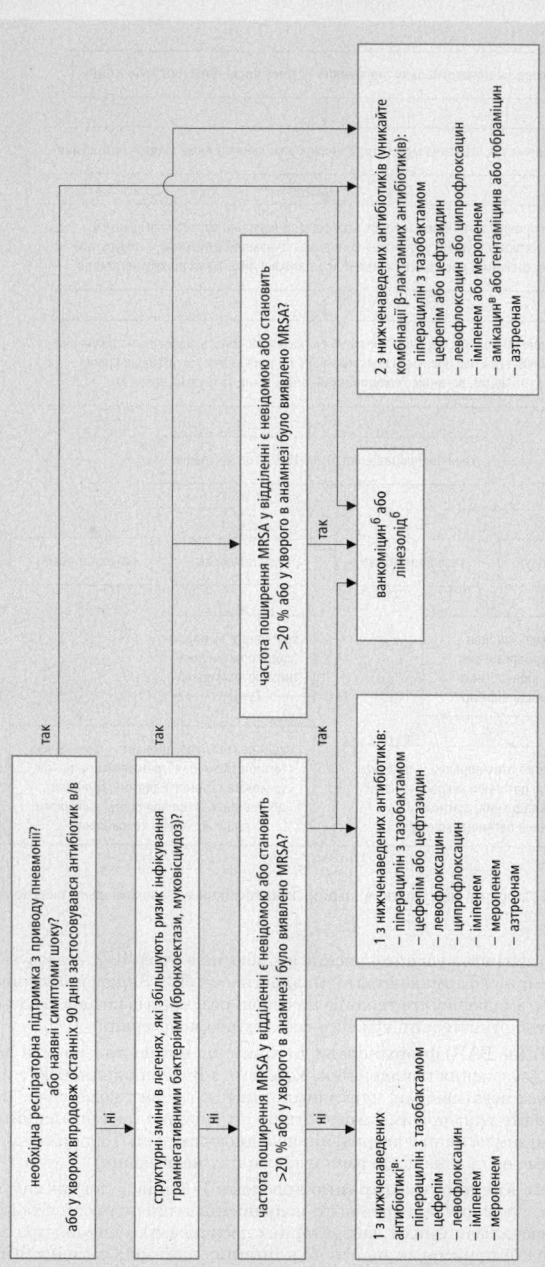

Рис. 13-5. Вибір початкового емпіричного лікування у хворих з підозрою на госпітальну пневмонію (не-ВАП; на основі рекомендацій IDSA/ATS 2016, змодифіковане)

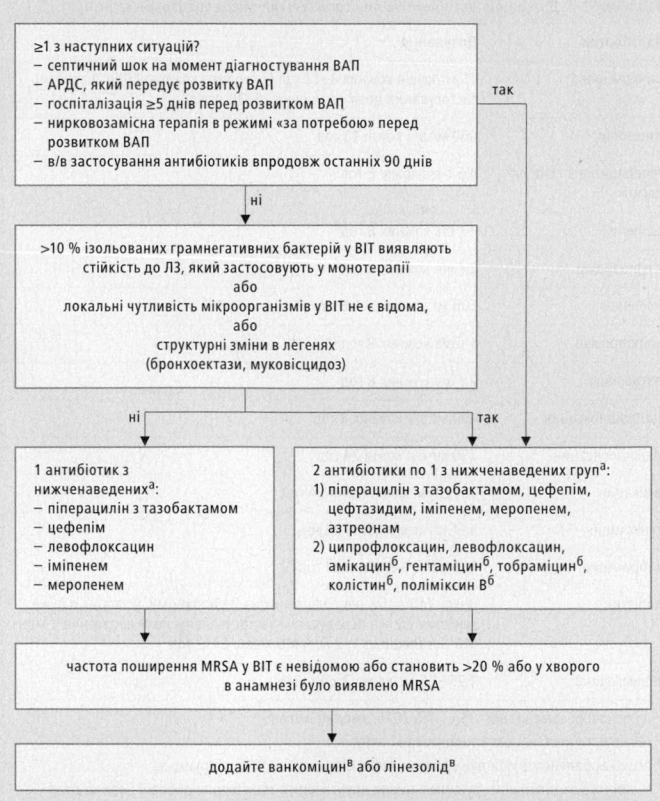

≥1 з наступних ситуацій?
– септичний шок на момент діагностування ВАП
– АРДС, який передує розвитку ВАП
– госпіталізація ≥5 днів перед розвитком ВАП
– нирковозамісна терапія в режимі «за потребою» перед розвитком ВАП
– в/в застосування антибіотиків впродовж останніх 90 днів

так →

ні ↓

>10 % ізольованих грамнегативних бактерій у ВІТ виявляють стійкість до ЛЗ, який застосовують у монотерапії
або
локальні чутливість мікроорганізмів у ВІТ не є відома,
або
структурні зміни в легенях (бронхоектази, муковісцидоз)

ні ↓   **так** →

1 антибіотик з нижченаведених[a]:
– піперацилін з тазобактамом
– цефепім
– левофлоксацин
– іміпенем
– меропенем

2 антибіотики по 1 з нижченаведених груп[a]:
1) піперацилін з тазобактамом, цефепім, цефтазидим, іміпенем, меропенем, азтреонам
2) ципрофлоксацин, левофлоксацин, амікацин[б], гентаміцин[б], тобраміцин[б], колістин[б], поліміксин В[б]

частота поширення MRSA у ВІТ є невідомою або становить >20 % або у хворого в анамнезі було виявлено MRSA

додайте ванкоміцин[в] або лінезолід[в]

[a] Дане емпіричне лікування є активним щодо P. aeruginosa і MSSA (але не MRSA); цільова терапія MSSA →табл. 3.13-2.
[б] Якщо це можливо, не застосовуйте емпірично аміноглікозиди чи поліміксини
[в] Ванкоміцин та лінезолід не можна застосовувати емпірично у монотерапії, натомість їх слід комбінувати з антибіотиком(-ами), активними щодо грамнегативних бактерій.

ВІТ — відділення інтенсивної терапії, або інше відділення, в якому перебуває хворий

Рис. 13-6. Вибір початкового емпіричного лікування у хворих з підозрою на пневмонію, пов'язану з механічною вентиляцією (VAP, на основі рекомендації IDSA/ATS 2016, модифіковано)

→ **МОНІТОРИНГ**

Оцініть результати антибіотикотерапії через 48–72 год. Відсутність гарячки, зменшення лейкоцитозу, покращення оксигенації крові та покращення загального стану хворого підтверджують ефективність лікування. У випадку відсутності покращення повторіть мікробіологічні дослідження та розгляньте можливість інфікування іншими мікроорганізмами (туберкульозною паличкою або грибками), або іншого діагнозу (не пневмонії).

Таблиця 13-3. Дозування антибіотиків при госпітальній пневмонії (зокрема ВАП)a

Антибіотик	Дозування
ванкоміцин	15 мг/кг в/в кожних 8–12 год (у хворих з тяжкою ГП/ВАП зважте застосування дози насичення 25–30 мг/кг)
лінезолід	600 мг в/в кожні 12 год
піперацилін з тазобактамом	4,5 г в/в кожні 6 год[б]
цефепім	2 г в/в кожних 8 год[б]
цефтазидим	2 г в/в кожних 8 год[б]
іміпенем	500 мг в/в кожних 6 год[б,в]
меропремен	1 г в/в кожних 8 год[б,в]
азтреонам	2 г в/в кожних 8 год
ципрофлоксацин	400 мг в/в кожних 8 год
левофлоксацин	750 мг в/в кожні 24 год
амікацин	15–20 мг/кг в/в кожні 24 год
гентаміцин	5–7 мг/кг в/в кожні 24 год
тобраміцин	5–7 мг/кг в/в кожні 24 год
колістин	9 млн МО/добу, в/в розділених на 2–3 прийоми, у хворих в дуже тяжкому стані з передуючим застосуванням дози насичення 9 млн МО[г] інгаляційно 1–2 млн МО кожні 8–12 год
поліміксин В	1,25–1,5 мг/кг в/в 2× на день

[a] на основі рекомендацій IDSA і ATS 2016, змодифіковано

[б] Може бути необхідною пролонгована інфузія.

[в] дози карбапенемів при дуже тяжких інфекціях →табл. 13-2, підпункт ж

[г] У хворих з задовільною функцією нирок допускається збільшення добової дози та дози насичення до 12 млн МО, тоді як при кліренсі креатиніну (КК) <50 мл/хв дозу знижують до 5,5–7,5 млн МО/добу при КК 30–50 мл/хв, 4,5–5,5 млн МО/добу при КК 10–29 мл/хв і 3,5 млн МО/добу при КК <10 мл/хв; під час безперервної нирковозамісної терапії дозування не змінюють.

ВАП — вентилятор-асоційована пневмонія

⇥ ПРОФІЛАКТИКА

1. Неспецифічна профілактика: навчання персоналу, дотримання правил дезинфекції рук засобами на основі спирту, відповідна деконтамінація медичного обладнання, дотримання асептичних умов під час аспірації секрету з дихальних шляхів, рання мобілізація та реабілітація хворих, застосування інвазивної вентиляції протягом якомога коротшого періоду часу, ізоляція хворих.

2. Профілактика аспірації:

1) переведення хворого у напівлежаче (30–45°) положення, оскільки положення лежачи на спині не рекомендується;

2) збереження тиску в балоні, який ущільнює інтубаційну трубку, >20 см H_2O;

3) застосування трубок з додатковим каналом для аспірації секрету вище рівня балону.

3. Ентеральне харчування: за відсутності протипоказань застосовуйте ентеральне харчування, а не парентеральне. У хворих з дисфагією зважте харчування через зонд.

13.3. Пневмонії, викликані відомим етіологічним фактором

13.3.1. Пневмонія, викликана вірусом грипу (грипозна пневмонія)

Рідко у раніше здорових; імовірність захворіти збільшують хронічні захворювання легень (в основному ХОЗЛ), клапанні вади серця, цукровий діабет, нефротичний синдром, імуносупресивна терапія, похилий вік, вагітність.

Діагностика: клінічні симптоми (симптоми пневмонії + риніт, біль м'язів) та початок хвороби під час епідемії грипу. РГ грудної клітки: дифузне, двостороннє, симетричне затемнення. Для верифікації можна використати виділення вірусу з мокроти, бронхіального секрету чи мазка з горла, або імунологічні методи.

Лікування: симптоматичне + противірусні препарати →розд. 18.1.1.

13.3.2. Тяжкий гострий респіраторний синдром (ТГРС, *Severe Acute Respiratory Syndrome* — SARS)

Інфекційне захворювання з ознаками запалення легень, спричинене коронавірусом ТГРС (SARS-CoV). Інфікування відбувається повітряно-крапельним шляхом при близькому контакті з хворим; можливим є опосередковане інфікування через предмети, забруднені мокротою з верхніх дихальних шляхів або біологічними рідинами. Інкубаційний період: 2–10 днів.

Клінічна картина (критерії діагностики):

1) симптоми зі сторони системи дихання — гарячка (завжди) та ≥1 з наступних: кашель, задишка, важкість дихання, гіпоксія;

2) затемнення на РГ грудної клітки (у 80 % хворих, двостороннє, без розпаду і рідини в плевральній порожнині);

3) відсутність покращення під час антибіотикотерапії;

4) лімфопенія, яку неможливо пояснити іншою причиною, та підвищення активності АЛТ і АСТ;

5) молекулярне або серологічне (тільки через 10–28 днів від початку гарячки) підтвердження інфікування вірусом SARS-CoV;

6) контакт з джерелом інфекції.

Лікування: симптоматичне, за потреби оксигенотерапія та механічна вентиляція легень. При важкій прогресуючій формі хвороби — метилпреднізолон в/в 1–2 г/добу.

Профілактика: швидка ізоляція усіх пацієнтів з підозрою ТГРС.

13.3.3. Респіраторний синдром Близького Сходу (MERS)

Інфекційне захворювання, викликане коронавірусом MERS-CoV. Зареєстровано випадки захворювань на території Аравійського півострова, а також у осіб, які звідти повертаються. Інфекція передається від людини до людини при тісному контакті.

Клінічна картина: від безсимптомної інфекції до тяжкої пневмонії з ГРДС і сепсисом. Спочатку гарячка і кашель, часто головний біль, міоартралгії, в подальшому задишка, іноді нудота і блювання, рідко болі в животі та діарея. РГ органів грудної клітки: одно- чи двобічна інфільтрація, інтерстиціальні зміни та гідроторакс. Лабораторно: лейкопенія з лімфопенією, тромбоцитопенія, підвищена активність ЛДГ у сироватці.

Діагноз: ПЛР (матеріал: бронхоальвеолярні промивні води, харкотиння, мазки/аспірат з носоглотки).

Лікування: етіотропна терапія відсутня; при потребі оксигенотерапія та ШВЛ, антибіотикотерапія при бактеріальній суперінфекції.

Профілактика: при догляді за хворим використовуйте фільтраційну маску (щонайменше так само ефективну, як маска N95), рукавички, одноразовий фартух, захисні окуляри або щиток. Пацієнт повинен бути переведений до лікарні з ізолятором, що відповідає стандартам AIIR.

13.3.4. Пневмонія, викликана *Pneumocystis jiroveci* (раніше *P. carinii*) (пневмоцистоз)

Виникає у хворих з імунодефіцитом клітинного типу (найчастіше СНІД). Інкубаційний період: кілька тижнів.

Клінічна картина (найчастіше): гарячка, сухий кашель, задишка; у ВІЛ-інфікованих може наростати дуже повільно. Кількість лейкоцитів в крові у нормі, підвищена активність ЛДГ в плазмі крові. РГ грудної клітки: на початку часто не виявляє змін, пізніше двосторонні симетричні зміни по типу «матового скла». Зменшений TL_{CO}.

Діагностика: виявлення трофозоїтів або цист *P. Jiroveci* в мокротинні (чутливість 60 %), індукованому мокротинні, бронхо-альвеолярних змивах (чутливість 95 %). Біопсія легені (трансбронхіальна або хірургічна) необхідна рідко.

Лікування: котримоксазол (15 мг/кг/добу триметоприму і 75 мг/кг/добу сульфаметоксазолу) в/в або п/о в 3 окремих дозах, протягом 3 тиж. У хворих, які не переносять котримоксазол — пентамідин (4 мг/кг/добу в/в) або кліндаміцин (600 мг/добу кожні 8 год п/о з прийманням 30 мг/добу п/о). У пацієнтів з PaO_2 <70 мм рт. ст. при диханні атмосферним киснем слід продумати додавання ГК (преднізолон п/о 40 мг кожні 12 год протягом 5 днів, далі 40 мг/добу протягом 6 днів і 20 мг/добу протягом наступних 10 днів).

Профілактика: після закінчення лікування пацієнтам у стані імуносупресії та інфікованим ВІЛ призначте котримоксазол 960 мг п/о 1×на день, щоденно або протягом трьох днів на тиждень.

13.3.5. Пневмонія, викликана *Aspergillus* (інвазивний аспергільоз)

Найчастіше *A. fumigatus*, *A. flavus*, *A. niger* і *A. terreus*. Фактори ризику: нейтропенія, антибіотикотерапія, хронічні захворювання легень.

Клінічна картина: гарячка, біль плеврального характеру, кровохаркання. РГ грудної клітки: периферійно розташовані поодинокі або численні вузлики, деякі з ознаками розпаду. На КТ візуалізуються вогнищеві затемнення паренхіми, оточені вінчиком (симптом ореолу) зі зниженою щільністю.

Діагноз: верифікується тільки на основі виявлення при мікроскопічному дослідженні матеріалів з біопсії легені (у хворих з імунодефіцитом також при дослідженні бронхо-альвеолярних змивів) міцелію і виявлення *Aspergillus* у результаті посіву матеріалу з цієї пробірки. Допоміжну роль відіграє тест для визначення антигену *Aspergillus* (галактоманану) в крові або бронхо-альвеолярних змивах. Позитивний результат посівів мокроти малоінформативний.

Лікування: вориконазол (в/в 2×на день: в 1-ий день 6 мг/кг, далі 4 мг/кг; після покращення з 7-ого дня можна призначити п/о 200 мг 2×на день) застосовуйте, поки не зникнуть зміни на РГ, зазвичай протягом кількох тижнів (в/в макс. 5 міс.). Альтернатива: амфотерицин В в/в ліпідна форма — ліпосомальний препарат 3–5 мг/кг/добу або ліпідний комплекс 5 мг/кг/добу чи колоїдний розчин 3–4 мг/кг/добу; дезоксихолева форма 0,7–1 мг/кг/добу (макс. 1,5 мг/кг/добу) асоціюється з більшою ймовірністю нефротоксичності і інших дій. При легших формах захворювання або після покращення стану → розгляньте можливість призначення ітраконазолу п/о 200 мг 2–3×на день, або вориконазол п/о 200 мг 2×на день протягом 2–5 міс., а у хворих з одинарним вогнищем (особливо при кровохарканні) або вогнищем, розташованим поблизу великих судин, перикарду, або з пенетрацією в плевральну порожнину чи інвазією в ребра — його резекція під прикриттям протигрибкової терапії. При резистентності до амфотерицину або азолів, чи їх непереносимості — каспофунгін в/в (70 мг/добу, при масі тіла ≤80 кг від 2-ого дня 50 мг/добу; є препаратом вибору при нейтропенічній гарячці) або мікафунгін (100–150 мг/добу) або позаконазол п/о (на початку 200 мг 4×на день, а після стабілізації клінічного стану — 400 мг 2×на день).

13.3.6. Пневмонія, викликана *Candida*

Найчастіше *C. albicans* або *C. glabrata*.

Фактори ризику: нейтропенія (винятково у людей без нейтропенії), парентеральне харчування, внутрішньовенне введення наркотиків. Воротами інфекції можуть бути: шлунково-кишковий тракт, пошкоджена шкіра, часті тривалі катетеризації судин.

Клінічна картина: кашель, гарячка, задишка. РГ грудної клітки: затемнення частки легені або численні вогнища затемнень паренхіми. Посіви мокроти та бронхіального секрету не інформативні. Позитивний результат посіву крові свідчить про генералізоване інфікування.

Діагностика: вірогідна при мікроскопії тканини легень.

Лікування: видалення катетерів та дренажів, які можуть бути джерелом інфекції (зважте індивідуально при нейтропенії, оскільки в даному разі причиною кандидемії частіше є інші чинники ризику); при кандидемії необхідна консультація офтальмолога, а лікування необхідно продовжувати протягом 2 тиж. від останнього позитивного результату посіву крові. Фармакотерапія: амфотерицин В як монотерапія або у поєднанні з флюцитозином, ехінокандіном або флуконазолом. Лікування кандидемії →розд. 18.4.

13.3.7. Пневмонії, викликані іншими мікроорганізмами

Лікування →табл. 13-2.

1. *Streptococcus pneumoniae:* найчастіший етіологічний фактор НП. Типова клінічна картина. Посів мокроти рекомендований у госпіталізованих пацієнтів (хоча його користь обмежена). Інші методи підтвердження: посів крові (позитивний в <25 %), тест на антиген *S. pneumoniae* в сечі.

2. *Haemophilus influenzae:* типова клінічна картина, дуже рідко рідина у плевральній порожнині.

3. *Moraxella catarrhalis:* часто у осіб похилого віку з багатьма факторами ризику, напр., ХОЗЛ.

4. *Staphylococcus aureus:* при <5 % НП, ≈30 % ГП; зазвичай тяжкий перебіг. При РГ багатовогнищеві, часто безсимптомні двосторонні інфільтрації, часто з ознаками розпаду (абсцеси або тонкостінні каверни). Підтвердження: мікроскопія та посів мокроти, посів крові. Інфікування рідкісним штамом, який продукує лейкоцидин Пантона-Валентайна (*Panton-Valentine Leukocidin*, PVL-SA), може супроводжуватись утворенням каверн у легенях (некротична пневмонія) та поліорганною недостатністю. Початкове емпіричне лікування доповніть лінезолідом в/в 600 мг 2×на день, кліндаміцином в/в 1,2 г 4×на день і рифампіцином в/в 600 мг 2×на день, а після одержання результатів мікробіологічних досліджень призначте етіотропну терапію.

5. *Klebsiella pneumoniae* та інші грам-негативні кишкові палички (*E. coli, Proteus sp.*): РГ →розд. 3.13.1. Підтвердження: посів крові або мокроти.

6. *Acinetobacter baumani:* зазвичай ШП; зазвичай важкий перебіг та лейкопенія, рідина у плевральній порожнині в половини пацієнтів. У разі чутливості виключно до аміноглікозидів або колістину зважте призначення цих антибіотиків як в/в так і інгаляційно.

7. Анаероби: часто абсцедування, в 1/3 хворих емпієма плеври, посів важкий для виконання, потрібна мікроскопія мокроти; завжди необхідна бронхоскопія (для виключення стороннього тіла, часто причиною є аспірація — **аспіраційна пневмонія**). Призначте амоксицилін з клавуланатом в/в; альтернативно кліндаміцин в/в, пеніцилін G в/в з метронідазолом в/в, цефалоспорин в/в з метронідазолом п/о, моксифлоксацин; у пацієнтів у ВІТ, або пацієнтів, яких прийнято із будинку піклування — кліндаміцин із цефалоспорином, або цефалоспорин із метронідазолом. При неускладненому запаленні легень антибіотик призначте на 10–14 днів, при запаленні легень з ознаками розпаду, із абсцесом легені чи емпіємою плеври — на 4–8 тиж.

8. Нетипові мікроорганізми

1) *Mycoplasma pneumoniae* — інкубаційний період 2–3 тиж.; рідко лейкоцитоз та інфільтрат, який займає цілу долю, інколи збільшені лімфатичні вузли коренів легень; можуть виникнути симптоми гемолітичної анемії;

2) *Chlamydophila (Chlamydia) pneumoniae* — НП часто за ≈2 тиж. передує ангіна;

3) *Legionella pneumophila* — джерелами інфікування зазвичай є системи зволоження та водопровідна вода. Часто супроводжується головним болем, порушенням орієнтації; можливий пронос; підвищена активність АЛТ, АСТ, КФК; гіпонатріємія; протеїнурія, еритроцитурія. Підтвердження: ідентифікація антигену в сечі.

14. Інтерстиціальні хвороби легень

Гетерогенна група неінфекційних та непухлинних захворювань, що характеризуються дифузними змінами на рентгенограмі грудної клітки, порушенням вентиляції рестриктивного типу із зменшенням трансфер-фактора для оксиду вуглецю (TL_{CO}) і порушенням газообміну.

14.1. Ідіопатична інтерстиціальна пневмонія

14.1.1. Ідіопатичний легеневий фіброз (ідіопатичний фіброзуючий альвеоліт, ІЛФ)

Специфічна форма хронічного прогресуючого інтерстиціального запалення невідомої природи, обмеженого ураженням легень, яке спостерігається, головним чином, у осіб похилого віку; характеризується гістологічною і/або радіологічною картиною звичайної інтерстиціальної пневмонії (ЗІП). У ≈20 % випадків ІФА має родинний характер і генетичну основу, що пов'язано з білками сурфактанта і теломеразою; умовою для діагностики цієї форми ІФА є виявлення ≥2 випадків хвороби в родині.

Клінічна картина: латентний початок, задишка та сухий кашель, які впродовж багатьох місяців наростають; інколи — втрата маси тіла і слабкість, пришвидшене і поверхневе дихання; крепітація у нижніх відділах легень; на пізній стадії захворювання — пальці у вигляді «барабанних паличок» і симптоми легеневого серця. Перебіг: хронічно прогресуючий, інколи — різкі загострення або пришвидшене прогресування.

Діагноз вимагає:

1) виключення інших відомих причин інтерстиціального захворювання легень, передусім хронічного алергічного альвеоліту, професійних шкідливостей, захворювань сполучної тканини та побічної дії ЛЗ, а також

2) виявлення типової картини ЗІП на КТВР, або відповідності картини на КТВР гістопатологічній картині у пацієнтів, яким проводилася хірургічна біопсія легені (характерна картина при КТВР: ретикулярні

затемнення, що переважають по периферії основи легень, з порушенням архітектоніки легень і кістозними повітряними скупченнями, які створюють характерну картину «стільникової легені»).

Загострення ІЛФ — це виникнення задишки або клінічно значуще її посилення впродовж місяця, з наявністю нової легеневої дисемінації, що охоплює альвеоли (при **КТВР** обширні, двосторонні зміни за типом «матового скла» і/або ущільнення легеневої паренхіми).

Лікування: у пацієнтів з невеликою чи помірною швидкістю прогресування процесу (ФЖЄЛ 50–80 % від належного) слід зважити застосування пірфенідону (801 мг [3 капс.] 3×на день п/о), або нінтеданібу (150 мг 2×на день п/о). Обидва препарати можуть спричинити нудоту, зокрема нінтеданіб — діарею, а пірфенідон — блювання, світлобоязнь і висип. Застосування пірфенідону і нінтеданібу протипоказане при тяжкому ушкодженні печінки, а пірфенідону — також і при тяжкій нирковій недостатності. Застосуйте антирефлюксну терапію у пацієнтів з гастро-езофагальним рефлюксом. Не призначайте антикоагулянтів пацієнтам з ІФА, у яких відсутні інші покази до антитромботичної профілактики. Слід призначити **оптимальну симптоматичну терапію** (у хворих з істотною гіпоксемією в спокої це переважно оксигенотерапія), при потребі реабілітацію. Зважте можливість долучити пацієнта до одного з клінічних досліджень. Заздалегідь зважте покази до трансплантації легені і, по можливості, зареєструйте пацієнта у черзі.

У пацієнтів із **загостренням ІФА** зважте можливість лікування ГК (преднізон 40–60 мг/добу п/о протягом 2–3 тиж., або 0,5–1 г/добу в/в впродовж 3–5 днів, в подальшому поступове зменшення дози аж до відміни препарату). Якщо не можна виключити бактеріальну інфекцію, застосуйте антибіотик.

Прогноз: середня тривалість життя з моменту виявлення захворювання — 3–5 років. У 10–15 % пацієнтів розвивається рак легень.

14.1.2. Деякі інші форми ідіопатичної інтерстиціальної пневмонії

1. Неспецифічна інтерстиціальна пневмонія (НСІП, NSIP): найчастіші симптоми — задишка, кашель, рідше — підвищення температури тіла та деформація пальців у вигляді «барабанних паличок». Крепітація може прослуховуватися над усією поверхнею легень. КТВР — типові затемнення за типом «матового скла» і ретикулярні зміни, що переважають у нижніх периферичних частинах легень зі збереженою паренхімою, яка прилягає безпосередньо до плеври. В кожному випадку НСІП необхідно шукати захворювання сполучної тканини. Лікування: ГК та, при потребі, імуносупресори.

2. Криптогенна організуюча пневмонія (КОП, COP; більш давня назва ВООР — *bronchiolitis obliterans organizing pneumonia*). У ≈40 % випадків починається з грипоподібного синдрому і нагадує гостру респіраторну інфекцію — наявні кашель, задишка, підвищення температури тіла, загальна слабість, зниження апетиту та втрата маси тіла. Об'єктивний симптом — крепітація над легенями з обох боків. На РГ — двобічні плямисті ущільнення паренхіми; на КТВР найчастіше плямисті субплевральні і перибронхіальні ущільнення, у 60 % поєднані зі змінами за типом «матового скла». Радіологічні зміни можуть зникати і змінювати локалізацію. Симптоми захворювання і радіологічні зміни швидко зникають на фоні застосування ГКС (преднізон 0,75 мг/кг, зменшуйте дозу впродовж кількох тижнів). У випадку рецидиву → збільшуйте тривалість лікування.

3. Гостра інтерстиціальна пневмонія (ГІП, AIP): зазвичай починається гостро з грипоподібних симптомів — міалгії, головного болю, болю у горлі, поганого самопочуття, кашлю і задишки. Об'єктивні симптоми: тахіпное, тахікардія, ціаноз та крепітація над всією поверхнею легень. В більшості випадків швидко розвивається дихальна недостатність і потреба в допоміжній вентиляції легень. Радіологічні зміни на початку захворювання можуть бути незначними, в подальшому найчастіше формуються дифузні або плямисті затемнення за типом «матового скла», які часто межують з неураженими сегментами (географічна картина), іноді в поєднанні з альвеолярними ущільненнями. Диференційна діагностика проводиться із загостренням ІФА, блискавичним прогресуванням захворювання сполучної тканини, а також із тяжкою інфекцією та із ускладненнями після застосування ЛЗ і кисню, після трансплантації органу, а також після аспірації. Лікування: передусім симптоматичне, часто необхідна ШВЛ; виконуються спроби лікування високими дозами ГКС, циклофосфамідом, азатіоприном і вінкристином.

14.2. Саркоїдоз

→ **ВИЗНАЧЕННЯ ТА ЕТІОПАТОГЕНЕЗ**

Системне грануньоматозне захворювання невідомої етіології, яке найчастіше маніфестується лімфаденопатією коренів легень та паренхіматозними змінами у легенях, а також ураженням інших органів. У вогнищах активного патологічного процесу нагромаджуються Th1-лімфоцити і макрофаги, які утворюють неказеозні грануньоми.

→ **КЛІНІЧНА КАРТИНА ТА ПРИРОДНИЙ ПЕРЕБІГ**

Зазвичай, розвивається у осіб молодого віку. Часто спостерігається безсимптомний перебіг.

1. Симптоми, що пов'язані з ураженням різних органів:

1) задишка, кашель і біль у грудній клітці (зазвичай стискання за грудиною, що інколи нагадує стенокардію);

2) болі у суглобах (зазвичай, рук та ніг) та міалгія;

3) збільшені, рухомі і неболючі лімфатичні вузли;

4) гепатомегалія, рідше — спленомегалія;

5) зміни з боку шкіри — вузлова еритема, *lupus pernio* (щільні, деформуючі інфільтрати, які супроводжуються зміною забарвлення на носі, щоках губах та вушних раковинах; спостерігається при хронічному саркоїдозі), папульозні або плямисто-папульозні висипання, підшкірні вузлики, дрібні виразки, депігментація або гіперемія, зміни по типу іхтіозу, алопеція, саркоїдальні зміни у старих рубцях;

6) ураження серця — симптоми порушень ритму або провідності, прояви серцевої недостатності, раптова серцева смерть;

7) ураження органу зору — найчастіше, увеїт (біль і почервоніння ока, іноді порушення зору), кон'юнктивіт та дакріоаденіт (симптоми «сухого ока»);

8) ураження ЦНС — часто спостерігається ураження черепно-мозкових нервів, особливо, лицьового нерва, рідше — зорового (може призвести до сліпоти) та окорухового нерва, нейропатія дрібних волокон (сильний біль і порушення вегетативної системи), рідше менінгіт, ураження спинного мозку, розлади гіпоталамо-гіпофізарної осі;

9) одно- або двобічне збільшення привушної слинної залози з болючістю та набряком залози (синдром Хеєрфордта: збільшення привушних слинних залоз, гарячка, ураження лицевого нерва і передній увеїт).

У ≈1/3 пацієнтів спостерігаються неспецифічні симптоми — втома, загальна слабкість, втрата апетиту, зниження маси тіла і підвищення температури тіла. Хвороба може мати гострий початок — гарячка, арталгія, вузлова еритема і двобічна лімфаденопатія коренів легень (синдром Лефгрена).

2. Природний перебіг: у ≈85 % пацієнтів впродовж 2 років після діагностування захворювання настає спонтанна ремісія, у решти пацієнтів захворювання має хронічний або прогресуючий перебіг. На загал, гострий початок або наявність вузлової еритеми, або безсимптомна двобічна лімфаденопатія коренів легень свідчать про сприятливий прогноз. Існує кореляція між перебігом захворювання та характером її початку: у >80 % пацієнтів із синдромом Лефгрена спостерігається самовилікування (вузлова еритема і гарячка зникають впродовж 6 тиж., а лімфаденопатія — впродовж року або пізніше). При II стадії (→нижче) зворотній розвиток змін спостерігається у 60 % випадків, а при III стадії — у 10–20 %. Симптоми легеневої гіпертензії спостерігаються у 5–15 % пацієнтів, у маніфестних випадках — у 50 %, а в групі пацієнтів, які очікують на трансплантацію легені, — у 70 %. Смертність становить 1–5 %; найчастішою причиною смерті при саркоїдозі є прогресуюча дихальна недостатність, ураження ЦНС або серця.

→ ДІАГНОСТИКА

Допоміжні дослідження

1. Лабораторні дослідження: анемія (зазвичай, незначна), лейкопенія, гіперкальціємія і гіперкальційурія, збільшена активність ангіотензин-конвертази у сироватці, гіпергамаглобулінемія.

2. ЕКГ: порушення ритму або провідності у випадку ураження серця.

3. Візуалізаційні дослідження:

1) **РГ грудної клітки** — найчастіше двобічна лімфаденопатія (прикоренева та паратрахеальна), часом — збільшення також інших груп лімфовузлів, через декілька років у вузлах можуть з'явитися кальцифікації; паренхіматозні нодулярні і ретикуло-нодулярні зміни переважають в середніх і верхніх легеневих полях, а на стадії розвитку фіброзу — картина «стільникової легені». Трапляються і нетипові зміни: однорідні нодулярні зміни, інфільтрація і порожнини. Стадії хвороби, на підставі РГ грудної клітки: 0 — картина не змінена, I — лише збільшення прикореневих і медіастінальних лімфатичних вузлів, II — збільшення прикореневих, медіастінальних лімфатичних вузлів та зміни в паренхімі легеневої тканини, III — зміни в паренхімі легеневої тканини без збільшення лімфатичних вузлів, IV — фіброз легень.

2) **КТВР грудної клітки** — дисеміновані дрібнонодулярні зміни, що розташовані перибронхіально, периваскулярно і субплеврально, вздовж міжчасткових щілин, вузлове потовщення міжчасточкових перетинок, ретикулярні зміни, збільшення прикореневих і медіастинальних лімфатичних вузлів;

3) **МРТ** — оцінка залучення ЦНС і серця;

4) **ПЕТ із використанням ^{18}F-фтордезоксиглюкози у комбінації з КТ** (рідше **сцинтиграфія** всього тіла із застосуванням 67Ga) — оцінка активності захворювання.

4. Функціональні дослідження: найчастіше зменшення TL_{CO} та еластичності легень, рестриктивні зміни, рідше — ознаки обструкції.

5. Бронхоскопія: з метою проведення біопсії лімфатичних вузлів (найліпше під контролем ендобронхіального УЗД), біопсії слизової оболонки бронху, трансбронхіальної біопсії легені або БАЛ (збільшений вміст лімфоцитів до ≥40 %, співвідношення кількості лімфоцитів CD4$^+$ до CD8$^+$ >3,5).

6. Гістологічне дослідження: у біоптатах слизової оболонки бронху, легеневої тканини або лімфатичного вузла виявляють саркоїдальні гранульоми.

7. Інші дослідження:

1) офтальмологічне обстеження з використанням щілинної лампи (проведіть у кожного пацієнта);

2) дослідження спинномозкової рідини — у 80 % випадків ураження ЦНС — лімфоцитоз і підвищений рівень білка;

3) туберкулінова проба — зазвичай негативна, навіть у випадку інфікування хворого збудником туберкульозу.

Діагностичні критерії

Типова клінічна та радіологічна картина (ураження ≥2 органів) + результат біопсії (слизової оболонки бронху, лімфатичних вузлів або легеневої тканини, що були забрані під час бронхоскопії). Рідко виникає потреба у проведенні медіастиноскопії або хірургічної біопсії легені. Якщо провести біопсію під час бронхоскопії неможливо, діагноз у пацієнтів із I або II стадією ставиться на підставі типової клінічної і радіологічної картини.

Диференційна діагностика

1. Збільшення прикореневих та медіастинальних лімфатичних вузлів: злоякісні захворювання лімфоїдної тканини та метастази інших пухлин.

2. Дифузні зміни легеневої тканини: інші інтерстиціальні хвороби легень.

3. Захворювання, при яких гістологічно можна виявити гранульоми: туберкульоз, бериліоз, мікобактеріози, мікози (у т. ч. аспергільоз), екзогенний алергічний альвеоліт (ЕАА), гранулематоз із васкулітом (Вегенера), лімфома Ходжкіна і неходжкінські лімфоми, саркоїдальний ріст у регіональних до злоякісної пухлини лімфатичних вузлах, хвороба Крона, некротичний саркоїдозний гранулематоз, лімфоцитарна інтерстиціальна пневмонія, гранулематозно-лімфоцитарна інтерстиціальна хвороба легень у хворих із загальним варіабельним імунодефіцитом.

4. Шкірні зміни: у т. ч. червоний вовчак, алергічні захворювання шкіри, туберкульоз.

ЛІКУВАННЯ

1. Покази до лікування:

1) II та III стадія при наявності прогресуючих змін у паренхімі легень або наростаючих порушень функції зовнішнього дихання;

2) ураження серця, ЦНС або органу зору, гіперкальцемія.

2. ЛЗ першого вибору: ГК п/о — преднізон, початкова доза 0,5 мг/кг або 20–40 мг/добу, після досягнення покращення поступово зменшуйте дозу до 5–10 мг/добу або через день; тривалість лікування ≥12 міс. У випадку саркоїдозу очей — топічні ГК; при відсутності ефекту — преднізон 1 мг/кг. Якщо не вдається зменшити дозу преднізону до 10 мг/добу, досягніть цього інакше — шляхом додавання другого ЛЗ (метотрексат, у наступній послідовності азатіоприн, лефлуномід, мікофенолату мофетил). При прогресуванні захворювання або ураженні життєвоважливих органів зважте застосування антитіл анти-ФНО-α (інфліксимаб або адалімумаб). У разі стійкого кашлю зважте необхідність призначення інгаляційного ГК. ГК неефективні при нейропатії дрібних нервових волокон.

3. При тяжкій дихальній недостатності, що виникла на пізній стадії саркоїдозу, а також у випадках легеневої гіпертензії слід зважити можливість трансплантації легені.

МОНІТОРИНГ

Впродовж перших 2 років після встановлення діагнозу контрольні обстеження (РГ грудної клітки, спірометрія і TL$_{CO}$; інші, залежно від уражених органів) проводяться кожні 3–6 міс., в подальшому — щорічно (частіше, якщо ремісія наступила після застосування ГК) впродовж ≥3 років після припинення лікування.

УСКЛАДНЕННЯ

Залежать від уражених органів: дихальна недостатність, легенева гіпертензія, серцева недостатність, раптова серцева смерть, аспергілома легень, спайки між райдужкою і кришталиком (які призводять до глаукоми, катаракти і втрати зору), нефрокальциноз, нирково-кам'яна хвороба, ниркова недостатність, нецукровий діабет, гіпофункція щитовидної залози та наднирників.

14.3. Екзогенний алергічний альвеоліт (ЕАА)

➡ ВИЗНАЧЕННЯ ТА ЕТІОПАТОГЕНЕЗ

Гетерогенна група захворювань, які виникають внаслідок повторюваної дії на дихальні шляхи різних органічних молекул або низькомолекулярних хімічних сполук, здатних викликати у схильної особи генералізовану імунопатологічну реакцію (з участю комплексів антиген-антитіло, активацією комплементу і розвитком клітинної відповіді), що веде до пошкодження легень. Сьогодні відомо ≈200 факторів, що можуть викликати ЕАА (у т. ч. антигени, які містяться у зігнилому сіні, білок з пташиного посліду та пір'я). До виникнення захворювання можуть призвести і інші чинники, напр., пестициди чи вірусна інфекція.

➡ КЛІНІЧНА КАРТИНА ТА ПРИРОДНИЙ ПЕРЕБІГ

Раніше розрізняли 3 форми АА: гостру, підгостру та хронічну. З огляду на тяжкість діагностики підгострої форми частина експертів на сьогодні виділяє лише гостру і хронічну форми, а в межах хронічної окремо виділяють фіброзну форму.

1. Гостра форма (зворотна): розвивається впродовж 2–9 год після контакту з алергеном. Симптоми: кашель, задишка, гарячка, озноб, артралгії та погане самопочуття; тахіпное, тахікардія та крепітація у нижніх відділах обох легень. Симптоми зникають без лікування впродовж кількох днів або кількох тижнів. При повторному контакті з малими дозами антигену виникає задишка при фізичному навантаженні, кашель, інколи субфебрилітет. Також можуть виникати загострення, не пов'язані з додатковим контактом з антигеном. Симптоми, які розвивалися поступово впродовж кількох тижнів або місяців, раніше описували як підгостру форму.

2. Хронічна форма (незворотна): розвивається впродовж місяців чи років і веде до пневмофіброзу. Симптоми: непомітний початок — поступово наростає задишка при фізичному навантаженні та сухий кашель, у частини пацієнтів симптоми нагадують бронхіт (продуктивний кашель, свистяче дихання або відчуття стискання в грудях); тахіпное, крепітація у нижніх відділах легень, інколи пальці у вигляді «барабанних паличок» та симптоми хронічної дихальної недостатності.

➡ ДІАГНОСТИКА

Першочергове значення має ретельно зібраний анамнез: контакт з алергеном (професія, домашні тварини, хоббі, користування зволожувачами і сауною, житлові умови), схожі симптоми у співмешканців, перебіг хвороби.

Допоміжні дослідження

1. Лабораторні дослідження: при гострій формі — лейкоцитоз з нейтрофілією, підвищення рівня СРБ у сироватці, пришвидшена ШОЕ, наявність специфічних преципітуючих антитіл до причинного алергену у сироватці (їх наявність свідчить лише про факт експозиції); при хронічній формі — у сироватці зберігаються преципітуючі антитіла, часто підвищена концентрація IgG, показники гострої фази запалення можуть незначно зростати.

2. Візуалізаційні дослідження

1) **РГ грудної клітки** — при гострій формі зміни можуть не виявлятися, можуть спостерігатися двобічні обширні ділянки затемнень типу матового

скла, або альвеолярна консолідація в основному середніх і верхніх легеневих полів, інколи — тонкі ретикулярні зміни; при хронічній формі — дифузні неоднорідні ретикулярні і лінійні затемнення, які зберігаються впродовж місяців і років, локалізуються, в основному, у середніх і верхніх легеневих полях, інколи спостерігається картина сотової легені;

2) **КТВР** — при гострій формі — дифузні ділянки затемнення за типом «матового скла», дифузні дрібні, слабо відмежовані інтралобулярні вузлики, вогнища «повітряної пастки», мозаїчна картина, викликана значною неоднорідністю густини паренхіми (поєднання ділянок затемнень за типом «матового скла» і ділянок зниженої густини, спричинених повітряною пасткою); при хронічній формі — ретикулярні зміни і тракційні бронхоектази у середніх легеневих полях; при вираженому фіброзі — зміни за типом «стільникової легені», переважно у верхніх частках (у багато пацієнтів з хронічною формою, поряд з ознаками фіброзу легень спостерігаються описані вище зміни, що характерні для гострої форми).

3. Функціональні дослідження: як правило, зниження TL_{CO} (виникає на ранній стадії хвороби), рестриктивні зміни (незначні на ранній стадії захворювання), при проведенні тесту з 6-хвилинню ходьбою — скорочення дистанції та гіпоксемія.

4. Бронхоскопія: БАЛ виявляє збільшення клітинних елементів, збільшення відсотка лімфоцитів (до 70 % при гострій, до 30 % при хронічній формі), з переважанням CD8+.

5. Біопсія легені: трансбронхіальна біопсія змін, відібраних на підставі КТВР-картини, а у разі її неінформативності — у пацієнтів з хронічною формою АА, якщо необхідно диференціювати з іншими хворобами, які вимагають іншого лікування — зважте необхідність хірургічної біопсії.

Діагностичні критерії

1) точний діагноз — ідентифіковано відповідальний антиген (або присутні специфічні антитіла), картина КТВР є типовою, а під час БАЛ підтверджено лімфоцитоз;

2) імовірний або можливий діагноз — ідентифіковано відповідальний антиген або присутні специфічні антитіла, навіть якщо картина КТВР є атиповою та під час БАЛ відсутній лімфоцитоз; в таких випадках зважте біопсію легені (якщо хворий не дає згоди на це дослідження → зважте провокаційний тест з підозрюваним антигеном [якщо є доступним] або в середовищі, у якому виникають симптоми захворювання);

3) малоймовірний діагноз — невідповідність усім критеріям точного діагнозу.

→ ЛІКУВАННЯ

1. Гостра форма: після усунення контакту з антигеном минає без лікування впродовж кільканадцяти тижнів. При тяжких проявах → призначте преднізон п/о 0,5 мг/кг/добу (40–60 мг/добу) впродовж 1–2 тиж., надалі зменшуйте дозу аж до відміни препарату впродовж 4–6 тиж. Лікування дихальної недостатності →розд. 3.1.1.

2. Хронічна форма: при тяжкому або прогресуючому перебігу призначте преднізон (преднізолон) 0,5 мг/кг/добу впродовж 4 тиж., надалі впродовж 2 міс. поступово зменшуйте дозу до підтримуючої. У випадку непереносимості преднізону (преднізолону), або якщо не можна зменшити дозу, додатково призначте азатіоприн або мікофенолат мофетилу.Через 6 міс. оцініть ефект від проведеної терапії і продовжуйте лікування лише у разі позитивної динаміки за даними об'єктивних досліджень. У пацієнтів із ознаками бронхообструкції на спірограмі або зі стійкий кашлем — слід зважити лікування інгаляційним ГК або β2-міметиком (ефективність не підтверджена). У випадку стійкої тяжкої дихальної недостатності слід зважити можливість трансплантації легені або обох легень.

14.4. Дифузна альвеолярна кровотеча (*diffuse alveolar haemorrhage* — DAH)

Вихід крові з легеневих капілярів у альвеоли легень. Найчастіше є проявом системних васкулітів (перш за все, гранулематозу з васкулітом [Вегенера], мікроскопічного поліангіїту, захворювання, асоційованого з антитілами до базальної мембрани [раніше синдром/хвороба Гудпасчера]) і захворювань сполучної тканини (у т. ч. СЧВ, РА, ЗЗСТ, первинний АФС).

Симптоми: задишка, кашель, кровохаркання (може не спостерігатися або з'являтися пізніше), симтоматика основного захворювання (продромальний період, який триває щонайменше декілька днів (погане самопочуття, артралгії або симптоми раніше існуючого імунологічного захворювання), зазвичай передує кровотечі імунологічного генезу).

Допоміжні дослідження:

1) РГ грудної клітки — зазвичай, вогнищеві або дисеміновані затемнення, які можуть зникати і змінювати локалізацію;

2) КТВР — зміни по типу матового скла і/або альвеолярна консолідація, які виникають внаслідок альвеолярного випоту; при рецидивуючій DAH — ознаки інтерстиціальних змін (ретикулярні затемнення);

3) лабораторні дослідження — зміни у загальному аналізі крові, типові для анемії (при хронічному перебігу DAH — для залізодефіцитної), а також порушення в параметрах гемокоагуляції при геморагічній пурпурі, інші порушення визначаються основним захворюванням (напр., наявність аутоантитіл);

4) функціональні дослідження — характерне тимчасове підвищення TL_{CO} при рецидивуючому перебігу; DAH рестриктивні порушення і зменшення TL_{CO};

5) бронхоскопія — зазвичай, наявність крові в устях більшості сегментарних бронхів. При відсутності крові → проведіть БАЛ (діагноз підтверджує наявність >20 % макрофагів, заповнених гемосидерином).

Лікування: у тяжких випадках, при підозрі на імунологічний генез захворювання слід негайно розпочати лікування високими дозами ГК в/в (напр. метилпреднізолон 500—1000 мг/добу). При вираженій анемії та тромбоцитопенії проводьте трансфузію концентрату тромбоцитів та/або свіжозамороженої плазми, призначають вітамін К чи транексамову кислоту. Намагайтеся нормалізувати оксигенацію крові шляхом подачі кисню, чи, при потребі, шляхом проведення допоміжної вентиляції легень. Дихальна недостатність →розд. 3.1.1; легенева кровотеча (рідко) →розд. 1.25.

14.5. Легеневі еозинофілії

Гетерогенна група захворювань, які характеризуються нагромадженням еозинофілів у легеневих альвеолах та інтерстиціальній тканині легень.

1. Еозинофілія при паразитарних інвазіях: спостерігається найчастіше при інвазіях гельмінтами, які на певній стадії розвитку мігрують через легені (аскарида людська, вугриця кишкова, анкілостома), що інколи спричиняє кашель, риніт, відсутність апетиту, нічні потіння, незначне підвищення температури тіла, рідше — свистяче дихання і задишку; окрім цього у периферичній крові виявляється еозинофілія. Личинки паразитів слід шукати у харкотинні. Яйця гельмінтів у калі можна виявити лише через кілька тижнів після зараження. Еозинофілію у периферичній крові можуть спричинити також гельмінти, які паразитують у крові або у тканинах (токсокара, трихінела та цестоди).

2. Алергічний бронхолегеневий аспергільоз: характеризується наявністю еозинофільних інфільтратів у легеневій тканині (найчастіше у хворих на бронхіальну астму, рідше — муковісцидоз), спричинених підвищеною чутливістю на антигени *Aspergillus fumigatus* при інфікуванні бронхів. **Можливий перебіг:** гостра форма → ремісія → загострення → стероїдозалежна астма

→ дифузний пневмофіброз і бронхоектази. **Симптоми гострої форми:** посилення симптомів астми і кашель, інколи — підвищення температури тіла; інколи — відкашлювання коричневих «пробок». РГ грудної клітки: альвеолярна консолідація, інколи — лінійні затемнення. Інфільтрати можуть з'являтися повторно на тому самому або іншому місці. Характерною ознакою діагнозу є проксимальні бронхоектази. **Діагностика:** базується на наявності 6 з 7 критеріїв:

1) атопічна бронхіальна астма або муковісцидоз;

2) еозинофілія периферичної крові >1000/мкл;

3) позитивні шкірні тести з алергенами *A. fumigatus*;

4) позитивна реакція преципітації з алергенами *A. fumigatus*;

5) підвищений вміст загального IgE або специфічних до *A. fumigatus* IgE;

6) легеневі інфільтрати;

7) проксимальні бронхоектази.

Диференційна діагностика: інші легеневі еозинофілії, криптогенна організуюча пневмонія, еозинофільні васкуліти, особливо, еозинофільний грануломатоз із васкулітом (Чарга-Стросса). **Лікування:** під час загострень преднізон п/о 0,5 мг/кг. У випадках рецидивуючих загострень або прогресуючого ураження легень: тривала кортикостероїдна терапія. У разі недостатньої відповіді на ГК застосуйте ітраконазол п/о 200 мг 1×на день.

3. Хронічна еозинофільна пневмонія: етіологія невідома. Найчастіше спостерігається у жінок середнього віку. У 1/3 випадків поєднується з бронхіальною астмою. **Симптоми:** підвищення температури тіла, нічні потіння, кашель, втрата маси тіла. При РГ грудної клітки: альвеолярна консолідація у периферичних відділах легень, локалізація якої не відповідає топографії легеневих сегментів, у 25 % випадків мігруюча. Зазвичай значна еозинофілія крові, завжди значна еозинофілія рідини, отриманої при БАЛ. **Діагностика:** клінічна картина + еозинофілія; потреба у хірургічній біопсії легень виникає рідко. **Лікування:** преднізон 0,5 мг/кг/добу впродовж 2 тиж., надалі — 0,25 мг/кг/добу; стан покращується, зазвичай, протягом 24 год; продовжуйте лікування протягом 6 міс., поступово зменшуючи дозу.

4. Гостра еозинофільна пневмонія: етіологія невідома. **Симптоми:** гарячка, задишка, міалгії та плевральний біль. Дихальна недостатність, зазвичай, розвивається впродовж 1–5 днів, виникає потреба у допоміжній вентиляції легень. РГ грудної клітки: спочатку легкі дифузні інтерстиціальні зміни, які швидко прогресують (інколи в інтервалі від кількох годин до 2 днів) до дифузних ділянок альвеолярного ущільнення. У більшості хворих виявляється рідина у плевральній порожнині. Дуже виражена еозинофілія отриманої при БАЛ рідини та плевральної рідини; кількість еозинофілів у периферичній крові може не змінюватися. **Діагностика:** клінічна картина і значна еозинофілія рідини з БАЛ. Обов'язково слід виключити вірусну пневмонію, гостру інтерстиціальну пневмонію і ГРДС (ARDS). **Лікування:** метилпреднізолон в/в 125 мг кожні 6 год аж до ліквідації дихальної недостатності, у подальшому — преднізон п/о 40–60 мг/добу впродовж 2–4 тиж.

5. Еозинофільний бронхіт: його інколи зараховують до легеневих еозинофілій, однак не являє собою інтерстиціальну хворобу; характеризується хронічним кашлем, в індукованому мокротинні виявляють >3 % еозинофілів. Гіперреактивність бронхів не спостерігається. **Лікування:** інгаляційні ГК.

6. Інші: хронічний еозинофільний лейкоз →розд. 15.9, еозинофільний грануломатоз із васкулітом (Чарга-Стросса) →розд. 16.8.4.

14.6. Пневмоконіози

Захворювання легень, які виникають внаслідок дії фіброгенного пилу.

1. Силікоз: вогнищевий колагеновий фіброз легеневої тканини зі схильністю до гіалінізації, викликаний вдиханням пилу двоокису кремнію. Вдихання пилу двоокису кремнію можливе у т. ч. при будівництві тунелів та шахт, у каменоломнях, сталеливарній промисловості, під час виробництва фарфору, вогнетривких та абразивних матеріалів. Частина пилу двоокису кремнію потрапляє до інтерстиціальної тканини, де фагоцитується макрофагами, спричинює їх розпад та вивільнення речовин, що зумовлюють розвиток фіброзу легеневої тканини.

Клінічна картина: зазвичай, хвороба розвивається як наслідок вдихання пилу впродовж кільканадцяти років і довгий час має безсимптомний перебіг. У періоді дрібновогнищевих змін (простий силікоз) симптоми виникають при розвитку ускладнень — хронічного бронхіту і емфіземи легень. З прогресуванням фіброзу і вузликових змін з'являється задишка і кашель, інколи — ознаки легеневого серця і дихальна недостатність. Зміни і незворотніми і виявляють тенденцію до прогресування, незважаючи на припинення контакту з пилом.

Допоміжні дослідження:

1) РГ грудної клітки є основним дослідженням для постановки діагнозу. Пневмоконіотичні зміни: дрібні затемнення округлої форми типу q (дрібнонодулярні) або r (нодулярні), зазвичай добре контрастовані, з чіткими краями, інколи з кальцинатами. При обширних змінах — поодинокі або множинні нодулярні затемнення, зазвичай з чіткими краями. Зміни описують згідно до класифікації Міжнародної Організації Праці (ILO);

2) КТВР є більш чутливим методом, порівняно з РГ, проводиться в окремих випадках, переважно з метою диференційної діагностики;

3) функціональні дослідження — малоінформативні для діагностики; на пізній стадії — рестриктивні порушення (часто не корелюють з обширністю змін при РГ).

Діагностика: суттєва професійна експозиція та радіологічні зміни.

Диференційний діагноз:

1) дрібновогнищеві зміни — міліарний туберкульоз, пухлинні зміни, саркоїдоз, інтерстиційний фіброз легень;

2) вузлові зміни — пухлини, туберкулома.

Ускладнення: туберкульоз, хронічний бронхіт, емфізема.

Лікування: припинення контакту з пилом і симптоматична терапія.

2. Пневмоконіоз у шахтарів вугільних шахт: вогнищевий фіброз легеневої тканини з переважанням сітчастого типу (при дрібновогнищевій формі) і колагенового типу (при вузловій формі), викликаний вдиханням пилу вугільної шахти. Клінічний перебіг, як при силікозі, але у легшій формі. Радіологічно виявляють менш контрастні вузлики і з менш чіткими краями; вузликові затемнення >3 мм і кальцифікати у вузликах зустрічаються рідше. **Синдром Каплана:** затемнення округлої форми діаметром 0,5–5 см при РГ легень із супутнім ревматоїдним артритом і наявністю ревматоїдного фактору у крові.

3. Азбестоз: дифузний фіброз інтерстиціальної тканини легень, викликаний вдиханням пилу азбесту, при якому часто розвиваються плевральні зміни. У минулому основною причиною контакту з азбестом було виробництво продукції, яка містить азбест; сьогодні — це, в основному, робота, пов'язана з демонтажем азбестових виробів на будівництві. Волокна азбесту проникають у легеневі альвеоли, а частина — у плевру. У відповідь на потрапляння волокон розвивається запальний процес, який призводить до фіброзу.

Клінічна картина: розвивається через >10 років експозиції. Симптоми схожі на симптоми інших інтерстиціальних фіброзів (задишка при фізичному навантаженні, яка наростає в процесі прогресування змін, у частині випадків — крепітація у нижніх відділах легень). Зміни незворотні і виявляють тенденцію до прогресування незважаючи на припинення контакту з азбестом. Паралельно (або самостійно) можуть спостерігатися плевральні зміни, викликані контактом з азбестом: не пухлинні — обмежене потовщення плеври (бляшки — зазвичай на парієтальній плеврі, виявляють тенденцію до кальцифікації) і дифузне (зазвичай на вісцеральній плеврі, при значному ураженні може порушуватися функція легень) потовщення плеври — або пухлинні →розд. 3.17.

Допоміжні обстеження:

1) для постановки діагнозу вирішальне значення має РГ грудної клітки — неоднорідні затемненнярозміром <1,5 мм або 1,5–3 мм, рідше — 3–10 мм. КТВР має вищу чутливість, але необхідна лише в окремих випадках;

2) дослідження ФЗД: рестриктивні зміни, зменшення TL_{CO} і статичної розтяжності легень;

3) дослідження мокротиння: спеціальна методика забарвлення дозволяє виявити азбестові тільця, наявність яких підтверджує лише факт контакту з азбестовим пилом.

Діагностика: на основі радіологічних змін і професійної експозиції до азбесту в анамнезі. Диференційна діагностика: інтерстиціальний фіброз легень іншої етіології, особливо, саркоїдоз на III і IV стадії.

Лікування: виключно симптоматичне.

14.7. Інші рідкісні інтерстиціальні хвороби легень

1. Легенева форма гістіоцитозу з клітин Лангерганса: неконтрольована проліферація генотипово і фенотипово змінених дендритичних клітин, що походять з кісткового мозку, та утворення інфільтратів, які пошкоджують навколишні тканини. Гістіоцитоз з клітин Лангерганса проявляється моносистемною і мультисистемною формами. У легенях навколо дистальних бронхіол виникають вузли, які інфільтрують стінки цих бронхіол і руйнують паренхіму легень. Спостерігається практично виключно у курців. **Симптоми:** кашель і задишка при фізичному навантаженні, інколи — підвищення температури тіла, втрата маси тіла, пітливість, біль у грудній клітці. Першим симптомом захворювання може стати пневмоторакс. **Функціональні дослідження:** зазвичай зменшення TL_{CO}; часто обструктивні зміни з ознаками емфіземи, іноді частково зворотні. РГ грудної клітки: без змін (особливо на початковій стадії хвороби), симетрично розташовані, дифузні нодулярні або ретикуло-нодулярні зміни, які переважають у верхніх і середніх легеневих полях. КТВР: вузли і поліморфні, зазвичай тонкостінні дрібні кісти, які, зливаючись між собою, можуть приймати форму листка конюшини (характерна картина). **Діагноз:** остаточний — клінічна картина і виявлення в досліджуваному матеріалі (трансбронхіальна або хірургічна біопсія легень) клітин Лангерганса; ймовірний — на підставі клінічної картини та КТВР. **Диференціальний діагноз:** лімфангіолейоміоматоз (у жінок молодого віку), емфізема, лімфоцитарна інтерстиціальна пневмонія, синдром Бірт-Хогг-Дюбе, хвороба легких ланцюгів. **Лікування:** категорична рекомендація припинити тютюнопаління; спостереження і дослідження ФЗД (спочатку кожні 3 міс. пізніше кожні 6–12 міс.) Якщо симптоми не минають або погіршуються показники ФЗД → призначте преднізон (1 мг/кг/добу протягом 1 міс., а в подальшому поступове зниження дозу препарату впродовж 5 міс. аж до відміни) або кладрибін (6 мг/м² шляхом в/в інфузії впродовж 5 днів кожні 4 тиж. — 6 курсів); якщо захворювання прогресує, препаратом невідкладної допомоги є цитарабін. Обширні зміни, які спостерігаються лише у легенях і супроводжуються дихальною недостатністю, є показом для трансплантації легені.

2. Лімфангіолейоміоматоз (LAM): порушення функції генів комплексу TSC1 і TSC2, що приводить до проліферації подібних до міоцитів клітин навколо бронхів, кровоносних та лімфатичних судин, що, в свою чергу, призводить до обструкції дихальних шляхів і кістозної деструкції легень. Хворіють переважно молоді жінки. **Симптоми:** пневмоторакс, хілоторакс або хільозний асцит, наростаюча задишка при фізичному навантаженні, кашель і, рідше, кровохаркання, ангіоміоліпоми нирок, кісти нирок чи печінки, лімфангіолейоміоми заочеревинного простору і/або середостіння. РГ грудної клітки: гіперінфляція легень, ретикулярні, ретикуло-нодулярні та дрібнокістозні зміни.

КТВР:

1) характерна для LAM картина — численні, двобічні, тонкостінні, округлі, добре відмежовані дрібні кісти, рівномірно розміщені в обох легенях, нормальний або збільшений об'єм легень без ознак інших інтерстиціальних захворювань;

2) картина, що відповідає LAM — 2–9 тонкостінних, добре відмежованих дрібних кист діаметром <30 мм (додатково до того, що вказано вище).

Діагностика: КТВР, гістопатологічне дослідження, клінічні критерії та концентрація VEGF D [*vascular endothelial growth factor D*] у сироватці (>800 пг/мл).

Лікування: сиролімус в дозі, яка забезпечує концентрацію препарату в сироватці ≈10 нг/мл. Покази: швидке прогресування захворювання (зниження ОФВ$_1$ на 200 мл або TL$_{CO}$ на 10 % впродовж року), ангіоліпоми нирок діаметром >3 см (застосовують еверолімус), лімфангіолейоміоми великих розмірів, а також хілоторакс чи хільозний асцит. Окрім того: бронходилятатори у пацієнтів зі зворотньою обструкцією дихальних шляхів, утримання від вагітності та заборона використання пероральних контрацептивів, у пацієнтів з легеневою гіпертензією — застосування блокаторів фосфодіестерази або рецептора ендотеліну, трансплантація легень у пацієнтів з дихальною недостатністю (гіпоксемія в спокої і VO$_2$max <50 % від належного).

3. Легеневий альвеолярний протеїноз: накопичення в альвеолах сурфактанту, яке веде до порушення газообміну. У 90 % пацієнтів — аутоімунна форма, пов'язана з наявністю антитіл до GM CSF [гранулоцитарно-макрофагального коліне-стимулюючого фактора, ГМКСФ]. **Симптоми:** задишка, яка повільно прогресує, і сухий кашель, іноді втомлюваність, втрата маси тіла, субфебрилітет. У нелікованих хворих підвищена схильність до інфекцій дихальних шляхів. У 10 % спонтанна регресія, у 30 % стабілізація, у решти — поступове прогресування. РГ грудної клітки: плямисті затемнення за типом «матового скла», альвеолярна консолідація (у 50 % картина крил метелика). КТВР: ділянки «матового скла» з географічним розподілом, чітко відмежовані від нормальної паренхіми, які створюють картину «нерівної бруківки» [*crazy paving*]. Характерним є титр аутоантитіл до GM-CSF у сироватці крові >1/400 або їх концентрація >5 мкг/мл. **Діагностика:** клінічна, радіологічна картина, оцінка БАЛ (типовий молочний колір, при цитологічному дослідженні — зерниста адидофільна білково-ліпідна речовина і заповнені нею пінисті макрофаги, а також підвищений рівень антитіл анти-GM-CSF у сироватці). **Лікування:** повний легеневий лаваж під загальною анестезією, призначення GM-CSF п/ш або інгаляційно, ритуксимаб у пацієнтів з аутоімунною формою протеїнозу.

15. Туберкульоз і мікобактеріози

15.1. Туберкульоз (ТБ)

➡ ВИЗНАЧЕННЯ ТА ЕТІОПАТОГЕНЕЗ

Туберкульоз (ТБ) — це інфекційне захворювання, яке викликається кислотостійкими мікобактеріями з групи *Mycobacterium tuberculosis complex* — *M. tuberculosis, M. bovis* і *M. africanum.* Патомеханізм інфекційного процесу: вдихання мікобактерій → фагоцитоз макрофагами → розмноження всередині макрофага → розпад макрофага та інфікування наступних клітин → утворення туберкульозної гранульоми (містить, у т. ч. епітеліоїдні клітини та гігантські клітини Лангерганса), яка оточує зруйновані клітини (вогнища казеозного некрозу). Паралельно розвивається імунологічна відповідь за участю Th1 CD4$^+$ лімфоцитів (Т-хелперів 1), які активують макрофаги (у т. ч. опосередковано через гамма-інтерферон [ІФН-γ]). Ушкодження можуть загоюватися самостійно, шляхом фіброзу. У осіб з порушенням клітинного імунітету спостерігається виділення розріджених казеозних мас, надзвичайно інтенсивне розмноження збудника і утворення порожнин. Допоки розвинеться специфічна імунологічна відповідь, макрофаги, наповнені фагоцитованими мікобактеріями, можуть через лімфатичну систему потрапляти у кров і викликати бактеріємію. У такий спосіб мікобактерії потрапляють до багатьох органів, але затримуються лише у місцях з добрими для їх росту умовами. Мікобактерії тривалий час можуть залишатись в організмі людини (латентна туберкульозна інфекція) і, навіть, через багато років спричинити ТБ легень або позалегеневий ТБ.

Групи підвищеного ризику інфікування мікобактерією туберкульозу (МБТ) або розвитку захворювання після інфікування: ВІЛ-інфіковані; особи, які нещодавно перебували в контакті з хворими, які виділяють МБТ, що підтверджено при мікроскопії мазка; особи з «мінімальними» змінами у легенях (що візуалізуються при РГ грудної клітки); хворі на алкоголізм; наркомани; безпритульні; імігранти з регіонів з високою захворюваністю на ТБ; особи з імунодефіцитними станами (у т. ч. внаслідок імуносупресивного лікування); особи, які вживають інгібітори ФНП або інші біологічні ЛЗ з імуносупресивною дією; курці або тютюнопаління в анамнезі(незначне підвищення ризику захворіти); особи з ІМТ ≤20 кг/м^2.

➡ КЛІНІЧНА КАРТИНА ТА ПРИРОДНИЙ ПЕРЕБІГ

Загальносистемні симптоми (можуть з'являтися, незалежно від локалізації патологічних змін): підвищення температури тіла, втрата апетиту, зниження маси тіла, нічне потовиділення, погане самопочуття. **Аналіз крові:** зазвичай результат в нормі, іноді лейкопенія або лейкоцитоз, анемія, пришвидшена ШОЕ, інколи — гіпонатріємія і гіперкальціємія.

Туберкульоз легень

1. Суб'єктивні симптоми: хронічний кашель (спочатку сухий, у подальшому — вологий з відхаркуванням слизистого або гнійного секрету), інколи — кровохаркання, при деяких формах (зокрема при казеозній пневмонії, міліарному ТБ легень або фіброзно-кавернозному ТБ) може розвинутись дихальна недостатність.

2. Об'єктивні симптоми: у хворих із занедбаними змінами прояви, характерні для інфільтрату або каверн у легенях.

3. Допоміжні дослідження:

1) **РГ грудної клітки** — при первинному ТБ (захворювання безпосередньо після інфікування) спостерігається консолідація, найчастіше у середніх

і нижніх ділянках легеневих полів, збільшення прикореневих та паратрахеальних лімфатичних вузлів. При вторинному ТБ консолідація (різного ступеня інтенсивності; на занедбаних стадіях — часто каверни, що мають вигляд просвітлень, обмежених тіньовою обвідкою), найчастіше, у верхівкових і задніх сегментах верхніх долей легень, а також у верхніх сегментах нижніх долей. Інколи інфільтративні зміни мають вигляд тіней округлої форми, що формуються внаслідок інкапсуляції казеозних мас (так звана, туберкульома або казеома), при імуносупресивних станах можуть спостерігатися нетипові зміни.

2) **бактеріологічні дослідження;**

3) **туберкулінова проба** — внутрішньошкірне введення туберкуліну, оцінка діаметру інфільтрату через 48–72 год; позитивна проба (папула ≥5 мм) свідчить про інфікування ТБ (не дозволяє віддиференціювати інфікування та захворювання), може також спостерігатись після вакцинації БЦЖ, інколи після контакту з нетуберкульозними мікобактеріями;

4) **тести, що базуються на виділенні лімфоцитами інтерферону γ (IGRA)** — більш специфічні, ніж туберкулінова проба, вакцинація БЦЖ не впливає на результат.

4. Окремі форми туберкульозу легень

1) **міліарний ТБ** — наслідок дисемінації збудника ТБ через кров. Клінічний перебіг важкий, з високою гарячкою і вираженою задишкою. При РГ грудної клітки — дрібновузликові зміни, подібні до зерен проса (перші 2–3 дні після дисемінації зміни при РГ можуть не виявлятися). Часто спостерігаються гепато- і спленомегалія, а також зміни в кістковому мозку, очному дні і ЦНС.

2) **казеозне запалення легень** — переважають симптоми токсемії з високою гарячкою гектичного характеру і вираженою задишкою, часто спостерігається кровохаркання. При мікроскопічному дослідженні мазка мокротиння — значна кількість паличок ТБ.

3) **фібринозно-кавернозний ТБ** — розвивається у випадку пізно діагностованого або погано лікованого ТБ. Зазвичай, хворі виділяють велику кількість мікобактерій, часто резистентних до протитуберкульозних ЛЗ. У кавернах може розвиватися бактерійна і грибкова інфекція.

Позалегеневий туберкульоз

1. ТБ плеври: зазвичай розвивається через кілька місяців після первинного інфікування. Спостерігається гарячка, сухий кашель, інколи — задишка і біль у грудній клітці плеврального характеру. Рідина у плевральній порожнині, зазвичай однобічна, з великою кількістю клітин (спочатку переважають нейтрофіли, потім лімфоцити) і високим вмістом білку та підвищеною активністю аденозин-дезамінази. У ≈30 % випадків позитивне дослідження рідини на наявність МТБ.

2. ТБ лімфатичних вузлів: спостерігається, найчастіше, у дітей та осіб молодого віку. Лімфовузли в основному, передньошийні, задньошийні та надключичні, рідко — пахові і пахвинні) на початку — збільшені, щільні, не болючі, шкіра над ними не змінена; з часом розм'якшуються, утворюються нориці. У ≈50 % випадків наявні також зміни у легенях.

3. ТБ сечостатевої системи: переважають локальні симптоми (часте сечовипускання або біль під час сечовипускання), часто приховані. У жінок ураження статевої системи може проявлятися болем у тазовій ділянці і розладами менструального циклу; захворювання може привести до безпліддя. У чоловіків може розвинутися туберкульозний простатит або епідидиміт.

4. ТБ кісток і суглобів: в країнах з низькою поширеністю ТБ, переважно в осіб похилого віку, зазвичай має тривалий латентний період. Основні симптоми: біль, набряк та обмеження рухів у суглобі. Переважно уражає грудний, поперековий та крижовий відділи хребта, також може спостерігатись ураження великих суглобів.

5. ТБ ЦНС: спостерігається, частіше, у дітей у формі туберкульозного менінгіту або туберкульоми. Запалення розвивається, в основному, на основі мозку і приводить до ушкодження черепно-мозкових нервів і порушень ліквородинаміки. Симптоми: сонливість, головний біль, нудота, блювання, ригідність потилиці, часто спостерігаються парези, пірамідальні та мозочкові симптоми; порушення свідомості та судоми.

6. ТБ травної системи: спостерігається рідко. ТБ шлунку і кишківника проявляється субфебрилітетом, схудненням, діареєю, блюванням, болем у животі. Інколи — симптоми апендициту або кишкової непрохідності.

7. Інші форми позалегеневого ТБ: перикарда, шкіри, великих судин або кісткового мозку — спостерігаються дуже рідко, однак пам'ятайте про те, що ТБ може уражати кожний орган.

→ ДІАГНОСТИКА

Завжди намагайтеся отримати бактеріологічне підтвердження →розд. 28.1.1. У хворих з підозрою на ТБ легень проводиться ≥3-разове (≥1 раз рано натще) дослідження харкотиння — мікроскопію мазка і культивування на щільному та рідкому середовищі (якщо хворий не відкашлює харкотиння — індукція харкотиння гіпертонічним розчином NaCl, а у пацієнтів із високою ймовірністю ТБ — бронхоскопія з метою забору змивів для бактеріологічного дослідження (призначте дослідження харкотиння, викашляного після бронхоскопії). У разі негативного результату бактеріоскопічного дослідження харкотиння виконайте тест Xpert MTB/RIF. Проведіть бактеріологічне дослідження на наявність ТБ (зокрема молекулярне дослідження та культивування) та гістологічне дослідження біоптату з кожної підозрюваної зміни. У хворих із високою клінічною підозрою на ТБ розпочинайте протитуберкульозну терапію, незважаючи на результат вищевказаних досліджень. Негативні результати посівів не виключать ТБ і на їх основі не слід припиняти лікування.

Діагностичні критерії ТБ без бактеріологічного підтвердження:

1) негативні результати усіх бактеріологічних досліджень (слід отримати відповідний матеріал для бактеріологічного дослідження, з використанням доступних методів, таких як індукція мокротиння, бронхоскопія, забір промивних вод шлунка);

2) результати променевої діагностики, що вказують на ТБ (виконайте КТВР — типові для міліарного туберкульозу характерні дифузні позачасточкові вузлики, та/або внутрішньочасточкові вузлики, що створюють картину «дерева в бруньках», дрібні каверни);

3) немає покращення після спроби лікування антибіотиком широкого спектру (уникайте фторхінолонів, оскільки ці препарати проявляють активність щодо *M. tuberculosis*, і можуть викликати тимчасове покращення у пацієнтів з туберкульозом).

Диференційну діагностику з ТБ потрібно проводити у кожному випадку змін на РГ грудної клітки, навіть, якщо вони не є типовими для ТБ. Запідозрити ТБ слід у хворих, у яких кашель з виділенням гнійного харкотиння утримується ≥3 тиж., у хворих на пневмонію, яка не піддається стандартному лікуванню, особливо, якщо при РГ виявляються каверни, або переважає рідина у плевральній порожнині. Виключити ТБ слід у випадках: лихоманки неясної етіології, лімфаденопатії, стерильної піурії, затяжного перебігу менінгіту з ураженням черепно-мозкових нервів, запальних захворювань кишківника (особливо, хвороби Крона), окремих випадках безпліддя у жінок і затяжного перебігу запальних процесів кістково-суглобового апарату.

При позалегеневому ТБ проведіть РГ легень і, якщо це можливо, посіви харкотиння. Позалегеневий матеріал зазвичай містить МБТ у незначній кількості і діагноз часто базується на гістопатологічній картині (**коментар:** туберкульозоподібні гранульоми можуть спостерігатись при багатьох захворюваннях і не в кожному випадку ТБ виявляють казеозні зміни). Допоміжне значення має тест Xpert MTB/RIF.

У ВІЛ-інфікованих зміни в легенях залежать від ступеня імунодефіциту — у ранній стадії захворювання зміни типові, але в пізній стадії ураження займають нижні і середні відділи легень, та мають дисемінований характер. Каверни утворюються рідко. Туберкулінова проба часто негативна, результат тесту IGRA «невизначений», а позитивні результати прямого дослідження мокротиння зустрічаються рідше (достовірність зростає зі збільшенням кількості проведених досліджень, а особливо, коли матеріалом є індуковане мокротиння чи виділення, зібрані під час бронхоскопії). У цих пацієнтів, окрім посівів мокротиння, необхідно ще виконати посів крові, а також біопсію лімфатичних вузлів та кісткового мозку.

→ **ЛІКУВАННЯ**

1. Загальні принципи лікування:

1) схеми лікування повинні включати в інтенсивній фазі ≥3-х ЛЗ, а в фазі продовження ≥2-х ЛЗ, до яких є ймовірно чутливими виявлені у хворого МБТ;

2) до схеми лікування, яка виявилася неефективною, ніколи не слід додавати по одному новому препарату;

3) лікування повинно проходити під наглядом, особливо у випадку значної ймовірності недотримання хворим рекомендацій та у випадках, значущих для громадського здоров'я (напр., резистентність до ЛЗ, рецидив захворювання);

4) на початку лікування про кожен випадок туберкульозу має бути повідомлено до санітарно-епідеміологічної станції (захворюваність на ТБ реєструється);

5) перед початком лікування визначте активність печінкових ферментів, рівень білірубіну, сечовини, креатиніну і сечової кислоти у сироватці крові, рівень тромбоцитів у крові, у випадку призначення етамбутолу (E) скеруйте хворого на консультацію до окуліста, слід продумати обстеження на ВІЛ-інфекцію або інші причини імуносупресії, оцініть ймовірність резистентності до ЛЗ та готовність пацієнта до співпраці;

6) проводьте моніторинг небажаних ефектів та взаємодії ЛЗ.

В осіб, які перебувають у тяжкому стані з приводу хвороби, щодо якої є підозра на ТБ, та в осіб з високим ризиком прогресування ТБ (ВІЛ-інфіковані, хворі під час терапії анти-ФНП) негайно призначте стандартну терапію 4-ма ЛЗ (не очікуючи на результати мікробіологічних досліджень).

2. Протитуберкульозні препарати:

1) **базисні препарати** (першого ряду) →табл. 15-1;

2) **препарати другого ряду** (резервні) — рифабутин, рифапентин, етіонамід (ETA), капреоміцин (CAP), циклосерин (CS), парааміносаліцилова кислота (PAS), канаміцин (KM), амікацин, левофлоксацин, моксифлоксацин, гатифлоксацин, лінезолід, клофазимін та ін.

3. ГК: абсолютним показанням є тільки гіпокортицизм, що виникає внаслідок туберкульозу надниркників; окрім того, призначають при наведених нижче станах: гострий перикардит (преднізон впродовж 6–12 тиж., початкова доза 60 мг/добу, поступово зменшуйте кожні 2–3 тиж.); менінгоенцефаліт у пацієнтів з порушеннями свідомості та симптомами підвищеного внутрішньочерепного тиску (преднізон впродовж 6–8 тиж., початкова доза 20–40 мг/добу, поступово зменшуйте кожні 2–3 тиж.; при потребі дексаметазон 8–12 мг/добу); туберкульозний перитоніт і ексудативний плеврит з тяжким перебігом (преднізон 20–40 мг/добу впродовж 1–2 тиж.); небезпечна для життя обструкція дихальних шляхів; туберкульоз лімфатичних вузлів із симптомами компресії сусідніх структур; тяжкі реакції гіперчутливості

Таблиця 15-1. Дозування протитуберкульозних препаратів першого ряду

ЛЗ і препарати	Дозування	
	початкова фаза	фаза продовження
ізоніазид (INH)[a]	5 мг/кг/добу, макс. 300 мг/добу	5 мг/кг/добу або 10 мг/кг 3 × на тиж., макс. 900 мг/добу
рифампіцин (RMP)[a]	10 мг/кг/добу, макс 600 мг/добу (450 мг/добу пацієнтам <45 кг)	10 мг/кг/добу або 3 × на тиж. у тій самій дозі
піразинамід (PZA)	25 мг/кг/добу, зазвичай 1500–2000 мг/добу	не застосовують у фазі продовження
етамбутол (EBM)	15 мг/кг/добу, зазвичай 1000–1250 мг/добу	як вказано вище
стрептоміцин (SM)	в/м 15 мг/кг/добу, зазвичай 1 г (після віку 60-ти років, 0,5–0,75 г/добу), макс. 120 г на весь курс	як вказано вище

[a] INH і RMP призначають, зазвичай, у формі комбінованого препарату, який містить100 або 150 мг INH та 150 або 300 мг RMP.
Усі базисні пероральні препарати призначають 1 × на день, бажано вранці (хоча можна і в інший час доби), за 30 хв до вживання їжі!

на протитуберкульозні ЛЗ, якщо немає можливості замінити їх іншими препаратами; запальний синдром відновлення імунної системи (СВІС) у ВІЛ-інфікованих пацієнтів (нижче).

4. Лікування нових випадків ТБ:

1) початкова фаза — ріфампіцин (RMP), ізоніазид (INH), піразинамід (PZA) і етамбутол (EMB) впродовж 2 міс.;

2) підтримуюча фаза — RMP і INH впродовж 4 міс. щоденно або 3 × на тиж.

Винятки:

1) підозра на те, що хворий інфікований МБТ, резистентними до ЛЗ →нижче;

2) туберкульозний менінгіт → призначте SM замість EMB і пролонгуйте тривалість підтримуючої фази на 6 міс. та застосуйте ГК;

3) ТБ кісток та суглобів → пролонгуйте фазу продовження;

4) хворі з кавернами і позитивним результатом посіву харкотиння під кінець інтенсивної фази → пролонгуйте фазу продовження на 3 міс.;

5) необхідність застосування іншої, ніж стандартна, схеми лікування:

а) хворі, у яких не можна застосувати PZA у початковій фазі лікування (часто непереносимість в осіб похилого віку та вагітних жінок) → призначте INH, RMP і EMB впродовж перших 2-х міс. та INH і RMP протягом наступних 7-ми міс.;

б) хворі з пошкодженням печінки або після органної трансплантації (→нижче);

в) хворі з протипоказаннями до застосування EMB → можна застосовувати в інтенсивній фазі моксифлоксацин або левофлоксацин (застосування off-label).

У хворих, які потребують пролонгації фази продовження протитуберкульозні ЛЗ застосовують щодня. Усі дози ЛЗ в інтенсивній фазі (56 доз кожного ЛЗ) хворий повинен прийняти протягом ≤3-х міс., а у стандартній фазі продовження (126 доз для кожного ЛЗ) — до 6-ти міс. Усе стандартне лікування (згідно з планом 6 міс.) не може тривати довше ніж 9 міс.

5. Моніторинг побічних реакцій на протитуберкульозні препарати: при появі симптомів, підозрілих на побічну дію ЛЗ, необхідні лабораторні дослідження і консультація окуліста. Основним небажаним ефектом базисної терапії ТБ є ураження печінки; безсимптомне підвищення показників АСТ і АЛТ, яке не перевищує у 5 разів нижню або з 3 рази верхню межу норми (ВМН) не потребує припинення лікування. Більший ріст показників АСТ і/або АЛТ → тимчасово відмініть RMP, INH і PZA. У пацієнтів з підвищеним ризиком ураження печінки слід контролювати активність АЛТ і АСТ в сироватці на 7 і 14 дні лікування, надалі щомісячно до закінчення лікування; у решти хворих раз на місяць. Гепатотоксичні ЛЗ слід остаточно відмінити, якщо активність АЛТ/АСТ у 5 разів перевищує ВМН, а за умови наявності додаткових симптомів з боку ШКТ (жовтяниця, нудота, втрата апетиту, здуття чи болі в животі) — відмінити при перевищенні активності АЛТ/АСТ у 3 рази від ВМН. Якщо показники АСТ і АЛТ зменшаться до значення <2×ВМН → призначте попередньо відмінені препарати (за винятком PZA) і контролюйте показники АСТ і АЛТ. Терапія без PZA має тривати 9 місяців. На час очікування зниження активності ALT/AST слід повністю перервати протитуберкульозну терапію, або, якщо вимагає клінічна ситуація, призначити SM та EMB.

6. Моніторинг ефективності лікування: наприкінці інтенсивної фази проведіть мікробіологічне дослідження харкотиння. У разі позитивного результату мікроскопії мазка → повторіть дослідження наприкінці 3-го міс. курсу лікування (інтенсивної фази не продовжуйте). Якщо мікроскопія мазка надалі позитивна → культивування і тести на чутливість до ЛЗ. У фазі продовження слід виконати мікроскопію мазка на початку 5-го та наприкінці 6-го міс. лікування (можете не проводити у пацієнтів з початковим негативним результатом дослідження харкотиння). Позитивний результат мікроскопії мазка на 5-й або 6-й міс. свідчить про неефективність лікування. У хворого, який відновлює терапію після перерви, проведіть бактеріоскопічне дослідження і посів харкотиння, молекулярне дослідження і дослідження чутливості до ЛЗ. МРТБ: впродовж усього лікування щомісяця повторюйте бактеріоскопічне дослідження і посів харкотиння; дослідження чутливості до ЛЗ повторіть у випадку позитивного результату посіву харкотиння через 4 міс. від початку лікування. Результати лікування позалегеневого ТБ найчастіше оцінюють на основі клінічного обстеження.

7. Хворі, які раніше проходили лікування ТБ: проведіть швидкий молекулярний тест і виберіть лікування на основі його результату. У хворих, які у зв'язку з тяжким перебігом захворювання вимагають негайного лікування, додайте до ЛЗ, які стандартно застосовують в інтенсивній фазі (INH, RMP, PZA і EMB) фторхінолон (моксифлоксацин або левофлоксацин) та парентеральний ЛЗ. У хворих в тяжкому стані або у разі підозри на резистентність до ЛЗ, додатково призначте ще 1 ЛЗ другої лінії.

8. Лікування резистентного до антимікобактеріальних препаратів ТБ: розрізняють резистентність до одного препарату, мультирезистентність (МР ТБ; *multi drug resistance* — MDR; збудник стійкий хоча б до INH і RMP), мікобактерії ТБ з розширеною резистентністю — preXDR (збудник стійкий до INH, RMP і фторхінолонів) і мікобактерії ТБ з широкою резистентністю — XDR (збудник додатково резистентний до ≥1 парентерального препарату [аміноглікозиду або капреоміцину]).

1) **резистентність до INH** → RMP + EMB + PZA впродовж 6–9 міс.; у випадках з поширеними змінами в легенях додатково моксифлоксацин або левофлоксацин впродовж всього часу лікування (після підтвердження чутливості до ЛЗ);

2) **резистентність до RMP, МРТБ і РРТБ** — групи ЛЗ за ВООЗ:

    А — фторхінолони — левофлоксацин, моксифлоксацин, гатифлоксацин (не застосовуйте офлоксацину ані ципрофлоксацину)

    В — парентеральні ЛЗ — САР, канаміцин, амікацин

C — ETA, протіонамід, CS, теризидон, лінезолід, клофазимін

D — а) D1 — ізоніазид у високій дозі та EMB; б) D2 — бедаквілін і деламанід; в) D3 — PAS, іміпенем з циластином, меропенем, амоксицилін з клавулановою кислотою.

Призначте ≥4-х ймовірно ефективних протитуберкульозних ЛЗ, а також PZA. У кожному випадку ЛЗ з групи A та з групи B, вибрані на основі дослідження чутливості до ЛЗ, і додатково ≥2-х ЛЗ з групи C. Якщо не можна вибрати рекомендовану кількість ЛЗ з груп A, B і C, тоді застосовуються ЛЗ з групи D. Інтенсивна фаза лікування з парентеральним препаратом повинна тривати ≥8 міс., а повний курс лікування ≥20 міс.

9. Лікування ТБ під час вагітності та годування грудьми: призначте стандартне лікування (стрептоміцин протипоказаний). Пацієнтки, яких лікували INH, повинні отримувати піридоксин (25–50 мг/добу). Годування грудьми не протипоказане, а жінки, які годують грудьми, повинні отримувати стандартну терапію(діти, що перебувають виключно на грудному вигодовуванні, матері яких отримують протитуберкульозне лікування, повинні вживати піридоксин у дозі 1–2 мг/кг/добу). Вагітність не є протипоказанням до лікування мультирезистентного ТБ. Якщо цього дозволяє клінічна ситуація, терапію можна розпочати вже після завершення I триместру. Слід уникати парентеральних ЛЗ (мають ототоксичний вплив на плід) та етіонаміду (тератогенний ефект, а також підвищення ризику нудоти та блювання).

10. Пацієнти з нирковою недостатністю: RMP і INH призначайте у стандартних дозах (виводяться, в основному, з жовчю); EMB і PZA призначайте 3 × на тиж. у дозах 15 мг/кг і 25 мг/кг (стосується хворих з кліренсом креатиніну <30 мл/хв). У хворих, які перебувають на гемодіалізі, ЛЗ застосовують після закінчення процедури гемодіалізу.

11. Пацієнти з печінковою недостатністю:
1) без гепатотоксичних ЛЗ — варіанти:
   а) EMB і фторхінолон впродовж 18–24 міс. (та SM впродовж перших 2-х міс.);
   б) EMB і CS та парентеральний ЛЗ впродовж 18–24 міс.;
2) 1 гепатотоксичний ЛЗ — варіанти:
   а) INH, EMB і SM впродовж 2-х міс., у подальшому INH і EMB впродовж 10 міс.;
   б) RMP, EMB, фторхінолон або CS та парентеральний ЛЗ впродовж 12–18 міс.;
3) 2 гепатотоксичні ЛЗ — варіанти:
   а) INH і RMP впродовж 9 міс. та EMB, який призначають до часу підтвердження чутливості до INH;
   б) INH, RMP, EMB і SM впродовж 2 міс., у подальшому INH і RMP впродовж 6 міс.;
   в) RMP, PZA, EMB (і в разі необхідності фторхінолон) впродовж 6 міс.

12. Цукровий діабет: переважно стандартна схема лікування. У хворих з діабетичною нефропатією протипоказаними є аміноглікозиди, а у хворих з діабетичною нейропатією — EMB і PAS. Пам'ятайте про взаємодію похідних сульфонілсечовини і RMP та про те, що ETA може індукувати гіпоглікемію.

13. Пацієнти без свідомості: призначайте в/м INH та SM, а також в/в фторхінолони. Пацієнтам, яких годують через гастростому чи шлунковий зонд, можна цим шляхом вводити подрібнені пероральні протитуберкульозні препарати за 2–3 год до прийому їжі, чи після прийому їжі.

14. Особи після трансплантації органу або гемопоетичних клітин: звертайте увагу на взаємодію рифаміцинів (R, рифабутину, рифапентину) з інгібіторами кальциневрину (циклоспорином і такролімусом → збільшите дозу 3–5-кратно та моніторуйте концентрацію в крові), а також з ГК (→ збільшите дозу на 50 %).

15. ВІЛ-інфіковані пацієнти: в інтенсивній фазі INH, RMP, PZA і EMB, а у фазі продовження INH і RMP. Якщо клінічне чи мікробіологічне поліпшення настає повільно →слід продовжити лікування до 9 міс., або на ≥4 міс. від отримання негативних результатів посівів мокротиння. Всім хворим профілактично призначають котримоксазол. Якщо хворий до цього моменту не отримував антиретрові-русної терапії, встановлення діагнозу ТБ є показанням до її старту (у першу чергу слід розпочати про-титуберкульозне лікування, і в міру можливості додавати антиретровірусне лікування (→розд. 18.2) впродовж 8 тиж. (у хворих з кількістю лімфоцитів CD4$^+$ <50/мкл впродовж 2-х тиж.). У хворих на туберкульозний менінгіт у зв'язку з ризиком розвитку загрозливої для життя парадоксальної реакції необхідно відтермінувати антиретровірусну терапію) Пацієнтам, що приймають інгібітори протеази, не призначають RMP, бо він знижує концентрацію даних ЛЗ в крові. У ВІЛ-інфікованих пацієнтів, хворих на ТБ, після призначення антиретровірусних препаратів може виникнути синдром імунної реактивізації (IRIS). **Симптоми:** гарячка, посилення симптомів з боку дихальної системи або ЦНС і прогресування радіологічних змін. Перед лікуванням виключіть інші, окрім ТБ, опортуністичні інфекції та невдачу при лікуванні ТБ. **Лікування:** НПЗП, при виражених симптомах преднізон (преднізолон) 1,25 мг/кг/добу (50—80 мг/добу) впродовж 2—4 тиж., дозу у подальшому зменшують до відміни ЛЗ включно (впродовж 6—12 тиж. або довше).

16. Пацієнти, що отримують інгібітори TNF: якщо ТБ виявлено під час лікування інгібітором TNF — препарат слід відмінити. Відновити прийом інгібіторів TNF можна щонайменше через місяць від початку належної протитуберкульозної терапії, і після підтвердження чутливості мікобактерій до призначених ЛЗ.

➜ УСКЛАДНЕННЯ

Пневмоторакс, емпієма плеври, фіброз плеври, легенева кровотеча, амілоїдоз.

➜ ПРОФІЛАКТИКА

1. Рання діагностика і лікування хворих на ТБ; перша фаза лікування пацієнтів, які виділяють паличку мікобактерію ТБ, проводиться в умовах стаціонару.

2. Профілактика внутрішньолікарняних інфекцій:

1) до моменту виключення діагнозу ТБ або до ерадикації мікобактерій пацієнти повинні залишатися в ізоляторах;

2) часте провітрювання або адекватна вентиляція палат (обмін повітря 6×на год у старих приміщеннях і 20×год у нових будинках, виведення повітря за межі будинку або відповідна фільтрація, підтримка негативного тиску в приміщенні) та опромінення УФ-лампами;

3) пацієнти, які виходять з відділення, персонал, а також відвідувачі мають носити маски (оптимально з фільтром HEPA);

4) не використовувати для прибирання пилесоси, не використовувати вентилятори; вологе прибирання приміщення та дезінфекція підлоги, а також поверхонь відповідними мікобактеріоцидними засобами.

3. Щеплення від туберкульозу (БЦЖ): підлягають усі новонароджені діти, що не мають до цього протипоказань — на 3–5-ту добу життя дитини (не раніше 48-ї години після народження); ревакцинації проти туберкульозу підлягають діти віком 7 років, не інфіковані мікобактеріями туберкульозу та з негативним результатом проби Манту. **Протипоказання:** алергія на складник вакцини, гарячка, генералізований дерматит, вроджені імунні порушення, вживання ЛЗ, які порушують імунітет, злоякісні новоутворення, ВІЛ-інфекція (вакцинація новонароджених, народжених ВІЛ-інфікованими жінками — після консультації), вживання протитуберкульозних ЛЗ.

4. Особи, які контактували з хворим на ТБ, особливо, з бактеріовиділенням, повинні бути обстежені на предмет туберкульозу (наявність клінічних симптомів, РГ грудної клітки, туберкулінодіагностика або IGRA). Рекомендації, стосовно вивчення контактів →рис. 15-1.

5. Профілактичне лікування (дозування ЛЗ, як при лікуванні активного ТБ): INH 1×на день впродовж 6-ти або 9-ти міс., RMP 1×на день впродовж 3–4 міс. (застосування RMP off-label), RMP з INH 1×на день впродовж 3–4 міс., рифапентин та INH 1 ×/тиж. впродовж 3-х міс.). Під час лікування контроль щомісяця; в осіб з захворюванням печінки, які регулярно вживають алкоголь або ВІЛ-інфікованих, осіб віком >35-ти років, вагітних жінок або жінок <3-х міс. після пологів → контроль активності АСТ і АЛТ та рівня білірубіну в сироватці крові. Показане:

1) особам, які були у контакті з хворим на туберкульоз: діти у віці <5-ти років, особи з тяжкою імуносупресією (абсолютне показання, без огляду на результат туберкулінової проби/IGRA), або діти у віці <16-ти років з позитивним результатом туберкулінової проби/IGRA; необхідно зважити у решти осіб з позитивним результатом туберкулінової проби/IGRA;

2) особам, яким призначено лікування інгібітором ФНП, або іншими біологічними препаратами з протизапальною дією, які збільшують ризик ТБ, а також потенційним реципієнтам органів/гемопоетичних клітин, які:

   а) мають позитивний результат туберкулінової проби або IGRA (на даний момент або в анамнезі);

   б) мали контакт з хворим на ТБ, який виділяє МБТ, або в минулому перенесли ТБ (без лікування або з невідповідним лікуванням);

   в) мають посттуберкульозні зміни на РГ органів грудної клітки (фіброзні зміни, кальцинати в легенях та лімфатичних вузлах, потовщення плеври) та раніше не отримували лікування проти туберкульозу (особи, які завершили адекватну протитуберкульозну терапію, не потребують профілактичного лікування);

3) ВІЛ-інфікованим особам з позитивною туберкуліновою пробою (≥5 мм) чи IGRA. Під час застосування Н хворими на цукровий діабет, ниркову недостатність, СНІД, алкоголізм та особам з гіпотрофією призначте віт. B$_6$ 10–20 мг/добу.

15.2. Мікобактеріози

Захворювання, що викликані атиповими (нетуберкульозними) мікобактеріями (NTM, MOTT; M.*avium complex* [MAC — *M. avium* і *M. intracellulare*], *M. fortuitum complex*, *M. kansasii*), широко поширеними у природі, особливо у ґрунті та водоймах. Інфекція атиповими мікобактеріями ймовірно не передається безпосередньо від людини до людини, ані з тварин на людину. Розвивається частіше у: ВІЛ-інфікованих, осіб, які перенесли ТБ; хворих на пневмоконіоз, муковісцидоз, бронхоектатичну хворобу або ХОЗЛ, та у хворих, які отримують лікування інгібіторами ФНП.

Клінічна картина: нагадує ТБ; зміни виникають найчастіше у легенях, лімфатичних вузлах та шкірі, інколи спостерігається поліорганне ураження. Симптоми легеневого мікобактеріозу: переважно хронічний продуктивний кашель і слабкість, рідше гарячка і пітливість. У хворих без суттєвих порушень імунорезистентності легеневий мікобактеріоз може розвиватись: із наявністю на КТВР численних дрібних вузликів і бронхоектазів переважно в середній і язичній частці, або із клінічними симптомами та змінами у візуалізаційних методах обстеження, як при АА (спричинений зазвичай інфікуванням MAC). Хвороба у формі єдиного вузлика або кількох вузликів перебігає безсимптомно.

Діагностика:

1) клінічні критерії:

   а) симптоми з боку органів дихання, зміни (інфільтрати з розпадом, вузлики, пухлиноподібні утвори) на РГ грудної клітки або мультифокальні бронхоектази з багатьма дрібними вузликами на КТВР);

   б) виключення інших захворювань;

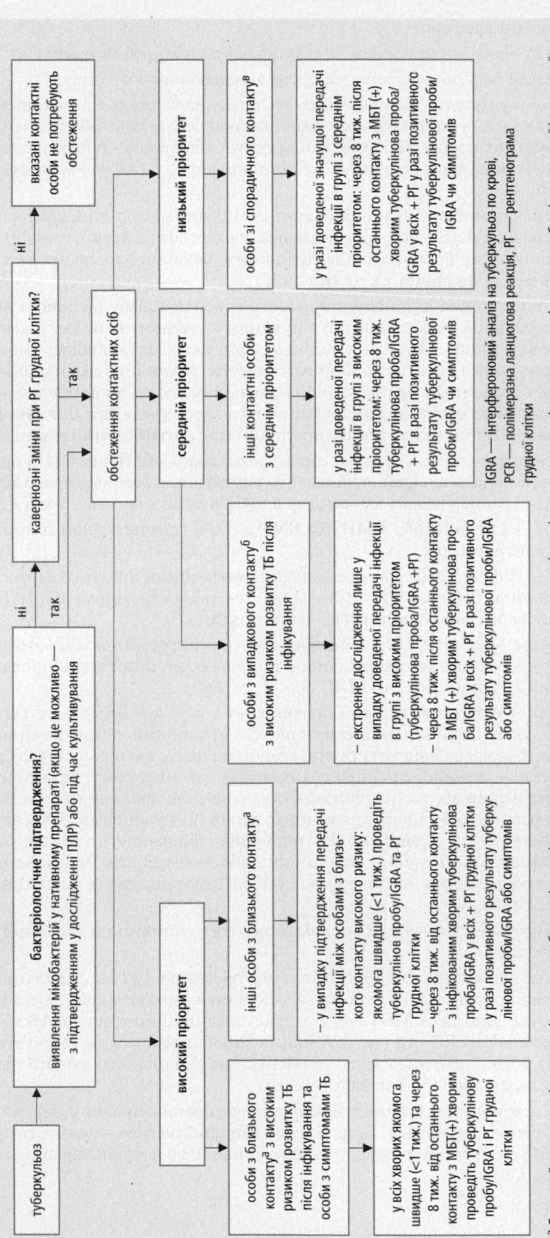

Рис. 15-1. Обстеження контактних осіб — схема алгоритму дій (за постановою Європейського Консенсусу 2010; модифіковано)

2) мікробіологічні критерії:

    а) позитивні результати посівів ≥2 окремо забраних проб мокротиння;

    б) позитивний результат посіву чи бронхо-альвеолярного змиву;

    в) позитивний результат гістологічного дослідження біоптату + позитивний результат культурального дослідження біоптату легень або позитивний результат посіву ≥1 проби мокротиння або бронхіальних змивів. Повинні бути наявними обидва клінічні критерії і 1 бактеріологічний критерій.

Повинні бути наявними обидва клінічні критерії і 1 бактеріологічний критерій. В осіб із підозрою на легеневий мікобактеріоз, у яких посіви харкотиння для виявлення мікобактерій є постійно негативними, рекомендується провести посіви БАЛ з місць, визначених на основі КТ.

Лікування: постановка діагнозу легеневого мікобактеріозу на основі вищевказаних критеріїв не означає, що лікування у кожному випадку є необхідним. Рішення щодо лікування залежить від тяжкості мікобактеріозу, ризику прогресування змін, коморбідності та мети лікування (вилікування чи зменшення вираженості симптомів). Іноді рішення про те, чи розпочинати лікування, приймається лише після тривалого спостереження за хворим (симптоми, радіологічні зміни і результати посівів). **Антибіотикотерапія:**

1) MAC → кларитроміцин або азитроміцин у комбінації з EMB або RMP; при тяжкій формі додатково аміноглікозид парентерально, амікацин або SM (допускається застосування амікацину в небулізації) протягом 3-х міс.;

2) *M. kansasii* → INH з RMP і EMB або RMP з EMB та макролідом (кларитроміцин або азитроміцин);

3) *M. xenopi* → RMP з EMB, макролідом (кларитроміцин чи азитроміцин) і фторхінолоном (ципрофлоксацином чи моксифлоксацином) або INH; при тяжкій формі можл. додатково аміноглікозид;

4) *M. malmoense* → RMP з EMB і макролідом (кларитроміцин або азитроміцин); в тяжких випадках тактика є подібною, як при тяжкій формі мікобактеріозу, спричиненого MAC або *M. xenopi*;

5) *M. abscessus* → початкова фаза — протягом ≥4-х тиж. в/в амікацин з тигецикліном і можл. іміпенемом, а також п/о кларитроміцин чи азитроміцин (не застосовуйте у разі конститутивної резистентності до макролідів); фаза продовження — інгаляційно і/або п/о амікацин (за відсутності резистентності) і азитроміцин або кларитроміцин (якщо не виявлено конститутивної резистентності) та 1–3 з наступних антибіотиків (2–4 у випадку конститутивної резистентності до макролідів), підібраних відповідно до чутливості до ЛЗ: клофазимін, лінезолід, міноциклін або доксициклін, моксифлоксацин, ципрофлоксацин, котримоксазол. У багатьох випадках лікування закінчується невдачею.

Тривалість курсу лікування ≥12 міс. від моменту отримання негативного результату посіву;

У хворих, які не відкашлюють харкотиння, можна через 6 і 12 міс. лікування провести посіви бронхіального лаважу. Якщо неможливо встановити, коли хворий перестав виділяти МБТ, тоді лікування повинно тривати 18 міс. **Коментар:** більшість ЛЗ під час лікування мікобактеріозів застосовують off-label, тому перед тим, як почати лікування необхідно, щоб хворий дав свідому згоду на визначену фармакотерапію.

У стійких до лікування випадках зі злокалізованими змінами у легенях зважте **хірургічне лікування**. Видалення одинарного вузла в легені, спричиненого НТМБ, цілком достатньо, у такому випадку не потрібно проводити фармиакотерапію.

16. Пухлини легень

16.1. Первинні пухлини легень

→ КЛАСИФІКАЦІЯ І ЗАГАЛЬНА ХАРАКТЕРИСТИКА

1. Недрібноклітинний рак (80–85 %), малочутливий до хіміотерапії:

1) **плоскоклітинний** — головною причиною виникнення є активний або пасивний вплив тютюнового диму; частіше зустрічається у чоловіків, як правило, у великих бронхах (прикореневоо); часто призводить до зменшення діаметру бронхів з ателектазом і запальними змінами у паренхімі легені;

2) **аденокарцинома** — в основному, у дрібних бронхах (периферичні відділи легень). У меншій мірі, ніж плоскоклітинний рак, має зв'язок із впливом тютюнового диму, досить часто зустрічається у жінок.

3) **крупноклітинний рак** — різноманітна локалізація процесу; за своїм клінічним перебігом схожий на аденокарциному.

2. Дрібноклітинний рак (15 %): має агресивний ріст, ранне метастазування у лімфатичні вузли та віддалені органи; тісно пов'язаний з курінням; первинна пухлина, зазвичай, розміщена прикореневоо; як правило, збільшені лімфатичні вузли прикореневі й середостіння; у більшості пацієнтів на момент постановки діагнозу виявляють метастази (найчастіше у печінці, кістках, кістковому мозку, ЦНС); часто виникає паранеопластичний синдром; хіміотерапія є основним методом лікування.

3. Рідкісні пухлини легень (<5 %): залозисто-плоскоклітинний рак, саркома, рак, що має будову відповідних пухлин слинних залоз (мукоепідермоїдний рак, аденоїдно-кістозний рак), карциноїд, а також вкрай рідкісні мезенхімальні пухлини, герміногенні, або з лімфатичної системи.

→ КЛІНІЧНА КАРТИНА

Рак легень на ранній стадії, зазвичай, має безсимптомний перебіг.

1. Загальносистемні симптоми: прогресуюча втрата ваги та слабкість з'являються на пізніх стадіях.

2. Симптоми, що пов'язані з локальним ростом: кашель — найбільш частий симптом (у курців часто змінюється характер кашлю), задишка, біль у грудній клітці, кровохаркання, рецидивуючі пневмонії (особливо однакової локалізації); синдром верхньої порожнистої вени →розд. 2.32, як доповнення до СРАР (септопластика носової перегородки, тонзилектомія) або в окремих випадках непереносимості СРАР (увулопалатофарингопластика, остеотомія під'язикової кістки).

3. Симптоми, що пов'язані з метастазами: збільшені лімфатичні вузли надключичні, шиї або пахвові; біль (або пальпаторна болючість) у кістках, зрідка — патологічні переломи або симптоми компресії; у разі метастазів у ЦНС — біль голови, вогнищеві симптоми та інші неврологічні прояви (напр., судоми, порушення рівноваги); зміни поведінки і розлади особистості; при метастазах у печінку — гепатомегалія, біль в епігастрії, нудота, жовтяниця.

4. Паранеопластичні синдроми:

1) ендокринні — синдром Іценко-Кушинга, синдром неадекватної секреції вазопресину (SIADH), карциноїдний синдром, гіперкальціємія та ін.;

2) нервово-м'язові — периферична нейропатія, енцефалопатії, дегенерація кори мозочка, міастенічний синдром Ламберта-Ітона, поліміозит;

3) шкірні — чорний акантоз, дерматоміозит, системний червоний вовчак, системна склеродермія;

4) кісткові — гіпертрофічні остеоартропатії, пальці у вигляді «барабанних паличок»;

5) судинні — мігруючий поверхневий тромбофлебіт, абактеріальний тромботичний ендокардит;

6) гематологічні — анемія, ДВЗ-синдром.

→ **ДІАГНОСТИКА ТА ВИЗНАЧЕННЯ СТАДІЇ ЗАХВОРЮВАННЯ**

Допоміжні дослідження

1. Візуалізаційні дослідження: РГ грудної клітки у прямій (задньо-передній) і бічній проекціях — пухлина у паренхімі легені, ателектаз, збільшення прикореневих лімфовузлів або лімфовузлів середостіння, гідроторакс, одностороннє підвищення рівня купола діафрагми у результаті її ураження, зміни, які свідчать про безпосередню інфільтрацію або метастазування в кістки. Нормальна РГ грудної клітки не виключає пухлини легені. **КТ грудної клітки** — основне дослідження для оцінки ступеню місцевого поширення процесу (не завжди дозволяє виявити обмежену інфільтрацію середостіння або грудної стінки, чи ідентифікувати пухлинне вогнище у ділянці ателектазу легень) і збільшення лімфовузлів (критерій для підозри на наявність метастазу в вузлі — діаметр вузла >1 см — дає високий відсоток хибнопозитивних і хибнонегативних діагнозів). **Позитронно-емісійна томографія (ПЕТ)** — дозволяє виявити невеликі метастази у лімфовузлах середостіння і визначити ступінь поширення раку у межах ателектазу, а також виявити метастази раку за межами грудної клітки. Забезпечує оптимальний вибір пацієнтів для радикального хірургічного лікування або радикальної променевої терапії, а у поєднанні з КТ можна точно визначити площу опромінення. Якщо у пацієнтів з високою вірогідністю інвазії вузлів середостіння (за даними КТ) неможливо виконати ПЕТ, то рекомендується виконати біопсію цих лімфовузлів під час медіастиноскопії, або під УЗД-контролем через стінку бронха чи стравоходу. **МРТ** — можна застосовувати для оцінки деяких локалізацій пухлини, наприклад у безпосередній близькості до хребта, або в хребті, а також пухлин верхівок легень.

2. Цитологічні дослідження: харкотиння (нині використовується рідше), рідини з плевральної порожнини, бронхіальних змивів, матеріалу, взятого при ТАПБ — бронхіальній чи трансезофагеальній (під контролем УЗД), або трансторакальній (через стінку грудної клітки, як правило, під контролем УЗД [або КТ], у випадку пухлин у периферичних відділах легень).

3. Фібробронхоскопія: оцінка місцевого розповсюдження внутрішньобронхіальних змін, забір матеріалу для мікроскопічного дослідження (біоптати стінки бронху/пухлини, трансбронхіальна біопсія легень і лімфатичних вузлів під контролем ендобронхіального УЗД — [ЕБУЗД, EBUS], бронхіальні змиви).

4. Інші методи: ТАПБ або гістологічне дослідження периферичних лімфатичних вузлів з підозрою на метастатичну інвазію (надключичних, у щілині драбинчастих м'язів), медіастиноскопія, відеоторакоскопія. Якщо вищевказані методи не дозволяють встановити діагноз → зазвичай необхідна торакотомія.

5. Лабораторні дослідження: визначення пухлинних маркерів у сироватці крові не має клінічного значення.

Діагностичні критерії

На підставі гістологічного (віддається перевага) або цитологічного дослідження матеріалу, отриманого з пухлини. Послідовність діагностичних тестів:

1) **периферійні зміни** — трансторакальна біопсія → бронхоскопія → торакоскопія → торакотомія;

2) **прикореневі зміни** → бронхоскопія → трансезофагеальна біопсія → цитологічне дослідження мокротиння → торакотомія.

Диференційна діагностика

1. Периферичні пухлини: доброякісні новоутворення (напр., туберкульома, абсцес легені, грибкові зміни, пухлинний метастаз.

2. Збільшені лімфовузли середостіння: лімфопроліферативні новоутворення, ТБ (рідше), саркоїдоз (найчастіше нехарактерне для раку симетричне ураження лімфовузлів прикореневих і середостіння).

Оцінка поширення

Умовою раціонального визначення протоколу лікування є точне визначення поширеності процесу. Завжди слід виконувати КТ грудної клітки з контрастуванням (дослідження, зазвичай, охоплює верхню частину черевної порожнини). Інші дослідження →нижче.

1. Недрібноклітинний рак: МРТ або КТ головного мозкуї сцинтиграфія скелету при підозрі на метастази у цих органах. Для визначення інвазії лімфовузлів грудної клітки → ПЕТ/КТ та/або біопсія лімфатичних вузлів під контролем УЗД через стінку бронхів і/або стравоходу, або під час медіастіноскопії. Ступінь анатомічного поширення пухлини визначається згідно класифікації cTNM →табл. 16-1. Стадії захворювання →табл. 16-2. На підставі гістологічного дослідження визначається ступінь злоякісності пухлини (ознака G).

2. Дрібноклітинний рак: КТ грудної клітки та черевної порожнини з контрастуванням, МРТ чи КТ головного мозку, сцинтиграфія скелету з додатковою РГ підозрілих структур (при потребі трепанобіопсії і аспіраційна біопсія кісткового мозку при підвищеній активності ЛДГ у сироватці), можл. ПЕТ-КТ з метою виключення дисемінації. Якщо знайдено віддалений метастаз, пошук нових вогнищ пухлини не є обов'язковим. Класифікація поширення пухлини:

1) **обмежена форма** (*limited disease* — LD) — пухлина не виходить поза межі половини грудної клітки, можливість інвазії у лімфовузли кореня легені на стороні ураження і лімфовузли середостіння та надключичні з обох сторін, а також з пухлинним випотом у плевральній порожнині на стороні пухлини;

2) **поширена форма** (*extensive disease* — ED) — вогнища пухлини присутні поза межами LD. У даний час рекомендується використовувати класифікацію TNM, як при недрібноклітинному раку.

→ ЛІКУВАННЯ

Метод лікування вибирають в кожному випадку індивідуально на полідисциплінарному консиліумі лікарів за участю торакальних хірургів, спеціалістів з променевої терапії, клінічних онкологів, а також спеціалістів з візуалізаційної діагностики.

Лікування недрібноклітинного раку легені

Вибір методу залежить від стадії новоутворення, але важливим є функціональна здатність окремих органів і загальний стан.

1. Хірургічне лікування відкритим або відеоторакоскопічним методом: метод вибору у I, II і частині випадків та IIIA стадії (на ранніх стадіях альтернативним методом є відеоторакоскопічна операція). Найчастіше проводиться резекція долі легені (лобектомія), або, рідше — при ураженні правої легені — резекція двох доль (білобектомія), можл. цілої легені (пневмонектомія) і регіонарних лімфатичних вузлів (альтернативою є селективне видалення вибраних лімфовузлів з усіх груп лімфовузлів, що дренують уражену ділянку легені). У хворих з ознакою N2 (метастази у лімфовузли середостіння на боці ураження) застосовують радикальну променеву терапію у комбінації з хіміотерапією або (в окремих хворих) операцію після неоад'ювантної хіміотерапії.

Для встановлення показів до оперативного лікування необхідно виконати: прості вправи з фізичним навантаженням (ходьба вгору по сходах,

Таблиця 16-1. Класифікація TNM (2017) при недрібноклітинному раку легені

первинна пухлина (Т)	
Тx	пухлина, діагностована на підставі виявлення злоякісних клітин у бронхіальних змивах, але не підтверджена радіологічно або при бронхоскопії
Т0	немає ознак первинної пухлини
Тis	перединвазивний рак (*in situ*)
Т1	пухлина з найбільшим розміром ≤3 см, що оточена легеневою паренхімою або вісцеральною плеврою, при бронхоскопії не інфільтрує головні бронхи[а]
Т1(mi)	мінімально інвазивна аденокарцинома[б]
Т1a	пухлина з максимальним розміром ≤1 см[а]
Т1b	пухлина з максимальним розміром >1 см, однак ≤2 см[а]
Т1c	пухлина з максимальним розміром >2 cm, однак ≤3 см[а]
Т2	пухлина з найбільшим розміром >3 см, але ≤5 см або з ≥1 з таких ознак: – інфільтрує головний бронх, але не досягає біфуркації трахеї – інфільтрує вісцеральної плеври – пухлина, яка спричинила ателектаз або обструкційну пневмонію, яка сягає ділянки кореня, охоплює частину легені або цілу легеню
Т2a	пухлина з максимальним розміром >3 см, однак ≤4 см
Т2b	пухлина з максимальним розміром >4 см, однак ≤5 см
Т3	пухлина з максимальним розміром >5 см, однак ≤7 см або з ≥1-ю з нижчевказаних ознак: – безпосередньо інфільтрує парієтальну плевру, стінку грудної клітки (у т. ч., пухлина верхівки легені), діафрагмальний нерв або перикард – пухлина з окремими вогнищами раку у межах тієї ж долі легені
Т	пухлина з максимальним розміром >7 см або з ≥1-ю з нижчевказаних ознак: – інфільтрує діафрагму, середостіння, серце, великі судини, трахею, зворотний гортанний нерв, стравохід, біфуркацію трахеї або тіло хребця – пухлина з окремими вогнищами раку у іншій долі цієї ж легені
метастази у регіонарні лімфовузли (N)	
Nx	неможливо оцінити регіонарні лімфовузли
N0	немає ознак метастазування у регіонарні лімфовузли
N1	метастази у перибронхіальні або прикореневі лімфовузли на стороні пухлини або їх безпосередня інфільтрація
N2	метастази у лімфовузли середостіння на стороні пухлини і/або у лімфовузли, розташовані під каріною трахеї
N3	метастази у прикореневі лімфовузли іншої легені або лімфовузли середостіння метастази у надключичні лімфовузли
віддалені метастази (M)	
Mx	не можна встановити наявність віддалених метастазів
M0	не виявлено віддалених метастазів

M1a	окреме вогнище або вогнища раку у іншій легені
	– вогнища раку в плеврі чи перикарді або випіт пухлинного походження у плевральній порожнині чи порожнині перикарда[г]
M1b	одинарні віддалені метастази (за межами грудної клітки)[д]
M1c	множинні віддалені метастази (за межами грудної клітки) в одному або багатьох органах

[а] Пухлини, які рідко зустрічаються, з поверхневим поширенням, будь-якого розміру, з інфільтрацією, обмеженою до бронхіальної стінки (у тому числі головного бронха) також класифікують як T1a.

[б] Поодинока аденокарцинома ≤3 см, в основному вистеляє міжальвеолярні перегородки, з інфільтрацією ≤5 мм в одному з вогнищ.

[в] Пухлина T2 з вказаними ознаками класифікується як T2a, якщо її найбільший розмір становить ≤4 см, або якщо не можна визначити її розмір, і як T2b — якщо найбільший розмір становить >4 см, але ≤5 см.

[г] Зазвичай рідина в плевральній порожнині або порожнині перикарда має пухлинний характер. У невеликої частини хворих мікроскопічні дослідження рідини з плевральної порожнини або порожнини перикарда не виявляють пухлинних клітин, рідина не містить крові ані не має характеру випоту. Якщо відсутні аргументи на користь пухлинного характеру випоту, тоді під час визначення стадії новоутворення в класифікації не враховують наявності рідини у плевральній порожнині чи порожнині перикарда.

[д] Також стосується одинарного, віддаленого (не регіонарного) лімфатичного вузла.

швидка ходьба), газометрію артеріальної крові у спокої і після навантаження, спірометрію, оцінку серцево-судинної системи.

Комбінована терапія:

1) **передопераційна променева терапія,** як правило, у поєднанні з **хіміотерапією,** у пацієнтів із пухлиною, розташованою на верхівці легені (пухлина Панкоста);

2) **післяопераційна променева терапія** — її призначення слід продумати у пацієнтів після нерадикальної резекції (хоча доцільність такого лікування не підтверджена);

3) **неоад'ювантна хіміотерапія** — у хворих, які є потенційними кандидатами до проведення резекції за умови досягнення початкового регресування новоутворення (найчастіше це хворі на стадії IIIA, категорія N2)

4) **післяопераційна хіміотерапія** — у пацієнтів після радикальної резекції паренхіми легень на стадії II і IIIA без важких супутніх захворювань і у хорошому стані після операції; слід починати протягом 6–8 тиж. після операції.

2. Променева терапія: рутинний метод у пацієнтів, яким не показане оперативне лікування з причини поширеності пухлинного процесу (на стадії IIIB і у більшості пацієнтів на стадії IIIA), або які мають протипокази:

1) **радикальна променева терапія** — у окремих пацієнтів з обмеженою масою пухлини, без віддалених метастазів, без плеврального випоту і дихальної недостатності. Сумарна доза опромінення 60–66 Гр, щоденна доза 1,8–2,5 Гр, цикл становить 5 днів на тиждень.

2) **комбінація променевої терапії з одночасною хіміотерапією** збільшує відсоток довготермінового виживання, за рахунок зростання токсичності лікування на початковому етапі — альтернативою є інтермітуюча хіміотерапія з променевою терапією;

3) **стереотактична променева терапія** — у хворих з новоутворенням на I стадії, які не пройшли відбір до хірургічного лікування;

4) **паліативна променева терапія** — метод вибору у пацієнтів зі скаргами, що супроводжують первинну пухлину (біль, задишка, дисфагія, ознаки

Таблиця 16-2. Ступені поширення недрібноклітинного раку легень і лікування

Ступінь	T	N	M	
прихований рак	x	0	0	
ступінь 0	is	0	0	
ступінь IA1	1(mi)	0	0	хірургічне лікування
	1a	0	0	
ступінь IA2	1b	0	0	
ступінь IA3	1c	0	0	
ступінь IB	2a	0	0	
ступінь IIA	2b	0	0	хірургічне лікування + хіміотерапія
ступінь IIB	1a, 1b, 1c	1	0	
	2a	1	0	
	2b	1	0	
	3	0	0	
ступінь IIIA	1a, 1b, 1c	2	0	радіотерапія або радіо-хіміотерапія, в окремих хворих хірургічне лікування з неоад'ювантною або ад'ювантною хіміотерапією чи променевою терапією
	2a, ab	2	0	
	3	1	0	
	4	0, 1	0	
ступінь IIIB	1a, 1b, 1c	3	0	радіотерапія або радіо-хіміотерапія
	2a, 2b	3	0	
	3	2	0	
	4	2	0	
ступінь IIIC	3	3	0	радіо-хіміотерапія або хіміотерапія
	4	3	0	
ступінь IVA	будь-яка	будь-який	1a, 1b	хіміотерапія, таргетна терапія, імунотерапія або симптоматичне лікування
ступінь IVB	будь-яка	будь-який	1c	

за American Joint Committee on Cancer 2017

синдрому верхньої порожнистої вени), з болючими метастазами кісток і з неоперабельними метастазами у головний мозок, що дають неврологічні прояви.

3. Ендобронхіальні методи: умісцево-поширений рак; брахітерапія, фототерапія, електрокоагуляція, кріотерапія, лазеротерапія і ендобронхіальні протези (стенти).

4. Хіміотерапія: у якості єдиного методу використовується для паліативного лікування пацієнтів з поширеним раком (за умови доброї фізичної активності, відсутності значної втрати ваги і важких супутніх захворювань). На початку хіміотерапії використовують стандартно 2 препарати: цисплатин (ЛЗ, якому надається перевага) або карбоплатин у комбінації з вінорельбіном, таксоїдами (паклітаксел і доцетаксел), гемцитабін або пеметрексед.

5. Молекулярно-спрямована терапія (таргетна): інгібітори тирозинкінази рецептора епідермального фактору росту людини (EGFR) — ерлотиніб, гефітиніб, афатиніб, озимертиніб; застосовують у пацієнтів з занедбаним недрібноклітинним раком легень (у якості терапії першої лінії та на наступних етапах лікування дисемінованої хвороби) з мутацією генів *EGFR* у клітинах пухлини. У пацієнтів із реаранжуванням гену ALK — пероральний інгібітор ALK-кінази (алектиніб, бригатиніб, церитиніб, кризотиніб та ін). У пацієнтів з неплоскоклітинним раком легені слід виконати додаткові генетичні тести з метою виявлення мутацій в гені *EGFR* та реаранжування гену ALK (цільові ЛЗ в окремих групах вибраних пацієнтів є більш ефективними, ніж традиційна хіміотерапія).

6. Імунотерапія: моноклональні антитіла (атезолізумаб, ніволумаб, пембролізумабта ін.), які блокують рецептор запрограмованої смерті типу 1 (PD-1) або його ліганд (PD-L1).

Лікування дрібноклітинного раку легенів

Основний метод: **хіміотерапія** (як правило, цисплатин + етопозид), переважно впродовж кількох місяців (4–6 циклів).

1. Лікування обмежених форм хвороби: хіміотерапія + опромінення первинного пухлинного вогнища у грудній клітці і регіонарних лімфовузлів; найбільш ефективним є одночасне застосування обидвох методів. В особливих випадках можливе оперативне лікування. У пацієнтів з ремісією пухлини в грудній клітці додатково необхідно профілактичне опромінення головного мозку. У разі **рецидиву** можна повторно застосувати хіміотерапію. Прояви дискомфорту у грудній клітці, а також метастази у мозок, що дають клінічні симптоми, або кістки після хіміотерапії, служать показом для проведення паліативної променевої терапії.

2. Лікування поширеної форми: у пацієнтів у задовільному клінічному стані хіміотерапія, як і при обмеженій формі. У пацієнтів з ремісією пухлини в грудній клітці додатково проводиться профілактичне опромінення головного мозку.

Лікування карциноїда легені

Оперативне лікування (лобектомія, а у випадку дрібніших, периферично розміщених пухлин — сегментектомія; при внутрішньобронхіальному розміщенні пухлини — можливе щадне [органозберігаюче] втручання). Атипові карциноїди (високодиференційовані нейроендокринні новоутворення легені G2) — лікування як у випадку раку легені.

⟶ П Р О Г Н О З

Загалом при встановленні діагнозу недрібноклітинного раку легені (оперовані + неоперовані) 5-річне виживання мають ≈10 % пацієнтів. Відсоток 5-річного виживання після резекції недрібноклітинного раку ≈40 % (до операції мають покази тільки 15–20 % пацієнтів). Дрібноклітинний рак: відсоток 3-річного виживання у пацієнтів з обмеженою формою становить ≈20 %, а у пацієнтів з розповсюдженою формою довготривале виживання вважається рідкістю.

16.2. Метастази пухлин у легені

Легені є одним з найчастіших місць локалізації віддалених метастазів, особливо нижченаведених пухлин: колоректального раку, раку молочної залози, раку нирки, меланоми, сарком кісток і м'яких тканин, рідше лімфоми і лімфобластного лейкозу.

Симптоми: невеликі метастази не викликають помітних симптомів. У міру розвитку хвороби може виникнути біль у грудях, задишка, кровохаркання, що зумовлені ростом пухлини або ускладненнями (обтурація бронхів, ателектаз, пневмонія).

Діагноз: основний метод діагностики це РГ грудної клітки; КТ є більш чутливою для виявлення прикореневих змін та патології у середостінні. Радіологічна картина є різною: одна або багато круглих тіней, поширені дрібні зміни типу легеневого лімфангіозу, ателектази, збільшені лімфовузли прикореневі або середостіння, плевральний випіт. У більшості випадків радіологічна картина, у поєднанні з діагностованим онкозахворюванням іншого органу, дозволяє діагностувати метастази без потреби гістологічної верифікації. У разі виникнення сумнівів буває необхідним виконання біопсії (черезшкірної або трансбронхіальної).

Диференційний діагноз: вогнище первинної пухлини легень і ТБ.

Лікування: клиновидне видалення єдиного метастазу у межах здорової тканини легень (найбільш поширена операція при метастазах у легені) може бути виправданим, особливо через тривалий час після вилікування первинної пухлини у пацієнтів з раком нирки, щитовидної залози, товстого кишківника або саркомою кістки і м'яких тканин, без метастазів у інші органи (це не абсолютний критерій!). Можна також поєднувати хірургічне видалення метастазів (як у легенях так і у інших органах) з іншими методами їх ліквідації. Променева терапія — це метод паліативного лікування пацієнтів з кровотечами, задишкою або болями, що зумовлені метастазами у легені. Стереотаксична променева терапія є процедурою вибору у пацієнтів із обмеженою кількістю метастазів, які не підлягають видаленню. У хворих із множинними метастазами у легенях та при пухлинах з високою чутливістю до хіміотерапії застосовуються типові для цих пухлин схеми хіміотерапії. Таке лікування може призвести до тривалого вилікування при деяких пухлинах (напр. лімфома Ходжкіна, хоріонкарцинома і пухлини яєчок). Швидко зростає роль молекулярно-спрямованих ЛЗ — препарат підбирають залежно від типу первинного новоутворення та прогностичних характеристик пухлини (напр., препарати антитіл до HER2 при HER2-позитивному раку молочної залози, інгібітори mTOR-кінази, зокрема при раку нирки, інгібітори BRAF при меланомі).

17. Мезотеліома плеври

➜ ВИЗНАЧЕННЯ ТА ЕТІОПАТОГЕНЕЗ

Пухлина з серозних клітин, що вистилають плевральну порожнину. Найчастіша причина — контакт з частинками азбесту (розвиток пухлини навіть через десятиліття після експозиції). Початок хвороби у віці ≈60 років, в основному, хворіють чоловіки.

➜ КЛІНІЧНА КАРТИНА ТА ПРИРОДНИЙ ПЕРЕБІГ

1. Симптоми: найчастіше — біль (зазвичай, сильний) у грудній клітці; задишка (як правило, через плевральний випіт) кашель, втрата маси тіла; на більш пізніх стадіях — деформації та відсутня рухливість грудної клітки на ураженій стороні.

2. Перебіг: агресивний, домінує місцева інфільтрація (стінка грудної клітки, легені, середостіння), медіана тривалості життя 4–18 міс.

→ ДІАГНОСТИКА

Допоміжні дослідження

1. Візуалізаційні дослідження: РГ грудної клітки виявляє рідину у плевральній порожнині (95 % випадків), обширні потовщення і вузлики плеври, часто — міждольову інфільтрацію. На **КТ** додатково виявляється інфільтрація грудної клітки.

2. Цитологія плевральної рідини: може виявити пухлинні клітини.

3. Гістологічне дослідження: матеріал, що отриманий шляхом відеоторакоскопії; у деяких випадках потрібна відкрита хірургічна біопсія. Епітеліоїдна форма пов'язана з відносно кращим, а саркоматоїдна — з найгіршим прогнозом.

Діагностичні критерії

На підставі гістологічного дослідження. Поширеність хвороби визначається за системою TNM.

→ ЛІКУВАННЯ

1. Єдиний шанс на одужання забезпечує **радикальна операція** (зовнішньолегенева **плевропневмоектомія** з видаленням діафрагми і перикарду) або **плеврректомія і декортикація** (органозберігаюча операція), часто з **ад'ювантною променевою терапією**. Таке лікування можливе лише у деяких пацієнтів. На пізніх стадіях захворювання — хіміотерапія. Важливим елементом паліативного лікування є плевродез (найкраще — тальком).

2. У деяких випадках, коли операція протипоказана (особливо на пізній стадії хвороби, що супроводжується болями в грудній клітці) використовується **паліативна променева терапія**.

18. Синдром обструктивного апное сну (СОАС)

→ ВИЗНАЧЕННЯ ТА ЕТІОПАТОГЕНЕЗ

СОАС — це хвороба, що спричинена рецидивуючими епізодами обтурації верхніх дихальних шляхів (апное) або їхнім звуженням (поверхневе дихання), що виникає на рівні глотки, при збереженій функції дихальних м'язів. Наслідками апное та поверхневого дихання є: погіршення оксигенації крові та епізоди пробудження (більшість залишається неусвідомленими), що викликає фрагментацію сну. Це є причиною денних скарг, призводить (в поєднанні з рецидивуючими епізодами гіпоксемії і надмірною активністю симпатичної нервової системи) до підвищення артеріального тиску з подальшими ускладненнями.

Апное — це зменшення амплітуди дихальних рухів до ≥90 % впродовж ≥10 с; **гіпопное** — зниження амплітуди змін тиску у носовій порожнині на ≥30 % впродовж ≥10 с + падіння SpO_2 на 3 % або (мікро)пробудження; **індекс AHI** (індекс **апное-гіпопное**) — кількість епізодів апное і гіпопное на годину сну; **пробудження, що пов'язані з дихальним зусиллям** (RERA, *respiratory effort related arousals*) — порушення дихання протягом ≥10 с, які не відповідають критеріям апное та гіпопное, але призводять до пробуджень; **показник RDI** — кількість епізодів апное і гіпопное, а також RERA на годину сну.

Фактори, що сприяють обструкції глотки під час сну: ожиріння (окружність шиї >43 см у чоловіків і >40 см у жінок), довгий язичок піднебіння, гіпертрофія піднебінних мигдаликів, викривлена носова перегородка, часті інфекції верхніх дихальних шляхів, алергічний риніт (необхідність дихати ротом), вживання алкоголю (особливо перед сном), ЛЗ (опіоїди, бензодіазепіни, міорелаксанти), гіпотиреоз, акромегалія.

→ КЛІНІЧНА КАРТИНА ТА ПРИРОДНИЙ ПЕРЕБІГ

1. Суб'єктивні симптоми впродовж дня: сонливість (оцініть, напр., за допомогою шкали Epworth), ранковий головний біль, порушення пам'яті та концентрації уваги, ослаблення лібідо, емоційні порушення.

2. Об'єктивні нічні симптоми: хропіння (гучне та нерегулярне), апное, надмірна пітливість, пробудження з відчуттям задишки, ніктурія, серцебиття, сухість у ротовій порожнині після пробудження.

3. Інші: у ≈70 % хворих наявна надмірна вага чи ожиріння, ≈50 % артеріальна гіпертензія.

4. Наслідки: СОАС (нелікований) підвищує ризик: смерті, захворювань серцево-судинної системи (артеріальної гіпертензії, ішемічної хвороби серця, порушень ритму та провідності, серцевої недостатності та інсульту), а також дорожньо-транспортної пригоди (внаслідок денної сонливості).

→ ДІАГНОСТИКА

Дослідження сну проведіть у пацієнтів з симптоматикою, яка дозволяє підозрювати СОАС, зі стійкою до лікування артеріальною гіпертензією, а також в осіб, професія яких вимагає виключення СОАС (оператори машин, професійні водії, і т. п.).

Ризик СОАС можна початково оцінити за допомогою опитувальників (берлінський опитувальник, STOP-BANG або NoSAS).

Підтвердження діагнозу за допомогою дослідження сну (полісомнографії чи нічного поліграфічного дослідження, яке не повинно заміщувати полісомнографію у пацієнтів з хворобами легень, нервово-м'язовими захворюваннями та серцево-судинними захворюваннями, які приймають опіоїди, з підозрою на гіповентиляцію, а також при підозрі на іншу, аніж СОАС, причину симптомів), а також за допомогою оцінки прояву симптомів відповідно до критеріїв AASM (*American Academy of Sleep Medicine*):

1) ≥15 епізодів порушення дихання (апное, гіпапное, RERA) на годину сну (RDI ≥15) (незалежно від наявності клінічних симптомів);

2) RDI ≥5 у особи з ≥1 з наведених нижче симптомів:

   а) засинання проти власної волі, надмірна сонливість вдень, неефективний сон, втома або безсоння;

   б) пробудження з відчуттям затримки дихання, задишки чи відчуття стискання;

   в) особа, яка спить з хворим, підтверджує голосне хропіння під час сну або епізоди апное

Під час епізодів апное необхідно підтвердити наявність роботи дихальних м'язів. Якщо результат поліграфічного дослідження сумнівний, містить технічні помилки або є негативним, незважаючи на типові клінічні симптоми СОАС → слід виконати полісомнографію.

Класифікація важкості СОАС на основі показника RDI: 5–15 — легкий, 15–30 — помірний, >30 — важкий. Оцінка денної сонливості за допомогою шкали Epworth.

Диференційна діагностика

Інші причини денної сонливості: центральне дихальне апное, синдром ожиріння з гіповентиляцією, нарколепсія, синдром періодичних рухів кінцівками під час сну, синдром неспокійних ніг.

→ **ЛІКУВАННЯ**

Алгоритм тактики лікування →рис. 18-1.

1. Навчання хиорих — зміна способу життя: зменшення маси тіла у осіб з ожирінням, хворому не рекомендується спати на спині (у хворих із позиційно-залежним апное зважте застосування спеціального жилету або пристрою, напр. Sleep Position Trainer), уникати вживання алкоголю у вечірні години, уникати ЛЗ, котрі зменшують тонус м'язів, відмовитись від тютюнопаління.

2. Постійний позитивний тиск у дихальних шляхах (**CPAP** і різновиди: **auto-CPAP, BIPAP**): метод вибору для лікування помірного чи важкого СОАС, а також легкого СОАС при значних денних симптомах. Суть використання CPAP — це утримувати прохідність верхніх дихальних шляхів постійним позитивним тиском 4–20 см H_2O. У пацієнтів з денною гіперсомнією, що зберігається попри ефективне лікування методом CPAP можна зважити призначення модафінілу або армодафінілу.

3. Внутрішньоротові пристрої: найчастіше прилади, що висувають щелепу. Покази: СОАС після виключення можливості використання CPAP.

4. Оперативне лікування: як доповнення до CPAP (септопластика носової перегородки, тонзилектомія) або в окремих випадках непереносимості CPAP (увулопалатофарингопластика, остеотомія під'язикової кістки).

5. Інші методи: імплантація стимулятора під'язикового нерва (однобічна).

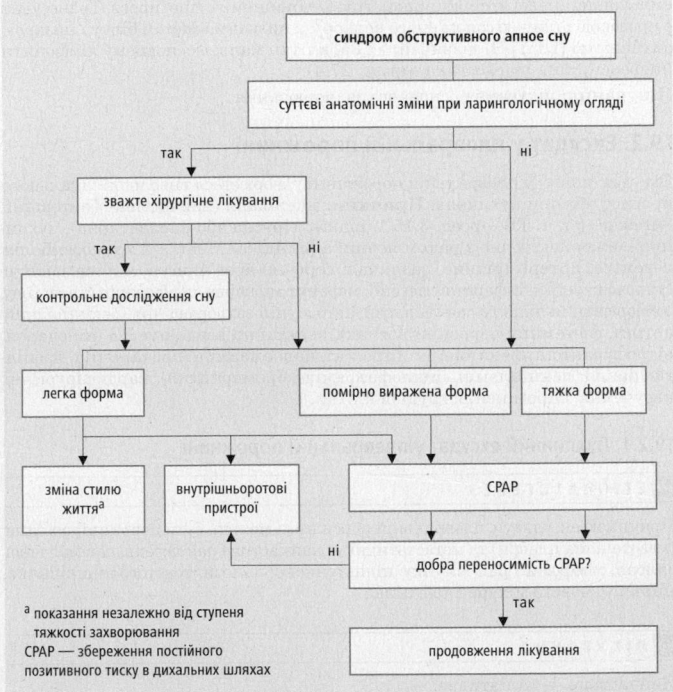

Рис. 18-1. Алгоритм лікування при СОАС

19. Гідроторакс (рідина у плевральній порожнині)

Рідина у плевральній порожнині може бути транссудатом, ексудатом (випотом), кров'ю або лімфою. Суб'єктивні симптоми: задишка, кашель, біль в грудній клітці та симптоми основного захворювання. Об'єктивні симптоми рідини у плевральній порожнині та диференційна діагностика →табл. 1.14-1. Діагноз на основі візуалізаційних обстежень (РГ, КТ, УЗД) та дослідження плевральної рідини →розд. 27.4. Якщо підозрюєте пухлинну етіологію, незважаючи на негативний результат дослідження плевральної рідини → повторіть аналіз (ще один раз), у подальшому зробіть черезшкірну біопсію плеври (найкраще ріжучою голкою під контролем візуалізаційного методу обстеження); при подальших сумнівах необхідно продумати виконання торакоскопії.

19.1. Транссудат у плевральній порожнині

Транссудат скопичується у плевральній порожнині як наслідок: підвищення гідростатичного тиску у капілярах плеври (в основному, парієтальної); зниження осмотичного або онкотичного тиску крові; рідше, внаслідок проникнення транссудату з черевної порожнини.

Причини: серцева недостатність, цироз печінки, мітральний стеноз, захворювання перикарду, нефротичний синдром, перитонеальний діаліз, тромбоемболія легеневої артерії (рідко), гіпоальбумінемія, гіпотиреоз. Транссудат є прозорою рідиною солом'яного кольору, з низьким вмістом білку і низькою активністю ЛДГ; рН, зазвичай, >7,35, клітин мало, в основному лімфоцити (диференційна діагностика →розд. 27.4).

Лікування: лікування основного захворювання.

19.2. Ексудат у плевральній порожнині

Ексудат (випіт) у плевральній порожнині утворюється внаслідок запального процесу або при пухлинах. **Причини:** пневмонія (найчастіше, бактерійна →нижче, у т. ч. ТБ →розд. 3.15.1, рідше, вірусна або паразитарна), пухлини (→нижче; включно з раком яєчника [синдром Мейгса]), тромбоемболія легеневої артерії (рідина, зазвичай, серозно-кров'яниста, майже завжди супроводжується інфарктом легені), інфаркт міокарду, перфорація стравоходу, захворювання підшлункової залози, автоімунні захворювання (ревматоїдний артрит, системний червоний вовчак), реакції на введення ЛЗ (аміодарон, нітрофурантоїн, фенитоїн, метотрексат, карбамазепін, прокаїнамід, пропілтіоурацил, пеніциламін, циклофосфамід і бромкриптин), кардіохірургічні втручання, опромінення грудної клітки.

19.2.1. Пухлинний ексудат у плевральній порожнині

➡ ЕТІОПАТОГЕНЕЗ

Причиною ексудату у плевральній порожнині можуть бути первинні пухлини (мезотеліома плеври) або метастатичні — найчастіше рак легень, рак молочної залози, лімфоми і рак шлунку, підшлункової залози, товстого кишківника, нирки, сечового міхура та яєчника.

➡ ЛІКУВАННЯ

Найчастіше — паліативне.

1. Мала кількість рідини, скарги відсутні → спостерігайте.

2. Подальше накопичення ексудату → лікувальна пункція плевральної порожнини →розд. 24.8. Після ≈1 тиж. до 1 міс. — рецидив майже у всіх хворих. Повторні пункції при паліативному лікуванні задишки призначаються тільки пацієнтам з прогнозованою дуже короткою тривалістю життя.

3. Рецидивуюче накопичення ексудату → дренування плевральної порожнини через міжреберний проміжок та внутрішньоплевральне введення склерозуючого препарату (плевродез) за допомогою довготривалий дренаж за допомогою катетера, який розміщено у плевральній порожнині.

4. Якщо вище перелічені методи не дають очікуваних результатів → торакоскопія з плевродезом із використанням тальку.

5. Методи, що застосовуються рідше: постійне дренування за допомогою катетеру [дренажу] плевральної порожнини (ефективний також у пацієнтів з «панцирною легенею» →нижче); внутрішньоплевральне введення фібринолітичних препаратів з метою полегшення дренування при великої кількості осумкованої рідини; плевроперитонеальне шунтування (у пацієнтів з «панцирною легенею» внаслідок пухлинного інфільтрату або після неефективного плевродезу); плевректомія (т. зв. декортикація легені) — гарантує дуже низьку частоту рецидивів, проте є найбільш інвазивним втручанням, з найвищим ризиком ускладнень (емпієма плеври, кровотеча, дихальна недостатність, серцева недостатність); формування TIPS у пацієнтів з цирозом печінки і рецидивуючим гідротораксом.

19.2.2. Ексудат при пневмонії бактеріальної етіології

→ ЕТІОПАТОГЕНЕЗ

Спостерігається у ≈1/3 хворих на пневмонію бактеріальної етіології. Ускладнення: емпієма плеври — її розвиток під час пневмонії проходить різні стадії від появи ексудату, через фіброзно-гнійну стадію, до стадії формування рубцевої тканини.

1. Неускладнений плевральний випіт: рідина виключно ексудативного характеру, супроводжує бактеріальну пневмонію, абсцес легень ab бронхоектатичну хворобу; прозора, pH >7,2, ЛДГ <1000 МО/л, глюкоза >2,2 ммоль/л, відсутність мікроорганізмів при посіві чи у препараті, пофарбованому за Грамом.

2. Ускладнений плевральний випіт: відповідає ранній фіброзно-гнійній стадії, коли наявні ознаки запалення, однак рідина ще не набула вираженого гнійного характеру; прозора або мутна, pH <7,2, ЛДГ >1000 МО/л, глюкоза <2,2 ммоль/л, мікроорганізми можна виявити (але не завжди) при мікроскопії або при посіві, зазвичай необхідно дренувати плевральну порожнину.

3. Емпієма плеври: рідина гнійного характеру (мутна, часто з неприємним запахом), біохімічні дослідження не є необхідними, а їх результати найчастіше схожі з такими, як при ускладненому парапневмонічному плевральному випоті (pH може складати <7,0). Мікроорганізми можна виявити (але не завжди) при мікроскопії або при посіві (переважно, Грам-позитивні аероби [стрептококи та золотистий стафілокок] або Грам-негативні [*Escherichia coli, Pseudomonas, Haemophilus* і *Klebsiella*] аероби; щораз частіше виникає інфікування анаеробами). **Причини:** ускладнений парапневмонічний плевральний випіт; хірургічні втручання на грудній клітці; ускладнення травми грудної клітки, перфорація стравоходу, пункції плевральної порожнини чи піддіафрагмального абсцесу. Наявність гнійного вмісту призводить до формування сполучнотканинних септ та фіброзування плеври, що ускладнює розправляння легені; можливі утворення бронхо-плевральної фістули, сепсис, гіпотрофія, виснаження.

→ ЛІКУВАННЯ

1. Антибіотикотерапія: призначайте (найкраще — на основі антибіотикограми) в/в усім пацієнтам з рідиною у плевральній порожнині, що супроводжує інфекції або запалення легень, але монотерапія антибіотиками є ефективною тільки при неускладненому парапневмонічному плевральному випоті. Якщо результати посівів негативні → призначайте антибіотики, активні до позагоспітальних штамів та анаеробів, напр., цефуроксим 1,5 г 3×на день і метронідазол 500 мг 3×на день, або бензилпеніцилін 1,2 г 4×на день і ципрофлоксацин 400 мг 2×на день, або меропенем 1 г 3×на день і метронідазол 500 мг 3×на день. Якщо емпієма плеври є наслідком внутрішньолікарняного інфікування → призначайте антибіотики з широким спектром дії, напр., піперацилін з тазобактамом 4,5 г 4×на день, або цефтазидим 2 г 3×на день, або меропенем 1 г 3×на день і метронідазол 500 мг 3×на день та антибіотик з активністю проти мультирезистентного золотистого стафілококу (MRSA) (напр., ванкоміцин). Не призначайте аміноглікозиди через їхню низьку ефективність при інфекціях плеври.

2. Дренаж плевральної порожнини. Покази: рідина безсумнівно гнійного характеру або мутна; рідина з pH <7,2; присутність мікроорганізмів у негнійному плевральному випоті, виявлена при безпосередній мікроскопії препарату, пофарбованого за Грамом або при посіві; осумкована рідина. Персистування симптомів інфікування та рідини у плевральній порожнині є показами для проведення додаткових візуалізаційних обстежень.

3. Внутрішньоплевральне введення фібринолітиків (стрептокіназа або урокіназа): застосування слід продумати в особливих випадках, напр., при великій кількості осумкованої та інфікованої рідини.

4. Оперативне лікування (відеоторакоскопічне втручання, відкрите дренування плевральної порожнини, торакотомія, декортикація): слід продумати, якщо клінічні прояви інфекційного ураження та рідина у плевральній порожнині утримуються (впродовж >7 днів), незважаючи на дренування та антибіотикотерапію.

19.3. Гемоторакс

Гемотораксом називається наявність крові у плевральній порожнині, внаслідок травми (також внаслідок хірургічного втручання на грудній клітці), якщо гематокрит плеврального випоту становить ≥50 % гематокриту периферичної крові, що відрізняє його від геморагічного ексудату, найчастіше спричиненого злоякісною пухлиною або інфарктом легені (низький гематокрит).

Симптоми рідини у плевральній порожнині, інколи супроводжують проявами крововтрати (анемія, тахікардія, гіпотензія). Ускладнення: бактеріальне інфікування, емпієма плеври, фіброзування плеври.

Лікування: невідкладне дренування плевральної порожнини. Покази до відеоторакоскопії або торакотомії: неефективність дренажу, триваюча кровотеча (втрата крові >400 мл/год впродовж 2–3 год або 200–300 мл/год впродовж 6 год), підозра на тампонаду серця, пошкодження великих судин, некротичні зміни плеври, рана грудної клітки та масивне потрапляння повітря з бронху. Швидка евакуація крові з плевральної порожнини зменшує ймовірність фіброзування плеври.

19.4. Хілоторакс (лімфорея)

Хілоторакс (хільозний ексудат) — це плевральний випіт, утворений лімфою, котра проникає у плевральну порожнину з пошкодженого грудного лімфатичного протоку або великої лімфатичної судини.

Причини: пухлини — лімфоми (найчастіше), метастази пухлин інших органів; травми — операції (особливо стравоходу), травми грудної клітки; інколи — катетеризація верхньої порожнистої вени; лімфангіолейоміоматоз, непрохідність порожнистих вен, амілоїдоз.

Діагностика: на основі дослідження рідини з плевральної порожнини, яка має вигляд молочно-білої рідини без запаху, містить хіломікрони; концентрація тригліцеридів, зазвичай, становить >1,24 ммоль/л (110 мг/дл), відсутні кристали холестерину, концентрація холестерину <2,59 ммоль/л (100 мг/дл).

Необхідно диференціювати з псевдохілотораксом: виникає вкрай рідко, як наслідок нагромадження кристалів холестерину при довготривалому знаходженні рідини у плевральній порожнині, найчастіше — при ТБ, РА або неправильно лікованій емпіємі; рідина з плевральної порожнини випіт виглядає так само, як при хілотораксі, але концентрація холестерину становить >6,45 ммоль/л [250 мг/дл], наявні кристали холестерину, концентрація тригліцеридів <0,56 ммоль/л [50 мг/дл]).

Лікування: дренування плевральної порожнини, повне парентеральне харчування для попередження продукування лімфи та закриття нориці поміж лімфатичною судиною та плевральною порожниною. У 2/3 випадків через 12–14 днів спостерігається одужання. Постійна лімфорея >500 мл/добу є показом до оперативного лікування.

20. Пневмоторакс

→ **ВИЗНАЧЕННЯ ТА ЕТІОПАТОГЕНЕЗ**

Пневмоторакс — це наявність у плевральній порожнині повітря, яке проникає туди, внаслідок пошкодження легень або стінки грудної клітки. Повітря в плевральній порожнині стискає легеню та є причиною погіршення газообміну.

Класифікація пневмотораксів:

1) залежно від **причини:**

   а) **спонтанний** — спричинений розривом емфізематозних булл або субплеврально розміщених альвеол; може бути як **первинним** (у попередньо здорових осіб, тобто, без симптомів захворювання легень), або **вторинним** (при таких захворюваннях легень і бронхів як ХОЗЛ, муковісцидоз, гістіоцитоз з клітин Лангерганса, лімфангіолейоміоматоз);

   б) **посттравматичний** — внаслідок травми грудної клітки, з порушенням або без порушення цілісності оболонок (ураження гострим предметом, падіння з висоти, стиснення, дорожньо-транспортна пригода);

   в) **ятрогенний** — внаслідок біопсії плеври, біопсії легені (черезшкірної або трансбронхіальної), катетеризації центральних вен (підключичної, рідше, внутрішньої яремної), механічної вентиляції легень, торакохірургічних втручань;

2) залежно від **механізму** виникнення:

   а) **закритий** — одномоментно у плевральну порожнину проникає певна кількість повітря, яке може самостійно розсмоктатись впродовж кількох днів (напр., ятрогенний пневмоторакс після пункції плеври);

   б) **відкритий** — повітря вільно проникає у плевральну порожнину через отвір у грудній клітці або у бронху і вільно виходить назовні через той же отвір; наслідком можуть стати «маятникові рухи середостіння», які можуть спричинити рефлекторну зупинку серця;

   в) **напружений (клапанний)** — у отворі, через який повітря потрапляє у плевральну порожнину, утворюється клапан, і при кожному вдосі повітря надходить у плевральну порожнину, проте під час видиху з неї вийти не може. Як наслідок, внутрішньоплевральний тиск перевищує атмосферний і постійно підвищується; це призводить не тільки до стиснення легені на стороні ураження, а й до зміщення середостіння на неуражену сторону, компресії іншої легені, стиснення великих венозних судин, зниження венозного відтоку та серцевого викиду. Наслідком цих змін є різка гіпотензія та гіпоксемія; може виникнути раптова зупинка кровообігу. **Напружений пневмоторакс є станом, який безпосередньо загрожує життю та вимагає невідкладного втручання.**

3) з огляду на **величину** (ширину порожнини пневмотораксу, тобто, на відстань поміж стінкою грудної клітки та вісцеральною плеврою [краєм легені] при РГ грудної клітки у задньо-передній проекції) — **обмежений** (<2 см) або **тотальний** (≥2 см).

→ **К Л І Н І Ч Н А   К А Р Т И Н А   Т А   П Р И Р О Д Н И Й   П Е Р Е Б І Г**

Найчастіші суб'єктивні симптоми пневмотораксу: біль плеврального характеру у грудній клітці, задишка (особливо у осіб похилого віку) і кашель; у частини хворих суб'єктивні симптоми відсутні. Первинний спонтанний пневмоторакс зазвичай виникає в спокої. Об'єктивні симптоми (→табл. 1.14-1) можуть бути слабко виражені, напр., лише ослаблення везикулярного дихання на стороні пневмотораксу. Симптомами, що супроводжують напружений пневмоторакс часто є блискавично наростаюча задишка, гіпотензія та симптоми гіпоксемії — ціаноз, тахіпное, тахікардія, а у разі подальшого наростання пневмотораксу — зупинка кровообігу. При пневмораксі супутньо може виникати підшкірна емфізема →розд. 3.22 та емфізема середостіння →розд. 3.21.

→ **Д І А Г Н О С Т И К А**

Діагностика базується на суб'єктивному і об'єктивному обстеженнях та візуалізаційних дослідженнях. На основі об'єктивних та суб'єктивних симптомів величину пневмотораксу достовірно оцінити неможливо.

Допоміжні дослідження

1. Візуалізаційні обстеження

1) **РГ** грудної клітки показує зміщення легені від стінки грудної клітки →рис. 20-1;

2) **КТ** грудної клітки є придатною для диференційної діагностики пневмотораксу та емфізематозної булли, підтвердження пневмотораксу у випадках, коли оцінку РГ у задньо-передній проекції ускладнює підшкірна емфізема, та для визначення місця знаходження дренажу у грудній клітці;

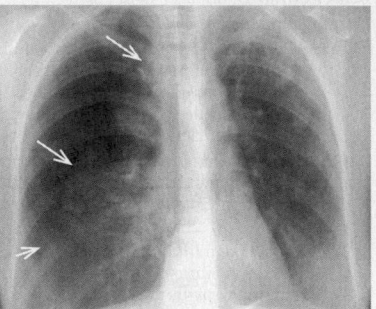

Рис. 20-1. Великий (≥2 см) пневмоторакс (стрілки показують на край легені)

3) **УЗД** (при використанні 5–10 МГц — датчика, прикладеного до грудної клітки по середньоключичній та передній паховій лінії) — підтвердження руху листків плеври, відповідно до дихальних рухів та наявності симптому хвоста комети (артефакт, який виникає на межі правильно прилягаючих листків плеври — рис. 20-2) дозволяє виключити пневмоторакс.

2. Пульсоксиметрія та газометрія артеріальної крові: зменшення SpO_2 і гіпоксемія (особливо, при тотальному та клапанному пневмотораксі), інколи виникає гіперкапнія та дихальний ацидоз (особливо, при вторинному пневмотораксі).

→ **Л І К У В А Н Н Я**

Алгоритм дій у станах безпосередньої загрози для життя

У кожному випадку призначайте кисень.

1. Напружений пневмоторакс: без зволікань зробіть пункцію плевральної порожнини у ІІ міжреберному проміжку по середньоключичній лінії (по верхньому

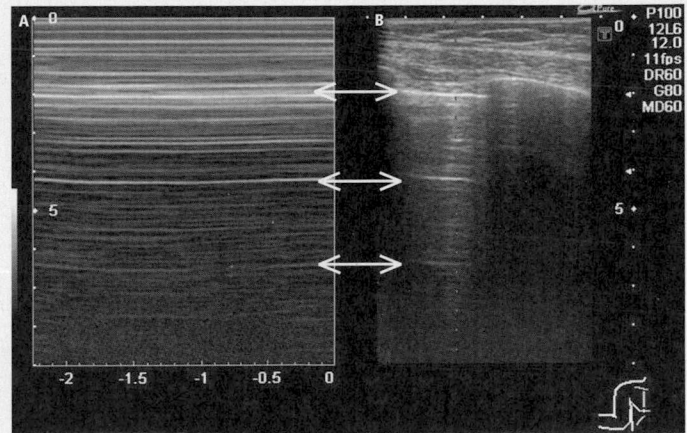

Рис. 20-2. УЗД плеври у здорової особи (А) та у пацієнта з пневмотораксом (В)

краю III ребра) за допомогою катетеру (ідентичного, як для периферичних вен) довжиною 4–5 см та діаметром 2,0 мм (14 G) або 1,7 мм (16 G) та залиште його до моменту введення дрену.

2. Двосторонній пневмоторакс: в залежності від його величини, спостерігайте за пацієнтом у відділенні інтенсивної терапії (ВІТ) та проводьте повторні РГ грудної клітки, або проведіть дренування плевральних порожнин (спочатку на стороні з більшим розміром порожнини пневмотораксу).

3. Гемопневмоторакс: вимагає термінового дренування або хірургічного втручання.

Алгоритм дій у станах, що безпосередньо не загрожують життю

Алгоритм дій при спонтанному первинному пневмотораксі →рис. 20-3.

1. Спостереження, оксигенотерапія, спокій: базові методи лікування пацієнтів з малим закритим ятрогенним пневмотораксом або спонтанним первинним пневмотораксом з незначною суб'єктивною симптоматикою (в окремих випадках включно з пацієнтами з тотальним спонтанним пневмотораксом без суб'єктивних симптомів). Можете розглянути варіант амбулаторного лікування, якщо на контрольній РГ через 3–6 год збільшення розмірів пневмотораксу не виявите. Попередьте пацієнта про можливість рецидиву пневмотораксу та про необхідність негайного звернення у лікарню, у разі наростання симптоматики. Інші пацієнти вимагають госпіталізації. Якщо немає протипоказів (напр., хронічної дихальної недостатності з залежним від гіпоксемії респіраторним драйвом →розд. 3.1), давайте кисень з потоком 10 л/хв (→розд. 24.21), це сприяє резорбції повітря з плевральної порожнини. Після 3–7 днів проведіть контрольну РГ грудної клітки. Якщо повітря розсмокталось, можете виписати пацієнта з лікарні.

2. Аспірація шприцом через катетер: при ятрогенному та при первинному спонтанному пневмотораксі, після пункції плеври (так як при торакоцентезі — для евакуації рідини з плевральної порожнини →розд. 24.8) та введення катетеру видаліть повітря (макс. 2,5 л) з плевральної порожнини шприцом, сполученим з катетером через 3 ходовий краник. У випадку неефективності аспірації застосуйте дренування плевральної порожнини. При вторинному спонтанному пневмотораксі цей метод теж можете використати, але

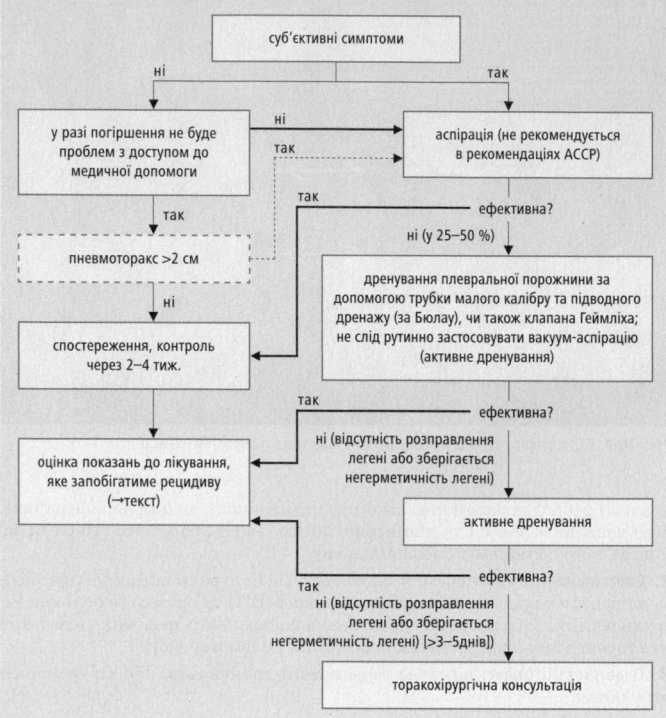

Рис. 20-3. Алгоритм лікування первинного спонтанного пневмотораксу (на основі рекомендацій BTS і ACCP, модифіковано)

тільки у пацієнтів з незначною задишкою та обмеженим пневмотораксом. Не рекомендується аспірація через катетер у пацієнтів із рецидивуючим пневмотораксом.

3. Дренування плевральної порожнини через міжреберний проміжок: дренаж, введений у плевральну порожнину, під'єднайте до трьохкамерного набору і залиште до повного розправлення легені або припинення аспірації повітря. Якщо, незважаючи на дренаж, легеня не розправляється, застосуйте активний дренаж.

4. Оперативне лікування:

1) **покази:** другий випадок пневмотораксу з однієї сторони грудної клітки; рецидив пневмотораксу з протилежної сторони грудної клітки; двосторонній спонтанний пневмоторакс; довготривала аспірація повітря або неповне розправлення легені після >5 днів дренування плевральної порожнини; гемопневмоторакс, професія пацієнта з підвищеним ризиком пневмотораксу (водолаз, пілот, професійний водій, машиніст, моряк далекого плавання, склодув, трубач); муковісцидоз (після першого випадку пневмотораксу розгляньте необхідність оперативного лікування);

2) **різновиди втручань: плевродез** (найчастіше тальком, спричинює облітерацію плевральної порожнини), найкраще відеоторакоскопічним методом;

плеврєктомія — повне видалення парієтальної плеври, що спричинює тривалу облітерацію плевральної порожнини та майже повністю попереджує рецидиви.

5. Рекомендації для осіб, які перенесли пневмоторакс: авіаперевізники рекомендують дотримуватися 6-тижневого проміжку між епізодом пневмотораксу та авіаперельотом. Перенесений пневмоторакс — це тривалий протипоказ до пірнання (винятком є пацієнти після плеврєктомії). Відмова від тютюнопаління зменшує ймовірність рецидиву пневмотораксу.

21. Емфізема середостіння

Емфізема середостіння — це присутність повітря у середостінні, яке проникає внаслідок розриву альвеол (різкого підвищення тиску в альвеолах), а також під час механічної вентиляції або хірургічних та діагностичних втручань, внаслідок травми грудної клітки, важкого загострення бронхіальної астми; рідше внаслідок перфорації трахеї, бронху чи стравоходу. Повітря проникає крізь перибронхіально-судинний простір у середостіння та, досить часто, у тканини шиї.

Симптоми: біль за грудиною, що посилюється при диханні та зміні положення тіла; задишка; дискомфорт у шиї та крепітація при пальпації шиї та надключичної ділянки — у разі потрапляння повітря у тканини шиї; симптом Хаммана — крепітація або скриплячий звук, який вислуховується у ділянці серця синхронно з серцевими скороченнями, який посилюється на вдосі і у положенні пацієнта на лівому боці.

Діагностика: РГ грудної клітки у задньо-передній проекції — лінії просвітлення поздовж лівого краю серцевої тіні, інколи — симптом «безперервної діафрагми» (лінія просвітлення, що проходить від одного куполу діафрагми до іншого під силуетом серця); у бічній проекції — повітря за грудиною та тонкі лінії просвітлення, що підкреслюють контури аорти, легеневої артерії та інших органів середостіння. Повітря у середостінні **КТ** візуалізує значно краще ніж РГ. Для виключення перфорації трахеї, бронху чи стравоходу проводиться **бронхоскопія** та **езофагоскопія**.

Лікування: у більшості випадків достатньо консервативного лікування, оскільки повітря з середостіння проникає у підшкірну клітковину шиї. Інколи потрібна декомпресія емфіземи середостіння або хірургічна ревізія місця потрапляння повітря. У випадку механічної вентиляції легень, потрібно застосувати активне дренування супутнього пневмотораксу; корисним також може бути зменшення дихального об'єму або максимального тиску на вдосі, позитивного тиску у кінці видиху (ПТКВ, РЕЕР) або використання підтримки тиском спонтанного дихання.

22. Підшкірна емфізема

Підшкірна емфізема — це наявність повітря у підшкірній клітковині. Найчастіше виникає внаслідок потрапляння під шкіру шиї (рідше, грудної клітки, голови і живота) повітря з пневмотораксу або емфіземи середостіння; рідко може виникати внаслідок перфорації шлунково-кишкового тракту нижче пупка.

Симптоми: дискомфорт у шиї та грудній клітці, крепітація при пальпації шиї та надключичних ділянок; симптоми пневмотораксу або емфіземи середостіння.

Діагностика: РГ грудної клітки виявляє наявність повітря у підшкірній клітковині шиї та грудної клітки; крім того рентгенологічні симптоми пневмотораксу чи перфорації шлунково-кишкового тракту (повітря під куполом діафрагми при оглядовій РГ черевної порожнини).

Лікування: якщо підшкірна емфізема пов'язана з емфіземою середостіння, а причиною не є перфорація стравоходу, бронху чи трахеї, достатньо консервативного лікування (спостереження). Підшкірна емфізема з супутнім пневмотораксом може вимагати активного дренування. Підшкірна емфізема, що асоційована з перфорацією ШКТ чи дихальних шляхів, є показом до негайного проведення хірургічного втручання.

23. Пухлини і кісти середостіння

Поділ за локалізацією:

1) **переднє середостіння:** вилочкова залоза — гіперплазія, кіста, пухлина вилочкової залози; щитовидна залоза — загрудинний зоб, аденома парашитовидних залоз; гермінногенні пухлини — тератома, семінома, хоріокарцинома, ембріональний рак; лімфопроліферативні хвороби — лімфома Ходжкіна, неходжкінські лімфоми; мезенхімальні — ліпома, ліпосаркома, ангіосаркома, лейоміома; лімфангіома середостіння;

2) **середнє середостіння:** збільшення лімфатичних вузлів — лімфоми, гранулематозні хвороби (саркоїдоз, туберкульоз, силікоз, грибкові інфекції); метастази пухлин інших органів; кісти — перикарду, бронхів; судинні зміни — аневризма аорти, аневризма плечоголовного стовбуру, вроджені вади розвитку судин; діафрагмальні грижі;

3) **заднє середостіння:** пухлини нервової тканини (нейробластома); стравоходу — ахалазія, кіста, рак, дивертикул; бічні менінгоцеле грудного відділу хребта; кісти грудної протоки.

Симптоми: задишка, кашель, стридор, постійні або періодичні болі за грудиною (з іррадіацією до стінки грудної клітки), порушення ковтання, невралгії та інші неврологічні симптоми (викликані компресією спинного мозку пухлиною нейрогенного походження); синдром верхньої порожнистої вени →розд. 2.32; а у частині випадків — безсимптомно.

Діагноз: РГ і КТ грудної клітки, диференціювання з метастазами пухлин інших локалізацій (легень, грудної залози, шлунку і т. д.) і можливо виявлення первинної пухлини (у чоловіків обстежте яєчка!), медіастіноскопія і біопсія.

24. Гострий медіастиніт

Становить безпосередню загрозу життю, ускладнюється септичним шоком.

Причини: перфорація стравоходу або бронха після ендоскопії, розрив стравоходу під час блювання або внаслідок травми (різані, вогнестрільні рани) чи бужування стенозу; паратонзилярний абсцес; гнійний шийний лімфаденіт; хірургічні втручання з транстернальним доступом.

Симптоми: інтенсивний біль за грудиною, який посилюється під час дихання або кашлю, погано піддається знеболенню; болючість в ділянці грудини і місцях з'єднання ребер; симптоми емфіземи середостіння та підшкірної емфіземи; ознаки запалення SIRS або сепсису.

Діагноз: РГ або КТ грудної клітки дозволяє виявити у середостінні повітря або рідину, а ендоскопія — перфорацію стравоходу, трахеї або бронха.

Лікування: хірургічне — дренаж середостіння і, можливо, ушивання перфорації стравоходу, трахеї або бронху; антибіотики широкого спектру дії.

25. Маніфестація захворювань сполучної тканини у дихальній системі

Зміни з боку дихальної системи виникають в перебігу більшості захворювань сполучної тканини (→табл. 25-1).

1. Хронічні інтерстиціальні зміни: виникають часто (особливо при системній склеродермії [≈90 % на КТВР], змішаному захворюванні сполучної тканини [MCTD; 20–65 %], РА [≈40 %] і дерматоміозиті), можуть бути першим симптомом захворювання сполучної тканини. Гістологічна картина — зазвичай неспецифічна інтерстиціальна пневмонія (NSIP), рідше (як правило, при

Таблиця 25-1. Легеневі маніфестації системних захворювань сполучної тканини

Маніфестації	ССД	РА	СЧВ	СШ	ЗЗСТ	ПМ/ДМ
ідіопатичний легеневий фіброз	+++	++	+	+	++	++
криптогенна організується пневмонія	+	++	+	+		++
лімфоцитарна інтерстиціальна пневмонія		+	+	+		
гостра вовчакова пневмонія			+			
дифузне альвеолярне пошкодження						+
аспіраційна пневмонія	+					+
легеневі вузлики		+				
облітеруючий бронхіоліт		+		+		+
фолікулярний бронхіоліт		+		+		
бронхіоліт				+		
бронхоектази		++				
ксеротрахея				+		
васкуліт		+	+			+
легенева гіпертензія	+		+	+		
антифосфоліпідний синдром			+			
дифузна альвеолярна кровотеча			+			+
зміни в плевральній порожнині		+++	+++		++	
зовнішня рестрикція	+					
слабкість дихальних м'язів						+
синдром «зморщеного легкого»			+			

[a] пропущено васкуліти не зв'язані з системними захворюваннями наведеними в таблиці
ЗЗСТ — змішане захворювання сполучної тканини, ПМ/ДМ — поліміозит і дерматоміозит, РА — ревматоїдний артрит, СЧВ — системний червоний вовчак, СШ — синдром Шегрена, ССД — системна склеродермія

РА) — зазвичай інтерстиціальна пневмонія (UIP), ще рідше — інша гістологічна картина.

Об'єктивні і суб'єктивні **симптоми** слабко виражені, часто замасковані симптомами основного захворювання. Прогресування зазвичай повільне, але можуть виникати загострення, подібні як при ідіопатичному фіброзуючому альвеоліті.

Лікування: системна склеродермія із залученням легень →розд. 16.5. При інших захворюваннях сполучної тканини → преднізон, зазвичай в поєднанні з азатіоприном, мікофенолатом мофетилу чи циклофосфамідом (у тяжчих випадках). Невідкладне лікування при погіршенні стану пацієнтів, попри в/в терапію → ритуксимаб. У випадках інтерстиціальних змін на пізніх стадіях — зважте можливість трансплантації легень.

2. Гострі інтерстиціальні зміни: клінічна картина нагадує гостру інтерстиціальну пневмонію (ГІП); найчастіше зустрічається при дерматоміозиті, а також при системному червоному вовчаку (СЧВ). Вимагає диференціації з тяжкою інфекцією.

Лікування: метилпреднізолон у великих дозах (1–2 мг/кг/добу в/в, у важких випадках — 0,25–1,0 г/добу в/в протягом декількох днів); за відсутності поліпшення → циклофосфамід (2–4 мг/кг/добу п/о або 15 мг/кг в/в 1×на міс. протягом 1–6 міс.).

3. Зміни в дихальних шляхах: при синдромі Шегрена часто виникають зміни в трахеї, при РА — бронхіоліт (облітеруючий або фолікулярний) і бронхоектази, також при деяких васкулітах:

1) при гранулематозному поліангіїті (Вегенера) — у більшості хворих виникають зміни у верхніх дихальних шляхах, часто також до процесу залучаються легені →розд. 16.8.3;

2) при еозинофільному гранулематозі з поліангіїтом (Черджа-Строс) — у 95 % пацієнтів розвивається астма, зазвичай з важким перебігом, часто виникають зміни в паренхімі легенів або гідроторакс →розд. 16.8.4.

4. Зміни в легеневих судинах: запалення або тромбоз, або вторинні (по відношенню до інтерстиціальним) зміни. У більшості випадків обмеженої форми системної склеродермії (рідше при дифузній формі ССД) виникають зміни в легеневих артеріях, які полягають на розвитку концентричного фіброзу судин; у 5–33 % хворих (частіше при дифузній формі) розвивається легенева гіпертензія. Вона виникає також і у ≈10 % хворих з ССД. Васкуліти можуть стати причиною дифузної альвеолярної кровотечі →розд. 3.14.4. Алгоритм дій при легеневій гіпертензії →розд. 2.21.

5. Інші зміни →табл. 25-1.

26. Залежність від тютюнопаління

→ ДІАГНОСТИКА

Алгоритм лікування осіб, які мають залежність від тютюнопаління →рис. 26-1.

1. Зберіть детальний анамнез щодо історії паління: у якому віці почав палити, кількість випалюваних за день цигарок (у даний час і в різні періоди життя), кількість спроб відмовитись від залежності, тривалість періодів відмови від паління, причини повернення до шкідливої звички. Цю інформацію відображайте у медичній документації і запитуйте про паління при кожному візиті до лікаря.

2. Оцініть мотивацію пацієнта щодо відмови від паління →табл. 26-1.

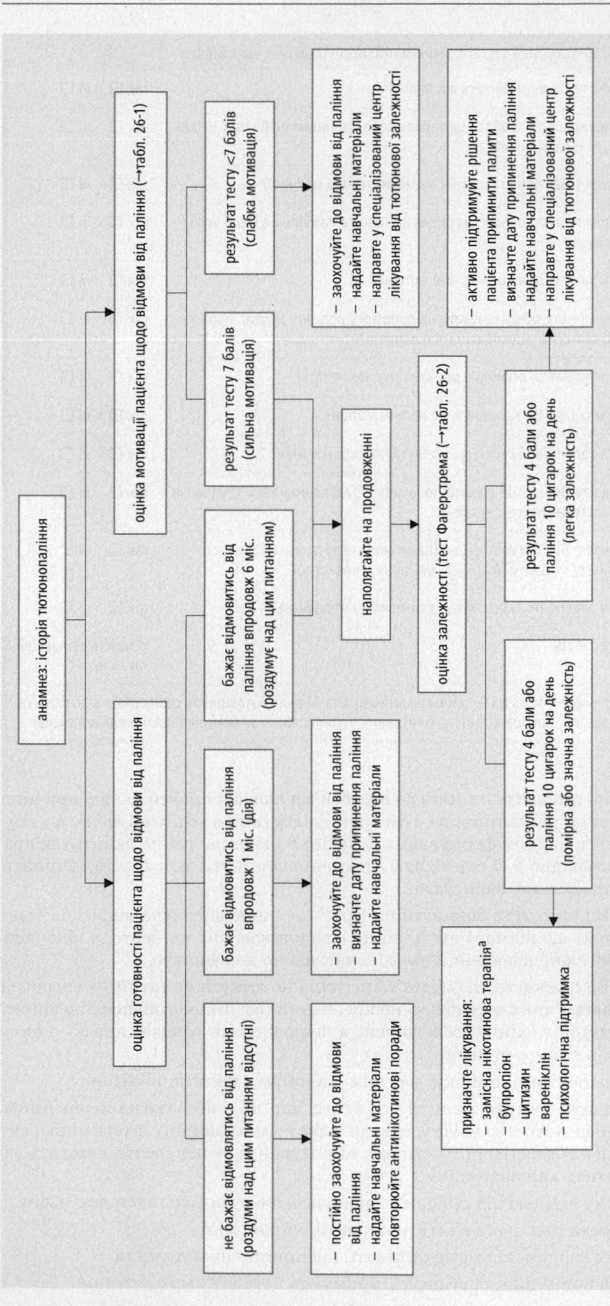

анамнез: історія тютюнопаління

оцінка мотивації пацієнта щодо відмови від паління (→табл. 26-1)

оцінка готовності пацієнта щодо відмови від паління

результат тесту <7 балів (слабка мотивація)
- заохочуйте до відмови від паління
- надайте навчальні матеріали
- направте у спеціалізований центр лікування від тютюнової залежності

результат тесту 7 балів (сильна мотивація)

бажає відмовитись від паління впродовж 6 міс. (роздумує над цим питанням)

наполягайте на продовженні

оцінка залежності (тест Фагерстрема →табл. 26-2)

бажає відмовитись від паління впродовж 1 міс. (дія)
- заохочуйте до відмови від паління
- визначте дату припинення паління
- надайте навчальні матеріали

не бажає відмовитись від паління (роздуми над цим питанням відсутні)
- постійно заохочуйте до відмови від паління
- надайте навчальні матеріали
- повторюйте антинікотинові поради

результат тесту 4 бали або паління 10 цигарок на день (помірна або значна залежність)

результат тесту 4 бали або паління 10 цигарок на день (легка залежність)
- активно підтримуйте рішення пацієнта припинити паління
- визначте дату припинення паління
- надайте навчальні матеріали
- направте у спеціалізований центр лікування від тютюнової залежності

призначте лікування:
- замісна нікотинова терапія[a]
- бупропіон
- цитизин
- вареніклін
- психологічна підтримка

[a] Можна застосовувати у комбінації з бупропіоном

Рис. 26-1. Алгоритм дій лікаря щодо осіб, які палять

Таблиця 26-1. Оцінка ступеню мотивації щодо відмови від паління

1. Чи хочете Ви відмовитись від паління?	так ☐	ні ☐
2. Чи Ви вирішили зробити це заради себе, чи інших осіб? (так — для себе, ні — для інших)	так ☐	ні ☐
3. Чи були у Вас раніше спроби відмовитись від паління?	так ☐	ні ☐
4. Чи орієнтуєтесь, в яких ситуаціях Ви палите найбільше і для чого це робите?	так ☐	ні ☐
5. Чи Ви знаєте, для чого палите тютюн?	так ☐	ні ☐
6. Чи Ви можете розраховувати на допомогу родини, друзів, партнера, якщо схотіли б відмовитись від паління?	так ☐	ні ☐
7. Чи члени Вашої родини є особами, що не палять?	так ☐	ні ☐
8. Чи в місці, де Ви працюєте, не палять тютюн?	так ☐	ні ☐
9. Чи Ви задоволені своєю роботою та способом життя?	так ☐	ні ☐
10. Чи знаєте Ви, як і де шукати допомогу у разі виникнення труднощів при абстинентному синдромі?	так ☐	ні ☐
11. Чи знаєте Ви, з якими труднощами можете зустрітись при абстинентному синдромі (спокуси, бажання, слабкості)?	так ☐	ні ☐
12. Чи Ви знаєте, як впоратись із кризовими ситуаціями?	так ☐	ні ☐
Результат тесту	**кількість відповідей так… ні…**	

сума відповідей «так» ≥7 — сильна мотивація та більша ймовірність самостійно відмовитись від залежності; більша кількість негативних відповідей — необхідне підвищення мотивації

3. Оцініть готовність пацієнта до відмови від паління і поясніть, що причина повернення до паління не зумовлена відсутністю «сильної волі», а є нормальним процесом формування поведінки людини, яка не палить (як правило, необхідно 5—7 спроб, щоб остаточно покинути залежність). Оцінити готовність можна, запитуючи:

1) «Чи Ви би хотіли покинути палити?» — лише впевнена відповідь «так» означає, що відмова від паління є важливою для пацієнта, а відповідь «ні» чи «я не впевнений/на» означає, що це не важливо.

2) «Чи Ви вважаєте, що маєте шанс успішно кинути палити?» — впевнена відповідь «так», а також «я не впевнений/на» означає відповідно високу або помірну оцінку своїх шансів, а відповідь «ні» означає низьку оцінку шансів кинути палити.

Якщо пацієнт ще не міркує над тим, чи кинути палити, необхідно:

1) порадити кинути палити і вказати, що це є абсолютно необхідним. Рекомендується використовувати коротку мотиваційну інтервенцію, яку слід повторювати при кожному відвідуванні — попросити пацієнта задуматися над наступним:

   а) чому відмова від шкідливої звички може бути важливою для нього

   б) якими для нього є негативні наслідки паління

   в) яку користь він може отримати від припинення паління

   г) які потенційні перешкоди стримують його від цього рішення.

Таблиця 26-2. Опитувальник для оцінки нікотинової залежності, за Фагерстремом

Питання	Відповіді	Бали
1. Коли після пробудження Ви випалюєте першу цигарку?	до 5 хв	3
	через 6–30 хв	2
	через 31–60 хв	1
	через 60 хв	0
2. Утримання від паління в місцях де це недозволено, є для Вас проблемою?	так	1
	ні	0
3. Від якої цигарки Вам найважче відмовитись?	від першої зранку	1
	від кожної наступної	0
4. Скільки цигарок Ви випалюєте за день?	≤10	0
	11–20	1
	21–30	2
	≥31	3
5. Чи зранку палите більше цигарок, ніж протягом дня?	так	1
	ні	0
6. Чи не можете Ви відмовитись від паління навіть під час хвороби, тоді коли потрібно дотримуватись ліжкового режиму?	так	1
	ні	0
	разом	
Ступінь нікотинової залежності	**Кількість балів**	
	0–3 слабка	
	4–6 середня	
	7–10 сильна	

2) вручити йому навчальні матеріали

3) повторювати рекомендацію кинути палити під час кожного контрольного відвідування.

4. Діагностуйте залежність від тютюну: підтвердження ≥3 з наступних симптомів:

1) відчуття потреби куріння;

2) труднощі контролювання поведінки стосовно паління;

3) наявність нікотинового абстинентного синдрому;

4) толерантність дози (з часом потреба частішого паління);

5) прогресуюча втрата інших інтересів через паління;

6) продовження паління, незважаючи на знання про його шкідливий вплив на організм. Оцініть ступінь залежності від нікотину з використанням тесту Фагерстрема →табл. 26-2.

5. Симптоми нікотинового абстинентного синдрому (НАС):

1) **суб'єктивні симптоми** — психологічний «голод» нікотину, нав'язливі думки про паління, психічний неспокій, напруженість, труднощі з розслабленням, надмірна нервозність (дратівливість або агресивність), відчуття дискомфорту і розчарування, депресія або пригнічений настрій, труднощі з концентрацією уваги, порушення сну, підвищений апетит;

2) **об'єктивні симптоми** — брадикардія, зниження артеріального тиску, зменшення концентрації кортизолу і катехоламінів у крові, порушення пам'яті, розлади селективної уваги, збільшення ваги тіла;

3) найбільшої інтенсивні НАС проявляються впродовж першого місяця після припинення паління; потім вони поступово спадають, хоча, бажання палити часто з'являється через багато місяців або навіть років після припинення паління, що може призвести до повернення залежності.

→ ЛІКУВАННЯ

Загальні рекомендації

1. У розмові з пацієнтом виділіть найбільш значимі наслідки паління для здоров'я; визначте важливі для пацієнта переваги відмови від паління; обговоріть можливі труднощі при подоланні залежності та порадьте, як з ними боротись (напр., розкажіть про симптоми абстинентного синдрому і способи, як їх долати).

2. Обмеження набору ваги тіла можна досягти шляхом призначення відповідних фізичних вправ та здорового харчування. Використання рекомендованих препаратів уповільнює збільшення ваги тіла після відмови від паління, але не запобігає збільшенню ваги.

3. Лікування залежності від тютюнопаління повинно бути комплексним і включати в себе елементи психотерапії, вивчення нових форм поведінки і, при необхідності, медикаментозне лікування →рис. 26-1.

4. Вибір методу лікування залежності від тютюнопаління залежить від: готовності пацієнта подолати залежність, індивідуальних особливостей та вподобань пацієнта; часу, який можемо присвятити пацієнту; ступеню нікотинової залежності, кваліфікації лікаря або медсестри; витрат на лікування.

Протинікотинове консультування

Мінімальне втручання (принцип «5 × П»)

1. «за**Питайте**» про залежність від паління. Запишіть на видному місці, найкраще, на першій сторінці історії хвороби, чи палить пацієнт; вкажіть стаж паління (у кожному медичному закладі повинна бути доступною анкета Фагерстрема, яку пацієнт із тютюновою залежністю заповнює перед прийомом до лікаря).

2. «**Порадьте**» відмовитись від паління, намагайтеся зміцнити мотивацію: власне здоров'я і здоров'я сім'ї, хороший приклад для тих, котрі палять у сімейному оточенні або на роботі, витрати на паління, естетичні погляди, самоконтроль.

3. «**Пам'ятайте**» про оцінку мотивації та готовності відмовитись від паління.

4. «**Помагайте**» пацієнту відмовитись від залежності:

1) визначте дату припинення паління (зобов'язує повне утримання від паління; метод поступового зниження кількості цигарок мало ефективний);

2) порадьте позбутися цигарок з помешкання, уникати осіб, котрі палять, та ситуацій, в яких хочеться палити;

3) попередьте, що перші кілька тижнів будуть важкими, але потрібно витримати;

4) рекомендуйте фізичні вправи і дієту з великою кількістю фруктів і рідини, які допомагають пройти цей період;

5) рекомендуйте фармакологічну терапію →рис. 26-1;

6) надайте матеріали, що допоможуть кинути палити.

5. «**Плануйте**» термін контрольних відвідувань або телефонний контакт, щоб перевірити реалізацію плану припинення паління (перше відвідування — впродовж 1 тижня від визначеної дати припинення паління, друге — впродовж наступного місяця, а далі — залежно від потреб. Впродовж цих візитів:

1) привітайте з успіхом, якщо спроба була успішною, і підкресліть необхідність повного утримання від паління;

2) якщо спроба була невдала, заспокойте пацієнта, що повернення до паління часто трапляється, а навіть коротка перерва є хорошим досвідом; обговоріть причини невдачі; призначте ліки або збільшіть дозу замісної нікотинової терапії (ЗНТ).

Фармакологічне лікування

1. Замісна нікотинова терапія (ЗНТ): препарати і дозування →табл. 26-3. Призначайте з обережністю особам, які перенесли інфаркт міокарду або

Таблиця 26-3. Форми, дозування та принципи використання ЗНТ

Форма	Дозування	Застереження
жувальна гумка	для тих, хто палить >20 цигарок/день — 4 мг, для усіх інших — 2 мг; макс. 24 жувальних гумок/день (у залежності від препарату); зазвичай протягом 3 міс. (макс. 12 міс.), поступова відміна	Можна використовувати регулярно (напр., по 1 штуці кожні 1–2 год) або при появі бажання запалити цигарку. Гумку жувати повільно до появи смаку та відчуття затерпання чи пощипування в ротовій порожнині; далі, слід розмістити гумку між яснами та щокою. Таку послідовність дій повторювати впродовж 30 хв або до зникнення смаку. Під час жування гумки не їсти і не пити нічого, окрім води.
пластир	для тих, хто палить >10 цигарок/день — пластир з підвищеним вмістом нікотину, для усіх інших — з нижчим; спочатку використовується пластир з більшою дозою впродовж 6 тиж., далі, з меншою дозою 10–12 тиж., включно (макс. 6 міс.)	Використовувати 1 ×день, одразу після сну; пластир встановлювати на чисту, не укриту волоссям і непошкоджену ділянку шкіри на плечі, стегні або тулубі кожного разу у іншому місці. Пластир притискати до шкіри впродовж 10–15 с. Пластир з повільним виділенням нікотину впродовж 16 год потрібно знімати ввечері, а пластир з повільним виділенням нікотину впродовж 24 год — зранку.
льодяники	для тих, які палять першу цигарку ≤30 хв після сну — 4 мг, для інших — 1,5 або 2 мг; макс. 15–20 льодяників/день до 12 тиж., поступова відміна; включно, впродовж, макс. 6 міс.	Льодяник покладіть у ротову порожнину та розсмоктуйте його час від часу, до повного розчинення (20–30 хв). Не ковтати, не розкушувати і не жувати. Під час розсмоктування льодяника не їсти і не пити.
таблетки для розсмоктування	для тих, хто палить >20 цигарок/день — 4 мг, для інших — 1,5 мг; 8–12 табл./добу (макс. 15 табл./добу) впродовж 2–3 міс., поступова відміна; включно, впродовж, макс. 9 міс.	як вище
інгалятор	використовувати при виникненні відчуття потреби запалити; впродовж 3 міс. 6–12 картриджів/добу, далі, поступово зменшуючи дозу, впродовж 6–8 тиж., включно, макс. 6 міс.	Картриджа для інгалятора вистачає на 3–4 інгаляції. Кожна інгаляція повинна тривати 20–30 хв, пацієнт повинен затягуватись вдвічі частіше, ніж при палінні цигарки. Не використовувати при температурі <15 °C.
аерозоль для ротової порожнини	використовувати, при виникненні відчуття потреби запалити 1–2 дози кожні 30–60 хв протягом 9 тиж.; до 4 доз/год і 64 доз/добу (4 дози/год протягом 16 год), далі поступово зменшуючи кількість доз, включно макс. 6 міс.	

Таблиця 26-4. Дозування ненікотинових лікарських препаратів, які застосовують для лікування тютюнової залежності

Лікар-ський засіб	Дозування	
	початкова терапія	підтримуюча терапія
бупро-піон	лікування слід починати 1–2 тиж. перед запланованою датою відмови від тютюнопаління; дні 1-ий–3-ій — 1 табл. (150 мг) рано, від 4. дня протягом 7–12 тиж. від дня відмови від паління 150 мг 2 × на добу	можна продумати можливість застосування 150 мг 2 × на добу протягом 6 міс.
цитизин	лікування слід починати 1–5 днів перед запланованою датою відмови від тютюнопаління; дні 1-ий–3-ій — 1 табл. (1,5 мг) кожні 2 год (6 × на добу), дні 4-ий–12-ий — 1 табл. кожні 2,5 год (5 × на добу), дні 13-ий–16-ий — 1 табл. кожні 3 год (4 × на добу), дні 17.–20. — 1 табл. кожні 5 год (3 × на добу), дні 20-ий–25-ий — 1–2 табл. на добу	–
варени-клін	лікування слід починати 1–2 тиж. перед запланованою датою відмови від тютюнопаління; дні 1-ий–3-ій — 1 табл. (0,5 мг) 1 × на добу, дні 4-ий–7-ий — 1 табл. (0,5 мг) 2 × на добу, від 8-ого дня протягом наступних 11 тиж. 1 мг 2 × на добу	в осіб, які кинули палити протягом 12 тиж. лікування, можна продумати можливість застосування у дозі 1 мг 2 × на добу протягом наступних 12 тиж., а в осіб, обтяжених високим ризиком рецидиву шкідливої звички — поступове зниження дози лікарського препарату

інсульт впродовж останніх 2 тиж., з важкими аритміями, тяжкою або нестабільною коронарною хворобою. Побічні ефекти: гикавка, сухість у роті, диспепсія, нудота, печія, біль щелепи (симптоми, зазвичай, незначні і скороминущі, їм може запобігти зміна техніки жування), подразнення ротової порожнини і горла, відчуття печіння у роті, біль у горлі, головний біль і запаморочення, кашель, тахікардія, порушення сну, риніт при використанні інгалятора, місцеві шкірні реакції при використанні пластирів (у ≈50 %; як правило, вони незначні, минають самостійно). Допускається одночасне призначення деяких препаратів ЗНТ (регулярно пластир + інгалятор; регулярно пластир + гумка, довільно), а також ЗНТ і бупропіон.

2. Бупропіон: діє на ЦНС та взаємодіє з багатьма препаратами, тому слід уважно ставитися до протипоказів, а також попередити пацієнта про можливість побічних ефектів. Дозування →табл. 26-4. Протипокази: судомні напади, нервова анорексія, булімія, застосування інгібіторів МАО впродовж останніх 14 днів, залежність від інших психоактивних речовин (напр., від алкоголю, бензодіазепінів, барбітуратів), органічне пошкодження ЦНС; під час лікування бупропіоном допускається тільки помірне споживання алкоголю. Найсерйозніші побічні ефекти: судоми; безсоння; збудження; сухість в роті; зміни поведінки, ворожість, неспокій, депресія, суїцидальні думки та спроби суїциду (у разі появи таких симптомів або змін поведінки, що не характерні для синдрому нікотинової абстиненції, відповідно до настанови FDA, порекомендуйте негайно звернутись до лікаря). Останні дослідження не підтверджують підвищеного ризику виникнення цих симптомів.

3. Вареніклін: синтетичний частковий агоніст нікотинових рецепторів з доведеною ефективністю. Дозування →табл. 26-4. Протипокази: вагітність, термінальна стадія ниркової недостатності. Слід дотримуватися обережності у осіб з психічними розладами. Інформації щодо безпеки та ефективності у осіб <18 років немає. Найчастіші побічні ефекти: нудота помірної інтенсивності, що зменшується в процесі лікування; незвичайні сновидіння, безсоння і головний біль, а також підвищений апетит, запаморочення і сонливість (погіршує здатність до керування автотранспортом), порушення смаку, шлунково-кишкові розлади, сухість у ротовій порожнині, втома; схожі з бупропіоном рекомендації від FDA →див. вище, а також застереження про підвищення ризику серцево-судинних інцидентів. У недавньому, дуже великому ретроспективному дослідженні у пацієнтів, які лікувались вареніклном або бупропіоном, у порівнянні з пацієнтами, які отримували замісну нікотинову терапію, виявлено нижчий ризик серцево-судинних захворювань, цереброваскулярних інцидентів. а також психічних розладів.

4. Цитизин: природний алкалоїд, частковий агоніст нікотинових рецепторів, з доведеною ефективністю у здорових осіб. Дозування →табл. 26-4. Протипокази: підвищена чутливість до цитизину, артеріальна гіпертензія, феохромоцитома, нестабільна стенокардія, недавній інфаркт міокарду, клінічно вагомі порушення ритму серця, недавній інсульт, вагітність та грудне вигодовування. Обережно призначайте пацієнтам з важким атеросклерозом або виразковою хворобою в стадії загострення. Побічні ефекти: нудота, блювання, діарея, розширення зіниць, тахікардія, підвищення артеріального тиску, слабкість і погане самопочуття.

1. Порушення моторики стравоходу

Класифікація порушень моторики стравоходу:

1) **первинні** — ахалазія, дифузний спазм стравоходу (штопороподібний стравохід), болючий спазм стравоходу (стравохід типу «лускунчика»), неспецифічні;

2) **вторинні** — при системній склеродермії, цукровому діабеті, зловживанні алкоголем, психічних порушеннях, хворобі Шагаса, старінні.

1.1. Ахалазія

➡ **ВИЗНАЧЕННЯ ТА ЕТІОПАТОГЕНЕЗ**

Найчастіше (>70 %) первинне захворювання з порушенням моторики стравоходу нез'ясованої етіології, що характеризується підвищенням тиску у спокої та порушенням розслаблення нижнього сфінктера стравоходу (НСС) і відсутністю первинної перистальтичної хвилі в тілі стравоходу. Порушення розслаблення НСС ймовірно спричинене пошкодженням та зменшенням кількості постгангліонарних нейронів сплетіння Ауербаха, що відповідають за розслаблення НСС. Одночасно з прогресуванням захворювання розвивається звуження стравоходу, з розширенням просвіту вище від звуження та з чітко вираженим стоншенням стінки.

➡ **КЛІНІЧНА КАРТИНА ТА ПРИРОДНИЙ ПЕРЕБІГ**

Найбільш характерними є труднощі при ковтанні, спочатку твердої їжі, пізніше також і рідкої. Дисфагія може супроводжуватися: регургітацією харчового вмісту до ротової порожнини, болем у грудній клітці, печією, хронічним кашлем, та призводить до схуднення і гіпотрофії; регургітація харчових мас може викликати аспіраційну пневмонію та абсцес легені. Інші ускладнення: езофагіт, дивертикул дистального відділу стравоходу, кровотечі (рідко).

➡ **ДІАГНОСТИКА**

Допоміжні дослідження

1. РГ стравоходу з контрастуванням: НСС створює картину, т. зв. «пташиного дзьоба» з гладкими контурами стінок, що гостро звужуються донизу.

2. Ендоскопія необхідна з метою виключення інших причин звуження, передусім раку стравоходу. Вона також виявляє, чи з захворюванням не співісне грижа стравохідного отвору діафрагми, що важливо знати перед виконанням хірургічного лікування.

При важкій ахалазії: стравохід атонічний, розширений та звивистий, зміни слизової оболонки внаслідок тривалого подразнення харчовими масами, що затримуються у стравоході (еритема, крихкість, виразки, кандидоз), НСС закритий та не відкривається під час накачування повітря, але при невеликому натиску пропускає ендоскоп до шлунку. Сильний опір та ущільнення ділянки сфінктера свідчать про інші причини (післязапальний стеноз, рак).

3. Манометрія стравоходу дозволяє виявити відсутність перистальтики в тілі стравоходу (у >90 % хворих) та зміни тонусу НСС — підвищення тиску у спокої (>45 мм рт. ст.) та порушення розслаблення.

Діагностичні критерії

Діагноз базується на основі РГ верхнього відділу ШКТ з рентгенконтрастною речовиною та ендоскопічного обстеження, а з метою підтвердження виконується манометрія стравоходу.

Диференційна діагностика

Інші причини дисфагії →розд. 1.13. Основне значення мають анамнез та ендоскопічне обстеження.

➡ ЛІКУВАННЯ

Загальні принципи

1) обмеження вживання їжі, що важко ковтається; інколи показана подрібнена або кашкоподібна їжа;

2) уникати поспіху та станів емоційного напруження, які сприяють розвитку спазму кардії;

3) підвищення узголів'я ліжка з метою запобігання аспірації застійним вмістом зі стравоходу.

Фармакологічне лікування

Як доповнення до інвазивного лікування застосовують ЛЗ, що зменшують тонус НСС, зазвичай **ізосорбіду динітрат** 5–20 мг сублінгвально за 10–30 хв перед прийомом їжі (ефект ≈1,5 год).

Ендоскопічне лікування

1. Процедури механічного розширення стравоходу: виконуються з премедикацією, під радіологічним контролем. Ефективність повторюваних процедур у середньому — 80 %. Ускладнення: перфорація стравоходу (у випадку підозри зробіть РГ з використанням водорозчинного контрастного засобу), кровотеча з верхнього відділу ШКТ, рефлюкс-езофагіт, аспіраційна пневмонія.

2. Ін'єкція ботулотоксину під час ендоскопії: гальмує вивільнення ацетилхоліну, внаслідок чого зменшує спазм НСС. Цей метод рекомендується у тому випадку, якщо інші методи протипоказані або неефективні. Ефективність повторюваних ін'єкцій у середньому — 50 %.

3. Ендоскопічна міотомія (POEM): поздовжня міотомія стравоходу спеціальним ножем, введеним через гастроскоп. Процедура проводиться під загальним наркозом з ендотрахеальною інтубацією.

Хірургічне лікування

Кардіоміотомія, тобто поздовжній розріз м'язів стравоходу та кардії. Ефективність подібна, як при ендоскопічному розширенні. Покази: стеноз кардії, який унеможливлює введення провідника в шлунок, вік <30 р., перспектива багаторазових процедур розширення стравоходу. Ускладнення — гастроезофагеальний рефлюкс. В окремих ситуаціях (напр., дуже велике розширення стравоходу) може бути показаним видалення стравоходу.

➡ ПРОГНОЗ

Більшість хворих потребують частих ендоскопічних процедур (розширення стравоходу або введення ботулінічного токсину) або міотомії (ендоскопічної або хірургічної), а ефект, нерідко, неповний. Навіть після ефективного лікування ризик раку стравоходу ймовірно залишається підвищеним, тому деякі автори рекомендують періодичний ендоскопічний контроль.

1.2. Дифузний спазм стравоходу

Поява сильних, нескоординованих (непропульсивних) спазмів м'язів стравоходу одночасно на різних рівнях. Етіологія невідома.

Симптоми: можуть розвинутися у будь-якому віці, але зазвичай після 40 років. Характерними симптомами є біль у грудній клітці, локалізований найчастіше за грудиною, або дисфагія. Біль може з'являтись разом з першими ковтками їжі, але інколи також незалежно від прийому їжі. Дисфагія може бути вираженою та призводити до гіпотрофії.

Діагноз: встановлюється на основі РГ стравоходу після подачі рентген-контрастної речовини (порушений пасаж рентгенконтрастної речовини, штопороподібні зміни, дуже сильні спазми можуть нагадувати дивертикули) та манометрії стравоходу. Завжди слід виконати ендоскопічне обстеження з метою виключення органічних причин дисфагії та відповідні обстеження з метою виключення ішемічної хвороби серця.

Лікування: фармакологічне, як при ахалазії — застосування в режимі «за потребою» блокаторів кальцієвих каналів (ніфедипін) або нітратів (нітро-гліцерин, ізосорбіду динітрат). Багато пацієнтів потребують гальмування шлункової секреції за допомогою інгібітора протонної помпи. Не доведено переваги хірургічного лікування.

1.3. Болючий спазм стравоходу

Порушення моторики, що характеризується спазмами дистальної частини стравоходу, з середнім перистальтичним тиском цій ділянці >180 мм рт. ст. Етіологія невідома. **Симптоми:** в основному, біль у грудній клітці та дисфагія.

Діагностика: на основі манометрії стравоходу. Радіологічні, ендоскопічні і сцинтиграфічні обстеження не допомагають при постановці діагнозу; їх результат, зазвичай, у межах норми.

Лікування: таке ж, як при дифузному спазмі стравоходу.

2. Гастроезофагеальна рефлюксна хвороба

→ **ВИЗНАЧЕННЯ ТА ЕТІОПАТОГЕНЕЗ**

Гастроезофагеальна рефлюксна хвороба (ГЕРХ) — це наявність типових скарг, або пошкодження слизової оболонки стравоходу, спричинене патологічною регургітацією шлункового вмісту до стравоходу, внаслідок порушення функції НСС. Етіологія захворювання є багатофакторною. ГЕРХ може також розвинутись при системній склеродермії, цукровому діабеті, алкогольній поліненуропатії або гормональних порушеннях, та внаслідок прийому ліків, що зменшують тиск у НСС (пероральні контрацептиви, нітрати, блокатори кальцієвих каналів, метилксантини, β_2-міметики, антихолінергічні препарати). Виникненню ГЕРХ сприяють грижа стравохідного отвору діафрагми, вагітність та ожиріння.

→ **КЛІНІЧНА КАРТИНА ТА ПРИРОДНИЙ ПЕРЕБІГ**

1. Стравохідні симптоми: печія (відчуття печіння за грудиною), відрижка повітрям та регургітація шлункового вмісту до стравоходу; посилення симптомів у позиції лежачи на спині, під час нахиляння та напруження, особливо після прийому великої кількості їжі або ж жирної їжі.

2. Позастравохідні симптоми: охриплість голосу (особливо вранці, внаслідок подразнення голосових зв'язок регургітованим шлунковим вмістом), сухий кашель або свистяче дихання (симптоми бронхіальної астми, викликані аспірацією шлункового вмісту до бронхіального дерева або бронхоспазмом, рефлекторно за участю блукаючого нерву у результаті подразнення нижньої частини стравоходу), біль у грудній клітці (ГЕРХ є найчастішою [≈50 %] причиною некардіального загрудинного болю). Можуть виступати без типових симптомів ГЕРХ.

Таблиця 2-1. Класифікація рефлюксного езофагіту (Лос-Анджелес)

Ступінь	Характерні риси
A	поодинока ерозія ≤5 мм
B	≥1 ерозія довжиною >5 мм, не займають цілої відстані між 2 сусідніми складками стравоходу
C	≥1 ерозія, що займає цілий простір між ≥2 складками стравоходу, займає ≤75 % периметру стравоходу
D	ерозії або виразки, що займають ≥75 % периметру стравоходу

3. Симптоми тривоги, що вимагають швидкої ендоскопічної діагностики: порушення ковтання (дисфагія), біль при ковтанні (одинофагія), втрата маси тіла, кровотеча з верхнього відділу ШКТ (явна або прихована).

ГЕРХ може протікати безсимптомно; у таких випадках рефлюкс-езофагіт виявляють випадково при ендоскопічному обстеженні. Перебіг ГЕРХ характеризується періодами загострень та ремісій. Нелікована тяжка ГЕРХ може призвести до серйозних ускладнень →нижче.

➔ ДІАГНОСТИКА

Допоміжні дослідження

1. Ендоскопія з біопсією слизової оболонки є методом вибору при діагностиці езофагіту, стравоходу Баретта та інших ускладнень ГЕРХ. Можна також виявити грижу стравохідного отвору діафрагми або явну недостатність кардії та оцінити інтенсивність змін у стравоході, зазвичай, за класифікацією Лос-Анджелес →табл. 2-1.

2. РГ з контрастуванням (барієм): інформативність методу обмежена; може виявити ускладнення ГЕРХ або іншу причину симптомів (напр., звуження стравоходу, грижу стравохідного отвору діафрагми).

3. Амбулаторний, 24-годинний імпеданс-рН-моніторинг: діагностичний золотий стандарт; Імпеданс моніторинг дозволяє виявити рефлюкс та визначити його поширеність, у той час як вимірювання рН дозволяє визначити, чи епізоди рефлюксу мають кислий або лужний характер. Додатково оцінюють залежність симптомів від епізодів низького рН.

Діагностичні критерії

Діагностичний алгоритм →рис. 2-1.

Диференційна діагностика

Інші езофагіти (грибкові, вірусні, медикаментозні), захворювання шлунку та дванадцятипалої кишки, порушення моторики стравоходу, рак стравоходу, ішемічна хвороба серця, запалення та рак гортані, бронхіальна астма.

➔ ЛІКУВАННЯ

ГЕРХ є хронічним захворюванням, тому необхідним є постійне лікування (часто до кінця життя) з метою ліквідації симптомів та профілактики ускладнень.

Загальні вказівки

1) прийом їжі найпізніше за 2–3 год перед сном;

2) припідняте положення узголів'я ліжка;

3) припинити паління цигарок;

4) дієта з обмеженням вживання жирів, алкоголю та кави;

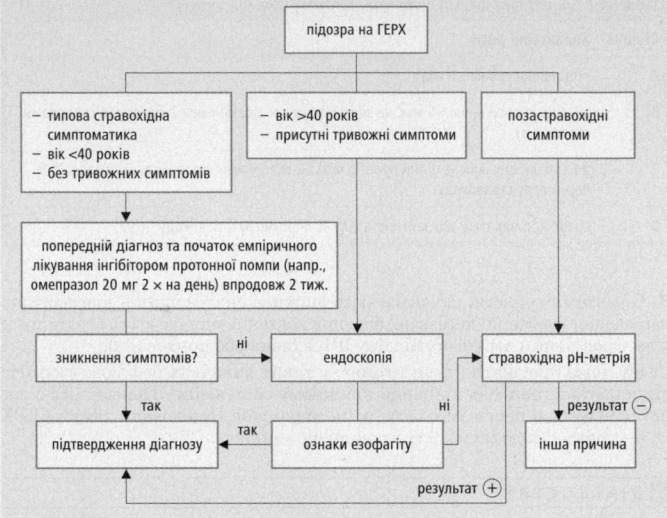

Рис. 2-1. Алгоритм дій при гастроезофагеальній рефлюксній хворобі

5) зменшення маси тіла у хворих з ожирінням;

6) уникати ЛЗ, що зменшують тиск НСС, особливо метилксантинів, нітратів, блокаторів кальцієвих каналів, β_2-міметиків та антихолінергічних ЛЗ.

Фармакологічне лікування

1. ЛЗ, що гальмують виділення соляної кислоти: основа лікування (препарати →розд. 4.7). Найефективнішими є інгібітори протонної помпи (ІПП), зазвичай, 1×на день, натще, у стандартних дозах (20 мг омепразолу або рабепразолу, 30 мг ланзопразолу, 40 мг езомепразолу або пантопразолу, 60 мг декслансопразолу) впродовж 2–4 тиж.; якщо неефективні → слід подвоїти дозу (2×на день) або додати перед сном H_2-блокатор у стандартній дозі. Багато пацієнтів вимагають довготривалого лікування; у більшості випадків слід приймати найменшу дозу ІПП, що контролює симптоми — щоденно, або в режимі «за потребою». При підтримуючій терапії легкого перебігу ГЕРХ ефективними є також H_2-блокатори (фамотидин 20–40 мг 2×на день, ранітидин 150 мг 2×на день; препарати →розд. 4.7).

2. ЛЗ, що нейтралізують соляну кислоту та захищають слизову оболонку: сполуки магнію та алюмінію, альгінова кислота та сукральфат. Ефективні при легших формах ГЕРХ. Можна застосовувати в режимі «за потребою». У **вагітних жінок** перевага надається препаратам альгінової кислоти та сукральфату (ІПП не показані); у випадку неефективності призначте ранітидин, якомога коротше і у найменшій ефективній дозі.

3. Прокінетичні ЛЗ: цизаприд (агоніст серотонінового рецептора) і метоклопрамід (антагоніст допамінового рецептора). Ефективність наближена до H_2-блокаторів у стандартних дозах. Застосовують рідко, зважаючи на побічні ефекти.

Хірургічне лікування

Можна розглянути, якщо консервативне лікування не приносить тривалого покращення, особливо у молодих осіб. Найчастіше виконується фундоплікація, за Ніссеном (утворення довкола дистального відрізку стравоходу «комірця» зі склепіння шлунку), відкритим або лапароскопічним методом. Близько 50 % оперованих пацієнтів через різні проміжки часу надалі потребують фармакологічного лікування.

➡ МОНІТОРИНГ

Контрольна ендоскопія після лікування показана у пацієнтів з важким рефлюксним езофагітом у попередній гастроскопії (ступінь C або D, за класифікацією Лос-Анджелес) або з ускладненнями ГЕРХ.

➡ УСКЛАДНЕННЯ

1. Стравохід Барретта: поява патологічного циліндричного епітелію у нижньому відділі стравоходу (тобто, переміщення границі між плоским та циліндричним епітелієм, т. зв. Z-лінії, проксимально від верхнього краю шлункових складок. Фактори ризику: багаторічна ГЕРХ, чоловіча стать, вік >50 р., біла раса, грижа стравохідного отвору діафрагми, підвищений ІМТ і ожиріння черевного типу. Може виступати при асимптоматичній ГЕРХ. Не викликає скарг, тому стравохід Барретта діагностують тільки при ендоскопії з біопсією слизової оболонки (слід взяти багато біоптатів). Відповідно до рекомендацій AGA та ACG для встановлення діагнозу потрібне гістологічне підтвердження кишкової метаплазії, натомість відповідно до BSG достатньо підтвердження наявності циліндричного епітелію, без визначення конкретного типу метаплазії.

Лікування: як при неускладненій ГЕРХ, але не призводить до зникнення метаплазії.

Є передраковим станом (підвищує ризик розвитку аденокарциноми стравоходу), тому обов'язковим є моніторинг (гістологічне дослідження біоптатів, що були взяті при ендоскопії) з частотою, залежною від ступеню дисплазії: без дисплазії — кожні 3–5 років; дисплазія малого ступеню — кожні 6–12 міс.; дисплазія високого ступеню — кожні 3 міс. Дисплазія, особливо низького ступеню, може самовільно регресувати. У пацієнтів із дисплазією високого ступеню надається перевага виконанню ендоскопічної резекції слизової оболонки або її руйнуванню (абляція, напр., радіохвилями [RFA], або з допомогою фотодинамічної терапії). Абляція у комбінації з інтенсивною терапією, що спрямована на пригнічення секреції соляної кислоти, призводить до часткового або цілковитого заміщення метапластичного циліндричного епітелію плоским епітелієм. У пацієнтів з дисплазією високого ступеню можна розглянути можливість видалення стравоходу. Дотепер не доведено, щоб будь-який із вищевказаних методів збільшував виживання пацієнтів.

2. Звуження стравоходу внаслідок рубцювання, найчастіше при важкій ГЕРХ (ступінь D). Діагноз на основі анамнезу (дисфагія) та ендоскопічного обстеження (з гістологічним дослідженням з метою виключення раку стравоходу). **Лікування** звужень полягає у ендоскопічному розширенні стравоходу та призначенні ІПП у випадку супутнього утворення виразок.

3. Кровотеча з ШКТ →розд. 4.30.

4. Аденокарцинома стравоходу →розд. 4.4.

➡ ПРОГНОЗ

При ступенях A і B, за класифікацією Лос-Анджелес, прогноз хороший, при ступенях C і D частіше виникають ускладнення — звуження стравоходу та кровотечі з ШКТ.

3. Еозинофільний езофагіт (EE)

→ ВИЗНАЧЕННЯ ТА ЕТІОПАТОГЕНЕЗ

Хронічне захворювання стравоходу імунного генезу, клінічна картина якого проявляється симптомами дисфункції стравоходу, а гістологічна — запальною інфільтрацією стінки стравоходу, в якій домінують еозинофіли. Генетичні та середовищні фактори, а також індивідуальні імунологічні особливості відіграють роль у розвитку еозинофільного езофагіту. У більшості хворих також спостерігаються атопічні захворювання (бронхіальна астма, алергічний риніт, атопічний дерматит). Досі вважалось, що у відповідь на харчові та інгаляційні антигени, при пошкодженні епітеліального бар'єру стравоходу, в осіб із наявною схильністю розвивається хронічна запальна реакція, яка в результаті призводить до фіброзу та порушення моторики стравоходу. На даний момент, все більше даних вказують на роль соляної кислоти у розвитку пошкодження стравоходу.

→ КЛІНІЧНА КАРТИНА

Скарги неспецифічні і можуть змінюватися з віком. У дітей домінують труднощі при годуванні, відмова від прийому їжі та сповільнення приросту маси тіла та зросту; у дорослих — дисфагія та епізоди застрягання шматків їжі; характерним є ухилення від споживання продуктів, що спричинюють проблеми при проковтуванні, тривале пережовування, запивання їжі великою кількістю рідини. Можуть спостерігатися загрудинний біль і симптоми шлунково-стравохідного рефлюксу.

→ ДІАГНОСТИКА

Допоміжні дослідження

1. Лабораторні дослідження: незначна еозинофілія периферичної крові в 5–50 % пацієнтів, підвищена концентрація в крові загального IgE, а також специфічного для інгаляційних (частіше в дорослих — >90 %) та харчових алергенів (молоко, яйця, соя, пшениця, яловичина, горіхи; частіше в дітей — 75 %).

2. Шкірні скарифікаційні проби: значення обмежене — не визначають усіх харчових продуктів які відповідальні за виникнення запальної реакції, впроваджена на їх основі дієта виключення не завжди призводить до покращення.

3. Ендоскопія: кругові складки, кільця слизової оболонки (трахеалізація стравоходу), поздовжні борозни, грудки, наліт білого кольору, відсутність судинного малюнку, гіперемія та набряк слизової оболонки, при запущеній хворобі — стенози. Нормальний вигляд слизової оболонки стравоходу (у ≈10 % хворих) не виключає наявності EE.

4. Гістологічне дослідження: біоптати (≥6) для гістологічного дослідження з дистальної та проксимальної частини стравоходу. Виявляє: наявність еозинофілів в епітелії та решті шарів стінки стравоходу, скупчення еозинофілів (мікроабсцеси), розширення міжклітинних просторів, гіпертрофія і видовження сосочків базальної мембрани та фіброз базальної мембрани слизової оболонки.

Діагностичні критерії

Відповідно до рекомендацій ESPGHAN і EUREOS (2017) основу діагностики складає гістологічне дослідження: для підтвердження в біоптатах стравоходу потрібно виявити ≥15 еозинофілів в полі зору при великому збільшенні (на поверхні площею ≈0,3 мм^2). Інші гістопатологічні ознаки мають допоміжне значення.

Таблиця 3-1. Диференціація еозинофільного езофагіту та гастроезофагеальної рефлюксної хвороби

Характерні ознаки	ЕЕ	ГЕРХ
супутні атопічні захворювання	часто	як в загальній популяції
гіперчутливість до їжі	часто	як в загальній популяції
стать	Ч >Ж	Ч = Ж
біль у животі	часто	часто
блювання	часто	часто
порушення ковтання (особливо сенсибілізуючих продуктів харчування)	часто	рідко (на пізніх стадіях захворювання)
pH-метрія	без змін	відхилення від норми
ендоскопія	часто зміни, специфічні ознаки	часто без змін
гістологічна картина		
дистальна частина стравоходу	наявні зміни	наявні зміни
проксимальна частина стравоходу	наявні зміни	нормальна картина
гіпертрофія епітелію	значна	невелика
епітеліальна еозинофілія	≥15 у полі зору	0–7 у полі зору
лікування		
H$_2$-блокатори	іноді ефективні	ефективні
ІПП	іноді ефективні	ефективні
ГК	ефективні	не впливають
елімінаційна дієта	ефективні	не впливають

ГЕРХ — гастроезофагеальна рефлюксна хвороба, ЕЕ — еозинофільний езофагіт, ГК — глюкокортикостероїди, ІПП — інгібітори протонної помпи

Диференціальна діагностика

1) **ГЕРХ** →табл. 3-1; обидва захворювання можуть співіснувати;
2) **інші причини дисфагії** →розд. 1.13;
3) **інші причини еозинофілії стравоходу:** а) еозинофільний гастроентероколіт; б) хвороба Крона; в) гіпереозинофільний синдром; г) целіакія; д) ахалазія; е) захворювання сполучної тканини, васкуліти; є) гіперчутливість до ЛЗ; ж) грибкові та бактеріальні інфекції; з) хвороба «трансплантант–проти–господаря»; и) пемфігус.

→ ЛІКУВАННЯ

Призначте ІПП, елімінаційну дієту або топічний ГК. через 6–12 тиж. лікування оцініть його ефективність шляхом повторної ендоскопії із гістологічним дослідженням біоптатів.

Дієтотерапія

Елімінаційні дієти:

1) емпірична гіпоалергенна дієта — базується на елімінації 6-ти найбільш поширених харчових алергенів: молока, яєць, риби/молюсків, горіхів/арахісу, сої та пшениці (також повідомляється про ефективність менш суворих дієт — з виключенням 4-х або навіть лише 2-х компонентів [молока та пшениці]);

2) прицільна елімінаційна дієта — індивідуальний підбір на підставі анамнезу та результатів прік-тестів та елімінаційних і провокаційних проб (є найменш ефективною);

3) елементарна дієта — специфічне харчування промислового виробництва; добре збалансована, позбавлена алергенів, проте пацієнтам може не відповідати її смак. При рецидиві інколи може бути корисним підвищення дози ІПП.

У дорослих, як правило, необхідне додаткове фармакологічне лікування.

Фармакологічне лікування

1. ІПП: омепразол 20–40 мг 2 × на день або інший ІПП у відповідній дозі протягом 8 тиж. призводить до клінічної ремісії в 60 % та гістологічної (<15 еозинофілів в полі зору) в 50 % пацієнтів. Підтримуюча терапія ≥1 року дозволяє підтримувати ремісію в 75 % пацієнтів, що мали позитивну відповідь на лікування. При рецидиві інколи може бути корисним підвищення дози ІПП.

2. ГК місцевої дії: не існує препаратів, призначених спеціально для лікування ЕЕ; використовуються п/о аерозольні ГК: будесонід (2 мг/добу, як правило у декілька прийомів; розчин, приготований із суспензії для небулізації (0,5 мг/мл), змішаної з 5 мг сукралози для підвищення клейкості препарату п/о) або флютиказон (880–1760 мкг 2 × на день, за допомогою аерозольного інгалятора; слід поінформувати пацієнта про те, що подавати препарат в ротову порожнину необхідно при затриманому диханні, а далі його проковтувати — завдяки цьому мінімалізується кількість лікарського засобу, що потрапляє до легень). Після прийому препарату слід не їсти і не пити протягом ≥30–60 хв. Побічним ефектом може бути кандидоз стравоходу.

Не призначайте системні ГК.

Ендоскопічне лікування

Якщо перебіг ЕЕ супроводжується стриктурою стравоходу яка порушує ковтання, а симптоми не зникають при стандартному лікуванні, показане ендоскопічне бужування стравоходу.

→ **ПРОГНОЗ**

ЕЕ — це хронічне захворювання; скарги можуть повністю зникнути, проте у багатьох хворих зберігаються менш інтенсивні симптоми. Припинення лікування може спричинити рецидив, тому необхідною є тривала підтримуюча терапія (немає встановлених рекомендацій відносно алгоритму дій).

4. Рак стравоходу

→ **ЕТІОПАТОГЕНЕЗ**

Патогенез плоскоклітинного раку і аденокарциноми відрізняється; єдиними спільними факторами ризику є тютюнопаління (сильніший вплив на плоскоклітинний рак) і радіотерапія середостіння в анамнезі.

Плоскоклітинний рак: до факторів ризику захворювання належать вживання алкоголю та низьке суспільно-економічне становище. Передракові стани: >8 кратне підвищення ризику плоскоклітинного раку стравоходу — опік стравоходу корозивними речовинами, тилоз (спадковий гіперкератоз долоней та підошв), синдром Пламмера-Вінсона (залізодефіцитна анемія із супутньою дисфагією, спричиненою спазмом стравоходу в ділянці позаду перснеподібного хряща); ахалазія підвищує ризик 4–8-кратно.

Аденокарцинома: основним фактором ризику є гастроезофагеальний рефлюкс, а передраковим станом — стравохід Барретта (ризик розвитку пухлини 0,1–0,4 % протягом року).

➡ КЛІНІЧНА КАРТИНА ТА ПРИРОДНИЙ ПЕРЕБІГ

Хворіють, здебільшого, чоловіки (≈80 %), майже виключно у віці після 40 р.; >90 % становлять: плоскоклітинний рак (переважно у верхній і середній частині стравоходу, захворюваність знижується) і аденокарцинома (переважно у нижній частині стравоходу, захворюваність росте). Симптоми виникають пізно, лише тоді, коли розвивається суттєве звуження стравоходу, що перешкоджає ковтанню твердої, а пізніше — рідкої їжі. Найчастіше спостерігається дисфагія і одинофагія, рідше — задишка, кашель, захриплість і загрудинний біль. З часом хвороба призводить до гіпотрофії. На пізній стадії можна виявити збільшення лімфатичних вузлів, особливо у лівій надключичній ділянці (вузол Вірхова), гепатомегалію, а також симптоми ураження плеври. У 25 % пацієнтів із плоскоклітинним раком стравоходу можуть співіснувати ділянки дисплазії, раку in situ/інвазивного раку в гортані і/або легенях).

➡ ДІАГНОСТИКА

Допоміжні дослідження

1. Ендоскопія — це основний діагностичний метод; дає можливість виявити плоскі зміни на слизовій оболонці, виразки, пухлину, що випинається у просвіт стравоходу; ригідність стінки, що спричинена інфільтрацією або звуженням просвіту стравоходу, а також дозволяє взяти матеріал для гістологічного дослідження. Близько 60 % випадків плоскоклітинного раку мають поліпоподібну форму, 25 % — виразкову, 15 % — плоску (внутрішньостінкову) форму. На ранній стадії аденокарцинома може мати форму малого вузлика, ерозії або ділянки рихлої слизової оболонки; на пізнішій — переважно виразки.

2. Ендосонографія (ЕСГ) дає можливість оцінити глибину проникнення пухлини у стінку стравоходу і сусідні структури та ураження регіональних лімфатичних вузлів, а також провести прицільну тонкоголкову біопсію збільшеного лімфатичного вузла.

3. КТ та інші візуалізаційні методи дослідження (УЗД, ПЕТ, ПЕТ/КТ) застосовують з метою оцінки запущеності хвороби.

4. РГ стравоходу з контрастуванням — метод діагностики, що рідко використовується (переважно у випадках звуження стравоходу, яке унеможливлює введення ендоскопу. При дисфагії використовуйте водорозчинні контрастні речовини через ризик аспірації.

Діагностичні критерії

Діагноз встановлюють на основі гістологічного дослідження біоптатів, що були взяті з патологічних змін. Для визначення способу лікування необхідним є визначення ступеню хвороби, у чому допоміжними є: ЕСГ (оцінка глибини інфільтрації стінки стравоходу), бронхоскопія (визначення наявності інфільтрації трахеї або бронхів) і КТ або ПЕТ/КТ (оцінка місцевої поширеності та метастазів, за класифікацією TNM).

Диференційна діагностика

Інші причини дисфагії →розд. 1.13.

➔ ЛІКУВАННЯ

Радикальне лікування

Якщо радикальне лікування не є можливим, іноді застосовують паліативну хіміо- та/або радіотерапію, а також процедури, які в т. ч. дають можливість проводити харчування хворих. Віддають перевагу ендоскопічному стентуванню місця звуження за допомогою саморозширювальних стентів; також використовують електрокоагуляцію та коагуляцію аргоном. У разі необхідності можна виконати черезшкірну гастростомію для ентерального харчування пацієнта.

Паліативне лікування

Якщо радикальне лікування не є можливим, застосовують паліативні методи, які дають можливість проводити харчування хворих. Віддають перевагу ендоскопічному стентуванню місця звуження за допомогою саморозширювальних стентів; використовують також електрокоагуляцію та коагуляцію аргоном. У разі необхідності можна виконати черезшкірну гастростомію для ентерального харчування пацієнта.

➔ УСКЛАДНЕННЯ

Нориця у дихальні шляхи, яка проявляється кашлем з рясним виділенням гнійного (або з домішками їжі) мокротиння і гарячкою; у результаті застою харчового вмісту у дихальних шляхах розвивається запалення легень. Лікування: встановлення стенту у стравохід і трахею/бронх.

➔ ПРОГНОЗ

У більшості випадків захворювання діагностують вже на пізній стадії, тому час виживаності становить зазвичай лише декілька міс., а середній відсоток 5-річної виживаності — 5–10 %.

5. Дивертикули стравоходу

Дивертикул стравоходу — це випинання його стінки назовні. Дивертикули можуть утворюватись внаслідок спонтанного випинання стінки стравоходу або внаслідок розтягування ззовні (напр., за рахунок післязапальних рубців у сусідніх органах). Глотково-стравохідний дивертикул (Ценкера) виникає внаслідок випинання ослабленої задньої стінки горла та стравоходу в ділянці його верхнього сфінктера, у результаті порушення функції перстне-глоткового м'яза. Дивертикули середньої частини стравоходу виникають внаслідок одночасних спазмів циркулярних м'язів стравоходу, в основному в його частині, яка збудована з гладких м'язів. Значне підвищення внутрішньостравохідного тиску при одночасних спазмах випихає слизову оболонку стравоходу крізь м'язовий шар, утворюючи дивертикул. Дивертикули у наддіафрагмальній частині стравоходу пов'язані з порушенням моторики — дифузним спазмом стравоходу та ахалазією.

Симптоми: малі дивертикули є безсимптомними; великі дивертикули викликають наростаючі труднощі при ковтанні твердої та рідкої їжі, відчуття булькотіння під час ковтання та регургітацію харчових мас до глотки, що загрожує поперхуванням і аспірацією харчових мас до трахеї та розвитком аспіраційної пневмонії; також може виникати перфорація дивертикулу з розвитком медіастиніту. У результаті застою їжі у дивертикулі та її ферментації може з'являтися неприємний запах з рота. При значному наповненні дивертикулу Ценкера його можна пропальпувати зліва від гортані.

Діагностика: РГ стравоходу з контрастуванням. При ендоскопії слід дотримуватися особливої обережності, зважаючи на можливість перфорації стравоходу після випадкового введення ендоскопу до просвіту дивертикулу.

Лікування: симптоматичний дивертикул вимагає хірургічного лікування — розтину персне-глоткового м'яза; альтернативними є ендоскопічні методики.

6. Гастрит

6.1. Гостра геморагічна гастропатія (ерозивна)

→ ВИЗНАЧЕННЯ ТА ЕТІОПАТОГЕНЕЗ

Гостра геморагічна гастропатія (ерозивна) є незапальним пошкодженням слизової оболонки шлунку, спричиненим різними екзо- або ендогенними подразнюючими чинниками або ішемією. Проявляється кровотечею з множинних поверхневих ерозій слизової оболонки.

Причини: НПЗП (викликають також хронічний реактивний гастрит та виразки), алкоголь (при вищих концентраціях), жовч, ендогенні токсини (напр., уремічні), стрес (внаслідок гіпоксії слизової оболонки), напр., при шоці, сепсисі, тяжких опіках (т. зв. виразки Курлінга), травмах і пошкодженнях ЦНС (т. зв. виразки Кушінга); протипухлинна хіміотерапія. ГК не викликають гастропатії, але можуть посилювати пошкоджуючий ефект НПЗП.

→ КЛІНІЧНА КАРТИНА ТА ПРИРОДНИЙ ПЕРЕБІГ

Біль або дискомфорт у центрі епігастрію, нудота, блювання з домішками гематину (кавова гуща). Кровотеча з травного тракту може бути різної інтенсивності →розд. 4.30, рідко буває загрозливою.

→ ДІАГНОСТИКА

Для постановки діагнозу достатньо анамнезу та макроскопічної картини при ендоскопії: набряк та гіперемія слизової оболонки, дрібні петехії, крововиливи, ерозії, при тяжких формах — виразки; можна візуалізувати точкові кровотечі або кровотечу на майже усій поверхні слизової оболонки. Виразки Курлінга зазвичай розвиваються на дні шлунка (можуть також виникати у тілі шлунка); зміни, спричинені НПЗП та алкоголем, охоплюють увесь шлунок (іноді більш інтенсивні в антральній частині), причому ерозії, як правило, менші та заживання проходить швидше, ніж при ішемічній гастропатії.

→ ЛІКУВАННЯ

Після ліквідації причини геморагічна гастропатія зазвичай минає самостійно. Для прискорення загоєння слизової оболонки слід використовувати ІПП (препарати і дози →розд. 4.7).

→ ПРОФІЛАКТИКА

1. Профілактика гастропатії, зумовленої НПЗП →розд. 4.7.

2. Профілактика стресових виразок у пацієнтів, які госпіталізовані у ВІТ у важкому стані → H_2-блокатори або ІПП; пам'ятайте, що збільшення рН у шлунка пацієнтів із штучною вентиляцією легень пов'язане з підвищеним ризиком пневмонії.

6.2. Гастрит, що викликаний *H. pylori*

В Україні *H. Pylori* є причиною >90 % гастритів. Зараження відбувається аліментарним шляхом, викликає запальну реакцію та початково підвищення секреції соляної кислоти внаслідок стимуляції клітин G, що виділяють гастрин. Гостре запалення може перейти у хронічну фазу, що призводить до атрофії слизової оболонки та ахлоргідрії. Хронічне запалення може мати безсимптомний перебіг або проявлятись диспепсією (для того, щоб вважати причиною ахлоргідрії інфікування *H. pylori*, необхідно отримати тривалий регрес симптоматики, який зберігається через 6–12 міс. після ерадикації інфекції; в іншому випадку слід встановити діагноз функціональної диспепсії). Ускладнення та віддалені наслідки: виразкова хвороба шлунка та дванадцятипалої кишки, рак шлунка, MALT-лімфома шлунку, первинна імунна тромбоцитопенічна пурпура, залізодефіцитна анемія, у виняткових випадках внаслідок ахлоргідрії може розвинутися синдром надмірного бактеріального росту.

Діагностика інфікування *H. pylori* →розд. 4.7. При ендоскопії при гострому запаленні найчастіше виявляють потовщені, набряклі, та ригідні складки, а також ерозії та гіперемію слизової оболонки. При хронічному запаленні зміни слизової оболонки воротарної печери у вигляді «бруківки» («папульозне» запалення слизової оболонки шлунка) та місця кишкової метаплазії — великовогнищеві або обмежені лише до пілоричної частини. Гістологічне дослідження біоптатів слизової оболонки шлунка потрібне для оцінки ступеню хронічного запалення та виявлення можливої дисплазії епітелію.

Ерадикаційна терапія →розд. 4.7; призводить до зникнення запального інфільтрату, але знижує ризик раку шлунку тільки тоді, коли ерадикацію проведено перед виникненням передракового стану (атрофії або кишкової метаплазії слизової оболонки шлунка).

6.3. Аутоімунний гастрит (AMAG)

AMAG — це хронічний запальний процес слизової оболонки тіла шлунка, що призводить до її незворотної атрофії, з циркулюючими у крові аутоантитілами проти парієтальних клітин та внутрішнього фактору, які є відповідальними за дефіцит вітаміну B_{12}; у деяких хворих розвивається мегалобластна анемія Аддісона-Бірмера. Інколи співіснуютьтиреоїдит, хвороба Аддісона, синдром Шегрена або ревматоїдний артрит.

Симптоми: навіть тотальна атрофія слизової оболонки з кишковою метаплазією перебігає безсимптомно. Симптоми з'являються враз з появою анемії.

Діагностика на підставі ендоскопічної картини: на ранній стадії (активний аутоімунний гастрит) виявляються множинні псевдополіпи у ділянці тіла та дна шлунка; пізніше — зменшені складки шлунку, або їх відсутність, тонка, атрофічна слизова оболонка, з судинами, що просвічуються — та наявність аутоантитіл у крові.

Лікування: поповнення вітаміну B_{12} →розд. 15.1.4.

6.4. Біліарний рефлюкс-гастрит

Біліарний рефлюкс-гастрит — це незапальне пошкодження слизової оболонки шлунку, спричинене тривалою експозицією до жовчі, найчастіше після резекції за Більрот II, інколи після холецистектомії або внаслідок дуодено-гастрального рефлюксу. Може протікати безсимптомно, або з диспептичними симптомами.

Діагноз на підставі ендоскопічної картини: виражена гіперемія слизової оболонки шлунку («червона слизова оболонка»), інкрустація слизової оболонки кришталиками жовчі (просто наявність жовчі у просвіті шлунку не дає підстав, щоб діагностувати біліарний рефлюкс-гастрит). При гістологічному дослідженні біоптатів слизової оболонки шлунку не виявляють клітинних інфільтратів (хіба що співіснує зараження *H. pylori*).

Лікування: періодично прокінетики (цизаприд або метоклопрамід, або ЛЗ, що містить альгінову кислоту. У пацієнтів після часткової резекції шлунку → хірургічна реконструкція (Roux-en-Y).

7. Виразкова хвороба шлунку та дванадцятипалої кишки

→ ВИЗНАЧЕННЯ ТА ЕТІОПАТОГЕНЕЗ

Виразкова хвороба — циклічна поява пептичних виразок у шлунку або дванадцятипалій кишці. **Пептична виразка** — органічний дефект, що проникає у глибину стінки шлунку за межі м'язової пластинки слизової оболонки, із запальною інфільтрацією та коагуляційним некрозом довкола. Пептичні виразки найчастіше утворюються у цибулині дванадцятипалої кишки та шлунку, рідше в нижній частині стравоходу або петлі дванадцятипалої кишки. **Причини:** які зустрічаються часто — інфікування *Helicobacter pylori*, НПЗП; які зустрічаються рідко — у т. ч. лікування у ВІТ, синдром Золлінгера-Еллісона, прийом ГК у поєднанні з НПЗП, інші ліки (калію хлорид, бісфосфонати, мофетилу мікофенолат).

Інфікування *H. pylori* спричиняє понад половину виразок дванадцятипалої кишки та виразок шлунку (в Україні — не менше 90 % дуоденальних виразок та ≈70–80 % виразок шлунку). Виживання *H. pylori* у кислому середовищі можливе завдяки продукції бактеріями уреази, що розкладає сечовину з вивільненням іонів амонію, які нейтралізують соляну кислоту. Початково *H. pylori* викликає гостре запалення пілоричної частини шлунка, яке через кілька тижнів переходить у хронічне, та гіпергастринемію, яка спричиняє гіперсекрецію соляної кислоти, яка відіграє важливу роль у патогенезі виразки дванадцятипалої кишки. Усі **НПЗП**, включаючи ацетилсаліцилову кислоту (АСК, також у кардіологічних дозах), пошкоджують слизову оболонку ШКТ, в основному шляхом зменшення продукції простагландинів внаслідок гальмування активності циклооксигенази 1 типу (ЦОГ-1). Окрім того, вони гальмують функцію тромбоцитів крові, що сприяє кровотечам. Антитромбоцитарний ЛЗ клопідогрель послаблює ангіогенез та може порушувати заживлення ерозій та виразок слизової оболонки шлунку, що виникли внаслідок дії інших ліків або інфікування *H. pylori*. Призначення цього препарату необхідно враховувати при оцінці ризику виразкової хвороби. **Чинники ризику** пошкодження слизової оболонки НПЗП: пептична виразка або кровотеча з виразки в анамнезі, інфікування *H. pylori*, вік >60 р., одночасне вживання кількох НПЗП або прийом НПЗП у великій дозі, одночасне застосування ГК (ульцерогенна дія самих ГК не доведена) або антикоагулянтів.

→ КЛІНІЧНА КАРТИНА ТА ПРИРОДНИЙ ПЕРЕБІГ

Головним симптомом є біль або дискомфорт в епігастрії, що з'являється через 1–3 год після прийому їжі, минає після прийому їжі або прийому антацидних препаратів. Часто з'являється вночі або рано вранці. Біль у епігастрії є слабо специфічним для пептичної виразки; у ≈50 % випадків причиною є інше захворювання, найчастіше — функціональна диспепсія. Можуть виникати нудота та блювання. Часто перебіг безсимптомний. Можливі ускладнення →нижче.

➔ ДІАГНОСТИКА

Допоміжні дослідження

1. Ендоскопія: виразка шлунку — це чітко відмежований, округлий дефект діаметром ≈1 см або нерегулярне заглиблення з інфільтрованим краєм, найчастіше у куті шлунка або пілоричній ділянці, зазвичай поодинокі; множинні виразки — інколи після вживання НПЗП. У дванадцятипалій кишці виразка зазвичай локалізується на передній стінці цибулини, як правило, діаметром <1 см. Терміновим показом до ендоскопії є кровотеча з верхніх відділів ШКТ →розд. 4.30. Покази →табл. 7-1.

2. Тести, що виявляють інфікування *H. pylori* (перед проведенням, якщо це можливо, відмініть ІПП на 2 тиж.)

1) **інвазивні методи (такі, що вимагають виконання ендоскопії):**

   а) **уреазний тест** (виконується найчастіше), біоптат слизової оболонки шлунку розміщується на пластинці, що містить сечовину з додатком кольорового індикатора, розкладання бактерійною уреазою сечовини до аміаку алкалізує основу та спричиняє зміну її забарвлення (чутливість та специфічність 95 % при дослідженні 2 біоптатів);

   б) гістологічне дослідження біоптату слизової оболонки;

   в) культивування бактерій;

2) **неінвазивні методи:**

   а) **дихальні тести** — прийом пацієнтом порції сечовини, міченої ^{13}C або ^{14}C, яка гідролізується бактерійною уреазою до CO_2, який визначають у видихуваному повітрі;

   б) **тест, що виявляє антигени *H. pylori* у калі** — дослідження, яке виконують у лабораторіях за методом ІФА (ELISA) із використанням моноклональних антитіл (але не комплекти для швидкої діагностики за межами лабораторії) є однаково точними, як і дихальний тест;

   в) **серологічні тести** — позитивний результат не свідчить про активне інфікування, зважаючи на те, що антитіла визначаються ще впродовж року або й довше після лікування; для оцінки ефективності лікування придатними є лише стандартизовані тести із використанням IgG (зниження титру на ≥50 %). Зате їх можна застосувати під час лікування ІПП, а також у пацієнтів із іншими факторами, які знижують чутливість решти тестів: після недавно проведеної антибіотикотерапії, із кровоточивою виразкою шлунка, атрофічним гастритом або новоутворенням шлунка.

Діагностичні критерії

Діагноз ставиться на основі ендоскопічного обстеження.

Диференційна діагностика

Інші причини диспепсії →розд. 1.12, нудоти та блювання →розд. 1.30, болю в епігастрії →розд. 1.7. З метою диференціювання характеру виразки шлунку (доброякісна чи злоякісна) необхідне гістологічне дослідження ≥6 біоптатів, узятих з краю та дна виразки. Забір біоптатів з дванадцятипалої кишки показане тільки у тому разі, якщо підозрюється інша етіологія, ніж інфікування *H. pylori*.

➔ ЛІКУВАННЯ

Загальні вказівки

1. Дієта: регулярний прийом їжі, з виключенням лише продуктів, що викликають або посилюють симптоми. Обмежити вживання кави та міцних алкогольних напоїв (хоча немає доказів, щоб це допомагало заживленню виразок). Алкоголь та спосіб харчування не впливають на виникнення пептичних виразок.

Таблиця 7-1. Покази до проведення досліджень на предмет інфікування *H. pylori*

1) виразка шлунку і/або дванадцятипалої кишки (активна або загоєна, у т.ч. ускладнення виразкової хвороби);

2) MALT лімфоми шлунка;

3) родичі 1 ступеня хворих на рак шлунка;

4) стан після часткової резекції або після ендоскопічного лікування у зв'язку з новоутворенням шлунка (MALT-лімфомою, аденомою, раком);

5) тяжке запалення, що охоплює увесь шлунок, запалення, яке є обмеженим в основному до тіла шлунка, інтенсивні атрофічні зміни;

6) тривале (>1 року) лікування, яке гальмує секрецію соляної кислоти;

7) сильні фактори ризику рака шлунка, пов'язані із середовищем: тютюнопаління у великих кількостях, значна експозиція до пилюки, вугілля, кварцу, цементу і/або робота у каменярні;

8) бажання пацієнта, який має острах перед розвитком раку;

9) диспепсія, не пов'язана з пептичною виразкою;

10) не діагностована диспепсія (в рамках стратегії «обстежуйте та лікуйте»);

11) профілактика появи виразок та їх ускладнень перед або під час довготривалого лікування НПЗП;

12) невияснена залізодефіцитна анемія;

13) первинна імунна тромбоцитопенічна пурпура;

14) дефіцит вітаміну B$_{12}$.

---

2. Відмова від паління сигарет: паління тютюну утруднює загоєння виразки та збільшує ризик її рецидиву.

3. Уникнення призначення НПЗП або гастропротекційне лікування →розд. 4.7.

Лікування інфікування H. pylori

Лікування показано у кожному випадку інфекції.

1. Рекомендована схема: у країнах, у яких відсоток штамів *H. Pylori*, резистентних до кларитроміцину, складає ≥15 %: впродовж 10 днів застосовують:

1) **інгібітор протонної помпи (ІПП): езомепразол** 20 мг 2×на день, **лансопразол** 30 мг 2×на день, **омепразол** 20 мг 2×на день, **пантопразол** 40 мг 2×на день, **рабепразол** 20 мг 2×на день;

2) препарат, що міститься в одній капсулі 140 мг **калій-вісмутового цитрату (ІІІ)**, 125 мг **метронідазолу** і 125 мг **тетрацикліну** (код по АТС: A02BD08) 3 капс. 4×на день.

2. Схеми другого ряду у разі недоступності вищевказаної:

1) секвенційна терапія: **впродовж 5 днів ІПП + амоксицилін** 1,0 г 2×на день, **наступних 5 днів ІПП + кларитроміцин** 500 мг 2×на день + метронідазол 500 мг 2×на добу або **тинідазол** 500 мг 2×на день, або

2) одночасне лікування: ІПП +3 антибіотики (амоксицилін, кларитроміцин і метронідазол).

3. У країнах, у яких рідко виявляють резистентість *H. pylori* до кларитроміцину можна його й далі застосовувати, під час лікування першого вибору у межах класичної потрійної терапії (впродовж 7 днів ІПП + кларитроміцин + амоксицилін або метронідазол у вищевказаному дозуванні; розгляньте можливість подвоєння дози ІПП і/або збільшення тривалості лікування до 10 днів, щоб підвищити ефективність). У решті країн, якщо не виявлено чутливості *H. Pylori*, не слід використовувати схеми із кларитроміцином.

4. Лікування другої лінії у випадку невдалої ерадикації:

1) після невдачі при використанні 4-складникової терапії із вісмутом → левофлоксацин зазвичай 500 мг/добу + амоксицилін + ІПП (дозування як вище);

2) після невдачі при використанні схеми із кларитроміцином → 4-складникова терапія із вісмутом, або схема із левофлоксацином (як вище).

У разі другої невдачі → лише лікування згідно з визначеної чутливістю *H. pylori* до антибіотиків.

Переносимість терапії можна покращити, призначивши пробіотики, напр., *Saccharomyces boulardii*.

5. Кровоточива пептична виразка: триваліше лікування ІПП (можливо антагоністом H_2-рецепторів) з метою цілковитого загоєння виразки. Перевірте ефективність лікування через місяць після закінчення антибіотикотерапії (в інших ситуаціях немає такої необхідності, за умови відсутності скарг та загоєння виразки).

Лікування пацієнтів, які не інфіковані *H. pylori*

1. Зазвичай, ефективним є лікування ІПП або антагоністом H_2-рецепторів впродовж 1–2 міс.

1) **ІПП призначте** 1×на день, вранці, перед прийомом їжі. Дозування: езомепразол і пантопразол — 40 мг/добу, ланзопразол — 30 мг/добу, омепразол і рабепразол — 20 мг/добу.

2) **антагоністи Н2-рецепторів** блокують секрецію соляної кислоти, стимульовану гістаміном, є дещо менш ефективними, ніж ІПП, та частіше викликають побічні ефекти. Дозування: **фамотидин** 40 мг 1×на день, на ніч, **ранітидин** 150 мг 2×на день, або 300 мг 1×на день, на ніч. При підтримуючій терапії слід стосувати у два рази менші дози, або 1×на день.

2. Причини неефективності лікування: прийом хворим НПЗП, хибнонегативний результат обстеження на наявність *H. pylori*, недотримання хворим вказівок або інша причина виразки →вище.

Хірургічне лікування

Не ліквідує ризик рецидиву виразки та пов'язане з появою пізніх ускладнень. **Головні покази:** неефективність фармакологічного лікування (відсутність загоєння виразки, часті [≥2 разів на рік] і ранні [<3 міс. після лікування] рецидиви виразок, сильний біль, пов'язаний з виразкою, що не зникає, незважаючи на прийом ліків, та обмежує працездатність), ускладнення виразки (перфорація, кровотеча, пілоростеноз).

Вибір методу:

1) **виразка дванадцятипалої кишки** — зазвичай високо селективна ваготомія або стовбурова ваготомія з антрумектомією; у випадку пілоростенозу — стовбурова ваготомія з пілоропластикою або ваготомія з антрумектомією;

2) **виразка шлунку** — вид операції залежить від локалізації виразки; виразка тіла → резекція із формуванням гастродуоденального анастомозу без ваготомії; виразка у пілоричній частині або виразка шлунку з виразкою дванадцятипалої кишки → ваготомія з антрумектомією; виразка у субкардіальному відділі → резекція з частиною воротаря включно.

→ УСКЛАДНЕННЯ

1. Кровотеча з верхніх відділів ШКТ: проявляється кривавим блюванням або блюванням «кавовою гущею» та кров'янистим або дьогтеподібним калом. Лікування →розд. 4.30.

2. Перфорація: проявляється раптовим пронизливим болем в епігастрії, після якого швидко розвиваються симптоми розлитого перитоніту. У понад половині випадків відсутні передуючі диспепсичні скарги. Лікування хірургічне.

3. Пілоростеноз: є наслідком тривалих рубцевих змін або набряку та запалення у ділянці виразки в пілоричному каналі або в цибулині дванадцятипалої кишки. Проявляється застоєм шлункового вмісту, нудотою та масивним блюванням; у частини хворих розвивається гіпокаліємія та алкалоз. Під час

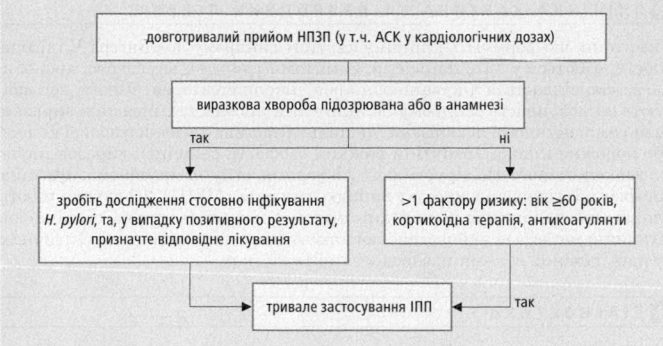

Рис. 7-1. Алгоритм дій, що зменшує ризик виразкових ускладнень, які пов'язані з вживанням НПЗП

противиразкового лікування запальний стан та набряк зникають і прохідність пілорусу може покращитись; при тривалому звуженні — хірургічне лікування.

→ ПРОФІЛАКТИКА

У пацієнтів із ризиком виразкових ускладнень внаслідок застосування НПЗП, у яких немає можливості відмінити ці ліки або замінити їх менш шкідливим ЛЗ (напр., парацетамолом) → одночасно призначайте ІПП у повній противиразковій дозі →рис. 7-1. Застосування препаратів АСК, покритих оболонкою (що вивільняють ЛЗ аж у тонкому кишківнику) або буферних не зменшує ризик ускладнень. Не замінюйте АСК клопідогрелем з метою зменшення ризику рецидивів виразкової кровотечі у пацієнтів, які належать до групи високого ризику; така стратегія є гіршою, ніж застосування АСК у комбінації з ІПП. Перед запланованим довготривалим лікуванням НПЗП, особливо у хворих з виразковою хворобою в анамнезі, виконайте тест на наявність *H. pylori*, та, у випадку позитивного результату, застосуйте ерадикаційне лікування.

Мізопростол 200 мкг 2–4 × на день) має захисну дію та загоює виразки, однак часто викликає діарею та є менш ефективним від ІПП. Блокатори H_2-рецепторів не рекомендуються з метою профілактики ушкоджень ШКТ, індукованих НПЗП.

8. Синдром Золлінгера-Еллісона

→ ВИЗНАЧЕННЯ ТА ЕТІОПАТОГЕНЕЗ

Синдром Золлінгера-Еллісона включає в себе пухлину, що продукує гастрин (гастринома — найчастіше у стінці дванадцятипалої кишки, підшлунковій залозі [зазвичай у головці] або у навколишніх лімфатичних вузлах, рідко інша локалізація) та зумовлює постійно рецидивуючі пептичні виразки, внаслідок вторинної до гіпергастринемії гіперпродукції соляної кислоти в шлунку. Більше, ніж половина пухлин мають множинну форму, а 2/3 випадків є злоякісними. У 2/3 випадків — це спорадичні пухлини, а в 1/3 є складовою частиною синдрому множинних ендокринних неоплазій типу 1 (МЕН1 →розд. 12.2.2.1). Крім гастрину можуть виділяти АКТГ.

→ **КЛІНІЧНА КАРТИНА ТА ПРИРОДНИЙ ПЕРЕБІГ**

Симптоми, що формують клінічну картину синдрому Золлінгера-Еллісона спостерігаються у ≈1/2 пацієнтів: симптоми тривалої виразкової хвороби, що важко піддається лікуванню; діарея, інколи стеаторея. Ознаки, що вказують на можливість синдрому Золлінгера-Еллісона, це: множинні виразки та виразки нетипової локалізації (дистальна частина дванадцятипалої кишки або порожня кишка), супутній важкий езофагіт, рецидиви виразок після фармакологічного або хірургічного лікування, супутні інсулінома, пухлина гіпофізу або гіперпаратиреоз (у випадку синдрому МЕН1). 2/3 пухлин мають злоякісний характер з різною динамікою прогресії (часом багаторічною). Пухлинні метастази найчастіше локалізуються у навколишніх лімфатичних вузлах, печінці, селезінці, середостінні та кістках.

→ **ДІАГНОСТИКА**

Допоміжні дослідження

1. Лабораторні обстеження:

1) **концентрація гастрину** ≥10 разів вища від норми (у ≈1/3 пацієнтів) при pH шлункового соку <2,1 — достовірний діагноз;

2) при меншій концентрації гастрину — базальна шлункова секреція соляної кислоти >15 ммоль/л та позитивний результат секретинового тесту (необхідно перервати на 3 тиж. застосування ІПП; введіть секретин в/в 2 ОД/кг маси тіла та значте концентрацію гастрину в пробах крові, узятих на 2-ій, 5-ій, 10-ій і 20-ій хвилині дослідження; позитивний результат при концентрації гастрину >95 пмоль/л [200 нг/л] в одній з проб);

3) можуть спостерігатись відхилення, типові для інших пухлин, що входять до складу синдрому МЕН1 (напр., гіперкальціємія).

2. Ендоскопія: гіпертрофія складок слизової оболонки шлунку (>90 %), виразки у верхньому відділі ШКТ (≈75 % у цибулині дванадцятипалої кишки).

3. Візуальні обстеження: рецепторна сцинтиграфія та ендосонографія [ендоскопічна ультрасонографія] (чутливість 80 %), УЗД, КТ, МРТ та селективна артеріографія (чутливість при спорадичних пухлинах ≈50 %).

Діагностичні критерії

Постановка діагнозу на основі характерної клінічної картини, типових відхилень у результатах додаткових обстежень та визначення місця локалізації пухлини при візуальних обстеженнях.

Диференційна діагностика

Виразкова хвороба (особливо, дванадцятипалої кишки); стани, що супроводжуються підвищеною концентрацією гастрину в крові — злоякісна анемія та G-клітинна гіперплазія у пілоричній частині шлунку (напр., при атрофічному гастриті, інфікуванні *H. pylori* та станах після резекції шлунку зі збереженням пілоричної частини). Слід провести діагностику з метою виявлення синдрому МЕН1.

→ **ЛІКУВАННЯ**

Метою лікування є загоєння пептичних виразок та видалення, у міру можливостей, пухлини або пухлин, що продукують гастрин.

1. Інгібітори протонної помпи у вищих дозах, напр., омепразол 60–120 мг/добу, ланзопразол 75 мг/добу (препарати →розд. 4.7).

2. Хірургічне лікування (резекція) пухлини. Якщо візуальні обстеження не виявили локалізації пухлини, виконується лапаротомія з детальною ревізією черевної порожнини. Після видалення пухлини стан ≈50 % пацієнтів залишається задовільним впродовж багатьох років; решта вимагає онкологічного лікування.

9. Рак шлунку

➜ **ВИЗНАЧЕННЯ ТА ЕТІОПАТОГЕНЕЗ**

Приблизно 95 % випадків становить аденокарцинома. З точки зору анатомічної локалізації розрізняють **рак кардіальної частини шлунка** (відповідно до класифікації раків стравохідно-шлункового з'єднання за Siewert рак кардіального відділу діагностують, якщо епіцентр пухлини знаходиться в межах від 1 см вище і до 2 см нижче верхньої межі шлункових складок) і **рак субкардіального відділу**, а за гістопатологічною картиною (класифікація за Laurén) — кишкову та дифузну форми аденокарциноми. Найчастіше зустрічається **кишкова форма раку субкардіального відділу**, яка розвивається на фоні хронічного атрофічного гастриту при інфекції *H. pylori*. **Рак стравохідно-шлункового з'єднання**, зокрема кардіального відділу, частіше виникає на фоні гастроезофагеального рефлюксу з багаторічним перебігом. **Дифузний рак** характеризується агресивним перебігом та дифузним поширенням ракових клітин у стінці шлунка (найчастіше в тілі шлунка); часто розвивається у молодих осіб на фоні генетично-детермінованих синдромів, таких як спадковий дифузний рак шлунка.

Ранній рак шлунка — це новоутворення, яке не інфільтрує поза м'язову оболонку стінки шлунка, незалежно від наявності метастазів у лімфатичні вузли (при ранньому раку дуже рідко).

➜ **КЛІНІЧНА КАРТИНА ТА ПРИРОДНИЙ ПЕРЕБІГ**

1. «Класичні» клінічні симптоми раку шлунку: зменшення/втрата апетиту, зменшення маси тіла та гіпотрофія, блювання, дисфагія/одинофагія, постійний біль в епігастрії, інколи пухлина, що пальпується в епігастрії — спостерігаються дуже пізно, на стадіях розвиненого раку. Особливі симптоми розвиненого раку шлунка: метастаз у лівому надключичному лімфатичному вузлі (метастаз Вірхова), пухлина в ділянці пупка (вузол сестри Мері Джозеф), вузол, що пальпується за межами прямої кишки при ректальному обстеженні (метастаз Блюмера).

2. Симптоми раннього раку шлунку: відчуття дискомфорту в середині епігастрію, відчуття швидкого насичення або переповнення шлунку після прийому їжі, незначні болі в епігастрії, нудота, відрижка; рідко безсимптомний.

➜ **ДІАГНОСТИКА**

Допоміжні дослідження

1. Ендоскопія: при ранньому раку зміни іноді важко зауважити — не виступають над поверхнею слизової, або нагадують ерозію (допомагає забарвлення слизової оболонки індигокарміном або ендоскопія з високим збільшенням); при розвиненому раку — пухлина, часто з виразкою неправильної форми, досить рівномірна інфільтрація або відсутність податливості шлунку на інсуфляцію повітря. Обов'язковим є забір багатьох біоптатів для гістологічного дослідження з підозрілих місць, особливо з краю кожної виразки, що не гоїться, навіть при діагностованій виразковій хворобі (у 10 % хронічних «пептичних» виразок виявляють рак шлунку).

2. Візуальні обстеження: УЗД, ендосонографія, КТ — для оцінки площі та глибини місцевої пухлинної інфільтрації перед операцією та виявлення метастазів у регіональних лімфатичних вузлах (в основному ендосонографія) та віддалених метастазів.

3. Патогістологічне дослідження: аденокарцинома — 95 % випадків.

Діагностичні критерії

Діагноз ставиться на основі гістологічного дослідження біоптатів слизової оболонки шлунку, що були взяті під час ендоскопії.

➡ ЛІКУВАННЯ ТА ПРОГНОЗ

1. Рання стадія раку: коли при передопераційній оцінці (ендоскопія, ЕУС, візуалізаційні методи дослідження) відсутні ознаки запущеності (перед усім ураження регіональних лімфатичних вузлів), можна провести ендоскопічну мукозектомію або диссекцію у підслизовому шарі; альтернативою є резекція шлунка (допускається часткова резекція з лімфаденектомією). Системне лікування не проводиться. 5-річне виживання серед осіб після оперативного видалення раку на ранній стадії перевищує 90 %.

2. Рак на запущеній стадії: лише оперативне лікування дає шанс на одужання — тотальна або субтотальна гастректомія з видаленням якомога більшої кількості лімфатичних вузлів — групи D1 (перигастральних) і D2 (навколо відгалужень черевного стовбуру). У кожного хворого слід зважити можливість періопераційної хіміотерапії або ад'ювантної радіохіміотерапії. У частини пацієнтів з граничною нерезектабельною пухлиною системне лікування уможливлює проведення радикального оперативного втручання; у пацієнтів з неоперабельним раком хіміотерапія може подовжити життя. При раку шлунку з надекспресією HER2 використовується трастузумаб. Слід розглянути доцільність застосування променевої терапії в якості паліативного лікування у разі відсутності можливості проведення резекції шлунка та перебігу хвороби із значною анемією або стенозом кардіального чи пілоричного відділу; крім цього проводяться обхідні операції та використовуються ендоскопічні методи (стенти, відновлення прохідності за допомогою аргону, гастростомія).

3. Післяопераційний контроль: впродовж перших 2-ох років кожні 3 міс., потім кожні 6 міс. впродовж наступних 3 років (клінічне обстеження, загальний аналіз крові, функціональне обстеження печінки); візуальні обстеження (РГ грудної клітки, КТ черевної порожнини та тазу) кожні 12 міс. При ранньому раку, особливо після мукозектомії, необхідне контрольне ендоскопічне обстеження з виконанням біопсії через 3–6 міс. після операції, потім кожних 6–12 міс. Однозначно не визначено, чи таким чином слід контролювати хворих після тотальної гастректомії, однак після часткової резекції пропонується виконання ендоскопічного обстеження щороку впродовж 4–5 років після операції, пізніше — в залежності від симптомів.

10. Лімфоми шлунку

➡ ВИЗНАЧЕННЯ ТА ЕТІОПАТОГЕНЕЗ

Неходжкінські лімфоми з первинною локалізацією у шлунку походять у ≈85 % з В-лімфоцитів. Більшість — це лімфоми більш низького ступеню злоякісності, в основному MALT-лімфоми.

У 90 % випадків MALT-лімфом виявляється хронічний гастрит, викликаний інфекцією *H. pylori*. Може спостерігатись транслокація t(11;18)(q21;q21), котра є відповідальною за прогресування захворювання незалежно від антигенної стимуляції, тобто за стійкість до ерадикації *H. pylori*.

➡ КЛІНІЧНА КАРТИНА ТА ПРИРОДНИЙ ПЕРЕБІГ

Хвороба навіть впродовж років може мати прихований перебіг. Симптоми: біль і дискомфорт у епігастрії (відчуття переповнення шлунку та швидкого насичення, відрижка, відсутність апетиту), з часом — анемія (внаслідок кровотечі з пухлини до просвіту шлунку); загальні симптоми, що, зазвичай, супроводжують лімфоми (субфебрильна температура, нічна пітливість, зменшення маси тіла), розвиваються значно рідше. На момент постановки діагнозу MALT-лімфоми шлунку зазвичай локалізовані — без ураження кісткового мозку, лімфатичних вузлів черевної порожнини та інших органів.

➡ ДІАГНОСТИКА

Допоміжні дослідження

Ендоскопія: потовщені складки слизової оболонки, що погано розгладжуються при інсуфляції повітря, інколи з ерозіями чи виразками; велика кальозна виразка або явна поліпоподібна пухлина; інколи макроскопічні зміни відсутні. Більшість лімфом шлунку розміщені на периферії. Обов'язковим є забір багатьох (рекомендується ≥8) біоптатів слизової оболонки для патогістологічного дослідження.

Діагностичні критерії

Діагноз ставиться на основі гістологічного обстеження біоптатів слизової оболонки шлунку, взятих під час ендоскопії.

➡ ЛІКУВАННЯ ТА ПРОГНОЗ

Системному лікуванню надають перевагу перед оперативним втручанням, котре переважно виконується при наявності екстрених показів (напр., масивна кровотеча з пухлини); операція зазвичай полягає у видаленні пухлини при збереженні якнайбільшої частини незміненого шлунку (радикальність операції не є критерієм виліковування).

1. Лімфома MALT-типу обмежена тканинами шлунку:

1) **ерадикація інфекції** *H. pylori* (→разд. 4.7) — перший (інколи єдиний) етап лікування. У випадку невдалої ерадикації (перша оцінка за допомогою неінвазивного тесту через 6 тиж.) завжди розважте другу спробу, використовуючи інший набір ЛЗ. Проведіть контрольну гастроскопію з уреазним тестом і гістологічним дослідженням через 3–6 міс. після початку лікування; пацієнти без t(11;18), у котрих ерадикація була успішною і відбулась ремісія лімфоми, не потребують онкологічного лікування.

2) **радіотерапія** — метод, якому надають перевагу у хворих, не інфікованих *H. pylori*; також показана як лікування другої лінії після ерадикації — у випадку її неефективності (персистенція інфекції), відсутності регресії лімфоми або її рецидиву, а також у хворих із t(11;18). Онкологічне лікування можна відкласти на 1–1,5 роки, якщо після ефективної ерадикації відбулась макроскопічна регресія лімфоми.

3) у випадку неефективності лікування або рецидиву →**імуно- та/або хіміотерапія**;

4) після досягнення ремісії → **клінічне і ендоскопічне спостереження** (включаючи тести щодо інфікування *H. pylori* і гістологічне дослідження біоптатів), напр., кожні 6–12 міс. протягом перших 2 років, потім кожні 12–18 міс.

2. Занедбана MALT лімфома: застосуйте ерадикацію інфекції *H. pylori*; зважаючи на зазвичай повільний перебіг хвороби та вкрай низьку виліковність, розгляньте можливість обмеження онкологічних методів (імунохіміотерапії, а у випадку протипоказань радіотерапії) до симптоматичних випадків (напр., кровотеча, загальні симптоми) або на дуже занедбаних стадіях (масивна пухлина, постійне прогресування, загроза пошкодження органу).

3. Інші типи лімфом →разд. 15.3.

4. Прогноз: 5-річна виживаність >50 %, навіть при первинно дуже запущеній формі захворювання. При повній ремісії 10-річна виживаність складе ≈100 %, при частковій ≈80 %. Якщо первинне лікування неефективне, половина таких пацієнтів не проживе більше року.

11. Судинні зміни шлунку

11.1. GAVE-синдром

→ **ВИЗНАЧЕННЯ ТА ЕТІОПАТОГЕНЕЗ**

GAVE–синдром (синдром «кавуна») — це розширення капілярів слизової оболонки препілоричного відділу шлунку; рідко (≈4 %) є причиною неварикозної кровотечі з верхнього відділу травного каналу. Спостерігається, передусім. у жінок старшого віку, часто при цирозі печінки (із портальною гіпертензією або без), хронічних захворюваннях нирок, аутоімунних захворюваннях (синдром Рейно, системна склеродермія, синдром Шегрена), серцевих захворюваннях, після трансплантації кровотворних клітин.

→ **КЛІНІЧНА КАРТИНА**

(GAVE-синдром) проявляється кровотечею із верхнього відділу травного тракту — переважно хронічною та прихованою, рідше гострою, яка приводить до анемії. Рідко спостерігається безсимптомний перебіг.

→ **ДІАГНОСТИКА**

Діагностика базується на специфічній макроскопічній картині при ендоскопічному дослідженні. Під час гастроскопії виявляють численні дрібні, неправильної форми, дилятовані та звивисті судини (ектазії) слизової оболонки шлунку, типово наявні у препілоричній частині, які формують червоні смуги вздовж складок і доходять до пілоруса — т. зв. вигляд кавуноподібного шлунку. Зміни можуть також мати вигляд нерегулярних, розпорошених вогнищ та іноді виявлятися в кардіальній частині. При натисканні щипцями для біопсії бліднуть. Така картина вимагає диференціації з вторинною гастропатією при цирозі печінки і портальній гіпертензії (яка типово спостерігається у тілі та дні шлунку, а її проявами є мозаїчна поверхня слизової оболонки, численні дрібні червоні плямки та інтрамукозні петехії бурого кольору) поряд із запальними змінами слизової оболонки шлунку.

→ **ЛІКУВАННЯ**

1. Безсимптомні та некровоточиві зміни: не потребують лікування.

2. Симптомні зміни: в основному лікуються ендоскопічними методами — найчастіше виконується термічна абляція із застосуванням аргон-плазмової коагуляції (як правило необхідно провести декілька процедур з інтервалом у декілька тижнів). Зменшення кровотечі та потреби у проведенні гемотрансфузій досягається у 50–80 % випадків. У зв'язку із високим ризиком рецидиву кровотечі рекомендується проводити щорічні контрольні обстеження та при потребі повторні ендоскопічні процедури. При неефективності ендоскопічного лікування слід розглянути доцільність застосування гормональної терапії естрогенно-прогестероновими препаратами або аналогами соматостатину (октреотид). Інші ліки, що застосовуються: талідомід, антагоністи серотоніну, транексамова кислота, глікокортикостероїди та циклофосфамід (дані про ефективність неоднозначні). При значній поширеності змін та неефективності ендоскопічного та фармакологічного лікування слід розглянути доцільність застосування оперативного лікування (антректомія).

3. Симптоматичне лікування: поповнення дефіциту заліза та, при необхідності, гемотрансфузії.

11.2. Дефект Делафуа

➜ ВИЗНАЧЕННЯ ТА ЕТІОПАТОГЕНЕЗ

Судинний дефект, що зустрічається рідко (причина 1–2 % випадків гострої кровотечі із верхнього відділу травного тракту), при якому артеріола підслизового шару із звивистим ходом та у 10 разів ширшим (ніж звичайно) діаметром (1–3 мм) закінчується близько поверхні слизової оболонки. Вважається, що такий дефект може бути вродженим.

➜ КЛІНІЧНА КАРТИНА

Масивна кровотеча із верхнього відділу травного тракту (блювання кров'янистим вмістом, дьогтеподібний стілець), іноді загрозлива для життя.

➜ ДІАГНОСТИКА

Під час гастроскопії виявляють червоно-буру випуклість над незміненою слизовою оболонкою (видима судина) із дрібною ерозією, але без виразки, іноді із видимою активною кровотечею або зафіксованим тромбом. Найчастіше зміна локалізована у проксимальній частині шлунку, 5–10 см нижче стравохідно-шлункового з'єднання та на малій кривизні. Також може бути розташована у дистальній частині шлунку, а в 1/3 випадків в інших відділах травного тракту: дванадцятипалій кишці (14–18 %), товстому кишківнику (5–10 %) та порожній кишці (1–2 %). Виявлення зміни, що не кровоточить, буває складним через її малі розміри; придатною може бути ангіографія або ендосонографія.

➜ ЛІКУВАННЯ

Переважно ендоскопічне лікування із використанням ін'єкційних (адреналін, етанол, ціаноакрилатні клеї), термічних (АПК, електрокоагуляція, тепловий зонд) та механічних (гемостатичні кліпси, гумові кільця) методів, найкраще у поєднанні; ефективність складає 70–94 %.

12. Гастропарез

➜ ВИЗНАЧЕННЯ ТА ЕТІОПАТОГЕНЕЗ

Гастропарез — це хронічна сповільнена евакуація шлункового вмісту, не пов'язана із механічною перешкодою, яка призводить до затримки їжі та розтягнення стінок шлунку. Часті причини: ідіопатичний гастропарез (у 20 % випадків може бути спричинений вірусною інфекцією ЦМВ, ВЕБ та ВПГ-3) та цукровий діабет (одна з клінічних форм автономної діабетичної нейропатії →разд. 13.4.3). Причини більш рідкісні: оперативні втручання, ліки (напр., опіоїди, антихолінергічні препарати та аналоги ГПП-1), хвороба Паркінсона, системна склеродермія, системний червоний вовчак, паранеопластичні синдроми, амілоїдоз, системний мастоцитоз, ішемія кишківника.

➜ КЛІНІЧНА КАРТИНА

Симптоми: нудота та блювання (найчастіше), відчуття повноти після їжі, раннє відчуття ситості, біль або дискомфорт в епігастрії та здуття. В тяжких випадках може призвести до втрати маси тіла, гіпотрофії, зневоднення та дизелектролітемії. Клінічна картина не залежить від етіології та часто не корелює із ступенем сповільнення випорожнення шлунку, виявленим під час додаткових досліджень.

ДІАГНОСТИКА

Допоміжні дослідження

1. Методи оцінки евакуації шлункового вмісту:

1) сцинтиграфія із стандартизованою порцією їжі, міченою радіоактивним технецієм — основний метод;

2) радіокапсула із функцією оцінки pH оточуючого середовища (т. зв. *wireless motility capsule* — WMC);

3) дихальний тест з оцінкою концентрації $^{13}CO_2$ в повітрі, що видихається, після вживання їжі, міченої цим ізотопом.

2. Інші методи дослідження: залежно від клінічної ситуації — ендоскопія, радіологічні дослідження та/або манометрія.

Діагностичні критерії

На основі типових симптомів та об'єктивно виявленого сповільнення випорожнення шлунку за відсутності механічної причини.

Диференційна діагностика

1) виразкова хвороба та гастродуоденіт;

2) дуодено-гастральний рефлюкс;

3) регургітації при різних хворобах, в. т. ч. при синдромі румінації, ГЕРХ;

4) функціональна диспепсія;

5) нервово-психічна анорексія та булімія;

6) синдром циклічного блювання;

7) гіпотиреоз;

8) тривалий прийом канабіноїдів;

ЛІКУВАННЯ

1. Дієтотерапія: метою є зменшення інтенсивності скарг та профілактика харчових дефіцитів. Слід порекомендувати зменшення об'єму їжі та обмеження вмісту жиру і розчинної клітковини. Пацієнти, що погано переносять тверду їжу, можуть її подрібнювати (напр., міксером). В тяжких випадках може бути необхідним ентеральне або парентеральне харчування.

2. Фармакологічне лікування:

1) прокінетики — метоклопрамід (лише у тяжких випадках, коли інше лікування неефективне; 10 мг 3×на день, впродовж макс. 5 днів), домперидон, еритроміцин, ітоприд, цизаприд; лише у тяжких випадках, коли інше лікування неефективне; 10 мг 3–4 х на день, за 15 хв до їжі, лікування починайте в умовах стаціонару; не застосовуйте у хворих з брадикардією, порушеннями серцевого ритму, серцевою недостатністю, подовженням інтервалу QT, гіпокаліємією, гіпомагніємією або при одночасному прийомі з ЛЗ які інгібують активність CYP3A4);

2) симптоматичне лікування (зменшення нудоти, припинення блювання): антагоністи серотонінових рецепторів 5-HT3 (ондансетрон, гранісетрон), похідні фенотіазину (прохлорперазин, тіетилперазин), антигістамінні ЛЗ (напр., дименгідринат).

3. Інші методи: електрична стимуляція шлунку, ін'єкція ботулінового токсину в пілоричну частину, балонна дилятація пілоруса, ендоскопічна пілороміотомія, хірургічна пілоропластика, акупунктура.

13. Целіакія

→ **ВИЗНАЧЕННЯ ТА ЕТІОПАТОГЕНЕЗ**

Целіакія (глютенова ентеропатія) — це захворювання імунного генезу, що викликається глютеном (фракцією білків, що присутні у зернах пшениці, жита, ячменю та зернових гібридів, напр. пшенжита), яке розвивається в осіб із генетичною схильністю (з антигенами HLA-DQ2 або DQ8). Під впливом глютену утворюються специфічні антитіла (до тканинної трансглутамінази типу 2 [TG2], антиендомізіальні [EMA], до дезамінованих пептидів гліадину [DGP]) і розвивається аутоімунна запальна реакція, яка призводить до атрофії ворсинок слизової оболонки тонкого кишківника. Антитіла можна виявити у ≈1 % загальної популяції; ризик целіакії підвищений у хворих на цукровий діабет 1 типу, аутоімунні захворювання печінки і/або щитовидної залози, з синдромом Дауна, з синдромом Тернера, з синдромом Вільямса, з нефропатією IgA, з дефіцитом IgA та у родичів 1-го ступеня хворих на целіакію.

→ **КЛІНІЧНА КАРТИНА ТА ПРИРОДНИЙ ПЕРЕБІГ**

1. Симптоми: різноманітні (в даний час, зазвичай, домінують позакишкові симптоми):

1) з боку **ШКТ** — хронічна діарея, біль у животі, гіпотрофія або втрата маси тіла, рецидивуючі афти ротової порожнини, блювання, симптоми синдрому подразненого кишківника, закрепи (рідко), стеатогепатит;

2) з боку **шкіри** — герпетиформний дерматит (хвороба Дюрінга);

3) з боку **кровотворної системи** — анемія;

4) з боку **сечостатевої системи** — затримка статевого дозрівання (у т. ч. затримка першої менструації);

5) з боку **ЦНС** — епілепсія, мігрень, депресія, атаксія, периферична полінейропатія;

6) **інші** — м'язева слабкість, тетанія, низький зріст, гіпоплазія емалі.

2. Клінічні форми →табл. 13-1.

3. Перебіг захворювання: залежить від дотримання безглютенової дієти. Не діагностована або не лікована целіакія призводить до **ускладнень:**

Таблиця 13-1. Клінічні форми целіакії

Форма	Клінічні симптоми	EMA/TGA	Гістологічна картина слизової оболонки тонкого кишківника
класична	домінують симптоми з боку шлунково-кишкового тракту	+	атрофія ворсинок
атипова	домінують позакишкові симптоми; з боку шлунково-кишкового тракту — слабо виражені	+	атрофія ворсинок
німа	безсимптомний перебіг	+	атрофія ворсинок
латентна	безсимптомний перебіг	+	слизова оболонка в нормі на глютеновмісній дієті; в майбутньому може розвинутись глютенозалежна ентеропатія

EMA — антиендомізіальні антитіла, TGA — антитіла до тканинної трансглутамінази

1) з боку **ШКТ** — рак горла, стравоходу, або тонкого кишківника, лімфома тонкого кишківника, резистентна до лікування целіакія (симптоми зберігаються попри дотримання безглютенової дієти);

2) з боку **кровотворної системи** — неходжкінська лімфома, гіпоспленізм;

3) з боку **сечостатевої системи** — безпліддя, звичні викидні, передчасні пологи, передчасна менопауза;

4) з боку **кістково-суглобової системи** — остеопороз і остеомаляція.

ДІАГНОСТИКА

Діагностика є достовірною лише при передуючому щоденному (впродовж ≥6-ти тиж.) споживанні ≥1-ї страви, що містить глютен (≈10 г глютену на день — стільки містять 4 скибки хліба). Новіші дані свідчать про те, що достатнім може бути теж споживання меншої дози глютену (>3 г глютену щодня протягом 2-х тижнів або 10 г глютену щодня протягом 18 днів).

Допоміжні дослідження

1. Лабораторні дослідження:

1) залізодефіцитна анемія (частий симптом у дорослих), рідше — мегалобластна;

2) зменшення сироваткового рівня заліза, фолієвої кислоти, кальцію, вітаміну D, рідко вітаміну B_{12};

3) гіпоальбумінемія (внаслідок втрати білка через кишківник);

4) збільшення активності амінотрансфераз (якщо причина невияснена → дослідження для виявлення целіакії).

2. Серологічні дослідження: аутоантитіла до TG2 (у віці >2-х р. при діагностиці целіакії надається перевага виконанню одного серологічного тесту) та EMA у класі IgA (необхідно визначати разом із загальним рівнем IgA, щоб виключити його дефіцит). В осіб із дефіцитом IgA необхідно визначати антитіла класу IgG — до тканинної трансглутамінази 2 або до дезамінованих пептидів глютену. 6—22 % випадків складає серонегативна целіакія.

Показання до серологічної діагностики:

1) скринінгове обстеження у пацієнтів з підозрою на целіакію (відбір до біопсії тонкого кишківника);

2) скринінгове обстеження у групах підвищеного ризику захворюваності на целіакію →вище;

3) оцінка дотримання безглютенової дієти.

3. Ендоскопія: фестончаті краї складок дванадцятипалої кишки, зменшення їх кількості, згладженість або повна атрофія, мозаїчна структура поверхні слизової оболонки і просвічування кровоносних судин (у нормі — невидимі).

4. Гістологічне дослідження слизової оболонки тонкого кишківника у діагностиці целіакії має основне значення. Забір біоптатів (≥4 з різних місць) відбувається за допомогою аспіраційної біопсії під час ендоскопії з дванадцятипалої кишки. Характерною гістологічною ознакою є атрофія кишкових ворсинок, яку супроводжує збільшення кількості ендоепітеліальних лімфоцитів і гіпертрофія крипт.

5. Генетичне обстеження: відсутність антигенів HLA-DQ2 або DQ8 виключає діагноз целіакії.

Діагностичні критерії

Позитивний результат серологічного дослідження і виявлення типових гістопатологічних змін →табл. 13-2.

Диференціальна діагностика

Диференціальна діагностика целіакії, алергії на пшеницю та непереносимості глютену без целіакії →табл. 13-3. Інші причини ентеропатії (атрофії кишкових ворсинок): хронічний лямбліоз, тропічна спру, білкова недостатність,

Таблиця 13-2. Принципи діагностики целіакії на основі рекомендацій BSG 2014

IgA-TG2	загальний IgA	IgG-TG2	IgG-DGP	EMA	HLA	Гістологічні ознаки целіакії	Діагноз
пацієнт на дієті, яка містить глютен; позитивні IgA-TG2 або IgA-DGP, або IgG-DGP та EMA; атрофія ворсинок у гістологічній картині							целіакія
+	Н або нд	нд	нд	нд	нд	+	целіакія[a]
+	нд	нд	нд	+	+	+	
+	нд	нд	нд	+	+	−	можлива целіакія
+[б]	нд	нд	нд	−	−	−	целіакія виключена
−	Н	−	−	−	−	−	
−	Н	−	−	−	−	−	
−	Н	−	−	−	−	+	неоднозначний; слід повторити серологічні тести на дієті, яка містить глютен; оцініть відповідь на безглютенову дієту та врахуйте інші причини атрофії ворсинок
−	Н	−	−	−	−	+	
−	низька концентрація або відсутність	+	+	+	+	+	дефіцит IgA та целіакія[a]
−	низька концентрація або відсутність	−	−	−	−	−	дефіцит IgA, целіакія виключена
−	низька концентрація або відсутність[в]	−	−	−	+	+	− постінфекційна діарея? − комплексний імунодефіцит

[a] Якщо виявляється лише підвищена кількість інтраепітеліальних лімфоцитів ± гіперплазія крипт (без атрофії ворсинок), діагностують ймовірну целіакію. [б] зазвичай на низькому рівні; [в] окрім того, немає відповіді на безглютенову дієту

− негативний результат, + позитивний результат, Н — норма, нд — не досліджено
DGP — антитіла до деамідованих гліадинових пептидів, ЕМА — ендомізіальні антитіла, TG2 — антитіла до тканинної трансглутамінази 2
На основі: *Ludvigsson J.F., Bai J.C., Biagi F. і всп.: Gut, 2014; 63:1210–1228. Copyright © 2014 BMJ Publishing Group Ltd. This is an Open Access article distributed in accordance with http:// creativecommons.org/licenses/by-nc/3.0/*

анорексія, харчова гіперчутливість (зазвичай зміни є вогнищевими), вірусна (включаючи ВІЛ-інфекцію) і бактеріальна (напр., туберкульоз) інфекція, синдром надмірного бактеріального росту, хвороба Віппла, стан після опромінення, імунодефіцитні стани (напр., гіпогаммаглобулінемія, загальний варіабельний імунодефіцит), хвороба Крона, виразковий ентерит, лімфома тонкого кишківника.

➜ ЛІКУВАННЯ

1. Безглютенова дієта: полягає у довічному виключенні усіх продуктів з пшениці, жита, пшенжита і ячменю (в Україні, зважаючи на можливість змішування

Таблиця 13-3. Диференційна діагностика целіакії, алергії на пшеницю та гіперчутливості до глютену, неспричиненої целіакією

	Целіакія	Алергія на пшеницю	Гіперчутливість до глютену, неспричинена целіакією
патомеханізм	аутоімунний	алергічний	неаутоімунний, неалергічний
частота поширення в популяції	1 %	0,4–4 %	6 %
клінічні симптоми	– біль у животі, діарея, відсутній приріст маси тіла – анемія, гіпоплазія емалі постійних зубів, остеопороз – можливість безсимптомного перебігу	– спастичний біль у животі, блювання, нудота – риніт, кропив'янка, астма («легені пекаря»), індукована навантаженням анафілаксія, залежна від пшениці	– симптоми як при целіакії і/або алергії на пшеницю – поведінкові розлади, хронічна втома, біль у суглобах та м'язах, парестезії нижніх кінцівок
антитіла (TG2, EMA)	+	–	–[a]
біопсія дванадцятипалої кишки	атрофія ворсинок	в нормі	в нормі[a]
шкірні тести, алерген-специфічні IgE	–	+	–[a]
лікування	строга безглютенова дієта	елімінація пшениці	безглютенова дієта; переносимість глютену у незначних кількостях може бути задовільною

[a] Маркери захворювання відсутні; постановка діагнозу шляхом виключення целіакії та алергії на пшеницю.

EMA — антиендомізіальні антитіла, TG2 — антитіла до трансглутамінази типу 2 (тканинної)

вівса з іншими злаками, також рекомендується і його виключення). **Дозволені продукти:** молочні продукти (молоко рідке і сухе, сири, кисломолочні сири, сметана, тверді сири, яйця); усі види м'яса і м'ясних виробів (увага: мелені сухарі і манну крупу додають до деяких м'ясних продуктів, таких як сосиски, паштети, паштетна ковбаса), субпродукти (печінка, легені, нирки), риба; усі овочі і фрукти, горіхи; рис, кукурудза, соя, тапіока, гречка; всі жири; цукор, мед; приправи, сіль, перець; кава, чай, какао; хлібобулочні вироби, торти і десерти, що виготовляються з продуктів, які не містять глютену; усі продукти, що марковані символом перекресленого колоска. **Заборонені продукти:** вироби з пшениці, жита, ячменю і вівса; булки, звичайний хліб, хліб з цільного зерна, хрусткий хліб; звичайні макарони; манна, ячмінна, вівсяна каші; перловка, вівсяні пластівці; торти, печиво, солодощі, які містять глютен (необхідно уважно читати етикетки; глютен можуть містити, наприклад, м'ясні вироби, напої, підсолоджувані ячмінним солодом). Буває показаним (у випадку виявлення дефіциту) призначення препаратів заліза, фолієвої кислоти, кальцію/вітаміну D, деколи теж вітаміну B$_{12}$.

2. Імуносупресивні препарати (напр., ГК, азатіоприн, циклоспорин): застосовуються при целіакії, що є резистентною до дієтичного лікування.

→ МОНІТОРИНГ

Періодичний моніторинг ефективності дієтичного лікування включає оцінку способу харчування і ступеня відживи. Посереднім доказом дотримання безглютенової дієти є відсутність антитіл до TG2 і EMA. Один раз на рік виконайте контрольні біохімічні дослідження (загальний аналіз крові, концентрація заліза, феритину, кальцію, вітамінів B$_{12}$ та D).

14. Синдром короткої кишки

→ ВИЗНАЧЕННЯ ТА ЕТІОПАТОГЕНЕЗ

Синдром короткої кишки (СКК) — це стан після резекції або виключення з харчового пасажу частини або цілого тонкого кишківника, що призводить до настільки значного зменшення всмоктування поживних речовин і води, що ентеральне харчування не дає можливості забезпечити нормальне функціонування організму. Це одна з форм шлунково-кишкової недостатності. Може розвинутись у дорослих, які мають <150–200 см функціонуючого тонкого кишківника. Через кілька років, внаслідок адаптації достатнім для життя може бути ще коротший відрізок тонкого кишківника, в залежності від типу СКК:

1) при I типі (кінцева еюностомія — також відсутній товстий кишківник) ≥100 см;

2) при II типі (анастомоз між тонкою та поперечно-ободовою кишкою) >70 см;

3) при III типі (видалена лише частина тонкого кишківника та відновлена безперервність кишкової трубки) навіть лише 30 см.

Всмоктування деяких речовин залишається порушеним впродовж тривалого часу, напр., магнію, а вітаміну B$_{12}$ і жовчних кислот у випадку втрати кінцевої частини клубової кишки. Найчастіші **причини:**

1) обширна резекція кишківника з приводу ішемії або з інших причин (хвороба Крона, пухлина, травма, післяопераційні ускладнення, заворот або странгуляція кишківника з наступним некрозом);

2) важкі порушення всмоктування (напр., променевий ентероколіт або резистентна до лікування целіакія), що спричиняють функціональний синдром короткої кишки;

3) зовнішні (що спричиняють втрату харчового вмісту) або внутрішні (призводять до того, що їжа оминає частину тонкого кишківника) нориці.

→ КЛІНІЧНА КАРТИНА

З різною інтенсивністю спостерігаються: пронос, зневоднення і порушення електролітного балансу, ацидоз, гіпотрофія (що призводить до прогресуючої кахексії), дефіцит магнію, кальцію і фосфору, вітамінів А, D, Е (рідко К), B$_{12}$, фолієвої кислоти, мікроелементів (цинку, селену, міді), жовчних кислот. При т. зв. синдромі кінцевої еюностомії на перший план виступає значна втрата води та електролітів — тим вища, чим більше хворий п'є (підсилюється виділення води у просвіт травного тракту); вкрай необхідне внутрішньовенне переливання рідин.

Впродовж тривалого часу розвиваються різні симптомокомплекси:

1) дефіцит вітамінів, накопичення марганцю і алюмінію → психічні і неврологічні розлади, порушення зору;

2) дефіцит калію або магнію → порушення ритму серця;

3) дефіцит селену, тіаміну → серцева недостатність, міозит;

4) зміни складу жовчі, дискінезія жовчного міхура → холелітіаз;

5) надмірне всмоктування оксалатів в товстому кишківнику → нефролітіаз;

6) пронос → висхідна інфекція сечовидільної системи (особливо у жінок);

7) відсутність баугінієвої заслінки, антибіотики → синдром надмірного бактеріального росту, ферментація, лактатний ацидоз, психічні розлади;

8) відсутність гальмування шлункової секреції → гіперсекреція, виразкова хвороба, кровотеча;

9) ускладнення парентерального харчування → холестаз, стеатоз, цироз і недостатність печінки;

10) погано підібране споживання кальцію, фосфору, магнію і вітаміну D, порушення їх метаболізму, порушення секреції паратгормону, накопичення алюмінію → метаболічна хвороба кісток і переломи.

→ **ЛІКУВАННЯ**

Комплексне лікування у спеціалізованих закладах. У більшості випадків необхідне парентеральне харчування в домашніх умовах. Слід пам'ятати про порушене всмоктування ЛЗ і необхідність застосовувати препарати у сублінгвальній, букальній, ректальній, аерозольній або рідинній формах.

15. Синдром надмірного бактеріального росту

→ **ВИЗНАЧЕННЯ ТА ЕТІОПАТОГЕНЕЗ**

Синдром надмірного бактеріального росту — це надмірне розмноження у тонкому кишківнику мікроорганізмів, які колонізують переважно товстий кишківник, що зумовлює порушення травлення і всмоктування, передусім жирів і вітаміну B_{12}. **Причини:** головним чином перенесена гастроеюностомія і ваготомія, пілоропластика і автономна діабетична нейропатія; рідше — дивертикул, «сліпа петля», стеноз кишківника, порушення моторики (напр., при системній склеродермії), імунодефіцити, анацидність шлункового соку (напр., при довготривалому лікуванні інгібіторами протонної помпи). Наслідки надмірного бактеріального росту: деконʼюгація солей жовчних кислот, яка призводить до погіршення травлення жирів → стеаторея і порушення всмоктування жиророзчинних вітамінів; вичерпання вітаміну B_{12} → мегалобластна анемія; пошкодження ентероцитів кишкових ворсинок і порушення травлення дисахаридів; підвищене поступлення у кровообіг антигенів бактерій.

→ **КЛІНІЧНА КАРТИНА ТА ПРИРОДНИЙ ПЕРЕБІГ**

Класичні симптоми: хронічна стеаторея і мегалобластна анемія. Інші: зменшення маси тіла і гіпотрофія, біль у животі, метеоризм, утворення великої кількості газів, набряки (синдром кишкової втрати білків), симптоми дефіциту вітамінів А і D (остеомаляція і остеопороз, тетанія, трофічні порушення епідермісу, куряча сліпота), симптоми дефіциту вітаміну B_{12}

(атаксія і периферична нейропатія), вузлова еритема, плямисто-папульозна висипка. Можуть спостерігатись (особливо у пацієнтів після утворення обхідного анастомозу порожньої кишки з клубовою): гломерулонефрит, гепатит або стеатоз печінки, артрит.

ДІАГНОСТИКА

Допоміжні дослідження

1. Лабораторні аналізи: макроцитарна анемія, гіпоальбумінемія; інші відхилення, в залежності від клінічної картини і органних ушкоджень.

2. РГ ШКТ: може виявляти порушення пасажу або анатомічну ваду (напр., дивертикул, подвоєння, «сліпу петлю», стеноз кишківника).

3. Аналіз калу на наявність жиру: мікроскопічна оцінка препарату свіжого калу, при фарбуванні 1 % розчином судану III — збільшення кількості крапельок жиру в калі.

4. Посів кишкового вмісту: кількісний і якісний бактеріологічний аналіз вмісту, забраного з проксимального відрізка порожньої або дванадцятипалої кишки (за допомогою введеного через ніс зонда, оснащеного оболонкою, яка охороняє перед контамінацією, або під час ендоскопії), що визнано деякими клініцистами за золотий стандарт діагностики синдрому надмірного бактеріального росту. Позитивний результат — анаеробні бактерії (найчастіше *Bacteroides spp.*, *Enterococcus spp.* і *Lactobacillus spp.*) або *E. coli* кількістю >10^5 КУО/мл (у осіб без серйозних анатомічних змін, таких як стан після резекції шлунка або операційно утворений сліпий мішок, передбачається поріг 10^3 КУО/мл).

5. Водневий дихальний тест з глюкозою — діагностичне значення має позитивний результат (специфічність 83 %).

Діагностичні критерії

Єдиного діагностичного тесту, що дозволяє однозначно встановити діагноз, немає. Часто, підтвердженням є позитивна відповідь на емпіричне антибактеріальне лікування.

Диференційна діагностика

Інші причини хронічної діареї →розд. 1.15.

ЛІКУВАННЯ

1. Лікування основної хвороби або ліквідація факторів, що сприяють надмірному бактеріальному росту.

2. Дієтотерапія:

1) **препарати, що містять тригліцериди з середньою довжиною ланцюга** — з метою полегшення всмоктування жирів;

2) у випадку непереносимості дисахаридів → **слід обмежити у дієті вміст лактози;**

3) суплементація вітамінами A, D, E і B_{12}, у випадку дефіциту.

3. Антибактеріальне лікування: має головне значення. Впродовж 7–10 днів необхідно застосувати ЛЗ, активні проти грам-негативних аеробних і анаеробних бактерій. У випадку рецидиву симптомів — другий цикл лікування впродовж 4–8 тиж. Препаратом першого вибору може бути **рифаксимін** п/о 550 мг 3×на день. Альтернативні ЛЗ (п/о): метронідазол 20 мг/кг/добу (можна застосовувати з цефалоспорином, напр., цефалексином 30 мг/кг/добу), амоксицилін з клавулановою кислотою 30 мг/кг/добу, котримоксазол 960 мг 2×на день, норфлоксацин 400 мг 2×на день.

4. Допоміжне лікування: холестирамін — зменшує інтенсивність діареї; прокінетичні ЛЗ — напр., еритроміцин.

16. Ексудативна ентеропатія

→ **ВИЗНАЧЕННЯ ТА ЕТІОПАТОГЕНЕЗ**

Це клінічний симптомокомплекс, що зумовлений надмірною втратою білків сироватки до просвіту кишківника через лімфатичні судини або через запально змінену слизову оболонку. **Причини:**

1) **втрата білка з лімфою:**

   а) вроджена кишкова лімфангіектазія;

   б) вторинне розширення лімфатичних судин (утруднення відтоку лімфи) — захворювання серця (правошлуночкова серцева недостатність, констриктивний перикардит, стан після операції Фонтена), пошкодження лімфатичних судин (напр., новоутворення, туберкульоз, саркоїдоз, променева і хіміотерапія), цироз печінки, облітерація або тромбоз печінкових вен, хронічний панкреатит з утворенням псевдокіст, хвороба Крона, хвороба Уіпла, лімфатико-кишкові нориці, вроджені вади лімфатичних судин, отруєння миш'яком;

2) **втрата білка з ексудатом:**

   а) ерозії і виразки слизової оболонки — неспецифічний ентероколіт, новоутворення (рак шлунку, лімфоми, саркома Капоші, хвороба важких ланцюгів), псевдомембранозний коліт, множинні пептичні виразки або ерозії шлунка, ентеропатія, індукована НПЗП або хіміотерапією;

   б) підвищенна проникливість слизової оболонки — целіакія і тропічне спру, хвороба Менетріє, лімфоцитарний гастрит, амілоїдоз, інфекція (надмірний бактеріальний ріст, стан після гострого вірусного гастроентериту, паразитарні ураження, хвороба Уіпла), системні захворювання сполучної тканини (системний червоний вовчак, ревматоїдний артрит, змішана хвороба сполучної тканини), секреторна гіпертрофічна гастропатія, алергічні гастроентеропатії, еозинофільний гастроентероколіт, колагеновий коліт.

Білок, що потрапляє до ШКТ, перетравлюється (за винятком α_1-антитрипсину, що використовуються в діагностиці →нище). У випадках, спричинених застоєм лімфи, відмічається також втрата лімфоцитів та імуноглобулінів (що, зазвичай, не призводить до клінічно помітних порушень імунітету) та порушення всмоктування довголанцюгових жирів і жиророзчинних вітамінів.

→ **КЛІНІЧНА КАРТИНА**

Клінічна картина дуже різноманітна і, значною мірою, залежить від основного захворювання. Найчастіші **симптоми:** хронічна діарея (часто стеаторея), нудота, блювання, набряки (тістоподібної консистенції, симетричні, в основному на нижніх кінцівках), деколи — лімфатичний набряк різної локалізації, асцит, рідше — гідроторакс і гідроперикардит (рідина може бути молочного кольору у зв'язку із наявністю лімфи), гіпотрофія, а в запущених випадках — кахексія, симптоми дефіциту вітамінів A і D.

→ **ДІАГНОСТИКА**

Допоміжні дослідження

1. Лабораторні аналізи: гіпоальбумінемія, гіпогамаглобулінемія (IgG, IgA, IgM), зменшення рівня фібриногену, трансферину, церулоплазміну; деколи — лімфопенія, гіпохолестеринемія, анемія, гіпокальцемія.

2. Дослідження видалення α_1-антитрипсину з калом: підвищений рівень; результат може бути псевдонегативним при захворюваннях, які супроводжуються надмірною секрецією соляної кислоти (α_1-антитрипсин протеолізується при pH <3,5); у такій ситуації перед обстеженням необхідно призначити блокатор H_2-рецепторів або інгібітор протонної помпи.

Діагностичні критерії
Гіпоальбумінемія і набряки після виключення інших причин. Підвищений рівень видалення α_1-антитрипсину з калом.

Диференційна діагностика
Інші захворювання, що супроводжуються набряками або гіпопротеїнемією →розд. 1.28; інші причини хронічної діареї →розд. 1.15.

ЛІКУВАННЯ

1. Лікування основного захворювання. У випадку вродженої лімфангіектазії, яка уражає обмежену частину кишківника → резекція.
2. Дієтотерапія:
1) слід вилучити з дієти жири, що містять довголанцюгові тригліцериди, застосовуйте препарати, **що містять середньоланцюгові тригліцериди** (напр., ALFARE) — це призведе до ліквідації порушень всмоктування жирів, а при хворобах з утрудненим дренажем лімфи — зменшення тиску у лімфатичних судинах і зменшення проходження складників лімфи до просвіту кишківника;
2) **багатобілкова дієта** 1,5–3,0 г/кг/добу, деколи — додаткова суплементація білка у вигляді готових дієт;
3) **поповнення дефіцитів** вітамінів і мінеральних речовин (кальцій, залізо, магній, цинк);
4) **парентеральне харчування**, при потребі.

17. Синдром подразненого кишківника

ВИЗНАЧЕННЯ ТА ЕТІОПАТОГЕНЕЗ

Синдром подразненого кишківника — це найчастіше (≈10 % усієї популяції) хронічне захворювання тонкого і товстого кишківника, що проявляється болем у животі і порушенням ритму випорожнень, що не зумовлені органічними чи біохімічними змінами. Причина — невідома. У 70–90 % хворих спостерігаються психічні розлади.

КЛІНІЧНА КАРТИНА ТА ПРИРОДНИЙ ПЕРЕБІГ

Згідно з Римськими критеріями III, на основі домінуючих симптомів і вигляду калу вирізняють варіанти перебігу: **з діареєю, з закрепом і змішаний**. Спостерігається біль у животі — постійний або рецидивуючий, найчастіше у гіпогастрії і лівому нижньому квадранті; може бути гострим, спастичним, турбуючим, але майже ніколи не будить вночі; посилюється після прийому їжі, зменшується після дефекації, є супутнім до частих і більш рідких випорожнень. При діареї стілець водянистий або напіврідкий (жирний), рідко — збільшеного об'єму; випорожнення частіші, з досить раптовим позовом, виникають після споживання їжі, психічного стресу і вранці. При закрепах частота випорожнень зменшена, кал твердий, грудкоподібний (або у вигляді твердих шматків, що нагадують горіхи), видаляється із зусиллям; після дефекації часто залишається відчуття неповного випорожнення. У деяких пацієнтів періоди діареї і закрепів чергуються. Для обох варіантів незначні за кількістю калу випорожнення є типовими. Інші симптоми: метеоризм (переважно суб'єктивний симптом), домішки слизу у калі, нудота, блювання і печія. При об'єктивному обстеженні суттєвих відхилень від норми не виявляється. У деяких пацієнтів відмічається пальпаторна чутливість над проекцією сигмоподібної кишки. У більшості пацієнтів скарги постійно повторюються, але хвороба має легкий перебіг і ніколи не призводить до кахексії або до інших серйозних наслідків.

ДІАГНОСТИКА

Допоміжні дослідження

Призначаються з метою виключення органічних причин скарг. Набір рекомендованих діагностичних обстежень: загальний аналіз крові, СРБ і ШОЕ, рутинний біохімічний аналіз крові, загальний аналіз сечі, аналіз калу з метою пошуку бактеріальної інфекції, паразитарної інвазіїта наявності прихованої крові; в окремих випадках — фібросигмоідоскопія; інші додаткові аналізи — у залежності від клінічної ситуації (напр. визначення в крові концентрації тканинної трансглутамінази та забір біоптату з дванадцятипалої кишки при підозрі на целіакію).

Діагностичні критерії

Згідно з Римськими критеріями ІІІ, діагноз ставиться на основі наявності типових симптомів (симптоми повинні бути наявними впродовж останніх 3 міс., початок симптомів ≥6 міс. тому): рецидивуючий біль або дискомфорт у черевній порожнині, що триває ≥3 днів на місяць впродовж останніх 3 міс., який супроводжується ≥2 з наступних: покращення після дефекації, початок скарг пов'язаний зі зміною частоти випорожнень (діарея або закреп), початок скарг пов'язаний зі зміною вигляду стільця.

Диференційна діагностика

Інші причини виявлених скарг, особливо рецидивуючої діареї →розд. 1.15 і закрепів →розд. 1.18. Слід пам'ятати про сигнальні симптоми, які вказують на органічну хворобу: лихоманка, зменшення маси тіла, кров у калі, анемія, відхилення при об'єктивному обстеженні, рак або запальні захворювання кишківника у сімейному анамнезі. Таке часте захворювання, як синдром подразненого кишківника, може теж бути супутнім до інших захворювань ШКТ.

ЛІКУВАННЯ

1. Загальні принципи: основою лікування є добра співпраця з пацієнтом. Потрібно пояснити пацієнту причину симптомів і переконати, що хвороба не є серйозною (особливо, що раку немає). Якщо типове лікування, що триває 3–6 міс., не приносить бажаного ефекту, а підсилення проявів пов'язане зі стресом чи емоційними розладами, корисним може бути психотерапевтичне лікування (напр. когнітивно-біхевіоральна терапія, гіпнотерапія, релаксаційний тренінг).

2. Дієта: першою лінією надання допомоги є корекція дієти. Їсти слід регулярно та без поспіху; якщо домінує закреп → рекомендуйте збільшення у дієті кількості харчової клітковини →розд. 1.18 (покращення настає не раніше, ніж через 2–3 тиж.; у деяких пацієнтів харчова клітковина може посилити скарги); слід уникати страв, які містять велику кількість вуглеводів, що не розкладаються у ШКТ (квасоля, капуста білокачанна, цвітна капуста, брюссельська капуста), або речовин, що погано всмоктуються, проте легко піддаються ферментації (сахароза [столовий цукор], лактоза [у коров'ячому молоці], фруктоза [у меді та фруктах], сорбіт [у харчових цукрозамінниках], а також уникати вживання кави і алкоголю. Для деяких пацієнтів корисною може бути безглютенова дієта (у ≤30 % пацієнтів із синдромом подразненого кишківника виявляється гіперчутливість до пшениці, не пов'язана з целіакією).

3. Фармакологічне лікування: з метою зменшення симптомів, що не зникають попри застосування психотерапії і модифікації дієти.

1) варіант із закрепом — **любіпростон** п/о 8 мкг 2×на день, **тегасерод** п/о 6 мг 2×на день, **прукалоприд** п/о 2 мг 1×на день, **лінаклотид** п/о 290 мкг 1×на день; проносні ЛЗ →розд. 1.18;

2) варіант з діареєю → **рифаксимін** п/о від 400 мг 2×на день протягом 10 днів до 550 мг 2×на день протягом 14 днів, алостерон п/о 0,5–1 мг 1×на день протягом 4 тижнів, рамосетрон п/о 5 мкг 1×на день; антидіарейні ЛЗ: **лоперамід** 2–4 мг при потребі, макс. 12 мг/добу; **дифеноксилат з атропіном** 2 таб. 3×на день, підтримуюча доза 1 таб./день;

3) полегшення інших симптомів: метеоризм → **симетикон** 80 мг 3×на день, **диметикон** 100 мг 3×на день; біль після вживання їжі → **гіосцин** 10–20 мг перед їжею, **м'ята олія**; хронічний біль → напр. **амітриптилін** 10–50 мг 1×на день перед сном (також у випадку депресії і безсоння); альтернативно — інгібітори зворотного захоплення серотоніну, напр., пароксетин.

18. Дивертикули товстого кишківника

➡ ВИЗНАЧЕННЯ

Набуті дивертикули товстого кишківника є дрібними (зазвичай, діаметру 5–10 мм) грижами слизової оболонки крізь м'язову оболонку ободової кишки (псевдодивертикули). Виявляються в 1/3 популяції після 60-го року життя, найчастіше — у сигмоподібній кишці (>90 %), рідше — у проксимальних відрізках ободової кишки, ніколи — у прямій кишці.

Вроджені дивертикули — це випинання усіх шарів стінки кишківника, переважно, у сліпій кишці, виникають рідко та мають незначне клінічне значення.

➡ КЛІНІЧНА КАРТИНА

Дивертикули товстого кишківника найчастіше (до 80 %) є безсимптомними і виявляються випадково при діагностичних обстеженнях, призначених з інших причин. Таку асимптоматичну клінічну форму захворювання називають **дивертикульозом ободової кишки**. При симптоматичній формі **(дивертикулярна хвороба ободової кишки)** — найчастіше біль в лівому нижньому квадранті живота та зміна ритму випорожнень; часто метеоризм та закреп або чергування закрепів та діареї; трапляються симптоми, що вказують на можливість непрохідності (транзиторна затримка випорожнень та відходження газів).

➡ ДІАГНОСТИКА

Допоміжні дослідження

Візуалізаційні обстеження (вирішальне значення у постановці діагнозу): **іригографія** або **колоноскопія**; протипоказані при гострому дивертикуліті. **КТ черевної порожнини та малого тазу** — дозволяє виявити потовщення стінки ободової кишки, запальну інфільтрацію у жировій тканині та абсцес; найважливіше обстеження при діагностиці дивертикуліту та його ускладнень. **УЗД черевної порожнини** — дозволяє виявити скупчення гною.

Диференційна діагностика

Синдром подразненого кишківника, рак товстого кишківника, хвороба Крона, ішемічний коліт, інфекційний ентероколіт, деякі гінекологічні захворювання (рак яєчника, запальне захворювання органів малого тазу), цистит.

→ **ЛІКУВАННЯ**

Неускладнену дивертикулярну хворобу товстої кишки слід лікувати амбулаторно.

1. Збільшення вживання харчової клітковини: напр., висівки, початково 1–2 столові ложки на добу, щотижня дозу можна збільшувати на 2 ложки, до 6 ложок на добу.

2. Періодичний (щомісяця впродовж 7 днів) прийом **рифаксиміну** 400 мг 2×на день п/о призводить до симптоматичного покращення і зменшення частоти ускладнень.

3. Застосовують спазмолітики (дротаверин п/о 40–80 мг 3×на день) і антихолінергічні ЛЗ, однак їх ефективність не доведена. Роль месалазина та пробіотиків дискутується.

→ **УСКЛАДНЕННЯ**

1. Гострий дивертикуліт: найчастіше ускладнення (10–25 %); розпочинається у поодинокому дивертикулі, швидко поширюється вздовж ободової кишки (параколярний абсцес), досить часто — мікроперфорація із симптомами місцевого перитоніту. Розвиваються лихоманка та лейкоцитоз, при пальпації — пухлина, м'язовий захист та симптом Щоткіна-Блюмберга у лівому нижньому квадранті живота (гострий живіт →розд. 4.29). **Лікування:** ліжковий режим, сувора дієта, інфузійна терапія в достатньому об'ємі та прийом антибіотиків п/о (у легких випадках) і/або парентерально впродовж 7–10 днів. Госпіталізації потребують пацієнти з тяжким або ускладненим дивертикулітом, особи похилого віку, стан яких обтяжений супутніми захворюваннями, а також вагітні жінки. Найчастіше призначають ципрофлоксацин і/або метронідазол у стандартних дозах, або цефалоспорини III генерації, чи аміноглікозиди у комбінації з метронідазолом. Останнім часом необхідність антибіотикотерапії при неускладненому дивертикуліті піддається сумніву.

2. Перфорація у вільну черевну порожнину, внутрішньочеревний абсцес, кишкова непрохідність: вимагають термінового хірургічного лікування (найчастіше, операція Гартмана з відновленням цілісності кишківника на другому етапі). Рецидивуючий дивертикуліт або часткова кишкова непрохідність — зазвичай одноетапна резекція сигмоподібної кишки. Можуть також утворюватись **нориці.**

3. Кровотеча з дивертикулу: припиняється спонтанно у 80 % випадків. У разі масивної кровотечі → слід негайно її зупинити (ефективність вимагають термінового хірургічного лікування (найчастіше, операція Гартмана з відновленням цілісності кишківника на другому етапі). Рецидивуючий дивертикуліт або часткова кишкова непрохідність — зазвичай одноетапна резекція сигмоподібної кишки. Можуть також утворюватись ≈90 %) ендоскопічними методиками (термічними, обколюванням, за допомогою кліпс) або під час інтервенційної артеріографії (шляхом ін'єкції вазопресину). Стійкі або рецидивуючі кровотечі → хірургічне лікування.

19. Неспецифічний виразковий коліт

→ **ВИЗНАЧЕННЯ ТА ЕТІОПАТОГЕНЕЗ**

Неспецифічний виразковий коліт (НВК) є дифузним неспецифічним запаленням слизової оболонки прямої кишки або прямої та ободової кишок, що у деяких випадках призводить до утворення виразок. Належить до групи неспецифічних запалень кишківника нез'ясованої етіології.

→ **КЛІНІЧНА КАРТИНА ТА ПРИРОДНИЙ ПЕРЕБІГ**

1. Симптоми: перші та найчастіші симптоми — це діарея та домішка крові у калі (до 20 випорожнень на добу). У хворих з патологічними змінами у межах лише прямої кишки ритм випорожнень може не змінюватись, а навіть можуть спостерігатись закрепи; у такому випадку єдиним симптомом захворювання є кровотеча. Часто відчуття слабкості та втрата маси тіла. При найважчих загостреннях: симптоми зневоднення, тахікардія, набряки, дифузна або місцева пальпаторна чутливість живота, лихоманка. Симптоми кишкових та позакишкових ускладнень →нижче.

2. Клінічні форми: кишкові патологічні зміни можуть виявлятись лише у межах прямої кишки або поширюватись проксимально безперервно, уражаючи частину ободової кишки або цілу ободову кишку і, інколи, навіть дистальний відрізок клубової кишки. Практичне значення, зважаючи на лікування (місцеве чи системне), має поділ на:

1) **дистальну форму** — патологічні зміни локалізуються у межах дистального відрізку товстого кишківника; не перетинають селезінковий згин ободової кишки (можлива місцева терапія);

2) **поширену форму** — уражені значні відрізки товстого кишківника, включаючи його проксимальну частину до селезінкового згину (необхідне системне лікування).

3. Природний перебіг: хронічний, найчастіше з періодами загострень з гострим перебігом та ремісій. Чинники, що викликають загострення: психічний стрес, зміни у дієті, анальгетичні ЛЗ (особливо, НПЗП), антибіотикотерапія при інфекціях кишківника чи інших органів.

4. Клінічна класифікація важкості загострень хвороби (за Truelove і Witts):

1) **легкий перебіг** — ≤4 випорожнень на добу з невеликою домішкою крові, без гарячки, тахікардії і анемії;

2) **тяжкий перебіг** — ≥6 випорожнень на добу з великою домішкою крові, гарячка >37,8 °C, тахікардія >90/хв, рівень гемоглобіну <10,5 г/дл і ШОЕ >30 мм на 1 год (наявні у пацієнтів з ураженням більшої частини товстого кишечнику, зазвичай усієї лівої половини або усієї ободової кишки);

3) **перебіг середньої тяжкості** — проміжні симптоми між легким і тяжким перебігом.

→ **ДІАГНОСТИКА**

Допоміжні дослідження

1. Лабораторні обстеження: специфічних змін, характерних для НВК, немає. У активній фазі захворювання можна виявити:

1) ознаки запалення — підвищення рівня СРБ і ШОЕ, тромбоцитоз, лейкоцитоз;

2) анемію, гіпоальбумінемію і порушення електролітного балансу — при тяжких загостреннях;

3) перинуклеарні антинейтрофільні цитоплазматичні антитіла (pANCA) — виявляють у ≈60 % пацієнтів; можуть мати значення при диференціюванні з хворобою Крона →табл. 19-1;

4) підвищена концентрація калпротектину в калі.

2. Візуалізаційні дослідження

1) **оглядова РГ черевної порожнини** — при тяжчих загостреннях може бути виявлений мегаколон (діаметр поперечної ободової кишки у сагітальній проекції >6 см →рис. 19-1);

2) **іригографія** — на ранньому етапі захворювання виявляє зернистість і неглибоке виразкування слизової оболонки, пізніше — псевдополіпи; при хронічній формі — втрата гаустрації і вкорочення кишківника (вигляд

Таблиця 19-1. Різниця між неспецифічним виразковим колітом (НВК) і хворобою Крона (ХК) товстого кишківника

Симптоми	НВК	ХК
кровотеча	дуже часто	рідко
біль у животі	не дуже сильний	сильний, частий
пальпаторне виявлення пухлини у черевній порожнині	дуже рідко	досить часто
нориці	дуже рідко	значно частіше
ураження прямої кишки	95 %	50 %
перианальні зміни	5–18 %	50–80 %
псевдополіпи	13–15 %	рідше
megacolon toxicum	3–4 %	рідше
вільна перфорація	2–3 %	рідше
стеноз кишківника	рідко	часто
pANCA	≈60 %	≈10 %
ASCA	≈10 %	≈60 %[a]

[a] Висока специфічність для діагностики ХК, якщо наявні як у класі IgA, так і в IgG.
pANCA — перинуклеарні антинейтрофільні цитоплазматичні антитіла, ASCA — антитіла до *Saccharomyces cerevisiae*

водопровідної труби); застосовується для діагностики стенозів і раку товстого кишківника. У 15–20 % пацієнтів з тотальним ураженням ободової кишки патологічні зміни дистального відрізку клубової кишки — відкритий ілеоцекальний клапан, розширений просвіт кишки, згладжена слизова оболонка. Не проводьте цього обстеження при важкому загостренні хвороби, оскільки воно може викликати гостру дилатацію ободової кишки.

3) **УЗД, КТ, МРТ** — потовщення стінки кишківника, втрата гаустрації. При КТ (призначається, якщо контрастування протипоказане) глибші виразки і псевдополіпи, часто — звуження просвіту

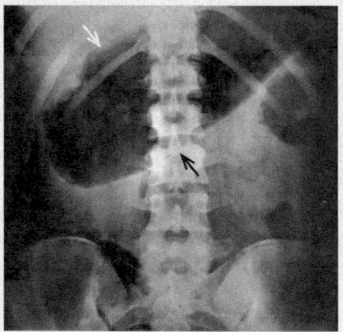

Рис. 19-1. Токсичний мегаколон (*megacolon toxicum*) на оглядовій РГ органів черевної порожнини; діаметр поперечної товстої кишки у серединній лінії тіла складає 11 см (стрілка)

прямої кишки із супутнім розширенням пресакрального простору (>2 см).

3. Ендоскопія: первинне обстеження (зазвичай **ректосигмоїдоскопія**) без жодної підготовки (заходи очищення кишківника, особливо фосфатні клізми, можуть змінити ендоскопічну картину); з діагностичною метою показаною є біопсія. Ендоскопічна оцінка активності:

1) низька — слизова оболонка гіперемована і набрякла, з погано видимою і згладженою судинною сіткою;

2) **середня** — тотальна атрофія судинної сітки, слизова оболонка крихка, контактні кровотечі, ерозії;

3) **тяжка** — виразки і спонтанні кровотечі зі слизової оболонки, при довготривалому захворюванні — зникнення гаустрації, запальні поліпи (псевдополіпи), звуження дистального відрізку товстого кишківника. У фазі ремісії вигляд слизової оболонки може бути без патологічних змін.

Колоноскопія — не є першочерговим обстеженням, протипоказана багатьом пацієнтам з активним запаленням або з гострими кишковими ускладненнями. Потрібна для оцінювання об'єму ураження, диференціювання з хворобою Крона і для онкологічної диспансеризації.

4. Гістологічне дослідження: гістологічна картина залежить від фази захворювання. У активній фазі — нерівна поверхня і виразкування слизової оболонки; підвищена кількість лімфоцитів і плазмоцитів у власній пластинці слизової оболонки, гранулоцитні інфільтрації і абсцеси крипт; гіперемія і зменшення кількості келихоподібних клітин. У фазі ремісії — порушення архітектоніки залозистих проток, стоншення м'язової пластинки слизової оболонки, метаплазія клітин Панета.

Діагностичні критерії

Діагностика на основі клінічної та ендоскопічної картини і результату гістологічного дослідження біоптату слизової оболонки товстого кишківника. Необхідно виключити інфекційну причину діареї (у т. ч. інфекцію *C. difficile*).

Диференційна діагностика

В основному, з бактеріальною діареєю (*Salmonella, Shigella, Campylobacter, Yersinia,* гонококовою) або діареєю, спричиненою паразитами (напр., амебами), псевдомембранозним колітом, хворобою Крона →табл. 19-1, раком прямої або сигмоподібної кишки, ішемічним колітом, дивертикулітом ободової кишки, променевим проктитом.

→ ЛІКУВАННЯ

1. ЛЗ

1) **аміносаліцилати** (діюча речовина — 5-аміносаліцилова кислота [5-АСК]): **сульфасалазин** п/о, **месалазин** (чиста 5-АСК) п/о, супозиторії, ректальна суспензія; інші, напр., олсалазин, балсалазид. Під час лікування сульфасалазином додатково призначають фолієву кислоту, особливо вагітним (2 мг/добу);

2) **ГК: ректально** — **гідрокортизон** у складі супозиторіїв або клізм, **будесонід; п/о** — **будесонід, преднізон** або **преднізолон; в/в** — **гідрокортизон, метилпреднізолон;**

3) **імуносупресивні і біологічні препарати** — **азатіоприн, меркаптопурин, циклоспорин, такролімус, інфліксимаб.**

2. При дистальній формі можна застосовувати препарати місцево: у випадку змін у межах прямої кишки — свічки, піну або клізми; при змінах в низхідній ободовій кишці — клізми.

Лікування загострення (індукція ремісії)

Загострення легке і середньої тяжкості

1. Легке загострення і зміни в межах дистального відрізку кишківника → амбулаторне лікування, без обмежень способу життя і дієти.

2. Загострення середньої тяжкості (ураження більшої частини товстого кишківника, зазвичай усієї лівої половини ободової кишки) — переважно, необхідне **стаціонарне лікування;** слід забезпечити відповідну кількість калорій і білку, виключити з дієти молоко; інколи необхідне переливання крові і поповнення дефіциту електролітів в/в.

3. Вибір ЛЗ:

1) **проктит** — месалазин в супозиторіях п/р 1 г/добу; альтернативно — клізми п/р у вигляді суспензії; слід розглянути можливість додаткового застосування месалазину п/о або ГК п/р; у резистентних випадках розгляньте призначення імуносупресивних ЛЗ;

2) **лівостороння форма** — початкове місцеве лікування клізмами з месалазином 1 г/добу у поєднанні з месалазином п/о >2 г/добу; менш ефективний — месалазин у місцевій монотерапії, або п/о. У випадку відсутності швидкого покращення треба додати системні ГК Альтернативно можете призначити будесонід п/о 9 мг/добу протягом 8 тиж.

3) **поширена форма** — месалазин п/о >2 г/добу і п/р.; при відсутності швидкого покращення та у пацієнтів, у яких загострення хвороби розвинулось під час проведення відповідного підтримуючого лікування, слід додати системні ГК

4) **паучит** (запальний процес у створеному оперативним шляхом резервуарі під час проктоколектомії) — антибіотики (метронідазол, ципрофлоксацин).

Тяжке загострення

1. Абсолютно необхідна госпіталізація. Потрібно виконати обстеження на *C. difficile* і ЦМВ (CMV) та оглядову РГ черевної порожнини з метою виявлення можливих ускладнень — гострої дилатації ободової кишки або перфорації ободової кишки (може бути необхідним негайне хірургічне лікування).

2. Інтенсивне консервативне лікування:

1) **поповнення в/в дефіцитів води, електролітів, альбумінів;** може бути показаним переливання крові; у випадку нудоти або блювання показане парентеральне харчування;

2) **ГК в/в** — гідрокортизон 300–400 мг/добу або метилпреднізолон 60 мг/добу (у випадку непереносимості ГК → циклоспорин в/в); потрібно оцінити відповідь на ГК (частота випорожнень, рівень СРБ, оглядова РГ черевної порожнини) через 3–5 днів;

3) лікування другого загострення — циклоспорин в/в 2 мг/кг/добу або інфліксимаб в/в 5 мг/кг одноразово;

4) у разі відсутності ефекту впродовж наступних 5–7 днів (у випадку погіршення — раніше) слід розглянути можливість хірургічного лікування (колектомії);

5) призначте відповідну профілактику закрепів →розд. 2.33.3;

6) не застосовуйте антибіотиків, якщо не виявлено бактеріальної інфекції.

3. Заходи при ускладненнях →нижче.

Наступне загострення

1. Пацієнтам, у яких зберігається активна форма хвороби, резистентна до ГК або стероїдозалежна, слід призначати азатіоприн або меркаптопурин; розгляньте також можливість застосування ГК в/в, інфліксимабу або інгібітора кальциневрину.

2. Завжди треба приймати до уваги можливість хірургічного лікування.

Підтримуюча терапія

Метою даного лікування є запобігання рецидивам хвороби. Показане усім пацієнтам з НВК (у деяких пацієнтів з обмеженою локалізацією уражень можна взяти до уваги можливість переривчастої терапії).

Нефармакологічні заходи

Слід порекомендувати уникати стресів, інфікувань ШКТ, прийому пероральних антибіотиків і НПЗП. Для деяких пацієнтів ефективним є виключення з дієти молока.

Фармакологічне лікування

Вибір ЛЗ залежить від обсягу, частоти і тяжкості загострень хвороби, не-ефективності попередньої підтримуючої терапії та лікарського засобу, за-стосованого під час останнього загострення.

1. Пацієнт, який відповідає на пероральне або ректальне лікування похідними 5-АСК або ГК:

1) лікування вибору — **похідні 5-АСК** — у пацієнтів із проктитом п/р 3 г/тиж-день, із лівосторонньою формою п/о ≥1,2 г/добу або п/р, у решти — п/о;

2) лікування другого загострення — комбінація лікування п/о і п/р. У під-тримуючій терапії похідні 5-АСК застосовують тривало — додатковою метою є профілактика раку товстого кишківника. При підтримуючому лікуванні 5-АСК можна замінити пробіотиком *E. coli* (код по ATC A07F A05).

2. Пацієнти з ранніми та частими рецидивами попри затосування похідних 5-АСК або пацієнти, які не переносять цих препаратів, та ті, у яких ремісію індуковано циклоспорином → слід застосувати азатіоприн (2–2,5 мг/кг/добу) або меркап-топурин (1–1,5 мг/кг/добу). Можливість такого лікування розгляньте також у пацієнтів, які, щоб досягнути ремісії, вимагають інтенсивного лікування ГК в/в, інфліксимабом або циклоспорином.

3. У пацієнтів, у яких ремісію досягнуто після застосування інфліксимабу → слід продовжувати застосування інфліксимабу; як альтернатива — за-стосування азатіоприну.

4. З метою профілактики раку товстого кишківника у пацієнтів зі скле-розуючим холангітом можна застосувати урсодезоксихолеву кислоту (10–15 мг/кг/добу).

Хірургічне лікування

1. Покази: зберігання симптомів НВК, незважаючи на оптимальне консерва-тивне лікування (при важких загостреннях, які впродовж 7–10 днів не під-даються інтенсивному лікуванню ГК та,можливо, подальшому 5–7-денному лікуванню циклоспорином, операцію слід виконати ургентно); рак або пе-редраковий стан товстого кишківника; затримка росту із запізненням стате-вого дозрівання у дітей; ускладнення довготривалої кортикотерапії; деякі місцеві ускладнення (стеноз ободової кишки, ректо-вагінальна нориця) або, як виняток, позакишкові ускладнення (гангренозний дерматит, прогресуючі захворювання паренхіми печінки та жовчних шляхів).

2. Типи операцій:

1) тотальне видалення прямої та ободової кишок (проктоколектомія) з утво-ренням на клубовій кишці кінцевої нориці (ілеостомія) — тривалий клі-нічний ефект;

2) видалення тільки ободової кишки і анастомозування клубової кишки з прямою — якщо запальні зміни у прямій кишці невеликі;

3) проктоколектомія з утворенням резервуару (*pouch*) з кінцевого відділу клубової кишки та його анастомозування з каналом прямої кишки — ви-конується найчастіше.

→ МОНІТОРИНГ

1. Стандартні аналізи: загальний аналіз крові, ШОЕ, СРБ, рівень електролітів і інших фракцій.

2. Виявлення ускладнень з боку печінки і жовчних шляхів, що супроводжуються холестазом: періодично слід визначати активність лужної фосфатази і ГГТП та рівень білірубіну в сироватці.

3. Онкологічна диспансеризація: колоноскопія. Перше обстеження — че-рез 6–8 років від початку хвороби; схема моніторування залежить від індивідуального профілю ризику→рис. 19-2. Колоноскопія, а найкраще хромоендоскопія (обстеження з використанням барвників, напр. індигокарміну або метиленового синього, які виявляють аномалії слизової оболонки), виконується у фазі ремісії; при звичайній колоноскопії з усіх частин товстого кишківника необхідно взяти по 2–4 біоптати через кожні 10 см і додатково з підозрілих місць (звуження, випуклі зміни іншого вигляду, ніж запальні поліпи); при хромоендоскопії можна обмежити обсяг забору біоптату — його достатньо проводити лише з підозрілих місць.

➜ УСКЛАДНЕННЯ

Кишкові ускладнення

1. Псевдополіпоз: найчастіше (≈13 %) — місцеве ускладнення НВК, що є проявом тяжкого пошкодження слизової оболонки; може виникнути вже під час першого загострення хвороби.

2. Гостра токсична дилатація ободової кишки (*megacolon toxicum*): потенційно смертельне ускладнення, спостерігається у ≈3 % хворих, під час тяжкого (часто, першого), загострення НВК з ураженням усієї або майже усієї ободової кишки. Клінічні симптоми: важкий загальний стан, біль у животі

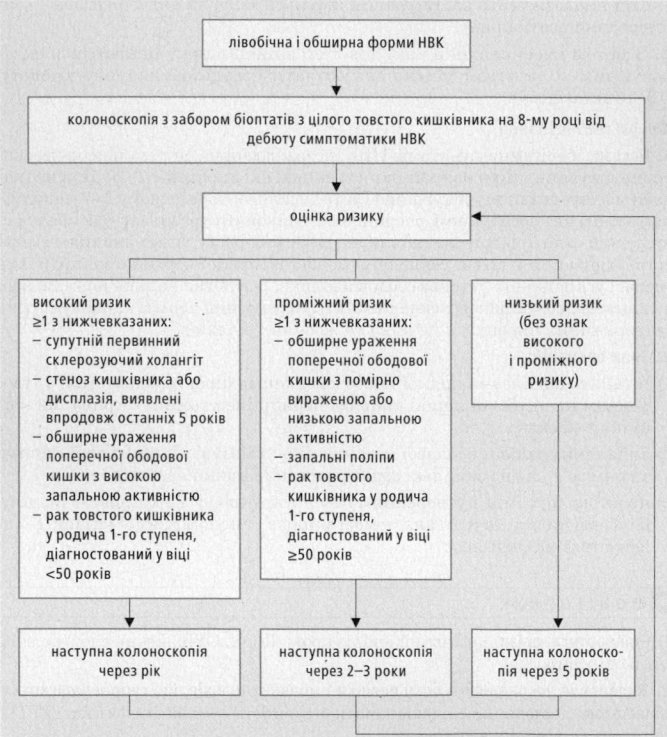

Рис. 19-2. Онкологічна насторожeність у хворих з неспецифічним виразковим колітом (НВК) відповідно до рекомендацій ECCO (2017)

і метеоризм, висока температура, тахікардія, підвищений тонус та болючість при пальпації черевної стінки, стишення або відсутність перистальтичних шумів. **Діагноз** на основі клінічної картини і оглядової РГ черевної порожнини (рис. 19-1). **Лікування:** слід розпочати короткотривалу (<48 год) спробу інтенсивного консервативного лікування:

1) необхідно застосувати повне парентеральне харчування;

2) до шлунку треба ввести зонд і аспірувати вміст;

3) з метою компенсації водно-електролітних порушень слід проводити в/в інфузію кристалоїдів;

4) слід застосувати в/в антибіотики широкого спектру дії і ГК (≥40 мг преднізону або рівнозначна доза іншого ГК).

Про покращення стану свідчить зменшення окружності живота і поява перистальтичних звуків. Слід моніторувати ширину ободової кишки, повторюючи оглядову РГ черевної порожнини. Якщо покращення впродовж 24–48 год немає, або спостерігається погіршення стану → негайне хірургічне лікування (колектомія), зважаючи на високий ризик перфорації.

3. Рак товстого кишківника: через 10 років — у 2 % пацієнтів, а через 20 років — у 8 % пацієнтів. Сприятливі фактори: тривалість НВК >8 років (найважливіший фактор), початок захворювання у молодому віці, обширне ураження кишківника, наявність псевдополіпів та активне запалення при ендоскопічному та мікроскопічному дослідженні, рак товстого кишківника у сімейному анамнезі, первинний склерозуючий холангіт. Показана онкологічна диспансеризація → Моніторинг.

4. Інші кишкові ускладнення: перфорація ободової кишки (≈2 %; вимагає ургентного хірургічного лікування), кровотеча з товстого кишківника (≈1 %; зазвичай також вимагає хірургічної операції), звуження кишківника (≈9 %), нориці (≈4 %), абсцеси (≈3 %), анальні тріщини (≈2 %).

Позакишкові ускладнення

У багатьох пацієнтів розвиваються запальні зміни в інших органах і системах. Деякі зміни спостерігаються, головним чином, під час загострень НВК, минають одночасно з регресією запального стану товстого кишківника і окремого лікування не потребують (напр., периферична форма артриту, ірит, вузлова еритема); інші ускладнення (напр., аксіальна форма артриту, більшість ускладнень з боку печінки і жовчних шляхів) розвиваються незалежно від коліту.

1. Порушення у кістково-суглобовій системі: артит (периферична і аксіальна форми) →розд. 16.11.4, остеопенія і остеопороз.

2. Зміни у печінці і жовчних шляхах: стеатоз печінки, первинний склерозуючий холангіт, рак жовчних шляхів.

3. Шкірні зміни: вузлова еритема, гангренозний дерматит.

4. Порушення з боку очей: кон'юнктивіт, ірит.

5. Судинні ускладнення: венозна тромбоемболічна хвороба; основи профілактики →розд. 2.33.2.

20. Хвороба Крона

→ **ВИЗНАЧЕННЯ ТА ЕТІОПАТОГЕНЕЗ**

Хвороба Крона (ХК) є повностінним, переважно, гранулематозним запаленням, яке може уражати будь-який відрізок ШКТ від ротової порожнини до ануса включно; типовими є сегментарні запальні зміни, розділені ділянками здорової тканини. Етіологія невідома. Запальний процес розпочинається у слизовій оболонці, поступово уражає усі шари стінки ШКТ, призводить до її руйнування та фіброзу і утворення нориць та стенозів.

➜ **КЛІНІЧНА КАРТИНА ТА ПРИРОДНИЙ ПЕРЕБІГ**

1. Загальні симптоми: загальна слабкість, лихоманка (у ≈30 %), втрата маси тіла (внаслідок недостатнього харчування або синдрому мальабсорбції).

2. Симптоми, що залежать від локалізації, поширеності та ступеню важкості змін у шлунково-кишковому тракті:

1) **класична форма з ураженням кінцевого відділу клубової кишки** (40–50 % хворих) — початок, зазвичай, прихований, рідше — гострий, що нагадує апендицит. Інколи першими симптомами є: анемія, лихоманка нез'ясованої етіології, згинальна контрактура у правому стегновому суглобі, спричинена ретроцекальним абсцесом. Зазвичай, домінує біль у животі та діарея. Домішки крові у калі бувають рідко, але можуть спостерігатись дьогтеподібні випорожнення. У ≈30 % пацієнтів у правому нижньому квадранті черевної порожнини пальпується пухлина. Обширне ураження тонкого кишківника призводить до синдрому мальабсорбції — зі стеатореєю, анемією, гіпопротеїнемією, авітамінозом (особливо, B_{12}) та електролітними порушеннями; з часом розвивається гіпотрофія та кахексія, а у пацієнтів із гіпоальбумінемією — набряки;

2) **товстий кишківник** (у 20 % пацієнтів — ізольовані зміни, у 30–40 % випадків — одночасно уражається тонкий кишківник) — симптоми можуть нагадувати НВК; найчастішим і у 50 % випадків першим симптомом є діарея (рідко з макроскопічними домішками крові), часто — біль у животі, особливо у випадку ураження сліпої та клубової кишок;

3) **ротова порожнина** — біль, афти, виразки;

4) **стравохід** — дисфагія, одинофагія;

5) **шлунок і дванадцятипала кишка** — біль у животі, блювання (симптоми нагадують виразкову хворобу або пілоростеноз);

6) **ділянка ануса** — кондиломи, виразки, тріщини, абсцеси та параректальні нориці; виявляються у 50–80 % пацієнтів з ураженням товстого кишківника, можуть бути першими симптомами захворювання;

7) **симптоми кишкових та позакишкових ускладнень** →нижче.

3. Перебіг захворювання: хвороба має хронічний багаторічний перебіг, зазвичай чергуються періоди загострень та ремісій, але, часто, симптоми проявляються постійно та спричиняють значну інвалідизацію і необхідність виконання хірургічної операції з приводу ускладнень захворювання (60 % пацієнтів через 10 років); рецидиви після оперативного лікування — до 70 %.

➜ **ДІАГНОСТИКА**

Допоміжні дослідження

1. Лабораторні обстеження:

1) допоміжні при виявленні та визначенні ступеню дефіцитів та при оцінці активності патологічного процесу: помірна анемія, лейкоцитоз, підвищення ШОЕ, підвищена концентрація СРБ, гіпопротеїнемія з гіпоальбумінемією, гіпокаліємія;

2) визначення антитіл до *Saccharomyces cerevisiae* (ASCA) — може допомогти при диференційній діагностиці з НВК, особливо разом з pANCA →табл. 19-1.

2. Візуалізаційні обстеження: контрастна РГ — дослідження пасажу контрасту по тонкому кишківнику (при потребі з введенням повітря — ентероклізис) або іригографія як правило, виявляють сегментарні зміни тонкого або товстого кишківника (поодинокі або множинні звуження, характерні, глибокі виразки, що дають картину «шипів троянди» або «запонок»), нориці; **УЗД, КТ і МРТ** — виявляються абсцеси та нориці, більше того, можна візуалізувати стінку кишківника, оцінити її товщину та діаметр її просвіту; чутливість КТ і МРТ у діагностиці ХК ≈80 %.

3. Ендоскопія: найбільш рання зміна — це дрібні афтоподібні виразки слизової оболонки, пізніше — її нерівномірний набряк та глибокі виразки різної форми; типовими є поздовжні та поперечні лінійні виразки, що дають характерний симптом «бруківки». **Ректоскопія** — нерівномірне звуження просвіту прямої кишки, острівцеве ураження слизової оболонки, що чергується із здоровими сегментами, виразки; у ≈50 % випадків з ураженням товстого кишківника слизова оболонка прямої кишки має незмінений вигляд, але гістологічне дослідження біоптату слизової оболонки прямої кишки може виявити наявність гранульом або гранулематозної реакції у підслизовому шарі. **Колоноскопія** — дає можливість оцінити вид і обсяг запальних змін в ободовій кишці та термінальному відділі клубової кишки (показано виконати забір великої кількості біоптату). **Капсульна ендоскопія** — при підозрі на запальні зміни у тонкому кишківнику, недоступному для звичайних ендоскопічних та радіологічних обстежень.

4. Гістологічне дослідження: немає патогномонічних гістологічних ознак; у 60 % випадків у стінці кишківника — саркоїдоподібні гранульоми з епітеліальних клітини, гігантських багатоядерних клітини типу Пирогова-Лангханса і лімфоцитів.

5. Мікробіологічне дослідження: у хворих з нещодавно виявленою активною хворобою Крона (або із загостренням) необхідно виконати мікробіологічне дослідження калу (з метою виявлення інфекції *C. difficile*).

Діагностичні критерії

Постановка діагнозу — на основі ендоскопічного, радіологічного і гістологічного підтвердження сегментарних запальних змін, що займають усю товщину стінки ШКТ, часто має вигляд гранулематозного запалення. Немає однозначних діагностичних критеріїв, особливо таких, які могли б завжди відрізнити ХК від НВК; у ≈10 % пацієнтів діагнозується коліт невизначеної етіології.

Диференційна діагностика

1. ХК клубової кишки:

1) туберкульоз кишківника — важкий до диференціювання, схожа гістологічна картина (гранулематозне запалення) та схожа локалізація в ілеоцекальній ділянці; вирішальними є мікробіологічні дослідження та виявлення казеозного некрозу;

2) гострий ілеїт — раптовий початок з симптомами, що вказують на апендицит, діагноз, зазвичай, ставиться під час лапаротомії; причиною можуть бути паразити або палички виду *Yersinia*.

2. ХК ободової кишки:

1) НВК →табл. 19-1;

2) ішемічний коліт — похилий вік пацієнтів, захворювання розпочинається кишковою кровотечею, швидкий перебіг, типова локалізація змін у ділянці селезінкового згину;

3) рак ободової кишки — може нагадувати ХК, якщо спричиняє стеноз кишківника на довшому відрізку; в основному, пацієнти у похилому віці, без місцевих і загальних симптомів запалення та типових для ХК змін слизової оболонки у ділянці самого стенозу;

4) синдром подразненого кишківника.

⟶ ЛІКУВАННЯ

Загальні вказівки

1. Відмова від куріння — велике значення для профілактики рецидивів у пацієнтів, які курять.

2. Слід уникати інших чинників, що викликають загострення — інфекцій, НПЗП, стресу.

3. Корекція дефіцитів: лікування зневоднення, корекція електролітних порушень, гіпоальбумінемії та анемії; при формі з ураженням клубової кишки або після її резекції — дефіциту вітаміну B_{12}.

Дієтотерапія

Є допоміжним лікуванням у активній фазі захворювання. У випадку протипоказів до кортикостероїдної терапії і імуносупресивного лікування або неефективності месалазину — також як лікування, що індукує ремісію. Рекомендується ентеральне харчування елементними або полімерними сумішами, а, якщо це є неможливим або недостатнім (непрохідність, нориці, синдром короткого кишківника) → додаткове або повне парентеральне харчування.

Специфічне фармакологічне лікування

1. Протизапальні ЛЗ

1) **ГК** — **преднізон** або **преднізолон** п/о 40–60 мг/добу; при ілеоцекальній локалізації — **будесонід** 9 мг/добу. При значній активності захворювання в/в **гідрокортизон** 300 мг/добу або **метилпреднізолон** 60 мг/добу. Після стабілізації загострення дозу ГК слід зменшувати поступово, впродовж 2–3 міс., повна відміна не завжди є можливою.

2) аміносаліцилати — **сульфасалазин** п/о 4 г/добу, **месалазин** >2 г/добу (препарати →розд. 4.19).

2. Імуносупресивні ЛЗ: застосовуються у випадку неефективності або непереносимості ГК та при підтримуючій ремісію терапії (препарати →розд. 4.19)

1) **азатіоприн** 2–2,5 мг/кг/добу, **меркаптопурин** 1–1,5 мг/кг/добу;

2) **метотрексат** 25 мг/тиж. в/м; при підтримуючій терапії 15 мг/тиж. в/м;

3. Біологічні ЛЗ: інфліксимаб: індукційна терапія → 2-год в/в інфузія 5 мг/кг 3-кратно за схемою 0,2 і 6 тиж.; підтримуюча терапія → інфузія кожні 8 тиж. **Адалімумаб** п/ш при індукційній терапії 80–160 мг і через 2 тиж. 40–80 мг; підтримуюча терапія 40 мг кожні 2 тиж.

4. Антибіотики: у випадку наявності перианальних змін → метронідазол, ципрофлоксацин; при ХК помірної активності — можливо рифаксимін.

Симптоматичне лікування

1. Анальгетичні ЛЗ: при постійному болі → метамізол або опіоїди з низьким впливом на моторику ШКТ, напр., трамадол; біль типу коліки → антихолінергічні ЛЗ.

2. Антидіарейні ЛЗ: діфеноксилат з атропіном 2,5–5 мг (1–2 табл.) 2–3 рази на добу або лоперамід 2–6 мг, при потребі; при діареї після резекції клубової кишки, що виникає внаслідок порушення всмоктування жовчних кислот → холестирамін 4 г (1 чайна ложка) під час прийому їжі.

Лікування, в залежності від локалізації та активності захворювання

Активність захворювання:

1) **низька** — напр., пацієнт може ходити, їсти і пити, з втратою <10 % маси тіла, без клінічної непрохідності, гарячки, зневоднення; без м'язевого опору або підвищеної чутливості при пальпації живота; концентрація СРБ, зазвичай, перевище верхню межу норми;

2) **помірна** — напр., періодичне блювання або втрата маси тіла >10 %; лікування легкої форми захворювання є неефективним або при обстеженні черевної порожнини виявляється опір черевної стінки з підвищеною чутливістю; без явної кишкової непрохідності; концентрація СРБ перевище верхню межу норми;

3) **висока** — напр., кахексія (IMT<18 кг/м^2), кишкова непрохідність або абсцес; симптоми зберігаються, незважаючи на інтенсивне лікування; концентрація СРБ підвищена.

Ураження лише у межах ілеоцекальної ділянки

1. Хвороба з низькою активністю: слід застосувати **будесонід** 9 мг/добу; меса-лазин є мало ефективним. Якщо симптоми легкі, то можна не застосовувати фармакотерапію.

2. Хвороба з помірною активністю: слід застосувати **будесонід** 9 мг/добу або **преднізон/преднізолон** 1 мг/кг (>90 % ремісії через 7-тиж. лікування, але більше побічних ефектів, у порівнянні з будесонідом). У стероїдорезистентних, стероїдозалежних або пацієнтів, що не переносять ГК, можна розглянути можливість застосування біологічних ЛЗ.

3. Хвороба з високою активністю: слід застосувати ГК, спочатку в/в **метил-преднізолон**; у випадку рецидиву, **біологічний ЛЗ** у монотерапії або у ком-бінації з азатіоприном, або меркаптопурином. У випадку неефективності → слід розглянути можливість хірургічного лікування.

Ураження ободової кишки

1. Сульфасалазин 4 г/добу або **ГК** системно.

2. Рецидив помірної або високої активності: слід застосувати **біологічний ЛЗ** у монотерапії або у комбінації з азатіоприном або меркаптопурином.

3. Перед застосуванням біологічного або імуносупресивного лікування слід розглянути можливість хірургічного лікування;

Обширне ураження тонкого кишківника (>100 см)

Якщо активність захворювання помірна або висока → **слід застосувати преднізон/преднізолон** п/о 1 мг/кг разом з **азатіоприном** або **меркап-топурином**, а у випадку їх непереносимості або стероїдорезистентності — **з метотрексатом**. Застосовується **дієтотерапія**. У випадку неефективності → слід розглянути можливість застосування **біологічних ЛЗ** або **хірур-гічного лікування**.

Ураження стравоходу, шлунка і дванадцятипалої кишки

Слід застосувати **інгібітори протонної помпи**; у разі необхідності — у ком-бінації з **преднізоном/преднізолоном** та з **азатіоприном** або **меркапто-пурином** (або **метотрексатом** у випадку їх непереносимості). У випадку неефективності → слід розглянути можливість застосування **біологічних ЛЗ**.

Хвороба з наявністю нориць

1. Прості періанальні нориці: якщо асимптоматичні → без втручання; якщо спричиняють скарги → тампонування турундою без розсічення або розсі-чення нориці (фістулотомія), додатково метронідазол 750–1500 мг/добу або ципрофлоксацин 1000 мг/добу.

2. Періанальні комбіновані нориці: лікування вибору → антибіотики або аза-тіоприн, або меркаптопурин у комбінації з хірургічним лікуванням; у ви-падку періанального абсцесу → дренування. Лікування другого вибору → біологічні ЛЗ.

3. Кишково-вагінальні нориці: низько розміщені та безсимптомні можуть не вимагати операційного лікування; якщо симптоми виражені — зазвичай необхідна хірургічна операція. Симптоматичні **ректально-вагінальні нориці** резистентні до консервативного лікування → операційне лікування. **Нориці, що виходять з тонкого кишківника або сигмоподібної кишки** → резекція патологічно зміненого відрізку кишківника.

4. Кишково-сечоміхурові нориці → хірургічне лікування. У пацієнтів, які об-тяжені високим ризиком (після багатьох операцій або зі значно скороченим кишківником), спочатку — консервативна терапія.

5. Кишково-шкірні нориці: нориці, що утворились після хірургічних втручань → спочатку консервативне лікування (у т. ч. дієтотерапія); операція після відновлення правильного стану живлення. Первинні нориці → лікування хірургічне (резекція фрагменту кишки) або консервативне.

Підтримуюча ремісію терапія

1. При підтримуючій терапії не рекомендується вживання похідних 5-аміносаліцилової кислоти ані ГК. У деяких пацієнтів можна повністю відмовитись від підтримуючого лікування.

2. Якщо ремісію отримано завдяки застосуванню ГК, у підтримуючій терапії слід застосовувати азатіоприн, меркаптопурин або метотрексат.

3. При обширній формі хвороби слід застосовувати азатіоприн.

4. У стероїдозалежних пацієнтів застосовують азатіоприн, меркаптопурин або метотрексат у монотерапії або у комбінації з інфліксимабом або адалімумабом.

5. У випадку рецидиву під час підтримуючої терапії азатіоприном або меркаптопурином слід передусім переконатись, чи пацієнт сумлінно приймає ЛЗ, а потім розглянути можливість його заміни на метотрексат або біологічний ЛЗ.

6. Якщо ремісію досягнено завдяки інфліксимабу або адалімумабу, розгляньте можливість застосування цих ЛЗ у підтримуючій терапії. Можна також розглянути можливість застосування азатіоприну у монотерапії, якщо пацієнт раніше його не приймав.

7. Рішення про відміну азатіоприну можна продумати через 4 роки від досягнення повної ремісії. Достатніх даних для визначення тривалості підтримуючої терапії метотрексатом або біологічним ЛЗ немає.

8. В залежності від частоти, обширності та важкості рецидивів і побічних ефектів та інтенсивності підтримуючого лікування, слід розглянути можливість хірургічного лікування.

9. Після резекції тонкого кишківника застосовують лікування, що запобігає рецидивам: найефективнішими є азатіоприн та меркаптопурин. У пацієнтів після резекції частини клубової кишки можна продумати призначення месалазину у великій дозі.

10. При підтримуючій терапії перианальних нориць слід застосовувати ≥1 рік азатіоприн або меркаптопурин, або біологічний ЛЗ.

Хірургічне лікування

1. Покази:

1) **ургентні (негайна операція)** — тотальна кишкова непрохідність, внаслідок звуження тонкого кишківника, масивна кровотеча, перфорація з розлитим перитонітом;

2) **термінові** — відсутність очевидного покращення впродовж 7–10 днів інтенсивного консервативного лікування тяжкого загострення обширного ураження ободової кишки;

3) **вибіркові** (найчастіші) — зовнішні та внутрішні нориці, інфекційні внутрішньочеревні ускладнення, обширні перианальні зміни, виявлення або підозра на рак, тривала інвалідність внаслідок постійних неприємних симптомів, незважаючи на адекватне консервативне лікування, затримка фізичного розвитку з пригніченням росту у дітей.

2. Типи операцій:

1) захворювання тонкого кишківника → ощадлива резекція або інтраопераційне розширення звужень тонкого кишківника (стриктуропластика);

2) захворювання правої або лівої половини ободової кишки → геміколектомія;

3) більш обширні зміни в ободовій кишці → колектомія із застосуванням ілеоректального анастомозу або проктоколектомія з утворенням постійної ілеостоми.

→ **УСКЛАДНЕННЯ**

Місцеві ускладнення

Зовнішні нориці (перианальні, кишково-шкірні) і внутрішні (між тонким кишківником та сліпою кишкою, іншою петлею тонкого кишківника, сигмоподібною кишкою, сечовим міхуром та піхвою), міжпетлеві абсцеси та значне звуження просвіту кишківника із симптомами часткової кишкової непрохідності, рідко — гостра кишкова непрохідність, масивна кровотеча, вільна перфорація кишки з розлитим перитонітом. Ризик рака товстого кишківника підвищений, але є меншим, ніж при неспецифічному виразковому коліті.

Позакишкові ускладнення

Такі ж, як при НВК →розд. 4.19. Крім того, часто: холелітіаз (30 % пацієнтів із ураженням клубової кишки), пальці у вигляді «барабанних паличок» (40–60 % пацієнтів із тяжкими загостреннями захворювання) та сечокам'яна хвороба (10 %).

21. Ішемія кишківника

21.1. Гостра ішемія кишківника

→ **ЕТІОПАТОГЕНЕЗ**

Гостра ішемія кишківника (ГІК) є наслідком гострого обмеження прохідності мезентеріальних артерій і/або зменшення кишкової перфузії у такій мірі, що загрожує життєздатності кишківника. **Причини: ГІК з оклюзією вісцеральних артерій** (емболія або тромбоз артерій, напр. при фібриляції передсердь, недавно перенесеному інфаркті міокарда або нестабільності гемодинаміки); **ГІК без оклюзії вісцеральних судин** — спазм вісцеральних судин або знижений приплив крові до артерій вісцерального кровотоку під час шоку (зазвичай, кардіогенного), під впливом ЛЗ (кокаїн, ерготамін, вазопресин, норадреналін) або після операції реваскуляризації кишківника.

→ **КЛІНІЧНА КАРТИНА ТА ПРИРОДНИЙ ПЕРЕБІГ**

Домінує сильний біль у животі, найчастіше у ділянці пупка, який часто не минає після прийому опіоїдів; перистальтика у ранньому періоді ішемії — дуже активна (можуть спостерігатись діарея з домішкою крові та слизу і блювання), пізніше поступово зникає. При об'єктивному обстеженні симптоми спочатку ледь помітні; пізніше, внаслідок перфорації кишківника — симптоми дифузного перитоніту. У багатьох хворих, особливо у похилому віці або в тяжкому загальному стані, симптоми можуть бути неспецифічними та слабко вираженими. Летальність у випадку некрозу кишківника — до 90 %.

→ **ДІАГНОСТИКА**

Допоміжні дослідження

1. Візуалізаційні дослідження: ангіо-КТ — метод вибору (чутливість ≈94 %), часто дозволяє провести диференційну діагностику між тромботичною та емболічною етіологією; **артеріографія** лише у разі неоднозначного результату ангіо-КТ, або якщо є можливість ендоваскулярного лікування; **РГ черевної порожнини** — допомагає виключити перфорацію або непрохідність кишківника; радіологічні ознаки некрозу кишківника (зокрема наявність газу у стінці кишки) спостерігаються пізно. **УЗД** — мало інформативне.

2. Лабораторні дослідження: переважно лейкоцитоз, підвищення рівня лактатів та активності амілази (у ≈50 % хворих) у плазмі; лактацидоз (при розвитку некрозу кишківника).

→ **ЛІКУВАННЯ**

1. ГІК без оклюзії артерії:

1) **відповідне лікування хворих із шоком** →розд. 2.2.

2) **ГІК** внаслідок артеріоспазму або лікування не дає ефекту → введення вазодилататора до звуженої артерії через судинний катетер;

3) немає поліпшення, незважаючи на консервативне лікування → лапаротомія з видаленням некротично зміненого сегмента кишківника.

2. ГІК, спричинена артеріальною оклюзією:

1) **ендоваскулярне лікування** — лікування першого вибору при тромботичній етіології; при емболічній етіології ефективність схожа, як у випадку хірургічної реваскуляризації: місцевий тромболізис, черезшкірна тромбектомія (аспіраційна або фармакомеханічна); балонна ангіопластика та, у разі необхідності, стентування. Реваскуляризація може спричинити вивільнення ендотоксинів у системний кровообіг та ускладнення (ДВЗ, ГРДС, шок). Може виникнути необхідність проведення лапаротомії для оцінки життєздатності кишківника та, у разі показань, його резекції. Периопераційна летальність >30 %;

2) **хірургічне лікування** — **відновлення кровообігу** (емболектомія — у випадку емболії, тромбектомія або обхідний анастомоз у разі тромбозу мезентеріальної артерії) — резекція некротично змінених сегментів кишківника; периопераційна летальність ≈50 %.

21.2. Хронічна ішемія кишківника

→ **ЕТІОПАТОГЕНЕЗ**

Хронічна ішемія кишківника — це сукупність симптомів, що спостерігаються, внаслідок звуження вісцеральних судин та обмеження постачання крові до стінки тонкого кишківника. **Причини:** найчастіше — атеросклероз аорти та верхньої мезентеріальної артерії, черевного стовбура та нижньої мезентеріальної артерії; рідше — синдром Данбара (стиснення черевного стовбура дугоподібною зв'язкою), фіброзно-м'язова дисплазія артерій, аневризма або розшарування аорти, хвороба Бюргера.

→ **КЛІНІЧНА КАРТИНА ТА ПРИРОДНИЙ ПЕРЕБІГ**

Типовий пацієнт є курцем та має клінічно значимий атеросклероз інших судинних басейнів, особливо артерій нижніх кінцівок або коронарних артерій. Характерна **тріада симптомів:**

1) черевна ангіна — біль у животі, найчастіше — в епігастрії, який виникає через кільканадцять хвилин після прийому їжі, який триває 1–3 год; біль найбільш виражений після прийому великої кількості їжі з високим вмістом жирів;

2) кахексія (втрата маси тіла — у 80 % пацієнтів), спричинена, в основному, утриманням від прийому їжі, але також внаслідок мальабсорбції;

3) постійна діарея.

Окрім того: нудота, блювання та відчуття швидкого насичення (у 30 % пацієнтів; зазвичай, при звуженні черевного стовбуру); при аускультації черевної порожнини може вислуховуватись шум. Зазвичай, ішемія кишок перехідна; кишковий некроз — у ≈15 % пацієнтів.

➡ ДІАГНОСТИКА

Допоміжні дослідження

1. Лабораторні дослідження: неспецифічні відхилення — анемія, лейкопенія, електролітні порушення, гіпоальбумінемія (наслідок порушеного харчування).

2. Візуалізаційні дослідження: УЗД методом *duplex* — обстеження першого вибору. Якщо результат УЗД неоднозначний — **ангіо-КТ** або ангіо-МРТ з контрастуванням; артеріографія — **тільки під час ендоваскулярної процедури; КТ черевної порожнини та ендоскопія** — з метою виключення інших захворювань.

➡ ЛІКУВАННЯ

1. Маніфестна, багатосудинна ХІК: реваскуляризація — **ендоваскулярне черезшкірне лікування**; у випадку невдачі, — або при обширній оклюзії судини, кальцифікації чи технічних труднощах) → хірургічна **ендартеректомія або обхідне шунтування**. Можна розглянути доцільність реваскуляризації у хворих без клінічних симптомів, якщо будуть проводитись операції на аорті або ниркових судинах з інших показань.

2. Вторинна профілактика: антитромбоцитарна терапія та контроль факторів ризику атеросклерозу.

21.3. Ішемічний коліт

➡ ВИЗНАЧЕННЯ ТА ЕТІОПАТОГЕНЕЗ

Ішемічний коліт, спричинений недостатнім приливом крові до стінки кишки, найчастіше внаслідок атеросклеротичного звуження артерій, рідше — емболії, тромбозу, хірургічних операцій з приводу аневризми черевної аорти та при черевно-промежинній екстирпації прямої кишки. Відділи кишківника, що особливо чутливі до ішемії: ділянка селезінкового згину, нисхідна ободова кишка, верхня частина прямої кишки.

➡ КЛІНІЧНА КАРТИНА ТА ПРИРОДНИЙ ПЕРЕБІГ

Зазвичай початок підгострий, з кишковою кровотечею, минає через декілька тижнів навіть без лікування. У частини пацієнтів, внаслідок заживлення запальних змін, виникають рубцеві звуження кишківника. У 10 % випадків початок гострий, з болем у животі (переважно у лівій половині), кишковою кровотечею, гарячкою та лейкоцитозом. Швидко можуть розвинутись некроз стінки ободової кишки та перфорація з розлитим перитонітом.

➡ ДІАГНОСТИКА

Допоміжні дослідження

1. Іригографія: ранній типовий симптом «відбитку великого пальця» в ураженій частині кишки.

2. Колоноскопія: набряк та геморагічні зміни, інколи виразки слизової оболонки кишки у місці ішемії.

3. КТ: має особливе значення у ранньому періоді ішемічних змін, тоді, коли вищеперелічені обстеження можуть бути протипоказаними (вони виконуються лише після досягнення стабілізації стану хворого).

Диференційна діагностика

В основному, з дивертикулітом, раком ободової кишки з перфорацією, з ішемією та інфарктом брижі тонкого кишківника (проявляється, зазвичай, болем у ділянці пупка та без кровотечі з прямої кишки).

→ **ЛІКУВАННЯ**

У початковому періоді захворювання → загальна підтримуюча терапія з інфузією розчинів та в/в введенням антибіотиків. При найтяжчих випадках → резекція зміненого відрізку кишківника. Звуження кишки → сегментарна резекція ободової кишки.

22. Мікроскопічний коліт

Мікроскопічний коліт (колагеновий та лімфоцитарний) — це захворювання невідомої етіології, що характеризуються наявністю специфічних мікроскопічних змін без наявності макроскопічних (ендоскопічних) та радіологічних змін.

Симптоми: водяниста діарея (випорожнення рясні, але рідко спричиняють зневоднення), спастичний біль у животі, метеоризм, втрата маси тіла (у сер. ≈5 кг). Вигляд товстого кишківника при ендоскопічному дослідженні, в основному, нормальний; спорадично виявляється незначний набряк, ділянки гіперемії та петехії у слизовій оболонці. Під час колоноскопії обов'язково треба провести забір біоптатів з окремих сегментів товстого кишківника (по 2 біоптати з висхідної, поперечної та низхідної ободової кишки/сигмовидної кишки).. Результати рутинних лабораторних аналізів та радіологічного дослідження тонкого та товстого кишківника — без відхилень.

Діагноз ставиться на основі гістологічної картини: головною ознакою колагенового коліту є потовщення шару колагену при основі епітеліальних клітин, а лімфоцитарного коліту — підвищена кількість інтраепітеліальних лімфоцитів. При диференціальній діагностиці слід розглянути синдром подразненого кишківника (диференціюючим симптомом є, зокрема, змінний ритм дефекації, а не тільки водяниста діарея), непереносимість лактози, надмірне вживання проносних ЛЗ, амілоїдоз, гормональноактивні пухлини, порушення обігу жовчних кислот.

Лікування: колагеновий коліт → сульфасалазин або месалазин, будесонід (9 мг/добу п/о, впродовж 6–8 тиж.), інші ГК (напр., преднізон) п/о, антибіотики (метронідазол, еритроміцин; тільки частково ефективні); антидіарейні ЛЗ — лоперамід; лімфоцитарний коліт → сульфасалазин, преднізон п/о (ЛЗ →розд. 4.19).

23. Гострий апендицит

→ **ЕТІОПАТОГЕНЕЗ**

Гострий апендицит є однією з найчастіших причин гострого живота. Зазвичай спричинений обтурацією просвіту апендикса каловим конкрементом, який формується у його просвіті, з подальшим збільшенням секреції до просвіту аппендиксу і припиненням зворотного всмоктування, що призводить до підвищення тиску у просвіті апендиксу, припинення сегментарного кровотоку у стінці кишки та некрозу, спочатку слизової оболонки, а потім усієї стінки. Бактерії (в основному — анаеробні), що розмножуються у просвіті апендиксу, мігрують через його пошкоджену стінку у черевну порожнину. При відсутності лікування найчастіше розвивається перфорація стінки апендиксу та розлитий перитоніт. Рідше формується періапендикулярний інфільтрат, який може розсмоктатись, якщо вчасно наступить спонтанне розблокування відтоку з апендиксу, або утвориться місцевий абсцес.

→ **КЛІНІЧНА КАРТИНА**

1. Суб'єктивні симптоми:

1) біль у животі — зазвичай перший симптом, спочатку важко визначити його локалізацію, зазвичай розлитий у ділянці пупка, по мірі розвитку перитоніту локалізується впродовж кількох або кільканадцяти годин, найчастіше (>80 %) — у правій клубовій ділянці; на пізньому терміні вагітності може визначатись у правому верхньому квадранті, при за-очеревинному (ретроперитонеальному) розміщенні апендиксу також і в інших місцях;

2) втрата апетиту, нудота і блювання.

2. Об'єктивні симптоми: місцевий м'язовий захист (при пальпації чи перкусії), місцевий біль при спробі кашлю, симптом Щоткіна-Блюмберга (біль при різкому відриванні руки, що м'яко натискає на поверхню живота), прискорення пульсу, підвищення температури тіла до ≈38 °С. Біль під час кашлю і симптом Щоткіна-Блюмберга свідчать про перехід запальної реакції на очеревину. Пальцеве ректальне обстеження не виявляє специфічних відхилень, але ним не варто нехтувати, оскільки це обстеження може виявити інші причини болю.

→ **ДІАГНОСТИКА**

Діагностику і визначення показів до хірургічного втручання необхідно провести якнайшвидше — у випадку місцевих симптомів до 12–24 год від початку хвороби. У випадку сумнівів слід спостерігати за хворим декілька години. Якщо втручання не проведено впродовж 12–24 год, або якщо наявні симптоми розлитого перитоніту (паралітична непрохідність →розд. 4.29.1), необхідна ургентна хірургічна операція.

Допоміжні дослідження

1. Аналіз крові: у 80–85 % випадків лейкоцитоз з нейтрофілією; підвищення рівня СРБ через 6–12 год; якщо скарги тривають >24 год, то нормальний рівень СРБ свідчить проти діагнозу гострого запалення.

2. Загальний аналіз сечі: може виказати підозру на іншу причину скарг, але еритроцитурія може бути супутньою апендициту, якщо апендикс розміщений близько до сечоводу чи сечового міхура.

3. Візуалізаційне обстеження: УЗД — із градуйованою компресією з великою ймовірністю підтверджує діагноз, якщо виявлено наявність патологічного утворення діаметром >6 мм, яке не підлягає компресії, без перистальтики і оточеного шаром рідини (незмінений апендикс під час УЗД зазвичай не візуалізується). Значення має тільки позитивний результат. Метод дослідження, якому надають перевагу у вагітних пацієнток та дітей. **КТ** буває допоміжним у пацієнтів із атиповими симптомами, але її виконання не повинно відтерміновувати рішення про лікування.

→ **ЛІКУВАННЯ**

1. Основним методом є **хірургічне видалення апендиксу** лапароскопічним або відкритим способом. Для заборони призначення протибольових препаратів перед операцією немає підстав, тому що вони не ліквідують об'єктивних симптомів. З метою зменшення ризику нагноєння рани і сепсису перед операцією призначається в/в **антибіотик** широкого спектру дії у поєднанні з ЛЗ, активним щодо анаеробних бактерій, напр., гентаміцин 2 мг/кг (у дітей 6–7,5 мг/кг/добу) і метронідазол 7,5 мг/кг (у дітей 15–30 мг/кг/добу, макс. 2 г/добу). Якщо немає перфорації, антибіотик застосовується до 24 год після операції; в інших випадках — впродовж 5 днів.

2. Периапендикулярний абсцес потрібно дренувати.

3. Периапендикулярний інфільтрат лікується стаціонарно антибіотиками в/в до моменту зникнення загальних симптомів і вираженого зменшення опору в клубовій ділянці; у подальшому продовжується антибіотикотерапія п/о вдома, і, зазвичай, через 8 тиж. виконується планова апендектомія.

4. Симптоми гострого апендициту можуть регресувати під впливом інтенсивного лікування антибіотиками, але у ≈40 % хворих скарги швидко повертаються. Тому консервативне лікування застосовується виключно тоді, коли швидке виконання хірургічної операції неможливе.

24. Поліпи товстого кишківника

Поліпом називається випинання слизової оболонки над її поверхнею у напрямку просвіту кишечника. **Неопластичний поліп** є розростанням епітелію кишківника з ознаками дисплазії. **Псевдополіп** (запальний) виникає внаслідок руйнування слизової оболонки зі збереженням її фрагменту (острівця), який виступає у просвіт кишківника. **Зміни під слизовою оболонкою**, що спричиняють її підняття, це доброякісний лімфоїдний поліп, ангіома, ліпома, лейоміома, лімфома, нейроендокринне новоутворення, фіброма, ендометріоз. Деякі поліпи/синдроми поліпозу є генетично обумовленими. За формою вирізняють поліпи на ніжці та поліпи на широкій основі.

24.1. Аденоматозні поліпи

→ ВИЗНАЧЕННЯ ТА ЕТІОПАТОГЕНЕЗ

Аденоматозні поліпи (найчастіший тип поліпів у дорослих) є пухлинами, що характеризуються розростанням та дисплазією залозистого епітелію — низького або високого ступеню. Якщо клітини з дисплазією високого ступеню перетинають м'язову бляшку слизової оболонки та інфільтрують підслизову оболонку, то це інвазивний рак (так званий, «рак у поліпі»).

→ КЛІНІЧНА КАРТИНА ТА ПРИРОДНИЙ ПЕРЕБІГ

Головним симптомом є кровотеча з прямої кишки; значно рідше спостерігається незначна анемія, позови до дефекації або домішки слизу у калі. Багато поліпів, особливо, діаметром <1 см, не викликають симптомів. Ризик малігнізації поліпу залежить від: діаметру (чим більший діаметр поліпу, тим вищий ризик), форми (ризик вищий при поліпах на широкій основі, ніж при поліпах на ніжці), гістологічної будови (ризик найвищий у випадку ворсинчатої аденоми, а найнижчий у випадку тубулярної аденоми).

→ ДІАГНОСТИКА

Зазвичай, діагноз встановлюється на основі **колоноскопії** (чутливість >90 % для виявлення поліпів діаметром ≥7 мм) або КТ-колонографії (чутливість 90 % для новоутворень діаметром >1 см). На даний момент дуже рідко виконується іригографія з подвійним контрастуванням. Гістологічне дослідження патологічної тканини, що була видалена цілим комплексом, дає можливість визначити тип поліпу (неопластичний [у т. ч. різновид аденоми та ступінь дисплазії], або непухлинний).

→ ЛІКУВАННЯ

1. Виявлення поліпа товстого кишківника є показом до його видалення та гістологічного дослідження усієї видаленої тканини.

2. Зазвичай, ендоскопічна поліпектомія: поліпи діаметром ≤5 мм, а також сидячі поліпи діаметром 6–9 мм належить видаляти діатермічною петлею без використання електрокоагуляції («холодна поліпектомія»). Поліпи на широкій основі діаметром 10–19 мм, а також поліпи на ніжці діаметром >5 мм потрібно видаляти петлею із використанням електрокоагуляції («гаряча поліпектомія»). Рекомендується позначати місце видалення поліпу методом татуювання.

3. У випадку виявлення в аденомі вогнища раку у межах підслизової оболонки, обширних операцій можна не виконувати, якщо поліп був повністю видалений, мінімальна границя відступу від інфільтрації раку ≥1 мм, ступінь диференціації раку є високим та не виявлено інфільтрації лімфатичних або кровоносних судин. Якщо ці умови не виконані → резекція відповідної частини товстого кишківника з видаленням регіональних лімфатичних вузлів.

→ **ДИСПАНСЕРИЗАЦІЯ ПІСЛЯ ПОЛІПЕКТОМІЇ**

Після першої колоноскопії з поліпектомією у залежності від факторів ризику раку пацієнтів розподіляють по групах низького, помірного і високого ризику. Алгоритм спостереження →рис. 24-1. На малюнку не вказані особливі стани:

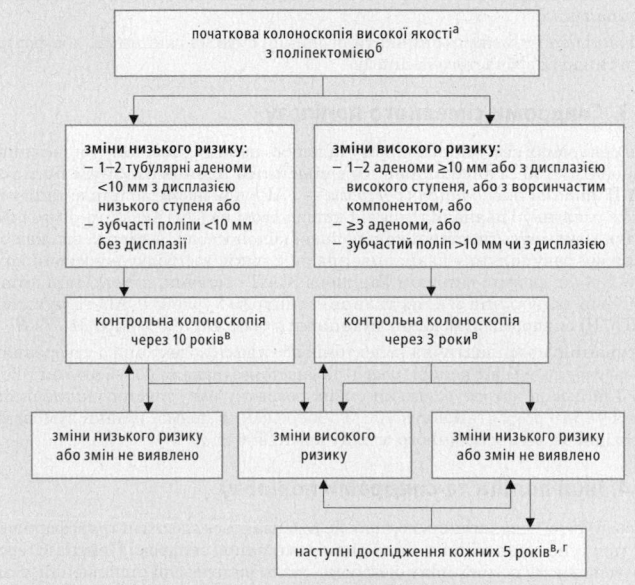

[a] тотальна колоноскопія з детальною оцінкою слизової оболонки правильно очищеного кишківника, з цілковитим видаленням і гістологічною оцінкою неопластичних змін

[б] у разі фрагментарного видалення аденом >10 мм слід впродовж 6 міс. провести контрольну колоноскопію і лише на підставі її результату оцінити ризик

[в] завершення контролю у віці 80 років або раніше, в залежності від прогнозованої тривалості життя

[г] або рідше, якщо у 2-х наступних дослідженнях не виявлено змін із високим ризиком

Рис. 24-1. Принципи ендоскопічного контролю після поліпектомії відповідно до рекомендацій ESGE 2013 (не стосується хворих, у яких діагностовано рак)

1) аденома на широкій основі, що була видалена по фрагментах → контрольна колоноскопія через 2–3 міс. (з метою підтвердження радикальності видалення);
2) рак у аденомі високого або середнього ступеня диференціації (G1 або G2), без ознак проростання кровоносних судин і границею висічення аденоми >1 мм → подальше спостереження через 3 міс. як у групі високого ризику (оцінка місця після поліпектомії), потім через рік.

24.2. Зубчасті поліпи

Назва походить від видимого при мікроскопічному дослідженні розташування залозистих крипт, які схожі на зубці пилки. Класифікація ВООЗ:
1) гіперпластичний поліп — зустрічається найчастіше; зазвичай діаметром <5 мм, розташовується в прямій та сигмоподібній кишці; не є передраковим станом;
2) сидяча зубчаста аденома / зубчастий поліп — зазвичай плоске або дещо припідняте утворення, який часто покрите коричневим слизом, що важко змивається; найчастіше у правому відділі товстої кишки; є передраковим станом, тому потребує повного видалення діатермічною петлею;
3) класична зубчаста аденома — передраковий стан, що рідко зустрічається; зазвичай це сидячий поліп у лівій частині товстої кишки; потребує повного видалення.

Зубчасті поліпи можуть виникати поодинці, бути множинними, або формувати синдром зубчастого поліпозу.

24.3. Синдроми сімейного поліпозу

При синдромах сімейного поліпозу кількість поліпів у товстому кишківнику становить >100. Найважливішим є **сімейний аденоматозний поліпоз** [САП] (*familial adenomatous polyposis* — FAP), при якому поліпи виникають також у шлунку і дванадцятипалій кишці; хворі на САП від 12-го–14-го року життя вимагають щорічної контрольної колоноскопії, а також, зважаючи на ризик раку шлунку/дванадцятипалої кишки, гастродуоденоскопії кожні 1–2 роки; форми: синдром Гарднера (САП і остеоми, патологічні зміни у сітківці та пухлини м'яких тканин) і синдром Туркота (САП та пухлини ЦНС). Ці синдроми зумовлені мутаціями у гені *APC* (90 %) або *MUTYH*.

Лікування: профілактична колектомія або проктоколектомія з утворенням резервуару з клубової кишки (*pouch*) та анастомозуванням його з анусом у 2-ій або 3-ій декаді життя, оскільки ризик розвитку раку товстого кишківнику після ≈35-го року становить 100 %. Збереження прямої кишки зумовлює необхідність ректоскопічного огляду кожні 3–6 міс.

24.4. Інші поліпи та синдроми поліпозу

У поодиноких непухлинних поліпах не розвиваються злоякісні трансформації, але при генетично обумовлених поліпозах, напр., синдромі Пейтца-Єгерса та ювенільному поліпозному синдромі, ризик малігнізації підвищений, тому необхідним є проведення контрольних ендоскопічних обстежень.

1. Ювенільні поліпи: гамартоми, найчастіший тип поліпів і найчастіша причина кишкової кровотечі у дітей та молоді; зазвичай, поодинокі у прямій або сигмоподібній кишці, але можуть бути множинні (ювенільний поліпозний синдром).

2. Синдром Пейтца-Єгерса: гамартоми, можуть бути виявлені у кожному відрізку шлунково-кишкового тракту, найчастіше — у тонкому кишківнику; проявляється, зазвичай, у молодих людей кровотечею з прямої кишки, анемією, інвагінацією кишківника. Для синдрому Пейтца-Єгерса, що успадковується за автосомно-домінантним шляхом, додатково характерні затемнення кольору шкіри навколо рота та слизової оболонки.

3. Поліпи асоційовані з синдромом Коудена (Cowden): найчастіше це гамартомні і запальні поліпи, однак також виявляються аденоми, ліпоми, лейоміоми і гіперпластичні поліпи. Синдром Коудена характеризується появою численних гамартом і/або пухлинних новоутворень у різних органах, включно зі шкірою, слизовими оболонками, сосками, щитовидною залозою, ендометрієм та головним мозком. Спричинені гермінальною мутацією гену *PTEN*, що має аутосомно-домінантне успадкування.

4. Запальні поліпи (псевдополіпи): виникають при запальних захворюваннях товстого кишківника, найчастіше при НВК.

25. Рак товстого кишківника

→ **ВИЗНАЧЕННЯ ТА ЕТІОПАТОГЕНЕЗ**

Рак (у 85 % випадків аденокарцинома) товстого кишківника у 90 % розвивається з аденом. Передракові стани: аденоми, синдроми сімейного поліпозу, неспецифічні запальні захворювання кишківника. Рідко розвивається у осіб, у віці менше 40 років, за винятком генетично зумовлених поліпозних синдромів (0,5–2 % усіх випадків раку товстого кишківника) →вище, при яких розвивається швидше. До 5 % усіх випадків раку товстого кишківника становить синдром Лінча →нижче.

→ **КЛІНІЧНА КАРТИНА**

Рак правої половини ободової кишки → латентні кровотечі (прогресуюча анемія) і біль у животі. Рак прямої кишки і лівої частини ободової кишки → явна кровотеча з нижнього відділу ШКТ і зміна ритму випорожнень (діарея з великою кількістю слизу або запори). Рак прямої кишки → часто пухлина, що виявляється при пальцевому обстеженні *per rectum*. Кровотеча або перфорація — рідко. Симптоми непрохідності можуть бути першим проявом хвороби.

→ **ДІАГНОСТИКА**

Допоміжні дослідження

1. Лабораторні дослідження:

1) гіпохромна анемія — зустрічається часто, особливо при раку сліпої і висхідної ободової кишок;

2) підвищення рівня раково-ембріонального антигену (CEA) у сироватці крові (чутливість та специфічність відносно низькі — має значення для контролю після лікування, а не для діагностики новоутвору);

3) позитивний результат тесту на наявність прихованої крові у калі.

2. Колоноскопія: найважливіше обстеження, що дає можливість виявити пухлину, взяти біоптати та оглянути цілий кишківник, щоб виявити синхронні утворення (у 1–3 % випадків вогнище раку в іншому відділі товстого кишківника).

3. Візуалізаційні дослідження: УЗД черевної порожнини і КТ — виявлення метастазів у печінку і лімфатичні вузли. **Ендосонографія і МРТ** — оцінка ступеня місцевого прогресування раку прямої кишки. **ПЕТ** — виявлення рецидиву рака товстого кишківника.

4. Гістологічне дослідження: 85 % випадків — аденокарцинома різного ступеню диференціації, ≈20 % з них — це низькодиференційовані раки або недиференційовані раки, які мають гірший прогноз.

Скринінгові обстеження

1. Мета: виявлення раку на ранній стадії і виявлення та видалення аденоматозних поліпів (→розд. 4.24.1), що вважаються передраковими станами.

2. Методи: альтернативні

1) сигмоїдоскопія гнучким фіброскопом;

2) повна колоноскопія — найвища чутливість і специфічність для діагностики новоутворів товстого кишківника, єдине дослідження, що дозволяє видаляти поліпи/аденоми;

3) аналіз калу на наявність прихованої крові (тести FOBT або FIT).

3. Скринінгове обстеження у осіб із середнім (як у загальній популяції) ризиком захворювання: слід розпочинати від 50-го р. (у жінок і чоловіків):

1) FOBT або FIT кожні 2 роки;

2) колоноскопія або сигмоїдоскопія кожні 10 років.

У випадку виявлення прихованої крові у калі або поліпів при сигмоїдоскопії → завжди слід виконати повну колоноскопію. Не рекомендується виконання обстеження *per rectum* як скринінгового обстеження (низька чутливість), однак його слід розглядати як складову частину рутинного об'єктивного обстеження.

4. У осіб, які обтяжені підвищеним ризиком захворювання:

1) після поліпектомії — колоноскопія з частотою, залежною від кількості і виду поліпів →розд. 4.24.1;

2) сімейний аденоматозний поліпоз — колоноскопія щороку починаючи від 10-го—12-го р.; крім того, у пацієнтів з аденомами у шлунку і дванадцятипалій кишці — гастроскопія кожні 6—12 міс.;

3) родичі пацієнтів із синдромом Лінча, що відповідають Амстердамським критеріям II (→розд. 4.21) — колоноскопія кожні 1—2 роки.

Діагностичні критерії

Діагноз ставиться на основі гістологічного дослідження біоптату, взятого під час колоноскопії, а потім — цілої видаленої пухлини. Для визначення методу лікування потрібно визначити стадію прогресії хвороби →табл. 25-1.

Таблиця 25-1. Спрощена оцінка ступеня прогресування колоректальних раків та відсоток 5-літньої виживаності

Стадія	Класифікація Dukes[a]/ Astler et Coller	Класифікація TNM	Опис	5-літня виживаність
0	–	Tis, N0, M0	рак обмежений до слизової оболонки	100 %
I	A/A і B1	T1—T2, N0, M0	пухлина, що не виходить за межі м'язової оболонки	85—100 %
II	B/B2 і B3	T3—T4, N0, M0	пухлина, що виходить за межі стінки кишківника	50—80 %
III	C/C1, C2 і C3	T1—T4, N1—N2, M0	метастази у лімфатичних вузлах	30—60 %
IV	D	T1—T4, N0—N2, M1	віддалені метастази	до декількох %
[a] в модифікації Turnbull				

Диференційна діагностика

Дивертикульоз ободової кишки, геморой, інфекційний і неспецифічний коліт, інші новоутвори кишківника (лімфома, карциноїд)

→ **ЛІКУВАННЯ І ПРОГНОЗ**

Передопераційне лікування

Призначається у хворих:

1) при раку прямої кишки — пухлина Т3–4, N1–2, клінічно оцінюється як рухома → променева терапія; пухлина розповсюджена, клінічно «нерухома» → радіохіміотерапія (з метою зменшення маси пухлини та ризику місцевого рецидиву);

2) при розповсюдженому раку товстого кишківника, перед запланованою резекцією метастазів у печінці або в легенях → системне лікування.

Хірургічне лікування

Основним способом лікування раку прямої і ободової кишки є класична або лапароскопічна резекція пухлини з видаленням навколишніх лімфатичних вузлів. У випадку нерозповсюджених (cN0), високодиференційованих (G1–2) і невеликих пухлин дозволяється локальне ендоскопічне висічення; в окремих пацієнтів при раку прямої кишки (особливо з медичними протипоказаннями до операції) альтернативою може бути радикальна променева терапія. Післяопераційний прогноз залежить від стадії прогресування хвороби →табл. 25-1.

Хірургічне лікування може включати видалення метастазів із печінки або з легені.

Доповнююче лікування

1. Рак ободової кишки: хіміотерапія при наявності метастазів у лімфатичних вузлах або інших несприятливих факторів ризику (Т4, G3 і G4, інтраопераційна перфорація кишківника, недостатній обсяг лімфаденектомії, операція виконується з ургентних показань [напр. непрохідність та ін.); найчастіше фторурацил (5-ФУ) з кальцію фолінатом, капецитабін і оксаліплатин (у різних схемах).

2. Рак прямої кишки: хіміотерапія як при раку ободової кишки; хіміорадіотерапія — якщо перед операцією не було проведено променевої терапії, і при наявності несприятливих прогностичних факторів (зазвичай 5-ФУ з кальцію фолінатом).

Системне лікування розповсюдженого раку з метастазами

1. Прогресуючий колоректальний рак з віддаленими метастазами: хіміотерапія (у пацієнтів в задовільному стані) — найчастіше у першу чергу схеми, що включають 5-ФУ та іринотекан або оксаліплатин, до моменту стабілізації захворювання (зазвичай упродовж 4–6 міс.); призначають також (переважно в 2-ій і наступних лініях терапії) бевацизумаб (антагоніст VEGF), цетуксимаб і панітумумаб (антагоністи EGFR).

2. Стенози: паліативне розширення шляхом стентування звуження, знищення пухлинної тканини з допомогою лазера або аргонової коагуляції; альтернативою є виконання паліативної резекції, або утворення штучного ануса.

3. Метастази до печінки: резекція або деструкція за допомогою черезшкірних процедур термоабляції або ін'єкції алкоголю (або іншої речовини) в пухлину або шляхом введення цитостатичних ЛЗ до печінкової артерії.

→ **МОНІТОРИНГ**

Після радикальної операції обстеження у лікаря — кожні 3–6 міс., впродовж 5 років, і визначення CEA кожні 3 міс., впродовж 3 років. Рекомендується виконання КТ або УЗД черевної порожнини, та РГ грудної клітки кожні 12 міс. Колоноскопія перед операцією (або 3–6 міс. після операції, якщо обстеження не виконано перед операцією), потім через рік після операції та через 3 і 5 років після операції.

→ **ОСОБЛИВІ СИТУАЦІЇ**

Синдром Лінча (раніше — спадковий рак товстого кишківника, не пов'язаний з поліпозом) несе відповідальність за 1–3 % випадків раку товстого кишківника. Причиною є мутація генів, що відповідають за відновлення пошкоджень ДНК. Хвороба передається аутосомно-домінантним шляхом. Ризик розвитку раку є протягом усього життя: товстого кишківника 25–70 %, ендометрію 30–70 %, сечовидільної системи 8 %, тонкого кишківника і яєчника 4–12 %, шлунку і підшлункової залози 4 %, рідше жовчних шляхів, мозку і шкіри.

Діагноз на основі модифікованих Амстердамських критеріїв II:

1) ≥3 родичів з гістологічно підтвердженим раком товстого кишківника або іншим новоутвором, що зустрічається при сирдромі Лінча (включаючи одного родича I ступеню, по відношенню до інших);

2) рак, що спостерігається в ≥2 сусідніх поколіннях;

3) ≥1 захворювання у осіб, віком менше 50 р.;

4) виключення синдрому сімейного поліпозу. Скринінгова колоноскопія →розд. 4.25; більше того, від 25-го р. — гастроскопія кожні 1–3 роки з дослідженням на інфікування *H. pylori*, а у жінок ≥30–35 р. кожен рік — визначення CA–125 в сироватці, гінекологічне обстеження з УЗД статевих органів та біопсія слизової оболонки матки. У жінок старше 40 років з підтвердженою мутацією і при відсутності репродуктивних планів — слід зважити можливість видалення матки з яєчниками як превентивний захід щодо раку ендометрію і раку яєчників.

Лікування не відрізняється від стратегії при спорадичному раці.

→ **ПРОФІЛАКТИКА**

Ацетилсаліцилова кислота ≈300 мг/д зменшує на 40–50 % захворюваність і смертність з приводу раку товстого кишківника, але не рекомендується її рутинно застосовувати з огляду на неясний баланс користі (профілактика раку товстого кишківника) і ризику (побічних дій зі сторони ШКТ).

26. Синдром солітарної виразки прямої кишки

Досить рідкісне захворювання прямої кишки, переважно виявляється у молодих осіб. Відсутність координації відповідальних за дефекацію м'язів, з надмірним напруженням м'язів тазового дна і анального сфінктера (диссинергічна дефекація) може призвести до гіпертрофії м'язового шару прямої кишки, погіршення її кровопостачання і, як результат, ішемічних змін з виразкоутворенням. Виразка найчастіше розміщена на передній стінці прямої кишки, 3–10 см від зубчастої лінії. Не зважаючи на термін, виразка (не завжди одинична) присутня лише у ≈40 % випадків; може проявлятись від сплощеної гіперемованої слизової оболонки до припіднятих над слизовою поліпоподібних змін включно.

Симптоми: кровотеча з ануса, наявність слизу в калі, біль в анальній ділянці чи в низу живота, порушення акту дефекації, відчуття неповного випорожнення, тривалі закрепи, а також випадіння слизової оболонки прямої кишки.

Діагностика: ендоскопія дає можливість виявити зміни і провести забір біоптату (також з незміненої слизової оболонки товстого кишківника з метою виключення запального процесу). При гістологічному дослідженні виявляється фіброз власної пластинки слизової оболонки прямої кишки, гіпертрофія волокон м'язової оболонки з їх характерним проникненням в зону крипт, що призводить до порушення їх структури. Додаткові дослідження (перед запланованим оперативним втручанням): дефекографія, аноректальна манометрія, електроміографія. Диференційна діагностика: неспецифічні коліти, ішемічний коліт, рак товстого кишківника.

Лікування:

1) врегулювання ритму випорожнень (дієта з високим вмістом клітковини, біхевіоральна терапія, що включає тренінг дефекації і використанням біологічного зворотного зв'язку), припинення травмування прямої кишки пальцем чи іншими предметами, а також обговорення супутніх психологічних факторів, якщо вони є;

2) місцево препарат сукральфату (веде до загоєння виразки у частини пацієнтів);

3) ефективність протизапальної терапії клізмами з ГК чи аміносаліцилатами, а також з проносними речовинами, не має однозначного підтвердження; у хворих з випаданням прямої кишки, у яких консервативне лікування не приносить клінічного покращення, а прояви значно погіршують якість життя, слід зважити можливість оперативного лікування (висічення виразки, лікування випадіння прямої кишки, резекція прямої кишки і колостомія).

27. Захворювання ануса

Захворювання ануса проявляються місцевими симптомами (біль, набряк чи кровотеча з ануса; табл. 27-1) і порушеннями випорожнень (нетримання калу або закрепи). Причиною нетримання калу може бути порушена функція (напр., внаслідок хвороби нервової системи) або органічне пошкодження анального сфінктеру (напр., під час пологів або хірургічного втручання). Причиною закрепів може бути послаблення функції м'язів тазового дна і самого ануса (диссинергія тазового дна); вимагає диференціальної діагностики із закрепом внаслідок сповільненого кишкового пасажу.

Діагностичні обстеження: огляд промежини, пальцеве дослідження *per rectum*, аноскопія або сигмоїдоскопія; у невеликої кількості пацієнтів показане виконання ендосонографії (оцінка структури і функції сфінктерів,

Таблиця 27-1. Симптоми найчастіших захворювань ануса

Хвороба	Симптоми			
	біль	потовщення, набряк	кровотеча	виділення гнійного вмісту
абсцес	++	++	–	±
нориця	±	–	±	++
геморой	±	±	++	–
тріщина	++	–	++	–
++ завжди, + часто, ± досить рідко, — не спостерігається				

перианальних абсцесів і нориць), дефекографії дефекографії (рентгенологічний фільм, зроблений після подачі барію, візуалізує функцію прямої кишки і ануса під час випорожнення) або МРТ (показує м'язи ануса і дна малого тазу, а також тканин у сіднично-прямокишкових ямках).

27.1. Перианальні абсцеси

Абсцеси в анальній ділянці виникають внаслідок інфекції, що поширюється зі сторони анальних крипт і залоз (зазвичай анаеробні бактерії і *E. coli*) або зі сторони шкіри (в основному стафілококи). **Класифікація** абсцесів на основі локалізації і відношення до м'язів сфінктера і м'язу-підіймача відхідника: перианальні (≈80 %), міжсфінктерні, ішіоректальні, супралеваторні.

Хірургічне лікування: широкий розріз, який забезпечує відповідний дренаж абсцесу. Зазвичай, антибіотикотерапія — необов'язкова. У 20–50 % пацієнтів після розрізу абсцесу виникають нориці.

27.2. Анальні нориці

Це патологічні сполучення між анальним каналом (переважно на рівні гребінчастої лінії) і шкірою. Виникають внаслідок інфекції, що поширюється з анальних крипт і залоз, а також як ускладнення перианальних абсцесів. **Класифікація** нориць, на основі їх проходження, по відношенню до зовнішнього анального сфінктера: міжсфінктерна нориця — найчастіша, проходить тільки через внутрішній анальний сфінктер; інтрасфінктерна нориця — проходить через внутрішній і зовнішній сфінктери; надсфінктерна або позасфінктерна нориця (≈5 %; часто при хворобі Крона або при дивертикуліті).

Симптоми: біль у ділянці ануса і постійне або періодичне виділення гнійних мас з отвору в шкірі. Часто — загострення запального стану після спонтанного закриття зовнішнього отвору нориці.

Хірургічне лікування: висічення або розрізання нориць і залишення для розвитку грануляції. Внутрішній отвір нориці повинен бути ліквідований або закритий. Високі інтрасфінктерні і надсфінктерні нориці — тампонування турундою, яка забезпечує довготривале дренування.

27.3. Геморой (гемороїдальні вузли)

Гемороїдальні вузли поділяються на зовнішні і внутрішні, в залежності від розміщення, по відношенню до гребінчастої лінії. Внутрішні вузли — це наявні від народження подушкоподібні вип'ячування, утворенні венозними сплетеннями і сполучною тканиною вище гребінчастої лінії, що беруть допоміжну участь в механізмах закриття анального каналу. **Геморой** — збільшення і переміщення вузлів.

Розрізняють 4 ступені **збільшення внутрішніх гемороїдальних вузлів** (класифікація Паркса):

I — збільшення вузлів без їх випадання назовні;

II — вузли випадають назовні під час випорожнення, але самостійно вправляються;

III — вузли випадають під час випорожнення і повинні бути вправлені вручну;

IV — вузли утримуються назовні, неможливо вправити вручну.

Раннім симптомом внутрішнього геморою є кровотеча яскраво-червоною кров'ю; рецидивуючі і більш рясні кровотечі можуть призвести до анемії. Деколи виникає свербіж у ділянці ануса, а виражений біль супроводжує, переважно, тромбоз вузла. **Зовнішні гемороїдальні вузли**, зазвичай, розвиваються безсимптомно; якщо виникне тромбоз, то з'являється гострий біль.

Діагностика: огляд анальної ділянки і пальцеве дослідження *per rectum*, ендоскопічне обстеження (напр., сигмоїдоскопом) з метою виключення новоутвору; якщо кровотеча не є типовою для геморою (кров у калі темного кольору або змішана з калом, прихована кров у калі, анемія) → необхідно виконати колоноскопію або іригографію з подвійним контрастуванням.

Лікування:
1) **профілактика закрепів** →розд. 1.18;
2) **місцеві симптоми** (свербіж, печіння, біль) → теплі ванночки; ректальні супозиторії та мазь, що містять зокрема місцеві анестетики, напр., лідокаїн або бензокаїн і гідрокортизон; не застосовують довше, ніж тиждень, з огляду на побічні ефекти (контактний дерматит, атрофія слизової оболонки у випадку гідрокортизону);
3) **геморої́дальні вузли II і III ступеня та вузли I ступеня**, які викликають обтяжливі симптоми, якщо консервативне лікування неефективне → облітерація в амбулаторних умовах; методи — склеротерапія, біполярна діатермія, інфрачервона коагуляція, перев'язування кільцями (найменше рецидивів);
4) **геморої́дальні вузли IV ступеня** → хірургічне видалення в умовах стаціонару; також операція показана при менших вузлах, якщо викликають обтяжливі симптоми, а консервативне і малоінвазивне лікування виявилось неефективним, та у випадку співіснування зовнішніх і внутрішніх вузлів;
5) **тромбоз внутрішнього геморої́дального вузла** → геморої́дектомія під місцевою анестезією, якщо пацієнт звертається до 72 год від початку виникнення скарг; якщо пізніше → спостереження (без видалення вузла), оскільки біль, пов'язаний з тромбозом, зазвичай самостійно проходить впродовж 7–10 днів.

27.4. Анальна тріщина

Причина виникнення анальних тріщин невідома. Найбільш типовими є тріщини задньої стінки, що проходять по серединній лінії тіла, нижче гребінчастої лінії; рідше спостерігаються тріщини передньої стінки.

Симптоми: біль під час дефекації, кровотеча з ануса, при тріщинах задньої стінки — значний спазм внутрішнього анального сфінктера, що утруднює або робить неможливим пальцеве обстеження прямої кишки.

Лікування:
1) **профілактика закрепів** →розд. 1.18 і теплі ванночки;
2) **тріщини з гострим перебігом** →препарати місцевої дії (препарати →Геморої́дальні вузли);
3) **хронічні тріщини** → контрольована дивульсія сфінктерів під загальним наркозом і сфінктеротомія внутрішнього сфінктера (основний метод лікування; не стосується тріщин передньої стінки); інші методи: ін'єкції ботулінового токсину до внутрішнього сфінктера, накладання нітрогліцерину;
4) **неефективність консервативного лікування** → висічення тріщин.

27.5. Рак ануса

Вирізняють рак анального каналу та рак перианальної шкіри. Значну роль у патогенезі має інфікування папіломавірусом людини (HPV). Найчастіше виявляється плоскоклітинний (епідермоїдний) рак.

Симптоми: кровотеча з ануса, а також видима чи відчутна пухлина в анальному каналі, анальному отворі або у безпосередній близькості. Пухлина часто вкрита виразками та легко кровоточить; може викликати біль. Першим симптомом, який помічає пацієнт, може бути пухлина в пахвинній ділянці (метастаз до регіональних лімфатичних вузлів).

Діагностика: гістологічне дослідження біоптату з пухлини. Діагностичний алгоритм включає в себе обстеження *per rectum*, аноскопію, у жінок обстеження *per vaginam* з оцінкою ректовагінальної перегородки, а також шийки матки (рак анального каналу може співзвучати з раком шийки матки), оцінку пахвинних лімфатичних вузлів (при потребі з цитологічною верифікацією), КТ чи МРТ органів малого тазу, а також інші стандартні дослідження, що допоможуть оцінити розповсюдження новоутворення (РГ органів грудної клітки, УЗД органів черевної порожнини). Частою причиною запізнілої діагностики є помилкове трактування пухлини як анальної тріщини, гемороїдального вузла чи іншого неонкологічного захворювання анальної ділянки; неефективність терапії чи прогресування процесу попри проведене лікування вимагає невідкладної мікроскопічної верифікації.

Лікування:

1) рак анального каналу (плоскоклітинний) → радіохіміотерапія, у випадку невеликих та нерозповсюджених пухлин можливе локальне висічення;

2) рак анального каналу (аденокарцинома) → методом вибору є черевно-промежинна екстирпація прямої кишки (променева терапія призначається як при раку прямої кишки);

3) рак перианальної шкіри (плоскоклітинний) → широке висічення пухлини діаметром до 4 см; якщо пухлина більша, або операція пошкодить сфінктер → радіохіміотерапія.

Моніторинг і прогноз: під час кожного контрольного візиту обстеження анального каналу і пахвинних лімфатичних вузлів. Часто після радіохіміотерапії ще довго наявна відчутна залишкова пухлина; у такому разі контрольні візити щомісячна, з ретельним обстеженням чи немає прогресування процесу. Радіохіміотерапія ефективна у ≈75 % хворих. Місцевий рецидив захворювання вимагає виконання «операції відчаю» (черевно-промежинної екстирпації прямої кишки при рецидиві в анальній ділянці або пахвинної лімфаденектомії при рецидиві в ділянці пахвинних лімфатичних вузлів). Віддалені рецидиви виникають у 10—20 % пацієнтів і, зазвичай, є показанням до системного лікування.

28. Інфекційні та паразитарні хвороби шлунково-кишкового тракту

28.1. Гостра інфекційна діарея

→ **ВИЗНАЧЕННЯ ТА ЕТІОПАТОГЕНЕЗ**

Визначення, критерії та класифікація діареї →розд. 1.15.

1. Етіологічні чинники: віруси (норовіруси та інші каліцівіруси; ротавіруси, астровіруси, аденовіруси), бактерії (найчастіше — *Salmonella* і *Campylobacter*; *Escherichia coli*, *C. difficile*, *Yersinia*, рідко — *Shigella*); рідко — паразити (*Giardia intestinalis*, *Cryptosporidium parvum*, *Microsporidium*).

2. Шлях передачі: харчовий (забруднені руки, їжа або вода), джерелом інфекції, як правило, є хворий або носій.

3. Чинники ризику: контакт із хворим або носієм; недостатня гігієна рук; вживання харчових продуктів із ненадійного джерела (забруднення), сирих яєць, майонезу, сирого або недопеченого м'яса (*Salmonella*), птиці або молока та молокопродуктів (*Campylobacter, Salmonella*), морепродуктів (норовіруси); антибіотикотерапія (*C. difficile*); перебування в ендемічних районах (холера) і країнах, що розвиваються (діарея мандрівників); ахлоргідрія або пошкодження слизової оболонки шлунку (напр., внаслідок застосування ліків); імунодефіцити.

4. Інкубаційний період і період заразливості: інкубаційний період — кілька годин або днів; пацієнт виділяє патогенні мікроорганізми з калом впродовж періоду від кількох днів до кількох місяців (напр., носії паличок *Salmonella*).

➡ **КЛІНІЧНА КАРТИНА ТА ПРИРОДНИЙ ПЕРЕБІГ**

1. Патогенні типи інфекційної діареї: I — ентеротоксичний, II — запальний, III — інвазивний.

2. Клінічні синдроми (розподіл відповідно до IDSA 2017; інколи клінічні форми накладаються одна на одну):

1) гостра водяниста діарея або гостра кров'яниста діарея — <7 днів. Гостре блювання і/або гостру діарею описують **як гострий гастроентерит**. Спочатку переважає блювання, після чого додатково з'являється діарея (як правило, водяниста, рідше — запальна); можливе сильне зневоднення (напр. при холері). При **кров'янистій діареї** (напр., при бактеріальній або амебній дизентерії) переважає діарея з наявністю свіжої крові у калі та спастичний біль у животі.

2) пролонгована діарея, що триває 7–13 днів;

3) персистуюча діарея — 14–29 днів;

4) хронічна діарея — ≥30 днів;

5) **тифоїдний синдром (тифоїдна гарячка)** — переважає висока гарячка (39–40 °C), головний біль і біль у животі, відносна брадикардія (пульс <100/хв при гарячці >39 °C); може виникати діарея.

3. Інші суб'єктивні і об'єктивні симптоми: біль у животі, нудота і блювання, лихоманка, ознаки зневоднення (найважливіші і найтяжчі ускладнення гострої діареї →розд. 1.15), болючість при пальпації черевної порожнини, порушення свідомості (результат інфекції [напр., *Salmonella*] або зневоднення).

4. Природний перебіг: незалежно від етіології, діарея може мати перебіг:

1) легкий — не впливає на щоденну активність хворого;

2) помірний — впливає на щоденну активність хворого, але не порушує її повністю, або супроводжується тривожними супутніми симптомами, напр. гарячкою;

3) тяжкий — повністю унеможливлює нормальне функціонування, виконання запланованих дій, або є кров'янистою. У більшості хворих гостра інфекційна діарея має доброякісний перебіг і спонтанно минає через декілька днів. При зараженні паличками *Salmonella* хронічне (>1 року) носійство у <1 % (частіше, якщо застосовували антибіотики).

➡ **ДІАГНОСТИКА**

Діагностика та лікування інфекційної діареї →рис. 28-1. У більшості випадків, особливо при амбулаторному лікуванні, діагностичні дослідження непотрібні. У кожному випадку слід оцінити ступінь зневоднення →розд. 1.15.

Допоміжні дослідження

1. Лабораторні дослідження: біохімічні дослідження крові (проведіть пацієнтам у тяжкому стані і/або зі значною дегідратацією, що отримують внутрішньовенні інфузії) — гіпер- або гіпонатріємія (найчастіше спостерігається ізотонічна дегідратація), гіпокаліємія, гіпокальціємія, гіпомагніємія, метаболічний ацидоз, підвищення концентрації сечовини і креатиніну (преренальна ниркова недостатність, підозра на гемолітико-уремічний синдром). Дослідження формули крові з мазком та підрахунком кількості тромбоцитів.

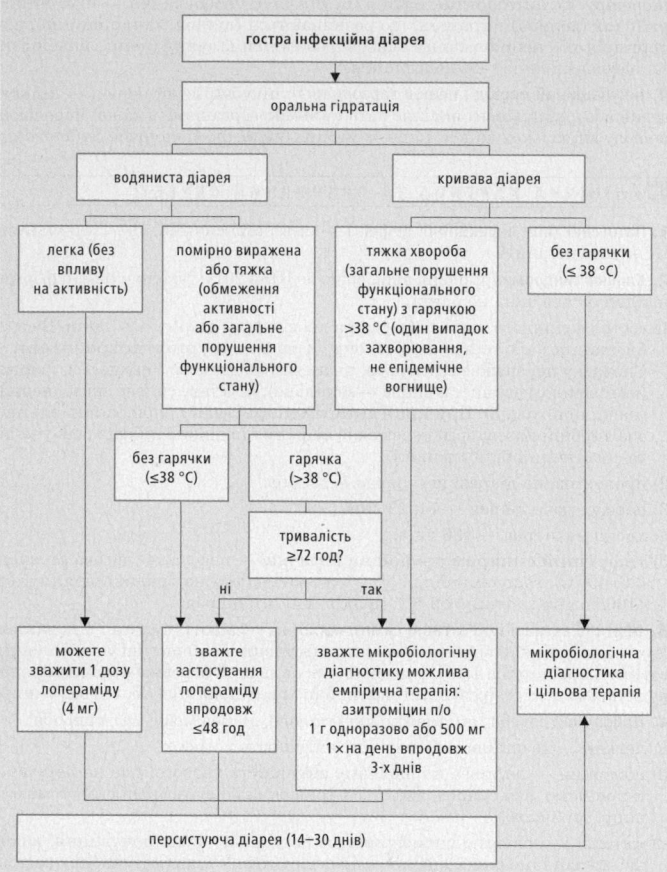

Рис. 28-1. Алгоритм дій при гострій інфекційній діареї (не стосується діареї мандрівників; на осно-ві рекомендацій ACG 2016; змодифіковане)

Не рекомендується дослідження мазку калу з метою підрахунку числа лей-коцитів, чи визначення кальпротектину або лактоферину в калі.

2. Мікробіологічне дослідження калу: традиційні методи мікробіологічної діа-гностики (бактеріальна культура, мікроскопічне дослідження зі специфічним забарвленням та імунофлюоресценцією чи без, а також визначення антигенів у калі) у більшості випадків не дозволяють визначити етіологію гострої діареї та зазвичай є непотрібними. Можна застосовувати дослідження, засновані на методиці ПЛР, які дозволяють протягом кількох годин визначити наявність патогенних збудників у калі (бактерії, віруси, в деяких наборах також пара-зити). Не рекомендується визначати резистентність бактерій до антибіотиків (окрім епідемій). Не рекомендується проведення серологічних досліджень для визначення етіології інфекційної діареї. Покази для мікробіологічного дослідження калу: кров'яниста діарея, кишкова колька, симптоми сепсису, гарячка, помірна або тяжка діарея тривалістю >7 днів, зі зневодненням значного ступеню, підозра на нозокоміальну діарею, діарея тривалістю >2 тиж., позакишкові симптоми (напр., артрит), підозра на інфікування *Salmonella*, *Campylobacter*, *Shigella*, *Yersinia*, *C. difficile* (діарея без домішок крові), епідеміологічні покази (напр., епідеміологічні розслідування; підозра на холеру, черевний тиф або паратифи A, B, C; дослідження на носійство в носіїв або у реконвалесцентів після таких хвороб як холера, черевний тиф, паратифи, сальмонельоз і дизентерія, що викликана *Shigella*. Дослідження у напрямку *Y. enterocolitica* — після вживання сирої/недостатньо приготованої свинини; в напрямку *Vibrio spp.* — рясна водяниста діарея, перебування в ендемічних регіонах, споживання недостатньо приготованих морепродуктів.

Диференційна діагностика

Інші причини гострої діареї →розд. 1.15.

➔ ЛІКУВАННЯ

Більшість пацієнтів можна лікувати в амбулаторних умовах. **Покази для госпіталізації:** необхідність в/в гідратації, важкий загальний стан, ускладнення інфекційної діареї, черевний тиф, паратифи (A, B, C), холера.

Симптоматичне лікування

1. Наводнення: основний метод симптоматичного лікування →розд. 1.15.

2. Харчування: після етапу швидкого (3–4 год), ефективного наводнення розпочніть пероральне харчування у пацієнта. Відповідною є дієта на основі вареного крохмалю (рис, макарони, картопля) і каш, додатково збагачена крекером, бананами, йогуртом, супами, відварним м'ясом і овочами. Пацієнт повинен їсти ті продукти, які він хоче, однак слід уникати важкої їжі, смажених страв та солодкого молока. Бажано їсти частіше малими порціями. Якщо кал нормалізувався, то слід повернутися до звичайного харчування.

3. Протидіарейні ЛЗ: лоперамід →розд. 1.15.

4. Пробіотики і пребіотики: можна призначати при гострій діареї у дорослих з нормальною імунною резистентністю (з метою полегшення симптомів та скорочення тривалості діареї).

5. Лікування інших порушень (метаболічний ацидоз, електролітні порушення) →розд. 19.1.

Протимікробна терапія

Покази обмежені, оскільки більшість інфекцій минає самостійно.

1. Емпірична антибіотикотерапія: показана при діареї мандрівників →розд. 4.28.1.1., а також під час очікування на результати посіву калу у пацієнтів із тяжкою запальною діареєю (гарячка, болючі позиви до дефекації, кров у калі — картина інфекції, що викликана *Salmonella*, *C. jejuni*, *Yersinia*, *Shigella*), а також у пацієнтів з імунодефіцитом. Призначте **фторхінолон** (ципрофлоксацин 500 мг 2×на день, левофлоксацин 500 мг 1×на день, офлоксацин 400 мг 1×на день або 200 мг 2×на день) впродовж 3–5 днів, або **азитроміцин** п/о (1 г одноразово або 500 мг/добу впродовж 3 днів; йому віддають перевагу при кров'янистій діареї з гарячкою). При сепсисі або при підозрі на тифоїдну гарячку, після забору крові, калу та сечі на мікробіологічне дослідження, призначте антибіотик широкого спектру дії, а надалі — цільовий антибіотик. Не призначайте антибіотики при інфікуванні штамом *E. coli* STEC O157 та іншими штамами, які виділяють токсин Shiga 2.

2. Цільова антибіотикотерапія

1) *Salmonella* (**окрім** *S. typhi*) → не рекомендується при безсимптомних або легких інфекціях; слід застосовувати при тяжкому перебігу, сепсисі, або якщо існують фактори ризику позакишкової інфекції (→Ускладнення); інфікування в Азії → азитроміцин 500 мг п/о 1×на день або цефтріаксон 2 г в/в 1×на день протягом 7 днів (14 днів, якщо хворий знаходиться

у стані імуносупресії); інфікування поза регіоном Азії → ципрофлоксацин або левофлоксацин п/о (дозування як вказано вище) протягом 7–10 днів (14 днів, якщо хворий знаходиться у стані імуносупресії);

2) *S. typhi* → фторхінолони (ципрофлоксацин як вказано вище, норфлоксацин 400 мг 2×на день) впродовж 10–14 днів; альтернативно азитроміцин або цефалоспорини III-го покоління (напр., цефтріаксон 1–2 г/добу);

3) *C. jejuni* → азитроміцин (500 мг 1×на день впродовж 3 днів) або еритроміцин 500 мг п/о 4×на день протягом 5 днів, або ципрофлоксацин п/о 500 мг 2×на день протягом 5 днів;

4) *Shigella* → фторхінолон (ципрофлоксацин 750 мг п/о або левофлоксацин 500 мг п/о 1×на день протягом 3 днів; або азитроміцин 500 мг 1×на день протягом 3 днів, або цефтріаксон 1–2 г/добу в/в 1×на день протягом 5 днів;

5) *E. coli*: ентеротоксигенні (ETEC), ентеропатогенні (EPEC), ентероінвазивні (EIEC) штами — зазвичай це самообмежувальні інфекції →разд. 4.28.1; ентерогеморагічні штами (EHEC) → уникайте ЛЗ, що гальмують перистальтику, і антибіотиків, оскільки їх ефективність остаточно не з'ясована, але існує ризик розвитку гемолітико-уремічного синдрому;

6) *Aeromonas* або *Plesiomonas* → ципрофлоксацин 750 мг п/о 1×на день, або левофлоксацин 750 мг п/о 1×на день протягом 3 днів, або котримоксазол 960 мг п/о 2×на день протягом 3 днів;

7) *Yersinia* — антибіотики зазвичай непотрібні; при тяжкому перебігу інфекції, гемохроматозі/гемосидерозі, а також у пацієнтів у стані імуносупресії → ципрофлоксацин 500 мг п/о 2×на день, або котримоксазол 8 мг/кг/добу п/о у 2 прийоми, або доксициклін 100 мг п/о 2×на день; у випадках з бактеріємією → цефтріаксон 2 г в/в або ципрофлоксацин 400 мг в/в 2×на день; при сепсисі → цефтріаксон 2 г в/в 1×на день разом з гентаміцином або тобраміцином в/в у дозі 5 мг/кг/добу 1×на день; тривалість лікування у випадках, обмежених шлунково-кишковим трактом, зазвичай 5 днів, при бактеріємії або сепсисі — 2–3 тиж.

8) *Vibrio cholerae O1* або *O139* → азитроміцин 500 мг 1×на день п/о протягом 3 днів, або доксициклін 300 мг п/о одноразово, або тетрациклін 500 мг п/о 4×на день протягом 3 днів; або еритроміцин 250 мг п/о 3×на день протягом 3 днів, або ципрофлоксацин 1 г п/о одноразово;

9) *Giardia intestinalis* →разд. 4.28.4.2;

10) *Cryptosporidium* — імунокомпетентні особи, не інфіковані ВІЛ → нітазоксанід 500 мг п/о 2×на день протягом 3 днів; ВІЛ-інфіковані особи → нітазоксанід 500–1000 мг п/о 2×на день протягом 14 днів + лікування ВІЛ-інфекції;

11) *Isospora*, *Cyclospora* → котримоксазол 960 мг 2×на день протягом 7–10 днів;

12) *Microsporidium* — не рекомендується; ВІЛ-інфіковані особи → альбендазол 400 мг п/о 2×на день протягом 2–4 тиж. (не ефективний при інфікуванні *E. bieneusi* та *Vittaforma corneae*); при інфікуванні *Trachipleistophora* або *Anncaliia* додатково призначте ітраконазол 400 мг п/о 1×на день; підвищення імунорезистентності.

→ **УСКЛАДНЕННЯ**

Залежать від етіології:

1) геморагічний коліт (EHEC, *Shigella*, *Vibrio parahaemolyticus*, *Campylobacter*, *Salmonella*);

2) токсична дилатація товстого кишківника, перфорація кишківника (EHEC і *Shigella*, рідко: *C. difficile*, *Campylobacter*, *Salmonella*, *Yersinia*);

3) гемолітико-уремічний синдром (STEC серотип O157:H7 і *Shigella dysenteriae* 1 серотип, рідко — *Campylobacter*) →розд. 15.19.3.2;
4) реактивний артрит (*Shigella, Salmonella, Campylobacter, Yersinia*; рідко *Giardia* та *Cyclospora cayetanensi*);
5) постінфекційний синдром подразненого кишківника (*Campylobacter, Shigella, Salmonella*, STEC, *Giardia intestinalis*);
6) віддалені вогнищеві інфекції, аортит, остит, артрит, холецистит, абсцеси внутрішніх органів або сепсис (*Salmonella, Yersinia*, рідко *Campylobacter* або *Shigella*); чинники ризику — вік <6 міс. або >50 років, імплантований протез жовчних шляхів, вада серця, тяжка форма атеросклерозу, онкологічне захворювання, уремія, імунодефіцити, цукровий діабет, синдром перевантаження залізом (ризик тяжких інфекцій паличками *Yersinia*);
7) гіпотрофія та кахексія (різні патогени);
8) синдром Гійена-Барре (*C. jejuni*).

➜ ПРОГНОЗ

У більшості випадків — сприятливий. Тяжкий перебіг і смерть можливі в/людей похилого віку. Пацієнти з гострою діареєю потребують відпочинку від роботи на кілька днів. У випадку осіб, які працюють із продуктами харчування та у сфері громадського харчування, або на інших посадах, де законодавчо вимагається дослідження на носійство (→Профілактика), у яких підтвердилась інфекція *Salmonella, Shigella* або холера, необхідно відлучити з роботи до часу, коли буде отримано негативний результат у трьох послідовних посівах калу (проби з 3 днів поспіль).

➜ ПРОФІЛАКТИКА

Основну роль відіграють:
1) гігієна рук — ретельне миття водою з милом після дефекації і зміни пелюшок, після контакту з санітарним обладнанням, тваринами, перед споживанням чи приготуванням їжі, після обробки сирого м'яса та яєць;
2) контроль і дотримання санітарних рекомендацій з виробництва та постачання їжі та води;
3) обов'язкове повідомлення відповідної місцевої санітарно-епідеміологічної станції про усі випадки холери, бактерійної (*Shigella*) та амебної дизентерії, черевного тифу і паратифів А-С, а також заражень паличками паратифу, ієрсиніозу (*Y. enterocolitica, Y. pseudotuberculosis*), кампілобактеріозу (*C. jejuni*), геморагічного ентериту, що викликаний E. coli (ЕНЕС, ЕІЕС), зоонозних сальмонельозів, криптоспоридіозу (*C. parvum*) і лямбліозу (*G. lamblia*), вірусної діареї (ротавіруси, ентеровіруси, каліцівіруси) та діарей, які мають вірогідну інфекційну етіологію;
4) епідеміологічний нагляд і виявлення джерел зараження (епідеміологічні розслідування);
5) дослідження на носійство у носіїв і осіб, які хворіли на холеру, черевний тиф або паратиф, сальмонельоз або бактеріальну дизентерію;
6) дослідження на носійство (*Salmonella* і *Shigella*) — в осіб, які починають виконувати, або вже виконують роботу, під час якої є можливість інфікувати інші особи, а також учнів і студентів закладів, у яких навчають виконувати таку роботу, безпосередньо перед початком практичного навчання з фаху; дослідження калу впродовж 3-х днів поспіль безкоштовно виконують санітарно-епідеміологічні станції;
7) вакцинація проти: ротавірусної інфекції (рекомендовано для дітей), холери (дорослі, які подорожують в ендемічні регіони), тифу (особи із ризиком інфікування *Salmonella enterica* серотип *typhi*).

28.1.1. Діарея мандрівників

➡ **В И З Н А Ч Е Н Н Я   Т А   Е Т І О П А Т О Г Е Н Е З**

Симптомокомплекс, викликаний інфекцією шлунково-кишкового тракту через споживання їжі та питної води, забрудненої мікроорганізмами, спостерігається у тих, хто подорожує до країн з нижчими санітарно-гігієнічними стандартами. У деяких випадках діарея під час подорожі може бути викликана зміною дієти або стресом.

1. Етіологічні чинники: залежить від географічного регіону; у $\approx$80 % випадків бактерії, найчастіше ентеротоксичні штами *E. coli* (ETEC) і палички *Campylobacter*.

2. Епідеміологія (ризик захворювання залежить від регіону):

1) **низький ризик** (<8 % осіб протягом 1–2 тиж.) — Японія, Австралія, Нова Зеландія, Північна і Західна Європа, Канада, деякі країни Карибського басейну, США;

2) **середній ризик** (10–20 % осіб протягом 1–2 тиж.) — Центральна та Східна Європа, Португалія, Греція, балканські країни, Росія, Китай, Ізраїль, Південна Африка, острови Тихого океану, більшість з островів Карибського басейну (напр., Ямайка), Аргентина і Чилі, Таїланд;

3) **ризик високий** (20–56 %) — Африка, Латинська Америка, Південна Азія, Близький Схід.

3. Резервуар, шляхи передачі, інкубаційний період і період заразливості →розд. 4.28.1.

➡ **Л І К У В А Н Н Я**

Як при гострій інфекційній діареї →розд. 4.28.1. Немає достатніх доказів ефективності пребіотиків та пробіотиків. Емпірична антибіотикотерапія показана при діареї з тяжким перебігом, також її можна зважити при діареї з перебігом середньої тяжкості; не рекомендована при діареї із легким перебігом.

Лікування першого вибору: азитроміцин (1 г п/о одноразово або 500 мг 1×на день протягом 3 днів).

Альтернативне лікування (варіанти):

1) ципрофлоксацин 750 мг п/о одноразово (продовжуйте протягом 3 днів, якщо немає покращення), або ципрофлоксацин з пролонгованим вивільненням 500 мг п/о 1×на день протягом 3 днів;

2) левофлоксацин 500 мг п/о 1×на день протягом 1–3 днів;

3) офлоксацин 400 мг п/о одноразово (продовжуйте 2×на день протягом 3 днів, якщо немає покращення);

4) рифаксимін 200 мг п/о 3×на день протягом 3 днів (не призначайте при інвазивних інфекціях, оскільки препарат не всмоктується з травного тракту).

При лікуванні діареї, асоційованої з перебуванням у Південно-Східній або Південній Азії, не слід призначати фторхінолони, з огляду на поширену резистентність до цих препаратів. Пропишіть ліки пацієнтось перед виїздом, а також запишіть детальну інформацію, як слід самостійно лікуватись у випадку хвороби (→нижче) і в яких ситуаціях треба звернутися до лікаря.

➡ **П Р О Ф І Л А К Т И К А**

1. Гігієна рук та харчування (основне значення):

1) миття рук перед споживанням і приготуванням їжі;

2) відмова від споживання харчових продуктів з невідомих джерел (в т. ч. куплених у вуличних лавках);

3) миття (водою з перевірених джерел) і чищення фруктів і овочів від шкірки, відмова від споживання сирих салатів;

4) пиття лише пляшкової води відомого походження або газованих напоїв (наприклад, кока-кола, пиво), відмова від споживання навоїв з льодом;

5) споживання лише гарячих (таких що парують) страв (виняток — джеми, сиропи і мед) і пиття гарячих напоїв; відмова від споживання соусів, що зберігалися при кімнатній температурі.

2. Антибіотикопрофілактика: розгляньте застосування під час поїздки до країн із високим ризиком захворювання у пацієнтів, які обтяжені високим ризиком бактерійної діареї та її ускладнень (ахлоргідрія, вживання ЛЗ, що знижують шлункову секрецію або нейтралізують кислотність, стани після резекції шлунка, імплантовані протези, імунодефіцити, неспецифічні ентероколіти, серповидно-клітинна анемія), або осіб, які виїжджають на короткий час у важливих справах:

1) **рифаксимін** п/о 200 мг 2×на день або 400 мг 1×на день під час основних прийомів їжі на весь період перебування в зоні ризику — не всмоктується зі шлунково-кишкового тракту, добре переноситься, побічні ефекти виникають рідко; ефективний, в основному, проти ETEC і EAggEC, щодо ентероінвазивних бактерій клінічний ефект невідомий (якщо під час приймання препарату наступить діарея, то припустіть, що вона викликана інвазійною бактерією і призначте азитроміцин);

2) **фторхінолон** п/о, напр., ципрофлоксацин 500–750 мг 2×на день на весь період перебування в зоні ризику — ефективний проти більшості бактерій, які викликають діарею мандрівників (високий відсоток резистентних штамів *Campylobacter* в Азії); ризик виникнення побічних ефектів (у т. ч. діарея і псевдомембранозний коліт, викликаний *C. difficile*).

3. Пробіотики, пребіотики та синбіотики: можна розважити *Lactobacillus GG* або *Saccharomyces boulardii*, однак їх ефективність недоведена (не рекомендовані ACG та ISTM).

28.1.2. Нозокоміальна діарея

→ ВИЗНАЧЕННЯ ТА ЕТІОПАТОГЕНЕЗ

Діарея, що виникає в лікарні або протягом 3-х днів після виписки з лікарні. Причина найчастіше неінфекційна: побічний ефект ліків, ентеральне харчування гіперосмотичними рідкими харчовими сумішами, процедури на шлунково-кишковому тракті, реакція на стрес. Найчастішою причиною інфекційної діареї в лікарняних відділеннях для дорослих є *C. difficile* (90 % випадків інфекційної діареї, що мали місце після третього дня госпіталізації →розд. 4.28.2).

→ КЛІНІЧНА КАРТИНА І ЛІКУВАННЯ

Насамперед потрібно відрізнити інфекційну етіологію від інших причин. Підозрюйте інфекцію, якщо діарея виникає у пацієнта, який отримував антибіотики (також до 2 міс. після завершення лікування), супроводжується лихоманкою, блюванням і спазматичними болями в животі, або проявляється у вигляді епідемії гострого гастроентериту у відділенні (норовіруси).

Не виконуйте рутинної діагностики інших, окрім *C. difficile*, кишкових бактеріальних інфекцій (як правило, негативний результат). Винятком є випадки діареї запального типу або кров'янистої діареї, що протікає в формі епідемії у відділенні, або ж коли виключили зараження *C. difficile*.

Лікування та профілактика →розд. 4.28.2.

28.1.3. Діарея, викликана антибіотикотерапією

→ **ВИЗНАЧЕННЯ ТА ЕТІОПАТОГЕНЕЗ**

Діарейний синдром, що розвивається під час лікування антибактеріальними препаратами або у періоді до 2 міс. після завершення такого лікування.

1. Етіологічний чинник: безпосередній вплив антибіотика на ШКТ, а також кількісні та якісні зміни кишкової флори, що призводять до порушення травлення і метаболізму деяких речовин у ШКТ (так звана неспецифічна діарея, викликана антибіотикотерапією, 70–80 % випадків); селекція бактеріальних штамів, стійких до антибіотиків, найчастіше *C. difficile*, який виробляє токсин B (15–25 % випадків, найскладніші); рідше інших (≈3 % випадків: *Klebsiella oxytoca*, штами *Staphylococcus aureus*, які виробляють ентеротоксин, *Clostridium perfringens* типу A).

2. Епідеміологія: до 30 % пацієнтів, які отримали антибактеріальні ЛЗ. **Фактори ризику:** вищий ризик у випадку цефалоспоринів, амоксициліну з клавулоновою кислотою, ампіциліну та інших напівсинтетичних пеніцилінів широкого спектру дії, кліндаміцину, фторхінолонів (не залежить від шляху введення — п/о чи парентерально), довготривалого лікування (>4 тиж.), численних супутніх захворювань, порушень імунітету. Фактори ризику інфікування *C. difficile* →розд. 4.28.2.

→ **КЛІНІЧНА КАРТИНА І ЛІКУВАННЯ**

Найчастіше — діарея в легкій формі, припиняється після завершення лікування антибіотиками. У деяких пацієнтів — тяжчий перебіг діареї, вимагає регідратації та припинення лікування антибіотиками; може розвинутись важкий коліт (в т. ч., псевдомембранозний коліт, викликаний *C. difficile*). Діагностика і лікування →розд. 4.28.2.

→ **ПРОФІЛАКТИКА**

1. Раціональне використання антибіотиків — фундаментальне значення.

2. Пробіотики: розгляньте можливість використання протягом всього часу тривання антибактеріальної терапії *Lactobacillus rhamnosus GG* або *Saccharomyces boulardii*.

Пробіотики протипоказані пацієнтам: з імунодефіцитом, гострим панкреатитом, які перебувають у відділенні інтенсивної терапії у загальному важкому стані, а також пацієнтам, які отримують парентеральне харчування.

28.1.4. Харчове отруєння

→ **ВИЗНАЧЕННЯ ТА ЕТІОПАТОГЕНЕЗ**

Симптомокомплекс із гострим перебігом, викликаний прийомом їжі, забрудненої бактеріями або їх токсинами. Може бути також викликаний деякими паразитами або хімічними речовинами.

1. Етіологічний чинник: найчастіше *Salmonella* і *Campylobacter* або бактеріальні екзотоксини (*S. aureus*, рідко *Clostridium perfringens*, *Bacillus cereus*, *Clostridium botulinum* →розд. 18.3.2).

2. Чинники ризику: варений і смажений рис, варена яловичина, курка-гриль (*B. cereus*); креми (*S. aureus*, *B. cereus*); кондитерські вироби (у т. ч. морозиво і тістечка з кремом), молоко та молочні продукти (*S. aureus*, *Salmonella*, *Y. enterocolitica*, *E. coli*, *L. monocytogenes*, *Campylobacter*, *Shigella*); шоколад (*S. aureus*, *Salmonella*), свинина, шинка (*S. aureus*, *Y. enterocolitica*, *Salmonella*), сира або недоварена яловичина (*E. coli* [особливо O157:H7], *Campylobacter*, *L. monocytogenes*, *C. perfringens*), індик, курка (*Salmonella*, *Campylobacter*,

L. monocytogenes, C. perfringens); сирі овочі (*L. monocytogenes*), салати (*E. coli, Shigella*); сирі яйця, сире чи недоварене м'ясо (*Salmonella*).

3. Інкубаційний період: від декількох годин (наприклад *S. aureus, B. cereus, L. monocytogenes, E. coli*) до декількох днів (наприклад *Campylobacter, Yersinia*).

→ **КЛІНІЧНА КАРТИНА І ЛІКУВАННЯ**

1. Симптоми: з'являються раптово — нудота, блювання, діарея (як правило, середньої тяжкості, може бути кров'яниста). Можуть супроводжуватися значною слабкістю, спазматичними болями в животі, лихоманкою і поганим самопочуттям. В анамнезі: споживання забруднених продуктів харчування, фуршет, або захворіли інші особи, що їли ці самі страви чи продукти. Хвороба, як правило, триває недовго і спонтанно минає, в більшості випадків прогноз позитивний. Ботулізм →розд. 18.3.3.

2. Діагноз: підтверджується виділенням збудника з калу або екзотоксину з підозрюваної їжі (→розд. 18.3.3).

3. Лікування і профілактика: як при гострій інфекційній діареї →розд. 4.28.1. Про захворювання обов'язково повідомляють у відповідну місцеву санітарно-епідеміологічну станцію та забезпечують підозрілі продукти для дослідження.

28.2. Інфікування *Clostridioides (Clostridium) difficile* та псевдомембранозний коліт

→ **ВИЗНАЧЕННЯ ТА ЕТІОПАТОГЕНЕЗ**

Інфікування *Clostridioides difficile* (до 2016 р. *Clostridium difficile*) маніфестує діареєю різної інтенсивності. **Псевдомембранозний коліт** (одна з найчастіших форм маніфестації зараження *C. difficile*) це діарейна хвороба з гострим перебігом, що характеризується наявністю сіро-жовтих бляшок (псевдомембран) на поверхні слизової оболонки товстого кишківника (найтяжча форма діареї, викликаної антибіотикотерапією →розд. 4.28.1.3).

1. Етіологічний чинник: токсини А і В, що виділяє анаеробна грампозитивна паличка *C. difficile*, надмірно розмножуючись в кишківнику в результаті використання антибіотиків з широким спектром антибактеріальної дії.

2. Резервуар і шляхи передачі інфекції: земля і зовнішнє середовище (особливо в лікарнях, закладах довготермінового медичного догляду, яслах), а також носії (5 % дорослих, частіше особи старшого віку, до 50 % новонароджених і немовлят) та хворі; шлях передачі — харчовий (орально-фекальний).

3. Фактори ризику: найважливіший — теперішня або нещодавня (до 2 міс.) антибіотикотерапія (високий ризик — кліндаміцин, фторхінолони, цефалоспорини [особливо ІІ та вищих поколінь]; середній ризик — пеніциліни, макроліди, карбапенеми, ванкоміцин, метронідазол; низький ризик — аміноглікозиди, тетрациклін, сульфонаміди, рифампіцин, триметоприм), госпіталізація (ризик росте разом із часом госпіталізації) або перебування в закладі довготермінового медичного догляду, вік (ризик росте з віком), важкі супутні захворювання (особливо множинні, включно зі станами імунодефіциту), вживання інгібіторів протонної помпи або антагоністів H_2 рецепторів), хірургічні втручання в ділянці черевної порожнини, знаходження назогастрального зонду. Ризик інфікування *C. difficile* є найвищим під час антибіотикотерапії тата поступово знижується від 1 до 3 міс. після її припинення (у більшості пацієнтів симптоми виникають протягом 1 тиж. антибіотикотерапії).

4. Інкубаційний період і період заразливості: інкубаційний період визначено як 2–3 дні, однак може бути довшим (>7 днів); хворий є заразним протягом всього періоду хвороби та безсимптомного виділення *C. difficile* з калом (носійство).

→ **КЛІНІЧНА КАРТИНА ТА ПРИРОДНИЙ ПЕРЕБІГ**

Основний симптом: діарея, різного ступеня вираженості — від декількох рідкуватих випорожнень до 30 водянистих випорожнень протягом доби; рідко з домішкою свіжої крові в калі. Окрім того, спазматичні болі в животі в нижніх квадрантах, лихоманка, у тяжких випадках зневоднення і шок. У багатьох пацієнтів легкий перебіг, діарея спонтанно припиняється протягом 5–10 днів після припинення антибіотикотерапії. У тяжких випадках смертність >50 %. У 20–25 % хворих часті рецидиви запалення (у 3–5 % навіть >6).

Тяжкий перебіг інфекції діагностується тоді коли число лейкоцитів в периферичній крові становить ≥15 000/мкл або концентрація креатиніну >1,5 мг/дл (132,6 мкмоль/л).

У випадку виникнення гіпотонії чи шоку, кишкової непрохідності, токсичного мегаколону діагностується блискавичний перебіг.

→ **ДІАГНОСТИКА**

Допоміжні дослідження

1. Визначення етіологічного фактора:

1) імуноферментний аналіз (характеризується дуже низькою чутливістю) — глутаматдегідрогеназа (ГлДГ) в калі (увага: ГлДГ синтезується як штамами які синтезують токсини, так і штамами, що їх не утворюють), токсини A/B в калі;

2) молекулярні дослідження — ампліфікація нуклеїнових кислот (напр. ПЛР) вибраної ділянки геному токсинів A/B (NAAT);

3) культивування з метою виявлення синтезу токсинів ізольованим штамом *C. difficile*.

2. Інші лабораторні дослідження: лейкоцитоз периферичної крові, типові для діареї електролітні порушення і, у важких випадках, гіпоальбумінемія.

3. Ендоскопія товстого кишківника: не використовується для діагностики інфікування *C. difficile* та не проводиться рутинно у пацієнтів з підозрою інфікування. Типова ендоскопічна картина ПМК: характерні сіро-жовті, жовтувато-золотисті або медового кольору бляшки діаметром від кількох міліметрів до 1–2 см; досить рівномірно розміщені на слизовій оболонці прямої кишки, дистального відділу сигмовидної кишки, а у ≈30 % хворих виключно у правій половині ободової кишки. Можуть бути непомітними у пацієнтів із ослабленим імунітетом або неспецифічним ентероколітом. Під час обстеження необхідно виконати забір фрагментів слизової оболонки для гістологічного дослідження.

4. Оглядова РГ черевної порожнини: дозволяє діагностувати токсичний мегаколон.

Діагностичні критерії

Діагноз інфікування *C. difficile* встановлюється шляхом підтвердження наявності в діарейному калі пацієнта, із типовими симптомами, штаму який синтезує токсини →рис. 28-2. Рекомендації IDSA (2017) допускають проведення NAAT в якості єдиного дослідження, що дозволяє діагностувати інфікування *C. difficile*.

Діагноз ПМК встановлюється на підставі ендоскопічної картини та підтвердження інфікування *C. difficile*.

Диференційна діагностика

Діарея іншої етіології (→розд. 1.15, розд. 4.28.1) — на основі анамнезу та мікробіологічних досліджень; виразковий коліт — відрізняється постійною домішкою свіжої крові в калі, іншою мікроскопічною картиною патологічних змін у слизовій оболонці.

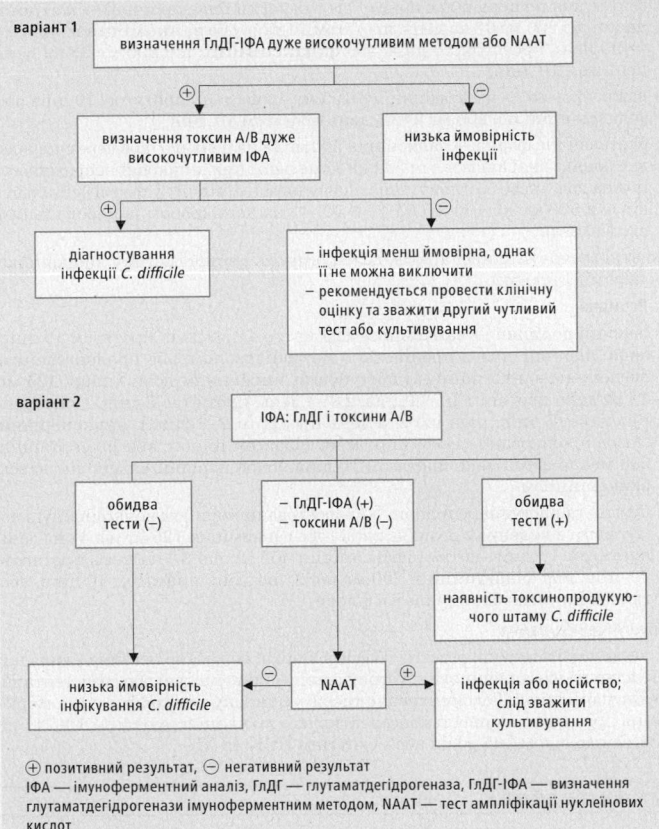

⊕ позитивний результат, ⊖ негативний результат

ІФА — імуноферментний аналіз, ГлДГ — глутаматдегідрогеназа, ГлДГ-ІФА — визначення глутаматдегідрогенази імуноферментним методом, NAAT — тест ампліфікації нуклеїнових кислот

Рис. 28-2. Діагностичний алгоритм інфікування *C. difficile*

→ ЛІКУВАННЯ

Немедикаментозне лікування

1. Легша форма: достатньо припинити прийом антибактерійного ЛЗ, який є можливою причиною хвороби (а якщо необхідне лікування первинної інфекції, замінити ЛЗ на інший ефективний препарат, який рідко є причиною інфікування *C. difficile* (напр. аміноглікозид, доксициклін).

2. Тяжча форма: необхідна госпіталізація з метою ліквідації порушень водно-електролітного балансу та гіпоальбумінемії моніторування ускладнень.

Фармакологічне лікування

1. Перше захворювання: якщо після припинення прийому антибіотиків симптоми зберігаються, у випадках підтвердженого зв'язку хвороби з *C. difficile*, а також очікуючи на результати мікробіологічних досліджень у пацієнтів із високою ймовірністю інфекції:

1) форма яка не відповідає критеріям важкої чи блискавичної → **метроні-дазол** п/о 500 мг 3×на день, протягом 10 днів, або **ванкоміцин** п/о 125 мг 4×на день протягом 10 днів, або **фідаксоміцин** п/о 200 мг 2×на день протягом 10 днів;

2) важка форма → ванкоміцин п/о 125 мг 4×на день протягом 10 днів або фідаксоміцин п/о 200 мг 2×на день протягом 10 днів;

3) блискавична форма → ванкоміцин 500 мг 4×на день п/о (або через шлунко-вий зонд) з метронідазолом 500 мг 3×на день; при кишковій непрохідності можна додатково розглянути призначення ванкоміцину у формі ректальної клізми 500 мг на 100 мл 0,9 % NaCl 4×на день (разом із пероральним введенням).

Не використовуйте препаратів, що гальмують перистальтику кишківника (лоперамід, опіоїди).

2. Рецидив:

1) перший рецидив → ванкоміцин 125 мг п/о 4×на день протягом 10 днів, якщо перший епізод проліковано метронідазолом, або пролонгованим введенням ванкоміцину із поступовим зниженням дози, (напр. 125 мг 4×на день протягом 10–14 днів, 2×на день. протягом 7 днів, 1×на день протягом 7 днів, далі що 2–3 день протягом 2–8 тиж.), якщо перший епізод проліковано ванкоміцином чи фідаксоміцином; або фідаксоміцин 200 мг п/о 2×на день протягом 10 днів, якщо перший епізод лікувався ванкоміцином

2) другий та наступні рецидиви → пролонгований прийом ванкоміцину, з по-ступовим зниженням дози (як вище) або ванкоміцин 125 мг п/о 4×на день протягом 10 днів, потім ріфаксоміцин 400 мг п/о 3×на день протягом 20 днів, або фідаксоміцин 200 мг п/о 2×на день протягом 10 днів, або трансплантація бактеріальної флори.

Хірургічне лікування

Полягає у субтотальній резекції ободової кишки. Показане негайно у випадку ускладнень, що спричиняють гострий живіт (→див. нижче) або резистентний до лікування шок. Рекомендоване також у випадку тяжкої форми захворю-вання при неефективності консервативного лікування протягом 12–24 год у пацієнтів віком >65 років або з супутнім НВК чи ХК.

→ МОНІТОРИНГ

Моніторинг базується на клінічних симптомах (позитивні результати мікро-біологічних досліджень можуть утримуватись до ≈6 тиж., після закінчення антибіотикотерапії). Покращення клінічного стану повинно відбутись про-тягом перших 3 днів лікування та включати: зниження частоти дефекації, зниження інтенсивності болю в животі, зникнення лихоманки, зниження лейкоцитозу. Якщо стан пацієнта погіршується або не змінюється протягом 5–6 днів лікування, його слід змінити.

Протягом лікування інфекції *C. difficile* та після лікування слід уникати (якщо це можливо) призначення інших антибіотиків (по причині інших інфекцій окрім *C. difficile*) через потенційний ризик гіршої відповіді на ліку-вання та зростання ймовірності рецидиву. Повторна поява симптомів через 3–21 дні після закінчення лікування вказує на рецидив захво-рювання.

→ УСКЛАДНЕННЯ

1) блискавичний коліт і гостра дилатація ободової кишки (*megacolon toxicum*) →розд. 4.7;

2) паралітична кишкова непрохідність;

3) перфорація ободової кишки та перитоніт;

4) набряки через гіпоальбумінемію, викликану втратою білків через кишківник;

5) шок.

→ ПРОФІЛАКТИКА

Профілактика діареї, що викликана антибіотикотерапією →розд. 4.28.1.8. У лікарнях, закладах довготермінового медичного догляду і яслах:

1) сувора гігієна рук (миття водою з милом; препарати на спиртовій основі менш ефективні);

2) використання рукавичок під час догляду за пацієнтами;

3) дезінфекція приміщень засобами з активністю проти ендоспор;

4) ізоляція хворих інфікованих *C. difficile*;

5) відповідна утилізація використаних підгузків, особливо від хворих і носіїв *C. difficile;*

6) слід уникати вимірювання температури тіла у прямій кишці.

28.3. Шлунково-кишкові інфекції в осіб з імунодефіцитом

→ ЕТІОПАТОГЕНЕЗ

Хронічна діарея є найчастішим симптомом шлунково-кишкових інфекцій у пацієнтів з імунодефіцитом. **Етіологічні чинники**:

1) віруси — цитомегаловірус (ЦМВ), вірус простого герпесу (ВПГ), аденовіруси, норовіруси (стара назва: вірус Норволк), ротавіруси та ін.;

2) бактерії — *Mycobacterium avium complex* (MAC), *Mycobacterium tuberculosis, C. difficile, Salmonella, Shigella, Campylobacter jejuni,* синдром надмірного бактеріального росту у тонкому кишківнику →розд. 4.15;

3) найпростіші — *Microsporidia, Cryptosporidium parvum, Isospora belli, Giardia intestinalis, Entamoeba histolytica, Blastocystis hominis, Cyclospora, Toxoplasma, Pneumocystis jiroveci (P. carinii), Leishmania donovani*;

4) гриби — *Candida albicans, Cryptococcus neoformans, Histoplasma capsulatum, Coccidioides immitis.* Найчастіші етіологічні чинники залежать від типу імунодефіциту →розд. 15.16; наприклад, у ВІЛ-інфікованих пацієнтів переважно мікобактерії (насамперед MAC), криптоспоридії, мікроспоридії, ЦМВ.

→ КЛІНІЧНА КАРТИНА ТА ДІАГНОСТИКА

Діарея →розд. 1.15, як правило, хронічна.

Щоб з'ясувати причину призначте ≥3-разове дослідження калу (бактеріологічний посів, паразитологічні та вірусологічні дослідження). У пацієнтів з важким імунодефіцитом (CD4+ <200/мкл) рекомендується зробити обстеження на мікроспоридіоз і криптоспоридіоз. У хворого з лихоманкою і кількістю лімфоцитів CD4+ <100/мкл призначте посів крові з метою виявлення мікобактерій. Якщо дослідження калу не виявить збудника і випорожнення не містять домішок крові → зробіть ендоскопію верхнього та нижнього відділів шлунково-кишкового тракту. Ризик зараження ЦМВ є високим, якщо CD4+ <100/мкл; у таких випадках призначте ендоскопію з біопсією слизової оболонки для морфологічних і вірусологічних досліджень.

1. ЦМВ-інфекція: клінічні прояви від безсимптомного носійства ЦМВ до дифузних виразкових змін слизової оболонки товстого кишківника з болями у животі, кров'янистою діареєю, а також, іноді, перфорацію кишківника. **Діагноз**: ендоскопія ШКТ і забір біоптатів для гістологічного дослідження;

663

виявлення ЦМВ (імуногістохімічне дослідження [характерні вірусні тільця-включення], культивування, ПЛР).

2. ВПГ-інфекція: причина стійкого, хронічного запалення анусу і прямої кишки з болючими виразками (також шкіри навколо анального отвору) у хворих на СНІД. **Діагноз:** ендоскопія ШКТ і забір біоптатів для гістологічного дослідження, виявлення антигенів ВПГ (або генетичного матеріалу — ПЛР) у фрагментах слизової оболонки.

3. Зараження кишковими бактеріями: *Salmonella*, доволі часто *C. jejuni*, призводять у хворих із глибоким імунодефіцитом до бактеріємії і сепсису. **Діагноз:** на основі результатів посівів калу.

4. Зараження МАС: у слизовій оболонці кишківника, найчастіше (≈90 %), дванадцятипалої кишки, спостерігаються білі папули 1–3 мм у діаметрі, які утворилися в результаті накопичення макрофагів у власній пластинці слизової оболонки. **Діагностика:** складна, ґрунтується на дослідженні крові і калу на наявність мікобактерій (посіви, ПЛР).

5. Криптоспоридіоз: внутрішньоклітинний паразит *C. parvum* належить до типу найпростіших, заселяє, найчастіше, ентероцити порожньої кишки. Інкубаційний період: 7–10 днів. **Симптоми:** водяниста діарея, спастичні болі у животі, лихоманка, слабкість, рідко — симптоми з боку верхніх шляхів, печінки, підшлункової залози; якщо кількість лімфоцитів CD4$^+$ <100/мкл, розвивається хронічна діарея зі значною втратою води та електролітів. **Діагноз:** виявлення у калі антигенів (ІФА) і ооцист (модифікований метод фарбування за Цілем-Нільсеном) або антитіл у сироватці (ІФА); гістологічне дослідження біоптату слизової оболонки виконують рідко.

6. Мікроспоридіоз: різні внутрішньоклітинні найпростіші, найчастіше — *Enterocytozoon bieneusi* і *Encephalitozoon intestinalis*. **Симптоми:** водяниста діарея, субфебрильні стани, слабкість, нудота, блювання. **Діагноз:** виявлення найпростіших при гістологічному дослідженні біоптатів слизової оболонки кишківника (бажано, в електронному мікроскопі); дослідження калу на наявність спор.

7. Ізоспороз: інфекцію в організмі людини викликають найпростіші *Isospora belli*. **Джерело зараження:** забруднені ооцистами вода або продукти харчування. Розмножуються в ентероцитах тонкого кишківника, що призводить до знищення епітелію і кишкових ворсинок. Клінічні **симптоми** схожі на криптоспоридіоз. **Діагноз:** кількаразове мікроскопічне дослідження калу на наявність паразитів (нативні мазки або мазки, забарвлені діамантовим зеленим).

8. Кандидоз: найчастіше, *Candida albicans, C. kruzei, C. glabrata, C. tropicalis*. Спостерігається у 75–90 % хворих на СНІД. **Симптоми:** зміни можуть уражати слизові оболонки порожнини рота (4 форми: гострий псевдомембранозний [молочниця], гострий атрофічний, хронічний гіпертрофічний, хронічний атрофічний), глотки і стравоходу (часто протікає безсимптомно, у ≈50 % — дисфагія і біль за грудиною). **Діагноз:** ендоскопічне виявлення патологічних змін у стравоході (характерний білуватий, прилягаючий до субстрату наліт, що може займати усю поверхню стравоходу) і браш-мазок із подальшим мікробіологічним дослідженням (культивування і визначення чутливості до антимікотичних препаратів). Щоб діагностувати мікоз і розпочати лікування, самого факту виявлення у культурі грибків, без симптомів хвороби, недостатньо.

→ ЛІКУВАННЯ

1. Симптоматичне лікування: як при гострій інфекційній діареї →розд. 4.28.1.

2. Антимікробна терапія:

1) *Mycobacterium tuberculosis* (→розд. 3.15.1) → ізоніазид, рифампіцин, піразинамід, етамбутол, впродовж 9–12 міс.;

2) **МАС** (→розд. 3.15.2) →політерапія симптоматичної інфекції, впродовж 9–12 міс.;

3) **ЦМВ** → ганцикловір в/в 5 мг/кг кожні 12 год (можна валганцикловір) і фоскарнет в/в 60 мг/кг впродовж 1 години кожні 8 год, протягом 14–28 днів;

4) **ВПГ** → ацикловір п/о 200 мг 5×на день впродовж 5–10 днів;

5) *Cryptosporidium* → паромоміцин впродовж 14–28 днів;

6) *Cyclospora* → котримоксазол або ципрофлоксацин впродовж 14–28 днів;

7) *Isospora belli* → котримоксазол, ципрофлоксацин або піриметамін впродовж 14–28 днів;

8) *Encephalitozoon intestinale* → альбендазол; *Enterocytozoon bieneusi* → метронідазол, атовакуон, впродовж 14–28 днів;

9) *Candida* → при легкому кандидозі ротової порожнини і горла п/о клотримазол 10 мг 5×на день або на слизову оболонку міконазол 4×на день протягом 7–14 днів, альтернативно п/о ністатин 200 000–600 000 од. 4×на день, впродовж 7–14 днів; при помірному або важкому — флуконазол п/о 100–200 мг/добу, впродовж 7–14 днів (при неефективності → вориконазол або амфотерицин В п/о, альтернативно каспофунгін, мікафунгін або анідулафунгін в/в); при кандидозі стравоходу — флуконазол п/о 200–400 мг/добу (при непереносимості п/о лікування → флуконазол, каспофунгін, мікафунгін, анідулафунгін або амфотерицин В в/в; у випадку резистентності до флуконазолу → ітраконазол, позаконазол або вориконазол).

28.4. Паразитарні захворювання шлунково-кишкового тракту

28.4.1. Амебіаз

➡ ВИЗНАЧЕННЯ ТА ЕТІОПАТОГЕНЕЗ

Коліт протозойної етіології, який протікає з кров'янистою діареєю та абсцесами, занесеними гематогенно за межі травного тракту.

1. Етіологічний фактор: дизентерійна амеба (*Entamoeba histolytica*) — представник найпростіших, що паразитує у товстому кишківнику (найчастіше сліпа та висхідна ободова кишка); може перебувати у цистній (циста) та вегетативній (трофозоїт) формі. Формою, що викликає інфікування, є цисти → після проковтування потрапляють до товстого кишківника та звільнюють трофозоїти → вони виділяють протеолітичні ферменти, пенетрують слизову оболонку товстого кишківника та викликають утворення кратероподібних виразок (часто із вторинним бактеріальним інфікуванням); можуть проникати до черевної порожнини, розносяться гематогенним шляхом до печінки, легень та головного мозку (амебні абсцеси).

2. Резервуар і шляхи передачі інфекції: резервуаром являються люди; джерелом інфекції — людина, яка виділяє цисти (хворий або носій). Інфікування відбувається після проковтування цист, які знаходяться у інфікованій воді, їжі (в основному сирі овочі) або на брудних руках (після безпосереднього контакту із хворим чи носієм або із інфікованими предметами, напр. банкнотами). Цисти гинуть при кип'ятінні води та страв.

3. Епідеміологія: спостерігається ендемічно в тропічних та субтропічних країнах, що розвиваються. В Україні належить до завезених хвороб. Серед осіб, в калі яких виявлено цисти *Entamoeba*, до 90 % інфіковано непатогенним підвидом *E. dispar*, який морфологічно не відрізняється від *E. histolytica*. **Фактори ризику:** подорож в ендемічні регіони, споживання їжі (сирі овочі) та сира вода із неперевірених джерел в ендемічних районах, анально-оральні сексуальні контакти (особливо між чоловіками).

4. Інкубаційний період і період заразливості: інкубаційний інкубаційний період від 1 тиж. до 4 міс.: пацієнт, що видаляє цисти, є заразним для осіб, що контактують з ним. У вологому середовищі цисти є заразними до декількох тижнів.

→ **КЛІНІЧНА КАРТИНА ТА ПРИРОДНИЙ ПЕРЕБІГ**

Клінічні синдроми, спричинені інфекцією:

1) **безсимптомна інфекція;**

2) **амебіаз кишківника** — симптомна неінвазивна інфекція (неспецифічна діарея); гострий амебний коліт (амебна дизентерія →нижче; найчастіша маніфестація інвазивної інфекції); хронічний недизентерійний коліт; амебома (обмежене хронічне інфікування сліпої або висхідної ободової кишки, яке клінічно проявляється пухлиною в правому нижньому квадранті черевної порожнини; може викликати кишкову непрохідність); апендицит (буває першим симптомом амебіазу); параректальна виразка;

3) **позакишковий амебіаз** — амебний абсцес печінки (→нижче), ізольований або з ускладненнями (перитоніт, перикардит, емпієми); амебний абсцес легень; амебний абсцес головного мозку; амебна хвороба сечо-статевої системи (в т. ч. виразки прутня).

1. Амебний коліт (амебна дизентерія): основним симптомом є кров'яниста діарея різної інтенсивності з великою кількістю слизу. Випорожнення часті, в малій кількості, без тенезмів. Поряд із діареєю може спостерігатися спастичний біль у животі, загальна слабість, невисока гарячка, втрата апетиту, зниження маси тіла, біль голови, біль у поперековій ділянці. Симптоми розвиваються повільно, часто спостерігається протікання з численними ремісіями та загостреннями. При ендоскопічному дослідженні характерними є малі (<1 мм) виразки на слизовій оболонці товстого кишківника.

2. Амебний абсцес печінки: розвивається приховано та повільно; йому не завжди передує симптоматичний амебіаз кишківника. Спостерігається біль в епігастрії та правому підребер'ї, гепатомегалія, нудота та блювання, відсутність апетиту, зменшення маси тіла, лихоманка, пітливість, тремор. При обстеженні живіт болючий та напружений. Жовтяниця спостерігається рідко. В додаткових обстеженнях: лейкоцитоз, підвищена активність ЛФ, АСТ та АЛТ, часто підвищена концентрація СРП в сироватці крові. При візуалізаційних дослідженнях нерідко можна виявити численні малі абсцеси, найчастіше в правій частці печінки, які пізніше зливаються в один або декілька більших.

→ **ДІАГНОСТИКА**

Діагностичні критерії

1. Амебний коліт:

1) колоноскопія з біопсією та морфологічною оцінкою біоптатів з країв виразкування слизової оболонки товстого кишківника (золотий стандарт);

2) паразитологічний критерій — виявлення в калі специфічних антигенів паразита (агрегація лектинами, ІФА) — стандартно рекомендоване; дозволяє диференціювати *E. histolytica* від непатогенних амеб, напр. *E. dispar*; посів калу з визначенням ізоферментів *E. histolytica*, або визначення ДНК амеб в калі (ПЛР); позитивний результат визначення специфічних антигенів *E. histolytica* (присутні у 75–85 % хворих з амебною дизентерією), відсутніх у *E. dispar*. При мікроскопічному дослідженні калу виявлення трофозоїтів які всередині містять еритроцити (нативний мазок свіжого калу) або цист (їх можна виявити у зразках зафіксованих формаліном) — є мало корисним (чутливість <60 %), не дозволяє діагностувати амебіаз, так як немає можливості морфологічно диференціювати E. histolytica від непатогенних амеб, напр. *E. dispar*; Виявлення трофозоїтів у біоптаті

слизової оболонки товстого кишкі-вника; дизентерійні амеби можна також знайти в матеріалі, забраному під час ректоскопії з країв виразок кишківника. Диференційна діагностика *E. histolytica* з *E. dispar* проводиться методом ПЛР. Серологічне дослідження виявляє специфічні антитіла в сироватці крові, проте не відрізняє свіжої інфекції від перенесеної.

2. Амебний абсцес:

1) позитивний результат серологічного дослідження — специфічні антитіла в сироватці крові (ІФА), реакція непрямої гемаглютинації;

2) УЗД або КТ печінки;

3) рідше — паразитологічне дослідження матеріалу, що був отриманий з абсцесу шляхом тонкоголкової біопсії (виявити паразита вдається рідко, оскільки він живе у стінці абсцесу).

Диференційна діагностика

1. Амебний коліт: інші причини кров'янистої діареї, особливо інфекційні →розд. 4.28.1; та виразковий коліт товстого кишківника →розд. 4.19, синдром подразненого товстого кишківника; рак товстого кишківника.

→ **ЛІКУВАННЯ**

1. Симптоматичне лікування: як при діареї →розд. 1.15.

2. Антипротозойне лікування:

1) препарати активні при інвазії в тканини — лікування вибору при всіх симптоматичних формах амебіазу → **метронідазол** 500–750 мг п/о 3×на день. протягом 7–10 днів або — тинідазол 2 г п/о 1×на день протягом 3 днів, або нітазоксанід;

2) препарати активні тільки в просвіті кишки — знищення цист (застосовують у носіїв і завжди після лікування симптоматичних форм) → **ділоксанід** 500 мг п/о 3×на день, впродовж 10 днів, **йодохінол** 650 мг п/о 3×на день, впродовж 20 днів, **паромоміцин** 500 мг п/о 3×на день, впродовж 7 днів (не всмоктується, може застосовуватись у вагітних жінок).

3. Амебний абсцес печінки: менші абсцеси зникають після лікування **метронідазолом** 750 мг 3×на день п/о або в/в протягом 10 днів або **тинідазолом** 2 г п/о 1×на день протягом 5 днів, а потім препаратом активним в просвіті кишки, напр. паромоміцин; у випадку більших (діаметром >3 см) потрібно додатково зробити **черезшкірну пункцію і аспірацію** вмісту; рідко дренування.

4. Симптоматичний амебіаз у вагітних жінок: паромоміцин п/о 8–12 мг/кг 3×на добу, впродовж 7 днів.

→ **МОНІТОРИНГ**

Після лікування клінічні симптоми зникають повільно; роками можуть утримуватися симптоми, що нагадують синдром подразненого кишечника. Оскільки є можливість рецидиву хвороби, після 3–12 тиж. від закінчення лікування потрібно зробити призначити контрольне паразитологічне дослідження 2–3 проб калу, взятих почергово. У разі абсцесу печінки слід за допомогою УЗД спостерігати регресію патологічних змін (це може тривати кілька міс.).

→ **УСКЛАДНЕННЯ**

Абсцес печінки, легень або головного мозку; амебома, непрохідність товстого кишківника; перфорація товстого кишківника, перитоніт; дренування абсцесу печінки до плевральної порожнини або порожнини перикарду; кишкова кровотеча. Ризик ускладнень та тяжкості протікання вищий у вагітних жінок та осіб у стані імуносупресії.

→ **П Р О Ф І Л А К Т И К А**

Перебуваючи у районах ендемічного поширення *E. histolytica* потрібно суворо дотримуватися гігієни рук та харчування →розд. 4.28.1.1. Хіміопрофілактика не проводиться, вакцина відсутня.

28.4.2. Лямбліоз

→ **В И З Н А Ч Е Н Н Я   Т А   Е Т І О П А Т О Г Е Н Е З**

Викликана найпростішими хвороба дванадцятипалої кишки і тонкого кишківника, супроводжується тривалою діареєю.

1. Етіологічний фактор: представник джгутикових *G. lamblia* (син. *Giardia intestinalis*), паразитують у дванадцятипалій кишці і порожній кишці. Життєвий цикл включає в себе дві стадії: цистна форма (циста) і вегетативна (трофозоїт). Інфекційною формою є циста, проковтування 10–100 цист викликає захворювання. З цист під впливом соляної кислоти вивільняються трофозоїди → прилягають до слизової оболонки порожньої кишки, при цьому знищують щіточкову облямівку ентероцитів і структуру мікроворсинок (атрофія) → призводять до зменшення поверхні всмоктування. Під впливом лужного середовища (жовч) трофозоїти трансформуються в цисти, які виділяються з калом.

2. Резервуар і шляхи передачі інфекції: резервуар — люди (в основному) і багато видів домашніх (собаки, кішки) і диких (напр., бобри) ссавців; інфекція легко поширюється аліментарним шляхом, в основному, через забруднені руки (безпосередній контакт з інфікованою людиною) або воду (питну чи воду з рекреаційних ресурсів, напр., басейни, озера, ріки), рідше через їжу, забруднену цистами.

3. Епідеміологія: *G. intestinalis* поширена у всьому світі, ендемічно — в країнах, що розвиваються; у розвинених країнах — спорадичні захворювання та епідемії, що викликані забрудненням питної води або розповсюдженням інфекції в закритих середовищах (дитячі ясла і садочки, дитячі будинки, заклади для розумово відсталих осіб) або серед гомосексуалістів. **Чинники ризику:** подорожі до країн, що розвиваються; вживання сирої води з струмків, річок і озер; погані санітарні умови; робота у дитячих яслах і садочках, дитячих будинках, закладах довготривалої медичної опіки для розумово відсталих осіб; сімейний лямбліоз; анально-оральні сексуальні контакти (особливо між чоловіками); гіпотрофія і кахексія; імунодефіцити, особливо гіпогамаглобулінемія і дефіцит IgA (чинник ризику тяжкого і рецидивуючого лямбліозу); ахлоргідрія і ЛЗ, що пригнічують шлункову секрецію; гастректомія.

4. Інкубаційний період і заразливості: інкубаційний період від кількох днів до кількох тижнів (в середньому, 9 днів); хворий пацієнт є джерелом інфекції для осіб, які з ним контактують. Цисти зберігають вірулентність у вологому, прохолодному середовищі впродовж декількох місяців, стійкі до хлору.

→ **К Л І Н І Ч Н А   К А Р Т И Н А   Т А   П Р И Р О Д Н И Й   П Е Р Е Б І Г**

Клінічні форми:
1) **безсимптомний лямбліоз** — найчастіше; у більшості випадків спонтанно минає;
2) **гострий гастроентерит** (триває 7–14 днів, якщо не лікувати, то у 30–50 % хворих переходить у хронічну форму): переважає діарея (водяниста, без крові і слизу у калі) і спастичний біль в епігастральній ділянці (диспепсичні

симптоми); можливі слабкість, метеоризм, порушення апетиту і втрата маси тіла, рідше — блювання та лихоманка;

3) **хронічний синдром шлунково-кишкових симптомів із порушенням всмоктування** (стеаторея) м симптоми, схожі на гостре захворювання, але менш тяжкі, періодично повторюються або тривало зберігаються;

4) **атипові симптоми:** кропивниця, реактивний артрит. Може розвинутися вторинна непереносимість лактози, кахексія, холангіт і холецистит.

Після перенесеної хвороби тривалий імунітет не виробляється; можливе кількаразове зараження.

➡ ДІАГНОСТИКА

Допоміжні дослідження

1. Виявлення при мікроскопічному дослідженні (однозначне підтвердження інфекції):

1) дослідження калу на наявність цист — основний метод діагностики; потрібно зробити дослідження 3 проб калу, отриманих з перервами в один день (чутливість ≈50 %);

2) дослідження калу на наявність трофозоїтів (чутливість ≈50 %) — є можливим при діарейному калі, що був досліджений відразу після випорожнення (нативний препарат);

3) вивчення вмісту дванадцятипалої кишки (зондування) — нативний препарат, що зроблений відразу після забору матеріалу (найпростіші швидко розкладаються); необхідно призначити, якщо 3-разове дослідження калу дало негативний результат, а підозра на лямбліоз обґрунтована;

4) морфологічне дослідження фрагменту слизової оболонки дванадцятипалої кишки або тонкого кишківника (ендоскопія або капсульна ендоскопія) — потрібно призначати в особливих випадках, коли є покази для ендоскопії (напр., диспепсія) або гістологічного дослідження слизової оболонки кишківника (напр., підозра на ентеропатію); атрофія ворсинок тонкого кишківника (як правило, часткова) і трофозоїти, помітні на поверхні слизової оболонки.

2. Виявлення антигенів *G. intestinalis* у калі: визначення антигенів паразита (ІФА, тест імунофлюоресценції) — скринінг-тест, можливі хибно позитивні результати, рекомендовано підтвердження позитивного результату при мікроскопічному дослідженні (кал); виявлення ДНК паразита (ПЛР в реальному часі) — висока чутливість та специфічність; може замінити мікроскопічне дослідження.

3. Серологічне дослідження: визначення специфічних антитіл IgM та IgG проти *G. intestinalis* в сироватці (ІФА або методом імунофлюоресценції).

Діагностичні критерії

Постановка достовірного діагнозу на підставі знаходження цист або трофозоїтів у калі або дуоденальному вмісті, або при гістологічному дослідженні фрагментів слизової оболонки дванадцятипалої кишки.

У пацієнтів із клінічними симптомами лямбліозу і типовим епідеміологічним анамнезом (перебування в ендемічних районах, або хворий на лямбліоз співмешканець, або епідемічне вогнище у закритих середовищах) можна розглянути можливість емпіричного лікування; зникнення симптомів після лікування підтверджує діагноз. Зробіть паразитологічне дослідження усім співмешканцям пацієнта.

Диференційна діагностика

Інші причини затяжної або хронічної діареї →розд. 1.15 і болю у животі →розд. 1.7.

⮕ ЛІКУВАННЯ

1. Симптоматичне лікування таке саме, як у випадку діареї →розд. 1.15.

2. Антипротозойне лікування (з епідеміологічних міркувань слід лікувати кожного інфікованого, незалежно від наявності клінічних симптомів, включаючи усіх інфікованих співмешканців пацієнта):

1) **лікування першого вибору** — тинідазол 2 г п/о одноразово або нітазоксанід 500 мг п/о 2×на день протягом 3 днів;

2) **лікування другого вибору** — метронідазол 250 мг п/о 3×на день або 500 мг 2×на день протягом 5–7 днів, або альбендазол 400 мг п/о протягом 5 днів, або мебендазол 200 мг п/о 3×на день протягом 5 днів;

3) **лікування вагітних жінок** — у нетяжких випадках необов'язкове, якщо симптоми сильно виражені — паромоміцин п/о (не всмоктується) 10 мг/кг 3×на день, впродовж 5–10 днів;

4) **лікування рецидивів або у разі неефективності терапії** (10–20 %) — **паромоміцин** п/о 10 мг/кг 3×на день впродовж 5–10 днів або **квінакрін** п/о 100 мг 2×на день, впродовж 5 днів;

5) **резистентні випадки** — **нітазоксанід** — нітазоксанід 500 мг п/о 2×на день, впродовж 5 днів.

⮕ МОНІТОРИНГ

Критерій одужання: відсутність паразитів у калі через 2–4 тиж. після закінчення лікування (контрольне визначення антигенів паразита або мікроскопічне дослідження). Рецидиви після лікування трапляються через 2–8 тиж., можуть бути безсимптомними.

⮕ ПРОФІЛАКТИКА

1. Дотримання санітарно-гігієнічних норм.

2. Ретельне миття фруктів і овочів у чистій воді; не споживати продуктів невідомого походження; не пити воду невідомого походження, а також воду зі струмків, річок і озер (кип'ятіння руйнує цисти).

3. Не допускати пацієнтів з діареєю до роботи у дитячих яслах і садочках та закладах для розумово відсталих осіб до часу одужання.

4. Заборона хворим на лямбліоз впродовж 2 тиж. після зникнення симптомів хвороби купатися у місцях загального користування.

24.4.3. Ентеробіоз

⮕ ВИЗНАЧЕННЯ ТА ЕТІОПАТОГЕНЕЗ

1. Етіологічні фактори: людський гострик (*Enterobius vermicularis*) — нематода довжиною 2–13 мм, паразитує у товстому кишківнику. Зараження відбувається при ковтанні яєць → у дванадцятипалій кишці з яєць вивільняється личинка, яка мігрує до товстого кишківника (сліпа кишка і висхідна частина ободової кишки) і там дозрівають → запліднені самки мігрують до ділянки анусу і там відкладають на шкіру яйця, що дозрівають протягом 6 год.

2. Резервуар і шляхи передачі інфекції: резервуар — лише люди; інфекція легко поширюється аліментарним шляхом, в основному, через забруднені руки (безпосередній контакт із інфікованою особою або посередньо через її натільну білизну, одяг, постільну білизну, рушник або забруднені іграшки, унітази, ванни) або забруднені продукти харчування. Часто розвивається аутоінвазія (розчухування у ділянці анального отвору). Можливим є зараження інгаляційним шляхом).

3. Епідеміологія: широко поширений у всьому світі, зазвичай — у дітей дошкільного та молодшого шкільного віку. **Фактори ризику:** погані санітарно-гігієнічні умови; робота у дитячих яслах і садочках, дитячих будинках, закладах довготермінового догляду за розумово відсталими особами; ентеробіоз у співмешканця.

4. Інкубаційний період і період заразливості: від зараження до появи яєць у калі — 2–8 тиж.; хворий є джерелом інфекції для контактних осіб, впродовж усього періоду видалення яєць (зберігають заразливість в холодному та вологому середовищі впродовж 2–3 тиж.), стійкі до хлору.

➡ КЛІНІЧНА КАРТИНА ТА ПРИРОДНИЙ ПЕРЕБІГ

Найчастіше протікає безсимптомно. Головний симптом: свербіж у ділянці анального отвору, особливо вночі, часто викликає безсоння. Інколи — відсутність апетиту, дратівливість, вторинні бактеріальні інфекції шкіри навколо анального отвору. Гострики можуть викликати апендицит або проникати до жіночих статевих органів і викликати запалення.

➡ ДІАГНОСТИКА

Виявлення яєць гостриків при мікроскопічному дослідженні мазка з анальної області. Іноді можна спостерігати наявність дорослих самок у ділянці анального отвору або на поверхні калу.

➡ ЛІКУВАННЯ

Рекомендується щоденне прибирання помешкання (протирання пилу), щоденна зміна натільної і постільної білизни та рушників (слід їх прати у гарячій воді і прасувати гарячою праскою), коротко обрізати нігті, щоденно вранці приймати душ або ванну (змиває зі собою більшість яєць). Ефективним заходом для обмеження аутоінвазії є також підмивання ділянки анусу теплою водою з милом щоранку. Необхідно одночасно лікувати усіх співмешканців пацієнта.

ЛЗ вибору: **пірантел** п/о 11 мг/кг одноразово (макс. 1 г). Альтернативні ЛЗ: **мебендазол** п/о 200 мг або **альбендазол** 400 мг п/о одноразово (незалежно від віку). Повторіть лікування через 2 тиж., оскільки часто розвивається реінвазія. Вагітних жінок лікують тільки у випадку важких симптомів (перевага надається пірантелу). Рецидиви слід лікувати так само, як первинну інвазію.

➡ ПРОФІЛАКТИКА

Миття рук перед вживанням і приготуванням їжі, також після виходу з туалету, слід уникати обгризання нігтів і розчухування ділянки анусу, мити овочі та фрукти, уникати продуктів невідомого походження.

24.4.4. Аскаридоз

➡ ЕТІОПАТОГЕНЕЗ

1. Етіологічний фактор: людська аскарида (*Ascaris lumbricoides*) — круглий черв'як (нематода) довжиною 15–35 см, паразитує у тонкому кишківнику людини. Зараження відбувається шляхом проковтування інвазивних яєць → у тонкому кишківнику з яйця вилуплюється личинка і проникає у кровоносне або лімфатичне русло → пройшовши через печінку (де початково дозріває) і серце, мігрує до легень (де двічі линяє в альвеолах) → мігрує по шляху бронхіального дерева в глотку і горло, звідки, після проковтування, потрапляє до тонкого кишківника, у якому досягає зрілості та живе протягом 1–2 років.

Через 2–3 міс. після інфікування, самки починають виділяти значні кількості яєць, що виводяться із калом і дозрівають у вологому ґрунті з достатньою аерацією впродовж ≈3 тиж., до інвазивної стадії.

2. Резервуар і шляхи передачі інфекції: резервуар — люди; інфекція поширюється аліментарним шляхом при вживанні продуктів харчування (овочів та фруктів, часто з полів, які удобрювали людськими фекаліями) або через брудні руки, на яких є яйця аскариди (забруднені ґрунтом).

3. Фактори ризику: вживання немитих сирих овочів та фруктів (напр., полуниць з полів, які удобрювали людськими фекаліями), геофагія.

4. Інкубаційний період та період заразливості: від зараження до появи легеневих симптомів — 4–16 днів, а до досягнення повної зрілості і появи яєць у калі — 2–3 міс. Пацієнт не є заразним для осіб, які з ним контактують. У вологому ґрунті яйця зберігають інвазивні властивості впродовж 7–10 років (є стійкими до заморожування); знищуються під дією прямих сонячних променів впродовж тривалого часу, а також під впливом температури >40 °C.

➜ КЛІНІЧНА КАРТИНА ТА ПРИРОДНИЙ ПЕРЕБІГ

У більшості випадків протікає безсимптомно, іноді — лише болі у животі. Масивна інвазія викликає симптоми легеневого, кишкового та печінково-жовчного аскаридозу. Рідко паразити проникають через стінки кишківника і викликають перитоніт.

1. Легеневий аскаридоз: під час міграції личинок до легень можуть бути кашель, задишка, кровохаркання, а при масивній інвазії — лихоманка, еозинофілія крові, симптоми еозинофільного запалення легень (→розд. 3.14.5); іноді, кропивниця.

2. Кишковий аскаридоз: дискомфорт або біль у животі (іноді має характер кольки), рідше — нудота. Масивна інвазія (>60 аскарид) може викликати, окрім болю у животі, також втрату ваги і гіпотрофію, а інколи — механічну кишкову непрохідність або апендицит. Паразити рідко проникають через стінки кишківника, викликаючи перитоніт. Перфорації кишківника сприяють виразки тонкого кишківника, напр., при черевному тифі чи туберкульозі.

3. Печінково-жовчний аскаридоз: черви можуть проникати у жовчні протоки або протоки підшлункової залози і викликати запальні симптоми, що супроводжуються застоєм жовчі (холангіт) або секрету підшлункової залози (гострий панкреатит).

➜ ДІАГНОСТИКА

Виявлення яєць аскарид у калі при мікроскопічному дослідженні (нативний мазок свіжого калу або загущений у формаліні). Дослідження проводиться 3 рази з інтервалом у 3–5 днів. Дослідження калу не виявляє незрілих аскарид або поодиноких самців паразита (немає продукції яєць). У 3 % випадків аскаридоз діагнозується на підставі виявлення дорослих нематод у калі або у блювотних масах.

Диференційна діагностика

Інші гельмінтози, напр., ентеробіоз (диференціюється на підставі мікроскопічного дослідження яєць) та інші причини диспепсії, болю у животі або хвороб жовчних протоків (вирішальним є мікроскопічне дослідження калу).

➜ ЛІКУВАННЯ

1. Лікувати потрібно кожне зараження (також безсимптомне). У випадку змішаних інвазій, спочатку лікуйте аскаридоз, а потім інші гельмінтози. Оскільки дослідження калу не викриває незрілих аскарид, то емпіричне лікування хворих з підозрою на аскаридоз є обґрунтованим.

2. Антипаразитарне лікування:

1) препарати вибору — альбендазол 400 мг п/о в одноразовій дозі натще (незалежно відвіку) або мебендазол 100 мг п/о 2 × на день протягом 3 днів або 500 мг п/о одноразово;

2) альтернативний препарат — пірантел п/о 11 мг/кг (макс. 1 г/добу) одноразово (рекомендується, напр. вагітним жінкам, або жінкам протягом грудного вигодовування);

3) легеневий аскаридоз → симптоматичне лікування (інгаляційний β_2-міметик, можна розважити п/о глюкокортикостероїди). Протягом цієї фази не призначайте антипаразитарних препаратів, так як немає переконливих даних щодо їх активності проти личинок в легенях, а клінічний перебіг інфікування на ранній фазі рідко буває важким. Порекомендуйте контроль калу через декілька місяців та відповідне лікування при підтвердженні кишкової форми.

Якщо лікування підтвердженого лабораторно аскаридозу не призведе до видалення дорослого паразита, терапію рекомендується повторити.

3. Хірургічне лікування (лапаротомія і видалення аскарид): рекомендується у разі ускладнень (таких, як механічна кишкова непрохідність, викликана клубком з кільканадцяти або кількох десятків аскарид; непрохідність жовчних протоків; перфорація кишківника; апендицит).

→ **МОНІТОРИНГ**

Критерій одужання: відсутність яєць аскариди при 3-разовому дослідженні калу, зробленому через 2 тижні після лікування.

→ **ПРОФІЛАКТИКА**

Миття рук перед їдою і після контакту з землею, профілактика геофагії у дітей, ретельне миття овочів та фруктів, уникнення вживання продуктів невідомого походження, не допускати удобрювання полів, на яких вирощуються овочі і фрукти, людськими фекаліями (можливість епідемії).

24.4.5. Цестодоз

→ **ВИЗНАЧЕННЯ ТА ЕТІОПАТОГЕНЕЗ**

Шлунково-кишкова паразитарна хвороба, викликана присутністю в тонкому кишечнику дорослих форм цестод, які належать до родів *Taenia*, *Diphyllobothrium* і *Hymenolepis*.

1. Етіологічний фактор: найчастіше — бичачий ціп'як (*Taenia saginata*), рідше — свинячий ціп'як (*T. solium*), карликовий ціп'як (*Hymenolepis nana*), спорадично — стьожак широкий (*Diphyllobothrium latum*). Дорослий бичачий ціп'як досягає довжини 10 м, а свинячий ціп'як — 2–3 м. Яйця виводяться разом з калом, а після того, як яйця проковтнуть проміжні хазяїни (велика рогата худоба, свині), у м'язах тварин утворюються фіни, якими і заражається людина. Стьожак широкий може досягати 15 м у довжину і 0,5–2 см у ширину, а карликовий ціп'як лише 15–40 мм у довжину.

2. Резервуар і шляхи передачі: резервуар — люди (кінцеві хазяїни). Зараження відбувається внаслідок вживання в їжу сирої яловичини (*T. saginata*), свинини (*T. solium*) або риби (форель, щука, окунь, лосось та інші прісноводні риби [*D. latum*]), що містять личинки, або внаслідок проковтування яєць карликового ціп'яка (забруднені про-дукти харчування, вода, брудні руки [часто самозараження], випадкове проковтування інфікованої ціп'яком мухи).

3. Епідеміологія: поширені в усьому світі — бичачий ціп'як частіше на Близькому Сході, в Африці, Південній Америці, а стьожак широкий ендемічно у Скандинавії, Північній Америці, Росії, Східній Європі, Уганді і Чилі.

4. Інкубаційний період і період заразливості: 10–14 тиж. (*T. solium*, *T. saginata*), 3–6 тиж. (*D. latum*) або 2 тиж. (*H. nana*) до появи у калі яєць, а довше — до появи клінічних симптомів (іноді декілька місяців або років). У випадку *T. solium* і *H. nana* хворий є заразним для осіб, які контактують з ним, впродовж усього часу видалення яєць з калом.

◗ КЛІНІЧНА КАРТИНА ТА ПРИРОДНИЙ ПЕРЕБІГ

Зараження, як правило, не викликає симптомів, можуть з'являтись слабко виражені болі у животі, нудота, іноді — пронос. Рідкісним ускладненням є звуження кишківника. Небезпечним наслідком інвазії свинячим ціп'яком може бути цистицеркоз →розд. 18.5.3. Стьожак широкий всмоктує вітамін B$_{12}$ і може викликати його дефіцит, що проявляється анемією →розд. 15.1.4. Пацієнти, як правило, підозрюють гельмінтоз, помічаючи проглотиди (членики) цестод у калі.

◗ ДІАГНОСТИКА

Виявлення проглотид (члеників) або випадкового знаходження яєць цестод під час мікроскопічного дослідження калу; обов'язковим є кількаразове повторення дослідження. Яйця *T. saginata* і *T. solium* морфологічно ідентичні, тому вирішальним для визначення виду ціп'яка є мікроскопічне дослідження проглотидів з маткою видаленої цестоди.

Диференційна діагностика

Інші гельмінтози та інші причини болю у животі →розд. 1.7 (вирішальним є мікроскопічне дослідження калу).

◗ ЛІКУВАННЯ

Празиквантел п/о 5–10 мг/кг одноразово (лікування першого вибору); при лікуванні заражень *H. nana* збільшіть дозу до 15 мг/кг. Альтернативні препарати — альбендазол п/о 400 мг 1×на день протягом 3 днів (інфікування ціп'яком роду Taenia), ніклозамід п/о 2 г одноразово; додатково можна призначити проносний засіб з метою полегшення виведення паразита.

Протягом 3 наступних днів кал досліджується з метою визначення виду ціп'яка, а також підтвердження виділення сколекса (голівки ціп'яка). Через 1 та 3 міс. слід провести мікроскопічне дослідження калу з метою підтвердження ефективності лікування.

◗ ПРОФІЛАКТИКА

Гігієна рук, слід уникати вживання сирого м'яса (напр., біфштекс по-татарськи) невідомого походження. Риба і м'ясо повинні бути варені, печені, смажені або морожені (≥24 год при температурі –18 °C). Важливу роль відіграє ветеринарний контроль вирощування і забою худоби та свиней.

29. Кишкова непрохідність

◗ КЛІНІЧНА КАРТИНА ТА ПРИРОДНИЙ ПЕРЕБІГ

Симптоми непрохідності ШКТ: 1) біль у черевній порожнині; 2) нудота і блювання; 3) затримка газів і калу.

У багатьох випадках паралітичної непрохідності, що викликана перитонітом, механічної непрохідності і кровотечі, якщо не буде застосовано ефективного лікування, може розвинутись зневоднення або знекровлення, гіпотензія, шок, поліорганна недостатність та смерть. Кожне утруднення кишкового пасажу спричиняє збільшення виділення рідини у просвіт кишківника і гальмує зворотне всмоктування, що призводить до гіповолемії.

29.1. Паралітична кишкова непрохідність

Причини: 1) перитоніт — найчастіші причини по порядку: а) гострий апендицит; б) у чоловіків — перфорація виразки ШКТ, у жінок — запалення придатків; в) захворювання жовчних шляхів і підшлункової залози; г) інші перфорації ШКТ (травми, запальні хвороби); 2) ниркова коліка, що супроводжує сечо-кам'яну хворобу або інфекцію сечової системи; 3) жовчна коліка; 4) метаболічні розлади (кетоацидоз при цукровому діабеті або отруєнні етанолом, уремія, гіпо- і гіперкаліємія, рідше — порфірія); 5) ретроперитонеальна або інтраперитонеальна гематома (розрив аневризми аорти, розрив селезінки, перелом хребта); 6) ішемія кишківника — гостра (тромбоз [напр., на атеросклеротичній бляшці], або емболія [напр., внаслідок фібриляції передсердь] мезентеріальної артерії або черевного стовбуру), або хронічна (із загостренням — атеросклероз артерій черевної порожнини); 7) ЛЗ (опіоїди, антихолінергічні препарати); 8) хвороби органів грудної клітки — інфаркт міокарду, нижньодольова пневмонія.

1. Суб'єктивні симптоми: характерна тріада симптомів непрохідності ШКТ →вище; біль сильний та постійний, а його проекція може відповідати локалізації причини →рис. 29-1.

2. Об'єктивні симптоми:

1) перистальтика не вислуховується (тиша у черевній порожнині);

2) симптоми перитоніту — м'язовий захист (посилений тонус м'язів живота, який підсилюється при незначному натискуванні), біль при кашльовій

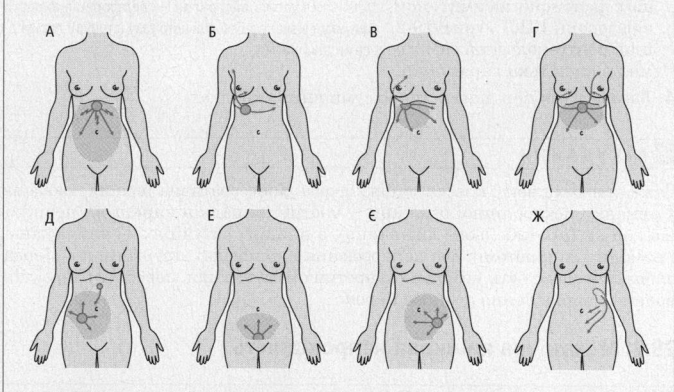

Рис. 29-1. Характер болю та м'язовий захист при деяких захворюваннях, що супроводжуються паралітичною кишковою непрохідністю: перфорація пептичної виразки (**А**), печінкова коліка (**Б**), гострий холецистит (**В**), гострий панкреатит (**Г**), апендицит (**Д**), аднексит (**Е**), перфорація дивертикулу сигмовидної кишки (**Є**), ниркова коліка (**Ж**)

пробі, симптом Щоткіна-Блюмберга (сильний, раптовий біль, що індукується припиненням натискування рукою на передню черевну стінку) і, часто, підвищення температури тіла.

→ **ДІАГНОСТИКА**

Найсуттєвішим є якнайшвидша постановка діагнозу перитоніту, оскільки зволікання з хірургічним втручанням може спричинити розвиток ССЗР (SIRS) →розд. 18.8, а в результаті — загрозливої для життя поліорганної недостатності. Про причину може свідчити характерний анамнез або напрямок розповсюдження та іррадіації болю.

Допоміжні дослідження

1. Загальний аналіз периферичної крові: при перитоніті зазвичай збільшення кількості лейкоцитів і відсотка нейтрофілів, а з часом — підвищення гематокриту і збільшення кількості еритроцитів внаслідок прогресуючого зневоднення.

2. Біохімічний аналіз крові: з метою встановлення причини (→вище) суттєвим є визначення ферментів підшлункової залози, глікемії і параметрів функції нирок.

3. Візуалізаційні обстеження

1) **УЗД черевної порожнини** може виявити вільну рідину у черевній порожнині, конкременти у жовчних шляхах і сечовій системі та зміни у жовчному міхурі і підшлунковій залозі;

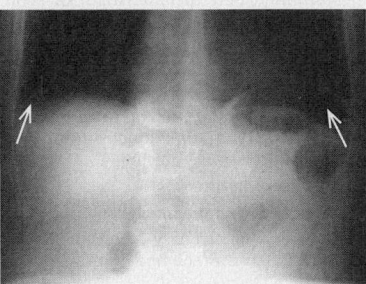

2) **оглядова РГ черевної порожнини,** у позиції стоячи або лежачи на боці (у важкохворих), із горизонтальним напрямком пучка рентгенівських променів може виявити повітря у черевній порожнині, що є достовірним симптомом перфорації ШКТ →рис. 29-2. Інші рентгенологічні симптоми не настільки характерні.

Рис. 29-2. Оглядова РГ у вертикальній позиції з захопленням куполів діафрагми — перфорація виразки шлунку з візуалізацією вільного газу (стрілки) під куполами діафрагми.

4. Лапароскопія при діагностично сумнівних випадках.

→ **ЛІКУВАННЯ**

Завжди необхідною є консультація хірурга. Консервативна терапія показана у випадку метаболічної причини, у частині випадків ниркової і печінкової коліки (протибольове лікування), а в інших ситуаціях — найчастіше, необхідна лапаротомія або лапароскопія і відповідні хірургічні дії. Перед операцією може бути необхідною протишокова терапія, передусім корекція волемії і відновлення функції нирок.

29.2. Механічна кишкова непрохідність

→ **ЕТІОПАТОГЕНЕЗ**

Странгуляційна кишкова непрохідність (strangulatio), може бути спричинена защемленням грижі у своїх воротах або спайками очеревини. Зазвичай розвивається у тонкому кишківнику або рухомій частині товстого кишківника, напр., сигмоподібній кишці. Може розвинутись некроз стінки кишківника внаслідок зростання тиску в замкнутій з двох сторін петлі, що загрожує перитонітом і сепсисом. Важливу роль відіграє також первинна ішемія кишківника внаслідок стиснення його брижі.

Обтураційна кишкова непрохідність *(obturatio)*, найчастіше спричинена пухлиною товстого кишківника, рідше — жовчним конкрементом, що виходить з холецисто-дуоденальної нориці, або паразитами, у рідкісних випадках — пухлиною тонкого кишківника. Калові маси також можуть утруднювати кишечний пасаж та інколи спричиняти симптоми, що нагадують механічну непрохідність.

➡ КЛІНІЧНА КАРТИНА

1. Суб'єктивні симптоми: характерна тріада симптомів непрохідності ШКТ →вище; біль посилюється і слабшає хвилеподібно, з часом, може стати постійним.

2. Об'єктивні симптоми: вислуховуються високі перистальтичні шуми з металічним відтінком, особливо у період посилення болю; у пізній фазі хвороби, внаслідок виснаження кишківника, перерви між періодами посиленої перистальтики можуть бути довшими. Наростаюче накопичення шлункового вмісту і прогресуючі симптоми зневоднення і гіповолемії. Швидке погіршення загального стану може свідчити про некроз кишки.

➡ ДІАГНОСТИКА

Найсуттєвішим є якнайшвидше встановлення показів до операції у випадку странгуляційної кишкової непрохідності та ішемії стінки кишківника. На вірний діагноз може наштовхнути обстеження пахвин (грижі), наявність рубців після перенесених операцій (очеревинні спайки) і чергування закрепів із проносами в анамнезі та прогресуючі труднощі з випорожненням і відходженням газів (рак товстого кишківника). Ректальним пальцевим обстеженням можна виявити пухлину анального отвору або прямої кишки чи калові маси.

Допоміжні дослідження

1. Загальний аналіз периферичної крові: наростаючий пропорційно до ступеню зневоднення гематокрит і збільшення кількості еритроцитів; у випадку некрозу кишківника — раптове підвищення кількості лейкоцитів.

2. Біохімічний аналіз крові: необхідно визначити рівень натрію і калію та показники функції нирок і зробити газометрію артеріальної крові, оскільки наслідком непрохідності можуть бути водно-електролітні порушення, ниркова недостатність та ацидоз.

3. Візуалізаційні обстеження

1) **оглядова РГ черевної порожнини** в позиції стоячи чи лежачи на боку (важкохворі) із бічним напрямком пучка рентгенівських променів може виявляти рівні рідини в роздутих петлях кишківника (рис. 29-3) — сповільнення проходження кишкового вмісту спричиняє розділення рідкої фракції від газоподібної;

2) **КТ черевної порожнини** може виявити ймовірну причину та рівень непрохідності.

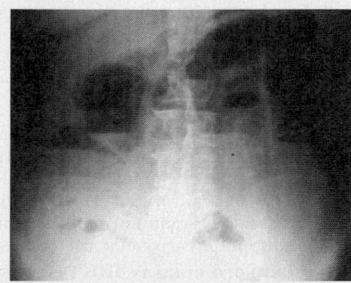

Рис. 29-3. Оглядова РГ черевної порожнини у вертикальній позиції. Тонкокишкова непрохідність — візуалізується значне роздування петель тонкого кишківника з рівнями рідини у вертикальній позиції.

4. Ендоскопічне обстеження товстого кишківника: може візуалізувати рівень непрохідності. Якщо непрохідність неповна, інколи можна ввести кінцеву частину ендоскопа вище і провести декомпресію, що повинно полегшити підготовку пацієнта до остаточної хірургічної операції. Рішення про таку тактику приймає хірург.

→ **ЛІКУВАННЯ**

Завжди необхідна негайна консультація хірурга, оскільки механічна кишкова непрохідність, як правило, вимагає хірургічного лікування. Питання терміновості хірургічного втручання повинен вирішувати хірург. Необхідною буває підготовка пацієнта до операції, передусім, компенсація гіповолемії і відсмоктування шлункового вмісту. Зважаючи на можливу необхідність розтинання ШКТ, перед операцією призначають в/в антибіотик.

30. Кровотеча у просвіт ШКТ

→ **ВИЗНАЧЕННЯ ТА ЕТІОПАТОГЕНЕЗ**

1. Кровотеча з верхнього відділу ШКТ (вище зв'язки Трейца) ≈80 % пацієнтів, госпіталізованих з приводу кровотечі до ШКТ. Найчастіші **причини**: виразка дванадцятипалої кишки, гостра геморагічна (ерозивна) гастропатія, виразка шлунку, варикозно розширені вени стравоходу, синдром Меллорі-Вейса, інші (рідше) — езофагіт або дуоденіт, пухлини, виразки стравоходу і судинні мальформації. Перші 3 причини займають ≈60 % у госпіталізованих з цього приводу пацієнтів і при гострій формі можуть бути спричинені шоком, ССЗР, сепсисом, поліорганною травмою, гострою дихальною недостатністю, поліорганною недостатністю, тяжкими опіками та іншими гострими, тяжкими захворюваннями.

2. Кровотечі з нижнього відділу ШКТ (нижче зв'язки Трейца) ≈20 % пацієнтів, які госпіталізовані з приводу кровотечі до ШКТ. Найчастішою **причиною** серйозних кровотеч є дивертикули товстого кишківника, рідше — запальні захворювання кишківника, геморой (варикозно розширені геморроїдальні вени, новоутвори і судинні мальформації, а у дітей і підлітковому віці — інвагінація (на основі поліпів), запальні захворювання кишківника, запалення дивертикулу Меккеля і поліпи тонкого або товстого кишківника.

Кровотеча може бути наслідком коагулопатії.

→ **КЛІНІЧНА КАРТИНА**

1. Гостра кровотеча

1) **з верхнього відділу ШКТ** — дьогтеподібний стілець, при значній динаміці кровотечі можуть протікати у формі дьогтеподібного проносу (70–80 %), при масивних кровотечах — з домішкою свіжої крові; інколи — біль, що локалізується у ділянці епігастрію або генералізований (може бути також загрудинний біль, імітуючий коронарний інцидент); симптоми дефіциту циркулюючої крові (шок) →розд. 2.2;

2) **з нижнього відділу ШКТ** — криваві випорожнення (як виняток — дьогтеподібні) або з яскраво-червоним кров'янистим вмістом, що виходить з прямої кишки; симптоми дефіциту циркулюючої крові (шоку).

2. Хронічна кровотеча: періодично виявляються домішки невеликої кількості крові в калі, анемія, прихована кров у калі.

➡ **ДІАГНОСТИКА**

На джерело кровотечі може вказувати анамнез, але остаточний діагноз встановлюється на основі ендоскопічної картини, а при драматичному перебігу кровотеч — під час операції.

Допоміжні дослідження

1. Лабораторні аналізи:

1) **загальний аналіз периферичної крові** — слід пам'ятати, що зменшення гематокриту, рівня гемоглобіну і кількості еритроцитів може не виявлятись, поки не наступить розрідження крові міжклітинною рідиною, що надходить до внутрішньосудинного об'єму, або за рахунок інфузії рідини, що не містить еритроцитів (напр., 0,9 % NaCl);

2) **МНВ та інші обстеження системи згортання крові** — особливо важливі в пацієнтів, які отримують антикоагулянтне лікування, тим паче, що інформацію про таке лікування інколи неможливо отримати у осіб з порушенням свідомості; коагулопатія може також вказувати на погіршення функції печінки або використання факторів згортання.

3) **дослідження на наявність прихованої крові в калі** — гваяковий (нижча чутливість та специфічність) або імунохімічний тест (більша точність, особливо при кровотечі з нижнього відділу травного тракту).

2. Ендоскопія верхнього або нижнього відділу ШКТ: основне діагностичне обстеження; переважно візуалізує місце кровотечі, дозволяє оцінити її інтенсивність і розпочати лікування. **Класифікація** інтенсивності кровотечі з виразки, **за Форестом** і спів.: ступінь I — активна пульсуюча кровотеча (Iа) або з просочуванням (Ib); IIа — помітно судину, що не кровоточить; IIb — тромб на дні виразки; IIс — забарвлене дно виразки; III — біле дно виразки. Якщо немає можливості негайно зробити ендоскопію → слід ввести зонд у шлунок (після забезпечення прохідності дихальних шляхів); найдостовірнішим (але не на 100 %) доказом кровотечі тільки з нижнього відділу ШКТ є виявлення жовчі у чистому шлунковому соці без домішку крові.

3. Інші допоміжні методи дослідження для виявлення місця кровотечі, особливо хронічної або рецидивуючої, локалізованої в нижньому відділі травного тракту: **ангіо-КТ, ангіографія мезентеріальних судин, сцинтіграфія з еритроцитами, міченими технецієм, капсульна або ендоскопічна ентероскопія, аноскопія.**

➡ **ЛІКУВАННЯ**

Алгоритм дії: при кровотечі з виразки →рис. 30-1, при кровотечі з варикозно розширених вен стравоходу →рис. 30-2.

1. Лікування у реанімаційно-хірургічній частині відділення невідкладної медичної допомоги, потім — у ВІТ. У хворих із значною втратою крові і розладами свідомості **слід підтримувати прохідність дихальних шляхів** →розд. 2.1; при необхідності, пацієнта слід заінтубувати; у зв'язку з ризиком аспірації не потрібно зволікати з інтубацією до моменту крайнього погіршення стану хворого.

2. Слід виміряти артеріальний тиск; якщо він у нормі → потрібно виміряти артеріальний тиск в позиції стоячи. Перевірте чи є симптоми гіпоперфузії, напр., збільшене капілярне наповнення та інші симптоми шоку →розд. 2.2. Пацієнтам з такими симптомами **проводять протишокові заходи**, зокрема, дають кисень у концентрації 60–100 %.

3. Відновлення об'єму втраченої крові — введіть до периферичних вен 2 канюлі великого діаметру (≥1,8 мм [≤16 G]) і переливайте розчин кристалоїдів (3 мл на кожен мл втраченої крові) або колоїдів (1 мл на кожен мл втраченої крові). Якщо втрата крові оцінюється на 1/3 (>1500 мл) → переливайте також еритроцитарну масу або цільну консервовану кров. Оцінка об'єму втраченої

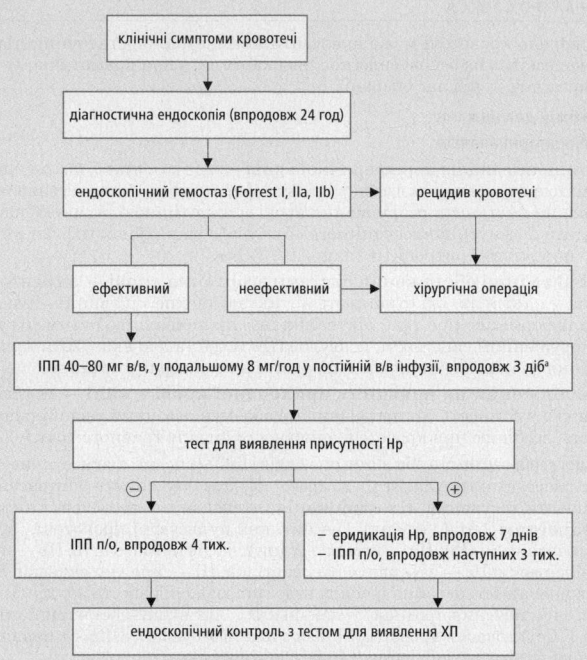

Рис. 30-1. Алгоритм дій при кровотечах з виразки

крові →розд. 23.4. У гемодинамічно стабільних хворих зазвичай утримуйте концентрацію гемоглобіну ≥7–8 г/дл.

4. Слід якнайшвидше зробити **ендоскопію з пробою припинення кровотечі** — обколювання судиннозвужуючими або облітеруючими судини (склеротерапія) ЛЗ, електрокоагуляція, аргонова коагуляція, накладення гумових кілець на варикозно розширені вени.

5. У випадку кровотечі з варикозно розширених вен стравоходу, якщо спроба ендоскопічного припинення кровотечі виявиться невдалою, до стравоходу і шлунка можна ввести **зонд Сенгстакена-Блекмора** (рис. 30-3) або інший зонд з балонами, що затискають розширені вени (напр., Лінтона-Нахласа); утримувати його впродовж макс. 24 год.

6. Слід застосувати фармакологічне лікування

1) **при кровотечі з виразок шлунку чи дванадцятипалої кишки, або кровотечі внаслідок гострої геморагічної гастропатії — інгібітор протонової помпи** (ІПП) в/в (езомепразол, омепразол або пантопразол у ін'єкції 80 мг (2 амп.), потім — у постійній інфузії 8 мг/год, впродовж 3 діб (теж після ендоскопічного припинення кровотечі). Пізніше ІПП п/о (ЛЗ →розд. 4.7) 20–40 мг 1×на день, впродовж 4 тиж. (якщо результат

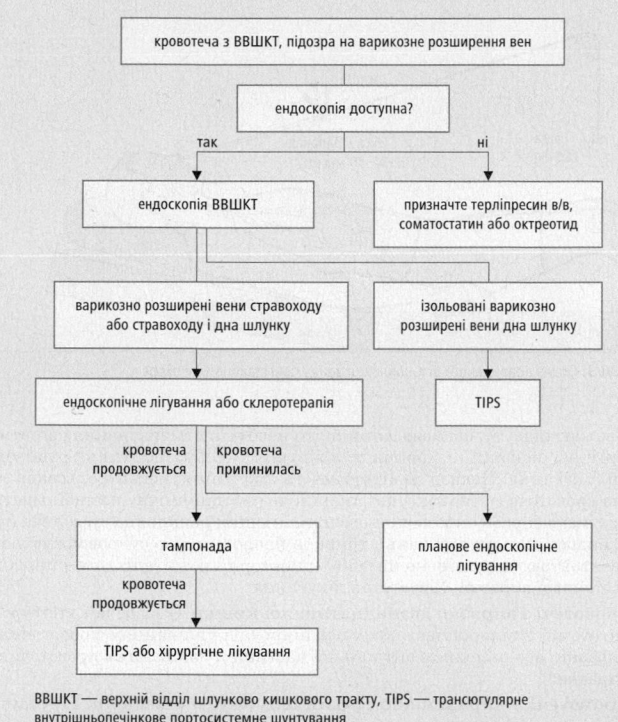

ВВШКТ — верхній відділ шлунково кишкового тракту, TIPS — трансюгулярне внутрішньопечінкове портосистемне шунтування

Рис. 30-2. Алгоритм дій при кровотечі з варикозно розширених вен стравоходу

тесту на наявність *H. pylori* позитивний — впродовж перших 7 днів разом з іншими ЛЗ, що необхідні для його ерадикації →розд. 4.7), після того потрібно ендоскопічно перевірити чи загоїлась виразка (і чи ерадикація була ефективною);

2) **при кровотечі із варикозно розширених вен стравоходу** — призначте в/в один з ЛЗ, що знижують портальний тиск: а) **терліпресин**, синтетичний аналог вазопресину, що має менше побічних дій — 5–20 мкг/хв у 20–40-хвилинній інфузії, а при потребі повторюйте кожні 8 год, максимально впродовж 5 днів, або ін'єкції по 1–2 мг кожні 4–6 год; б) **соматостатин** — ін'єкція 250 мкг, потім постійна інфузія 250 мкг/год, впродовж 5 днів; в) **октреотид** — ін'єкція 50 мкг, потім постійна інфузія 50 мкг/год, впродовж 5 днів;

3) **у пацієнтів, які приймають антикоагулянти,** нейтралізуйте їхню дію (АВК і НОАК →табл. 2.34-3, гепарину →розд. 2.34.4, фібринолітичні ЛЗ →розд. 2.5.2).

7. У випадку неефективності ендоскопічних і фармакологічних методів **розгляньте можливість виконання вісцеральної ангіографії і селективної емболізації** кровоточивих судин або введення терліпресину до вісцеральних судин.

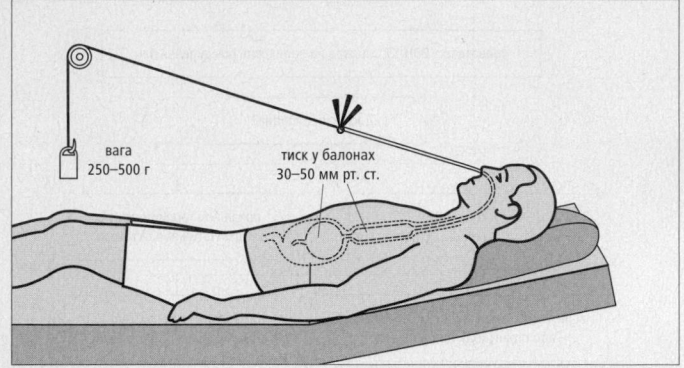

вага
250—500 г

тиск у балонах
30—50 мм рт. ст.

Рис. 30-3. Схема правильного встановлення зонду Сенгстакена-Блекмора

8. Зважаючи на те, що може виникнути необхідність виконання ургентної хірургічної операції → співпрацю з хірургом слід розпочати на ранньому етапі лікування. Покази до хірургічного лікування: неконтрольована масивна кровотеча (тобто така, що спричиняє гемодинамічну нестабільність); також після спроби ендоскопічного припинення; рецидивна кровотеча (після 2 ендоскопічних втручань); тривала кровотеча, що супроводжувалась крововтратою, яку оцінено на >50 %; повторна госпіталізація з приводу кровоточивої виразки. Хірургічне лікування:

1) **кровотечі з виразки дванадцятипалої кишки** → зазвичай, стовбурова ваготомія з пілоропластикою, поєднаною із ушиванням кровоточивої виразки, або резекцією антральної частини з ушиванням кровоточивої виразки;

2) **кровотечі з виразки або ерозій шлунку** → резекційні втручання різного, залежного від ситуації і стану пацієнта характеру і об'єму;

3) **кровотечі з варикозно розширених вен стравоходу** → малоінвазивним методом є транʼюгулярне внутрішньопечінкове портосистемне шунтування (TIPS), а у випадку його неефективності можна виконати порто-системні анастомози хірургічно або провести операцію реваскуляризації і транссекції (розтину і зшивання) стравоходу та спленектомії;

4) **кровотечі з нижнього відділу ШКТ** → керована хірургом під час операції колоноскопія інколи дозволяє визначити локалізацію місця кровотечі; якщо це вдається — виконують сегментарну резекцію кишки з анастомозом; якщо немає можливості визначити локалізацію кровотечі в межах товстого кишківника, виконується його субтотальна резекція з формуванням ілеоанального анастомозу.

31. Стороннє тіло в ШКТ

→ **ВИЗНАЧЕННЯ ТА ЕТІОПАТОГЕНЕЗ**

Заковтування і затримка сторонніх тіл в ШКТ найчастіше спостерігається у дітей. У дорослих частою причиною втручання є затримка шматка їжі в стравоході — найчастіше в результаті постзапального стенозу, еозинофільного езофагіту або пухлини (раку) стравоходу; рідше причиною можуть бути дивертикули стравоходу (в т. ч. дивертикул Ценкера), кільце Шацького і ускладнення хірургічного лікування (напр., стеноз в місці анастомозу після часткової резекції стравоходу або шлунка) та радіотерапії, а також захворювання ЦНС, які супроводжуються дисфагією.

→ **КЛІНІЧНА КАРТИНА**

1. Стороннє тіло стравоходу: практично завжди спричиняє симптоми (дисфагія, одинофагія, біль за грудиною, відчуття перешкоди в стравоході, нудота і блювання). Симптоми, пов'язані з системою дихання, такі як закашлювання, задишка, стридор (гортанний свист), виникають в результаті аспірації слини чи компресії трахеї стороннім тілом. Слинотеча і неможливість ковтання свідчать про тотальну обструкцію просвіту стравоходу.

2. Стороннє тіло нижче стравоходу: зазвичай без симптомів, натомість може привести до суттєвих ускладнень, таких як перфорація ШКТ. Симптоми перфорації: гарячка, тахікардія, перитонеальні симптоми, підшкірна емфізема і набряк шиї.

→ **ДІАГНОСТИКА**

В анамнезі повинна бути інформація про час випадку і вид проковтнутого стороннього тіла.

Допоміжні дослідження

1. РГ: шматок їжі без кісток не вимагає радіологічної діагностики. У випадку інших сторонніх тіл проведіть РГ шиї, грудної клітки і/або живота, краще у 2 проекціях (передній та боковій). Класичні РГ мають обмежену ефективність (≈50 % фальшиво негативних результатів), в основному за рахунок слабкого поглинання рентгенівських променів більшістю сторонніх тіл, таких як деревина, пластик, скло. Уникайте введення барієвого контрасту з огляду на можливість аспірації та гіршу візуалізацію у випадку подальшого виконання ендоскопічної процедури.

2. КТ: показана у сумнівних випадках і при підозрі суттєвих ускладнень, таких як перфорація.

3. Ендоскопія: обстеження, яке підтверджує наявність стороннього тіла в ШКТ і разом з тим базова терапевтична процедура. У випадку затримки шматка їжі в стравоході без вагомої органічної причини зробіть біопсію і гістологічне дослідження з метою заперечення еозинофільного езофагіту.

→ **ЛІКУВАННЯ**

Консервативна терапія

Можлива при безсимптомних випадках, невеликих і тупих предметах, розташованих нижче стравоходу (зазвичай їх видаляють через 1–2 тиж. від потрапляння в шлунок). Проводіть оглядову РГ черевної порожнини кожного тижня для оцінки пасажу стороннього тіла по ШКТ. У випадку затримки в шлунку, через 3–4 тиж. показана ендоскопічна процедура.

Медикаментозна терапія має обмежене застосування і не повинна бути причиною відтермінування ендоскопічного або хірургічного лікування; існують нечисленні повідомлення про зефективність глюкагону при лікуванні стороннього тіла стравоходу.

Ендоскопічне лікування

Необхідне у 10–20 % пацієнтів. Тривалість ендоскопічної процедури залежить від виду та локалізації стороннього тіла в ШКТ:

1) **екстрена процедура** (краще до 2 год, найпізніше до 6 год) — гострі сторонні тіла і батарейки в стравоході та сторонні тіла, які повністю обтурують просвіт стравоходу;

2) **прискорена процедура** (впродовж 24 год) — невеликі, тупі сторонні тіла стравоходу і магніти, батарейки, гострі або довгі предмети (>5–6 см; можуть вклинитись у кривизну дванадцятипалої кишки) в шлунку;

3) **планова процедура** (впродовж 72 год) — середнього розміру сторонні тіла в шлунку (діаметром >2–2,5 см [можуть вклинитись в пілорусі або ілеоцекальному клапані] і довжиною <5–6 см).

У випадку затримки шматка їжі в стравоході достатньо делікатно пропхати його кінцем ендоскопу в шлунок. У інших випадках лікування полягає на захопленні стороннього тіла відповідним інструментом (кліщі, петля, сітка, кошик Дорміа) і видалення його з ШКТ. З метою захисту дихальних шляхів і стінок стравоходу від пошкодження рекомендовано застосовувати додаткові пристрої, такі як туби чи латексні насадки, які накладуться на кінець ендоскопу. При високому ризику аспірації перед ендоскопічною процедурою показана ендотрахеальна інтубація.

Хірургічне лікування

Обов'язкове у ≈1 % випадків, в основному після невдалого ендоскопічного лікування. Покази до ургентної операції: перфорація ШКТ, кровотеча, яку неможливо зупинити ендоскопічно, а також тонкокишкова непрохідність в наслідок вклинення стороннього тіла.

32. Харчова гіперчутливість

→ **ВИЗНАЧЕННЯ ТА ЕТІОПАТОГЕНЕЗ**

Наявність об'єктивно підтверджених, повторюваних суб'єктивних чи об'єктивних симптомів, викликаних споживанням певної їжі або харчових складників, у дозі, яку переносять здорові люди.

Види харчової гіперчутливості:

1) **імунні реакції (алергічна гіперчутливість):**

    а) IgE-залежні (напр., анафілаксія, гостра кропив'янця, оральний алергічний синдром);

    б) IgE-незалежні, клітинні (напр.; целіакія, ентеропатія, індукована харчовими білками);

    в) змішаного типу (IgE-залежні та IgE-незалежні, напр. еозинофільний езофагіт, гастрит і ентероколіт);

2) **неімунологічні реакції — неалергічна гіперчутливість** (харчова непереносимість):

    а) метаболічні (напр., непереносимість лактози);

    б) фармакологічні (напр., на тирамін [сири, мариновані оселедці], кофеїн, теобромін [шоколад, чай, кола], гістамін [риби, квашена капуста], триптамін [помідори, сливки], серотонін [банани, помідори];

    в) токсичні (напр.; токсини риб родини скумбрієвих);

    г) інші ідіопатичні нескласифіковані (напр., сульфіти).

Продукти, що найчастіше викликають алергію:

1) у дітей — білки коров'ячого молока, яєчний білок, пшениця, арахіс, морепродукти;

2) у дорослих — риба, морепродукти, горіхи, що ростуть на деревах.

Можуть розвиватись перехресні реакції між харчовими продуктами (найчастіші →табл. 32-1). При оральному алергічному синдромі симптоми після вживання свіжих овочів і фруктів переважно зумовлені перехресною реакцією з пилком рослин, на які у пацієнта є алергія (найбільш типові синдроми

Таблиця 32-1. Ризик перехресних реакцій між різними видами алергенів

Харчовий продукт	Перехресна реакція	Відсоток осіб, що реагують
тваринні продукти		
куряче яйце	куряче м'ясо	<5 %
коров'яче молоко	телятина/воловина	≈10 %
коров'яче молоко	козяче молоко	≈90 %
телятина/воловина	ягнятина	≈50 %
риби	інші види риб	≈50 %
рослинні продукти		
арахісові горіхи	стручкові рослини	<10 %
соя	стручкові рослини	<5 %
пшениця	інші злаки	≈25 %
арахісові горіхи	горіхи	≈30 %
волоські горіхи	інші горіхи	>50 %

перехресних реакцій: синдром береза-яблуко-горіхи, селера-морква-полин-приправи, синдром типу банан-латекста кліщі-равлики).

→ **КЛІНІЧНА КАРТИНА**

1. Шлунково-кишковий тракт (50–80 %) →табл. 32-2.

2. Шкіра (20–40 %): кропивниця, ангіоневротичний набряк, атиповий дерматит.

3. Дихальна система (10–25 %): алергічний риніт, астма.

4. Система кровообігу: анафілактичний шок.

5. Орган зору: алергічний кон'юнктивіт.

→ **ДІАГНОСТИКА**

Встановлення правильного діагнозу буває складним. Підозра на основі: аналізу даних з анамнезу (зокрема, атопічні хвороби у найближчих родичів, зв'язок із вживанням певної їжі, повторення симтомівпісля вживання цієї їжі), результатів шкірних тестів, імунологічних обстежень *in vitro* та елімінаційних і провокаційних тестів.

Допоміжні дослідження

1. Лабораторні аналізи: у випадку алергічної гіперчутливості можуть підтвердити атопію і алергію, але не доводять причинно-наслідкового зв'язку між прийомом конкретної їжі і клінічними симптомами (служать для попередньої ідентифікації шкідливих харчових продуктів):

1) **аналіз крові** — підвищення рівня алергенспецифічних IgE (sIgE) і загального IgE (обмежене значення) у сироватці, еозинофілія, тест активації базофілів;

2) **алергічні шкірні тести** — позитивний результат лише вказує на харчову алергію (доводить гіперчутливість, але не свідчить про його етіологічну роль у виникненні клінічних симптомів).

Таблиця 32-2. Маніфестація харчової гіперчутливості на їжу з боку ШКТ[a]

Порушення	Симптоми	Діагностичні дослідження
IgE-залежні		
анафілактична реакція з симптомами з боку шлунково-кишкового тракту	початок <2 год після вживання алергену: нудота, блювання, біль у животі, діарея; типово з симптомами з боку шкіри та дихальної системи	позитивний прик-тест або sIgE ± пероральний провокаційний тест
синдром оральної алергії	негайно після контакту слизової оболонки ротової порожнини з сирими фруктами: свербіж, парестезії, еритема або набряк губ, язика, ротової порожнини і глотки	позитивний прик-тест зі свіжими фруктами/овочами (методом *prick-prick*) ± пероральна провокаційна проба (позитивна зі свіжими продуктами, негативна з вареними)
IgE-залежні та IgE-незалежні		
еозинофільний езофагіт	діти: хронічні або з періодичним загостренням симптоми рефлюксної хвороби, блювання, дисфагія, біль у животі, підвищена збудливість дорослі: біль у животі, дисфагія	позитивний прик-тест, ендоскопія і біопсія, елімінаційна дієта і пероральний провокаційний тест
еозинофільний гастрит і ентероколіт	хронічні або з періодичним загостренням; біль у животі, блювання, підвищена збудливість, відсутність апетиту, порушення стану живлення, втрата маси тіла, анемія, ентеропатія із втратою білка	позитивний прик-тест і/або sIgE (слабка кореляція з клінічними симптомами); елімінаційна дієта і/або провокаційний тест; ендоскопія, біопсія

[a] пропущено целіакію (→розд. 4.13) та форми, які спостерігаються лише у немовлят

sIgE — визначення алергенспецифічних IgE у сироватці, Прик-тести — шкірні тести методом уколу

2. Гістологічне дослідження біоптатів слизової оболонки ШКТ: високий відсоток еозинофілів і мастоцитів у ділянці запальних змін.

3. Елімінаційна проба: зникнення симптомів захворювання після припинення вживання шкідливого харчового продукту вказує на його етіологічну роль; показано підтвердження за допомогою провокаційної проби (щоб уникнути непотрібної надто строгої елімінаційної дієти).

4. Провокаційні проби — оральна провокаційна проба, проведена подвійно сліпим, плацебо-контрольованим методом є золотим діагностичним стандартом. Іншим методом є ендоскопічний тест провокації алергеном слизової оболонки шлунка і дванадцятипалої кишки. Проби виконуються після ліквідації симптомів хвороби (елімінація), оптимально у лікарні або у поліклініці, особливо, якщо підозрюється анафілактична реакція (слід забезпечити умови для ефективного лікування загрозливої для життя анафілаксії). У пацієнтів із небезпечною для життя анафілаксією в анамнезі, виконують її тільки у крайньому випадку, якщо не вдалося встановити діагноз іншими методами (або наявні ознаки того, що розвинулась переносимість).

Перед виконанням проб слід виключити підозрювані харчові продукти з дієти на на 7–14 днів (або і раніше у випадку деяких IgE-незалежних захворювань ШКТ, напр., еозинофільного езофагіту, гастриту і коліту) та відмінити ліки, що можуть впливати на результати провокаційної проби (зокрема, антигістамінні препарати і β-міместики).

➡ ЛІКУВАННЯ

1. Елімінаційна дієта (виключення з раціону шкідливого харчового продукту): єдиний спосіб ефективного лікування доведеної харчової гіперчутливості.

2. Навчання пацієнта з алергічною гіперчутливістю в рамках ранньої діагностики алергічних симптомів і лікування анафілактичних реакцій. Особи, у яких підтверджено астму, спостерігались важкі алергічні реакції або реакція на арахіс, інші горіхи, насіння або морепродукти, повинні завжди мати попередньо заповнений шприц з адреналіном для самостійного введення у випадку виникнення анафілактичної реакції (→розд. 17.1), а також письмовий план дій у випадку неусвідомленого вживання алергену, який їм шкодить.

3. Симптоматичне лікування:

1) допомога при анафілактичному шоці →розд. 17.1;

2) **антигістамінні ЛЗ** →розд. 17.1; часткове покращення при оральному алергічному синдромі та IgE-залежних шкірних симптомах, не гальмують системних реакцій;

3) **ГК** — перорально або парентерально, зазвичай, ефективні при лікуванні хронічних IgE-залежних або IgE-незалежних захворювань ШКТ; застосовуються короткочасно з метою ліквідації тяжких симптомів; використання ГК при еозинофільному езофагіті →розд. 4.3.

➡ ПРОФІЛАКТИКА

1. Правильне харчування жінки в період вагітності та лактації: здорова, добре збалансована дієта; не рекомендовано уникати потенційно алергенних харчових продуктів.

2. Правильне харчування дитини в грудному віці:

1) годування груддю (щонайменше протягом перших 4 міс.) дітей з даними за алергію у сімейному анамнезі;

2) якщо годування груддю не можливе — слід зважити можливість призначення гідролізатів білка;

3) елімінаційна дієта годуючій матері не рекомендована;

4) в період годування груддю прикорм слід вводити на 4–6 міс. життя.

1. Гострий панкреатит

Гострий панкреатит (ГП) — це гострий запальний стан, що пов'язаний з передчасною активацією проензимів підшлункової залози (в основному, трипсину) і різного ступеня пошкодженням суміжних тканин, а інколи також віддалених органів. **Причини:** найчастіше хвороби жовчного міхура і жовчних шляхів та алкоголь (загалом ≈80 % випадків), ідіопатичний (≈10 %), ятрогенний (ендоскопічна ретроградна холангіопанкреатографія [ЕРХПГ], операції на органах черевної порожнини), гіпертригліцеридемія (особливо синдром хіломікронемії) >1000 мг/дл (11,3 ммоль/л), гіперпаратиреоз, ЛЗ (глюкокортикостероїди, тіазиди, азатіоприн), вроджені вади (роздвоєна підшлункова залоза), травма черевної порожнини, післяопераційні; дуже рідко — вірусні інфекції (віруси Коксакі, епідемічного паротиту, ЦМВ, ВІЛ), паразити (аскаридоз), генетична схильність (напр., мутація гену *SPINK1*, що кодує специфічний інгібітор трипсину, муковісцидоз), аутоімунні хвороби (системний червоний вовчак, синдром Шегрена). Розрізняють **2 види ГП:**

1) **інтерстиціальний набряковий панкреатит** — у 80–90 % пацієнтів; без некрозу паренхіми підшлункової залози чи парапанкреатичних тканин;

2) **некротичний панкреатит**.

1. Суб'єктивні і об'єктивні симптоми: біль у черевній порожнині (як правило, перший симптом, з'являється раптово, дуже сильний, локалізований у епігастрії або у лівому підребер'ї, інколи іррадіює у хребет), нудота та блювання, що не приносять полегшення, лихоманка (час появи важливий для визначення її причини та клінічного значення — впродовж 1-го тижня є наслідком ССЗР і минає після зменшення інтенсивності запальної реакції; біль на 2-му і 3-му тиж., як правило, є наслідком інфікування некротизованих тканин), слабкість чи відсутність перистальтики (паралітична кишкова непрохідність), підвищений тонус черевної стінки, біль та резистентність в епігастральній ділянці під час пальпації (у деяких хворих з тяжкою формою ГП; спричинена поширенням некрозу та перипанкреатичних запальних інфільтратів); порушення свідомості (симптом назріваючого шоку, гіпоксемії та ендотоксемії; симптомокомплекс із порушенням орієнтації і неспокоєм може приймати форму панкреатичної енцефалопатії); тахікардія (часто), гіпотензія (як правило, наслідок гіповолемії), інколи шок (10 %), жовтяниця (у 20–30 % хворих, особливо, якщо причиною ГП є захворювання жовчних шляхів), зміни з боку шкіри — рідко (почервоніння обличчя, ціаноз обличчя та кінцівок, екхімози на шкірі навколо пупка [симптом Куллена] або у поперековій ділянці (симптом Грея-Тернера) — при тяжкій формі ГП, що супроводжується розвитком шоку), ексудат у плевральній порожнині (≈40 % випадків; частіше — лівосторонній).

2. Рання стадія ГП зазвичай завершується на 1-му тижні захворювання, однак може подовжити тривалість до 2-го тижня; поява **пізньої стадії** ГП (яка триває від кількох тижнів до кількох місяців) є тотожною діагнозу ГП середньої тяжкості або тяжкого ГП.

Допоміжні дослідження

1. Лабораторні дослідження

1) **зміни, що характерні для ГП** — збільшення активності ферментів підшлункової залози (як правило >3×ВМН):

Таблиця 1-1. Ступені ГП і томографічні ознаки його тяжкості (CTSI)

КТ стадія		Бали
A	незмінена підшлункова залоза	0
B	запальні зміни в межах підшлункової залози	1
C	запальні зміни у підшлунковій залозі та в парапанкреатичних тканинах	2
D	парапанкреатичні запальні зміни більшої інтенсивності та 1 нечітко відмежоване парапанкреатичне рідинне утворення	3
E	множинні або поширені парапанкреатичні скупчення рідини або інфіковане скупчення рідини	4
некроз: відсутній — 0 балів, 1/3 паренхіми підшлункової залози — 2 бали, 1/2 — 4 бали, >1/ — 26 балів		
CTSI (0–10 балів) = кількість балів КТ + кількість балів некрозу; результат ≥7 балів прогностичний показник тяжкого перебігу гострого панкреатиту (ГП) і високий ризик смерті		

а) **ліпази у крові** (найбільша чутливість і специфічність при діагностиці ГП); **амілази у крові і сечі** — у крові через 48–72 год активність часто знижується до норми, незважаючи на продовження хвороби; зберігається підвищена активність загальної амілази у сечі і активність панкреатичного ізоферменту у крові;

2) **порушення, які віддзеркалюють тяжкість захворювання або розвиток ускладнень** — лейкоцитоз із зсувом вліво, підвищена концентрація СРБ (добре корелює з тяжкістю ГП, особливо протягом перших 48–72 год), рівень прокальцитоніну (ПКТ; добре корелює з тяжкістю ГП, ризиком розвитку органної недостатності та інфікування некрозу ПШЗ), підвищений рівень сечовини в сироватці (може вказувати на недостатню інфузійну терапію на початковому етапі захворювання або погіршення функції нирок і являється незалежним фактором ризику смерті), біохімічні показники пошкодження печінки (гіпербілірубінемія, підвищена активність АЛТ, АСТ, ЛФ, ГГТП — вказують на біліарну етіологію ГП), поліглобулія (внаслідок зневоднення [блювання та ексудату («третій простір»]) або анемія (внаслідок кровотечі), гіпоксемія, гіперглікемія, гіпертригліцеридемія, гіпокальціємія.

2. Візуалізаційні методи обстеження: УЗД органів черевної порожнини — обстеження першого вибору, але при УЗД часто не вдається візуалізувати підшлункову залозу (кишкові гази, ожиріння); при ГП: збільшення підшлункової залози, нечіткість її контурів, зменшена та неоднорідна ехогенність паренхіми; можна виявити жовчокам'яну хворобу і ускладнення ГП (напр., псевдокісти та інфіковані рідинні утворення). УЗД з внутрішньовенним контрастним підсиленням дає змогу візуалізувати некроз паренхіми підшлункової залози. **КТ з введенням контрасту:** дає можливість оцінити поширеність панкреонекрозу — томографічний показник тяжкості ГП (показник CTSI [Шкала Balthazar] →табл. 1-1) та некрозу жирової і сполучної тканин навколо підшлункової залози. Не проводьте рутинно пацієнтам із очевидним діагнозом, в яких перебіг захворювання гладкий, а ускладнення відсутні. Проведіть КТ, якщо стан пацієнта не покращується протягом 48–72 год (напр., утримуються біль, гарячка, нудота, а пероральне харчування є неможливим) з метою виявлення місцевих ускладнень, таких як некроз підшлункової залози. Оптимальну оцінку поширеності некрозу дає КТ, виконана на 5-ту–7-му добу захворювання. Обстеження виконується негайно, якщо пацієнт з підозрою на ГП знаходиться у критичному стані або вимагає ургентного хірургічного втручання. Наступне обстеження призначте у разі погіршення клінічного стану, наростання органної недостатності, симптомів сепсису. У випадку наявності протипоказів до КТ, а також з метою диференціювання рідинних утворень призначте **МРТ**. **РГ грудної клітки:** можна виявити базальні ателектази легень, плевральний ексудат (особливо, лівосторонній), ГРДС. **РГ обстеження органів черевної порожнини:** можна виявити рівні рідини або роздуті петлі кишок (симптоми паралітичної кишкової непрохідності →розд. 4.29.1). **Ендоскопічна ретроградна холангіопанкреатографія (ЕРХПГ)** — при тяжкому біліарному ГП, якщо виконана ургентно зі сфінктеротомією, стає лікувальною процедурою →нижче. **Магніторезонансна холангіопанкреатографія (МРХПГ):** виконується у сумнівних випадках у гострій фазі захворювання; в основному з метою діагностики холелітіазу і оцінки підшлункової протоки при наявності колекторів рідини/кіст та нориць у пізнішій стадії хвороби.

3. Ендоскопічна ультрасонографія (ЕУС): допоміжна при визначенні етіологічної причини в осіб після перенесеного ГП або з ідіопатичним рецидивуючим панкреатитом та на пізній стадії з метою ідентифікації рідинних утворень.

Діагностичні критерії

Присутні 2 з 3 критеріїв:

1) типова клінічна картина (біль в епігастрії з гострим початком, часто іррадіює у спину);

2) активність панкреатичних ферментів у сироватці >3 кратно перевищує ВМН;

3) результати візуалізаційних досліджень (УЗД черевної порожнини, динамічна КТ, можливо МРТ) типові для ГП.

Діагностичний алгоритм →рис. 1-1.

Оцінка ступеня тяжкості та прогноз

1. Клінічна класифікація Атланти (2012):

1) **легкий ГП** — не розвиваються органна недостатність, ані місцеві (за винятком можливого гострого парапанкреатичного рідинного утворення) чи системні ускладнення;

2) **ГП середньої тяжкості** — розвивається транзиторна (<48 год) органна недостатність, місцеві ускладнення (некроз, гострий некротичний конгломерат, інкапсульований панкреонекроз) і/або загострення захворювання, що співіснує з ГП;

3) **тяжкий ГП** — характеризується наявністю персистуючої (>48 год) органної недостатності і, зазвичай, розвитком ≥1 місцевого ускладнення. **Визначення органної недостатності (модифікована шкала Marshall)** →табл. 1-2. Якщо органна недостатність розвивається впродовж перших 24 год госпіталізації, та неможливо оцінити, чи вона буде транзиторною чи персистуючою, початково класифікуйте і лікуйте пацієнта, як у випадку тяжкого ГП; повторно оцініть тяжкість ГП через 24 год, 48 год і 7 днів після поступлення у лікарню.

2. Клінічні ознаки, що під час госпіталізації вказують на можливість розвитку важкого ГП:

1) вік >55 років;

2) ожиріння (ІМТ >30 кг/м^2);

3) порушення свідомості;

4) супутні захворювання;

5) ССЗВ (SIRS) →розд. 18.8;

6) порушення котрі виявляються при лабораторних дослідженнях:

а) BUN >20 мг/дл (концентрація сечовини 7,14 ммоль/л [42,86 мг/дл]) або її підвищення;

б) гематокрит >44 % або підвищення гематокриту;

в) підвищена концентрація креатиніну в плазмі;

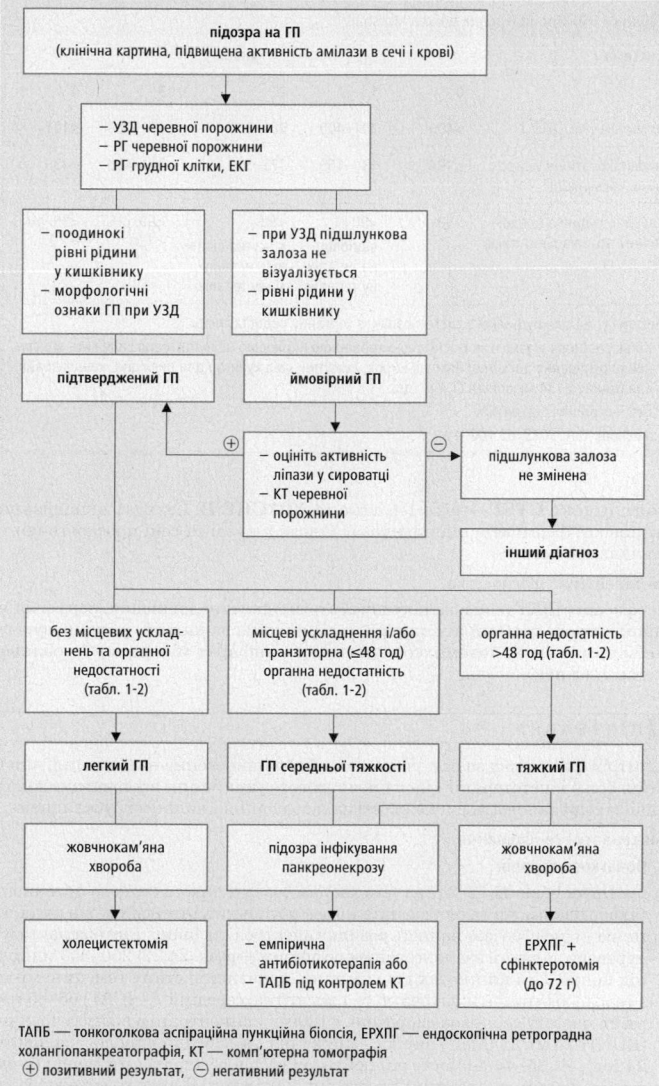

Рис. 1-1. Алгоритм діагностичної тактики при гострому панкреатиті (ГП)

7) порушення котрі виявляються при візуалізаційних дослідженнях:

   а) випіт в плевральних порожнинах;

   б) легеневі інфільтрати;

   в) множинні або великі позапанкреатичні скупчення рідини.

Таблиця 1-2. Модифікована шкала Marshall

Система	Бали				
	0	1	2	3	4
дихальна (PaO$_2$/FiO$_2$)	>400	301–400	201–300	101–200	≤101
нирки (креатинін у сироватці, мкмоль/л)[a]	≤134	134–169	170–310	311–439	>439
серцево-судинна (систолічний артеріальний тиск, мм рт. ст.)[б]	>90	<90 відповідь на інфузійну терапію	<90 відсутня відповідь на інфузійну терапію	<90, pH <7,3	<90, pH <7,2

Результат ≥2 для будь-якої з систем означає «органну недостатність».

[a] Кількість балів у пацієнтів із існуючою хронічною нирковою недостатністю залежить від ступеня погіршення висхідної функції нирок; відсутній калькулятор для висхідної концентрації креатиніну ≥134 мкмоль/л (1,4 мг/дл).

[б] без інотропної підтримки

на основі: *Gut, 2013; 62:102–111*

Інші: індекс CTSI →табл. 1-1, **шкала APACHE II**. Ступінь підвищення активності ферментів підшлункової залози у крові та сечі прогностичного значення не має.

Диференційна діагностика

Перфорація ШКТ (виразка шлунку або дванадцятипалої кишки, перфорація кишківника), гострий апендицит, гостра кишкова ішемія, розшаровуюча аневризма аорти, позаматкова вагітність, інфаркт міокардау (особливо, нижньої стінки).

➡️ **ЛІКУВАННЯ**

У гострій фазі, перш за все, інтенсивне внутрішньовенне наводнення, ліквідація болю і дієтотерапія (після початкового утримання від вживання їжі). Інші заходи залежать від тяжкості захворювання і наявності ускладнень.

Консервативне лікування

1. Початкова терапія

1) протягом перших 12–24 год усім хворим без супутнього серцево-судинного захворювання чи захворювання нирок розпочніть інтенсивну в/в регідратацію → інфузію ізотонічного розчину електролітів (напр. Рінгера лактату; перевагу надають збалансованим розчинам →розд. 24.22) 250–350 мл/год, під контролем клінічних і біохімічних показників стану гемодинаміки, з тим, щоб отримати: діурез >0,5–1 мл/кг/год, середній АТ (САТ) 65–85 мм рт. ст, частоту серцевих скорочень <120/хв; концентрацію азоту сечовини (BUN) <20 мг/дл (якщо вища — зниження на ≥5 мг/дл впродовж перших 24 год), Ht 35–44 %. Часто оцінюйте потребу в регідратації у перші 6 год госпіталізації та протягом наступних 24–48 год. У хворих із тяжкою гіповолемією (гіпотонія, тахікардія) необхідною може бути більш швидка регідратація (болюс).

2) необхідно негайно вирівняти можливі електролітні порушення, особливо гіпокаліємію;

3) при гематокриті <25 % → трансфузія ЕМ, до отримання гематокриту 30–35 %;

4) при гіперглікемії >13,9 ммоль/л (250 мг/дл) → інсулінотерапія.

2. Ліквідація болю: застосовують **метамізол** в/в одноразово 1,0 г; у випадку більш інтенсивного болю опіоїдний анальгетик, напр., **трамадол** п/ш чи в/в 50 мг кожні 6–8 год; бупренорфін в/в 0,2–0,6 мг кожні 6 год або **меперидин** в/в 50 мг кожні 6–8 год. Рекомендованим методом, зважаючи на хороший анальгетичний ефект і покращення локальної циркуляції крові, є **тривала епідуральна блокада** сегменту Th4–L1 з допомогою бупівакаїну (10 мл 0,25 % р-ну, з подальшою інфузією 5 мл/год).

3. Лікувальне харчування: при легкій формі не рекомендовано, якщо немає ознак гіпотрофії; після зникнення болю хворий може вживати їжу зі зниженим вмістом жирів. На ранньому етапі почніть оральне харчування (в перші 24 год від початку хвороби; можливі причини відтермінування: зберігається біль у животі, блювання або непрохідність), а у випадку непереносимості розпочніть ентеральне харчування. При тяжкому ГП — впродовж 24–48 год необхідно розпочати ентеральне харчування (якщо тільки це є можливим), у разі необхідності потрібно доповнювати його парентеральним харчуванням.

1) **Повністю ентеральне харчування** — ччерез назоентеральний або, у разі необхідності, назогастральний зонд; застосовують суміші білкових гідролізатів відносно низької осмолярності (300–390 мОсм/л), що містять середньоланцюгові тригліцериди (МСТ) та імуноактивні речовини (напр., глутамін, ω-3 жирні кислоти); постійна інфузія (впродовж 24 год, або з 4-годинною нічною перервою), на початку зі швидкістю 10–20 мл/год поступово (2–4 дні) збільшуючи дозу до 500–2000 мл/добу (максимальна швидкість 100 мл/год). Ускладнення: рідко виникають і не є небезпечними (зміщення або закупорка зонду та діарея, нудота і здуття, що виникають внаслідок занадто швидкої інфузії харчової суміші).

2) **Повністю парентеральне харчування** — застосовується тільки у випадку, якщо харчування через ШКТ не можна застосувати; розпочинають через 48–72 год, після стабілізації гемодинамічного стану пацієнта. Необхідно моніторувати та вирівнювати метаболічні порушення (гіпо- і гіперглікемію, гіпокальціємію, гіпо- і гіперкаліємію, гіпофосфатемію, гіпомагніємію і порушення кислотно-лужної рівноваги. Припиняють негайно, як тільки стає можливим харчування через ШКТ.

4. Антибіотикотерапія: не використовуйте рутинної антибіотикопрофілактики у пацієнтів із важким ГП, а також антибіотиків у пацієнтів із асептичним панкреонекрозом з метою попередження його інфікування. Антибіотики показані при лікуванні інфікування панкреонекрозу (→Ускладнення), а також інфекцій поза підшлунковою залозою — холангіту, катетер-асоційованих інфекцій, бактеріемії, інфікування сечової системи, пневмонії. Не використовуйте рутинно протигрибкових препаратів в поєднанні з антибіотикотерапією.

Інвазивне лікування

1. ЕРХПГ із сфінктеротомією: показана протягом перших 24 год у хворих із супутнім гострим обструктивним холангітом; не потрібна у більшості хворих із біліарним ГП без лабораторних або клінічних симптомів тривалочої непрохідності жовчних шляхів. Хворим без холангіту і/або жовтяниці, у яких наявна значна підозра на холедохолітіаз, з метою його підтвердження проведіть радше МРХПГ, аніж діагностичну ЕРХПГ.

2. Холецистектомія: Якщо немає протипоказань, пацієнтам із легким біліарним ГП перед випискою із лікарні необхідно провести холецистектомію. У випадку важкого біліарного ГП холецистектомія проводиться після припинення активного запального процесу і резорбції або стабілізації резервуарів із рідиною.

3. Видалення некрозів: інфікування панкреонекрозу є показом до проведення інвазивного лікування з метою видалення інфікованих тканин. Перевага в першу чергу надається перкутанному і/або ендоскопічному дренуванню, а не відкритій некректомії. Оперативне лікування можна також розважити у випадку важкого ГП із асептичним пскрозом охоплюючим >50 %

підшлункової залози та супутнім синдромом поліорганної недостатності, якщо протягом 4 тижнів не настає клінічне покращення (покази є спірними).

МОНІТОРИНГ

При тяжкому ГП необхідне інтенсивне спостереження:

1) щогодини — контроль АТ, ЧСС і водного балансу;

2) контроль газометрії артеріальної крові і рівня електролітів — кожні 6 год;

3) об'єктивне обстеження — кожні 12 год;

4) щоденно — контроль активності ферментів підшлункової залози, загального аналізу крові, протромбінового часу, АЧТЧ, функції нирок, концентрація СРБ, загального білка і рівня альбумінів, а у випадку необхідності, і добового профілю глікемії;

5) оцінка функціонального стану органів за шкалою Marshall — щоденно впродовж перших 7 днів;

6) періодично — УЗД або КТ;

7) в разі підозри на інфікування — тонкоголкова пункційно-аспіраційна біопсія (ТАПБ) некротичних тканин під контролем КТ.

У хворих після тяжкого ГП оцінюйте екскреторну та інкреторну функції ПШЗ кожні 6 міс впродовж ≥18 міс. після одужання.

УСКЛАДНЕННЯ

1. Гостре парапанкреатичне рідинне утворення: (*acute peripancreatic fluid collection* — APFC): виникає рано, часто у перші 24–48 год розвитку інтерстиціального набрякового ГП; на УЗД або КТ дослідженнях відсутня чітка стінка. Містить виключно рідинний вміст, виникає внаслідок розриву панкреатичних протоків, або нагромадження запального ексудату. Зазвичай впродовж перших 4 тиж. резорбується, рідко перетворюється на псевдокісту.

2. Псевдокіста: APFC, яке не резорбувалося впродовж 4 тиж. Стінка псевдокісти найчастіше має вигляд сумки, збудованої з волокнистої сполучної тканини, яка вистелена грануляційною тканиною, а також може містити частини органів, які в нормі її оточують — шлунку, кишківника, підшлункової залози. Схоже, як при APFC, містить виключно рідинний вміст.

3. Гострий некротичний конгломерат: (*acute necrotic collection* — ANC): утворюється на ранній стадії некротичного ГП, може повністю резорбуватись (якщо некроз охоплює <30 % залози), або поступово розріджується з формуванням сумки. Містить різну кількість твердих компонентів (решток мертвих тканин) — ознака, яка диференціює ANC з APFC і псевдокістами. Може розвинутись інфікування. З метою диференціювання найбільш інформативними є МРТ, ЕСГ і трансабдомінальне УЗД.

4. Інкапсульований некроз: (*walled off necrosis* — WON): персистуючий, «дозрілий» ANC, що містить різну кількість рідинного вмісту й твердих домішок, оточений грубою стінкою, яка зменшує ймовірність спонтанної резорбції; переважно розвивається ≥4 тиж. від початку некротичного ГП. Може бути безсимптомним, або викликати біль у животі, механічну непрохідність дванадцятипалої кишки і/або жовчних протоків.

5. Інфікування некрозу підшлункової залози та навколопанкреатичних тканин: як правило, на 3 тиж. хвороби, смертність до 50 %. Інфікування підозрюйте у пацієнтів із панкреонекрозом або некрозом парапанкреатичних тканин, стан яких погіршується або не покращується протягом 7–10 днів госпіталізації. **Діагностика** за допомогою перкутанної ТПАБ під КТ контролем (фарбування аспірату за Грамом, а також посів із антибіотикограмою); допустиме також в/в **емпірична антибіотикотерапія**: карбапенем (**доріпенем, ертапенем, іміпенем з циластатином** 1 г кожні 8 год або **меропенем** 500 мг кожні

8 год) або фторхінолон (**ципрофлоксацин** 200 мг кожні 12 год, **моксифлок-сацин** або **пефлоксацин**) з **метронідазолом** 500 мг кожні 8 год. Зазвичай необхідне інвазивне лікування →вище; у відібраних, відносно стабільних хворих можна відтермінувати інвазивне лікування чи відмовитись від нього, за умови ретельного спостереження.

6. Нориці: пізнє ускладнення некротичного ГП, що розвивається внаслідок порушення цілісності протоки підшлункової залози. Найчастіше нориця утворюється з дванадцятипалою або поперечно-ободовою кишкою. **Діагностика:** МРХПГ (неінвазивна) або ЕРХПГ (дає можливість лікування — встановлення стенту для покращення заживання), КТ після застосування перорального контрасту — в разі кишкових нориць. **Лікування:** хірургічне; можуть самостійно закритись.

7. Судинні ускладнення:

1) надпечінкова форма портальної гіпертензії, викликаної компресією або закриттям селезінкової вени або верхньої брижової вени;

2) кровотеча або утворення псевдоаневризми, внаслідок безпосередньої ерозії артеріальних та венозних судин підшлункової залози або оточуючих тканин. Розрив псевдоаневризми є причиною масивної кровотечі, з витіканням крові у порожнину псевдокісти, до черевної порожнини, до заочеревинного простору або до просвіту ШКТ. В випадку сполучення псевдоаневризми з протокою підшлункової залози може початись кровотеча до дванадцятипалої кишки через сосочок Фатера.

3) тромбоз селезінкової вени чи артерії або портальної вени →розд. 7.14.

Діагностика: КТ, МРТ, УЗД з доплером, селективна вісцеральна ангіографія (надає можливість припинити активну кровотечу або закрити псевдоаневризму). В залежності від локалізації, може виникнути необхідність у хірургічному лікуванні.

8. Органні ускладнення: ранні виникають за механізмом ССЗР (→розд. 18.8).

1) шок →розд. 2.2;

2) ГРДС →розд. 3.1.1;

3) гостре пошкодження нирок →розд. 14.1;

4) ДВЗ-синдром →розд. 15.21;

5) сепсис →розд. 18.8;

6) абдомінальний компартмент-синдром — тривала інтраабдомінальна гіпертензія >20 мм рт. ст. з появою нової супутньої органної дисфункції/недостатності.

Причини: панкреатичний та вісцеральний набряки, асцит, паралітична непрохідність кишківника та інфузія великого об'єму рідини. **Суб'єктивні симптоми:** слабкість, здуття і біль у животі, задишка, запаморочення (зазвичай стан пацієнтів настільки тяжкий, що вони не можуть про них повідомити). **Об'єктивні симптоми:** як правило збільшення окружності живота з напруженням черевної стінки, периферичні набряки, гіпотонія, тахікардія, задишка, розширення яремних вен, прогресуюча олігурія, симптоми гіпоперфузії (холодна шкіра, тривога, аменція). **Лабораторні дослідження:** симптоми гострої дихальної недостатності та лактатацидозу. **Діагностика:** вимірювання внутрішньочеревного тиску за допомогою спеціального катетера, введеного в сечовий міхур. **Лікування:** знеболення та седація, декомпресія ШКТ (шляхом введення назогастрального та/або ректального зонду), нульовий або негативний баланс рідини; відміна або обмеження ентерального харчування; у пацієнтів на механічній вентиляції легень можливе застосування міорелаксантів, видалення рідини з черевної та інших порожнин шляхом черезшкірного дренажу; у разі неефективності — хірургічна декомпресія.

2. Хронічний панкреатит

→ **ВИЗНАЧЕННЯ ТА ЕТІОПАТОГЕНЕЗ**

Хронічний панкреатит (ХП) — це хронічний запальний стан, що зумовлює прогресуючі, незворотні зміни у паренхімі підшлункової залози (атрофію, фіброз) та поступовий розвиток екзокринної та ендокринної недостатності підшлункової залози. Патогенез остаточно не встановлений; ймовірно, ХП є наслідком рецидивуючого гострого панкреатиту (ГП), а пізніше — фіброзу. **Причини** (система **TIGAR-O**):

1) токсично-метаболічні (**T**) — алкоголь (60–85 % випадків; вид алкоголю не має значення, ризик зростає в логарифмічній прогресії відповідно до кількості випитого алкоголю), тютюнокуріння (прискорює прогресування ХП, незалежно від етіології, збільшує ризик раку ПШЗ), гіперкальціємія (гіперпаратиреоз), гіпертригліцеридемія, хронічна ниркова недостатність, ЛЗ (напр. зловживання фенацетином), токсини;

2) ідіопатичне ураження (**I**);

3) генетичні причини (**G**) — мутація генів (напр. *CFTR* [муковісцидоз]);

4) аутоімунні (**A**) →розд. 5.2.1;

5) рецидивуючий (*recurrent* — **R**) і тяжкий гострий панкреатит (ГП) — перенесений некротизуючий, тяжкий ГП, рецидивуючий ГП, хвороби судин або ішемія, післяпроменеве ураження;

6) обструктивні (*obstructive* — **O**) — розділена підшлункова залоза (*pancreas divisum;* разом з іншими факторами може сприяти розвитку ХП), порушення функції сфінктера Одді (контроверсійне), непрохідність протоки ПШЗ (напр., пухлина, рубці), посттравматичні пошкодження протоки ПШЗ, кістозна дистрофія стінки дванадцятипалої кишки (запалення ділянки «борозни» [т. зв. groove-панкреатит або парадуоденальний панкреатит]).

Відповідно до клінічних ознак, морфологічної характеристики і відповіді на лікування розрізняють 4 типи ХП: кальцинозний, обструктивний, аутоімунний і парадуоденальний.

→ **КЛІНІЧНА КАРТИНА ТА ПРИРОДНИЙ ПЕРЕБІГ**

В залежності від етіології ХП має різний клінічний перебіг і віддалені ускладнення. На початковій стадії захворювання зазвичай спостерігаються рецидивуючі епізоди ГП; з часом (роки, десятиліття) з'являються симптоми екзо- та ендокринної недостатності ПШЗ.

1. Біль: постійний або періодичний, різної інтенсивності, у більшості хворих локалізований в епігастрії, може радіювати у спину, виникає або посилюється через 15–30 хв після прийому їжі. Іноді спостерігається безболісний перебіг (частіше при аутоімунному панкреатиті).

У зв'язку з посиленням болю після прийому їжі, хворі часто обмежують її споживання, що разом із супутньою мальдигестією (і вторинно — мальабсорбцією) та втратою апетиту є причиною **гіпотрофії** (у занедбаних випадках — кахексії).

2. Симптоми екзокринної недостатності ПШЗ: при зниженій екскреції ензимів та гідрокарбонатів (але не <10 % від норми) — здуття і симптоми диспепсії, коли екскреція ліпази <10 % від норми — стеаторея, особливо після прийому їжі з високим вмістом ліпідів (при помірній кількості жирів в дієті — жирові випорожнення 2–3× на день); симптоми дефіциту жиророзчинних вітамінів (в основному вітаміну Д — остеопороз/остеопенія у ≈30 % пацієнтів).

3. Симптоми ендокринної недостатності ПШЗ: порушена толерантність до глюкози або цукровий діабет при занедбаному ХП; при цукровому діабеті схильність до гіпоглікемії, у зв'язку з інсулінотерапією та недостатністю глюкагону; рідко — кетоацидоз.

4. Об'єктивні симптоми: пальпаторна болючість у епігастрії (у період загострення); у черевній порожнині може пальпуватись пухлина (напр., псевдокіста); жовтяниця (як правило, незначна, періодично — рецидивуюча, спостерігається у випадку набряку голівки підшлункової залози або звуження дистального відрізку загальної жовчної протоки через компресію збільшеною чи фіброзичною голівкою підшлункової залози або псевдокістами).

 Д І А Г Н О С Т И К А

Допоміжні дослідження

1. Лабораторні дослідження: активність амілази і ліпази у сироватці може бути незначно підвищена, але, зазвичай, знаходиться в межах норми (визначення цих ферментів не має суттєвого значення для діагностики ХП). У хворих з дебютом захворювання у віці <20-ти р. і при ідіопатичному ХП (незалежно від віку, в якому виникло захворювання) визначте концентрацію іонів хлору в поті (діагностика муковісцидозу). У хворих з діагностованим ХП контролюйте рівень глікемії натще 1 ×/рік і при потребі проведіть пероральний глюкозотолерантний тест з метою діагностики цукрового діабету. Для окреслення ризику остеопорозу визначте рівень віт. D в сироватці крові.

2. Візуалізаційні дослідження: наявність кальцинозу у ПШЗ або панкреатичних протоках при відповідній клінічній картині є патогномонічною для ХП.

УЗД черевної порожнини: низька чутливість і специфічність; може бути придатне для діагностики ХП лише на занедбаних стадіях захворювання; придатне для оцінки ускладнень ХП. УЗД з контрастним підсиленням може збільшити діагностичну точність при ХП зізмінами кістозного і солідного характеру. При підозрі на ХП без змін при УЗД проведіть ЕУС, МРТ або КТ.

ЕУС: найвища чутливість при діагностиці ХП, особливо на ранніх стадіях, може бути використана для діагностики ускладнень. ТАПБ під контролем ЕУС є найбільш вірогідним методом для діагностики злоякісних змін.

МРТ або **магнітнорезонансна холангіопанкреатографія** (МРХПГ), найкраще після в/в введення секретину: якщо будуть виявлені зміни, типові для ХП, то цього достатньо для встановлення діагнозу; відсутність змін не виключає легкої форми захворювання.

КТ: найкращий метод для діагностики кальцинатів у ПШЗ.

ЕРХПГ: може бути використана для лікування деяких ускладнень захворювання (не придатна для діагностики).

Ознаки ХП за результатами візуалізаційних методів дослідження:

1) **достовірні симптоми** (морфологічні зміни, що свідчать про ХП) — нерівномірне або рівномірне розширення і/або нерівномірність головної протоки ПШЗ і її бічних відгалужень; кальциноз ПШЗ; конкременти в протоках ПШЗ;

2) **сумнівні симптоми** (часто є супутніми при ХП, але можуть виникати також при інших хворобах ПШЗ) — збільшення ПШЗ (як при ГП), псевдокісти, фіброз паренхіми ПШЗ; атрофія (зменшення розмірів) ПШЗ, вогнища некрозу в ПШЗ.

3. Функціональні методи досліджень: показані у разі значної клінічної підозри, якщо на основі візуалізаційних методів дослідження не вдалося поставити діагноз ХП; виконайте у хворого з щойно діагностованим ХП, а потім повторюйте дослідження щороку, щоб діагностувати мальдигестію ще до маніфестації клінічної симптоматики.

1) **секретин-холецистокініновий тест** — найбільш чутливий, але відносно інвазивний і в клінічній практиці його рідко виконують; при ХП екскреція гідрокарбонатів <20 ммоль/год;

2) **концентрація еластази-1 у калі при ХП результат** <200 мкг/г калу; високий рівень (>500 мкг/г) заперечує екзокринну недостатність;

3) **кількісна оцінка добової екскреції жирів з калом** — екскреція >7 г жиру за добу, визначена у порції калу, зібраній впродовж 72 год, підтверджує порушення всмоктування жирів; використовується для підтвердження діагнозу стеатореї або оцінки ефективності суплементації ферментів ПШЗ.

Діагностичні критерії

На розгорнутій стадії ХП: типовий анамнез (зазвичай, надмірне вживання алкоголю, біль у животі), наявність характерних змін при візуалізаційних методах обстеження підшлункової залози (напр., кальцинація і конкременти →вище) або симптоми екзо- і ендокринної недостатності підшлункової залози (хронічна стеаторея, цукровий діабет). Діагностика на початковій стадії буває складною, оскільки візуалізаційні методи обстеження (за винятком ЕУС) зазвичай не виявляють порушень; тоді корисним може бути, напр., секретин-холецистокініновий тест. Інколи діагностувати хворобу можна тільки після тривалішого спостереження.

Диференційна діагностика

Інші причини болю у животі →розд. 1.7 та інших симптомів.

→ ЛІКУВАННЯ

Загальні принципи

1. Етіологічне лікування: можливе тільки при аутоімунному ХП.

2. Симптоматичне лікування: ліквідація болю, компенсація дефіцитів ферментів ПЗ, вирівнювання порушень метаболізму вуглеводів, профілактика гіпотрофії, лікування ускладнень.

3. Лікування загострень: часто необхідно діяти, як при гострому панкреатиті.

Довготривале лікування

1. Загальні вказівки:

1) **заборона вживання алкоголю;**

2) **припинення тютюнопаління;**

3) **дієта** — хворі з задовільним загальним станом відживлення повинні дотримуватись принципів раціонального харчування. Дієта у хворих з гіпотрофією повинна бути висококалорійною. Рекомендовано харчуватись 5–6× на день малими порціями під контролем дієтолога. Не потрібно обмежувати споживання жирів, натомість підібрати таку дозу панкреатичних ферментів, щоб не виникала стеаторея. Якщо, незважаючи на відповідну замісну терапію, зберігається тяжка стеаторея → порекомендуйте хворому зменшити вживання жирів. Хворі, які отримують замісну ферментну терапію, повинні уникати продуктів з високим вмістом клітковини, який може гальмувати активність екзогенних ферментів ПШЗ. У більшості хворих з ХП немає потреби вживати пероральні харчові добавки.

У випадку дефіциту вітаміну D призначте його суплементацію та, якщо спостерігаються остеопенія/остеопороз, то адекватно їх лікуйте →розд.16.16.

2. Лікування болю: поступово застосовуйте методи — загальні вказівки (→вище) → анальгетики (відповідно до анальгетичних сходинок ВООЗ) → інвазивні методи (→рис. 22.1-1). У випадку зміни характеру болю і появи постійних скарг → виключіть інші причини болю у животі. **Ненаркотичні анальгетики** (парацетамол, уникайте застосування НПЗП з огляду на їх негативний вплив на ШКТ) і **опіоїдні анальгетики** (перевагу надають **трамадолу**; обережно, особливо в алкоголіків, зважаючи на ризик розвитку залежності); корисним може виявитися застосування коанальгетиків →розд. 22.1 (при ХП ефективними є прегабалін і антидепресанти, особливо інгібітори зворотного захоплення серотоніну та норадреналіну). Хворим із сильним болем призначте опіоїд у комбінації з коанальгетиком.

3. Лікування екзокринної недостатості підшлункової залози

1) **Замісна терапія панкреатичними ферментами** — показана при клінічних симптомах синдрому мальабсорбції (прогресуюча втрата маси тіла, стеаторея, здуття) чи антропометричних і/або біохімічних ознаках гіпотрофії (низький рівень в сироватці крові жиророзчинних вітамінів, преальбуміну, ретинолзв'язуючого протеїну і магнію), найкраще із супутнім патологічним результатом функціональних досліджень ПШЗ. Найбільше значення має застосування **ліпази** — не менше 40 000–50 000 ОД (Ph. Eur.) під час кожного основного прийому їжі та половини цієї дози під час перекусок. Рекомендується вживати препарати у формі мікросфер діаметром <2 мм, вкритих стійкою до дії шлункового соку оболонкою, вивільнення яких відбувається у дванадцятипалій кишці. Причиною відсутності очікуваного клінічного покращення може бути: занадто низька доза ферментів (необхідно її збільшити, навіть втричі), невиконання хворим призначень лікаря і мальабсорбція спричинена іншими (ніж панкреатичні) причинами. Ефективність лікування панкреатичними ферментами можна збільшити, застосовуючи ЛЗ, що гальмують секрецію соляної кислоти у шлунку — інгібітори протонної помпи, або H_2-блокатори (ЛЗ та дозування →розд. 4.7). Найкращим клінічним методом оцінки ефективності замісної терапії панкреатичними ферментами є редукція симптомів мальдигестії (нормалізація ваги, відсутність жирової діареї і здуття).

2) **Поповнення дефіциту жиророзчинних вітамінів** (особливо, A i D) при стеатореї.

4. Лікування ендокринної недостатості ПШЗ: включає здоровий спосіб життя, обмежене вживання продуктів з високим глікемічним індексом, фізичну активність, відмову від алкоголю і тютюнопаління, що може покращити контроль глікемії і зменшити ризик розвитку гіпоглікемії. Велике значення має пероральна суплементація панкреатичних ферментів. При незначній гіперглікемії і супутній інсулінорезистентності або підозрі на її наявність, ЛЗ вибору є метформін (→табл. 13.1-5) за відсутності протипоказань до його застосування. У випадку його неефективності та у хворих із тяжкою гіпотрофією призначте інсулінотерапію відповідно до рекомендацій лікування цукрового діабету 1 типу (→розд. 13.1) — застосовуйте з обережністю з огляду на низьку потребу в інсуліні та схильність до гіпоглікемії.

Інвазивне лікування

1. Ендоскопічне лікування: в окремих хворих евакуація конкрементів з панкреатичної протоки, стентування панкреатичної протоки, сфінктеротомія великого (і можливо малого) сосочка дванадцятипалої кишки, лікування звужень спільної жовчної протоки, лікування псевдокіст.

2. Хірургічне лікування: показане у випадку тривалого стійкого болю, резистентного до консервативного і ендоскопічного лікування; резекція, декомпресія або поєднані техніки операцій. При занедбаному ХП віддалена ефективність хірургічних втручань є кращою, ніж ендоскопічних.

➲ УСКЛАДНЕННЯ

Ускладнення ХП розвиваються через різний проміжок часу від початку захворювання і у більшості випадків вимагають ендоскопічного або хірургічного лікування.

1. Псевдокісти підшлункової залози →розд. 5.3; у 20–40 % хворих.

2. Звуження або непрохідність загальної жовчної протоки: у 5–10 % хворих; виникає біль після прийому їжі та холестатичне пошкодження печінки (підвищена активність печінкових ферментів, з гіпербілірубінемією за рахунок кон'югованого білірубіну); у випадку **звуження дванадцятипалої кишки** відчуття швидкої насиченості.

3. Асцит панкреатичного походження: внаслідок розриву протоки підшлункової залози з утворенням нориці до черевної порожнини (або також плевральної порожнини) або розриву псевдокісти до черевної порожнини. У асцитичній рідині характерна висока активність амілази (>1000 ОД/л).

4. Тромбоз селезінкової вени: у 2–4 % хворих; вторинно виникає ізольована портальна гіпертензія і варикозно розширені вени шлунку, з можливістю виникнення кровотечі з верхнього відділу ШКТ.

5. Псевдоаневризми судин, розміщених поряд з підшлунковою залозою (напр., селезінкової артерії, гастродуоденальної, панкреатодуоденальної): рідко методом вибору при їх лікуванні стає емболізація, а у випадку її неефективності в кровотечі — хірургічне лікування.

6. Рак ПШЗ →розд. 5.4; у 4 % хворих на ХП, при спадковому ХП навіть у 44 % хворих у віці <70-ти р. (хворим зі спадковим ХП показана онкологічна диспансеризація).

2.1. Аутоімунний панкреатит

➡ ВИЗНАЧЕННЯ ТА ЕТІОПАТОГЕНЕЗ

Аутоімунний панкреатит (АІП) це окрема форма панкреатиту, що клінічно характеризується частим виникненням механічної жовтяниці, з супутньою «пухлиною» підшлункової залози чи без неї, а також задовільною відповіддю на кортикотерапію. За оцінками, складає 5–6 % усіх випадків ХП. Розрізняють 2 типи АІП:

1) **І тип** є однією з маніфестацій системного аутоімунного процесу — так званого IgG4-асоційованого захворювання (*IgG4-related disease*). Зазвичай характеризується підвищеною концентрацією IgG4 в плазмі, а також ураженням (одночасним або навіть через кілька років) фіброзуючою запальною реакцією інших органів — жовчних шляхів, жовчного міхура, печінки, слинних і слізних залоз, заочеревинного простору, брижі кишечника, аорти, середостіння, нирок, сечового міхура, щитовидної залози, сосків, легень, центральної нервової системи, простати, лімфатичних вузлів;

2) **ІІ тип** є захворюванням обмеженим підшлунковою залозою і не супроводжується підвищеною концентрацією IgG4.

➡ КЛІНІЧНА КАРТИНА ТА ПРИРОДНИЙ ПЕРЕБІГ

Обидва типи АІП можуть супроводжуватись симптомами, котрі вказують на підозру раку підшлункової залози, тому обов'язковим є його заперечення. Найчастішим симптомом АІП є механічна жовтяниця (30–50 % хворих), спричинена звуженням спільної жовчної протоки внаслідок запального набряку головки ПШЗ або «фіброзуючого» холангіту. Жовтяниця характеризується змінною інтенсивністю. Біль у животі зазвичай слабко виражений. У >50 % хворих на АІП І типу виникають симптоми ураження інших органів. Можливим є безсимптомний перебіг, а зміни виявляють лише при візуалізаційних або лабораторних дослідженнях. При АІП І типу рецидив захворювання виникає частіше, ніж при АІП ІІ типу.

З часом в ПШЗ виникають такі зміни, як при занедбаному ХП: атрофія паренхіми, кальциноз, розширення панкреатичних протоків, екзокринна недостатність ПШЗ і цукровий діабет.

➡ ДІАГНОСТИКА

Допоміжні дослідження

1. Лабораторні дослідження: немає змін, специфічних для АІП; гіпербілірубінемія, підвищення активності холестатичних ферментів, періодично ліпази та амілази, підвищена концентрація IgG4, підвищена концентрація СА 19–9 (особливо у випадку ураження жовчовивідних шляхів); досить часто аутоантитіла до карбоангідрази (АСА), лактоферину II (ALF), гладких м'язів (SMA), антимітохондріальні (АМА), антиядерні (ANA) та ревматоїдний фактор (RF), однак їх значення залишається нез'ясованим. Єдиним параметром, що має найбільше діагностичне значення, є IgG4 — 2-кратне перевищення ВМН може свідчити про АІП I типу.

2. Візуалізаційні дослідження: зміни в ПШЗ можуть мати дифузний або вогнищевий характер. **Дифузна форма** при УЗД, КТ чи МТР характеризується збільшенням розмірів та втратою нормальної архітектоніки органа, що називають «ковбасоподібною підшлунковою залозою». В 10–40 % хворих при КТ і МРТ на краях ПШЗ визначається тканина з більш низькою інтенсивністю сигналу (капсулоподібний обідок), що вважається дуже специфічним для АІП. При динамічному КТ і МРТ спостерігається відстрочене контрастування паренхіми ПШЗ. Псевдокісти відсутні, рідко спостерігається кальциноз. **Вогнищеву форму** АІП, при якій формуються об'ємні утворення, більш складно відрізнити від раку ПШЗ; при диференційній діагностиці придатними є відстрочене контрастування паренхіми, характерний обідок та численні об'ємні утворення. При **ЕУС** візуалізується збільшення ПШЗ, знижена (вогнищево або дифузно) ехогенність, а також гіперехогенні ділянки, котрі можуть відповідати стисненню протоків. ЕУС дає можливість провести біопсію. **МРХПГ (і ЕРХПГ):** довгі (>1/3 довжини) та численні звуження вірсунгової протоки, а також відсутність або щонайбільше незначне (<5 мм) розширення протоки проксимально від звуження; ці ознаки менш характерні для раку ПШЗ. Діагностичне значення **ЕРХПГ є обмеженим з огляду на інвазивність методу.**

Диференційна діагностика

1) рак підшлункової залози (диференційна діагностика АІП I типу полегшує виявлення змін в інших органах, напр. жовчних шляхах);

2) рак жовчних шляхів;

3) первинний склерозуючий холангіт;

4) алкогольний ХП;

5) лімфоми, множинна мієлома, метастази раку нирки в підшлункову залозу.

➜ ЛІКУВАННЯ

Кортикотерапія призводить до швидкого покращення у >90 % хворих. Застосовуйте **преднізолон** — спочатку 30–40 мг/добу або 0,6 мг/кг м. т./добу зазвичай протягом 2–4 тиж., кожні 1–2 тиж. зменшуйте дозу на 5 мг/добу, аж до відміни протягом 3 міс. Відсутність швидкої відповіді (зазвичай після 1–2 тиж.) викликає підозру, що причина симптомів інша ніж АП. При рецидивах (у 31 % хворих на АІП I типу і у 9 % хворих на АІП II типу) також застосовуйте кортикотерапію або імуномодулюючі ЛЗ. У випадках рецидиву жовтяниці часто виникає необхідність протезування жовчних шляхів. У випадку резистентності до кортикотерапії застосовується ритуксимаб.

3. Кісти підшлункової залози

➜ ВИЗНАЧЕННЯ ТА ЕТІОПАТОГЕНЕЗ

Рідинні утворення, що, зазвичай, містять секрет підшлункової залози і можуть бути розташовані як всередині, так і назовні підшлункової залози. Розрізняють справжні та післязапальні кісти.

1. Справжні кісти — мають стінку, вистелену епітелієм:

1) **застійні кісти** (ретенційні) — утворені внаслідок розширення протоки підшлункової залози, спричиненого непрохідністю (часто при ХП);

2) **неопластичні кісти** (>50 % кіст підшлункової залози) — муцинозні кістозні пухлини (МКН; високий ризик злоякісності); серозні цистаденоми (SCA; майже завжди — доброякісні); інтрадуктальні папілярні муцинозні пухлини (ІПМН; ризик трансформації в інвазивний рак залежить від підтипу: вищий у випадку ІПМН котрі походять з головного панкреатичного протоку, нижчий при ІПМН з бічних гілок та при мішаних формах);

3) **паразитарні кісти** — утворюються внаслідок інфікування ехінококом, аскаридою людською та при шистосоміазі;

4) **дермоїдні кісти** (вроджені) і **тератоми**;

2. Постзапальні кісти (псевдокісти) — наслідок ГП (→розд. 5.1).

→ **КЛІНІЧНА КАРТИНА ТА ПРИРОДНИЙ ПЕРЕБІГ**

У випадку постзапальних кіст в анамнезі ГП або ХП (або фактори ризику даних захворювань), травма. **Симптоми:** відчуття дискомфорту у черевній порожнині, поболювання, інколи — гострий біль, іноді нудота, блювання, загальна слабкість, відсутність апетиту, прогресуюча втрата маси тіла, лихоманка. В епігастрії або мезогастрії може відчуватись ригідність м'язів при пальпації. Перші симптоми зазвичай є наслідком ускладнення →нижче. Невеличкі кісти можуть бути безсимптомними. Впродовж 6–12 тиж. від ГП до 80 % постзапальних рідинних утворень підлягають самостійному розсмоктуванню. Ймовірність розсмоктування зменшується у випадку множинних, великих (≥4 см) утворень, розміщених у ділянці хвоста підшлункової залози, з грубою стінкою, що з'єднуються з протокою підшлункової залози, таких, що збільшуються під час спостереження, із супутнім звуженням протоки підшлункової залози в проксимальній ділянці, або таких, що виникли внаслідок біліарного або післяопераційного ГП і алкогольного ХП.

→ **ДІАГНОСТИКА**

Діагностичний алгоритм →рис. 3-1.

Допоміжні дослідження

1. Лабораторні методи обстежень: при постзапальних кістах (часто тільки періодично) збільшення активності α амілази у сироватці та сечі та активності ліпази у сироватці; періодично — лейкоцитоз і підвищення концентрації СРБ у крові; збільшення активності ЛФ і гіпербілірубінемія, у випадку компресії на позапечінкові жовчні шляхи.

2. Візуалізаційні методи обстежень: УЗД і ЕУС — інкапсульована порожнина з рідиною, як правило, з наявністю гіперехогенних структур у просвіті; наявність у просвіті кісти солідних структур вказує на злоякісну пухлину. ЕУС являється найточнішим методом для оцінки невеликих змін в головці підшлункової залози; дозволяє точно оцінити структуру кісти, а також здійснити її пункцію з метою отримання рідини для дослідження. **КТ** — візуалізує гладкостінне, округле гіподенсивне вогнище низької однорідної рідинної густини; окреслює детальне місце розташування кісти, але не дає змоги відрізнити ретенційну кісту від псевдокісти. **МРХПГ** — найкращий метод для дослідження сполучення кісти з протокою підшлункової залози. **ЕРХПГ** — виконують, якщо планується ендоскопічне лікування (напр., імплантація стенту до протоки підшлункової залози). Селективна **вісцеральна ангіографія** у разі підозри на псевдоаневризму, дозволяє виконати емболізацію.

3. Дослідження рідини з кісти: рідина може бути прозорою, світлою, жовтою або коричневою, у ній часто визначається висока активність α амілази і ліпази,

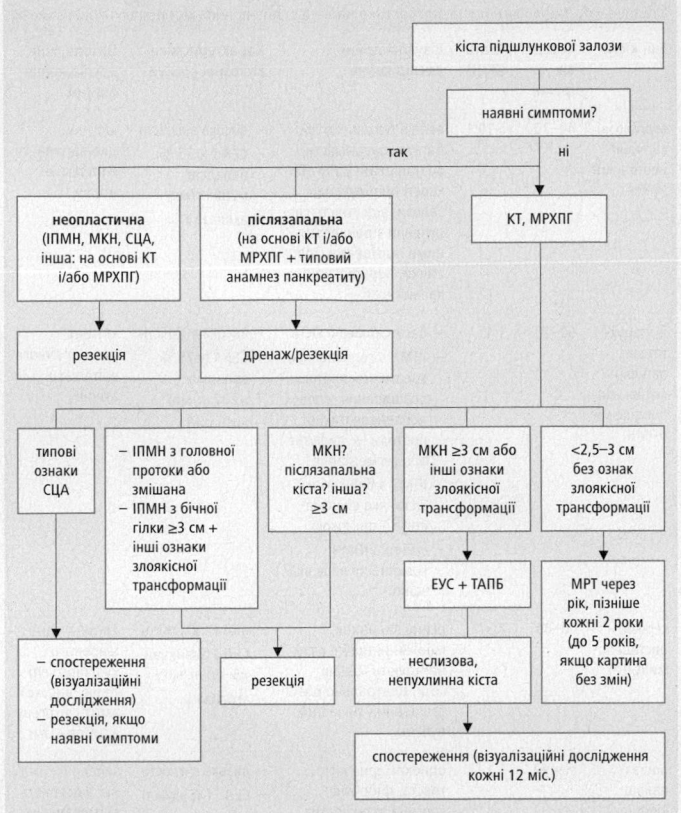

Рис. 3-1. Алгоритм дій у разі діагностування кісти підшлункової залози

що значно перевищує показники у сироватці; мікробіологічне дослідження; у випадку підозри на кісту пухлинного походження → СЕА, фарбування на наявність слизу, цитологічне дослідження.

Диференційна діагностика

Перш за все, неопластичні кісти →табл. 3-1. Визначення ймовірного типу кісти (найчастіше за допомогою візуалізаційних досліджень, перевагу надають МРТ і МРХПГ; можливо ЕУС, за необхідності з ТАПБ) і, відповідно, ризику малігнізації, має основне значення для вибору алгоритму дій. Про злоякісний перебіг МКН і ІПМН свідчать: товсті стінки кісти з наявними вузликами, діаметр кісти ≥3 см та постійні структури (включення) в їх просвіті. У випадку ІПМН на високий ризик малігнізації вказує розширення головного панкреатичного протоку >5 мм. У випадку ≥2-х ознак високого ризику малігнізації проведіть ЕУС з ТАПБ. Допоміжним під час диференційної діагностики є дослідження вмісту кісти. Зазвичай постановка остаточного діагнозу є можливою лише на підставі гістологічного дослідження видаленої кісти.

Таблиця 3-1. Диференціальна діагностика найбільш поширених кіст підшлункової залози

Тип кісти	Середній вік (роки)	Стать (Ж:Ч)	Візуалізаційні дослідження	Характеристика кістозної рідини	Цитологічне дослідження рідини
муцинозні кістозні неоплазми (МКН)	40–70	>10:1	великі поодинокі або багатокамерні кісти, розташовані у тілі або хвості підшлункової залози, відсутність сполучення з панкреатичними протоками, товсті стінки, периферичні кальцинози	– висока в'язкість – СЕА ↑ (у 75 % випадків >200 нг/мл) – амілаза ↓	клітини циліндричного епітелію ± атипія
інтрадуктальні папілярні муцинозні неоплазми (ІПМН)	50–70	1:1	– багатокамерні кісти – ІПМН з головної панкреатичної протоки: розширення головної панкреатичної протоки — дифузне або сегментарне – ІПМН з бічної гілки: кіста, яка сполучається з протокою – змінана ІПМН: комбінація вищевказаних	– висока в'язкість – СЕА ↑ (у 75 % випадків >200 нг/мл) – амілаза ↑	клітини циліндричного епітелію ± атипія
серозні цистаденоми (СЦА)	50–80	7:3	різної величини; множинні дрібні кісти нагадують медові соти, центрально розташований зірчастий рубець	– низька в'язкість – СЕА ↓ (зазвичай <5–20 нг/мл) – амілаза ↓	клітини одношарового кубічного епітелію, високий вміст глікогену в цитоплазмі
постзапальні кісти (псевдо кісти)	різний	1:1	однокамерна кіста, товста, фіброзна капсула; панкреатит в анамнезі	– низька в'язкість – СЕА ↓ (<5 нг/мл) – амілаза ↑	запальні клітини, відсутність епітеліальних клітин з муцином

↓ — низька концентрація/активність, ↑ — висока концентрація/активність, СЕА — раковоембріональний антиген

на основі: *Semin. Oncol., 2015; 42:70–85*, модифіковано

→ ЛІКУВАННЯ

Алгоритм лікування запальних кіст →рис. 3-2.

1. Дренування: застосовуйте тільки при постзапальних кістах, у випадку виникнення симптомів компресії (протипоказане при ракових кістах). Методи:

1) **пункція** під контролем УЗД;

2) **постійне черезшкірне дренування** (2–3 тиж.);

3) **ендоскопічне внутрішнє дренування** (найкращі результати; ендоскопічне введення стенту до протоки підшлункової залози, якщо її цілісність була порушена на довгому відрізку, або безпосередньо до кісти

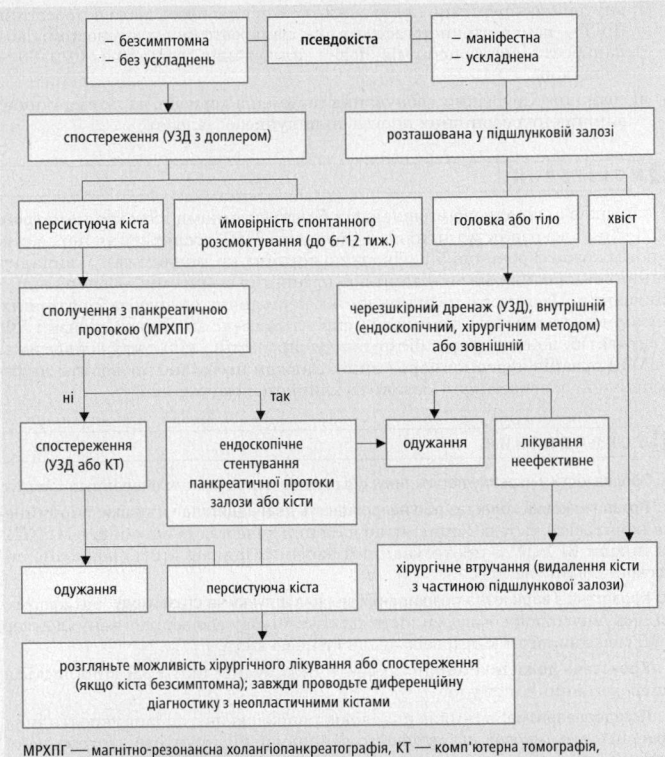

МРХПГ — магнітно-резонансна холангіопанкреатографія, КТ — комп'ютерна томографія, УЗД — ультразвукове дослідження

Рис. 3-2. Алгоритм лікування псевдокіст підшлункової залози

крізь шлунок чи дванадцятипалу кишку). При лікуванні персистуючих кіст, що сполучаються з протокою підшлункової залози, перед ендоскопічним дренуванням або під час процедури, з метою зменшення виділення панкреатичного соку розгляньте можливість застосування окреотиду 100–250 мг п/ш кожні 8–12 год.

2. Хірургічне лікування:

1) ракові кісти — повне видалення кісти; показане при МКН та при ІПМН головного протоку підшлункової залози. У випадку ІПМН бокових гілок та мішаних ІПМН, покази до оперативного втручання неоднозначні; зазвичай приймаються наступні: діаметр кісти ≥3 см, постійні включення в просвіті кісти, вузлики в стінці кісти або клінічні симптоми. Беручи до уваги низький потенціал малігнізації SCN (серозна кістозна неоплазія) оперують тільки тоді, коли вони викликають клінічні симптоми.

2) постзапальні кісти — розгляньте покази у випадку симптоматичної, персистуючої псевдокісти (>12 тиж.), що не підлягає ендоскопічному лікуванню. Методи:

   a) повне видалення кісти (часто можливе у випадку кіст, розташованих у хвості підшлункової залози — видалення кісти з тканиною хвоста підшлункової залози, із збереженням селезінки);

б) **внутрішнє хірургічне дренування** (тобто анастомоз кісти з просвітом ШКТ — панкреатоцистогастростомія, панкреатоцистодуоденостомія або панкреатоцистоєюностомія; повне вилікування досягається у 70–80 % випадків);

в) **зовнішнє хірургічне дренування** (найменш корисне, часто спричиняє виникнення зовнішніх нориць підшлункової залози).

➔ МОНІТОРИНГ

У пацієнтів з випадково виявленими безсимптомними кістами діаметром <2,5–3 см, без ознак малігнізації проведіть МРТ дослідження через рік, а потім кожні 2 роки (до 5 років, якщо картина не змінюється). У випадку виникнення ознак малігнізації або клінічних симптомів — оперативне лікування. При постзапальних кістах періодична оцінка лабораторних параметрів (активність α-амілази у сироватці і сечі, активність ліпази і ЛФ у сироватці, концентрація білірубіну у сироватці) і кількості лейкоцитів, та УЗД органів черевної порожнини. Завжди необхідно проводити диференціальну діагностику з кістами пухлинного походження.

➔ УСКЛАДНЕННЯ

1. Прорив кісти у черевну порожнину: симптоми подразнення очеревини і асцит.

2. Позапечінковий холестаз або непрохідність дванадцятипалої кишки, спричинена компресією кістою ззовні; якщо наявний холестаз → виконайте МРХПГ та інколи ЕРХПГ із протезуванням жовчних шляхів (якщо показане ендоскопічне лікування).

3. Кровотеча з варикозно розширених вен дна шлунку чи стравоходу, що сформувались, внаслідок компресії кісти на селезінкову або ворітну вену: доплер УЗД може виявити компресію судин стінкою кісти.

4. Кровотеча до кісти з парапанкреатичних судин: при УЗД виявляється гіперехогенний вміст у кісті.

5. Псевдоаневризма: виникає внаслідок пошкодження парапанкреатичних артерій (селезінкової, шлунково-дуоденальної, підшлунково-дуоденальної, печінкових) із збереженням прохідності між артерією та просвітом кісти.

Доплерівське дослідження може візуалізувати кровоплин всередині кісти. Розрив псевдоаневризми може викликати кровотечу (в залежності від локалізації) до черевної порожнини або заочеревинного простору; рідкісним ускладненням аневризми є кровотеча до дванадцятипалої кишки через протоку підшлункової залози.

4. Рак підшлункової залози

➔ ВИЗНАЧЕННЯ ТА ЕТІОПАТОГЕНЕЗ

Найчастіше (80 %) аденокарцинома з дуктальних панкреатичних клітин, зазвичай локалізована у головці ПШЗ (65 %), рідше — у тілі або у хвості (25 %), у ≈10 % випадків має мультифокальний характер. **Фактори ризику:** тютюнопаління (ризик зростає враз із кількістю випалених сигарет), ожиріння (у разі приросту ІМТ на 5 кг/м² ризик зростає на ≈10 %), цукровий діабет, хронічний панкреатит (особливо, спадковий), інфекція (*H. pylori*, HBV, HCV), споживання великої кількості масла, насичених жирних кислот, продуктів, підданих технологічній обробці, червоного м'яса (вживання великої кількості фруктів і овочів зменшує ризик), вплив хімічних речовин (зокрема хлоргідрокарбонатні розчинники, сполуки нікелю і хрому, кремнієвий пил, пестициди), генетична схильність і генетичні неопластичні синдроми (спадковий рак молочної залози або яєчника [особливо, пов'язаний з мутацією гена *BRCA*], синдром сімейної атипової множинної меланоми [FAMMM], синдром Пейтца-Єгерса, синдром Лінча, сімейний аденоматозний поліпоз [FAP], атаксія-телеангіектазія [синдром Луї-Бар], синдром Лі-Фраумені).

➡ **КЛІНІЧНА КАРТИНА ТА ПРИРОДНИЙ ПЕРЕБІГ**

Ранні симптоми є неспецифічними: дискомфорт у черевній порожнині, здуття, відсутність апетиту, зниження маси тіла (пізніше синдром анорексії-кахексії), діарея, нудота. Пізні, більш специфічні симптоми: механічна жовтяниця (спричинена компресією спільної жовчної протоки раком головки ПШЗ або метастазами у лімфатичні вузли печінково-дванадцятипалої зв'язки [напр., при занедбаному раці тіла або хвоста ПШЗ], свербіж шкіри, біль в епігастрії або біль у спині/плечах, блювання, симптом Курвуазьє (збільшений, доступний при пальпації, жовчний міхур у хворого з безбольовою жовтяницею; у 10–30 %), цукровий діабет або порушена толерантність до глюкози (раптова поява цукрового діабету, особливо у віці понад 50-ти років, без супутнього ожиріння чи сімейного анамнезу вимагає диференційної діагностики з раком ПШЗ), гострий панкреатит (випереджає діагноз раку ПШЗ у 13 % хворих), тромбоз глибоких вен, мігруючий тромбофлебіт (синдром Труссо [Trousseau]), кровотеча з ШКТ, спленомегалія, непрохідність дванадцятипалої кишки, асцит, знижений настрій/депресія, виснаження.

Пухлина дуже високого ступеню злоякісності, що характеризується швидким місцевим ростом та високою здатністю до інфільтрації сусідніх органів і судин; метастазує до очеревини, лімфатичних вузлів, печінки та віддалених органів.

➡ **ДІАГНОСТИКА**

Допоміжні дослідження

1. Лабораторні дослідження: на початку захворювання, як правило, у нормі. На пізніших стадіях захворювання симптоми холестазу — пряма гіпербілірубінемія, підвищена активність ЛФ і ГГТП (у ≈50 % хворих), анемія, гіпоальбумінемія; підвищення концентрація антигену СА 19–9 (недостатня чутливість [особливо у випадку невеликих пухлин] і специфічність [підвищення у випадку холестазу, незалежно від його причини; має значення в основному для діагностики рецидиву раку ПШЗ після резекції]).

2. Візуалізаційні методи дослідження: УЗД — дозволяє виявити лише відносно великі пухлини (солідні, гіпоехогенні по відношенню до навколишнього паренхіми ПШЗ); не придатне для скринінгу, ані для оцінки стадії захворювання, нормальний результат не виключає раку підшлункової залози! **Мультиспіральна КТ** черевної порожнини і тазу — базовий метод візуалізаційної діагностики раку ПШЗ; показане виконання відповідно до протоколу для ПШЗ; дозволяє виявити рак і оцінити стадію хвороби (інфільтрацію великих судин, метастази у лімфатичні вузли та віддалені метастази). **ЕУС** — рекомендований метод діагностики вогнищевих змін у ПШЗ; особливо малих пухлин (вища чутливість, ніж КТ); дає можливість виконати ТАПБ (без суттєвого ризику дисемінації), оцінити локальну занедбаність новоутворення, особливо інфільтрацію судин, та передбачити резектабельність зміни; є придатною при неоднозначній картині КТ. **МРТ/МРХПГ** — чутливість і специфічність МРТ з контрастуванням подібна, як при КТ; неінвазивний метод оцінки жовчовивідних шляхів та панкреатичної протоки, також за місцем звуження. **ЕРХПГ** — не рекомендується в якості діагностичного методу, показана у випадку одночасного лікувального втручання (напр. стентування звуженої спільної жовчної протоки). З метою виявлення потенційних метастазів раку в легені виконайте **РГ** або **КТ органів грудної клітки**.

Діагностичні критерії

Діагностика і оцінка стадії — на основі візуалізаційних методів дослідження (мультиспіральна КТ відповідно до протоколу для ПШЗ, ЕУС і МРТ/МРХПГ). У випадку резектабельності пухлини гістопатологічний діагноз для відбору до хірургічної операції не вимагається. Перед початком неоад'ювантної терапії або у хворих, які не були відібрані до операції перед початком паліативної хіміотерапії, необхідне цитологічне підтвердження діагнозу (напр. ТАПБ пухлини ПШЗ [черезшкірна або під час ЕУС]). ТАПБ також дає можливість провести диференціальну діагностику з ХП та АІП.

Диференційна діагностика

АІП, ХП, лімфома та інші новоутворення ПШЗ, або метастази до ПШЗ (зокрема раку легень, раку нирки), рак сосочка Фатера, рак жовчних шляхів.

→ ЛІКУВАННЯ

На підставі результатів візуалізаційних досліджень розрізняють резектабельний, гранично резектабельний і нерезектабельний (занадто місцево занедбаний чи з генералізованим метастазуванням) рак підшлункової залози. Терапевтичне рішення приймають із врахуванням оцінки резектабельності та загального стану пацієнта.

1. **Радикальне лікування:** резекція ПШЗ — єдиний метод, який дозволяє вилікувати рак ПШЗ (може бути виконаний у 15–20 % хворих); радикальна панкреатодуоденектомія методом Кауша [Kausch] і Уіппла [Whiple] (видалення головки ПШЗ, жовчного міхура, спільної жовчної протоки, дванадцятипалої кишки та пілоричної частини шлунку) або методом Траверзо [Traverso] (зі збереженням пілоруса), тотальна резекція ПШЗ (напр., при мультифокальній пухлині) або резекція лише тіла і хвоста ПШЗ разом з селезінкою (при локалізації пухлини у лівій частині ПШЗ — дистальна панкреатектомія).

Впродовж 8–12 тиж. після резекції застосовується ад'ювантна терапія — найчастіше хіміотерапія зі застосуванням 5-фторурацилу з фолінатом кальцію або гемцитабіном.

У випадку гранично резектабельного раку після виконання ТАПБ і підтвердження діагнозу застосовується системна передопераційна терапія з метою зменшення розміру пухлини і ступеня занедбаності, а також з метою збільшення ймовірності радикальної резекції. Після повторної оцінки (КТ або МРТ черевної порожнини і тазу та РГ/КТ грудної клітки) визначають можливість резекції.

2. **Лікування нерезектабельного захворювання:**

1) **хіміотерапія** — напр. гемцитабін, схема FOLFIRINOX або гемцитабін з наб-паклітакселем;

2) **протибольова терапія** →розд. 22.1, нейроліз черевного сплетіння під контролем ЕУС (найкорисніше) або черезшкірно;

3) **лікування механічної жовтяниці** — ендоскопічне протезування жовчовивідних шляхів;

4) **лікування екзокринної недостатності ПШЗ** →розд. 5.2;

5) **тромбопрофілактика** →розд. 2.33.3.

→ ПРОГНОЗ

Прогноз залежить, передусім, від можливості виконання резекції. Виживаність неоперованих хворих від моменту постановки діагнозу зазвичай становить кілька місяців. Після радикальної операції 5-річна виживаність становить 10–20 %.

1. Дисфункція жовчного міхура і сфінктера Одді

→ ВИЗНАЧЕННЯ ТА ЕТІОПАТОГЕНЕЗ

Функціональні хвороби жовчного міхура та сфінктера Одді можна діагностувати у випадку наявності біліарного болю або рецидивуючого гострого панкреатиту (ГП) у хворих без очевидної органічної хвороби, що може бути їх причиною.

Біліарний біль відповідно до Римських критеріїв IV — це біль в епігастральній ділянці і/або в правому верхньому квадранті живота, який відповідає усім наведеним критеріям:

1) досягає постійної вираженості та триває ≥30 хв;

2) з'являється в різні часові проміжки (не щоденно);

3) настільки інтенсивний, що порушує нормальну активність, або призводить до звернень у відділення швидкої допомоги;

4) не має суттєвого (<20 % епізодів болю) зв'язку з випорожненням;

5) не зменшується суттєвим чином при зміні положення тіла, прийомі антацидних ЛЗ або ЛЗ, котрі гальмують секрецію соляної кислоти.

Біліарний біль можуть супроводжувати: нудота та блювання, ірадіація в спину і/або в праву підлопаткову ділянку, біль вночі може змушувати хворого прокидатись.

Біліарний біль у хворих з наявністю жовчного міхура, в яких не виявлено органічного захворювання, може свідчити про **дисфункцію жовчного міхура**, а у хворих після холецистектомії можна запідозрити **дисфункцію сфінктера Одді**.

Рецидивуючий ідіопатичний ГП може вказувати на **дисфункцію сфінктера Одді панкреатичного типу**.

→ ДІАГНОСТИКА

Діагностичні критерії

1. Дисфункція жовчного міхура

Необхідні критерії:

1) біліарний біль;

2) відсутність жовчних конкрементів (включно із так званим біліарним сладжем) та інших органічних порушень.

Додаткові критерії (не є обов'язковими):

1) зниження фракції викиду при сцинтиграфії жовчного міхура;

2) нормальна активність/концентрація в крові печінкових ферментів, прямого білірубіну і амілази/ліпази (якщо активність печінкових ферментів підвищена через іншу відому причину, напр. неалкогольний стеатогепатит, то це не виключає дисфункції жовчного міхура).

2. Дисфункція жовчного сфінктера Одді

Необхідні критерії:

1) біліарний біль;

2) підвищення активності печінкових ферментів або розширення жовчних шляхів (не обидва симптоми одночасно);

3) відсутність холедохолітіазу та інших органічних порушень.

Додаткові критерії (не є обов'язковими):

1) нормальна активність амілази/ліпази (однак може бути підвищеною при деяких больових приступах);

2) неправильний результат манометрії сфінктера Одді (проводиться тільки у деяких хворих);

3) сцинтиграфія печінки та жовчовивідних шляхів — придатність є сумнівною; не повинна вказувати на непрохідність жовчних шляхів, часто виявляє спові́льнене виділення радіофармпрепарату в жовч і/або сповільнений пасаж жовчі з воріт печінки в дванадцятипалу кишку.

3. Дисфункція панкреатичного сфінктера Одді

Необхідні критерії:

1) документально підтверджені епізоди рецидивуючого ГП (типовий біль із >3-кратним підвищенням відносно норми активності амілази або ліпази і/або ознаки ГП при візуалізаційних дослідженнях);

2) виключення ГП іншої етіології;

3) нормальна картина при ЕУС;

4) неправильний результат манометрії сфінктера.

Диференційна діагностика

Інші причини болю в животі →розд. 1.7, насамперед жовчнокам'яна хвороба, виразкова хвороба, хронічний панкреатит, функціональна диспепсія, синдром подразненого кишківника, післяопераційні ускладнення. Початкова діагностика повинна включати біохімічні дослідження печінки та підшлункової залози, гастроскопію та візуалізаційні дослідження черевної порожнини — найкраще ЕУС та МРХПГ. ЕУС являється найбільш точним ендоскопічним дослідженням, яке дозволяє виключити холедохолітіаз та патологію сосочка Фатера. Не проводьте ЕРХПГ, якщо об'єктивні симптоми застою жовчі відсутні.

→ ЛІКУВАННЯ

1. Дисфункція жовчного міхура: заспокійлива розмова із хворим, анальгетики; ЛЗ з непідтвердженою ефективністю — спазмолітики, нейромодулятори (напр. амітриптилін, габапентин), урсодезоксихолева кислота. Зважте холецистектомію, якщо вказані методи неефективні, а симптоми є тяжкими.

2. Дисфункція жовчного сфінктера Одді: методи з підтвердженою ефективністю відсутні. В першу чергу призначте неінвазивне лікування — анальгетики, ЛЗ, які знижують тонус сфінктера Одді (напр., ніфедипін, інгібітори фосфодіестерази 5 типу, тримебутин, гіосцин, окреотид, нітрати, прокінетики — напр. ітоприд). Корисним може бути додаткове призначення разом з анальгетиком — амітриптиліну або дулоксетину, а також черезшкірна нейростимуляція (TENS) та акупунктура. У хворих із вираженими об'єктивними ознаками стенозу сфінктера Одді показана ендоскопічна сфінктеротомія; у випадку її неефективності можна розглянути хірургічне лікування (сфінктеропластику).

3. Функціональні розлади панкреатичного сфінктера Одді: хворі повинні уникати алкоголю та опіоїдів. Ефективність ЛЗ, які зменшують спазм сфінктера Одді, не оцінювалась. Можна зважити сфінктеротомію жовчного сфінктера в індивідуальному порядку (додаткове розсічення панкреатичного сфінктера не приносить додаткової користі).

→ УСКЛАДНЕННЯ

Гострий панкреатит (часто рецидивуючий; найчастіше ускладнення ендоскопічної сфінктеротомії), жовчнокам'яна хвороба.

2. Жовчнокам'яна хвороба (ЖКХ, холелітіаз)

→ ВИЗНАЧЕННЯ ТА ЕТІОПАТОГЕНЕЗ

Наявність конкрементів у жовчі. Класифікація за місцем розташування конкрементів:

1) **холецистолітіаз** — конкременти утворюються у жовчному міхурі;

2) **холедохолітіаз** — конкременти знаходяться у позапечінкових або внутрішньопечінкових жовчних шляхах і можуть походити з жовчного міхура або утворюватись у жовчних протоках (первинний холедохолітіаз; в Європі та Північній Америці зустрічається рідко); у 95 % випадків супутнім є холецистолітіаз.

Камені, в залежності від складу, поділяються на: **холестеринові** (жовті або жовто-брунатні), **пігментні** (рідкісні у Європі і Північній Америці) і **змішані**.

Фактори ризику утворення холестеринових конкрементів: генетичні чинники, жіноча стать (у 4×частіше, ніж у чоловіків), вагітність, вік >40 років, цукровий діабет, ожиріння, муковісцидоз, гіпертригліцеридемія, ЛЗ (естрогени, пероральні контрацептиви, фібрати, цефтріаксон, соматостатин та його аналоги), швидка втрата маси тіла (напр. після баріатричної операції або застосування низькокалорійної дієти). **Фактори ризику утворення пігментних конкрементів:** гемолітична анемія, хвороба Крона, цироз печінки, довготривале повне парентеральне харчування.

2.1. Холецистолітіаз

→ КЛІНІЧНА КАРТИНА ТА ПРИРОДНИЙ ПЕРЕБІГ

1. Суб'єктивні симптоми: приступоподібний гострий біль у животі (т. зв. жовчна [печінкова] коліка; головний клінічний симптом, часто з'являється після вживання жирної їжі, внаслідок підвищення тиску у жовчному міхурі після обтурації міхурової протоки конкрементом; локалізований у правому підребер'ї або у центрі епігастральної ділянки, може ірадіювати під праву лопатку, зазвичай триває >30 хв, але <5 год та поступово зникає), нудота та блювання (можуть супроводжувати біль), печія, дискомфорт у епігастрії після вживання жирної їжі, метеоризм. Біль тривалістю >5 год, лихоманка і озноб можуть свідчити про гострий холецистит і холангіт, або гострий біліарний панкреатит.

2. Об'єктивні симптоми: під час нападу жовчної коліки часто визначається болючість при пальпації в ділянці правого підребер'я, може виникати симптом Ортнера (біль при постукуванні по правій реберній дузі), і/або симптом Мерфі (є більш характерним для холециститу).

3. Природний перебіг: У ≈80 % хворих перебіг безсимптомний, в усіх інших жовчна коліка рецидивує через кожних декілька днів, тижнів до кількох місяців.

→ ДІАГНОСТИКА

Допоміжні дослідження

1. Візуалізаційні методи досліджень: УЗД — діагностична ефективність >95 %; виявляє конкременти (різного розміру гіперехогенні включення, що дають акустичну тінь та змінюють своє положення в жовчному міхурі після зміни положення тіла), дозволяє оцінити збільшення жовчного міхура, ширину внутрішньо- і позапечінкових жовчних шляхів та сусідні органи. Конкремент можна сплутати з поліпом (останній є нерухомим та не дає акустичної тіні) і з біліарним сладжем (жовчний осад — кришталики холестерину; не дає акустичної тіні, але змінює своє положення при зміні положення тіла пацієнта); ЕУС і/або МРТ — можна провести, якщо спостерігаються типові симптоми, а при УЗД конкрементів не виявлено; **оглядова РГ органів черевної порожнини** — яку проведено не з метою діагностики холецистолітіазу, а за іншими показаннями; може виявити кальцифіковані конкременти (<20 % хворих).

2. Лабораторні дослідження: при неускладненому холецистолітіазі результати аналізів в межах норми.

Діагностичні критерії

Типова картина конкрементів у жовчному міхурі при УЗД.

У хворих із симптоматичним холецистолітіазом і низьким ризиком холедохолітіазу, які відібрані до хірургічного лікування, немає показань до виконання додаткових діагностичних досліджень, що візуалізують жовчовидні шляхи. У хворих, які перенесли гострий панкреатит, у віці >55 років та у тих, в яких виявлено підвищення активності АЛТ, АСТ і ЛФ, перед плановим оперативним втручанням показане виконання ЕУС або МРХПГ (а у випадку підтвердженого холедохолітіазу показане проведення ендоскопічної ретроградної холангіопанкреатографії (ЕРХПГ) з видаленням конкрементів перед плановим хірургічним втручанням), або проведення інтраопераційної холангіографії.

Диференційна діагностика

Інші причини гострого болю в епігастрії: гострий інфаркт міокарда, розшаровуюча аневризма черевної аорти, плеврит, перикардит, виразкова хвороба шлунку, перфорація виразки шлунку або дванадцятипалої кишки, гострий та хронічний панкреатит, гострий апендицит. УЗД картина: поліп жовчного міхура і біліарний сладж (→вище).

→ ЛІКУВАННЯ

Лікування жовчної коліки

1. Анальгетики: НПЗП у типових дозах, напр. диклофенак 50–75 мг в/м або кетопрофен 200 мг в/м (застосування НПЗП при печінковій коліці може знижувати ризик розвитку гострого холециститу), **парацетамол** (зазвичай у випадку протипоказань до НПЗП); у випадку сильнішого болю — опіоїди: **петидин** 50–100 мг в/м або п/ш, **пентазоцин** 30–60 мг в/м чи п/ш, або бупренорфін 0,3 мг в/м чи 0,4 мг сублінгвально (не призначайте морфін, тому що він викликає спазм сфінктера печінково-підшлункової ампули).

2. Спазмолітики:

1) **дротаверин** 40–80 мг п/о, п/ш, в/м або в/в;

2) **гіосцин** 20 мг п/о, п/р, в/м або в/в, також комбіновані препарати з парацетамолом або метамізолом;

3) **папаверин** п/ш або в/м 40–120 мг; п/р супозиторії.

При необхідності через 3 год можна повторити дозу ЛЗ.

Остаточне лікування

Хірургічне лікування

Показане при симптоматичному холецистолітіазі і його ускладненнях.

У безсимптомних хворих холецистектомія показана у випадку підвищеного ризику розвитку рака жовчного міхура:

1) фарфоровий (кальцифікований) жовчний міхур (особливо тоді, коли кальциноз стінок неоднорідний);

2) поліпи жовчного міхура — розміром >1 см, при розмірах 6–10 мм, якщо вони збільшуються, а в міхурі знаходяться жовчні камені, або незалежно від розмірів у хворих з первинним склерозуючим холангітом.

1. Лапароскопічна холецистектомія: метод вибору. Протипоказання: множинні спайки після перенесених раніше операцій, розлитий перитоніт. У ≈5 % хворих, яким проводиться лапароскопічна операція, необхідно змінити спосіб операції на класичний (відкритим методом). У хворих із холецистолітіазом та холедохолітіазом перед плановою лапароскопічною операцією потрібно провести ЕРХПГ з ендоскопічною сфінктеротомією та видаленням конкрементів із жовчних шляхів.

2. Відкрита холецистектомія: показана хворим із протипоказаннями до лапароскопічного втручання.

Фармакологічне лікування

П/о вживання **урсодезоксихолевої кислоти** може призводити до розчинення жовчних каменів (найкращі результати у хворих з малими [5–10 мм] і некальцифікованими конкрементами). УДХК не рекомендується використовувати при лікуванні ЖКХ з огляду на значну частоту рецидивів; натомість її можна призначати профілактично в деяких ситуаціях (під час швидкої втрати маси тіла, напр. після баріатричної операції до моменту стабілізації маси тіла включно).

➡ УСКЛАДНЕННЯ

1. Гострий холецистит →розд. 6.3.

2. Хронічний холецистит: морфологічне поняття, жовчний міхур з потовщеними, фіброзними, деформованими стінками. Є наслідком механічного подразнення, спричиненого наявністю жовчних конкрементів або рецидивуючих приступів жовчної коліки. **Симптоми:** переважає біль різної інтенсивності, що локалізується у правому підребер'ї або в центрі епігастральної ділянки, ірадіюючий у лопатку і хребет; у зв'язку з холецистолітіазом можуть спостерігатись рецидивуючі приступи жовчної коліки, епізоди рецидивуючого гострого панкреатиту, холедохолітіазу та холангіту. **Діагностика:** на підставі УЗД картини — конкременти у жовчному міхурі і потовщення його стінки. **Лікування:** якщо наявні симптоми → лапароскопічна або класична холецистектомія.

3. Холедохолітіаз.

2.2. Холедохолітіаз

➡ КЛІНІЧНА КАРТИНА ТА ПРИРОДНИЙ ПЕРЕБІГ

Конкременти у жовчних протоках можуть самостійно перемістись до дванадцятипалої кишки, однак більшість блокується у спільній жовчній протоці (СЖП) або у сфінктері Одді. **Симптоми:** біль у правому підребер'ї, який зазвичай триває довше ніж жовчна коліка, часто супроводжується жовтяницею, нудотою та блюванням. Персистуюча непрохідність СЖП викликає наростаючу жовтяницю, свербіж шкіри, появу безбарвного (ахолічного) калу і темного забарвлення сечі. Також може мати безсимптомний перебіг.

➡ ДІАГНОСТИКА

Холедохолітіаз необхідно підозрювати, перш за все, у пацієнтів із підтвердженим холецистолітіазом, у яких з'явилась жовтяниця і жовчна коліка, а також у пацієнтів після холецистектомії з рецидивом болю або жовтяницею.

Допоміжні дослідження

1. Лабораторні дослідження: підвищення активності АЛТ і АСТ в сироватці крові в ранній фазі (<72 год від розвитку непрохідності жовчних шляхів); у випадку персистуючої непрохідності поступове підвищення активності ЛФ, ГГТП, а також концентрації білірубіну (з перевагою кон'югованого білірубіну) в сироватці крові.

2. Візуалізаційні методи досліджень:: **УЗД черевної порожнини** — обстеження, з якого розпочинають діагностику; може виявити наявність конкрементів у жовчних протоках, але частіше тільки їх розширення внаслідок непрохідності і/або наявність холецистолітіазу; відсутність візуалізації конкрементів у жовчних протоках не виключає холедохолітіазу. **ЕУС** — найбільш точний метод виявлення конкрементів розміром <5 мм та розташованих близько до Фатерового сосочка. **МРХПГ** — близька до ЕУС чутливість і специфічність при виявленні конкрементів діаметром >5 мм. **КТ** — висока чутливість при діагностиці розширення СЖП, можливість візуалізації кальцифікованих конкрементів; не є методом вибору при діагностиці холедохолітіазу, відіграє роль в діагностиці інших, ніж холедохолітіаз, причин болю в епігастрії та ускладнень холедохолітіазу. **ЕРХПГ** — показана виключно у разі високої ймовірності холедохолітіазу (дозволяє видалити конкремент).

Діагностичні критерії
Виявлення конкрементів при візуалізаційних методах дослідження.

→ ЛІКУВАННЯ

Встановлення діагнозу холедохолітіазу, навіть за відсутності скарг у пацієнта, є показанням до інвазивного лікування — ендоскопічного або хірургічного.

1. ЕРХПГ зі сфінктеротомією: метод вибору, одужання у 90 % хворих, конкременти видаляються до дванадцятипалої кишки через розсічений великий сосочок дванадцятипалої кишки за допомогою балону або кошика; більші конкременти спочатку подрібнюють.

2. Екстракорпоральна ударно-хвильова літотрипсія: допоміжний метод у подрібненні конкрементів, якщо проведена під час ЕРХПГ механічна літотрипсія виявилась неефективною.

3. Імплантація протезу до спільної жовчної протоки: застосовується у випадку неефективності вищевказаних методів.

4. Хірургічне лікування: всім хворим з холецистолітіазом показана холецистектомія. Хірургічне видалення конкрементів з жовчних проток показане у тому випадку, якщо неможливо застосувати ендоскопічні методи лікування або ж вони виявились неефективними.

→ УСКЛАДНЕННЯ

Обтураційний холангіт, гострий панкреатит, рідко — міхурово-кишкові жовчні нориці і вторинний біліарний цироз печінки (у випадку хронічного холедохолітіазу).

3. Гострий холецистит

→ ВИЗНАЧЕННЯ ТА ЕТІОПАТОГЕНЕЗ

Найчастіше ускладнення холецистолітіазу внаслідок порушення відтоку жовчі з жовчного міхура, або повної обтурації просвіту чи набряку слизової оболонки міхурової протоки. У ≈10 % випадків захворювання має некалькульозну природу, зазвичай при тяжких системних захворюваннях.

→ КЛІНІЧНА КАРТИНА

Симптоми: печінкова коліка, що триває >5 год, лихоманка і озноб, блювання, сильна болючість черевної стінки в ділянці правого підребер'я, позитивний симптом Мерфі (особа, яка обстежує, прикладає руку до правої підреберної ділянки хворого, який виконує глибокий вдих, внаслідок чого виникає біль, що приводить до переривання вдиху) і симптомом Ортнера, інколи пальпується болючий жовчний міхур, симптоми подразнення очеревини (у деяких хворих), прискорення пульсу та дихання.

➡ ДІАГНОСТИКА

Допоміжні дослідження

1. Лабораторні дослідження: лейкоцитоз зі зсувом лейкоцитарної формули вліво, підвищена концентрація СРБ в сироватці крові, інколи підвищена активність АСТ, АЛТ, ЛФ і амілази в сироватці крові, гіпербілірубінемія.

2. Візуалізаційні методи дослідження: УЗД — великі симптоми: наявність конкрементів, набряк стінки жовчного міхура, наявність газу у стінці (гангренозне запалення), позитивний ультрасонографічний симптом Мерфі (болючість під правою реберною дугою при натисканні ультразвуковим датчиком); малі симптоми: збільшення жовчного міхура, потовщення стінки, зміни у просвіті жовчного міхура (напр. сладж), скупчення рідини навколо жовчного міхура. **КТ** — допомагає встановити діагноз у хворих із некалькульозним гострим холециститом, а також для виявлення ускладнень.

Діагностичні критерії

Суб'єктивні і об'єктивні симптоми та УЗД картина.

➡ ЛІКУВАННЯ

1. Лікувальне голодування.

2. Гідратація хворого → в/в інфузія 0,9 % NaCl.

3. Анальгетики та спазмолітики: як при жовчній кольці →розд. 6.2.1.

4. Емпіричне лікування антибіотиком широкого спектру дії, напр., цефалоспорином III покоління (цефтріаксон, цефоперазон), ципрофлоксацином, у випадку підозри на інфікування анаеробними бактеріями додається метронідазол або амоксицилін із клавулановою кислотою. У випадку неускладненого післяопераційного перебігу лікування може тривати 5–7 днів.

5. Холецистектомія (перевага надається лапароскопічній): показана у кожному випадку гострого калькульозного холециститу, та має бути проведена протягом 72 год від поступлення в лікарню (якщо хворий не може бути прооперований протягом 1 тиж. від появи симптомів, хірургічне втручання потрібно відкласти на ≥6 тиж.).

➡ УСКЛАДНЕННЯ

Емпієма, гангрена або перфорація (обмежена або з розлитим жовчним перитонітом) жовчного міхура (вимагає негайного хірургічного втручання), водянка жовчного міхура, абсцес печінки, нориця між жовчним міхуром та кишківником (міграція великих конкрементів до кишківника може спричинити жовчнокам'яну кишкову непрохідність), синдром Мірізі (блокування великого конкременту у шийці жовчного міхура або у міхуровій протоці в місці її з'єднання з загальною печінковою протокою, викликає симптоми компресії спільної жовчної протоки).

4. Гострий холангіт

➡ ВИЗНАЧЕННЯ ТА ЕТІОПАТОГЕНЕЗ

Сегментарний або дифузний гострий запальний процес внутрішньо- і/або позапечінкових жовчних шляхів, викликаний інфекцією внаслідок утруднення або заблокування відтоку жовчі. **Етіологічні чинники:** найчастіше, *Escherichia coli*, *Klebsiella*, *Enterococcus*, *Enterobacter*, *Streptococcus* і *Pseudomonas aeruginosa*, 15 % — анаеробні бактерії. **Фактори ризику** — причини холестазу: холелітіаз, новоутворення, які утруднюють відтік жовчі (інфільтрація протоків або великого сосочка, компресія ззовні), постзапальний та ятрогенний стеноз жовчних шляхів, первинний склерозуючий холангіт, компресія жовчних протоків кістою підшлункової залози або збільшеними лімфатичними вузлами.

➡ КЛІНІЧНА КАРТИНА ТА ПРИРОДНИЙ ПЕРЕБІГ

Типові клінічні симптоми — це **тріада Шарко**: сильний біль, що за характером подібний до жовчної коліки, локалізований у правому підребер'ї або у центрі епігастральної ділянки, лихоманка з ознобом і жовтяниця. Якщо додатково розвиваються симптоми шоку і порушення свідомості — пентада Рейнольдса. Окрім того, при об'єктивному обстеженні пальпаторна болючість у ділянці правого підребер'я, з гіпертонусом черевних м'язів. Може розвинутись септичний шок. Нелікований гострий бактеріальний холангіт, як правило, закінчується смертю.

➡ ДІАГНОСТИКА

Допоміжні дослідження

1. Лабораторні дослідження: як при холедохолітіазі + лейкоцитоз із зсувом лейкоцитарної формули вліво, а також висока концентрація СРБ в сироватці крові. При тяжкому холангіті можуть з'явитись ознаки сепсису →розд. 18.8.

2. Візуалізаційні методи дослідження: УЗД — може виявити розширення внутрішньо- та позапечінкових жовчних шляхів, холедохолітіаз. **Ургентна ЕРХПГ** — найкращий діагностичний метод при гострому холангіті, дає можливість одночасно провести лікувальне втручання.

Діагностичні критерії

Діагноз встановлюється на підставі характерної клінічної картини, а також лабораторних і візуалізаційних досліджень.

Диференційна діагностика

Інші причини лихоманки та болю в епігастрії: гострий холецистит, гострий біліарний панкреатит, абсцес печінки, гострий вірусний гепатит, дивертикуліт, перфорація кишківника.

➡ ЛІКУВАННЯ

Кожного хворого потрібно оцінити щодо наявності тяжкого сепсису (→розд. 18.8) та розпочати відповідну стратегію дій.

Консервативне лікування

1. Лікувальне голодування.

2. Гідратація хворого: в/в інфузія 0,9 % NaCl.

3. Анальгетики та спазмолітики: як при жовчній кольці →розд. 6.2.1.

4. Емпіричне лікування антибіотиком широкого спектру дії: з активністю проти Грам-негативних і анаеробних бактерій, напр. ципрофлоксацин з метронідазолом; терапевтичну концентрацію у сироватці крові та жовчі також досягають напр. цефалоспорини II і III покоління, іміпенем, аміноглікозиди).

Інвазивне лікування

1. ЕРХПГ з ендоскопічною сфінктеротомією та евакуацією конкрементів і/або протезуванням жовчних шляхів, що дозволяє відновити правильний відтік жовчі — є методом вибору, слід провести якнайшвидше (оптимально до 24 год).

2. Черезшкірний дренаж під контролем УЗД або КТ — зважте, якщо ЕРХПГ неможливо провести, або не вдалось відновити прохідність жовчних шляхів.

5. Первинний склерозуючий холангіт (ПСХ)

→ ВИЗНАЧЕННЯ ТА ЕТІОПАТОГЕНЕЗ

Хронічне, холестатичне захворювання печінки змішаної етіології, що призводить до пошкодження внутрішньопечінкових і позапечінкових жовчних шляхів.

→ КЛІНІЧНА КАРТИНА ТА ПРИРОДНИЙ ПЕРЕБІГ

У 15–45 % хворих перебіг безсимптомний. **Симптоми:** хронічна втома, свербіж шкіри, зменшення маси тіла, симптоми рецидивуючого холангіту (епізоди жовтяниці, лихоманки і болю у правому підребер'ї). При об'єктивному обстеженні жовтушність шкіри і слизових оболонок, екскоріації. На занедбаній стадії можуть з'явитися симптоми цирозу печінки і його ускладнень →розд. 7.12. У ≈70 % хворих виявляється супутній неспецифічний виразковий коліт (НВК) або — рідше — хвороба Крона (ХК); також панкреатит (10—25 %), цукровий діабет (5—15 %), інші аутоімунні захворювання. Впродовж 10—15 років після встановлення діагнозу >50 % хворих вимагають трансплантації печінки.

→ ДІАГНОСТИКА

Допоміжні дослідження

1. Лабораторні дослідження:

1) **біохімічний аналіз крові** — підвищена активність ЛФ і/або ГГТП (зазвичай 3–10×ВМН) та АСТ і АЛТ (зазвичай 2–4×ВМН) у сироватці крові, підвищена концентрація білірубіну у сироватці крові (нормальний рівень у ≈60 % хворих на момент встановлення діагнозу), гіпергамаглобулінемія (підвищена концентрація IgG і IgM у 45–80 % хворих);

2) **імунологічні дослідження** — аутоантитіла ANA і SMA (у 20–50 %), pANCA (у 30–80 %).

2. МРХПГ: «золотий стандарт» у діагностиці; дозволяє виявити характерні звуження з наступним розширенням жовчних протоків (можуть виникати як у внутрішньопечінковому, так і позапечінковому сегментах).

3. ЕРХПГ: інвазивний метод дослідження, його необхідно виконати у тому випадку, якщо МРХПГ не дає змоги підтвердити діагноз, та у клінічній ситуації, що вимагає безпосереднього терапевтичного втручання (сфінктеротомія, протезування жовчних шляхів) і забору матеріалу для цитологічного дослідження у разі підозри на рак жовчних шляхів.

4. Біопсія печінки: показана у разі підозри на ПСХ з ураженням дрібних протоків (англ. *small duct variant*), який неможливо виявити при візуалізаційних дослідженнях, а також при: супутньому аутоімунному гепатиті, якщо діагностика на основі МРХПГ або ЕРХПГ не достовірна, та в ситуації, коли існує клінічна підозра на цироз печінки (підтвердження запущеного фіброзу має суттєве клінічне значення).

Діагностичні критерії

Типова картина жовчних шляхів при ЕРХПГ або МРХПГ. Якщо картина при цих дослідженнях є нормальною, а клінічна картина вказує на ПСХ → гістологічне дослідження біоптату печінки (якщо гістопатологічна картина типова для ПСХ, діагностується варіант ПСХ з ураженням тільки дрібних жовчних шляхів).

Диференційна діагностика

IgG4-асоційований холангіт (один з проявів системного захворювання, асоційованого з IgG4 [IgG4-*related systemic disease*]), інші хронічні захворювання печінки, що протікають з холестазом (напр., первинний холангіт, синдром зникаючих жовчних протоків, еозинофільний холангіт), вторинний склерозуючий холангіт (напр., після ятрогенних пошкоджень жовчних протоків або судин, що відповідають за їх кровопостачання), вроджені вади жовчних протоків (напр., синдром Алажиля [гіпоплазія внутрішньопечінкових жовчних протоків], синдром Каролі [кістоз внутрішньопечінкових жовчних протоків], інфекційні холангіопатії (напр., у хворих на СНІД, при зараженні китайським печінковим сисуном).

ЛІКУВАННЯ

Фармакологічне лікування

1. Урсодезоксихолева кислота п/о 13–15 мг/кг/добу — не рекомендується для рутинного призначення усім хворим, але у хворих на ПСХ зі супутнім НВК може зменшити ризик дисплазії і раку товстого кишківника.

2. Лікування свербежу →розд. 1.38.

3. Профілактика та лікування остеопорозу →розд. 16.16.

Інвазивне лікування

1. Ендоскопічне лікування: хворим з домінуючим звуженням жовчних протоків можна провести ендоскопічну балонну дилатацію або протезування жовчних шляхів (ефективність 60–90 %).

2. Трансплантація печінки: показання — рецидивуючі епізоди гострого холангіту, відсутність покращення після фармакотерапії та ендоскопічного лікування запущених стенозів жовчних шляхів, симптоми стійкої до консервативного лікування термінальної печінкової недостатності, стійкий до лікування свербіж шкіри. Після трансплантації 5-річна виживаність становить ≈80 %. ПСХ може рецидивувати в трансплантаті.

УСКЛАДНЕННЯ

1. Підвищений ризик розвитку злоякісних новоутворень: рак жовчних шляхів (у 10–20 %); **печінковоклітинний рак** (ризик підвищується, коли розвинеться цироз печінки); **рак підшлункової залози** (ризик у 14 разів вищий, ніж у загальній популяції); **рак товстого кишківника** (ПСХ додатково підвищує ризик, що пов'язаний з НВК), **рак жовчного міхура** (у 2 %).

2. Епізоди гострого холангіту →розд. 6.4.

6. Рак жовчного міхура

Найчастіше — аденокарцинома, що походить з епітелію слизової оболонки жовчного міхура. **Фактори ризику:** багаторічний холецистолітіаз (особливо конкременти >3 см; жовчні конкременти у міхурі — у ≈80 % випадків раку; рак діагностується у ≈1 % жовчних міхурів, що видалені з причини накопичення конкрементів); кісти жовчних шляхів; поліп жовчного міхура >1 см, синдроми сімейного поліпозу →розд. 4.24.2.

Симптоми: нехарактерні, як правило маніфестують пізно (діагноз часто встановлюється вже на неоперабельній стадії), найчастіше — біль у ділянці правого підребер'я, тупий, іррадіюючий у праву сторону до хребта і міжлопаткову ділянку; жовтяниця та свербіж (внаслідок інфільтрації пухлиною жовчної протоки; погіршує прогноз); нудота та блювання; втрата апетиту, зменшення маси тіла; пухлина, що пальпується у правому верхньому квадранті живота.

Допоміжні дослідження

1. Лабораторні дослідження: у сироватці підвищені активність ЛФ і ГГТП, концентрація білірубіну, активність АСТ і АЛТ (у фазі значного задавнення хвороби, інфільтрації печінки та метастатичних змін); підвищення концентрації СЕА і СА 19–9.

2. Візуалізаційні методи дослідження: **УЗД** — може виявити потовщення стінки (>1 см), пухлину у просвіті або назовні жовчного міхура (поліпи жовчного міхура діаметром <1 см рідко бувають раком). **ЕУС** — визначення глибини інфільтрації раку та оцінка ураження регіонарних лімфатичних вузлів. **КТ** — зміни, схожі як при УЗД; додатково — оцінка топографії патологічних змін, оточуючих лімфатичних вузлів та інфільтрації печінки. **МРХПГ** і **ЕРХПГ** — можуть виявити звуження центрального сегмента жовчних шляхів, що є доказом їх інфільтрації раком.

Діагностичні критерії

Підозра на підставі результатів візуалізаційних методів дослідження; достовірний діагноз — на підставі гістопатологічного дослідження видаленого жовчного міхура.

1. Холецистектомія: якщо перед операцією підозри щодо раку не було → лапароскопічно (при умові мікроскопічної радикальності і невеликої глибини інфільтрації [Tis або Т1]; у разі підозри на рак вже перед операцією → відкритий метод (видалення жовчного міхура в широких [≥2 см] межах печінки + видалення регіонарних лімфатичних вузлів).

2. Паліативне лікування: дренаж жовчних шляхів ендоскопічним методом з встановленням стенту з метою зменшення симптомів холестазу.

3. Хіміотерапія після операції ефектів не дає.

Середня виживаність ≈6 міс. Виживаність після операції залежить від ступеня клінічного задавнення: від >90 % при І ст. до макс. 15 % 5-річної виживаності при IV ст. (за TNM).

7. Рак жовчних шляхів

Найчастіше аденокарцинома (95 %), яка походить з епітелію слизової оболонки жовчних шляхів. **Фактори ризику:** первинний склерозуючий холангіт (ПСХ), неспецифічний виразковий коліт, кісти жовчних шляхів (у т. ч. синдром Каролі), холедохолітіаз (особливо вторинний до хронічного холангіту), інвазія трематодами *Clonorchis sinensis, Opisthorchis viverrini, Opisthorchis felineus*. **Класифікація**, в залежності від локалізації:

1) **рак внутрішньопечінкових жовчних шляхів;**
2) **рак позапечінкових жовчних шляхів** — верхній (пухлина Клацкіна; вище або на рівні місця поділу загальної печінкової протоки на праву і ліву печінкові протоки) і нижній.

Симптоми: холестатична жовтяниця, свербіж шкіри, дискомфорт і біль у животі (як правило, у випадку внутрішньопечінкової локалізації; тривалий, тупий, у ділянці правого підребер'я), зменшення маси тіла, гепатомегалія, лихоманка, відчутна крізь шкіру пухлина у правому підребер'ї, збільшений, твердий, безболісний жовчний міхур (симптом Курвуазьє — при пухлинах, розташованих нижче місця з'єднання міхурової протоки із загальною печінковою протокою).

Перебіг, як правило, підступний. Поява жовтяниці та свербежу, зазвичай, свідчить про значне задавнення раку; у більшості хворих на цьому етапі він вже неоперабельний, а виживаність не перевищує 12 міс. від моменту встановлення діагнозу.

Допоміжні дослідження

1. Лабораторні дослідження: у сироватці крові підвищена концентрація білірубіну (з перевагою кон'югованого), підвищена активність ЛФ, ГГТП, АЛТ і АСТ, підвищення концентрації антигенів СА19–9 (особливо, якщо зберігається після декомпресії механічної жовтяниці) і СА125.

2. Візуалізаційні методи дослідження: УЗД — дослідження першого вибору у діагностиці механічної жовтяниці; може виявити розширення жовчних шляхів. **КТ** — виявлення вогнищевої зміни, перш за все для визначення задавнення процесу (метастазуючи у регіонарні лімфатичні вузли, інфільтрації великих судин та сусідніх органів). **МРТ** — оптимальне дослідження, яке дозволяє візуалізувати пухлину. **МРХПГ** — візуалізація звужень/розширень жовчних шляхів є детальнішою, ніж при ЕРХПГ, оцінка поширеності пухлини. **ЕУС** — скрупульозна оцінка позапечінкових жовчних шляхів, структур у воротах печінки, регіонарних лімфатичних вузлів і судин; біопсія під контролем ЕУС є дуже чутливим діагностичним методом. **ЕРХПГ і черезшкірна черезпечінкова холангіографія** — визначення розташування та різновиду перешкоди у жовчних шляхах; ЕРХПГ робить також надає можливість забору біоптату або забору матеріалу за допомогою щіточки і/або встановлення протезу до жовчних шляхів через наявне звуження із метою покращення відтоку жовчі. **ПЕТ** — діагностика віддалених метастазів, моніторинг лікування та рецидиву.

3. Мікроскопічне дослідження: матеріал, забір якого проведено під час ЕРХПГ або ТАПБ під контролем УЗД, КТ або ЕУС.

Діагностичні критерії

У хворих із операбельною пухлиною потреби у передопераційному патогістологічному підтвердженні немає — попередній діагноз ставиться на основі візуалізаційних методів дослідження. У кожного пацієнта з пухлиною у воротах печінки або звуженням позапечінкових жовчних протоків при візуалізаційному дослідженні необхідно провести діагностику щодо наявності раку жовчних шляхів.

Диференційна діагностика

Рак голівки підшлункової залози, сосочка Фатера, дванадцятипалої кишки або жовчного міхура; звуження жовчних шляхів (як правило, післяопераційне); первинний склерозуючий холангіт; холедохолітіаз; синдром Міріззі →розд. 6.3; метастази в печінку; IgG4-асоційована холангіопатія.

→ ЛІКУВАННЯ

1. Хірургічне лікування: внутрішньопечінковий рак → гемігепатектомія; рак позапечінкових жовчних шляхів → ступінь резекції залежить від локалізації пухлини відносно воріт печінки та голівки підшлункової залози (сегментарна резекція жовчних шляхів, у разі потреби розширена до відповідних сегментів печінки, гемігепатектомія, а у разі дистальної локалізації зміни — панкреатодуоденектомія). Після радикальної операції у випадку сприятливої (периферичної) локалізації пухлини 5-річна виживаність становить 40 %.

2. Ад'ювантна радіотерапія і хіміотерапія не збільшують виживаності.

3. Паліативне лікування: з метою зменшення симптомів холестазу дренаж жовчних шляхів ендоскопічним методом з імплантацією стенту, рідше — черезшкірне або хірургічне дренування. У хворих із протипоказаннями до резекції пухлини її абляція (напр. мікрохвильова) може загальмувати прогресування хвороби. Прогноз тим гірший, чим більше в напрямку до печінки поширюється рак позапечінкових жовчних шляхів.

8. Рак фатерового сосочка

Ракові пухлини великого сосочка дванадцятипалої кишки (Фатерового сосочка) розростаються у місці сполучення жовчних шляхів з дванадцятипалою кишкою. Фактором ризику є синдром сімейного поліпозу.

Симптоми: як при раку жовчних шляхів, розташованому у периферичній частині позапечінкових жовчних протоків, але жовтяниця розвивається раніше (тому встановлення діагнозу є можливим на доволі ранній стадії задавнення захворювання), може виникати непрохідність дванадцятипалої кишки.

Діагностика: дуоденоскопія або ЕРХПГ із забором біоптатів або забором матеріалу за допомогою щіточки.

Лікування: панкреатодуоденектомія; на ранній стадії можлива ендоскопічна резекція самого Фатерового сосочка. У неоперабельному випадку — ендоскопічна папілотомія і дренаж жовчних шляхів з метою полегшення симптомів холестазу.

1. Гострий вірусний гепатит

Гострий вірусний гепатит характеризують швидко прогресуючі некротичні та запальні зміни у печінці, що спричинені вірусами:

1) первинно гепатотропними — віруси гепатиту A, B, C, D і E;
2) вторинно гепатотропними (гепатит є одним із симптомів генералізованої інфекції з характерною клінічною картиною) — вірус Епштейна-Бар (EBV), цитомегаловірус (CMV), вірус герпесу 1 і 2 типу (HSV-1 і -2), вірус краснухи, вітряної віспи, ECHO- віруси, вірус кору, жовтої гарячки та аденовіруси.

1.1. Гострий вірусний гепатит A

→ **Е Т І О П А Т О Г Е Н Е З**

1. Етіологічний чинник: вірус гепатиту A (HAV). Віремія спостерігається під час інкубаційного періоду та до 30 днів гострої фази. Початково хвороба є наслідком руйнування гепатоцитів внаслідок цитопатичного ефекту вірусу, а пізніше — клітинної відповіді на його антигени.

2. Резервуар та шляхи трансмісії: люди (єдиний резервуар); HAV виділяється у великих кількостях із калом. Інфікування найчастіше відбувається фекально-оральним шляхом; можливе також зараження під час сексуального контакту та через інфіковані голки (в основному, у наркоманів).

3. Епідеміологія: поширений у всьому світі, ендемічно — у районі басейну Середземного моря, країнах Східної Європи і Росії та країнах, що розвиваються (з низькими гігієнічними стандартами). **Фактори ризику:** перебування на ендемічних щодо захворюваності територіях, близький контакт з хворими (напр., співмешканці), близький контакт (домашній або професійний) з дітьми, які відвідують дитячі ясла або дитячі садочки, вживання морепродуктів (особливо, молюсків та сирих устриць), сексуальні анальні контакти, утилізація комунальних та рідких відходів і консервація пристроїв, які для цього служать. Можливі епідемії внаслідок вживання інфікованих продуктів та води.

4. Інкубаційний період та період контагіозності: інкубаційний період 15–30 днів (в середньому 30). Вірус виділяється з калом впродовж 1–2 тиж. перед появою клінічних симптомів і $\approx$1 тиж. після їх появи (період контагіозності).

→ **К Л І Н І Ч Н А К А Р Т И Н А Т А П Р И Р О Д Н И Й П Е Р Е Б І Г**

Перебіг, часто, безсимптомний або субклінічний (особливо, у дітей). У симптоматичних випадках **форми** захворювання: **безжовтянична** (найчастіше, у дітей), **жовтянична** або **холестатична**.

Суб'єктивні симптоми: найчастіше — втомлюваність, нудота, блювання, біль у животі, м'язах та суглобах. При холестатичній формі домінує свербіж шкіри. У період продромальних симптомів можливе незначне збільшення печінки, при жовтяничній формі — потемніння сечі та посвітління калу. У осіб з раніше ушкодженою печінкою можлива (дуже рідко) фульмінантна форма з гострою печінковою недостатністю →розд. 7.13. Важчий перебіг також у осіб віком після 50 років та у гіпотрофічних хворих.

Гострі симптоми минають впродовж кількох днів, а підвищена активність амінотрансфераз, у середньому, зберігається 3–4 тиж. Трапляються рецидиви до 3 міс. від першого епізоду. У пацієнтів із жовтяницею хвороба триває, у середньому, 6 тиж. і симптоми рідко зберігаються >3 міс. (холестатична форма). Вірус гепатиту A не викликає хронічного гепатиту. При неускладненому вірусному гепатиті A повне повернення до нормальної життєвої активності і відновлення працездатності відбувається у період до <6 міс.

→ ДІАГНОСТИКА

Допоміжні дослідження

1. Визначення етіологічного фактору: в гострій фазі інфекції в сироватці визначаються IgM анти-HAV антитіла (можуть зберігатися до 4–6 міс.), поступово замінюються анти-HAV IgG (залишаються протягом всього життя).

2. Інші лабораторні дослідження: підвищення активності АЛТ і АСТ (з перевагою АЛТ) у плазмі крові, гіпербілірубінемія (найчастіше, змішана — підвищення концентрації некон'югованого та кон'югованого білірубіну); при холестатичній формі додатково виявляється підвищення активності ЛФ і ГГТП.

3. Морфологічне дослідження: біопсія печінки виконується тільки у сумнівних випадках.

Діагностичні критерії

У зв'язку з можливістю виникнення безсимптомних форм, а також те, що клінічна картина ГВГ є подібною незалежно від етіології єдиним діагностичним критерієм є визначення IgM анти-HAV-антитіл в сироватці крові (або РНК HAV, однак це дослідження не є рутинно доступним в клінічній практиці). У зв'язку з ростом частоти захворюваності гострим вірусним гепатитом типу А, а також можливістю його безсимптомного перебігу проведіть визначення IgM та IgG анти-HAV-антитіл у осіб із випадково виявленою підвищеною активністю амінотрансфераз. Якщо присутні тільки антитіла класу IgG, особливо при підвищенні активності АЛТ, обов'язково повторіть дослідження через місяць. Зниження концентрації антитіл може свідчити про пізній період інфекції (у фазі розрішення, після зникнення IgM анти-HAV-антитіл). Наступні визначення IgG анти-HAV-антитіл потрібно виконати через місяць.

Диференційна діагностика

Гострий гепатит іншої інфекційної етіології (вірусної [HBV, HDV, HCV, вторинно гепатотропні віруси] і бактерійної [лептоспіроз, лістеріоз, бруцельоз, туляремія, бартонельоз, туберкульоз]), загострення хронічного гепатиту, токсичне ушкодження печінки (медикаментозне, алкогольне, отруєння блідою поганкою), конкременти у загальній жовчній протоці, цироз печінки, аутоімунний гепатит, неалкогольний стеатогепатит, хвороба Вільсона-Коновалова, гостра печінкова ішемія, гострий жировий гепатоз вагітних, пухлинні метастази до печінки.

→ ЛІКУВАННЯ

Немає етіологічного лікування. У випадках із тяжким перебігом або з ускладненнями може бути необхідною госпіталізація. Метою лікування є зберігання відповідного стану живлення та гідратації.

1. Відпочинок: обмеження фізичної активності у гострий період та впродовж місяця ранньої реконвалесценції.

2. Дієта та лікування рідинами: дієта — відповідна до енергетичних потреб (зазвичай, 2000 ккал/добу, 70 % легкозасвоюваних вуглеводів, 10–20 % жирів та 10 % білків), поступово розширюється, відповідно до індивідуальної переносимості. Повернення до нормальної дієти відбувається впродовж півроку. У випадку посиленого блювання та симптомів зневоднення необхідне наводнення та живлення через зонд (шлунковий або кишковий) або парентеральне. Забороняється вживання алкоголю впродовж півроку, а також значно обмежується його вживання до року.

3. Протисвербіжні засоби →табл. 1.38-1.

4. Відмова від вживання ЛЗ, що метаболізуються в печінці або викликають холестаз — у гострому періоді та періоді реконвалесценції.

Необхідно моніторувати протромбіновий час (ПЧ) щотижня або частіше, при необхідності — подовження ПЧ на >5 с вказує на розвиток гострої печінкової недостатності. У гострий період хвороби — щотижневе клінічне обстеження (у т. ч. на наявність ознак енцефалопатії). Після закінчення гострої фази — щомісяця клінічне обстеження, визначення активності амінотрансфераз і — у разі необхідності — концентрації білірубіну у сироватці крові, до моменту нормалізації результатів.

1) надгострий або фульмінантний гепатит (гостра печінкова недостатність): розвивається дуже рідко (≈0,2 % випадків), частіше — у осіб віком більше 50 років або з хронічним захворюванням печінки;
2) рідко — пошкодження нирок імунологічними комплексами або аутоімунний гепатит.

Специфічні методи

Вакцинація та пасивна імунопрофілактика →розд. 18.11. В зв'язку з ростом захворюваності потрібно інформувати про значення щеплення контактних осіб та чоловіків які мають статеві стосунки з іншими чоловіками.

Неспецифічні методи

Суворе дотримання високого стандарту гігієни (особливо важливим є старанне миття рук після знаходження поза домашніми умовами та після відвідування публічних санітарних об'єктів). У випадку пацієнтів, в яких застосовують підгузники, або пацієнтів із нетриманням калу → ізоляція впродовж тижня після появи симптомів. Впродовж тижня після появи клінічних симптомів хворий не повинен готувати їжу для інших, ані вступати у статеві контакти. Під час хвороби можна годувати грудьми. При кожному випадку захворювання необхідно обов'язково повідомити відповідну місцеву санітарно-епідеміологічну станцію.

1.2. Гострий вірусний гепатит B і D

1. **Етіологічний фактор:** вірус гепатиту типу B (HBV) та вірус гепатиту типу D (HDV). Розвиток гепатиту D (→розд. 7.1.2.1) можливий тільки у присутності HBV (коінфекція або суперінфекція носіїв HBV). На поверхні HBV знаходиться, у т. ч. глікопротеїн «s» (HBsAg), а в ядрі, що містить ДНК HBV — антиген HBcAg. Інфікований гепатоцит виробляє неінфекційні частинки HBsAg та цілісні, інфікуючі віріони. У крові, рідинах організму та виділеннях міститься також HBeAg, що походить зі спільної з HBcAg білкової молекули (деякі мутанти не утворюють HBeAg). У сироватці крові відсутній HBcAg, який знаходиться тільки у гепатоцитах. HBeAg та ДНК HBV є маркерами інтенсивної реплікації вірусу та високої контагіозності хворого.

Симптоми пошкодження гепатоцитів є наслідком сильної імунологічної відповіді (цитотоксичної та активності цитокінів). Розвиток хронічного гепатиту пов'язаний, натомість, із занадто слабкою імунологічною відповіддю на антигени вірусу. Причиною деяких позапечінкових симптомів та ускладнень вірусного гепатиту B (напр., вузликовий періартеріїт, гломерулонефрит, а у продромальному періоді хвороби — симптоми, що нагадують сироваткову хворобу) є утворення імунологічних комплексів (особливо HBsAg-анти-HBs).

2. Резервуар та шляхи трансмісії: хворі люди або носії (єдиний резервуар HBV). Шляхи інфікування: парентеральний (при контакті з інфікованою кров'ю та забрудненими нею інструментами), статевий, перинатальний.

3. Епідеміологія: поширений в усьому світі, ендемічний (високий ризик) у країнах Східної Європи та Південно-Східної Азії, Китаї, Росії, колишніх азіатських республіках Радянського Союзу, Африці, Центральній та Південній Америці та на островах Тихого Океану. **Фактори ризику** (мають місце у ≈70 % хворих): близький контакт із хворими на вірусний гепатит В (спільне помешкання, сексуальний партнер), інвазивні діагностичні або лікувальні процедури, лікування препаратами крові, гемодіаліз, велика кількість статевих партнерів, залежність від ін'єкційних наркотиків, гомосексуалізм у чоловіків, професійний контакт із кров'ю та рідинами організму (медичні працівники), персонал інтернатних установ для розумово-відсталих осіб, ув'язнені. Ризик інфікування немовлят від HBeAg-позитивної матері становить ≈90 %, а HBeAg-негативної, HBsAg-позитивної ≈10 %.

4. Інкубаційний період та період заразності: інкубаційний період триває 28–160 днів (у середньому, 70–80). Висока заразливість у фазі наявності у крові HBeAg, що завжди пов'язане з наявністю ДНК HBV.

→ КЛІНІЧНА КАРТИНА ТА ПРИРОДНИЙ ПЕРЕБІГ

Клінічна картина гострої форми подібна, як при вірусному гепатиті А, з тенденцією до повільнішого наростання симптомів, але перебіг, в цілому, тяжчий. У продромальному періоді хвороби у 5–15 % пацієнтів клінічна картина нагадує сироваткову хворобу, включаючи стійкий біль у м'язах та суглобах (минає після появи жовтяниці). Перебіг інфекції може також бути безсимптомним.

Гіпербілірубінемія, в середньому ≈4 тиж., підвищення активності АЛТ навіть впродовж 8–16 тиж. При холестатичній формі симптоми — до 24 тиж. У деяких пацієнтів, особливо в осіб похилого віку, впродовж перших 3 міс. може спостерігатись кілька епізодів підгострого гепатиту.

→ ДІАГНОСТИКА

Підозра на вірусний гепатит після появи жовтяниці і/або підвищення активності амінотрансфераз у плазмі.

Допоміжні дослідження

1. Визначення етіологічного фактору:

1) визначення ДНК HBV — перший маркер інфікування HBV, в середньому з'являється в крові через 12 тиж. після інфікування;

2) серологічні дослідження — в залежності від часу, що пройшов від моменту інфікування, і фази хвороби в сироватці крові можна виявити антигени HBV (HBsAg, HBeAg; HBcAg не з'являються в крові) та специфічні антитіла (анти-HBc IgM і IgG, анти-HBe, анти-HBs) у різних конфігураціях →рис. 1-1, табл. 1-1. HBsAg наявний у крові до 3 міс., а HBeAg (маркер реплікації) до ≈10 тиж.; одночасно з їхнім зникненням з'являються антитіла анти-HBc і анти-HBe IgG. Анти-HBs виявляються в період реконвалесценції. З часом зникають — спочатку анти-HBe, пізніше анти-HBs. IgG анти-HBc залишаються до кінця життя.

2. Інші лабораторні дослідження: так як при вірусному гепатиті А (→розд. 7.1.1).

3. Морфологічне дослідження: як при вірусному гепатиті А (→розд. 7.1.1). Немає необхідності рутинного виконання біопсії печінки.

Діагностичні критерії

Основою діагностики є підтвердження наявності HBsAg та антитіл анти-HBc IgM. У випадку корового вікна антитіла анти-HBc IgM є єдиним доказом

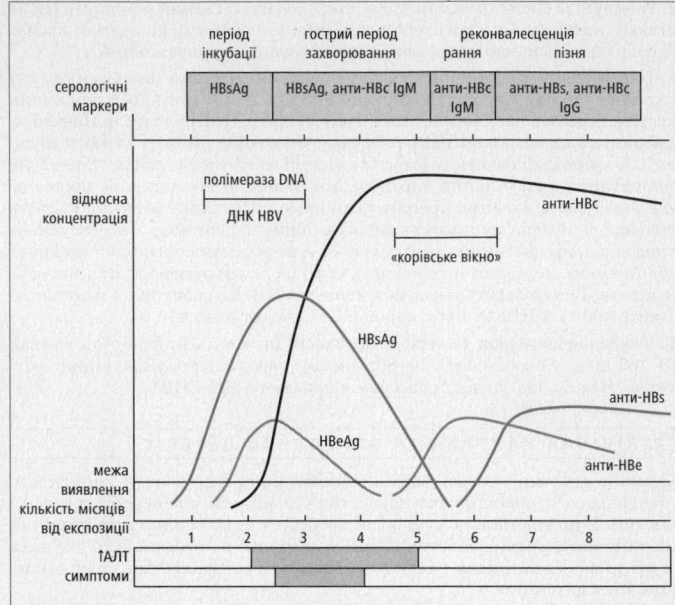

Рис. 1-1. Серологічні маркери гострого інфікування HBV

гострого інфікування HBV. Серологічні моделі інфікування HBV та їх інтерпретація →табл. 1-1.

Диференційна діагностика

Як при вірусному гепатиті А →розд. 7.1.1.

▶ ЛІКУВАННЯ

Як при вірусному гепатиті А →розд. 7.1.1. ГК протипоказані, зважаючи на підвищення ризику переходу гострого гепатиту в хронічний. При вірусному гепатиті В з надгострим перебігом ключовою є трансплантація печінки, але також рекомендують призначення ентекавіру або тенофовіру (зазвичай впродовж ≥3 міс. після сероконверсії до анти-HBs або, якщо вона не відбудеться, 12 міс. після сероконверсії до анти-HBe).

▶ МОНІТОРИНГ

Як при вірусному гепатиті А →розд. 7.1.1. Серологічний контроль через 6 міс. з метою виключення хронічного гепатиту, навіть якщо АЛТ в нормі.

▶ УСКЛАДНЕННЯ

1) підгострий і фульмінантний гепатит — найважче ускладнення (≈1 %; у 30–40 % хворих з одночасним інфікуванням HDV;

2) позапечінкові ускладнення (пов'язані з наявністю імунологічних комплексів) — системний васкуліт (напр. вузликовий поліартеріїт), ревматична

Таблиця 1-1. Серологічні маркери при інфікуванні вірусом гепатиту В

Фаза інфекції	Антигени		Антитіла				Коментар
	HBs	HBe	анти-HBc IgM	анти-HBc *total*	анти-HBe	анти-HBs	
інкубаційний період	+	+	–	–	–	–	
гостра інфекція — ранній період	+	+	+	+	–	–	висока контагіозність
гостра інфекція — пізній період	+	–	+	+	+	–	низька контагіозність
недавнє інфікування HBV	–	–	+	+	+	–	початок одужання в періоді «корівського віка»
недавнє гостре інфікування HBV	–	+	+	+	+	+	
хронічна інфекція	+	+	–	+	–	–	зазвичай висока віремія (більша заразність), фаза імму-нотолерантності
хронічна інфекція	+	–	–	+	+	–	стан після сероконверсії в системі антигену e, зазвичай нижча віремія (менша заразність)
стан після інфікування HBV	–	–	–	+	+/–	+	віремія HBV може бути неможливою для визначення або може існувати т. зв. прихована інфекція HBV з при-сутньою мало інтенсивною реплікацією (як правило, присутні антигени анти-HBe та анти-HBs)
стан після інфікування HBV багато років тому	–	–	–	+	–	–	стан після зникнення антитіл анти-HBe та анти-HBs; виключно помилково позитивний результат тесту анти-HBc
стан після трансплантації	–	–	–	–	–	+	

+ позитивний результат, – негативний результат

поліміалгія, вузлувата еритема, гломерулонефрит та нефротичний синдром (частіше, у дітей), змішана кріоглобулінемія, міокардит, синдром Ґієна-Барре.

ПРОГНОЗ

Впродовж 3 міс. можливі рецидиви, особливо у осіб похилого віку, після надто раннього повернення до надмірної активності або зловживання алкоголем. При неускладненому гострому гепатиті В повне повернення до нормальної життєвої активності та праці відбувається в терміні <6 міс.

Гострий гепатит В переходить у хронічний гепатит у 90 % новонароджених та немовлят, ≈30 % дітей у віці 1–5 років та у 2–5 % (деякі джерела подають <10 %) старших дітей і дорослих. **Фактори ризику:** перинатальне заражання або інфікування у ранньому дитинстві, висока інфікуюча доза, безжовтяничний перебіг гострого періоду захворювання, легкий перебіг гострого періоду хвороби, низька активність АЛТ у гострому періоді хвороби, чоловіча стать, похилий вік, імуносупресія, вживання ГК у продромальному періоді і періоді розгорнутої хвороби.

Смертність <1 %, в основному з приводу гострої печінкової недостатності в перебігу надгострого або фульмінантного гепатиту. Більш тяжкий перебіг відбувається у випадку коінфекції HCV або HDV.

ПРОФІЛАКТИКА

Специфічні методи

1. Вакцинація і пасивна імунопрофілактика →розд. 18.11.

Неспецифічні методи

1. Суворе дотримання правил запобігання інфікування у системі охорони здоров'я та поза нею (перукарські, косметичні, тату-салони та ін.): використання одноразових інструментів та відповідне забезпечення матеріалів, що інфіковані кров'ю або іншими рідинами організму, використання презервативів під час статевих контактів, обстеження донорів крові та обмеження показів до трансфузії препаратів крові.

2. Необхідно ознайомити хворого або носія з інформацією, як можна зменшити ризик інфікування інших осіб, оберігаючи їх від контакту з його особистими речами, що можуть бути заражені кров'ю (напр., зубна щітка, бритва, а у випадку наркоманів — голки та шприци). Необхідно порекомендувати утримання від статевих контактів до моменту елімінації заражання HBV з організму або закінчення повної вакцинації партнера.

1.2.1. Гострий вірусний гепатит D

Етіологічний фактор: HDV — дефектний РНК вірус (віроїд) з оболонкою, збудованою з HBsAg, що здатен реплікуватись тільки у присутності HBV. Ймовірно, діє цитопатично на гепатоцит. Відрізняють коінфекцію (одночасне заражання HBV і HDV) та додаткове інфікування носія HBV (суперінфекція). Поширений у всьому світі. Резервуар, шляхи трансмісії та фактори ризику такі ж, як і при вірусному гепатиті В.

Інкубаційний період: 21–140 днів (у сер. 35).

Клінічна картина та природний перебіг захворювання: одночасне гостре інфікування HBV і HDV (коінфекція) протікає як вірусний гепатит В. При додатковому інфікуванні хворого із хронічною інфекцією HBV первинний процес загострюється аж до надгострого або фульмінантного гепатиту і гострої печінкової недостатності (особливо у безсимптомних носіїв HBV). Хронічне заражання HDV розвивається у 70–90 % хворих із суперінфекцією.

Діагностика: білок, кодований через геном вірусу (антиген дельта — HDAg), виявляється у крові тільки в перші дні захворювання, а його визначення вимагає застосування спеціальних технологій. Одночасне інфікування HBV і HDV діагностується, якщо у сироватці крові виявляється (методом ІФА) високий титр антитіл анти-HBc і анти-HDV класу IgM. Ці останні зберігаються впродовж близько 6 тиж. (як виняток, 12), після чого замінюються антитілами класу IgG. HBsAg виявляється в низькому титрі, або його не вдається виявити (супресія вірусом гепатиту D, часто це також стосується й антитіл анти-HBc класу IgM). При суперінфекції присутні антитіла анти-HDV класу IgM, що замінюються пізніше на IgG; впродовж деякого часу вони виявляються одночасно. Не виявляються антитіла анти-HBc класу IgM. Якщо хронічне інфікування HDV пов'язане з активним гепатитом, тоді в крові зберігаються антитіла анти-HDV класу IgM. У осіб, які вилікувалися від інфікування HDV, залишаються антитіла класу IgG. Диференціальна діагностика: як при вірусному гепатиті A →розд. 7.1.1.

Лікування: немає протоколів лікування гострого інфікування вірусом гепатиту D. При хронічних інфекціях рекомендується застосування пегільованого інтерферону α-2a, впродовж 48 тиж., у комбінації з адефовіром. Таке лікування призводить до елімінації вірусу гепатиту D у 25 % пацієнтів.

Профілактика: така ж, як вірусного гепатиту B.

1.3. Гострий вірусний гепатит C

→ ЕТІОПАТОГЕНЕЗ

1. Етіологічний чинник: вірус гепатиту типу C (HCV) — 6 головних генотипів, що відрізняються чутливістю до антивірусних препаратів. Пошкодження гепатоцитів, в основному, внаслідок сильної клітинної імунологічної відповіді (ймовірно, теж і неспецифічних механізмів). При слабшій відповіді інфікування переходить у хронічну форму.

2. Резервуар та шляхи трансмісії: хворі люди та носії (єдиний резервуар HCV). Зараження відбувається через контакт із кров'ю і її похідними (нестерильний медичний інструментарій та немедичне устаткування) або статевим шляхом; можливе перинатальне інфікування (немає достовірної інформації, щодо трансмісії HCV через плаценту).

3. Епідеміологія: фактори ризику (присутні у <50 % хворих) як при вірусному гепатиті B. Інфікованими є ≈50 % споживачів ін'єкційних наркотиків (часто із супутнім ВІЛ-інфікуванням). Ризик інфікування сексуального партнера становить ≈1,5 % впродовж року статевих стосунків або 1–11 % партнерів при довготермінових стосунках (вищий при частих змінах партнерів). Ризик інфікування новонародженого від серопозитивної матері ≈2 %, збільшується до 4–7 %, якщо у вагітної на день пологів виявлено в крові РНК HCV та до 15 %, у випадку коінфекції HIV.

4. Інкубаційний період та період заразності: інкубаційний період триває 15–160 днів (у середньому, 50). Висока заразливість у період наявності РНК HCV у крові.

→ КЛІНІЧНА КАРТИНА ТА ПРИРОДНИЙ ПЕРЕБІГ

У більшості випадків зараження тривалий час протікає безсимптомно, у решти випадків клінічна картина нагадує вірусний гепатит A або B легкого ступеню тяжкості. Під час продромального періоду можуть спостерігатись симптоми, що нагадують сироваткову хворобу, пов'язані з наявністю імунних комплексів, які минають після появи жовтяниці. Основним симптомом при об'єктивному обстеженні є помірне збільшення печінки.

Елімінація HCV наступає у 15–50 % хворих, в основному, у випадку симптомного перебігу вірусного гепатиту C. При неускладненому гострому вірусному гепатиті C цілковите повернення до нормального життєвої активності та праці наступає, максимально, до 6 міс. У решти пацієнтів розвивається хронічний гепатит, а у 5–20 % з них впродовж 20–25 років виникає цироз печінки.

➡ ДІАГНОСТИКА

Допоміжні дослідження

1. Визначення етіологічного фактору:

1) визначення РНК HCV — можна виявити (ПЛР в реальному часі [RT-PCR]) через 1–3 тиж. від інфікування (з'являється періодично, тому на основі одного негативного результату обстеження не можна виключити інфікування HCV; необхідний є повторення тесту).

2) серологічні дослідження — антитіла анти-HCV можна виявити через 4–10 тиж. після інфікування (в середньому через 7 тиж.). На момент маніфестації хвороби антитіла анти-HCV присутні у 50–70 % хворих, а після 3 міс. в >90 %. Результат може бути від'ємним у осіб імунодефіцитом та у пацієнтів, які перебувають на гемодіалізі.

2. Інші лабораторні дослідження: так як при вірусному гепатиті А (→розд. 7.1.1), зміни менше виражені.

3. Морфологічне дослідження: як при вірусному гепатиті А (→розд. 7.1.1). При гострому гепатиті С немає показів до рутинного виконання біопсії печінки; розгляньте покази до її виконання у сумнівних випадках.

Діагностичні критерії

Основне значення має диференціювання гострого вірусного гепатиту С та хронічного гепатиту, що можливе в особливих ситуаціях (рідко) тільки при дотриманні відповідних критеріїв. **Критерії гострого вірусного гепатиту С:**

1) доведена експозиція до HCV (→Фактори ризику), впродовж останніх 4-х міс.;

2) підтверджено сероконверсію до анти-HCV (2 результати серологічного обстеження: перший — негативний, другий — позитивний);

3) позитивний результат обстеження на наявність РНК HCV;

4) активність АЛТ ≥10×ВМН, при підтверджених значеннях у межах норми впродовж останніх 12 міс.

Допоміжним критерієм може бути морфологічне обстеження печінки (біоптат), що зроблене після закінчення гострої фази — регресія ознак запалення та відсутність фіброзу вказують на згасання гострого процесу, а фіброз, в цілому, є доказом хронічної інфекції.

Диференційна діагностика

Як при вірусному гепатиті А →розд. 7.1.1.

➡ ЛІКУВАННЯ

1. Загальні рекомендації та симптоматичне лікування: як при вірусному гепатиті А →розд. 7.1.1.

2. Антивірусна терапія: рекомендується призначення безінтерферонової терапії через 24 тиж. після встановлення інфікування HCV та проводити її відповідно до правил лікування хронічного гепатиту С (→розд. 7.3).

У випадку осіб після трансплантації печінки, лікування слід розпочати негайно після встановлення діагнозу.

➡ МОНІТОРИНГ

Як при вірусному гепатиті А →розд. 7.1.1. Вірусологічний контроль (РНК HCV) — через 6 міс. з метою виключення хронічного гепатиту, навіть, якщо АЛТ у нормі.

➡ УСКЛАДНЕННЯ

1) надгострий або фульмінантний гепатит (<1 % випадків);

2) пов'язані з наявністю імунних комплексів — вторинний гломерулонефрит, змішана кріоглобулінемія (частіше при хронічному вірусному гепатиті С).

Смертність невелика, спричинена фульмінантним гепатитом, що рідко розвивається (в основному, при комбінованих інфекціях HCV і HAV або HBV). **Фактори ризику** розвитку хронічного гепатиту С: зараження, що пов'язане з трансфузією крові (після 1989 р. — спорадичне у розвинутих країнах), безсимптомний перебіг гострої фази інфікування HCV, багатофазовий перебіг активності АЛТ, чоловіча стать, вік >40 р. на момент інфікування, імуносупресія.

Специфічні методи

Вакцинація: відсутня.

Неспецифічні методи

Основним методом є дотримання загальних правил запобігання інфекціям, що передаються з кров'ю. Необхідно поінформувати пацієнта, як зменшити ризик інфікування інших осіб, оберігаючи їх від контакту з його особистими речами, які можуть бути забруднені кров'ю (напр., зубна щітка, бритва, а у випадку наркоманів — голки та шприци). Під час сексуальних контактів слід використовувати презерватив. Жінка HCV-позитивна може годувати грудьми.

1.4. Гострий гепатит типу Е

Етіологічний фактор → вірус гепатиту типу Е (HEV). Патогенез остаточно не вивчений. Первинне місце реплікації, ймовірно, шлунково-кишковий тракт. Епідемічні інфекції, спричинені 1 і 2 генотипами HEV є ендемічними у країнах Середньої та Південно-Східної Азії (Китай), чому сприяють низькі гігієнічні стандарти. Спорадичні інфекції, спричинені HEV 2 і 3 виступають у цілому світі; джерелом є неправильно утилізовані стічні води від вирощування свиней та споживання свинини і м'яса диких тварин, а також морепродуктів за відповідної термічної обробки. Частота їх виникнення недостатньо вивчена з огляду на переважно безсимптомний перебіг і низьку доступність діагностичних методів (антитіла анти-HEV класу IgG виявляють, в середньому, у 15 % осіб в різних країнах Європи).

Інкубаційний період: 2–6 тиж.

Клінічна картина, природний перебіг і прогноз: домінують (до 80 %) безсимптомні інфекції; симптоми аналогічні, як при інших вірусних гепатитах. Жовтяниця частіше спостерігається при інфекціях HEV 1 і HEV 2. Може зустрічатись холестатична форма. Клінічно явний гострий вірусний гепатит внаслідок зараження HEV 1 або HEV 2 (в ендемічних районах) виступає в основному у молодих дорослих (15–35 р.), 2–5×частіше серед чоловіків, а смертність оцінюють на 0,2–4 % (до ≈10 % серед дітей віком <2 років та 10–25 % серед вагітних жінок). Гостра інфекція HEV 3 або HEV 4 частіше є симптоматичною у чоловіків середнього та похилого віку; перебіг легкий, рідко буває смертельним. Можуть виникати реінфекції, а також (лише 3 генотип) хронічні інфекції.

Діагностика: результати лабораторних досліджень такі ж, як при інших формах гострого вірусного гепатиту; основою для діагнозу в основному є виявлення антитіл анти-HEV у сироватці крові (під час інкубаційного періоду з'являються IgM, яких замінюють IgG). Найбільш надійним тестом є позитивний результат дослідження на виявлення РНК HEV у сироватці (лише небагато лабораторій виконують дослідження калу у цьому напрямку). Хронічну інфекцію діагностують у разі зберігання РНК у крові >6 міс.

Диференційна діагностика, лікування, моніторинг та вплив на життєву активність — як при вірусному гепатиті А. Ймовірно найчастішою діагностичною помилкою є визначення дії ЛЗ, а не інфекції HEV, як причини пошкодження печінки. У пацієнтів, обтяжених первинним захворюванням печінки при інфекції HEV 3, а також у пацієнтів, які отримують імуносупресивну терапію, у яких не зголошено жодних скарг ЛЗ, або якщо це виявилось неефективним, призначте рибавірин 600–800 мг/добу впродовж ≥3 міс. у монотерапії або у комбінації із PegIFN-α.

Ускладнення: артрит, апластична анемія, мембранозно-проліферативний і мембранозний гломерулонефрит, панкреатит, периферичні нейропатії, полірадикулопатії, синдром Ґієна-Барре, атаксія, параліч Белла. Вищевказані симптоми можуть домінувати у клінічній картині і їх можуть не пов'язати із інфекцією HEV.

Профілактика: в епідемічних районах — покращення санітарної якості середовища, у т. ч. питної води; у розвинених країнах — догляд за відповідною ліквідацією відходів із м'ясо, в яких розводять тварин, здійснення термічної обробки свинини при 71 °С впродовж ≥20 хв та уникання вживання сирих морепродуктів особами з імунодефіцитом. Вакцина анти-HEV зареєстрована у Китаї.

2. Хронічний вірусний гепатит B

→ ВИЗНАЧЕННЯ ТА ЕТІОПАТОГЕНЕЗ

Хронічне (>6 міс.) захворювання печінки, що характеризується некротично-запальними змінами, викликане персистуючою інфекцією HBV →розд. 7.1.2. ДНК HBV інтегрується в геном гепатоцитів та інших клітин; також виступає у епісомальній формі cccДНК HBV, який є матрицею реплікації HBV. Хронічна інфекція спричиняє гепатоцелюлярну карциному.

→ КЛІНІЧНА КАРТИНА ТА ПРИРОДНИЙ ПЕРЕБІГ

1. Симптоми: початок зазвичай безсимптомний, більшість хворих впродовж довгого часу не зголошує жодних скарг. Суб'єктивні симптоми: найчастішим є відчуття втоми, досить часто — знижений настрій. Об'єктивні симптоми:

1) часто — незначне збільшення печінки, в тяжчих випадках — помірна жовтяниця (постійно, або періодично);

2) у деяких пацієнтів перші симптоми пов'язані з:

   а) вже розвинутим цирозом печінки →розд. 7.12 та портальною гіпертензією (у т. ч. спленомегалія);

   б) позапечінковими ускладненнями, спричиненими наявністю імунних комплексів: вузликовий періартеріїт, лейкоцитокластичний васкуліт, гломерулонефрит.

2. Природний перебіг захворювання: залежить від динаміки фіброзу, який призводить до цирозу. У випадку персистуючої активної інфекції можуть спостерігатись періодичні загострення, що нагадують гострий вірусний гепатит (підвищення активності АЛТ >10×ВМН, ≥2-кратно вище зазвичай реєстрованої величини). Після **фази інтенсивної реплікації з додатнім HBeAg (імунотолерантна фаза)** — HBsAg(+), HBeAg(+), значне посилення віремії HBV (ДНК >10^6 МО/мл) — розвивається **фаза імунореактивності** (нижча концентрація ДНК HBV, періодично підвищена активність АЛТ, різної інтенсивності некротично-запальні зміни та фіброз); такий стан може тривати впродовж багатьох тижнів або місяців і закінчитись зникненням

Таблиця 2-1. Діагностичні критерії хронічного інфікування вірусом гепатиту В

хронічний гепатит типу В	1) HBsAg(+) >6 міс.
	2) ДНК HBV у сироватці крові >10^5 копій/мл[a] (≈20 000 МО/мл)
	3) постійне або періодичне підвищення активності АлАТ
	4) біопсія печінки (найбільш вірогідно): хронічні запально-некротичні зміни, можливі також еластографічні дослідження або оцінка серологічних маркерів фіброзу
HBeAg-позитивний	HBeAg(+), анти HBe(−)
HBeAg-негативний	HBeAg(−), анти HBe(+)
хронічне носійство HBsAg (неактивне зараження)	1) HBsAg(+) >6 міс.
	2) HBeAg(−), анти HBe(+)
	3) ДНК HBV у сироватці крові >10^4 копій/мл (2000 МО/мл)
	4) постійно правильна активність АлАТ
	5) низька концентрація HBsAg
	6) біопсія печінки (не обов'язкова): можливі незначні ознаки хронічного запалення
перенесений ВГВ	1) HBsAg(−)
	2) анамнез: задокументовано перенесення гострого або хронічного вірусного гепатиту типу В або анти HBc(+) ± анти HBs(+)
	3) ДНК HBV у сироватці крові не визначається
	4) постійна правильна активність АлАТ
на основі рекомендацій AASLD (2009) і EASL (2012)	

HBeAg із сероконверсією у цій системі (у 2–15 % хворих, у ≈4 % ресероконверсія). Чим частіше виникають періоди загострення, тим більше посилюється фіброз печінки. **При неактивному носійстві HBV** гістопатологічні зміни залежать від частоти і «глибини» змін у попередньому періоді. Рідко (1–3 % на рік) відбувається зникнення HBsAg з утворенням антитіл анти-HBs. Інфікування HBV також може приймати форму HBeAg-негативного хронічного гепатиту із змінною концентрацією ДНК HBV, що також стосується активності АЛТ та інтенсивності гістопатологічних змін у печінці; фази загострень переплітаються із фазами ремісії. При **прихованому інфікуванні (HBsAg негативному)** — ДНК HBV не визначається або знаходиться у дуже низькій концентрації; присутні анти-HBc антитіла, також можуть визначатись анти-HBs антитіла. Зникнення HBsAg знижує ризик цирозу печінки та печінкової недостатності, однак не знижує ризик розвитку гепатоцелюлярної карциноми. Стан імунодефіциту може призвести до реактивації вірусу через присутність сссДНК HBV.

ДІАГНОСТИКА

Діагностичні критерії різних фаз хронічної інфекції HBV →табл. 2-1.

Допоміжні дослідження

1. Визначення етіологічного фактору: визначення ДНК HBV у сироватці крові (ПЛР) та кількісне визначення антигену HBs (qHBs) дає можливість оцінити інтенсивність реплікації вірусу (віремії), яка є різною, у залежності від фази зараження.

2. Інші лабораторні дослідження: до виникнення ускладнень результати досліджень як правило є нормальними; найчастіше помірно підвищена активність амінотрансфераз (<100 МО; АЛТ >АСТ; в тяжких випадках гіпербілірубінемія).

3. Неінвазивна оцінка фіброзу печінки: еластографія (кореляція результату з гістологічною картиною є тим кращою, чим більш поширеним є фіброз).

4. Морфологічне дослідження печінки (біопсія): з метою оцінки ступеня прогресування фіброзу та гепатиту; Виявляється інфільтрація мононуклеарних клітин в портальних просторах, некроз гепатоцитів, фіброз. Посилення фіброзу можна визначати неінвазивно, однак біопсія є еталонним методом.

Диференційна діагностика

1) гострий гепатит, хронічний вірусний гепатит C або супутнє інфікування вірусом гепатиту типу D (вірусний гепатит типу D);

2) аутоімунний гепатит, первинний біліарний холангіт, первинний склерозуючий холангіт;

3) медикаментозне ушкодження печінки, алкогольна хвороба печінки, неалкольний стеатогепатит;

4) хвороба Вільсона-Коновалова, гемохроматоз, цироз печінки.

⇒ ЛІКУВАННЯ

Загальні принципи

Заборона вживання алкоголю (алкоголь посилює пошкодження печінки та прискорює прогресування до цирозу). Хворих, сприйнятливих до вірусного гепатиту A, необхідно вакцинувати проти HAV. Немає протипоказів до продовження професійної діяльності (за винятком професій, що вимагають особливого фізичного навантаження), відвідування рекреаційних занять та занять спортом.

Антивірусна терапія

1. Мета: ерадикація HBV — на даний час недосяжна через наявність епісомальної форми cccДНК HBV, тому слід прагнути до досягнення **повного пригнічення реплікації HBV** (яке підтверджується використанням тесту ПЛР [PCR] в реальному часі), а потім до **елімінації HBsAg** та появи анти-HBs антитіл з метою запобігання розвитку цирозу печінки та гепатоцелюлярної карциноми. Конкретні цілі залежать від ступеня прогресії змін:

1) хронічний гепатит без цирозу — регресія, можливо загальмування або сповільнення запальних змін та фіброзу печінки;

2) компенсований цироз печінки — загальмування прогресії до декомпенсованого цирозу печінки;

3) декомпенсований цироз печінки та наявні протипокази до трансплантації печінки — продовження тривалості життя;

4) позапечінкові прояви інфікування HBV — гальмування або регрес.

Проміжні цілі:

1) нормалізація біохімічних показників гепатиту;

2) у хворих HBeAg(+) сероконверсія до анти-HBe.

2. Критерії відбору до лікування — як пацієнтів HBeAg(+), так і HBeAg(−) — необхідним є підтвердження присутності HBsAg впродовж ≥6 міс. та наявність (одночасно) ≥2 з 3 критеріїв:

1) ДНК HBV >2000 МО/мл (≈10 000 копій/мл);

2) АЛТ >ВМН;

3) гістологічні зміни в печінці — ознаки хронічного запалення або фіброз (для оцінки ступеня прогресування фіброзу можна застосувати еластографічні методи; при супутніх інших хворобах печінки або різниці поміж результатом та клінічним станом, референційним методом залишається гістологічне дослідження біоптату печінки).

У хворих з обтяженим сімейним анамнезом (наявність ГЦК і/або цирозу печінки невідомої етіології) проведіть біопсію печінки та у випадку наявності симптомів хронічного запалення негайно розпочніть лікування. Негайно розпочніть лікування у хворих із верифікованим цирозом, незалежно від рівня віремії HBV.

Розгляньте лікування, що запобігає рецидивам прихованої HBV інфекції перед або протягом протипухлинної хіміотерапії чи імуносупресії, у всіх хворих в яких виявлено HBsAg або тільки анти-HBс, навіть при не виявленні ДНК HBV (принципи лікування →нижче).

3. ЛЗ:

1) **α інтерферони** (п/ш, не індукують резистентності HBV): натуральні та рекомбіновані (IFN-α2a, IFN-α2b, PegIFN-α2a). До ЛЗ першого вибору серед інтерферонів належить PegIFN-α2a (який призначають впродовж 48 тиж. 1×на тиж.). Протипоказ: аутоімунні захворювання (враховуючи нелікований гіпертиреоз), тяжка депресія (резистентна до лікування), за-авансована серцева недостатність, декомпенсований цироз печінки, стан після трансплантації органу, тромбоцитопенія (<100 000/мкл), вагітність. Побічні ефекти: найчастіше — грипоподібні симптоми, втома, погіршення апетиту, зменшення маси тіла, інтенсивна тимчасова втрата волосся; рідше — мієлосупресивні ефекти (нейтропенія, тромбоцитопенія), тривога, дратівливість, депресія (також суїцидальні думки).

2) **нуклеозидні та нуклеотидні інгібітори зворотної транскриптази** (АN; призначають п/о): адефовір, ентекавір, ламівудин, телбівудин і тенофовір. Як правило, добре переносяться, тільки в випадку адефовіру і тенофові-ру рідко нефротоксичність. АN першого вибору є ентекавір і тенофовір; ламівудин не повинен бути препаратом першого вибору, тому що дуже часто (до 70 % через 5 років) призводить до селекції резистентних штамів, генерує резистентність до інших АN та обмежує можливість їх призначення, а також підвищує ризик поширення інфікування резистентними штамами.

4. Принципи та тривалість лікування

1) **пацієнти, раніше неліковані** → монотерапія PegIFN-α2a (1×на тиж.; особливо при інфікуванні генотипом А). У випадку неефективності або припинення лікування (якщо надалі існують покази) призначте ентекавір або дізопроксил або тенофовіру алафенамід. АN є препаратами першого вибору у хворих з протипоказами до лікування IFN (в тому числі з деком-пенсованим цирозом).

2) **підозра на резистентність до ЛЗ у пацієнтів, лікованих АN** → необхідне обстеження в напрямку специфічних мутацій HBV, у випадку підтвердження резистентності до призначеного препарату замініть його іншим сильним АN (незалежно від значення в системі HBeAg/анти-HBeAg): ламівудин або ентекавір → дізопроксилом або тенофовіру алафенамідом; адефовір або тенофовір → ентекавіром. У пацієнтів із частковою вірусоло-гічною відповіддю розгляньте призначення наступного АN до того який вже застосовується; завжди розважте можливість лікування PegIFN α2a.

3) **пацієнти з цирозом печінки** та такою, що визначається, кількістю ДНК HBV повинні негайно отримати лікування (незалежно від рівня віремії та активності АЛТ) → ентекавір або дізопроксил або тенофовіру алафенамід;

4) **пацієнти кваліфіковані на трансплантацію печінки** → негайно призначте ентекавір (1 мг/добу) або дізопроксил чи тенофовіру алафена-мід, а після трансплантації (якщо визначається ДНК HBV) продовжуйте лікування безтерміново;

5) **тривалість лікування** — лікування PegIFN-α2a проводиться протя-гом 48 тиж. Однозначні критерії припинення лікування АN відсутні; вважається, що у HBeAg(+) хворих цим є сероконверсія в системі «е» яка утримується протягом 12 міс. безперервного лікування з нормалізацією активності АЛТ та віремією <2000 МО/мл. У хворих з HBeAg(–) єдиним

серологічним критерієм ефективності лікування є зникнення HBsAg та поява анти-HBs; такий ефект досягається рідко, тому на практиці лікування проводиться безперервно (із визначенням HBsAg і ДНК HBV що року). У хворих з початковим HBeAg(+) при припиненні лікування AN слід кожні 3–6 міс. визначати ДНК HBV, HBeAg та анти-HBe, а HBsAg кожні 12 міс. Спроба відміни препаратів не завжди закінчується успіхом — лікування часто триває багато років, і навіть протягом всього життя.

МОНІТОРИНГ

Моніторинг з метою виявлення гепатоцелюлярної карциноми →розд. 7.17.4
Моніторинг переносимості антивірусної терапії

1. Лікування IFN: спочатку через тиждень, потім кожні 4 тиж. контролюйте кількість лейкоцитів, нейтрофілів та тромбоцитів — у випадку зниження зменшіть дозу ЛЗ або пропустіть одну дозу. Важка лейкопенія, нейтропенія та тромбоцитопенія (<2 % хворих) вимагають зупинки лікування. Кожні 4 тиж. визначайте АЛТ, а рівень ТТГ кожні 12 тиж.

2. Лікування AN: впродовж лікування адефовіром або тенофовіром кожні 3 міс. (у пацієнтів із пошкодженням нирок частіше) слід контролювати рівень креатиніну в сироватці крові та видалення фосфатів з сечею. Припинення лікування AN може призвести до загострення хвороби — у таких хворих кожні 6 міс. проводьте визначення активності АЛТ та клінічних параметрів, а у випадку росту активності АЛТ визначте ДНК HBV.

УСКЛАДНЕННЯ

1. Цироз печінки: розвивається впродовж 5 років у 8–20 % хворих на хронічний вірусний гепатит В. **Фактори ризику:** інтенсивна реплікація HBV, супутнє інфікування HCV і ВІЛ, середній або старший вік, чоловіча стать, часті загострення, низька активність АЛТ, вживання алкоголю.

2. Гепатоцелюлярна карцинома: спостерігається як у пацієнтів з цирозом (2,2 % хворих на рік при компенсованому цирозі печінки, до 10 % на рік при декомпенсованому цирозі печінки [максимальна оцінка], так і без цирозу печінки (0,1 % на рік); частіша у хворих >45 років та з позитивним сімейним анамнезом.

3. Захворювання, причинені імунними комплексами: рідко, найчастіше гломерулонефрит, вузликовий поліартеріїт та змішана кріоглобулінемія.

ПРОГНОЗ

Серйозні ускладнення (цироз, печінкова недостатність, гепатоцелюлярна карцинома) розвиваються у 15–40 % хронічно інфікованих HBV. Впродовж 5 років помирають 14–20 % хворих із компенсованим цирозом печінки, а з декомпенсованим — до >80 %.

ПРОФІЛАКТИКА

Як при гострому вірусному гепатиті В →розд. 7.1.2.

3. Хронічний вірусний гепатит С

→ **ВИЗНАЧЕННЯ ТА ЕТІОПАТОГЕНЕЗ**

Довготривала (>6 міс.) хвороба, що характеризується некротично-запальними змінами у печінці, викликана персистуючим інфікуванням HCV →розд. 7.1.3. Хронічне інфікування викликає багаторічний запальний процес, некроз та регенерацію гепатоцитів та може призвести до розвитку гепатоцелюлярної карциноми.

Позапечінкові прояви хронічного інфікування HCV (→Ускладнення) обумовлені в основному імунологічними механізмами, передусім змішаною кріоглобулінемією (II і III типу).

→ **КЛІНІЧНА КАРТИНА ТА ПРИРОДНИЙ ПЕРЕБІГ**

Клінічна картина нагадує хронічний вірусний гепатит В →розд. 7.2. У майже 70 % хворих спостерігається ≥1 з позапечінкових симптомів →Ускладнення.

Спонтанна елімінація HCV у хронічно інфікованих хворих наступає у ≈0,02 % хворих на рік. Прогресія повільна, залежить від динаміки фіброзу печінки та циротичної перебудови. Динаміка вдвічі вища у хворих із підвищеною активністю АЛТ (≈40 % всіх інфікованих).

→ **ДІАГНОСТИКА**

Діагностичний алгоритм →рис. 3-1.

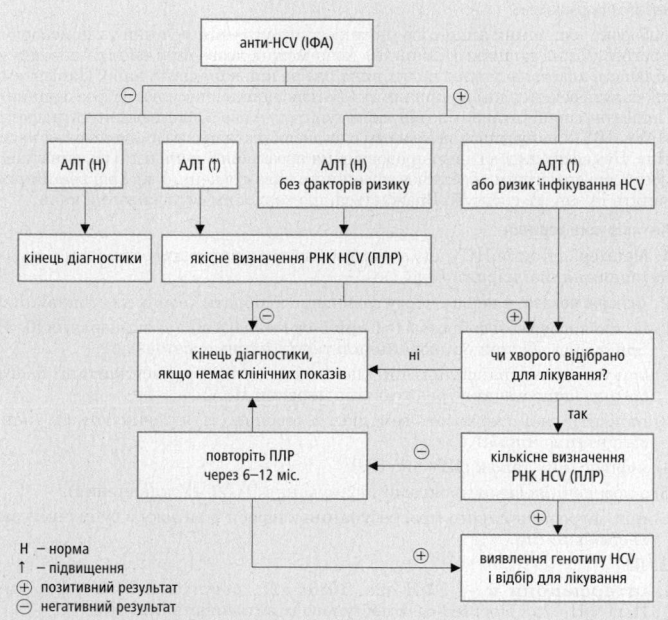

Рис. 3-1. Діагностичний алгоритм при інфікуванні HCV

Допоміжні дослідження

1. Ідентифікація етіологічного фактора: серологічні та вірусологічні дослідження як при гострому вірусному гепатиті C →розд. 7.1.3. Антитіла анти-HCV можуть бути відсутніми впродовж 4–10 тиж. після інфікування, а також у пацієнтів із гуморальним імунодефіцитом (у таких ситуаціях визначення РНК слід виконати уже на етапі початкової діагностики). Перед початком лікування обов'язково визначити генотип віруса молекулярним методом (PCR); у випадку 1 генотипу додатково визначають субгенотип (GT1a або GT1b).

2. Інші лабораторні дослідження: як при хронічному вірусному гепатиті B →розд. 7.2 — у ≈30 % пацієнтів активність АЛТ в межах норми, а у деяких підвищується тільки періодично (може мати синусоїдальний перебіг).

3. Неінвазивна оцінка фіброзу печінки: еластографія показана у всіх пацієнтів, як під час відбору для лікування, так і для моніторингу захворювання.

4. Морфологічне обстеження печінки (біопсія): показане при підозрі на співіснування іншого захворювання печінки, невідповідності між результатами неінвазивного обстеження і клінічним станом пацієнта або розбіжністю результатів різних неінвазивних обстежень.

Діагностичні критерії

Наявність РНК HCV у крові впродовж >6 міс. після інфікування (визначення ВООЗ). Біопсія печінки не обов'язкова для діагностики.

Диференційна діагностика

Як при хронічному вірусному гепатиті B →розд. 7.2.

➡ ЛІКУВАННЯ

Загальні принципи

Заборона вживання алкоголю (посилює ушкодження печінки та прискорює прогресування до цирозу печінки), хоча можна дозволити випити невелику кількість алкоголю (напр., келих вина раз на кільканадцять днів). Пацієнтам, які палять рекомендовано припинити тютюнопаління (посилює фіброз печінки). Пацієнтів, сприйнятливих до вірусного гепатиту A або B, слід вакцинувати проти HAV і HBV. У пацієнтів із ожирінням слід застосувати програму зменшення маси тіла. Немає протипоказів до продовження професійної діяльності (за винятком посад, що вимагають особливого фізичного навантаження), як і рекреаційних занять та занять спортом. Вважається, що корисним є споживання кави.

Антивірусна терапія

1. Мета: ерадикація HCV, що зменшує ризик розвитку цирозу печінки та гепатоцелюлярної карциноми.

2. Основні покази: в першу чергу, необхідно відібрати хворих для лікування:

1) із заавансованим фіброзом (>1 при 5-ступеневій шкалі оцінювання [0–4] при біопсії або при оцінюванні альтернативними методами);

2) очікуючих на трансплантацію печінки або після трансплантації цього органу, якщо виникає реактивація інфекції HCV;

3) пацієнтів, які одержують гемодіаліз, особливо ті, які очікують на трансплантацію нирки;

4) інфікованих також HBV або ВІЛ;

5) з позапечінковими проявами інфікування HCV(→Ускладнення);

6) при загрозі швидкого прогресування хвороби в зв'язку з супутніми захворюваннями.

3. ЛЗ

1) **інтерферони** α — ІФН-α2a, ІФ-Н-α2b, пегільовані інтерферони ПегІ-ФН-α2a і ПегІФН-α2b; поступово їх витісняють нові ЛЗ;

2) **рибавірин** (РБВ) — застосовують у комбінації з іншими ЛЗ, у схемах із ІФН та безінтерферонових;

Таблиця 3-1. ЛЗ, які використовуються для лікування хронічного гепатиту C

Групи ЛЗ	Класи	ЛЗ	Доза
ЛЗ із прямою противірусною дією (DAA)	інгібітори NS3 (протеази)	глекапревір (GLE)	300 мг 1×на день
		гразопревір (GZR)	100 мг 1×на день
		паритапревір (PTV)	150 мг 1×на день
		воксилапревір (VOX)	100 мг 1×на день
	інгібітори NS5B (полімерази)	дазабувір (DSV)	250 мг 2×на день
		софосбувір (SOF)	400 мг 1×на день
	інгібітори NS5A	даклатасвір (DCV)	60 мг 1×на день
		елбасвір (EBR)	50 мг 1×на день
		ледіпасвір (LDV)	90 мг 1×на день
		омбітасвір (OBV)	25 мг 1×на день
		пібрентасвір (PIB)	120 мг 1×на день
		велпатасвір (VEL)	100 мг 1×на день
інші	рибавірин	рибавірин (RBV)	1000 мг 1×на день, коли маса тіла <75 кг
			1200 мг, коли маса тіла >75 кг

3) **ЛЗ із прямою противірусною дією** (DAA) →табл. 3-1: більшість використовується у вигляді комбінованих препаратів (GLE/PIB, SOF/VEL/VOX, SOF/VEL, SOF/LDV, EBR/GZR, OBV/PTV/r).

4. Принципи та схеми лікування: безінтерферонова терапія повинна базуватись на комбінації 2–4 інгібіторів NS3, NS5A і NS5B, можл.з додатком РБВ. Монотерапія DAA неприпустима з огляду на ризик селекції резистентних штамів.

Вирішальні фактори при виборі лікування:

1) генотип HCV;
2) ступінь запущеності фіброзу печінки та діагноз цирозу (компенсованого та декомпенсованого);
3) запланована або проведена трансплантація печінки;
4) попереднє лікування та його результат (відсутня відповідь, або часткова відповідь, або рецидив без досягнення тривалої вірусологічної відповіді);
5) протипокази до застосування ІФН (в тому числі відмова пацієнта) та РБВ;
6) супутні захворювання (напр., ниркова недостатність) та можливість відміни інших ЛЗ, які взаємодіють із запланованим лікуванням;
7) особливості місцевих умов (передусім можливість доплат зі сторони держави).

5. Критерії ефективності лікування: відсутність в крові РНК HCV (концентрація <15 МО/мл) і HCVcAg (≤3,0 фмоль/л) через 12 тиж. від завершення лікування (можл. через 12 тиж. від закінчення лікування DAA).

6. Потенційна взаємодія ЛЗ: інформацію можна перевірити на веб-сторінці http://www.hep-druginteractions.org яку рекомендує EASL.

→ **М О Н І Т О Р И Н Г**

Моніторинг з метою виявлення гепатоцелюлярної карциноми →розд. 7.17.4
Моніторинг толерантності антивірусної терапії і її перебігу

Контроль токсичності DAA: у випадку появи тяжких побічних дій припиніть застосування ЛЗ (зниження дози не передбачене). Контроль токсичності рибавірину: оцінка кількості еритроцитів та концентрації гемоглобіну спочатку через тиждень, а пізніше — кожних 4 тиж.; у випадку зниження → зменшення дози; тяжка гемолітична анемія (<2 % хворих) → припиніть лікування.

➡ УСКЛАДНЕННЯ

1. Цироз печінки: розвивається впродовж 10 років у 10 % хворих з легким хронічним вірусним гепатитом C, у 44 % з помірним і у 100 % з тяжким (із мостоподібним фіброзом). **Фактори ризику**, що прискорюють прогресування до цирозу: алкоголь, чоловіча стать, інфікування >40-го р., надмірна маса тіла та ожиріння, куріння, підвищена концентрація заліза, жирова дистрофія печінки, інфікування 3-ім генотипом, цукровий діабет, супутнє інфікування HBV або ВІЛ, інфікування, пов'язане з гемотрансфузією. У випадку печінкової недостатності з приводу цирозу показана трансплантація печінки.

2. Позапечінкові імунологічні прояви інфікування HCV:

1) ниркові — мембранозно-профілеративний або мембранозний гломерулонефрит (від безсимптомної гематурії та протеїнурії до нефротичного синдрому та хронічного захворювання нирок);

2) шкірні — пальпована пурпура (васкуліт дрібних судин шкіри), плоский лишай, шкірна пізня порфірія, псоріаз (особливо у лікованих інтерфероном);

3) гематологічно-імунологічна тромбоцитопенічна пурпура;

4) неврологічні — периферична нейропатія (найчастіше сенсорна), васкуліт головного мозку;

5) ревматологічні — артрит (симетричний поліартрит малих суглобів, який нагадує РА, або моно- чи олігоартрит більших суглобів), синдром Шегрена, антифосфоліпідний синдром, системний червоний вовчак.

3. Гепатоцелюлярна карцинома: протягом 20 років розвивається у ≈3–5 % хворих із хронічним вірусним гепатитом типу C. Ризик значно зростає у хворих із цирозом печінки (рідко розвивається у печінці без інтенсивного фіброзу), та значно знижується у разі ефективної противірусної терапії (до ≈1 %). Додаткові фактори ризику: вік >60 років, підвищена концентрація АФП в сироватці та знижена кількість тромбоцитів.

➡ ПРОГНОЗ

Тривала вірусологічна відповідь (ризик рецидиву ≈3 %) при інфікуванні 1-им генотипом HCV, у випадку якого проведено лікування за схемою з ІФН, досягалась у 50–75 % хворих (при дослідженнях із вико-ристання нових ліків у ≈80–95 % хворих, у деяких підгрупах до 100 %), а при інфікуванні генотипом 2-им і 3-ім генотипом HCV — у 80–95 % хворих. При комп-енсованому цирозі печінки ризик кровотечі з варикозно розширених вен стравоходу становить ≈2,5 % через 5 років та 5 % через 10 років, ризик декомпенсації (асцит) — відповідно, 7 % і 20 %, а енцефалопатії через 10 років ≈2,5 %. У 30 % хворих з компенсованим цирозом впродовж 10 років розвивається термінальна печінкова недостатність. Смертність — 20 % впродовж 10 років у хворих з компенсованим цирозом і 50 % впродовж 5 років після початку явної печінкової недостатності.

➡ ПРОФІЛАКТИКА

Як при гострому вірусному гепатиті C →розд. 7.1.3. Лікування гострої фази вірусного гепатиту C зменшує ризик переходу запалення в хронічний процес.

4. Медикаментозне пошкодження печінки

Ураження печінки лікарським засобом, фітопрепаратом або дієтичною добавкою, що призводить до підвищення біохімічних показників функції печінки (АЛТ, лужна фосфатаза, білірубін); може бути результатом постійної гепатотоксичності ЛЗ (залежної від дози, передбачуваної, відносно частої — напр., парацетамол), або ідіосинкразії до ЛЗ чи його метаболіту (непередбачувана, спостерігається у небагатьох осіб [1/1000–100 000], може розвинутись майже до кожного ЛЗ).

Основні клінічні форми:

1) **інтермітуюче, безсимптомне підвищення активності амінотрансфераз (**напр., ізоніазид, статини, фібрати);

2) **гостре гепатоцелюлярне пошкодження (**напр., парацетамол, клоксацилін, диклофенак, галотан, ізоніазид, ловастатин, фітопрепарати, кокаїн, амфетамін) — симптоми, як при гострому вірусному гепатиті; зазвичай, минає впродовж 1–2 міс. після відміни ЛЗ, але може призводити до печінкової недостатності, яка вимагає трансплантації органа. Прогностичні чинники виникнення гострої чи підгострої печінкової недостатності: посилена жовтяниця, затримка рідини (асцит, набряки), виражена коагулопатія, енцефалопатія і/або печінкова кома при невеликому підвищенні активності амінотрансфераз у плазмі.

3) **гостре холестатичне пошкодження печінки** (холестаз може зберігатися до 6 міс. після відміни ЛЗ):

   а) **внутрішньопечінковий холестаз** (напр., пероральні контрацептивні препарати, анаболічні стероїди, тамоксифен, цитарабін, азатіоприн) — спостерігається свербіж і жовтяниця, активність трансфераз, зазвичай, у межах норми;

   б) **гострий холестатичний гепатит** (напр., карбамазепін, котримоксазол, еритроміцин, каптоприл, тиклопідин) — спостерігається свербіж, жовтяниця, біль у ділянці правого підребер'я або підвищена чутливість печінки, підвищена активність амінотрансфераз (у меншій мірі, ніж лужної фосфатази); якщо розвинувся внаслідок гіперчутливості, може спостерігатись гарячка, висипка, біль або запалення суглобів;

4) **змішана форма медикаментозного ураження печінки** (напр., амоксицилін з клавулановою кислотою, карбамазепін, циклоспорин) — найчастіший різновид медикаментозного пошкодження печінки;

5) **хронічне пошкодження печінки** — часто клінічна картина нагадує аутоімунний гепатит; особливі форми хронічних захворювань печінки, які мають етіологічний зв'язок із ЛЗ:

   а) синдром зникаючих жовчних проток (напр., хлорпромазин, карбамазепін, трициклічні антидепресанти) — клінічна картина нагадує первинний холангіт, захворювання прогресує, призводить до хронічного холестазу і цирозу печінки;

   б) венооклюзивна хвороба печінки →розд. 7.15 (цитостатики, напр., бусульфан, також після трансплантації гемопоетичних клітин) — швидко наростаючий асцит, болісне збільшення печінки і жовтяниця;

   в) аденоми печінки (естрогени);

   г) вогнищева вузлова гіперплазія або печінкова пурпура (тіопурини, цитостатики).

Таблиця 4-1. Диференційна діагностика медикаментозного ушкодження печінки (DILI) згідно з рекомендаціями ACG 2014

Клінічна форма	Відносна активність АЛТ[a] і ALP[a] (R)	Дослідження, рекомендовані у першу чергу	Дослідження, рекомендовані у другу чергу
гепатоцелюлярне ушкодження або змішана форма	R ≥5 (зростання АЛТ значно перевищує зростання ALP)	– серологічні дослідження у напрямку ВГ, РНК HCV – серологічні дослідження у напрямку АГ – візуалізаційні дослідження (напр., УЗД)	у індивідуальному порядку: – церулоплазмін – серологічні дослідження у напрямку більш рідкісних вірусів (HEV, CMV, EBV) – біопсія печінки
холестатичне ушкодження	R ≤2 (ступінь зростання АЛТ і ALP приблизно однакові)	візуалізаційні дослідження (УЗД)	у індивідуальному порядку: – МР-холангіографія або (рідко) ендоскопічна ретроградна холангіопанкреатографія – серологічні дослідження у напрямку первинного холангіту – біопсія печінки
змішана форма	2 <R <5 (зростання АЛТ дещо більше, аніж зростання ALP)	візуалізаційні дослідження (УЗД)	у індивідуальному порядку: – церулоплазмін – серологічні дослідження у напрямку більш рідкісних вірусів (HEV, CMV, EBV) – біопсія печінки

[a] виражена як кратність перевищення верхньої межі норми (ВМН); R = АЛТ/АЛТ$_{\text{ВМН}}$, ALP/ALP$_{\text{ВМН}}$

ALP — лужна фосфатаза, АЛТ — аланінамінотрансфераза, АГ — аутоімунний гепатит, CMV — цитомегаловірус, EBV — вірус Епштейна-Барр, HCV — вірус гепатиту С, HEV — вірус гепатиту Е, МР — магнітно-резонансна, УЗД — ультразвукове дослідження, ВГ — вірусний гепатит

→ **ДІАГНОСТИКА**

Основне значення має виключення інших причин, передусім:
1) вірусного гепатиту типу А, В, С або D;
2) непрохідності жовчних шляхів;
3) алкогольної хвороби печінки;
4) серцевої недостатності або нещодавно перенесеного шоку;
5) аутоімунного гепатиту;
6) хвороби Вільсона-Коновалова;
7) первинного біліарного цирозу печінки.

Критерії діагностування основних форм пошкодження печінки, а також дослідження, які рекомендуються для диференційної діагностики →табл. 4-1.

→ **ЛІКУВАННЯ**

1. Негайно відмініть ЛЗ, який може бути причиною пошкодження печінки.

2. Алгоритм дії при отруєнні парацетамолом →розд. 20.8.

3. Симптоматичне лікування свербіжу шкіри, пов'язаного з холестазом →табл. 1.38-1.

4. ГК: корисні тільки при медикаментозному пошкодженні печінки, пов'язаному з імунологічною реакцією.

5. Алгоритм дії при гострій печінковій недостатності →розд. 7.13.

5. Аутоімунний гепатит (АГ)

→ ВИЗНАЧЕННЯ ТА ЕТІОПАТОГЕНЕЗ

Хронічний, некротично-запальний процес печінкової тканини невідомої етіології, який не минає спонтанно, та пов'язаний зі збільшеним рівнем γ-глобулінів у плазмі крові і наявністю циркулюючих тканинних аутоантитіл, які, ймовірно, є тільки маркерами захворювання і не беруть участі у його патогенезі.

→ КЛІНІЧНА КАРТИНА

Захворювання розвивається у будь-якому віці, найчастіше — у період статевої зрілості та між 40 і 60 р., у 4 рази частіше у жінок. Може мати абсолютно безсимптомний перебіг або симптоми гострого чи хронічного гепатиту. У ≈1/4 хворих на момент постановки діагнозу наявні симптоми цирозу печінки і його ускладнень. Провідним і деколи єдиним симптомом є втома. У ≈2/3 хворих наявна жовтяниця різної інтенсивності (деколи значна). Рідко — фульмінантний перебіг, із симптомами гострої печінкової недостатності. У дітей і молодших осіб перебіг — більш агресивний і в меншій мірі піддається лікуванню; у старших осіб перебіг — більш помірний, стероїдорезистентність зустрічається рідко. Нелікований АГ впродовж 5 років веде до декомпенсованого цирозу печінки у >80 % хворих. Може співіснувати з аутоімунними захворюваннями інших органів (хвороба Хашімото, хвороба Грейвса-Базедова, цукровий діабет 1 типу, гемолітична анемія, ідіопатична тромбоцитопенія, ревматоїдний артрит, синдром Шегрена та ін.) або з іншими аутоімунними захворюваннями печінки і жовчних шляхів (т. зв. варіанти АГ →нижче).

→ ДІАГНОСТИКА

Допоміжні дослідження

1. Лабораторні методи дослідження:

1) **біохімічний аналіз крові** — підвищена активність АЛТ і АСТ у сироватці крові (різного ступеня — від невеликого до багаторазово перевищеної ВМН; АСТ/АЛТ, зазвичай, <1), підвищений рівень білірубіну, активність ЛФ в межах норми або незначно підвищена;

2) **імунологічні дослідження** — підвищення рівня γ-глобулінів у сироватці крові (поліклональна гіпергамаглобулінемія, в основному — IgG); наявні різні аутоантитіла найчастіше (>80 %) антиядерні (ANA) і/або антитіла до гладких м'язів (SMA), рідко (3–4 %) до печінково-ниркових мікро-сомальних антигенів 1 типу (анти-LKM1), а також перинуклеарні антинейтрофільні цитоплазматичні антиті-ла (pANCA; у більшості хворих, неспецифічні для АГ); у невеликого відсотка хворих немає жодних аутоантитіл або наявні антитіла, що не визначаються рутинно (напр., LC-1 або анти-SLA/LP).

2. Гістологічне дослідження біоптату печінки: необхідне у випадку підозри на АГ; ступінчатий некроз (*piecemeal necrosis*) без ознак пошкодження жовчовивідних шляхів (при блискавичному перебігу розлогий мостовидний некроз *bridging necrosis*), інфільтрати з лімфоцитів і плазмоцитів в перипортальних ділянках.

Таблиця 5-1. Спрощені критерії діагностики аутоімунного гепатиту (АГ) за International Autoimmune Hepatitis Group (2008)

Критерії	Бали
аутоантитіла	
ANA або SMA у титрі ≥1:40	1
ANA або SMA в титрі ≥1:80, або анти-LKM1 в титрі ≥1:40, або антиSLA/LP наявні	2
рівень IgG	
>ВМН (16 г/л)	1
>1,1 × ВМН (18 г/л)	2
гістопатологічна картина	
відповідає АГ	1
типова для АГ	2
виключено вірусний гепатит	2
Інтерпретація: 6 балів — АГ ймовірно; 7–8 балів — АГ достовірно	
ВМН — верхня границя норми; антитіла: ANA — антиядерні, анти-LKM1 — проти мікросомального антигена печінки та нирок, антиSLA/LP — проти розчинного антигена печінки і печінково-підшлункового антигену, SMA — проти гладких м'язів	

Діагностичні критерії

Діагностичні критерії →табл. 5-1. У хворих на АГ, у яких спостерігаються симптоми іншого хронічного захворювання печінки, діагностується **перехресний синдром.** Вирізняють також пограничні синдроми, коли з гепатитом співіснують аутоімунні симптоми, але немає усіх критеріїв АГ. Перехресні синдроми накладання (напр., АГ + первинний холангіт, АГ + первинний склерозуючий холангіт, АГ + хронічний вірусний гепатит) і пограничні синдроми (аутоімунний холангіт, криптогенний гепатит) є **варіантами АГ.**

Диференційна діагностика

Гепатит, викликаний вірусами (HAV, HBV, HCV, EBV, CMV або HSV), медикаментозний гепатит, стеатогепатит (алкогольний →розд. 7.10 і неалкогольний →розд. 7.11), первинний холангіт →розд. 7.6 і первинний склерозуючий холангіт, гемохроматоз, хвороба Вільсона-Коновалова, недостатність $α_1$-анитрипсину.

→ ЛІКУВАННЯ

Загальні принципи

1. Імуносупресивне лікування є абсолютно показаним, якщо:

1) активність АСТ >10 × ВМН;

2) АСТ >5 x ВМН і рівень γ-глобулінів ≥2 × ВМН;

3) мостовий або центролобулярний некроз. Не показане у хворих з цирозом печінки без ознак активного запалення (тобто без клітин запалення в біоптаті і з незначно підвищеною або нормальною активністю амінотрансфераз у сироватці крові).

2. Трансплантація печінки: лікування вибору при важкому АГ з печінковою недостатністю.

3. Абсолютна відмова від алкоголю.

Фармакологічне лікування

Мета лікування: клінічна і біохімічна ремісія (нормалізація активності амінотрансфераз і концентрації IgG в сироватці крові).

1. Індукція ремісії: преднізолон або преднізон п/о на початку 0,5 мг/кг/добу; після зниження активності амінотрансфераз на ≥50 % (зазвичай, впродовж 2–4 тиж.) додається азатіоприн, спочатку 50 мг/добу, збільшуйте дозу до 1–2 мг/кг/добу і повільно зменшуйте дозу ГК до 10 мг/добу, контролюючи активність АСТ і АЛТ та рівень IgG (повторне підвищення свідчить про занадто швидке зменшення дози). Приклад схеми лікування пацієнта з вагою ≈60 кг:

1) преднізолон 60 мг зі зменшенням дози на 10 мг/тиж на 2, 3, і 4 тижні, в подальшому на 5 мг/тиж на 5, 6 і 7 тижні, в подальшому на 2,5 мг/тиж з тим, щоб від 10 тиж. доза становила 10 мг/добу (можна знизити дозу до 7,5 мг/добу при нормальній активності амінотрансфераз і спробувати відмінити ГК шляхом зменшення дози на 2,5 мг кожні 3–4 міс.);

2) азатіоприн — з 3 тиж. лікування 50 мг/добу впродовж 2 тижнів і 100 мг/добу з 5 тиж.

2. Підтримуюча терапія: азатіоприн 1–2 мг/кг/добу (часто, 100 мг/добу) і преднізон 10 мг/добу. Пацієнтам з АГ без цирозу печінки, які лікуються азатіоприном, замість преднізолону/преднізону можна застосувати будесонід 3 мг 2–3×на добу п/о (менший ризик побічних дій, аніж у випадку преднізолону/преднізону). Продовжуйте лікування ≥3 років і ≥2 років повної біохімічної ремісії. Спробувати закінчити лікування можна лише після виконання біопсії печінки, при умові відсутності гістологічних змін запальної активності — поступово знижуйте дозу ГК і азатіоприну (під контролем лабораторних обстежень). У випадку рецидиву запалення збільшить дозу і повторіть лікування до смерті. Альтернативна терапія при стероідорезистентному АГ: мікофенолату мофентил (найчастіше використовується, особливо при непереносимості азатіоприну), циклоспорин, такролімус, сіролімус.

3. Лікування рецидивів: у 50–90 % випадків після завершення лікування виникає рецидив захворювання, зазвичай до 12 міс. → застосуйте лікування, як при індукції ремісії. Після рецидиву підтримуюча терапія застосовується безтерміново, застосовуючи найменш ефективну дозу ГК.

→ **МОНІТОРИНГ**

Контрольні біохімічні аналізи (активність АСТ і АЛТ, рівень IgG) у фазі індукції ремісії виконується кожних 1–2 тиж., а під час підтримуючої терапії кожних 3–6 міс. Збільшений титр аутоантитіл не має прогностичного значення і не використовується для моніторингу перебігу захворювання.

→ **ПРОГНОЗ**

Відсоток 10 річної виживаності серед правильно лікованих пацієнтів (також із цирозом печінки) становить >90 %, а очікувана тривалість життя наближена до середньостатистичної. Прогноз непевний у випадку цирозу печінки або відсутності ремісії після 2 років лікування (впродовж 5 років у більшості пацієнтів розвивається печінкова недостатність).

6. Первинний холангіт

→ **ВИЗНАЧЕННЯ І ЕТІОПАТОГЕНЕЗ**

Первинний холангіт (раніше: первинний біліарний цироз печінки) — це хронічне аутоімунне захворювання невідомої етіології, з холестазом, спричиненим руйнуванням дрібних внутрішньопечінкових жовчних ходів.

→ **КЛІНІЧНА КАРТИНА**

Більшість хворих — жінки у 5 і 6 декаді життя. Діти не хворіють.

1. Суб'єктивні симптоми: хронічна втома (у ≈60 %; часто єдиний симптом; суттєво не посилюється при підвищеній фізичній активності і не зменшується після відпочинку), свербіж шкіри (у ≈50 %; може спостерігатись на багато місяців або років раніше, ніж інші симптоми; спочатку обмежений шкірою рук і стоп); рідше — сухість у ротовій порожнині і кон'юктив та постійний або періодичний біль незначної інтенсивності у правій підреберній ділянці.

2. Об'єктивні симптоми: збільшення печінки (<30 %), ксантелазми, жовтяниця (симптом заавансованої хвороби), на пізній стадії — симптоми цирозу печінки. Можуть співіснувати інші аутоімунні захворювання: синдром Шегрена, автоімунна хвороба щитоподібної залози, ревматоїдний артрит, системна склеродермія, злоякісна анемія, целіакія, системний червоний вовчак.

3. Природний перебіг: тяжко передбачити. У багатьох хворих мінімальна прогресія впродовж 10, а навіть 20 років, попри відсутність жодної терапії; у інших, не зважаючи на лікування, впродовж кількох років розвивається цироз печінки.

→ **ДІАГНОСТИКА**

Допоміжні дослідження

1. Лабораторні дослідження:

1) **біохімічний аналіз крові** — збільшення активності ЛФ і ГГТП (найчастіші відхилення на момент постановки діагнозу), збільшення активності амінотрансфераз, гіпербілірубінемія (на пізній стадії), гіперхолестеринемія (у 50–90 %);

2) **імунологічні дослідження** — підвищення рівня IgM у сироватці, антимітохондріальні аутоантитіла (АМА; у 90–95 %), ANA (у 30 %), в т. ч. специфічні до ПХ antyGP210 i/або antySP100 (особливе значення для діагностики ПХ у АМА-негативних пацієнтів).

2. КТ/МРТ: з метою виключення непрохідності жовчних шляхів.

3. Гістологічне дослідження біоптату печінки: не обов'язкове для постановки діагнозу у пацієнтів з холестазом і наявністю типових аутоантитіл; обов'язкове для постановки діагнозу у пацієнтів без аутоантитіл і показане при підозрі на супутній аутоімунний гепатит (АГ), безалкогольний стеатогепатит або інших системних захворювань. Типові зміни — це атрофія жовчних проток (дуктопенія) і запальні інфільтрати у перипортальних тканинах і різного ступеню фіброз.

4. Еластографія: інформативна для оцінки ступеню фіброзу, особливо при тривалому спостереженні.

Діагностичні критерії

Діагноз можна встановити, якщо наявні ≥2 з 3 критеріїв: збільшена активність ЛФ, наявність антитіл АМА, типова гістологічна картина біоптату печінки.

Диференційна діагностика

Склерозуючий холангіт, медикаментозний холестаз, перехресний синдром із АГ, холестаз у перебігу саркоїдозу, ідіопатичні синдроми, що супроводжуються дуктопенією і холестазом.

→ **ЛІКУВАННЯ**

1. Помірне фізичне навантаження і регулярні тренування можуть зменшити відчуття хронічної втоми і знижують ризик остеопорозу.

2. При синдромі сухості ротової порожнини і кон'юктив слід рекомендувати часте питтяя невеликої кількості води, а також застосовування «штучних сліз».

3. Немає ЛЗ, що забезпечує повне одужання. З метою сповільнення прогресування хвороби застосовується **урсодезоксихолева кислота** 13–15 мг/кг 1×на день або у 2 поділених дозах.

4. Лікування свербіжу →табл. 1.38-1.

5. Лікування хронічної втоми: нема ефективних методів лікування; ефективність модафінілу поставлена під сумнів; корисний ефект систематичної фізичної активності.

6. Трансплантація печінки показана, якщо наявні: симптоми печінкової недостатності з ознаками портальної гіпертензії, яка не відповідає на консервативне лікування, стійкий і резистентний до лікування свербіж шкіри, вторинна до цирозу гепатоцелюлярна карцинома (відповідає Міланським або розширеним критеріям Сан-Франциско →розд. 7.17.4). Скеруйте пацієнта до центру трансплантації печінки, якщо рівень білірубіну в сироватці крові ≥3 мг/дл (150 мкмоль/л) або показник MELD >15.

→ **У С К Л А Д Н Е Н Н Я**

1. Остеопороз: необхідна профілактика (і лікування) →розд. 16.16. Показане денситометричне обстеження кожні 2 роки. У випадку остеопорозу призначте бісфосфонати (обережно у пацієнтів з цирозом печінки і варикозом вен стравоходу).

2. Дефіцит жиророзчинних вітамінів (A, D, E, K), внаслідок порушеного всмоктування на пізніх стадіях первинного холангіту (хронічна гіпербілірубінемія) → застосовують відповідне поповнення.

3. Гепатоцелюлярна карцинома: розвивається майже виключно у хворих із цирозом печінки.

→ **П Р О Г Н О З**

У хворих без клінічних симптомів, а також у тих, у яких хвороба була діагностована рано і розпочато лікування урсодезоксихолевою кислотою, середня тривалість життя наближена до виживаності серед загальної популяції. 95 % пацієнтів, які добре реагують на лікування урсодезоксихолевою кислотою, проживуть 14 років без необхідності пересадки печінки. Середня виживаність пацієнтів зі стійкою гіпербілірубінемією без трансплантації печінки не перевищує 5 років, а після пересадки печінки відсоток 5-ти річної виживаності становить ≈85 %.

7. Гостра переміжна порфірія

→ **В И З Н А Ч Е Н Н Я   Т А   Е Т І О П А Т О Г Е Н Е З**

Вроджене порушення синтезу гему, що успадковується за аутосомно-домінантним типом. Зменшення в печінці активності дезамінази порфобіліногену призводить у ситуаціях посиленого синтезу гему до накопичення попередників порфірінів — порфобіліногену (ПБГ) і δ-амінолевулінової кислоти (АЛК), які, ймовірно, є причиною нападових порушень периферичних нервів і вегетативної нервової системи. Напад порфірії часто викликається чинниками, що збільшують синтез порфірину, такими, як речовини, що підвищують активність системи цитохрому Р450 у гепатоцитах (найчастіше — алкоголь, стероїдні статеві гормони [напр., прогестерон] барбітурати, сульфонаміди, карбамазепін, вальпроєва кислота, гризеофульвін, похідні ерготаміну), голодування (у т. ч. дієти для схуднення із значним обмеженням калорій та вуглеводів), паління тютюну, інфекція, хірургічне втручання.

→ **К Л І Н І Ч Н А   К А Р Т И Н А**

У 80–90 % людей з ферментним дефектом симптоми захворювання ніколи не проявляються. Перші клінічні симптоми з'являються, зазвичай, у віці

20–40 років у вигляді нападів — від одного впродовж життя до багатьох впродовж року. Найчастішим симптомом є нападовий сильний, дифузний біль у животі (нейропатичний), що супроводжується нудотою, блюванням і запорами (паралітична кишкова непрохідність), рідше — проносом. Часто нагадує «гострий живіт», однак при пальпаторному обстеженні — живіт м'який і немає симптомів подразнення очеревини. Біль у животі супроводжують тахікардія і підвищення артеріального тиску. Одночасно або у процесі розвитку нападу порфірії виникають порушення з боку стовбуру мозку, черепно-мозкових нервів, периферичних нервів і вегетативної нервової системи (паралічі та парези [зазвичай — симетричні, від проксимальних частин верхніх кінцівок, але можуть бути вогнищеві], гіперестезія, затерпання, нейропатичний біль, порушення сечовипускання, підвищена пітливість, порушення дихання або ковтання), а також психіатричні симптоми (безсоння, аменція, тривога, галюцинації, параноїдальний синдром, депресія), які теж можуть передувати нападу. Параліч дихальних м'язів становить загрозу для життя. У період нападу можна помітити темне забарвлення сечі або потемніння відставленої сечі під впливом світла.

ДІАГНОСТИКА

Допоміжні дослідження

1. Лабораторні дослідження:

1) **аналіз крові** — гіпонатріємія, гіпомагніємія, невисокий лейкоцитоз (у частини хворих);

2) **аналіз сечі** — збільшення виділення ПБГ і АЛК, завжди під час нападу, зазвичай теж між нападами;

3) **ферментний аналіз** — зменшення активності ($\approx$50 %) дезамінази ПБГ у еритроцитах або лімфоцитах (можливо у фібробластах шкіри).

2. РГ черевної порожнини: під час нападу можна виявити ознаки кишкової непрохідності.

Діагностичні критерії

1. Під час нападу: підвищене виведення АЛК і ПБГ з сечею (правильний результат виключає порфірію як причину симптомів); порцію сечі слід зберегти з метою кількісного визначення ПБГ, АЛК і порфіринів.

2. Між нападами (і як скринінгове обстеження): зменшення активності дезамінази ПБГ.

ЛІКУВАННЯ

Загальні принципи

1. Рекомендується уникати відомих порфіриногенних факторів, у тому числі, ЛЗ (обширні списки безпечних і протипоказаних ЛЗ для хворих на порфірію знаходяться на інтернет-сторінках, присвячених цій хворобі, напр., http://www.porphyria-europe.com/або http://www.drugs-porphyria.org/).

2. Необхідно забезпечити дієтичні консультації, щоб пацієнт вживав відповідні кількості калорій і вуглеводів.

3. Слід пояснити пацієнту необхідність постійно мати при собі інформацію про те, що він хворіє на порфірію (напр., у вигляді браслету).

Лікування нападу порфірії

1. Необхідно госпіталізувати пацієнта у стаціонар і ретельно моніторувати: пульс, артеріальний тиск, неврологічний стан, баланс рідини, рівень електролітів і креатиніну в сироватці (щонайменше 1$\times$на день).

2. Потрібно відмінити усі порфіриногенні ЛЗ і усунути інші фактори, що викликають напади порфірії →вище.

3. Якщо діагноз сумнівний або немає у наявності геміну → слід почати в/в інфузію **10 % глюкози** 20 г/год (макс. 500 г/добу); може ліквідувати тільки легкий напад (слабкий біль, без паралічів і гіпонатріемії).

4. Якнайшвидше слід розпочати лікування **геміном** у дозі 4 мг/кг (макс. 250 мг/добу) в/в кожні 12 год впродовж 3–6 днів. Клінічне покращення, зазвичай, спостерігається після 2–4 інфузій.

5. Слід призначити **симптоматичне лікування**, застосовуючи безпечні ЛЗ для хворих на порфірію:

1) коригуйте дегідратацію і електролітний дисбаланс;
2) біль → парацетамол, опіоїдні анальгетики;
3) нудота/блювання → похідні фенотіазину, напр., хлорпромазин →розд. 1.30;
4) симптоматична тахікардія і артеріальна гіпертензія → β-блокатори;
5) інфекція → пеніциліни, цефалоспорини, аміноглікозиди;
6) інші безпечні ЛЗ — напр., атропін, бензодіазепіни у малих дозах, габапентин, ГК, інсулін, ацетилсаліцилова кислота.

→ **ПРОГНОЗ**

Швидкість ліквідації симптомів нападу залежить від ступеню пошкодження нервів. Якщо лікування було надано швидко, симптоми минають, зазвичай, впродовж декількох днів. Наслідки тяжкої рухової нейропатії зберігаються впродовж місяців і навіть років. З віком чутливість до провокуючих факторів і частота нападів зменшуються.

8. Хвороба Вільсона-Коновалова

→ **ВИЗНАЧЕННЯ ТА ЕТІОПАТОГЕНЕЗ**

Хвороба пов'язана з надмірним накопиченням міді в тканинах, внаслідок успадкованого аутосомно-рецесивного дефекту білку, який транспортує мідь, і локалізується в мембранах гепатоцитів. Наслідком є погіршене виведення міді з жовчю і накопичення її в печінці, мозку, нирках і рогівці, що призводить до ушкодження цих органів.

→ **КЛІНІЧНА КАРТИНА ТА ПРИРОДНИЙ ПЕРЕБІГ**

Перші симптоми з'являються у дитинстві або в ранній юності, рідко (≈3 %) у більш зрілому віці. Клінічна картина дуже різноманітна і може охоплювати різні системи і органи. Нелікована хво-роба прогресує; може з'явитись гостра недостатність печінки, яка без термінового проведення пересадки печінки характеризується високою смертністю; рання діагностика і лікування зме-ншують симптоми (напр. викликають регрес очних уражень) і запобігають ускладненням.

1. Печінкові прояви: у ≈50 % хворих; частіше у дітей і молодих жінок — гепатомегалія, жирова дистрофія печінки, гострий чи хронічний гепатит (подібне до АГ) цироз печінки з симпто-мами портальної гіпертензії, гостра печінкова недостатність.

2. Неврологічні прояви: у ≈35 % хворих; ознаки синдрому Паркінсона (інтенційний тремор, брадикінезія, ригідність, дизартрія), епілептичні напади, мігренеподібний головний біль, слинотеча, безсоння.

3. Психіатричні прояви: ≈10 % хворих; розлади особистості (мінливість настрою, проблеми в школі або на роботі, імпульсивна поведінка), афективні розлади, психози.

4. Зміни в інших органах і системах: офтальмологічні прояви (кільце Кайзера-Флейшера [скупчення міді у Десцеметовій оболонці, виявлене при обстеженні з допомогою щілинної лампи у вигляді золотаво-коричневого забарвлення по лімбу рогівки], катаракта), гемолітична анемія (≈15 % хворих) із від'ємним результатом тесту Кумбса і жовтяницею, синдром Фанконі, кардіоміопатія, порушення ритму, остеомаляція, остеопороз, артрит, панкреатит, затримка статевого розвитку, безпліддя, відсутність менструації, звичні викидні, гіпотиреоз.

➜ ДІАГНОСТИКА

Допоміжні дослідження

1. Аналіз крові: підвищена активність амінотрансфераз в сироватці крові (майже у всіх хворих), знижений рівень церулоплазміну у сироватці (у більшості хворих <100 мг/л; <50 мг/л чітко вказує на хворобу Вільсона-Коновалова), зменшення вмісту загальної міді в сироватці (зазвичай <1 мг/л).

2. Аналіз сечі: у ≈80 % хворих добове виведення міді з сечею >100 мкг (>1,6 мкмоль).

3. Візуалізаційні дослідження: при УЗД, залежно від стадії хвороби, гепатомегалія або ознаки портальної гіпертензії (спленомегалія); на МРТ і КТ — зміни у церебральних базальних гангліях у хворих із неврологічними симптомами.

4. Гістологічне дослідження біоптату печінки: зміни не характерні, збільшення вмісту міді (≥250 мкг/г сухої тканини у >90 % хворих).

Діагностичні критерії

Кільце Кайзера-Флейшера (його відсутність не виключає наявність захворювання), рівень церулоплазміну в сироватці <100 мг/л і підвищений рівень міді в сечі >100 мкг/24 г у особи з симптомами пошкодження печінки і супутніми неврологічними або психічними симптомами. Якщо підозрюється хвороба Вільсона-Коновалова і ці критерії відсутні → оцінюється вміст міді в біоптаті печінки. Після діагностування хвороби Вільсона-Коновалова необхідно зробити обстеження у родичів 1 покоління.

Диференційна діагностика

Інші захворювання, безалкогольний стеатоз печінки, гострий і хронічний вірусний гепатит (HBV, HCV), аутоімунний гепатит, медикаментозне пошкодження печінки, первинний холангіт.

➜ ЛІКУВАННЯ

1. Рекомендується утримуватись від вживання алкоголю і уникати продуктів з високим вмістом міді, таких як горіхи, шоколад, гриби, печінка, двостулкові молюски.

2. У всіх хворих застосовується пожиттєва фармакотерапія (не слід припиняти без суттєвих причин, також під час вагітності):

1) при початковому лікуванні у хворих з клінічними симптомами — ЛЗ, хелатуючий мідь — **пеніциламін** п/о 250–500 мг/добу, треба збільшувати на 250 мг кожні 4–7 днів до дози 1,5–2,0 г/добу у 4 поділених дозах (слід зважати на численні побічні ефекти), під час вагітності зменшіть дозу хелатуючого ЛЗ на 25–50 % (препаратом, що краще переноситься, ніж пеніциламін, є триетилентетрамін п/о 1–2 г/добу);

2) при підтримуючому лікуванні або додатково у комбінації з хелатуючим ЛЗ, а як єдине лікування у хворих без клінічних симптомів, чи у тих, які не переносять хелатуючих ЛЗ, чи тих, які не можуть їх приймати у зв'язку з протипоказами — **цинк** п/о 75–250 мг/добу у 2–3 поділених дозах (гальмує всмоктування міді в шлунково-кишковому тракті).

Таблиця 8-1. Прогностичний індекс для гострої печінкової недостатності при хворобі Вільсона-Коновалова

Кількість балів	1	2	3	4
білірубін у сироватці (мкмоль/л)	100–150	151–200	201–300	>300
АСТ (МО/л)	100–150	151–300	301–400	>400
МНВ	1,3–1,6	1,7–1,9	2,0–2,4	>2,4
кількість лейкоцитів у крові (тис./мкл)	6,8–8,3	8,4–10,3	10,4–15,3	>15,3
альбумін у сироватці (г/л)	34–44	25–33	21–24	<21

Результат ≥11 балів вказує на високу ймовірність смерті у випадках без трансплантації печінки.

на основі *Liver Transplant.*, 2005; 11:441–448

3. Трансплантація печінки показана при гострій печінковій недостатності із прогностичним показником ≥11 (табл. 8-1) і при декомпенсованому цирозі, резистентному до лікування.

→ **МОНІТОРИНГ**

Після початку хелатуючого лікування, спочатку кожні 1–2 міс., потім 1–2×на рік, необхідно проводити регулярні контрольні обстеження: суб'єктивне і об'єктивне, загальний аналіз крові з лейкограмою, показники функції печінки і нирок, рівень міді та церулоплазміну в сироватці та добового виділення міді з сечею.

9. Гемохроматоз

→ **ВИЗНАЧЕННЯ**

Системне захворювання, що викликане надлишковим накопиченням заліза. Вирізняють **первинний гемохроматоз і вторинні сидерози** (вторинні синдроми перевантаження залізом).

9.1. Первинний гемохроматоз

→ **ВИЗНАЧЕННЯ ТА ЕТІОПАТОГЕНЕЗ**

Вроджене захворювання, успадковується за аутосомно-рецесивним типом. Причиною ≥80 % випадків (т. зв. класичний гемохроматоз) є мутація C282Y гену, що кодує мембранний білок HFE, відповідальний (разом з іншими факторами) за стимуляцію печінкової продукції гепцидину — білку гострої фази, який є інгібітором всмоктування заліза в шлунково-кишковому тракті, і його звільнення з макрофагів. Клінічна пенетрація цієї мутації низька (≈28 % у чоловіків і ≈1 % у жінок) [завдяки «охоронному» впливу втрати крові під час менструацій і вагітностей]). У решти випадків виникають інші мутації гену HFE або мутації інших генів, напр., самого гепцидину. Збільшене всмоктування заліза призводить до його накопичення у паренхіматозних органах, переважно у печінці, підшлунковій залозі, серці і суглобах.

→ **КЛІНІЧНА КАРТИНА ТА ПРИРОДНИЙ ПЕРЕБІГ**

Клінічно явний класичний гемохроматоз зустрічається багаторазово частіше у чоловіків, перші симптоми з'являються, зазвичай, >20 р. у чоловіків і >40 р. у жінок. Ранні симптоми: загальна слабкість, зменшення лібідо і артралгія (найчастіше, рук і зап'ястів). Пізніші симптоми є наслідком хронічного гепатиту або цирозу печінки →розд. 7.12, кардіоміопатії, пошкодження підшлункової залози (цукровий діабет у ≈70 %), накопичення заліза і меланіну в шкірі (гіперпігментація) і гормональних розладів (гіпопітуїаризм, в основному, гонадотропний, рідко — гіпотиреоз). Нелікована хвороба має прогресуючий характер. У ≈1/3 хворих із цирозом печінки розвивається гепатоцелюлярна карцинома.

Важче перебігає і швидше прогресує т. зв. ювенільний гемохроматоз, що спричинений мутаціями гепцидину або гемоювеліну — перші симптоми (гіпогонадизм і серцева недостатність) з'являються у віці 15–20 років.

→ **ДІАГНОСТИКА**

Допоміжні дослідження

1. Аналіз крові: підвищення рівня заліза і феритину (більшість хворих), значно збільшене насичення трансферину залізом (>60 % у чоловіків, >50 % у жінок), підвищена активність АЛТ і АСТ у сироватці крові (зазвичай <100 Од/л; АЛТ >АСТ).

2. Візуалізаційні дослідження: ознаки цирозу печінки і її ускладнень; на пізніх стадіях хвороби КТ і МРТ показують підвищений вміст заліза у печінці. Еластографія дає можливість оцінити заавансованість фіброзу печінки.

3. Гістологічне дослідження біоптату печінки: з метою встановлення прогресу захворювання і та виключення інших хвороб печінки; вказує на надмірний вміст заліза у гепатоцитах, фіброз і циротичну трансформацію.

4. Генетичний аналіз: підтверджує діагноз завдяки визначенню специфічних мутацій з допомогою методу ПЛР; показаний у випадку:

1) підвищеного рівня феритину у сироватці крові (>200 мкг/л у жінок, >300 мкг/л у чоловіків) і/або насичення трансферину залізом (>45 %) у осіб з симптомами захворювання печінки або безсимптомних;

2) у родичів 1-ого покоління хворих на первинний гемохроматоз.

Діагностичні критерії

1) симптоми перенасичення організму залізом, тобто, насичення трансферину ≥45 % і підвищений рівень феритину;

2) гомозиготна мутація C282Y гену *HFE* (золотий діагностичний стандарт класичного гемохроматозу); або гетерозигота C282Y/H63D; інші поліморфізми гену *HFE* (в т. ч. гомозигота H63D) потрібно інтерпретувати обережно (у більшості випадків не мають клінічного значення) і шукати інших причин надміру заліза (гіперферитинемії).

Диференційна діагностика

вторинні сидерози, інші хронічні захворювання печінки і цироз печінки, пізня шкірна порфірія

→ **ЛІКУВАННЯ**

1. Кровопускання: лікування першого вибору, з метою видалення надлишку заліза з організму. Кожні 1–2 тиж. виконується кровопускання у об'ємі 500 мл крові (видаляє ≈250 мг заліза) до цільового рівня феритину <50 нг/мл і насичення трансферину залізом <50 % (зазвичай, необхідно 1–2 роки і видалення ≈25 г заліза). Підтримуюча терапія: кровопускання 500 мл крові кожні 2–4 міс.

2. Якщо кровопускання неможливе (напр., з приводу значної анемії або гіпопротеїнемії) → застосовується **дефероксамін** (20–60 мг/кг/добу інфузійно в/в або п/ш впродовж 8–12 год; одна доза ЛЗ видаляє 10–50 мг заліза. Якщо лікування дефероксаміном неможливе або не є достатнім → застосуйте деферазирокс (зазвичай 10–20 мг/кг/добу п/о) або **деферипрон** (зазвичай 25 мг/кг 3×в день п/о).

3. Не рекомендуйте пацієнтам обмежити споживання м'яса, при лікуванні кровопусканням показано обмежити споживання алкоголю (<20 г/д; у випадку цирозу цілковита відмова від алкоголю) і уникати суплементації заліза і вітаміну C.

4. Ускладнення в інших органах лікують на загальних підставах.

5. Всіх пацієнтів необхідно щепити від ВГ типу A і Б, а пацієнтів з цирозом печінки щороку від грипу і кожні 5 років від пневмококів.

→ МОНІТОРИНГ

Впродовж лікування визначається рівень гемоглобіну і гематокрит раз на тиждень, а рівень феритину у сироватці (зазвичай, намагаються зберігати у межах 50–100 мкг/л) і кожні 10–12 кровопускань.

→ ПРОГНОЗ

Без лікування 5 років від встановлення діагнозу виживають ≈1/3 хворих. Ефективне лікування (доки не розвинеться цироз печінки і інші незворотні ускладнення) забезпечує тривалість життя як у загальній популяції.

9.2. Вторинні сидерози

Причини: анемія з надмірною кількістю заліза (хронічна гемолітична анемія, сидеробластична анемія, гомозиготна форма таласемії β, дефіцит глюкозо-6-фосфатної дегідрогенази), інші анемії, ліковані багаторазовими трансфузіями крові і еритроцитів, довготривала гемодіалізотерапія, хронічні захворювання печінки (вірусний гепатит B або C, алкогольний цироз печінки, неалкогольна жирова дистрофія печінки, пізня шкірна порфірія), дефіцит церулоплазміну, дефіцит трансферину.

Клінічна картина: така ж, як при первинному гемохроматозі.

Лікування: насамперед, етіологічне, якщо можливо. Загальні рекомендації, як при первинному гемохроматозі. Кровопускання застосовуються при пізній шкірній порфірії. Якщо причиною сидерозу є неефективний еритропоез → призначте дефероксамін, як альтернатива — деферазирокс 10–20 мг/кг/добу п/о.

10. Алкогольна хвороба печінки

→ ВИЗНАЧЕННЯ ТА ЕТІОПАТОГЕНЕЗ

Головний шлях метаболізму етилового алкоголю в печінці полягає в його окисленні до оцтової кислоти. Проміжним токсичним метаболітом є оцтовий альдегід. Пошкодження печінки розвивається поетапно:

1) **алкогольна жирова дистрофія печінки** — хронічне пошкодження печінки з накопиченням крапельок жиру в гепатоцитах;

2) **алкогольний гепатит** — некротично-запальні зміни в печінці;

3) **алкогольний цироз печінки**.

Окремі стадії чітко не розмежовані одна від одної і деколи наявні одночасно. Суттєве значення має генетична предиспозиція. Жінки є більш чутливими до пошкодження печінки алкоголем — шкідлива доза менша, а прогресування хвороби відбувається швидше. «Безпечною» щодо захворювань печінки тижневою дозою алкоголю у здорових осіб вважається 21 порція по 8 г (що відповідає ≈4 л пива, ≈1,75 л вина і ≈0,5 л міцних алкогольних напоїв), а у жінок (згідно різних даних) — 14, та навіть тільки 7 порцій.

→ **КЛІНІЧНА КАРТИНА ТА ПРИРОДНИЙ ПЕРЕБІГ**

1. Алкогольна жирова дистрофія печінки: часто безсимптомна, деколи — незначний біль у правому підребер'ї або в епігастрії, печінка інколи збільшена, чутлива або неболюча при пальпації. Після припинення вживання алкоголю, як правило, повільно регресує (4–6 тиж.); в іншому випадку призводить (у ≈35 % хворих) до гепатиту і цирозу печінки.

2. Алкогольний гепатит: жовтяниця, втрата апетиту, слабість, біль у ділянці правого підребер'я, і гарячка. При об'єктивному обстеженні: ознаки гіпотрофії і атрофія м'язів. Можуть бути симптоми тяжкого захворювання печінки, портальної гіпертензії і абстинентного алкогольного синдрому. Для оцінювання тяжкості захворювання застосовується показник MDF = 4,6 × подовження ПЧ [в с] + рівень білірубіну [в мг/дл]); значення MDF >32 вказує на тяжкий перебіг захворювання. Після абсолютного припинення вживання алкоголю симптоми минають у 70 % хворих; подальше вживання алкоголю призводить до хронічного гепатиту і цирозу печінки.

3. Алкогольний цироз печінки: суттєво не відрізняється від цирозу іншого генезу. Сильно виражені симптоми гіпогонадизму і фемінізації. Часто супроводжується епізодами загострення, спричиненими алкогольним гепатитом.

→ **ДІАГНОСТИКА**

Допоміжні дослідження

1. Лабораторні дослідження:

1) **біохімічний аналіз крові:**

    а) при стеатозі спостерігається збільшення активності ГГТП, деколи незначне підвищення активності АЛТ і АСТ (АСТ>АЛТ);

    б) при гепатиті — АЛТ і АСТ <400 Од/л, АСТ/АЛТ ≥1,5), збільшення активності ЛФ, рівня заліза, деколи — також феритину, білірубіну (у >60 %), подовження ПЧ, електролітні порушення (гіпонатремія, гіпокаліємія, гіпомагніємія, гіпохлоремія), дихальний алкалоз;

2) **загальний аналіз крові:**

    а) при стеатозі — макроцитоз;

    б) при гепатиті — лейкоцитоз з перевагою нейтрофілів, макроцитарна анемія (>2/3 хворих), тромбоцитопенія.

2. УЗД печінки: посилена ехогенність.

3. Гістологічне дослідження біоптату печінки (біопсія є рідко показаною):

1) при крупно-крапельному стеатозі гепатоцитів;

2) при гепатиті — додатково балонна дистрофія гепатоцитів, тільця Мелорі, пізніше — запально-некротичні і, нарешті цирротичні зміни.

Діагностичні критерії

Алкогольний стеатоз печінки діагностується на основі анамнезу, який вказує на тривале зловживання алкоголем (в оцінці алкогольної залежності допомагають опитувальники AUDIT та CAGE), та ознаки стеатозу печінки при УЗД, за відсутності захворювання печінки іншої етіології.

Алкогольний гепатит діагностують на підставі гістологічної (остаточний діагноз) або клінічної картини (ймовірний діагноз): раптове виникнення або посилення жовтяниці, зростання активності АЛТ і/абоАСТ (<400 Од/л, АСТ/АЛТ >1,5), споживання алкоголю більше >3 ОД етанолу/добу для чоловіків і >2 ОД для жінок впродовж >5 років і до 4 тиж. перед появою симптомів і виключене гепатит іншої етіології.

Цироз печінки діагностується на основі клінічної картини; біопсія печінки буває потрібною рідко.

Діагностичний алгоритм при гострій печінковій недостатності →розд. 7.13.

Диференційна діагностика

1) інші причини жирової дистрофії печінки →розд. 7.11;

2) гепатит — як при хронічному вірусному гепатиті B →розд. 7.2

➡ ЛІКУВАННЯ

1. Повна відмова від вживання алкоголю (лікування синдрому відміни →розд. 20.14. Дієта з низьким вмістом жирів має допоміжне значення; також необхідне лікування білково-калорійної гіпотрофії (35–40 ккал/кг/добу, білок 1,2–1,5 г/кг/добу) та інших харчових дефіцитів, пов'язаних зі зловживанням алкоголем, найчастіше: вітамінів A, D, тіаміну, фолієвої кислоти і піридоксину та цинку.

2. Корекція наявних електролітних порушень.

3. При тяжкому алкогольномугепатиті (MDF >32 або показник MELD >20) після заперечення інфікування застосовується преднізолон п/о 40 мг/добу або метилпреднізолон в/в 32 мг/добу (якщо пацієнт не може приймати ліки п/о) впродовж 4 тиж., відмініть повну дозу через 4 тиж. або зменшуйте поступово впродовж 3 тиж. Якщо на 7 день відсутня відповідь на лікування, тобто показник Lille >0,45 (розрахований на основі віку, протромбінового часу/МНВ та концентрації білірубіну, креатиніну та альбуміну [http://www.lillemodel.com/score.asp?score=lillept]) → відмініть ГК.

4. Лікування ускладнень цирозу і печінкової недостатності →розд. 7.12.

➡ МОНІТОРИНГ

Періодичний контроль (кожні 3–12 міс., в залежності від зааванcованості пошкодження печінки і зловживання алкоголем) біохімічних показників функції печінки та наявності симптомів портальної гіпертензії чи інших ускладнень цирозу печінки. УЗД кожних 6 міс.

11. Неалкогольний стеатогепатит (НАСГ)

➡ ВИЗНАЧЕННЯ ТА ЕТІОПАТОГЕНЕЗ

НАСГ — характеризується надмірним нагромадженням ліпідів в печінці (стеатоз печінки) у осіб, які не зловживають алкоголем: стеатоз ≥5 % гепатоцитів при гістологічному дослідженні або вміст жиру в печінці >5,6 % при МРТ з протонною спектроскопією (^{1}HMRS) або при МРТ з контрастуванням. НАСГ — це печінковий прояв метаболічного синдрому (розд. 13.5) та пов'язана з підвищеним ризиком передчасного атеросклерозу з смерті з серцево-судинних причин. НАСГ також включає **безалкогольний стеатоз печінки (БАСП**; простий стеатоз або з незначним вогнищевим

Таблиця 11-1. Причини стеатозу печінки
алкоголь
гепатотоксичні сполуки
– ЛЗ: антибіотики (тетрациклін, блеоміцин, пуроміцин), цитостатики (метотрексат, L-аспарагіназа), вітаміни (вітамін А у високій дозі), інші (аміодарон, естрогени, глюкокортикостероїди, гідразин, саліцилати, вальпроат натрію, варфарин)
– хімічні речовини: хлоровані вуглеводні, тетрахлорметан, сірковуглець, фосфор, солі барію
– токсини, що містяться у грибах (α-аманітин)
порушення обміну речовин та харчові фактори
– перегодовування і ожиріння, голодування, білкова недостатність (квашіоркор)
– цукровий діабет
– гіперкортицизм
– дефіцит цинку
– повне і довготривале парентеральне харчування (дефіцит холіну і карнітину)
– гіперліпідемії
порушення травлення і всмоктування
– захворювання підшлункової залози
– резекція кишківника
– кишкові анастомози (напр. єюноілеостомія)
– синдром мальабсорбції
– целіакія
– неспецифічні ентероколіти (неспецифічний виразковий коліт, хвороба Крона)
вроджені метаболічні порушення
– абеталіпопротеінемія
– дефіцит арильної дегідрогенази середньоланцюгових жирних кислот
– хвороби накопичення: ефірів холестерину (хвороба Вольмана), сфінгомієліну (хвороба Німана-Піка), гангліозидів (хвороба Тея-Сакса), глюкоцереброзидів (хвороба Гоше), міді (хвороба Вільсона-Коновалова), заліза (гемохроматоз), глікогену (глікогенози), галактози, фрукози, тирозину, гомоцистеїну, фітанової кислоти (синдром Рефсума)
– вроджені порушення циклу сечовини
інфекційні захворювання
– вірусний гепатит C
– фульмінантний гепатит D
– ендотоксемія
інші
– синдром Рея
– ускладнення вагітності: гостра жирова дистрофія печінки вагітних, еклампсія, HELLP синдром (гемоліз, підвищення активності печінкових ферментів і тромбоцитопенія)

запаленням, без причин вторинного стеатозу →табл. 11-1, мінімальний ризик прогресування до цирозу) та розвиток на його ґрунті **безалкогольного стеатогепатиту (БАСГ**; стеатоз печінки з хронічним прогресуючим гепатитом і фіброзом печінки або без; нелікований БАСГ веде до фіброзу, цирозу і гепатоцелюлярної карциноми).

Причиною НАСГ є висококалорійна дієта (їжа типу *fast food*),багата рафінованими вуглеводами, особливо фруктозою, насиченими жирами і солодкими напоями, що разом з недостатньою фізичною активністю веде до надмірної ваги та ожиріння. Основну роль у патогенезі відіграє інсулінорезистентність, розлади регуляції адипонектину і оксидативний (окислювальний) стрес; значною є участь генетичних факторів.

До основних факторів ризику НАСГ належать: ожиріння (особливо центральне), цукровий діабет 2 типу, метаболічний синдром, синдром полікістозних яйників. До факторів ризику також належать: гіпотиреоз, гіпопітуїтаризм, гіпогонадизм, синдром обтураційного апное сну, стан після панкреато-дуоденектомії і псоріаз.

→ **КЛІНІЧНА КАРТИНА**

1. Суб'єктивні симптоми: зазвичай, без симптомів; може виникати втома, загальна слабкість, погане самопочуття, відчуття дискомфорту у правому верхньому квадранті живота. Захворювання часто діагностують випадково під час ультрасонографічного обстеження, яке проводилось з іншого приводу, або після виявлення патологічної активності печінкових ферментів (АЛТ, АСТ) у сироватці крові.

2. Об'єктивні симптоми: ожиріння, гепатомегалія (<75 % хворих) або спленомегалія (<25 %), або інші ознаки портальної гіпертензії (рідко).

Зазвичай фіброз печінки прогресує повільно (в середньому на 1 ступінь за 14 років при БАСП і за 7 років при БАСГ), проте у ≈20 % пацієнтів фіброз прогресує стрімко. Ризик розвитку цирозу печінки і гепатоцелюлярної карциноми у пацієнтів з БАСГ є підвищеним, але основною причиною смерті є хвороби кровообігу.

→ **ДІАГНОСТИКА**

Допоміжні дослідження

1. Лабораторні обстеження: як правило незначне або помірне підвищення активності АЛТ, АСТ (АСТ/АЛТ <1) і ГГТ (≈50 % випадків), гіпербілірубінемія (рідко), дисліпідемія (25–75 % пацієнтів), гіперглікемія або порушена толерантність до глюкози (часто), гіпоальбумінемія і подовжений ПЧ (на пізній стадії захворювання печінки), підвищена концентрація заліза і феритину (досить часто).

2. Візуалізаційні обстеження: УЗД — підвищена ехогенність (стеатоз) печінки, рідше гепатомегалія; при цирозі симптоми портальної гіпертензії (обстеження технічно складне при ожирінні, не візуалізує незначного стеатозу [<20 % маси печінки], не диференціює простого стеатозу від БАСГ). **КТ** — якісна оцінка печінки та інших органів (не показане рутинне виконання у зв'язку із іонізуючим опроміненням). **МРТ** — детальна оцінка незначного стеатозу (5–10 % гепатоцитів), але доступність обмежена. ^{1}HMRS — єдиний достовірний метод кількісного визначення стеатозу печінки.

3. Неінвазивна оцінка фіброзу печінки: з метою відокремлення пацієнтів з незначним фіброзом (F0–F1), у яких можна не проводити біопсію печінки. Методи:
1) **еластографія** (FibroScan точність обмежена при ожирінні), МРТ-еластографія;
2) **шкали, які базуються на сироваткових біомаркерах** — NAFLD Fibrosis Score (http://nafldscore.com), FIB4, Enhanced Liver Fibrosis (ELF), FibroTest.

4. Гістологічне дослідження біоптату печінки: золотий діагностичний стандарт (необхідна для диференціації БАСП від БАСГ), але є ризик ускладнень. Покази:
1) підозра на БАСГ, особливо, якщо результати неінвазивних обстежень свідчать про тяжкий фіброз (≥F2);
2) діагностичні сумніви, напр., інші причини стеатозу печінки, високий рівень заліза в сироватці, наявність аутоантитіл (ANA, SMA, AMA), зловживання ЛЗ;
3) сБАСП та інші супутні хронічні захворювання печінки.

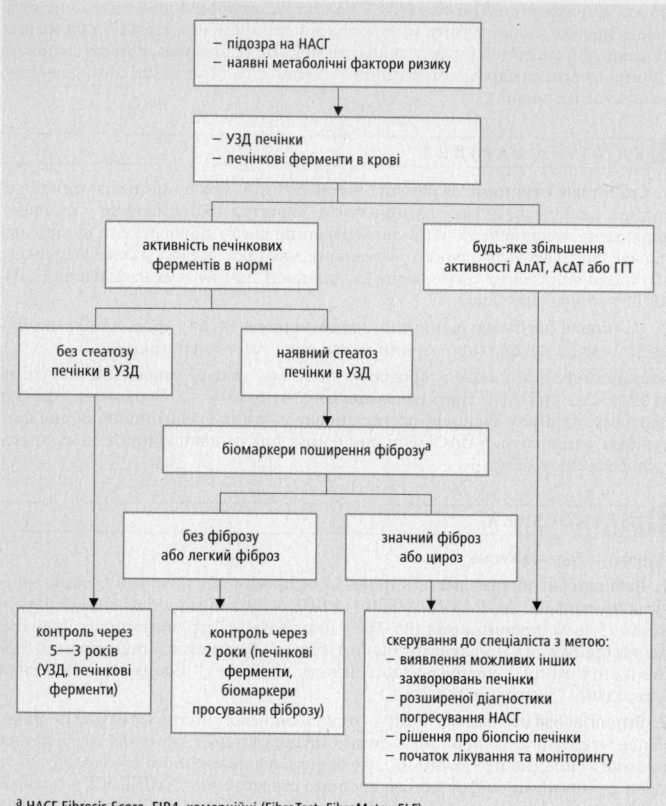

a НАСГ Fibrosis Score, FIB4, комерційні (FibroTest, FibroMeter, ELF)

АлАТ — аланінамінотрансфераза, АсАТ — аспартатамінотрансфераза,
ГГТ — гамма-глютамілтрансфераза, НАСГ — неалкогольний стеатогепатит

Рис. 11-1. Стратегія діагностики і лікування НАСГ

Діагностичний алгоритм

Алгоритм дій →рис. 11-1.

Оцінка пацієнта з підозрою на НАСГ:

1) вживання алкоголю;
2) обтяжений індивідуальний та сімейний анамнез щодо цукрового діабету, артеріальної гіпертензії і серцево-судинних захворювань;
3) BMI, окружність талії, зміни ваги;
4) показники інфікування HBV і HCV;
5) застосування ЛЗ для лікування стеатозу;
6) активність печінкових ферментів (АСТ, АЛТ, ГГТ);
7) глікемія натще HbA1c, OGTT (можливо інтсулін натще і тест HOMAIR);
8) загальний аналіз крові;

Таблиця 11-2. Зміни стилю життя при лікуванні неалкогольної жирової хвороби печінки (НАСГ) (на підставі рекомендацій EASL, EASD і EASO 2016, AASLD 2018)

обмеження поступлення енергії	– обмежити поступлення енергії на 500–1000 ккал з метою зменшення маси тіла на 0,5–1 кг/тиж. – мета: втрата 7–10 % маси тіла – дотримуватися тривалий час, разом із підвищеною фізичною активністю та когнітивно-біхевіоральною терапією
склад дієти	– знижене або помірне споживання жирів, а також помірне чи підвищене споживання вуглеводів – дієти з високим вмістом білку, або кетогенні зі зниженим вмістом вуглеводів
споживання фруктози	уникати напоїв та продуктів харчування, багатих на фруктозу
споживання алкоголю	беззастережно дотримуватися обмеження споживання алкоголю нижче порогу ризику (тобто 30 г/добу для чоловіків та 20 г/добу для жінок)
пиття кави	відсутні обмеження, пов'язані з печінкою
тренування та фізична активність	– 150–200 хв/тиж. аеробних вправ помірної інтенсивності у вигляді 3–5 занять (напр., швидка хода, велотренажер) – силові тренування є також ефективними, підвищують функціональну спроможність опорно-рухового апарату, впливають з користю на метаболічні чинники ризику – висока втомлюваність, що призводить до обмеження активності, та сонливість впродовж дня — ускладнюють дотримання виконання рекомендованих вправ

9) концентрація загального холестеролу, ЛПВЩ, тригліцеридів і сечової кислоти в плазмі;

10) УЗД.

Розширена діагностика, відповідно до попередньої оцінки ймовірності або результатів обстеження:

1) концентрація феритину і насичення трансферину залізом;

2) обстеження стосовно целіакії, захворювань щитовидної залози і синдрому полікистозу яйників;

3) обстеження щодо рідкісних захворювань печінки — хвороби Вільсона, аутоімунних захворювань, дефіциту α_1-антитрипсину.

Діагностичні критерії

1. НАСГ: стеатоз печінки при гістологічному дослідженні або візуалізаційному обстеженні і виключення інших причин нагромадження ліпідів у печінці (табл. 11-1).

2. БАСП: НАСГ без балонного переродження гепатоцитів.

3. БАСГ: НАСГ зі стеатозом ≥5 % гепатоцитів, вогнищевим запаленням і вторинним балонним переродженням гепатоцитів.

Диференційна діагностика

Як при хронічному вірусному гепатиті B →розд. 7.2.

→ ЛІКУВАННЯ

1. Зміна способу життя: середземноморська або подібна DASH дієта зі зниженою калорійністю, збільшення фізичної активності (→табл. 11-2); фізична активність (150 хв/тиж. або її збільшення на >60 хв/тиж. спричиняють зниження активності амінотрансфераз в сироватці і ваги). Пацієнтам для зменшення стеатозу може бути достатньо знизити вагу на 3–5 %, а для зменшення циротично-запальних змін і фіброзу на 7–10 %. У пацієнтів з БАСГ і важким ожирінням у випадку неефективності розгляньте можливість баріатричної операції.

2. Гепатопротекторна терапія: пацієнтам із БАСГ, яку підтверджено гістологічно, можна призначити вітамін Е 800 МО/добу впродовж ≤1 року (протипоказаний при цукровому діабеті і цирозі печінки) або піоглітазон 30 мг/добу.

3. Симптоматичне лікування ускладнень цирозу печінки →розд. 7.12.

4. Трансплантація печінки: у випадку термінального цирозу абогепатоцелюлярної карциноми.

→ МОНІТОРИНГ

Контроль АЛТ і АСТ кожні 2–3 міс. Нема однозначних рекомендацій щодо УЗД чи визначення α-фетопротеїну при НАСГ, натомість при БАСГ рекомендовано УЗД кожні 6 міс. Спостереження за пацієнтами з цирозом печінки →розд. 7.12.

12. Цироз печінки

→ ВИЗНАЧЕННЯ ТА ЕТІОПАТОГЕНЕЗ

Стан, при якому внаслідок генералізованого пошкодження паренхіми печінки розвивається фіброз та заміна нормальної архітектоніки органу на структурально аномальні регенераційні вузлики → зменшується кількість функціонуючої паренхіми → розвиваються порушення функції печінки та структури судинної системи, що призводить до портальної гіпертензії (підвищення тиску у портальній вені >12 мм рт. ст.; у нормі ≤10 мм рт. ст.). Портальна гіпертензія призводить до розвитку порто-системного колатерального кровообігу (у районі стравоходу, ануса та передньої черевної стінки), спленомегалії та гіперспленізму, асциту та портальної гастропатії. Цироз становить кінцеву стадію багатьох хронічних захворювань печінки.

Причини: алкогольна хвороба печінки, вірусний гепатит В, D або С, аутоімунний гепатит, метаболічні захворювання (гемохроматоз, хвороба Вільсона-Коновалова, дефіцит $α_1$-антитрипсину, муковісцидоз, пізня шкірна порфірія, галактоземія, вроджена тирозинемія, глікогенози [тип III і IV], вроджена геморагічна телеангіектазія, гіпервітаміноз А, абеталіпопротеїнемія, НАСГ), хвороби жовчних шляхів (непрохідність позапечінкових жовчних шляхів, непрохідність внутрішньопечінкових жовчних шляхів, первинний біліарний цироз печінки, первинний склерозуючий холангіт), порушення венозного відтоку (венооклюзивна хвороба печінки, синдром Бадда-Кіарі, правошлуночкова серцева недостатність), ЛЗ(метотрексат, метилдопа, аміодарон), токсини, обхідні кишкові анастомози (при лікуванні ожиріння, криптогенний цироз (невідома причина).

→ КЛІНІЧНА КАРТИНА ТА ПРИРОДНИЙ ПЕРЕБІГ

Клінічні симптоми залежать від тривалості захворювання, кількості функціонуючої печінкової паренхіми, порушень портального кровообігу та призначеного лікування. У 30–40 % хворих цироз печінки протікає повністю безсимптомно та діагностується випадково. Цироз без симптомів порушення метаболічної функції та ускладнень портальної гіпертензії називається компенсованим.

Таблиця 12-1. Класифікація печінкової недостатності Чайлда-П'ю

Оцінюваний параметр	Пункти за ступенем тяжкості		
	1	2	3
енцефалопатія	немає	стадія 1–2	стадія 3–4
асцит	немає	помірний	напружений
білірубін (мг/дл [мкмоль/л]) при ПХ	<2 (<35) <4 (<70)	2–3 (35–50) 4–10 (70–170)	>3 (>50) >10 (>70)
альбуміни (г/дл)	>3,5	2,8–3,5	<2,8
протромбіновий час (кратність збільшення)	1–4	5–10	>10
загальна пунктація	5–6	7–9	10–15
результат по шкалі Чайлда-П'ю	A	B	C

компенсований цироз печінки: хворий у класі A, немає показів до трансплантації
декомпенсований цироз печінки: хворий в класах B і C, покази до трансплантації
ПХ — первинний холангіт (PBC — *primary biliary cholangitis*)

1. Загальні симптоми: загальна слабкість та швидка втомлюваність (довший час головний та єдиний суб'єктивний симптом), субфебрильний стан, втрата апетиту, зменшення маси тіла, характерний силует (вигляд «каштанового чоловічка» — худі нижні та верхні кінцівки з причин м'язової атрофії та збільшена окружність живота), болісні м'язові спазми (особливо надокучливі вночі), свербіж.

2. Шкірні зміни: жовтяниця, зірчасті геманґіоми (т. зв. судинні павуки), телеанґіектазії, еритема долонь та підошов, гіперпігментація шкіри, лейконіхія, ксантелазми, випадіння волосся на грудній клітці та під пахами у мужчин, гірсутизм, розширені вени колатерального кровообігу на шкірі черевної стінки («голова Медузи Горгони»); коли розвинеться геморагічний діатез (в основному внаслідок порушеного синтезу гепатоцитами факторів згортання крові та тромбоцитопенії), спостерігаються петехії (а також кровотечі з ясен і носа, крововиливи до слизових оболонок).

3. Порушення травної системи: метеоризм, нудота та блювання, вигладження язика, набряк слинних залоз (у деяких хворих), поболювання в правому підребер'ї, спленомегалія (≈60 % хворих), гепатомегалія з відчутною вузловатою поверхнею (тільки у деяких хворих; печінка типово зменшена і глибоко захована під реберною дугою), асцит, грижі передньої черевної стінки (найчастіше, пупкова грижа).

4. Порушення репродуктивної системи: гіпогонадизм (зниження лібідо, порушення менструального циклу та безпліддя, у мужчин — атрофія яєчок) і фемінізація (гінекомастія, судинні павуки, пальмарна еритема, зміна характеру оволосіння).

5. Природний перебіг: цироз печінки є прогресуючим захворюванням та з часом розвиваються лабораторні та клінічні симптоми декомпенсації. **Класифікація Чайлда-П'ю** ступеню печінкової недостатності у перебігу цирозу печінки →табл. 12-1. Прогрес захворювання від раннього етапу, що можливо виявити виключно при гістологічному дослідженні, до важкої печінкової недостатності має різну тривалість і залежить від етіології та лікування, що застосовується. Від моменту появи перших симптомів декомпенсації 5 років виживають 45 % хворих, а 10 років — 10–20 %.

→ **ДІАГНОСТИКА**

Допоміжні дослідження

1. Аналіз крові:

1) **загальний аналіз крові** — тромбоцитопенія (інколи перший та єдиний лабораторний симптом цирозу печінки), анемія (дуже часто, зазвичай макроцитарна), лейкопенія;

2) **біохімічний аналіз крові** — підвищення активності АЛТ і АСТ (зазвичай, АСТ >АЛТ; при цирозі без активного гепатиту та в термінальній стадії може бути в нормі), ЛФ (2–3 рази; зазвичай при холестатичних захворюваннях печінки), ГГТП (ізольоване підвищення свідчить про алкогольну етіологію); зменшена активність холінестерази; гіпергама-глобулінемія (зазвичай поліклональна), гіперглікемія (часто), гіпертри-гліцеридемія (особливо при алкогольному цирозі), гіперхолестеринемія (при холестатичних захворюваннях печінки), підвищена концентрація АФП (при цирозі з високою запальною активністю; величини >200 Од/мл вказують на гепатоцелюлярну карциному); при декомпенсованому цирозі: гіпербілірубінемія (як правило, з перевагою кон'югованого білірубіну; не змінюється або повільно наростає, зазвичай не досягає високих величин, за винятком холестатичних захворювань печінки), гіпоальбумінемія, підвищення концентрації аміаку в сироватці крові, гіпоглікемія (може свідчити про виражену печінкову недостатність, бактерійне інфікування або гепатоцелюлярну карциному), гіпонатремія, гіпо- або гіперкаліємія;

3) **коагулограма** — видовження ПЧ; один з найбільш чутливих показників ефективності функції гепатоцитів, випереджує усі інші симптоми мета-болічної декомпенсації та має прогностичне значення.

2. Візуалізаційні дослідження: виконуються з метою виявлення вогнищевих змін (рак), визначення розмірів та форми органу, розпізнавання стеатозу, супутнього до цирозу, та оцінки симптомів портальної гіпертензії і кровообігу у печінкових судинах. **УЗД** — типова гіпертрофія лівої долі та хвостатої долі, зменшення правої долі та нерегулярний поліциклічний контур краю печінки. Ознаки портальної гіпертензії: розширення портальної вени >15 мм з однофазовим або зворотним напрямком кровообігу та наявність колате-рального кровообігу, особливо у лівій шлунковій, селезінковій та пупковій венах, та спленомегалія (симптом слабо специфічний). Часто збільшення жовчного міхура і потовщення його стінки та холелітіаз. Гепатоцелюлярна карцинома, зазвичай, є гіпоехогенною вогнищевою зміною (якщо діаметр >2 см, то ймовірність раку становить ≈95 %). **КТ** — немає переваг над УЗД, за винятком підозри на гепатоцелюлярну карциному.

3. Ендоскопічне обстеження: езофагогастродуоденоскопія виконується рутинно з метою діагностики варикозно розширених вен стравоходу, портальної гастропатії або виразок.

4. Гістологічне дослідження біоптату печінки: основа діагностики цирозу і його причин та оцінки зааванcованості захворювання печінки; не завжди є необ-хідним. Виявляються регенераційні вузлики (дрібні, великі або змішані), фіброз у 4-ій стадії та зміни, характерні для хвороби, яка є причиною цирозу.

5. Еластографія: являється альтернативою біопсії печінки для кількісної оцінки фіброзу (найкраще валідована у випадку інфікування HCV).

Діагностичні критерії

Гістологічна картина біоптату печінки. У випадку декомпенсованого цирозу печінки, очевидна причина та клінічна картина і типові зміни при лабора-торних дослідженнях є достатніми для постановки діагнозу.

Диференційна діагностика

У фазі компенсації цирозу печінки слід проводити диференційну діагностику з іншими хронічними захворюваннями. При декомпенсації диференціювання вимагають окремі симптоми захворювання, в залежності від клінічної картини, у т. ч. жовтяниця →розд. 1.16, асцит →розд. 1.2, портальна гіпертензія (причини: надпечінкова — тромбоз портальної вени або селезінкової вени, компресія ззовні на портальну вену [пухлини, заочеревинний фіброз], вроджені вади портальної вени; внутрішньопечінкові [крім причин цирозу] — веноооклюзивне захворювання печінки, вогнищева вузлова гіперплазія, шистосомоз, саркоїдоз; постпечінкові — синдром Бадда-Кіарі, тромбоз нижньої порожнистої вени, констриктивний перикардит, рестриктивна кардіоміопатія) і печінкова енцефалопатія →нижче.

→ ЛІКУВАННЯ

1. При компенсованому цирозі печінки слід порекомендувати **абсолютну відмову від алкоголюі куріння** та збалансовану (без виключення конкретних продуктів) **дієту** з вмістом білка ≈1 г/кг м. т./добу. Пізній прийом легкої їжі, яка складається з вуглеводів, протидіє нічному глюконеогенезу з розпаду білків, і таким чином гіпотрофії. У пацієнтів із гіпотрофією може бути корисним прийом із їжею рідких харчових добавок готові харчові суміші або застосування впродовж тиж тотального парентерального харчування. Немає потреби у суплементації метіоніну, ані застосування т. зв. гепатопротекторів, чи препаратів розгалужених амінокислот (за винятком випадків, у яких необхідно обмежити добовий прийом білка).

2. Етіологічне лікування в залежності від етіології цирозу.

3. Симптоматичне лікування:

1) **гіпонатріємія з гіперволемією** — є ознакою гіпергідратації; безсимптомна не вимагає лікування; обмеження прийому рідини при натріємії <125 ммоль/л, суплементація натрію при тяжкій (<110 ммоль/л) або симптоматичній гіпонатріємії;

2) **гіпонатріємія з гіповолемією** — вимагає трансфузії 0,9 % NaCl та лікування причини, найчастіше — відміни діуретиків (протипоказані при натріємії <120 ммоль/л);

3) **порушення гемостазу** — зазвичай, не вимагають лікування, якщо не виникають кровотечі (оскільки синтез антикоагулянтних факторів є пошкодженим на схожому рівні, як синтез прокоагулянтних факторів, то гемостаз зберігає рівновагу, а навіть спостерігається тенденція до венозного тромбозу, особливо у старших осіб); пацієнтам із тромбозом портальної вени все частіше призначають варфарин;

4) **гіперглікемія та цукровий діабет** — зазвичай, тільки дієта, рідше — інсулінотерапія.

4. Лікування ускладнень →нижче.

5. Інші методи неспецифічної терапії: неселективні β-блокатори при первинній і вторинній профілактиці кровотечі з варикозно розширених вен стравоходу (→розд. 7.12); антибіотики для попередження розвитку ускладнень, пов'язаних із транслокацією бактерій із ШКТ (→розд. 7.12); статини, напр., сімвастатин 20—40 мг/добу (зменшує портальну гіпертензію). Рекомендується вакцинація проти вірусного гепатиту A і B, грипу і пневмококів.

6. Трансплантація печінки є основним методом лікування декомпенсованого цирозу печінки.

→ МОНІТОРИНГ

1. Слід призначити регулярний контроль з метою нагляду за утриманням від алкоголю та раннього виявлення ускладнень цирозу.

2. У фазі компенсованого цирозу необхідно контролювати кожні 3—6 міс. активність амінотрансфераз, ЛФ і ГГТП, ПЧ, концентрацію альбуміну, білірубіну та АФП. Кожні 6 міс. — УЗД з метою виявлення асциту або вогнищевих змін у печінці. Ендоскопічні обстеження повторюють з періодичністю 1–3 роки, в залежності від наявності та ступеню варикозно розширених вен стравоходу.

→ **У С К Л А Д Н Е Н Н Я**

1. Асцит: найчастіше і одне з найбільш ранніх ускладнень цирозу. Патомеханізм комплексний; головні чинники — це затримка натрію та води нирками, портальна гіпертензія, гіпоальбумінемія. Клінічна картина, класифікація тяжкості, діагностика та диференціальна діагностика →розд. 1.2.

Лікування:

1) **у хворих з цирозом без асциту** не слід обмежувати прийому рідини та натрію ані не застосовувати діуретиків з метою запобігання його виникнення;

2) **асцит 1 і 2 ступеня** → розпочинайте від **обмеження натрію у дієті** <2 г/добу (<88 ммоль/добу). Якщо ефекту немає → слід розпочати прийом діуретиків: **спіронолактону** 100 мг та **фуросеміду** 40 мг 1×на день вранці; якщо через 4–5 днів немає ефекту (зменшення маси тіла на 0,3–0,5 кг/добу у випадку ізольованого асциту або 0,8–1,0 кг/добу, якщо співіснують периферичні набряки) → слід збільшувати дози (спіронолактону до 400 мг/добу, фуросеміду до 160 мг/добу). Після регресії асциту слід продовжувати дієту з обмеженням натрію, вживання рідин ≈1,5 л/добу та утримувати дозу діуретиків на рівні, що забезпечує від повторного накопичення рідини (контроль маси тіла кожні 1–2 дні)

3) **асцит 3 ступеня** → лікувальний лапароцентез →розд. 24.11. Процедуру можна часто повторювати і вона є відносно безпечною, за умови належного наповнення судинного русла (найкраще розчином альбумінів 8–10 г на 1 л евакуйованої рідини), якщо виведено >4–5 л асцитичної рідини. Парацентез є методом вибору у хворих з гіпонатріємією, що не піддається корекції. З метою профілактики повторного накопичення асцитичної рідини слід застосувати діуретики та обмежувати введення натрію і рідин →вище.

4) **резистентний або рецидивуючий асцит** →**TIPS, трансплатація печінки або перитонео-венозний шунт.**

2. Спонтанний бактеріальний перитоніт (СБП): спостерігається у 10–30 % хворих із асцитом. Спричинений інфікуванням асцитичної рідини без визначеного джерела інфекції у черевній порожнині, ймовірно, внаслідок проникання бактерій з просвіту кишківника та порушеної антибактеріальної активності асцитичної рідини. Найчастіше (70 %) ізольовані бактерії: *Escherichia coli*, *Enterococcus faecalis*, *Enterobacter*, *Serratia*, *Klebsiella*, *Proteus*, *Pseudomonas*.

Клінічна картина: відносно рідко типові симптоми перитоніту (тобто лихоманка, озноб, розлитий біль у животі, симптоми подразнення очеревини, ослаблення перистальтичних шумів). Єдиним симптомом СБП може бути лихоманка, енцефалопатія невідомого генезу або септичний шок. У ≈10 % випадків — асимптоматичний перебіг.

Діагностика: у всіх госпіталізованих хворих із асцитом рекомендується зробити діагностичний парацентез та аналіз асцитичної рідини →розд. 27.6, включаючи виконання посівів (≥10 мл рідини до ємкості з живильним матеріалом для аеробного та анаеробного посіву крові). СБП діагностується у випадку, якщо кількість нейтрофілів в асцитичній рідині становить >250/мкл без виявленого джерела інфекції в черевній порожнині. Посіви асцитичної рідини негативні у 20–40 % хворих, незважаючи на ознаки запалення в асцитичній рідині. Диференціальна діагностика проводиться з вторинним перитонітом у хворого з асцитом →розд. 27.6.

Лікування: необхідно негайно розпочати емпіричну антибіотикотерапію → **цефотаксим** в/в 2 г кожні 8–12 год; у випадку алергії на цефалоспорини **ципрофлоксацин** в/в або п/о 0,4–0,5 г кожні 12 год; слід продовжувати

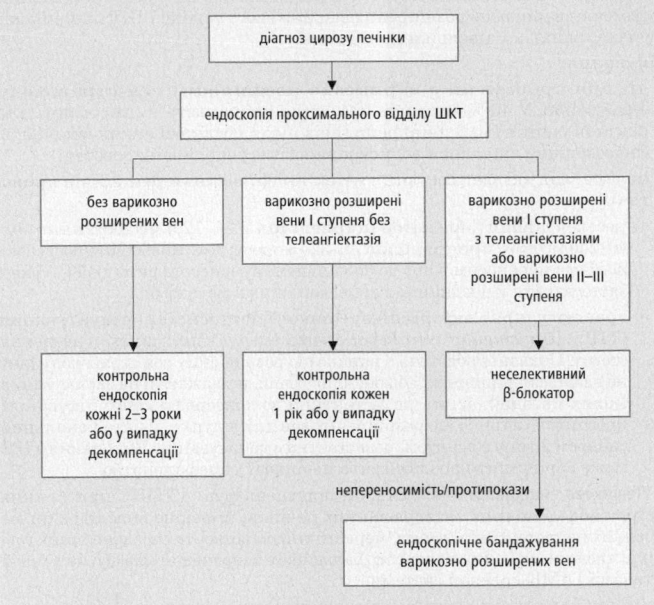

Рис. 12-1. Алгоритм активного діагнозу варикозно розширених вен та запобігання першому епізоду кровотечі

до моменту зникнення клінічних симптомів або зменшення кількості нейтрофілів в асцитичній рідині до <250/мкл (зазвичай впродовж 10–14 днів). У хворих з концентрацією білірубіну в крові >68 мкмоль/л (4 мг/дл) та креатиніну >88,4 мкмоль/л (1 мг/дл) крім антибіотикотерапії слід застосувати інфузію розчину альбуміну (1,5 г/кг м. т. в 1-ий день, а потім 1 г/кг маси тіла на 3-ій день).

Профілактика:

1) після епізоду СБП рекомендується приймати норфлоксацин п/о 400 мг/добу або котримоксазол п/о 960 мг/добу впродовж 5 днів на тиж.;

2) у хворих, обтяжених високим ризиком СБП (кровотеча з ШКТ в анамнезі, незалежно від причини; концентрація білка в асцитичній рідині <1 г/дл) п/о норфлоксацин 400 мг/добу, ципрофлоксацин 750 мг/тиж., рифаксимін 400 мг 2×на день, неоміцин 3–6 г/добу або колістин 1,5 млн ОД/добу у поділених дозах. Інгібітори протонної помпи призначайте лише тоді, коли існують конкретні покази, оскільки збільшують ризик розвитку СБП та ризик інфекції *C. difficile.*

3. Кровотеча з ШКТ: найбільш ймовірною у хворих з цирозом печінки та клінічно найбільш значущою є кровотеча з варикозно розширених вен стравоходу (≈10 % всіх причин кровотеч з верхнього відділу ШКТ), що виникають внаслідок колатерального кровообігу при портальній гіпертензії. Ризик кровотечі з варикозно розширених вен стравоходу становить ≈30 % впродовж 2 років після їх ендоскопічного діагностування, тому необхідне проведення профілактики (→рис. 12-1). У ≈10 % місцем кровотечі є не варикозно розширені вени стравоходу, а шлункові вени (варикозно розширені вени в кардіальній частині шлунка важко діагностувати та лікувати). Значно рідше зустрічається кровотеча з варикозно розширених вен нижнього відділу ШКТ (наприклад перианальних), а її наслідки не такі серйозні.

Лікування:

1) **дії при кровотечі з варикозно розширених вен стравоходу** →розд. 4.30. У 40 % випадків кровотеча припиняється самостійно, але відсоток ранніх (до 5 днів) рецидивів після кровотечі становить ≈60 %. Ендоскопічне лікування водночас запобігає рецидивам кровотеч;

2) інші методи, які застосовують з метою **профілактики рецидивів кровотечі:**

   а) неселективний β-блокатор (**карведілол 6,25–12,5 мг/добу, надолол** 40–240 мг/добу, **пропранолол** 80–320 мг/добу; дозу збільшуйте поступово до макс. переносимої або до сповільнення серцевого ритму <50–55/хв); застосовуйте у поєднанні з ендоскопічними методами;

   б) **трансюгулярне внутрішньопечінкове портосистемне шунтування** (**TIPS**) [*transjugular intrahepatic portosystemic shunt*] шляхом введення стенту. Покази: кровотеча з варикозно розширених вен стравоходу (яку не вдається припинити, або рецидивуючий, незважаючи на застосування інших методів), асцит, резистентний до консервативного лікування, кровотеча з варикозно розширених вен дна шлунка, гепато-ренальний синдром 2 типу з асцитом, резистентним до лікування. Виконання TIPS може спричинити або посилити печінкову енцефалопатію.

4. Печінкова енцефалопатія: синдром порушень функції ЦНС при тяжких гострих або хронічних захворюваннях печінки, ймовірно внаслідок дії ендогенних нейротоксинів (аміак, меркаптани, коротко- та середньоланцюгові жирні кислоти, феноли), наявності фальшивих нейромедіаторів або надмірної активації ГАМК-ергічної системи.

Клінічна картина: порушення поведінки, настрою, розлади особистості, порушення інтелектуальних функцій, свідомості та нервово-м'язової активності, різного ступеня інтенсивності; класифікація →табл. 12-2.

1) **мінімальна** (раніше називалася прихованою) порушення інтелектуальних функцій, що виявляються психометричними тестами (у 60–70 % хворих із цирозом печінки);

2) **явна** — у 10–14 % хворих (частіше після портокавального шунтування) може проявлятися **епізодичною формою** (раніше називалася гострою, зворотньою) внаслідок дії пускового фактору (кровотеча з ШКТ, передозування діуретиків, інфекція, ниркова недостатність, закреп) або **постійною формою** (раніше називалася хронічною), при якій симптоми рецидивують або зберігаються.

Діагностика: на основі нейропсихічних симптомів →табл. 12-2, змін при ЕЕГ (ритмів високої амплітуди та малої частоти, трифазові ритми) та підвищеного вмісту аміаку в крові. Спрощене клінічне оцінювання вираженості енцефалопатії (шкала CHESS [*clinical hepatic encephalopathy staging scale*]) →табл. 12-3. Проводьте диференційну діагностику з іншими причинами порушень функції ЦНС, у т. ч. з енцефалопатією Верніке, менінгітом або енцефалітом, субарахноїдальним крововиливом, метаболічними порушеннями (гіпоглікемія, діабетична кома, уремія), психічні захворювання, деменція, порушення мозкового кровообігу.

Лікування епізодичної форми:

1) слід ідентифікувати та усунути пусковий чинник, якщо це можливо;

2) необхідно припинити пероральне харчування на 24–48 год та застосувати парентеральне харчування (якщо це можливо) дієтою з поступово зростаючим вмістом білка від 0,5 г/кг/добу;

3) призначте проносний препарат — **лактулоза** 45 мл п/о або через зонд щогодини до дефекації включно, потім, зазвичай, 15–45 мл кожні 8–12 год, щоб досягнути 2–3-х рідких випорожнень на день;

Таблиця 12-2. Стадії печінкової енцефалопатії

Стадія	Стан свідомості	Інтелектуальні функції	Особистість — поведінка	Нервово-м'язові розлади
0	не порушений	збережені	не порушені	відсутні
1	сонливість, безсоння або інверсія добового ритму сну та неспання	незначні відхилення у виконанні арифметичних дій, порушення концентрації уваги, забудькуватість	помітна ейфорія, логорея, дратівливість, перебільшена, але адекватна поведінка	помітна атаксія, порушення письма, поодинокий м'язовий тремор
2	затьмарення, млявість, початкова дезорієнтація	посилені симптоми I стадії, явне погіршення пам'яті, втрата орієнтації в часі	знижений поріг контролю поведінки, виражені розлади особистості, неадекватна поведінка	виражений тремор, дизартрія, зниження сухожильних рефлексів, виражена атаксія, патологія письма
3	сонливість, сплутаність, ступор	важка деменція	тривожні реакції, маячні ідеї, неконтрольований гнів	посилені сухожильні рефлекси, патологічні рефлекси (Бабінського), клонічні м'язові судоми, ністагм, екстрапірамідні симптоми
4	кома	відсутні	не вдається оцінити	децеребраційна ригідність, широкі зіниці без реакції

Таблиця 12-3. Шкала CHESS посилення печінкової енцефалопатії

Критерій	0 пкт	1 пкт
1. Чи пацієнт знає, який місяць?	так	ні
2. Чи пацієнт знає, який день тижня?	так	ні
3. Чи пацієнт може порахувати у зворотному порядку без помилок та зупинок від 10 до 1?	так	ні
4. Чи пацієнт піднімає руки на прохання?	так	ні
5. Чи пацієнт розуміє поставлені запитання (на основі пунктів 1–4)?	так	ні
6. Чи пацієнт не спить та активний?	так	ні
7. Чи пацієнта важко розбудити? Чи одразу засипає?	ні	так
8. Чи пацієнт може говорити?	так	ні
9. Чи пацієнт говорить виразно (можна все зрозуміти) і без заїкання?	так	ні

Пункти додаються: 0 — без ознак енцефалопатії, 9 — максимальне посилення енцефалопатії

4) у хворих із тяжкими порушеннями свідомості може бути необхідним **механічне очищення кишківника** (ректальні клізми);

5) рифаксимін 400 мг 2×на день п/о або **неоміцин** 3–6 г/добу п/о впродовж 1–2 тиж. (замість лактулози або одночасно);

6) у випадку підозри, що хворий приймав бензодіазепіни → **флумазеніл** 1 мг в/в;

7) якщо підвищена концентрація аміаку в плазмі → **L-орнітин-L-аспартат** в/в до 30 г/добу;

8) у непритомного хворого слід забезпечити прохідність дихальних шляхів →розд. 2.1, при необхідності, розгляньте можливість механічної вентиляції.

Лікування постійної форми:

1) дієта з вмістом білку 1–1,5 г/кг/добу, в основному, рослинного та молочного походження; у хворих, які не переносять жодного білку, слід застосовувати штучні харчові продукти, що містять розгалужені амінокислоти;

2) **призначте лактулозу** — як при гострій формі;

3) якщо немає покращення → слід розглянути можливість тривалого прийому антибіотиків п/о (**рифаксимін** 400 мг/добу, **неоміцин** 1–2 г/добу або **метронідазол** 250 мг 2×на день;

4) **L-орнітин-L-аспартат** п/о до 6 г/добу.

Профілактика: контроль за регулярними випорожненнями, профілактика кровотеч з ШКТ, уникання високих доз діуретиків, застосування всіх ЛЗ, особливо тих, що діють депресивно на ЦНС, тільки у випадку необхідності.

5. Гепато-ренальний синдром (ГРС): ниркова недостатність у хворих із тяжким, гострим або хронічним захворюванням печінки та асцитом, без інших причин порушення функції нирок. Спостерігається у ≈15 % хворих, госпіталізованих з причин напруженого асциту. Є результатом зменшення клубочкової фільтрації внаслідок гемодинамічних змін, що спричинюють порушення ниркової перфузії.

Типи ГРС:

1) **тип 1** — швидко (впродовж кількох днів) наростаюча ниркова недостатність (є особливою формою ГПН); зазвичай, співіснує з гострою печінковою недостатністю, алкогольним гепатитом або гострою декомпенсацією цирозу печінки, найчастіше внаслідок СБП або кровотечі із ШКТ;

2) **тип 2** — повільно (тижні або місяці) наростаюча ниркова недостатність; найчастіше у хворих із резистентним асцитом; у хворих із ГРС 2 типу також може розвинутись ГРС 1 типу (спонтанно або внаслідок СБП).

Діагноз: ГРС 1 типу можна діагностувати у пацієнта, в якого присутні критерії ГПН, хоча у хворих із цирозом печінки не слід враховувати рівень діурезу, а лише підвищення концентрації креатиніну на ≥0,3 мг/дл (26,5 мкмоль/л) впродовж 48 год або на ≥50 % впродовж 7 днів. ГРС 2 типу можна діагностувати у хворих із концентрацією креатиніну >1,5 мг/дл (133 мкмоль/л), у яких відсутні критерії ГПН. Інші критерії ГРС:

1) цироз печінки з асцитом;

2) відсутність покращення функції нирок (креатинінемії) через ≥2 дні відміни діуретиків та після переливання розчину альбуміну →нижче;

3) виключення інших причин порушення функції нирок, тобто:

    а) шоку;

    б) застосування в останньому часі нефротоксичних ЛЗ і радіологічних контрастних речовин;

    в) інтерстиціальної хвороби нирок (протеїнурії >0,5 г/добу, еритроцитурії >50 еритроцитів у полі зору та патологічної ультрасонографічної картини нирок).

Лікування:

1) слід відмінити нефротоксичні ЛЗ та ЛЗ, що зменшують гломерулярний кровообіг, включаючи НПЗП, аміноглікозиди, інгібітори АПФ, АРА;

2) призначте посів крові, сечі і харкотиння, у випадку асциту виконайте діагностичну пункцію з метою виключення СБП і розпочніть емпіричну антибіотикотерапію до моменту виключення СБП;

3) у пацієнтів з напруженим асцитом виконайте пункцію з лікувальною метою, пам'ятаючи про контроль АТ, моніторинг центрального венозного тиску (ЦВТ) і корекцію волемії внутрішньовенним введенням розчину альбуміну;

4) слід перелити в/в впродовж 2 днів розчин **альбуміну** 1 г/кг/добу (макс. 100 г/добу; відсутність покращення є одним із критеріїв постановки діагнозу ГРС →вище), трансфузія альбуміну може запобігти ГРС у хворих із СБП;

5) при ГРС типу I ефективними є судиннозвужуючі ЛЗ: **терліпресин** в/в 1 мг кожні 4–6 год, в монотерапії або в комбінації з інфузією альбуміну 20–40 г/добу в/в;якщо що після 3 днів такої терапії рівень креатиніну в плазмі крові не зменшиться на ≥25 % → поступово збільшуйте дозу терліпресину до макс. 2 мг кожні 4 год; альтернативні ліки — це **октреотид** п/ш 100–200 мкг кожні 8 год або норадреналін у в/в введенні 0,5–3 мг/год. Про ефективність судиннозвужуючих ЛЗ свідчить підйом середнього АТ крові на 5–10 мм рт. ст. Лікування застосовуйте до моменту зниження рівня креатиніну до макс. 0,3 мг/дл (вище стартових величин або до 14 днів); після закінчення лікування ГРС рецидивує у 15–50 % хворих; новий курс лікування судиннозвужуючими препаратами зазвичай є ефективним. При ГРС 2 типу також застосовують інфузії альбуміну і терліпресину, однак ефективність судиннозвужуючих ЛЗ недостатньо документована.

6) **трансплантація печінки** є найкращим методом лікування; **замісна ниркова терапія** застосовується в якості бріджинг-терапії до моменту трансплантації, а у хворих, які відібрані для пересадки у випадку неефективності терапії судиннозвужуючими ЛЗ та симптоматично з метою боротьби із важкою гіперкаліємією, важким метаболічним ацидозом або важкою гіпергідратацією.

6. Печінково-легеневий синдром (ПЛС): є результатом внутрішньолегеневого артеріо-венозного шунтування. Патогенез невідомий. Проявляється посиленням задишки та гіпоксемії в позиції стоячи або сидячи (з покращенням в позиції лежачи); можуть розвинутись пальці у вигляді барабанних паличок. Слід підозрювати ПЛС у кожного хворого з гіпоксемією (PaO_2 <65 мм рт. ст.). Диференціальну діагностику проводять з легеневою гіпертензією, пов'язаною з портальною гіпертензією. Єдиним ефективним методом профілактики та лікування ПЛС є трансплантація печінки.

7. Гіперспленізм: зазвичай, не вимагає жодного лікування. Якщо є причиною частих трансфузій еритроцитарної або тромбоцитарної маси, або спленомегалія є болісною → можна розглянути можливість емболізації селезінкової артерії, TIPS, інколи — спленектомію (рідко виконується через дуже високий ризик ускладнень).

13. Гостра печінкова недостатність

→ **ВИЗНАЧЕННЯ ТА ЕТІОПАТОГЕНЕЗ**

Раптове та швидко прогресуюче погіршення функції печінки у хворих, в яких раніше не діагностовано хронічного захворювання печінки, що характеризується виникненням жовтяниці, порушень плазмового гемостазу (МНВ >1,5) та печінкової енцефалопатії.

Причини:

1) вірусний гепатит — найчастіше, типи B, D, E (особливо протягом вагітності) і A;

2) інші вірусні інфекції: ЦМВ, віруси геморагічних лихоманок, ВПГ, параміксовірус, ВЕБ;

3) ЛЗ — парацетамол (найчастіша причина медикаментозної гострої печінкової недостатності), галотан, ізоніазид, сульфонаміди, фенітоїн, статини, інші (у т. ч. фітопрепарати, напр., китайські трави);

4) токсини — α-аманітин (бліда поганка; найчастіша токсична причина), тетрахлорметан та інші;

5) інші — шок, ішемія печінки, хвороба Вільсона-Коновалова, аутоімунний гепатит, синдром Рея, сепсис, синдром Бадда-Кіарі, тромбоз портальної вени, гостра жирова дистрофія вагітних і HELLP синдром.

Масивний некроз гепатоцитів призводить до погіршення метаболічної і детоксикаційної функції печінки. Патогенез енцефалопатії →розд. 7.12.

➡ КЛІНІЧНА КАРТИНА ТА ПРИРОДНИЙ ПЕРЕБІГ

1. Симптоми: спочатку, в цілому, не характерні, напр., втрата апетиту, пронос, гарячка, висипка. Основні симптоми:

1) енцефалопатія — ключовий симптом; може бути різної інтенсивності →розд. 7.12 і динаміки розвитку;

2) жовтяниця — майже у всіх хворих є першим симптомом, винятково може з'явитись після виникнення енцефалопатії;

3) симптоми геморагічного діатезу (не завжди виникають);

4) гемодинамічна нестабільність;

5) ниркова недостатність (гепаторенальний синдром);

6) можл. асцит (якщо значного ступеня → підозрюйте синдром Бадда-Кіарі);

7) деколи — епілептичні напади (симптом первинного ураження головного мозку або підвищеного внутрішньочерепного тиску).

2. Природний перебіг: хвороба може мати різну динаміку. Починається важким гострим пошкодженням печінки (2–3-кратне підвищення активності амінотрансфераз в сироватці крові, жовтяниця і коагулопатія). Залежно від часу виникнення печінкової енцефалопатії розрізняють недостатність:

1) **надгостру** — енцефалопатія розвивається протягом 1 тиж. від виникнення жовтяниці; зазвичай протікає із важкою коагулопатією та значним підвищенням активності амінотрансфераз, на початку незначна гіпербілірубінемія, більші шанси одужати ніж при підгострій формі;

2) **гостру** — енцефалопатія розвивається від 8 до 28 днів від появи жовтяниці;

3) **підгостру** — енцефалопатія розвивається від 5 до 12 тиж. від початку жовтяниці, зазвичай невелике підвищення активності амінотрансфераз, важка жовтяниця і легка або помірна коагулопатія, частою є спленомегалія, асцит та зменшення об'єму печінки (клінічно може нагадувати цироз печінки).

У більшості випадків, якщо не застосовується відповідне лікування (включаючи термінову пересадку печінки), хворий помирає із симптомами печінкової коми, набряку мозку і поліорганної недостатності.

➡ ДІАГНОСТИКА

При збиранні анамнезу слід пам'ятати про: ЛЗ і фітопрепарати, також ті, що доступні без рецепта, які приймає пацієнт; перенесені хірургічні втручання, трансфузії препаратів крові, подорожі у віддалені регіони світу, вживання грибів, наявність захворювань печінки в родині.

Допоміжні дослідження

1. **Лабораторні дослідження:** загальний аналіз крові, ПЧ (МНВ), сироваткові концентрації: натрію, калію, хлоридів, кальцію, магнію, фосфору, глюкози, креатиніну, сечовини, білірубіну (прямого і непрямого), альбуміну, лактатів, аміаку; активність АЛТ, АСТ, ЛФ, ГГТП, ЛДГ, амілази, ліпази; група крові, газометрія артеріальної крові, рівень парацетамолу в сироватці крові, скринінговий токсикологічний аналіз (кров, сеча); вірусологічні дослідження (анти-HAV IgM, HBsAg, анти-HBc IgM, анти-HCV, анти-HDV IgM, можливо анти-HEV); імунологічні дослідження (ANA, SMA, концентрація імуноглобулінів); тест на вагітність у жінок дітородного віку.

Визначається: підвищена активність амінотрансфераз (АЛТ більш типова для вірусної етіології; дуже високий рівень [>2000 ОД/л] характерний для токсичного або ішемічного пошкодження печінки); подовження ПЧ (на >4–6 с; МНВ >1,5); гіпоглікемія (необхідний систематичний контроль глікемії); підвищення рівня аміаку (якщо можливо, визначайте в артеріальній крові); підвищення рівня лактатів (ранній прогностично несприятливий показник при отруєнні парацетамолом); інші порушення, залежно від етіології, тяжкості хвороби й ускладнень (напр., підвищення рівня креатиніну, у випадку ниркової недостатності).

2. Візуалізаційні методи: КТ полегшує диференційну діагностику із синдромом Бадда-Кіарі, стеатозом печінки і розсіяними метастазами до печінки; КТ голови дозволяє виключити інші причини неврологічних порушень.

3. ЕЕГ: трифазовий ритм (1–3 стадія енцефалопатії); дельта-ритм (4 стадія).

4. Біопсія печінки: допомагає встановити етіологію (напр., хвороба Вільсона-Коновалова, аутоімунний гепатит, гострий жировий гепатоз вагітних, пухлинні метастази). У випадку протипоказів до черезшкірної біопсії (порушення гемостазу) → трансвенозна біопсія.

→ ЛІКУВАННЯ

У відділенні інтенсивної терапії. Особливу увагу слід звертати на гемодинамічні, метаболічні параметри, порушення водно-електролітного балансу та розвиток інфекцій. Важливим є раннє транспортування пацієнта до спеціалізованого закладу, найкраще до такого, що має можливість провести трансплантацію печінки.

Загальні принципи

1. Харчування: перевага надається ентеральному шляху (може знадобитись застосування назогастрального зонду); білок ≈60 г/добу, енергетична цінність 30 ккал/кг/добу, слід виключити продукти, що містять глютамін.

2. N-ацетилцистеїн: призначайте усім пацієнтам незалежно від етіології печінкової недостатності (не тільки при отруєнні парацетамолом), протягом ≤5 днів.

3. Профілактика антибіотиками і протигрибковими ЛЗ: можна розглянути необхідність призначення антибіотика широкого спектру відповідно до локальної чутливості (на 1-ому тиж. госпіталізації переважає інфікування грам-позитивними бактеріями, пізніше — грам-негативними); обов'язковою є активна діагностика інфекцій (РГ грудної клітки, мікробіологічний аналіз крові, харкотиння і сечі).

4. Профілактика гострої геморагічної гастропатії: ІПП п/о або в/в; врахуйте ризик розвитку вентилятор асоційованої пневмонії та ризик інфікування *C. difficile*; розважте відміну ІПП після відновлення перорального або ентерального харчування.

Симптоматичне лікування

1. Лікування печінкової енцефалопатії →розд. 7.12.

2. Профілактика набряку головного мозку: необхідно підняти голову і тулуб на 30°; у випадку судомного нападу **фенітоїн** в/в 10–15 мг/кг маси тіла, слід вводити повільно, макс. 50 мг/хв, підтримуюча доза 100 мг п/о або в/в кожні 6–8 год; не застосовуйте профілактично. Слід часто обстежувати хворого на предмет симптомів підвищеного внутрішньочерепного тиску та уникати лихоманки, гіпоглікемії, гіпергідратації; підтримуйте концентрацію натрію в сироватці на рівні 140–145 ммоль/л.

3. Коагулопатія: незважаючи на подовження ПЧ (подовження МНВ) у більшості пацієнтів ризик кровотечі не підвищується. Не проводьте профілактичної трансфузії СЗП та тромбоцитарної маси (порушує оцінку протікання гострої фази печінкової недостатності). Перед плановими інвазивними втручаннями чи у випадку кровотеч → **свіжозаморожена плазма** 15 мл/кг маси тіла, або рекомбінований фактор VIIa (особливо, у випадку гіперволемії або неефективності плазми). При важкій тромбоцитопенії (зазвичай <10 000/мкл), перед плановими інвазивними втручаннями чи у випадку кровотеч при кількості тромбоцитів <50 000/мкл → трансфузія **тромбоцитарного концентрату (цільова кількість тромбоцитів 60 000/мкл)**. При необхідності переливання еритроцитарної маси потрібно прагнути до досягнення Hb 7 г/дл.

4. Гемодинамічні порушення і ниркова недостатність: слід підтримувати відповідний внутрішньосудинний об'єм; рекомендуються кристалоїдні розчини (початково 0,9 % NaCl, потім Рінгера лактат); потрібно уникати гіперхлоремії (підвищує ризик ниркової недостатності); підтримуйте середній артеріальний тиск 50–60 мм рт. ст. (у разі необхідності застосовуються судинозвужуючі ЛЗ — норадреналін або допамін); слід розглянути необхідність введення катетера до легеневої артерії з метою моніторингу; при необхідності застосуйте нирковозамісну терапію →розд. 14.2.

5. Метаболічні порушення: більшість біохімічних параметрів вимагає регулярного моніторингу (особливо концентрації глюкози, фосфатів, калію та магнію) і корекції порушень. При гіпоглікемії → постійна інфузія глюкози (підтримуйте концентрацію глюкози 8,3–10 ммоль/л [150–180 мг/дл]).

6. Інфекції: найчастіше пневмонія, далі — інфекція сечовивідних шляхів, сепсис, спонтанний бактеріальний перитоніт. У всіх хворих із печінковою енцефалопатією 3 або 4 ступеню застосуйте емпіричну антибіотикотерапію.

Етіологічне лікування

1. Отруєння парацетамолом →розд. 20.8.

2. Отруєння грибами (переважно, блідою поганкою) →розд. 20.6.

3. Аутоімунний гепатит →розд. 7.5.

4. Гостра жирова дистрофія печінки вагітних і HELLP синдром → завершення вагітності, може призвести до вилікування.

5. Ішемічне пошкодження печінки → оптималізація гемодинамічних параметрів.

Трансплантація печінки

Показана пацієнтам, які відповідають, т. зв. критеріям King's College:

1) **хворі з пошкодженням печінки, що спричинений парацетамолом** — pH артеріальної крові <7,3 або всі з наступних критеріїв: 3 або 4 стадія енцефалопатії, протромбіновий час >100 с (МНВ >7), рівень креатиніну >3,4 мг/дл (301 мкмоль/л);

2) **хворі з пошкодженням печінки іншої етіології** — ПЧ >100 с (МНВ >7) або ≥3 з наступних критеріїв: вік <10 років чи >40 років, період тривання жовтяниці перед розвитком енцефалопатії >7 днів, ПЧ >50 с (МНВ >3,5), рівень білірубіну >18 мг/дл (308 мкмоль/л), етіологія (вірусний гепатит ні А ні В, галотан індукований гепатит, або ідіосинкразія на ліки).

У випадку показів до трансплантації печінки шанс на порятунок хворого існує, якщо пересадка відбудеться впродовж 48 год від звернення до координаційного центру.

Екстракорпоральна підтримка функції печінки

Найчастіше використовується при печінковій енцефалопатії з надією підтримати деякі метаболічно-детоксикаційні функції печінки до моменту трансплантації органу або виздоровлення. Техніки: MARS [*Molecular Adsorbent Recycling System*] — метод, що поєднує альбуміновий діаліз з адсорбцією, печінковий діаліз (FSPA), альбуміновий діаліз в системі одного переходу альбумінового діалізату (SPAD), комбінований з постійною вено-венозною гемодіафільтрацією (CVVHDF). Однак немає переконливих даних про їх ефективність.

тію.

→ **УСКЛАДНЕННЯ**

1. Підвищений внутрішньочерепний тиск і набряк мозку: розвивається у ≈30 % хворих з 3 стадією енцефалопатії і у 75–80 % пацієнтів з 4 стадією енцефалопатії. Вклинення стовбуру мозку є найчастішою причиною смерті хворих із гострою печінковою недостатністю.

Лікування: слід покласти хворого з піднятою головою і тулубом до 30°, застосовується **манітол** 0,5–1 г/кг в/в, повторюється при потребі, підтримується осмоляльність плазми 310–325 мОсм/кг H_2O (моніторується, визначаючи безпосереднім методом); при 3 чи 4 стадії енцефалопатії необхідно заінтубувати. У випадку неефективності манітолу → розгляньте можливість: гіпервентиляції (при загрозі вклинення мозку невідкладно можна знизити $PaCO_2$ навіть до <25 мм рт. ст.; але в інших ситуаціях підтримуйте $PaCO_2$ 30–35 мм рт. ст.; ефект короткотривалий), введення в барбітуратову кому. ГК — неефективні. Рекомендується безпосередній моніторинг внутрішньочерепного тиску з використанням епідурального катетера — цільовий рівень 20–25 мм рт. ст.

2. Кровотеча з ШКТ: може бути викликана стресовою виразкою шлунка або кровотечею з варикозно розширених вен стравоходу. Алгоритм дій →розд. 4.30.

3. Синдром дисемінованого внутрішньосудинного згортання →розд. 15.21.

14. Тромбоз портальної вени

→ **ВИЗНАЧЕННЯ ТА ЕТІОПАТОГЕНЕЗ**

Тромбоз стовбуру портальної вени або її внутрішньопечінкових гілок призводить до погіршення відпливу крові з портальної системи та розвитку портальної гіпертензії. **Причини:** у ≈50 % випадків не вдається встановити (ідіопатичний тромбоз); цироз печінки (найчастіша відома причина; тромбоз портальної вени спостерігається у 10–25 % хворих), пухлини печінки та підшлункової залози, мієлопроліферативні новоутвори, стани гіперкоагуляції, травми, компресія на портальну вену (кісти підшлункової залози, пухлини сусідніх органів, гнійні запальні процеси у черевній порожнині).

→ **КЛІНІЧНА КАРТИНА**

1. Гострий тромбоз стовбуру портальної вени: сильний біль у животі, метеоризм і симптоми часткової кишкової непрохідності, інколи — з короткотривалою кров'янистою діареєю. Диференціальну діагностику проводять з кишковою артеріальною ішемією та іншими причинами «гострого живота».

2. Підгострий тромбоз: симптоми розвиваються впродовж 4–6 тиж.; біль у животі та резистентний до лікування асцит, інколи — жовтяниця та ознаки печінкової недостатності; через довший період часу можуть виникнути ускладнення портальної гіпертензії (включаючи кровотечі з варикозно розширених вен стравоходу).

3. Хронічний тромбоз: зазвичай, без асциту та ознак пошкодження печінки, у той час, як значно виражені симптоми портальної гіпертензії (збільшення селезінки [спленомегалія], варикозно розширені вени стравоходу; основним ускладненням є кровотеча з варикозно розширених вен стравоходу).

→ **ДІАГНОСТИКА**

Допоміжні дослідження

1. УЗД з функцією Доплера: візуалізує рух крові у портальній вені; при гострому тромбозі стовбур портальної вени може бути розширеним, але не розвинувся колатеральний кровообіг; при підгострому та хронічному тромбозі видимим є колатеральний кровообіг з відпечінковим напрямком руху крові та спленомегалія.

2. Ангіо-КТ, МРТ, ангіо-МРТ: візуалізують портальну систему, наявність тромбу та наявний колатеральний кровообіг. Ці методи замінили класичну ангіографію, що виконується спорадично перед плановим хірургічним лікуванням або трансплантацію печінки.

Диференційна діагностика

Інші причини гострого живота →розд. 4.29 та портальної гіпертензії →розд. 7.12.

→ ЛІКУВАННЯ

1. Дії при кровотечі з розширених вен стравоходу →розд. 4.30.

2. Гострий тромбоз без ускладнень: тільки антикоагуляційна терапія або з попередньою тромболітичною терапією; після стабілізації стану хворого лікування антагоністами вітаміну К (аценокумарол або варфарин) впродовж ≥3 міс., а у випадку факторів ризику тромбозу, яких не можна усунути — безтерміново.

3. Гострий тромбоз з кишковим некрозом: хірургічне лікування.

4. Хронічний тромбоз: профілактика кровотеч з варикозно розширених вен стравоходу →розд. 7.12; якщо обмежений до селезінкової вени — спленектомія. Зважаючи на ризик кровотечі з варикозно розширених вен стравоходу дуже рідко застосовують тривалу антикоагулянтну терапію.

15. Тромбоз печінкових вен

→ ВИЗНАЧЕННЯ ТА ЕТІОПАТОГЕНЕЗ

Найчастіша (разом із тромбозом нижньої порожнистої вени) причина **синдрому Бадда-Кіарі**, що включає симптоми утрудненого відтоку венозної крові від печінки. **Причини:** мієлопроліфераційні пухлини (справжня поліцитемія, есенціальний тромбоцитоз), спадкові та набуті тромбофілії, прийом оральних контрацептивів, ідіопатичний синдром Бадда-Кіарі.

→ КЛІНІЧНА КАРТИНА ТА ПРИРОДНИЙ ПЕРЕБІГ

Перебіг — асимптоматичний, якщо тромбоз уражає тільки одну печінкову вену, а колатеральний кровообіг добре розвинутий. Гострий тромбоз 3 печінкових вен викликає швидкий набряк паренхіми печінки, супроводжується болем, гепатомегалією зі швидко наростаючим асцитом, призводить до гострої печінкової недостатності. Також, може мати підгострий або хронічний перебіг — гепатомегалія, повільно наростаючий асцит, жовтяниця та ознаки печінкової недостатності, набряки нижніх кінцівок.

→ ДІАГНОСТИКА

Допоміжні дослідження

1. УЗД з доплерометрією: непрохідні печінкові вени та збільшений 1-ий сегмент печінки (зазвичай призводить до компресії ретропечінкового відділу нижньої порожнистої вени).

2. КТ: з метою діагностики внутрішньопечінкових причин синдрому Бадда-Кіарі (напр., розташовані поблизу печінкових вен пухлини та абсцеси печінки). КТ візуалізує порушення перфузії паренхіми печінки, які часто бувають настільки сильними, що картина нагадує пухлинні зміни.

3. Флебографія та ангіо-МРТ, а особливо **класична флебографія** (кавографія): дає детальну інформацію щодо локалізації та об'єму тромбозу або іншої перешкоди в венозному кровообігу.

Диференційна діагностика

Венооклюзивна хвороба печінки (син. синдром синусоїдальної обструкції печінки; стосується дрібних внутрішньопечінкових вен, клінічна картина дуже наближена до синдрому Бадда-Кіарі, але перебіг легший; зазвичай спостерігається після хіміотерапії з приводу злоякісної пухлини або після трансплантації гемопоетичних клітин), констриктивний перикардит, вогнищеві зміни печінки з компресією печінкових вен.

➡ **ЛІКУВАННЯ**

1. Етіологічне лікування: якщо можливе.

2. Безсимптомна форма: постійна антикоагуляційна терапія.

3. Гострий синдром Бадда-Кіарі: трансплантація печінки. У перші 2 або 3 тиж. захворювання можна зробити спробу тромболітичного лікування. Протягом очікування ургентної трансплантації (якщо це можливо) проводиться трансюгулярне внутрішньопечінкове портосистемне шунтування (TIPS).

4. Підгострий синдром Бадда-Кіарі: антикоагулянтна терапія, діуретики та інвазивні методи (ангіопластика, стент, TIPS); в окремих ситуаціях виконується анастомоз між мезентеріальною веною та нижньою порожнистою веною.

16. Ідіопатична нецирозна портальна гіпертензія (INCPH)

➡ **ВИЗНАЧЕННЯ ТА ЕТІОПАТОГЕНЕЗ**

INCPH — це гетерогенна група захворювань, які характеризуються розвитком портальної гіпертензії з пресинусоїдальною судинною блокадою в печінці в осіб без цирозу та інших хронічних захворювань печінки. Частіше спостерігається в країнах із низькими санітарними стандартами. Потенційні причини:

1) рецидивуючі бактеріальні інфекції травного тракту в дитинстві та юності;

2) імунологічні — системні захворювання сполучної тканини, хвороба Крона, набуті або вроджені імунодефіцити;

3) медикаментозні і токсичні — в т. ч. азатіоприн, сполуки миш'яку, діданозин;

4) гематологічні — вроджені тромбофілії, мієлопроліферативні новоутворення, антифосфоліпідний синдром, тромботична тромбоцитопенічна пурпура.

➡ **КЛІНІЧНА КАРТИНА ТА ПРИРОДНІЙ ПЕРЕБІГ**

INCPH маніфестується ускладненнями: спленомегалією з тромбоцитопенією та кровотечами із варикозно розширених вен стравоходу або шлунку (часто перший симптом захворювання). В Азії INCPH становить причину 10–30 % випадків кровотеч із варикозно розширених вен стравоходу. Захворювання зазвичай протікає повільно; у 20–30 % випадків розвивається поступова атрофія паренхіми та вторинна до ішемії печінкова недостатність. В процесі прогресування захворювання може (рідко) розвинутись асцит.

➡ **ДІАГНОСТИКА**

Допоміжні дослідження

1. УЗД: селезінка зазвичай значно збільшена, розмір в повздовжній осі сягає >15 см.

2. Еластографія: може вказувати на підвищену ригідність печінки, однак ступінь якої не є типовою для цирозу печінки (<12 кПа).

3. Гістологічне дослідження: запущений фіброз не спостерігається, однак можна виявити дилатовані синусоїдальні судини, зниження кількості печінкових венул з потовщенням їх стінок, внутрішньосудинні тромбози, мікроанастомози та регенераційні вузлики з атрофічними або гіпертрофованими гепатоцитами.

Діагностичні критерії

Відсутні специфічні для INCPH відхилення. Підозрювати захворювання слід у разі співіснування портальної гіпертензії із збереженою функцією печінки (показники МНВ, концентрації білірубіну та альбуміну в сироватці у межах норми).

Для постановки діагнозу необхідно виключити інші захворювання печінки. Критерії згідно EASL 2015 (необхідна присутність усіх критеріїв):

1) ≥1 із нижченаведених ознак портальної гіпертензії:
   - а) збільшення селезінки (зі супутнім іншим симптомом портальної гіпертензії) і/або гіперспленізм;
   - б) варикозно розширені вени стравоходу;
   - в) непухлинний асцит;
   - г) незначно підвищений градієнт тиску у печінкових венах (>5 мм рт. ст.);
   - д) наявність порто-системних анастомозів;
2) у біоптаті печінки відсутні гістопатологічні ознаки цирозу;
3) виключення відомих етіологічних факторів запущеного фіброзу або цирозу печінки:
   - а) вірусний гепатит типу B або C;
   - б) НАСГ та алкогольний гепатит;
   - в) аутоімунний гепатит;
   - г) вроджений гемохроматоз;
   - д) хвороба Вільсона-Коновалова;
   - е) первинний холангіт;
4) виключення відомих факторів, які викликають портальну гіпертензію, не пов'язану з цирозом печінки:
   - а) вроджений фіброз печінки;
   - б) саркоїдоз;
   - в) шистосомоз;
5) прохідність портальної вени та печінкових вен (в УЗД з доплером або ТК).

→ ЛІКУВАННЯ

1. Первинна і вторинна профілактика кровотечі з варикозно розширених вен стравоходу: фармакологічні (неселективний β-блокатор) і/або ендоскопічні (→розд. 7.12) методи.

2. Тактика при кровотечі з варикозно розширених вен →розд. 4.30. У випадку резистентних рецидивів кровотечі альтернативу для судинних портосистемних анастомозів становлять деваскуляризаційні процедури у поєднанні зі спленектомією.

3. Антикоагуляційна терапія: призначте (враховуючи ризик кровотечі) хворим із тромбофілією або супутнім тромбозом портальної вени. Надається перевага ЛЗ із групи антагоністів вітаміну K, причому з огляду на правильну функцію печінки та нирок допускається обережне застосування пероральних антикоагулянтів, які не є антагоністами вітаміну K (НОАК, напр., ривароксабан, дабігатран).

4. Трансплантація печінки: у випадку печінкової недостатності або рецидивуючих кровотеч, які неможливо вилікувати іншими методами.

→ **УСКЛАДНЕННЯ**

Найчастіше кровотечі з варикозно розширених вен стравоходу або шлунка та тромбоз портальної вени (який можна помилково оцінити як одну із причин портальної гіпертензії); рідко ниркові (гломерулонефрит) і легеневі (легенева гіпертензія, печінково-легеневий синдром) ускладнення.

→ **ПРОГНОЗ**

Більш сприятливий, ніж при цирозі печінки. Після ерадикації варикозно розширених вен ендоскопічними або хірургічними методами виживаність 80–100 % хворих сладає багато років. Гірший прогноз може бути пов'язаний із серйозними супутніми захворюваннями. Рецидиви INCPH у трансплантованій печінці не спостерігаються.

17. Пухлини печінки

17.1. Гемангіома печінки

→ **КЛІНІЧНА КАРТИНА ТА ПРИРОДНИЙ ПЕРЕБІГ**

Найпоширеніша доброякісна пухлина печінки (2–5 % популяції, у декілька разів частіше — у жінок), зазвичай, поодинока вогнищева зміна, рідко — численні зміни. Найчастіше немає жодних симптомів і виявляється випадково при візуалізаційних обстеженнях. Рідко спостерігається біль та субфебрильна температура і симптоми, пов'язані з компресією пухлини на сусідні органи. Потенціальні ускладнення великих (>10 см) гемангіом — це розрив до черевної порожнини та коагулопатія споживання.

→ **ДІАГНОСТИКА**

Допоміжні дослідження

Візуалізаційні дослідження: УЗД і КТ →табл. 17-1. **МРТ** — висока чутливість (особливо, T_2-залежна візуалізація). **Сцинтиграфія** з використанням еритроцитів, мічених ізотопом технецію (^{99m}Tc) — найвища специфічність.

Діагностичні критерії

На основі результату візуалізаційних обстежень. Підозра на ангіому є протипоказом до біопсії зміни.

Диференційна діагностика

Вогнищеві зміни в печінці: вогнищева вузлова гіперплазія, аденома, кісти, гепатоцелюлярна карцинома, пухлинні метастази, рак внутрішньопечінкових жовчних шляхів.

→ **ЛІКУВАННЯ**

1. Переважна більшість ангіом печінки не потребує лікування. Слід періодично робити УЗД — кожні 6–12 міс. (частіше — у випадку, коли вогнища збільшуються, рідше, якщо вогнище стабільне).

2. Покази до **хірургічного лікування**: вогнища діаметром >10 см, симптоми пухлини (біль, гарячка, компресійні симптоми), швидке збільшення ангіоми, коагулопатія споживання, артеріовенозна нориця в пухлині, суттєві діагностичні сумніви.

3. Якщо хірургічне лікування неможливе, робиться емболізація артерії, що постачає кров до гемангіоми.

Таблиця 17-1. Вигляд пухлин та кіст печінки при УЗД і КТ

Пухлина	УЗД	КТ
гемангіома	аденоми діаметром <5 см, видимі як овальні структури, гіперехогенні та добре відмежовані у паренхімі печінки; екоструктура більших ангіом, найчастіше, є неоднорідною; при Доплерівському обстеженні, практично, не спостерігається жодного сигналу (кровотік дуже повільний)	без контрастної речовини ангіома візуалізується як гіподенситична зміна, овальна, добре обмежена та однорідна; після введення контрасту спостерігається повільне наповнення ним вогнища, від периферії до центру
вогнищева вузлова гіперплазія	вогнище гіпо- або гіперехогенне; при Доплерівському обстеженні артеріальний сигнал (диференцює від гепатоцелюлярної аденоми, для якої характерним є венозний сигнал)	перед введенням контрасту пухлина гіпо- або ізоденситична; після швидкого введення в артеріальній фазі помітні артеріальні судини, що розміщені у межах центрального фіброзу; у вогнищах >3 см, зазвичай, помітні характерні фіброзні перегородки та центральний рубець
гепатоцелюлярна аденома	вогнище, зазвичай, у правій долі, підкапсулярно, гіпо-, гіпер- або нормоехогенне; часто — картина неоднорідна з помітними всередині кальцифікатами; може бути оточена гіпоехогенною зоною; у 40–60 % випадків при Доплерівському обстеженні — типовий для аденоми венозний сигнал	зони геморагічних змін візуалізуються у вигляді гіперденситичних вогнищ; після введення контрастної речовини спостерігається швидке насичення від периферії до центру в ранній артеріальній фазі, а у портальній фазі знову стає ізоденситична
гепатоцелюлярна карцинома	пухлина ізо-, гіпо- або гіперехогенна; часто неоднорідна; характерний гіпоехогенний контур з добре вираженим посиленням ехогенності; інколи — ознаки тромбозу ворітної вени	перед введенням контрасту вогнище гіподенситичне та неоднорідне; після введення контрасту щільність вогнища збільшується неоднорідно в артеріальну фазу; візуалізує інфільтрування судин ворітної та центральної систем

17.2. Вогнищева вузлова гіперплазія (ВВГ)

→ КЛІНІЧНА КАРТИНА ТА ПРИРОДНИЙ ПЕРЕБІГ

Непухлинний утвір печінки. Виявляється у 0,3–1 % дорослих осіб, у 6–8 разів частіше у жінок. У цілому, не викликає жодних симптомів та виявляться випадково при візуалізаційних обстеженнях. Рідко — біль у животі, як виняток — велика пухлина. що пальпується крізь черевну стінку.

→ ДІАГНОСТИКА

Допоміжні дослідження

Візуалізаційні обстеження: КТ і УЗД →табл. 17-1. **МРТ** — більша чутливість, ніж при КТ у випадку невеликих вогнищ. **Ангіографія** — показана у випадку діагностичних сумнівів.

Діагностичні критерії

Діагноз встановлюється на основі візуалізаційних обстежень. У випадку сумнів — гістологічне дослідження видаленої пухлини.

Диференційна діагностика

Вогнищеві зміни у печінці: ангіома, аденома, кіста, гепатоцелюлярна карцинома, метастатичні пухлини.

→ **ЛІКУВАННЯ**

1. Переважна більшість змін не потребує лікування. Слід кожні 6 міс. робити УЗД. Жінкам, які приймають оральні контрацептиви або інші гормональні препарати, зазвичай рекомендують їх відмінити, хоча не підтверджено їхнього впливу на розвиток FNH. Вагітність не є протипоказаною.

2. Покази до **хірургічного лікування:** кровотеча до черевної порожнини або пухлини, діагностичні сумніви, планована в майбутньому вагітність, вогнище >10 см, збільшення пухлини.

17.3. Гепатоцелюлярна аденома

→ **КЛІНІЧНА КАРТИНА ТА ПРИРОДНИЙ ПЕРЕБІГ**

Доброякісні новоутвори печінки, що виявляються, в основному, у жінок дітородного віку, які тривало приймають оральні контрацептиви. Спостерігаються також у пацієнтів, які приймають анаболічні стероїди андрогени. До інших факторів ризику належать глікогенози Іа і ІІІ типу та ожиріння і порушення, які спостерігаються при метаболічному синдромі — цукровий діабет, інсулінорезистентність, артеріальна гіпертензія та ліпідні порушення. У цілому, не викликає жодних симптомів і діагностується випадково при УЗД. Може з'явитись біль у животі, що спричинений кровотечею до пухлини. Може піддаватись злоякісному переродженню в гепатоцелюлярну карциному. Зміни можуть бути множинними — наявність >10 утворів класифікують як аденоматоз печінки.

→ **ДІАГНОСТИКА**

Допоміжні дослідження

Візуалізаційні методи обстежень: УЗД і КТ →табл. 17-1. **МРТ** — немає характерних ознак, які відрізняють від первинного раку печінки; допоміжним може бути застосування програми супресії жирової тканини або введення контрастної речовини. **Ангіографія** — добре обмежена та з розвинутим кровопостачанням вогнище з ділянками без кровоносних судин, що відповідають кровотечам до пухлини.

Діагностичні критерії

Попередній діагноз ставиться на основі візуалізаційних обстежень, остаточний діагноз — тільки після видалення пухлини та гістологічного дослідження.

Диференційна діагностика

Вогнищеві зміни у печінці: гепатоцелюлярна карцинома, метастатичні пухлини, рак внутрішньопечінкових жовчних шляхів, вогнищева вузлова гіперплазія.

→ **ЛІКУВАННЯ**

Жінки з аденомою печінки не повинні приймати пероральних контрацептивів ані внутрішньоматкові засоби, які виділяють гормони; у разі аденом ≥5 см вагітність є протипоказаною. Не слід застосовувати анаболічні стероїди.

Лікування вибору є хірургічна операція (анатомічна резекція), зважаючи на високий ризик злоякісного переродження аденоми та відсутність можливості достовірного диференціювання злоякісної і доброякісної пухлини. У разі високого операційного ризику можна застосувати інші інвазивні методи, напр., емболізацію.

17.4. Гепатоцелюлярна карцинома (ГЦК)

→ **КЛІНІЧНА КАРТИНА ТА ПРИРОДНИЙ ПЕРЕБІГ**

Пухлина, що розвивається з гепатоцитів. Відомі причини: інфікування HBV і HCV. Сприяють розвиткові ГЦК: хронічний вірусний гепатит В і С, цироз печінки, спадкові метаболічні захворювання (гемохроматоз, пізня шкірна порфірія). У більшості хворих в анамнезі — хронічне пошкодження печінки. Класична форма ГЦК рідко розвивається в непошкодженій печінці; більшість випадків — це т. зв. фіброламелярний варіант ГЦК (*fibrolamellar carcinoma* — FLC), який в основному розвивається у молодих осіб (у віці 20–30 років). Ранню форму ГЦК розпізнають під час скринінгових обстежень →нижче. **Симптоми** запущеного раку: прогресуюча кахексія, біль у животі, збільшення окружності живота, набряки нижніх кінцівок, жовтяниця, лихоманка. ГЦК може бути причиною кровотечі до черевної порожнини або до порожнини пухлини.

→ **ДІАГНОСТИКА**

Допоміжні дослідження

1. Аналіз крові: часто відхилення, характерні при цирозі печінки; підвищений вміст АФП (рівень >200 нг/мл специфічний для ГЦК, але низько чутливий).

2. Візуалізаційні методи обстеження: **УЗД і КТ** →табл. 17-1. **МРТ** — дуже висока чутливість при діагностиці, диференційній діагностиці та визначенні ступеня занавансованості ГЦК. **Ангіографія** — значення допоміжне та доповнююче перед плановим хірургічним лікуванням.

3. Біопсія печінки: з метою підтвердження у хворих, у яких хірургічне лікування є неможливе або протипоказане, а також при пухлинах малих розмірів (1–2 см).

Діагностичні критерії

Встановлення діагнозу на основі результатів візуалізаційних обстежень (КТ або МРТ), якщо вогнище >2 см; якщо розміри менші — на основі патогістологічного дослідження (при відповідній картині при КТ або МРТ).

Скринінгові обстеження

Рекомендується УЗД кожні 6 міс., з визначенням АФП або без, у:

1) хворих з цирозом печінки при класі недостатності А або В, за Чайлдом-П'ю →табл. 12-1 (та при класі С у хворих, відібраних для трансплантації печінки);

2) хворих на хронічний (активний) вірусний гепатит В;

3) хворих без цирозу, але з інтенсивним фіброзом (F3) печінки, незалежно від етіології.

Диференційна діагностика

Вогнищеві зміни в печінці: аденома, метастатичні пухлини, рак внутрішньопечінкових жовчних шляхів, вогнищева вузлова гіперплазія.

→ **ЛІКУВАННЯ**

Радикальне лікування можливе у <5–35 % хворих.

1. Резекція печінки: У хворих із хронічним пошкодженням печінки хірургічна операція можлива тільки у хворих класу А, за класифікацією Чайлда-П'ю →табл. 12-1.

2. Трансплантація печінки: у хворих із цирозом печінки, які відповідають, т. зв. медіоланським критеріям (поодиноке вогнище ГЦК діаметром ≤5 см, або ≤ 3 вогнищ діаметром ≤3 см кожне) або критерії Сан-Франциско (поодиноке включення ≤6,5 см або 2–3 включень діаметром ≤4,5 см кожне, при чому сума діаметрів усіх включень <8 см). Рецидив ГЦК після трансплантації спостерігається у 5–20 % хворих.

3. Системна терапія: у хворих на ГЦК, які не кваліфікуються до хірургічного лікування або із прогресуванням хвороби після такого лікування, розгляньте застосування сорафенібу, за умови функціонування печінки; неефективна класична хіміотерапія.

4. Інші техніки інвазивного лікування (застосовуються, зазвичай, при неможливості хірургічного лікування): кількаразові ін'єкції алкоголю в пухлини (≤5 см), кріохірургія, термоабляція (найчастіше із використанням радіочастотних хвиль [RFA]), трансартеріальна хіміоемболізація (TACE), абляція із використанням ультразвуку або сфокусованого пучка іонізуючого випромінювання (напр., прилад CyberKnife) незворотна електропорація (прилад NanoKnife) та радіоемболізація (SIRT, TARE).

➡ ПРОГНОЗ

Після резекції печінки 5-річна виживаність становить 34–65 %, а після трансплантації 78–82 %.

17.5. Вторинні пухлини (метастатичні)

➡ ЕТІОПАТОГЕНЕЗ

Більшість злоякісних пухлин печінки — це метастази пухлин, первинно локалізованих у інших органах. У ≈50 % — це метастази пухлин органів, з яких кров відтікає через портальну систему (найчастіше — рак товстої ободової кишки та прямої кишки — 1/3 усіх метастазів до печінки), а серед пухлин інших органів — найчастіше — рак легень, молочних залоз та сечостатевої системи.

➡ КЛІНІЧНА КАРТИНА

Характерна для первинної пухлини печінки та пухлини на пізніх стадіях. Жовтяниця не є типовим симптомом для метастазів, але може спостерігатись при масивних метастазах разом з іншими симптомами печінкової недостатності. Асцит, в основному, є результатом дисемінації пухлини по очеревині, але може бути також симптомом печінкової недостатності або тромбозу портальної вени. Великі або розміщені на краю печінки метастази можуть пальпуватись.

➡ ДІАГНОСТИКА

Слід призначити діагностичні обстеження з метою пошуку первинної пухлини та візуалізаційні обстеження печінки з метою оцінки занавансованості метастатичних змін. При КТ метастатичні пухлини мають коефіцієнт ослаблення, наближений до навколишньої паренхіми печінки (без контрасту вдається виявити тільки 30–40 % змін). Метастази раку товстого кишківника можна підозрювати на основі характерної картини (великі, неваскуляризовані центри з кільцем навколо). Біопсія змінених тканин показана, якщо не вдається встановити первинного вогнища, а гістологічний діагноз є необхідним для призначення лікування. У всіх хворих, у яких планується радикальне лікування пухлини іншого органу, необхідно шукати метастатичні вогнища у печінці.

➡ ЛІКУВАННЯ

Радикальне лікування вторинних пухлин полягає у **резекції печінки**. Операція обґрунтована, якщо можливе радикальне видалення метастазу (з вільним краєм ≥1 см). Хірургічне лікування застосовують також у випадку рецидиву метастатичного вогнища (за умови радикальності). Хірургічне лікування хворого із метастазами у печінці повинно поєднуватись із хіміо- і радіотерапією, залежно від типу пухлини. Доповнюючі методи: кріотерапія і термоабляція.

17.6. Кісти печінки

Розрізняють кісти:

1) доброякісні — вроджені і генетично детерміновані (прості кісти печінки, кісти жовчних проток, полікістозна хвороба печінки) і набуті (посттравматичні, паразитарні);

2) злоякісні (рідко): кістозні новоутворення (цистаденома, цистаденокарцинома, аденосаркома) або великі пухлини, що розпадаються, некротизуються (первинні та метастатичні).

17.6.1. Прості кісти

Найчастіше поодинокий округлий чи овальний утвір діаметром ≤10 см, але може бути і декілька кіст різної величини. Мають фіброзну капсулу і водянистий (серозний) вміст. У рідкісних випадках крововиливу в кісту її вміст змінює забарвлення на брудно-сірий. Паренхіма печінки поза кістами не змінена.

Клінічні симптоми: зазвичай відсутні, кісти виявляють випадково при візуалізаційних методах обстеження, що виконані з інших причин. Великі кісти (>10 см) можуть спричиняти біль, дискомфорт, відчуття повноти і компресії в епігастрії. Іноді виникає здуття живота і блювання (внаслідок компресії шлунка). У виняткових випадках з'являється жовтяниця, асцит і обструкція для потоку крові через печінкові вени. Поява гострого болю в правій епігастральній ділянці може свідчити про кровотечу в порожнину кісти.

Діагностика: зазвичай на підставі типових ознак при візуалізаційних обстеженнях→табл. 17-1; пункція кісти не обов'язкова.

Лікування: показане виключно у пацієнтів з симптомами кісти. Найчастіше виконують лапароскопічну резекцію передньої стінки кісти, яку досліджують гістологічно, а вміст кісти — цитологічно та бактеріологічно. Іноді операція полягає у вилущуванні кісти або частковій резекції паренхіми печінки разом з кістою.

17.6.2. Кісти внутрішньопечінкових жовчних проток

Утворюються у внутрішньоутробному періоді; становлять 3–5 % усіх кіст печінки (частіше, ніж кісти зовнішньопечінкових жовчних проток).

Клінічні симптоми: часто виникають у дорослому віці, зазвичай залежать від інфікування жовчних шляхів (біль, гарячка, жовтяниця). Іноді лише гарячка і нетривала жовтяниця.

Діагностика: в основному на підставі візуалізаційних методів обстеження (УЗД, КТ →табл. 17-1; а також МРХПГ, ЕРХПГ).

Лікування: часткова резекція печінки з докладною гістологічною оцінкою видаленого матеріалу (ризик розвитку раку з епітелію жовчних шляхів).

17.6.3. Посттравматичні кісти

В результаті тупих травм печінки, при яких не виникло пошкодження капсули Гліссона; дуже рідко виникають внаслідок проникаючих поранень. Це псевдо (несправжні) кісти, тобто вони не мають епітеліальної вистилки (шару); в порожнині можна виявити некротизовані тканини, кров або жовч.

Клінічні симптоми: зазвичай залежать від механізму і поширення ураження печінки.

Лікування: хірургічне лікування не завжди потрібне. При інфікуванні кіст часто достатньо зовнішнього дренування. У випадку поширеного ураження паренхіми печінки, особливо, якщо в порожнині кісти є жовч, може виникнути необхідність резекції печінки.

17.6.4. Паразитарні кісти

В основному ехінококові кісти при інфікуванні 1 з 2 видів стрічкового гельмінта ехінокока: *Echinococcus granulosus* (однокамерний міхур [гідатіозний ехінококоз →розд. 18.5.4.1) або *Echinococcus multilocularis* (багатокамерний міхур [альвеолярний ехінококоз] →розд. 18.5.4.2).

Клінічні симптоми: спостерігаються у 8–78 % інфікованих і залежать від локалізації кіст, їх розміру, ступеню розвитку і життєздатності паразита, а також від появи ускладнень захворювання. У більшості випадків (80–98 %) ехінококоз проявляється у вигляді поодинокої кісти печінки, причому у 60–75 % цих пацієнтів у правій долі. У випадку альвеолярного ехінококозу, окрім первинної кісти, розташованої в печінці, у ≈30 % пацієнтів внаслідок інфільтрації або віддалених метастазів виникають позапечінкові зміни.

Діагностика: підозра на основі візуалізаційних обстежень →табл. 17-1; ідентифікація етіологічного фактора →розд. 18.5.4.1, розд. 18.5.4.2.

Лікування: методом вибору є хірургічне видалення ехінококових кіст, особливо при альвеолярному ехінококозі. Виконують резекцію печінки (анатомічна або неанатомічна) або цистопери-цистектомію (резекція кісти без її вскриття). У спеціалізованих центрах можлива черезшкірна терапія ехінококозу. У пацієнтів з альвеолярним ехінококозом і дуже важкими, полівогнищевими змінами в паренхімі печінки, апріорі нерезекційними, або у випадку, коли перебіг захворювання призвів до печінкової недостатності, можна провести трансплантацію печінки.

17.6.5. Полікістозна хвороба печінки (PCLD)

Характеризується множинними (>20) кістами печінки, які мають будову, подібну до простих кіст, але зазвичай більші. Може бути як самостійне захворювання (найкращий прогноз; зазвичай безсимптомна) або разом з полікістозом нирок (→розд. 14.9.2) — як аутосомно домінантна (найчастіша форма PCLD), так і аутосомно рецесивна (найрідша) форма.

Лікування: застосовують у випадку появи симптомів (черезшкірна аспірація, хірургічне). З'явились повідомлення про ефект від застосування аналогів соматостатину та інгібіторів mTOR (напр., сіролімусу). У пацієнтів з важкими симптомами і великою кількістю кіст можна розглянути можливість трансплантації печінки, іноді разом з трансплантацією нирки.

1. Нецукровий діабет (НД)

Стан підвищеної втрати води (внаслідок виділення великого об'єму неконцентрованої сечі), а також компенсаторної полідипсії (посиленої спраги), що зумовлений:

1) дефіцитом вазопресину — **центральний НД** (нейрогормональний) внаслідок:

   а) пошкодження супраоптичних нейронів гіпоталамуса, що синтезують вазопресин, або пошкодження ніжки чи задньої частки гіпофіза, тобто шляху транспорту та місця накопичення вазопресину пухлинами гіпоталамуса (гермінами, метастази, краніофарингеоми), інфільтративно-запальної хвороби гіпоталамо-гіпофізарної ділянки та травми черепа;

   б) генетичного дефекту або аутоімунної реакції проти нейронів супраоптичних ядер гіпоталамусу (ідіопатичний НД);

2) втратою чутливості ниркових канальців до дії вазопресину — **нирковий НД**, внаслідок генетичного дефекту рецепторів вазопресину в нирках (тільки у чоловіків); також може спостерігатися при набутих ушкодженнях нирок, гіперкальціемії (напр., при гіперпаратиреозі) та гіпокаліемії (напр., при первинному гіперальдостеронізмі).

Поліурія (>4 л/24 год) та полідипсія, яка зазвичай убезпечує хворих від розвитку гіпернатріемії і дегідратації. Хворий скаржиться на необхідність багаторазового випивання ночі для сечовипускання та втамування спраги. У хворих, що не приймають достатньої кількості рідини (напр., мають розлади свідомості після перенесеної травми чи обмежений доступ до води), може виникнути небезпечна для життя гіпертонічна дегідратація. Можуть спостерігатися симптоми пухлини гіпоталамо-гіпофізарної ділянки.

Допоміжні дослідження

1. Лабораторні дослідження

1) питома вага сечі **<1,005**;

2) **проба з обмеженням рідини** (проба з сухоїдінням, дегідратаційна) — разом із пробою з вазопресином дозволяє встановити діагноз та виконати диференційну діагностику станів, що супроводжуються полідипсією. Проводиться в лікарняних умовах, потрібно пам'ятати про попереднє виключення поліурії при цукровому діабеті; хворий від ранку не вживає рідини, його зважують кожні 30 хв. В чергових порціях сечі визначають питому вагу або осмоляльність, і паралельно контролюють осмоляльність плазми та концентрацію натрію у сироватці; наприкінці проби можна визначити концентрацію вазопресину в сироватці крові (при центральному НД концентрація вазопресину на момент завершення проби є вкрай низькою, а при нирковому НД — високою, навіть >5 пг/мл). Необхідно зупинити пробу, якщо спостерігається: зменшення маси тіла більш, ніж на 3 %, або збільшення концентрації натрію у сироватці вище ВМН (у хворих з НД, зазвичай, впродовж декількох годин), або якщо осмоляльність 2–3 чергових порцій сечі не відрізняється більш ніж на >10 %, при одночасному підвищенні осмоляльності плазми; осмоляльність плазми >295–300 мОсм/кг. Якщо немає показів до закінчення проби, необхідно продовжити його до 18 год

Таблиця 1-1. Диференційна діагностика психогенної полідипсії, центрального та ниркового нецукрового діабету на підставі результатів дегідратаційно-вазопресинової проби

	Психогенна полідипсія	Центральний нецукровий діабет (нейрогормональний)	Нирковий нецукровий діабет
проба з обмеженням рідини (дегідратаційна проба)			
питома вага сечі	поступово підвищується	<1,005	<1,005
осмоляльність сечі	поступово підвищується до норми	<250 мОсм/кг	<250 мОсм/кг
концентрація вазопресину в плазмі	початково низька, підвищується	низька	висока
проба з вазопресином (десмопресин 120 мкг п/я, 20 мкг інтраназально або 2 мкг п/ш чи в/в)			
питома вага сечі	немає показань до виконання проби[a]	підвищення на ≥50 % (зазвичай 200–400 %)	низька, не збільшується
осмоляльність сечі	немає показань до виконання проби[a]	підвищення на >50 % (зазвичай >100 %)	не збільшується

[a] якщо результат проби з обмеженням рідини в межах норми

з метою виключення НД. Інтерпретація результату →Діагностичні критерії;

3) **проба з вазопресином** (друга частина дегідратаційно-вазопресинової проби) — диференціює центральний і нирковий НД; наприкінці тесту із обмеженням рідини необхідно подати десмопресин 120 мкг п/я, 20 мкг інтраназально, або 2 мкг п/ш чи в/в; визначте об'єм, питому вагу та осмоляльність чергових порцій сечі; інтерпретація результату →Діагностичні критерії.

2. Візуалізаційні дослідження: діагноз центрального НД є абсолютним показом для проведення МРТ гіпоталамо-гіпофізарної ділянки; при ідіопатичному НД відсутній сигнал від задньої частки гіпофіза.

Діагностичні критерії та диференційна діагностика →табл. 1-1

→ **ЛІКУВАННЯ**

1. Центральний НД: замісне лікування аналогом вазопресину пролонгованої дії — **десмопресином:** у вигляді ліофілізату із швидким всмоктуванням для п/я застосування від 60 мкг 2×на день до 120 мкг 3×на день; у хворих без свідомості в/в (можливо також в/м чи п/ш): дорослі 1–4 мкг 1×на день, або розділити на 2 прийоми. Дозування необхідно встановлювати індивідуально, керуючись регресом клінічних симптомів, а також нормальною осмоляльністю плазми та нормальною концентрацією натрію в сироватці.

2. Нирковий нецукровий діабет →розд. 14.5.4; алгоритм дії в залежності від причини:

1) **набуті ушкодження нирок** → симптоматичне лікування, що полягає у відповідному поповненні рідини та у лікуванні основної хвороби;

2) **електролітні розлади** → симптоми нецукрового діабету зникають після їх корекції;

3) **генетична вада рецепторів вазопресину** → дієта з обмеженням натрію та тіазидовий діуретик; у хворих із частковою чутливістю до вазопресину необхідно розглянути призначення десмопресину у високих дозах.

Залежить від причини центрального НД (пухлина, травма, метастаз, запалення, ідіопатичний нецукровий діабет). Нелікований нецукровий діабет не становить загрози для життя, якщо хворий п'є рідину у відповідній великій кількості. Виняткової уваги (баланс рідини!) вимагають непритомні хворі після травм чи операцій на ЦНС, а також особи з порушенням відчуття спраги внаслідок пошкодження гіпоталамічного центру спраги. Необхідно рекомендувати хворим, щоб мали при собі інформацію про те, що вони хворіють на нецукровий діабет. Замісна терапія нецукрового діабету дозволяє вести нормальне життя; передозування десмопресину може індукувати симптоми СПАДГ (SIADH).

2. Синдром порушення секреції антидіуретичного гормону (СПАДГ, SIADH)

Синдром, що викликаний надмірною кількістю вазопресину (АДГ) у крові, відносно осмоляльності плазми, при нормальному об'ємі циркулюючої крові. **Причини:** пошкодження головного мозку (травми, пухлини, оперативні втручання, запальні процеси, психози), хвороби легень (запалення, туберкульоз, гнійний плеврит, астма), пухлини (рак легень, шлунково-кишкового тракту, простати, тимоми, карциноїди), правошлуночкова серцева недостатність, ліки (анальгетики, психотропні, сечогінні, цитостатики), наркотики. **Патомеханізм** СПАДГ є комплексним; напр., пухлини можуть ектопічно секретувати АДГ, а при хворобах непухлинної природи (напр., легень) секрецію АДГ стимулює гіпоксія. Надлишок АДГ викликає збільшене накопичення води з нормальною екскрецією Na^+, наслідком чого є гіпонатріємія, гіпоосмоляльність плазми та висока осмоляльність сечі.

Суб'єктивні симптоми: біль голови, апатія, нудота та блювання, порушення свідомості, а у тяжких випадках — кома, судоми, зупинка дихання та смерть (концентрація натрію в сироватці ≤100 ммоль/л є небезпечним для життя станом; а у випадку швидкого розвитку гіпонатріємії вже при концентрації ≤120 ммоль/л можуть спостерігатися небезпечні для життя симптоми, зумовлені набряком мозку). Попри наявність гіпонатріємії не виявляється ані периферичних набряків, ані артеріальної гіпотензії (нормальний об'єм циркулюючої крові та рівномірний розподіл вільної води у всіх водних просторах тіла).

Необхідно визначити: концентрацію натрію у сироватці, екскрецію натрію із сечею та осмоляльність плазми, з метою виключення ниркової недостатності, гіпокортицизму та гіпотиреозу — концентрацію креатиніну, ранкового кортизолу та ТТГ у сироватці. Після виключення дії ЛЗ необхідно виконати відповідні дослідження з метою виявлення органічної причини СПАДГ.

Діагностичні критерії

Гіпонатріємія (<130 ммоль/л), низька осмоляльність плазми (<280 мОсмоль/кг H_2O) та екскреція натрію із сечею >40 ммоль/л при нормальному споживанні натрію, при нормальній функції нирок, наднирників та щитоподібної залози. Підтвердження гіпо- або гіперволемії виключає діагноз.

Диференційна діагностика

Хронічна гіповолемія, викликана тіазидовими діуретиками, проносом або блюванням (про СПАДГ свідчить висока натріурія без симптомів зневоднення), гостра та хронічна ниркова недостатність, гіпопітуїтаризм, гіпотиреоз, гіпокортицизм, псевдогіпонатріємія (помилково занижений результат визначення натрію у сироватці при тяжкій гіперліпідемії або гіперпротеїнемії).

➡ ЛІКУВАННЯ

Необхідно дотримуватися загальних принципів лікування гіпотонічної гіпонатріємії, особливо тих, що стосуються швидкості корекції гіпонатріємії →розд. 19.1.3.1. Слід пам'ятати, що ненадання ефективної медичної допомоги у тяжких випадках загрожує набряком головного мозку, а занадто швидке зростання натріємії внаслідок агресивного лікування несе небезпеку виникнення осмотичного демієлінізуючого синдрому →розд. 19.1.3.1.

1. Необхідно усунути або лікувати причину СПАДГ, якщо це можливо.

2. Обмежити вживання рідини до 500–1000 мл/24 год, також з урахуванням рідкої їжі. Об'єм спожитої рідини має дорівнювати об'єму сечі, виділеної протягом доби мінус 500 мл. Слід очікувати низької ефективності обмеження прийому рідини, якщо в результаті обмеження споживання рідини ≤1 л/добу протягом 48 год осмоляльність сечі залишається високою (>500 мОсмоль/кг H_2O), сума концентрацій Na^+ і K^+ у сечі перевищує концентрацію Na^+ у сироватці, добовий діурез становить <1500 мл, або приріст натріємії <2 ммоль/л/добу.

3. При помірній або тяжкій гіпонатріємії (→розд. 19.1.3.1), або якщо обмеження рідини виявилося неефективним або є неприйнятним, **необхідно збільшити прийом натрію п/о або в/в разом з петльовим діуретиком** в низькій дозі (фуросемід 20–40 мг/добу) або розглянути можливість застосування сечовини 0,25–0,5 г/кг м. т./добу п/о.

4. Не слід рутинно застосовувати антагоністи рецепторів вазопресину V_2 (ваптани, напр., тольваптан) при лікуванні гіпонатріємії, спричиненої СПАДГ, особливо при тяжкій гіпонатріємії (згідно з актуальними європейськими рекомендаціями; інші експерти, в т. ч. американські вчені, вважають, що СПАДГ з гіпонатріємією є показанням до застосування даних ЛЗ).

3. Гіпопітуїтаризм

➡ ВИЗНАЧЕННЯ ТА ЕТІОПАТОГЕНЕЗ

Синдром, спричинений дефіцитом одного або декількох гормонів гіпофіза (недостатність усіх — пангіпопітуїтаризм).

Причини:

1) пухлини — гіпофізу (аденоми, кісти), гіпоталамусу (краніофарингіома, гермінома), ділянки перехресту зорових нервів (менінгіоми, гліобластоми), метастази (найчастіше рак молочної залози);

2) черепно-мозкові травми та ятрогенні пошкодження (інтраопераційні, внаслідок променевої терапії) гіпоталамусу, ніжки або гіпофізу;

3) судинні порушення — післяпологовий некроз гіпофізу (синдром Шихана), інсульт гіпофізу, аневризма внутрішньої сонної артерії;

4) запальні та інфільтративні зміни — гранулематозні (саркоїдоз, туберкульоз, сифіліс, гістіоцитоз з клітин Лангерганса, гранулематозний васкуліт

Таблиця 3-1. Симптоми недостатності аденогіпофізу, в залежності від дефіциту окремих гіпофізарних гормонів

Дефіцит	Симптоми
СТГ	гіпофізарний нанізм (у дітей), зменшення м'язової маси, збільшення кількості підшкірно-жирової клітковини (особливо, вісцеральної), зниження мінеральної щільності кісток, гіпоглікемія, гіперліпідемія (симптоми дефіциту, який розвинувся у дорослому віці, слабко виражені)
АКТГ	ортостатична гіпотензія, втрата свідомості, нудота і блювота, анорексія, втрата ваги, підвищення температури тіла, зниження пігментації шкірних покривів, схильність до гіпоглікемії (особливо при супутньому дефіциті СТГ)
ТТГ	вторинний гіпотиреоз — симптоми виражені слабше, ніж при первинному гіпотиреозі, відсутність зобу
ЛГ і ФСГ	аменорея, імпотенція, зниження лібідо, редукція або відсутність третинних статевих ознак (статевого оволосіння)
ПРЛ	відсутність лактації після пологів

[Вегенера]), лімфоцитарний (аутоімунний) гіпофізит, енцефаліт або менінгіт;

5) вроджені або набуті аномалії (гіпоплазія, аплазія гіпофізу);

6) ізольований дефіцит гормонів — СТГ або гонадотропінів (при синдромі Колмена дефіцит ГнРГ → гіпогонадотропний гіпогонадизм із порушенням нюху); ізольовані дефіцити АКТГ, ТТГ і ПРЛ зустрічаються дуже рідко.

→ **КЛІНІЧНА КАРТИНА ТА ПРИРОДНИЙ ПЕРЕБІГ**

Клінічна картина залежить від віку, у якому розвинулась гормональна недостатність, етіології та тривалості захворювання, а також від спектру дефіциту гормонів окремих залоз внутрішньої секреції →табл. 3-1.

При **геморагічному інсульті гіпофізу** клінічна картина залежить від тяжкості крововиливу: раптовий біль голови, нудота, блювання та порушення свідомості — внаслідок підвищення внутрішньочерепного тиску; порушення зору внаслідок компресії перехресту зорових нервів; ураження окорухових м'язів, що викликані екстравазацією крові в кавернозний синус; симптоми гострого гіпопітуїтаризму; тяжкі неврологічні порушення при субарахноїдальному крововиливі або в шлуночки головного мозку; можливе самовиліковування аденоми внаслідок її руйнування — регрес симптомів гормональної гіперфункції.

Гострий дефіцит АКТГ, який може розвинутись під час ураження гіпофізу внаслідок інсульту, черепно-мозкової травми або нейрохірургічної операції, є станом безпосередньої загрози для життя (внаслідок адреналового кризу →розд. 11.1.3).

Хронічний дефіцит АКТГ та вторинний гіпокортицизм →розд. 11.1.2 можуть бути виявлені при різкому збільшенні потреби у ГК в умовах стресу або інфекції.

Симптоми **постравматичного гіпопітуїтаризму**, як правило, розвиваються поступово, проявляючись повністю, приблизно, через рік після травми. У ≈30 % хворих із травмою голови також може розвинутись пошкодження супраоптичних ядер гіпоталамусу та задньої частки гіпофізу та виникнути недостатність вазопресину, що призведе до розвитку нецукрового діабету →розд. 8.1.

→ ДІАГНОСТИКА

Слід шукати клінічні симптоми вторинної недостатності периферичних ендокринних залоз (статевих залоз, щитоподібної залози, наднирників) або ознак дефіциту гормону росту (у хворих, які ще ростуть). При вторинній недостатності кори наднирників пігментація шкіри знижена (на відміну від гіперпігментації шкіри при первинній недостатності).

Допоміжні дослідження

1. Лабораторні дослідження:

1) зниження рівня гормонів периферичних ендокринних залоз одночасно із низьким рівнем відповідних тропних гормонів гіпофіза, або зниження рівня IGF-1 і СТГ;

2) пригнічена секреція гормонів гіпофізу у відповідь на стимуляцію — інсуліном або СРГ (СТГ), КРГ (АКТГ), ГнРГ (гонадотропіни), ТРГ (ТТГ і пролактин);

3) електролітні порушення при вторинному **гіпокортицизмі** зазвичай не спостерігаються — на відміну від гіпонатріємії, гіперкаліємії і гіповолемії, що переважають у картині первинного гіпокортицизму (секреція мінералокортикостероїдів не порушена, оскільки залежить від ренін-ангіотензинової системи, а не від АКТГ).

2. МРТ ділянки турецького сідла: виконується у кожному випадку гіпопітуїтаризму з метою виявлення причини ураження.

3. Обстеження полів зору: при підозрі на патологічний процес в ділянці перехресту зорових нервів.

Діагностичні критерії

Зниження секреції гормонів гіпофізу:

ТТГ і гонадотропінів — клінічні симптоми (гіпотиреоз та гіпогонадизм), зниження секреції гормонів периферичних ендокринних залоз, яке не супроводжується підвищенням секреції відповідного тропного гормону гіпофіза

АКТГ — вихідна концентрація може бути знижена або у межах норми; секреція АКТГ у стресових ситуаціях вважається недостатньою, якщо після стимуляції (100 мкг або 1 мкг/кг м. т. в/в) рівень кортизолу у сироватці крові не перевищує >497 нмоль/л (18 мкг/дл).

Скринінговим дослідженням при діагностиці вторинного гіпокортицизму є визначення ранкової (о 8:00–9:00 год) концентрації кортизолу в сироватці крові:

1) результат <83 нмоль/л (3 мкг/дл) свідчить про гіпокортицизм;

2) результат >414 нмоль/л (15 мкг/дл) виключає гіпокортицизм;

3) результати в межах 83–414 нмоль/л (3–15 мкг/дл) вимагають виконання проби з КРГ.

СТГ — рівень СТГ не перевищує ≥460 пмоль/л (10 мкг/л) в умовах гіпоглікемії (концентрація глюкози <2,2 ммоль/л [40 мг/дл]) після в/в введення інсуліну короткої дії (0,1 ОД/кг) або СРГ (100 мкг або 1 мкг/кг). У дорослих недостатність СТГ діагностується лише тоді, коли під час проби зі стимуляцією зростання рівня СТГ не перевищує 3–5 мкг/л, в залежності від методу визначення (тести необхідні, оскільки СТГ у фізіологічних умовах виділяється в основному під час сну).

Диференційна діагностика

У залежності від симптомів потрібно диференціювати з первинними гіпокортицизмом →розд. 11.1.1, гіпотиреозом →розд. 9.1 або гіпогонадизмом. На вторинну недостатність вказує зниження концентрації тропних гормонів.

→ **ЛІКУВАННЯ**

Замісна терапія дефіциту гормонів

Вторинна (гіпофізарна) або третинна (гіпоталамічна) гормональна недостатність лікуються аналогічно, шляхом введенням відповідних периферичних гормонів.

1. Вторинний гіпокортицизм: гідрокортизон →розд. 11.1.2.

2. Вторинний гіпотиреоз: L-тироксин у індивідуально підібраних замісних дозах (перш за все необхідно скоригувати недостатність кори наднирників). Дозування збільшується поступово, напр., від 25 мкг до 75–100 мкг/добу, відповідно до клінічного стану та концентрації вільного тироксину, а не ТТГ.

3. Вторинний гіпогонадизм

1) у чоловіків — дозування слід визначати індивідуально, керуючись результатами досліджень концентрації тестостерону у сироватці крові наприкінці перерви між ін'єкціями, а також клінічною картиною; застосовують **препарати тестостерону** пролонгованої дії (**тестостерону енантат** в/м 100 мг кожного тижня або 200 мг кожні 2 тиж., чи **тестостерону ундеканоат** в/м глибоко і дуже повільно, 1000 мг кожні 10–14 тиж.), або короткої дії (гель для зовнішнього застосування 50 мг/добу чи табл. 2)

2) у жінок — почервоні естрогени з гестагенами до 50 р.

4. Гіпофізарний нанізм у дітей: рекомбінантний людський СТГ. Недостатність гормону росту у дорослих з соматотропною недостатністю гіпофіза також може бути показом до замісного лікування.

Етіотропне лікування

1. Пухлини гіпофіза

1) **хірургічне лікування** — метод вибору при лікуванні усіх видів аденом гіпофіза (окрім пролактиноми), пухлин кишені Ратке та інших новоутворень ділянки турецького сідла (окрім герміноми);

2) **фармакологічне лікування** — допамінергічні ЛЗ при пролактиномі, аналоги соматостатину з метою підготовки до нейрохірургічного втручання у випадку пухлини, що виділяє СТГ чи ТТГ;

3) **променева терапія** — показана при герміномі, потрібно також розглянути у випадку інших видів неоперабельних пухлин або неоперабельних рецидивів пухлин після радикальної нейрохірургічної операції; сучасні методи променевої терапії характеризуються зниженим ризиком ускладнень;

4) **хіміотерапія** — у випадку метастазів у гіпофіз, або як ад'ювантна терапія у хворих із хіміочутливими пухлинами ЦНС.

2. Геморагічний інсульт гіпофіза

1) **ГК в/в** — гідрокортизону сукцинат 100 мг 4×на день або дексаметазон ≈4 мг 2×на день на ранньому етапі інсульту гіпофіза, з огляду на можливий дефіцит АКТГ та протинабрякову дію;

2) **нейрохірургічне лікування** — рішення щодо його доцільності потрібно прийняти у перший тиждень після розвитку геморагічного інсульту, якщо, попри застосування ГК, неврологічні порушення зберігаються.

→ **ПРОГНОЗ**

Адекватна замісна терапія дозволяє підтримувати добрий стан здоров'я, проте, незалежно від причини гіпопітуїтаризму, летальність залишається вищою в порівнянні з загальною популяцією. У випадку злоякісних пухлин ЦНС, які є причиною гіпопітуїтаризму, прогноз є гіршим і залежить від виду пухлин та ступеня їх запущеності.

4. Пухлини гіпофіза

Класифікація пухлин гіпофіза:

1) у залежності від місцевої інвазивності та злоякісності — **аденоми** (найбільш поширені) **неінвазивні** (не інфільтрують навколишні тканини — клиноподібну пазуху та/або кавернозний синус) та **інвазивні** (інфільтративні), а також **рак** (що дає віддалені метастази; дуже рідко);

2) на підставі імуногістохімічного забарвлення та гормональної активності: **пролактинома** (продукує пролактин →нижче), **соматотропінома** (продукує СТГ →розд. 8.4.2), **кортикотропінома** (продукує АКТГ →розд. 8.4.3), **гонадотропінома** (продукує ФСГ або ЛГ, або їх вільні субодиниці [αSU, βSU]), **тиреотропінома** (продукує ТТГ), **гормонально неактивні пухлини**;

3) у залежності від розміру (діаметру) — **мікроаденоми** (<1 см), **макроаденоми** (≥1 см) та гігантські пухлини (>4 см).

→ КЛІНІЧНА КАРТИНА ТА ПРИРОДНИЙ ПЕРЕБІГ

Симптоми пухлини гіпофіза розвиваються внаслідок:

1) **гормональної активності пухлини** — залежить від виду секретованого гормону; також існують змішані пухлини (як правило, секретують СТГ та пролактин);

2) **«мас-ефекту» пухлини** — переважно макроаденоми, за рахунок поширення за межі турецького сідла можуть викликати компресію перехресту зорових нервів, що призводить до звуження полів зору, деколи розвиваються симптоми гіпопітуїтаризму, рідше — ознаки підвищення внутрішньочерепного тиску та біль голови.

Природний перебіг переважної більшості аденом — доброякісний, з невеликою динамікою росту, проте у 30 % хворих після оперативного лікування спостерігається рецидив пухлини. Невелика частка (кілька %) пухлин — агресивні, стійкі до стандартного фармакологічного, променевого та оперативного лікування. Не існує гістологічних критеріїв, які б дозволили відрізнити аденому від раку гіпофіза, який трапляється вкрай рідко — наявність останнього підтверджують віддалені метастази (до органів ЦНС, та/або периферичні).

→ ДІАГНОСТИКА

Пухлини гіпофіза діагностуються на підставі візуалізації (МРТ з контрастуванням гадолінієм дозволяє чітко візуалізувати мікроаденоми діаметром ≥3 мм) та оцінки секреції гормонів (функціональні тести). У кожному випадку виявлення пухлини у ділянці турецького сідла при візуалізаційних дослідженнях слід оцінити гормональну активність гіпофіза. Якщо пухлину в ділянці турецького сідла виявлено випадково при КТ-дослідженні, слід провести МРТ (диференційна діагностика аденоми гіпофіза з кістою, запальними, посттравматичними чи дизонтогенетичними змінами, а також можливість провести точну оцінку розмірів і розташування виявленого утворення).

→ ЛІКУВАННЯ

Комплексний алгоритм лікування пухлин гіпофіза →рис. 4-1.

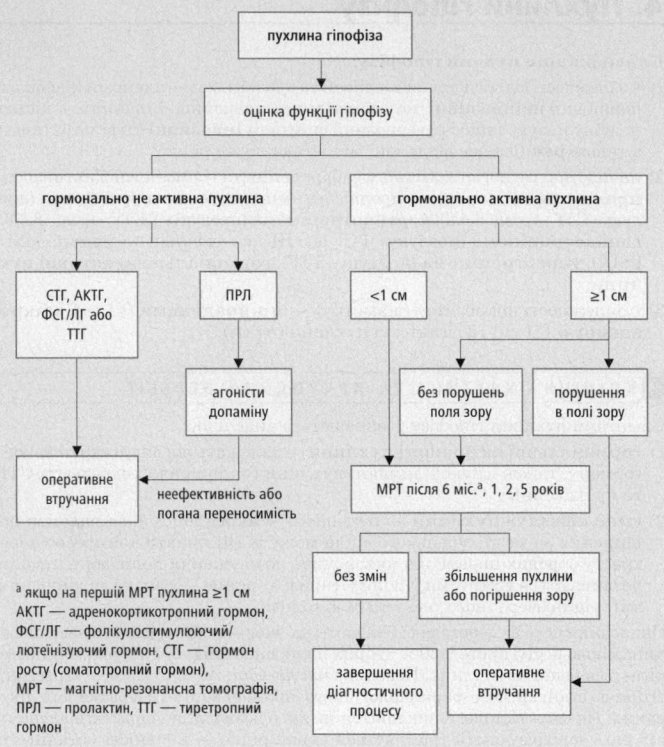

Рис. 4-1. Алгоритм дій при пухлині гіпофіза

4.1. Пролактинома

→ **ВИЗНАЧЕННЯ ТА ЕТІОПАТОГЕНЕЗ**

Найчастіша аденома гіпофіза, яка розвивається з лактотропних клітин, автономно продукує пролактин (ПРЛ), надмірна кількість якого призводить до гіперпролактинового гіпогонадизму, а у жінок проявляється синдромом аменореї та галактореї (*amenorrhoea galactorrhoea*), у чоловіків — еректильною дисфункцією; концентрація ПРЛ значно підвищується, добовий ритм коливань відсутній.

Патомеханізм розвитку гіпогонадизму: гіперпролактинемія пригнічує пульсове виділення виділення ГнРГ з гіпоталамуса, і, як наслідок, гіпофізарних гонадотропінів (ЛГ та ФСГ); також блокує гонадотропні рецептори в статевих залозах → пригнічення дозрівання Граафового фолікулу та ендокринної функції яєчників (недостатність естрадіолу та прогестерону у жінок), а також пригнічення сперматогенезу та ендокринної функції яєчок (дефіцит тестостерону у чоловіків). Прямий вплив підвищеного рівня ПРЛ на молочні залози → галакторея. Гінекомастія у чоловіків пов'язана з гіпогонадизмом та зменшенням співвідношення рівня тестостерону до рівня естрогенів.

→ **КЛІНІЧНА КАРТИНА ТА ПРИРОДНИЙ ПЕРЕБІГ**

Клінічні симптоми залежать від розміру пухлини («мас-ефект»), тривалості впливу та ступеню тяжкості гіперпролактинемії, яка призводить до гіпогонадизму. Концентрація ПРЛ прямо пропорційна до розміру пухлини. Мікроаденоми (*microprolactinoma*), як правило, не дають неврологічної симптоматики, на відміну від макроаденом, які часто супроводжуються порушенням поля зору, головним болем, інколи — гіпофункцією аденогіпофіза. У чоловіків та жінок гіпогонадизм супроводжується зниженням мінеральної щільності кісткової тканини (залежить від тривалості та ступеню тяжкості гіпогонадизму).

Симптоми у жінок у пременопаузі залежать від концентрації ПРЛ у сироватці:

1) помірно підвищена, однак **<2,3 нмоль/л** (<50 мкг/л; норма <1,1 нмоль/л [25 мкг/л]) → порушення менструального циклу, недостатність жовтого тіла, неплідця, можлива галакторея, зниження лібідо;

2) **2,3–4,5 нмоль/л** (50–100 мкг/л) → олігоменорея або аменорея, часто галакторея, зниження лібідо;

3) **>4,5 нмоль/л** (>100 мкг/л) → аменорея, галакторея і гіпогонадизм.

Симптоми у чоловіків: зниження лібідо, еректильна дисфункція, неплідця, гінекомастія та гіпогонадизм (зменшення оволосіння на обличчі та статевого оволосіння, зменшення м'язової маси).

→ **ДІАГНОСТИКА**

Діагностичний алгоритм →рис. 4-2.

Допоміжні дослідження

1. Лабораторні дослідження: підвищення концентрації ПРЛ у сироватці:

1) **>9 нмоль/л** (200 мкг/л) — висока ймовірність наявності пухлини;

2) **6,75–9 нмоль/л** (150–200 мкг/л) — доволі ймовірна наявність пухлини;

3) **1,12–6,75 нмоль/л** (25–150 мкг/л) — діагноз сумнівний → слід визначити концентрацію ПРЛ декілька разів, з інтервалами, напр., кожні 30 хв, або потрібно виконати тест з метоклопрамідом: дати 10 мг п/о таі визначити початкововихідну концентрацію ПРЛ, а потім ще через 60 та 120 хв — збільшення концентрації у >6 разів вказує на функціональну гіперпролактинемію.

Секреція ПРЛ має пульсовий характер (змінюється щогодини), характеризується добовим ритмом із підвищеною продукцією під час сну, зростає в умовах стресу та залежить від якості харчування та шкідливих звичок.

2. МРТ ділянки турецького сідла: проводиться обов'язково при наявності підвищеної концентрації ПРЛ та виключенні інших причин гіперпролактинемії (особливо, якщо у тесті з метоклопрамідом немає подальшого підвищення ПРЛ або воно є незначним [<2-разове], чи якщо у повторних дослідженнях підтверджується підвищена концентрація ПРЛ, яка зберігається на постійному рівні).

Діагностичні критерії

Маніфестація симптомів синдрому аменореї і галактореї у жінок та еректильна дисфункція у чоловіків, значно підвищена і незмінна концентрація ПРЛ у сироватці та наявність аденоми гіпофіза на КТ чи МРТ, після попереднього виключення інших причин гіперпролактинемії (у т. ч. впливу лікарських засобів та виникнення макропролактинемії — нижче).

Диференційна діагностика

Інші причини гіперпролактинемії:

1) вагітність;

2) підвищена секреція ПРЛ внаслідок відсутності гальмівного впливу гіпоталамічного допаміну на незмінені лактотропні клітини гіпофізу,

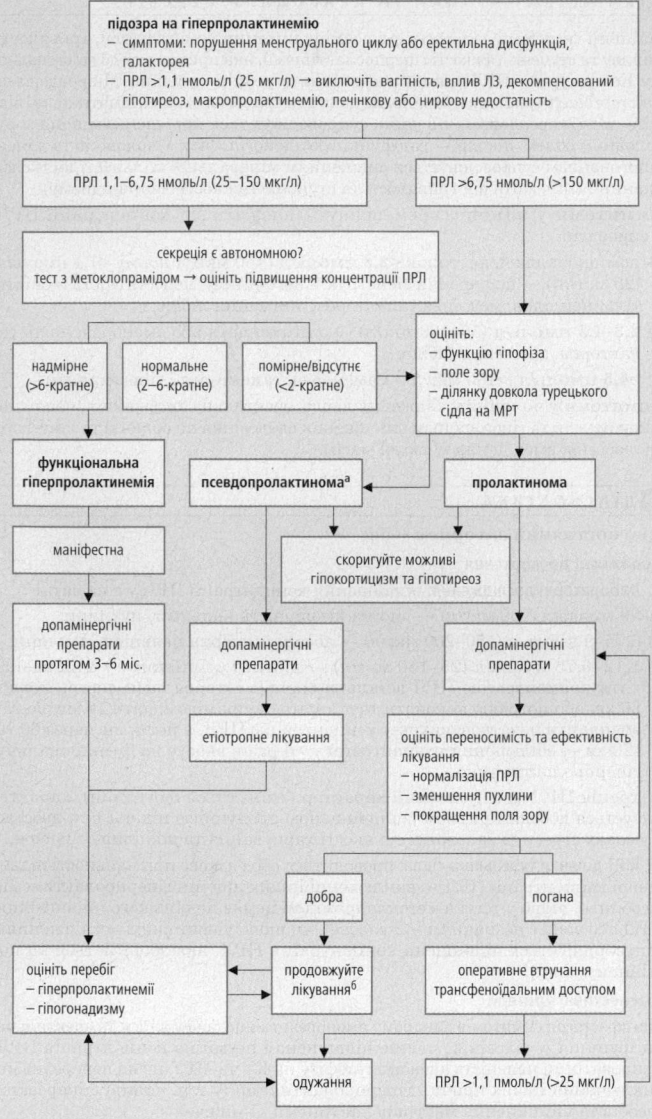

[a] органічні зміни (пухлини, запальні та гранулематозні інфільтрати) гіпоталамуса,
ніжки та аденогіпофіза, що супроводжуються гіперпролактинемією
[б] протягом багатьох років, з метою зменшення пухлини або її інволюції
МРТ — магнітно-резонансна томографія, ПРЛ — пролактин

Рис. 4-2. Алгоритм дій при гіперпролактинемії

що спричинене порушенням синтезу або транспорту допаміну з гіпоталамусу до гіпофізу:

а) пухлини, інфільтративно-запальні процеси або травми гіпоталамусу чи гіпофізарної ніжки — **псевдопролактинома** (*pseudoprolactinoma*);

б) ЛЗ, які впливають на гіпоталамічно-гіпофізарну регуляцію секреції ПРЛ — нейролептики (промазин, сульпірид, галоперидол), антидепресанти (іміпрамін, амітриптилін), блокатори допамінових рецепторів (метоклопрамід), антигіпертензивні препарати (верапаміл, спіронолактон, метилдопа), H_2-блокатори гістамінових рецепторів (циметидин, ранітидин), естрогени, опіоїди;

3) періодична гіперсекреція ПРЛ у відповідь на різноманітні подразники (у пацієнтів без органічних захворювань гіпоталамічно-гіпофізарної системи) — **функціональна гіперпролактинемія**;

4) гіперпролактинемія, супутня до некомпенсованого гіпотиреозу (підвищення секреції ТРГ активує секрецію ПРЛ);

5) підвищення рівня ПРЛ, що пов'язане з порушенням його метаболізму внаслідок печінкової або ниркової недостатності;

6) змішані пухлини гіпофізу, які продукують одночасно ПРЛ та інші гормони (напр. СТГ).

Макропролактинемія — наявність високомолекулярного ПРЛ, зв'язаного з анти-ПРЛ-IgG, що має значно меншу біологічну активність, проте високу імуногенність — високий рівень ПРЛ у сироватці крові супроводжується неадекватними або слабко вираженими клінічними симптомами; при додаванні 25 % поліетиленгліколю (ПЕГ) до зразка сироватки крові, взятої на аналіз, макропролактин випаде в осад.

➜ ЛІКУВАННЯ

Алгоритм лікування гіперпролактинемії →рис. 4-2.

Загальні принципи

1. Ризик перетворення **мікроаденоми** у макроаденому впродовж 10 років становить ≈7 %, тому вважається, що не всі пацієнти потребують лікування. Лікування потрібно розпочати тоді, коли відновлення функції гонад є важливим для хворого. Методом вибору лікування є довготривале призначення допамінергічних препаратів.

2. Ефективність фармакотерапії при **макроаденомі** та мікроаденомі є подібною, однак хірургічне лікування має обмежену ефективність, оскільки супроводжується великою кількістю рецидивів та післяопераційних ускладнень, тому використовується лише в особливих випадках (для відновлення поля зору при неефективності або непереносимості допамінергічних препаратів, якщо пухлина викликає компресію перехресту зорових нервів).

Фармакологічне лікування

Допамінергічні ЛЗ (агоністи допамінових рецепторів):

1) **бромокриптин** п/о 2,5–30 мг/добу; при резистентності до бромокриптину (відсутність нормалізації рівня ПРЛ або суттєвого зменшення аденоми гіпофіза після 3 міс. лікування дозою 15 мг/добу) або непереносимості препарату — змінити на каберголін;

2) **каберголін** п/о у початковій дозі 0,25 мг 2 × на тиж. (або 0,5 мг 1 × на тиж.), при необхідності поступово збільшувати дозу (зазвичай до 1 мг 1–2 × на тиж.), але не частіше, аніж кожні 4 тиж., аж до нормалізації рівня ПРЛ у сироватці — найкраще переноситься та найефективніший препарат для зменшення рівня ПРЛ та розмірів пролактиноми;

3) **хінаголід** п/о 75–600 мкг/добу 1 × на день перед сном.

У більшості хворих можна досягти нормалізації рівня ПРЛ, запобігти подальшому розростанню аденоми, досягти зменшення пухлини (після року на >50 % у 90 % хворих), і навіть її зникнення. Лікування багаторічне, а досягнення ремісії зумовлюється систематичністю прийому препарату. Припинення лікування часто призводить до рецидиву захворювання.

Хірургічне лікування

Застосовується лише у рідкісних випадках резистентності до допамінергічних ЛЗ або дуже вираженої їх непереносимості, якщо пухлина викликає компресію перехресту зорових нервів, що призводить до обмеження поля зору, яке зберігається після призначення допамінергічних препаратів у високих дозах. Результати операції залежать від розміру пухлини. У найкращих медичних центрах трансфеноїдальне видалення пухлини ефективне у 70 % пролактинових мікроаденом, але в ≈20 % випадків розвиваються рецидиви. У випадку пролактинових макроаденом відсоток одужань досягає ≈30 %, а частота рецидивів >50 %.

Лікування жінок, які планують завагітніти

1. З метою уникнення неврологічних порушень, пов'язаних зі збільшенням розмірів пухлини гіпофіза під час вагітності внаслідок підвищеної концентрації плацентарного естрадіолу, на першому етапі фармакологічного лікування намагайтеся досягти максимального зменшення розміру пухлини. Якщо протягом 3–6 міс. підтверджено зменшення пухлини та стабільні, обмежені турецьким сідлом, розміри при повторних МРТ, вагітність буде безпечною навіть для жінок із пролактиновою макроаденомою.

2. Під час вагітності лікування потрібно припинити, необхідно контролювати поля зору у кожному триместрі. Якщо з'являються симптоми «ефекту маси» (сильний головний біль або обмеження поля зору) → слід відновити прийом допамінергічних препаратів. Дозволяється проведення МРТ, але без гадолінієвого контрасту. Не існує доказів підвищеного ризику викидня або вроджених вад розвитку у зв'язку з застосуванням бромокриптину або каберголіну під час вагітності. У рекомендаціях The Endocrine Society (2011) не рекомендують визначати концентрації ПРЛ у сироватці крові у вагітних з пролактиномою через його фізіологічне підвищення, однак дуже значне підвищення концентрації ПЛР (>22,5 нмоль/л [500 мкг/л]), зазвичай свідчить про ріст пролактиноми, та після виключення макропролактинемії може бути також показом для призначення допамінергічного препарату.

3. У перинатальному періоді може виникнути інсульт пухлини, що часто призводить до самовиліковування аденоми.

4.2. Пухлина, що секретує соматотропний гормон (акромегалія)

→ **ВИЗНАЧЕННЯ ТА ЕТІОПАТОГЕНЕЗ**

Акромегалія — збільшення лицевої частини черепа, кистей рук та стоп, гіперплазія м'яких тканин, кісток та внутрішніх органів внаслідок надлишкової секреції соматотропного гормону (СТГ) аденомою гіпофізу, яка походить з соматотропних клітин, у період після закінчення росту. **Гігантизм** — це надмірний зріст внаслідок дії надлишку СТГ у дітей та молоді, у яких епіфізи трубчастих кісток ще не зрослися з діафізами.

Причини: соматична точкова мутація α-субодиниці Gs-протеїну, що викликає симптоми безперервної активації рецептора соматоліберину (СРГ) і спричинює підвищену проліферацію соматотропних клітин та неконтрольовану секрецію СТГ; рідко захворювання спричинене СРГ, який виділяється ектопічно—нейроендокринною пухлиною(карциноїдом) бронха, підшлункової залози або шлунково-кишкового тракту. Акромегалія може бути асоційована з первинним гіперпаратиреозом та нейроендокринними пухлинами підшлункової залози при синдромі МЕН-1 →розд. 12.2.2.1. Співіснування з гіперпролактинемією може бути наслідком розвитку змішаної пухлини, яка секретує СТГ та пролактин, або наслідком компресії гіпофізарної ніжки соматотропіномою. Гіперсекреція СТГ призводить до збільшення синтезу соматомединів у печінці та периферичних тканинах, в основному IGF-1, який стимулює клітинний поділ в тканинах-мішенях → гіперплазію м'яких та кісткової тканин.

КЛІНІЧНА КАРТИНА ТА ПРИРОДНИЙ ПЕРЕБІГ

1. Симптоми, що пов'язані з розростанням пухлини та компресією перехресту зорових нервів (звуження полів зору), з'являються після декількох років хвороби.

2. Загальні симптоми: характерні проливні поти, частий біль голови, збільшення маси тіла, набрякання м'яких тканин, зміна тембру голосу.

3. Зміни зовнішності: збільшення кистей рук, стоп, лицьової частини черепа (носа, щелепи, лобових пазух) та язика, риси обличчя стають грубими, гіпертрихоз.

4. Порушення з боку серцево-судинної системи: артеріальна гіпертензія, збільшення розмірів серця (гіпертрофічна кардіоміопатія) та серцева недостатність (задишка), порушення серцевого ритму; при тривалому перебігу захворювання — клапанні вади серця, ішемічна хвороба серця, інсульт.

5. Порушення з боку дихальної системи: синдром обструктивного апное сну; при тривалому перебігу захворювання — бронхоектази, емфізема легень.

6. Метаболічні та гормональні порушення: порушення толерантності до глюкози або цукровий діабет, гіперінсулінізм, гіперліпідемія, гіперкальційурія, простий або вузловий зоб, гіпертиреоз, галакторея, гіпогонадизм, симптоми супутнього гіперпаратиреозу або пухлини підшлункової залози, що дає можливість діагностувати синдром МЕН-1.

7. Порушення з боку травної системи: закрепи (подовження і розширення товстого кишківника), поліпи і дивертикули товстого кишківника (біль у животі, кров у калі), рак товстого кишківника (підвищення ризику).

8. Порушення з боку сечостатевої системи: порушення менструального циклу і непліддя, міоми матки, зниження лібідо, еректильна дисфункція, доброякісна гіперплазія передміхурової залози, нефроліатіз (можливість співіснування акромегалії з гіперпаратиреозом при синдромі МЕН-1).

9. Порушення з боку нервової системи: біль голови, обмеження поля зору (внаслідок компресії перехрестя зорових нервів макроаденомою), парестезії, парези (у т. ч. карпальний тунельний синдром, невропатії).

10. Порушення з боку кістково-суглобової системи: біль і деформації у кістках та суглобах (дегенеративно-дистрофічні зміни), зниження мінеральної щільності кісткової тканини (остеопороз).

11. Симптоми, пов'язані з розвитком злоякісних пухлин (раку товстої кишки, щитоподібної залози, молочної залози, простати).

ДІАГНОСТИКА

Допоміжні дослідження

1. Лабораторні дослідження:

1) вихідний рівень СТГ може бути у нормі;

2) відсутність пригнічення секреції СТГ через 2 год після виконання перорального глюкозо-толерантного тесту із 75 г глюкози (2 год ПГТТ) — концентрація СТГ, визначена імунохімічним методом не знижується <46 пмоль/л (1,0 мкг/л) (увага: концентрація, визначена радіоімунним методом, є у ≈2,5 рази вища);

3) концентрація IGF-1 перевищує вікову і статеву норму.

2. Візуалізаційні дослідження: МРТ або КТ візуалізують аденому гіпофізу, найчастіше — макроаденому.

3. Офтальмологічне обстеження: оцінка очного дна та полів зору; макроаденоми з поширенням поза межі турецького сідла можуть викликати компресію перехрестя зорових нервів та викликати бітемпоральну геміанопсію.

4. Інші: слід виключити гіпопітуїтаризм →розд. 8.3 (можливість компресії пухлиною здорової частини аденогіпофіза) та первинний гіпертиреоз →розд. 9.2 (при акромегалії часто розвивається зоб, а вузли щитоподібної залози можуть ставати автономними).

➡ ЛІКУВАННЯ

Цілі лікування:

1) одужання (можливе тільки після оперативного лікування; контроль через 3–6 міс.) — концентрація СТГ <46 пмоль/л (1,0 мкг/л) при ПТТГ (наведені значення вказують на найменшу концентрацію СТГ в сироватці, що отримана на будь якому етапі тесту), а також концентрація IGF-1, що відповідає віковій і статевій нормі;

2) контрольоване захворювання (під час лікування аналогом соматостатину) — утримання концентрації СТГ у сироватці <46 пмоль/л (<1 мкг/л), та зменшення концентрації IGF-1 до нормальних вікових та статевих показників.

Хірургічне лікування

Методом вибору є видалення пухлини трансфеноїдальним доступом (після підготовки хворого за допомогою аналогів соматостатину пролонгованої дії); може призвести до повного одужання.

Фармакологічне лікування

1. ЛЗ: аналоги соматостатину пролонгованої дії:

1) **октреотид** у початковій дозі 20 мг в/м 1×на міс.; якщо протягом 3 міс. рівень IGF-1 не нормалізується → збільшити дозу до 30 або 40 мг в/м 1×на міс.; або

2) **ланреотид** 60–120 мг кожні 4 тиж. глибоко п/ш; при добрій ефективності п/ш вводити дозу 120 мг кожні 6 або 8 тиж.

2. Покази:

1) перед оперативним лікуванням макроаденоми, зокрема, якщо вона інфільтрує навколишні тканини; у більшості випадків вдається досягнути зменшення, а у ≈50 % нормалізації рівня СТГ, а також зменшення пухлини та зміни її консистенції, що полегшує тотальну резекцію;

2) після видалення макроаденоми, якщо хірургічне втручання не було ефективним;

3) у хворих, яким не виконувалось оперативне втручання — у випадку протипоказів або відмови пацієнта, а також при низькій ймовірності ефективності втручання — з метою зменшення інтенсивності симптоматики.

3. При неефективності аналогів соматостатину → необхідно додатково призначити допамінергічний препарат, антагоніст рецепторів СТГ (пегвісомант), провести повторне оперативне втручання або, в крайньому випадку, розглянути можливість променевої терапії.

Променева терапія

Стереотаксична або конформна променева терапія в якості ад'ювантної терапії, при неефективності хірургічного та фармакологічного лікування. Нормалізація рівня СТГ відбувається через декілька років після закінчення променевої терапії; до цього часу необхідне лікування аналогами соматостатину. Побічним ефектом є, передусім, гіпофункція гіпофіза (виконуйте контрольні обстеження).

→ **ПРОГНОЗ**

Прогноз щодо одужання після хірургічного лікування акромегалії залежить від величини та локалізації пухлини гіпофіза, а також від досвіду нейрохірурга (ефективність лікування коливається в межах від 80 % для мікроаденом до <50 % для пухлин діаметром >1 см). Ефективне лікування, тобто таке, що стабілізує концентрації СТГ на рівні <46 пмоль/л (1,0 мкг/л), а IGF-1 у межах вікової та статевої норми — зменшує летальність до рівня загальної популяції. У пацієнтів із нелікованою акромегалією летальність внаслідок серцево-судинних, онкологічних хвороб та захворювань дихальної системи вища у 2–4 рази, аніж у загальній популяції.

4.3. Хвороба Іценко-Кушинга

→ **ВИЗНАЧЕННЯ ТА ЕТІОПАТОГЕНЕЗ**

Стан гіперкортизолемії, що викликаний надмірною секрецією адренокортикотропного гормону (АКТГ) аденомою гіпофіза, який спричиняє гіпертрофію пучкової та сітчастої зон кори наднирників та підвищену продукцію кортизолу і, меншою мірою, андрогенів, що призводить до розвитку характерних симптомів ендогенного синдрому Кушинга →розд. 11.2. Це найбільш поширена форма синдрому Кушинга.

Причини: мікроаденома гіпофіза (≈90 %; у половині випадків з діаметром <5 мм); макроаденома гіпофіза (≥10 мм), гіперплазія кортикотропних клітин (можлива гіперстимуляція гіпофіза внаслідок дії КРГ).

→ **КЛІНІЧНА КАРТИНА ТА ПРИРОДНИЙ ПЕРЕБІГ**

В основному симптоми, пов'язані з гіперкортизолемією →розд. 11.2, а не з наявністю пухлини ділянки турецького сідла, оскільки мікроаденоми, які найчастіше розвиваються, є настільки малими, що не викликають неврологічних симптомів. Часто розвивається порушення функції статевих залоз, оскільки гіперкортизолемія пригнічує секрецію гонадотропіну, а гіперандрогенізація у жінок спричиняє порушення менструального циклу, посилену себорею, появу акне та гірсутизм. Чоловіки скаржаться на порушення лібідо, еректильну дисфункцію та непліддя. Зниження продукції ТРГ і ТТГ, а також пригнічення конверсії Т4 у Т3, як правило, не призводить до розвитку маніфестного гіпотиреозу, але при довготривалому перебігу може призвести до гіперліпідемії та атеросклерозу.

→ **ДІАГНОСТИКА**

Допоміжні дослідження

1. Лабораторні дослідження:

1) підвищення концентрації кортизолу в сироватці або добової екскреції вільної фракції кортизолу з сечею →розд. 11.2, та

2) відсутність гальмування секреції АКТГ, тобто концентрація у сироватці >4 пмоль/л (20 нг/л), підвищується на >35 % після введення КРГ;

3) відсутній добовий ритм секреції АКТГ та кортизолу;

4) зменшення на >50 % концентрації кортизолу під час гальмівної проби з 8 мг дексаметазону, але не при застосуванні менших доз (1 або 2 мг) дексаметазону →розд. 11.2.

2. МРТ гіпофіза з використанням контрасту — аденома гіпофіза (виявляє 60–70 % мікроаденом).

3. Двобічна катетеризація нижніх кам'янистих синусів (BIPSS) та визначення рівня АКТГ після стимуляції КРГ у венозній крові, яка відтікає до них з гіпофіза:

її виконання зважують лише тоді, коли у пацієнта з АКТГ-залежним синдромом Кушинга результати гормональних та візуалізаційних досліджень є суперечливими; це дослідження складне і може бути пов'язане з ризиком серйозних ускладнень. У якості альтернативи використовують обстеження турецького сідла трансфеноїдальним доступом, цей метод можна вважати діагностично-лікувальним.

Діагностичні критерії

Наявність клінічних та лабораторних ознак гіперкортизолемії (синдрому Кушинга →розд. 11.2) з непригніченою секрецією АКТГ, зменшення секреції кортизолу під впливом великої дози (8 мг) дексаметазону та наявність аденоми гіпофіза згідно з МРТ (відсутність аденоми при МРТ не виключає хворобу Іценко-Кушинга).

Диференційна діагностика

1) інші причини синдрому Кушинга →розд. 11.2, передусім, слід диференціювати з іншими причинами АКТГ-залежного синдрому Кушинга, переважно з ектопічною секрецією АКТГ;

2) метаболічний синдром;

3) у жінок — синдром полікістозних яєчників.

→ ЛІКУВАННЯ

1. Методом вибору є **хірургічне видалення аденоми гіпофіза** трансфеноїдальним доступом.

2. У зв'язку з високим ризиком ускладнень, які пов'язані з гіперкортизолемією, пацієнта необхідно підготувати до втручання за допомогою інгібіторів синтезу кортикостероїдів наднирниками: **кетоконазол** 0,4–0,8 г/добу (рідко до 1,2 г/добу), **метирапон** 0,75–2 г/добу або мітотан 1,5–4 г/добу. Зменшується ламкість судин і знижується інтраопераційна крововтрата, знижується частота інфекційних та тромбоемболічних ускладнень, краще піддається лікуванню цукровий діабет та артеріальна гіпертензія.

→ ПРОГНОЗ

Половина пацієнтів з хворобою Іценко-Кушинга, які не отримують лікування, помирають від ускладнень гіперкортизолемії протягом 5 років від початку хвороби. Щодо одужання прогноз сприятливий — ефективність хірургічного лікування у провідних нейрохірургічних клініках перевищує 90 %; на подальший прогноз впливає ступінь прогресування ускладнень гіперкортизолемії — рання діагностика та ефективне лікування можуть призвести до регресу цукрового діабету та артеріальної гіпертензії. Враховуючи ризик рецидиву захворювання (≈20 %) періодично проводьте контрольні обстеження.

1. Гіпотиреоз

➡ **ВИЗНАЧЕННЯ ТА ЕТІОПАТОГЕНЕЗ**

Клінічний симптомокомплекс, що викликаний дефіцитом тироксину (Т4) і зумовленою цим недостатньою активністю трийодтироніну (Т3) у клітинах організму, що призводить до загального сповільнення обмінних процесів і розвитку інтерстиціального набряку в результаті відкладення у підшкірній клітковині, м'язах та інших тканинах фібронектину і гідрофільних глікозаміногліканів.

Форми гіпотиреозу:

1) **первинний** — внаслідок ушкодження щитоподібної залози; причини: хронічний аутоімунний тиреоїдит (хвороба Хашимото — найчастіше); інші тиреоїдити; тотальна або субтотальна тиреоїдектомія (можливе ушкодження залишкової паренхіми залози аутоімунним процесом); лікування ^{131}I (радіоактивним йодом); опромінення ділянки шиї; надлишок йодидів, у т. ч. прийом аміодарону та йодмісних контрастних речовин (інактивація тиреопероксидази надлишком йоду, відома як ефект Вольфа-Чайкова, є транзиторним явищем і, зазвичай, функція щитоподібної залози швидко нормалізується; якщо не відбудеться т. зв. «вислизання» від ефекту Вольфа-Чайкова, розвивається гіпотиреоз); передозування антитиреоїдних препаратів (транзиторний, зворотній гіпотиреоз, що минає після відміни ЛЗ); прийом сполук літію (блокування секреції Т4 і Т3), нітропрусиду натрію, фенітоїну, деяких інгібіторів тирозинкінази (сунітінібу, сорафенібу) або α-інтерферону; значний дефіцит йоду у навколишньому середовищі, судинне, хронічний вплив речовин-струмогенів, що пригнічують накопичення йодидів у щитоподібній залозі (напр., перхлорати, тіоціанати, нітрати); вроджений гіпотиреоз;

2) **вторинний** — у результаті недостатності або відсутності секреції ТТГ, що обумовлена недостатністю гіпофізу (пухлина ділянки турецького сідла, запальні або інфільтративні захворювання, судинне, травматичне або ятрогенне ушкодження — опромінювання, нейрохірургічні операції);

3) **третинний** — у результаті відсутності або недостатності тиреотропін-рилізинг-гормону (ТРГ), що зумовлено пошкодженням гіпоталамусу (пухлина, інфільтративно-запальні захворювання [напр., саркоїдоз]), або порушенням цілісності ніжки гіпофізу.

➡ **КЛІНІЧНА КАРТИНА ТА ПРИРОДНИЙ ПЕРЕБІГ**

При вторинному і третинному гіпотиреозі симптоми, як правило, менш виражені, ніж при первинному гіпотиреозі, проте можуть розвиватися ознаки недостатності інших залоз внутрішньої секреції (необхідно звертати увагу на симптоми гіпокортицизму), симптоми нецукрового діабету або інші, безпосередньо пов'язані з гіпопітуїтаризмом. Гіпотиреоз може виникати також як складова аутоімунного полігландулярного синдрому →розд. 12.2.1.

Субклінічний гіпотиреоз

Відсутні типові симптоми, але може проявлятися погіршеним настроєм, депресією, а при додаткових методах дослідження — підвищенням рівня загального холестерину і холестерину ЛПНЩ у плазмі. Ризик розвитку явного (маніфестного) гіпотиреозу є удвічі більшим, якщо підвищений рівень ТТГ супроводжується підвищеним рівнем антитіл АТПО.

Явний (маніфестний) гіпотиреоз

1. Загальні симптоми: збільшення маси тіла, загальна слабкість, втомлюваність і зниження переносимості фізичного навантаження, сонливість, загальна загальмованість (психомоторна і мовна), відчуття холоду, мерзлякуватість.

2. Шкірні зміни: шкіра суха, холодна, бліда, з жовтуватим відтінком, знижена пітливість, гіперкератоз епідермісу, напр., на ліктях; підшкірний набряк (т. зв. мікседема), що є причиною типових грубих рис обличчя, характерного набряку повік і кистей рук; сухе, ламке, рідке волосся, іноді — втрата брів.

3. Порушення з боку серцево-судинної системи: брадикардія, ослаблення пульсу, приглушені тони серця; збільшення серцевої тіні; низький артеріальний тиск, рідше — гіпертензія.

4. Порушення з боку дихальної системи: хрипкий, глухий голос (потовщення голосових зв'язок, збільшення язика); зменшення глибини і частоти дихання; симптоми запалення верхніх дихальних шляхів, або у тяжких випадках — симптоми дихальної недостатності.

5. Порушення з боку травної системи: хронічний закреп, у тяжких випадках — непрохідність кишківника; асцит (при запущеній хворобі; як правило, рідина також з'являється у порожнині перикарду і плевральній порожнині).

6. Порушення з боку сечовидільній системи: зменшене виділення води (сповільнення ниркової фільтрації має суттєве значення з огляду на ризик водної інтоксикації); ці зміни не є істотними, якщо не проявляються видимі набряки.

7. Порушення з боку нервової системи: мононейропатії (напр., карпальний тунельний синдром), парестезії; слабкість рефлексів, іноді — ослаблення слуху.

8. Порушення з боку опорно-рухового апарату: м'язова слабкість і швидка втомлюваність, загальмованість рухів, м'язові судоми, міалгії; набряк суглобів, особливо колінних (потовщення синовіальної оболонки та ексудат).

9. Порушення з боку репродуктивної системи: у жінок — порушення менструального циклу (скорочення тривалості циклу, рясні менструації), непліддя, невиношування вагітності; у чоловіків — зниження лібідо та іноді еректильна дисфункція.

10. Психічні розлади: зниження здатності до концентрації уваги, погіршення пам'яті, субклінічна або явна депресія, емоційна нестійкість, іноді — симптоми маніакально-депресивного синдрому або параноїдального психозу; у найтяжчих випадках — деменція і кома.

Гіпотиреоїдна (мікседематозна) кома

Стан, що загрожує життю внаслідок нелікованого, вкрай тяжкого гіпотиреозу (кома у перебігу мікседеми); може бути викликаний супутнім захворюванням, напр., системною інфекцією. Розвивається гіпотермія (<30 °C, навіть до 24 °C), значна синусова брадикардія, гіпотензія, гіпоксемія з гіперкапнією (викликана гіповентиляцією), респіраторний ацидоз, гіпоглікемія, гіпонатріємія з симптомами водної інтоксикації, набряки, іноді шок. М'язовий тонус знижений (проте можуть виникати судоми); ослаблені сухожилкові рефлекси. Можуть проявлятися симптоми супутніх захворювань, напр., пневмонії або інших інфекцій, нещодавно перенесеного інфаркту міокарда, шлунково-кишкової кровотечі, які і призвели до розвитку коматозного стану; провокуючим фактором може також бути прийом деяких ліків (напр., аміодарону, літію, барбітуратів).

➡ ДІАГНОСТИКА

Допоміжні дослідження

1. Лабораторні дослідження гормонів:

1) рівень ТТГ у сироватці — підвищений при первинному гіпотиреозі (основний критерій), знижений при вторинному і третинному;

2) знижений рівень FT4 у сироватці;

3) рівень FT3 — досить часто нормальний, іноді знижений;

4) рівень ТТГ у сироватці при пробі з ТРГ (рідко виконується): при первинному гіпотиреозі — надмірна секреція ТТГ, при вторинному — відсутність істотного підвищення ТТГ, при третинному — підвищення помірне та із запізненням.

2. Інші лабораторні дослідження:

1) підвищений рівень антитиреоїдних антитіл (в основному АТПО) у разі аутоімунного захворювання щитоподібної залози;

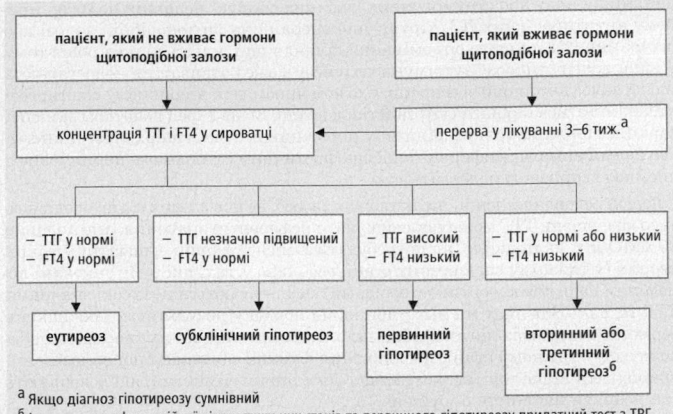

Рис. 1-1. Алгоритм діагностики гіпотиреозу на підставі визначення ТТГ та FT4

2) підвищення рівня загального холестерину, холестерину ЛПНЩ і тригліцеридів;

3) анемія;

4) іноді — гіпонатріємія і незначна гіперкальціємія.

3. Методи візуалізації: УЗД щитоподібної залози — картина залежить від причини гіпотиреозу (залоза може бути зменшена, нормального розміру або збільшена, з неоднорідною ехоструктурою, або можуть виявлятися вогнища зі зміненою акустичною щільністю); **УЗД черевної порожнини** — при запущеній хворобі — рідина у перитонеальній порожнині; **РГ грудної клітки** — при запущеній хворобі — рідина у плевральній порожнині, збільшення серцевої тіні; **ехокардіографія** — при запущеній хворобі рідина у порожнині перикарду, розширення лівого шлуночка, зменшення фракції викиду (погіршення скоротливості); **сцинтиграфія щитоподібної залози** — йодонакопичувальна здатність зменшена або нормальна.

4. ЕКГ: синусова брадикардія, низький вольтаж зубців, особливо шлуночкових комплексів, сплощення або інверсія зубців T, подовження інтервалу PQ, рідко повна АВ-блокада, подовження інтервалу QT.

Діагностичні критерії

1. Первинний гіпотиреоз:

1) **явний (маніфестний)** — зниження рівня FT4 і збільшення рівня ТТГ у сироватці;

2) **субклінічний** — нормальний рівень FT4 у сироватці (часто — ближче до нижньої межі норми), нормальний рівень FT3 і підвищений рівень ТТГ.

2. Вторинний або третинний гіпотиреоз: знижений рівень FT4 у сироватці і нормальний або знижений рівень ТТГ.

3. Гіпотиреоїдна кома: низький рівень FT4, а рівень ТТГ, як правило, значно підвищений — вирішальне значення у діагностиці мають дані об'єктивного обстеження пацієнта та виключення інших причин коми.

Диференційна діагностика

Алгоритм діагностики окремих видів гіпотиреозу →рис. 1-1. При диференційній діагностиці причин первинного гіпотиреозу корисною є інформація щодо виявлення хвороб щитоподібної залози у родині, можливого впливу надлишку йоду або струмогенних хімічних сполук, недавніх пологів, прийому антитиреоїдних ЛЗ, хірургічної операції на щитоподібній залозі або лікування ^{131}I, та щодо опромінення ділянки шиї, навіть кілька років тому. У випадку гіпотиреозу аутоімунного ґенезу може розвиватися недостатність інших залоз внутрішньої секреції. Схожим чином, при вторинному гіпотиреозі слід намагатися виявити супутній гіпокортицизм ще перед початком замісної терапії. Поява набряків, рідини у порожнинах тіла, гіперхолестеринемії або анемії вимагає диференціації з нефротичним синдромом, перніціозною анемією і серцевою недостатністю.

У період реконвалесценції після тяжких хвороб, не пов'язаних із щитоподібною залозою, рівень ТТГ може перевищувати референтні значення, але не вище 20 мМО/л, і, як правило, не потребувати замісної терапії. Спочатку у таких хворих (у тяжкому загальному стані, особливо у тих, які були ліковані допаміном і глюкокортикостероїдами) спостерігаються невисокі значення ТТГ та FT4. З огляду на відхилення від норми у результатах досліджень гормонів осі гіпофіз-щитоподібна залоза у госпіталізованих хворих, які знаходяться у тяжкому стані, дослідження функції щитоподібної залози слід виконувати лише тоді, коли з'являються клінічні симптоми, які дозволяють запідозрити наявність порушень.

Клінічні симптоми гіпотиреозу можуть також проявлятися у випадку периферичної резистентності до ГЩЗ, або дефекту транспортування ГЩЗ, попри нормальну, і навіть підвищену продукцію цих гормонів.

ЛІКУВАННЯ

Маніфестний гіпотиреоз є абсолютним показом для замісної терапії, як правило, протягом усього життя. На початкових етапах лікування у разі виявлення прискорення серцевого ритму, особливо, у осіб з супутніми захворюваннями серця (якщо немає протипоказань), можна застосувати β-блокатори (напр., пропранолол).

Постійна замісна терапія

ЛЗ вибору є **левотироксин** (L-T4) у якості монотерапії. Дозування: 1 раз на добу, натще, за 30–60 хв перед сніданком; у пацієнтів, що приймають багато ліків натще, або яким складно дотримуватись прийому препарата вранці з інших причин, можна призначити L-T4 перед сном, ≥3 год після останнього прийому їжі; добову дозу слід встановлювати індивідуально: у дорослих повна замісна доза становить 1,6–1,7 мкг/кг/добу, а у похилому віці вона нижча, навіть 1,0 мкг/кг/добу; у більшості пацієнтів із маніфестним гіпотиреозом це відповідає дозі 100–150 мкг/добу. Розпочніть з низької дози (25–50 мкг/добу), підвищуйте її кожні 2–4 тиж., щоб досягнути оптимальної дози протягом ≈3 міс.; цей термін необхідно подовжити у пацієнтів похилого віку, або з серцевим захворюванням. Слід контролювати ТТГ не раніше, аніж через 4–6 тиж. від останньої зміни дозування L-T4. Після встановлення терапевтичної дози необхідно знову оцінити концентрацію ТТГ через 6 міс., а потім через 12 міс., та додатково в разі виникнення нових клінічних симптомів. Не рекомендується застосування комплексних препаратів, які містять L-T4 та ліотиронін (L-T3), оскільки відбувається конверзія Т4 у Т3. L-T3 використовується рідко (починають з дози 5 мкг/добу, яку поступово збільшують), особливо, якщо необхідне швидке поповнення дефіциту гормонів щитоподібної залози, разом із L-T4, напр., при міседематозній комі →нижче; не застосовується у осіб із серцевими захворюваннями. Слід пам'ятати про ліки, які впливають на всмоктування або метаболізм L-T4 (напр., препарати кальцію або заліза, бісфосфонати, похідні сульфонілсечовини, інгібітори протонової помпи) та визначати рівень ТТГ через 4–8 тиж. після впровадження нової терапії. Слід відповідно підвищити дозу L-T4, а також рекомендувати дотримання інтервалу ≥3–4 год між прийомом L-T4 і ЛЗ, що знижує його всмоктування. Загалом лікування гіпотиреозу має тривати протягом всього життя пацієнта.

У районах, де подача (постачання) йоду в межах норми, не слід застосовувати препаратів йоду при терапії гіпотиреозу, за винятком періоду вагітності.

Подовжений (внаслідок дефіциту гормонів щитоподібної залози) період напіврозпаду кортизолу нормалізується під впливом лікування L-T4, що у випадку **супутнього гіпокортицизму** може викликати симптоми її гострої недостатності; тому лікування співіснуючих гіпотиреозу та гіпокортицизму завжди слід розпочинати з поповнення дефіциту кортизолу →розд. 11.1.1.

При **субклінічному гіпотиреозі розпочніть** терапію L-T4 у пацієнтів з діагностованим (або раніше лікованою) хворобою щитоподібної залози і з рівнем ТТГ >4–5 мМО/л, а у пацієнтів без захворювань щитоподібної залози в анамнезі — коли рівень ТТГ становить >10 мМО/л. Якщо концентрація ТТГ становить 5–10 мМО/л, то лікування залежить від наявності симптомів гіпотиреозу, віку хворого (до терапії радше відбирають хворих у віці <65–70-ти років); терапію слід застосовувати у пацієнтів із підвищеним рівнем АТПО, ішемічною хворобою серця, серцевою недостатністю або із факторами ризику цих захворювань, а також у пацієнтів після субтотальної тиреоїдектомії, із зобом (вузловим чи паренхіматозним), а також у осіб, яким встановлено діагноз цукрового діабету. Якщо у вагітної підвищена концентрація ТТГ — завжди призначайте лікування L-T4 (→розд. 9.1). Пацієнтам у віці >80 років не проводьте лікування субклінічного гіпотиреозу, якщо концентрація ТТГ становить ≤10 мМО/л.

Контроль лікування: рівень ТТГ визначається не раніше, ніж через 4–6 тиж. після останньої корекції дози L-T4; при вторинному і третинному гіпотиреозі визначайте FT4 (визначення ТТГ не має сенсу).

Збільшення підібраної раніше замісної дози (під контролем ТТГ) може бути необхідне у випадках:

1) порушення всмоктування L-T4 при п/о прийомі (запальні процеси слизової оболонки травного тракту);

2) необхідності одночасного прийому ЛЗ, що гальмують всмоктування L-T4 (напр., холестираміну, препаратів алюмінію, кальцію, сполук заліза) зі збереженням кількагодинного інтервалу між прийомом таких ЛЗ;

3) початок прийому ЛЗ, що містять естрогени (напр., оральних контрацептивів).

Лікування мікседематозної коми

Лікування у відділенні інтенсивної терапії

1. L-T4 в/в — 1-й день — 200–500 мкг в/в шляхом одноразової краплинної інфузії або за допомогою інфузомату (з метою поповнення дефіциту; може викликати помітне покращення клінічного стану вже протягом кількох годин), у наступні дні — 50–100 мкг в/в шляхом короткої краплинної інфузії або за допомогою інфузомату 1×на день (у хворих з ішемічною хворобою серця слід застосовувати обережно з огляду на високий ризик індукції нападу стенокардії, серцевої недостатності або аритмії). Після досягнення покращення стану ЛЗ приймається п/о, зазвичай, 100–150 мкг/добу (не обов'язково розпочинати лікування від малих доз L-T4 з поступовим збільшенням). У якості альтернативи можна використовувати **L-T4 і L-T3** в/в: 1-й день — 200–300 мкг в/в L-T4 і додатково препарат, що містить T3 шляхом в/в інфузії — 50 мкг); у наступні дні L-T4 в/в — 50–100 мкг/добу і L-T3 в/в — 2,5–10 мкг 3×на день (нижчі дози потрібно застосовувати у хворих у похилому віці та з вищим ризиком серцево-судинних ускладнень; L-T3 в/в застосовують до досягнення клінічного поліпшення та стабілізації стану хворого). У разі недоступності препаратів для в/в введення можна застосувати **L-T4** у комбінації з **L-T3** п/о через шлунковий зонд; після досягнення покращення — L-T4 100–150 мкг/добу, але ефективність лікування п/о є менш надійною, аніж в/в через можливі порушення всмоктування.

2. Необхідно забезпечити адекватну вентиляцію легень — зазвичай необхідна інтубація і штучна вентиляція легень.

3. Необхідно нормалізувати електролітні порушення і можливу гіпоглікемію — за допомогою в/в інфузійної терапії; не слід використовувати гіпотонічні розчини з огляду на ризик водної інтоксикації; до моменту нормалізації волемії — в/в інфузія 0,9 % розчину NaCl; якщо натріємія і надалі становить <130 ммоль/л — слід переливати гіпертонічний розчин NaCl (→розд. 19.1.3.1); у випадку гіпоглікемії слід призначити також в/в інфузію 10 % розчину глюкози.

4. Інтенсивне лікування супутніх захворювань, таких як серцева недостатність, інфекція (емпірична антибіотикотерапія, до часу отримання результатів посівів).

5. У тяжчих випадках (або якщо існує ймовірність супутнього гіпокортицизму) → необхідно відразу застосувати **гідрокортизон** в/в — 50–100 мг кожні 6 год, ще до прийому L-T4, враховуючи ризик наявності супутнього зниженого наднирникового резерву, чи гіпокортицизму; можна швидко відмінити після підтвердження нормального рівня кортизолу сироватки у зразку крові, взятому перед введенням гідрокортизону.

6. Не потрібно активно зігрівати пацієнта при гіпотермії, це може викликати розширення кровоносних судин і шок (достатньо теплої ковдри, щоб запобігти подальшій втраті тепла).

→ ОСОБЛИВІ СИТУАЦІЇ

Вагітність

1. Скринінгові обстеження, скеровані на виявлення розладів функції щитоподібної залози перед плановою вагітністю, згідно із сучасними рекомендаціями The Endocrine Society, є показаними у вагітних жінок із підвищеним ризиком захворювань щитоподібної залози: із розладами функції щитоподібної залози; після тиреоїдектомії; з післяпологовим тиреоїдитом в анамнезі; з хворобами щитоподібної залози у сімейному анамнезі; із зобом; з підвищеним рівнем антитиреоїдних антитіл у плазмі; із симптомами, що дозволяють запідозрити дисфункцію щитоподібної залози; із цукровим діабетом I типу або іншими аутоімунними захворюваннями; із непліддям, викиднями або передчасними пологами в анамнезі; після терапевтичного опромінення голови або шиї.

2. У жінок під час вагітності ТТГ визначають зазвичай у період 4–8-го тиж. вагітності, під час першого акушерського огляду. За максимально допустимий рівень ТТГ у сироватці крові в періоді планування вагітності та в I триместрі вагітності у польських рекомендаціях (2011) прийнято значення 2,5 мМО/л; діагноз субклінічного гіпотиреозу вагітній встановлюють, якщо концентрація ТТГ складає >2,5 мМО/л. В американських рекомендаціях (АТА, 2017) у якості референтного значення концентрації ТТГ у сироватці пропонують усталені для даної популяції, окремі для кожного триместру вагітності межі норми. Зважаючи покази до терапії L-T4 у вагітної із субклінічним гіпотиреозом, належить брати до уваги різні чинники, у т. ч. підвищену концентрацію в крові антитиреоїдних антитіл, непліддя чи перенесений викидень, або також заплановане використання допоміжних репродуктивних технологій. Найкращим параметром оцінки концентрації ГЩЗ під час вагітності вважається концентрація FT4.

3. Слід додатково визначати АТПО, якщо:
1) наявне інше супутнє аутоімунне захворювання (головним чином цукровий діабет I типу), або таке захворювання зустрічається у родині;
2) рівень ТТГ складає >2,5 мМО/л;
3) УЗД щитоподібної залози дозволяє запідозрити аутоімунне захворювання;
4) наявність в анамнезі післяпологового тиреоїдиту;
5) жінка лікується з приводу непліддя, або в неї раніше був викидень чи передчасні пологи. Існує істотна залежність між підвищеним рівнем АТПО і мимовільним викиднем, передчасними пологами та розвитком дихальної недостатності у новонароджених.

4. У всіх вагітних, а також і у тих, які лікуються з приводу гіпотиреозу, аутоімунного захворювання ЩЗ у стані еутиреозу або із гіпертиреозом у фазі тиреометаболічної компенсації, слід застосовувати замісну терапію йодидом калію; добова доза йоду складає 150 мкг для жінок репродуктивного віку і 250 мкг для жінок перед планованою вагітністю і під час вагітності та лактації.

5. При гіпотиреозі (навіть субклінічному) у вагітних слід розпочинати лікування L-T4 одразу в дозі, яка компенсує потребу; якщо гіпотиреоз діагностовано перед вагітністю → необхідно збільшити дозу L-T4 на 30 % або більше, зазвичай на 4–6 тиж. вагітності. Рекомендовано, щоб при маніфестному гіпотиреозі у вагітних доза L-T4 становила 2,0–2,4 мкг/кг/добу. Згідно з актуальними європейськими настановами при субклінічному гіпотиреозі рекомендована початкова доза L-T4 має становити 1,2 мкг/кг/добу при ТТГ <4,2 мМО/л, натомість починати лікування L-T4 при ТТГ 4,2–10 мМО/л рекомендують від дози 1,42 мкг/кг/добу, а при маніфестному гіпотиреозі — від дози 2,33 мкг/кг/добу при ТТГ >10 мМО/л.

6. При вагітності необхідно контролювати рівень ТТГ (а також загального і вільного Т4) кожні 4–6 тиж. у I та II триместрах, а також щонайменше ще 1 раз у III триместрі. Досить частим явищем при вагітності є ізольована гіпотироксинемія (концентрація FT4 нижче 5-го чи 10-го центиля нормальних значень, при концентрації ТТГ в межах норми для періоду вагітності) — не потребує лікування у II та III триместрах вагітності, натомість у I триместрі слід призначити L-T4, або збільшити його дозу.

7. У більшості жінок після пологів слід знизити дозу L-T4 до призначеної перед вагітністю, оцінити функцію щитоподібної залози через ≈6 тиж. Якщо діагноз субклінічного гіпотиреозу встановлено під час вагітності → через 6 і 12 міс. після пологів слід оцінити необхідність застосування L-T4.

Гіпотиреоз у осіб похилого віку

1. У осіб віком >70 років симптоми гіпотиреозу можуть бути виражені дуже слабко; часто переважають розлади пам'яті та когнітивних функцій, депресія, анемія та серцева недостатність. Дефіцит ГЩЗ слід також виключити у осіб похилого віку з гіпонатріємією та підвищеною концентрацією креатинфосфокінази у сироватці крові. При підвищенні концентрації ТТГ необхідно виключити стан реконвалесценції після тяжкого захворювання (ТТГ тоді зазвичай не перевищує 20 мМО/л).

2. Лікування слід розпочинати з низької дози — 25 мкг/добу, а навіть 12,5 мкг/добу у випадку пацієнтів віком >80 років, при тяжкому гіпотиреозі, а також супутній тяжкій ішемічній хворобі серця.

3. Лікування слід розпочинати з низької дози LT-4 — 25 мкг/добу, або навіть 12,5 мкг/добу у випадку пацієнтів віком >80 років, при тяжкому гіпотиреозі, а також супутній тяжкій ішемічній хворобі серця.

2. Гіпертиреоз

→ **ВИЗНАЧЕННЯ ТА ЕТІОПАТОГЕНЕЗ**

Субклінічний (прихований, малосимптомний) гіпертиреоз — стан помірного тканинного надлишку гормонів щитоподібної залози (ГЩЗ), що, зазвичай, протікає безсимптомно, при якому рівень ТТГ у сироватці знижений, а рівні FT4 і FT3 не перевищують верхньої межі норми. **Гіпертиреоз** — підвищення секреції гормонів щитоподібної залози (ГЩЗ), що перевищує актуальну потребу організму і веде до розвитку характерного симптомокомплексу. Знижений рівень ТТГ вказує на первинну (пов'язану з щитоподібною залозою) причину гіпертиреозу, а підвищений — на вторинну (пов'язану з гіпофізом). **Тиреотоксикоз** — надлишок ГЩЗ, що викликає клінічні

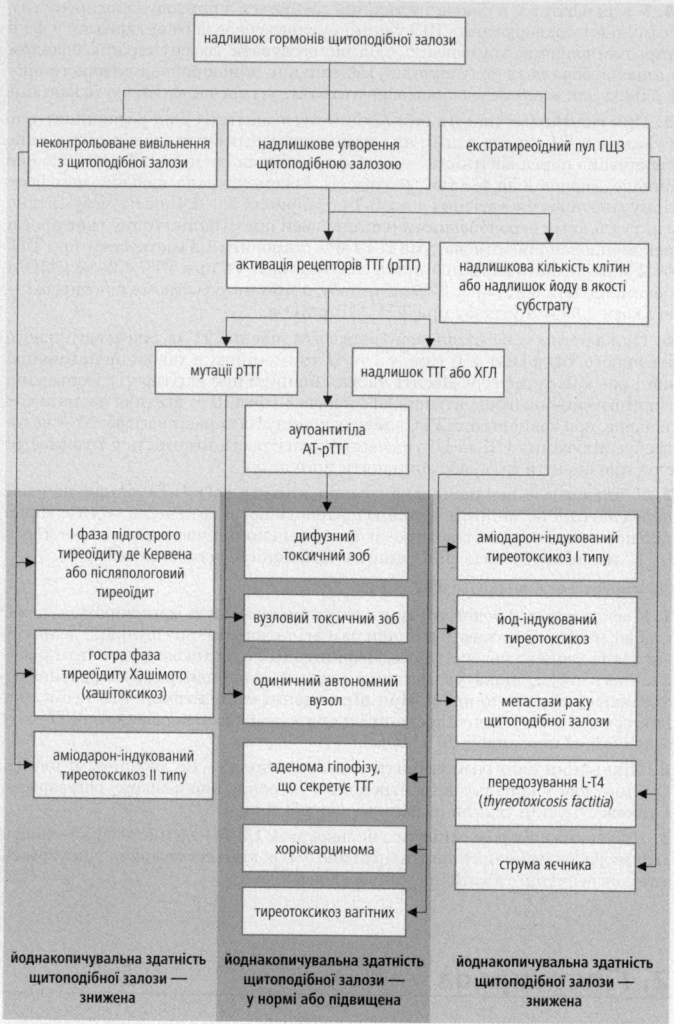

Рис. 2-1. Причини гіпертиреозу

симптоми; включає в себе явний гіпертиреоз та випадки, при яких ГЩЗ мають екзогенне походження (передозування екзогенних ГЩЗ) або синтезовані за межами щитоподібної залози (струма яєчника). **Тиреотоксичний криз (гіперметаболічний)** — загрозливий для життя стан раптового і блискавичного порушення системного гомеостазу, який розвивається внаслідок невиявленого або недостатньо лікованого гіпертиреозу і перебігає з розладами свідомості до коми включно, з поліорганною недостатністю, шоком і високою температурою тіла. **Причини і патомеханізми** гіпертиреозу →рис. 2-1.

→ **КЛІНІЧНА КАРТИНА ТА ПРИРОДНИЙ ПЕРЕБІГ**

Гіпертиреоз, зазвичай, розвивається протягом кількох місяців. Може також виникати раптово (напр., пов'язаний з прийомом аміодарону або впливом йоду, що міститься у радіологічних контрастних речовинах), або розвиватися протягом років (автономний вузол, токсичний вузловий зоб), мати транзиторний характер і проходити самостійно (підгострий або післяпологовий тиреоїдит), чергуватися з періодами ремісії (дифузний токсичний зоб — ДТЗ). Різні причини гіпертиреозу можуть співіснувати; напр., наявність гіперпродукуючого вузла щитоподібної залози у хворого на ДТЗ може бути причиною нетипового перебігу і відсутності ремісії ДТЗ. У літніх осіб симптоми можуть бути виражені слабше та обмежуватися пароксизмальною або постійною фібриляцією передсердь, іноді — загостренням існуючої ішемічної хвороби серця або серцевої недостатності. На початкових стадіях частіше спостерігається субклінічний гіпертиреоз.

Субклінічний гіпертиреоз

Безсимптомна або малосимптомна стадія кожної хвороби, що перебігає з гіпертиреозом; у ≈50 % випадків рівень ТТГ спонтанно нормалізується, ризик прогресування у маніфестний гіпертиреоз складає ≈5 % за рік (його може індукувати експозиція до йоду). Малопомітні симптоми надлишку ГЩЗ: тахікардія, надшлуночкові (миготлива аритмія, надшлуночкова екстрасистолія) і, рідше, шлуночкові аритмії. Відсутність лікування впродовж тривалого часу призводить до зниження мінеральної щільності кісток, а у пацієнтів старшого віку з ТТГ <0,1 мМО/л — існує зв'язок із підвищеним ризиком серцево-судинних ускладнень. Також може бути викликаним застосуванням L-T4, напр., при раку щитоподібної залози →розд. 9.5.

Явний (або клінічний, маніфестний) гіпертиреоз

1. Загальні симптоми: втрата маси тіла (попри часто хороший апетит, слабкість, непереносимість тепла.

2. Порушення з боку нервової системи: занепокоєння, дратівливість, психомоторне збудження (гіперкінетична поведінка), труднощі із зосередженням уваги, безсоння; рідко психотичні симптоми (як при шизофренії або біполярному афективному розладі); дрібноамплітудний тремор рук; посилення сухожилкових рефлексів; кома при тиреотоксичному кризі.

3. Порушення з боку очей: що виникають за рахунок стимуляції симпатичної нервової системи — ретракція повік (враження, що хворий вдивляється); симптом Ґрефе (поява смужки склери над райдужкою при русі очних яблук донизу); симптом Кохера (той же симптом при русі очей догори); симптом Мебіуса (відхилення одного ока при конвергенції); симптом Штельвага (зниження частоти кліпання); симптоми тиреоїдної офтальмопатії при ДТЗ — біль у очних яблуках, сльозотеча, диплопія, набряк повік, гіперемія кон'юнктиви.

4. Порушення з боку шкіри: посилена пітливість і гіперемія шкіри (шкіра тепла, рожева, волога, надмірно гладенька); рідко — гіперпігментація (не стосується слизової оболонки щік) або кропив'янка; волосся — тонке, ламке, легко випадає; тонкі і ламкі нігті, можуть передчасно відділятися від ложа (оніхоліз); при ДТЗ — тиреоїдна дермопатія і акропахія →розд. 9.2.1.

5. Порушення з боку опорно-рухового апарату: зменшення маси і сили м'язів (на пізніх стадіях захворювання), при тяжких формах — тиреотоксична міопатія, що охоплює дистальні м'язи кінцівок і м'язи обличчя; залучення у процес очних м'язів може імітувати міастенію ґравіс.

6. Порушення у ділянці шиї: іноді — збільшення обводу шиї, відчуття стискання; при об'єктивному обстеженні щитоподібна залоза нормальних розмірів або (частіше) збільшена (при явному гіпертиреозі → слід діагностувати токсичний зоб); при вислуховуванні судинний шум → слід діагностувати судинний зоб (характерний для ДТЗ), а якщо виявляється ≥1 вузол → диференційна діагностика з токсичним вузловим зобом (наявність вузлів не виключає ДТЗ).

7. Порушення з боку дихальної системи: задишка, що викликана компресією і звуженням просвіту трахеї збільшеною щитоподібною залозою.

8. Порушення з боку серцево-судинної системи: серцебиття, симптоми гіперкінетичного кровообігу (тахікардія, підвищення систолічного АТ і пульсового тиску, гучні тони серця); нерідко — екстрасистолія або фібриляція передсердь, систолічний шум (пролапс або недостатність мітрального клапана), іноді — також пізньосистолічний шум; симптоми серцевої недостатності, особливо при вже існуючому захворюванні серця.

9. Порушення з боку травної системи: часті випорожнення або діарея; при тяжкому гіпертиреозі можливе збільшення печінки і жовтяниця внаслідок ушкодження печінки.

10. Порушення з боку репродуктивної системи і молочних залоз: іноді — зниження лібідо, рідкісні менструації (загалом цикли овуляторні) або, у виняткових випадках, аменорея, еректильна дисфункція, гінекомастія.

Тиреотоксичний криз (гіперметаболічний)

Може розвинутися у хворого з гіпертиреозом у результаті інфекції, травми, іншої тяжкої хвороби або під час хірургічного лікування без достатньої антитиреоїдної підготовки. У разі раптового погіршення стану пацієнта з гіпертиреозом необхідно завжди пам'ятати про можливість появи загрожуючого до розгорнутого тиреотоксичного кризу. На перший план можуть виступати симптоми хвороби, що викликала тиреотоксичний криз.

1. Продромальні симптоми: збудження, безсоння (нічні галюцинації та інші психотичні розлади), значна втрата маси тіла, посилення м'язового тремору, гарячка, нудота і блювання.

2. Розгорнутий тиреотоксичний криз: гарячка; сильне збудження і посилення психотичних розладів, іноді — підвищення сонливість і апатія, навіть кома, може розвиватися епілептичний статус; раптове загострення симптомів тиреотоксикозу з боку серцево-судинної системи (виражена тахікардія, можлива фібриляція передсердь, симптоми недостатності кровообігу, навіть до шоку включно) і травної системи (нудота, блювання, діарея, болі в животі); ознаки зневоднення (їм часто передує період підвищеної пітливості).

➡ ДІАГНОСТИКА

Завжди необхідно розпитати пацієнта про наявність хвороб щитоподібної залози у родині, про експозицію до високих доз йоду (деякі дезінфекуючі засоби [напр., йод] або відхаркувальні ЛЗ, аміодарон, радіологічні контрастні речовини), попереднє лікування захворювань щитоподібної залози, аутоімунні захворювання інших органів. При діагностиці хвороб щитоподібної залози необхідно оцінити як функцію залози, так і її морфологію, у той самий час намагаючись встановити етіологію хвороби. Завжди оцінюється, чи результати значень ТТГ і вільних ГЩЗ корелюють один з одним та суб'єктивними і об'єктивними симптомами.

Допоміжні дослідження

При підозрі на гіпертиреоз необхідно оцінити рівень ТТГ у сироватці, потім FT4 (якщо ТТГ знижений, а FT4 — у межах норми → визначте також FT3), а також чи щитоподібна залоза збільшена, і чи наявні у паренхімі вузли (відчутні при пальпації і видимі при УЗД → можуть мати покази до ТАПБ →розд. 9.4). Виявлення антитиреоїдних антитіл дозволяє з високою вірогідністю диференціювати аутоімунні і неаутоімунні причини гіпертиреозу.

1. Гормональні дослідження:

1) **ТТГ** у сироватці — найчутливіший показник активності ГЩЗ; зниження рівня при первинному гіпертиреозі (явному і субклінічному), збільшення при вторинному (дуже рідкісному); добові коливання ТТГ у сироватці не мають значення при рутинній діагностиці;

ерігається тривале зниження концентрації ТТГ
йну діагностику з метою встановлення причини
ЦЗ (УЗД щитоподібної залози, визначення анти-
графія щитоподібної залози).

я рівня ТТГ (<0,05 мМО/л) і підвищення рівнів
Т4 і FT3, рідко — тільки лише FT3) у сироватці
ерний симптомокомплекс або нетипова клінічна
ерцевий синдром — гіпертиреоз, що проявля-
ї фібриляції передсердь, симптомів ішемічної
ї недостатності; дуже рідко — **апатичний** у осіб
переважає відчуття втоми, апатія, депресія, на-
і);

я рівнів FT4 і FT3, а рівень ТТГ — у межах

виникнути у пацієнта з недіагностованим або
ртиреозом; необхідно підозрювати у кожному
я загального стану у пацієнта з гіпертиреозом
і FT3 можуть бути не значно підвищені); три-
томів поліорганної недостатності. **Проведіть
чного кризу за шкалою Burch-Wartofsky:**
5 °C — 5 балів, 38,6–39 °C — 10 балів, 39,1–39,5 °C
20 балів, 40,1–40,6 °C — 25 балів, >40,6 °C —

вої системи:** відсутні — 0 балів, легкі (збу-
ні (делірій, психоз, або виражена сонливість)
о кома) — 30 балів;

ї системи:** відсутні — 0 балів, помірні (діарея,
животі) — 10 балів, тяжкі (жовтяниця неясної

о-судинної системи:**
90–109/хв — 5 балів, 110–119/хв — 10 балів,
30–139/хв — 20 балів, ≥140/хв — 25 балів;

атність: відсутня — 0 балів, легка (набряки
ддя (крепітація у нижніх відділах легень) —
легень) — 15 балів

відсутня — 0 балів, наявн

тку кризу, у пацієнтів б айно
иреозом гостранфекцієтайно
коз, інфаркт міокарда.

ня радіоактивним й
тній — 0 ба ів, на
<25 балів — тире
реотоксичного
ттям рівня
ть тирекс
еоїдну на

дих. Порушення функції щитоподібної
ь залежності від рівнів ТТГ і FT4 у си-
зультатів інших досліджень →табл. 2-1.
ини гіпертиреозу: хашітоксикоз →розд. 9.3.1.
або післяпологовий тиреоїдит, трофобластич-
дукований йодом чи прийомом **аміодарону**

их при-
дофаміну,
о вираженою

2) **FT4** i **FT3** у с...
тиреозі (частк...
рівня FT3), у п...
субклінічном...

2. Інші лаборато...

1) антитіла AT-р...
рівня підтвер...
частіше — не ...

2) антитіла AT ...
менш специфі...
ДТЗ і хроніч...
проте це не м...
ється також ...
залози; найч...

3) тиреоглобул...
екзогенного ...

4) загальний ...
анемія, част...
кількість л...

5) ліпідограм...
терину ЛПı...

6) підвищенн...

7) невелике ...
у сироват...

3. Візуаліза...
залози і діаг...
лози, вибір ...
→розд. 9.4) ...
щитоподіб...
вогнищева ...
низька йод...
(сцинтигра...
чувальної з...
йодом (сцин...
застосуван...
приймає з ...
про прийо...
атність...
рудн...

...ах...
...і...

...д...
...0,1...
у ме...
...чин з...
I триме...

симптоматикою. Якщо спо...
→ слід провести диференц...
ендогенного підвищення Г...
тиреоїдних антитіл, сцинт...

2. Явний гіпертиреоз

1) **первинний** — зменше...
вільних ГЩЗ (FT4, або ...
вище ВМН, а також хара...
картина (**щитоподібно**...
ється переважно у вигл...
хвороби серця або серцев...
літнього віку, при яком...
віть сплутаність свідомо...

2) **вторинний** — підвище...
норми або підвищений.

3. Тиреотоксичний криз: мож...
недостатньо лікованим гіп...
випадку раптового погірше...
(ТТГ <0,05 мМО/л, рівні FT...
вогу викликає розвиток сим...
оцінку ризику тиреотокс...

1) **температура тіла:** 38–38,...
— 15 балів, 39,6–40 °C —
30 балів;

2) **симптоми з боку нерв...**
дження) — 10 балів, помір...
20 балів, тяжкі (судоми а...

3) **симптоми з боку травн...**
нудота, блювання або біль...
етіології) — 20 балів;

4) **симптоми з боку серце...**

a) ЧСС <90/хв — 0 балів, ...
120–129/хв — 15 балів;

б) застійна серцева недос...
гомілок) — 5 балів, сер...
10 балів, тяжка (набряк...

в) фібриляція передсердь:...

5) **чинник, що сприяє розв...**
відповідно лікованим гіпер...
втручання, пологи, кетоаци...
ішемічна атака (ТІА), лікув...
контрастних речовин: відс...

Інтерпретація результату: ...
ний; 25–44 балів — загроза т...
клінічну оцінку перед прийн...
≥45 балів — висока ймовірніс...
розпочати агресивну антити...

Диференційна діагностика

Диференційний діагноз необ...
хворювання і критеріях вибо...
залози необхідно диференці...
ровати →рис. 2-2 і на підста...

Слід пам'ятати про рідкісні п...
підгострий тиреоїдит, німий ...
на хвороба, тиреотоксикоз, ...

	концентрація ТТГ (мМО/л)			
дуже низька <0,05	незначно знижена — 0,05–0,4	у нормі — 0,4–4,0	незначно підвищена — 4–10	висока >10
первинний гіпертиреоз	зона граничних значень	слід провести диференційну діагностику поміж аденомою, що секретує ТТГ та резистентністю до гормонів щитоподібної залози		
		ймовірний еутиреоз[д]	(з особливою увагою виключіть помилку або наявність антитіл до T4 або ТТГ)	
субклінічний гіпертиреоз		підтверджений еутиреоз	субклінічний гіпотиреоз	
і третинний гіпотиреоз[в] (рідко)		вторинний і третинний гіпотиреоз[г]	первинний гіпотиреоз	

...ать від застосованої методики та її референтного діапазону, загалом ...я у межах 10–25 пмоль/л (8–20 нг/л).

...к порушень з еутиреоїдним перебігом, як симптом тяжкого

...кції щитоподібної залози на підставі концентрацій

...й деструкцією паренхіми щитоподіб-
...он альфа, інтерлейкін-2, інгібітори
...чі метастази раку щитоподібної
...карських препаратів, що містять
...ти на результати визначення
...наявність гіпертиреозу.

...ертиреозу необхідно брати
...ож стани, які перебігають
...ї ТТГ: синдром високого
...бної залози, при яких

...отоксикозом, індуко-
...отироксину (L-T4):
...а тиреоглобуліну
...ь щитоподібної
...евищує рівень

...я підвищена
...м секреції
...оду вагіт-
...их, який
...тності.

.2.1,

...мМО/л лікуван-
...х — тільки у разі
...орювання, остеопорозу,

Таблиця 2-1. Диференційна діагностика дифузного токсичного зобу та гіпертиреозу неаутоімунного генезу

Критерії	Дифузний токсичний зоб	Неаутоімунний гіпертиреоз (вузловий токсичний зоб, одиничний автономний вузол)
анамнез	рецидиви гіпертиреозу; AITD, або інші аутоімунні хвороби в родині чи у самого пацієнта	нетоксичний зоб в анамнезі
симптоми гіпертиреозу	немає диференційно-діагностичних ознак	
зоб[a]	ознаки судинного зобу[б]	вузловий зоб або одиничн... вузол
очні симптоми	ознаки офтальмопатії (імунного запального процесу), маніфестна офтальмопатія — у 20–30 %, злоякісний екзофтальм — у 2–3 %	очні симптоми, що вини... внаслідок підвищеного симпатичного тонусу (напр., симптом Грефе... не заперечують діагн...
претібіальний набряк	у 1–3 %	не спостерігається
лабораторні дослідження функції щитоподібної залози	↓ ТТГ, ↑ FT4 (рідше ↑ FT3), без диференційних ознак	
↑ АТ-рТТГ	у 95 %	відсутні
↑ АТПО[в]	у 70 %	у 15 % пацієнт...
УЗД щитоподібної залози	дифузна гіпоехогенність паренхіми[б]	вогнищеві зм...
сцинтиграфія щитоподібної залози	без виражених вогнищевих змін, часто виявляються дрібні неоднорідні нагромадження маркеру	виявляють... активності...

[a] Відсутність зобу не є диференційною ознакою.
[б] у 1/4 хворих можуть бути наявні вузли.
[в] ознака зі значно меншою чутливістю і специфічністю, аніж АТ-рТ...
AITD — аутоімунна хвороба щитоподібної залози
↑ підвищення концентрації, ↓ зниження концентрації

менопаузи) і/або симптомів гіпертиреозу; в реп...
спостереження без лікування. Лікування можн...
субклінічному гіпертиреозі із концентрацією ТТ...
у пацієнтів віком ≥65 р., особливо при наявност...
ного захворювання, а у молодших пацієнтів ...
супутнього захворювання серця або із симпт...
(особливо до 20 тиж.) не потрібно проводити ...
реозу, проте його перебіг слід уважно моніт...

При субклінічному гіпертиреозі, спричинен...
дій залежить від показів до застосування ...
ним раком щитоподібної залози → при на...
слід призначити β-блокатор (дуже часто є ...
зважити можливість зменшення дози L-Т...
у пацієнта, лікованого у зв'язку з гіпот...
слід негайно зменшити дозу L-Т4.

Таблиця 2-3. Методи лікування гіпертиреозу

Причина гіпертиреозу		ББ	Т	¹³¹I	Оп
дифузний токсичний зоб	перший епізод				
	черговий рецидив				
	легка тиреоїдна офтальмопатія				
	активна тиреоїдна офтальмопатія помірного або тяжкого ступеня			а	
	зі встановленим діагнозом або з підозрою на злоякісний вузол				б
	рецидив ДТЗ після оперативного лікування у минулому				
вузловий токсичний зоб	невеликий зоб без стиснення дихальних шляхів, доброякісний процес				
	великий зоб, після біопсії вогнищевих змін — доброякісний процес				
	зоб зі встановленим діагнозом або з підозрою на злоякісний вузол				б
автономний ...вузол	ТАПБ — доброякісна зміна або підозра на фолікулярну пухлину без факторів ризику злоякісності				в
	встановлено діагноз раку щитоподібної залози (дуже рідко)				б
аміодарон-індукований гіпертиреоз	йод-індукований гіпертиреоз			г	
	...випадки				
тиреоїдит	підгострий				
	тихий або післяпологовий (......й)				
	на початкових стадіях тиреоїдиту Хашімото				
гіпертиреоз у ва......					
...клінічний гіпертиреоз				е	
відсу..... ...ість ...ока....					є

доповнюючий метод	метод, який застосовується	метод, якому надається перевага	протипоказаний метод

...у перед збільшенням тяжкості офтальмопатії призначають ГК п/о, найчастіше 0,3–0,5 мг/кг м. т./добу (напр., 30 мг/добу) протягом 1 міс., а в подальшому ...ують дозу таким чином, щоб відмінити ЛЗ протягом 3 міс. ...ілому необхідно приймати ¹³¹I. в Лікування ¹³¹I допуска ється також у випадку ...ярну пухлину щитоподібної залози при ТАПБ, якщо не має клінічних ознак зло... у в істинномуодиничному гарячому вузлі становить 2 % (його слід диференці... автономної ділянки при токсичному вузловому зобі). г Залежно від типу; при ...додаткове призначення перхлорату натрію, при II ти пі і передусім застосову... те з тиреотоксикозом вагітних, який рідко потребує лікування. е У значно ...єстрі вагітності — можна застосувати пропілтіоура... ил. є Лише, якщо пока... ...ь через компресію або встановлення діагнозу зло кісного зобу. ... лікування радіоактивним йодом, Оп — опера ...ція на щитоподібній ...парат вибору — тіамазол)

Таблиця 2-2. Диференційна діагностика і лікування I та II типу аміодарон-індукованого гіпертиреозу

	Тип I	Тип II
хвороба щитоподібної залози в анамнезі	вузловий зоб або ДТЗ (зазвичай, недіагностовані)	ні
механізм	надлишок йоду → підвищення синтезу ГЩЗ	токсичний вплив аміодарону (запалення) → пошкодження тиреоцитів і вивільнення ГЩЗ
йоднакопичувальна здатність	>5 %	<2 %
УЗД щитоподібної залози + доплер	щитоподібна залоза часто збільшена, можливі вогнищеві зміни; посилення перфузії підвищення кровоток	щитоподібна залоза у межах норми; ослаблення перфузії зниження кровотоку
антитіла АТ-рТТГ	підвищені при ДТЗ	відсутні
фармакологічне лікування[a]	напр., тіамазол 40—60 мг/добу і перхлорат натрію (<4 тиж.) 200—250 мг 4×на день (пригнічує накопичення йоду в щитоподібній залозі); зважити можливість радикального лікування	напр., преднізон 40—60 мг/до впродовж 1—3 міс., з подаль зменшенням дози протягом наступних 2 міс.

[a] Якщо неможливо провести диференційну діагностику цих типів, і нічого невідомо п̲ ст̲ щитоподібної залози перед застосуванням аміодарону — можна застосувати зміш̲не лікування: розпочати з тіамазолу та перхлорату натрію, а при відсутності поліпшен̲ додати ГК.

Довготривале і радикальне лікування

Фармакологічне лікування

Може бути основним методом ̲ іку̲ ̲ іпертиреозу або підготовко̲ дикального лікування (̲адіоактивним йодом або хірургічного).

1. Антитиреоїдні ЛЗ — тіонаміди. Дія проявляється через 1—3 тиж. (̲о̲ва̲ синтез ГЩЗ, але не пригнічують секрецію синтезованих ранч̲ ̲ з часом необхідно зменшувати дозу. Перед початком лікуван̲ гальний аналіз крові та, при необхідності, активність транс̲ трацію білірубіну в сироватці крові. Невелика гранулоци̲ симптомом гіпертиреозу і не є протипоказанням до зас̲ Якщо під час лікування кількість гранулоцитів ста̲ → слід запланувати частіший контроль, розгля̲ дози антитиреоїдного препарату; 1000—500/мк̲ розглянути можливість припинення лікуван̲ мініть ЛЗ! (ефективним може бути лікуван̲ гранулоцитарного колонієстимулюючо̲ тиреоїдним ЛЗ не проводять рутинно̲ печінки, але при найменшій пі̲ печінки необхідно виконати від̲ пацієнта про можливі ускладнен̲ і болю у горлі (як правило, з'явл̲ припинити прийом тіонаміду і ̲ ситуації необхідно визначити кіл̲ та лейкоцитарну формулу. Якщо пац̲ тоз, застосування препарату з групи тіо̲

Пацієнта слід проінформувати про можливі симптоми ураження печінки (жовтяниця, ахолічний кал, темна сеча) і про необхідність звернення до лікаря також у разі виникнення сверблячого висипу, болю в суглобах, болю в животі, нудоти або вираженої слабкості.

1) **тіамазол:** п/о — препарат першого вибору, початково 20–40 мг/добу (у 2 прийоми); зазвичай, дозу знижують через 3–6 тиж. (час до досягнення еутиреозу — до 6 тиж.), підтримуюча доза 2,5–10 мг/добу, зазвичай — 1×на день; при тяжкому гіпертиреозі до 60 мг/добу п/о у 2–3 прийоми (при амбулаторному лікуванні), а при загрозі тиреотоксичного кризу (в умовах стаціонару) — до 120 мг/добу п/о в/в. У вагітних з гіпертиреозом, які уже отримують терапію тіамазолом, необхідно якнайшвидше замінити даний препарат на пропілтіоурацил (перерахунок дози складає 1:20, напр. 5 мг/добу тіамазолу → 100 мг/добу пропілтіоурацилу). У вагітних, що отримують терапію з приводу дифузного токсичного зобу, та знаходяться у стані еутиреозу, дозволено розглянути можливість відміни антитиреоїдного ЛЗ →розд. 9.2.1. Якщо лікування починається вже після 16-го тиж. вагітності — можна застосовувати тіамазол (використовується мінімальна ефективна доза; не слід одночасно призначати L-T4).

2) **пропілтіоурацил** — ЛЗ другого вибору (зазвичай не рекомендований, за винятком особливих ситуацій, з огляду на повідомлення про випадки серйозного ураження печінки і смерті); деякими авторами вважається препаратом першого вибору лише серед жінок до 16-го тижня вагітності (вважається більш безпечним для плоду в цьому періоді), якщо прийом антитиреоїдного ЛЗ необхідний; після 16-го тижня вагітності продовжувати лікування пропілтіоурацилом, чи замінити його на тіамазол. Також використовується, як виняток, при алергії на тіамазол (у 50 % випадків немає перехресної реакції). Спочатку — 100–150 мг кожні 8 год (у вагітних жінок 100 мг/добу), доза знижується через 4–8 тиж. (час до досягнення еутиреозу довший, ніж у випадку тіамазолу — до 10–17 тиж.), підтримуюча доза 50–150 мг/добу; у вагітних жінок дозу слід зменшити якомога швидше після досягнення рівня FT4, близького до верхньої межі норми (напр., на 10 % вище норми).

Контроль лікування:

1) оцініть регрес клінічних симптомів гіпертиреозу — швидке покращення може свідчити про необхідність більш раннього зниження дози антитиреоїдного ЛЗ;

2) визначте концентрації ТТГ і FT4 через 3–6 тиж. від початку лікування; якщо симптоми тиреотоксикозу вже усунуто, а FT4 знаходиться на нижній межі або нижче норми → необхідно зменшити дозу антитиреоїдного ЛЗ (рівень ТТГ може бути надалі знижений); нормалізація рівня ТТГ є сигналом, що необхідно швидко знизити дозу ЛЗ;

3) наступне дослідження виконайте через наступні 3–6 тиж.; якщо гіпертиреоз не тривав довго, визначте лише ТТГ; у разі тривалого блоку секреції ТТГ результат може бути неінформативним — необхідно керуватися рівнем FT4.

Під час лікування антитиреоїдним ЛЗ не рекомендовано регулярно контролювати лейкоцитарну формулу; виконання даного дослідження необхідне у випадку підозри на нейтропенію або агранулоцитоз.

Побічні ефекти:

1) рідкісні, але беззастережно вимагають відміни тіонаміду: агранулоцитоз, апластична анемія; гострий гепатит (пропілтіоурацил), холестатична жовтяниця (тіамазол); васкуліт з наявністю антитіл ANCA і вовчанкоподібний синдром;

2) не вимагають негайного припинення лікування похідними тіонаміду: свербіж, висип, кропив'янка, іноді значно виражені шкірні симптоми (рекомендується застосувати антигістамінні препарати і зменшити дозу, або замінити тіонамід); біль у м'язах і суглобах (у разі артриту розглянути

можливість відміни антитиреоїдного ЛЗ); гарячка (не застосовуйте салі-цилатів; слід повідомити пацієнта, що завжди, коли з'являється гарячка і фарингіт, необхідно виконати загальний аналіз крові та звернутися за консультацією до лікаря; якщо кількість лейкоцитів у межах норми — можна продовжувати антитиреоїдне лікування); порушення смаку, нудота і блювання (слід зменшити дозу тіонаміду і призначити у декілька прийомів); незначне підвищення активності трансаміназ у сироватці (необхідно призначити мінімальну ефективну дозу і запланувати контрольні дослідження; відмінити ЛЗ при підвищенні рівня АЛТ у 3 рази вище норми); транзиторна гранулоцитопенія або тромбоцитопенія (зменшити дозу тіонаміду, запланувати контрольні дослідження).

2. Інші ЛЗ, що знижують рівень гормонів щитоподібної залози. Не можуть широко застосовуватися з огляду на їх небажані ефекти. Призначаються лише на короткий час і тільки у певних ситуаціях: коли тіонаміди протипоказані (напр., з приводу агранулоцитозу); при лікуванні тиреотоксичного кризу →нижче; коли потрібно забезпечити контроль над гіпертиреозом.

1) **Йод у йодиді калію** (неорганічний йод) — у вигляді розчину Люголя (8 мг йоду в 1 краплі) або насичений розчин йодиду калію (SSKI [*saturated solution KI*]; 50 мг йоду у 1 краплі); знижує синтез і вивільнення ГЩЗ; використовується при лікуванні тиреотоксичного кризу і, іноді, під час підготовки до операції на щитоподібній залози у хворих з ДТЗ з судинним зобом і без вузлів щитоподібної залози. Не рекомендується використовувати при йод-індукованому тиреотоксикозі і при плануванні лікування радіоактивним йодом (йоднакопичувальна здатність буде знижена на ≥6 міс.).

2) **Йодовмісна контрастна речовина** (органічний йод) — іогексол в/в; йопаноенова кислота і йоподат натрію п/о; гальмує перетворення Т4 у Т3, а вивільнений з нього неорганічний йод знижує синтез і секрецію ГЩЗ; застосовується, переважно, при лікуванні тиреотоксичного кризу.

3) **Карбонат літію** — знижує секрецію ГЩЗ шляхом пригнічення протеолізу тиреоглобуліну; застосовується п/о 750–900 мг/добу при лікуванні тиреотоксичного кризу або, іноді, тяжкого гіпертиреозу (особливо, якщо тіонаміди протипоказані), хоча препарат зареєстрований виключно для використання за психіатричними показаннями; вимагає контролю рівня препарату у сироватці.

4) **Перхлорат натрію** — гальмує транспорт йоду до щитоподібної залози і може використовуватися при лікуванні йод-індукованого тиреотоксикозу; дозволено застосовувати нетривало (<4 тиж.) з огляду на побічні ефекти (найнебезпечніший з них — ушкодження кісткового мозку) у дозі ≤1 г/добу.

5) **Глюкокортикостероїди** — пригнічують конверсію Т4 у Т3; напр., дексаметазон п/о 8 мг/добу у 2–3 прийоми — коли необхідно терміново нормалізувати рівень ГЩЗ (використання у поєднанні з тіонамідом і неорганічним йодом дозволяє значно знизити або нормалізувати FТ3 протягом 24–48 год);

3. β-блокатори. Покази: тахікардія (у спокої >90/хв) і надшлуночкова аритмія, ретракція повік, тремор рук, підвищена пітливість. Якщо для ефективності достатньо самих лише антитиреоїдних ЛЗ, не потрібно застосовувати β-блокатори. Зазвичай, використовується пропранолол п/о 10–40 мг 3×на день, вищі дози при лікуванні тиреотоксичного кризу; рідше β$_1$-селективні ЛЗ — атенолол (25–100 мг/добу, 1–2×на день), метопролол (25–50 мг 2–3×на день з табл. з пролонгованим вивільненням 1×на день), або інший β-адреноблокатор, який пацієнт застосовував раніше згідно з кардіологічними показаннями.

Лікування радіоактивним йодом (^{131}I)

1. Механізм дії і ризик: ^{131}I емітує β- і γ- випромінювання. β-випромінювання незворотно пошкоджує клітини щитоподібної залози, має невеликий діапазон дії (≈2 мм) і його вплив обмежується щитоподібною залозою. Частина введеного ^{131}I, яку не поглинула щитоподібна залоза, швидко виводиться з сечею; експозиція органів, чутливих до випромінювання (кісткового мозку, статевих залоз) — невелика.

2. Протипокази: вагітність та грудне вигодовування, встановлений діагноз або підозра на злоякісний новоутвір щитоподібної залози, що супроводжується гіпертиреозом (необхідне хірургічне втручання), нездатність дотримуватись рекомендованих запобіжних заходів (напр., планування вагітності протягом 6 міс. після лікування), а також супутня активна офтальмопатія помірного або тяжкого ступеня.

3. Заходи безпеки: перед прийомом ^{131}I необхідно (до 48 год) виключити вагітність (це обов'язок лікаря, який проводить лікування); у зв'язку з γ-випромінюванням, яке випускає ^{131}I, накопичений щитоподібною залозою, пацієнт протягом 1–2 тиж. повинен уникати контакту з маленькими дітьми і вагітними жінками, щоб не наражати їх на вплив іонізуючого випромінювання. Після закінчення лікування пацієнтка не повинна вагітніти протягом 6 міс. (за АТА протягом 4–6 міс.); 3–4-місячна контрацепція рекомендується чоловікам після терапії ^{131}I. Відсутній ризик тривалого погіршення репродуктивної функції або вроджених вад у потомства, тому молодий вік не є протипоказанням для лікування ^{131}I. У хворих з легкою формою тиреоїдної офтальмопатії терапія ^{131}I проводиться одночасно з профілактичною терапією кортикостероїдами →нижче.

4. Підготовка до ^{131}I терапії:

1) припинити прийом тіамазолу за 5–7 днів до запланованого лікування, а пропілтіоурацилу — за місяць;

2) перевірити йоднакопичувальну здатність щитоподібної залози (з метою планування необхідної активності ^{131}I — радіочутливість щитоподібної залози відрізняється при ДТЗ та інших формах гіпертиреозу);

3) оцінити ступінь компресії збільшеної щитоподібної залози на трахею — РГ грудної клітки або прицільна РГ трахеї;

4) необхідно виключити вагітність безпосередньо перед прийомом ^{131}I (негативний результат тесту на вагітність);

5) поінформувати пацієнта про необхідність прибути натще (^{131}I приймається п/о) і подальші дії (у т. ч., про принципи безпеки та інші вимоги радіаційного захисту).

5. Заходи після лікування ^{131}I: еутиреоз розвивається в інтервалі від 6 тиж. до 6 міс. після прийому ^{131}I, частина пацієнтів вимагає на цей час продовження лікування антитиреоїдними ЛЗ (слід розглянути у пацієнтів похилого віку, із супутніми захворюваннями серцево-судинної системи, з огляду на ризик транзиторного загострення гіпертиреозу, як правило, протягом декількох тижнів після прийому ^{131}I).

6. Показання до повторної ^{131}I-терапії: збереження гіпертиреозу після 6 міс. або його рецидив. Остаточна оцінка ефективності лікування — через рік.

7. Моніторинг функції щитоподібної залози: необхідний для ранньої діагностики та лікування гіпотиреозу (можливий наслідок ^{131}I-терапії; найвищий ризик — при ДТЗ, найменший — при наявності одиничного автономного вузла). Контролюйте концентрації ТТГ і вільних фракцій ГЩЗ в сироватці крові кожні 4–6 тиж. протягом 6 міс. короткше, до виникнення гіпотиреозу і адекватного його компенсації за допомогою L-T4. Тоді контрольні дослідження слід виконувати рідше — кожні 6–12 міс.

Оперативне лікування (тиреоїдектомія)

1. Покази:

1) **абсолютні** — встановлений діагноз або підозра на злоякісну пухлину щитоподібної залози з супутнім гіпертиреозом;

2) **відносні** — альтернатива лікуванню ^{131}I (перевага надається операції при наявності симптомів компресії при великому вузловому зобі і великих гормонально-неактивних вузлах, або при загрудинному зобі).

2. Підготовка

1) **планова операція** — якщо гіпертиреоз раніше не був лікований, застосуйте тіамазол у повній дозі протягом ≥4–6 тиж. до усунення симптомів

тиреотоксикозу і нормалізації рівнів вільних ГЩЗ у сироватці крові; при необхідності проведення операції в більш ранні терміни — навіть 2 тиж. лікування значно полегшують симптоми і убезпечують перед розвитком ускладнень. Зниження рівня ТТГ не є протипоказом до операції (це наслідок попереднього сильного пригнічення функції гіпофізу надлишком ГЩЗ). У пацієнтів із судинним зобом використання розчину Люголя може полегшити оперативне лікування за рахунок зменшення зобу і його кровопостачання: протягом 7–10 днів перед операцією слід призначити 3–7 крапель розчину Люголя 3 × на день; якщо зоб великих розмірів — поступово збільшувати до 10–15 крапель 3 × на день; замість розчину Люголя можна застосовувати насичений розчин йодиду калію (SSKI) 1–2 краплі 3 × на день. У пацієнтів з вузловим токсичним зобом або з одиничним токсичним вузлом застосовувати йод перед операцією не рекомендується. При наявності вузлів щитоподібної залози, у випадку діагностування раку щитоподібної залози при гістологічному дослідженні після операції, протягом декількох місяців не можна виконувати діагностику або лікування з використанням ^{131}I через зниження йоднакопичувальної здатності.

2) **ургентна операція** — може вимагати використання високих доз йоду, ГК, β-блокатора і, при необхідності, холестираміну, як при лікуванні тиреотоксичного кризу →нижче.

3. Обсяг операції: залежить від причини гіпертиреозу і ризику злоякісності (ДТЗ, токсичний вузловий зоб, рак щитоподібної залози); це може бути субтотальна тиреоїдектомія (залишається 2–4 мл паренхіми щитоподібної залози з кожного боку), тотальна геміретиреоїдектомія з видаленням перешийка, гранично субтотальна тиреоїдектомія (якщо залишковий об'єм залози складає <1 мл з кожного боку), або тотальна тиреоїдектомія. Менші обсяги оперативних втручань вже не виконують (часткова, клиноподібна резекція або енуклеація вузла) у зв'язку з високим ризиком рецидиву зобу.

4. Ускладнення оперативного **лікування:** стійкі (тривалістю >12 міс.), рідко зустрічаються (частіше — після тотальної тиреоїдектомії або після повторної тиреоїдектомії); частіше це транзиторні порушення, що, як правило, минають через декілька тижнів або місяців: гіпопаратиреоз →розд. 10.1.1; ушкодження поворотного гортанного нерву і парез голосових зв'язок (зазвичай, однобічний, що призводить до захриплості, дуже рідко двобічний парез зі значною респіраторною дисфункцією, що може вимагати термінової трахеотомії).

5. Замісна терапія L-T4 після операції: починайте лікування L-T4 з дози ≈1,6 мкг/кг м. т. 1 × на день, дещо нижчої у пацієнтів похилого віку або із серцевими захворюваннями. Після закінчення 6–8 тиж. лікування слід проконтролювати концентрацію ТТГ у сироватці крові і, при необхідності, модифікувати дозу. Визначайте концентрацію ТТГ кожні 1–2 міс. до стабілізації його рівня включно, а потім ≥1 × в рік. При геміретиреоїдектомії рішення щодо застосування L-тироксину залежить від концентрацій ТТГ і FT4 через 4–6 тиж. після операції. Також необхідно виключити розвиток вторинного гіпопаратиреозу, як ускладнення тиреоїдектомії.

Лікування тиреотоксичного кризу (гіперметаболічного)

Розпочинайте негайно, ще до лабораторного підтвердження діагнозу і продовжуйте у відділенні інтенсивної терапії.

1. Медикаментозна терапія

1) зниження концентрації ГЩЗ у сироватці:

а) **тіамазол** в/в 40–80 мг 3 × на день або п/о 30 мг 4 × на день (через шлунковий зонд) або *per rectum*;

б) якомога скоріше необхідно дати **йод** (якщо криз не був викликаний експозицією до йоду, але в інтервалі ≥1 год після прийому антитиреоїдного ЛЗ (щоб не використовувався для синтезу нових ГЩЗ) — п/о насичений йодид калію (SSKI) 800–1000 мг/добу у 4 прийоми (4–5 крапель захворювання поза щитоподібною залозою. **Тиреоїдна офтальмопатія** — група очних симптомів, індукованих імунним запаленням м'яких тканин очниць у перебігу ДТЗ, що призводить до транзиторного або стійкого пошкодження органу зору. **Злоякісний екзофтальм** — тяжка форма прогресуючої інфільтраційно-набрякової офтальмопатії з особливо високим ризиком стійких ускладнень.

→ КЛІНІЧНА КАРТИНА

1. Яскраві або помірно виражені симптоми гіпертиреозу →розд. 9.2; у осіб літнього віку можуть проявлятися лише симптоми з боку серця. Як правило, ДТЗ має перебіг з періодами загострення і ремісії, з наявністю судинного зобу і характерним судинним шумом, може зустрічатися екзофтальм (явна офтальмопатія не є обов'язковою умовою для постановки діагнозу ДТЗ), рідше — симптоми аутоімунного запалення шкіри — претібіальна мікседема (тиреоїдна дермопатія — патогномонічний симптом, але рідкісний) і тиреоїдна акропахія (потовщені і закруглені дистальні фаланги пальців рук; дуже рідкісний симптом).

2. Офтальмопатія: проявляється одночасно з гіпертиреозом, чи пізніше протягом 18 міс., може випереджати інші симптоми гіпертиреозу, рідко є єдиним симптомом ДТЗ; як виключення, може супроводжувати гіпотиреоз. Хворі скаржаться на біль в очних яблуках, печіння, сльозотечу, зниження гостроти зору, відчуття піску під повіками, світлобоязнь і диплопію; при об'єктивному обстеженні виявляється екзофтальм, набряк повік і періорбітальних тканин, гіперемія кон'юнктиви і обмеження рухливості очних яблук. Загроза втрати зору з'являється, коли розвиваються виразки рогівки внаслідок неповного заплющення повік та компресії зорового нерву (спочатку погіршення кольорового зору).

→ ДІАГНОСТИКА

ДТЗ може перебігати як явний або субклінічний первинний гіпертиреоз →розд. 9.2, що супроводжується ознаками аутоімунного запалення, які проявляються клінічно, або виявляються допоміжними методами дослідження.

Допоміжні дослідження

1. Лабораторні дослідження:

1) знижений рівень **ТТГ** у сироватці і підвищений (рідше — нормальний) рівень вільних ГЩЗ (зазвичай, досить визначення **FT4**; якщо знаходиться у межах норми — слід визначити **FT3**). При явному гіпертиреозі значне переважання зростання FT3 над зростанням FT4 є несприятливою прогностичною ознакою — відповідь на антитиреоїдне лікування є гіршою. У фазі ремісії результати гормональних досліджень знаходяться у межах норми;

2) підвищення рівня антитіл **АТ-рТТГ** — підтверджує діагноз (визначте до початку або протягом перших 3 міс. антитиреоїдного лікування), нормалізація свідчить про імунологічну ремісію захворювання;

3) інші лабораторні дослідження — як при гіпертиреозі →розд. 9.2.

2. Візуалізаційні дослідження: УЗД щитоподібної залози — гіпоехогенність паренхіми, щитоподібна залоза найчастіше збільшена; наявність вузлів щитоподібної залози не виключає ДТЗ. **КТ очниць** (не потребує введення контрастної речовини): оцінка м'яких тканин очниць, їх кісткових стінок (що важливо при плануванні декомпресійної операції) і потовщення зовнішніх м'язів очних яблук. **МРТ очниць:** оцінка набряку або фіброзу м'язів очного яблука.

Діагностичні критерії ДТЗ

1. Діагноз ДТЗ достовірний у наступних випадках:

1) явний або субклінічний гіпертиреоз і підвищення **АТ-рТТГ**;

4×на день) або розчин Люголя (10–30 крапель 2–4×на день); або в/в іогексол 0,6 г (2 мл) 2×на день;

2) **β-блокатор**, напр., пропранолол в/в 2 мг протягом 2 хв, можна повторити через кілька хвилин, надалі 2 мг кожні 4 год, або п/о 40–80 мг 3–4×на день (також незначно пригнічує конверсію T4 у T3);

3) **гідрокортизон** в/в 50–100 мг 4×на день (окрім протишокових заходів пригнічує конверсію T4 у T3);

4) **антибіотики** в/в при найменшій підозрі на інфекцію (емпірична анти-бактеріальна терапія до отримання результатів посівів);

5) **седативні або протисудомні ЛЗ** — у разі потреби.

2. Оксигенотерапія 2 л/хв через назальний катетер, у разі потреби — більш інтенсивна оксигенотерапія; слід проводити моніторинг функції дихання і, при необхідності, застосувати допоміжну вентиляцію в умовах відділення інтенсивної терапії.

3. Лікування водно-електролітних порушень під контролем центрального венозного тиску та біохімічних досліджень, що виконуються кожні 12 год; також вводиться проводиться інфузія 10 % розчину глюкози (компенсує втрати печінкового глікогену).

4. Зниження підвищеної температури тіла: застосовуються холодні компреси парацетамол, або рідше — НПЗП (саліцилати протипоказані — блокують зв'язування T4 з білком-носієм ТЗГ [TBG]).

5. Інтенсивне лікування хвороби, що спричинила тиреотоксичний криз: напр., інфекції, кетоацидозу, ТЕЛА та ін.

6. Антитромботична профілактика →розд. 2.33.3 при наявності показів, напр., фібриляція передсердь →розд. 2.6.6, тяжка серцева недостатність, іммобілізація.

7. Плазмаферез: необхідно розглянути необхідність при неефективності ліку-вання протягом 24–48 год. Летальність при тиреотоксичному кризі становить 30–50 %, тому стратегія раннього і ефективного лікування гіпертиреозу має на меті запобігання розвитку цього ускладнення.

8. Клінічне харчування: метою є профілактики посиленого катаболізму.

⯈ УСКЛАДНЕННЯ

Виникають через надлишок ГЩЗ у результаті опосередкованого впливу (напр., інсульт у пацієнтів з фібриляцією передсердь, індукованою гіпертиреозом) або безпосереднього впливу — як гострого (тиреотоксичний криз — загрозливе для життя ускладнення), так і хронічного (фібриляція передсердь, остеопоротичні переломи). Ризик переходу фібриляції передсердь у постійну форму при гіпертиреозі збільшується в ≈3 рази, а спроби відновлення синусового ритму неефективні до моменту ліквідації тиреотоксикозу. Збільшення захворюваності та смертності від серцево-судинних причин пов'язане з підвищеним ризиком розвитку порушень серцевого ритму, тромбоемболічних ускладнень при фібриляції передсердь, посиленням симптомів ішемічної хвороби серця і загостренням серцевої недостатності.

2.1. Дифузний токсичний зоб (хвороба Грейвса-Базедова)

⯈ ВИЗНАЧЕННЯ ТА ЕТІОПАТОГЕНЕЗ

Дифузний токсичний зоб (ДТЗ) — аутоімунне захворювання, при якому аутоантигеном є рецептор до ТТГ (**рТТГ**). Його активація антитілами **АТ-рТТГ** призводить до збільшення секреції ГЩЗ і появи симптомів гіпертиреозу, стимулює ріст щитоподібної залози і розвиток її системи кровопостачання. Запуск механізмів клітинної відповіді проти даного антигену що наявний у фібробластах очниць і шкіри призводить до розвитку симптом

2) гіпертиреоз, що супроводжується тиреоїдною офтальмопатією з вираженими змінами у м'яких тканинах очниць або тиреоїдною дермопатією;

3) гіпертиреоз із судинним зобом, підтвердженим при УЗД (дифузна гіпоехогенність паренхіми) — якщо немає можливості визначення антитіл **АТ-рТТГ**;

4) ізольована тиреоїдна офтальмопатія і підвищення рівня **АТ-рТТГ**.

2. Діагноз ДТЗ вірогідний, якщо:

1) виникають рецидиви гіпертиреозу, розділені періодами еутиреозу, що тривали >6 міс. без прийому анититиреоїдних ЛЗ;

2) у родині пацієнта з гіпертиреозом зустрічаються випадки ДТЗ тиреоїдиту Хашимото, або пацієнт має інше аутоімунне захворювання.

Ізольованого підвищення рівня антитіл **АТ-рТТГ** недостатньо для постановки діагнозу ДТЗ (можуть визначатися у родичів пацієнтів з ДТЗ, у яких не розвиваються симптоми захворювання).

Критерії діагностики тиреоїдної офтальмопатії

Має значення не тільки саме виявлення запалення тканин очниць і встановлення діагнозу «тиреоїдна офтальмопатія», але, передусім, оцінка, чи тяжкість симптомів вимагає застосування лікування (потребує повного офтальмологічного обстеження і, часто, КТ орбіт).

Класифікація тиреоїдної офтальмопатії бере до уваги активність імунного запалення (за EUGOGO, 2008):

1) **із загрозою втрати зору** — нейропатія зорового нерву або пошкодження рогівки;

2) **тяжка або помірна** — ретракція повік ≥2 мм, помірні або тяжкі зміни у м'яких тканинах очниць, екзофтальм ≥3 мм вище норми, стійка або періодична диплопія;

3) **легка** — незначна ретракція повік <2 мм, незначні зміни у періорбітальних м'яких тканинах, екзофтальм <3 мм вище норми, минуща диплопія, ушкодження рогівки, що минає під впливом зволожувальних засобів.

Оцінка активності тиреоїдної офтальмопатії на підставі вираженості ознак запалення: кількість балів за шкалою Clinical Activity Score (CAS) відповідає сумі виявлених симптомів (симптом наявний — 1 бал; симптом відсутній — 0 балів):

1) спонтанний ретробульбарний біль;

2) біль при погляді вгору або вниз;

3) гіперемія повік;

4) гіперемія кон'юнктив;

5) набряк повік;

6) запалення слізного м'ясця та/або півмісяцевої складки кон'юнктиви;

7) набряк кон'юнктив. На активну ТО вказує значення CAS ≥3/7.

Диференційна діагностика гіпертиреозу

Диференційна діагностика ДТЗ з іншими причинами гіпертиреозу →рис. 2-1, табл. 2-1. Підвищення рівня антитіл **АТ-рТТГ** підтверджує активність аутоімунного процесу при ДТЗ.

Диференційна діагностика тиреоїдної офтальмопатії

Очні симптоми, що супроводжують неаутоімунний тяжкий гіпертиреоз (визначальне значення має концентрація **АТ-рТТГ**); якщо екзофтальм однобічний — лімфома очниці, метастази пухлин, гранульома (псевдотумор очниці).

→ **ЛІКУВАННЯ**

Не існує ефективного етіотропного лікування ДТЗ, застосовується симптоматична терапія гіпертиреозу і офтальмопатії →рис. 2-3.

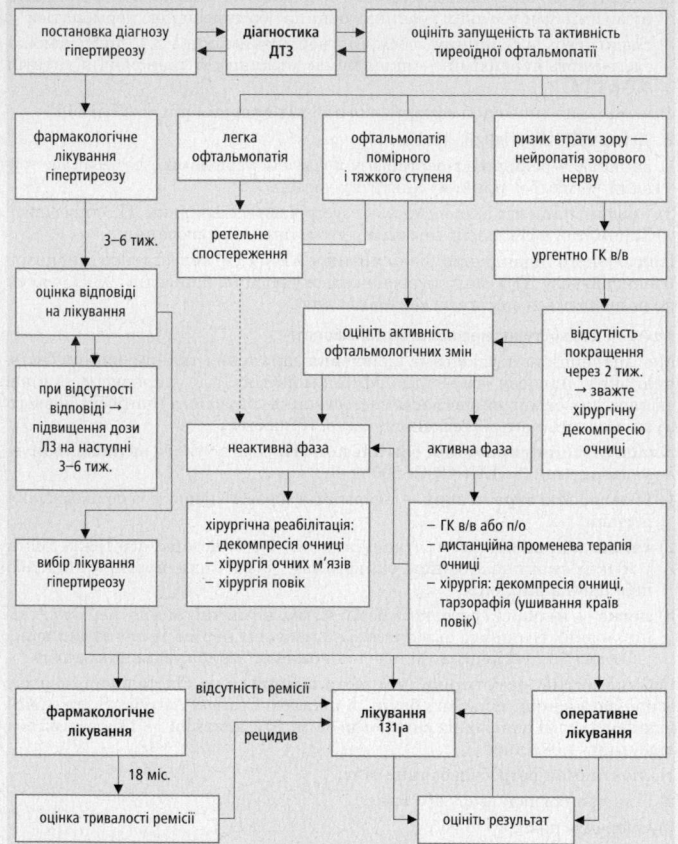

^{a} Після початкового лікування ^{131}I задовільний результат отримуємо в ≈70 % випадків; при помірній вираженості симптомів гіпертиреозу лікування ^{131}I можна проводити без попередньої підготовки антитиреоїдними ЛЗ.

ДТЗ — дифузний токсичний зоб, ГК — глюкокортикостероїди

Рис. 2-3. Алгоритм лікування дифузного токсичного зобу

Лікування гіпертиреозу

Першою метою є якнайшвидше досягнення еутиреозу і визначення разом з пацієнтом подальшої тактики лікування. Якщо основним методом лікування є фармакотерапія, необхідно намагатися досягти стійкої імунологічної ремісії. Позитивною прогностичною ознакою є нормалізація **АТ-рТТГ**, а також зменшення об'єму зобу та регресія ознак судинного зобу (знижується стимулюючий вплив антитіл **АТ-рТТГ** і зникає лімфоцитарна інфільтрація) — непрямі ознаки імунологічної ремісії. Рецидив гіпертиреозу, як правило, є показанням до радикального лікування — радіоактивним йодом або оперативного.

Фармакологічне лікування

Загальні принципи антитиреоїдної терапії →розд. 9.2. Оптимальнаий час тривалість фармакологічного лікування — 18 міс., або, принаймні, 12 міс., якщо метою є досягнення стійкої імунологічної ремісії.

1. Схеми антитиреоїдного лікування ДТЗ

1) **класична** — тіамазол (доза →розд. 9.2) необхідно приймати до досягнення еутиреозу (≈3–6 тиж.), найчастіше — у дозі 20 мг/добу, потім поступово дозу знижувати до підтримуючої (протягом ≈18 міс.); тільки у випадку алергії на тіамазол, якщо лікування необхідне — пропілтіоурацил; Д →розд. 9.2) — час досягнення еутиреозу, як правило, довший;

2) **лікування незмінною дозою тіамазолу** — напр., 10 мг/добу, зазвичай у разі, якщо симптоми гіпертиреозу виражені незначно.

2. Прояви неефективності фармакотерапії:

1) відсутність гормональної ремісії — незважаючи на застосування антитиреоїдних препаратів рівні ГЩЗ не нормалізуються або підвищуються при спробі знизити дозу ЛЗ;

2) відсутність початкової імунологічної ремісії — концентрація антитіл **АТ-рТТГ** зберігається >10 МЕ/л після 6 міс. фармакотерапії (регресія симптомів гіпертиреозу не гарантує досягнення імунологічної ремісії);

3) відсутність стійкої імунологічної ремісії — підвищений рівень антитіл **АТ-рТТГ** після 12 міс. лікування свідчить про високий ризик рецидиву (75–90 %), незважаючи на еутиреоз;

4) рецидив гіпертиреозу після досягнення гормональної та імунологічної ремісії, якщо період ремісії після закінчення лікування тривав ≥1 року — істинний рецидив.

3. Медикаментозна підготовка до радикального лікування:

1) перед оперативним лікуванням — протягом 4–6 тиж. (принаймні 2 тиж.) — перевага надається тіамазолу з огляду на короткий час досягнення еутиреозу;

2) перед лікуванням [131]I — протягом 1–3 міс. — перевага надається тіамазолу через менше пригнічування чутливості щитоподібної залози до іонізуючого випромінювання (необхідно вчасно відмінити →розд. 9.2).

4. Тактика дій у разі вагітності у жінок, які лікувалися антитиреоїдним ЛЗ з приводу ДТЗ: після підтвердження вагітності у жінки, яка лікувалася низькими дозами тіамазолу (≤5–10 мг/добу) чи пропілтіоурацилу (≤100–200 мг/добу) і знаходиться у стані еутиреозу, слід зважити можливість відміни антитиреоїдного ЛЗ (візьміть до уваги перебіг хвороби, тривалість даного курсу лікування, результати останніх гормональних досліджень та концентрацію АТ-рТТГ), надалі кожні 1–2 тижні обстежуйте пацієнтку та контролюйте концентрації ТТГ і FT4. Якщо утримується стан клінічного та біохімічного еутиреозу, можна у II та III триместрах подовжити інтервал між контролями до 2–4 тиж. При наявності ДТЗ, а також у жінок, які перенесли радикальне лікування гіпертиреозу, слід визначити концентрацію АТ-рТТГ (поінформуйте акушера у разі її підвищення — дані антитіла можуть стимулювати щитоподібну залозу плоду).

Лікування радіоактивним йодом (^{131}I)

Загальні принципи →розд. 9.2. Це метод вибору при радикальному лікуванні гіпертиреозу у перебігу ДТЗ (в дозі ≥10–15 мКі) →табл. 2-3. У ≈3/4 випадків достатньо одноразового прийому ^{131}I, в решті — необхідний прийом другої дози, зазвичай, через 6 міс. Пацієнтів з великим зобом, компресією трахеї і звуженням дихальних шляхів необхідно лікувати в умовах стаціонару (можливе короткочасне збільшення об'єму щитоподібної залози через набряк). При тяжкій активній або помірній офтальмопатії терапія [131]I протипоказана. При легкій активній орбітопатії лікування [131]I проводиться під захистом кортикостероїдами (з огляду на ризик транзиторного загострення) — преднізон 0,3–0,5 мг/кг/добу з 1–3-го дня після прийому [131]I протягом місяця, надалі поступове зниження дози, таким чином, щоб відмінити препарат протягом ≤3 міс.

Хірургічне лікування

Безсумнівним показанням до операції є супутній вузол з цитологічними або клінічними ознаками злоякісності (ризик раку щитоподібної залози при ДТЗ аналогічний, як при інших формах вузлового зобу, і становить 2–7 %). Перевага оперативного лікування надається у випадку супутньої тяжкої офтальмопатії та у випадку зобу великих розмірів (>80 мл) з симптомами компресії, особливо якщо у його межах виявляються великі вогнища, що не накопичують йод. Об'єм залишених фрагментів щитоподібної залози суттєво корелює з ризиком рецидиву ДТЗ, тому все частіше виконують тотальну або гранично субтотальну тиреоїдектомію, проте з огляду на підвищений ризик розвитку стійких ускладнень це не є загальноприйнятим методом. Неминучим наслідком операції є гіпотиреоз (принаймні субклінічний), що вимагає замісної терапії.

Лікування тиреоїдної офтальмопатії

Стійкий ефект неможливий без ефективного лікування гіпертиреозу. Саме лише досягнення ремісії гіпертиреозу може призвести до значного зменшення або ремісії офтальмопатії протягом 2–3 міс. Протизапальне лікування ГК необхідно розпочинати на ранніх стадіях, у фазі активного запалення. Показанням для початку лікування може бути швидке наростання симптомів офтальмопатії. Лікувальна тактика залежить від тяжкості офтальмопатії:
1) з загрозою втрати зору → необхідно негайно розпочати лікування ГК в/в, та розглянути можливість хірургічного лікування (орбітальна декомпресія);
2) тяжка або помірна → необхідно розпочати імуносупресивну терапію ГК (якщо хвороба активна — CAS ≥3/7) або розглянути можливість хірургічного лікування (якщо хвороба неактивна);
3) легка → симптоми захворювання не впливають істотно на повсякденне життя і не створюють підстав до застосування імуносупресивного або оперативного лікування; симптоматичне лікування.

Терапія глюкокортикостероїдами

ГК є препаратами першого вибору при тяжкій або помірній офтальмопатії після ретельної оцінки та підтвердження активної фази захворювання. Застосовуються ГК в/в — пульс-терапія метилпреднізолоном у сумарній дозі 4,5–8,0 г, напр., 1 г щотижня протягом 6 тиж. або по 0,5 г 2×на тиж. протягом 1–4 тиж., а пізніше 0,25–0,5 г/тиж. до 8–12 тиж.); рідше п/о (ефективність нижча, а ризик побічних наслідків вищий) — преднізон 1 мг/кг/добу протягом 6–8 тиж., надалі з поступовим зниженням протягом 3 міс.

Опромінення очниць

Ад'ювантний метод. Поєднання ГК-терапії і променевої терапії дає кращий і триваліший ефект, ніж використання тільки одного з цих методів; єдиним протипоказанням є діабетична ретинопатія.

Хірургічне лікування

Єдиний метод лікування стійких наслідків офтальмопатії — після закінчення активної фази захворювання. Часто — багатоетапне, з орбітальною декомпресією та лікуванням косоокості, що виникає у результаті фіброзу окорухових м'язів, та з операціями на повіках. Виконання екстреної орбітальної декомпресії слід зважити при появі симптомів компресії зорового нерву і неефективності інтенсивної імуносупресивної терапії, яка тривала впродовж 1–2 тиж.

→ **П Р О Г Н О З**

1. Гіпертиреоз: без лікування з часом розвивається спонтанна ремісія, але раніше можуть з'явитися небезпечні для життя ускладнення →розд. 9.2. Фармакологічне лікування усуває симптоми надлишку ГЩЗ і прискорює настання ремісії, але у ≈50 % випадків виникає рецидив захворювання. Концентрація антитіл АТ-рТТГ нормалізується у більшості пацієнтів вже після ≈6 міс. лікування, але це не дає впевненості, що досягнена ремісія буде тривалою. Ризик рецидиву — вищий у чоловіків і у осіб у віці <20-ти р., а також у пацієнтів з великим зобом і високим стартовим співвідношенням FT3/FT4. Гіпотиреоз розвивається завжди після оперативного лікування і дуже часто — після успішного лікування радіоактивним йодом; також може розвинутися при ДТЗ після тривалого фармакологічного лікування.

2. Тиреоїдна офтальмопатія: без лікування може зникнути без стійких наслідків, особливо при легкій формі, але при активній тяжкій формі ризик незворотного пошкодження тканин очниць (порушення рухливості очних яблук та гостроти зору, і навіть сліпота) — великий, особливо при злоякісному екзофтальмі. Своєчасне лікування (в активній фазі хвороби) часто дозволяє уникнути серйозних наслідків. Якщо екзофтальм, ураження м'яких тканин і м'язів очного яблука значно виражені або, якщо розвивається ураження рогівки або компресія зорового нерву — існує великий ризик стійкого пошкодження органу зору та стійких змін у зовнішньому вигляді пацієнта. Косоокість і екзофтальм корегуються хірургічним шляхом після закінчення активної фази захворювання.

2.2. Вузловий токсичний зоб

→ **ВИЗНАЧЕННЯ ТА ЕТІОПАТОГЕНЕЗ**

Вузловий токсичний зоб (з гіпертиреозом) — це захворювання, де основою для розвитку гіпертиреозу є вузлова гіперплазія щитоподібної залози →рис. 2-4, при відсутності аутоімунного фону. Характерною ознакою є наявність вузла або вузлів, які автономно секретують ГЩЗ, незалежно від ТТГ.

→ **КЛІНІЧНА КАРТИНА ТА ПРИРОДНИЙ ПЕРЕБІГ**

Гіпертиреоз зазвичай розвивається дуже повільно (появі явної хвороби передує субтоксичний вузловий зоб, що перебігає з субклінічним гіпертиреозом →розд. 9.2), але також може виникати раптово, під впливом високої дози

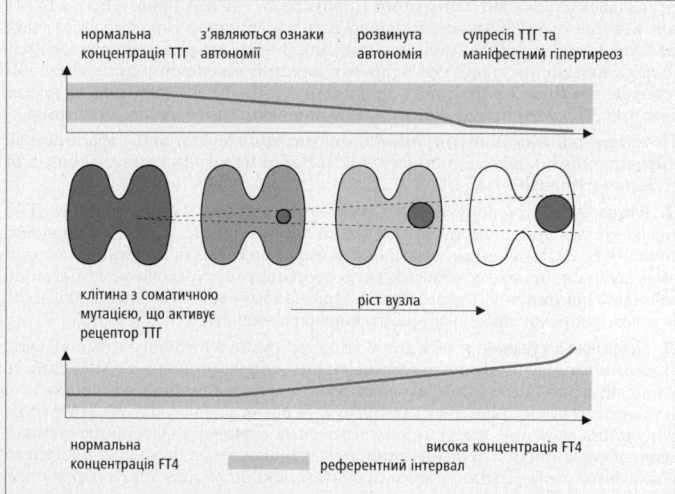

Рис. 2-4. Розвиток автономного вузла щитоподібної залози

йоду, введеної, напр., у вигляді рентгенконтрастної речовини, чи у складі ЛЗ (аміодарон або деякі дезінфектанти). Збільшення зобу або поява вузла часто залишаються непоміченими пацієнтом. Якщо зоб великий, пацієнта може турбувати відчуття стискання у ділянці шиї, утруднення дихання або, значно рідше, дисфагія і кашель.

ДІАГНОСТИКА

Допоміжні дослідження

1. Гормональні дослідження: виражене пригнічення секреції **ТТГ** та виражене підвищення рівнів FT4 і FT3, або тільки FT3 у сироватці.
2. Візуалізаційні дослідження щитоподібної залози: УЗД щитоподібної залози — дає можливість вимірювання розмірів зобу і точної оцінки вузлів. **Сцинтиграфія щитоподібної залози** — дозволяє точно оцінити розподіл маркеру і виявити автономні вузли, на підставі чого приймається рішення про лікування ^{131}I.
3. Цитологічне дослідження: автономний вузол («гарячий» при сцинтиграфії) з діаметром <3 см на УЗД зазвичай не вимагає ТАПБ з огляду на дуже низький ризик раку; при інших вогнищевих змінах показання до ТАПБ такі ж, як і при нетоксичному вузловому зобі →розд. 9.4; у випадку виявлення автономного вузла →розд. 9.2.3.

Діагностичні критерії

Видимий або відчутний вузловий зоб різних розмірів (ключове значення має встановлення ≥2 вузлів діаметром >1 см при об'єктивному обстеженні або при УЗД), що перебігає з гіпертиреозом.

Диференційна діагностика

Інші причини гіпертиреозу →рис. 2-1; див. також відповідні розділи.

ЛІКУВАННЯ

1. Фармакологічне лікування: тіонаміди →розд. 9.2; застосування **тіамазолу** дозволяє контролювати симптоми гіпертиреозу (не поєднувати його з L-T4), але відміна цього ЛЗ завжди призводить до рецидиву тиреотоксикозу (від декількох днів до кільканадцяти тижнів). **β-блокатор** застосовується подібно, як при інших видах гіпертиреозу, але при токсичному вузловому зобі частіше виникає необхідність призначення цього ЛЗ, та у вищих дозах, ніж при ДТЗ, що спричинене більшою вираженістю серцевих симптомів.

Необхідне **радикальне лікування: оперативне** (субтотальна або тотальна тиреоїдектомія), або за допомогою ^{131}I. Вибір методу індивідуальний для кожного пацієнта →табл. 2-3.

2. Лікування ^{131}I: радіочутливість автономних вузлів нижча, ніж при ДТЗ (враховується при плануванні ізотопного лікування). Неактивні вузли не відповідають на лікування, а в більшості активних вузлів не зникає, тільки зменшується, проте досягається регресія гіпертиреозу (хоча іноді потрібно повторно приймати ^{131}I через 6 міс.). При малому зобі без ознак злоякісності, а також протипоказах до операції, перевага надається ^{131}I-терапії.

3. Хірургічне лікування: необхідне у випадку вузла з цитологічними або клінічними ознаками злоякісності; необхідно також розглянути можливість у пацієнтів з великим зобом, що викликає симптоми компресії, особливо в разі наявності гормонально-неактивних вузлів щитоподібної залози. Хірургічне втручання можливе лише після досягнення еутиреозу — терапію тіамазолом слід закінчити в день операції, а дозу β-блокатора необхідно поступово знижувати після операції протягом декількох днів після втручання. Перед операцією йодид калію не призначається; слід проконтролювати концентрації кальцію і вітаміну D у сироватці крові і розглянути необхідність профілактичного прийому препаратів кальцію і вітаміну D. Після тиреоїдектомії розпочніть замісну терапію L-T4; оцініть функцію паращитоподібних залоз — концентрацію кальцію в сироватці крові, а при необхідності визначте також і концентрацію паратгормону (ПТГ).

➡ ПРОГНОЗ

При нелікованому токсичному вузловому зобі підвищується ризик аритмії та інших серцево-судинних ускладнень, а також тиреотоксичного кризу →розд. 9.2. Ризик розвитку раку подібний, як і при інших формах вузлового зобу.

2.3. Одиничний автономний вузол

➡ ВИЗНАЧЕННЯ ТА ЕТІОПАТОГЕНЕЗ

Одиничний автономний вузол — це аденома або гіперпластичний вузол, з автономною активністю на сцинтиграфії, який зазвичай (але не завжди) призводить до гіпертиреозу. Найчастіше розвивається у результаті соматичної мутації рецептора ТТГ до гену, що кодує зчеплений з ним G-протеїн (його субодиницю α). На відміну від вузлового зобу не має зв'язку з дефіцитом йоду.

➡ КЛІНІЧНА КАРТИНА

Симптоми гіпертиреозу схожі на симптоми при токсичному вузловому зобі — типовим є розвиток від гормонально-неактивного автономного вузла до вираженого гіпертиреозу →рис. 2-4.

➡ ДІАГНОСТИКА

За допомогою сцинтиграфії; при об'єктивному обстеженні та УЗД можна виявити одиничний вузол; секреція ТТГ може бути зниженою (але у межах норми), або пригніченою через надлишок ГЩЗ (субклінічний або явний гіпертиреоз →розд. 9.2). Автономний вузол ≤3 см, без клінічних ознак ризику, не вимагає ТАПБ.

➡ ЛІКУВАННЯ

Лікуванням вибору є застосування [131]I →табл. 2-3. Низький рівень ТТГ призводить до пригнічення йоднакопичувальної активності решти паренхіми (тому ризик розвитку гіпотиреозу після лікування невеликий) — [131]I слід приймати після відміни тіонаміду, коли рівень ТТГ складатиме <0,1 мМО/л. Якщо є показання до ТАПБ (→розд. 9.4), то біопсія не повинна безпосередньо передувати лікуванню ^{131}I, оскільки це може призвести до транзиторного (1–2 тиж.) пригнічення йоднакопичувальної здатності вузла. За відсутності тиреотоксикозу, при вузлах діаметром <3 см немає необхідності лікування; моніторинг ТТГ і контроль розмірів вузла на УЗД кожні 6–12 міс.; у деяких центрах із задовільним результатом використовуються ін'єкції етанолу у вузол.

➡ ПРОГНОЗ

Ризик розвитку явного гіпертиреозу при наявності компенсованого або субтоксичного вузла становить 2–5 % протягом 6 років; адекватне лікування [131]I уможливлює повну регресію гіпертиреозу. Ризик розвитку раку складає ≈2 %.

3. Тиреоїдити

1. Класифікація тиреоїдитів у залежності від клінічного перебігу:

1) гострі;

2) підгострі;

3) хронічні (зустрічаються найчастіше).

2. Класифікація тиреоїдитів у залежності від гістологічної картини:

1) бактеріальний тиреоїдит (гострий гнійний тиреоїдит);

2) інші (асептичні) гострі тиреоїдити:

    а) променевий тиреоїдит;

    б) пальпаційний тиреоїдит;

    в) гострі медикаментозні тиреоїдити;

3) підгострий гранулематозний тиреоїдит (син. підгострий тиреоїдит; гранулоцитарний або гігантоклітинний тиреоїдит — тиреоїдит де Кервена;

4) підгострий лімфоцитарний тиреоїдит (спорадичний безболісний тиреоїдит; післяпологовий тиреоїдит);

5) хронічний лімфоцитарний тиреоїдит (хронічний аутоімунний тиреоїдит — тиреоїдит Хашимото);

6) хронічний фіброзний інфільтративний тиреоїдит (тиреоїдит Ріделя).

3. Класифікація в залежності від функціонального стану щитоподібної залози:

1) **деструктивні запальні процеси** — тиреотоксикоз з'являється періодично або постійно, виникає внаслідок руйнування фолікулів щитоподібної залози та викиду в кров різної, інколи значної, кількості гормонів щитоподібної залози. Сюди відносять значну кількість запальних захворювань щитоподібної залози різної етіології, для більшості з яких характерний гострий або підгострий перебіг, однак зустрічаються запальні стани з типовим хронічним перебігом; больочість не є постійним симптомом захворювання, тому не може бути діагностичним критерієм. Розрізняють ≥12 типів тиреоїдитів:

    а) підгострий, болісний при пальпації, гранульоматозний (тиреоїдит де Кервена);

    б) вірусний, не болісний при пальпації, гранульоматозний;

    в) підгострий, не болісний при пальпації, лімфоцитарний (спорадичний, тихий);

    г) болісний при пальпації, лімфоцитарний;

    д) посттравматичний, або спровокований необережною пальпацією;

    е) пострадіаційний;

    є) болісний при пальпації, супутній при ДТЗ із тиреотоксикозом;

    ж) псевдотиреоїдит, асоційований із злоякісною пухлиною;

    з) спричинений *Pneumocystis jiroveci*;

    і) медикаментозний, після застосування аміодарону;

    ї) при амілоїдозі щитоподібної залози (майже виключно вторинного);

    й) гострий, після використання йодовмісних контрастних препаратів;

2) **недеструктивні запальні процеси** — інші запальні процеси, в перебігу яких немає фази тиреотоксикозу.

3.1. Хронічний аутоімунний тиреоїдит (тиреоїдит Хашимото)

➔ ВИЗНАЧЕННЯ ТА ЕТІОПАТОГЕНЕЗ

Хронічний аутоімунний (лімфоцитарний) тиреоїдит — це безболісне запалення щитоподібної залози, пов'язане з антитілами до тиреопероксидази (АТПО) і — дуже часто — до тиреоглобуліну (анти-ТГ), а також з лімфоцитарними інфільтратами в щитоподібній залозі, в результаті чого повільно розвивається гіпотиреоз. Основна роль у патогенезі приписується активності цитотоксичних Т-лімфоцитів, відповідальних за деструкцію фолікулярних клітин щитоподібної залози. Значно частіше виникає у жінок.

→ **КЛІНІЧНА КАРТИНА ТА ПРИРОДНИЙ ПЕРЕБІГ**

Хвороба може проявлятися в атрофічній формі, з нормальним об'ємом щитоподібної залози або із зобом (безболісне збільшення і підвищена щільність щитоподібної залози). Всі форми захворювання можуть перебігати із субклінічним або явним гіпотиреозом →розд. 9.1. Захворювання має хронічний, повільно прогресуючий перебіг і, зазвичай, розвивається стійкий гіпотиреоз. Дуже рідко виникають загострення з раптовим збільшенням і чутливістю при пальпації щитоподібної залози та загальними симптомами запалення (підвищення рівня СРБ, прискорена ШОЕ, зрідка гарячка). Можуть також проявлятися клінічні симптоми гіпертиреозу (*Hashitoxicosis, hyperthyreoiditis*), викликані надмірним вивільненням ГЩЗ з пошкодженої щитоподібної залози; вони зникають спонтанно і розвивається гіпотиреоз.

→ **ДІАГНОСТИКА**

Допоміжні дослідження

1. Лабораторні дослідження:

1) підвищений рівень **АТПО** або **анти-ТГ**;

2) підвищений рівень **ТТГ** в сироватці (знижений в фазі гіпертиреозу, що зустрічається рідко);

3) знижений рівень **FT4** в сироватці (при субклінічному гіпотиреозі рівень FT4 нормальний; у фазі гіпертиреозу, що рідко спостерігається, рівні вільних фракцій ГЩЗ можуть бути підвищені).

2. Візуалізаційні дослідження: УЗД і сцинтиграфія з використанням [131]I — вирішального значення не мають. При УЗД типовою є неоднорідність та гіпоехогенність паренхіми, що спостерігається як у випадку зобу, так і атрофії щитоподібної залози; при виявленні вогнищевих змін необхідно розглянути покази до ТАПБ →розд. 9.4.

3. ТАПБ і морфологічне дослідження: в цитологічній картині спостерігаються різноманітні зміни — від масивних запальних інфільтратів, що складаються з лімфоцитів і плазмоцитів, з утворенням лімфатичних грудок і онкоцитарною метаплазії епітелію фолікулів щитоподібної залози, до лише незначного фіброзу.

Діагностичні критерії

При встановленні діагнозу вирішальне значення має виявлення підвищеного рівня антитіл АТПО у особи з зобом або зі зменшеною (атрофічною) щитоподібною залозою, чи з гіпотиреозом. При діагностиці захворювання антитіла анти-ТГ мають значно менше значення (менша специфічність), ніж антитіла АТПО. Якщо гіпотиреоз супроводжується підвищенням рівня АТПО — необхідності в ТАПБ для підтвердження діагнозу немає.

Диференційна діагностика

1) нетоксичний зоб — завжди еутиреоз, рідко підвищення рівня АТПО;

2) інші хронічні тиреоїдити — підвищення рівня АТПО і гіпотиреоз спостерігаються рідше; вирішальне значення має ТАПБ;

3) інші захворювання, що призводять до гіпотиреозу — анамнез, інша морфологічна картина;

4) *Hashitoxicosis* необхідно диференціювати з іншими причинами гіпертиреозу — анамнез, підвищення рівня антитіл АТПО, відсутність антитіл АТ-рТТГ, інша морфологічна картина.

➜ ЛІКУВАННЯ

Ефективної етіотропної терапії немає; застосування ГК або імуносупресантів неефективне та нерекомендоване, як і будь-яка дієтотерапія (загалом, наукові докази ефективності яких-небудь елімінаційних дієт — відсутні). У осіб з явними гіпотиреозом застосовується замісна терапія L-T4 у індивідуально підібраній для кожного хворого добовій дозі →розд. 9.1. При субклінічному гіпотиреозі абсолютні покази для застосування L-T4 це: вагітність, цукровий діабет, захворювання щитоподібної залози в анамнезі, або ТТГ >10 мМО/л. У рідкісних випадках *Hashitoxicosis* потреби в прийомі антитиреоїдних ЛЗ, як правило, немає; зазвичай це прискорює перехід у стан гіпотиреозу.

➜ ПРОГНОЗ

Зазвичай хвороба призводить до стійкого гіпотиреозу →розд. 9.1, що вимагає замісної терапії протягом всього життя пацієнта (при правильному лікуванні не передбачає будь-яких негативних наслідків). Ризик розвитку явного гіпотиреозу у випадку виявлення субклінічного гіпотиреозу збільшується з віком. Дуже рідко відбувається трансформація запалення в первинну злоякісну лімфому щитоподібної залози; також рідкістю є перехід хвороби Хашимото в ДТЗ, з огляду на можливість появи на відносно ранній стадії захворювання антитіл АТ-рТТГ і надмірної стимуляції щитоподібної залози.

3.2. Інші хронічні тиреоїдити

1. Безбольовий (тихий) тиреоїдит (син. — підгострий лімфоцитарний тиреоїдит): аутоімунний, хронічний безбольовий тиреоїдит, що вважається різновидом хвороби Хашимото, з 4-фазовим перебігом, з транзиторним гіпертиреозом з низьким рівнем поглинання йоду (фаза 1), транзиторним еутиреозом (фаза 2), фазою гіпотиреозу (фаза 3), і поверненням до еутиреозу (фаза 4). Виявляється невеликий, безболісний зоб, окрім цього перебіг нагадує підгострий тиреоїдит →див. нижче. Захворювання виникає спонтанно або протягом першого року після пологів (чи викидня) — **післяпологовий тиреоїдит**: страждає ≈5 % жінок після пологів; ризик вищий у жінок з підвищеною концентрацією антитіл АТПО, а також у хворих на цукровий діабет типу 1, з перенесеним епізодом післяпологових порушень функції щитоподібної залози, перенесеним викиднем, післяпологовою депресією, супутніми аутоімунними захворюваннями і сімейним анамнезом аутоімунних хвороб щитоподібної залози. При підвищеному ризику слід визначити концентрацію антитіл АТПО у I триместрі вагітності, а також концентрацію ТТГ через 6 тиж., 3, 6 і 9 міс. після пологів. У фазі маніфестного гіпертиреозу застосовуйте β-блокатор, а у тяжких випадках — ГК. Захворювання у більшості випадків має самолімітуючий перебіг; проте, якщо все ж таки розвинеться стійкий гіпотиреоз → слід застосувати L-T4 →розд. 9.1.

2. Тиреоїдит Ріделя: дуже рідко діагностований фіброзуючий тиреоїдит, що поступово розповсюджується на всю щитоподібну залозу і тканини шиї (щитоподібна залоза при пальпації дуже тверда); може з'явитись задишка, параліч поворотного гортанного нерва, синдром Горнера, гіпопаратиреоз. ТАПБ не дає можливості отримати діагностичний матеріал. Тотальна тиреоїдектомія практично неможлива; тиск на трахею зменшує клиноподібна резекція перешийку щитоподібної залози, іноді ефективним є лікування ГК.

3. Хронічний тиреоїдит, індукований інтерфероном-α: цей препарат викликає у генетично схильних осіб продукцію аутоантитіл, у т. ч. антитиреоїдних, збільшуючи ризик розвитку підгострого лімфоцитарного тиреоїдиту, хронічного аутоімунного тиреоїдиту, або (рідше) ДТЗ. Запальний процес у щитовидній залозі не є повністю зворотним.

4. Хронічний аміодарон-індукований тиреоїдит: даний ЛЗ викликає **гіпотиреоз** →розд. 9.1 або (рідше) **тиреотоксикоз** →розд. 9.2 (*amiodarone induced* *thyrotoxicosis* — АІТ) **типу I** — в результаті використання надлишку йоду в якості субстрату для продукції ГЩЗ (збільшення утворення ГЩЗ у пацієнтів з субклінічними порушеннями на фоні генетичної схильності) і **типу II** — хронічне запалення призводить до руйнування раніше інтактної щитоподібної залози і вивільнення надлишкової кількості гормонів щитоподібної залози у кровообіг (продукція ГЩЗ не збільшується). Діагноз — симптоми гіпертиреозу →розд. 9.2 можуть бути слабко виражені; єдиним симптомом може бути посилення порушень серцевого ритму → необхідно визначити ТТГ. Диференційна діагностика і лікування →табл. 2-2. У місцевостях з нормальним вмістом йоду у їжі та воді частіше розвивається АІН, натомість АІТ переважає в ендемічних по дефіциту йоду місцевостях. Перед початком терапії аміодароном слід визначити концентрації ТТГ і FT4, повторити протягом 3 міс., а надалі контролювати кожні 3–6 міс.; після припинення терапії виконайте вищенаведені дослідження не пізніше, ніж через 12 міс.

При змішаних формах рекомендується комбінована терапія → необхідно розпочинати з антитиреоїдного ЛЗ і перхлорату натрію, а у разі відсутності покращення додати преднізон. При **АІТ I типу** розглядається можливість радикального лікування (абляція щитоподібної залози радіоактивним йодом (після відновлення належної йоднакопичувальної здатності) або хірургічне лікування), щоб гіпертиреоз не утруднював кардіологічне лікування. Якщо терапію аміодароном продовжено без попереднього радикального лікування гіпертиреозу, слід призначити тривалий прийом тіамазолу до 6–18 міс. після відміни аміодарону.

3.3. Підгострий тиреоїдит (тиреоїдит де Кервена)

→ ВИЗНАЧЕННЯ ТА ЕТІОПАТОГЕНЕЗ

Підгострий тиреоїдит (син. — тиреоїдит де Кервена, гранулоцитарний тиреоїдит, гранульоматозний тиреоїдит, гігантоклітинний тиреоїдит — це запалення, ймовірно, вірусної етіології, з 4-фазовим перебігом. Існує тісний зв'язок між виникненням підгострого тиреоїдиту та присутністю певних людських лейкоцитарних антигенів. Найчастіше тиреоїдиту передує (за 2–8 тиж.) інфекція верхніх дихальних шляхів.

→ КЛІНІЧНА КАРТИНА ТА ПРИРОДНИЙ ПЕРЕБІГ

Хвороба має 4-фазний перебіг →табл. 3-1. Спочатку переважає болючий набряк щитоподібної залози і гарячка; біль іррадіює у вуха, ділянку кута верхньої щелепи та верхню частину грудної клітки. Гіпертиреоз (тривалістю 3–8 тиж.) обумовлений руйнуванням залозистої паренхіми і вивільненням ГЩЗ, як правило, вираженими клінічними симптомами не характеризується; може супроводжуватися нездужанням і міалгією. Біль і гарячка зникають самостійно, а гормональні параметри нормалізуються через 8–16 тиж. Фаза 3 (гіпотиреозу) не завжди з'являється; стійкий гіпотиреоз зустрічається вкрай рідко. Вузлове утворення, що швидко збільшується у розмірах, потребує цитологічного дослідження з метою виключення неопластичного процесу. Це утворення може виявитися інфільтратом, що виникає в перебігу підгострого тиреоїдиту. У ≈2 % хворих захворювання може повторитися після тривалого (навіть 20-літнього) латентного періоду.

→ ДІАГНОСТИКА

Допоміжні дослідження

1. Лабораторні дослідження:

1) ШОЕ — значно прискорена (супроводжує болісність щитоподібної залози);

2) ТТГ і ГЩЗ →табл. 3-1;

Таблиця 3-1. Фази клінічного перебігу підгострого тиреоїдиту

	Рівні гормонів	Йоднакопичувальна здатність	Клінічна картина
фаза 1	↑ FT4, ↑ FT3, ↓ ТТГ	низька	гіпертиреоз
фаза 2	нормальні	низька	еутиреоз
фаза 3	↓ FT4, ↓ FT3, ↑ ТТГ	висока	гіпотиреоз
фаза 4	нормальні	нормальна	еутиреоз
↑ підвищення рівень, ↓ зниження рівня			

3) можуть виявлятися антитиреоїдні антитіла (тільки у 10–20 % хворих, частіше анти-ТГ, аніж АТПО), проте вони не відіграють ролі у етіопатогенезі.

2. Візуалізаційні дослідження: УЗД щитоподібної залози — дифузна або вогнищева гіпоехогенність щитоподібної залози. **Сцинтиграфія щитоподібної залози** — вкрай низька йод-накопичувальна здатність (у першій фазі хвороби).

3. Цитологічне дослідження: переважають нейтрофіли з характерними гігантськими клітинами (багатоядерними макрофагами), а також з гістіоцитами (одноядерними макрофагами).

Діагностичні критерії

Діагноз достовірний при наявності обох головних критеріїв і двох довільних додаткових критеріїв:

1) **головні критерії** — болючість або підвищена чутливість зобу при пальпації; прискорення ШОЕ;

2) **додаткові критерії** — суттєво знижена йод-накопичувальна здатність, транзиторний гіпертиреоз, типова для підгострого тиреоїдиту картина при УЗД, картина при ТАПБ типова для підгострого тиреоїдиту, відсутність або низький рівень антитиреоїдних антитіл.

Диференційна діагностика

Інші, рідкісні продуктивні (гранульоматозні) тиреоїдити: туберкульозне запалення, грибкові інфекції (*Aspergillus, Candida, Cryptococcus*); інфекція *Pneumocystis jiroveci* — у пацієнтів з імунодефіцитом. Якщо біль не є провідним симптомом, необхідно диференціювати з підгострим лімфоцитарним тиреоїдитом — значно прискорена ШОЕ і зв'язок з попереднім вірусним захворюванням свідчать на користь тиреоїдиту де Кервена; вирішальне значення має ТАПБ.

→ **ЛІКУВАННЯ**

Фаза гіпертиреозу не потребує антитиреоїдного лікування (можна застосувати пропранолол). З метою знеболення і протизапального лікування призначається ацетилсаліцилова кислота 2–4 г/добу, або НПЗП, напр. ібупрофен; у разі сильного болю, а також, якщо призначені у повній дозі ЛЗ недостатньо контролюють біль протягом кількох днів → застосуйте преднізон 40–60 мг/добу протягом 1-го тижня, або 40 мг/добу протягом 2-х тиж., поступово знижуйте дозу, у середньому на 5–10 мг/тиж. Застосування ГК не знижує ризик виникнення фази гіпотиреозу, проте тамує біль та зазвичай призводить до швидкого усунення симптомів.

У фазі гіпотиреозу зважте необхідність призначення L-Т4 (запобігає загостренням захворювання); слід пам'ятати, що гіпотиреоз є тимчасовим і потреби в постійній терапії немає (необхідно відмінити препарат через

3–6 міс. та оцінити функцію щитоподібної залози). Хірургічне лікування є помилкою — хвороба минає самостійно і не призводить до стійкого ушкодження щитоподібної залози.

3.4. Гострі тиреоїдити

1. Гострий бактеріальний (гнійний) тиреоїдит: зустрічається рідко, зараження відбувається гематогенним шляхом або в результаті розповсюдження інфекції з сусідніх тканин. Етіологічні фактори: стрептококи (*Streptococcus pyogenes*), стафілококи (*Staphylococcus aureus*), рідше — *Escherichia coli* і *Salmonella typhimurium;* при рецидивуючих запаленнях — анаеробні бактерії. З'являється болючий набряк щитоподібної залози, підвищення температури і озноб; розвивається абсцес, збільшення і болючість регіональних лімфатичних вузлів. Як правило, без порушення функції щитоподібної залози. На УЗД — знижена і неоднорідна ехогенність абсцесу, при сцинтиграфії — відсутність накопичення маркерів («холодна» ділянка). При цитологічному дослідженні — виключно гнійний ексудат (→ відправляється на посів). З'являються лейкоцитоз і значне підвищення ШОЕ.

Методом вибору є антибіотикотерапія в умовах стаціонару та хірургічне дренування абсцесу, або хірургічне видалення ураженої запальним процесом залози, чи її частини. Після забору матеріалу на бактеріологічне дослідження слід негайно розпочати емпіричну антибіотикотерапію, враховуючи: фактори ризику, тяжкість інфікування, перенесені в минулому алергічні реакції на антибіотики та антибактеріальне лікування, що призначалось останнім часом. Пацієнтам без імунодефіциту та алергії на пеніцилін для початкового емпіричного лікування → призначте в/в пеніцилін, стійкий до пеніциліназ у поєднанні з інгібітором β-лактамаз (напр., піперацилін з тазобактамом), а також разом з ванкоміцином, якщо підозрюєте інфікування MRSA. Якщо етіологічний фактор відомий → слід призначити лікування згідно з антибіотикограмою. Найчастішою причиною захворювання є: інфікування *S. aureus* → у такому випадку слід призначити цефазолін (при інфікуванні MRSA — ванкоміцин); при інфікуванні стрептококом → необхідно призначити пеніцилін або цефтріаксон.

2. Тиреоїдит після опромінення: розвивається після застосування радіоактивного йоду з лікувальною метою. Після періоду симптомів гострого тиреоїдиту запальний процес переходить у хронічну фазу. Може також виникати в результаті зовнішнього опромінення при променевій терапії пухлин, але з'являється пізно, без гострої фази — як променевий гіпотиреоз.

3. Тиреоїдит після пальпації: є результатом необережної пальпації щитоподібної залози (або інших травм). Мікротравми щитоподібної залози є найчастішою причиною уражень, що зустрічаються в післяопераційному матеріалі (85–95 % досліджуваних щитоподібних залоз).

4. Медикаментозний тиреоїдит: деякі препарати — похідні дифенілгідрантоїну, солі літію, броміди, аміодарон — можуть викликати симптоми гострого тиреоїдиту. Аміодарон-індукований тиреоїдит →розд. 9.3.2.

4. Нетоксичний вузловий зоб

→ **ВИЗНАЧЕННЯ ТА ЕТІОПАТОГЕНЕЗ**

Нетоксичний вузловий зоб (колишня назва: еутиреоїдний зоб) — захворювання щитоподібної залози, при якому переважають вогнищеві зміни її структури, найчастіше — в результаті гіперплазії, але також дистрофічних змін або фіброзу, без порушення функції щитоподібної залози; розвивається в результаті спільного впливу дефіциту йоду (спочатку як простий зоб), спадкової схильності, впливу струмогенних сполук, експозиції до іонізуючого випромінювання, тиреоїдиту в анамнезі та ін. **Зоб** — збільшення щитоподібної залози (при УЗД >20 мл — у жінок і >25 мл у чоловіків). **Простий зоб** — збільшення щитоподібної залози без змін ехоструктури, що розвивається найчастіше внаслідок дефіциту йоду вже у дитячому чи підлітковому віці; є чинником ризику розвитку вузлового зобу у дорослих. **Загрудинний зоб** — збільшення щитоподібної залози, ≥1/3 об'єму якої знаходиться нижче верхнього краю яремної вирізки грудини; може довго залишатись недіагностованим, аж до моменту появи симптомів компресії. **Нетоксичний зоб** — зоб у пацієнта в стані еутиреозу. Термін **«вузол»** — означає утворення, яке відчувається при пальпації, тому стосовно зміни, що виявлена при УЗД, найкраще використовувати терміни «вогнищева зміна» чи «вогнище», а не «вузол». **Еутиреоз** — нормальна функція щитоподібної залози при об'єктивному і суб'єктивному обстеженні, підтверджена нормальними показниками гормональних досліджень.

КЛІНІЧНА КАРТИНА ТА ПРИРОДНИЙ ПЕРЕБІГ

Нетоксичний вузловий зоб розвивається повільно і часто залишається непоміченим впродовж багатьох років; не супроводжується симптомами порушення функції щитоподібної залози. Збільшення і вузлова трансформація щитоподібної залози можуть привернути увагу внаслідок збільшення обводу та видимої асиметрії шиї. Зрідка першими поміченими симптомами є задишка, кашель або дисфагія, викликані компресією суміжних тканин великим зобом або загрудинним зобом.

ДІАГНОСТИКА

Допоміжні дослідження

1. Лабораторні дослідження: ТТГ у сироватці — нормальний рівень зазвичай дозволяє виключити порушення функції щитоподібної залози, без необхідності визначення вільних ГЩЗ.

2. Візуалізаційні дослідження: **УЗД щитоподібної залози** — використовується для оцінки і спостереження за розмірами щитоподібної залози, а також за вогнищевими змінами — їх розташуванням, розмірами (3 виміри), ехогенністю (солідні вузли: нормо-, гіпер- і гіпоехогенні; неехогенні кісти), внутрішньою структурою (гомо- чи гетерогенні), межами (чіткі і рівні, або розмиті, нерівні), кальцифікатами (мікро- або макрокальцифікати), кровопостачанням (васкуляризацію) всієї паренхіми і вогнищевих змін (кольорове або енергетичне допплерівське дослідження), а також за жорсткістю (еластичністю) вогнищевих змін при **еластографії** (дослідження, в якому використовують ультразвук для вимірювання ступеня деформації вогнищевих змін щитоподібної залози). Тканини, змінені пухлинним процесом, зазвичай, мають меншу еластичність порівняно з навколишніми тканинами (це стосується папілярного раку, медулярного раку і анапластичного раку), натомість зміни з високим коефіцієнтом еластичності частіше мають доброякісний характер (за винятком фолікулярного раку), у зв'язку з чим це дослідження є корисним при відборі вогнищевих змін до виконання ТАПБ, а у випадку змішаного характеру поодинокої зміни — при визначенні місця забору матеріалу під час ТАПБ. Ґрунтуючись на УЗД-картині не можна однозначно відрізнити злоякісні зміни від доброякісних, але можна виявити підвищений ризик злоякісності →нижче. Необхідно перевірити, чи вогнищеві зміни ехоструктури, виявлені при УЗД, відчутні при пальпації. **Сцинтиграфія щитоподібної залози** — показана при підозрі на загрудинний зоб, а також у разі, якщо концентрація ТТГ у сироватці наближається до нижньої межі референтних значень, або ще нижче (а особливо при одночасному підвищенні концентрації

FT4, що скероує діагностичний пошук у бік токсичного вузлового зобу — автономна активність вузла свідчить на користь мінімального ризику злоякісності). Попри це, дослідження має обмежене застосування в діагностиці нетоксичного зобу і зазвичай не повинно виконуватися з цією метою.

3. Тонкоголкова аспіраційна пункційна біопсія (ТАПБ) вузла щитоподібної залози — цитологічне дослідження та показання до ТАПБ: з метою диференціації доброякісних змін від злоякісних, або від змін із підвищеним ризиком злоякісності (критерії вибору вузла для проведення ТАПБ →нижче); мають суттєве значення для прийняття рішення щодо хірургічного лікування →розд. 9.4 або щодо подальшого спостереження. Цитолог повинен визначити приналежність результату цитологічного дослідження щитоподібної залози до однієї з 6 діагностичних категорій →табл. 4-1. ТАПБ дозволяє однозначно діагностувати папілярний рак, проте за допомогою даного методу неможливо виконати достовірну діагностику фолікулярного раку — ТАПБ (оптимально — прицільна ТАПБ) не дозволяє однозначно диференціювати доброякісну пухлину (гіперпластичний вузол, тиреоїдит або фолікулярну аденому, що є доброякісним новоутворенням) і фолікулярний рак щитоподібної залози; вирішальне значення має післяопераційне гістологічне дослідження. Тому замість діагнозу «фолікулярна пухлина» введено цитологічний діагноз «підозра на фолікулярну неоплазію» і, відповідно, «підозра на пухлину з клітин Гюртле» (замість попереднього — «на оксифільну пухлину»). Оксифільність пов'язана з великою кількістю мітохондрій у клітинах щитоподібної залози і може свідчити як про папілярний рак, так і про фолікулярний. Саме виявлення ознак онкоцитарної (оксифільної) метаплазії не є, однак, рівнозначним підозрі на злоякісну пухлину, хіба що у препараті переважають онкоцити (>75 % клітин); оксифільна метаплазія часто зустрічається при хронічних тиреоїдитах і вузловому зобі. Натомість виявлення гіперпластичного вузла рівнозначне діагнозу вузлового зобу. Під час ТАПБ щитоподібної залози відносно часто отримують неінформативні мазки (5–10 % всіх біопсій), у цьому разі рекомендовано повторне дослідження, проте не раніше, аніж за 3 міс.

Покази до ТАПБ вогнищевої зміни щитоподібної залози:

1) вузол, відчутний при пальпації, або видимий тільки при УЗД, якщо принаймні один його вимір становить ≥1 см, а решта ≥5 мм (за умови, що у щитоподібній залозі немає більше інших вогнищ з вищим ризиком злоякісності [див. нижче], що потребують проведення ТАПБ у першу чергу);

2) наявні клінічні та/або УЗД-фактори ризику злоякісності, незалежно від розмірів вогнищевої зміни (зазвичай ≥5 мм у всіх вимірах), за умови, що існує технічна можливість виконання достовірної біопсії;

3) якщо в утворенні розмірами <1 см підтверджено наявність УЗД-ознак ризику злоякісності, а клінічний ризик невисокий — дозволено проводити УЗД-моніторинг кожні 3–6 міс., та направляти на ТАПБ лише тоді, коли принаймні один вимір вогнища досягне ≥1 см, чи якщо з'являться додаткові чинники ризику →нижче;

4) ТАПБ показана незалежно від розмірів вогнищевої зміни у всіх випадках підтвердженого метастазів раку щитоподібної залози у лімфатичні вузли чи віддалених метастазів, при збільшенні концентрації кальцитоніну у сироватці крові, чи при носійстві гермінальної мутації *RET*, що підвищує схильність до виникнення медулярного раку щитоподібної залози, а також у разі виявлення у щитоподібній залозі вогнища підсиленого поглинання глюкози при ПЕТ з ^{18}F-ФДГ.

Клінічні фактори ризику злоякісності вузла щитоподібної залози чи вогнищевої зміни, виявленої при УЗД щитоподібної залози:

1) супутнє збільшення розмірів лімфатичних вузлів шиї;

2) метастази у лімфатичні вузли чи віддалені метастази з невідомого вогнища;

Таблиця 4-1. Діагностичні категорії при цитологічному дослідженні щитоподібної залози згідно із системою Bethesda

Діагностична категорія	Ризик раку ЩЗ	Найчастіший патогістологічний діагноз	Показання до повторної ТАПБ	Найчастіше рекомендована тактика
I — недіагностичний пунктат		може відповідати будь-якому діагнозу	необхідна повторна ТАПБ, зазвичай через 3–12 міс., залежно від ризику; у разі клінічної підозри на недиференційований рак пункцію треба невідкладно повторити	– показання до оперативного лікування залежать від клінічного ризику злоякісності – недіагностичний пунктат часто отримують при кістах і тиреоїдитах
II — доброякісна зміна		вузловий зоб, у т. ч. гіперпластичні вузли та колоїдні вузли; тиреоїдити	так, якщо з самого початку на УЗД було виявлено ознаки ризику злоякісності, якщо збільшення вузла є клінічно значимим, або якщо з'являються нові ознаки ризику при УЗД	консервативна
III — фолікулярна зміна невизначена	2,4–5,2 %[a]	категорія використовується тільки тоді, коли уточнення цитологічного діагнозу неможливе	так (через 3–6 міс., залежно від ризику)	даний діагноз є підставою *per se* [само собою], щоб зважити необхідність оперативного лікування у випадку виявлення істотних ознак ризику на УЗД-картині
IV — підозра на фолікулярну неоплазію[b]	8,2–19 %[a]	може однаково відповідати як непухлинній зміні, так і доброякісному новоутворенню, які цитологічно неможливо диференціювати від злоякісного новоутворення	ні, але якщо планується оперативне лікування, необхідне підтвердження діагнозу іншим цитологом	при наявності вузлів <1–2 см дозволена консервативна стратегія; при вузлах >3–4 см загалом необхідне оперативне лікування, якщо вузли не проявляють автономної активності при сцинтиграфії
V — підозра на злоякісність	60–75 %[a]	підозра на рак ЩЗ	ні, але необхідне підтвердження діагнозу іншим цитологом	оперативне лікування
VI — злоякісне новоутворення	≥95 %[a]	папілярний рак; медулярний рак ЩЗ; анапластичний рак ЩЗ; інше злоякісне новоутворення	ні, але необхідне підтвердження діагнозу іншим цитологом	оперативне лікування

[a] дані NCI [National Cancer Institute] згідно з: *Baloch та співавтори, The National Cancer Institute Thyroid fine needle aspiration state of the science conference: a summation. CytoJournal, 2008; 5:6*

[б] До діагнозу «підозра на фолікулярну неоплазію» належить також і «підозра на оксифільну пухлину», яка обтяжена вищим ризиком зоякісності (15–20 %) і частіше виявляється однозначним показанням до оперативного лікування.

на підставі: *Cibas E.S. та співавтори: The Bethesda System for reporting thyroid cytopathology. Thyroid, 2009; 19:1159–1165*

3) збільшення розмірів вогнищевої зміни: при УЗД-спостереженні на ≥20 % у кожному вимірі протягом року вважається значним (цей критерій не стосується змін <1 см і не свідчить про зоякісність); клінічно помітне швидке збільшення розмірів вузла (впродовж кількох тижнів) вимагає невідкладної консультації ендокринолога чи онколога з метою виключення анапластичного раку щитоподібної залози;

4) вузол твердий, спаяний з прилеглими тканинами при об'єктивному обстеженні;

5) розміри вузла >4 см;

6) захриплість голосу, що виникає внаслідок паралічу поворотного гортанного нерва;

7) вплив іонізуючого випромінювання на ділянку шиї в анамнезі;

8) обтяжений сімейний анамнез щодо медулярного раку щитоподібної залози;

9) вік <20 і >60 років (у разі появи нових вузлів).

УЗД-ознаки ризику зоякісності вузла щитоподібної залози чи вогнищевої зміни, виявленої при УЗД щитоподібної залози:

1) ознаки метастазів у шийні лімфатичні вузли;

2) ознаки інфільтрації капсули щитоподібної залози або прилеглих органів шиї;

3) наявність мікрокальцифікатів у вогнищевій зміні (<1–2 мм без акустичної тіні);

4) солідний характер та гіпоехогенність вогнища;

5) форма вогнищевої зміни (висота більше ширини);

6) нерівні межі утворення (розмиті, нечіткі);

7) ознаки підвищеного (хаотичного) кровопостачання утворення.

Такі вогнищеві зміни вимагають виконання ТАПБ незалежно від їх розмірів (за винятком вогнищ <10 мм, без ознак підвищеного клінічного ризику).

З огляду на низький ризик зоякісності можна не виконувати ТАПБ у випадку:

1) вогнищевої зміни щитоподібної залози ≤5 мм у всіх вимірах (ТАПБ не рекомендована з огляду на низький клінічний ризик);

2) простої кісти згідно з УЗД-критеріями;

3) зміни з губчастою структурою (≥50 % об'єму) за даними УЗД;

4) вогнищевої зміни, що виявляє автономну активність при сцинтиграфії щитоподібної залози з використанням йоду ^{131}I («гарячий» вузол).

УЗД-ознаки ризику, що викликають підозру на наявність метастазів до лімфатичного вузла — показання до ТАПБ вузла: округла форма, відсутність жирових воріт, мікрокальцинати, гетерогенність, солідно-кістозний характер (кістозна дегенерація), поперечний розмір >5 мм, крайова або хаотична васкуляризація.

Підготовка до ТАПБ пацієнта, який приймає антикоагулянти: перед запланованою ТАПБ щитоподібної залози відмініть антикоагулянти:

1) низькомолекулярний гепарин — за 8 год;

2) дабігатран — за ≥12 год;

3) ривароксабан — за ≥24 год.

Застосування аценокумаролу чи варфарину не є абсолютним протипоказанням до ТАПБ, зокрема, якщо використовується голка діаметром 0,4 мм при МНВ у межах 2,5–3. У хворого, який приймає клопідогрель, виконання біопсії щитоподібної залози дозволяється в тому випадку, коли відмінити ЛЗ неможливо, а показання до виконання біопсії — абсолютні. Не слід відміняти ацетилсаліцилову кислоту, що приймається в дозі ≤300 мг/добу.

Критерії діагностики нетоксичного вузлового зобу

1) ≥1 вузол щитоподібної залози, відчутний під час об'єктивного обстеження, який можна виявити при УЗД (незалежно від об'єму всієї щитоподібної залози), або щитоподібна залоза збільшена >20 мл у жінок і >25 мл у чоловіків при УЗД, з виявленими вогнищевими змінами ехоструктури діаметром >1 см;

2) нормальний рівень ТТГ у сироватці;

3) виключення злоякісної пухлини за допомогою ТАПБ.

Контрольні дослідження з метою виключення раку щитоподібної залози

Необхідно розглянути потребу у виконанні ТАПБ у кожному випадку вузлового зобу. Критерії відбору вогнищ до проведення ТАПБ →вище. У випадку множинних вогнищевих змін → необхідно виключити рак у всіх вогнищах з показаннями до ТАПБ, або принаймні у 4 вогнищах з найвищим ризиком; якщо вогнищеві зміни численні, однотипні при УЗД та не мають УЗД-ознак підвищеного ризику — дозволяється виконувати ТАПБ тільки зміни найбільших розмірів.

1. Якщо при першій ТАПБ не виявлено ознак злоякісності досліджуваних вузлів («доброякісне утворення» →табл. 4-1) і дослідження достовірне, необхідності у повторній біопсії немає, вистачить контрольного УЗД щитоподібної залози. У разі клінічних сумнівів ТАПБ можна повторити через 6–12 міс., особливо у випадку вузлів з УЗД-ознаками. Необхідно обов'язково повторити ТАПБ при істотному збільшенні вузла або появі нових ознак ризику при УЗД, а також якщо ТАПБ не охопила достатньої кількості вогнищ.

2. Якщо результат першої ТАПБ вказує на «невизначене фолікулярне ураження», її повторюють через 3–12 міс. залежно від клінічної підозри на злоякісність.

3. Перед запланованим оперативним лікуванням при підозрі на фолікулярну пухлину, у тому числі оксифільну, діагноз повинен підтвердити інший цитолог. Пацієнти, що не були оперовані, потребують ретельного спостереження.

⇥ ЛІКУВАННЯ

Переваги та недоліки різних методів →табл. 4-2.

Хірургічне лікування

Покази:

1) цитологічні діагнози — «злоякісне новоутворення» або «підозра на злоякісність» (→табл. 4-1), що означають підозру на рак щитоподібної залози →розд. 9.5, або недостатньо достовірне його виключення (абсолютний показ); «підозра на пухлину з клітин Гюртле» асоціюється з 15–25 % ризиком раку і є істотним показом до оперативного лікування, що обов'язково необхідно розглянути при вузлах >1 см; невелика пухлина з цитологічним діагнозом «підозра на фолікулярну неоплазію» є відносним показом до оперативного лікування (рішення приймається індивідуально, беручи до уваги розміри вузла та наявність ознак ризику злоякісності);

2) великий зоб (зазвичай >60 мл), що викликає компресію дихальних шляхів;

3) загрудинний зоб (незалежно від компресії дихальних шляхів);

4) вузол >4 см або (при менших вузлах) виражені ознаки ризику.

Об'єм операції: підозра на рак щитоподібної залози — тотальна тиреоїдектомія →розд. 9.5; у решті випадків субтотальна тиреоїдектомія або тотальна

Таблиця 4-2. Лікування вузлового нетоксичного зобу — переваги та недоліки різних варіантів лікування

Метод лікування	Недоліки	Переваги
операція (підозра на злоякісність, компресія трахеї)	хірургічні ускладнення (ураження голосових зв'язок, гіпопаратиреоз, гіпотиреоз); необхідність госпіталізації	видалення вузла; повне зникнення симптомів; гістологічний діагноз
супресивна терапія тироксином	в даний час рідко використовується, оскільки є неефективною у більшості хворих; довго триває; повторний ріст вузла після відміни L-T4; ризик ятрогенного гіпертиреозу	можливе сповільнення росту вузла або можливе попередження появи нових вузлів, переважно у віці <30 р.
радіойод (вік >40–60 р., зоб >60 мл, протипоказаний до операції)	повільне зменшення зобу; гіпотиреоз (10 % протягом 5 років); тиреоїдит після опромінення (1–2 %); необхідність контрацепції	незначні побічні симптоми; зменшення об'єму зобу на 40 % протягом 2 років
черезшкірні ін'єкції етанолу (субтоксичні вузли, прості кісти)	ускладнює пізнішу цитологічну оцінку; необхідність повторних ін'єкцій; неефективні при великих вузлах; болісна маніпуляція; транзиторна дисфонія (1–2 %)	не викликає гіпотиреозу

гемітиреоїдектомія (видалення частки з вузлом підвищеного ризику злоякісності) з видаленням перешийка, а також субтотальна гемітиреоїдектомія другої частки, якщо в ній при УЗД виявлено вогнищеві зміни (показано при підозрі на фолікулярну неоплазію, у т. ч. — особливо при підозрі на пухлину з клітин Гюртле). При інтраопераційному дослідженні немає можливості визначити, чи це є фолікулярний рак щитоподібної залози, чи доброякісна пухлина — вирішальне значення має післяопераційне гістологічне дослідження. Ускладнення →розд. 9.2.

Консервативне лікування

Йому віддають перевагу, якщо немає показань до оперативного лікування (тобто ні при ТАПБ, ні при клінічному обстеженні не виникає підозри на рак щитоподібної залози). Негативний результат ТАПБ, проведеного в медичному закладі, в якому дотримуються контролю якості досліджень та алгоритму пункції вогнищ найвищого ризику, є достатньою підставою до виключення злоякісного новоутворення; проте, у разі наявності УЗД-ознак ризику раку, попри діагностику доброякісного утворення, рекомендується повторити ТАПБ через 3–12 міс. (нагальність дослідження залежить від ступеня вираженості ознак ризику).

1. Спостереження: у перший період (1–2 роки) необхідно обстежувати пацієнта кожні 6 міс. і проводити УЗД кожні 6–12 міс. (залежно від ризику), а також, повторити ТАПБ у разі значного збільшення вузла, наявності виражених ознак клінічного ризику, або появи нових ознак клінічного чи УЗД-ризику. Якщо спостереження не викликає підозри на злоякісність і вогнищева зміна не буде значно збільшуватися, подальші контрольні огляди можна проводити рідше, але не можна від них відмовитися. У пацієнтів із цитологічним діагнозом «невизначене фолікулярне утворення», або «підозра на фолікулярну неоплазію» ризик злоякісності низький, якщо при сцинтиграфії виявлено автономну активність вузла (слід контролювати ТТГ). Можна рекомендувати спостереження за такими вузлами також і тоді, якщо вони малі (<1–2 см), і немає ні клінічних, ані УЗД-ознак підвищеного ризику.

2. Лікування L-T4: рутинне застосування L-T4 на даний час не рекомендується у пацієнтів з нетоксичним багатовузловим зобом, оскільки підтримка концентрації ТТГ близько нижньої межі норми пов'язана з підвищеним ризиком остеопорозу у жінок після менопаузи, а також підвищує ризик виникнення фібриляції передсердь, особливо у пацієнтів віком >60 р.; слід розглянути тільки виключно у осіб молодого віку, особливо у випадках невеликого збільшення щитоподібної залози і вузлів діаметром <3–4 см; метою лікування є утримання ТТГ у діапазоні 0,1–0,4 мМО/л; якщо протягом 6–12 міс. вузол або об'єм зобу не зменшується → слід припиніть лікування.

3. Черезшкірна ін'єкція етанолу у вузол: викликає некроз вузла і при наявності одиничних вузлів може привести до значного зменшення їх об'єму. Висока ефективність при наявності кіст, а також кістозно-солідних утворень. Після вдалого виконання втручання при даному виді утворень частота рецидивів низька, але може бути необхідність повторити маніпуляцію декілька разів. Вимагає надзвичайно старанного виключення раку, досвіду і є виправданою тільки при поодиноких вузлах, у т. ч. при наявності претоксичних вузлів (автономних за результатами сцинтиграфії, іще без підвищення FT4), але не при наявності токсичних вузлів, з клінічно маніфестним гіпертиреозом, оскільки при тривалому спостереженні виявлено високу частоту рецидивів.

4. Лікування [131]I: покази: вік >40–60 р., великий зоб з об'ємом >60 мл, при наявності протипоказань до операції, після ретельного виключення раку щитоподібної залози і ризику значного звуження дихальних шляхів (необхідно зважити превентивне лікування ГК). Зазвичай досягається зменшення об'єму зобу на ≈40 %, однак ≈20 % пацієнтів не реагують на лікування.

5. Ультразвукова термоабляція вузлів щитоподібної залози методом HIFU (*high intensity focused ultrasound*) — втручання за допомогою пристрою, що випромінює висококонцентрований пучок ультразвукових хвиль, енергія яких спричинює нагрівання тканини пухлини до температури 85 °С та денатурацію білків; втручання виконується під ретельним УЗД-контролем та із застосуванням спеціальної системи охолодження шкіри. Може виявитися альтернативою операції у пацієнтів з великими, солідними вузлами щитоподібної залози, які [вузли] продовжують рости, не мають кальцифікатів — та потребують лікування з причини місцевих симптомів (компресія), проте пацієнти не можуть бути оперовані за класичною методикою. Перед використанням даного методу слід виключити рак щитоподібної залози.

➡ ПРОГНОЗ

Ризик невиявлення злоякісного вузла при вузловому зобі за умов належного планування і проведення ТАПБ становить ≤5–10 %. Доброякісний вузол також може збільшуватись і викликати симптоми компресії; існує також певний ризик поступового розвитку гіпертиреозу →розд. 9.2, рис. 2-4.

5. Рак щитоподібної залози

➡ ВИЗНАЧЕННЯ ТА ЕТІОПАТОГЕНЕЗ

Рак щитоподібної залози — злоякісна пухлина, яка походить:
1) із фолікулярних клітин щитоподібної залози
   а) раки диференційовані (≈90 % випадків) — **папілярний рак** (більшість) і **фолікулярний рак** та
   б) **недиференційований рак** (анапластичний).

Мікрорак щитоподібної залози — поодиноке вогнище папілярного раку в післяопераційному дослідженні діаметром ≤1 см, без метастазів у лімфатичні вузли і без віддалених метастазів; не викликає клінічно явної хвороби;

Діагноз «неінвазивна фолікулярна неоплазія щитоподібної з папілярно подібними змінами ядер» (*noninvasive follicular thyroid neoplasm with papillary-like nuclear features* — NIFTP) означає доброякісне новоутворення, яке не потребує подальшого лікування, а лише уважного контролю.

2) із С-клітин (парафолікулярних), що виробляють кальцитонін — **медулярний рак**.

Іншою рідкісною формою злоякісної пухлини щитоподібної залози є **первинна лімфома щитоподібної залози** (найчастіше типу MALT →розд. 15.13).

Фактори ризику: вплив іонізуючого випромінювання — єдиний доведений фактор ризику раку щитоподібної залози (папілярного раку), особливо, якщо експозиція відбулася в дитинстві (напр., променева терапія з приводу лімфоми Ходжкіна); низька доступність йоду в навколишньому середовищі (у районах з дефіцитом йоду підвищується частота виникнення фолікулярного раку); спадкові фактори (≈25 % випадків медулярного раку є генетично-зумовленими, викликаними активуючою гермінальною мутацією гену *RET* →розд. 12.2.2.2); онкогени, напр. активуюча мутація гену BRAF (найчастіша соматична мутація при папілярному раку щитоподібної залози, асоціюється з гіршим прогнозом), мутації гену RET (при медулярному раку щитоподібної залози).

→ КЛІНІЧНА КАРТИНА ТА ПРИРОДНИЙ ПЕРЕБІГ

Не є характерним — вузол, що розвивається, зазвичай не відрізняється від доброякісних вузлів і тому з метою ранньої діагностики раку слід використовувати ТАПБ, хоча даний метод не завжди дозволяє диференціювати злоякісні та доброякісні утворення. Природний перебіг залежить від гістологічного типу раку. Ріст диференційованих раків, як правило, повільний; рідко спостерігається швидкий ріст вузла; ущільнення його консистенції, спаяність з оточуючими тканинами або захриплість (симптом інфільтрації поворотного гортанного нерва). Швидке, видиме при об'єктивному обстеженні збільшення вузла, з обширною інфільтрацією навколишніх структур, є одним з найбільш характерних симптомів анапластичного (недиференційованого) раку щитоподібної залози → слід негайно направити пацієнта до онколога. Іноді першим помітним симптомом є збільшені внаслідок метастазів лімфатичні вузли шиї. Рідко першими діагностуються віддалені метастази; особливо несприятливою є поява метастазів без йод-накопичувальної активності. Біль і задишка є першими симптомами тільки при недиференційованому раку. При медулярному раку щитоподібної залози характерним, але рідкісним, симптомом є діарея (викликана надмірною секрецією кальцитоніну та інших біологічно активних речовин).

→ ДІАГНОСТИКА

Рак щитоподібної залози діагностується на підставі післяопераційних досліджень: патолого-анатомічного і гістологічного (діагноз, встановлений на основі ТАПБ, є попереднім); виявлення віддалених метастазів з йод-накопичувальною активністю при сцинтиграфії всього тіла також підтверджує диференційований рак. Діагностика фолікулярного раку неможлива на підставі цитологічного дослідження, якщо вузол щитоподібної залози не супроводжується метастазами. Медулярний рак можна з високою вірогідністю діагностувати на основі дуже високого рівня кальцитоніну в сироватці крові, асоційованого з вузловою гіперплазією щитоподібної залози.

Допоміжні дослідження

1. Лабораторні дослідження:

1) рівень **ТТГ** в сироватці — з метою виключення порушення функції щитоподібної залози;

2) рівень **кальцитоніну** в сироватці — значне підвищення у пацієнта з вузлом щитоподібної залози свідчить про діагноз медулярного раку;

3) рівень **ТГ** у сироватці — маркер персистенції захворювання і прогресії диференційованих раків щитоподібної залози після радикального лікування (не має значення в діагностиці раку до операції); якщо його рівень низький, пізніше його підвищення сигналізує про рецидив раку; про ремісію захворювання свідчать рівні <1 мкг/л при лікуванні тироксином, <1–2 мкг/л після стимуляції тиреотропіном: екзогенним (рекомбінантний людський тиреотропін) або ендогенним (через 4–6 тиж. перерви у прийомі L-T4). Інтерпретація результату вимагає визначення антитіл анти-Tg, які повинні бути відсутні.

2. Візуалізаційні дослідження: УЗД шиї (щитоподібної залози і лімфатичних вузлів) — ознаки при УЗД вузла щитоподібної залози не є патогномонічними для раку, але деякі з них збільшують підозру злоякісності (покази до ТАПБ →розд. 9.4); патологічно збільшені лімфатичні вузли також є показом до ТАПБ або (рідше) до хірургічної біопсії. **Сцинтиграфія з застосуванням** ^{131}I:

1) **щитоподібної залози** — використовується для диференціації з токсичним вузлом або підгострим тиреоїдитом; ймовірність раку в випадку неактивного вузла така ж, як і в інших вузлах, тоді як у випадку поодинокого автономного вузла — нижча (2 %);

2) **всього тіла** — має велике значення для післяопераційної оцінки запущеності диференційованого раку щитоподібної залози; виявлення вогнищ з йод-накопичувальною активністю в легенях або кістках майже завжди є рівнозначним з діагностуванням метастазів (виявляє навіть мікрометастази, що не виявляються іншими радіологічними методами). **РГ грудної клітки** — може виявити метастази у легені. **КТ шиї та верхнього середостіння** — показана при місцево-поширеному захворюванні, з метою оцінки операбельності, а також, якщо підозрюються метастази; при диференційованих раках застосування йодовмісних контрастних речовин протипоказане.

3. Патолого-анатомічне дослідження →розд. 9.4 і табл. 4-1. Характерною особливістю диференційованих раків є експресія у клітинах тиреоглобуліну (при імуногістохімічному дослідженні); при медулярному раку щитоподібної залози і лімфомі необхідні додаткові клінічні дані та імуногістохімічні дослідження, які є частиною стандартних досліджень. **Інтраопераційне дослідження** — дозволяє діагностувати непухлинний зоб, папілярний рак, медулярний рак і недиференційований рак. Істотним недоліком є ризик механічної деформації незафіксованого матеріалу; не дозволяє провести однозначну диференціацію між аденомою і фолікулярним раком. **Гістологічне дослідження** — має найважливіше значення для діагностики раку щитоподібної залози і визначає подальше лікування — на його підставі оцінюють, яким є ризик рецидиву: низький, помірний чи високий (при диференційованому раку останній варіант вибирають тоді, коли виявлено значну інвазію поза межі щитоподібної залози, видалення пухлини було неповним, або коли виявлено лімфатичний вузол >3 см).

4. Інші дослідження:

1) ЛОР обстеження (до операції і після) — оцінка рухливості голосових складок;

2) рівень кальцію в сироватці — оцінка функції паращитовидних залоз після тотальної тиреоїдектомії.

→ ЛІКУВАННЯ

Відмінності в лікуванні диференційованого раку щитоподібної залози, медулярного раку і недиференційованого раку обумовлені відмінностями в біології цих пухлин і стосуються, головним чином, післяопераційного лікування.

Лікування папілярного раку і фолікулярного раку

Хірургічне лікування

1. Рак, діагностований до операції (незалежно від розміру пухлинного вогнища): показана тотальна екстракапсулярна тиреоїдектомія, доповнена видаленням серединних лімфатичних вузлів шиї, а в разі метастазів до бічних шийних лімфовузлів — також і бічнихвідділів. Допускаються винятки з правила проведення тотальної тиреоїдектомії у випадку раків з низьким ризиком рецидиву — неповне видалення щитоподібної залози при одиничному вогнищі папілярного раку з діаметром ≤1 см, обмеженому паренхімою щитоподібної залози (мікрораку); дозволеним хірургічним втручанням у такому випадку є геміреоїдектомія з видаленням перешийка. Допускається також можливість непроведення профілактичного видалення серединних лімфатичних вузлів шиї в разі незначної запущеності захворювання та якщо за результатами передопераційного УЗ-дослідження, а також інтраопераційної оцінки не було виявлено ознак ураження лімфовузлів.

2. Рак, діагностований після операції: показана вторинна тотальна тиреоїдектомія решти щитоподібної залози (за винятком діагнозу мікрораку), яка виконується протягом декількох днів після операції або тільки через 2–3 міс. (коли закінчиться процес загоєння тканин); показане видалення лімфатичних вузлів центрального відділу шиї, а в разі метастазів до бічних шийних лімфовузлів — також і лімфовузлів того відділу. У рекомендаціях ATA (2015) і PTE (2016) дозволено менший об'єм операції у випадку одиничного вогнища раку з низьким ризиком рецидиву.

3. Лікувальна тактика у випадку мікрораку: якщо щитоподібна залоза була прооперована, напр., з приводу ДТЗ чи вузлового зобу і було знайдено кількаміліметрове поодиноке вогнище папілярного раку, а також виключено метастази до лімфатичних вузлів та віддалені метастази, то немає необхідності другої операції з метою повного видалення щитоподібної залози; також не застосовується ^{131}I-терапія. Необхідно виконати контрольне УЗД через 6 і 12 міс., а також через 2 роки; в подальшому, якщо не виявлено будь-яких змін ехогенності, і немає підозри на метастази, необхідно повторювати кожні 5 років. Слід проводити моніторинг рівня ТГ в сироватці крові — перш за все оцінювати динаміку його змін з часом (інтерпретація складніша у зв'язку зі збереженою у багатьох хворих резидуальною паренхімою щитоподібної залози); систематичне зростання концентрації ТГ вимагає поглибленої діагностики з метою виключення рецидиву раку.

Лікування радіоактивним йодом (радіойодом; ^{131}I)

Оптимально проводиться протягом ≤3 міс. після тиреоїдектомії з використанням рекомбінантного тиреотропіну(РлТТГ [rhTSH], який вводиться шляхом 2-х в/м ін'єкцій, з інтервалом 24 год) — екзогенна стимуляція ТТГ, а якщо це неможливо, з метою досягнення рівня ТТГ у сироватці >30 мМО/л перед прийомом ^{131}I необхідно перервати лікування L-Т4 на 4–6 тиж. (ендогенна стимуляція ТТГ). Перед лікуванням ^{131}I необхідно уникати препаратів, які містять йод, а також проведення досліджень з використанням йодовмісних контрастних речовин. Заходи безпеки →розд. 9.2. Згідно з рекомендаціями ATA, лікування радіойодом має застосовуватись тільки у випадках раку з високим ризиком рецидивування. PTE також допускає можливість непроведення рутинної радіоізотопної терапії у пацієнтів з групи низького ризику після виконання радикальної операції, якщо у них спостерігається дуже добра відповідь на лікування.

Види лікування залежно від тяжкості захворювання:

1) **ад'ювантне** — у хворих із папілярним або фолікулярним раком після операції тотальної тиреоїдектомії, якщо немає віддалених метастазів. Мета лікування: знищення мінімальних залишків щитоподібної залози, що залишилися після операції (абляція щитоподібної залози), а також знищення клінічно невловимих персистуючих пухлинних клітин (у ложі щитоподібної залози, лімфатичних вузлах та невидимих віддалених);

2) **радикальне** — у пацієнтів з диференційованими раками щитоподібної залози, після операції повного видалення щитоподібної залози, якщо є йодпоглинаючі віддалені метастази (напр., до легенів);

3) **паліативне** — у разі нерезектабельної первинної пухлини, нерезектабельного місцевого рецидиву або наявності віддалених метастазів, які накопичують йод в недостатній кількості, щоб доза поглинутої енергії спричинила їх повне знищення. Мета лікування: зменшення об'єму, сповільнення росту пухлини і полегшення симптомів (напр., біль при метастазах в кістки).

Лікування L-T4 при диференційованому раку щитоподібної залози

Необхідне після тиреоїдектомії, а цільова концентрація ТТГ залежить від ризику прогресування чи рецидиву раку. Якщо у пацієнтів з папілярним чи фолікулярним раком високого ризику досягнуто повної ремісії після завершеного первинного лікування (оцінюється на підставі відсутності ознак захворювання при візуалізаційних дослідженнях та концентрації тиреоглобуліну <1 мкг/л після стимуляції ТТГ), рекомендована неповна супресію — тобто дещо менші дози, аніж при супресивному лікуванні, що дозволяють підтримувати концентрацію ТТГ в межах 0,1–0,4 мМО/л. До цього часу даним хворим рекомендували повну супресію (таргетний ТТГ <0,1 мМО/л, без появи симптомів тиреотоксикозу). Відмову від супресії ТТГ розглядають у тому випадку, якщо після завершення лікування ризик рецидиву раку є вкрай низьким. Пацієнтам з групи найнижчого ризику (рТ1а N0M0) супресивне лікування не потрібне (цільовий ТТГ в межах 0,4–2,0 мМО/л). У хворих, у яких ремісія зберігається ≥5 років, можна застосувати замісну терапію. У всіх пацієнтів, які перенесли лікування з приводу раку щитоподібної залози, необхідно уникати зростання концентрації ТТГ >2–2,5 мМО/л. Дози L-T4 дуже різні і залежать від знежиреної маси тіла. Лікування слід розпочинати з дози 1,5–2 мкг/кг м. т., потім корегувати дозу кожні 6–8 тиж. на підставі рівня ТТГ, визначеного вранці натще перед прийомом наступної дози препарату. Після визначення адекватного дозування подальші корекції, як правило, дуже незначні.

Інші методи

Дистанційна променева терапія має обмежені показання — використовується переважно в якості паліативного лікування при нерезектабельному раку щитоподібної залози або при завершеній метастатичному процесі; хіміотерапія неефективна. **При лікуванні метастазів в кістки** застосовують бісфосфонати або деносумаб. **Молекулярно-таргетна терапія:** при запущеному раку щитоподібної залози після вичерпання можливості лікування радіоактивним йодом застосовують (головним чином на етапі клінічних досліджень) інгібітори тирозинкіназ, у т. ч. сорафеніб чи ленватиніб.

Лікування медулярного раку

Основне значення має тотальне видалення щитоподібної залози і шийних лімфатичних вузлів, що однак у ≈50 % випадків не нормалізує рівень кальцитоніну в сироватці (в основному його джерелом є мікрометастази в інших лімфатичних вузлах або печінці). Після проведення тотальної тиреоїдектомії хворі не вимагають супресивної терапії, а тільки замісних доз L-T4 з цільовим рівнем ТТГ в діапазоні 0,4–2,0 мМО/л. У терапії агресивного і маніфестного, неоперабельного, місцево-поширеного чи метастазуючого медулярного раку щитоподібної залози можна використовувати інгібітори тирозинкіназ — вандетаніб чи кабозантиніб. З огляду на високу ймовірність спадкового захворювання (→розд. 12.2.2.2) завжди слід виконати дослідження щодо гермінальної мутації прото-онкогену *RET* в ДНК, ізольованій з лімфоцитів периферичної крові, у всіх членів родини хворого, особливо у родичів 1. ступеня спорідненості — виявлення носійства мутації є показом для профілактичної операції на щитоподібній залозі, з огляду на високий ризик розвитку медулярного раку.

Лікування недиференційованого раку

Прогресування хвороби є настільки швидким, що у більшості пацієнтів діагностується вже на нерезектабельній стадії. Не можна лікувати ^{131}I (ракові клітини не накопичують йод); застосовується телерадіотерапія або хіміотерапія, але ці методи мають невелику ефективність. Після видалення щитоподібної залози при недиференційованому раку щитоподібної залози не застосовується супресивна терапія, достатньо звичайного поповнення дефіциту гормону.

→ МОНІТОРИНГ

Після первинного лікування диференційованого раку щитоподібної залози (оперативне лікування + терапія радіоактивним йодом) проводиться постійна стратифікація ризику (під час кожного контрольного огляду), із врахуванням віку і статі пацієнта, результату гістологічного дослідження, обширності перенесеної операції та оцінки відповіді на лікування. Залежно від концентрації ТГ, титру антитіл до тиреоглобуліну (АТ-ТГ), сцинтиграфічної картини, а також результатів візуалізаційних досліджень (УЗД шиї, КТ, МРТ, ПЕТ з використанням ФДГ) виділяють 4 категорії відповіді на лікування (відмінна, біохімічно неповна, структурно неповна, невизначена), на підставі чого визначають частоту проведення контрольних досліджень і їх діапазон, а також потребу в подальшому лікуванні.

→ ПРОГНОЗ

Папілярний рак на стадії мікрораку є повністю виліковним; у вузлах <4 см 10-річне виживання пацієнтів становить 90–95 %, а якщо рак дифузно інфільтрує навколишні тканини — тільки ≈60 %. У 5 % хворих діагноз встановлюється пізно і, незважаючи на лікування, тільки половина з них виживає протягом 10 років. При метастазах в легені із збереженою йодопоглинаючою здатністю можна досягти повної ремісії; якщо їх ще неможливо виявити при радіологічному дослідженні — ймовірність одужання досягає 80 %. При метастазах в кістки, навіть зі збереженою йодопоглинаючою здатністю, прогноз є значно гіршим. При фолікулярному раку відсотки 10-річного виживання, як правило, на ≈10 % нижчі. Прогноз при диференційованих раках щитоподібної залози є значно кращим у молодших пацієнтів (<45 р.). Ризик рецидиву найвищий протягом перших 5 років. На даний момент застосовують безперервну стратифікацію ризику, що базується на відповіді на проведене лікування. Відсутні дані, які б підтверджували збільшення тривалості життя у пацієнтів, що отримували терапію інгібіторами тирозинкіназ, тим не менше, ці препарати значно подовжують час до прогресування хвороби. Серйозною загрозою є розвиток недиференційованого раку щитоподібної залози, при якому ріст пухлини є швидким і призводить до смерті пацієнта при драматичних обставинах (смерть від удушення) протягом 6–12 міс., незалежно від застосованого лікування.

Базові фізіологічні відомості

У ≈90 % людей є 4 паращитоподібні залози (ПЩЗ), у інших — більше (до 8) або менше. Зазвичай, розміщені за щитоподібною залозою (ЩЗ) поблизу її верхніх і нижніх полюсів; у ≈10 % осіб одна або більше залоз мають нетипове розташування, напр., у ЩЗ, тимусі, перикарді чи середостінні. ПЩЗ секретують паратгормон (ПТГ). Головним регулятором секреції ПТГ є концентрація іонізованого кальцію в сироватці — гіпокальціємія активує секрецію ПТГ, а гіперкальціємія гальмує. Підвищення секреції ПТГ у відповідь на гіпокальціємію відбувається тільки тоді, коли немає дефіциту магнію. Важливими чинниками, що гальмують секрецію ПТГ, є також вітамін D та його активні метаболіти, напр., $1,25(OH)_2D_3$. ПТГ підвищує синтез 1,25-дигідроксихолекальциферолу ($1,25(OH)_2D_3$) в нирках та збільшує реабсорбцію кальцію в дистальних канальцях, а реабсорбцію фосфатів гальмує. За посередництвом $1,25(OH)_2D_3$ збільшується всмоктування кальцію та фосфатів у кишківнику. ПТГ у фізіологічній концентрації має значний вплив на процеси формування та перебудови кісток, викликає підвищення кальціємії і фосфатурії; а також зниження фосфатемії; при надлишку ПТГ переважають остеолітичні процеси. Гіперфосфатемія в свою чергу призводить до зниження рівня кальцію в сироватці, пригнічення синтезу $1,25(OH)_2D_3$, а також безпосередньо стимулює секрецію ПТГ шляхом незалежним від гіпокальціємії і дефіциту $1,25(OH)_2D_3$. Зниження рівня неорганічного фосфору стимулює синтез $1,25(OH)_2D_3$, навіть за відсутності ПТГ. Кальцитонін — гормон, який секретується парафолікулярними клітинами щитоподібної залози (т. зв. С-клітинами) — пригнічує остеолітичний вплив ПТГ і $1,25(OH)_2D_3$, підвищує всмоктування кальцію в шлунково-кишковому тракті, стимулює синтез $1,25(OH)_2D_3$ в нирках. Новими, нещодавно дослідженими, ланками регуляції кальцієво-фосфорного обміну є фосфатоніни (зокрема, фактор росту фібробластів 23 [FGF-23]), а також білок Клото.

Визначення концентрації ПТГ у сироватці крові: біологічна активність ПТГ пов'язана з N-кінцевим фрагментом молекули. У сироватці крові виявляються, передусім, цілі молекули ПТГ (ПТГ 1–84), а також С-кінцеві фрагменти (ПТГ 7–84). У даний час повсюди тестами 2-го покоління визначають т. зв. **інтактний ПТГ** (iPTH) — суму концентрацій ПТГ-(1–84) та ПТГ-(7–84), норма: 1,1–6,7 пмоль/л (10–60 пг/мл). Тести 3-го покоління визначають т. зв. **біо-інтактний ПТГ** (біо iPTH) — концентрацію загального ПТГ-(1–84), норма: 6–37 пг/мл. Відмічено, що визначення ПТГ тестами 2-го та 3-го поколінь має однакову діагностичну цінність при виявленні первинного гіперпаратиреозу (первинного ГПТ). Повноцінна діагностична цінність результату аналізу рівня ПТГ у пацієнтів з первинним ГПТ досягається тільки після повної компенсації дефіциту вітаміна D. Проте верхньої межі нормальної концентрації 25-ОН-D у пацієнтів з первинним ГПТ не визначено; запропоновано концентрацію ≥75 нмоль/л (30 нг/мл), але <125 нмоль/л (50 нг/мл).

1. Гіпопаратиреоз

1.1. Первинний гіпопаратиреоз

→ ВИЗНАЧЕННЯ ТА ЕТІОПАТОГЕНЕЗ

Первинний гіпопаратиреоз — це захворювання, що супроводжується гіпокальціємією і гіперфосфатемією, та спричинене первинною недостатністю, або повною відсутністю паратиреоїдного гормону (ПТГ) чи секрецією біологічно неактивного ПТГ. **Причини:**

1) видалення ПЩЗ при тиреоїдектомії (≈80 % усіх випадків гіпопаратиреозу) або інші хірургічні втручання в ділянці шиї;

2) пошкодження ПЩЗ внаслідок тиреоїдиту, опромінення щитоподібної залози, накопичення заліза (гемохроматоз), міді (хвороба Вілсона) чи амілоїду (амілоїдоз), травми шиї, аутоімунної реакції (аутоімунний полігландулярний синдром 1 типу (АПС-1) →розд. 12.2.1.1 або, дуже рідко — 2 типу (АПС-2) →розд. 12.2.1.2);

3) вроджені вади — аплазія ПЩЗ (синдром Ді Джорджі), вроджена недостатність ПЩЗ, що успадковується зчеплено зі статтю чи аутосомно;

4) мітохондріальні захворювання — синдром Кернса-Сейра, MELAS синдром;

5) секреція структурно зміненого ПТГ, який не зв'язується з рецептором;

6) порушення секреції ПТГ внаслідок гіпомагніємії, дихального алкалозу або мутації активуючої кальцієвий рецептор.

КЛІНІЧНА КАРТИНА ТА ПРИРОДНИЙ ПЕРЕБІГ

Симптоми гіпокальціємії — напади тетанії, прихована тетанія або її аналоги →розд. 19.1.6.1. Внаслідок довготривалої гіпокальціємії можуть виникати неврологічні порушення (хорея, паркінсонізм, спастична параплегія) психічні порушення (депресія, невроз, психоз) та трофічні зміни тканин ектодермального походження (перинуклеарна катаракта, груба та суха шкіра з підвищеною схильністю до екзем та грибкових захворювань, ламкість волосся та вій, поперечні борозенки, лейконіхія або розшарування нігтів, перснеподібні або точкові дефекти зубної емалі). Хронічний гіпопаратиреоз може протягом довгого періоду часу мати безсимптомний перебіг.

ДІАГНОСТИКА

Допоміжні дослідження

1. Дослідження крові: гіпокальціємія, гіперфосфатемія та низька або недостатня для виявлення концентрація ПТГ, знижена концентрація 1,25(OH)$_2$D$_3$.

2. Дослідження сечі: підвищення екскреції фосфатів та цАМФ після введення екзогенного ПТГ (тест Елсворта-Говарда).

3. ЕКГ: ознаки гіпокальціємії →розд. 25.1.1.

4. Візуалізаційні дослідження: можуть виявити кальцифікати у ядрах основи головного мозку та інших м'яких тканинах, щільність кісткових структур (остеосклероз).

5. Дослідження нервового проведення та електроміографія: зниження порогу збудливості і хронаксії нервів та поява спонтанних двофазних високочастотних потенціалів у скелетних м'язах.

Діагностичні критерії

Діагноз базується на результатах біохімічних досліджень (**гіпокальціємія і гіперфосфатемія з низькою або такою, що не визначається концентрацією ПТГ**), які можуть супроводжуватись симптомами тетанії чи їх аналогами та трофічними змінами тканин ектодермального походження.

Диференційна діагностика

Інші причини гіпокальціємії →розд. 19.1.6.1, псевдогіпопаратиреоз.

ЛІКУВАННЯ

Етіотропне лікування, найчастіше, є неможливим, а терапевтичні дії полягають у корекції гіпокальціємії →розд. 19.1.6.1 та гіперфосфатемії →розд. 19.1.7.2.

1.2. Вторинний гіпопаратиреоз

Вторинний гіпопаратиреоз — це стан зниженої секреції ПТГ внаслідок гальмуючого впливу ПТГ-незалежної гіперкальціємії. Рідкісні причини: активуюча мутація рецептора ПТГ-1 (синдром Янсена: гіперкальціємія, гіпофосфатемія, концентрація ПТГ не визначається) або активуюча мутація кальцієвого рецептора (гіперкальціємія та низька концентрація ПТГ). Присутні симптоми основного захворювання (причини гіперкальціємії) та симптоми гіперкальціємії →розд. 19.1.6.2. При додаткових обстеженнях — **гіперкальціємія з низькою концентрацією ПТГ**. При диференційній діагностиці розгляньте інші причини ПТГ-незалежної гіперкальціємії. Етіотропне лікування і корекція гіперкальціємії.

1.3. Псевдогіпопаратиреоз

Псевдогіпопаратиреоз — це генетично детерміноване захворювання, яке характеризується нечутливістю тканин-мішеней до дії ПТГ генетично детермінованого дефекту рецептору ПТГ-ПТГпП. Якщо дефект поширюється на кісткову тканину, то захворювання називається синдромом вродженої остеодистрофії Олбрайта.

Розрізняють кілька типів, які відрізняються по відповіді у тесті Елсворта-Говарда, наявністю резистентності до інших гормонів і симптомів їх дефіциту (ТТГ, глюкагону і гонадотропіну) та наявністю чи відсутністю порушень розвитку (низький зріст, кругле обличчя, ожиріння, вкорочені кістки передпліччя та гомілки). При додаткових дослідженнях гіпокальціємія, гіперфосфатемія та висока концентрація ПТГ як правильна компенсаторна реакція на гіпокальціємію (виняток: т. зв. псевдо-псевдогіпопаратиреоз, що характеризується типовими вадами розвитку, нормокальціємією і нормофосфатемією та, зазвичай, нормальною концентрацією ПТГ). При диференційній діагностиці візьміть до уваги первинний та вторинний гіпопаратиреоз. Лікування таке, як при справжньому гіпопаратиреозі (корекція гіпокальціємії і гіперфосфатемії).

2. Гіперпаратиреоз

2.1. Первинний гіперпаратиреоз

➜ ВИЗНАЧЕННЯ ТА ЕТІОПАТОГЕНЕЗ

Первинний гіперпаратиреоз (ГПТ) — це надмірна секреція паратгормону (ПТГ) внаслідок дефекту клітин парацитоподібних залоз (ПЩЗ), не чутлива або малочутлива до супресивного впливу гіперкальціємії. **Причини:** солітарна аденома (85 %), множинні аденоми або гіперплазія ПЩЗ (15 %), рак ПЩЗ (<1 %). Рідко (≈5 %) — спадково детермінований ГПТ як один зі складових синдромів множинної ендокринної неоплазії 1 типу (MEN1), 2A типу (MEN2A) або синдрому гіперпаратиреозу, асоційованого з пухлиною верхньої чи нижньої щелепи (HPT-JT), або пов'язаний з інактивуючою мутацією гена, що кодує кальцієвий рецептор (CASR).

Підвищена секреція ПТГ є причиною посиленого остеолізу та переміщення кальцію у кров, посиленого всмоктування кальцію з шлунково-кишкового тракту та підвищеної екскреції кальцію та фосфатів із сечею.

➜ КЛІНІЧНА КАРТИНА ТА ПРИРОДНИЙ ПЕРЕБІГ

Жінки хворіють у 2–3 рази частіше, ніж чоловіки. Пік захворюваності припадає на 6 декаду життя. Клінічна картина залежить від проміжку часу, протягом якого відбувалась посилена секреція ПТГ та персистувала гіперкальціємія. Часто, протягом багатьох років немає жодних симптомів, а гіперпаратиреоз діагностується випадково при виявленні гіперкальціємії в рутинних біохімічних дослідженнях, або присутній один симптом, або неправильно діагностоване і неефективне ліковане захворювання (напр., ревматоїдний артрит, рецидивуюча виразкова хвороба шлунка та дванадцятипалої кишки, рецидивуючий панкреатит, рецидивуючий нефролітіаз або нефрогенний нецукровий діабет).

Суб'єктивні импттоми: загальна слабкість, депресія, кістково-суглобовий біль або об'єктивні симптоми **ускладнень хронічної гіперкальціємії** →розд. 19.1.6.2, в т. ч. і симптоми з боку нирок (ниркова коліка, поліурія або симптоми хронічної хвороби нирок). **Об'єктивні симптоми: кісткові** — спричинені загальним чи локальним остеопорозом або вогнищевими дефектами по типу кістозно-фіброзного остеїту (болі хребта, суглобів і трубчастих кісток кінцівок, патологічні переломи ребер, хребців чи інших кісток, деформація хребта та труднощі при ходьбі [качина хода] — на даний момент настільки запущена форма спостерігається вкрай рідко). Може розвиватися епуліс (пухлина ясен).

⊃ ДІАГНОСТИКА

Допоміжні дослідження

1. Дослідження крові: гіперкальціємія (іноді збільшена концентрація тільки іонізованого кальцію), підвищений рівень ПТГ (або близько ВМН — що вважається аномалією при супутній гіперкальціємії) і підвищена активність кісткового ізоферменту лужної фосфатази; значно рідше гіпофосфатемія. Діагностична цінність концентрації ПТГ досягається виключно після повного відновлення дефіциту вітаміну D (рекомендований рівень 25-OH-D $\geq$75 нмоль/л [30 нг/мл]). Концентрація загального кальцію залежить від концентрації білків плазми, переважно альбуміну: підвищення альбумінемії на кожні 10 г/л (вище 40 г/л) збільшує концентрацію загального кальцію на 0,2 ммоль/л, і навпаки — зниження альбумінемії на кожні 10 г/л (нижче 40 г/л) зменшує кальціємію на 0,2 ммоль/л. В умовах нормального pH крові 40–50 % сироваткового кальцію знаходиться в іонізованому стані. Ацидоз підвищує, в той час як алкалоз, відповідно, знижує концентрацію іонізованого кальцію. Порушення правил зберігання або занадто тривале зберігання зразка крові (при температурі >4 °C або >2 год) викликають зміни концентрації іонізованого кальцію.

2. Дослідження сечі: підвищена екскреція кальцію (>5 ммоль/добу [200 мг/добу]) і фосфатів з сечею, низька питома вага сечі, мікрогематурія (при нефролітіазі), невелика протеїнурія (при інтерстиціальному нефриті).

3. ЕКГ: можуть бути помітні ознаки гіперкальціємії →розд. 25.1.1.

4. Візуалізаційні дослідження ПЩЗ: УЗД (виявляє тільки значно збільшені ПЩЗ та **сцинтиграфія** (найкраще застосувати комбінацію сцинтиграфії з використанням ^{99m}Tc-сестамібі із сцинтиграфією ^{99m}Tc та ОПЕКТ). Можна також виконати дослідження ПЕТ/КТз введенням ^{11}C-метіоніну, або МРТ. Візуалізаційні дослідження не повинні бути діагностичними процедурами; вони, натомість, є стандартними методами, які застосовують для локалізації ПЩЗ перед операцією або після невдалої паратиреоїдектомії або при ектопічному гіперпаратиреоїдиті. Всі методи візуалізації ПТГ-секретуючої аденоми мають обмежену вірогідність.

5. Денситометрія кістки: ознаки остеопенії чи остеопорозу.

6. Офтальмологічне обстеження: інколи, відкладення кальцію у рогівці (кальцинована смугаста кератопатія).

Діагностичні критерії

Явний ПГПТ — клінічні симптоми гіперкальціємічного синдрому і кісткової деструкції, а також аномальні результати біохімічних досліджень:

гіперкальціємія з підвищеною концентрацією ПТГ і гіперкальціурією, підвищення активності кісткового ізоферменту лужної фосфатази в сироватці крові. Необхідно виконати рентгенографічне дослідження кісток, а також візуалізаційні і функціональні дослідження нирок.

Безсимптомний ПГПТ — аномальні результати біохімічних досліджень ідентичні, як і при явному ПГПТ, але без типової для ПГПТ клінічної симптоматики, і їх, як правило, виявляють випадково; у хворих, які не вживають тіазидних діуретиків ані препаратів літію, про наявність ПГПТ може свідчити:

1) підвищений рівень кальцію в сироватці крові (скоригований відповідно до концентрації альбуміну) і/або підвищений рівень іонізованого кальцію;

2) супутній (або неадекватно нормальний відносно підвищеної кальціємії) рівень ПТГ у сироватці крові. Безсимптомний ПГПТ може також протікати як нормокальціємія з підвищеним рівнем ПТГ (після виключення дефіциту вітаміну D).

Результат дослідження МЩК методом DXA може не відповідати нормі (найчастіше показник Т <–2,5). Після багаторічного перебігу, безсимптомна форма ПГПТ трансформується в явну.

Труднощі діагностики:

1) підвищена концентрація ПТГ в сироватці та нормальна кальціємія — нормокальціємічна форма ГПТ проявляється тільки підвищенням концентрації ПТГ → слід виключити дефіцит вітаміну D, котрий може бути причиною підвищеної концентрації ПТГ у плазмі крові (призначення вітаміну D під контролем кальціємії може нормалізувати ПТГ); з часом у частині випадків розвивається гіперкальціємія та класичний безсимптомний первинний ГПТ;

2) нормальна або незначно підвищена концентрація ПТГ та гіперкальціємія — підвищена концентрація кальцію у плазмі деякою мірою може гальмувати секрецію ПТГ у частини пацієнтів з первинним ГПТ, яка в таких випадках знаходиться нижче ВМН або незначно її перевищує;

3) «невизначальний» ПТГ і гіпофосфатемічна гіперкальціємія — гіперпаратиреоз, що спричинений секрецією зміненої внаслідок мутації молекули ПТГ, яка залишається біологічно активною, але не виявляється антитілами, які використовують для визначення ПТГ.

Диференційна діагностика

У випадках безсимптомного ПГПТ слід брати до уваги причини вторинного підвищення концентрації ПТГ в сироватці крові (вторинний гіперпаратиреоз), перш за все дефіцит 25-OH-D (повторно визначте рівень ПТГ вже після досягнення концентрації 25-OH-D $\geq$75 нмоль/л [30 нг/мл]), зниження ШКФ <60 мл/хв/1,73 м^2, терапія діуретиками, бісфосфонатами, деносумабом або літієм.

Захворювання, які супроводжуються гіперкальціємією →розд. 19.1.6.2, остеопенія, остеопороз →розд. 16.16 або остеомаляція →розд. 16.17, первинні пухлини кісток та метастази пухлин у кістки, множинна мієлома, хвороба Педжета. Можуть виникати труднощі під час диференційної діагностики з: сімейною гіпокальціуричною гіперкальціємією (незначна гіперкальціємія, гіпокальціурія, гіпермагніємія, співвідношення клиренсу кальцію до кліренсу креатиніну K_{Ca}/K_{kreat} <0,01 [у 80 %] і нормальна концентрація ПТГ у плазмі крові або невелике її збільшення → підозрюйте у хворих після неефективної паратиреоїдектомії або з гіперкальціємією, діагностованою у віці <30-ти р., з гіперкальціємією в сімейному анамнезі та у хворих з гіперкальціємією та нормальним або незначно підвищеним рівнем ПТГ у сироватці крові, після виключення дефіциту вітаміну D); аденома ПЩЗ у хворого з гіперкальціємією пухлинного ґенезу (підвищена концентрація ПТГ та ПТГ-подібного пептиду [ПТГпП]); паранеопластична ендокринопатія (секреція ПТГ та інших остеолітичних факторів пухлинами, які не походять з ПЩЗ).

→ **ЛІКУВАННЯ**

Хірургічне лікування

Про ургентність показів свідчить наростання симптоматики та концентрації кальцію у сироватці крові. Аденому чи рак видаляють, а у випадку гіперплазії ПЩЗ — залишають половину однієї залози та видаляють усі інші (субтотальна паратиреоїдектомія), або видаляють усі паращитоподібні залози (тотальна паратиреоїдектомія) з пересадкою невеликого фрагменту однієї з залоз до м'язів верхньої кінцівки (фрагменти, що залишились, кріоконсервують та зберігають для можливості їх пересадки у випадку виникнення післяопераційного гіпопаратиреозу). Ефективність паратиреоїдектомії оцінюють шляхом інтраопераційного визначення концентрації ПТГ у пробах крові, узятих через 10–20 хв після видалення субстрату хвороби (якщо операція успішна — концентрація ПТГ знижується на >50 % від вихідного рівня). Останнім часом хірургічні втручання з приводу солітарної аденоми із відомою локалізацією проводяться з використанням мінімально інвазивних методик паратиреоїдектомії, разом з інтраопераційним визначенням концентрації ПТГ. Стандартна операція полягає у двобічній ревізії та оцінці всіх паращитоподібних залоз.

Показання при явному ПГПТ: завжди намагайтесь направити хворого на хірургічне лікування (за відсутності протипоказань).

Показання у випадку безсимптомного ПГПТ:

1) гіперкальціємія (концентрація загального кальцію у сироватці перевищує ВМН на >0,25 ммоль/л [1 мг/дл] або концентрація іонізованого кальцію перевищує ВМН на >0,12 ммоль/л [0,48 мг/дл]);

2) ШКФ <60 мл/хв/1,73 м²;

3) показник Т при обстеженні методом DXA <−2,5 (у будь-якій з оцінюваних частин скелету) у жінок після менопаузи та у чоловіків віком >50-ти р. і/або перенесений патологічний перелом (напр. хребця), підтверджений при РГ;

4) вік <50-ти р.;

5) сечокам'яна хвороба чи нефрокальциноз, або високий ризик сечокам'яної хвороби (у хворих без симптомів і при невідповідності вищевказаним критеріям, необхідно шукати сечокам'яну хворобу або нефрокальциноз за допомогою візуалізаційних досліджень [РГ, КТ або УЗД], якщо добова кальціурія >10 ммоль/24 год [400 мг/24 год] → необхідно оцінити в сечі повний профіль біохімічного ризику сечокам'яної хвороби).

У спеціалізованих центрах ефективність хірургічного лікування становить >90 %. Після хірургічного втручання може виникнути значна гіпокальціємія і гіпофосфатемія (т. зв. «синдром голодних кісток»).

Контроверсійним питанням залишається хірургічне лікування сімейної гіпокальціуричної гіперкальціємії. Більшість спеціалістів вважає, що не потрібно виконувати паратиреоїдектомію. У пацієнтів з ПГПТ, що розвивається на фоні синдрому МЕН-1 і МЕН-2, сімейного ізольованого первинного гіперпаратиреозу, а також синдрому гіперпаратиреозу, асоційованого з пухлиною верхньої або нижньої щелепи (HPT-JT), велике діагностичне значення при виборі адекватного лікування мають генетичні дослідження; тактика лікування має бути поміркованою та направленою на досягнення довготривалої нормокальціємії, уникнення довготривалої гіпокальціємії та повторної операції, а також на зменшення післяопераційних ускладнень.

Фармакологічне лікування

1. Лікування гіперкальціємії, в т. ч. гіперкальціємічного кризу →розд. 19.1.6.2.

2. Поповнення дефіциту вітаміну D (цільова концентрація 25-OH-D ≥75 нмоль/л [30 нг/мл]). Замісна терапія вітаміном D (у осіб з його дефіцитом) веде до зниження концентрації ПТГ в сироватці крові без підвищення кальціємії та кальціурії.

3. Кальциміметики (підвищують чутливість кальцієвих рецепторів до позаклітинного кальцію) призначаються у разі наявності протипоказів до хірургічного втручання (гальмують секрецію ПТГ, проте відміна ЛЗ призводить до рецидиву гіперкальціємії) — цинакальцет 30 мг 2×на день, можна поступово збільшувати кожні 2–4 тиж. до 90 мг 2×на день, макс. доза 90 мг 4×на день. Метою лікування є досягнення нормокальціємії.

4. Бісфосфонати — з метою гальмування резорбції кісток остеокластами; призначаються також з метою зменшення проявів «синдрому голодних кісток» після паратиреоїдектомії.

5. Корекція гіпокальціємії →розд. 19.1.6.1 і гіпофосфатемія →розд. 19.1.7.1 після паратиреоїдектомії.

→ **МОНІТОРИНГ**

У пацієнтів з безсимптомним ПГПТ при відсутності показів до оперативного лікування слід визначати концентрацію кальцію та креатиніну в сироватці кожні 12 міс. та виконувати денситометрію кісткової тканини у 3 зонах скелету кожні 1–2 роки. Показники кальцієво-фосфорного обміну та концентрацію ПТГ визначайте після попереднього підтвердження нормальної концентрації 25(OH)D (50–125 нмоль/л [20–50 нг/мл]).

→ **ПРОГНОЗ**

У ефективно пролікованих хірургічним методом пацієнтів прогноз сприятливий, якщо рівень прогресування змін у кістках та нирках не більший за помірний. При раку паратиреоподібних залоз повний регрес досягається у ≈1/3 випадків, у ≈1/3 пацієнтів виникає рецидив, а у решти ≈1/3 пацієнтів захворювання швидко та агресивно прогресує.

2.2. Вторинний гіперпаратиреоз

→ **ВИЗНАЧЕННЯ ТА ЕТІОПАТОГЕНЕЗ**

Вторинний ГПТ це зворотній стан підвищеної секреції ПТГ вторинно гіперплазованими ПЩЗ, в основному, за рахунок зменшення притоку іонів кальцію до клітин ПЩЗ. **Причини:** хронічна хвороба нирок (ХХН; найчастіша причина — вторинний ГПТ у всіх з ШКФ ≤45 мл/хв/1,73 м²), гостре пошкодження нирок, захворювання, що супроводжуються хронічною гіпокальціємією →розд. 19.1.6.1.

Тривала секреторна активність ПЩЗ призводить до їх гіпертрофії та гіперплазії. Функціонування гіпертрофованих ПЩЗ може з часом стати автономним (третинний гіперпаратиреоз →нижче).

→ **КЛІНІЧНА КАРТИНА ТА ПРИРОДНИЙ ПЕРЕБІГ**

Симптоматика залежить від основного захворювання, яке є причиною хронічної гіпокальціємії, його тривалості та методу лікування. Вторинний гіперпаратиреоз у пацієнтів із ХХН призводить до розвитку, т. зв. ниркової остеодистрофії з високим кістковим ремоделюванням →розд. 14.2.

→ **ДІАГНОСТИКА**

Допоміжні дослідження

1. Біохімічні дослідження: підвищена концентрація ПТГ у сироватці, часто, гіпокальціємія або нормальна низька концентрація кальцію та порушення, що пов'язані з основним захворюванням (найчастіше — підвищена концентрація креатиніну у сироватці та гіперфосфатемія у пацієнтів з ХХН), здебільшого низький рівень 25 (OH) D, підвищення концентрації FGF-23 та зниження концентрації білка Клото.

2. Візуалізаційні дослідження: можуть виявити збільшення ПЩЗ та різноманітні кісткові зміни, так як і при первинному ГПТ.

Діагностичні критерії

Підвищення концентрації ПТГ у сироватці крові і гіпокальціемія (або нормальний низький рівень кальцію в сироватці) у пацієнта з захворюванням, яке призводить до виникнення вторинного гіперпаратиреозу.

→ ЛІКУВАННЯ

Слід усунути причину, якщо це не можливо → симптоматичне лікування:

1) корекція гіпокальціемії →розд. 19.1.6.1;

2) корекція гіперфосфатемії →розд. 19.1.7.2;

3) активні метаболіти вітаміну D (кальцитріол) або його прекурсори, що не вимагають гідроксилювання в нирках (альфакальцидол), або його аналоги (напр., парикальцитол призначається в/в через центральний венозний катетер під час гемодіалізу, в дозуванні, розрахованому на підставі концентрації ПТГ в плазмі);

4) безкальцієві сполуки, що зв'язують фосфати у травному тракті (севеламеру карбонат, лантану карбонат, заліза цитрат)

5) якщо наведеного вище лікування недостатньо → призначте кальциміметик — цинакальцет 30—90 мг/добу.

Тактика лікування при вторинному гіперпаратиреозі в перебігу ХХН →розд. 14.2.

2.3. Третинний гіперпаратиреоз

→ ВИЗНАЧЕННЯ ТА ЕТІОПАТОГЕНЕЗ

Третинний ГПТ — це поява гіперкальціемії внаслідок автономної надмірної гіперсекреції ПТГ у хворих з вторинним гіперпаритиреозом. **Основна причина:** неефективне лікування вторинного гіперпаратиреозу, яке призводить до тривалої стимуляції продукування ПТГ клітинами ПЩЗ та їх гіперплазії. Найчастіше спостерігається у хворих з ХХН, які лікувались діалізами; у пацієнтів після успішної трансплантації нирки необхідно передбачити підвищену секрецію ПТГ гіпертрофованими ПЩЗ (самостійно минає через кілька місяців після трансплантації у 90 % пацієнтів, інколи — протягом довшого часу).

→ КЛІНІЧНА КАРТИНА ТА ПРИРОДНИЙ ПЕРЕБІГ

Симптоми основного захворювання (найчастіше — пізньої стадії ХХН), гіперкальціемічного синдрому →розд. 19.1.6.2 і ниркової остеодистрофії →розд. 14.2. Нелікований третинний гіперпаратиреоз призводить до серцево-судинних ускладнень (кальцифікації судин і клапанів серця), кальцинатів у м'яких тканинах, важкої остеодистрофії, імунодефіциту та анемії, резистентної до лікування еритропоетином. Можуть відбуватись спонтанні розриви сухожилків м'язів. Виникає стійкий свербіж шкіри. Гіперпаратиреоз минає спонтанно у 90 % пацієнтів через декілька місяців після трансплантації нирки.

Допоміжні дослідження

1. Біохімічні дослідження: гіперкальціемія, висока концентрація ПТГ (>10 разів перевищує ВМН), гіперфосфатемія (у хворих з ХХН), суттєво підвищені показники кісткового ремоделювання (кісткової резорбції та формування).

2. Візуалізаційні дослідження: можуть виявити збільшення ПЩЗ та різноманітні кісткові зміни (такі, як при первинному ГПТ →розд. 10.2.1).

Діагностичні критерії

Гіперкальціємія у пацієнта з вторинним гіперпаратиреозом, після виключення інших причин гіперкальціємії →розд. 19.1.6.2.

→ ЛІКУВАННЯ

Фармакологічне лікування

Таке, як при вторинному гіперпаратиреозі.

Хірургічне лікування

Тотальна або субтотальна паратиреоїдектомія, якщо, незважаючи на консервативне лікування, концентрація ПТГ у плазмі становить >1000 пг/мл, гіперкальціємія >3 ммоль/л, пацієнта турбує нав'язливий свербіж шкіри, біль у кістках, кальцифікати у тканинах (у легенях, м'язах, шкірі) або тяжка міопатія. Ускладненням тотальної паратиреоїдектомії може бути адинамічна хвороба кісток.

1. Недостатність кори надниркових залоз (гіпокортицизм)

1.1. Первинна недостатність кори надниркових залоз (хвороба Аддісона)

→ **ВИЗНАЧЕННЯ ТА ЕТІОПАТОГЕНЕЗ**

Сукупність клінічних симптомів, що викликані довготривалим дефіцитом гормонів кори надниркових залоз, в основному кортизолу, внаслідок безпосереднього пошкодження наднирників. **Причини:**

1) аутоімунізація (найчастіше) — аутоантигенами є ферменти, що беруть участь у стероїдогенезі: найчастіше 21-гідроксилаза, рідше 17-гідроксилаза і 20–22-ліаза; можуть супроводжуватись іншими аутоімунними хворобами, найчастіше — щитоподібної залози → аутоімунні синдроми полігляндулярної недостатності →розд. 12.2; на ранній стадії хвороби надниркові залози можуть бути збільшеними (лімфоцитарні інфільтрати), на пізніх стадіях — зменшеними (атрофія);

2) туберкульоз та інші інфекційні захворювання (гістоплазмоз, криптококоз, бластомікоз, кокцидіоідомікоз; опортуністичні інфекції при СНІДі, найчастіше ЦМВ) — симптоми хвороби Аддісона, якщо деструкції зазнає ≈90 % тканини кори надниркових залоз (раніше субклінічна хвороба Аддісона); туберкульозні та грибкові гранульоми можуть кальцифікуватись (зміни видно при РГ і КТ);

3) новоутвори (лімфоми, дуже рідко двосторонній рак, метастази, напр., рак нирки та рак легень) — симптоми хвороби Аддісона тільки у випадку масивного ураження обох наднирників;

4) метаболічні порушення — амілоїдоз, адренолейкодистрофія, гемохроматоз;

5) вроджені порушення — вроджена гіперплазія надниркових залоз, нечутливість рецептора АКТГ, синдром Оллгрова з ахалазією стравоходу і алакрімією (відсутність сліз), гіпоплазія наднирників;

6) постмедикаментозне зменшення синтезу гормонів кори надниркових залоз — мітотан, аміноглютетимід, кетоконазол, метирапон, етомідат; має інтермітуючий характер і регресує після відміни ЛЗ; найдовше триває після лікування мітотаном.

→ **КЛІНІЧНА КАРТИНА ТА ПРИРОДНИЙ ПЕРЕБІГ**

1. Суб'єктивні симптоми: постійна слабкість, втрата свідомості (внаслідок ортостатичної гіпотензії або гіпоглікемії), погана толерантність до фізичного навантаження, схуднення, відсутність апетиту, інколи — нудота (рідше — блювання), бажання вживати солену їжу, рідкий кал, біль у м'язах і суглобах. Симптоми часто з'являються в стресових ситуаціях: інфікування, важка травма та ін. При субклінічній хворобі Аддісона епізоди загальної слабкості, втрати апетиту та болю у м'язах виникають тільки тимчасово, у стресових ситуаціях, особливо, після значного фізичного навантаження.

2. Об'єктивні симптоми: гіперпігментація шкіри, особливо у ділянках, що зазнають інсоляції або стиснення, з коричневим забарвленням ліктів, згинальних ліній на долонях і тильній поверхні рук, ареол сосків та рубців, а в деяких випадках також коричневі плями на слизовій оболонці ротової порожнини, що спричинені надлишком АКТГ і меланотропіну (МТГ), секреція яких недостатньо зворотньо гальмується кортизолом; низький артеріальний тиск і ортостатична гіпотонія.

3. Супутні аутоімунні порушення інших органів можуть змінювати клінічну картину та перебіг хвороби. Приєднання вторинної недостатності кори надниркових залоз призводить до зникнення гіперпігментації покривів. До повного знебарвлення шкіри може також призвести генералізоване вітиліго.

→ **ДІАГНОСТИКА**

Допоміжні дослідження

Наведені значення лабораторних параметрів стосуються досліджень проведених апаратом Immulite 2000.

1. Основні дослідження крові:

1) **загальний аналіз** — нейтропенія, лімфоцитоз, моноцитоз і еозинофілія;

2) **біохімічний аналіз** — гіперкаліємія, гіпонатріємія, інколи гіпоглікемія (особливо під час довших перерв між прийомами їжі та після значного фізичного навантаження), рідко — гіперкальціємія, інколи — підвищені концентрації сечовини та креатиніну (внаслідок зниження клубочкової фільтрації).

2. Гормональні дослідження: якщо вони виконуються з метою підтвердження діагнозу → слід відмінити гідрокортизон на 24 год перед обстеженням

1) золотим діагностичним стандартом при первинному гіпокортицизмі вважається короткий стимуляційний тест з використанням синтетичного кортикотропіну (АКТГ, тетракозактид 250 мкг в/в (або в/м); хворобу Аддісона виключає рівень кортизолемії ≥500 нмоль/л (18,1 мкг/дл) на будь-якому етапі цього тесту (0, 30, 60 хв);

2) якщо не можливо виконати наведене вище тесту → слід визначити концентрації кортизолу (скринінгове дослідження) і потім АКТГ у зразку крові, відібраному зранку; знижена **концентрація кортизолу** (<138 нмоль/л [5 мкг/дл]) і висока **концентрація АКТГ у плазмі** (що найчастіше ≥2×ВМН) при одночасному заборі зразків крові зранку — це типове гормональне порушення; підвищення концентрації АКТГ є першим симптомом (якщо кортизолемія в нормі, діагностується субклінічна форма). На подальших етапах діагностики слід зважити можливість підтвердження діагнозу за допомогою короткого тесту з синтетичним кортикотропіном.

3) знижена концентрація ДГЕА-С [дегідроепіандростерону сульфат], андростендіону (за винятком вродженої гіпертрофії кори надниркових залоз) і альдостерону; підвищена активність РАП [ренінової активності плазми] або концентрації реніну (ранній симптом).

3. Імунологічні дослідження: найчастіше специфічні антитіла до надниркових залоз (анти-21-гідроксилазні, рідше антидесмолазні чи анти 17-гідроксилазні); з часом кількість антитіл зменшується внаслідок зменшення кількості антигенів; у випадку аутоімунного синдрому полігландулярної недостатності (→розд. 12.2) — антитиреоїдні антитіла або антитіла до інших органів.

4. ЕКГ: ознаки гіперкаліємії →розд. 25.1.1.

5. Візуалізаційні дослідження: РГ, КТ і УЗД черевної порожнини можуть виявити двосторонні пухлини надниркиів (напр., метастази, крововиливи в надниркики) або кальцифікації у ділянці надниркових залоз після перенесеного туберкульозу або мікозу надниркиів; КТ або МРТ на пізній стадії аутоімунної хвороби Аддісона виявляють атрофічні надниркові залози. Двосторонні пухлини, найчастіше, свідчать про метастази у надниркові залози або лімфому.

Діагностичні критерії

Підвищена концентрація АКТГ в плазмі, знижена концентрація кортизолу в сироватці крові у звичайних умовах і аномальний результат стимуляційного тесту з використанням синтетичного кортикотропіну; клінічні симптоми →вище.

→ **ЛІКУВАННЯ**

Замісна терапія

Лікування первинного гіпокортицизму полягає в безперервній, пожиттєвій замісній терапії глюкокортикостероїдами (ГК), мінералокортикостероїдами (МКС) і, іноді, андрогенами. Слід проінформувати пацієнта про правила дозування гідрокортизону в умовах підвищеного стресу (інфекцій, травм, дрібних операцій, напр., екстракції зуба та ін.) →нижче; пацієнт повинен отримати і завжди мати з собою письмову інформацію про дозування ЛЗ. Слід запланувати контрольні обстеження.

1. Замісна терапія ГК: полягає у прагненні відтворити добовий ритм секреції кортизолу (найбільша доза — вранці), слід взяти до уваги тривалість дії одиночної дози (4–8 год), масу тіла та зріст, а також підвищену потребу у ГК при стресових ситуаціях. Правильність підбору замісних доз оцінюється на підставі самопочуття і фізичної активності, а також концентрації натрію та калію в сироватці. Призначайте **гідрокортизон** у дозах, які відповідають його добовій продукції (5–10 мг/м² п. т.), напр., 20–30 мг/добу у 2 прийоми, напр., вранці та близько 15:00 (15–20 мг +5–10 мг), або у 3 прийоми, тобто вранці, близько 13:00 і близько 18:00 (10–15 мг + 5–10 мг + 5 мг). При підборі дози слід враховувати масу тіла і зріст.

Препарат гідрокортизону в формі таблеток 5 і 20 мг з модифікованим вивільненням може забезпечити більш стабільну концентрацію кортизолу в крові при прийомі один раз на день натще. Не слід рутинно призначати преднізон, дексаметазон або інші синтетичні аналоги кортизолу, з огляду на їх нижчу, у порівнянні з гідрокортизоном, замісну цінність.

Правила дозування гідрокортизону

1) у стресовій ситуації помірної інтенсивності (напр., стоматологічне лікування, інфекційний процес, що вимагає антибіотикотерапії) пацієнт повинен збільшити дозу у 2 рази або на 10–30 мг/добу;

2) у разі лікування в домашніх умовах захворювання, що супроводжується гарячкою >38 °C — пацієнт повинен збільшити дозу гідрокортизону у 2 рази (або у 3 рази, якщо гарячка >39 °C) та пити розчини, що містять електроліти; терапію підвищеною дозою гідрокортизону п/о пацієнт може застосовувати до 3 днів, якщо не виникне загострення захворювання, що вимагатиме звернення до лікаря;

3) у випадку блювання або діареї пацієнт повинен звернутись до лікаря → слід вводити 50 мг гідрокортизону в/м кожні 12 год. В особливих випадках (напр., у випадку артеріальної гіпертензії, набряків) гідрокортизон можна замінити преднізолоном в еквівалентній дозі (20 мг гідрокортизону = 5 мг преднізолону).

4) захворювання з тяжким перебігом, зокрема тяжка травма чи оперативне лікування, вимагає в/в чи в/м застосування гідрокортизону;

5) перед значним фізичним навантаженням пацієнт має додатково прийняти 5–10 мг гідрокортизону;

6) при гіпертиреозі може знадобитися підвищення дози гідрокортизону;

7) у пацієнтів з цукровим діабетом додаткова доза 5 мг увечері може запобігати розвитку нічної гіпоглікемії.

2. Замісна терапія МКС: флудрокортизон 0,025–0,2 мг/добу, вранці (під час спеки — верхня межа раніше підібраної дози) та не обмежуйте споживання натрію. Необхідний є індивідуальний підбір дози. Пацієнти, що перебувають у жаркому кліматі, повинні збільшити вживання солі (з огляду на підвищену втрату натрію з потом), а в деяких випадках також і дозу флудрокортизону. Слід зменшити дозу або розглянути відміну ЛЗ при артеріальній гіпертензії та набряках, особливо у осіб старшого віку. Пам'ятайте, що гідрокортизон також має слабше виражену мінералокортикостероїдну дію. При прийомі правильно підібраної дози МКС не не має виникати ортостатична гіпотензія.

При первинній артеріальній гіпертензії додатково потрібно призначити відповідне гіпотензивне лікування, не змінюючи замісної терапії (напр., інгібітори АПФ чи блокатори рецепторів ангіотензину [БРА], а при потребі, як ЛЗ наступного ряду — дигідропіридинові блокатори кальцієвих каналів; застосування антагоністів альдостерону непоказано). Не призначайте сечогінні препарати, бо можна спровокувати різкі падіння артеріального тиску, пов'язані з гіповолемією. Доза 40 мг гідрокортизону забезпечує мінералокортикоїдний ефект, що відповідає 100 мкг флудрокортизону.

3. Замісна терапія андрогенами: дегідроепіандростерон (ДГЕА) у жінок 5–25 мг після сніданку, найчастіше — 10 мг/добу, призначається при схильності до депресії, зниженні лібідо, або при загальній слабкості, що зберігається попри повну компенсацію дефіциту кортизолу та МКС. Дозу 25 мг/добу можна розглянути особливо у жінок зі схильністю до депресії, при цьому слід виявити обережність, щоб не викликати симптомів андрогенізації. Якщо протягом 6 міс. пробна замісна андрогенна терапія не дає покращення, можна її не продовжувати. Корисним є визначення концентрації ДГЕА-С у сироватці.

➡ МОНІТОРИНГ

Найважливіше значення має зникнення симптомів, нормалізація артеріального тиску і електролітних порушень, а також покращення самопочуття. Призначте найнижчі ефективні дози гідрокортизону і флудрокортизону.

Ефективність замісної терапії **ГК** оцінюється на основі самопочуття і фізичної форми. Збільшення маси тіла і безсоння можуть вказувати на занадто високу добову дозу гідрокортизону. Слабкість, нудота, втрата апетиту, зниження маси тіла та гіперпігментація шкіри свідчать про недостатню замісну терапію. Визначення АКТГ мало інформативне, оскільки може перевищувати норму — якщо вранці знаходиться на нижній границі норми або нижче, це свідчить про надлишок гідрокортизону → слід знизити його дозу.

Для моніторингу терапії МКС, крім клінічної оцінки (контроль артеріального тиску, обстеження на предмет ортостатичної гіпотензії, пошук периферичних набряків) використовують визначення концентрацій натрію, калію і реніну, або активності реніну плазми.

➡ ОСОБЛИВІ СИТУАЦІЇ

Вагітність

Як правило, не потрібно модифікувати дозування гідрокортизону; у випадку появи відчуття слабкості у III триместрі вагітності може виникнути потреба підвищення дози гідрокортизону на 20–40 % (напр., з 25 мг/добу до 30 мг/добу). У випадку виникнення артеріальної гіпертензії, слід зменшити дозу флудрокортизону. Із замісною метою у вагітних не слід призначати дексаметазон, оскільки він у незміненій формі проникає через плацентарний бар'єр. При сумнівах щодо адекватності забезпечення **МКС** варто визначити концентрації натрію та калію у сироватці крові. Дослідження рівня реніну непридатне, оскільки його концентрація фізіологічно зростає під час вагітності.

Застосування гідрокортизону під час пологів та післяпологового періоду у жінок з гіпокортицизмом: **від моменту початку пологів** — 100 мг в/в +50 мг в/в або в/м кожні 6 год; при зниженні артеріального тиску додатково 100 мг в/в краплинно у 500 мл 0,9 % NaCl; **1-а і 2-а доба після пологів** — 50 мг в/м кожні 6–8 год; **між 3-ю та 6-ю добою** — 40–60 мг/добу п/о, у 3 прийоми, **від 7-ї доби** — дозування як перед пологами. Слід пам'ятати про в/в інфузію 0,9 % NaCl.

Хірургічні втручання

Застосування гідрокортизону під час великих хірургічних втручань під загальною анестезією у пацієнтів з гіпокортицизмом: **за день до операції** — 40 мг/добу п/о; **у день операції** — 100 мг у в/в інфузії, потім 200 мг/24 год шляхом безперервної в/в інфузії (або 50 мг в/в кожні 6 год); **1-а і 2-а доба після операції** — 50 мг в/м кожні 6 год, а у випадку зниження артеріального тиску додатково 100 мг у в/в інфузії. Такої тактики необхідно дотримуватися до моменту, коли хворий зможе їсти та пити; тоді слід розпочати лікування гідрокортизоном п/о — впродовж 2 діб у вдвічі більшій дозі, ніж перед втручанням, надалі дозу зменшують поступово таким чином, щоб під кінець 1-го тиж. повернутися до базової дози, яку пацієнт приймав перед втручанням.

Застосування гідрокортизону під час невеликих хірургічних втручаннях у пацієнтів з гіпокортицизмом: як правило, слід підвищити дозу п/о замісної терапії гідрокортизоном у 2–3 рази протягом 1–2 днів. **Перед екстракцією зуба** додатково призначте 20 мг гідрокортизону п/о за 1 год перед втручанням та збільшіть у 2 рази наступну дозу, що приймається у цей же день.

Профілактика гідрокортизоном у пацієнтів з гіпокортицизмом, яким виконується колоноскопія: необхідно госпіталізувати пацієнта; увечері ввести в/в або в/м 50 мг гідрокортизону та призначити в/в інфузію з метою нормалізації водного балансу; перед початком дослідження слід знову ввести в/в або в/м 50—100 мг гідрокортизону.

➡ ПРОГНОЗ

У пацієнтів з відповідною замісною терапією хвороба Аддісона не впливає на тривалість життя, проте розвиток адреналового кризу підвищує летальність серед пацієнтів з гіпокортицизмом; у випадку відсутності лікування, неминуче призводить до смерті. У випадку туберкульозного генезу прогноз залежить від поширеності інфікування, однак, у випадку двосторонніх метастазів у надниркові залози або лімфом, прогноз — несприятливий.

1.2. Вторинна недостатність кори надниркових залоз (вторинний гіпокортицизм)

➡ ВИЗНАЧЕННЯ ТА ЕТІОПАТОГЕНЕЗ

Симптомокомплекс, що спричинений довготривалою недостатністю гормонів кори надниркових залоз внаслідок дефіциту АКТГ. **Найчастіші причини:** зворотне гальмування АКТГ при тривалому лікуванні кортикостероїдами, великі пухлини гіпофіза і краніофарингіоми, нейрохірургічне лікування пухлин гіпофіза та ділянки турецького сідла, аутоімунізація; **рідші причини:** інсульт гіпофіза в анамнезі, післяпологовий некроз (синдром Шихана →розд. 8.3), інфільтраційні та посттравматичні зміни.

➡ КЛІНІЧНА КАРТИНА

Симптоми такі ж, як і при хворобі Аддісона, але, зазвичай, наростають значно повільніше і слабше виражені. Основна відмінність — це гіпопігментація шкіри, особливо, ореол сосків, внаслідок дефіциту АКТГ і МТГ. Електролітні порушення не характерні (виділення МКС, зазвичай не порушене, тому що більшою мірою залежить від ренін-ангіотензинової системи, ніж від АКТГ), може спостерігатись гіпонатріємія (через дефіцит кортизолу). Спостерігаються симптоми основного захворювання, котре є причиною вторинного гіпокортицизму.

➡ ДІАГНОСТИКА

Допоміжні дослідження

1. Біохімічні дослідження — відхилення від норми схожінагадують такі, як при хворобі Аддісона, але менш виражені; на ранньому етапі розвивається гіпонатріємія, але гіперкаліємія не виникає.

2. Гормональні дослідження

1) зниження **концентрації кортизолу** (<138 нмоль/л [5 мкг/дл]) в сироватці і знижена концентрація **АКТГ** в плазмі у одночасно відібраних зранку зразках крові (головний симптом);

2) при виконанні короткого тесту зі стимуляцією синтетичним кортикотропіном (АКТГ; тетракозактид 250 мкг в/м або в/в) — відсутність зростання секреції кортизолу — його макс. концентрація <500 нмоль/л (18,1 мкг/дл) свідчить про атрофію кори надниркових залоз (яка може бути викликана тривалою відсутністю ендогенного АКТГ);

3) інші стимуляційні тести — при підозрі на вторинний гіпокортицизм та нормальному результаті тесту з 250 мкг синтетичного АКТГ, розгляньте:

    а) тест з використанням 1 мкг синтетичного АКТГ;

    б) дводенний тест зі стимуляцією синтетичним кортикотропіном (тест надниркового резерву) або

    в) тест з КРГ (після введення 100 мкг КРГ збільшення концентрації кортизолу >500 нмоль/л [18,1 мкг/дл] та АКТГ >2–4 рази по відношенню до вихідного заперечує діагноз вторинного гіпокортицизму); а іноді

    г) тест постінсулінової гіпоглікемії (вкрай рідко застосовується у дорослих з огляду на ризик потенційних небезпечних ускладнень), або

    д) тест з метирапоном (рідко рекомендується через меншу достовірність);

4) нормальна концентрація гонадотропних гормонів, ТТГ і пролактину при ізольованій вторинній недостатності кори надниркових залоз, а знижена, або в межах лабораторної норми (відсутність підвищення при зниженні концентрації периферичних гормонів) — при мультигормональній недостатності гіпофіза;

5) низька концентрація ДГЕА-С в сироватці в зв'язку з атрофією надниркників.

3. Візуалізаційні дослідження: МРТ або **КТ** можуть виявити вогнищеві зміни гіпоталамо-гіпофізарної ділянки, або картину пустого, або частково пустого турецького сідла після перенесеного лімфоцитарного гіпофізиту.

▶ ЛІКУВАННЯ

1. Замісна терапія ГК: гідрокортизон, зазвичай, у нижчих, ніж при хворобі Аддісона, дозах (5–20 мг/добу п/о), найчастіше — у 2 або 3 прийоми (потрібно прагнути відтворити добовий ритм секреції кортизолу).

2. Замісна терапія МКС: у більшості випадків — необов'язкова, тому що секреція альдостерону підлягає регуляції РААС (а не АКТГ).

3. Замісна терапія андрогенами: розгляньте призначення ДГЕА п/о 5–10 мг/добу, вранці, згідно з показами, як при первинному гіпокортицизмі →розд. 11.1.1.

▶ ОСОБЛИВІ СИТУАЦІЇ

Хірургічні втручання

Хірургічні втручання та інші ситуації, які характеризуються підвищеною потребою в ГК: принципи застосування гідрокортизону з профілактичною метою у хворих з вторинним гіпокортицизмом такі ж, як і при первинному гіпокортицизмі →розд. 11.1.1.

▶ ПРОГНОЗ

Постстероїдний гіпокортицизм може бути зворотнім. Правильно лікований ізольований вторинний гіпокортицизм не становить загрози для життя і не впливає на тривалість життя. У випадку недостатності гіпофіза з вираженою симптоматикою прогноз залежить від порушень, викликаних дефіцитом інших гормонів гіпофіза →розд. 8.3.

1.3. Гостра надниркова недостатність (адреналовий криз)

→ ВИЗНАЧЕННЯ

Сукупність клінічних симптомів, що викликані раптовим, значним дефіцитом кортизолу, що становить загрозу для життя.

→ ЕТІОПАТОГЕНЕЗ

Адреналовий криз може виникнути:

1) у хворих з недіагностованим гіпокортицизмом — перша маніфестація захворювання найчастіше в стресових ситуаціях;

2) у хворих з діагностованим і лікованим гіпокортицизмом:

   а) після припинення пацієнтом замісної терапії;

   б) у стресових ситуаціях, без забезпечення достатньою дозою гідрокортизону або в результаті недостатнього всмоктування гідрокортизону внаслідок діареї або блювання, часто в процесі шлунково-кишкової інфекції;

   в) при підвищеному метаболізмі ГК внаслідок одночасного прийому ЛЗ (фенітоїну, барбітуратів, рифампіцину, мітотану), або при гіпертиреозі;

3) у осіб з раніше не порушеною секреторною функцією надниркових залоз:

   а) внаслідок пошкодження здорових надниркових залоз у результаті травми, крововиливу при ДВЗ-синдромі (напр., при сепсисі), лікування антитромботичними ЛЗ або еклампсії вагітних

   б) в пацієнтів у критичній фазі захворювань з важким перебігом, внаслідок порушення функції гіпоталамо-гіпофізарно-наднирникової системи у поєднанні з тканинною резистентністю до ГК і з надмірною запальною відповіддю.

→ КЛІНІЧНА КАРТИНА ТА ДІАГНОСТИКА

Адреналовий криз являє собою безпосередню загрозу для життя. Невідкладне лікування мають ключове значення для виживання хворого.

Продромальні симптоми: втрата апетиту, нудота, міалгія і погане самопочуття. **Загрожуючий криз:** посилення загальної слабкості, грипоподібний біль у м'язах, біль у животі, нудота, поступове зниження артеріального тиску; можливе підвищення температури тіла, що викликане цитокінами, які вивільняються при дефіциті кортизолу.

Симптоми кризу: значна загальна слабкість, порушення свідомості, блювання, діарея; гіпотонія і тахікардія; шок.

Адреналовий криз, що спричинений синдромом внутрішньосудинного зсідання крові **при сепсисі**, особливо, менінгококовому, якщо симптоми гострої недостатності кори надниркових залоз супроводжуються обширними крововиливами в шкіру — це **синдром Уотерхауса-Фрідріхсена**. У пацієнтів у критичній фазі важких хвороб основним симптомом є гіпотензія, що не піддається корекції шляхом парентерального введення рідин і вазопресорів. Супроводжується симптомами сепсису або гострої дихальної недостатності.

Допоміжні дослідження

1. Біохімічні дослідження — гіперкаліємія, гіпонатріємія, гіпоглікемія;

2. Гормональні дослідження — знижена концентрація кортизолу в сироватці; при проведенні стимуляційного тесту з використанням синтетичного кортикотропіну концентрація кортизолу в сироватці <248 нмоль/л (9 мкг/дл) (лікування необхідно почати негайно, ще до отримання результату визначення кортизолу);

3. Візуалізаційні дослідження: в залежності від підозрюваної причини аддісонового кризу.

→ ЛІКУВАННЯ

Метою є корекція дефіциту кортизолу, рідини та глюкози, корекція електролітних порушень, а також одночасний контроль можливої інфекції і основного захворювання, що призвело до розвитку кризу.

1. Лікування гострої недостатності кори надниркків слід розпочати негайно після забору крові для базових (глюкоза, натрій, калій, креатинін) і гормональних досліджень (кортизол, АКТГ), а також, можливо, в напрямку інфекції:

1) **гідрокортизон** — негайно введіть в/в 100 мг, потім 100 мг у в/в інфузії кожні 6 год, а після нормалізації артеріального тиску і пульсу — 50 мг в/в або в/м кожні 6 год. При септичному шоці →розд. 18.8;

2) **0,9 % NaCl + можливо 10 % розчин глюкози** (при низькій концентрації глюкози), а також кровозамінні препарати, напр., декстран, плазма або розчин альбуміну з метою корекції гіповолемії; початково 1 л/год, загальний об'єм — 2–4 л впродовж 24 год;

3) **лікування гіпонатріємії** →розд. 19.1.3.1.

4) низькомолекулярний гепарин у профілактичній дозі.

Треба проводити ретельний моніторинг стану пацієнта — кількість та склад перелитих рідин, доза натрію хлориду залежать від водного балансу, ступеню електролітних порушень, стану серцево-судинної системи та нирок.

2. Лікування загрожуючого адреналового кризу: ранне введення 100 мг гідрокортизону в/в, п/ш або в/м може попередити розвиток кризу; слід забезпечити відповідну замісну терапію гідрокортизоном, здійснювати корекцію можливих електролітних порушень і лікувати основне захворювання.

→ ПРОГНОЗ

Проведення правильного лікування адреналового кризу рятує життя хворому, але прогноз може бути сумнівним у випадку інших супутніх порушень, які зумовили виникнення кризу.

2. Синдром Іценко-Кушинга

→ ВИЗНАЧЕННЯ ТА ЕТІОПАТОГЕНЕЗ

Синдром Іценко-Кушинга (СІК) — це сукупність клінічних симптомів, що виникають внаслідок надлишкової секреції ГК. **Субклінічна гіперкортизолемія**, яку найчастіше діагностують при дослідженнях з приводу надниркової інциденталоми — це стан незначного підвищення ГК, що викликаний надлишковою секрецією кортизолу пухлиною надниркових залоз та спричиняє гальмування секреції ГК надниркковою залозою з протилежного боку, без характерних симптомів, однак частіше можуть розвиватись цукровий діабет, абдомінальне ожиріння, артеріальна гіпертензія, серцево-судинні події і остеопороз.

Класифікація СІК за етіологією:

1. Ендогенний СІК: внаслідок надлишкової секреції ГК надниркниками:

1) **АКТГ-незалежний СІК** (первинний гіперкортицизм):

а) **автономні пухлини надниркових залоз** — зазвичай поодинокі, рідше — множинні аденоми; рак надниркника →розд. 11.6. Пухлини, що походять з пучкового шару, секретують у надлишку виключно кортизол, інші типи пухлин (з сітчастого шару або змішані) — також й андрогени. Надлишок кортизолу гальмує виділення КРГ і АКТГ →

призводить до атрофії тканини кори надниркової залози, що розміщена за межами пухлини, та другої надниркової залози; нерідко виявляються множинні вузлики кори надниркників, які класифікують як нодулярну гіперплазію, мають поліклональний характер (на відміну від аденом, що виникають як наслідок моноклональної гіперплазії);

б) **макронодулярна гіперплазія надниркників** — причиною є ектопічні рецептори у корі надниркника, що нетипово реагують на стимулюючі подразники, найчастіше — на шлунковий інгібуючий пептид (ШІП), що тепер називається глюкозозалежним інсулінотропним пептидом, та виділяється у ШКТ після прийому їжі; інші стимулюючі чинники — це катехоламіни, вазопресин, ТТГ, ЛГ, хоріонічний гонадотропін (ХГЛ), ФСГ, естрогени у високій концентрації, пролактин та інтерлейкін-1;

в) **мікронодулярна гіперплазія надниркників (первинна пігментна дрібнонодулярна гіперплазія [дисплазія] кори надниркників)** — генетично детермінована сімейна форма (синдром Карнея, з наявністю інших порушень: міксом шкіри, серця та молочних залоз, світло-коричневих плям на шкірі, пухлин яєчок, інколи — інших ендокринних порушень, напр., акромегалії) та спорадична форма, при якій можуть відігравати роль імуноглобуліни, що стимулюють гіперплазію кори надниркників. Подібно до інших АКТГ-незалежних форм, тканина надниркників між вузликами може мати атрофічний характер.

2) **АКТГ-залежний СІК** (вторинний гіперкортицизм) — гіпофізарна форма (надлишковий синтез АКТГ пухлиною гіпофіза, тобто хвороба Іценка-Кушинга →розд. 8.4.3; найчастіша причина синдрому Іценка--Кушинга), сидром ектопічної секреції АКТГ пухлиною, що розташована за межами гіпофіза (значно рідше) або синдром ектопічної секреції КРГ (найбільш рідко, напр., дрібноклітинний рак легень, нейроендокринні пухлини).

2. Екзогенний СІК: спричинений глюкокортикостероїдами у дозах, які перевищують необхідні для замісної терапії (найчастіша причина СІК), незалежно від форми ЛЗ (таблетки, інгаляційні препарати, мазі, розчини для ін'єкцій, в. т. ч. для внутрішньосуглобових).

КЛІНІЧНА КАРТИНА ТА ПРИРОДНИЙ ПЕРЕБІГ

1. Суб'єктивні симптоми: зміна рис обличчя чи статури, слабкість м'язів та погана переносимість фізичного навантаження, підвищена сприйнятливість шкіри до травматизації — утворення виразок, що важко гояться, схильність до виникнення синяків; підвищена спрага та поліурія (→ контролюйте глікемію, у тяжких випадках може розвинутися гіперосмолярний гіперглікемічний синдром); надмірний апетит; головний біль та запаморочення (→ визначте артеріальний тиск); емоційна лабільність, схильність до депресії, погіршення пам'яті, рідко — психотичні стани; болі у кістках (при остеопорозі → обстежте на предмет патологічних переломів тіл хребців, ребер, а також лонних і сідничних кісток); схильність до інфекцій, особливо до опортуністичних (напр., грибкових), часто з тяжким перебігом, в. т. ч. і до туберкульозу; симптоми ішемічної хвороби серця (→ контролюйте ліпідограму), серцевої недостатності або венозної тромбо-емболічної хвороби (протромботична дія ГК), симптоми виразкової хвороби шлунку та дванадцятипалої кишки (особливо у осіб, що приймають НПЗП); симптоми сечокам'яної хвороби (у зв'язку з гіперкальціурією і гіперфосфатурією); зниження потенції у чоловіків, гіпоменорея у жінок або вторинна аменорея.

2. Об'єктивні симптоми: ожиріння центрального типу з відкладанням жиру на тулубі та шиї («бичача шия», з жировими подушечками у надключичних впадинах та з худими кінцівками; округле («місяцеподібне») обличчя, часто червоне (внаслідок поліцитемії та витончення шкіри), з розширеними судинами; коротка товста шия; атрофія м'язів кінцівок та тулуба; широкі червоні або червоно-сині стрії на шкірі живота, сідниць, молочних залоз, стегон, а у молодих осіб також навколо пахвових, ліктьових і підколінних ямок (→ слід диференціювати з вузькими рожевими численними розтяжками шкіри, що виникають у молодих осіб при швидкому наборі маси, і які з часом бліднють); витончення шкіри, легко виникаючі підшкірні крововиливи, інколи — спонтанні петехії; симптоми гіперандрогенізму різної інтенсивності — вугрові висипання і гірсутизм (→ слід виконати диференціальну діагностику з синдромом полікістозних яєчників); артеріальна гіпертензія (у більшості пацієнтів, переважно — легка або помірна), гіперпігментація шкіри (у пацієнтів із тривало персистуючою високою концентрацією АКТГ); набряки на нижніх кінцівках.

3. Природний перебіг: навіть довготривалий **субклінічний СІК** може не призвести до розвитку характерного симптомокомплексу; ризик прогресування до клінічного СІК не високий, тому субклінічний СІК, як правило, не можна вважати ранньою фазою СІК. **СІК із проявом усіх симптомів** діагностується лише на пізніх стадіях довготривалого захворювання. Значно частіше проявляються тільки деякі симптоми, напр., порушення толерантності до глюкози або цукровий діабет, дисліпідемія, артеріальна гіпертензія та швидке збільшення маси тіла (ожиріння), що у сукупності дають картину метаболічного синдрому; підвищується також ризик остеопорозу.

→ ДІАГНОСТИКА

СІК слід підозрювати і діагностувати в наступних ситуаціях:

1) у пацієнтів з множинними і прогресуючими симптомами гіперкортизолемії, особливо з найбільш характерними (типові стрії, атрофія проксимальних груп м'язів нижніх кінцівок і плечового поясу, гіперемія обличчя, легке утворення синців);

2) у пацієнтів з атиповим перебігом артеріальної гіпертензії, цукрового діабету або остеопорозу, що викликає підозру на їх вторинне походження (особливо при резистентності до лікування та в осіб молодого віку);

3) при випадковому виявленні пухлини надниркової залози (інциденталома).

Діагностика СІК є складною. Немає одного скринінгового тесту, який підтверджує або виключає СІК. Інтерпретуючи результати, враховуйте клінічну картину та переваги і недоліки окремих досліджень. Позитивний результат одного скринінгового дослідження є недостатнім для постановки точного діагнозу СІК, необхідне підтверджуюче дослідження. Аналогічним чином—якщо є клінічні ознаки, що свідчать про гіперкортизолемію, негативний результат одного дослідження не є недостатнім для виключення СІК. У хворого завжди необхідно виключити передуюче вживання ГК (екзогенний СІК).

Допоміжні дослідження

1. Основні біохімічні дослідження: гіпокаліємія і гіперкаліурія, гіперглікемія (порушення толерантності до глюкози або цукровий діабет), підвищення концентрації загального холестерину, Х-ЛПНЩ і тригліцеридів, зниження концентрації Х-ЛПВЩ.

2. Загальний аналіз крові: еритроцитоз, лейкоцитоз та тромбоцитоз, підвищення концентрації гемоглобіну, лімфоцитопенія, еозинофілія і моноцитопенія.

3. Гормональні дослідження гіпоталамо-гіпофізарно-наднирникової системи (межі норми можуть відрізнятися, тому слід перевіряти стандарти лабораторії, у якій робили дослідження):

1) **підтвердження гіперкортизолемії** — дослідження в разі підозри на СІК →рис. 2-1:

    а) відсутність **добового ритму** секреції кортизолу — підвищена **пізня вечірня** (о 23:00–24:00) **концентрація кортизолу у сироватці крові** >149 нмоль/л (5,4 мкг/дл) чи **у слині** (>4,0 нмоль/л [145 нг/дл]); ранкова концентрація кортизолу часто знаходиться у референтному інтервалі;

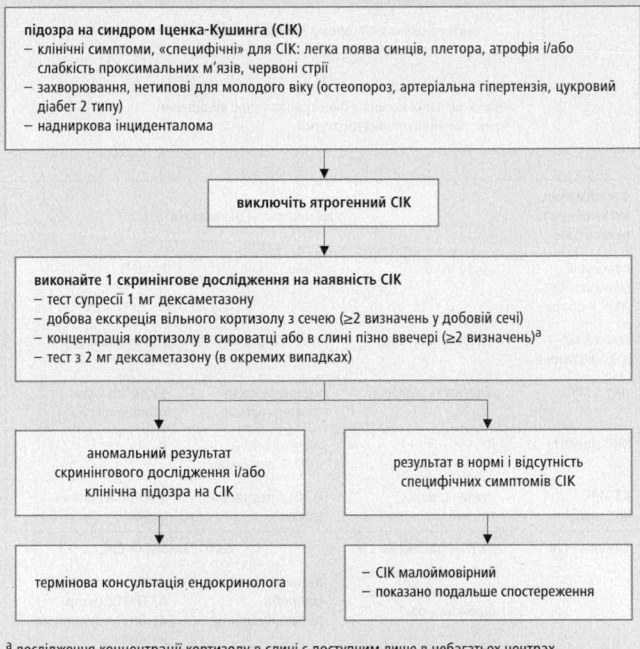

підозра на синдром Іценка-Кушинга (СІК)
– клінічні симптоми, «специфічні» для СІК: легка поява синців, плетора, атрофія і/або слабкість проксимальних м'язів, червоні стрії
– захворювання, нетипові для молодого віку (остеопороз, артеріальна гіпертензія, цукровий діабет 2 типу)
– надниркова інциденталома

↓

виключіть ятрогенний СІК

↓

виконайте 1 скринінгове дослідження на наявність СІК
– тест супресії 1 мг дексаметазону
– добова екскреція вільного кортизолу з сечею (≥2 визначень у добовій сечі)
– концентрація кортизолу в сироватці або в слині пізно ввечері (≥2 визначень)[a]
– тест з 2 мг дексаметазону (в окремих випадках)

↓   ↓

аномальний результат скринінгового дослідження і/або клінічна підозра на СІК

результат в нормі і відсутність специфічних симптомів СІК

↓   ↓

термінова консультація ендокринолога

– СІК малоймовірний
– показано подальше спостереження

[a] дослідження концентрації кортизолу в слині є доступним лише в небагатьох центрах

Рис. 2-1. Алгоритм діагностики при синдромі Іценка-Кушинга

б) підвищена **екскреція вільного кортизолу** з сечею (з метою виключення необхідно дослідити 3 добові порції сечі) — результат 3–4×ВМН (330 нмоль/24 год [120 мкг/24 год]);

в) недостатнє зниження концентрації кортизолу у сироватці при виконанні **супресивного тесту з 1 мг дексаметазону** (нічний супресивний тест з дексаметазоном, короткий супресивний тест з дексаметазоном): пацієнтові призначається прийом 1 мг дексаметазону п/о перед сном (між 22:00–23:00 год) та визначається концентрація кортизолу в сироватці наступного дня зранку натще між 8:00 і 9:00; або при виконанні 2-денного супресивного тесту з 2 мг дексаметазону: призначте пацієнтові прийом 0,5 мг дексаметазону п/о кожні 6 год протягом 2-х діб та визначте кортизолемію через 48 год після прийому першої дози — концентрація <50 нмоль/л (1,8 мкг/дл) з високою достовірністю виключає СІК. Пам'ятайте, що ізольований неправильний результат тесту з використанням дексаметазону не може бути підставою для прийняття рішення про хірургічне лікування.

2) **пошук причин гіперкортизолемії** — дослідження, що підтверджують діагноз СІК і визначають його етіологію →рис. 2-2;

а) **концентрація АКТГ у сироватці** — залежить від етіології СІК: концентрація АКТГ <2 пмоль/л (10–20 нг/л) у пацієнта з гіперкортизолемією вказує на АКТГ-незалежний СІК, а >4 пмоль/л (20 нг/л) — на АКТГ-залежний СІК; якщо концентрація АКТГ становить 2–4 пмоль/л (10 нг/л), слід провести стимуляційний тест з КРГ;

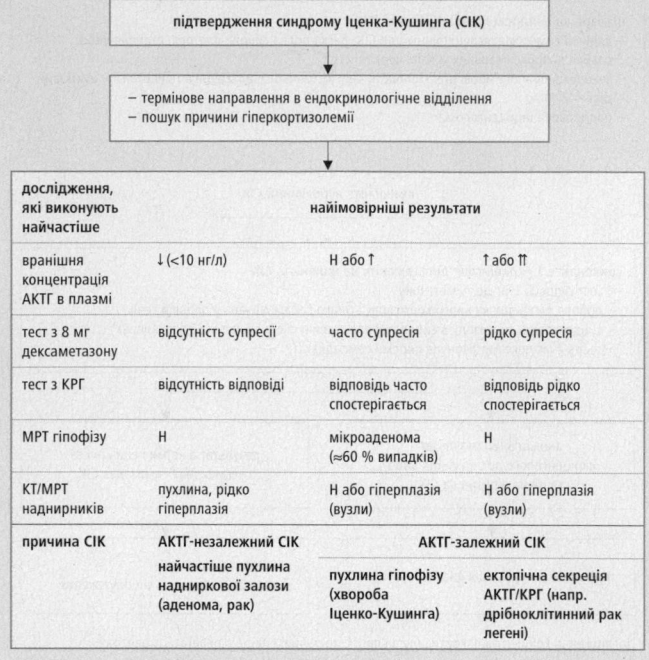

АКТГ — адренокортикотропний гормон, КРГ — кортикотропін-рилізінг-гормон, МРТ — магнітно-резонансна томографія, КТ — комп'ютерна томографія

Рис. 2-2. Алгоритм діагностики для визначення етіології синдрому Іценка-Кушинга

б) **тест стимуляції з КРГ** (тест стимуляції секреції АКТГ і побічно кортизолу з допомогою КРГ): при хворобі Кушинга характерним є підвищення концентрації АКТГ після застосування КРГ у декілька разів, але у випадку значно підвищених вихідних величин за значуще приймається підвищення концентрації АКТГ на ≥35–50 % та кортизолу на ≥14–20 %. При АКТГ-незалежному СІК, зазвичай, немає відповіді на введення КРГ, або вона незначна;

в) **супресивний тест з 8 мг дексаметазону** (2 мг кожні 6 год впродовж 2 діб; в даний час виконується рідше) — результати залежать від етіології СІК; його роль полягає у диференціюванні між хворобою Іценка-Кушинга та автономними формами гіперкортицизму з надлишком кортизолу (гормонально активна пухлина надниркової залози, синдром ектопічного АКТГ та нодулярна гіперплазія наднирників). При хворобі Іценка-Кушинга екскреція кортизолу та його метаболітів, зазвичай, зменшується на ≥50 %, натомість, у випадку автономної продукції кортизолу гальмування відсутнє. Результат тесту невірогідний, напр., у випадку наявності глюкокортикостероїдних рецепторів у пухлині, що ектопічно секретує АКТГ;

г) **реактивність надниркових залоз на нетипові подразники** — слід перевірити у випадку підозри макронодулярної гіперплазії наднирників; визначається вихідна концентрація кортизолу у сироватці та на 30-ій,

60-ій, 90-ій і 120-ій хв після сніданку або після п/о навантаження 75 г глюкози; після зміни положення тіла на вертикальне; після п/о прийому 10 мг метоклопраміду, після в/в ін'єкції 100 мкг ГнРГ або 200 мкг ТРГ; на підтвердження діагнозу вказує ріст концентрації кортизолу.

4. Візуалізаційні дослідження: МРТ гіпофіза →розд. 8.4.3. **КТ** або **МРТ надирників** — зміни, в залежності від причини СІК →рис. 2-1:

1) **автономна пухлина/пухлини кори надирників** — при **КТ** виявляється одностороння пухлина надирника з ознаками аденоми →розд. 11.5; можливі ознаки атрофії другої надниркової залози; рідше — множинні двосторонні аденоми кори надирників. При **МРТ** — значний вміст ліпідів, швидке виведення контрасту. Гормонально активний рак надирників →розд. 11.6.

2) **макронодулярна гіперплазія надниркових залоз** — при **КТ** — симетричні, зазвичай, збільшені, часто — з поліциклічними контурами, надниркові залози, із щільністю, характерною для аденом. При **МРТ** у надирниках виявляється значний вміст ліпідів.

3) **мікронодулярна гіперплазія надниркових залоз** — при **КТ** і **МРТ** — надирники симетричні, зменшені або нормальних розмірів; діагноз ставиться інтраопераційно (характерне жовто-чорне забарвлення внаслідок присутності ліпофусцину у вузликах). **РГ кісток** — ознаки остеопорозу, патологічні переломи; у дітей та молоді — часто, затримка росту кісток. **Денситометрія** — ознаки остеопенії або остеопорозу, особливо у поперекововому відділі хребта та проксимальному відрізку стегнової кістки. **Рецепторна сцинтиграфія з використанням аналогів соматостатину** з метою виявлення нейроендокринних пухлин, що ектопічно секретують АКТГ, або сцинтиграфія з йодхолестеролом з метою пошуку ектопічно розміщеної пухлини або ідентифікації автономної пухлини у пацієнтів з пухлинами в обох надирниках.

Діагностичні критерії

Діагностичний алгоритм →рис. 2-1 і рис. 2-2. Як підтвердження, так і виключення гіперкортизолемії вимагає проведення ≥2 різних обстежень.

1. Клінічно виражений (маніфестний) СІК: суб'єктивні та об'єктивні симптоми СІК, гіперкортизолемія (аномальна супресія секреції кортизолу 1 мг дексаметазону, збільшення рівня кортизолу в сироватці крові або в слині пізно ввечері та/або підвищена екскреція вільного кортизолу з сечею) зі зниженою концентрацією АКТГ у плазмі (<2 пмоль/л (10 нг/л); надниркова форма — АКТГ-незалежний СІК) або з підвищеною концентрацією АКТГ (аденома гіпофіза або ектопічна секреція АКТГ або КРГ — АКТГ-залежний СІК); відповідь при тесті з КРГ залежить від причини гіперкортизолемії; відсутність супресії секреції кортизолу (при пухлині надниркової залози) або супресія тільки великою дозою [8 мг] дексаметазону (при аденомі гіпофіза); іноді — підвищення концентрації андрогенів (секретуюча пухлина), а при аденомі, що походить з сітчастої зони — зниження концентрації ДГЕА-С в сироватці крові внаслідок дефіциту АКТГ. Пухлина або пухлини надирників, що виявлені при КТ/МРТ, або пухлина гіпофіза при МРТ, або значно рідше — ектопічне джерело АКТГ або КРГ, що виявлене методом рецепторної сцинтиграфії.

2. Субклінічна гіперкортизолемія, викликана автономною пухлиною або пухлинами кори надниркових залоз (раніше — субклінічний синдром Іценко-Кушинга) викликає багато протиріч, оскільки критерії діагностики ще не встановлені. Необхідно оцінити клінічну картину (звертаючи увагу на остеопенію/остеопороз, абдомінальне ожиріння, артеріальну гіпертензію, цукровий діабет) і нижченаведені результати додаткових досліджень (для постановки діагнозу рекомендується наявність 2-х або 3-х, і навіть 4-х критеріїв):

1) тест з 1 мг дексаметазону — концентрація кортизолу в сироватці крові ≥94 нмоль/л (3,4 мкг/дл);

2) ранкова концентрація АКТГ в сироватці крові <1–2 пмоль/л (5–10 пг/мл);

3) добова екскреція вільного кортизолу з сечею >ВМН;

4) концентрація кортизолу в сироватці крові о 23:00–24:00 ≥149 нмоль/л (5,4 мкг/дл).

Диференційна діагностика

Диференційна діагностика залежного та незалежного від АКТГ СІК →рис. 2-2

Інші стани з надлишком ГК:

1) синдром резистентності до ГК — синдром часткового порушення толерантності ГК рецептора (генетично зумовлений, рідкісний); підвищена концентрація АКТГ, кортизолу, андрогенів і альдостерону в сироватці крові, але без симптомів гіперкортизолемії, з ознаками гіперальдостеронізму та андрогенізації у жінок; збережені добовий ритм секреції кортизолу та відповідь гіпофіза і надниркових на КРГ. Лікування: дексаметазон 1,0–1,5 мг/добу з метою пригнічення секреції АКТГ;

2) функціональні синдроми (т. зв. псевдо-СІК), при яких виявлена підвищена кортизолемія, не виникає внаслідок органічних змін у межах гіпофізарно-надниркової системи, але є проявами інших порушень (гіперкортизолемія, що не вимагає лікування):

   а) депресія — гіперкортизолемія та порушення гальмування дексаметазоном, але збережений добовий ритм секреції кортизолу та нормальна концентрація АКТГ;

   б) вагітність — у крові підвищується рівень транскортину, відповідно, й кортизолу. Секреція КРГ у плаценті підвищується у ІІІ триместрі, зростає екскреція вільного кортизолу з сечею; збережений добовий ритм секреції кортизолу.

   в) алкоголізм — у деяких випадках спостерігаються соматичні ознаки СІК (зміна метаболізму кортизолу в печінці та вплив алкоголю на ЦНС); відмова від алкоголю викликає регрес симптомів;

   г) анорексія — підвищена концентрація кортизолу, в основному, внаслідок зниження ниркового кліренсу, але можлива також посилена секреція АКТГ. Порушення гальмування дексаметазоном є наслідком набутої резистентності рецепторів ГК, що також пояснює відсутність будь-яких ознак гіперкортицизму.

➡ ЛІКУВАННЯ

Симптоматичне лікування

Лікування ускладнень СІК: артеріальної гіпертензії, порушень обміну вуглеводів та ліпідів, остеопорозу, психічних розладів. Деякі ускладнення зменшуються після ефективного етіотропного лікування СІК.

Лікування гіперкортизолемії

Залежить від етіології СІК; необхідне при маніфестному СІК та при ускладненнях гіперкортизолемії. Тактикою вибору є оперативне лікування, обсяг якого залежить від причини СІК (видалення аденоми гіпофіза при хворобі Іценко-Кушинга, пухлини надниркової залози або — значно рідше — пухлинної тканини з ектопічною секрецією І АКТГ), натомість, якщо діагноз СІК непевний, слід утриматися від лікувальних дій. Рекомендації Endocrine Society (2015) пропонують не розпочинати лікування у випадку граничних результатів гормональних досліджень, якщо типові клінічні симптоми СІК відсутні.

1. Аденома гіпофіза →розд. 8.4.3.

2. Автономна пухлина/пухлини кори надниркників: методом вибору є **хірургічне видалення пухлини надниркника після передопераційної підготовки**

інгібітором стероїдогенезу → призначте кетоконазол 400–800 мг/добу у 3 прийоми (рідко — до 1200 мг/добу) — спочатку досягається біохімічна ремісія, а через ≈3 тижні — клінічне покращення; слід бути обережним, щоб не викликати дефіциту ГК та симптомів загрожуючого адреналового кризу (деякі пухлини виявляють вкрай високу чутливість до інгібіторів синтезу кортизолу). Альтернативне лікування: метірапон — дозування підбирається індивідуально, залежно від вираженості гіперкортизолемії і переносимості ЛЗ, початково 250–750 мг/добу, у пацієнтів з тяжким СІК — навіть 1500 мг/добу (в спеціалізованих центрах); рідше застосовують аміноглютетимід 500–750 мг/добу. Мітотан (зазвичай ≈3 г/добу) використовується при раку надниркових залоз, а етомідат — єдиний ЛЗ для в/в застосування. **Застосування кортикостероїдів під час хірургічного втручання** — так як при хірургічних втручаннях у пацієнтів з гіпокортицизмом →вище. Першим критерієм ремісії первинного гіперкортицизму після оперативного лікування є концентрація кортизолу вранці <138 нмоль/л (5 мкг/дл) або екскреція вільного кортизолу з сечею <28–56 нмоль/добу (10–12 мкг/добу) протягом 7 днів після селективного видалення пухлини надниркова (у цей період секреція АКТГ знижена внаслідок попередньої гіперкортизолемії). У післяопераційному періоді можуть виникнути симптоми гіпокортицизму, що вимагатимуть тимчасової замісної терапії гідрокортизоном (спочатку зазвичай 30 мг/добу), оскільки, як правило, функція другого наднирника пригнічена; впродовж кількох наступних тижнів слід поступово зменшувати добову дозу гідрокортизону, з метою відмінити ЛЗ. Клінічне покращення через ≈3 тиж., за умови застосування правильно підібраної дози. Впродовж 2 наступних років може бути необхідним призначення гідрокортизону у тяжких стресових ситуаціях (напр., хірургічні операції). У рідкісних ситуаціях не вдається відмінити гідрокортизон.

При субклінічному СІК після видалення пухлини наднирника розвивається вторинний гіпокортицизм залишеного наднирника, внаслідок чого виникає необхідність замісного лікування гідрокортизоном із поступовим зменшенням дози (початкова доза гідрокортизону, зазвичай, становить 20 мг/добу).

3. Макро- та мікронодулярна гіперплазія наднирників: методом вибору вважається видалення обох наднирників; прикриття гідрокортизоном — як при хірургічному втручанні з приводу аденоми.

ПРОГНОЗ

У випадку довготривалого СІК (незалежно від етіології) можуть виникати судинні ускладнення внаслідок артеріальної гіпертензії. При відсутності лікуваннявого навіть легка форма СІК — підвищує смертність в 4 рази (переважно внаслідок серцево-судинних захворювань та інфекцій) в порівнянні із загальною популяцією. Після ефективного оперативного лікування багато з проявів СІК, в т. ч. артеріальна гіпертензія і цукровий діабет, зникають або регресують протягом 12 міс. Підвищений ризик смерті внаслідок серцево-судинних захворювань зберігається протягом ≈5 років.

1. Видалення аденоми/аденом кори надниркових викликає повний регрес симптомів СІК. Рецидив пухлини відбувається у зв'язку з повторним ростом утворення з фрагментів кори наднирника у жировій тканині, натомість рецидив радикально видаленої аденоми — не виникає. Необхідним може бути періодичне замісне лікування.

2. Двостороннє видалення наднирників при макро- та мікронодулярній гіперплазії надниркових залоз викликає регрес симптомів СІК, однак необхідна постійна замісна терапія. При синдромі Карнея прогноз залежить від виду супутніх змін.

3. При раку кори надниркових залоз (→нижче) прогноз залежить від ступеню поширеності пухлини та об'єму хірургічного лікування. У пацієнтів після двосторонньої адреналектомії часто є необхідною постійна замісна терапія.

3. Первинний гіперальдостеронізм

➡ ВИЗНАЧЕННЯ ТА ЕТІОПАТОГЕНЕЗ

Первинний гіперальдостеронізм — це порушення, що характеризується неадекватно високою секрецією альдостерону, яка відносно незалежна від регулюючих його секрецію: ренін-ангіотензин-альдостеронової системи (РАА), внутрішньосудинного об'єму і рівня калію в крові та не піддається супресії після навантаження натрієм. Альдостерон, діючи на дистальний нирковий каналець, збільшує реабсорбцію Na^+ і води та посилює екскрецію K^+ і H^+, а його надлишок призводить до розвитку артеріальної гіпертензії.

Причини/форми:

1) найчастіше:

   а) **альдостерон-продукуючі аденоми** (синдром Кона; 30–50 %) — утворюються у результаті моноклональної гіперплазії; секреція альдостерону не залежить від ангіотензину II і має зв'язок з добовими коливанням концентрації АКТГ у плазмі;

   б) **двобічний ідіопатичний гіперальдостеронізм** (двобічна гіперплазія надниирників);

2) рідше:

   а) **однобічна гіперплазія наднирника** (мікро- або макронодулярна);

   б) **сімейний гіперальдостеронізм: I типу** — викликаний мутацією, яка стосується гену *CYP11β2* [кодує альдостеронсинтетазу] і *CYP11β1* [кодує 11β-гідроксилазу]; в результаті мутації утворюється гібридний ген, який зумовлює АКТГ-залежний синтез альдостерону у пучковій зоні кори наднирників. Призначення дексаметазону (який впливає на зниження концентрації АКТГ) у даному випадку гальмує гіперсекрецію альдостерону; тому цей тип описують як т. зв. гіперальдостеронізм, що реагує на лікування ГК (*glucocorticoid remediable aldosteronism* — GRA); **II типу** — аденома, що має сімейний характер і секретує альдостерон, та/або двобічна ідіопатична гіперплазія; гіперальдостеронізм не залежить від АКТГ, генетичний дефект не встановлено, проте ймовірно він пов'язаний з геном *CYP11β2*; **III типу** — викликаний гермінальною мутацією гену *KCNJ5* калієвого каналу, перебігає із значною гіперплазією наднирників та вираженими симптомами гіперальдостеронізму.

   в) **рак кори наднирників** з секрецією альдостерону;

   г) **пухлини з ектопічною продукцією альдостерону** (напр., пухлини яєчника чи нирки).

У ≈50 % пацієнтів з аденомами наднирника, що секретують альдостерон, виявляють соматичні мутації гену *KCNJ5*, у результаті яких калієві канали стають менш селективними, що уможливлює підвищене проникнення іонів натрію, а надалі іонів кальцію до клітин клубочкової зони наднирників, внаслідок чого підвищується синтез альдостерону. У пацієнтів з аденомами наднирників, у яких виявлено мутації гену *KCNJ5*, симптоми гіперальдостеронізму особливо виражені.

➡ КЛІНІЧНА КАРТИНА ТА ПРИРОДНИЙ ПЕРЕБІГ

Симптоми: артеріальна гіпертензія, що резистентна до гіпотензивного лікування, часто, з важким перебігом, котрий можуть супроводжувати інші симптоми: гіпотонія м'язів, поліурія, посилена спрага, парестезії і судоми м'язів, тетанія (симптоми значного дефіциту калію і алкалозу); нормоволемія (у початковому періоді гіперволемія через затримку натрію і води; спонтанний діурез і нормалізація об'єму позаклітинної рідини — феномен «ухилення» — ймовірно, пов'язаний з гіперсекрецією передсердного натрійуретичного пептиду [ПНП]). Секретований у надлишку альдостерон, діючи синергічно з ангіотензином II, викликає некроз, фіброз і проліферацію міоцитів, гіпертрофію міокарда, ремоделювання та фіброз судин, а також порушує функцію судинного ендотелію; у нирках, особливо, при збільшеному споживанні натрію, призводить до пошкодження артеріол середнього і малого калібру та до розвитку нефропатії.

→ **ДІАГНОСТИКА**

Обстеження у напрямку виявлення первинного гіперальдостеронізму проводьте у пацієнтів з артеріальною гіпертензією:

1) помірною (>160–179/100–109 мм рт. ст.) або важкою (>180/110 мм рт. ст.);

2) резистентною до лікування (>140/90 мм рт. ст. при застосуванні 3 гіпотензивних препаратів);

3) з ідіопатичною або викликаною діуретиками гіпокаліємією;

4) з випадково діагностованою пухлиною надниркників (інциденталома);

5) якщо у родичів першого покоління діагностовано первинний гіперальдостеронізм, або сімейний анамнез вказує на раннє виникнення артеріальної гіпертензії, або церебрально-судинні порушення у молодому віці (<40 років);

6) з супутнім обструктивним апное сну.

Допоміжні дослідження

1. Основні біохімічні дослідження:

1) гіпокаліємія (може не спостерігатись при двосторонній гіперплазії надниркових залоз або — рідше — аденомах); концентрація калію у сироватці визначається після відміни ЛЗ, що впливають на калієво-натрієвий обмін та активність РАА →нижче, підтверджується у <30 % пацієнтів; при достатньому споживанні натрію і калію з їжею — чим більше споживання натрію, тим більша ймовірність виникнення гіпокаліємії; у деяких пацієнтів гіпокаліємія виявляється під час лікування артеріальної гіпертензії діуретиками;

2) підвищена екскреція калію з сечею у пацієнтів з гіпокаліємією (>30 ммоль/добу);

3) нормальна концентрація натрію у сироватці, що межує з ВМН або гіпернатріємія;

4) метаболічний алкалоз.

2. Гормональні дослідження: забір крові для визначення **активності реніну плазми (АРП) і концентрації альдостерону** в плазмі потрібно робити зранку, оптимально — після 2 год перебування пацієнта у вертикальному положенні; у госпіталізованих пацієнтів проведіть відбір зразків крові 2 рази: вранці у лежачому положенні і після 2 год перебування у вертикальному положенні; перед виконанням гормональних досліджень РАА системи потрібно коригувати дефіцит калію і відмінити ЛЗ, що впливають на натрієво-калієвий обмін і на РАА систему: за 4 тиж. перед дослідженням — спіронолактон, еплеренон, амілорид та інші діуретики (хибнонегативні результати); за 2 тиж. перед дослідженням — β-блокатори, клонідин, метилдопу (хибнопозитивні результати) та дигідропіридинові блокатори кальцієвих каналів, інгібітори АПФ, блокатори ангіотензинового рецептору (сартани) та інгібітори реніну (хибнонегативні результати). Єдиними ЛЗ, які, згідно з багатьма авторами, можна застосовувати у період виконання гормональних досліджень, спрямованих на виявлення первинного гіперальдостеронізму, є верапаміл (препарат пролонгованої дії) і α-блокатори. Якщо високий артеріальний тиск буде вимагати призначення інших гіпотензивних препаратів, то оцінюючи результати обстежень, треба взяти це до уваги.

РАП і концентрація альдостерону у плазмі в динамічних умовах:

а) **пригнічення секреції реніну і альдостерону:** рівень альдостерону не зменшується після застосування факторів, що гальмують активність РАА-системи — **3-денна дієта з високим вмістом солі** (верифікована на екскрецію натрію в сечею >200 ммоль/24 год) — альдостерон у сечі >39 нмоль/24 год (14 мкг/24 год); **тест з каптоприлом** (25 мг п/о після перебування у вертикальному положенні ≥1 год) — відсутнє зниження концентрації альдостерону у плазмі (>30 %) через 2 год у сидячому положенні; **супресивний тест з 0,9 % NaCl** — в/в інфузія 500 мл/год 0,9 % NaCl впродовж 4 год (слід здійснювати моніторинг артеріального тиску і концентрації калію у сироватці — пам'ятайте, що навантаження великою дозою натрію може бути небезпечним: у пацієнтів з артеріальною гіпертензією може розвинутись гіпертонічний криз, а при первинному гіперальдостеронізмі — тяжка гіпокаліємія) — альдостерон у плазмі >277 пмоль/л (10 нг/дл); **тест з флудрокортизоном** (0,1 мг 4 × на день п/о впродовж 4 днів; слід забезпечити необхідну кількість натрію у раціоні і відповідне поповнення калію під час тесту, та підтримувати стабільну концентрацію калію у плазмі ≈4 ммоль/л (визначайте 4 × на день) — на користь діагнозу первинного гіперальдостеронізму свідчить концентрація альдостерону у сироватці >166 пмоль/л (6 нг/дл) на 4-ий день тесту, якщо АРП знижена <0,77 нмоль/л/год (1 нг/мл/год), концентрація калію у сироватці нормальна, а рівень кортизолу о 10:00 год менший, ніж о 7:00 год. Використання гальмуючих РАА систему факторів вимагає особливої обережності у пацієнтів з артеріальною гіпертензією і гіпокаліємією.

б) **стимуляція секреції реніну і альдостерону:** відсутність зростання АРП і концентрації альдостерону в плазмі після застосування факторів, що стимулюють активність РАА-системи — **3-денна дієта, бідна натрієм** (до 20–30 ммоль/добу — напр., рисово-фруктова дієта), потім вертикалізація пацієнта тривалістю 3–4 год, або **2-година вертикалізація з попереднім введенням 20–40 мг фуросеміду.** У нормі після вертикалізації АРП і концентрація альдостерону підвищуються в 2–3 рази, а при бідній натрієм дієті або після введення фуросеміду — в декілька разів.

3. Візуалізаційне дослідження: КТ — виявлення пухлини надниркника діаметром >8–10 мм; патологічним вважається частковое потовщення однієї ніжки надниркника >6–7 мм або цілої залози >10 мм. Метод оцінки швидкості виведення внутрішньовведеного контрасту дозволяє диференціювати аденому (швидке виведення) з раком, метастазами і феохромоцитомою. **МРТ** — має схожу з КТ чутливість і специфічність, придатна для диференціювання альдостерон-продукуючих аденом від гормонально неактивних пухлин. **Сцинтиграфія** надниркових залоз з використанням хоестеролу міченого ^{131}I, для виявлення альдостерон-продукуючих пухлин діаметром >1,5 см.

4. Катетеризація вен надниркових залоз з визначенням концентрації альдостерону: дозволяє точно диференціювати аденому від гіперплазії надниркових залоз — концентрація альдостерону з боку пухлини є у 4–5 разів вищою; обстеження виконується тільки у високоспеціалізованих закладах.

Діагностичні критерії

1. Скринінгові дослідження — альдостерон-ренінове співвідношення (АРС; відношення концентрація — альдостерон w нг/дл: АРП в нг/мл/год), яке визначається вранці після 2-годинної вертикалізації, після передуючої замісної терапії калієм, яка забезпечує його сироваткову концентрацію >4 ммоль/л: концентрація альдостерону >416 пмоль/л (15 нг/дл), зниження АРП <0,77 нмоль/л/год (1 нг/мл/год) і підвищення АРС >30 вказують на необхідність проведення функціональних досліджень (стимуляція секреції реніну або супресія секреції альдостерону), за винятком хворих з гіпокаліємією без іншої явної причини, невизначальною концентрацією реніну в плазмі та концентрацією альдостерону >20 нг/дл, у яких можна виконати візуалізаційні дослідження, а в подальшому скерувати їх на хірургічне лікування без необхідності проведення тестів супресії секреції альдостерону, підтверджуючих цей діагноз.

2. Підтвердження первинного гіперальдостеронізму: відсутність гальмування або недостатнє гальмування секреції альдостерону фізіологічними подразниками (дієта з великою кількістю натрію, інфузія 0,9 % NaCl [тест з навантаженням фізіологічним розчином]) або ЛЗ (флудрокортизон, каптоприл), а також відсутність підвищення РАП після зміни положення тіла на вертикальне (→вище). Внутрішньовенний тест з навантаженням фізіологічним розчином, що виконується в сидячому положенні, можна замінити супресивний тест з флудрокортизоном. Пам'ятайте про те, що навантаження великою дозою натрію може виявитися небезпечним для пацієнта з тяжкою артеріальною гіпертензією (може навіть спровокувати гіпертонічний криз), а також викликати тяжку гіпокаліємію.

3. Визначення причини автономної секреції альдостерону після постановки діагнозу первинного гіперальдостеронізму: виконується візуалізаційна діагностика — КТ або МРТ надниркників, а при необхідності вирішальне значення має катетеризація надниркових вен (золотий стандарт диференціальної діагностики форм первинного гіперальдостеронізму). У осіб віком <35 р., з гіпокаліємією без іншої явної причини, з надмірною секрецією альдостерону і з односторонньою аденомою надниркника, підтвердженою при КТ, не потрібно проводити катетеризацію надниркових вен перед відбором до оперативного лікування. У пацієнтів з первинним гіперальдостеронізмом, діагностованим у дитинстві або в дуже молодому віці, слід виконати генетичні дослідження на предмет сімейного гіперальдостеронізму (можливі мутації генів *CYP11B2, CYP11B1, KCNJ5*).

1) **Аденома кори надниркників** — концентрація альдостерону вища, ніж при гіперплазії надниркових залоз, при ортостатичній пробі концентрація альдостерону не підвищується, а навіть може знижуватись.

2) **Двостороння гіперплазія надниркників** — концентрація альдостерону у спокої нижча, ніж при аденомі, а після зміни положення на вертикальне зростає на >30 %; підвищена теж концентрація 18-гідроксикортикостерону (безпосереднього попередника альдостерону) і кортизолу.

3) **Сімейний гіперальдостеронізм** — первинний гіперальдостеронізм, що проявляється у родичів, слід підозрювати у пацієнтів, у яких артеріальна гіпертензія при гіперальдостеронізмі з'явилась у ранньому дитинстві або гіперальдостеронізм, наявний у членів родини, в котрих у молодому віці спостерігались судинно-мозкові порушення. При I типі прийом дексаметазону гальмує секрецію альдостерону.

Диференційниа діагностика

1) інші причини артеріальної гіпертензії, що залежать від надлишку МКС →табл. 3-1;

2) інші причини гіпокаліємії →розд. 19.1.4.1;

3) вторинний гіперальдостеронізм — довготривала надмірна стимуляція РАА-системи (підвищена концентрація ангіотензину II та підвищена АРП) стимулює клубочкову зону кори надниркників до гіперсекреції альдостерону. Найчастіші **причини:** втрата натрію, гіповолемія, прийом великих доз проносних або сечогінних препаратів, цироз печінки з асцитом, серцева недостатність, інфаркт міокарда, нефротичний синдром, стеноз ниркової артерії, ренін-продукуюча пухлина, злоякісна фаза артеріальної гіпертензії (незалежно від етіології гіпертензії), естрогени (що застосовуються для гормональної терапії менопаузи або містяться у пероральних контрацептивах — посилюють синтез ангіотензиногену);

4) мутація, що активує мінералокортикостероїдний рецептор, проявляється у вагітних жінок (прогестерон активує цей рецептор).

Таблиця 3-1. Етіологія артеріальної гіпертензії, як результат надлишку мінералокортикостероїдів

Причина артеріальної гіпертензії	Мінералокортикостероїд	Основні клінічні (крім гіпертензії) і гормональні симптоми
первинний гіперальдостеронізм	альдостерон	гіпокаліємія ⇓ РАП ⇑ альдостерон
вроджена гіперплазія надниркиків: дефіцит 17α-гідроксилази	ДОК	гіпогонадизм ⇓ РАП ↓ альдостерон ↓ кортизол
вроджена гіперплазія надниркиків: дефіцит 11β-гідроксилази	ДОК	вірилізація ↓ РАП ↓ альдостерон
пухлини надниркиків, що виділяють ДОК	ДОК	пухлина надниркика ⇓ РАП ↓ альдостерон
відносний надлишок мінералокортикостероїдів, дефіцит 11β-гідроксистероїдової дегідрогенази 2 типу (11β-HSD$_2$)	кортизол	посилена спрага поліурія ⇓ РАП ⇓ альдостерон ↑ метаболіти кортизолу або кортизону (THF/THE)

↓ зниження, ↑ підвищення, THF/THE — відношення тетрагідрокортизолу до тетрагідрокортизону (метаболітів кортизолу та кортизону)

➔ ЛІКУВАННЯ

1. Мета лікування: нормалізація артеріального тиску, концентрації калію у сироватці та секреції альдостерону.

2. Необхідно порекомендувати утримання нормальної маси тіла, помірне фізичне навантаження і дієту з обмеженням вживання солі (<100 ммоль/добу; також перед операцією аденоми надниркика).

Хірургічне лікування

Одностороння лапароскопічна адреналектомія є методом вибору у випадку альдостерон-продукуючої аденоми.

Фармакологічне лікування

1. Блокатори мінералокортикостероїдного рецептора: покази — перед операцією альдостерон-продукуючої аденоми (після завершення гормональної діагностики); у випадку протипоказів до хірургічного лікування; при двосторонній гіперплазії надниркиків (ідіопатичній або сімейній):

1) **спіронолактон** під час їди, початкову дозу 12,5–50 мг 2 × на день, підвищуйте при необхідності, до 100 мг 2 × на день (призначається така доза, яка забезпечує правильну концентрацію калію без необхідності його заміщення; через декілька місяців можливим є зменшення дози, навіть, до 25 мг 2 × на день); побічна дія — гінекомастія (у 50 % чоловіків при дозі >150 мг/добу), імпотенціяабо порушення менструального циклу внаслідок блокування дії відповідно андрогенів або прогестагенів, нудота, блювання, діарея;

2) **еплеренон** 25 мг 2×на день (можна підвищити до 100 мг/добу) — менше побічних ефектів, аніж у спіронолактону; через кілька місяців лікування можна спробувати знизити дозу за умови підтримки якісного контролю артеріального тиску.

2. Інші калійзберігаючі діуретики: при непереносимості спіронолактону і недоступності еплеренону призначте амілорид 5 мг 2×на день, макс. 20 мг/добу, зазвичай у поєднанні з **гідрохлортіазидом** 1 таблетка 1–2×на день.

3. Інгібітори АПФ: при двосторонній гіпертрофії надниркiв, якщо блокатори мінералокортикостероїдного рецептору не призводять до нормалізації артеріального тиску.

4. ГК при сімейному гіперальдостеронізмі I типу: найчастіше — дексаметазон 0,5–0,75 мг/добу.

→ **ПРОГНОЗ**

Хірургічне лікування альдостерон-секретуючої аденоми забезпечує повний регрес симптоматики у 35–70 % випадків. У випадку недіагностованої хвороби або її неправильного лікування, секретований у надлишку альдостерон, особливо при одночасному значному споживанні солі, не тільки призводить до гіпокаліємії і артеріальної гіпертензії, але чинить безпосередній негативний вплив на серце і судини та може викликати нефропатію.

4. Гіпоальдостеронізм

Дефіцит або недостатня активність альдостерону.

Причини (найчастіші):

1) зменшення синтезу альдостерону та/або його секреції внаслідок первинного ураження надниркiв (**первинний гіпоальдостеронізм**) — слід підозрювати у пацієнтів зі збереженою нормальною функцією нирок, які не отримують суплементації калієм ані калійзберігаючих ЛЗ, а при цьому у них спостерігається гіперкаліємія: первинний гіпокортицизм →розд. 11.1.1, стан після резекції обох надниркiв, дефіцит 21-гідроксилази (надмірна продукція надниркових андрогенів зі зниженою секрецією кортизолу та альдостерону), дефіцит альдостеронсинтази (призводить до ізольованого гіпоальдостеронізму); також враховуйте причини гіперкаліємії неендокринного характеру: інгібітори стероїдогенезу в надниркiвах (напр. кетоконазол), гепарин (зменшує кількість рецепторів до ангіотензину II у клубочковій зоні кори надниркiв, що викликає пригнічення синтезу альдостерону і гіперкаліємію);

2) **порушення стимуляції секреції альдостерону внаслідок пригнічення системи РАА** — гіпоренiновий гіпоальдостеронізм (діабетична нефропатія, похилий вік), інгібітори секреції реніну (НПЗП, β-блокатори, циклоспорин), ІАПФ, БРА;

3) **резистентність до дії альдостерону** — псевдогіпоальдостеронізм I і II типу; дія ЛЗ: антагоністи альдостерону (спіронолактон, еплеренон) — пригнічують зв'язування альдостерону з мінералокортикоїдним рецептором, калійзберігаючі діуретики (тріамтерен, амілорид) — пригнічують активність натрієвих каналів у нирках. Амілорид у комбінації з тіазидом знижує ризик розвитку гіпокаліємії, спричиненої тіазидними діуретиками.

Лікування залежить від причини:

1) **первинний гіпоальдостеронізм** →розд. 11.1.1 (первинний гіпокортицизм);

2) **гіпореніновий гіпоальдостеронізм** → слід обмежити вживання калію, призначити флудрокортизон (0,025–0,05 мг/добу); у випадку артеріальної гіпертензії або набряків необхідно призначити фуросемід або тіазидові діуретики; слід контролювати рівень калію у сироватці;

3) **постмедикаментозний гіпоальдостеронізм** → слід прагнути до відміни або зменшення дози ЛЗ; коригувати електролітні порушення.

5. Випадково виявлена пухлина надниркової залози (інциденталома)

→ ВИЗНАЧЕННЯ ТА ЕТІОПАТОГЕНЕЗ

Патологічна тканинна маса у наднирковій залозі, діаметром ≥1 см, що була випадково виявлена при візуалізаційному дослідженні, яке проводилось з іншою метою. Найчастіше таку зміну виявляють при УЗД, але тоді необхідним є підтвердження за допомогою КТ надниркових (найчастіше без введення контрасту, обов'язково з оцінкою щільності) або МРТ.

Розрізняють гормонально неактивні пухлини та, рідше, пухлини, що автономно секретують гормони; значно частіше — доброякісні, аніж злоякісні. Найчастіше — це аденоми, які можуть утворюватися з усіх трьох зон кори надниркових або мати змішаний характер; серед пухлин, що походять з мозкової речовини надниркника, найчастіше зустрічається феохромоцитома; з мезенхіми походить мієліоліпома, що містить гемопоетичну та жирову тканину; зазвичай — доброякісна. Рідко спостерігаються: запальні, гранулематозні зміни, справжні кісти або псевдокісти (що виникають внаслідок розпаду пухлини), або гематоми. Найчастішою злоякісною пухлиною наднирників є рак →розд. 11.6. Заключний діагноз також може виявити лімфому різного ступеню злоякісності (часто двобічну) та пухлинні метастази.

→ КЛІНІЧНА КАРТИНА ТА ПРИРОДНИЙ ПЕРЕБІГ

Симптоми: пухлини, які були виявлені випадково, зазвичай, не мають клінічних проявів, інколи можна виявити дискретні зміни, що свідчать про незначно підвищену гормональну активність, т. зв. субклінічну гіперкортизолемію →розд. 11.2. Слід звернути увагу на: недавно виявлену артеріальну гіпертензію, цукровий діабет або порушення толерантності до глюкози, швидко прогресуюче ожиріння або прогресуючий гірсутизм. При об'єктивному обстеженні можна помітити, напр., жирові подушки у надключичних впадинах, незначну атрофію м'язів, розширення судин на щоках.

→ ДІАГНОСТИКА

Допоміжні дослідження

1. Основні біохімічні дослідження:

1) рідко — постійна гіпокаліємія, частіше — схильність до неї, напр., внаслідок прийому низьких доз діуретиків (при субклінічному гіперальдостеронізмі →вище);

2) неправильна глікемія натще або порушення толерантності до глюкози (при субклінічній гіперкортизолемії →вище).

2. Гормональні дослідження →нижче;

3. Візуалізаційні дослідження: РГ кісток та денситометрія — остеопенія або остеопороз (при субклінічній гіперкортизолемії). **УЗД наднирників** — контроль розмірів пухлини у пацієнтів, котрі не були відібрані для хірургічного лікування. **КТ і МРТ надирників** — оцінка розмірів, форми і розташування пухлини та ймовірності злоякісного новоутвору.

4. Аспіраційна тонкоголкова біопсія під контролем КТ: покази — тільки при підозрі пухлинного метастазування у надирник з невідомого первинного вогнища — біопсія проводиться з метою визначення типу пухлини. Протипокази: підозра на рак надниркової залози або феохромоцитому.

Діагностична тактика

У всіх випадках недавно виявлених пухлин надниркових залоз слід оцінити ймовірність злоякісного новоутворення на основі розмірів пухлини і ознак при КТ або МРТ (→табл. 5-1), а також виконати скринінгові дослідження (обов'язково на наявність гіперкортизолемії і феохромоцитоми, а при артеріальній гіпертензії або гіпокаліємії — на предмет первинного гіперальдостеронізму).

1. Гормональні дослідження

1) **на наявність синдрому Іценко-Кушинга** (СІК) — проведіть тест супресії секреції кортизолу за допомогою 1 мг дексаметазону (→розд. 11.2);

2) **на наявність феохромоцитоми** — визначте концентрацію розділених на фракції метоксикатехоламінів у добовій сечі або в плазмі крові (→розд. 11.7);

3) при артеріальній гіпертензії або гіпокаліємії — дослідження **на наявність первинного гіперальдостеронізму:** визначте концентрацію альдостерону в плазмі і активність реніну плазми (АРП) (→розд. 11.3);

4) **на наявність гіперандрогенемії** — у жінок і чоловіків з пухлиною надирника, візуалізаційна характеристика якого не відповідає аденомі (→нижче), а також у жінок із синдромом гіперандрогенії, рекомендується визначення дегідроепіандростерон-сульфату (ДГЕА-С), 17-ОН-прогестерону і загального тестостерону, а також естрадіолу у чоловіків. Високі концентрації тестостерону (>6,9 нмоль/л; 200 нг/дл), ДГЕА-С (>21,8 мкмоль/л; 800 мкг/дл) і 17-ОН-прогестерону частіше спостерігаються при раку надниркових залоз (→нижче). При диференціальній діагностиці гіперандрогенії у жінок враховуйте синдром полікістозних яєчників (СПКЯ) і вроджену гіпертрофію надниркових залоз.

Хворих з підозрою на наявність гормональних порушень скеровуйте в спеціалізований центр для підтвердження діагнозу, визначення етіології та подальшого лікування.

2. Візуалізаційні дослідження (КТ і МРТ) — типові ознаки →табл. 5-1.

Візуалізаційним дослідженням першої лінії може бути однофазова (без застосування контрастної речовини) КТ надниркових залоз з високою роздільною здатністю (зрізи <3 мм) з оцінкою щільності (Од. Н.). Основна інтерпретація дослідження: показники ≤+10 Од. Н. свідчить про високий вміст ліпідів і є типовими для аденоми кори надниркових залоз; в даному випадку проведення подальших візуалізаційних досліджень найчастіше не є необхідним. Показники >30 од. Н. викликають підозру про наявність феохромоцитоми або злоякісного утворення (рак надниркової залози або метастаз в надирнику). Утворення з коефіцієнтом ослаблення випромінювання в діапазоні 11–30 Од. Н. є неоднозначними, при проведенні диференційної діагностики розгляньте також аденоми з низьким вмістом жиру. У таких випадках відповідними дослідженнями будуть:

1) КТ надниркових залоз із застосуванням контрастної речовини (з оцінкою його вимивання). Основна інтерпретація: аденоми характеризуються більш швидким вимиванням (коефіцієнт ослаблення випромінювання досить швидко повертається до вихідних показників), а злоякісні пухлини характеризуються повільним вимиванням;

2) МРТ надирників — диференціювання змін на основі вмісту ліпідів (рак надниркової залози, метастази і феохромоцитома характеризуються відсутністю ліпідів).

Таблиця 5-1. Типові ознаки пухлин надниркових залоз при КТ і МРТ

Ознака	Аденома	Рак	Феохромоцитома	Метастаз пухлини[a]
розмір	зазвичай <4 см[б]	зазвичай >4 см	закономірність відсутня	закономірність відсутня
форма	кругла/овальна	неправильна	зазвичай кругла/овальна	неправильна або кругла/овальна
відмежованість від прилеглих тканин	чітка	нечітка, може бути чітка	чітка	нечітка або чітка
структура	гомогенна	негомогенна (вогнища некрозу, крововиливи, кальцинати)	негомогенна в разі більших пухлин (наявність псевдокіст, розпаду, гематом і кальцинатів)	гомогенна або негомогенна (при більших пухлинах)
однофазна КТ (фаза 1)	≤10 Од. Н.[в,г]	>10 Од. Н. в I фазі (зазвичай >30)	>10 Од. Н. в I фазі (зазвичай >30)	>10 Од. Н. в I фазі (зазвичай >30)
КТ — оцінка вимивання (I і II фаза)	виведення >50 % контрастної речовини	виведення <50 % контрастної речовини	зазвичай виведення <50 % контрастної речовини	виведення <50 % контрастної речовини
вміст ліпідів при МРТ	значний[г]	відсутній або дуже незначна кількість	відсутній	відсутній
збільшення пухлини в контрольних дослідженнях	<0,5 см/рік (стабільне або повільне)	>2 см/рік (швидке або дуже швидке)	0,5–1 см/рік (часто повільне)	зазвичай швидке, закономірність відсутня

I фаза — дослідження без контрастної речовини, II фаза — дослідження проводять через 1 хв після введення контрастної речовини і 10 хв пізніше

[a] найчастіше рак нирки і рак легені

[б] Аденоми можуть досягати розміру 10 см, а мієоліпома, яка не є аденомою, але також належить до доброякісних пухлин, навіть >20 см.

[в] При однофазній КТ — доброякісний фенотип; додаткове дослідження із застосуванням контрастної речовини зазвичай не є необхідним.

[г] Аденоми з сітчастого шару можуть мати нижчий вміст ліпідів і в такому випадку їх щільність становить 10–20 Од. Н.

Од. Н. — одиниці Хаунсфілда

→ ЛІКУВАННЯ

Відеоскопічна/лапароскопічна адреналектомія є базовою методикою оперативного лікування, є загальновизнаною та виконується у більшості клінік. Втручання класичним (відкритим) методом виконується у випадку великих пухлин (>8 см), з ознаками інвазивності при підозрі на рак наднирника, а також у разі повторної операції.

1. Покази до хірургічного видалення пухлини наднирника

1) **ургентні** — симптоми активної кровотечі в пухлину (ризик розриву капсули пухлини та заочеревинної кровотечі);

2) **планові онкологічні:**

    а) виявлення при радіологічних дослідженнях пухлини, яка не відповідає аденомі (найважливіший критерій) — щільність >30 Од. Н. у І фазі КТ, вимивання <50 % контрасту на 10-й хв і/або відсутність ліпідів на МРТ-картині;

    б) розмір пухлини (діаметр >5 см) або швидкий чи дуже швидкий ріст пухлини;

    в) наявні метастази у надниркові залози — показання до операції розглядаються в індивідуальному порядку, якщо первинна пухлина була видалена і немає доказів на наявність інших метастазів;

3) **планові ендокринологічні:**

    а) клінічно виражений **АКТГ-незалежний СК**; у випадку субклінічної гіперкортизолемії показання до оперативного лікування слід встановлювати індивідуально (у осіб молодого віку і у разі підозри, що супутні та недавно діагностовані захворювання [напр., артеріальна гіпертензія, цукровий діабет, остеопороз] можуть бути пов'язані з гіперкортизолемією) Фармакологічна підготовка до операції — як при СІК (→розд. 11.2).

    б) первинний гіперальдостеронізм; у разі субклінічного гіперальдостеронізму показання до оперативного лікування розглядаються в індивідуальному порядку. Фармакологічна підготовка до операції →розд. 11.3;

    в) у сі випадки пухлини мозкової речовини надниркиків — показанням до оперативного лікування є вже сама **підозра на феохромоцитому**, навіть якщо перебіг її безсимптомний, з огляду на ризик раптового загрозливого для життя підвищення артеріального тиску — після відповідної підготовки (→розд. 11.7).

2. Алгоритм дій під час та після операції: операція під прикриттям гідрокортизоном; якщо перед операцією не діагностовано субклінічної гіперкортизолемії → у післяопераційний період слід визначити концентрацію кортизолу у крові зранку, після 24 год від введення останньої дози гідрокортизону:

1) **нормальна кортизолемія** → слід відмінити гідрокортизон наприкінці першого тижня після операції;

2) **гіпокортизолемія** (свідчить про вторинну недостатність залишеного надниркика через перенесену — не завжди клінічно виражену — гіперкортизолемію) → слід продовжувати перехідне лікування гідрокортизоном впродовж кількох місяців з поступовим зниженням добової дози.

Контрольні обстеження: УЗД черевної порожнини після ≈3 міс. та через рік після операції; контроль гормонів — в залежності від діагностованих раніше відхилень.

3. Спостереження утворень, у випадку яких не проведено оперативного лікування

Візуалізаційні дослідження: для моніторування розмірів застосовуйте УЗД черевної порожнини і монофазну КТ надниркових залоз. Якщо діаметр пухлини надниркової залози становить ≤3 см, а картина відповідає типовій аденомі з високим вмістом жиру, контрольні візуалізаційні дослідження проводьте кожні 12 міс. У разі пухлин більшого розміру з менш характерним фенотипом протягом 1. року спостереження розгляньте проведення контрольних досліджень кожні 3–6 міс., а в подальшому — кожні 12 міс. Якщо утворення в наднирнику не збільшується в розмірі, то дозволяється припинити моніторинг через 2 роки — при подальшому спостереженні ризик злоякісної трансформації приблизно дорівнює нулю.

Гормональні дослідження: при пухлинах надниркових залоз, які під час амбулаторного спостереження не проявляють гормональної активності (об'єктивне і суб'єктивне дослідження), тактика може обмежитися проведенням кожні 12 міс. селективної гормональної оцінки → тест з 1 мг дексаметазону і можл. скринінгові дослідження на феохромоцитому. Пухлини розміром >3 см в порівнянні з пухлинами менших розмірів частіше виявляють гормональну активність. Ризик надмірного виділення гормонів пухлиною наднирника після закінчення 3–5 р. спостереження є мінімальним, у зв'язку з чим необов'язково проводити подальші скринінгові дослідження, особливо якщо розмір зміни в наднирнику суттєво не збільшився протягом 4 років.

➡ ПРОГНОЗ

У випадку доброякісних пухлин прогноз сприятливий; слід прагнути до ефективного лікування можливих гормональних порушень. У випадку раку, залежить від ступеню прогресування та можливості хірургічного лікування.

6. Рак надниркових залоз

➡ ВИЗНАЧЕННЯ ТА ЕТІОПАТОГЕНЕЗ

Рідкісна злоякісна пухлина епітеліального походження, що розвивається з кори надниркників, з високою схильністю до інвазивного росту та віддаленого метастазування. Досить часто спостерігаються порушення стероїдогенезу — високодиференційований рак, переважно, секретує кортизол і андрогени у надлишку; інколи — також значні кількості естрогенів і МКС; здатність синтезувати біологічно активні кортикостероїди залежить від ступеню клітинної диференціації, симптоми підвищеної гормональної активності можуть не спостерігатись.

➡ КЛІНІЧНА КАРТИНА ТА ПРИРОДНИЙ ПЕРЕБІГ

Залежить від того, чи пухлина гормонально-активна, чи ні. Гормональноактивний рак найчастіше викликає СІК з супутніми ознаками андрогенізації (часто з дуже динамічним перебігом у жінок), що у чоловіків може залишитись непоміченим. Часто спостерігається артеріальна гіпертензія та вторинна аменорея у жінок. Надлишок естрогенів у чоловіків може викликати гінекомастію та інші симптоми фемінізації, напр., зміни у розподілі жирової тканини, а у жінок — гіперменорею. Гормонально-неактивний рак проявляється пізно, зазвичай прогресуючою втратою маси тіла і симптомами, пов'язаними з локалізацією віддалених метастазів. Метастази, крім регіонарних лімфатичних вузлів, найчастіше локалізуються в легенях, печінці та кістках.

➡ ДІАГНОСТИКА

Допоміжні дослідження

1. Основні біохімічні дослідження: висока ШОЕ, підвищення концентрації ЦРП, гіпокаліємія, гіперглікемія; у випадку розсіяних метастазів до печінки — підвищена активність амінотрансфераз та лужної фосфатази, гіпербілірубінемія.

2. Гормональні дослідження: при безсумнівних клінічних симптомах раку надниркника слід обмежити їх об'єм до визначення основних параметрів, щоб не затримувати хірургічне лікування. Гіперкортизолемія — якщо наявний СІК. Часто дуже висока концентрація андрогенів у крові (тестостерону і ДГЕА-С) та значна екскреція 17-КС з сечею (>80 мг/24 год вважається патогномонічною ознакою для раку надниркників). Раннім симптомом може бути підвищена концентрація ДГЕА-С або андростендіону в сироватці. Підвищена концентрація 17-гідроксипрогестерону свідчить про порушення стероїдогенезу. У випадку безсимптомних, випадково виявлених пухлин, результати усіх гормональних досліджень можуть бути в нормі.

3. Візуалізаційні дослідження: РГ (може виявити метастази у легенях), **сцинтиграфія кісток, УЗД черевної порожнини** (може виявити метастази у печінці), **КТ і МРТ** — оцінка розмірів та ступеню локальної інвазії, втягнення лімфатичних вузлів, виявлення метастазів раку наднирника, необхідні для визначення ступеню прогресування захворювання. Найчастіше використовують класифікацію European Network for the Study of Adrenal Tumours, а також дуже схожу класифікацію TNM. Найпростішим способом є оцінка згідно з NIH:

1) місцева форма — без інвазії;

2) регіональна форма — з інфільтрацією навколишніх тканин чи ураженням лімфатичних вузлів;

3) метастатична форма — з віддаленими метастазами.

Також можлива наявність метастазів інших пухлин — за частотою метастази до надниркників займають 4-те місце після метастазів до легнь, печінки та кісток.

Діагностичні критерії

Вирішальне значення мають візуалізаційні обстеження, на основі яких приймається рішення про необхідність оперативного лікування — підозра на рак наднирника є протипоказом для проведення біопсії пухлини. Для постановки кінцевого діагнозу вирішальним є гістологічне дослідження. Метастазування у наднирники інших пухлин також є можливим.

➡ ЛІКУВАННЯ

1. Хірургічне лікування: методом вибору є видалення пухлини та метастазів у можливому обсязі. У разі пухлин >8 см, а також при підозрі на локальну інвазію або наявність метастазів в регіонарні лімфатичні вузли проведення операції лапароскопічним методом не рекомендується — показано проведення класичної операції. Хворих із вираженими симптомами гіперкортизолемії слід підготувати до операції інгібітором стероїдогенезу (→вище).

2. Фармакологічне лікування: якнайшвидше після видалення пухлини слід призначити **мітотан** у дозі, що залежить від ступеня запущеності раку та наявності метастазів (необхідний моніторинг концентрації у сироватці крові — при явному пухлинному процесі вона повинна знаходитись в межах 14–20 мг/л; ЛЗ має токсичну дію, зокрема на кістковий мозок, печінку, а також на нервово-м'язові синапси); у зв'язку з тимчасовою супресією функції залишеного наднирника внаслідок дії мітотану необхідним є одночасне призначення **замісної терапії**. Зазвичай, потрібні більші дози гідрокортизону, ніж при типовій хворобі Аддісона (мітотан прискорює його метаболізм у печінці та підвищує концентрацію зв'язуючого білка): 40–60 мг гідрокортизону на день, у 3 прийоми (напр., 30-20-10 мг). Доза флудрокортизону становить 0,1–0,2 мг/добу (не призначайте пацієнтам з артеріальною гіпертензією).

При регіонарній та метастатичній формі раку надниркників, окрім мітотану, в спеціалізованих онкологічних центрах також призначається **системне лікування** (напр., цисплатин, етопозид і доксорубіцин). Також використовуються інші препарати, такі як паклітаксел, інгібітори ангіогенезу (зокрема талідомід) та інгібітор рецептора ІФР-1 [IGF-1]. Більші надії пов'язують з **таргетною терапією**, спрямованою на молекулярні механізми росту пухлини, хоча ефект лікування на пізніх стадіях раку може бути несуттєвим; сунітиніб і ерлотиніб виявилися корисними у нечисленних випадках.

3. Променева терапія: не належить до загально прийнятних методик лікування; не збільшує тривалості життя, проте призводить до зменшення розмірів пухлини.

4. Трансартеріальна хіміоемболізація пухлини, а при метастазах до печінки — **радіоемболізація**.

Контрольні обстеження, що призначені для виявлення рецидиву (УЗД або КТ черевної порожнини, визначення кортизолу і ДГЕА-С), метастазів (УЗД і КТ черевної порожнини, РГ або КТ грудної клітки, ПЕТ) і ускладнень лікування мітотаном (загальний аналіз периферійної крові, показники функції печінки).

5 років від встановлення діагнозу виживає ≈20 % хворих. При місцевій формі можна досягнути повного одужання, але виявлення метастазів або рецидив під час подальшого спостереження значно погіршує прогноз. Поєднання агресивного хірургічного лікування, постійного прийому мітотану та періодичної хіміотерапії може значно підвищити виживання у >20 % пацієнтів.

7. Феохромоцитома

Використовується спільний термін для катехоламін-секретуючих пухлин: **феохромоцитома та парагангліоми** (*pheochromocytoma and paraganglioma* — PPGL). У цьому розділі висвітлюється лікувальна тактика у пацієнтів з гормонально-активними PPGL.

Феохромоцитома (*pheochromocytoma*) — це пухлина, що утворюється з хромафінних клітин, і розташована у наднирниках, а її симптоми пов'язані з надлишковим синтезом та секрецією катехоламінів. Складає 80–85 % PPGL. Зустрічається спорадично або сімейно (у даному випадку починається у молодому віці та найчастіше проявляється множинними пухлинами) — належить до синдромів множинних ендокринних неоплазій, що зчеплені з мутаціями певних генів, таких як: синдроми множинних ендокринних неоплазій 2А і 2В типу (МЕН2А і МЕН2В — мутація протоонкогену *RET*), синдром Гіппеля-Ліндау (мутація гену *VHL*), нейрофіброматоз I типу (мутація гену *NF1*), синдром феохромоцитоми та парагангліоми (мутація генів комплексу сукцинат-дегідрогенази) тощо. Може мати злоякісний характер.

Парагангліоми, інакше кажучи, **гломусні пухлини** (*paraganglioma*) — це інші пухлини із хромафінних клітин, розташовані за межами наднирників (15–20 % PPGL), що походять з парагангліїв, які знаходяться вздовж парасимпатичних нервів голови, шиї і середостіння, вздовж парасимпатичного стовбура анте- та паравертебрально, за межами звичайного розташування симпатичних та парасимпатичних сплетінь, а також вздовж симпатичних нервових волокон, що іннервують органи малого тазу та заочеревинний простір. Парагангліоми можуть секретувати катехоламіни, можуть бути також гормонально неактивними.

Залежить від взаємної пропорції кількості секретованих феохромоцитомою адреналіну і норадреналіну; крім того, на клінічну картину можуть впливати інші пептиди додатково секретовані пухлиною (зокрема, вазопресин, соматостатин, КРГ, АКТГ, ВІП, гастрин). Характерним є **нападоподібний перебіг**, що спричинений періодичним вивільненням з PPGL надмірних кількостей адреналіну та норадреналіну, а також, інколи, дофаміну. Фактори, що викликають симптоми: фізичне навантаження, стиснення черевної порожнини, велика кількість спожитої їжі, деякі ЛЗ (ефедрин, фенілефрин, АКТГ, фенотіазин, амфетамін, метоклопрамід, трициклічні антидепресанти, деякі препарати, що використовуються для анестезії), стресові ситуації, алкоголь, і навіть призначення ГК. PPGL може супроводжуватись підвищеною концентрацією глюкози в плазмі крові — врахуйте це, якщо виявите у пацієнта гіперглікемію у поєднанні з патогномонічними симптомами, наведеними нижче, зокрема у худих пацієнтів без раніше встановленого діагнозу цукрового діабету. **Типові симптоми:** пароксизми артеріальної гіпертензії (характерні значні коливання артеріального тиску), які можуть тривати від кількох або кільканадцяти хвилин до кількох годин, тривале підвищення артеріального тиску, головний біль, надмірна пітливість (шкіра бліда та волога), серцебиття, м'язовий тремор, відчуття тривоги, інколи — симптоми ортостатичної гіпотензії, надмірне розширення зіниць, бліда та волога шкіра. **Нетипові симптоми:** біль в грудній клітці, значне підвищення артеріального тиску при пробі з навантаженням, гострий коронарний синдром, порушення ритму та провідності серця, кардіоміопатія (у т. ч. кардіоміопатія такотсубо або її «інвертований» варіант) із симптомами гострої або хронічної серцевої недостатності; нудота, блювання, біль у животі, запори, гострий мегаколон; у випадку розташування у сечовому міхурі — підвищення артеріального тиску під час сечовипускання, артеріальна гіпертензія з супутньою мікрогематурією; PPGL, що маніфестується під час вагітності — викидень, передчасне відшарування плаценти, раптове підвищення артеріального тиску під час анестезії для кесаревого розтину; симптоми, характерні для синдромів множинних ендокринних неоплазій →розд. 12.2.2.1 і розд. 12.2.2.2. Може мати безсимптомний перебіг (також і з нормальним артеріальним тиском).

Стани загрози для життя:

1) геморагічний некроз пухлини та її розрив — біль у черевній порожнині, тахікардія, нудота, блювання, артеріальна гіпертензія, гіпотензія, симптоми гострого живота та шок;

2) феохромоцитома, що маніфестує під час загальної анестезії або хірургічного втручання — критичне підвищення артеріального тиску.

→ДІАГНОСТИКА

Допоміжні дослідження

1. Лабораторні дослідження: найбільш придатним методом вважається визначення **концентрації вільних метоксикатехоламінів у плазмі крові** (норметанефрину, метанефрину, метоксітираміну), а потім — **екскреції фракціонованих** (визначаються окремо) **метоксикатехоламінів у добовій порції сечі;** доступне також визначення сукупної екскреції метанефрину та норметанефрину. Визначення екскреції катехоламінів (адреналіну, норадреналіну, допаміну) у добовій порції сечі характеризується нижчою чутливістю та специфічністю, а найнижчу діагностичну чутливість має визначення екскреції ваніліл-мигдальної кислоти та допаміну з сечею, а також концентрації катехоламінів у крові. Можлива гіперглікемія.

Слід дотримуватись правил проведення досліджень — можуть відрізнятись, в залежності від використовуваних методів визначення — слід зв'язатись з місцевою лабораторією перед проведенням дослідження; заздалегідь (зазвичай, за 2 тиж.) потрібно відмінити наведені ЛЗ, зокрема: парацетамол, метилдопу, леводопу, лобеталол, соталол; седативні ЛЗ, деякі антидепресанти та антипсихотичні (зокрема, інгібітори МАО, хлорпромазин, іміпрамін) та антигістамінні ЛЗ; впродовж кількох днів перед дослідженням слід уникати прийому деяких антибіотиків(напр., тетрацикліну або еритроміцину) та виконання візуалізаційних обстежень з використанням йодовмісних контрастних препаратів. Необхідно поінформувати пацієнта про правила виконання добового збору сечі та про заборону вживати у цей період горіхи, банани, цитрусові, солодощі, котрі містять ванілін, а також міцну каву та чай.

В деяких випадках слід зважити призначення **функціонального дослідження: тесту пригнічення секреції катехоламінів клонідином** (0,3 мг п/о) — через 3 год підвищена концентрація катехоламінів у крові внаслідок нейрогенного збудження зменшується на 30–90 %, натомість при гормонально-активному PPGL — не змінюється. Під час обстеження проводьте ретельний моніторинг артеріального тиску.

При інтерпретації результатів гормональних аналізів слід взяти до уваги методику дослідження, умови забору та зберігання матеріалу (з метою визначення вільних метоксикатехоламінів у плазмі пробу крові набирають у лежачому положенні, натще, після 30 хв відпочинку), а також взяти до уваги референтні значення, прийняті у даній лабораторії.

2. Візуалізаційні дослідження: УЗД — може полегшити діагностику, але негативний результат обстеження не виключає феохромоцитоми. Віддають перевагу **КТ**, як дослідженню першого вибору, що уможливлює виявлення змін ≥5 мм. **МРТ** — метод вибору у діагностиці пухлин, локалізованих у ділянці основи черепа чи шиї, у пацієнтів з протипоказаннями до використання йодовмісного контрасту чи іонізуючого випромінювання. **Сцинтиграфія з MIBG**, міченим радіоактивним йодом (^{123}I), а інколи — **рецепторна сцинтиграфія** з використанням мічених аналогів соматостатину (дозволяє візуалізувати малі пухлини, особливо при розташуванні поза наднирниками, якщо вони проявляють експресію соматостатинових рецепторів) та **ПЕТ-сцинтиграфія** з використанням [18F]-фтордезоксиглюкози (пропонується замість сцинтиграфії з ^{123}I-MIBG у пацієнтів зі злоякісним PPGL).

3. ДНК-аналіз: з метою виявлення мутацій, що сприяють розвитку PPGL (мутації виявляються у ≤40 % хворих).

4. Гістологічне дослідження: уможливлює підтвердження діагнозу PPGL, проте не дозволяє провести диференційну діагностику поміж злоякісною та доброякісною пухлиною (на даний час єдиним повсюдно прийнятим критерієм злоякісності пухлини є метастазування); заборонено виконувати біопсію при підозрі на феохромоцитому.

Діагностичні критерії

Базовим критерієм клінічної діагностики є підтвердження підвищеної концентрації метаболітів катехоламінів у плазмі крові, чи їх підвищеної екскреції з сечею, а також визначення розташування пухлини при візуалізаційних обстеженнях. При PPGL, що не секретують катехоламіни, клінічний діагноз встановлюють на підставі результатів візуалізаційних та функціональних досліджень. Остаточний діагноз встановлюють на підставі гістологічного дослідження пухлини.

Диференційна діагностика

Первинна артеріальна гіпертензія з симптомами підвищеної активності симпатичної нервової системи, напади тривоги, псевдофеохромоцитома, гіпертиреоз, менопауза, цукровий діабет (епізоди гіпо- або гіперглікемії), зміни у ЦНС, прийом деяких ЛЗ або наркотиків (кокаїн) — з цими станами може співіснувати підвищена концентрація катехоломінів та їх метаболітів, проте рівні загалом менші, аніж ті, що характерні для перебігу PPGL (псевдопозитивні результати стосуються переважно концентрації у плазмі чи екскреції з сечею норметанефрину, але не метанефрину).

➡ ЛІКУВАННЯ

Хірургічне лікування
Метод вибору при PPGL, що секретують катехоламіни. Потребує відповідної підготовки →нижче.

1. PPGL, що розташовані у черевній порожнині: виконується зазвичай хірургічне видалення пухлини лапароскопічним доступом. Протипоказання до цієї методики та показання до видалення пухлини класичним методом:

повторне хірургічне втручання у зв'язку з рецидивом захворювання, підозра або виявлення пухлини з інвазивним ростом; діаметр пухлини >6–8 см; геморагічний діатез, розташування за межами черевної порожнини; або розташування пухлини в середині іншого органу, чи нез'ясована локалізація.

2. PPGL, що розташовані у грудній клітці або у ділянці голови і шиї: вибір методу хірургічного лікування залежить від їх розташування, віку пацієнта та прогресування хвороби.

Фармакологічне лікування

1. Пароксизмальне підвищення артеріального тиску: призначте **фентоламін** 2–5 мг в/в; за потреби, слід повторити введення.

2. Підготовка пацієнта до хірургічного втручання: призначте впродовж 10–14 днів ЛЗ, котрі блокують α-адренорецептори: найчастіше неселективний α-блокатор — **феноксибензамін** (спочатку 10 мг п/о 2 × на день, поступово збільшуючи до макс. 1 мг/кг м. т./добу, аж до досягнення артеріального тиску <140/90 мм рт. ст.), або **доксазозин** (спочатку 2 мг п/о в 1 чи у 2 прийоми, поступово збільшуючи до макс. 32 мг/добу; препарати →табл. 2.20-8). Важливою є адекватна гідратація. У пацієнтів зі значною тахікардією призначте кардіоселективний β-блокатор, проте тільки після блокування α-рецепторів. Не призначайте β-блокаторів, що діють одночасно на α- і β-адренергічні рецептори (лобеталол і карведілол). Вважається, що α-рецептори добре заблоковані, якщо:

1) впродовж 24 год перед операцією не виявлено: артеріального тиску >160/90 мм рт. ст., а також епізодів ортостатичної гіпотензії <80/45 мм рт. ст.;

2) протягом 7 днів перед операцією на електрокардіограмі не виявлено: елевації сегменту ST, інверсії зубця Т, а також екстрасистол (>1 впродовж 5 хв). Згідно з даними Endocrine Society (2014), у якості передопераційної підготовки можна додатково застосовувати також і блокатори кальцієвих каналів (напр., амлодипін 5–10 мг/добу).

Лікування нерезекційних злоякісних пухлин

Методом вибору є лікування I^{131}-MIBG. Найкраще описаною схемою хіміотерапії є комбінація циклофосфаміду, вінкристину і дакарбазину.

→ МОНІТОРИНГ

Про ефективність фармакотерапії (у передопераційний період) свідчить зниження артеріального тиску, сповільнення ЧСС, контроль над раптовим підвищенням артеріального тиску та іншими симптомами, залежними від надлишку циркулюючих катехоламінів. Після оперативного лікування необхідне безстрокове спостереження пацієнта, що включає контроль артеріального тиску та концентрацій метоксикатехоламінів у плазмі. Перше визначення після операції, з метою раннього виявлення можливого рецидиву пухлини або появи гормонально-активних метастазів, слід виконати через 6–12 міс., у залежності від клінічної картини, пізніше — щорічно.

→ ПРОГНОЗ

В більшості пацієнтів хірургічне лікування призводить до зникнення симптомів та нормалізації артеріального тиску. Несприятливі прогностичні фактори, які асоційовані з більшим ризиком розвитку злоякісної PPGL, це: розмір пухлини (>5 см), розташування поза наднирником, мутація гену SDHB, а також підвищена концентрація метокситираміну у плазмі. Аналіз ДНК у хворих на феохромоцитому, генетичні обстеження членів родини та скринінгові обстеження (гормональні аналізи, та візуалізаційні і функціональні обстеження) дозволяють здійснити ранню діагностику захворювання та покращити прогноз.

1. Нейроендокринні пухлини

Нейроендокринні новоутвори (*neuroendocrine neoplasms* — NEN) розвиваються з клітин дифузної ендокринної системи, у ≈70 % випадків — у підшлунковій залозі та ШКТ; можуть бути активними (секретують гормони) і не активними (не секретують гормони).

У визначенні «нейроендокринні пухлини» поняття «пухлини» відноситься до широкого діапазону новоутворень різного ступеня диференціації (від G1 до G3), натомість «нейроендокринні» визначає характерну рису, котра вказує на експресію нейроендокринних маркерів у клітинах цих пухлин. Іноді використовуване визначення «нейроендокринні пухлини» (*neuroendocrine tumors* — NET) відноситься до пухлин низького та середнього ступеня злоякісності (G1 і G2), натомість визначення «нейроендокринні раки» (*neuroendocrine carcinomas* — NEC) відноситься виключно до низькодиференційованих пухлин, високого ступеня злоякісності (G3).

НЕП травної системи (GEP-NEN) є злоякісними пухлинами. У клінічній картині активної пухлини, зазвичай, домінують симптоми, що спричинені надлишком секретованого нею гормону, натомість, розміри пухлини — невеликі, що ускладнює пошук її розташування. Нейроендокринні ознаки клінічно неактивних пухлин часто можна виявити тільки при імуногістологічному дослідженні.

Рідко зустрічаються змішані карциноми — MANEC (*mixed adenoneuroendocrine carcinoma*) — найчастіше розташовані в підшлунковій залозі, містять компоненти, що походять з екзокринної частини підшлункової залози і з нейроендокринних клітин; лікування таке ж, як і при інших карциномах підшлункової залози.

Однаково, як активні, так і не активні НЕП, можуть проявляти ступінь диференціаціїG1 або G2, а низькодиференційовані раки NEC G3 втрачають ендокринну функцію (їхні імуногістохімічні маркери неспецифічні — хромогранін А, синаптофізин або нейрон-специфічна енолаза [NSE; Neuron-Specific Enolase]).

1.1. Нейроендокринні пухлини G1 і G2 ступенів диференціації

1.1.1. Інсулінома (*insulinoma*)

→ **ВИЗНАЧЕННЯ**

Нейроендокринна пухлина, що походить з β-клітин острівців підшлункової залози, синтезує інсулін, надлишок якого є причиною гіпоглікемії.

→ **КЛІНІЧНА КАРТИНА ТА ПРИРОДНИЙ ПЕРЕБІГ**

Симптоми: в основному, гіпоглікемія, часто — після фізичного навантаження або тривалого голодування, але також спонтанна. Симптоми **нейроглікопенії** можуть нагадувати алкогольне сп'яніння або напад епілепсії. Відчуття голоду, яке супроводжує гіпоглікемію, спонукає хворих до частого прийому їжі, що призводить до ожиріння. Характерна т. зв. **тріада Уіппла:** симптоми виникають під час голодування, їх супроводжує гіпоглікемія та минають після прийому вуглеводів.

Найчастіше — поодинока (≈10 % багатовогнищева, мала (<2,0 см), добре васкуляризована та відмежована пухлина підшлункової залози. 8–10 % випадків мають злоякісний перебіг, з симптомами місцевої інвазії та метастазами у парааортальні лімфатичні вузли і печінку (пухлини G2). У 4–8 % випадків маніфестує синдром MEN-1 →розд. 12.2.2.1 (пухлини можуть бути багатовогнищеві з підвищеним ризиком злоякісності).

⇨ **Д І А Г Н О С Т И К А**

Допоміжні дослідження

1. Лабораторні дослідження: гіпоглікемія та підвищення концентрації інсуліну та С-пептиду в плазмі, підвищена концентрація хромограніну B (CgB — неспецифічний маркер), підвищена концентрація проінсуліну (>25 % концентрації загального інсуліну); слід визначати у сумнівних випадках).

2. Функціональні проби:

1) **тест голодування** — під час голодування слід визначати глікемію та концентрацію інсуліну; гіпоглікемія може проявитись до 72 год голодування; скринінговим обстеженням може бути скорочений тест голодування, у якому концентрація інсуліну та глюкози визначається вранці (о 8:00) та в обід. **Інтерпретація тесту:** діагностичні критерії →далі; слід пам'ятати, що у здорових осіб після 48 год голодування глікемія може становити <2,5 ммоль/л (45 мг/дл), але концентрація інсуліну тоді є дуже низькою або взагалі не визначається.

2) **тест гальмування С-пептиду** — у хворих з інсуліномою екзогенний інсулін не гальмує секреції С-пептиду.

3. Візуалізаційні дослідження: УЗД через передню черевну стінку та ендоскопічно, КТ з контрастуванням, МРТ, рецепторна сцинтиграфія або рецепторна ПЕТ. У випадку відсутності візуалізації пухлини, слід призначити селективну артеріографію або селективну артеріальну стимуляцію глюконатом кальцію (ASVS), рецепторну сцинтиграфію із застосуванням аналогу соматостатину (виявляє <50 % інсуліном, так як не усі містять соматостатинові рецептори); зважаючи на невеликий розмір пухлини, слід розважити призначення рецепторної сцинтиграфії ПЕТ. Пухлину також можна виявити під час хірургічного втручання шляхом інтраопераційного УЗД або використання інтраопераційного радіоізотопного зондування.

Діагностичні критерії

Клінічні симптоми гіпоглікемії, що супроводжуються зниженням концентрації глюкози у плазмі ≤2,2 ммоль/л (40 мг/дл), неадекватно висока концентрація інсуліну >36 пмоль/л (6 мМО/л), концентрація С-пептиду >200 пмоль/л (0,6 нг/мл), або концентрація проінсуліну ≥5 пмоль/л.

Диференційна діагностика

1. Гіпоглікемія після прийому гіпоглікемічних ЛЗ: вирішальним є анамнез (прийом ЛЗ) або виявлення похідних сульфонілсечовини або їх метаболітів у сироватці або сечі; на гіпоглікемію, що спричинена екзогенним інсуліном, вказує низька концентрація С-пептиду при високій концентрації інсуліну в сироватці крові.

2. Постпрандіальна гіпоглікемія: спостерігається у пацієнтів після резекції шлунку.

3. Реактивна гіпоглікемія: симптоми активації адренергічної системи через 2–3 год після прийому їжі; на відміну від інсуліноми, продовження періоду голодування не посилює симптомів.

4. Аутоімунна гіпоглікемія: причиною є антитіла до інсуліну; проявляється, незалежно від голодування та фізичного навантаження, а частота приступів зменшується з тривалістю захворювання; концентрація інсуліну значно підвищена >600 пмоль/л (100 мМО/л).

5. Гіпоглікемія підшлункового ґенезу, що не пов'язана з наявністю інсуліноми (NIPH): симптоми схожі з симптомами реактивної гіпоглікемії, через 2–4 год після прийому їжі; негативний результат тесту голодування; причиною є дифузна гіперплазія β-клітин підшлункової залози.

6. Стійка гіперінсулінемічна гіпоглікемія (*nesidioblastosis*): симптоми гіпоглікемії з'являються після 8–14 год голодування.

7. Гіпоглікемія, що викликана ектопічною секрецією про-ІФР-2 різними пухлинами.

8. Гіпоглікемія, що викликана печінковою недостатністю.

→ ЛІКУВАННЯ

Хірургічне лікування

Методом вибору є резекція пухлини — повна ремісія, у випадку поодиноких пухлин G1. При пухлинах G2, видаляється пухлина з метастазами, особливо, якщо вони знаходяться тільки у печінці (навіть неповна резекція метастазів NEN з печінки може бути корисною для пацієнта); високий ризик рецидиву впродовж 3 р.

Симптоматичне лікування

1. Лікування нападу гіпоглікемії: слід призначити вуглеводи п/о, ввести глюкозу в/в →розд. 13.3.4 або, при потребі, призначити пролонговану інфузію 10 % р-ну глюкози в/в; необхідно контролювати глікемію.

2. Профілактика нападів гіпоглікемії:

1) слід порекомендувати частий прийом їжі;

2) слід розглянути питання про призначення **діазоксиду** — найефективніший ЛЗ для попередження гіпоглікемії, але у великих дозах викликає набряки, ураження нирок та гірсутизм. Корисними можуть бути антагоністи кальцієвих каналів та ГК;

3) слід оцінити ефективність **аналогів соматостатину** → початково призначте окреотид короткої дії п/ш 100 мкг 2–3×на день — якщо ефективно запобігає розвитку гіпоглікемії, слід призначити аналоги пролонгованої дії →розд. 12.1.1.2 та розглянути питання про радіоізотопне лікування аналогами соматостатину, міченими ітрієм або лютецієм; у випадку неефективності окреотиду (інсуліноми часто не мають соматостатинових рецепторів), слід відмінити ЛЗ, оскільки одночасно гальмуючи секрецію глюкагону і СТГ, можна посилити гіпоглікемію.

1.1.2. Інші НЕП, які походять головним чином із підшлункової залози

→ ВИЗНАЧЕННЯ ТА КЛІНІЧНА КАРТИНА

1. **Гастринома** (*gastrinoma*): NEN, що походить з G-клітин, які секретують гастрин; локалізується у дванадцятипалій кишці та рідше — у головці підшлункової залози; зазвичай — малих розмірів (<1 см), багатовогнищева, часто входить до складу МЕН-1; у 60 % випадків — злоякісна, з метастазами у лімфатичні вузли та печінку; окрім гастрину може секретувати АКТГ і призводити до розвитку симптомів синдрому Кушинга →розд. 11.2. Скарги, що нагадують клінічну картину **синдрому Золлінгера-Еллісона**, мають ≈50 % хворих; діагностика та лікування →розд. 4.7.

2. **Глюкагонома** (*glucagonoma*): походить з А-клітин підшлункової залози та у надлишку секретує глюкагон, інколи також ВІП (вазоактивний інтестинальний пептид), найчастіше — велика поодинока пухлина (навіть >6 см), що розташована у хвості або (рідше) головці підшлункової залози, спорадично — у дванадцятипалій кишці; часто — злоякісна та діагностується вже з наявними метастазами у печінку; може бути складовою синдрому МЕН-1. **Симптоми:** цукровий діабет з легким перебігом, зниження маси тіла, запалення слизової оболонки ротової порожнини, діарея та нормохромна анемія, мігруюча некротизуюча еритема (найбільш характерний симптом); нетипові симптоми — це: венозний тромбоз, тромбоемболія легеневої артерії, психози, депресія, гіпоальбумінемія, дефіцит амінокислот та гіпохолестеринемія.

3. **ВІПома** (синдром Вернера-Моррісона; *VIP-oma*): рідкісне NEN підшлункової залози, що найчастіше локалізується у її хвості; також може походити з надниркових, заочеревинного простору, середостіння, легень та тонкого кишківника; у 50 % випадків — злоякісне; може бути складовою частиною МЕН-1. Більшість ВІПом секретують гастрин, нейротензин, ПП (панкреатичний поліпептид) та шлунковий інтестинальний пептид. **Симптоми:**

періодична або постійна водяниста діарея (екскреторна), великий об'єм калу (5–20 л/добу), не зникає після голодування → значне зневоднення, гіпохлоргідрія, гіпокаліємія з порушеннями серцевого ритму та астенією, метаболічний ацидоз внаслідок втрати гідрокарбонатів (рідко зустрічається гіпохлоремічний ацидоз); нетипові симптоми: гіперкальціємія, порушена толерантність до глюкози та легка форма цукрового діабету, еритема.

4. Соматостатинома (*somatostatinoma*): дуже рідкісне NEN підшлункової залози та ШКТ; може бути складовою синдрому НФ 1 типу або МЕН-1; у 70 % випадків наявні метастази, але, незважаючи на це, тривалість життя відносно довга. Типові **симптоми** (у ≈20 % пацієнтів): «синдром гальмування» (зниження екзокринної та ендокринної активності ШКТ) — легка форма цукрового діабету, ЖКХ, діарея, стеаторея і ахлоргідрія; нетипові симптоми, що пов'язані з розміром пухлини: біль у животі, втрата маси тіла та анемія (при метастазуванні), інколи — симптоми кишкової непрохідності та кровотечі з ШКТ.

5. Гормонально неактивні пухлини: зазвичай, високодиференційовані пухлини (G1 або G2); слід диференціювати з низькодиференційованими пухлинами (G3); діагностуються на основі імуногістохімічного дослідження. **Симптоми** залежать від розмірів пухлини та наявності метастазів: біль у животі, пухлина, що пальпується, втрата маси тіла, механічна жовтяниця.

→ ДІАГНОСТИКА

1. Аналіз крові:

1) **неспецифічні маркери** — підвищена концентрація хромограніну А (CgA) при більшості NEN (при інсуліномі — CgB), найвища — при метастазуванні (недостатньо для діагностики метастазів, але дуже висока концентрація CgA є поганою прогностичною ознакою), підвищена також і при феохромоцитомі, парагангліомах, аденомах паращитоподібних залоз та гіпофіза (МЕН1 →розд. 12.2.2.1), менша — при дрібноклітинному раку легень, нирковій недостатності (також може бути наслідком прийому інгібіторів протонної помпи або клінічно значимої ниркової недостатності); у пацієнтів з підозрою на NEN інколи визначається концентрація α-фетопротеїну (АФП), карциноембріонального антигену (CEA), субодиниць α і β хоріонічного гонадотропіну, кальцитоніну або панкреатичного поліпептиду;

2) **специфічні маркери** — значно підвищена концентрація гастрину і позитивний результат тесту з секретином (гастринома), глюкагону (глюкагонома), ВІП (ВІП-ома; у безсимптомний період може бути у межах норми, слід повторити аналіз під час діареї), соматостатину (соматостатинома).

2. Візуалізаційні обстеження призначені для оцінки первинного вогнища та прогресування захворювання: **УЗД, ендоскопічне черезстравохідне УЗД, мультифазна КТ, МРТ, рецепторна соматостатинова сцинтиграфія** — використовує наявність соматостатинових рецепторів на клітинах пухлини; є обстеженням із високою чутливістю, яке призначене для виявлення пухлини, що непомітна при інших візуалізаційних обстеженнях та діагностики метастазів нейроендокринних пухлин, може бути придатною для моніторингу рецидиву хвороби, дозволяє відбирати пацієнтів для лікування аналогами соматостатину та радіоізотопної терапії міченими аналогами соматостатину; стандартом є ОФЕКТ або ОФЕКТ-КТ; найбільшу чутливість та роздільну здатність для визначення локалізації пухлини та виявлення її метастазів має **рецепторна ПЕТ сцинтиграфія з допомогою аналогу міченого Ga⁶⁸** у поєднанні з комп'ютерною томографією (Ga⁶⁸-ПЕТ-КТ). Новітнім методом візуалізації NEN є ¹⁸F-DOPA-ПЕТ, особливо при пухлинах, у яких не спостерігається експресії соматостатинових рецепторів.

3. Гістологічне дослідження: є основою класифікації NEN ШКТ за ступенем злоякісності.

➜ **ЛІКУВАННЯ**

Хірургічне лікування

Видалення первинної пухлини, видалення метастазів у печінку (якщо можливе); вид хірургічного втручання залежить від локалізації та виду пухлини. При гормонально активних пухлинах у передопераційному періоді призначаються аналоги соматостатину короткої дії, щоб попередити виникнення гормонального кризу.

Консервативне лікування

1. Симптоматичне лікування: при пухлинах, що мають соматостатинові рецептори, слід призначати аналоги соматостатину, найкраще, з пролонгованою дією — **октреотид** подовженої дії 20–30 мг в/м кожні 4 тиж. або **ланреотид**: 90–120 мг п/ш (у сідницю або стегно) кожні 4–6 тиж. або (рідше) 20–30 мг в/м кожні 2 тиж.; впродовж перших 10–14 днів слід призначити октреотид короткої дії п/ш 100 мг 2–3 × на день (необхідно розглянути можливість радіоізотопного лікування аналогами соматостатину, міченими ітрієм або лютецієм).

2. Паліативне лікування:

1) радіоізотопне лікування з використанням аналогів соматостатину, мічених радіоактивним ізотопом — (ітрієм [90Y] або лютецієм [177Lu] — у пацієнтів з пухлинами G1 або G2 ступеня, що не підлягають хірургічному лікуванню, якщо пухлина/пухлини мають добру експресію соматостатинових рецепторів;

2) різні методи абляції метастазів — селективна емболізація, хімічна емболізація, радіоабляція, лікування радіоізотопами;

3) хіміотерапія — показана, якщо пухлина прогресує та вичерпано інші можливості її лікування (хіміотерапія багатьма препаратами);

4) прицільне лікування — еверолімус (інгібітор mTOR) та сунітиніб (інгібітор тирозинових кіназ) зареєстровані в Європі для лікування прогресуючих, неоперабельних нейроендокринних пухлин підшлункової залози, незалежно від їх гормональної активності та ступеня G1 і G2. Лікування дозволяє подовжити відрізок часу перед прогресуванням пухлинного захворювання.

1.1.3. НЕП, що розвиваються в ШКТ

➜ **ВИЗНАЧЕННЯ ТА ЕТІОПАТОГЕНЕЗ**

НЕП із ступенем диференціації G1 або G2 розташовані в ШКТ, найчастіше в тонкому кишечнику, зазвичай високодиференційовані і можуть секретувати серотонін, тахікінін і брадикінін, рідко гістамін та інші активні пептиди, котрі після потрапляння в системний кровообіг призводять до виникнення типових симптомів карциноїдного синдрому — традиційно називають карциноїдом. Причиною розвитку карциноїдного синдрому можуть бути також НЕП, котрі походять з клітин дифузної ендокринної системи і секретують серотонін та інші біогенні аміни, що розвиваються поза межами шлунково-кишкового тракту (напр. в легенях чи тимусі) в результаті соматичних мутацій або спадкової схильності (при МЕН1 →розд. 12.1.1.2). Зараз присутня тенденція до стандартизації номенклатури нейроендокринних новоутворень та відмови від терміну «карциноїд». Актуальна класифікація врахове локалізацію первинного вогнища НЕП та ступінь прогресування (наявність метастазів в печінку або інших віддалених метастазів, незалежно від локалізації первинного вогнища), а також секреторну активність пухлини. Винятком є НЕП легенів, при яких продовжують застосовувати термін «карциноїд», незалежно від їх гормональної активності.

➜ **КЛІНІЧНА КАРТИНА ТА ПРИРОДНИЙ ПЕРЕБІГ**

Може мати тривалий безсимптомний перебіг (серотонін, гістамін, тахікініни і брадикінін, а також інші активні пептиди інактивуються у печінці); першими симптомами можуть бути: біль, симптоми кишкової непрохідності, кровотеча з пухлини, що локалізується у прямій кишці, або симптоми метастазів у печінку. Тільки після розвитку метастазів у печінці, секретовані ними речовини вже не потрапляють у портальний кровоплин (не підлягають інактивації у печінці) та викликають клінічні симптоми. Пухлини легень та заочеревинного простору можуть викликати карциноїдний синдром раніше, оскільки одразу відбувається секреція активних речовин до системного, а не до портального кровообігу. **Карциноїдний синдром** включає епізоди гіперемії обличчя та шиї, з тахікардією, головокружінням, інколи з набряками та надмірною пітливістю (з часом призводить до тривалих телеангіоектазій), часто — з супутньою діареєю і (рідше) бронхоспазмом; приступи тривають ≈0,5–30 хв, можуть бути спричинені вживанням їжі або алкоголю, дефекацією, пальпацією печінки, загальним наркозом; можуть супроводжуватись артеріальною гіпертензією або гіпотонією з тахікардією. При довготривалому перебігу захворювання характерними є ознаки фіброзу, що виникають внаслідок надлишку серотоніну: фіброз ендокарду правих відділів серця, інколи — трикуспідального клапану та клапану легеневої артерії; при карциноїді легень може відбуватись пошкодження ендокарду у лівому передсерді; ускладненням екстраперитонеального фіброзу може бути порушення відтоку сечі, непрохідність мезентеріальних артерій з ішемією кишок. Також спостерігається втрата маси тіла, а інколи й шкірні зміни по типу пелагри (через дуже значні витрати триптофану для синтезу серотоніну). Інколи виникає ектопічна секреція гормонів гіпофіза — симптоми розвиваються раніше, коли пухлина невелика та важко визначити її локалізацію: сидром Кушинга (спричинений секрецією АКТГ при карциноїді бронха), дуже рідко — акромегалія (при якій підвищення СТГ стимулюється СТГ-РФ, що секретує NEN).

⮕ ДІАГНОСТИКА

Допоміжні дослідження

1. Лабораторні дослідження:

1) підвищена екскреція 5-гідроксиндолоцтової кислоти (**5-ГІОК**) з сечею (маркер карциноїду); слід визначати хоча б у двох добових порціях сечі (до сечі додається 10 мл 25 % соляної кислоти, щоб знизити рН до 1,5–4,0). Перед тестом слід призначити спеціальну дієту (серотонін є похідним триптофану, тому рекомендується обмежити споживання продуктів, які містять цю амінокислоту протягом 3 днів перед дослідженням) та змінити ЛЗ, що впливають на результати аналізу (хибнопозитивний результат: вживання шоколаду, кави, чаю, бананів, авокадо, ананасів та горіхів перед збором сечі; ЛЗ: парацетамол, саліцилати, метисегрід, фенобарбітал, деякі цитостатики; хибнонегативний результат: алкоголь, нейролептики, інгібітори МАО, метилдопа, ізоніазид, ацетилсаліцилова кислота);

2) підвищена концентрація у сироватці **CgA** (неспецифічна та мало придатна при локалізованому захворюванні, більша специфічність при метастазах в печінку);

3) підвищена концентрація **серотоніну** у сироватці (у пацієнтів з карциноїдним синдромом концентрація, зазвичай, багаторазово перевищує ВМН, але вважається, що визначення 5-ГІОК є кращим маркером);

4) інколи підвищенна концентрація в сироватці інших гормонів (напр., АКТГ).

2. Візуалізаційні обстеження: УЗД, КТ, МРТ і рецепторна соматостатинова сцинтиграфія з використанням I^{131}-MIBG та дослідження з найвищою чутливістю Ga^{68}-ПЕТ-КТ — візуалізують первинну пухлину та віддалені метастази.

3. Гістологічне дослідження: обговорені в цьому розділі НЕП відповідають за класифікацією нейроендокринних пухлин ВООЗ (→вище) пухлинам G1 або G2 ступеня диференціації.

Діагностичні критерії

На початковій, безсимптомній стадії захворювання — постановка діагнозу випадкова (візуалізаційне обстеження або оперативне втручання, що виконуються з інших причин). Неоперабельний карциноїдний синдром часто діагностується на основі:

1) характерних симптомів;

2) виявлення метастазів при візуалізаційних обстеженнях;

3) підвищеної екскреції 5-ГІОК з сечею >0,05 ммоль/24 год (10 мг/24 год) або ≥0,075 ммоль/24 год (15 мг/24 год), якщо є єдиним тестом, що підтверджує діагноз NEN;

4) підвищеної концентрації серотоніну в сироватці (не завжди).

Рецепторна сцинтиграфія допомагає виявити первинне вогнище, однак у ≥25 % випадків не вдається виявити його локалізацію.

Діагноз карциноїду легень та бронхів також включає гормональнонеактивні NEN, що не вимагають виявлення підвищеної секреції серотоніну або екскреції 5-ГІОК.

Диференційна діагностика

1) інші нейроендокринні пухлини, включаючи ті, що викликають схожі симптоми (почервоніння шкіри та діарею) — медулярний рак щитоподібної залози, пухлини, що синтезують ВІП;

2) мастоцитоз — зміни на шкірі обличчя схожі з симптомами при карциноїдному синдромі.

→ ЛІКУВАННЯ

1. Хірургічне лікування: видалення пухлини при карциноїдному синдромі (після попередньої підготовки аналогом соматостатину). Вид та об'єм хірургічного втручання залежать від локалізації пухлини, ступеня злоякісності та прогресування захворювання. Видалення первинної пухлини може бути корисним, навіть при наявності метастазів. При прогресуючому захворюванні, особливо, при перебігу з карциноїдним синдромом, якщо метастази наявні тільки у печінці, можна розглянути можливість їх видалення, навіть, якщо не вдалось виявити первинну пухлину, або використати інший метод їх абляції →вище.

2. Консервативна терапія: чутливість до хіміотерапії у високо диференційованих НЕП шлунково-кишкового тракту помітно нижче, ніж у НЕП підшлункової залози. Однак можливість проведення даного лікування можна розглянути в разі швидкопрогресуючих утворень зі значним органним навантаженням. Таргетне біологічне лікування і радіоізотопна терапія проводяться згідно з тими самими принципами, що і при НЕП підшлункової залози →вище.

3. Лікування карциноїдного синдрому: якщо рецепторна сцинтиграфія виявляє наявність соматостатинових рецепторів, обов'язково слід призначити аналоги соматостатину, як при інших NEN →вище; аргументованим є призначення радіоізотопної терапії, найчастіше — у комбінації з фармакотерапією; симптоматичне лікування, напр., при діареї — лоперамід (2 мг п/о 3×на день). Хіміотерапія — малоефективна.

1.2. Нейроендокринні карциноми ступеня диференціації G3 (низькодиференційовані)

Ці низькодиференційовані новоутворення, що не синтезують жодних активних пептидів, діагностують на основі імуногістохімічного виявлення CgA, синаптофізину або NSE.

Можуть виникати у легенях (як дрібно- або великоклітинні нейроендокринні раки легень) та у ШКТ. Як правило, не виявляють експресії соматостатинових рецепторів, рецепторна сцинтиграфія не показана. Хірургічне лікування не завжди можливе, тому залишається тільки хіміотерапія (цисплатин або карбоплатин і етопозид). Прогноз несприятливий.

2. Поліендокринні синдроми

2.1. Аутоімунні поліендокринопатії

Синдроми полігландулярної недостатності аутоімунного генезу, характеризуються одночасною гіпофункцією декількох залоз внутрішньої секреції.

2.1.1. Аутоімунний полігландулярний синдром 1 типу (АПС-1)

Причиною є мутації гену *AIRE*, який бере участь у регуляції імунної толерантності. Успадковується за аутосомно-рецесивним типом.

Клінічна картина:
1) хронічний і резистентний до лікування кандидоз слизових оболонок (найчастіше ротової порожнини і ануса, рідше стравоходу), шкіри і нігтьових пластинок; проявляється найчастіше в осіб віком <5 р.,
2) гіпопаратиреоз →розд. 10.1 — зазвичай, у осіб віком <10 р., пов'язаний з ризиком розвитку тяжкої гіпокальціємії;
3) первинний гіпокортицизм (хвороба Аддісона) аутоімунної етіології →розд. 11.1.1 — зазвичай, у віці 10–15 р. (до віку 30 р.).

Рідше проявляються також: первинний гіпогонадизм, аутоімунна алопеція, злоякісна анемія, цукровий діабет 1 типу, аутоімунний гепатит, вітиліго, аутоімунне захворювання щитоподібної залози.

Діагностика: наявність 2 з 3 характерних захворювань, а у випадку наявності захворювань у братів чи сестер — тільки 1:
1) хронічний кандидоз слизових оболонок і шкіри;
2) гіпопаратиреоз;
3) хвороба Аддісона.

Лікування: ендокринна недостатність → замісна гормональна терапія; інші захворювання, що характерні для АПС-1 → специфічне лікування. Ефективне лікування кандидозу ротової порожнини попереджає розвиток раку в більш пізньому віці; не слід застосовувати кетоконазол, оскільки він є інгібітором цитохрому Р450 і пригнічує стероїдогенез.

Кожен пацієнт з гіпокортицизмом повинен носити при собі карту з інформацією про захворювання, щоб лікар або рятувальник могли швидко надати необхідну допомогу при невідкладних станах.

2.1.2. Аутоімунний полігландулярний синдром 2 типу (АПС-2)

Шлях успадкування — полігенний.

Клінічна картина: проявляється, як правило, у віці 20–40 р., у ≈50 % випадків — первинним гіпокортицизмом; хвороби, що утворюють синдром можуть проявлятись у довільній послідовності впродовж кількох років. Найчастіше проявляється **синдром Шмідта**: первинний гіпокортицизм →розд. 11.1.1 і аутоімунна хвороба щитоподібної залози (переважно, тиреоїдит Хашимото →розд. 9.3.1); **синдром Карпентера** — при супутньому цукровому діабеті 1 типу →розд. 13.1. Гіпоглікемія або зменшена потреба інсуліну у хворих на цукровий діабет 1 типу може свідчити про виникнення недостатності кори наднирників. Рідше виникають: первинний гіпогонадизм, злоякісна анемія, целіакія.

Діагностика: наявні ≥2 з 3 захворювань:

1) первинний гіпокортицизм;
2) аутоімунне захворювання щитоподібної залози (у переважної більшості — тиреоїдит Хашимото);
3) цукровий діабет 1 типу.

Лікування: ендокринна недостатність → гормональна замісна терапія; інші супутні захворювання при АПС-2 → специфічне лікування. При синдромі Шмідта, якщо одночасно діагностується хвороба Аддісона і тиреоїдит Хашимото, замісне лікування розпочинається від призначення гідрокортизону, а тільки потім призначаються препарати левотироксину (L-T4); початок лікування L-T4 у пацієнта з нелікованою хворобою Аддісона може спричинити маніфестацію симптомів недостатності кори наднирників, що становлять загрозу для життя!

2.1.3. Аутоімунний полігландулярний синдром 3 типу (АПС-3)

Ймовірне аутосомно-домінантне успадкування з неповною пенетрацією.

Клінічна картина: як правило, проявляється у людей середнього віку. Можуть спостерігатися симптоми, що виникають внаслідок аутоімунного ураження ендокринних залоз (за винятком наднирників) та інших тканин і органів (→Діагностика); рідше: саркоїдоз, синдром Шегрена, ревматоїдний артрит, нейроендокринна пухлина шлунку і порушення всмоктування, що спричинені погіршенням екзокринної функції підшлункової залози.

Діагностика: аутоімунне захворювання щитоподібної залози із супутньою іншою аутоімунною хворобою, за винятком первинного гіпокортицизму (його наявність змінює діагноз на АПС-2).

Підтипи синдрому: у кожному підтипі автоімунна хвороба щитоподібної залози, крім того: **АПС-3А** — цукровий діабет 1 типу, в **АПС-3В** — злоякісна анемія, при **АПС-3С** — вітиліго і/або вогнищева алопеція, або аутоімунні хвороби інших органів (напр., целіакія, гіпогонадизм, міастенія).

Лікування: ендокринні недостатності → замісна гормональна терапія; інші захворювання, що характерні для АПС-3 → специфічне лікування.

2.2. Синдром множинних ендокринних неоплазій

2.2.1. Синдром множинних ендокринних неоплазій 1-го типу (МЕН-1)

➡ **ВИЗНАЧЕННЯ ТА ЕТІОПАТОГЕНЕЗ**

Спадкове захворювання, викликане гермінальною мутацією гену *MEN1*, при якому гіперпаратиреоз супроводжується пухлинами інших ендокринних залоз, найчастіше нейроендокринними пухлинами підшлункової залози або аденомами гіпофізу.

Мутація гену *MEN1*, що кодує білок менін, призводить до втрати функції гену. Відсутність меніну сприяє утворенню пухлин у деяких ендокринних залозах, найчастіше — це аденоми, але інколи — й рак. Успадковується аутосомно-домінантно.

➡ **КЛІНІЧНА КАРТИНА ТА ПРИРОДНИЙ ПЕРЕБІГ**

Залежить від віку пацієнта і ураження конкретних ендокринних залоз, а також — від гормональної активності пухлин та їх злоякісності.

1. Первинний гіперпаратиреоз: найчастіше — перший симптом синдрому МЕН-1, з'являється в 95 % носіїв мутації гену *MEN1* у осіб віком <40 р. Причиною є гіперплазія, рідше — множинні дрібні аденоми усіх паращитоподібних залоз, майже ніколи — рак. Перебіг часто є безсимптомним впродовж тривалого часу →розд. 10.2.1.

2. Нейроендокринні пухлини підшлункової залози, ШКТ, бронхів і тимусу: симптоми виявляються у 60 % хворих, секреторно не активні пухлини можна виявити інтраопераційно у кожного пацієнта віком >40 р.; можуть співіснувати різні нейроендокринні пухлини підшлункової залози; гастриноми, як правило, злоякісні, інсуліноми, найчастіше поодинокі і не злоякісні; рідше зустрічаються пухлини, що секретують, зокрема глюкагон, ВІП (інколи одночасно з подіб-ним до ПГ пептидом, який може спричинити гіперкальціємію) і СТГ-РГ (винятково рідкісні пухлини, з яких половина розвивається на фоні МЕН-1), а також інші нейроендокринні пухлини (часто нейроендокринні раки).

3. Пухлини гіпофіза: найчастіше — пролактиноми →розд. 8.4.1, потім — гормонально не активні пухлини, соматотропіноми (що секретують СТГ) →розд. 8.4.2 та інші.

4. Інші пухлини ендокринних залоз: відносно часті пухлини надниркив →розд. 11.5, зазвичай гормонально не активні, але можуть синтезувати кортизол або альдостерон; рідко — феохромоцитоми.

ДІАГНОСТИКА

Діагностичний алгоритм:
1) необхідно оцінити гормональну активність пухлин і ризик злоякісності;
2) дослідження мутації гену *MEN1*.

Діагностичні критерії

1. Спорадична форма (без сімейної схильності до МЕН-1): наявність ≥2 з 3 ключових для МЕН-1 патологій — первинного гіперпаратиреозу, нейроендокринних пухлин підшлункової залози, аденоми гіпофіза.

2. Спадкова форма (у сім'ях з відомою схильністю до МЕН-1): достатньо діагностувати 1 пухлину — паращитоподібних залоз (або первинний гіперпаратиреоз), гіпофізу або підшлункової залози.

Диференційна діагностика

Залежить від локалізації пухлини і її гормональної активності:
1) **гіперпаратиреоз** — може співіснувати з інциденталомою гіпофіза; спадкову форму треба диференціювати з помірною гіпокальційуричною гіперкальціємією і синдромом гіперпаратиреозу, що є супутніми захворюваннями разом з пухлиною верхньої або нижньої щелепи;
2) **синдром Кушинга** — при МЕН-1 потрібно старанно диференціювати пухлину гіпофізу з ектопічною секрецією АКТГ нейроендокринним новоутворенням; рідше виникає функціонуюча аденома або рак кори надниркника;
3) **наявність сімейних пухлин підшлункової залози** — треба диференціювати з синдромом Гіппеля-Ландау (феохромоцитома, нейроендокринні пухлини підшлункової залози, рак і кісти нирки, гемангіобластоми центральної нервової системи, кісти різних органів).

Покази до ДНК аналізу (вистачить наявності 1 критерія):
1) ≥2 пухлин, що характерні для МЕН-1;
2) вік <30 р. і ≥1 пухлина, що характерна для МЕН-1;
3) постановка діагнозу гастриноми;
4) множинні вузли паращитоподібних залоз.

ЛІКУВАННЯ

Алгоритм дій при кожному з видів пухлин. Відмінності, що пов'язані з МЕН-1:

1. Первинний гіперпаратиреоз: найчастіше — субтотальна (3 і 1/2 залози) паратиреоїдектомія з одночасним видаленням тимусу (у якому може розвиватись нейроендокринна пухлина); багатовогнищевий характер хвороби сприяє рецидивам гіперпаратиреозу після хірургічного лікування — не потрібно скеровувати хворих на операцію, якщо хвороба перебігає безсимптомно.

2. Гастриноми: хірургічне лікування, часто, не ефективне (пухлини багатовогнищеві і часто метастазують); призначте інгібітор протонної помпи у великих дозах, слід визначити можливість лікування аналогом соматостатину.

3. Множинні пухлини підшлункової залози: якщо вузол секретує біологічно активні пептиди — треба скерувати пацієнта на хірургічне лікування; при гормонально не активних пухлинах хірургічне лікування показане, якщо діаметр >2 см (дехто рекомендує, коли діаметр >2,5–3 см), тому що у такому випадку існує значний ризик злоякісності.

2.2.2. Синдром множинних неоплазій 2-го типу (МЕН-2)

⬛▶ **В И З Н А Ч Е Н Н Я   Т А   Е Т І О П Е Т О Г Е Н Е З**

Наявність пухлин ендокринних залоз, що спричинене ембріональною мутацією гену *RET* та успадковується аутосомно-домінантно, з високою пенетрацією. У носіїв даної мутації ризик розвитку медулярного раку щитоподібної залози становить >95 %, феохромоцитоми наднирк
ів — 45 %, гіперпаратиреозу — 15–30 %, нейробластом слизових оболонок та інших вроджених вад ≈5 %.

⬛▶ **К Л І Н І Ч Н А   К А Р Т И Н А   Т А   П Р И Р О Д Н И Й   П Е Р Е Б І Г**

1. Синдром МЕН-2 А: зустрічається найчастіше; як правило, першим проявляється медулярний рак щитоподібної залози →розд. 9.5, з яким може співіснувати феохромоцитома →розд. 11.7 (у 3-тій, або 4-тій декаді життя), а найпізніше і найрідше — первинний гіперпаратиреоз →розд. 10.2. Деякі мутації гену *RET* асоційовані з дуже низьким ризиком феохромоцитоми і не викликають схильності до розвитку гіперпаратиреозу — в таких випадках розвивається **спадковий медулярний рак щитоподібної залози (FMTC)**.

2. Синдром МЕН-2В: медулярний рак щитоподібної залози є особливо агресивним і розвивається вже у малих дітей; його супроводжує синдром фенотипових аномалій, що включають перед усім нейробластоми і гангліоневроми слизових оболонок (ураження по краях язика, випуклі губи, порушена функція товстого кишечнику внаслідок підслизових нейробластом), а також інші специфічні симптоми — видовжена нижня щелепа, часто — марфаноподібні ознаки. Феохромоцитома може виникати раніше, ніж при МЕН-2А.

⬛▶ **Д І А Г Н О С Т И К А**

Діагностичний алгоритм:
1) оцінка гормональної активності пухлин;
2) при кожному діагнозі медулярного раку щитоподібної залози потрібно виконати обстеження мутації гену *RET*.

Діагностичні критерії

Вирішальне значення при встановленні діагнозу має виявлення мутації гену *RET*, що дозволяє відрізнити спадкову форму медулярного раку щитоподібної залози від спорадичної форми. При синдромі МЕН-2А на пізніх етапах може розвинутись феохромоцитома і (рідше) первинний гіперпаратиреоз (не обов'язкові для встановлення діагнозу), при синдромі МЕН-2В діагностику полегшує характерна сукупність фенотипних аномалій (→вище), може також виникнути феохромоцитома, але ніколи не розвивається гіперпаратиреоз.

Диференційна діагностика

Слід взяти до уваги інші спадкові синдроми: синдром Гіппеля-Ландау (дуже рідкісні випадки співіснування пухлини наднирк
ів з медулярним раком

щитоподібної залози), а якщо провідним симптомом є феохромоцитома — також сукупність феохромоцитом і парагангліом (феохромоцитоми та часто множинні, гормонально активні або не активні парагангліоми).

→ **ЛІКУВАННЯ**

Основи лікування окремих пухлин при МЕН-2 схожі з лікуванням ізольованих спорадичних випадків. Перед хірургічним лікуванням медулярного раку треба виключити феохромоцитому. У випадку їх співіснування спочатку потрібно прооперувати пухлину надниркників, а тільки потім — щитоподібну залозу (навіть у випадку пізньої стадії медулярного раку). Лікування запущених форм інгібіторами тирозинкінази, як правило, має паліативний характер.

Алгоритм дій після виявлення носійства мутації гену *RET*

Виявлення і характеристика мутації гену *RET* вимагає обстеження стосовно носійства цієї мутації у всіх членів сім'ї хворого, особливо родичів I ступеня. У дітей оптимальний час обстеження: в сім'ях з МЕН-2А — у віці <3 р., у сім'ях з МЕН-2В — у віці <1 р. У випадку виявлення носійства показана профілактична тотальна резекція щитоподібної залози, що запобігає розвитку медулярного раку, виконується у віці 5 р. (при МЕН-2В раніше).

1. Цукровий діабет

Група метаболічних захворювань, які характеризуються гіперглікемією, що виникає внаслідок дефекту секреції або дії інсуліну. Хронічна гіперглікемія при цукровому діабеті (ЦД) призводить до пошкодження, дисфункції та недостатності різних органів, особливо очей, нирок, нервів, серця і кровоносних судин.

1. ЦД 1-го типу: зумовлений руйнуванням β-клітин підшлункової залози аутоімунним процесом, індукованим дією тригерних (пов'язаних із середовищем) факторів у осіб із генетичною схильністю. У розвитку захворювання беруть участь антитіла до острівців Лангерганса (до різних антигенів β-клітин), які можуть з'являтись за багато місяців і навіть років до появи симптомів ЦД; протягом цього періоду відбувається поступова втрата секреторної функції β-клітин, котра призводить до маніфестного ЦД, який характеризується абсолютним дефіцитом інсуліну. Проявляється у дітей і молоді, та в осіб віком <30-ти р. Можливим є повільний перебіг аутоімунної деструкції β-клітин, який призводить до маніфестації захворювання у 4-ій або 5-ій декаді життя (латентний аутоімунний діабет дорослих — LADA). Після маніфестації захворювання процес руйнування β-клітин триває ще впродовж певного часу; зникнення С-пептиду (маркера секреції інсуліну) в сироватці свідчить про їх остаточне знищення.

2. ЦД 2-го типу: найчастіша форма (≈80 %); зумовлена поступовим порушенням секреції інсуліну в умовах інсулінорезистентності. Може бути генетично обумовлення (полігенне успадкування), однак ключову роль відіграють фактори середовища (ожиріння [особливо абдомінальне] та низька фізична активність). Надмір вільних жирних кислот, які виділяє черевна жирова тканина, викликає «ліпотоксичність» — збільшене окислення жирів призводить до гальмування гліколізу у м'язах, а у печінці призводить до посилення глюконеогенезу, що вимагає компенсаційної секреції інсуліну β-клітинами та може призвести до поступового виснаження їх резерву і порушення метаболізму глюкози.

3. ЦД відомої етіології: генетичні дефекти β-клітин підшлункової залози (напр., діабет дорослого типу у молодих людей [MODY], тривалий неонатальний ЦД), генетичні дефекти дії інсуліну, захворювання екзокринної частини підшлункової залози, ендокринопатії (напр., синдром Кушинга, акромегалія, феохромоцитома), ятрогенний діабет, що індукований ліками (напр. ГК) чи іншими хімічними речовинами, інфекції (напр. вроджена краснуха), рідкісні форми, що спричинені імунним процесом, інші генетичні синдроми, які іноді асоційовані з ЦД (напр., синдроми Дауна, Клайнфельтера, Шерешевського-Тернера).

4. Гестаційний діабет або ЦД у вагітної — діагностовані під час вагітності. Підвищення концентрації контрінсулярних гормонів, яке виникає під час вагітності, призводить до інсулінорезистентності, збільшення потреби в інсуліні та підвищення доступності глюкози для плоду, який розвивається — внаслідок цих адаптаційних змін зростає ризик порушень вуглеводного обміну у жінок, які досі були здоровими.

Перебіг захворювання залежить від швидкості втрати β-клітин. Спочатку виникає порушення ранньої фази секреції інсуліну, у подальшому розвивається предіабет (порушення глікемії натще [ПГН], і/або порушена толерантність до глюкози [ПТГ]), а далі — маніфестний ЦД. Суб'єктивні симптоми є неспецифічними і різноманітними, пов'язаними з типом ЦД та динамікою розвитку хвороби, проявляються при ЦД 1-го типу значно частіше, ніж при ЦД 2-го типу, аналогічно, як і кетоацидоз та кетоацидотична кома. У зв'язку з труднощами у досягненні повної корекції ЦД не вдається повністю запобігти розвитку хронічних ускладнень →розд. 13.4, які погіршують якість життя хворих і становлять причину підвищення смертності з приводу серцево-судинних захворювань.

Типові симптоми ЦД: поліурія (осмотичний діурез внаслідок глюкозурії), полідипсія (посилена спрага), ознаки дегідратації, які, переважно, є помірно вираженими (зниження еластичності шкіри, сухість шкіри та слизових оболонок), спричинені зневодненням слабкість та сонливість, схуднення (рідше), кетоацидоз та кетоацидотична кома (іноді перший помічений симптом), схильність до гнійних інфекцій шкіри чи інфекцій сечостатевої системи

1. ЦД 1-го типу: раптове виснаження секреторних резервів β-клітин підшлункової залози у дітей і молоді є причиною гострого початку захворювання (кетоацидоз та кетоацидотична кома) та лабільного перебігу ЦД, що пришвидшує розвиток хронічних ускладнень (можуть з'являтись вже через 5 років від початку хвороби). Симптоми ЦД 1-го типу у дорослих осіб наростають повільно, деколи протягом кількох місяців, зазвичай, хвороба не починається кетоацидотичною комою (хоча з'являються симптоми кетоацидозу). Багаторічний перебіг, на перший погляд, лагідної гіперглікемії, напр. при ЦД LADA, сприяє підступному розвитку хронічних ускладнень.

2. ЦД 2-го типу: типові симптоми ЦД виникають значно рідше, ніж при ЦД 1-го типу. Більш, ніж половина випадків має безсимптомний перебіг і захворювання виявляють випадково, або під час скринінгових обстежень. Якщо ЦД не лікувати, це зумовлює розвиток хронічних ускладнень, особливо серцево-судинних, котрі є основною причиною смерті. ≈85 % хворих має ожиріння, переважно, абдомінальне; часто виникає артеріальна гіпертензія та ліпідні порушення. Гіперглікемія може вперше проявитись під час перебігу іншого захворювання (напр. інфекції), при якому збільшується потреба в інсуліні. Секреторні резерви β-клітин при ЦД з часом поступово виснажуються (це вимагає моніторингу перебігу захворювання та адаптації лікування до змінних потреб).

➡ ДІАГНОСТИКА

Алгоритм діагностики ЦД →рис. 1-1.
Багато випадків ЦД розвиваються безсимптомно, у зв'язку з чим рекомендується виконання **скринінгових досліджень** (глікемія натще або ПГТТ →нижче) **щорічно у групах підвищеного ризику щодо розвитку ЦД 2 типу:** надмірна вага або ожиріння (ІМТ ≥25 кг/м^2 або окружність талії >80 см у жінок та >94 см у чоловіків); ЦД у батьків чи сибсів; низька фізична активність; порушення вуглеводного обміну в анамнезі — ПГН або ПТГ; перенесений гестаційний діабет; народження дитини вагою >4 кг; артеріальна гіпертензія (≥140/90 мм рт. ст.); ХСЛПВЩ <1,0 ммоль/л (40 мг/дл) або концентрація тригліцеридів >1,7 ммоль/л (250 мг/дл); синдром полікістозних яєчників; захворювання серцево-судинної системи на фоні атеросклерозу; муковісцидоз (обстеження раз на рік з 10-річного віку); і **кожні 3 роки у всіх осіб віком ≥45-ти р.**
Принципи скринінгових досліджень вагітних жінок →розд. 13.2.2.

Допоміжні дослідження

1. Лабораторні дослідження:
1) **глікемія** — концентрація глюкози у плазмі венозної крові (норма 4,0–5,5 ммоль/л [72–99 мг/дл]) використовується для діагностики ЦД або ПГН, а концентрація глюкози у цільній капілярній крові (аналіз за допомогою глюкометра, натще [тобто 8–14 год від останнього прийому їжі] і 90–120 хв після прийому їжі) — для моніторингу лікування ЦД;

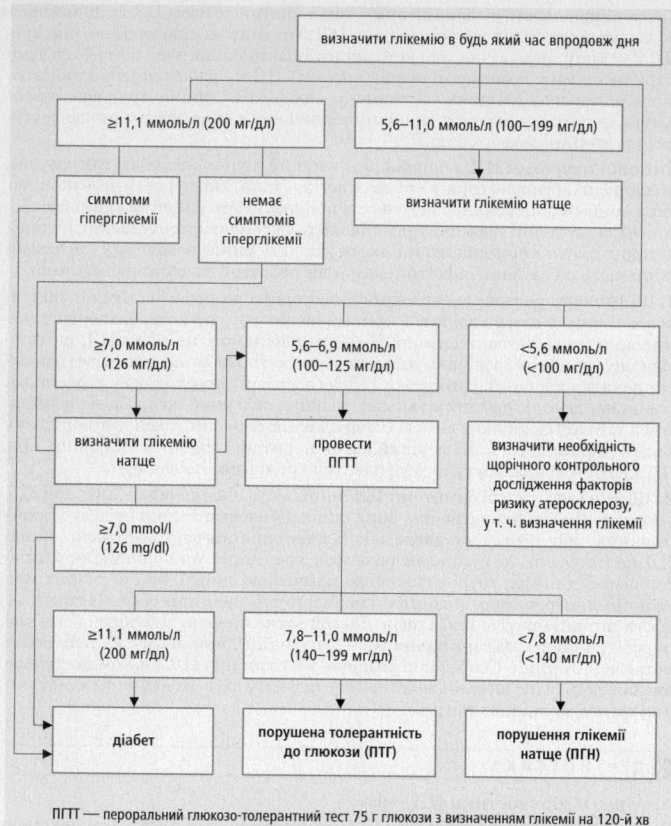

ПГТТ — пероральний глюкозо-толерантний тест 75 г глюкози з визначенням глікемії на 120-й хв

Рис. 1-1. Алгоритм діагностики цукрового діабету

2) **відсоток глікозильованого гемоглобіну (HbA1c)** — використовується з метою оцінки метаболічної корекції ЦД, віддзеркалює середню глікемію впродовж 3-х міс. перед визначенням; слід враховувати інші стани, що впливають на результат або роблять неможливим його інтерпретацію — гемоглобінопатії, анемії, стан після переливання еритроцитарної маси, гіпертригліцеридемію, гіпербілірубінемію, ниркову недостатність, прийом саліцилатів у великих дозах; лабораторії також можуть виражати результат дослідження HbA1c в одиницях SI (ммоль/моль);

3) **концентрація фруктозаміну** — віддзеркалює середню глікемію впродовж останніх 3-х тиж. (період напіврозпаду альбуміну), визначається рідко, напр., коли відсоток HbA1c є невірогідним (→вище), або коли є необхідною короткочасна оцінка компенсації глікемії (напр. у вагітних);

4) **глюкоза в сечі** — визначення за допомогою тест-смужки, є непридатним для моніторингу при лікуванні ЦД; підтвердження глюкозурії є показанням до визначення глікемії;

5) **антитіла до острівців** — аналіз використовують для підтвердження аутоімунної етіології ЦД:

а) антитіла до острівців (**ICA**; до різних цитоплазматичних антигенів β-клітин), значно рідше визначають з огляду на найнижчу специфічність;

б) до глутаматдекарбоксилази (**анти-GAD65 антитіла**);

в) до тирозинфосфатази (**IA-2, IA-2β**),

г) до ендогенного інсуліну (**IAA**);

д) до цинку (**Zn8**);

6) **концентрація С-пептиду в сироватці** — відповідає концентрації ендогенного інсуліну; знижена або не визначається при ЦД 1-го типу, збільшена у початковій фазі ЦД 2-го типу, коли домінує інсулінорезистентність та зростає секреція інсуліну, натомість, знижена після вичерпання секреторних резервів β-клітин;

7) **кетонові тіла** у сечі або їх підвищена концентрація у сироватці (при кетоацидозі →розд. 13.3.1) — тест-смужки визначають, головним чином, ацетооцтову кислоту, решта — це ацетон і β-оксимасляна кислота;

8) **концентрація лактату в сироватці** — підвищена при лактацидозі →розд. 13.3.3.

2. Функціональні дослідження

1) **пероральний глюкозотолерантний тест (ПГТТ)** — застосовують для діагностики ЦД або ПТГ; проводять через 8–14 год після останнього прийому їжі у хворого після відпочинку і нічного сну, після 3-х днів вживання звичайної дієти із нормальним вмістом вуглеводів; необхідно з'ясувати, чи пацієнт не приймає ліків, що можуть підвищувати глікемію (ГК, тіазидні діуретики, деякі β-блокатори); слід визначити глікемію натще та через 120 хв після перорального прийому розчину 75 г глюкози; у нормі концентрація глюкози у плазмі венозної крові через 120 хв <7,8 ммоль/л (140 мг/дл); ПГТТ виконується, якщо результат одноразового аналізу глікемії натще становить 5,6–6,9 ммоль/л (100–125 мг/дл) або коли при глікемії <5,6 ммоль/л (100 мг/дл) існує аргументована підозра на порушення толерантності до глюкози;

2) **тест з глюкагоном** — застосовують для оцінки секреторних резервів β-клітин підшлункової залози, придатний для диференціювання ЦД 1-го і 2-го типу; С-пептид визначається натще та через 6 хв після в/в введення 1 мг глюкагону; межі норми за звичайних умов — 0,4–1,2 нмоль/л (1,4–4,0 мкг/л); через 6 хв після ін'єкції глюкагону — 1–4 нмоль/л; концентрація <0,6 нмоль/л після стимуляції глюкагоном вказує на ЦД 1-го типу (відсутність С-пептиду може пояснювати лабільність його перебігу), або довготривалий ЦД 2-го типу (після виснаження секреторних резервів β-клітин). Дуже високі концентрації С-пептиду натще і після стимуляції глюкагоном можуть свідчити про гіперінсулінізм при ЦД 2-го типу або інсуліному.

3) **оцінка чутливості до інсуліну за методом HOMA** — індекс інсуліно-резистентності HOMA-IR розраховують за формулою: інсулінемія натще (в мМО/л)×глікемія натще (в ммоль/л)/22,5; у зв'язку з пульсаційною секрецією інсуліну, вимірювання слід провести 3–4 рази та визначити середній показник.

Діагностичні критерії

Діагностику гіперглікемічних станів не слід проводити під час гострої фази іншого захворювання (напр., інфекції чи гострого коронарного синдрому), безпосередньо після травми чи оперативного втручання, ані під час прийому ЛЗ, що можуть підвищувати глікемію (глюкокортикостероїди, тіазидні діуретики, деякі β-блокатори).

1. Предіабет або стан підвищеного ризику ЦД діагностують у 2-х ситуаціях:

1) **порушення глікемії натще (ПГН)** — глікемія натще у межах 5,6–6,9 ммоль/л (100–125 мг/дл); є показанням до виконання ПГТТ;

Таблиця 1-1. Диференційна діагностика і лікування ЦД MODY та ЦД 1-го типу

Диференційні ознаки	ЦД MODY	ЦД 1-го типу
вади розвитку (головним чином нирок та сечо-статевої системи)	так/ні	ні
ЦД в сімейному анамнезі у ≥3-х поколіннях	так	ні
аутоімунні захворювання в сімейному або індивідуальному анамнезі	ні	так
антитіла до острівців	ні	так
С-пептид (тест з глюкагоном)	на початку — в нормі	низька концентрація
основне лікування	на початку — пероральні ЛЗ	інсулін
початок	повільний	скоріше гострий

2) **порушена толерантність до глюкози (ПТГ)** — глікемія через 120 хв ПГТТ у межах 7,8–11,0 ммоль/л (140–199 мг/дл).

ADA дозволяє діагностувати предіабет на основі відсотка HbA1c 5,7–6,4 % (39–46 ммоль/моль), за умови визначення методом ВЕРХ.

2. ЦД діагностують у 4-х ситуаціях:

1) глікемія при випадковому визначенні ≥11,1 ммоль/л (200 мг/дл) і типові симптоми гіперглікемії (посилена спрага, поліурія, слабкість);

2) результати глікемії при випадковому визначенні ≥11,1 ммоль/л (200 мг/дл) без типових симптомів гіперглікемії та одноразово (в інший день) глікемія натще ≥7,0 ммоль/л (126 мг/дл);

3) глікемія натще двічі (визначена в різні дні) ≥7,0 ммоль/л (126 мг/дл);

4) глікемія через 120 хв ПГТТ ≥11,1 ммоль/л (200 мг/дл).

ADA дозволяє додатково діагностувати цукровий діабет при значенні HbA1c >6,5 % (48 ммоль/моль), за умови визначення методом ВЕРХ.

Критерії визначення цукрового діабету у вагітних жінок →розд. 13.2.2.

Диференційна діагностика

1. Інші причини клінічних симптомів, напр. поліурії (нецукровий діабет).

2. Диференціювання типу ЦД: формою, яка має основні риси ЦД 1-го типу та вимагає інсулінотерапії, але має «маску» ЦД 2-го типу (повільний розвиток, проявляється у більш пізньому віці), є ЦД LADA. До форм, що нагадують ЦД 2-го типу (піддаються, принаймні, до певної міри лікуванню пероральними ЛЗ), але їх перебіг має фенотипну «маску» ЦД 1-го типу (рано розвивається), належать: ЦД MODY (*maturity onset diabetes of the young*), довготривалий неонатальний ЦД і мітохондріальний діабет, який зараховують до т. зв. моногенного ЦД, що зумовлений мутацією окремого гену. При ЦД MODY виділяють кілька типів, котрі відрізняються клінічним перебігом; найчастіше мутація відбувається у гені *HNF1A* (MODY3) або у гені глюкокінази (MODY2). Остаточний діагноз встановлюють на основі генетичного дослідження. Під час диференційної діагностики у дорослих:

1) якщо підозрюється ЦД 1-го типу → необхідно врахувати ЦД MODY (табл. 1-1);

2) якщо підозрюється ЦД 2-го типу → необхідно врахувати ЦД LADA (*latent autoimmune diabetes in adults* →табл. 1-2).

Щораз частіше зустрічається поєднання різних типів ЦД — так званий подвійний, і навіть потрійний ЦД, а також ЦД 2-го типу в дітей та молоді.

Таблиця 1-2. Диференційна діагностика і лікування ЦД LADA та ЦД 2-го типу

Диференційні ознаки	ЦД LADA	ЦД 2-го типу
ІМТ	як у загальній популяції	ожиріння чи надлишкова вага
артеріальна гіпертензія	ні	так
ЦД в сімейному анамнезі	ні	так
аутоімунні хвороби в сімейному або індивідуальному анамнезі	так	ні
анти-GAD або інші антитіла до острівців	так	ні
С-пептид (тест з глюкагоном)	низька концентрація	в нормі або на початку ↑
основне лікування	інсулін	на початку — пероральні ЛЗ

→ ЛІКУВАННЯ

Загальні принципи

1. Лікування ЦД включає:

1) навчання пацієнтів, що є необхідною умовою для успіху лікування;

2) нефармакологічне лікування — здоровий (т. зв. терапевтичний) спосіб життя, який включає різноманітну дієту, регулярну фізичну активність, уникнення вживання алкоголю, відмову від цигарок, а також забезпечення оптимальної тривалості сну та уникнення стресу;

3) гіпоглікемізуюче лікування — п/о гіпоглікемізуючі або антигіперглікемічні ЛЗ, інсулін, інкретиноміметики;

4) боротьба з факторами ризику серцево-судинних захворювань, особливо артеріальної гіпертензії →розд. 2.20 і порушень ліпідного обміну →розд. 2.4.1; у пацієнтів із супутнім захворюванням серцево-судинної системи та у хворих віком >40-ка р. із ≥1-м фактором серцево-судинного ризику слід розпочинати лікування статином, незалежно від ліпідного профілю плазми;

5) лікування ускладнень хвороби.

2. При ЦД 1-го типу необхідно застосувати інсулін. ЦД 2-го типу є прогресуючим захворюванням, у зв'язку з чим через певний час виникає потреба модифікувати терапію: на початку застосовують ЛЗ, які підвищують чутливість тканин до інсуліну, а у подальшому приєднують ЛЗ, які стимулюють виділення інсуліну; при їх неефективності показана інсулінотерапія.

3. Якщо на момент встановлення діагнозу гіперглікемії виявляється дефіцит маси тіла, симптоми зневоднення, кетонурія чи ацидоз → слід розпочинати інсулінотерапію, навіть тоді, коли підозрюємо ЦД 2 типу; остаточний діагноз і відповідне тривале лікування узгоджується після ліквідації метаболічних порушень і виключення аутоімунного характеру захворювання.

4. Критерії компенсації ЦД

1) **критерії компенсації вуглеводного обміну:** інтенсивність гіпоглікемізуючого лікування, тобто цільові значення глікемії і HbA1c та швидкість їх реалізації, слід адаптувати до пацієнта, зокрема враховуючи його старання і співпрацю з лікарем, ризик гіпоглікемії, тривалість хвороби, передбачувану тривалість життя, супутні захворювання, судинні ускладнення, а також фінансування і можливість підтримки пацієнта (цільові значення глікемії залежно від прийнятих критеріїв компенсації

ЦД →нижче — можуть бути вищими, якщо досягнуто цільового рівня HbA1c); критерії компенсації можна пом'якшити у пацієнтів похилого віку або із супутніми захворюваннями, чи у випадку частого виникнення гіпоглікемії. Якщо не вдається досягнути цільові показники, слід максимально до них наблизитись.

а) **загальний критерій — HbA1c ≤7,0 %** (53 ммоль/моль) — можна отримати при середній концентрації глюкози у плазмі крові ≈8,3–8,9 ммоль/л (150–160 мг/дл); слід досягти глікемії натще і перед прийомом їжі <7,2 ммоль/л (130 мг/дл) та постпрандіальної глікемії <10 ммоль/л (180 мг/дл); це критерій для усіх хворих, за винятком перерахованих нижче у детальних критеріях, включаючи хворих на ЦД 1-го типу, в яких досягнення цільового відсотка HbA1c ≤6,5 % було асоційовано з підвищеним ризиком гіпоглікемії, а також у хворих віком >65-ти р. (якщо очікувана тривалість життя >10-ти р.), у яких корекцію рівня глюкози слід проводити поступово;

б) **детальні критерії: HbA1c ≤6,0 %** (42 ммоль/моль) — у жінок під час II і III триместру вагітності, якщо це не корелює зі збільшенням частоти і тяжкості глікемії →розд. 13.2.2; **HbA1c ≤6,5 %** (48 ммоль/моль) у жінок, які планують вагітність, та під час I триместру вагітності, у хворих на ЦД 1 типу, в яких досягнення цієї мети не асоційовано з підвищеним ризиком гіпоглікемії чи погіршенням якості життя, при короткотривалому ЦД 2-го типу, та у дітей і молоді (незалежно від типу ЦД) → потрібно прагнути до рівня глікемії натще і перед прийомами їжі (також під час самостійного контролю) 4,4–6,1 ммоль/л (80–110 мг/дл) і глікемії через 2 год від початку прийому їжі <7,8 ммоль/л (140 мг/дл); **HbA1c <8,0 %** (64 ммоль/моль) — у пацієнтів похилого віку, із занедбаною формою ЦД, багаторічним перебігом ЦД і макроангіопатією (перенесеним інфарктом міокарда і/або інсультом і/або з тяжкими супутніми захворюваннями). Якщо попри збереження цільових показників глікемії натщесерце не вдається досягнути цільових рівнів HbA1c, слід прагнути до зниження постпрандіальної глікемії. Цільовий рівень HbA1c необхідно досягати поступово (тобто, протягом кількох місяців), оскільки (особливо при ЦД 1 типу) швидке зниження глікемії загрожує гіпоглікемією, у пацієнтів із запущеними мікроангіопатичними ускладненнями (головним чином, ретинопатію) може тимчасово призвести до прогресування ускладнень, а при ЦД 2-го типу — підвищити серцево-судинний ризик. При визначенні цілей необхідно враховувати співпрацю та старання пацієнтів, ризик гіпоглікемії, тривалість захворювання, прогнозовану тривалість життя, супутні захворювання, судинні ускладнення, а також фінансування і можливість підтримки лікування пацієнта.

2) **критерії компенсації ліпідного обміну:**

а) хворі з ЦД 1-го або 2-го типу з дуже високим серцево-судинним ризиком (із серцево-судинним захворюванням або хронічною хворобою нирок, а також хворі з ЦД 2-го типу віком >40-ка р. без серцево-судинного захворювання, але з факторами його ризику чи з органними ускладненнями) — цільова концентрація **ХС ЛПНЩ <1,8 ммоль/л (70 мг/дл)** або редукція на ≥50 %, якщо початково ХС ЛПНЩ 1,8–3,5 ммоль/л (70–135 мг/дл); цільова концентрація не-ХС ЛПВЩ (другорядна ціль) <2,6 ммоль/л (100 мг/дл);

б) хворі з ЦД 2-го типу та високим серцево-судинним ризиком (без ускладнень та інших факторів ризику серцево-судинних захворювань), а також хворі з ЦД 1-го типу та високим серцево-судинним ризиком — цільова концентрація **ХС ЛПНЩ <2,6 ммоль/л (100 мг/дл)** або редукція на ≥50 %, якщо початково концентрація ХС ЛПНЩ знаходилась у діапазоні 2,6–5,2 ммоль/л (100–200 мг/дл); цільова концентрація не-ХС ЛПВЩ <3,4 ммоль/л (130 мг/дл);

в) хворі з ЦД 1-го типу з низьким або середнім серцево-судинним ризиком (віком <40-ка р. без хронічних ускладнень ЦД та без інших факторів серцево-судинного ризику) — цільова концентрація **ХС ЛПНЩ <3,0 ммоль/л (115 мг/дл)**, цільова концентрація не-ХС ЛПВЩ <3,7 ммоль/л (145 мг/дл);

г) хворі з ЦД 1-го типу з підвищеною екскрецією альбуміну з сечею та/або з порушеною функцією нирок — редукція концентрації ХС ЛПНЩ на ≥50 %, незалежно від початкової величини.

У всіх хворих цільовий рівень ХС ЛПВЩ: у чоловіків >1,0 ммоль/л (>40 мг/дл), у жінок на 0,275 ммоль/л(10 мг/дл) вище; цільовий рівень тригліцеридів в сироватці <1,7 ммоль/л (150 мг/дл).

3) **критерії компенсації артеріального тиску: <140/90 мм рт. ст.**, незалежно від наявності протеїнурії. У вагітних жінок із діабетичною хворобою нирок — <130/80 мм рт. ст.

Навчання

1. Навчання хворих відіграє таку ж важливу роль, як дієта, фізичне навантаження і фармакотерапія.

2. Мета: вироблення у пацієнтів таких навичок поведінки, які б забезпечили співпрацю при застосуванні командного підходу до лікування; навчання з користування приладами для введення інсуліну і моніторингу глікемії.

3. При ЦД проводять індивідуальні і групові навчання, найкраще паралельно. Навчання у групі є ефективнішим, ніж індивідуальне, також корисні є т. зв. групи підтримки. Індивідуальне навчання дозволяє сфокусуватись на індивідуальних цілях лікування та врахувати конкретні проблеми окремих пацієнтів; воно є необхідним в особливих ситуаціях, при методах лікування, які рідше використовуються (напр. індивідуальні інсулінові помпи), у хворих після баріатричних операцій та у пацієнтів на програмному діалізі. Пацієнтів з ЦД 2-го типу слід з самого початку захворювання підготувати до його прогресуючого перебігу, що вимагатиме поступових змін у лікуванні.

4. Необхідно повторювати навчальні заходи та постійно контролювати їх ефекти — не лише знання хворого, а передусім, його здатність контролювати хворобу.

Дієтетичне лікування

Усі хворі на ЦД повинні пройти навчання на тему загальних принципів правильного харчування при ЦД, а детальні дієтичні рекомендації потрібно пристосовувати до потреб та побажань індивідуальних пацієнтів.

1. Регулярний прийом та відповідна кількість прийомів їжі:

1) при ЦД 2-го типу, що лікується дієтою та пероральними ЛЗ, достатніми є 3 прийоми їжі на добу;

2) лікування інсуліном двофазової дії (готовими сумішами) вимагає 5–6-ти прийомів їжі протягом доби;

3) лікування людським інсуліном короткої дії вимагатиме 6-ти прийомів їжі на добу (додаткове вживання другого сніданку, підвечірку та другої вечері запобігає гіпоглікемії);

4) лікування швидкодіючими аналогами інсуліну вимагає не більше, ніж 3 прийомів їжі протягом доби;

5) найбільшу свободу у прийомі їжі надає інсулінова помпа, за умов відповідного підбору дози інсуліну до потреби.

2. Відповідне споживання калорій повинно забезпечити збереження ідеальної маси тіла або поступове зниження маси тіла в осіб з ожирінням чи надлишком ваги:

1) зниження маси тіла не повинно перевищувати 2 кг/тиж., корисним є поступове зниження на 0,5–1 кг/тиж. Зниження маси тіла на ≥5 % відносно вихідної маси асоційоване з помітним покращенням контролю ЦД.

2) постачання енергії залежить від стилю життя і від належної маси тіла (формула: від зросту в см відняти 100 [при зрості ≤164 см], при зрості

165—175 см відняти 105, а при зрості >175 см відняти 110) і становить приблизно: робота у сидячому положенні — 20—25 ккал/кг належної маси тіла; робота, що пов'язана з помірним фізичним навантаженням — 25—30 ккал/кг належної маси тіла; важка фізична праця — 30—40 ккал/кг належної маси тіла.

3. Приблизна калорійність страв кожного дня: особливо важлива для хворих, які приймають інсулін, оскільки це полегшує його дозування.

4. Якісний склад дієти: пацієнти з ЦД 1-го типу повинні вміти розрахувати вміст вуглеводів в порції їжі, що має ключове значення для підбору дози інсуліну на прийом їжі, а також вміти оцінити глікемічний ефект білків і жирів, які надходять з цієї порцією їжі.

1) **вуглеводи** — все різне визначають загальний відсотковий вміст вуглеводів у дієті, оскільки є замало доступних наукових даних, які б дозволили визначити їхню оптимальну кількість для усіх хворих; рекомендується індивідуальний план дієти, залежний зокрема від інтенсивності фізичної активності, а також від того, якій їжі пацієнт надає перевагу та від різновиду вуглеводних продуктів у дієті. У середньому вміст вуглеводів у забезпеченні енергетичних потреб повинен складати ≈45 %, та якщо вони походять із продуктів із низьким глікемічним індексом (ГІ) та високим вмістом клітковини, їх споживання може становити навіть 60 % калорійності дієти. Особи з дуже високою фізичною активністю мають збільшену енергетичну потребу, в той час як в осіб із низькою фізичною активністю прийом калорій вуглеводного походження може бути нижчим. ГІ це показник, котрий дозволяє класифікувати харчові продукти, які містять вуглеводи, залежно від їх впливу на постпрандіальну глікемію (чим вищий ГІ, тим більший вплив на глікемію), причому технологія приготування їжі також має значення (напр. коротший час термічної обробки). Слід рекомендувати продукти, що містять вуглеводи з низьким ГІ (<55), у т. ч. перш за все цільнозернові продукти, а практично цілком елімінувати з дієти прості вуглеводи, які дуже швидко всмоктуються і викликають значне постпрандіальне підвищення глікемії, яке складніше контролювати. ГІ відіграє велику роль при виборі овочів і фруктів, які містять мало вуглеводів. Вміст клітковини у дієті повинен становити 25—50 г/д (або 15—25 г на 1000 ккал). Можна застосовувати підсолоджувачі в рекомендованих виробниками кількостях, але не слід замінювати харчовий цукор (сахарозу) фруктозою.

2) **білок** — 15—20 % від загальної енергетичної вартості дієти (1—1,5 г/кг м. т./добу); у хворих на ЦД 2-го типу з надмірною масою тіла може складати 20—30 % калорійності дієти (не застосовуйте у хворих із діабетичним захворюванням нирок). Максимальне значення у випадку хворих із хронічним захворюванням нирок складає 0,8—1 г/кг м. т., у вагітних — 1,3 г/кг м. т., а під час захворювання, яке протікає з лихоманкою, чи в період реконвалесценції — до 1 г/кг м. т. Слід надати перевагу білку рослинного походження, рибам та свійській птиці.

3) **жири** — 30—35 % від загальної енергетичної вартості дієти, з обмеженням насичених жирів; обмежте споживання холестерину до <300 мг/добу (<200 мг/добу, якщо ХС ЛПНЩ ≥2,6 ммоль/л [100 мг/дл]);

4) **кухонна сіль** — ≤5 г/добу;

5) **вітаміни і мікроелементи** — відсутні показання для застосування у разі відсутності їх дефіциту, за винятком поповнення вітаміну D (відповідно до рекомендацій для загальної популяції), а у вагітних жінок — фолієвої кислоти;

6) **алкоголь** — у хворих із ЦД споживання алкоголю не показане, може сприяти виникненню гіпоглікемії (гальмує вивільнення глюкози печінкою) і його необхідно враховувати до енергетичного балансу.

Фізичне навантаження

З огляду на численні позитивні сторони фізична активність є обов'язковою складовою лікування хворих на ЦД; повинна бути систематичною та пристосованою до можливостей пацієнта, виконуватись ≥2–3 ×/тиж., а найкраще — щодня.

1. Принципи безпечного виконання фізичного навантаження при ЦД 1-го типу: необхідно добре підготувати пацієнта, щоб він зміг самостійно оцінити ступінь і тривалість навантаження та потребу в інсуліні та додаткових вуглеводах, і уникати форсованого фізичного навантаження, якщо у хворого присутні занедбані ускладнення ЦД. Пацієнт повинен:

1) контролювати глікемію перед, під час та протягом декількох годин після навантаження;

2) приймати додаткові вуглеводи перед навантаженням та щогодини під час навантаження, а також після його завершення, особливо, якщо навантаження тривало довше (20–30 г на 30 хв навантаження);

3) уникати значного фізичного навантаження під час піку дії інсуліну;

4) не вводити інсулін в ділянку тіла, яка особливо інтенсивно бере участь у навантаженні (напр. у стегно);

5) зменшити дозу інсуліну перед навантаженням, навіть на 30–50 %, в залежності від інтенсивності навантаження та рівня глікемії (не у всіх хворих);

6) якщо глікемія становить >13,9 ммоль/л (250 мг/дл) — визначити кетонові тіла у сечі, а при їх наявності слід уникати навантаження (дуже інтенсивне навантаження може посилити гіперглікемію та кетоз).

2. Принципи безпечного виконання фізичного навантаження при ЦД 2-го типу:

1) систематичне фізичне навантаження є одним із основних методів лікування ЦД 2-го типу — його метою є зниження маси тіла та резистентності тканин до інсуліну;

2) ризик гіпоглікемії у пацієнтів, які застосовують дієту та пероральні ЛЗ, є низьким (пацієнтам з надлишком ваги та ожирінням слід уникати вживання додаткових вуглеводів під час навантаження);

3) у хворих на інсулінотерапії →вище;

4) пацієнт повинен систематично (найкраще щоденно, напр. впродовж 30–45 хв) виконувати помірно інтенсивне фізичне навантаження, що пристосоване до загального стану здоров'я та попереднього стилю життя; для пацієнтів у віці >65 років і/або з надмірною вагою відповідною формою фізичного навантаження є прогулянка швидким темпом (до появи задишки) 3–5×на тиж. (≈150 хв/тиж.);

5) більше фізичне навантаження, якщо пацієнт його добре переносить, є показаним декілька разів на тиждень, а не лише спорадично; повинно починатись та закінчуватись легшими вправами, які виконують протягом 5–10 хв;

6) при рівні глікемії >16,7 ммоль/л (300 мг/дл), пацієнт повинен визначити кетонові тіла у сечі за допомогою тест-смужки, при підтвердженні кетонурії — уникати навантаження (дуже інтенсивне навантаження може посилити гіперглікемію та кетоз).

Фармакологічне лікування — інсулін

1. Показання до інсулінотерапії

1) **ЦД 1-го типу, а також ЦД LADA** (від моменту встановлення діагнозу, оскільки стимуляція β-клітин похідними сульфонілсечовини пришвидшує виснаження секреторних резервів та погіршує перебіг захворювання);

2) **ЦД 2-го типу:**

    а) **неефективність лікування** — HbA1c >7 %, незважаючи на інтенсифікацію фармакологічної і поведінкової терапії (після елімінації

Таблиця 1-3. Людські інсуліни та їх аналоги

Різновиди інсулінів і препарати		Дія		
		початкова	максимальна	діапазон
швидкодіючі аналоги інсуліну	аспарт	10–20 хв	1–3 год	3–5 год
	глулізин	10–20 хв	1–2 год	3–5 год
	ліспро	15 хв	40–60 хв	3–5 год
інсуліни короткої дії	нейтральний	30 хв	1–3 год	6–8 год
інсуліни середньої тривалості дії	ізофановий (НПХ)	0,5–1,5 год	4–12 год	18–20 год
аналоги інсуліну пролонгованої дії	детемір	1,5–2 год	3(4)–14 год	≤24 год
	гларгін	1,5–2 год	відсутній пік	24 год
	деглудек		відсутній пік	>48 год

дієтичних помилок та інших причин неефективності пероральних ЛЗ, напр. вогнищ інфекції), можна розглянути навіть тоді, коли монотерапія метформіном є недостатньою; у разі існування сумнівів, вичерпання секреторних резервів підтверджують зниженою концентрацією С-пептиду у сироватці після стимуляції глюкагоном;

б) **протипоказання до застосування пероральних ЛЗ;**

в) **тимчасове лікування** — щойно діагностований ЦД зі значною гіперглікемією (глікемія натще >16,7 ммоль/л [300 мг/дл]) та її симптомами (після опанування глюкотоксичності, компенсації глікемії та метаболічного стану пацієнта можна застосувати пероральні ЛЗ або комбіновану терапію пероральними ЛЗ та агоністом рецептора ГПП-1 або (рідше) продовжувати інсулінотерапію у комбінації з метформіном); гострий коронарний синдром або процедура черезшкірної коронарної ангіопластики (оптимально — постійна в/в інфузія інсуліну), інсульт, гострі запальні стани, травми та інші невідкладні стани, кортикотерапія, оперативне втручання, вагітність.

Різновиди інсулінів

Вибір препарату та моделі інсулінотерапії проводиться індивідуально, зважаючи на стиль життя та притаманний для пацієнта час прийому їжі.

Класифікація на основі хімічної будови: людський інсулін та аналоги людського інсуліну.

Класифікація на основі тривалості дії →табл. 1-3.

1) **прандіальний інсулін:**

а) **аналоги інсуліну короткої дії** — п/ш ін'єкція, переважно, безпосередньо перед початком прийому їжі, хоча можна також під час прийому їжі, і навіть після нього, зазвичай, 3 × на день; також п/ш з використанням індивідуальних інсулінових помп;

б) **людський інсулін короткої дії** (нейтральний інсулін) — п/ш ін'єкція до 30 хв перед основними прийомами їжі, 3 × на день; з огляду на довший період дії (→рис. 1-2) вимагається додатковий прийом їжі →вище, також використовується в персональних інсулінових помпах;

2) **базальний інсулін, який імітує базальну секрецію ендогенного інсуліну:**

а) **інсулін середньої тривалості дії** (НПХ) — у поєднанні з інсуліном короткої дії вводиться п/ш ін'єкція 1 × на день (ввечері), а у поєднанні

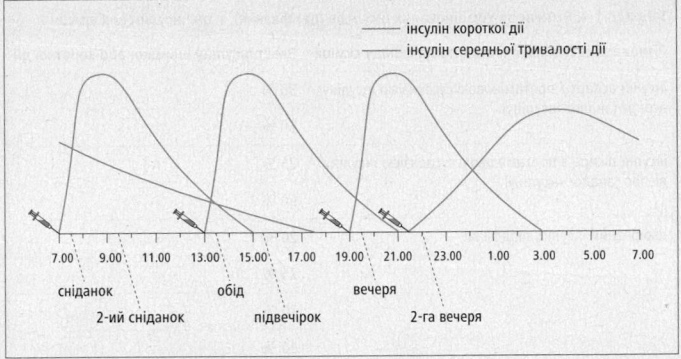

Рис. 1-2. Інтенсивна інсулінотерапія у схемі 4-ох ін'єкцій на день: інсулін короткої дії у комбінації з інсуліном середньої або довготривалої дії (NPH)

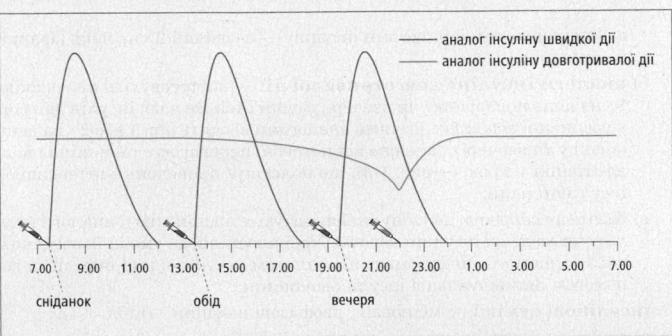

Рис. 1-3. Інтенсивна інсулінотерапія у схемі 4-ох ін'єкцій на день: аналог інсуліну швидкої дії у комбінації з аналогом інсуліну довготривалої дії

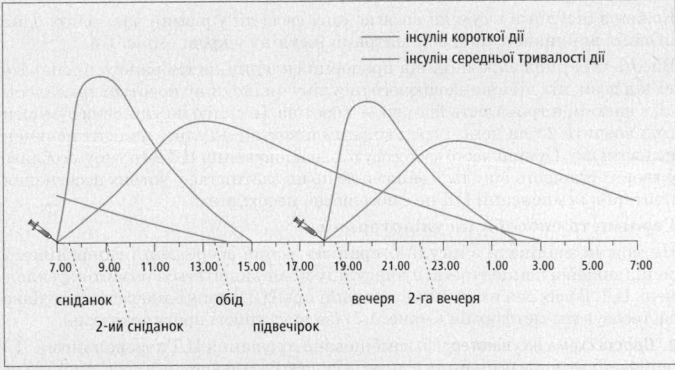

Рис. 1-4. Схема лікування сумішшю людських інсулінів, що вводиться 2 × на день (інсулін короткої дії з інсуліном середньої тривалості дії)

Таблиця 1-4. Різновиди комбінованих інсулінів (двофазних), т. зв. інсулінових сумішей

Різновиди інсулінів, які входять до складу суміші	Вміст інсуліну швидкої або короткої дії
інсулін аспарт з протаміновою суспензією інсуліну аспарт (аналог інсуліну)	30 %
	50 %
інсулін ліспро з протаміновою суспензією інсуліну ліспро (аналог інсуліну)	25 %
	50 %
двофазний інсулін, людський	20 %
	25 %
	30 %
	40 %
	50 %

    з швидкодіючими аналогами інсуліну — зазвичай 2×на день (зранку та ввечері);

    б) **аналоги інсуліну довготривалої дії** — застосовують переважно 1×на день п/ш (зранку чи ввечері, в один і той же час); інсулін детемір у поєднанні зі швидкодіючими аналогами вводять п/ш 1 або 2×на день (зранку та ввечері), залежно від потреби; перевагою є рівномірна концентрація у крові (→рис. 1-3), що полегшує проведення інтенсивної інсулінотерапії;

    в) базальну секрецію інсуліну також імітують швидкодіючі аналоги інсуліну чи людські інсуліни короткої тривалості дії, за умови їх введення в/в за допомогою інфузомату або шляхом постійної п/ш інфузії за допомогою індивідуальної інсулінової помпи.

3) **інсулінові суміші** (комбіновані, двофазові інсуліни →табл. 1-4):

    а) суміш аналогів інсуліну — **швидкодіючий аналог інсуліну з протаміновою суспензією цього аналогу** з подовженою тривалістю дії;

    б) суміш людських інсулінів — **інсулін короткої дії з інсуліном середньої тривалості дії**.

Кожен з інсулінів у суміші досягає піку своєї дії у різний час, тобто, одна ін'єкція викликає 2 піки концентрації інсуліну у крові →рис. 1-4.

Висота цих піків залежить від пропорції складників вибраного препарату та від дози, пік дії швидкодіючого інсуліну чи інсуліну короткої тривалості дії є вищим, а тривалість його дії — коротша. Ін'єкцію інсулінових сумішей слід вводити 2×на день, перед кожним піком дії інсуліну пацієнт повинен вживати їжу. Суміші часто застосовують для лікування ЦД 2-го типу, особливо у хворих старшого віку та зі зниженою працездатністю, у котрих досягнення критеріїв компенсації ЦД не є абсолютно необхідним.

Режими та способи інсулінотерапії

Не можна зволікати з інсулінотерапією — при збереженні гіперглікемії та підвищеної концентрації проінсуліну пришвидшується розвиток ускладнень ЦД. В усіх режимах інсулінотерапії при ЦД 2 типу одночасно необхідно застосовувати метформін (→рис. 1-5) (за відсутності протипоказань).

1. Проста схема інсулінотерапії: комбіноване лікування ЦД пероральними ЛЗ (найчастіше метформіном) та однією ін'єкцією базального інсуліну, який імітує його базальну секрецію (інсулін середньої тривалості дії [НПХ] або аналог пролонгованої дії, застосування якого пов'язане з нижчим ризиком нічної

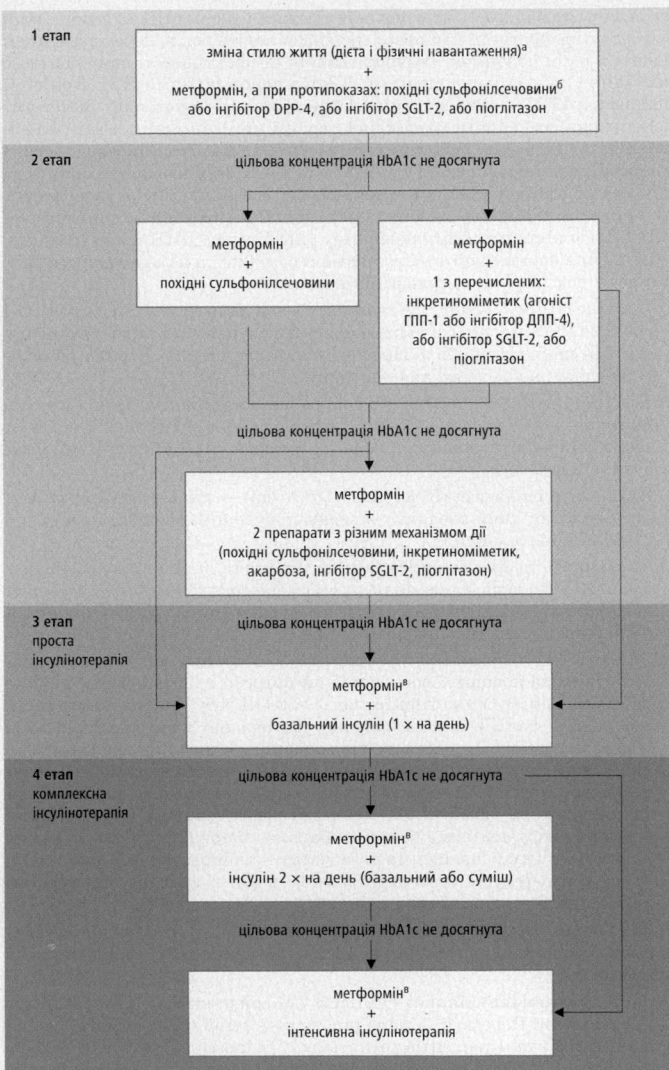

Рис. 1-5. Алгоритм лікування пацієнтів з діабетом 2 типу

Увага: визначайте HbA1c кожні 3 міс., а після досягнення цільового значення кожні 3–6 міс.
[a] рекомендовані на кожному етапі лікування
[б] рідко, можливо в худих пацієнтів
[в] допускається поєднання з інсуліном також інших ніж метформін гіпоглікемізуючих препаратів, відповідно до їх реєстрації

та тяжкої гіпоглікемії). Це перехідний режим ведення ЦД 2-го типу, який застосовують протягом декількох місяців, а навіть років, перед введенням повної терапії інсуліном. Розпочнітьа при неефективності комбінованого лікування 2–3-ма пероральними ЛЗ або пероральними ЛЗ і агоністом рецептора ГПП-1. Вже на етапі неефективності монотерапії метформіном, можна розглядати комбінацію терапії метформіном з 1-ю ін'єкцією інсуліну. У пацієнтів, які отримують інсулін 1×на добу, одночасно можна застосовувати пероральні ЛЗ та інкретинові ЛЗ відповідно до інструкції для медичного застосування; у випадку супутньої надмірної ваги/ожиріння перевага надається комбінованій терапії метформіном з інгібітором SGLT-2 або інкретиновим препаратом (інгібітором ДПП-4 або агоністом ГПП-1); при нормальній масі тіла можна розглянути комбіновану терапію метформіном і похідним сульфонілсечовини.

1) Початкова дозу інсуліну, що вводиться 1×на день може становити 10 ОД або 0,2 ОД/кг маси тіла; якщо наявна гіперглікемія натще, рекомендується ін'єкція ввечері, а якщо глікемія натще у межах норми і виникає гіперглікемія впродовж дня — зранку.

2) Контроль глікемії натще та поступове збільшення дози інсуліну, напр. на 2–4 ОД кожні 4–5 днів, доки не буде досягнута глікемія у запланованому діапазоні (напр. 3,9–7,2 ммоль/л [70–130 мг/дл], але може бути й ширшим).

3) Якщо глікемія натще >10 ммоль/л (180 мг/дл) → збільшуйте дозу базального інсуліну, який вводять у вечірню пору, напр. на 4 ОД кожні 3 дні (амбулаторне лікування).

4) Якщо вночі чи зранку виникла гіпоглікемія (а пацієнт адекватно приймав їжу) або якщо глікемія натще <3,9 ммоль/л (70 мг/дл) → зменшіть дозу базального інсуліну, введеного перед сном, напр. на 4 ОД чи на 10 % (зазвичай, на вищий з цих показників).

5) Якщо HbA1c зберігається >7 %, незважаючи на інтенсифікацію фармакологічної та поведінкової терапії, чи потреба в ізофановому інсуліні (НПХ) введеному 1×на день, складає >30 ОД/добу → продумайте інтенсифікацію терапії — комбіновану інсулінотерапію (у вигляді 2-х ін'єкцій суміші інсулінів або додаткове призначення до інсуліну пролонгованої дії ін'єкцій інсуліну короткої дії або швидкодіючого аналогу 1–3×день перед прийомами їжі, причому дане лікування можете впроваджувати поступово) та відмініть ЛЗ, які стимулюють секрецію інсуліну. Якщо основним порушенням є постпрандіальна гіперглікемія (незважаючи на нормоглікемію натще), то на початку комбінованої інсулінотерапії розгляньте передусім можливість багаторазових ін'єкцій інсуліну короткої дії або аналогу інсуліну швидкої дії перед прийомами їжі.

2. **Комбінована інсулінотерапія:** використання ≥2×на день ін'єкцій інсуліну, які забезпечують покриття потреби в інсуліні у базових умовах та після прийомів їжі.

1) **Застосування інсулінових сумішей:** базовий режим інсулінотерапії при ЦД 2-го типу. Переваги — мала кількість ін'єкцій (переважно 2), що полегшує лікування пацієнтів похилого віку та інвалідів; недоліки — часто відсутня можливість досягнення рекомендованих критеріїв компенсації ЦД та необхідність приймати їжу у визначений час, особливо у полудень.

а) Потрібно підібрати відповідну суміш інсулінів →табл. 1-4 та в індивідуальному порядку встановити дозування.

б) Змінюючи введення ізофанового інсуліну у схемі 1×на день на 2 ін'єкції двофазового інсуліну, який, напр. містить 30 % інсуліну короткої дії, не забувайте, що його загальна доза повинна бути на ≈30 % вищою, ніж доза ізофанового інсуліну, який попередньо застосовувався.

в) Початковий поділ добової дози: зранку 60 %, ввечері 40 % →рис. 1-4.

г) У період встановлення дози слід запланувати частіші візити; кожного разу необхідно переконатись, чи пацієнт належним чином вводить інсулін та чи правильно визначає глікемію за допомогою глюкометра.

2) **Схема базал-плюс:** проміжна схема інсулінотерапії, як полегшує перехід між простою та інтенсивною схемами інсулінотерапії — у хворих на ЦД 2-го типу, які приймають базальний інсулін 1×на день, можете поступово впроваджувати ін'єкції інсуліну короткої дії або швидкодіючого аналогу перед прийомами їжі, призначаючи початково 1 додаткову ін'єкцію (найкраще перед прийомом їжі, після якого виникає найбільше зростання глікемії), щоб поступово перейти до 3-х ін'єкцій даного інсуліну перед усіма основними прийомами їжі впродовж дня.

3) **Інтенсивна інсулінотерапія (модель база-болюс):** режим багаторазових ін'єкцій інсуліну протягом доби є основним методом лікування ЦД 1-го типу, його також рекомендують хворим на ЦД 2-го типу, які вимагають постійної інсулінотерапії і для котрих не є проблематичним введення ін'єкцій інсуліну 4×на день.

а) Забезпечте базальну концентрацію інсуліну введенням (зазвичай 1×на день ввечері) інсуліну середньої тривалості дії (НПХ) або аналогу інсуліну пролонгованої дії. Поступово підвищуйте дозу базального інсуліну до етапу досягнення нормальної (цільової) глікемії натще.

б) Під час прийомів їжі вводьте інсулін короткої дії або швидкодіючий аналог. Якщо, незважаючи на цільові показники глікемії натще, не досягнуто бажаного показника HbA1c → потрібно прагнути до зниження постпрандіальної глікемії шляхом поступового збільшення дози інсуліну, який вводять між прийомами їжі. Якщо пацієнт не в змозі самостійно передбачити потребу у прадіальному інсуліні, тоді він повинен подбати про те, щоб вміст вуглеводів в окремих стравах був наближеним протягом наступних днів — це полегшить підбір відповідної дози інсуліну та досягнення цільових показників глікемії. Приймаючи рішення про зміну дози прандіального інсуліну, слід керуватись показниками постпрандіальної глікемії після введення попередньої дози впродовж останніх 2–3-х днів.

в) Приклади схем із використанням 4-х ін'єкцій: інсулін короткої дії перед сніданком (20—25 % добової дози), перед обідом (15 %) і перед вечерею (20 %) та інсулін середньої тривалості дії перед сном близько 22.00 год (40 % добової дози) →рис. 1-2; швидкодіючий аналог інсуліну перед сніданком (20 % добової дози), перед обідом (15–20 %) і перед вечерею (20 %) та аналог інсуліну довготривалої дії перед сном близько 22.00 год (40 % добової дози) →рис. 1-3.

г) Приклади схем із використанням 5-х ін'єкцій — швидкодіючий аналог перед сніданком (20 % добової дози), перед обідом (20 %), перед першою вечерею близько 17.00–18.00 год (10 %) та інсулін НПХ перед сніданком (25 %) і перед другою вечерею (25 %);

4) **Інтенсивна гнучка інсулінотерапія:** рекомендована схема лікування ЦД 1-го типу; являє собою продовження вищевказаного методу або може проводитися з використанням персональної інсулінової помпи. Її «гнучкість» полягає в тому, що залежно від передбачуваної пори прийому і складу їжі (із врахуванням її глікемічного індексу), а також запланованого фізичного навантаження і початкової глікемії, належним чином навчений пацієнт самостійно модифікує час введення та дозу інсуліну. При застосуванні персональної інсулінової помпи схожі модифікації можуть стосуватись як базальної інфузії (базису), так і прандіальних ін'єкцій (болюсів). У хворих на ЦД 1-го типу віддавати перевагу застосовуваним аналогів інсуліну з огляду на нижчий ризик гіпоглікемії та вищий життєвий комфорт.

5) **Індивідуальні інсулінові помпи:** вводять швидкодіючий аналог інсуліну у п/ш інфузії — постійна базальна інфузія та прандіальні ін'єкції (болюси). Використання інсуліну короткої дії не є протипоказаним, але

не дозволяє повністю використовувати переваги цього методу лікування. Показання: лабільний ЦД, поява ефекту «рикошету» (гіперглікемія у дуже ранніх годинах та перед сніданком); ситуації, коли на певний час абсолютно необхідно прагнути до нормоглікемії (напр., при вагітності або під час лікування синдрому діабетичної стопи); необхідність у застосуванні низьких доз інсуліну (напр., у дітей та вагітних жінок); відсутня можливість досягнення доброї метаболічної компенсації за допомогою багаторазових ін'єкцій інсуліну; рецидивуючі непередбачувані епізоди гіпоглікемії або безсимптомні гіпоглікемії; нерегулярні стиль життя та прийоми їжі. Необхідно пристосувати дозування інсуліну до виду та кількості прийнятих вуглеводів та врахувати фізичну активність пацієнта. В цьому допомагає програмне забезпечення помпи, котре посеред іншого містить «калькулятор болюса». Слід пам'ятати про ризик, що пов'язаний з перериванням інфузії (гіперглікемія, ацидоз), інфекцією у місці підшкірного введення катетеру та гіпоглікемією (якщо доза, яку вводять з базальною інфузією, є надто високою в порівнянні до споживання калорій). Дедалі ширше застосовуються помпи з системою «закритої петлі» (першу зареєструвала FDA у США у 2016 р.).

Фармакологічне лікування — пероральні ЛЗ

1. Класифікація пероральних цукрознижуючих ЛЗ →табл. 1-5, табл. 1-6 (окрему групу складають інкретиноміметики, які вводять п/ш або п/о →нижче):

1) **гіпоглікемізуючі ЛЗ — похідні сульфонілсечовини:** стимулюють підвищену секрецію інсуліну β-клітинами острівців підшлункової залози шляхом зв'язування з рецептором SUR1; відрізняються за силою та тривалістю дії;

2) **антигіперглікемічні ЛЗ:**

   а) **похідний бігуаніду** (метформін) — пригнічує глюконеогенез у печінці, посилює анаеробний гліколіз, підвищує чутливість до інсуліну, призводить до зниження маси тіла, покращення ліпідного профілю та зниження артеріального тиску;

   б) **інгібітор α-глюкозидази** — має у ≈100 000 разів вищу афінність до α-глюкозидази (ферменту зони посмугованої каймі кишкових ворсинок), ніж олігосахариди, внаслідок чого тимчасово майже повністю блокують її дію, що сповільнює кінцевий ензиматичний етап травлення полісахаридів, олігосахаридів та деяких дисахаридів (мальтози, сахарози);

   в) **інгібітори дипептидилпептидази-4 (ДПП-4)**, т. зв. гліптини, які належать до групи інкретиноміметиків (обговорені далі, разом з іншими ліками цієї групи, які вводять п/ш);

   г) **інгібітори натрій-глюкозного котранспортера 2-го типу (SGLT-2)**, відповідального за реабсорбцію ≈90 % глюкози з сечі, так звані флозини (гліфлозини) — обмежують реабсорбцію глюкози в проксимальному канальці нефрону і таким чином підвищують екскрецію її надлишку з сечею (глюкозурія без супутньої гіперглікемії), можуть сприяти зниженню маси тіла і знижують артеріальний тиск;

   д) **агоніст ядерних рецепторів PPAR-γ**, належить до похідних тіазолидиндіонів, т. зв. глітазонів (піоглітазон) — знижує інсулінорезистентність у жирових клітинах, скелетних м'язах та печінці, і, як наслідок, знижує концентрацію вільних жирових кислот і глюкози в крові;

2. Окрім метформіну, який є ЛЗ першого вибору у лікуванні ЦД 2 типу, не надається перевага жодній іншій групі ЛЗ та підкреслюється значення індивідуального підходу до лікування та врахування побажань пацієнта. Вибираючи пероральний ЛЗ, необхідно брати до уваги ефективність зменшення гіперглікемії та домінуючий на даний момент патогенетичний механізм: інсулінорезистентність або порушення секреції інсуліну. У пацієнтів із кардіоваскулярним захворюванням, передусім після інфаркту міокарда, розгляньте призначення ЛЗ із доведеним позитивним впливом на кардіоваскулярний ризик, які знижують ризик смерті внаслідок серцевих причин; цей ефект виявлено при застосуванні окремих ЛЗ з групи агоністів рецептора ГПП-1 (ліраглутид) та з групи інгібіторів SGLT-2 (емпагліфлозин), або зменшують ризик виникнення кардіоваскулярних подій (канагліфлозин). На початку слід використовувати метформін у монотерапії (у випадку непереносимості — індивідуально підібраний один із наступних ЛЗ: похідне сульфонілсечовини, інгібітор ДПП-4, флозин або піоглітазон [нижче]). Слід враховувати профіль безпеки, переносимість, простоту застосування і кошт лікування →табл. 1-6. Далі, по мірі прогресування хвороби, використовуйте комбіноване лікування з метформіном — як 2-ий ЛЗ застосуйте похідне сульфонілсечовини, інкретиновий ЛЗ, інгібітор SGLT-2 або піоглітазон; у випадку необхідності доєднайте 3-ій ЛЗ іншого механізму дії (протипоказано поєднання агоністів рецептора ГПП-1 із інгібіторами ДПП-4) в т. ч. і акарбозу. Не слід зволікати з інсулінотерапією, якщо є показання. Алгоритм лікування ЦД 2 типу →рис. 1-5.

3. Дозування завжди встановлюється у індивідуальному порядку на основі профілю глікемії →Моніторинг.

Фармакологічне лікування — інкретиноміметики

1. ЛЗ, що впливають на інкретинову систему (інкретиноміметики) →табл. 1-7:

1) **агоністи рецептора глюкагоноподібного пептиду-1 (ГПП-1)** — дулаглутид, ексенатид пролонгованого вивільнення (тривалої дії), ліраглутид, ліксисенатид і альбіглутид; активують рецептор для ГПП-1, що підсилює глюкозозалежну секрецію інсуліну; гальмують секрецію глюкагону, подовжують шлунковий пасаж, знижують апетит та сприяють зменшенню маси тіла; характеризуються резистентністю до травлення специфічною ДПП-4 та діють значно довше, ніж ГПП-1, але вимагають п/ш введення;

2) **інгібітори ДПП-4 (гліптини)** — алогліптин, лінагліптин, саксагліптин, сітагліптин і вілдагліптин; сильні селективні інгібітори ДПП-4, гальмуючи інактивацію ендогенних інкретинів (ГПП-1 і ГІП) спричиняють зростання їх концентрації, підвищують чутливість β-клітин до глюкози та глюкозозалежну секрецію інсуліну; застосовують п/о.

2. Показання до застосування у хворих на ЦД 2-го типу (із застереженням, що не всі препарати є зареєстровані для застосування у такому поєднанні, тому призначаючи конкретний препарат, слід переконатись у його актуальних зареєстрованих показаннях):

1) при монотерапії, якщо не можна використовувати метформін;

2) як другий препарат у комбінації з метформіном, з похідним сульфонілсечовини або похідним тіазолідиндіону;

3) при лікуванні трьома ЛЗ з похідним сульфонілсечовини і метформіном, або з похідним тіазолідиндіону і метформіну;

4) у комбінації з інсуліном як 2-ий ЛЗ або як наступний препарат у комбінації з інсуліном і метформіном і/або з піоглітазоном.

Альтернативні методи лікування

1. Трансплантація підшлункової залози: найчастіше — у пацієнтів із нирковою недостатністю, яким пересаджують одночасно нирку та підшлункову залозу.

2. Трансплантація острівців Лангерганса: пов'язана з меншим ризиком, ніж пересадка підшлункової залози, дає можливість досягти тотальної нормоглікемії, однак, з часом виникає погіршення функції трансплантованих клітин.

3. Імплантований інсуліновий насос (помпа), який контролюється глікемією: пристрій, який функціонує за принципом замкнутого кола, тобто дозує інсулін або інсулін і глюкагон залежно від актуальної глікемії — під час клінічних проб.

4. Баріатричні операції: при ЦД 2-го типу, асоційованому з ожирінням, дозволяють отримати добрий і тривалий метаболічний ефект; розгляньте

Таблиця 1-5. Пероральні цукрознижуючі ЛЗ

ЛЗ	Дозування (п/о)	Коментарі
похідні бігуаніду		
мет-формін	початково 0,5 або 0,85 г/добу 1 × на день, або 0,5 г 2 × на день (з вранішнім та вечірнім прийомом їжі); можна збільшувати на 0,5 г/тиж. до зазвичай 2 × 1,0 або 3 × 0,85 г, макс. 3 г/добу; у разі побічних ефектів з боку ШКТ рекомендується прийом ЛЗ під час їжі або зменшення дози до попередньої, добре переносимої (пізніше можна поновити спроби збільшити дозу); ЛЗ модифікованого двоетапного вивільнення — на початку 0,5 г 1 × на день під час вечері; можна збільшувати на 0,5 г/тиж., до макс. 2 г 1 × на день	**переваги:** не призводять до збільшення маси тіла чи гіпоглікемії; зменшують інсулінорезистентність; вважаються **препаратом першого вибору** для хворих на ЦД 2-го типу **недоліки:** найчастіше транзиторно, зазвичай на 1–2 тиж. застосування, спричиняють діарею, нудоту, блювання, метеоризм, появу металічного присмаку в роті; при невірному застосуванні — ризик лактацидозу **протипоказання до застосування метформіну:** гіпоксія (дихальна, серцева недостатність), ішемія великих органів (ішемічний інсульт, занедбана IXC та інфаркт міокарда, ішемія нижніх кінцівок), ниркова недостатність (клубочкова фільтрація <30 мл/хв/1,73 м^2) → не застосовуйте метформін; 30–44 → не починайте лікування метформіном, але можна продовжити вживання ЛЗ у зниженій на 50 % дозі, з моніторингом функції нирок кожні 3 міс.; 45–59 → можна продовжувати лікування метформіном з моніторингом функції нирок кожні 3–6 міс.; ≥60 → моніторинг ниркової функції раз на рік), пошкодження печінки (при помірному підвищенні активності печінкових ензимів, напр. при стеатозі печінки, можна застосувати, але обережно), зловживання алкоголем
похідні сульфонілсечовини		
глікла-зид	80–320 мг/добу, у 2 поділених дозах, 30 хв перед прийомами їжі; таблетки модифікованого або пролонгованого вивільнення 30 мг 1 × на день (під час сніданку), поступово збільшувати (по 30 мг кожні 2 тиж.), до макс. 120 мг/добу	**принципи дозування:** переважно починайте від мінімальної дози, поступово збільшуйте кожні 1–2 тиж., залежно від глікемії; залежно від препарату прийом ЛЗ одразу перед першим головним прийомом їжі (ЛЗ, які приймають 1 × на день) або 2 × на день (перед головними прийомами їжі). Якщо пропущено дозу препарату, не слід збільшувати наступну дозу. **переваги:** швидка дія; легке дозування препаратів з модифікованим вивільненням **недоліки:** збільшення маси тіла; ризик гіпоглікемії (особливо у пацієнтів старшого віку, або під час надмірного фізичного навантаження чи внаслідок взаємодії з ацетилсаліциловою кислотою, іншими НПЗП, сульфаніламідами, антикоагулянтами та алкоголем)
гліквідон	15–60 мг/добу (під час сніданку); вищі дози (переважно до 120 мг/добу) — розділені на 2–3 прийоми	
гліме-пірид	1 мг 1 × на день (безпосередньо перед сніданком), поступово збільшуйте кожні 1–2 тиж.; зазвичай, 1–4 мг (макс. 6 мг) 1 × на день	
гліпі-зид	2,5–20 мг 1 × на день (перед сніданком); >15 мг/добу, розділених на 2 прийоми (перед головними прийомами їжі); таблетки GITS 5–20 мг/добу 1 × на день (під час сніданку)	

ЛЗ	Дозування (п/о)	Коментарі
інгібітори α-глюкозидази		
акарбоза	на початку 50 мг 3 × на день (безпосередньо перед прийомами їжі; можете збільшувати кожні 2–4 тиж., зазвичай до 100 мг 3 × на день, макс. 600 мг/добу	**переваги:** знижує постпрандіальну глікемію та інсулінемію, при застосуванні у монотерапії не призводить до гіпоглікемії; опосередковано знижує синтез тригліцеридів **недоліки:** часто скарги з боку ШКТ (посилені у разі недотримання дієти); у випадку гіпоглікемії пацієнт повинен вживати глюкозу, всмоктування якої не порушене
агоніст ядерного рецептора PPAR-γ		
піоглітазон	на початку 15 або 30 мг/добу (макс. 45 мг/добу), 1 × на день	особливо показаний хворим із резистентністю до інсуліну: при монотерапії (якщо метформін є протипоказаним або погано переноситься) або у комбінації з метформіном, і/або з похідним сульфонілсечовини, або у комбінації з інсуліном, якщо є протипоказання до лікування метформіном **переваги:** зменшує інсулінорезистентність; у монотерапії не викликає гіпоглікемії; зменшує рівень вільних жирних кислот в крові; **недоліки:** може спричиняти затримку води і появу набряків, зокрема призводити до загострення серцевої недостатності або пришвидшення її розвитку (застосовуйте з обережністю у хворих із будь-яким фактором ризику конгестивної серцевої недостатності, напр. перенесений інфаркт міокарда, літній вік), не застосовуйте у хворих із серцевою недостатністю, незалежно від її ступеня і у хворих із нирковою недостатністю. Підвищує ризик розвитку раку сечового міхура, розладів функції печінки (обов'язковий моніторинг), а також збільшення маси тіла і переломів у жінок.
інгібітори натрій-глюкозного котранспортера 2 (SGLT-2), т. зв. флозини		
дапагліфлозин	10 мг 1 × на день, незалежно від прийому їжі	ЛЗ з цієї групи застосовують при ЦД 2-го типу у дорослих, у монотерапії в разі непереносимості/протипоказань до метформіну і в комбінації з іншими ЛЗ, у т. ч. з інсуліном
емпагліфлозин	10 мг 1 × на день (макс. 25 мг 1 × на день), незалежно від прийому їжі	**переваги:** легке дозування, не викликають гіпоглікемії (при застосуванні в монотерапії), ані приросту м. тіла; є дані, які свідчать про зниження ризику серцево-судинних подій і смерті у пацієнтів в ЦД, які вживають емпагліфлозин, і про зниження ризику серцево-судинних подій при
канагліфлозин	100 мг 1 × на день (макс. 300 мг 1 × на день), незалежно від прийому їжі	лікуванні канагліфлозином, а також про сповільнення розвитку діабетичної нефропатії у пацієнтів, які застосовували комбінацію емпагліфлозину з канагліфлозином **недоліки:** підвищений ризик інфекції сечової системи і пієлонефриту, гіпотензії, зневоднення; не застосовуйте в осіб, які вживають петлеві діуретики і при всіх станах із ризиком зневоднення (напр., хвороби ШКТ, особливо з гострим перебігом), або при яких зниження АТ є небажаним; ≥1 ×/рік оцінюйте функцію нирок, не застосовуйте дапагліфлозин при зниженні кліренсу креатиніну <60 мл/хв або рШКФ <60 мл/хв/1,73 м², зменште дозу емпагліфлозину до 10 мг 1 ×/день або відмініть його, якщо кліренс креатиніну знизиться <45 мл/хв або рШКФ <45 мл/хв/1,73 м²); нудота, блювання, біль у животі, швидка втомлюваність і задишка може бути спричинена кетоацидозом (еуглікемічним [без значущої гіперглікeмії]), що вимагає негайної відміни ЛЗ і призначення відповідної терапії; при підозрі — визначення кетонових тіл; підвищений ризик ампутації (в основному пальців ніг) під час лікування канагліфлозином (дослідження CANVAS); дбайте про профілактику синдрому діабетичної стопи

Таблиця 1-6. Найважливіші характеристики пероральних ЛЗ та інкретиноміметиків, що використовуються при лікуванні ЦД 2 типу

	Метформін	Похідні сульфонілсечовини	Інгібітори α-глюкозидази	Агоністи рецепторів ГПП-1	Інгібітори ДПП-4	Піоглітазон	Інгібітори SGLT-2
механізм	активація АМФ-кінази	закриття КАТФ каналів клітинної мембрани β-клітин підшлункової залози	гальмування кишкової α-глюкозидази	активація рецепторів ГПП-1	гальмування активності ДПП-4 та підвищення концентрації ГПП-1 і ГІП після прийому їжі	стимулювання конкретних ядерних рецепторів	потужне, селективне інгібування котранспортера 2 глюкози, залежного від іонів натрію
ефект	знижения синтезу глюкози у печінці; покращення периферичної чутливості до інсуліну	посилення секреції інсуліну	гальмування розщеплення полісахаридів у кишечнику	посилення секреції інсуліну, що залежить від наростання гіперглікемії, зниження апетиту	посилення секреції інсуліну, що залежить від наростання гіперглікемії	збільшення чутливості тканин до інсуліну	індукція глюкозурії шляхом блокування реабсорбції глюкози із первинної сечі
вираженість цукрознижувального ефекту[a]	значна	значна	слабка	значна	значна	середня	значна
вплив на інсулін у плазмі	↓	↑↑	0	↑↑	↑	↑	↓
ризик гіпоглікемії	0	↑	0	0	0	0	0
вплив на масу тіла	↓ або 0	↑	0	↓↓	0	↑	↓
вплив на серцево-судинний ризик	–	–	–	↓ (стосується ліраглутиду)	0	↑	↓ (стосується емпагліфлозину та канагліфлозину)

побічні дії	шлунково-кишкові розлади	гіпоглікемія, збільшення маси тіла	кишкові розлади (діарея, метеоризм)	шлунково-кишкові розлади (нудота, блювання)	кропив'янка, ангіоневротичний набряк (рідко)	затримка води в організмі і набряки, збільшення маси тіла, підвищення ризику переломів трубчастих кісток
						мікотична інфекція статевих органів, надмірна спрага; рідко — еуглікемічний кетоацидоз
протипоказання	діабетичні коми, недостатність органів (серця, головного мозку, печінки, нирок, дихальна), алкоголізм	діабетичні коми, недостатність органів (серця, печінки, нирок), вагітність	захворювання ШКТ, вагітність	шлунково-кишкова нейропатія, відсутність резервів β-клітин	ниркова недостатність, печінкова недостатність	серцева недостатність, печінкова недостатність, рак сечового міхура або гематурія різного походження
						ниркова недостатність

↑ — збільшення ↓ — зменшення, 0 — без впливу

a Ступінь зниження відсотка HbA1c залежить від дози ЛЗ і від вихідного рівня HbA1c.

на основі рекомендацій ADA і EASD (2015), змодифіковано

Таблиця 1-7. Інкретиноміметики

ЛЗ	Дозування	Коментарі
агоністи рецептора глюкагоноподібного пептиду-1 (ГПП-1)		
ексенатид із подовженим вивільненням	вводиться в постійній дозі 2 мг 1 × на тиж. п/ш у стегно, живіт або верхню частину плеча; незалежно від прийому їжі у будь-який час дня	**переваги:** сприяє зниженню маси тіла, застосовується 1 × на тиж. **недоліки:** гостро симптоми з боку ШКТ; мало даних щодо безпеки застосування; зареєстровано декілька випадків гострого геморагічного або некротичного панкреатиту — у разі підозри на панкреатит слід негайно відмінити ЛЗ; можливе погіршення функції нирок у пацієнтів з нирковою недостатністю, вимагає моніторингу (ЛЗ протипоказані при тяжкій нирковій недостатності)
альбіглутид	на початку 30 мг 1 × на тиж. п/ш; при необхідності дозу можна збільшити до 50 мг/тиж.	**переваги:** сприяє зниженню маси тіла; альбіглутид застосовується лише 1 × на тиж. **недоліки:** симптоми з боку ШКТ; мало даних щодо безпеки застосування
дулаглутид	у дозі 0,75 мг 1 х/тиж. п/ш в стегно або живіт (монотерапія) або 1,5 мг х 1 тиж. (комбінована терапія з іншими антидіабетичними ЛЗ	
ліксисенатид	на початку 10 мкг п/ш 1 × на день впродовж 14 днів, пізніше 20 мкг/добу	
ліраглутид	на початку 0,6 мг п/ш 1 × на день, впродовж ≥1 тиж., потім — 1,2 мг/добу; через ≥1 тиж. можна збільшити дозу до 1,8 мг/добу	

Інгібітори дипептидилпептидази-4 (ДПП-4)

		переваги: п/о прийом; препарати цієї групи не викликають збільшення маси тіла; віддагліптин — багато задокументованих відгуків про використання у пацієнтів похилого віку; лінагліптин — єдиний гліптин, котрий не виділяється з сечею, не потребує відміни або зміни дозування у пацієнтів з нирковою недостатністю недоліки: мало даних щодо безпеки застосування небажані ефекти: найчастіше — нудота; біль голови та головокружіння (час-тіше — після віддагліптину); рідше — надмірна сонливість, біль в епігастрії, закрепи (при комбінованій терапії з похідними сульфонілсечовини) або діарея (при комбінованій терапії стигагліптином та метформіном); можливий підвище-ний ризик серцевої недостатності (саксагліптин); підвищений ризик гіпоглікемії (при комбінованому лікуванні з похідними сульфонілсечовини або інсуліном → початково знижте дози цих ЛЗ); рідко — анафілактичні реакції (напр., кропив'янка, ангіоневротичний набряк; FDA оголосило попередження про те, що ці ЛЗ можуть викликати сильну артралгію, яка вимагає відміни цих ЛЗ
лінагліптин	при монотерапії або комбінованому лікуванні з метформіном, з метформі-ном та похідними сульфонілсечовини або інсуліном — 5 мг 1 × на день у тій самій годині під час їжі або незалежно від прийому їжі; при комбінованій терапії продовжуйте попереднє дозування метформіну, розгляньте доціль-ність зниження дози похідних сульфонілсечовини або інсуліну з метою зни-ження ризику гіпоглікемії	
саксагліптин	у монотерапії або комбінованій терапії з метформіном і/або з похідними сульфонілсечовини, з похідними тіазолідиндіону або з інсуліном: 5 мг 1 × на день	
стигагліптин	у монотерапії або комбінованому лікуванні і/або з похідними сульфонілсечовини, з похідними тіазолідиндіону (також з метформіном) або з інсуліном (з метформіном або без нього) — 100 мг 1 × на день п/о (під час їжі або незалежно від прийому їжі); при комбінованому лікуванні не змінюйте попереднього дозування метформіну, розгляньте доцільність зниження дози похідних сульфонілсечовини або інсуліну з метою зниження ризику гіпоглікемії	
віддагліптин	у монотерапії, якщо не можна призначити метформіну; комбінована терапія з метформіном, з похідними сульфонілсечовини і метформіном, з похід-ними тіазолідиндіону або з інсуліном (з метформіном або без нього): 50 мг 2 × на день п/о (під час їжі або незалежно від прийомів їжі); комбінована терапія з похідними сульфонілсечовини: 50 мг 1 × на день (зранку); макс. 100 мг/добу 1 табл. 2 × на день	

скерування хворих із ІМТ >40 кг/м^2 або >35 кг/м^2 і з супутніми захворюваннями (напр. артеріальною гіпертензією, розладами ліпідного обміну), у віці 18–65 р., у спеціалізовані центри з метою відбору до баріатричної операції і подальшої довготривалої опіки (з огляду на особливі вимоги щодо харчування у післяопераційному періоді).

→ **М О Н І Т О Р И Н Г**

1. Оцінка **компенсації** вуглеводного обміну:

1) **типи вимірювання глікемії протягом доби:** визначення у цільній капілярній крові за допомогою глюкометра:

   а) **випадкове визначення** — найчастіше, натще;

   б) **скорочений глікемічний профіль** (напівпрофіль) — зранку натще і через 60–120 хв після кожного основного прийому їжі (4 визначення протягом доби);

   в) **повний добовий глікемічний профіль** — зранку натще, перед кожним основним прийомом їжі, через 60–120 хв після кожного основного прийому їжі, перед сном і, напр., о 24.00 год та поміж 2.00 і 4.00.

2) **рекомендована частота самоконтролю** залежить від призначеного лікування та індивідуальних потреб:

   а) виключно дієта і метформін → 1×на міс. скорочений глікемічний профіль, додатково раз на тиждень визначення глікемії у різний час доби;

   б) пероральні антидіабетичні ЛЗ і/або агоністи рецептора ГПП-1 → 1×на тиж. скорочений глікемічний профіль, щодня одне визначення глікемії у різний час доби;

   в) інсулін у постійних дозах або комбіноване лікування похідними сульфонілсечовини при ЦД 2-го типу → щоденно 1–2 визначення глікемії, 1×на тиж. скорочений глікемічний профіль, 1×на міс. повний глікемічний профіль;

   г) багаторазові ін'єкції інсуліну, інтенсивна функціональна інсулінотерапія (незалежно від типу ЦД) → багаторазове визначення протягом доби (повний добовий глікемічний профіль або багаторазове визначення протягом доби у конкретний час та відповідно до потреб пацієнта, в т. ч. як перед вживанням їжі, так і після, під час сну, перед запланованим фізичним навантаженням, при підозрі на гіпоглікемію та перед діяльністю, під час якої глікемія є особливо небезпечною (напр. водіння автомобіля). Усі пацієнти, незалежно від методу терапії, при поганому самопочутті та погіршенні стану, повинні контролювати глікемію частіше. Найточнішу оцінку добової глікемії дозволяють здійснити системи постійного моніторингу (CGMS), особливо корисні для пацієнтів з ЦД 1-го типу з нестабільним перебігом та частими епізодами гіпоглікемії (особливо, якщо пацієнт їх не відчуває), у пацієнтів, які використовують індивідуальну інсулінову помпу та у вагітних жінок із супутнім ЦД. CGMS рекомендується при ЦД 1-го типу, натомість подібні рекомендації щодо контролю ЦД 2-го типу неоднозначні. Значення CGMS у разі тривалішого застосування полягає у можливості оцінки трендів глікемії (зниження або наростання змін) і швидкості прогресування змін, а також можливості програмування сигналів тривоги, які попереджають про те, що глікемія наближається до встановленої граничної межі. Це дозволяє відносно рано провести заходи щодо профілактики небажаної гіпо- або гіперглікемії. Під час інтерпретації результатів визначення концентрації глюкози у тканинній рідині необхідно врахувати її 15–20 хв запізнення у порівнянні з концентрацією глюкози в крові. Важливою є можливість комплексного застосування CGMS з інсуліновими помпами, особливо такими, що мають функцію переривання інфузії інсуліну у разі тенденції до гіпоглікемії, яка допомагає зокрема запобігти розвитку нічної гіпоглікемії. При проведенні самоконтролю глікемії також можна застосувати метод сканування (*flash glucose monitoring* — FGM), особливо у хворих на ЦД 1-го типу з лабільним перебігом. Вимірювання концентрації глюкози також проводяться у тканинній рідині, однак дані не передаються до датчика в режимі реального часу, а для отримання даних необхідно на короткий час приблизити датчик до імплантованого сенсора — таким чином відсутня можливість програмування сигналів тривоги.

3) **HbA1c** — контролюйте принаймні 1×на рік, частіше (оптимально 2–4×на рік) — якщо хворий не досягнув цільового рівня HbA1c.

2. Діагностика та контроль терапії артеріальної гіпертензії і дисліпідемії: вимірювання артеріального тиску під час кожного прийому; ліпідограма — 1×на рік, або частіше у випадку моніторингу ліпідних порушень.

3. Дослідження з метою оцінки і лікування віддалених ускладнень ЦД:

1) **нефропатії** → 1×на рік екскреція альбуміну з сечею (у пацієнтів, котрі не вживають ІАПФ або БРАзагальний аналіз сечі з мікроскопією осаду — 1×на рік; концентрація креатиніну у сироватці та розрахунок швидкості клубочкової фільтрації — 1×на рік; у пацієнтів з ЦД 1-го типу через 5 років після початку хвороби, а хворих на ЦД 2-го типу від моменту встановлення діагнозу — у випадку підтвердження підвищеної концентрації креатиніну, потрібно проводити визначення концентрації креатиніну, натрію, калію, кальцію та неорганічних фосфатів у сироватці кожні 6 міс.;

2) **ретинопатії** → офтальмологічний контроль (оцінка очного дна при розширених зіницях) 1×на рік: у хворих на ЦД 1-го типу — через 5 років від початку захворювання, у хворих на ЦД 2-го типу — від моменту встановлення діагнозу; у випадку діагностування ретинопатії частоту контрольних обстежень визначає офтальмолог;

3) **синдром діабетичної стопи** — огляд ніг під час кожного прийому.

4. Інші: наявність діагнозу ЦД є показанням для виконання скринінгового дослідження щодо наявності захворювань щитовидної залози: визначення рівня ТТГ та антитіл проти тиреопероксидази (анти-ТПО) при ЦД 1-го типу, а ТТГ при ЦД 2-го типу.

→ **О С О Б Л И В І   С И Т У А Ц І Ї**

Тяжке супутнє захворювання

1. Тяжкі інфекції чи травми: підвищують потребу в інсуліні. При захворюваннях ШКТ виникає обмеження або абсолютна нездатність приймати їжу — частою помилкою є зниження дози інсуліну, що може призвести до ацидозу та коми.

1) **при ЦД 1-го типу** — необхідно навчити хворих, щоб у наведених ситуаціях підвищення чи (рідше) збереження дози інсуліну супроводжувалось адекватним постачанням калорій. При хворобах ШКТ з нудотою та блюванням необхідно застосувати в/в інфузію глюкози, яка забезпечить постачання 1000–1200 ккал/добу, найкраще у поєднанні з постійною в/в інфузією інсуліну.

2) **при ЦД 2-го типу,** який досі був лікований пероральними ЛЗ або виключно дієтою — тяжка інфекція становить показання до тимчасового призначення інсуліну, найкраще — методом інтенсивної інсулінотерапії, або, якщо відсутні перешкоди у прийомі їжі, з використанням інсулінових сумішей.

2. Гострий коронарний синдром: у кожного пацієнта необхідно визначати глікемію — якщо у пацієнта без ЦД в анамнезі глікемія становить >10,0 ммоль/л (180 мг/дл) → використовується інсулін в/в. У пацієнта з ЦД слід відмінити пероральні цукрознижуючі ЛЗ та починати в/в інсулінотерапію при глікемії >7,8 ммоль/л (140 мг/дл). Необхідно здійснювати моніторинг глікемії та концентрації калію у сироватці:

1) **у 1-шу добу** призначте в окремих в/в інфузіях

   a) інсулін 0,5–6 ОД/год, залежно від глікемії (орієнтаційний перерахунок; →табл. 1-8);

Таблиця 1-8. Пропонована швидкість інфузії інсуліну залежно від глікемії при гострому коронарному синдромі

Глікемія	Інсулін (ОД/год)
<100 мг/дл (<5,5 ммоль/л)	зупинити інфузію на 15–30 хв
100–140 мг/дл (5,5–7,8 ммоль/л)	0,5–1,0
140–180 мг/дл (6,7–10 ммоль/л)	1,0–2,0
180–250 мг/дл (10–13,9 ммоль/л)	2,0–4,0
250–300 мг/дл (13,9–17,4 ммоль/л)	4,0–6,0

б) 10 % розчин глюкози зі швидкістю ≈50 мл/год і

в) 10 ммоль хлориду калію (контролюйте концентрацію калію і при потребі повторіть інфузію);

Інфузію 10 % розчину глюкози слід розпочинати лише після зниження глікемії до 11,1–13,9 ммоль/л (200–250 мг/дл). Намагайтесь зберігати глікемію в межах 5,6–10 ммоль/л (100–180 мг/дл), а у випадку її підвищення >10 ммоль/л (180 мг/дл) тимчасово припиніть інфузію. Контролюйте рівень глікемії щогодини, а після її стабілізації — кожні 2 год; введення глюкози повинно забезпечувати 800–1000 ккал/добу.

2) **з 2-ї доби** до кінця госпіталізації — індивідуалізуйте лікування, щоб забезпечити оптимальний контроль глікемії: повинна знаходитись в межах 5,6–10,0 ммоль/л (100–180 мг/дл) впродовж усієї доби; у пацієнтів з ЦД 2-го типу і надмірною вагою/ожирінням можна, за відсутності протипоказань, **починаючи з 3-ї доби** додатково застосувати метформін, однак у випадку запланованої коронарографії не призначайте метформін за ≥48 год до і 24 год після процедури.

Після завершення госпіталізації, якщо потреба в інсуліні ≤30 ОД/добу, можете повернутись до попереднього перорального лікування. У хворих без ЦД в анамнезі потрібно виконати ПГТТ →розд. 13.1.

3. Інсульт: у кожного пацієнта з інсультом потрібно визначати глікемію: якщо рівень становить >10,0 ммоль/л (180 мг/дл) → необхідно розпочати в/в інсулінотерапію за допомогою інсулінової помпи та зберігати глікемію в діапазоні 7,8–10 ммоль/л (140–180 мг/дл); уникайте глікемії <6,1 ммоль/л (110 мг/дл) з метою зниження ризику гіпоглікемії. На гострій стадії захворювання уникайте в/в введення глюкози; застосовуйте інсулін у вигляді в/в інфузії в 0,9 % розчині NaCl (але не в розчині, котрий містить глюкозу і калій). Коли пацієнт починає споживати їжу → розпочніть (≈1 год перед від'єднанням помпи) інсулінотерапію з п/ш введення інсуліну короткої дії або швидкодіючого аналогу інсуліну. У пацієнтів без встановленого раніше діагнозу ЦД, після завершення гострої фази хвороби та після стабілізації клінічного стану, проведіть дослідження в напрямку порушень вуглеводного обміну.

Периоперапційне ведення

1. Планова хірургічна операція

Підготовка до хірургічної операції:

1) п/о цукрознижуючі ЛЗ потрібно відмінити 2 дні перед операцією та розпочати інтенсивну інсулінотерапію — добова доза інсуліну ≈0,3–0,7 ОД/кг м. т., у т. ч. 50–60 % інсуліну короткої дії (який вводиться перед основними прийомами їжі у пропорціях ≈50-20-30 %), решта — 40–50 % складає НПХ-інсулін (у 2-х ін'єкціях: о 7.00–8.00 год — 40 % і о 22.00–23.00 год

— 60 % дози), або аналог інсуліну тривалої дії (1×на день у один і той сам час, переважно ввечері);

2) забезпечте компенсацію ЦД — глікемія в периопераційному періоді в безпечних межах 5,6–10,0 ммоль/л (100–180 мг/дл); коли глікемія >13,9 ммоль/л (300 мг/дл), а HbA1c >9,0 %, або глюкозурія разом із ацетонурією → потрібно перенести термін операції (якщо це можливо);

3) контроль (в міру можливостей) хронічних ускладнень ЦД.

Підготовку найкраще проводити у терапевтичному відділенні, за винятком пацієнтів, яких ефективно лікують іметодом інтенсивної інсулінотерапії (з постпрандіальною глікемією <10 ммоль/л [180 мг/дл]), якщо заплановану операцію можна виконати врежимі хірургії одного дня. Дрібні оперативні втручання без зміни способу харчування (неускладнена екстракція зуба, розтин абсцесу), не вимагають тимчасової інсулінотерапії.

У день операції:

1) застосовуйте інсулін у постійній в/в інфузії;

2) введіть глюкозу шляхом в/в інфузії (4–5×500 мл 10 % розчину глюкози забезпечує 800–1000 ккал/добу; інший розчин, залежно від потреби у гідратації), разом із KCl (10–20 ммоль);

3) перевірте каліємію і, у разі потреби, проведіть поповнення дефіциту калію;

4) перевіряйте глікемію під час та після операції;

5) під час операції зберігайте глікемію у межах 5,6–10,0 ммоль/л (100–180 мг/дл), а після операції намагайтесь досягти нормоглікемію (уникайте гіпоглікемії).

Після операції:

1) з моменту відновлення перорального харчування знову потрібно починати інтенсивну інсулінотерапію, а у разі дефіциту калорій компенсувати його інфузією глюкози;

2) після загоєння операційної рани можна повернутись до лікування ЦД, яке застосовували до операції, або його модифікувати, якщо це показане для досягнення задовільної компенсації глікемії.

2. Термінова або екстрена операція:

1) максимально можливо компенсуйте глікемію → введіть інсулін у постійній в/в інфузії та забезпечте постачання ≈1000 ккал/добу в/в інфузією глюкози;

2) у разі кетоацидозу (pH <7,3) →розд. 13.3.1 чи лактацидозу →розд. 13.3.3, чи гіперосмолярного синдрому →розд. 13.3.2 необхідно ліквідувати їх перед операцією; якщо операцію необхідно провести негайно (напр. при кровотечі) → проводьте корекцію ацидозу під час операції;

3) якщо пацієнт вживав метформін у день, в якому проводиться термінова операція → введіть в/в 300 мг (1 амп.) ацетилцистеїну та адекватно наводнюйте хворого з метою попередження розвитку гострої ниркової недостатності.

→ ПРОФІЛАКТИКА

1. ЦД 1-го типу: ефективні методи відсутні.

2. ЦД 2-го типу: ефективними є збалансована дієта та збільшення фізичної активності (≥150 хв/тиж.), які призводять до зниження надмірної ваги чи зберігають належну масу тіла. Виявлено ефективність використання деяких ЛЗ, головним чином при предіабеті або ожирінні (метформін, акарбоза, орлістат, вілдагліптин).

3. Активний скринінг ЦД з метою його раннього виявлення та досягнення критеріїв компенсації належить до методів профілактики ускладнень (вторинна профілактика), у разі появи хронічних ускладнень — гальмування їх розвитку та попередження інвалідності є методами третинної профілактики.

Пацієнти з діагностованим предіабетом належать до групи підвищеного ризику ЦД — 1×на рік проводьте ПГТТ. Пацієнти, котрі приймають метформін, повинні припинити його прийом ≥1 тиж. перед ПГТТ та, в залежності від результату дослідження:

1) при встановленні діагнозу ЦД → продовжуйте лікування метформіном у попередній чи збільшеній дозі та продовжуйте діяти у відповідності до правил лікування і моніторингу вперше діагностованого ЦД;

2) у випадку збереження предіабету можете продовжувати лікування метформіном, повторюйте контрольний ПГТТ раз на рік;

3) у випадку виключення порушень вуглеводного обміну (правильний результат ПГТТ) → відмініть метформін (відсутність показань для застосування), призначте контрольний ПГТТ через 6–12 міс.

2. Цукровий діабет у вагітних жінок

2.1. Прегестаційний діабет

→ ВИЗНАЧЕННЯ ТА ПРИРОДНИЙ ПЕРЕБІГ

Прегестаційний діабет — ЦД у вагітної жінки (1-го типу, 2-го типу або MODY), що діагностований до вагітності.

1. Вплив вагітності на перебіг ЦД: значно підвищується рівень контрінсулярних гормонів (плацентарного лактогену, естрогенів, прогестерону та пролактину), внаслідок чого виникають: інсулінорезистентність, гіперглікемія та підвищена потреба в інсуліні, а також лабільність ЦД і пришвидшений розвиток його ускладнень.

2. Вплив ЦД на перебіг вагітності: на відміну від інсуліну, глюкоза проникає через плацентарний бар'єр — гіперглікемія у матері призводить до зростання глікемії у крові плоду, стимуляції та гіперплазії плодових острівців Лангерганса та надмірної продукції інсуліну, який має анаболічну дію, що зумовлює макросомію, але також незрілість плоду, що, у свою чергу, збільшує загрозу акушерських ускладнень — частішого розродження шляхом кесарського розтину, пологових травм, багатоводдя, прееклампсії та низької оцінки новонародженого за шкалою Апгар. Значний дефіцит інсуліну і гіперглікемія у матері можуть призвести до ацидозу у плоду та завмирання вагітності або до вроджених вад розвитку, переважно, нервової трубки та серця.

→ ЛІКУВАННЯ

1. У період планування вагітності: необхідно досягти нормоглікемію, провести санацію вогнищ інфекції, діагностувати та пролікувати хронічні ускладнення (лазеротерапія ретинопатії) та активізувати навчання.

2. Під час вагітності: компенсація ЦД повинна бути ідеальною вже під час перших тижнів вагітності, оскільки тоді ризик розвитку вад плоду є найвищим. Якщо не проводилась інтенсивна інсулінотерапія, починаємо її та продовжуємо протягом цілої вагітності (найкраще, із застосуванням індивідуальної інсулінової помпи). Слід враховувати зростання потреби у інсуліні (навіть 2-кратне).

3. Під час пологів (природнім шляхом або за допомогою кесарського розтину): забезпечте постійну в/в інфузію інсуліну (допускається продовження постійної підшкірної інфузії з використанням індивідуальної інсулінової помпи) у дозі, що відповідає добовій потребі, та забезпечте добову норму енергії (800–1200 ккал) за допомогою в/в інфузії глюкози. Зберігайте глікемію в межах 5,6–7,2 ммоль/л (100–130 мг/дл).

4. Після пологів: потреба в інсуліні може знизитись до 50 %, а навіть до 30 % дози, яка була перед пологами. У випадку ЦД 2-го типу, п/о цукрознижуючі ЛЗ можна застосувати лише після припинення грудного вигодовування.

5. Вагітні жінки із ЦД повинні бути під спостереженням у високоспеціалізованих центрах. Це стосується як ЦД, який діагностований до вагітності, так і ЦД, який встановлено під час вагітності. Пологи у таких пацієнток також повинні відбуватись у спеціалізованих центрах.

→ МОНІТОРИНГ

Вагітні жінки з ЦД повинні самостійно контролювати глікемію ≥4×на добу (частіше при лабільному або декомпенсованому ЦД і також періодично вночі під час інсулінотерапії).

Показники цільової глікемії (вимірювання глюкометром): можуть незначно відрізнятись від поданих, за умови, що забезпечують рівень цільового HbA1c:

1) натще і до їжі — 3,3–5,0 ммоль/л (60–90 мг/дл);

2) через 1 год від початку споживання їжі — <7,8 ммоль/л (140 мг/дл);

3) вночі між 2.00 і 4.00 годинами — >3,8 ммоль/л (70 мг/дл).

Найточнішу оцінку добової глікемії забезпечують системи постійного моніторингу глікемії (CGMS); цільова середня добова глікемія повинна становити 5,3 ммоль/л (95 мг/дл).

2.2. Цукровий діабет, який діагностовано під час вагітності

→ ВИЗНАЧЕННЯ ТА ЕТІОПАТОГЕНЕЗ

Гіперглікемія, яка вперше діагностується під час вагітності, і є результатом різного ступеня порушень толерантності до вуглеводів, визначається залежно від ступеня її вираженості як:

1) **цукровий діабет у вагітної** — у разі відповідності загальним діагностичним критеріям ЦД, або

2) **гестаційний діабет** (*gestational diabetes* — GDM) — при відповідності ≥1-му із критеріїв.

Фактори ризику: повторні пологи, вагітність після 35-річного віку, народження дитини масою >4 кг у минулому, народження немовляти з вродженою вадою розвитку, завмирання вагітності в анамнезі, артеріальна гіпертензія або ІМТ >27 кг/м^2 перед вагітністю, ЦД 2-го типу у сімейному анамнезі, перенесений гестаційний діабет (у ≈30 % жінок повторно виникає при наступній вагітності).

→ ДІАГНОСТИКА

Визначення глікемії натще у кожної вагітної при першому огляді. Патологічний результат вимагає термінової подальшої діагностики (діагностичний алгоритм →рис. 2-1). Якщо глікемія натще в межах норми (<5,1 ммоль/л [92 мг/дл]), проведіть на 24–28 тиж. вагітності діагностичний ПГТТ (із 75 г глюкози) з 3-кратним вимірюванням концентрації глюкози в плазмі: натще (перед п/о прийомом розчину глюкози), а також через 1 год і 2 год після навантаження глюкозою. У вагітних з глікемією натще в межах 5,1–6,9 ммоль/л (92–125 мг/дл) або факторами ризику гіперглікемії під час вагітності якомога швидше проведіть діагностичний ПГТТ, при результаті в межах норми повторіть дослідження на 24–28 тиж. вагітності. ЦД діагностується, якщо принаймні один з показників глікемії під час тесту

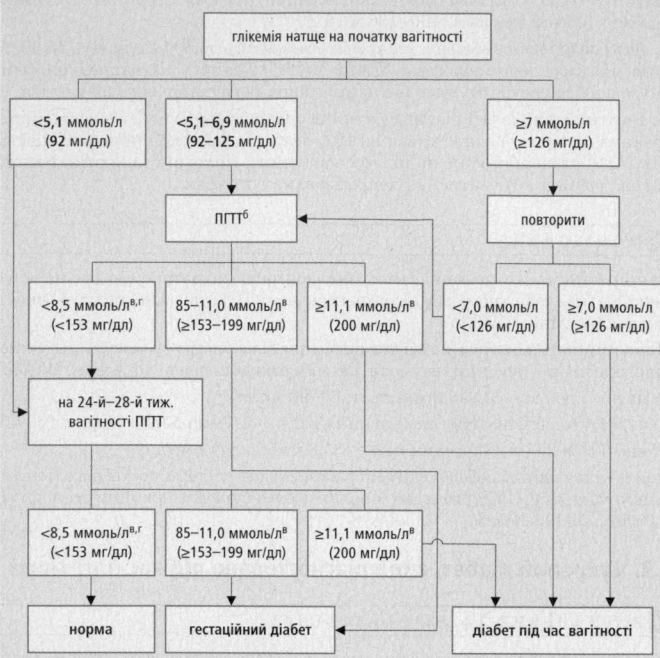

Рис. 2-1. Алгоритм діагностики гестаційного діабету, залежно від глікемії натще, на початку вагітності

^{a} у жінок з факторами ризику гіперглікемії під час вагітності (див. Етіологія і патогенез) — ПГТТ в якомога короткий термін

^{6} в якомога короткий термін ПГТТ — пероральний глюкозо-толерантний тест 75 г глюкози з визначенням глікемії натще і на 120-й хв (потребує попереднього перебування натще)

^{в} наведене значення, це глікемія після 2 год ПГТТ

^{г} Якщо глікемія натще під час цього тесту становить 5,1–6,9 ммоль/л (92–125 мг/дл), то потрібно встановити діагноз гестаційний діабет.

є патологічним. Відповідність загальним діагностичним критеріям ЦД на будь-якому терміні вагітності вимагає скерування пацієнтки до спеціалізованого центру. Визначення глікемії у 1-шу год ПГТТ є лише одним із критеріїв діагностики або виключення гестаційного ЦД — не встановлено (згідно ВООЗ) діагностичних критеріїв ЦД, які базуються на рівні глікемії через 1 год після прийому глюкози і цих значень не слід використовувати для діагностики ЦД у вагітної. Після завершення вагітності та лікування, якщо рівень глікемії не нормалізується → визначте тип ЦД.

Діагностичні критерії

Діагностичні критерії ЦД у вагітної (за ВООЗ 2013):

1) 2-кратно глікемія натще ≥7,0 ммоль/л (126 мг/дл);

2) глікемія через 2 год після 75 г ПГТТ ≥11,1 ммоль/л;

3) рівень глікемії при випадковому визначенні ≥11,1 ммоль/л (200 мг/дл) і супутні симптоми гіперглікемії.

Діагностичні критерії гестаційного ЦД (за ВООЗ 2013) на основі ПГТТ з використанням 75 г глюкози:

1) глікемія натще 5,1–6,9 ммоль/л (92–125 мг/дл);
2) глікемія через 1 год ПГТТ ≥10 ммоль/л (180 мг/дл);
3) глікемія через 2 год ПГТТ 8,5–11,0 ммоль/л (153–199 мг/дл).

Для встановлення діагнозу достатньо відповідності одному із цих критеріїв.

→ ЛІКУВАННЯ

1. Лікування слід розпочинати із **лікувальної дієти при ЦД:** добове постачання енергії залежить від ІМТ, фізичної активності та терміну вагітності: ІМТ <19,8 кг/м^2 — 35–40 ккал/кг м. т.; ІМТ 19,8–29 кг/м^2 — 30–32 ккал/кг, ІМТ >29 кг/м^2 — 24–25 ккал/кг; якщо ІМТ >30 кг/м^2 → можна зменшити кількість калорій на 300. Дієта повинна містити 40–50 % вуглеводів (з переважанням складних), 20–30 % жирів (в однаковій кількості насичених та ненасичених) і 30 % білків (1,3 г/кг м. т./добу). Пацієнтки повинні контролювати глікемію самостійно (після навчання). Нема доказів того, що HbA1c є ефективним інструментом для моніторингу ГДМ при лікуванні лише дієтою.

2. Якщо пацієнтка сумлінно застосовувала відповідну дієту протягом 5–7 днів і це не призвело до досягнення нормоглікемії (критерії компенсації →вище) → слід розпочати **інтенсивну інсулінотерапію** (багаторазові ін'єкції) із застосуванням п/ш ін'єкцій людського інсуліну короткої дії або швидкодіючого аналогу та людського інсуліну середньої тривалості дії (НПХ); не дозволено для застосування під час вагітності аналогів інсуліну довготривалої дії. Моніторинг →вище. Пероральні цукрознижуючі ЛЗ вважаються протипоказаними, однак виявлено безпеку та ефективність метформіну (в монотерапії або в комбінації з інсуліном) у жінок з гестаційним діабетом.

3. **Ведення під час пологів:** таке ж, як при прегестаційному діабеті. У жінок, у яких задовільну компенсацію глікемії було досягнуто застосуванням лише самої дієти, інсулін вводять під час пологів, якщо глікемія >7,2 ммоль/л (130 мг/дл).

4. Інсулінотерапію потрібно закінчити відразу після пологів, або, найпізніше, на 4–6-й тиж. післяпологового періоду. У випадку гіперглікемії визначте тип ЦД: ЦД 1-го типу → продовжуйте інсулінотерапію; ЦД 2-го типу, корекція якого не досягається дієтою → продовжуйте інсулінотерапію до часу завершення грудного вигодовування, відколи стане можливим використання пероральних антидіабетичних ЛЗ.

3. Гострі ускладнення цукрового діабету

3.1. Кетоацидоз і кетоацидотична кома

→ ВИЗНАЧЕННЯ ТА ЕТІОПАТОГЕНЕЗ

Гострий синдром порушень вуглеводного, жирового, білкового та водно-електролітного обмінів та кислотно-лужної рівноваги, які виникають внаслідок раптового та значного дефіциту інсуліну. Характерною ознакою є присутність кетонових тіл у сироватці крові та сечі. Може розвинутись при кожному з типів ЦД, часто є першою маніфестацією ЦД 1-го типу. Дефіцит інсуліну призводить до надмірної продукції глюкози у печінці за рахунок глюконеогенезу та масивного ліполізу з утворенням кетонових тіл. Наслідками цього є:

гіперглікемія, глюкозурія, осмотичний діурез, зневоднення, електролітні порушення (особливо гіперкаліємія, при співіснуючому внутрішньоклітинному дефіциті калію) та метаболічний ацидоз. **Провокуючі фактори:** переривання інсулінотерапії (напр., внаслідок захворювання ШКТ, яке призвело до утримання від їжі) або неправильне її застосування, інфекції (бактеріальні, вірусні, грибкові), гострі серцево-судинні захворювання (інфаркт міокарда, ішемічний інсульт), пізнє діагностування ЦД 1-го типу, панкреатит, зловживання алкоголем, вагітність, усі стани, які призводять до раптового зростання потреби в інсуліні.

⮕ **КЛІНІЧНА КАРТИНА**

1. Суб'єктивні симптоми: надмірна спрага, сухість у роті, поліурія, слабкість, відчуття втоми та сонливість, порушення свідомості до коми включно, запаморочення та біль голови, нудота, блювання, біль у животі, біль у грудній клітці.

2. Об'єктивні симптоми: гіпотонія, тахікардія, пришвидшене та глибоке, а пізніше, поверхневе дихання, симптоми зневоднення (зниження маси тіла, зменшення еластичності шкіри), зниження сухожильних рефлексів, запах ацетону з рота, гіперемія обличчя, знижений тонус очних яблук, підвищене напруження м'язів черевної стінки (як при перитоніті).

⮕ **ДІАГНОСТИКА**

Діагноз встановлюємо на основі результатів лабораторних досліджень →табл. 3-1. У хворих, які приймають інгібітор SGLT-2, глікемія може бути в нормі (еуглікемічний ацидоз).

Диференційна діагностика

Кетоз при голодуванні (немає гіперглікемії), алкогольний кетоацидоз (глікемія рідко >13,9 ммоль/л [250 мг/дл], концентрація гідрокарбонатів ≥18 ммоль/л), лактацидоз (глікемія не є дуже підвищеною, домінують симптоми шоку, підвищена концентрація молочної кислоти в сироватці крові), коми (уремічна, печінкова, мозкова, при яких, часом, виникає гіперглікемія), метаболічний ацидоз із збільшеним аніонним інтервалом >20 ммоль/л (отруєння етиленгліколем, метанолом, паральдегідом та саліцилатами).

Таблиця 3-1. Діагностичні критерії кетоацидозу

	Легкий	Помірний	Тяжкий
глікемія у ммоль/л (мг/дл)	>13,9 (>250)	>13,9 (>250)	≥22,2 (≥400)
pH артеріальної крові	7,25–7,30	7,00–7,24	<7,0
концентрація гідрокарбонатів в сироватці крові (ммоль/л)	15–18	10–15	<10
кетонові тіла в сечі і/або сироватці крові	присутні	присутні	присутні
аніонний інтервал (ммоль/л)[a]	>10	>12	>12
порушення свідомості	хворий притомний	хворий притомний, може бути дезорієнтованим	кома

[a] Розрахована за формулою, у якій використовують виміряну, а не скориговану концентрацію натрію: концентрація в сироватці Na^+ (ммоль/л) — [Cl^- (ммоль/л) + HCO_3^- (ммоль/л)].

→ ЛІКУВАННЯ

1. Проведення регідратації — необхідно перелити 6–10 л розчинів в/в впродовж 24 год:

1) 1000 мл 0,9 % NaCl в/в впродовж 1 год;

2) 500 мл/год 0,9 % NaCl в/в протягом наступних 4-х год;

3) у подальшому 250 мл/год 0,9 % NaCl в/в включно до нормалізації рівноваги кислотно-лужного обміну;

4) коли глікемія <13,9 ммоль/л (250 мг/дл) → додатково призначте в/в інфузію 5 % розчину глюкози 100 мл/год (при посиленому катаболізмі — напр., інфекція, гіпертиреоз, вагітність — застосовуйте в/в інфузію 10 % розчину глюкози 70 мл/год);

5) після додання розчину глюкози, якщо минуло ≥24 год від початку лікування, потрібно зменшити швидкість в/в інфузії 0,9 % NaCl до 150 мл/год;

6) у випадку гіпернатріємії >150 ммоль/л → застосуйте 0,45 % NaCl до моменту її ліквідації — розрахуйте реальну (скориговану) концентрацію натрію, використовуючи формулу: скоригована концентрація Na (ммоль/л) = визначена концентрація Na (ммоль/л) + 2 × [(концентрація глюкози в ммоль/л — 5,6)/5,6]; у разі, якщо 0,45 % NaCl недоступний, можна через один в/в катетер приєднати 2 інфузійні розчини: 0,9 % NaCl і воду для ін'єкцій, та розпочати інфузію з однаковою швидкістю.

2. Зменшення гіперглікемії — слід розпочати в/в інсулінотерапію (застосовується інсулін короткої дії):

1) спочатку ввести в/в 0,1 ОД/кг маси тіла (4–8 ОД);

2) слід негайно розпочати постійну в/в інфузію 0,1 ОД/кг маси тіла/год (4–8 ОД/год) та щогодини моніторувати глікемію;

3) необхідно зберігати постійне зниження глікемії до рівня 2,8–3,9 ммоль/л/год (50–70 мг/дл/год), макс. до 5,6 ммоль/л/год (100 мг/дл/год), змінюючи дози інсуліну; якщо протягом 1 год не вібулось очікуване зниження глікемії → збільште дозу інсуліну (можна подвоїти), знову оцініть ефективність лікування через 1 год та, відповідно, модифікуйте дозу інсуліну. При глікемії <13,9 ммоль/л (250 мг/дл) доєднайте в/в інфузію 5 % глюкози.

3. Поповнення дефіциту калію:

1) якщо каліємія ≤5,5 ммоль/л, почніть в/в введення KCl:

   а) <3 ммоль/л → 25 ммоль/год KCl (інфузія через центральний катетер або через дві периферичні вени), на годину припиніть введення інсуліну;

   б) 3–4 ммоль/л → 15–20 ммоль/год KCl;

   в) 4–5 ммоль/л → 10–15 ммоль/год KCl;

   г) 5–5,5 ммоль/л → 5–10 ммоль/год KCl;

2) якщо каліємія >5,5 ммоль/л → не вводьте KCl, але заплануйте частий контроль; необхідно пам'ятати про те, що дефіцит калію проявляється у ході лікування інсуліном та посилюється рівномірно зі збільшенням pH (після компенсації ацидозу за допомогою гідрокарбонату натрію слід пам'ятати про поповнення KCl).

4. Компенсація ацидозу:

1) ацидоз легкого та помірного ступеня компенсується в міру наводнення, введення інсуліну та вирівнювання порушень водно-електролітного балансу;

2) гідрокабонат натрію вводьте лише при pH артеріальної крові <6,9 (і лише до моменту, коли pH досягне 7,0); дозування →розд. 19.2.1; на початку, зазвичай, 0,5–1,0 ммоль/кг маси тіла в/в; слід бути обережним, щоб не ввести ЛЗ позасудинно.

5. Знайдіть причину, яка спровокувала розвиток даного стану, та розпочніть відповідне лікування (напр. антибіотикотерапію у разі інфекції).

➡ **МОНІТОРИНГ**

Початково визначте концентрацію кетонових тіл в крові і/або в сечі; **щогодини** контролюйте глікемію у капілярній крові або плазмі; **кожні 1–2 год** — артеріальний тиск, пульс, дихання, стан свідомості, баланс рідини, а також **кожні 2 год** концентрацію калію в сироватці, якщо >5,5 ммоль/л; **кожні 4 год** — концентрацію калію в сироватці, концентрацію натрію (скориговану з врахуванням рівня глікемії), показники газового складу артеріальної або венозної крові (частіше, якщо pH <7,0); **кожні 8 год** вимірюйте температуру тіла.

Під час лікування ацидозу та кетоацидотичної коми можуть розвинутись **небажані реакції**:

1) раптова гіпокаліємія;

2) гіпернатріємія, яка може викликати: набряк легень з дихальною недостатністю та набряк головного мозку (у разі його виникнення призначте манітол у в/в інфузії [пацієнту з вагою 70 кг переливаємо протягом 15–20 хв 350–700 мл 20 % розчину маннітолу]; причиною набряку головного мозку може бути занадто швидке зниження глікемії);

3) гіперглікемія — внаслідок передчасного припинення інфузії інсуліну;

4) гіпоглікемія;

5) гіперхлоремія — внаслідок надмірного введення NaCl;

6) ниркова недостатність;

7) тромбоемболічні ускладнення.

3.2. Гіперосмолярна некетоацидотична кома (ГНК)

➡ **ВИЗНАЧЕННЯ ТА ЕТІОПАТОГЕНЕЗ**

ГНК характеризується значною гіперглікемією, підвищеною осмолярністю плазми, зневодненням та, часто, преренальною нирковою недостатністю (втрата води є значно більшою, ніж при кетоацидозі). Незважаючи на значну глікемію, не виявляється ані кетонових тіл, ані кетоацидозу — це пояснюють рештковою секрецією інсуліну, яка не усуває гіперглікемію, але гальмує кетогенез; з другого боку, гіперосмолярність гальмує ліполіз. Виникає, головним чином, у хворих з ЦД 2-го типу, найчастіше у ситуації його пізнього діагностування або невідповідного лікування, особливо у пацієнтів старшого віку, хоча, можливий також при ЦД 1-го типу; ризик зростає під впливом **провокуючих факторів**: тяжких інфекцій (особливо зі зневодненням), гострих серцево-судинних захворювань (інфаркт міокарда, ішемічний інсульт), алкогольного сп'яніння, застосування сечогінних та психотропних препаратів, ниркової недостатності.

➡ **КЛІНІЧНА КАРТИНА**

Суб'єктивні симптоми: симптоми хвороби, яка викликала ГНК, порушення свідомості до коми включно. **Об'єктивні симптоми:** тахікардія, пришвидшене та поверхневе дихання, симптоми дуже значного зневоднення (втрата тонусу шкіри, сухість слизових оболонок, западання очних яблук), гіперемія обличчя, часто гіпотонія.

➡ **ДІАГНОСТИКА**

Діагностичні критерії
Діагноз встановлюється на основі результатів лабораторних досліджень →табл. 3-2.

Таблиця 3-2. Діагностичні критерії гіперосмолярної некетоацидотичної коми (ГНК)

Показники	Типові результати при ГНК
концентрація глюкози у плазмі	>33,3 ммоль/л (>600 мг/дл)
pH	>7,30
концентрація гідрокарбонатів у сироватці крові	>15 ммоль/л
концентрація натрію в сироватці крові	>150 ммоль/л (у >50 % хворих)
концентрація сечовини, креатиніну та сечової кислоти у сироватці крові	зазвичай підвищена
кетонові тіла у сечі	відсутні або слід
ефективна осмолярність плазми	>320 мосм/кг H_2O[a]
порушення свідомості (коли осмолярність перевищує 380 мосм/кг H_2O)	ступор або кома
[a] нормальна осмолярність: 280–300 мосм/кг H_2O	

Диференційна діагностика

1) кетоацидоз з гіперосмолярністю;

2) коми мозкового походження (гіперосмолярність не є постійним симптомом);

3) печінкова та уремічна коми (відсутня значна гіперглікемія, при печінковій комі — навіть гіпоглікемія);

4) отруєння.

➜ ЛІКУВАННЯ

1. Проведення регідратації — швидкість інфузії та різновид застосованого розчину NaCl (0,45 % чи 0,9 %) залежить від концентрації натрію у сироватці крові та осмолярності плазми і від функціонального стану серця — зміна осмолярності плазми не повинна перевищувати 3 мОсм/кг H_2O/год → застосовуйте 0,45 % NaCl до досягнення правильної осмолярності плазми:

1) переливайте в/в 1000 мл 0,45 % NaCl впродовж 1 год;

2) 500 мл 0,45 % або (після нормалізації осмоляльності плазми) 0,9 % NaCl протягом кожної з наступних 4–6 год;

3) 250 мл 0,45 % або (після нормалізації осмоляльності плазми) 0,9 % NaCl до компенсації дефіциту води включно;

4) при серцевій недостатності може бути необхідним сповільнення інфузії;

5) у разі гіпотонії, слід перелити 0,9 % NaCl.

2. Зниження гіперглікемії — розпочніть внутрішньовенну інсулінотерапію (застосовуйте інсулін короткої дії):

1) на початку введіть в/в 0,1 ОД/кг маси тіла (4–8 ОД);

2) негайно розпочніть постійну в/в інфузію 2–4 ОД/год, у разі необхідності модифікуйте дозу;

3) сповільнюйте інфузію до 1–2 ОД/год, коли глікемія знизиться до 11,1 ммоль/л (200 мг/л).

3. Поповнення дефіциту калію, аналогічно, як при кетоацидозі →розд. 13.3.1.

4. Знайдіть причину, яка спровокувала розвиток даного стану, та розпочніть відповідне лікування.

→ **МОНІТОРИНГ**

Принципи схожі, як при кетоацидозі. Не потрібно контролювати концентрацію фосфору і кальцію у сироватці крові, кетонових тіл у наступних порціях сечі, а визначення показників газового складу артеріальної крові після виключення ацидозу можна повторювати рідше (кожні 8 год).

→ **УСКЛАДНЕННЯ**

Рабдоміоліз внаслідок значної гіперосмолярності; венозна тромбоемболія (виникає часто, показана тромбопрофілактика з застосуванням п/ш гепарину →розд. 2.33.3).

3.3. Лактацидоз і лактацидотична кома

→ **ВИЗНАЧЕННЯ ТА ЕТІОПАТОГЕНЕЗ**

Метаболічний ацидоз зі збільшеним аніонним інтервалом та з концентрацією молочної кислоти у сироватці крові >5 ммоль/л, який розвивається внаслідок посилення анаеробного гліколізу. Розвивається у хворих з ЦД рідше, ніж інші коматозні стани, частіше — при ЦД 2-го типу, хоча мікроангіопатія (особливо з нирковою недостатністю) може сприяти її виникненню при ЦД 1-го типу. Летальність ≈50 %. Лактацидоз не належить до специфічних ускладнень ЦД, розвивається під впливом тригерних факторів (→нижче) та найчастіше розвивається у пацієнтів в стані шоку.

Типи лактацидозу, який асоційований з ЦД:
1) **тип А (анаеробний)** — розвивається при станах тканинної гіпоксії (сепсис, шок, серцева недостатність, дихальна недостатність);
2) **тип В (аеробний)** — причини інші, ніж гіпоксія; у хворих із ЦД супроводжує тяжкі ускладнення ЦД (напр. кетоацидоз), ниркову або печінкову недостатність, злоякісні пухлини, або є наслідком невідповідного застосування метформіну (протипоказання →табл. 1-5), прийому високої дози саліцилатів, метилового чи етилового алкоголю.

→ **КЛІНІЧНА КАРТИНА ТА ДІАГНОСТИКА**

Суб'єктивні симптоми: значна слабкість, нудота та блювання, біль у животі; в анамнезі — вживання токсичної речовини, алкоголю або лікування метформіном за наявності протипоказань. **Об'єктивні симптоми:** ацидотичне дихання, ступор з маячінням і кому, помірне зневоднення, олігурія, гіпотермія, гіпотонія та шок.

→ **ДІАГНОСТИКА**

Діагностичні критерії
Діагноз встановлюється на основі результатів лабораторних досліджень: незначна гіперглікемія (іноді — нормоглікемія), **концентрація молочної кислоти у сироватці крові >5 ммоль/л** (зростає у міру погіршення функції нирок), зниження рН крові <7,30, концентрація гідрокарбонатів <10 ммоль/л, аніонний інтервал >16 ммоль/л, зазвичай, гіперкаліємія та нормальна концентрація натрію у сироватці крові (у алкоголіків може бути знижена).

Диференційна діагностика
Кетоацидоз (вища концентрація глюкози та кетонових тіл, відсутні симптоми шоку, рН крові рідко <7,0); ГНК (значна гіперосмолярність, нормальна концентрація молочної кислоти, нормальне рН крові); отруєння алкоголем (без вираженого зниження рН крові, нормальна глікемія, відсутні симптоми

шоку, концентрація молочної кислоти <5 ммоль/л); інші різновиди ком (печінкова, уремічна); інші причини шоку.

→ ЛІКУВАННЯ

1. Профілактика та лікування шоку:

1) регідратація з метою наповнення судинного русла, згідно з рекомендаціями, як при кетоацидотичній комі та ГНК;

2) у разі гіпотонії, в/в інфузія катехоламінів може бути неефективною.

2. Покращення оксигенації крові та лікування гіпоксії: використовується киснева терапія, у разі необхідності — штучна вентиляція легень.

3. Зниження гіперглікемії:

1) інфузія інсуліну, як при лікуванні ГНК;

2) після досягнення глікемії <11,1 ммоль/л (200 мг/дл) → інфузія 5 % глюкози, після нормалізації глікемії → введення 10 % глюкози та продовження інфузії інсуліну.

4. Боротьба з ацидозом: гідрокарбонат натрію в/в →розд. 19.2.1.

5. Гемодіаліз: іноді показаний з метою елімінації токсинів та лактату.

6. Лікування причини, яка спровокувала розвиток даного стану.

→ ПРОФІЛАКТИКА

Слід дотримуватись протипоказань під час лікування метформіном. У разі наявності сумнівів, визначте концентрацію молочної кислоти в сироватці крові.

3.4. Постмедикаментозна гіпоглікемія

→ ВИЗНАЧЕННЯ ТА ЕТІОПАТОГЕНЕЗ

Зниження концентрації глюкози у плазмі **<3,9 ммоль/л** (70 мг/дл, т. зв. сигнальний рівень глюкози), незалежно від наявності симптомів гіпоглікемії; симптоми можуть маніфестуватись виключно при нижчих рівнях глікемії — напр., при довготривалому, добре компенсованому ЦД 1-го типу, або раніше, тобто коли глікемія ще становить >5,6 ммоль/л (100 мг/дл), однак, раптово знизилась. Клінічно значуща гіпоглікемія діагностується при концентрації глюкози <3 ммоль/л (54 мг/дл), а тяжка гіпоглікемія — це кожний епізод гіпоглікемії з порушенням когнітивних функцій, який вимагає допомоги другої особи. **Причини:** занадто висока доза гіпоглікемізуючого ЛЗ (інсуліну або похідного сульфонілсечовини) щодо раціону харчування та інтенсивності фізичного навантаження; порушення фізіологічних механізмів, які протидіють гіпоглікемії, або сигналізують її появу (неусвідомлення гіпоглікемії); знижений ендогенний синтез глюкози (напр. після прийому алкоголю); підвищена чутливість до дії інсуліну (напр., після схуднення, на пізній фазі після фізичного навантаження, або внаслідок покращення компенсації ЦД). Ризик гіпоглікемії є підвищеним, якщо для нормалізації глікемії та зниження HbA1c <6,1 % застосовують інтенсивну інсулінотерапію. Епізоди гіпоглікемії виникають набагато рідше у хворих з ЦД 2-го типу, навіть під час проведення інтенсивної інсулінотерапії.

Класифікація гіпоглікемій:

1) **легка** — пацієнт здатний самостійно її ліквідувати, застосовуючи солодке пиття та їжу;

2) **тяжка** — вимагає допомоги іншої особи, котра подасть вуглеводи чи зробить ін'єкцію глюкагону, або супроводжується втратою свідомості і вимагає в/в введення глюкози та госпіталізації. **Рецидивуюча тяжка гіпоглікемія** — це ≥2-х випадків тяжкої гіпоглікемії впродовж останніх 12-ти міс.

➡ КЛІНІЧНА КАРТИНА ТА ДІАГНОСТИКА

1) загальні симптоми — нудота, біль голови;
2) пітливість, тахікардія, тремтіння м'язів, відчуття голоду — викликані стимуляцією адренергічної нервової системи (при глікемії ≈3,2 ммоль/л [58 мг/дл]);
3) ступор, сонливість, утруднена мова, порушення координації, нетипова поведінка, порушення зору, мігруючі парестезії, кома — **симптоми нейроглікопенії** (дефіциту глюкози в ЦНС) при глікемії <3,0 ммоль/л (54 мг/дл).

Причини безсимптомної гіпоглікемії:

1) пошкодження вегетативної нервової системи при довготривалому ЦД — не виникають симптоми-передвісники внаслідок адренергічної стимуляції, а відразу з'являються ознаки нейроглікопенії;
2) після перенесених в анамнезі тяжких гіпоглікемій, які пошкодили антагоністичну регуляцію, яка протидіє гіпоглікемії, може вимагати тимчасового послаблення критеріїв компенсації глікемії.

Диференційна діагностика

1) гіпоглікемії з інших причин — інсулінома →розд. 12.1.1.1 та ін. →розд. 12.1.1.2;
2) знепритомнення з інших причин — діабетичні коми →вище, синкопальні стани →розд. 23.2.1, епілепсія.

➡ ЛІКУВАННЯ

Негайне лікування

1. Гіпоглікемія легка або тяжка при порушеннях свідомості в особи, яка може ковтати → вживання простих вуглеводів (напр., 15–20 г глюкози — таблетки, гель) або продуктів чи солодких розчинів, які їх містять, можна повторити при необхідності; у подальшому хворий повинен вживати складні вуглеводи, щоб запобігти рецидиву гіпоглікемії; контрольне вимірювання глікемії проведіть через 1 год; зважте в/м або п/ш введення глюкагону. Пацієнтам, яких лікують за допомогою персональної інсулінової помпи або аналогами інсуліну за схемою інтенсивної інсулінотерапії, призначте вживання 15 г глюкози та контроль глікемії через 15 хв (правило 15/15); повторіть у випадку персистуючої гіпоглікемії.

2. Тяжка гіпоглікемія (в особи, яка перебуває в непритомному стані або має порушення свідомості і не може ковтати) → в/в інфузія 20 % розчину глюкози (0,2 г глюкози/кг м. т. (1 мл/кг), у подальшому — інфузія 10 % розчину глюкози до моменту відновлення свідомості, що дозволить хворому вживати вуглеводи. У випадку труднощів з в/в доступом при тяжкій гіпоглікемії у пацієнтів з ЦД 1-го типу, введіть глюкагон 1 мг в/м або п/ш (при відсутності покращення можна повторити через 10 хв); у пацієнтів із ЦД 2-го типу слід бути обережними, не призначайте його при гіпоглікемії, індукованій пероральними ЛЗ (може активувати секрецію ендогенного інсуліну); протипоказаний після вживання алкоголю.

Подальше ведення

1. Оцініть ризик рецидиву: гіпоглікемія, що зумовлена довгодіючими похідними сульфонілсечовини або інсулінами середньої дії чи аналогами інсуліну довготривалої дії, може рецидивувати, навіть впродовж 16–20 год; при застосуванні сумішей інсуліну слід пам'ятати про 2 піки їхньої дії.

2. Оцініть частоту, з якою розвивається гіпоглікемія, і пору її виникнення та, відповідно, модифікуйте лікування ЦД:

1) гіпоглікемія, **що виникає у один і той самий час** → змініть модель харчування та дози інсуліну;

2) гіпоглікемія, що виникає **нерегулярно** → ідентифікуйте та елімінуйте причини: нерегулярне вживання їжі, неправильне застосування ін'єкцій інсуліну, різна інтенсивність фізичного навантаження, прийом алкоголю, порушення моторики шлунку, змінний темп всмоктування вуглеводів з ШКТ;

3) **неусвідомлення гіпоглікемії** → змініть лікування таким чином, щоб зменшити кількість епізодів гіпоглікемії; потрібно навчити пацієнта та його близьких, як діагностувати менш специфічні предиктори гіпоглікемії. Слід також розглянути використання системи безперервного моніторингу глікемії (*continuous glucose monitoring system* — CGMS); врахуйте ризик, який пов'язаний з неусвідомленням гіпоглікемії під час виконання професійної діяльності або керування автомобілем.

4. Хронічні ускладнення цукрового діабету

До хронічних ускладнень ЦД належать:

1) **діабетична нефропатія;**

2) офтальмологічні ускладнення — в основному, **діабетична ретинопатія** (разом з діабетичною нефропатією зарахована до мікроангіопатичних ускладнень) і **катаракта**;

3) **діабетична нейропатія;**

4) **макроангіопатичні ускладнення** — пов'язані, головним чином, з пришвидшеним розвитком атеросклерозу (ЦД є незалежним фактором ризику розвитку атеросклерозу), порушенням розвитку колатерального кровообігу внаслідок мікроангіопатії, безбольовим перебігом синдромів на фоні атеросклерозу (напр. інфаркту міокарда);

5) **синдром діабетичної стопи** — внаслідок мікро- та макроангіопатичних змін і нейропатії;

6) **кісткові, суглобові та шкірні ускладнення**.

4.1. Діабетична нефропатія

→ **ЕТІОПАТОГЕНЕЗ ТА ПРИРОДНИЙ ПЕРЕБІГ**

Розвиток діабетичної нефропатії (синонім — діабетична хвороба нирок) залежить від тривалості ЦД, ступеня декомпенсації вуглеводного обміну, співіснуючої артеріальної гіпертензії та генетичних факторів. Відбуваються зміни у базальній мембрані, які призводять до зниження її негативного заряду та збільшення діаметру пор, а внаслідок гіперглікемії зростає внутрішньогломерулярний тиск; результатом цього є підвищення фільтрації альбуміну, початково у формі альбумінурії 30–300 мг/1 г креатиніну (попередня назва — мікроальбумінурія), а у подальшому — явної протеїнурії. З плином часу виникає гіаліноз клубочків, фіброз інтерстиціальної тканини і розвиток ниркової недостатності. Клінічна класифікація діабетичної нефропатії включає 4 головні періоди захворювання:

1) асимптоматичний (відповідає I і II фазі розвитку діабетичної нефропатії, відповідно до класифікації Mogensen);

2) альбумінурія 30–300 мг/24 год;

3) явна протеїнурія;

4) ниркова недостатність (відповідають, відповідно, III, IV і V фазі розвитку діабетичної нефропатії за класифікацією Mogensen) →табл. 4-1.

Таблиця 4-1. Класифікація діабетичної нефропатії, за Mogensen, та її перебіг

Тривалість ЦД	Стадія	Клінічна картина	Прогноз
від дебюту захворювання	I — гіперфільтрація, гіпертрофія нирок	підвищення ШКФ до 160 мл/хв, збільшення нирок	можливе повне регресування змін
2–5 років	II — початок гістологічних змін, зміна структури та функції базальної мембрани	потовщення базальної мембрани та зміна її електричного заряду, розширення мезангію, відсутність альбумінурії	можливе часткове регресування змін
5–10 (15) років	III — початкова клінічна нефропатія	альбумінурія, зниження ШКФ з 160 до 130 мл/хв, підвищення артеріального тиску	можливе загальмування прогресування змін, іноді регресування
10 (15)–25 років	IV — явна нефропатія	постійна протеїнурія (стандартними методами), зниження ШКФ до 70 мл/хв, пізніше до 10 мл/хв, постійне підвищення артеріального тиску, набряки, ліпідні порушення	можливе сповільнення перебігу змін, іноді їх затримка
>15 років	V — ниркова недостатність	підвищення креатинінемії, артеріальна гіпертензія	необоротне прогресування змін до термінальної ниркової недостатності
ШКФ — швидкість клубочкової фільтрації			

Динаміка ниркової недостатності не обов'язково співпадає з темпом наростання протеїнурії.

Інші захворювання сечової системи, які частіше розвиваються у пацієнтів з ЦД: рецидивуючі інфекції сечових шляхів (чому сприяє нейрогенний сечовий міхур), нирковий папілярний некроз, тубулопатії.

→ ДІАГНОСТИКА

Найважливішим скринінговим дослідженням, якщо відсутня явна протеїнурія у загальному аналізі сечі, є **визначення альбумін/креатинінового співвідношення** в першій ранковій (або забір якої проведено у довільну пору доби) порції сечі →табл. 4-2. Підвищена екскреція альбуміну з сечею (альбумін/креатинінове співвідношення >30 мг/г) необхідно підтвердити — постановка діагнозу на основі 2-х позитивних результатів. Перед визначенням альбумінурії виключіть інфекцію сечовивідних шляхів.

Перше скринінгове дослідження для виявлення альбумінурії слід проводити у пацієнтів з ЦД 1-го типу, найпізніше через 5 років від дебюту захворювання (раніше при супутній артеріальній гіпертензії), а при ЦД 2-го типу — при діагностуванні. Контрольне дослідження для виявлення альбумінурії, з одночасним визначенням креатинінемії, повторюйте щороку після першого дослідження у хворих, які не отримують інгібітори АПФ (ІАПФ) або блокатори рецепторів ангіотензину (БРА).

→ ПРОФІЛАКТИКА ТА ЛІКУВАННЯ

1. Необхідно забезпечити досягнення і збереження критеріїв компенсації ЦД →розд. 13.1 — це має основне значення для зниження ризику та гальмування розвитку нефропатії; може навіть спричинити регресію нефропатії на ранній стадії.

Таблиця 4-2. Оцінка екскреції альбумінів із сечею у хворих із ЦД (за KDIGO 2012)

Показник	Категорія		
	нормальний або дещо підвищений	помірне підвищення	суттєве підвищення[a]
співвідношення альбумін/креатинін[б]			
мг/г	<30	30–300	>300
мг/ммоль	<3	3–30	>30
добова екскреція альбуміну з сечею (мг/24 год)[в]	<30	30–300	>300
співвідношення білок/креатинін[б]			
мг/г	<150	150–500	>500
мг/ммоль	<15	15–50	>50
добова екскреція білка з сечею (мг/24 год)[в]	<150	150–500	>500
смужковий тест для виявлення білка[г]	негативний або сліди	сліди до «+»	«+» або більше

[a] нефротична протеїнурія, якщо співвідношення альбумін/креатинін >2200 мг/г (>2200 мг/24 год), або співвідношення білок/креатинін >3000 мг/г (>3000 мг/24 год)

[б] у першій ранковій або випадковій порції сечі; за умови, що середня екскреція креатиніну із сечею складає 1 г/24 год або 10 ммоль/24 год

[в] у добовій сечі

[г] результат смужкового тесту залежить від концентрації сечі

2. У пацієнтів з альбумінурією або явною протеїнурією, незалежно від величини артеріального тиску, потрібно застосовувати ІАПФ або БРА (рутинно ці ЛЗ не застосовуються у комбінації); у пацієнтів з непереносимістю цих ЛЗ для лікування артеріальної гіпертензії можна застосувати недигідропіридинові блокатори кальцієвих каналів, β-блокатори та діуретики.

3. Проведіть корекцію ліпідних порушень, застосовуючи статини.

4. У пацієнтів з І і ІІ стадією розвитку пошкодження нирок — обмежте кількість білка в дієті до 0,8–1,0 г/кг м. т./добу; у пацієнтів з явною протеїнурією і на ІІІ та IV стадії розвитку пошкодження нирок — рекомендується дієта з обмеженням добового споживання білків до ≤0,8 г/кг ідеальної маси тіла (+ кількість, яка виводиться з сечею) та з обмеженням натрію до 50–100 ммоль/добу.

5. Інформуйте пацієнтів про те, що необхідно уникати нефротоксинів, припинити курити та нормалізувати масу тіла.

6. Після діагностування ниркової недостатності (ШКФ <60 мл/хв/1,73 м^2 поверхні тіла) → скеруйте до нефролога. Лікування хронічної ниркової недостатності →розд. 14.2.

4.2. Діабетична ретинопатія

→ ЕТІОПАТОГЕНЕЗ ТА КЛІНІЧНА КАРТИНА

Розвивається у більшості пацієнтів з ЦД (через ≥15 років — майже у всіх з ЦД 1-го типу). Основну роль відіграють гіперглікемія та артеріальна гіпертензія. **Класифікація,** згідно ВООЗ:

1) непроліферативна ретинопатія без макулопатії (легка — лише мікроаневризми, помірна і тяжка — з дрібними крововиливами і/або сегментарно розширеними венами сітківки);
2) непроліферативна ретинопатія з макулопатією (легка макулопатія — зміни віддалені від центру макули, помірна і тяжка — зміни в центрі макули);
3) препроліферативна ретинопатія (інтраретинальні мікросудинні аномалії [IPMA]);
4) проліферативна ретинопатія;
5) проліферативна ретинопатія з ускладненнями.

ДІАГНОСТИКА ТА МОНІТОРИНГ

Перше офтальмологічне обстеження пацієнтам з ЦД 1-го типу необхідно зробити впродовж 5-ти років від його діагностування. Контрольні обстеження у пацієнтів без ретинопатії проводьте 1×на рік, у початковій фазі непроліфераційної ретинопатії — 2×на рік, а в більш вираженій — кожні 3 міс., під час вагітності та у післяпологовий період — 1×на міс. (незалежно від ступеня занедбаності ретинопатії). Пацієнтам з ЦД 2-го типу перше офтальмологічне обстеження проведіть в момент діагностування; у подальшому пацієнтам без змін на очному дні та з задовільною метаболічною компенсацією — кожні 3 роки; частіше при декомпенсації ЦД або при діагностуванні ретинопатії.

Зазвичай, достатнім є дослідження гостроти зору та розпізнавання кольорів, ретельне **офтальмоскопічне дослідження** (завжди після розширення зіниць) та кольорове фото очного дна; рідко показане виконання спеціальних досліджень, напр., **флюоресцеїнової ангіографії** очного дна — придатної на дуже ранніх стадіях ретинопатії (невидимих під час офтальмоскопії), при макулопатії (діабетичному набряку макули), передпроліферативній ретинопатії та для оцінки ефективності лазеротерапії.

ПРОФІЛАКТИКА ТА ЛІКУВАННЯ

1. Найважливішими є **рання діагностика і компенсація ЦД** та ефективне лікування **артеріальної гіпертензії** і **гіперліпідемії**.

2. Основним методом лікування, що гальмує прогресування судинних змін, є **лазерна фотокоагуляція сітківки** при макулопатії, виражених формах непроліферативної ретинопатії та у початковій фазі проліфераційної ретинопатії. Занедбана проліферативна ретинопатія (крововиливи у склоподібне тіло, проліферація сполучної тканини) є показанням до **вітректомії**, часто в поєднанні з ендолазеротерапією. На тяжких стадіях набряку макули, як альтернативу або доповнення до лазерної фотокоагуляції, можна призначати ранібізумаб, який містить моноклональні антитіла, скеровані вибірково проти людського ендотеліального фактора росту судин типу A (VEGF-A) — у ін'єкціях до склоподібного тіла. Ранібізумаб є ЛЗ першого вибору при будь-якій формі діабетичного набряку макули із ураженням центральної ямки. Також застосовуються новіші інгібітори ангіогенезу, такі як бевацизумаб і афліберцепт.

4.3. Діабетична нейропатія

ЕТІОПАТОГЕНЕЗ, КЛІНІЧНА КАРТИНА ТА ДІАГНОСТИКА

Найчастіше хронічне ускладнення ЦД. Внаслідок метаболічних порушень та змін у судинах, які кровопостачають нерви, відбувається сегментарна демієлінізація, атрофія та дегенерація аксонів, атрофія нейронів передніх рогів і міжхребцевих вузлів; з'являються також ознаки регенерації нервів та змін у судинах, які кровопостачають нерви. **Класифікація:** генералізовані симетричні полінейропатії (хронічна сенсорно-моторна, автономна або гостра сенсорна), вогнищева або багатовогнищева нейропатія.

1. Хронічна сенсорно-моторна полінейропатія (називається больовою; найчастіша): парестезії та дизестезії кистей рук і стоп; болісні судоми м'язів та напади гострого болю; дефекти поверхневої та глибокої чутливості; м'язова слабкість; слабкість або відсутність сухожильних рефлексів; трофічні зміни; автономні порушення; симптоми є хронічними, не пов'язаними з фізичним навантаженням, зазвичай, посилюються вночі. Діагностичні дослідження: оцінка тактильної чутливості (на підошві) монофіламентом, що згинається під впливом сили у 10 г (напр., Semmes-Weinstein 5.07, який прикладають у визначених точках стопи аж $\approx 1{,}5$ с зі силою, яка призводить до його згинання); оцінка вібраційної чутливості (рекомендовано кожні 6–12 міс.) за допомогою камертону (128 Гц, який прикладають до латеральної та медіальної кісточки, верхньої частини кісток гомілки, біля основи великого пальця та мізинця стопи) або методом біотензіометрії; оцінка больової чутливості (на підошві) стерильною голкою, а дослідження термочутливості — індикатором з двома кінцями: металевим та пластмасовим. При наявності показань потрібно обстежувати нервову провідність та виконати електроміографічне дослідження.

2. Автономна нейропатія

1) **серцево-судинної системи** — основними клінічними проявами є ортостатична гіпотензія та синкопальні стани. Діагностичні дослідження: кардіоваскулярні тести (КВТ) за Ewing, які викривають відсутність варіабельності серцевого ритму під час глибокого дихання, переведення у вертикальне положення та виконання проби Вальсальви, а також ортостатичну гіпотензію під час переведення у вертикальне положення або відсутність підвищення тиску під час стискання динамометру;

2) **ШКТ** — проявляється порушеннями моторики. Діагностичні дослідження: напр., радіологічне дослідження шлунку, УЗД шлунку, манометрія ШКТ, електрогастрографія, ізотопне дослідження (оцінка застою їжі у шлунку).

3) **сечостатевої системи** — одна з найчастіших причин порушень ерекції (у ≈ 50 % мужчин з ЦД), у жінок може бути причиною сухості у піхві та зниження лібідо; призводить до застою сечі у сечовому міхурі (оцінка за допомогою УЗД після сечовипускання);

4) **інші** — напр. органів зору (зокрема порушення фотореакції зіниць), порушення потовиділення, смаку та слиновиділення.

➔ **ЛІКУВАННЯ**

1. Передусім, слід досягнути **задовільну корекцію ЦД**; уникати гіпоглікемії; можна застосувати ІАПФ.

2. Симптоматичне лікування больової полінейропатії:

1) **лікування нейропатичного болю** →розд. 22.1; зокрема, протиепілептичні ЛЗ — прегабалін 150–600 мг/добу, габапентин 900–1800 мг/добу, карбамазепін до 800 мг/добу; трициклічні антидепресанти — напр. амітриптилін 25–150 мг/добу; селективні інгібітори зворотного захоплення серотоніну — напр. пароксетин 20–40 мг/добу; парацетамол ≤1500 мг/добу або НПЗП; опіоїди — напр. трамадол 50–400 мг/добу, кодеїн 0,5–1 мг/кг м. т./добу, розділених на 4 прийоми; місцеві анестетики — капсаїцин, лідокаїн;

2) **альфа-ліпоєва кислота** 600 мг/добу, протягом перших 2–4 тиж. в/в, пізніше — п/о.

3. Симптоматичне лікування автономної нейропатії:

1) **синкопальні стани** →розд. 23.2.1;

2) **атонія шлунка** — модифікуйте дієту (часте вживання малих порцій їжі, при тяжких формах — напіврідка або рідка дієта), прокінетичні ЛЗ (напр. цизаприд), еритроміцин, інгібітори шлункової секреції →розд. 4.7;

при вираженому парезі шлунку — хірургічне лікування, стимуляція біо-електричної активності шлунка;

3) **порушення функції кишківника** — модифікація дієти (напр. безглютенова, обмеження лактози), холестирамін, клонідин, октреотид, анти-діарейні ЛЗ, ферменти підшлункової залози, антибіотики;

4) **атонія сечового міхура** — слід уникати застою сечі, парасимпатоміметики (напр. бетанехол), катетеризація сечового міхура (разова або постійна);

5) **порушення ерекції** — інгібітори фосфодіестерази типу 5 (аванафіл, силденафіл, тадалафіл, варденафіл). Необхідно враховувати взаємодію з нітратами у пацієнтів з ішемічною хворобою серця.

6) **порушення потовиділення** — ботуліновий токсин, вазодилататори, зволожуючі креми.

4.4. Синдром діабетичної стопи

ВИЗНАЧЕННЯ ТА ЕТІОПАТОГЕНЕЗ

Інфекція, виразка або деструкція глибоких тканин стопи (у т. ч. також кістки) у пацієнтів із ЦД та розвиток неврологічних порушень і захворювань периферичних судин у нижніх кінцівках різного ступеня тяжкості.

Мають значення нейропатія та судинні зміни. Моторна нейропатія призводить до атрофії м'язів стопи, яка порушує співпрацю розгиначів і згиначів, та до розвитку контрактур. Сенсорна нейропатія (порушення больової, температурної і тактильної чутливості) наражає на виникнення рецидивуючих неконтрольованих травм, які сприяють утворенню виразок, схожий розвиток змін у результаті автономної нейропатії — утворення артеріовенозних фістул і трофічних змін. Атеросклероз артерій нижніх кінцівок призводить до ішемії стопи. Розвивається місцевий остеопороз, може виникнути остит та мієліт, асептичний некроз, переломи, вивихи у суглобах, і, як наслідок, значна деформація стопи.

Клінічні фази нейроартропатії Шарко (нейроостеоартропатії): фаза 1 — «гаряча», червона, набрякла діабетична стопа, яка нагадує запалення тканин; фаза 2 — переломи кісток та вивихи суглобів стопи; фаза 3 — деформація стопи, зникнення суглобів; фаза 4 — виразки у ділянці зводу стопи. З огляду на патомеханізм виділяють: нейропатичну стопу, ішемічну стопу та нейропатично-ішемічну стопу. Диференційна діагностика нейропатичної стопи та ішемічної стопи є дуже важливою, оскільки їхнє лікування суттєво відрізняється →табл. 4-3.

КЛІНІЧНА КАРТИНА ТА ДІАГНОСТИКА

Класифікація PEDIS синдрому діабетичної стопи: включає оцінку кровопостачання, розміру і глибини виразки, поширення інфекції, а також прояви моторної нейропатії; такому поділу відповідає класифікація інфекції діабетичної стопи за IDSA →табл. 4-4.

Клінічні критерії інфікування м'яких тканин стопи: виразка із гострим перебігом і наростаючими симптомами (почервоніння, болючість, посилений набряк і гіпертермія, запалення лімфатичних судин, флегмона, гнійні виділення або абсцес), потріскування (хруст) в ділянці суглобу, флюктуація, збільшення кількості виділень, неприємний запах. Глибока виразка, глибиною до кістки (кістка візуалізується, або відчутна при дослідженні стерильним зондом), вказує на ризик інфікування кістки → слід виконати МРТ або гістологічне дослідження кістки. Мікробіологічне дослідження м'яких тканин не служить для діагностування наявності інфекції, а лише для з'ясування її походження і вибору тактики лікування; обов'язково потрібно подбати про правильний забір матеріалу для дослідження, найкраще

Таблиця 4-3. Диференційна діагностика нейропатичної та ішемічної стопи

Симптом	Ішемія стопи	Нейропатична стопа
біль під час рухів	++	–
біль у спокої	+++	±
порушення чутливості	–	++
пульс на нижніх кінцівках	відсутній	наявний
шкіра	холодна	тепла
кісткова структура	правильна	пошкоджена
різновид зміни	гангрена	виразка
локалізація зміни	залежить від локалізації змін в артеріях	залежить від зони внутрішнього та зовнішнього тиску
лікування	рух	розвантаження

Таблиця 4-4. Класифікація інфекцій діабетичної стопи за Infectious Diseases Society of America (IDSA) і International Working Group on the Diabetic Foot (2012)

Клінічна картина інфекції	Ступінь за шкалою PEDIS	Тяжкість інфекції за IDSA
без об'єктивних і суб'єктивних симптомів інфекції[a]	1	інфекція відсутня
місцева інфекція, що займає лише шкіру та підшкірну клітковину (без втягнення глибших тканин і без загальних симптомів, які описані нижче); якщо з'являється еритема, то вона повинна мати діаметр >0,5 см, але ≤2 см від межі виразки потрібно виключити інші причини запальної реакції шкіри (напр., травма, подагра, гостра нейроостеоартропатія Шарко, перелом, тромбоз, венозний застій)	2	легка
місцева інфекція (як вище) з еритемою >2 см або яка охоплює глибші структури, ніж шкіра чи підшкірна клітковина (напр. абсцес, остеомієліт, гнійний артрит, фасціїт, без системних симптомів запалення (→нижче)	3	помірна
місцева інфекція (як вище) із симптомами ССЗВ[б]	4	тяжка[в]

[a] Інфекція наявна, якщо присутні ≥2 спосеред наступних симптомів: 1) локальний набряк або ущільнення; 2) еритема; 3) локальна пальпаторна чутливість або біль; 4) локальна гіпертермія; 5) гнійні виділення (густі, мутні, білі або кров'янисті).

[б] ≥2 із наступних симптомів: 1) температура тіла >38 °C або <36 °C; 2) ЧСС >90/хв; 3) ЧД >20/хв або PaCO$_2$ <32 мм рт. ст.; 4) кількість лейкоцитів >12 000/мкл або <4000/мкл, або ≥10 % у формі незрілих (паличкоядерні)

[в] Ішемія може збільшувати тяжкість кожної інфекції, а критична ішемія часто призводить до тяжкої інфекції. Загальна інфекція може деколи маніфестуватись іншими клінічними симптомами, такими як: гіпотензія, сплутаність свідомості, блювання або симптоми метаболічних розладів, таких як ацидоз, тяжка гіперглікемія і гостра азотемія.

PaCO$_2$ — парціальний тиск діоксиду вуглецю в артеріальній крові; ССЗВ — синдром системної запальної відповіді

на основі: *Lipsky B.A. іі співавт., Clin. Infect. Dis., 2012; 54:132–173* із тканин, розташованих у глибині рани під час виконання біопсії тканин або операції із очищення рани. Поверхневий забір є недостатнім (покаже флору, яка колонізує рану і має низьку діагностичну цінність).

➡ ПРОФІЛАКТИКА

1. Під час кожного контрольного огляду обстежуйте стопи, а кожні 2 роки (після 35-літнього віку) — кісточково-плечовий індекс (КПІ).

2. Хворим з діабетичною нейропатією, деформаціями стопи або остеофітами, периферичною ішемією, виразкою в анамнезі рекомендують:

1) щоденний огляд стоп, а також міжпальцевих проміжків (якщо пацієнт не здатний самостійно оглянути стопи, він повинен попросити іншу особу або використати дзеркало, покладене на підлогу);

2) регулярне миття стоп водою при температурі <37 °C з ретельним осушенням, особливо міжпальцевих проміжків;

3) уникати ходьби босоніж та не носити взуття без шкарпеток; щодня міняти шкарпетки; носити шкарпетки та колготи швами назовні, а найкраще — без швів; щодня оглядати та перевіряти дотиком взуття зсередини;

4) обрізати нігті по прямій лінії; якщо пацієнт погано бачить, тоді він не повинен самостійно обрізати нігті;

5) уникати самостійного видалення зроговіння та мозолів (також за допомогою пластирів і хімічних препаратів);

6) негайно звернутись до лікаря у разі виникнення піхура, порізу, подряпини або виразки.

➡ ЛІКУВАННЯ

1. Головну роль відіграє добра компенсація ЦД.

2. Лікування з метою покращення кровопостачання →розд. 2.27.1.

3. Лікування неінфікованої стопи: необхідно забезпечити відповідний догляд стопи (процедури та навчання хворого) та її місцеве розвантаження, не слід застосовувати антимікробне лікування, слід поновлювати оцінку лікування рани, її кровопостачання, а також виявляти ознаки запалення.

4. Лікування інфікованої стопи

1) якщо пацієнт не приймає інсулін → перехід на **інсулінотерапію**;

2) **розвантаження стопи** — напр., вставки для взуття, милиці, гіпсові пов'язки;

3) **антибіотикотерапія** — на початку емпірична п/о (з урахуванням золотистого стафілококка та стрептококів, напр., **при легкій або помірній інфекціях**) — грам-позитивні бактерії → напівсинтетичний пеніцилін (напр. амоксицилін із клавулановою кислотою 875/125 мг 2×на день), цефалоспорин I генерації (напр. цефалексин 500 мг 4×на день) або кліндаміцин 300 мг 3×на день; нещодавня антибіотикотерапія або грамнегативні та грампозитивні бактерії → фторхінолон, β-лактамний антибіотик, кліндаміцин. **Тяжка інфекція** → лікування в/в:

а) ципрофлоксацин (400 мг 2×на день) або левофлоксацин (750 мг 1×на день), обидва в комбінації з кліндаміцином (600 мг 3×на день);

б) піперацилін з тазобактамом (4,5 г 4×на день в/в);

в) іміпенем з циластатином (500/500 мг 4×на день);

г) цефтазидим (2 г 3×на день) з метронідазолом (500 мг 3×на день); потрібно розглянути додаткове призначення ванкоміцину, якщо локально відсоток штамів MRSA становить >10 %.

Помірна або тяжка інфекція → можна застосувати також: ампіцилін із сульбактамом, цефтріаксон, лінезолід, ертапенем. Після отримання

результату мікробіологічного дослідження слід застосувати прицільну анти-
біотикотерапію (зокрема в разі інфекції, викликаної MRSA — лінезолід або
ванкоміцин). **Тривалість антибіотикотерапії** при 2-му ступені за класи-
фікацією PEDIS 1–2 тиж., при 3-му і 4-му ступенях — 2–4 тиж., до моменту
ліквідації інфекції, а не загоєння виразки: при інфекціях кістки та суглобів:
після ампутації без залишкової інфекції — 5 днів, при інфекціях кістки
без рештків секвестрів — 4–6 тиж., при інфекціях кістки із рештковими
секвестрами після операційного лікування — >3-х міс. Не використовуйте
антибіотиків, якщо немає симптомів інфекції.

4) **дренаж, розсічення, некректомія**;

5) **пов'язки** — підберіть різновид пов'язки до стадії загоєння;

6) **інші методи, що пришвидшують загоєння** — фактори росту, пов'язки
з інгібіторами протеїназ, замінники людської шкіри, гіпербарична оксиге-
нація або лікування личинками — можуть бути придатними для лікування
неінфікованих виразок;

7) **ендоваскулярне лікування та судинна хірургія** — у пацієнтів з пере-
важанням ішемічного фактору;

8) **ампутація** — абсолютні показання: у випадку безпосередньої загрози
життю, котра виникає внаслідок запалення та масивного некрозу; відносні
показання: запальний стан дистальних кісток стопи та коліквацийний
некроз; при коагуляційному (сухому) некрозі рекомендується дочекатись
аутоампутації.

5. Лікування гострої фази нейроартропатії Шарко: повне розвантаження до мо-
менту ліквідації гострої фази (гіпсові пов'язки або спеціальні ортези), інколи
бісфосфонати разом з вітаміном D та препаратом кальцію (лікування дов-
готривале, не завжди ефективне).

6. Хронічне лікування з метою зменшення ризику виразкування: навчання
пацієнтів та їхніх близьких стосовно гігієни і щоденного огляду ніг та уни-
кання травм; спеціалізоване ортопедичне взуття з правильно підібрани-
ми супінаторами, що коректують деформації та знижують навантаження
на окремі ділянки стопи.

5. Метаболічний синдром

Діагностика: у відповідності до спільної позиції IDF, NHLBI, AHA, WHF,
IAS і IASO (2009) повинна бути відповідність будь-яким 3-м з 5-ти наступ-
них критеріїв:

1) збільшена **окружність талії** (залежить від країни походження та етнічної
групи — в європейській популяції ≥80 см у жінок і ≥94 см у чоловіків);

2) концентрація **тригліцеридів** >1,7 ммоль/л (150 мг/дл) або лікування
гіпертригліцеридемії;

3) концентрація **ХС ЛПВЩ** <1,0 ммоль/л (40 мг/дл) у чоловіків і <1,3 ммоль/л
(50 мг/дл) у жінок або лікування вказаного ліпідного порушення;

4) систолічний **артеріальний тиск** ≥130 мм рт. ст. або діастолічний
≥85 мм рт. ст., або лікування раніше діагностованої артеріальної гіпертензії;

5) концентрація **глюкози** у плазмі натще ≥5,6 ммоль/л (100 мг/дл) або фар-
макологічне лікування ЦД 2-го типу.

Перше місце посідає абдомінальне ожиріння з нагромадженням жирової
тканини у великому сальнику. Другою, за частотою, складовою метаболічного
синдрому є артеріальна гіпертензія (у початковій фазі можуть виникати
лише зміни добового ритму артеріального тиску — відсутність зниження
артеріального тиску вночі). Нелікований метаболічний синдром призводить

до розвитку явного ЦД 2-го типу (якщо уже не становить його складову) та передчасного розвитку атеросклерозу.

Лікування: лікуйте окремі складові метаболічного синдрому (→ відповідні розділи). Етіотропна терапія включає редукцію маси тіла та збільшення фізичної активності, а в осіб із предіабетом та високим ризиком розвитку ЦД (особливо при співіснуючих порушенні глікемії натще та порушеній толерантності до глюкози), розгляньте призначення метформіну в якості фармакологічної профілактики ЦД.

1. Гостре пошкодження нирок

→ **ВИЗНАЧЕННЯ ТА ЕТІОПАТОГЕНЕЗ**

Гостре пошкодження нирок (ГПН) за визначенням (KDIGO 2012) є клінічним синдромом, що характеризується підвищенням концентрації креатиніну в сироватці на ≥0,3 мг/дл (26,5 ммоль/л) протягом 48 год, або ≥1,5-кратним підвищенням протягом останніх 7 днів, або діурез <0,5 мл/кг/год протягом 6 год. Характеризується широким спектром розладів — від тимчасового підвищення концентрації біологічних маркерів пошкодження нирок до важких метаболічних і клінічних розладів (гостра ниркова недостатність — ГНН), котрі вимагають замісної ниркової терапії.

Класифікація ступеня тяжкості ГПН (табл. 1-1) базується на величині підвищення концентрації креатиніну в сироватці та темпі погодинного діурезу.

1. Преренальне ГПН є результатом порушення ниркової перфузії. **Причини:**

1) зниження ефективного об'єму циркулюючої крові (гіповолемія) — кровотеча, втрата рідини через ШКТ (блювання, діарея, хірургічний дренаж), втрата рідини через нирки (діуретики, осмотичний діурез при цукровому діабеті, недостатність надниркових залоз), втрата рідини в третій простір (гострий панкреатит, перитоніт, важка травма, опіки, важка гіпоальбумінемія);

2) низький серцевий викид — захворювання серцевого м'яза, клапанів і перикарду, порушення серцевого ритму, масивна тромбоемболія легеневої артерії, механічна вентиляція легень з позитивним тиском;

3) порушення тонусу ниркових та інших судин — генералізована вазодилятація (сепсис, артеріальна гіпотензія, спричинена антигіпертензивними препаратами, включаючи ЛЗ, які зменшують постнавантаження серця, загальна анестезія), селективний спазм судин нирок (гіперкальціємія, норадреналін, адреналін, циклоспорин, такролімус, амфотерицин B), цироз печінки з асцитом (гепаторенальний синдром);

4) ниркова гіпоперфузія з порушенням ауторегуляції — інгібітори циклооксигенази (НПЗП), інгібітори АПФ (ІАПФ), блокатори рецепторів ангіотензину (БРА);

5) синдром підвищеної в'язкості крові — множинна мієлома, макроглобулінемія Вальденстрема, справжня поліцитемія;

6) оклюзія ниркових судин (двостороння, або єдиної нирки) — оклюзія ниркової артерії (внаслідок атеросклерозу, тромбозу, емболії, розшаровуючої аневризми, системного васкуліту), оклюзія ниркової вени (внаслідок тромбозу або зовнішнього стискання).

2. Ренальне ГПН (паренхіматозна) є результатом пошкодження ниркових структур внаслідок запальних і не запальних причин. **Причини:**

Ступінь	Креатинемія	Діурез
\multicolumn{3}{l}{**Таблиця 1-1. Класифікація важкості гострого пошкодження нирок за KDIGO (2012)**}		
1	підвищення у 1,5–1,9 рази у порівнянні з вихідною концентрацією, або ≥0,3 мг/дл (≥26,5 ммоль/л)	<0,5 мл/кг/год протягом 6–12 год
2	підвищення у 2,0–2,9 рази у порівнянні з вихідною концентрацією	<0,5 мл/кг/год протягом ≥12 год
3	підвищення у 3 рази у порівнянні з вихідною концентрацією, або креатинемія ≥4,0 мг/дл (≥353,6 ммоль/л), або початок замісної ниркової терапії	<0,3 мл/кг/год протягом ≥24 год або анурія протягом ≥12 год

1) первинне ураження клубочків і ниркових мікросудин — гломерулонефрит, системний васкуліт, тромботична мікроангіопатія (гемолітично-уремічний синдром, тромботична тромбоцитопенічна пурпура), емболія кристалами холестерину, дисеміноване внутрішньосудинне згортання, прееклампсія та еклампсія, злоякісна артеріальна гіпертензія, системний червоний вовчак, системна склеродермія (склеродермічний нирковий криз);

2) гостре пошкодження ниркових канальців — порушення ниркової перфузії (тривале преренальне ГПН), екзогенні токсини (рентгенконтрастні препарати, циклоспорин, антибіотики [напр., аміноглікозиди], хіміотерапевтичні речовини [цисплатин], етиленгліколь, метанол, НПЗП, ендогенні токсини (міоглобін, гемоглобін, моноклональний білок [напр., при множинній мієломній хворобі]);

3) тубулоінтерстиціальний нефрит — алергічний (β-лактамні антибіотики, сульфаніламіди, триметоприм, рифампіцин, НПЗП, діуретики, каптоприл, бактеріальні інфекції (напр., гострий пієлонефрит), вірусний (напр., цитомегаловірус) або грибковий (кандидоз), інфільтрація пухлинними клітинами (лімфома, лейкоз), гранульомами (саркоїдоз), ідіопатичний;

4) обструкція ниркових канальців кристалами (рідко) — сечова кислота, щавлева кислота (метаболіт етиленгліколю), ацикловір (особливо, при в/в введенні), метотрексат, сульфаніламіди, індинавір;

5) інші рідкісні причини — гострий некроз кори нирок, нефропатія після застосування китайських трав, гостра фосфатна нефропатія, варфаринова нефропатія, видалення єдиної функціонуючої нирки;

6) гостре відторгнення ниркового трансплантату.

3. Постренальне ГПН — є результатом обструкції сечових шляхів (обструктивна нефропатія →розд. 14.7). **Причини:**

1) непрохідність сечоводів, або сечоводу єдиної функціонуючої нирки внаслідок обструкції (каменями при нефролітіазі, згустками крові, нирковими сосочками), компресія ззовні (пухлиною, внаслідок заочеревинного фіброзу), порушення цілісності сечоводу (помилкова перев'язка або перерізка під час хірургічного втручання);

2) хвороби сечового міхура — нейрогенний сечовий міхур, обструкція виходу з сечового міхура пухлиною (рак сечового міхура), камінням, згустками крові;

3) захворювання передміхурової залози — доброякісна пухлина або рак;

4) захворювання уретри — обструкція чужорідним тілом або камінцем, травма.

▶ КЛІНІЧНА КАРТИНА ТА ПРИРОДНИЙ ПЕРЕБІГ

Зазвичай переважають суб'єктивні та об'єктивні симптоми основного захворювання, котре є причиною ГПН. Загальні симптоми вираженої ниркової недостатності — це слабість, втрата апетиту, нудота і блювання. Олігурія/анурія виникає у ≈50 % випадків ГПН, зазвичай, при преренальному ГПН, некрозі кори нирки, двосторонній тромбоемболії ниркових артерій або тромбоемболії артерії єдиної функціонуючої нирки, тромботичній мікроангіопатії. Ренальне ГПН може супроводжуватись нормальним або, навіть, підвищеним діурезом.

При типовому перебігу ГПН можна виділити **4 періоди:**

1) **початковий** — від початку дії шкідливого етіологічного фактору до пошкодження нирок; тривалість залежить від причини ГПН, як правило, впродовж декількох годин;

2) **олігурії/анурії** — у ≈50 % хворих, зазвичай триває 10–14 днів;

3) **поліурії** — після періоду олігурії/анурії впродовж декількох днів кількість сечі різко зростає. Тривалість періоду поліурії пропорційна до тривалості періоду олігурії/анурії та може тривати до кількох тижнів. В цьому періоді

може виникнути дегідратація та втрата електролітів, особливо, калію і кальцію.

4) **одужання**, тобто повного відновлення функції нирок, триває кілька місяців.

У деяких пацієнтів ГПН є початком хронічного захворювання нирок.

ДІАГНОСТИКА

Допоміжні дослідження

1. Дослідження крові:

1) підвищення рівня креатиніну і сечовини — темпи підвищення залежать від ступеню пошкодження нирок і швидкості їх утворення, значно підвищеній в стані катаболізму. При ренальному ГПН щоденне підвищення креатиніну становить 44–88 ммоль/л (0,5–1,0 мг/дл). Добове підвищення креатинемії >176 ммоль/л (2 мг/дл), вказує на посилення катаболізму і зустрічається при синдромі тривалого стиснення та сепсисі; зазвичай тоді розвиваються значний ацидоз та гіперкаліємія. Оцінювання ШКФ з використанням формули Кокрофта і Голта, або MDRD непридатне. При оцінці динаміки ГПН найбільш важливим є моніторинг щоденних змін креатинемії та діурезу.

2) гіперкаліємія — як правило, з'являється у випадках зниження діурезу. Може бути небезпечною для життя (>6,5 ммоль/л). Концентрацію калію потрібно оцінювати у контексті кислотно-лужного балансу, тому що ацидоз призводить до виходу K^+ з клітин.

3) гіпокальціємія і гіперфосфатемія — іноді є значними при синдромі тривалого стиснення;

4) гіперкальціємія при ГПН асоційованому з онкологічними захворюваннями (напр., мієлома);

5) гіперурикемія — може вказувати на подагру або синдром розпаду пухлини;

6) підвищення активності КФК і концентрації міоглобіну — зустрічається при синдромі тривалого стиснення або рабдоміолізі (напр., викликаному статинами);

7) газометрія артеріальної крові — метаболічний ацидоз;

8) анемія — характерна ознака ХНН, при ГПН може бути наслідком гемолізу, крововтрати або основного захворювання (напр., множинної мієломи);

9) тромбоцитопенія — розвивається при гемолітично-уремічному синдромі, тромботичній тромбоцитопенічній пурпурі, ДВЗ-синдромі.

2. Дослідження сечі:

1) відносна густина сечі може становити >1,023 г/мл при преренальному ГПН; при ренальному ГПН найчастіше розвивається ізостенурія;

2) протеїнурія різного ступеня, особливо тоді, коли причиною є нефрит (гломерулонефрит або інтерстиціальний нефрит);

3) патологічні компоненти осаду сечі можуть вказувати на причину ГПН:

    а) змінені клітини епітелію ниркових канальців, а також складені з них зернисті циліндри та циліндри брунатного кольору — при ренальному ГПН;

    б) диморфізм еритроцитів або вилужені еритроцити і еритроцитарні циліндри — свідчать про гломерулонефрит;

    в) еозинофілія в сечі і крові (вимагає спеціального фарбування препарату) — вказує на гострий тубулоінтерстиціальний нефрит;

    г) лейкоцитурія при позитивних результатах мікробіологічного дослідження сечі — може вказувати на гострий пієлонефрит;

    д) свіжі еритроцити і лейкоцити можуть з'являтися при постренальному ГПН.

3. ЕКГ: можуть з'явитись ознаки електролітних порушень.

4. Візуалізаційні дослідження: рутинно проводиться **УЗД нирок** (при ГПН — нирки, зазвичай, збільшені), **РГ грудної клітки** (може виявити застійні явища в легеневому кровоплині, рідину в плевральних порожнинах); інші дослідження у випадку особливих показів.

5. Біопсія нирки: виконується тільки у випадку незрозумілого діагнозу або при підозрі на гломерулонефрит, системний васкуліт або гострий інтерстиціальний нефрит тоді, коли результат дослідження може вплинути на подальше лікування.

Діагностичні критерії

ГПН діагностується на підставі:

1) швидкого наростання креатинемії, тобто на ≥26,5 ммоль/л (0,3 мг/дл) протягом 48 год або на ≥50 % протягом останніх 7 днів, або

2) зниження темпу діурезу <0,5 мл/кг м. т. протягом >6 наступних годин (достатньо одного з цих критеріїв).

Діагностика причини ГПН базується на детально зібраному анамнезі, результатах об'єктивного обстеження та допоміжних дослідженнях.

Диференційна діагностика причин ГНН

Важливе значення має диференційний діагноз між преренальним та ренальним ГПН, тому що у багатьох випадках швидке покращення ниркової перфузії призводить до нормалізації функції нирок. Показники, котрі допомагають при диференційному діагнозі →табл. 1-2.

Жоден з них непридатний, якщо ГПН нашаровується на вже існуючу хронічну ниркову недостатність (ХНН); диференціювання в таких випадках →табл. 1-3. Постренальне ГПН підтверджує застій сечі в ниркових мисках, сечоводах, сечовому міхурі, візуалізований за допомогою УЗД.

→ ЛІКУВАННЯ

Загальні вказівки

1. Потрібно прагнути усунути причини ГПН та фактори, котрі погіршують функцію нирок, особливо, нефротоксичні ЛЗ.

2. Контролюйте водний баланс, проводячи моніторинг діурезу та споживання рідини, а також, коли це можливо, щоденне зважування пацієнта.

3. Часто контролюйте (як правило, ≥1 × на день) концентрацію креатиніну, сечовини, калію, натрію та кальцію в сироватці крові, загальний аналіз крові, потрібно провести газометрію артеріальної крові.

4. Призначте дозування ЛЗ відповідно до ступеня ниркової недостатності (примітка: оцінка ШКФ обтяжена помилкою).

5. Призначте відповідне харчування: вміст білка або амінокислот в дієті — 0,6–1,0 г/кг м. т./добу в пацієнтів без значимого гіперкатаболічного стану, а 1,2 г/кг м. т./добу (макс. 1,7 г/кг м. т./добу) у хворих з підвищеним катаболізмом або лікованих гемодіалізом; основне джерело енергії — вуглеводи (до 5 г глюкози/кг м. т./добу); жири 0,8–1,2 г/кг м. т./добу; макс. енергетична вартість 35 ккал/кг м. т./добу. Стандартні дієти підходять для більшості пацієнтів з ГПН без значимого гіперкатаболізму.

Етіотропна терапія

У деяких ситуаціях є можливість зупинити подальше пошкодження нирок за допомогою відповідного етіотропного лікування.

1. Преренальне ГПН: лікування шоку →розд. 2.2 та серцевої недостатності →розд. 2.19.2. Раннє відновлення нормальної ниркової перфузії може запобігти переходу преренального ГПН в ренальне ГПН і призвести до нормалізації функції нирок протягом 1–3 днів. З метою підвищення внутрішньосудинного об'єму в пацієнтів без геморагічного шоку використовуйте розчини кристалоїдів (а не колоїдів, з огляду на їх потенційну нефротоксичність). У дегідратованих пацієнтів не можна використовувати діуретики, НПЗП, ІАПФ і БРА.

Таблиця 1-2. Вибрані диференційні ознаки преренального і ренального гострого пошкодження нирок (ГПН)

	Преренальне ГПН	Ренальне ГПН
об'єм добового діурезу	<400	різний
осмоляльність сечі (мОсм/кг H_2O)	>500	<400
відносна густина сечі (г/мл)	>1,023	≤1,012
відношення концентрації сечовини (мг/дл) до концентрації креатиніну (мг/дл) в сироватці	>40	<20
відношення концентрації креатиніну в сечі до концентрації креатиніну в сироватці	>40	<20
відношення концентрації сечовини у сечі до концентрації сечовини у сироватці	>20	<20
концентрація Na у сечі (ммоль/л)[a]	<20	>40
фракційна екскреція фільтрату Na[б]	<1 %	>2 %
осад сечі	без патології або прозорі циліндри	епітеліальні клітини, гіалінові або епітеліальні клітини циліндри

[a] концентрація натрію в сечі (потрібно визначати перед введенням фуросеміду)

[б] $ФЕ_{Na}$ (фракційна екскреція натрію) = [(концентрація Na в сечі × концентрацію креатиніну в сироватці)/(концентрація Na в сироватці × концентрацію креатиніну в сечі)] × 100 %

Таблиця 1-3. Вибрані диференційні ознаки гострого пошкодження нирок (ГПН) і хронічної ниркової недостатності (ХНН)

	ГПН	ХНН
анамнез, що вказує на хронічне захворювання нирок	ні	так
розміри нирок	нормальні	малі
динаміка наростання креатинемії	висока	низька
морфологія крові	в нормі	анемія
фосфорно-кальцієвий обмін	порушення помірної або середньої інтенсивності (в залежності від етіології ГПН)	висока концентрація фосфатів і підвищення активності лужної фосфатази, радіологічні ознаки ниркової остеодистрофії і/або кальцифікації м'яких тканин
очне дно	в основному, без змін	часто є зміни, що характерні для цукрового діабету або хронічної артеріальної гіпертензії

2. Ренальне ГПН: лікування первинного захворювання нирок.

3. Постренальне ГПН: усунення перешкоди відтоку сечі. Під час поліурії, яка зазвичай триває кілька днів після відновлення прохідності сечових шляхів, важливим є поповнення води і електролітів.

Замісна терапія

Найчастіше використовуваними методами є гемодіаліз (щоденний або раз на 2 дні), гемофільтрація і гемодіафільтрація (безперервні методи лікування). Замісну ниркову терапію потрібно призначати у випадку виникнення станів, котрі підлягають модифікації при такому лікуванні та базуються на напрямку змін лабораторних показників, а не опираючись на жорстко визначені межі концентрації креатиніну або сечовини в сироватці.

Невідкладні покази — це загрозливі для життя стани:

1) **клінічні** — гіпергідратація (набряк легень), уремічна енцефалопатія (порушення свідомості, судоми), уремічний перикардит, геморагічний діатез;

2) **біохімічні** — резистентні до консервативної терапії: гіперкаліємія, метаболічний ацидоз, інші електролітні порушення (гіпонатріємія, гіпернатріємія, гіперкальціємія, важка гіперурикемія при синдромі лізису пухлини).

Лікування ускладнень ГПН

1. Гіпергідратація: обмеження введення солі і води та петльовий діуретик — фуросемід 40 мг в/в; при відсутності діуретичного ефекту — у в/в інфузії 200–300 мг (макс. 500 мг) протягом 30–60 хв. Якщо не вдається отримати діурез, не слід призначати наступні дози діуретиків (петльові діуретики у високих дозах можуть призвести до втрати слуху), з метою видалення зайвої води потрібно використати гемофільтрацію або діаліз.

2. Гіперкаліємія →розд. 19.1.4.2.

3. Метаболічний ацидоз: →розд. 19.2.1. Після введення $NaHCO_3$ може розвинутись гіпокальціємія.

4. Гіперфосфатемія →розд.19.1.7.2.

5. Анемія: переливання відмитих еритроцитів у випадку важкої анемії. При ГПН не застосовуйте активаторів еритропоезу, зазвичай виникає резистентність до дії цих ЛЗ.

6. Геморагічний діатез: при кровотечах:

1) десмопресин 0,3 мкг/кг у в/в інфузії протягом 15–30 хв чи п/ш, або 3 мкг/кг інтраназально, дозу можна повторити через 6 год, діє коротко (години);

2) кріопреципітат кожні 12–24 год;

3) можливо природні етерифіковані естрогени (0,6 мкг/кг протягом 5 днів, тривалість дії до 2 тиж.).

→ ПРОГНОЗ

Летальність при ГПН ≈50 %, вища в хворих похилого віку, з дихальною або серцевою недостатністю, а при поліорганній недостатності >80 %. Більшість смертей в олігуричному (ануричному) періоді. Найчастіші причини смерті: основне захворювання (що спричинило ГПН), гіперкаліємія, гіпергідратація, ацидоз, інфекційні ускладнення, кровотеча і передозування ЛЗ. Майже в половини пацієнтів, які пережили ГПН, виникає тривале порушення функції нирок, а ≈5 % потребують постійного лікування діалізом.

→ ПРОФІЛАКТИКА

1. Ефективно лікуйте захворювання, яке є причиною ГПН.

2. Вчасно та інтенсивно лікуйте стани, які призводять до зниження ефективного об'єму циркулюючої крові.

3. Контролюйте діурез і періодично оцінюйте функцію нирок у пацієнтів із підвищеним ризиком ГПН.

4. Будьте обережними при призначенні нефротоксичних ЛЗ, особливо в пацієнтів з порушеною функцією нирок.

5. Запобігайте виникненню контраст-індукованої нефропатії →нижче.

6. Запобігайте ГПН, яке спричинене міоглобінурією (гідратація, залуження сечі).

→ **О С О Б Л И В І   С И Т У А Ц І Ї**

1. Контраст-індукована нефропатія: ГПН проявляється протягом 1–3 днів після введення внутрішньоартеріально рентгенконтрастної речовини. Діагноз ґрунтується на ранньому наростанні креатинемії (протягом 1–3 днів після введення контрасту) і виключення преренального ГПН, гострого інтерстиціального нефриту, емболії холестерином (зустрічається через кілька тижнів після артеріографії) і тромбоемболії ниркових артерій. **Профілактика:**

1) виявлення осіб із підвищеним ризиком (визначення концентрації креатиніну в сироватці перед введенням контрастної речовини; відомі фактори ризику: похилий вік, ЦД, дегідратація, серцева недостатність, ХХН з ШКФ <60 мл/хв/1,73 м², пошкодження печінки, множинна мієлома, одночасне застосування нефротоксичних ЛЗ [НПЗЛ, аміноглікозиди, амфотерицин В, противірусні ЛЗ], використання значного об'єму контрастної речовини, особливо гіперосмолярної, чергове введення контрастної речовини впродовж <72 год);

2) виконання альтернативного візуалізаційного обстеження, без застосування контрастної речовини;

3) введення мінімального необхідного об'єму контрастної речовини з якнайменшою осмолярністю;

4) адекватна в/в гідратація 0,9 % розчином NaCl або ізотонічним розчином $NaHCO_3$ (концентрація 154 ммоль/л у 5 % розчині глюкози): в/в 1–1,5 мл/кг/год протягом 3–6 год перед дослідженням і 6–12 год після нього; в екстрених випадках перед дослідженням можна ввести в/в 3 мл/кг/год 0,9 % розчину NaCl впродовж 2 год або в/в 3 мл/кг/год ізотонічного розчину $NaHCO_3$ впродовж години та продовжувати в/в інфузію 1–1,5 мл/кг/год впродовж 6–12 год після дослідження;

5) радять, якщо це можливо, відмінити і-АПФ, БРА та діуретики на 24 год перед введенням контрастної речовини та впродовж 48 год після її застосування у пацієнтів, обтяжених високим ризиком КІ-ГПН, або з тяжким гострим захворюванням;

6) у госпіталізованих хворих визначайте концентрацію креатиніну в сироватці через 12–24 та 48 год після введення контрастної речовини.

В осіб, обтяжених високим ризиком КІ-ГПН, не проводьте гемодіалізу ані гемофільтрації з метою елімінації контрастної речовини.

2. Гостра фосфатна нефропатія: пошкодження нирок після швидкого розвитку нефрокальцинозу внаслідок перорального прийому препарату, що містить фосфати (найчастіше фосфат натрію) з метою приготування кишківника до колоноскопії →розд. 26.2.3. Ниркова недостатність може виникнути протягом декількох днів після навантаження фосфатами, ілі часто передують інші симптоми гострої гіперфосфатемії і гіпокальціємії (судоми, порушення свідомості, гіпотензія). Також може розвиватися повільно, протягом тижнів або місяців. В біоптаті нирки підтверджуються ознаки нефрокальцинозу, головним чином у ниркових канальцях. Пошкодження нирок найчастіше є незворотним. Факторами ризику виникнення гострої фосфатної нефропатії є: похилий вік, існуюча ХНН, дегідратація, висока доза фосфатів. **Профілактика:** уникайте фосфатних препаратів (не використовуйте в пацієнтів з ШКФ <60 мл/хв/1,73 м²), а якщо вже їх використовуєте, то пам'ятайте про відповідну гідратацію хворого перед процедурою приготування кишківника, під час неї та у проміжках ≥12 год між дозами.

3. Синдром лізису пухлини →розд. 22.2.6. Специфічним для даної форми ГПН показом для початку проведення нирковозамісної терапії є симптоматична гіпокальціємія, викликана гіперфосфатемією, та високий (>70 мг²/дл²) добуток концентрацій фосфатів і кальцію в сироватці (у зв'язку з високим ризиком преципітації фосфату кальцію в тканинах). Прогноз щодо покращення функції нирок добрий, якщо на ранньому етапі буде призначено гіпоурикемічне лікування.

4. Синдром внутрішньочеревної гіпертензії (абдомінальний компартмент синдром): інколи є важкою для діагностики причиною ГПН. Виникає внаслідок порушення кровопостачання різних органів, включаючи нирки, через підвищений тиск у черевній порожнині. Синдром виникає у пацієнтів з цирозом печінки, пухлинами черевної порожнини, сепсисом, після хірургічних операцій, у т. ч., лапароскопічних, політравмах і значних опіках. Цей синдром слід запідозрити, якщо олігурія виникає у хворого з кишковою непрохідністю та дихальною недостатністю. Діагноз підтверджує тиск >25 мм рт. ст. у сечовому міхурі (після введення катетера Фолея), що відображає тиск у черевній порожнині. Передусім слід уникати ятрогенного підвищення внутрішньочеревного тиску в оперованих хворих. При лікуванні розгляньте питання про зниження внутрішньочеревного тиску шляхом відкриття черевної порожнини або пункції при напруженому асциті.

5. ГПН при декомпенсованому цирозі печінки: причини можуть бути різними, однак специфічною формою ГПН при декомпенсованому цирозі печінки є гепаторенальний синдром (ГРС) →розд. 7.12. ГПН діагностується виключно на основі змін концентрації креатиніну в сироватці (за початковий рівень приймається найновіша концентрація з останніх 3 міс.). У цих випадках критерій діурезу є ненадійним (часто спостерігається олігурія, незважаючи на збережену функцію нирок). Після діагностування ГПН відмініть усі нефротоксичні ЛЗ, судинорозширюючі ЛЗ, НПЗП та діуретики. У разі гіповолемії або підозри на її наявність проводьте інфузію кристалоїдів (ГПН 1 ступеня) або альбуміну 1 г/кг м. т. (при ГПН 2 або 3 ступеня) впродовж наступних 2 днів. У разі підозри на бактерійну інфекцію негайно розпочинайте антибіотикотерапію. Якщо протягом 2 днів не спостерігається покращення функції нирок (зниження концентрації креатиніну в сироватці до <1,5 мг/дл [133 ммоль/л]) та присутні критерії діагнозу ГРС →розд. 7.12), починайте відповідне лікування →розд. 7.12.

6. Варфаринова нефропатія: ГПН з різким підвищенням креатинемії у пацієнтів, котрі приймають варфарин, і в яких впродовж останнього тижня відбулося значне подовження протромбінового часу (МНВ >3,0). Більшість описаних випадків становлять пацієнти з ХХН. Фактори ризику виникнення варфаринової нефропатії: похилий вік, цукровий діабет, артеріальна гіпертензія та серцево-судинні захворювання. Клінічно проявляється як раптове і, зазвичай, незворотне погіршення функції нирок без очевидної причини. Гематурія відсутня.

7. Гострий некроз кори нирки (ГНКН): гострий некроз кори нирок з відокремленням її частини від мозкового шару, є дуже рідкісним механізмом ГПН в загальній популяції. Найчастіше трапляється під час вагітності, зазвичай, в кінці вагітності внаслідок випадкової кровотечі або передчасного відшарування плаценти, рідше — як ускладнення внутрішньоутробної загибелі плода, сепсису, прееклампсії або емболії навколоплідними водами. Найбільш ймовірно, що тригером є внутрішньосудинне згортання або важка ішемія нирок. ГНКН проявляється різким зниженням діурезу або анурією, часто — гематурією, болями в поперековій ділянці, гіпотонією. Наявність тріади симптомів — анурія, гематурія і біль у поперековій ділянці відрізняють ГНКН від інших форм ГПН під час вагітності. У гострий період візуалізаційні дослідження показують гіпоехогені (УЗД) або гіподенсні (КТ) зони в ділянках кори нирок. Через 1–2 міс. на оглядовій РГ видно кальцифікати в ділянці кори нирок. У ≤40 % жінок відбувається часткове відновлення функції нирок, натомість інші жінки вимагають замісної ниркової терапії.

2. Хронічна хвороба нирок

→ ВИЗНАЧЕННЯ ТА ЕТІОПАТОГЕНЕЗ

Хронічна хвороба нирок (ХХН) за визначенням KDIGO 2012 — це триваюче протягом >3 міс. значиме для здоров'я порушення анатомічної будови або функції нирок. Критерії діагностики ХХН →табл. 2-1.

Прогресування ХХН визначається на підставі значення ШКФ (категорія G; табл. 2-2) та розміру альбумінурії (категорія A; табл. 2-3). Значення ШКФ визначається (розрахункова ШКФ) на підставі концентрації креатиніну або цистатину C в сироватці. Розмір альбумінурії визначається на підставі співвідношення альбумін/креатинін у довільному зразку сечі або добової втрати альбуміну з сечею. Повний діагноз ХХН містить назву захворювання нирок (причину ХХН, якщо відома) разом із призначеною відповідно категорією G і A.

Хронічна ниркова недостатність (ХНН) належить до категорій G3–G5 ХХН; категорія G5 називається **термінальною стадією ниркової недостатності** (ТНН) або **уремією**.

Рекомендовані формули для оцінки ШКФ на практиці →табл. 2-1. Кліренс креатиніну (КК) придатний при підборі дозування ліків, що виводяться нирками, можна оцінити за допомогою формули **Кокрофта і Голта**:

$$\text{КК (мл/хв)} = (140 - \text{вік}) \times \text{масу тіла (кг)} / P_{\text{креат}} \times 72 \times [0,85 \text{ для жіночої статі}]$$

Причини ХХН: найчастіше — діабетична нефропатія, гломерулонефрит, гіпертонічна нефропатія, гостре пошкодження нирок, тубулоінтерстиціальне захворювання нирок, мультикістозна дегенерація нирок, ішемічна нефропатія; рідше — обструктивна нефропатія, системні захворювання сполучної тканини, саркоїдоз, амілоїдоз, множинна мієлома, гемолітико-уремічний синдром, синдром Альпорта, ВІЛ-нефропатія.

Більшість ХХН може викликати поступову втрату нефронів, що зумовлює перевантаження інших нефронів, насамперед, внаслідок гіперфільтрації. Спочатку клубочки зазнають гіпертрофії, а потім розвиваються склеротичні зміни та інтерстиціальний фіброз, що призводить до порушення функції нирок. При прогресуванні ХНН у крові накопичуються уремічні токсини, в основному, низько- та середньомолекулярні продукти обміну білків. Зменшується синтез еритропоетину в нирках, що, поряд з іншими факторами (дефіцит заліза, прихована чи явна втрата крові, гальмування функцій кісткового мозку уремічними токсинами, вкорочена тривалість життя еритроцитів, дефіцит фолієвої кислоти і вітаміну B_{12}), призводить до анемії. Зниження α_1-гідроксилювання вітаміну D в нирках є однією з причин гіпокальціємії і вторинного гіперпаратиреозу. Нирки втрачають здатність підтримувати належну волемію, електролітний склад та pH крові. Внаслідок порушення екскреції натрію і води нирками (порушення гіпертензивного натрійурезу), надлишкової секреції вазопресорних речовин нирками (ангіотензин II, ендотелію 1), дефіциту вазодилятуючих факторів (напр., NO, простагландинів), підвищення активності симпатичної системи, гормональних і метаболічних порушень, склерозування стінок великих артерій розвивається артеріальна гіпертензія, яка з'являється у >90 % пацієнтів із значним порушенням видільної функції нирок (цей відсоток знижується до 50 % після початку гемодіалізу). Фактором, який викликає підвищення артеріального тиску також є еритропоетин, що призначається для лікування анемії.

→ КЛІНІЧНА КАРТИНА ТА ПРИРОДНИЙ ПЕРЕБІГ

Клінічна картина залежить від тяжкості ХХН і основного захворювання. На початку може не бути жодних клінічних симптомів або вони не патогномонічні (напр., артеріальна гіпертензія). В міру зниження ШКФ з'являються

Таблиця 2-1. Критерії діагностики хронічної хвороби нирок (ХХН) за KDIGO 2012

Критерій	Коментар
тривалість ≥3 міс.	критерій необхідний для встановлення діагнозу ХХН
ШКФ <60 мл/хв/1,73 м^2 (категорії G3a–G5)	оцінка (рШКФ [мл/хв/1,73 м^2]) використовуючи формули, які ґрунтуються на концентрації креатиніну (S_{kreat}):
	1) **формула CKD-EPI**
	– жінка з білим кольором шкіри:
	рШКФ = 144 × [S_{kreat}/0,7]^a × 0,993^{вік}
	a = −0,329 для S_{kreat} ≤0,7 мг/дл або a = −1,209 для S_{kreat} >0,7 мг/дл
	– чоловік з білим кольором шкіри:
	рШКФ = 141 × [S_{kreat}/0,9]^a × 0,993^{вік}
	a = −0,411 для S_{kreat} ≤0,9 мг/дл або a = −1,209 для S_{kreat} >0,9 мг/дл
	2) **скорочена формула MDRD**
	рШКФ = 186 × [P_{kreat}]$^{-1,154}$ × [вік]$^{-0,203}$ × [0,742 для жіночої статі] × [1,21 для темношкірих рас]
альбумінурія	– втрата з сечею ≥30 мг/добу або індекс альбумін/креатинін ≥30 мг/год
	– категорії альбумінурії →табл. 2-3
патологія осаду сечі	– ізольована мікрогематурія із зміненими еритроцитами
	– еритроцитарні, лейкоцитарні, жирові, зернисті циліндри або епітеліальні клітини
порушення функції ниркових канальців	нирковий тубулярний ацидоз, нирковий нецукровий діабет, втрата нирками калію або магнію, синдром Фанконі, цистинурія, відмінна від альбумінурії протеїнурія
анатомічні (структурні) порушення, що виявляються візуалізаційними дослідженнями	полікістоз нирок, дисплазія нирок, гідронефроз як наслідок перешкоди відтоку сечі, рубцювання кори нирок як наслідок інфарктів, пієлонефриту або міхурово-сечовідного рефлюксу, пухлини нирок або інфільтративні захворювання, стеноз ниркової артерії, малі нирки із підвищеною ехогенністю (розповсюджена УЗД картина прогресуючої ХХН при багатьох атеросклеротичних захворюваннях)
відомі гістопатологічні зміни (біопсія нирки) або обґрунтована підозра на них	– гломерулопатії (ГН, цукровий діабет, автоімунні захворювання, амілоїдоз, системна інфекція, ЛЗ, пухлини)
	– судинні захворювання (атеросклероз, артеріальна гіпертензія, анемія, васкуліт, тромботична мікроангіопатія, холестеринова емболія)
	– тубулоінтерстиціальні захворювання (ІСШ, нефролітіаз, непрохідність сечовідних шляхів, саркоїдоз, токсична дія ЛЗ, екзогенні токсини)
	– захворювання, що супроводжуються кістозом та спадкові (хвороба Альпорта, хвороба Фабрі)
стан після трансплантації нирки	у більшості випадків при біопсії трансплантованої нирки виявляються патологічні зміни, навіть якщо ШКФ>60 мл/хв/1,73 м^2 і відсутня альбумінурія

^{a} Прості кісти нирок не є підставою для діагностики ХХН

ШКФ — швидкість клубочкової фільтрації, ГН — гломерулонефрит, ХХН — хронічна хвороба нирок, ІСШ — інфекції сечовивідних шляхів

Таблиця 2-2. Категорії ШКФ хронічної хвороби нирок (ХХН) за KDIGO 2012

Категорія ШКФ	ШКФ	Назва
G1	≥90	нормальна або підвищена ШКФ
G2	60–89	незначне зниження ШКФ
G3a	45–59	зниження ШКФ поміж незначним і помірним
G3b	30–44	зниження ШКФ поміж помірним і важким
G4	15–29	важке зниження ШКФ
G5	<15	термінальна ниркова недостатність

ШКФ — швидкість клубочкової фільтрації (мл/хв/1,73 м^2)

Таблиця 2-3. Категорії альбумінурії при хронічній хворобі нирок (ХХН) за KDIGO 2012

Категорія	Добова втрата з сечею (мг/24 год)	Індекс альбумін/креатинін (мг/добу)
A1	<30	<30
A2	30–300	30–300
A3	>300	>300

симптоми та ускладнення з боку різних органів і систем. **Фактори, що можуть бути модифіковані та асоційовані з швидшим прогресуванням ХНН:** протеїнурія, артеріальна гіпертензія, гіперглікемія, гіперліпідемія, анемія, тютюнопаління, метаболічний ацидоз. **Причини раптового загострення ХНН:** дегідратація, гіпотензія, рентгенконтрастні препарати із вмістом йоду, нефротоксичні ЛЗ, обструкція відтоку сечі, супутня гостра ниркова недостатність, загострення основного захворювання, пієлонефрит з ускладненнями, злоякісна гіпертензія, загострення серцевої недостатності, емболія чи тромбоз ниркової артерії, тромбоз ниркових вен.

1. Загальні симптоми: слабкість, втома, гіпотермія, втрата апетиту, зниження імунітету до інфекцій.

2. Шкірні симптоми: блідість, суха шкіра, землисто-коричневий колір шкіри, подовжена кровотеча з ран і схильність до виникнення синців (симптом геморагічного діатезу), свербіж (при вираженій ХНН) — «уремічний іній» (відкладення сечовини на шкірі).

3. Порушення з боку серцево-судинної системи: артеріальна гіпертензія, гіпертрофія лівого шлуночка, серцева недостатність, аритмія, прискорений атеросклероз, кальцифікація судин, уремічний перикардит.

4. Порушення з боку дихальної системи: ацидозне дихання (Куссмауля →розд. 1.34), уремічний плеврит, гіперемія і набряк легень (т. зв. уремічні легені при вираженій ХНН).

5. Порушення з боку травної системи: гастрит та ентерит, виразкова хвороба шлунка або дванадцятипалої кишки, шлунково-кишкові кровотечі; при вираженій ХНН — уремічний запах з рота, нудота і блювання, паралітична кишкова непрохідність, гострий панкреатит.

6. Порушення функцій нервової системи та м'язів (зустрічається при вираженій ХНН): порушення концентрації і пам'яті, біль голови, сонливість або безсоння, порушення поведінки (напр., апатія або дратівливість), судоми і кома (симптоми важкої енцефалопатії або набряку мозку), синдром неспокійних ніг (відчуття дискомфорту в ногах змушує постійно виконувати рухи нижніми кінцівками), втрата глибоких сухожилкових рефлексів, слабкість м'язів, грубий хвилястий тремор, спазми м'язових пучків і груп м'язів, хронічна гикавка, параліч малогомілкового нерва, периферична тетраплегія при важкій формі нейропатії.

7. Порушення функції репродуктивної системи: порушення менструального циклу (рідкі менструації, вторинна аменорея), безпліддя, сексуальні розлади (зниження лібідо, імпотенція).

8. Синдром мінеральних і кісткових розладів, що пов'язані з ХХН: порушення обміну кальцію (гіпо- або гіперкальціємія), фосфору (гіперфосфатемія), дефіцит активного вітаміну D і порушення секреції паратгормону (вторинний або третинний гіперпаратиреоз) призводять до порушень метаболізму кісткової тканини (**ниркової остеодистрофії**) і кальцифікації судин та інших м'яких тканин. Ниркова остеодистрофія — це прогресуюче порушення структури кісток внаслідок занадто швидкого (причина — гіперпаратиреоз) або занадто повільного (т. зв. адинамічне захворювання кісток) кісткового метаболізму, або внаслідок відкладення в кістках β_2-мікроглобуліну чи алюмінію; проявляється у вигляді болю в кістках і суглобах, а також спонтанними переломами кісток.

9. Розлади водно-електролітної і кислотно-лужної рівноваги: виявляються при лабораторних дослідженнях →нижче.

Клінічна картина стадій ХХН

G1 (ШКФ ≥90 мл/хв/1,73 м²): клінічні симптоми основного захворювання (цукровий діабет, артеріальна гіпертензія, гломерулонефрит і т. д.); дуже часто з'являється альбумінурія 30–300 мг/добу (до цього часу називалась мікроальбумінурією); артеріальний тиск може бути підвищеним. Насамперед потрібно визначити причину та усунути фактори ризику прогресування хвороби нирок.

G2 (ШКФ 60–89 мл/хв/1,73 м²; рання ХХН): концентрація креатиніну і сечовини в сироватці крові, як правило, у нормі. Здатність ниркових канальців концентрувати сечу зменшується, що підвищує схильність до зневоднення. Може відбуватись затримка фосфору, початок вторинного гіперпаратиреозу. У деяких пацієнтів з діабетичною нефропатією та тубулоінтерстиціальним захворюванням нирок розвивається анемія внаслідок зниженого синтезу еритропоетину.

G3 (ШКФ 30–59 мл/хв/1,73 м², помірна ХХН) у >50 % пацієнтів спостерігається артеріальна гіпертензія. Ізостенурія, поліурія, полідипсія і ніктурія. Креатинінемія становить 130–350 ммоль/л (1,5–4 мг/дл), підвищена концентрація фосфатів (у частини пацієнтів) і продуктів метаболізму білків (сечовини, сечової кислоти) у крові. Багато пацієнтів страждають на анемію, у деяких з'являється неприємний присмак у роті, втрата апетиту і нудота.

G4 (ШКФ 15–29 мл/хв/1,73 м²; важка ХХН): виражене посилення вже існуючих симптомів, у тю чю, порушення апетиту, нудота і блювання. Зазвичай, креатинінемія >442 ммоль/л (5 мг/дл). Артеріальна гіпертензія розвивається у >80 % пацієнтів, у багатьох із них виникає гіпертрофія лівого шлуночка, а в деяких — симптоми серцевої недостатності. У більшості пацієнтів значна анемія, що викликає слабкість і зниження толерантності до фізичного навантаження, а також метаболічний ацидоз.

G5 (ШКФ <15 мл/хв/1,73 м², термінальна стадія ХХН [уремія]): симптоми, з боку практично усіх органів і систем. Зазвичай, необхідна замісна ниркова терапія.

→ **Д І А Г Н О С Т И К А**

ХХН слід активно виявляти, проводячи скринінгові дослідження, тому що протягом багатьох років захворювання може розвиватися без об'єктивних чи суб'єктивних симптомів. Періодичне проведення загального дослідження сечі, визначення концентрації креатиніну в сироватці та мікроальбумінурії в сечі є необхідним у пацієнтів з підвищеним ризиком ХХН, особливо, в пацієнтів з цукровим діабетом або артеріальною гіпертензією. На практиці, найкращим показником оцінки функції нирок є розрахунок ШКФ, а не визначення концентрації креатиніну в сироватці крові, яка залежить від віку і м'язової маси. У пацієнтів з обтяженим сімейним анамнезом щодо захворювань нирок (напр., полікістоз нирок) слід проводити скринінгові візуалізаційні дослідження, зазвичай УЗД. На причину ХХН можуть вказувати: суб'єктивні та об'єктивні симптоми, супутні захворювання, неправильні результати проведених у минулому досліджень та захворювання нирок у сімейному анамнезі.

Допоміжні дослідження

1. Загальне дослідження сечі: альбумінурія, протеїнурія, мікро-/макрогематурія, циліндри, лейкоцитурія, низька відносна густина сечі.

2. Дослідження крові: анемія (зазвичай, нормоцитна і нормохромна), підвищення концентрації креатиніну, сечовини, сечової кислоти, калію, фосфатів і паратгормону, тригліцеридів, холестерину; гіпокальціємія; метаболічний ацидоз.

3. Візуалізаційні дослідження: УЗД — нирки зазвичай зменшені в розмірах (часто <10 см в довгій осі); виключення (великі нирки, незважаючи на ХНН) при амілоїдоз-нефропатії, діабетичній нефропатії, полікістозі нирок та нефропатії при ВІЛ-інфекції. Візуалізаційні дослідження із використанням контрасту (напр., КТ) проводять тільки у випадку крайньої необхідності, зважаючи на високий ризик контраст-індукованої нефропатії.

Діагностичні критерії

Діагноз ХХН встановлюється, якщо протягом >3 міс. зберігаються морфологічні або функціональні порушення нирок (→Визначення), або ШКФ <60 мл/хв/1,73 м². ХНН діагностується в пацієнтів з ХХН і ШКФ <60 мл/хв/1,73 м².

→ ЛІКУВАННЯ

Включає: етіотропне лікування ХХН, сповільнення прогресування ХХН, профілактику ускладнень ХНН та їх лікування, лікування супутніх захворювань, профілактику захворювань системи кровообігу, підготовку та лікування нирковою замісною терапією.

Загальні рекомендації

1. Лікуйте супутні захворювання.

2. Профілактика серцево-судинних захворювань (високий ризик у пацієнтів з ХХН), у т. ч., відмова від тютюнопаління та систематичне фізичне навантаження.

3. Уникайте нефротоксичних ЛЗ. Пам'ятайте про адаптацію дози ЛЗ, що виводяться з організму нирками, до КК.

4. Профілактика інфекції шляхом проведення щеплень:

1) щорічне щеплення від грипу (усіх хворих з ХХН);

2) щеплення полівалентною протипневмококовою вакциною (усіх пацієнтів з розрахунковою ШКФ <30 мл/хв/1,73 м²), повторне через 5 років;

3) щеплення проти гепатиту В (усіх пацієнтів з розрахунковою ШКФ <30 мл/хв/1,73 м² або раніше, якщо спостерігається поступове зниження розрахункової ШКФ).

Дієтотерапія

Основна мета: забезпечення достатньої кількість енергії — у дорослих пацієнтів з ХНН і з нормальною вагою 35 ккал/кг м. т. на день (30–35 ккал/кг м. т. у осіб >60 р.) — 50–60 % за рахунок вуглеводів, ≤30 % жирів (тваринних

≤1/3). Рекомендоване щоденне **споживання білків** залежить від ШКФ (мл/хв/1,73 м²): >60 → 0,8–1,0 г/кг м. т.; 25–60 → 0,8 г/кг м. т.; <25 → 0,6 г/кг м. т., 2/3 тваринного білка). Якщо добове споживання білка <0,6 г/кг м. т. → додайте незамінні амінокислоти, переважно, у формі кето-аналогів, проводьте регулярний контроль харчового статусу. До 5 днів можна використовувати стандартні дієти для ентерального харчування, згодом — спеціальні дієти. При виникненні артеріальної гіпертензії рекомендується обмежити **споживання натрію** до 1,15–2,3 г/добу (50–100 ммоль/добу). Пацієнтам з нирковою недостатністю не рекомендується доступні на ринку сіль з низьким вмістом натрію, тому що натрій там замінений калієм, і споживання таких продуктів супроводжується високим ризиком небезпечної для життя гіперкаліємії. Зазвичай, не потрібно обмежувати **споживання калію** у хворих з ШКФ ≥30 мл/хв/1,73 м², якщо вони не мають гіпоренінового гіпоальдостеронізму та не приймають ЛЗ, що збільшують ризик розвитку гіперкаліємії (ІАПФ, БРА, інгібітори реніну, калійзберігаючі діуретики, препарати калію). Добове **споживання фосфору** потрібно обмежити до 800–1000 мг, якщо концентрація неорганічних фосфатів у сироватці крові або концентрація ПТГ перевищили ВМН. У хворих, які не лікуються із застосуванням діалізу, немає необхідності добавляти будь-які вітаміни.

Білково-калорійна недостатність: розвивається в частини пацієнтів, переважно, через надмірне обмеження вмісту білків і калорійності раціону (часто через нудоту і блювання або супутні захворювання) — як правило зникає після початку діалізу та дієтичного лікування. Така гіпотрофія, що асоційована з посиленням запальних реакцій і прискореним розвитком атеросклерозу (т. зв. МІА синдром [*malnutrition inflammation atherosclerosis*]) виникає в пацієнтів з ТНН (G5 категорії ХХН), зазвичай у хворих, які одержують лікування діалізом, та асоційована з високою смертністю від серцево-судинних причин.

Фармакологічне лікування

1. Лікування, що знижує протеїнурію: мета — протеїнурія <1 г/добу, оптимально <0,3 г/добу. Основне значення має лікування спрямоване на причину протеїнурії (первинна або вторинна гломерулопатія). У будь-якому випадку, якщо немає протипоказів, призначайте ІАПФ або БРА, також у пацієнтів з нормальним артеріальним тиском. У пацієнтів з нормальною ШКФ ці ЛЗ повинні призначатися у помірних і максимальних дозах, якщо ці ЛЗ добре переносяться пацієнтом. Будьте обережними → починайте з малих доз, регулярно контролюйте концентрацію креатиніну і калію в сироватці крові. ЛЗ та дози →табл. 2.20-6; моніторинг →розд. 2.19.1.

2. Лікування гіпертонії →розд. 2.20.2.

3. Лікування гіперліпідемії: мета — зниження серцево-судинного ризику.

1) У всіх дорослих після встановлення діагнозу ХХН необхідно визначити параметри ліпідного профілю (концентрації загального холестерину (ХС), Х-ЛПНЩ, Х-ЛПВЩ і тригліцеридів).

2) У пацієнтів в віці ≥50 років:

   а) з ШКФ ≥60 мл/хв/1,73 м² слід призначати статини згідно з засадами для загальної популяції →розд. 2.4.1

   б) з ШКФ <60 мл/хв/1,73 м² без замісної ниркової терапії — призначають статини в монотерапії (аторвастатин 20 мг/добу, розувастатин 10 мг/добу, правастатин 40 мг/добу, флувастатин 80 мг/добу, симвастатин 40 мг/добу) або симвастатин з езетимібом (20/10 мг/добу).

3) У пацієнтів в віці 18–49 років з ХХН без замісної ниркової терапії призначають статини, якщо співісне ішемічна хвороба серця (перенесений інфаркт міокарда, коронарна реваскуляризація), перенесений ішемічний інсульт, цукровий діабет або ризик поважного серцево-судинного інциденту протягом наступних 10 років перевищує 10 %.

4) У всіх дорослих осіб після трансплантації нирки необхідно призначити статини.

5) Не слід розпочинати лікування статинами (в монотерапії або з езетимібом) у пацієнтів, що отримують лікування діалізом (не виявлено переваги), проте слід продовжувати лікування статинами, що було призначено до початку діалізотерапії.

6) У пацієнтів з ХХН і значною гіпертригліцеридемією (>500 мг/дл) рекомендується нефармакологічне лікування →розд. 2.4.3 і збільшення споживання риб'ячого жиру. Не слід призначати фібрати з метою зниження серцево-судинного ризику. Можливість лікування фібратами необхідно розглянути в окремих випадках дуже високої гіпертригліцеридемії (>1000 мг/дл) з метою запобігання розвитку панкреатиту. Не поєднуйте статини з фібратами (небезпека рабдоміолізу!).

Уникайте ЛЗ, які достовірно підвищують концентрацію статинів у крові, таких як амлодипін, дилтіазем, верапаміл, аміодарон, макролідні антибіотики, циклоспорин. Якщо застосування цих ЛЗ є необхідним, зменшіть дозу статинів або їх відмініть. У разі застосування аміодарону або амлодипіну доза симвастатину не повинна перевищувати 20 мг/добу, у разі застосування дилтіазему або верапамілу — 10 мг/добу. У випадку застосування циклоспорину уникайте симвастатину, в той час як доза аторвастатину не повинна перевищувати 10 мг/добу.

4. Водно-електролітний баланс: інтенсивно лікуйте захворювання, що призводять до зневоднення і зниження ефективного об'єму циркулюючої крові. Остерігайтеся передозування діуретиків. Діурез пацієнта повинен складати ≈2 л на добу. Порекомендуйте обмеження споживання натрію до <2 г/добу (<5 г натрію хлориду), якщо немає додаткової втрати натрію.

5. Боротьба з ацидозом: зниження ацидозу досягається за рахунок обмеження білків у дієті до рекомендованої кількості та призначення бікарбонату натрію 0,5–1,0 г/10 кг/добу п/о, розділених на 3–5 прийомів (може спричинити затримку натрію і води). Слід зберігати концентрацію HCO_3^- у крові в межах 22–24 ммоль/л.

6. Лікування порушень кальцій-фосфорного обміну і гіперпаратиреозу. Здійснюйте моніторинг порушень кальцій-фосфорного обміну і функції паращитоподібних залоз кожні 6–12 міс. при G3a категорії ХХН, кожні 3–6 міс. при G4 категорії ХХН і кожні 1–3 міс. при G5 категорії та у хворих, що отримують лікування діалізом, або частіше, залежно від виду порушень, їх тяжкості і змін фармакологічного лікування. Рішення про лікування приймайте на основі виявлених змін у концентраціях кальцію, неорганічних фосфатів (Pi) в сироватці і ПТГ, беручи до уваги усі параметри разом, а не на підставі одного дослідження.

Цілі:

1) Pi в сироватці пацієнтів G3a–5 стадії ХХН, які не одержували лікування діалізом, утримуйте в межах норми, натомість у пацієнтів, які лікувалися діалізом, концентрація фосфатів має бути якомога ближчою до норми;

2) концентрація кальцію повинна бути в межах норми в усіх пацієнтів з ХХН. Легко виражена безсимптомна гіпокальціємія є допустимою у тому випадку, якщо поповнення дефіциту кальцію асоціюється з ризиком розвитку гіперкальціємії.

Лікування розпочинайте тоді, коли підвищиться концентрація ПТГ (зазвичай G3a категорія ХХН) або Pi в сироватці (G4 і G5 категорії): обмежте споживання фосфатів, якщо гіперфосфатемія зберігається — застосуйте ЛЗ, що зв'язує фосфати у шлунково-кишковому тракті (→розд. 19.1.7.2). Оптимальна концентрація ПТГ у пацієнтів G3a–5 категорії ХХН, які не одержували лікування діалізом, невідома, однак при значеннях, котрі перевищують ВМН потрібно визначити концентрацію кальцію, Pi і вітаміну D та коригувати виявлені порушення. У пацієнтів, які одержують лікування діалізом, утримуйте концентрацію ПТГ в межах визначених значень, які у 2–9 рази вищі ВМН для даного тесту (зазвичай, 140–600 пг/мл). Почніть або змініть лікування у випадку односторонніх значних змін концентрації

ПТГ навіть якщо вона залишається вище наведених меж. Через ризик виникнення адинамічної хвороби кісток не можна допустити зниження концентрації ПТГ нижче цієї межі. З метою зниження концентрації ПТГ призначте активні похідні вітаміну D (альфакальцидол, кальцитріол) або парікальцитол, кальциміметики (цинакальцет 30–180 мг/добу), або комбінацію цих препаратів. Початковий вибір препарату залежить від концентрації кальцію і Рі, у випадку гіперкальціємії, неконтрольованої гіперфосфатемії ЛЗ першого вибору є кальциміметики. Гіперкальціємія або гіперфосфатемія під час лікування вітаміном D є показом до зменшення дози ЛЗ або його відміни. Знизьте дозу або відмініть ЛЗ, якщо в ході лікування виникне гіпокальціємія. Періодично перевіряйте концентрацію 25-OH-D і коригуйте дефіцит вітаміну D, відповідно з рекомендаціями для загальної популяції (напр., холекальциферол 1000–2000 МО/добу).

У деяких пацієнтів G3a–5 категорії ХХН розвивається стійкий до фармакологічного лікування важкий гіперпаратиреоз з високою концентрацією ПТГ, гіперкальціємією, гіперфосфатемією і клінічними ускладненнями (резистентна до лікування анемія, свербіж шкіри, що не реагує на лікування, кальцифікація тканин). У таких випадках розважте паратиреоїдектомію (→розд. 10.2.3).

7. **Лікування анемії:** мета — концентрація гемоглобіну в межах 10–11,5 г/дл (гематокрит [Ht] 30–36 %). Насамперед відновіть дефіцит **заліза.** Пероральний прийом заліза — зазвичай 200 мг елементарного заліза на добу у вигляді сульфату заліза може бути недостатнім внаслідок порушення всмоктування заліза у кишечнику та часто асоційований з розвитком побічних ефектів з боку шлунково-кишкового тракту. При неефективному пероральному лікуванні (терапевтичні цілі не вдалося досягнути протягом 4–6 тиж.) або стійких побічних ефектах слід вводити залізо в/в. Показники дефіциту заліза і препарати →розд. 15.1.2.

ЛЗ, що стимулюють еритропоез (ЕСА):

1) людський рекомбінантний **α-еритропоетин** (епоетин α) і **β-еритропоетин** (епоетин β) — спочатку, як правило, 50 ОД/кг в/в (еритропоетин β можна вводити п/ш) 3 × на тиж.;

2) **α-дарбепоетин** — спочатку 0,45 мкг/кг в/в або п/ш 1 × на тиж.;

3) **метоксиполіетиленгліколь епоетин-β**: спочатку 0,6 мкг/кг кожні 2 тиж., або 1,2 мкг/кг 1 × на міс.

ЕСА призначаються пацієнтам з концентрацією гемоглобіну <10 г/дл після виключення інших, ніж ХХН причин анемії, та початкового відновлення існуючого дефіциту заліза або одночасно з поповненням цього дефіциту.

У пацієнтів, які не одержують лікування діалізом або лікуються перитонеальним діалізом, перевага надається введенню ЛЗ п/ш, а для пацієнтів на гемодіалізі — в/в. Дозу підбирайте таким чином, щоб отримати підвищення концентрації Hb на 1–2 г/дл за місяць, а після отримання цільової концентрації Hb — так, щоб зберегти в межах норми. Усі пацієнти, які приймають ЕСА, повинні отримувати залізо, якщо концентрація феритину в сироватці ≤500 мкг/л, а насичення трансферину ≤30 %. Протягом перших 6 міс. середня доза заліза складає 25–150 мг/тиж. в/в; в подальшому її підбирають на основі показників обміну заліза кожні 1–3 міс.

Побічні ефекти ЕСА: артеріальна гіпертензія (у 20–30 % пацієнтів), гіперкоагуляція та тромбоз судинного доступу (у 5–10 %), судоми (рідко, найчастіше пов'язані з гіпертонічною енцефалопатією), селективна еритроцитарна аплазія крові, що спричинена наявністю антитіл до еритропоетину (розвивається спорадично після п/ш введення). **Протипоказання:** стійкі до лікування артеріальна гіпертензія, селективна аплазія еритроцитів, перенесений інсульт, активне потенційно нвилковне пухлинне захворювання, гіперчутливість до ЛЗ.

При симптоматичній анемії, яка є резистентною до лікування ЕСА та залізом, використовуються переливання еритромаси.

Ниркова терапія

1. Приготування до замісної ниркової терапії: починайте тоді, коли ШКФ буде 15–20 мл/хв/1,73 м^2. В усіх випадках розгляньте питання про можливість трансплантації нирки від живого донора (родича), як метод першого вибору, без попереднього лікування діалізами. У випадку лікування гемодіалізами приготування полягає у вчасному забезпеченні судинного доступу (найкраще, артеріо-венозної фістули на верхній кінцівці), а у пацієнтів, відібраних для перитонеального діалізу — імплантації катетера в черевну порожнину.

2. Методи

1) **Гемодіаліз:** проводиться зазвичай 3×на тиж., триває 4–5 год. У разі надання медичної допомоги або госпіталізації пацієнта, який одержує лікування гемодіалізом, завжди потрібно сконтактуватись з центром, де виконується гемодіаліз, з метою отримання важливої інформації про пацієнта (напр., про хронічне інфікування гепатотропними вірусами) та інструкції щодо подальшого лікування. Судини на кінцівці із фістулою можна проколювати тільки під час гемодіалізу або в ситуаціях, що рятують життя. Не вимірюйте артеріальний тиск на кінцівці із фістулою.

2) **Перитонеальний діаліз:** найчастіше використовуваною технікою є безперервний амбулаторний перитонеальний діаліз. Пацієнт залишається вдома і самостійно або за допомогою навченої близької особи кількаразово протягом доби проводить заміну діалізної рідини в черевній порожнині. Відносно частим ускладненням є перитоніт, першим симптомом якого є мутна діалізна рідина, що витікає з черевної порожнини, а клінічними симптомами є біль живота, нудота і блювання та перитонеальні симптоми. В кожному випадку госпіталізації пацієнта з перитонеальним діалізом потрібно сконтактуватись з центром, що проводить це лікування.

3) **Трансплантація нирки:** в усіх відношеннях це найкращий метод замісної ниркової терапії. Протягом усього періоду функціонування трансплантату пацієнт залишається під опікою центру трансплантації, з яким потрібно сконтактуватись при кожному випадку госпіталізації хворого з трансплантованою ниркою.

3. Показання: замісна ниркова терапія повинна починатися перш, ніж з'являться симптоми уремії та ускладнення в органах (зазвичай коли ШКФ 9–14 мл/хв/1,73 м^2). За рекомендаціями KDIGO 2012 показами для початку ниркової замісної терапії є об'єктивні та суб'єктивні симптоми уремії (уремічний перикардит, уремічний геморагічний діатез, енцефалопатія або уремічна нейропатія, хронічна нудота і блювання), неконтрольована гіпергідратація або артеріальна гіпертензія, або прогресуюча білково-калорійна недостатність. В більшості пацієнтів ці проблеми з'являються тоді, коли ШКФ становить 5–10 мл/хв/1,73 м^2. В деяких випадках (напр., пацієнти із цукровим діабетом, в похилому віці, з великою кількістю супутніх захворювань) лікування діалізами починається раніше з огляду на клінічні покази, такі як серцева недостатність із гіпергідратацією або гіпотрофією, що не піддаються лікуванню.

4. Протипоказання: поширені злоякісні пухлини, важка деменція або інші незворотні психічні розлади, що заважають дотриманню вимог, пов'язаних з замісною нирковою терапією.

➡ МОНІТОРИНГ

Приблизна рекомендована частота дослідження концентрації креатиніну в сироватці:

1) категорія G1–2 та стабільна категорія G3 (втрата ШКФ <2 мл/хв/1,73 м^2/рік) — 1×на рік;

2) прогресуюча G3 категорія (зниження ШКФ >2 мл/хв/1,73 м^2/рік) і стабільна категорія G4 — кожні 6 міс.;

3) прогресуюча категорія G4 та категорія G5 — кожні 1–3 міс.

При розрахунковій ШКФ <60 мл/хв/1,73 м^2 → визначте концентрації гемоглобіну, кальцію, Рі, бікарбонатів і ПТГ в сироватці. Якщо результати у нормі → наступні дослідження раз на рік. Погані результати вказують на ускладнення і частота наступних досліджень залежить від призначеного лікування. Усі пацієнти з розрахунковою ШКФ <30 мл/хв/1,73 м^2 повинні бути направлені до нефролога.

Покази для скерування у більш ранній термін:

1) ГПН або раптове прогресуюче зниження ШКФ;

2) зберігається значна альбумінурія (співвідношення альбумін/креатинін ≥300 мг/г або втрата альбуміну з сечею ≥300 мг/24 год, що приблизно відповідає втраті білка з сечею ≥500 мг/24 год);

3) прогресія ХХН, на що вказує прогресія категорії ШКФ із супутнім зниженням рШКФ на ≥25 % у порівнянні з попереднім значенням;

4) постійна присутність еритроцитарних циліндрів або еритроцитів >20 в полі зору, без відомої причини;

5) ХХН і артеріальна гіпертензія, стійка до лікування, незважаючи на застосування ≥4 гіпотензивних ЛЗ;

6) зберігається неправильна концентрація калію в сироватці;

7) рецидивуюча або запущена сечокам'яна хвороба;

8) вроджене захворювання нирок.

→ ПРОГНОЗ

Основні причини смерті: серцево-судинні ускладнення та інфекції.

3. Хвороби ниркових клубочків

→ ВИЗНАЧЕННЯ ТА КЛАСИФІКАЦІЯ

Захворювання ниркових клубочків (гломерулопатії) — це гетерогенна група ниркових хвороб, які стосуються, виключно або головним чином, ниркових клубочків і призводять до структурних та функціональних порушень.
Класифікація →рис. 3-1:

1) відповідно до ролі запалення в патогенезі:

   а) гломерулонефрит (ГН);

   б) незапальні гломерулопатії — мінімальний запальний процес, або повна його відсутність;

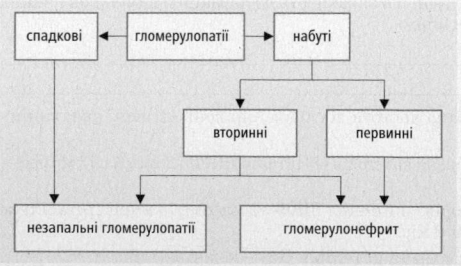

Рис. 3-1. Класифікація гломерулопатій

2) відповідно до етіології захворювання:

    а) **набуті гломерулопатії — первинні** (початково хвороба поширюється тільки на ниркові клубочки, а симптоми є наслідком порушення їх структури і функції; мають запальний характер [первинний ГН]) і **вторинні** (пошкодження ниркових клубочків є результатом патологічного процесу, який початково або одночасно може торкатись інших [часто кількох] органів; можуть мати запальний [вторинний ГН], або незапальний характер);

    б) вроджені гломерулопатії (спадкові або спорадичні) — первинно мають незапальний характер, а причиною є патологічна структура ниркових клубочків;

3) відповідно до гістопатологічної картини →табл. 3-1.

3.1. Гломерулонефрит (ГН)

→ ВИЗНАЧЕННЯ ТА ЕТІОПАТОГЕНЕЗ

Гломерулонефрит (ГН) являє собою гетерогенну групу захворювань, що характеризуються запальним процесом, що вражає виключно, або головним чином, ниркові клубочки. Зміни з боку інших структур нирок (канальців, строми та судин) мають вторинний характер і є наслідком розладів (головним чином протеїнурії), спричинених порушенням функції ниркових клубочків. Основою для запального процесу є порушення імунологічних процесів, а причини і патогенез у багатьох випадках — невідомі. В перебігу ГН можливі загострення, рецидиви і ремісії.

Первинний ГН: хвороба вражає тільки ниркові клубочки, а клінічні симптоми і зміни в лабораторних дослідженнях є наслідком порушень структури і функції ниркових клубочків. У деяких випадках причина первинного ГН відома (напр., постінфекційний ГН); більшість має ідіопатичний характер.

Вторинний ГН: пошкодження клубочків є наслідком іншого патологічного процесу, часто поліорганного або полісистемного.

У більшості випадків неможливо діагностувати характер і важкість морфологічних змін у клубочках, або ступінь їхнього пошкодження на підставі клінічної картини, тому що дуже схожі гістопатологічно зміни можуть проявлятись різними клінічними формами. Крім того, у різні періоди певного типу ГН клінічна картина може бути різна (наприклад, спочатку нефротичний синдром, потім хронічний ГН, або спочатку безсимптомна мікрогематурія, а потім швидко прогресуючий ГН →нижче) що є наслідком різної активності захворювання, а іноді перехід, або перекривання одного типу ГН іншим. З цих причин класифікація ГН ґрунтується на гістопатологічній картині, тому що вона вказує на патомеханізм ГН та характер пошкодження структур нирки, що має вирішальне значення для вибору методу лікування і визначення прогнозу. Більшість типів ГН може бути первиною або вторинною гломерулопатією та проявлятись у вигляді різних клінічних форм →табл. 3-1.

→ КЛІНІЧНА КАРТИНА ТА ПРИРОДНИЙ ПЕРЕБІГ

У більшості випадків ГН проявляється або переважає одна з наступних клінічних форм:

1. Нефротичний синдром →розд. 14.3.4.

2. Нефритичний синдром: характеризується виникненням артеріальної гіпертензії, зниженням діурезу і помірними набряками. Загальний аналіз сечі показує протеїнурію ≤3,5 г/добу і активний осад сечі (вилужені та різні за формою еритроцити, зернисті і еритроцитарні циліндри).

3. Безсимптомна мікрогематурія з протеїнурією чи без: присутня постійна або періодична мікрогематурія, в періоди загострень також гематурія з протеїнурією

Таблиця 3-1. Класифікація, причини та клінічна картина гломерулонефритів (ГН)

Первинний ГН	Причини вторинних ГН з ідентичною гістологічною картиною	Клінічна картина
проліферативний інтракапілярний (постінфекційний) ГН	інфекційний ендокардит[a], інфекції передсердно-шлуночкового з'єднання[б] (шунт нефрит)[a]	нефритичний синдром (гострий ГН)
проліферативний екстракапілярний (з наявністю півмісяців) ГН: 1) первинний 2) накладається на інші первинні ГН (IgA нефропатія, мембрано-проліферативний ГН, мембранозний ГН)	системний васкуліт, хвороба Бехчета, СЧВ, рак, гепатит В або С, абсцеси внутрішніх органів, ЛЗ (алопуринол, рифампіцин, пеніциламін, гідралазин)	нефритичний синдром із дуже швидко прогресуючою нирковою недостатністю (швидко прогресуючий ГН)
мезангіопроліферативний ГН	СЧВ	рецидивуюча або постійна гематурія з протеїнурією або без
IgA нефропатія	васкуліт асоційований з IgA (пурпура Шенлейн-Геноха) ВІЛ-інфекція	рецидивуюча гематурія з протеїнурією, прогресуюча ХХН
мембрано-проліферативний ГН		
I типу	СЧВ, гепатит В або С, ідіопатична змішана кріоглобулінемія, ендокардит, абсцеси внутрішніх органів	в усіх типах: нефротичний синдром, мікрогематурія з протеїнурією, прогресуюча ХХН
II типу	немає вторинних форм	
III типу	як при I типі	
мембранозний ГН	гепатит В та С, рак, СЧВ, ЛЗ (пеніциламін, солі золота)	нефротичний синдром, прогресуюча ХХН
субмікроскопічний ГН	лімфома Ходжкіна, неходжкінські лімфоми, НПЗП	нефротичний синдром
фокально-сегментарний гломерулосклероз	рефлюкс-нефропатія, значне ожиріння, агенезія нирки, ВІЛ-інфекція, героїнова нефропатія	нефротичний синдром, прогресуюча ХХН
фібрилярний та імунотактоїдний ГН	лімфопроліферативні синдроми	нефротичний синдром, швидко прогресуюча ХХН

[a] На відміну від первинної форми ГН розвивається під час інфекції, а не після неї.

[б] сполучення бокового шлуночка мозку з передсердям проведене з метою лікування гідроцефалії

ХХН — хронічна хвороба нирок, СЧВ — системний червоний вовчак

різного ступеня, що не перевищує нефротичних значень. Спочатку немає інших клінічних симптомів ГН. З часом можуть розвинутися симптоми ХХН →розд. 14.2.

4. Гострий гломерулонефрит (ГГН) →розд. 14.3.1.1.

5. Хронічний гломерулонефрит (ХГН): прогресуюча ХХН, що спричинена багаторічним ГН з прихованим перебігом. У багатьох випадках після декількох років хвороби немає ознак активного запального процесу в ниркових клубочках, а подальше прогресування ХХН є наслідком пошкодження значної кількості клубочків, прогресуючого вторинного фіброзу інтерстиціальної тканини і атрофії ниркових канальців. Клінічна картина типова для ХХН і залежить від її стадії →розд. 14.2. Аналіз сечі зазвичай показує субнефротичну протеїнурію, у ряді випадків з невеликою мікрогематурією.

6. Швидко прогресуючий ГН (ШПГН): нефротичний синдром, що супроводжується швидко прогресуючою нирковою недостатністю.

ДІАГНОСТИКА

Допоміжні дослідження

1. Загальний аналіз сечі: протеїнурія і/або мікрогематурія різного ступеня; зернисті, еритроцитарні, жирові циліндри.

2. Дослідження крові: підвищена концентрація креатиніну в сироватці, якщо внаслідок ГН знижується ШКФ; при деяких формах ГН присутні імунологічні маркери.

3. Біопсія нирки: єдиний спосіб точної діагностики ГН і визначення його типу. Необхідна при підозрі первинного ГН (виняток: нефротичний синдром у дітей в ≈80 % випадків спричинений субмікроскопічним ГН) у пацієнта з нефротичним синдромом, швидко прогресуючою нирковою недостатністю або гематурією (після виключення причин в межах сечовивідних шляхів), оскільки вибір методу лікування, в тому числі імуносупресивної терапії і прогноз залежать від гістопатологічного типу ГН, ступеня пошкодження ниркових клубочків, а також вираженості вторинних інтерстиціальних змін. Точний гістопатологічний діагноз також необхідний у багатьох випадках підозри вторинної гломерулопатії, напр., з метою підтвердження системного захворювання, або типу гломерулопатії у вже діагностованому системному захворюванні (системний червоний вовчак), або також коли є сумніви щодо характеру та ступеня пошкодження ниркових клубочків.

Діагностичні критерії

Гістопатологічна картина біоптата нирки →табл. 3-1.

Диференційна діагностика

Інші гострі та хронічні захворювання нирок, насамперед гострий та хронічний інтерстиціальний нефрит, діабетична нефропатія, гіпертонічна нефропатія.

ЛІКУВАННЯ

1. Первинний ГН: імуносупресивна терапія, гальмування прогресування ХХН і боротьба з факторами, що прискорюють цей прогрес (артеріальна гіпертензія, протеїнурія, гіперліпідемія, тютюнопаління, обструкція відтоку сечі). Специфічні методи лікування різних типів первинного ГН →нижче.

2. Вторинний ГН: алгоритм включає лікування основного захворювання (що може призвести до повного зникнення нефропатії) і має призупинити прогресування ХХН.

3. Нефротичний синдром: загальні принципи лікування →розд. 14.3.4.

ПРОГНОЗ

Прогноз залежить від типу і причини ГН. Серед первинних ГН прогностично найкращим є гострий постінфекційний ГН, найгіршим — швидко прогресуючий ГН. При деяких формах ГН нерідко спонтанно настає повна або часткова ремісія. Вторинний ГН у багатьох випадках повністю зникає після усунення причини.

3.1.1. Гострий гломерулонефрит (післяінфекційний, проліферативний, внутрішньокапілярний)

→ ВИЗНАЧЕННЯ ТА ЕТІОПАТОГЕНЕЗ

Гострий первинний гломерулонефрит (ГГН) — це раптово виникаюче захворювання ниркових клубочків, що пов'язане з наявністю імунних комплексів після інфікування β-гемолітичним стрептококом групи А (дуже рідко — іншими бактеріями або вірусами).

→ КЛІНІЧНА КАРТИНА ТА ПРИРОДНИЙ ПЕРЕБІГ

Випадки захворювань трапляються переважно весною і восени, частіше у дітей (найчастіше ГН зустрічається у дітей шкільного віку); у дорослих ГГН становить тільки 10 % від усіх випадків ГН. Захворювання розвивається раптово, зазвичай, через 1–3 тиж. після перенесеного стрептококового фарингіту, або через 2–3 тиж. після появи шкірних змін стрептококової етіології. Основні клінічні симптоми ГГН поєднуються в т. зв. тріаду Аддіса: набряки (85 %), артеріальна гіпертензія (60–80 %) і зміни в сечі (мікрогематурія, еритроцитарні циліндри). Протеїнурія має субнефротичний характер, тому набряки незначні, в основному під очима, рідко — генералізовані. Загальні симптоми: нездужання, втрата апетиту, іноді нудота і блювання. Може спостерігатись олігурія або анурія з ознаками гострого пошкодження нирок, яке вимагає лікування діалізом (в ≈5 % пацієнтів). Безсимптомні випадки ГН у 4–5 разів частіші, ніж симптоматичні.

→ ДІАГНОСТИКА

Допоміжні дослідження
1. **Загальний аналіз сечі:** протеїнурія і зміни в осаді сечі (еритроцити та еритроцитарні циліндри).
2. **Дослідження крові:** підвищення титру антистрептолізину О (АСЛ-О), зустрічається у 90 % пацієнтів після стрептококової інфекції верхніх дихальних шляхів і у 50 % після інфекцій шкіри; гіпергаммаглобулінемія; зменшення гемолітичної активності комплементу і концентрації компоненту С3.
3. **Біопсія нирки:** зазвичай показана тоді, коли протягом 6 тижнів не настає виздоровлення або наростає ниркова недостатність.

Диференційна діагностика
Інші типи ГН, особливо, IgA-нефропатія, вовчакова нефропатія, мембранозно-проліферативний ГН.

→ ЛІКУВАННЯ

Етіотропна терапія
Лікування активної стрептококової інфекції (→розд. 3.3), або інфекції спричиненої іншими патогенними мікроорганізмами.

Симптоматичне лікування
1. **Обмеження споживання натрію** до 50–100 ммоль/добу (2,9–5,8 г кухонної солі).
2. **Обмеження споживання рідини** при олігурії.
3. **Сечогінне лікування:**
1) якщо ШКФ — нормальна і набряки помірні → тіазидний діуретик, напр., гідрохлортіазид 25–50 мг 1–2×на день;
2) концентрація креатиніну в сироватці >176 ммоль/л (2 мг/дл) і значні набряки → петльовий діуретик, напр., фуросемід 20–40 мг 2–3×на день.

Таблиця 3-2. Причини вторинного швидко прогресуючого гломерулонефриту (ШПГН)

інфекції	
імунні комплекси	інфекційний ендокардит, інфекції передсердно-шлуночкового з'єднання, абдомінальний сепсис, гепатити типу В і С, мікоплазмоз, гістоплазмоз, ВІЛ-інфекція, сифіліс, лепра
системні захворювання	
анти-ГБМ антитіла (10–20 % випадків)	захворювання асоційоване з антитілами до базальної мембрани (колись синдром/хвороба Гудпасчера), у реципієнтів трансплантатів нирки з хворобою Альпорта
імунні комплекси (30–40 % випадків)	СЧВ, васкуліт асоційований з IgA (колись пурпура Шенлейн-Геноха, ідіопатична змішана кріоглобулінемія, хвороба Бехчета, гіпокомплементемічний уртикарний васкуліт, рак (в основному товстої кишки та легень)
ANCA (50–60 % випадків)	мікроскопічні васкуліти, гранулематозний васкуліт (Вегенера), еозинофільний гранулематозний васкуліт (Черджа-Стросса)
ліки	
ANCA	пропілтіоурацил, тіамазол, алопуринол, міноциклін, пеніциламін, гідралазин
ANCA — антитіла до цитоплазми нейтрофілів, СЧВ — системний червоний вовчак	

4. Антигіпертензивне лікування: призначте інгібітор ангіотензинперетворюючого ферменту (ІАПФ) у звичайних дозах, або дигідропіридиновий блокатор кальцієвих каналів (напр., амлодипін), ЛЗ і дозування →табл. 2.20-6.

5. Діаліз: може бути показаний при гострій нирковій недостатності →розд. 14.1.

→ ПРОГНОЗ

У більшості випадків гостра фаза хвороби проходить спонтанно через кілька або кільканадцять днів. Повний регрес змін в сечі може тривати більше року, а невелика мікрогематурія і протеїнурія може зберігатися навіть кілька років. Рецидиви ГГН виникають спорадично.

3.1.2. Швидкопрогресуючий гломерулонефрит (проліферативний екстракапілярний гломерулонефрит)

→ ВИЗНАЧЕННЯ ТА ЕТІОПАТОГЕНЕЗ

Швидкопрогресуючий ГН (ШПГН) — це клінічний симптомокомплекс, що проявляється швидким погіршенням функції нирок (зниження ШКФ до ≥50 % протягом декількох тижнів до 3 міс.) і гістологічною картиною проліферативного екстракапілярного гломерулонефриту (півмісяці в ≥50 % клубочків).

Первинна форма — хвороба обмежується виключно нирками — з самого початку може мати характерний для ШПГН перебіг або нашаровуватись на інший первинний ГН у певний період його розвитку. Вторинні форми (≈80 % випадків ШПГН) зустрічаються при багатьох нозологічних одиницях різної етіології (табл. 3-2), що характеризуються наявністю системного запалення дрібних судин.

КЛІНІЧНА КАРТИНА ТА ПРИРОДНИЙ ПЕРЕБІГ

ШПГН проявляється нефритичним синдромом із швидко прогресуючою нирковою недостатністю (інколи клінічна картина гострого пошкодження нирок). У деяких пацієнтів хвороба починається підступно, а першими симптомами є відчуття втоми, лихоманка, нічні поти і біль в суглобах. У випадку вторинного ШПГН присутні симптоми основного захворювання. При відсутності лікування, як правило, швидко розвивається термінальна стадія ниркової недостатності (у більшості хворих від 1–2 тиж. до кількох місяців).

ДІАГНОСТИКА

Допоміжні дослідження

1. Загальний аналіз сечі: зміни в осаді сечі, субнефротична протеїнурія.

2. Дослідження крові: порушення типові для гострого пошкодження нирок →розд. 14.1, імунологічні показники пов'язані з патогенезом хвороби →табл. 3-2.

3. Біопсія нирки: клінічна картина ШПГН є показом для проведення біопсії нирки.

Діагностичні критерії

Наявність півмісяців в ≥50 % клубочків. У випадку неможливості проведення біопсії нирки, діагноз встановлюється на підставі типового клінічного перебігу і наявності імунологічних показників пов'язаних з ШПГН.

Диференційна діагностика

Інші форми гострого пошкодження нирок →розд. 14.1.

ЛІКУВАННЯ

Лікування при ШПГН слід розпочати якомога раніше, тому що після 3–5 тиж. хвороби зміни в нирках стають незворотними. Ураження майже усіх клубочків, фіброз півмісяців, дифузний інтерстиціальний фіброз та генералізована атрофія ниркових канальців є передвісниками незворотного пошкодження нирок і мінімального ефекту від застосування агресивної імуносупресивної терапії; єдиною терапевтичною опцією в такому випадку є діаліз.

Індукція і підтримання ремісії

1. ШПГН з наявністю анти-ГБМ антитил (з або без наявності антитил до цитоплазми нейтрофілів — ANCA):

1) **метилпреднізолон** 7–15 мг/кг/добу (до 1 г/добу) у в/в інфузії протягом 3 днів, потім **преднізон** 1 мг/кг/добу (макс. 80 мг/добу) протягом 7 днів, потім поступово зменшуйте дозу, так щоб після 8–10 тиж. вона становила 30 мг/добу, після 15–16 тиж. — 10 мг/добу, далі 7,5–10 мг/добу. Лікування преднізоном зазвичай триває 6 міс.; одночасно

2) **циклофосфамід** п/о 2 мг/кг/добу (0,5 г/м² в 1× на міс. якщо п/о прийом не можливий) протягом 3 міс., та

3) щоденно — **плазмаферез** з обміном плазми 4 л під час 1 процедури, до зникнення анти-ГБМ антитил (зазвичай, 14 днів).

2. ШПГН з накопиченням імунних комплексів: метилпреднізолон 0,5–1 г/добу у в/в інфузіях протягом 3–5 днів, потім **преднізон** п/о 1 мг/кг/добу протягом місяця, а потім через день, і поступово зменшуйте дозу до 15–20 мг через день протягом 6–9 міс.

3. Малоімунний ШПГН (без накопичення імуноглобулінів, з ANCA або без):

1) **метилпреднізолон** 7–15 мг/кг/добу (макс. 1 г/добу) у в/в інфузії протягом 3 днів, потім преднізон 1 мг/кг/добу п/о протягом місяця і поступово зменшуйте дозу протягом 6–12 міс., одночасно призначте

2) **циклофосфамід** 1,5–2 мг/кг/добу п/о, або 0,75 г/м^2 в/в 1×на міс. (при необхідності, підвищення дози до 1 г/м^2/міс.), протягом 3 міс. або довше, якщо ремісія не наступила (зазвичай до 6 міс., макс. 12 міс.). Якщо неможливо призначити циклофосфамід, альтернативою є ритуксимаб 375 мг/м^2 1×на тиж. (протягом 4 тиж.) або мікофенолат мофетилу (ММФ) 1,5–2,0 г/добу п/о. При важкій формі захворювання, що вимагає проведення діалізу → розгляньте плазмаферези з обміном 4 л плазми, кожні 2 дні протягом перших 2 тиж. Після досягнення ремісії підтримуюча терапія протягом ≥24 міс. (у пацієнтів, у котрих зберігається неправильний титр **ANCA** у крові або початково визначались **c-ANCA** — навіть протягом 5 років). Для підтримуючого лікування призначайте преднізон 7,5 мг/добу в комбінації з **азатіоприном** 2 мг/кг/добу або ММФ 2,0 г/добу, а при легкій формі захворювання (креатинемія <176 ммоль/л [2 мг/дл]) можете призначити **метотрексат** 20–25 мг п/о 1×на тиж. Оптимальний час підтримуючого лікування ГК не відомий. У пацієнтів з повною ремісією протягом 3 міс. індукційного лікування, преднізон можна відмінити після 5 міс. В інших випадках застосуйте преднізон протягом >12 міс. У пацієнтів із ураженням верхніх дихальних шляхів в якості підтримуючої терапії додатково призначте котримоксазол (960 мг/добу). У пацієнтів, котрим необхідно проводити замісну ниркову терапію, без позаниркових проявів захворювання і без ремісії після 3 міс. повного індукційного лікування, підтримуюче лікування не призначається.

Моніторинг у період ремісії

У період ремісії крім медичного огляду, періодично оцінюйте функцію нирок (аналіз сечі, ШКФ), та імунологічні фактори пов'язані з хворобою (ANCA).

Лікування рецидивів

1. **ШПГН з наявністю анти-ГБМ антитіл (з ANCA чи без) та ШПГН з накопиченням імунокомплексів:** лікування як вперше виявленого захворювання.

2. **Малоімунний ШПГН без анти-ГБМ антитіл (з ANCA або без):** якщо рецидив виник після припинення підтримуючої терапії → необхідно повторно провести індукцію ремісії, а потім призначити підтримуюче лікування. Якщо рецидив виник в період підтримуючої ремісію терапії достатнім може бути підвищення дози преднізону і азатіоприну чи ММФ. Альтернативою може бути призначення імуноглобуліну в/в з продовженням підтримуючої терапії без змін.

ПРОГНОЗ

Прогноз щодо відновлення функції нирок неточний, зазвичай несприятливий у пацієнтів з вихідною концентрацією креатиніну >528 мкмоль/л (6 мг/дл), у хворих, що потребують проведення діалізу, покращення функції нирок настає у <10 % пацієнтів. Немає спонтанних ремісій. ШПГН пов'язаний з наявністю анти-ГБМ рідко рецидивує. Якщо є антитіла ANCA, впродовж декількох років рецидиви виникають у 25–50 % пацієнтів.

3.1.3. Мезангіальний гломерулонефрит

Мезангіальний гломерулонефрит (МГН) — це проліферативний ГН, який характеризується системною і дифузною проліферацією мезангіальних клітин з підвищенням кількості матриксу, а в клінічній картині, як правило, домінує мікрогематурія і помірна протеїнурія. Серед найбільш поширених первинних форм нефропатії є IgA-нефропатія →нижче. Вторинні форми найчастіше виникають при васкулітах асоційованих з IgA (пурпура Шенлейна-Геноха), цирозі печінки або інших тяжких захворюваннях печінки, целіакії та ВІЛ-інфекціях. У більшості випадків вторинний мезангіальний ГН не має клінічних симптомів, а при дослідженні сечі визначається мікрогематурія і незначна протеїнурія. Лікування має бути спрямоване на причину, а прогноз залежить від основного захворювання.

3.1.4. IgA нефропатія

➡ **ВИЗНАЧЕННЯ ТА ЕТІОПАТОГЕНЕЗ**

IgA нефропатія є найбільш поширеною формою первинного мезангіального ГН, яка характеризується системною і дифузною проліферацією мезангіальних клітин з підвищенням кількості матриксу — накопиченням комплексів IgA в клубочках нирок. В Україні ця форма складає 10–15 % всіх випадків ГН.

➡ **КЛІНІЧНА КАРТИНА**

Безсимптомна гематурія (мікрогематурія) з невеликою протеїнурією (загалом <0,5 г/добу), яку діагностують переважно під час аналізу сечі, який проводять з інших причин або під час періодичної оцінки стану здоров'я (напр., на роботі). Через деякий час спостерігається повільне прогресуюче зниження ШКФ з картиною прогресуючої ХХН.

Рідкісніші клінічні форми:

1) рецидивуюча макрогематурія, особливо при супутніх вірусних або бактеріальних інфекціях верхніх дихальних шляхів чи інших інфекцій; може тривати від декількох годин до декількох днів. Це класична маніфестація нефропатії IgA, однак проявляється лише у 10–15 % хворих, в основному молодого віку (<40 р.);

2) нефротичний синдром;

3) нефритичний синдром зі швидким погіршенням функції нирок (швидкопрогресуючий ГН), спричинений екстракапілярним проліферативним ГН (>50 % нефронів з наявністю півмісяців).

➡ **ДІАГНОСТИКА**

Діагноз встановлюється на підставі імунофлюоресцентного або імуногістохімічного дослідження біоптату нирки.

➡ **ЛІКУВАННЯ**

1. Пацієнти з протеїнурією <1,0 г/добу і ШКФ >60 мл/хв/1,73 м^2: ліквідація або зміна факторів, котрі прискорюють прогрес ХХН.

2. Пацієнти з протеїнурією ≥1,0 г/добу: призначте ІАПФ або БРА на тривалий період, із повільним підвищенням дози в залежності від артеріального тиску, до моменту зниження протеїнурії <1,0 г/добу. Цільове значення артеріального тиску <125/75 мм рт. ст. у випадку протеїнурії ≥1,0 г/добу (130/80 мм рт. ст. при протеїнурії <1,0 г/добу).

3. Пацієнти з протеїнурією ≥1,0 г/добу незважаючи на призначене оптимальне лікування ІАПФ або БРА протягом 3–6 міс. та ШКФ >50 мл/хв/1,73 м^2: ГК протягом 6 міс. за схемою:

1) метилпреднізолон 0,5–1,0 г в/в протягом 3 днів, потім преднізон 0,5 мг/кг/добу п/о, через день протягом 6 міс., повторна інфузія метилпреднізолону на 3-ому та 5-ому міс. лікування або

2) преднізон 0,8–1 мг/кг/добу п/о протягом перших 2 міс., протягом наступних 4 міс. зниження дози на 0,2 мг/кг/добу кожного місяця.

4. Пацієнти із швидким зниженням ШКФ та півмісяцями, що займають ≥50 % клубочків: призначте лікування як при ШПГН з ANCA.

5. Пацієнти із загостреннями, що супроводжуються мікрогематурією/гематурією і протеїнурією <1 г/добу та супутньою ангіною: тонзилектомія (рутинна тонзилектомія не проводиться без ларингологічних показів).

→ **ПРОГНОЗ**

У 2/3 хворих нефропатія прогресує повільно, і протягом 20 р. ниркова недостатність не розвивається; в інших розвивається ниркова недостатність різного ступеню. У >50 % хворих із нефропатією IgA та швидко прогресуючим ГН впродовж року розвивається термінальна ниркова недостатність, незважаючи на інтенсивну імуносупресивну терапію.

3.1.5. Мембранопроліферативний гломерулонефрит (мезангіо-капілярний гломерулонефрит)

→ **ВИЗНАЧЕННЯ ТА ЕТІОПАТОГЕНЕЗ**

Мембранопроліферативний гломерулонефрит (МПГН; англ. MPGN; синонім: мезангіо-капілярний ГН) — це гломерулопатія, що характеризується дифузною проліферацією мезангіальних клітин та потовщенням стінки капілярів. Становить ≈10 % усіх випадків ГН. Вторинні МПГН розвиваються при захворюваннях з циркулюючими імунними комплексами, що як правило накопичуються в ниркових клубочках; найчастіше це: гепатит В та С, системний червоний вовчак, змішана кріо-глобулінемія не пов'язана з гепатитом С, бактеріальні інфекції (ендокардит, інфекції передсердно-шлуночкового з'єднання), лімфопроліферативні синдроми.

→ **КЛІНІЧНА КАРТИНА**

Первинний МПГН розвивається, головним чином, у віці 5–30 р. Проявляється мікрогематурією і субнефротичною протеїнурією (≈35 % випадків), наявністю зернистих циліндрів в осаді сечі (35 %), нефротичним синдромом з нормальною, або незначно порушеною функцією нирок (35 % випадків), або прогресуючою ХХН з артеріальною гіпертензією, мікрогематурією і невеликою протеїнурією (20 %). Може бути причиною ШПГН.

У вторинних формах захворювання присутні симптоми основного захворювання.

→ **ДІАГНОСТИКА**

На основі гістопатологічної картини біоптату нирки.

→ **ЛІКУВАННЯ**

У пацієнтів з протеїнурією >3,5 г/добу та прогресуючим зниженням ШКФ, можна спробувати застосувати імуносупресивне лікування: циклофосфамід 1,5–2 мг/кг/добу п/о або ММФ 1,5–2,0 г/добу п/о в поєднанні з низькою дозою ГК (преднізон 0,5 мг/кг/добу).

→ **ПРОГНОЗ**

Первинний МПГН, як правило, має прогресуючий характер. Через 5 р. після біопсії нирки 50–60 % дорослих пацієнтів потребують лікування діалізом. При вторинних формах ефективне лікування основного захворювання, зазвичай, призводить принаймні до часткової ремісії гломерулопатії.

3.1.6. Субмікроскопічний гломерулонефрит

Субмікроскопічний гломерулонефрит (СГН) — це гломерулопатія з нормальною гістологічною картиною біоптату нирки при світловій мікроскопії, що перебігає у формі нефротичного синдрому. Причина невідома. Вторинні СГН — це рідкісні гломерулопатії, що проявляються у формі нефротичного синдрому. Відомі причини — це ЛЗ (НПЗП, особливо фенопрофен, літій, тіопронін) і лімфопроліферативні синдроми.

Зазвичай, розвивається нефротичний синдром →розд. 14.3.4; первинні СГН є найчастішою причиною нефротичного синдрому у осіб віком до 16 р. (75–80 %), а у дорослих можуть виникнути в будь-якому віці і становлять 20–25 % всіх випадків ідіопатичного нефротичного синдрому. Артеріальний тиск зазвичай в нормі, або дещо підвищений. ШКФ, зазвичай в нормі. Добова протеїнурія часто >10 г, як правило, селективна, мікрогематурія в 20 %, а макрогематурія тільки у 1 % пацієнтів. Частота тромботичних ускладнень 8–10 %. Первинний СГН може мати різний перебіг; зазвичай, періоди ремісії чергуються з рецидивами нефротичного синдрому. У нелікованих пацієнтів частота спонтанних ремісій досягає 40–50 %. Частота рецидивів зменшується з тривалістю захворювання.

У дорослих діагноз визначається на основі гістопатологічної картини біоптату нирки.

Метою лікування є швидке досягнення ремісії та запобігання важким ускладненням нефротичного синдрому.

1. Індукція ремісії: призначте **преднізон** п/о, в початковій дозі 1 мг/кг щоденно (макс. 80 мг/добу), або 2 мг/кг (макс. 120 мг) через день. Дозу, при нормальній толерантності, залиште без змін ≥4 тиж. від моменту повної ремісії (протеїнурія <300 мг/добу). Якщо не вдалося досягнути повної ремісії, дозу залиште без змін протягом 16 тиж. Після такого періоду неефективного лікування максимальною дозою діагностується стероїдорезистентність (в ≈25 % дорослих). Після досягнення ремісії дозу преднізону потрібно повільно знижувати протягом 6 міс. (зазвичай на 5 мг/тиж.). Загальний період кортикотерапії не повинен бути коротшим, ніж 24 тиж. У ≈30 % хворих рецидиви частіші, або проявляється стероїдозалежність, тобто рецидив нефротичного синдрому при спробі зниження дози преднізону, або безпосередньо після його відміни. Перші два рецидиви можна лікувати як вперше виниклий нефротичний синдром, а у випадку наступних рецидивів діагностується часто рецидивуючий СГН та призначаються схеми лікування як при стероїдозалежному СГН.

2. Стероїдозалежність, стероїдорезистентність або часті рецидиви: варіанти:

1) **циклофосфамід** 2 мг/кг/добу п/о протягом 8 тиж. або 750 мг/м^2 в/в що 4 тиж. протягом 24 тиж.;

2) **циклоспорин** 3–5 мг/кг/день п/о, після 3 міс. від досягнення ремісії (зазвичай протягом перших 6 міс.) дозу потрібно знизити до найнижчої, що дозволяє утримати ремісію та продовжувати протягом 1–2 р.;

3) **такролімус** 0,05–1,0 мг/кг/добу п/о;

4) **ММФ** 0,5–1,0 г 2×на день п/о протягом 1–2 р. (є альтернативою тоді, коли не можна призначити ГК, циклофосфамід або інгібітор кальциневрину).

➡ ПРОГНОЗ

Відсоток повних ремісій становить 70–85 % після 4–5 міс. лікування, однак частота рецидивів після припинення лікування циклоспорином становить 60–90 %.

У вторинних формах СГН усунення причини призводить до зникнення протеїнурії. Прогноз сприятливий — хронічна ниркова недостатність розвивається дуже рідко.

3.1.7. Фокально-сегментарний гломерулосклероз

➡ ВИЗНАЧЕННЯ ТА ЕТІОПАТОГЕНЕЗ

Фокальний сегментарний гломерулосклероз (ФСГС, англ. FSGS) — це група нефропатій, загальною ознакою яких є первинне пошкодження подоцитів (тобто, подоцитопатії), з прогресуючим склерозом ниркових клубочків і супутнім збільшенням мезангіального матриксу. Причини первинного ФСГС невідомі. Вторинний ФСГС розвивається у відповідь на фактори, які пошкоджують ниркові клубочки, такі як гіперфільтрація (рефлюкс-нефропатії, злоякісна артеріальна гіпертензія, зменшення функціонуючої ниркової паренхіми, значне ожиріння, серповидно-клітинна анемія), екзогенні токсини (героїн, памідронат, рідше IFN, інгібітори кальциневрину, сиролімус), або інфікування ВІЛ, рідше парвовірус B19, ЦМВ або ВЕБ.

➡ КЛІНІЧНА КАРТИНА ТА ПРИРОДНИЙ ПЕРЕБІГ

Хвороба частіше зустрічається у чоловіків молодшого віку. Найбільш поширеним клінічним проявом ФСГС є протеїнурія. У 75 % пацієнтів призводить до виникнення нефротичного синдрому (є причиною 20–25 % випадків нефротичного синдрому у дорослих), в інших випадках протеїнурія залишається на субнефротичному рівні. Мікрогематурія зустрічається в 30–50 %, макрогематурія в 5–10 % (інколи є першим симптомом хвороби). Артеріальна гіпертензія зустрічається в 30 % хворих на момент встановлення діагнозу. Спонтанні ремісії не відбуваються, а по мірі прогресування захворювання виникає ниркова недостатність.

➡ ДІАГНОСТИКА

На основі гістопатологічної картини при дослідженні біоптату нирки.

➡ ЛІКУВАННЯ

Лікування залежить від ступеня прогресування захворювання і вираженості клінічних симптомів, особливо, величини добової втрати білка з сечею.

1. Пацієнтам із субнефротичною протеїнурією (≤3,5 г/добу): призначте **ІАПФ/БРА**; в дієті обмежте споживання білка до 0,8 г/кг м. т./добу та натрію до 50–100 ммоль/день.

2. Пацієнти з нефротичною протеїнурією (>3,5 г/добу): призначте преднізон (дозування як при СГН). У випадку стероїдорезистентності відмініть преднізон, поступово зменшуючи дозу протягом 6 тиж. В частини пацієнтів у котрих відбулась спонтанна ремісія або після лікування виникає рецидив захворювання. Рецидиви можна лікувати преднізоном так, як при вперше виниклому нефротичному синдромі, якщо вдається отримати наступну повну ремісію. Часті рецидиви є показом до призначення альтернативних ліків (→нижче).

3. Пацієнти із стероїдорезистентністю:

1) **циклоспорин** 3–5 мг/кг/добу п/о, зазвичай ремісія відбувається протягом 2–3 міс. від початку лікування, в частині випадків після 4–6 міс. Після досягнення повної ремісії призначте препарат на 12 міс., поступово знижуючи дозу (на 25 % кожні 2 міс.). Якщо ремісія не наступила протягом 6 міс. — відмініть ЛЗ. Паралельно призначте преднізон (0,15 мг/кг/добу) протягом 4–6 міс., потім потрібно знизити дозу та відмінити ЛЗ протягом 4–8 тиж.; рецидив протеїнурії під час зниження дози вказує на залежність від циклоспорину;

2) **такролімус** 0,1–0,2 мг/кг/добу п/о; **ММФ** 1,0 г 2×на день п/о з дексаметазоном 0,9 мг/кг (макс. 40 мг) протягом двох наступних днів в тижні (альтернатива при стероїдорезистентності і неможливості застосування інгібітора кальциневрину).

4. Пацієнти з рецидивом ФСГС в трансплантованій нирці: плазмаферез в ранньому періоді.

5. Вторинна форма ФСГС → усуньте причину, призначте ІАПФ.

→ ПРОГНОЗ

Несприятливий, оскільки немає спонтанних ремісії. У 50 % пацієнтів термінальна стадія ниркової недостатності розвивається протягом 10 років після встановлення діагнозу.

3.1.8. Мембранозні гломерулонефрити

→ ВИЗНАЧЕННЯ ТА ЕТІОПАТОГЕНЕЗ

Мембранозні гломерулонефрити (МГН) розвиваються внаслідок пошкодження базальної мембрани клубочка імунними комплексами, що є причиною протеїнурії. Причина первинного МГН (70–75 % всіх випадків МГН) невідома. У 70–80 % хворих на первинний МГН присутні циркулюючі аутоантитіла до рецепторів фосфоліпази A_2, а у 8–14 % аутоантитіла до тромбоспондину. Причини вторинних форм: рак, особливо солідні пухлини (рак легенів, шлунка або товстої кишки), системний червоний вовчак, гепатит B і C, ЛЗ (пеніциламін, золото, тіопронін, НПЗП, каптоприл), саркоїдоз.

→ КЛІНІЧНА КАРТИНА ТА ПРИРОДНИЙ ПЕРЕБІГ

МГН може виникнути в будь-якому віці, найчастіше в 40–60 р., у >2/3 випадків приймає форму нефротичного синдрому (найчастіша причина нефротичного синдрому у дорослих). В інших випадках з'являється субнефротична протеїнурія, яка в деяких випадках після кількох років хвороби може перейти в нефротичний синдром. Мікрогематурія в 40–60 % пацієнтів, макрогематурія — рідко. Артеріальна гіпертензія виникає пізно, в період прогресуючого зниження ШКФ. У ≈50 % хворих з нефротичним синдромом зустрічаються інциденти тромбоемболії. Повні спонтанні ремісії в 5–25 % пацієнтів, часткові в 25–40 %.

→ ДІАГНОСТИКА

На основі гістопатологічної картини біоптату нирки. Гістопатологічна картина не дозволяє достовірно диференціювати первинний та вторинний МГН. Доступні комерційні тести для виявлення антитіл до рецепторів фосфоліпази A_2, які дають змогу діагностувати ідіопатичний МГН, а також диференціювати з вторинним МГН. Підозра на вторинний МГН становить показ до скринінгу неопластичного захворювання.

→ ЛІКУВАННЯ

1. Лікування первинного МГН: почніть з призначення ІАПФ або БАР протягом декількох тижнів (цільовий артеріальний тиск ≤125/75 мм рт. ст.), що призводить до зниження протеїнурії в 40–50 % хворих.

2. Ліквідація факторів, які прискорюють прогресування ХХН →розд. 14.2, лікуйте гіперліпідемію →розд. 14.2, профілактика ВТЕ →розд. 2.33.3.

3. Імуносупресивне лікування: розгляньте в наступних випадках: постійна протеїнурія >4 г/добу без тенденції до зниження, незважаючи на прийом ІАПФ або БРА протягом ≥6 міс.; значно обмежуючі фізичну активність або загрозливі для життя симптоми та ускладнення нефротичного синдрому; підвищення концентрації креатиніну в сироватці на ≥30 % протягом 6–12 міс. від встановлення діагнозу (без іншої очевидної причини) і ШКФ >25–30 мл/хв/1,73 м^2. Призначте ГК з цитостатиками за схемою: метилпреднізолон 0,5–1,0 г/добу у в/в інфузіях протягом 3 днів, з 4 дня до кінця місяця преднізон 0,5 мг/кг/добу п/о, протягом наступних 30 днів хлорамбуцил 0,15–0,2 мг/кг/добу п/о або циклофосфамід 2 мг/кг/добу п/о; цикл (преднізон протягом 30 днів і цитостатик протягом наступних 30 днів) повторіть 3 рази протягом 6 міс. Альтернативна схема: циклоспорин 3,5–5 мг/кг/добу п/о(з преднізоном 0,15–1,0 мг/кг/добу) або такролімус 0,05–0,075 мг/кг/добу п/о протягом 6 міс. При досягненні тривалої ремісії дозу інгібітора кальциневрину знижуйте на 50 % кожні 4–8 тиж. та продовжуйте лікування протягом ≥12 міс. Якщо ремісія не наступила протягом 6 міс. зупиніть лікування. Зникнення аутоантитіл або суттєве зниження їх титру свідчать про розвиток ремісії.

→ ПРОГНОЗ

У більшості випадків, усунення причини призводить до ремісії вторинного МГН. При постмедикаментозному МГН після відміни пеніциламіну або золота протеїнурія майже завжди зникає (приблизно через 9–12 міс., інколи 2–3 роки); після відміни НПЗП протеїнурія зникає протягом 1–36 тиж. Термінальна стадія ниркової недостатності розвивається у ≈40 % хворих після 15 років захворювання.

3.2. Набуті гломерулопатії

Діабетична гломерулопатія →розд. 13.4.1.

Вовчакова нефропатія →розд. 16.3.

3.2.1. Амілоїдоз нирок

Амілоїдна гломерулопатія є наслідком накопичення в клубочках нерозчинних білків фібрилярної будови, що називаються амілоїдом. Визначення, класифікація, епідеміологія, клінічна картина, діагностика і лікування амілоїдозу →розд. 16.23. Діагноз підтверджується гістологічним дослідженням біоптату нирки.

1. AL амілоїдоз: накопичення дериватів переважно в клубочках. Гломерулопатія проявляється нефротичним синдромом і нирковою недостатністю. Зазвичай немає артеріальної гіпертензії. Мікрогематурія зустрічається як виняток, а протеїнурія має селективний характер (альбумінурія). Трансплантація гемопоетичних стовбурових клітин може призвести до зниження протеїнурії навіть в 70 % випадків.

2. AA амілоїдоз: накопичення дериватів переважно в тубуло-інтерстиційній зоні і в судинах кори нирок. Першими симптомами пошкодження клубочків є протеїнурія і ниркова недостатність (70–90 % випадків). Лікування основного захворювання може призвести до зниження протеїнурії, стабілізації функції нирок, а в деяких випадках навіть до зменшення кількості амілоїду в нирках. ≈20 % хворих з амілоїдною нефропатією виживають протягом 10 р., а причиною смерті, зазвичай, є хвороби серцево-судинної системи або інфекції.

3.2.2. Хвороба накопичення моноклональних імуноглобулінів (англ. MIDD)

Гломерулопатія при хворобі накопичення моноклональних імуноглобулінів розвивається внаслідок накопичення моноклональних субодиниць імуноглобулінів в ниркових клубочках у вигляді зернистих включень, що в міру прогресування захворювання дає картину вузлового гломерулосклерозу. Ці депозити відрізняються від депозитів при амілоїдозі відсутністю метахроматичного фарбування та невпорядкованим просторовим розташуванням. Причиною є моноклональні гаммапатії →розд. 15.15. З'являється нефротична протеїнурія, рідше мікрогематурія. В >80 % пацієнтів порушення функції нирок.

3.3. Спадкові гломерулопатії

3.3.1. Синдром Альпорта

Синдром Альпорта (АС) — це спадкова нефропатія, спричинена порушенням синтезу ланцюгів α-колагену IV типу, що призводить до пошкодження структури базальної мембрани ниркових клубочків. Найбільш поширеним типом (85 % випадків) є АС зчеплений зі статтю (XLAC). Повносимптомна форма хвороби розвивається в чоловіків, тоді як жінки є здоровими носіями гену або захворювання має легкий перебіг. З'являється мікрогематурія і протеїнурія (нефротичний синдром у 30–40 % хворих). Термінальна ниркова недостатність розвивається у всіх чоловіків і 15 % жінок. Більшість пацієнтів має сенсорну втрату слуху, у половини очні симптоми (вивих кришталика, кератоконус, катаракта). Інші типи АС успадковуються аутосомно і зустрічаються в пацієнтів обох статей, а перебіг хвороби схожий до перебігу при XLAC. **Діагноз:** ставиться на підставі клінічної картини та підтверджується гістологічним дослідженням біоптату нирки, інколи шкіри. **Лікування:** виключно симптоматичне — зменшення симптомів нефротичного синдрому та гальмування прогресуючої ХНН.

3.3.2. Нефропатія тонких базальних мембран (доброякісна сімейна гематурія)

Нефропатія тонких базальних мембрани (син. доброякісна сімейна гематурія) є спадковою гломерулопатією, що характеризується більш низькою, ніж зазвичай (<250 нм) товщиною капілярного шару базальної мембрани клубочка. Сімейні випадки успадковуються аутосомно-домінантно. Мікрогематурія часто спостерігається вже в дитячому віці. Зазвичай немає протеїнурії, артеріальної гіпертензії і порушення функції нирок. Не спостерігається посилення гематурії при супутньому перебігу захворювань інших систем. Немає позаниркових симптомів. **Діагностика:** дослідження біоптату нирки в електронному мікроскопі. Немає специфічного лікування і воно не є необхідним.

3.3.3. Хвороба Фабрі

Спадковий, зчеплений з Х-хромосомою синдром, спричинений дефіцитом α-галактозидази A, що призводить до накопичення глікосфінголіпідів в тканинах і порушення функцій багатьох органів. Пошкодження нирок спочатку проявляється протеїнурією, з часом розвивається нефротичний синдром і прогресуюча ниркова недостатність. Іншими частими розладами є: порушення потовиділення, гіпертермія, парестезії, болі в животі, очні симптоми, порушення слуху, серцева недостатність. Характерними є дифузні ураження шкіри у вигляді ангіокератом. Підозра на хворобу Фабрі виникає при сімейному анамнезі, а також наявності характерної клінічної картини. **Діагностика:** базується на гістопатологічній картині біоптату нирки або підтвердженні дефіциту ферменту в плазмі або лейкоцитах. **Етіотропне лікування:** рекомбінантна α-галактозидаза А (в/в інфузія кожні 2 тиж.).

3.4. Нефротичний синдром

→ **ВИЗНАЧЕННЯ ТА ЕТІОПАТОГЕНЕЗ**

Нефротичний синдром — це клінічний стан, що характеризується добовою втратою білка з сечею >3,5 г/1,73 м^2, а також гіпоальбумінемією, ліпідурією, гіперліпідемією і набряками. Здорова людина втрачає за день з сечею <250 мг (в середньому 50 мг) білка (фізіологічний білок в сечі). Це білки плазми крові (60 % альбумін [<30 мг/добу], ферменти, гормони і інші низькомолекулярні білки) та білок з сечових шляхів (40 % білок Тамма-Горсфалла, імуноглобуліни, переважно IgA). Морфологічне або функціональне пошкодження фільтраційного бар'єру клубочків є причиною підвищеної фільтрації білків плазми. Підвищенню протеїнурії також сприяє порушення резорбції білків у проксимальних ниркових канальцях. Причини нефротичного синдрому у дорослих:

1) первинні гломерулопатії (найчастіша причина — 70 % випадків) — субмікроскопічний ГН, мембранозний ГН, фокальний і сегментарний гломерулосклероз, мембрано-проліферативний ГН, рідко мезангіальний ГН (у т. ч. нефропатія IgA), швидко прогресуючий (екстракапілярний проліферативний) ГН, фібрилярний ГН, імуногенний ГН;

2) гломерулопатії при інших захворюваннях (вторинні):

   а) незапальні (метаболічні) — цукровий діабет, амілоїдоз;

   б) аутоімунні захворювання — вовчакова нефропатія, системний васкуліт, синдром Шегрена, саркоїдоз;

   в) новоутвори — лімфома Ходжкіна і інші лімфоми, лімфолейкоз, множинна мієлома, пухлини (легень, молочної залози, товстої кишки, шлунка, нирок);

   г) реакції на ЛЗ і нефротоксичні речовини — НПЗП, золото, пеніциламін, героїн, свинець, ртуть, літій;

   д) реакції гіперчутливості — отрути перетинчастокрилих і змій, вакцини, антитоксини (сироваткова хвороба);

   е) інфекції бактеріальні (ендокардит, інфекції передсердно-шлуночкового з'єднання, туберкульоз, лепра, сифіліс), вірусні (гепатит В, С, ВІЛ-інфекція, вірус Епштейна-Барр), паразитарні хвороби (малярія, шистосомоз, філяріоз);

   є) порушення ниркового кровотоку тромбоз ниркових вен, злоякісна гіпертензія, серцева недостатність, серповидно-клітинна анемія;

   ж) інші — прееклампсія або еклампсія, відторгнення трансплантату нирки, гіпотиреоз;

3) спадкові гломерулопатії — сімейний нефротичний синдром, синдром Альпорта, хвороба Фабрі. Набряки, зазвичай, виникають тоді, коли втрата білка з сечею становить >5 г/добу, а концентрація альбуміну в сироватці ≤25 г/л. Основною причиною набряків є порушення екскреції натрію і води (мультифакторний механізм: активація симпатичної нервової системи, РАА-системи, підвищення секреції вазопресину, зниження секреції ПНУП), а у пацієнтів з гіпоальбумінемією <20 г/л на додаток відбувається зменшення онкотичного тиску, що сприяє переміщенню води в позасудинний простір. Гіперхолестеринемія і гіпертригліцеридемія в основному виникають внаслідок сповільнення катаболізму ліпопротеїдів та підвищення синтезу ЛПДНЩ (як і інших білків у відповідь на низький онкотичний тиск як наслідок гіпопротеїнемії). Втрата з сечею антитромбіну, білка S і плазміногену та підвищення синтезу фактора V, фактора Віллебранда,

тканинного фактора, антиплазміну і α_2-макроглобуліну сприяють тромбо-утворенню. Втрата IgG з сечею є основною причиною підвищеної схильності організму до інфекційних захворювань.

→ **КЛІНІЧНА КАРТИНА ТА ПРИРОДНИЙ ПЕРЕБІГ**

Якщо нефротичний синдром розвивається повільно, появі набряків передують: слабкість, відчуття втоми, біль голови і біль у животі, втрата апетиту, нудота, порушення менструального циклу. Може привернути увагу спінювання сечі (через високий вміст білка). Спочатку м'які набряки виникають симетрично і їх розташування залежить від положення тіла (вранці — часто набряки обличчя, ввечері — набряки стоп і литок). Зазвичай набряки виникають, коли затримка рідини в організмі дорослої людини становить 4–5 л. По мірі прогресування нефротичного синдрому може з'явитися транссудація рідини в порожнинах тіла. Наявність артеріальної гіпертензії свідчить про вторинний характер гломерулопатії. При важкій гіпоальбумінемії у людей похилого віку може виникнути ортостатична гіпотензія та зниження артеріального тиску. У деяких пацієнтів з тяжким нефротичним синдромом можуть розвинутись черевні кризи короткі, раптові болі в животі з блюванням, м'язовим захистом, лихоманкою, ймовірно через набряки слизової оболонки кишечника. При важкій гіперліпідемії можуть виникнути ксантоми повік.

У 10–40 % пацієнтів (навіть до 50 % при нефротичному синдромі внаслідок мембранозного ГН) виникає тромбоз. Тромбоз ниркових вен може проявлятися тільки наростанням протеїнурії. Гострий тромбоз супроводжується ознаками інфаркту нирки (біль у перековій ділянці, швидке погіршення функції нирок, раптова макрогематурія).

Коли до існуючої гіповолемії приєднається ще один фактор, що додатково порушує нирковий кровоток (напр., втрата рідини через шлунково-кишковий тракт, серцева недостатність, лікування ІАПФ, інтенсивна діуретична терапія), може виникнути гостре пошкодження нирок.

→ **ДІАГНОСТИКА**

Допоміжні дослідження

1. Загальний аналіз сечі: важка протеїнурія (співвідношення білок/креатинін >3000 мг/г або співвідношення альбумін/креатинін >2000 мг/г); мікрогематурія та зернисті або еритроцитарні циліндри (при деяких формах гломерулопатії).

2. Аналіз крові: гіпоальбумінемія, підвищення частки α_2- і β-глобулінів, зміни концентрації IgG (знижується при первинному ГН і підвищується при деяких формах вторинного ГН), гіпокальціємія (в основному зниження концентрації зв'язаного з білками неіонізованого кальцію), гіперхолестеринемія і гіпертригліцеридемія. Примітка: ШОЕ є непридатною як показник запалення, оскільки при нефротичному синдромі, зазвичай, значно зростає; натомість корисним є визначення концентрації С-реактивного білка в сироватці.

3. Візуалізаційні дослідження: можуть виявити рідину в порожнинах тіла.

4. Біопсія нирки: у більшості випадків необхідна для визначення причини нефротичного синдрому, якщо вона не є очевидною (напр., цукровий діабет, амілоїдоз).

Діагностичні критерії

Щоденна втрата білка з сечею >3,5 г/1,73 м^2, а також гіпоальбумінемія, гіперліпідемія і набряки.

→ **ЛІКУВАННЯ**

Включає:

1) етіотропне лікування;

2) симптоматичне лікування (в першу чергу протинабрякове);

3) лікування, що сповільнює прогресування ХХН;

4) лікування ускладнень, таких як тромбоз.

Загальні рекомендації

Призначте **дієту з обмеженням: натрію** до 50–100 ммоль/добу (3–6 г NaCl/добу), **білка** до 0,8–1 г/кг + кількість білка, втраченого з сечею, **холестерину і насичених жирів** (<30 % необхідної калорійності).

Фармакологічне лікування

1. Діуретики: у пацієнтів з нормальною функцією нирок і помірними набряками → спочатку тіазидні діуретики в поєднанні з калійзберігаючим діуретиком, напр., гідрохлортіазид 25–50 мг/добу з аміloridом 2,5–5 мг/добу. При відсутності очікуваного сечогінного ефекту → петльові діуретики, напр., фуросемід 80–200 мг/добу, спочатку у вигляді в/в інфузій, тому що набряк кишкових ворсинок знижує біодоступність. При резистентності до фуросеміду за годину до його прийому можна призначити діуретик, гальмуючий реабсорбцію натрію в дистальних канальцях, напр., 25 мг гідрохлортіазиду. Інтенсивність діуретичного лікування у пацієнтів з набряками вибирайте таким чином, щоб досягнути зниження ваги тіла на ≈0,5 кг/добу, при діурезі 2–2,5 л/добу. При симптомах гіповолемії (ортостатична гіпотензія, зниження ШКФ), а також при важких набряках перед введенням фуросеміду призначте інфузію 100 мл 20 % розчину альбуміну. Поповніть калій крові якщо каліємія <3,5 ммоль/л.

2. Гальмування системи ренін-ангіотензин-альдостерон (СРАА): ІАПФ і БРА (препарати →табл. 2.20-7), знижуючи внутрішньоклубочковий тиск, можна зменшити протеїнурію навіть на ≈50 %. Почніть лікування з низької дози і поступово її підвищуйте до максимально переносимої. Регулярно контролюйте концентрації креатиніну та калію в сироватці. Одночасне призначення ІАПФ та БРА в деяких випадках може призвести до подальшого зниження протеїнурії, однак асоціюється із підвищеним ризиком виникнення побічних дій, особливо у пацієнтів з порушенням ниркової функції.

3. Гіполіпідемічні препарати: зниження протеїнурії як правило, супроводжується зниженням концентрації ліпідів у плазмі. Фармакологічне лікування гіперліпідемії призначається при важкій формі нефротичного синдрому, коли не вдається зменшити протеїнурію. Рекомендуються статини, спочатку в мінімальній дозі (підвищений ризик рабдоміолізу).

4. Профілактика і лікування тромбозу: рутинне призначення фармакологічної профілактики тромбозів не рекомендоване. Винятком є пацієнти з високим ризиком (мембранозний ГН і концентрація альбуміну в сироватці крові <25 г/л та додаткові фактори ризику тромбоутворення). При виникненні тромбозу призначте антикоагулянти →розд. 2.33.1, а потім профілактичні заходи, щонайменше протягом часу, поки утримується нефротичний синдром з гіпоальбумінемією (<30 г/л).

4. Інтерстиціальний нефрит

Інтерстиціальний нефрит (ІН) — це запальний процес, що виникає в інтерстиціальній тканині нирок, неінфекційної етіології (імунний процес спричинений впливом токсичних факторів екзо- або ендогенного походження) або мікроорганізмами (в таких випадках класифікується як інфекція сечовивідних шляхів). Також може бути вторинним процесом при пошкодженні клубочків або ниркових судин. Як правило ураження супроводжується пошкодженням ниркових канальців, тому часто визначається як тубулоінтерстиціальний нефрит (ТІН). На підставі клінічного перебігу розрізняють: **гострий ТІН** (виникає раптово) і **хронічний** (тривалість ≥3 міс.).

4.1. Гострий інтерстиціальний нефрит (тубулоінтерстиціальний) нефрит (ГТІН)

→ **ЕТІОПАТОГЕНЕЗ**

Класифікація гострого тубулоінтерстиціального нефриту (ГТІН) за етіологією:

1) **ГТІН спричинений ЛЗ** (найчастіший >30 % випадків ГТІН):
   а) НПЗП — найчастіше фенопрофен, фенілбутазон, ібупрофен, індометацин, напроксен, піроксикам;
   б) антибіотики — напр., ампіцилін, метицилін, пеніцилін, рифампіцин, сульфаніламіди, ванкоміцин, ципрофлоксацин, еритроміцин, тетрациклін;
   в) інші ЛЗ — рідше, напр., діуретики, циметидин, алопуринол, омепразол, інтерферон, противірусні препарати;
2) **ГТІН спричинений інфекціями:**
   а) гострий інфекційний ТІН (гострий пієлонефрит →розд. 14.8.3);
   б) ТІН, що супроводжує генералізовані інфекції — бактеріальні (*Legionella spp., Brucella spp., Salmonella spp., Streptococcus spp.*), вірусні інфекції (вірус Епштейна-Барр, цитомегаловірус, вірус Ханта), інші (мікоплазматичні, протозойні);
3) **ГТІН при системних захворюваннях:**
   а) з вторинним ГН — системний червоний вовчак;
   б) без вторинного ГН — синдром Шегрена, саркоїдоз;
4) **рідкісні форми ГТІН:**
   а) ідіопатичний ГТІН — клінічно ГПН невідомого генезу, що обумовлює раннє проведення біопсії нирки, при якій виявляють типові морфологічні зміни;
   б) синдром ГТІН з увеїтом (*tubulointerstitial nephritis and uveitis syndrome* — TINU);
   в) IgG4-асоційований ГТІН (*IgG4-related tubulointerstitial nephritis* — IgG4-TIN);
   г) ГТІН при синдромі медикаментозної гіперчутливості (*drug induced hypersensitivity syndrome* — DIHS; син. DRESS).

У людей з генетичною схильністю або гіперчутливістю, під впливом антигену, в інтерстиціальній тканині нирок виникає імунна відповідь. У її розвитку, в основному, приймають участь клітинні процеси, пов'язані з присутністю Т-лімфоцитів в інтерстиціальній тканині і секрецією прозапальних цитокінів, рідше гуморальні процеси з активацією антитілами системи комплементу.

→ **КЛІНІЧНА КАРТИНА**

Жодна суб'єктивна або об'єктивна ознака не є специфічною для ГТІН. З різною частотою зустрічаються наступні симптоми: тупий біль у поперековій ділянці, олігурія, плямисто-папульозна висипка в різних місцях, гематурія, лихоманка (часто рецидивуюча), болі в суглобах, набряки, артеріальна гіпертензія. Найбільш типовими ознаками постмедикаментозного ГТІН (але у <40 % хворих) є поєднання болю в попереку, олігурії, лихоманки і висипки. Симптоми в середньому з'являються протягом 3 тиж. (від 1 дня до >2 міс.) після початку прийому ЛЗ. При ГТІН, що супроводжує генералізовану інфекцію, переважають симптоми основного захворювання і гострого пошкодження нирок (ГПН).

→ **ДІАГНОСТИКА**

В практиці (ймовірний) діагноз найчастіше встановлюється на підставі клінічної картини (раптове виникнення симптомів пошкодження нирок у пацієнта з генералізованою інфекцією або прийом ЛЗ, що можуть провокувати ГТІН, особливо при одночасному виникненні алергічних позаниркових симптомів), після виключення інших причин гострої нефропатії.

Допоміжні дослідження

1. Загальний аналіз сечі: протеїнурія, зазвичай, незначна (<1 г/добу) або помірна (≈2 г/добу), нефротична протеїнурія (≥3,5 г/добу) вказує на НПЗП як ймовірну причину; гематурія і лейкоцитурія у більшості пацієнтів; характерним є наявність еозинофілів в сечі (еозинофіли становлять >1 % лейкоцитів в осаді сечі).

2. Аналіз крові: у хворих з постмедикаментозним ГТІН в мазках периферичної крові може виявлятись еозинофілія.

3. Візуалізаційні дослідження: при УЗД — нирки збільшені або нормальних розмірів, з підвищеною ехогенністю кіркового шару.

4. Біопсія нирки: дає змогу встановити точний діагноз, проводиться, якщо є серйозні сумніви, щодо причини захворювання нирок, особливо якщо ГПН може бути спричинене захворюванням, при якому можливим є ефективне специфічне лікування (напр., ШПГН), або існує можливість форми ГТІН, яка піддається лікуванню ГК.

⮕ **ЛІКУВАННЯ**

1. Усунення відомої або ймовірної причини: інтенсивне лікування системних інфекцій, відміна ЛЗ, що міг спричинити ГТІН.

2. Якщо ГПН →розд. 14.1.

3. ГК: показані у випадках постмедикаментозного ГТІН, якщо відміна ЛЗ, який викликав пошкодження, не принесла швидкого покращення, а також при рідкісних формах ГТІН (→вище). Вчасно призначені обмежують ступінь пошкодження нирки і значно підвищують шанси відновлення нормальної функції нирок. Пропонована схема лікування: метилпреднізолон 0,5 г/добу в/в протягом 3 днів, потім преднізон 1 мг/кг/добу. Коли креатинін знизиться до значень, близьких до нормальних або вихідних → поступово зменшуйте дозу ГК до повної відміни протягом декількох тижнів. Якщо покращення не настає протягом 2–3 тиж. лікування ГК, а діагноз ГТІН був підтверджений гістологічним дослідженням біоптату нирки → можна спробувати лікування циклофосфамідом, або мікофенолатом мофетилу. Покази до імуносупресивної терапії при інших формах ГТІН є менш зрозумілими; повинно бути обґрунтованим гістологічним дослідженням біоптату нирок.

⮕ **ПРОГНОЗ**

У випадку ранньої діагностики ГТІН і ліквідації причини, виздоровлення спостерігається в 50 % пацієнтів. У інших залишається різного ступеня порушення функції нирок, багато з них потребують постійної замісної ниркової терапії.

4.2. Хронічний інтерстиціальний (тубулоінтерстиціальний) нефрит (ХТІН)

⮕ **ВИЗНАЧЕННЯ ТА ЕТІОПАТОГЕНЕЗ**

Хронічний інтерстиціальний (тубулоінтерстиціальний) нефрит (ХТІН) є спільною назвою для різних нефропатій, що характеризуються хронічним запальним процесом, що первинно починається в нирковій інтерстиціальний тканині. **Класифікація ХТІН за етіологією:**

1) **первинний ХТІН:**

   а) хронічний пієлонефрит (ХТІН бактеріального походження);

   б) туберкульоз нирок;

   в) ХТІН спричинений ЛЗ (у т. ч. ліки, що містять фенацетин або парацетамол з ацетилсаліциловою кислотою, літій, НПЗП, циклоспорин);

   г) токсичний ХТІН (отруєння кадмієм або свинцем);

   д) ХТІН спричинений метаболічними захворюваннями (подагра, гіперкальціємія, гіпокаліємія, первинна оксалатурія, цистиноз);

   е) ХТІН спричинений імунними захворюваннями (алергія, синдром Шегрена, хронічне відторгнення трансплантованої нирки);

   є) ХТІН спричинений захворюваннями крові (серповидно-клітинна анемія, хвороба легких ланцюгів імуноглобулінів);

   ж) автосомно-домінантне тубулоінтерстиціальне захворювання нирок;

2) **вторинний ХТІН:**

   а) ХТІН при гломерулопатії;

   б) ХТІН при судинних захворюваннях (ішемічна нефропатія внаслідок атеросклерозу ниркових артерій);

   в) ХТІН спричинений структурними порушеннями сечової системи (кістоз нирок, обструктивна нефропатія, рефлюкс-нефропатія).

⇨ КЛІНІЧНА КАРТИНА ТА ПРИРОДНИЙ ПЕРЕБІГ

ХТІН зазвичай протягом тривалого часу має безсимптомний перебіг, а мало виражені ранні клінічні симптоми, які свідчать про пошкодження нирок, часто залишаються поза увагою пацієнтів і лікарів. Суб'єктивні та об'єктивні симптоми ХНН (→розд. 14.2) з'являються поступово одночасно з прогресуючою нирковою недостатністю. Особливим ускладненням деяких форм ХТІН є папілярний некроз, який може мати безсимптомний перебіг або у вигляді ниркової коліки. Характеристика найбільш поширених клінічних форм ХТІН →табл. 4-1.

⇨ ДІАГНОСТИКА

Базується зазвичай на клінічних симптомах та результатах неінвазивних додаткових досліджень.

Допоміжні дослідження

1. Загальний аналіз сечі: зниження відносної густини сечі: <1,020 (часто близько до 1,010), протеїнурія (<1–2 г/добу), лейкоцитурія різного ступеня, іноді лейкоцитарні циліндри, рідше гематурія.

2. Аналіз крові: нормоцитарна анемія, часто непропорційно важка до ступеня зниження ШКФ; підвищення концентрації креатиніну в крові та інші порушення, що розвиваються у хворих зі зниженою ШКФ, різні електролітні порушення (гіпо- або гіперкаліємія, гіпокальціємія, гіпомагніємія, гіпонатріємія) як наслідок дисфункції канальців.

3. Візуалізаційні дослідження: при УЗД нирки типово зменшені в розмірах та підвищеної ехогенності, іноді з нерівним контуром.

4. Біопсія нирки: проводиться рідко, тільки при сумнівах щодо діагнозу.

⇨ ЛІКУВАННЯ

1. Усуньте причину: в початковій стадії захворювання може призвести до значного покращення або навіть нормалізації функції нирок (якщо не було інтерстиціального фіброзу і атрофії ниркових клубочків).

Таблиця 4-1. Етіологічні форми хронічного тубулоінтерстиціального нефриту та їх відмінні риси

Форма	Причина	Відмінні риси
нефропатії, індуковані анальгетиками	зловживання протягом >3 років анальгетиками в різних комбінаціях, також з НПЗП; частіше зустрічається у жінок	артеріальна гіпертензія, ніктурія, стерильна лейкоцитурія, гемолітична анемія, нефрокальциноз при КТ, нирки малих розмірів з нерівними контурами, ознаки папілярного некрозу; частіше розвиваються пухлини сечової системи
нефропатія, індукована літієм	прийом літію ≈15 років	протеїнурія >1 г/добу, артеріальна гіпертензія, може виникати ННД
нефропатія, індукована свинцем	тривалий контакт із свинцем (металургійні заводи, фабрики фарб, акумуляторів, нафтопереробні заводи)	концентрація свинцю в сироватці може бути нормальною, екскреція з сечею (>0,6 мг/добу після в/в інфузії динатрію едетату) свідчить про надлишкову кількість свинцю в організмі; висока концентрація сечової кислоти в сироватці; гостра подагра (≈50 %)
подагрична нефропатія	довготривале, непослідовне лікування подагри	артеріальна гіпертензія, протеїнурія <1,0 г/добу, зниження здатності концентрувати сечу; часто нефролітіаз
гіперкальціємічна нефропатія	хронічна гіперкальціємія	нирковий діабет (у ≈20 % хворих), втрата нирками натрію, нирковий дистальний тубулярний ацидоз; можливий нефрокальциноз і нефролітіаз, гостра гіперкальціємія може бути причиною ГПН
гіпокаліємічна нефропатія	хронічна гіпокаліємія	позаниркові симптоми гіпокаліємії →розд. 19.1.4.1; ННД, кісти нирок
нефропатія, індукована гіпероксалатурією	спадкове метаболічне порушення (первинна гіпероксалурія); після обширної резекції тонкої кишки або обхідних операціях при хронічних запальних захворюваннях кишківника	нефрокальциноз, нефролітіаз
синдром Шегрена, амілоїдоз		симптоми основного захворювання, ТІН виникає протягом 2–4 років від початку захворювання; ННД (у ≈10 %), нирковий дистальний тубулярний ацидоз (у ≈5 %), гіпокаліємія (надмірна втрата через нирки)
радіаційна нефропатія	кілька років після експозиції сумарною дозою випромінювання >23 Гр (2300 рад)	артеріальна гіпертензія, протеїнурія, повільне зниження ШКФ
нефропатія китайських трав	прийом ЛЗ (напр., для схуднення, при шкірних захворюваннях), що містять китайські трави (родина Aristolochia, традиційні китайські назви Mu Tong, Fang Ji), котрі містять аристолохову кислоту (нефротоксичних алкалоїд)	помірна протеїнурія, глюкозурія, осад сечі без змін, виражена анемія; точний діагноз після виявлення метаболітів аристолохової кислоти зв'язаних з ДНК ниркових клітин; швидке наростання ниркової недостатності, яке частково можна зупинити призначенням ГК; необхідність проведення ниркової замісної терапії в >80 % пацієнтів протягом 2 років; вогнища раку сечовивідних шляхів 40–50 %

Форма	Причина	Відмінні риси
балканська нефропатія	ендемічна в басейні Дунаю (Болгарія, Румунія, Боснія і Герцеговина, Сербія); хронічна небезпека впливу аристолохової кислоти із харчових продуктів, що походять із зернових + генетична схильність	прогресуюча анемія і зниження ШКФ, рідко артеріальна гіпертензія, призводить до ХНН протягом 15–20 років, ≈100 разів вища частота пухлин сечової системи
нирковий папілярний некроз	ішемія, або токсичне пошкодження нирок (анальгетики, НПЗП); фактори ризику: цукровий діабет, обструкція відтоку сечі, ІСШ, анальгетики, НПЗП	поліурія, ніктурія, ниркова коліка; в аналізі сечі: протеїнурія, лейкоцитурія, мікрогематурія; діагностика — урографія, ретроградна пієлографія
ННД — нирковий нецукровий діабет		

2. Лікування, що сповільнює прогресування ХХН →розд. 14.2.

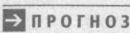 **П Р О Г Н О З**

Залежить від ступеня порушення функції нирок (величини ШКФ) в момент встановлення діагнозу і можливості етіотропної терапії.

5. Тубулопатії

5.1. Нирковий тубулярний ацидоз (НТА) проксимальний

Нирковий тубулярний ацидоз (НТА) проксимальний (син. канальцевий ацидоз 2 типу) — це синдром, що виникає внаслідок порушення реабсорбції бікарбонату (HCO_3^-) у проксимальних ниркових канальцях.

Первинний проксимальний НТА (рідко зустрічається, як правило, діагностується у немовлят), може мати сімейний (спадковий), або спорадичний характер. Причини вторинного проксимального НТА: спадкові хвороби обміну речовин (цистиноз, синдром Лоу, фруктоземія, тирозинемія, хвороба Вільсона-Коновалова), системні захворювання (плазмоклітинна мієлома, амілоїдоз нирок, синдром Шегрена), отруєння важкими металами (свинець, кадмій, ртуть), ЛЗ (ацетазоламід, топірамат, інгібітори зворотної транскриптази [напр., тенофовір, ламівудин]), тубулоінтерстиціальний нефрит (після трансплантації нирки, нефропатія китайських трав, аутосомно-домінантна тубулоінтерстиціальна хвороба нирок).

Зниження здатності до реабсорбції HCO_3^- у проксимальних канальцях призводить до втрати HCO_3^- з сечею та розвитку метаболічного ацидозу. Коли концентрація HCO_3^- у плазмі крові досягає 15–16 ммоль/л, зменшується їх втрата нирками, рН сечі знижується до <5,5. Ацидоз, як правило, помірний і має самообмежуючий характер. Спектр аніонів у сироватці — в нормі, а концентрація хлоридів у сироватці — підвищена (гіперхлоремічний метаболічний ацидоз). Ацидоз часто супроводжується гіпокаліємією і, як правило, збільшується під час залужнюючого лікування.

Захворювання може мати постійний або тимчасовий характер. У дорослих найбільш поширеною є вторинна форма; підозрюйте при метаболічному ацидозі з нормальним спектром аніонів в сироватці, HCO_3^- зазвичай ≥15 ммоль/л і рН сечі <5,5.

Діагностика: оцінка фракційної екскреції HCO_3^-, що становить <3 %, при низькій концентрації HCO_3^- в сироватці крові, натомість >15 %, коли концентрація близька до нормальної. Диференціювання: НТА проксимальний, НТА 4 типу, уремічний ацидоз, неуремічні метаболічні ацидози (найчастіше лактацидоз).

Лікування: залужнююче лікування — регулярне введення значних кількостей бікарбонату натрію, або суміші цитратів (розчин Shohla) в дозах, що відповідають 5–15 ммоль HCO_3^-/кг/день. Зазвичай, необхідним є поповнення витрат калію. У дорослих прагнути до нормальної концентрації HCO_3^-, як правило, не потрібно. Розчин Shohla (приготований в аптеці) містить 1000 мл 140 г лимонної кислоти і 90 г цитрату натрію (1 г $NaHCO_3$ = 12 мг-екв лугу, 10 мл розчину Shohla = 10 мг-екв лугу).

5.2. Ниркові тубулярні ацидози (НТА) дистальні

Ниркові тубулярні ацидози (НТА) дистальні — це синдроми, що спричинені порушенням секреції H^+ дистальними канальцями. Якщо реабсорбція HCO_3^- проксимальними канальцями в нормі діагностується НТА 1 типу, а коли вона знижена — НТА 3 типу.

Первинний дистальний НТА може мати сімейну (спадкову) або спорадичну форму. Причини вторинного дистального НТА: захворювання, що викликають кальцифікацію нирок (гіперпаратиреоз, гіперкальціурія), аутоімунні захворювання (найчастіше синдром Шегрена, системний червоний вовчак), токсичне пошкодження нирок (амфотерицин В, карбонат літію, амілорид, циклоспорин, іфосфамід, толуол), тубулоінтерстиціальне пошкодження нирок (після трансплантації нирки, обструктивна нефропатія, пієлонефрит, аутосомно-домінантне тубулоінтерстиціальне захворювання нирок,, хвороба Вільсона-Коновалова, серпоподібно-клітинна анемія.

Постійною ознакою дистального НТА є нездатність знизити рН сечі <5,5, незважаючи на наявність метаболічного ацидозу. Наслідки порушення секреції H^+ є втрата нирками натрію з вторинною активацією РАА системи та підвищенням ниркової втрати калію. Часто виникає гіперкальціурія і гіпоцитратурія (фактори розвитку нефрокальцинозу і сечокам'яної хвороби). Ацидоз з нормальним спектром аніонів і підвищеним вмістом хлоридів в сироватці (гіперхлоремічний метаболічний ацидоз). Концентрація HCO_3^- в плазмі знижується в різній мірі, як правило, <16 ммоль/л, а в деяких випадках <10 ммоль/л, рН свіжої сечі >5,5.

Клінічна картина залежить від тяжкості канальцевого дефекту і наявності ускладнень. Часто виявляються кальцифікати в мозковій речовині нирок, нефролітіаз виникає в ≈50 % дорослих пацієнтів. Поліурія внаслідок порушення концентрації сечі — майже постійна і рання ознака розвитку нефрокальцинозу. Гіпокаліємія є результатом втрати калію з сечею, іноді наростає під час залужнюючого лікування.

Діагностика: дистальний НТА підозрюйте у кожного пацієнта з метаболічним ацидозом і нормальним складом аніонів в сироватці крові і рН сечі >5,5. Диференціювання: проксимальний НТА, НТА 4 типу, уремічний ацидоз, неуремічні метаболічні ацидози.

Лікування: для забезпечення правильної концентрації HCO_3^- в плазмі призначте розчин бікарбонату натрію або розчин цитратів (НТА 1 типу: 0,5–1,0 [до 3,0] ммоль/кг/добу; НТА 3 типу: 5–10 ммоль/кг/добу, добову дозу розділіть на 4–6 порцій). Одночасне поповнення дефіциту калію.

5.3. Нирковий тубулярний ацидоз 4 типу

Синонім: гіперкаліємічний канальцевий ацидоз — це метаболічний синдром, який розвивається внаслідок дефіциту альдостерону або опірності дистальних ниркових канальців до дії альдостерону. НТА є найпоширенішою формою ацидозу у дорослих.

Основні причини у дорослих:

1) гіпоренІновий гіпоальдостеронізм — діабетична нефропатія, хронічний тубулоінтерстиціальний нефрит, обструктивна нефропатія, препарати, що пригнічують вивільнення реніну (інгібітори кальциневрину, НПЗП);

2) гіперренІновий гіпоальдостеронізм — первинна недостатність надниркових залоз, двобічна адреналектомія, ЛЗ інгібітори синтезу альдостерону (ІАПФ, БРА, інгібітори реніну, гепарин, кетоконазол);

3) стійкість до альдостерону — спіронолактон, еплеренон, амілорид, триамтерен, триметоприм, пентамідин, циклоспорин, такролімус.

Зазвичай безсимптомний перебіг, якщо немає вираженої гіперкаліємії. Виявляються об'єктивні та суб'єктивні симптоми основного захворювання, допоміжні дослідження підтверджують легку або помірну гіперкаліємію, легкий метаболічний ацидоз (концентрація HCO_3 — 18–22 ммоль/л) з нормальним спектром аніонів. Здатність утворювати сечу з рН <5,5 зберігається.

Діагностика: НТА 4 тип потрібно підозрювати у всіх пацієнтів з легким метаболічним ацидозом, нормальним спектром аніонів в сироватці і гіперкаліємією (діагностика причин гіперкаліємії →розд. 19.1.4.2). Концентрація HCO_3^- в плазмі крові, як правило >15 ммоль/л, рН сечі <5,5.

Лікування: корекція гіперкаліємії — призводить до компенсації метаболічного ацидозу.

1) Не призначайте ліки, що підвищують концентрацію калію в сироватці, обмежте вміст калію в раціоні. В першу чергу, лікуйте основне захворювання, напр., недостатність кори надниркІв, або загострення обструктивної нефропатії.

2) Якщо каліємія не нормалізується → призначте петльовий діуретик з каліуретичним ефектом: напр., фуросемід 20–80 мг 1×на добу, або тіазидовий напр., гідрохлортіазид 25–50 мг 1×на добу.

3) Якщо вище наведене лікування не ефективне → призначте натрію бікарбонат 1,0 г 3–4×на добу, що компенсує ацидоз і підвищує екскрецію калію, та флудрокортизон 0,1–0,3 мг/добу.

5.4. Нирковий нецукровий діабет

Нирковий нецукровий діабет (син. нефрогенний) обумовлений порушенням відповіді ниркових канальців на вазопресин (АДГ). Залежно від ступеня порушення концентрації сечі розрізняють повну і часткову форму.

Первинні (спадкові) форми є наслідком мутації гену кодуючого V_2 рецептор вазопресину в збірній трубочці або гену кодуючого систему водних каналів — аквапорину 2. Вторинні форми (набуті), як правило, часткові — є результатом порушення утворення достатньо високого осмотичного тиску у мозковому шарі нирок (фаза поліурії після гострого некрозу ниркових канальців, синдром Шегрена, пієлонефрит, обструктивна нефропатія, автосомно-домінантне тубулоінтерстиціальне захворювання нирок, множинна мієлома, амілоїдоз нирок, серпоподібно-клітинна анемія, відторгнення трансплантованої нирки), або наслідком зниження чутливості вазопресинових рецепторів в ниркових канальцях (ЛЗ [найчастіше літій], гіпокаліємія, гіперкальціємія).

Проявляється поліурією та полідипсією, а при вторинних (набутих) формах також симптоми основного захворювання. Якщо споживання рідини є недостатнім, розвивається гіпертонічна дегідратація.

Діагностика: при диференційній діагностиці поліурії слід врахувати центральний нецукровий діабет (→розд. 8.1) та первинну (психогенну) полідипсію. При нирковому нецукровому діабеті, на відміну від центрального нецукрового діабету (нейрогормонального), не відбувається значних змін в об'ємі та осмоляльності сечі після прийому десмопресину.

Лікування: адекватне споживання рідини і корекція гіпертонічної дегідратації →розд. 19.1.1.2. Обмеження натрію і надлишку білка в дієті, знижує діурез і допомагає підтримати належну гідратацію. При вторинних формах — ліквідація причини призводить до зникнення нецукрового діабету. Пацієнтам із спадковим нирковим нецукровим діабетом з метою зниження діурезу призначте гідрохлортіазид 1–3 мг/кг м. т./добу в 2 прийоми.

5.5. Цистинурія

Цистинурія — це спадкове захворювання, спричинене дефектом специфічної транспортної системи в ниркових канальцях і ШКТ щодо цистину і двохосновних амінокислот: лізину, орнітину і аргініну. Виникає з частотою 1/7000–15 000. Успадковується як аутосомно-рецесивна ознака.

Надлишкова екскреція слаборозчинного в сечі цистину є причиною цистинового нефролітіазу, що може виникати уже в немовлят, але зазвичай проявляється після 20 р. Цистинурію потрібно виключити у всіх пацієнтів з нефролітіазом →розд. 14.6. **Лікування:** метою лікування є підвищення розчинності цистину в сечі. Полягає у підвищенні споживання рідини, навіть протягом ночі, у дорослих до ≈4 л/добу, залуження сечі і фармакологічне лікування (→табл. 6-2).

5.6. Тубулопатії, що супроводжуються гіпокаліємією

1. Синдром Гітельмана виникає внаслідок чутливих до тіазиду симпортера NaCl в дистальних звивистих канальцях (аутосомно-рецесивна ознака). Ймовірно є причиною ≈50 % випадків хронічної гіпокаліємії в дорослих. Основні біохімічні порушення — це гіпокаліємія та метаболічний алкалоз; також гіпомагніємія, гіпомагнійурія та гіпокальціурія. Типовими симптомами є тяга до солоних продуктів, м'язова слабкість, відчуття втоми, запаморочення, никтурія, поліпсідія, парестезії, посилене серцебиття, низький артеріальний тиск. Часто безсимптомний перебіг або симптоми виникають періодично і є транзиторними. Диференційний діагноз полягає у виключенні інших причин хронічної гіпокаліємії →розд. 19.1.4.1. **Лікування:** призначається поповнення магнію та калію індивідуально підібраних дозах, у більшості осіб пожиттєво. Метою є збереження концентрації калію ≥3 ммоль/л та концентрації магнію ≥0,6 ммоль/л, та ділиться на частини із прийомом кожні 6–8 год. Тільки частина пацієнтів вимагає призначення калійзберігаючих діуретиків, для корекції калієвій та її збереження в нормальному діапазоні.

2. Синдром Бартера обумовлений спадковим дефектом реабсорбції Cl⁻ у товстій ділянці висхідної петлі нефрона (Генле), що призводить до зниження реабсорбції Na⁺ у цій частині петлі і підвищеного обміну Na⁺ на K⁺ і H⁺ в дистальних канальцях. Наслідком є гіперкалійурія, гіпокаліємія і метаболічний алкалоз. Може виникати гіперкалійурія, значно рідше гіпомагніємія з гіпермагнійурією. Артеріальний тиск в нормі. Може виникати поліурія. Диференціальний діагноз полягає у виключенні інших причин хронічної гіпокаліємії →розд. 19.1.4.1. **Лікування:** калій хлорид (KCl) по 100–300 ммоль/добу п/о в 4–6 дозах. Також часто необхідно поповнювати магній. Зменшенням втрати калію нирками можна досягнути призначенням інгібіторів синтезу простагландинів (індометацин) і препаратів, що знижують секрецію калію в дистальних канальцях (триамтерен, спіронолактон). В деяких випадках можна призначити ліки, що зменшують синтез реніну (пропранолол), або ІАПФ.

5.7. Синдром Фанконі

Синдром Фанконі спричинений комбінованим дефектом проксимальних канальців щодо реабсорбції амінокислот, глюкози, фосфатів, іноді теж HCO₃⁻ сечової кислоти, цитратів, низькомолекулярних білків, магнію, кальцію, калію і води. Може бути первинним (спадковий) або вторинним (набутий), при цистинозі, після отруєння важкими металами (свинцем, кадмієм, ртуттю), також при плазмоклітинній мієломі, полікістозі нирок, нефротичному синдромі, тубулоінтерстиціальному нефриті та після трансплантації нирки. Клінічні симптоми є наслідком втрати нирками фосфатів, HCO_3^-, калію і води. У дорослих першими симптомами синдрому Фанконі можуть бути: загальна слабкість, поліурія, біль і деформація кісток, іноді патологічні переломи, зниження м'язового тонусу, аж до млявого паралічу при великому дефіциті калію. При вторинних формах ефективне лікування основного захворювання може призвести до зникнення проявів синдрому Фанконі. **Лікування:** симптоматичне — корекція порушень гомеостазу.

6. Сечо-кам'яна хвороба (нефролітіаз)

➜ ВИЗНАЧЕННЯ ТА ЕТІОПАТОГЕНЕЗ

Нефролітіаз — це наявність у сечових шляхах конкрементів, які утворюються внаслідок осадження хімічних речовин, що містяться в сечі, якщо їхня концентрація перевищує поріг розчинності. Основні фактори, що сприяють утворенню конкрементів в сечовидільній системі:

1) висока концентрація літогенних речовин в сечі, таких як оксалати, кальцій, фосфати, сечова кислота, цистин;

2) застій сечі;

3) інфекція сечовивідних шляхів (ІСШ). Більшість конкрементів складається з оксалатів кальцію, рідше фосфатів кальцію, уратів, струвіту і цистину. Етіопатогенез основних форм нефролітіазу →табл. 6-1. Конкременти можуть формуватися в різних частинах сечовивідних шляхів, найчастіше у чашечках або нирковій мисці, та переміщатись до сечоводу і сечового міхура, де можуть рости, або виводяться з сечею. Іноді можуть досягти значних розмірів, заповнювати всю чашково-мискову систему нирок (коралоподібний камінь) і призводити до пошкодження нирок.

4) наявність органічних ядер кристалізації

➜ КЛІНІЧНА КАРТИНА ТА ПРИРОДНИЙ ПЕРЕБІГ

Типовим симптомом є **ниркова коліка** — біль у поперековій ділянці, ірадіює у статеві органи, зовнішні статеві органи та внутрішню поверхню стегон, а якщо блокується уретра — біль проявляється вище лобкової ділянки. Біль виникає, коли камінь рухається і протискується через вузький просвіт сечоводу. Може супроводжуватися нудотою і блюванням, позивами до сечовипускання і частим сечовипусканням у невеликих кількостях (дизурія), ознобом і лихоманкою (якщо хвороба супроводжується ІСШ), навіть гіпотонією та зомлінням (при дуже інтенсивному болю), іноді гематурією. При фізикальному обстеженні: біль у поперековій ділянці з боку коліки (різко позитивний симптом Пастернацького) та підвищення напруження м'язів в боці коліки. Больові відчуття зникають після розблокування потоку сечі (переміщення конкременту до сечового міхура і спонтанне видалення). У ≈50 % випадків нефролітіаз має рецидивуючий перебіг.

➜ ДІАГНОСТИКА

Діагностика нападу сечокам'яної хвороби

Встановлюється на підставі клінічних симптомів (зазвичай ниркова коліка), або результатів візуалізаційних досліджень і загального аналізу сечі. Іноді нефролітіаз діагностуються випадково, під час проведення візуалізаційних досліджень з інших причин.

Таблиця 6-1. Етіопатогенез основних форм нефролітіазу

камені з оксалату кальцію і апатитів

гіперкальціурія з гіперкальціємією	– первинний гіперпаратиреоз — гіперкальціурія спричинена переважно підвищеною кістковою резорбцією
	– гранулематозні захворювання (напр., туберкульоз, саркоїдоз, деякі лімфоми) гіперкальціурія обумовлена надлишковим синтезом $1,25(OH)_2D_3$
	– пухлини — метастази в кістки або активація кісткової резорбції шляхом секреції цитокінів, синтез ПТГ і ПТГрП деякими пухлинами
гіперкальціурія без гіперкальціємії	– канальцевий дистальний ацидоз 1 типу — метаболічний ацидоз знижує екскрецію цитратів і знижує реабсорбцію (підвищує екскрецію) кальцію
	– ідіопатична гіперкальціурія:
	а) абсорбційна — підвищене на ≈50 % у порівнянні з загальною популяцією всмоктування кальцію з ШКТ;
	б) резорбційна — підвищена резорбція з кісток без будь-якої клінічно значимої хвороби; пришвидшення метаболізму кісток;
	в) ниркова;
гіпоцитратурія	– канальцевий дистальний ацидоз 1 типу — метаболічний ацидоз знижує екскрецію цитратів і знижує реабсорбцію (підвищує екскрецію) кальцію
	– нефролітіаз при хронічній діареї — хронічна діарея з втратою лугів призводить до ацидозу, а також може викликати гіпокаліємію
	– внутрішньоклітинний ацидоз, вторинний по відношенню до хронічної гіпокаліємії — хронічна гіпокаліємія призводить до внутрішньоклітинного ацидозу, що є безпосередньою причиною гіпоцитратурії
гіпероксалатурія	– ферментативні дефекти з підвищенням синтезу щавелевої кислоти
	– набута дієта з високим вмістом оксалатів, звичний прийом вітаміну C, дієта з низьким вмістом кальцію (відсутність зв'язування оксалатів кальцієм в просвіті ШКТ), хронічні захворювання тонкої кишки

цистинові камені

цистинурія	– генетичні дефекти реабсорбції амінокислот: цистину, орнітину, аргініну, лізину; камені утворює найменш розчинний цистин

струвітові камені

залуження сечі	– інфікування сечовивідних шляхів бактеріями, що синтезують уреазу; розпад сечовини призводить до значного залуження сечі і як наслідок випадіння в осад струвітових каменів

уратні камені

гіперурикозурія	– первинна подагра, синдром Леша-Ніхана порушення метаболізму пуринів
	– мієлопроліферативні пухлини та інші
	– підвищений розпад нуклеїнових кислот
	– надлишок пуринів в дієті, урикозуричні ЛЗ
	– ідіопатична

Допоміжні дослідження

1. Загальний аналіз сечі: у 3/4 випадків — мікрогематурія або макрогематурія, у ≈3 % пацієнтів лейкоцитурія і бактеріурія, що з'являється внаслідок ІСШ.

2. Аналіз крові: немає специфічних порушень, часто помірний лейкоцитоз (<15 000/мкл), більш високий лейкоцитоз, підвищення ШОЕ і концентрації C-реактивного білка вказують на ІСШ.

3. Візуалізаційні дослідження: з метою виявлення конкрементів і оцінки ступеня дилатації сечовивідних шляхів: оглядова **РГ черевної порожнини** може виявити рентгенконтрастні конкременти, а разом з УЗД є вступним візуалізаційним дослідженням у пацієнтів з нирковою колікою в анамнезі. **УЗД сечової системи** — первинне візуалізаційне дослідження у пацієнтів з нирковою колікою в анамнезі, метод дослідження першого вибору у вагітних жінок. **Спіральна КТ** без контрастної речовини проводиться у випадку діагностичних сумнівів або, як метод дослідження першого вибору. **КТ-урографія** виконується тоді, коли КТ без контрастування не дала необхідної діагностичної інформації, а також при запланованих хірургічних втручаннях.

Диференційна діагностика

Жовчнокам'яна хвороба, «гострий живіт», гострий пієлонефрит, інші причини непрохідності сечових шляхів — згустки крові, некротизовані фрагменти ниркової тканини при гострому папілярному некрозі або туберкульозі.

Диференційна діагностика причини нефролітіазу

Допоміжні дослідження

1. Базовий набір досліджень після першого нападу ниркової коліки (виконується в період між нападами, через 2–3 міс. після появи ниркової коліки або урологічних втручань у зв'язку з нефролітіазом, в пацієнтів, які залишаються на нормальній дієті), **або в пацієнтів з безсимптомним, випадково виявленим нефролітіазом:**

1) загальний аналіз сечі — наявність в сечі мінералів, таких як кристали сечової кислоти, цистин, оксалат кальцію, або фосфатів, вказують на характер каменів;

2) концентрація в сироватці креатиніну, натрію, калію, кальцію (збільшена в декілька разів у випадку високої, однак ще нормальної кальціємії), фосфору і сечової кислоти;

3) ПТГ в осіб з гіперкальціємією, нормальним вмістом кальцію в сироватці крові, який наближається до ВМН (≥2,5 ммоль/л), гіпофосфатемією або гіперкальціурією;

4) газометрія крові;

5) контрольне УЗД через рік, потім кожні 2 роки (якщо нема інших показів).

2. Додаткові лабораторні дослідження у пацієнтів з рецидивуючим нефролітіазом, багатьма каменями, збільшенням конкрементів, однією функціонуючою ниркою, нирковою недостатністю, позитивним сімейним анамнезом, або в осіб віком <25 р.: екскреція з сечею кальцію, оксалатів, сечової кислоти, цитрату, натрію і креатиніну, а при підозрі цистинурії екскрецію цистину з сечею. З огляду на варіабельність добової екскреції речовин з сечею слід провести 2 або 3 забори 24-годинної порції сечі.

3. Аналіз хімічного складу конкременту (виділеного, або видаленого під час урологічного втручання) за допомогою рентгенівської кристалографії або спектроскопії — показаний у всіх випадках.

4. Інші дослідження: в залежності від підозрюваного основного захворювання →табл. 6-1.

→ ЛІКУВАННЯ

Консервативне лікування ниркової коліки

Негайне припинення сильного болю

1. НПЗП в/в або в/м, напр., кетопрофен 100 мг, або диклофенак 75 мг, однаково з опіоїдами ефективні при усуненні важкого болю, крім цього зменшують набряк і запальний процес довкола застряглого конкременту, що його може полегшити його просування в сечовий міхур.

2. Опіоїди:

1) **трамадол** 100 мг в/в або в/м;

2) **морфіну сульфат** 2–5 мг в/в (при необхідності повторіть) або 10 мг· в/м або підшкірно кожні 4 год.

3. Ліки із спазмолітичною дією на гладкі м'язи сечоводу, як правило в якості доповнення до опіоїду або НПЗП:

1) **дротаверин** 40–80 мг в/м, або п/о;

2) **гіосцин бутилбромід** 20 мг в/в, в/м, або п/р, також комбіновані ЛЗ з парацетамолом або метамізолом;

3) **оксіфеноній** 5–10 мг п/о; також доступний комбінований препарат: фенпіверіній + метамізол+ пітофенон;

4) **папаверин** п/ш або в/м 40–120 мг, або повільно в/в до 40 мг; супозиторії п/р (додатково містять екстракт з листя мандрагори).

Негайне припинення слабшого болю

1. НПЗП п/о або п/р, напр., кетопрофен 50–100 мг, ібупрофен 600–800 мг, диклофенак 50–100 мг, напроксен 500–750 мг (препарати →табл. 16.12-1).

2. Кодеїн, комбіновані ЛЗ з **парацетамолом**, **ацетилсаліциловою кислотою** або **ібупрофеном**.

3. Ліки із спазмолітичною дією на гладкі м'язи сечоводу — як вище.

Періодичні ниркові коліки і висока ймовірність виходу конкременту

Якщо конкремент має діаметр <10 мм, його самостійний вихід може полегшити та прискорити, а також знизити потребу в анальгетиках, призначення (зазвичай до 2–3 тиж.) ЛЗ із спазмолітичною дією на гладкі м'язи сечоводу, або ЛЗ, які гальмують його перистальтику (тамсулозин 0,4 мг/добу, доксазозин 4 мг/добу,теразозин 5 мг/добу).

Покази до термінової урологічної консультації або госпіталізації

1) лихоманка і симптоми інфекції сечовивідних шляхів (ІСШ);

2) олігурія або анурія — для негайного відновлення відтоку сечі;

3) фармакологічне лікування не призводить до зникнення болю, особливо, якщо конкремент має діаметр ≥5 мм, або з'являються нудота і блювання.

Інвазивне лікування нефролітіазу

1. Екстракорпоральна літотрипсія (ЕКЛТ): дроблення ниркових конкрементів і каменів в сечових шляхах ударними хвилями, які генеруються екстракорпорально (електрогідравлічно, електромагнітно або п'єзоелектрично). Втручання проводиться при анальгоседації, зазвичай амбулаторно. Протипокази: вагітність, порушення згортання крові (у пацієнтів, що приймають антикоагулянти і антиагреганти, необхідно тимчасово їх відмінити), погано контрольована артеріальна гіпертензія; ЕКЛТ можна безпечно проводити в осіб з імплантованим кардіостимулятором або кардіовертером-дефібрилятором після проведеної кардіологом оцінки щодо необхідності тимчасової зміни робочих параметрів пристрою.

2. Черезшкірна літотрипсія (ЧШЛТ): видалення конкрементів з нирки або верхньої частини сечоводу за допомогою ендоскопу (нефроскоп); введеного безпосередньо в чашково-мискову систему.

3. Уретерореноендоскопічна літотрипсія (УРЕЛ) — видалення конкременту уретероендоскопом (ендоскоп вводиться через уретру та сечовий міхур до сечоводу).

4. Хірургічне видалення конкременту, як виняток цілої нирки.

Таблиця 6-2. Етіотропне лікування окремих форм нефролітіазу

ідіопатична гіперкальціурія	
гальмування гіперкальціурії	→ дієта: з нормальним вмістом кальцію (примітка: зниження вмісту кальцію в дієті призводить до підвищення всмоктування оксалатів з шлунково-кишкового тракту і гіпероксалурії, а також є фактором ризику розвитку остеопорозу), зі зниженням натрію до 100 ммоль/добу і білка до 0,8–1,0 г/кг маси тіла/добу; збагачена фосфатами дієта, не солодка їжа і напої
	→ тіазиди, напр., гідрохлортіазид 50 мг/добу гальмує екскрецію кальцію з сечею (завжди з добавкою калію, у вигляді багатої на калій дієти, або препаратів калію, переважно у вигляді цитрату[a])
гальмування гіпероксалурії	→ дієта, з низьким вмістом оксалатів[б] — зниження концентрації оксалатів у сечі
залуження сечі	→ цитрат калію[a]
гіпоцитратурія	
залуження сечі	→ цитрат калію[a]; утримуйте pH сечі в діапазоні 6,4–6,8; залуження підвищує екскрецію цитратів; цитрат калію підвищує екскрецію цитратів і знижує кальціурію
додавання цитратів[a]	
харчова гіпероксалурія	
зменшення оксалатів в дієті	→ дієта з низьким вмістом жирів і оксалатів[б], присутність жирів у раціоні збільшує всмоктування оксалатів
зв'язування оксалатів в шлунково-кишковому тракті	→ дієта з нормальним вмістом кальцію, якщо кількість кальцію в дієті недостатня, слід додати препарати кальцію (1,0–1,5 г кальцію на добу, доза поділена на кілька прийомів під час їжі); добавка магнію — рекомендована добова доза 21–25 ммоль Mg^{2+} у формі цитрату магнію (не магнію оксиду)
	→ холестирамін; зв'язує оксалати в кишківнику;
	→ 300 мг алопуринолу у хворих з гіперурикозурією (зменшує екскрецію сечової кислоти, зменшує кристалізацію оксалату кальцію)
первинна гіпероксалурія	
піридоксин 250–1000 мг/добу	пришвидшує перетворення гліоксалової кислоти в гліцин — менша його частина перетвориться в щавлеву кислоту
корекція метаболічних помилок	→ одночасна трансплантація нирки та печінки
цистинові камені	
покращення розчинності цистину	→ пиття рідини в такій кількості, щоб отримати >3 л/добу сечі; пиття великої кількості рідини перед сном, а також вночі (у кожному випадку сечовипускання вночі, потрібно випити 300–500 мл і прийняти додатково дозу Л3, які залужують сечу)
	→ залуження сечі, цитрат калію[a], необхідний моніторинг лікування шляхом частого контролю pH (самоконтроль за допомогою тест-смужок), рекомендоване pH >7,5
	→ пеніциламін 0,25–2 г/добу, каптоприл 75–100 мг/добу; утворюють сполучені дисульфідними зв'язками комплекси з цистеїном, що мають значно більшу розчинність
зменшення споживання цистину	→ слід обмежити споживання білка до 0,8–1,0 г/кг/добу

струвітові («інфекційні») камені	
стерилізація сечі	→ антимікробні препарати відповідно до антибіотикограми
видалення конкрементів повністю	→ екстракорпоральна літотрипсія (ЕКЛТ), черезшкірні методи
нормальний відтік сечі	→ корекція анатомічних або функціональних порушень сечовивідних шляхів (застій сечі є основним фактором ризику розвитку рецидивуючої інфекції сечових шляхів)
утратні камені	
зменшення споживання пуринів	→ дієта з низьким вмістом пуринів
залуження сечі	→ цитрат калію[a]
зниження урикемії	→ алопуринол 100–300 мг/добу або фебуксостат 80–120 мг/добу; використовується тільки у випадку гіперурикозурії

[a] зазвичай комбіновані ЛЗ
[б] уникнення в дієті: шпинату, ревеню, надлишку м'яса, соєвих продуктів, горіхів, мигдалю, шоколаду, міцного чаю і кави, буряків

→ ПРОГНОЗ

Ймовірність розвитку симптомів нефролітіазу в пацієнта з випадково виявленим конкрементом (або конкрементами) в сечових шляхах становить ≈50 % протягом 5 р. Ймовірність повторного виникнення ниркової коліки після першого епізоду у пацієнтів без проведення профілактики становить ≈15 % протягом року; до 40 % протягом 5 р. і 50 % протягом 10 р. Рання діагностика причини і специфічне лікування покращують прогноз, особливо при рецидивуючому нефролітіазі, або коли хвороба розвивається в молодому віці. Нефролітіаз рідко є причиною термінальної стадії ниркової недостатності, яка є показом до лікування діалізом (2–4 % хворих що вимагають проведення діалізу; в ≈40 % хворих визначається струвітовий нефролітіаз, асоційований з утворенням коралоподібних каменів).

→ ПРОФІЛАКТИКА

Неспецифічна

1. Пити велику кількість рідини (добовий діурез ≥2 л).

2. Обмеження споживання продуктів, що містять компоненти сечових каменів →табл. 6-2.

3. Зменшення споживання солі (<6 г/добу; кальціуретична дія натрію при більшості форм сечокам'яної хвороби) і тваринного білка за винятком молокопродуктів (дієта з високим вмістом тваринного білка знижує рН сечі і зменшує екскрецію цитратів із сечею).

Специфічне лікування нефролітіазу, в залежності від етіології →табл. 6-2

У більшості людей з ідіопатичною гіперкальціурією ефективними є спрощений алгоритм:

1) протягом декількох днів дієта з помірним вмістом кальцію (600–800 мг/добу), а також з обмеженням кухонної солі і білків тваринного походження;

2) повторна оцінка добової екскреції кальцію з сечею; якщо нормалізована → продовжуйте таку дієту (абсорбційна форма гіперкальціурії);

3) збереження надмірної екскреції кальцію → додайте тіазидний діуретик. Якщо контрольна оцінка добової екскреції кальцію з сечею засвідчить правильне значення → продовжуйте такі дії і регулярно (кожні 6–12 міс.), контролюйте екскрецію кальцію з сечею.

4) якщо гіперкальціурія утримується, незважаючи на правильне виконання рекомендацій → проведіть додаткову діагностику (навантажувальний тест кальцієм).

Тільки при сечокислому нефролітіазі (у випадку «чистих» сечокислих каменів, тобто без домішок інших мінералів) інтенсивне консервативне лікування може призвести до розчинення конкрементів.

7. Обструктивна нефропатія

➡ ВИЗНАЧЕННЯ ТА ЕТІОПАТОГЕНЕЗ

Обструктивна нефропатія — це сукупність морфологічних і функціональних змін, пов'язаних з обструкцією сечових шляхів внаслідок порушення відтоку сечі в зв'язку з частковою або повною непрохідністю сечових шляхів.

Причини:

1) **механічні** — гіперплазія і рак передміхурової залози, стеноз шийки сечового міхура, раки (матки, яєчників, товстої кишки, заочеревинні пухлини), випадіння матки, заочеревинний фіброз, стеноз сполучення ниркової миски і сечоводу (набуті або спадкові стенози сечоводу) або сечовідно-міхурового устя (набуті або спадкові звуження сечоводу при впадінні в сечовий міхур), клапан задньої уретри, кіста сечовідно-міхурового устя;

2) **функціональні (неврологічні)** — травми спинного мозку, нейрогенний сечовий міхур (спазм шийки сечового міхура), порушення розвитку спинного мозку.

Особливою формою обструктивної нефропатії є **рефлюкс-нефропатія**, яка є ускладненням сечовідно-міхурового рефлюксу.

Функціональні розлади пов'язані з порушенням транспорту іонів водню і калію, а також здатності концентрувати сечу, спазмом кровоносних судин, зменшенням кровообігу і клубочкової фільтрації. Хронічна обструкція призводить до розширення збиральної системи нирок, тубулоінтерстиціального фіброзу і втрати ниркової паренхіми. Типовим симптомом є розширення чашково-мискової системи, тобто гідронефроз. У хворих з супутньою інфекцією сечовивідних шляхів (ІСШ) наявність бактерій і їх ендотоксинів в нирковій паренхімі посилює вже існуюче пошкодження.

➡ КЛІНІЧНА КАРТИНА ТА ПРИРОДНИЙ ПЕРЕБІГ

Симптоми мало характерні і дуже різноманітні; залежать від розташування перешкоди, швидкості і ступеня прогресування гідронефрозу. Повільно прогресуючий гідронефроз може мати безбольовий перебіг. Біль може бути пов'язаний з причиною гідронефрозу або інфекцією. При швидкому розвитку ниркової обструкції може з'явитися ниркова коліка. Діурез може бути нормальним, підвищеним або зниженим, аж до анурії. При частковій непрохідності може чергуватися олігурія з поліурією. Після усунення перешкоди часто з'являється поліурія, яка є результатом осмотичного діурезу, а також зниженням відповіді на вазопресин. У разі гідронефрозу можна виявити пухлину (однієї або обох нирок), розташовану у верхній частині живота. Ділянка нирки може бути чутливою до постукування (симптом Пастернацького). У разі розтягнення сечового міхура може бути відчутною пухлина в надлобковій ділянці. Гідронефроз іноді супроводжується артеріальною гіпертензією.

➡ ДІАГНОСТИКА

Допоміжні дослідження

1. Загальний аналіз сечі: наявність і вираженість змін залежать від причини обструкції сечових шляхів; часто зниження відносної густини сечі, мікрогематурія або макрогематурія, лейкоцитурія, може виникати незначна протеїнурія (<1,5 г/добу).

2. Аналіз крові: підвищення рівня сечовини і креатиніну в сироватці (в разі розвитку ниркової недостатності); ацидоз і гіпокаліємія (в результаті дистального канальцевого ацидозу →розд. 14.5.2).

3. Візуалізаційні дослідження: УЗД візуалізує гідронефроз, а іноді і місце перешкоди. Відсутність гідронефрозу не виключає навіть повної обструкції сечовивідних шляхів. Інші дослідження (КТ, урографія, фікційна цистографія, ретроградна (висхідна) пієлографія дозволяють знайти і визначити характер перешкоди відтоку сечі. Ізотопна ренографія з використанням фуросеміду іноді буває корисною при диференціюванні функціонального розширення чашково-мискової системи від гідронефрозу, викликаного анатомічною перешкодою.

➡ ЛІКУВАННЯ

Лікування залежить від розташування перешкоди, а також причини і ступеня порушення функції нирок. Загальна обструкція сечових шляхів з подальшою гострою нирковою недостатністю вимагає термінового втручання. Основне значення має ліквідація або обхід перешкоди, яка заважає відтоку, що зазвичай вимагає урологічного втручання. Біохімічні порушення коригуйте за правилами викладеними у відповідних розділах.

8. Інфекції сечовивідних шляхів

➡ ВИЗНАЧЕННЯ ТА ЕТІОПАТОГЕНЕЗ

Інфекція сечовивідних шляхів (ІСШ) — це наявність мікроорганізмів у сечових шляхах вище сфінктера сечового міхура, які в нормальних умовах стерильні.

Значна бактеріурія — це вказуюча на ІСШ кількість живих бактерій (т. зв. колоніеутворюючих одиниць — КУО) одного штаму в мл сечі. В залежності від форми ІСШ це:

1) ≥10^3 КУО/мл у жінки з симптомами циститу у зразку середнього струменя сечі;

2) ≥10^4 КУО/мл у жінки з симптомами гострого пієлонефриту (ПН) у зразку середнього струменя сечі;

3) ≥10^5 КУО/мл у разі ускладненої ІСШ у зразку середнього струменя сечі;

4) ≥10^2 КУО/мл у зразку сечі, зібраної шляхом одноразового введення катетера до сечового міхура;

5) будь-яка кількість КУО в сечі, зібраній під час надлобкової пункції сечового міхура.

Безсимптомна бактеріурія — це значна бактеріурія (≥10^5 КУО/мл у зразку середнього струменя сечі або ≥10^2 КУО/мл у зразку сечі, зібраної шляхом одноразового введення катетера до сечового міхура) у особи без об'єктивних і суб'єктивних ознак ІСШ. Наявності лейкоцитурії у пацієнта без клінічних симптомів недостатньо для діагностування ІСШ.

Ускладнені ІСШ — це:

1) кожна ІСШ у чоловіків;

2) ІСШ у жінок з анатомічним або функціональним порушенням, що перешкоджає відтоку сечі, або порушенням загальносистемних чи місцевих захисних механізмів;

3) ІСШ спричинені нетиповими мікроорганізмами.

Неускладнені ІСШ виникають у жінок з нормальною сечостатевою системою та без порушень місцевих і загальносистемних механізмів захисту (тобто без факторів ризику розвитку ІСШ — нижче) і є викликані типовими для ІСШ мікроорганізмами.

Рецидив ІСШ — це повторна ІСШ, яка з'явилася після призначення антибактеріальної терапії, викликана виживанням у сечових шляхах мікроорганізмів, що були причиною попередньої ІСШ. В практиці рецидив ІСШ діагностується, якщо симптоми виникли <2 тиж. після закінчення лікування попередньої ІСШ, а етіологічним фактором є той самий мікроорганізм.

Повторна ІСШ (реінфекція) — це ІСШ, спричинена мікроорганізмом, що походить ззовні сечовивідних шляхів, що є новим етіологічним фактором. В практиці діагностується повторну ІСШ, якщо симптоми виникли після 2 тиж. від закінчення лікування попереднього ІСШ, навіть якщо етіологічним фактором є той самий мікроорганізм.

У нормальних умовах сечовивідні шляхи є стерильними, за винятком дистальної уретри, в якій існують в основному сапрофітні коагулазонегативні стафілококи (наприклад *Staphylococcus epidermidis*), вагінальні палички (*Haemophilus vaginalis*), негемолітичні стрептококи, коринебактерій і молочнокислі бактерії (*Lactobacillus*). Патогенні мікроорганізми колонізують сечову систему в основному висхідним шляхом. Першим кроком у розвитку ІСШ висхідним шляхом є колонізація устя уретри уропатогенними бактеріями. Це легше відбувається у жінок, у яких резервуаром уропатогенних мікроорганізмів є присінок піхви; також з меншою відстань устя уретри від ануса. Наступним етапом є проникнення бактерій в сечовий міхур жінки, часто під час статевого акту. У людей з ефективними захисними механізмами колонізація закінчується на висоті сечового міхура. Імовірність інфекції нирок збільшується з часом перебування бактерій в сечовому міхурі. Інфікування гематогенним або лімфогенним шляхом складає ≈2 % від усіх ІСШ, але вони становлять найбільш важкі випадки і зустрічаються у хворих з важким клінічним статусом, ослабленим імунітетом.

Фактори ризику ускладненої ІСШ: застій сечі, нефролітіаз, міхурово-сечовідний рефлекс, катетер в сечовому міхурі, діабет (особливо неконтрольований), похилий вік, вагітність і пологи, госпіталізація з інших причин.

Етіологічні фактори:

1) бактерії:

    а) **простий і рецидивуючий цистит** — *Escherichia coli* (70–95 % випадків), *Staphylococcus saprophyticus* (5–10 %; в основному у сексуально активних жінок), *Proteus mirabilis*, *Klebsiella spp.*, *Enterococcus spp.* і інші. (≤5 %);

    б) **неускладнений гострий пієлонефрит (ПН)** — як вище, але більша частина *E. coli* і без *S. saprophyticus;*

    в) **ускладнені ІСШ** *E. coli* (≤50 %), вища, ніж при неускладнених ІСШ участь бактерій, зокрема видів *Enterococcus* (20 %), *Klebsiella* (10–15 %), *Pseudomonas* (≈10 %), *P. mirabilis*, а також інфікувань більше, ніж одним мікроорганізмом;

    г) **безсимптомна бактеріурія** — в жінок найчастіше *E. coli*, у пацієнтів з довготривалим знаходженням катетера у сечовому міхурі зазвичай присутні кілька мікроорганізмів, включаючи *Pseudomonas spp.* і серед них часто уреазо-позитивні бактерії (напр., *Proteus spp.*);

2) мікроорганізми, котрі не виявляються стандартними методами *Chlamydia trachomatis*, гонокок (*Neisseria gonorrhoeae*), віруси (особливо вірус *Herpes simplex*); передаються майже виключно статевим шляхом, спричиняють до 30 % інфекцій нижніх сечових шляхів у жінок, які ведуть активне статеве життя;

3) грибки зазвичай *Candida albicans* і інші види *Candida, Cryptococcus neoformans* і *Aspergillus*; є причиною ≈5 % ускладнених ІСШ. Грибкові ІСШ найчастіше зустрічаються у хворих на цукровий діабет, лікованих антибіотиками, з катетером в сечовому міхурі, у хворих, які перенесли інструментальні маніпуляції на сечовивідних шляхах, особливо у пацієнтів, що приймають імунодепресанти. Грибки можуть бути присутніми в сечі, не будучи причиною ІСШ →розд. 14.8.9.

→ **КЛІНІЧНА КАРТИНА ТА ПРИРОДНИЙ ПЕРЕБІГ**

В залежності від типового перебігу хвороби і необхідності діагностики та лікування виділяють:
1) гострий цистит у жінок →розд. 14.8.1;
2) рецидивуючий цистит у жінок →розд. 14.8.2;
3) неускладнений гострий ПН у жінок →розд. 14.8.3;
4) ускладнені ІСШ →розд. 14.8.4;
5) безсимптомна бактеріурія (безсимптомна ІСШ) →розд. 14.8.5.

→ **ДІАГНОСТИКА**

Діагноз ІСШ встановлюється на підставі об'єктивних та суб'єктивних клінічних симптомів та результатів допоміжних досліджень.

Допоміжні дослідження

1. Загальний аналіз сечі: лейкоцитурія, лейкоцитарні циліндри (свідчать про гострий пієлонефрит), гематурія (часто при циститі у жінок).

2. Посів сечі:
1) можна припустити, що неускладнений цистит у жінок, які не перебувають в лікарні, спричинений *E. coli* або *S. saprophyticus* і почати лікування без виконання посіву сечі;
2) проведіть бактеріологічне дослідження сечі у всіх інших випадках ІСШ і у жінок з симптомами циститу, якщо стандартне емпіричне лікування було неефективним, підозрюєте ускладнене ІСШ, або якщо ІСШ виникла до 1 місяця від попереднього епізоду;
3) тест-смужки використовуються тільки для вступного дослідження в напрямку ІСШ. Виявляють в сечі присутність нітритів, котрі синтезуються з нітратів ентеробактеріями (*Enterobacteriaceae*). Їх чутливість дозволяє виявити бактерії в кількості >10^5 КУО/мл. З цієї причини, а також через те, що вони не виявляють бактерії, які не синтезують нітритів, тести-смужки не можуть замінити посіву сечі, якщо є покази для його проведення.
4) в ≈30 % випадків дизурій інфекційної етіології результат стандартного бактеріологічного дослідження (посіву) сечі є негативним (так званий не-бактеріальний цистит або уретрит →нижче).

3. Аналіз крові: лейкоцитоз, підвищення ШОЕ, підвищення рівня С-реактивного білка.

4. Посів крові: позитивний при важких формах ІСШ.

5. Візуалізаційні дослідження: показані при ускладнених ІСШ, а також неускладненому гострому ПН у жінок, якщо ознаки інфекції зберігаються або наростають, незважаючи на стандартне лікування. **УЗД сечової системи** дозволяє виявляти аномалії сечовивідних шляхів (напр., нефролітіаз, застій сечі, кісти, аномалії розвитку) і ускладнення ІСШ (абсцес нирки або паранефральний абсцес). **Урографія** в основному показана при підозрі аномалій чашково-мискової системи або сечоводів. **КТ з введенням контрасної речовини** має найвищу чутливість у виявленні паранефральних абсцесів, дозволяє візуалізувати вогнище бактеріальне запалення нирки. **Сцинтиграфія нирок із застосуванням DMSA** дослідження з дуже високою чутливістю для виявлення гострого ПН.

Діагностичні критерії

ІСШ діагностується на підставі клінічних симптомів; завжди намагайтесь їх підтвердити виконуючи посів сечі (винятком є неускладнений цистит у жінок, який діагностується тільки на підставі клінічних симптомів). Значна бактеріурія підтверджує наявність ІСШ в особи з клінічними симптомами.

Диференційна діагностика

Інші захворювання, які можуть викликати проблеми з сечовипусканням і больові відчуття в ділянці малого тазу (гінекологічні захворювання, захворювання передміхурової залози), ниркова коліка, запальні процеси органів черевної порожнини.

ЛІКУВАННЯ

Лікування клінічно вираженої ІСШ полягає на усуненні патогенних мікроорганізмів із сечових шляхів за допомогою відповідних протимікробних препаратів, на початку лікування вибраних емпірично, а потім на основі результатів посіву сечі (при наявності показів для його проведення). У кожному випадку спробуйте усунути відомі фактори ризику ІСШ.

Загальні рекомендації

1. **Ліжковий режим** при інфекціях верхніх відділів сечових шляхів середньо-важкого або важкого перебігу.

2. **Адекватне споживання рідини** п/о або в/в для належної гідратації хворого.

3. **У випадку лихоманки або болю** → напр., парацетамол.

Антибактеріальна терапія

Залежить від форми ІСШ →нижче.

ПРОГНОЗ

1. **Неускладнені ІСШ**: прогноз добрий.

2. **Хронічні або рецидивуючі ІСШ** у пацієнтів зі стійкими анатомічними аномаліями сечовивідних шляхів (напр., нефролітіаз, міхурово-сечовідний рефлюкс): може виникнути хронічна ниркова недостатність.

3. **Ускладнення ІСШ** (→розд. 14.8.13): деякі (напр., уросепсис, особливо у осіб похилого віку) асоціюються з високою смертністю.

ПРОФІЛАКТИКА

Рецидивуюча ІСШ — це, найчастіше, неускладнений цистит, набагато рідше — неускладнений гострий ПН. Нижче наведені методи профілактики рецидивуючих неускладнених ІСШ. Рецидив ускладненої ІСШ — це окрема клінічна проблема, пов'язана з аномаліями сечовивідних шляхів, порушенням імунітету і резистентності уропатогенних мікроорганізмів до ЛЗ.

Нефармакологічні методи

Рекомендуйте всім жінкам з рецидивуючою ІСШ:

1. Сечовипускання відразу після позиву до сечовипускання або регулярно кожні 2–3 год, а також перед сном і відразу після статевого акту.

2. Уникати використання інтимних дезодорантів, шийкових ковпачків і вагінальних сперміцидів.

3. Уникати бульбашкових ванн і додавання хімічних речовин до ванни.

Фармакологічні методи

1. Вагінальне використання препаратів з *Lactobacillus*.

2. Вагінальне використання крему з естрогеном (жінкам в менопаузі).

3. Імунопрофілактика із використанням ліофілізованого екстракту *E. coli*.

4. Профілактична антибактеріальна терапія (варіанти):

1) **лікування, коли виникають симптоми**, здійснюється самостійно жінкою за правилами лікування неускладненої циститу →нижче. Стратегія рекомендується, коли кількість епізодів ІСШ протягом року ≤3. Повідомити пацієнтку, щоб обов'язково зв'язалась з лікарем, якщо симптоми утримуватимуться протягом 48 год або вони не типові.

2) **безперервна профілактика** — перед сном щоденно, або 3×на тиж., п/о нітрофурантоїн 50–100 мг, котримоксазол 240–480 мг, триметоприм 100 мг або норфлоксацин 200 мг. Альтернативою є фосфоміцин 3 г кожні 10 днів. Під час вагітності цефалексин 125 або 250 мг або цефаклор 250 мг.

2) **профілактика після статевого акту** — разова доза ЛЗ після статевого акту. Препарати та дози, які і у випадку безперервної профілактики. Така стратегія рекомендується, коли кількість епізодів ІСШ протягом року >3 і існує чіткий часовий зв'язок зі статевим актом.

5. Правила профілактики ІСШ, пов'язаної з катетеризацією сечового міхура →розд. 24.14.

8.1. Неускладнений цистит

→ КЛІНІЧНА КАРТИНА ТА ДІАГНОСТИКА

Найчастіше дизурія, полакіурія і біль в надлобковій ділянці, іноді нетримання сечі і гематурія (у ≈40 % випадків), а також болючість при пальпації в надлобковій ділянці. Підтверджується лейкоцитурія і зазвичай бактеріурія >10^5 КУО/мл (у випадках частини пацієнтів 10^2–10^4 КУО/мл). Якщо не лікувати, триває від кількох до кільканадцяти днів. Візуалізаційні дослідження і посів сечі, зазвичай, виконуються тільки при збереженні симптомів під час лікування або реінфекції протягом 1–4 тиж.

→ ЛІКУВАННЯ

1. Препарати першого вибору: п/о нітрофурантоїн 100 мг 2×на день протягом 3–5 днів, котримоксазол 960 мг 2×на день протягом 3 днів, триметоприм 100 мг 2×на день протягом 3 днів, фосфоміцин 3,0 г 1 раз, півмецилінам 400 мг 2×на день протягом 3–7 днів. Якщо на даній території стійкість *E. coli* до котримоксазолу є >20 % → призначте замість котримоксазолу і триметоприму інший препарат першого вибору, фторхінолон (протягом 3 днів: ципрофлоксацин 250 мг 2×на день, норфлоксацин 400 мг 2×на день, або 200 мг офлоксацину 2×на добу), або препарат другого вибору.

2. Препарати другого вибору: п/о амоксицилін з клавулановою кислотою 625 мг 2×на день протягом 3–7 днів, цефаклор 250 мг 3×на день протягом 3–7 днів, амоксицилін 500 мг 3×на день протягом 7–10 днів (не призначайте для емпіричного лікування).

Якщо підозрюєте супутній гострий пієлонефрит (напр., дизуричні симптоми, котрі тривають >5–7 днів, біль у попереково-бічній ділянці (без очевидної причини, непідтверджене підвищення температури тіла, але суб'єктивне відчуття жару) → для емпіричного лікування призначте котримоксазол або фторхінолон.

3. Контроль після лікування: пацієнткам без клінічних симптомів після лікування не рекомендується виконувати контрольні дослідження.

8.2. Рецидивуючий цистит у жінок

Рецидивуючий цистит зустрічається у 10–20 % жінок, без факторів ризику ускладненої ІСШ. Етіологічні фактори однакові з тими, що при спорадичних неускладнених циститах. Реінфекція зустрічається значно частіше, ніж рецидив. У деяких жінок існує чіткий зв'язок між статевими стосунками і наступними епізодами ІСШ. Як правило, не рекомендується виконувати візуалізаційних та інших досліджень, якщо не підозрюєте наявності факторів ризику ускладненої ІСШ, а посів сечі виявляє типові мікроорганізми неускладненої ІСШ (*E. coli, S. saprophyticus*). Виявлення рідкісних уропатогенів (напр., *Proteus sp.*) викликає підозру ускладненої ІСШ.

1. Використовуйте ЛЗ, як при неускладненому циститі (→вище).

2. В частині випадків повторна ІСШ найчастіше обумовлена рецидивом інфекції; найчастіше тоді, коли попередній безсимптомний цистит супроводжувався пієлонефритом, який не був вилікуваний призначенням коротко-тривалої антибактеріальної терапії. При рецидиві ІСШ → проведіть посів сечі та призначте антимікробне лікування протягом 10–14 днів.

8.3. Неускладнений гострий пієлонефрит (ГП)

Неускладнений гострий ПН є результатом висхідної інфекції, що поширюється з нижніх сечових шляхів. Інфекція і запальний процес відносяться до чашково-мискової системи і прилеглої до паренхіми мозкової речовини нирки. Клінічна картина буває різною: від симптомів циститу (субклінічний гострий ПН, зустрічається в 30–50 % випадків неускладнених циститів) до уросепсису. У типових випадках протягом <24 год з'являються: біль у поперековій ділянці різної інтенсивності, нездужання, ознобі і лихоманка; можуть з'явитися дизурія, нудота та блювання. Фізикальним обстеженням підтверджується позитивний симптом Пастернацького (як правило, однобічний), а іноді пальпаторно біль в гіпогастрії у зв'язку з циститом, якому передував гострий ПН і триває далі.

У кожному випадку перед початком лікування, зробіть загальний аналіз і посів сечі, а у госпіталізованих пацієнтів — посів крові. Майже завжди виявляється лейкоцитурія, посів сечі позитивний в 90 % випадків (зазвичай бактеріурія ≥10^5 КУО/мл). Проведення візуалізаційних досліджень показане при: сумнівах щодо діагнозу, гарячці, котра триває >48 год, погіршення клінічного стану під час лікування, необхідності госпіталізації, повторному епізоді гострого ПН.

Лікування повинне ґрунтуватись на результатах посіву сечі і тривати протягом 10–14 днів. До отримання результатів посіву призначте емпіричне лікування.

1. Пацієнтів з легкими симптомами в хорошому загальному стані та які дотримуються медичних рекомендацій: можна лікувати амбулаторно.

1) препарати першого вибору — **фторхінолони** п/о протягом 7–10 днів (напр., ципрофлоксацин 500 мг 2×на день або левофлоксацин 500 мг 4×на день);

2) альтернативні ліки (якщо не можна призначити ЛЗ першого вибору) п/о протягом 10–14 днів; **цефподоксим** 200 мг 2×на день, **цефтибутен**

400 мг 1×на день, **котримоксазол** 960 мг 2×на день, **амоксицилін з клавулоновою кислотою** 1,0 г 2×на день.

Якщо опірність позашпитальних штамів *E. coli* до фторхінолонів ≥10 %, а також при призначенні альтернативного ЛЗ → лікування почніть парентеральним введенням однієї дози антибіотиків тривалої дії (напр., цефтріаксон 1,0 г або добова дози аміноглікозиду).

2. Пацієнти, що потребують госпіталізації: госпіталізація показана у випадках постійної нудоти і блювання, відсутності покращення, або нарастання симптомів, незважаючи на амбулаторне лікування, сумніви в діагнозі, вагітність. Ліки зазвичай вводять в/в, спочатку емпірично один з наступних антибіотиків:

1) **фторхінолон** — зазвичай ципрофлоксацин 200–400 мг в/в кожні 12 год (не час призначайте при вагітності);

2) **аміноглікозид** — гентаміцин 5–7 мг/кг в/в 1×на день або 1 мг/кг в/в кожні 8 год) **в монотерапії або з ампіциліном** (1,0 г в/в кожні 6 год);

3) цефалоспорин III покоління, напр., **цефтріаксон**, 1–2 г в/в 1×на день.

Лікування змінюється після отримання результатів посіву сечі і крові. Припинення гарячки і клінічне покращення (зазвичай протягом 72 год) — це умова переходу на п/о прийом антибіотика, вибраного на підставі результатів мікробіологічних досліджень (не обов'язково тим самим, який був призначений в/в). У пацієнток без наявності клінічних симптомів проведення контрольних обстежень після лікування зазвичай не є необхідним.

8.4. Ускладнені інфекції сечової системи

→ **КЛІНІЧНА КАРТИНА ТА ДІАГНОСТИКА**

Найбільш поширеними факторами, через які ІСШ потрібно трактувати як ускладнену — це: чоловіча стать, цукровий діабет, вагітність, нефролітіаз, перешкода відтоку сечі.

Клінічна картина може бути різною: від легкого циститу до уросепсису. У кожному випадку виявлення або підозри ускладненої ІСШ проведіть загальний аналіз та посів сечі, а біохімічне дослідження крові для оцінки функції нирок. При помірно-важкому і важкому перебігу хвороби у госпіталізованих пацієнтів зробіть посів крові. У кожному випадку зробіть УЗД, а в деяких хворих також оглядову РГ живота органів черевної порожнини, щоб виключити нефролітіаз та перешкоду в сечових шляхах з порушенням відтоку сечі. Покази до проведення інших візуалізаційних досліджень: підозра ниркових і паранефральних ускладнень ІСШ (→розд. 14.8.13), інші супутні порушення в ділянці черевної порожнини або тазу, а також діагностики аномалій сечовивідних шляхів, котрі є причиною ускладненої ІСШ.

→ **ЛІКУВАННЯ**

1. В залежності від інтенсивності симптомів і супутніх захворювань, лікування проводиться в лікарні або амбулаторно. **Покази для госпіталізації:** аномалії сечовивідних шляхів, порушення імунітету, ниркова недостатність, тяжкі супутні захворювання, інші — як при неускладненому гострого ПН.

2. Урологічні втручання: у багатьох випадках мають основне значення, мета полягає в корекції аномалій сечовивідних шляхів, натомість антимікробне лікування є допоміжним заходом.

3. Емпіричне лікування ускладненої ІСШ за тими ж правилами, що й при неускладненому гострого ПН. Якщо емпіричне лікування є неефективним, а результати мікробіологічних досліджень недоступні → призначте антибіотик широкого спектру, активний щодо *Pseudomonas spp.* (напр., цефтазидим, цефепім, піперацилін з тазобактамом, карбапенем) і розгляньте питання щодо призначення аміноглікозиду (найкраще амікацину), якщо досі не призначався. Пероральне лікування та його тривалість — як при неускладненому гострого ПН.

4. Амбулаторне лікування: препаратами першого вибору є **фторхінолони**.

5. Лікування у молодих чоловіків без додаткових факторів ризику ускладненої ІСШ: повинне тривати 7 днів у випадку симптомів циститу і 14 днів — при симптомах гострого ПН.

6. Контрольний посів сечі: повторіть через 1–2 тиж. після завершення лікування.

8.5. Безсимптомна бактеріурія

Безсимптомна бактеріурія діагностується тоді, коли, незважаючи значну бактеріурію в правильно забраних для аналізу зразках сечі, немає жодних клінічних симптомів ІСШ. За деякими винятками (→нижче), як у жінок так і чоловіків, безсимптомна бактеріурія не призводить в подальшому до віддалених негативних наслідків, а антимікробне лікування не знижує частоти симптоматичної ІСШ чи безсимптомної бактеріурії в майбутньому.

Не потребує лікування — за винятком:
1) вагітних жінок →нижче;
2) чоловіки перед плановою трансуретральною резекцією простати — антибактеріальне лікування починайте ввечері перед операцією, антибіотиком відповідно до результатів посіву, як правило, фторхінолоном і продовжуйте тільки при наявності катетера в сечовому міхурі;
3) у пацієнтів перед урологічними процедурами, при проведенні яких може виникнути кровотеча зі слизової оболонки сечовивідних шляхів → дійте так, як у чоловіків перед трансуретральною резекцією передміхурової залози.

8.6. Катетер в сечовому міхурі

Одноразова катетеризація сечового міхура асоційована з ризиком розвитку бактеріурії становить 1–3 %. Частота бактеріурії підвищується на 3–10 % за кожен день знаходження катетера в сечовому міхурі, а протягом 30 днів становить майже 100 %. Найчастіше з сечі висіваються кишкові палички, а також частим є інфікування бактеріями типу *Pseudomonas*, *Enterococcus* і *Staphylococcus* та грибкові інфекції. Симптоматична ІСШ розвивається в небагатьох пацієнтів із катетером у сечовому міхурі і бактеріурією; тому не рекомендується виявлення безсимптомної бактеріурії і її лікування, тому що це призводить до тимчасового зникнення бактеріурії і швидкої селекції стійких до медикаментів мікроорганізмів. Після видалення катетера бактеріурія, зазвичай, проходить самостійно і тільки в <1 % розвивається симптоматична ІСШ. Найпоширеніші симптоми ІСШ: гарячка, зниження працездатності, лейкоцитоз, лейкоцитурія і бактеріурія >10^5 КУО/мл (часто більше одного збудника). **Лікування:** керуйтесь результатами посіву сечі, призначте антибіотик із якомога вужчим спектром: протягом 7–10 днів у пацієнтів без бактеріемії, а при бактеріемії — протягом 10–14 днів. **Правила профілактики ІСШ, асоційованого з катетеризацією сечового міхура** →розд. 24.14.

8.7. Інфекції сечової системи у вагітних жінок

1. Безсимптомна бактеріурія: підвищує ризик гострого циститу, гострого ПН, передчасних пологів і низької ваги при народженні. Посів сечі у вагітних жінок потрібно виконувати ≥1 разу на ранніх термінах вагітності (при першому візиті або між 12-м і 16-тим тиж. вагітності), і призначити лікування у випадку значної бактеріурії. **Лікування** слід проводити у відповідності з результатом посіву сечі (як при циститі) протягом 3–7 днів, після цього періодично повторювати посів сечі з метою діагностики рецидивів бактеріурії (зустрічається в 1/3 випадків).

2. Цистит: у вагітної жінки може бути поміченим з затримкою, оскільки схожі симптоми (полакіурія, різкі позиви, дискомфорт у верхній частині живота) часто зустрічаються при нормальній вагітності. Рекомендовані ЛЗ п/о амоксицилін 500 мг 3×на день; амоксицилін з клавулоновою кислотою 625 мг 2×на день; цефалексин 250–500 мг 4×на день; фосфоміцин 3,0 г одноразово; котримоксазол 960 мг 2×на день (не призначайте в першому триместрі і незадовго до закінчення вагітності). **Лікування** триває протягом 3–7 днів (за винятком призначення нітрофураноїнів 10 днів). Завжди потрібно зробити посів сечі і модифікувати лікування відповідно до результатів аналізу.

3. Гострий ПН: з'являється в 1–2 % вагітних жінок, як правило, в II і III триместрі; переважно в зв'язку з порушенням відтоку сечі. Типові симптоми: висока температура, біль в поперековій ділянці, дизуричні симптоми і блювання (що призводять до зневоднення). Лікування починається в лікарні згідно з правилами, як при гострому ПН, не асоційованому з вагітністю (виняток: фторхінолони протипоказані через ризик тератогенної дії).

8.8. Інфекції сечовивідних шляхів у пацієнтів з пошкодженням спинного мозку

Пацієнти з ушкодженнями спинного мозку вимагають багаторазової катетеризації сечового міхура або постійного знаходження в ньому катетера. У більшості пацієнтів через деякий час розвивається безсимптомна бактеріурія, яка може зникати і рецидивувати без лікування. Не слід її активно виявляти і лікувати. Симптоматична ІСШ виникає дуже часто (≈2,5 епізоди ІСШ на пацієнта протягом року). Характерною особливістю уропатогенів у цих хворих є утворення густої біоплівки на стінках сечового міхура, що унеможливлює в більшості випадків тривалої ерадикації мікроорганізмів, а бактеріурія виявляється у ≥90 % хворих протягом 30 днів після закінчення лікування. Часто виявляються бактерії видів: *Proteus, Pseudomonas, Klebsiella, Serratia, Providencia*, при цьому в ≈70 % випадків виявляється більше одного мікроорганізму. Антибактеріальне **лікування** призначається тоді, коли є суб'єктивні і об'єктивні симптоми ІСШ, слід трактувати ускладнену ІСШ, застосовуючи правила, що відносяться до ІСШ, асоційованої з наявністю катетера в сечовому міхурі →розд. 14.8.6.

8.9. Кандидурія

Кандидурія діагностується на основі виявлення в 2 посівах сечі грибків виду *Candida*. Фактори ризику: цукровий діабет, катетер в сечовому міхурі, антибіотикотерапія. Присутність грибків виду *Candida* в сечі зазвичай свідчить про колонізацію, а не про інфекцію. На підставі результатів кількісного посіву сечі і лейкоцитурії не можна диференціювати ці дві клінічні ситуації. Безсимптомна кандидурія не вимагає лікування, за винятком пацієнтів з ослабленим імунітетом або тих, котрим заплановані інвазивні процедури в межах сечових шляхів. Зазвичай зникає після видалення катетера з сечового міхура або закінчення антибіотикотерапії. Якщо є покази до подальшого утримання катетера в сечовому міхурі → замініть катетер або розгляньте можливість багаторазової катетеризації сечового міхура, замість постійного знаходження катетера. Кандидурія може бути симптомом ниркової інфекції, яка майже завжди має гематогенний характер і клінічно перебігає в формі множинних мікроабсцесів нирок, що візуалізується при КТ. Зазвичай, тоді з'являється кандидемія.

Лікування симптоматичної кандидурії: у пацієнтів, у яких планується урологічна операція, флуконазол 400 мг/добу п/о протягом 7–14 днів або амфотерицин В в/в 0,3–0,7 мг/кг протягом кількох днів до і після операції; в осіб з нейтропенією лікувальна тактика, як при кандидемії →розд 18.4.

8.10. Небактеріальний цистит

Небактеріальний цистит — це сукупність симптомів, типових для інфекційних циститів, що виникають у жінок репродуктивного віку. При стандартних мікробіологічних дослідженнях уропатогени не виявляються. Частина випадків — це цистити, спричинені вірусами (ВПГ 1 і ВПГ 2), хламідією (*C. trachomatis*), або мікобактеріями. У деяких пацієнтів виникнення симптомів попереджене проведенням променевої терапії тазу або хіміотерапії з приводу раку. В інших випадках причина залишається невідомою, і зазвичай, після виконання цистоскопії і уродинамічних досліджень, діагностується інтерстиціальний цистит. Симптоми часто зникають спонтанно протягом деякого часу.

Лікування:

1) інфекції при інфікуванні → відповідне антимікробне лікування;

2) в інших випадках (без інфікування → симптоматичне: лікування оксибутинін п/о 5 мг 2–3 × на день, гідроксизин п/о 10–50 мг/добу, амітриптилін п/о 25 мг 2–3 × на день, поведінковий тренінг.

8.11. Уретрит

Уретрит найчастіше виникає внаслідок інфікування. Відноситься до групи венеричних захворювань. За етіологією виділяють наступні уретрити: **гонорейний** (спричинений *Neisseria gonorrhoeae*) і **негонорейні** (частіші), спричинені *Chlamydia trachomatis, Ureaplasma urealyticum, Mycoplasma genitalium, Trichomonas vaginalis*, рідше іншими мікроорганізмами.

Симптоми: інфекція *C. trachomatis* може мати безсимптомний перебіг у 50 % жінок, а з часом призводити до запальних процесів в тазових органах і їх наслідків. Симптоми зазвичай з'являються на 4–14 день після контакту з інфікованим партнером: біль під час сечовипускання, локалізований в дистальному кінці уретри, зранку найсильніший, іноді свербіж зовнішнього устя уретри в період між сечовиділенням, полакіурія і позиви до термінового сечовипускання, якщо є супутній цистит або простатит; гнійні виділення з уретри, іноді підфарбовані кров'ю, часто виявляється тільки після масажу уретри; у жінок збільшення виділень з піхви або болі. Немає загальних симптомів інфікування.

Діагностика: швидким методом підтвердження діагнозу є мікроскопічне дослідження мазка з уретри або зразка початкового струменя сечі, після фарбування за методом Грама. Виявлення нейтрофілів засвідчить про уретрит, а наявність грамнегативних диплококів в середині цих клітин на гонорейну етіологію.

Лікування: у зв'язку з обмеженою доступністю досліджень для виявлення мікроорганізмів, що викликають уретрит, зазвичай, застосовують емпіричне лікування, яке треба почати негайно, призначивши цефтріаксон в/м 1,0 г одноразово та азитроміцин п/о 1,0 г одноразово, або доксициклін п/о 100 мг 2 × на день протягом 7 днів. Всі статеві партнери з ризиком інфікування повинні бути обстежені і проліковані.

8.12. Туберкульоз сечової системи

Туберкульоз нирок є гематогенною інфекцією і проявляється тільки через 5–15 р. після початку первинної інфекції.

Симптоми: у більшості випадків перші помічені пацієнтом симптоми пов'язані з втягненням в патологічний процес сечового міхура; загальні симптоми зустрічаються рідко.

Діагностика: Дослідження сечі виявляє лейкоцитурію з негативними результатами посіву сечі (стерильна піурія), пізніше з'являється протеїнурія, іноді гематурія. Візуалізаційними дослідженнями можна виявити деформацію чашково-мискової системи, звуження або непрохідність сечоводів, малий об'єм сечового міхура і потовщення його стінок. Діагноз, зазвичай, вимагає повторних посівів сечі у напрямку виявлення мікобактерій туберкульозу, рідше встановлюється на основі гістологічного дослідження і посіву тканин, отриманих при ендоскопії сечовивідних шляхів.

Лікування: туберкулостатики протягом 6 міс. (як при туберкульозі легень), приймаючи до уваги ступінь ниркової функції.

8.13. Ускладнення інфекцій сечовивідних шляхів

1. Коркарово-мозковий абсцес нирки. Може бути поодиноким або множинним; як правило, ускладнює пієлонефрит при наявності міхурово-уретрального рефлюксу або перешкоди відтоку сечі з нирки. Хвороба має перебіг як важка ІСШ. Візуалізаційним дослідженням вибору є КТ. Ранне призначення антибіотиків може призвести до виздоровлення. Утворення абсцесу, зазвичай, вимагає хірургічного втручання, найчастіше — дренування абсцесу, рідко виконання часткової або повної нефректомії.

2. Множинні абсцеси коркового шару нирки. Є результатом гематогенної інфекції з віддаленого джерела (найчастіше інфекцій шкіри, кісток або ендокардиту), що не можуть бути виявлені в ≈1/3 хворих на момент встановлення діагнозу ниркової інфекції. У 90 % випадків етіологічним фактором є *S. aureus*. В нирковій корі утворюються мікроабсцеси, що зливаються у великі абсцеси, які іноді проривають у збірну систему нирки. Найчастіше розвиваються в осіб, які приймають наркотики внутрішньовенно, у хворих на цукровий діабет і пацієнтів, які лікуються гемодіалізом. Посіви крові і сечі, як правило, негативні. Візуалізаційним дослідженнями вибору є КТ. **Лікування:** антибіотики та хірургічні втручання, як при коркарово-мозковому абсцесі нирки.

3. Паранефральний абсцес. Гнійний ексудат поміж капсулою нирки і нирковою фасцією. Причини: піурія (особливо хвороби при нефролітіазі), пієлонефрит і його ускладнення у вигляді коркарово-мозкового абсцесу нирки, абсцесу коркової речовини нирки, рідко гематогенний. В ≈1/4 випадків розвивається у хворих з цукровим діабетом. Зазвичай проявляється гарячкою, ознобом і болем в поперековій ділянці, іноді можна пропальпувати вузол в поперековій ділянці. Посів крові є позитивним в 10—40 % випадків. Візуалізаційними дослідженнями вибору є КТ (ультразвуковий результат є хибно негативним в ≈30 % випадків). **Лікування:** хірургічний або черезшкірний дренаж та антибіотики підібрані відповідно до результатів посіву сечі, крові та вмісту абсцесу.

4. Пієлонефроз. Зазвичай виникає внаслідок висхідного інфікування вже існуючого гідронефрозу, часто як ускладнення нефролітіазу. Гострий пієлонефроз має перебіг важкої ІСШ. **Лікування:** урологічне втручання.

5. Гангренозний пієлонефрит нирок. Важка мультифокальна бактеріальна інфекція нирки, що призводить до некрозу і наявності газу в нирковій паренхімі і паранефральному просторі. В ≈95 % випадків спостерігається у хворих на цукровий діабет або з перешкодами відтоку сечі, частіше у жінок. Клінічний перебіг — як при важкій ІСШ з симптомами септичного шоку. Іноді можна виявити крепітації при пальпації ділянки ураженої нирки. Легшою формою є гангренозний пієліт з наявністю газу в чашково-мисковій системі. Візуалізаційні дослідження показують наявність газу. **Лікування:** хірургічне дренування і антибіотики. Незважаючи на таке лікування, смертність досягає 60 %, а видалення інфікованої нирки знижує її до 20 %.

6. Нирковий папілярний некроз. В результаті висхідної інфекції виникає некроз ниркових сосочків і їх відділення до чашково-мискової системи. Рухаючись вздовж сечоводу може викликати ниркову коліку. У більшості випадків зустрічається у хворих з цукровим діабетом. Клінічна картина нагадує важкий гострий ПН. **Лікування:** антибіотикотерапія, як правило ефективна; інвазивне лікування є необхідним у випадку обструкції некротичними тканинами відтоку сечі з нирки.

7. Хронічний пієлонефрит. Хронічний тубулоінтерстиціальний нефрит спричинений хронічною або рецидивуючою інфекцією нирок. Розвивається майже виключно у пацієнтів зі значними анатомічними аномаліями сечових шляхів, такими, як перешкода відтоку сечі, коралові камені нирки, міхурово-сечовідний рефлюкс (найчастіша причина у дітей). Характерним симптомом є вогнищеве рубцювання ниркової паренхіми, віддзеркаленням чого є нерівна розтягнута поверхня нирки. Це може вражати лише одну нирку. Згодом виникає прогресуючий фіброз і атрофія трубочок, а також затвердіння і атрофія ниркових клубочків. Переважають симптоми рецидивуючої ІСШ (→вище) і хронічної ниркової недостатності, коли дійде до значного погіршення функції нирок. При дослідженні сечі зазвичай виявляється лейкоцитурія, іноді лейкоцитарні циліндри. Негативний результат посіву сечі не виключає діагнозу. Протеїнурія, зазвичай, не перевищує 2,0 г/добу і віще прогресування ниркової недостатності. При УЗД, зазвичай, виявляються нирки зменшених розмірів, іноді з нерівними контурами, а також ознаки основного захворювання (сечові конкременти, перешкода відтоку сечі). Урографія виявляє деформацію декількох або всіх ниркових чашок (розширення, сплощення склепінь). Сцинтиграфія нирок є найчутливішим методом для виявлення рубцювання ниркової паренхіми. Мікційна цистографія може виявити наявність міхурово-сечовідного рефлюксу. Лікування спрямоване на причину і гальмування прогресування ХХН.

8. Ксантогрануломатозний пієлонефрит. Тяжка хронічна інфекція паренхіми нирки, що призводить до її руйнування і паранефрального фіброзу. Майже завжди причиною є хронічна перешкода відтоку сечі, в 3/4 випадків — це коралові камені з хронічною інфекцією. Клінічна картина хронічного запального стану з періодичною лихоманкою і болем в поперековій ділянці та втратою ваги. Загострення перебігає, як важка ІСШ, а нелікове захворювання може привести до виникнення шкірних нориць, або нориць в просвіт кишківника. Зазвичай, діагностується після видалення нирки, часто через помилковий діагноз злоякісного новоутвору. Візуалізаційним дослідженням вибору є КТ. При УЗД на діагноз може вказувати велика нирка з присутніми кораловими каменями. Лікування: нефректомія.

9. Гострий простатит. Майже завжди є наслідком інфекції, спричиненої проникненням патогенного мікроорганізму з уретри і може бути супутнім при уретриті, або ІСШ. Найчастішою причиною є палички роду *Enterobacteriaceae* і мікроби, які викликають уретрит. Хвороба проявляється швидко наростаючою гарячкою з ознобом, болем, локалізованим в ділянці тазу або промежини, дизурією та помутнінням сечі. Набряк передміхурової залози може бути причиною затримки сечі. При пальпації (ніжній з огляду на ризик спричинення бактеріємії) простата набрякла, м'яка, підвищеної теплоти і дуже болюча. У будь-якому випадку зробіть посів сечі, а у госпіталізованих чоловіків — також посів крові (позитивний у 20 %). **Лікування:** емпіричне — фторхінолони у вигляді монотерапії або з аміноглікозидом чи котримоксазол в дозах, як при ускладненій ІСШ. Після отримання результатів посівів відповідно змініть лікування (якщо це показано) і продовжуйте протягом 2–4 тиж. Відсутність покращення стану хворого після одного тижня лікування може вказувати на абсцес передміхурової залози.

10. Гострий епідидиміт. Найчастіша причина, так званого синдрому гострої калитки у дорослих чоловіків. Інфікування є наслідком ретроградного рефлюксу інфікованої сечі з простатичної частини сечівника через сім'явиносну протоку до придатку. У молодих чоловіків етіологічними чинниками, як правило, є *C. Trachomatis* і *N. Gonorrhoeae* (інфекції, що передаються статевим шляхом), а у старших чоловіків збільшується частота інфекцій, викликаних *Enterobacteriaceae*. Типовим симптомом є однобічний біль в калитці, можуть виникнути лихоманка з ознобом, дизуричні симптоми, або симптоми гострого простатиту. При фізикальному обстеженні можна виявити інфільтровану шкіру калитки, набряклий і дуже чутливий придаток. В подальшому приєднується запалення яєчка і може виникнути водянка яєчка. **Лікування:** розпочніть емпіричне лікування до отримання результатів мікробіологічних досліджень. У молодих чоловіків цефтріаксон 0,25–1,0 г в/м одноразово в поєднанні з доксицикліном п/о 100 мг 2×на день протягом 10 днів. Гонорея: ципрофлоксацин п/о 500 мг одноразово, офлоксацин п/о 400 мг одноразово (якщо не виключене супутнє інфікування *C. trachomatis* 200 мг 2×на день протягом 7 днів) або цефтріаксон в/м 250 мг одноразово. У старших чоловіків частішою причиною є бактерії *Enterobacteriaceae* і в якості емпіричної терапії застосуйте цефтріаксон 2,0 г/добу впродовж 10–14 днів.

11. Уросепсис →розд. 18.8.

9. Ниркові кісти

Ниркові кісти — рідинні утворення різних розмірів, розташовані в паренхімі нирок, що виникають внаслідок розширення різних частин ниркових канальців. Вони можуть бути розташовані в кортикальному або мозковому шарі нирки, поодинокі або множинні (одно- або двобічні). Більшість з них є справжніми кістами (вистелені епітелієм), рідко, напр. після травми нирки, спостерігаються псевдоцисти.

Розрізняють:

1) набуті кісти нирок — прості кісти, набута кістозна хвороба нирок;

2) генетично детерміновані кісти нирок — аутосомно-домінантна полікістозна дегенерація нирок, аутосомно-рецесивна полікістозна дегенерація нирок, нефронофтиз, аутосомно-домінантна тубулоінтерстиціальна хвороба нирок;

3) вроджені кісти нирок — губчаста нирка, полікістозна ниркова дисплазія.

9.1. Прості кісти нирок

Зазвичай поодинокі кісти виникають у пацієнтів без попередньої ХНН і не відповідають діагностичним критеріям полікістозу нирок. Захворюваність у дорослих складає ≈30 % і підвищується з віком. Прості кісти нирок з віком можуть збільшуватися. Як правило, не викликають жодних симптомів. Якщо вони великі (>50 мм), може з'явитися біль у боці, або в поперековій ділянці, відчуття повноти і стискання в ділянці живота, а також неспецифічні шлунково-кишкові симптоми. Можливі ускладнення включають макрогематурію та інфікування вмісту кісти.

Діагностика: основним методом є УЗД; КТ і МРТ використовуються в основному для диференційної діагностики. Найважливішим є виключення раку.

Лікування: безсимптомні прості кісти нирок вимагають тільки спостереження (УЗД 1×на рік). Якщо виникають симптоми (особливо біль в поперековій ділянці або в животі), або якщо кіста стискає сусідні органи, то лікування полягає в спорожненні і склеротизації кісти (ін'єкція 95 % етанолу в кісту) або хірургічному видаленні кісти.

9.2. Полікістоз нирок (ПН)

Генетично детермінована наявність чисельних кіст в корі і в мозковій речовині нирки. Аутосомно-домінантна форма ПН (АДПН) є найпоширенішим генетично детермінованим захворюванням нирок (1/400–1000 новонароджених), як правило, проявляється в віком між 10–30 р.; і призводить до 8–15 % усіх випадків термінальної стадії ниркової недостатності, яка вимагає проведення замісної ниркової терапії. Аутосомно-рецесивна форма ПН (АРПН) зустрічається з частотою ≈1/20 000 новонароджених і проявляється уже в немовлят (іноді можна виявити пренатально).

Протягом багатьох років, хвороба може мати безсимптомний перебіг і досить часто ПН виявляється випадково, при візуалізаційних дослідженнях органів черевної порожнини за іншими показами. Першим симптомом може бути артеріальна гіпертензія або інші ускладнення ХНН в залежності від значення ШКФ →розд. 14.2. Типовими симптомами є біль в поперековій ділянці і макрогематурія, яка є наслідком розриву кісти. В ≈20 % випадків розвивається нефролітіаз. У деяких пацієнтів виявляються позаниркові зміни: кісти печінки (в ≈60 %, дуже рідко є причиною клінічних проблем), внутрішньочерепні аневризми (у 4–8 % пацієнтів з безсимптомним ПН, є причиною смерті в ≈10 % всіх випадків), кісти підшлункової залози (майже завжди безсимптомні).

Діагностика: на основі візуалізаційних досліджень, в основному УЗД — множинні кісти в обох нирках, а також значне збільшення нирок. Генетичні дослідження рутинно не проводяться. Критерії для діагностики АДПН по Равину — множинні кісти в обох нирках:

1) у пацієнтів з сімейним анамнезом віком до 30-ти р. ≥2 кіст в одній або в обох нирках разом, у осіб віком 30–59-ти р. ≥2 кіст в кожній нирці і ≥60-ти р. ≥4 кіст в кожній нирці;

2) у пацієнтів без сімейного анамнезу — відповідно ≥5, ≥5 і ≥8.

Найчастіше необхідно диференціювати з множинними простими кістами. На користь ПН свідчать: сімейний анамнез і наявність позаниркових змін.

Лікування: симптоматичне і підтримуюче лікування, як при ХНН →розд. 14.2. Дуже важливою є нормалізація артеріального тиску (ЛЗ першого вибору є препарати, які пригнічують систему ренін-ангіотензин-альдостерон). Застосування толваптану (антагоніста вазопресинового рецептора V2) може відтермінувати розвиток ниркової недостатності і загальмувати збільшення розмірів кіст. Це лікуваня може принести найбільшу користь хворим у віці <50-ти р., на стадії ХХН G1–3а, із втратою ШКФ >5 мл/хв/1,73 м^2 на рік та збільшенням об'єму нирок на >5 % на рік. Починають від нижчих доз (45 мг рано і 15 мг вечором) і поступово збільшують до максимальних рекомендованих (90 мг рано і 30 мг вечором). Основним небажаним ефектом є поліурія. Під час епізодів макрогематурії рекомендується ліжковий режим і анальгетики. Пацієнти з ПН і термінальною стадією ниркової недостатності є найкращими кандидатами для трансплантації нирки в зв'язку з неімунологічним характером захворювання.

9.3. Набуті кістози нирок

Наявність ≥4 кіст у кожній нирці в пацієнта з ХХН, крім полікістозу нирок, в період вираженої ХНН. Кісти у пацієнтів з ХНН з'являються незалежно від її причини, особливо часто вони зустрічаються у пацієнтів, лікованих нирковою замісною терапією. Етіологія невідома. У більшості випадків кісти залишаються безсимптомними, але можуть бути причиною епізодів макрогематурії, хронічного болю у поперековій ділянці або ниркової коліки. У виняткових випадках кістозна нирка може пальпуватись як пухлина.

Діагностика: на основі УЗД.

Лікування: не проводиться, якщо немає симптомів або ускладнень. Під час епізодів макрогематурії рекомендується ліжковий режим і анальгетики. Хірургічне втручання необхідне в разі стійкої або важкої макрогематурії, інфікуванні кісти, що не піддається консервативному лікуванню або підозрі чи виявленні раку нирки. У пацієнтів з ХНН і набутим кістозом нирок значно частіше виявляють злоякісні пухлини нирок, що в половині випадків є мультифокальними і двобічними. Набутий кістоз нирок є показом для періодичного (раз в 1–3 років) проведення візуалізаційних скринінгових досліджень в напрямку раку нирки.

9.4. Губчаста нирка (хвороба Каччі-Річчі)

Спадкова нефропатія невідомої етіології. Зазвичай діагностується у віці 20–50-ти років і, як правило, має безсимптомний перебіг. Іноді виявляється випадково на основі виявлення чисельних дрібних кальцифікатів мозкового шару нирок (нефрокальциноз) при оглядовій РГ черевної порожнини. При УЗД множинні кісти діаметром 1–7 мм у внутрішній частині мозкового шару нирок з супутніми кальцифікатами. Основні ускладнення — це нефролітіаз та інфекції сечовивідних шляхів. Губчаста нирка сама по собі не викликає ниркової недостатності. У пацієнтів без клінічних симптомів рекомендується тільки періодичне дослідження сечі і оглядова РГ черевної порожнини.

10. Нирково-клітинна карцинома

→ КЛІНІЧНА КАРТИНА ТА ПРИРОДНИЙ ПЕРЕБІГ

Нирково-клітинний рак у 2 рази частіше зустрічається у чоловіків; середній вік на момент встановлення діагнозу ≈60 років. Найчастіші симптоми: макрогематурія (як правило, періодична, без болю, іноді з'являються циліндричні згустки, які є зліпками просвіту сечоводу), біль в поперековій ділянці, втрата ваги, втома, періодична лихоманка з нічними потами. На більш пізніх стадіях пухлина в черевній порожнині, збільшення (у зв'язку з метастазами) шийних і надключичних лімфатичних вузлів, набряки ніг і варикозне розширення вен сім'яного канатика (як правило, з лівого боку; у зв'язку із стисненням, або інфільтрацією вен), кахексія. Класична тріада симптомів (макрогематурія, відчутна через шкіру пухлина, біль в поперековій ділянці) зустрічається рідко (<5 % хворих).

→ ДІАГНОСТИКА

Допоміжні дослідження

1. Аналіз крові: анемія (до 80 %), рідше гіперкальціємія, або поліцитемія (внаслідок надмірного синтезу еритропоетину раковими клітинами).

2. Загальний аналіз сечі: мікрогематурія або макрогематурія.

3. Візуалізаційні дослідження: УЗД — 40–60 % пухлин нирки виявляється випадково під час досліджень, проведених з інших причин. **КТ черевної порожнини і тазу з контрастною речовиною** — основний метод оцінки ступеня прогресування пухлини нирки. Дозволяє визначити розмір пухлини, підтвердити раковий тромб в нирковій вені або в нижній порожнистій вені, збільшення лімфатичних вузлів і метастази в печінці. **Ниркова артеріографія** — показує васкуляризацію пухлини, що може бути корисним при плануванні резекції великої пухлини або емболізації ниркової артерії. **МРТ** — як правило, у випадку протипоказів до застосування контрастної речовини з йодом, особливо придатна для виявлення метастазів в надниркових залозах. **Сцинтиграфія кісток** — виконується при підозрі наявності метастазів. **РГ та КТ грудної клітки, КТ головного мозку** — використовуються для оцінки тяжкості захворювання (пошук метастаз).

4. Морфологічне дослідження видаленої пухлини і навколишніх лімфатичних вузлів: необхідне, щоб визначити прогноз і подальше лікування.

Діагностичні критерії

Наявність вогнищевого монолітного утворення в нирці, яке не може однозначно трактуватись як доброякісні зміни, є показом до хірургічного видалення (нефректомія або органозберігаюча операція нирки). Якщо клінічна картина вказує на наявність ниркової пухлини з метастазами в інші органи → можна взяти тканинний матеріал з метастазів для гістологічного дослідження, що дозволить чітко розпізнати рак нирки, як джерело метастазування. Оцінка тяжкості захворювання за TNM класифікацією.

Диференційна діагностика

Прості і множинні кісти нирок, ангіоміоліпома нирки, метастатичні пухлини (найчастіше рак молочної залози, рак легенів та лімфоми), ксантогранулематозний пієлонефрит.

→ ЛІКУВАННЯ

Радикальне лікування

Можливе в стадії I, II і III (рак не перетинає пластинки Геротової фасції і немає метастазів). Радикальна нефректомія виконується традиційною або лапароскопічною технікою, нирка видаляється з жировою капсулою, пластинкою ниркової фасції, надниpковою залозою і навколишніми лімфатичними вузлами. В окремих пацієнтів (пухлина <4 см в полюсі нирки або на периферії, або необхідність збереження нирки, ураженої пухлинним процесом) → органозберігаюча операція нирки (повне видалення пухлини при збереженні незміненої частини нирки).

Паліативне лікування

1. Паліативне хірургічне лікування: обговорюється, коли повне видалення пухлини є неможливим — велика пухлина або масивні метастази в лімфатичних вузлах є причиною кровотечі (макрогематурія), або ускладнень зі сторони інших органів.

2. Емболізація ниркової артерії: як процедура підготовки до нефректомії або паліативне лікування, спрямоване на зменшення гематурії, зниження маси пухлини і обмеження колатерального кровообігу.

3. Системна терапія: класична хіміотерапія неефективна у переважної більшості пацієнтів. IFN-α призначають з метою подовження виживання у деяких пацієнтів після нефректомії з метастазами в легенях. Інгібітор рецепторних тирозинокіназ (сунітиніб, сорафеніб, пазопаніб, акситиніб), інгібітори серин/треонінкінази mTOR (темсиролімус, еверолімус) і бевацизумаб (моноклональне антитіло anty-VEGF) покращують прогноз на пізніх стадіях нирково-клітинного раку.

11. Рак ниркової лоханки і сечоводу

Пухлини верхніх сечових шляхів розвиваються з перехідного епітелію сечовивідних шляхів (уротелія) і становлять ≈5 % від усіх пухлин нирок.

Клінічна картина: найбільш поширеним симптомом є макрогематурія (у >75 % хворих). Порушення відтоку сечі (згусток крові або пухлина) є причиною ниркової коліки.

Діагностика: анемія в аналізі крові, в загальному аналізі сечі — мікрогематурія або макрогематурія; цитологічне дослідження сечі іноді дозволяє встановити діагноз. УЗД може виявити пухлину нирки, або гідронефроз. Класична урографія або ретроградна (висхідна) пієлографія показує дефект наповнення ниркової миски чи сечоводу, або гідронефроз. КТ із застосуванням контрастної речовини виявляє невеликі пухлини ниркової миски і метастази в лімфатичні вузли або віддалені метастази. Уретроскопія виявляє пухлину і дозволяє забрати матеріал для гістологічного дослідження. Диференційний діагноз: інші причини макрогематурії →розд. 1.9 або гідронефрозу →розд. 14.7.

Лікування: радикальна нефректомія з видаленням сечоводу і частини сечового міхура при усті сечоводу, а також прилеглих лімфатичних вузлів. У деяких пацієнтів (напр., пухлина єдиної нирки) → органозберігаюча операція нирки або уретеректомія. На пізніх стадіях захворювання або при рецидиві → хіміотерапія (MVAC), або променева терапія.

12. Ангіоміоліпома нирок

Доброякісна пухлина, що містить у собі жир, гладкі м'язи і товстостінні судини (часто аневризматично розширені). Виявляється у ≤3 % від загальної чисельності населення, у 4 рази частіше — у жінок. У 80 % — одна невелика пухлина; в інших випадках мають місце численні спадкові зміни, що супроводжують вузлуватий (туберозний) склероз (синдром Бурневілля).

Клінічна картина: в ≈60 % випадків без симптомів (виявляється випадково при візуалізаційних дослідженнях). Клінічні симптоми, як правило, є результатом крововиливу в пухлини (біль в животі, або біль в поперековій ділянці, макрогематурія, геморагічний шок).

Діагностика: характерні особливості при проведенні візуалізаційних досліджень є результатом наявності жирової тканини; дослідження вибору — спіральна комп'ютерна томографія.

Лікування: безсимптомні пухлини ≤3 см, зазвичай, вимагають лише періодичного рентгенконтролю. В інших випадках, або якщо немає впевненості щодо характеру пухлини, як правило, показане видалення пухлини (органозберігаюча операція нирки) або нефректомія (напр., при виникненні небезпечної для життя кровотечі).

13. Рак сечового міхура

→ **КЛІНІЧНА КАРТИНА ТА ПРИРОДНИЙ ПЕРЕБІГ**

В основному, хворіють чоловіки (≈80 %), майже 80 % випадків особи віком >60-ти р. Найбільш поширені симптоми: масивна макрогематурія зі згустками крові, часте уривчасте сечовипускання, поллакіурія, болісні позиви до сечовипускання, затримка сечі згустками крові, які блокують відтік сечі з сечового міхура. Інфільтративний рак устя сечоводу може призвести до одностороннього гідронефрозу.

→ **ДІАГНОСТИКА**

Допоміжні дослідження

1. Цистоскопія з біопсією тканини для гістологічного дослідження: основний метод діагностики.

2. КТ живота і таза з контрастом: використовується для оцінки ураження лімфатичних вузлів, інфільтрації навколишніх тканин, виявлення метастазів та ідентифікації супутніх пухлин верхніх сечовивідних шляхів.

3. Цитологічне дослідження сечі: дозволяє встановити діагноз якщо зміни слизової оболонки не виявляються макроскопічно.

Діагностичні критерії

Діагноз ставиться на підставі гістологічної оцінки біоптату нирки, взятого під час цистоскопії. Оцінка тяжкості захворювання за TNM класифікацією.

→ **ЛІКУВАННЯ**

Радикальна цистектомія є стандартом лікування інфільтративного раку сечового міхура. Тільки відсутність згоди пацієнта, або наявність медичних протипоказів може служити підставою для консервативного лікування за допомогою хіміотерапії і променевої терапії.

Радикальне лікування

Можливе в стадії 0, I, II і III (рак не інфільтрує стінки таза і живота, немає метастазів). У випадку поверхневих уражень (етап 0 і I) → радикальна трансуретральна електрорезекція пухлини (TURT, TURB). На стадії II і III → радикальна цистектомія або видалення сечового міхура з оточуючими органами (передміхуровою залозою, сім'яними міхурцями, частиною уретри в чоловіків; маткою, матковими трубами, яєчниками, уретрою у жінок) і лімфатичними вузлами малого тазу. Відведення сечі здійснюється шляхом анастомозу сечоводів безпосередньо до шкіри або в ізольовану петлю тонкої кишки сполучену з шаром шкіри, або при реконструкції сечового міхура з ізольованого сегменту кишки із накладанням анастомозу із залишеною частиною уретри.

Ад'ювантна терапія

Введення до сечового міхура вакцини БЦЖ або цитостатиків пацієнтам, лікованим TURT з високим ризиком рецидиву.

Паліативне лікування

На IV етапі подовження виживання можна досягти за допомогою променевої або хіміотерапії (напр., MVAC або гемцитабин з цисплатином), або їх комбінація.

1. Анемії

Анемія — це зниження рівня гемоглобіну (Hb), гематокриту (Ht) і кількості еритроцитів у крові на >2 стандартних відхилення від норми. **Поділ за ступенем вираженості:**

1) **легка** — Hb 10–12,0 г/дл у жінок, 13,5 г/дл у чоловіків;
2) **середньої тяжкості** — Hb 8–9,9 г/дл;
3) **тяжка** — Hb 6,5–7,9 г/дл;
4) **загрозлива для життя** — Hb <6,5 г/дл.

Причини: втрата еритроцитів внаслідок кровотечі (гострої або хронічної) чи гемолізу, або зниження чи порушення еритропоезу.

Суб'єктивні та об'єктивні симптоми (загальні): незалежно від причини і різновиду анемії — слабкість, швидка втомлюваність, порушення здатності до концентрації та уваги, біль голови і запаморочення, тахікардія і задишка (при тяжкій формі), блідість шкіри і слизових оболонок (жовтушність при гемолітичній анемії).

Характеристика еритроцитів (табл. 1-1) дозволяє провести початкову диференціацію причини анемії.

1.1. Постгеморагічна анемія

➡ **ВИЗНАЧЕННЯ ТА ЕТІОПАТОГЕНЕЗ**

Наслідок гострої або хронічної крововтрати.

Таблиця 1-1. Класифікація анемій на підставі кількості ретикулоцитів (RC), середнього об'єму еритроцитів (MCV) та ширини розподілу еритроцитів за об'ємом (RDW)

MCV	RDW	RC ≥100 000/мкл	RC <100 000/мкл
мікро-цитарна MCV↓	H	бета-таласемія	анемія хронічних захворювань (деякі випадки)
	↑	бета-таласемія	– залізо-дефіцитна анемія – вроджена сидеробластна анемія (деякі випадки)
нормо-цитарна MCV (H)	H		– анемія хронічних захворювань – анемія при хронічній хворобі нирок – апластична анемія
	↑	– гостра постгемо-рагічна анемія – більшість гемолі-тичних анемій	– рання фаза залізодефіцитної анемії – B_{12}-дефіцитна або фолієводефіцитна анемія – полідефіцитна анемія – мієлодиспластичний синдром
макро-цитарна MCV↑	H	хронічні захворюван-ня печінки	– хіміотерапія – алкоголізм – апластична анемія
	↑	– деякі імуногемолі-тичні анемії – хронічні захворю-вання печінки	– B_{12}-дефіцитна або фолієводефіцитна анемія – мієлодиспластичний синдром
N — нормальне, ↑ підвищене, ↓ знижене			

Гостра крововтрата: найчастіше кровотеча після травми, або масивна кровотеча в просвіт ШКТ, з сечових або статевих шляхів. Доросла особа може втратити до ≈20 % об'єму крові без симптомів анемії та проявів зі сторони системи кровообігу, натомість раптова втрата 1,5–2,0 л призводить до гіповолемічного шоку →розд. 2.2.1 і розд. 23.4.

Хронічна крововтрата, зазвичай, призводить до залізодефіцитної анемії; причини →розд. 15.1.2.

➡ КЛІНІЧНА КАРТИНА

Симптоми залежать від швидкості крововтрати і об'єму втраченої крові, а також від віку хворого.

Наслідки гострої крововтрати →розд. 2.2.1 і розд. 23.4.

Хронічна втрата крові може мати безсимптомний перебіг і маніфестуватись лише тоді, коли з'являються ознаки дефіциту заліза →розд. 15.1.2 або основного захворювання, яке є причиною кровотечі.

➡ ДІАГНОСТИКА

Допоміжні дослідження

1. Загальний аналіз периферичної крові: нормоцитарна і нормохромна анемія →табл. 1-1 (після гострої крововтрати рівень Hb починає знижуватися через 3–4 год внаслідок компенсаторного збільшення об'єму плазми і стає найнижчим через кілька днів), ретикулоцитоз (пік між 7-м і 10-м днем після кровотечі), еритробласти в мазку периферичної крові, кількість лейкоцитів зазвичай 10 000–30 000/мкл з нейтрофілією (можлива поява метамієлоцитів та мієлоцитів у мазку периферичної крові після масивної крововтрати з гіпоксією тканин та шоком), тромбоцитопенія (внаслідок гострої крововтрати та після масивних гемотрансфузій), а як наслідок хронічної крововтрати може виникати тромбоцитоз.

2. Інші дослідження: при хронічній крововтраті індикатори дефіциту заліза →розд. 15.1.2, коагулопатія внаслідок масивної крововтрати, споживання факторів згортання, а також внаслідок розведення тромбоцитів і факторів згортання після переливання ЕМ і розчинів — значне зниження концентрації фібриногену, подовжений в >1,5-рази протромбіновий час (ПЧ) та активований частковий тромбопластиновий час (АЧТЧ), інші додаткові дослідження в залежності від причини (напр. ендоскопічні методи можуть візуалізувати місце кровотечі в ШКТ).

➡ ЛІКУВАННЯ

Гостра кровотеча →розд. 2.2.1.1 і розд. 23.4.

Хронічна кровотеча →розд. 15.1.2.

1.2. Залізодефіцитна анемія

➡ ВИЗНАЧЕННЯ ТА ЕТІОПАТОГЕНЕЗ

Анемія, що спричинена порушенням синтезу гема внаслідок дефіциту заліза в організмі, характеризується наявністю малих еритроцитів зі зниженим вмістом гемоглобіну (мікроцитарна гіпохромна анемія). Найчастіша (80 %) форма анемії.

Причини дефіциту заліза:

1) **втрата крові** (основна причина) — кровотечі з ШКТ (включно з тими, що виникли внаслідок прийому АСК та інших НПЗП, раку товстого кишківника, раку шлунка, виразкової хвороби шлунка та дванадцятипалої кишки, ангіодісплазії) →розд. 4.30, статевих шляхів, сечовідних шляхів

Таблиця 1-2. Диференційна діагностика гіпохромних анемій

Ознака	Залізодефіцит-на анемія	Анемія при хро-нічних захворю-ваннях	Альфа-або бета--таласемія	Сидеро-бластна анемія
ступінь анемії	будь-який	рідко Hb <9 г/дл	будь-який	будь-який
MCV	↓	Н або ↓	↓↓	Н, ↓[a] або ↑[б]
феритин сироватки	↓	↑ або рідше Н	Н або ↑	↑
TIBC	↑	↓	Н або ↓	Н
насичення трансферину залізом	↓	Н або ↓	↑	↑
залізо				
в сироватці	↓	↓ або рідше Н	Н або↑	↑
в кістковому мозку	↓ або відсутнє	присутнє	присутнє	присутнє

[a] при спадкових формах
[б] при набутих формах
↓ знижений, ↑ підвищений, Hb — рівень гемоглобіну, MCV — середній об'єм еритроцита, Н — нормальний, TIBC — загальна залізозв'язуюча здатність

(гематурія), дихальної системи (дифузна альвеолярна кровотеча), травми (в т. ч. хірургічні операції), у багаторазових донорів крові;

2) **збільшення потреби при недостатньому поступленні** — період статевого дозрівання, вагітність (II і III триместр) і лактація, посилення еритропоезу під час лікування гіповітамінозу B$_{12}$;

3) **порушення всмоктування з ШКТ** — стан після гастректомії, стан після баріатричної операції, *H. pylori* — асоційований гастрит (→розд. 4.6.2), аутоімунний гастрит (≈20 років перед виникненням дефіциту вітаміну B$_{12}$), целіакія, стан після резекції кишківника, малобілкова дієта, збагачена речовинами, що погіршують всмоктування заліза (фосфати, оксалати, фітини, танін);

4) **залізодефіцитна дієта** (кахексія, вегетаріанська або веганська дієта);

5) залізодефіцитна анемія, резистентна до лікування препаратами заліза (рідкісна, з аутосомно-рецесивним успадкуванням).

→ КЛІНІЧНА КАРТИНА

1. Загальні симптоми анемії →розд. 15.1.

2. Симптоми тривалого дефіциту заліза (відсутні у багатьох хворих): спотворений смак (глина, крейда, крохмаль), біль, печіння і згладженість сосочків язика, сухість шкіри, болючі тріщини в кутиках рота, пошкодження нігтів (бліді, крихкі, з поздовжними рівчаками) і волосся (тонке, ламке, з роздвоєними кінчиками, легко випадає).

3. Симптоми основного захворювання (напр. раку товстого кишківника).

→ ДІАГНОСТИКА

Допоміжні дослідження

1. Загальний аналіз периферичної крові →табл. 1-2 і табл. 1-3, зниження рівня Hb (більшою мірою, ніж зменшення кількості еритроцитів), MCV зазвичай ≈75 фл,

Таблиця 1-3. Диференційна діагностика анемій при хронічних захворюваннях і залізодефіцитній анемії

Ознака	Анемія	
	хронічних захворювань	залізодефіцитна
вираженість анемії	Hb зазвичай ≥9 г/дл	різна
суб'єктивні прояви, залежні від анемії	незначні	можуть бути тяжкими
супутнє хронічне захворювання	так	є можливим
еритроцити	переважно нормохромні нормоцити і гіпохромні мікроцити; при вираженій та довготривалій анемії можуть спостерігатись мікроцити і гіпохромія	мікроцити, гіпохромія
лейкоцити і тромбоцити	може спостерігатись лейкоцитоз і тромбоцитоз (пов'язаний з основним захворюванням)	іноді тромбоцитоз
MCH	Н або ↓	↓
MCHC	Н або ↓	↓
TIBC	↓	↑
насичення трансферину залізом	Н або ↓	↓
феритин в сироватці	↑ або рідко Н	↓[a]
розчинний рецептор трансферину в сироватці крові	Н	↑
запаси заліза в кістковому мозку	Н або ↑	↓ або відсутні

[a] за умови відсутності супутнього запального стану
↑ підвищений, ↓ знижений, N — нормальний, MCH — середня маса гемоглобіну в еритроциті, MCHC — середня концентрація гемоглобіну в еритроцитах, TIBC — загальна залізозв'язуюча здатність

кількість ретикулоцитів зменшується в міру посилення анемії, збільшений показник RDW (діапазон розподілу еритроцитів за об'ємом; часто раніше, ніж зниження MCV); в мазку периферичної крові еритроцити гіпохромні, різних розмірів (анізоцитоз), включно з мікроцитами, різної форми (пойкілоцитоз); лейкопенія (у ≈10 % хворих; як правило, зі значним дефіцитом заліза); кількість тромбоцитів нормальна або збільшена.

2. Показники обміну заліза →табл. 1-2 і табл. 1-3, знижена концентрація феритину в сироватці (<12 нг/мл) є найкращим маркером дефіциту заліза, за умови відсутності гострофазової реакції.

3. Інші дослідження: з метою виявлення причини дефіциту заліза:

1) ендоскопічне дослідження верхнього і нижнього відділу ШКТ — проведіть у кожного чоловіка і в жінок у постклімактеричному періоді, а також у жінок в преклімактеричному періоді при наявності симптомів зі сторони ШКТ, позитивного сімейного анамнезу щодо раку товстого кишківника і резистентності до лікування препаратами заліза; колоноскопію можна не проводити тільки у випадку встановлення діагнозу раку шлунка або целіакії;

2) візуалізаційні дослідження ШКТ — у випадку протипоказань до проведення ендоскопічних досліджень;

3) скринінгові дослідження на целіакію (антитіла до тканинної трансглютамінази або антиендомізіальні антитіла) — у всіх хворих;

4) загальний аналіз сечі — у всіх хворих з метою виключення гематурії;

5) аналіз калу на приховану кров — дослідження не рекомендується з огляду на низьку чутливість і специфічність.

Якщо не вдалось встановити етіологію та виявлено стійкість до лікування залізом → зважте додаткові дослідження: тести на виявлення інфікування *H. pylori*, концентрація гастрину в сироватці, антитіла до парієтальних клітин і/або внутрішнього фактора, ендоскопічне дослідження тонкого кишківника.

Діагностичні критерії

Мікроцитарна і гіпохромна анемія з неправильними результатами показників обміну заліза, насамперед зниженням концентрації феритину.

Диференційна діагностика

Інші анемії, особливо гіпохромні, та анемії хронічних захворювань →табл. 1-2 і табл. 1-3.

➡ ЛІКУВАННЯ

Полягає в усуненні причини дефіциту заліза, його поповненні і нормалізації рівня Hb і феритину. При необхідності проведіть трансфузію ЕМ.

1. Хворі без виявлених порушень всмоктування: призначте **пероральний препарат заліза** в дозі, що відповідає 150–200 мг елементарного заліза на добу (менші дози [навіть 30 мг] також можуть бути ефективними), напр. комплекс гідроксиду заліза III і поліізомальтози в жувальних таблетках чи в сиропі або сульфат заліза II 2–3×на день, або глюконат заліза II чи залізо III протеїн сукциніл, або препарат комбінований з **аскорбіновою кислотою** 100–200 мг/добу (збільшує абсорбцію заліза із ШКТ). Ці препарати краще приймати на порожній шлунок (в харчових продуктах містяться фосфати, фітати [напр. в крупах, горіхах, горосі] і сполуки таніну [в чорному чаї, каві, какао], котрі зменшують всмоктування заліза), а також, якщо це можливо, уникайте призначення інгібіторів протонної помпи. Про ефективність лікування свідчить зростання кількості ретикулоцитів через 7 днів і концентрації Hb на ≈2 г/дл через 1–2 тижні від початку лікування. Лікування слід продовжувати ще протягом 3 міс. після нормалізації рівня Hb і феритину (з метою відновлення запасів заліза в організмі). Резистентність до лікування залізом визначається як відсутність підвищення концентрації Hb на ≥1 г/дл через 4–6 тиж. лікування п/о залізом при дозуванні 100 мг/добу. Вона може бути наслідком персистуючої кровотрати, хибного діагнозу, порушення всмоктування, недотримання хворим рекомендацій або дієти з низьким вмістом заліза.

2. Пацієнтам з непереносимістю або неефективністю пероральних препаратів заліза, з тривалою значною втратою заліза (напр., внаслідок кровотечі з ШКТ), при необхідності швидкого поповнення запасів заліза в організмі (напр. у хворих, які отримують програмний гемодіаліз, або у хворих, яким під час хіміотерапії призначають еритропоез стимулюючі засоби), з синдромом порушеного всмоктування, неспецифічним ентероколітом, хронічним запальним захворюванням або хронічною хворобою нирок: призначайте **залізо парентерально** — в/в, у виняткових випадках в/м, дотримуючись інструкцій виробника даного препарату щодо способу його застосування. Розпочніть інфузію в швидкістю в два рази нижчою, ніж рекомендовано (у хворих з факторами ризику реакції гіперчутливості — 10 % від рекомендованої) та при відсутності небажаних ефектів через 15 хв збільшіть швидкість до рекомендованої. Кількість заліза, необхідного для лікування даного пацієнта, визначаємо за формулою:

маса тіла (кг) × 2,4 × [цільовий рівень Hb (г/дл) — фактичний рівень Hb (г/дл)] + запаси в тканинах (зазвичай 500 мг)

Переважно призначають 100–200 мг заліза 2–3 × на тиж. і контролюють ефект →вище. Можна призначити одноразово велику дозу заліза, напр. 1000 мг, з метою швидкої компенсації дефіциту.

У зв'язку з ризиком розвитку тяжкої реакції гіперчутливості, в/в введення заліза проводять виключно високоваліфікований персоналом в місці з негайним доступом до обладнання для реанімаційних заходів. Перед в/в введенням заліза профілактичне застосування антигістамінних препаратів не рекомендується, оскільки вони можуть знизити артеріальний тиск. Після в/в введення заліза необхідно спостерігати за хворим протягом ≥30 хв. У випадку виникнення реакції гіперчутливості негайно припиніть інфузію; можете її відновити з вдвічі нижчою швидкістю через ≥15 хв, але тільки у хворих з легкою реакцією, яка минає самостійно.

➡ ОСОБЛИВІ СИТУАЦІЇ

Від початку **вагітності і в період лактації** жінки повинні профілактично приймати залізо у дозі 30 мг/добу, а у випадку підтвердження дефіциту — 100–200 мг/добу. Не призначайте препарати заліза в/в протягом I триместру вагітності, натомість в II і III триместрі можете це розглянути в обґрунтованих випадках.

1.3. Анемія хронічних захворювань

➡ ВИЗНАЧЕННЯ ТА ЕТІОПАТОГЕНЕЗ

Анемія, спричинена зниженням продукції еритроцитів внаслідок стимуляції клітинного імунітету, а також підвищеною продукцією прозапальних цитокінів і гепцидину. Займає друге місце за частотою поширення після залізодефіцитної анемії, її частота збільшується з віком. **Причини:** бактеріальні, паразитарні та грибкові інфекції, злоякісні пухлини, аутоімунні захворювання (найбільш часто РА, СЧВ, системні васкуліти).

➡ КЛІНІЧНА КАРТИНА ТА ПРИРОДНИЙ ПЕРЕБІГ

Зазвичай проявляється через кілька місяців після маніфестації основного захворювання, а ступінь її вираженості корелює з тяжкістю основного захворювання. Виявляють прояви основного захворювання і загальні симптоми анемії →розд. 15.1.

➡ ДІАГНОСТИКА

Допоміжні дослідження

1. Загальний аналіз периферичної крові →табл. 1-2 і табл. 1-3, кількість ретикулоцитів знижена; показник RDW в нормі, інші порушення, типові для запалення — нейтрофілія, моноцитоз, тромбоцитоз.

2. Показники обміну заліза →табл. 1-2 і табл. 1-3.

3. Інші дослідження: порушення, пов'язані з основним захворюванням, часто підвищені індикатори запального процесу. Рівень ендогенного еритропоетину не відповідає ступеню анемії.

Діагностичні критерії

Легка або середньої тяжкості, нормоцитарна та нормохромна анемія в особи з хронічним захворюванням, як правило, пов'язана з хронічним запальним процесом, після виключення інших причин анемії (особливо дефіциту заліза).

Диференційна діагностика

Залізодефіцитна анемія (може бути супутньою) →табл. 1-2, інші анемії →табл. 1-1.

→ЛІКУВАННЯ

1. Лікування основного захворювання: має основне значення.

2. Тяжка анемія, особливо у хворих з симптомами серцевої недостатності, стенокардії або дисфункції ЦНС: проводьте трансфузію **ЕМ.**

3. Хворі з симптомами анемії і Hb ≤10 г/дл під час хіміотерапії з приводу злоякісного новоутворення: розгляньте доцільність застосування еритропоез стимулюючого засобу (ЕСЗ) — **рекомбінантний людський еритропоетин α** 40 000 Од п/ш 1×на тиж. або **людський рекомбінантний еритропоетин β** 30 000 Од п/ш 1×на тиж., **дарбепоетин** 500 мкг п/ш кожні 3 тижні з метою підвищення рівня Hb до найнижчого, який дозволить уникнути трансфузій ЕМ. Якщо протягом 4–6 тиж. немає відповіді, дозу можна підвищити. При відсутності відповіді через 6–8 тиж. припиніть лікування. Протипоказання і небажані ефекти →розд. 14.2.

4. Абсолютний дефіцит заліза (рівень феритину в сироватці <100 нг/мл), що виникає у частини хворих з анемією хронічних захворювань: компенсуйте, як при залізодефіцитній анемії →розд. 15.1.2, найкраще в/в з огляду на часте порушення процесу всмоктування у ШКТ.

1.4. B$_{12}$-дефіцитна анемія

→ВИЗНАЧЕННЯ ТА ЕТІОПАТОГЕНЕЗ

Мегалобластну анемію спричинює дефіцит вітаміну B$_{12}$, який призводить до порушення продукції еритробластів, їх передчасного руйнування в кістковому мозку (неефективний еритропоез) і скорочення тривалості життя аномальних еритроцитів в крові. Мінімальна денна потреба у вітаміні B$_{12}$ становить ≤5 мкг (в серед. 2,4 мкг). Основним джерелом є м'ясо і молоко. Запасів в організмі вистачає на 4 роки. Вітамін B$_{12}$ після зв'язування з внутрішнім фактором Кастла (IF), який синтезується клітинами слизової оболонки шлунка всмоктується в дистальному відділі тонкого кишківника. У крові транспортується після зв'язування з транскобаламіном. Дефіцит B$_{12}$ зумовлює порушення синтезу пуринових основ, необхідних для побудови ДНК, що проявляється порушенням з боку тканин із високим клітинним оновленням (напр., слизова оболонка ШКТ), а також з боку нервової системи (порушення метаболізму мієліну та атрофія нервових волокон).

Причини тяжкого дефіциту вітаміну B$_{12}$:

1) порушення абсорбції (спричинені неправильною будовою внутрішнього фактора Кастла або рецептора для всмоктування комплексу IF-B$_{12}$ в клубової кишці): хвороба Аддісона-Бірмера, стан після гастректомії, після баріатричних операцій, стан після резекції клубової кишки, вроджений дефіцит внутрішнього фактора Кастла, гастрит, викликаний *H. pylori*, хвороба Крона, синдром Золлінгера-Еллісона, синдром посиленого бактеріального росту;

2) вроджені метаболічні порушення, зокрема дефіцит транскобаламіну;

3) оксид азоту, що застосовується в анестезіології.

Причини незначного або помірного дефіциту вітаміну B$_{12}$:

1) незначне або середнього ступеня порушення всмоктування (порушення доступу до вітаміну B$_{12}$, який знаходиться у харчових продуктах): легкий неімунний хронічний атрофічний гастрит, метформін, блокатори секреції соляної кислоти, хронічний панкреатит, вроджені селективні порушення всмоктування;

2) веганство або вегетаріанство, гіпотрофія;

3) алкоголізм.

Найчастіша причина — це хвороба Аддісона-Бірмера (син. «злоякісна анемія»), зумовлена наявністю аутоантитіл проти парієтальних клітин слизової оболонки шлунка і IF →розд. 4.6.3. Медіана захворюваності у віці ≈70—80 р.

➡ КЛІНІЧНА КАРТИНА ТА ПРИРОДНИЙ ПЕРЕБІГ

1. Загальні симптоми анемії (→розд. 15.1): з'являються на запущеній стадії захворювання.

2. Симптоми з боку ШКТ: у ≈50 % пацієнтів; втрата смаку і схуднення, печіння язика, який збільшується, його сосочки згладжуються, колір змінюється на темно-червоний; нудота, закрепи або діарея.

3. Симптоми з боку нервової системи: парестезії кистей рук і стоп (як правило, першим симптомом є поколювання в кінчиках пальців ніг), відчуття «проходження струму» вздовж хребта при нахилянні голови вперед (симптом Лермітта — виникає рідко), оніміння кінцівок, порушення ходи, розлади сечовипускання, вегетативні порушення (ортостатична гіпотензія, імпотенція). Найбільш ранньою ознакою дегенерації задньо-бокових канатиків спинного мозку є, як правило, втрата відчуття локалізації другого пальця стопи і відчуття вібрації. При тяжкому тривалому дефіциті вітаміну B_{12} порушені сухожильні і екстрапірамідні рефлекси (посилені або послаблені), зниження м'язового тонусу, порушення зору (атрофія зорового нерва) або слуху. Психічні симптоми: порушення когнітивних функцій, депресія, манія, лабільність настрою, марення; у літніх людей провідним симптомом може бути деменція. Тяжкий дефіцит вітаміну B_{12} без лікування призводить до незворотних неврологічних розладів. Вираженість неврологічних симптомів не корелює з тяжкістю анемії.

4. Зміни шкіри: незначна жовтяниця шкіри (лимонного відтінку), передчасне посивіння волосся, у деяких хворих набуте вітіліго, рідше тромбоцитопенічна пурпура.

➡ ДІАГНОСТИКА

Допоміжні дослідження

1. Загальний аналіз периферичної крові: макроцитоз (MCV зазвичай >100 фл) і нормохромність (MCH 27–31 пг/л) еритроцитів, випереджують появу анемії, значний анізоцитоз і пойкілоцитоз, часто присутні мегалоцити (великі овальні кров'яні тільця), кількість ретикулоцитів знижена, лейкопенія з нейтропенією, численні гранулоцити з гіперсегментованим ядром (1 % гранулоцитів із ≥6-ма сегментами або 5 % із ≥5-ма сегментами; найбільш ранній симптом дефіциту), помірна тромбоцитопенія, іноді наявні великі тромбоцити.

2. Біохімічні та імунологічні дослідження: зниження рівня вітаміну B_{12} у плазмі (великий відсоток фальшиво позитивних і фальшиво негативних результатів), підвищений рівень гомоцистеїну в сироватці або плазмі і/або метилмалонової кислоти (ММК) в сироватці (>400 нмоль/л), ознаки помірного гемолізу (підвищена активність ЛДГ у сироватці крові, зниження рівня гаптоглобіну, незначне збільшення рівня непрямого білірубіну), підвищений рівень сироваткового заліза, при хворобі Аддісона-Бірмера — наявні аутоантитіла до парієтальних клітин шлунка і до IF.

3. Аспіраційна біопсія та трепанобіопсія кісткового мозку: кістковий мозок багатоклітинний з аномальним мегалобластним еритропоезом та інтрамедулярним гемолізом; численні гігантські метамієлоцити і гігантські паличкоядерні гранулоцити; гіперсегментація гранулоцитів; великі мегакаріоцити з гіперчасточковим ядром.

4. Гастроскопія: ознаки атрофічного гастриту (при хворобі Аддісона-Бірмера).

Діагностичні критерії

Діагноз встановлюють на підставі клінічної картини, зниженої концентрації вітаміну B_{12} і/або підвищеного рівня ММК перед початком лікування. Після діагностування дефіциту вітаміну B_{12}, встановіть його причину, в першу чергу хворобу Аддісона-Бірмера, на підставі наявності аутоантитіл. Слід виключити супутній дефіцит фолієвої кислоти.

Диференційна діагностика

Анемії при дефіциті фолієвої кислоти, інші дизеритропоетичні анемії (сидеробластна анемія, мієлодиспластичний синдром [МДС]), інші стани, які характеризуються макроцитозом еритроцитів (алкоголізм, цироз печінки, ЛЗ, що порушують синтез пуринів [метотрексат, меркаптопурин, циклофосфамід, AZT, триметоприм], гіпотиреоз).

→ **ЛІКУВАННЯ**

1. Призначте **вітамін B_{12}** 1 мг в/м або глибоко п/ш щоденно протягом 7–14 днів, потім 1×на тиж. до часу ліквідації анемії (4–8 тиж.). Підтримуюча терапія (особливо у пацієнтів з неврологічними порушеннями): 1 мг в/м що-місяця впродовж всього життя. Пероральне застосування вітаміну B_{12} у високих дозах (1–2 мг/добу) є так само ефективним, як і парентеральне введення. У хворих із тяжким дефіцитом на початку лікування може розвинутись гіпокаліємія як наслідок споживання калію для утворення нових клітин.

2. У випадку тяжкої анемії з симптомами зі сторони системи кровообігу, проведіть трансфузію ЕМ.

→ **ПРОГНОЗ**

Лікування призводить до ліквідації анемії і пов'язаних з нею гематологічних порушень. Підвищення кількості ретикулоцитів, а також зниження MCV спостерігається після 4–5 дня лікування. Збільшення рівня Hb, кількості еритроцитів і Ht наступає через 7 днів, а нормалізація цих показників через ≈2 місяці. Периферична нейропатія може частково зменшитися (зазвичай протягом 6 міс.), однак ушкодження спинного мозку є незворотними. Хвороба Аддісона-Бірмера пов'язана з підвищеним у 2–3 рази ризиком розвитку аденокарциноми шлунка. Дефіцит вітаміну B_{12} (або фолієвої кислоти) може призводити до гіпергомоцистеїнемії, яка сприяє розвитку атеросклерозу і тромбозу.

→ **ПРОФІЛАКТИКА**

У хворих після гастректомії або баріатричної операції, а також осіб, котрі дотримуються строгої вегетаріанської чи веганської дієти (особливо, під час вагітності та вигодовування грудьми) здійснюйте моніторинг щодо дефіциту вітаміну B_{12} та розгляньте доцільність його профілактичного призначення парентерально, або п/о.

1.5. Фолієводефіцитна анемія

→ **ВИЗНАЧЕННЯ ТА ЕТІОПАТОГЕНЕЗ**

Мегалобластна анемія, спричинена порушенням еритропоезу внаслідок розладів синтезу ДНК еритробластів — порушення синтезу пуринів, тимідину і амінокислот внаслідок дефіциту фолієвої кислоти. Мінімальна добова потреба у фолієвій кислоті у дорослих становить 0,1–0,15 мг (у вагітних — 0,6 мг, під час грудного вигодовування — 0,5 мг). Основним джерелом фолієвої кислоти є зелені листові овочі, цитрусові фрукти та продукти тваринного походження. Запасів фолієвої кислоти в організмі вистачає максимум на 4 місяці. Після всмоктування з ШКТ, вона перетворюється в тетрагідрофолат, що вимагає присутності вітаміну B_{12}.

Причини дефіциту фолієвої кислоти:

1) **недостатність у раціоні харчування** — відсутність свіжих або коротко варених (приготування їжі протягом >15 хв руйнує фолієву кислоту) продуктів харчування, особливо зелених овочів, повне парентеральне харчування без поповнення фолієвої кислоти;

2) **знижене всмоктування** — хвороба Крона;

3) **хронічні захворювання печінки** (особливо цироз);

4) ЛЗ — фенітоїн, сульфасалазин, **антагоністи фолієвої кислоти** (метотрексат, триметоприм);

5) **алкоголізм;**

6) **дефіцит цинку;**

7) **підвищена потреба у фолієвій кислоті** — вагітність, період лактації, запальні та неопластичні захворювання;

8) **підвищена втрата** — перитонеальний діаліз, гемодіаліз, хронічні гемолітичні анемії.

➜ КЛІНІЧНА КАРТИНА

Як і при дефіциті вітаміну B_{12} →розд. 15.1.4, без порушень з боку нервової системи і жовтушності шкіри; можуть спостерігатися вогнища гіперпігментації шкіри (особливо на тильній поверхні пальців) і слизових оболонок. Може розвинутися непліддя.

Дефіцит фолієвої кислоти у жінок протягом перших 12 тиж. вагітності асоціюється з підвищеним ризиком розвитку вад нервової трубки у їхніх дітей (аненцефалія, мозкові або спинномозкові кили).

➜ ДІАГНОСТИКА

Допоміжні дослідження

1. Загальний аналіз периферичної крові і кісткового мозку: як і при дефіциті вітаміну B_{12} →розд. 15.1.4.

2. Біохімічний аналіз крові: зниження рівня фолієвої кислоти в плазмі і еритроцитах, ознаки помірно-вираженого гемолізу (підвищення активності ЛДГ у сироватці крові, зниження рівня гаптоглобіну, незначне підвищення рівня непрямого білірубіну), в сироватці крові — нормальна концентрація ММК, підвищена концентрація гомоцистеїну та підвищений рівень заліза.

Діагностичні критерії

Діагноз встановлюють на підставі клінічної картини і результату визначення рівня фолієвої кислоти. Після діагностування дефіциту фолієвої кислоти необхідно визначити його причину →вище.

Диференційна діагностика

B_{12}-дефіцитна анемія (в кожному випадку визначте рівень вітаміну B_{12}), інші анемії з дизеритропоезом (сидеробластна, МДС).

➜ ЛІКУВАННЯ

1. Лікування основного захворювання: має першорядне значення.

2. Дієта, збагачена продуктами з високим вмістом фолієвої кислоти →вище.

3. Фолієва кислота п/о 0,8–1,2 мг/добу (до 5 мг/добу в осіб із порушенням всмоктування) протягом 1–4 міс., до нормалізації гематологічних показників включно, або до тих пір, поки зберігається причина дефіциту. Про ефективність лікування свідчить різке зростання кількості ретикулоцитів на 4–7-ий день від початку терапії. На початковому етапі лікування може виникати гіпокаліємія. Лікування виключно фолієвою кислотою в особи з супутнім дефіцитом вітаміну B_{12} може спричинити раптове демаскування або посилення існуючих неврологічних розладів.

1.6. Гемолітичні анемії

➡ ВИЗНАЧЕННЯ ТА ЕТІОПАТОГЕНЕЗ

Гемолітичні анемії (ГА) — це гетерогенна група захворювань, що характеризуються аномальним передчасним розпадом еритроцитів. Гемоліз може відбуватися внутрішньосудинно або позасудинно — у селезінці та/або печінці.

1. Спадкові ГА — у результаті первинного внутрішньоклітинного дефекту:

1) дефекти клітинної мембрани — спадковий сфероцитоз, спадковий овалоцитоз (еліптоцитоз);

2) ензимопатії — недостатність глюкозо-6-фосфат дегідрогенази (Г-6-ФД), дефіцит піруваткінази (ПК);

3) гемоглобінопатії — серповидно-клітинна анемія (патологічний Hb-HbS), метгемоглобінемія;

4) таласемії — кількісні порушення синтезу ланцюгів глобіну (найчастіше β).

2. Набуті ГА — еритроцити є нормальними, причиною розпаду являються зовнішньоклітинні фактори (за винятком пароксизмальної нічної гемоглобінурії [ПНГ]):

1) **імунні** (наявні антиеритроцитарні антитіла) — аутоімунна ГА (АІГА) з тепловими антитілами (ідіопатична, на фоні інших захворювань [у т. ч. СЧВ, хронічного лімфолейкозу, неходжкінських лімфом, імунодефіцитів]; медикаментозна [метилдопа, цефалоспорини, аналоги пуринів]), після трансплантації органу або алоТГСК [при невідповідності груп крові між донором і реципієнтом], після переливання ЕМ [під час або через короткий час після алоімунізації]); АІГА з холодовими антитілами: хвороба холодових аглютинінів (ідіопатична, при інфекції [мікоплазми, ВЕБ]; при лімфомах), а також пароксизмальна холодова гемоглобінурія (ідіопатична, при інфекції), аутоімунному захворюванні чи лімфопроліферативному новоутворенні); посттрансфузійна гемолітична реакція; гемолітична хвороба новонароджених;

2) **неімунні** — мікроангіопатичні ГА (викликані внутрішньосудинним пошкодженням еритроцитів в патологічній мікроциркуляції, у т. ч. тромботична тромбоцитопенічна пурпура [ТТП] і гемолітично-уремічний синдром [ГУС], причини →розд. 15.19.3), інфекції (малярія, бабезіоз, токсоплазмоз, лейшманіоз, *Clostridium perfringens, сифіліс, вірусні інфекції*), хімічні і фізичні фактори (метгемоглобінемія, ЛЗ [мітоміцин С, циклоспорин, такролімус, тіклопідин, сульфаніламіди, сульфасалазин, дапсон, похідні платини], наркотики [кокаїн], метали [свинець, мідь], отрути комах [бджоли, оси] павуків [*Loxosceles*], і змій [кобри, гадюки] тяжкі опіки), ПНГ, гіперспленізм.

➡ КЛІНІЧНА КАРТИНА ТА ПРИРОДНИЙ ПЕРЕБІГ

Спадкові форми, як правило, виявляються в молодшому віці, аутоімунні частіше зустрічаються в середньому і старшому віці. В осіб із маловираженим, особливо довготривалим гемолізом, зазвичай немає клінічних ознак гемолітичної анемії. Загальні симптоми анемії, як правило, з'являються лише тоді, коли рівень Hb <8 г/дл, або анемія дуже швидко розвивається. Жовтяниця з'являється в періоди інтенсивного розпаду еритроцитів; часто відсутня в осіб із хронічним гемолізом. Збільшення селезінки (деколи також печінки) зустрічається тільки при деяких формах ГА і зазвичай дозволяє запідозрити наявність системного захворювання (лімфопроліферативного або аутоімунного). **Характерні клінічні особливості деяких форм ГА** →нижче.

Ускладнення ГА: кризи (гемолітичний, апластичний [найчастіше викликаний інфікуванням парвовірусом В19 при спадковій ГА]), ВТЕХ, жовчнокам'яна хвороба (наслідок гіпербілірубінемії), дефіцит фолієвої кислоти (наслідок підвищеного споживання), виразкування шкіри (у випадку тромбоемболічних змін в мікроциркуляції), вторинний гемосидероз →розд. 7.9.2.

1. Спадковий сфероцитоз: найчастіша спадкова ГА, характеризується аномаліями розвитку кісток (при тяжкій формі), типовою є спленомегалія, періодично гемолітичний і апластичний кризи, холелітіаз.

2. Дефіцит глюкозо-6-фосфат дегідрогенази (Г-6-ФД): зазвичай хворіють чоловіки, гострі гемолітичні кризи (раптова жовтяниця, потемніння сечі, болі в животі), після прийому деяких ЛЗ (хлорохін, сульфаніламіди, дапсон, нітрофурантоїн, великі дози вітаміну С, доксорубіцин, → також: www.g6pd. org і www.g6pddeficiency.org) чи харчових продуктів (насіння бобових), при інфекціях і стресі.

3. Дефіцит піруваткінази (ПК): друга за частотою поширення спадкова ГА, може маніфестуватись у дорослих, у котрих завдяки компенсації гемолізу стабілізується клінічна картина із загостреннями, викликаними гострою інфекцією, стресом або вагітністю.

4. Метгемоглобінемія: полягає у наявності в гемі тривалентного заліза, яке не приєднує кисню; може бути вродженою (гемоглобін М) набутою (набагато частіша) — спричинена сполуками, які окислюють залізо (нітропрусид натрію, фенацетин, сульфаніламіди, лідокаїн, бензокаїн, дапсон, расбуриказа, нітрати, нітрогліцерин, оксид азоту, нітрити, анілін, хлорити); ціаноз виникає, коли рівень метгемоглобіну (metHb) >1,5 г/дл; у більшості хворих зі спадковою формою єдиним симптомом є ціаноз, при тяжкій формі симптоми анемії з'являються, коли metHb складає >40 % від загального Hb.

5. Таласемії: типовим є збільшення селезінки, тяжка ГА тільки при гомозиготній формі, маніфестується у віці до 1-го року.

6. Серповидноклітинна анемія: жовтяниця, холелітіаз, затримка росту і розвитку, кардіомегалія; емболія кровоносних судин, що призводить до ішемії тканин: рецидивуючий сильний біль в кістах рук і стопах (найбільш ранній і найчастіший прояв), емболія внутрішніх органів, гострий торакальний синдром, спленомегалія, виразки в області кісточок, пріапізм.

7. Аутоімунна ГА з тепловими антитілами: найчастіша набута ГА, додатково симптоми основного захворювання.

8. Хвороба холодових аглютинінів: типовими є симптоми лімфоми або інфекції, акроціаноз (фіолетове забарвлення дистальних частин тіла, спровоковане впливом холоду), сітчасте лівело, біль при проковтуванні холодної їжі і напоїв. **Пароксизмальна холодова гемоглобінурія** (симптоми виникають протягом кількох хвилин або годин після впливу холоду): біль спини, нижніх кінцівок, живота, озноб і лихоманка, червоний або червоно-коричневий колір першої порції сечі.

9. ПНГ: напад може бути супроводжений інфекцією, стресом, фізичним навантаженням; окрім симптомів, пов'язаних із гемолізом (напр. темна сеча вночі або вранці) тромбоз (≈50 % хворих, особливо венозний в нетипових місцях), а також часто симптоми, пов'язані із супутньою апластичною анемією чи МДС (кровотечі, інфекції).

▷ДІАГНОСТИКА

Допоміжні дослідження

1. Загальний аналіз периферичної крові: типово нормоцитарна і нормохромна анемія, а в деяких випадках — макроцитарна (внаслідок ретикулоцитозу) або мікроцитарна гіпохромна анемія (при таласемії); підвищена кількість ретикулоцитів (ретикулоцитопенія при таласемії); сфероцити і підвищений МСНС при сфероцитозі та АІГА, тільця Гейнца при дефіциті Г-6-ФД і метгемоглобінемії, серповидні еритроцити і тільця Хауела-Жоллі в еритроцитах при серповидноклітинній анемії, ехіноцити при дефіциті ПК, мішенеподібні еритроцити при таласемії; фрагменти еритроцитів (шизоцити) при мікроангіопатичних ГА (ТТП, ГУС); еритробласти при тяжкій анемії; підвищення МСН і МСНС при сфероцитозі.

2. Інші дослідження крові: підвищена активність ЛДГ, знижений (або не визначається) рівень гаптоглобіну, підвищений рівень непрямого білірубіну в сироватці крові (зазвичай <4 мг/дл), зниження осмотичної резистентності еритроцитів (при спадковому сфероцитозі та інших ГА, при яких спостерігається сфероцитоз [набутий]).

3. Дослідження сечі: підвищення екскреції уробіліногену, гемоглобінурія і темний колір сечі при внутрішньосудинному гемолізі.

4. Інші дослідження, специфічні для окремих форм ГА:

1) **спадковий сфероцитоз** — позитивний тест з підкисленим розчином гліцерину (AGLT), кріогемолізу або тест зв'язування еозин-5-малеіміду (ЕМА);

2) **дефіцит Г-6-ФДГ** — зниження активності Г-6-ФД еритроцитів (не визначайте при гострому гемолізі);

3) **дефіцит ПК** — дефіцит ПК еритроцитів, мутації гену ПК;

4) **метгемоглобінемія** — підвищення рівня metHb, темний колір крові;

5) **таласемії** — при електрофорезі відсутність HbA і підвищений рівень HbF;

6) **серповидноклітинна анемія** — при електрофорезі відсутність HbA і підвищення рівня HbS і HbF;

7) **АІГА з тепловими антитілами** — позитивний прямий антиглобуліновий тест (з антитілами anti-IgG або анти-C3d, котрі проявляють максимальну активність при температурі 37 °C);

8) **АІГА з холодовими антитілами** — позитивний прямий антиглобуліновий тест (з антитілами IgM анти-C3d), видима аглютинація кров'яних тілець у мазку, підвищення MCV (несправжній макроцитоз, зумовлений наявністю еритроцитарних агрегатів), зниження концентрації компонентів комплементу C3 і C4 в плазмі, дослідження в напрямку виявлення моноклонального білка; **пароксизмальна холодова гемоглобінурія: позитивний прямий антиглобуліновий тест із** C3d на еритроцитах, позитивний тест Доната-Ландштайнера;

9) **ПНГ (CD55 і CD59)** — відсутність експресії білків, зв'язаних з глікозилфосфатидилінозитолом (CD55 і CD59) в гранулоцитах і еритроцитах при проточній цитометрії, що призводить до надмірної чутливості клітин до дії комплементу.

5. Аспіраційна біопсія і трепанобіопсія кісткового мозку: посилення еритропоезу, часто мегалобластичний тип кровотворення.

6. Візуалізаційні дослідження: при УЗД збільшення селезінки, холеліатаз.

Діагностичні критерії

Анемія різного ступеня, типово нормоцитарна і нормохромна (винятки →вище), з підвищеним рівнем ЛДГ в сироватці крові, зниження рівня гаптоглобіну в плазмі, підвищення рівня непрямого білірубіну в сироватці крові і збільшення кількості ретикулоцитів.

Диференційна діагностика

Анемія хронічних захворювань, синдром дисемінованого внутрішньосудинного згортання крові.

→ **ЛІКУВАННЯ**

Спільні рекомендації для ГА

1. Вторинна ГА: лікуйте основне захворювання. Відмініть ЛЗ, які можуть спричиняти гемоліз.

2. Трансфузія ЕМ — тільки при необхідності.

3. Хронічна ГА: застосовуйте тривало фолієву кислоту 1 мг/добу. Поповнення заліза — тільки після підтвердження абсолютного дефіциту →розд. 15.1.2 (у більшості випадків протипоказано) або лікування перевантаження залізом →розд. 7.9.2; спленектомія — при деяких тяжких спадкових ГА (сфероцитоз, дефіцит Г-6-ФД, дефіцит ПК, таласемія) і стійкій до лікування ГК ГА з тепловими антитілами.

Специфічне лікування окремих форм ГА

1. АІГА з тепловими антитілами: застосуйте ГК (напр. преднізон 1 мг/кг/добу п/о) протягом декількох тижнів, у подальшому дозу поступово знижуючи до мінімальної, яка забезпечує ремісію і негативний тест Кумбса. Рівень Hb підвищується як правило, після 1–3 тиж. лікування. При більш вираженому гемолізі почніть від в/в введення метилпреднізолону в 1-ий день 1500 мг, на 2-ий — 1000 мг, на 3-ій — 500 мг, а з 4-го дня застосуйте преднізон 1–2 мг/кг/добу. У разі резистентності до ГК, непереносимості ГК або необхідності застосування ГК в дозі >15 мг/добу після кількох місяців лікування показане виконання спленектомії (ефективна в 60–70 %); якщо протипоказана чи неефективна → застосуйте ритуксимаб 4 дози по 375 мг/м^2 або 100 мг/м^2 з тижневими інтервалами. У пацієнтів без покращення від вище описаного лікування розгляньте доцільність іншої імуносупресивної терапії (азатіоприн 100–150 мг/добу, циклофосфамід 100 мг/добу п/о або 500–700 мг/добу в/в кожні 3–4 тиж., циклоспорин — дозу підбирають відповідно до концентрації ЛЗ в сироватці крові, мофетилу мікофенолат 0,5–1,0 г/добу п/о). У резистентних до ГК хворих, особливо при гемолітичному кризі, можна провести плазмаферез або ввести ВВІГ (1 г/кг протягом 2 днів або 2 г/кг протягом одного дня).

2. Хвороба холодових аглютинінів: у більшості випадків достатньо рекомендацій уникати переохолодження і носити теплий одяг. Зігрівайте ЕМ і розчини для в/в введення. Уникайте переливання компонентів крові з високим вмістом компонентів комплементу (СЗП і ТМ). У тяжких випадках призначте ритуксимаб 375 мг/м^2 в/в 1×на тиж. впродовж наступних 4-х тиж. (найефективніший в монотерапії чи з флударабіном), або, можливо, циклофосфамід 100 мг/добу п/о чи хлорамбуцил. ГК і спленектомія, як правило, неефективні. При необхідності негайного зниження титру антитіл слід використовувати плазмаферез. Пароксизмальна холодова гемоглобінурія: рекомендують уникати низьких температур, переливайте зігріту ЕМ; можна зважити доцільність ГК.

3. Метгемоглобінемія: відмініть ЛЗ, що викликають метгемоглобінемію. У тяжких випадках (metHb >20 %) призначте метиленовий синій 1–2 мг/кг (1 % розчин у 0,9 % NaCl) шляхом в/в інфузії протягом 5 хв і розгляньте доцільність гіпербаричної оксигенації. При загрозливій для життя метгемоглобінемії (metHb >50 %) виконайте замінне переливання крові. При хронічній метгемоглобінемії → аскорбінова кислота 0,3–1,0 г/добу п/о у кілька прийомів і рибофлавін 20–30 мг/добу п/о, при загостреннях — метиленовий синій 100–300 мг/добу п/о.

4. β-Таласемія: окрім вище наведених рекомендацій призначте вітамін С і цинк. У тяжких випадках розгляньте показання до алоТГСК.

5. Серповидноклітинна анемія: у більшості випадків симптоматичне лікування (гідратація, анальгетики і антикоагулянти). Трансфузії ЕМ шляхом розведення знижують концентрацію HbS ≤30 %. Розгляньте доцільність лікування гідроксисечовиною 15–20 мг/кг/добу (збільшує синтез HbF). В окремих випадках розгляньте показання до алоТГСК.

6. ПНГ: при класичній формі (>50 % популяції гранулоцитів без GPI-AP; виникає явний внутрішньосудинний гемоліз) лікування вимагають хворі з клінічно значимими проявами і ускладненнями. ЛЗ вибору є екулізумаб. Єдиним методом, що дає шанси на повне одужання (ерадикація клону ПНГ), є алоТГСК. У випадку тромботичних ускладнень → стандартна терапія, вторинна профілактика антагоністом вітаміну К, первинна профілактика гепарином. У фазі інтенсивного гемолізу розгляньте доцільність призначення преднізону 40–60 мг/добу п/о. У хворих із анемією середньої тяжкості або тяжкою зважте лікування даназолом 200–600 мг/добу, розділених на 3 прийоми. У некласичних випадках тактика залежить від супутнього синдрому недостатності кісткового мозку (апластична анемія →розд. 15.1.7, МДС →розд. 15.4).

1.7. Апластична анемія (АА)

→ **ВИЗНАЧЕННЯ ТА ЕТІОПАТОГЕНЕЗ**

Недостатність кісткового мозку, яка виникає внаслідок його гіпоплазії або аплазії, і призводить до панцитопенії (не тільки анемії).

Найчастішою причиною є аутоімунна реакція Т-лімфоцитів, скерована проти стовбурових гемопоетичних клітин або рідше — вроджена вада чи набуте пошкодження цих клітин, що призводить до гальмування їх поділу і диференціації. **Форми АА:**

1) **спадкова** (20 % випадків) — анемія Фанконі, синдром Даймонда-Блекфена, синдром Дубовича, сімейна апластична анемія;

2) **набута** (80 %) — ідіопатична форма (>70 %), перенесений гострий гепатит (5–10 %), іонізуюче випромінювання, хімічні речовини (бензол та інші органічні розчинники, тринітротолуол, інсектициди та гербіциди), ЛЗ (цитостатики, фенілбутазон, хлорамфенікол, сульфаніламіди, сполуки золота, хлорохін, хлорпропамід, фенітоїн, аллопуринол, тіазиди), вірусні інфекції (ретровіруси, HAV, HBV, HCV, ВІЛ, ВЕБ, віруси герпесу, парвовірус B19, вірус Денге), системні захворювання сполучної тканини (напр. СЧВ), тимома, інші хвороби крові (пароксизмальна нічна гемоглобінурія, МДС, апластичні кризи при гемолітичній анемії), вагітність (дуже рідко).

→ **КЛІНІЧНА КАРТИНА**

АА може розвинутися швидко (протягом декількох днів), або повільно (впродовж кількох тижнів чи місяців). Суб'єктивні та об'єктивні симптоми є наслідком анемії, нейтропенії →розд. 22.2.5 та тромбоцитопенії →розд. 15.19.

→ **ДІАГНОСТИКА**

Допоміжні дослідження

1. Загальний аналіз периферичної крові: нормоцитарна нормохромна анемія (рідко макроцитарна), дуже мала кількість ретикулоцитів (<10 000/мкл), лейкопенія з нейтропенією (зазвичай <1500/мкл), тромбоцитопенія (у тяжких випадках <10 000/мкл).

2. Аспіраційна біопсія та трепанобіопсія кісткового мозку: зменшена кількість гемопоетичних клітин (клітинність <30 %), співвідношення кількості жирових клітин до кровотворних >3-х, відсутність неопластичних клітин, інші клітини — це в основному лімфоцити і плазмоцити.

3. Інші дослідження: в ≈50 % наявність клону нічної пароксизмальної гемоглобінурії (НПГ) при проточній цитометрії →розд. 15.1.6, цитогенетичне і молекулярні дослідження(у більшості наявність клонального гематопоезу), рівень вітаміну B$_{12}$ і фолієвої кислоти, вірусологічні дослідження, оцінка функції печінки, дослідження для виявлення антиядерних антитіл і антитіл анти-нДНК, РГ або КТ органів грудної клітки. УЗД органів черевної порожнини.

Діагностичні критерії

Цитопенії (для ≥2 з 3-х клітинних паростків: нейтропенія <1500/мкл, тромбоцитопенія <100 000/мкл та анемія Hb <10 г/дл) периферичної крові і зниження клітинності кісткового мозку після виключення інших причин →нижче. Критерії тяжкої АА (SAA): клітинність кісткового мозку <25 % або <50 %, якщо гемопоетичні клітини становлять <30 % клітин кісткового мозку, або ≥2 з 3-х критеріїв: кількість нейтрофілів <500/мкл, кількість тромбоцитів крові <20 000/мкл, кількість ретикулоцитів <20 000/мкл.

Диференційна діагностика

Гострі лейкози, волосистоклітинний лейкоз, лейкемія з наявністю великих зернистих лімфоцитів, МДС, тяжка мегалобластна анемія, ПНГ, інфільтрація кісткового мозку (лімфоми та інші солідні пухлини, фіброз), інфекції (ВІЛ, HCV, HBV), гіперспленізм.

➡ ЛІКУВАННЯ

Ліквідуйте потенційну причину. Хворі з легкою АА зазвичай не потребують лікування, а хвороба не становить загрози для їхнього життя. Хворих з тяжкою АА слід негайно скерувати до гематологічного центру.

Підтримуюча терапія

1. Тільки у випадку крайньої необхідності проводьте трансфузію збіднених лейкоцитами компонентів крові: ЕМ, ТМ, а також, у разі показань, гранулоцитарний концентрат →розд. 24.22 (які не походять від членів родини), при лікуванні АТГ або алоТГСК переливайте виключно збіднені лейкоцитами і опромінені компоненти крові, здійснюйте моніторинг та лікуйте вторинне перевантаження залізом →розд. 7.9.2.

2. Розгляньте показання до профілактичного призначення антибактеріальних і протигрибкових ЛЗ (зазвичай є необхідним у випадку нейтропенії <200/мкл →розд. 22.2.5), Г-КСФ →розд. 15.17 (при тяжких інфекціях, резистентних до антибіотиків і протигрибкових ЛЗ), а також профілактики пневмоцистозу і вірусних інфекцій (у випадку лікування антитимоцитарним глобуліном [АТГ] або алоТГСК).

Етіотропне лікування

1. алоТГСК: терапія вибору у хворих віком <50-ти років з SAA, коли є відповідний сімейний донор. Одужання в 60–90 % випадків. При відсутності ефекту після 6 міс. імуносупресивної терапії рекомендовано алоТГСК від спорідненого донора у хворих віком >50-ти р., або алоТГСК від HLA-сумісного не спорідненого донора у хворих віком <50-ти р.

2. Імуносупресивне лікування: АТГ у комбінації з циклоспорином; показане для хворих з набутою АА, яким не планувалось проведення алоТГСК, включаючи хворих з легкою АА, котрі вимагали переливання ЕМ чи ТМ; призводить до покращення у 60–80 % хворих, також є ефективним при рецидиві АА. Як правило, одночасно застосовуються ГК для зменшення небажаних ефектів АТГ, в інших випадках ГК не рекомендовані через підвищений ризик інвазивних мікозів.

3. Андрогени (напр., оксиметолон, даназол): бувають ефективними при анемії Фанконі та набутій АА, при стійкості або протипоказаннях до імуносупресивного лікування. Якщо немає покращення після 4–6 міс., завершіть лікування. У випадку позитивного ефекту поступово відмініть андрогени.

4. Алемтузумаб: зважте застосування у хворих з резистентністю до імуносупресивної терапії.

5. Ельтромбопаг: агоніст рецепторів тромбопоетину; у хворих із набутою тяжкою АА, в яких розвинулась стійкість до попереднього імуносупресивного лікування, або тих, що раніше перенесли інтенсивне лікування і не пройшли відбору до алоТГСК.

→ **ПРОГНОЗ**

Без застосування етіотропної терапії протягом 2-х років помирають 80 % пацієнтів з тяжкою АА. Найбільш частою причиною смерті є тяжкі бактеріальні або грибкові інфекції (особливо інвазивний аспергільоз легень →розд. 3.13.3.5). АА може трансформуватись в МДС, гострий лейкоз або ПНГ.

1.8. Парціальна червоноклітинна аплазія (ПЧКА)

Характеризується значним зниженням еритропоезу в кістковому мозку (еритробласти <0,5 %) та кількості ретикулоцитів у периферичній крові (<1 %), без змін у інших клітинних лініях. Тяжка анемія є нормоцитарною та нормохромною при нормальному рівні еритропоетину. ПЧКА слід диференціювати з МДС.

Може бути спадковою (анемія Даймонда-Блекмена) або набутою, яка є аутоімунним захворюванням і може бути первинною (ідіопатичною) або вторинною до вірусних інфекцій (парвовірус людини В19, ВЕБ і гепатотропні віруси), тимоми, інших аутоімунних захворювань (напр., СЧВ, РА, міастенії), лімфопроліферації (хронічного лімфолейкозу, лейкозу великих зернистих лімфоцитів), ЛЗ (зокрема азатіоприну, ізоніазиду, рифампіцину). ПЧКА може також розвинутись у вагітних жінок (як правило, минає після пологів) та після алоТГСК, якщо у реципієнта присутні антитіла до еритроцитів донора. ПЧКА також спостерігається у небагатьох хворих, які отримують еритропоез-стимулюючі агенти, переважно при ХХН.

Лікування: ліквідація причини часто призводить до зникнення ПЧКА (напр., відміна ЕСЗ, видалення тимоми); в інших набутих випадках застосовується імуносупресивна терапія (як правило — ГК, а при резистентності — циклоспорин, АТГ, циклофосфамід, високі дози ВВІГ, ритуксимаб, алемтузумаб). При необхідності частих трансфузій ЕМ може розвинутись вторинний гемосидероз. Лікування МДС →розд. 15.4.

1.9. Сидеробластна анемія

Рідкісна, гетерогенна група порушень синтезу гема, які характеризуються наявністю гіпохромних еритроцитів в периферичній крові і кільцеподібних сидеробластів в кістковому мозку (еритробласти з кільцем довкола ядра, який утворений мітохондріями зі підвищеним вмістом заліза). Може бути спадковою або набутою — клональною (її зараховують до МДС →розд. 15.4), або метаболічною (зворотною), спричиненою дефіцитом міді або піридоксину, отруєнням цинком або свинцем, зумовленою ЛЗ (ізоніазид, циклосерин, хлорамфенікол) чи алкоголізмом.

Клінічна картина: неспецифічні — загальні симптоми анемії (при тяжкій формі), симптоми перевантаження залізом (→розд. 7.9.1), фенотипові прояви спадкових форм (напр. міопатія). Результати досліджень крові →табл. 1-2.

Лікування: ліквідація причини при набутих зворотних формах. При спадковій формі спробуйте застосувати лікування піридоксином 50–200 мг/добу. Лікування перевантаження залізом →розд. 7.9.2.

2. Гострі мієлобластні лейкози (ГМЛ)

➡ ВИЗНАЧЕННЯ ТА ЕТІОПАТОГЕНЕЗ

Злоякісні новоутворення системи лейкоцитів, що розвиваються внаслідок проліферації клону трансформованих клітин на ранніх стадіях мієлопоезу. Ці клітини домінують в кістковому мозку і крові та можуть інфільтрувати різні органи, порушуючи їх функцію. Етіологія невідома. Доведені **фактори ризику:** іонізуюча радіація і бензол, хіміотерапія (алкілуючі ЛЗ, інгібітори топоізомерази) в анамнезі, деякі вроджені захворювання (напр., синдром Дауна), інші клональні захворювання системи кровотворення (напр., МДС), наявність предиспонуючих мутацій. У дорослих складають ≈80 % гострих лейкозів. Медіана віку на момент постановки діагнозу становить ≈65 років.

➡ КЛІНІЧНА КАРТИНА ТА ПРИРОДНИЙ ПЕРЕБІГ

1. Загальні прояви: лихоманка, слабкість.

2. Симптоми, пов'язані з анемією →розд. 15.1.

3. Симптоми, пов'язані з порушенням імунітету: зміни в ротовій порожнині (болючі афти або виразки, реактивація герпетичної інфекції, тяжка ангіна, навколозубні зміни), підвищена схильність до інфекцій, включаючи грибкові.

4. Прояви геморагічного діатезу: в основному кровотечі з ясен і носа, пурпура на шкірі і слизових; кровотечі із статевих шляхів і ШКТ.

5. Симптоми лейкостазу (у ≈5 % хворих порушення мікроциркуляції, пов'язані з лейкоцитозом >100 000/мкл): порушення функції ЦНС (біль голови та головокружіння, шум у вухах, порушення зору, вогнищеві симптоми, порушення свідомості), задишка, дихальна недостатність, ДВЗ-синдром; рідко: пріапізм, ішемія міокарду або кінцівки.

6. Симптоми інфільтрації органів лейкозними клітинами (частіше при лейкозах моноцитарного ряду): плоскі висипання або вузлики в шкірі, інфільтрати, які схожі на гіпертрофію ясен, спленo- або гепатомегалія (у ≈30 % хворих), лімфаденопатія, зниження гостроти зору, симптоми запалення зовнішнього і внутрішнього вуха, різні симптоми уражень дихальних шляхів (включно з тяжкою дихальною недостатністю), серцева недостатність, порушення ритму серця, гематурія, болі в кістках і суглобах, остеонекроз, симптоми ураження центральної і периферичної нервової системи.

7. Болі в животі і симптоми подразнення очеревини: внаслідок інфекційних ускладнень, петехій в стінці кишківника, зумовленої інфільтратами кишкової непрохідності.

8. Клінічний перебіг: тяжкий; за умови відсутності адекватного лікування хворий помирає протягом декількох тижнів внаслідок ускладнень, передусім інфекційних та геморагічних.

➡ ДІАГНОСТИКА

Допоміжні дослідження

1. Загальний аналіз периферичної крові: лейкоцитоз (зазвичай помірно виражений, >100 000/мкл у ≈5–20 % хворих) або (рідше) лейкопенія, нейтропенія, анемія, тромбоцитопенія, наявність в мазку крові бластних клітин (характерний т. зв. лейкемічний провал — окрім переважаючої кількості бластних клітин спостерігаються нечисленні зрілі форми гранулоцитів; відсутні перехідні дозріваючі форми гранулоцитарного ряду, які наявні при лейкемоїдних реакціях і мієлопроліферативних захворюваннях).

2. Аспіраційна біопсія і трепанобіопсія кісткового мозку: аспіраційна біопсія — морфологічне дослідження, імунофенотипування, цитогенетичні та деякі молекулярні дослідження, трепанобіопсія (коли неможливо здійснити забір кісткового мозку шляхом аспірації).

3. Інші лабораторні дослідження: порушення згортання крові (ДВЗ-синдром при гострому промієлоцитарному лейкозі [ГПЛ] — підтипі ГМЛ), зростання активності ЛДГ в сироватці, гіперурикемія та гіперкаліємія внаслідок розпаду бластних клітин у зразку крові, псевдогіпоксемія, псевдогіпоглікемія та псевдогіперглікемія (артефакти у зразку крові, забір якої проводиться при високому лейкоцитозі).

4. Візуалізаційні дослідження: РГ органів грудної клітки, УЗД черевної порожнини, ехокардіографія у хворих, у яких підозрюють захворювання серця або наявні фактори його ризику.

5. Люмбальна пункція: лише в разі підозри на ураження ЦНС.

Діагностичні критерії

ГМЛ діагностується у випадку, коли відсоток бластів (мієлобластів та їх еквівалентів: монобластів, промоноцитів і мегакаріобластів) при цитологічному дослідженні та імунофенотипуванні кісткового мозку або периферичної крові становить ≥20 % (при результаті 6–19 % діагностується мієлодиспластичний синдром [МДС]). Цитогенетичні порушення t(15;17), inv(16) і t(8;21) або наявність мієлоїдної сарокми дозволяють встановити діагноз ГМЛ, незважаючи на відсоток бластів. Необхідна для вибору терапії деталізація діагнозу базується на цитогенетичних і молекулярних дослідженнях.

Початкова оцінка групи ризику та прогнозу є необхідною для вибору оптимальної тактики, яка б давала максимальні шанси на одужання при мінімізації ризику. При оцінці ризику смерті, залежного від токсичності хіміотерапії, основне значення має визначення функціонального стану хворого (ECOG →табл. 13-3) та наявності супутніх захворювань, частота і інтенсивність яких пов'язана з віком.

Основне значення при оцінюванні ризику резистентності до лікування та ризику рецидиву має визначення цитогенетичної та молекулярної характеристики:

1) **сприятливий прогноз** — t(15;17) при ГПЛ, t(8;21), inv(16) або t(16;16) (мутація *KIT* погіршує прогноз в цій групі), нормальний каріотип з біалельною мутацією *CEBPA*, нормальний каріотип з мутацією *NPM1* без *FLT3*-ITD або співвідношенням *FLT3*-ITD до нормального *FLT3* <0,5 (*FLT3*-ITD[низьке]);

2) **проміжний прогноз** — нормальний каріотип з мутацією *NPM1* і *FLT-3ITD*[високе] (вищевказане співвідношення >0,5), нормальний каріотип з нормальним *NPM1* без *FLT3*-ITD[низьке], t(9;11), інші цитогенетичні зміни, не вказані при сприятливому і несприятливому прогнозі;

3) **несприятливий прогноз** — t(3;3), inv(3), t(6;9), t(v;11), −7, −5/del(5q), зміни (17p), комбіновані зміни каріотипу (≥3), моносомальний каріотип, t(9;22), мутації *RUNX1*, *ASXL1*, *TP53*, нормальний *NPM1* та присутність *FLT*-3ITD[високе], *FLT3*-ITD (відповідно до деяких класифікацій).

До групи несприятливого ризику відносять також: ГМЛ, асоційований з попереднім лікуванням (хіміо- і/або радіотерапія), ГМЛ з передуючим йому МДС та форми з первинною резистентністю до стандартного лікування з метою індукції ремісії.

Диференційна діагностика

Гострий лімфобластний лейкоз, мієлодиспластичні та мієлопроліферативні новоутворення з високим відсотком бластів, неходжкінські лімфоми, регенерація гематопоезу, особливо після хіміотерапії, після лікування Г-КСФ та в осіб з лікованим дефіцитом вітаміну B$_{12}$.

→ ЛІКУВАННЯ

Після встановлення точного діагнозу, факторів ризику та супутніх захворювань визначте план лікування, що б давав максимальні шанси на одужання при мінімальному ризику, який вже на початку повинен врахувати цільове проведення алоТГСК. Лікування слід проводити у відділеннях, які мають доступ до цитогенетичної і молекулярної діагностики та пристосовані до проведення інтенсивної терапії. Лікування з метою індукції ремісії є дуже подібним для різних підтипів ГМЛ за винятком ГПЛ;може бути необхідною його модифікація у залежності від супутніх захворювань та віку хворих. Лікування після досягнення ремісії натомість коригують залежно від групи ризику. Рекомендується терапія, що базується на співпраці різних медичних центрів.

1. Індукція ремісії: поліхіміотерапія, спрямована на якнайшвидшу і радикальну редукцію маси лейкемічного клону і відновлення нормального гемопоезу. Стандартно: антрациклін (даунорубіцин або ідарубіцин), цитарабін (Ara-C) і, можливо, кладрибін або молекулярно спрямований ЛЗ. Регенерацію кісткового мозку і ремісію зазвичай досягають через 4 тиж. від початку терапії. **Критерії повної ремісії (ПР):** <5 % бластів в кістковому мозку, відсутність в крові бластів та клітин з паличками Ауера, відсутність екстрамедулярних змін, нейтрофіли ≥1000/мкл, тромбоцити >100 000/мкл.

2. Консолідація ремісії: фаза лікування після досягнення повної ремісії, мета якої — ліквідувати мінімальну резидуальну хворобу (МРХ), тобто наявність лейкозних клітин, які вижили, у кількості, яку неможливо виявити з допомогою базових досліджень, і які виявляються лише з використанням проточної цитометрії або молекулярних методів; високі дози Ara-C з можливими модифікаціями; вибір оптимального методу консолідації слід базувати на групі ризику:

1) в групі сприятливого ризику рекомендують 3–4 цикли;

2) в групі проміжного та несприятливого ризику консолідацію обмежують таки чином, щоб забезпечити максимальну ПР та одночасно не відтермінувати проведення алоТГСК.

3. Лікування після консолідації при ПР1: має на меті профілактику рецидиву захворювання:

1) у хворих з групи несприятливого і проміжного прогнозу:

    а) алоТГСК від спорідненого або неспорідненого, сумісного по системі HLA донора, а в разі занадто тривалих пошуків — від гаплоідентичного донора (при смертності, залежній від ТГСК до 15–20 %); у хворих віком >50 років або з супутніми захворюваннями розгляньте доцільність кондиціонування зниженої інтенсивності (RIC) або немієлоаблятивне;

    б) аутоТГСК (смертність, залежна від ТГСК, <5 %) — розгляньте доцільність в групі проміжного ризику, коли немає донора або виявляються протипоказання до алоТГСК;

2) у пацієнтів зі сприятливим прогнозом після досягнення ПР і проведення консолідації (→вище) проводьте моніторинг ремісії на рівні МРХ. Альтернативою є аутоТГСК після проведення 1–2 циклів консолідації. У разі наявності додаткових факторів, що обтяжують прогноз (мутація *KIT* в >25 % бластів, високий лейкоцитоз на момент постановки діагнозу, позитивна МРХ після консолідації), розгляньте доцільність алоТГСК в індивідуальному порядку.

4. Тактика в разі часткової ремісії (ЧР), резистентності до терапії першої лінії або рецидиву: при ЧР і пізніх рецидивах (>6 міс.) повторіть той самий цикл індукції ремісії, в інших випадках — застосуйте терапію другої лінії, що підібрана з урахуванням ознак захворювання та стану хворого (терапія в межах клінічних досліджень [у т. ч. аналоги нуклеозидів, моноклональні антитіла, епігенетична терапія, інгібітори кіназ] або схеми з високими дозами Ara-C); у всіх випадках намагайтесь досягнути ПР і провести алоТГСК. У хворих, які не пройшли відбір до інтенсивного лікування або не дали на нього згоду, застосуйте лікування у рамках клінічних випробувань нових ЛЗ або найкращу підтримуючу терапію (→нижче).

5. ГМЛ: лікування із застосуванням хіміотерапії, повністю транс-ретиноєвої кислоти і, можл., триоксиду миш'яку.

6. Хворі в похилому віці (>60 років): індивідуалізація терапії:

1) хворі в задовільному функціональному стані, без серйозних супутніх захворювань → розгляньте доцільність інтенсивної терапії, як у віці <60 років (→вище),у разі потреби з модифікаціями доз і часу прийому ЛЗ;

2) хворі, які не пройшли відбір до стандартної інтенсивної терапії → розгляньте наступні варіанти: гіпометилюючі ЛЗ, терапія в межах клінічних досліджень, низькі дози цитарабіну, найкраща підтримуюча терапія (→нижче) з додатковим призначенням пероральних протилейкозних ЛЗ.

7. Супутня терапія має основне значення для ефективного лікування і виживання пацієнтів та являється єдиним методом лікування (за винятком клінічних досліджень) у хворих без ремісії, які не пройшли відбір до хіміотерапії або гіпометилюючих ЛЗ:

1) запобігання інфекціям завдяки ізоляції в спеціальному боксі і застосуванню хіміопрофілактики — фторхінолони, протигрибкові ЛЗ (напр., позаконазол), ацикловір у серопозитивних до ВПГ хворих; лікування інфекцій — із випередженням, ранне, емпіричне, в міру можливості — цільове, з урахуванням опортуністичної флори (нейтропенічна лихоманка →розд. 22.2.5);

2) профілактика синдрому розпаду пухлини (→розд. 22.2.6) — почніть перед застосуванням індукційної хіміотерапії;

3) гіперлейкоцитоз (>100 000/мкл) та лейкостаз — швидко почніть індукуючу хіміотерапію, а якщо виникненопотреба її відтермінувати або за наявності протипоказань до такого лікування застосуйте гідроксисечовину 50–60 мг/кг/добу до зниження лейкоцитозу до 10 000–20 000/мкл включно; розгляньте доцільність лейкаферезу у хворих із проявами лейкостазу; уникайте трансфузії ЕМ, а в разі необхідності повільно проводьте трансфузію ЕМ до часу зниження лейкоцитозу; лікуйте ДВЗ-синдром (→розд. 15.21.2);

4) анемія і тромбоцитопенія — у разі показань (→розд. 24.22) проведіть трансфузію еритромаси і тромбомаси, збіднених лейкоцитами, а в разі необхідності — опромінених;

5) Г-КСФ — розгляньте доцільність застосування в індивідуальному порядку;

6) раціональне харчування, при необхідності ентеральне або парентеральне;

7) психологічна підтримка;

8) профілактика і лікування нудоти та блювання →розд. 22.2.2.

➡ МОНІТОРИНГ

Контрольні суб'єктивне та об'єктивне обстеження і дослідження морфології периферичної крові з лейкоцитарною формулою проводьте кожні 1–3 міс. протягом перших 2 років, пізніше — кожні 3–6 міс. протягом наступних 3 років. Також можна проводити моніторинг МРХ. При виявленні порушень морфології крові необхідно виконати аспіраційну біопсію кісткового мозку.

➡ ПРОГНОЗ

Прогноз залежить від групи цитогенетичного та молекулярного ризику, віку, супутніх захворювань та застосованої терапії. Найбільші шанси на одужання мають пацієнти у віці <60 років, зі сприятливими цитогенетичними змінами →вище, без обтяжуючих молекулярних змін, в яких індукційне лікування швидко призвело до ПР і які не мають екстрамедулярних вогнищ. Сама поліхіміотерапія дає можливість одужання при ГПЛ (до 90 %) і при формах зі сприятливим прогнозом (50 %); в більшості інших випадків виліковність становить 10–15 %. Застосування аутоТГСК покращує відсоток 5-річної виживаності в групі проміжного ризику до >40 %, а застосування алоТГСК дозволяє виліковути >60 % пацієнтів. Результати лікування в цілій групі ГМЛ несприятливого ризику залишаються поганими. У хворих віком >60 років 5-річна виживаність становить <10 %.

3. Гострі лімфобластні лейкози (ГЛЛ)

➡ ВИЗНАЧЕННЯ ТА ЕТІОПАТОГЕНЕЗ

Гострі лімфобластні лейкози/лімфоми — це новоутворення, які походять з клітин-прекурсорів (лімфобластів) В- або Т-лімфоцитарного ряду, що в основному знаходяться в кістковому мозку і крові (гострі лімфобластні лейкози з лімфоцитарного ряду В або Т [В-клітинний ГЛЛ або Т-клітинний ГЛЛ]) або (рідше) головним чином в лімфовузлах та екстранодальних тканинах (лімфобластні лімфоми лімфоцитарного ряду В або Т [В-клітинна ЛБЛ або Т-клітинна ЛБЛ]). Вони складають ≈75 % усіх гострих лейкозів у дітей, а в дорослих — ≈20 %.

Згідно з класифікацією ВООЗ з 2016 р. В-клітинні ГЛЛ/ЛБЛ поділяють на форми з характерними генетичними та молекулярними порушеннями, решта форм отримала робочу назву «В-клітинні ГЛЛ/ЛБЛ невизначеного типу».

Імунофенотипова класифікація має основне практичне значення:

1) **В-клітинний ГЛЛ (CD19$^+$, CD22$^+$, CD79a$^+$)** — про-В (пре-пре-В), *common* (CD10$^+$, найчастіший), пре-В;
2) **Т-клітинний ГЛЛ (cyCD3$^+$, CD7$^+$)** — про-Т і пре-Т (CD4$^-$, CD8$^-$), кортикальний (тимусовий; CD1a$^+$, CD4$^+$, CD8$^+$, відносно кращий прогноз), зі зрілих Т-клітин (sCD3$^+$, CD4$^+$ або CD8$^+$).

➡ КЛІНІЧНА КАРТИНА ТА ПРИРОДНИЙ ПЕРЕБІГ

1. Суб'єктивні та об'єктивні симптоми: подібні, як при ГМЛ →розд. 15.2, але збільшення лімфовузлів або селезінки розвивається в 50 % випадків, а прояви анемії та тромбоцитопенії менш виражені. У 25 % пацієнтів спостерігається біль кісток та суглобів. Відносно частіше виникає ранне ураження ЦНС — 3 % при В-клітинному ГЛЛ та 8 % при Т-клітинному ГЛЛ. При Т-клітинних ГЛЛ/ЛБЛ часто з'являється лімфаденопатія середостіння і високий лейкоцитоз.

2. Природний перебіг: на початковій стадії можуть виявлятись лише зміни в аналізах крові і збільшення лімфатичних вузлів або селезінки; на запущеній стадії хвороби з'являються геморагічні, септичні ускладнення, або ускладнення, зумовлені локалізацією інфільтрації в ЦНС, середостінні та в інших органах, які без лікування протягом декількох тижнів призведуть до смерті.

➡ ДІАГНОСТИКА

Допоміжні дослідження

1. Загальний аналіз периферичної крові: лейкоцитоз (дуже високий і швидко наростаючий при Т-клітинному ГЛЛ), при підтипі про-В у ≈25 % хворих лейкоцитоз >100 000/мкл, а при деяких формах (особливо на ранній стадії) — лейкопенія, зазвичай анемія, нейтропенія, тромбоцитопенія, наявність лімфобластів у мазку периферичної крові, еозинофілія (при Т-клітинному ГЛЛ).

2. Аспіраційна біопсія кісткового мозку: домінуючий один тип бластних клітин з одночасним регресом інших клітинних рядів.

3. Визначення імунофенотипу методом проточної цитометрії (кров або кістковий мозок): має вирішальне значення і є основою для визначення імунофенотипічного підтипу (→вище), який допомагає у визначенні прогнозу та ідентифікації аберацій, що служать для моніторингу резидуальної хвороби (МРХ) під час терапії.

4. Цитогенетичні та молекулярні дослідження: у більшості хворих виявляються зміни кількості хромосом та/або структури. ГЛЛ з t(9;22)/*BCR-ABL1* (ГЛЛ з хромосомом Ph [ГЛЛ Ph+]) становить <25 % випадків, частіше зустрічається у старшому віці (<50 %). Кількісне молекулярне дослідження (ПЛР у реальному часі) використовують також для моніторингу МРХ (напр., визначення химерного гену *BCR-ABL1* при ГЛЛ Ph+).

5. Візуалізаційне дослідження: при Т-клітинних ГЛЛ/ЛБЛ у ≈50 % випадків спостерігається розширення верхнього середостіння внаслідок збільшення тимусу і лімфовузлів. УЗД допомагає визначити розміри лімфовузлів і селезінки.

6. Люмбальна пункція: у випадку ураження ЦНС збільшення цитозу спинно-мозкової рідини із наявністю бластних клітин в цитологічному дослідженні.

Діагностичні критерії

Морфологічне дослідження та імунофенотипування кісткового мозку мають основне значення: підтвердження наявності лейкозних лімфобластів, для встановлення діагнозу необхідне виявлення ≥2 специфічних для клітинного ряду антигенів. У ≈20 % випадках переважають ознаки лімфобластної лімфоми: інфільтрати в основному уражають лімфатичні вузли, а у кістковому мозку лейкозні клітини складають <20—25 %; у таких випадках може бути необхідне дослідження лімфовузла. Для визначення підтипу В-клітинних ГЛЛ/ЛБЛ необхідні цитогенетичні та молекулярні дослідження.

Диференційна діагностика

Низько диференційовані форми ГМЛ, інфекційний мононуклеоз та інші вірусні інфекції, особливо такі, що супроводжуються лімфоцитозом, тромбоцитопенією і гемолітичною анемією, панцитопенія при інших захворюваннях, неходжкінські лімфоми.

Оцінка прогнозу

Базові фактори несприятливого прогнозу: вік, загальний функціональний стан >1 за ECOG (→табл. 13-3), лейкоцитоз на момент постановки діагнозу: >30 000/мкл при В-клітинному ГЛЛ і >100 000/мкл при Т-клітинному ГЛЛ, деякі визначені імунофенотипуванням підтипи (про-В, при Т-клітинному ГЛЛ усі окрім кортикального), цитогенетичні зміни — Ph+, t(4;11), t(1;19), гіподиплоїдія, −7, del(17p), комбіновані зміни каріотипу (>5), молекулярні зміни при В-клітинному ГЛЛ — ГЛЛ «схожа на *BCR-ABL1*» (зміни в генах, асоційованих з тирозинкіназами та кіназними рецепторами, однак онкоген *BCR-ABL1* є відсутнім), реаранжування *KMT2A*, *TCF3-PBX1*, молекулярні зміни при Т-клітинному ГЛЛ — мутований *NOTCH1*, мутації, типові для мієлоїдних новоутворень, які спостерігаються при ГЛЛ з ранніх прекурсорів Т-клітин. Вирішальне значення під час першого прийому рішення щодо терапевтичної стратегії має результат дослідження для виявлення ГЛЛ Ph+ та *BCR-ABL1*. Поява інгібіторів тирозинкіназ (ІТК) спричинила революцію у лікуванні ГЛЛ Ph+, який раніше зараховували до групи дуже високого ризику, а у даний час досягнення ПР спостерігається у >90 % хворих, а 5-річна виживаність становить ≈50 %.

Найбільше практичне значення мають **показники поганого прогнозу, основою для яких є відповідь на лікування**:

1) низька чутливість до ГК (бласти в периферичній крові >1000/мкл після фази пре-терапії);

2) бластоз кісткового мозку через 8—15 днів лікування >5 %;

3) досягнення ПР після >1 циклу індукційної терапії;

4) МРХ зберігається на рівні >10^{-3} після індукційної терапії або >10^{-4} після консолідації.

Статус МРХ, моніторинг якої проводять на різних етапах захворювання з використанням імунофенотипування або молекулярних досліджень, являється рівнозначно з цитогенетичними змінами (див. вище) найсуттєвішим фактором, що обтяжує прогноз та є вирішальним щодо зарахування пацієнтів до груп стандартного та високого ризику.

→ **Л І К У В А Н Н Я**

Варіанти терапії залежать від Ph хромосоми, групи ризику (→Оцінка прогнозу), віку, функціонального стану та супутніх захворювань. Програми лікування ГЛЛ/ЛБЛ у різних державах базуються на схожих принципах, різниця між якими полягає в деталях.

1. Підготовча терапія: мета — зниження маси новоутворення, щоб зменшити ризик синдрому розпаду пухлини (принципи профілактики →розд. 22.2.6); застосовують преднізон або дексаметазон.

2. Індукція ремісії: мета — досягнення ПР; поліхіміотерапія (найчастіше вінкристин, антрацикліни, ГК [преднізон або дексаметазон] і аспарагіназа [або пегільована аспарагіназа]; як правило, протягом 4 тиж.). Після індукції визначте стан ремісії на основі мієлограми (→розд. 15.2), оцініть МРХ методом проточної цитометрії (бажане <10^{-3}) або ПЛР у реальному часі (обов'язково при ГЛЛ Ph+).

3. Консолідація ремісії: мета — стабілізація ремісії; секвенційне введення високих доз середніх доз протипухлинних ЛЗ.

4. Лікування після консолідації ремісії: мета — зниження ризику рецидиву

1) в групі стандартного ризику і можл. у хворих, які не пройшли відбір до проведення ТГСК з огляду на незадовільний функціональний стан, супутні захворювання або старший вік — **підтримуюча терапія** (зокрема меркаптопурин і метотрексат); під час лікування проводять моніторинг МРХ;

2) в групі підвищеного ризику, у т. ч. МРХ(+) (>80 % дорослих хворих) — **алоТГСК** від HLA-сумісного сибса неспорідненого донора або від гаплоідентичного донора.

5. Лікування ГЛЛ Ph+:

1) **індукція та консолідація ремісії** — ІТК (іматиніб, дазатиніб) у комбінації з хіміотерапією (з обмеженням кількості і доз цитостатиків у порівнянні з ГЛЛ Ph–) або з самими ГК (у хворих, які не пройшли відбір до хіміотерапії);

2) **лікування після консолідації ремісії** — алоТГСК у хворих, які пройшли відбір до цієї процедури (тривають дослідження, щоб визначити, чи алоТГСК є необхідним, якщо досягнуто повну ремісію), у решти → пітримуюча терапія ІТК до часу появи рецидиву або непереносимості.

6. Профілактика і лікування змін в ЦНС: ліпосомальний цитарабін або потрійна терапія (стандартний цитарабін із метотрексатом та дексаметазоном) інтратекально. У випадку резистентності або наявності змін у паренхімі → опромінення ЦНС (на основу черепа та спинний мозок).

7. Хворі похилого віку: індивідуалізація терапії в залежності від загального функціонального стану та супутніх захворювань — лікування, як в групі хворих молодшого віку, програми зі зниженою токсичністю (з обмеженням доз цитостатиків), симптоматична і підтримуюча терапія; розглядайте доцільність алоТГСК з кондиціонуванням зниженої інтенсивності або аутоТГСК.

8. Тактика в разі неефективності терапії першої лінії або рецидиву: схеми з ЛЗ, що не мають перехресної резистентності з ЛЗ першої лінії, або лікування в рамках клінічних досліджень (напр., аналоги пуринів, моноклональні антитіла, лікування клітинами), при пізніх рецидивах (після 2 років) ефективним може виявитись повторення індукції першої лінії. При резистентному і рецидивуючому ГЛЛ Ph+ застосуйте інший, ніж призначений раніше, ІТК відповідно до результату аналізу мутації гену *BCR-ABL1*. В усіх випадках після досягнення ПР намагайтесь провести алоТГСК.

9. Допоміжне лікування: так як при ГМЛ →розд. 15.2; додатково: частіше спостерігається синдром розпаду пухлини, ускладнення кортикотерапії, токсичність аспарагінази (особливо порушення гемостазу), необхідність застосування Г-КСФ.

➜ **ПРОГНОЗ**

Більшість форм ГЛЛ Ph– є чутливою до поліхіміотерапії, і відповідь залежить від доз ЛЗ. У зв'язку з цим прогноз значною мірою залежить від початкової маси пухлини і можливості відповідної ескалації доз ЛЗ, що, в свою чергу, обмежується функціональним станом та віком.

У дорослих ПР при ГЛЛ досягають в >70 % випадків, а при застосуванні інтенсивної терапії — >90 %. Відсоток загальної 5-річної виживаності: у дорослих віком <30 років — 54 %, 30–44 років — 35 %, 45–60 років — 24 %, >60 років — 13 %. Введення ІТК до лікування ГЛЛ Ph+ значною мірою збільшило відсоток ПР (>90 %), тривалість ПР і відсоток багаторічної виживаності (≈50 %).

4. Мієлодиспластичні синдроми (МДС)

➜ **ВИЗНАЧЕННЯ ТА ЕТІОПАТОГЕНЕЗ**

Неопластичні захворювання системи кровотворення, що характеризуються цитопенією периферичної крові, дисплазією в ≥1-му ряду кровотворення, неефективним гемопоезом та частою трансформацією в гострі мієлоїдні лейкози (ГМЛ →розд. 15.2). Етіологія, як правило, невідома. Ризик виникнення захворювання підвищується при контакті з хімічними сполуками (напр., бензол, толуол), важкими металами, під впливом тютюнового диму, іонізуючого випромінювання, цитостатиків та/або радіотерапії. МДС може розвиватися в ході апластичної анемії. Медіана віку, в якому діагностується захворювання, становить 65–75 років.

➜ **КЛІНІЧНА КАРТИНА ТА ПРИРОДНИЙ ПЕРЕБІГ**

Симптоми захворювання — неспецифічні і пов'язані з наявністю: анемії →розд. 15.1, нейтропенії (важко виліковні бактеріальні та грибкові інфекції) та тромбоцитопенії (петехіальні крововиливи на шкірі та слизових оболонках, кровотечі). Дуже рідко: гепато- або спленомегалія. У ≈10 % хворих співіснують аутоімунні захворювання. Форми захворювання з нижчим ризиком (в т. ч. МДС з однолінійною дисплазією, МДС з мультилінійною дисплазією, МДС з кільцевими сидеробластами [МДС-КС]) початково можуть перебігати безсимптомно. У більшості хворих спостерігаються симптоми анемії; необхідне проведення частих трансфузій ЕМ, що призводить до перевантаження організму залізом. Причиною смерті можуть бути тяжкі інфекції або кровотечі. МДС з ізольованою делецією 5q та повільним перебігом розвивається головним чином в молодих жінок. При запущених формах клінічні прояви значно виражені, частіше та швидше (через декілька місяців) відбувається трансформація в ГМЛ с несприятливим прогнозом.

➜ **ДІАГНОСТИКА**

Допоміжні дослідження

1. Загальний аналіз периферичної крові: у ≈1/2 пацієнтів — панцитопенія, майже у всіх хворих — анемія (як правило, макроцитарна), ретикулоцитопенія, у більшості — лейкопенія з нейтропенією; відсоток бластів 0–19 %, порушення морфології нейтрофілів, тромбоцитопенія, значно рідше тромбоцитоз, в т. ч. при синдромі 5q–.

2. Аспіраційна біопсія і трепанобіопсія кісткового мозку: цитоз кісткового мозку в нормі або збільшений, у ≈10 % знижений цитоз (гіпопластичний МДС), ознаки порушення гемопоезу, що стосуються від одного до всіх ростків кровотворення, при деяких підтипах захворювання — збільшений відсоток бластів; при трепанобіопсії додатково виявляється неправильне розміщення прекурсорних клітин, іноді фіброз; за допомогою цитохімічного дослідження при деяких підтипах захворювання виявляються відкладення заліза в еритробластах (патологічні сидеробласти). Дослідження імунофенотипу клітин кісткового мозку в проточному цитометрі (не є обов'язковим) використовується для ідентифікації аномальних фенотипів, які дозволяють диференціювати МДС із неклональними цитопеніями, а також можуть мати прогностичне значення.

3. Цитогенетичні дослідження: є суттєвими для діагностики МДС (в т. ч. виокремлення синдрому 5q–), оцінки прогнозу та вибору лікування. Клональні цитогенетичні аномалії присутні у 40–70 % хворих. Найчастіше спостерігається прогностично несприятлива моносомія 7 і del(7q).

4. Молекулярні дослідження: не рекомендують рутинно застосовувати, можуть бути придатними для діагностування МДС з нормальним каріотипом та визначення прогнозу.

5. Інші лабораторні дослідження: концентрація заліза і феритину в сироватці (підвищені), концентрація ендогенного еритропоетину (<500 МО/л прогнозує відповідь на еритропоез-стимулюючі агенти [ЕСА]), дослідження для виявлення клону пароксизмальної нічної гемоглобінурії.

Діагностичні критерії

У 90–95 % пацієнтів діагноз можна встановити на підставі цитологічного та гістологічного дослідження кісткового мозку. Діагностичні критерії: включають 1-, 2- або 3-росткову периферичну цитопенію, неправильний гемопоез (ознаки дисплазії) в межах ≥10 % клітин ≥1-го ростка, а також характеристичні цитогенетичні зміни. Для постановки діагнозу МДС необхідно підтвердити наявність ≥2-ох вищевказаних критеріїв при виключенні інших захворювань, які можуть бути причиною цитопенії або дисплазії.

Диференційна діагностика

Анемії (передусім мегалобластична, апластична і сидеробластична), лейкопенія з нейтропенією, первинна імунна тромбоцитопенія, ГМЛ, первинний мієлофіброз, інфікування ВІЛ, токсини (у т. ч. хіміотерапія, алкоголь), клональний гемопоез з невизначеним потенціалом (СНІР).

У випадку цитопенії без виявлених ознак МДС або дисплазії без цитопенії діагностують відповідно **ідіопатичну цитопенію, значення якої не встановлено (ICUS) або ідіопатичну дисплазію, значення якої не встановлено (IDUS)**, які можуть прогресувати до МДС, ГМЛ або мієлопроліферативного новоутворення. Проводьте спостереження за хворим та повторіть дослідження кісткового мозку через 6 міс. При клональному гемопоезі з невизначеним потенціалом (СНІР) і клональній цитопенії невстановленого значення виступають придбані мутації, в т. ч. ті, що спостерігаються при МДС.

→ ЛІКУВАННЯ

Терапевтичні цілі: одужання, подовження виживаності або покращення якості життя, контроль симптомів, пов'язаних з цитопенією, та зниження відсотка хворих із прогресією до ГМЛ. Метод лікування залежить від загального функціонального стану та віку хворого, а також категорії ризику; відповідно до класифікації IPSS (відсоток бластів у кістковому мозку, каріотип, кількість цитопеній; групи ризику: високого, 1-го і 2-го середнього, низького) або новіших — WPSS і IPSS-R. Особи з безсимптомною цитопенією малого ступеня, віднесені до груп низького або 1-го середнього ризику без несприятливих цитогенетичних змін, та бластозом <5 % можуть залишатись без лікування.

Протипухлинна терапія

1. алоТГСК: єдиний метод, що дає можливість одужання; застосовують у хворих з груп 2-го середнього та високого ризику, а також у хворих з групи 1-го середнього ризику з підвищеним відсотком бластів або несприятливими цитогенетичними змінами; у хворих із протипоказаннями до аблативного кондиціонування застосовують кондиціонування зниженої інтенсивності (RIC). У хворих з відсотком бластів у кістковому мозку ≥10 % перед проведенням алоТГСК розгляньте доцільність застосуванням індукуючої ремісію хіміотерапії або азацитидину (→нижче).

2. Інтенсивна індукуюча терапія: як при ГМЛ з можливими модифікаціями; застосовують у хворих віком до 65–70-ти років з групи високого ризику, але без несприятливих цитогенетичних змін, з ≥10 % мієлобластів в кістковому мозку, в задовільному функціональному стані та без суттєвих супутніх захворювань.

3. Гіпометилюючі ЛЗ (азацитидин): у хворих з груп 2-го середнього і високого ризику, які не пройшли відбір до алоТГСК, та можливо у симптоматичних хворих з груп низького та 1-го середнього ризику; лікування продовжуйте до моменту появи прогресії або розвитку токсичності.

4. Леналідомід: при синдромі 5q−.

5. Комбінована імуносупресивна терапія: антитимоцитарний глобулін (АТГ) і циклоспорин — розгляньте доцільність у хворих віком <60-ти р. з відсотком бластів <5 %, нормальним каріотипом, наявністю HLA-DR15 і коротким періодом залежності від трансфузій ЕМ (<6-ти міс.) або з наявністю клону ПНГ, які не пройшли відбір до терапії ЕСА, або є резистентними до ЕСА.

Підтримуюча терапія

1. Анемія → трансфузії ЕМ, збідненої лейкоцитами (відповідно до показань →розд. 24.21.2), ЕСА (у хворих з групи низького або 1-го середнього ризику, із Hb <10 мкг/дл, з концентрацією ендогенного еритропоетину <500 МО/л та/або з потребою в гемотрансфузії <2 ОД ЕМ/міс.; дозування →розд. 15.1.3; у разі відсутності відповіді або при МДС-КС розгляньте доцільність додаткового призначення Г-КСФ).

2. Нейтропенія → розгляньте доцільність Г-КСФ у хворих з МДС низького ризику з рецидивуючими інфекціями; тактика при фебрильній нейтропенії →розд. 22.2.5;

3. Геморагічний діатез внаслідок тромбоцитопенії → переливання ТМ, збідненої лейкоцитами (→розд. 24.23.3).

4. ЛЗ, які хелатують залізо (дефероксамін або деферазирокс) → розгляньте доцільність у хворих з добрим прогнозом та перевантаженням залізом (концентрація феритину >1000 мкг/л, після трансфузії ≥20–25 ОД ЕМ).

ПРОГНОЗ

Прогноз залежить від категорії ризику. Медіана виживаності складає від ≈6-ти років у разі низького ризику до ≈5-ти міс. у разі високого ризику. Після алоТГСК відсоток 5-річної виживаності без ознак хвороби становить 40–50 %. Азацитидин в групах 2-го середнього і високого ризику збільшує виживаність на 9–12 міс.

5. Хронічна мієлоїдна лейкемія (ХМЛ)

ВИЗНАЧЕННЯ ТА ЕТІОПАТОГЕНЕЗ

Мієлопроліферативне новоутворення, в основі якого лежить клональна проліферація пухлинно зміненої поліпотентної стовбурової клітини кісткового мозку. Єдиним дослідженим етіологічним фактором є вплив іонізуючого випромінювання. У результаті взаємної транслокації довгих плечей 9-ої та 22-ої хромосом виникає філадельфійська хромосома (Ph) → відбувається злиття генів *BCR* і *ABL1* та утворення химерного гену *BCR-ABL1*. Продукт його діяльності, білок bcr-abl, проявляє постійну тирозинкіназну активність, що призводить до підвищення проліферації клону стовбурових клітин кісткового мозку, загальмування апоптозу та порушення адгезії лейкозних клітин до строми кісткового мозку.

→ КЛІНІЧНА КАРТИНА ТА ПРИРОДНИЙ ПЕРЕБІГ

Симптоми: пов'язані зі значним лейкоцитозом (>200 000–300 000/мкл у 10 % хворих — втрата маси тіла, прояви лейкостазу (порушення кровотоку в мікроциркуляторному руслі — порушення свідомості, зору, біль голови, прояви гіпоксемії, пріапізм), спленомегалія (може спричиняти біль в лівому підребер'ї, відчуття важкості в черевній порожнині) та гепатомегалія.

У ≈50 % хворих ХМЛ діагностується випадково під час дослідження морфології крові. Хронічна фаза (**ХФ**) захворювання прогресує безпосередньо до бластної кризи (**БК**, 2-фазний перебіг) або частіше — поступово, проходячи фазу акселерації (**ФА**, 3-фазний перебіг). БК схожа на гострий лейкоз (в 70–80 % мієлобластний, в 20–30 % — лімфобластний); в решті випадків трансформація може протікати як мієлофіброз. ФА та БК характеризуються нагромадженням цитогенетичних аберацій, резистентністю до лікування та несприятливим прогнозом.

→ ДІАГНОСТИКА

Допоміжні дослідження

1. Загальний аналіз периферичної крові: лейкоцитоз (в середньому на момент встановлення діагнозу — 100 000/мкл), в мазку зсув лейкоцитарної формули вліво (навіть до бластів, включає промієлоцити, мієлоцити, метамієлоцити), базофілія, рідше — еритробласти; тромбоцитоз (в 1/3 випадків); рівень гемоглобіну на момент встановлення діагнозу, як правило, в межах норми.

2. Аспіраційна біопсія і трепанобіопсія кісткового мозку: кістковий мозок у більшості випадків гіперклітинний, зі збільшенням відсотком клітин-попередників нейтрофілопоезу (картина подібна до периферичної крові) та мегакаріопоезу, еритроцитарний паросток — пригнічений, можливий підвищений відсоток бластів.

3. Цитогенетичне дослідження кісткового мозку (Ph-хромосома) **та молекулярне дослідження крові** (ген *BCR-ABL1*: якісне дослідження [ПЛР у реальному часі] для постановки діагнозу, кількісне дослідження [кількісна ПЛР у реальному часі] з метою моніторингу відповіді на лікування, дослідження мутацій цього гену, відповідальних за резистентність до лікування).

Діагностичні критерії

Виявлення Ph-хромосоми за допомогою цитогенетичного дослідження, або гену *BCR/ABL1* за допомогою молекулярного дослідження.

1. Критерії ФА за ВООЗ (наявність ≥1-го):

1) персистуючий або наростаючий лейкоцитоз >10 000/мкл, резистентний до терапії;

2) персистуюча або наростаюча спленомегалія, резистентна до терапії;

3) персистуючий тромбоцитоз >1 млн/мкл, резистентний до терапії;

4) персистуюча тромбоцитопенія <100 000/мкл (не пов'язана з лікуванням);

5) базофілія ≥20 %;

6) відсоток бластів у периферичній крові або кістковому мозку 10–19 %;

7) додаткові цитогенетичні зміни в клітинах Ph$^+$ на момент постановки діагнозу (трисомія 8, трисомія Ph, ізохромосома 17q, трисомія 19, комплексний каріотип, аномалії 3q26.2)

8) додаткова клональна хромосомна аберація в клітинах Ph$^+$ під час лікування.

2. Критерії БК за ВООЗ (наявність ≥1-го): бласти у периферичній крові або кістковому мозку ≥20 %; екстрамедулярні лейкозні інфільтрати (поза селезінкою).

Диференційна діагностика

1. Стани, що супроводжуються зростанням кількості нейтрофілів:

1) інші мієлопроліферативні та мієлодиспластично-мієлопроліферативні новоутворення;

2) лейкемоїдна реакція — інфекції (лейкоцитоз до 100 000/мкл), особливо, при бактеріальній пневмонії, менінгіті, дифтерії, туберкульозі, грибкових інфекціях;

3) інші новоутворення, які продукують фактори росту гранулоцитів — дрібноклітинний рак легень, рак яєчника, меланома, лімфома Ходжкіна;

4) інші (лейкоцитоз до 30 000—40 000/мкл) — некроз тканин, інфаркт міокарду, міозит, гостра кровотеча, лікування кортикостероїдами, Г-КСФ або ГМ-КСФ.

2. Стани, що супроводжуються тромбоцитозом →розд. 15.7.

➡ ЛІКУВАННЯ

1. Інгібітори тирозинкінази (ІТК) тривало:

1) **іматиніб** 400 мг 1×на день п/о;

2) **дазатиніб** 100 мг 1×на день п/о — ефективний у всіх випадках резистентності до іматинібу, спричинених мутаціями гену *BCR-ABL1*, за винятком мутації T315I/A, F317L і V299L;

3) **нілотиніб** 300 мг (400 мг при терапії другої лінії) 2×на день п/о — ефективний у всіх випадках резистентності до іматинібу, спричинених мутаціями гену *BCR-ABL*, за винятком мутації T315I, Y253H/F, E255V/K і F359V;

4) **бозутиніб** 500 мг 1×на день п/о;

5) **понатиніб** 45 мг 1×на день п/о.

Для лікування першої лінії використовують іматиніб, нілотиніб або дазатиніб. У випадку резистентності до іматинібу або непереносимості цього ЛЗ можна застосувати дазатиніб, нілотиніб або бозутиніб. У випадку резистентності до нілотінібу або дазатінібу, або їх непереносимості, якщо лікування іматинібом не є показаним, а також у хворих із мутацією T315I гена *BCR-ABL1* застосовують понатиніб. Основою для прийняття рішення щодо вибору ЛЗ має бути: доступність, профіль токсичності, група ризику за прогностичними шкалами, а також супутні захворювання і потенційна взаємодія з іншими ЛЗ, які хворий приймає. Також під час вибору терапії у разі неефективності попереднього попереднього необхідно провести дослідження мутації гену *BCR-ABL1*. **Критерії оптимальної відповіді на терапію першої лінії (або другої лінії у разі непереносимості терапії першої лінії):**

1) велика цитогенетична відповідь (відсоток клітин Ph+ при цитогенетичному дослідженні ≤35 %; ВЦВ) і/або рівень транскрипту *BCR/ABL1* при дослідженні кількісною ПЛР у реальному часі ≤10 %, яких досягнуто через 3 міс.;

2) повна цитогенетична відповідь (відсутність Ph+ клітин при цитогенетичному дослідженні; ПЦВ) і/або *BCR/ABL1* <1 % до 6 міс. від встановлення діагнозу;

3) велика молекулярна відповідь (*BCR/ABL1* ≤0,1 %; ВМВ) до 12 міс. від встановлення діагнозу і будь-коли пізніше.

У хворих під час хронічної фази, у яких в результаті застосування терапії першої лінії досягнуто т. зв. глибокої молекулярної відповіді (кількість транскрипту *BCR-ABL1* ≤0,01 %) тривалістю ≥2 років, можна розглянути (лише у межах клінічних випробувань) припинення лікування ІТК.

2. алоТГСК: можна розглянути доцільність у хворих, які пройшли відбір до цієї процедури в ХФ з мутацією T315I (при відсутності доступу до понатинібу), або якщо лікування ≥2 ІТК виявилось неефективним і/або спостерігалась їх непереносимість. Проведення HLA-типування пацієнта та його сибсів рекомендується також у тому випадку, якщо початково виявлялись попереджувальні критерії або при ХФ терапія першої лінії будь-яким ІТК виявилась неефективною.

3. Інтерферон-α застосовується у вагітних жінок (монотерапія), у хворих, які не є кандидатами на алоТГСК, після неефективності лікування ІТК (у комбінації, напр. з цитарабіном).

4. Гідроксисечовина застосовується короткотривало з метою циторедукції перед підтвердженням діагнозу, або в якості паліативної терапії в окремих хворих.

5. Лікування ФА та БК: застосовуються ІТК у дозі вищій, ніж стандартна. У випадку прогресування під час лікування змініть ІТК на інший. З метою досягнення ремісії часто необхідно застосувати одночасну хіміотерапію, як при гострому лейкозі. У кожного хворого, найкраще після досягнення ХФ, намагайтесь провести алоТГСК. Виняток становлять хворі, у яких вперше діагностовано ФА (які не отримували раніше ІТК), та котрі після застосування лікування ІТК досягли оптимальної відповіді.

⮕ МОНІТОРИНГ

Моніторинг ефективності терапії: загальний аналіз крові (кожні 2 тиж. включно до досягнення повної гематологічної ремісії [ПГР: кількість лейкоцитів <10000/мкл, тромбоцитів <450000/мкл, нейтрофілопоез без омолодження, базофіли в мазку крові <5 %, при об'єктивному обстеженні селезінка не збільшена], у подальшому кожних 2–3 міс.), цитогенетичне дослідження (після 3-ох, 6-ти і 12-ти міс. від початку терапії до часу досягнення ПЦВ, можна їх не проводити у випадку оптимальної молекулярної відповіді), кількісна ПЛР у реальному часі (кожних 3 міс.).

Моніторинг небажаних ефектів ІТК: періодично проводьте контроль функції печінки та нирок, а також концентрації електролітів у сироватці і маси тіла, а у випадку нілотинібу додатково активності амілази та ліпази в сироватці та ЕКГ. У разі нейтропенії (<1000/мкл) або тромбоцитопенії (<50000/мкл) відмініть ЛЗ до часу, коли кількість нейтрофілів становитиме >1500/мкл, а кількість тромбоцитів >75000/мкл; якщо ситуація повториться → знизьте дозу після підвищення їх кількості. При нейтропенії, що спричинена ІКТ, можна застосувати Г-КСФ. Інші часті небажані ефекти: плевральний випіт (дазатиніб), гіперглікемія та гіперхолестеринемія (нілотиніб), тромбоемболічні події (понатиніб).

⮕ ПРОГНОЗ

Відповідь на терапію ІТК є найістотнішим прогностичним фактором. Серед хворих, які отримують лікування іматинібом, після 7-ми років лікування відсоток виживаності без прогресування захворювання і без розвитку ФА або БК становить, відповідно, 81 % та 94 %. Відсоток 3-річної виживаності хворих після проведення алоТГСК (від спорідненого донора) становить ≈80 %.

6. Справжня поліцитемія (СП)

→ **ВИЗНАЧЕННЯ ТА ЕТІОПАТОГЕНЕЗ**

Мієлопроліферативне новоутворення, яке характеризується значним підвищенням кількості еритроцитів і часто супроводжується збільшенням продукції лейкоцитів та тромбоцитів крові. Захворювання розвивається внаслідок пухлинної проліферації мутантного клону, що походить з поліпотентної гемопоетичної стовбурової клітини кісткового мозку.

→ **КЛІНІЧНА КАРТИНА ТА ПРИРОДНИЙ ПЕРЕБІГ**

Симптоми залежать від запущеності захворювання, кількості формених елементів крові, збільшення об'єму циркулюючої крові, а також тромбоемболічних та геморагічних ускладнень. У багатьох хворих СП діагностують випадково під час дослідження загального аналізу крові.

1. Суб'єктивні симптоми: прояви, пов'язані з синдромом підвищеної в'язкості крові — головні болі та запаморочення, шум у вухах, порушення зору, еритромелалгія →розд. 2.35.2, свербіж шкіри (у 30–70 %), що посилюється після купання у гарячій воді, прояви виразкової хвороби шлунка і дванадцятипалої кишки, артеріальний або рідше венозний тромбоз (інсульт, інфаркт міокарда, ВТЕХ, поверхневий флеботромбоз, тромбоз вісцеральних вен [синдром Бадда-Кіарі →розд. 7.15]), кровотечі (найчастіше зі слизових оболонок, а також зі ШКТ; у ≈20 % спричинені порушенням функцією тромбоцитів, іноді набутий синдромом фон Віллебранда [який спостерігається у частини хворих із кількістю тромбоцитів >1–1,5 млн/мкл], особливо при одночасному застосуванні антитромбоцитарних ЛЗ, артеріальна гіпертензія, симптоми подагри, неспецифічні симптоми (на запущеній стадії захворювання) — загальна слабкість, втрата маси тіла, відчуття важкості в черевній порожнині, біль у животі, спричинений збільшенням селезінки.

2. Об'єктивні симптоми: спленомегалія (визначена пальпаторно у ≈70 %), гепатомегалія (у ≈40 %), багряний колір шкіри обличчя (плетора), вушних раковин, акроціаноз, болюча еритема кистей рук і стоп (еритромелалгія), гіперемія та почервоніння слизових оболонок ротової порожнини та кон'юнктив, при дослідженні очного дна виявляється надмірне кровонаповнення вен очного дна (поліцитемічне очне дно).

3. Природний перебіг: може бути безсимптомним протягом багатьох років; прояви, пов'язані з наростанням еритроцитозу, збільшенням об'єму циркулюючої крові, тромбоцитозом і екстрамедулярним гемопоезом, який призводить до гепато- і спленомегалії. 10-річний ризик тромбозу становить >20 %. У 25 % хворих впродовж 20-ти років відбувається трансформація у мієлофіброз (розвивається анемія). 20-річний ризик трансформації в гострий мієлолейкоз (ГМЛ) або мієлодиспластичний синдром (МДС) складає >10 %.

→ **ДІАГНОСТИКА**

Допоміжні дослідження

1. Загальний аналіз периферичної крові: підвищена кількість еритроцитів, підвищений рівень Hb і Ht; тромбоцитоз (>400 000/мкл у ≈60 %), часто — змінені розмір та форма, а також порушена функція тромбоцитів; лейкоцитоз (>10 000/мкл у ≈40 %), насамперед підвищена кількість нейтрофілів, а інколи й базофілів.

2. Аспіраційна біопсія і трепанобіопсія кісткового мозку →Діагностичні критерії.

3. Молекулярні дослідження: мутація гену *JAK*2: V617F (≈96 % випадків) або в екзоні 12 (3–4 %).

4. Інші дослідження: сповільнення ШОЕ, знижена концентрація еритропоетину в сироватці, гіперурикемія, можливі відхилення у результатах досліджень, що проводяться з метою встановлення етіології вторинної поліцитемії (SaO_2, РГ грудної клітки, спірометрія, ехокардіографія, полісомнографія, УЗД черевної порожнини).

Діагностичні критерії

Необхідна наявність усіх 3-х великих критеріїв або 2-х перших великих критеріїв та малого критерію (ВООЗ 2016).

1. Великі критерії:

1) Hb >16,5 г/дл у чоловіків, >16 г/дл у жінок, або Ht >49 % у чоловіків, >48 % у жінок, або збільшена маса еритроцитів;

2) при трепанобіопсії кістковий мозок гіперклітинний у порівнянні до вікових норм із гіпертрофією усіх 3-х паростків кровотворення (панмієлоз): еритроїдного, нейтрофільного і мегакаріоцитарного, а також наявність зрілих мегакаріоцитів різної форми та розмірів; даний критерій може бути необов'язковим у разі персистуючого абсолютного еритроцитозу: Hb >18,5 г/дл у чоловіків (Ht >55,5 %) або Hb >16,5 г/дл у жінок (Ht >49,5 %), якщо присутній 3-й великий критерій і малий критерій;

3) наявність мутації V617F гену *JAK*2 або мутації в екзоні 12 гену *JAK*2.

2. Малий критерій: знижена концентрація еритропоетину в сироватці.

Диференційна діагностика

Ознаки, що дозволяють віддиференціювати істинну, вторинну та відносну поліцитемію →табл. 6-1.

Таблиця 6-1. Диференційна діагностика істинної, вторинної та відносної поліцитемії

Показник	Поліцитемія		
	істинна	вторинна	відносна
маса циркулюючих еритроцитів	↑	↑	Н
кількість лейкоцитів	Н або ↑	Н	Н
кількість тромбоцитів	Н або ↑	Н	Н
мієлограма	проліферація 3-х паростків	проліферація еритроїдного паростка	Н
спленомегалія	+++	–	–
свербіж шкіри	+/–		
SaO_2	Н	Н або ↓	Н
сироватковий рівень віт. B_{12}	Н або ↑	Н	Н
ЛФН	↑	Н	Н
сироватковий рівень еритропоетину	↓	↑	Н
мутація гена JAK2	+	–	–
самостійний ріст колоній еритроїдних клітин	+	–	–

↑ підвищення, ↓ зниження, ЛФН — лужна фосфатаза нейтрофілів, Н — норма, SaO_2 — насиченість гемоглобіну артеріальної крові киснем

1. Сімейні поліцитемії (еритроцитози)

2. Вторинні поліцитемії:

1) спричинені гіпоксією та підвищеною секрецією еритропоетину при захворюваннях легень та серця (особливо, при ціанотичних вадах серця), синдромі обструктивного апное сну, перебуванні на значних висотах, у курців тютюну внаслідок наявності карбоксигемоглобіну;

2) спричинені підвищеною продукцією еритропоетину, незалежною від гіпоксії — полікістоз нирок, синдром Іценко-Кушинга, первинний гіперальдостеронізм, прийом анаболічних стероїдів, еритропоетин-секретуючі пухлини — зокрема, гепатоцелюлярний рак, рак нирки, гемангіобластома, міома матки, феохромоцитома, застосування ЛЗ, які стимулюють еритропоез;

3) невідомої етіології — після трансплантації нирки;

4) відносні еритроцитози: виникають в результаті дегідратації, ожиріння, надмірного споживання алкоголю, підвищеної втрати білка (ентеропатії, масивні опіки).

→ ЛІКУВАННЯ

1. Кровопускання: у всіх хворих, початково 1–2 х на тиж., по 300–450 мл крові за одну процедуру, до досягнення рівня Ht <45 %, а потім настільки часто, щоб зберігати Ht <45 % (в осіб старшого віку із захворюваннями серцево-судинної системи кровопускання проводяться рідше і в меншому об'ємі — 100–150 мл). При виснаженні запасів заліза в організмі (оцінюються за рівнем феритину в сироватці) можна розглянути доцільність зменшення частоти кровопускань. Уникайте замісної терапії препаратами заліза.

2. Циторедукційна терапія: показана у хворих з високим ризиком тромботичних ускладнень (з ≥1-м із вищевказаних факторів ризику: вік >60 років і наявність в анамнезі тромботичних ускладнень), непереносимістю або залежністю від частих кровопускань, симптоматичним і прогресуючим збільшенням селезінки, тяжкими суб'єктивними симптомами, персистуючим тромбоцитозом >1,5 млн/мкл, наростаючим лейкоцитозом >15 000/мкл.

ЛЗ першої лінії: гідроксисечовина (початкова доза 15–20 мг/кг/добу до часу нормалізації Ht і кількості тромбоцитів, у подальшому підтримуюча доза 0,5–1,5 г/добу) або інтерферон α (ІФН-α: 3 млн МО п/ш 3 ×/тижд. або ПегІФН-α2а). Терапія другої лінії: заміна ЛЗ (гідроксисечовини на ІФН-α або навпаки). У хворих віком >70-ти років або у хворих з очікуваною виживаністю <10-ти років розгляньте доцільність бусульфану 4–6 мг/добу. Завдяки циторедукційній терапії можна досягнути зменшення або повну незалежність від необхідності проведення кровопускань. У хворих з резистентністю до гідроксисечовини або непереносимістю цього ЛЗ можете зважити призначення руксолітинібу.

Повна відповідь: ліквідація об'єктивних симптомів та значне покращення зі сторони суб'єктивної симптоматики тривалістю ≥12-ти тиж., ремісія морфології периферичної крові (Ht <45 % без кровопускань, тромбоцити ≤400 000/мкл, лейкоцити <10 000/мкл) тривалістю ≥12-ти тиж., відсутність прогресування захворювання, тромбозу та кровотечі, гістологічна ремісія кісткового мозку. **Часткова відповідь** — це наявність перших 3-х критеріїв без ремісії кісткового мозку.

3. Лікування антитромбоцитарними ЛЗ: рекомендується всім хворим, які не мають протипоказань (таких, як напр., гіперчутливість, прояви геморагічного діатезу, набутий синдром фон Віллебранда): ацетилсаліцилова кислота (АСК) 81–100 мг/добу (у хворих із стійкими симптомами синдрому підвищеної в'язкості крові або з високим ризиком артеріального тромбозу, можете розглянути застосування АСК 2 × на день у хворих із гіперчутливістю до АСК

— тиклопідин 250 мг 2 × на день або клопідогрель (препарати →табл. 2.5-9) 75 мг 1 × на день.

4. Лікування гіперурикемії →розд. 16.14 і розд. 22.2.6.

5. Симптоматична терапія:

1) свербіж →розд. 1.38;

2) еритромелалгія →розд. 2.35.2.

6. Модифікація факторів серцево-судинного ризику: профілактика або лікування артеріальної гіпертензії, цукрового діабету, ожиріння, гіперхолестеролемії; відмова від тютюнопаління.

7. Лікування геморагічних ускладнень: відмініть антитромбоцитарні ЛЗ у випадку надмірного зменшення кількості тромбоцитів в результаті циторедукції. Тактика при набутому синдромі фон Віллебранда →розд. 15.20.1.

8. Трансформація в мієлофіброз: тактика є аналогічною, як при первинному мієлофіброзі →розд. 15.8.

➡ МОНІТОРИНГ

Після досягнення нормального показника Ht періодично (залежно від потреб, напр. кожних 2–6 міс.) моніторуйте морфологію крові та ускладнення (напр. наростання збільшення селезінки).

➡ ПРОГНОЗ

Виживаність хворих у віці >65 років подібна до показника загальної популяції для такого ж віку, тоді як у молодших хворих є нижчою, головним чином внаслідок трансформації СП у мієлофіброз або МДС//ГМЛ і тромбозу.

7. Есенціальна тромбоцитемія (ЕТ)

➡ ВИЗНАЧЕННЯ ТА ЕТІОПАТОГЕНЕЗ

Мієлопроліферативне новоутворення, що характеризується значно збільшеною кількістю тромбоцитів та підвищеною проліферацією мегакаріоцитів у кістковому мозку. Етіологія невідома.

➡ КЛІНІЧНА КАРТИНА ТА ПРИРОДНИЙ ПЕРЕБІГ

1. Симптоми: в багатьох випадках ЕТ діагностують випадково, коли проводять дослідження морфології крові за іншими показаннями. Прояви тромбозів в мікроциркуляторному руслі: парестезії дистальних частин кінцівок, скотома, транзиторні порушення зору, еритромелалгія, біль голови і запаморочення. Тромбоз великих судин (найчастіше ускладнення): артеріальний (гострі коронарні синдроми, інсульт), венозний (значно рідше, в т. ч. синдром Бадда-Кіарі, тромбоз ворітної вени). Кровотечі зі слизових оболонок та ШКТ (у ≈15 % хворих), спричинені порушенням функції тромбоцитів, головним чином спостерігаються у хворих з кількістю тромбоцитів >1–1,5 млн/мкл, у яких може розвинутись набутий синдром фон Віллебранда. У 10–15 % хворих одночасно спостерігаються тромботичні та геморагічні ускладнення. У 10–15 % хворих помірна спленомегалія.

2. Природний перебіг: може бути безсимптомним протягом багатьох років. Згодом виникають ускладнення: тромбоз (ризик впродовж року 1–3 %), кровотечі, трансформація в мієлофіброз (15-річний ризик 5–10 %), трансформація в ГМЛ або МДС (3 %).

→ **ДІАГНОСТИКА**

Допоміжні дослідження

1. Загальний аналіз периферичної крові: підвищення кількості тромбоцитів, зміна їх форми та розмірів; кількість лейкоцитів і концентрація Hb в межах норми або підвищені.

2. Аспіраційна біопсія і трепанобіопсія кісткового мозку →Діагностичні критерії.

3. Молекулярні дослідження: у 90 % хворих спостерігається 1 з 3-х драйвер-мутацій, які взаємовиключаються: мутація V617F гену *JAK2* (у ≈60 %), мутації гену *CALR* (20–25 %), мутація гену *MPL* (у 3–4 %). У 10–15 % хворих не виявляють вищевказаних молекулярних змін («потрійно-негативні»).

4. Інші дослідження: з метою диференціювання з реактивним тромбоцитозом в разі негативних результатів молекулярних досліджень (напр., концентрація феритину, ШОЕ, СРБ), дисфункція тромбоцитів (найчастіше порушена агрегація під впливом адреналіну, АДФ та колагену).

Діагностичні критерії (ВООЗ 2016)

Необхідна наявність всіх великих критеріїв або перших 3 великих і малого критерію:

1) кількість тромбоцитів ≥450 000/мкл;
2) в біоптаті кісткового мозку проліферація мегакаріоцитарного паростка зі збільшенню кількістю великих, зрілих мегакаріоцитів з гіперчасточковим ядром; не спостерігається суттєвого збільшення або зсуву вліво нейтрофілопоезу та еритропоезу; дуже рідко незначно виражений ретикуліновий фіброз (1-го ступеня);
3) невідповідність критеріям ВООЗ для ХМЛ, СП, ПМФ, МДС та інших новоутворень кровотворної системи;
4) наявність 1 з вищевказаних драйвер-мутацій.

Малий критерій: наявність клонального маркера або відсутність доказів на реактивний тромбоцитоз →Диференційна діагностика.

Диференційна діагностика

1. Тромбоцитоз при інших пухлинних захворюваннях системи кровотворення: ІП, ХМЛ, префібротична стадія ПМФ, МДС 5q–, МДН/МПН-КС-Т, POEMS-синдром.

2. Реактивний тромбоцитоз: при солідних пухлинах (в основному легені та підшлункової залози), залізодефіцитній анемії, хронічних запальних та інфекційних захворюваннях, після гострої крововтрати, після операції, після спленектомії, при хронічному алкоголізмі, у постійних донорів крові, при гемолітичній анемії, медикаментозній анемії.

3. Сімейний тромбоцитоз.

4. Псевдотромбоцитоз: кріоглобулінемія, фрагментація еритроцитів або неопластичних клітин в крові.

→ **ЛІКУВАННЯ**

Вибір методу лікування залежить від групи ризику тромботичних ускладнень. На підставі показника IPSET-thrombosis виділяють 4 групи ризику тромбозу: дуже низький (вік <60 років, відсутність тромбозу в анамнезі та мутації *JAK2*), низький (вік <60 років, відсутність тромбозу в анамнезі, наявність мутації *JAK2*), проміжний (вік ≥60 років, відсутність тромбозу в анамнезі та мутації *JAK2*), високий (вік ≥60 років або наявність тромбозу в анамнезі та мутації *JAK2*). В групі низького та проміжного ризику застосуйте АСК без циторедукційного лікування. У хворих без будь-якого фактору ризику можна розглянути застосування виключно спостереження. В групі високого ризику також застосуйте циторедукційне лікування. Можна також розглянути доцільність такого лікування у хворих з кількістю тромбоцитів >1,5 млн/мкл (з огляду на підвищений ризик кровотеч), з прогресією мієлопроліферації (напр., наростаюча спленомегалія), неконтрольованими загальними симптомами і порушеннями мікроциркуляції, резистентними до терапії АСК.

1. Циторедукційні ЛЗ: ЛЗ першої лінії є гідроксисечовина, початкова доза 15 мг/кг/добу, у подальшому її модифікують таким чином, щоб кількість тромбоцитів становила <450 000/мкл і при цьому не розвинулась анемія чи нейтропенія. У хворих, які отримують циторедукційне лікування, іноді допускається вища кількість тромбоцитів, однак виключно за умови контролювання лейкоцитозу, який є основним фактором ризику тромбозу.

ЛЗ другої лінії у хворих, у яких не досягнуто значного зниження кількості тромбоцитів або спостерігалась непереносимість гідроксисечовини:

1) анагрелід, початкова доза 1,5–2 мг/добу, підтримуючу дозу коригують відповідно до кількості тромбоцитів;

2) ІФН-α (або ПегІФН-α2а), початкова доза 3–5 млн ОД/добу п/ш 3 × на тиж. (ЛЗ вибору у вагітних жінок або в осіб, які планують зачати дитину);

3) у пацієнтів з короткою прогнозованою виживаністю ирозгляньте доцільність застосування бусульфану.

Критерії повної та часткової відповіді такі ж, як і при ІП →розд. 15.6.

2. Антитромбоцитарні ЛЗ: застосовують у хворих із порушеннями мікроциркуляції, мутацією *JAK2* або факторами серцево-судинного ризику; протипоказані у хворих з набутим синдромом фон Віллебранда (→розд. 15.20.1).

1) АСК 40–100 мг 1 × на день; у разі неефективності цієї дози зважте призначення 50–100 мг 2 × на день; уникайте одночасного призначення анагреліду та АСК з огляду на підвищений ризик розвитку геморагічних ускладнень;

2) ЛЗ другої лінії: клопідогрель (препарати →табл. 2.5-9) 75 мг 1 × на день або тіклопідин 250 мг 2 × на день.

3. Хворі з додатковими факторами ризику венозного і/або артеріального тромбозу в анамнезі →застосуйте адекватну профілактику →розд. 2.3 і розд. 2.33.3.

4. Трансформація в мієлофіброз: аналогічна тактика, як при ПМФ →розд. 15.8.

→ МОНІТОРИНГ

Для моніторингу циторедукційної терапії необхідне проведення загального аналізу крові (оцінка кількості тромбоцитів) кожних 3–4 міс. Контроль у хворих з групи низького ризику кожні 6–12 міс.

→ ПРОГНОЗ

Для оцінки прогнозу застосовують Міжнародний Прогностичний Показник (IPSET): вік >60 років — 2 бали, кількість лейкоцитів у периферичній крові >11 000/мкл — 1 бал, інцидент тромбозу в анамнезі — 1 бал. Середня виживаність хворих без вищезгаданих факторів подібна до аналогічних показників у загальній популяції, хворих із результатом 1–2 бали — 25 років, хворих із результатом 3 бали — 14 років.

8. Первинний мієлофіброз (ПМФ)

→ **ВИЗНАЧЕННЯ ТА ЕТІОПАТОГЕНЕЗ**

Мієлопроліферативне новоутворення (МПН), при якому неопластичні мегакаріоцити виробляють цитокіни, які стимулюють проліферацію неклональних фібробластів та ангіогенез. Розвиваються мієлофіброз, порушення гемопоезу в кістковому мозку (анемії), з одночасною появою екстрамедулярних вогнищ кровотворення (спленомегалія). Етіологія невідома.

→ **КЛІНІЧНА КАРТИНА ТА ПРИРОДНИЙ ПЕРЕБІГ**

1. Загальні симптоми: слабкість (у 50–70 % хворих), відсутність апетиту (у <20 %), втрата маси тіла, субфебрилітет, задишка, тахікардія, нічна пітливість, свербіж, кістково-суглобовий біль (переважно нижніх кінцівок), кахексія.

2. Симптоми, пов'язані з мієлофіброзом та екстрамедулярним кровотворенням: спленомегалія (на момент встановлення діагнозу у >90 % хворих, у 2/3 — значна), може спричиняти метеоризм, біль при інфаркті селезінки, набряк нижніх кінцівок внаслідок компресії вен; гепатомегалія (у 40–70 %), портальна гіпертензія; тромбоцитопенічна пурпура, симптоми анемії, прояви, пов'язані з екстрамедулярними вогнищами кровотворення — найчастіше в грудному відділі хребта (компресія спинного мозку), лімфатичних вузлах, плеврі (рідина в плевральній порожнині), легенях (легенева гіпертензія), перикарді, очеревині (асцит), шкірі (вузлики), сечовому міхурі (дизурія). Підвищений ризик венозного тромбозу (в т. ч. вен черевної порожнини), меншою мірою артеріального тромбозу.

3. Природний перебіг: спочатку — безсимптомний; прояви наростаючої анемії, тромбоцитопенії та мієлоїдної метаплазії в селезінці та печінці. На термінальній стадії домінують симптоми анемії та печінкової недостатності. Медіана виживаності ≈5 років. У 20 % хворих розвивається трансформація в ГМЛ.

→ **ДІАГНОСТИКА**

Допоміжні дослідження

1. Загальний аналіз периферичної крові: нормоцитарна анемія; кількість лейкоцитів знижена, в нормі або збільшена; кількість тромбоцитів може бути збільшена (на префібротичній стадії), в нормі або знижена (при запущеній хворобі), порушення морфології та функції тромбоцитів; в мазку анізо- та пойкілоцитоз еритроцитів; виявляють сльозоподібні еритроцити, а також еритробласти та незрілі клітини гранулоцитарного паростка (лейкоеритробластоз).

2. Аспіраційна біопсія і трепанобіопсія кісткового мозку →)Діагностичні критерії; на префібротичній стадії гіперклітинний кістковий мозок, проліферація атипових мегакаріоцитів; на стадії явного ПМФ неможливо провести аспірацію кісткового мозку (т. зв. суха біопсія), при трепанобіопсії ретикуліновий і/або колагеновий фіброз, вогнища кровотворення нечисленні або відсутні.

3. Цитогенетичні і молекулярні дослідження: хромосомні аберації у ≈60 % хворих. У 90–95 % наявність із 3-х взаємовиключаються: мутація V617F гену *JAK2* (у ≈60 %), мутації гену *CALR* (у 25–35 %) або гену *MPL* (у 4–8 %). У 5–10 % хворих цих мутацій не виявляють («потрійно-негативні»). Мутації-пасажири: характерні для МДС і ГМЛ, наявні у частини хворих, свідчать про несприятливий прогноз (напр., *ASXL1*). Негативний результат *BCR-ABL*.

Діагностичні критерії (ВООЗ 2016)

Обов'язкова наявність всіх 3-х великих критеріїв та ≥1-го малого

1. Великі критерії:

1) **для префібротичного ПМФ** — проліферація і атипія мегакаріоцитів без ретикулінового фіброзу >1 ступеня із супутніми: збільшеним порівняно з віковими нормами цитозом кісткового мозку, проліферацією гранулоцитів і часто зниженим еритропоезом; **для явного ПМФ** — проліферація і атипія мегакаріоцитів із супутнім ретикуліновим або колагеновим фіброзом 2-го або 3-го ступеня;

2) невідповідність критеріям ВООЗ для ХМЛ, СП, ЕТ, МДС та інших новоутворень кровотворної системи;

3) наявність однієї з вищесказаних драйвер-мутацій або, у разі їх відсутності, наявність іншої клональної мутації або відсутність реактивного мієлофіброзу →Диференційна діагностика.

2. Малі критерії: наявність ≥1-го з нижченаведених порушень, підтверджена контрольними дослідженнями

1) анемія, не спричинена іншим супутнім захворюванням;

2) лейкоцитоз ≥11 000/мкл;

3) пальпаторно виявлена спленомегалія;

4) підвищення активності ЛДГ>ВМН, визначеної у даній лабораторії;

5) лейкоеритробластоз (лише для явного ПМФ).

Диференційна діагностика

1. Мієлофіброз при неопластичних захворюваннях: інші МПН (ХМЛ, СП, особливо ЕТ), гострий мегакаріобластний лейкоз, гострий панмієлоз з мієлофіброзом, МДС, ХММЛ, волосистоклітинний лейкоз, множинна мієлома, лімфома Ходжкіна та деякі метастазуючі солідні пухлини (рак молочної залози, рак простати, недрібноклітинний рак легень). Особливо складно, а іноді й неможливо виявити префібротичний ПМФ від ЕТ, особливо якщо єдиним проявом являється тромбоцитоз (при ЕТ мегакаріоцити не є атиповими, як при ПМФ).

2. Мієлофіброз при захворюваннях не пухлинного характеру: хвороба Педжета, вторинний гіперпаратиреоз з дефіцитом вітаміну D або ниркова остеодистрофія, СЧВ, рідше інші системні захворювання сполучної тканини, туберкульоз, сифіліс, хронічне отруєння бензолом, агоністи рецептора тромбопоетину, променева терапія.

ЛІКУВАННЯ

Окрім алоТГСК лікування має паліативний характер і не продовжує тривалості життя. Вибір терапії залежить від прогнозованої виживаності, оціненої за допомогою прогностичних шкал →табл. 8-1 (IPSS, DIPSS або DIPSS+ [застосовується найчастіше, як на момент діагностування, так і під час перебігу захворювання]). Безсимптомних хворих з групи низького або проміжного-1 ризику можна залишити без лікування. У випадку появи симптомів розгляньте доцільність застосування традиційної симптоматичної терапії або можливо руксолітинібу. У хворих з проміжним-2 або високим ризиком можна застосувати алоТГСК, руксолітиніб або ЛЗ, які проходять клінічні випробування, а при відсутності такої можливості — традиційне лікування.

Протипухлинна терапія

1. алоТГСК: єдиний метод, що дає шанси на повне одужання; зважте застосування у хворих з прогнозованою виживаністю <5-ти років (група високого або проміжного-2 ризику), а також окремих хворих з групи проміжного-1 ризику, залежних від трансфузій ЕМ і з несприятливими цитогенетичними абераціями або несприятливим профілем мутацій («потрійно негативні» або *ASXL1+*). Відсоток 5-річної виживаності після мієлобляційної алоТГСК, яку застосували у хворих віком до 45-ти років, становить ≈45–50 %.

Таблиця 8-1. Прогностичні шкали при первинному мієлофіброзі

Чинники ризику	IPSS	DIPSS	
вік >65 років	1	1	
загальні симптоми[a]	1	1	
Hb <10 г/дл	1	2	
лейкоцитоз >25 000/мкл	1	1	
відсоток циркулюючих бластів ≥1 %	1	1	
		DIPSS plus	
проміжний ризик 1 в DIPSS		1	
проміжний ризик 2 в DIPSS		2	
високий ризик в DIPSS		3	
залежність від трансфузій ЕМ		1	
тромбоцитопенія <100 000/мкл		1	
несприятливий каріотип[b]		1	

Група ризику	Кількість балів — медіана виживаності (у роках)		
	IPSS	**DIPSS**	**DIPSS plus**
низький ризик	0 — 11,3	0 — медіана виживаності — не визначається	0 — 15,4
проміжний 1	1 — 7,9	1–2 — 14,2	1 — 6,5
проміжний 2	2 — 4	3–4 — 4	2–3 — 2,9
високий ризик	≥3 — 2,3	5–6 — 1,5	4–6 — 1,3

[a] втрата маси тіла >10 % протягом року, лихоманка без явної причини, нічна пітливість тривалістю >1 міс.

[b] комплексний каріотип, +8, –7/7q–, –5/5q–, i(17q), inv(3), 12p–, реаранжування 11q23

DIPSS — Dynamic International Prognostic Scoring System, IPSS — International Prognostic Scoring System, ЕМ — еритромаса

на підставі: *J. Clin. Oncol.*, 2011; 29:392–397; *Blood*, 2009; 113:2895–2901; *Blood*, 2010; 115:1703–1708

2. Циторедукційна терапія: показана хворим з високим лейкоцитозом, симптоматичним тромбоцитозом, значною спленомегалією та тяжкими загальними симптомами.

1) руксолітиніб (інгібітор JAK) п/о в залежності від кількості тромбоцитів крові — >200 000/мкл — 20 мг 2×на день, 100 000–200 000/мкл — 15 мг 2×на день, 50 000–100 000/мкл — 5 мг 2×на день; показаний хворим (як з мутацією *JAK2*, так і без цієї мутації) зі спленомегалією або загальними проявами, особливо з групи проміжного-2 або високого ризику.

2) інші — гідроксисечовина, ІФН-α або ПегІФН-α2a.

Підтримуюча терапія

1. Лікування анемії (Hb <10 г/дл): трансфузія ЕМ, збідненої лейкоцитами, стимулятори еритропоезу, андрогени та їх аналоги (даназол, тестостерону енантан, флуоксиместерон), ГК (преднізон), талідомід, леналідомід (у хворих з делецією 5q–).

2. Спленектомія: показана при значній/болючій спленомегалії, резистентній до циторедукційного лікування і/або опромінення селезінки, симптоматичній портальній гіпертензії, в окремих хворих, залежних від трансфузій ЕМ. Смертність 5–10 %.

3. Опромінення селезінки: покази такі ж, як і для спленектомії у хворих з протипоказаннями до цієї операції, додатково лікування больового синдрому при інфарктах селезінки.

4. Опромінення симптоматичних вогнищ екстрамедулярного кровотворення.

5. Трансфузії ТМ →розд. 24.23.3.

6. Лікування гіперурикемії →розд. 16.14 і розд. 22.2.6.

7. ЛЗ, що утворюють хелатні сполуки з залізом — розгляньте доцільність застосування у хворих з посттрансфузійним перевантаженням залізом →розд. 7.9.2.

> **МОНІТОРИНГ**

Загальний аналіз крові та клінічна оцінка з частотою, залежною від ступеня запущеності і наявності симптоматичних ускладнень захворювання.

> **ПРОГНОЗ**

Найбільш несприятливий серед МПН. Виживаність залежить від групи ризику →табл. 8-1. Більшість хворих помирають з приводу інфекцій, кровотеч, трансформації в лейкемію та ускладнень портальної гіпертензії.

9. Гіпереозинофільні синдроми

> **ВИЗНАЧЕННЯ ТА ЕТІОПАТОГЕНЕЗ**

Гіпереозинофілія (ГЕ) — це наявність вкрай високої еозинофілії в периферичній крові (>1500/мкл) та/або еозинофільних інфільтратів у тканинах; у разі органних пошкоджень вживається поняття **«гіпереозинофільного синдрому» (ГЕС)**. ГЕ/ГЕС може мати непухлинний (реактивний, вроджений чи ідіопатичний) або неопластичний (клональний) характер.

Хронічний еозинофільний лейкоз (ХЕЛ) — це мієлопроліферативне новоутворення, при якому внаслідок неконтрольованої, клональної проліферації прекурсорів еозинофілів розвивається еозинофілія в кістковому мозку, периферичній крові і тканинах. Згідно з класифікацією ВООЗ (2016) з даної нозологічної одиниці (яку відтоді називають ХЕЛ, неспецифікованим іншим чином [ХЕЛ-НІЧ]) виключено випадки із перегрупуванням гену *PDGFRA*.

> **КЛІНІЧНА КАРТИНА ТА ПРИРОДНИЙ ПЕРЕБІГ**

На момент постановки діагнозу хворі зазвичай не мають жодних симптомів.

1. Загальні симптоми: виникають внаслідок вивільнення еозинофілами значної кількості цитокінів — втомлюваність, лихоманка і пітливість, відсутність апетиту, втрата маси тіла.

2. Симптоми з боку серцево-судинної системи (у ≈20 %): пов'язані з некрозом та фіброзом міокарду та ендокарду, а також виникненням пристінкових тромбів в камерах серця — прояви недостатності клапанів, зокрема, мітрального і трикуспідального, симптоми рестриктивної кардіоміопатії, порушення ритму та провідності, тромбоемболічні події, серцева недостатність.

3. Прояви з боку дихальної системи (у ≈50 %): пов'язані з еозинофільними інфільтратами в легенях, пневмофіброзом, серцевою недостатністю або тромбоемболією легеневої артерії — хронічний сухий кашель, задишка.

4. Шкірні прояви (у ≈60 %): ангіоневротичний набряк, гіперемія шкіри, кропивниця, папули та підшкірні вузлики, свербіж шкіри.

5. Прояви з боку шлунково-кишкового тракту (у ≈30 %): пов'язані з виразками слизової оболонки, кровотечами, перфорацією, холециститом, еозинофільним гастритом або ентероколітом; діарея, біль у животі.

6. Неврологічні прояви (у ≈55 %): зміна поведінки, порушення пам'яті, атаксія, симптоми периферичної полінейропатії.

7. Інші: гепато- або спленомегалія, міалгія та артралгія (спричинені вивільненням прозапальних цитокінів еозинофілами), порушення зору (пов'язані з тромбозом судин сітківки).

8. Природний перебіг: хронічний, інколи легкий, проте найчастіше прогресуючий і може за короткий час закінчитись летально внаслідок ураження органів, зазвичай, серцевої недостатності, або в результаті трансформації в гострий лейкоз.

→ ДІАГНОСТИКА

Допоміжні дослідження

1. Загальний аналіз периферичної крові: еозинофілія (абсолютна кількість еозинофілів: легка 500–1500/мкл, середньої тяжкості 1500–5000/мкл, тяжка >5000/мкл), при ХЕЛ додатково анемія (≈50 %), тромбоцитопенія (≈30 %) або тромбоцитоз (≈15 %), помірний лейкоцитоз.

2. Аспіраційна біопсія і трепанобіопсія кісткового мозку: показані у хворих із персистуючою ГЕ невідомої етіології, еозинофілією >5000/мкл, у разі підозри на первинні (неопластичні) ГЕ/ГЕС або лімфоцитарний варіант ГЕС; аспіраційна біопсія — підвищений відсоток еозинофілів, іноді диспластичні зміни в мегакаріоцитах та гранулоцитах; трепанобіопсія — гіперклітинний кістковий мозок, проліферація мегакаріоцитарного паростка та нейтрофільного гранулопоезу, збільшення кількості ретикулярних волокон.

3. Цитогенетичні та молекулярні дослідження: при ХЕЛ в більшості випадків наявний химерний ген *FIP1L1-PDGFRA*, що виникає внаслідок делеції фрагменту 4-ї хромосоми та кодує білок із тирозинкіназною активністю.

4. Інші лабораторні дослідження: підвищений рівень IgE при ідіопатичній еозинофілії, при ХЕЛ-НІЧ, як правило, нормальний; підвищений рівень серцевих тропонінів, підвищена концентрація триптази і вітаміну B_{12} при неопластичних ГЕС.

5. Гістологічне дослідження біоптатів уражених органів: еозинофільні інфільтрати.

6. Інші дослідження: в залежності від клінічної картини (уражених органів), а також з метою визначення причини еозинофілії.

Діагностичні критерії
→Визначення та етіопатогенез

Диференційна діагностика

1. Первинні ГЕ/ГЕС: еозинофіли є частиною неопластичного клону (мієлопроліферативні новоутворення, ГМЛ).

2. Вторинні ГЕ/ГЕС (реактивні): паразитарні інвазії (особливо гельмінтози), алергічні реакції, реакції на ЛЗ (алергічні або токсичні); рідші причини: легеневі еозинофілії →розд. 3.14.5, хвороба трансплантат проти хазяїна, лімфома Ходжкіна, периферичні Т-клітинні лімфоми (ПТКЛ), гістіоцитоз із клітин Лангерганса, індолентний системний мастоцитоз, солідна пухлина, алергічний бронхолегеневий аспергільоз, хронічні запальні захворювання (напр. кишківника), системні захворювання сполучної тканини (еозинофільний гранулематоз із поліангіїтом [попередня назва: синдром Черджа-Стросс], інші системні васкуліти, дифузний еозинофільний фасціїт).

3. Захворювання органів, уражених при ГЕС →вище.

→ ЛІКУВАННЯ

1. Хворі з кількістю еозинофілів <5000/мкл і без органних уражень: не вимагають швидкої циторедукції. Еозинофілія >5000/мкл, незалежно від етіології, становить серйозну загрозу незворотного ушкодження органів, тому потребує швидкого зниження за допомогою ГК, рідко лейкаферезу.

2. ХЕЛ з геном FIP1L1-PDGFRA і перегрупуванням гену *PDGFRB*: іматиніб. У хворих із ураженням серця впродовж перших 7–10 днів терапії іматинібом призначте ГК, щоб уникнути погіршення функції серця, спричиненого масивним вивільненням токсичних білків із еозинофільної зернистості.

3. ГЕС без перегрупування PDGFRA і *PDGFRB*: ГК, напр. преднізон 1 мг/кг м. т. до моменту зменшення кількості еозинофілів до нормальних значень і зникнення симптомів, після чого поступово знижуйте дозу до мінімальної ефективної підтримуючої дози. При реактивному ГЕС → лікуйте основне захворювання.

4. При неефективності і при ХЕЛ-НІЧ: цитостатики (гідроксисечовина, в разі її неефективності → ІФН-α, в подальшій послідовності вінкристин або етопозид); при неефективності → експериментальна терапія (меполізумаб, алемтузумаб) або алоТГСК.

→ МОНІТОРИНГ

Загальний аналіз крові (кількість еозинофілів повинна становити <500/мкл), дослідження, відповідні для органних уражень (у т. ч. ехокардіографія), молекулярні дослідження (у хворих з геном *FIP1L1-PDGFRA*) кожних 3 міс.

→ ПРОГНОЗ

Еозинофілія >5000/мкл, незалежно від етіології, значною мірою загрожує розвитком невідворотного пошкодження органів, у зв'язку з чим необхідно швидко призначити лікування. Більшість хворих з ідіопатичним ГЕС добре реагують на лікування ГК в монотерапії або в комбінації з гідроксисечовиною, а хворі з резистентністю до цих ЛЗ реагують на решту вищевказаних методів терапії (відсоток 5-річної виживаності до 90 %). Хворі з ХЕЛ та наявністю гену *FIP1L1-PDGFRA* дуже добре відповідають на лікування іматинібом. Прогноз при ХЕЛ-НІЧ несприятливий — у половини хворих розвивається трансформація в ГМЛ, а середня виживаність становить 22 місяці.

10. Мастоцитоз

→ ВИЗНАЧЕННЯ ТА ЕТІОПАТОГЕНЕЗ

Група неопластичних захворювань, що характеризуються надмірною проліферацією та нагромадженням патологічних мастоцитів в одному або багатьох органах. **Форми:**

1) **шкірний мастоцитоз (ШМ)** — плямисто-папульозна форма (син. пігментна кропив'янка), дифузна форма, мастоцитома шкіри;

2) **системний мастоцитоз (СМ)** — млявий (індолентний) СМ, СМ із супутнім новоутворенням кровотворної системи (мієлоїдним або рідше лімфоїдним), агресивний СМ, мастоцитарний лейкоз, мастоцитарна саркома.

→ **КЛІНІЧНА КАРТИНА ТА ПРИРОДНИЙ ПЕРЕБІГ**

1. Шкірні зміни: жовтуваті або червоно-коричневі плями та сверблячі папули, ознака Дар'є (практично миттєва поява кропив'янки після подразнення шкіри в місці ураження).

2. Симптоми, пов'язані з вивільненням медіаторів: гіпотензія, рефлекторна тахікардія, синкопальні стани, шок та біль голови (наслідки розширення судин); задишка (бронхоспазм); раптове почервоніння шкіри; гарячка, осалгія, остеопенія і остеопороз; втомлюваність, втрата маси тіла та кахексія; диспепсія, пронос і симптоми виразкової хвороби; депресія, порушення настрою, втрата здатності до концентрації уваги та надмірна сонливість; прояви геморагічного діатезу, зумовленого дефіцитом плазмових факторів згортання крові. Тригерні фактори: ЛЗ (напр., хінін, опіоїди, НПЗП, деякі міорелаксанти, декстран), фізичні фактори (тепло, холод, натиск), фізичне навантаження, алкоголь, отрути комах, йодовмісні контрастні речовини, стрес, інвазивні процедури.

3. Симптоми, пов'язані з інфільтрацією органів: спленомегалія і гепатомегалія, пронос і втрата маси тіла (синдром мальабсорбції), прояви анемії, геморагічний діатез, схильність до інфекцій, прояви ураження печінки, зміни з боку серця (напр., аортальний стеноз; прояви ушкодження та фіброзу ендокарду), патологічні переломи (наслідки остеопорозу), симптоми з боку інших органів.

→ **ДІАГНОСТИКА**

1. ШМ: гістопатологічна картина біоптату шкіри.

2. СМі: на підставі дослідження кісткового мозку, біопсії уражень шкіри чи інших органів, даних молекулярного дослідження (мутація D816V гену *KIT*) та підвищеної концентрації триптази в сироватці.

3. Мастоцитарний лейкоз: мастоцити при аспіраційній біопсії кісткового мозку >20 %, в периферичній крові >10 %, інфільтрація органів, часто без ураження шкіри.

→ **ЛІКУВАННЯ**

1. Загальні рекомендації:
1) з огляду на ризик розвитку анафілактичного шоку кожен хворий повинен знати фактори, які здатні спричинити дегрануляцію мастоцитів і уникати їх, а також мати при собі автоматичну шприц-ручку з адреналіном;
2) не застосовуйте препарати, що сприяють дегрануляції мастоцитів (напр., морфін, петидин, декстран, йодовмісні контрастуючі засоби);
3) не застосовуйте β-блокатори;
4) за 30–60 хв перед проведенням анестезії рекомендовано профілактично ввести H_1-блокатор, H_2-блокатор, ГК та можливо антилейкотрієновий ЛЗ;
5) з метою зниження ризику гіпотензії та шоку можна профілактично застосувати антигістамінні ЛЗ та ГК;
6) у разі супутньої алергії на отрути комах застосуйте алерген-специфічну імунотерапію.

2. ШМ та індолентний СМ: виключно симптоматична терапія — антигістамінні, антилейкотрієнові ЛЗ, ацетилсаліцилова кислота (застосовувати з обережністю, оскільки АСК може викликати анафілаксію); інгібітори протонної помпи при диспептичних проявах або виразковій хворобі, місцево

ГК та PUVA-фотохіміотерапія, ЛЗ, які гальмують дегрануляцію мастоцитів, препарати кальцію і вітаміну D_3, бісфосфонати. У разі вираженого остеопорозу або наростаючої гепато- чи спленомегалії призначте ІФН-α у монотерапії або з ГК.

3. Агресивний СМ: ЛЗ першої лінії є кладрибін, ІФН-α або мідостаурін; в окремих хворих алоТГСК.

4. Мастоцитарний лейкоз: поліхіміотерапія (як при ГМЛ) або кладрибін, у деяких випадках з ІФН-α, мідостаурін (ефективність медикаментозної терапії — обмежена), алоТГСК.

➡ ПРОГНОЗ

У дорослих спонтанна ремісія виникає рідко. ШМ та індолентний СМ загалом добре реагують на симптоматичну терапію і не зменшують тривалості життя. Прогноз у хворих з агресивним СМ буває різним — середня виживаність становить 41 міс. При мастоцитозному лейкозі прогноз несприятливий.

11. Хронічний мієломоноцитарний лейкоз (ХММЛ)

➡ ВИЗНАЧЕННЯ ТА ЕТІОПАТОГЕНЕЗ

Мієлодиспластично-мієлопроліферативне новоутворення, що характеризується хронічним моноцитозом у периферичній крові, відсутністю Ph-хромосоми та гену *BCR-ABL1* і бластозом кісткового мозку ≤20 %.

➡ КЛІНІЧНА КАРТИНА ТА ПРИРОДНИЙ ПЕРЕБІГ

1. Загальні симптоми: загальна слабкість (анемія), втрата маси тіла (втрата апетиту), субфебрильні стани та лихоманка, а також нічна пітливість.

2. Симптоми, причинені цитопенією: анемія → слабкість, швидка втомлюваність, тахікардія, блідість шкіри; нейтропенія → підвищена схильність до інфекцій; тромбоцитопенія → геморагічний діатез.

3. Симптоми, спричинені екстрамедулярними лейкозними інфільтратами: збільшення печінки, селезінки та лімфовузлів, шкірні прояви, випіт в плевральній та черевній порожнинах і порожнині перикарду при великій кількості моноцитів в крові.

4. Природний перебіг: залежить від відсотка бластів і підтипу (→нижче).

➡ ДІАГНОСТИКА

Допоміжні дослідження

1. Загальний аналіз периферичної крові: моноцитоз >1000/мкл, кількість лейкоцитів у ≈50 % хворих в нормі або дещо знижена (нейтропенія), у решти — дещо збільшена (нейтрофілія), іноді диспластичні зміни, незначна базофілія та еозинофілія; нормоцитарна (рідко макроцитарна) анемія, часто помірна тромбоцитопенія, можуть виявлятись аномальні гігантські тромбоцити;.

2. Аспіраційна біопсія і трепанобіопсія кісткового мозку: аспіраційна біопсія — у 75 % випадків кістковий мозок гіперклітинний, найчастіше домінує паросток нейтрофільного гранулопоезу або еритроїдний паросток, наявна проліферація моноцитів, у >50 % хворих — диспластичні зміни, у >80 % — мегакаріоцити з патологічною сегментацією ядра; трепанобіопсія додатково виявляє мієлофіброз у ≈30 % хворих.

3. Цитогенетичні та молекулярні дослідження: клональні неспецифічні цитогенетичні порушення у 20–30 % хворих. В >90 % випадків ідентифіковано часті мутації генів (напр. *JAK2*). Негативний результат *BCR-ABL1*, виключення перегрупування *PDGFRA* і *PDGFRB*.

4. Візуалізаційні дослідження: УЗД черевної порожнини — збільшення селезінки, печінки або лімфатичних вузлів, а також наявність рідини в черевній порожнині. **РГ грудної клітки** — виявляє рідину в плевральних порожнинах. **Ехокардіографія** — виявляє рідину в порожнині перикарду.

Діагностичні критерії

1. Критерії ВООЗ 2016:

1) персистуючий моноцитоз в периферичній крові >1000/мкл з відсотком моноцитів ≥10 % лейкоцитів у периферичній крові;

2) невідповідність критеріям діагнозу ХМЛ, ПМФ, СП і ЕТ, при яких рідко може спостерігатись моноцитоз;

3) відсутність перегрупування *PDGFRA, PDGFRB, FGFR1* і гену *PCM1-JAK2*;

4) бластоз периферичної крові та кісткового мозку <20 % (мієлобласти, монобласти, промоноцити);

5) дисплазія ≥1-го паростка гемопоезу; у випадку мінімальної дисплазії або її відсутності необхідна наявність додаткового критерію:

    а) наявність набутих клональних цитогенетичних або молекулярних аномалій в клітинах кісткового мозку, або

    б) моноцитоз, що зберігається ≥3 міс., та виключення інших причин моноцитозу.

2. Підтипи ХММЛ: мієлодиспластичний (МД-ХММЛ) — кількість лейкоцитів ≤13 000/мкл, **мієлопроліферативний (МП-ХММЛ)** — кількість лейкоцитів >13 000/мкл.

Диференційна діагностика

Інші потенційні причини моноцитозу:

1) інфекції — бактеріальні (туберкульоз, сифіліс, ендокардит), вірусні (цитомегалія, вітряна віспа, оперізуючий герпес, звичайний герпес), паразитози (малярія), грибкові;

2) захворювання ШКТ — неспецифічні ентероколіти, алкогольне захворювання печінки;

3) системні захворювання сполучної тканини — напр., РА, СЧВ, системні васкуліти, поліміозит;

4) гранулематозні захворювання — напр., саркоїдоз;

5) захворювання системи кровотворення—гострий моноцитарний та мієломоноцитарний лейкоз, мієлопроліферативні новоутворення (МПН), мієлоїдні новоутворення із перегрупуванням *PDGFRB*, неходжкінські лімфоми, хронічний лімфоцитарний лейкоз, лімфома Ходжкіна, множинна мієлома, макроглобулінемія Вальденстрема, гемолітична анемія, гістіоцитоз із клітин Лангерганса, первинна імунологічна тромбоцитопенія;

6) інші: терапія кортикостероїдами, стан після спленектомії, отруєння тетрахлоретаном, фаза реконвалесценції після гострої інфекції, регенерація кісткового мозку після хіміотерапії або променевої терапії, застосування Г-КСФ або ГМ-КСФ, вагітність.

➡ **Л І К У В А Н Н Я**

Лікування, за винятком алоТГСК, має паліативний характер, і спрямоване на покращення якості життя. Протипухлинна терапія показана у випадку появи симптомів або прогресування захворювання.

Протипухлинна терапія

1. алоТГСК: єдиний метод, який дає шанси на одужання, розгляньте доцільність його застосування у молодих хворих за наявності HLA-сумісного донора; результати подібні до результатів лікування МДС.

2. Циторедукційна терапія: найчастіше гідроксисечовина, передусім при МП-ХММЛ.

3. Гіпометилюючі ЛЗ: азацитидин при МД-ХММЛ із бластозом кісткового мозку ≥10 %.

Підтримуюча терапія

як при МДС

→ **П Р О Г Н О З**

Хіміотерапія і лікування гіпометилюючими ЛЗ рідко дозволяє досягнути повної ремісії. Медіана тривалості життя є довшою при МД-ХММЛ (16–31 міс.), ніж при МП-ХММЛ (11–17 міс.).

12. Хронічний лімфоцитарний лейкоз (ХЛЛ)

→ **В И З Н А Ч Е Н Н Я   Т А   Е Т І О П А Т О Г Е Н Е З**

Неопластичне захворювання морфологічно зрілих лімфоцитів В, що виявляються в крові, кістковому мозку, лімфоїдній тканині та інших органах. Етіологія невідома. Це найчастіша форма лейкозу у дорослих в Європі та Північній Америці. Медіана віку дебюту захворювання складає 72 роки; може мати сімейний характер.

→ **К Л І Н І Ч Н А   К А Р Т И Н А   Т А   П Р И Р О Д Н И Й   П Е Р Е Б І Г**

У більш, ніж половини хворих на момент постановки діагнозу клінічна симптоматика відсутня (виявляють лише лімфоцитоз при рутинному дослідженні морфології крові).

1. Суб'єктивні прояви: неспецифічні симптоми (загальні, перші 3 — це т. зв. В-симптоми, у 5–10 % хворих) — втрата маси тіла на ≥10 % за останні 6 міс., лихоманка (>38 °C), що зберігається ≥2 тиж. (без супутньої інфекції), підвищена пітливість, особливо вночі, без супутніх інфекцій тривалістю >2 тиж., значна загальна слабкість (≥2 за функціональною шкалою ECOG), підвищена втомлюваність, відчуття важкості в черевній порожнині та біль живота (симптоми, пов'язані зі спленомегалією).

2. Об'єктивні симптоми: збільшення лімфатичних вузлів (у 50–90 %), селезінки (у 25–55 %), печінки (у 15–25 %), інших лімфоїдних органів (кільця Вальдеєра, мигдаликів); ураження позалімфатичних органів (найчастіше шкіри, у <5 %).

3. Ускладнення: інфекції та аутоімунні цитопенії, особливо аутоімунна гемолітична анемія та імунна тромбоцитопенія.

4. Лімфома з малих лімфоцитів (ЛМЛ) — це нелейкозна форма ХЛЛ (ідентична за морфологічними та імунофенотиповими характеристиками), яка рідше спостерігається і характеризується збільшенням лімфатичних вузлів і/або селезінки, з лімфоцитозом периферичної крові <5000/мкл, без цитопеній, спричинених інфільтрацією кісткового мозку.

5. Природний перебіг: дуже варіабельний. У більшості випадків після фази легкого перебігу захворювання закінчується фазою тяжких ускладнень і призводить до смерті (через 5–10 років). У <30 % хворих легкий перебіг, з виживаністю до 10–20 років, летальні випадки зазвичай пов'язані із прогресією ХЛЛ або інфекцією. Також захворювання може із самого початку мати агресивний перебіг і протягом 2–3 років призвести до смерті. В 1–10 % випадків відбувається трансформація в більш агресивну лімфому (синдром Ріхтера). Підозрюйте трансформацію у випадку швидкого прогресування асиметричної лімфаденопатії, інфільтрації нетипових екстранодальних органів, появи загальних симптомів або раптового та високого підвищення активності ЛДГ у сироватці крові чи гіперкальціємії.

ДІАГНОСТИКА

Допоміжні дослідження

1. Загальний аналіз периферичної крові: лімфоцитоз (>5000/мкл, в середньому ≈30 000/мкл), з перевагою малих, морфологічно зрілих лімфоцитів та з характерними ядрами ушкоджених лімфоцитів — т. зв. тіні Боткіна-Гумпрехта, анемія та тромбоцитопенія (в запущених формах внаслідок витіснення нормального гемопоезу лейкемічним клоном; на кожній стадії — внаслідок аутоімунних механізмів).

2. Аспіраційна біопсія і трепанобіопсія кісткового мозку: нормо- або гіперклітинний кістковий мозок, підвищений відсоток лімфоцитів (зазвичай >30 % лімфоцитів).

3. Імунофенотипування крові або кісткового мозку: характерна співекспресія В-клітинних антигенів (CD19, CD22), CD23, а також Т-клітинного антигену CD5.

4. Цитогенетичні і молекулярні дослідження: не існує єдиної характерної для ХЛЛ цитогенетичної аберації, перед кожною наступною терапевтичною лінією рекомендують проводити FISH-дослідження циркулюючих лімфоцитів для виявлення найчастіших прогностично значущих аномалій: del(13q), трисомія 12, del(11q), del(17p). Наявність del(17p) і/або мутації гену *TP53* свідчить про несприятливий прогноз і резистентність до стандартної імунохіміотерапії.

5. Інші лабораторні дослідження: позитивна пряма проба Кумбса (у 35 %), гіпогаммаглобулінемія (у ≈8 % разів).

Діагностичні критерії

1) лімфоцитоз периферичної крові ≥5000/мкл з домінуючою популяцією морфологічно зрілих, малих лімфоцитів;
2) підтвердження клональності циркулюючих В-лімфоцитів, що мають характерний імунофенотип за даними проточної цитометрії периферичної крові (→вище).

Діагноз ЛМЛ встановлюють на основі гістологічного дослідження лімфатичних вузлів.

Диференційна діагностика

Моноклональний В-клітинний лімфоцитоз (наявність у периферичній крові клону В-клітин, кількість яких становить <5000/мкл, без клінічних проявів, можлива прогресія в ХЛЛ), інші лімфоми з малих В-клітин, інші причини лімфоцитозу.

Оцінка прогнозу

Перебіг захворювання можна передбачити на основі ступеня запущеності за класифікацією Rai →табл. 12-1 або класифікацією Binet →табл. 12-2. Інші прогностичні фактори: в т. ч. тип інфільтрації кісткового мозку, лейкоцитоз, час подвоєння числа лімфоцитів, сироваткові (в т. ч. ЛДГ), цитогенетичні і молекулярні маркери.

Таблиця 12-1. Клінічна класифікація ХЛЛ за Rai

	Стадія				
	0	I	II	III	IV
лімфоцитоз	+	+	+	+	+
лімфаденопатія	−	+	+/−	+/−	+/−
спленомегалія або гепатомегалія	−	−	+	+/−	+/−
анемія (Hb <11 г/дл)	−	−	−	+	+/−
тромбоцитопенія (<100 000/мкл)	−	−	−	−	+
медіана виживаності (роки)	>10	>8	>8	6,5	6,5

на підставі: *Blood, 1975; 46:219* і *Ann. Oncol., 2005; 16 (supl. 1): i50–i51*

Таблиця 12-2. Клінічна класифікація ХЛЛ за Binet

Стадія	Від-соток хворих[a]	Клінічна та гематологічна характеристика	Медіана виживаності (роки)
A	60	ураження <3 ділянок лімфоїдної тканини[a]	>10
B	30	ураження ≥3 ділянок лімфоїдної тканини[a]	>8
C	10	анемія (Hb <10 г/дл) або тромбоцитопенія (<100 000/мкл)	>6,5

[a] з-поміж 5 ділянок: збільшення шийних, пахвових, пахвинних лімфатичних вузлів (одно- або двостороннє), селезінки, печінки

на підставі: *Cancer, 1977; 40:855* и *Ann. Oncol., 2015; 26 (supl.5): v78–v84*

ЛІКУВАННЯ

Протипухлинна терапія

Показання до призначення лікування:

1) загальні симптоми (в т. ч. так звані B-симптоми);
2) анемія або тромбоцитопенія, обумовлені інфільтрацією кісткового мозку, гемолітична анемія або тромбоцитопенія, спричинені аутоімунними механізмами — резистентні до ГК та іншої стандартної терапії (→Підтримуюча терапія);
3) значна (>10 см) або прогресуюча лімфаденопатія, чи значна (>6 см нижче реберної дуги) або прогресуюча або симптоматична спленомегалія;
4) дуже високий (як правило >500 000/мкл) з проявами лейкостазу, або швидко наростаючий лімфоцитоз (>50 % впродовж 2-х міс.), з часом подвоєння кількості лімфоцитів <6 міс. (при початковому лімфоцитозі >30 000/мкл);
5) III або IV клінічна стадія за Rai, стадія A з ознаками прогресування хвороби, або B чи C за Binet. У хворих, які не потребують лікування, рекомендується проводити контрольні огляди (об'єктивне обстеження, морфологія периферичної крові) кожні 3–12 міс.

Рішення щодо вибору способу лікування залежить від віку хворого та його загального функціонального стану, супутніх захворювань, наявності del(17p) або мутації гену *TP53*, попереднього лікування, доступності ЛЗ та побажання пацієнта.

2. Лікування першої лінії: аналоги пуринів (флударабін, кладрибін, пентоста-
тин) у монотерапії чи в схемах комбінованої терапії (у хворих молодого або
старшого віку без суттєвої супутньої патології рекомендований цикл FCR
[флударабін, циклофосфамід, ритуксимаб] або ССR [кладрибін, циклофосфа-
мід, ритуксимаб] кожні 28 днів), хлорамбуцил у комбінації з антитілом
анти-CD20 (ритуксимаб, обінутузумаб, офатумумаб) або при необхідності
у монотерапії рекомендується для хворих старшого віку з супутніми захво-
рюваннями, бендамустин у поєднанні із ритуксимабом або при необхідності
у монотерапії (у пацієнтів старшого віку без серйозних супутніх захворю-
вань, які однак не пройшли відбору до FCR). У хворих із делецією 17p або
мутацією *TP53* — імунохіміотерапія як вище, а у випадку, якщо її не можна
застосувати → ібрутиніб (інгібітор тирозинкінази Брутона).

3. Лікування у разі рецидиву або неефективності лікування першої лінії:

1) рецидив або прогресія через 12–24 міс. від закінчення монотерапії або
   24–36 міс. після завершення імунохіміотерапії → повторіть лікування
   першої лінії;

2) рецидив або прогресія через коротший період→ виберіть іншу, ніж попере-
   дньо, тактику лікування: аналоги пуринів у комбінації з циклофосфамідом
   і ритуксимабом (також FCR у знижених дозах), бендамустин у монотерапії
   або в комбінації з ритуксимабом (BR) або офатумумабом, алемтузумаб
   у монотерапії або в комбінації з аналогом пуринів або ритуксимабом, високі
   дози метилпреднізолону у монотерапії або в комбінації з ритуксимабом
   (у хворих з резистентністю до аналогів пуринів), інгібітори тирозинкіназ
   (ібрутиніб або іделалізиб у комбінації з ритуксимабом), монотерапія анти-
   тілом анти-CD20, венетоклакс (у хворих із резистентністю до інгібіторів
   тирозинкінази або їх непереносимістю).

4. Резистентність до аналогів пуринів або наявність делеції 17p чи мутації *TP53*:
розгляньте доцільність призначення алоТГСК.

Підтримуюча терапія

1. Профілактика інфекцій: щеплення проти грипу, пневмококів і *Haemophilus
influenzae* типу B; ацикловір та котримоксазол у хворих, лікованих аналогами
пуринів, іделалізибом або алемтузумабом; у хворих із гіпогаммаглобулінемією
(<500 мг/дл) з рецидивуючими інфекціями дихальної системи, які вимагають
призначення внутрішньовенної антибіотикотерапії та/або госпіталізації,
розгляньте доцільність застосування ВВІГ або підшкірного імуноглобуліну.

2. Лікування аутоімунних цитопеній: ГК; лікування другої лінії — спленектомія,
ВВІГ, імуносупресивні ЛЗ, ритуксимаб →розд. 15.1.6, розд. 15.19.2.

3. Профілактика синдрому розпаду пухлини →розд. 22.2.6.

▶ ПРОГНОЗ

Після лікування хлорамбуцилом до 50 % пацієнтів досягають 10-річну ви-
живаність. Комбінація аналогів пуринів з циклофосфамідом та ритуксимабом
дозволяє досягнути найбільшої кількості повних ремісій та найдовшої вижи-
ваності без прогресування та необхідності проводити лікування. Найчастішою
причиною смерті є інфекції. Ризик розвитку інших злоякісних новоутворень
(солідних пухлин або проліферативних захворювань кровотворної системи)
є в 2–7 разів вищий, ніж у загальній популяції.

▶ МОНІТОРИНГ

ХЛЛ є невиліковним захворюванням, тому після встановлення діагнозу
необхідно періодично обстежувати хворих, щоб виявити його прогресування
та встановити показання до лікування. У хворих, які не вимагають лікування,
рекомендовано проводитиконтрольні огляди кожні 3–12 міс. (суб'єктивне

обстеження, загальний аналіз периферичної крові). Проведення цитологічної та/або гістологічної оцінки кісткового мозку є показаним лише у хворих з невідомою причиною цитопенії. Біопсія лімфатичних вузлів виконується у хворих з підозрою на трансформацію у синдром Ріхтера. Періодичні візуалізаційні дослідження не є доцільними у більшості хворих, однак у разі підозри на синдром Ріхтера або вторинне новоутворення рекомендується їх проведення (КТ, ПЕТ).

13. Неходжкінські лімфоми (НХЛ)

➡ ВИЗНАЧЕННЯ ТА ЕТІОПАТОГЕНЕЗ

Група неопластичних захворювань, які характеризуються клональною проліферацією лімфоїдних клітин, що є відповідниками різних стадій диференціації нормальних В-лімфоцитів, рідше Т-лімфоцитів або природних кілерів(NK). Займають 6-те місце за частотою виникнення новоутворень у дорослих осіб. Етіологія більшості НХЛ невідома. Фактори, при яких доказано наявність причинно-наслідкового зв'язку із захворюванням, включають: зовнішнє середовище (експозиція до дії хімічних речовин, гербіцидів та пестицидів, бензолу, іонізуючого випромінювання), вірусні інфекції (віруси HTLV-1, ВЕБ, ВІЛ, HHV-8, HCV), бактеріальні інфекції (*H. pylori*), аутоімунні захворювання, імунодефіцитні стани (в т. ч. імуносупресивна терапія після органної трансплантації або ТГСК), хіміотерапія в анамнезі (особливо в комбінації з променевою терапією).

Гістологічна класифікація за ВООЗ включає >60 підтипів:

1) **B- або Т-клітинний лімфобластний лейкоз/лімфома** (B-/T-ALL/LBL) →розд. 15.3;

2) **новоутворення зі зрілих В-клітин:**

    а) лімфоми з малих В-клітин: хронічний лімфоцитарний лейкоз/лімфома з малих лімфоцитів (CLL/SLL, розд. 15.12), волосистоклітинний лейкоз (ВКЛ), лімфоми з клітин маргінальної зони (ЛКМЗ), фолікулярна лімфома (ФЛ), лімфоплазмоцитарна лімфома/макроглобулінемія Вальденстрема (LPL/WM), лімфома з клітин мантійної зони (МКЛ);

    б) лімфоми з великих та середніх В-клітин: В-великоклітинна дифузна лімфома (DLBCL) та її варіанти, В-клітинні лімфоми з високим ступенем злоякісності (HGBL), лімфома Беркітта (ЛБ);

3) **новоутворення зі зрілих Т- та NK-клітин:** периферична Т-клітинна лімфома без додаткових характеристик (PTCL), лейкоз із великих гранулярних лімфоцитів (LGL), грибовидний мікоз (ГМ) та ін.

➡ КЛІНІЧНА КАРТИНА ТА ПРИРОДНИЙ ПЕРЕБІГ

1. Загальні симптоми → лихоманка без очевидної причини, нічна пітливість або втрата маси тіла.

2. Лімфаденопатія: вузли, як правило, неболючі, шкіра над ними незмінена, діаметром зазвичай >2 см, з тенденцією до утворення пакетів; збільшуються, як правило, повільно; можуть періодично зменшуватись; велика маса збільшених лімфовузлів може стати причиною синдрому верхньої порожнистої вени та накопичення рідини в плевральних порожнинах, асциту та набряку нижніх кінцівок. Швидке збільшення лімфовузлів дозволяє запідозрити НХЛ з агресивним перебігом (напр. лімфому Беркітта).

3. Симптоми наявності екстранодальної пухлини: напр., біль живота внаслідок наростаючої сплено- або гепатомегалії; жовтяниця внаслідок інфільтрації

Таблиця 13-1. Оцінка клінічної запущеності первинно нодальних лімфом (Lugano 2014) — модифікована класифікація Ann Arbor

Стадія	Характеристика
I	один лімфовузол або одна група прилеглих лімфовузлів, або єдине екстранодальне вогнище без ураження лімфатичних вузлів
II[a]	≥2-х груп лімфовузлів по одну сторону діафрагми, або стадія I чи II для нодальних уражень з обмеженим поширенням патологічного процесу per continuatem на екстранодальний орган
III	лімфовузли по обидві сторони діафрагми або лімфовузли вище діафрагми з одночасним ураженням селезінки
IV	ураження екстранодального органа іншим, ніж *per continuatem*, шляхом із ураженням лімфовузлів

Мигдалики, кільце Вальдеєра-Пирогова та селезінку вважаються лімфоїдною тканиною. Додатково при лімфомі Ходжкіна: **А** — відсутність загальних симптомів; **В** — наявність загальних симптомів: гарячка (>38 °C) без видимої причини, нічна пітливість або втрата >10 % м. т. за останні 6 міс.;

[a] II масивна стадія — стадія II, як вказано вище, та масивне нодальне ураження (*bulky*), тобто єдине нодальне ураження розміром ≥10 см, або яке займає >1/3 поперечного розміру грудної клітки, оцінюване за допомогою КТ на кожному рівні грудного відділу хребта

на підставі: *J. Clin. Oncol., 2014; 32:3059–3067*

печінки; при лімфомах, що розвиваються в ШКТ — кровотечі, симптоми непрохідності, синдром мальабсорбції; симптоми, пов'язані з інфільтрацією інших органів (у т. ч. шкіри, ЦНС).

4. Симптоми інфільтрації кісткового мозку: лейкоцитоз, рідше лейкопенія, анемія, тромбоцитопенія. Анемія може також виявитись анемією хронічних захворювань, аутоімунною гемолітичною або спричиненою кровотечею із ШКТ; цитопенії можуть виникати з гіперспленізму.

5. Клінічні стадії захворювання →табл. 13-1.

6. Природний перебіг: з урахуванням клінічних потреб та вибору лікування виділяють наступні форми лімфом:

1) **із в'ялим протіканням (індолентні)** — більшість лімфом із малих В-клітин (ФЛ, CLL/SLL, LPL/MW, ЛКМЗ) та лише деякі Т-клітинні лімфоми (ГМ, LGL). Виникають найчастіше у старших осіб, як правило, від початку захворювання протікають з генералізованою лімфаденопатією, інфільтрацією кісткового мозку та часто з ураженням печінки і селезінки; загальні симптоми виникають рідко. Індолентні лімфоми можуть трансформуватися в агресивні форми. Без лікування виживаність становить від кількох до кільканадцяти років;

2) **агресивні** — В-клітинні лімфоми — DLBCL та МКЛ, більшість Т-клітинних лімфом. Без лікування виживаність становить від декількох до кільканадцяти місяців;

3) **дуже агресивні** — ALL/LBL, ЛБ. Без лікування виживаність становить від декількох до кільканадцяти тижнів.

→ ДІАГНОСТИКА

Допоміжні дослідження

1. Гістологічне та імуногістохімічне дослідження лімфовузла або ураженого органа (маркери пан-В: CD19, CD20, CD22, CD79a, маркери пан-Т: CD2, CD3, CD7).

Таблиця 13-2. Міжнародний прогностичний індекс для неходжкінських лімфом

Міжнародний прогностичний індекс (IPI) для агресивних неходжкінських лімфом	
Прогностичний фактор	Параметри диференціювання
вік хворого	≤60 років порівняно з >60 років
функціональний стан хворого згідно критеріїв ECOG (табл. 13-3)	<2 порівняно з ≥2
клінічна запущеність лімфоми (табл. 13-1)	I/II порівняно з III/IV
кількість екстранодальних локалізацій лімфоми	≤1 порівняно з >1
активність ЛДГ у сироватці	≤норми порівняно з >норми
Групи ризику	**Кількість обтяжуючих факторів**
низького	≤1
проміжного низького	2
проміжного високого	3
високого	≥4
Міжнародний прогностичний індекс (FLIPI) для індолентних неходжкінських лімфом	
Прогностичний фактор	Параметри диференціювання
вік хворого	>60 років
кількість екстранодальних локалізацій лімфоми	>4
клінічна запущеність лімфоми (табл. 13-1)	III/IV
рівень гемоглобіну	<12 г/дл
активність ЛДГ в сироватці	>норми
Групи ризику	**Кількість обтяжуючих факторів**
низького	≤1
проміжного	2–3
високого	4–5

2. Виявлення вузлових та позавузлових патологічних вогнищ: ПЕТ-КТ (у разі FDG-авідних НХЛ), КТ (з контрастуванням) грудної клітки, черевної порожнини і тазу (додатково у разі ФДГ-авідних НХЛ та в якості єдиного візуалізаційного дослідження при ФДГ-неавідних лімфомах [CLL/SLL, LPL/WM, ЛКМЗ]), аспіраційна біопсія та трепанобіопсія кісткового мозку (в усіх випадках, окрім DLBCL з ураженням кісткового мозку на картині ПЕТ-ТК); можуть бути необхідними ендоскопічні дослідження, аналіз спинно-мозкової рідини, МРТ голови та інші, в залежності від симптомів.

3. Лабораторні дослідження: загальний аналіз периферичної крові, біохімічні дослідження (включно з показниками функції нирок та печінки, активність ЛДГ, концентрація β_2-мікроглобуліну), електрофорез білків сироватки крові і концентрація імуноглобулінів (при індолентних НХЛ), пряма проба Кумбса, дослідження на наявність інфікування ВІЛ, HBV, HCV, ВЕБ та ЦМВ.

Таблиця 13-3. Шкала функціонального стану згідно з Eastern Cooperative Oncology Group (ECOG)

Функціональний стан	Визначення
0	нормальний функціональний стан, здатність виконувати повсякденні дії без обмежень
1	наявність симптомів захворювання, зберігається можливість ходити та здатність до виконання легкої роботи
2	здатність до самообслуговування, нездатність працювати, необхідність ліжкового режиму впродовж менш, ніж половини дня
3	обмежена здатність до самообслуговування, необхідність ліжкового режиму впродовж більш, ніж половини дня
4	необхідність цілодобового ліжкового режиму, необхідність постійного догляду у зв'язку з хворобою
5	смерть

4. ЕКГ, ехокардіографія: у кожного хворого, у якого планується застосування антрациклінів.

5. Цитофлюориметричні дослідження: проводяться у сумнівних щодо діагнозу випадках.

6. Цитогенетичні та молекулярні дослідження: дозволяють оцінити клональність лімфоїдних клітин та виявити генетичні аномалії, характерні для даного підтипу лімфоми (напр., *MYC* і *BCL2* або *BCL6* при HGBL).

Діагностичні критерії

На підставі гістологічного та імуногістохімічного дослідження цілого лімфатичного вузла або фрагменту ураженого органа.

Диференційна діагностика

Інші причини загальних симптомів, лімфаденопатії →розд. 1.26, спленомегалії →розд. 1.22.

➡ ЛІКУВАННЯ

Вибір методу лікування залежить від гістологічного типу, клінічної стадії лімфоми та від наявності прогностичних чинників на початку захворювання (→табл. 13-2), а також від функціонального стану хворого (→табл. 13-3) і наявності супутніх захворювань.

Лікування індолентних лімфом

1. У переважній більшості випадків індолентних лімфом неопластичний процес з самого початку є запущеним (III/IV стадія) і немає лікування, яке б давало шанси на одужання. Виняток становить обмежена локалізація неопластичного процесу (I/II стадія), при якій інколи спостерігається спонтанний регрес хвороби, або ж виліковування можна досягнути за допомогою ерадикації етіологічного фактору з застосуванням антибіотикотерапії (напр., *Helicobacter pylori* при MALT шлунка), та/або хірургічного видалення первинного лімфомного вогнища (напр., спленектомія при ЛКМЗ селезінки) у разі потреби з ад'ювантною променевою терапією.

Показанням для призначення лікування може бути поява загальних симптомів захворювання, значне збільшення лімфатичних вузлів або внутрішніх органів (печінки чи селезінки), значима інфільтрація кісткового мозку та клінічно «злоякісна» локалізація лімфоми (напр., в області ЦНС, кільця Вальдеєра, ШКТ); у вказаних випадках призначають імунохіміотерапію (напр. R-CVP [ритуксимаб, циклофосфамід, вінкристин, преднізон]). У решті випадків спостерігайте за хворим до моменту прогресування лімфоми.

2. Первинні лімфоми шкіри: місцеве опромінення УФВ, PUVA-фотохіміотерапія, хіміотерапія з додатковим проведенням фотоферезу, бексаротен.

Лікування агресивних лімфом

1. Лікування першої лінії: необхідно якнайшвидше розпочинати поліхіміотерапію (напр. CHOP) у комбінації з ритуксимабом (при В-клітинних НХЛ) та/або з ад'ювантним опроміненням місця первинної локалізації лімфоми; у пацієнтів з групи високого ризику розгляньте показання до аутоТГСК.

2. Лікування рецидивів або резистентних форм: застосовується альтернативна хіміотерапія, можливе опромінення залишкових вогнищ активної лімфомної тканини та аутоТГСК.

Лікування високоагресивних видів лімфом

1. ЛБ: інтенсивна імунохіміотерапія (напр. схема R-CODOX-M і R-IVAC). Перед початком лікування слід провести профілактику синдрому розпаду пухлини →розд. 22.2.6; також слід провести профілактику ураження ЦНС.

2. ALL/LBL →розд. 15.3.

➡ ПРОГНОЗ

Залежить від підвиду лімфоми. **Індолентні лімфоми:** часто (>50 %) виникають ремісії, які проте короткотривалі (до декількох років), випадки одужання спорадичні. **Агресивні лімфоми:** повні ремісії у >60 % пролікованих хворих, одужання у 40–50 %.

14. Лімфома Ходжкіна (ЛХ)

➡ ВИЗНАЧЕННЯ ТА ЕТІОПАТОГЕНЕЗ

Клональна проліферація т. зв. клітин Березовського-Ріда-Штернберга та клітин Ходжкіна, які походять з лінії В-клітин і оточені реактивними клітинами, відбувається, в основному, у лімфатичних вузлах. Етіологія захворювання невідома; може мати сімейний характер. Піки захворюваності у віці 20–40 років та ≥50-ти років.

➡ КЛІНІЧНА КАРТИНА ТА ПРИРОДНИЙ ПЕРЕБІГ

1. Загальні симптоми: неспецифічні прояви (т. зв. категорія В; →табл. 13-1; у ≈30 %), значна загальна слабість, надмірна втомлюваність, може спостерігатись біль лімфовузлів після вживання алкоголю, свербіж шкіри.

2. Лімфаденопатія: вузли неболючі, найчастіше уражаються вузли над діафрагмою — шийні та медіастинальні (60–80 %), а також аксилярні (20–40 %); рідше — нижче діафрагми (10 %) — пахвові та заочеревинні вузли; при ураженні шийних та надключичних вузлів зліва або з обох сторін — у 50 % випадків також уражаються вузли нижче діафрагми, тоді як при ураженні правих шийних лімфовузлів — лише в 7 % випадків.

3. Симптоми, пов'язані зі збільшенням лімфовузлів:
1) **в середостінні** — задишка, кашель, в запущених випадках — синдром верхньої порожнистої вени;

2) **в заочеревинному просторі** — дискомфорт у черевній порожнині, утруднення відтоку сечі, метеоризм, закрепи, непрохідність при запущеному захворюванні.

4. Позавузлові ураження: сплено- і гепатомегалія; поза межами лімфатичної системи — зміни в кістках (у 10–30 %), нирках, матці, яйниках, сечовому міхурі, шкірі, ЦНС, яєчках. На відміну від НХЛ, рідко виникає ураження кільця Вальдеєра, ШКТ, печінки та кісткового мозку.

5. Природний перебіг захворювання: спочатку захворювання поширюється по продовженню на прилеглі ділянки, пізніше гематогенним шляхом до віддалених лімфоїдних структур та внутрішніх органів. Без лікування 5-річну виживаність досягає ≈5 % хворих.

6. Клінічні стадії захворювання: класифікація за Ann Arbor в модифікації Lugano (2014) →табл. 13-1.

7. Гістологічна класифікація (ВООЗ 2008):

1) **класична ЛХ — варіанти:** нодулярного склерозу (NSCHL; 70–80 % випадків ЛХ), змішаної клітинності (MCCHL), лімфоцитарної деплеції (LDCHL), та збагачений лімфоцитами (LRCHL); більшість випадків діагностуються на ранніх стадіях хвороби з ураженням верхніх шийних лімфовузлів; як правило, загальні симптоми відсутні, процес поширюється на прилеглі групи лімфовузлів;

2) **некласична ЛХ (нодулярна з переважанням лімфоцитів)** — декілька відсотків хворих; уражаються периферичні лімфовузли (найчастіше в одній лімфатичній ділянці); перебіг зазвичай дуже повільний, впродовж багатьох років без клінічних ознак прогресування, рецидиви добре піддаються лікуванню.

→ДІАГНОСТИКА

Допоміжні дослідження

1. Загальний аналіз периферичної крові: відхилення у 10–15 % хворих; можливі нейтрофілія, еозинофілія, лімфоцитопенія, тромбоцитопенія, нормоцитарна анемія найчастіше у механізмі хронічних захворювань) або (рідше) аутоімунна гемолітична анемія.

2. Трепанобіопсія кісткового мозку: лімфомні клітини у ≈6 % хворих.

3. Гістологічне та імуногістохімічне дослідження лімфовузла (рекомендується забір цілого вузла) або іншої ураженої тканини.

4. Інші лабораторні дослідження: можливе підвищення активності ЛДГ або лужної фосфатази у сироватці; пришвидшена ШОЕ, гіпергамаглобулінемія, зниження рівня альбуміну, збільшення рівня β_2-мікроглобуліну в сироватці крові.

5. Візуалізаційні дослідження: ПЕТ-КТ, КТ з контрастуванням (шиї, грудної клітки, черевної порожнини і малого тазу), РГ органів грудної клітки.

6. Функціональні дослідження серця і легень перед початком лікування.

Діагностичні критерії

На підставі гістологічного та імуногістохімічного дослідження лімфатичного вузла або біоптату іншої ураженої тканини.

Диференційна діагностика

Інші причини збільшення лімфатичних вузлів →розд. 1.26.

Оцінка прогнозу

Несприятливі прогностичні фактори на I і II стадії: об'ємне утворення в середостінні (розміром >1/3 поперечного розміру грудної клітки), ШОЕ >50 мм (>30 мм при наявності симптомів категорії В), вік ≥50-ти років, ≥3-х уражених груп лімфатичних вузлів, ураження екстранодулярних органів.

Несприятливі прогностичні фактори на III і IV стадії: рівень альбуміну <4,0 г/дл, рівень Hb <10,5 г/дл, чоловіча стать, вік ≥45-ти років, IV клінічна стадія, лейкоцитоз ≥15 000/мкл, лімфоцитопенія <600/мкл або <8 %.

ЛІКУВАННЯ

Лікування класичної форми ЛХ

1. Лікування першої лінії: хіміотерапія (ABVD [доксорубіцин, блеоміцин, вінбластин, дакарбазин] або BEACOPPesc [блеоміцин, етопозид, доксорубіцин, циклофосфамід, вінкристин, прокарбазин, преднізон], як правило, в комбінації з променевою терапією на залишкові зміни або первинно уражені ділянки.

2. Прогресія або рецидив: у більшості випадків хіміотерапія другої лінії, у подальшому високодозна хіміотерапія + аутоТГСК + можл. променева терапія. У хворих, які не пройшли відбору до аутоТГСК, а також з пізнім рецидивом (>12-ти міс.) можна застосувати комбіновану терапію (хіміотерапія + променева терапія). У хворих, які не пройшли відбору до інтенсивної хіміотерапії розглянути доцільність паліативної хіміотерапії та/або променевої терапії, а після ≥2-х ліній хіміотерапії — брентуксимаб ведотин. У разі прогресування після аутоТГСК: алоТГСК, лікування в рамках клінічних досліджень, брентуксимаб ведотин або паліативна терапія.

Лікування некласичної форми ЛХ

1. Ступінь запущеності IA або IIA без несприятливих прогностичних факторів (за винятком випадків із ураженням >2-х груп лімфатичних вузлів або обширними патологічними змінами нижче діафрагми): хірургічне видалення патологічно зміненихлімфовузлів і променева терапія.

2. Вищі ступені запущеності або рання стадія при співіснуванні несприятливих прогностичних факторів: хіміотерапія (ABVD, CHOP, CVP) можл. з додатковим застосуванням ритуксимабу і променевої терапії.

3. Рецидив: променева терапія (місцевий рецидив), комбінована хіміотерапія (запущений симптомний рецидив), спостереження (запущений безсимптомний рецидив.)

ПРОГНОЗ

При застосуванні сучасних стратегій лікування у 80–90 % хворих на ЛХ досягають стійкого одужання. У 10 % хворих на ранніх стадіях і 25–30 % на запущених стадіях захворювання виникає рецидив або резистентність до лікування. Багаторічна загальна виживаність у групі хворих після аутоТГСК становить ≈50 %.

15. Множинна мієлома (ММ)

ВИЗНАЧЕННЯ ТА ЕТІОПАТОГЕНЕЗ

Неопластичне захворювання з багатоетапним перебігом, що характеризується неконтрольованою проліферацією та нагромадженням моноклональних плазмоцитів, які продукують моноклональний імуноглобулін або лише моноклональні легкі ланцюги імуноглобулінів (т. зв. М-протеїн). Етіологія захворювання невідома. Медіана віку маніфестації захворювання становить 70 років.

КЛІНІЧНА КАРТИНА ТА ПРИРОДНИЙ ПЕРЕБІГ

1. Клінічні симптоми: виникають внаслідок проліферації пухлинних плазмоцитів та секреції ними моноклональних (патологічних) білків і цитокінів:

1) **загальні симптоми** — слабкість і втрата маси тіла;

2) **осалгія** (найчастіший прояв) — локалізується в поперековому відділі хребта, кістках тазу, ребрах, рідше в черепі та трубчастих кістках, зумовлена остеолітичними змінами та патологічними переломами кісток (напр., компресійними переломами хребців);

3) **неврологічні симптоми** — внаслідок компресії або ушкодження спинного мозку, спинномозкових корінців або черепних нервів патологічними переломами (напр. хребців) або безпосередньо пухлиною: найчастіше радикулопатія, іноді парези, паралічі кінцівок, нетримання сечі або калу; сенсорна або сенсомоторна периферична нейропатія, симетрична і дистальна, рідко на момент діагностування захворювання, частіша у хворих із супутнім аміллоїдозом легких ланцюгів імуноглобулінів та при POEMS-синдромі, а також у хворих, які отримують нейротоксичні ЛЗ (талідомід, бортезоміб);

4) **симптоми анемії** (≈70 %) →розд. 15.1;

5) **прояви гіперкальціємії та її наслідків** →розд. 19.1.6.2;

6) **повторні** бактеріальні **інфекції** дихальної та сечовидільної систем, а також вірусні інфекції (грип, оперізувий герпес);

7) **симптоми ниркової недостатності** — у ≈30 % хворих на момент встановлення діагнозу ММ; найчастіше це т. зв. циліндрова нефропатія (тубуло-інтерстиціальний нефрит, спричинений інтратубулярними циліндрами, які сформувались із легких ланцюгів у сечі);

8) **прояви синдрому підвищеної в'язкості крові** (у <10 % хворих): найчастіше геморагічний діатез (кровотечі з носа і ясен, пурпура), погіршення гостроти зору, прояви з боку ЦНС (біль голови, раптова глухота, запаморочення, атаксія, ністагм, розлади свідомості), загострення серцевої недостатності;

9) рідше — **екстрамедулярні плазмоцитоми**, симптоми супутнього AL-аміллоїдозу, гепатомегалія, збільшення периферичних лімфовузлів та селезінки, сидром де Тоні-Дебре-Фанконі.

2. Природний перебіг: у ≈10–15 % хворих легкий перебіг (**безсимптомна мієлома**). У більшості випадків захворювання прогресує або рецидивує після наступних ліній лікування.

➜ ДІАГНОСТИКА

Допоміжні дослідження

1. Загальний аналіз периферичної крові: у більшості хворих нормоцитарна, нормохромна анемія, рідше — макроцитоз, у 50 % хворих склеювання еритроцитів у вигляді «монетних стовпчиків», рідше лейкопенія, тромбоцитопенія.

2. Аспіраційна біопсія і трепанобіопсія кісткового мозку: підвищений відсоток моноклональних плазмоцитів.

3. Цитогенетичне дослідження з метою визначення групи ризику.

4. Інші лабораторні дослідження: прискорення ШОЕ (часто трьохзначні показники), гіперпротеїнемія, моноклональна гіпергамаглобулінемія, знижений рівень нормальних імуноглобулінів, наявність М-протеїну при електрофорезі та імунофіксації сироватки та сечі (при хворобі легких ланцюгів [≈20 %], зазвичай при електрофорезі сироватки замість типової картини спостерігається пангіпогамаглобулінемія), підвищений рівень вільних моноклональних легких ланцюгів (κ або λ) в крові та/або сечі (білок Бенс-Джонса в сечі) з аномальним співвідношенням визначенням κ/λ, гіперкальціємія, підвищений рівень сечової кислоти, креатиніну, β_2-мікроглобуліну, СРБ сироватки, збільшена активність ЛДГ у сироватці, зрідка — кріоглобулінемія.

5. Візуалізаційні дослідження кісток (РГ, КТ і/або МРТ або ПЕТ-КТ): остеолітичні вогнища, головним чином в плоских і трубчатих кістках, остеопенія і остеопороз, патологічні переломи. Необхідно провести РГ дослідження черепа, плечових та стегнових кісток, кісток тазу, хребта та ділянок локалізації больового синдрому; КТ, МРТ і ПЕТ-КТ мають вищу чутливість, ніж РГ; низькодозова КТ цілого тіла є альтернативою для РГ; МРТ (альтернативно КТ) є медом вибору при підозрі на наявність компресійних або компресії спинного мозку, або якщо в ділянках, асоційованих з клінічними проявами, за допомогою РГ не виявлено патологічних змін.

Діагностичні критерії

1. ММ: наявність >10 % клональних плазмоцитів у кістковому мозку або підтверджена за допомогою біопсії кісткова або екстрамедулярна плазмоцитома, а також ≥1-го із нижченаведених критеріїв:

1) критерії органного пошкодження, асоційованого з мієломою (CRAB):

  а) гіперкальціємія (>0,25 ммоль/л вище ВМН або >2,75 ммоль/л;

  б) ниркова недостатність (кліренс креатиніну <40 мл/хв або креатинінемія >177 мкмоль/л [2 мг/дл]);

  в) анемія (конц. Hb 2 г/дл нижче НМН або <10 г/дл);

  г) пошкодження кісток (≥1-го вогнища остеолізу при РГ, КТ або ПЕТ-КТ);

2) ≥1-го пухлинного біомаркера (SLiM):

  а) плазмоцити в кістковому мозку >60 %;

  б) співвідношення вільних легких ланцюгів в сироватці (к/λ або λ/к) >100 при рівні моноклональних ланцюгів >100 мг/л;

  в) >1-ї вогнищевої зміни розміром ≥5 мм при МРТ.

2. Безсимптомна («тліюча») мієлома: М-протеїн в сироватці ≥30 г/л або в сечі >500 мг/24 год і/або 10–60 % клональних плазмоцитів у кістковому мозку, невідповідність критеріям CRAB і SLiM, без AL-амілоїдозу.

3. Солітарна плазмоцитома: ізольоване об'ємне утворення в кістці або в позакістковій локалізації (у більшості випадків у верхніх дихальних шляхах); нормальна картина кісткового мозку при аспіраційній біопсії та трепанобіопсії; за винятком первинного вогнища відсутність пошкоджень при візуалізаційних дослідженнях кісток (включно з МРТ або КТ хребта і тазу), без CRAB.

4. Плазмоцитарна лейкемія: кількість пухлинних плазмоцитів у крові >2000/мкл або >20 % циркулюючих лейкоцитів. Агресивна форма з поганим прогнозом і короткою виживаністю.

5. Остеосклеротична мієлома (POEMS-синдром): зустрічається дуже рідко; полінейропатія, збільшення розмірів печінки, селезінки або лімфатичних вузлів, ендокринопатія (найчастіше гіпогонадизм), наявність М-протеїну та шкірні зміни.

Диференційна діагностика

1. Інші моноклональні гамапатії (захворювання, які характеризуються проліферацією єдиного клону плазмоцитів, що виробляють моноклональний М-протеїн):

1) моноклональна гамапатія неуточненого генезу (MGUS: М-протеїн в сироватці <30 г/л або в сечі <500 мг/24 год, плазмоцити в кістковому мозку <10 %; не вимагає лікування, через багато років безсимптомного перебігу може трансформуватись в ММ або іншу моноклональну гамапатію), захворювання депозитів клональних імуноглобулінів (AL-амілоїдоз та хвороби депозитів легких і тяжких ланцюгів), лімфоплазмоцитарна лімфома/макроглобулінемія Вальденстрема (моноклональний білок IgM), хвороби тяжких ланцюгів;

2) супутня до інших захворювань (неопластичні хвороби, системні захворювання сполучної тканини [РА, СЧВ, поліміозит], захворювання нервової системи [розсіяний склероз, міастенія, хвороба Гоше], після трансплантації органів або гемопоетичних клітин, інфекційні [напр., бактеріальний ендокардит] та вірусні [ЦМВ, HCV, HBV] інфекції);

2. Реактивний поліклональний плазмоцитоз (плазмоцитарна реакція): при інфекціях, напр., краснусі, інфекційному мононуклеозі, хронічних запальних процесах, захворюваннях печінки (відсоток плазмоцитів у кістковому мозку зазвичай <10 %, М-протеїн відсутній).

3. Поліклональна гіпергамаглобулінемія.

4. Пухлини з метастазуванням до кісток (напр., рак нирки, рак молочної залози, недрібноклітинний рак легень, рак простати).

➜ **ЛІКУВАННЯ**

Протипухлинна терапія

1. Хворі з безсимптомним перебігом мієломи («тліюча форма»): лише спостереження.

2. Хворі віком <70-ти років і хворі віком ≥70-ти років, необтяжені супутніми захворюваннями: лікування розпочинають з 4–6-х циклів потрійної фармакотерапії, яка включає бортезоміб (VTD [бортезоміб + талідомід + дексаметазон], VCD [бортезоміб + циклофосфамід + дексаметазон], PAD [бортезоміб + доксорубіцин + дексаметазон]), можл. CTD (циклофосфамід + талідомід + дексаметазон) або зі схеми з леналідомідом, у подальшому після мобілізації гемопоетичних клітин (Г-КСФ з циклофосфамідом або без) проводять високодозову **хіміотерапію** (мієлоаблативні дози мелфалану), із підтримуючою трансплантацією аутологічних периферичних стовбурових клітин (ауто-ТПСК). У подальшому слід розглянути доцільність призначення ще 2–3 циклів протоколу, який застосовано перед ауто-ТПСК або проведення другої ауто-ТПСК через 3–4 міс. після першої.

3. Хворі, які не пройшли відбір до ауто-ТПСК: хіміотерапія, як правило, VMP (бортезоміб + мелфалан + преднізон), MPT (мелфалан + преднізон + талідомід); або VCD, VD (бортезоміб + дексаметазон), або схеми на основі леналідоміду.

4. Хворі, у яких досягнуто як мінімум ЧР, однак без ПР після індукційної терапії та ауто-ТПСК: розгляньте доцільність терапії, підтримуючої ремісію (леналідомід, талідомід, бортезоміб).

5. Резистентність або рецидив захворювання: подвійні і потрійні схеми фармакотерапії, які складаються з наступних ЛЗ — талідоміду, леналідоміду, бортезомібу — найчастіше з ГК та можл. з традиційними цитотоксичними ЛЗ (доксорубіцин, мелфалан, бендамустин). Під час вибору терапії необхідно врахувати: попереднє лікування, тривалість відповіді, вік, функціональний стан хворого, коморбідні захворювання, доступність ЛЗ та динаміку захворювання. Нові ЛЗ: помалідомід, карфілзоміб, даратумумаб, елотузумаб, панобіностат та іксазоміб. В окремих пацієнтів — ауто- або ало-ТПСК.

6. Солітарна плазмоцитома: хірургічне видалення або променева терапія. Спостереження для виявлення потенційного прогресування у ММ.

Підтримуюча терапія

1. Лікування ниркового захворювання:

1) плазмаферез або гемодіаліз із застосуванням технології *high cut-off* з метою зниження рівня вільних легких ланцюгів;

2) розпочинаючи терапію необхідно забезпечити належне наводнення хворого (≥3-х л/добу [≥2-х л/м^2/добу]);

3) негайне призначення протипухлинної терапії із врахуванням під час першого циклу бортезомібу і дексаметазону у високих дозах (40 мг/добу впродовж 4-х днів);

4) уникати нефротоксичних ЛЗ (напр., НПЗП, аміноглікозидів, фуросеміду) та рентген-контрастних речовин;

5) лікування гіперурикемії →розд. 16.14;

6) корекція доз деяких ЛЗ (леналідоміду, мелфалану, золедронової кислоти, гепарину) в залежності від кліренсу креатиніну;

7) лікування гострого пошкодження нирок →розд. 14.1 та хронічної хвороби нирок →розд. 14.2.

2. Пригнічення остеолізу: бісфосфонати протягом ≥2-х років у випадку активної хвороби (повторити лікування у випадку прогресування захворювання або рецидиву); протипоказані у хворих із ШКФ <30 мл/хв, за винятком хворих, які отримують програмний гемодіаліз без можливості відновлення ниркової функції; перед лікуванням необхідно провести санацію ротової порожнини:

1) золедронова кислота в/в 3–4 мг у 100 мл 0,9 % NaCl в інфузії тривалістю 15–30-ти хвилин, кожних 3–4 тиж.;

2) памідронат в/в 90 мг у 500 мл 0,9 % NaCl в інфузії тривалістю 2–4 год кожних 3–4 тиж.;

3) клодронат п/о 1600–2400 мг/добу (800 мг 2–3×на день), тривало.

ЛЗ вибору є золедронова кислота. Одночасно призначте поповнення кальцію і вітаміну D препаратами для перорального застосування, проводьте моніторинг функції нирок і концентрації кальцію в сироватці, уникайте проведення складніших стоматологічних процедур.

3. Лікування гіперкальціємії та гіперкальціємічного кризу →розд. 19.1.6.2.

4. Лікування синдрому підвищеної в'язкості крові: плазмаферез із заміщенням альбуміну або плазми.

5. Лікування анемії →розд. 15.1.3 і/або розд. 14.2.

6. Лікування оссалгії →розд. 22.1.

7. Профілактика інфекцій:

1) щеплення проти грипу, пневмококової інфекції і *H. influenzae*;

2) ацикловір або валацикловір у хворих, які отримують бортезоміб, карфілзоміб, іксазоміб або даратумумаб, або проходять ТГСК;

3) у хворих із рецидивуючими тяжкими інфекціями зважте застосування ВВІГ або ПШІГ;

4) розгляньте доцільність призначення котримоксазолу 960 мг 1×на день протягом 3 днів/тиж. або ципрофлоксацину 500 мг 1×на день, або левофлоксацину 500 мг 1×на день під час перших 2–4 міс. лікування;

5) Г-КСФ в окремих випадках.

8. Антитромботична профілактика: у хворих, які отримують лікування згідно з протоколами на основі імуномодулюючого ЛЗ (талідомід, леналідомід) — АСК 75–100 мг/добу або низькомолекулярний гепарин (у профілактичній дозі →табл. 2.33-13) або варфарин (у хворих з >1-м додатковим фактором ризику ВТЕХ).

9. Лікування медикаментозної полінейропатії: корекція дози, способу дозування або відміна нейротоксичного ЛЗ (талідомід, бортезоміб); лікування нейропатичного болю →розд. 22.1.

→ **ПРОГНОЗ**

Лікування дає можливість досягнути ремісію та подовжити виживаність. Результати лікування кожного наступного рецидиву є гіршими. Інфекції становлять найчастішу причину смерті. Відсоток 5-річної загальної виживаності складає 40–80 %.

16. Гемофагоцитарний лімфогістіоцитоз (ГЛГ)

→ **ВИЗНАЧЕННЯ ТА ЕТІОПАТОГЕНЕЗ**

ГЛГ (син. гемофагоцитарний синдром) — це порушення імунної регуляції, спричинене дією прозапальних цитокінів із супутньою генетично детермінованою (вроджена форма, виникає в основному у дітей, а також у дорослих при легшому перебігу) або набутою («параліч» імунокомпетентних клітин внаслідок тяжкої інфекції [найчастіше ВЕБ], аутоімунних захворювань або злоякісних неоплазій [особливо лімфом]) дисфункцією імунокомпетентних клітин (NK і цитотоксичні Т-лімфоцити). Рідко в основі ГЛГ лежать вроджені імунодефіцити. Ідіопатичні випадки становлять 6–18 %. Прозапальні цитокіни, секреція яких відбувається щораз в більшій кількості в механізмі порочного кола, спричиняють патологічно надмірну системну запальну реакцію, що призводить до ушкодження всіх органів.

Різновидом ГЛГ є **синдром активації макрофагів** (САМ) →розд. 16.3, що відрізняється від типового ГЛГ високим рівнем СРБ в плазмі. Найчастіше розвивається при хворобі Стілла, системному червоному вовчаку, а також після трансплантації кісткового мозку.

→ КЛІНІЧНА КАРТИНА ТА ПРИРОДНИЙ ПЕРЕБІГ

Постійна лихоманка, гепато- і спленомегалія; також можуть спостерігатись прояви геморагічного діатезу (не завжди); блідість та/або жовтушність шкіри, інколи набряки, еритематозні, папульозні або бульозні (бувають із геморагічною трансформацією) висипання, випіт в порожнинах тіла та порушення свідомості. За відсутності лікування смертність становить 100 %.

→ ДІАГНОСТИКА

Допоміжні дослідження

1. Лабораторні дослідження:

1) загальний аналіз крові з мікроскопією мазка — панцитопенія (у т. ч., як правило, з лімфопенією);

2) біохімічні дослідження → Діагностичні критерії;

3) можуть спостерігатись порушення гемостазу на зразок ДВЗ →розд. 15.21.

2. Морфологічні дослідження: у кістковому мозку, селезінці, лімфатичних вузлах, деколи в інших органах або у спинномозковій рідині (СМР; при ураженні ЦНС) можна виявити гемофагоцити — макрофаги, в цитоплазмі яких видно поглинуті еритроцити, інколи також й інші клітини (напр., лейкоцити, тромбоцити) або їх фрагменти.

3. Інші дослідження: з метою проведення диференційної діагностики →нижче.

Діагностичні критерії

Молекулярна діагностика (виявлення відповідної мутації) або наявність ≥5-х із 8-ми критеріїв:

1) лихоманка ≥38,5 °C;

2) спленомегалія;

3) цитопенія в периферичній крові у ≥2-х із 3-х паростків гемопоезу (гемоглобін <9 г/дл, тромбоцити <100 000/мкл, нейтрофіли <1000/мкл);

4) гіпертригліцеридемія (натще ≥3 ммоль/л [265 мг/дл]) та/або гіпофібриногенемія (<1,5 г/л);

5) гіперферитинемія ≥500 мкг/л (найбільш характерний прояв, показник досягає величину 70 000 мкг/л і вище; низька концентрація феритину виключає діагноз ГЛГ);

6) гемофагоцити у кістковому мозку, СМР або лімфатичних вузлах;

7) знижена або відсутня активність NK-клітин;

8) рівень sCD25 (ланцюг α-рецептора інтерлейкіну-2) ≥2400 ОД/мл. Припускають, що якщо рівень феритину становить >2000 нг/мл, для встановлення діагнозу достатнім може бути виявлення 4-х критеріїв.

Калькулятор, який розраховує ймовірність діагнозу набутого ГЛГ на основі клінічних даних індивідуального хворого (HScore) →http://saintantoine.aphp.fr/score/.

Диференційна діагностика

1) сепсис — найважливіший стан, який слід диференціювати з ГЛГ (можуть також співіснувати) →розд. 18.8;

2) інші причини підвищеного рівня феритину (→розд. 27.1), у т. ч. хвороба Стілла, яка часто викликає ГЛГ.

Діагностична тактика

З метою диференційної діагностики причин кожного з порушень, які являються діагностичними критеріями, слід провести:

1) лабораторні дослідження — кількість ретикулоцитів, ШОЕ, біохімічні дослідження (ЛДГ, амінотрансферази, білірубін, креатинін, сечовина, СРБ), дослідження системи згортання крові, електрофорез білків сироватки, імуноглобуліни, тест Кумбса;

2) вірусологічні дослідження, зокрема, для виявлення ВЕБ, у т. ч. імуногістохімічне дослідження тканинного матеріалу на наявність LMP1;

3) неврологічне обстеження, при наявності симптомів з боку ЦНС — дослідження СМР із мікроскопією мазка;

4) УЗД і/або КТ селезінки та печінки, при потребі — КТ або МРТ голови;

5) аспіраційна біопсія і трепанобіопсія кісткового мозку;

6) інші дослідження за наявними показаннями, зокрема, пошук лімфоми (гістологічне дослідження збільшеного лімфатичного вузла).

➡ ЛІКУВАННЯ

Проводиться в умовах гематологічного центру.

1. Етіотропна терапія: протокол HLH-2004 (етопозид, дексаметазон, циклоспорин); протягом 8 тиж.; при ураженні ЦНС → метотрексат інтратекально. При резистентності до вказаного лікування можна застосувати протоколи хіміотерапії, що використовуються при лікуванні лімфом, і алемтузумаб, а також моноклональне антитіло проти рецептора IL-6, а в подальшому — ало-ТГСК. У хворих, у яких ГЛГ розвинувся на фоні лімфоми чи іншого новоутворення, замість протоколу HLH-2004 використайте стандартний протокол для цього новоутворення. При формах, вторинних до ВЕБ-інфекції → розгляньте доцільність застосування ритуксимабу. При рецидивах — повторіть вищевказану тактику, а в подальшому проведіть алоТГСК. **Лікування МАС** →розд. 16.3.

2. Симптоматична терапія: плазмаферез, інфузії ВВІГ і трансфузії компонентів крові, ізоляція пацієнта в асептичних умовах, застосування антибактеріальних, протигрибкових та противірусних ЛЗ; антипіретики.

17. Імунодефіцити

➡ ВИЗНАЧЕННЯ ТА ЕТІОПАТОГЕНЕЗ

Патологічні стани, пов'язані з недостатністю імунної системи. **Класифікація імунодефіцитів:**

1) **первинні** (вроджені) — дуже рідкісні, причина — генетично обумовлений дефект імунної системи: порушене утворення антитіл (найчастіший — загальний варіабельний імунодефіцит [ЗВІД]), порушення клітинної

відповіді, порушення фагоцитозу, дефіцит комплементу та інші дуже рідкісні причини;

2) **вторинні** (набуті) — спричинені впливом зовнішніх факторів або захворюванням; найчастіше мають змішаний характер (порушення специфічної [гуморальної і клітинної] та неспецифічної [напр., порушення системи комплементу] відповіді); основні причини — імуносупресивне лікування, інфекції (ВІЛ, вірус кору, ВПГ, бактеріальні [включно з мікобактеріальними] та паразитарні [малярія]), новоутворення (ХЛЛ, лімфома Ходжкіна, моноклональні гамапатії, солідні пухлини), метаболічні розлади (при цукровому діабеті, нирковій недостатності, печінковій недостатності, гіпотрофії), аутоімунні захворювання (СЧВ, РА, синдром Фелті), опіки, вплив факторів зовнішнього середовища (іонізуюче випромінювання, хімічні сполуки), вагітність, стрес, відсутність селезінки (аспленія вроджена або після спленектомії) або її дисфункція (функціональна аспленія — гіпоспленізм, при різних захворюваннях із супутнім ураженням селезінки), цироз печінки, старіння; набуті лейкопенії →розд. 27.1.

КЛІНІЧНА КАРТИНА

Часті, хронічні та рецидивні інфекції або (рідше) прояви аутоімунізації. Інфекції мають тяжкий, часто нетиповий та довготривалий перебіг, є резистентними до антибіотикотерапії. Можуть бути спричинені мікроорганізмами, які у здорових осіб рідко викликають інфекцію, напр., *Mycobacterium avium, Cryptosporidium parvum*, ЦМВ, *Candida albicans*. При дефіцитах гуморального імунітету характерні рецидивні інфекції дихальних шляхів і приносових пазух, викликані інкапсульованими бактеріями (напр., *Haemophilus influenzae, Streptococcus pneumoniae*). Діагностику часто ускладнюють псевдонегативні результати серологічних досліджень. Часто виникають алергічні реакції на антибіотики та харчові алергени.

ДІАГНОСТИКА

Підозрюйте імунодефіцит у кожної особи з рецидивними або тяжкими вірусними та/або бактеріальними інфекціями, або інфекціями, спричиненими опортуністичними збудниками. Проведіть дослідження з метою оцінки окремих складових імунної відповіді — в першу чергу скринінгові, після чого — більш високоспеціалізовані дослідження.

Провісники первинного імунодефіциту в дорослої особи:

1) 6 симптомів відповідно до ESID (2008): ≥4-х епізодів інфекцій із показаннями до антибіотикотерапії (отит, бронхіт, синусит або запалення легень) впродовж року; рецидивні інфекції або інфекції із показаннями до довготривалої антибіотикотерапії; ≥2-х епізодів тяжких бактеріальних інфекцій (остеомієліт, менінгіт, паннікуліт, сепсис); ≥2-х епізодів підтвердженого радіологічним дослідженням запалення легень впродовж 3-х років; інфекції із нетиповою локалізацією, або викликані нетиповими патогенами; наявність у сімейному анамнезі первинного імунодефіциту;

2) 10 симптомів відповідно до Jeffrey Model Foundation (2013): ≥2-х епізодів отиту впродовж року; ≥2-х епізодів синуситу впродовж року в особи без супутньої алергії; 1 епізод запалення легень на рік впродовж >1-го року; хронічна діарея зі зниженням маси тіла; рецидивні вірусні інфекції (застуда, інфікування вірусами *Herpes*, ВПЛ); періодично виникає необхідність застосувати внутрішньовенну антибіотикотерапію; рецидивні глибокі абсцеси шкіри або внутрішніх органів, персистуючі грибкові інфекції; інфікування атиповими мікобактеріями; наявність у сімейному анамнезі первинного імунодефіциту.

Оцінка гуморальної відповіді

1. Скринінгові дослідження: рівень імуноглобулінів сироватки (IgG, IgM, IgA), титр специфічних антитіл (проти антигенів до введених у дитинстві вакцин);

оцінка титру специфічних антитіл у відповідь на додаткові дози вакцин, визначення кількості B-лімфоцитів методом проточної цитометрії.

2. Високоспеціалізовані дослідження: визначення субпопуляцій B-лімфоцитів за допомогою проточної цитометрії, синтез імуноглобулінів *in vitro* у відповідь на мітогени, CD40 та цитокіни, оцінка титру специфічних антитіл у відповідь на вакцинацію φX174.

Оцінка клітинного імунітету

1. Скринінгові дослідження: морфологія периферичної крові з мікроскопією мазка — визначення відсотка лімфоцитів та інших лейкоцитів, визначення кількості (субпопуляцій) T-лімфоцитів та NK-клітин методом проточної цитометрії, шкірні проби — дослідження реакції шкірної гіперчутливості сповільненого типу (визначення реакції на внутрішньошкірне введення антигену, напр., БЦЖ, туберкулінова проба), радіологічні дослідження тимуса, дослідження спонтанної цитотоксичності NK-клітин.

2. Високоспеціалізовані дослідження: ідентифікація субпопуляцій T-лімфоцитів методом проточної цитометрії, дослідження цитотоксичних властивостей T-лімфоцитів, ензиматичні дослідження (аденозиндезаміназа, пуриннуклеозидфосфорилаза), дослідження проліфераційної відповіді *in vitro* на стимуляцію мітогеном або антигеном, дослідження *in vitro* синтезу та секреції цитокінів і експресії поверхневих маркерів у відповідь на стимуляцію мітогеном або антигеном, дослідження фосфорилювання цитоплазматичних білків після стимуляції мітогеном, дослідження методом FISH щодо наявності делеції 22q11 та 10p11.

Оцінка функції фагоцитуючих клітин

1. Скринінгові дослідження: морфологія периферичної крові з мікроскопією мазка, оцінка морфології нейтрофілів при стандартному забарвленні, тест редукції нітросинього тетразолію (NBT-тест), оцінка наявності молекул адгезії методом проточної цитометрії.

2. Високоспеціалізовані дослідження: хемолюмінісценція (з метою оцінки активності процесів окиснення у фагоцитуючих клітинах), дослідження хемотаксису і фагоцитозу методом проточної цитометрії, цитохімічні дослідження — активність пероксидази гранулоцитів, глюкозо-6-фосфатдегідрогенази, дослідження бактеріоцидності та фунгіцидності, біопсія кісткового мозку — кількісна та морфологічна оцінка клітин мієлоїдного ряду.

Оцінка системи комплементу

1. Скринінгові дослідження: дослідження загальної гемолітичної активності комплементу (CH50), дослідження гемолітичної активності альтернативного шляху активації комплементу (AH50).

2. Високоспеціалізовані дослідження: рівень або активність окремих складових комплементу, хемотаксична активність продуктів розпаду складових комплементу.

→ ЛІКУВАННЯ

1. Уникання ситуацій, що сприяють розвитку інфекцій.

2. Усунення причини вторинного імунодефіциту.

3. Замісна терапія препаратами внутрішньовенного імуноглобуліну (ВВІГ; препарати →розд. 24.23.6.4): при імунодефіцитах, що протікають з гіпо- або агамаглобулінемією. Період напіввиведення IgG становить ≈21 день, тому введення ВВІГ рекомендується здійснювати кожні 21–28 днів, так, щоб досягнути захисного рівня IgG (≥500 мг/дл). У хворих з агамаглобулінемією або тяжкою гіпогамаглобулінемією IgG (<200 мг/дл) розгляньте доцільність введення дози насичення 1 г/кг. Досягнути захисного рівня IgG вдається у більшості хворих, що отримують ВВІГ в дозі 300–600 мг/кг кожні 3 тиж. або 400–800 мг/кг кожні 4 тиж. Серед хворих спостерігаються значні індивідуальні відмінності щодо величини дози, необхідної для збереження захисного титру IgG, та досягнення клінічного покращення.

Імуноглобуліни для п/ш або в/м введення (ПШІГ) — як правило, 1×на тиж. до моменту досягнення захисного рівня IgG включно, у подальшому — в нижчих підтримуючих дозах.

4. Профілактична антибіотикотерапія: амоксицилін (500 мг/добу або 250–500 мг 2×на день) або котримоксазол (160 мг триметоприму 1×на день або 80–160 мг 2×на день), або азитроміцин 500 мг 1×на тиж. Якщо вказані ЛЗ є неефективними → кларитроміцин 500 мг/добу або амоксицилін з клавуланатом 875 мг або 1000 мг 1×на день. **Показання:** тяжка або середньої тяжкості гіпогамаглобулінемія, якщо замісна терапія IgG не запобігає частим інфекціям; тяжкий дефіцит IgA або підкласів IgG з частими інфекціями; профілактику інфекцій, спричинених *Pneumocystis jirovecii*, рекомендують хворим з тяжким комбінованим імунодефіцитом (SCID), а також хворим, які отримують інтенсивну імуносупресивну терапію.

5. Фактори росту Г-КСФ та ГМ-КСФ: застосовуються при нейтропеніях. Можуть прискорити регресування нейтропенії різної етіології (включно з тяжкою вродженою нейтропенією, циклічною нейтропенією та СНІД) та зменшити тяжкість і скоротити тривалість інфекційного процесу. Зважте доцільність застосування під час протипухлинної терапії у хворих з нейтропенією у тяжкому загальному стані з високим ризиком інфекційних ускладнень, особливо, якщо попередньо проведена протипухлинна терапія ускладнилась інфекційним процесом або фебрильною нейтропенією. Препарати Г-КСФ: філграстим 3,45–11,5 мкг/кг/добу п/ш, ленограстим, ГМ-КСФ 300 мкг/добу.

6. ІФН-α та ІФН-γ: при вроджених дефіцитах гуморального імунітету (напр. ЗВІД), при дефектах фагоцитуючих клітин (напр. хронічна грануломатозна хвороба).

7. Ало-ТГСК: при деяких первинних імунодефіцитах.

8. Вакцинація хворих з імунодефіцитом →розд. 18.11.

9. Трансфузії клітинних компонентів крові: у хворих з порушенням клітинного імунітету переливайте виключно опромінені (з метою зменшення кількості лімфоцитів) ЕМ або ТМ, а також — від ЦМВ-негативних донорів.

10. Алгоритм дій при фебрильній нейтропенії →розд. 22.2.5.

11. Тактика при аспленії: у зв'язку з високим ризиком фульмінантних бактеріальних інфекцій, обтяжених високою смертністю, показана вакцинація проти інкапсульованих бактерій (*S. pneumoniae, H. influenzae* типу b, *N. meningitidis*), а також щороку проти грипу. У разі планової спленектомії вакцинацію слід провести не пізніше, ніж за 2 тиж. до операції, а якщо це неможливо, тоді якнайшвидше після операції. У випадку появи лихоманки або ознобу (провісники) особа з аспленією повинна негайно прийняти першу дозу антибіотику, який завжди повинна мати з собою (амоксицилін з клавуланатом, цефуроксиму, левофлоксацину або моксифлоксацину) та звернутись до лікаря; у подальшому слід негайно застосувати емпіричну антибіотикотерапію широкого спектру дії (напр. цефтріаксон або цефотаксим у комбінації з ванкоміцином).

18. Геморагічні діатези, пов'язані з порушеннями судинної стінки (вазопатії)

Вазопатія — це поява плоских або папульозних висипань на шкірі чи слизових оболонках внаслідок дефектів або пошкодження кровоносних судин.

1. Вроджені вазопатії:

1) **спадкова геморагічна телеангіектазія** — хвороба Рендю-Ослера-Вебера;

2) **пурпура при вроджених хворобах сполучної тканини** — синдром Елерса-Данлоса, синдром Марфана, вроджена ламкість кісток.

2. Набуті вазопатії:

1) **IgA-асоційований васкуліт** (застаріла назва — пурпура Шенляйн-Геноха →розд. 16.8.7);

2) **пурпура, пов'язана з підвищеним венозним тиском** — дрібні, точкові петехії на обличчі та верхній частині тулуба, які виникають внаслідок кашлю, блювання, піднімання тягарів, у жінок після пологів, або ж на нижніх кінцівках у результаті венозного застою;

3) **сенільна пурпура;**

4) **пурпура, пов'язана з надміром ГК** (у результаті тривалого прийому ГК, при хворобі або синдромі Іценко-Кушинга): петехії на розгинальних поверхнях передпліччя, екхімози (синяки), тонка, в'яла і блискуча шкіра. Ефективного лікування немає.

5) **пурпура, асоційована з авітамінозом С;**

6) **пурпура при диспротеїнеміях** (кріоглобулінемії, макроглобулінемії Вальденштрема) **та амілоїдозі;**

7) **звичайна пурпура** — геморагічний діатез із легким перебігом у молодих жінок, вираженість якого збільшується під час менструацій, ймовірно під впливом жіночих гормонів

8) **пурпура, асоційована з травмами і сонячними опіками;**

9) **пурпури при інфекціях** — зазвичай спричинених менінгококами, стрептококами та сальмонелою, при вітряній віспі, грипі, кору, малярії; також при Грам-негативному сепсисі, синдромі Уотерхауза-Фрідеріксена, пневмококовому сепсисі, ендокардиті; блискавична пурпура — тяжкий геморагічний діатез із фульмінантним перебігом, розвивається під час інфекції, починається лихоманкою, ознобом, появою симетричних масивних петехій на нижніх кінцівках і тулубі, які трансформуються в бульозні і некротичні зміни, що призводять до некрозу, і навіть аутоампутації пальців;

10) **пурпура, асоційована з тромбоемболічними змінами** — ціаноз **дистальних частин тіла з супутніми** геморагічними та некротичними змінами при ДВЗ (з геморагічним некрозом пальців рук і стоп включно), некроз шкіри, викликаний АВК →розд. 2.34.4, сітчасте ліведо при антифосфоліпідному синдромі, при катастрофічному антифосфоліпідному синдромі клінічна картина нагадує блискавичну пурпуру; ураження в результаті емболії з атеросклеротичних бляшок, при сироватковій хворобі;

11) **медикаментозна пурпура** — петехії здебільшого на шкірі кінцівок та тулуба, які з'являються зазвичай після декількох або кільканадцяти днів застосування ЛЗ (зокрема, аллопуринол, цитарабін, атропін, барбітурати, хінідин, фенітоїн, ізоніазид, метотрексат, морфін, напроксен, нітрофурантоїн, пеніциліни, піроксикам, сульфаніламіди, сполуки йоду), зникають впродовж кількох днів після його відміни.

12) **пурпура психічного ґенезу** — розвивається майже виключно у жінок зі схильністю до істерії, мазохізму, депресії. Типові прояви включають болючі петехії, в межах яких розвивається набряк, та еритематозні зміни на верхніх кінцівках і стегнах, перед появою яких з'являється відчуття свербіжу, печіння або болю. Найчастіше мають легкий перебіг, з періодами ремісії та рецидивів. Ефективне лікування відсутнє, деколи спостерігається покращення після психотерапії.

19. Геморагічні діатези, залежні від порушень тромбоцитарного гемостазу

→ **ВИЗНАЧЕННЯ ТА ЕТІОПАТОГЕНЕЗ**

Геморагічні діатези, залежні від порушень тромбоцитарного гемостазу, можуть бути спричинені аномальною кількістю тромбоцитів (тромбоцитопенією, рідше — тромбоцитозом) або їх дисфункцією.

1. **Тромбоцитопенії** — кількість тромбоцитів у периферичній крові **<150 000/мкл**.

1) **«центральні»** — спричинені зниженою продукцією тромбоцитів:

а) **вроджені** — рідкісні, деколи сімейного характеру, маніфестуються в дитинстві, напр., при анемії Фанконі, синдромі Альпорта;

б) **набуті** — більш часті, внаслідок дії ЛЗ (мієлосупресивних ЛЗ, тіазидних діуретиків, естрогенів, інтерферонів), хронічного алкоголізму, вірусних інфекцій, дефіциту вітаміну B_{12} або фолієвої кислоти, інфільтрації кісткового мозку (лейкози, лімфопроліферативні неоплазії, мієлодиспластичні синдроми, метастази пухлин, хвороба Гоше, туберкульоз), мієлофіброзу, пароксизмальної нічної гемоглобінурії, впливу іонізуючого випромінювання, при апластичній анемії, селективній мегакаріоцитарній аплазії, циклічній тромбоцитопенії (регулярне зниження кількості тромбоцитів кожні 21–39 днів, найчастіше у молодих жінок);

2) **«змішані»** — спричинені надмірною елімінацією тромбоцитів із кровообігу та зниженою їх продукцією — імунна тромбоцитопенічна пурпура (ІТП);

3) **«периферичні»** — спричинені надмірною елімінацією тромбоцитів із кровообігу:

а) **імунні** — посттрансфузійна тромбоцитопенія, медикаментозна тромбоцитопенія (найчастіше після застосування гепарину [гепарин-індукована тромбоцитопенія неімунного ґенезу зазвичай протікає безсимптомно, тоді як імунна, т. зв. ГІТ →розд. 2.34.1, перебігає з тромбозом, а не кровотечами], абциксимабу, хінідину, сульфаніламідів, НПЗП, антибіотиків, солей золота), при інфекційних та аутоімунних (напр., системному червоному вовчаку, антифосфоліпідному синдромі) захворюваннях, неходжкінських лімфомах, тромбоцитопенія вагітних (як правило >70 000/мкл на пізніх термінах вагітності, не потребує лікування, зникає спонтанно після пологів), після алогенної трансплантації кісткового мозку, після лікування антилімфоцитарною або антитимоцитарною сироваткою;

б) **неімунні** →розд. 15.19.3;

4) **пов'язані із секвестрацією тромбоцитів** — гіперспленізм →розд. 1.32;

5) **внаслідок розведення** — після переливання протягом доби >15–20-ти ОД ЕМ без трансфузії ТМ.

Псевдотромбоцитопенія — лабораторний артефакт, спричинений аглютинацією тромбоцитів *in vitro* в зразку крові, забір якого проведено в пробірку з EDTA; кількість тромбоцитів, визначена в гематологічному аналізаторі, у даному випадку є значно заниженою, деколи навіть до 0. Аглютинація виникає під впливом антитіл, які спостерігаються у ≈0,2 % здорових осіб, при зниженні рівня іонів кальцію, що зв'язуються з EDTA. При дослідженні зразка крові, забір якого проведено у пробірку з гепарином або цитратом, виявляється нормальна кількість тромбоцитів, а також при мікроскопії мазка периферичної крові наявні тромбоцити.

2. Тромбоцитози — кількість тромбоцитів в периферичній крові **>400 000/мкл.**

1) **первинні** — належать до мієлопроліферативних новоутворень →розд. 15.8;

2) **вторинні** — причини →розд. 15.7; загалом мають безсимптомний перебіг, не викликають геморагічного діатезу ані тромбозу та регресують після ефективного лікування основного захворювання.

3. Порушення функції тромбоцитів (тромбоцитопатії) — подовжений час кровотечі та час закриття (CT — *closure time*), визначений аналізатором PFA-100, порушена агрегація тромбоцитів, причому кількість тромбоцитів у периферичній крові є нормальною або незначно зниженою:

1) **вроджені** — дуже рідкісні дефекти поверхневих рецепторів на оболонках тромбоцитів, дефекти прокоагуляційної активності тромбоцитів, порушення зернистості тромбоцитів, дефекти структури або цитоскелету білків тромбоцитів;

2) **набуті** — в основному медикаментозні (АСК, тиклопідин та клопідогрель, антагоністи GPIIb/IIIa, фібринолітичні ЛЗ або при уремії, захворюваннях печінки, мієлопроліферативних неоплазіях, гострих лейкозах, моноклональних гамапатіях; прояви зазвичай слабко виражені, при інтенсивному геморагічному діатезі → застосуйте десмопресин 0,3 мкг/кг (одноразова доза) або ТМ (як правило, при неефективності десмопресину).

> **КЛІНІЧНА КАРТИНА**

Крововиливи на шкірі та слизових оболонках: дрібні петехії на шкірі кінцівок, тулуба (рідко обличчя) та на слизовій оболонці ротової порожнини, кровоточі з ясен, носа, сечовидних та статевих шляхах; можуть виникати загрозливі для життя кровотечі з ШКТ або внутрішньочерепні кровотечі, підвищена кровоточивість після ушкодження тканин. При тромбоцитопенії прояви геморагічного діатезу виникають, як правило, при кількості тромбоцитів <20–30 000/мкл.

19.1. Центральні тромбоцитопенії

Діагностика: тромбоцитопенія при морфологічному дослідженні периферичної крові та відповідні клінічні прояви (причини →вище). При аспіраційній біопсії та трепанобіопсії кісткового мозку виявляється знижена кількість або аномальна морфологія мегакаріоцитів. Інші дослідження — в залежності від підозрюваного основного захворювання.

Лікування вродженої форми: при необхідності проведіть трансфузію ТМ →розд. 24.23.3; у деяких хворих → десмопрессин, рекомбінантний фактор VIIа або ельтромбопаг; в особливо тяжких випадках розгляньте показання до спленектомії або алогенної трансплантації гемопоетичних стовбурових клітин (найбільш ефективний метод лікування стійкої тромбоцитопенії з тяжким клінічним перебігом).

Лікування набутої форми: елемінація етіологічного фактора, лікування основного захворювання, при потребі — трансфузія ТМ.

19.2. Первинна імунна тромбоцитопенія

> **ВИЗНАЧЕННЯ ТА ЕТІОПАТОГЕНЕЗ**

Первинна імунна тромбоцитопенія, застарілі назви якої — ідіопатична тромбоцитопенічна пурпура (ІТП) або хвороба Верльгофа — це набуте імунне захворювання, що характеризується ізольованою тромбоцитопенією (кількість тромбоцитів у периферичній крові <100 000/мкл) при відсутності факторів, про які відомо, що вони викликають тромбоцитопенію, та/або без розладів, що супроводжуються тромбоцитопенією.

Етіологія невідома. Тромбоцитопенія є результатом наявності антитромбоцитарних аутоантитіл (у 60–70 % хворих), знищення тромбоцитів під впливом цитотоксичних Т-лімфоцитів та зниженої продукції тромбоцитів в кістковому мозку (аномального дозрівання мегакаріоцитів та посилення їх апоптозу). Участь кожного з цих механізмів у окремих хворих різна. Окутані антитілами тромбоцити підлягають фагоцитозу макрофагами, головним чином в селезінці. Антитіла реагують таким чином також з мегакаріоцитами, знижуючи тромбопоез. Також спостерігається відносний дефіцит тромбопоетину.

КЛІНІЧНА КАРТИНА ТА ПРИРОДНИЙ ПЕРЕБІГ

В залежності від тривалості ІТП класифікується як вперше виявлена, персистуюча (що триває 3–12 міс.) та хронічна (≥12-ти міс.). У дорослих найчастіше хронічний перебіг, тривалий час може бути безсимптомним, з періодами ремісій та схильністю до рецидивів. У ≈10 % хворих зникає спонтанно впродовж 1–2 років. Типові прояви: кровотечі з носа та ясен, рясні та тривалі менструальні кровотечі, в деяких випадках лише шкірні петехії та підвищена схильність до появи екхімозів. Петехії зазвичай спостерігаються на слизових оболонках та шкірі дистальних частин кінцівок. Надмірна кровоточивість при ушкодженні тканин. Кровотечі з ШКТ та крововиливи в ЦНС виникають рідко. Ризик венозного тромбозу підвищений у ≈2 рази порівняно з загальною популяцією.

ДІАГНОСТИКА

Допоміжні дослідження

1. Загальний аналіз периферичної крові: ізольована тромбоцитопенія, збільшений середній об'єм тромбоцитів (MPV), гігантські тромбоцити, можлива анемія внаслідок кровотечей.

2. Аспіраційна біопсія і трепанобіопсія кісткового мозку: зазвичай збільшена кількість мегакаріоцитів без ознак дисплазії (показана в осіб віком >60-ти р. з метою виключення мієлодиспластичного синдрому, додатково у разі труднощів під час виключення інших причин тромбоцитопенії, перед спленектомією, у випадку рецидиву захворювання після спленектомії).

3. Інші: пошук інфекцій, спричинених ВІЛ, HCV, *H. pylori*, парвовірусом B19 та ЦМВ; визначення ТТГ та антитіл проти рецептора ТТГ (діагностика гіпертиреозу), визначення антинуклеарних антитіл (виключення системного червоного вовчака); визначення антифосфоліпідних антитіл; визначення концентрацій IgG, IgM та IgA (загальний варіабельний імунодефіцит наявний у ≈20 % хворих на ІТП); тест на вагітність, прямий антиглобуліновий тест. Під час рутинної діагностики виявлення антитромбоцитарних антитіл не має особливого значення.

Діагностичні критерії

Ізольована тромбоцитопенія, після виключення інших причин.

Диференційна діагностика

Інші причини тромбоцитопенії →вище.

Діагностична тактика

У всіх хворих: загальний аналіз периферичної крові з мікроскопією мазка та оцінкою кількості ретикулоцитів, дослідження щодо інфікування HCV, ВІЛ та *H. pylori*. Інші з вищевказаних досліджень проведіть в окремих випадках, напр., при інших відхиленнях у загальному аналізі крові.

➔ **Л І К У В А Н Н Я**

Лікування не обов'язкове, якщо кількість тромбоцитів >20 000–30 000/мкл і відсутні прояви геморагічного діатезу.

Лікування першої лінії

1. ГК: дексаметазон п/о або в/в 40 мг/добу впродовж 4-х днів кожні 14 або 28 днів (3–6 циклів). Альтернативно можете застосувати преднізон (преднізолон) п/о 1 мг/кг/добу впродовж 1–2 тиж., або метилпреднізолон п/о 0,8 мг/кг/добу до моменту, поки кількість тромбоцитів не підвищиться >50 000/мкл, дозу знижуйте поступово. Не потрібно стрімитися до нормалізації кількості тромбоцитів, припиніть терапію після досягнення кількості тромбоцитів, яка забезпечує ефективний гемостаз. У більшості випадків ГК необхідно цілком на кількість ≤3 міс. у зв'язку з небажаними ефектами. Якщо низька доза преднізолону (≤10 мг/добу) дозволяє зберегти гематостатично ефективну кількість тромбоцитів, а спроби відмінити ЛЗ призводять до небезпечного її зниження → можна призначити тривале застосування преднізолону. У хворих, що приймають ГК >3 міс., необхідна профілактика остеопорозу з поповненням кальцію та вітаміну D →розд. 16.16. У випадку відсутньої відповіді на преднізолон, лікування слід припинити впродовж 2–4 тиж. У ≈20 % хворих спостерігається резистентність до ГК, у більшості решти хворих через різні проміжки часу виникає рецидив тромбоцитопенії.

2. У випадку підтвердженого інфікування *H. pylori,* застосуйте ерадикаційну терапію →розд. 4.7.

Лікування другої лінії

Показання слід розглядати в індивідуальному порядку, із врахуванням віку, стилю життя і побажань хворого, коморбідного статусу та побічних ефектів, доступності і вартості окремих методів:

1. Спленектомія: показання визначаються індивідуально у хворих з ІТП, первинно резистентною до ГК (відсутність покращення після 6–12 міс. лікування) або з необхідністю тривалого лікування ГК для збереження кількості тромбоцитів на достатньому рівні. Найчастіші ускладнення: інфекції, флеботромбоз. Відсоток ремісії після спленектомії — 66–72 %; решта хворих потребують подальшого лікування → ГК в найнижчій ефективній дозі; при неефективності → ЛЗ другої лінії. Підготовка до спленектомії полягає у застосуванні ВВІГ або імуноглобуліну анти-D. Найпізніше за 2 тиж. перед спленектомією, а якщо це неможливо, то в найкоротший термін після неї, хворим слід провести щеплення проти *Streptococcus pneumoniae, Neisseria meningitidis* і *Haemophilus influenzae* →розд. 18.11; повторні щеплення — кожні 5 років.

2. ЛЗ другої лінії:

1) **ВВІГ** — 1 г/кг/добу протягом 1–2 днів; у деяких хворих ГК можуть посилювати відповідь на ВВІГ;

2) **агоністи рецептора тромбопоетину** — роміплостим, ельтромбопаг;

3) **інші ЛЗ**, які застосовуються в разі резистентності до ГК або при протипоказаннях до кортикостероїдної терапії та спленектомії — ритуксимаб (375 мг/м^2 в/в 1×на тиж. впродовж 4-х тиж., у монотерапії або з дексаметазоном), імунодепресанти (циклофосфамід, азатіоприн, циклоспорин, ММФ), вінкристин, вінбластин, даназол, дапсон.

Лікування при невідкладних станах

Підготовка до хірургічного втручання, інвазивного діагностичного дослідження або після масивної кровотечі → метилпреднізолон в/в 1 г/добу впродовж 3-х днів або ВВІГ 1 г/кг/добу впродовж 2-х днів; при небезпечних геморагічних ускладненнях можна поєднувати вищеказані ЛЗ. У випадку загрози для життя → проведіть трансфузію ТМ, найкраще в комбінації з ВВІГ.

Лікування у вагітних

Кількість тромбоцитів <10 000/мкл → застосуйте ВВІГ; 10 000–30 000/мкл → спочатку преднізолон п/о. Рекомендовано пологи природнім шляхом, а кесарський розтин — виключно за гінекологічними показаннями.

19.3. Тромбоцитопенії периферичного походження

Типові ознаки: збільшення середнього об'єму тромбоцитів та кількості мегакаріоцитів у кістковому мозку, а також скорочення тривалості життя тромбоцитів, що призводить до зниження їх кількості в периферичній крові, незважаючи на значне збільшення продукції тромбоцитів у кістковому мозку.

«Периферичні» неімунні тромбоцитопенії (тромботичні мікроангіопатії [ТМА]): в результаті внутрішньосудинної активації тромбоцитів в судинах дрібного калібру утворюються мікротромби; даний процес супроводжується мікроангіопатичною гемолітичною анемією (МАГА) — неімунною (ПАТ-негативною), спричиненою внутрішньосудинною фрагментацією еритроцитів, з яких формуються видимі при мікроскопії мазка крові шизоцити.

Первинні ТМА:

1) тромботична тромбоцитопенічна пурпура — спричинена дефіцитом ферменту ADAMTS-13, вроджена (синдром Апшо-Шульмана, лікування: СЗП) і набута форми;

2) гемолітико-уремічний синдром і атиповий гемолітико-уремічний синдром;

3) медикаментозна ТМА — хінін, циклоспорин, такролімус, інтерферон α, тиклопідин, клопідогрель, сімвастатин, триметоприм, гемцитабін, блеоміцин.

Патологічні стани, при яких можуть співіснувати МАГА і тромбоцитопенія: дисеміноване внутрішньосудинне згортання (ДВЗ) →розд. 15.21.2, системна інфекція (напр. сепсис), злоякісні новоутворення, патологічні стани під час вагітності (прееклампсія, HELLP-синдром), злоякісна артеріальна гіпертензія, системні захворювання сполучної тканини (системна склеродермія, СЧВ, катастрофічний антифосфоліпідний синдром, васкуліти), стан після трансплантації гемопоетичних стовбурових клітин або солідного органа, серцево-судинні захворювання (ціанотичні вади серця, штучні клапани серця, пристрої, що підтримують функцію серця). Окрім цього, співіснування тромбоцитопенії та гемолітичної анемії спостерігається при синдромі Фішера-Еванса.

19.3.1. Тромботична тромбоцитопенічна пурпура (синдром Мошковіца)

➡ **В И З Н А Ч Е Н Н Я   Т А   Е Т І О П А Т О Г Е Н Е З**

ТТП — це ТМА, спричинена наявністю аутоантитіл до плазмової металопротеїнази ADAMTS-13, яка розкладає «ультравеликі» мультимери фактора фон Віллебранда (ULvWF). Значно знижена активність ADAMTS-13 призводить до появи у плазмі ULvWF, які зв'язуються з глікопротеїнами на поверхні тромбоцитів, що призводить до їх агрегації. У результаті відбувається внутрішньосудинне утворення тромбів, внаслідок споживання тромбоцитів розвивається тромбоцитопенія. Внаслідок порушення мікроциркуляції виникає гемолітична анемія і симптоми ішемії різних органів, найчастіше ЦНС. Клінічна симптоматика зазвичай з'являється після дії додаткового фактора, напр. інфекції або вагітності.

➡ **К Л І Н І Ч Н А   К А Р Т И Н А   Т А   П Р И Р О Д Н И Й   П Е Р Е Б І Г**

Початок захворювання раптовий, найчастіше розвивається у молодої, досі здорової дорослої особи. Виникають симптоми асоційованого з тромбоцитопенією геморагічного діатезу та гемолізу (анемія та жовтяниця), прояви ішемії ЦНС (у ≈65 % хворих; часто слабко-виражені, як напр.: аменція і біль голови, транзиторна вогнищева симптоматика [порушення зору, парестезії, афазія], рідше судоми, інсульт, кома), лихоманка, біль у животі (часто), рідше біль у грудній клітці, ниркова недостатність.

Смертність у нелікованих хворих — 90 %.

ДІАГНОСТИКА

Допоміжні дослідження

1. Загальний аналіз периферичної крові: нормоцитарна анемія, при мікроскопії мазка — еритробласти та шизоцити, збільшення кількості ретикулоцитів, значна тромбоцитопенія.

2. Біохімічний аналіз крові: підвищений рівень вільного білірубіну та активності ЛДГ, знижена концентрація гаптоглобіну, у частини хворих ознаки порушеної функції нирок.

3. Дослідження сечі: протеїнурія, мікрогематурія та циліндри в осаді (у частини хворих).

4. Дослідження системи згортання крові: ознаки ДВЗ →розд. 15.21.2 (у 15 %, зазвичай під час інтенсивного гемолізу або у випадку приєднання сепсису).

5. Інші: як правило, значно знижений рівень та активність ADAMTS-13 (<10 %), наявність антитіл анти-ADAMTS-13; негативні проби Кумбса.

Діагностичні критерії

Діагноз зазвичай встановлюється на підставі клінічної картини. Достатнім є виявлення МАГА (з наявністю шизоцитів) і тромбоцитопенії без інших видимих причин. Допоміжним є підтвердження зниженої активності ADAMTS-13 та наявності антитіл анти-ADAMTS-13.

Диференційна діагностика

Інші тромботичні мікроангіопатії →вище, синдром Фішера-Еванса.

ЛІКУВАННЯ

Необхідно почати негайно після постановки попереднього діагнозу ТТП і забезпечення зразка крові пацієнта з метою визначення активності ADAMTS-13.

1. Лікування першої лінії:

1) **плазмаферез** (заміна плазми крові) у кількості 1–1,5 об'єму плазми на добу, поповнює дефіцит ADAMTS-13 і забезпечує елімінацію аутоантитіл анти-ADAMTS-13. Під час підготовки до плазмаферезу проводьте трансфузії СЗП у дозі 30 мл/кг/добу. Лікування слід продовжувати до моменту регресування неврологічних проявів, нормалізації та активності ЛДГ включно, та ще впродовж 2-х днів після досягнення підвищення кількості тромбоцитів до >150 000/мкл.

2) **ГК** (в комбінації з плазмаферезом) — преднізон (преднізолон) 1 мг/кг/добу п/о впродовж ≥5-ти днів, а якщо не досягнуто повної ремісії — навіть впродовж 3–4-х тиж., або метилпреднізолон 1 г/добу в/в впродовж 3-х днів;

3) **ритуксимаб** — 375 мг/м^2 в/в 1 ×/тиж. впродовж 4-х тиж., зважте комбіновану терапію з плазмаферезом і ГК, особливо у випадку хворих з тяжким клінічним перебігом і/або без швидкої відповіді на лікування.

2. Лікування резистентного і рецидивуючого захворювання:

1) здійсніть пошук інших причин МАГА і тромбоцитопенії (інфекції, ЛЗ);

2) продовжуйте або заново почніть плазмаферез (у разі резистентності розгляньте доцільність збільшення об'єму плазми крові, яка підлягає заміні, до 1,5 л/добу або проведення 2-х процедур на добу);

3) **ГК** — метилпреднізолон 1 г/добу в/в впродовж 3-х днів;

4) **ритуксимаб** — 375 мг/м^2 в/в 1× на тиж. впродовж 4-х тиж.;

5) у хворих із резистентністю до вищевказаних методів розгляньте доцільність **спленектомії, імуносупресивних ЛЗ** (циклоспорин, циклофосфамід, вінкристин, мофетилу мікофенолат), **експериментальної терапії** (бортезоміб, ацетилцистеїн, каплацизумаб, рекомбінантна ADAMTS-13 та її варіант, який не взаємодіє з антитілами).

3. Профілактика рецидиву:

1) **ритуксимаб** — зважте у хворих після перенесеної ТТП, у яких зберігається низька активність ADAMTS-13;

2) **спленектомія** — розгляньте доцільність у період ремісії після першого рецидиву.

4. Підтримуюча терапія:

1) анемія → трансфузії ЕМ;

2) трансфузії ТМ лише при загрозливих для життя кровотечах;

3) гепарин в терапевтичних дозах є протипоказаним, можете зважити застосування НМГ в профілактичних дозах, якщо кількість тромбоцитів становить >50 000/мкл.

→ ПРОГНОЗ

Плазмаферез знижує летальність до 10–20 %. ТТП може рецидивувати, частіше у молодих хворих з низькою активністю ADAMTS-13 (<5–10 %) та анти-ADAMTS-13 антитілами, які зберігаються після досягнення ремісії.

19.3.2. Гемолітико-уремічний синдром

→ ВИЗНАЧЕННЯ ТА ЕТІОПАТОГЕНЕЗ

ГУС — це тромботична мікроангіопатія з тяжкою гемолітичною анемією і тромбоцитопенією, причому в клінічній картині домінує порушення функції нирок. У 90 % випадків причиною є інфекція, викликана бактерією, що продукує веротоксин — ентерогеморагічним штамом *Escherichia coli* (EHEC, серотип O157:H7 або O104:H4) або *Shigella dysenteriae* (частіше в дітей).

В результаті пошкодження клітин ендотелію в межах нирок до ниркового кровотоку потрапляють патологічні «ультравеликі» мультимери фактора фон Віллебранда (UlvWF), які, зв'язуючись з тромбоцитами, спричиняють локальне утворення тромбоцитарних агрегатів. Схожі зміни можуть виникати також в інших органах.

При **аГУС** виникає неконтрольована активація системи комплементу альтернативним шляхом (у більшості хворих — вроджені мутації генів, кодуючих білки, які приймають участь у гальмуванні цієї активації, або продукція антитіл до фактора Н). Результатом цього є неконтрольований синтез C5a і C5b-9 на поверхні ендотеліальних клітин, інтенсивність якого може збільшуватись напр., у зв'язку з інфекціями, оперативними втручаннями, вагітністю. Пошкоджений ендотелій, а також відкладання комплементу на поверхні тромбоцитів, спричиняє їх активацію, що призводить до розвитку тромбозу в мікроциркуляторному руслі, передусім в ниркових судинах.

→ КЛІНІЧНА КАРТИНА ТА ПРИРОДНИЙ ПЕРЕБІГ

Розвитку **ГУС** може передувати геморагічний пронос, інфекція сечовивідних шляхів або шкіри. В клінічній картині домінує гемолітична анемія, тромбоцитопенія та ниркова недостатність, часто з артеріальною гіпертензією та лихоманкою. Неврологічні прояви виникають рідко. У 25 % хворих розвивається стійке пошкодження нирок.

аГУС в дорослих та дітей може мати сімейний характер або спорадичну форму (20 % захворювань). аГУС у порівнянні з ГУС має значно тяжчий перебіг. Тромботичні зміни локалізуються головним чином в нирках, однак у 30 % хворих уражені також судини головного мозку, серця, легень та підшлункової залози. Рецидиви захворювання розвиваються часто. Впродовж 3-х років від захворювання на аГУС у 40–50 % хворих розвивається тяжка хронічна ниркова недостатність або хвороба закінчується смертю.

ДІАГНОСТИКА

Допоміжні дослідження

1. Загальний аналіз периферичної крові: нормоцитарна анемія, еритробласти та шизоцити при мікроскопії мазка крові, підвищена кількість ретикулоцитів, тромбоцитопенія.

2. Біохімічний аналіз крові: підвищений рівень вільного білірубіну та активності ЛДГ, ознаки порушеної функції нирок.

3. Дослідження сечі: протеїнурія, мікрогематурія.

4. Дослідження системи згортання крові: підвищена концентрація продуктів деградації фібрину (FDP), а в деяких випадках також D-димеру.

5. Серологічні дослідження: негативні проби Кумбса.

6. Мікробіологічні дослідження: при ГУС наявність в калі *Shigella dysenteriae* або EHEC, позитивний результат тесту на наявність в калі токсини *Shiga*, наявність в сироватці антитіл класу IgM до ліпополісахаридів EHEC.

7. Дослідження системи комплементу: при аГУС визначення в сироватці активності C3, C4, CFH, CFI і антитіл анти-CFH, визначення CD46, аналіз мутації генів.

Діагностичні критерії

Діагноз встановлюється на підставі клінічної картини.

Диференційна діагностика

Інші тромботичні мікроангіопатії →вище, синдром Фішера-Еванса.

ЛІКУВАННЯ

1. ГУС: необхідна симптоматична терапія, на ранньому етапі застосування гемодіалізу і трансфузія ЕМ.

2. аГУС: екулізумаб, у разі його недоступності — плазмаферез; додатково підтримуюча терапія (нирковозамісна, трансфузія ЕМ).

20. Вроджені геморагічні діатези, обумовлені порушенням плазмової ланки гемостазу (вроджені коагулопатії)

Найчастіше спричинені дефіцитом або дисфункцією одного фактора згортання крові (гемофілія A і B). Вроджені дефіцити фактора (ф.) XII (дефект Хагемана), прекалікреїну та високомолекулярного кініногену спричиняють подовження АЧТЧ, однак перебігають безсимптомно і лікування не потребують. Дефіцити фібриногену, протромбіну, ф. V, VII, X, XI та XIII зустрічаються рідко і проявляються геморагічним діатезом різної інтенсивності, а лікування кровотеч базується на заміщенні відповідних факторів згортання крові.

20.1. Хвороба фон Віллебранда (ХфВ)

→ **ВИЗНАЧЕННЯ ТА ЕТІОПАТОГЕНЕЗ**

Це найчастіший (0,6–1,3 % популяції) вроджений геморагічний діатез, спричинений дефіцитом або порушенням функції фактора фон Віллебранда (ффВ). Захворювання частіше діагностують у жінок у зв'язку з рясними менструальними кровотечами. Аутосомно-домінантний тип успадкування зі змінною експресивністю та пенентрантністю, за винятком типу 2N і 3 (аутосомно-рецисивний). При цьому виникають розлади як первинного, так і вторинного гемостазу (ффВ є посередником адгезії тромбоцитів до ушкодженої судинної стінки та захищає ф. VIII від інактивації).

Класифікація:

1) **тип 1** (65–75 % хворих) — незначний кількісний дефіцит ффВ, активність ф. VIII — нормальна або знижена;

2) **тип 2** (20–25 % хворих) — порушення функції ффВ (підтипи 2A, 2B, 2M і 2N), активність ффВ знижена непропорційно до його рівня;

3) **тип 3** (тяжка форма) — невизначальний рівень ффВ, активність ф. VIII зазвичай <10 % від норми.

→ **КЛІНІЧНА КАРТИНА**

Симптоми: геморагії шкіри та слизових оболонок — стійкі кровотечі з носа і ясен; легко виникають внутрішньошкірні крововиливи; рясні та тривалі менструальні кровотечі; кровотечі після екстракції зубів та після оперативних втручань; шлунково-кишкові кровотечі; внутрішньосуглобові та внутрішньом'язеві крововиливи — майже виключно при 3-му типі, можуть призводити до артропатії.

→ **ДІАГНОСТИКА**

Допоміжні дослідження

1. Скринінгові дослідження гемостазу: ПТЧ, тромбіновий час (ТЧ) і рівень фібриногену — в межах норми, АЧТЧ може бути подовженим, час кровотечі та час закриття (CT — *closure time*), виміряний в апараті PFA-100, завжди подовжені при 3-му типі, можуть бути в нормі при 1 і 2-му типах; кількість тромбоцитів в межах норми (крім підтипу 2B, який може протікати з періодичною тромбоцитопенією).

2. Підтверджуючі дослідження: знижені рівень та активність ффВ, знижена або нормальна активність ф. VIII.

3. Уточнюючі дослідження: аналіз мультимерів ффВ, агрегація тромбоцитів з рістоцетином, тест на зв'язування ф. VIII за допомогою ффВ, колаген-зв'язувальна активність ффВ (vWF:CB), секвенування ДНК — при діагностиці 2 і 3-го типів, пропептид ффВ.

Діагностичні критерії

На підставі анамнезу щодо спонтанних та післяопераційних кровотеч у хворого і членів його сім'ї, а також результатів скринінгових і підтверджуючих досліджень →вище. Діагноз ХфВ можна вважати точним, якщо vWF:RCo становить <30 МО/дл. У разі, якщо показники містяться в діапазоні 30–50 МО/дл, діагностують «можливий 1-ий тип ХфВ» або «знижений вміст ффВ в плазмі». Тип та підтип захворювання визначається на підставі підтверджуючих та уточнюючих досліджень. Необтяжений анамнез чи нормальні результати скринінгових досліджень не виключають ХфВ. У разі суттєвої підозри на ХфВ, якщо результати підтверджуючих досліджень знаходяться в межах норми — необхідно їх повторити.

Диференційна діагностика

Гемофілія А, набутий синдром фон Віллебранда (найчастіше при аутоімунних захворюваннях, новоутвореннях лімфатичної системи, моноклональних гамапатіях, тромболітичній терапії, вадах серця, застосуванні пристроїв, які підтримують функцію шлуночків, гіпотиреозі, застосуванні деяких ЛЗ [напр. вальпроєвої кислоти], вроджених тромбоцитопатіях (у т. ч. псевдо-хвороба фон Віллебранда [вроджений дефект тромбоцитарного рецептора GP Ib, який збільшує його афінність до фФВ, що спричиняє тромбоцитопенію і геморагічний діатез, клінічна картина яких дуже нагадує тип 2В ХфВ].

➡ ЛІКУВАННЯ

Загальні рекомендації

1. Не застосовуйте ЛЗ, які порушують функцію тромбоцитів, особливо ацетилсаліцилову кислоту (із застереженням, як для гемофілії А і В).

2. Уникайте в/м ін'єкцій.

3. Великі оперативні втручання, а також лікування серйозних кровотеч необхідно проводити, по можливості, у лікарні, здатній визначати рівень активності фФВ та ф. VIII цілодобово.

4. При кровотечі якнайшвидше введіть десмопресин або концентрат ф. VIII, що містить фФВ.

Фармакологічне лікування

1. Десмопресин: 0,3 мкг/кг в в/в інфузії тривалістю 30 хв або п/ш кожні 12–24 год або 300 мкг назально; це ЛЗ вибору при 1-му типі, ефективний в частині випадків 2-го типу (при типі 2В може спричиняти тромбоцитопенію), неефективний при типі 3. Обов'язковим є проведення проби для визначення відповіді на ЛЗ. Забезпечує 2–5-кратне зростання активності фФВ та ф. VIII у плазмі за рахунок їх вивільнення з тканинних резервів. Ці резерви виснажуються через 3–5 днів безперервного лікування десмопресином → тоді розгляньте доцільність введення концентрату ф. VIII, що містить фФВ. У хворих, які отримують десмопресин (особливо у старшому віці) слід обмежити прийом рідини (до ≈1 л/24 год після його застосування), щоб знизити ризик гіпонатріємії та судом.

2. Плазмовий концентрат ф. VIII, що містить фФВ у хворих, у яких десмопресин є неефективним або протипоказаним: в/в введення 1 МО активності фФВ/кг підвищує активність фФВ в плазмі на ≈2 % норми. Дозування →табл. 20-1. В окремих хворих з рецидивуючими кровотечами зважте систематичне профілактичне лікування.

3. Транексамова кислота: при кровотечах зі слизових оболонок п/о або в/в 10–15 мг/кг кожні 8 год; у монотерапії при легкій формі або в якості підтримуючого ЛЗ. Гемостатичні агенти місцевої дії — як підтримуюча терапія при кровотечах зі слизових оболонок.

4. Комбіновані (естроген-прогестеронові) пероральні контрацептиви або внутрішньоматкова система, що виділяє левоноргестрель, абляція ендометрію, гістеректомія: інколи слід розглянути доцільність цих методів у жінок з рясними менструальними кровотечами.

5. Рекомбінантний фФВ (недоступний в Європі).

20.2. Гемофілія А та гемофілія В (хвороба Крістмаса)

➡ ВИЗНАЧЕННЯ ТА ЕТІОПАТОГЕНЕЗ

Гемофілія А — це вроджений геморагічний діатез, спричинений зниженням активності ф. VIII, а **гемофілія В** — зниженням активності ф. IX. Результатом мутації гену ф. VIII або ф. IX на хромосомі X може бути знижений або відсутній

Таблиця 20-1. Дозування концентрату ф. VIII, що містить ффВ, для профілактики та лікування кровотеч у пацієнтів з суттєвим дефіцитом ффВ та ф. VIII (<10 %)

Вид кровотечі	Частота дозування	Пропонована цільова активність ф. VIII або ффВ в плазмі (% норми)
велике оперативне втручання[a]	ін'єкція перед операцією, в подальшому кожні 12–24 год до загоєння рани включно	>50 протягом 5–7 днів, подальші дози можна знижувати
мале оперативне втручання	ін'єкція перед операцією, в подальшому кожні 24–48 год до загоєння рани включно	>50 протягом 1–5 днів
екстракція зуба[б]	одноразово перед втручанням	>50 протягом 12 год
невелика кровотеча	при потребі повторно вводити кожні 24 год	>30–50 до зупинки кровотечі включно
пологи	кожні 24 год	>50 в день пологів та протягом 3–4 наступних днів

[a] У випадку серйозної кровотечі (напр., крововилив в ЦНС) застосовуйте такі ж дози, як при великих оперативних втручаннях. З метою зменшення ризику тромбозу пропонують зберігати активність ф. VIII на рівні <250 % норми.

[в] Починаючи з дня проведення екстракції протягом наступних 7–14 днів додатково застосуйте транексамову кислоту п/о 10–15 мг/кг кожні 8 год.

синтез білка, або ж синтез патологічного білка. Ці захворювання виникають в основному у чоловіків; жінки є носіями (хворіють дуже рідко). У 30–50 % хворих мутація є спонтанною, а сімейний анамнез негативний. Гемофілія В зустрічається в 6–7 разів рідше, ніж гемофілія А. **Класифікація** гемофілії в залежності від рівня активності ф. VIII або IX: <1 % норми — тяжка; 1–5 % норми — середньої тяжкості; >5 до <50 % норми — легка форма.

→ КЛІНІЧНА КАРТИНА ТА ПРИРОДНИЙ ПЕРЕБІГ

Маніфестація симптомів геморагічного діатезу як правило, наприкінці 1-го — початку 2-го року життя. При тяжкій формі гемофілії домінують спонтанні внутрішньосуглобові крововиливи (найчастіше в колінні, ліктьові та гомілково-ступневі суглоби; призводять до знищення суглобу, його деформування та вторинної атрофії м'язів — т. зв. гемофілічної артропатії). Інші симптоми: внутрішньом'язеві крововиливи, гематурія, шлунково-кишкові кровотечі, внутрішньочерепні крововиливи (часта причина смерті), кровотечі в області задньої стінки горла та дна ротової порожнини. Характерні стійкі кровотечі з операційних ран та після видалення зубів. Крововилив у клубово-поперековий м'яз може бути помилково діагностований як апендицит. При гемофілії середньої тяжкості спонтанні крововиливи в суглоби та м'язи виникають рідко, а при легкій формі — практично відсутні.

→ ДІАГНОСТИКА

Допоміжні дослідження

1. **Скринінгові дослідження гемостазу:** подовжений АЧТЧ, нормальні: ПТЧ, ТЧ, рівень фібриногену, кількість тромбоцитів, час закриття в апараті PFA-100 або PFA-200. АЧТЧ може бути нормальним при легкій формі гемофілії, якщо рівень ф. VIII/ф. IX >30 % норми.

2. Підтверджуючі дослідження: зниження прокоагуляційної активності ф. VIII/ф. IX в плазмі, генетичні дослідження.

Діагностичні критерії

Постановка діагнозу на основі детального сімейного анамнезу, особливо щодо родини матері хворого, а також результатів скринінгових і підтверджуючих досліджень.

Диференційна діагностика

1. Хвороба фон Віллебранда →розд. 15.20.1.

2. Набута гемофілія →розд. 15.21.3.

3. Інші причини подовження АЧТЧ при нормальному ПТЧ: дефіцит ф. XII, прекалікреїну або високомолекулярного кініногену (при вказаних порушеннях кровотечі не спостерігаєься), дефіцит ф. XI, набута гемофілія А (→розд. 15.21.3), вовчаковий антикоагулянт (антифосфоліпідний синдром →розд. 16.4), нефракціонований гепарин.

➡ ЛІКУВАННЯ

Загальні рекомендації

1. Хворий на гемофілію повинен володіти інформацією щодо діагнозу, тактики дій при невідкладних станах, а також контакними даними лікуючого лікаря. Хворі повинні займатись фізичною активністю, але уникати травм.

2. Не застосовуйте ЛЗ, що погіршують функцію тромбоцитів, особливо ацетилсаліцилову кислоту. Для лікування болю (напр. у випадку внутрішньосуглобової кровотечі) застосовуйте парацетамол, селективні інгібітори ЦОГ-2 і опіоїди. У виняткових ситуаціях допускається застосування антитромбоцитарних ЛЗ і навіть антикоагулянтів, за умови збереження активності дефіцитного фактора згортання крові в плазмі хворого вище певного встановленого рівня.

3. Уникайте внутрішньом'язевих ін'єкцій.

4. Виникненню ускладнень захворювання запобігає профілактична терапія →нижче, рекомендована всім хворим із тяжкою формою гемофілії.

5. Лікування більшості кровотеч та профілактичне лікування навчений пацієнт може проводити самостійно в домашніх умовах. Після розвитку внутрішньосуглобової кровотечі для зменшення больового синдрому → розвантаження суглоба, крижані компреси (на думку окремих експертів застосування крижаних компресів може збільшити інтенсивність кровотечі), іммобілізація компресійною пов'язкою, елевація кінцівки. Хворий із кровотечею, яка не відповідає на лікування в домашніх умовах, загрозливою для життя, пов'язаною з сильним болем або значною травмою, а особливо кровотечею в ділянці голови та шиї, грудної клітки або черевної порожнини → необхідна госпіталізація.

6. Хірургічні втручання та лікування загрозливих для життя кровотеч необхідно проводити виключно в центрах, що мають можливість проведення щоденного лабораторного моніторингу лікування (визначення активності ф. VIII або ф. IX та титру інгібітора ф. VIII або ф. IX).

Фармакологічне лікування

1. Концентрати плазмового або рекомбінантного ф. VIII та ф. IX: в/в струминно.

1) **регулярне профілактичне лікування: гемофілія А** → концентрат ф. VIII (різні схеми дозування); **гемофілія В** → концентрат ф. IX 25–50 МО/кг 2–3×на тиж.;

2) **профілактичне лікування перед плановим фізичним навантаженням, яке може призвести до кровотеч, та перед хірургічними втручаннями** (екстракція зубів →табл. 20-2);

Таблиця 20-2. Дози ф. VIII та ф. IX при замісній терапії тяжкої форми гемофілії та гемофілії середньої тяжкості

Показання	Гемофілія А, доза концентрату ф. VIII (МО/кг)	Гемофілія В, доза концентрату ф. IX (МО/кг)[a]	Тривалість терапії[б]
внутрішньосуглобові та внутрішньом'язеві крововиливи, кровотечі з носа чи ясен, гематурія	20–30	40–60	одноразово або кожні 24 год
екстракція зубів[в]	25	40	одноразово перед втручанням
крововиливи в дно ротової порожнини, гематоми, які спричиняють компресію нерва або артерії,шлунково-кишкові кровотечі, обширні травми, травми голови, переломи кісток, невеликі за обсягом діагностичні або терапевтичні процедури (пункції, невеликі розтини)	40–50	60–80	кожні 12–24 год
внутрішньочерепні крововиливи, заочеревинні гематоми, оперативні втручання	40–50	60–80	кожні 8–24 год (ф. VIII), кожні 12–24 год (ф. IX)

[a] у випадку рекомбінантного концентрату доза є вищою на 25 %

[б] В залежності від клінічної ситуації концентрат ф. VIII вводиться кожні 8, 12 або 24 год (гемофілія А), а концентрат ф. IX — кожні 12, 18 або 24 год (гемофілія В).

[в] Починаючи з дня проведення екстракції протягом 7–14 днів застосуйте транексамову кислоту 10–15 мг/кг кожні 8 год.

3) **лікування кровотеч: гемофілія А** → концентрат ф. VIII; **гемофілія В** → концентрат ф. IX. Дозування →табл. 20-2. Лікування розпочніть якнайшвидше (оптимально впродовж 2 год), а у разі кровотечі, загрозливої для життя (у ділянці голови і шиї, грудної клітки або ШКТ) — перед проведенням повної діагностики.

В/в введення 1 МО ліофілізованого концентрату ф. VIII/кг підвищує активність ф. VIII у плазмі на ≈2 % норми. В/в введення 1 МО ліофілізованого концентрату ф. IX/кг підвищує активність ф. IX в плазмі на ≈1 % норми. У випадку слабкої клінічної відповіді на лікування необхідно провести дослідження для виявлення інгібітора ф. VIII або ф. IX.

2. Десмопресин: ЛЗ вибору при легкій формі гемофілії А (дозування →розд. 15.20.1). Через 3–5-и днів постійного лікування настає виснаження тканинних резервів ф. VIII → розгляньте доцільність введення концентрату ф. VIII. Десмопресин не впливає на активність ф. IX у плазмі — не застосовуйте при гемофілії В.

3. Підтримуючі ЛЗ — транексамова кислота: стабілізація тромбу у хворих з кровотечами з ротової порожнини, носа та статевих шляхах (Дозування →розд. 15.20.1), гемостатичні засоби місцевої дії.

→ **У С К Л А Д Н Е Н Н Я**

1. Утворення інгібіторів ф. VIII або ф. IX: антитіла IgG до ф. VIII (інгібітор ф. VIII) утворюються у 20–30 % хворих із тяжкою формою, а також у 5–10 % хворих із середньою та легкою формами гемофілії А. Антитіла до ф. IX утворюються у <5 % хворих на гемофілію В і можуть викликати алергічні реакції після переливання ф. IX. Якщо титр інгібітора становить <5 ОД Бетезда/мл (ОБ/мл) → для лікування та профілактики кровотеч застосовують концентрат ф. VIII/ф. IX у підвищеній дозі на фоні моніторингу рівня активності ф. VIII/ф. IX у плазмі. При титрі >5 БО/мл — застосовуйте концентрат активованих факторів протромбінового комплексу (аКПК, 50–100 ОД/кг кожні 8–12 год) або рекомбінантний ф. VIIa (rVIIa, 90–120 мкг/кг кожні 2–3 год); у разі кровотечі до суглобу можете одноразово застосувати 270 мкг/кг). Слід досягнути елімінації інгібітора ф. VIII шляхом систематичних ін'єкцій концентрату ф. VIII (100–200 МО/кг/добу) — явище імунотолерантності. У деяких хворих відбувається спонтанна елімінація інгібітора ф. VIII.

2. Артропатія: у більшості дорослих хворих з тяжкою формою гемофілії виникає тяжка артропатія, яка є причиною інвалідизації.

3. Вірусні інфекції, пов'язані з застосуванням компонентів крові: більшість дорослих хворих з тяжкою формою гемофілії А і В інфіковані HCV, а частина також HBV. З кінця 80-х років XX ст., завдяки застосуванню процедур інактивації вірусів, ризик зараження вірусами HCV, HBV і ВІЛ через отримані з плазми концентрати факторів згортання крові є незначним.

21. Набуті геморагічні діатези, обумовлені порушенням плазмової ланки гемостазу (набуті коагулопатії)

Зазвичай являються результатом дефіциту багатьох факторів згортання крові, найчастіше внаслідок порушеного синтезу (дефіцит вітаміну К, захворювання печінки) або збільшеного їх споживання (ДВЗ), рідше спричинені аутоантитілами до одного фактора згортання крові (набута гемофілія). Додатково часто співіснують інші дефекти гемостазу, зокрема тромбоцитопенія або порушення функції тромбоцитів.

21.1. Порушення коагуляційного гемостазу при хворобах печінки

➡ ВИЗНАЧЕННЯ ТА ЕТІОПАТОГЕНЕЗ

Прогресуюча втрата печінкової паренхіми асоціюється зі зниженням в плазмі вмісту усіх факторів згортання крові за винятком: фібриногену (його рівень знижується лише при вторинному запущеному цирозі), ффВ (синтезується в клітинах ендотелію та мегакаріоцитах) і ф. VIII, активність якого може навіть збільшуватись (також синтезується в ендотеліальних клітинах). Гіперспленізм може призводити до тромбоцитопенії. Також розвивається дисфібриногенемія та дисфункція тромбоцитів. При захворюваннях печінки співіснують протромботичні і прогеморагічні порушення гемостазу. Збільшенню ризика тромбозу сприяють підвищений рівень ффВ і ф. VIII, а також зниження активності ADAMTS-13, антитромбіну, білка С і білка S. Підвищення активності ТАП та зниження активності інгібіторів плазміну призводить до надмірного фібринолізу. Схильність до кровотеч, яка часто спостерігається у хворих із декомпенсованим цирозом печінки, також може бути спричинена супутніми механізмами: портальною гіпертензією, дисфункцією ендотелію, бактеріальними інфекціями, нирковою недостатністю. У зв'язку з наявністю типових факторів тромбоемболічного ризику рівновага також може бути зміщеною в сторону тромбозу.

➜ КЛІНІЧНА КАРТИНА ТА ПРИРОДНИЙ ПЕРЕБІГ

При гострій печінковій недостатності зазвичай не спостерігається підвищеної схильності до кровотеч за винятком фульмінантного перебігу захворювання. При хронічних захворюваннях печінки натомість виникають кровотечі з носа і ясен, кровотечі з верхнього відділу ШКТ (найчастіше з варикозно розширених вен стравоходу), екхімози, рясні менструальні кровотечі, гематурія. Існує підвищений ризик розвитку венозного тромбозу (напр. тромбозу портальної вени), також може розвинутись артеріальний тромбоз (інсульт, інфаркт міокарда).

➜ ДІАГНОСТИКА

Встановлюють на підставі анамнезу і результатів лабораторних досліджень. Зокрема виявляють подовження ПТЧ, нормальний або подовжений АЧТЧ, часто підвищений рівень фібриногену, часто спостерігаються тромбоцитопенія, подовжений час закриття PFA, знижена активність ф. V і ф. VII при нормальній або підвищеній активності ф. VIII, підвищена активність фФВ, нормальний або дещо підвищений рівень D- димеру, інші лабораторні ознаки цирозу печінки або гострої печінкової недостатності. Результати рутинних досліджень системи гемостазу у цих хворих не віддзеркалюють схильності до тромбозу.

Диференційна діагностика

Кровотечі при:
1) ДВЗ-синдромі — додатково дефіцит фібриногену і підвищені рівні продуктів деградації фібриногену і фібрину (ПДФ і D-димер) у плазмі;
2) дефіциті вітаміну K — підвищена активність ф. VII, IX, X при нормальних рівнях ф. V і VIII.

➜ ЛІКУВАННЯ

Лікування починайте у разі активної кровотечі. Порушення коагуляційного гемостазу не є основною причиною кровотечі, яка є найчастішою при цирозі печінки (з варикозно розширених вен стравоходу). У хворих без наявної схильності до надмірних кровотеч не проводять корекції порушень гемостазу, з огляду на їх комплексний характер. Винятком становить підготовка до інвазивного втручання — кількість тромбоцитів повинна становити ≥50 000–60 000/мкл, натомість складно встановити мінімальні «безпечні» значення ПТЧ і рівня фібриногену, які б гарантували відсутність геморагічних ускладнень.

Застосовують:
1) **трансфузії СЗП** (10–15 мл/кг м. т. кожні 12–24 год) і **ТМ**;
2) **кріопреципітат** 1–2 ОД/10 кг м. т. або **концентрат фібриногену** 1–2 г — при рівні фібриногену <1,0 г/л або дисфібриногенемії;
3) **вітамін K** (фітоменадіон) 10 мг в/в — у хворих з підозрою на його дефіцит (напр. при холестазі);
4) **КПК або** (значно рідше) **рекомбінантний фактор VIIa** (rVIIa) — при масивних кровотечах; підвищують ризик тромбозу у хворих з тяжким ушкодженням печінки;
5) **антитромботична терапія**, у т. ч. профілактична, відповідно до загальноприйнятих принципів →розд.2.34, із врахуванням ризика кровотечі з варикозно розширених вен стравоходу.

21.2. Синдром дисемінованого внутрішньосудинного згортання крові (ДВЗ)

➡ **В И З Н А Ч Е Н Н Я   Т А   Е Т І О П А Т О Г Е Н Е З**

Це синдром, вторинний до численних клінічних станів, суть якого полягає в генералізованій активації процесу згортання крові в поєднанні з активацією або пригніченням фібринолізу.

Причини:

1) гострий ДВЗ — сепсис, тяжка інфекція, травми (особливо масивні, поліорганні або з жировою емболією), органне ураження (напр., гострий панкреатит, тяжка печінкова недостатність), акушерські ускладнення (передчасне відшарування плаценти, емболія навколоплідними водами, прееклампсія), гостра посттрансфузійна гемолітична реакція, реакція відторгнення трансплантованого органа, укуси отруйними зміями, деколи — злоякісні пухлини (гострий промієлоцитарний лейкоз);

2) хронічний ДВЗ — злоякісні новоутворення (найчастіше), велетенські гемангіоми (синдром Казабаха-Мерріта), великі аневризми аорти.

Наслідки генералізованої активації коагуляційного гемостазу:

1) множинні тромби в мікроцикуляторному руслі і (рідше) в великих судинах → поліорганне ішемічне ушкодження

2) споживання тромбоцитів, фібриногену та інших факторів згортання крові → їх дефіцит → геморагічний діатез (обумовлений порушенням тромбоцитарної і плазмової ланки гемостазу).

◀ **К Л І Н І Ч Н А   К А Р Т И Н А   Т А   П Р И Р О Д Н И Й   П Е Р Е Б І Г**

1. Гострий ДВЗ: протікає блискавично з сильними кровотечами (зокрема з післяопераційних ран, слизової оболонки носа, ротової порожнини, статевих шляхів, місць внутрішньосудинних ін'єкцій), ішемічними ураженнями органів (ниркова, печінкова, дихальна недостатність), а деколи з розвитком шоку та інсульту (геморагічного або ішемічного).

2. Хронічний ДВЗ: перебіг відносно легкий з незначними проявами геморагічного діатезу (напр., рецидивуючі носові кровотечі, легке утворення синців, петехії на шкірі і слизових оболонках).

➡ **Д І А Г Н О С Т И К А**

Діагноз встановлюють на підставі серії повторних (не одноразових) визначень параметрів гемостазу, при наявних захворювань, що можуть викликати ДВЗ. Не існує єдиного лабораторного тесту, що дозволяв би остаточно встановити діагноз. Необхідним є виявлення причини (основного захворювання).

1. Гострий ДВЗ: тромбоцитопенія (як правило 50 000–100 000/мкл, зазвичай це перший симптом), шизоцити при мікроскопії мазка периферичної крові, подовжений ПТЧ, подовжений АЧТЧ та тромбіновий час, знижений рівень фібриногену (при цьому цей прояв може бути відсутнім або виникати пізно, оскільки фібриноген є білком гострої фази і його рівень початково буває підвищеним) та інших факторів згортання крові, а також підвищений рівень D-димеру.

2. Хронічний ДВЗ: результати вищевказаних тестів у межах норми (рівень фібриногену може бути підвищеним), кількість тромбоцитів може бути незначно знижена, натомість підвищується рівень маркерів генерації тромбіну, визначення яких рутинно не проводиться (фрагмент F1 + 2 протромбіну та тромбін-антитромбіновий комплекс), а також рівень D-димеру.

Диференційна діагностика

Тромботична тромбоцитопенічна пурпура →розд. 15.19.3.1 і гемолітико-уремічний синдром →розд. 15.19.3.2 (відрізняються значною тромбоцитопенією та нормальним або дещо подовженим часом згортання крові) та інші тромботичні мікроангіопатії, первинний гіперфібриногеноліз (виникає, напр., після введення тромболітичного ЛЗ та у хворих з раком простати; його вирізняє нормальна кількість тромбоцитів), порушення коагуляційного гемостазу при захворюваннях печінки →розд. 15.21.1, гепарин-індукована тромбоцитопенія →розд. 2.34.1.

ЛІКУВАННЯ

1. Лікування основного захворювання (напр., сепсису): має вирішальне значення.

2. Трансфузії компонентів крові або продуктів крові, за наявності показань:

1) **при значній крововтраті** → ЕМ;

2) **у разі активної кровотечі (або при необхідності проведення інвазивного втручання) та подовження >1,5-кратно АЧТЧ або ПТЧ** → СЗП;

3) **якщо рівень фібриногену в плазмі становить <1 г/л та наявні кровотечі** → СЗП 15 мл/кг кожні 12–24 год або кріопреципітат 1 ОД/10 кг кожні 24 год або ж концентрат фібриногену (2–3 г);

4) **при тромбоцитопенії <20 000/мкл або <50 000/мкл з геморагічним діатезом** → ТМ 1–2 ОД/10 кг.

3. ЛЗ: зважте застосування

1) **гепарину** — вплив на перебіг ДВЗ дискутабельний; показанням до застосування є хронічний компенсований ДВЗ з перевагою тромбозу. Може бути ефективним у хворих з внутрішньоматковою смертю плода та гіпофібриногенемією перед індукцією пологів, а також при сильних кровотечах з гігантських гемангіом та аневризми аорти перед її резекцією. Доцільність застосування терапевтичних доз потрібно розглянути при ДВЗ з домінуючим артеріальним або венозним тромбозом, або з тяжкою фульмінантною пурпурою з ішемією пальців або інфарктами судин шкіри. При тромбозі надається перевага застосуванню НМГ, хоча при значній загрозі розвитком кровотечі корисним може бути застосування нефракціонованого гепарину з огляду на короткий час дії після відміни; його можна вводити (без болюса) в дозі 500 ОД/год (або 10 ОД/кг/год) в/в, поки не стрімиться досягнути подовження АЧТЧ в 1,5–2,5 разів. Гепарин є ефективним, якщо рівень антитромбіну в плазмі становить >30 %. П/ш ін'єкції нефракціонованого або низькомолекулярного гепарину у профілактичних дозах зменшують вираженість геморагічного діатезу і ризик ВТЕХ при хронічному ДВЗ; показані при гострому ДВЗ у хворих без кровотечі, в тяжкому клінічному стані, з метою профілактики ВТЕХ. Протипоказання: симптоми кровотечі до ЦНС, тяжка тромбоцитопенія і активна кровотеча, гостра печінкова недостатність.

2) **інгібітора фібринолізу** — **транексамова кислота** в/в 10–15 мг/кг виключно в рідкісних випадках ДВЗ з інтенсивним фібринолізом (при гострому промієлоцитарному лейкозі, раку простати, деколи при синдромі Казабаха-Мерріта). Абсолютні протипоказання: гематурія, ниркова недостатність, симптоми ішемічного ураження органів, хронічне ДВЗ.

21.3. Набута гемофілія А

ВИЗНАЧЕННЯ І ЕТІОПАТОГЕНЕЗ

Аутоімунне захворювання, спричинене антитілами до ф. VIII (інгібітор ф. VIII). Рідкісне захворювання, хворіють представники обох статей. **Етіологія:**

невідома (50 % випадків), розвивається впродовж 6 міс. після пологів, при аутоімунних захворюваннях, злоякісних новоутвореннях, алергічних захворюваннях і медикаментозних реакціях. Інгібітор ф. VIII спостерігається у ≈20 % здорових осіб, однак не викликає симптомів геморагічного діатезу.

➡ **К Л І Н І Ч Н А   К А Р Т И Н А   І   П Р И Р О Д Н И Й   П Е Р Е Б І Г**

Тяжкий геморагічний діатез з раптовим початком: обширні підшкірні крововиливи, кровотечі зі слизових оболонок (до просвіту ШКТ, сечових і статевих шляхів), з ран після хірургічних операцій та екстракції зубів; рідше гематоми в заочеревинному просторі, внутрішньочерепні кровотечі, крововиливи у м'язи кінцівок; дуже рідко спонтанні крововиливи у суглоби (характерні для гемофілії А).

Спонтанна ремісія впродовж від кількох до кільканадцяти місяців у ≈30 % хворих (частіше при набутій гемофілії А після пологів). Рецидиви у ≈20 % хворих, котрі досягнули ремісію після першої імуносупресивної терапії.

➡ **Д І А Г Н О С Т И К А**

1. Скринінгові дослідження гемостазу: подовження АЧТЧ (зазвичай 2–3-кратно); нормальні ПТЧ, ТЧ, кількість тромбоцитів, рівень фібриногену.

2. Підтверджуючі дослідження: подовження АЧТЧ у зразку плазми крові, отриманому внаслідок змішування однакових об'ємів досліджуваної та нормальної плазми (негативний результат корекційної проби АЧТЧ), знижена активність ф. VIII, титр інгібітора ф. VIII.

Діагностичні критерії

На підставі типової клінічної картини та результатів скринінгових і підтверджуючих досліджень.

Диференційна діагностика

Аналогічні (до вищенаведених) результати скринінгових досліджень спостерігаються при гемофілії А і В, при вроджених дефіцитах ф. XI і XII (при дефіциті ф. XII немає проявів діатезу) та у випадку наявності вовчакового антикоагулянту (у вказаному випадку — тромбоз).

➡ **Л І К У В А Н Н Я**

Цілі

1) разові — лікування і профілактика кровотеч;

2) довготривалі — елімінація інгібітора

Загальні рекомендації

1. Швидко діагностуйте та лікуйте супутні захворювання.

2. Уникайте інвазивних процедур, в/м ін'єкцій, АСК і НПЗП.

Фармакотерапія

1. Антигеморагічна терапія:

1) концентрат рекомбінантного активного ф. VII (rFVIIa) ≥90 мкг/кг в/в з інтервалом 2–24 год або аКПК 50–100 ОД/кг в/в кожні 8–12 год (макс. 200 ОД/кг на добу) — лікування першої лінії; асоціюється з ризиком тромботичних ускладнень, особливо у старших осіб із супутніми факторами ризику та (меншою мірою) у жінок під час перипартального періоду;

2) концентрат ф. VIII або десмопресин — можуть бути ефективними у винятковах випадках набутої гемофілії А з низьким титром інгібітора ф. VIII і слабко-вираженою кровотечею

3) рекомбінантний свинячий ф.VIII;

4) у разі неефективності вищевказаного лікування розгляньте доцільність:

    а) плазмаферезу або екстракорпоральної імуносорбції із подальшим введенням концентрату ф. VIII (низька ефективність);

    б) секвенційної терапії концентратами з активністю, шунтуючою інгібітор, напр. почергово кожні 6 год rFVIIa у дозі ≥90 мкг/кг і аКПК у дозі 50–100 ОД/кг.

2. Імуносупресивна терапія: застосуйте негайно після постановки діагнозу, враховуючи потенційні протипоказання і ризик розвитку небажаних ефектів, зокрема тяжких інфекцій:

1) преднізон (преднізолон) 1 мг/кг/добу п/о, можл. з циклофосфамідом 1,5–2,0 мг/кг/добу п/о — терапія першої лінії впродовж макс. 4–6 тиж. (ремісії у ≈70 %);

2) ЛЗ другої лінії — ритуксимаб, азатіоприн, вінкристин, мікофенолату мофетил, циклоспорин, ВВІГ, кладрибін, індукція імунотолерантності (одночасне призначення ф. VIII та імуносупресивних ЛЗ);

3) у разі неефективності імуносупресивної терапії → спостереження та лікування кровотеч;

4) у разі рецидиву → імуносупресивні ЛЗ, за допомогою яких досягнуто першу ремісію.

22. Тромбофілії

➡ **ВИЗНАЧЕННЯ ТА ЕТІОПАТОГЕНЕЗ**

Генетично детермінована або набута схильність до розвитку венозної тромбо-емболічної хвороби (ВТЕХ), а також (на думку деяких експертів) артеріального тромбозу. Частоту відомих причин вродженої тромбофілії оцінюють на ≈ 8 % загальної популяції і 30–50 % випадків венозного тромбозу у віці <50-ти років.

Класифікація:

1) **вроджені тромбофілії** — фактор V Лейден (більшість випадків резистентності до активованого протеїну С), варіант G20210A гену протромбіну, дефіцит протеїну С (зниження рівня або активності), дефіцит протеїну S (зниження рівня або активності), дефіцит антитромбіну (АТ; зниження рівня або активності), деякі види дисфібриногенемії, гомозиготна форма гомоцистинурії (дефіциту цистатіонін-β-синтази), дефіцит плазміногену, підвищена активність ф. VIII;

2) **набуті тромбофілії** — антифосфоліпідний синдром (АФС), гіпергомоцистеїнемія (спричинена іншими, ніж генетичні, причинами: пов'язана з нирковою недостатністю, гіпотиреозом або лікуванням антагоністами фолатів [зокрема метотрексатом]), підвищений рівень ф. IX або XI, підвищена активність ф. VIII, набута резистентність до активованого протеїну С (напр., під час вагітності, під час прийому пероральних контрацептивів).

Класифікація тромбофілій з огляду на ступінь ризику:

1) легкі (низького ризику) — найчастіше гетерозиготні форми мутації ф. V Лейдена і гену протромбіну 20210A, а також дефіцит протеїну С або протеїну S;

2) тяжкі (високого ризику) — гомозиготні форми вищевказаних мутацій, комбінація гетерозиготних форм цих 2-х мутацій, дефіцит АТ, АФС.

В 1/3 випадків тромбоемболічна подія в особи з тромбофілією розвивається при одночасній наявності набутого фактора ризику →розд. 2.33.1 (напр., травма, вагітність, пероральні контрацептиви, злоякісне новоутворення).

Зазвичай тромбофілія пов'язана з підвищеною продукцією тромбіну або порушенням його інактивації.

➜ КЛІНІЧНА КАРТИНА

Більшість гіперкоагуляційних станів сприяють розвитку ВТЕХ, яка протікає так само, як і у хворих без тромбофілії. Тромбофілія підвищує ризик ВТЕХ впродовж усього життя хворого, однак ризик збільшується враз з віком та появою додаткових факторів ризику ВТЕХ; перший епізод ВТЕХ зазвичай розвивається в віці 30–50 років. При вроджених тромбофіліях також існує підвищений ризик тромбозу венозних синусів головного мозку, вен черевної порожнини (найчастіше ворітної вени і печінкових вен) та вен верхніх кінцівок, а також (на думку деяких експертів) акушерських ускладнень.

В осіб з дефіцитом протеїну C або протеїну S може (дуже рідко) виникати некроз шкіри, найчастіше на тулубі та стегнах у жінок середнього віку з супутнім ожирінням впродовж перших днів лікування варфарином або аценокумаролом.

Підвищений ризик тромбоемболічних подій в артеріальному руслі, особливо інсультів, спостерігається при АФС, в осіб з дефіцитом протеїну C або протеїну S; дані щодо носіїв ф. V Лейдена і варіанту 20 210A гену протромбіну є суперечливими.

➜ ДІАГНОСТИКА

1. Комплект рекомендованих досліджень для діагностики тромбофілії: резистентність до активованого протеїну C, фактор V Лейден та варіант 20 210A гену протромбіну, активність протеїну C та рівень вільного протеїну S, активність AT, активність ф. VIII, вовчаковий антикоагулянт та антикардіоліпінові антитіла і антитіла до β_2-глікопротеїну I (обидва класу IgG та IgM); можливо додатково рівень гомоцистеїну в плазмі (найкраще натще).

Якщо результати вказаних вище досліджень в нормі, зважте необхідність подальшого дослідження для виявлення дисфібриногенемії, тобто визначення рівня фібриногену, а при його рівні <1,5 г/л — визначення рівня антигену фібриногену і тромбінового часу та активності ф. IX, XI і плазміногену. Генетичні дослідження дозволяють виявити ф. V Лейден і варіант 20 210A гену протромбіну.

2. Оптимальні терміни проведення досліджень: 3–6 міс. після тромботичної події (в гострій фазі зростає активність ф. VIII та знижується рівень AT). Під час прийому пацієнтом АВК не слід проводити визначення рівня активності протеїну C та вільного протеїну S, оскільки їх продукція є зниженою; відмініть АВК на 2 тиж. перед проведенням дослідження — протягом цього періоду АВК потрібно замінити гепарином. Найкраще проводити аналіз зразка крові, забір якої здійснено безпосередньо перед прийомом наступної дози ЛЗ, зазвичай через 24 год після останньої дози.

3. Показання до проведення діагностичного пошуку в напрямку тромбофілії: ВТЕХ без видимої причини у віці <50-ти років, ВТЕХ в особи з обтяженим щодо ВТЕХ сімейним анамнезом, рецидивуюча ВТЕХ, тромбоз у нетипових локалізаціях (напр., вени черевної порожнини або ЦНС), гепарин-індукована тромбоцитопенія, тромбоз, що розвивається під час вагітності, застосування гормональної／контрацепції або замісної гормональної терапії під час менопаузи, звичні викидні або народження мертвого плоду. Варто провести дослідження з метою діагностики тромбофілії також у жінок, які є родичами 1-го ступеня осіб з дефіцитом протеїну C, протеїну S або AT, які планують вагітніти; на думку більшості експертів — також у хворих віком <50-ти років з проявами артеріального тромбозу без факторів ризику розвитку атеросклерозу, напр. у молодих хворих з інфарктом міокарда або ішемією головного мозку. Високий рівень D-димеру в плазмі не є показанням до проведення діагностичного пошуку в напрямку тромбофілії; після виключення ВТЕХ здійснюйте пошук іншої причини (напр., хронічних запальних процесів, злоякісних новоутворень).

➡ ЛІКУВАННЯ

1. Лікування ВТЕХ у пацієнтів із задокументованою тромбофілією в гострому періоді є таким самим і аналогічно ефективним, як у всіх інших хворих з венозними тромбозами →розд. 2.33.1; проте виявлення тромбофілії може вплинути на тривалість лікування. У хворих з дефіцитом АТ (кофактора гепарину) НМГ та НФГ також є ефективними.

2. У хворих з дефіцитом протеїну С або протеїну S необхідно уникати застосування високої дози насичення АВК (напр., 8 мг аценокумаролу або 10 мг варфарину) і одночасно застосовувати гепарин для зменшення ризику некрозів шкіри (при її виникненні можливе застосування концентрату протеїну С).

3. Вторинна пожиттєва профілактика тромбозів рекомендована протягом життя:

1) після першого епізоду ВТЕХ у пацієнтів з дефіцитом АТ, у осіб з гомозиготною формою фактора V Leiden або варіантом 20 210А гену протромбіну, а також у випадку поєднання гетерозиготних форм цих розладів, у осіб з антифосфоліпідним синдромом; після першого епізоду ідіопатичного тромбозу у осіб з тромбофілією іншого походження, ніж вказані вище, антикоагулянтна терапія повинна тривати ≥3 міс. (зазвичай 6–12 міс.), а у випадку тромбоемболії легеневої артерії (особливо високого ризику) та/або проксимального тромбозу — найчастіше безтерміново, якщо ризик кровотечі низький або помірний);

2) після другого епізоду ВТЕХ або при співіснуванні 2 причин тромбофілії: при дефіциті протеїну С або протеїну S, а також у осіб з ізольованою гетерозиготною формою фактора V Leiden чи варіантом 20 210А гену протромбіну.

➡ ПРОФІЛАКТИКА

1. Тромбофілія (за винятком антифосфоліпідного синдрому) в осіб без епізодів тромбозу не вимагає будь-якої профілактики. Її варто застосовувати у хворих з дефіцитом АТ з обтяженим стосовно тромбозів сімейним анамнезом, передусім у вагітних жінок (профілактика тромбозів у вагітних з тромбофілією різного типу →табл. 2.33-15. Всі вагітні жінки з діагностованою тромбофілією підлягають регулярному моніторингу).

2. Тактика при антифосфоліпідному синдромі →розд. 16.4.

1. Ревматоїдний артрит (РА)

➡ ВИЗНАЧЕННЯ ТА ЕТІОПАТОГЕНЕЗ

Хронічне системне захворювання сполучної тканини імунного ґенезу та невідомої етіології, яке характеризується неспецифічним симетричним артритом, позасуглобовими змінами та системними симптомами, та призводить до інвалідності і передчасної смерті. Залежно від наявності чи відсутності у сироватці аутоантитіл (ревматоїдного фактору класу IgM і/або антитіл до циклічних цитрулінованих пептидів [АЦЦП]) розрізняють серопозитивну або серонегативну форми захворювання.

➡ КЛІНІЧНА КАРТИНА ТА ПРИРОДНИЙ ПЕРЕБІГ

Жінки хворіють втричі частіше, ніж чоловіки. Пік захворюваності — 4-та і 5-та декади життя. У ≈70 % пацієнтів спостерігаються періодичні загострення і відносні ремісії, з прогресуючою деструкцією суглобів; у ≈15 % пацієнтів — м'який перебіг, із помірною активністю захворювання, олігоартритом та повільно прогресуючою деструкцією суглобів; у ≈10 % пацієнтів — довготривалі ремісії, навіть кількарічні; дуже рідко — епізодичний (т. зв. паліндромний), або самообмежуючий перебіг захворювання. Спонтанні ремісії — частіше у чоловіків та хворих старшого віку. Зазвичай хвороба розвиваться підступно, протягом кількох тижнів; у 10—15 % хворих раптова поява симптомів — протягом кількох днів (у цих випадках ураження суглобів може бути несиметричним). У >70 % хворих зі активним серопозитивним РА (в сироватці РФ класу IgM і/або АЦЦП) та поліартритом впродовж 2 років розвивається значне пошкодження суглобів. Під час вагітності у 3/4 пацієнтів симптоматика зменшується вже під час І триместру, однак після пологів наростає. Сам РА не асоціюється з ризиком розвитку ускладнень у вагітної жінки і плоду. В осіб з артралгією без інших симптомів запалення та без іншого захворювання, яке б могло бути причиною такого болю, ризик прогресії до РА є високим, якщо присутні ≥3 з 7 критеріїв:

1) при суб'єктивному обстеженні

  а) суглобові сиптоми виникли недавно (<1 року);

  б) симптоми з боку п'ясно-фалангових суглобів;

  в) тривалість ранкової ригідності ≥60 хв;

  г) максимальна вираженість симптомів рано-вранці;

  д) РА у родича 1. ступеня;

2) при об'єктивному обстеженні

  а) труднощі при стисканні долоні в кулак;

  б) позитивний тест бічного стиснення п'ясно-фалангових суглобів.

1. Характерні симптоми: симетричний біль і набряк суглобів кистей і стоп, рідше — також і великих суглобів (напр., колінних або плечових); ранкова ригідність різної тривалості, зазвичай >1 год.

2. Загальні симптоми: субфебрилітет, міалгія, втомлюваність, відсутність апетиту, втрата маси тіла.

3. Зміни в опорно-руховому апараті: артрит, переважно, симетричний; на ранній стадії захворювання — уражені суглоби зап'ястя, кистей і стоп. Найчастіше уражаються проксимальні міжфалангові, п'ясно-фалангові та плюснофалангові суглоби. У подальшому може розвинутись ураження колінних, плечових, ліктьових та кульшових суглобів. Суглоби верхньої кінцівки (особливо зап'ястя) уражаються набагато частіше, ніж суглоби нижньої кінцівки. Також можливий нетиповий початок — у формі моноартриту або паліндромного ревматизму. На ранній стадії захворювання виявляють: незначну гіпертермію (без гіперемії шкіри!), болючість суглобу під час стиснення, набряк суглобу та навколосуглобових тканин, ексудат у суглобі. Можуть бути супутніми: тендовагініт і бурсит; зміни в сухожиллях і зв'язках.

1) **суглоби кистей** (→розд. 1.32.1, розд. 1.32.2) — на ранній стадії веретеноподібний набряк проксимальних міжфалангових та п'ястково-фалангових суглобів, атрофія міжкісткових і червоподібних м'язів та пальмарна еритема ділянки тенара першого пальця і гіпотенара; у подальшому — деформації, найчастіше ліктьова девіація пальців, при запущеній хворобі — пальмарний підвивих фаланг, пальці зігнуті у вигляді шиї лебедя, у формі запонок (внаслідок змін у зв'язках, сухожиллях та контрактури м'язів) → значне обмеження рухливості пальців. Внаслідок кісткових змін, звуження міжсуглобової щілини і руйнування сухожильно-зв'язкового апарату зап'ястя може розвинутись його анкілоз. Гіпертрофована синовіальна оболонка може стискати серединний нерв, спричиняючи розвиток синдрому зап'ясткового каналу;

2) **ліктьовий суглоб** — біль та обмеження розгинання, може розвинутись тривала згинальна контрактура;

3) **плечовий і ключично-акроміальний суглоб** — синовіт обох суглобів, запалення дзьобо-ключичної зв'язки, бурсити, запалення ротаторної манжети плеча (→підвивих суглобу), прилеглих м'язів та сухожиль;

4) **плесно-фалангові суглоби** — дуже часто є ураженими вже на початку захворювання, деформації пальців схожі, як у кистях;

5) **гомілково-стопний суглоб** — буває ураженим при тяжкій, прогресуючій формі РА, може розвинутись нестабільність та супінація стопи;

6) **кульшовий суглоб** — біль у пахвинній ділянці, наростаючі труднощі при ходьбі;

7) **колінний суглоб** — рідко є ураженим на початку захворювання; ексудат у суглобі призводить до появи симптому балотування колінної чашечки або випуклості на зовнішній стороні суглобу, яка наростає під час натискання на ділянку вище колінної чашечки. Може розвинутись кіста Бейкера (відчувається у вигляді випуклості у підколінній ділянці) → розрив кісти та проникнення рідини до тканин гомілки, значний набряк гомілки, посилення болю і контрактура в колінному суглобі (вимагає диференціації з тромбозом глибоких вен гомілки →розд. 2.33.1);

8) **суглоби хребта** — зміни в шийному відділі є типовими і присутні у більшості хворих; призводять до підвивихів, мікропереломів, деструкції фіброзного кільця міжхребцевого диску та випадіння пульпозного ядра. Небезпечним є підвивих в атланто-осьовому суглобі, симптомами якого є біль, що іррадіює до потилиці, парестезії плечового поясу та верхніх кінцівок, спастичний парез кінцівок при компресії спинного мозку;

9) **інші суглоби** — скронево-нижньощелепні (біль у скронево-нижньощелепній ділянці та труднощі при відкриванні рота і прийомі їжі), персне-черпакуватий (охриплість) і, рідше, грудинно-ключичні.

4. **Позасуглобові зміни:** часто поліорганні, в основному при серопозитивній формі РА з тяжким та довготривалим перебігом:

1) **ревматоїдні вузлики** (РВ) — підшкірні, неболючі, на розгинальній поверхні, переважно на передпліччях, також в ділянках з вищим ризиком стиснення (напр., сідниці), у зв'язках, над суглобами; також виникають у внутрішніх органах;

2) **зміни в серцево-судинній системі** — перикардит (на пізній стадії захворювання; ексудат часто клінічно асимптомний), зміни в серцевому м'язі та на клапанах (РВ, кардіоміопатія), легенева гіпертензія, атеросклероз та тромбоемболічні епізоди (серцево-судинні інциденти становлять найчастішу причину смерті хворих з РА);

3) **зміни в дихальній системі** — плеврит (ексудат часто клінічно асимптомний), РВ в легенях (може виникати їх фіброзування, кальцифікація або інфікування), облітеруючий бронхіоліт та фіброз легень;

Таблиця 1-1. Стадії РА згідно класифікації Steinbrocker

Стадія хвороби	Радіологічні зміни	Атрофія м'язів	Навколосуглобові ураження	Деформації суглобів	Анкілоз суглобів
I (початкова)	навколосуглобовий остеопороз	–	–	–	–
II (помірно-виражених змін)	як вище + звуження суглобових щілин, кісти	в сусідстві уражених суглобів	вузлики, тендиніт	–	–
III (тяжких змін)	як вище + ерозії (узури) суглобових поверхонь	генералізована	як вище	підвивихи, ліктьова девіація, надмірне розгинання	–
IV (кінцева)	як вище + фіброзний або кістковий анкілоз	як вище	як вище	як вище	+

4) **зміни в органі зору** — сухий керато-кон'юнктивіт з десквамацією при вторинному синдромі Шегрена, склерит та епісклерит;

5) **зміни в нирках** (пов'язані головним чином з небажаними ефектами призначених ЛЗ) — інтерстиційний нефрит, пієлонефрит, вторинний амілоїдоз (ускладнення довготривалого активного запального стану);

6) **інші** — васкуліт судин малого та середнього калібру (може призводити до некрозу дистальних частин пальців, шкіри, внутрішніх органів), зміни в нервовій системі: синдром зап'ясткового каналу, полінейропатія (в основному при васкуліті); множинний мононеврит, асоційований з васкулітом, компресія корінців спинно-мозкових нервів внаслідок деструкції суглобів шийного відділу хребта, лімфаденопатія підщелепних, шийних, пахових і ліктьових лімфовузлів; спленомегалія (з лейкопенією [нейтропенією] спостерігається при синдромі Фелті).

➙ДІАГНОСТИКА

Допоміжні дослідження

1. Лабораторні дослідження: ШОЕ >30 мм/год, підвищена концентрація фібриногену і СРБ, нормоцитарна і гіпохромна анемія, незначний лейкоцитоз із незміненою лейкограмою, тромбоцитоз (при дуже активній формі захворювання) або тромбоцитопенія (як медикаментозне ускладнення), підвищена концентрація α_1 і α_2 глобуліну в плазмі; у крові ревматоїдний фактор (РФ) класу IgM у ≈75 % хворих (високий титр корелює з швидкою деструкцією суглобів та розвитком позасуглобових змін), АЦЦП (при РА чутливість >50 %, специфічність 98 %; присутні у ≈40 % хворих без РФ IgM; погіршують прогноз, подібно як і РФ; являються передвісниками швидкої деструкції суглобів).

2. Дослідження синовіальної рідини: запальна рідина →розд. 27.7, РФ (його ще може не бути в крові), можливі рагоцити (нейтрофіли, макрофаги, моноцити або синовіоцити, які фагоцитували імунні комплекси).

3. Візуалізаційна діагностика: РГ суглобів — зміни, що спостерігаються при РГ, залежать від стадії захворювання →табл. 1-1. **УЗД** дає можливість виявити синовіт і наявність рідини в дрібних та великих суглобах, дозволяє раніше, ніж за допомогою РГ, виявити ерозії суглобових поверхонь; у сухожиллях можна візуалізувати втрату волокнистої архітектури, кисту або розрив сухожилля. **МРТ** дає можливість рано виявити синовіт, суглобові ерозії та набряк кісткового мозку, який може випереджувати синовіт. **КТ** дозволяє значно раніше, ніж за допомогою РГ, виявити деструктивні зміни

Таблиця 1-2. Класифікація порушень мобільності при РА	
Клас	**Рівень мобільності**
I	здатність без труднощів виконувати будь-яку повсякденну діяльність
II	здатність виконувати звичні дії, незважаючи на труднощі, причинені обмеженням мобільності одного або кількох суглобів
III	здатність виконувати лише незначну частину повсякденної діяльності чи обмежена можливість самообслуговування або повне їх порушення
IV	значного ступеня або повна знерухомленість в ліжку або на візку; здатність до самообслуговування частково порушена або відсутня

в суглобах, є найкращим методом візуалізації субхондральних кист (геод) при збереженій безперервності кіркового шару або із незначним його перериванням (при МРТ спостерігається незмінений МР-сигнал, внаслідок чого зміни можуть залишитись невиявленими); дуже ефективна при проведенні оцінки змін у шийному відділі хребта.

Діагностична тактика

Проведіть наступні додаткові обстеження (базовий рівень): ШОЕ і СРБ, РФ IgM, АЦЦП, антинуклеарні антитіла, загальний аналіз крові з лейкограмою, протеїнограма плазми,активність АЛТ і АСТ в сироватці, концентрація сечової кислоти, креатиніну та електролітів в сироватці, загальний аналіз сечі, аналіз синовіальної рідини (якщо в суглобі зберігається ексудат, з метою виключення іншого захворювання суглобівРГ кистей, стоп або інших уражених суглобів, а при правильній картині — УЗД, МРТ (КТ менш придатна).

Повний діагноз включає:

1) **стадію захворювання** — I–IV класи за Steinbrocker →табл. 1-1;

2) **ступінь мобільності**→табл. 1-2;

3) **активність захворювання** →табл. 1-3.

Діагностичні критерії

Використовують класифікаційні критерії EULAR/ACR →табл. 1-4.

Диференційна діагностика

Системний червоний вовчак, системна склеродермія, дерматоміозит і поліміозит, змішане захворювання сполучної тканини, системний васкуліт, ревматична поліміалгія, асоційований з інфекцією артрит, рання стадія спондилоартропатії, особливо з ураженням периферичних суглобів. Диференціювання симптомів артриту →табл. 1-5.

→ ЛІКУВАННЯ

Метою лікування є клінічна ремісія згідно з визначенням ACR і EULAR (табл. 1-3) або принаймні низька активність хвороби, якщо досягнення ремісії є малоймовірним. Цю мету потрібно досягнути протягом 6 міс., при умові, що лікування слід змодифікувати або цілком змінити, якщо немає покращення через 3 місяці його застосування. Алгоритм фармакотерапії згідно EULAR 2016 →рис. 1-1.

Фармакологічне лікування

1. Хворобомодифікуючі антиревматичні препарати (ХМАРП): відіграють основну роль в лікуванні РА, оскільки запобігають деструктивним змінам у суглобах або відтерміновують їх виникнення. Ці ЛЗ необхідно призначити негайно після постановки діагнозу. ХМАРП поділяють на:

Таблиця 1-3. Шкали оцінки активності РА

Шкала	Складові	Інтерпретація результату
DAS (Disease Activity Score) [Індекс Активності Захворювання]	в клінічній практиці зазвичай використовують індекс DAS-28; результат розраховують за допомогою спеціального калькулятора, який враховує: 1) число припухлих суглобів 2) число болючих суглобів (враховують 28 суглобів: суглоби зап'ястя, п'ястно-фалангові, проксимальні міжфалангові, ліктьові, плечові та колінні) 3) ШОЕ або СРБ 4) загальну оцінку активності захворювання пацієнтом за допомогою візуальної аналогової шкали (ВАШ, 0–100)	діапазон можливих величин 0–9,4 оцінка активності захворювання: <2,6 балів — ремісія ≤3,2 — низька активність >3,2 і ≤5,1 — середня активність >5,1 — висока активність оцінка відповіді на лікування: – добра — зміна активності на ≥1,2 та низька активність – середня — зміна на >0,6 і <1,2 і низька або середня або зміна на ≥1,2 і висока або середня активність – відповіді немає — зміна на <0,6 або на <1,2 і висока активність
SDAI (Simplified Disease Activity Index) [Спрощений Індекс Активності Захворювання]	врахове ті ж суглоби, що DAS-28, але не вимагає застосування калькулятора величина SDAI = число болючих суглобів + число припухлих суглобів + загальна оцінка активності захворювання за шкалою ВАШ (0–10 см) + загальна оцінка активності захворювання лікарем за шкалою ВАШ (0–10 см) + рівень СРБ (0,1–10 мг/дл)	діапазон можливих величин 0,1–86 оцінка активності захворювання: ≤3,3 — ремісія ≤11 — низька активність >11 і ≤26 — середня активність >26 — висока активність оцінка відповіді на лікування: – значне покращення — зміна на >21 – середнє покращення — зміна на 10–21 – покращення немає — зміна на ≤9
CDAI (Clinical Disease Activity Index) [Клінічний Індекс Активності Захворювання]	ідентичний індексу SDAI, за винятком того, що не врахове СРБ	діапазон можливих величин 0,1–76 оцінка активності захворювання: ≤2,8 — ремісія ≤10 — низька активність >10 і ≤22 — середня активність >22 — висока активність
Критерії ремісії згідно ACR/EULAR (Clinical Disease Activity Index) [Клінічний Індекс Активності Захворювання]	відповідність усім нижче наведеним критеріям: – число болючих суглобів ≤1 – число припухлих суглобів ≤1 – рівень СРБ (мг/дл) ≤1 – загальна оцінка активності захворювання пацієнтом за шкалою ВАШ (0–10) ≤1 або SDAI≤3,3	рекомендовані EULAR для оцінки результативності лікування у клінічній практиці

1) **синтетичні** (сХМАРП)

   а) **традиційні** (тсХМАРП): метотрексат, лефлуномід, сульфасалазин, сполуки золота, хлорохін, гидроксихлорохін;

   б) **цільові** (цсХМАРП): тофацитиніб (інгібітор янус-кіназ JAK3 і JAK1), баріцитиніб (інгібітор JAK1 і JAK2);

Таблиця 1-4. Класифікаційні критерії РА згідно ACR і EULAR 2010 р.

Оцінювана популяція (кого слід оцінювати на наявність РА?): пацієнти, в яких

1) наявний клінічно виражений синовіт щонайменше 1 суглобу (припухлість)

2) наявність синовіту неможливо краще пояснити іншим захворюванням[a].

Нижченаведені критерії стосуються пацієнтів, яких оцінюють уперше. Окрім цього, до групи хворих з РА необхідно віднести пацієнтів з типовими для РА ерозіями (узурами)[б] або з довготривалою хворобою (в т. ч. неактивною [при якій проводилось лікування або нелікованій]), які раніше відповідали нижчевказаним критеріям (про що свідчать дані з історії хвороби).

Класифікаційні критерії РА (слід додати число балів з кожної категорії [А–Г]; результат ≥6 балів = підтверджений діагноз РА)[в]

А. ураження суглобів[г]	
1 великий суглоб[д]	0 балів
2–10 великих суглобів	1 бал
1–3 малих суглоби[е] (ураження великих суглобів наявне або відсутнє)	2 бали
4–10 малих суглобів (ураження великих суглобів наявне або відсутнє)	3 бали
>10 суглобів[є] (в т. ч. щонайменше 1 малий суглоб)[е]	5 балів
Б. серологія (необхідним є результат ≥1 тесту)[ж]	
РФ і АЦЦП негативні	0 балів
РФ або АЦЦП присутні в низькому титрі	2 бали
РФ або АЦЦП присутні у високому титрі	3 бали
В. показники гострої фази (необхідним є результат ≥1 тесту)	
рівень СРБ в нормі і ШОЕ в нормі	0 балів
рівень СРБ підвищений або підвищення ШОЕ	1 бал
Г. тривалість симптомів[з]	
<6 тижнів	0 балів
≥6 тижнів	1 бал

[a] Диференційна діагностика може включати такі хвороби, як системний червоний вовчак, псоріатичний артрит і подагра. [б] Ерозії (визначені, як порушення цілісності кортикального шару кістки), виявлені при РГ кистей рук і стоп у ≥3 окремих суглобах із нижченаведених: проксимальних міжфалангових суглобах, п'ястно-фалангових, суглобах зап'ястя (рахуються як 1 суглоб) та плюснефалангових суглобах. [в] Пацієнтів із результатом <6 балів не відносять до хворих із РА, але вони можуть відповідати критеріям в подальшому (не обов'язково одночасно), під час наступної оцінки. [г] Під ураженням суглобу розуміють припухлість і болючість під час обстеження; їх можна підтвердити, виявляючи за допомогою візуалізаційних методів дослідження синовіт. Не підлягають оцінці дистальні міжфалангові суглоби, I зап'ястно-п'ястний і I плесно-фаланговий суглоби (їх ураження є типовим для деформуючого остеоартрозу). [д] Суглоби: плечовий, ліктьовий, кульшовий, колінний, гомілковостопний. [е] Суглоби: п'ястно-фалангові, проксимальні міжфалангові, II–V плесно-фалангові, міжфаланговий великого пальця руки і суглоби зап'ястя. [є] Окрім ≥1 малого суглобу, можуть бути уражені інші малі, великі суглоби або суглоби, яких не відносять до малих або великих (напр., вискочно-нижньощелепний, ключично-акроміальний, грудинно-ключичний і т. д.). [ж] «Негативний» результат означає величини (виражені в міжнародних одиницях [МО]), що не перевищують верхню межу норми (ВМН) для визначеного тесту в даній лабораторії; «низький титр» = величини, які перевищують ВМН у ≤3 рази; «високий титр» = величини, які перевищують ВМН у >3 рази. [з] Вказана пацієнтом тривалість суб'єктивних або об'єктивних симптомів синовіту (напр., біль, припухлість, підвищена чутливість) суглобів, клінічно уражених на момент оцінки пацієнта (незалежно від того, чи отримує пацієнт лікування).

АЦЦП — антитіла до циклічних цитрулінованих пептидів, СРБ — С-реактивний білок, ШОЕ — швидкість осідання еритроцитів, РФ — ревматоїдний фактор

Таблиця 1-5. Диференціювання симптомів артриту

Симптоми	Ймовірний діагноз
ранкова ригідність	РА, деформуючий остеоартроз, ревматична поліміалгія, хвороба Стілла, псоріатичний артрит, анкілозуючий спондилоартрит, системна склеродермія, вірусний артрит
симетричний артрит дрібних суглобів	РА, СЧВ, змішане захворювання сполучної тканини, вірусний артрит
мігруючий артрит	СЧВ; вірусний артрит; гострий лейкоз; лімфома; артрит, асоційований з іншими неопластичними захворюваннями; ревматична лихоманка
наявний ревматоїдний фактор	РА, синдром Шегрена, системний червоний вовчак, системна склеродермія, змішане захворювання сполучної тканини, поліміозит або дерматоміозит, саркоїдоз, кріоглобулінемія (особливо асоційована з вірусним гепатитом C); хронічні запальні захворювання печінки (особливо хронічний вірусний гепатит), хронічні запальні захворювання легень, новоутворення (особливо лімфопроліферативні захворювання), вірусні (СНІД, інфекційний мононуклеоз, грип) і бактеріальні інфекції (туберкульоз, лепра, сифіліс, бруцельоз, сальмонельоз, бореліоз, підгострий ендокардит), інвазивні інфекції (в т. ч. малярія, філяріоз, шистосомоз)
лихоманка до 40 °C	хвороба Стілла, СЧВ, бактерійний артрит, гострий напад подагри
лейкоцитоз (>15 000/мкл)	бактеріальний артрит, бактеріальний ендокардит, хвороба Стілла, системний васкуліт
лейкопенія	СЧВ, синдром Шегрена, вірусний артрит

2) **біологічні (бХМАРП)**

   а) **оригінальні (боЛЗМПЗ):** антицитокінові — адалімумаб, анакінра, цертолізумаб, етанерцепт, голімумаб, інфліксимаб, тоцилізумаб; неантицитокінові — абатацепт, рутиксимаб;

   б) **біосиміляри (бсХМАРП),** напр., біосимілярний інфліксимаб.

Вибір ЛЗ залежить від активності та тривалості захворювання, терапії, яка раніше застосовувалась, прогностичних факторів (погіршують прогноз: аутоантитіла [РФ і/або АЦЦП, особливо у високому титрі], дуже висока активність захворювання, рання поява ерозій), супутніх захворювань, а також від протипоказань, небажаних ефектів і доступності ЛЗ (препарати, дозування, протипоказання і принципи моніторування лікування →табл. 1-6).

В першу чергу у хворих з активним РА застосовуйте метотрексат (МТХ) в дозі, що поступово підвищується до оптимальної дози (25–30 мг/тиж.) →табл. 1-6 протягом декількох тижнів або дещо нижчої, якщо з'являються небажані ефекти і зберігаються протягом 8–12 тижнів (після цього періоду оцініть ефективність терапії), з відповідним поповненням фолієвої кислоти (≥5 мг/тиж.). МТХ при терапії першої лінії призначається в монотерапії або в поєднанні з іншими тсХМАРП. При наявності протипоказань до МТХ або його непереносимості → лефлуномід або сульфасалазин в монотерапії або в комбінації. На початку лікування розгляньте доцільність додаткового призначення ГК (преднізон, метилпреднізолон або преднізолон), дозу якого знижуйте якнайшвидше, наскільки на це дозволятиме клінічний стан, та відмініть (зазвичай впродовж 3 міс., винятково 6 міс.); пам'ятайте про профілактику/лікування остеопорозу →розд. 16.16. Якщо, незважаючи на застосування тсЛЗМПЗ в оптимальній дозі протягом 6 міс. не досягнуто мети лікування, або протягом 3 міс.не спостерігалось покращення, або розвинулись небажані ефекти (при непереносимості МТХ спочатку спробуйте змінити шлях введення, тобто з п/о на в/м або п/ш); водночас розгляньте доцільність:

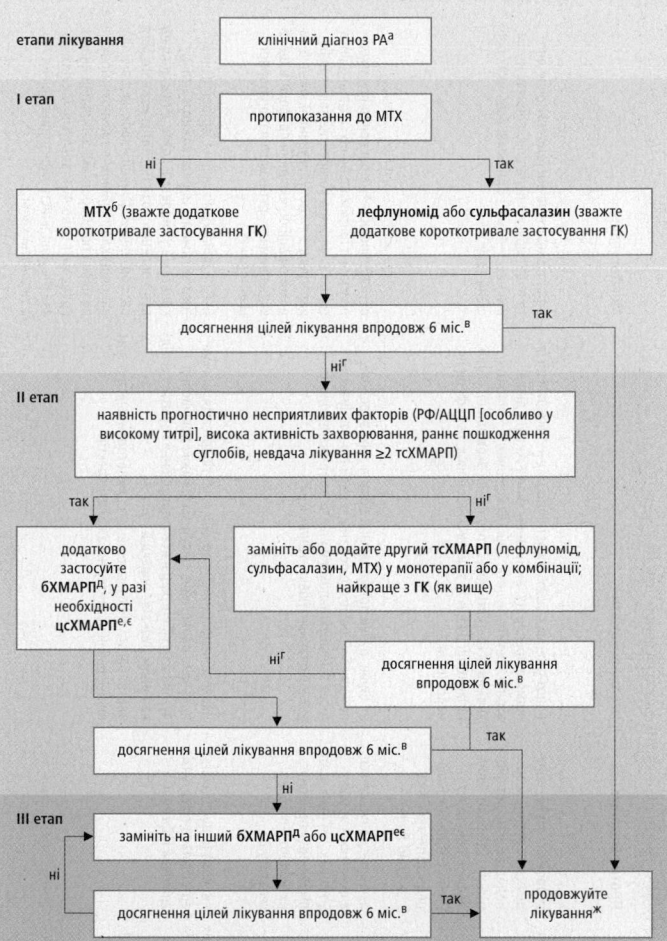

етапи лікування → клінічний діагноз РА[a]

I етап

протипоказання до МТХ

ні → **МТХ**[б] (зважте додаткове короткотривале застосування **ГК**)

так → **лефлуномід** або **сульфасалазин** (зважте додаткове короткотривале застосування ГК)

досягнення цілей лікування впродовж 6 міс.[в] — так

ні[г]

II етап

наявність прогностично несприятливих факторів (РФ/АЦЦП [особливо у високому титрі], висока активність захворювання, раннє пошкодження суглобів, невдача лікування ≥2 тсХМАРП)

так → додатково застосуйте **бХМАРП**[д], у разі необхідності **цсХМАРП**[e,є]

ні[г] → **замініть** або **додайте** другий **тсХМАРП** (лефлуномід, сульфасалазин, МТХ) у монотерапії або у комбінації; найкраще з **ГК** (як вище)

ні[г]

досягнення цілей лікування впродовж 6 міс.[в]

так

досягнення цілей лікування впродовж 6 міс.[в]

ні

III етап

замініть на інший **бХМАРП**[д] або **цсХМАРП**[eє]

ні

досягнення цілей лікування впродовж 6 міс.[в] — так → продовжуйте лікування[ж]

[a] Для діагностування захворювання на ранньому етапі можуть бути придатними класифікаційні критерії ACR і EULAR 2010. [б] у монотерапії або у комбінації з іншим тсХМАРП; [в] метою терапії є клінічна ремісія відповідно до визначення ACR і EULAR, або принаймні низька активність захворювання, якщо досягнення ремісії є малоймовірним. Мету необхідно досягнути впродовж 6 міс. із зауваженням, що лікування слід змодифікувати або змінити, якщо через 3 міс. не наступить покращення. [г] з приводу неефективності або токсичності терапії; [д] інгібітор ФНП (адалімумаб, цертолізумаб, етанерцепт, голімумаб, інфліксимаб або відповідний біосиміляр), абатацепт, інгібітор ІЛ-6 або ритуксимаб; [e] інгібітор JAK (тофацитиніб, баріцитиніб); [є] у хворих, які не можуть вживати тсХМАРП, під час комбінованої терапії більш придатним може бути застосування інгібітора ІЛ-6 або цсХМАРП. [ж] Якщо ремісія зберігається — зменште дозу або інтервал між дозами

цсХМАРП — цільовий синтетичний хворобомодифікуючий антиревматичний препарат, ГК — глюкокортикоїди, тсХМАРП — традиційний синтетичний хворобомодифікуючий антиревматичний препарат, МТХ — метотрексат, РА — ревматоїдний артрит

Рис. 1-1. Алгоритм лікування РА відповідно до рекомендацій EULAR (2016)

Таблиця 1-6. Хворобомодифікуючі антиревматичні препарати (ХМАРП), які застосовують при РА

ЛЗ	Дозування	Протипоказання	Небажані ефекти	Моніторування
традиційні (не біологічні)				
хлорохін	п/о 250 мг 2 × на день протягом 1 тижня, потім 1 × на день	хвороби сітківки, порушення зору, ниркова недостатність, порфірія, псоріаз, дефіцит Г6ФД, нелікований гепатит В або С із печінковою недостатністю С за Child-Pugh	пошкодження сітківки (жовтої плями) — зворотні після відміни препарату; висипання; біль у животі, діарея, втрата апетиту, нудота; інші (дуже рідко) — міопатія, зниження гостроти зору, порушення акомодації, зміни пігментації шкіри та слизових оболонок, периферична нейропатія	офтальмологічне обстеження (очне дно та поле зору) — перед лікуванням, потім кожних 3–4 міс. і при появі будь-яких порушень зору
гідроксихлорохін	п/о 200 мг 1–2 × на день (≤6,5 мг/кг)	як вище; допускається в окремих випадках у хворих, які проходять лікування з приводу активного вірусного гепатиту В	як вище; ризик пошкодження органа зору впродовж перших 5–7 років від початку терапії є дуже низьким (його збільшують похилий вік, захворювання нирок, захворювання сітківки в анамнезі)	окулістичне обстеження перед початком лікування (оптимально об'єктивна оцінка сітківки, оптична когерентна томографія) впродовж 1-го року лікування; після 5-ти років терапії оцінювання проводять щороку; не вимагає рутинного лабораторного моніторингу
циклоспорин	п/о 2,5 мг/кг/добу у 2 розділених дозах кожні 12 год, потім збільшувати на 0,5 мг/кг/добу кожні 2–4 тиж. до досягнення клінічного покращення або загальної дози 5 мг/кг/добу	ниркова недостатність; артеріальна гіпертензія; хронічна інфекція	ниркова недостатність; артеріальна гіпертензія; анемія; надмірне оволосіння, гірсутизм у жінок; порушення чутливості; гіпертрофія ясен; порушення імунітету із підвищеним ризиком інфекцій увага: багато ЛЗ взаємодіють з циклоспорином, що підвищує ризик розвитку небажаних ефектів	ЕКГ на початку лікування; артеріальний тиск та глікемія під час кожного огляду; креатинін у сироватці кожні 2 тиж. до часу встановлення дози ЛЗ, потім кожного місяця; порушення функції нирок на фоні лікування циклоспорином є значною мірою, але не повністю оборотним; загальний аналіз крові, АЛТ і/або АСТ, альбумін (як нижче) — зважте доцільність моніторингу рівня ЛЗ в сироватці крові

ЛЗ	Дозування	Протипоказання	Небажані ефекти	Моніторування
лефлуно-мід	п/о 20 мг 1 × на день	інфекція[a], лейкопенія <3000/мкл; тромбоцитопенія <50 000/мкл; мієлодисплазія; лікування з приводу лімфопроліферативного новоутворення протягом останніх ≤5-ти років; ураження печінки[б,в,г], вагітність[д] і грудне вигодовування; тяжке або помірне порушення функції нирок	діарея, біль у животі, нудота; висипання; випадіння волосся; ураження печінки; пошкодження нирок; підвищення артеріального тиску; тератогенна дія (необхідна ефективна контрацепція); у разі ускладнень окрім відміни ЛЗ можна пришвидшити його виведення за допомогою холестираміну (8 г 3 × на день протягом 11 днів) або активованого вугілля (50 г 4 × день протягом 11 днів); у жінки, яка планує вагітність, та у чоловіка, який планує батьківство, необхідно декілька разів виміряти рівень метаболіту лефлуноміду після пришвидшеного виведення	загальний аналіз крові, рівень креатиніну/рШКФ, АЛТ і/або АСТ, альбумін — кожних 2 тиж. до часу визначення постійної дози впродовж 6 тиж, у подальшому кожного місяця впродовж 3-х міс., потім принаймні кожних 12 тиж.; частіше у хворих із вищим ризиком токсичності; якщо зберігається підвищення АЛТ/АСТ >3 × ВМН слід відмінити ЛЗ і розглянути показання до проведення біопсії печінки з метою оцінки її ураження; артеріальний тиск і маса тіла під час кожного огляду
метотрек-сат	п/о, в/м або п/ш 10–15 мг 1 × на тиж., дозу збільшують поступово до макс. 25–30 мг; одночасно призначте фолієву кислоту (≥5 мг/тиж.) або фолінову кислоту з метою профілактики небажаних ефектів (цитопенії, виразок в ротовій порожнині та нудоти)	як вище + інтерстиційний пневмоніт/фіброз легень; кліренс креатиніну <30 мл/хв	підвищення активності печінкових ферментів у сироватці, фіброз та цироз печінки (дуже рідко); фактори ризику — відсутність поповнення фолієвої кислоти, неалкогольна жирова хвороба печінки, чоловіча стать, неліковане гіперліпідемія, підвищений рівень креатиніну, вживання алкоголю, ожиріння, цукровий діабет, вірусний гепатит В і С; цитопенія внаслідок мієлосупресії та її ускладнення (залежить від дози); виразки в ротовій порожнині, часта 30 %; нудота протягом 24–48 год від прийому ЛЗ; інтерстиціальні ураження легенів, частота 2–6 %, незалежно від тривалості приймання і дози метотрексату; тератогенна дія — необхідна ефективна контрацепція; метотрексат необхідно відмінити (жінка і чоловік) на 3 міс. перед спробою зачаття дитини; менш виражене (спричинене дефіцитом фолієвої кислоти) — запалення слизових оболонок, лисіння, порушення з боку ШКТ	як вище + функціональні дослідження легень і РГ грудної клітки перед лікуванням (діагна, якщо виконана впродовж останнього року) та під час лікування, якщо з'явиться кашель або задишка

Препарат	Дозування	Протипоказання	Побічні ефекти	Моніторинг
сульфаса-лазин	п/о 1 г 2 х на добу (оптимально 3–4 г/добу, дозу слід збільшувати поступово); одночасно фолієва кислота (5 мг/тиж.) або фолінова кислота	гіперчутливість до сульфаніламідів та саліцилатів; стан після ілеостомії; ураження печінки[б,г,е]; ниркова недостатність; порфірія; дефіцит Г-6-ФД	більшість ефектів виникає протягом перших кількох місяців застосування ЛЗ; їх можна уникнути, починаючи лікування від малої дози ЛЗ та поступово її збільшуючи; втрата апетиту, диспепсія, нудота, блювання, біль у животі (частота 30 %); біль голови та запаморочення; лихоманка; алергічні реакції з боку шкіри (кропив'янка, фотосенсибілізація) і суглобів; гемолітична анемія (у хворих із дефіцитом Г-6-ФД в еритроцитах), спорадично апластична анемія; гранулоцитопенія (частота 1–3 %), може розвинутись на будь-якому етапі лікування (найчастіше протягом перших 3 міс.); підвищення активності АЛТ/АСТ в сироватці; інтерстиціальні ураження легень — рідко	загальний аналіз крові, АЛТ/АСТ, креатинін/рШКФ в сироватці — як вище; моніторинг після 12-ти міс. лікування не є обов'язковим за умови стабільного клінічного стану
біологічні				
абатацепт	в/в інфузія 30 хв; маса тіла <60 кг — 500 мг, 60–100 кг — 750 мг, >100 кг — 1 г; наступні дози через 2 і 4 тижні після першої інфузії, потім кожних 4 тиж.	інфекція[а], вірусний гепатит[д,е], вагітність та грудне вигодовування	тяжкі інфекції (в т. ч. опортуністичні); імовірно прогресуюча багатовогнищева лейкоенцефалопатія рідко	перед лікуванням — Рг грудної клітки і туберкулінова проба/IGRA-тест, загальний аналіз крові, АЛТ/АСТ, креатинін в сироватці, дослідження щодо наявності вірусного гепатиту; рекомендується вакцинація проти: пневмококової інфекції (періодично), грипу (щороку), вірусного гепатиту В (якщо наявні фактори ризику захворювання); протипоказані живі вакцини; під час лікування слід проявити обережність у разі появи симптомів інфекції; у жінок рекомендується виконання мамографії перед початком лікування
адаліму-маб	п/ш 20–40 мг кожні 1 або 2 тижні	хронічні інфекції, як вище + серцева недостатність (NYHA III або IV і ФВЛШ ≤50 %); розсіяний склероз або захворювання із демієлінізацією	тяжкі інфекції (зокрема опортуністичні); утворення аутоантитіл, у т. ч.: АНА, анти нДНК, антикардіоліпінових (за антихімерних; рідко розвивається медикаментозний червоний вовчак); рідко появи необхідно припинити; цитопенії (в основному лейкопенії); демієлінізаційні синдром, запалення зорового нерва (дуже рідко) — симптоми проходять після відміни ЛЗ; реактивація інфекції НВV; підвищення активності АЛТ/АСТ в сироватці	
етанер-цепт	п/ш 25 мг 2 × на тиж. або 50 мг 1 × на тиж.	лікування з приводу лімфопроліферативного новоутворення протягом останніх ≤5 років[є]		
інфлікси-маб	в/в 3–10 мг/кг м. т., початково на 0, 2 і 6 тиж., у подальшому кожних 8 тиж. або 3–5 мг/кг кожні 4 тиж.			

ЛЗ	Дозування	Протипоказання	Небажані ефекти	Моніторування
голімумаб	п/ш 50 мг 1×на міс.	як вище		як вище
цертолізу-маб	п/ш 200 мг 2×на добу на 0, 2 і 4 тиж., в подальшому підтримуюча доза 200 мг кожні 2 тиж.	як вище	як вище	як вище
ритукси-маб	в/в 1 г 2-разово з інтервалом у 14 днів; можна повторити через 6 міс.	інфекція[a]; вірусний гепатит[в,е]; вагітність та грудне вигодовування	алергічні реакції; інфекції; імовірно прогресуюча багатовогнищева лейкоенцефалопатія (дуже рідко); реактивація інфекції HBV	як вище + рівень імуноглобулінів у сироватці
тоцилізу-маб	в/в 8 мг/кг маси тіла кожні 4 тиж.	інфекція[a]; вірусний гепатит[в,ж]; АЛТ/АСТ >5×ВМН; нейтропенія <500/мкл і тромбоцитопенія <50 000/мкл; вагітність і грудне вигодовування	інфекції, нейтропенія і тромбоцитопенія, підвищення АЛТ/АСТ в сироватці (особливо у разі одночасного прийому потенційно гепатотоксичних ЛЗ, напр. XMAРП), ліпідні порушення, перфорація кишківника у хворих із дивертикулітом (не дуже часто)	як вище (з огляду на притягнення реакції гострої фази особливо уважно слід моніторувати хворих щодо наявності інфекції) + АЛТ/АСТ кожні 4–8 тиж. протягом перших 6 міс. лікування, в подальшому кожні 3 міс.; загальний аналіз крові через 4–8 тиж. лікування, в подальшому згідно з показаннями

[a] інфекція з наявністю показань до госпіталізації або парентерального застосування антибіотиків, туберкульоз (активний або прихований, якщо хворий не отримує профілактично-го протитуберкульозного лікування), активна інфекція, викликана вірусом вітряної віспи та оперізуючого герпесу, активна тяжка грибкова інфекція (у разі біологічних ЛЗ також, ймовірно, вірусна інфекція верхніх дихальних шляхів з лихоманкою та незагоєна, інфікована виразка шкіри)

[б] активність АЛТ і/або АСТ >2×ВМН

[в] гострий вірусний гепатит В або С

[г] гострий або хронічний вірусний гепатит В або С (незалежно від ступеня печінкової недостатності)

[д] За наявності в анамнезі захворювання легень жоден з XMAРП не є абсолютно протипоказаним.

[е] Хронічний гепатит В (за винятком вірусного гепатиту, з печінковою недостатністю класу А за Child-Pugh): сульфасалазин можна застосовувати при печінковій недостатності класу А або В), або хронічний гепатит С з печінковою недостатністю класу В або С (егінцерепт рекомендують як потенційно безпечний у хворих із хронічним гепатитом С).

[ж] Хронічний з РА, що проходять відбір до біологічної терапії, які перенесли лікування лімфопроліферативного новоутворення або меланоми шкіри (будь-коли), або впродовж останніх 5-ти років хворіли на рак шкіри або солідну пухлину, рекомендується застосування ритуксимабу.

[*] безпека застосування тоцилізумабу при хронічному вірусному гепатиті не є доказаною.

АЛТ — аланінамінотрансфераза, АСТ — аспартатамінотрансфераза, XMAРП — хворобомодифікуючі антиревматичні препарати, ФВЛШ — фракція викиду лівого шлуночка, РА — ревматоїдний артрит.

1) у хворих без несприятливих прогностичних факторів — заміни на інший/інші тсХМАРП або додаткового призначення іншого/інших тсХМАРП, найкраще одночасно з ГК впродовж нетривалого часу (вище);

2) у хворих із несприятливими прогностичними факторами — додаткове призначення бХМАРП (інгібітора ФНП, абатацепту, інгібітора ІЛ-6 або ритуксимабу) можл. цсХМАРП (інгібітора JAK — тофацитинібу або баріцитинібу) →рис. 1-1).

Всі бХМАРП та цсХМАРП призначайте в комбінації з МТХ (7,5–10 мг/тиж.) або з іншими тсХМАРП. У разі непереносимості тсХМАРП ЛЗ вибору з групи бХМАРП повинен бути інгібітор ІЛ-6 або цсХМАРП. Якщо мети лікування надалі не досягнуто — розгляньте доцільність комбінованої терапії іншим бХМАРП або цсХМАРП із тсХМАРП. Після досягнення тривалої ремісії і відміни ГК поступово зменшуйте дозу або збільшуйте перерви між дозами бХМАРП, особливо, якщо хворий отримує тсХМАРП. Можна розглянути разом з пацієнтом доцільність поступового зниження дози тсХМАРП, але слід пам'ятати про те, що припинення терапії тсХМАРП у пацієнтів в стані ремісії приводить до загострення хвороби в ≈70 % випадків і значно важче повторно досягти ремісію. У виняткових ситуаціях можна розглянути доцільність застосування азатіоприну або циклоспорину (циклофосфаміду, як виняток).

2. НПЗП п/о застосовуйте виключно з метою разового купірування об'єктивних і суб'єктивних симптомів запалення. При наявності протипоказів або непереносимості застосуйте парацетамол і/або слабкі опіоїди (напр., трамадол).

3. ГК внутрішньосуглобові ін'єкції — розгляньте доцільність, коли захворювання (або його загострення) уражає тільки один або декілька суглобів (повторні ін'єкції в той сам суглоб виконуйте не частіше, ніж кожні 3 міс.); перед ін'єкцією необхідно виключити інші причини загострення змін у суглобах, як, напр., інфекція або спричинений кристалами синовіт.

Дози в залежності від розмірів суглоба: метилпреднізолону ацетат 4–80 мг, бетаметазон 0,8–4 мг, дексаметазон 0,2–6 мг.

Реабілітація

Застосуйте на кожному етапі захворювання:

1) **кінезотерапія** — збільшення сили м'язів, покращення мобільності, профілактика контрактур і деформацій, уникнення інвалідності;

2) **фізіотерапія** — електро-, лазеро-, термо-, кріотерапія, масажі і бальнеотерапія викликають анальгезуючий, протизапальний та міорелаксуючий ефект;

3) **психологічна підтримка**.

Хірургічне лікування

Розгляньте у разі:

1) сильного болю, незважаючи на максимальну консервативну терапію;

2) зруйнування суглобу, яке настільки обмежує об'єм рухів, що призводить до тяжкого порушення мобільності. Види оперативних втручань: синовіектомія, реконструкційні або корекційні операції, артродез, алопластика.

➡ МОНІТОРИНГ

Оцінка хворого для виявлення ефективності лікування та небажаних ефектів ЛЗ на початковому етапі терапії, до часу досягнення ремісії або низької активності хвороби, кожних 1–3 міс., у подальшому рідше (напр., кожних 6–12 міс.). Для оцінки активності захворювання рекомендують застосовувати комбіновані показники, а для виявлення ремісії — критерії ACR/EULAR (→табл. 1-3). Впродовж усього періоду лікування моніторуйте:

1) активність захворювання та ступінь ушкодження суглобів, зокрема за допомогою:

   а) клінічних шкал →табл. 1-3;

б) оцінки вираженості болю (напр., аналогова шкала ВАШ [0–100 мм] або цифрова шкала NRS [0–10 балів]);

в) комплексної оцінки стану здоров'я пацієнтом і лікарем (за шкалою ВАШ);

г) оцінки інвалідизації за допомогою опитувальника HAQ (Health Assessment Questionnaire);

ґ) оцінки якості життя за допомогою опитувальника SF-36;

д) лабораторних показників — ШОЕ/СРБ (контроль активності запалення), загальний аналіз крові, креатинін, рШКФ, АЛТ і/або АСТ, альбумін у сироватці (контроль, пов'язаний із застосуванням ХМАРП — перед призначенням або додатковим застосуванням наступного ХМАРП кожних 2 тиж. до часу встановлення постійної дози впродовж 6 тиж., у подальшому кожний місяць впродовж 3 міс., а надалі принаймні кожні 12 тиж.);

е) РГ суглобів кистей та стоп (кожні 6–12 міс. впродовж перших кількох років тривання хвороби), можл.інших уражених суглобів;

є) МРТ і/або УЗД суглобів з оцінкою кровоплину у синовіальній оболонці — дають зокрема можливість виявити на ранньому етапі ерозії та активний запальний процес (можуть принести користь у хворих з клінічною ремісією або низькою активністю хвороби);

2) небажані ефекти призначених ЛЗ →табл. 1-6;

3) серцево-судинний ризик — кожних 5 років або частіше, в залежності від співіснуючих хвороб та проведеного лікування; контроль ліпідограми, глікемії, артеріального тиску в домашніх умовах за під час контрольних оглядів у лікаря, рекомендації припинити тютюнопаління; з метою оцінки індивідуального серцево-судинного ризику можете користуватись картою SCORE (→рис. 2.3-1; отриманий результат помножте на 1,5).

2. Хвороба Стілла у дорослих

→ **ВИЗНАЧЕННЯ ТА ЕТІОПАТОГЕНЕЗ**

Генералізована форма ювенільного ідіопатичного артриту, яка перебігає з гарячкою, висипкою, лімфаденопатією і спленомегалією, а також серозитом і запаленням багатьох органів. Причина невідома (підозрюють участь вірусів краснухи, епідемічного паротиту, ECHO 7, ВЕБ).

→ **КЛІНІЧНА КАРТИНА ТА ПРИРОДНИЙ ПЕРЕБІГ**

Початок найчастіше у віці до 16 р. У дорослої особи симптоми можуть бути рецидивом або початком захворювання. Перебіг самообмежуючий (триває <1 року), рецидивуючий (рецидиви можуть бути частими) або хронічний (симптоми тривають безперервно протягом року). У частини хворих розвивається значне ушкодження суглобів. Пропонується виділити 2 форми захворювання:

1) форму з лихоманкою, ураженням багатьох систем, тяжким перебігом, часто з рецидивами;

2) форму, при якій домінує артрит з ризиком розвитку хронічного запалення.

Симптоми: лихоманка (переважно >39 °C, найчастіше у вечірній час або 2-разово протягом доби), біль у горлі з симптомами запалення (часто випереджає інші симптоми на декілька днів або тижнів), плямисті або плямисто-папульозні висипання кольору лосося (часто тимчасові, виникають лише під час лихоманки, рідко з супроводжуючим свербіжем шкіри, найчастіше на тулубі та проксимальних частинах кінцівок, рідше на обличчі; їх появу може викликати тепло [напр., прийом гарячої ванни] або травма шкіри [напр., жорсткий одяг]), артралгія (посилюється під час лихоманки, іноді розвивається артрит, найчастіше у колінних та зап'ясткових суглобах, у ≈1/4 хворих виникає анкілоз уражених суглобів), міалгія, збільшення лімфатичних вузлів (найчастіше в районі шиї; можуть бути чутливими; заочеревинна лімфаденопатія може стати причиною болю в животі, який важко диференціювати), сплено- та гепатомегалія, симптоми плевриту або перикардиту, рідко фіброз легень, міокардит або тампонада серця, посилене випадіння волосся; втрата маси тіла, синдром Шегрена, асептичний менінгіт, периферична нейропатія, амілоїдоз, підгострий гломерулонефрит та інтерстиційний нефрит, гемолітична анемія, ДВЗ-синдром, синдром активації макрофагів/гемофагоцитарний синдром, катаракта, запалення органа зору, порушення слуху.

➡ ДІАГНОСТИКА

Допоміжні дослідження

1. Лабораторні дослідження: у періоди посилення запального процесу зростання ШОЕ та концентрації СРБ у сироватці, лейкоцитоз (часто >20 000/мкл) з підвищеним числом нейтрофілів >80 %, тромбоцитоз, анемія, гіпоальбумінемія, дуже висока концентрація ферритину в сироватці (>3000 нг/мл вказує на хворобу Стілла, зростання корелює з активністю хвороби), підвищена активність амінотрансфераз і ЛДГ в сироватці; РФ класу IgM і ANA (у <10 % хворих), підвищена концентрація ІЛ-18 в сироватці.

2. Синовіальна рідина: запального характеру.

3. Візуалізаційні дослідження: РГ уражених суглобів — можлива кісткова навколосуглобова атрофія, звуження суглобових щілин, ерозії та ранній розвиток конкресценцій; у частини хворих раптова деструкція одного або обидвох кульшових суглобів, рідше колінних. **КТ** може виявити заочеревинну лімфаденопатію.

Діагностичні критерії

Найчастіше використовують класифікаційні критерії →табл. 2-1 (не враховують підвищеної концентрації ферритину, яка має велике діагностичне значення).

Диференційна діагностика

Бактеріальна інфекція (особливо сепсис — проти діагнозу свідчить висока концентрація ІЛ-18), вірусна інфекція, васкуліт, лімфопроліферативні неоплазії (лімфоми), системні захворювання сполучної тканини (головним чином СЧВ), гемофагоцитарний синдром (друга поряд з хворобою Стілла причина концентрації ферритину >1000 нг/мл у дорослих), саркоїдоз.

➡ ЛІКУВАННЯ

1. Лікування гострої фази хвороби: НПЗП, а якщо не наступить покращення →ГК, переважно преднізон п/о зазвичай 0,5–1,0 мг/кг/добу або метилпреднізолон в/в 1000 мг/добу протягом 3 днів. Абсолютні покази до кортикотерапії: міокардит або перикардит, ДВЗ-синдром, значне пошкодження печінки (значне зростання активності амінотрансфераз у плазмі).

2. Тривале лікування: якщо зберігаються симптоми поліартриту → лікування схоже як при РА, найчастіше застосовують метотрексат, а в резистентних випадках інгібітори ФНП, інгібітор ІЛ-6, анакінру або канакінумаб.

3. Хірургічне лікування: значна деструкція суглобів, найчастіше кульшового, є показом до аллопластики.

Таблиця 2-1. Попередні критерії хвороби Стіла у дорослих

великі критерії	1) лихоманка ≥39 °C, яка триває ≥1 тиж.
	2) біль суглобів, який зберігається протягом ≥2 тиж.
	3) типові висипання
	4) лейкоцитоз ≥10 000/мкл, нейтрофіли >80 %
малі критерії	1) біль горла
	2) збільшення лімфовузлів та/або селезінки
	3) підвищення активності амінотрансфераз або ЛДГ у сироватці (після виключення інших причин)
	4) негативні результати визначення ревматоїдного фактору РФ класу IgM та анти-ядерних антитіл імунофлюоресцентним методом
критерії виклю-чення	1) інфекції, особливо сепсис та інфекційний мононуклеоз
	2) новоутворення, особливо лімфоми
	3) інші ревматичні захворювання, особливо вузликовий поліартеріїт та васкуліт при РА

Повинна бути відповідність ≥5 з поміж великих і малих критеріїв, у т. ч. ≥2 великим критеріям, а також не може спостерігатись жодне з захворювань, які входять до критеріїв виключення.

4. Реабілітація: у хворих із симптомами артриту слід розпочинати від самого початку захворювання.

5. Моніторинг: якщо загострення хвороби виникло у дитинстві, необхідне подальше спостереження з метою швидкого діагностування ймовірного рецидиву.

→ ПРОГНОЗ

Поліартрит, а також артрит великих суглобів (плечовий, кульшовий) на початку хвороби пов'язаний із підвищеним ризиком трансформації у хронічний стан. Смерть може наступити внаслідок інфекції, печінкової недостатності, амілоїдозу (розвивається у ≈1/3 хворих), дихальної недостатності, серцевої недостатності або ДВЗ-синдрому.

3. Системний червоний вовчак (СЧВ)

→ ВИЗНАЧЕННЯ ТА ЕТІОПАТОГЕНЕЗ

Аутоімунне захворювання, яке розвивається внаслідок комбінованих порушень імунної системи, які призводять до хронічного запального процесу в багатьох тканинах та органах. Етіологія невідома.

→ КЛІНІЧНА КАРТИНА ТА ПРИРОДНИЙ ПЕРЕБІГ

Жінки хворіють у 6–10 разів частіше, ніж чоловіки. Приблизно 2/3 захворювань у віці 16–55 р. На початку захворювання симптоматика може бути бідною. Часто домінують загальні симптоми або симптоми в межах однієї системи чи органу. Перебіг із періодами загострень і ремісій — у 10–40 % хворих спостерігаються тривалі (>1 року) ремісії або періоди без загострень, проте у ≈70 % хворих незважаючи на досягнення початкової ремісії або низької активності хвороби розвивається загострення. В осіб старшого віку перебіг дещо м'якший.

1. Загальні симтоми: слабкість і швидка втомлюваність, субфебрилітет або лихоманка, зниження маси тіла.

2. Зміни на шкірі та слизових оболонках:

1) **гостра шкірна форма червоного вовчака** — у 60–80 % хворих із СЧВ; обмежений червоний вовчак — еритема на обличчі у вигляді метелика (рис. 3-1), окрім щік та спинки носа зміни можуть локалізуватись на чолі, навколо очей, в ділянці шиї та зоні декольте, які підсилюються під впливом сонячного світла; фотосенсибілізація зазвичай маніфестується впродовж 24 год після експозиції, зміни довго зберігаються, можуть приймати форму генералізованих (які уражають інші відкриті ділянки тіла) еритематозних, плямисто-папульозних змін, пухирів або імітувати токсичний епідермальний некроліз; в активній фазі захворювання часто

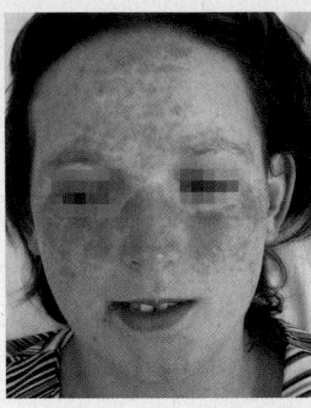

Рис. 3-1. Системний червоний вовчак — характерні зміни шкіри на обличчі у вигляді метелика

виникають ерозії слизової оболонки ротової порожнини або носа;

2) **підгострий шкірний червоний вовчак** — у ≈20 % хворих із СЧВ зміни підсилюються або виникають під впливом сонячного світла, у вигляді кільцевидних, часто випуклих висипань із депігментацією в центрі, або папульозних висипань із лусочками (псоріазоподібних), зазвичай на шиї, плечах, грудній клітці; не залишають рубців, однак можуть спостерігатись порушення пігментації та телеангіектазії;

3) **хронічний шкірний червоний вовчак (дискоїдний вовчак)** — найчастіше обмежується ураженням шкіри, хоча розвивається у ≈25 % хворих із СЧВ; дискоїдні зміни найчастіше на шкірі волосистої частини голови, обличчя, шиї та вушних раковин, залишають деформуючі рубці;

4) **інші неспецифічні дерматологічні зміни** — у т. ч. облисіння та стоншення волосся, папульозна мікседема, вогнищева атрофія шкіри, пустульозні висипання;

5) **васкулярні зміни** — найчастіше виникають у результаті васкулітів і/або мікротромбозів; синдром Рейно (у 15–40 % хворих), сітчасте лівездо, виразки, некроз, кропивниця, пальмарна еритема, телеангіектазії нігтьових валиків, еритромелалгія, «петехії», які нагадують скалку під нігтем (насправді мікротромбози), вузлики Ослера та плями Джейнуея.

3. Зміни опорно-рухового апарату: біль у суглобах і/або м'язах (мігруючий, змінного характеру, головним чином у суглобах кистей та колінних суглобах; у >2/3 хворих), артрит і/або міозит (рідко), тендиніт і тендовагініт; переважно хвороба не призводить до ушкодження суглобових структур та утворення деформацій (рідкісна форма з деформацією суглобів, але на противагу РА без ерозій — артропатія Жакку [Jaccoud]); остеопороз, асептичний остеонекроз.

4. Зміни в нирках (вовчакова нефропатія): розвивається у ≈50 % хворих, переважно внаслідок відкладання в нирках імунних комплексів; може перебігати у формі хронічного гломерулонефриту, швидкопрогресуючого гломерулонефриту, гострої ниркової недостатності, прогресуючого зниження ШКФ, нефротичного синдрому, інтерстиціального нефриту і/або (рідше) дистального тубулярного ацидозу, часто з гіперкаліємією.

5. Зміни в дихальній системі: сухий або ексудативний плеврит (у ≈50 % хворих), рідко гострий лімфоцитарний інтерстиціальний пневмоніт (смертність до 50 %; у хворих, які вижили, розвивається тяжка вентиляційна недостатність рестрикційного типу), дифузна альвеолярна кровотеча, хронічний інтерстиціальний фіброз легень, легенева гіпертензія. Слід пам'ятати про легеневі ускладнення імуносупресивної терапії: інфекційну пневмонію, інтерстиціальні зміни, індуковані циклофосфамідом і метотрексатом.

6. Зміни в серцево-судинній системі: ексудативний перикардит (у ≈50 % хворих; рідко хронічний, рецидивуючий), зміни клапанів з помірною їх дисфункцією та неінфекційний ендокардит (Лібмана-Сакса), міокардит (рідко; зазвичай безсимптомний, переважно діагностується виявленням порушення загальної скоротливості під час ехокардіографічного дослідження у хворих із невиясненою тахікардією або неспецифічними змінами інтервалу ST і зубця Т; наслідком можуть бути порушення провідності); артеріальна гіпертензія (внаслідок ураження нирок або як ускладнення кортикотерапії), підвищений ризик раннього розвитку атеросклерозу та коронарної хвороби.

7. Зміни у нервовій системі (нейропсихіатричний вовчак): у 30–40 % хворих

1) часто (5–15 %) — судинно-мозкові події (у т. ч. транзиторна ішемічна атака або ішемічний інсульт [>80 %], геморагічний інсульт, багатовогнищеві зміни, тромбоз вен твердої мозкової оболонки), епілептичні напади;

2) рідко (1–5 %) — тяжкі порушення когнітивних функцій, депресія, гострі порушення свідомості та зміни в периферичній нервовій системі (полі- і мононейропатії, міастенія, синдром Гійєна-Барре, плексопатії);

3) дуже рідко (<1 %) — психотичні симптоми, мієлопатії, хорея, нейропатії черепно-мозкових нервів, у т. ч. запалення та ішемічна нейропатія зорового нерву, асептичний менінгіт. Симптоми можуть бути зумовлені вторинними інфекціями, метаболічними порушеннями при СЧВ, супутнім антифосфоліпідним синдромом, небажаними ефектами застосованих ЛЗ (переважно ГК).

8. Гематологічні симптоми: лімфаденопатія (у ≈50 % хворих; зазвичай шийних, пахвових та пахвинних лімфовузлів; переважно м'які, неболючі, рухомі, до кількох сантиметрів), спленомегалія, вторинна тромботична тромбоцитопенічна пурпура (рідко).

9. Зміни в ШКТ: порушення ковтання (рідко, зазвичай внаслідок порушень моторики стравоходу), гепатомегалія (у ≈1/2 хворих; може бути проявом аутоімунного запалення), може розвинутись асептичний перитоніт, васкуліт/тромбоз мезентеріальних судин, судин підшлункової залози.

➲ Д І А Г Н О С Т И К А

Допоміжні дослідження

1. Лабораторні дослідження

1) **аналіз крові** — прискорення ШОЕ, рівень СРБ часто у нормі або лише незначно підвищений; помірне підвищення СРБ спостерігається при загостреннях, що супроводжуються серозитом; у решті випадків підвищеного СРБ необхідно шукати інфекцію; нормохромна анемія (анемія хронічних захворювань), рідше гемолітична анемія з позитивним тестом Кумбса; лейкопенія (у 15–20 % хворих) і лімфопенія <1500/мл (лейкоцитоз є, як зазвичай, результатом інфекції або прийому ГК у високих дозах); тромбоцитопенія (прояв імунологічних порушень при СЧВ і/або вторинному АФС, диференціювання часто складне); панцитопенія при синдромі активації макрофагів (рідко) — вторинна до інфекції, пухлини або активного СЧВ; порушення гемостазу — пов'язані з присутністю антитіл до факторів згортання або антифосфоліпідних антитіл; підвищені концентрації креатиніну та сечовини у сироватці (при вовчаковій нефропатії); гіпоальбумінемія і гіпергаммаглобулінемія; підвищена активність трансаміназ у сироватці;

2) **аналіз сечі** — протеїнурія (у 95 % хворих із вовчаковою нефропатією; може бути нефротичного характеру), в осаді сечі змінені еритроцити, лейкоцити, еритроцитарні, лейкоцитарні та зернисті циліндри (т. зв. активний осад), гематурія (рідко);

3) **імунологічне дослідження** — аутоантитіла ANA і аФЛ (специфічність антитіл анти-нДНК і анти-Sm для СЧВ 95–97 %); деякі асоціюються з частішою присутністю певних змін в органах, напр., анти-нДНК — вовчакова нефропатія, анти-РНП (SS-A) — міозит, анти-Sm — ураження ЦНС і вовчакова нефропатія, анти-Ro — лімфопенія, лімфаденопатія, підгострий шкірний червоний вовчак, синдром Шегрена; інші антитіла, напр., до нуклеосом, антирибосомальні (анти-Rib-P), анти-Ku-антитіла або анти-PCNA; позитивні неспецифічні реакції для сифілісу (в 1/3 хворих; вказують на можливу наявність аФЛ); знижена концентрація компонента C3 або C4 комплементу. При медикаментозному червоному вовчаку антигістонові антитіла (>95 %) і (рідше) анти-дДНК (часто без жодних клінічних симптомів).

2. Дослідження біоптату: при імунофлюоресцентному дослідженні **біоптату шкіри** з еритематозних змін і навіть шкіри без видимих патологічних змін, виявляють скупчення імуноглобулінів і компонентів системи комплементу у вигляді смужки на межі дерми та епідермісу, хоча вони також можуть виявлятись при інших захворюваннях шкіри та у 20 % здорових осіб. **Біопсія нирки** показана у більшості хворих із симптомами вовчакової нефропатії; дозволяє визначити тип гломерулопатії та ознаки активності і тривалості патологічного процесу в нирці, що відіграє роль у виборі лікування та оцінці прогнозу.

3. Інші: візуалізаційні дослідження з метою виявлення змін в органах (залежно від клінічної картини), дослідження ліквору, ЕЕГ, дослідження нервової та м'язової провідності, нейропсихологічне обстеження (в окремих хворих із нейропсихіатричним вовчаком).

Діагностичні критерії

Постановка діагнозу здійснюється на основі типових клінічних симптомів та результатів додаткових обстежень. Відсутність ANA свідчить проти діагнозу СЧВ (позитивні у >90 % хворих), натомість присутність антитіл анти-нДНК або анти-Sm загалом підтверджує діагноз. У клінічній практиці часто застосовують класифікаційні критерії ACR →табл. 3-1.

Диференційна діагностика

Змішане і недиференційоване захворювання сполучної тканини, синдром Шегрена, ранній період РА, системний васкуліт; АФС; медикаментозний червоний вовчак (причини →табл. 3-2); фіброміалгія з наявністю ANA, проліферативні захворювання системи крові (особливо лімфоми); первинна тромбоцитопенічна пурпура; аутоімунна анемія; інфекції. Еритема на обличчі іноді вимагає диференціювання із розацеа, себорейним дерматитом, фотодерматозами, дерматоміозитом. Симптоми, які диференціюють системні захворювання сполучної тканини →→табл. 7-2. Стани, що можуть супроводжуватись наявністю аутоантитіл →табл. 3-2.

→ ЛІКУВАННЯ

Загальні принципи

1. Першочерговою метою є подовження тривалості життя, профілактика органних ушкоджень і покращення якості життя, пов'язаної зі здоров'ям (HRQoL), яких можна досягнути за допомогою контролю активності захворювання, а також мінімізації супутніх захворювань і токсичності ЛЗ.

2. Розрізняють лікування, що індукує ремісію або — якщо ремісії неможливо досягнути — найменшу можливу активність захворювання (див. Моніторинг), та підтримуюче лікування, що має запобігати рецидивам захворювання.

3. ЛЗ: основними ЛЗ є ГК. Одночасне застосування інших імуномодулюючих та імуносупресивних ЛЗ дає змогу зменшити дозу ГК та підвищує ефективність. Намагайтесь застосовувати ГК в найменших ефективних дозах або взагалі відмінити ГК, якщо це можливо. Підбір ЛЗ та їх доз залежить від домінуючих у клінічній картині змін та вираженості хвороби:

Таблиця 3-1. Класифікаційні критерії СЧВ, запропоновані ACR

Симптом	Опис/визначення
еритема на обличчі	фіксована плоска або дещо підвищена над поверхнею шкіри еритема, розташована на щоках та спинці носа, що не виходить за межі назо-лабіальних складок
дискоїдна еритема	еритематозні ураження, дещо підвищені над поверхнею шкіри, з прилеглими явищами ороговіння, злущуванням і закупорюванням фолікулів; у випадку більш тривалих уражень можуть утворюватись атрофічні рубці
фотосенсибілізація	висипання в результаті нетипової реакції на сонячне світло, яку виявив лікар або на яку скаржився хворий
виразки в ротовій порожнині	виразки в ротовій порожнині або горлі, переважно неболючі, виявлені лікарем
артрит без ерозій	ураження ≥2-х периферичних суглобів, які характеризуються болючістю, припухлістю або ексудатом
плеврит або перикардит	плеврит (плевральний біль в анамнезі або шум тертя плеври, виявлений лікарем, або ексудат у плевральній порожнині) або перикардит (задокументований на основі змін на ЕКГ або шуму тертя перикарда, або наявності ексудату в перикарді)
ураження нирок	персистуюча протеїнурія >0,5 г/добу або >3+, якщо не проведено кількісної оцінки, або наявність в сечі циліндрів (еритроцитарних, гемоглобінових, зернистих, епітеліальних або змішаних)
ураження нервової системи	напади судом або психічні порушення, без наявності іншої причини, зокрема ЛЗ, метаболічних (напр., уремія, кетоацидоз) або електролітних порушень
гематологічні порушення	гемолітична анемія з ретикулоцитозом або лейкопенія <4000/мкл виявлена ≥2-разово, або лімфопенія <1500/мкл, виявлена ≥2-разово або тромбоцитопенія <100 000/мкл без прийому ЛЗ, які могли б її спричинити
імунні порушення	антитіла анти-нДНК або анти-Sm, або антифосфоліпідні антитіла (антикардіоліпінові класу IgM або IgG, або вовчаковий антикоагулянт, або хибно-позитивний результат VDRL тесту, який зберігається протягом ≥6 міс., підтверджений тестом іммобілізації трепонем)
наявність антиядерних антитіл	неправильний титр антиядерних антитіл у дослідженні методом непрямої імунофлюоресценції або іншим відповідним методом у довільному часі, коли хворий не приймав ЛЗ, які могли б призвести до їх утворення

Для вірогідного діагнозу СЧВ необхідна відповідність ≥4-м критеріям.

1) **м'яка форма** → індукційну терапію не застосовують; **ГК** (у перерахунку на преднізон) 0,1–0,2 мг/кг/добу в комбінації з **антималярійним ЛЗ** (напр., хлорохін п/о 250–500 мг/добу або гідроксихлорохін п/о 200–400 мг/добу); у разі довготривалої ремісії зважте доцільність поступової відміни ГК і продовження терапії антималярійним ЛЗ;

2) **помірна форма** → **ГК** (у перерахунку на преднізон) початково 0,2–0,5 мг/кг/добу в комбінації з **імуносупресивним ЛЗ** (призначеним залежно від домінуючої клінічної маніфестації →нижче);

3) **тяжка форма**, в т. ч. тяжкі загострення (напр., васкуліт, тяжкі генералізовані шкірні зміни [включно з загостренням підгострого шкірного червоного вовчака], полісерозит, міокардит, альвеолярна кровотеча або

Таблиця 3-2. Патологічні, а також інші стани, що можуть перебігати з наявністю аутоантитіл

Патологічні стани	Приклади
системні захворювання сполучної тканини	СЧВ, ССД, синдром Шегрена, ДМ/ПМ, ЗЗСТ, системний васкуліт, АФС, РА
реакції після прийому ЛЗ (в т. ч. медикаментозний СЧВ)	хлорпромазин, метилдопа, гідралазин, пропілтіоурацил, прокаїнамід, ізоніазид, міноциклін, D-пеніциламін, хінідин, сульфонаміди, нітрофурантоїн, ацебутолол
хронічні захворювання печінки	хронічний активний гепатит, первинний біліарний цироз, алкогольний гепатит
хронічні захворювання легень	ідіопатичний фіброз легень, азбестоз, первинна легенева гіпертензія
хронічні інфекції	спричинені туберкульозною паличкою, грам-негативними паличками
новоутворення	лімфоми, лейкози, меланома, солідні пухлини яєчника, рак молочної залози, рак легені, рак нирки
захворювання системи крові	ідіопатична тромбоцитопенічна пурпура, аутоімунна гемолітична анемія
здорові особи	частіше у жінок, під час вагітності, у похилому віці
інші	ЦД, хвороба Грейвса-Базедова, розсіяний склероз, підгострий ендокардит, ниркова недостатність, стан після трансплантації органа

інтерстиціальна пневмонія, тяжкий люпус-нефрит, тяжкі гематологічні порушення, виражені симптоми з боку ЦНС, гострі периферичні нейропатії, дуже виражені загальні симптоми):

а) **ГК** 1–2 мг/кг/добу п/о або в/в (у перерахунку на преднізон) або

б) ГК, найчастіше метилпреднізолон в/в 500–1000 мг/добу протягом 3–5 днів, у подальшому преднізон, преднізолон або метилпреднізолон п/о 1–1,5 мг/кг/добу.

Після досягнення покращення дозу ГК слід поступово зменшувати на ≈10 % на тиждень. Після досягнення дози 30 мг/добу редукція становить 2,5 мг/тиж., а при дозі 10 мг/добу — 1 мг/тиж., до мінімальної, контролюючої симптоматику дози. У багатьох випадках (перш за все у хворих із ураженням нирок та ЦНС) одночасно починають лікування **циклофосфамідом**, який, після досягнення ремісії, можна замінити іншим імуносупресивним ЛЗ (напр., азатіоприном, циклоспорином, мофетилом мікофенолату [ММФ]). У хворих із персистуючою високою активністю захворювання, незважаючи на стандартне лікування (однак без тяжкої вовчакової нефропатії та пошкодження ЦНС) можна застосувати **белімумаб**.

4. Профілактика загострень:

1) **уникання експозиції до сонячного опромінення;**

2) **уникання ЛЗ, що викликають медикаментозний червоний вовчак;**

3) **антималярійні ЛЗ.**

5. Додаткові заходи:

1) **профілактика остеопорозу** →розд. 16.16;

2) **протидія факторам ризику серцево-судинних захворювань;**

3) **профілактичні щеплення** (лише тоді, коли хвороба неактивна) — особливо проти грипу і пневмококів; інші щеплення — залежно від індивідуальної оцінки ризику; застосування вакцин, що містять живі мікроорганізми, загалом є протипоказаним;

4) жінок репродуктивного віку, які приймають імуносупресивні ЛЗ, слід інформувати про необхідність **ефективної контрацепції** (наявність аФЛ/АФС є протипоказанням до гормональної контрацепції[що містить естрогени]);

5) у хворих із персистуючим високим титром аФЛ розгляньте доцільність антитромбоцитарних ЛЗ і/або гідроксихлорохіну або хлорохіну;

6) в ситуації підвищеного ризику флеботромбозу глибоких вен нижніх кінцівок застосуйте НМГ у профілактичних дозах →табл. 2.33-2.

Лікування шкірних змін

1. Уникання експозиції до сонячного опромінення: захисний одяг, сонцезахисні креми з SPF ≥15.

2. Місцеве лікування: мазі та креми з вмістом **ГК** (протягом короткого часу — похідні фтору зумовлюють атрофію шкіри) або **інгібітор кальцинейрину** (напр., 0,1 % такролімус).

3. Загальносистемне лікування: антималярійні ЛЗ, напр., хлорохін п/о 250 мг 2×на день, підтримуюча доза 250 мг/добу або гідроксихлорохін п/о 200–400 мг/добу, підтримуюча доза 200 мг/добу; в резистентних випадках зважте доцільність призначення метотрексату (початково 10 мг 1×на тиж., у разі потреби збільшення дози як при РА), **ретиноїди** (напр., ізотретиноїн початково 0,5 мг/кг 2×на день, у подальшому 0,25–0,5 мг/кг 1×на день; увага: тератогенні ЛЗ); можливо інші — ММФ, азатіоприн, ВВІГ, біологічні ЛЗ (напр., ритуксимаб).

Лікування гематологічних порушень

1. Аутоімунна гемолітична анемія та імунна тромбоцитопенія: зазвичай добре реагують на лікування **ГК**. Ефективними вважають такі імуносупресивні ЛЗ, як азатіоприн, ММФ, циклоспорин, циклофосфамід, ВВІГ, ритуксимаб. У резистентних випадках розгляньте доцільність проведення спленектомії.

2. Лейкопенія: загалом не вимагає лікування. Зазвичай добре реагує на **ГК**. У разі медикаментозно індукованої нейтропенії слід зменшити дозу або відмінити цитотоксичний ЛЗ, а у випадку агранулоцитозу <500/мкл застосуйте Г-КСФ. При лімфопенії зважте доцільність профілактики інфекції *P. jiroveci* (котримоксазол).

3. Тромботична тромбоцитопенічна пурпура →розд. 15.19.3.1.

4. Синдром активації макрофагів →Особливі ситуації.

Лікування артралгії, міалгії та артриту

Застосуйте **НПЗП**, **ГК** (дуже ефективні, напр., преднізон [преднізолон] до 15 мг/добу п/о), **хлорохін** або гідроксихлорохін (→вище), або **метотрексат** (10–20 мг 1×на тиж., з фолієвою кислотою).

Лікування серозиту

Застосуйте **НПЗП або ГК** (зазвичай преднізон ≈15 мг/добу). **Антималярійні ЛЗ**, **метотрексат**, **азатіоприн** також є ефективними.

Лікування вовчакової нефропатії

1. У кожному випадку ліквідуйте фактори, що пришвидшують прогресування нефропатії та здійснюйте профілактику серцево-судинних захворювань.

2. У хворих із протеїнурією призначте ІАПФ/АРА. Тактика при нефротичному синдромі →розд. 14.3.4.

3. Імуносупресивне лікування: у всіх хворих із вовчаковою нефропатією, у т. ч. в фазі ремісії, рекомендовано гідроксихлорохін 200–400 мг/добу (можна застосувати хлорохін 250–500 мг/добу). Тактика дій залежить від класу вовчакової гломерулопатії (класифікація ISN/RPS): I — мінімальні мезангіальні зміни; II — мезангіальні проліферативні зміни із депозитами в мезангії; III — вогнищеві проліферативні зміни у гломерулах; IV — дифузні (≥50 % гломерул) проліферативні зміни; V — мембранозний гломерулонефрит; VI — запущений гломерулосклероз:

1) **I клас** (відсутні клінічні симптоми нефропатії) → імуносупресивне лікування виключно у разі показань, які пов'язані із позанирковими змінами при СЧВ;

2) **II клас: протеїнурія <1 г/добу** → без імуносупресивного лікування; протеїнурія >1 г/добу → зазвичай преднізон і, можливо, інші імуносупресивні ЛЗ, залежно від гістологічного прогресування хвороби: **нефротична протеїнурія** → ГК або інгібітор кальциневрину (як при субмікроскопічному гломерулонефриті у дорослих); обов'язковим є ретельний моніторинг прогресування захворювання та показів до контрольної біопсії нирки;

3) **III і IV клас** → необхідна інтенсивна імуносупресивна терапія (ГК + циклофосфамід або ММФ);

4) **V клас** (прогноз загалом добрий) → у разі стійкої нефротичної протеїнурії застосовують ГК з імуносупресивним ЛЗ (циклофосфамід, інгібітор кальциневрину або ММФ);

5) **VI клас** → без імуносупресивного лікування; підготовка до нирковозамісної терапії; при термінальній нирковій недостатності лікуванням вибору є трансплантація нирки (можлива у пацієнтів, у яких активність хвороби не виявляється впродовж ≥6 міс.).

4. Етапи лікування проліферативної гломерулопатії (клас III і IV):

1) **індукція ремісії гострої фази захворювання** (3–6 міс.):

а) ГК — **метилпреднізолон** в/в 500–750 мг впродовж 3 наступних днів, потім **преднізон** п/о 0,5 мг/кг/добу протягом 4 тиж., потім поступове зниження впродовж 4–6 міс. до підтримуючої дози <10 мг/добу; а також

б) **циклофосфамід** 0,5 г у в/в інфузії кожних 2 тиж. протягом 3 міс. або **ММФ** п/о 2–3 г/добу (або мікофенолову кислоту 2160 мг/добу) протягом 6 міс. (у випадку прогресування хвороби впродовж перших 3 міс. індукційного лікування слід змінити лікування на альтернативне — циклофосфамід на ММФ або навпаки);

в) у разі гострої ниркової недостатності, що вимагає діалізотерапії, або з явними симптомами васкуліту доповненням терапії можуть бути **плазмаферези** (щодня протягом 7 днів із обміном 4 л плазми під час кожної процедури);

г) у резистентних випадках можна застосувати ритуксимаб або ВВІГ;

Критерій ефективності терапії:

1) **повна ремісія** — зниження протеїнурії до <0,5 г/добу та зниження креатинінемії до початкового показника перед захворюванням;

2) **часткова ремісія** — стабілізація або зниження креатинінемії (без повернення до початкового показника перед захворюванням) та зниження протеїнурії на ≥50 %. Відсутність розвитку повної ремісії після 12 міс. лікування зазвичай є показом до повторної біопсії нирки. Наростання протеїнурії або креатинінемії під час зниження доз ЛЗ є показанням до повторного їх збільшення до таких, які забезпечували контроль над захворюванням;

2) **підтримуюча терапія** (≥3 років) — метою є уникнення рецидивів або зберігання лише незначної активності захворювання: **азатіоприн** п/о 2 мг/кг/добу або **ММФ** п/о 1,0–2,0 г/добу, часто з ГК у низькій дозі (напр., преднізон п/о 5–7,5 мг/добу).

Лікування нейропсихіатричного вовчака

1. ГК та інші імуносупресивні ЛЗ (переважно циклофосфамід) застосовуйте лише тоді, коли маніфестація нейропсихіатричного вовчака здається бути наслідком імунного процесу (що зазвичай супроводжується високою загальносистемною активністю СЧВ); завжди необхідно виключити інфекцію, вплив ЛЗ і метаболічне порушення.

2. Якщо симптоми нейропсихіатричного вовчака пов'язані з АФС застосуйте антитромбоцитарні ЛЗ і/або антикоагулянти →розд. 16.4.

3. Додатково застосуйте симптоматичне лікування (напр., протисудомні ЛЗ, антидепресанти) та протидійте факторам, що погіршують персбіг СЧВ (напр., артеріальна гіпертензія, метаболічні порушення, інфекція).

Лікування медикаментозного червоного вовчака

1. Відміна ЛЗ, який викликав симптоми; у більшості випадків призводить до зникнення симптомів протягом декількох днів.

2. Застосування впродовж певного часу НПЗП та хлорохіну (або гідроксихлорохіну) рідко є необхідним.

3. ГК: в основному з метою досягнення швидкого контролю над серозитом.

4. Хворі з вовчаком, спричиненим застосуванням гідралазину, часто вимагають імуносупресивної терапії.

➜ МОНІТОРИНГ

1. У випадку хворих у повній ремісії, без органних ушкоджень та супутніх захворювань, рекомендуються контрольні огляди кожні 6–12 міс., а у решти хворих — частіше.

2. Для оцінки активності СЧВ та діагностики загострень беріть до уваги: появу нових клінічних симптомів (вираженість і тип шкірних змін, артрит, серозит, неврологічні або психотичні прояви), лабораторні показники (загальний аналіз крові, концентрація креатиніну і альбуміну в сироватці, протеїнурія, осад сечі, концентрації компонентів С3 і С4 комплементу, титр антитіл до C1q і анти-нДНК в сироватці) та показники загальної активності захворювання (напр., SLEDAI).

3. Перед вагітністю, оперативним втручанням або лікуванням естрогенами необхідно визначити аФЛ.

4. Залежно від індивідуального ризику, особливо перед інтенсивною імуносупресивною терапією, слід виконати дослідження щодо інфікування HBV, HCV, ЦМВ і туберкульозною паличкою.

➜ ОСОБЛИВІ СИТУАЦІЇ

Синдром активації макрофагів (САМ)

Одна з набутих форм гемофагоцитарного лімфогістіоцитозу (HLH) →розд. 15.16, яка спостерігається при ревматичних захворюваннях, найчастіше при генералізованій формі ювенільного ідіопатичного артриту, а в дорослих при СЧВ. Полягає у надмірній та пролонгованій активності макрофагів і Т-лімфоцитів (головним чином CD8+), що призводить до неконтрольованої запальної реакції. Спостерігаються: лихоманка (часто висока), гепатомегалія, спленомегалія і лімфаденопатія, неврологічні симптоми.

Діагностується на основі загальних критеріїв HLH, котрі, однак, не проходили підтвердження на популяції хворих із СЧВ. Необхідна диференційна діагностика з іншими вторинними формами HLH, спричиненими напр., інфекцією або злоякісною пухлиною, а також із сепсисом та загостренням СЧВ. У лікуванні застосовують: ГК у високих дозах (ефективність ≈50 %), а в разі стероїдорезистентності циклоспорин, циклофосфамід або такролімус (80 % ремісій). Якщо стан хворого погіршується, починають лікування етопозидом з дексаметазоном і циклоспорином. До поганих прогностичних факторів належать: інфекція і концентрація СРБ >50 мг/л.

Вагітність

СЧВ не впливає на фертильність, однак становить загрозу для протікання вагітності та стану здоров'я жінки і новонародженого. Рекомендується зачекати з вагітністю до часу досягнення ремісії хвороби. Акушерська патологія та розвиток прееклампсії пов'язані, в основному, з присутністю аФЛ і вовчаковою нефропатією. Вагітність може підвищити активність СЧВ, однак рецидиви зазвичай перебігають в легкій формі. Не слід переривати підтримуючу терапію, ані зменшувати дози імуносупресивних ЛЗ. У вагітних вважається допустимим застосування ГК (преднізон <15 мг/добу), азатіоприну, хлорохіну, гідроксихлорохіну, циклоспорину (не можна застосовувати циклофосфамід, метотрексат та ММФ) та ацетилсаліцилової кислоти у низьких дозах. НПЗП можна застосувати у I і II триместрі вагітності (не призначайте селективні інгібітори ЦОГ-2). З огляду на нечисленні дані, які стосуються безпеки біологічних ЛЗМПЗ (у т. ч. ритуксимабу, тоцилізумабу та белімумабу), ці ЛЗ необхідно відмінити перед планованою вагітністю, хіба що жоден із визнаних безпечними ЛЗ не забезпечує відповідного контролю над симптомами захворювання. У перинатальному періоді необхідним може бути збільшення дози ГК. Присутність антитіл анти-Ro (анти SS-A) і анти-La (анти SS-B) у вагітної жінки може спричинити неонатальний червоний вовчак (у 3 % вагітних) та вроджену блокаду серця у плода — необхідний моніторинг під час вагітності.

Під час грудного вигодовування, за відсутності протипоказань з боку дитини, можна продовжувати лікування гідроксихлорохіном, хлорохіном, азатіоприном, циклоспорином, преднізоном (при дозі >50 мг вигодовування слід провести через >4 год від прийому ЛЗ), імуноглобулінами, такролімусом, неселективними НПЗП і целекоксибом. Не призначайте метотрексату, ММФ, циклофосфаміду та інших окрім целекоксибу інгібіторів ЦОГ-2.

Хірургічні втручання

Перед операцією оцініть активність хвороби, оскільки операція може загострити її перебіг. Рекомендується попередньо досягнути ремісію, якщо відтермінування операції не становить загрози для життя хворого. Найшвидшого покращення можна досягнути застосуванням ГК у високих дозах.

→ ПРОГНОЗ

Найчастіші причини смерті в ранньому періоді захворювання: інфекції і тяжкі органні зміни (ураження ЦНС, серцево-судинної системи, гостра вовчакова пневмонія, тяжка нефропатія), у пізнішому періоді: ускладнення лікування (інфекції) та наслідки пришвидшеного атеросклерозу, тромбоз. Прогресування органних пошкоджень залежить значною мірою від появи артеріальної гіпертензії та застосування ГК; позитивно впливає гідроксихлорохін. У разі адекватного діагнозу і лікування 10-річна виживаність спостерігається у ≈80 % хворих, а 20-річна — у 65 %. У понад половини хворих розвинуться тривалі пошкодження органів. Прогноз гірший у хворих із люпус-нефритом; незважаючи на лікування у 20 % хворих розвивається термінальна ниркова недостатність. Рецидиви СЧВ у трансплантованій нирці виникають надзвичайно рідко (2 %).

4. Антифосфоліпідний синдром (АФС)

→ ВИЗНАЧЕННЯ ТА ЕТІОПАТОГЕНЕЗ

Захворювання, що викликане аутоантитілами до білково-фосфоліпідних комплексів, та проявляється венозним або артеріальним тромбозом і акушерською патологією. Етіологія невідома. Патогенез намагаються пояснити прокоагулянтним ефектом антифосфоліпідних антитіл (аФЛ: вовчакового антикоагулянту, антитіл до кардіоліпіну та β_2-глікопротеїну I. Вирізняють **первинний** АФС (не пов'язаний з іншими захворюваннями) та АФС, що **супутній іншій хворобі** (найчастіше СЧВ — 30–50 % випадків). Описано також серонегативний АФС, тобто ситуацію, в якій клінічні ознаки синдрому присутні, однак у сироватці виявити типові антитіла не вдається.

→ **КЛІНІЧНА КАРТИНА ТА ПРИРОДНИЙ ПЕРЕБІГ**

Симптоми залежать від судинного русла, в якому розвинувся тромбоз. Домінує (≈2/3 випадків) венозний тромбоз, головним чином нижніх кінцівок, набагато рідше шийних вен, вен верхніх кінцівок або вісцеральних вен; артеріальний тромбоз зазвичай судин головного мозку. Часто рецидиви тромбозу виникають у тому ж самому руслі (венозному чи артеріальному), в якому виник первинний епізод.

1. Тромбоз судин кінцівок: часто двосторонній та рецидивуючий, головним чином глибоких вен, інколи флебіт поверхневих вен. Тромбоз периферичних артерій верхніх або нижніх кінцівок проявляється рідко; типові симптоми гострої ішемії кінцівки.

2. Тромбоз судин внутрішніх органів: може уражати судинне русло кожного органу та мати мало- чи безсимптомний перебіг:

1) **у легеневому руслі** — тромбоемболія легеневої артерії (внаслідок тромбозу глибоких вен кінцівок), рідко легенева гіпертензія, спричинена тромбозом, тромбоз дрібних судин;

2) **у серці** — потовщення стулок та пошкодження функції серцевих клапанів (головним чином мітрального, рідше аортального), дрібні вегетації на клапанах (неінфекційний ендокардит, фактор ризику судинно-мозкових подій), тромбоз коронарних артерій;

3) **у ниркових судинах** — симптоматичний тромбоз ниркової артерії або вени та інфаркт нирки — рідко (<3 %), у >30 % хворих внутрішньониркова тромботична мікроангіопатія, з артеріальною гіпертензією, протеїнурією різного ступеня, еритроцитурією та незначно підвищеною концентрацією креатиніну в сироватці;

4) **в інших органах черевної порожнини** — рідко (<1 %), в результаті можуть розвинутись ішемія стравоходу, кишківника, інфаркти селезінки, підшлункової залози або надирників (синдром Аддісона); тромбоз печінкового русла може приймати форму синдрому Бадда-Кіарі або тромбозу дрібних печінкових вен.

3. Тромбоз судин ЦНС: ішемічний інсульт або транзиторні ішемічні атаки (у ≈20 % хворих, переважно молодих); внаслідок рецидивуючих інсультів (також мало- або безсимптомних мікроінсультів) може розвинутись деменція.

4. Тромбоз судин ока: скороминуча сліпота, нейропатія зорового нерву, тромбоз центральної артерії або вени сітківки.

5. Дерматологічні зміни: найбільш типовим симптомом є сітчасте ліведо, рідше виразки та некротичні зміни різної локалізації.

6. Ураження опорно-рухового апарату: у ≈40 % хворих артралгія, переважно пов'язана із запаленням; рідко асептичний остеонекроз.

7. Акушерська патологія: викидень, передчасні пологи, прееклампсія, плацентарна недостатність, затримка розвитку плоду.

8. Катастрофічний АФС (КАФС): гостра недостатність багатьох (найчастіше ≥3) органів, особливо нирок та легень, головним чином внаслідок тромбозу дрібних судин. До провокуючих факторів належать: інфекції, хірургічні втручання, відміна антикоагулянтів, МНВ поза терапевтичним діапазоном, ЛЗ, травми і стрес. Симптоми виникають одночасно або протягом тижня, включають лихоманку, задишку, біль у животі, периферичні набряки, дерматологічні зміни (пурпура, сітчасте ліведо, некроз), порушення свідомості; розвивається дихальна, серцева та ниркова недостатність. Під час лабораторних досліджень часто виявляють значну тромбоцитопенію, гемолітичну анемію та ознаки

Таблиця 4-1. Змодифіковані класифікаційні критерії антифосфоліпідного синдрому[a]

клінічні критерії

1) тромбоз судин — ≥1 інцидент тромбозу в артеріях, венах (за винятком тромбозу поверхневих вен) або капілярах у межах будь-якої тканини чи органа, підтвердженого візуалізаційним, доплерівським або гістологічним дослідженням; наявні при гістологічній картині тромботичні ураження не повинні супроводжуватись запаленням судинної стінки

2) акушерська патологія

    а) ≥1 загибель морфологічно нормального плоду в терміні після 10-го тиж. вагітності (нормальна морфологія плоду задокументована за допомогою УЗД або безпосереднього обстеження)

    або

    б) ≥1 передчасні пологи морфологічно нормального новонародженого в терміні до 34-го тиж. вагітності у зв'язку з прееклампсією або еклампсією чи тяжкою плацентарною недостатністю

    або

    в) ≥3 спонтанні викидні невияснаної етіології в термінах до 10-го тиж. вагітності, з виключенням причин, які пов'язані із анатомічними змінами чи гормональними порушеннями у матері та хромосомними змінами в обох батьків

лабораторні критерії

1) у плазмі присутній вовчаковий антикоагулянт, виявлений ≥2-разово з інтервалом у ≥12 тиж.

2) наявність у сироватці або плазмі антикардіолінових антитіл класу IgG або IgM, у середній або високій концентрації (тобто >40 GPL або MPL, або >99-го центиля), виявлених ≥2-разово з інтервалами у ≥12 тижнів стандартизованим методом ІФА

3) антитіла до β_2-глікопротеїну I присутні в сироватці або плазмі (в титрі >99-го центиля), виявлені ≥2-разово з інтервалом у ≥12 тиж., стандартизованим методом ІФА

Інтерпретація: антифосфоліпідний синдром діагностується за умови відповідності ≥1-му клінічному критерію та ≥1-му лабораторному критерію.

[a] Даних критеріїв не слід застосовувати, якщо клінічні симптоми захворювання виникли в період <12 тиж. або >5 років від моменту виявлення аФЛ.

активації системи згортання крові (необхідно диференціювати з тромботичною тромбоцитопенічною пурпурою, гемолітико-уремічним синдромом, сепсисом та синдромом диссемінованого внутрішньосудинного згортання [ДВЗ]). Смертність сягає 50 %.

ДІАГНОСТИКА

Допоміжні дослідження

1. Лабораторні дослідження: аФЛ (у майже 90 % хворих), ANA у значному титрі (у 45 % хворих з первинним АФС), тромбоцитопенія (переважно >50 000/мкл; у ≈30 %), гемолітична анемія, подовження АЧТЧ.

2. Візуалізаційні дослідження: в залежності від локалізації тромбозу.

Діагностичні критерії

Застосовують класифікаційні критерії →табл. 4-1.

Диференційна діагностика

1. Тромбофілії вроджені та набуті →розд. 15.22.

2. Зміни в артеріальному руслі: ускладнення атеросклерозу, васкуліт.

→ **ЛІКУВАННЯ**

1. Гострі тромботичні події: лікування, як у решти хворих без АФС (КАФС →нижче).

2. Первинна профілактика: у хворих із аФЛ, профіль яких вказує на високий ризик тромбозу (вовчаковий антикоагулянт [сам або з антитілами до кардіоліпіну та антитілами до β_2ГПІ], збереження у хворих із СЧВ самих лише антикардіоліпінових антитіл у середньому або високому титрі) → ліквідація факторів ризику серцево-судинних захворювань + можл. ацетилсаліцилова кислота (АСК) [при супутньому СЧВ розгляньте доцільність додаткового призначення гідроксихлорохіну]; у ситуаціях підвищеного ризику тромбозу (напр., хірургічне втручання, іммобілізація, навколопологовий період) у всіх хворих із аФЛ застосовуйте НМГ у профілактичних дозах.

3. Вторинна профілактика

1) хворі з аФЛ (без підтвердженого АФС) і першим епізодом венозного чи артеріального тромбозу → тактика ведення, як у хворих без АФС;

2) хворі з підтвердженим АФС

   а) перенесений венозний тромбоз → антагоніст вітаміну К (АВК) — тривало, цільове МНВ 2–3 (перший інцидент тромбозу глибоких вен нижніх кінцівок із тимчасовим фактором ризику, без аФЛ, які б вказували на високий ризик → розгляньте доцільність короткотривалого [3–6 міс.] лікування);

   б) перенесений артеріальний тромбоз → тривале лікування; розгляньте доцільність залежно від індивідуального ризику тромбозу та його ускладнень (у т. ч. профіль аФЛ, додаткові фактори серцево-судинного ризику, перший *vs* наступний тромботичний епізод, загроза органної недостатності) та ризику кровотечі: АСК + АВК (МНВ 2–3) або АВК із цільовим МНВ >3 (на думку деяких експертів достатнім є АСК або АВК із цільовим МНВ 2–3).

4. Неефективність лікування: слід збільшити інтенсивність антикоагуляції з використанням АВК (цільовий МНВ 3–4), або замінити АВК на НМГ, у разі необхідності при артеріальному тромбозі додатково призначте АСК. Тривають спроби застосування НОАК (напр., ривароксабану).

5. Тромбоцитопенія <50 000/мкл або **активне системне захворювання сполучної тканини** → застосуйте ГК.

6. АФС у вагітної жінки

1) фізіологічний перебіг вагітності, в анамнезі без акушерської патології, аФЛ виявлено випадково → без лікування або АСК у низькій дозі;

2) акушерська патологія в анамнезі та аФЛ → лікування залежить від різновиду та титру антитіл, включає застосування АСК і НМГ.

7. Катастрофічний АФС → комбінована терапія: гепарин у терапевтичних дозах, ГК у високих дозах та плазмаферез або ВВІГ; якщо підозрюєте зв'язок симптомів із інфекцією → антибіотики широкого спектру дії. Ритуксимаб можна додати на початку лікування, особливо у хворих із гемолітичною мікроангіопатичною анемією або при наявності протипоказів до антикоагуляції, а також у разі резистентності до початкової комбінованої терапії. Екулізумаб також є ефективним.

8. Жінки з АФС/аФЛ не повинні приймати естрогенів (у формі пероральних контрацептивів або гормональної замісної терапії), оскільки вони збільшують ризик тромбозу.

→ **ПРОГНОЗ**

Залежить від локалізації, поширення і частоти виникнення тромботичних змін та їх ускладнень. Безпосередню загрозу для життя становить, головним чином, КАФС. При вторинному АФС прогноз також залежить від основного захворювання.

5. Системна склеродермія (ССД)

Системне захворювання сполучної тканини, що характеризується прогресуючим фіброзом шкіри та внутрішніх органів (що призводить до їх недостатності), порушеннями морфології та функції кровоносних судин і розладами імунної системи. Етіологія невідома.

Жінки хворіють у 3–4 рази частіше. Пік захворювань у віці від 30-ти до 50-ти років.

Клінічні форми

1. Обмежена системна склеродермія (ОССД; *limited systemic sclerosis* — lSSc; попередня назва — «синдром CREST»): протікає зазвичай у хронічній формі, часто непомітно протягом тривалого часу; шкірні зміни охоплюють обличчя та дистальні частини верхніх і нижніх кінцівок; склеротичні зміни шкіри мають тенденцію залишатись на постійному, переважно середньому рівні вираженості симптоматики протягом багатьох років; залежності між ступенем склерозу шкіри та ураженням внутрішніх органів немає. Найчастіше уражається ШКТ (особливо стравохід); в дальшій послідовності спостерігається інтерстиціальна хвороба легень, відносно рідко ураження серця); частіше, ніж при ДССД, розвивається тяжка легенева артеріальна гіпертензія та первинний біліарний цироз печінки. При багаторічному перебігу ОССД поява і швидке наростання задишки, особливо зі стрімким розвитком правошлуночкової серцевої недостатності, зазвичай свідчить про розвиток артеріальної легеневої гіпертензії і і пов'язане з несприятливим прогнозом.

2. Дифузна системна склеродермія (ДССД; *diffuse systemic sclerosis* — dSSc): протікає значно тяжче і блискавичніше, ніж ОССД; шкірні зміни симетричні, дифузні, уражають обличчя, проксимальні відділи кінцівок і тулуб (іноді без залучення пальців рук); склероз шкіри переважно швидко прогресує і досягає піку протягом 3–6 років. Майже одночасно зі склерозом шкіри розвиваються органні зміни: найчастіше уражаються легені, у дальшій послідовності ШКТ, серце і нирки. Швидкість появи змін у внутрішніх органах та їх вираженість корелюють зі ступенем склерозу шкіри. Зміни у внутрішніх органах, що виникли на ранній стадії ДССД (умовно — у перші 3 роки захворювання), є вирішальними щодо подальшого перебігу захворювання.

3. Системна склеродермія без шкірних змін (*systemic sclerosis sine scleroderma*): типові симптоми з боку систем та внутрішніх органів, із супутніми характерними органними або серологічними порушеннями, без шкірних змін.

4. Оверлеп-синдром клінічних ознак системної склеродермії та іншого системного захворювання сполучної тканини, найчастіше РА, дерматоміозиту, СЧВ або ЗЗСТ.

5. Синдром високого ризику розвитку системної склеродермії: синдром Рейно, характерні для ССД ознаки при капіляроскопії та специфічні для ССД ANA (АЦА, Scl 70 або нуклеолярні антитіла), однак без склерозу шкіри та органних змін; у 65–80 % осіб із цим синдромом впродовж 5 років розвивається ОССД (переважно ОССД).

Ураження та симптоми з боку внутрішніх органів

1. Синдром Рейно: у приблизно 100 % хворих із ОССД та в >90 % хворих із ДССД; може на багато років випереджати ССД.

2. Шкірні зміни: проходять через 3 фази — набряку, склерозу і атрофії. Пальці рук: початково сосископодібної форми (обмежене згинання), у подальшому часткова контрактура («муляжні пальці»); при ОССД — біль, пов'язаний із легко виникаючими ураженнями шкіри та виразками, що тяжко піддаються загоєнню, найчастіше на пучках пальців; атрофія пучок пальців, нігтів та вкорочення дистальних фаланг; маскоподібне обличчя з напруженою шкірою і вузьким гачкоподібним носом («дзьоб хижака»), вузький рот із радіальними зморшками (симптом «кисету»), неспроможність широко відкрити рот і висунути язик; гіперпігментація шкіри (плями, оточені ділянками депігментації); телеангіектазії, особливо на шкірі обличчя (також на слизових оболонках); кальцинати (найчастіше шкіри ліктів пальців рук та розгинальних поверхонь ліктьових і колінних суглобів; кальциноз значного ступеня вираженості при ССД — синдром Тібірже-Вайссенбаха [Thibierge-Weissenbach]); свербіж (переважно при ДССД).

3. Ураження опорно-рухового апарату: біль у суглобах змінної локалізації, зазвичай симетричний, нерідко сильний; ранкова скутість, найчастіше пальців кистей, зап'ястя, ліктів і колін; короткотривалий набряк суглобів; обмеження мобільності внаслідок ущільнення шкіри; відчуття тертя під час рухів, спричинене ураженнями сухожиль (при тяжких формах ДССД); біль та (переважно незначна) слабкість м'язів.

4. Ураження ШКТ: атрофія сосочків язика з порушенням смаку; потовщення слизової оболонки, вкриваючої альвеолярні відростки; атрофія компактної пластинки альвеолярних відростків та гінгівіт (втрата зубів); симптоми гастроезофагеальної рефлюксної хвороби (у результаті дисфункції нижнього сфінктера стравоходу здійснюється закидання шлункового вмісту в стравохід); пізніше — дисфагія (внаслідок порушення перистальтики); кровоточі зі змінених судин у верхньому відділі ШКТ є основною причиною анемії при ССД; метеоризм і біль у животі, зі змінними проносом і закрепами на запущеній стадії хвороби, пов'язані з синдромом мальабсорбції (часто внаслідок синдрому надмірного бактеріального росту); симптоми первинного біліарного цирозу печінки (у <10 %).

5. Ураження дихальної системи: симптоми інтерстиціального захворювання легень — задишка (спочатку — під час навантаження, на запущених стадіях також у спокої), хронічний сухий кашель (часто немає жодних симптомів, незважаючи на виражені зміни в легенях), крепітації у базальних відділах легень, іноді плевральний біль і шум тертя плеври, тахипное.

6. Ураження серця: порушення ритму і провідності у вигляді тахіаритмії, рідко — брадіаритмії (посилене серцебиття, синкопальні стани), артеріальна легенева гіпертензія (прогресуюче зниження толерантності до фізичного навантаження, синкопальні стани під час фізичного навантаження, що вказує на значну запущеність легеневої гіпертензії та недостатність правого шлуночка, стенокардитичний біль (ішемія правого шлуночка, яка пов'язана з його перевантаженням), об'єктивні симптоми правошлуночкової недостатності і легеневої гіпертензії (на пізній стадії), симптоми дисфункції лівого шлуночка, найчастіше діастолічної, ішемічна хвороба серця (найчастіше при ураженні мікроциркуляторного русла), захворювання перикарда (гострий перикардит, рідина в перикарді [симптом легеневої гіпертензії], тампонада серця, констриктивний перикардит), міокардит (рідко).

7. Ураження нирок: симптоми зазвичай скупі і малохарактерні, незважаючи на значно запущені зміни. **Склеродермічний нирковий криз** розвивається у 5–10 % хворих з ДССД (у 80 % хворих протягом перших 4 років), значно рідше (≈2 %) у хворих із ОССД; фактором ризику є антитіла до РНК полімерази III; проявляється швидко прогресуючою артеріальною гіпертензією (іноді з сильним головним болем, порушеннями зору, судомами, гострою лівошлуночковою недостатністю) та ознаками ниркової недостатності; може розвинутись гемолітична мікроангіопатична анемія.

В ≈10 % випадків артеріальна гіпертензія не розвивається; це, як правило, пацієнти, що приймають і-АПФ, блокатори кальцієвих каналів або з захворюванням серця.

→ **ДІАГНОСТИКА**

Допоміжні дослідження

1. Лабораторні дослідження

1) **аналізи крові** — ШОЕ помірно прискорена або в межах норми (явно прискорена ШОЕ переважно свідчить про органні ускладнення), анемія (зазвичай невелика, наростає у разі розвитку синдрому мальабсорбції та прогресування ниркових змін), гіпергаммаглобулінемія (підвищення IgG і IgM), РФ в сироватці (у 20–30 %), підвищення рівня МНП або N-термінального прогормону МНП свідчить про ураження серця (серцева недостатність і/або запущена легенева гіпертензія);

2) **імунологічні дослідження** — аутоантитіла ANA (у 90 %), антитіла до топоізомерази I (Scl-70, типові для ДССД [у 30 %]), антицентромерні антитіла (АЦА, типові для ОССД [у 70–80 %]), нуклеолярні антитіла (нуклеолярний тип світіння), напр., до РНК-полімерази I, РНК-полімерази III, Th/To, фібриларину.

2. Візуалізаційні дослідження: РГ кистей рук — може виявити остеоліз дистальних фаланг пальців (на ранній стадії картина олівця з насадкою, у подальшому повна резорбція дистальної фаланги), підвивихи у міжфалангових суглобах, кальцинати; рідше схожі зміни при РГ стоп. **РГ дослідження ШКТ із контрастуванням** — порушення перистальтики **стравоходу** (на запущеній стадії увесь стравохід має форму широкої труби), **тонкого кишківника** (почерговість звуження і розширення стінки, гіперсегментація) і **товстого кишківника** (дивертикульоз, іноді значного ступеня розширення просвіту кишківника). **РГ і КТВРЗ органів грудної клітки** — ознаки інтерстиціального захворювання легень, тобто тіні типу «матового скла», лінійні та ретикулярні, які домінуються субплеврально та в базальних відділах легень, і бронхоектази, спричинені розтягуванням, та дрібні кисти (симптом «сотової легені»). **Ехокардіографія з доплерівським дослідженням** — ознаки легеневої гіпертензії, фіброз перикарду, рідина в перикарді, систолічна або діастолічна дисфункція серця. МРТ, ОФЕКТ — можуть бути корисними під час діагностики ураження серця при ССД.

3. Ендоскопія верхнього відділу ШКТ: у стравоході картина гастроезофагеального рефлюксу і телеангіектазії; у шлунку дифузні судинні зміни, переважно в кардіальному відділі (телеангіектазії поодинокі або множинні, які формують картину кавуноподібного шлунка).

4. Функціональні дослідження дихальної системи: зниження TL_{CO}; якщо є непропорційним до ФЖЄЛ (ФЖЄЛ%/TL_{CO}% >1,6) або до вираженості патологічних змін на КТВРЗ легень, проведіть лікувальні заходи в напрямку легеневої гіпертензії. Ознаки рестрикції при запущеній інтерстиціальній хворобі легень.

5. Капіляроскопія нігтьових валиків: типовими (але не патогномонічними) є т. зв. мегакапіляри (частіше при ОССД) і аваскулярні ділянки (домінують при ДССД).

6. Інші: проби із фізичним навантаженням (тест з 6-хвилинною ходьбою, серцево-легенева проба із навантаженням — моніторування функціональної здатності хворого і прогресування ССД), **ЕКГ** (порушення ритму і провідності), **катетеризація серця** (при діагностиці легеневої гіпертензії).

7. Біопсія шкіри: на ранній стадії захворювання мало придатна (високий відсоток псевдонегативних результатів); на етапі маніфестування основних клінічних проявів захворювання діагноз не викликає сумнівів і потреби у біопсії немає; біопсія показана у разі підозри на інше захворювання, яке протікає з ущільненням шкіри.

Діагностичні критерії

Класифікаційні критерії ACR і EULAR з 2013 р. (табл. 5-1) є придатними не тільки при розвинутій ССД, але вже на ранній стадії.

Таблиця 5-1. Класифікаційні критерії системної склеродермії згідно ACR/EULAR 2013

Критерії	Кількість балів	Коментарі
склероз шкіри обох кистей рук проксимальніше п'ясно-фалангових суглобів	9	достатній критерій
склероз шкіри пальців		у випадках, коли спостерігаються обидва симптоми, при підрахунку враховують лише максимальний результат
набряк цілих пальців[a]	2	
склеродактилія[б]	4	
пошкодження кінчиків пальців[в]		як вище
виразкування кінчиків пальців	2	
шрами на кінчиках пальців (т. зв. наперсткові шрами)	3	
телеангіектазії[г]	2	
аномалії капілярів нігтьового валика, які характерні для склеродермії[д]	2	
артеріальна легенева гіпертензія[е] та/або інтерстиціальна хвороба легень[є]	2	
симптом Рейно[ж]	3	
аутоантитіла, які характерні для системної склеродермії: – антицентромерні – до топоізомерази I (анти-Scl 70) – до РНК-полімерази III	3	макс. 3 бали

Інтерпретація: діагноз системної склеродермії встановлюють, якщо загальна кількість балів складає ≥9.

[a] Дифузне, нетістоподібне збільшення об'єму м'яких тканин пальців (поза межами капсули суглоба), яке призводить до зміни фізіологічної форми пальців (в нормі пальці звужуються в дистальному напрямку, а контур м'яких тканин наслідує форму кісток і суглобів). [б] Дерматосклероз дистальніше п'ясно-фалангових суглобів і нижче проксимальних міжфалангових суглобів. [в] Виразкування або шрами нижче проксимальних міжфалангових суглобів або в їх ділянці, які не викликані травмою; наперсткові шрами — це дрібні заглиблення на дистальних фалангах пальців рук, які виникають у результаті ішемії, а не травми чи інших зовнішніх факторів. [г] Телеангіектазії — це добре відмежовані ділянки розширених поверхневих кровоносних судин, які спадаються під впливом стиснення і повільно наповнюються після його припинення. Телеангіектазії, які є типовими для склеродермії — округлі, добре відмежовані, виступають на кистях рук, губах, в ротовій порожнині, та/або приймають форму великих телеангіектазій, які формою нагадують мат. Їх слід диференціювати з павукоподібними гемангіомами, які різко наповнюються та мають центральну артеріолу, та з розширеними капілярами. [д] Аномалії капілярів нігтьового валика, типові для склеродермії — це розширені капіляри та/або їх атрофія із навколосудинними крововиливами або без них у ділянці нігтьового валика та/або епоніхію. [е] Артеріальна легенева гіпертензія — діагноз встановлюється на підставі результатів катетеризації правих відділів серця, відповідно до стандартів діагностики. [є] Інтерстиціальна хвороба легень — легеневий фіброз на КТВР або оглядовій РГ грудної клітки, який найбільш виражений у ділянках основи легень, або крепітуючі хрипи, які не є пов'язані із будь-якою іншою причиною, напр. серцевою недостатністю. [ж] Симптом Рейно — в анамнезі або діагностований лікарем; принаймні двофазна зміна забарвлення шкіри пальця/пальців кистей рук і стоп в результаті впливу холоду або емоцій, і може проявлятись поблідненням (зазвичай спостерігається), ціанозом та/або реактивною гіперемією.

Ці критерії не застосовують у пацієнтів із дерматосклерозом без ураження пальців або хворобою, яка нагадує склеродермію, але більше відповідає наявним клінічним симптомам (напр., нефрогенний системний фіброз, дифузна форма місцевої склеродермії, дифузний фасціїт з еозинофілією, щільний набряк шкіри, пов'язаний із цукровим діабетом, мікседема, еритромелалгія, порфірія, склероатрофічний лишай, хвороба «трансплантат проти господаря», діабетична хейропатія).

На підставі: *Ann. Rheum. Dis., 2013; 72:1747–1755* і *Arthritis Rheum., 2013; 65:2737–2747*

Диференційна діагностика

1. Рання стадія хвороби: синдром Рейно іншої етіології →розд. 2.35.1, інші системні захворювання сполучної тканини, в основному недиференційоване захворювання сполучної тканини, ЗЗСТ, оверлеп-синдроми, ДМ, РА.

2. Шкірні зміни: склероз шкіри при дифузному фасціїті з еозинофілією (характеризується ущільненням [за твердістю нагадує дерево] шкірних покривів, еозинофілією у периферичній крові, гіпергаммаглобулінемією і прискореною ШОЕ; етіологія не встановлена), локальна склеродермія (немає симетричних уражень шкіри на кінцівках, органних змін та відхилень в імунологічних дослідженнях), склередема дорослих Бушке, склеромікседема, склероатрофічний лишай, ліпоатрофія, склероз шкіри при інших захворюваннях внутрішніх органів (напр., хронічному аутоімунному гепатиті), склероз шкіри, спричинений хімічними речовинами (включно з ЛЗ, що можуть викликати схожі на склеродермію зміни, напр., блеоміцин), пізня шкірна порфірія.

→ ЛІКУВАННЯ

Загальні принципи

1. Етіологічного лікування, або ЛЗ, які б ефективно гальмували або відтерміновували прогресування хвороби, немає; застосовують т. зв. **органоспецифічну терапію** →нижче, яка збільшує виживаність хворих із ССД. В окремих хворих із тяжкими, швидко прогресуючими органними змінами, але без значного ураження серцево-судинної системи, проводять АТГСК.

2. З метою покращення або збереження функціональної здатності (в т. ч. профілактики контрактур) → **фізіотерапевтичні процедури і кінезотерапія** (гімнастика, перед якою часто накладають парафінові компреси), **трудотерапія.**

3. З огляду на шкідливий вплив на шкіру та ризик індукції склеродермічного ниркового кризу **не застосовують ГК** (у разі необхідності застосування ГК, коли виникнуть загрозливі для життя органні зміни або оверлеп-синдром, моніторуйте концентрацію креатиніну в сироватці та артеріальний тиск), циклоспорину, НПЗП і ЛЗ, що впливають на тонус судинних стінок, як наприклад, ефедрин, похідні алкалоїдів ріжків, β-блокатори.

Лікування на ранній стадії ДССД

Важливо, щоб діагностувати органні зміни на ранньому етапі та призначити лікування. Допоміжним при визначенні стану та динаміки захворювання є регулярне оцінювання т. зв. загального показника шкіри (ЗПШ) за допомогою модифікованої шкали G.P. Rodnan (mRss), який корелює з ураженням внутрішніх органів. У разі швидкопрогресуючих пошкоджень шкіри (особливо, коли mRss становить >15–20) → розгляньте доцільність застосування метотрексату у дозах 10–15 мг/тиж., можливо мікофенолату мофетилу або циклофосфаміду (дозування як при інтерстиціальній хворобі легень). У хворих з тяжкими, швидко прогресуючими органними змінами розгляньте показання до трансплантації аутологічних гемопоетичних клітин.

Лікування синдрому Рейно, виразок і некрозу фаланг пальців

При терапії першої лінії застосовують блокатори кальцієвих каналів із групи похідних дигідропіридину, у формі з пролонгованим вивільненням (зазвичай ніфедипін п/о); інші ЛЗ →розд. 2.35.1, у подальшому інгібітори фосфодіестерази 5 типу, можл.флуоксетин; у тяжких випадках, резистентних до лікування → ілопрост в/в або в другу чергу бозентан (запобігає появі нових виразок).

Лікування інтерстиціальної хвороби легень

Циклофосфамід у в/в інфузіях ≈600 мг/м^2 поверхні тіла, спочатку кожні 30 днів на протязі 6 міс., пізніше в залежності від відповіді; якщо відповідь добра (покращення результатів функціональних досліджень легень і загальмування або покращення змін при КТВРЗ) → перерви між дозами можна збільшувати, напр., кожні 2 міс. протягом півроку, кожні 3 міс. протягом наступних 6 міс., в подальшому кожні 6 міс., або застосувати інші імуносупресивні ЛЗ. Альтернативним методом є призначення циклофосфаміду п/о ≤2 мг/кг м. т./добу протягом 12 міс. Кращої відповіді на циклофосфамід можна очікувати у хворих із обширними змінами по типу ретикулярних інфільтратів при КТВРЗ грудної клітки, задишкою та mRss ≥23. Можна розглянути доцільність одночасного застосування ГК з дотриманням обережності (не призначайте доз >10 мг/добу преднізону). Тривають спроби застосування мікофенолату мофетилу, азатіоприну, рітуксимабу. **Лікування легеневої гіпертензії** →розд. 2.21.

Лікування порушень у суглобах і м'язах

1. Біль у суглобах: **парацетамол, трамадол.**

2. Прогресуючий поліартрит: **метотрексат** (препарати і дозування, як при РА →табл. 1-6), можливо спочатку **ГК** (<20 мг/добу преднізону).

3. Міозит:
1) низької або середньої інтенсивності → **азатіоприн** п/о 50–100 мг/добу або **метотрексат** (як вище), можливо слід додати **ГК** <20 мг/добу преднізону;
2) більшої інтенсивності → **метилпреднізолон** в/в 500–1000 мг у 3 або 4 інфузіях (щодня або кожний другий день), у подальшому преднізон (<20 мг/добу), та **азатіоприн** або **метотрексат**.

Лікування порушень у ШКТ

Симптоматичне лікування, тобто інгібітори протонної помпи у разі гастроезофагеальної рефлюксної хвороби, прокінетичні ЛЗ при розладах моторики, періодично антибіотики при синдромі мальабсорбції, який пов'язаний із синдромом надмірного бактеріального росту (емпірично — фторхінолони, амоксицилін з клавулановою кислотою).

Лікування змін у серці

1. Порушення ритму або провідності, серцева недостатність: симптоматичне лікування.

2. Міокардит: **ГК** (дозування як при СЧВ), у разі неефективності ГК → **циклофосфамід** (дозування, як при інтерстиціальному захворюванні легень).

Лікування склеродермічного ниркового кризу

1. Підвищення артеріального тиску >140/90 мм рт. ст. або ≥2-кратне підвищення концентрації креатиніну в сироватці або протеінурія: слід негайно призначити **і-АПФ** у повній дозі (якщо артеріальний тиск >160/100 мм рт. ст. → госпіталізація). Дозу і-АПФ підвищуйте настільки, щоб знизити систолічний артеріальний тиск на 10–20 мм рт. ст. протягом 24 год, навіть якщо погіршується функція нирок. Якщо не вдається досягнути нормалізації артеріального тиску →

додайте інший гіпотензивний ЛЗ, напр., АРА, блокатор кальцієвих каналів або нітрат (особливо при набряку легень).

2. Прогресуюча ниркова недостатність: діалізотерапія. У половини хворих, які вимагають діалізотерапії впродовж 6–24 міс., функція нирок покращується до рівня, який дозволяє припинити нирковозамісну терапію. З потенційним рішенням щодо трансплантації нирки потрібно зачекати принаймні ≥2 роки від розвитку ниркового кризу.

➡ МОНІТОРИНГ

1) вимірювання артеріального тиску — на ранній стадії ДССД кожного тижня або частіше, пізніше — кожного місяця (частіше, якщо тиск підвищується);
2) концентрація креатиніну в сироватці, визначення ШКФ і виявлення протеїнурії за допомогою тест-смужки — на ранній стадії ДССД кожні 2–4 тиж., пізніше кожні 3–6 міс.;
3) ЕКГ та ехокардіографія з доплерівським дослідженням — на ранній стадії ДССД кожні 3 міс., пізніше кожні 12–24 міс. (залежно від факторів ризика);
4) функціональні дослідження легень (спірометрія, TL_{CO} і пульсоксиметрія після навантаження) — на ранній стадії ДССД кожні 3 міс., пізніше кожні 12 міс.;
5) інші обстеження — залежно від симптомів і результатів вищевказаних досліджень; в т. ч. тест з 6-хвилинною ходьбою для моніторингу загальної функціональної здатності хворого.

На ранній стадії ДССД рекомендують: моніторинг ШОЕ, загального аналізу крові, активності КФК, АСТ і АЛТ в сироватці, кожні 6 міс. КТВРЗ грудної клітки і РГ дослідження ШКТ із контрастуванням, доповнене ендоскопічним дослідженням верхнього відділу ШКТ. У разі виявлення прогресування змін → необхідно збільшити частоту контрольних досліджень.

➡ ПРОГНОЗ

Залежить від наявності та обширності змін у внутрішніх органах. Більше, ніж половина випадків смерті хворих із ССД пов'язана із фіброзом легень, артеріальною легеневою гіпертензією та ураженням серця. Решта причин смерті — це передусім інфекції, новоутворення та серцево-судинні ускладнення, не пов'язані безпосередньо з ССД.

6. Поліміозит (ПМ) і дерматоміозит (ДМ)

➡ ВИЗНАЧЕННЯ ТА ЕТІОПАТОГЕНЕЗ

ПМ є набутим, ідіопатичним, хронічним міозитом. ДМ є формою міозиту з супутнім дерматитом. При обидвох захворюваннях можуть розвинутись запальні зміни в серці, інтерстиційній тканині легень та кровоносних судинах. Етіологія невідома. Вважають, що головну роль у патогенезі ПМ/ДМ відіграють аутоімунні механізми.

➡ КЛІНІЧНА КАРТИНА ТА ПРИРОДНИЙ ПЕРЕБІГ

ПМ і ДМ належать до найчастіших ідіопатичних запальних міопатій у дорослих. Жінки хворіють у 2 рази частіше, ніж чоловіки. Хвороба може розвинутись у будь-якому віці, пік захворюваності припадає на вік 10–15 років (дитяча форма) і 35–65 років. Початок захворювання може бути гострим (декілька днів), підгострим (тижні) або хронічним (місяці, роки). У більшості нелікованих хворих розвивається повільна атрофія м'язів та їх контрактура. 5-річна смертність ≈50 %. ДМ підвищує ймовірність наявності злоякісної пухлини у 6 разів, а ПМ — у 2 рази (підвищений ризик раків: яєчника, молочної залози, легені, шлунка, кишківника, порожнини носа і горла, підшлункової залози, сечового міхура та неходжкінських лімфом).

1. Загальні симптоми: слабкість, підвищення температури тіла, втрата маси тіла.

2. Симптоми ураження м'язів:

1) переважно симетрична слабкість у м'язах плечового поясу, тазового поясу, а також м'язів потилиці та спини (майже у всіх хворих), призводить до труднощів зі вставанням із сидячого положення, підніманням важких предметів, причісуванням волосся, ходьбою по сходах і т. д., м'язи часто стають чутливими та болючими;

2) слабкість дихальних м'язів — викликає дихальну недостатність;

3) ослаблення м'язів горла, стравоходу та гортані — призводить до дисфагії та дисфонії;

4) ураження м'язів очного яблука (рідко) — ністагм, погіршення зору.

3. Дерматологічні зміни: виявляються при ДМ; їх поява і вираженість не завжди пов'язані з ураженням м'язів; можуть випереджати міозит або розвиватись самостійно (CADM, *dermatomyositis sine myositide* [дерматоміозит без міозиту]). Еритематозні зміни часто супроводжуються свербіжем і/або фотосенсибілізацією.

1) еритема навколо очей у формі окулярів (рис. 6-1), з ліловим забарвленням (так звана геліотропна), іноді з набряком повік — патогномонічний симптом, спостерігається у 30–60 % хворих; еритема декольте у формі літери V; додатково еритема задньої частини шиї і плечей (симптом шалика), бічної поверхні стегон (симптом кобури);

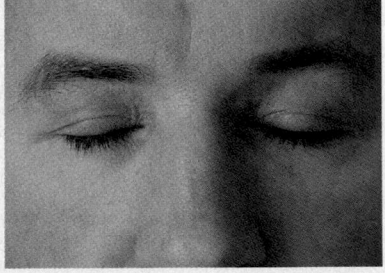

Рис. 6-1. ПМ/ДМ — геліотропна еритема навколо очей

2) папули Готтрона — папули синюшного відтінку з гіпертрофією епідермісу, що розташовані на розгинальній поверхні суглобів (найчастіше міжфалангових і п'ястно-фалангових суглобів →розд. 1.32.1; іноді суглобів кистей, ліктьових, колінних та гомілково-стопних суглобів; симптом Готтрона це еритематозні або синюшного відтінку плями в тій самій локалізації (патогномонічні симптоми; у ≈70 % хворих);

3) інші — огрубіння, лущення і утворення тріщин на подушечках пальців та долонній поверхні кистей (т. зв. руки механіка, рідко); на нігтьових валиках еритема з набряком, петехіями і телеангіектазіями; трофічні виразки внаслідок супутнього шкірного васкуліту; генералізована еритродермія; панікуліт; сітчасте ліведо; вогнищева алопеція без утворення рубців.

4. Ураження серця: у 70 %, зазвичай тахікардія або брадикардія, рідко прояви серцевої недостатності.

5. Ураження легень: симптоми інтерстиціальної хвороби легень (у 30–40 %), головним чином сухий кашель і наростаюча задишка, з часом хронічна дихальна недостатність; аспіраційна пневмонія у хворих із дисфагією.

6. Ураження ШКТ: симптоми порушень моторики стравоходу, шлунка і кишківника, в т. ч. гастроезофагального рефлюксу; у тяжких випадках виразки і кровотечі.

7. Ураження суглобів: симптоми неерозивного артриту або біль у суглобах, особливо периферичних, переважно у суглобах кистей (у 20–50 %).

8. Кальцинати — у підшкірній тканині, скелетних м'язах, фасціях і сухожиллях (у >10 %), іноді масивні.

9. Синдром Рейно (у 10–15 %).

→**ДІАГНОСТИКА**

Допоміжні дослідження

1. Лабораторні дослідження

1) **дослідження крові** — підвищення активності м'язевих ферментів у сироватці — КФК, АСТ, АЛТ, ЛДГ, альдолази (активність у межах норми не виключає ПМ/ДМ), підвищення ШОЕ, підвищення концентрації міоглобіну, СРБ і гаммаглобулінів у сироватці;

2) **імунологічні дослідження** — ANA (у 40–80 %), у т. ч. антитіла, що асоційовані з ПМ/ДМ (до аміноацил-тРНК-синтетаз [найчастіше, анти-Jo-1], анти-SRP і анти-Mi-2) і супутні антитіла (анти-Ro, анти-La, анти-U1-RNP, анти-U2-RNP, анти-Ku, анти-Sm, анти-PM/Scl).

2. Електроміографія: виявляє ознаки первинного ушкодження м'язів.

3. Гістологічні дослідження:

1) **біоптат м'язу** — запальна інфільтрація в основному лімфоцитами; тип клітин, структури, втягнуті в запальний процес, і наявність періфасцикулярної атрофії залежать від форми захворювання;

2) **біоптат легені** (хірургічна біопсія) — може виявити інтерстиціальну хворобу легень (різні форми).

4. Візуалізаційні дослідження: МРТ м'язів — підсилення сигналу в T_1- і T_2-залежних зображеннях; T_2-залежні зображення із супресією жирів або у STIR-зваженому режимі характеризуються найвищою чутливістю для виявлення активного запалення, однак виявлені зміни не є патогномонічними для ПМ/ДМ; дослідження може полегшити вибір оптимального місця для забору м'язового біоптату. **РГ і КТВР грудної клітки** — інтерстиціальні зміни. **РГ кісток і суглобів** — може виявити множинні кальцинати, переважно в підшкірній тканині та м'язах, а також остеопороз.

5. ЕКГ: зазвичай неспецифічні зміни інтервалу ST і зубця Т, синусова тахікардія, рідше — АВ-блокада I або II ступеню.

Діагностичні критерії

На основі діагностичних критеріїв →табл. 6-1.

Диференційна діагностика

1) ідіопатичні запальні міопатії, інші, ніж ПМ/ДМ — зазвичай міозит, супутній до інших системних захворювань сполучної тканини (оверлеп-синдроми), міозит, асоційований з онкозахворюванням, аутоімунна некротична міопатія (клінічно відповідає ПМ, часто пов'язана з системним захворюванням сполучної тканини, вірусною інфекцією (напр., ВІЛ), антитілами анти-SRP, прийомом статинів або онкозахворюванням; при гістологічному дослідженні характеризується відсутністю типового інфільтрату одноядерних клітин, зазвичай дає добру відповідь на імуносупресивні ЛЗ); міозит із внутрішньоклітинними включеннями (домінує ослаблення дистальних м'язів, іноді несиметричне, без шкірних змін; міозит із еозинофілією, вогнищевий міозит (болюча припухлість, найчастіше розташована на нижній кінцівці, початок захворювання гострий, без травми в анамнезі, у 90 % минає без лікування; запалення орбітальних м'язів;

2) патологічні стани з вторинним ушкодженням або слабкістю м'язів →табл. 6-2. Необхідно шукати злоякісну пухлину.

Таблиця 6-1. Діагностичні критерії поліміозиту (ПМ) і дерматоміозиту (ДМ)

1) симетрична, наростаюча слабкість м'язів плечового поясу і тазового поясу
2) типова для міозиту гістологічна картина
3) підвищена активність КФК або альдолази в сироватці крові
4) електроміографічні ознаки первинного ушкодження м'язів
5) типові шкірні зміни — симптом Готтрона, геліотропна еритема повік, еритема декольте або плечей

діагноз	підтверджений	вірогідний	можливий
	кількість симптомів		
ПМ	4	3	2
ДМ	3 або 4	2	1
	та характерні ураження шкіри		

Таблиця 6-2. Патологічні стани і фактори, які ушкоджують м'язи, або викликають симптоми ушкодження м'язів

захворювання ендокринної системи	синдром Іценко-Кушінга, гіпо- і гіпертиреоз, гіпер- і гіпопаратиреоз
метаболічні порушення	дефіцит карнітину, неправильний метаболізм вітаміну А, глікогенози
захворювання нервової системи	генетично детерміновані м'язові дистрофії, проксимальна нейропатія, синдром Ламберта-Ітона, міастенія, бічний аміотрофічний склероз
інфекції	вірусні, бактеріальні, паразитарні (токсоплазмоз, трихінельоз)
порушення електролітного балансу	знижений або підвищений рівень в плазмі: натрію, калію, кальцію, магнію або фосфатів
гранулематозні захворювання	саркоїдоз
ЛЗ	аміодарон, хінідин, циметидин, циклоспорин, даназол, D-пеніциламін, α-інтерферон, інтерлейкін-2, колхіцин, ε-амінокапронова кислота, фенілбутазон, фенітоїн, ГК, гідралазин, карнітин, ліпідознижуючі ЛЗ (фібрати, статини, нікотинова кислота), протималярійні ЛЗ (хлорохін і гідроксихлорохін), леводопа, пеніцилін, прокаїнамід, рифампіцин, сульфонаміди, L-триптофан, вальпроєва кислота, вінкрістін, зидовудин
токсичні речовини	оксид вуглецю, алкоголь, героїн, кокаїн
фізичні фактори	електрошок, травма, гіпертермія

→ **ЛІКУВАННЯ**

Фармакологічне лікування

1. ГК: преднізон п/о 1 мг/кг/добу; гострий початок або тяжчий перебіг → при початковому лікуванні можна застосувати в/в метилпреднізолон 0,5–1,0 г протягом 3 днів. Після покращення стану (зростання м'язової сили, нормалізація маркерів ушкодження м'язів), але не раніше, ніж через 4–8 тиж. після початку лікування, слід поступово знижувати добову дозу перорального ГК, напр., на ≈10 мг на місяць, до підтримуючої дози 5–10 мг/добу і продовжувати лікування протягом кількох років, а іноді — до кінця життя. Деякі автори рекомендують знижувати дозу на 5 мг кожного тижня до 20 мг/добу, в подальшому на 2,5 мг кожні 2 тижні до 10 мг/добу, потім на 1 мг кожного місяця до відміни ЛЗ включно.

2. Якщо впродовж 6 тиж. від початку лікування не наступило задовільне покращення, або якщо перебіг захворювання є блискавичним → додайте один із ЛЗ (препарати →табл. 1-6): **метотрексат** п/о або парентерально (в/м або п/ш) 1×на тиж., з фолієвою або фоліновою кислотою; починайте, в залежності від тяжкості захворювання, від 10–15 мг 1×на тиж., якщо симптоми захворювання не минули, поступово збільшуйте на 5 мг кожних 2–3 міс. або швидше; **азатіоприн** 1,5–2 мг/кг/добу, дозу знижуйте на 25 мг кожного місяця, до підтримуючої дози 50 мг/добу; терапевтичний ефект проявляється через >3 міс.; **циклоспорин** 2,5–5 мг/кг/добу; **циклофосфамід** 1,0 г в/в 1×на міс., у разі потреби — 1–3 мг/кг 1×на день п/о — застосовується переважно у разі інтерстиціальних змін у легенях або вираженого васкуліту; **мофетил мікофенолату** 2–3 г/добу — у разі неефективності або непереносимості метотрексату і циклоспорину; **гідроксихлорохін 200 мг** 2×на день або хлорохін 250 мг 2×на день — показані у разі резистентних дерматологічних змін; **ВВІГ** — показані у разі неефективності імуносупресивного лікування; 0,4 г/кг/добу протягом 5 наступних днів 1×на міс. впродовж 3–7 наступних місяців; ритуксимаб 750 мг/м^2 пт. (макс. 1 г) 2 рази з інтервалом в 2 тиж. У випадках резистентності до іншого імуносупресивного лікування тривають спроби застосування такролімусу, препаратів анти-ФНП.

Реабілітація

У процесі відновлення функціональної здатності важливою є **кінезотерапія**. У гострій фазі захворювання в основному слід застосовувати пасивні вправи, які запобігають виникненню контрактур; під час реконвалесценції — ізометричні вправи і вправи для розвантаження, пізніше додатково ізотонічні і аеробні вправи; дуже корисними є вправи у воді. Фізичне навантаження у цей період не повинно перевищувати 60 % максимального використання кисню.

⇒ МОНІТОРИНГ

Періодична оцінка м'язевої сили, активності КФК у сироватці, ЕМГ, а у хворих з інтерстиціальним захворюванням легень — КТВР, функціональні дослідження легень і тест з 6-хвилинною ходьбою. Важливо є зберігати онкологічну насторженість з огляду на підвищений ризик розвитку злоякісних пухлин, який є максимальним протягом перших 3 років від встановлення діагнозу ПМ/ДМ, однак зберігається навіть через 5 років. Ризик розвитку неоплазії підвищують з-поміж іншого вік >50 років, ДМ, тяжкі дерматологічні зміни, наявність антитіл анти-155/140 кД, відсутність супутніх або асоційованих з ПМ/ДМ антитіл.

⇒ ПРОГНОЗ

У разі правильного лікування 10 років переживуть >80 %. Прогноз погіршують в т. ч. старший вік і ураження внутрішніх органів, особливо легень, наявність супутньої злоякісної пухлини, наявність антитіл анти-SRP.

7. Змішане захворювання сполучної тканини (ЗЗСТ) і оверлеп-синдроми

ЗЗСТ — це хронічне системне запальне захворювання, яке протікає із симптомами СЧВ, системної склеродермії, ПМ/ДМ, РА та високим титром антитіл до багатого на уридин рибонуклеопротеїду (анти-U1 RNP). **Діагностичні критерії** ЗЗСТ →табл. 7-1. Якщо у хворого наявні діагностичні критерії ≥2 хвороб сполучної тканини і присутній специфічний серологічний маркер, діагностується **оверлеп-синдром.**

Диференційна діагностика включає системні захворювання сполучної тканини, що входять до складу ЗЗСТ →табл. 7-2 та інші стани, що протікають з присутністю аутоантитіл →розд. 27.1. На першому етапі захворювання найчастіше діагностується РА, СЧВ або **недиференційована дисплазія**

Таблиця 7-1. Діагностичні критерії змішаного захворювання сполучної тканини

критерії за D. Alarcon-Segovia і Villareal

1) серологічні: наявність антитіл anty-U1 RNP у титрі ≥1:1600

2) клінічні:

   а) набряк кистей рук

   б) артрит

   в) міозит

   г) синдром Рейно

   д) склеродактилія

діагноз ЗЗСТ = відповідність серологічному критерію та ≥3-м клінічним критеріям (у разі співіснування набряку кистей рук, синдрому Рейно і склеродактилії додатково вимагається відповідність критерію 2б або 2в)

критерії за R. Kasukawa та співавт.

I. спільні симптоми:

1) синдром Рейно

2) набряк пальців або кистей рук

II. наявність антитіл анти-U1 RNP

III. «змішані» симптоми

А. симптоми, що нагадують СЧВ:

1) поліартрит

2) лімфаденопатія

3) еритема обличчя

4) перикардит або плеврит

5) лейкопенія або тромбоцитопенія

Б. симптоми, що нагадують системну склеродермію:

1) склеродактилія

2) фіброз легень, рестриктивні зміни або знижена TL_{CO}

3) ослаблена перистальтика або розширення стравоходу

В. симптоми, що нагадують ПМ:

1) слабкість м'язів

2) підвищення КФК у сироватці крові

3) ознаки міогенного механізму ушкодження м'язів на ЕМГ

діагноз ЗЗСТ = наявність ≥1 спільного симптому та серологічного критерію, а також по 1-му «змішаному» симптому з кожної групи (А, Б, В)

Таблиця 7-2. Симптоми, які диференціюють системні захворювання сполучної тканини

Клінічний симптом	СЧВ	РА	ССД	ПМ	ЗЗСТ
плеврит або перикардит	++++	+	+	–	+++
деструктивний артрит	±	++++	+	±	+
симптом Рейно	++	–	++++	+	++++
міозит	+	+	+	++++	+++
склеродактилія	±	–	++++	–	++
склеродермія	–	–	+++	–	–
інтерстиціальний фіброз легень	+	+	+++	++	+
легенева гіпертензія	+	±	++	+	+++
еритема («метелик») на обличчі	++++	–	–	–	++
виразки у ротовій порожнині	+++	–	–	–	++
судоми або психоз	+++	–	–	–	–
нейропатія V нерва	+	–	++	–	+++
периферична полінейропатія	++	++	±	–	++
поперечний мієліт	+++	+	–	–	++
асептичний менінгіт	+++	+	–	–	+++
гломерулонефрит					
проліферативний	++++	–	–	–	+
мембранозний	+++	–	–	–	++
реноваскулярна гіпертензія	+	–	++++	–	+++
системний васкуліт	++	++	+	+	+
незапальна васкулопатія	–	–	++++	–	+++
порушення моторики стравоходу	±	±	++++	++	+++
анти-RNP	++	–	+	+	++++
анти-Sm	+++	–	–	–	–
анти-нДНК	++++	–	–	–	–
анти-Scl-70, АЦА	–	–	+++	–	–
↓ рівня компонентів комплементу	+++	–	–	–	+
РФ	++	+++	+	+	++

Кількість плюсів означає наскільки часто спостерігається даний клінічний симптом.

сполучної тканини (НДСТ; симптомокомплекс, що зустрічається при системних захворюваннях сполучної тканини, однак діагностичні критерії жодного з них протягом ≥3 років не виявляються; в усіх хворих наявні ANA).

Лікування залежить від домінуючих у клінічній картині симптомів і полягає у лікуванні захворювань, що входять до складу ЗЗСТ. При НДСТ слід застосувати НПЗП, гідроксихлорохін або хлорохін та ГК у низьких дозах.

Моніторинг: з метою раннього діагностування інтерстиціального захворювання легень проведіть скринінг — РГ грудної клітки 1×на рік або частіше у разі появи типових клінічних проявів легеневих змін. Якщо на основі РГ грудної клітки або клінічної картини підозрюється інтерстиціальне захворювання легень, проведіть КТВР та функціональні дослідження дихальної системи з оцінкою TL_{CO}. У хворих із симптомами системної склеродермії проведіть скринінгові дослідження для виявлення артеріальної легеневої гіпертензії.

Прогноз при ЗЗСТ кращий, ніж при СЧВ і системній склеродермії. У частини хворих перебіг м'який і наступає ремісія, у частини — розвивається визначене захворювання сполучної тканини, в інших симптоми зберігаються і слід проводити багаторічну імуносупресивну терапію; часом призводить до смертельних ускладнень. Основною причиною смерті серед дорослих хворих є ускладнення артеріальної легеневої гіпертензії, а також інфекції та міокардит. Присутність аФЛ збільшує ризик смерті.

8. Васкуліти

Васкуліти — це гетерогенна група захворювань, при яких запалення стінки кровоносних судин спричиняє її пошкодження, що може призводити до кровотечі та обмеження кровотоку, і, як наслідок, до ішемії та некрозу тканин, які живились ураженими судинами. При деяких категоріях васкулітів також спостерігається характерне пошкодження тканин, яке не є пов'язаним із запаленням судин. **Васкуліти** загалом поділяють на 2 групи: **інфекційні** (викликані безпосередньо інвазією і розмноженням патогенного мікроорганізму в стінці судини) і **неінфекційні**. В актуальній (2012) **класифікації неінфекційних васкулітів** →табл. 8-1 окрім головних категорій, котрі передусім враховують діаметр уражених судин (великі, середні, малі та різного калібру) або органну специфічність (моноорганний васкуліт), виокремлено васкуліти, які дотепер називали вторинними:

1) васкуліти при системних захворюваннях (напр., ревматоїдні, саркоїдальні, вовчакові, склеродермічні, при синдромі Шегрена, ДМ/ПМ);

2) васкуліти вірогідної етіології — асоційовані із новоутворенням (при гематологічних захворюваннях або солідних пухлинах), з інфекціями — вірусними (напр., HBV, HCV, ВІЛ, парвовірус В19) або бактеріальними (напр., *Streptococcus pneumoniae*), із ЛЗ (розвиваються протягом 3 тижнів від початку прийому ЛЗ, найчастіше β-лактамні антибіотики, макроліди, сульфонаміди, хінолони, противірусні ЛЗ; вакцини та сироватки (сироваткова хвороба); селективні інгібітори зворотного захоплення серотоніну [напр., флуоксетин]; протисудомні ЛЗ [напр., фенітоїн]; карбідопа і леводопа; тіазидні та петльові діуретики); ЛЗ, що викликають ANCA-асоційований васкуліт — це насамперед гідралазин, пропілтіоурацил, міноциклін, кокаїн з домішкою левамізолу. Найчастіше маніфестуються однією з форм васкуліту дрібних судин (зазвичай імунокомплексного васкуліту), рідше — судин більшого калібру (напр., вузликовий поліартеріїт при інфекції HBV, сифіліс-асоційований аортит). Пам'ятайте про те, що при васкуліті завжди необхідно виключити його вторинну етіологію.

Васкуліти великих судин: артеріїт Такаясу →розд. 2.24, гігантоклітинний артеріїт →розд. 2.25.

Васкуліти судин середнього калібру: уражені передусім артерії середнього калібру (основні вісцеральні артерії та їх відгалуження), але можуть бути також уражені артерії будь-якого діаметру.

Таблиця 8-1. Номенклатура васкулітів згідно з International Chapel Hill Consensus Conference 2012

васкуліт великих судин
– артеріїт Такаясу
– гігантоклітинний артеріїт

васкуліт судин середнього калібру
– вузликовий поліартеріїт
– хвороба Кавасакі

васкуліт дрібних судин
васкуліт, асоційований з антитілами до цитоплазми нейтрофілів (ANCA):
– мікроскопічний поліангіїт
– гранулематозний поліангіїт (Вегенера)
– еозинофільний гранулематоз із поліангіїтом (Черджа-Стросс)
васкуліт, асоційований з імунними комплексами:
– хвороба, асоційована з антитілами до базальної мембрани
– кріоглобулінемічний васкуліт дрібних судин шкіри
– IgA-асоційований васкуліт (Шенлейна-Геноха)
– гіпокомплементемічний уртикарний васкуліт (анти-C1q-асоційований васкуліт)

васкуліт судин різного калібру
– васкуліт при хворобі Бехчета
– васкуліт при синдромі Когана

моноорганний васкуліт[a]
– шкірний лейкоцитокластичний васкуліт
– шкірний васкуліт
– первинний васкуліт центральної нервової системи
– ізольований аортит
– інші

васкуліт при системному захворюванні
– васкуліт при СЧВ (вовчаковий васкуліт)
– ревматоїдний васкуліт
– саркоїдальний васкуліт
– інші

васкуліт ймовірної етіології
– HCV-асоційований кріоглобулінемічний васкуліт
– HBV-асоційований васкуліт
– сифілітичний аортит
– васкуліт, асоційований з відкладенням імунних комплексів
– медикаментозний васкуліт
– васкуліт, асоційований з новоутвореннями
– інші

[a] Нещодавно розширено номенклатуру шкірних васкулітів наступними термінами: васкуліт, асоційований з антитілами IgM/IgG, індуративна еритема Базена, стійка піднесена еритема, гіпергамаглобулінемічна пурпура Вальденстрема, уртикарний нормокомплементемічний васкуліт.
на підставі: J.C. Jennette і співавт.: 2012 revised International Chapel Hill Consensus Conference Nomenclature of Vasculitides. Arthritis Rheum., 2013; 65:1–11, та C. H. Sunderkötter і співавт.: Nomenclature of Cutaneous Vasculitis:
Dermatologic Addendum to the 2012 Revised International Chapel Hill Consensus Conference Nomenclature of Vasculitides. Arthritis Rheum., 2018; 70:171–184

Васкуліти дрібних судин: уражені в основному дрібні інтерстиціальні артерії, артеріоли, капіляри та венули. Розрізняють 2 форми:

1) **васкуліти, асоційовані з антитілами до цитоплазми нейтрофілів (ANCA)** — імунні депозити у незначній кількості або відсутні, і присутні ANCA, які спрямовані проти мієлопероксидази (MPO-ANCA), або протеїнази-3 (PR3-ANCA) (зустрічаються теж «ANCA-негативні» випадки);

2) **імунокомплексні васкуліти** — в судинній стінці присутня помірна або й значна кількість депозитів імуноглобулінів і/або компонентів комплементу (часто зустрічається гломерулонефрит).

8.1. Вузликовий поліартеріїт

Некротичний васкуліт артерій середнього або дрібного калібру, без гломерулонефриту та запалення артеріол, венул і капілярів, не асоційований із ANCA. Вторинна форма у >10 % випадків пов'язана з інфекцією HBV або HCV. Хворіють в основному особи віком 40–60 років, частіше — чоловіки.

Клінічна картина: розпочинається найчастіше із **загальних симптомів** (слабість, біль у м'язах та суглобах, схуднення, лихоманка), а органні ураження можуть маніфестуватись лише через кілька місяців. Симптоми:

1) **шкірні зміни** — піднесена еритема (найчастіше), сітчасте ліведо, виразки (часто на пальцях, в ділянці гомілково-стопного суглобу, на передній поверхні гомілок), підшкірні вузлики <2 см, зазвичай на передній поверхні нижньої кінцівки та дорсальній частині стопи;

2) **ураження нервової системи** — найчастіше мультифокальна мононейропатія (зазвичай ураження загального малогомілкового нерва), рідше симетрична периферична полінейропатія;

3) **ураження нирок** — артеріальна гіпертензія, пов'язана із запаленням юкстагломерулярних судин, симптоми ниркової недостатності, рідко інфаркт нирки з сильним, раптовим болем у поперековій області;

4) **ураження ШКТ** — біль живота, найчастіше пов'язаний із ішемією кишківника внаслідок запалення вісцеральних артерій (рідко доходить до некрозу і перфорації кишківника). Без лікування захворювання швидко призводить до смерті, зазвичай протягом 1–2 років. Перебіг шкірної форми (без ураження внутрішніх органів) є лагідним; може зникнути самостійно, але також рецидивує.

Діагностика: на підставі типової клінічної картини та результату гістологічного дослідження біоптату ураженого органа. У лабораторних дослідженнях відмічається прискорення ШОЕ та підвищення СРБ, анемія (зазвичай нормоцитарна); у випадку ураження нирок — підвищена концентрація креатиніну в сироватці, рідше — помірні протеїнурія і мікрогематурія. При вісцеральній артеріографії — множинні розширення (мікроаневризми) артерій середнього калібру, зокрема в нирках, печінці та артеріях, що кровопостачають кишківник. **Диференційна діагностика:** інші васкуліти, зокрема гранулематозний поліангіїт (Вегенера), мікроскопічний поліангіїт, еозинофільний гранулематоз із поліангіїтом (Черджа-Стросс); ANCA є корисним дискримінуючим фактором.

Лікування: як при гранулематозному поліангіїті (Вегенера) →розд. 16.8.3. При формі, асоційованій із інфекцією HBV → на початку високі дози ГК, які поступово знижують протягом 2 тижнів, в комплексі із плазмаферезом, у подальшому -- противірусне лікування. Інтенсивного лікування вимагає артеріальна гіпертензія. З огляду на порушення кровотоку в ниркових артеріях слід зберігати обережність при застосуванні і-АПФ. Завдяки лікуванню 5-річна виживаність складає ≤80 %. При шкірній формі → ГК п/о, іноді у високих дозах; прогноз — добрий.

8.2. Мікроскопічний поліангіїт

Некротичний васкуліт, при якому імунні депозити присутні в дуже малій кількості або взагалі відсутні; в основному уражені дрібні судини (тобто капіляри, венули, артеріоли), може також охоплювати артерії дрібного та середнього калібру. Дуже часто перебігає із некротичним гломерулонефритом, часто із запаленням легеневих капілярів. Патологічного процесу поза кровоносними судинами, у т. ч. гранулематозного запалення — не виявлено.

Клінічна картина: перебіг захворювання може бути повільним, із рецидивуючими загальними проявами (лихоманка, втрата маси тіла, біль м'язів і суглобів; можуть зберігатись протягом кількох місяців або років, перш ніж з'являться симптоми органного ураження), піднесеною еритемою (у ≈50 % хворих на момент звернення до лікаря) і незначними змінами в нирках або із швидкопрогресуючим гломерулонефритом та дифузною альвеолярною кровотечею.

Діагностика: на підставі клінічної картини та гістопатологічного дослідження біоптату шкіри, нирки або легені. На користь діагнозу мікроскопічного васкуліту промовляє наявність MPO-ANCA (у ≈70 %). У лабораторних дослідженнях відмічається прискорення ШОЕ та підвищення СРБ, ознаки гломерулонефриту. На РГ і КТВРЗ грудної клітки та при БАЛ — зміни, типові для альвеолярної кровотечі. **Диференційна діагностика:** вузликовий поліартеріїт (у нирках уражені лише юкстагломерулярні судини [ознаки гломерулонефриту відсутні], ураження легень зазвичай не ровиваєтеся і немає ANCA); інші причини легенево-ниркового синдрому →розд. 16.8.3, лейкоцитокластичний васкуліт шкіри.

Лікування: як при гранулематозному поліангіїті (Вегенера) →розд. 16.8.3. Частина хворих вимагає тривалої діалізотерапії.

8.3. Гранулематозний поліангіїт (Вегенера)

→ **ВИЗНАЧЕННЯ ТА ЕТІОПАТОГЕНЕЗ**

Некротичне гранулематозне запалення, яке зазвичай охоплює верхні і нижні дихальні шляхи та некротичний васкуліт, який в основному судини дрібного та середнього калібру (тобто капіляри, венули, артеріоли, артерії і вени). Часто протікає із некротичним гломерулонефритом, васкулітом судин ока, запаленням легеневих капілярів із альвеолярною кровотечею, а також гранулематозним і негранулематозним запаленням, що відбувається поза кровоносними судинами. Може мати обмежену форму, зокрема верхніх чи нижніх дихальних шляхів або ока. У таких випадках можна не виявити ознак системного васкуліту, але якщо стверджуються клінічні та патологічні зміни, ідентичні як у дихальних шляхах у хворих на гранулематозний поліангіїт (Вегенера), особливо якщо виявляються ANCA, їх слід зарахувати до цієї категорії.

→ **КЛІНІЧНА КАРТИНА ТА ПРИРОДНИЙ ПЕРЕБІГ**

1. Симптоми:

1) **ураження верхніх дихальних шляхів** — обмеження прохідності носових ходів, виразки (можуть бути безболісними) слизової оболонки (в т. ч. ротової порожнини), масивні гнійні або гнійно-кров'янисті виділення або кровотеча, перфорація носової перегородки і деструкція хряща з утворенням сідлоподібного носа, симптоми хронічного риносинуситу, хрипкість голосу, симптоми непрохідності верхніх дихальних шляхів, спричинені підступним розвитком звуження підв'язкового відділу гортані (у 80 % незворотній процес внаслідок рубцювання);

2) тяжкий **середній отит**, іноді з втратою слуху;

3) **легеневі зміни** (у ≈90 %; в 1/3 хворих безсимптомний перебіг) — проявляються кашлем та кровохарканням (масивним у разі дифузної альвеолярної кровотечі), задишкою, плевральним болем;

4) **ураження нирок** — гломерулонефрит (у >70 %; часто безсимптомний [зміни головним чином в осаді сечі]; трапляється форма з ураженням виключно нирок), одночасне ураження легень і нирок формує **легенево-нирковий синдром**;

5) **ураження очей** (у <50 %) — епісклерит і склерит, кон'юнктивіт, увеїт, запалення слізного канальця, рідко псевдопухлина орбіти з екзофтальмом та диплопією, неврит зорового нерва, васкуліт судин ока (може призводити до невідворотньої сліпоти);

6) **шкірні зміни** (у 40–60 %) — найчастіше піднесена еритема, рідше папули з утворенням виразок (особливо на кінцівках) і підшкірні вузлики, рідко некроз;

7) **ураження опорно-рухового апарату** — біль у м'язах і суглобах (у >50 %), рідше інші симптоми артриту (іноді симетричні, однак без ерозій та деформацій);

8) **ураження нервової системи** (пізно, у ≈20 %) — найчастіше мультифокальна мононейропатія, рідше симетрична периферична полінейропатія, спорадично ураження ЦНС;

9) **ураження ШКТ** — біль у животі, пронос, кровотечі з виразок;

10) **ураження сечо-статевої системи** — кровотечі з виразок;

11) **ураження серця** (в <10 %) — найчастіше ексудативний перикардит, рідко стенокардія, ендокардит або міокардит.

2. Природний перебіг: часто починається загальними проявами (лихоманка неясного генезу у ≈50 %) та симптомами з боку верхніх дихальних шляхів (у 70 %), легень (у 45 %) і нирок (у <20 %). Перебіг буває різним: від повільного, легкого (часто без ураження нирок), до швидкого прогресування із загрозливими для життя змінами в багатьох органах включно.

ДІАГНОСТИКА

Допоміжні дослідження

1. Лабораторні дослідження: прискорення ШОЕ та підвищення СРБ, незначна нормоцитарна анемія, лейкоцитоз (іноді >20 000/мкл), тромбоцитоз, ознаки гломерулонефриту; антитіла PR3-ANCA в сироватці (у 80–90 %).

2. Візуалізаційна діагностика: при **РГ** і **КТ** картина хронічного риносинуситу, часто з деструкцією кісток; у легенях зазвичай дифузні інфільтрати, що можуть зникати і змінювати локалізацію, вузлики з розпадом, інтерстиціальні зміни у вигляді лінійних тіней.

3. Функціональні дослідження легень: можуть виявити обструкцію, рідше рестрикцію, зі зниженням TL_{CO} (при альвеолярній кровотечі TL_{CO} є підвищеним).

4. Гістологічні дослідження: гранулематозне запалення, некроз і запальні зміни в судинних стінках (загалом тяжко поставити діагноз виключно на основі гістопатологічної картини); найбільш інформативною є біопсія нирки, легені (трансторакальна), шкіри або м'яза.

Діагностичні критерії

На основі типової гістопатологічної картини (біопсія ураженого органу, найкраще верхніх дихальних шляхів або нирки) в особи з характерними змінами в легенях і/або в осаді сечі та наявністю ANCA (переважно PR3-ANCA). У незначному відсотку випадків при обмеженій формі ANCA можуть бути відсутніми.

Диференційна діагностика

1) **інші причини легенево-ниркового синдрому** — мікроскопічний поліангіїт (найчастіше), еозинофільний гранулематоз із поліангіїтом (Черджа-Стросс), васкуліт із кріоглобулінемією, IgA-асоційований васкуліт

Таблиця 8-2. Дозування циклофосфаміду в/в в залежності від віку хворого та функції нирок

Вік (в роках)	Рівень креатиніну	
	<300 мкмоль/л	300–500 мкмоль/л
<60	15 мг/кг	12,5 мг/кг
60–70	12,5 мг/кг	10 мг/кг
>70	10 мг/кг	7,5 мг/кг

(пурпура Шенлейна-Геноха; рідко), інші васкуліти дрібних судин (напр., при сироватковій хворобі, СЧВ), васкуліт, асоційований з антитілами анти-GBM;

2) **інші (окрім васкулітів) причини дифузної альвеолярної кровотечі** →розд. 3.14.4;

3) вузликовий поліартеріїт;

4) ідіопатичний гломерулонефрит з утворенням півмісяців без імунних депозитів.

➡️ **Л І К У В А Н Н Я**

Загальні принципи

1. В гострій фазі захворювання застосовують лікування для індукції ремісії, а після її досягнення — підтримуючу терапію.

2. Спосіб лікування залежить від клінічної картини та інтенсивності захворювання.

Лікування гострої фази (індукція ремісії)

1. Застосовують ЛЗ/методи:

1) **циклофосфамід** в/в у пульсових дозах 15 мг/кг (макс. 1200 мг/добу), перші 3 курси пульс-терапії кожних 2 тиж., наступних 3–6 курсів — кожних 3 тиж. (у загальній складності 3–6 міс.); альтернативно п/о 2 мг/кг/добу (макс. 200 мг/добу), але через нижчу токсичність і кумулятивну дозу перевага надається в/в введенню (загальна, кумулятивна доза циклофосфаміду протягом життя не повинна перевищити 25 г); у разі ниркової недостатності та у хворих в похилому віці дозу слід зменшити →табл. 8-2, у більшості хворих необхідно застосувати профілактику інфекції *Pneumocystis jiroveci* (котримоксазол);

2) **ритуксимаб** 375 мг/м² п. т. 1 ×/тиж. протягом 4 тиж. або 1 г 2-разово з інтервалом у 2 тиж.; такий же ефективний, як циклофосфамід, може бути ЛЗ вибору в ситуаціях підвищеного ризику інфекції та у молодих пацієнтів, які планують мати дітей; може мати вищу, ніж циклофосфамід, ефективність у хворих із рецидивом захворювання, а також із PR-3 ANCA;

3) **ГК** — преднізон 1 мг/кг/добу п/о або в/в (макс. 60 мг) або інший ГК в еквівалентній дозі, яку поступово знижують (до цільової 7,5–10 мг/добу через 3–5 міс.терапії); у тяжких випадках протягом перших 2–3 днів застосовують метилпреднізолон в/в в пульс-терапії 500–1000 мг/добу (250–500 мг/добу згідно з BSR);

4) **плазмаферез** — у тяжких випадках із швидко прогресуючим гломерулонефритом і/або загрозливою для життя альвеолярною кровотечею.

2. Пацієнти, у яких відсутня загроза органної недостатності (без порушення функції нирок, ураження мозкових оболонок, серця, кишківника, орбіт, мультифокальної нейропатії, альвеолярної кровотечі, хрящової або кісткової деструкції):

замість стандартної індукції ремісії циклофосфамідом або ритуксимабом розгляньте доцільність застосування метотрексату (при ураженні порожнини носа та навколоносових пазух [без порушення нюху або глухоти], шкіри [без виразок], скелетних м'язів, змін у легенях [вузлики без розпаду, відсутність кровохаркання]) — п/о початково зазвичай 15 мг/тиж., у комбінації з ГК (у дозі, вказаній вище, або нижчій дозі), з поступовим підвищенням дози до 25–30 мг/тиж. протягом 1–2 міс., або мофетилу мікофенолат (до 3 г/добу).

3. Резистентність до лікування (відсутність покращення після 4 тиж. лікування або покращення <50 % згідно з валідованими шкалами активності захворювання BVASv3 або BVAS/WG через 6 тиж. терапії, або хронічно активне захворювання [наявність ≥1 великого або 3 малих критеріїв за шкалою активності хвороби] після ≥12 тиж. лікування): якщо не вдається досягти ремісії за допомогою терапії циклофосфамідом, застосовують ритуксимаб, а якщо для індукції ремісії було призначено ритуксимаб — застосуйте циклофосфамід. Якщо незважаючи на традиційну терапію активність хвороби зберігається — можна спробувати застосувати ВВІГ (2 г/кг впродовж 5 днів).

4. Рецидив захворювання: тяжкий із загрозою для життя або загрозою розвитку органної недостатності → індукційна терапія як при першій маніфестації захворювання; доброякісний перебіг рецидиву без загрози для життя чи загрози розвитку органної недостатності → окрім підвищення дози ГК зазвичай також модифікація імуносупресивної терапії.

5. Термінальна ниркова недостатність: ниркова-замісна терапія.

Підтримуюче лікування

Після досягнення клінічної ремісії (особливо у пацієнтів, у яких зберігаються антитіла ANCA PR-3) протягом ≥2 років (оптимального періоду не визначено) застосовуйте ГК у дозі 5–7,5 мг/добу в комбінації з одним із нижченаведених ЛЗ:

1) **ритуксимаб** 1 г кожні 4–6 міс. (ймовірно має найвищу ефективність у запобіганні рецидивам);
2) **азатіоприн** (2 мг/кг/добу), **метотрексат** (25–30 мг/тиж.) або **мофетилу мікофенолат** (2 г/добу) (ймовірно менш ефективний, ніж азатіоприн); лефлуномід (20 мг/добу) також може виявитись ефективним, однак є менш безпечним, ніж метотрексат.

Тривале застосування котримоксазолу може знижувати ризик рецидиву. У хворих із ураженням носа та колонізацію *S. aureus* місцево застосовують антибіотик, напр., мупіроцин.

→ ПРОГНОЗ

Лікуваня циклофосфамідом з ГК гарантує досягнення ремісії у >90 % хворих, а 8-річна виживаність хворих складає >80 %. Рецидив захворювання виникає переважно протягом року від закінчення імуносупресивної терапії, у >50 % хворих впродовж 5 років. Персистуючий титр ANCA або його підвищення становлять фактори ризику рецидиву захворювання. Причиною смерті переважно є ускладнення хвороби (ниркова або дихальна недостатність), або лікування (тяжка інфекція).

8.4. Еозинофільний гранулематоз із поліангіїтом (Черджа-Стросс, застаріла назва — синдром Черджа-Стросс)

→ ВИЗНАЧЕННЯ ТА ЕТІОПАТОГЕНЕЗ

Некротизуюче гранулематозне запалення з рясною еозинофільною інфільтрацією в різних тканинах і органах, часто з ураженням дихальних шляхів, а також некротизуючий васкуліт в основному судин дрібного та середнього калібру із бронхіальною астмою та еозинофілією. Часто зустрічаються поліпи носа та гранулематозне або негранулематозне запалення поза кровоносними судинами, таке як негранулематозне еозинофільне запалення легень, міокарду та ШКТ.

➜ КЛІНІЧНА КАРТИНА ТА ПРИРОДНИЙ ПЕРЕБІГ

1. Симптоми:

1) **загальні прояви** — лихоманка, слабкість, втрата апетиту, схуднення;

2) **ураження дихальної системи** — бронхіальна астма (в >95 %; зазвичай тяжка), алергічний риніт, часто поліпи носа, гострий або хронічний риносинусит, плевральний випіт, рідко кровохаркання внаслідок альвеолярної кровотечі;

3) **ураження нервової системи** — мультифокальна мононейропатія (у ≈70 %), симетрична полінейропатія (у ≈60 %), симптоми з боку ЦНС (рідко);

4) **ураження нирок** — гломерулонефрит;

5) **ураження серцево-судинної системи** — еозинофільний ендокардит і/або міокардит, васкуліт коронарних судин (може розвинутись інфаркт міокарда) і перикардит, симптоми серцевої недостатності, артеріальна гіпертензія, пов'язана з ураженням нирок;

6) **шкірні зміни** — піднесена еритема, рідше підшкірні вузлики, кропивниця, сітчасте лівед, папули з утворенням виразок;

7) **ураження ШКТ** — еозинофільний гастрит та ентероколіт, ішемія, некроз і перфорація кишківника внаслідок васкуліту, проявляється рецидивуючим, часто сильним болем у животі, діареєю, кровотечею з ШКТ;

8) **інші** (рідко) — обструктивна уропатія (внаслідок звуження сечоводу або присутності гранульом у простаті), біль та слабкість у м'язах, біль у суглобах (переважно без ексудату), увеїт.

2. Природний перебіг:

1) **продромальна фаза** — у осіб віком 20–40 років, типово спостерігається алергічний риніт, іноді з розвитком поліпів, та бронхіальна астма (зазвичай, після 30-літнього віку);

2) **фаза еозинофілії** — симптоми, пов'язані з інфільтратами в тканинах, напр., у легенях або ШКТ;

3) **фаза васкуліту** — в середньому через 3 роки (і навіть через 30 років) після появи перших симптомів. Через деякий час васкуліт може зникати, а алергічні симптоми — рецидивувати. Розвиваються також малосимптомні та неповні форми. Причини смерті: найчастіше серцеві ускладнення (серцева недостатність або інфаркт міокарда, раптова зупинка кровообігу), рідше кровотеча, ниркова недостатність, ускладнення з боку ШКТ (перфорація чи кровотеча), дихальна недостатність.

➜ ДІАГНОСТИКА

Допоміжні дослідження

1. Лабораторні дослідження: еозинофілія периферичної крові (часто >1500/ мкл),прискорення ШОЕ та підвищення СРБ, нормоцитарна анемія, ознаки ураження нирок (еритроцитурія, протеїнурія), ANCA (MPO-ANCA — у ≈50 %).

2. Візуалізаційні дослідження: при **РГ** і **КТ** картина хронічного риносинуситу, ознаки альвеолярної кровотечі.

3. Функціональні дослідження легень: зміни, типові для бронхіальної астми.

4. Гістологічне дослідження: сегментарний некротизуючий васкуліт судин дрібного і середнього калібру; некротизуючий гранулематозний васкуліт із рясною еозинофільною інфільтрацією (може теж зустрічатись негранулематозне запалення із еозинофільною інфільтрацією).

Діагностичні критерії

На основі типової клінічної картини і — якщо є можливим — гістологічного дослідження ураженого органа. Класифікаційні критерії за Lanham: бронхіальна астма, еозинофілія периферичної крові (>1500/мкл) і симптоми васкуліту ≥2 органів поза леленнями.

Диференційна діагностика

Інші системні васкуліти (у клініці яких немає еозинофілії периферичної крові); хронічна тяжка бронхіальна астма; легеневі еозинофілії →розд. 3.14.5 та інші причини еозинофілії периферичної крові →розд. 15.9 (особливо ідіопатична еозинофілія, яка не супроводжується васкулітом).

➡ ЛІКУВАННЯ

ГК у формі монотерапії (при легких формах) або в комбінації з циклофосфамідом (при тяжчих формах), згідно з принципами, прийнятими для гранулематозного поліангіїту (Вегенера); 5-річна виживаність хворих складає ≈80 %.

8.5. Хвороба пов'язана з антитілами до базальної мембрани (застаріла назва — хвороба Ґудпасчера)

Васкуліт, який уражає капіляри ниркових клубочків і/або легень, при якому відбувається відкладання антитіл анти-GBM у базальній мембрані. Ураження легень призводить до альвеолярної кровотечі, а ураження нирок — до гломеруліту із некрозом та утворенням півмісяців. Легенево-ниркову маніфестацію захворювання раніше називали хворобою Ґудпасчера.

➡ КЛІНІЧНА КАРТИНА

1) **загальні прояви** — погане самопочуття, лихоманка, біль у суглобах;
2) **симптоми альвеолярної кровотечі** →розд. 3.14.4;
3) **симптоми швидкопрогресуючого гломерулонефриту** — периферичні набряки, артеріальна гіпертензія; у 30 % хворих часовий проміжок між появою ниркових і легеневих симптомів складає від тижня до року;
4) **інші** — нудота, блювання, пронос.

Перебіг зазвичай блискавичний, призводить до гострої дихальної і ниркової недостатності; смерть, в основному, спричинена легеневою кровотечею і дихальною недостатністю. Хронічні ускладнення: хронічна ниркова недостатність, фіброз легень і хронічна дихальна недостатність.

➡ ДІАГНОСТИКА

На основі клінічної картини та виявлення антитіл анти-GBM і типових гістопатологічних змін у нирках. У лабораторних дослідженняхприскорення ШОЕ та підвищення СРБ, гіпохромна нормо- або мікроцитарна анемія, лейкоцитоз (часто з еозинофілією), ознаки ураження нирок. При РГ і КТВРЗ грудної клітки та БАЛ типові зміни для альвеолярної кровотечі.

➡ ДИФЕРЕНЦІЙНА ДІАГНОСТИКА

1) інші причини легенево-ниркового синдрому →розд. 16.8.3;
2) інші (окрім васкулітів) причини дифузної альвеолярної кровотечі →розд. 3.14.4;

3) інші форми гострого гломерулонефриту;

4) тромбоз ниркової вени з тромбоемболією легеневої артерії;

5) серцева недостатність з нирковою недостатністю.

➡ ЛІКУВАННЯ

Імуносупресивна терапія, як при швидкопрогресуючому гломерулонефриті →розд. 14.3.1.2; під час гострої фази зазвичай необхідна респіраторна підтримка та проведення гемодіалізу. Виживаність хворих із гострою фазою хвороби при адекватному лікуванні складає 60–90 % хворих. Результати лікування є гіршими у хворого із вже існуючою на момент початку лікування нирковою недостатністю. До 50 % хворих у кінцевому результаті потребують тривалої нирково-замісної терапії.

8.6. Кріоглобулінемічний васкуліт

Васкуліт, який характеризується відкладенням депозитів, що містять кріоглобуліни (моно- або поліклональні імуноглобуліни IgM, скерованих проти IgG, які випадають в осад при низькій температурі) у дрібних судинах (в основному в капілярах, венулах або артеріолах) і їх наявністю в крові. Розрізняють ідіопатичний васкуліт, асоційований із кріоглобулінемією, коли його етіологія є невідомою, а також васкуліт, асоційований із встановленою етіологією (із зараженням HCV [≈ 80 % випадків], лімфопроліферативними або аутоімунними захворюваннями).

➡ КЛІНІЧНА КАРТИНА

1) **загальні прояви** — в т. ч. субфебрилітет, втома;

2) **шкірні зміни** — піднесена еритема у >90 %, зазвичай на нижніх кінцівках (холод спричиняє появу нових змін), синдром Рейно;

3) **ниркові симптоми**, пов'язані з гломерулонефритом — переважно периферичні набряки і артеріальна гіпертензія;

4) **ураження нервової системи** — периферична полінейропатія (особливо у HCV-інфікованих), ураження черепно-мозкових нервів, васкуліт ЦНС;

5) **інші** — біль м'язів і суглобів, рідше лімфаденопатія, гепато- і спленомегалія, шлунково-кишкові розлади. При вторинній формі можуть бути присутні **симптоми основного захворювання**. Часто перебігає у формі загострень, що зазвичай тривають 1–2 тижні, після яких виникає ремісія, що триває від кількох днів до кількох місяців. З часом розвивається ниркова недостатність; ураження нирок погіршує прогноз. Найчастішою причиною смерті є інфекція.

➡ ДІАГНОСТИКА

На основі клінічних симптомів та підтвердження наявності кріоглобулінів у крові; супутнім є значне зниження концентрації С4 (у 90 %) і гемолітичного комплексу (CH50) системи комплемента, наявність РФ (у >70 %). При гістологічному дослідженні біоптату шкіри — ознаки лейкокластичного васкуліту, а в біоптаті нирки — мембранозно-проліферативний гломерулонефрит.

➡ ЛІКУВАННЯ

Якщо причина відома → лікуйте основне захворювання, нерідко потрібно застосовувати імуносупресивні ЛЗ. При ідіопатичній формі → як при інших васкулітах дрібних судин.

8.7. IgA-асоційований васкуліт (Шенляйн-Геноха; застаріла назва — пурпура Шенляйн-Геноха)

Васкуліт, при якому в дрібних судинах (в основному в капілярах, венулах і артеріолах) виявляються імунні депозити, в основному IgA1.

Початок захворювання гострий. У ≈50 % випадків розвивається через 1–2 тижні після вірусної інфекції верхніх дихальних шляхів, іноді після інфекції ШКТ; може бути пов'язаним з іншими захворюваннями, напр., хворобою печінки, неспецифічним ентероколітом і анкілозуючим спондилоартритом.

Симптоми:

1) **шкірні зміни** (в ≈90 %) — плямисті висипання або кропивниця, яка переходить у піднесену еритему, уражає переважно нижні кінцівки і сідниці; такі ураження з'являються одноразово або рецидивують разом із іншими симптомами;

2) **ураження суглобів** — біль суглобів, в основному нижніх кінцівок (колінних і гомілковостопних), іноді з іншими симптомами артриту;

3) **зміни в ШКТ** — біль у животі, переважно розлитого характеру, посилюється після прийому їжі, пов'язаний з васкулітом судин кишківника,(найчастіше тонкого кишківника), іноді кривава діарея;

4) **ураження нирок** — як при IgA-нефропатії, найчастіше гематурія;

5) **інші** — рідко зміни в легенях (кровохаркання) і нервовій системі (біль голови, судоми). У дітей легкий перебіг — повне одужання впродовж кількох тижнів або місяців. Шкірні зміни зберігаються до 2 тижнів. У молоді та дорослих тяжчий перебіг у зв'язку з частішим ураженням нирок; у ≈30 % розвивається ниркова недостатність.

На основі клінічних симптомів і гістологічної картини біоптату шкіри, забір якого необхідно провести впродовж 24 год від появи зміни (депозити IgA в стінці дрібних судин та навколо судин); може бути обмеженим шкірою або нирками (тоді діагностують IgA-нефропатію →розд. 14.3.1.4). Біопсія нирки показана виключно у разі значної протеїнурії або гематурії, т. зв. активного осаду та порушення функції нирок.

Якщо відсутні тяжкі симптоми ураження ШКТ або нирок — достатньо симптоматичної терапії. Суглобові симптоми → ГК (у хворих із ураженням нирок слід уникати НПЗП); шкірні зміни → дапсон 100 мг/добу. Лікування IgA-нефропатії →розд. 14.3.1.4. У тяжких випадках, особливо при швидкопрогресуючому гломерулонефриті → ГК та імуносупресивні ЛЗ (азатіоприн, циклофосфамід, мофетил мікофенолату та ін.), плазмаферез або ВВІГ. Прогноз загалом добрий.

8.8. Васкуліт при хворобі Бехчета

Переважно хворіють особи віком 20–40 рр., частіше чоловіки. Перебіг захворювання мінливий, з періодами ремісій та рецидивів.

Рецидивуючі афти ротової порожнини і/або статевих органів, з якими співіснують запальні зміни шкіри, ока, суглобів, ШКТ і/або ЦНС; можуть розвиватись васкуліт дрібних судин, артеріїт, аневризми, тромботичні та тромботично-запальні зміни артерій та вен.

Основні симптоми, що є діагностичними критеріями:

1) болючі афти в ротовій порожнині, рецидивуючі ≥3-кратно протягом останніх 12 міс.; спонтанно загоюються протягом 1—3 тиж., часто є першим проявом захворювання;

2) наявність ≥2 з наступних симптомів: рецидивуючі виразки статевих органів; передній і задній увеїт або васкуліт сітківки (у >80 % хворих); ураження шкіри — вузлувата еритема, екзантема, що нагадує вугрі або везикулярні висипання; патергія, тобто гіперчутливість шкіри до розвитку запальних змін у відповідь на незначну травму (укол голкою викликає появу оточеної еритемою папули розміром ≥2 мм або пустули протягом 24—48 год). Інші можливі симптоми: неерозивний артрит (у 50 %); ураження ЦНС (біль голови, ознаки пошкодження стовбура головного мозку та кортико-спінального тракту, асептичний менінгіт, порушення настрою, деменція); симптоми з боку ШКТ (біль у животі, пронос); мігруючий флебіт поверхневих вен, флеботромбоз глибоких вен, артеріальний тромбоз. У 2013 р. запропоновано Міжнародні Критерії Хвороби Бехчета, згідно з якими приділяється по 2 бали за ураження органа зору, виразки статевих органів та виразки слизової оболонки ротової порожнини, а по 1 балу за шкірні зміни, неврологічні прояви, судинні ураження та симптом патергії (сума ≥4 балів вказує на хворобу Бехчета).

→ ЛІКУВАННЯ

1. Ураження шкіри та слизових оболонок — ГК, місцеві антибіотики, колхіцин, дапсон; при тяжких змінах → інтерферон-α, талідомід, азатіоприн, апреміласт, інгібітори ФНП-α.

2. Ураження внутрішніх органів і запобігання сліпоті: ГК п/о, інтерферон-α, азатіоприн, циклоспорин (слід уникати при ураженні ЦНС) циклофосфамід; у резистентних випадках → інгібітори ФНП-α (особливо інфліксимаб).

8.9. Лейкоцитокластичний васкуліт шкіри

Ізольований васкуліт шкіри без ураження внутрішніх органів (син.: васкуліт дрібних судин шкіри, застаріла назва — гіперсенситивний васкуліт).

→ КЛІНІЧНА КАРТИНА

Типово захворювання починається лихоманкою, болем у суглобах і м'язах, поганим самопочуттям. Ураження шкіри переважно без явної суб'єктивної симптоматики, іноді виникають печіння або свербіж, що розвивають, головним чином, на нижніх кінцівках і сідницях, в області травм та під тісним одягом у вигляді плямисто-папульозної висипки, піднесеної еритеми, пухирців, кропивниці або папул із формуванням виразок. Первинна форма переважно самостійно минає впродовж кількох тижнів або місяців. У ≈10 % хворих рецидивує через кілька місяців або років; перебіг вторинної форми залежить від основного захворювання; переважно минає після ліквідації тригерного фактора.

→ ДІАГНОСТИКА

На основі результату гістологічного дослідження біоптату шкіри (забір якого необхідно провести впродовж 48 год від появи зміни) і виключення ураження внутрішніх органів. **Диференційна діагностика:** тромботичні емболічні зміни (напр., сепсис, ДВЗ-синдром), геморагічний діатез при тромбоцитопенії, інші васкуліти з ураженням дрібних судин, первинні або вторинні екзантеми, не асоційовані з васкулітом, вторинні судинні зміни при виразках іншої етіології.

→ **ЛІКУВАННЯ**

Первинна форма:

1) загальні засоби (часто є достатніми) — перебування ураженої ділянки в теплі, уникання холоду і сонячного проміння, обмеження фізичної активності;

2) антигістамінні ЛЗ і НПЗП — при скаргах з боку шкірних змін або артралгії;

3) колхіцин 0,5 мг 2×на день і/або дапсон — у випадку персистуючих, обширних або болючих шкірних змін чи персистуючих симптомів з боку суглобів; ефект спостерігається впродовж 2 тижнів;

4) ГК п/о — при тяжких шкірних змінах;

5) азатіоприн (2 мг/кг/добу) при неефективності вищевказаних ЛЗ (напр., коли зміни рецидивують після зниження дози ГК).

Вторинна форма: лікування основного захворювання або відміна ЛЗ, що викликав захворювання; у разі загрозливих для життя уражень додатково призначте лікування, як при первинній формі.

9. Ревматична полiмiалгiя

→ **ВИЗНАЧЕННЯ ТА ЕТІОПАТОГЕНЕЗ**

Патологічний синдром невідомої етіології, яким страждають особи у віці >50 років, при якому домінують біль і ригідність м'язів шиї, плечового і/або тазового поясу.

→ **КЛІНІЧНА КАРТИНА ТА ПРИРОДНИЙ ПЕРЕБІГ**

Симптоми: біль у м'язах плечового поясу, тазового поясу і шиї, що іноді посилюється вночі; ранкова ригідність, що триває ≥30 хв. Біль спочатку може бути однобічним, пізніше охоплює симетричні ділянки, іноді унеможливлює або утруднює піднімання верхніх кінцівок. Часто супутнім є артрит — особливо колінних, грудинно-ключичних та кульшових суглобів. Може виникати тістоподібний набряк кистей рук і стоп; слабкість м'язів, в подальшому може розвинутись їх атрофія та контрактури. Загальні симптоми — субфебрилітет, втрата маси тіла, депресія. У ≈20 % хворих виявляється супутній гігантоклітинний артеріїт →розд. 2.25. У більшості випадків симптоми захворювання минають після лікування, рецидиви виникають рідко.

→ **ДІАГНОСТИКА**

Допоміжні дослідження

1. Дослідження крові: прискорення ШОЕ (зазвичай >100 мм за 1 год, тільки у виняткових випадках знаходиться у межах норми або незначно прискорена), підвищення концентрації білків гострої фази (СРБ, підвищена концентрація фібриногену в плазмі — краще корелює із вираженістю клінічних проявів, ніж ШОЕ та СРБ), нормо- або гіпохромна анемія середнього ступеня, тромбоцитоз, еозинофілія, незначно підвищена активність печінкових ферментів, особливо лужної фосфатази в сироватці.

2. Візуалізаційні дослідження: УЗД або **МРТ** виявляють синовіт уражених суглобів, бурсит і тендовагініт.

Діагностичні критерії

Критерії Healey:

1) біль, що зберігається протягом ≥1 міс., та охоплює ≥2 з вказаних ділянок: шия, плечі, тазовий пояс;

2) ранкова ригідність >1 год;

3) швидка реакція на преднізон (20 мг/добу);

4) виключення інших захворювань із подібною симптоматикою з боку м'язово-скелетної системи;

5) вік >50 років;

6) ШОЕ >40 мм/год.

Диференційна діагностика

Рання стадія РА (особливо в осіб похилого віку) та інші артрити, інші системні захворювання сполучної тканини; поліміозит та інші хвороби м'язів; фіброміалгія (не супроводжується підвищенням ШОЕ та СРБ), неопластичні захворювання, деформуючий остеоартроз, неврологічні захворювання (напр., паркінсонізм), захворювання кісток, інфекції, гіпотиреоз, міалгія внаслідок перевантаження, депресія.

ЛІКУВАННЯ

1. ГК: преднізон п/о 12,5–25 мг/добу (або інший ГК в еквівалентній дозі) повинен призвести до клінічного покращення протягом 2–4 тиж., часто навіть впродовж декількох днів (зникають біль та ригідність, ШОЕ та СРБ нормалізуються пізніше). У виняткових ситуаціях, коли цього ефекту не досягнуто, через тиждень протягом одного тижня спробуйте поновити лікування із застосуванням вищої дози (макс. 30 мг/добу); якщо ж в такому випадку не наступить покращення → необхідно верифікувати діагноз. Якщо симптоми явно минають → продовжуйте лікування ГК, поступово зменшуючи дозу: напр., впродовж 4–8 тиж. на 2,5 мг/добу кожних 2 тиж. до цільової дози 10 мг/добу. Після досягнення ремісії знижуйте дозу на 1 мг/добу кожних 4 тиж. (або 2,5 мг/добу кожних 10 тиж.), якщо ремісія зберігається. У разі рецидиву симптомів необхідно повернутись до початкової дози та поступово її знижувати впродовж 4–8 тиж. до досягнення дози, при якій виник рецидив. Лікування повинно тривати на протязі ≥1 року, його часто продовжують до 2 років. Пам'ятайте про профілактику остеопорозу →розд. 16.16.

У хворих з проявами гігантоклітинного артеріїту відразу застосуйте преднізон у дозі 1 мг/кг/добу.

2. У разі підвищеного ризику небажаних ефектів ГК (супутні захворювання, одночасний прийом НПЗП) розгляньте доцільність призначення на ранньому етапі додатково **метотрексату** у дозі 7,5–10 мг/тиж.

3. НПЗП можуть бути призначеними після закінчення лікування ГК, у разі збереження слабковиражених симптомів з боку м'язів або суглобів.

МОНІТОРИНГ

З метою моніторингу ефективності терапії можете застосувати оцінку активності захворювання за допомогою індексу PMR-AS, який розраховується як сума:

1) концентрації СРБ в сироватці (мг/дл);

2) інтенсивності болю за шкалою ВАШ (0–10);

3) проведеної лікарем загальної оцінки активності захворювання за шкалою ВАШ (0–10);

4) тривалості ранкової ригідності (хв)×0,1;

5) ступеня піднімання верхніх кінцівок (3 — вище плечей, 2 — на рівні плечей, 1 — нижче плечей, 0 — відсутність руху).

Результат <7 вказує на низьку активність хвороби, 7–17 — середню, >17 — високу.

Необхідно спостерігати за хворим із метою оцінки:

1) ефективності ГК та можливих небажаних ефектів (контроль артеріального тиску, концентрації глюкози та електролітів у сироватці);

2) появи симптомів гігантоклітинного артеріїту; слід рекомендувати хворому, щоб негайно звертався до лікаря у разі появи порушень зору, головного болю або «переміжної кульгавості» жувальних м'язів;

3) розвитку неопластичного захворювання — в основному впродовж перших 6 міс. від початку захворювання (прояви ревматичної поліміалгії можуть бути передвісниками неопластичного процесу).

10. Синдром Шегрена

→ ВИЗНАЧЕННЯ ТА ЕТІОПАТОГЕНЕЗ

Хронічне запальне аутоімунне захворювання невідомої етіології, при якому в залозах зовнішньої секреції розвиваються лімфоцитарні інфільтрати, порушується їхня функція, що супроводжується запальними ураженнями багатьох систем і органів. Вирізняють **первинний** (40 % випадків) і **вторинний** (при інших захворюваннях, найчастіше РА) синдром.

→ КЛІНІЧНА КАРТИНА

Понад 90 % хворих складають жінки. Пік захворюваності у віці ≈50 років.

1. Симптоми, що пов'язані з ураженням залоз:

1) **слізних** — сухість рогівки та кон'юнктив (сухий кератокон'юнктивіт), що відчувається хворими як «наявність піщинок під повіками», паління, різь; підвищена чутливість до світла, вітру, тютюнового диму; гіперемія кон'юнктив;

2) **слинних** — ксеростомія, труднощі при жуванні та ковтанні їжі, утруднена мова, втрата смаку, швидкопрогресуючий карієс зубів, проблеми із застосуванням зубних протезів, збільшення привушних та підщелепних слинних залоз, запальні ураження слизової оболонки ротової порожнини.

2. Позазалозні симптоми: загальносистемні прояви, такі як втома, субфебрилітет, біль у суглобах і м'язах, іноді артрит, що нагадує РА, симптоми слабковираженої міопатії (можуть випереджати розвиток синдрому сухості); синдром Рейно (≈40 %); лімфаденопатія (20 %); ураження легенів (до 20 %; зазвичай малосимптомні або безсимптомні; рідко лімфоцитарна пневмонія, вузликові зміни або лімфома); ураження нирок (до 15 %; в основному інтерстиціальний нефрит, рідше тубулярний ацидоз, іноді нефроліаз і порушення функції нирок); панкреатит, гепатомегалія; первинний склерозуючий холангіт; васкуліт судин малого калібру шкіри у формі пурпури, кропивниці, виразок; периферичні нейропатії; сухість та свербіж шкіри (до 55 %), аутоімунний тиреоїдит (частий, однак зазвичай безсимптомний).

→ ДІАГНОСТИКА

Допоміжні дослідження

1. Дослідження крові: гіпергаммаглобулінемія (у 80 %), кріоглобуліни (30 %), антитіла ANA >1:80 (90 %), анти-Ro (55 %) і анти-La (40 %), ревматоїдний фактор >1:40 (60 %); анемія (25 %), лейкопенія (10 %).

Таблиця 10-1. Класифікаційні критерії первинного синдрому Шегрена (за ACR/EULAR, 2016)

Критерій	Кількість балів
запальні вогнища з лімфоцитарним інфільтратом у губній слинній залозі та кількість вогнищ ≥1 на 4 мм^2 — оцінка за Daniels і співавт.[a]	3
наявність антитіл анти-SSA/Ro	3
ступінь забарвлення кон'юктиви і рогівки за методом Whitcher і співавт. ≥5[б] або за методом van Bijsterveld ≥4[в, г, д] принаймні в одному оці	1
тест Ширмера ≤5 мм через 5 хв принаймні в одному оці[г]	1
секреція слини без стимуляції, оцінювана за методом Navazesh і Kumar ≤0,1 мл/хв[д]	1

Стани, що виключають дане захворювання: опромінення голови і шиї в анамнезі, активна інфекція HCV (підтверджена полімеразною ланцюговою реакцією), СНІД, саркоїдоз, амілоїдоз, реакція трансплантат проти господаря, IgG4-асоційоване системне захворювання.

Інтерпретація: сума балів ≥4 промовляє за діагнозом первинного синдрому Шегрена.

чутливість критеріїв 96 %, специфічність 95 %
[a] *Arthritis Rheum., 2011; 63:2021–2030*
[б] *Am. J. Ophtalmol., 2010; 149:405–415*
[в] *Arch. Ophtalmol., 1969; 82:10–14*
[г] У хворих, які приймають антихолінергічні ЛЗ, дослідження можна провести після перерви в прийомі цих ЛЗ.
[д] *J. Am. Dent. Assoc., 2008; 139: Supl.: 35S–40S*
на підставі: *Arthritis Rheum., doi: 10.1002/art.39859*

2. Візуалізаційні дослідження: сіалографія — нерівномірні розширення і звуження проток залоз (картина «квітучої вишні»). **Сіалосцинтиграфія** — захоплення радіоіндикатора з запізненням, знижене накопичення і запізніла екскреція радіоіндикатора після стимуляції. **УЗД** — (найбільш придатна) — дозволяє оцінити розміри та будову привушних і підщелепних слинних залоз, виявити кісти у слинних залозах та іноді лімфаденопатію в області слинних залоз.

3. Офтальмологічне дослідження: тест Ширмера з метою дослідження секреції сліз — смужку стерильного фільтрувального паперу 5×30 мм із заокругленим краєм на одному кінці згинають і вкладають під нижню повіку таким чином, щоб вона не доторкалася рогівки; у нормі довжина зволоженого сльозами відтинка фільтрувального паперу через 5 хв становить >5 мм. **Тест із бенгальським рожевим** (або іншим барвником) для оцінки стану рогівки (за методом Whitcher та співавт., метод van Bijsterveld).

4. Оцінка кількості продукованої слини (без стимуляції) — за методом Navazesh і Kumar.

5. Гістологічне дослідження біоптату губної слинної залози: оцінка кількості запальних лімфоцитарних інфільтратів (за методом Daniels і співавт.).

Діагностичні критерії

Класифікаційні критерії первинного синдрому Шегрена за ACR/EULAR 2016→табл. 10-1.

Можна їх застосувати, якщо хворий дасть позитивну відповідь на ≥1 з нижченаведених запитань:

1) Чи впродовж >3 міс. щоденно відчував сухість очей?

2) Чи виникало рецидивне відчуття наявності піску або щебеню під повіками?

3) Чи застосовує штучні сльози частіше, ніж 3×на день?

4) Чи впродовж >3 міс. щоденно відчував сухість в ротовій порожнині?

5) Чи часто запиває суху їжу, щоб полегшити її проковтування?

Диференційна діагностика

Стани, що виключають дане захворювання →табл. 10-1; системне захворювання, асоційоване з IgG4, відрізняється, між іншим, підвищеною концентрацією IgG4 та відсутністю антитіл анти-Ro і анти-La. Симптоми сухого ока можуть бути спричинені блефаритом або кон'юнктивітом, рідким кліпанням при неврологічних або ендокринологічних порушеннях чи дисфункцією слізних залоз, у той час, як сухість слизової оболонки ротової порожнини може бути супутнім проявом цукрового діабету, гіперкальціємії або результатом дії психогенних факторів. Симптоми артриту, супутні первинній формі синдрому, необхідно диференціювати з РА, а комбінацію органних уражень із наявністю аутоантитіл — із СЧВ.

ЛІКУВАННЯ

1. Слід оберігати орган зору, застосовуючи **«штучні сльози»** у рідині або гелі, м'які контактні лінзи (можливо слід розглянути доцільність застосування циклоспорину в краплях). При симптомах ксеростомії застосовують препарати «штучної слини» та безцукрові жувальні гумки, у хворих із збереженою резидуальною функцією слинних залоз можна продумати застосування ЛЗ, що стимулюють секрецію (напр., пілокарпіну 5 мг кожні 6 год, у разі протипоказань або непереносимості можливе застосування ацетилцистеїну). Рекомендуйте уникати прийому алкоголю і куріння тютюну та старанно дбати про гігієну ротової порожнини.

2. Серед ЛЗ, що модифікують запальний процес, найчастіше застосовують гідроксихлорохін 200 мг/добу (препарати →табл. 1-6). Його можна замінити метотрексатом або застосовувати ці ЛЗ одночасно, у разі потреби впродовж короткого часу додатково призначити ГК. У разі неефективності можете розглянути доцільність застосування лефлуноміду, сульфасалазину, азатіоприну або циклоспорину, якщо домінують системні прояви. З біологічних ЛЗ найбільш доцільним буде призначення ритуксимабу. Застосування інгібіторів TNF-α не рекомендується. При вторинному синдромі — адекватне лікування основного захворювання.

МОНІТОРИНГ

З огляду на підвищений порівняно з загальною популяцією ризик розвитку неходжкінських лімфом (4–44 %), хворого необхідно періодично обстежувати, в тому числі виконувати контрольні лабораторні аналізи (в основному визначення білків сироватки, особливо щодо появи моноклонального білка). Предиктори розвитку лімфоми: пурпура (васкуліт судин в межах шкіри), персистуюче або рецидивне збільшення слинних залоз і лімфовузлів, моноклональна кріоглобулінемія, зниження концентрації компонентів C3 і/або C4 системи комплемента в сироватці, зниження числа лімфоцитів $CD4^+$ і співвідношення лімфоцитів $CD4^+/CD4^-$ у периферичній крові. Маркером розвитку лімфоми також може бути наявність в лімфоцитарних інфільтратах біоптатів малих слинних залоз структур, схожих на центри розмноження.

11. Спондилоартропатії

Спондилоартропатії (СпА), тобто артрити із ураженням суглобів хребта: анкілозуючий спондилоартрит (АС), псоріатичний артрит, реактивний артрит, ювенільна спондилоартропатія, артрит при неспецифічних запальних захворюваннях кишківника, синдром SAPHO (*synovitis, acne, pustulosis, hyperostosis, osteitis*), артрит, асоційований з гострим переднім увеїтом, і недиференційовані спондилоартропатії — це захворювання, при яких розвивається спондилоартрит і запалення паравертебральних тканин, периферичний артрит, ентезит та запальні зміни в багатьох інших органах і системах.
Розрізняють:

1) **аксіальну форму СпА** (переважають симптоми з боку хребта);
2) **периферичну форму** (головним чином артрит [найчастіше несиметричний] нижніх кінцівок, сакроілеїт, а також тендиніт і дактиліт).
Спондилоартропатія при спондилоартропатії може співіснувати з сакроілеїтом, випереджувати його розвиток або (рідше) розвиватись самостійно.
У хворих з клінічними симптомами СпА вирізняють також осьову «нерентгенографічну» або «дорентгенографічну» форму, коли при рентгенографічному дослідженні крижово-клубових суглобів запальні зміни не візуалізуються. У сироватці не виявляють ревматоїдного фактора класу IgM. Часто присутній антиген HLA B27.

11.1. Анкілозуючий спондилоартрит (АС)

→ ВИЗНАЧЕННЯ ТА ЕТІОПАТОГЕНЕЗ

Хронічний, переважно прогресуючий запальний процес невідомої етіології, що уражає головним чином крижово-клубові суглоби, суглоби хребта, фіброзні кільця і зв'язки хребта, що призводить до їх поступового анкілозу.

→ КЛІНІЧНА КАРТИНА ТА ПРИРОДНИЙ ПЕРЕБІГ

Найчастіше починається під кінець періоду дозрівання або у молодих дорослих осіб, дуже рідко після 40-річного віку, у чоловіків у 2–3 рази частіше. Можуть спостерігатись періоди загострень і ремісій, однак часто перебіг є хронічним і прогресуючим.

1. Загальні симптоми: субфебрилітет, втрата маси тіла, відчуття втоми.

2. Ураження опорно-рухового апарату: характерний (у 80 % хворих) біль у попереково-крижовій ділянці, що іррадіює у пахвини, сідниці та колінні суглоби, зазвичай тупий, його складно локалізувати, однобічний або двобічний, інтермітуючий, через декілька місяців постійний. Симптоми артриту гомілковостопних або колінних суглобів (у 10–20 %), ентезит ахіллового сухожилля або підошвового апоневрозу, інших суглобів (найчастіше кульшового і плечового, рідше грудинно-ключичного, скронево-нижньощелепного та ін.). Біль часто посилюється вночі, зранку приєднується відчуття скутості. Інтенсивність болю зменшується після виконання фізичних вправ. Біль та обмеження рухливості хребта наростають поступово, по мірі втягнення у запальний процес щораз вищих відділів хребта. Поперековий відділ: зникнення фізіологічного лордозу. Грудний відділ: біль у межах грудної клітки, що посилюється під час дихання, іррадіює вздовж ребер (що відрізняє його від плеврального болю); часто посилення кіфозу, обмеження екскурсії грудної клітки; атрофія паравертебральних м'язів («плоска спина»). Шийний відділ — обмеження, пізніше втрата рухливості, часто зникнення лордозу або сформування кіфозу; травма може легко спричинити перелом. Зникнення фізіологічних вигинів хребта і його анкілоз та часті супутні зміни в периферичних суглобах призводять до зміни осанки та виникнення контрактур у межах кінцівок.

3. Передній увеїт (у ≈1/3 хворих): біль, гіперемія, погіршення зору, світлобоязнь; симптоми зникають через 4–8 тиж., однак можуть рецидивувати. Якщо раніше не було впроваджено адекватного лікування, може розвинутись глаукома і втрата зору.

4. Ураження серцево-судинної системи (у <10 % хворих): аортальна недостатність, запалення висхідної частини аорти, порушення провідності, перикардит.

5. Інші симптоми:

1) може розвинутись фіброз у верхніх частках легень, в яких можуть утворюватись каверни, що часто є місцем грибкових інфекцій;

2) протеїнурія, в т. ч. внаслідок відкладення в нирках амілоїдних депозитів або IgA-нефропатії;

3) неврологічні симптоми у разі підвивихів в атланто-аксіальному або атланто-потиличному суглобах, або перелому хребця у шийному відділі;

4) часто виразкова хвороба шлунка або дванадцятипалої кишки, до якої також спричинились НПЗП; у 30–60 % хворих безсимптомні, мікроскопічні запальні зміни в термінальному відділі тонкого кишківника і ободовій кишці;

5) біль, ранкова скутість і постійне відчуття втоми ускладнюють життєву активність і є причиною депресії.

→ ДІАГНОСТИКА

Допоміжні дослідження

1. Лабораторні дослідження: підвищення ШОЕ і СРБ у сироватці у періоді загострень (у ≈40 % хворих із ураженням хребта і ≈60 % хворих із ураженням периферичних суглобів); лейкоцитоз, незначна нормохромна анемія (у <15 %), протеїнурія і еритроцитурія (у 30 %), гіпергаммаглобулінемія (часто IgA); РФ в IgA (не IgM), HLA B27 (у 96 % хворих європейської популяції).

2. Візуалізаційні дослідження: прицільна РГ крижово-клубових суглобів — візуалізує пізні структурні зміни: 0 ступінь — правильний статус; 1 ступінь — підозра на порушення; 2 ступінь — мінімальні порушення (невеликі, локалізовані ділянки з ерозією або склерозуванням без звуження суглобової щілини); 3 ступінь — однозначно патологічна картина (помірно-виражений або запущений сакроілеїт — ≥1 із наступних змін: ерозії, склерозування, розширення і/або звуження суглобової щілини або її часткове зарощення); 4 ступінь — тяжкі патологічні зміни (повне зарощення суглобових щілин). **РГ хребта** (шийний і попереково-крижовий відділи): симптом «блискучих кутів» і симптом «квадратизації» хребців (як результат деструктивних змін хребців і вторинної склеротизації), синдесмофіти, що з'єднують хребці, анкілози суглобів, поступова кальцифікація зв'язок, повне зрощення хребта (форма бамбукової палиці). Осифікація ділянок прикріплення зв'язок і сухожиль (ентезофіти). У периферичних суглобах звуження суглобових щілин, у подальшому — їх заростання. Зміни, які видно на РГ, свідчать про щонайменше кількарічний анамнез хвороби. На пізній стадії захворювання додатково спостерігається остеопороз.

Згідно до рекомендацій EULAR (2014) класична рентгенографія крижово-кульшових суглобів являється методом першого вибору при діагностиці сакроілеїту як симптому аксіальної СпА. У молодої особи або при короткій тривалості захворювання альтернативним методом першого вибору є МРТ крижово-кульшових суглобів. Дане дослідження проводьте також тоді, коли не можете діагностувати аксіальну СпА на основі клінічної картини та класичної рентгенографії, а й надалі підозрюєте це захворювання. Для діагностики аксіальної СпА не рекомендується застосовувати УЗД та сцинтиграфію. Якщо підозрюєте периферичну СпА, УЗД (а також МРТ) можете використати для виявлення периферичного ентезиту (що підтримує діагноз СпА), периферичного артриту, тендиніту та бурситу.

**Таблиця 11-1. Модифіковані нью-йоркські діагностичні критерії анкілозуючого спонди-
лоартриту**

клінічні критерії

1) біль у крижово-поперековій ділянці зберігається впродовж ≥3 міс., зменшується після виконання вправ, не зникає під час відпочинку

2) обмежена рухливість поперекового відділу хребта як в сагітальній, так і у фронтальній площинах

3) обмежена екскурсія грудної клітки у порівнянні з нормою для віку і статі

радіологічний критерій

білатеральне запальне ураження в крижово-клубових суглобах 2–4 ступеня або одностороннє 3–4 ступеня

точний діагноз — відповідність радіологічному критерію та ≥1-му клінічному критерію
ймовірний діагноз — відповідність 3-м клінічним критеріям або лише радіологічному критерію

на підставі: *Arthritis Rheum., 1984; 27:361*

У хворих із АС (але не СпА без рентгенологічних змін) проведіть класичну рентгенографію поперекового та шийного відділів хребта з метою виявлення синдесмофітів, наявність котрих прогнозує появу нових синдесмофітів. Схоже значення мають запальні зміни кутів хребцевих тіл або жирові інфільтрати, які візуалізуються при МРТ.

МРТ виявляє ранні запальні зміни, а також вторинне до запального процесу структурне ушкодження крижово-кульшових суглобів та хребта. Оскільки значна запальна активність на МРТ-картині (набряк кісткового мозку), особливо в межах хребта, може використовуватись як предиктор позитивної відповіді на лікування інгібіторами ФНП, можете провести це дослідження для доповнення клінічної оцінки та СРБ при прийнятті рішення щодо призначення такої терапії.

3. Дослідження синовіальної рідини: запальний характер.

4. Інші: в залежності від показів, напр., КТВР легень.

Діагностичні критерії

У модифікованих нью-йоркських діагностичних критеріях (табл. 11-1) вирішальну для постановки діагнозу роль відігравав радіологічний критерій. Нові критерії ASAS (табл. 11-2) дозволяють включити захворювання до групи СпА ще до того, як розвинуться прояви структурного ушкодження та РГ симптоматики в крижово-клубових суглобах. Останнім часом з'явилось припущення, що аксіальна СпА та АС можуть бути окремими нозологічними одиницями.

Диференційна діагностика

Хвороба Шоерманна (юнацький кіфоз), інші спондилоартропатії →табл. 11-3, РА, дископатії, неопластичні зміни, інфекції (туберкульоз, бруцельоз), запальні стани в межах малого тазу, метаболічні захворювання кісток, дифузний ідіопатичний скелетний гіперостоз (хвороба Форестьє).

➔ ЛІКУВАННЯ

Немедикаментозна терапія

1. Навчання хворого: слід поінформувати пацієнта про суть хвороби та необхідність його активної співпраці під час лікування, щоб запобігти каліцтву, рекомендуйте спати на твердій поверхні з невеликою подушкою під головою, створити відповідні умови праці, припинити тютюнокуріння.

Таблиця 11-2. Класифікаційні критерії спондилоартропатії згідно ASAS 2010

Осьова САП (критерії можна застосувати у хворих, у яких біль крижової ділянки триває ≥3 міс. і виник у віці <45-ти років)

сакроілеїт, задокументований візуалізаційним дослідженням (МРТ або РГ), а також ≥1-ю з інших ознак САП

або

наявність антигену HLA B27 та ≥2-х інших ознак САП

ознаки САП:
− біль у спині запального характеру[a]
− периферичний артрит
− ентезит (у межах п'ятки)
− увеїт
− дактиліт
− псоріаз
− хвороба Крона або неспецифічний виразковий коліт
− позитивна відповідь на НПЗП (зникнення або значне зменшення болю у крижовій ділянці впродовж 24–48 год після прийому повної дози)
− наявність САП в сімейному анамнезі
− HLA-B27
− підвищений рівень СРБ в сироватці крові (після виключення інших причин)

периферична спондилоартропатія

артрит або ентезит, або дактиліт
та
≥1-ї з нижчевказаних ознак САП:
− увеїт
− псоріаз
− хвороба Крона або неспецифічний виразковий коліт
− передуюча інфекція
− HLA-B27
− сакроілеїт при візуалізаційному дослідженні
або
≥2 інші з нижчевказаних ознак САП:
− артрит
− ентезит
− дактиліт
− біль у спині запального характеру[a] (будь-коли)
− наявність САП в сімейному анамнезі

[a] Присутні ≥4 з наступних ознак:
1) біль виник у віці <40-ка років,
2) підступний початок,
3) зменшується після фізичних вправ,
4) не зникає під час відпочинку,
5) виникає вночі (зменшується після підйому з ліжка).

2. Фізіотерапія: основою профілактики анкілозу тканин хребта і периферичних суглобів є кінезотерапія (вправи під керівництвом фізіотерапевта, а в подальшому вдома); також застосовують фізіотерапію і бальнеотерапію.

1165

Таблиця 11-3. Диференціювання захворювань суглобів

Симптоми	Захворювання			
	ПсА	РА	ДОА	АС
стать	Ч:Ж 1:1	Ч:Ж 1:3	ДОА кистей рук і стоп частіше у жінок	Ч:Ж 3:1
периферичні зміни	асиметричні	симе-тричні	диференційовані	–
ураження дистальних міжфаланго-вих суглобів	+	–	вузлики Гебердена	–
сакроілеїт	асиметричний	–	–	симетричний
ригідність	периферичні суглоби, шийний і поперековий відділ хребта, зранку	зранку	після більш тривало-го знерухомлення	сильніше виражена в хребті
ентезит	+	–	–	+
ревматоїд-ний фактор	–	+	–	–
HLA	B27, DR4	DR4	–	B27
РГ зміни	ерозії без остеопенії, картина «олівця з насад-кою», великі і асиме-тричні синдесмофіти	ерозії, епі-фізарна остеопенія	остеофіти	тонкі та симе-тричні синдес-мофіти, остео-пенія хребців

ДОА — деформуючий остеоартроз, ПсА — псоріатичний артрит, РА — ревматоїдний артрит, АС — анкілозуючий спондилоартрит

Фармакологічне лікування

Алгоритм фармакотерапії аксіальної СпА відповідно до ASAS/EULAR (2016) →рис. 11-1.

1. НПЗП: ЛЗ першого вибору у хворих із больовими симптомами і скутістю. У разі довготривалої високої активності хвороби продовжуйте їх застосування (необхідно пам'ятати про небажані ефекти). Препарати та дозування ЛЗ →табл. 12-1.

2. Знеболюючі ЛЗ: парацетамол і слабкі опіоїди (напр., трамадол), коли НПЗП протипоказані, неефективні або погано переносяться.

3. ГК: виключно місцево — внутрішньосуглобово (у разі симптомів активного артриту ≤2 периферичних суглобів, в особливих ситуаціях до крижово-клубо-вих суглобів під контролем візуалізаційних досліджень) та/або до навколо-суглобових тканин (уникайте ін'єкцій в область ахіллового сухожилля, місця кріплення сухожилля чотириголового м'яза стегна і зв'язки надколінка) і під час лікування офтальмологічних змін.

4. ХМАРП:

1) традиційні синтетичні (тсХМАРП) — неефективні при аксіальній формі захворювання; у хворих із периферичним артритом слід зважити засто-сування сульфасалазину (може запобігати рецидивам переднього увеїту); відмініть ЛЗ, якщо немає покращення протягом 3 міс.; тсХМАРП, в т. ч. сульфасалазин і метотрексат, радять застосовувати у хворих на активний

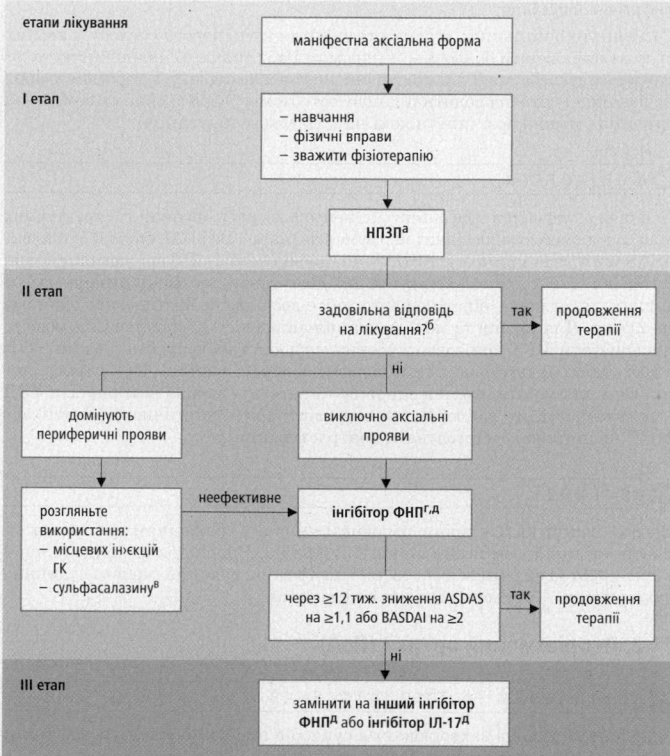

етапи лікування

маніфестна аксіальна форма

I етап

– навчання
– фізичні вправи
– зважити фізіотерапію

НПЗП[а]

II етап

задовільна відповідь
на лікування?[б] → **так** → продовження
терапії

↓ **ні**

домінують
периферичні прояви

виключно аксіальні
прояви

розгляньте
використання:
– місцевих ін'єкцій
ГК
– сульфасалазину[в]
→ **неефективне** → інгібітор ФНП[г,д]

через ≥12 тиж. зниження ASDAS
на ≥1,1 або BASDAI на ≥2 → **так** → продовження
терапії

↓ **ні**

III етап

замінити на **інший інгібітор
ФНП[д]** або інгібітор ІЛ-17[д]

[а] впродовж 4 тиж. у максимальній або максимально переносимій дозі; у разі неефективності через 2 тиж. замініть на інший НПЗП

[б] ≥2-ма різними НПЗП, які застосовувались у монотерапії, у цілому впродовж 4 тиж.

[в] у дозі 3 г/добу протягом 3 міс., у разі її переносимості

[г] критерії включення:
– неефективність стандартної терапії (НПЗП у всіх хворих, а у хворих із домінуючими периферичними проявами у т. ч. сульфасалазину та місцевих ін'єкцій ГК, якщо це обґрунтовано)
– висока активність захворювання (ASDAS ≥2,1 або BASDAI ≥4)
– підвищений рівень СРБ і/або сакроілеїт при МРТ або РГ

[д] Для того, щоб призначити інфліксимаб або інгібітор ІЛ-17, необхідно підтвердити сакроілеїт за допомогою РГ.

Рис. 11-1. Лікування аксіальної спондилоартропатії (СпА) відповідно до рекомендацій ASAS/EULAR 2016

АС із протипоказаннями до інгібіторів ФНП, у котрих не спостерігається покращення, незважаючи на постійну терапію НПЗП.

2) біологічні (бХМАРП) — і нгібітори ФНП (етанерцепт, інфліксимаб, адалімумаб, голімумаб, цертолізумаб) → розгляньте доцільність застосування у хворих із активним запальним процесом, що зберігається, незважаючи на традиційне лікування; у разі неефективності замініть на інший інгібітор ФНП або інгібітор ІЛ—17 (секукінумаб). Дозування, протипоказання, побічні ефекти ХМАРП →табл. 1-6.

Хірургічне лікування

Розгляньте доцільність ендопротезування кульшового суглобу у хворих із дуже вираженим больовим синдромом і/або значною інвалідністю та деструкцією суглоба при РГ дослідженні, незалежно від віку. У дорослих хворих не рекомендують проводити планову остеотомію хребта, однак в особливих ситуаціях можна розглянути доцільність такого лікування.

→ **МОНІТОРИНГ**

Повинен включати в себе оцінку активності хвороби, функції та структурних змін за допомогою відповідних інструментів (напр., BASDAI, базовий комплект ASAS www.asas-group.org, ASDAS, РГ дослідження). РГ крижово-клубових суглобів та/або хребта застосовуйте для довготривалого моніторування структурних ушкоджень, однак не повторюйте досліджень частіше, ніж один раз на 2 роки. Для оцінки та моніторування активності аксіальної СпА можете використати МРТ крижово-клубових суглобів та/або хребта (режим STIR є достатнім, не потрібно застосовувати контрастування). При периферичній СпА для моніторування синовіту та ентезиту можна використати УЗД (з високочастотним доплером у кольоровому або енергетичному режимі) або МРТ (не потрібно застосовувати контрастування).

→ **ПРОГНОЗ**

Загроза каліцтва пов'язана, головним чином, з ураженням кульшових суглобів та анкілозом шийного відділу хребта. Внаслідок аміліоїдозу, переломів хребта і органних змін та частішого співіснування серцево-судинних захворювань — час виживаності скорочений.

11.2. Псоріатичний артрит (ПсА)

→ **ВИЗНАЧЕННЯ ТА ЕТІОПАТОГЕНЕЗ**

Хронічне запальне захворювання суглобів невідомої етіології, що розвивається у 10–40 % хворих із псоріазом.

→ **КЛІНІЧНА КАРТИНА ТА ПРИРОДНИЙ ПЕРЕБІГ**

Починається переважно у віці від 20-ти до 50-ти років, зустрічається також ювенільна форма (зазвичай у віці від 9-ти до 12-ти років). У >2/3 хворих шкірні зміни випереджають появу суглобових змін, у решти першими з'являються суглобові зміни. Не виявлено кореляції між обширністю шкірних змін і ступенем тяжкості артриту. Можна діагностувати ПсА в особи без шкірних проявів псоріазу (*arthritis psoriatica sine psoriasis*). Перебіг дуже мінливий, з періодами загострень і ремісій, з часом призводить до каліцтва. Розрізняють наступні форми (можливі проміжні форми або зміна форми в одного і того ж хворого):

1) асиметрична олігоартритична — уражені <5 суглобів, найчастіше пальців рук і ніг, із дактилітом;
2) симетрична поліартритична — нагадує РА, однак рідше спричиняє деформації;
3) з ураженням дистальних міжфалангових суглобів;
4) аксіальна з ураженням суглобів хребта і крижово-клубових суглобів;
5) мутилююча — у т. ч. з розвитком телескопічних пальців.

1. Периферичний артрит: моно- або поліартрит периферичних суглобів — біль, набряк, гіпертермія, виражена ранкова скутість; може нагадувати РА.

2. Зміни шкіри і нігтів: псоріатичні висипання можуть уражати різні ділянки тіла, мати різну інтенсивність і перебіг (від легкого до тяжкого), можуть бути представлені у папульозній, генералізованій (псоріатична еритродермія) або пустульозній формі. Одиночні зміни можуть розташовуватись в т. ч. у ділянці пупка, між сідницями, на кистях і стопах, хворі волосистої частини голови, на зовнішніх статевих органах. У ≈80 % хворих псоріатичні зміни нігтів (заглиблення на нігтьовій пластинці [симптом наперстка], відокремлення нігтя, надмірне зроговіння).

3. Аксіальна форма (несиметричний артрит суглобів хребта і крижово-клубових суглобів):

1) запальний біль спини (визначення →табл. 11-2);

2) обмеження рухливості у шийному, грудному чи поперековому відділі хребта в сагітальній і фронтальній площинах (від AC її відрізняє нижча інтенсивність болю, менше обмеження рухливості, а також рідше спостерігається симетричність змін).

4. Дактиліт: запальний процес, що переважно охоплює усі суглоби і піхви сухожиль пальця — гіперемія, набряк і біль цілого пальця (палець-сосиска); остеоліз фаланг призводить до їх вкорочення («телескопічна» деформація пальців, «рука з лорнетом») →рис. 1.32-2, інші деформації, схожі як при РА — пальці за типом «бутоньєрки» і пальці у формі «шиї лебедя» →рис. 1.32-1.

5. Ентезит: біль і набряк, болючість під час пальпації або натискання в ділянках прикріплення сухожилля, зв'язки або суглобової сумки, часто охоплює ахіллове сухожилля.

6. Інші зміни: увеїт; відчуття втоми, порушення настрою, депресія; вади аортального клапану — стеноз і недостатність внаслідок перенесеного аортиту (рідко).

→ ДІАГНОСТИКА

Допоміжні дослідження

1. Лабораторні дослідження: підвищення ШОЕ і СРБ — свідчить про активність хвороби, поганий прогноз; HLA B27 (у 60–70 % хворих зі змінами у хребті або крижово-клубових суглобах).

2. Візуалізаційні дослідження: РГ — однобічне ураження крижово-клубового суглобу, асиметричні синдесмофіти, частіше парасиндесмофіти, ураження поперекового і шийного відділу хребта, найчастіше зміни в дистальних міжфалангових суглобах кистей і стоп (кісткові ерозії, остеоліз [остеоліз дистальних фаланг, що формує картину олівця з насадкою], вогнища перебудови кісток поряд з ураженими суглобами, асиметрія ураження міжфалангових суглобів кистей і стоп та великих суглобів, найчастіше нижніх кінцівок, вкорочення фаланг (телескопічні пальці), періостальні нашарування вздовж тіл кісток п'ястка і плесна, а також рідкі, анкілоз дистальних міжфалангових суглобів пальців кистей і стоп, післязапальна осифікація ділянок прикріплення сухожилля (найчастіше ахіллового). **МРТ** — візуалізує ранні запальні зміни в крижово-клубових суглобах (набряк кісткового мозку, ерозії), ентезити та периферичні артрити. УЗД дослідження в режимі енергетичного доплеру — в допомогою при діагностуванні периферичного артриту і ентезиту.

3. Аналіз синовіальної рідини: запальний характер.

Діагностичні критерії

Класифікаційні критерії CASPAR →табл. 11-4.

Аксіальну форму ПсА діагностують у разі наявності 2 з 3 наступних критеріїв:

1) запальний біль спини →вище;

2) обмеження рухливості хребта →вище;

3) радіологічні критерії (напр., при РГ однобічний сакроілеїт ≥2 ступеня, синдесмофіти, або при МРТ зміни в крижово-клубових суглобах).

Таблиця 11-4. Критерії CASPAR для діагностики псоріатичного артриту
Псоріатичний артрит можна діагностувати у пацієнта з запальним захворюванням суглобів (периферичним артритом, спондилітом і сакроілеітом або ентезитом) і наявністю ≥3-х балів з нижчевказаних:
1. Симптоми псоріазу (псоріатичні ураження шкіри, виявлені ревматологом або дерматологом), наявність псоріазу в індивідуальному або сімейному (у родича I або II ступеня) анамнезі — 1 бал; на даний момент наявні псоріатичні зміни — 2 бали.
2. Типові псоріатичні зміни нігтів (відокремлення нігтя, заглиблення у нігтьовій пластинці і надмірний кератоз), виявлені під час об'єктивного обстеження — 1 бал.
3. Негативний результат визначення ревматоїдного фактора будь-яким тестом (за винятком латекс-тесту), найкраще ІФА або нефелометричним методом — 1 бал.
4. Дактиліт, що визначається як набряк цілого пальця (т. зв. палець-сосиска), на даний момент або в анамнезі, документований ревматологом — 1 бал.
5. Радіологічні ознаки білясуглобової кісткової проліферації у формі невиразно-відмежованої осифікації близько до краю суглоба (однак із виключенням утворення остеофітів) на рентгенограмах кисті руки або стопи — 1 бал.
CASPAR — ClASsification criteria for Psoriatic ARthritis на підставі: *Arthritis Rheum, 2006; 54:2665–2673*

Після встановлення діагнозу оцініть тяжкість захворювання, яка визначає спосіб лікування: з урахуванням периферичного артриту, шкірних змін, ураження аксіального скелету, ентезиту та дактиліту, визначають «легку», «середню» або «тяжку» категорію. Загальний вплив супутніх змін/проявів можна оцінити за допомогою відповідних інструментів (напр., анкети HAQ або специфічних для захворювання методів).

Диференційна діагностика

В основному РА, інші СпА, остеоартроз (табл. 11-3).

➜ ЛІКУВАННЯ

Основною метою лікування є довготривала оптимізація якості життя, пов'язаної зі здоров'ям. Важливу роль відіграє протидія запальному процесу до досягнення ремісії включно. Лікування модифікується залежно від домінуючих патологічних змін та їх інтенсивності. Його повинна проводити команда, яка складається з ревматолога та інших спеціалістів, зокрема дерматолога, офтальмолога, гастроентеролога і реабілітолога. Воно включає в себе:

1) навчання хворого та його родини;

2) реабілітацію, в т. ч. фізіотерапію та кінезотерапію;

3) фармакотерапію;

4) ортопедичне лікування (якщо є необхідним у зв'язку з інвалідністю).

Фармакологічне лікування

Алгоритм фармакотерапії ПсА, згідно з рекомендаціями EULAR (2015) →рис. 11-2.

1. НПЗП: ЛЗ першого вибору; спорадично викликають загострення шкірних змін. Препарати та дозування ЛЗ →табл. 12-1.

2. ГК: при локальній формі ПсА — внутрішньосуглобово (в т. ч. у крижово-клубовий суглоб), при умові, що кількість ін'єкцій до одного і того ж суглобу є обмеженою (<2–3/рік), а часові інтервали між ін'єкціями становлять >1 міс. (ризик прогресування деструкції суглобу!); при дактиліті та тендиніті — до сухожильних піхов і навколосухожильної тканини, в ділянки прикріплення сухожилля (напр., ліктя) і в сумку ахіллового сухожилля. В окремих випадках продумайте доцільність системного застосування ГК

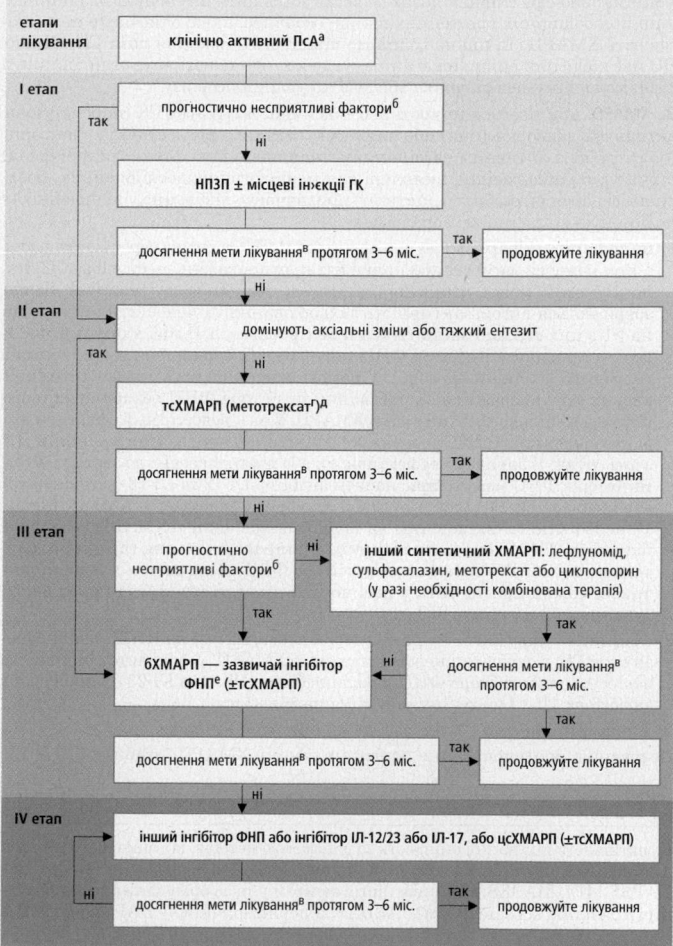

етапи лікування

клінічно активний ПсА[а]

I етап

так ← прогностично несприятливі фактори[б]

↓ ні

НПЗП ± місцеві ін'єкції ГК

↓

досягнення мети лікування[в] протягом 3–6 міс. → так → **продовжуйте лікування**

↓ ні

II етап

так ← домінують аксіальні зміни або тяжкий ентезит

↓ ні

тсХМАРП (метотрексат[г])[д]

↓

досягнення мети лікування[в] протягом 3–6 міс. → так → **продовжуйте лікування**

↓ ні

III етап

прогностично несприятливі фактори[б] → ні → **інший синтетичний ХМАРП: лефлуномід, сульфасалазин, метотрексат або циклоспорин (у разі необхідності комбінована терапія)**

↓ так ↓ так

бХМАРП — зазвичай інгібітор ФНП[е] (±тсХМАРП) ← ні ← досягнення мети лікування[в] протягом 3–6 міс.

↓ ↑ так

досягнення мети лікування[в] протягом 3–6 міс. → так → **продовжуйте лікування**

↓ ні

IV етап

інший інгібітор ФНП або інгібітор ІЛ-12/23 або ІЛ-17, або цсХМАРП (±тсХМАРП)

↓

ні ← досягнення мети лікування[в] протягом 3–6 міс. → так → **продовжуйте лікування**

[а] ≥1 болючий, уражений запальним процесом суглоб і/або болючий ентезис, і/або дактиліт, і/або запальний біль крижової ділянки; [б] ≥5-ти уражених суглобів, прискорена ШОЕ або підвищений рівень СРБ, структурне пошкодження при рентгенологічній картині, позасуглобові прояви, особливо дактиліт; [в] клінічна ремісія (відсутність об'єктивних або суб'єктивних проявів) або щонайбільше низька активність захворювання, якщо досягнути ремісію неможливо. [г] у разі протипоказань: лефлуномід, сульфасалазин, у разі необхідності циклоспорин; [д] При активному захворюванні ЛЗ необхідно застосовувати <3-х міс., особливо за наявності несприятливих прогностичних факторів. [е] У разі протипоказань інгібітор ІЛ-12/23 або ІЛ-17 або цсХМАРП (апреміласт) у хворих із периферичним артритом із недостатньою відповіддю на ≥1 тсХМАРП, у яких бХМАРП не є показаними.

бХМАРП — біологічний ХМАРП, цсХМАРП — цільовий синтетичний ХМАРП, ГК — глюкокортикоїд, тсХМАРП — традиційний синтетичний ХМАРП, ХМАРП — хворобомодифікуючий антиревматичний препарат, НПЗП — нестероїдні протизапальні препарати, ФНП — фактор некрозу пухлин

Рис. 11-2. Лікування псоріатичного артриту відповідно до рекомендацій EULAR (2015)

в мінімально-ефективних дозах (можуть збільшити інтенсивність шкірних змін при обширних ураженнях шкіри, особливо, якщо одночасно не застосовують ХМАРП, та під час занадто швидкого зниження дози ГК). Якщо ЛЗ має корисний вплив на зміни в суглобах, однак погіршує стан шкірних змін, можна інтенсифікувати місцеве лікування псоріазу.

3. ХМАРП: при неефективності або токсичності НПЗП і ГК (персистуюча активність захворювання) або наявності поганих прогностичних факторів (≥5 суглобів з активним запаленням, підвищені показники гострої фази, структурні ушкодження, виявлені при радіологічних дослідженнях, позасуглобові прояви, особливо дактиліт) призначайте лікування у відповідності до домінуючої форми захворювання:

1) **периферичний артрит** → призначте тсХМАРП, в першу чергу метотрексат, а при непереносимості або наявності протипоказань — сульфасалазин, лефлуномід, можл. циклоспорин (можл., комбіновану терапію). Якщо зберігаються висока активність захворювання та недостатня відповідь на ≥1 з цих ЛЗ, що застосовувались протягом 3–6 міс. в оптимальній дозі → призначте інгібітор ФНП (адалімумаб, етанерцепт, інфліксимаб, голімумаб або цертолізумаб). У виняткових випадках у дуже активних хворих можна зважити застосування інгібітора ФНП без попереднього підтвердження неефективності тсХМАРП. У разі недостатньої ефективності одного інгібітора ФНП, розгляньте доцільність або заміни на інший ЛЗ з цієї групи. У випадку неефективності або протипоказань до застосування інгібіторів ФНП можете призначити інгібітор ІЛ-12 та ІЛ-23 (устекінумаб) або інгібітор ІЛ-17А (секукінумаб). У хворих із периферичним артритом та недостатньою відповіддю на щонайменше один тсХМАРП, у котрих біологічні ХМАРП не є показаними, зважте призначення таргетного синтетичного ХМАРП, наприклад інгібітора ФДЕ-4 (апреміласт). Апреміласт також можна призначити у разі неефективності тсХМАРП перед застосуванням біологічного ЛЗ.

2) **тендиніт і дактиліт** → у разі недостатньої відповіді на НПЗП або місцеві ін'єкції ГК, з огляду на неефективність тсХМАРП, розгляньте доцільність застосування інгібітора ФНП, можл.інгібітора ІЛ-12 та ІЛ-23 (устекінумаб), інгібітора ІЛ-17 (секукінумаб) або апреміласту;

3) **аксіальна форма** → лікування, як при АС (→вище).

Дозування, протипоказання, небажані ефекти ХМАРП →табл. 1-6.

→ МОНІТОРИНГ

Ефективність лікування оцінюють за допомогою методів, що використовуються для моніторингу РА (критерії ACR, індекс DAS), AC(BASDAI) та HAQ, PASI, NAPSI, MEI, MASES. Кращим інструментом для сформування терапевтичних цілей при осьовій формі є ASDAS, а периферичній — DAPSA або MDA.

→ ПРОГНОЗ

У випадках із тяжким перебігом, особливо при співіснуванні периферичної та аксіальної форм захворювання, вже через декілька років розвивається деформація суглобів і порушення функцій суглобів. Вказують на поганий прогноз: поліартритична форма, підвищена ШОЕ, неефективність застосованого лікування, ушкодження суглобів, виявлені клінічно або за допомогою рентгенограм. При м'якшому перебігу — періоди загострень і часткової ремісії при поступово наростаючому обмеженні рухливості суглобів. Часто значне погіршення якості життя, яке, в зв'язку з супутніми ураженнями шкіри і суглобів, може бути більш вираженим, ніж при РА. Введення біологічної терапії (передусім інгібіторами ФНП) суттєво покращило прогноз щодо регресу патологічних симптомів та покращення якості життя, а також зниження ризику серцево-судинних ускладнень.

11.3. Реактивний артрит

Асиметричний олігоартрит, в основному нижніх кінцівок, та ентезит з передуючою інфекцією, найчастіше ШКТ або урогенітальною (реактивний артрит, зумовлений інфекцією, що переноситься статевим шляхом, англ. *sexually acquired reactive arthritis* — SARA). **Найчастіші етіологічні фактори:** переважно кишкові палички з родини *Enterobacteriaceae* (*Salmonella, Yersinia, Campylobacter, Shigella*) і хламідії (*C. trachomatis, C. pneumoniae*), рідше *C. difficile, Vibrio parahaemolyticus, Mycobacterium bovis* вакцинний штам БЦЖ (після введення у сечовий міхур при лікуванні рака сечового міхура), *Mycoplasma* (напр., *Ureaplasma urealyticum*), *Neisseria gonorrhoeae*. Основну роль у патомеханізмі відіграє імунна відповідь на антигени бактерій, які спричинили урогенітальну інфекцію або інфекцію ШКТ.

Захворюванню можуть передувати слабко виражені симптоми інфекції, що проявляються до 6 тиж. перед появою суглобових симптомів.

1. **Загальні симптоми:** погане самопочуття, слабкість і лихоманка.

2. Ураження опорно-рухового апарату:

1) переважно біль і набряк одного або декількох суглобів, найчастіше нижніх кінцівок (колінних, гомілковостопних, суглобів стоп; дактиліт — симптом пальців-сосисок); артрит є типово асиметричним, може прогресувати від моноартриту суглобу нижньої кінцівки до верхніх кінцівок і хребта;

2) біль у спині, крижовій ділянці і сідницях, ригідність хребта — симптоми сакроілеїту або спондиліту (у ≈50 %);

3) біль п'яток, іноді набряк, труднощі при ходьбі — симптоми ентезиту ахіллового сухожилля і запалення в місці прикріплення підошовного апоневрозу до п'яткової кістки (у ≈20 %).

3. Ураження сечо-статевої системи:

1) пухирці, ерозії або плями, в основному в зовнішньому отворі уретри, на голівці або тілі статевого члена (т. зв. кільцеподібний баланіт), частіше при SARA (до 70 %); неболючі (якщо неінфіковані) та не залишають рубців;

2) виділення з уретри і болючі сечовипускання (у чоловіків може також спостерігатись простатит, орхіт і епідідиміт, цистит) — симптоми уретриту або циститу (особливо під час інфекції *C. trachomatis*), у ≈80 % хворих із SARA, у 10–30 % хворих із кишковою інфекцією спостерігається реактивний уретрит;

3) цервіцит або вагініт у жінок із SARA — часто безсимптомні.

4. Ураження шкіри та слизових оболонок:

1) папульозно-сквамозні висипання з надмірним кератозом підошової поверхні стоп; часто зміни типу пустульозного запалення долонної поверхні кистей і підошовної поверхні стоп; присутні в 10–30 % випадків SARA, рідко при кишкових інфекціях);

2) жовтуваті або сірі депігментації, потовщення, заглиблення нігтів у формі борозн, піднігтьовий кератоз (в основному при хронічному реактивному артриті);

3) вузлувата еритема — переважно при інфекції *Yersinia*;

4) неболючі, блискучі афти на піднебінні, язиці, слизовій оболонці щік та губ.

5. Ураження очей:

1) кон'юнктивіт, переважно незначної інтенсивності (гіперемія, сльозотеча, рідко набряк повік), часто ранній симптом; переважно минає через тиждень, однак може тривати протягом кількох місяців;

2) **гострий передній увеїт** (у 10–20 % хворих із антигеном HLA B27) — односторонній біль в ділянці ока з гіперемією, сльозотечею, фотофобією і затуманенням зору; зазвичай минає через 2–4 міс.

6. Інші симптоми: ураження серця (у <10 %, в основному у пацієнтів, що тривало хворіють) — порушення провідності та неспецифічні зміни інтервалу ST-T на ЕКГ; може розвинутись недостатність аортального клапана, перикардит або міокардит, запалення висхідної частини аорти; полісерозит; мікроскопічний коліт; менінгіт (дуже рідко).

7. Природний перебіг: декілька років після гострого епізоду зберігається слабкий біль у суглобах або ентезопатія, а в ≈30 % рецидивуючий біль крижової ділянки. В 5–20 % розвивається хронічна (>1 рік) або рецидивуюча форми. Через ≈20 років у 14 % виявляють синдесмофіти в поперековому відділі хребта, а в ≈15 % хворих — сакроілеіт 3 або 4 ступеня. У 20 % хворих із реактивним артритом та HLA B27 через 10 років розвинеться АС.

ДІАГНОСТИКА

Допоміжні дослідження

1. Лабораторні дослідження: підвищення ШОЕ і СРБ (на початку захворювання у більшості хворих), незначний лейкоцитоз, тромбоцитоз і анемія, асептична піурія (рідко), HLA B27 (у 70–90 %).

2. Мікробіологічні дослідження

1) **інфікування паличками** *Enterobacteriaceae:* серологічні дослідження при інфекції, спричиненій *Yersinia* і *Salmonella* — ≥4-кратне підвищення титру специфічних антитіл IgG з інтервалом в декілька тижнів або персистуючий підвищений титр специфічних антитіл IgA (при зараженні *Yersinia* також наявність IgM у гострій фазі хвороби); бактеріологічне дослідження калу (слід виконати під час діареї; після закінчення інфекції результат переважно негативний, за винятком носійства);

2) **інфікування** *C. trachomatis* **та** *Chlamydophila pneumoniae* — виявлення антигенів у мазку або виділеннях з уретри або шийки матки, сечі, синовіальній рідині, біоптаті синовіальної оболонки, у випадку *C. pneumoniae* в змивах з носоглотки, виділеннях з глотки та в змивах бронхіального дерева (придатність на початковому етапі інфекції; пізніше результати зазвичай негативні); на даний момент рекомендують виявляти генетичний матеріал за допомогою методів молекулярної діагностики (ПЛР та ін.; чутливість 94–99 %, специфічність 98–99 %); серологічні дослідження із застосуванням імуноферментних методів (ІФА; виявлення специфічного групового антигену — хламідійного ліпополісахариду, мікроімунофлюоресценції (МІФ; вища чутливість у порівнянні до ІФА) та техніки імуноблотингу (вестерн-блот, дот-блот).

3. Дослідження синовіальної рідини: в основному з метою виключення інших причин артриту — на ранній стадії високий цитоз, домінують нейтрофіли, пізніше зростає кількість лімфоцитів, іноді клітини Рейтера.

4. Візуалізаційні дослідження: РГ суглобів — зміни у >70 % хворих із хронічним реактивним артритом; ознаки сакроілеїту, спондиліту (зазвичай обмежені грудним або поперековим відділом хребта, часто асиметричні — міжхребцева осифікація із синдесмофітами, часто асиметричними, з тенденцією до ураження односторонньої поверхні хребта), осифікація зв'язок і сухожиль, переважно бічних зв'язок колінних суглобів, та міжфалангових і п'ястнофалангових суглобів. **МРТ** — виявляє ранні зміни у синовіальній оболонці, хрящі, сухожиллях і ділянках прикріплення сухожиль та в крижово-клубових суглобах, які не візуалізуються при РГ дослідженні.

Діагностичні критерії

Діагноз встановлюють, підтверджуючи зв'язок клінічних симптомів із передуючим зараженням ШКТ або сечо-статевих органів мікрорганізмом, який викликає реактивний артрит, передусім *Chlamydia* або *Enterobacteriaceae*. У разі SARA повна діагностика захворювань, що передаються статевим шляхом (у т. ч. гонореї) та обстеження сексуальних партнерів хворого.

Диференційна діагностика

Інші спондилоартропатії (→табл. 11-3), інфекційний артрит, післяінфекційний артрит (Лайм-бореліоз, постстрептококовий артрит, поствірусний артрит), артрит, асоційований з наявністю кристалів, хвороба Бехчета, саркоїдоз, травма.

➜ ЛІКУВАННЯ

Лікування артриту та ентезиту

1. Обмеження фізичної активності, особливо ходьби, якщо ураженими є суглоби нижніх кінцівок.

2. Фізіотерапія: з метою ослаблення симтомів, збереження об'єму рухів у суглобах і профілактики атрофії м'язів.

3. Фармакотерапія:

1) **НПЗП** — основне лікування на початковій стадії →табл. 12-1;

2) **ГК** — внутрішньосуглобово (після виключення гнійного артриту) і п/о, як при РА →розд. 16.1;

3) **ХМАРП** (препарати, дози, протипоказання і небажані ефекти →табл. 1-6) — у разі неефективності НПЗП і ГК (дехто застосовує їх перед ГК):

   а) традиційні синтетичні — **сульфасалазин** (ефективний [середньо] у разі ураження периферичних суглобів; не впливає на аксіальну форму і на ентезит); у разі неефективності **метотрексат**, **азатіоприн**, **сполуки золота**;

   б) біологічні — **інфліксимаб**, **етанерцепт**, **адалімумаб;** застосовують із позитивним ефектом у випадках із тяжким перебігом, проте можуть спричинити реактивацію прихованої персистуючої інфекції *C. pneumoniae*.

Лікування уражень шкіри та слизових оболонок

1. Шкірні зміни: легкі → без лікування; помірно виражені → **кератолітичні препарати** (напр., препарати саліцилатів для місцевого застосування), **ГК** або **кальципотріол** у формі крему або мазі; тяжкі → **метотрексат**, **ретиноїди**.

2. Кільцеподібний баланіт → місцево **ГК** слабкої дії (напр., гідрокортизон) у формі крему.

Лікування увеїту

ГК у формі очних крапель (п/о у разі, коли зміни не зникають) і мідріатики.

Лікування інфекції

1. Антибіотикотерапія показана лише у разі задокументованої активної інфекції і стосується, в основному, випадків зараження хламідією. Антибіотикотерапія не запобігає розвитку реактивного артриту при **інфекції** *Enterobacteriaceae*.

2. Інфікування *C. trachomatis* — раннє застосування антибіотиків при уретриті, зумовленому *C. trachomatis* →розд. 14.8.11 знижує ризик рецидиву і розвитку хронічної форми реактивного артриту.

3. Інфікування *C. pneumoniae* →табл. 3.13-2.

4. Інфікування *C. difficile* →розд. 4.28.2.

➜ ПРОГНОЗ

У загальному добрий; у більшості випадків захворювання минає, навіть у хворих із тяжкими змінами. Випадки смерті трапляються вкрай рідко, пов'язані з ураженням серця або вторинним амілоїдозом (внаслідок тяжкого і довготривалого запалення, дуже рідко). У ≈15 % хворих внаслідок агресивного перебігу захворювання з ураженням суглобів нижніх кінцівок, крижово-клубових суглобів або суглобів хребта розвивається інвалідизація з боку опорно-рухового апарату. Внаслідок неадекватно лікованого або рецидивуючого гострого переднього увеїту (рідко) розвивається катаракта і сліпота.

11.4. Артрит при неспецифічних ентероколітах

➡ ВИЗНАЧЕННЯ ТА ЕТІОПАТОГЕНЕЗ

Артрит, що пов'язаний із перебігом неспецифічного виразкового коліту (НВК →розд. 4.19) і хвороби Крона (ХК →розд. 4.20). Етіологія невідома.

➡ КЛІНІЧНА КАРТИНА ТА ПРИРОДНИЙ ПЕРЕБІГ

1. Периферична форма: переважно супутня загостренням ентероколіту; має гострий, мігруючий, асиметричний перебіг; найчастіше уражаються колінні і гомілковостопні суглоби; ревматоїдний фактор відсутній; ерозій або деформацій суглобів загалом не виявляють; більшість суглобових змін розвивається через декілька років від появи запальних змін у кишківнику. Типи ураження периферичних суглобів:

тип 1 — олігоартритичний (уражені ≤5 суглобів), гострий перебіг, може випереджати появу змін у ШКТ, переважно минає впродовж 10 тиж., часто супутніми є позакишкові прояви, напр., вузлувата еритема;

тип 2 — поліартритичний (>5 суглобів), зазвичай відсутній зв'язок із загостренням хвороби кишківника, хронічний перебіг (місяці, роки), без позакишкових проявів, за винятком увеїту;

тип 3 — аксіальні зміни є супутніми до периферичного ураження суглобів.

2. Аксіальна форма: у частини хворих, незважаючи на наявність радіологічних змін, типових для сакроілеїту, хронічний запальний біль крижової ділянки не виявляється, а в інших хворих при типових симптомах відсутні радіологічні зміни. У 10–20 % хворих клінічна і радіологічна картина нагадує АС.

3. Ураження інших органів при НВК/ХК →розд. 4.19 і розд. 4.20.

➡ ДІАГНОСТИКА

Допоміжні дослідження

1. РГ: при периферичній формі без ерозивних змін; у <10 % хворих ерозивні зміни в п'ястно-фалангових або плесно-фалангових суглобах (від РА відрізняється асиметричністю змін і ураженнями лише декількох суглобів). При аксіальній формі — як при АС.

2. Дослідження синовіальної рідини: при периферичній формі має запальний характер.

3. Лабораторні дослідження: підвищення концентрації маркерів запалення (в т. ч. СРБ), тромбоцитоз, анемія хронічних захворювань.

Діагностичні критерії

1) діагностика НВК або ХК;

2) ознаки периферичного артриту або сакроілеїту і спондиліту (при аксіальній формі вимагається підтвердження уражень за допомогою візуалізаційних досліджень).

Диференційна діагностика

1. Периферична форма: РА з нетиповим перебігом, інфекційний артрит, реактивний артрит, ПсА (→табл. 11-2).

2. Аксіальна форма: інші спондилоартропатії.

→ ЛІКУВАННЯ

Лікування основного захворювання

Периферична форма (але не аксіальна) минає одночасно із зменшенням інтенсивності змін у кишківнику під впливом лікування НВК або ХК, особливо із застосуванням кортикотерапії.

Лікування уражень суглобів

1. Фізіотерапія: відіграє основну роль у збереженні мобільності, особливо при аксіальній формі.

2. Фармакологічне лікування: препарати, дозування, протипоказання і небажані ефекти ХМАРП →табл. 1-6).

1) **парацетамол** або **трамадол** із метою контролю болю; уникайте НПЗП (підвищують ризик загострення запальних змін кишківника);

2) **сульфасалазин** — ХМАРП першого вибору при ураженні периферичних суглобів, не впливає на аксіальні зміни, ані на ентезит;

3) **ГК** внутрішньосуглобово при оліго артриті, іноді парентерально впродовж короткого часу, якщо розвинеться ураження периферичних суглобів і спостерігається добра відповідь на кортикотерапію (ГК, що застосовують при лікуванні хвороби кишківника, не гальмують рентгенологічного прогресування аксіальних уражень);

4) **інгібітори ФНП** (інфліксимаб, адалімумаб, голімумаб [тільки НВК] мають корисний вплив як на кишкові симптоми ХК та НВК, так і на суглобові (периферичні та аксіальні) прояви. Етанерцепт не впливає на перебіг запальних захворювань кишківника та іноді викликає загострення змін у кишківнику. Досвід використання інгібіторів ФНП при НВК є більш обмеженим, а результати досліджень, порівнюючи до ХК, є недостатньо добрими. Якщо протягом тривалого часу аксіальні зміни домінують над кишковими змінами, можуть з'явитися підстави для встановлення діагнозу АС чи аксіальної спондилоартропатії; у такому випадку, окрім наведених вище інгібіторів ФНП, виправданим може бути призначення також цертолізумабу.

→ ПРОГНОЗ

Аксіальна форма призводить до інвалідності і погіршення якості життя. Периферична форма зазвичай не призводить до тривалих порушень і деформацій суглобів.

12. Остеоартроз (деформуючий остеоартроз, ДОА)

→ ВИЗНАЧЕННЯ ТА ЕТІОПАТОГЕНЕЗ

Захворювання, що виникає внаслідок дії біологічних і механічних факторів, які дестабілізують пов'язані між собою процеси деградації та утворення суглобового хряща і субхондріального шару кістки, та остаточно уражають усі тканини суглоба. В основному характеризується артралгією, обмеженням мобільності суглобу, крепітаціями та вторинними запальними змінами (напр., ексудатом у суглобі) різного ступеня вираженості, без загальносистемних проявів. **Форми: первинна** (частіша, причина невідома) і **вторинна** (зумовлена місцевими ушкодженнями структур і аномаліями будови суглобу або загальносистемними захворюваннями).

Причини вторинного ДОА:

1) травми суглобів — гострі та хронічні;

2) вроджені причини та аномалії розвитку — напр., асептичний некроз головки стегнової кістки у дітей (хвороба Легг-Кальве-Пертеса [Legg-Calvé-Perthes]), вроджена дисплазія кульшового суглоба, епіфізеоліз, вкорочення нижньої кінцівки, варусна або вальгусна деформації, синдром гіпермобільності суглобів, дисплазії кістково-суглобового апарату;

3) метаболічні — охроноз, гемохроматоз, хвороба Вільсона-Коновалова, хвороба Гоше;

4) ендокринні — акромегалія, гіперпаратиреоз, ЦД, ожиріння, гіпотиреоз;

5) захворювання, спричинені депонуванням солей кальцію — хондрокальциноз, гідроксиапатитова артропатія;

6) інші захворювання кісток і суглобів — переломи, асептичний некроз, інфекції, подагра, ревматоїдний артрит та інші артрити, хвороба Педжета, остеопетроз (мармурова хвороба кісток), розшаровуючий остеохондрит;

7) нейродистрофії кісток і суглобів — суглоби Шарко;

8) інші — зокрема, кесонна хвороба, гемоглобінопатії, хвороба Кашина-Бека, хвороба Мселені.

Фактори ризику: похилий вік, жіноча стать, надмірна вага та ожиріння (головним чином стосується колінних суглобів), генетичні мутації (напр., гену колагену II типу), механічні фактори (професія, яка вимагає частого згинання колін, заняття професійним спортом, ослаблення сили навколосуглобових скелетних м'язів, перенесені травми, сидячий спосіб життя, інтенсивний аматорський біг), порушення глибокої чутливості.

Особливу форму становить **дифузний ідіопатичний скелетний гіперостоз**, при якому процеси репарації явно домінують над деструктивними процесами. Вирізняють місцеву (напр., виключно з ураженням хребта) і дифузну (стосується багатьох суглобів) форми.

→ КЛІНІЧНА КАРТИНА ТА ПРИРОДНИЙ ПЕРЕБІГ

У клінічній картині зазвичай переважає один із варіантів патологічних змін, найчастіше це деструктивні або проліферативні зміни кісткової тканини, рідше запальний процес. Для різних локалізацій уражень більшість клінічних симптомів мають спільний характер:

1) артралгія — домінуючий прояв, виникає в ураженому суглобі під час руху, при дуже запущених ураженнях — сильний біль, з'являється також під час відпочинку і вночі; найбільш характерною ознакою є максимальна вираженість болю під час перших рухів після періоду спокою (т. зв. стартовий біль) та поступове її зниження під час наступних рухів; нічний біль може свідчити про залучення в патологічний процес кісткового мозку, натомість джерело болю, який виникає під час руху, часто знаходиться в навколосуглобових м'яких тканинах.

2) обмеження мобільності суглобу, з вторинною атрофією навколишніх м'язів;

3) симптоми, що виникають рідше — розширення і деформація кісткових контурів суглоба, чутливість під час пальпації суглоба, крепітації під час рухів, ексудат у суглобі.

Хвороба розвивається повільно, зазвичай з періодами загострення і ослаблення клінічних проявів, прогресує незалежно від лікування, ніколи не регресує, хоча лікування може сприятливо впливати на перебіг захворювання. Ступінь інвалідності залежить від локалізації та запущеності хвороби.

1. ДОА кульшового суглобу (коксартроз): вирізняють форми зі сплющеною (з дисплазією), занадто глибокою (з протрузією) та правильною кульшовою западиною. Біль може відчуватись у кожній ділянці стегна, але частіше спереду, у пахвині та в коліні; зазвичай не іррадіює до сідниць та інших тканин, розташованих вище суглобу. У багатьох хворих співіснує біль в ділянці клубового гребеня, однак його причиною зазвичай є неправильне навантаження на хребет. Обмеження мобільності рухів розвивається швидко; в першу чергу обмежується рух внутрішньої ротації і рух надмірного розгинання. Вторинно може виникати запалення місць прикріплення сідничних м'язів до великого вертлюга та бурсит вертлюжної сумки (біль бічної поверхні стегна), атрофія сідничних м'язів та відносне вкорочення кінцівки; вказані зміни частіше розвиваються на протилежній, перевантаженій стороні.

2. ДОА колінного суглобу (гонартроз): біль відчувається в суглобі та верхній частині гомілки. Зазвичай хворий відчуває сильніший біль коли спускається, аніж коли піднімається сходами. Бічні рухи колінної чашечки, притискуваної до стегнової кістки, переважно викликають біль. Згинальні та розгинальні рухи в суглобі можуть викликати відчувальні рукою крепітації. Майже завжди порушена вісь кінцівки — частіше варусна, ніж вальгусна деформація. Нерідко в суглобі виявляють ексудат, часом також кісту у підколінній ямці (кіста Бейкера). Контури колінного суглобу стають щільнішими та деформуються. Часто вторинно розвивається ослаблення і атрофія квадрицепса стегна, ентезопатія бічних зв'язок суглоба, місць кріплення згиначів коліна та бурсит «гусячої лапки», що також викликає біль. В запущених випадках розвивається згинальна контрактура колінного суглобу. На основі локалізації деструктивних уражень суглобового хряща вирізняють форми: медіальну (найчастіша, супутня варусній деформації колін); латеральну (рідкісна, співіснує з вальгусною деформацією колін) і пателло-феморальну (т. зв. пателло-феморальний конфлікт).

3. ДОА суглобів кистей рук: біль у суглобах (рідко є дуже докучливим; ураження часто є неболючим), може спостерігатись короткотривала ранкова ригідність суглобів (до 30 хв), деколи також після періоду спокою. Уражаються обидві кисті рук, що призводить до ущільнення контурів суглобів та їх деформації (найчастіше підвивихів). Переважно уражені дистальні міжфалангові суглоби (ДМС) і проксимальні міжфалангові суглоби (ПМС) II–V пальців і основи великого пальця кисті; характерними є випуклості та деформації в районі ДМС (вузлики Гебердена →рис. 1.32-3), і/або ПМС (вузлики Бушара →рис. 1.32-3). Дегенеративні ураження переважно супроводжуються запальною реакцією різного ступеня вираженості в межах суглобів. У небагатьох випадках розвивається значне порушення функціональності кистей рук; перебіг такого варіанту хвороби характеризується появою ексудатів та кісткових дефектів — діагностують ерозивну форму ДОА кистей рук.

4. ДОА суглобів хребта (спондилоартроз): домінує біль у паравертебральній ділянці, що зазвичай посилюється під час руху. На основі характеру скарг неможливо диференціювати вид дегенеративних змін (ураження міжхребцевого диску, фасеткових суглобів, реберно-хребцевих суглобів, зв'язок хребта чи наявність остеофітів). При гіперостозі хребта (хворобі Форестьє) біль загалом є слабким, тупого характеру, змінної інтенсивності. Мобільність хребта є значно зниженою, однак його повний анкілоз, на відміну від АС, ніколи не розвивається. Найпоширенішими дегенеративними змінами хребта (хоча і з обмеженим клінічним значенням) є крайові остеофіти тіл хребців. Це не ДОА в повному значенні слова, оскільки остеофіти розташовані навколо міжхребцевого диска, який не має суглобової капсули, а отже не є суглобом.

5. ДОА інших суглобів: може стосуватись будь-якого суглобу, в тому числі плечового, акроміально-ключичного, крижово-клубового, гомілковостопного, скронево-нижньощелепного суглобу, суглобів стопи (т. зв. вальгусна деформація першого пальця стопи або ригідність першого пальця стопи, молоткоподібні пальці стопи).

6. Поліартритична форма: уражені суглоби у ≥3 вищевказаних основних локалізаціях.

ДІАГНОСТИКА

Допоміжні дослідження

1. РГ суглобів: до типових уражень належать звуження суглобової щілини внаслідок деструкції хряща, дегенеративні кісти (геоди) в епіфізах внаслідок руйнування кісткової тканини, ущільнення субхондральної кісткової тканини (склеротизація), остеофіти (кісткові розростання) на межі хряща і кістки. **Класифікація Келлгрена-Лоуренса вираженості радіологічних змін при ДОА:** 0 — без уражень; 1 — дрібні остеофіти, 2 — виражені остеофіти, 3 — великі остеофіти та помірне звуження суглобової щілини, 4 — дуже великі остеофіти, суглобова щілина дуже звужена, субхондральний остеосклероз.

2. Інші методи візуалізаційної діагностики (КТ, МРТ, УЗД, сцинтиграфія): можуть бути необхідними для диференціювання з іншими захворюваннями суглобів та кісток. МРТ може виявляти доволі ранні зміни, ще до появи клінічних та рентгенологічних симптомів.

Діагностичні критерії

Діагноз базується на клінічних проявах. Якщо клінічна картина є нетиповою, проведіть класичне РГ дослідження з метою підтвердження діагнозу або виключення інших захворювань. Виявлення типових дегенеративних уражень, що не супроводжуються болем або порушенням функції, не дозволяє діагностувати ДОА.

Диференційна діагностика

Клінічні і радіологічні прояви настільки характерні, що рідко вимагають диференціювання з іншими хворобами суглобів, проте необхідно пам'ятати про такі захворювання, як хондрокальциноз (артропатія, пов'язана з депонуванням кристалів пірофосфату кальцію), синовіальна остеохондрома чи асептичний некроз головки стегнової кістки. За наявності обґрунтованих сумнівів необхідно виключити вторинну форму (причини →вище). При ДОА кистей рук, особливо з виявленими при РГ дослідженні ерозіями, під час диференційної діагностики слід врахувати: РА, псоріатичний артрит, подагру та гемохроматоз.

ЛІКУВАННЯ

Головна мета: ліквідація болю та підтримка найкращої функціональності.

Немедикаментозна терапія

1. Навчання пацієнта.

2. Дієта з метою зниження маси тіла у хворих із ожирінням або надмірною вагою.

3. Фізіотерапія, головним чином кінезотерапія з метою збереження діапазону рухів у суглобі та м'язової сили; може також зменшити вираженість болю.

4. Ортопедичні засоби: напр., палиця, милиці, корекційні устілки для взуття, коректори осі кінцівки, стабілізатори колінного суглобу (в т. ч. також еластичне бандажування), зовнішня корекція позиції (медіалізація) колінної чашечки.

5. Хірургічне лікування:

1) артроскопічні втручання — не рекомендуються для рутинного застосування; можна розглядати доцільність їх проведення виключно у випадках із наявними механічними симптомами, такими, як раптове або рецидивуюче погіршення мобільності суглоба або «заклинення» суглоба;

2) алопластика суглобу — імплантація штучного суглобу є основним методом лікування резистентного болю або значного ступеня рухових порушень при ДОА кульшового або колінного суглобу; значно покращує якість життя;

3) пателектомія, остеотомії, коригуючі вісь кінцівки, артродез (знерухомлення суглобу) — на даний час застосовуються рідко.

6. Втручання, які стимулюють репаративну регенерацію суглобового хряща:

1) стимуляція кістковим мозком шляхом просверлювання або проколювання шилом для артроскопії субхондральної кісткової пластинки або введення тромба в місце максимальної деструкції хряща;
2) імплантація культивованих хондроцитів, прикритих колагеновою мембраною, або засіяних перед операцією на колагенову мембрану;
3) імпланти тканин (аутологічні та алогенні) — фрагментів хряща або кістково-хрящові;
4) імпланти готових безклітинних препаратів;
5) біологічна стимуляція відновлення суглобового хряща (стовбурові клітини, які отримують з кісткового мозку, крові або підшкірної клітковини, концентрати тромбоцитів, фактори росту). Жодні з визнаних рекомендацій не рекомендують застосування вказаних методів, які, однак, стають все більше поширеними, а багато хворих домагаються їх застосування. Вважається, що їх застосування є безпечним, а лікування редукує запальний процес, гальмує деструкцію та виявляє регенераційний вплив на суглобовий хрящ. Попередні результати є обнадійливими, однак немає даних, які дозволили б сформулювати рекомендації щодо застосування вищевказаних методів.

Фармакологічне лікування

1. Анальгетичні ЛЗ (покращують якість життя та функцію кінцівки, однак суттєвим чином не впливають на перебіг захворювання):

1) починайте з **парацетамолу** п/о макс. 4 г/добу (при тривалому лікуванні нижчі дози), або **НПЗП** у мінімальній ефективній дозі (→табл. 12-1; пам'ятайте про небажані ефекти та протипоказання [в т. ч. активна виразкова хвороба шлунка і дванадцятипалої кишки, тяжка ниркова або печінкова недостатність, медикаментозна гіперчутливість, геморагічні діатези; запропоновані принципи вибору НПЗП залежно від ризику шлунково-кишкових ускладнень та серцево-судинного ризику (ССР) →табл. 12-2. У пацієнтів, які тривало приймають АСК (напр., для профілактики інфаркту міокарда) уникайте застосування ібупрофену.
2) при наявності протипоказань, непереносимості або неефективності наведених вище ЛЗ — призначайте **опіоїди**, починаючи від слабких →розд. 22.1; пам'ятайте про їх побічні дії, такі як сонливість та порушення рівноваги, які можуть створювати ризик падіння та переломів;
3) ЛЗ для зовнішнього застосування — НПЗП і капсаїцин — можуть ефективно купірувати біль.

2. ГК: можете розглянути доцільність одинарної внутрішньосуглобової ін'єкції у період загострення симптомів, якщо анальгетики не є достатньо ефективними, однак лише до суглоба з ексудатом; пам'ятайте про ризик некрозу та інфекції (особливу обережність слід проявити при ін'єкціях до кульшового суглобу). Якщо доступ до суглобу є технічно складним (напр., у зв'язку з анатомічною локалізацією, деформаціями або ожирінням), проведіть ін'єкцію під контролем візуалізаційного дослідження. Протизапальна та протибольова дія зберігається від 10 днів до кількох місяців.

3. Так звані повільно діючі симптоматичні ЛЗ, які застосовуються при ДОА: препарати для п/о застосування — глюкозамін сульфат, хондроїтин сульфат, діацереїн, екстракт фітостеролів та жирових кислот із плодів авокадо та сої (піаскледин) — характеризуються відносно низькою токсичністю (лише діацереїн часто викликає діарею і може спричинити порушення функції печінки), та їх ефективність вважається правдоподібною, однак не є доведеною. Якщо не наступить зниження інтенсивності болю чи покращення функції, або виникнуть прояви прогресії рентгенологічних ушкоджень — обґрунтованим буде відміна цих ЛЗ.

Таблиця 12-1. Дозування окремих нестероїдних протизапальних препаратів

Назва і форма	Дозування	
	середнє	максимальне
ацеклофенак: табл. вкриті оболонкою, порошок для приготування розчину п/о	100 мг 2×на день	100 мг 2×на день
ацеметацин		
капс.	60 мг 2–3×на день	600 мг/добу
капс. з пролонгованим вивільненням	90 мг 1–2×на день	300 мг/добу
целекоксиб: капс.	200 мг 1×на день або 100 мг 2×на день	200 мг 2×на день
дексібупрофен: табл. вкриті оболонкою	200–400 мг 3×на день	1,2 г/добу
декскетопрофен: табл. вкриті оболонкою	25 мг 3×на день	75 мг/добу
гранули для приготування розчину п/о	25 мг 3×на день	75 мг/добу
розчин для ін'єкцій	50 мг кожні 8–12 год	150 мг/добу
диклофенак		
табл., капс.	50–200 мг/добу розділених на 2–3 прийоми	225 мг/добу
табл. з пролонгованим вивільненням, табл. з модифікованим вивільненням, капс. з пролонгованим вивільненням, капс. з модифікованим вивільненням	75–100 мг 1×на день або 150 мг/добу 1×на день або розділених на 2 прийоми	150 мг/добу
супозиторії доректальні капс.	50–150 мг/добу розділених на 2–3 прийоми	150 мг/добу
розчин для в/м ін'єкцій	75 мг 1×на день	75 мг 2×на день
аерозоль на шкіру, гель, лікувальний пластир	місцево кілька разів на день	
етофенамат: гель, крем, аерозоль на шкіру	місцево кілька разів на день	
еторикоксиб: табл. вкриті оболонкою	30 мг 1×на день	90 мг 1×на день
ібупрофен		
різні препарати для прийому п/о	ревматичні хвороби: 400–800 мг 3–4×на день, анальгетична дія 200–400 мг 4–6×на день	3,2 г/добу
крем, гель	місцево	

Назва і форма	Дозування	
	середнє	максимальне
індометацин		
табл. з пролонгованим вивільненням табл. кишковорозчинні капсули з пролонгованим вивільненням	75 мг 1–2 × на день	75 мг 2 × на день
мазь супозиторії	місцево кілька разів на день	
кетопрофен		
табл.	100 мг 1–2 × на день	300 мг/добу
капс.	50 мг 3 × на день	300 мг/добу
табл. з модифікованим вивільненням	150 мг 1 × на день або розділених на 2 прийоми	150 мг 2 × на день
табл. з пролонгованим вивільненням, капс. з пролонгованим вивільненням	100–200 мг 1 × на день	200 мг 1 × на день
супозиторії	100 мг 1–2 × на день	300 мг/добу
гель	місцево 2 × на день	
нашкірний спрей	3–4 дози 1–3 × на день	48 доз на добу
розчин для в/м ін'єкцій	100 мг 1–2 × на день	300 мг/добу
мефенамінова кислота		
табл., капс.	250 мг 4 × на день	
супозиторії	500 мг 1–3 × на день	500 мг 4 × на день
тіапрофенова кислота: табл.	300 мг 2 × на день	
лорноксикам	8 мг 1–2 × на день	16 мг/добу
мелоксикам		
табл.	7,5–15 мг 1 × на день	15 мг 1 × на день
супозиторії	7,5–15 мг 1 × на день	15 мг 1 × на день
розчин для в/м ін'єкцій	15 мг 1 × на день	15 мг 1 × на день
набуметон: табл.	1–2 г 1 × на день або 0,5–1 г 2 × на день	2 г/добу
напроксен		
табл.	250–500 мг 2 × на день	1,5 г/добу
супозиторії	250–500 мг 2 × на день	1,5 г/добу
гель	місцево 2–6 × на день	
піроксикам[a]		
табл., капс., супозиторії	20 мг 1 × на день або 10 мг 2 × на день	40 мг/добу
діетиламіну саліцилат: крем, гель	місцево 3–4 × на день	
[a] не слід застосовувати при ДОА з огляду на високий ризик кровотеч зі ШКТ		

Таблиця 12-2. Рекомендовані принципи вибору НПЗП для тривалого застосування при деформуючому остеоартрозі в залежності від ризику ускладнень з боку ШКТ та серцево-судинного ризику

Ризик ускладнень з боку ШКТ	Серцево-судинний ризик	
	низький	високий
низький	будь-який неселективний НПЗП	напроксен[а] або целекоксиб[б]
високий	целекоксиб[в] ± ІПП	напроксен[а] + ІПП або целекоксиб[б] + ІПП якщо це можливо — уникайте призначення НПЗП

[a] Не застосовуйте у хворих, які тривало приймають ацетилсаліцилову кислоту.

[б] у дозі 200 мг 1×на день

[в] альтернативний варіант — еторикоксиб 30 мг/добу

ІПП — інгібітор протонної помпи, НПЗП — нестероїдні протизапальні препарати, ШКТ — шлунково-кишковий тракт

на підставі: *Mosleh W., Farkouh M.E., Pol. Arch. Med. Wewn., 2016; 126:68–75*, змодифіковано

4. Гіалуронова кислота: у більшості (≈70 %) осіб, які пройшли лікування, після повторних курсів ін'єкцій гіалуронової кислоти до колінного суглобу спостерігалось зазвичай помірне клінічне покращення тривалістю до кількох місяців. Увага: при ДОА у суглобовому хрящі може розвиватись асимптоматичне депонування кристалів пірофосфату кальцію — в такому випадку ін'єкції високомолекулярної гіалуронової кислоти можуть спричинити гострий артрит. Призначення препаратів гіалуронової кислоти, які мають середню молекулярну масу, може виявитись більш ефективним.

5. Інгібітори зворотного захоплення серотоніну та норадреналіну (напр., дулоксетин, мілнаципран): виявлено також їх центральну протибольову дію, можуть підсилити анальгетичний ефект інших ЛЗ і таким чином спричинити покращення функції опорно-рухового апарату.

6. Інші препарати з можливим позитивним ефектом: зокрема екстракт кореня мартінії запашної (*Harpagophytum procumbens*), екстракт кореневища імбиру (*Rhioma zingiberis*), смола босвелії, що містить босвелієву кислоту, ліпідний комплекс, який отримують із зелених новозеландських молюсків, порошок з плодів шипшини.

13. Інфекційний (септичний) артрит

→ **ВИЗНАЧЕННЯ ТА ЕТІОПАТОГЕНЕЗ**

Гострий або хронічний артрит, спричинений мікроорганізмами, що потрапили до синовіальної оболонки. Інфекція найчастіше поширюється гематогенним шляхом (віддалене джерело), безпосередньо (пункція суглобу, артроскопія, ортопедична операція, травма) або *per continuitatem* із сусідніх тканин (інфікована виразка шкіри, запалення підшкірної клітковини, остеомієліт). **Етіологічні фактори:** у дорослих найчастіше бактерії (*Staphylococcus aureus*, *Streptococcus pyogenes*, рідше грам-негативні бактерії, *Neisseria gonorrhoeae*, *Neisseria meningitidis*); рідше віруси (краснухи, HCV, парвовірус B19, вірус чікунгунья), гриби та паразити.

Фактори ризику бактеріального артриту: зокрема ревматичні захворювання (РА, СЧВ), ендопротезування суглобу (особливо колінного або кульшового), терапія інгібіторами ФНП-α, травма суглобу, пункція суглобу, похилий вік, ЦД, імунодефіцит (алкоголізм, імуносупресивне лікування, ВІЛ-інфекція), внутрішньовенний прийом наркотиків, ниркова або печінкова недостатність, гемофілія.

→ **КЛІНІЧНА КАРТИНА ТА ПРИРОДНИЙ ПЕРЕБІГ**

1. Місцеві симптоми: біль, набряк, гіперемія та гіпертермія шкіри в межах суглобу, обмеження мобільності суглоба. Зазвичай раптово виникають і швидко наростають. У деяких випадках (туберкульозний, грибковий артрит, бактеріальний артрит при РА та інших системних захворюваннях сполучної тканини, в похилому віці) перебіг може бути хронічним та прихованим. Артрит бактеріальної етіології у 90 % випадків має форму моноартриту; в 10 % — поліартриту і тоді, переважно, є результатом бактеріємії.

2. Загальносистемні симптоми: лихоманка, що рідко супроводжується ознобом; хворі похилого віку частіше мають афебрильний перебіг.

3. Типові ознаки в залежності від етіології:

1) **негонорейний бактеріальний артрит** — найчастіше моноартрит (особливо колінного суглобу), в ≈20 % випадків запалення 2–3 суглобів, рідко септичний поліартрит (напр., при РА, сепсисі). У хворих похилого віку симптоматика може бути слабовираженою. Мікробіологічні дослідження синовіальної рідини є позитивними у 70 %, а крові — у 24–76 % пацієнтів. У 30–50 % хворих розвивається тривале ушкодження суглобу;

2) **гонорейний артрит** — мігруючий біль або поліартрит (колінні, гомілковостопні, зап'ясткові суглоби), зазвичай у молодих дорослих, рідко гострий моноартрит; часто супутній тендовагініт і ураження шкіри (геморагічні пухирі, папули, гнійники). Мікробіологічні дослідження синовіальної рідини є позитивними у <25 %, а крові — рідко. Прогноз добрий у >95 % випадків;

3) **вірусний артрит** — найчастіше поліартрит (суглоби кисті та пальців рук), іноді (парвовірус B19) імітуючий РА; супутніми можуть бути ураження шкіри (кропив'янка, еритема, петехії), які минають через 2–3 тиж. Хворіють зазвичай молоді жінки (необхідно диференціювати з СЧВ). Артрит із супутньою лихоманкою є основним клінічним проявом інфікування вірусом чікунгунья, який слід брати до уваги під час диференційної діагностики у хворих, які перебували в тропічних країнах;

4) **туберкульозний артрит** — найчастіше хронічний моноартрит великого суглобу (кульшового або колінного); зазвичай із оститом. Діагноз часто ставлять із запізненням у зв'язку з підступним початком захворювання та неспецифічними проявами.

5) **грибковий артрит** — переважно хронічний моноартрит, рідше поліартрит із блискавичним перебігом (інколи з супутньою вузлуватою еритемою).

→ **ДІАГНОСТИКА**

Допоміжні дослідження

1. Лабораторні дослідження: у більшості випадків значне зростання ШОЕ та СРБ, лейкоцитоз (особливо при бактеріальній інфекції), гіпохромна анемія (при хронічному запаленні, напр., туберкульозному).

2. Дослідження синовіальної рідини: макроскопічна оцінка (септична рідина найчастіше є мутною та жовтосірого або жовтозеленого кольору); цитоз часто >25–100 000/мкл, нейтрофіли >75 %; мазок, забарвлений за Грамом, з метою звуження спектру емпіричної антибіотикотерапії (при негативному результаті мікробіологічних досліджень може бути єдиним доказом бактеріальної інфекції суглобу); мікробіологічні дослідження (при підозрі на гонорейний артрит слід виконати посіви крові та синовіальної рідини на шоколадний агар, а мазків з уретри, шийки матки, ануса та горла — на агар Таєра-Мартіна; необхідно провести дослідження на наявність кристалів.

3. Посіви крові або іншого матеріалу в залежності від клінічної ситуації.

4. Інші дослідження, що ідентифікують етіологічний фактор (серологічні, молекулярні дослідження) в залежності від підозрюваного патогену.

5. Візуалізаційна діагностика: РГ на початку виявляє набряк м'яких тканин та симптоми ексудату, через ≈1 тиж. навколосуглобовий остеопороз, а у тяжких випадках — звуження суглобової щілини (деструкція суглобового хряща), через ≈2 тиж. маргінальні ерозії (запальний панус руйнує субхондральну кістку), а в хронічних випадках — фіброзне або кісткове зрощення. **УЗД** головним чином застосовують для моніторингу об'єму ексудату та цільових пункцій суглобу. Іноді є показаним виконання КТ, МРТ або сцинтиграфії.

Діагностичні критерії

Діагностика на основі клінічної картини та досліджень синовіальної рідини і крові. У хворих із гонорейним артритом проведіть дослідження, які скеровані в напрямку інших хвороб, що передаються статевим шляхом, в т. ч. зараження блідою спірохетою (сифіліс), *C. trachomatis* і ВІЛ.

Диференційна діагностика

Гострий артрит, спричинений кристалами (подагра, псевдоподагра — диференціювання з септичним бактеріальним артритом виключно на основі клінічного обстеження є складним, ключовим є дослідження синовіальної рідини; слід пам'ятати про те, що інфекція суглобу може співіснувати з подагрою), реактивний артрит (може протікати блискавично у формі моноартриту, особливо при інфекції сечостатевої або дихальної системи), гострий моноартрит при неінфекційному поліартриті [РА [при загостренні РА макроскопічний вигляд синовіальної рідини інколи нагадує синовіальну рідину при септичному артриті — проведіть посів та зачекайте з внутрішньосуглобовим введенням ГК], СЧВ, ПсА), бореліоз, посттравматичний гемартроз, ревматична лихоманка, підгострий бактеріальний ендокардит, септичне запалення навколосуглобових тканин (напр., суглобової сумки).

→ ЛІКУВАННЯ

1. Бактеріальна інфекція: при підозрі на бактеріальну етіологію застосуйте системну емпіричну антибіотикотерапію негайно після забору синовіальної рідини, крові та можливо інших біологічних рідин і мазків з метою проведення мікробіологічних досліджень; можете керуватись результатом забарвлення синовіальної рідини за методом Грама та локальною антибіотикорезистентністю патогенів.

1) **негонорейний бактеріальний артрит** — при виявленні грам-позитивних бактерій → ванкоміцин в/в 30 мг/кг/добу (макс. 2 г/добу) у 2 розділених дозах; грам-негативні бактерії → цефалоспорин III генерації в/в (цефтазидим 1–2 г кожних 8 год; цефтріаксон 2 г кожних 24 год або цефотаксим 2 г кожних 8 год); якщо за методом Грама жодних бактерій не забарвлено → у пацієнта без імунодефіциту застосуйте ванкоміцин, а у хворого з імунодефіцитом або після травми суглобу додайтеи цефалоспорин III генерації. Змініть антибіотик у випадку, якщо це аргументовано результатом антибіограми. Загалом, призначають антибіотик в/в протягом 2 тиж., далі п/о протягом 2 тиж.; модифікації цієї схеми залежать від клінічного стану хворого, біодоступності антибіотиків (напр., фторхінолони можна подавати в/в коротше — 4–7 днів) і результатів мікробіологічних досліджень;

2) **гонорейний артрит** → цефтріаксон 1 г в/м або в/в або цефотаксим 1 г в/в кожних 8 год протягом 7 днів; як альтернатива — ципрофлоксацин в/в 400 мг кожних 12 год; лікування супутньої інфекції *C. trachomatis* →розд. 14.8.10;

3) **туберкульозний артрит** → вибір ЛЗ, як при туберкульозі легень →розд. 3.15.1, лікування повинно продовжуватись протягом 9 міс.;

4) **інфекція після імплантації ендопротезу суглобу** → зазвичай усунення ендопротезу, довготривала антибіотикотерапія та реімплантація ендопротезу.

2. Вірусна інфекція: НПЗП, при інфекції HCV можна застосувати противірусні ЛЗ.

3. Грибковий артрит → при кандидозі флуконазол 400 мг/добу (6 мг/кг/добу) протягом ≥6 тиж., або ехінокандин (каспофунгін 50–70 мг або мікафунгін 100 мг/добу або анідулафунгін 100 мг/добу) або амфотерицин В (ліпідний препарат) 3–5 мг/кг/добу протягом ≥2 тиж., у подальшому флуконазол 400 мг/добу протягом >4 тиж. Необхідною є хірургічна некректомія та видалення ендопротезу (якщо це неможливо → застосуйте тривало флуконазол у дозі 400 мг/добу [6 мг/кг/добу], якщо не виявлено резистентності).

4. Багаторазове видалення (при потребі щоденно) синовіальної рідини з фрагментами некротичних тканин шляхом пункції суглобу грубою голкою та промиванням суглобової порожнини 0,9 % NaCl, до отримання негативних результатів мікробіологічних досліджень та нормалізації кількості лейкоцитів у синовіальній рідині. Не вводьте антибіотики внутрішньосуглобово. Якщо пункції суглобу є неефективними (неможливо видалити повний об'єм рідини), рекомендується артроскопічне очищення суглобу (особливо колінного та плечового), з промиванням великим об'ємом 0,9 % NaCl під візуальним контролем. Альтернативою до артроскопії є хірургічна артротомія із встановленням відкритого дренажу (метод вибору при септичному артриті кульшового суглобу).

5. Протягом декількох перших днів слід іммобілізувати суглоб шиною; у подальшому мобілізувати пасивними вправами, а після ліквідації болю також і активними — це сприяє загоєнню та регенерації суглобового хряща і навколосуглобових тканин, запобігає формуванню згинальної контрактури та злук у суглобі.

6. Купіруйте біль за допомогою анальгетиків.

7. Ризик розвитку септичного запалення оперованого суглоба (напр., під час ендопротезування) є підвищеним у пацієнтів, що приймали біологічні ЛЗ. Пропонується виконувати планове оперативне втручання після відміни ЛЗ на період часу, залежний від ризику зараження. Коли ризик відповідно низький/високий останнє перед хірургічним втручанням застосування етанерцепту проводять за 1 тиж./2 тиж. перед операцією, адалімумабу — 6 тиж./11 тиж. інфліксимабу — 4 тиж./7 тиж., цертолізумабу — 6 тиж./10 тиж., голімумабу 5 тиж./9 тиж., тоцилізумабу (п/ш або в/в) 4 тиж./6 тиж., секукінумабу (150 мг п/ш) 12 тиж./20 тиж., ритуксимабу 9 тиж./15 тиж. і белімумабу 6 тиж./11 тиж. Після повного загоєння рани (через 2–4 тиж. після операції) прийом ЛЗ потрібно відновити.

14. Подагра

➡ ВИЗНАЧЕННЯ ТА ЕТІОПАТОГЕНЕЗ

Артрит, спричинений кристалізацією урату натрію в синовіальній рідині, фагоцитозом кристалів та утворенням їх депозитів у тканинах суглобів та в інших тканинах і органах. **Гіперурикемія** — концентрація сечової кислоти в сироватці >7 мг/дл (420 мкмоль/л): **первинна** (спричинена генетично-зумовленими дефектами ферментів, що приймають участь у пуриновому обміні) і **набута**. Причини набутої гіперурикемії:

1) збільшений прийом пуринів з їжею — м'ясні продукти, особливо субпродукти, бульйони, деякі морські продукти;

2) пришвидшений розпад АТФ — в т. ч. у результаті зловживання алкоголем;

3) підвищений прийом фруктози — деякі фрукти та фруктові напої;

4) підвищений розпад нуклеотидів в організмі — в т. ч. при мієло- та лімфо-пролиферативних хворобах, гемолітичній анемії, справжній поліцитемії, мононуклеозі, а також під впливом радіотерапії або ЛЗ, що застосовуються в онкологічних хворих, та імунодепресантів в осіб після органної трансплантації (циклоспорин);

5) знижена ниркова екскреція сечової кислоти — в т. ч. у хворих з полікістозом нирок, свинцевою нефропатією;

6) інші — напр., надмірне фізичне навантаження.

Фактор, що відповідає за кристалізацію сечової кислоти або урату натрію у синовіальній рідині та в тканинах осіб з гіперурикемією, залишається невідомим.

Запальний процес у суглобах, спричинений кристалами, може бути гострим або хронічним. Рецидивуючі епізоди гострого артриту (напади подагри) та перехід процесу у хронічний стан призводять до прогресуючого ушкодження суглобового хряща та кісток. Відбувається депонування кристалів урату натрію в навколосуглобових тканинах, вушних раковинах (тофуси), нирках (в інтерстиційній тканині нирок, збірних трубках та сечоводах) та в багатьох інших тканинах і органах.

➜ КЛІНІЧНА КАРТИНА ТА ПРИРОДНИЙ ПЕРЕБІГ

Чоловіки хворіють найчастіше у віці після 40 р., а жінки — після менопаузи.

1. Напад подагри: проявляється раптовим, дуже сильним болем та набряком суглобу; в межах суглобу відмічається гіперемія, шкіра стає напруженою, блискучою, швидко виникає злущення епідермісу, в підшкірній клітковині розвивається набряк, а в великих суглобах — прояви надмірного накопичення рідини. Симптоматика найчастіше (раніше чи пізніше у ≈95 % хворих) починається з ураження I плесно-фалангового суглоба і виникає вранці-рано. Також можуть уражатись гомілковостопні, колінні суглоби, рідше суглоби верхніх кінцівок. Нелікований напад подагри триває від 10 днів до 3 тиж. і самостійно минає. **Фактори, що провокують напад:** прийом алкоголю або значної кількості харчових продуктів, що містять пурини (особливо м'яса), значне фізичне навантаження, фізична травма або оперативне втручання, інфекція, прийом ЛЗ (зокрема тіазидних або петльових діуретиків, циклоспорину [напр., в осіб після органної трансплантації], ацетилсаліцилової кислоти).

2. Природний перебіг: 4 стадії — безсимптомна гіперурикемія, напади артриту, періоди між нападами, хронічна (тофусна) подагра. Останнім часом запропоновано нову класифікацію перебігу подагри: А — високий ризик захворювання (в основному гіперурикемія), без клінічних проявів та депозитів кристалу урату натрію в тканинах при дослідженні під мікроскопом або візуалізаційному дослідженні; Б — безсимптомна гіперурикемія, наявні депозити урату натрію; В — напади подагри; Г — тофусна форма; хронічний артрит, при РГ дослідженні — кісткові ерозії. Тривалість безсимптомної гіперурикемії буває різною, а більшість осіб із гіперурикемією ніколи не захворіє на подагру. У хворих після нападу подагри можна очікувати його рецидиву, зазвичай через часовий проміжок від 6 міс. до 2 років. Періоди між нападами є цілком безсимптомними. З часом напади виникають щораз частіше і поступово (переважно через 5–10 років) розвиваються хронічні запальні зміни в багатьох суглобах. Депозити уратів збільшуються в суглобах та інших тканинах (тофуси), може розвинутись ниркова недостатність. В ≈1/3 хворих розвивається нефролітіаз, що може проявлятись нирковою колікою; у 20–40 % хворих спостерігається протеїнурія. Ураження нирок призводить до артеріальної гіпертензії, наростають симптоми супутніх захворювань. Із гіперурикемією часто співіснують гіперліпідемія, гіперглікемія, ожиріння та артеріальна гіпертензія, у зв'язку з чим ризик розвитку серцево-судинних захворювань на фоні атеросклерозу є підвищеним. Ускладненням подагри може бути асептичний некроз головки стегнової кістки.

→ ДІАГНОСТИКА

Допоміжні дослідження

1. Лабораторні дослідження: підвищена концентрація сечової кислоти в сироватці (під час нападу може бути в межах норми), часто підвищене виділення сечової кислоти з сечею, гіперліпідемія, підвищена концентрація глюкози та креатиніну в сироватці.

2. Синовіальна рідина: запального характеру та містить кристали урату натрію; з огляду на можливість супутньої бактеріальної інфекції завжди проведіть бактеріологічне дослідження.

3. Візуалізаційна діагностика: РГ — коли утворюються депозити кристалів у навколосуглобових тканинах, хрящах та кістках, візуалізує звуження суглобової щілини, чіткі ерозії у межах кістки, іноді обширний остеоліз. Кристали уратів натрію, що знаходяться у синовіальній рідині, при **УЗД** можуть створювати картину «снігової бурі», а на поверхні суглобового хряща — подвійний контур. Кристали також можуть візуалізуватися в стінках кровоносних судин. За допомогою **УЗД, КТ** та **МРТ** можна виявити депозити кристалів уратів натрію у сухожилиях.

4. Гістологічне дослідження тофусів у межах суглобів з метою визначення, чи пов'язані вони з депонуванням урату натрію (кристалічних депозитів урату натрію або сечової кислоти також можна шукати в біоптаті нирки). Матеріал необхідно фіксувати в абсолютному етиловому спирті, оскільки водний розчин формаліну, який застосовують у повсякденній практиці, може розчиняти кристали. Кристали можна також виявити у вмісті, що виділяється з фістул, які виникають у межах тофусів.

Діагностичні критерії

Класифікаційні критерії подагри за EULAR/ACR (2015), розроблено для осіб із ≥1 епізодом (нападом) набряку, болю або чутливості периферичного суглобу чи синовіальної сумки (початковий критерій) →табл. 14-1. Золотим стандартом діагностики, який підтверджує діагноз, являється виявлення фагоцитованих кристалів урату натрію в синовіальній рідині ураженого запаленням суглобу, вмісті синовіальної сумки чи тофуса. Якщо їх не виявлено або якщо дослідження не проводилось → застосуйте клінічні (типові напади подагри, тофуси), лабораторні (концентрація сечової кислоти в сироватці) та візуалізаційні (УЗД, ДЕКТ, РГ) критерії. Діагностичні критерії EULAR/ACR не врахували швидкого купірування нападу після прийому колхіцину (даний симптом полегшує діагностування захворювання).

Диференційна діагностика

1. Напад подагри: гострий артрит, спричинений кристалами пірофосфату кальцію (попередня назва — псевдоподагра), гіперліпідемія, септичний артрит, реактивний артрит, травма, гемартроз, сироваткова хвороба, ранні симптоми інших хронічних артритів, запальна реакція при ДОА.

2. Хронічна подагра: РА, ДОА.

→ ЛІКУВАННЯ

Полягає у запобіганні гіперурикемії та її зниженні, а в подальшому — в опануванні клінічної симптоматики, що спричинена в окремих системах та органах кристалами уратів.

Загальні рекомендації

1. Зниження маси тіла в осіб із надмірною вагою та осіб з ожирінням.

2. Дієта з низьким вмістом пуринів: з вилученням продуктів, перерахованих вище серед причин набутої гіперурикемії. Рекомендується вживання молока та молочних виробів із низьким вмістом жиру.

Таблиця 14-1. Класифікаційні критерії подагри згідно з American College of Rheumatology та European League Against Rheumatism (ACR/EULAR)[a]

Критерій	Категорія	Категорія
клінічний		
схема ураження суглобів або синовіальних сумок під час нападу (будь-коли)	суглоб(и) або навколосуглобова(і) сумка(и), за винятком гомілковостопного суглоба, суглобів плесна або першого плеснофалангового суглоба (або їх ураження є виключно проявом поліартриту)	0
	гомілкостопний суглоб або суглоби плесна (як складова моно- або олігоартриту) без ураження першого плеснофалангового суглоба	1
	перший плеснофаланговий суглоб (як складова моно- або олігоартриту)	2
клінічні прояви під час нападу (буль-коли)	еритема над ураженим суглобом (зі слів пацієнта або виявлена лікарем)	1
	доторкання до суглоба або його стискання є нестерпними для пацієнта	1
	доторкання до суглоба або його стискання є нестерпними для пацієнта	1
перебіг нападу (будь-коли); наявність ≥2-х з 3-х нижченаведених ознак[б]: – час до появи максимальної вираженості болю <24 год – зникнення проявів впродовж ≤14 днів – повна редукція симптоматики у період між нападами	1 типовий напад	1
	рецидивуючі типові напади	2
у клінічній картині спостерігаються тофуси: проривання або крейдоподібні підшкірні вузлики, в області яких часто візуалізуються поверхневі судини, у типових локалізаціях: суглоби, вушні раковини, навколосуглобова сумка ліктьового суглоба, кінчики пальців, сухожилля (напр. ахіллове)	відсутні	0
	спостерігаються	4
лабораторний		
рівень сечової кислоти в сироватці крові (мг/дл [мкмоль/л])[в]	<4 (240)	−4
	від 4 до <6 (від 240 до <360)	0
	від 6 до <8 (від 360 до <480)	2
	від 8 до <10 (480 до <600)	3
	≥10 (600)	4
кристали урату натрію у синовіальній рідині суглоба або навколосуглобової сумки із наявною (будь-коли) симптоматикою[г]	ні	−2
	дослідження не проводилось	0
	так	підтвердження діагнозу[д]

Критерій	Категорія	Категорія
візуалізаційний[е]		
кристали урату натрію в суглобі або навколосуглобовій сумці із наявною (будь-коли) симптоматикою	симптом подвійного контуру при УЗД[є] або депозити урату при ДЕКТ[ж]	4
пошкодження суглобів, асоційоване з подагрою	≥1 ерозія при традиційній РГ кисті руки або стопи[з]	4

Інтерпретація: макс. результат становить 23 бали. Для постановки діагнозу подагри достатньо отримати 8 балів. Якщо у синовіальній рідині не виявлено кристалів урату натрію, то слід відмінусувати 2 бали, а при рівні сечової кислоти в сироватці крові <4 мг/дл (240 мкмоль/л) слід відмінусувати 4 бали. Цим підкреслюється значимість вищевказаних ознак у зменшенні ймовірності захворювання. Калькулятор є доступним в інтернеті (http://goutclassificationcalculator.auckland.ac.nz, а також на веб-сторінках EULAR і ACR).

[a] Класифікація стосується виключно осіб з ≥1 епізодом (нападом) припухлості, болю чи підвищеної чутливості периферичного суглоба або синовіальної сумки (вхідний критерій). Для постановки діагнозу подагри достатньо отримати 8 балів або підтвердити наявність кристалів моноурату натрію в суглобі з наявною симптоматикою або синовіальній сумці (тобто суглобовій рідині) або тофусі (достовірний критерій). [б] незалежно від протизапального лікування, [в] Виміряний уриказним методом, найкраще в період, коли пацієнт не приймає гіпоурикемічні ЛЗ та через >4 тиж. від початку нападу (тобто у міжнападний період); якщо це можливо, повторно проведіть дослідження зі збереженням вищенаведених умов. Під час підрахунку балів необхідно врахувати максимальний показник, незалежно від часу його визначення. [г] Повинна оцінювати спеціально навчена особа. [д] Виявлення кристалів моноурату натрію в суглобі з наявною симптоматикою або синовіальній сумці (тобто синовіальній рідині), або тофусі підтверджує діагноз (достовірний критерій), тому в такому випадку не потрібно враховувати інших критеріїв. [е] У разі, якщо візуалізаційні методи дослідження недоступні — нараховують 0 балів. [є] Гіперехогенне нерегулярне підсилення над поверхнею гіалінового хряща незалежно від кута падіння ультразвукового променя (псевдопозитивний симптом «подвійного контуру» може виникати на поверхні хряща, однак повинен зникати після зміни кута прикладання датчика). [ж] Наявність «колірних кодів» уратів в суглобі або навколосуглобовій ділянці; зображення повинні бути виявлені за допомогою сканера ДЕКТ при напрузі 80 кВ і 140 кВ та проаналізовані за допомогою спеціально розробленої для подагри програми та алгоритму (2-material decomposition), за допомогою якого проводять ідентифікацію уратів на основі колірних кодів. Позитивний результат — наявність урату (колірного коду) в межах суглоба або навколосуглобових тканин (до депозитів урату не зараховуються наступні зміни: в нігтьовому ложі, розміром менше міліметра, у шкірі, спричинені рухом, збільшенням жорсткості випромінювання або судинні артефакти). [з] Дефект кіркового шару зі склеротичною облямівкою і нависаючими краями («штампований»; за винятком дистальних міжфалангових суглобів і ознаки «крил чайки», оскільки вказані ураження можуть спостерігатись при деформуючому остеоартрозі).
ДЕКТ — двохенергетична комп'ютерна томографія

3. Слід уникати прийому алкоголю (особливо пива) **та тютюнопаління**.

4. Збільшення фізичної активності.

5. Систематично проводьте скринінг співіснування інших захворювань (особливо ниркової недостатності, ішемічної хвороби серця, серцевої недостатності, інсульту, захворювань периферичних артерій, ожиріння, артеріальної гіпертензії та цукрового діабету).

Лікування нападу подагри

Застосовуйте колхіцин, НПЗП, ГК системно або внутрішньосуглобово. У хворих з дуже тяжкими, поліартритичними нападами подагри розгляньте доцільність комбінованої терапії (колхіцин з НПЗП або ГК). Алгоритм лікування →рис. 14-1.

1. Колхіцин п/о: 1 мг і через 1 год — 0,5 мг. Якщо напад триває, можете призначити наступні 0,5 мг через 12 год, пізніше 0,5 мг до 3-х разів протягом

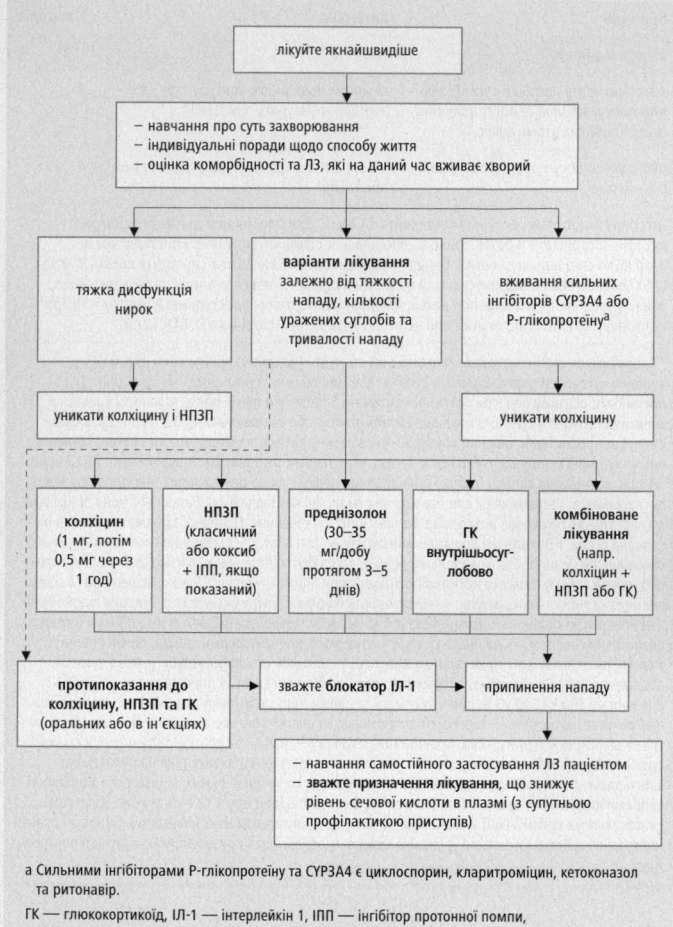

лікуйте якнайшвидіше

– навчання про суть захворювання
– індивідуальні поради щодо способу життя
– оцінка коморбідності та ЛЗ, які на даний час вживає хворий

тяжка дисфункція нирок	варіанти лікування залежно від тяжкості нападу, кількості уражених суглобів та тривалості нападу	вживання сильних інгібіторів CYP3A4 або Р-глікопротеїну[a]

уникати колхіцину і НПЗП

уникати колхіцину

колхіцин (1 мг, потім 0,5 мг через 1 год)	НПЗП (класичний або коксиб + ІПП, якщо показаний)	преднізолон (30–35 мг/добу протягом 3–5 днів)	ГК внутрішньосуглобово	комбіноване лікування (напр. колхіцин + НПЗП або ГК)

протипоказання до колхіцину, НПЗП та ГК (оральних або в ін'єкціях) → зважте **блокатор ІЛ-1** → припинення нападу

– навчання самостійного застосування ЛЗ пацієнтом
– **зважте призначення лікування**, що знижує рівень сечової кислоти в плазмі (з супутньою профілактикою приступів)

a Сильними інгібіторами Р-глікопротеїну та CYP3A4 є циклоспорин, кларитроміцин, кетоконазол та ритонавір.

ГК — глюкокортикоїд, ІЛ-1 — інтерлейкін 1, ІПП — інгібітор протонної помпи, НПЗП — нестероїдний протизапальний препарат

Рис. 14-1. Лікування нападу подагри відповідно до рекомендацій EULAR 2016

наступної доби. У разі появи небажаних ефектів (спастичний біль у животі, діарея, нудота та блювання) → колхіцин відміняють. Проінструктований хворий у разі нападу подагри може приймати колхіцин самостійно (таблетка «в кишені»).

2. НПЗП п/о (класичні або інгібітори ЦОГ-2; препарати →табл. 12-1) у максимальних рекомендованих терапевтичних дозах (з інгібітором протонної помпи — при наявності показань). Ацетилсаліцилову кислоту не призначають, оскільки вона зумовлює зростання концентрації сечової кислоти у плазмі крові.

3. ГК п/о (впродовж 3–5 днів у дозі, еквівалентній 30–35 мг преднізолону); особливо показаний у хворих із протипоказаннями до колхіцину і НПЗП. Розгляньте доцільність внутрішньосуглобової ін'єкції у випадку моноартриту з добре доступною локалізацією; у хворих після органної трансплантації може виявитись лікуванням вибору, однак пов'язане з високим ризиком інфікування суглобу.

4. Канакінумаб — людське моноклональне антитіло до IL-1β, показане у пацієнтів із частими нападами (≥3 напади за останніх 12 міс.), які не можуть приймати НПЗП, колхіцин та ГК; протипоказаний при активній інфекції.

Хронічне лікування

1. Лікування, що знижує концентрацію сечової кислоти в плазмі →рис. 14-2.

Показання: рецидивуючі напади подагри (>2× на рік), тофуси, подагрична артропатія, уратний літіаз; розгляньте доцільність застосування від початку захворювання, особливо у хворих віком <40 років, з урикемією >480 мкмоль/л (8,0 мг/дл) або супутніми захворюваннями (напр., порушенням функції нирок, артеріальною гіпертензією, коронарною хворобою або серцевою недостатністю), а також у безсимптомних хворих зі значною гіперурикемією (>720 мкмоль/л [12 мг/дл]) або із загрозою розвитку синдрому лізису пухлини →розд. 22.2.6.

Мета лікування: досягнути та зберегти до кінця життя концентрацію сечової кислоти у сироватці <360 мкмоль/л (6 мг/дл), а в хворих із тофусами, хронічною артропатією або частими рецидивами початково <300 мкмоль/л (5 мг/дл) з метою швидшого розчинення кристалів урату натрію (після розчинення депозитів можна зменшити інтенсивність лікування, яке знижує концентрацію сечової кислоти). Не знижуйте урикемії <180 мкмоль/л (3 мг/дл), оскільки це може збільшити ризик розвитку симптомів хвороби Паркінсона та хвороби Альцгеймера.

Профілактична терапія: з метою уникнення загострення подагри розпочніть лікування, що знижує концентрацію сечової кислоти (особливо інтенсивно) через ≈2 тиж. після завершення нападу подагри та попередьте його профілактичним прийомом колхіцину (0,5–1,0 мг/добу), а вразі протипоказань або непереносимості — НПЗП в низькій дозі, прийом яких слід продовжувати протягом 6 міс. Якщо під час лікування розвинеться напад подагри — продовжуйте терапію.

ЛЗ:

1) інгібітори ксантиноксидази

   а) **алопуринол** — ЛЗ першого ряду, починають зі 100 мг/добу п/о, кожні 2–4 тиж. збільшують на 100 мг до макс. 600 мг/добу (змодифікуйте дозування при зниженому кліренсі креатиніну); може викликати синдром гіперчутливості (гарячка, висипання, гепатит, еозинофілія, ниркова недостатність);

   б) **фебуксостат** — ЛЗ другого ряду, призначають у разі неефективності алопуринолу або його непереносимості. Початково 80 мг/добу, можна збільшити до 120 мг/добу; метаболізується в печінці — можна застосовувати у хворих, у яких ступінь порушення функції нирок не дозволяє на збільшення дози алопуринолу.

2) урикозуричні ЛЗ: **бензбромарон** (50–200 мг/добу; як альтернатива — **пробенецид** — 1–2 г/добу) або сульфінпіразон 200–800 мг/добу п/о; показані при гіперурикемії, спричиненій порушенням ниркової екскреції сечової кислоти (<700 мг/24 год); протипоказання: вік >60 років, кліренс креатиніну <50 мл/хв, нефролітіаз;

3) **пеглотиказа** — рекомбінована уриказа (розкладає сечову кислоту на алантоїн, який легко виводиться); лише у хворих з тяжкою формою хронічної тофусної подагри, у яких не досягнуто цільової концентрації сечової кислоти за допомогою вищенаведених ЛЗ, або якщо існують протипоказання до їх застосування.

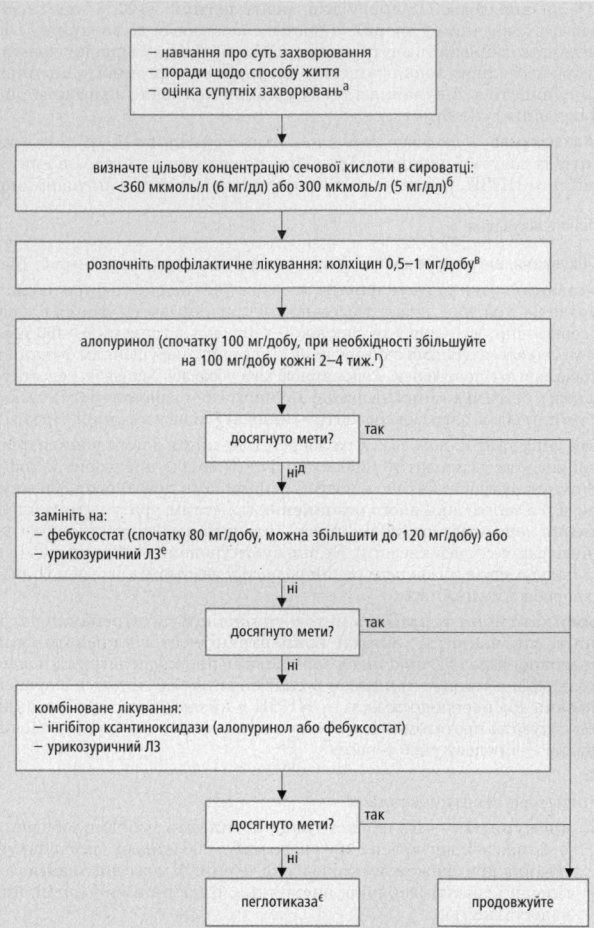

- навчання про суть захворювання
- поради щодо способу життя
- оцінка супутніх захворювань[а]

↓

визначте цільову концентрацію сечової кислоти в сироватці:
<360 мкмоль/л (6 мг/дл) або 300 мкмоль/л (5 мг/дл)[б]

↓

розпочніть профілактичне лікування: колхіцин 0,5–1 мг/добу[в]

↓

алопуринол (спочатку 100 мг/добу, при необхідності збільшуйте
на 100 мг/добу кожні 2–4 тиж.[г])

↓

досягнуто мети? → так

↓ ні[д]

замініть на:
- фебуксостат (спочатку 80 мг/добу, можна збільшити до 120 мг/добу) або
- урикозуричний ЛЗ[е]

↓ ні

досягнуто мети? → так

↓ ні

комбіноване лікування:
- інгібітор ксантиноксидази (алопуринол або фебуксостат)
- урикозуричний ЛЗ

↓ ні

досягнуто мети? → так

↓ ні

пеглотиказа[є] | продовжуйте

[а] Якщо показано, відмініть діуретик, застосуйте лозартан або блокатор кальцієвих каналів при артеріальній гіпертензії, статин або фенофібрат при гіперліпідемії.
[б] у хворих з тофусами, хронічною артропатією або частими нападами подагри
[в] у випадку непереносимості колхіцину НПЗП у низькій дозі
[г] для досягнення цільової концентрації сечової кислоти або максимальної дози, скоригованої відповідно до кліренсу креатиніну
[д] у зв'язку з неефективністю, непереносимістю або відсутністю можливості збільшити дозу
[е] Бензбромарон 50–200 мг/добу, в разі необхідності пробенецид 1–2 г/добу або сульфінпіразон 200–800 мг/добу; можна зважити комбіновану терапію алопуринолом та урикозуричним ЛЗ.
[є] У хворих з тяжкою, хронічною, деформуючою подагрою з наявністю тофусів і низькою якістю життя, в яких цільова концентрація сечової кислоти не може бути досягнута за допомогою будь-якого іншого доступного ЛЗ (включаючи комбіновану терапію) у максимальній дозі.

Рис. 14-2. Лікування, яке знижує рівень сечової кислоти відповідно до EULAR 2016

2. Лікування супутніх захворювань: якщо це тільки можливо, хворий не повинен приймати ацетилсаліцилову кислоту, а також петльові і тіазидні діуретики, котрі підвищують концентрацію сечової кислоти в плазмі. Розгляньте доцільність застосування ЛЗ, які знижують ризик нападу подагри: лозартану або блокатора кальцієвих каналів під час лікування артеріальної гіпертензії, а також статинів або фенофібрату під час терапії гіперліпідемії.

15. Захворювання, викликані кристалами двоводного пірофосфату кальцію

→ ВИЗНАЧЕННЯ ТА ЕТІОПАТОГЕНЕЗ

Загальна назва захворювань, спричинених кристалами пірофосфату кальцію (КПФК) — це **«депонування КПФК»**. **Хондрокальциноз:** депозити солей кальцію (не лише ПФК) у суглобовому хрящі, виявлені за допомогою візуалізаційних діагностичних методів або гістологічного дослідження. **Первинне депонування КПФК** може бути сімейним і, ймовірно, успадковується за аутосомно-домінантним типом. **Вторинне генералізоване (поліартритичне) депонування КПФК** — може супроводжувати гормональні порушення (гіперчи гіпотиреоз, гіперпаратиреоз), гемохроматоз, подагру, гіпомагніземію і гіпофосфатемію, кортикотерапію. **Місцева форма депонування КПФК** — може бути пов'язана із нестабільністю суглоба, перенесеною операцією менісктомії, депозитами аміоїду, біохімічними змінами в основній речовині хряща.

КПФК, які формуються у хрящовій тканині, можуть проникати до синовіальної оболонки та синовіальної рідини і викликати запальну реакцію за механізмом, що ідентичний механізму при подагрі. Окрім артриту, також розвиваються дегенеративні зміни в межах хряща та кістки.

→ КЛІНІЧНА КАРТИНА ТА ПРИРОДНИЙ ПЕРЕБІГ

Рідко розвивається у віці до 50 років. Може мати безсимптомний перебіг (найчастіше) — ізольований хондрокальциноз або хондрокальциноз із супутнім ДОА, або проявлятись у формі артриту чи ДОА.

Гострий артрит, спричинений КПФК (раніше «псевдоподагра»; в традиційному значенні включала також артрит, спричинений іншими кристалами, напр., гідроксиапатиту), протікає подібно до нападу подагри, але симптоми повільніше наростають (впродовж 6–24 год), а біль є менш інтенсивним; триває від 1 дня до 4 тиж., найчастіше уражає коліні суглоби, іноді плечові і/або суглоби зап'ястя, може розвинутись артрит I плесно-фалангового суглоба.

Хронічний артрит, спричинений КПФК, може пошкоджувати декілька або (рідше) багато суглобів і нагадувати РА; можуть спостерігатись епізоди гострого артриту.

ДОА із депонуванням КПФК найчастіше пошкоджує колінний суглоб, але також інші, напр., суглоби зап'ястя, п'ястково-фалангові суглоби, ліктьові, плечові, кульшові, гомілковостопні, суглоби передплесна і плесна; зміни переважно симетричні; на відміну від ДОА без депонування КПФК, зазвичай розвивається звуження суглобової щілини колінних суглобів з зовнішньої сторони та вальгусна деформація; має частіше також утворюються остеофіти і розвивається запальна реакція. Трапляється, що депонування КПФК окрім периферичних суглобів пошкоджує також поперековий відділ хребта, що нагадує АС. Зміни в суглобах можуть бути схожими на зміни, зумовлені нейропатією (суглоби Шарко).

➡ ДІАГНОСТИКА

Допоміжні дослідження

1. Дослідження суглобової рідини: під час загострення суглобова рідина може бути молочноподібною, злегка кров'янистою і має запальний характер; в осаді — КПФК, які часто візуалізуються в цитоплазмі гранулоцитів і/або макрофагів.

2. РГ: візуалізує депозити КПФК в гіалінових і волокнистих хрящах, сухожиллях, зв'язках, фасціях і суглобових сумках. Найчастіше це точкові та лінійні тіні в суглобових хрящах колінного, кульшового або ліктьового суглобів, часто також у зап'ясткових суглобах. У колінному суглобі часто видимі депозити трикутної форми в менісках, а в хребті депозити можуть знаходитись у міжхребцевих хрящах.

3. УЗД: може візуалізувати гіперехогенні смуги в гіаліновому хрящі та «блискучі» точкові вогнища у фіброзному хрящі (за специфічністю і чутливістю ймовірно перевищує РГ дослідження).

Діагностичні критерії

Точний діагноз депонування КПФК встановлюють на основі підтвердження наявності КПФК у синовіальній рідині (відсутність депозитів при РГ дослідженні не виключає діагнозу депонування КПФК, а хондрокальцинозу — на основі ушкодження суглобів, виявлених за допомогою візуалізаційного або гістологічного дослідження.

Диференційна діагностика

Подагра (депонування КПФК може співіснувати з подагрою; у 20 % хворих із депонуванням КПФК присутня гіперурикемія), ДОА, РА (у ≈10 % хворих із депонуванням КПФК присутній РФ), суглоби Шарко.

➡ ЛІКУВАННЯ

У разі вторинного депонування КПФК необхідно лікувати основне захворювання.

Лікування гострого артриту

У багатьох випадках достатніми є місцеве застосування холодних компресів (лід, гель), відпочинок і аспірація суглобової рідини та внутрішньосуглобова ін'єкція ГК. Швидке покращення спостерігається при п/о застосуванні колхіцину або НПЗП (як при подагрі). У випадку неефективності внутрішньосуглобових ін'єкцій, альтернативним до лікування колхіцином і НПЗП може бути короткотривале призначення ГК п/о або парентерально з поступовим зниженням дози.

Тривале лікування:

1. Безсимптомне депонування КПФК: лікування непотрібне.

2. Часті рецидиви гострого артриту → можна профілактично призначити колхіцин у низьких дозах (0,5–1 мг/добу) або НПЗП.

3. Хронічний артрит → можна призначити (послідовність згідно з першістю вибору): НПЗП п/о і/або колхіцин у низьких дозах (0,5–1 мг/добу), ГК у низькій дозі, метотрексат, гідроксихлорохін, однак ефективність такого алгоритму недостатньо підтверджена.

4. ДОА з депонуванням КПФК: лікування подібне, як при формі без депонування КПФК →розд. 16.12. Увага: внутрішньосуглобового введення препаратів гіалуронової кислоти не застосовують, оскільки можуть викликати напади гострого артриту.

16. Остеопороз

→ ВИЗНАЧЕННЯ ТА ЕТІОПАТОГЕНЕЗ

Системне захворювання скелету, що характеризується підвищеним ризиком переломів кісток внаслідок зниження їх механічної міцності. Механічна міцність кістки обумовлена мінеральною щільністю та якістю кісткової тканини. Патологічний перелом може виникнути не лише внаслідок остеопорозу (напр., внаслідок новоутворення). **Патологічний перелом** визначається, як перелом під впливом сили, що не ламає здорову кістку (падіння з висоти власного зросту або поява спонтанного перелому). **Різновиди остеопорозу: первинний** (розвивається у жінок після менопаузи та [рідше] у чоловіків похилого віку) і **вторинний** — є наслідком різних патологічних станів або результом дії деяких ЛЗ, найчастіше ГК.

Фактори ризику розвитку остеопорозу:

1) **генетичні та демографічні** — сімейна схильність (особливо переломи проксимального відділу стегнової кістки у батьків), дуже похилий вік, жіноча стать, біла і жовта раси, IMT <18 кг/м^2;

2) **репродуктивний стан** — дефіцит статевих гормонів (у жінок і чоловіків) різної етіології, тривала аменорея — пізнє статеве дозрівання, періоди дефіциту естрогенів, жінки, які не народжували, післяменопаузальний період (особливо передчасний, у т. ч. після видалення яєчників);

3) **фактори, пов'язані з харчуванням і стилем життя** — низький прийом кальцію (добова потреба у віці від 1 до 10-го років ≈800 мг, у дозрівающої молоді та дорослих осіб — 1000–1200 мг, у вагітних жінок та під час лактації, після менопаузи та в осіб похилого віку — 1200–1400 мг), дефіцит віт. D (причини →розд. 19.1.6.1), низький або надмірний прийом фосфору, дефіцит білків або багатобілкова дієта, куріння тютюну, алкоголізм, надмірне вживання кави, сидячий стиль життя;

4) **захворювання** — перенесений (низькоенергетичний) перелом, іммобілізація, саркопенія (зменшення маси, сили та функціональної здатності скелетних м'язів, пов'язане з процесом старіння або із супутніми захворюваннями), гіперпаратиреоз, гіперфункція кори надниркових залоз, гіпертиреоз, акромегалія, ЦД 1 типу, ендометріоз, гіперпролактинемія, гіпогонадизм (первинний і вторинний), секреція пухлиною PTHrP, хвороба Аддісона, мальдигестія або мальабсорбція (в основному, целіакія), стан після резекції шлунка або кишківника, стан після баріатричних операцій, ентероколіти (ХК, НВК), хронічні захворювання печінки із холестазом (особливо первинний біліарний холангіт) або без холестазу, парентеральне харчування, нефропатії із втратою кальцію і фосфору, нефротичний синдром, хронічна хвороба нирок (особливо під час нирковозамісного лікування), РА, АС, псоріатичний артрит, хронічне обструктивне захворювання легень, муковісцидоз, множинна мієлома, мієлолейкоз, лімфоми, гемофілія, системний мастоцитоз, серповидно-клітинна анемія, таласемії, саркоїдоз, амілоїдоз, гіпервітаміноз A;

5) **ЛЗ** — ГК, гормони щитоподібної залози у високих дозах, протиепілептичні ЛЗ (фенобарбітал, фенітоїн, карбамазепін), гепарин (особливо нефракціонований), антагоністи віт. К, циклоспорин, імунодепресанти у високих дозах та інші антиметаболіти, аніонообмінні смоли, що зв'язують жовчні кислоти (напр., холестирамін), аналоги GnRH, похідні тіазолідинодіону (піоглітазон), тамоксифен (у жінок перед менопаузою), інгібітори ароматази, інгібітори протонної помпи, антиретровірусні ЛЗ.

→ ДІАГНОСТИКА

Допоміжні дослідження

1. Денситометричне дослідження: застосовують для оцінки мінеральної щільності кістки (МЩК), показане, в основному, в осіб із підвищеним ризиком переломів (напр., на основі калькулятора FRAX™ BMI у версії для даної країни/популяції), а також із метою моніторування протікання та оцінки ефективності лікування остеопорозу. Основним і рекомендованим методом діагностики остеопорозу є подвійна енергетична рентгенівська абсорбціометрія (**DXA**). Дослідження виконують за допомогою спеціального рентген-апарату; не вимагає спеціальної підготовки пацієнта. Дозволяє виміряти МЩК:

1) проксимального відділу стегнової кістки (шийки, тіла, трикутника Варда або великого вертлюга; результати досліджень кожної такої ділянки окремо або цілого проксимального відділу стегнової кістки [т. зв. дослідження *total hip*]) — шийка стегнової кістки і *total hip* — це рекомендована для діагностики остеопорозу локалізація;

2) поперекового відділу хребта (L1–L4 у задньо-передній проекції);

3) кісток передпліччя — рекомендується, коли не можна виконати вимірювання у проксимальному відділі стегнової кістки або в ділянці хребта, чи провести інтерпретацію результатів цих вимірювань, а також у пацієнтів із гіперпаратиреозом;

4) цілого скелету — найчастіше виконують у дітей, рідко у дорослих з гіперпаратиреозом.

Типова форма представлення результатів дослідження включає в себе картину обстеженої ділянки та результати вимірювання: щільність поверхні кістки у г/см², показник Т (*T-score*; відхилення від пікової маси у здорових осіб, яку вони досягають у віці 20–29 років; норма від +1,0 до −1,0); показник Z (*Z-score*; відхилення від норми для віку і тієї самої статі; норма >0).

2. Візуалізаційні дослідження:

1) **РГ:** дозволяє візуалізувати знижену щільність кісток, стоншення кіркового шару трубчастих кісток, атрофію горизонтальних трабекул, детальний вигляд кісткових трабекул, стан замикаючих пластинок тіл хребців, прояви компресійних переломів. Для виявлення та оцінки переломів застосовують радіологічну морфометрію; компресійний перелом — це зниження будь-якої висоти хребця на 20 % у порівнянні до задньої висоти в грудному або поперековому відділі хребта у бічній проекції;

2) **VFA** — морфометрія тіл хребців, виконана за допомогою методики DXA;

3) **кількісні КТ і МРТ** є допоміжними в окремих випадках, особливо при вторинному остеопорозі.

3. Лабораторні дослідження:

1) концентрація маркерів остеогенезу та остеорезорбції — їх визначення рекомендується не з метою діагностики остеопорозу, а лише, у разі необхідності, для додаткової оцінки ризику переломів, особливо для моніторування ефектів терапії або вибору ЛЗ та інколи при диференціальній діагностиці — визначається рівень маркера резорбції CTX та маркера остеогенезу P1NP);

2) порушення, які пов'язані із основним захворюванням у випадку вторинного остеопорозу — з метою його виключення слід виконати відповідні дослідження: в т. ч. ШОЕ, загальний аналіз крові, протеїнограму, визначення в сироватці лужної фосфатази, креатиніну, ПТГ, 25-OH-D, кальцію і фосфатів, а також вимірювання добової втрати кальцію з сечею (оцінка показників кальцій-фосфорного обміну →розд. 19.1.6 і розд. 19.1.7).

Діагностичні критерії

Остеопороз можна діагностувати, як нозологічну одиницю (згідно ВООЗ) після виявлення зниженої МЩК шийки стегнової кістки (на практиці також проксимального відділу стегнової кістки або поперекового відділу хребта) — показник Т ≤−2,5 (від −1,0 до >−2,5 — остеопенія) у жінок після менопаузи та чоловіків віком ≥50 років (натомість у молодших чоловіків повинні бути наявними додаткові фактори ризику, і, зазвичай, це є вторинний остеопороз). У осіб із незавершеним кістковим ростом при DXA слід врахувати показник Z замість показника Т (Z <−2,0). Відсутність денситометричного критерію однак не виключає ризик патологічного перелому, який є найсуттєвішим клінічним симптомом остеопорозу. Таким чином, остеопороз передусім діагностують в осіб із доконаним патологічним переломом, після виключення інших причин. На думку експертів National Bone Health Alliance остеопороз також слід діагностувати в осіб з остеопенією та патологічним переломом (хребця, проксимального відділу плечової кістки, тазу, а в деяких випадках також дистального відділу променевої кістки), а навіть в осіб без переломів, але з високим ризиком, розрахованим з використанням калькулятора FRAX™ (Fracture Risk Assessment Tool).

Таким чином, показана оцінка 10-річного абсолютного ризику перелому на підставі наявності у хворого факторів ризику переломів. Для розрахунку індивідуального ризику перелому для особи віком від 40 до 90 років ВООЗ рекомендує використання калькулятора FRAX™ або таблиць для видруку, доступних за інтернетною адресою http://www.shef.ac.uk/FRAX/tool.jsp?country=40. Даний інструмент інтегрує 12 факторів: вік, стать, масу тіла, ріст, наявність переломів в анамнезі, перелом проксимального відділу стегнової кістки в одного з батьків, активне тютюнопаління, прийом ГК (протягом >3 міс. у дозі, що відповідає ≥5 мг преднізону), РА, вторинний остеопороз, вживання алкоголю, і — в разі доступності — МЩК шийки стегнової кістки. Калькулятор не враховує багатьох інших факторів ризика переломів, у зв'язку з чим поріг втручання слід знизити, якщо у пацієнтки/пацієнта будуть виявлені напр., численні переломи в анамнезі, довготривалий прийом ГК у високих дозах, біохімічні показники пришвидшеного кісткового обміну чи саркопенія, та/або часті випадки падіння. У молодших осіб (у т. ч. жінок перед менопаузою) та в осіб, які з приводу остеопорозу приймали фармакотерапію, калькулятор FRAX не застосовують. FRAX та інші калькулятори ризика переломів не визначають остаточного діагнозу хвороби ані способу лікування.

Диференційна діагностика

1) первинний остеопороз — вроджена ламкість кісток, остеомаляція, вторинний остеопороз та інші вторинні метаболічні хвороби кісток, місцевий остеопороз;

2) причини завищеного показника Т — перелом тіла хребця (при вимірюванні у поперековому відділі хребта); запущені дегенеративно-продуктивні ураження хребта (хребцевих тіл і міжвідростков суглобів), напр., при хворобі Форестьє (дифузнийідіопатичний скелетний гіперостоз); значні атеросклеротичні ураження черевної аорти; кальцинація зв'язкового апарату хребта (напр., при анкілозуючому спондилоартриті).

ЛІКУВАННЯ

Немедикаментозне лікування

1. Елімінація, обмеження або уникання факторів ризику остеопорозу.

2. Забезпечення оптимальної концентрації вітаміну D в сироватці: експозиція до сонячного опромінення (≈20 хв/добу у літній період), дієта, у разі потреби поповнення.

3. Адекватне харчування: найкращим джерелом кальцію (і фосфору) в дієті є молоко та молочні продукти (знежирені продукти містять ідентичну кількість кальцію, як і жирні). Особам із непереносимістю лактози рекомендують пити молоко зі зниженим вмістом лактози або без лактози, кефіри та йогурти. Приблизно 1000 мг кальцію знаходиться напр., у 3–4 склянках молока, 1000 мл кефіру, 700 мл йогурту, 100–120 г твердого сиру, 1000 г білого сиру. Численні продукти збагачують кальцієм, напр., пластівці та фруктові соки. До харчових продуктів, що обмежують всмоктування кальцію, належать шпинат та інші овочі, що містять щавелеву кислоту, зерна злаків, що містять фітинову кислоту, напр., пшеничні висівки) — при вживанні в значних кількостях, ймовірно також чай (таніни, що входять до його складу). Якщо потреби неможливо компенсувати самою дієтою, застосуйте препарати кальцію. Адекватний прийом білка (≈1,2 г/кг м. т./добу), калію і магнію є необхідним для підтримки функціонування м'язово-скелетної системи та покращення загоювання переломів.

4. Профілактика падінь: корегувати порушення зору, лікувати порушення рівноваги, виконувати фізичні вправи для покращення рухової функціональності та зміцнення м'язів, носити відповідне взуття та неслизькі тапочки, користуватись ортопедичними виробами (милиці, палиці, ходунки), уникати слизьких підлог, перешкод для пересування, застосовувати достатнє освітлення, уникати прийому снодійних препаратів довготривалої дії, проводити лікування аритмій, артеріальної гіпертензії, епілепсії, парезів.

5. Реабілітація після переломів, ортопедичне оснащення, лікування болю.

Фармакологічне лікування

1. Покази:

1) у жінок після менопаузи та в чоловіків у віці >50 років — перенесений остеопоротичний перелом або абсолютний ризик перелому протягом наступних 10 років, який у різних країнах встановлюють арбітрально, в залежності від популяційного ризику, або при показнику Т для МЩК у проксимальному відділі стегнової кістки, шийки стегнової кістки або поперекового відділу хребта ≤–2,5 (<–1,5 в осіб, яким проводилось тривале лікування парентеральними ГК); в осіб молодого віку та дітей враховують показник Z (Z-score);

2) у жінок перед менопаузою і у чоловіків віком ≤50 років — перенесений патологічний перелом, або показник Т ≤–2,5, найчастіше при вторинному остеопорозі.

2. Кальцій: препарати для поповнення кальцію у формі карбонату кальцію (містять найбільше елементарного кальцію [40 %]), або інших сполук, таких як глюконат, глюконолактат і лактоглюконат кальцію, приймають п/о під час їжі, у загальній добовій дозі 1,0–1,4 г (елементарного кальцію); ця доза залежить від вмісту кальцію в дієті. Контроверсії, згідно з якими поповнення самого тільки кальцію (особливо у високих дозах) або в комбінації з вітаміном D3 може підвищувати ризик розвитку серцево-судинних ускладнень, не підтвердились.

2. Вітамін D (холекальциферол): у дорослих осіб без дефіциту віт. D застосовують поповнення (холекальциферол) у дозі 800–2000 ОД/добу (у разі дефіциту — дози значно вищі). В осіб із порушеним гідроксилюванням холекальциферолу застосовують **альфакальцидол** п/о (у разі ниркової недостатності), або активну форму віт. D — **кальцитріол** (у разі тяжкої ниркової та печінкової недостатності). У здорових осіб віком <65-ти років, у літній період, залежно від експозиції до сонячного випромінювання, прийом віт. D припиняють або знижують дозу; у решти застосовують без змін протягом всього року. В осіб із ожирінням, із остеопорозом, без експозиції до сонячного світла або із синдромом мальабсорбції, може виникнути потреба збільшення дози холекальциферолу навіть до 4000 МО/добу, а при тяжкому дефіциті (концентрація 25-OH-D <10 нг/мл) короткотермінове призначення дози 7000–10 000 МО/добу. В такій ситуації необхідно моніторувати концентрацію 25-OH-D у сироватці після ≈3 міс. поповнення; оптимальними показниками є 30–50 нг/мл. Протипоказання: гіпервітаміноз D, гіперкальціємія, тяжка печінкова недостатність. Покази та принципи застосування препаратів кальцію і віт. D при хронічній хворобі нирок →розд. 14.2.

4. Бісфосфонати: зв'язуються з гідроксиапатитами кісток, формуючи резистентні до ферментативного гідролізу зв'язки, завдяки чому загальмовується резорбція кісткової тканини остеокластами. Бісфосфонати у п/о формі є ЛЗ вибору при первинному остеопорозі у жінок після менопаузи, у чоловіків та при остеопорозі, пов'язаному із прийомом ГК. У разі протипоказань до прийому п/о або недотримання хворим рекомендацій, розгляньте доцільність в/в введення бісфосфонатів. Досі не узгоджено оптимального часу тривалості терапії бісфосфонатами. Через 3–5 років лікування оцініть ефективність терапії та ймовірні небажані ефекти. Розгляньте можливість відміни бісфосфонатів через 3 роки у разі в/в прийому ЛЗ та через 5 років при п/о застосуванні, якщо актуальний ризик переломів не є високим (до цього часу не було остеопоротичного перелому, а показник Т складає >−2,5). Впродовж наступних років заново оцініть цей ризик (на підставі МЩК, маркерів кісткового обміну); якщо протягом цього часу буде виявлено патологічний перелом або підвищення ризику → необхідно повернутись до лікування бісфосфонатом. Однак немає даних, які б однозначно підтверджували ефективність та безпеку такого підходу. До **основних побічних ефектів** застосування пероральних препаратів (які є менш вираженими під час застосування 1×на тиж. або 1×на міс.) належать симптоми зі сторони ШКТ (у т. ч. подразнення і виразки стравоходу), тому таблетки слід приймати натщесерце, запиваючи кип'яченою водою, і не лягати протягом 30 хв після проковтування. До інших побічних ефектів (особливо при в/в введенні) належать: біль кісток, м'язів і суглобів, грипоподібні симптоми, висипання, зниження концентрації кальцію і фосфатів у плазмі. **Протипоказання до прийому бісфосфонатів п/о:** грижа стравохідного отвору діафрагми, гастроезофагеальний рефлюкс, активна виразкова хвороба шлунка або дванадцятипалої кишки; відсутня можливість прийняти вертикальне або сидяче положення впродовж 0,5–1 год (стосується п/о препаратів); ниркова недостатність (кліренс креатиніну <35 мл/хв), гіпокальціємія. Ефективними є лише у хворих зі зниженою кістковою масою (показник Т <−2,0). ЛЗ:

1) **алендронат** п/о 10 мг 1×на день або 70 мг 1×на тиж.;

2) **золедронат** в/в 5 мг 1×на рік;

3) **ібандронат** п/о 150 мг 1×на міс. або в/в 3 мг 1×на 3 міс.;

4) **ризедронат** п/о 35 мг 1×на тиж.

5. Ранелат стронцію.

6. Деносумаб п/о 60 мг кожні 6 міс.; людськемоноклональне антитіло до RANKL, яке запобігає активації рецептора RANK (рецептор, активуючий ядерний фактор NF-kB) на поверхні остеокластів і прекурсорів остеокластів. Гальмує утворення, функціонування і виживання остеокластів, зменшуючи таким чином резорбцію кіркового шару кістки і трабекулярної кістки. Рекомендований при лікуванні остеопорозу у жінок після менопаузи, остеопорозу у чоловіків та стероїдного остеопорозу. Особливим показанням є втрата кісткової маси під час гормональної терапії пацієнтів з раком простати, у яких спостерігається підвищений ризик переломів. Може застосовуватись у хворих зі нирковою недостатністю. Ефект дії деносумабу швидко нівелюється після відміни ЛЗ, у зв'язку з чим не рекомендовано переривати лікування цим ЛЗ, а в разі необхідності його відмінити — необхідно призначити інший ЛЗ, який гальмує резорбцію (бісфосфонат).

7. Терипаратид п/ш 20 мкг 1×на день: рекомбінований 1–34 N-кінцевий фрагмент молекули паратгормону. Показаним хворим із тяжким остеопорозом і з переломами у разі неспроможності прийому або неефективності бісфосфонатів, ранелату стронцію або деносумабу. Не застосовуйте >24 міс. (після цього терміну — антирезорбційний ЛЗ) ані більше одного разу в житті. Не призначайте терипаратиду в монотерапії після завершення лікування ЛЗ, який гальмує резорбцію. Протипоказання: гіперкальціємія, тяжка ниркова недостатність, інші метаболічні захворювання кісток, підвищена активність лужної фосфатази з невиясненої причини, стан після опромінення скелету, злоякісна пухлина опорно-рухового апарату або метастази до кісток (абсолютне протипоказання).

8. Інші ЛЗ, які зменшують ризик переломів:

1) **ралоксифен** п/о 60 мг/добу знижує ризик переломів хребців, але водночас підвищує ризик тромбозу глибоких вен і частоту появи приливів жару; є селективним модулятором естрогенного рецептора та знижує ризик розвитку рака молочної залози; можна розглянути доцільність його застосування при лікуванні остеопорозу в жінок із факторами ризику розвитку цього новоутворення;

2) **естроген-прогестеронова замісна терапія** — знижує ризик переломів хребців та інших кісток у жінок після менопаузи, але водночас підвищує

ризик венозної тромбоемболічної хвороби, а передусім — рака молочної залози і рака матки, тому не рекомендується її застосування з метою лікування остеопорозу або його профілактики;

3) **лососевий кальцитонін** — у зв'язку з підвищеним ризиком появи злоякісної пухлини під час довготривалого прийому, цей ЛЗ не рекомендується застосовувати при лікуванні остеопорозу. Допускається короткотривалий (макс. 2–4 тиж., 100 МО/добу п/ш або в/м) прийом після переломів із метою використання його протибольового ефекту.

17. Остеомаляція

→ **ВИЗНАЧЕННЯ ТА ЕТІОПАТОГЕНЕЗ**

Метаболічне захворювання кісток, сутність якого полягає у декальцинації або недостатньому депонуванні солей кальцію у кістковій тканині, що призводить до зниження механічних властивостей та прогинання кісток під впливом обтяження, а в кінцевому результаті до їх тривалої деформації. **Причини:**

1) дефіцит активних метаболітів віт. D (причини →розд. 19.1.6.1) — найчастіша причина, переважно внаслідок недостатнього надходження вітаміну D у їжею у комбінації з недостатньою експозицією до опромінення сонячним світлом;

2) дефіцит фосфатів (причини →розд. 19.1.7) — найчастіше внаслідок втрати фосфатів через нирки або харчового дефіциту (в алкоголіків);

3) дефіцит кальцію (причини →розд. 19.1.6.1) — найчастіше внаслідок недостатнього прийому з їжею.

Довготривалий дефіцит віт. D призводить до зниженого всмоктування кальцію і вторинного гіперпаратиреоїдизму, що викликає гіпофосфатемію і порушення мінералізації кісток. Еквівалентом остеомаляції у дорослих є рахіт у дітей.

→ **КЛІНІЧНА КАРТИНА ТА ПРИРОДНИЙ ПЕРЕБІГ**

Симптоми: на ранній стадії дифузний біль у кістках і підвищена чутливість кісток до стискання та втомлюваність м'язів (слабкість проксимальних м'язів нижніх кінцівок призводить до розвитку качиної ходи [перевальцем] та труднощів із вставанням з крісла та ходьбою по сходах; слабкість м'язів — це перший та найчастіший симптом дефіциту віт. D). При дуже запущеній хворобі розвиваються деформації кісток — ці зміни найкраще видно на нижніх кінцівках, які приймають форму літери О. Кістки стають більш піддатливими до переломів. При тяжкому дефіциті віт. D може виникати тетанія →розд. 19.1.6.1.

→ **ДІАГНОСТИКА**

Діагноз встановлюють на основі суб'єктивних симптомів та результатів лабораторних досліджень. Радіологічні прояви спостерігаються лише на запущеній стадії захворювання.

Допоміжні дослідження

1. Лабораторні дослідження: концентрація кальцію в сироватці може бути зниженою або правильною, низька концентрація фосфатів і 25-OH-D в сироватці, підвищена активність лужної фосфатази в сироватці, підвищена концентрація ПТГ в сироватці, знижена кальціурія. Оцінка показників кальцій-фосфорного обміну →розд. 19.1.6.1 і розд. 19.1.7.

2. РГ: ураження стають видимими лише при запущеній хворобі — зниження густини кістки; від остеопорозу її відрізняє наявність зон перебудови Лоозера (Looser) і Мілкмена (Milkman).

3. Денситометричне дослідження: може виявити зниження МЩК, що відповідає критеріям остеопенії або остеопорозу.

→ **ЛІКУВАННЯ**

1. Дефіцит вітаміну D

1) якщо дефіцит є **зумовлений низьким вмістом віт. D у їжі або недостатньою експозицією до сонячного світла** → застосовують віт. D п/о >4000 МО/добу (0,1 мг/добу) впродовж 3–12 міс. (до досягнення концентрації 25-OH-D у сироватці >30 нг/мл і <80 нг/мл), у подальшому 800–2000 МО/добу (0,02–0,05 мг/добу); при прийомі кальцію з їжею <1000 мг/добу одночасно слід застосовувати поповнення кальцію. В осіб старшого віку, які не дотримуються рекомендацій щодо режиму перорального прийому ЛЗ, можна призначити 50 000 ОД віт. D кожного тижня протягом 8 тиж., а в подальшому стандартну підтримуючу дозу (800–2000 МО/добу). Необхідно визначати концентрації кальцію, фосфатів і магнію в сироватці та кальціурію через 2 тиж., а також через 3 і 6 міс. від початку лікування. Через 3 і 6 міс. перевірте рівень 25-OH-D в сироватці. Радіологічне покращення спостерігається через декілька тижнів, а виздоровлення — через 6 міс.

2) якщо дефіцит віт. D **спричинений порушенням всмоктування в ШКТ** → призначте п/о 50 000 МО/добу 1–3×на тиж., або 10 000 МО/добу протягом кількох тижнів до досягнення оптимальної концентрації 25-OH-D в сироватці (30–50 нг/мл). Не слід ігнорувати можливість природного синтезу віт. D в шкірі під впливом сонячного опромінення.

3) у разі неефективності лікування віт. D, а також у хворих із ураженням печінки або нирок → застосуйте активні метаболіти віт. D: при дефіциті активного метаболіту з приводу тяжкої печінкової недостатності — кальцифедіол 20–50 мкг/добу п/о, у разі дефіциту в зв'язку з нирковою патологією — альфакальцидол 0,25–1,0 мкг/добу п/о (деякі автори рекомендують застосування альфа-кальцидолу замість віт. D в усіх хворих, щоб уникнути неефективності терапії віт. D у разі прихованого дефекту гідроксилювання); застосування цих ЛЗ не вимагає моніторування концентрації 1,25(OH)$_2$D$_3$ в крові, що однак є необхідним (на початку лікування 2×на тиж., потім 1×на міс.) у разі застосування активного гормону, тобто кальцитріолу 0,25–2 мкг/добу). Під час призначення активних метаболітів віт. D обов'язковим є частий моніторинг концентрації кальцію в крові.

Пам'ятайте про поповнення кальцію, однак не призначайте суплементацію фосфатів.

2. Дефіцит фосфатів: хронічну гіпофосфатемію, що виникла не внаслідок дефіциту віт. D, коригуйте, застосовуючи етіологічне лікування, та рекомендуйте збільшити вживання молока і молочних продуктів.

18. Хвороба Педжета

→ **ВИЗНАЧЕННЯ ТА ЕТІОПАТОГЕНЕЗ**

Хронічне метаболічне захворювання кісток невідомої етіології, механізм якого полягає у вогнищевому порушенні рівноваги між резорбційною активністю остеокластів та остеогенною активністю остеобластів, що зумовлює хаотичну перебудову кісткової тканини, з наявністю сильно васкуляризованих вогнищ лізису та ущільнень кісткової структури і вторинного мієлофіброзу. Якщо у вогнищі ураження домінує остеоліз → знижується витривалість до навантаження → деформація кісток; якщо домінує остеосинтез → гіпертрофія і потовщення кісток → підвищена схильність до переломів. Вогнища остеолізу та остесклерозу зазвичай співіснують.

→ **КЛІНІЧНА КАРТИНА ТА ПРИРОДНИЙ ПЕРЕБІГ**

У ≈20 % хворих спостерігається тільки одиничне вогнище ураження. Ураження ніколи не охоплюють цілої кістки і цілого скелету, але можуть з'явитись у будь-якій кістці, найчастіше в кістках тазу, тілах поперекових хребців, стегнових кістках, тілах грудних хребців, кістках черепа, великогомілкових кістках.

Симптоми залежать від локалізації та обширності змін: біль у зв'язку з мікропереломами або вторинними дегенеративно-продуктивними та вторинними до перевантаження ураженнями суглобів та м'яких навколосуглобових тканин (у 80 % хворих з наявною симптоматикою); підвищена температура ураженої ділянки (у зв'язку зі збільшеною перфузією крові у вогнищі ураження); кісткові деформації (напр., варусна деформація гомілок та потовщення кісток черепа); переломи трубчастих кісток, переважно стегнової, великогомілкової, плечової або кісток передпліччя (можуть перебігати безсимптомно); прояви компресії черепних нервів або спинного мозку при ураженні кісток черепа; синдром обкрадання крові зовнішньою сонною артерією до вогнища ураження в кістках черепа, що призводить до погіршення кровопостачання головного мозку внутрішньою сонною артерією (як результат — головні болі, порушення зору, ослаблення слуху та ішемічний інсульт); симптоми гіперкінетичного кровообігу, часом навіть недостатності кровообігу з підвищеним серцевим викидом при обширних (>35 % скелету) та сильно васкуляризованих ураженнях.

→ **ДІАГНОСТИКА**

Допоміжні дослідження

1. Лабораторні дослідження: підвищена (у 95 % хворих) активність ЛФ (маркер кісткоутворення) в сироватці (навіть 7-кратне збільшення понад ВМН; при сцинтиграфічному дослідженні корелює із обширністю уражень); підвищена концентрація N-кінцевого пропептиду проколагену I типу (PINP) в сироватці (являється найкращим маркером остеогенезу та кісткової перебудови); підвищення маркерів остеорезорбції (підвищена концентрація CTX в сироватці або NTX у сечі віддзеркалює активність кісткової перебудови при хворобі Педжета [проведіть аналіз у разі недоступності PINP]); гіперкальціємія та гіперкальціурія (найчастіше після переломів та в період іммобілізації).

2. Візуалізаційна діагностика: РГ — у трубчастих кістках потовщення та деформація контурів, супутні вогнища лізису та ущільнення кісткової структури; у хребті наявний симптом «рами» — ураження тіл хребців з видовженням у сагітальній площині зі склеротичною трансформацією; в районі черепа — потовщення кісток склепіння, атрофія зовнішньої пластинки, потовщення диплое, остеосклеротичні вогнища (картина «пластівців вати»). **Сцинтиграфія кісток** — підвищене місцеве накопичення індикатора в місцях інтенсивної кісткової трансформації (у порівнянні до рентгенографії вища чутливість, однак нижча специфічність).

3. Гістологічне дослідження біоптату кістки: показане у сумнівних випадках.

Діагностичні критерії

Діагноз встановлюють на основі характерних радіологічних проявів та підвищеної активності ЛФ у крові (правильна активність не виключає хвороби Педжета). На практиці захворювання підозрюють у разі підвищеної активності ЛФ або змін на рентгенограмах у пацієнтів, які обстежувались з інших причин; тільки 30–40 % хворих має типові симптоми на момент постановки діагнозу.

Диференційна діагностика

1. Вогнищеве ураження, виявлене при РГ дослідженні: лімфома, метастаз пухлини (особливо рака простати), первинне новоутворення кісток (особливо остеолітичне).

2. Вогнищеве накопичення індикатора під час сцинтиграфії: остеомієліт, артрит, перенесений перелом кістки, метастаз пухлини, первинне злоякісне новоутворення кістки.

→ ЛІКУВАННЯ

1. Антирезорбтивні ЛЗ: послаблюють кістковий біль, пов'язаний з підвищеною метаболічною активністю у межах кісткових уражень і призводять до загоювання уражень у кістках, однак довготерміновий вплив на прогресію захворювання не вивчений і не виявлено, щоб ці ЛЗ попереджували розвиток його ускладнень:

1) **амінобісфосфонати** — ЛЗ першого вибору; показані в основному при кісткових болях, які спричинені посиленим кістковим метаболізмом (у т. ч. підвищена активність ЛФ в крові); неефективні у пацієнтів без клінічних симптомів; ЛЗ першого вибору вважається золедронова кислота 5 мг в/в одноразово; ЛЗ другого вибору — алендронат (40 мг/добу впродовж 6 міс.), ризедронат (30 мг/добу впродовж 2 міс.) або памідронат (30 мг в/в протягом 3 днів); додатково, з метою запобігання вторинному гіперпаратиреоїдозу, рекомендуйте поповнення кальцію 1000 мг/добу і віт. D_3 800 МО/добу. Якщо, незважаючи на зникнення болю, активність ЛФ не нормалізувалась — продовжуйте антирезорбтивне лікування навіть впродовж кільканадцяти місяців (за винятком золедронату, який призводить до зниження концентрації кісткових маркерів на ≥5 років, і до кінця даного періоду не рекомендують вводити наступну дозу) та спостерігайте за хворим з метою виявлення ускладнень захворювання;

2) **кальцитонін** — застосовують лише у випадку непереносимості, неефективності або протипоказань до бісфосфонатів, п/ш або в/м 100 МО 1×на день; пізніше можна зменшити дозу до 50—100 МО через день. З огляду на підвищений ризик розвитку злоякісної пухлини тривалість прийому препарату слід обмежити до 3, винятково до 6 міс. Після оцінки балансу між користю та ризиком можна розглянути доцільність повторного, короткотривалого лікування.

2. Анальгетики: опіоїдні анальгетики (препарати та дозування →розд. 22.1) і **НПЗП** (препарати та дозування →табл. 12-1); послаблюють оссалгію, пов'язану з підвищеною метаболічною активністю, але застосовуються переважно головним чином у разі болю, пов'язаного з ускладненнями (кістковими деформаціями та остеоартрозом), що не минають під впливом антирезорбтивних ЛЗ.

3. Хірургічне лікування: може бути необхідним при кістково-суглобових ускладненнях.

→ МОНІТОРИНГ

Клінічна оцінка болю та деформації, визначення активності ЛФ, PINP, CTX або NTX та проведення РГ уражених кісток кожні 12 міс. з метою оцінки ефективності лікування або прогресування хвороби у разі відсутності лікування. Зникнення болю та нормалізація активності ЛФ під час лікування свідчать про досягнення ремісії, яка може зберігатись багато років. Після застосування золедронату моніторуйте прогресування захворювання та ефективність лікування кожних 1—2 роки від моменту досягнення нормалізації концентрації кісткових маркерів, а у випадку менш ефективних бісфосфонатів кожні 6—12 міс. Слід поновити терапію, якщо концентрація кісткових маркерів підвищиться до 20—30 % вище ВМН.

19. Асептичний остеонекроз

➜ **ВИЗНАЧЕННЯ ТА ЕТІОПАТОГЕНЕЗ**

Кінцева стадія різних порушень кровопостачання кісток. **Причини:**

1) травми (≈50 %), особливо перелом проксимального відділу стегнової кістки;

2) нетравматичні причини — аутоімунні хвороби (оболиво СЧВ, антифосфоліпідний синдром та РА), прийом ГК (особливо п/о і внутрішньосуглобово; ризик залежить від добової дози, меншою мірою — від тривалості кортикотерапії або від сумарної дози), алкоголізм (поряд із прийомом ГК є відповідальним за більшість випадків нетравматичного остеонекрозу), мієлопроліферативні неоплазії, опромінення, подагра, серповидноклітинна анемія, тромбофілії, кесонна хвороба, прийом бісфосфонатів, особливо внутрішньовенно та довготривало (некроз верхньої та нижньої щелепи) та ін.;

3) ідіопатичний асептичний некроз — напр., асептичний некроз головки стегнової кістки у дітей (хвороба Легг-Кальве-Пертеса [Legg-Calvé-Perthes]).

Найчастіше розвивається асептичний некроз головки стегнової кістки, рідше виростків стегнової кістки, головки плечової кістки, проксимального відділу великогомілкової кістки, таранної кістки і кісток зап'ястя. Ураження можуть бути двосторонніми, найчастіше у випадку головки стегнової кістки. Ішемія субхондральної частини губчастої кістки призводить до її омертвіння, деформації суглобової поверхні та вторинних дегенеративно-продуктивних змін у суглобі.

➜ **КЛІНІЧНА КАРТИНА ТА ПРИРОДНИЙ ПЕРЕБІГ**

Симптоми:

1) місцевий біль — при некрозі головки стегнової кістки локалізований у ділянці пахвини та сідниці, ірадіює до внутрішньої поверхні стегна та коліна, наростає при навантаженні на суглоб під час ходьби, однак також може виникати у спокої та вночі; іноді на багато тижнів, а навіть і місяців випереджає появу радіологічних проявів некрозу; внаслідок дегенеративно-продуктивних змін розвивається хронічний больовий синдром;

2) короткотривала ранкова скутість (<60 хв), що відрізняє некротичні зміни від запальних, напр. при РА (зазвичай >60 хв), діапазон рухів у суглобі є необмеженим аж до моменту звуження суглобової щілини та розвитку вторинних дегенеративно-продуктивних змін;

3) на пізніх стадіях некрозу в межах кульшового або колінного суглобу розвивається вкорочення кінцівки та кульгавість.

➜ **ДІАГНОСТИКА**

На основі візуалізаційних досліджень. Правильний діагноз є особливо важливим на початковій стадії захворювання, оскільки у ряді випадків можливим є консервативне лікування.

РГ на ранній стадії хвороби виявляє лише незначну остеопенію (тоді найкращим діагностичним методом є **МРТ**). У подальшому в губчастій кістці виникають вогнища остеолізису (резорбція омертвілої кісткової тканини), відокремлення некротизованого кісткового фрагменту (секвестру) та остеосклеротична перебудова. Поряд із прогресуванням некротичних змін і западанням суглобової поверхні погіршується стан суглобової щілини. Звуження суглобової щілини та нерівності суглобової поверхні візуалізуються пізно, коли розвиваються вторинні дегенеративно-продуктивні зміни.

Диференційна діагностика включає головним чином захворювання суглобів (запалення, дегенеративно-продуктивні зміни) і кісток (переломи, новоутворення, інфекції, метаболічні хвороби) та компресійні синдроми (тунелізація периферичних нервів) і атеросклероз стегнових артерій у разі болю в ділянці кульшового суглоба і стегна.

→ ЛІКУВАННЯ

1. Консервативне лікування: включає запобігання западінню суглобової поверхні та вторинним дегенеративно-продуктивним змінам (при суглобах, що несуть основне навантаження, розвантаження протягом 4–8 тиж. з використанням милиць або палиці) та анальгетична терапія.

2. Хірургічне лікування: на початковій стадії при збереженій ширині суглобової щілини слід намагатися загальмувати прогресування змін — найкращий ефект приносить видалення некротизованого фрагменту кістки, що знижує внутрішньокістковий тиск, з одночасною пересадкою фрагменту губчастої кістки з судинами та, деколи, із суглобовим хрящем (операції не завжди ефективні). В запущених випадках (коли розвивається звуження суглобової щілини) імплантують ендопротез суглобу, особливо кульшового та колінного.

20. Фіброміалгія

→ ВИЗНАЧЕННЯ ТА ЕТІОПАТОГЕНЕЗ

Больовий синдром невідомої етіології, що характеризується хронічним генералізованим м'язово-суглобовим болем та болючістю в типових точках.

→ КЛІНІЧНА КАРТИНА ТА ПРИРОДНИЙ ПЕРЕБІГ

Розвивається у 8 разів частіше у жінок, головним чином європеоїдної раси у віці 35–55 років. Симптоми: хронічний генералізований м'язово-суглобовий біль, болючість у специфічних больових (чутливих) точках →рис. 20-1, порушення сну, втома та відчуття ригідності тіла, схильність до фобій та депресії (у 75 % хворих), вегетативні та функціональні порушення різного ступеня вираженості.

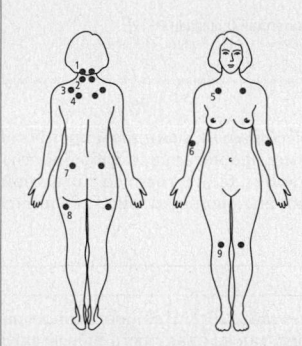

1 — місце кріплення підпотиличних м'язів
2 — простір поміж поперечними відростками С5–С7
3 — середина верхнього краю трапецієвидного м'яза
4 — місце кріплення надостьового м'яза в ділянці медіального краю лопатки
5 — кістково-хрящове з'єднання другого ребра
6 — 2 см дистальніше від бічного надвиростка плечової кістки
7 — верхній зовнішній квадрант сідниці
8 — задня поверхня великого вертлюга
9 — медіальний надвиросток стегнової кістки

Рис. 20-1. Чутливі точки при фіброміалгії

Таблиця 20-1. Діагностичні критерії фіброміалгії згідно ACR (2016)[a]

критерії

Для постановки діагнозу фіброміалгії необхідне виконання наступних 3-х умов:
1) індекс поширеності болю (*widespread pain index* — WPI) ≥7 та індекс вираженості симптомів (*symptom severity scale* — SSS) ≥5 або WPI 3–6 і SS ≥9
2) генералізований біль, тобто який виникає в ≥4 з 5 ділянок тіла (без урахування нижньої щелепи, грудної клітки і живота)
3) симптоми подібної вираженості зберігаються протягом ≥3 міс.

індекс

Індекс поширеності болю — пацієнт оцінює кількість локалізацій з 5 ділянок, на яких протягом останнього тижня відчувався біль (результат в діапазоні 0–19):
1) ліва верхня ділянка — нижня щелепа (ліва частина)[a], плечовий пояс (ліва частина), ліве плече, ліве передпліччя
2) права верхня ділянка — нижня щелепа (права частина)[a], плечовий пояс (права частина), праве плече, праве передпліччя
3) ліва нижня ділянка — ліва частина тазу (сідниця або великий вертлюг), ліве стегно, ліва гомілка
4) права нижня ділянка — права частина тазу (сідниця або великий вертлюг), праве стегно, права гомілка
5) аксіальна ділянка — шия, верхня частина спини, нижня частина спини, грудна клітка[a], живіт[a]

Індекс вираженості симптомів (SSS) — оцінюють
1) вираженість кожного з нижченаведених симптомів протягом останнього тижня (кожен за шкалою від 0 до 3, загальний результат в діапазоні 0–9):
   – втомлюваність
   – сон, який не дає відчуття відпочинку
   – когнітивні дисфункції
за шкалою
   0 — немає порушень
   1 — незначні або слабко виражені порушення, здебільшого слабко виражені, або виникають періодично
   2 — помірні порушення, часті і/або помірно виражені
   3 — тяжкі порушення: значно виражені, постійно зберігаються, обтяжливі
2) поява нижчевказаних симптомів впродовж останніх 6 міс. (1 для кожного симптому, загалом 0–3):
   – біль голови
   – біль або спазми в гіпогастральній ділянці
   – депресія.
Індекс SSS складає суму балів з обох вищевказаних категорій (діапазон 0–12).

[a] не включено у визначення генералізованого болю

Захворюванням, яке часто ототожнюють з фіброміалгією, є **синдром хронічної втоми**, при якому окрім багатьох симптомів, що нагадують фіброміалгію, спостерігається субфебрилітет, лімфаденопатія, біль у горлі та мігруючий біль у суглобах; натомість під час пальпації відповідної кількості больових точок не виявлено.

→ **ДІАГНОСТИКА**

Нові діагностичні критерії за ACR (2016) →табл. 20-1. Наявність інших захворювань не виключає діагнозу фіброміалгії, так як і наявність фіброміалгії не виключає співіснування у хворого інших хвороб. Індекс вираженості фіброміалгії (*fibromialgia severity* — FS) становить суму індексу поширеності болю

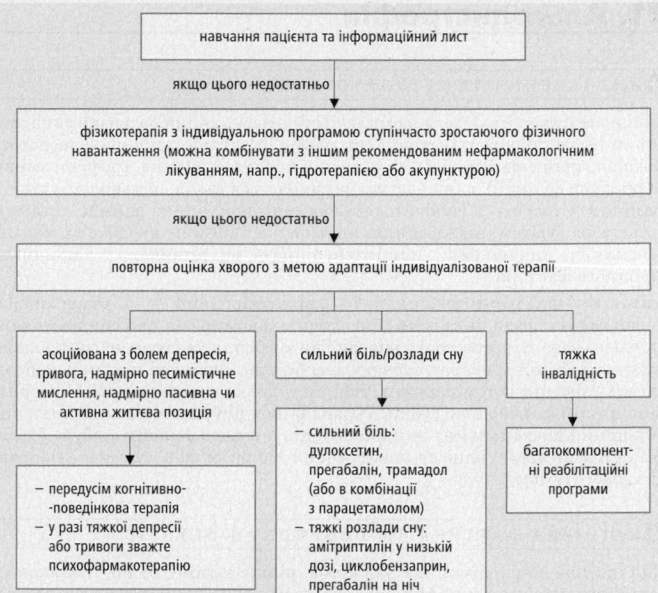

Рис. 20-2. Поступове та індивідуалізоване лікування фіброміалгії відповідно до рекомендацій EULAR 2016

(WPI) та індексу вираженості симптомів (SSS). Співіснування фіброміалгії у хворих із РА. АС або ПсА може завищувати показники індексів DAS28 та BASDAI, які використовують під час відбору до біологічної терапії, що може впливати на більш ранній початок такого лікування.

➔ **ЛІКУВАННЯ**

Лікування є складним та включає в себе (рис. 20-2):

1) інструктаж пацієнта з метою роз'яснення суті захворювання, стратегії лікування та зниження тривоги;

2) нефармакологічну терапію: аеробні та силові тренування, які хворому часто складно виконувати з огляду на знижену толерантність до навантаження; різні методи психотерапії (напр., поведінкову терапію); акупунктуру, гідротерапію, загальносистемну кріотерапію та комплексне санаторне лікування;

3) фармакологічне лікування

а) антидепресанти — амітриптилін у низькій дозі, інгібітори зворотнього захоплення серотоніну та норадреналіну (напр., дулоксетин, міртазапін, венлафаксин); зменшують біль та втому, покращують сон і самопочуття, однак загалом не мають впливу на болючість чутливих точок;

б) анальгетики (трамадол), можливо інші слабкі опіоїди (не рекомендується застосовувати сильних опіоїдів), парацетамол; зменшення болю також спостерігалося після застосування праміпексолу, прегабаліну і габапентину (вказані ЛЗ можуть викликати деякі соматичні прояви, які спостерігаються при поліміалгії).

Не застосовуйте НПЗП та ГК.

21. Альгодистрофія

Інші назви: хвороба Зудека, комплексний регіональний больовий синдром
I типу, рефлекторна симпатична дистрофія, посттравматичний остеопороз.
Патологічний синдром (біль, порушення кровопостачання, трофічні зміни
та розлади функції), який частіше розвивається після дії пошкоджуючого
фактора. Стосується головним чином кінцівок, однак займає ділянку
більшу за обсягом, ніж ділянка, інервована окремим нервом, та має ін-
тенсивність значно вищу, ніж інтенсивність, що виникала б з причини
дії одного фактора.

Ініціюючі фактори: травми (до 70 % випадків; напр., у 1/3 хворих після
перелому Коллеса), інвазивні процедури (декомпресія при синдромі кар-
пального каналу, артроскопія, операції на хребті), захворювання внутрішніх
органів (інфаркт міокарду, туберкульоз легень, злоякісні пухлини, фіброз
легень), інсульт із геміпарезом, травми головного мозку; у ≈20 % хворих
причинний фактор невідомий. Розвивається нейрогенне запалення, ви-
вільнення прозапальних нейропептидів, а в подальшому відбуваються
зміни в мікроциркуляції та ушкодження кісток, м'язів, суглобів і набряк
кісткового мозку.

Найчастіше пошкодженим є зап'ясток, рідше коліно, стопа, гомілковосто-
пний суглоб, іноді ціла кінцівка (синдром плече-кисть або стегно-стопа),
спорадично обличчя або тулуб. Ураження переважно асиметричні; якщо
ураження виникають білатерально — тоді зміни кінцівки з протилежного
боку розвиваються пізніше.

1. Симптоми:
1) сильний, хронічний, пекучий біль поза травмованою ділянкою (не стосуєть-
ся ані м'язів, ані суглобів); надмірна чутливість до механічних, теплових
(напр., миття теплою водою) і больових подразників; гіперестезія, алодинія
(поява болю у відповідь на дію слабких стимулів, які у фізіологічних умовах
не викликають болю) і гіперпатія (виникнення болю після дії легких по-
дразників, особливо таких, що повторюються); гіперчутливість до стимулів
зменшується після елевації кінцівки, а посилюється під час пасивних або
активних рухів, змін температури навколишнього середовища, емоційного
стресу;
2) трофічні та рухові порушення — ослаблення м'язів, нездатність виконувати
рухи, тремор, міоспазм, контрактури, атрофія шкіри, надмірне зроговіння,
атрофія шкірних складок, пучок пальців, волосся (грубе волосся), нігтів
(потовщені, білого або коричневого кольору, з борознами);
3) судинні та вегетативні порушення — у порівнянні до протилежної кінців-
ки блідість або почервоніння, гіпертермія або гіпотермія шкіри, набряк
(у >80 % хворих; початково тістоподібний, у подальшому більш щільний),
підвищена пітливість.

2. Природний перебіг: стадії за класифікацією Steinbrocker (розвиваються
не у всіх хворих): **1 стадія** (гостра), зазвичай 1–3 міс., до 12 міс. — біль,
гіперестезія, зміни температури шкіри, порушення функції потовиділення
(у більшості випадків захворювання закінчується на цій стадії); **2 стадія**
(дистрофічна), може тривати 1–2 роки — біль, трофічні зміни шкіри,
волосся, нігтів, охолодження шкіри; **3 стадія** (атрофічна або хронічна), триває
декілька років — атрофія шкіри, контрактури, кісткові зміни, порушення
функції кінцівки.

➜ ДІАГНОСТИКА

Допоміжні дослідження

Візуалізаційна діагностика: РГ пошкодженої кінцівки — виявляє остеопороз (названий у даному випадку дистрофією Зудека), найбільше виражений у районі суглобів, смугоподібного або нерівномірного характеру; видимий набряк м'яких тканин. **МРТ** — виявляє набряк кісткового мозку.

Діагностичні критерії

Діагностика вимагає наявності всіх критеріїв:

1) біль без явної причини або гіперестезія ділянки, більшої за обсягом, ніж іннервована одним нервом, і значно більшої інтенсивності, ніж могло б виникати з причини однієї травми;

2) набряк, порушення кровопостачання або підвищена пітливість у ділянці болю — присутність цих уражень на момент постановки діагнозу не є обов'язковою (достатньо наявності даних в анамнезі);

3) виключення інших відомих причин даної симптоматики.

Диференційна діагностика

Каузалгія (ураження [головним чином біль], що викликані пошкодженням нерву); артрит; панікуліт; остеоміеліт; тромбоз глибоких вен; пухлини кісток; полінейропатія.

➜ ЛІКУВАННЯ

Вірогідні дані, що б підтверджували ефективність будь-якого лікування альгодистрофії, відсутні. Важливим є інструктаж хворого, іноді застосовують психотерапію.

1. Ліквідація болю:

1) блокади та нейростимуляція — місцева або паравертебральна блокада симпатичної системи, субдуральна лідокаїнова блокада, блокада плечового чи поперекового сплетіння, черезшкірна стимуляція нерву, стимуляція спинного мозку;

2) фармакотерапія — бісфосфонати, НПЗП, опіоїдні анальгетики, антидепресанти, антиепілептичні ЛЗ (напр., карбамазепін), ГК (особливо показані при гострій фазі захворювання), габапентин, кальцитонін, клонідин, скавенджери вільних радикалів (ацетилцистеїн п/о, місцево диметилсульфоксид), капсаїцин (місцево на стадії блідості та гіпотермії). Найкраще задокументованим є ефект від застосування бісфосфонатів (алендронової, клодронової та памідронової кислот): вони призводять до зменшення інтенсивності болю і набряку та покращення функціонального стану. Дані щодо ефективності інших методів є надзвичайно епізодичними.

2. Фізіотерапія: застосовують тепло або холод залежно від фази хвороби та стану хворого; у разі набряку підвищене положення кінцівки, часом дренуючий масаж; профілактика контрактур. Рекомендується трудотерапія.

3. Хірургічне лікування: покази виникають дуже рідко — ампутація кінцівки, симпатектомія є неефективною.

➜ ПРОФІЛАКТИКА

Уникання пошкоджень нервів під час хірургічних операцій, рання мобілізація хворих після операцій, фізіотерапія. Прийом аскорбінової кислоти (500 мг/добу протягом 50 днів) майже на 50 % знижує ризик розвитку альгодистрофії у хворих після перелому дистального відділу променевої кістки.

22. Компресійні (тунельні) нейропатії периферичних нервів

ВИЗНАЧЕННЯ ТА ЕТІОПАТОГЕНЕЗ

Комплекс симптомів і змін, викликаних ушкодженням периферичного нерва внаслідок компресії у місці його проходження через вузький канал або отвір. Компресія може бути спричинена оточуючими структурами у результаті вроджених або набутих уражень (травми, запальна гранульома, пухлини різного походження, фіброз [в т. ч. під час загоювання ран], гематоми та ін.) або набряку самого нерва. Незначна компресія призводить до функціональних порушень, сильніша — до тривалого ушкодження нерва.

КЛІНІЧНА КАРТИНА ТА ПРИРОДНИЙ ПЕРЕБІГ

Клінічна картина залежить від нерва, що піддається компресії, та місця, ступеня і тривалості компресії.

Ступені запущеності компресійної нейропатії:

I — біль у спокої, періодично парестезії, інтенсивність яких збільшується вночі;

II — виражені біль та парестезії, виникає оніміння і м'язова слабкість, симптоматика зберігається протягом дня;

III — постійний сильний біль, атрофія м'язів, тривале порушення або відсутність чутливості.

ДІАГНОСТИКА

Встановлюють на основі суб'єктивних і об'єктивних симптомів, а підтверджують позитивним результатом досліджень електричної функції — оцінки провідності (електронейрографічне дослідження) і біоелектричної функції м'язів (електроміографічне дослідження).

22.1. Компресійні нейропатії верхньої кінцівки

1. Синдром верхнього грудного виходу.

2. Синдром круглого пронатора: компресія серединного нерва. **Симптоми:** пекучий біль у проксимальній частині передпліччя, який посилюється під час пронації; парестезії, що відзначаються вздовж серединного нерву до долонної поверхні кисті включно; пальпація ділянки круглого пронатора викликає біль, перкусія посилює парестезії. **Лікування:** часто достатньо припинити виконувати функції, що надмірно навантажують м'яз; при хронічному стані буває необхідним хірургічне лікування.

3. Синдром зап'ястного каналу: компресія серединного нерву в зап'ястному каналі, у якому знаходяться 9 сухожиль м'язів-згиначів. **Причини:** ревматичні захворювання (РА, системна склеродермія, поліміозит, деформуючий остеоартроз, ревматична поліміалгія, подагра або псевдоподагра), мукополісахаридози, цукровий діабет, гіпотиреоз, акромегалія, перевантаження верхньої кінцівки (напр., у м'ясників, музикантів, що грають на клавішних інструментах; в осіб, які користуються комп'ютерною клавіатурою); об'ємні утворення в зап'ястному каналі (гангліон, гематома, ліпома, остеома), амілоїдоз, травми (переломи кісток), остеомієліт, аномалії розвитку м'язів, вагітність (у разі набряку, переважно у III триместрі); ідіопатичний. **Симптоми:** парестезії (оніміння, затерпання) в ділянці іннервації серединного нерву, тобто в ділянці тенара і на долонній поверхні I–III пальців та латеральної половини IV пальця і в ділянці нігтів I–III пальців (у всіх хворих, переважно посилюються вночі); позитивний симптом Тінеля (парестезії долонної поверхні I–III пальців при легкому постукуванні по серединному нерву на долонній поверхні кисті); позитивний тест Фалена (посилення парестезії під час нефорсованого згинання кисті); порушення чутливості; слабкість і атрофія м'язів тенара. **Діагностика:** підтвердження за допомогою УЗД або МРТ, електронейрографічного та електроміографічного дослідження. **Лікування:** місцеві ін'єкції ГК (зменшують симптоматику, однак не запобігають пізнім рецидивам, а навіть можуть сприяти їх виникненню; окрім цього сприяють ушкодженню або надриву сухожиль згиначів); ГК п/о застосовують лише у хворих з однозначно запальною, але неінфекційною причиною захворювання; НПЗП є мало ефективними. Хірургічне лікування у разі неефективності консервативної терапії.

4. Синдром переднього міжкісткового нерва передпліччя: компресія (найчастіше спричинена змінами у м'язах) відгалуження серединного нерва, що відходить на передпліччі (нерв виключно руховий, який іннервує глибокі м'язи передпліччя). **Симптоми:** м'язова слабкість; хворий не може зігнути великий палець руки і вказівний палець, щоб сформувати букву О; іноді біль; відсутні порушення чутливості. **Діагностика:** необхідно диференціювати з розривом сухожилля довгого згинача великого пальця руки. **Лікування:** слід уникати рухів пронації та супінації; зазвичай симптоми минають через певний проміжок часу.

5. Синдром ліктьового каналу: компресія ліктьового нерва у зв'язку зі звуженням каналу внаслідок травми, дегенеративних або запальних змін. **Симптоми:** парестезії, що посилюються після згинання кінцівки у ліктьовому суглобі (стосується IV і V пальців), позитивний симптом Тінеля (парестезії при перкусії ліктьового жолоба), хворий не в змозі доторкнутись великим пальцем пучки малого пальця руки, обхопити пляшку цілою долонею; слабкість і атрофія м'язів гіпотенара. **Діагностика:** часто вимагає проведення візуалізаційних методів дослідження ліктьового суглобу з метою виявлення остеофітів. Необхідно диференціювати з синдромом верхнього грудного виходу, синдромом каналу Гійона. **Лікування:** консервативне, якщо причина має запальний характер; хірургічне у разі інших причин синдрому.

6. Синдром каналу Гійона: компресія ганглієм ліктьового нерва, ураження внаслідок РА, травми або анатомічні аномалії кісток і м'язів. **Симптоми:** порушення руху і чутливості, схожі, як при синдромі ліктьового каналу. **Лікування:** більшість хворих вимагає хірургічного лікування.

22.2. Компресійні нейропатії нижньої кінцівки

1. Парестетична мералгія: компресія бічного шкірного нерва стегна, найчастіше в місці перетинання нерва з пахвинною зв'язкою. Сприяючі фактори: тісний одяг (ремінь), ожиріння, вагітність, набряк або травма в районі нерва. **Симптоми:** порушення чутливості, печіння та біль або наявність ділянок з відсутньою чутливістю на бічній поверхні стегна; можуть наростати у вертикальному положенні та зменшуватись у сидячому положенні. **Діагностика:** вимагає проведення електронейрографічних досліджень. Слід диференціювати з корінцевими синдромами L2–L3. **Лікування:** консервативне (місцеве введення анестетиків, п/о НПЗП), зазвичай є ефективним.

2. Синдром тарзального каналу: компресія великогомілкового нерва у тарзальному каналі, в якому також знаходяться задні великогомілкові судини та сухожилля заднього великогомілкового м'яза, довгого згинача пальців та довгого згинача великого пальця стопи, спричинена кістковими ураженнями, переломами або гіпсовою пов'язкою, гіпертрофованою зв'язкою або ураженнями сухожильних піхов. **Симптоми:** пекучий біль великого пальця стопи, підошви або п'ятки, з можливою іррадіацією в гомілку. **Діагностика:** допоміжними методами є електронейрографічні дослідження. Слід диференціювати із запальними ураженнями суглобів, ураженнями судин, гіпертрофією абдуктора великого пальця стопи (у бігунів). **Лікування:** більшість хворих вимагає хірургічного лікування.

3. Метатарзалгія Мортона: больовий синдром, зумовлений компресією спільних підошовних нервів пальців (найчастіше III), що проходять через поперечну плеснову зв'язку. Більш тривалий процес призводить до появи невроми Мортона, при якій уражений нерв оточений значним скупченням фіброзної сполучної тканини. **Симптоми:** біль з іррадіацією до пальця, наростаючий під час стояння, бігу або при носінні взуття на високих підборах. **Діагностика:** допоміжними методами є УЗД або МРТ. Слід диференціювати з запальними ураженнями (в т. ч. РА). **Лікування:** на ранніх стадіях захворювання зміна взуття (широкий носок взуття) і устілки, ін'єкції ГК; на запущеній стадії — хірургічне лікування.

23. Амілоїдоз

→ ВИЗНАЧЕННЯ ТА ЕТІОПАТОГЕНЕЗ

Група захворювань, спільною ознакою яких є позаклітинне накопичення в тканинах і органах нерозчинних білків фібрилярної будови, т. зв. амілоїду. Етіологія і патогенез до кінця не вивчені. Розрізняють системний амілоїдоз (→нижче) і локальний (напр., накопичення β-амілоїду при хворобі Альцгеймера та амілоїдній церебральній ангіопатії). Форми амілоїдозу відрізняються будовою білків, що формують амілоїдні фібрили, клінічною картиною і перебігом.

1. AL-амілоїдоз (первинний): виникає при моноклональних гаммапатіях; амілоїдні фібрили сформовані з моноклональних ланцюгів легких імуноглобулінів.

2. AA-амілоїдоз (вторинний, реактивний): результат хронічного запалення (переважно РА, спондилоартропатії) або інфекції; прекурсором амілоїду А є білок гострої фази SAA.

3. Aβ$_2$M-амілоїдоз: результат довготривалої діалізотерапії, прекурсором амілоїдних фібрил є β$_2$-мікроглобулін.

4. Сімейний амілоїдоз: зустрічається рідко, більшість форм успадковуються за аутосомно-домінантним типом, причиною є мутації генів, що кодують різні білки (найчастіше гену транстиретину — ATTR-амілоїдоз).

→ КЛІНІЧНА КАРТИНА ТА ПРИРОДНИЙ ПЕРЕБІГ

1. AL-амілоїдоз: прояви залежать від органної локалізації та кількості депозитів.

2. AA-амілоїдоз: симптоми основного захворювання та нефротичний синдром із прогресуючою нирковою недостатністю, діарея і синдром мальабсорбції, рідко симптоми кардіоміопатії.

3. Aβ$_2$M-амілоїдоз: синдром зап'ястного каналу (зазвичай перший симптом), біль та набряк суглобів (особливо великих), патологічні переломи кісток.

4. ATTR-амілоїдоз: у кожній сім'ї починається в подібному віці та проявляється сенсорною і моторною нейропатією (спочатку в нижніх кінцівках) і/або кардіоміопатією (єдиним симптомом ураження серця можуть бути аритмії); вегетативна нейропатія зазвичай проявляється діареєю і ортостатичною гіпотензією.

→ ДІАГНОСТИКА

Допоміжні дослідження

1. Лабораторні дослідження: протеїнурія (найчастіший перший симптом; спостерігається при AA-, AL-амілоїдозі та деяких рідкісних сімейних формах), підвищена концентрація креатиніну в сироватці, підвищена активність холестатичних ферментів у сироватці (при AL-амілоїдозі), моноклональний білок або вільні легкі ланцюги в сироватці або в сечі (у 90 % хворих із AL-амілоїдозом).

2. Гістологічне дослідження: найчастіше проводять біопсію підшкірної жирової клітковини черевної стінки; діагностичний алгоритм включає дослідження біоптату з фарбуванням конго червоним і вивчення препарату під зеленим подвійним променезаломленням у поляризаційному мікроскопі.

3. Імуногістохімічне дослідження: з метою визначення типу амілоїдозу.

Діагностичні критерії

Діагноз встановлюють на основі клінічної картини і результату гістологічного та імуногістохімічного дослідження. У разі підозри на амілоїдоз незважаючи на негативний результат біопсії підшкірної жирової клітковини → проведіть біопсію іншого органу, напр., нирки, печінки або малих слинних залоз з нижньої губи чи слизової оболонки ШКТ (напр., ануса або дванадцятипалої кишки).

ЛІКУВАННЯ

1. Лікування AL-амілоїдозу: хіміотерапія та АТГСК.

2. Лікування вторинного амілоїдозу:

1) лікування основного захворювання;

2) специфічна терапія:

    а) зниження синтезу прекурсорних білків амілоїдних фібрил → протизапальна та імуносупресивна терапія (ефективності не підтверджено);

    б) гальмування накопичення амілоїду → **колхіцин** п/о 0,5–1 мг/добу у монотерапії (при низькій ШОЕ, низькій концентрації СРБ у сироватці та відсутності клінічних симптомів амілоїдозу), або в комбінації з циклофосфамідом (при симптоматичному амілоїдозі);

3) ортотопічна трансплантація печінки при сімейному ATTR-амілоїдозі.

3. Лікування органних змін: залежить від локалізації та симптомів.

ПРОГНОЗ

Середній час виживаності хворих із АА-амілоїдозом оцінюють на ≈10 років. Найчастіша причина смерті — ниркова недостатність. У нелікованих хворих із AL-амілоїдозом виживаність з моменту встановлення діагнозу становить менше року. Ураження серця погіршує прогноз.

24. Вузлувата еритема

ВИЗНАЧЕННЯ ТА ЕТІОПАТОГЕНЕЗ

Запальні вузлуваті зміни у підшкірній тканині. Вважається, що в патогенезі відіграють роль імунні комплекси. Може розвиватись при:

1) інфекціях — стрептококи, *Mycobacterium tuberculosis*, *Mycobacterium leprae*, *Yersinia*, *Salmonella*, *Chlamydophila pneumoniae*, *Neisseria gonorrhoeae*, віруси (CMV, HBV, HCV, ВЕБ, ВІЛ), гриби;

2) медикаментозних реакціях — антибіотики (особливо пеніцилін), сульфоніламіди, похідні піразолу;

3) захворюваннях — саркоїдоз (одна з найчастіших причин), неспецифічні ентероколіти, синдром Світа (Sweet) [дерматит із нейтрофілією], системні захворювання сполучної тканини (СЧВ, поліміозит/дерматоміозит, системна склеродермія, системні васкуліти);

4) вагітності або прийомі пероральних контрацептивів.

→ **КЛІНІЧНА КАРТИНА ТА ПРИРОДНИЙ ПЕРЕБІГ**

Хворіють в основному (≈90 % випадків) жінки. З появою вузлів часто спостерігаються: погане самопочуття, субфебрилітет або лихоманка, артралгія або артрит, симптоми запалення верхніх дихальних шляхів, симптоми з боку ШКТ (біль у животі, діарея). Вузли найчастіше розташовані на передній, рідше на задній поверхні гомілок, ще рідше на стегнах, сідницях, плечах, голові або тулубі. Середній діаметр зазвичай 1–1,5 см, можуть зливатись між собою. Шкіра над зміненими ділянками з гіперемією, гіпертермією, некротизація ніколи не спостерігається. Вузли є болючими, зберігаються до 2–9 тиж., загоювання відбувається без формування рубців. Переважно протягом декількох тижнів у місцях вузлів залишаються коричневі плями. У близько половини хворих бувають рецидиви, найчастіше зимою та весною.

→ **ДІАГНОСТИКА**

Допоміжні дослідження

1. Дослідження крові: під час появи вузлів виявляють прискорення ШОЕ (у 60–85 %), лейкоцитоз із перевагою нейтрофілів, підвищену концентрацію імуноглобулінів (часто) і підвищену активність трансаміназ в сироватці.

2. Інші дослідження: залежно від причини. Наприклад, при РГ грудної клітки можуть бути виявлені типові для саркоїдозу зміни.

Діагностичні критерії

Діагноз встановлюють на основі клінічних симптомів. Гістологічне дослідження біоптату шкіри проводять у виняткових випадках, напр., коли виникає необхідність диференціювати з ідіопатичним паннікулітом (хворобою Вебера-Крісчена).

Диференційна діагностика

Паннікуліт, зміни у підшкірній жировій клітковині, безпосередньо спричинені інфекцією (переважно стафілококовою), поверхневий тромбофлебіт, васкуліт судин шкіри (напр., уртикарний васкуліт). Диференціюванню також підлягають захворювання, при яких спостерігається вузлувата еритема →вище.

→ **ЛІКУВАННЯ**

1. Лікування основного захворювання.

2. Симптоматичне лікування: НПЗП, у разі відсутності покращення — ГК (увага: можуть мати шкідливий вплив, напр., при туберкульозі).

25. Запалення жирової тканини (паннікуліт)

→ **ВИЗНАЧЕННЯ ТА ЕТІОПАТОГЕНЕЗ**

Запальна реакція, в основному підшкірної жирової клітковини, спричинена некрозом ліпоцитів. Може також стосуватись жирової тканини в будь-якій іншій локалізації, а також перебігати з симптомами з боку різних систем та органів. Причина невідома. Провокуючі фактори: травми (також пов'язані з навмисним скаліченням), хімічні речовини чи зовнішньою дією, біохімічні порушення в організмі (напр., підвищеної активності ферментів підшлункової залози), інфекції. Може супроводжувати інші системні захворювання сполучної тканини (СЧВ), лімфопроліферативні новоутворення, гістіоцитоз.

Найчастішою є ідіопатична форма (хвороба Вебера-Крісчена); зазвичай розвивається у жінок білої раси. Основний симптом: дуже болючі вузлуваті патологічні утворення в підшкірній жировій клітковині, розташовані переважно на кінцівках, рідше в ділянці тулуба. Загостренню хвороби часто передують біль у суглобах і м'язах та субфебрилітет. Патологічні утворення в підшкірній жировій клітковині зберігаються протягом декількох тижнів, гояться із формуванням «тарілкоподібних» шрамів. Рідше виникають нориці, з яких виділяється оліїстий асептичний вміст. Іноді супутньо проявляються артрит, серозит, нефрит, ураження печінки і системи крові. Вузли у підшкірній жировій клітковині можуть співіснувати з хворобами підшлункової залози (панкреатитом, псевдокистами, посттравматичним ушкодженням, ішемією), а в деяких випадках приєднується артрит і тоді формується тріада симптомів — паннікуліт, артрит, панкреатит.

➜ **ДІАГНОСТИКА**

Допоміжні дослідження

1. Лабораторні дослідження: під час загострень хвороби спостерігається значне підвищення ШОЕ, лейкоцитоз із перевагою нейтрофілів, анемія, іноді протеїнурія та підвищена кількість еритроцитів і лейкоцитів в осаді сечі, підвищена активність ліпази в сироватці (у хворих зі змінами в підшлунковій залозі).

2. Гістологічне дослідження біоптату, узятого на ранній стадії захворювання з місця із запальними змінами, виявляє некроз ліпоцитів, наявність макрофагів, що містять фагоцитовані ліпіди, тромботичні зміни в судинах, а на більш пізній стадії фіброз.

3. РГ уражених суглобів: звуження суглобових щілин і вогнища остеолізису.

Діагностичні критерії

Діагноз встановлюють на основі типових змін у гістологічній картині. Суттєвим (окрім змін у підшкірній жировій клітковині) є визначення наявності інших уражень, які могли б мати зв'язок із паннікулітом (напр., це може бути перший прояв захворювання підшлункової залози); а також вирішення питання чи захворювання є ідіопатичним, чи теж є складовою іншого патологічного синдрому. Необхідно виключити навмисне ушкодження шкіри у осіб із психічними розладами.

Диференційна діагностика

Вузлувата еритема, інфекція підшкірної жирової клітковини.

➜ **ЛІКУВАННЯ**

Ідіопатичну форму лікують **НПЗП**, а загострення з тяжким перебігом — **ГК** або імуносупресантами (**циклоспорин, циклофосфамід**).

1. Анафілаксія та анафілактичний шок

Анафілаксія — це тяжка, загрозлива для життя, генералізована або системна реакція гіперчутливості (алергічна або неалергічна). Гіперчутливість — це наявність об'єктивних та суб'єктивних симптомів, що повторно виникають внаслідок експозиції до конкретного подразника у дозі, що нормально переноситься здоровою людиною. **Анафілактичний шок** — це тяжка анафілактична реакція (анафілаксія), що швидко розвивається та супроводжується загрозливим для життя зниженням артеріального тиску.

Основні причини анафілаксії:

1) **алергічні:**

   а) ліки — найчастіше β-лактамні антибіотики, міорелаксанти, цитостатики, барбітурати, опіоїди;

   б) харчові продукти — у дорослому віці найчастіше риба, морепродукти, арахіс, цитрусові фрукти; білки коров'ячого молока, курячих яєць та м'яса ссавців;

   в) отрути перетинчастокрилих комах →розд. 23.22.3;

   г) парентеральне введення білків — кров, компоненти крові та препарати крові, гормони (напр. інсулін), ферменти (напр. стрептокіназа), сироватки (напр. протиправцева), препарати алергенів, що використовуються для діагностики *in vivo* та імунотерапії;

   д) інгаляційні алергени — напр. шерсть коня;

   е) латекс;

2) **неалергічні:**

   а) безпосереднє вивільнення медіаторів з мастоцитів — опіоїди, міорелаксанти, колоїдні розчини (напр., декстрани, гідроксиетилкрохмаль, розчин альбуміну) або гіпертонічні (напр. манітол), фізичне навантаження;

   б) імунні комплекси — кров, компоненти крові та препарати крові, імуноглобуліни, тваринні сироватки та вакцини, діалізні мембрани;

   в) порушення метаболізму арахідонової кислоти — гіперчутливість до ацетилсаліцилової кислоти та на інших НПЗП;

   г) медіатори анафілаксії або структурно схожі речовини в їжі (гістамін, тирамін), низька активність ферментів, що розкладають медіатори анафілаксії;

   д) інші або невідомі механізми — рентгенконтрастні препарати, забруднені продукти харчування, консерванти.

Серед факторів ризику виникнення анафілаксії розрізняють: епізод анафілаксії і повторна зустріч з алергеном, який її спричинив (β-лактамні антибіотики, отрута перетинчастокрилих комах, радіологічні контрастні речовини), вік (у сенсибілізованих дорослих реакції при повторній зустрічі з алергеном виникають частіше), жіноча стать (у жінок анафілаксія виникає частіше і протікає тяжче, ніж у чоловіків), атопія, місце проникнення алергену в організм (при введенні алергену парентерально, особливо в/в, реакції виникають частіше і мають тяжкий перебіг), мастоцитоз, хронічні захворювання (напр., серцево-судинні, погано контрольована астма), дефіцит ферментів, особливо тих, що метаболізують медіатори анафілаксії, попередня зустріч з алергеном (при періодичному контакті ризик тяжкої анафілаксії більший, ніж при постійному, одночасний контакт з алергеном, введеним парентерально, і в той же час присутнім у навколишньому середовищі, напр. введення діагностичних речовин, тести *in vivo*, провокаційні проби, хірургічні операції під місцевою чи загальною анестезією).

2. Покличте на допомогу.

3. Перевірте прохідність дихальних шляхів, дихання, кровообіг та наявність свідомості — при необхідності відновіть прохідність верхніх дихальних шляхів, при зупинці дихання або кровообігу розпочніть реанімаційні заходи →розд. 2.1. Якщо наявний стридор або масивний набряк обличчя та верхніх дихальних шляхів (набряк язика, слизової оболонки ротової порожнини та горла, захрипність) розгляньте можливість негайної ендотрахеальної інтубації →розд. 24.19.1. Зволікання з інтубацією може її ускладнити, а невдала спроба інтубації може посилити набряк. При загрозливому набряку, що може викликати непрохідність дихальних шляхів та неспроможність виконати ендотрахеальну інтубацію, проведіть конікотомію →розд. 24.19.5.

4. Введіть адреналін

1) в осіб з анафілактичною реакцією в анамнезі, котрі носять при собі шприц-ампулу або автоін'єктор з адреналіном, слід негайно в/м ввести 1 дозу адреналіну у зовнішню поверхню стегна, навіть якщо симптоми в цілому слабко виражені (у такій ситуації до застосування адреналіну немає протипоказань, і чим швидше він буде введений, тим вищою буде ефективність лікування);

2) дорослим пацієнтам зі збереженим кровообігом введіть 0,3 мг (автоін'єктор або шприц-ампула 0,3 мг чи 0,5 мг) в зовнішню поверхню стегна (розчин 1 мг/мл [0,1 %, 1:1000]); у дітей 0,01 мг/кг м. т., шприц-ручка 0,15 мг для дітей з м. т. 7,5–25 кг, 0,3 мг для дітей з м. т. >25 кг); введення можете повторювати кожні ≈5–15 хв, при відсутності покращення або якщо артеріальний тиск надалі є занадто низьким (у більшості хворих загальний стан покращується після введення 1–2-х доз). Введіть також у разі сумнівів, чи даний стан є анафілактичним шоком, оскільки ефективність адреналіну найвища, якщо ін'єкцію виконати негайно після появи симптомів. П/ш адреналін не вводять.

5. Необхідно покласти хворого на спину з піднятими ногами — допомагає лікувати гіпотензію, проте не рекомендовано у хворих з порушеннями дихання, у вагітних на пізніх строках (їх слід укладати на лівий бік), у пацієнтів, що блюють.

6. Слід забезпечити киcневу терапію через лицеву маску (зазвичай 6–8 л/хв) — показання: дихальна недостатність, затяжна анафілаксія (що потребувала введення кількох доз адреналіну), хронічні захворювання дихальних шляхів (астма, ХОЗЛ), хронічні захворювання серцево-судинної системи (напр. ішемічна хвороба серця), симптоми гострої ішемії міокарда, пацієнти, які приймають інгаляційні β-агоністи короткої дії.

7. Забезпечте внутрішньовенний доступ двома периферичними катетерами великого діаметру (найкраще ≥1,8 мм [≤16 G]) та використовуйте набори для швидкої інфузії.

8. Проводьте в/в інфузію розчинів — хворим із значним падінням артеріального тиску, що не реагують на введення адреналіну в/м, перелийте 1–2 л 0,9 % NaCl так швидко, наскільки можливо (5–10 мл/кг м. т. протягом перших 5–10 хв у дорослих і 10 мл/кг маси тіла у дітей). Частина хворих потребує інфузії великих обсягів рідини (напр. 4–8 л), і в такій ситуації їм переливають збалансовані розчини кристалоїдів (та/або колоїди). Не застосовуйте розчинів глюкози та розчинів гідроксиетилкрохмалю (ГЕК). Інфузія колоїдних розчинів так само ефективна, як і кристалоїдних, проте є більш вартісною.

9. Проводьте моніторинг артеріального тиску, а також, залежно від стану хворого, ЕКГ, пульсоксиметрію чи газометрію артеріальної крові.

10. У хворого з тяжким набряком верхніх дихальних шляхів, бронхоспазмом або падінням артеріального тиску, без реакції на кількаразове в/м введення адреналіну та в/в інфузію розчинів → розгляньте можливість призначення адреналіну 0,1–0,3 мг в 10 мл 0,9 % NaCl в/в струминно протягом кількох хвилин або шляхом постійної в/в інфузії 1–10 мкг/хв (розчин 1 мг в 10 мл 0,9 % NaCl [0,1 мг/мл, 1:10 000]). Моніторуйте ЕКГ, оскільки такі дії пов'язані з високим ризиком виникнення порушення серцевого ритму. У хворих, які приймають β-адреноблокатори, адреналін буває неефективним; у таких випадках, насамперед, проводьте в/в інфузію розчинів і зважте в/в введення глюкагону (→нижче).

11. Додаткові втручання

1) **антигістамінні ЛЗ** — при анафілаксії H_1-блокатори зменшують свербіння шкіри, уртикарні висипання та наростання ангіоневротичного набряку, також ефективні при лікуванні симптомів з боку носа та очей. Не призначайте їх замість адреналіну, оскільки вони діють повільніше, та, поза всяким сумнівом, не впливають на перебіг обструкції дихальних шляхів, зниження артеріального тиску, чи прояви анафілактичного шоку. Дані ЛЗ призначаються як додаткові після проведення базової терапії. H_1-блокатори призначають в/в повільно (**клемастин** 2 мг або **антазолін** 200 мг на 10 мл 0,9 % NaCl). У випадку гіпотензії зважте призначення H_2-блокатора в/в (ранітидин 50 мг кожні 8–12 год або 150 мг 2×на день).

2) **бронхолітики** призначають, якщо бронхоспазм не усувається введенням адреналіну — β-агоністи короткої дії шляхом небулізації (напр. **сальбутамол** 2,5 чи 5 мг у 3 мл 0,9 % NaCl) або шляхом інгаляції; при потребі інгаляції можна повторювати; не призначайте інгаляційні β-агоністи замість адреналіну, так як вони не запобігають і не зменшують обструкції верхніх дихальних шляхів (напр. набряк гортані);

3) у пацієнтів з систолічним артеріальним тиском <90 мм рт. ст. окрім призначення адреналіну адреналіну в/м та інфузії розчинів → **зважте призначення вазопресорного ЛЗ** (норадреналіну, адреналіну або допаміну [останній у пацієнтів з брадикардією]) у постійній в/в інфузії (дози →розд. 2.1);

4) у пацієнтів, які приймають β-блокатори, та не реагують на лікування адреналіном → **розгляньте призначення глюкагону** у в/в повільній інфузії 1–5 мг протягом ≈5 хв, у подальшому в постійній в/в інфузії 5–15 мкг/хв, в залежності від клінічної реакції. Часті небажані ефекти: нудота, блювання і гіперглікемія.

5) **призначення ГК** не має значення при лікуванні гострої фази анафілактичного шоку, але може попередити пізню фазу анафілаксії. Не призначайте ГК замість адреналіну або у першу чергу. Вводять в/в впродовж макс. 3 днів (напр., метилпреднізолон 1–2 мг/кг, надалі 1 мг/кг/добу, або гідрокортизон 200–400 мг, надалі 100 мг кожні 6 год) або п/о.

6) **необхідно перевести хворого до відділення ІТ**, якщо не зважаючи на лікування, анафілактична реакція зберігається.

12. Спостереження після ліквідації симптомів анафілаксії

1) Спостерігайте хворих протягом 8–24 год з огляду на можливість появи другої фази реакції або пролонгованої анафілаксії. Зокрема, спостерігайте протягом 24 год пацієнтів з тяжкою анафілаксією, при невідомій етіології, з повільним наростанням симптомів, хворих з тяжким загостренням астми або вираженим бронхоспазмом, при можливості повторного контакту з алергеном та хворих з двофазною реакцією в анамнезі.

2) Пацієнтів, у яких протягом 8 год після закінчення лікування відсутні симптоми анафілаксії, можете виписати з лікарні. Попередьте про можливість рецидиву симптоматики та навчіть як діяти у такому випадку — пацієнту треба прописати шприц-ампулу з адреналіном, котру хворий має завжди носити при собі. Можете також прописати H_1-блокатори п/о (напр. клемастин табл. по 1 мг; порекомендуйте одноразовий прийом 2 табл.) і ГК п/о (преднізон табл. по 20 мг; порекомендуйте одноразовий прийом 2–3 табл.) з рекомендацією їх прийому після ін'єкції адреналіну (якщо у той час хворий буде спроможний вживати п/о ЛЗ).

3) Скеруйте пацієнта на консультацію до алерголога для з'ясування причини анафілаксії, варіантів профілактики та алгоритму подальшого лікування (→вище). У випадку виникнення реакції після ужалення осою або бджолою, після підтвердження сенсибілізації до отрути цих комах хворого слід направити на специфічну імунотерапію.

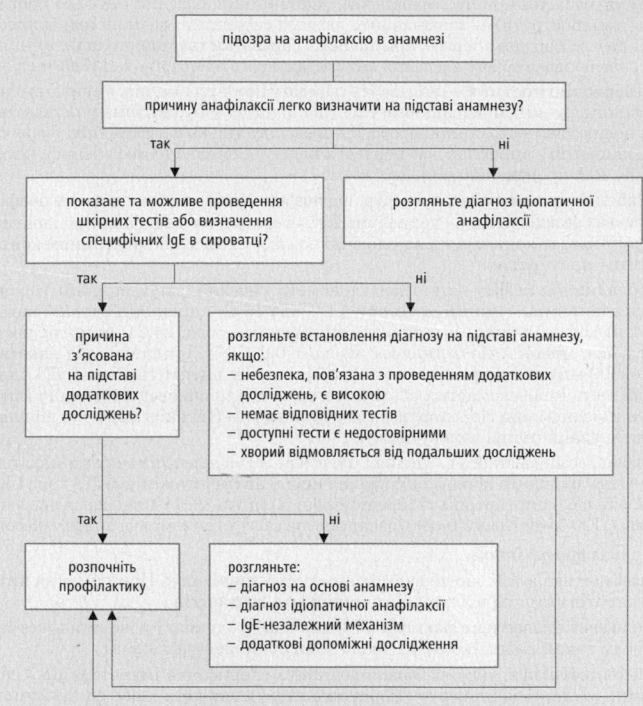

Рис. 1-1. Алгоритм дій при підозрі на анафілаксію

➜ ПРОФІЛАКТИКА

У пацієнтів з підозрою на анафілаксію або з підтвердженим епізодом анафілаксії, з'ясуйте, чи насправді це була анафілактична реакція та яка була її причина. Обстеження для з'ясування причини проводьте не швидше, ніж через 2–3 міс. після епізоду анафілаксії. Алгоритм дій при підозрі на анафілаксію в анамнезі →рис. 1-1.

Первинна профілактика

1. Заходи безпеки щодо зменшення ймовірності виникнення анафілактичного шоку

1) **при призначенні ЛЗ** — при можливості призначайте ЛЗ перорально, а не парентерально; завжди збирайте алергологічний анамнез, особливо перед введенням ЛЗ в/в; не легковажте інформацією від інших лікарів чи пацієнта щодо гіперчутливості до препарату; застосовуйте рекомендовані методи тестування та введення ЛЗ, які можуть викликати анафілаксію; при в/м або п/ш ін'єкціях пересвідчуйтеся, що голка не знаходиться у кровоносній судині; спостерігайте за пацієнтом протягом 30–60 хв після введення препарату, який може викликати анафілаксію;

2) **при вакцинації та введенні сироваток:**

   а) противірусні вакцини — зберіть анамнез відносно гіперчутливості до білків курячих яєць;

б) антитоксини (напр., правцевий, дифтерійний, ботулінічний або проти зміїної отрути) — призначайте людські сироватки; коли це неможливо та є підозра на алергію, призначайте сироватки тваринного походження після передуючого введення антигістамінного препарату та ГК п/о чи в/в;

3) **алергодіагностика** — надавайте перевагу прик-тестам, ніж внутрішньошкірним; не виконуйте шкірних тестів під час сезону цвітіння у пацієнтів з полінозом; провокаційні проби ЛЗ проводьте тільки в лікарняних умовах; у пацієнтів з анафілаксією перевага надається визначенню специфічних IgE, ніж проведенню шкірних тестів.

2. Забезпечення медичних процедур, що пов'язані з підвищеним ризиком анафілактичних реакцій (напр., специфічна імунотерапія, в/в введення препаратів біологічного походження, радіологічні дослідження з використанням контрастних препаратів):

1) обладнання та ЛЗ — стетоскоп і тонометр; венозний жгут, шприци, голки для шприців, судинні катетери 14 G або 16 G; адреналін для ін'єкцій (1 мг/мл); обладнання для оксигенотерапії →розд. 24.21; рото-горлова трубка, мішок Амбу з лицевою маскою; 0,9 % NaCl (пляшки або пакети по 500 мл) та набори для в/в інфузії розчинів; антигістамінний ЛЗ для в/в введення (клемастин або антазолін); ГК для в/в введення (напр., метилпреднізолон, гідрокортизон); небулайзер та β-агоніст короткої дії для небулізації (напр. сальбутамол);

2) ризик, асоційований з введенням алергену, ЛЗ чи діагностичних препаратів можна зменшити попередньо призначивши **антигістамінний ЛЗ** і/або **ГК** в/в чи п/о (напр. преднізолон [преднізолон] 50 мг п/о 12, 7 і 1 год перед введенням ЛЗ або діагностичного препарату, які можуть викликати анафілаксію).

Вторинна профілактика

Профілактика в осіб, що перенесли анафілактичний шок. Призначення цих препаратів вимагає відповідного **навчання пацієнтів**.

1. Уникання етіологічних факторів (ЛЗ, харчові продукти) і поведінки, котра створює такий ризик (комахи), якщо вони були ідентифіковані.

2. Десенсибілізація, якщо це можливо (напр., специфічна імунотерапія у пацієнтів з алергією на отруту перетинчастокрилих комах або специфічна десенсибілізація на ЛЗ), або **формування переносимості** (у випадку гіперчутливості до ЛЗ, напр., хіміопрепарати, моноклональні антитіла, антибіотики, ацетилсаліцилова кислоту).

3. Рекомендувати хворому завжди носити при собі **шприц-ампулу або шприц-ручку (автоін'єктор) з адреналіном** для самостійного застосування в/м, п/о H_1-блокатор і п/о ГК →вище.

Абсолютні показання для призначення адреналіну для самостійного введення (шприц-ампула або автоін'єктор):

1) перенесена анафілаксія на харчовий продукт, отруту перетинчастокрилих комах (також під час імунотерапії), латекс, інгаляційні алергени, індукована фізичним навантаженням, а також ідіопатична анафілаксія;

2) наявність харчової алергії та супутньої погано контрольованої астми, або астми тяжкого чи помірного ступеня тяжкості;

3) синдроми активації базофілів та мастоцитів, а також хвороби, які перебігають з підвищеною концентрацією триптази.

Відносні показання:

1) легкі або помірні алергічні реакції на арахіс або інші горіхи (за винятком орального алергічного синдрому [OAS]);

2) харчова алергія у дітей (за винятком OAS);

3) значна відстань від місця проживання до пункту медичної допомоги та перенесена легка або помірна реакція на харчові продукти, отрути комах, латекс;

4) легка або помірна реакція на дуже малу кількість харчового продукту (за винятком OAS).

4. Занотована відповідна медична інформація на картці, яку пацієнт носить разом з паспортом або на браслеті.

5. Фармакологічна профілактика: пролонгований прийом антигістамінних ЛЗ пацієнтами з частими епізодами ідіопатичної анафілаксії, або невідкладний прийом ГК (п/о чи в/в) та антигістамінних ЛЗ перед ймовірним контактом з етіологічним фактором (напр., перед радіологічним дослідженням з використанням контрастного препарату →вище). Неефективна при анафілаксії після фізичного навантаження.

Пам'ятайте, що призначення в/в препаратів вимагає відповідного **навчання пацієнтів.**

2. Сироваткова хвороба

→ **ВИЗНАЧЕННЯ ТА ЕТІОПАТОГЕНЕЗ**

Сироваткова хвороба — це сукупність оборотних симптомів загального характеру, що спричинені утворенням імунних комплексів з наявним у судинному руслі чужорідним антигеном.

«Класична» сироваткова хвороба виникає внаслідок утворення імунних комплексів з чужорідним білком, а реакція **по типу сироваткової хвороби** — з іншими речовинами, найчастіше ЛЗ (патогенез до кінця не з'ясований).

Причини:

1) чужорідний білок — кінські антитоксини (дифтерійний, правцевий, ботулінічний, антирабічний), кінська протизміїна сироватка, кролячий імуноглобулін проти тимоцитів людини, хімерічні моноклональні антитіла (напр., ритуксимаб, інфліксимаб), стрептокіназа;

2) ЛЗ — найчастіше, β-лактамні антибіотики (напр., пеніцилін, амоксицилін, цефаклор), сульфаніламіди (напр. котримоксазол) і багато інших.

→ **КЛІНІЧНА КАРТИНА ТА ПРИРОДНИЙ ПЕРЕБІГ**

Захворювання розвивається через 7–14 днів після введення провокуючого фактору. Симптоми персистують впродовж 1–2 тиж., після чого спонтанно зникають. **Симптоми:** гарячка (у ≈100 % хворих), а також:

1) ураження шкіри: у ≈95 % хворих макуло-еритематозні, папульозні, уртикарні або везикулярні висипання, що часто супроводжуються свербіжем, розташовані симетрично, з'являються спочатку на руках, стопах та тулубі (рис. 2-1), можуть поширюватися по всій поверхні тіла, у випадку п/ш або в/м введення антигену перші висипання можуть з'являтися в місці ін'єкції; можуть спостерігатися: васкуліт

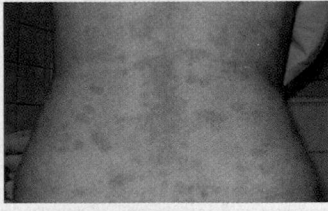

Рис. 2-1. Зміни шкіри при сироватковій хворобі

дрібних судин шкіри, висипання, подібні до поліморфної еритеми (слизові оболонки не уражені), пальмарна еритема, нетипові плямисто-папульозні висипання на бічних поверхнях пальців рук і стоп або вздовж зовнішнього краю підошов.

2) інші: біль і болючість при пальпації суглобів, набряк суглобів і гіперемія прилеглих ділянок (рідко), міалгії, збільшення лімфатичних вузлів та селезінки (у 10–20 %; рідко у випадку реакції по типу сироваткової хвороби),

набряк губ та повік, нудота, блювання, спастичний біль живота, діарея, біль голови і розлади зору, периферична нейропатія, неврит, менінгіт та енцефаліт, синдром Гійена-Барре, міокардит та перикардит, задишка.

➡ ДІАГНОСТИКА

Допоміжні дослідження

1. Аналіз крові: специфічних змін немає, часто пришвидшена ШОЕ і підвищена концентрація СРБ, лімфоцитоз, еозинофілія, короткочасне підвищення активності АЛТ та АСТ, зниження концентрації С3 і С4 компонентів комплементу та гемолітичної активності комплементу (CH_{50}), підвищення концентрації циркулюючих імунних комплексів (зростання рівня циркулюючих імунних комплексів і зниження концентрації С3 або С4 рідко спостерігається при реакції по типу сироваткової хвороби).

2. Загальний аналіз сечі: протеїнурія, гіалінові циліндри і еритроцити в осаді сечі.

3. Гістологічне дослідження біоптату шкіри (проводиться лише при сумнівному діагнозі): лейкоцитокластичний васкуліт, накопичення імуноглобулінів і С3 у стінці судин.

Діагностичні критерії

Діагноз ставиться на основі суб'єктивних та об'єктивних симптомів, поява яких пов'язана з підтвердженою або імовірною дією причинного фактора.

Диференційна діагностика

В основному висипання вірусного генезу, запальні захворювання суглобів (у т. ч. ревматична лихоманка), поліміозит або дерматоміозит, поліморфна еритема, ангіоневротичний набряк, системні васкуліти.

➡ ЛІКУВАННЯ

1. Припинення введення ЛЗ, який спричинив хворобу.

2. Антигістамінні ЛЗ з метою зменшення свербежу →розд. 1.38.

3. НПЗП з метою зменшення суглобового синдрому.

4. Системні ГК: напр. преднізон [преднізолон] п/о — початково 0,5–1,0 мг/кг 1 × на день вранці, у подальшому доза поступово зменшується впродовж 7–14 днів до відміни препарату включно — у хворих з артритом, високою гарячкою і генералізованими висипаннями.

➡ ПРОФІЛАКТИКА

Якщо введення препарату, що міг викликати у пацієнта сироваткову хворобу, є необхідним → одночасно призначте антигістамінний препарат і системний ГК.

3. Алергічний риніт

➡ ВИЗНАЧЕННЯ ТА ЕТІОПАТОГЕНЕЗ

Алергічний риніт (АР) — це запальний процес слизової оболонки носа внаслідок IgE-залежної алергії. **Класифікація:**

1) **за тривалістю симптомів:**

   а) **періодичний** — триває <4-х днів на тиждень або <4-х тиж.;

   б) **хронічний** — триває >4-х днів протягом тижня і >4-х тиж.;

2) **за інтенсивністю симптомів:**
   а) **легкий** — невідповідність жодному з нижче наведених критеріїв;
   б) **помірний або тяжкий** — наявність ≥1-го з критеріїв: порушення сну, порушення виконання щоденних функцій, відпочинку або занять спортом, труднощі на роботі або при навчанні, докучливі симптоми;
3) **за алергенами, котрі індукують симптоми:**
   а) **сезонний** — спричинений сезонними алергенами;
   б) **цілорічний** — спричинений алергенами, що трапляються протягом року.

Етіологічні фактори:
1) інгаляційні алергени:
   а) пилок рослин (особливо вітрозапильних) — найчастіше пилок трав та зернових культур (напр. тимофіївка лугова, мятлик луговий, грястиця збірна, костриця лугова і жито), бур'янів (напр., полин звичайний, рідше подорожник і лобода) і дерев (береза, рідше вільха, ліщина, дуб, ясен, граб та ін.);
   б) алергени домашніх пилових кліщів та борошняних кліщів (комірних);
   в) шерсть, епідерміс та виділення (слина, сеча) тварин — котів, собак, гризунів (напр., кролика, морської свинки, хом'яка, щура, миші), коней, великої рогатої худоби;
   г) пліснявi гриби (напр., *Alternaria, Cladosporium*) та дріжджові (напр., *Candida albicans, Saccaromyces cerevisiae, Saccaromyces minor i Pityrosporum*);
   д) інші — алергени тарганів (можуть давати перехресні реакції з кліщами), фікус Бенджаміна (*Ficus benjamina*; дає перехресну реакцію з алергеном латексу), ферменти бактеріального походження, що використовуються при виробництві мила та інших миючих засобів;
2) харчові алергени — назальні симптоми (рідко) можуть супроводжувати інші симптоми анафілаксії, спричиненої харчовими алергенами; виникають перехресні реакції поміж харчовими та інгаляційними алергенами →табл. 4.32-1;
3) професійні алергени — латекс (найчастіше латексні рукавички), сполуки з високою молекулярною масою — рослинні і тваринні білки (напр., алергени лабораторних та свійських тварин, пилок зернових, тютюн, паприка, чай, кава, какао, сушені фрукти, ферменти, котрі використовуються в миючих засобах і фармацевтичній промисловості, риба і морепродукти), сполуки з низькою молекулярною масою (у т. ч. метали [напр. нікель і солі платини], барвники і ангідриди кислот).

⭢ КЛІНІЧНА КАРТИНА ТА ПРИРОДНИЙ ПЕРЕБІГ

Типові симптоми: виділення з носа водянистого секрету; чхання, часто — нападоподібне; закладений ніс та густий слизовий секрет; свербіж носа та кон'юнктив (і почервоніння), вух, піднебіння і горла; порушення нюху; сухість слизової оболонки ротової порожнини; інколи — загальносистемні симптоми: порушення сну, концентрації уваги та здатності до навчання, незначне підвищення температури тіла, біль голови, пригнічений настрій. Водянистий секрет та чхання переважно свідчать про сезонний АР, переважання закладеності носа — про хронічний АР. У 70 % хворих симптоми посилюються вночі і під ранок. Для оцінки вираженості симптомів можна використати візуально-аналогову шкалу (ВАШ, діапазон 0–100 мм) — значення >60–70 мм свідчать про помірний або тяжкий ступінь АР).

Симптоми з'являються при експозиції конкретним алергеном — періодично (напр. під час цвітіння рослини, до чутку котрої сенсибілізований хворий), або цілорічно (напр. у пацієнтів, сенсибілізованих до кліщів домашнього пилу). У частини пацієнтів після багатьох років АР симптоми послаблюються або зовсім зникають. Запальний процес слизової оболонки носа, особливо при цілорічному АР, може призводити до закупорювання проток приносових пазух, що підвищує ризик виникнення бактеріальних запальних процесів приносових пазух. АР (особливо цілорічний) асоційований з 3–8-кратним підвищенням ризику розвитку астми. Пацієнти з сезонним АР під час цвітіння рослин мають симптоми гіперреактивності бронхів, поява АР у хворих на астму погіршує її перебіг.

Симптоми зазвичай не пов'язані з АР (шукайте інші причини): односторонні симптоми, закладений ніс без інших симптомів, слизово-гнійний секрет, стікання носового секрету по задній стінці горла (густого слизового характеру і/або без водяних виділень з носа), біль у ділянці обличчя, повторні носові кровотечі, аносмія.

→ ДІАГНОСТИКА

Допоміжні дослідження

1. Дослідження, що підтверджують діагноз алергії: позитивні результати шкірних прик-тестів з інгаляційними алергенами (найчастіше, найшвидше і найдешевше додаткове дослідження для діагностики АР), підвищена концентрація специфічного IgE у сироватці (не рекомендовано проводити для скринінгового обстеження); винятково у разі сумнівних результатів можна провести інтраназальну провокаційну пробу.

2. Передня риноскопія та ендоскопія носа: двосторонній, не завжди симетричний набряк слизової оболонки носа, яка вкрита водянистим секретом (густим при хронічному АР); слизова оболонка — бліда або ціанотична, може бути гіперемована, інколи — поліпи.

3. Цитологічне дослідження мазка з носа: підвищений відсоток еозинофілів ≥2 % (зазвичай, у стадії загострення), мастоцитів або базофілів, бокалоподібні клітини >50 %; результати не є специфічними для АР і є схожими до результатів при неалергічному риніті.

4. КТ носа та приносових пазух: показане в окремих випадках, дозволяє достовірно оцінити у т. ч. супутнє запалення приносових пазух.

Діагностичні критерії

У більшості випадків діагноз можна встановити на основі об'єктивного та суб'єктивного обстеження. Про клінічно значимий АР свідчить лише поєднання результатів визначення IgE і скарифікаційних шкірних тестів з даними анамнезу. У кожного хворого з АР проведіть діагностику щодо наявності астми.

Диференційна діагностика

1. Інші риніти:

1) інфекційний — вірусний (диференційна діагностика з застудою →табл. 3-1), бактеріальний або грибковий;

2) старечий — зазвичай >65-го р., водянисті виділення з носа в результаті порушень механізмів вегетативної регуляції;

3) «смаковий» — водянисті виділення з носа, як рефлекторна реакція на їжу, барвники, консерванти, алкоголь;

4) гормональний — може виникати при менструації, у пубуртатному періоді, під час вагітності і у жінок, які застосовують оральні контрацептиви або замісну гормональну терапію, а також при гіпотиреозі;

5) професійний;

6) постмедикаментозний — набряк слизової оболонки носа, найчастіше спричинений симпатоміметиками місцевої дії (передозування), рідше — ацетилсаліциловою кислотою (АСК) та іншими НПЗП, піразолонами, інгібіторами ангіотензинперетворюючого ферменту, місцевими (очні краплі) або пероральними β-блокаторами, антидепресантами, резерпіном, метилдопою, антагоністами α-адренергічного рецептора, хлорпромазином; ЛЗ, що використовуються при еректильній дисфункції;

Таблиця 3-1. Диференційні ознаки застуди та алергічного риніту (за National Institute of Allergy and Infectious Diseases)

Ознака	Застуда	Алергічний риніт
водянисті виділення з носа	часто	часто
закладення носа	часто, зазвичай значне	часто, мінливе
чхання	зазвичай	часто
свербіж носа	ніколи	зазвичай
біль носа	зазвичай	ніколи
свербіж очей	ніколи	часто
кашель	часто	досить часто
гарячка	рідко	ніколи
генералізований біль	незначний	ніколи
втома, слабкість	незначні	інколи, незначні
біль горла	часто	ніколи
свербіж піднебіння і горла	ніколи	інколи
тривалість	3–14 днів	тижні або місяці

7) ідіопатичний (колишня назва вазомоторний) — спричинений надмірними реакціями на дію фізичних або хімічних факторів (напр., холодне та сухе повітря або концентровані хімікати); ймовірно, внаслідок подразнення чутливих нервових волокон та рефлекторного подразнення блукаючого нерва;

8) атрофічний — прогресуюча атрофія слизової оболонки та кісткового каркасу носової порожнини з розширенням носових ходів, заповнених струпами, призводить до обмеження прохідності, порушень нюху та постійного відчуття неприємного смаку в роті, зазвичай у літніх осіб;

9) еозинофільний — може супроводжуватись гіперчутливістю до НПЗП або без неї (неалергічний еозинофільний риніт [НЕР]); характеризується наявністю еозинофілів у слизовій оболонці носа та круглорічними симптомами, без ознак атопії;

10) асоційований з інтраназальним вживанням кокаїну, що може призвести до секреції водянистого слизу, порушень нюху та перфорації носової перетинки.

2. Інші захворювання: поліпи носа та приносових пазух, запальні процеси у приносових пазухах, викривлення носової перетинки, гіпертрофія носових раковин або мигдаликів (зазвичай піднебінного), сторонні тіла носа, пухлини носа, порушення структури або функцій війок, підтікання ліквору, гранулематозний поліангіїт (Вегенера).

⮕ ЛІКУВАННЯ

Загальні поради

1. Уникати контакту з алергенами, що спричиняють симптоматику (напр., обмеження перебування на свіжому повітрі під час цвітіння алергізуючих рослин, усунення тварини з помешкання; ефективним може бути використання комбінованих методів боротьби з пиловими кліщами). Можна використовувати додатки для комп'ютерів або смартфонів, які містять персоналізовані календарі палінації, анкети-опитувальники симптомів АР і астми, а також терапевтичні рекомендації (напр., MASK-rhinitis, CARAT, The Allergy Diary by MACVIA-ARIA).

2. Полоскання або **розпилення у носі** фізіологічного розчину, гіпертонічної або стерильної морської води.

3. Показання для консультації отоларинголога: підозра на ускладнення або хронічне запалення приносових залоз, що не піддаються емпіричному лікуванню; рецидивуючі середні отити, одностороння симптоматика або резистентність до лікування, носові кровотечі, викривлення носової перетинки та інші анатомічні зміни, поліпи носа.

4. Показання до хірургічного лікування: резистентна до фармакологічного лікування гіпертрофія нижньої носової раковини, викривлення носової перетинки, що призводить до порушення функцій носа, ускладнення АР.

Фармакологічне лікування

Згідно рекомендацій ARIA (2016) для лікування сезонного АР можна застосувати назальний ГК — у монотерапії або в комбінації з пероральним чи назальним антигістамінним ЛЗ. При цілорічному АР рекомендовано лікування лише назальним ГК без антигістамінного ЛЗ (перорального чи назального). Вибір терапії залежить від доступності ЛЗ і від коштів, які може затратити пацієнт.

1. ГК

1) **інтраназальні** — беклометазон, будесонід, **флютиказону фуроат, мометазону фуроат, флютиказону пропіонат** (комбінований препарат з азеластином), 1–2 дози в кожну ніздрю 1 або 2×на день; найефективніші ЛЗ при АР, позитивно впливають на усі симптоми захворювання (також на очні); початок дії через 7–12 год від застосування, макс. ефект до 2 тиж. Довготривале застосування інтраназальних ГК є безпечним, а основними супутніми ускладненнями є сухість та незначні кровотечі з слизової оболонки носа;

2) **п/о** — напр., **преднізон** 20–40 мг 1×на день зранку, при дуже тяжкому АР можете призначити протягом кількох днів, за умови, що лікування інтраназальним ГК та антигістамінними ЛЗ було неефективним. Не призначайте в/м.

2. Антигістамінні ЛЗ — H₁-блокатори

1) **п/о** (ЛЗ та дозування →табл. 3-2) — особливо ефективні у пацієнтів із супутніми симптомами з боку кон'юнктиви; перевага надається ЛЗ з кращою переносимістю, напр., тим, що у меншій мірі викликають сонливість та порушення концентрації, не мають кардіотоксичності, менше взаємодіють з іншими ЛЗ та їжею;

2) **інтраназальні [преднізолон]** — азеластин, левокабастин; діють тільки місцево, рекомендовані при легкому АР, 1–2 дози у кожну ніздрю 2×на день, початок дії — через 15–20 хв; також доступні: диметинден, дифенгідрамін, мепірамін.

3) **у кон'юнктивальний мішок** — азеластин, емідастин, епінастин, кетотифен, олопатадин.

3. Антилейкотрієнові ЛЗ: монтелукаст п/о 10 мг 1×на день; можна призначати при сезонному АР, однак, препаратами вибору є інтраназальні ГК та антигістамінні ЛЗ.

4. Кромони: кромоглікату натрієва сіль інтраназально 4×на день (у кон'юнктивальний мішок 1–2 краплі 4–6×на день при очних симптомах); менш ефективні, ніж антигістамінні ГК та антигістамінні ЛЗ.

5. ЛЗ, що викликають спазм судин носової оболонки: з метою зменшення непрохідності носових шляхів в режимі «за потребою» можете призначити інтраназально (ефедрин, фенілефрин, нафазолін, ксилометазолін, оксиметазолін,

Таблиця 3-2. Пероральні антигістамінні ЛЗ (Н1-блокатори) II покоління, що призначаються при алергічному риніті

Діюча речовина	Дозування
цетиризин	10 мг 1×на день
дезлоратадин	5 мг 1×на день
фексофенадин[a]	120 мг 1×на день
левоцетиризин	5 мг 1×на день
лоратадин	10 мг 1×на день
рупатадин	10 мг 1×на день
біластин	20 мг 1×на день
[a] При хронічній ідіопатичній кропив'янці — доза 180 мг 1×на день	

тетризолін, тімазолін); не призначайте ЛЗ на довше, ніж 5 днів з огляду на ймовірність постмедикаментозного риніту або п/о (ефедрин, фенілефрин, псевдоефедрин); не призначайте вагітним, пацієнтам з артеріальною гіпертензією, серцевими захворюваннями, гіпертиреозом, аденомою простати, глаукомою, психічними хворобами, та пацієнтам, які приймають β-блокатори та інгібітори МАО; у багатьох хворих викликають безсоння).

6. Інтраназальні **антихолінергічні ЛЗ** зменшують кількість секрету, ефективні при лікуванні ідіопатичного риніту.

7. Алерген-специфічна імунотерапія (десенсибілізація): найефективніший метод лікування АР, спричиненого гіперчутливістю до інгаляційних алергенів. Зменшує/ліквідує симптоми захворювання та потребу прийому ЛЗ, а також 3-кратно зменшує ризик розвитку астми і алергії на інші інгаляційні алергени.

4. Кропив'янка

➡ ■ **ВИЗНАЧЕННЯ ТА ЕТІОПАТОГЕНЕЗ**

Набряк дерми внаслідок розширення та підвищення проникності кровоносних судин, що проявляється характерними пухирями.

Класифікація за тривалістю симптомів: гостра кропив'янка (<6-ти тиж.; 2/3 випадків) і **хронічна** (≥6-ти тиж.).

Класифікація за етіологією: ідіопатична кропив'янка (гостра і хронічна [з ангіоневротичним набряком, без ангіоневротичного набряку]) та **індукована**.

Індуковані кропив'янки:

1) **фізична:**
   а) **з посиленим дермографізмом** — тертя; пухирі з'являються через 1–5 хв (≈5 % населення);
   б) **холодова** — холодне повітря, вода, вітер;
   в) **відстрочена, внаслідок стиснення** — натискання на шкіру; пухирі та набряк глибоких шарів, що з'являються через 3–12 год, зазвичай болючі;
   г) **вібраційна** — напр. внаслідок вібрації пневматичного молотка;

д) **теплова** — локальне зігрівання;

е) **сонячна** — УФ промені або видиме світло;

2) **інші:**

а) **холінергічна** — підвищення температури тіла, напр., після фізичного навантаження або пасивного нагрівання тіла; круглі пухирі 2–4 мм, що з'являються через 2–20 хв, не пов'язана з анафілаксією (≈11 % населення);

б) **аквагенна** — контакт з водою;

в) **контактна** — латекс, харчові продукти (напр. горіхи, риба, молюски), хімічні речовини (напр., формальдегід в одязі, смоли, слина тварин, персульфат амонію у косметиці, харчових продуктах); найчастіше — гостра форма.

Інші види кропив'янок:

1) **харчова:**

а) алергічна — горіхи та арахіс, риба, молюски, пшениця, яйця, молоко, соя, різні фрукти;

б) неалергічна — полуниця, сир, шпинат, баклажан, омари та помідори (високий вміст гістаміну або викид ендогенного гістаміну), бактерії, синтезуючі гістамін у рибі з родини *Scombridae* (напр., тунець, макрель [скумбрія]);

в) спричинена харчовими добавками—напр., бензоати, сульфіти, глутамат натрію, пеніцилін, тетра-бутил-метоксифенол, біс(тетра-бутил)-п-метоксифенол, барвники;

2) **постмедикаментозна:**

а) алергічна — напр., пеніцилін та інші β-лактамні антибіотики, місцеві анестетики;

б) неалергічна — напр., АСК та інші НПЗП, котрі провокують загострення симптоматики у 20–80 % випадків хронічної ідіопатичної кропив'янки, рентгенконтрастні препарати, опіоїди, міорелаксанти;

3) **спричинена інгаляційними алергенами** — рідко; у частини пацієнтів з алергічним синдромом ротової порожнини (→табл. 4.32-1), котрі сенсибілізовані до інгаляційних алергенів, симптоми з'являються внаслідок перехресної реакції з харчовим алергеном (береза — яблука, лісові горіхи і помідори; полин — селера, яблука і ківі; амброзія — дині, банани);

4) **після укусу чи ужалення перетинчастокрилою комахою;**

5) **при інфекційних захворюваннях** — HAV, HBV, HCV, ВЕБ, ВІЛ, паразити ШКТ;

6) **хронічна аутоімунна** — аутоантитіла проти IgE або FcεRI;

7) **при сироватковій хворобі;**

8) **при аутоімунних захворюваннях** — напр., хвороба Хашимото, системний червоний вовчак, змішане сполучнотканинне захворювання;

9) **у вагітних** — сверблячка папульозна і плоска висипка;

10) **при злоякісних пухлинах** — особливо, при лімфопроліферативних новоутвореннях;

11) **при гіперпаратиреозі** (рідко);

12) **при рідкісних генетичних захворюваннях** —— напр., синдром Макла-Велса (кропив'янка, глухота, амілоїдоз).

В даний момент до кропив'янок не відносять **уртикарний васкуліт** і пігментну кропив'янку (з огляду на інший патомеханізм), **та анафілаксію фізичної напруги**, котра часто супроводжується шкірними висипаннями, які нагадують уртикарні, проте гігантських розмірів, а також ангіоневротичним набряком, порушеннями дихання, іноді з анафілактичним шоком

КЛІНІЧНА КАРТИНА ТА ПРИРОДНИЙ ПЕРЕБІГ

Пухирі при кропив'янці зазвичай сверблячі (інколи — болісні, пекучі), фарфорно-білі або рожеві, майже завжди оточені почервонінням, підвищені над поверхнею шкіри, швидко з'являються та, як правило, швидко (<24 год) зникають, не залишаючи змін на шкірі. Пухирі можуть зливатись, утворювати різноманітні форми, та займати значну поверхню шкіри. **Характеристика пухирів при кропив'янці** може свідчити про етіологію:

1) **вигляд (розміри, форма)** — напр. пухирі малих розмірів (1–3 мм) з широкою червоною облямівкою → холінергічна кропив'янка;
2) **розташування** — місце контакту з алергеном → контактна кропив'янка; відкриті частини шкіри, які зазнають впливу холоду або сонячного світла → холодова або сонячна кропив'янка, місце натискання → відтермінована кропив'янка внаслідок стиснення; волосиста шкіра голови, шия і верхня частина грудної клітки → аспіринова кропив'янка;
3) **час від контакту із подразником, що викликає появу пухирів** — напр. від кількох хвилин до кількох годин → алергічна або індукована кропив'янка; 3–12 год → кропив'янка внаслідок стиснення, кілька днів → кропив'янка при сироватковій хворобі;
4) **час тривання симптоматики** — напр. 1–4 год → алергічна кропив'янка; 30 хв до 2 год → більшість фізичних кропив'янок, 6–12 год → кропив'янка внаслідок стиснення.

Гостра кропив'янка може з'явитись раптово, протягом кількох хвилин або годин; характерним є швидке зникнення змін. При хронічній кропив'янці висипка може з'являтись щоденно або періодично (напр., 1×на тиж. або на міс.); протягом року часто спостерігається самостійна ремісія однак, може повторюватись циклічно протягом багатьох років.

→**ДІАГНОСТИКА**

Важливе значення у встановленні причини кропив'янки має анамнез, який обов'язково включає в себе:

1) визначення: коли, і за яких обставин вперше з'явилася кропив'янка;
2) частоту епізодів кропив'янки та визначення їх тривалості;
3) зв'язок з подорожами, зі способом проведення відпустки чи вихідних;
4) розміри, форму і розташування пухирів;
5) супутнє виникнення ангіоневротичного набряку;
6) ЛЗ та інші речовини (як призначені лікарем, так і доступні без рецепту, препарати лікарських рослин, вітаміни, дієтичні добавки), які пацієнт тривало вживав або вживав нещодавно;
7) зв'язок у часі між виникненням кропив'янки та контактом з їжею (споживання їжі, дотик до неї; у переважній більшості дорослих спроба ідентифікації харчового алергену не приносить результату);
8) зв'язок симптомів з потенційними фізичними факторами (напр., експозиція до низької чи високої температури, сонячного світла), з фізичним навантаженням або потовиділенням;
9) вірусні інфекції дихальних шляхів, печінки, інфекційний мононуклеоз;
10) контакт з тваринами;
11) професійний контакт з алергенами чи подразнюючими речовинами (напр., латекс, інші гумові вироби, косметичні засоби), запитайте про рід занять;
12) нещодавні укуси чи ужалення комахами;
13) контактна експозиція до алергену;
14) інгаляційна експозиція до алергену;

15) імплантація протезів/імплантів під час хірургічних втручань;

16) симптоми з боку всіх органів і систем (з метою виключення аутоімунних захворювань, лімфопроліферативних новоутворень, гормональних порушень, ШКТ тощо);

17) сімейний анамнез кропив'янки та атопії;

18) зв'язок з менструальним циклом;

19) психічний стрес (може підсилювати шкірні прояви), психічні захворювання;

20) шкідливі звички: тютюнопаління (вживання ароматизованого тютюну), алкоголю, вживання канабіноїдів;

21) виконані раніше діагностичні дослідження;

22) реакція на попереднє лікування.

Допоміжні дослідження

1. Дослідження крові:

1) морфологічне дослідження крові з мікроскопією мазка, ШОЕ, основні біохімічні дослідження, загальний аналіз сечі;

2) абсолютне число еозинофілів в периферичній крові — еозинофілія може свідчити про атопію або паразитарну інвазію;

3) АТПО і анти-ТГ або антинуклеарні антитіла — позитивний результат може свідчити про аутоімунну хворобу щитоподібної залози або системне захворювання сполучної тканини;

4) кріоглобуліни та компоненти системи комплементу — патологічні результати, можуть свідчити про системне захворювання сполучної тканини, злоякісну пухлину, хронічний гепатит;

5) інші — в залежності від підозрюваного основного захворювання.

2. Шкірні прик-тести і/або **визначення специфічних IgE:** проведіть для діагностики гострої кропив'янки, якщо анамнез вказує на інгаляційний чи харчовий алерген, ЛЗ або отруту комахи як етіологічний чинник кропив'янки.

3. Аплікаційні шкірні проби: проведіть, якщо анамнез вказує на контактну кропив'янку.

4. Провокаційні проби: проведіть, якщо підозрюєте якийсь конкретний тип кропив'янки:

1) **поверхнева подряпина шкіри** — при кропив'янці з посиленим дермографізмом у місці подряпини протягом кількох хвилин з'явиться почервоніння і набряк;

2) **з льодом** — прикладіть до шкіри передпліччя кубик льоду в пластиковому пакеті на 3–5 хв або помістіть руку пацієнта у посудину з водою і льодом [0–8 °C] на 5–15 хв; після припинення дії подразника, коли шкіра почне нагріватись, з'являться пухирі;

3) **з вологим обкладання при температурі тіла** — прикладіть до шкіри на 20 хв (аквагенна кропив'янка);

4) **натискання (з використанням кубика, ременя чи циліндра)** — виконайте стандартизоване натискання; при кропив'янці негайного типу внаслідок стиснення набряк з'явиться через 10–30 хв, а при відтермінованій кропив'янці стиснення — через 2–6 год;

5) **вібраційна** — прикладіть до шкіри пацієнта пристрій, що генерує вібрації;

6) **напруги** — проведіть (в умовах, що забезпечують можливість негайного втручання при виникненні анафілактичної реакції), якщо підозрюєте холінергічну кропив'янку. Для діагностики холінергічної кропив'янки можете використати занурення у воду з температурою 40–42 °C протягом 15–20 хв — зігрівання тіла не індукує кропив'янку в пацієнтів

з анафілаксією, що виникає внаслідок фізичного навантаження. Проба з навантаженням також показана при діагностиці анафілаксії після фізичного навантаження.

7) **світлова** — експозиція світлом;

8) **з їжею** — проведіть, якщо підозрюєте гіперчутливість до конкретних поживних речовин або харчових добавок →розд. 4.32;

9) **з ліками**.

5. Тест з аутосироваткою пацієнта: розгляньте при діагностиці хронічної кропив'янки; позитивний результат за присутності анти-IgE або анти-FcεRI аутоантитіл.

6. Біопсія шкіри: зважте у пацієнтів:

1) з підозрою на наявність уртикарного васкуліту (темно-червоні чи фіолетові пухирі, наявні >24 год, часто — болючі, захворювання на даний момент не відносять) до кропив'янки;

2) при підозрі на мастоцитоз;

3) при загальносистемних симптомах та пришвидшеній ШОЕ;

4) при стійкій до лікування хронічній ідіопатичній кропив'янці.

Діагностичні критерії

Діагноз кропив'янки встановлюється на підставі характерних уражень шкіри, а її етіологія — на підставі анамнезу та даних допоміжних досліджень. Причину хронічної кропив'янки вдається з'ясувати тільки в ≈20 % випадків.

Диференційна діагностика

Передусім потрібно виключити серйозні захворювання, що можуть супроводжуватись кропив'янкою →вище; а також наступні захворювання:

1) легка форма мультиформної еритеми — часто з'являються продромальні симптоми (слабкість, гарячка, біль у горлі, біль у м'язах та суглобах), після яких на кистях рук, стопах та розгинальних поверхнях кінцівок, а також на слизовій оболонці ротової порожнини з'являються кільцевидні екзантеми;

2) бульозний пемфігоїд (рідкісне аутоімунне захворювання шкіри);

3) герпетиформний дерматит — бульозне захворювання шкіри, що протікає зі свербежем та часто супроводжується безсимптомною глютеновою ентеропатією; везикули розташовані симетрично на ліктях, колінах, плечах, сідницях та на волосистій частині голови;

4) медикаментозні висипання;

5) сироваткова хвороба;

6) васкуліти;

7) мастоцитоз — після потирання шкіри у місці червоно-коричневих плям з'являються пухирі, розташовані лінійно, як бісер (симптом Дар'є);

8) ангіоневротичний набряк;

9) захворювання, що супроводжуються свербежем →розд. 1.38.

→ ЛІКУВАННЯ

Загальні поради

1. Уникати провокуючого фактора (напр., алергену, фізичного фактору тощо), якщо відомий. У випадку харчової кропив'янки призначте дієту з виключенням провокуючого фактора →розд. 4.26 (зникнення шкірних змін через 2–3 тиж.).

2. Уникати факторів, що неспецифічно посилюють або провокують кропив'янку: ЛЗ (ацетилсаліцилова кислота, інші НПЗП, опіоїди), алкоголь, стрес.

3. Лікування основного захворювання, якщо кропив'янка має вторинне походження.

Фармакологічне лікування

1. Антигістамінні ЛЗ: є базовим симптоматичним лікуванням у більшості пацієнтів. Призначте п/о H_1-блокатор, що не викликає сонливості; у випадку недостатньої ефективності також можете призначити п/о вищу дозу ЛЗ (допустиме 4-кратне підвищення рекомендованої дози).

Антигістамінні ЛЗ з підтвердженою ефективністю для лікування кропив'янки: біластин, цетиризин, дезлоратадин, фексофенадин, левоцетиризин, лоратадин і рупатадин (дозування →табл. 3-2). Не призначайте одночасно кілька різних антигістамінних препаратів. Стандартне лікування одним антигістамінним препаратом ефективне у <50 % пацієнтів із хронічною ідіопатичною кропив'янкою; незважаючи на призначення високих доз цих ЛЗ у 1/4–1/3 хворих кропив'янка рецидивує.

2. Інші ЛЗ: слід зважити застосування при кропив'янці, резистентній до наведеного вище лікування

1) монтелукаст 10 мг увечері — може бути ефективним при лікуванні хронічної ідіопатичної кропив'янки (дані, що підтверджують ефективність — неоднозначні);

2) циклоспорин — ефективний при лікуванні кропив'янки, резистентної до антигістамінних ЛЗ, проте з урахуванням небажаних ефектів призначайте тільки у тяжких, рецидивуючих випадках хронічної кропив'янки (напр. у пацієнтів, які часто приймають системні ГК);

3) моноклональне антитіло проти IgE, омалізумаб — ефективний в дозі 150–300 мг/міс. (незалежно від початкової концентрації IgE в сироватці крові) при лікуванні хронічної ідіопатичної кропив'янки, а також кропив'янок: від механічного стискання, тепловій холінергічній, сонячній і холодовій;

4) ГК: призначайте для терапії кропив'янки при сироватковій хворобі, слід зважити застосування при інших хронічних кропив'янках, які резистентні до лікування антигістамінними ЛЗ. Дозування: **преднізон [преднізолон]** п/о (або інший ГК в еквівалентній дозі) залежно від інтенсивності симптомів, напр., 30–40 мг зранку протягом кількох днів, потім зменшуйте дозу на 5 мг кожні 3 тиж., до відміни ЛЗ включно.

Специфічне лікування

1. Холодова кропив'янка: можете профілактично призначити антигістамінні ЛЗ (особливо ципрагіптадин) або доксепін.

2. Холінергічна кропив'янка: антигістамінні ЛЗ.

3. Відтермінована кропив'янка внаслідок стиснення: антигістамінні ЛЗ; у разі необхідності призначте впродовж короткого часу ГК п/о, дапсон, НПЗП або сульфасалазин.

5. Ангіоневротичний набряк

→ ВИЗНАЧЕННЯ ТА ЕТІОПАТОГЕНЕЗ

Ангіоневротичний набряк АН [англ. — AE] — набряк підшкірної або підслизової клітковини, що виникає внаслідок розширення та підвищення проникності кровоносних судин, найчастіше наростає протягом кількох хвилин або годин, обмежений, не симетричний, зазвичай розташований в ділянках повік, кутів рота (рис. 5-1), статевих органів та дистальних частин кінцівок, а також на слизовій оболонці верхніх дихальних шляхів та ШКТ.

АН, асоційований з кропив'янкою:

1) **алергічний** — ЛЗ (напр., пеніцилін та сульфаніламіди), їжа (особливо — арахіс, волоські горіхи, морепродукти, молоко, курячі яйця, продукти,

що містять алергени і мають перехресну алергічну реакцію з латексом (напр., ківі, банани, авокадо та харчові каштани), латекс, отрута комах;

2) **неалергічний** — НПЗП, рентгенконтрастні препарати, ідіопатична еозинофілія/гіпереозинофільний синдром, фізичні фактори (як супутнє захворювання при вібраційній кропив'янці, холодовій, холінергічній або сонячній), ідіопатичний;

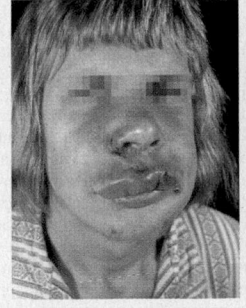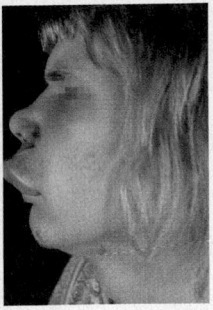

Рис. 5-1. Ангіоневротичний набряк

АН без супутньої кропив'янки — спадковий (САН [англ. — HAE]):

1) **асоційований з дефіцитом/зниженою активністю C1-INH** (C1-INH-HAE):

   а) **I тип** — знижена концентрація C1-INH внаслідок мутації з аутосомно-домінантним успадкуванням або нової мутації;

   б) **II тип** — знижена активність C1-INH при нормальній концентрації C1-INH;

2) **асоційований з мутацією фактора XII** (FXII-HAE) — аутосомно-домінантне успадкування

3) **з невідомою етіологією** (U-HAE) — проявляється сімейно, мутація невідома.

АН без супутньої кропив'янки — набутий (НАН [англ. — AAE]):

1) **ідіопатичний гістамінергічний** (реагує на лікування антигістамінними ЛЗ; IH-AAE) — викид гістаміну з мастоцитів і/або базофілів шкіри;

2) **ідіопатичний негістамінергічний** (не реагує на лікування антигістамінними ЛЗ; InH-AAE) — за участі брадикініну, механізм невідомий;

3) **асоційований з дефіцитом інгібітора C1-INH** (C1-INH-AAE) — знижена концентрація C1-INH при системних захворюваннях та лімфопроліферативних новоутвореннях, або поява аутоантитіл проти C1-INH;

4) **асоційований з прийомом ІАПФ** (ACEI-AAE) — внаслідок пригнічення інактивації брадикініну.

→ **КЛІНІЧНА КАРТИНА ТА ПРИРОДНИЙ ПЕРЕБІГ**

1. АН, асоційований з кропив'янкою (у 40–50 % дорослих хворих АН з супутньою кропив'янкою): може з'явитись на будь-якій частині тіла, хоча найчастіше виникає на обличчі, кінцівках і статевих органах. У тяжких випадках з'являється набряк язика, горла або гортані, що призводить до виникнення гострої дихальної недостатності та може становити загрозу життю. Симптоми неалергічного АН (напр. спричиненого прийомом НПЗП) не відрізняються від симптомів алергічного АН.

2. C1-INH-HAE або C1-INH-AAE: C1-INH-HAE зазвичай маніфестуться в 1-ій або 2-ій декаді життя. Симптоми можуть виникати самостійно, але у ≈50 % хворих з'являються під впливом провокуючого фактора, такого як: психологічний стрес, незначна травма (напр., стоматологічне втручання), менструація, вагітність, прийом деяких ЛЗ (напр. пероральні контрацептиви, ІАПФ), інфекції. Більшість хворих відчуває симптоми-предвісники (зміна настрою, дратівливість, тривога, скрайнє виснаження, біль голови, нудота). **Периферичний набряк шкіри** (повік, губ, язика, кистей рук, стоп, сідниць, калитки) зазвичай у вигляді одного добре відмежованого вогнища, рідше кількох вогнищ незначних розмірів; зазвичай шкіра в ділянці набряку є блідою. Інколи на шкірі з'являється почервоніння у формі серпантину, без супутнього свербіжу. Шкірні зміни можуть бути болючими. Набряк наростає повільно протягом 12–36 год та зберігається зазвичай протягом 8–72 год (інколи протягом кількох днів), потім поступово минає самостійно. Свербіж не виникає. При рецидивах набряк часто з'являється у тих самих місцях, тому шкіра розтягується і поступово втрачає еластичність. Шлунково-кишковий набряк проявляється у 70–80 % відсотків хворих, часто одночасно зі змінами на шкірі. Гострий набряк стінки кишки може бути причиною болю в животі (інколи сильного), нудоти, блювання або діареї. Напад раптового болю може бути єдиним симптомом АН і нагадувати «гострий живіт»; трапляється, що пацієнтам проводять непотрібні хірургічні втручання — апендектомію або діагностичну лапаротомію (введення концентрату С1-INH дозволяє віддиференціювати «гострий живіт» від АН). У немовлят симптоми з боку черевної порожнини можуть нагадувати напад кишкової коліки. Набряк гортані і/або глотки — відчуття стискання, утруднене ковтання, зміна голосу та наростання задишки свідчать про наростання гострої непрохідності дихальних шляхів, що становить загрозу для життя.

3. IH-AAE: набряк наростає швидко (макс. до 6 год), охоплює обличчя, рідко дихальні шляхи і ШКТ, та зазвичай не загрожує життю.

4. FXII-HAE: виникає переважно у жінок, симптоми з'являються в період статевого дозрівання, після початку прийому гормональних контрацептивів або замісної гормональної терапії, а також під час вагітності. З віком частота і тяжкість симптомів зменшується; прояви можуть повністю зникнути у віці 70–80 років.

5. ACEI-AAE: виникає в 0,3 % пацієнтів, що приймають ІАПФ, та у 0,13 % у пацієнтів, що приймають БРА, частіше у жінок, та у віці після 65 років, у 3–4 рази частіше в осіб негроїдної раси, порівняно з європеоїдною, у ≈50 % випадків з'являється на 1-му тижні прийому препарату, не залежить від різновиду ІАПФ/БРА або його дози. Набряк найчастіше охоплює губи, повіки, ротову порожнину (язик), глотку і гортань, рідко ШКТ.

ДІАГНОСТИКА

Діагностичний алгоритм при АН, що асоційований з кропив'янкою (наявність кропив'янки виключає діагноз С1-INH-HAE та С1-INH-AAE) →розд. 17.4. У пацієнтів без супутньої кропив'янки передусім з'ясуйте, чи вони приймають ІАПФ, БРА або НПЗП (зникнення набряку після відміни ІАПФ має вирішальне діагностичне значення). Зберіть детальний сімейний анамнез відносно виникнення набряків у родичів пацієнта. При підозрі на дефіцит С1-INH →рис. 5-2.

У пацієнтів віком >30-ти років необхідно виключити злоякісні новоутворення та системні захворювання сполучної тканини.

Допоміжні дослідження: АН, асоційований з кропив'янкою →розд. 17.4. При АН без кропив'янки, особливо у випадку рецидивуючого набряку, проведіть дослідження компонентів комплементу →рис. 5-2. У випадку хронічного або рецидивуючого АН без очевидної причини — зважте проведення наступних досліджень: загальний аналіз крові з мікроскопією мазка, ШОЕ, СРБ, D-димер, загальний аналіз сечі, антинуклеарні антитіла, дослідження щитовидної залози (особливо у випадках захворювань щитовидної залози або інших аутоімунних хвороб в сімейному або індивідуальному анамнезі). При болях в животі може бути показаним проведення РГ, УЗД або КТ черевної порожнини, а у разі симптомів зі сторони дихальної системи — РГ грудної клітки (при АН рідко візуалізує наявність рідини в плевральній порожнині).

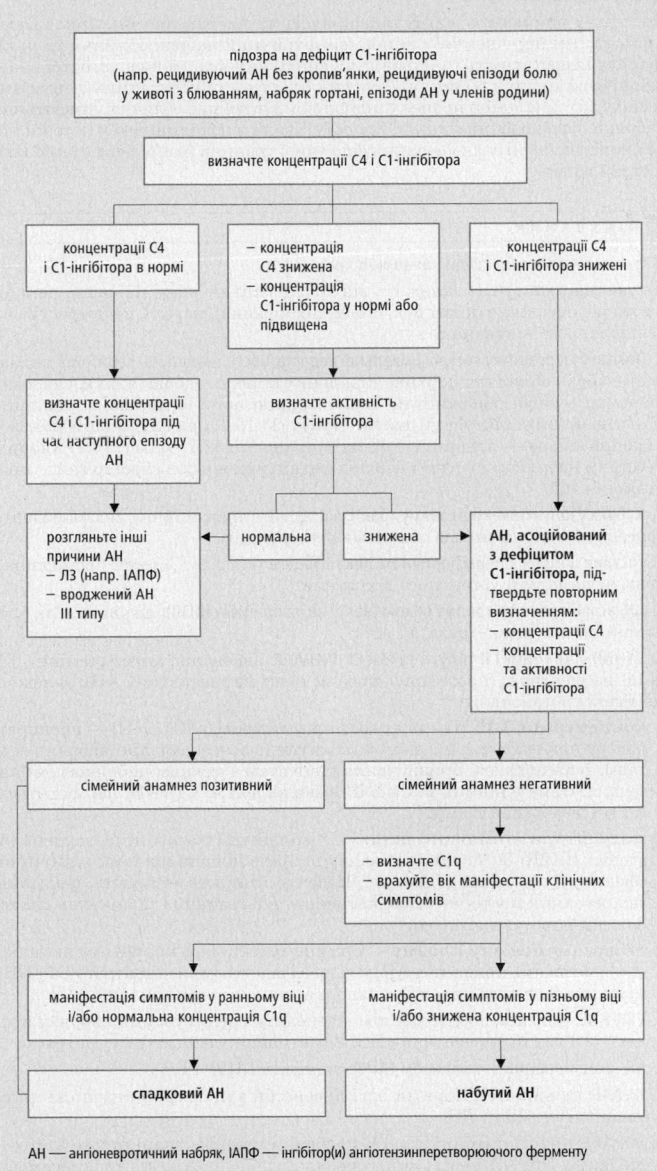

Рис. 5-2. Діагностичний алгоритм при підозрі на дефіцит С1-інгібітора як причини ангіоневротичного набряку

Диференційна діагностика

Передусім виключіть гостру анафілаксію та набряк гортані, крім цього: гормональні порушення у жінок (симетричний набряк обличчя та рук), серцеву недостатність (пастозність), синдром верхньої порожнистої вени (хронічний набряк обличчя), гострий алергічний контактний дерматит, бешиху або запальний процес у підшкірній клітковині обличчя, лімфатичні набряки, оперізуючий лишай, Хворобу Крона з локалізацією у ротовій порожнині, системні захворювання сполучної тканини (напр. дерматоміозит), гострий живіт.

➔ ЛІКУВАННЯ

Лікування на гострій стадії захворювання

Лікування нападу АН залежить від локалізації набряку; набряки, локалізовані периферично (кисті рук, стопи, промежина), можуть не потребувати невідкладного лікування.

1. При загрозі розвитку гострої дихальної недостатності: наявність стридору та значний набряк обличчя і верхніх дихальних шляхів (набряк язика, слизової оболонки ротової порожнини і горла, захриплість) → прийміть рішення відносно негайної інтубації трахеї →розд. 24.19.1; при АН, асоційованому з кропив'янкою — алгоритм дій, як при анафілаксії →розд. 17.1. Хворих з гострим набряком глотки і верхніх дихальних шляхів спостерігайте протягом ≥24 год.

2. Набряк у шлунково-кишковому тракті: застосуйте анальгетичну, спазмолітичну, протиблювотну терапію, а також в/в регідратацію.

3. Гострий набряк з периферичною локалізацією (кисті рук, стопи, промежина) може не вимагати ургентного лікування.

4. АН, асоційований з кропив'янкою (напр. після прийому НПЗП): лікування, як при гострій кропив'янці →розд. 17.4.

5. C1-INH-НАЕ I типу і II типу, а також C1-INH-AAE: адреналін, антигістамінні ЛЗ та ГК неефективні (проте призначте їх, якщо не знаєте типу АН); залежно від тяжкості призначте:

1) **концентрат C1-INH** — препарат плазми крові (pdC1-INH) — препарат вибору при набряку, що загрожує життю (в основному при набряку гортані), зважте також призначення пацієнтам з тяжким набряком стінки кишки. Одна одиниця pdC1-INH є еквівалентом C1-INH, що міститься в 1 мл людської плазми.

2) **модулятори кінінового шляху** — екалантид і ікатибант (селективний агоніст BK2R) 30 мг п/ш у складку шкіри в ділянці живота; клінічний ефект до 4 год після введення. Якщо симптоми не зникають, показане застосування повторних доз ікатибанту в 6-годинних проміжках (макс. 3 ін'єкції протягом 24 год).

3) **свіжозаморожену плазму** — призначте (400 мл) в крайньому випадку при найтяжчих приступах АН, тільки за відсутності концентрату C1-INH; може призвести до парадоксального посилення симптоматики АН.

6. FXII-НАЕ: описано позитивну дію ікатибанту і регресування набряку протягом 1–2-х год після введення ЛЗ. Ефективність даназолу є сумнівною.

7. АН, асоційований з прийомом ІАПФ: відмініть ІАПФ і БРА.

8. ІН-ААЕ: призначте ГК в/в чи п/о і адреналін в/м, профілактично застосовуйте антигістамінні ЛЗ.

9. InH-AAE: антигістамінні ЛЗ, ГК і адреналін неефективні (проте застосовуйте, якщо тип АН невідомий); профілактично призначте транексамову кислоту п/о (3 г/добу).

Довготривале лікування

1. АН, асоційований з кропив'янкою →розд. 17.4.

2. C1-INH-HAE I типу і II типу

1) **уникання провокуючих факторів**;

2) **короткочасна профілактика у пацієнтів, яким проводять втручання, асоційовані з компресією або порушенням цілісності верхнього сегменту ШКТ чи дихальних шляхів:**

    а) за 1–6 год до операції введіть концентрат C1-INH в дозі, відповідній до ваги, як при лікуванні гострого періоду НАН. Приготуйте наступну дозу, яку при потребі введіть під час операції;

    б) якщо концентрат C1-INH недоступний → даназол (2,5–10 мг/кг/добу, макс. 600 мг/добу) за 5 днів до і 2 дні після операції, можна також ввести свіжозаморожену плазму.

3) **довготермінова профілактика** — проведення залежить від частоти приступів (зазвичай >1/міс.), їх тяжкості, якості життя пацієнтів, доступності медичної допомоги і ефективності лікування гострого набряку:

    а) концентрант C1-INH — препарат вибору, також при вагітності і годуванні грудьми;

    б) даназол — тривале застосування андрогенів може привести до приросту ваги, порушень менструального циклу або аменореї і вірилізації у жінок, зниження лібідо, акне, втоми, болю голови, артеріальної гіпертензії, холестазу і порушень функції печінки. Показано систематично (кожні ≈6 міс.) визначати функцію печінки і ліпідограму. Не використовуйте андрогени під час вагітності і годування грудьми, а також у пацієнтів з раком простати. При тривалому застосуванні не перевищуйте дозу 200 мг/добу (сер. 100–200 мг/добу); через місяць лікування збільшіть або зменшіть дозу, залежно від клінічного стану.

    в) транексамова кислота (менш ефективна, ніж андрогени, застосовуйте лише при недоступності концентрату C1-INH і протипоказаннях до даназолу) 30–50 мг/кг/добу, розділених на в 2 або 3 прийоми.

3. FXII-HAE: жінки з даним захворюванням не можуть приймати естрогенів (контрацептиви, гормональна замісна терапія).

4. C1-INH-AAE: лікування не відрізняється від лікування C1-INH-HAE I типу і II типу; необхідне лікування основного захворювання, іноді проведення плазмаферезу та призначення цитостатиків, андрогенів і транексамової кислоти.

1. Вірусні захворювання

1.1. Грип

Сезонний грип — щорічне захворювання в епідемічний період, викликане типовими вірусами грипу, які зустрічаються серед людей. У північній півкулі сезон грипу зазвичай триває 3 місяці і припадає на період з жовтня до квітня, натомість у південній півкулі — з травня до вересня. **Пандемічний грип** — захворювання, що виникають кожні кільканадцять або кількадесят років у вигляді світових епідемій (пандемії), що викликаються новими, невідомими раніше серед людей, підтипами або варіантами вірусу, напр., т. зв. іспанка (у 20-х роках XX ст.). Інфекція поширюється дуже швидко — під час пандемії кількість захворювань у декілька разів вища, ніж під час звичайної епідемії сезонного грипу. Про оголошення пандемії вирішує ВООЗ на підставі географічного поширення інфікування новим типом вірусу, а не тяжкості перебігу грипу.

1. Етіологічний фактор: вірус грипу. Епідемічне захворювання у людей викликають типи А і В. Тип А поділяється на підтипи в залежності від антигенної специфічності 2 поверхневих білків — гемаглютиніну (H) і нейрамінідази (N). Сезонний грип найчастіше викликають віруси підтипів H1N1 і H3N2 (у деякі сезони H2N2), рідше — віруси грипу В (у середньому 20 % захворювань). Вірус грипу А характеризується значною антигенною мінливістю, що створює ризик захворювання кожного року і необхідність щорічного оновлення складу вакцин. Серед людей за останні роки зареєстровано спорадичні випадки захворювань, викликаних вірусами пташиного грипу (потенційно пандемічні типи), обтяжених високим ризиком ускладнень і високою смертністю (переважно в Азії та Єгипті [H5N1], нещодавно у Китаї [H7N9]). У червні 2009 р. ВООЗ оголосила пандемію, викликану новим варіантом вірусу грипу H1N1pdm09 (попередня назва — A/H1N1v, т. зв. свинячий грип), який домінував у сезоні 2009/2010, майже повністю витіснивши попередні підтипи сезонного грипу. У наступних сезонах цей варіант зустрічається і надалі, хоча й у меншому відсотку. Сезони грипу є дуже мінливими.

2. Патомеханізм: віруси грипу А зв'язуються за посередництвом гемаглютиніну з епітеліальними клітинами верхніх і нижніх дихальних шляхів, а потім розмножуються в них, що призводить до набряку та некрозу епітелію трахеї, бронхів та бронхіол. Не виникає віремії, а загальні симптоми є наслідком дії цитокінів, вивільнених при запальній реакції. Винятком є позалегенева реплікація вірусу пташиного грипу підтипу H5N1. Цикл реплікації триває 6–12 годин. У порівнянні з типовими вірусами грипу, вірус A/H1N1pdm09 має більшу спорідненість до епітеліальних клітин нижніх дихальних шляхів, глибше проникає в дихальну систему та інфікує легеневі альвеоли.

3. Резервуар та шляхи передачі: віруси грипу А — люди, також деякі тварини (напр., свині, морські свацці, коні, котячі, собаки, домашні та дикі птахи); інфекція поширюється повітряно-крапельним шляхом (можливе також зараження через контакт із інфікованими предметами). **Пташиний грип:** резервуар — хворий птах; зараження людини можливе через безпосередній, близький контакт із хворим чи мертвим птахом (дотик), вживання сирого або недостатньо термічно обробленого м'яса або сирих яєць хворих птахів.

4. Фактори ризику інфікування:
1) тривале перебування на близькій відстані (до 1,5–2 м) від хворого на грип без захисту (захисна маска для обличчя), будь-який контакт «обличчям до обличчя» без маски;

2) безпосередній контакт із пацієнтом або інфікованою особою, або із зараженими предметами;

3) недостатня гігієна рук;

4) доторкання інфікованими руками ділянки рота, носа та очей;

5) перебування у місцях значного скупчення людей у сезон захворюваності на грип.

5. Інкубаційний період та період заразливості: інкубаційний період триває 1–7 днів (у середньому — 2 дні). Період заразливості у дорослих — 1 день перед і до 5 днів після появи симптомів (іноді, навіть, до 10 днів), а в малих дітей — декілька днів перед і ≥10 днів після появи симптомів. Хворі з тяжкими порушеннями імунітету можуть виділяти вірус протягом декількох тижнів або місяців.

→ **КЛІНІЧНА КАРТИНА ТА ПРИРОДНИЙ ПЕРЕБІГ**

Раптова поява симптомів:

1) загальних — гарячка, озноб, виражена слабкість, міалгії, головний біль (найчастіше у лобній та ретробульбарній ділянках), відчуття розбитості та погане загальне самопочуття;

2) з боку дихальної системи — біль у горлі, симптоми риніту (як правило, не особливо виражені), сухий і надсадний кашель;

3) інших (рідше) — симптоми ларингіту або середнього отиту, нудота, блювання, легка діарея.

У літніх осіб головними симптомами можуть бути значна слабкість або порушення свідомості. Захворювання, як правило, самостійно минає через 3–7 днів, але кашель і відчуття розбитості можуть утримуватися ≥2 тиж. До 50 % випадків інфікування мають безсимптомний перебіг.

→ **ДІАГНОСТИКА**

Допоміжні дослідження

Ідентифікація етіологічного чинника: виявлення генетичного матеріалу вірусу (ПЛР у реальному часі [RT-PCR]), імунофлюоресцентний аналіз (прямий [DFA] та непрямий [IFA] методи), швидкі діагностичні тести на вірусний антиген (RIDT), виділення вірусу в культурі та швидке антигенне тестування у матеріалі з носа та з глотки (аспірат, змив, мазок; проби з носа і горла необхідно поєднати). Загалом це не обов'язково, однак розглядають можливість проведення даних тестів у хворих із групи підвищеного ризику ускладнень, або у випадку тяжкої (ускладнення чи прогресуючої грипоподібної хвороби, або інших показів до госпіталізації — результат впливає на спосіб лікування. Найбільш точним методом є ПЛР у реальному часі (RT-PCR, матеріал забирають тампоном, який виготовлено повністю зі штучного волокна, не може містити бавовни, вати й дерева). Недотримання вимог щодо вибору матеріалу, способу й часу його забору, умов зберігання і транспортування можуть дати хибно-негативний результат. У разі сильної клінічної підозри розглядають можливість повтору дослідження. У разі ураження нижніх дихальних шляхів дослідження аспірату з трахеї та бронхів має більшу діагностичну цінність. Швидкі тести (RIDT) на наявність антигену вірусу грипу характеризуються високою специфічністю (у середньому 98 %), але помірною чутливістю (50–60 %, вища у дітей), тому негативний результат не виключає інфікування, особливо якщо клінічна картина та епідеміологічні дані вказують на грип. Час очікування на результат тесту: культивування 3–10 днів, імунофлюоресцентний метод 1–4 год, RT-PCR 1–6 год, швидкі тести на наявність антигену <30 хв.

Серологічні дослідження не мають суттєвого практичного значення.

Діагностичні критерії

1. Діагностика інфекції (лабораторно підтверджений грип): наявність позитивного результату вірусологічного дослідження є основою для встановлення діагнозу.

2. Протягом епідемічного сезону необхідно підозрювати грип у кожного пацієнта з лихоманкою і симптомами з боку дихальної системи (біль у горлі, риніт та/або кашель). На основі клінічної картини можна діагностувати лише т. зв. грипоподібне захворювання (багато мікроорганізмів викликають подібні симптоми).

3. Класифікація тяжкості захворювання:

Тяжкий випадок або ускладнення грипу (показ до госпіталізації) — окрім типових симптомів, також ≥1 із наступних станів:

1) захворювання нижніх дихальних шляхів (пневмонія) — клінічні симптоми (тахіпное та інші симптоми ядухи гіпоксія) та/або рентгенологічні ознаки;

2) симптоми з боку нервової системи — судоми (у т. ч. гіпертермічні), розлади свідомості та енцефалопатія, енцефаліт, вогнищевий неврологічний дефіцит, синдром Гійена-Барре, гострий поперечний мієліт;

3) вторинні ускладнення, у т. ч. міокардит, ниркова недостатність, поліорганна недостатність, сепсис і септичний шок, рабдоміоліз;

4) загострення основного хронічного захворювання, у т. ч.: бронхіальної астми, ХОЗЛ, ішемічної хвороби серця, хронічної серцевої, печінкової або ниркової недостатності, цукрового діабету;

5) інші, не згадані вище тяжкі стани, що вимагають госпіталізації;

6) будь-який симптом прогресування хвороби (→нижче).

Прогресуюча хвороба — поява тривожних симптомів у пацієнтів, які вже раніше звернулися до лікаря з приводу неускладненого грипу. Погіршення стану пацієнта може розвинутись дуже швидко (напр., протягом 24 год); поява тривожних симптомів є показом до негайної верифікації способу лікування пацієнта, а у більшості випадків також до госпіталізації (→нижче, пункт 1–3). **Тривожні симптоми:**

1) суб'єктивні, об'єктивні та лабораторні симптоми дихальної та/або серцевої недостатності: задишка, ціаноз, кровохаркання, біль у грудній клітці, гіпотензія, зниження насичення гемоглобіну киснем;

2) симптоми, що вказують на ускладнення зі сторони ЦНС — порушення свідомості, втрата свідомості, патологічна сонливість, рецидивуючі або персистуючі напади судом, значне зниження м'язової сили, парез або параліч;

3) симптоми тяжкого зневоднення — запаморочення і знепритомнення під час спроби прийняти вертикальне положення, патологічна сонливість та інші порушення свідомості, знижений діурез;

4) лабораторні та/або клінічні симптоми тривалочої вірусної інфекції, або вторинного бактеріального інфікування;

5) утримання або рецидив високої гарячки або інших симптомів через 3 дні.

Диференційна діагностика

Застуда та інші вірусні інфекції дихальних шляхів, бактеріальні інфекції дихальних шляхів, загострення ХОЗЛ або бронхіальної астми, інфекційний мононуклеоз, гостра ВІЛ-інфекція, гострий мієлолейкоз, малярія, бабезіоз.

➡ ЛІКУВАННЯ

Алгоритм дій →рис. 1-1 та рис. 1-2.

Симптоматичне лікування

1. Ліжковий режим, прийом великої кількості рідини, ізоляція хворого (особливо від осіб із групи підвищеного ризику ускладнень грипу).

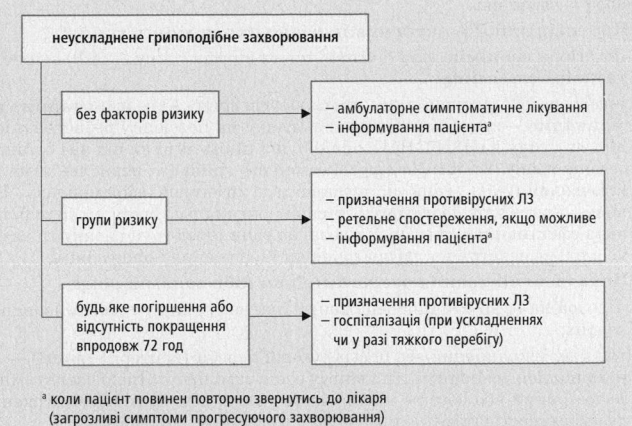

^a коли пацієнт повинен повторно звернутись до лікаря
(загрозливі симптоми прогресуючого захворювання)

Рис. 1-1. Початковий клінічний алгоритм при неускладненому грипоподібному захворюванні або грипі (за ВООЗ, 2009)

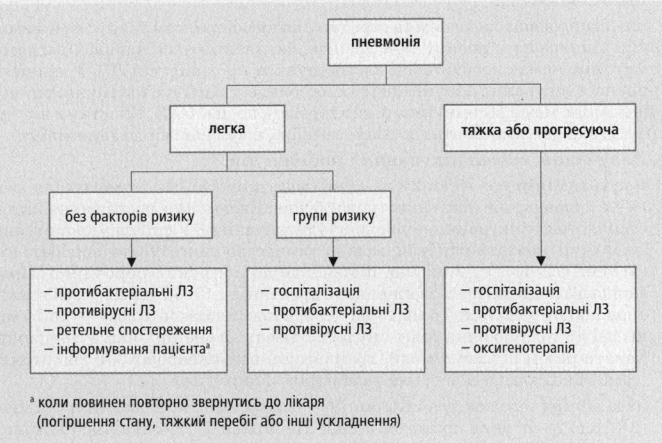

^a коли повинен повторно звернутись до лікаря
(погіршення стану, тяжкий перебіг або інші ускладнення)

Рис. 1-2. Початковий клінічний алгоритм при грипі із супутньою пневмонією (за ВООЗ, 2009)

2. Антипіретики та анальгетики: парацетамол, НПЗП (напр., ібупрофен); не призначайте ацетилсаліцилову кислоту дітям та молоді до 18 р. (ризик розвитку синдрому Рея).

3. При необхідності: ЛЗ проти кашлю (в легших випадках — столова ложка меду перед сном), деконгестанти, ізотонічні або гіпертонічні розчини солі для інтраназального застосування.

4. ЛЗ загального застосування, такі як вітамін С та рутозид, не ефективні.

5. Хворого з дихальною недостатністю слід перевести до центру проведення екстракорпоральної мембранної оксигенації (ЕКМО).

Етіологічне лікування

1. Противірусні ЛЗ, активні виключно проти вірусу грипу:

1) інгібітори нейрамінідази (активні проти вірусів грипу А та В) — **озельтамівір** і **занамівір**;

2) інгібітори М2 (активні лише проти вірусів грипу А) — **амантадин** і **римантадин** — не рекомендовані з огляду на повсюдну резистентність вірусів грипу А (H3N2, H1N1pdm09), які циркулювали під час останніх сезонів грипу. Усі штами вірусів сезонного грипу (за нечисленними виключеннями) є на даний час чутливими до інгібіторів нейрамінідази. Чим швидше розпочато противірусну терапію (оптимально протягом 48 год), тим вона ефективніша, тому при підозрі на грип серед груп ризику та тяжко хворих, не чекайте на лабораторне підтвердження інфікування.

2. Покази до лікування озельтамівіром (або занамівіром):

1) підозра на грип або підтверджений діагноз грипу у госпіталізованих хворих;

2) тяжкий, ускладнений або прогресуючий перебіг (критерії →вище) — якнайшвидше розпочніть лікування озельтамівіром. Якщо озельтамівір недоступний або його не можна застосувати, або у разі підтвердження резистентності штаму до цього ЛЗ → призначте занамівір

3) у випадку обґрунтованої клінічної підозри або лабораторного підтвердження грипу в осіб із групи підвищеного ризику тяжкого перебігу та ускладнень (→нижче) починайте лікування озельтамівіром (або занамівіром) якнайшвидше після появи симптомів, незалежно від їх тяжкості, оптимально впродовж 48 год.

У більшості хворих із легким та середньотяжким перебігом грипу за межами групи підвищеного ризику та пацієнтів, які звертаються в період регресії симптомів, немає необхідності застосовувати противірусні ЛЗ. У процесі тривалого лікування озельтамівіром, особливо у пацієнтів із імунними порушеннями, може розвинутися резистентність до цього ЛЗ. Усі штами вірусу А/H1N1pdm09, резистентні до озельтамівіру, є чутливими до занамівіру.

3. Дозування, схеми лікування і побічна дія:

1) **озельтамівір** п/о 75 мг 2×на день (доза для осіб >40 кг маси тіла або >12 р.); стандартне лікування триває 5 днів. Якщо немає покращення після стандартного лікування → пролонгуйте лікування. У випадку хворих, які не можуть ковтати капсули, можна тимчасово приготувати пероральну суспензію із вмісту капсули, відповідно до інструкції виробника. При нирковій недостатності із кліренсом креатиніну 10–30 мл/хв — зменшіть терапевтичну дозу до 75 мг 1×на день, а профілактичну дозу — до 75 мг кожні 48 год. Побічна дія — нудота/блювання (менші, якщо препарат давати разом прийомом їжі), транзиторні психоневрологічні симптоми (самоушкоджуюча поведінка та/або маячні розлади);

2) **занамівір** (порошок для інгаляцій) — рекомендовано 2 дози інгаляційно (2×5 мг) 2×на день протягом 5 днів. Не можна застосовувати занамівір для інгаляцій шляхом небулізації (містить лактозу, яка може пошкодити небулайзер); протипоказаний у пацієнтів із хронічними захворюваннями легень (бронхіальна астма, ХОЗЛ) або серця. Побічні ефекти — бронхоспазм. У пацієнтів з тяжкою нирковою недостатністю немає необхідності змінювати дозу.

Стаціонарне лікування

Показане при тяжкому або прогресуючому перебігу грипу →вище.

1. Первинний огляд пацієнта:

1) у кожного пацієнта проводьте моніторинг SpO_2, при пневмонії підтримуйте його значення >90 %, у деяких випадках (напр., при вагітності, у дітей) при значеннях у межах 92–95 % — може бути потрібна оксигенотерапія;

2) у випадку задишки виконай РГ органів грудної клітки;

3) проведіть (або повторіть) дослідження у напрямку вірусу грипу (ПЛР у реальному часі [RT-PCR]). У заінтубованих пацієнтів для дослідження слід надіслати вміст з носа і глотки, а також аспірат з трахеї. У випадку негативного результату у пацієнта зі значною клінічною ймовірністю інфікування повторюйте дослідження кожні 48–72 год;

4) часто оцінюйте стан пацієнта (може різко погіршитися).

2. Після прийому пацієнта негайно розпочніть емпіричну терапію озельта-мівіром (або іншим противірусним ЛЗ першого вибору, якщо у даному сезоні змінено рекомендації) — загалом, після появи ускладнень, які є показами до госпіталізації, треба його приймати >5 днів до ≥10 днів (або до часу ствердження на основі регресу клінічних симптомів та/або результатів ві-русологічних досліджень, що реплікація вірусу вже припинилася). У випадку персистенції симптомів тяжкого перебігу грипу незважаючи на лікування озельтамівіром у пацієнта з підтвердженим інфікуванням вірусом грипу розгляньте занамівір або перамівір в/в.

3. Пневмонія (особливо тяжка) при грипі — крім противірусного лікуван-ня озельтамівіром, призначте емпіричну антибіотикотерапію відповідно до рекомендацій для позагоспітальної пневмонії. Бактеріальну пневмонію у хворих на грип найчастіше спричиняють *Staphylococcus aureus* та пнев-мококи, але є кожному випадку проведіть стандартну бактеріологічну ді-агностику. Не рекомендується профілактичне застосування антибіотиків. Якщо клінічна оцінка та результати мікробіологічних досліджень не вказують на бактеріальну інфекцію у пацієнта із лабораторно підтвердженим грипом, розгляньте можливість відміни антибіотику.

4. При наявності показів (напр. ГРДС) — механічна вентиляція.

5. ГК: можуть знизити летальність дорослих пацієнтів з тяжкою пневмонією, проте при лікуванні вірусної пневмонії рутинне використання не реко-мендується у зв'язку з ризиком розвитку серйозних небажаних наслідків, у т. ч. опортуністичних інфекцій. У випадку септичного шоку, який вимагає застосування вазопресорних ЛЗ, розгляньте використання ГК у малих до-зах →розд. 18.8.

➡ УСКЛАДНЕННЯ

1) пневмонія:

   а) первинна грипозна — не спостерігається регрес симптомів грипу; най-частіше вірусна причина пневмонії з тяжким перебігом під час епіде-мічного сезону грипу, може перебігати як ГРДС;

   б) вторинна бактеріальна, викликана *Streptococcus pneumoniae, S. aureus* або *H. influenzae* — в період регресу симптоматики грипу або у фазі реконвалесценції (повторна лихоманка і посилення задишки, кашлю, слабкості);

2) стрептококова ангіна;

3) загострення супутнього хронічного захворювання;

4) рідко — менінгіт і енцефаліт, енцефалопатія, поперечний мієліт, синдром Гійєна-Барре, міозит (в крайніх випадках із міоглобінурією та нирковою недостатністю), міокардит, перикардит, сепсис та поліорганна недостат-ність;

5) дуже рідко (зазвичай у дітей) синдром Рея — часто пов'язаний із прийомом препаратів ацетилсаліцилової кислоти.

Фактори ризику тяжкого перебігу та ускладнень (у т. ч. госпіталізації та смерті):

1) вік >65 р. або <5 р. (особливо до 24 міс.);

2) вагітність (особливо ІІ та ІІІ триместр) та перші 2 тижні після пологів;

3) ожиріння значного ступеню (ІМТ ≥40);

4) деякі хронічні захворювання (без врахування віку): легень (напр., ХОЗЛ, бронхіальна астма), серця (напр., коронарна хвороба, застійна серцева недостатність), нирок, печінки, метаболічні (у т. ч. цукровий діабет), гематологічні (у т. ч. гемоглобінопатії), імунодефіцити (первинні, інфікування ВІЛ, імуносупресивна терапія), які порушують функцію дихальної системи або евакуацію виділень із дихальних шляхів (напр., когнітивна дисфункція, посттравматичні пошкодження спинного мозку, хвороби, що перебігають із судомами, нервово-м'язові захворювання).

→ **ОСОБЛИВІ СИТУАЦІЇ**

Вагітність та лактація

У вагітних жінок підвищений ризик ускладнень грипу, у т. ч. несприятливого закінчення вагітності (викидень, передчасні пологи, загроза для життя плоду). У випадку обґрунтованої підозри або підтвердження грипу, забезпечте пацієнтку ретельним спостереженням та незалежно від тяжкості симптомів якнайшвидше розгляньте можливість застосування противірусної терапії ще до отримання результатів лабораторного дослідження. З анальгетиків та антипіретиків призначте парацетамол (ацетилсаліцилова кислота та НПЗП протипоказані при вагітності). Немає достатньої кількості даних щодо застосування під час вагітності озельтаміру в дозі вищий, ніж 75 мг кожні 12 год. Жінки під час годування грудьми можуть безпечно продовжувати вигодовування під час лікування озельтаміром та занамівіром (але повинні дотримуватися правил профілактики).

→ **ПРОФІЛАКТИКА**

Специфічні методи

1. Вакцинація →розд. 18.11 — основний метод профілактики.

2. Фармакологічна профілактика: озельтамівір або занамівір, якнайшвидше після появи симптомів грипу; рекомендується у групах підвищеного ризику (→вище) після близького контакту з пацієнтом. Гомеопатичні препарати та вітамін С не ефективні.

Неспецифічні методи

1. Ізоляція хворих протягом 7 днів від появи симптомів або, якщо тривають довше — протягом 24 год після регресу лихоманки та гострих симптомів з боку дихальної системи. У випадку пацієнтів із імунодефіцитом необхідна довша ізоляція.

2. Засоби індивідуального захисту:

1) гігієна рук — під час сезону грипу, і особливо у випадку близького контакту з хворим на грип (напр., вдома, на роботі, в лікарні, поліклініці) часте (10 разів на добу протягом 20 с) миття рук водою з милом (найкраще засобом на основі алкоголю) з наступним висушуванням одноразовим рушником: після кожного контакту з пацієнтом, користування туалетом, перед їжею або дотиком ділянки рота та носа, після повернення додому, після туалету носа або закриванню рота під час чхання та кашлю.

2) Необхідно носити лицеву маску (напр., хірургічну, стоматологічну) у ситуаціях близького контакту з пацієнтом (до 1,5–2 м). Маску також повинен носити пацієнт із грипом, щоб зменшити ризик зараження інших. Маски потрібно змінювати на нові після кожного контакту з пацієнтом, а використані викидати до смітника. Здоровим особам не рекомендується профілактично носити маски на вулиці. Під час медичних процедур на дихальних шляхах, під час яких утворюється аерозоль виділень (напр., бронхоскопія, відсмоктування виділень з дихальних шляхів і т. п.) необхідно носити маску з фільтром № 95 (або подібного класу), а також захисні окуляри, халат і рукавички.

3) Інші правила гігієни під час епідемічного сезону грипу: слід прикривати рот одноразовим носовичком під час кашлю та чхання, потім викинути його у смітник та старанно помити руки (у випадку відсутності одноразового носовичка, рекомендується прикривати рот передпліччям, а не долонею); уникати лицевого контакту з іншими особами обличчям до обличчя; уникати натовпу; уникати дотику немитими руками рота, носа та очей; часто ретельно провітрювати приміщення.

1.2. Застуда (ГРВІ)

→ ЕТІОПАТОГЕНЕЗ

Застуда (вірусний назофарингіт; вірусний назофарингіт і синусит) — це клінічний симптомокомплекс, пов'язаний із запаленням слизової оболонки носа, горла та пазух носа у результаті гострої вірусної інфекції.

1. Етіологічний фактор: >200 типів вірусів, найчастіше риновірус (30–50 %), коронавірус (10–15 %), вірус грипу та парагрипу, респіраторно-синцитіальний вірус (RSV), аденовірус та ентеровіруси (напр., *Coxsackie*).

2. Патомеханізм: після проникнення у клітини епітелію верхніх дихальних шляхів починається реплікація вірусів та поява місцевого запалення, що призводить до розширення кровоносних судин (набряк, ексудація), посилення секреції залоз слизової оболонки, а іноді — пошкодження та злущення епітелію.

3. Резервуар та шляхи передачі: хворі особи; в основному повітряно-крапельним шляхом, але також через безпосередній контакт і фекально-оральним шляхом (в залежності від роду вірусу).

4. Інкубаційний період та період заразливості: інкубаційний період 1–2 дні; найвища можливість інфікування протягом перших 3 днів хвороби, але виділення вірусу триває до 2 тиж. від появи симптомів.

→ КЛІНІЧНА КАРТИНА

Початок захворювання зазвичай легкий, різна послідовність симптомів (не завжди всі розвиваються):

1) погане самопочуття, біль голови та м'язів, біль та першіння в горлі;

2) озноб та лихоманка (загалом невисока), часто без лихоманки;

3) риніт — на початку водянисті виділення, які стікають також по задній стінці глотки, у подальшому — відчуття закладення носа та порушення носового дихання, порушення нюху, чхання; пізніше виділення можуть бути густі, зеленуваті, і навіть гнійні (що не є доказом бактеріального інфікування);

4) фарингіт — гіперемія, запальні папули на задній стінці глотки, інколи зернистість або пухирці на піднебінних дужках, виділення на задній стінці глотки;

5) кашель — спочатку сухий із тенденцією до переходу у вологий;

6) іноді кон'юнктивіт (напр., аденовірус) та екзантема (напр., аденовірус, ентеровіруси).

Хвороба минає спонтанно. Максимальне наростання симптомів через 2–3 дні, далі хвороба минає або симптоми регресують протягом 7–10 днів. У 25 % хворих кашель зберігається 2–3 тиж. (іноді навіть довше).

→ ДІАГНОСТИКА

На основі анамнезу та об'єктивного дослідження. Допоміжні дослідження не обов'язкові з огляду на легкий перебіг захворювання.

Диференційна діагностика

1) гострий фарингіт іншої етіології, в основному стрептококової;
2) бактеріальний синусит — розрізнити вірусну і бактеріальну етіологію на основі клінічних симптомів буває складно (майже у 90 % випадків застуди при візуалізаційних дослідженнях виявляють аномалії пазух носа);
3) грип, ларингіт, бронхіт та пневмонія;
4) продромальний період багатьох інфекційних хвороб (напр., кір, вітряна віспа, паротит, кашлюк);
5) алергічний риніт — якщо симптоми риніту тривають.

→ **ЛІКУВАННЯ**

Етіологічне лікування

Немає.

Симптоматичне лікування

1) розгляньте можливість призначення препаратів ехінацеї (особливо комбінованих із алкогольних екстрактів) — скорочують тривалість симптомів (в середньому на ≈1,5 дні); смоктальні таблетки, які вміщують високу дозу цинку (>75 мг Zn/добу) скорочують тривалість симптомів в середньому на 1 день; вітамін C є неефективним;
2) при необхідності додатково: ЛЗ, які зменшують гіперемію слизової оболонки носа та пазух носа, або розчин NaCl для носа (ізотонічний або гіпертонічний [2,5–3 %, препарати морської солі]); анальгетики та антипіретики — парацетамол, НПЗП; протикашльові ЛЗ →розд. 1.23;
3) відпочинок, прийом великої кількості рідини під час лихоманки.

→ **УСКЛАДНЕННЯ**

Бактеріальний синусит, бактеріальний середній отит (особливо у дітей), бактеріальна пневмонія (особи старшого віку). Профілактичне застосування антибіотика під час застуди не зменшує ризику цих ускладнень.

→ **ПРОФІЛАКТИКА**

Специфічні методи

1. Вакцинація →відсутня.

2. Фармакологічна профілактика: прийом (від 8 днів до 12 тижнів) препарату ехінацеї (особливо спиртового екстракту) може знизити ризик захворювання.

Неспецифічні методи

1. Ізоляція хворих: так.

2. Індивідуальні засоби захисту: гігієна рук після контакту з пацієнтом, помірне, регулярне фізичне навантаження.

1.3. Кір

→ **ЕТІОПАТОГЕНЕЗ**

1. Етіологічний фактор: вірус кору.

2. Патомеханізм: вірус проникає у клітини епітелію верхніх дихальних шляхів та кон'юнктив → первинно розмножується у регіональних лімфатичних вузлах та лімфатичній тканині → проникає у кров, викликає віремію та інфікує клітини лімфатичної системи усього організму, а також епітелій дихальних шляхів.

3. Резервуар та шляхи передачі: люди — єдиний резервуар; інфекція переноситься повітряно-крапельним шляхом та через контакт з інфікованими виділеннями (напр., виділення дихальних шляхів).

4. Інкубаційний період та період заразливості: інкубаційний період до появи продромальних симптомів 8–12 днів (в середньому 10), до появи висипки — в середньому 14 днів (7–18 днів); висока заразність — ризик захворювання після контакту у сприйнятливої до інфекції особи дуже високий. Пацієнт інфікує інших від моменту появи продромальних симптомів до 3–4 днів після появи екзантеми. Вірус залишається активним у повітрі або на інфікованих поверхнях до 2 год.

➡ КЛІНІЧНА КАРТИНА

Інфекція практично завжди перебігає з клінічними симптомами. Поетапно з'являються:

1) **продромальні симптоми** (тривають декілька днів): висока лихоманка, навіть до 40 °C (1–7 днів); сухий кашель (може зберігатися 1–2 тиж.), сильний риніт; кон'юнктивіт (світлобоязнь) — може бути досить інтенсивним (особливо у дорослих), з набряком повік; минає одночасно зі зниженням лихоманки;

2) **плями Бельського-Філатова- -Копліка** →рис. 1-3 — сіро-білі множинні папули на слизовій

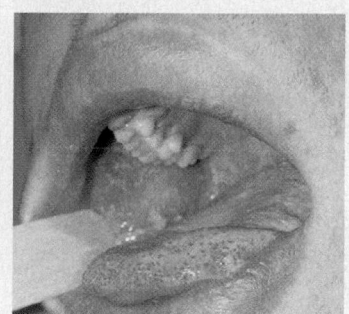

Рис. 1-3. Кір — плями Бельського-Філатова- -Копліка на слизовій оболонці щоки

оболонці щік на рівні премолярів; з'являються 1–2 дні перед появою висипань, зберігаються до 1–2 днів після їх появи. Патогномонічний симптом, але його відсутність не виключає кору.

3) **період висипань** (плямисто-папульозні висипання) — плями та папули від темночервоного до фіолетового кольору, діаметром 0,1–1 см, з'являються протягом 2–4 днів; часто спочатку на голові (на чолі, нижче лінії волосся, за вухами; висипання не захоплюють волосяних ділянок шкіри), далі поетапно поширюються на тулуб та кінцівки →рис. 1-4. Окремі висипання зазвичай зливаються між собою. Висипання починають бліднути та зникати через 3–7 днів в такій послідовності, як з'являлися, залишаючи буру пігментацію та легке злущення епідермісу;

4) **інші симптоми** (рідше) — відсутність апетиту, діарея, генералізована лімфаденопатія.

➡ ДІАГНОСТИКА

Допоміжні дослідження
Показані у кожному випадку підозри захворювання на кір. Забезпечте матеріал для вірусологічних і молекулярних досліджень.
Ідентифікація етіологічного фактора:

1) серологічне дослідження (ІФА): специфічні антитіла проти вірусу кору класу IgM у сироватці у невакцинованої впродовж останніх 2–3 міс. особи. З'являються через 2–3 дні від появи висипань, зникають через 4–5 тиж. Клінічний матеріал (кров) необхідно взяти через >7 днів від появи висипань (найвища концентрація специфічних IgM). Якщо зразок взято раніше та результат був негативним, дослідження необхідно повторити.

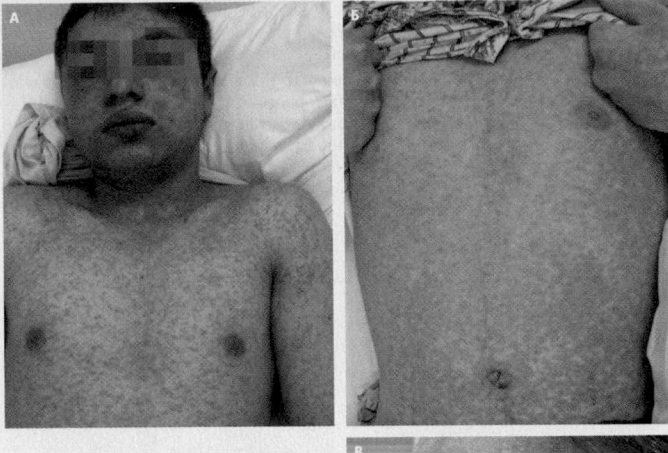

Рис. 1-4. Кір. А — висипання на обличчі і тулубі на 2-й день періоду висипань. Б — висипання на тулубі («леопардова шкіра») на 3-й день періоду висипань. В — висівкоподібне лущення шкіри обличчя після висипань.

Якщо визначення IgM неможливе, діагноз підтверджує 4-кратне підвищення титру специфічних IgG у сироватці з інтервалом 4 тиж. (у гострій фазі хвороби та в період реконвалесценції).

2) ізоляція вірусу — іншого, ніж вакцинного, штаму (культивування): клінічний матеріал (найкраще взяти протягом 1–4 днів від появи висипань) — мазок із горла, сеча, цільна гепаринізована кров. Клінічний матеріал (найкраще зразок сечі та мазок із глотки) зберігайте у холодильнику та відправте до лабораторії, яка виконує такі дослідження.

Діагностичні критерії

Підозра на захворювання — на основі клінічної картини, діагноз лише на основі лабораторних досліджень. У випадку характерної клінічної картини кір можна діагностувати в особи, яка була в контакті з хворим на кір, діагноз якого лабораторно підтверджено.

Диференційна діагностика

Інші захворювання із генералізованими висипаннями:

1) інфекції — скарлатина, краснуха, інфікування ентеровірусами, аденовірусами, парвовірусом В19, ЕБВ (EBV) (особливо після прийому ампіциліну та амоксициліну), мікоплазмою;

2) неінфекційні хвороби — алергічні висипання, медикаментозні висипання.

➜ ЛІКУВАННЯ

Виключно симптоматичне — антипіретики, відпочинок, затемнена кімната (світлобоязнь), відповідна гідратація та харчування хворого. Додаткове вживання вітаміну А корисно впливає на дітей із гіпотрофією. При бактеріальних ускладненнях — антибіотикотерапія.

➜ УСКЛАДНЕННЯ

Вищий ризик у новонароджених та дорослих (особливо з гіпотрофією та з клітинними імунодефіцитами):

1) середній отит (7–9 %), пневмонія (1–6 %; висока смертність), енцефаліт (0,1 %; смертність 15 %, у 25 % хворих стійкі неврологічні наслідки) та міокардит, судоми (0,5 %), сліпота (ретробульбарний неврит);

2) вторинні бактеріальні інфекції та посилення симптомів прихованого туберкульозу (кір спричиняє сильну тимчасову імуносупресію) — часто з тяжким перебігом, можуть призвести до смерті; якщо лихоманка зберігається довше, ніж декілька днів, або з'являється повторно, це вказує на ускладнення;

3) смерть 0,1–1/1000 захворювань (але навіть 20–30 % серед новонароджених у країнах, що розвиваються);

4) підгострий склерозуючий паненцефаліт — рідкісний (1–4/100 000, але 1/8000, якщо кір у віці <2 р.), прогресуючі нейродегенеративні розлади, які призводять до смерті; розвиваються через кілька або кільканадцять років після перенесеного кору (медіана 7 років).

➜ ПРОГНОЗ

Зазвичай хвороба має легкий або середньотяжкий перебіг. Після перенесеного захворювання залишається стійкий імунітет. Особливо тяжкий перебіг та високий ризик ускладнень у малих дітей із гіпотрофією (особливо з гіповітамінозом А) або у пацієнтів з імунодефіцитом. Смертельні випадки — рідко, в основному внаслідок ускладнень (особливо в осіб із гіпотрофією та клітинними імунодефіцитами — енцефаліт з включеннями, гігантоклітинна пневмонія).

➜ ПРОФІЛАКТИКА

Специфічні методи

1. Вакцинація →розд. 18.11 — основний метод профілактики.

2. Пасивна профілактика →розд. 18.11 — у виняткових ситуаціях у сприйнятливих до захворювання осіб після контакту з хворим застосовують імуноглобулін.

Неспецифічні методи

Ізоляція **хворих** протягом 4 днів від появи висипань (у випадку пацієнтів із імунодефіцитом протягом усього періоду хвороби), а сприйнятливих до інфікування осіб (не вакцинованих), які були в контакті з пацієнтом — протягом усього інкубаційного періоду. У разі розвитку ускладнень кору, пацієнт не інфікує контактуючих з ним осіб та не вимагає ізоляції.

1.4. Свинка (епідемічний паротит)

→ **ЕТІОПАТОГЕНЕЗ**

1. Етіологічний фактор: вірус паротиту.

2. Патомеханізм: вхідні ворота інфекції — дихальні шляхи (початкова реплікація у клітинах епітелію дихальних шляхів) → віремія та інфікування багатьох органів та тканин (у т. ч. слинних залоз, ЦНС).

3. Резервуар та шляхи передачі: люди — єдиний резервуар; джерело інфекції — хворий або інфікована людина з безсимптомним перебігом, інфекція передається повітряно-крапельним шляхом, через безпосередній контакт, або посередньо через контакт з інфекційним матеріалом чи інфікованими предметами (кров, слина, спинно-мозкова рідина, сеча).

4. Інкубаційний період та період заразливості: інкубаційний період 14–24 дні (у середньому 16–18); пацієнт може бути джерелом інфекції від 7 днів перед і до 9 днів після появи набряку слинних залоз (вірус присутній у сечі до 2 тиж.).

→ **КЛІНІЧНА КАРТИНА**

У 20–30 % випадків перебіг є безсимптомним. При симптоматичних формах різкий початок, гострий перебіг. Можуть з'являтися усі нижче описані симптомокомплекси, їх комбінації або лише один із них.

1. Продромальний період (грипоподібні симптоми): рідко у дітей, частіше у дорослих, 1–7 днів перед появою набряку слинних залоз.

2. Сіалоаденіт: найчастіше привушних (60–70 %), рідше підщелепних (10 %) залоз, зазвичай двосторонній (≈70 %); слинні залози можуть уражатись по черзі або одночасно.

1) біль і набряк слинних залоз — найсильніші на 2-ий або 3-ій день; слинна залоза «тістувата», рідше тверда, шкіра над нею напружена, незмінена, поступово набряк охоплює навколишні тканини (скроневі ділянки, ділянки виличної дуги, соскоподібного паростка, шиї), відтісняючи вушну раковину назовні. Ці симптоми зменшуються через 3–4 дні, регресують повністю через ≈7 днів.

2) гіперемія ділянки виходу протоки привушної слинної залози з набряком сосочка на слизовій оболонці щоки;

3) зниження виділення слини (відчуття сухості у ротовій порожнині), біль слинної залози з посиленням під час споживання кислих харчових продуктів (або інших, що сильно стимулюють виділення слини);

4) утруднене жування, ковтання та відкривання рота;

5) лихоманка (38–39 °С) — з'являється одночасно з набряком слинних залоз, зберігається 3–4 дні; рецидивує у випадку ураження інших слинних залоз або без ускладнень; у малих дітей може не розвиватись;

6) інші симптоми — погане самопочуття та слабкість, біль голови, втрата апетиту, блювання.

3. Менінгіт: типові для вірусного менінгіту зміни у спинно-мозковій рідині (→розд. 27.2) з'являються у 60–70 % хворих на паротит, але у більшості випадків перебіг мало- або безсимптомний. Клінічні прояви (менінгеальний синдром) у 5–10 % хворих, частіше у дорослих, ніж у дітей, зазвичай між 4-им та 8-им днем хвороби (рідше перед сіалоаденітом або в період реконвалесценції). Інтенсивність зазвичай незначна, симптоми регресують протягом тижня. Можливий менінгіт без симптомів сіалоаденіту. **Менінгоенцефаліт** з тяжким перебігом: зустрічається рідко (2 на 100 000 випадків); смертність ≈1 %.

4. Орхоепідидиміт: одно- або двобічний; зустрічається у 30–40 % хворих хлопчиків (у підлітковому віці) і молодих чоловіків, зазвичай наприкінці першого тижня (часто з менінгітом). Симптоми з'являються раптово — гарячка, сильний біль у яєчку, що ірррадіює у промежину, набряк, гіперемія та підвищення місцевої температури, біль у нижній частині живота, головний біль, озноб, нудота та блювання; симптоми, як правило, зберігаються 4 дні.

5. Оофорит: одно- або двобічний; зустрічається у 5–7 % дівчат після статевого дозрівання та жінок. Симптоми менш виражені, аніж при орхіті, більше схожі на гострий апендицит (біль і чутливість у нижній частині живота); не призводить до непліддя.

6. Панкреатит: виникає у <10 % пацієнтів, як правило, у пізніших термінах захворювання (навіть до декількох тижнів після набряку слинних залоз), у ≈1/3 випадків без запалення слинних залоз. Проявляється гострим болем в епігастрії (що ірррадіює ліворуч і в спину), нудотою та блюванням, гарячкою та ознобом, а також діареєю. Підвищеною є активність ліпази крові (активність амілази крові та сечі також збільшується при запаленні слинних залоз). Зазвичай самостійно минає протягом 7 днів.

7. Інші (рідко): дакріоаденіт, тиреоїдит, тиміт, гепатит, мастит, нефрит.

➜ Д І А Г Н О С Т И К А

Допоміжні дослідження

1. Ідентифікація етіологічного фактора:

1) серологічні дослідження (основний метод; матеріал: сироватка крові): специфічні антитіла IgM у гострому періоді хвороби та/або ≥4-кратне підвищення титру специфічних антитіл IgG з інтервалом 2–4 тиж. (найчастіше ІФА). У раніше вакцинованих осіб зазвичай спостерігається лише підвищення IgG, рідко знову з'являється IgM.

2) ізоляція вірусу (у сумнівних, особливих випадках; матеріал: кров, слина, сеча, СМР): ізоляція вірусу паротиту в культурі клітин або виявлення його РНК методом ПЛР у реальному часі (RT-PCR).

2. Інші: підвищення активності амілази у крові та сечі свідчить про втягнення у процес слинних залоз.

Діагностичні критерії

У типових випадках на основі анамнезу, наявності контакту, а також клінічного обстеження; додаткові методи дослідження не потрібні. Основою для вірогідного діагнозу є результати вірусологічних досліджень. Можливими (хоча рідкісними) є випадки захворювання серед раніше вакцинованих (навіть 2 дозами) осіб, особливо у результаті близького та інтенсивного контакту (підлітки/молодь).

Диференційна діагностика

1) інфекційний сіалоаденіт — вірусний (вірус парагрипу, грипу, CMV (ЦМВ), *Coxsackie*, ECHO, лімфоцитарного менінгоенцефаліту, ВІЛ, EBV (ЕБВ), бактеріальний, в т. ч. абсцес (найчастіше стафілокок, рідше *Mycobacterium*, *Actinomyces*; у місці виходу слинної протоки можуть візуалізуватися гнійні виділення, які витікають спонтанно або після компресії слинної залози), хвороба котячих подряпин (збільшення передвушних вузлів, синдром Паріно), набутий токсоплазмоз;

2) неінфекційні причини збільшення слинних залоз — сіалолітіаз із утворенням конкрементів у слинній залозі та/або у слинному протоці, звуження видільних протоків (періодичний набряк →УЗД, сіалографія), кіста, гемангіома або новоутворення слинної залози (→УЗД, гістологічне дослідження), синдром Мікулича (синдром Шегрена), макроглобулінемія Вальденстрема, саркоїдоз; алергічні реакції на ЛЗ (йодиди, гуанетидин, фенілбутазон, тіоурацил); травма; муковісцидоз; амілоїдоз;

3) хвороби оточуючих тканин та органів — лімфатичних вузлів, новоутворення кісток (напр. нижньої щелепи), скронево-нижньощелепний артрит, гіпертрофія грудинно-ключично-соскоподібного м'яза;

4) у випадку менінгіту без ураження слинних залоз — інші асептичні менінгіти вірусної або туберкульозної етіології;

5) при випадках з ураженням яєчок та їх придатків — бактеріальне запалення (хламідійна інфекція, сифіліс, гонорея, туберкульоз), травма.

➜ ЛІКУВАННЯ

Етіологічне лікування
Не існує.

Симптоматичне лікування
При необхідності антипіретики та анальгетики (парацетамол, НПЗП, іноді опіоїдні анальгетики при панкреатиті). Часте пиття, полоскання ротової порожнини, слід уникати кислих страв. У випадку орхоепідидиміту → знеболювальні препарати (іноді необхідні опіоїдні анальгетики), суспензорій (або тісна нижня білизна) і лежаче положення, що додатково зменшує біль.

➜ УСКЛАДНЕННЯ

Частіше виникають у дорослих, ніж у дітей. Орхіт може спричинити пригнічення функції сперматогенезу та непліддя (рідко, швидше при двобічному процесі). Можливі стійкі наслідки тяжкого менінгоенцефаліту: нейросенсорна глухота (5 на 100 000 випадків; може виникнути навіть без нейроінфекції), епілепсія, параліч, гідроцефалія.

Інші (рідко): неврологічні (синдром Гійєна-Барре, поперечний мієліт, полінейропатії, лабіринтит, параліч лицевого нерва; офтальмологічні — кон'юнктивіт, дакріоаденіт, склерит, кератит, увеїт та ірит, неврит зорового нерва; гематологічні — тромбоцитопенія, пароксизмальна гемоглобінурія; артрит (ризик 0,4 %, як правило, великі суглоби), міокардит; захворювання у I триместрі вагітності підвищує ризик самовільного викидня.

➜ ПРОГНОЗ

У більшості випадків добрий та залежить від різновиду ускладнень →вище. Після хвороби залишається тривалий імунітет, відомі лише спорадичні випадки повторного захворювання (також серед раніше вакцинованих осіб). Рецидивуючий сіалоаденіт найчастіше спричинений звуженням видільних слинних проток (→ сіалографія) або супроводжує порушення імунітету (інфікування CMV [ЦМВ], ВІЛ, синдром Мікулича). Інфікування під час вагітності не підвищує ризику вроджених вад.

➜ ПРОФІЛАКТИКА

Специфічні методи
Вакцинація →розд. 18.11 — основний метод профілактики.

Неспецифічні методи
Ізоляція пацієнта протягом 9 днів від розвитку набряку слинних залоз.

1.5. Краснуха

➜ ЕТІОПАТОГЕНЕЗ

1. Етіологічний фактор: вірус краснухи.

2. Патомеханізм: вхідні ворота інфекції — верхні дихальні шляхи, вірус проникає до регіональних лімфатичних вузлів, де проходить реплікація → спричиняє віремію та може інфіковувати більшість клітин та тканин (напр., лімфоцити, моноцити, кон'юнктиви, синовіальні оболонки, шийку матки, плаценту).

3. Резервуар та шляхи передачі: люди — єдиний резервуар; інфекція передається в основному повітряно-крапельним шляхом, також через безпосередній контакт із контамінованим матеріалом (в основному виділення верхніх дихальних шляхів, також сеча, кров, кал) та через плаценту (вроджена інфекція).

4. Інкубаційний період та період заразливості: інкубаційний період 12–23 дні (найчастіше 16–18); висока заразливість під час довгого або частого контакту з хворим (також у безсимптомних випадках) від 7 днів перед і до 6 днів після появи висипання. Інфікування плоду відбувається у період первинної віремії у вагітної — ризик 85–100 %, якщо висипання у вагітної протягом перших 12 тиж. вагітності, 54 % — від 13 до 16 тиж., 25 % від 17 до 22 тиж. Ризик інфікування плоду під час реінфекції існує, але є дуже низьким. Діти із синдромом вродженої краснухи дуже довго виділяють вірус із сечею та через дихальні шляхи, навіть >12 міс. (50 % до 6 міс., окремі до 2 років).

➡ КЛІНІЧНА КАРТИНА

Часто (≈50 %) інфекція перебігає безсимптомно або малосимптомно. У решті випадків симптоми краснухи з'являються поступово (не всі з них повинні розвинутись).

1. Продромальні симптоми (тривають декілька днів): гірше самопочуття, головний біль та біль у м'язах, фарингіт, риніт, сухий кашель, кон'юнктивіт (без світлобоязні), невисока лихоманка, втрата апетиту.

2. Збільшення та болючість лімфатичних вузлів (задньошийних, потиличних, завушних, шийних): з'являється за 1 день до появи висипання та може бути єдиним симптомом інфекції; може зберігатися декілька тижнів.

3. Період висипань: плямисті або плямисто-папульозні, рожеві висипання змінного характеру; спочатку на обличчі (зазвичай спочатку за вухами) та тулубі, через 1–2 дні на кінцівках; на обличчі нагадує висипання під час кору (елементи зливаються), але захоплює також шкіру між складками щік (трикутник Філатова), на тулубі більше подібна до скарлатинозної висипки. Може супроводжуватися свербіжем. Минає через 2–3 дні, не залишає пігментації, може з'явитися незначне злущення шкіри.

4. Інші (з'являються рідше): спленомегалія, фарингіт, червоні плямки на м'якому піднебінні, транзиторний гепатит.

5. Вроджена краснуха — симптоми залежать від тижня вагітності, на якому відбулося інфікування:

1) інфікування на перших тижнях → загибель плода та викидень;
2) інфікування у II або III триместрі → численні вроджені вади розвитку (чим раніше інфікування, тим значніші зміни, аж до смерті плода включно);
3) інфікування після 22 тиж. вагітності не є небезпечним для плода.

➡ ДІАГНОСТИКА

Допоміжні дослідження

Показані у вагітних жінок та у випадку підозри на вроджену краснуху.

Ідентифікація етіологічного фактора:

1) серологічні дослідження (ІФА, непряма імунофлюоресценція) — основний метод підтвердження набутого інфікування, має епідеміологічне значення:
   a) специфічні антитіла проти вірусу краснухи класу IgM у сироватці крові (трапляються хибно-позитивні результати) — з'являються на 2 добу висипання, зберігаються протягом ≈1 міс., знову з'являються під час реінфекції;

б) >4 кратне підвищення титру специфічних антитіл класу IgG у сироватці з інтервалом 2–4 тиж.; стабільна концентрація IgG свідчить про перенесену інфекцію та вироблений імунітет.

2) ізоляція вірусу (культивування) або його РНК (ЗТ-ПЛР) з глотки (мазок) або носоглотки (змиви), сечі, крові або спинно-мозкової рідини — допоміжні у діагностиці вродженої краснухи.

Діагностичні критерії

Достовірний діагноз краснухи базується лише на вірусологічних тестах; на підставі клінічної картини діагноз є дуже непевним, але у більшості випадків допоміжні дослідження не потрібні (дослідження проводять з огляду на перебіг захворювання та ризик ускладнень [інфекція плоду]). Діагноз краснухи у попередньо вакцинованої особи, яка отримала хоча б одну дозу вакцини, є маловірогідним.

Диференційна діагностика

Інші хвороби із генералізованими висипаннями:

1) інфекції — кір, скарлатина, інфікування ентеровірусами, аденовірусами, парвовірусом B19, ВЕБ (EBV), мікоплазмою;

2) неінфекційні хвороби — медикаментозні висипання, алергічні висипання.

ЛІКУВАННЯ

Виключно симптоматичне:

1) артрит →НПЗП;

2) клінічно значима тромбоцитопенія → преднізон (1 мг/кг маси тіла), можливе введення тромбоцитарної маси;

3) енцефаліт →розд. 18.7.2.

УСКЛАДНЕННЯ

1. Артрит: частіше у молоді та дорослих, в основному дівчат та молодих жінок (частота 1–25 %); з'являються під кінець періоду висипання до кількох тижнів після висипання, особливо уражає дрібні суглоби долонь та зап'ястя, рідше колінні та інші; симптоми зберігаються 5–10 днів (рідко декілька тижнів); минає спонтанно, без наслідків.

2. Тромбоцитопенічний геморагічний діатез (частота <1/3000): зберігається впродовж кільканадцяти днів (рідко до 6 міс.), спонтанно минає.

3. Енцефаліт (частота 1/5000): з'являється протягом 7 днів після появи висипання, прогноз сприятливий, зазвичай минає без наслідків протягом тижня, рівень смертності низький.

4. Інші (рідкісні): міокардит, неврит зорового нерву, синдром Гійена-Барре, аплазія кісткового мозку.

ПРОГНОЗ

При набутій краснусі — сприятливий; у значній більшості випадків після інфікування розвивається імунітет на все життя. При вродженій краснусі — несприятливий (смертність >15 %, запізнений психофізичний розвиток, вади та інші тривалі наслідки).

ПРОФІЛАКТИКА

Специфічні методи

1. Вакцинація →розд. 18.11 — основний метод профілактики.

2. Пасивна імунопрофілактика (гамаглобулін) — спірна, лише у виняткових ситуаціях →розд. 18.11.

Неспецифічні методи

Ізоляція хворих (особливо від контакту з жінками дітородного віку): у випадку набутої краснухи — до 7 днів після появи висипання; у випадку вродженої краснухи — до виповнення 12 міс. або отримання 2-кратного негативного результату ізоляції вірусу з носоглотки та сечі у віці >3 міс.; дітей, госпіталізованих з приводу вродженої катаракти, вважайте потенційно заразливими до 3 року.

Скринінгові дослідження

Серологічний скринінг не вакцинованих молодих жінок (у випадку відсутності медичної документації про вакцинацію) — якщо не виявлено специфічних антитіл IgG → термінова вакцинація.

1.6. Вітряна віспа

▶ ЕТІОПАТОГЕНЕЗ

1. Етіологічний фактор: вірус вітряної віспи та оперізуючого лишаю (VZV).

2. Патомеханізм: вхідні ворота інфекції: верхні дихальні шляхи та/або кон'юнктиви → проникає до регіональних лімфатичних вузлів та через декілька днів до печінки і селезінки (реплікація) → віремія та інфекція епітеліальних клітин шкіри та слизових оболонок (а також багатьох інших тканин та органів) → переховується у клітинах спінальних гангліїв (через декілька років може реактивуватися у вигляді оперізуючого герпесу).

3. Резервуар та шляхи передачі: люди — єдиний резервуар; джерело інфекції — хворий на вітряну віспу, рідше — на оперізуючий герпес; інфекція передається повітряно-крапельним шляхом, через безпосередній контакт та через плаценту.

4. Фактори ризику (тяжкого перебігу та ускладнень): вік >20 років; вагітність, особливо ІІ та ІІІ триместр (тяжка пневмонія, смерть); імуносупресія, у т. ч., тривала кортикотерапія (>1 мг преднізону/кг маси тіла/добу ≥14 днів) та суттєві дефіцити клітинного імунітету (тяжкий перебіг, смерть); новонароджені, матері яких захворіли на вітряну віспу (поява висипання) протягом 5 днів перед пологами або до 48 год після них (тяжкий перебіг, смерть).

5. Інкубаційний період та період заразливості: інкубаційний період 10–21 день (у середньому 14; у новонароджених та немовлят коротший; в осіб із імуносупресією довший — до 35 днів); заразливість для контактних осіб дуже висока (під час домашніх контактів >90 %), починаючи з 48 год перед появою вітрянкового висипання до підсихання (вкривання струпами) останніх пухирців (зазвичай ≈7 днів); новонароджені та немовлята із синдромом вродженої вітряної віспи не інфікують контактних осіб.

▶ КЛІНІЧНА КАРТИНА

Рідко безсимптомний перебіг.

1. Продромальний період: грипоподібні симптоми за 1–2 дні перед появою висипання (частіше у молоді та дорослих) — лихоманка/субфебрильний стан, погане самопочуття, біль голови та біль у м'язах, фарингіт, риніт, зниження апетиту; іноді транзиторна гіперемія шкіри; біль у животі, рідше діарея.

2. Період висипань:

1) свербячі везикулярні висипання на цілому тілі — спочатку еритематозні плями, потім папули діаметром 5–10 мм, на яких з'являються невеликі пухирці з прозорим вмістом, який пізніше стає мутним. Через 2–3 дні з'являються пустули, які підсихають до кірочок через наступні 3–4 дні. Після відпадання кірочок залишаються тимчасові дрібні рубці та пігментація, які минають безслідно у неускладнених випадках. При

імунодефіцитних станах можливі геморагічні висипання. Елементи з'являються хвилеподібно протягом перших 3–4 днів, повністю розвинені висипання мають поліморфний характер, тобто наявні усі етапи еволюції висипання (картина зоряного неба →рис. 1-5). Висипання з'являються на голові (також на волосяній частині голови) та тулубі, потім на плечах, наприкінці на нижніх кінцівках; рідше на руках та стопах. Інтенсивність різна — від декількох до кількох сотень елементів. У 10–20 % випадків також на сли-

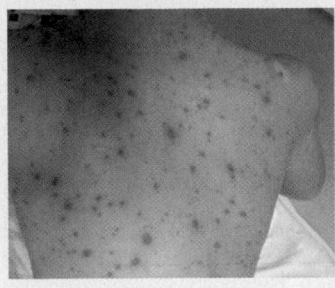

Рис. 1-5. Вітряна віспа — везикульозні висипання на шкірі, елементи висипань на різних стадіях розвитку (картина «зоряного неба»)

зовій оболонці ротової порожнини та горла, статевих органів, а також на кон'юнктивах і рогівці (дрібні виразки).

2) лихоманка зазвичай протягом перших 4 днів висипань, збільшення лімфатичних вузлів, фарингіт.

3. Вроджена вітряна віспа: клінічна картина залежить від терміну вагітності, при якому відбулося інфікування VZV. Захворювання у I та II триместрі вагітності → загибель плода або синдром вродженої вітряної віспи у дитини (1–2 % дітей, матері яких захворіли до 20-ого тиж. вагітності) — деформації кінцівок, глибокі рубці на шкірі, вади розвитку ЦНС (мікроцефалія, гідроцефалія), катаракта, ретиніт та увеїт. Захворювання після 20-ого тиж. вагітності — у дитини відсутні симптоми вітряної віспи, але на ранньому етапі життя можуть розвинутися оперізуючий герпес. Поява висипання у вагітної жінки протягом 5 днів до пологів або протягом 48 год після пологів — вітряна віспа з дуже тяжким перебігом у новонародженого (відсутність захисних антитіл від матері), пневмонія та гепатит, викликані VZV; смертність без противірусної терапії до 30 %.

4. Вітряна віспа у вакцинованих осіб: легкий перебіг, часто безгарячковий; зазвичай небагато елементів висипань (до 50) плямисто-папульозних (нагадують укуси комах; зазвичай пухирці не з'являються).

ДІАГНОСТИКА

Допоміжні дослідження

Ідентифікація етіологічного фактора:

1) ізоляція вірусу (матеріал: рідина з пухирця): у культурі клітин або виявлення ДНК VZV методом ПЛР;

2) виявлення антигенів VZV в епітеліальних клітинах методом прямої імунофлюоресценції (матеріал: зішкріб із дна пухирця);

3) серологічні дослідження — не підходять для швидкої діагностики; виявлення специфічних IgG у сироватці зазвичай використовують для підтвердження перенесеної інфекції та імунітету; доступні комерційні тести ELISA не підходять для оцінки специфічних антитіл після вакцинації (часто результати хибно-негативні) — не рекомендуються дослідження імунологічної відповіді після вакцинації.

Діагностичні критерії

Діагностика зазвичай на основі клінічної картини та анамнезу (наявність контакту з хворим). Допоміжні дослідження показані в сумнівних випадках (зазвичай у пацієнтів в стані імуносупресії та вагітних жінок, коли важливою є етіологічна терапія).

Диференційна діагностика

Генералізована форма простого герпесу, генералізований оперізуючий герпес, інфікування вірусом *Coxsackie* або ентеровірусами; у нетипових випадках — стафілококове імпетиго, алергічні висипання (напр., медикаментозні), укуси комах, папульозна кропив'янка, звичайні вугрі.

→ **ЛІКУВАННЯ**

Противірусне лікування

Показана у випадку ускладнень, спричинених інфікуванням VZV, тяжкого перебігу вітряної віспи або у групах ризику щодо ускладнень. ЛЗ першого вибору → ацикловір:

1) здорові молодь та дорослі (у т. ч. жінки у II та III триместрі вагітності) → 800 мг п/о 5×на день (із перервою на ніч) протягом 7 днів, починайте протягом 24 год від появи висипань;

2) ускладнення, викликані VZV, дуже тяжкий перебіг, або кожний пацієнт із недостатністю клітинного імунітету (первинний або вторинний імунодефіцит, а також імуносупресія) → 10 мг/кг маси тіла в/в інфузія у великому розведенні (≤4 мг/мл) протягом ≥1 год, кожні 8 год протягом 7–10 днів.

Необхідне достатнє наводнення пацієнта (достатній діурез) під час лікування з огляду на ризик кристалізації в нирках → перед введенням препарату в/в показане вливання кристалоїдів (в об'ємі, що дорівнює об'єму ЛЗ) та контроль концентрації креатиніну в сироватці кожних 3 дні. При нирковій недостатності — корекція дози.

Симптоматичне лікування

1. Антипіретики: напр., парацетамол, не використовуйте ацетилсаліцилову кислоту (підвищений ризик синдрому Рея).

2. ЛЗ проти свербіжу: антигістамінні ЛЗ I покоління п/о, напр., діметинден; не використовуйте ЛЗ місцевої дії у вигляді пудри та густої маси (можуть підвищити ризик вторинного бактеріального інфікування висипань).

3. Анальгетики: при необхідності призначте парацетамол, ібупрофен або сильніші анальгетики.

→ **УСКЛАДНЕННЯ**

1. Вторинне бактеріальне інфікування елементів висипань: найчастіше ускладнення, ризик (особливо некротичного фасціїту) підвищують НПЗП, препарати місцевої дії на шкіру (напр. пудра), а також недотримання гігієни.

1) **місцеве** (найчастіше *Streptococcus pyogens*, *Staphylococcus aureus*) — абсцес, флегмона, бешиха, ранева скарлатина, синдром стрептококового токсичного шоку;

2) **інвазивна стрептококова інфекція** (*S. pyogenes*) — некротизуючий фасціїт, бактеріємія та сепсис.

2. Пневмонія:

1) **вітрянкова** (інтерстиційна) — найчастіше ускладнення у дорослих (до 20 % випадків), особливо у жінок у II та III триместрах вагітності та в стані імуносупресії (смертність до 40 %); зазвичай розвивається на 3–5 день хвороби;

2) **вторинна бактеріальна** (найчастіше *S. aureus*, також *Streptococcus pneumoniae*, *Haemophilus influenzae*) — можуть ускладнити вітрянкову пневмонію або виникати незалежно (також в період реконвалесценції); складно відрізнити від вітрянкового запалення; у сумнівних випадках завжди підозрюйте також бактеріальне інфікування.

3. Неврологічні ускладнення:

1) запалення мозочка (синдром мозочкової атаксії) — проявляється, в основному, у дітей віком <15 р. (1/4000), зазвичай на 1–3 тиж. хвороби, перебіг загалом легкий, минає протягом 3–4 тиж.;

2) енцефаліт розвивається в основному у дорослих (1–2/1000), тяжкий перебіг, триває ≥2 тиж., смертність 5–20 %, у 15 % випадків стійкі неврологічні наслідки;

3) менінгіт, поперечний мієліт, синдром Гійєна-Барре, ураження черепно-мозкових нервів, ретиніт (може з'явитися через декілька тижнів від початку захворювання).

4. Інші (рідко): синдром Рея (у хворих, які приймали ацетилсаліцилову кислоту, в основному у дітей), міокардит, артрит, нефрит, симптоматичний гепатит, тромбоцитопенія, уретрит та/або цистит (дизурія).

→ **ПРОГНОЗ**

В осіб із нормальним імунітетом перебіг зазвичай легкий; хвороба залишає стійкий імунітет до вітряної віспи (до кінця життя). У групах ризику вітрянка триває довше, має тяжчий перебіг, вищий ризик ускладнень. Смертельні випадки з приводу вітряної віспи рідкісні (1/50 000 випадків хвороби; у дорослих 1/3000), але у хворих із порушеним імунітетом смертність до 15 %, а при пневмонії у вагітних жінок ≈40 %.

→ **ПРОФІЛАКТИКА**

Специфічні методи

1. Вакцинація →розд. 18.11 — основний метод профілактики.

2. Пасивна імунопрофілактика (специфічний імуноглобулін — VZIG →розд. 18.11) для післяконтактної профілактики:

1) новонароджені, матері яких захворіли на вітряну віспу між 5 днем перед пологами та 2 днем після пологів;

2) пацієнти (невакциновані, які не хворіли вітряною віспою) зі значним дефіцитом клітинного імунітету (первинним або набутим, напр., при імуносупресивному стані) після контакту з хворим на вітряну віспу.

3. Фармакологічна профілактика: у пацієнтів з п. 2.2, якщо недоступний VZIG або минуло >96 год після контакту — ациклові́р 800 мг п/о кожні 6 год починаючи з 7-го дня після контакту із хворою особою, протягом 7 днів.

Неспецифічні методи

Ізоляція (особливо від осіб із групи ризику):

1) хворих — протягом ≥5 днів після появи висипання до присихання усіх елементів; у випадку плямисто-папульозного висипання у вакцинованих осіб — до періоду, коли вже не з'являються нові елементи та/або висипання минає (блідне; зміни не мусять зникнути);

2) сприйнятливих до інфікування осіб після контакту з хворим — від 10 до 21 дня після контакту, а якщо введено VZIG або ВВІГ, тоді до 28 днів; якщо можливо, пацієнтів після контакту випишіть із лікарні додому, а не імунізований медичний персонал, який мав контакт з пацієнтом, необхідно відсторонити на той час від догляду за пацієнтами.

Скринінгове дослідження

Серологічний скринінг медичного персоналу та осіб з групи ризику, які не були вакциновані та не хворіли вітряною віспою (відсутність медичної документації). Якщо не виявлено специфічних IgG → термінова вакцинація (якщо відсутні протипокази).

1.7. Оперізуючий герпес

→ **ЕТІОПАТОГЕНЕЗ**

1. Етіологічний фактор: VZV →розд. 18.1.6.

2. Патомеханізм: в осіб, які перенесли первинне інфікування VZV, вірус залишається у прихованій формі у клітинах спінальних ганглів та ганглі-ях черепно-мозкових нервів, а за сприятливих умов (зниження імунітету) реактивується.

3. Резервуар та шляхи передачі: →розд. 18.1.6.

4. Фактори ризику: вік >65 р., особливо 8-ма і 9-та декада життя, злоякісні новоутвори, імуносупресивна терапія, інфікування ВІЛ та інші причини значного порушення клітинного імунітету; у дітей ризик вищий, якщо матір перенесла вітряну віспу під час вагітності (після 20 тиж.) — у такій ситуації вроджена вітряна віспа не розвивається, але VZV може реактивуватися вже у дитячому віці.

5. Інкубаційний період та період заразливості →розд. 18.1.6; заразливість контактних осіб значно нижча, ніж у випадку пацієнта з вітряною віспою; стосується в основному осіб, сприйнятливих до інфікування VZV у випадку контакту з пухирцевими елементами на відкритих частинах тіла пацієнта.

→ **КЛІНІЧНА КАРТИНА**

1. Продромальний період (70–80 % випадків): біль в ділянці одного дерматому, постійний або переривчастий, частий або спорадичний, пекучий, колючий, пульсуючий, іноді викликається лише через дотик; може переважати свербіж шкіри або відчуття повзання мурашок та інші парестезії; з'являється вдень чи вночі; маніфестує зазвичай 3–4 дні перед появою елементів висипань на шкірі, інколи зберігається більше тижня після їх зникнення; додатково може з'явитися лихоманка або субфебрильний стан, погане самопочуття, біль голови.

2. Період шкірних висипань: поліморфні висипання у ділянці дерматому — первинно еритематозно-плямисті (зберігаються впродовж короткого періоду, легко їх не помітити), потім з'являються скупчення папул, з яких через 1–2 дні утворюються пухирці з серозним або мутним вмістом, а пізніше — пустули; через 4–5 днів пухирці тріскають, залишаючи болючі ерозії та виразки, які вкриваються кірочками (через 7–10 днів). Нові елементи з'являються хвилеподібно через ≈7 днів. Кірочки відпадають через 3–4 тиж.; часто залишаються рубці, депігментація або пігментація. Елементи висипання (ерозії та дрібні виразки) можуть з'явитися на слизових оболонках. При типовому перебігу елементи з'являються скупченнями на ділянці, іннервованій гілками чутливих нервів одного дерматому та однієї половини тіла, найчастіше шкіри тулуба (у ділянці дерматомів від Th3 до L3) або голови, в ділянці іннервації черепно-мозкових нервів: V (особливо перша гілка V_1), VII та VIII). Рідше зміни на кінцівках. Висипання супроводжується свербіжем та болем (подібно, як у продромальному періоді), а також загальними симптомами (<20 %) — лихоманка, головний біль, погане самопочуття, відчуття втоми.

3. Інші симптоми: парез (5–15 %), найчастіше кінцівок, у випадку ураження рухових нервів; особливі випадки: синдром Белла (ураження VII нерва — периферичний парез лицевого нерва), синдром Рамсея-Ханта (ураження колінчастого вузла та VII нерва — периферичний парез лицевого нерва та оперізуючий герпес вуха з тієї ж сторони; може супроводжуватися порушенням смакових відчуттів, сльозо- та слиновиділенням).

4. Особливі клінічні форми:

1) **оперізуючий герпес ока** — зміни вздовж трійчастого нерва (особливо V_1); захоплюють шкіру чола, повік та кон'юнктиву і рогівку ока; буває тяжкий перебіг; у рогівці можуть утворюватися виразки; при відсутності

лікування може призвести до порушення зору (навіть сліпоти) та ураження окорухового нерва;

2) **оперізуючий герпес вуха** — зміни вздовж периферичних нервів колінчастого вузла, захоплює шкіру вушної раковини та завушну ділянку, зовнішній слуховий хід, барабанну перетинку, їх супроводжує сильний біль вуха, шум у вусі, глухуватість та запаморочення (ураження VIII нерва), може також розвинутись периферичне ураження VII нерва (синдром Рамсея-Ханта);

3) **дисемінований оперізуючий герпес** — в основному у хворих на лімфому Ходжкіна або неходжкінські лімфоми (40 %); висипання можуть поширитися на всю шкіру, нагадують зміни при вітряній віспі, але супроводжуються болем; часто пневмонія, гепатит та енцефаліт;

4) **рецидивуючий оперізуючий герпес** (≤5 %) — може вказувати на злоякісний новоутвір або порушення клітинного імунітету.

▶ ДІАГНОСТИКА

Допоміжні дослідження

Як у випадку вітряної віспи. Показані у пацієнтів із порушенням імунітету, при формах із нетиповим перебігом або у сумнівних випадках.

Діагностичні критерії

У типових випадках, в осіб, які раніше хворіли вітряною віспою — на основі характерної клінічної картини.

Диференційна діагностика

1. Біль у продромальному періоді (особливо довготривалий): інші причини болю такої локалізації.

2. Екзантема: простий герпес (HSV), контактний дерматит, токсичний дерматит, висипання після множинних укусів комах.

3. Генералізована форма: вітряна віспа, дисемінована форма простого герпесу, алергічні висипання, папульозна кропив'янка, звичайні вугрі.

4. Очна або вушна форма: інфікування HSV, бешиха.

▶ ЛІКУВАННЯ

Противірусне лікування

1. Хворі з нормальним імунітетом та у віці ≥50 р., або в яких виникає помірний чи сильний біль, або висипання мають щонайменше помірний характер, або локалізовані поза тулубом → ацикловір п/о 800 мг 5×на день протягом 7–10 днів, або валацикловір п/о 1000 мг кожні 8 год протягом 7 днів; якнайшвидше розпочніть лікування після появи висипання (найкраще у першу добу).

2. Хворі з порушеннями імунітету, після трансплантації органа, зі злоякісним новоутворенням або із системним поширенням оперізуючого герпесу → ацикловір 10 мг/кг маси тіла в/в (500 мг/м^2 п. т.) кожні 8 год (правила введення ацикловіру в/в →розд. 18.1.6; після покращення стану хворого (відсутність свіжих елементів, регрес клінічних симптомів, у т. ч. зменшення інтенсивності болю) можна продовжувати лікування п/о до часу покращення стану імунітету.

Симптоматичне лікування

1. Анальгетики:

1) **незначний або помірний біль** → парацетамол або НПЗП, можна додатково призначити слабкий опіоїдний анальгетик (напр. трамадол);

2) **сильний біль** → розгляньте призначення сильного опіоїду (напр. фентаніл або бупренорфін у формі пластира). Якщо неефективний → розгляньте

додаткове призначення одного з ЛЗ: габапентин п/о, початкова доза 300 мг перед сном, поступово підвищуйте до 3×на день, макс. 3600 мг/добу або прегабалін п/о, початкова доза 75 мг перед сном, поступово підвищуйте до 2×на день; макс. 600 мг/добу; амітриптилін, початкова доза 10 мг перед сном, поступово підвищуйте до макс. 150 мг/добу, глюкокортикостероїд (виключно у поєднанні з противірусною терапією), напр. преднізон 20 мг 3×на день протягом 4 днів, потім поступово знижуйте дозу. У разі відсутності покращення у випадку тяжкого та стійкого болю слід розглянути виконання фармакологічних блокад.

2. Не рекомендується застосування противірусних ЛЗ місцевої дії, антибіотиків ані анальгетиків у формі пудри та густої маси.

➡ УСКЛАДНЕННЯ

З'являються частіше у хворих із порушеннями клітинного імунітету.

1. Місцеві ускладнення

1) **постгерпетична невралгія** (20–50 % випадків, частіше в осіб літнього віку) — біль, що зберігається >30 днів від початку хвороби або рецидивує через 4 тиж.; іноді впродовж багатьох місяців, та навіть років; часто після очної форми; анальгетична терапія (→Симптоматичне лікування);

2) **постгерпетичний свербіж** — може зберігатися багато місяців після регресу змін на шкірі та супроводжувати невралгію, або є єдиним симптомом; має невропатичне походження; лікування →табл. 1.38-1;

3) **рубці, пігментація або депігментація шкіри**;

4) **при очній формі оперізуючого герпесу — кон'юнктивіт, кератит, увеїт; неврит зорового нерва**.

2. Неврологічні ускладнення

1) **асептичний менінгіт** — легкий перебіг, без лікування повністю минає протягом 1–2 тиж.; безсимптомні зміни у спинно-мозковій рідині, характерні для асептичного менінгіту, присутні навіть в 1/3 випадків оперізуючого герпесу у пацієнтів із нормальним імунітетом;

2) **гострий енцефаліт** (рідко) — з'являється зазвичай через декілька днів після появи висипань (рідше — декілька тижнів перед або після); фактори ризику: порушення імунітету, ураження дерматомів, іннервованих черепно-мозковими нервами, дисемінований оперізуючий герпес; ризик смерті до 25 % у залежності від стану імунітету;

3) **хронічний енцефаліт** — практично виключно у пацієнтів зі значним порушенням клітинного імунітету, особливо у пацієнтів зі СНІД; з'являється через декілька місяців після перенесеного оперізуючого герпесу (у 30–40 % хворих без шкірних проявів). Прогноз поганий, прогресуючий перебіг, призводить до смерті.

4) **інсульт** — рідкісне ускладнення оперізуючого герпесу в результаті сегментарного запалення, звуження або тромбозу проксимальної гілки середньої або передньої мозкової артерії; може з'явитися також у осіб із нормальним імунітетом, зазвичай ≈7 тиж. після перенесеного захворювання (часом до 6 міс.); смертність 20–25 %, залишає стійкі неврологічні ураження;

5) **мієліт** — рідко, в основному в осіб із клітинним імунодефіцитом (особливо у хворих на СНІД); найчастіше після оперізуючого герпесу в ділянках, іннервованих нервами, що виходять із грудного відділу спинного мозку, але також у осіб, які не перенесли оперізуючого герпесу. Симптоми: парези (при ураженні рухових шляхів) у тому самому сегменті, що й зміни на шкірі, та/або втрата чутливості (ураження чутливих шляхів) нижче ураженого дерматому; з'являється через ≈12 днів від появи перших елементів. Тяжкі форми: половинне ураження спинного мозку (синдром Броун-Секара) або тотальний поперечний мієліт. Прогноз невизначений.

6) **ретиніт** — в імунокомпетентних осіб гострий некроз сітківки; у пацієнтів зі СНІД: ретиніт, прогресуючий периферичний некроз сітківки або швидко прогресуючий герпетичний некроз сітківки. Зазвичай після оперізуючого герпесу ока (декілька тижнів або місяців) або під час шкірних змін на шкірі; по мірі прогресування хвороба може поширитися на друге око. При дослідженні дна ока: зернисті, жовтуваті, ішемічні зміни, з поширенням та злиттям; сітківка може відшаровуватися. Швидке прогресування, призводить до зливного некрозу та у 75–85 % до сліпоти.

7) **параліч лицевого нерва**.

3. Позанейрональне поширення, віремія, шкірне поширення — зазвичай при тяжких клітинних імунодефіцитах; високий ризик смерті у випадку ураження внутрішніх органів.

➡ ПРОГНОЗ

В імунокомпетентних пацієнтів прогноз щодо виздоровлення сприятливий, але часто протягом багатьох місяців зберігається постгерпетичний біль. В осіб із порушеннями імунітету та у разі ускладнень ризик стійких наслідків та смерті залежить від перебігу →Ускладнення.

➡ ПРОФІЛАКТИКА

Специфічні методи
Вакцинація:
1) проти вітряної віспи →розд. 18.11 — основний метод профілактики;
2) проти оперізуючого герпесу — вакцина призначена для осіб віком >60 р.

Неспецифічні методи
Ізоляція (особливо від осіб із групи ризику): пацієнтів із порушенням імунітету, імунокомпетентних пацієнтів із дисемінованою формою оперізуючого герпесу — впродовж усього часу тривання хвороби; імунокомпетентних пацієнтів із локалізованою формою оперізуючого герпесу — до часу підсихання всіх елементів висипань. **Закривання шкірних змін** (напр., одягом) знижує ризик інфікування VZV контактуючих із пацієнтом осіб.

1.8. Інфікування вірусом простого герпесу

➡ ЕТІОПАТОГЕНЕЗ

1. Етіологічний фактор: вірус простого герпесу (*Herpes simplex*) типу 1 (HSV-1) або типу 2 (HSV-2).

2. Патомеханізм: після проникнення до організму через слизові оболонки або пошкоджену шкіру та первинної реплікації спричиняє віремію (первинне інфікування у серонегативних осіб, як правило, з найтяжчим перебігом) → поширюється по нервових шляхах до чутливих нейронів (HSV-1 найчастіше трійчастий ганглій, HSV-2 найчастіше ганглії спінальних нервів S2–S5), де залишається у прихованій формі → за сприятливих умов доходить до реактивації (рецидивуючий герпес) під впливом зовнішніх факторів (стрес, переохолодження, менструація, ослаблення організму, гіпотрофія, бактеріальне захворювання, експозиція до сильного сонячного світла [УФ опромінення]), рідше спонтанно. Встановлено, що вегетативна нервова система відіграє важливу роль у патогенезі інфікування HSV та рецидивів даної інфекції.

3. Резервуар та шляхи передачі: люди — єдиний резервуар; джерелом інфекції є пацієнт або безсимптомно інфікована людина. Інфекція передається через безпосередній контакт (вірус присутній у виділеннях). Можлива передача інфекції від вагітної жінки до плоду або до новонародженого (перинатальне інфікування).

Інфікування HSV-1 зазвичай відбувається у дитячому віці, а HSV-2 — під час сексуальних стосунків (5–10 % жінок репродуктивного віку хворіло на герпес статевих органів, у 25–30 % підтверджується наявність антитіл проти HSV-2) або рідко під час пологів. Інфікування HSV-1 не запобігає інфікуванню HSV-2.

4. Інкубаційний період та період заразливості залежить від форми хвороби (→Клінічна картина); інкубаційний період 1–26 днів (зазвичай 6–8 днів).

→ КЛІНІЧНА КАРТИНА

Клінічні симптоми є наслідками первинного (перше інфікування) або рецидивуючого (реактивація прихованого вірусу) інфікування. Характерне **везикулярне висипання** — спільний симптом для обох випадків. Клінічна картина елементів висипання подібна: спочатку місцеві продромальні симптоми (біль, печіння, свербіж, парестезії) → папула на запальному фоні → пухирець (може перетворитися у пустулу) → ерозія або виразка. При первинному інфікуванні — швидка динаміка утворення елементів, мають тенденцію до злиття. У випадку рецидиву продромальні симптоми більш виражені, а елементи висипань скупчені на меншій ділянці та у меншій кількості. Часто збільшення регіональних лімфатичних вузлів.

Клінічні синдроми

1. Герпес слизової оболонки ротової порожнини та глотки

1) **первинна інфекція** (може бути безсимптомною);

  а) **гострий гінгівіт та стоматит** — типово у маленьких дітей; рідко у дорослих; інкубаційний період 3–6 днів; раптовий початок, висока лихоманка, погане самопочуття, втрата апетиту, набряк, гіперемія та болючість ясен, везикули та/або ерозії на слизовій оболонці ротової порожнини та язика, а також на шкірі губ та навколо рота з тенденцією до злиття та утворення болючих виразок, збільшення регіональних лімфатичних вузлів. Гострі прояви зберігаються 5–7 днів, загоєння змін через ≈2 тиж. Вірус виділяється зі слиною протягом 3 тиж. (іноді довше).

  б) **гострий фарингіт та тонзиліт** — частіше у дорослих, зазвичай викликаний HSV-1, але можливо також HSV-2 (супроводжується змінами на статевих органах). Спочатку лихоманка, погане самопочуття, головний біль, біль у горлі, м'язах, потім везикули на мигдаликах та задній стінці горла, які тріскають, утворюючи сірі ерозії та виразки, зміни на губах у <10 % пацієнтів. У ≈30 % пацієнтів при первинному інфікуванні HSV-2 з'являються менінгеальні симптоми, у 5 % менінгіт із легким перебігом.

2) **рецидивуюча інфекція** — зазвичай **губний герпес** (HSV-1, рідше HSV-2), рецидиви у середньому 2×на рік, у декого щомісяця. Найвище виділення вірусу протягом перших 24 год (може зберігатися навіть до 5 днів).

2. Герпес статевих органів

1) **первинна інфекція** — як правило тяжкий перебіг, у ≈50 % випадків викликана HSV-1. Часто інфікування від безсимптомного носія (періодичне виділення вірусу у безсимптомному періоді). Інкубаційний період зазвичай 3–7 днів (1–21). У ≈70 % жінок та ≈40 % чоловіків загальні симптоми: лихоманка, головний біль біль та біль у м'язах. У чоловіків везикули з'являються на пенісі, рідше на калитці або внутрішній поверхні стегон; у жінок зміни на статевих губах, промежині, іноді на внутрішній поверхні стегон, у піхві та на шийці матки. Після анального статевого акту можливий проктит. Можуть з'являтися й інші місцеві симптоми (в залежності від локалізації елементів): біль, слизові виділення з уретри або піхви, збільшення та болючість пахвинних лімфатичних вузлів, порушення сечовиділення при первинній інфекції (можуть зберігатися 10–17 днів). Зміни на шкірі

у жінок більш поширені, зберігаються ≈20 днів (у чоловіків ≈16 днів). Вірус виділяється протягом 10–12 днів. Часто супроводжується гострим фарингітом.

2) **рецидивуюча інфекція** (в основному HSV-2) — перебіг легкий або малосимптомний; місцеві продромальні симптоми тривають від 2 год до 2 днів. Зазвичай відсутні загальні симптоми. У жінок везикульозні висипання на великих і малих статевих губах, а також на шкірі промежини (можуть бути дуже болючі), у чоловіків в основному на пенісі (часто безболісні). Вірус виділяється ≈5 днів.

3. **Герпес органу зору** — елементи висипань можуть захоплювати кон'юнктиву та/або рогівку ока (наявність виразок, зазвичай по типу аутоінокуляції), що у випадку запущеного та часто рецидивуючого герпесу призводить до рубцювання рогівки (та навіть втрати зору); везикульозні висипання на повіках.

4. **Герпес шкіри** — елементи висипань за межами обличчя та статевих органів з'являються рідко. До первинного інфікування шкіри може призвести втирання інфікованого матеріалу:

1) **герпетичний панарицій** (напр., у медичного персоналу, який не використовує рукавички) — раптовий початок, набряк, почервоніння, біль та везикульозно-пустульозні зміни на подушечках пальця або пальців;

2) **«герпес гладіаторум»** — у спортсменів, які тренують контактні види спорту, зазвичай на шкірі грудної клітки, вух, обличчя та рук;

3) **герпетична форма екземи** — особлива форма інфекції у хворих із атопічним дерматитом; генералізовані везикулярні висипання, інтенсивні зміни (можуть загрожувати життю).

5. **Герпетичний енцефаліт:** виникає головним чином після інсульту або ушкодження гематоенцефалічного бар'єру. До факторів ризику також включають лікування наталізумабом. Він перебігає з розладами свідомості, афазією, судомами, часто призводить до змін особистості та розладів когнітивних функцій; летальність до 30 %.

6. **Рецидивуючий менінгіт**, спричинений HSV-2.

⇨ ДІАГНОСТИКА

Допоміжні дослідження

Ідентифікація етіологічного фактора:

1) ізоляція HSV у культурі клітин (матеріал: рідина з везикул, мазок із шийки матки, виділення з піхви) — метод, якому надають перевагу при герпесі статевих органів (низька чутливість у випадку рецидивної інфекції, значно нижча, якщо зміни починають загоюватися); негативний результат не виключає інфікування;

2) виявлення ДНК HSV (метод ПЛР; матеріал: рідина з везикул, мазок із шийки матки, виділення з піхви, спинно-мозкова рідина) — вища чутливість, ніж ізоляція вірусу, негативний результат не виключає діагноз герпесу;

3) серологічні дослідження — специфічні антитіла проти HSV з'являються у крові протягом кількох тижнів після інфікування; наявність антитіл анти-HSV-2 переважно свідчить про герпес статевих органів (чутливість 80–98 %, специфічність ≥96 %). Наявність тільки анти-HSV-1 складніше інтерпретувати (висока частота губного герпесу).

Діагностичні критерії

Зазвичай на основі клінічної картини. При герпесі статевих органів у жінок → гінекологічне дослідження. Допоміжні дослідження показані при інвазивних інфекціях. Визначення типу HSV у пацієнтів із герпесом статевих органів дозволяє оцінити ризик рецидивів.

Диференційна діагностика

1. Герпес слизової оболонки ротової порожнини та горла: кандидоз, афтозний стоматит, вірусна пухирчатка порожнини рота і кінцівок (інфікування *Coxsackie*, ентеровірусом), мультиформна еритема (синдром Стівенса-Джонсона).

2. Герпес статевих органів: сифіліс, венерична виразка, оперізуючий герпес.

➜ ЛІКУВАННЯ

Противірусне лікування

Противірусні ЛЗ (**ацикловір, валацикловір**) при системному введенні знижують інтенсивність симптомів первинної та рецидивуючої інфекції, але не елімінують прихованого вірусу та не знижують ризик інфікування інших осіб, ані частоти, ані тяжкості рецидивів після припинення лікування.

1. Герпес статевих органів: ЛЗ для місцевого застосування не ефективні.

1) **первинна інфекція** → ацикловір п/о 400 мг кожні 8 год або 200 мг кожні 4–5 год (5×на день) протягом 7–10 днів, або валацикловір п/о 1000 мг кожні 12 год протягом 7–10 днів; лікування можна продовжити, якщо зміни не регресують повністю через 10 днів;

2) **рецидивуюче інфікування** (періодичне лікування рецидивів) → найкраще розпочати у продромальному періоді, найпізніше у день появи елементів висипань; ацикловір п/о 400 або 800 мг кожні 8 год або 800 мг кожні 12 год протягом 5 днів, або валацикловір п/о 500 мг кожні 12 год протягом 3 днів або 1000 мг кожні 24 год протягом 5 днів.

2. Тяжка (дисемінована) форма інфікування HSV → ацикловір в/в 10 мг/кг кожні 8 год протягом 7–21 днів або до досягнення позитивної динаміки, в подальшому п/о (загалом ≥10 днів лікування в залежності від клінічного стану).

3. Герпес губ або слизової оболонки ротової порожнини та горла

1) **первинна інфекція** — у випадку значної динаміки та інтенсивності змін або в осіб зі зниженням імунної резистентності будь-якого походження → ацикловір п/о 200–400 мг кожні 4–5 год (5×на день) протягом 5 днів або валацикловір п/о 2000 мг кожні 12 год протягом 1 дня, або фамцикловір п/о 500 мг кожні 12 год впродовж 7 днів (лікування у ВІЛ-інфікованих осіб);

2) **рецидивуючі інфікування** (періодичне лікування рецидивів **з інтенсивним перебігом**) → найкраще розпочати у продромальному періоді, найпізніше у період появи елементів висипань; ацикловір п/о 200–400 мг кожні 4–5 днів (5×на день) протягом 3–5 днів або валацикловір п/о 1000 мг п/о кожні 12 год протягом 1 дня або 500 мг кожні 12 год протягом 3 днів; при губному герпесі **з легшим перебігом** також ефективний ацикловір у формі крему (5×на день).

4. Вагітні жінки → ацикловір (вважається безпечним препаратом для плода). Лікування первинної інфекції або рецидиву — як вище. У вагітних жінок із рецидивуючим герпесом статевих органів профілактично застосуйте ацикловір від 36 тиж. вагітності — знижує ризик рецидивів герпесу статевих органів (HSV-2) під час пологів та потребу у кесарському родорозрішенні з цього приводу, а також ризик інфікування новонародженого.

5. Герпес ока → ацикловір у формі очної мазі; лікування повинен проводити офтальмолог.

Симптоматичне лікування

При необхідності антипіретики та анальгетики.

➜ УСКЛАДНЕННЯ

Вторинне бактеріальне або грибкове інфікування елементів висипань, дисемінована інфекція (у т. ч. стравоходу, надниркових, легень, суглобів, ЦНС →розд. 18.7.2), мультиформна еритема (75 % випадків супроводжує

HSV-інфекцію). Інфікування новонародженого (HSV-1 або HSV-2) — найчастіше у формі дисемінованих везикулярних елементів на шкірі, можливі також тяжкі енцефаліт, гепатит та запалення інших органів, що призводить до смерті. До інфікування найчастіше доходить у перинатальному періоді під час первинної (ризик передачі інфекції 30–50 %) або рецидивуючої (ризик <1 %) інфекції у вагітної жінки. Герпес родових шляхів під час вагітності підвищує ризик передчасних пологів, сповільнення внутрішньоутробного розвитку плода та самовільного викидня. Герпес статевих органів (або навіть продромальні явища цієї хвороби) у вагітної жінки перед пологами є показом до кесарського родорозрішення.

➡ ПРОГНОЗ

Хвороба з рецидивуючим перебігом протягом всього життя. Смерть рідко — новонароджені, особи з тяжким імунодефіцитом або при енцефаліті.

➡ ПРОФІЛАКТИКА

Специфічні методи

1. Вакцинація: відсутня.

2. Фармакологічна профілактика: у осіб з частими та виснажливими рецидивами → ацикловір п/о 400 мг кожні 12 год, або валацикловір п/о 500 мг чи 1000 мг кожні 24 год (підтверджено безпеку та ефективність щоденного прийому ацикловіру протягом 6 років, і валацикловіру — протягом 1 року). Лікування зменшує частоту рецидивів і покращує якість життя; під час прийому ліків менший ризик інфікування партнера HSV-2.

Неспецифічні методи

1. Ізоляція пацієнтів: використання методів контактної ізоляції.

2. Індивідуальні засоби захисту: уникання ризикованих сексуальних контактів. Використання латексних презервативів під час статевого акту знижує ризик інфікування (але не виключає його — можливі елементи висипань іншої локалізації). Інфіковані особи повинні інформувати партнерів перед початком сексуальних стосунків (ризик інфікування у безсимптомний період). У випадку герпесу статевих органів або продромальних явищ рекомендовано уникати статевих контактів зі здоровими особами. Вагітні жінки, які хворіли герпесом статевих органів в минулому, повинні повідомити про це лікаря. Здорові жінки, партнери яких хворіли на герпес статевих органів, повинні уникати статевих контактів у III триместрі вагітності.

1.9. Інфекційний мононуклеоз

➡ ЕТІОПАТОГЕНЕЗ

1. Етіологічний фактор: у 90 % випадків типового мононуклеозу вірус Епштейн-Барр (ВЕБ [EBV, родина *Herpesviridae*]).

2. Патомеханізм: вірус проникає у клітини епітелію горла → інфікує В-лімфоцити, завдяки яким поширюється по всьому організмі (трансформація В-лімоцитів у безсмертні плазматичні клітини, стимуляція поліклональної продукції гамаглобулінів, які визначаються у вигляді неспецифічних гетерофільних антитіл) → активовані В-лімфоцити стимулюють проліферацію Т-лімфоцитів (які відповідають за збільшення лімфатичних вузлів, мигдаликів, селезінки та печінки). Після первинного інфікування ВЕБ (EBV) залишається в організмі у латентній формі у В-лімфоцитах та епітеліальних клітинах ротової порожнини; реактивація може призвести до моноклональної, неконтрольованої лімфопроліферації.

3. Резервуар та шляхи передачі: люди — єдиний резервуар; джерело інфекції — хвора або інфікована людина (вірус виділяється зі слиною, після первинного інфікування періодично виділяється протягом усього життя). Інфікування через контакт зі слиною (необхідний близький контакт, напр., поцілунок) та забруднені нею предмети (найчастіше через обмін шматочками їжі, пиття з однієї склянки або пляшки); можливе також через переливання крові, пересадку кісткового мозку або солідних органів.

4. Інкубаційний період та період заразливості: інкубаційний період 30–50 днів; низька заразливість (необхідний безпосередній контакт зі слиною хворого) зберігається 6 міс. у деяких випадках до 1,5 року.

КЛІНІЧНА КАРТИНА

Часто інфекція перебігає безсимптомно або з неспецифічними симптомами (особливо у немовлят та малих дітей, а також у літніх осіб).

1. Продромальні симптоми: грипоподібні симптоми (1–2 тиж.), розвиваються поступово.

2. Фарингіт та тонзиліт: сильний біль у горлі, утруднене ковтання, лихоманка до 40 °C (зазвичай минає через 1–2 тиж., може зберігатися 4–5 тиж.); мигдалики збільшені, вкриті характерним ексудатом (картина нагадує стрептококовий тонзиліт →рис. 3.3-1), гіперемія горла, часто петехії на піднебінні, неприємний запах з рота. Додатково набряк повік, основи носа та надбрівних дуг (частіше у дітей).

3. Лімфаденопатія та спленомегалія: вузли досягають значних розмірів, навіть >3 см, еластичні, рухливі по відношенню до основи, чутливі, не утворюють пакети, часто з набряком парануодулярних тканин; збільшення лімфатичних вузлів — це найстійкіший симптом (навіть 6 міс. після гострої фази хвороби). У дітей зазвичай генералізована; у молоді та дорослих — найчастіше задньо- та передньошийні, підщелепові лімфовузли, рідше генералізована лімфаденопатія з ураженням пахових та пахвинних лімфовузлів. Спленомегалія на 2–3 тиж. у 50 % хворих; минає через 7–10 днів.

4. Гепатит: (20–90 % хворих) зазвичай без жовтяниці, може перебігати зі збільшенням печінки (10–15 %), зберігається до 4 тиж.

5. Висипання на шкірі: дрібноплямисті та/або дрібнопапульозні (5 % хворих); може з'явитися мультиформна еритема або вузлова еритема. Після призначення ампіциліну (80–90 % випадків), амоксициліну або інших антибіотиків (цефалоспорини, дуже рідко макроліди) з'являється плямисто-папульозне висипання, короподібне, свербить — з'являється через 7–10 днів після першої дози антибіотика, ймовірно спричинена імунними комплексами, уражає шкіру та слизові оболонки (спорадично синдром Стівенса-Джонсона, виразки статевих органів).

6. Інші неспецифічні симптоми: біль голови (типово ретроорбітальний), живота, нудота та блювання; у період реконвалесценції слабкість, погане самопочуття, втомлюваність, відчуття виснаження, утруднення концентрації уваги, іноді т. зв. синдром хронічної втоми (навіть протягом 2–3 міс.).

7. Лімфопроліферативний синдром: з'являється в осіб з імунодефіцитом (особливо у хворих на СНІД та реципієнтів трансплантатів); спектр симптомів: від збільшення лімфатичних вузлів та інших лімфатичних органів, через лімфоцитарну інтерстиціальну пневмонію, до лімфом.

8. Хронічна активна EBV-інфекція (англ. *chronic active EBV* — CAEBV): рідкісна форма інфекції з проліферацією лімфоцитів T або NK; широкий спектр симптомів, які утримуються >6 міс. (зокрема, гарячка, збільшення лімфатичних вузлів та селезінки, гепатит, панцитопенія, інтерстиціальна пневмонія, запалення судинної оболонки ока (увеїт), світлова віспа, надмірна реакція після укусів комарів).

Таблиця 1-1. Інтерпретація результатів серологічних досліджень у напрямку EBV-інфекції

Фаза інфекційного процесу	Антитіла				
	гетеро-фільні	анти-VCA IgM	анти-VCA IgG	анти-EA	анти-EBNA
гостра фаза інфекції	+	+	+	+	–
перенесена інфекція	–	–	+	–	+
активна хронічна інфекція	–		+++	+	+
реактивація інфекції, лімфома Беркіта, назофарингеальна карцинома	–	+/–	+	+/–	+

Неспецифічні гетерофільні антитіла (переважно IgM; реакція Пауля-Буннеля-Давидсона, швидкі аглютинаційні тести) — корисні у разі недоступності специфічних серологічних тестів; з'являються наприкінці 2-го тиж. захворювання (у 80–90 % дорослих пацієнтів) і зберігаються ≥3–6 міс. У випадку позитивного результату зазвичай немає необхідності у подальшій діагностиці (чутливість ≈75 %, специфічність ≈90 %). У дітей <12. р. можуть не виявлятися, тому у них необхідно шукати специфічні антитіла.

Специфічні антитіла до EBV — з'являються на 2-му тиж. захворювання (найвища специфічність і чутливість [ELISA]):

1) до капсидного антигену: VCA IgM — з'являються найбільш рано, навіть у 95 % зі свіжою інфекцією, титр швидко зростає протягом кількох днів від початку гострої фази інфекційного процесу; зникають впродовж 2–3 міс.; VCA IgG — з'являються протягом кількох днів від початку EBV-інфекції, на практиці свідчать про перенесену інфекцію (не придатні для виявлення гострої фази інфекційного процесу), зберігаються впродовж усього життя;

2) до раннього антигену (EA) — з'являються у гострій фазі інфекції, зазвичай через 3–6 міс. не виявляються (у ≈20 % інфікованих можуть бути виявлені через кілька років від зараження);

3) до ядерного антигену (EBNA) — утворюються пізніше, через кілька тижнів (3–6), або навіть кілька місяців після гострої фази інфекції; свідчать про перенесену інфекцію; зберігаються впродовж усього життя.

IgE — високий титр при хронічній активній EBV-інфекції

→ **ДІАГНОСТИКА**

Допоміжні дослідження

1. Ідентифікація етіологічного фактора:

1) серологічні дослідження →табл. 1-1;

2) виявлення ДНК ВЕБ (EBV) (ПЛР; матеріал: сироватка, кров [лімфоцити], тканини): інформативне у пацієнтів з імунодефіцитом (відсутність специфічних антитіл) або з метою виявлення інфікування ВЕБ (EBV) при онкологічних, лімфопроліферативних захворюваннях та CAEBV.

2. Інші: загальний аналіз крові — неспецифічні зміни, у 98 % випадків помірний лейкоцитоз (до 20 000/мкл) з високим відсотком лімфоцитів (>50 %); у мазку ≥10 % атипових лімфоцитів (вільний хроматин, ексцентрично розміщене ядро).

Діагностичні критерії

Клінічна картина класичного інфекційного мононуклеозу (частіше у дітей) є характерною; у дорослих інфікування ВЕБ (EBV) частіше перебігає нетипово. Підозрюйте у випадках стійкого до стандартного лікування тривалого фарингіту з ексудатом на мигдаликах, що супроводжується спленомегалією та значною реактивністю лімфовузлів.

Диференційна діагностика

Цитомегалія (CMV) — дуже подібна клінічна картина; стрептококовий фарингіт (β-гемолітичні стрептококи групи A), дифтерія, інфікування HSV, гостра ретровірусна хвороба (ВІЛ), краснуха, вірусний гепатит, гострий лейкоз, медикаментозні реакції (особливо після фенітоїну та сульфаніламідів), токсоплазмоз.

→ **ЛІКУВАННЯ**

Противірусне лікування

Противірусні препарати не рекомендуються. Тільки при лімфопроліферативному синдромі можна розглянути призначення ганцикловіру або ацикловіру (не оцінено їх ефективності у вірогідних дослідженнях).

Симптоматичне лікування

1. Загальні рекомендації: відпочинок, уникнення травм та надмірного навантаження, якщо збільшена селезінка (ризик розриву!); значно збільшена селезінка може потребувати стаціонарного спостереження.

2. Фармакологічне лікування: за відсутності ускладнень зазвичай не обов'язкова:

1) антипіретики та анальгетики при необхідності (парацетамол, НПЗП);

2) ГК (преднізон 1 мг/кг м. т., макс. 60 мг/добу протягом 4–7 днів, потім поступове зниження дози) — у випадку наростання обструкції верхніх дихальних шляхів внаслідок набряку лімфатичних тканин горла (мигдалики) або у пацієнтів із анемією або аутоімунною тромбоцитопенію; або під час алергічної реакції (інтенсивне висипання з ураженням слизових оболонок) після вживання напівсинтетичних пеніцилінів;

3) імунологічне відновлення (у випадку імунодефіциту) — зменшення дози імуносупресивних ЛЗ.

→ **УСКЛАДНЕННЯ**

Трапляються рідко, можуть мати тяжкий перебіг:

1) вторинна бактеріальна інфекція (горла, легень) — у лікуванні не використовуйте напівсинтетичних пеніцилінів;

2) дихальна система — обструкція дихальних шляхів (збільшеними лімфатичними вузлами), інфільтрати у легеневій тканині, епіглотит;

3) гематологічні — анемія, тромбоцитопенія, рідко гранулоцитопенія, гемофагоцитарний синдром;

4) ЦНС — ураження черепно-мозкових нервів (найчастіше VII), лімфоцитарний менінгоенцефаліт, поперечний мієліт, епілептичні напади, синдром Гійена-Барре, психози;

5) серце — міокардит, перикардит, АВ-блокада I ступеня, коронарний спазм;

6) розрив селезінки, в основному субкапсулярний (0,5 % випадків) — на 2-ий та 3-ій тиж. хвороби, йому передує сильний біль у животі; може вимагати оперативного лікування;

7) злоякісні новоутворення — пізнє ускладнення; зв'язок інфікування ВЕБ (EBV) з лімфомою Ходжкіна, лімфомою Беркіта, NK-клітинною лейкемією, екстранодальною NK/Т-клітинною лімфомою носоглотки, лімфопроліферативними синдромами, пов'язаними з імунодефіцитом, раком носоглотки.

→ **ПРОГНОЗ**

У переважній більшості випадків сприятливий — хвороба минає самостійно, хоча деякі симптоми аж через декілька місяців. Серйозний прогноз у разі дуже рідкісних гематологічних та неврологічних ускладнень. Смерть — рідко, найчастіше внаслідок розриву селезінки, вторинних бактеріальних інфекцій або міокардиту.

➡ ПРОФІЛАКТИКА

Специфічні методи
Немає.

Неспецифічні методи
Особи, які недавно перенесли підтверджену ВЕБ (EBV) інфекцію або хворіли на мононуклеозоподібне захворювання, не повинні бути донорами крові та органів для трансплантації.

1.10. Хвороби, викликані парвовірусом B19

Парвовірус викликає інфекційну еритему та синдром папульозно-геморагічних «шкарпетки і рукавички». Вважається, що у разі епідемічних захворювань серед дітей може бути частою причиною генералізованих петехій (в основному на шкірі кінцівок, пахв та пахвинних ділянок) при нормальній кількості тромбоцитів у крові.

➡ ЕТІОПАТОГЕНЕЗ

1. Етіологічний фактор: людський парвовірус B19 (родина *Parvoviridae*).

2. Патомеханізм: в організмі господаря викликає віремію та реплікується виключно у клітинах-попередниках еритроцитів.

3. Резервуар та шляхи передачі: люди — єдиний резервуар; джерелом інфекції є хвора або інфікована людина (найчастіше з імунодефіцитом, у якої довго зберігається інтенсивна віремія). Інфекція поширюється повітряно-крапельним шляхом, але також через препарати крові (дуже рідко) та через плаценту (інфікування плоду).

4. Інкубаційний період та період заразливості: висока заразливість (до 60 %), вірус присутній у виділеннях дихальних шляхів; інкубаційний період 4–14 днів; найвища інтенсивність віремії 6–10 днів від інфікування (період заразливості припадає на продромальний період, який триває ≈7 днів); віремія минає разом з появою висипання (пацієнт перестає інфікувати, період заразливості ≈1 тиж.). При синдромі папульозно-геморагічних «шкарпеток і рукавичок» пацієнти інфікують інших осіб також і протягом всього періоду висипань, а при апластичній кризі — перед появою симптомів та щонайменше тиждень після їх появи.

➡ КЛІНІЧНА КАРТИНА

Перебіг часто безсимптомний або клінічна картина нагадує легку застуду. Повністю розвинена інфекція перебігає у вигляді інфекційної еритеми або синдрому папульозно-геморагічних «шкарпетки і рукавички».

1. Інфекційна еритема:

1) спочатку **продромальні симптоми, пов'язані з віремією** — запалення верхніх дихальних шляхів (риніт, фарингіт, кашель), лихоманка, погане самопочуття, головний біль, біль у м'язах, нудота. Минають одночасно з появою специфічних антитіл IgM.

2) **висипання** (реакція по типу імунних комплексів) з'являється через 7–10 днів від початку хвороби (коли з'являються специфічні антитіла IgG). Висипання — найбільш характерний симптом хвороби, який з'являється у більшості дітей, але у <50 % дорослих. Спочатку має вигляд світло-червоної дещо опуклої еритеми з гострими межами на щоках, оминаючи спинку носа та ділянку губ. Через 1–4 дні на плечах, тулубі, сідницях та нижніх кінцівках з'являються еритематозні плямки та папули, які перетворюються у зливні, еритематозні висипання, що нагадують сітку

або мереживо (або гірлянди), особливо виражені на розгинальних поверхнях кінцівок та тулубі. Не поширюються на шкіру долонь та підошов. Висипання можуть зберігатися або рецидивувати протягом 1–3 тиж., або довше (зазвичай ≈10 днів). У дорослих може перебігати зі свербіжем. Може посилюватися під впливом навантаження або високої температури тіла; цей прояв не свідчить про загострення хвороби.

3) **артрит** (реакція по типу імунних комплексів) — в основному у дорослих, частіше у жінок (у дітей у ≈10 % випадків); супроводжує висипання або є єдиним проявом хвороби. Домінує біль (77 % у віці >20 р.), рідше набряк (57 % у віці >20 р.) кількох суглобів, найчастіше дрібних суглобів долонь (міжфалангових), зап'ястя, колінних або гомілковостопних суглобів. Минає самостійно (зазвичай протягом 3 тиж., інколи кількох місяців) та не призводить до пошкодження суглобів.

2. Синдром папульозно-геморагічних «шкарпетки і рукавички»:

1) спочатку **продромальні симптоми** (легкий перебіг) — лихоманка, втрата апетиту та біль у суглобах;

2) **висипання та зміни на шкірі** — ще під час віремії та продромальних симптомів з'являється болючий набряк та еритема обох долонь та стоп зі змінами по типу петехій та геморагічної пурпури. Елементи висипань можуть займати тильні поверхні долонь та стоп, не переходять за гострі межі зап'ясть та щиколоток; часто супроводжуються печінням та свербіжем. Висипання зазвичай минає протягом 1–3 тиж.

3) **висипання на слизовій оболонці ротової порожнини** — ерозії, везикули, набряк губ, петехії на твердому піднебінні, слизовій оболонці глотки та язиці; можуть супроводжувати зміни на шкірі; минає самостійно через 7–14 днів; вони можуть нагадувати плями Копліка, які зустрічаються при кору.

3. Хронічна анемія: спричинена недостатньою щодо нейтралізації вірусу гуморальною відповіддю або її відсутністю. З'являється у хворих із порушенням імунітету (первинні імунодефіцити, проліферативні захворювання, ВІЛ-інфекція, реципієнти трансплантатів та інші причини імуносупресії) внаслідок хронічного інфікування клітин-попередників еритроцитів. Крім еритробластної аплазії, може з'являтися також панцитопенія.

4. Апластична криза: може виникнути у пацієнтів з інтенсивним гемопоезом (вроджені гемолітичні анемії, аутоімунні анемії, масивна кровотеча, стан після трансплантації нирки або гемопоетичних стовбурових клітин). Інтенсивна реплікація вірусу призводить до руйнування гемопоетичних клітин, і тим самим до зменшення виробництва еритроцитів та їх швидкого розпаду з різким зниженням концентрації гемоглобіну. Перебіг — з симптомами тяжкої анемії; на відміну від гемолітичного кризу відсутні ретикулоцити (вони з'являються через 7–10 днів після появи антитіл до B19 в крові).

5. Гепатит: у ≈4 % інфікованих осіб, регресує самостійно.

6. Інші рідкісні форми: некроз кісткового мозку, мієлодиспластичний синдром, лейкопенія, гемофагоцитарний синдром, атипова екзантема, неврологічні розлади, аутоімунізація.

➡ ДІАГНОСТИКА

Додаткові дослідження зазвичай непотрібні. У випадку необхідності, підтвердженням інфікування є:

1) **у пацієнтів без імунодефіцитів — позитивний результат серологічного дослідження;** виявлення специфічних антитіл IgM (антиVP2) у сироватці свідчить про існуючу або нещодавно перенесену інфекцію (утримуються ≈3 міс.); специфічні антитіла IgG з'являються на 2-му тиж. після зараження та зберігаються впродовж багатьох років (свідчать про перенесену інфекцію); низька авідність свідчить про свіжу інфекцію;

2) **у пацієнтів із порушенням імунітету** (результати серологічного дослідження зазвичай хибно негативні) **або у випадку апластичної кризи — виявлення ДНК парвовіруса B19** у крові (метод ПЛР); результат ПЛР може бути позитивним протягом 9 міс. після періоду віремії, і тому не підтверджує гострої інфекції.

При **дослідженні кісткового мозку** — гіпоплазія кісткового мозку та характерні гігантські пронормобласти.

Диференційна діагностика

1. Інфекційна еритема: інші вірусні (ECHO-вірус 12, краснуха, кір, ентеровірусна або аденовірусна інфекція) або бактеріальні (скарлатина) мультиформна еритема, запальні захворювання сполучної тканини, які перебігають з артритами та васкулітами, медикаментозні реакції (у т. ч. сироваткова хвороба).

2. Синдром папульозно-геморагічних «шкарпеток і рукавичок»: тромбоцитопенія, васкуліт, асоційований з IgA (попередня назва — хвороба Шенляйн-Геноха), вірусна пухирчатка порожнини рота і кінцівок (інфікування вірусами *Coxsackie* або ентеровірусами) інфекційний мононуклеоз, цитомегалія, інфікування вірусом герпесу типу 6 (HHV6), вірусний гепатит B, вторинний сифіліс; рикетсіоз; ерліхіоз.

3. Хронічна анемія та апластична криза →розд. 15.1.7.

→ ЛІКУВАННЯ

Етіотропна терапія

Не існує. При хронічній інфекції у хворих із порушенням імунітету (хронічна анемія) призначають препарати ВВІГ, стандартної дози не вказано, рекомендують 1–1,5 г/кг впродовж 3 днів або 400 мг/кг впродовж 5–10 днів. Використання ВВІГ у імунокомпетентних осіб з артритом є суперечливим.

Симптоматичне лікування

За необхідності антипіретики (парацетамол, ібупрофен), НПЗП (зменшують біль у суглобах). У випадку ВІЛ-інфекції → антиретровірусна терапія та препарати ВВІГ. При апластичних кризах та хронічній анемії → переливання еритромаси та ВВІГ.

→ МОНІТОРИНГ

Показаний у пацієнтів із імунодефіцитом та у пацієнтів із хронічним гемолізом (на предмет тяжких симптомів анемії).

У вагітних жінок, які мали контакт із хворим, показані дослідження наявності специфічних антитіл IgG у сироватці — відсутність IgG свідчить про сприйнятливість до інфекції (але ризик інфікування плода низький). Повторюйте дослідження кожні 2–4 тижні. Підтвердження гострої фази інфекції (IgM) у вагітних жінок є показом до УЗД 1–2×на тиж. протягом 10–12 тиж. (генералізований набряк плоду).

→ УСКЛАДНЕННЯ

Транзиторна анемія та ретикулоцитопенія (у здорових осіб рідко, зазвичай безсимптомна); мультиформна еритема; тяжка анемія з генералізованим набряком плоду (найчастіша причина генералізованого неімунологічного набряку плоду), самовільний викидень, та навіть смерть плоду — найвищий ризик у випадку гострого інфікування (віремія) жінок у II триместрі вагітності, особливо між 20 та 28 тиж., ризик трансплацентарного інфікування ≈30 %, ризик втрати плоду з приводу інфекції — 8–10 %; рідко — міокардит, васкуліт, гломерулонефрит, енцефаліт, первинна імунологічна тромбоцитопенія.

➔ ПРОГНОЗ

У хворих без факторів ризику перебіг легкий, хвороба минає самостійно без ускладнень. Висипання може рецидивувати навіть через декілька місяців; артрити зберігаються до кількох місяців, а винятково навіть до кількох років. В імунокомпетентних осіб хвороба залишає стійкий імунітет. У пацієнтів із порушенням імунітету ризик хронічної інфекції.

➔ ПРОФІЛАКТИКА

Специфічні методи

Вакцинація: відсутня.

Неспецифічні методи

Ізоляція хворих, особливо під час апластичної кризи або у випадку хворих із порушенням імунітету, в яких тривало зберігається заразливість; після появи висипання пацієнт не інфікує оточуючих осіб. Вагітним жінкам необхідно уникати контакту з пацієнтами із хронічною реплікацією вірусу (пацієнти з імунодефіцитом, заражені парвовірусом В19 та з апластичною кризою).

1.11. Контагіозний молюск

➔ ЕТІОПАТОГЕНЕЗ

1. Етіологічний фактор: вірус контагіозного молюска (MCV).

2. Патомеханізм: розмножується виключно у клітинах плоского епітелію, не проникає глибше та не спричиняє віремії.

3. Резервуар та шляхи передачі: люди; інфекція поширюється через безпосередній контакт з інфікованою особою або контамінованою шкірою хворого, також під час сексуального контакту, або через забруднений одяг, рушники чи інші предмети.

4. Інкубаційний період та період заразливості: 2–12 тиж. (навіть до 6 міс.); пацієнт інфікує протягом всього часу зберігання шкірних проявів. Припускається, що багато осіб інфіковані безсимптомно і можуть бути джерелом інфекції.

➔ КЛІНІЧНА КАРТИНА ТА ПРИРОДНИЙ ПЕРЕБІГ

Первинний шкірний елемент — твердий, гладкий вузлик кольору шкіри або світліший, діаметром 1–5 мм (в осіб із порушенням імунітету >5 мм [т. зв. гігантський молюск]); на старших елементах висипань може візуалізуватися центральне, особливо при сильному боковому освітленні, характерне пупкоподібне заглиблення; іноді елемент висипань оточений депігментованим або гіперемованим обідком. В імунокомпетентних осіб від 1 до 30 елементів висипання; у молоді та дорослих найчастіше на внутрішній поверхні стегон, зовнішніх статевих органах, в ділянці лобка та гіпогастрії; у молодших дітей на обличчі, повіках, тулубі та кінцівках; в осіб із порушенням імунітету можливі дифузні, генералізовані, дуже численні зміни (навіть кількасот елементів висипань). Скарги відсутні, рідко дискомфорт у період регресування змін (при наявності вираженого супутнього запального процесу або екземи).

В імунокомпетентних осіб від 1 до 30 елементів висипання; у молоді та дорослих найчастіше на внутрішній поверхні стегон, зовнішніх статевих органах, в ділянці лобка та гіпогастрії; у молодших дітей на обличчі, повіках, тулубі та кінцівках; в осіб із порушенням імунітету можливі дифузні, генералізовані, дуже численні зміни (навіть кількасот елементів висипань). Скарги відсутні, рідко дискомфорт у період регресування змін (при наявності вираженого супутнього запального процесу або екземи). Загалом, скарги відсутні, рідко дискомфорт в період регресії (якщо супутнім був виражений запальний процес або екзема).

Може доходити до аутоінокуляції, вторинного бактеріального інфікування (особливо у випадку розчухування змін) та рубцювання.

ДІАГНОСТИКА

Діагностичні критерії

На основі клінічної картини. У сумнівних випадках мікроскопічне дослідження витиснутого з елементу висипання матеріалу або біоптату шкіри, забарвленого методом Райта або Гімза — наявність включень («молюскові тільця») у цитоплазмі.

Диференційна діагностика

1) невус Шпіца, нашкірні епітеліоми (напр. базальноклітинні та ін.), *xanthogranuloma juvenile*, звичайні бородавки та гострокінцеві кондиломи, міліуми, фолікулярний кератоз, блискучий ліхен, киста потової або сальної залози;

2) дисеміновані зміни у хворого з імунодефіцитом — дисемінована форма криптококозу або гістоплазмозу;

3) контагіозний молюск із запальною реакцією — бактеріальний дерматит (напр., фолікуліт, фурункул).

ЛІКУВАННЯ

У пацієнтів без факторів ризику необов'язкове. Покази: естетичні міркування, численні зміни, висипання, які не минають, тривалий перебіг, постійно з'являються нові елементи висипань, аутоінокуляція.

Етіотропна терапія

1. Фармакологічне лікування (ефективність невизначена):

1) подофілотоксин місцево в кремі або розчин — особливо у чоловіків, обережно у жінок дітородного віку;

2) якщо лікований шкірний висип стає чутливим, еритематозно зміненим, набряклим, покритим кірочкою або гнійним ексудатом, що вказує на вторинну бактеріальну інфекцію → використовуйте антибіотик локально (рідше п/о);

3) у ВІЛ-позитивних хворих необхідна інтенсивна антиретровірусна терапія.

2. Інвазивна терапія:

1) лазеротерапія — дуже ефективна, невисокий ризик рубців або депігментацій;

2) кріотерапія рідким азотом — якщо елементи не є численними; можливі ускладнення — міхурі та рубці, інколи необхідно повторювати процедуру кожні 2–4 тиж.;

3) кюретаж або видалення голкою під місцевою анестезією — якщо елементи висипань поодинокі.

МОНІТОРИНГ

В обґрунтованих випадках молодь та молодих дорослих перевірте на наявність інших інфекцій, що передаються статевим шляхом. Якщо лікований елемент висипань став чутливим, еритематозно зміненим, набряклим, покрився струпом або гнійним ексудатом, призначте антибіотик місцево, рідше п/о (вторинна бактеріальна інфекція). У випадку змін (особливо гігантських) на обличчі, шиї та шкірі волосистої частини голови у дорослого пацієнта або генералізованих змін показане дослідження на ВІЛ-інфекцію.

→ **ПРОГНОЗ**

В імунокомпетентних осіб зміни минають самостійно. У хворих із тяжким клітинним імунодефіцитом перебіг довготривалий, гігантські, генералізовані, зливні та деформуючі зміни, які тяжко вилікувати без відновлення правильного імунітету.

→ **ПРОФІЛАКТИКА**

Уникання обміну одягом та рушниками, а також сексуальних контактів із інфікованими особами. Показане обстеження сибсів (часте інфікування осіб, що мешкають разом із хворим). Не можна розчухувати ані розтирати елементи (ризик аутоінокуляції).

2. СНІД

→ **ЕТІОПАТОГЕНЕЗ**

1. Етіологічний фактор: ВІЛ — ретровірус, що проявляє тропність до клітин, які мають рецептор CD4 (Т–лімфоцити–хелпери, макрофаги, моноцити, дендритні клітини).

2. Патомеханізм: переважно інфікуються макрофаги та активовані Т-лімфоцити. Характерною особливістю первинної ВІЛ-інфекції є висока вірусемія, транзиторне зниження кількості Т-лімфоцитів $CD4^+$ у периферичній крові та, в більшості випадків, симптоми гострого ретровірусного захворювання. Хронічна інфекція характеризується стійкою імунною активацією та поступовим зниженням кількості $CD4^+$-лімфоцитів. Протягом багатьох років інфекція перебігає клінічно безсимптомно, проте реплікація ВІЛ продовжується у периферійних лімфатичних органах і спричиняє поступове руйнування їх мікросередовища. З розвитком інфекції розвивається розлад імунного гомеостазу.

3. Резервуар і шляхи передачі: люди; джерелом інфекції є ВІЛ-інфікована людина, а інфекція передається гематогенним, статевим шляхом, перинатально (вертикально або через грудне молоко).

4. Фактори ризику: сексуальні контакти без презервативів, ін'єкції психоактивних речовин або анаболічних стероїдів, а також прийом наркотиків назально, за допомогою банкноти або трубочки; уколи або поранення гострим предметом (голка, скальпель); забрудненим кров'ю ВІЛ-інфікованої особи; пологи, якщо роділля не знає, що вона ВІЛ-інфікована, і не приймає ліків.

5. Інкубаційний період та період заразливості: гострий ретровірусний синдром — 1–8 тиж.; СНІД — в осіб, які не отримували антиретровірусних ЛЗ — 1,5–15 років (у середньому 8–10 років) від зараження; пацієнт є заразливим із перших днів після зараження.

→ **КЛІНІЧНА КАРТИНА ТА ПРИРОДНИЙ ПЕРЕБІГ**

Вирізняють кілька фаз протікання ВІЛ-інфекції на підставі клінічних (категорії А-С) та імунологічних симптомів (кількість лімфоцитів CD4⁺) →табл. 2-1.

1. Гострий ретровірусний синдром (клінічна категорія А): рання стадія зараження, клінічна картина нагадує інфекційний мононуклеоз; часто з маловираженими симптомами (лише декілька днів із субфебрильним станом). Симптоми зберігаються у середньому 2 тиж. Гострий ретровірусний синдром підозрюйте, якщо:

Таблиця 2-1. Фази (стадії) ВІЛ-інфекції і критерії діагностики СНІДу[a] згідно CDC

Імунологічні категорії (кількість лімфоцитів CD4⁺)	Клінічні категорії		
	A — безсимптомна стадія або PGL або ГРС	B — маніфестна стадія (не A і не C)	C — СНІД-індикаторні хвороби
≥500/мкл	A1	B1	C1
200–499/мкл	A2	B2	C2
<200/мкл	A3	B3	C3

[a] Діагностувати СНІД можна на основі будь-якої з цих категорій: A3, B3, C1, C2, C3.

ГРС — гострий ретровірусний синдром, PGL — персистуюча генералізована лімфаденопатія.

1) в анамнезі ризикована сексуальна поведінка або експозиція до гематогенного зараження протягом останніх кількох тижнів;

2) у дорослих пацієнтів рецидив «мононуклеозу»;

3) виявлено симптоми захворювань, що передаються статевим шляхом, або пацієнт переніс таку хворобу (сифіліс, гонорея).

2. Безсимптомна стадія (клінічна категорія A): розпочинається після фази первинної віремії у результаті встановлення відносного балансу між реплікацією ВІЛ та імунною відповіддю на зараження; у пацієнтів, які не отримували антиретровірусних ЛЗ, триває від 1,5 до 15 років.

3. Персистуюча генералізована лімфаденопатія (PGL [клінічна категорія A]): проявляється у значного відсотка хворих наприкінці безсимптомного періоду (ще до розвитку СНІДу):

1) лімфаденопатія (діаметр >1 см) у ≥2 місцях, поза пахвинними ділянками, яке зберігається >3 міс. (діагностичний критерій);

2) відчуття хронічної втоми, головний біль, збільшення селезінки (≈30 %), викликані не опортуністичними мікроорганізмами часті інфекційні захворювання шкіри, дихальних шляхів і ШКТ.

4. Маніфестна стадія (клінічна категорії B [не A і не C]): у результаті зниження числа CD4⁺-лімфоцитів розвиваються опортуністичні інфекції (табл. 2-2), які мають, як правило, відносно легкий перебіг: оперізувальний лишай, що охоплює >1 дерматому, або рецидиви оперізуючого лишаю; бактеріальний ангіоматоз (червоні, бородавчасті зміни на шкірі, що викликані зараженням *Bartonella henselae* і нагадують саркому Капоші); волохата лейкоплакія (висипання, які нагадують кандидоз порожнини рота, в основному на бічній поверхні язика), кандидоз глотки або кандидозний вульвовагініт (персистуючий, рецидивуючий або стійкий до лікування); дисплазія епітелію шийки матки і рак *in situ* шийки матки (ВПЛ–інфекції); лихоманка, що триває >1 міс.; хронічна діарея, що триває >1 міс.; клінічні симптоми тромбоцитопенії, лістеріоз; периферична нейропатія, запалення органів малого тазу.

5. Власне СНІД (клінічна категорія C): розвиваються т. зв. СНІД-індикаторні хвороби (опортуністичні інфекції і новоутворення →табл. 2-2), які дозволяють діагностувати СНІД навіть без серологічних досліджень, або після підтвердження наявності антитіл анти-ВІЛ. Без антиретровірусної терапії хворий зі СНІДом вмирає від інфекції або опортуністичних новоутворень.

→ **ДІАГНОСТИКА**

Пацієнт має дати згоду на проведення тестів і має право на анонімне обстеження незалежно від типу установи, що виконує дослідження. Необхідна консультація спеціаліста (т. зв. консультація до і після тесту).

Таблиця 2-2. Хвороби, що вказують на СНІД (так звані СНІД–індикаторні)	
опорту-ністичні інфекції	– бактеріальна, рецидивуюча пневмонія (≥2 протягом 12 міс.)
	– рецидивуюча бактеріємія, викликана паличками *Salmonella*
	– легеневий або позалегеневий туберкульоз
	– дисеміновані мікобактеріози (атипові мікобактерії)
	– кандидоз стравоходу, бронхів, трахеї або легень
	– запалення легень, викликане *Pneumocystis jiroveci*
	– позалегеневий гістоплазмоз
	– позалегеневий кокцидіомікоз
	– позалегеневий криптококоз
	– ізоспороз
	– криптоспоридіоз
	– інфекції HSV — *хронічні виразки, бронхіт, запалення легень або стравоходу*
	– цитомегалія (поза печінкою, селезінкою, лімфатичними вузлами)
	– токсоплазмоз внутрішнього органу
	– прогресуюча мультифокальна лейкоенцефалопатія
новоутво-рення	– саркома Капоші
	– лімфоми (Беркітта, первинна мозку, імунобластична)
	– інвазивний рак шийки матки
патоло-гічні синд-роми	– енцефалопатія, асоційована з ВІЛ-інфекцією
	– синдром виснаження, викликаний ВІЛ-інфекцією

Допоміжні дослідження

1. Серологічні тести (основа для скринінгової діагностики): визначення анти-ВІЛ антитіл та/або антигену p24 (ELISA або EIA) у сироватці крові. Тести IV покоління дозволяють виявляти антитіла до ВІЛ через 3–12 тижнів, а антиген p24 вже через 2–3 тижні після інфікування. З огляду на загальну доступність тестів IV покоління, тести III покоління (які виявляють лише антитіла до ВІЛ) у даний час використовуються як, т. зв. швидкі касетні або смужкові тести. Результат аналізу капілярної крові у такому тесті отримують впродовж 10–30 хв.

Позитивний результат скринінгового дослідження обов'язково повинен бути підтверджений, напр., методом «вестерн-блот» (дослідження проводиться лише в центрах з найвищим ступенем референтності). Діагностика сумнівних випадків вимагає консультацій спеціалістів.

Серологічне дослідження на наявність анти-ВІЛ антитіл та білка 24 (anty-HIV/p24) слід запропонувати сексуальному партнеру пацієнта, який підозрюється в зараженні ВІЛ, а особливо з гострим ретровірусним захворюванням, оскільки в даному разі ризик трансмісії є найвищим.

Проведення дослідження необхідно розглянути при диференційній діагностиці кожного захворювання невиясненої етіології, із нетиповим перебігом, яке не реагує на лікування або рецидивує. Особливі клінічні ситуації, при яких рекомендується визначення анти-ВІЛ: діагностування індикаторного для СНІДу захворювання, сифіліс, контагіозний молюск, простий герпес статевих шляхів, гострі кондиломи, венерична гранульома, інфекція HBV або HCV, пневмонія, що не відповідає на антибіотикотерапію, асептичний менінгіт, синдром Гійєна-Барре, поперечний мієліт, енцефалопатія невиясненої етіології, прогресуюча деменція в осіб віком до 60. р., інтерстиціальна пневмонія, рак ануса, рак шийки матки, дисплазія шийки матки >2 ступеня, дисплазія слизової оболонки піхви, рецидивуючий кандидоз піхви або вульви, інфекція ВПЛ та інші інфекції, що передаються статевим шляхом, вагітність (також партнери вагітних жінок), рак легені, семінома, новоутворення ділянки голови і шиї, лімфома Ходжкіна, хвороба Кастлмана,

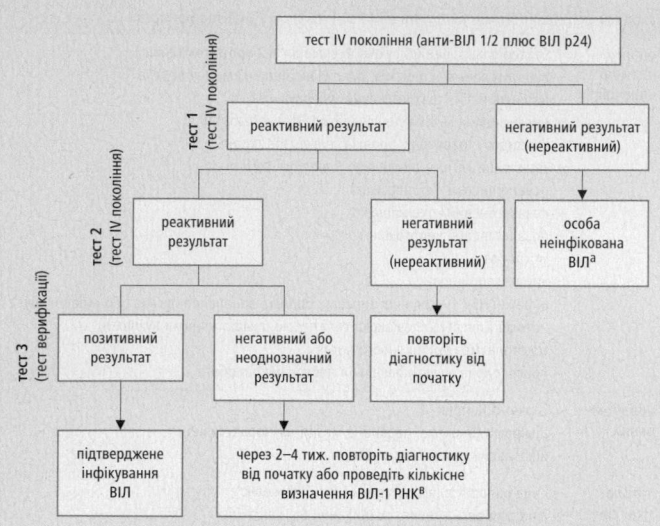

тест 1 (тест IV покоління)

тест IV покоління (анти-ВІЛ 1/2 плюс ВІЛ p24)

реактивний результат

негативний результат (нереактивний)

тест 2 (тест IV покоління)

реактивний результат

негативний результат (нереактивний)

особа неінфікована ВІЛ[a]

тест 3 (тест верифікації)

позитивний результат

негативний або неоднозначний результат

повторіть діагностику від початку

підтверджене інфікування ВІЛ

через 2—4 тиж. повторіть діагностику від початку або проведіть кількісне визначення ВІЛ-1 РНК[b]

[a] Якщо від останнього небезпечного контакту минуло 12 тиж. В іншому випадку повторіть діагностику після цього періоду.
[b] Результат діагностики неоднозначний — врахуйте можливість хибно-негативного результату, хибно-позитивного результату, а також плутанини із заміною зразків крові. Діагностику потрібно повторити спочатку.

Рис. 2-1. Алгоритм серологічної діагностики ВІЛ-інфекції

тромбоцитопенія, нейтропенія і лімфопенія невідомої етіології, втрата маси тіла невиясненої етіології, кандидоз стравоходу або ротової порожнини, хронічна діарея невідомої етіології, хронічний коліт невідомої етіології, синдром гіпотрофії невідомої етіології, ретиніт HSV, VZV, інвазія *Toxoplasma gondii*, ретинопатія невідомої етіології, гломерулярні і тубулярні нефропатії невідомої етіології, себорейний дерматит, псоріаз без обтяжливого сімейного анамнезу, оперізуючий герпес (рецидивуючий, обширний).

2. Зниження кількості лімфоцитів Т CD4+; CD4/CD8 <1.

3. Вірусологічні дослідження (виявлення РНК ВІЛ у сироватці крові методом ПЛР у реальному часі): діагностика інфекції у серонегативних пацієнтів із підозрою на гострий ретровірусний синдром, у немовлят, народжених ВІЛ-інфікованими матерями, або верифікація неоднозначних результатів серологічних тестів. Кількісне дослідження (кількість копій РНК ВІЛ/мл) — для оцінки прогнозу, класифікації заавансованості ВІЛ-інфекції та моніторингу ефективності антиретровірусної терапії.

Діагностичні критерії

Підтверджена ВІЛ-інфекція →рис. 2-1 і клінічні та імунологічні критерії →табл. 2-1, які визначають фазу зараження. Необхідна консультація спеціаліста (напр., консультування перед і після тестування). У початковій фазі т. зв. первинної ВІЛ-інфекції результати скринінгових серологічних тестів і тестів підтвердження, які викривають наявність антитіл анти-ВІЛ, є негативними або неоднозначними, тому для постановки діагнозу обов'язковим є виявлення РНК ВІЛ у сироватці, а якщо немає можливості дослідження віремії — виявлення антигену p24 (негативний тест на наявність p24 не виключає гострої фази інфекції).

Наполегливо рекомендується обстеження сексуальних партнерів пацієнта ВІЛ-інфікованого та/або з підозрою на гострий ретровірусний синдром.

→ ЛІКУВАННЯ

1. Комбінована антиретровірусна терапія (cART): поєднання кількох ЛЗ із синергічною гальмівною дією на реплікацію ВІЛ. Це дозволяє, принаймні, забезпечити часткове відновлення функції імунної системи (збільшення кількості лімфоцитів CD4, іноді навіть до рівня норми), хоча не призводить до вилікування ВІЛ-інфекції (ерадикації). Знижує ризик передачі інфекції. Призначають тривало, з метою підтримки пригнічення реплікації ВІЛ протягом максимально довгого періоду часу.

2. Покази: усі ВІЛ-інфіковані особи незалежно від кількості лімфоцитів Т CD4$^+$.

3. Група ЛЗ, які використовуються при cART:

1) нуклеозидні/нуклеотидні інгібітори зворотної транскриптази (НІЗТ) — абакавір, емтрицитабін, ламівудин, тенофовір, зидовудин;

2) ненуклеозидні інгібітори зворотної транскриптази (ННІЗТ) — ефавіренц, етравірин, невірапін, рільпівірин;

3) інгібітори протеаз (ІП) — атазанавір, дарунавір, лопінавір;

4) інгібітори інтегрази (INSTI) — ралтегравір, елвітегравір, долутегравір;

5) інгібітори проникнення — енфувіртид, маравірок. Комбінації, рекомендовані для початку cART у пацієнтів, які ще досі не отримували антиретровірусної терапії: 2 НІЗТ + ННІЗТ; 2 НІЗТ + ІП (з додаванням невеликої дози ритонавіру або кобіцистату — фармакологічне підсилення); 2 НІЗТ + INSTI.

→ ПРОГНОЗ

Завдяки cART серед ВІЛ-інфікованих осіб досягнуто зниження смертності на кілька десятків відсотків, а також значно збільшено проміжок часу, який проходить з моменту зараження ВІЛ до розвитку СНІДу. Припускають, що ВІЛ-інфікований пацієнт, який вчасно розпочав cART, може прожити до глибокої старості і померти природною смертю (або з інших, ніж СНІД, причин).

→ ПРОФІЛАКТИКА

Специфічні методи

1. Післяекспозиційна профілактика →розд. 18.10.

2. Передекспозиційна профілактика (*preexposure prophylaxis* — **PrEP**): полягає у щоденному вживанні тенофовіру та емтрицитабіну; найвища ефективність PrEP була продемонстрована у MSM (чоловіків, які практикують секс із чоловіками) (>90 % зниження частоти нових інфекувань); також рекомендована особам, що мають ризиковані гетеросексуальні контакти та особам, які приймають наркотики внутрішньовенно.

Неспецифічні методи

Уникнення факторів ризику інфікування ВІЛ. Методи запобігання інфікуванню ВІЛ:

1) використання презервативів;

2) уникання ризикованих сексуальних контактів;

3) обмеження кількості сексуальних партнерів;

4) проведення дослідження на ВІЛ перед початком сексуального співжиття;

5) участь у програмі обміну голок, шприців та додаткового оснащення;

6) замісна терапія у випадку опіоїдної залежності або направлення до центрів лікування наркозалежності.

3. Вибрані бактеральні хвороби

3.1. Правець

→ ВИЗНАЧЕННЯ ТА ЕТІОПАТОГЕНЕЗ

Захворювання нервової системи з гострим перебігом, викликане бактеріальним нейротоксином, яке характеризується підвищеним напруженням та сильними скороченнями скелетних м'язів.

1. Етіологічний фактор: абсолютна анаеробна, спороутворююча, Грам-позитивна паличка *Clostridium tetani*. Спори стійкі до дії факторів зовнішнього середовища, дезінфікуючих засобів та високої температури; можуть зберігатись у ґрунті багато років.

2. Патомеханізм: бактерія виробляє нейротропний екзотоксин (тетаноспазмін). Токсин досягає субсинаптичної зони нейронів, які гальмують ЦНС (спинний мозок, стовбур головного мозку) → незворотньо блокує виділення нейромедіаторів (гліцин, ГАМК) → ліквідує їх гальмуючу дію на напруження скелетних м'язів.

3. Резервуар та шлях передачі: шлунково-кишковий тракт тварин (бактерії виділяються у середовище з випорожненнями); до інфікування зазвичай призводить забруднення ушкодженої шкіри (ворота інфекції) землею, забрудненою випорожненнями домашніх тварин або іншим матеріалом, який містить спори *C. tetani* (напр. під час праці з кіньми або ВРХ). В анаеробних умовах у рані відбувається ріст бактерій (не поширюються в організмі) та утворення тетаноспазміну.

4. Фактори ризику: поранення під час роботи із землею (особливо збагаченою природним добривом), квітами, кіньми (або іншими господарськими тваринами), а також забрудненими землею знаряддями, залежність від ін'єкційних наркотиків, відсутність актуальної вакцинації (дорослим рекомендується ревакцинація кожні 10 років); ризик особливо високий у випадку розчавлених, глибоких колотих, вогнепальних ран, зі стороннім тілом, значно забруднених землею, випорожненнями або слиною, відходами з м'яса, інфікованими аеробними бактеріями (використовують кисень), не оброблені протягом 24 год, ран у пацієнтів із шоком (ішемія), а також з опіками або відмороженнями. Рани з низьким ризиком розвитку правцю: поверхневі рани, з добрим кровопостачанням, без некротичних тканин, отримані у домашніх умовах.

5. Інкубаційний період та період заразливості: 2–21 днів — залежно від характеру рани та ступеня інфікування (зазвичай ≈7), в рідкісних випадках навіть до кількох місяців; пацієнт не інфікує контактних осіб.

→ КЛІНІЧНА КАРТИНА

1. Продромальний період (передує симптоматичному правцю): неспокій, погіршення самопочуття, підвищений тонус м'язів, інтенсивне потовиділення, біль голови, безсоння, біль та парестезії в ділянці рани.

2. Генералізована форма (найчастіша):
1) гіпертонус та спазми м'язів (найвища інтенсивність протягом перших 2 тиж.) без порушення свідомості — спочатку дисфагія та утруднене жування, потім тризм (гіпертонус жувального м'яза) та «сардонічна посмішка» (гіпертонус круглого м'яза рота); гіпертонус м'язів живота, дугоподібне вигинання тулуба в сторону хребта зі згинанням верхніх кінцівок та розгинанням нижніх — опістотонус; пароксизмальні, сильні спазми різних груп м'язів тулуба та кінцівок, які викликаються зовнішніми подразниками (шум, світло, дотик), супроводжуються сильним болем, а іноді непрохідністю дихальних шляхів або затримкою дихання (спазм діафрагми);

2) вегетативні порушення (в основному симпатичні), які приєднуються через декілька днів (найінтенсивніші на 2 тиж.), є найчастішою причиною смерті: гіпертензія і тахікардія на зміну з гіпотензією та брадикардією, аритмії, раптова зупинка кровообігу, мідріаз, гіпертермія, ларингоспазм, затримка сечі.

3. Місцева форма: ригідність м'язів у ділянці рани (воріт інфекції). Іноді минає самостійно (прояв часткової стійкості до правцевого токсину) або (найчастіше) є продромальним періодом генералізованого правця. Особливою, рідкісною формою є **церебральний правець** — уражає м'язи, які іннервуються черепно-мозковими нервами (найчастіше VII), у результаті поранення голови. Часто ослаблення м'язів обличчя (пошкодження нижнього рухового нейрону).

4. Правець новонароджених: тяжка генералізована форма у новонародженого, мати якого не набула імунітету проти правця (не передала дитині специфічних антитіл); зазвичай у випадку інфікування пупкової культі; зустрічається в основному у країнах, що розвиваються.

ДІАГНОСТИКА

У практиці виключно на основі лікарського анамнезу та клінічної картини. Бактеріологічні та серологічні дослідження не мають практичного значення.
Критерії тяжкості хвороби:
1) **легка** — тризм та «сардонічна помішка», не дуже сильні, поодинокі спазми м'язів;
2) **помірна** — тризм та «сардонічна посмішка», дисфагія, ригідність, періодичні спазми м'язів;
3) **тяжка** — генералізовані спазми м'язів, дихальна недостатність, тахікардія, періодичні коливання артеріального тиску.

Диференційна діагностика
1) отруєння стрихніном — єдиний стан із майже ідентичною клінічною картиною (також доходить до порушення гліцинергічної передачі); вирішальними є анамнез та токсикологічне дослідження;
2) менінгіт та/або енцефаліт — ригідність м'язів потилиці, яка зазвичай супроводжується лихоманкою та порушеннями свідомості;
3) тетанія;
4) дистонічні реакції під час застосування нейролептиків (напр., галоперидол) або похідних фенотіазину (напр., прометазин) — можуть перебігати з ригідністю м'язів потилиці, яка зазвичай супроводжується поворотом голови у бік (нетипове для правця);
5) запалення або абсцес у ділянці ротової порожнини та глотки (напр. паратонзилярний абсцес) або скронево-нижньощелепного суглобу — можуть перебігати із тризмом (інші симптоми, характерні для правця, не спостерігаються).

ЛІКУВАННЯ

У випадку середнього і тяжкого перебігу → лікування у ВІТ.
1. Діагностика та стабілізація клінічного стану (1 година):
1) забезпечте прохідність дихальних шляхів та вентиляцію;
2) помістіть пацієнта у темне та тихе приміщення (найкраще у ВІТ);
3) виконайте біохімічні та токсикологічні дослідження (стрихнін, нейролептики, похідні фенотіазину);
4) зберіть анамнез, встановіть ворота інфекції та історію вакцинації;
5) з метою седації, зменшення напруженням м'язів і запобігання спазмів (судом) застосуйте бензодіазепін в/в, напр., **діазепам** 10–40 мг кожні 1–8 год

або **мідазолам** (в залежності від необхідності), зазвичай це є необхідне впродовж довгого проміжку часу (тижні), після якого поступово зменшуйте дозу, щоб уникнути симптомів раптової відміни.

2. **Рання етіотропна та симптоматична терапія** (1 доба):

1) **людський правцевий анатоксин** (*Human Tetanus Immune Globulin —* HTIG) — 3000–6000 МО в/м одноразово (без шкірної алергічної проби, дозування відповідно до рекомендацій виробника; якщо HTIG недоступний, використайте кінський антитоксин 40 000–100 000 МО в/м та/або в/в після виконання алергічної проби) — скорочує тривалість хвороби та полегшує її перебіг;

2) **метронідазол** в/в 500 мг кожні 6 год або 1000 мг кожні 12 год протягом 7–10 днів (пеніцилін, хоча активний in vitro, є антагоністом ГАМК-ергічної передачі та може погіршити прогноз) — знищує палички правця у рані; у разі непереносимості метронідазолу → доксициклін (100 мг кожні 12 год), можливо макролід або кліндаміцин впродовж 7–10 днів;

3) **хірургічне видалення некротичних тканин та обробка рани;**

4) якщо зберігається непрохідність дихальних шляхів → **інтубація та механічна вентиляція;**

5) **ентеральне харчування через зонд;**

6) якщо спазми м'язів сильні та/або порушують механічну вентиляцію → **баклофен** інтратекально 1000 мкг кожні 24 год або 40–200 мкг одноразово, далі 20 мкг/год у безперервному введенні; або нервово-м'язова блокада, напр. **панкуроніум** в/в 0,04–0,1 мг/кг м. т., потім 0,01–0,06 мг/кг м. т. кожні 30–40 хв або векуроніум в/в 0,08–0,1 мг/кг м. т., потім 0,8–1,4 мкг/кг м. т./хв шляхом безперервної інфузії 2 г/год; продовжуйте лікування бензодіазепіном в/в також під час нервово-м'язової блокади.

3. **Проміжна фаза** (перші 2–3 тиж.):

1) гіперреактивність симпатичної системи → **сульфат магнію** в/в 40 мг/кг впродовж 30 хв, потім у безперервному введенні та **лабеталол** в/в 0,25–1 мг/хв або морфін 0,5–1 мг/кг маси тіла/год в/в шляхом безперервної інфузії; при необхідності розгляньте можливість епідуральної блокади;

2) гіпотензія → кристалоїди в/в;

3) брадикардія → стимуляція серця →розд. 2.7;

4) профілактика венозної тромбо-емболічної хвороби →розд. 2.33.3;

5) профілактика пролежнів.

4. **Фаза реконвалесценції** (наступні 2–6 тиж.):

1) коли минуть спазми м'язів → реабілітація (фізіотерапія та психотерапія);

2) заплануйте та розпочніть протиправцеву вакцинацію (після захворювання не формується імунітет проти повторного інфікування) — у невакцинованих пацієнтів повна основна вакцинація; у раніше вакцинованих 2 дози з інтервалом >4 тиж.; вакцину слід вводити у інше місце, ніж HTIG.

➔ УСКЛАДНЕННЯ

Перелом кісток, аспіраційна пневмонія, тромбоемболія легеневої артерії, зневоднення, дихальна недостатність, зупинка кровообігу, вторинна бактеріальна інфекція (пневмонія, сепсис та ін.), рабдоміоліз та міоглобінурія (із подальшою нирковою недостатністю), тяжкі психічні порушення після перенесеної хвороби (потребують психотерапії).

➔ ПРОГНОЗ

При легких та ізольованих місцевих формах — сприятливий, при генералізованій формі з тяжким перебігом та у новонароджених — несприятливий. Смертність від ≈6 % (випадки з низькою або помірною інтенсивністю) до 60 %

(тяжка форма); при правці новонароджених навіть 90 %. На сьогодні, найчастіші безпосередні причини смерті це нестабільність вегетативної системи та вторинні бактеріальні інфекції (пневмонія, сепсис). Додаткові **фактори, які погіршують прогноз:** інкубаційний період <9 днів, час від перших симптомів до першого генералізованого спазму м'язів <48 год, комбіновані переломи кісток, наркотична залежність. Симптоми зберігаються 4–6 тиж., а гіпертонус м'язів та не дуже сильні, періодичні спазми — навіть декілька місяців. Перенесення хвороби не запобігає повторному захворюванню.

➡ ПРОФІЛАКТИКА

Специфічні методи

1. Вакцинація →розд. 18.11 — основний метод первинної профілактики.

2. Постекспозиційна профілактика →розд. 18.11 — вакцинація та/або пасивна імунопрофілактика (HTIG).

Неспецифічні методи

Очищення рани (тільки водою з милом) **та її правильна хірургічна обробка** (усунення некротичних тканин, сторонніх тіл, очищення від гнійних виділень).

3.2. Отруєння ботулінічним токсином (ботулізм, отруєння ковбасною отрутою)

➡ ВИЗНАЧЕННЯ ТА ЕТІОПАТОГЕНЕЗ

Синдром загальносистемних клінічних симптомів, спричинених млявим паралічем м'язів внаслідок дії бактеріального нейротоксину.

1. Етіологічний фактор: спороутворюючі, абсолютні анаеробні палички роду *Clostridium* (найчастіше *C. botulinum*).

2. Патомеханізм: якбактерія продукує екзотоксин типу нейротоксину — ботулотоксин (т. зв. ковбасна отрута). БТ — одна з найсильніших відомих отрут — після всмоктування у кров блокує виділення ацетилхоліну із синапсів рухових нервів, викликаючи в'ялий параліч м'язів та дисфункцію вегетативної системи. БТ діє тільки периферично, не досягає ЦНС; не проникає через непошкоджену шкіру. Описано 7 типів БТ (A-G), з яких найчастіше отруєння серед людей спричиняють А та В токсини, рідше Е (винятково рідко F). Розведений БТ безбарвний, без запаху та смаку. Інактивується при температурі 100 °C через 10 хв. Спори знищуються при температурі 116–121 °C (варіння у посуді під тиском).

3. Резервуар та шлях передачі: спори присутні всюди у ґрунті, можуть зберігатися багато років; джерелом отруєння найчастіше є їжа, заражена спорами, у якій розмножуються бактерії, які виділяють велику кількість БТ, а шлях отруєння — шлунково-кишковий тракт (харчова форма). Сприятливим середовищем для їх розмноження є різні консерви, позбавлені припливу повітря (найчастіше домашні), з низькою кислотністю, низьким вмістом солі, нітратів та цукру (напр., м'ясні або овочеві консерви, овочі та картопля, які зберігаються у плівці, часник в олії, цибуля, м'ясо, риба, соуси). Дуже рідко ранева форма, ботулізм у немовлят або інгаляційна форма (внаслідок розпилення БТ під час біотерористичного акту).

4. Фактори ризику: споживання продуктів, які виробляються в домашніх умовах (пастеризація) або неправильне зберігання їжі.

5. Інкубаційний період та період заразливості: швидкість появи симптомів та їх інтенсивність залежать від швидкості всмоктування БТ, а також його дози. Після споживання БТ з їжею від 2 год до 8 днів (зазвичай 12–72 год). Чим коротший інкубаційний період, тим тяжчий перебіг хвороби. Пацієнт не є заразливим для контактних осіб.

➜ **КЛІНІЧНА КАРТИНА ТА ПРИРОДНИЙ ПЕРЕБІГ**

Подібна, незважаючи на форму ботулізму. Основний симптом — **в'ялий параліч м'язів**; з'являється раптово, симетрично прогресує, завжди починається — та є найбільш вираженим — у зоні м'язів, які іннервуються довгастим мозком (рухові ядра черепно-мозкових нервів, зазвичай декількох), потім просувається донизу. Домінуючі симптоми бульбарного паралічу (4Д): диплопія, дизартрія, дисфонія, дисфагія (при об'єктивному обстеженні також ослаблення ковтального рефлексу). Симптоми від легких до дихальної недостатності та стану, що нагадує кому (зі збереженням свідомості). Відсутні: порушення чуття, лихоманка, порушення свідомості. Інші симптоми:

1) дуже часті (≥90 %): сухість в роті;

2) часті (>60–89 %): втома, закрепи, слабкість у плечах, слабкість нижніх кінцівок, порушення гостроти зору, нудота, блефароптоз, параліч окорухових м'язів, параліч лицевого нерву;

3) нечасто та рідко (≤60 %): задишка, блювання, біль у горлі, запаморочення, спастичний біль у животі, парестезії, ослаблення м'язів язика, мідріаз або відсутність реакції зіниць на світло, ослаблення або відсутність рефлексів, діарея, ністагм, атаксія.

➜ **ДІАГНОСТИКА**

Основне значення має анамнез разом із клінічною картиною. Діагностика може вимагати неврологічної верифікації з метою виключення інших хвороб ЦНС →табл. 3-1. У кожному випадку підозри на ботулізм стріміться до проведення лабораторного підтвердження або заперечення діагнозу, а в разі позитивного результату — до епідеміологічного розслідування.

Допоміжні дослідження

Виявлення ботулотоксину (основний метод лабораторного підтвердження ботулізму; слід зробити в усіх випадках): у сироватці (зразок ≥5 мл, найкраще 10–15 мл), калі (≥15 г, найкраще 50 г), вмісту шлунка (≥20 мл) або харчовому продукті, який пацієнт з'їв. Матеріал найкраще зберігати у холодильнику. Кров візьміть до початку лікування антитоксином (робить неможливим проведення біологічної проби).

Діагностичні критерії

1. Можливий випадок: клінічна картина відповідно до опису + наявність потенційної експозиції в анамнезі (напр., вживання в їжу консервованих домашніми або промисловими методами продуктів).

2. Ймовірний випадок: клінічна картина відповідно до опису + епідеміологічний зв'язок.

3. Підтверджений випадок: клінічна картина відповідно до опису + лабораторне підтвердження.

Диференційна діагностика →табл. 3-1

Якщо відсутнє ураження кількох черепно-мозкових нервів, отруєння БТ дуже мало ймовірне. У диференційній діагностиці допомагає ЕМГ.

➜ **ЛІКУВАННЯ**

Етіотропна терапія

1. Ботулінічний антитоксин: показаний при усіх формах, крім ботулізму у немовлят; введіть якомога раніше при обґрунтованій підозрі на отруєння БТ та при підтвердженій рановій формі, а у пацієнтів з неврологічними симптомами ботулізму — якнайшвидше після постановки клінічного діагнозу. Не затримуйте лікування з метою проведення бактеріологічних досліджень! Доза 50–100 мл в/м (у випадку порятунку життя в/в). Перед

Таблиця 3-1. Диференційна діагностика ботулізму

Хвороба	Ознаки, які відрізняють від ботулізму
синдром Гійєна-Барре[a]	недавно перенесена інфекційна хвороба; парестезії; часто висхідні паралічі; рання втрата глибоких рефлексів; на більш пізньому етапі підвищена концентрація білка у СМР; зміни при ЕМГ
myasthenia gravis	рецидивуючий параліч; зміни при ЕМГ; тривала відповідь на лікування блокаторами холінестерази
інсульт	часто асиметричний параліч; патологічні зміни при візуалізаційних дослідженнях ЦНС
отруєння речовинами, які порушують функцію нервової симптоми[b]	експозиція до токсичного фактора в анамнезі; занадто висока концентрація ЛЗ або присутність токсичних речовин у рідинах організму
синдром Ламберта-Ітона	збільшення сили м'язів з подовженням спазму; підтверджений дрібноклітинний рак легень; симптоми, що нагадують ботулізм при ЕМГ
інфекції ЦНС[c]	зміна психічного стану; патологічні зміни при візуалізаційних дослідженнях ЦНС та ЕЕГ, патологічні зміни при дослідженні СМР
пухлина ЦНС	часто асиметричний параліч; патологічні зміни при візуалізаційних дослідженнях ЦНС
запальні міопатії	підвищена активність креатинкінази
ускладнення цукрового діабету	чутлива нейропатія; параліч кількох черепних нервів
гіпотиреоз	зміни у результатах лабораторних досліджень

[a] та його варіанти, особливо синдром Міллера-Фішера

[b] напр., гостре отруєння етанолом, органічними фосфатами, окисом вуглецю або нейропаралітичним газом, магнієм

[c] особливо, що захоплюють стовбур мозку

ЕЕГ — електроенцефалографія, ЕМГ — електроміографія, ЦНС — центральна нервова система, СМР — спинно-мозкова рідина

введенням виконайте **алергічну пробу** на анатоксин (кінський білок) відповідно до інструкції виробника. У випадку позитивного або сумнівного результату алергічної проби, введіть анатоксин десенсибілізуючим методом (відповідно до інструкції виробника). Перед виконанням алергічної проби та введенням анатоксину, приготуйте повний протишоковий набір (реакція гіперчутливості навіть у 9 % пацієнтів, але рідко тяжка).

Антитоксин мінімалізує пошкодження нервів та тяжкість хвороби, однак не ліквідує паралічу, який вже розвинувся. Лікування можна перервати, якщо ви впевнені, що параліч досягнув максимальної інтенсивності та починає регресувати. За винятком тяжкого отруєння та стану безпосередньої загрози для життя, анатоксин не вводьте пацієнтам із алергією на кінський білок та тим, які раніше вже отримували кінську сироватку. Якщо її введення необхідне, використайте десенсибілізацію або профілактично введіть ГК парентерально.

2. Елімінація БТ зі шлунково-кишкового тракту (промивання шлунка, глибока клізма) → Профілактика.

3. Антибіотикотерапія показана тільки у випадку раневого ботулізму. Не використовуйте аміноглікозиди та кліндаміцин — посилюють нервово-м'язову блокаду.

Загальні рекомендації та симптоматична терапія

1. Положення на спині з підтримкою шиї, на ліжку піднесеному під кутом 20—25°, покращує вентиляцію та зменшує ризик аспірації до дихальних шляхів. Уникайте положення лежачи на спині та півлежачого положення — порушує дихальну екскурсію діафрагми та очищення дихальних шляхів.

2. **Догляд** (у т. ч. профілактика пролежнів) і **реабілітація** при тяжких паралічах.

3. **Наводнення та лікувальне харчування:** при необхідності, шлунковий зонд, PEG або парентерально.

4. **Механічна вентиляція** при тяжкій дихальній недостатності, іноді багатомісячна.

➡ МОНІТОРИНГ

Дихальна функція (газометрія, пульсоксиметрія), положення тіла (попередження аспірації), можливість ковтати та приймати їжу.

➡ УСЛАДНЕННЯ

Дихальна недостатність, смерть (рідко, в основному з приводу ускладнень, пов'язаних із механічною вентиляцією; ≈30 % у віці після 60 р.), аспірація у дихальні шляхи, довготривалі парези.

➡ ПРОГНОЗ

У більшості хворих повне видужання (у дорослих від кількох тижнів до кількох місяців). Порушення нервово-м'язової провідності можуть минути лише через 3—6 міс., ослаблена відчуття задишки навіть через кілька років. Нелікований тяжкий ботулізм призводить до смерті внаслідок непрохідності дихальних шляхів (параліч м'язів горла та верхніх дихальних шляхів) та малого дихального об'єму (параліч діафрагми та додаткових дихальних м'язів).

➡ ПРОФІЛАКТИКА

Специфічні методи

1. **Вакцинація:** відсутня.

2. **Пасивна імунопрофілактика:** не рекомендується профілактично вводити антитоксин після експозиції.

Неспецифічні методи

1. **Уникання вживання підозрілих продуктів,** а коли відсутні безпечні джерела води та продуктів — кип'ятіння перед вживанням при 85—100 °C протягом 10 хв. Потенційно інфікованим може бути будь-який продукт, забруднений ґрунтом (найчастіше — домашні закрутки). Зіпсовані або несвіжі продукти необхідно викинути. Перевірте консерви перед відкриванням — викиньте ті, які мають випуклість дна, що вказує на бомбаж (вміст газу, утворений *C. botulinum*, а перед викиданням — довго варити (викинуті консерви можуть з'їсти бездомні). На інфікування заготівель натомість вказує поява бульбашок газу після відкриття банки. Необхідно уникати подачі меду немовлятам (інфікований може викликати форму ботулізму у немовлят).

2. **Правильне приготування домашніх заготівель:** розвитку бактерій запобігає автоклавування (116—130 °C протягом 30 хв), а також маринування (низьке pH), висока концентрація цукру або солі у заготівлях, зберігання харчових продуктів у холодильнику, заморожування.

3. **Тактика при ймовірній або підтвердженій експозиції:** елімінація БТ зі ШКТ:

1) промивання шлунка — показане в осіб, які протягом останніх кількох годин ймовірно спожили БТ; після маніпуляції спостерігайте за пацієнтом протягом ≥3 днів на предмет розвитку ботулізму;
2) послаблюючі ліки та глибокі клізми — навіть до декількох днів після ймовірного споживання БТ.

4. Системний кандидоз

→ **ЕТІОПАТОГЕНЕЗ**

1. Етіологічний фактор: гриби роду *Candida spp.*, найчастіше *Candida albicans*, а також *C. glabrata* (раніше *Torulopsis glabrata*), *C. krusei*, *C. guilliermondii*, *C. parapsilosis*, *C. tropicalis*, *C. pseudotropicalis*, *C. lusitaniae*, *C. dubliniensis*.

2. Резервуар і шляхи передачі: *C. albicans* широко поширена в природі: знаходиться у ґрунті, медичних стаціонарних закладах, на тваринах, предметах (у побуті) і в харчових продуктах. *Candida spp.* — це поширені сапрофіти, які колонізують людський організм і наявні на шкірі, у ШКТ, жіночих статевих органах. Переважна більшість інфікувань *Candida* є ендогенного походження, але можлива також трансмісія від людини до людини.

3. Фактори ризику: зниження кількості нейтрофілів (в основному стани імуносупресії) або порушення їх функції (сповільнення дегрануляції [напр., сульфаніламідами] чи фагоцитозу [напр., тетрациклінами, аміноглікозидами]) збільшує ризик виникнення системної інфекції. Фактори ризику системного кандидозу: антибактеріальна терапія, хіміотерапія, механічна вентиляція легень, імуносупресивна терапія (в т. ч. кортикотерапія), новоутвори (особливо системи крові), нейтропенія, операції на органах черевної та грудної порожнини, тривале використання судинного і сечового катетера, парентеральне живлення, масивні опіки, новонароджені і діти з малою вагою при народженні, інфіковані HIV з низькою кількістю CD4+ лімфоцитів, в/в вживання наркотиків, цироз печінки.

4. Інкубаційний період та період заразливості: тривалість різна, залежить від кількох факторів, в т. ч. від імунного статусу пацієнта, факторів ризику інфікування, зовнішнього середовища, локальної схильності.

→ **КЛІНІЧНА КАРТИНА ТА ПРИРОДНИЙ ПЕРЕБІГ**

Може виникнути кандидемія (наявність дріжджових грибків в крові) без ураження внутрішніх органів, кандидемія з ураженням внутрішніх органів або кандидоз внутрішніх органів без кандидемії.

1. Кандидемія — наявність дріжджових грибків в крові.

2. Кандидоз серцево-судинної системи: ендокардит (→розд. 2.13) і міокардит, перикардит, інфікування судинного русла (як правило, пов'язане з катетерами або судинними протезами).

3. Кандидоз дихальної системи →розд. 3.13.3.6.

4. Кандидоз сечової системи →розд. 14.8.9.

5. Кандидозний артрит та остеомієліт →розд. 16.13.

6. Кандидоз ЦНС (центральної нервової системи) →розд. 18.7.1.

7. Кандидоз інших органів: очеревини, печінки, селезінки, підшлункової залози, жовчевого міхура, щитовидної залози, очного яблука.

8. Дисемінований кандидоз: задіяні різні органи (мікроабсцеси), найчастіше нирки, мозок, серце, очі, рідше легені, ШКТ, шкіра та ендокринні залози.

ДІАГНОСТИКА

Допоміжні дослідження

1. Ідентифікація етіологічного фактора

1) Безпосередньо препарат і культивація — посіви крові у випадку дисемінованого кандидозу, як правило, негативні, що утруднює діагностику. У разі виділення *Candida spp.* з крові, необхідно повторно набрати кров через 24 год. При кандидемії або важкому системному кандидозі призначте визначення чутливості до азолів (визначення чутливості до ехінокандинів показане у пацієнтів, які раніше лікувались цими препаратами, а також при інфікуванні *C. glabrata* і *C. parapsilosis*). При кандидемії посіви крові повторюйте щодня, до отримання негативного результату.

2) серологічні дослідження — тести для виявлення антигену і антитіл до *Candida spp.* не є загальнодоступними, а їх результати необхідно інтерпретувати обережно, оскільки не можна абсолютно точно відрізнити важку дисеміновану інфекцію від забруднення;

3) гістологічне дослідження — найбільш точний метод для діагностики дисемінованого кандидозу;

4) молекулярне дослідження (ПЛР) — корисне при інфікуванні очей.

2. Інші

1) візуалізаційні та ендоскопічні дослідження — залежно від локалізації інфекції;

2) офтальмоскопія — характерна картина очного дна. У випадку запалення очного яблука невідомої етіології — показане виконання діагностичної аспірації скловидного тіла. У всіх пацієнтів з підтвердженою кандидемією (особливо тих, хто належить до групи ризику) офтальмологічне обстеження необхідно провести на 1 тижні лікування.

ЛІКУВАННЯ

При виборі терапії враховуйте фактори ризику, клінічну форму, супутню нейтропенію і вид *Candida spp.* У випадку підозри на кандидоз у пацієнта з факторами ризику застосуйте емпіричне лікування до часу підтвердження або заперечення інфекції. При виявленні іншого виду, аніж *C. albicans,* при попередньому застосуванні флуконазолу або важкій формі захворювання рекомендовані ЛЗ з групи ехінокандинів або амфотерицин В (ліпідний препарат [AmBLC] або традиційний [AmB]).

Кандидемія у пацієнта без нейтропенії

1. Рекомендована терапія: ехінокандини кожні 24 год, перша доза 70 мг, потім 50 мг; або мікафунгін 100 мг кожні 24 год; чи анідулафунгін — перша доза 200 мг, потім 100 мг кожні 12 год.

2. Альтернативна терапія:

1) флуконазол 800 мг (12 мг/кг), потім підтримуюча доза 400 мг (6 мг/кг)/добу; розгляньте можливість застосування цього ЛЗ, якщо перебіг захворювання не важкий і підтверджено інфікування чутливим до флуконазолу штамом;

2) AmBLC 3–5 мг/кг/добу — у випадку непереносимості або недоступності ехінокандинів і стійкості до інших груп протигрибкових препаратів.

3. Тривалість фармакотерапії: тривалість лікування 14 днів від отримання негативного посіву крові, при відсутності інфікування внутрішніх органів. У клінічно стабільних пацієнтів, інфікованих, чутливим до флуконазолу штамом, після 5–7 днів лікування ехінокандинами або AmBLC замініть препарат на флуконазол. При *C. glabrata,* чутливих до флуконазолу або вориконазолу, для підтримуючої терапії використайте вориконазол 400 мг (6 мг/кг) кожні 12 год або флуконазол 800 мг (12 мг/кг)/добу. Для підтримуючої терапії у випадку кандидемії *C. krusei* → вориконазол у стандартній дозі.

4. Видалення судинного катетера — якщо це не загрожує пацієнту.

Кандидемія у пацієнта з нейтропенією

1. Рекомендована терапія: ехінокандини — каспофунгін кожні 24 год, перша доза 70 мг, потім 50 мг; або мікафунгін 100 мг кожні 24 год; або анідулафунгін, перша доза 200 мг, потім 100 мг кожні 12 год.

2. Альтернативна терапія:

1) AmBLC 3–5 мг/кг/добу;

2) флуконазол (якщо пацієнт раніше не отримував цього медикаменту) 800 мг (12 мг/кг), потім 400 мг (6 мг/кг/добу) або воріконазол 400 мг (6 мг/кг) кожні 12 год впродовж 1 доби, потім 200 мг (3 мг/кг) кожні 12 год. При інфікуванні *C. krusei* рекомендовані ехінокандини, AmBLC6 або воріконазол.

3. Тривалість фармакотерапії: 14 днів від отримання негативного результату посіву крові та позитивної клінічної динаміки, при відсутній дисемінації внутрішніх органів.

4. Додаткове лікування:

1) гранулоцит-колонієстимулюючий фактор (ГКСФ) у пацієнтів з хронічною кандидемією;

2) видалення судинного катетера — індивідуальний підхід (у пацієнтів з нейтропенією причиною кандидемії частіше є інші фактори ризику).

Підозра на кандидоз у пацієнта без нейтропенії — емпірична терапія

Розгляньте при важкому клінічному стані пацієнта з факторами ризику дисемінованого кандидозу, без з'ясованої причини гарячки.

1. Рекомендована терапія: ехінокандини — каспофунгін кожні 24 год, перша доза 70 мг, потім 50 мг; або мікафунгін 100 мг кожні 24 год; або анідулафунгін — перша доза 200 мг, потім 100 мг кожні 24 год.

2. Альтернативна терапія:

1) флуконазол 800 мг (12 мг/кг), потім 400 мг (6 мг/кг)/добу (у пацієнтів, які раніше не отримували азоли; не застосовуйте у пацієнтів, інфікованих стійкими до азолів штамами);

2) AmBLC 3–5 мг/кг/добу.

3. Тривалість фармакотерапії: 2 тиж.; у пацієнтів без підтвердженого інфікування грибами, при відсутності клінічного покращення впродовж 4–5 днів, подумайте над припиненням лікування.

Підозра на кандидоз у пацієнта з нейтропенією — емпірична терапія

Лікування необхідно розпочати, якщо гарячка утримується впродовж 4 днів антибіотикотерапії.

1. Рекомендована терапія: AmBLC 3–5 мг/кг/добу або каспофунгін (доза насичення 70 мг, потім 50 мг/добу) або воріконазол 400 мг (6 мг/кг) кожні 12 год, потім 200 мг (3 мг/кг) кожні 12 год.

2. Альтернативна терапія: флуконазол 800 мг (12 мг/кг), потім 400 мг (6 мг/кг)/добу або ітраконазол 200 мг (3 мг/кг) кожні 12 год.

Хронічний дисемінований кандидоз, кандидоз печінки і селезінки

1. Рекомендована терапія: початок лікування: AmBLC 3–5 мг/кг/добу або ехінокандини (каспофунгін кожні 24 год, перша доза 70 мг, потім 50 мг; або мікафунгін 100 мг кожні 24 год; або анідулафунгін — перша доза 200 мг, потім 100 мг кожні 12 год) впродовж кількох тижнів, далі продовжити лікування флуконазолом 400 мг (6 мг/кг) п/о, якщо до нього не виявлено стійкості.

2. Тривалість фармакотерапії: невизначена, зазвичай декілька місяців, до моменту регресу змін; продовжуйте в період імуносупресії, в т. ч. при хіміотерапії та трансплантації стовбурових клітин

3. Додаткове лікування: у пацієнтів з хронічною гарячкою розгляньте можливість застосування НПЗС або ГК впродовж 1–2 тиж.

Грибковий ендокардит

1. Рекомендована терапія: AmBLC 3–5 мг/кг/добу (з флуцитозином 25 мг/кг кожні 6 год або без флуцитозину) чи ехінокандини (каспофунгін 150 мг/добу або мікафунгін 150 мг/добу, чи анідулафунгін 200 мг/добу). Лікування можна продовжити флуконазолом 400–800 мг (6–12 мг/кг)/добу, за умови підтвердженої чутливості. При стабільному клінічному стані пацієнтів, після ліквідації кандидемії, а також у випадку інфікування штамом, стійким до флукона-золу, рекомендується воріконазол 200–300 мг (3–4 мг/кг) кожні 12 год або позаконазол 300 мг кожні 24 год п/о, за умови підтвердженої чутливості.

2. Хірургічне лікування: заміна клапана.

3. Тривалість фармакотерапії: ≥6 тиж. після хірургічної корекції або довше у випадку параклапанного абсцесу або інших ускладнень; у пацієнтів з протипоказами до заміни клапана → тривале лікування флуконазолом (400–800 мг/кг/добу) у випадку чутливих штамів *Candida spp.*

У випадку інфікування штучного клапана — лікування, як при інфікуванні нативного клапана; продовжуйте лікування флуконазолом 400–800 мг/добу з метою профілактики рецидивів інфікування.

Грибковий міокардит або перикардит

1. Рекомендована терапія: AmBLC 3–5 мг/кг/добу або флуконазол 400–800 мг/добу (6–12 мг/кг/добу), або ехінокандини.

2. Хірургічне лікування: перикардектомія до розгляду.

3. Тривалість фармакотерапії: як правило кілька місяців.

Грибковий флебіт

1. Рекомендована терапія: AmBLC 3–5 мг/кг/добу або флуконазол 400–800 мг/добу (6–12 мг/кг/добу) або ехінокандини (каспофунгін 150 мг/добу або мікафунгін 150 мг/добу, чи анідулафунгін 200 мг/добу). При інфікуванні штамами, чутливими до азолів, після одержання відповіді на первинну терапію, розгляньте можливість продовжити лікування флуконазолом 400–800 мг/добу (6–12 мг/кг).

2. Хірургічне лікування: рекомендоване, якщо можливе.

3. Тривалість фармакотерапії: продовжуйте лікування 14 днів після отримання негативного результату посіву крові.

Грибкова інфекція стимулятора, ICD або VAD

1. Рекомендована терапія: AmBLC 3–5 мг/кг/добу (з флуцитозином 25 мг/кг кожні 6 год або без флуцитозину) чи ехінокандини (каспофунгін 150 мг/добу або мікафунгін 150 мг/добу, чи анідулафунгін — перша доза 200 мг/добу). Лікування можна продовжити флуконазолом 400–800 мг (6–12 мг/кг)/добу за умови підтвердженої чутливості. При стабільному клінічному стані пацієнтів, після ліквідації кандидемії, а також при інфікуванні стійким до флуконазолу штамом, рекомендовано воріконазол 200–300 мг (3–4 мг/кг) кожні 12 год або позаконазол 300 мг кожні 24 год п/о, за умови підтвер-дженої чутливості.

2. Тривалість фармакотерапії: 4 тиж. після видалення приладу у випадку ін-фікування ложа; ≥6 тиж. після заміни електродів; у випадку VAD — тривале лікування флуконазолом впродовж застосування VAD.

3. Хірургічне лікування: заміна стимулятора, ICD.

Кандидоз легень →розд. 3.13.3.6.

Безсимптомна кандидурія →розд. 14.8.9.

Грибковий симптоматичний цистит

Видалення сечового катетера.

1. Рекомендована терапія: чутливі до флуконазолу штами → флуконазол 200 мг (3 мг/кг)/добу впродовж 14 днів; штами *C. glabrata*, стійкі до флу-коназолу → AmB 0,3–0,6 мг/кг впродовж 1–7 днів або флуцитозин 25 мг/кг кожні 6 год впродовж 7–10 днів; інфікування *C. krusei* → AmB 0,3–0,6 мг/кг впродовж 1–7 днів.

2. Альтернативна терапія: інтравезикально AmB (50 мг/л стерильної води/добу) лише у випадку інфікування штамами, первинно стійкими до флуконазолу (*C. glabrata, C. krusei* і інші); тривалість лікування — 5 днів.

Грибковий пієлонефрит

1. Рекомендована терапія: штами, чутливі до флуконазолу → флуконазол 200–400 мг (3–6 мг/кг)/добу впродовж 14 днів; штами *C. glabrata* стійкі до флуконазолу → AmB 0,3–0,6 мг/кг впродовж 1–7 днів як монотерапія або з флуцитозином 25 мг/кг кожні 6 год, або флуцитозин як монотерапія впродовж 14 днів; інфікування *C. krusei* → AmB 0,3–0,6 мг/кг впродовж 1–7 днів.

2. Хірургічне лікування: видалення перешкоди для потоку сечі; у випадку стентів або нефростомічних катетерів розгляньте можливість їх заміни.

Кандидоз сечовивідних шляхів з наявністю грибкових відкладень

1. Фармакологічна терапія: як при пієлонефриті; додатково промивати через нефростомійний катетер — AmB 25–50 мг в 200–500 мл стерильної води.

2. Хірургічне лікування: механічне видалення відкладень.

Грибковий остеомієліт

1. Рекомендована терапія:

1) флуконазол 400 мг (6 мг/кг)/добу впродовж 6–12 міс.

2) ехінокандини (каспофунгін 50–70 мг/добу, або мікафунгін 100 мг кожні 24 год, або анідулафунгін 100 мг/добу) впродовж ≥2 тиж., потім флуконазол 400 мг (6 мг/кг)/добу впродовж 6–12 міс.

2. Альтернативна терапія: AmBLC 3–5 мг/кг/добу впродовж ≥2 тиж., потім продовжити флуконазол до 6–12 міс.

3. Хірургічне лікування: часто необхідно вичистити/висікти зміни.

Кандидозний артрит →розд. 16.13.

Кандидоз ЦНС →розд. 18.7.1.

→ **П Р О Г Н О З**

Серйозний при системному і дисемінованому кандидозі. При кандидозі печінки і селезінки ризик смерті є дуже високой.

→ **П Р О Ф І Л А К Т И К А**

Профілактичне застосування протигрибкових препаратів є контраверсійним. Можна його розглянути у:

1) аллогенних реципієнтів гемопоетичних стовбурових клітин (флуконазол, позаконазол, мікафунгін);

2) пацієнтів відділення інтенсивної терапії, особливо після хірургічних операцій (флуконазол);

3) пацієнтів з нейтропенією після хіміотерапії, до моменту зростання кількості гранулоцитів;

4) інфікованих HIV з рецидивуючим кандидозом і низькою кількістю CD4$^+$ лімфоцитів.

5. Тканинні паразитарні захворювання

5.1. Токсоплазмоз

➡ **ЕТІОПАТОГЕНЕЗ**

1. Етіологічний фактор: *Toxoplasma gondii* — облігатний внутрішньоклітинний паразит зі складним життєвим циклом. Три основні періоди розвитку: тахізоїд, тканинна циста, ооциста. Статевий розвиток паразита відбувається у клітинах епітелію слизової оболонки тонкого кишківника кінцевого господаря — домашнього кота та інших котячих; безстатевий розвиток у тканинах проміжних господарів — ссавців (включаючи людину) та деяких видів птахів. В інфікованої особи з нормальним імунітетом утворюються тканинні цисти (в основному у м'язах та головному мозку), які вміщують живі форми найпростіших, що повільно діляться, зберігаються в організмі людини протягом цілого життя.

2. Резервуар та шляхи передачі: резервуар — коти та інші котячі; інфікування людини здійснюється через:

1) харчові продукти (овочі, фрукти), воду та руки, забруднені ооцистами, які виділяються з котячим калом;

2) вживання сирого або недовареного м'яса інфікованих тварин, яке містить цисти найпростішого (найчастіше свинячого та баранячого);

3) передачу тахізоїдів від вагітної жінки до плоду через плаценту під час паразитемії (вертикальне інфікування, виключно під час первинної інфекції);

4) випадковий контакт із тахізоїтами (рідко переливання крові або препаратів крові — в основному лейкоцитарного концентрату, трансплантація органів, лабораторне інфікування).

Після перенесеного токсоплазмозу, у період імуносупресії, можлива реактивація хвороби внаслідок розриву тканинних цист та перетворення перебуваючих в них латентних форм у інвазивні тахізоїти (ендогенна інвазія).

3. Епідеміологія: одна з найпоширеніших паразитарних інвазій та зоонозних хвороб, ендемічна у всьому світі. З огляду на серйозні наслідки інфікування плоду, особливою групою ризику є серонегативні вагітні жінки. **Фактори ризику інфекції:** контакт із забрудненими котячими екскрементами харчовими продуктами (овочі, вода), вживання сирого м'яса (напр. біфштекс по-татарськи) та непастеризованого молока, контакт із котами та зараженим ґрунтом (город, балконні рослини). **Фактори ризику тяжкого перебігу** (генералізована форма, очна форма): імунодефіцитні стани будь-якої етіології, особливо імуносупресія після трансплантації органів; хіміотерапія злоякісних пухлин; імуносупресивне лікування з інших причин; ВІЛ-інфекція (токсоплазмоз внутрішнього органа свідчить про СНІД); ембріональний період.

4. Інкубаційний період та період заразливості: інкубаційний період набутої форми від 2 тиж. до 2 міс. (у середньому 4 тиж.). Паразитемія триває 1–3 тиж. Ризик інфікування плоду становить 17–25 % у І триместрі вагітності, 25–54 % у ІІ триместрі та 60–90 % у ІІІ триместрі. Хворий не інфікує контактних осіб.

➡ **КЛІНІЧНА КАРТИНА ТА ПРИРОДНИЙ ПЕРЕБІГ**

Клінічний перебіг залежить від типу інвазивної форми найпростішого, джерела інфекції, патогенності штаму, ефективності імунної системи та інтенсивності інвазії. В імунокомпетентних осіб зазвичай безсимптомний або малосимптомний (85 % випадків).

1. Вузлова форма: найчастіша в імунокомпетентних осіб; переважає ураження лімфатичних вузлів, найчастіше шийних вздовж заднього краю грудино-ключично-сосковидного м'яза, задньошийних та потиличних (рідше генералізована лімфаденопатія); діаметром до 3 см, чутливі у гострому періоді інвазії, потім безболісні, не нагноюються. Інколи грипоподібні симптоми. У 1/3 симптоматичних випадків клінічна картина нагадує мононуклеоз →розд. 18.1.9.

2. Очна форма: прогресуючий хоріоретиніт із різною динамікою; частіше в осіб у стані імуносупресії.

3. Генералізована форма: дуже рідко в імунокомпетентних осіб, найчастіше виявляється у пацієнтів у стані імуносупресії; симптоми зі сторони одного або кількох внутрішніх органів (міокардит, пневмонія, плеврит, гепатит із гепатомегалією, спленомегалія, анемія, геморагічний діатез) та/або ЦНС (енцефаліт, менінгіт, мієліт, поліневрит).

4. Вроджений токсоплазмоз: інфікування плоду внаслідок паразитемії *T. gondii* у вагітних жінок або невдовзі перед заплідненням. Перебігає як: самовільний викидень, внутрішньоутробна загибель плоду, симптоматичне інфікування плоду та новонародженого (генералізована форма з дуже серйозними порушеннями розвитку), генералізована або органна форма розвивається у перші місяці життя немовляти, віддалена реактивація інфекції у юнацькому віці або у молодих дорослих, малосимптомна або безсимптомна форма. Найтяжчі наслідки для плоду має інфікування у I (викидень, загибель плода, тяжкі неврологічні порушення) та II (тяжке запалення ЦНС зі серйозними неврологічними порушеннями) триместрах вагітності. Нелікований (також коли інфекція є безсимптомною) має тенденцію до багаторазових реактивацій, найчастіше у 2 та 3 декаді життя (зазвичай виступає очна форма).

ДІАГНОСТИКА

Допоміжні дослідження

1. Ідентифікація етіологічного фактора: основний метод діагностики інфекції

1) серологічні дослідження — виявлення специфічних антитіл у сироватці імунокомпетентних пацієнтів:

а) IgM — з'являються через 1 тиж. після інвазії, досягають макс. концентрації через 1 міс. та зазвичай зникають через 6–9 міс., можуть зберігатися протягом багатьох місяців та років від моменту інфікування;

б) IgA — свідчать про недавню інфекцію, зникають раніше, ніж IgM (дослідження менш доступне, особливо ефективне при діагностиці інфекції у вагітних жінок та вродженої форми);

в) IgG — макс. концентрація 2–3 міс. після інфікування, зберігаються протягом усього життя. Якщо необхідно встановити час зараження (напр., у вагітних жінок), визначається т. з. авідність (сила зв'язування з антигеном) IgG антитіл (антитіла з низькою авідністю → гостра фаза токсоплазмозу; антитіла з високою авідністю → інвазія ≥20 тиж. раніше);

2) ідентифікація паразита — у пацієнтів у стані імуносупресії, у плода та імунологічно недорозвинених новонароджених та немовлят (матеріал: кров, СМР, навколоплідні води, бронхо-альвеолярні змиви, внутрішньоочна рідина або фрагмент тканини чи ураженого органа): ізоляція паразита (культивування та мікроскопічне дослідження), виявлення його антигенів або генетичного матеріалу (ПЛР).

2. Інші дослідження: у кожному випадку токсоплазмозу обов'язковим є дослідження очного дна, а у випадку підозри на ураження ЦНС, також візуалізаційні дослідження головного мозку (КТ, МРТ) — характерні нерегулярні вогнищеві зміни.

Діагностичні критерії

Набутий токсоплазмоз (стосується також вагітних жінок):

1) сероконверсія специфічних антитіл IgG або

2) значиме підвищення рівня специфічних антитіл IgG (≥2-кратно) з інтервалом ≥4 тиж., або

3) клінічні симптоми токсоплазмозу та виявлення специфічних антитіл IgA/IgM у сироватці та високий рівень специфічних антитіл IgG з низькою (<20 %) авідністю, або

4) наявність епітеліоїдних клітин у гістологічному дослідженні збільшеного лімфатичного вузла та виявлення специфічних антитіл IgM та наростання або високого рівня специфічних IgG, або

5) ізоляція найпростішого (культивування) або виявлення генетичного матеріалу у крові, рідинах організму або тканинах.

У пацієнтів у стані імуносупресії часто тільки на основі клінічної картини (напр., характерні вогнищеві зміни у головному мозку).

Диференційна діагностика

Набута форма: інфекційний мононуклеоз, цитомегалія, лімфома Ходжкіна, неходжкінські лімфоми, саркоїдоз, ВІЛ-інфекція.

→ ЛІКУВАННЯ

В осіб з нормальним імунітетом етіотропне лікування набутої форми зазвичай не є необхідним.

1. Гострий період набутого токсоплазмозу: у випадку інтенсивних генералізованих симптомів або симптомів зі сторони уражених органів комбінована терапія піриметаміном та сульфадіазином протягом 3 тиж. Під час лікування піриметаміном призначте фолінову кислоту для профілактики пригнічення функції кісткового мозку. У випадку непереносимості сульфадіазину, особливо у ВІЛ-інфікованих пацієнтів → клідаміцин у поєднанні з піриметаміном та фоліновою кислотою (лікування необхідно проводити у спеціалізованому центрі).

2. Очний токсоплазмоз: лікування як при гострій формі протягом 6–8 тиж. у спеціалізованому центрі та під ретельним наглядом офтальмолога. Ад'ювантне лікування: місцеві протизапальні ЛЗ і ГК у формі крапель в кон'юнктивальний мішок. Використання загальної кортикотерапії є суперечливим, оскільки воно підвищує ризик токсоплазматичного запалення всього очного яблука.

3. У пацієнтів у стані глибокої імуносупресії з маркерами інфекції *T. gondii*: у випадку симптоматичної реактивації інфекції — лікування як у п. 1, потім багаторічний профілактичний прийом антипаразитарних ЛЗ пролонгованої дії (напр., котрімоксазол, піриметамін із сульфадоксином) або азитроміцину. Дозування необхідно визначити у спеціалізованому центрі. Тактика у випадку ВІЛ-інфікованих →розд. 18.2.

4. Первинна інфекція у вагітних: з метою профілактики вродженого токсоплазмозу → спіраміцин п/о 3 млн МО кожні 8 год до підтвердження інвазії у плода або до пологів. З моменту підтвердження інвазії у плода → піриметамін із сульфадіазином та фоліновою кислотою до кінця вагітності. У випадку первинної інфекції *T. gondii* у другій половині вагітності рекомендується пропустити фармакологічну профілактику зі спіраміцином і негайно застосувати інтенсивне лікування матки та плода піриметаміном з сульфадіазином разом з добавкою фолінової кислоти. Лікування в спеціалізованому центрі.

→ МОНІТОРИНГ

Постійний контроль загального аналізу периферичної крові під час проведення лікування з огляду на значний ризик лейкопенії та тромбоцитопенії. Періодичне дослідження очного дна у випадку погіршення гостроти зору.

→ УСКЛАДНЕННЯ

1. Вроджений токсоплазмоз: затримка психомоторного розвитку, гідроцефалія (підвищення внутрішньочерепного тиску), епілепсія, катаракта, відшарування сітківки.

2. Очний токсоплазмоз: офтальміт, тривалі дефекти поля зору, амбліопія, сліпота.

3. Токсоплазмоз у пацієнтів із порушенням імунітету: поліорганна недостатність, відторгнення трансплантата, неврологічні порушення.

→ ПРОГНОЗ

Сприятливий у випадках набутого токсоплазмозу у пацієнтів із нормальним функціонуванням імунної системи, сумнівний у пацієнтів із порушенням імунітету та у дітей із вродженою формою інфекції. Загальний відсоток смертей у випадку вродженого токсоплазмозу досягає 10 %.

→ ПРОФІЛАКТИКА

1. Дотримання основних правил гігієни та харчування:

1) уникнення споживання та дегустації сирого або напівсирого м'яса, сирого молока, ретельне миття рук та кухонного інвентарю після контакту з такими продуктами;

2) ретельне миття овочів та фруктів перед споживанням;

3) використання захисних рукавиць (гумових або латексних) для роботи у городі та полі;

4) щоденне чищення котячих туалетів із піском та ретельне миття рук після контакту з котом або предметами, забрудненими його випорожненнями (якщо можливо, ці заходи не повинна виконувати вагітна жінка).

2. Скринінгове серологічне дослідження: показане у жінок перед плануванням вагітності та періодично у серонегативних вагітних (моніторинг сероконверсії із метою початку фармакологічної профілактики вродженого токсоплазмозу →Лікування).

5.2. Трихінельоз

→ ВИЗНАЧЕННЯ

1. Етіологічний фактор: нематода з роду *Trichinella* (5 видів). Личинки зі спожитого зараженого м'яса проникають до слизової оболонки кишківника → перетворюються у дорослі форми протягом ≈48 год → через наступних 5–6 днів починають виробляти личинки (впродовж ≈5 тиж.), які проникають до кровоносних та лімфатичних судин кишківника → з кров'ю досягають інших органів (в основному поперечно-смугастих м'язів із високою метаболічною активністю: язик, діафрагма, жувальні, міжреберні м'язи, зовнішні м'язи ока, задньошийні, згиначі кінцівок) → у м'язах відмежовуються сполучнотканинною капсулою, яка виробляється господарем (можуть виживати в ній навіть декілька років); в інших тканинах не інкапсулюються, а мігрують та викликають запалення та некроз.

2. Резервуар та шлях передачі: усі теплокровні тварини — ссавці, птахи (домашні та дикі); інфікування через шлунково-кишковий тракт у результаті споживання сирого або недовареного, недопеченого або недосмаженого м'яса інфікованих тварин.

3. Епідеміологія: загально поширена у всіх кліматичних зонах. **Фактори ризику:** вживання недослідженого ветеринарами та недовареного, недопеченого або недосмаженого м'яса домашніх (свинина, конина) та диких тварин.

4. Інкубаційний період та період заразливості: інкубаційний період 2–45 днів (зазвичай 10–14) у залежності від інтенсивності інвазії (чим коротший, тим тяжча інвазія); пацієнт не заразний для контактних осіб.

➡ КЛІНІЧНА КАРТИНА ТА ПРИРОДНИЙ ПЕРЕБІГ

У залежності від інтенсивності інвазії інфекція перебігає безсимптомно, абортивно, легко, середньої тяжкості або тяжко у наступних формах:

1. Діарейний синдром: з'являється у ранньому періоді інвазії (паразитування дорослих форм *T. Spiralis* у тонкому кишківнику), діарея супроводжується відсутністю апетиту, болем в епігастрії, блюванням. Симптоми зберігаються в середньому 1–2 дні. В окремих випадках замість діареї спостерігається закреп.

2. Типовий трихінельозний синдром (пов'язаний з пенетрацією личинок трихінели у м'язові клітини зі значною запальною реакцією у м'язовій тканині):

1) висока лихоманка (часто >40 ℃), біль у м'язах (в основному очного яблука, задньошийних, згиначів кінцівок), погане самопочуття;
2) симптоми алергічного васкуліту — набряк навколо очей або, рідше, всього обличчя, петехії на кон'юнктивах та піднігтьові (у тяжких випадках подібні крововиливи з'являються у головному мозку, легенях, перикарді та ендокарді), додатково різноманітні шкірні симптоми;
3) ураження інших органів (при тяжчих інвазіях) →Ускладнення.

3. Синдром метаболічних розладів (у період інкапсуляції цист): гіпоальбумінемія, гіпокаліємія та гіпоглікемія.

Симптоми зберігаються 3–4 тиж. (при тяжких інвазіях навіть 2–3 міс.), потім повільно минають, загалом не залишаючи наслідків. Втома, слабкість та діарея можуть зберігатися декілька місяців.

➡ ДІАГНОСТИКА

На підозру на трихінельоз повинен наштовхнути епідеміологічний анамнез, який вказує на групове захворювання, пов'язане зі споживанням недослідженого м'яса або м'ясних продуктів. Важливою для прогнозу є інформація про кількість спожитого м'яса та час, який минув від його вживання до появи симптомів.

Допоміжні дослідження

1. Ідентифікація етіологічного фактора

1) серологічні дослідження (ІФА, Вестерн Блот): виявлення у крові специфічних антитіл IgM та IgA (вже на 2 тиж. інвазії) та IgG (рідко перед закінченням 2 тиж., можуть зберігатися протягом багатьох років); основне значення для підтвердження інвазії.
2) дослідження біоптату лівого дельтовидного м'яза — наявність личинок трихінели у мікроскопічних дослідженнях м'яза (остаточне підтвердження для епідеміологічних та судових цілей).

2. Інші:

1) загальний аналіз периферичної крові — еозинофілія (навіть до 70 %) та лейкоцитоз — ранній симптом, ще перед появою клінічних симптомів, може зберігатися навіть до 3 міс.
2) дослідження — значне підвищення активності м'язових ферментів у сироватці; дуже ефективні у поєднанні з еозинофілією і клінічними симптомами та епідеміологічним анамнезом, що дозволяє своєчасно розпочати лікування.

Диференційна діагностика

1. Рання стадія трихінельозу: харчове отруєння, інфекційна діарея.

2. Трихінельозний синдром: вірусна інфекція з грипоподібними симптомами (напр., грип, вірусний гепатит, інфекційний мононуклеоз, епідемічний паротит), черевний тиф, сепсис, лептоспіроз, ревматична гарячка.

3. Симптоми васкуліту: дерматоміозит, вузликовий поліартеріїт, сироваткова хвороба, набряк Квінке, медикаментозна алергія.

→ **Л І К У В А Н Н Я**

Етіотропна терапія

1. Препарат першого вибору: альбендазол п/о 400 мг кожні 12 годин протягом 5–10 днів (протипоказаний вагітним жінкам). Препарат слід застосувати якнайшвидше після прийому інфікованого м'яса (найбільш ефективно діє на паразит у кишковій фазі).

2. Альтернативне лікування: мебендазол п/о 400 мг кожні 24 години протягом 5 днів (працює тільки на дорослі форми у тонкій кишці). У вагітних → **пірантел** п/о 10 мг/кг на 5 днів.

Симптоматична терапія

1. Слід уникати навантаження м'язів, показаний ліжковий режим (нерідко протягом кількох тиж.).

2. ГК: показані при тяжких формах, обмежують запальний стан, викликаний личинками, та реакцію на розпад паразитів під впливом протиглисних ЛЗ: преднізон 40–60 мг/добу протягом 3 днів, у подальшому поступово знижуйте дозу.

3. Антипіретична та анальгетична терапія: НПЗП.

4. Поповнення дефіциту води, електролітів та білка (альбумін, плазма) при необхідності.

→ **М О Н І Т О Р И Н Г**

Регулярний контроль загального аналізу крові (еозинофіли, лейкоцити) та активності м'язових ферментів (КФК, ЛДГ). З огляду на ризик ускладнень на етапі інкапсуляції паразитів, показаний моніторинг концентрації альбуміну та електролітів у сироватці кожний другий день.

Деякі симптоми минають лише через багато місяців; протягом цього періоду хворому необхідний періодичний лікарський контроль. У випадку ускладнень з боку інших органів показане спостереження спеціалістів (невролога, кардіолога, офтальмолога).

→ **У С К Л А Д Н Е Н Н Я**

1. ЦНС (10–24 %): менінгіт та енцефаліт, енцефалопатія, парези або паралічі, психози.

2. Орган зору: біль очного яблука, фотофобія, скотоми у полі зору.

3. Дихальна система: пневмонія, набряк легень, емболія легені.

4. Серцево-судинна система (до 20 %): порушення ритму, міокардит, серцева недостатність, гіпоальбумінемія та периферичні набряки.

5. Скелетні м'язи: контрактури, слабкість.

→ **П Р О Г Н О З**

У тяжких клінічних формах (масивна інвазія) може дійти до смерті з приводу міокардиту та серцевої недостатності, енцефаліту або обширних емболій легень. У легших випадках інвазії прогноз сприятливий — симптоми зазвичай повністю минають.

➡ ПРОФІЛАКТИКА

1. Слід уникати споживання недослідженого м'яса, особливо кабана та свинини.

2. Термічна обробка м'яса із сумнівного джерела перед споживанням — варіння, смаження, запікання, до зникнення червоного або рожевого кольору. Личинки трихінели досить стійкі до заморожування. Гинуть при глибокому заморожуванні через багато днів; заморожування у домашніх умовах не є вірогідним методом, який запобігає зараженню.

3. Дотримання санітарно-гігієнічних правил: відповідні умови вирощування свійських тварин, ветеринарний контроль м'яса після забою у референційних центрах.

4. Епідеміологічне розслідування у випадку епідемії: встановлення джерела інфекції; вилучення інфікованого м'яса з обігу; реєстрація осіб, які спожили інфіковане м'ясо; екстрене повідомлення до СЕС про кожний випадок підозри та підтвердженого захворювання на трихінельоз, швидкий контакт із медичним закладом.

5.3. Цистицеркоз

➡ ЕТІОПАТОГЕНЕЗ

1. Етіологічний фактор: ціп'як озброєний (*Taenia solium*); людина споживає заражену яйцями озброєного ціп'яка їжу → личинки, які вилуплюються з яєць (онкосфери), проникають у кров та локалізуються у внутрішніх органах, особливо у головному мозку, рідше в очному яблуці, м'язах та у підшкірній клітковині, утворюючи протягом кількох тижнів фіни (цистицерки; досягають діаметра 1–2 см). Живі цистицерки можуть перебувати у тканинах багато років, підлягаючи повільній кальцинації, та в кінцевому результаті гинуть.

2. Резервуар та шлях передачі: кінцевим господарем ціп'яка є людина; цистицеркоз розвивається після споживання їжі, забрудненої яйцями із члеників, які містять матку, та виділяються з калом іншим або тим самим господарем (аутоінвазія — загрозливий для життя наслідок цистицеркозу).

3. Епідеміологія: ендемічна для багатьох країн Латинської Америки, Азії та Африки; в Україні спорадично у сільській місцевості (особливо у районах, в яких розвинуто свинарство). **Фактори ризику:** інвазія дорослої форми озброеного ціп'яка (ризик аутоінвазії), працівники лабораторій (членики *T. Solium* є високо заразливим біологічним матеріалом), подорож до країн ендемічного поширення паразита (напр. Мексики, Еквадору, Перу, Болівії, Індії, Балі).

4. Інкубаційний період та період заразливості: декілька місяців до кільканадцяти років. Хворий на цистицеркоз не інфікує контактних осіб, якщо не є одночасно господарем дорослої форми ціп'яка.

➡ КЛІНІЧНА КАРТИНА ТА ПРИРОДНИЙ ПЕРЕБІГ

Залежить від локалізації цистицерків (найчастіше головний мозок та око).

1. Нейроцистицеркоз (найчастіша форма): цистицерки переважно локалізуються на поверхні кори головного мозку, в основі головного мозку, у шлуночках або у білій речовині, викликаючи місцеві запальні зміни із супутнім набряком. У 50 % випадків перебігає безсимптомно. У решті випадків симптоми, характерні для пухлини головного мозку (залежно від локалізації): епілептичні напади (у т. ч., судоми), порушення свідомості, симптоми внутрішньочерепної гіпертензії, гідроцефалія, зміни поведінки (порушення особистості, емоційні зміни), психічні порушення (сповільнення мислення, параноїдальні синдроми, амнезія, деменція) та інші симптоми вогнищевого ураження ЦНС (атаксія, дизартрія). При рідкісній локалізації у спинному мозку різноманітні рухові порушення (паралічі, парези) та порушення чутливості, до симптомів поперечного мієліту включно. Прогноз несприятливий (високий ризик віддалених та стійких неврологічних ускладнень, залежно від локалізації).

2. Цистицеркоз органа зору: цистицерки локалізуються переважно під сітківкою, у склистому тілі або у передній камері очного яблука. Переважають різноманітні порушення зору в результаті дифузних запальних і компресійних змін.

3. Цистицеркоз скелетних м'язів: численні кальцинати (іноді відчутні пальпаторно) або симптоми псевдогіпертрофії м'язів. Зазвичай не викликає суб'єктивних відчуттів.

4. Цистицеркоз підшкірної клітковини: численні, відчутні пальпаторно підшкірні вузлики.

5. Рідкісні локалізації: міокард, щитовидна залоза, легені, черевна порожнина. Цистицерки викликають місцеве запалення, зазвичай без супутніх об'єктивних симптомів.

➡ ДІАГНОСТИКА

Допоміжною є інформація про перебування на ендемічній території; відсутність інформації про перенесений цистицеркоз в анамнезі або традиції вживання сирого або недовареної свинини не має діагностичного значення.

Допоміжні дослідження

1. Ідентифікація етіологічного фактора

1) серологічні дослідження (ІФА, підтвердження → Вестерн блот): служить для підтвердження діагнозу — наявність специфічних антитіл IgG у сироватці (або СМР при нейроцистицеркозі); у випадку нечисленних або кальцинованих/мертвих цистицерків результат може бути негативним;

2) мікроскопічне дослідження калу — у випадку співіснування цистицеркозу можна виявити сегменти *T. solium*;

3) гістологічне дослідження біоптату тканини: виявлення сколексів, гачків та фрагментів стінки паразита у тканині.

2. Інші:

1) загальний аналіз периферичної крові — еозинофілія (реакція на виділені антигени паразита, виявляється не у кожному випадку);

2) дослідження СМР при нейроцистицеркозі плеоцитоз з переважанням лімфоцитів (іноді еозинофілів), висока концентрація білка та імуноглобулінів, зниження концентрації глюкози;

3) візуалізаційні дослідження (КТ, МРТ, можливо УЗД): характерна картина дає підстави запідозрити хворобу — чисельні вогнищеві зміни різної величини та інтенсивності/ехогенності (від гіпоінтенсивності/гіпоехогенності до кальцинованих) у залежності від періоду розвитку та ступеня життєздатності цистицерків паразита. У неендемічних країнах вогнищеві зміни можуть бути поодинокі. Кальциновані цистицерки *T. solium* у головному мозку або м'язах можна побачити на РГ.

4) офтальмологічне дослідження — необхідне у кожному випадку, щоб виключити ураження очного яблука.

Диференційна діагностика

Первинні і метастатичні новоутворення (у т. ч. лімфома), судинні мальформації, туберкульоз, системний мікоз, ехінококоз одно- або багатокамерний, токсоплазмоз, абсцеси головного мозку.

➡ ЛІКУВАННЯ

Етіотропне лікування

Консервативне (антигельмінтні ЛЗ) або хірургічне — у залежності від локалізації та кількості цистицерків.

1. Антипаразитарна терапія: показана при симптоматичних випадках активного цистицеркозу, протипоказана при цистицеркозі органа зору та спинного мозку.

1) альбендазол п/о 7,5 мг/кг м. т. кожні 12 год протягом ≥14 днів (у залежності від інтенсивності інвазії та локалізації личинкових форм гельмінта може бути показане лікування навіть до 30 днів);

2) альтернативно **празиквантел** п/о 40 мг/кг м. т./добу у 3 поділених дозах кожні 8 год протягом 14 днів. Якщо відсутні умови для проведення тривалішої терапії та моніторингу хворого або існують сумніви, що хворий повернеться на контрольний візит → розгляньте можливість одноденного лікування 75 мг/кг м. т./добу (3 дози по 25 мг/кг м. т. кожні 2 год; ефективність обох схем ймовірно є подібною).

Антипаразитарні ЛЗ можуть загострити симптоми, тому при нейроцистицеркозі терапію починайте у лікарні та призначте ГК (→ Симптоматична терапія). У разі поодиноких цистицерків, цистицерків у фазі загибелі (характерна картина гіперінтенсивних змін на КТ/МРТ або загиблих (кальцинати) → розгляньте можливість відмови від антипаразитарної терапії (високий ризик неефективності, та навіть загострення симптомів — посилення запального стану та неврологічної симптоматики після розпаду паразита).

2. Хірургічне лікування: показане у випадку поодиноких цистицерків, локалізованих у шлуночках або біля основи головного мозку (не реагують на антипаразитарні ЛЗ), при цистицеркозі спинного мозку та очного яблука (з огляду на ризик ускладнень у результаті розпаду паразита антипаразитарна терапія протипоказана); виконується вирізання змін або енуклеація очного яблука; у випадку внутрішньої гідроцефалії необхідне вентрикуло-перитонеальне шунтування.

Симптоматичне лікування

1. ГК: показані з метою обмеження запальної реакції на розпад паразитів під впливом ЛЗ у випадках зі значним набряком або клітинними інфільтратами: дексаметазон в/м 10–20 мг/добу у 2–4 поділених дозах протягом перших 4 днів антипаразитарної терапії або преднізон п/о 50 мг 3×на тиж. під час довготривалого лікування.

2. Протисудомна та знижуюча внутрішньочерепний тиск терапія →розд. 2.29: показана при ускладненому нейроцистицеркозі у хворих із судомами та з підвищенням внутрішньочерепного тиску.

➡ МОНІТОРИНГ

Постійний контроль концентрації специфічних антитіл у сироватці кожні 6 міс., абсолютної та відносної еозинофілії під час призначення антипаразитарних ЛЗ та КТ голови після введення контрасту з метою контролю ефективності терапії (частота досліджень залежить від кількості цистицерків та їх локалізації, ризику виникнення набряку та підвищення внутрішньочерепного тиску).

➡ УСКЛАДНЕННЯ

Епілепсія, гідроцефалія, внутрішньочерепна гіпертензія, відшарування сітківки.

➡ ПРОФІЛАКТИКА

Дотримання основних правил гігієни рук, рання діагностика та лікування цистицеркозу у людей (→розд. 4.28.4.5), ветеринарний контроль та правильна термічна обробка свинини.

5.4. Ехінококоз

5.4.1. Однокамерний ехінококоз

➡ **ЕТІОПАТОГЕНЕЗ**

1. Етіологічний фактор: стрічковий гельмінт *E. granulosus*; доросла форма (3–6 мм) перебуває у тонкому кишківнику кінцевого господаря (в основному собак), проміжним господарем є травоїдні (найчастіше вівці) та всеїдні (свині) тварини; людина інфікується через споживання їжі, інфікованої яйцями паразита, стаючи випадковим проміжним господарем → у тонкому кишківнику дозріває онкосфера → проникає через стінку кишки до портальної системи кровообігу та локалізується у внутрішніх органах (найчастіше у печінці) → утворює добре обмежену кісту, яка повільно збільшується (0,5–1 см на рік).

2. Резервуар та шлях передачі: собаки, у спорадичних випадках також вовк, лисиця, єнот та коти (кінцеві господарі); зараження людини виникає харчовим шляхом (забруднені руки або інфікована їжа).

3. Епідеміологія: поширений по всьому світу. **Фактори ризику:** контакт із собакою (який годується відходами з бійні), розведення свиней або овець, контакт із ґрунтом, споживання немитих овочів та фруктів.

4. Інкубаційний період та період заразливості: безсимптомний період тривалий (від кільканадцяти місяців до кількох років); хвора людина не інфікує контактних осіб.

➡ **КЛІНІНА КАРТИНА ТА ПРИРОДНИЙ ПЕРЕБІГ**

Навіть у 60 % випадків перебіг безсимптомний (особливо у печінці), а діагностування випадкове. Клінічна картина пухлини залежить від локалізації кісти, її розмірів та ступеня пошкодження ураженого органу. Деякі кісти зникають самостійно.

1. Ехінококоз печінки (60 % випадків): дискомфорт у правій підреберній ділянці та відчуття повноти в епігастрії (посилюється у положенні лежачи на правому боці); гепатомегалія у випадку великих кіст.

2. Атипова локалізація: ехінококоз легень (20 % випадків), головного мозку, органів малого тазу, статевих органів, очного яблука, кісток.

➡ **ДІАГНОСТИКА**

Допоміжні дослідження

1. Ідентифікація етіологічного фактора

1) серологічні дослідження: наявність специфічних антитіл IgG у сироватці → ІФА (чутливість та специфічність >80 %), підтверджуючий тест → Вестерн блот;

2) гістологічне та цитологічне дослідження (матеріал: аспірат кісти, взятий методом тонкоголкової біопсії, завжди під прикриттям альбендазолу п/о [виконується у випадку наявності діагностичних сумнівів виключно у референційних центрах], інтраопераційний матеріал): наявність гачків та/або протосколексів *E. Granulosus* та/або специфічного антигену (Ag5) — остаточне підтвердження діагнозу.

2. Інші

Візуалізаційні дослідження (УЗД печінки, КТ, МРТ): добре відмежована кіста з товстою, часто кальцинованою стінкою, з візуалізацією внутрішніх перегородок (дочірня кіста) або відшарованим внутрішнім шаром кісти (картина «водяної лілії»).

Диференційна діагностика

Звичайна кіста (клінічно подібна до молодої ехінококової кісти), вогнищеві зміни пухлинної та непухлинної етіології (особливо у випадку дегенеруючих ехінококових кіст), абсцес печінки (лихоманка, поганий загальний стан, лейкоцитоз), гемангіома, полікістоз печінки (зазвичай супроводжується змінами в інших органах, напр. нирках), багатокамерний ехінококоз (альвеококоз →нижче).

→ ЛІКУВАННЯ

У випадку дегенеративних кіст (малі кісти з товстою кальцинованою стінкою, густим вмістом [гіперехогенні], частково або повністю кальциновані) достатньо спостереження. Лікування у спеціалізованих центрах. Методи: в основному альбендазол, видалення кіст, PAIR (проколювання кісти, аспірація вмісту та введення в її порожнину 20 % розчину NaCl або 95 % етанолу, повторна аспірація через 10–15 хв; завжди в поєднанні з фармакологічним лікуванням, що застосовується при відсутності можливості хірургічного лікування або рецидиву після операції).

→ МОНІТОРИНГ

УЗД черевної порожнини кожні 3–6 міс. з метою оцінки розмірів стінки кісти, товщини перегородок, поширення кальцинатів та густини вмісту для підтвердження процесу дегенерації кісти. Періодичний серологічний контроль кожні 6 міс. з метою оцінки ефективності лікування.

→ УСКЛАДНЕННЯ

1) бактеріальне інфікування кісти — у печінці найчастіше холангіогенним шляхом (≈25 % кіст сполучаються з жовчними шляхами); переважає біль у правій підреберній ділянці, лихоманка, озноб, погане самопочуття; спорадично жовтяниця при ехінококозі, ускладненому холангітом;
2) анафілактичний шок та/або дисемінація у черевній порожнині та утворення вогнищ вторинного ехінококозу — у випадку пошкодження безперервності стінки кісти (травма, операція);
3) компресія кісти (особливо позапечінкової) на сусідні структури.

→ ПРОФІЛАКТИКА

Постійна дегельмінтизація собак (особливо пастуших або собак, які харчуються відходами з бійні), слід уникати годування собак тваринними субпродуктами, миття рук, робота у рукавицях при контакті з ґрунтом, ретельне миття овочів та фруктів. Специфічні методи відсутні.

5.4.2. Багатокамерний ехінококоз (альвеококоз)

→ ЕТІОПАТОГЕНЕЗ

1. **Етіологічний фактор:** стрічковий гельмінт *E. multilocularis*; доросла форма (1,2–3,7 мм) перебуває у тонкому кишківнику кінцевого господаря (в основному лисиці), а природний проміжним господарем є гризуни (у т. ч. польові миші); людина інфікується через вживання інвазивних яєць, стаючи випадковим проміжним господарем → у тонкому кишківнику дозріває онкосфера → проникає через стінку кишки до портальної системи кровообігу та локалізується у печінці → утворюється конгломерат множинних дрібних кіст (кожна діаметром 0,5–10 мм), які зазвичай не містять протосколексів. Полікістозна структура не має сполучнотканинної капсули, вростає у паренхіму печінки вздовж кровоносних судин та жовчних шляхів. Може інфільтрувати інші органи безпосередньо або поширюватись гематогенно.

2. Резервуар та шлях передачі: лисиці, спорадично вовки, єноти, собаки та коти (кінцеві господарі); інфікування людини харчовим шляхом (забруднені руки або заражена калом тварин їжа, напр. немиті чорниці).

3. Епідеміологія: поширений виключно на північній півкулі. На Україні реєструється рідко (у багатьох випадках довго перебігає безсимптомно), за останні роки відмічається підвищення захворюваності серед людей; виявлено декілька вогнищ серед лисиць. **Фактори ризику:** контакт із лисицями (мисливці, селекціонери, збирачі ґрунтопокривних рослин, лісоруби), контакт з ґрунтом, споживання немитих плодів ґрунтопокривних рослин. Захворювання може мати сімейний характер.

4. Інкубаційний період та період заразливості: довгий безсимптомний період (5–15 років); хвора людина не інфікує контактних осіб.

→ **КЛІНІЧНА КАРТИНА ТА ПРИРОДНИЙ ПЕРЕБІГ**

Протягом багатьох років може не викликати симптомів. У 99 % випадків первинна зміна локалізована **у печінці** — у симптоматичних випадках клінічна картина нагадує повільно прогресуючий новоутвір печінки: дискомфорт та/або біль у правій підреберній ділянці; гепато- і спленомегалія; симптоми портальної гіпертензії, у більшості випадків ураження жовчних шляхів із холестатичною жовтяницею.

Збільшуючись у розмірах, паразит може інфільтрувати оточуючі тканини та органи (діафрагма, легені, плевра, серце, перикард, стінка шлунка та дванадцятипалої кишки, очеревина, нирки, наднирникові залози, лімфатичні вузли). При заавансованих змінах додатково: кахексія, асцит, ознаки печінкової недостатності, метастази у черевну порожнину та віддалені у легені (кашель, задишка, кровохаркання), головний мозок (епілепсія, вогнищеві симптоми), очне яблуко, кістки.

→ **ДІАГНОСТИКА**

1. Ідентифікація етіологічного фактора
Серологічні дослідження: наявність у сироватці крові специфічних антитіл класу IgG проти антигену Em2plus *E. multilocularis* (ІФА; чутливість та специфічність >90 %); підтвердження → Вестерн блот на наявність специфічних антитіл проти антигенів Em16 і Em18 *E. multilocularis* (чутливість ≈98 %, специфічність 100 %; дає можливість провести остаточну диференційну діагностику *E. multilocularis* та *E. granulosus*).

2. Інші
1) візуалізаційні дослідження (залежно від локалізації ехінокока):
   а) **УЗД печінки** — слабо відмежована, без інкапсуляції, з нерівними контурами, вогнищева, неоднорідної екогенності зміна з ділянками некрозу, кальцинатів та інфільтрації сусідніх структур; часто розширення внутрішньопечінкових жовчних шляхів і спленомегалія та/або гепатомегалія;
   б) **РГ грудної клітки** — високе стояння правого купола діафрагми (при альвеококозі печінки), округлі тіні, розширення середостіння;
   в) **КТ/МРТ голови** — зміна у ЦНС, які нагадують ембріональну гліому з кальцинатами, яка супроводжується т. зв., пухлинним ефектом (дислокація та компресія сусідніх структур мозку), набряк мозку;
2) патологоанатомічне (посмертне) та гістологічне (інтра- та постопераційний матеріал) дослідження: структура, яка складається із міхурців різної величини із PAS-позитивною стінкою з ознаками фіброзу, некрозу та кальцинації. У біоптатах зазвичай не виявляються протосколекси та гачки паразита. Тонкоголкова біопсія не має діагностичного значення.

Диференційна діагностика

Первинні новоутвори, метастази новоутвору, абсцес (печінки, жовчних шляхів, головного мозку, легень), однокамерний ехінококоз.

➡ ЛІКУВАННЯ

Лікування виключно у спеціалізованих центрах. Основним методом є оперативне видалення зміни та використання альбендазолу 400 мг кожні 12 год протягом ≥2 років у 4-тижневих циклах із інтервалами 2 тижнів.

➡ МОНІТОРИНГ

УЗД черевної порожнини кожні 3 міс. з оцінкою розмірів та характеру змін, із метою визначення ступеня розвитку паразита та клінічної заавансованості альвеококозу (класифікація PNM). Залежно від клінічної картини та ураженого органу: РГ легень, КТ голови, офтальмологічне дослідження, систематична оцінка параметрів функції печінки та активності амінотрансфераз, періодичний серологічний контроль кожні 6 міс. з метою оцінки активності паразита.

➡ УСКЛАДНЕННЯ

Віддалені метастази (очеревина, головний мозок, легені, очне яблуко, кістки), компресія сусідніх органів (напр., гідронефроз), непрохідність жовчних шляхів та/або бактеріальний холангіт, цироз печінки та печінкова недостатність, портальна гіпертензія (варикоз вен стравоходу, кровотеча з вен стравоходу), кахексія, анафілактичний шок (у результаті звільнення великої кількості антигену під час нерадикального оперативного втручання та великої маси паразита).

➡ ПРОГНОЗ

У нелікованих випадках середня тривалість життя ≈10 років. Найчастіші причини смерті: септичний шок, портальна гіпертензія, цироз печінки, хронічний холангіт або синдром Бадда-Кіарі (заблокований відплив крові з печінкових вен та/або нижньої порожнистої вени).

➡ ПРОФІЛАКТИКА

Слід уникати контакту з лисицями (заготівля хутра, розведення), гігієна рук, робота у рукавицях із землею або лисицями, миття зібраних грибів та лісових фруктів перед споживанням.

5.5. Токсокароз

➡ ЕТІОПАТОГЕНЕЗ

1. Етіологічний фактор: нематоди роду *Toxocara*, які є випадковими паразитами людини, мігрують протягом багатьох років у формі личинки у тканинах та внутрішніх органах (печінці, міокарді, легенях, скелетних м'язах, очних яблуках та ЦНС), ніколи не досягають статевої зрілості. Доросла форма нематоди розвивається відповідно в організмі домашньої собаки (*Toxocara canis*) або кота (*Toxocara cati*). Яйця паразита, які виділяються з калом тварин, потрапляють до ґрунту, де відбувається їх подальший біологічний розвиток.

2. Резервуар та шлях передачі: домашні та дикі собаки і коти; інфікування людини відбувається через випадкове споживання інвазивних яєць *Toxocara spp.* із забрудненим відходами тварин ґрунтом (напр., у пісочницях, міських скверах та парках, садах біля будинку, а також районних дитячих площадках), через неміті руки або забруднені ґрунтом сирі овочі та фрукти.

3. Епідеміологія: поширений у всьому світі. **Фактори ризику інфікуванн..** геофагія, вирощування собак або котів, нерегулярна дегельмінтизація д.. машніх тварин (особливо молодих, <8 міс.), професійний контакт із твари... нами (ветеринари, фермери), зараженим відходами ґрунтом (рільництво, працівники парків та міських рекреаційних зон, геологи) та забрудненими землею овочами та фруктами, які споживаються у сирій формі (городники, садівники). Захворювання часто з'являється у сімейному середовищі.

4. Інкубаційний період та період заразливості: від 2 тиж. до кількох місяців або років. Хвора людина не заразна для контактних осіб.

→ КЛІНІЧНА КАРТИНА ТА ПРИРОДНИЙ ПЕРЕБІГ

1. Системна форма: розвинуті симптоми синдрому вісцеральної мігруючої личинки: лихоманка, гепато- і спленомегалія, еозинофілія, гіпергамаглобулінемія та ураження дихальної системи; може також розвинутись неповний синдром вісцеральної мігруючої личинки з наявністю кількох вище вказаних симптомів. Випадки із розвинутими симптомами та тяжким перебігом рідкісні та стосуються в основному дітей у віці 2–5 років із геофагією. Міграцію личинкових форм паразита супроводжують: біль у животі, відсутність апетиту, втрата маси тіла, кашель, напади задишки, тимчасові висипання на шкірі (кропив'янка або екзема), лімфаденіт, міалгії та артралгії, рідше міокардит або менінгіт.

2. Локалізована форма: токсокароз органа зору та токсокароз ЦНС (нейротоксокароз, дуже рідко) є наслідком скупчення невеликої кількості личинок, зазвичай навіть однієї личинки у межах органа зору або головного мозку. При токсокарозі ока спостерігається одностороннє зниження гостроти зору, лейкокорія (білий рефлекс зіниці), косоокість, інколи офтальмалгія. При токсокарозі ЦНС переважають симптоми енцефаліту, часто з генералізованими або частковими епілептичними нападами.

3. Прихований токсокароз: різноманітні та мало характерні симптоми, напр. гострий бронхіт, пневмонія із синдромом Лефлера або без нього, бронхіальна астма, хронічна кропив'янка, алергічна екзема, генералізована лімфаденопатія, міозит або артрит. Може перейти у синдром вісцеральної або очної мігруючої личинки із розвинутими симптомами. Прихований токсокароз найчастіше діагностується лише на основі полегшення або регресу неспецифічних симптомів після антипаразитарної терапії.

4. Безсимптомна форма: найчастіше діагностується на основі позитивних результатів серологічних досліджень у членів сім'ї хворого. Личинки *Toxocara spp.* зі зниженою активністю, які залишаються у тканинах, зберігають здатність до активації та наступної міграції протягом усього життя.

→ ДІАГНОСТИКА

Паразити не розвиваються до дорослої форми в організмі людини, тому у калі ніколи не спостерігається яєць собачої або котячої токсокари. Єдиним способом підтвердження зараження є проведення непрямих методів дослідження.

Допоміжні дослідження

1. Визначення етіологічного чинника: серологічні тести:
1) специфічні IgG чи IgE антитіла в сироватці крові (ELISA, тест підтвердження Вестерн блот);
2) визначення авидності IgG-антитіл дозволяє диференціювати гостру фазу активної інвазії (<5 міс. від зараження; низька авидність) від хронічного захворювання (висока авидність);
3) порівняльний аналіз імунологічного профілю специфічних IgG-антитіл у сироватці та водянистій волозі, взятій з передньої камери ока або внутрішньоочної рідини шляхом іммуноблоттингу.

Інші

) визначення загальної кількості IgE-антитіл у периферичній крові — це важливо в разі симптомів алергії, які супроводжують блукаючі форми личинок нематод, особливо у вигляді прихованого захворювання (наприклад, при астмі та хронічній кропив'янці);

2) загальний аналіз крові та концентрація імуноглобулінів: у випадках вісцеральної форми *larva migrans* збільшення кількості і відсотку еозинофілів та кількості лейкоцитів у периферичній крові, а також гіпергаммаглобулінемія в сироватці крові; у випадку еозинофільного енцефаліту та менінгіту висока еозинофілія у периферичній крові та в церебральній спинномозковій рідині;

3) візуалізаційні дослідження:

   а) **УЗД** або **КТ черевної порожнини** — візуалізують гепатомегалію та численні гранульоми у печінці, які утворюються навколо личинкових форм паразита;

   б) **КТ** або **МРТ головного мозку** — візуалізує правильної форми, добре відмежовані від оточуючих тканин вогнищеві зміни у білій речовині або корі, часто поодинокі та частково кальциновані;

   в) **РГ грудної клітки** — може візуалізувати летючі інфільтрати при еозинофільній пневмонії на фоні алергії (синдром Леффлера);

   г) **УЗД органа зору** при синдромі очної мігруючої личинки — візуалізує гранульоми, локалізовані всередині очного яблука або субретинально; зміни зазвичай односторонні та поодинокі;

4) офтальмологічне обстеження — при очній формі може бути виявлена наявність сіро-білої гранульоми у задньому полюсі або на периферії сітківки, часто із постзапальною проліферуючою фіброзною смугою та серповидним піднесенням сітківки навколо ураження.

Діагностичні критерії

Позитивний епідеміологічний анамнез (напр. геофагія в анамнезі, наявність не дегельмінтизованих щенят у найближчому оточенні, звичка вживання немитих фруктів та овочів з домашнього городу, ігри у незахищеній пісочниці) та ≥1 з наступних критеріїв: специфічні антитіла IgG або IgE у периферичній крові, еозинофілія у периферичній крові (>440/мкл або >4 %); характерні клінічні симптоми або зміни у візуалізаційних дослідженнях.

Диференційна діагностика

1. Синдром вісцеральної мігруючої личинки: зараження *Baylisascaris procyonis*, синдром тропічної легеневої еозинофілії (*Wuchereria bancrofti, Brugia malayi*), личинкова форма аскаридозу, стронгілоїдоз, алергічні хвороби (бронхіальна астма, кропивниця, атопічний дерматит, медикаментозні реакції), аутоімунні захворювання (системний червоний вовчак, вузликовий поліартеріїт, поліміозит та дерматоміозит), лімфо- та мієлопроліферативні хвороби, ідіопатична еозинофілія.

2. Нейротоксокароз: еозинофільний енцефаліт, викликаний *Gnathostoma spinigerum* і *Angiostrongylus cantonensis,* цистицеркоз ЦНС (нейроцистицеркоз).

3. Синдром очної мігруючої личинки: ретинома та інші новоутворення очного яблука, токсоплазмоз ока, туберкульоз органа зору, ексудативний ретиніт (хвороба Коатса).

➜ ЛІКУВАННЯ

1. Синдром вісцеральної мігруючої личинки: ЛЗ вибору є **альбендазол п/о** 15 мг/кг маси тіла/добу (макс. 800 мг/добу) протягом 5–10 днів.

2. Токсокароз ока: альбендазол та ГК системно або місцево та хірургічне лікування (вітректомія та лазерна фотокоагуляція)

➔ МОНІТОРИНГ

Систематичний контроль еозинофілії та активності амінотранс
риферичній крові під час лікування альбендазолом. Лікування .
перервати у випадку появи ознак ураження печінки. Періодичне досл.
дна ока проводиться у разі повторного погіршення гостроти зору.

➔ УСКЛАДНЕННЯ

1. Синдром вісцеральної мігруючої личинки: втрата або зниження приросту
маси тіла, уповільнення фізичного розвитку, печінкова недостатність, фіброз
легень, еозинофільний міокардит із серцевою недостатністю.

2. Токсокароз ока: тракційне відшарування сітківки, катаракта, атрофія
очного яблука, косоокість, стійкі дефекти полів зору, амбліопія, сліпота.

3. Нейротоксокароз: порушення особистості та поведінки, епілепсія, симптоми
неврологічного дефіциту.

➔ ПРОГНОЗ

Прогноз сприятливий у хворих з неповним синдромом вісцеральної мігруючої
личинки та прихованою формою інфікування, натомість серйозний та сум-
нівний при токсокарозі ока та у випадку локалізації мігруючих личинок
у ЦНС або міокарді.

➔ ПРОФІЛАКТИКА

Регулярна дегельмінтизація собак та котів, особливо молодих, ретельне миття
фруктів та овочів перед споживанням, використання захисних рукавиць
при роботі на городі, видалення калу собак та котів з рекреаційних зон
та міських парків, охорона пісочниць від забруднення відходами тварин.

6. Хвороби, що переносяться кліщами

В Україні, в основному, хвороба Лайма (кліщовий бореліоз) та кліщовий
енцефаліт; інші (анаплазмоз, бабезіоз, туляремія та рикетсіози) дуже рідко.
Їх переносять кліщі, що харчуються кров'ю тварин та людини, активні від
весни до пізньої осені.

6.1. Лайм бореліоз

➔ ЕТІОПАТОГЕНЕЗ

1. Етіологічний фактор: Грам-негативні спірохети роду *Borrelia*, які переносять-
ся кліщами; у Європі найчастіше *B. garinii*, *B. afzelii*, рідше *B. burgdorferi*.
Спірохети після проникнення у шкіру поширюються місцево та викликають
ранні зміни на шкірі (повзуча еритема [мігруюча]); протягом кількох днів
або тижнів гемато- та лімфогенним шляхом досягають багатьох органів.

2. Резервуар та шлях передачі: дикі тварини; інфікування внаслідок укусу
інфікованого кліща. Не підтверджено можливості передачі інфекції шляхом
переливання препаратів крові або під час статевого контакту.

3. Епідеміологія: в основному пн.-сх. Райони США, Центральна Європа,
Скандинавія та ендемічні області Росії, в Україні район Закарпаття, АР Крим.

...ку: перебування в осередках кліщів на ендемічних просторах, ...кт кліща зі шкірою (>48 год), стимулювання кліща (напр. ви-
...мащування бензином або жиром, припалювання).

...йний період та період заразливості: інкубаційний період — рання ...омежена до 3–30 днів (інколи до 3 міс.); хворий не заразний для ...гних осіб.

КЛІНІЧНА КАРТИНА ТА ПРИРОДНИЙ ПЕРЕБІГ

...тадії хвороби (можуть накладатися або з'являтися одночасно, усі симптоми ...разом зазвичай не з'являються):

1. Рання обмежена стадія:

1) **грипоподібні симптоми**;

2) **мігруюча еритема** — з'являється
зазвичай через ≈7 (3–30) днів від
укусу кліща; спочатку червону-
вата плямка або папула, швидко
збільшується в діаметрі, діаметр
>5 см, кільцеподібної форми з про-
світленням у центрі (може бути
однотонно забарвлена), контури
чітко відмежовані (рис. 6-1), зали-
шається на рівні шкіри, неболюча
та не свербить;

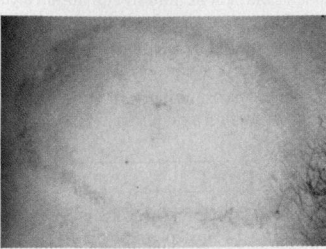

Рис. 6-1. Типова мігруюча еритема — симптом ранньої стадії Лайм бореліозу

3) рідко **лімфоцитарна лімфома
шкіри** — неболючий, червоно-си-
нюватий вузлик, найчастіше на вушній раковині, соску або калитці. У не-
лікованих антибіотиками хворих мігруюча еритема та загальносистемні
симптоми минають протягом 4–12 тиж.; у декого менш інтенсивні симптоми
зберігаються декілька років або розвиваються хронічні симптоми пізньої
стадії (можуть бути першим та єдиним симптомом бореліозу, навіть через
кілька років після інфікування, напр. артрит).

2. Рання дисемінована стадія (органна) — може розвиватися від кількох тижнів
до кількох місяців після інфікування:

1) **артрит** — найчастіше моно-, іноді олігоартрит великих суглобів (колінний,
гомілковостопний, ліктьовий), типово без інтенсивної загальносистемної
запальної реакції, незважаючи на переважно значний випіт у суглобовій
сумці, періодичні загострення (від кількох днів до кількох тижнів) з часом
виникають все рідше, є коротшими та з легшим перебігом, нелікований
може перейти у хронічний артрит;

2) **міокардит** (≈5 % хворих) — раптова АВ-блокада або інші порушення
провідності та ритму, зазвичай одночасно наявні суглобові та неврологічні
симптоми;

3) ураження нервової системи (**нейробореліоз**) — одночасне або поступове
ураження центральної та периферичної нервової систем на різних рівнях:
лімфоцитарний менінгіт (зазвичай легкий; єдиним симптомом може бути
біль голови) та неврит черепно-мозкових нервів (парез або параліч, най-
частіше лицевого нерва, може бути двосторонній).

3. Пізня стадія:

1) **хронічний атрофічний дерматит кінцівок** — червоно-синюваті, зазви-
чай несиметричні зміни шкіри дистальних відділів кінцівок, з'являються
через кілька років після інфікування; спочатку запальний набряк, потім
домінує атрофія (тонка шкіра з фіолетовим відтінком, позбавлена волосся,
часто біль сусідніх суглобів та парестезії);

2) **хронічний артрит**, рідше тривале ураження; легкий міозит, бурсит або
тендиніт;

3) **хронічний нейробореліоз** (дуже рідко) — запалення нерво...
та периферичних нервів, периферична полінейропатія, хронічний
і мієліт.

ДІАГНОСТИКА

Відсутність інформації в анамнезі про укус кліща не має значення.

Двоетапна діагностика:

1) специфічні IgM у сироватці (метод ІФА);

2) позитивний результат або сумнівний підтвердіть методом Вестерн блот.
Позитивний результат серологічного дослідження без клінічних симптомів,
типових для Лайм бореліозу, не має діагностичного значення. Специфічні IgM
з'являються у крові через 3–4 тиж. від інфікування (пік: 6–8 тиж.) та минають
протягом 4–6 міс. Специфічні IgG виявляються через 6–8 тиж. від інфіку-
вання, зберігаються протягом багатьох років, навіть у пацієнтів, ефективно
лікованих антибіотиками. Іноді це стосується також специфічних IgM.

При нейробореліозі специфічні IgM або IgG присутні у спинно-мозковій рідині.
Однаково, як на ранній, так і на пізній стадіях можна виявити лімфоцитар-
ний плеоцитоз, але при невриті черепно-мозкових нервів на ранній стадії
та на пізній стадії нейробореліозу із ураженням периферичної нервової
системи, СМР зазвичай у межах норми.

Пізню стадію хвороби можна діагностувати, якщо клінічні симптоми збе-
рігаються ≥12 міс.

ЛІКУВАННЯ

Антибактеріальне лікування

1. **Антибіотикотерапія:** вибір антибіотика та тривалість його прийому залежить
від форми хвороби →табл. 6-1. Не призначайте антибіотикотерапію, якщо
відсутні клінічні симптоми, навіть якщо виявлено специфічні антитіла.
Багатомісячна антибіотикотерапія не приносить медичних переваг і не під-
вищує якість життя пацієнтів.

2. Інколи симптоми рецидивують, що потребує повторної антибіотикоте-
рапії. Необхідно їх відрізняти від зберігання поступово регресуючих скарг
ще протягом кількох тижнів після закінчення лікування (вимагають лише
симптоматичного лікування).

3. При пізньому нейробореліозі та хронічному артриті симптоми можуть
не минути, незважаючи на лікування → використовуйте симптоматичне
лікування, виключіть інші причини симптомів.

Симптоматичне лікування

При необхідності — напр., НПЗП, пункція суглоба з метою декомпресії.

ПРОГНОЗ

Адекватна антибіотикотерапія на ранній стадії хвороби гарантує вилікування
у >90 % випадків. У решти хворих можуть з'явитися пізні симптоми з боку
нервової системи, суглобів та шкіри.

ПРОФІЛАКТИКА

Специфічні методи

1. Вакцинація — відсутня.

2. Постекспозиційна профілактика у вигляді одноразової дози доксицикліну
(200 мг п/о) є обґрунтованою тільки у випадку множинних укусів кліщів у до-
рослої особи, яка перебуває в ендемічному щодо бореліозу районі, а є мешкан-
цем іншого району. Ефективність такої тактики у дітей досі не підтверджена.

. Антибіотикотерапія різних форм Лайм борреліозу

картина	ЛЗ, шлях введення	Дозування	Тривалість терапії (дні)
кліща	спостереження[a]		
мігруюча еритема – лімфоцитарна лімфома шкіри – неврит (параліч) черепних нервів	амоксицилін, п/о	500 мг 3 × на день (діти: 50 мг/кг/добу)	14–21
	доксициклін, п/о	100 мг 2 × на день або 200 мг 1 × на день	14–21
	аксетил цефуроксиму, п/о	500 мг 2 × на день (діти: 30 мг/кг/добу)	14–21
	азитроміцин[б], п/о	500 мг 1 × на день (діти: 10 мг/кг/добу)	7–10
	кларитроміцин[б], п/о	500 мг 2 × на день (діти: 15 мг/кг/добу)	14–21
	пеніцилін V, п/о	1000 мг 3 × на день	14–21
артрит (перше загострення)	амоксицилін, п/о	500–1000 мг 3 × на день (діти: 50 мг/кг/добу)	14–28
	доксициклін, п/о	100 мг 2 × на день або 200 мг 1 × на день	14–28
	аксетил цефуроксиму, п/о	500 мг 2 × на день (діти: 30 мг/кг/добу)	14–28
– нейробореліоз – артрит (рецидив) – міокардит[в]	цефтріаксон, в/в	2000 мг 1 × на день (діти: 50–75 мг/кг/добу)	14–28
	цефотаксим, в/в	2000 мг 3 × на день (діти: 150–200 мг/кг/добу у 3–4 поділених дозах)	14–28
	пеніцилін G, в/в	3–4 млн. ОД кожні 4 год (діти: 0,2–0,4 млн. ОД/кг/добу у 4–6 поділених дозах)	14–28
хронічний атрофічний дерматит	амоксицилін, п/о	500–1000 мг 3 × на день	14–28
	доксициклін, п/о	100 мг 2 × на день або 200 мг 1 × на день	14–28
	цефтріаксон, в/в	2000 мг 1 × на день	14–28
	цефотаксим, в/в	2000 мг 3 × на день	14–28
	пеніцилін G, в/в	3–4 млн. ОД кожні 4 год	14–28
артрит, стійкий до антибіотико-терапії	НПЗП або інша симптоматична терапія; слід шукати інші причини скарг		

[a] можливо 1 доза 200 мг доксацикліну п/о тільки у випадку множинних укусів кліщів під час перебування в ендемічному районі дорослої особи, яка походить з іншого району

[б] рекомендують для осіб із підвищеною чутливістю до β-лактамних антибіотиків

[в] Можна лікувати до 21 дня; у випадку швидкої позитивної динаміки, допускається продовження лікування пероральними антибіотиками.

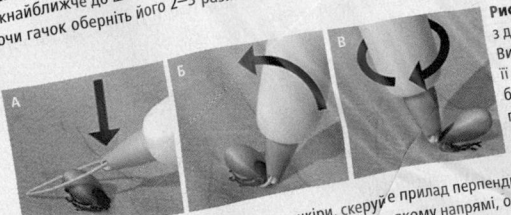

Рис. 6-2. Видалення кліща з допомогою пластикового гачка: введіть гачок мі... якнайближче до шкіри (А, Б), аж до легкого заклинювання кліща у щілині (В); потім легко підні... ючи гачок оберніть його 2–3 рази навколо довгої осі (Г).

Рис. 6-3. Видалення кліща з допомогою петлі типу Trix. Виведіть петлю і розстіть її навколо кліща якнай- ближче до шкіри (А) потім підведіть голубу кінцівку до кліща та шк... пку (Б); чого відпустіть петлю і шкіри ... довгої осі кліща

тримаючи голубу кінцівку близько до шкіри, скеруй е прилад перпендикулярно до повні кліща і виконайте між пальцями поворот приладом у буд-якому напрямі, одночасно викручуй приладу). (В). З метою зменшення ризику розриву кліща, не тягніть його вгору (вздовж дової осі ...

Неспецифічні методи

1. Щільне закривання шкіри під час перебування у лісостепових районах — довгий рукав, довгі штани високі шкар- петки, натягнуті на штани, шапка з ко- зирком або капелюх, світлий одяг (легше помітити кліщів), взуття з вищою холявою.

2. Репеленти (засоби, що відлякують клі- щів, найкраще ДЕТА-вмісні, розпилювати на одяг та відкриту шкіру, крім обличчя) або перметрин (вбиває кліщів при контак- ті, розпилювати тільки на одяг).

3. Детальний огляд усієї шкіри після кожного повернення з району лісостепу (особливо пахвові западини, пахвинні складки, за вушними

4. Якнайшвидше механічне видалення кліща петлею (рис. 6-3) або вузькими щипцями головна частина кліща (не підводьте ри... вати, змазувати жирними речовинами, алкогол... це збільшує кількість блювотних мас та слин... та ризик інфікування. Рану промийте ан... з милом. Після видалення кліща навч... томи хвороби, та порекомендуйте спосте 30 днів, з метою виявлення появи мігр... домашніх тварин (собаки, коти)...

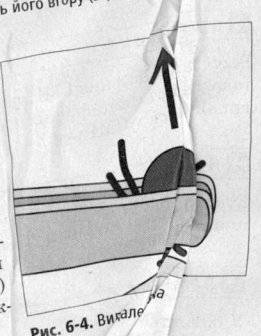

Рис. 6-4. Викале ... ...складки шкіри).

...кочком(рис. 6-2), ...ирі залишиться ...тільки дезін- ...кати, припалю- ...вином, оскільки ...ляються у кров, ...вимийте водою ...ностувати симп- ...ки укусу протягом ...кліщів до житла — ...видалення кліщів.

1315

...енцефаліт (центральноєвропейський)

...ОГЕНЕЗ

...ний фактор: нейротропний вірус енцефаліту, який переноситься ..., з родини *Flaviviridae*. Поширений у Центральній та Східній Європі, ...у пд. частині Росії.

...езервуар та шлях передачі: дрібні гризуни та кліщі (інфікують наступне ...коління); інфікування переважно у результаті укусу інфікованого кліща, рідко харчовим шляхом через вживання сирого молока інфікованих тварин (у цих випадках можливі малі епідемії).

3. Фактори ризику: тривале перебування або робота на лісових територіях в ендемічних районах, вживання сирого молока тварин, що вигодовуються у цих районах.

4. Інкубаційний період та період заразливості: інкубаційний період зазвичай 7–14 днів; хворий не заразний для оточуючих.

→ КЛІНІЧНА КАРТИНА ТА ПРИРОДНИЙ ПЕРЕБІГ

Раптовий початок, двофазний перебіг.

1. Продромальна фаза — грипоподібні симптоми, нудота, блювання, діарея, зберігаються до 7 днів, після чого у більшості хворих доходить до спонтанного видоровлення, у декого через кілька днів відносно доброго самопочуття з'являться симптоми ураження ЦНС.

2. Фаза нейроінфекції — може розвинутись менінгіт (найчастіше, зазвичай легкий перебіг), енцефаліт, запалення мозочку або мієліт.

→ ДІАГНОСТИКА

Результати дослідження СМР, що вказують на вірусне запалення →розд. 27.2, також наявність специфічних IgM у сироватці (методом ІФА), а у сумнівних випадках ...ож у СМР.

→ ЛІКУВАННЯ

Етіотропної терапії не існує. Тактика та симптоматична терапія як при інших вірусних запаленнях ЦНС →розд. 18.7.1 і розд. 18.7.2.

→ ПРО...

У більшості симптоми минають повністю. У хворих із енцефалітом і мієлітом біта...ох місяців можуть зберігатися порушення чутливості, порушення пам'яті та концентрації уваги. У хворих з паралічем м'язів. Смертність ≈1 % (в основному хворі з паралічем кінцівок ...ням диханн...).

→ ПРО...

Специфіч...

1. Вакци...3.11

Неспециф...

1. Метод...

2. Ізоляц...ів →розд. 18.6.1.
...ється.

7. Інфекційні захворювання центральної нервової системи

7.1. Менінгіт

→ ВИЗНАЧЕННЯ ТА ЕТІОПАТОГЕНЕЗ

Запальний стан, спричинений проникненням мікроорганізмів до спи
номозкової рідини (СМР), який охоплює судинну та павутинну оболонки,
а також субарахноїдальний простір. Нелікований стан може поширюватися
на тканину мозку (менінгоенцефаліт). Інфікування найчастіше відбува-
еться гематогенним шляхом; бактеріальна та грибкова інфекція також
можуть поширюватись *per continuitatem*, внаслідок травми кісток черепа
та оболонок головного мозку, а також як ускладнення хронічного запалення
середнього вуха.

1. Етіологічний чинник

1) **вірусний менінгіт** (т. зв. асептичний) — найчастіше це ентеровіруси,
   вірус епідемічного паротиту (свинки), флавівіруси (серед іншого, вірус
   кліщового енцефаліту [Європа та Азія], вірус Західного Нілу [Африка,
   Північна і Центральна Америка, Європа], вірус японського енцефаліту
   [Азія], вірус енцефаліту Сент-Луїс [Північна Америка]), HSV, VZV; рідко
   EBV, CMV, HHV-6, аденовіруси (у осіб із зниженою опірністю клітин), ВІЛ,
   LMCV;

2) **бактеріальний менінгіт** (гнійний) — у дорослих найчастіше (в послі-
   довності): *Neisseria meningitidis*, *Streptococcus pneumoniae*, *Haemophilus
   influenzae* типу b (Hib; рідко у дорослих, після впровадження вакцинації
   також все рідше у дітей) та *Listeria monocytogenes*; рідше, при особливих
   умовах (→Чинники ризику): грам-негативні кишкові палички, стрепто-
   коки групи В і А (*Streptococcus pyogenes*), а також *Staphylococcus aureus*
   та *Staphyloloccus epidermidis*; у новонароджених переважають інфекції,
   спричинені *E. coli*, *Streptococcus agalactiae*, *L. monocytogenes* та інши-
   ми грам-негативними кишковими паличками; у немовлят і дітей віком
   до 5 років — *N. meningitidis*, *H. influenzae* та *S. pneumoniae*, а >5 років —
   N.meningitidis і *S. pneumoniae*;

3) **бактеріальний серозний менінгіт:** кислотостійкі палички, найчастіше
   з групи *Mycobacterium tuberculosis* (туберкульозний менінгіт), спірохети
   роду *Borrelia* (нейробореліоз →розд. 18.6.1) або *Leptospira* (лептоспіроз),
   Listeria monocytogenes (частіше гнійний), *Treponema pallidum* (нейролюес),
   Francisella tularensis (туляремія), бактерії роду *Brucella* (бруцельоз);

4) **грибковий менінгіт** (серозний або гнійний): *Candida* (частіше *C. albicans*),
   Cryptococcus neoformans, *Aspergillus*.

2. Резервуари та шляхи інфікування: залежать від етіологічного чинника; резер-
вуаром є найчастіше люди (хворі або носії), рідше дикі та домашні тварини
(напр. *L. monocytogenes*, *Borrelia*), у т. ч. птахи (*Cryptococcus neoformans*)
або ж зовнішнє середовище (цвілеві гриби); шлях інфікування — залежно
від патогену повітряно-крапельним шляхом, через безпосередній контакт,
вектори (комарі, кліщі — флавівіруси, *Borrelia spp.*), аліментарний шлях,
рідше іншим шляхом (напр. *L. monocytogenes* — через вживання в їжу ін-
фікованого молока та молокопродуктів, недоварених сосисок та м'яса птиці,
салатів чи морепродуктів).

3. Епідеміологія: вірусні менінгіти — 3–5 випадків/100 000/рік; бактеріальні
гнійні ≈3/100 000/рік; туберкульозний менінгіт — кільканадцять захворювань
протягом року; інші дуже рідко. **Чинники ризику:** перебування в закритих
приміщеннях (інтернати, казарми, гуртожитки) →*N. meningitidis*, віруси
(ентеровіруси, кір, свинка); використання громадських пляжів та басейнів

...и; для осіб віком >60 років →*S. pneumoniae*, *L. monocytogenes*; ...зух носа, гострі чи хронічні гнійні запалення середнього вуха або ...ого відростку →*S. pneumoniae*, Hib; алкоголізм →*S. pneumoniae*, ...*genes*, туберкульоз; наркотична залежність →туберкульоз; дефіцити ...ого імунітету (у т. ч. ВІЛ та СНІД, імуносупресивна терапія — осо-...післяпересадки органів, або глюкокортикоїдна терапія, терапія ...их новоутворень), цукровий діабет, гемодіаліз, цироз печінки, кахексія ... онкологічних та інших захворюваннях, вагітність →*L. monocytogenes*, ...еркульоз, грибки; при переломах кісток основи черепа або решітчастої ...астки з порушенням цілісності від передньої ями черепа та твердої обо-лонки з ліквореєю →*S. pneumoniae*, Hib, β-гемолітичні стрептококи групи A; проникаючі травми голови →*S. aureus*, *S. epidermidis*, грам-негативні аеробні бактерії, серед них *Pseudomonas aeruginosa*; дефіцити складових компонентів системи комплементу →*N. meningitidis* (менінгіт часто виникає в сімейному анамнезі або повторюється), *Moraxella*, *Acinetobacter*; нейтропе-нія <1000/мкл →*P. aeruginosa* та інші грам-негативні бактерії; гуморальний імунодефіцит →*S. pneumoniae*, Hib, рідше *N. meningitidis*; відсутність се-лезінки →*S. pneumoniae*, Hib, *N. meningitidis*; стан після нейрохірургічної операції →*Klebsiella pneumoniae* або інші бактерії з родини *Enterobacteriaceae* *P. aeruginosa*, *Acinetobacter baumannii*, *S. aureus* і *S. epidermidis* (госпіталь-ні менінгіти); імплантований шунт для дренажу спинномозкової рідини →*S. epidermidis* або *S. aureus*, *P. aeruginosa* та інші аеробні грам-негативні палички, *Propionibacterium acnes*, гриби; остеомієліт кісток черепа або тіл хребців →*S. aureus*, грам-негативні палички; вагітність, саркоїдоз →ту-беркульоз; опіки, тяжкий загальний стан та інвазивні методи лікування у відділенні інтенсивної терапії (інтубація, трахеотомія, катетери у великих судинах, парентеральне харчування), штучні клапани серця та інші протези, антибіотики широкого спектру дії →грибки.

4. Інкубаційний період та період заразливості: менінгококи — 2–10 днів; Hib — 2–4 дні; віруси — залежить від виду (від кількох днів до 3 тижнів); у випадку інших етіологічних чинників точно не встановлено (2–14 днів). Вираженість та тривалість заразливості залежить від етіології — висока заразливість характерна для вірусних менінгітів, нижча чи невисока при бактеріальному (напр., для менінгококу необхідний близький контакт впродовж тривалого часу) і грибковому менінгіті.

➡ КЛІНІЧНА КАРТИНА ТА ПРИРОДНИЙ ПЕРЕБІГ

1. Симптоми:

1) менінгеальні симптоми →розд. 1.27 — переважають симптоми менінгіту, можуть бути відсутні у літніх хворих;

2) симптоми підвищеного внутрішньочерепного тиску — біль голови (сильний, пульсуючий або розпираючий, не проходить після прийому анальгетиків та НПЗП), нудота та блювота, брадикардія, дихальна недостатність;

3) лихоманка >39 °C, світлобоязнь;

4) інші симптоми менінгіту та енцефаліту — психомоторне збудження та по-рушення свідомості (до рівня коми включно), вогнищеві чи генералізо-вані епілептичні напади (судоми), спастичні парези або інші симптоми ураження пірамідного шляху, парези або паралічі черепно-мозкових нервів (особливо при туберкульозному менінгіті); найчастіше VI, III, IV і VII ЧМН), симптоми ураження стовбуру мозку або мозочка (переважно на пізніх стадіях запалення, спричиненого *L. monocytogenes*);

5) інші супутні симптоми — герпетичні висипання на губах чи шкірі облич-чя; петехіальні чи геморагічні висипання на шкірі, частіше на кінцівках (вказують на менінгококову природу менінгіту); симптоми синдрому за-гальної системної відповіді (СЗСВ), ДВЗ-синдрому, шоку та поліорганної недостатності.

2. Перебіг захворювання: динаміка перебігу хвороби та вираженість симптомів залежать від етіології, однак клінічна картина захворювання не дозволяє точно встановити його причину. Результати загальних досліджень СМР →розд. 27.2 підтверджують менінгіт і допомагають при первинному встановленні його причини (етіологічної групи). При бактеріальному гнійному менінгіті спостерігається гострий початок і швидкий прогрес; загальний стан хворого як правило тяжкий, протягом кількох годин розвивається загроза життю. Вірусні менінгіти зазвичай мають легший перебіг. При бактеріальному серозному (напр. туберкульозному) та грибковому менінгітах початок неспецифічний, перебіг часто підгострий або є хронічний. У нелікованих або неправильно лікованих випадках інфекція поширюється на головний мозок → з'являються порушення свідомості та вогнищеві симптоми (енцефаліт).

ДІАГНОСТИКА

Алгоритм дій

Якщо є підозра на менінгіт → слід стабілізувати загальний стан хворого і наберіть кров на посів → визначте, чи є протипокази до люмбальної пункції (→розд. 24.12); якщо немає → негайно виконайте люмбальну пункцію і наберіть СМР для загального аналізу та мікробіологічного дослідження → розпочніть відповідне емпіричне лікування та проведіть його корекцію після отримання результатів мікробіологічного дослідження (у т. ч. посіву) і/або СМР крові та виявленої чутливості до ЛЗ. У випадку підозри на гнійний менінгіт, час від першого контакту пацієнта з працівником медичної допомоги до початку антибактеріальної терапії не повинен перевищувати 3 годин (1 год від моменту поступлення пацієнта до стаціонарного відділення), а при підозрі на менінгококову етіологію — 30 хв.

Допоміжні дослідження

1. Загальний аналіз ліквору: інтерпретація результатів →розд. 27.2, зазвичай лікворний тиск підвищений (>200 мм H_2O), особливо при гнійному менінгіті. При кандидозі клітинний осад гнійний або лімфоцитарний, концентрація білка підвищена, а глюкози помірно знижена. При криптококозі результат дослідження може бути без патологічних змін, хоча зазвичай спостерігається лімфоцитарний плеоцитоз, концентрація білка підвищена, а глюкоза знижена. При аспергільозі в 50 % випадків результат дослідження без патологічних змін, а у решти в аналізі найчастіше спостерігаються нехарактерні реактивні зміни.

2. Мікробіологічні дослідження

1) **СМР: нативний препарат,** виготовлений з осаду після проведеного центрифугування, фарбується по Граму — початкова ідентифікація бактерій та грибів; фарбування при використанні індійського чорнила — початкова ідентифікація *C. neoformans.* **Тест латексної аглютинації** (результат впродовж 15 хв) — допомагає виявити антигени Hib і *S. pneumoniae, N. meningitidis, C. neoformans*; особливо результативний для вже лікованих антибіотиками хворих, або при негативному результаті дослідження фарбованого по Граму препарату чи посіву. **Посів для виявлення бактерій та грибів** — надає можливість остаточно встановити етіологію менінгіту та чутливість виявлених мікроорганізмів до ЛЗ; при бактеріальній інфекції результат зазвичай протягом 48 год (за винятком туберкульозу); при грибковому інфікуванні часто необхідні повторні дослідження, доки отримають зростання грибків. **ПЛР** (бактерії, віруси, гриби) та **ПЛР у реальному часі** (віруси) — дають можливість встановити етіологію в разі негативного результату посіву (напр. у хворих лікованих антибіотиками перед забором СМР); провідний метод діагностики вірусних менінгітів. **Серологічні дослідження** — виявлення специфічних IgM (при необхідності також IgG) методом ІФА; допомагає при діагностиці деяких вірусних менінгітів та нейробореліозу.

) **посів крові** (бактерії, грибки) — слід виконати у всіх хворих із підозрою на менінгіт перед початком антибіотикотерапії (чутливість 60–90 %);

3) **мазок із горла та ануса** — у разі підозри на ентеровірусну інфекцію ізоляція вірусів при клітинному культивуванні.

3. КТ та МРТ голови: не є обов'язковими для встановлення діагнозу ізольованого менінгіту (можуть допомогти запідозрити туберкульозний менінгіт), допомагають виключити набряк або пухлину головного мозку перед проведенням люмбальної пункції, а також діагностувати ранні та пізні ускладнення менінгіту у хворих зі стійкою неврологічною симптоматикою (напр. з вогнищевою, із порушеннями свідомості), позитивним результатом контрольних посівів СМР чи рецидивуючим менінгітом. Обстеження слід виконати до та після введення контрасту. МРТ дозволяє діагностувати рідкісне ускладнення гнійного менінгіту — тромбоз сагітального синусу.

4. При підозрі на туберкульозну етіологію слід шукати первинне вогнище + мікробіологічна діагностика туберкульозу. Туберкулінова проба не допомагає в діагностиці туберкульозу ЦНС (у >60 % хворих вона негативна).

Диференційна діагностика

1) субарахноїдальний крововилив;

2) вогнищеве ураження ЦНС (абсцес або емпієма), пухлина головного мозку;

3) подразнення мозкових оболонок внаслідок інфекції поза ЦНС або неінфекційне (може проявлятися симптомами підвищеного внутрішньочерепного тиску, завжди без змін зі сторони СМР);

4) неопластичні менінгіти — внаслідок метастазів раку в оболонки чи їх ураження при лімфопроліферативному процесі (зміни в СМР найчастіше нагадують бактеріальний серозний менінгіт; в діагностиці визначальним є виявлення пухлинних клітин при цитологічному дослідженні СМР та виявлення первинної пухлини);

5) ЛЗ — НПЗП (передусім у лікованих з приводу РА чи інших системних захворювань сполучної тканини), котрімоксазол, карбамазепін, цитарабін, внутрішньовенні препарати імуноглобуліну; клінічна картина нагадує асептичний менінгіт;

6) системне захворювання сполучної тканини (в т. ч., системні васкуліти) — клініка нагадує асептичний менінгіт.

➡ ЛІКУВАННЯ

У гострому періоді хвороби — у ВІТ (найкраще у центрі, який має досвід по діагностиці та лікуванню інфекційних захворювань ЦНС).

Етіотропне лікування бактеріального менінгіту

Протибактерійне лікування слід розпочинати невідкладно, відразу після забору матеріалу для мікробіологічних досліджень. Нативний препарат СМР та результат латексного тесту може допомогти в початковому виборі направленої антибіотикотерапії. Емпіричне лікування слід відкоригувати після отримання результату посіву. Якщо клінічна картина та результати дослідження СМР вказують на туберкульозний менінгіт → слід розпочинати емпіричне лікування туберкульозу ЦНС, очікуючи на бактеріологічне підтвердження діагнозу.

1. Емпірична антибіотикотерапія

1) **дорослі хворі віком <50 років** → цефотаксим в/в 2–3 г кожних 6 год (або цефтріаксон в/в 2 г кожні 12 год + ванкоміцин 1 г кожні 8–12 год протягом 10–14 днів — базовий комплект, який направлений проти найчастіших причин, альтернатива — меропенем в/в 2 г кожні 8 год;

2) **дорослий хворий віком ≥50 років або інші чинники ризику інфікування *L. monocytogenes*** →вказане вище + ампіцилін в/в 2 г кожні 4 год;

3) **стан після перелому кісток основи черепа** → як у дорослих і <50 років;

4) **стан після проникаючої травми голови, нейрохірургічної опера чи встановлення лікворного шунта** → ванкоміцин в/в 1 г кожні 8–12 г (та опціонально 20 мг/добу інтратекально, застосування не за показанням + цефепім в/в 2 г кожні 8 год; до ванкоміцину можна додати цефтазидим. в/в 2 г кожні 8 год або меропенем в/в 2 г кожні 8 год. Протягом лікування проводять моніторинг концентрації ванкоміцину в сироватці, таким чином, щоб перед введенням наступної дози вона складала 15–20 мкг/мл.

2. Направлена антибіотикотерапія

1) *S. pneumoniae:* чутливий до пеніциліну (МІК ≤0,064 мг/л) → пеніцилін G в/в 6 млн. ОД кожні 6 год протягом 10–14 днів; із зниженою чутли-вістю до пеніциліну (МІК >0,064 мг/л) → цефотаксим або цефтріаксон (вище), альтернативно цефепім або меропенем (вище); штам, стійкий до цефалоспорину (МІК ≥2 мкг/мл) → ванкоміцин в/в 1 г кожні 8–12 год + рифампіцин п/о 600 мг кожні 24 год;

2) *N. meningitidis:* штами, чутливі до пеніциліну (МІК <0,1 мг/мл) → пе-ніцилін G або ампіцилін (вище), альтернатива — цефтріаксон або цефо-таксим протягом 7 днів; штами зі зниженою чутливістю до пеніциліну → цефтріаксон або цефотаксим, в наступній послідовності меропенем (вище);

3) *L. monocytogenes* → ампіцилін в/в 2 г кожні 4 год у комбінації з амі-кацином в/в 5 мг/кг кожні 8 год (або іншим аміноглікозидом) протягом ≥21 днів; альтернатива в/в пеніцилін G, меропенем або котрімоксазол, протягом 21 дня;

4) *S. aureus:* штами, чутливі до метициліну → клоксацилін 2 г в/в кожні 4 години протягом 14 днів, альтернатива — ванкоміцин або меропенем (вище); метицилін-резистентні штами → ванкоміцин (вище), альтернати-ва — 600 мг лінезоліду в/в кожні 12 год або цефтаролін 600 мг в/в кожні 12 год впродовж 10–14 днів;

5) *S. epidermidis* → ванкоміцин + рифампіцин (див. вище), альтернатива — лінезолід в/в 600 мг кожні 12 год протягом 10–14 днів;

6) *Enterococcus spp.:* штами, чутливі до ампіциліну → ампіцилін + гентамі-цин 5 мг/кг/добу в/в у розділених дозах кожні 8 год; ампіцилін-резистентні штами → ванкоміцин + гентаміцин; штами, резистентні до ампіциліну і ванкоміцину → лінезолід;

7) **Грам-негативні бактерії, стійкі штами** (госпітальні гнійні менінгіти) → меропенем в/в 2 г кожні 8 год + (якщо є чутливими, зокрема у випадку *P. aeruginosa*) амікацин в/в 5 мг/кг кожні 8 год (або інший аміноглікозид) протягом 21 дня (при відсутності реакції слід розглянути призначення амікацину інтратекально 20–25 мг/добу); штами, стійкі до карбапенемів → колістин 100 000 ОД інтраспінально або інтравентрикулярно кожні 24 год протягом 14–21 днів, азтреонам в/в 2 г кожні 6–8 год протягом 21 дня;

8) **Грам-негативні бактерії, чутливі штами** (позагоспітальні гнійні ме-нінгіти) → цефтазидим в/в 2 г кожні 8 год у комбінації з амікацином в/в 5 мг/кг у повільній інфузії кожні 8 год протягом 14 днів або цефепім в/в 2 г кожні 8 год; альтернатива — меропенем в/в 2 г кожні 8 год.

Етіотропне лікування грибкових менінгітів

У першій фазі лікування протягом 6 тиж. ЛЗ призначайте в/в, у подальшому продовжуйте вводити флуконазол або вориконазол п/о до часу зникнення усіх патологічних симптомів зі сторони ЦНС (у т. ч. у візуалізаційних обстежен-нях). Рекомендовано видалити або замінити лікворний шунт. Ітраконазол, каспофунгін та анідулафунгін слабо проникають у СМР та головний мозок, і тому не слід призначати їх для лікування грибкового ураження ЦНС, особливо у монотерапії.

...ндидоз → амфотерцін В в/в у ліпосомальній формі 5 мг/кг/добу при ...терапії або у комбінації з флуцитозином 25 мг/кг в/в кожні 6 год про...ом кількох перших тижнів, далі флуконазол п/о 800 мг/добу протягом ...рших 6 днів, далі 400 мг/добу; альтернативою є флуконазол в/в 800 мг/добу ...о вориконазол в/в 6 мг/кг кожні 12 год 1-го дня, у подальшому 4 мг/кг в/в ...ожні 12 год.

2. Криптококоз (у ВІЛ-негативних хворих) → амфотерицин В у ліпосомальній формі; у хворих із порушенням імунітету слід додати флуцитозин, як вказано вище, протягом 6–10 тиж. (можна скоротити до 2 тиж., якщо потім призначите флуконазол 400 мг/добу протягом 10 тижнів) і продовжити лікування флуконазолом 200 мг/добу п/о тривало (під контролем спеціаліста).

3. Аспергільоз → вориконазол в/в 6 мг/кг кожні 12 год 1-го дня, далі по 4 мг/кг в/в кожні 12 год, а пізніше п/о 200 мг кожні 12 год; альтернативою є амфотерицин В у ліпосомальній формі 5–7 мг/кг/добу інфузія, як вказано вище, або обидва ЛЗ у комбінації.

Симптоматичне лікування

1. Загальні принципи

1) **лікування в/в розчинами** в залежності від стану гемодинаміки хворого, а також балансу водно-сольового обміну; не рекомендується рутинне обмеження об'єму рідин нижче необхідної добової потреби, за винятком синдрому неадекватної секреції антидіуретичного гормону (SIADH) →розд. 8.2;

2) **ентеральне або парентеральне харчування**;

3) **реабілітація** — спочатку пасивні вправи, а в подальшому активні, які слід починати відразу після ліквідації набряку мозку та зменшення симптомів підвищеного внутрішньочерепного тиску.

2. Протинабрякове та протизапальне лікування: дексаметазон в/в 8–10 мг кожні 6 год (при набряку головного мозку навіть 1 мг/кг/добу) при кожному випадку гнійного менінгіту. Першу дозу слід ввести за 15–20 хв перед початком антибіотикотерапії або одночасно з нею, лікування продовжуйте протягом 2–4 днів.

3. Лікування та профілактика ускладнень: підвищений внутрішньочерепний тиск або набряк мозку →розд. 2.29; епілептичні напади →розд. 2.29; гостра дихальна недостатність →розд. 3.1.1; гіпогамаглобулінемія → імуноглобуліни в/в; септичний шок →розд. 18.8 та ДВЗ-синдром →розд. 15.21; антитромботична профілактика →розд. 2.33.3; профілактика гострої геморагічної гастропатії (стресової виразки шлунку) →розд. 4.6.1 та якнайшвидший початок ентерального харчування.

→ МОНІТОРИНГ

1. Бактеріальні менінгіти: рутинне контрольне дослідження СМР не обов'язкове, якщо симптоми хвороби зникають та покращується клінічний стан. Контрольне дослідження СМР виконується, коли відсутні очевидні ознаки покращення стану через 24–72 год, або ізольовано бактерії, стійкі до стандартних ЛЗ (напр., стійкі до пеніциліну пневмококи, грам-негативні бактерії). **Показники ефективності етіотропного лікування:** клінічне покращення, регрес запальних змін у СМР, збільшення відсотку одноядерних клітин у СМР, а також зростання концентрації глюкози. Контрольний посів СМР повинен бути негативним. Стійке зниження С-реактивного білка (СРБ) та прокальцитоніну в сироватці свідчать про завершування гострого запального стану.

2. Грибковий менінгіт: оцінюється клінічний стан, регресування клінічних симптомів (у т. ч. змін у візуалізаційних дослідженнях) та запальних змін у СМР, а також ліквідація збудників у СМР та крові. Про ефективність лікування свідчить кількакратний негативний результат посіву та оцінка антигену грибка в СМР та крові.

3. Туберкульозний менінгіт: контролюйте регрес клінічних симп
пальних змін у СМР і структурні аномалії головного мозку на
Перші ознаки ефективності лікування проявляються іноді лише чер
від початку терапії.

УСКЛАДНЕННЯ

Ризик та посилення ускладнень вищі у випадку гнійного та бактеріальн
серозного менінгіту (туберкульоз, лістеріоз), а також грибкових менінгіт
ніж у випадку вірусних менінгітів: епілептичний статус (у гострому пер
оді) та епілепсія, гідроцефалія, набряк мозку, SIADH, спастичні парези
чи паралічі (при туберкульозному часто спостерігається ураження ЧМН),
порушення когнітивних функцій та порушення мови, розумова відсталість,
порушення слуху (до глухоти включно) — частіше після пневмококового
менінгіту, рідко: абсцес головного мозку (частіше при інфекціях, викликаних
грам-негативними паличками, напр. з роду *Enterobacter* та *Citrobacter*), піс-
ляінфекційна аневризма, поперечний мієліт, порушення функції сфінктерів
(особливо при туберкульозному менінгіті з ураженням спинного мозку).

ПРОГНОЗ

1. Вірусний менінгіт: хороший; перебіг зазвичай легкий та регрес симптомів
без тривалих наслідків, летальність <1 %.

2. Бактеріальний гнійний менінгіт: гірший, коли: старший вік хворого, пору-
шення імунітету, вища вірулентність патогену (пневмококи, грам-негативні
палички, резистентні штами), запізнення з початком ефективного лікування
(у т. ч. протинабрякового), шок, порушення свідомості та судоми в гостро-
му періоді хвороби. Стійкі неврологічні наслідки у 9 % хворих, але ризик
збільшується при наявності чинників ризику. Летальність залежить від
етіологічного чинника, середня ≈20 %.

3. Туберкульозний менінгіт: летальність ≈30 %, а у 40 % хворих стійкі невро-
логічні наслідки; запізнення з діагностикою та призначенням ефективного
лікування збільшує ризик смерті та стійких неврологічних порушень.

4. Грибковий менінгіт: прогноз поганий, летальність висока.

ПРОФІЛАКТИКА

Специфічні методи

1. Щеплення проти пневмококів, менінгококів, Hib та туберкульозу (лише
діти), епідемічного паротиту та вітряної віспи, поліомієліту.

2. Контактна хіміопрофілактика: показана в окремих випадках після близького
контакту з хворим на гнійний менінгіт, викликаний менінгококовою інфекцію
та Hib. Всім, хто був у контакті з хворим, рекомендовано негайно звернутися
до лікаря, якщо з'явилися симптоми, характерні для менінгіту або сепсису.

1) *Neisseria meningitidis* — ципрофлоксацин п/о 500–750 мг одноразово
   або рифампіцин п/о 600 мг кожні 12 год протягом 2 днів, або цефтріак-
   сон в/м 250 мг одноразово (ЛЗ вибору у вагітних жінок). **Показання:**
   всі, хто мав близький контакт із хворим з інвазивною менінгококовою
   інфекцією (сепсис, гнійний менінгіт) протягом 7 днів перед виникненням
   ознак хвороби: домочадці або особи, які спали в тому самому приміщенні,
   що і хворий (інтернат, хостел, і т. п.); особи, що мали інтимний контакт
   з хворим (пристрасні поцілунки); особи, що користуються тією самою кухнею,
   що і хворий (в гуртожитку, інтернаті, пансіонаті, хостелах чи в готелі);
   солдати у казармах або службовці; хворі з інвазивною менінгококовою
   інфекцією, ліковані пеніциліном G (а не цефалоспоринами III поколін-
   ня) — мають більший ризик повторної колонізації верхніх дихальних

носійства; хіміопрофілактику рекомендовано провести перед
ю з лікарні.

рифампіцин п/о 20 мг/кг (макс. 600 мг) 1×на день впродовж 4 днів
комендовано вагітним жінкам). **Показання:** особи, які мали близь-
контакт із хворим протягом 30 днів перед захворюванням: службовий
рсонал в дитячих яслах чи в дитсадку хворого, якщо відвідують його
е вакциновані, або вакциновані неповним курсом проти Hib діти віком
≤4 років, або особа з імунодефіцитом (незважаючи на вік та перенесену
вакцинацію); хворі на менінгіт, викликаний Hib — у цих пацієнтів має
місце підвищений ризик повторної колонізації верхніх дихальних шляхів
та носійства; хіміопрофілактика рекомендована перед випискою з лікарні.

3. Хіміопрофілактика інфекції *L. monocytogenes*: у реципієнтів пересадженого
органу або кісткового мозку ризик лістеріозу зменшує профілактичне, три-
вале призначення котрімоксазолу.

Неспецифічні методи

1. Засоби особистої гігієни: при контакті з хворим з інвазивною менінгококовою
інфекцією слід використовувати захисну лицеву маску та рукавички; гігієна
рук після контакту з хворим або його виділеннями.

2. Неспецифічні методи охорони від кліщів →розд. 18.6.1 (профілактика клі-
щового енцефаліту).

7.2. Енцефаліт

→ **ВИЗНАЧЕННЯ ТА ЕТІОПАТОГЕНЕЗ**

Запальний процес, який уражає нервову тканину головного мозку і часто
мозкові оболонки та субарахноїдальний простір, викликаний наявністю
мікроорганізмів у мозковій тканині (може бути наслідком прогресування
менінгіту).

1. Етіологічний чинник: переважно віруси: вірус кліщового енцефаліту (ВКЕ)
→розд. 18.6.2, HSV або VZV (в інших областях флавівіруси); рідко: вірус
кору, епідемічного паротиту, краснухи, CMV, ентеровіруси (тип 71), сказу,
ВІЛ, ВЕБ (EBV), грипу, HHV-6, грибки (*Candida*, *Cryptococcus neoformans*,
Aspergillus), найпростіші — амеби (*Naegleria fowleri*, *Acanthamoeba spp.*,
Balamuthia mandrillaris).

2. Резервуар інфекції та шляхи зараження (у залежності від етіологічного чин-
нику; резервуар — зазвичай люди, лише у випадку сказу — дикі звірі (ли-
сиці, лиси, кажани) та собаки, рідше коти. Шлях інфікування — залежно
від патогену — повітряно-крапельним шляхом, або при безпосередньому
контакті з хворим (або його виділеннями), через вектори, у випадку сказу
через укуси хворих звірів або безпосередній контакт пошкодженої шкіри
чи слизових оболонок з їх слиною.

3. Епідеміологія: захворюваність на вірусний енцефаліт становить
≈1,6/100 000/рік. Сезонність залежить від виду вірусу (ВКЕ, VZV, ентеро-
віруси). Чинники ризику: перебування у закритих приміщеннях, використання
громадських пляжів і басейнів, агамаглобулінемія, порушення клітинного
імунітету, контакт із бродячими та дикими звірами (сказ), перебування в ен-
демічних щодо кліщового енцефаліту районах, контакт із хворим; чинники
ризику грибкового ураження ЦНС →розд. 18.7.1.

→ **КЛІНІЧНА КАРТИНА ТА ПРИРОДНИЙ ПЕРЕБІГ**

У багатьох випадках початково продромальні симптоми (грипоподібний стан,
діарея, лихоманка, лімфаденопатія) і/або симптоми основного захворюван-
ня (напр. кору, епідемічного паротиту, вітряної віспи). Особливо тяжким
і динамічним є перебіг герпетичного енцефаліту (як правило герпетичні

висипання на шкірі та слизових не спостерігаються). У клініч
домінують **порушення свідомості, лихоманка** різного ступе
нищеві симптоми: якісне (психотичні порушення, розлади ос
та кількісне (зниження рівня свідомості аж до глибокої коми вкл
рушення свідомості; біль голови, нудота та блювання, брадикардія (си
набряку мозку та підвищеного внутрішньочерепного тиску →розд.
фокальні та генералізовані епілептичні напади; спастичні парези та пара
а також інші симптоми ураження пірамідного шляху (синдром ураже
центрального рухового нейрону); парези та паралічі черепномозкових нерв
(найчастіше III, VI, IV і VII); в'ялі паралічі (свідчать про ураження стовб
ру головного мозку); мозочкові симптоми (найчастіше в клінічній картині
вітряної віспи — запалення мозочка); погіршення пам'яті, навіть глибокі
амнестичні синдроми; афазія, найчастіше моторна або змішана; вегетативні
симптоми — підвищена пітливість, поперемінне зниження та підвищення
частоти серцевих скорочень, гіпотермія або гіпертермія, підвищене слино-
виділення (напр. у клінічній картині сказу).

У випадку **сказу** виникає розвиток енцефаліту, який може проявляти-
ся клінічно з домінуючою психомоторною (збудлива форма) або мляним
паралічем (паралітична форма). У збудливій формі виникають напади
психомоторного збудження, галюцинації, порушення свідомості; пацієнт
між нападами знаходиться в свідомості. Напади можуть бути викликані
зовнішніми чинниками — акустичними, візуальними та тактильними по-
дразниками. Вони можуть ускладнюватися виникненням генералізованих
судом, припиненням дихання та раптовою зупинкою серця. На цій стадії
сказу зустрічаються також патогномонічні симптоми: гідрофобія та аерофобія,
під час яких виникають спазмидіафрагми та додаткових дихальних м'язів.
У деяких пацієнтів фаза збудження не виникає, а в клінічній картині до-
мінує млявий параліч.

→ ДІАГНОСТИКА

Допоміжні дослідження

1. МРТ (надається перевага) або **КТ голови:** обов'язкове у кожного хворого
з підозрою на енцефаліт. Зміни можна побачити вже на початку хвороби
(зокрема на МРТ), а їх локалізація та характер можуть вказати на можливу
етіологію захворювання або ж допомогти виключити інші причини невроло-
гічних симптомів. Угострому періоді — ознаки набряку мозку.

2. Загальний аналіз СМР →розд. 27.2: тільки підвищення тиску, незначне
збільшення кількості мононуклеарних клітин та/або підвищення рівня білку.
Якщо співісне менінгіт, зміни в СМР залежать від етіологічного чинника.
Підвищений внутрішньочерепний тиск (напр., набряк мозку) є протипока-
зом до виконання люмбальної пункції →розд. 24.12; якщо спостерігаються
симптоми набряку мозку чи вогнищеві симптоми → рішення про виконання
люмбальної пункції приймають на основі даних МРТ та КТ.

3. Мікробіологічне дослідження: як і при менінгіті →розд. 18.7.1; діагностика
кліщового енцефаліту →розд. 18.6.2; у випадку підозри неглеріозу (первинного
амебного менінгоенцефаліту) — мікроскопічне дослідження нецентрифуго-
ваної рідини (фарбування за Гімза, PAS або гематоксилін-еозином, пошук
рухомих амеб). Підставою для встановлення етіології вірусного ураження
ЦНС є виявлення генетичного матеріалу вірусу у СМР за допомогою методу
ПЛР або ПЛР у реальному часі; якщо клінічна картина нагадує герпетичний
енцефаліт, а результат ПЛР негативний → слід розглянути повторне дослі-
дження через 3–7 днів. При флавівірусній інфекції вірусне навантаження
коротке (через 2–7 днів після зараження), тому молекулярні дослідження
мають обмежене застосування (використовуються головним чином серологічні
тести). У діагностиці сказу: визначення антигену, молекулярне дослідження,
біологічний тест; вірус може бути виділений із слини, ПЛР, сечі, посмертно
з тканини мозку.

...е дослідження (малоінформативне у хворих із порушеним імуні-...ифічні IgM в СМР (при діагностиці ВКЕ, HSV, VZV, ВЕБ [EBV]), ...хідності специфічні IgG в СМР та сироватці (концентрація в СМР ...в вища, ніж у сироватці підтверджує інфікування ЦНС). Результат ...й негативний у перші 1—2 тиж. хвороби.

...: показана усім хворим. Досить специфічним є запис при енцефалі-...икликаному HSV (часто випереджає зміни при нейровізуалізаційних ...лідженнях).

...иференційна діагностика

Менінгіт, об'ємний процес головного мозку (абсцес, субдуральна емпієма, внутрішньомозкова гематома, первинна пухлина чи метастази, цистицеркоз чи ехінококоз головного мозку), інсульт чи субарахноїдальний крововилив, васкуліти (ізольовані чи як прояв системного захворювання), метаболічні порушення (гіпоглікемія чи гіперглікемія, гіпонатріємія, гіпокальцемія), отруєння (ЛЗ, наркотиками), печінкова чи уремічна енцефалопатія, епілепсія та епілептичний статус, психози, т. зв. післяінфекційний енцефаліт (аутоімунний процес, що супроводжує вірусні захворювання [напр., кір чи вітряну віспу] або, дуже рідко, пов'язаний з деякими щепленнями [напр., проти сказу чи кору], що призводить до багатовогнищевої демієлінізації, як правило з легким чи помірно тяжким перебігом [летальність низька]; в СМР не знаходять вірусів; необхідно проводити диференційну діагностику з розсіяним склерозом; провідне діагностичне значення має МРТ).

→ ЛІКУВАННЯ

Етіотропне лікування

1. Ацикловір в/в 10 мг/кг кожні 8 год (принципи інфузії →розд. 18.1.6) — слід використати емпірично якнайшвидше у кожному випадку енцефаліту, особливо, коли має місце тяжкий перебіг, не чекаючи на вірусологічне під-твердження (ефективність при герпетичному енцефаліті тим вища, чим швидше розпочато лікування). Лікування слід продовжувати протягом 3 тиж.

2. В окремих випадках при підозрі чи підтвердженні специфічної етіології енцефаліту розгляньте призначення:

1) **CMV → ганцикловір** в/в (5 мг/кг в інфузії кожні 12 год протягом 3 тиж.) у комбінації з **фоскарнетом** в/в (60 мг/кг маси тіла кожні 8 год, або 90 мг/кг маси тіла кожні 12 год); хворим зі зниженим імунітетом та енцефалітом невстановленої етіології також розгляньте призначення ганцикловіру;

2) **VZV →ацикловір** в/в 10—15 мг/кг м. т. кожні 8 год в інфузії протягом 10—14 днів (альтернативою є ганцикловір);

3) **HHV-6** у хворих із порушенням клітинного імунітету → **ганцикловір** або **фоскарнет**;

4) **мікози** →розд. 18.7.1;

5) **неглеріоз** → амфотерицин В 1,5 мг/кг/д в/в (±1,5 мг/д інтратекально) + рифампіцин 10 мг/кг/д + флуконазол 10 мг/кг/д в/в або п/о + мілтефозин 50 мг кожні 8 годин п/о.

Симптоматичне лікування

Таке ж, як і при менінгіті →розд. 18.7.1. Має дуже важливе значення.

→ МОНІТОРИНГ

Регресування симптомів захворювання та покращення клінічного стану хворого свідчать про результативність лікування. Рутинне контрольне до-слідження СМР не показане. При відсутності покращення стану або ж при появі ускладнень — слід повторити дослідження СМР та нейровізуалі-заційні обстеження головного мозку (оптимально МРТ). Післязапальні зміни в СМР можуть тривало зберігатися після закінчення гострої фази хвороби.

➡ УСКЛАДНЕННЯ

У гострій фазі — епілептичний статус, вклинення головного мозку
не внаслідок підвищення внутрішньочерепного тиску), SIADH →ро
Пізні — стійкі парези та паралічі, епілепсія, психотичні порушенн
рушення пам'яті, деменція, афазія.

➡ ПРОГНОЗ

При енцефаліті прогноз поганий, летальність особливо висока при інфіку-
ванні HSV (без специфічного лікування 70–80 %; якщо лікування розпочато
швидко, перед втратою свідомості — 30 %). Енцефаліт чи запалення мозочку
внаслідок вітряної віспи →розд. 18.1.6; грибкове ураження ЦНС →розд. 18.7.1.
Смертність при зараженні *N. fowleri*, *Acanthamoeba spp.* та *B. mandrillaris*
становить >95 %.

➡ ПРОФІЛАКТИКА

Специфічні методи

1. Щеплення проти кору, епідемічного паротиту та краснухи, вітряної віспи,
грипу, поліомієліту, ВКЕ, сказу і японського енцефаліту.

2. Пасивна імунопрофілактика: в особливих випадках специфічний імуно-
глобулін проти вітряної віспи (VZIG), сказу (RIG) або гамаглобулін у про-
філактиці кору.

Неспецифічні методи

1. Слід уникати контакту з дикими звірями та бродячими собаками і котами
(профілактика сказу).

2. Неспецифічні заходи охорони від кліщів →розд. 18.6.1 (профілактика клі-
щового енцефаліту).

7.3. Мієліт

➡ ВИЗНАЧЕННЯ ТА ЕТІОПАТОГЕНЕЗ

Запальний процес, який охоплює нервову тканину спинного мозку, спри-
чинений наявністю мікроорганізмів у нервовій тканині спинного мозку.
Найчастішою причиною є вірусна інфекція: ентеровіруси (Коксакі А та В,
ЕСНО, поліо, ентеровіруси типу 70 та 71), віруси герпесу (HSV, VZV, CMV,
ВЕБ [EBV]), ВІЛ. Може бути супутнім до нейробореліозу, лептоспірозу, си-
філісу та туберкульозу ЦНС.

➡ КЛІНІЧНА КАРТИНА ТА ПРИРОДНИЙ ПЕРЕБІГ

Може розпочинатися сильним болем у спині та/або болем у люмбо-сакраль-
ній ділянці.

1. Запалення передніх рогів спинного мозку: на даний момент викликається
переважно ентеровірусами; гострий, прогресуючий, несиметричний в'ялий
параліч найчастіше усіх 4 кінцівок із слабкістю м'язів, який зберігається
протягом кількох днів, супроводжується лихоманкою та болем у м'язах;
немає порушень чутливості. При ураженні довгастого мозку → порушення
ковтання та дихальна недостатність.

2. Запалення білої речовини, поперечний мієліт: висхідний в'ялий параліч, чут-
ливі порушення та порушення функції тазових органів.

3. Мієліт при менінгіті і/або енцефаліті: комбінація симптомів, типових для
окремих клінічних синдромів, а у деяких хворих симптоми конкретної

...роби (однак їх відсутність не виключає діагнозу). У багатьох ...шаються стійкі неврологічні порушення: порушення чутливості, ... паралічі різного ступеню вираженості та обширності. Запізнення ...нням збільшує ризик стійких порушень.

...ІАГНОСТИКА

...кожного хворого з підозрою на мієліт слід якомога швидше виконати **?РТ** (дозволяє також виключити незапальні зміни та стиснення спинного мозку). **Мікробіологічне та серологічне дослідження** як при енцефаліті →розд. 18.6.2 і при менінгіті →розд. 18.6.1. У **загальному аналізі СМР** зміни запального характеру; при вірусному запаленні зазвичай збільшується кількість мононуклеарних клітин і значно підвищується рівень білка (при поліомієліті спочатку високий цитоз при нормальному рівні білка, а через ≈2 тиж. цитоз нормалізується, а рівень білка підвищується). При туберкульозі дуже високий рівень білка.

→ ЛІКУВАННЯ ТА ПРОФІЛАКТИКА

Як при енцефаліті →розд. 18.6.2 і при менінгітах →розд. 18.6.1.

Основне значення має протизапальне та протинабрякове лікування (дексаметазон). У випадках компресії спинного мозку епідуральною емпіємою → ургентно повинна бути виконана хірургічна операція (декомпресія).

7.4. Обмежена інфекція ЦНС

7.4.1. Субдуральна емпієма

→ ВИЗНАЧЕННЯ ТА ЕТІОПАТОГЕНЕЗ

Скупчення гнійного вмісту між твердою та павутинною оболонками головного мозку.

1. Етіологічні чинники: аеробні (35 %) та анаеробні (10 %) стрептококи, *S. aureus* (10 %) та *S. epidermidis* (2 %), аеробні грам-негативні палички (10 %).

2. Чинники ризику: запалення пазух носа (>50 %), середній отит (30 %), травма голови (30 %), запалення кісток черепа, хірургічна маніпуляція.

→ КЛІНІЧНА КАРТИНА ТА ПРИРОДНИЙ ПЕРЕБІГ

Перебіг захворювання не має характерних ознак. Протягом кількох днів чи тижнів відмічається головний біль з лихоманкою — це єдині симптоми емпієми, що розвивається; потім з'являється нудота, блювання, менінгеальні симптоми (ригідність м'язів потилиці). Враз із збільшенням кількості гнійного вмісту у субдуральному просторі стають більш виразними симптоми набряку мозку, а також вогнищеві симптоми. Занадто пізно розпочате лікування призводить до стійких неврологічних наслідків (найчастіше це спастичні парези чи паралічі, епілепсія, афазія) або смерті (летальність становить 40 %).

→ ДІАГНОСТИКА

1. Лабораторна діагностика: нехарактерні зміни в СМР (найчастіше незначний гранулоцитарний плеоцитоз; у ≈40 % домінують лімфоцити), результат мікробіологічного дослідження СМР завжди негативний.

2. КТ та МРТ: найбільш важливі діагностичні обстеження; діагноз підтверджують типові зміни у субдуральному просторі, з нагромадженням рідкого вмісту і контрастним підсиленням оболонок мозку та компресійними симптомами (т. зв. ефект маси).

➡ ЛІКУВАННЯ

1. Емпірична антибіотикотерапія: 3 ЛЗ в/в у максимальних д...
цилін G, цефалоспорини III покоління (напр., цефотаксим, це...
та метронідазол (7,5 мг/кг маси тіла кожні 6 год). Якщо є підозра н...
лін-резистентний золотистий стрептокок (MRSA) → слід замінити пе...
на ванкоміцин. Продовжуйте антибіотикотерапію 2–4 тиж. після прове...
дренування, а у не оперованих хворих — 6–8 тиж.

2. Хірургічне лікування: операційне дренування є методом вибору, якщо емпі...
має товщину >9 мм; його проведення слід розглянути і при менших розміра...

3. Симптоматичне лікування: таке ж, як при менінгіті →розд. 18.6.1.

4. Моніторинг: під час лікування КТ чи МРТ голови слід проводити кожні
7–14 днів.

7.4.2. Абсцес головного мозку

➡ ВИЗНАЧЕННЯ ТА ЕТІОПАТОГЕНЕЗ

Вогнищева інфекція мозкової тканини. Поширюється *per continuitatem* або
гематогенним шляхом (навіть з віддалених первинних вогнищ, напр. ендокар-
ду). На початку запальна інфільтрація → через ≈2 тиж. починається розпад
→ виникає обмежена порожнина, виповнена гнійним вмістом та оточена
добре васкуляризованою тонкостінною капсулою. Навколо абсцесу — зона
набряку головного мозку.

Етіологія залежить від локалізації первинного вогнища інфекції, яке ста-
новить вихідну точку абсцесу, та інших **чинників ризику**:

1) запалення пазух носа → аеробні та анаеробні стрептококи, бактерії роду
Haemophilus, Bacteroides, Fusobacterium;

2) середній отит чи мастоїдит → стрептококи, аеробні грам-негативні кишкові
палички (особливо *Proteus*), *Bacteroides* і *P. aeruginosa*;

3) ендокардит → *Streptococcus viridans*;

4) травма → *S. aureus*;

5) порушення клітинного імунітету → грибки *Candida, Aspergillus*, рід-
ше *Cryptococcus neoformans*; СНІД → найчастіше *T. gondii*, грибки
(*C. neoformans*);

6) туберкульоз: туберкулома — це різновид абсцесу, заповненого казеозними
масами;

7) інші — одонтогенне запалення, післяопераційні інфекції, бронхоектази,
абсцес легень, сепсис.

➡ КЛІНІЧНА КАРТИНА ТА ПРИРОДНИЙ ПЕРЕБІГ

Спочатку з'являється біль голови, часто тупий, розлитий. У 50 % хворих
спостерігається лихоманка. Поступово наростають симптоми підвищеного
внутрішньочерепного тиску та набряку мозку. Вогнищеві симптоми у 50 %
хворих — парези та паралічі, афазія, епілептичні напади (судоми). Набряк
диску зорового нерва у 25 %. Летальність до 15 %, а у 30–50 % хворих роз-
виваються стійкі неврологічні наслідки (в т. ч.: паралічі, парези, епілепсія).

➡ ДІАГНОСТИКА

1. Лабораторні дослідження: зміни в загальному аналізі СМР не є характер-
ними (підвищений тиск, інші показники можуть бути в нормі). Посів крові
та СМР як правило негативний. Найбільше діагностичне значення має
посів вмісту абсцесу, отриманого за допомогою аспірації через пункційну
голку (завжди для виявлення аеробних бактерій, анаеробів та грибків).

...розу вклинення головного мозку, люмбальну пункцію слід
...ше в обґрунтованих випадках, після виконаних КТ/МРТ
...лідження очного дна.

...РТ: типовою картиною є гіподенсивна запальна інфільтрація,
...ється при контрастуванні, добре насичена контрастом капсула
...а також навколишня гіподенсивна зона набряку головного мозку.
...а мозкові структури зміщені та стиснені (т. зв. ефект маси).

ЛІКУВАННЯ

1. Хірургічне лікування: методом вибору є аспірація вмісту абсцесу або видалення абсцесу (особливо абсцесів задньої черепної ями, грибкових абсцесів і туберкуломи). Протипокази: множинні абсцеси головного мозку, складний хірургічний доступ до абсцесу, малі абсцеси діаметром <2 см.

2. Антибіотикотерапія: пеніцилін G, цефалоспорини III покоління та метронідазол в/в протягом 8 тиж.; слід використовувати як доповнення операційного лікування, або в якості самостійного методу, коли хірургічна маніпуляція не можлива. Грибкове ураження ЦНС →розд. 18.6.1.

3. Симптоматичне лікування: таке ж, як при менінгіті →розд. 18.6.1.

4. Моніторинг: під час лікування контрольні КТ чи МРТ повторюйте кожні 7–14 днів, а після його закінчення через рік (разом з клінічним оглядом).

→ УСКЛАДНЕННЯ

Найбільш небезпечним ускладненням є прорив абсцесу у шлуночкову систему головного мозку (блискавичне погіршення стану, летальність 80–100 %).

8. Сепсис та септичний шок

→ ВИЗНАЧЕННЯ ТА ЕТІОПАТОГЕНЕЗ

У 2016 році були опубліковані нові визначення **сепсису** та **септичного шоку**. Оскільки існуючі дані про епідеміологію, прогноз та лікування все ще стосуються станів, які встановлювали на основі визначень, що вживались раніше, а також з огляду на той факт, що еквівалентом терміну «важкий сепсис», який використовувався до цих пір, є, відповідно до нової класифікації, термін «сепсис», у цьому виданні підручника ці поняття використовуються паралельно (табл. 8-1, табл. 8-2, табл. 8-3). Нові визначення не включили терміну «інфекція» — вони представлені нижче в традиційному підході.

Інфекція — запальна реакція на мікроорганізми у тканинах, рідинах або порожнинах тіла, які в нормі є стерильними.

Мікробіологічно підтверджена інфекція — ізоляція патогенних мікроорганізмів (або виявлення їх антигенів чи генетичного матеріалу) з тканин або рідин організму, які в нормі є стерильними.

Клінічна підозра на інфікування — наявність клінічних симптомів, які переконливо вказують на інфекцію, напр., лейкоцити в рідинах організму, які в нормі стерильні (окрім крові), перфорація внутрішнього органу, РГ картина запалення легень в поєднанні з гнійною мокротою в дихальних шляхах, інфікована рана.

Синдром поліорганної недостатності (MODS) — серйозні порушення функцій органів внаслідок гострого захворювання, які вказують на те, що зберегти гомеостаз організму без лікування неможливо.

Таблиця 8-1. Визначення та діагностичні критерії сепсису і септичног...

Терміни і критерії	Використовувалися раніше (1991, 2001)	Нові запропоновані (...
сепсис	SIRS, що розвивається у результаті інфікування	небезпечна для життя орга... ція, спричинена порушеною р... відповіді організму на інфекцію... повідь призводить до ушкоджень... нин і органів (відповідає попередньо... терміну «тяжкий сепсис»)
тяжкий сепсис	сепсис, що спричиняє недостатність, або серйозні порушення функції органів (або систем органів →ижче); відповідає терміну «сепсис» у новій термінології	відповідником є «сепсис», див. вище
критерії діагностики порушень функції органів	використовуються для діагностики тяжкого сепсису (→табл. 8-2)	використовуються для діагностики сепсису — раптове підвищення результату оцінки за шкалою SOFA на ≥2 балів (табл. 8-3)[a], якщо виявлено інфекцію, або якщо на неї є підозра
септичний шок	форма тяжкого сепсису з гострою недостатністю кровообігу, що характеризується стійкою гіпотензією (систолічний артеріальний тиск <90 мм рт. ст., середній <65 мм рт. ст., або падіння систолічного тиску на >40 мм рт. ст.), попри адекватну рідинну ресусцитацію (що надалі вимагає застосування вазоконстрикторів)	сепсис, при якому порушення з боку системи кровообігу, метаболічні та порушення на клітинному рівні настільки глибокі, що значно підвищує летальність діагноз встановлюють, якщо попри адекватну рідинну ресусцитацію зберігається: 1) гіпотензія, що вимагає застосування вазоконстрикторів для підвищення середнього артеріального тиску ≥65 мм рт. ст., а також 2) концентрація лактату у сироватці крові >2 ммоль/л (18 мг/дл)
шкала, запропонована для раннього виокремлення пацієнтів із загрозою летального наслідку	не уточнено, використовувалися як критерії SIRS, так і критерії порушень функцій органів, а також розширені діагностичні критерії сепсису, що включають їх в себе (→табл. 8-4)	оцінка за шкалою Quick SOFA (qSOFA) — ≥2 із наступних симптомів: 1) порушення свідомості[b] 2) систолічний артеріальний тиск ≤100 мм рт. ст. 3) частота дихання ≥22/х...
визначення інтенсивності запальної реакції	використовується у визначенні сепсису — SIRS, або ≥2 із наступних симптомів: 1) температура тіла >38 °C або <36 °C 2) частота пульсу >90/хв[в] 3) частота дихання >20/хв або PaCO$_2$ <32 мм рт.ст. 4) число лейкоцитів >12 000/µlмкл або <4000/µlмкл, або >10 % незрілих форм нейтрофілів	не надається (усвідомлюється, що запальна реакція новить лише одну, до того ж не найважливішу зі складових відповіді організму на інфекцію; акцент на порушенні функції органів, і прийнято, що не ве суттєво підвищують ризик летального наслідку)

[a] У пацієнтів без гострих порушень функції органів результат SOFA заз... становить 0.
[b] результат оцінки за шкалою коми Глазго (→табл. 1.39-2) <15 балів; ... не виникати у пацієнтів, які приймають β-блокатори.

PaCO$_2$ — парціальний тиск вуглекислого газу в артеріальній крові, S... синдром системної запальної відповіді

на підставі: *Intensive Care Med.* 2003; 29:530–538 oraz *JAMA.* 2016; 315:801–810. doi:10.1001/jama.2016.0287

...ерфузія, асоційована з сепсисом або

...функції органів та систем органів, викликане інфекцією, а саме ≥1 з наведених
...ріантів дисфункції:

...ензія, спричинена сепсисом

...нцентрація лактату >ВМН

дıурез <0,5 мл/кг/год впродовж >2 год попри адекватну рідинну ресусцитацію

г) PaO$_2$/FiO$_2$ <250 мм рт. ст., якщо легені не є осередком інфекції, або <200 мм рт. ст.,
якщо легені є осередком інфекції

д) креатинемія >176,8 мкмоль/л (2 мг/дл)

е) білірубінемія >34,2 мкмоль/л (2 мг/дл)

є) число тромбоцитів у крові <100 000/мкл

ж) коагулопатія (INR >1,5)

[a] Це критерії, що раніше пропонувалися для діагностики тяжкого сепсису.

FiO$_2$ — вміст кисню у вдихаємій суміші, виражений у вигляді десяткового дробу, ВМН —
верхня межа норми, PaO$_2$ — парціальний тиск кисню в артеріальній крові

на підставі рекомендацій Surviving Sepsis Campaign 2012

Бактеріємія — живі бактерії в крові. **Віремія** — знаходження в крові
вірусів, що здатні реплікуватись. **Фунгемія** — живі гриби в крові (канди-
демія — живі гриби роду *Candida* в крові).

Причини

Тип мікроорганізму не визначає перебіг сепсису, а мікроорганізми
не обов'язково присутні в крові. У більшості випадків немає попередніх
порушень імунітету, хоча вони є чинником ризику сепсису.

Інфекція та запальні процеси, що викликають сепсис можуть первинно стосу-
ватись різних органів, у т. ч. черевної порожнини (напр., перитоніт, холангіт,
гострий панкреатит), сечовидільної системи (пієлонефрит), дихальної системи
(запалення легень), ЦНС (нейроінфекції), ендокарду, кісток і суглобів, шкіри
та підшкірної клітковини (рани внаслідок травм, пролежні, післяопераційні
рани), репродуктивної системи (у т. ч. інфікування плідного яйця). Вогнище
інфекції часто приховане (напр., зуби і тканини пародонта, носові пазухи,
мигдалики, жовчний міхур, статеві шляхи, абсцеси внутрішніх органів).

Ятрогенні фактори ризику: канюлі та внутрішньосудинні катетери,
сечовий катетер, дренажі, імплантовані протези та пристрої, механічна
вентиляція легень, парентеральне харчування, переливання інфікованих
розчинів та препаратів крові, рани та пролежні, порушення імунітету після
прийому ЛЗ і радіотерапії та ін.

Патомеханізм

Сепсис — неправильна реакція організму на інфекцію з участю компонен-
тів мікроорганізму та його ендотоксинів, а також продукованих організмом
господаря медіаторів запальної відповіді (цитокінів, хемокінів, ейкозаноїдів
та ін. відповідних за SIRS) і пошкоджуючих клітини речовин (напр.,
вільні кисневі радикали).

Септичний шок (гіпотензія та гіпоперфузія тканин) є наслідком спричи-
неної медіаторами запальної реакції: недостатнього наповнення кров'яного
русла — відносного (розширення судин і зниження периферичного судинного
опору) та абсолютної (збільшення проникності судинної стінки) гіповолемії,
рідше зниження скоротливості міокарда (зазвичай, при септичному шоці сер-
цевий викид підвищений, за умови достатнього наповнення судинного русла
рідиною). Гіпотензія та гіпоперфузія призводять до порушень транспорту

Таблиця 8-3. Шкала органної недостатності, асоційованої з сепсисом (SOFA)[a]

Орган або система	Результат				
	0	1	2	3	4
дихальна система					
PaO_2/FiO_2, мм рт.ст. (кПа)	≥400 (53,3)	<400 (53,3)	<300 (40)	<200 (26,7)[б]	<100 (13,3)[б]
гемокоагуляція					
число тромбоцитів, ×10³/мкл	≥150	<150	<100	<50	<20
печінка					
білірубінемія, мкмоль/л (мг/дл)	<20 (1,2)	20–32 (1,2–1,9)	33–101 (2,0–5,9)	102–204 (6,0–11,9)	>204 (12)
система кровообігу	MAP ≥70 мм рт. ст.	MAP <70 мм рт. ст.	добутамін (будь-яка доза) чи допамін <5[в]	норадреналін ≤0,1 чи адреналін≤0,1, чи допамін 5,1–15[в]	норадреналін >0,1 чи адреналін >0,1, чи допамін >15[в]
нервова система					
шкала коми Глазго[г]	15	13–14	10–12	6–9	
нирки					
креатинінемія, мкмоль/л (мг/дл)	<110 (1,2)	110–170 (1,2–1,9)	171–299 (2,0–3,4)	300–440 (3,5–4,9)	>440 (5,0)
або діурез, мл/добу				або <	або <200

[a] онлайн-калькулятор англійською мовою — https://www.mdcalc... uential-organ-failure-assessment-sofa-score ...html
онлайн-калькулятор російською мовою — http://criticare.chat...
[б] під час механічної допоміжної вентиляції ...довж ≥1 год
[в] дози катехоламінів виражені у мкг/кг/хв, препарати вводя... ...кового дробу, MAP —
[г] →табл. 1.39-2
FiO_2 — вміст кисню у вдихаємій суміші, виражений у ви... середній артеріальний тиск, PaO_2 — парціальний тиск ...теріальній крові
на підставі: *Intensive Care Med. 1996; 22:707–710*

...ження постачання кисню
кисню до тканин та до їх гіпоксії. Оста... ...болізм у клітинах та при-
та його використання посилює анаер... ...ного шоку: гостра дихальна
зводить до лактацидозу. Інші компоне... ...ність, порушення свідомості
недостатність (ARDS), гостра нирко... ...ів, порушення функції ШКТ
внаслідок ішемії ЦНС та дії запаль... ...лок ішемії та пошкодження
— паралітична кишкова непрохід... ...ктерій з просвіту кишківника
слизової, що призводить до пер... ...гостра геморагічна гастропатія
в кров (бактеріальна транслока...

...4. Розширені діагностичні критерії і наслідки сепсису

... (підтверджена, або яку підозрюють) та деякі з нижче наведених критеріїв

...ні показники
- ...мпература тіла >38 °С або <36 °С
- тахікардія >90/хв
- тахіпное >30/хв (або механічна вентиляція легень)
- раптове порушення свідомості
- значні набряки або позитивний водний баланс (>20 мл/кг/добу)
- гіперглікемія (>7,7 ммоль/л [140 мг/дл]), незважаючи на відсутність цукрового діабету

показники запалення
- лейкоцитоз >12 000/мкл або лейкопенія (число лейкоцитів <4000/мкл)
- наявність >10 % незрілих форм нейтрофілів
- С-реактивний білок >2 стандартні відхилення від середнього значення
- прокальцитонін >2 відхилення від середнього значення

показники гемодинаміки та перфузії тканин
- знижений артеріальний тиск (систолічний <90 мм рт. ст., середній <70 мм рт. ст., падіння систолічного тиску на >40 мм рт. ст. в осіб з артеріальною гіпертензією)
- концентрація лактату у сироватці >ВМН
- видовження часу капілярного наповнення

поява та прогресування симптомів дисфункції органів
- гіпоксемія (PaO_2/FiO_2 <300 мм рт. ст., а при наявності первинних захворювань дихальної системи 200)
- гостра олігурія (діурез <0,5 мл/кг/год протягом >2 год при правильній гідратації)
- підвищення креатинінемії на >44,2 мкмоль/л (0,5 мг/дл) протягом 48 год
- порушення гемостазу (кількість тромбоцитів <100 000/мкл, МНВ >1,5, АЧТЧ >60 сек)
- концентрація загального білірубіну в плазмі >70 мкмоль/л (4 мг/дл)
- паралітична кишкова непрохідність (перистальтичні шуми не вислуховуються)

на основі рекомендацій Surviving Sepsis Campaign (2012), модифіковано

та стресові вир... →розд. 4.6.1, ішемічний коліт →розд. 4.21.3), гостра печінкова недост... →розд. 7.13, зменшення резерву надниркових залоз (відносна надни... ...а недостатність).

→ КЛІНІЧНА ...ИНА ТА ПРИРОДНИЙ ПЕРЕБІГ

Симптоми SIRS i ... залежать від перо сепсису →Визначення і табл. 8-4. Інші симптоми не зупинити на поражених органів. Якщо прогресування інфекції порушення функц стадії сепсису, то починають з'являтись симптоми достатність ARDS; ...органів: дихальної системи (гостра дихальна не-(гостре пошкоджені ...1), системи кровообігу (гіпотензія, шок) і нирок рушення гемостазу (...на початку переднирковe →розд. 14.1) та по-і метаболічні порушд. 15.21; спочатку зазвичай тромбоцитопенія) лікування — шок по...тацидоз). Якщо не розпочати ефективного яка призводить до сме...я, розвивається поліорганна недостатність,

Таблиця 8-5. Так званий пакет завдань на основі Surviving Sepsis Campaig

Впродовж 1 години[a]:

1) визначте концентрацію лактату в крові[б]

2) проведіть забір крові на посіви (перед призначенням антибіотикотерапії)

3) застосуйте антибіотики широкого спектру дії

4) розпочніть швидку інфузію 30 мл/кг[в] розчину кристалоїдів, якщо виступає гіпотензія концентрація лактату у крові складає ≥4 ммоль/л (36 мг/дл)

5) при гіпотонії, що не реагує на інтенсивну початкову інфузійну терапію — призначте суди-
нозвужуючі ЛЗ, щоб утримувати середній артеріальний тиск (САТ) ≥65 мм рт. ст.

[a] Точкою відліку вважається момент проведення оцінки клінічного стану пацієнта у відділенні невідкладної допомоги, або виявлення симптомів які вказують на сепсис (раніше: важкий сепсис) в медичній документації (напр. в карті спостереження) з іншого місця де опікувались пацієнтом.

[б] Протягом 2–4 год повторно визначте концентрацію лактату, якщо початково становила >2 ммоль/л; метою лікування є нормалізація.

[в] Приведений об'єм перелийте протягом 1–3 год.

На підставі оновлення впровадженого в 2018 р.: Levy M.M., Evans L.E., Rhodes A.: The Surviving Sepsis Campaign bundle: 2018 update, Intensive Care Med., 2018: https://doi.org/10.1007/s00 134-018-5085–0; Crit. Care Med., 2018; 46:998–1000. http://www.survivingsepsis.org/Bundles/Pages/default.aspx

→ ДІАГНОСТИКА

Допоміжні дослідження

1. Лабораторні дослідження: з метою оцінки ступеня дисфункції органів (газо-
метрія артеріальної та венозної крові, концентрація лактату у сироватці [визначте протягом години від початку сепсису], коагулограма, показни-
ки функції нирок і печінки) і посилення запальної реакції (розгорнутий загальний аналіз крові, рідше ШОЕ або СРБ чи прокальцитонін [РСТ]; негативний результат визначення РСТ або схожих біомаркерів може бути допоміжним при прийнятті рішення про завершення емпіричної антибіоти-
котерапії у хворих, у яких була підозра на сепсис, однак пізніше інфекцію не підтверджено).

2. Мікробіологічні дослідження

1) крові — ≥2 зразків, при цьому ≥1 з окремо пунктованої вени і по одному з кожного судинного катетера, введеного >48 год раніше;

2) інші, в залежності від ймовірної етіології — матеріалу з дихальних шляхів сечі, інших біологічних рідин (у т. ч. ліквору, плевральної рідини, мазків чи виділень із ран).

3. Візуалізаційні дослідження: РГ (особливо легень), УЗД і КТ (особливо че-
ревної порожнини).

Діагностичні критерії

Класичне визначення SIRS (→табл. 8-1) не виче..ує можливості діагности-
ки сепсису. Розширені діагностичні критерії →табл. 8-4. Тяжкохворих (які, напр., проходять лікування у ВІТ) рут..но оцінюйте на предмет сепсису, щоб якнайшвидше призначити відп..дне лікування.

→ ЛІКУВАННЯ

Паралельно потрі..о проводити симптоматичне та етіотропне лікування. Прогноз переду.. залежить від швидкого початку інфузійної та анти-
біотикотера..ї. Рання тактика при тяжкому сепсисі (т. зв. пакет завдань) →табл. 8..).

... **е лікування:** початкове (емпіричне) якнайшвидше, тобто **про-**
... **кожна наступна година запізнення збільшує смертність),**
... дим (якщо це не відтермінує лікування >45 хв) здійсніть забір
... их матеріалів для мікробіологічних досліджень (→Діагностика).
... кому сепсисі ≥1 антибіотик широкого спектру в/в; врахуйте активн-
... роти найбільш ймовірних етіологічних факторів (бактерії, гриби,
...и), пенетрацію у вогнище інфекції та локальну чутливість мікроорга-
...ів до ЛЗ. При септичному шоку рекомендується спочатку застосування
... антибіотиків з різних активних груп проти найбільш ймовірних бакте-
...рій-збудників. Не рекомендується рутинне застосування ≥2 антибіотиків
з різних груп, спрямованих на той самий патоген, який підтверджений або
підозрюється, при сепсисі або бактеріємії з нейтропенією, або ж при важких
інфекціях з бактеріємією або сепсисом без шоку. Це не виключає у таких
випадках полівалентної терапії з метою розширення спектру антимікробної
дії (напр., використання ≥2 антибіотиків різних активних груп, які скеровані
проти ≥2 бактерій, які підтверджені або підозрюються). Проте, зазвичай,
застосовується комбінована терапія (у сенсі така, яка спрямована на одного
збудника) у випадку підтвердження або підозри інфекції *Pseudomonas* або
Acinetobacter (рекомендується особливо у випадку штамів, стійких до лі-
карських форм), а також при шоку з бактеріємією *S.pneumoniae* (у другій
ситуації застосовують β-лактамний антибіотик в комбінації з макролідом).
Щодня оцінюйте стан пацієнта, оцінюючи можливість переходу на більш
вузький спектр дії або монотерапію. При септичному шоку така модифікація
рекомендується впродовж кількох днів по мірі покращення клінічного стану
та появи ознак згасання інфекції; це стосується поєднаної (спрямованої
на той самий патоген) терапії, як емпіричної, так і цілеспрямованої. Якомога
швидше використовуйте цілеспрямоване лікування (переважно монотера-
пія) на підставі результатів тестів чутливості. У дозуванні слід враховувати
фармакокінетику та фармакодинаміку препаратів, напр.:

1) застосування високих початкових навантажувальних доз — напр., ван-
   коміцину;

2) регулювання доз певних лікарських засобів до маси тіла або до результатів
   тестів на концентрацію в сироватці крові — аміноглікозиди та ванкомі-
   цини;

3) розгляд безперервних або подовжених в/в введень препаратів з дією, за-
   лежною від часу, в якому їх концентрація перевищує МІС — головним
   чином β-лактамних антибіотиків;

4) застосування 1×добу препаратів з ефектом, залежним від їх максимальної
   концентрації та вираженою антибактеріальною дією — аміноглікозиди;

5) властивості ліків у пацієнтів з сепсисом та септичним шоком — напр.,
   збільшення об'єму розподілу гідрофільних антибіотиків та клубочкової
   фільтрації (кліренсу нирок), що наступає зокрема у пацієнтів, які отри-
   мують інфузійну терапію, схиляються до більш високих доз.

Час лікування: зазвичай 7–10 днів (довше, якщо відповідь на лікування
є повільною, неможливо повністю ліквідувати вогнище інфекції, нейтропенія
→розд. 22.2.5 або інші порушення імунітету, деякі мікроорганізми, бактеріємія
S. aureus; коротше лікування може бути доцільним у деяких пацієнтів, осо-
бливо при швидкому покращенні клінічного стану після усунення вогнища
інфекції, розташованого в черевній порожнині або пов'язаного з уросепсисом,
та у разі неускладненого [тобто не анатомічного підґрунтя] пієлонефриту).
Роль визначення прокальцитоніну в скороченні антибіотикотерапії →вище).

2. Ліквідація вогнища інфекції інфікованих тканин чи органів (напр. жовчний
міхур, некротизована ділянка кишки), катетерів (судинний катетер, який
може бути джерелом інфекції, слід негайно видалити після отримання нового
судинного доступу), імплантованих протезів та пристроїв; дренування абсце-
сів, емпієм та інших інфікованих вогнищ. Бажаним є найменш інвазивне

але ефективне втручання (напр., тільки якщо це можлив...
а не відкрите дренування абсцесів). У випадку інфіковано...
шлункової залози пропонується відтермінування хірургічного...

Симптоматичне лікування

Необхідне при тяжкому сепсисі та септичному шоці.

1. Базові протишокові заходи: швидкий початок, особливо інфузія рід...
→нижче, а також часта оцінка ефективності є такими ж важливими, я...
за детальними алгоритмами та отримання заздалегідь визначених кінце...
параметрів. Найголовнішим, крім поліпшення загального клінічного ста...
(і простих параметрів, таких як частота серцевих скорочень, артеріальний тис...
насичення киснем артеріального гемоглобіну, частота дихання, температура
тіла, діурез), вважається зниження (повернення до норми) підвищеного рівня
лактату в пацієнтів та до досягнення середнього артеріального
тиску ≥65 мм рт. ст. при септичному шоку (при застосуванні вазоконстрик-
торних препаратів →нижче). Раніше рекомендувалось досягнути протягом
6 годин після початку лікування «правильного» центрального венозного
тиску (ЦВТ ≥8–12 мм рт. ст. [12–15 мм рт. ст. у пацієнтів, яким проводиться
механічна вентиляція]), середній артеріальний тиск ≥65 мм рт. ст., самостій-
ний діурез ≥0,5 мл/кг/год і насичення киснем гемоглобіну із центральних вен
(верхня порожниста вена) ≥70 % або змішаної венозної крові ≥65 %. Поточні
рекомендації SSC не перераховують усіх цих параметрів безпосередньо, хоча
їх вимірювання може бути використане для оцінки клінічної ситуації. Однак
рекомендується проводити подальшу оцінку гемодинаміки (напр. ехокарді-
ографічну оцінку серцевої функції), якщо є сумніви щодо типу шоку (напр.,
поряд із септичним шоком може розвинутись кардіогенний шок), а також
рекомендується застосування динамічних (а не статичних) гемодинамічних
параметрів для прогнозування відповіді на трансфузію розчинів →розд. 2.2.
Якщо після досягнення бажаного середнього артеріального тиску (після пе-
реливання розчинів та введення вазоконстрікторних препаратів) протягом
перших кількох годин не досягається зниження лактату (або бажаного
насичення киснем венозної крові), слід розглянути — залежно від обставин
(частота серцевих скорочень, функція лівого шлуночка, попередня відповідь
на введення розчинів, рівень гемоглобіну) — ≥1 із наступних дій: подальше пе-
реливання розчинів, трансфузія еритроцитарної маси з метою отримання
гематокриту ≥30 % або застосування добутаміну (максимальна доза 20 мкг/кг/хв).

2. Лікування порушень системи кровообігу

1) правильне наповнення судинного русла рідиною — у хворих із тканин-
ною гіпоперфузією та підозрою на гіповолемію **почніть від трансфу...**
кристалоїдів у кількості ≥30 мл/кг протягом перших 3 год, із одно-
часним моніторингом, звертаючи увагу на появу симптомів гіп...волемії.
Деякі пацієнти можуть вимагати швидкого (або пізнішого) переливання
більшої кількості розчинів. Великі об'єми розчинів (напр. >30 мл/кг) слід
вводити порцією (напр., 200–500 мл), після переливання кожної з них слід
оцінювати відповідь на лікування (див. також →розд. 2.2). Рекомендації
SSC (2016) однаково трактують збалансовані кристалоїди та 0,9 % NaCl
(зазвичай перевага надається збалансованим розчинам, особливо у випадку
необхідності в/в переливання великих об'ємів →розд. 24.22) та переважа-
ють кристалоїди над розчинами желатину. Проте останні не настільки
сильно не рекомендуються, як розчини гідроксиетильного крохмалю
(ГЕС). Пропонується також переливання розчинів альбуміну (зазвичай
в концентрації 4 % а... 5 %) в доповнення до введення кристалоїдів під
час вступної транс...узії та подальшої інфузійної терапії у пацієнтів, які
потребують переливання великих об'ємів кристалоїдів.

2) вазопресор... ЛЗ — **норадреналін** (препарат вибору), у разі неефектив-
ності ...дати вазопресин або **адреналін** (Дози →розд. 2.2); також можна
ви...ористовувати **вазопресин** для зменшення дози норадреналіну. Покази:
...потензія, що зберігається незважаючи на переливання достатніх об'ємів

...водьте інфузію (найшвидше, як тільки це можливо) через
... венозний катетер і розпочніть інвазивний моніторинг ар-
...о тиску (введіть катетер в артерію). Призначення **допаміну**
...овано обмежити до застосування у нечисленних пацієнтів, осо-
...брадикардією та зниженим серцевим викидом і малим ризиком
...нення аритмій.

...ання спрямоване на посилення скоротливості міокарду — **добута-
...:** розгляньте у пацієнтів із стійкою гіпоперфузією окрім переливання
...дповідної кількості розчинів та використання судиннозвужуючих пре-
...аратів. При визначенні дозування (→розд. 2.2) потрібно враховувати те,
що метою є ліквідація гіпоперфузії. Необхідно припинити застосування
у разі поглиблення гіпотонії та / або появи аритмій.

3. Лікування дихальної недостатності →розд. 3.1.1. Зазвичай, необхідна меха-
нічна вентиляція легень. Лікування пневмонії →розд. 3.11.1.

4. Лікування ниркової недостатності: основне значення має стабілізація функції
серцево-судинної системи (нормалізація артеріального тиску); за потреби —
нирковозамісна терапія (не встановлено, чи ранній початок такої терапії
є ефективнішим, але не рекомендується, щоб олігурія або підвищена креа-
тінінемія були єдиними показами для замісної терапії нирок).

5. Лікування ацидозу: спрямоване на ліквідацію причини. Враховуючи па-
тофізіологічні аспекти можна вводити $NaHCO_3$ в/в при pH крові <7,15, але
клінічні наслідки не встановлені.

6. Кортикотерапія: якщо гіпотензія зберігається незважаючи на адекватне
наводнення та застосування вазопресорних ЛЗ в середніх або високих до-
зах, можна розглянути потребу введення гідрокортизону в/в <400 мг/добу
впродовж ≥3 днів (зазвичай 200 мг/д принаймні до ліквідації шоку).

7. Контроль глікемії: у разі розвитку спричиненої тяжким сепсисом гіперглікемії
(>10 ммоль/л [180 мг/дл] у 2 послідовних вимірюваннях) призначте в/в інфузію
інсуліну; цільовим значенням є радше глікемія <10 ммоль/л (180 мг/дл), ніж
<6,1 ммоль/л (110 мг/дл). На ранніх етапах лікування інсуліном перевіряйте
глікемію кожні 1–2 год, а після її стабілізації — кожні 4–6 год. Уникайте
гіпоглікемії. Результати досліджень, отримані з капілярної крові, можуть
бути помилковими. У пацієнтів із наявним артеріальним катетером реко-
мендується проводити забір крові через цей катетер (а не капілярну кров)
для виконання глікемічних експрес-тестів.

8. Доповнююча терапія

1) **переливання препаратів крові**

   а) еритроцитарна маса, при Hb <7 г/дл, щоб отримати концентрацію
   7,0–9,0 г/дл; винятки: переливання еритроцитарної маси при Hb >7 г/дл,
   якщо наявна гіпоперфузія тканин, активна кровотеча або клінічно-зна-
   чима коронарна хвороба;

   б) тромбоцитарна маса — незалежно від інших факторів, при кількості
   тромбоцитів <10 000/мкл; трансфузія може бути ефективною також при
   кількості тромбоцитів 10 000–20 000/мкл і є стан підвищеного ризику
   кровотечі (також при сепсисі та септичному шоку); для виконання
   інвазивних втручань необхідний рівень тромбоцитів ≥50 000/мкл;

   в) свіжозаморожена плазма та кріопреципітат — переважно при наявності
   активної кровотечі, або якщо заплановано інвазивні втручання;

2) **харчування** — в міру можливості ентеральне, у кількості, яку пацієнт
   переносить (немає обов'язку покривати повну потребу в калоріях);

3) **профілактика стресових виразок шлунку** — інгібітори протонної
   помпи або H_2-блокатори у хворих із факторами ризику кровотечі (у важ-
   кохворих пацієнтів найсильнішими з них є коагулопатія та механічна
   вентиляція легень, що триває >48 год);

4) **профілактика ВТЕХ** →розд. 2.33.3. Фармакологічну профілактику слід
   застосовувати у випадках, коли вона не є протипоказаною з огляду на кро-
   вотечу або високий ризик її виникнення; рекомендується застосування

швидше НМГ, ніж нефракціонованого гепарину і початок _
філактики, якщо це можливо (не лише у випадках, коли фа_
профілактика протипоказана).

5) **тактика під час механічної вентиляції легень** — призна_
тивні ЛЗ у якомога найнижчих дозах, які забезпечують бажаний
найнижчий переносимий) ступінь седації, уникайте міорелаксант_
нятком ARDS (при ARDS з PaO_2/FiO_2 <150 мм рт.ст. рекомендують в_
їх до 48 год), рекомендуйте припідняте положення головної частини л_
на 30–45° та дезінфекцію ротової порожнини хлоргексидином з ме_
профілактики вентилятор-асоційованої пневмонії;

6) **лікування ДВЗ-синдрому** →розд. 15.21 — базове значення має етіо-
тропне лікування сепсису.

9. Інфекції, що пов'язані із внутрішньосудинним катетером

→ ВИЗНАЧЕННЯ ТА ЕТІОПАТОГЕНЕЗ

Інфекції, пов'язані із внутрішньосудинним катетером, проявляються у формі:

1) місцевої інфекції — у місці виходу катетера або у формі т. зв. тунельної
інфекції, яка уражає шкіру та підшкірну клітковину по ходу катетера
в центральних венах (т. зв. центральна лінія);

2) інфікування крові.

Етіологічний фактор: зазвичай бактеріальна флора шкіри, яка мігрує
вздовж катетера або досягає крові через порт у процесі інфузії або ін'єкції
ЛЗ. Найчастіші етіологічні фактори: коагулазонегативні стафілококи
(*Staphylococcus epidermidis*), *S. aureus*, *Enterococcus spp.*, *Candida spp.*,
грам-негативні палички.

→ КЛІНІЧНА КАРТИНА ТА ПРИРОДНИЙ ПЕРЕБІГ

1. Місцева інфекція: гіперемія шкіри, болючість, набряк, гіпертермія шкіри,
іноді гнійні виділення. Диференціюйте з реакцією на чужорідне тіло, яка
з'являється, як правило, за короткий час після введення катетера.

2. Інфікування крові через катетер: маніфестується від самої лихоманки до сеп-
сису. Підозрюйте у кожного хворого із внутрішньосудинним катетером, у якого
з'явилася лихоманка без іншої очевидної причини. Симптоми місцевого
інфікування з'являються одночасно у <30 % хворих.

→ ДІАГНОСТИКА

1. Посів (бактерії, гриби): візьміть одночасно ≥2 зразків крові для посіву —
одну з прямої ін'єкції вени, а другу через катетер, який залишається у судині.
Додатково, якщо з'являються гнійні виділення у місці ін'єкції, візьміть ма-
зок із патологічно зміненої ділянки. Судинна лінія є ймовірним джерелом
інфекції, якщо ріст того самого мікроорганізму у крові, взятій через катетер,
з'являється на ≥2 год швидше, ніж у зразку, взятому через ін'єкцію вени.
На інфекцію, спричинену катетером, також вказує виділення в крові коагула-
зопозитивних (*S. aureus*), коагулазонегативних (*S. epidermidis*) стафілококів
або грибів (напр. *Candida*).

2. Кількісне або напівкількісне мікробіологічне дослідження: виконайте, якщо
катетер видалено з центральної вени (паралельно з посівом крові) → відріжте

та передайте до лабораторії для кількісного або напівкіль-
інфекцію, спричинену катетером, підтверджує ізоляція з крові
етера того самого мікроорганізму та виявлення ≥15 колоній
ількісному дослідженні катетера або ≥100/мл при кількісному
ні.

бстеження: пацієнтам, з катетерним інфікуванням крові, спричине-
aureus, особливо при пролонгованому періоді бактеріємії, необхідно
ести трансезофагальну ЕХОКГ з метою заперечення ендокардиту.

▶ ЛІКУВАННЯ

1. Антибіотикотерапія: негайно розпочніть емпіричну терапію після забору
крові для посіву, а при необхідності відкоригуйте лікування після отримання
результату та оцінки антибіотикограми →табл. 9-1. Призначте:

1) антибіотик, активний проти стафілококів (клоксацилін в/в); у центрах
з частою реєстрацією MRSA або, якщо хворий довготривало лікується
стаціонарно, або перебував у ВІТ, замість клоксациліну призначте ван-
коміцин або тейкоплакін в/в (після отримання результату посіву, якщо
з крові ізольовано штам, чутливий до метициліну — ванкоміцин або
тейкопланін замініть клоксациліном в/в);

2) ванкоміцин + антибіотик, активний проти *P. aeruginosa* (цефтазидим,
цефепім, піперацилін з тазобактамом, іміпенемом, меропенемом) → при
тяжкій інфекції або у хворого з порушенням імунітету (в основному з ней-
тропенією);

2. Видалення катетера та отримання, при необхідності, судинного доступу
в іншому місці:

1) виконайте завжди, якщо джерелом інфекції є катетер, введений на ко-
роткий термін у центральні вени, або внутрішньоартеріальний катетер;
лише тоді, коли причиною є коагулазонегативний стафілокок, в особливих
ситуаціях можете розглянути можливість залишення катетера та призна-
чення антибіотика системно і для промивання катетера;

2) виконайте, якщо джерелом інфікування є довготермінова, тунельна або
повністю імплантована лінія, у випадку появи ускладнень, таких як:
абсцес, септичний тромбоз, бактеріальний ендокардит, рецидив інфекції,
тяжкий стан хворого, спричинений інфекцією, тривалою, незважаючи на
на лікування, бактеріємією.

3. Тривалість лікування:

1) якщо видалено катетер: коагулазонегативні стафілококи — 5–7 дні, ен-
тероококи або грам-негативні палички — 7–14 днів, *S. aureus* ≥14 днів
(4–6 тиж. у хворих із цукровим діабетом, з імунодефіцитами та з чужо-
рідними тілами у судинному руслі);

2) без ускладнень, катетера не видалено, інфікування коагулазонегативним
стафілококом — 10–14 днів;

3) у випадку вище вказаних ускладнень, які є показами для видалення
катетера — 4–6 тиж.

➡ ПРОФІЛАКТИКА

1. Дотримуйтеся відповідної гігієни рук перед катетеризацією судин або
під час заміни катетера та зміни пов'язки. Використовуйте максимально
стерильну техніку, у т. ч. шапочку, маску, стерильний халат і стерильні
рукавиці та повністю стерильне обкладання поля під час введення цен-
трального венозного катетера. Під час введення периферичних катетерів
використовуйте виключно чисті, одноразові рукавички, які не мусять бути
стерильними, якщо не доторкається місця уколу після дезінфекції шкіри.

Таблиця 9-1. Цільова терапія інфекцій крові, що пов'язані із внутрішньос... катетером

Мікроорганізми	Антибіотики та дозування	Альтери... антибіоти...
S. aureus, S. epidermidis та інші коагулазонегативні стафілококи, чутливі до метициліну	клоксацилін (2 г в/в кожні 4–6 год)	цефазолін
MRSA, MRSE та інші коагулазонегативні стафілококи, стійкі до метициліну	ванкоміцин (15 мг/кг м. т. кожні 12 год або 7,5 мг/кг м. т. кожні 6 год; зазвичай 1 г в/в кожні 12 год[a]) або тейкопланін (3 перші дози — 6 мг/кг в/в кожні 12 год, у подальшому 6 мг/кг в/в кожні 24 год)	лінезолід[b]
види з роду *Enterococcus*, чутливі до пеніциліну та ампіциліну	пеніцилін (3 млн. ОД в/в кожні 4 год) + гентаміцин (1 мг/кг в/в кожні 8 год)	ванкоміцин тейкопланін
	ампіцилін (2 г в/в кожні 4–6 год) + гентаміцин (1 мг/кг в/в кожні 8 год)	
види з роду *Enterococcus*, стійкі до ампіциліну та пеніциліну	ванкоміцин (як вище) + гентаміцин (1 мг/кг в/в кожні 8 год)	
VRE	лізенолід (600 мг в/в кожні 12 год)	
Pseudomonas aeruginosa	цефтазидим (2 г в/в кожні 8 год) або піперацилін (4 г в/в кожні 4–6 год) з тазобактамом (4,5 г в/в кожні 4–6 год) + тобраміцин або гентаміцин (3–5 мг/кг в/в кожні 24 год)	– цефепім – іміпенем – меропенем – ципрофлоксацин
Escherichia coli, палички з роду *Klebsiella*	залежно від результату антибіотикограми, найчастіше цефтріаксон (2 г в/в кожні 24 год) або цефотаксим (2 г в/в кожні 6–8 год)	ципрофлоксацин
палички з роду *Enterobacter, Serratia*	іміпенем (0,5 г в/в кожні 6 або 8 год) або меропенем (1 г в/в кожні 8 год)	ципрофлоксацин
Candida інші чим *C. parapsilosis*	→розд. 18.4	препарати амфотерицину
Candida parapsillosis	флуконазол (400–600 мг в/в або п/о кожні 24 год)	

[a] Дозування в осіб із нормальною функцією нирок; при тяжких інфекціях, значному ожирінні та у хворих із нирковою недостатністю проводиться моніторинг концентрації ЛЗ у сироватці, яка перед введенням 4 або 5 дози має становити 15–20 мкг/мл.

[b] Незареєстрований виробником для лікування інфекцій крові, застосовується у виняткових ситуаціях.

MRSA — штами *S. aureus*, стійкі до метициліну, MRSE — штами *S. epidermidis*, стійкі до метициліну, VRE — ентероколи, стійкі до ванкоміцину.

2. Дезінфікуйте шкіру >0,5 % спиртовим розчином хлоргексидину перед введенням катетера та під час зміни пов'язки. У випадку протипоказів до використання хлоргексидину, можна використати спиртові розчини йоду.

...ще введення катетера стерильною марлевою або прозорою
...ою пов'язкою.

...видаліть внутрішньосудинний катетер, якщо з'явились симптоми
...я (видно гнійні виділення у місці його встановлення або, якщо
...до інфікування крові, пов'язаного із катетером; винятки →вище)
...ту, або катетер не функціонує (затромбований чи пошкоджений).
...но (найкраще під час кожної зміни медсестер) необхідно проводити
...у в напрямку появи згаданих симптомів. Результати актуальних до-
...жень не підтверджують потребу рутинної заміни периферичного катетера
...жні 72–96 год (якщо це не рекомендовано виробником).

5. Змінюйте захисну пов'язку периферичного катетера, якщо забруднилася
або відклеїлася.

6. Змінюйте захисну пов'язку центрального венозного катетера кожні 48 год,
якщо використано марлю, або кожні 7 днів, якщо використано напівпрозорий,
напівпроникний перев'язувальний матеріал (раніше — лише у випадку, якщо
пов'язка була пошкоджена, нещільно прилягає, волога або забруднилася).

10. Тактика дій після експозиції до вірусної інфекції, що передається гематогенним шляхом

Найважливіші етіологічні фактори гематогенних інфекцій: HBV, HCV, ВІЛ.

→ ОЦІНКА РИЗИКУ ІНФІКУВАННЯ

Ризик інфікування у результаті експозиції залежить від: різновиду експо-
зиції, виду потенційно заразного біологічного матеріалу, сприйнятливості
пацієнта до інфікування, етіологічного фактору та статусу пацієнта, чиї
рідини організму були причиною інфікування (інфікований *vs* неінфіко-
ваний, ступінь заразливості).

1. Експозиція (подія, яка створює ризик передачі віруса):

1) поранення шкіри зараженим гострим предметом (голка, скальпель і т. п.);
2) контакт слизових оболонок (кон'юнктиви, ротової порожнини) або по-
шкодженої шкіри (тріщини, розчухи, запальні зміни, рани) з потенційно
інфекційним матеріалом: кров'ю, тканинами або рідинами організму
пацієнта (ризик дуже низький, якщо шкіра здорова);
3) кожний прямий контакт з великою кількістю частинок HBV, HCV або
ВІЛ у дослідницькій лабораторії;
4) укус людиною (джерелом інфекції може бути особа, яка кусає, або покусана
людина) — дуже рідко.

2. Інфекційний матеріал — біологічний матеріал, в якому міститься мінімальна
кількість інфекційних частинок, необхідна для інфікування, та у випадку
якого описано можливість інфікування. Найвищий ризик інфікування HBV,
HCV і ВІЛ пов'язаний з кров'ю. Інші інфекційні матеріали: спинно-мозкова,
суглобова, перитонеальна, перикардіальна рідини та навколоплідні води,
тканини, нефіксовані формаліном, інфікована вірусом культура клітин,
слина (ця остання лише у разі інфікування HBV при черезшкірній експози-
ції [укус]), виділення з піхви, сперма. У клінічній практиці неінфекційним
матеріалом (тобто таким, у якому конкретний мікроорганізм відсутній або
не описано можливості передачі інфекції) вважають: кал, сечу, блювотні маси,
мокротиння, виділення з носа, сльози і піт, якщо вони не забруднені кров'ю.

3. Етіологічний фактор

1) **HBV** — в осіб, сприйнятливих до HBV-інфекції, ризик ін
пов'язаний з пораненням голкою або іншим гострим інстру
лежить від серологічного стану особи, кров'ю якої вони були .
(пацієнта-джерела, т. зв. джерела експозиції →табл. 10-1):

   а) HBsAg(+) та HBeAg(+) — ризик клінічно видимого вірусного ге
   типу В становить 22–31 %, а безсимптомного інфікування 37–62

   б) HBsAg(+) і HBeAg(−) — ризик 1–6 % та 23–37 % відповідно.

2) **HCV** — ризик інфікування під час професійної експозиції до крові віднос.
малий — у сер. 1,8 % після уколу інфікованою голкою та ще менший післ.
контакту зі слизовими оболонками. Випадки інфікування через пошко-
джену або непошкоджену шкіру невідомі. Ризик перенесення інфекції
через інші, крім крові, рідини організму дуже низький.

3) **ВІЛ** — за межами крові ВІЛ може бути присутній у слині, сльозах, сечі
та інших рідинах організму, однак не задокументовано жодного випадку
інфікування у медичних працівників через прямий контакт з цього роду
біологічним матеріалом. Це також стосується блювотних мас та аерозолів,
що утворюються під час деяких процедур (стоматологічних, препарування
трупів у морзі, хірургічних). Ризик інфікування ВІЛ:

   а) у результаті уколу голкою або поранення іншим гострим інструментом
   (напр. скальпелем) ≈0,3 %;

   б) у результаті забруднення кров'ю слизової оболонки або непошкодженої
   шкіри ≈0,1 %;

   в) якщо пацієнт-джерело відповідно лікований (антиретровірусна терапія) —
   ≥79 разів нижчий, ніж після експозиції до крові нелікованого пацієнта.

Ризик підвищують: висока віремія у пацієнта, який є джерелом (з'являється
перед сероконверсією та при запавансованому СНІДі), глибоке поранення,
наявність видимої крові на інструментах, які є причиною інфікування, по-
ранення голкою з великим діаметром просвіту центрального каналу.

→ **ПРОФІЛАКТИКА І ТАКТИКА ПІСЛЯ ЕКСПОЗИЦІЇ**

Кожний працівник медичної служби, студент та учень медичного закла-
ду, який мав контакт із пацієнтами або з потенційно заразними рідинами
організму (особливо кров'ю), і не переніс інфекції HBV, повинен отримати
повну серію вакцинації проти HBV(3 дози →розд. 18.11) із оцінкою поствак-
цинальної відповіді.

Необхідно беззастережно дотримуватися правил неспецифічного захисту від
потенційного інфікування у медичних закладах, а саме: відповідний захист
та уникнення контакту з кров'ю та забрудненими кров'ю інструментами
(напр. відповідні ємності на використані голки та шприци, викидання ви-
користаних голок без вкладання їх до пластикових корпусів, в яких були
доставлені і т. п.), застосування індивідуальних засобів особистої гігієни —
рукавичок, масок та захисних окулярів, миття рук, дезінфекція інструментів
та поверхонь, забруднених рідинами організму.

Загальні принципи тактики після експозиції

1. Очистіть поранену ділянку — промийте її великою кількістю води з милом
без зупинення крові або її витискання. Не використовуйте дезінфектантів.
Слизову оболонку, забруднену потенційно інфекційним матеріалом, добре
промийте 0,9 % NaCl або водою. Якнайшвидше повідомте про експозицію
визначеному лікарю, який знає послідовність дій після експозиції та від-
повідає за їх реалізацію.

2. Оцініть ризик інфікування на основі:

1) різновиду експозиції (пошкодження шкіри голкою або іншим інфікованим
предметом, забруднення слизових оболонок або пошкодженої шкіри, укус,
який спричинив кровотечу);

1343

...екомендована тактика профілактичних дій після експозиції до HBV

...ції ...о та від-...вакцина-...ти HBV	Тактика в залежності від присутності HBsAg у пацієнта-джерела[a]		
	HBsAg(+)	HBsAg(−)	невідоме джерело екс-позиції або не можна визначити HBsAg
...несений вірус-...гепатит типу ...у минулому[б] або ...актуальна інфекція (HBsAg(+) у паці-єнта, який був під впливом експозиції)	додаткова специ-фічна профілактика не потрібна	додаткова специ-фічна профілактика не потрібна	додаткова специ-фічна профілактика не потрібна
не вакцинований	1 доза HBIG[в] + почніть вакцинацію проти вірусного гепатиту типу В[г]	рекомендуйте вакци-націю проти вірусного гепатиту типу В[г]	почніть вакцинацію проти вірусного гепати-ту типу В[г]
вакцинований, у якого 1–2 міс. після проведеної в плановому порядку вакцинації оцінено відповідь на вакцинацію			
задовільна серологічна від-повідь[д]	додаткова специ-фічна профілактика не потрібна	додаткова специ-фічна профілактика не потрібна	додаткова специ-фічна профілактика не потрібна
недостатня серологічна відповідь[е]	1 доза HBIG[в] + почніть вакцинацію проти вірусного гепатиту типу В[г]	додаткова специ-фічна профілактика не потрібна[є]	введіть додаткову дозу вакцини
багатократно вакци-нований із підтвер-дженою відсутністю відповіді на вакци-націю	2 дози HBIG з інтер-валом в 1 міс.	додаткова специ-фічна профілактика не потрібна	додаткова специфічна профілактика не потріб-на, або, якщо клінічні та епідеміологічні дані вказують на високий ризик зараження HBV — стратегія, як при експозиції до крові дже-рела з HBsAg(+)
вакцинований, у якого 1–2 міс. після проведеної в плановому порядку вакцинації не оцінено відповіді на вакцинацію — проведіть визначення anty-HBs під час відбору до профілактики			
anty-HBs ≥10 мМО/мл	додаткова специ-фічна профілактика не потрібна	додаткова специ-фічна профілактика не потрібна	додаткова специ-фічна профілактика не потрібна
anty-HBs <10 мМО/мл	додаткова доза вак-цини +1 доза HBIG	додаткова специ-фічна профілактика не потрібна	введіть додаткову дозу вакцини

[a] Необхідно виконати дослідження на присутність HbsAg у пацієнта, кров або рідини організ-му якого були причиною небезпеки. [б] Особи, які перенесли HBV-інфекцію, є резистентними до повторного інфікування та не потребують профілактичного лікування після експозиції. [в] в/м або в/в залежно від препарату якнайшвидше після експозиції, оптимально протягом 12 год; необхідно ввести одночасно з 1 дозою вакцини проти вірусного гепатиту типу В (ін'єкція в інше місце, ніж вакцина, якщо препарат призначений для в/м введення); [г] якнай-швидше (оптимально протягом 12–24 год); тактика безпечна для вагітних та годуючих груд-ми жінок; схеми вакцинації: 0 — 1-ий місяць — 6-ий місяць або 0 — 1-ий місяць — 2-ий місяць — 12-ий місяць; [д] концентрація анти-HBs у сироватці ≥10 мМО/мл під час дослідження, яке проведено через 1–2 міс. після закінчення основної (планової, передекспозиційної) серії вакцинації; [е] концентрація анти-HBs у сироватці <10 мМО/мл під час дослідження, яке проведено через 1–2 міс. після закінчення основної (планової, передекспозиційної) серії вакцинації; без повторної вакцинації; [є] необхідно рекомендувати повторну планову вакцинацію із оцінкою відповіді на вакцинацію через 1–2 міс. після останньої дози

2) різновиду потенційно зараженого *матеріалу* (кров, ін
му змішана з кров'ю, інші потенційно інфекційні рідин
тканини, сконцентровані частинки віруса).

3. Оцініть чи пацієнт-джерело є інфікований (якщо експозиція бу
зі значним ризиком інфікування) — на основі:

1) клінічних та епідеміологічних даних;

2) результатів досліджень на присутність HBsAg, анти-HCV та ан
у сироватці пацієнта;

3) не досліджуйте гострих інструментів (напр. голка, скальпель), які с
чинили поранення, на наявність HBV, HCV та ВІЛ.

4. Обстежте потерпілого працівника — оцініть його імунний статус проти HBV
(вакцинація, інформація про концентрацію анти-HBs через 1—2 міс. з момен-
ту повного курсу вакцинації), зберіть анамнез щодо наявних захворювань,
прийому ЛЗ, вагітності та грудного вигодовування.

5. Розпочніть відповідну профілактику (якщо існує реальний ризик інфікування)
залежно від етіологічного фактору у пацієнта-джерела. Дайте відповідні
поради особі після експозиції до інфекції та заплануйте візити і контрольні
дослідження з метою моніторингу її стану.

Специфічна тактика

1. HBV → визначте HBsAg у пацієнта-джерела (якщо це можливо) та проведіть
серологічні дослідження у потерпілої особи з метою оцінки її сприйнятливості
до інфікування (HBsAg, анти-HBc, а у раніше імунізованих пацієнтів —
титр анти-HBs, якщо його не визначено після базової вакцинації). Для
профілактики застосовуйте або саму вакцину, або вакцину та імуноглобулін
анти-HBs (HBIG), або лише HBIG. Вибір способу профілактики залежить
від анамнезу щеплень потерпілої особи і доступності джерела експозиції
та інформації про його серологічний статус →табл. 10-1. Профілактику
розпочніть якнайшвидше, найкраще впродовж 24 год та не пізніше, ніж
впродовж 7 днів. У разі відбору до активно-пасивної профілактики, введіть
вакцину та HBIG в один і той же день. Проводьте моніторинг ос[...] яка мала
експозицію до інфекції HBV → визначайте анти-HBc 6 міс. піс[...]

2. HCV: не опрацьовано специфічної післяекспозиційної пр[...]актики ін-
фекції HCV; ані вакцини ні специфічного анти-HCV імуногл[...]улінів не існує.
Не рекомендовано використання людських поліклональни[...]противірусних
у профілактиці післяекспозиційного інфікування HCV, а та[...]
препаратів (IFN-α, рибавірин). Тактика:

1) у день експозиції виконайте дослідження на наявніс[...]іл анти-HCV
у сироватці потерпілого (з метою виключення раніше д[...]ностованого
вірусного гепатиту С); у разі експозиції до інфекції по[...] які схиляють
через 3 та 6 міс., або раніше, якщо з'являються с[...]вний результат
до підозри на гострий вірусний гепатит С →розд. 7.[...]енням РНК HCV
тесту на наявність анти-HCV підтвердіть якісни[...]
у сироватці;

2) у випадку розвитку гострого вірусного гепат[...]терпілого можете
розгляньте можливість призначення проти[...]рапії →розд. 7.1.3.

3. ВІЛ:

1) протягом кількох годин з моменту експо[...]сультуйте особу, яка
мала контакт з матеріалом, що містить [...]лістом по лікуванню
ВІЛ-інфекцій;

2) встановіть серологічний статус пацієн[...]а інфекції (наскільки
це можливо; показане виконання тес[...]: HIV Ag/Ab) та зберіть
інформацію про перебіг його захво[...] визначення антитіл
[...] статусу);

3) запропонуйте потерпілому забі[...]видше (найкраще прота-
анти-ВІЛ (визначення стартово[...]кових ситуаціях до 72 год

4) якщо це є обґрунтованим (→та[...]
гом 1—2 год, але не пізніше н[...]

...новиди експозиції до зараження ВІЛ, при яких показана специфічна
...остекспозиційна профілактика

...спозиції	Серологічний статус джерела
...рна експозиція (укол, покалічення)	ВІЛ(+) або невідомий серологічний статус, але існують фактори ризику інфікування ВІЛ
...отрапляння матеріалу на слизові оболонки, пошкоджену шкіру — малий об'єм інфекційного матеріалу (декілька краплин)	ВІЛ(+)
потрапляння матеріалу на слизові оболонки, пошкоджену шкіру — великий об'єм інфекційного матеріалу або довший контакт з інфекційного матеріалом (>15 хв)	ВІЛ(+) або невідомий серологічний статус, але існують фактори ризику інфікування ВІЛ
сексуальна експозиція — анальний або вагінальний секс без презервативу (або пошкодження презервативу)	ВІЛ(+)[a] або невідомий серологічний статус
сексуальна експозиція — оральний секс з еякуляцією	ВІЛ(+) з виявленою віремію
обмін ін'єкційним обладнанням або іншими предметами для приготування психоактивних речовин, які мали контакт із кров'ю	ВІЛ(+)

[a] Постекспозиційну профілактику можна закінчити у осіб після експозиції, якщо пацієнт, що є джерелом отримує правильне антиретровірусне лікування, та віремія ВІЛ не визначається. ...ішення має прийма... спеціаліст.

...після експозиції) розпочніть фармакологічну профілактику інфекції (комбінація 3 антиретровірусних ЛЗ: 2 нуклеозидних/нуклеотидних інгібіторів зворотної транскриптази (тенофовіру [або зидовудину] + емтрицитабіну або ламівудин]) та інгібітор протеаз (дарунавір з ритонавіром) чи інгібітор інтеграз [ралтегравір]; ЛЗ потрібно приймати 28 днів; 5) якщо є сумніви, чи ймовірно інфікована жінка не є вагітною → виконайте тест на вагітність. Моніторуйте побічні ефекти ЛЗ протягом ≥2 тиж. (мінімально це загальний аналіз периферичної крові, ферменти печінки та ... і показники функції нирок);

6) ...зиції, урологічні тести на наявність ВІЛ-інфекції — в день експозиції, HIV Ag ...тиж. та 3 і 6 міс. (показане проведення тестів I покоління: ...мендов...нтрольні дослідження на присутність РНК ... — не рекомендо... також у випадку появи симптомів, які вк...ють на гостру ретрові...

7) призначте пробу;

...логічної ...ольний огляд протягом 72 год піс...очатку фармако...отриман...ктики (з метою можливої моди...ції тактики після ...ВІЛ у па...ої інформації [напр., резул... тестів на наявність ...рела]);

8) до момен...рела);

...потенційн... зараження ВІЛ, по...ілого необхідно вважати ...кування ін...чим. З метою зменш...можливого ризику інфі... статевих к...них осіб, потерп...необхідно: утриматися від крові, спер...о використову...презервативи); не віддавати рвати груд...до трансп...уни; уникати вагітності та пере...

9) перевірте п...ння.

...цієнта-джер...тера...що виключите ВІЛ-інфекцію у па...

10) у осіб, яким...ну експозицію призначено постекс...зиційну про...ь покази до преекс...позиційної медикаментозної про...овторенні ризиков...ної поведінки необхідно її розпоча...стекспозиційної профілактики.

11. Імунопрофілактика інфекційних хвороб у дорослих

→ **ВИЗНАЧЕННЯ**

1. Імунопрофілактика:

1) **активна (вакцинація)** — введення до організму відповідного антигену або антигенів мікроорганізму з метою стимулювання специфічної імунної відповіді (гуморальної та клітинної), яка захищає від інфікування або захворювання;

2) **пасивна** — парентеральне введення готових антитіл захисної дії;

3) **активно-пасивна** — поєднання вище вказаних методів;

4) **передекспозиційна** — проведена перед контактом із патогенним мікроорганізмом;

5) **постекспозиційна** — проведена після експозиції до інфекції неімунізованих осіб, у випадку хвороб із довшим інкубаційним періодом (напр., сказ, а у виняткових випадках також: правець, вірусні гепатити В або А, кір, вітряна віспа).

2. Вакцини

1) т. зв. **живі** (містять живі, атенуйовані, тобто ослаблені та позбавлені вірулентності мікроорганізми); вакцини проти: туберкульозу (БЦЖ [BCG]), кору, паротиту, краснухи, вітряної віспи, оперізуючого герпесу, *поліомієліту* (пероральна — OPV), жовтої гарячки;

2) т. зв. **інактивовані** (містять цілі, вбиті або інактивовані мікроорганізми або їх фрагменти — вибрані антигени або анатоксини); вакцини проти: дифтерії, правця, кашлюка, *Haemophilus influenzae* типу b, пневмококів, менінгококів, черевного тифу, грипу (тривалентна, інактивована [TIV]), вірусного гепатиту типу А і В, сказу, поліомієліту (парентеральна — IPV), кліщового енцефаліту, ВПЛ [HPV];

3) **обов'язкові** (для дітей та молоді або осіб, особливо наражених на ризик інфікування); лікар юридично зобов'язаний передати кожному пацієнту, який відповідає критеріям, повну та вірогідну інформацію про можливості вакцинації (користь, ризик побічних реакцій, ризик, пов'язаний з відмовою від вакцинації) та безоплатне виконання вакцинації;

4) **рекомендовані** — рекомендовані для конкретних груп пацієнтів; лікар юридично зобов'язаний передати кожному пацієнту, який відповідає критеріям, повну інформацію про можливості вакцинації (користь, ризик побічних реакцій, ризик, пов'язаний з відмовою від вакцинації) та безоплатне виконання вакцинації, але вартість вакцини оплачується пацієнтом.

3. Поствакцинальні побічні реакції (ППР) — кожне порушення стану здоров'я у результаті вакцинації, яке виникає протягом 4 тиж. від моменту введення вакцини (або довшого періоду після вакцинації проти туберкульозу), у зв'язку з дефектами у процесі виготовлення вакцини або порушення техніки під час проведення вакцинації, або через індивідуальну реакцію пацієнта на вакцину

1) **тяжкі** — смерть або загроза життю, стан, що потребує госпіталізації або подовжує її, тривале порушення здоров'я;

2) **серйозні** — досить інтенсивні, але не створюють потребу госпіталізації та не загрожують життю.

У більшості випадків порушень стану здоров'я після вакцинації (підозри на ППР) зв'язок є випадковим (збіг обставин), а не причинно-наслідковий. Кожна підозра на ППР вимагає зголошення (→Тактика).

→ **ЗАГАЛЬНІ ПРОТИПОКАЗИ**

1. «Живі» вакцини (див. також конкретні протипокази для конкретних вакцин);

1) не вводьте особам із вродженими або набутими порушеннями імунітету (особливо клітинного), також такими, що виникли внаслідок променевої терапії, хіміотерапії та імуносупресивної терапії (включаючи ГК у дозі еквівалентній >20 мг/добу по преднізону протягом ≥14 днів — можна вакцинувати через >1 міс. після закінчення терапії ГК); не є протипоказом до вакцинації використання живих препаратів ГК (нашкірно, інтраназально або інгаляційно, внутрішньосуглобово) або фізіологічних замісних доз ГК (напр., при недостатності кори надниркових залоз);

2) не вводьте вагітним жінкам та 1–3 міс. перед плануванням вагітності;

3) мінімальний проміжок між введенням наступної дози або інших «живих» вакцин становить 4 тиж. (під час одного візиту можна — за винятком хворих з імунодефіцитом — ввести кілька «живих» вакцин, якщо необхідна швидка імунізація або існує ризик, що пацієнт не прийде на наступний візит);

4) після вакцинації протягом ≥2 тиж. не вводьте препаратів імуноглобуліну та препаратів крові, які містять імуноглобуліни, а якщо вони необхідні, то розгляньте можливість повторної вакцинації через певний час (3–11 міс. залежно від препарату крові та дози) або оцінки концентрації специфічних антитіл (стосується вакцин проти кору, вітряної віспи та оперізуючого герпесу);

5) зберігайте проміжок 3–11 міс. (залежно від препарату крові та дози) між введенням препаратів імуноглобуліну або крові та вакцин проти кору, вітряної віспи або оперізуючого герпесу.

2. Усі вакцини («живі» та «інактивовані»; див. також специфічні протипокази для конкретних вакцин)

1) **абсолютні протипокази (тривалі):**

   а) системна анафілактична реакція (напр., шок, набряк гортані або симптоми анафілаксії з ≥2 систем) після стартової дози вакцини — протипоказ для подальшого введення цього препарату;

   б) анафілактична реакція (як вище) на компоненти вакцини, напр. білок курячого яйця (грип, кліщовий енцефаліт, жовта гарячка), желатин (оперізуючий герпес і деякі вакцини проти кору, епідемічного паротиту, краснухи, вітряної віспи), неоміцин (кір, епідемічний паротит, краснуха, сказ, вітряна віспа, оперізуючий герпес, IPV, кліщовий енцефаліт), стрептоміцин або гентаміцин (IPV, кліщовий енцефаліт), або дріжджі (вакцини проти вірусного гепатиту В або 4-валентна проти HPV [*Human Papillomavirus*]) — протипоказ для введення цього препарату;

2) **відносні протипокази,** тобто тимчасові, або ситуації, які потребують із дотримання необхідної безпеки під час відбору (тобто обговорення із пацієнтом, чи користь від вакцинації переважає ризик можливих ППР): гостра хвороба з тяжким або середньотяжким перебігом (включаючи високу лихоманку; легка хвороба, напр., застуда, не є протипоказом до вакцинації); загострення хронічного захворювання (до зникнення симптомів загострення та стабілізації стану пацієнта); анафілактичний шок в анамнезі (після іншої вакцини або компоненту, який не входить у склад даної вакцини) — ризик розвитку системної анафілактичної реакції (включаючи шок) після вакцинації у таких осіб — вище середнього.

Кожний компонент вакцини може бути причиною системної (рідко, напр. білок курячого яйця або желатин) або місцевої (частіше; напр. тіомерсал, алюмінієвих) алергічних реакцій у алергізованих осіб. Корки флаконів або елементи шприц-ампул деяких препаратів (вироблені із сухої натуральної гуми) містять латекс, небезпечний для осіб із алергією до цих компонентів.

Перед вакцинацією уважно ознайомтеся з інформацією, яку замішено в інструкції виробника препарату, та уникайте препаратів, які містять речовини, яких пацієнт не переносив у минулому (особливо, якщо вони спричиняли анафілактичні реакції) або вакцин, які йому протипоказані (→Тактика).

➡ АЛГОРИТМ ДІЙ

1. Передайте кожному хворому повну інформацію про можливість профілактики за допомогою вакцинації, у т. ч. про рекомендовані вакцини та можливі ППР. Зверніть особливу увагу на факт, що відмова від вакцинації має негативні наслідки (ризик захворювання та ускладнень). Необхідно пересвідчитись у тому, що пацієнт зрозумів інформацію. Занотуйте цей факт у карті пацієнта (перерахуйте вакцини, які рекомендували) та попросіть його підписати.

2. Вакцинацію виконуйте у кабінеті, поліклініці або лікарні, де є можливість негайного лікування анафілактичного шоку (завжди тримайте приготованими відповідні ЛЗ та майте відпрацьовану схему дій →розд. 17.1).

3. Ознайомтеся з актуальною інструкцією виробника, особливо повним складом вакцини, протипоказами та актуальною схемою вакцинації і правильним виглядом препарату.

4. Відберіть пацієнта на вакцинацію на основі детального анамнезу та об'єктивного дослідження. Зверніть увагу на протипокази до вакцинації або ситуацію, яка вимагає дотримання особливих правил безпеки (відносні протипокази). Запитай пацієнта чи:

1) є на даний момент хворим або має хронічні хвороби легень, серця, крові, нирок, цукровий діабет;

2) мав судоми, порушення свідомості, синкопальні стани, парез чи параліч;

3) має злоякісні новоутвори, лейкоз, СНІД (ВІЛ-інфекцію), видалену або пошкоджену селезінку або імунодефіцит;

4) протягом останніх 3 міс. отримував ГК (вкажіть торгові назви препаратів), протипухлинну терапію або променеву терапію;

5) протягом останнього року отримував кров, препарати крові, імуноглобулін або гамаглобулін;

6) має алергію на ЛЗ, харчові продукти або вакцини;

7) колись переніс анафілактичний шок;

8) коли-небудь мав серйозну реакцію після вакцинації;

9) жінка є вагітною (або існує така можливість);

10) був вакцинований протягом останніх 4 тиж.;

11) були які-небудь симптоми після попередньої дози вакцини.

Відповідальність за правильний відбір до вакцинації несе лікар, який призначає цю процедуру. Відбір стосується конкретної вакцини (необхідно вказати торгову назву препарату або препаратів, які пацієнт може отримати). Якщо вакцинацію має виконати медсестра у кабінеті щеплень, випишіть направлення та результат відбору з датою та годиною кваліфікаційного дослідження — дійсне 24 год.

5. Перевірте вигляд вакцини після розкриття упаковки. Якщо не відповідає опису виробника (інший колір, забруднення, пошкоджена упаковка тощо), не вводьте її та повідомте цей факт до обласної СЕС (вкажіть тип, серію та номер упаковки).

6. Проводьте вакцинацію згідно з рекомендаціями виробника (зазвичай ін'єкція у дельтоподібну ділянку плеча), пацієнтові у положенні сидячи або лежачи (у випадку втрати свідомості, яка частіше трапляється у молодих дорослих, пацієнт падаючи зі стоячого положення може зазнати серйозної травми).

7. Після вакцинації залишіть пацієнта у сидячому положенні або лежачи та спостерігайте за ним протягом 20–30 хв під кутом появи симптомів анафілактичної реакції або втрати свідомості.

8. Поінформуйте пацієнта, на які ППР повинен звернути увагу та коли необхідно звернутися до лікаря. Попросіть його переказати інформацію про ППР.

9. У медичній документації обов'язково занотуйте дату вакцинації, тип та виробника вакцини, серію та номер препарату.

10. Якщо вакцинація вимагає наступних доз, визначте дату наступного візиту та запишіть її пацієнтові і занотуйте це у лікарській документації.

Принципи повідомлення про підозру на ППР

1. У випадку підозри на ППР (у вакцинованого Вами пацієнта, або пацієнта, який отримав вакцинацію в іншому медичному закладі, але який прийшов до Вас за порадою, або госпіталізованого) маєте юридичний обов'язок повідомити про цей факт у найближчий районний відділ Державної Санітарно-Епідеміологічної Служби (СЕС):

1) протягом 24 год від появи ППР або отримання інформації про підозру на ППР повідомте відповідне районне відділення Державної СЕС (телефоном, факсом або електронною поштою);

2) а далі перекажіть заповнений спеціальний офіційний бланк (екстрене повідомлення) до закладів санепідслужби.

2. Категорії ППР, які підлягають обов'язковому повідомленню

1) **місцеві реакції:** набряк, збільшення регіональних лімфатичних вузлів (≥1 вузол з діаметром ≥1,5 см), абсцес у місці ін'єкції (бактеріальний або асептичний) — діагностуйте місцеву гіперреакцію, якщо набряк поширюється за межі найближчого суглоба, або набряк, гіперемія та біль зберігаються >3 днів, або необхідна госпіталізація;

2) **ППР зі сторони ЦНС:** енцефалопатія, судоми (з лихоманкою або без лихоманки), в'ялий параліч (протягом 2–75 днів після контакту з особою, вакцинованою пероральною вакциною проти поліомієліту (ОПВ), найчастіше після контакту з дитиною), синдром Гійена-Барре, менінгіт або енцефаліт. Діагностика:

   а) енцефалопатія (протягом 72 год після вакцинації), якщо ≥2 з наступних симптомів — судоми, виражене порушення свідомості, яке зберігається ≥1 дня, виражена зміна поведінки, яка зберігається ≥1 дня;

   б) параліч плечового сплетіння (2–28 днів після вакцинації проти правця) — біль та транзиторний парез на стороні ін'єкції вакцини;

   в) синдром Гійена-Барре (протягом 4 тиж. після вакцинації) — перші симптоми з'являються без лихоманки, одночасне порушення чутливості;

3) **інші ППР:** анафілактичні реакції (протягом 24 год), артралгії, сепсис, лихоманка >39 °C, тромбоцитопенія, орхіт, сіалоаденіт, інші серйозні реакції (протягом 4 тиж.).

➔ ПРОГРАМА ВАКЦИНАЦІЇ ДОРОСЛИХ

Програма вакцинації дорослих, залежно від віку →рис. 11-1 або за станом здоров'я (групи ризику) →рис. 11-2.

Сезонний грип

1. Вакцини: тривалентні або чотиривалентні інактивовані (TIV), належать до категорії «інактивованих».

2. Показання: рекомендована вакцинація осіб із групи підвищеного ризику ускладнень грипу або тих, які можуть бути для них джерелом інфекції:

1) усіх осіб у віці ≥55 років;

2) осіб, які перебувають у будинках престарілих та інших місцях постійного медичного догляду або опіки (незалежно від віку);

Щеплення	Вік (роки)				
	19–26	27–49	50–59	60–64	>65
правець, дифтерія, кашлюк (Td/Tdap)	Td кожні 10 років можливо Tdap				
кір, епідемічний паротит, краснуха (MMR)	1 або 2 дози				
вітряна віспа	2 дози				
вірусний гепатит В	3 дози				
ВПЛ	3 дози				
грип	1 доза з кожним роком			1 доза з кожним роком	
пневмококи (PCV-13)			1 доза		
пневмококи (PPSV-23)	1 або 2 дози				1 доза
вірусний гепатит А	2 дози				
менінгококи (MenB, MCV-C, MCV-4)	1 або 2 дози				
енцефаліт, що передається кліщами	3 дози				

рекомендується для усіх неімунізованих осіб у цьому віці   якщо є додаткові фактори ризику (напр., медичні, професійні →рис. 11-2, пов'язані зі способом життя або інші)

Рис. 11-1. Схема програми профілактичних щеплень для дорослих, залежно від віку (подробиці і щеплення перед поїздкою в ендемічні райони →розд. 18.11) (див. рис. 11-2)

3) пацієнтів із хронічними захворюваннями серцево-судинної (коронарна хвороба, особливо після перенесеного інфаркту міокарда, серцева недостатність, за винятком артеріальної гіпертензії) або дихальної системи (у т. ч. бронхіальна астма, ХОЗЛ);

4) пацієнтів із хронічними метаболічними захворюваннями (у т. ч. цукровим діабетом), хворобами нирок (ниркова недостатність, нефротичний синдром), гемоглобінопатіями, хворобами печінки, з імунодефіцитами (у т. ч. спричиненими імуносупресивною терапією або ВІЛ-інфекцією), з патологічним ожирінням (IMT ≥40);

5) пацієнтів із порушенням функції дихальної системи або утрудненою евакуацією мокротиння з дихальних шляхів, підвищеним ризиком аспірації (порушення свідомості, деменція, травми спинного мозку, хвороби, що перебігають із судомами, інші нервово-м'язеві хвороби);

6) вагітних жінок і жінок, які у найближчому епідемічному сезоні будуть вагітними;

7) осіб, які можуть бути джерелом інфекції для вище згаданих осіб (епідеміологічні покази) — працівників будинків престарілих або будинків для хронічно хворих, осіб, які забезпечують догляд вдома або, які мешкають з особами з груп ризику, персоналу закладів системи охорони здоров'я (у т. ч. адміністративних працівників та студентів медичного напрямку, які мають заняття із хворими);

8) піклувальників, батьків та інших співмешканців дітей у віці <5 років (особливо <6 міс.);

9) працівників шкіл, торгівлі, транспорту та інших осіб, які мають контакт із великою кількістю людей. Клінічна ефективність вакцинації хворих з імунодефіцитом може бути значно зниженою, тому важливе значення має також імунізація осіб з найближчого оточення таких пацієнтів (домочадці, працівники медичної служби).

Щеплення	Група медичного ризику									
	вагітність	імунодефіцити (без ВІЛ)	HIV+ (CD4+)		цукровий діабет, хвороби серця, хронічні захворювання легень, алкоголізм	відсутність селезінки, дефіцит комплементу	хронічні захворювання печінки	ниркова недостатність, нефротичний синдром, гемодіаліз	медичний персонал
			<200/мкл	≥200/мкл					
правець, дифтерія, кашлюк (Td/Tdap)	Tdap	Td кожні 10 років (або разову дозу Tdap замість Td)							
ВПЛ		3 дози							
вірусний гепатит В		3 дози							
вітряна віспа	НІ!		2 дози						
кір, епідемічний паротит, краснуха (MMR)	НІ!		1 або 2 дози						
грип	1 доза кожного року								
пневмококи (PCV-13)					1 доза				
пневмококи (PPSV-23)		1 або 2 дози							
вірусний гепатит А		2 дози							
менінгококи (MenB, MCV-C, MCV-4)			2 дози[a]		1 або 2 дози[б]	2 дози[a]			

◼ рекомендується для всіх неімунізованих осіб, які підпадають під віковий ценз (рис. 11-1)
◼ рекомендується, якщо є додаткові фактори ризику (напр., медичні, професійні, пов'язані із способом життя або інші)
◼ протипоказані

[a] MCV-C, MCV-4: 1 доза основної вакцинації, через 5 років розгляньте можливість введення 1 додаткової дози (покази до додаткової вакцинації не були достовірно удокументовані)
[б] залежно від препарату: MenB — 2 дози; MCV-C, MCV-4 — 1 доза

Рис. 11-2. Схема програми пофілактичних щеплень для дорослих пацієнтів, залежно від групи медичного ризику (подробиці →розд. 18.11) (див. рис. 11-1)

Запропонуйте вакцинацію кожному, хто бажає зменшити ризик захворювання на грип.

3. Протипоказання: універсальні для всіх «інактивованих» вакцин та системна анафілактична реакція на білок курячого яйця; дотримуйтеся особливих правил безпеки під час відбору до вакцинації (відносні протипокази) у випадку розвитку синдрому Гійена-Барре (СГБ) протягом 6 тиж. після попередньої вакцинації проти грипу (ризик повторного розвитку СГБ після вакцинації є все ж дуже низьким; але розвиток грипоподібного захворювання підвищує ризик СГБ протягом місяця >16-кратно; ризик СГБ після захворювання грипом є більшим у 17 разів, ніж після вакцинації).

4. Схема вакцинації дорослих: 1 доза в/м, п/ш або в/ш (залежно від препарату та рекомендацій виробника). Специфічні антитіла з'являються вже через ≈7 днів. Щорічно повторюйте вакцинацію актуальною у даному епідеміологічному сезоні вакциною. Оптимально виконайте вакцинацію ранньою осінню перед періодом підвищеної захворюваності на грип, а якщо це не було неможливим, зробіть це при найближчій можливості (вакцину можете ввести протягом усього сезону).

Вірусний гепатит типу В

1. Вакцини: містять рекомбінантний антиген HBs, належать до категорії «інактивованих».

2. Покази

У дорослих обов'язкова вакцинація для:

1) осіб, які є представниками медичних професій, що створюють ризик інфікування;

2) учнів медичних шкіл, студентів вищих навчальних закладів, які навчаються на медичних напрямках (протягом першого року навчання);

3) осіб, які особливо наражені на інфікування внаслідок контакту з особою, зараженою HBV (напр. домочадці хворого з вірусним гепатитом В або носія HBV, особи, які перебувають у закладах опіки, виховних і закритих закладах [напр. в'язницях], діалізні хворі або хворі з прогресуючою хронічною нирковою недостатністю;

4) осіб, заражених HCV.

Вакцинація рекомендується для сприйнятливих до інфікування:

1) осіб, які з огляду на спосіб життя або рід заняття піддаються ризику інфікування, пов'язаного з пошкодженням цілісності тканин або через сексуальний контакт (напр., тих, хто виїжджає в ендемічні по вірусному гепатиту В райони →розд. 7.1.2, вступає в ризиковані сексуальні контакти, ін'єкційних наркоманів);

2) хронічно хворих із високим ризиком інфікування HBV (напр. з імунодефіцитом, у т. ч. в результаті імуносупресивної терапії, хворих на хронічні захворювання печінки, цукровий діабет), невакцинованих у рамках обов'язкових щеплень;

3) хворих, які готуються до операцій та інвазивних медичних процедур (однак не можна відмовити у виконанні медичної процедури, пов'язаної з порушенням цілісності тканин, у випадку відсутності вакцинації проти вірусного гепатиту В);

4) усіх досі не вакцинованих дорослих, особливо похилого віку.

3. Протипоказання: універсальні для усіх «інактивованих» вакцин. Вагітність та годування грудьми не є протипоказом до вакцинації.

4. Схеми вакцинації

1) **основна** — 3 дози в/м у дельтовидний м'яз по схемі 0, 1 та 6 міс. (у випадку значної тромбоцитопенії або геморагічного діатезу, винятково п/ш — слабша імунна відповідь). Ін'єкцію у ділянку сідниць вважайте недійсною та повторіть вакцинацію. У випадку подовження проміжків між дозами, не починайте схему з початку, тільки введіть пропущені дози (у випадку проміжків, довших ніж 12 міс., щоб пересвідчитися у ефективності порушеної схеми вакцинації, можна через 1–2 міс. після 3 дози перевірити концентрацію антитіл анти-HBs у сироватці, особливо, якщо існують фактори ризику відсутності або субоптимальної відповіді на вакцинацію →нижче). Особам, які отримали повний первинний курс вакцинації (за винятком деяких хронічно хворих →нижче), не рекомендується проведення ревакцинації, навіть якщо декілька років після щеплення виявлено, що рівень антитіл анти-HBs є нижчим від захисного рівня (<10 МО/л).

2) **пришвидшена** — використовуйте у виняткових ситуаціях у дорослих, коли необхідна швидка імунізація перед виїздом за кордон у небезпечний район поширення вірусного гепатиту В (можливо перед оперативним втручанням). Виберіть препарат, призначений для використання у рамках швидкої схеми та дотримуйтеся рекомендацій виробника. Схема (4 дози основної вакцинації): 0, 7, 21 день та 12 міс. (1 міс. після 3 дози серопротекція у 75–83 % вакцинованих, а через 2 міс. у 90–97 %; дещо вищий відсоток у випадку комбінованої вакцини.

3) **тактика після експозиції до HBV** →розд. 18.9;

4) **у хронічно хворих пацієнтів** (хвороби нирок [у т. ч. діаліз], печінки, цукровий діабет, імунодефіцити), враховуючи часто незадовільну відповідь на вакцинацію або тільки нестійкий імунітет, використовуйте подвійну дозу вакцини (40 мкг), а у випадку деяких препаратів введіть додаткову дозу основної вакцинації (напр., схема 0, 1, 2 та 6 міс.; дотримуйтеся рекомендацій виробника). 1–2 міс. після закінчення основної вакцинації перевірте концентрацію антитіл анти-HBs у сироватці — якщо результат <10 МО/л → поводьтеся як у випадку осіб без імунної відповіді на вакцинацію (→нижче). Моніторуйте концентрацію анти-HBs у сироватці кожні 6–12 міс — якщо результат <10 МО/л → введіть додаткову дозу з метою збереження концентрації анти-HBs >10 МО/л. У хворих на злоякісний новоутвір під час імуносупресивної терапії та у пацієнтів після трансплантації органу рекомендується утримання антитіл анти-HBs ≥100 МО/л.

5) **в осіб без імунної відповіді на основну серію вакцинації** (анти-HBs 1–2 міс після основної вакцинації <10 МО/л; ≤10 % дорослих; фактори ризику: чоловіки, вік >40 р., ожиріння, тютюнопаління, хронічні хвороби нирок, хронічні хвороби печінки, алкоголізм, імуносупресія, ВІЛ+) → повторіть повну схему основної вакцинації (серопротекція у 50–70 %). 1–2 міс. після закінчення повторної серії вакцинації перевірте концентрацію антитіл анти-HBs у сироватці — якщо результат <10 МО/л → визнайте пацієнта таким, що тривало не відповідає на вакцинацію. У таких випадках при експозиції до HBV використовуйте пасивну імунопрофілактику →нижче.

5. Пасивна імунопрофілактика (специфічний анти-HBs імуноглобулін [HBIG]): показана з метою профілактики інфікування після експозиції до HBV (→розд. 18.9) у сприйнятливих до інфікування невакцинованих осіб або осіб, які не відповідають на вакцинацію. Введіть протягом 48–72 год після експозиції, а при необхідності (напр., під час тривалої госпіталізації) повторюйте кожні 4–8 тиж.

Вірусний гепатит типу А

1. Вакцини: містять інактивований вірус вірусного гепатиту А (HAV), належать до категорії «інактивованих».

2. Показання: у дорослих вакцинація **рекомендується** особам:

1) які виїжджають до країн з високою та середньою ендемічністю вірусного гепатиту А →розд. 7.1.1;

2) працевлаштованим на виробництві та розповсюдженні продуктів харчування, видаленню комунальних відходів та очищення каналізації, і при консервації предметів, які служать для цих цілей;

3) хворим на хронічні хвороби печінки або на гемофілію.

Запропонуйте вакцинацію кожному, хто хоче знизити свій ризик захворіти вірусним гепатитом А, особливо при ризикованій сексуальній поведінці або наркозалежності.

3. Протипоказання: універсальні для усіх вакцин. Вагітність та годування груддю не є протипоказами для вакцинації.

4. Схеми вакцинації: основна вакцинація — 2 дози в/м у дельтоподібний м'яз по схемі 0,6–12 міс. (у випадку значної тромбоцитопенії або геморагічного діатезу винятково п/ш — слабша імунна відповідь). Ін'єкцію у ділянку сідниць вважайте недійсною та повторіть вакцинацію. У випадку подовження проміжків між дозами не починайте схему спочатку, тільки введіть пропущену дозу. Ревакцинація не рекомендується. Якщо не можна реалізувати повної основної вакцинації, першу дозу введіть ≥2–4 тиж. перед виїздом у ендемічний регіон.

5. Постекспозиційна тактика після контакту неімунізованої особи з хворим на вірусний гепатит А (напр., вірусний гепатит А у домочадця або інший близький контакт з хворим протягом останніх 2 тиж.): якнайшвидше проведіть вакцинацію (макс., протягом 2 тиж. від перших симптомів у пацієнта — джерела інфекції); в осіб >40 р. ефективність такої профілактики може бути нижчою.

Кір, епідемічний паротит та краснуха

1. Вакцини: комбіновані проти кору, епідемічного паротиту та краснухи: містять здатні до реплікації, атенуйовані віруси; належать до категорії «живих». Доступна також комбінована тетравакцина проти кору, епідемічного паротиту, краснухи та вітряної віспи.

2. Показання: вакцинація **рекомендується:**

1) особам, невакцинованим проти кору, епідемічного паротиту та краснухи у рамках обов'язкової вакцинації; особливо персонал медичної служби повинен бути імунізований проти кору (також з огляду на безпеку пацієнтів, у т. ч. немовлят та хворих з первинними або вторинним імунодефіцитами), імунізація повинна бути ретельно задокументована →нижче;

2) молодим жінкам, особливо, які працюють з дітьми (дошкільні заклади, школи, медичні служби), з метою профілактики вродженої краснухи, неімунізованим, або якщо від одноразової основної вакцинації у віці 10–13 р. минуло >10 років (інформація про перенесену краснуху без серологічного підтвердження діагнозу не є підставою для звільнення від вакцинації з огляду на часті діагностичні помилки);

3) молодим невакцинованим чоловікам в рамках обов'язкової вакцинації.

Імунізованою проти кору особою вважається та, яка має ≥1 з наступних критеріїв: документ, що засвідчує перенесення кору, діагностованого лікарем (із лабораторним підтвердженням); у сироватці присутні антитіла проти кору класу IgG; володіє виданим лікарем документом вакцинації двома дозами вакцини проти кору (моновалентної або КПК) у проміжку ≥4 тиж.

3. Протипоказання: універсальні для усіх вакцин та «живих» вакцин. З обережністю у пацієнтів із перенесеною тяжкою тромбоцитопенією або тромбоцитопенічною пурпурою — вакцини проти кору та краснухи дуже рідко (<1/10 000 доз) можуть бути пов'язані з тромбоцитопенією, хоча зазвичай без клінічних симптомів. Помилкова вакцинація жінок у ранній період вагітності не мала шкідливого впливу на плід, тому у випадку такої ситуації не виконуйте жодних особливих дій, а перед вакцинацією не виконуйте рутинно тесту на вагітність.

4. Схема вакцинації: основна вакцинація — 2 дози п/ш або в/м із проміжком ≥4 тиж. Особам, які отримали в минулому тільки 1 дозу вакцини, введіть другу дозу.

5. Постекспозиційна тактика щодо неімунізованої особи після близького контакту (→нижче) з хворим на:

1) **кір** — якщо не має протипоказів, почніть вакцинацію протягом 72 год після експозиції; неімунізованим вагітним жінкам та пацієнтам із порушенням імунітету тяжкого ступеня (навіть раніше вакцинованим) якнайшвидше після експозиції (макс. до 6 днів) введіть препарат імуноглобуліну. У хворих, які отримують замісну терапію полікомпонентними імуноглобулінами в/в (ВВІГ [IVIG]), інфікуванню запобігає доза >100 мг/кг маси тіла, введена протягом 3 тиж. перед експозицією. Набутий пасивно імунітет минає через 5–6 міс., хіба що розвинувся кір із типовим або модифікованим перебігом. Після народження дитини вакцинуйте неімунізовану жінку.

2) **краснуху** (близький контакт із хворим із лабораторно підтвердженою інфекцією) — у неімунізованих жінок з I та II триместрі вагітності розгляньте введення імуноглобуліну →вище) у дозі 0,55 мл/кг маси тіла (контроверсійно, не виключає ризику розвитку синдрому вродженої краснухи). Після народження дитини якнайшвидше вакцинуйте неімунізовану жінку.

Вітряна віспа

1. Вакцина: містить здатні до реплікації, атенуйовані віруси; належить до категорії «живих».

2. Показання у дорослих: вакцинація **рекомендована** усім особам, які не хворіли на вітряну віспу, або не були раніше вакциновані, а особливо:

1) працівникам медичної служби;

2) особам, які перебувають у близькому контакті з особами з клітинним імунодефіцитом, у т. ч. під час імуносупресивної терапії (близькі родичі, співмешканці, соціальні працівники та ін.);

3) хворим на гострий лейкоз у період ремісії (щонайменше тиждень після закінчення хіміотерапії, якщо число лімфоцитів у крові становить >1200/мкл; протягом тижня після вакцинації не слід застосовувати хіміотерапію);

4) хворим перед плановою трансплантацією органа;

5) жінкам, які планують вагітність;

6) батькам маленьких дітей (немовлята, дошкільний та шкільний вік).

3. Протипоказання: універсальні для усіх вакцин та «живих» вакцин, у т. ч. системна анафілактична реакція на неоміцин та число лімфоцитів у крові <1200/мкл. Помилкова вакцинація жінок на ранньому терміні вагітності не мала шкідливого впливу на плід, тому у випадку такої ситуації не виконуйте жодних особливих дій, а перед вакцинацією не робіть рутинного тесту на вагітність.

4. Схема вакцинації: основна вакцинація — 2 дози п/ш або в/м з інтервалом 6–8 тиж. Особам, які отримали в минулому тільки 1 дозу вакцини, введіть якнайшвидше другу дозу (не потрібно починати схему вакцинації спочатку).

5. Постекспозиційна тактика після близького контакту з хворим на вітряну віспу (вітрянка у домочадця, спільне перебування на невеликій відстані у закритому приміщенні протягом >1 год або триваліший контакт із хворим обличчя-до-обличчя у лікарні):

1) неімунізовані особи без протипоказів до вакцинації → розпочніть вакцинацію найпізніше протягом 72–120 год після експозиції (зазвичай не запобігає захворюванню, але значно полегшує перебіг хвороби);

2) неімунізовані (серонегативні) вагітні жінки та особи з порушенням клітинного імунітету → введіть якнайшвидше (макс. до 4 днів) — але тільки після експозиції, яка створює значний ризик захворювання — специфічний імуноглобулін проти VZV (VZIG; 25 МО/мл) в/в 0,2–1 мл/кг м. т. (5–25 МО/кг маси тіла, макс. 625 МО), можливо ВВІГ (IVIG). Якщо відсутні протипокази, то через 5 міс. розпочніть вакцинацію. У хворих, які отримують субституційну терапію ВВІГ, інфікуванню запобігає доза >400 мг/кг маси тіла, введена протягом 3 тиж. перед експозицією. Після народження дитини якнайшвидше вакцинуйте неімунізовану жінку.

Кліщовий енцефаліт

1. Вакцини (вакцина кліщового енцефаліту культуральна; очищена інактивована суха з розчинником): містять інактивовані віруси; належать до категорії «інактивованих».

2. Показання: вакцинація **рекомендована** особам, які проживають на території підвищеної захворюваності →розд. 18.5.2 або виїжджаючим туди з туристичною або робочою метою, особливо:

1) працівникам з експлуатації лісу, солдатам, працівникам пожежної та прикордонної служб;

2) мисливцям, рільникам;

3) туристам, молоді, яка відпочиває на території лісу, учасникам таборів та колоній.

3. Протипоказання: універсальні для усіх «інактивованих» вакцин, системна анафілактична реакція на неоміцин, гентаміцин, протамін або куряче яйце.

4. Схема вакцинації: основна вакцинація — 3 дози в/м у дельтоподібний м'яз по схемі 0, 1–3, 6–15 міс. Після 2 доз специфічні антитіла з'являються у 90 % вакцинованих. Щоб встигнути до сезону активності кліщів, вакцинацію починайте ранньою зимою. Ревакцинація проводиться кожні 3 роки. Пришвидшена схема — 2 дози з інтервалом 2 тиж., а третя 5–12 міс. після другої або 3 дози 0, 7, 21 день та четверта доза через 9–12 міс.

Вірус папіломи людини (ВПЛ [HPV])

1. Вакцини: містять рекомбінантний білок ВПЛ (HPV); належать до категорії «інактивованих». До складу 2-валентної вакцини входять антигени типу HPV-16 і HPV-18 (відповідальні за рак шийки матки, піхви та вульви), а до 4-валентної — HPV-16 і HPV-18, і додатково HPV-6 і HPV-11 (відповідальні за бородавки статевих органів [гострі кондиломи]). До складу 9-валентної вакцини входять антигени типів HPV-6 і HPV-11 (відповідальні за бородавки статевих органів [гострі кондиломи]) і HPV-16, HPV-18, HPV-31, HPV-33, HPV-45, HPV-52, HPV-58 (відповідальні за рак шийки матки, піхви та вульви).

2. Показання: вакцинація **рекомендована** дівчатам у підлітковому віці та жінкам у віці до 26 р. — оптимально перед початком сексуальної активності — з метою первинної профілактики раку шийки матки та передракових змін, пов'язаних з інфікуванням ВПЛ (HPV) типів 16 та 18. Перед вакцинацією дорослих, сексуально активних жінок порекомендуйте гінекологічне обстеження з метою виключення патологічних змін шийки матки (цитологія). Вакцина Гардасил додатково імунізує проти ВПЛ (HPV) типів 6 та 11, які викликають бородавки статевих органів у чоловіків та жінок. Вакцинація не звільняє від регулярного, скринінгового цитологічного дослідження на предмет виявлення раку шийки матки.

3. Протипоказання: універсальні для усіх «інактивованих» вакцин, вагітність.

4. Схема вакцинації після досягнення 14-річного віку: основна вакцинація — 3 дози в/м у дельтоподібний м'яз по схемі 0, 1, 6 міс. або 0, 2, 6.

Поліомієліт

1. Вакцини (ІПВ; доступна також у формі комплексної вакцини проти дифтерії, правця та кашлюка): містить інактивований вірус; належить до категорії «інактивованих».

2. Показання: виїзд на територію ендемічного поширення хвороби (напр., Індія, Пакистан, Афганістан, Нігерія та деякі інші африканські країни), працівники лабораторії, які мають контакт з вірусом *poliomyelitis*.

3. Протипоказання: універсальні для усіх вакцин, системна анафілактична реакція на неоміцин, стрептоміцин або поліміксин В. Не призначайте дорослим пероральної вакцини, яка містить живі, атенуйовані віруси (ОПВ).

4. Схема вакцинації: основна вакцинація: (3 дози) п/ш або в/м — дорослим, раніше не вакцинованим, призначте повний цикл основної вакцинації: 2 дози з інтервалом 1–2 міс. та додаткову дозу 6–12 міс. після другої дози. Додаткова доза: дорослим, які пройшли основну вакцинацію (як вище) у дитинстві, які підлягають ризику інфекції, введіть 1 додаткову дозу ІПВ (виробник рекомендує повторення додаткової дози кожні 10 років).

Сказ

1. Вакцина: містить інактивований вірус; належить до категорії «інактивованих».

2. Показання: вакцинація **рекомендована** особам, які виїжджають на ендемічні території поширення хвороби, та усім особам, покусаним дикими тваринами або домашніми тваринами з підозрою на сказ. Показана також для осіб, які професійно підлягають ризику контакту з хворими тваринами (напр. лісники, мисливці, ветеринари, спелеологи). Рішення про проведення відповідних заходів приймають спеціалісти, які працюють у консультативних кабінетах вакцинації, або інфекціоністи.

3. Протипоказання: відсутні у випадку постекспозиційної тактики. У випадку вакцинації до експозиції — універсальні для усіх «інактивованих» вакцин.

4. Схема вакцинації: основна вакцинація — 3 дози в/м по схемі 0, 7, 28 днів та додаткова доза через рік. Додаткові дози кожні 5 років.

5. Постекспозиційна тактика (правила та критерії відбору →табл. 11-1): в обґрунтованих випадках у невакцинованої особи вакцинація за схемою 0, 3, 7, 14 та 30 днів (якщо постраждалою є раніше вакцинована особа, введіть

Таблиця 11-1. Специфічна профілактика сказу в осіб, які мають контакт із хворою особою, або твариною, в якої підозрюють сказ

Характер контакту з твариною	Стан здоров'я тварини		Профілактика[a]
	на момент експозиції	під час ветеринарного нагляду[a]	
відсутність ран або посередній контакт	–	–	не потрібна
ослинення здорової шкіри	–	–	не потрібна
ослинення пошкодженої шкіри, легкі укуси та подряпини	здорова тварина	симптоми сказу	слід почати вакцинацію[б] з моменту виявлення симптомів сказу у тварини
	тварина, у якої підозрюють сказ	тварина здорова (непідтверджені симптоми)	слід негайно почати вакцинацію[б] → припиніть, якщо тварина здорова під час спостереження
	скажена, дика, невідома, необстежена тварина	–	слід негайно почати вакцинацію[б]
глибокі укуси, подряпини, ослинення слизових оболонок	здорова тварина	симптоми сказу	слід негайно почати вакцинацію[б] + введення специфічного імуноглобуліну (або сироватки)[б]
	тварина з підозрою на сказ	тварина здорова (непідтверджені симптоми)	слід негайно почати вакцинацію[б] + введення специфічного імуноглобуліну (або сироватки)[б] → припиніть, якщо тварина здорова під час спостереження
	скажена тварина, дика, невідома, не досліджено	–	слід негайно почати вакцинацію[б] + введення специфічного імуноглобуліну (або сироватки)[б]

[a] Початок постекспозиційної тактики можна відтермінувати до моменту підтвердження сказу у тварини, якщо у неї не було симптомів хвороби під час експозиції. 15-денне ветеринарне спостереження стосується тільки домашніх тварин, таких як собаки та коти.

[б] →текст

тільки 2 додаткові дози вакцини за схемою 0 та 3 дні; не потрібно одночасно вводити специфічного імуноглобуліну або сироватки). Якщо ризик високий (табл. 11-1), одночасно з першою дозою вакцини вводиться специфічний людський імуноглобулін проти сказу 20 МО/кг м. т.; його можна вводити до 7 дня від початку вакцинації.

Дифтерія та правець

1. Вакцини (Td): містять дифтерійний анатоксин (інактивований токсин) у зниженій дозі (d) та правцевий (Т) анатоксин; належать до категорії «інактивованих». Також наявні у комбінації з антигенами палички кашлюка (dTpa — АКДП) та поліомієліту (dT-ІПВ) або моновалентна (d або Т [d — АД-М-анатоксин, Т — АП-анатоксин]).

2. Показання: вакцина **рекомендована** дорослим, які в минулому правильно пройшли основну вакцинацію (додаткові дози) та невакцинованим особам (основна вакцинація [не стосується комбінованих вакцин АКДП], рекомендовані особливо особам похилого віку, які з огляду на рід заняття підлягають

Таблиця 11-2. Правила профілактики правця після поранення

Історія вакцинації	Ризик захворіти правцем	
	низький[a]	високий[b]
невакцинована особа, неповністю вакцинована або відсутність документації	вакцина Td[в] та продовження основної вакцинації	вакцина Td[в] + специфічний анатоксин, потім продовження основної вакцинації
основна вакцинація або додаткова вакцинація, а остання доза введена >10 років тому	1 доза вакцини Td[в]	1 доза вакцини Td[в] + анатоксин
основна вакцинація або додаткова вакцинація, а остання доза введена 5–10 років тому	1 доза вакцини Td[в]	1 доза вакцини Td[в]
первинна вакцинація або додаткова вакцинація, а остання доза введена <5 років тому	імунопрофілактика не потрібна	імунопрофілактика не потрібна або, у випадку особливо високого ризику інфікування, можна розглянути можливість введення 1 дози вакцини Td[в]

[a] свіжі, незначно забруднені рани, які не містять некротизованих тканин

[b] дуже забруднені рани або які містять розтрощені, некротизовані тканини, оброблені через >24 год від інфікування; колоті, розтрощені та вогнепальні рани

[в] можливо вакцини Т

Т — моновалентна протиправцева вакцина; Td — комбінована вакцина для дорослих проти правця та дифтерії, яка містить знижену кількість дифтерійного анатоксину

ризику розвитку правця [напр. рільники, огородники]). Показані також для осіб, які виїжджають у райони з епідемією дифтерії або у випадку епідемії на території країни (з розпорядження адміністрації вакцинація обов'язкова, безкоштовна). Постекспозиційна профілактика →нижче.

3. Протипоказання: універсальні для усіх «інактивованих» вакцин; тромбоцитопенія або неврологічні порушення після попередньої дози вакцини (або іншої, яка містить правцевий анатоксин) та прогресуючі неврологічні хвороби. Будьте обережними під час відбору, якщо після попередньої дози протиправцевої вакцини розвинувся параліч плечового сплетіння (протягом 4 тиж.), синдром Гійєна-Барре (протягом 6 тиж.) або місцева гіперреакція (біль, набряк та гіперемія [реакція типу Артюса]).

4. Схема вакцинації: додаткові дози п/ш кожні 10 років (мін. інтервал між щепленнями проти правця — 5 років). Основна вакцинація — 3 дози п/ш по схемі 0, 1, 6 міс.

5. Постекспозиційна тактика при пораненні, яке загрожує захворюванню правцем (принципи та критерії відбору →табл. 11-2): в обґрунтованих випадках → вакцинація. Якщо ризик високий → одночасно з першою дозою вакцини введіть в окреме місце специфічний антиправцевий (людський протиправцевий імуноглобулін — HTIG в/м 250 МО або — якщо рана інфікована, зі стороннім тілом, оброблена >24 год від поранення, гіповолемічний шок, маса тіла пацієнта >90 кг — 500 МО. Особам з імунодефіцитом (первинним або набутим, у т. ч. під час імуносупресії) або з протипоказами до вакцинації → введіть другу дозу HTIG через 3–4 тиж. після першої.

Кашлюк

1. Вакцина (dTpa — АКДП; також доступна у комбінованій формі з поліомієлітом): містить анатоксин (інактивований токсин) дифтерії у зниженій дозі (d) та правця (T) і 1–3 антигени палички кашлюка (т. зв., безклітинний кашлюковий компонент [а]) у зниженій дозі (р); належить до категорії «інактивованих».

2. Показання: вакцинацію рекомендують у вигляді додаткової дози для осіб, які пройшли основну вакцинацію проти кашлюка, а особливо для:

1) молоді у віці 14–19 років (замість однієї додаткової дози вакцини проти правця і дифтерії [Td]);

2) дорослих, які мають або невдовзі будуть мати близький контакт з немовлятами <12 міс. (батьки, дідусі з бабусями, опікуни, медичний персонал [особливо неонатологічного і педіатричного відділень], ясельний персонал) з метою зниження ризику тяжкого кашлюка у немовлят;

3) вагітних жінок (стосується кожної вагітності, незалежно від інтервалу між ними) — щеплення потрібно провести між 27 і 36 тиж. вагітності (оптимально між 28 і 32 тиж.);

4) медичного персоналу, який близько контактує з хворими у лікарні або поліклініці, також персоналу будинків престарілих, дошкільних закладів та шкіл (з епідеміологічних міркувань);

5) дорослих, які хочуть знизити свій ризик захворіти кашлюком. У комбінації з ІПВ — як додаткова доза перед виїздом у ендемічні райони.

3. Протипоказання: як для вакцин проти правця та дифтерії (→вище) та енцефалопатія протягом 7 днів після попередньої вакцинації проти кашлюка.

4. Схема вакцинації: 1 доза в/м кожних 10 років (введіть одноразово як додаткову дозу вакцинації проти правця та дифтерії замість однієї дози вакцини Td).

Пневмококи

1. Вакцини: 13-валентна кон'югована (PCV-13) та 23-валентна полісахаридна (PSV-23): містять очищені полісахаридні антигени відповідно 13 і 23 найчастіших серологічних типів *S. pneumoniae,* які в кон'югованій вакцині поєднані з транспортним білком, що гарантує сильнішу та тривалішу імунну відповідь; належать до категорії «інактивованих».

2. Показання для дорослих осіб: вакцинація **рекомендована** особам:

1) у віці ≥65 років;

2) усім дорослим, які курять сигарети (додатково необхідно їх навчити, як кинути звичку);

3) з груп медичного ризику:

   а) хворим з хронічними хворобами серця (за винятком артеріальної гіпертензії), легень (також бронхіальною астмою, ХОЗЛ та емфіземою), печінки, цукровим діабетом, нефротичним синдромом або нирковою недостатністю (особливо хворим, що проходять перитонеальний діаліз);

   б) із алкогольною залежністю;

   в) із вродженим або набутим імунодефіцитом, у т.ч. в стані імуносупресії, з дефіцитом компонентів комплементу або з порушеннями фагоцитозу (за винятком хронічної гранулематозної хвороби);

   г) після спленектомії або з функціональною аспленією (вакцинацію необхідно виконати оптимально ≥2 тиж. перед запланованою спленектомією);

   д) хворим на лімфому Ходжкіна, неходжкінську лімфому, лейкоз, мієломну хворобу або інший злоякісний новоутвір на стадії генералізації;

   е) з лікворею;

   є) з імплантованим кохлеарним імплантом або перед плановою процедурою імплантації;

   ж) після трансплантації паренхіматозного органа.

3. Протипоказання: універсальні для усіх «інактивованих» вакцин.

4. Схема вакцинації: PCV-13, PPSV-23:1 доза в/м або п/ш; 1 додаткова доза PPSV-23 ≥5 років після першої рекомендована тільки пацієнтам:

1) у віці <65 років без селезінки (також з т. зв. функціональною недостатністю або з імунодефіцитом;

2) у віці ≥65 років, вакцинованим однією дозою з огляду на покази, пов'язані зі станом здоров'я у віці до 65 р. Не рекомендують вводити більше, ніж 2 дози PPSV-23. Тактика у хворих із вибраних груп медичного ризику (з імунодефіцитом, у т. ч. з хронічною нирковою недостатністю та нефротичним синдромом, із функціональною або анатомічною асплєнією, з лікворєєю або імплантованим кохлеарним імплантом):

   а) раніше невакциновані проти пневмококів — рекомендують призначити в першу чергу PCV-13, у подальшому через ≥8 тиж. — з метою розширення діапазону захисту — 1 доза PPSV-23 (така послідовність забезпечує вищу концентрацію специфічних антитіл); додаткову дозу PPSV-23 слід призначати згідно з вищенаведеними принципами;

   б) раніше вакциновані ≥1 дозою PPSV-23 — рекомендують призначення 1 дози PCV-13 ≥12 міс. після останньої дози PPSV-23; якщо пацієнт потребує введення додаткової дози PPSV-23 (→вище), необхідно її призначити ≥8 тиж. після PCV-13 і ≥5 років після першої дози PPSV-23.

Менінгококи

1. Вакцини: кон'юговані-моновалентні проти менінгококів групи C (MCV-C) або 4-валентні проти менінгококів A, C, Y, W-135 (MCV-4); полісахаридна проти менінгококів групи A і C (МЕНІНГО A+C); містять очищені полісахаридні антигени, які у кон'югованих вакцинах поєднані з транспортним білком, який гарантує сильнішу та тривалішу імунну відповідь; рекомбінована моновалентна проти менінгококів групи B (MenB); належать до категорії «інактивованих».

2. Показання: кон'юговані вакцини і рекомбіновану вакцину **рекомендують** з метою профілактики інвазивної менінгококової хвороби, спричиненої менінгококами у неімунізованих осіб, а особливо:

1) особам з функціональною або анатомічною асплєнією (вакцинацію необхідно провести оптимально ≥2 тиж. перед плановою спленектомією);

2) особам з порушенням гуморального імунітету, а особливо вродженими дефіцитами кінцевих компонентів системи комплементу або пропердину;

3) працівникам лабораторій, які мають контакт з інфекційним матеріалом;

4) учням та студентам, які вперше у житті будуть мешкати в інтернаті або студентському гуртожитку;

5) солдатам (або іншим службовцям) у казармах;

6) дітям та молоді, які проживають у епідемічних районах.

MCV-4 і полісахаридна вакцини показані у профілактиці хвороб, спричинених менінгококами, в осіб, які подорожують в райони ендемічного поширення цих інфекцій →нище.

3. Протипоказання: універсальні для усіх «інактивованих» вакцин.

4. Схема вакцинації: MCV-C і MCV-4 — 1 доза в/м (полісахаридна також п/ш). У пацієнтів без селезінки та з дефіцитом компонентів комплементу розгляньте введення додаткової дози через 5 років. MenB — 2 дози в/м з інтервалом ≥4 тиж.

→ **ВАКЦИНАЦІЯ ПЕРЕД ПОЇЗДКОЮ ЗА КОРДОН В ЕНДЕМІЧНІ РАЙОНИ**

Вакцинація, пов'язана з місцем подорожі (райони ендемічних захворювань), умовами побуту та характером запланованої активності: відбір та вакцинація у спеціалізованих консультативних кабінетах щеплень, спеціаліста з питань медицини подорожей або інфекціоніста, або у спеціалістів обласних санітарно-епідеміологічних станцій.

1. Жовта гарячка — ендемічна для тропічної Африки та центральних і північних районів Південної Америки. Деякі країни з тих районів вимагають свідоцтво про вакцинацію (т. зв. жовта книга) перед отриманням дозволу на перетин кордону, а інші у випадку осіб, які повертаються з ендемічних районів (навіть осіб, які проїжджають транзитом). Сертифікат дійсний від 10 дня після вакцинації протягом 10 років; видається тільки уповноваженими органами. Вакцина містить живі, атенуйовані віруси. Первинна вакцинація — 1 доза п/ш або в/м, ревакцинація кожні 10 років. Первинна вакцинація забезпечує багаторічний імунітет, а ревакцинацію потрібно провести при поїздках до країн, де вимагають підтвердження імунітету до вступу в силу оновлених рекомендацій ВООЗ (2016). Проведення вакцинації від жовтої лихоманки повинно бути занесене в Міжнародну карту щеплень (International Certificate of Vaccination or Prophylaxis). Запис набирає чинності через 10 днів від проведеної вакцинації.

2. Японський енцефаліт — вакцинація рекомендована насамперед тим, хто їде до Азії, Австралії чи Океанії в ендемічний сезон (комарі; пора року залежить від географічного регіону), а також особам, які піддаються ризику інфікування з огляду на характер подорожі (напр., кемпінг, активний туризм, робота поза приміщеннями), планують поїздку в сільські райони і тривале перебування в зоні ризику. Вакцина містить інактивовані віруси. Первинна вакцинація у дорослих складається з 2 доз в/м (винятково п/ш) з інтервалом у 28 днів і повинна бути завершена ≥1 тиж. до можливої експозиції. Ревакцинація у випадку можливої повторної експозиції у дорослих: 1 доза через 12–24 міс., при постійній експозиції — 12 міс. після первинної вакцинації. Для подорожуючих ВООЗ рекомендує бустерні дози кожні 3 роки.

3. Менінгококи →вище. Вакцинація рекомендується перед поїздкою до країн Сахелю, розташованих у так званому менінгококовому поясі Африки (від Сенегалу до Ефіопії), де спостерігається циклічне збільшення кількості випадків в сухому сезоні (з листопада по травень). Найбільший ризик захворювання стосується тих, хто планує під час подорожі перебувати в місцях з великим скупченням людей. Вакцинація також рекомендується під час подорожі до інших місць, а в з підвищеним ризик планування менінгококами, в залежності від поточної епідеміологічної ситуації. Від мандрівників до Саудівської Аравії вимагається щеплення проти менінгококів груп А, С, Y, W 135 (4 валентна вакцина). Щеплення необхідно провести ≥2 тиж. до від'їзду.

4. Черевний тиф — вакцинація рекомендована зокрема, перед поїздкою до регіонів з високим ризиком захворювання та до місцевості, де виявлено *S. typhi*, стійку до медикаментів (деякі країни Африки, Південної та Південно-Східної Азії та Південної Америки). Рекомендована також особам, які планують тривале перебування (>1 міс) в країнах, що розвиваються та вживання страв локальної кухні при незадовільних санітарних умовах, особливо у сільській місцевості. Вакцина містить очищений полісахаридний антиген *S. typhi*. Первинна вакцинація включає 1 дозу в/м або п/ш найпізніше за тиждень перед від'їздом; особи, які мають ризик інфікуватись *S. typhi*щеплення потрібно проводити кожні 3 роки. Неспецифічна профілактика →розд. 4.28.1.1.

5. Сказ →вище: ендемічний у багатьох районах (напр. Азії, Африці, Південній та Центральній Америці). Вакцинація показана у випадку тривалого перебування у сільських районах, контакті з тваринами та місцевим населенням, подорожей велосипедом, відвідування печер тощо.

6. Поліомієліт →**вище**. У 2014 році, відповідно до позиції ВООЗ, було запроваджено зобов'язання вакцинувати мандрівників, які виїжджають за межі країн з ендемічним поширенням цього захворювання (Афганістан, Пакистан, Нігерія — станом на червень 2017). Це стосується лише людей, які проживають у цих країнах або залишаються там ≥4 тиж. Незалежно від цих вимог, ревакцинація проти поліомієліту рекомендується дорослим, перед виїздом до країн Азії та Африки, в яких є ризик інфікування цим збудником, відповідно до поточної епідеміологічної ситуації.

7. Кліщовий енцефаліт →вище.

8. Холера — ендемічна у країнах з недостатніми санітарною інфраструктурою та гігієнічними стандартами у Південній Америці, Азії та Африці.

Вакцинація рекомендована особам, які виїжджають в особливо небезпечні райони (напр. охоплені епідемією) або підлягають високому ризику захворіти з огляду на вид діяльності (напр. медичний персонал). Дорослі отримують 2 дози вакцини (інактивованої) перорально з інтервалом у 1–6 тиж., 2 дозу ≥1 тиж. перед від'їздом. Ревакцинація рекомендована кожні 2 роки у випадку експозиції.

☜ 12. Антимікробні лікарські засоби

☜ 12.1. Антибактеріальні ЛЗ

☜ 12.2. Противірусні ЛЗ

☜ 12.3. Протигрибкові ЛЗ

1. Порушення водно-електролітного обміну

Основні закони водно-електролітного обміну

1. Закон електронейтральності рідин: рідини в усіх водних середовищах організму є електронейтральними, тобто, в кожній рідині організму сума концентрації аніонів (негативно заряджених частинок) дорівнює сумі концентрації катіонів (позитивно заряджених частинок). У позаклітинному середовищі основним катіоном є Na^+, а основними аніонами є Cl^- і HCO_3^-, натомість у внутрішньоклітинній рідині основним катіоном є K^+, а аніонами — альбуміни та фосфати.

2. Закон ізомоляльності (ізоосмоляльності) рідин організму: осмотичний тиск рідин в усіх водних середовищах організму є однаковим. Збільшення або зменшення кількості ефективних осмолітів (осмотично активних речовин, які тяжко проникають через клітинні мембрани) в одному середовищі, спричиняє відповідне переміщення води між середовищами і вирівнювання осмотичних тисків на новому рівні. Основними ендогенними осмолітами є Na^+, K^+, Cl^- і глюкоза, а екзогенними — манітол. Ефективна моляльність рідин організму називається «тонею». Рідини з ефективною осмоляльністю нижчою, ніж фізіологічна, називаються гіпотонічними, а з вищою — гіпертонічними. У нормі осмоляльність рідин організму дорівнює 280–290 ммоль/кг H_2O. Знаючи концентрацію натрію, глюкози та сечовини (в ммоль/л), можна наближено обчислити осмоляльність плазми, за формулою:

$2\times[Na^+]$ + [глюкоза] + [сечовина]

Осмотична різниця — це різниця між визначеною осмоляльністю плазми і осмоляльністю, розрахованою відповідно до наведеної вище формули. У фізіологічних умовах не перевищує 10. Осмотична різниця >15 свідчить про неправильний вміст у плазмі речовин, котрі є ефективними осмолітами, таких як етанол, метанол, ізопропанол, етиленгліколь, пропіленгліколь, ацетон.

3. Закон ізотонії: організм прагне до збереження постійної концентрації іонів (ізотонії), а особливо іонів водню (ізогідрія). В нормі концентрація іонів водню у позаклітинній рідині становить 35–45 нмоль/л (рН 7,45–7,35).

1.1. Види зневоднення

1.1.1. Ізотонічне зневоднення

➡ **ВИЗНАЧЕННЯ ТА ЕТІОПАТОГЕНЕЗ**

Дефіцит води в організмі, який протікає з нормальною ефективною молярністю (ізотонією) рідин організму. **Причиною** є втрата ізотонічних рідин: через ШКТ, нирки, шкіру (опіки); втрата крові; внаслідок затримки рідини у третьому просторі (напр. у черевній порожнині).

➡ **КЛІНІЧНА КАРТИНА ТА ДІАГНОСТИКА**

Виникають: симптоми гіповолемії (зниження артеріального і центрального венозного тиску, тахікардія), симптоми ішемії центральної нервової системи (ЦНС), олігурія, сухість слизових оболонок, сухість і знижена еластичність шкіри. В критичних випадках — гіповолемічний шок. Діагностика базується на виявленні патологічного процесу, що призвів до втрати рідини (з анамнезу або в даний час), а також ознак зневоднення і гіповолемії, а іноді — преренального гострого пошкодження нирок →розд. 14.1. Диференційна діагностика: всі патологічні процеси, які супроводжуються гіпотензією — кардіальні, церебральні причини, отруєння та ін.

➔ ЛІКУВАННЯ

1. Переливання втраченої рідини (кров, плазма, ізотонічні розчини електролітів) у об'ємі, що дорівнює попереднім і поточним втратам.

2. Інтенсивне лікування причини зневоднення.

1.1.2. Гіпертонічне зневоднення

➔ ВИЗНАЧЕННЯ ТА ЕТІОПАТОГЕНЕЗ

Дефіцит води в організмі, який протікає зі збільшеною ефективною моляльністю (гіпертонія) рідин організму. **Причини:** недостатнє надходження води (найчастіше — у пацієнтів без свідомості); втрата води через легені (гіпервентиляція) або гіпотонічних рідин через шкіру, ШКТ або нирки (нецукровий діабет, осмотичний діурез, спричинений глюкозурією). Підвищений осмотичний тиск позаклітинної рідини спричиняє дифузію води з внутрішньоклітинного до позаклітинного простору, що призводить до зменшення також і внутрішньоклітинного простору (зневоднення клітин).

➔ КЛІНІЧНА КАРТИНА ТА ДІАГНОСТИКА

Клінічні прояви залежать від ступеня дегідратації клітин ЦНС і тяжкості гіповолемії, а ключове значення має час, за який розвинулось зневоднення. У випадку повільного розвитку гіпертонічного зневоднення симптоми з боку ЦНС є менш вираженими. Проявляються ознаки зневоднення (сухість слизових оболонок і шкіри, гіпотензія, тахікардія, олігурія), ознаки гіпертонії (сильне відчуття спраги), а також симптоми з боку ЦНС (сплутаність свідомості, галюцинації, гіпертермія). **Діагностика** базується на виявленні патологічного процесу, що призвів до втрати рідини в організмі (в анамнезі або у даний момент), симптомів зневоднення, гіповолемії, гіпернатріємії та підвищення осмоляльності сироватки крові.

➔ ЛІКУВАННЯ

Переливання гіпотонічних розчинів:

1) **п/о** → розчини, які не містять глюкози, напр., чай без цукру, питна вода;

2) **в/в** → інфузія гіпотонічних розчинів (за винятком стану гіпотензії → до моменту нормалізації тиску необхідно переливати ізотонічні розчини) проводиться повільно, так, щоб зниження гіперосмоляльності поза- і внутрішньоклітинних середовищ відбувалося одночасно (надмірно швидке вирівнювання гіперосмоляльності позаклітинної рідини загрожує розвитком набряку головного мозку). Детальна тактика, як при гіпернатріємії →розд. 19.1.3.2.

1.1.3. Гіпотонічне зневоднення

➔ ВИЗНАЧЕННЯ ТА ЕТІОПАТОГЕНЕЗ

Дефіцит води в організмі, який протікає зі зменшеною ефективною молярністю (гіпотонічністю) рідин організму. **Причиною** є втрата ізотонічних рідин нирками або через ШКТ, частково компенсована прийомом гіпотонічних рідин (напр., чаю без цукру). Внаслідок цього рідина з міжклітинного середовища проникає у внутрішньоклітинний, що призводить до набряку клітин (особливо ЦНС), а також подальшого зменшення кількості рідини у позаклітинному середовищі (посилення гіповолемії).

➔ КЛІНІЧНА КАРТИНА ТА ДІАГНОСТИКА

Симптоми є наслідком гіповолемії і набряку головного мозку. Відчуття спраги, зазвичай, відсутнє. **Діагностика** базується на виявленні симптомів зневоднення, гіповолемії, а також гіпонатріємії та зниженої осмоляльності сироватки крові.

➡️ **ЛІКУВАННЯ**

Тактика — **як у випадку гіпонатріємії з гіповолемією**, дотримуючись безпечної швидкості під час нормалізації гіпонатріємії →розд. 19.1.3.1.

1.2. Види гіпергідратації

1.2.1. Ізотонічна гіпергідратація

➡️ **ВИЗНАЧЕННЯ ТА ЕТІОПАТОГЕНЕЗ**

Характеризується збільшенням кількості рідини у позаклітинному просторі, що проявляється набряками. Причиною є збільшення в організмі кількості натрію у вигляді ізотонічного розчину. У нагромадженні натрію і води в організмі беруть участь гормональні (активація ренін-ангіотензин-альдостеронової системи, відносний дефіцит натрійуретичних гормонів, таких, як передсердний натрійуретичний пептид) і нервові (збудження симпатичної нервової системи) фактори. **Причини:** серцева недостатність, цироз печінки, нефротичний синдром, ниркова недостатність.

➡️ **КЛІНІЧНА КАРТИНА ТА ДІАГНОСТИКА**

Об'єктивні і суб'єктивні симптоми, а також зміни при додаткових дослідженнях залежать від етіології. Диференційна діагностика набряків →розд. 1.28.

➡️ **ЛІКУВАННЯ**

1. Інтенсивне лікування основного захворювання.

2. Обмежити вживання солі і води, застосувати сечогінні ЛЗ.

1.2.2. Гіпертонічна гіпергідратація

➡️ **ВИЗНАЧЕННЯ ТА ЕТІОПАТОГЕНЕЗ**

Надлишок води в організмі зі збільшеною ефективною моляльністю (гіпертонія) рідин організму. **Причина:** найчастіше — це надмірне поступлення гіпертонічних розчинів натрію (пиття морської води особами, які потерпіли корабельну аварію, годування через зонд) або ізотонічних розчинів у пацієнтів зі зниженою видільною функцією нирок. Гіпертонія міжклітинної рідини спричиняє зневоднення клітин, зменшення внутрішньоклітинного та збільшення міжклітинного об'єму рідини.

➡️ **КЛІНІЧНА КАРТИНА ТА ДІАГНОСТИКА**

Симптоми гіперволемії (периферичні набряки, набряк легень, артеріальна гіпертензія) та зі сторони ЦНС (порушення свідомості, гіпертермія). **Діагностика** базується на зборі анамнезу та підтвердженні гіпернатріємії і симптомів гіперволемії.

➡️ **ЛІКУВАННЯ**

Може бути складним з огляду на необхідність видалення надлишку як натрію, так і води.

1. Безсольова дієта. Основи лікування гіпернатріємії →розд. 19.1.3.2.

2. З метою видалення надлишку води **використовують петльові діуретики.**

3. В особливо тяжких випадках може бути необхідним гемодіаліз.

1.2.3. Гіпотонічна гіпергідратація (водне отруєння)

→ **В И З Н А Ч Е Н Н Я   Т А   Е Т І О П А Т О Г Е Н Е З**

Надмірна кількість води в організмі по відношенню до запасів натрію, що призводить до гіпонатріємії і зменшення ефективної моляльності (гіпотонічності) рідин організму. Основна **причина** — знижене виділення вільної води нирками внаслідок ниркової недостатності (ГПН чи ХХН) або збільшеної секреції вазопресину під впливом неосмотичних стимулів (причини гіпотонічної гіпонатріємії з гіперволемією →розд. 19.1.3.1). Етіологічним фактором найчастіше є введення безелектролітних рідин. Рідко причиною є надмірне надходження води в особи з нормальною екскреторною функцією нирок (первинна полідипсія).

→ **К Л І Н І Ч Н А   К А Р Т И Н А   Т А   Д І А Г Н О С Т И К А**

Симптоми є наслідком надлишку води в організмі (периферичні набряки, випотівання рідини у порожнини тіла) і набряку головного мозку (внаслідок гіпотонії міжклітинної рідини). **Діагностика** базується на підтвердженні симптомів гіпергідратації разом із гіпонатріємією і зниженою осмоляльністю сироватки крові, найчастіше, у пацієнта з патологією, яка сприяє розвитку даного виду гіпергідратації.

→ **Л І К У В А Н Н Я**

Лікування — **як при гіпонатріємії з гіперволемією**, дотримуючись безпечної швидкості нормалізації гіпонатріємії →розд. 19.1.3.1.

1.3. Порушення обміну натрію

Основи фізіології

У дорослої людини масою тіла 70 кг кількість натрію в організмі складає ≈4200 ммоль (≈60 ммоль/кг маси тіла). 91 % цієї кількості знаходиться у позаклітинному водному середовищі, а решта — внутрішньоклітинно.

Рекомендоване добове споживання натрію становить 65–100 ммоль (1,5–2,3 г натрію, що відповідає 3,8–5,8 г NaCl). Добова кількість натрію, яка надходить з їжею, складає 80–160 ммоль/добу. У випадку непорушеного балансу натрію, 95 % спожитого натрію видаляється нирками, 4,5 % з калом і тільки 0,5 % через шкіру. Лише <1 % натрію, відфільтрованого у ниркових клубочках, виділяється з сечею, а решта реабсорбується у ниркових канальцях.

1.3.1. Гіпонатріємія

→ **В И З Н А Ч Е Н Н Я   Т А   Е Т І О П А Т О Г Е Н Е З**

Концентрація натрію у сироватці крові <135 ммоль/л.

У більшості випадків гіпонатріємія — це перш за все порушення водного обміну, що є результатом відносного надлишку води в організмі стосовно до запасів натрію в організмі. Найбільш поширена причина гіпонатріємії — це зниження виділення вільної води нирками в результаті підвищеної секреції вазопресину під впливом неосмотичних стимулів.

Поділ гіпонатріємії за рівнем Na$^+$:

1) **легка** — 130–134 ммоль/л;

2) **помірна** — 125–129 ммоль/л;

3) **тяжка** <125 ммоль/л.

Залежно від тривалості розвитку гіпонатріємію поділяють на:

1) **гостру гіпонатріємію** — задокументована тривалість <48 год;

2) **хронічну гіпонатріємію** — задокументована тривалість ≥48 год, а також кожен випадок гіпонатріємії з незадокументованою тривалістю, якщо клінічні та анамнестичні дані не вказують на гостру гіпонатріємію.

Залежно від осмоляльності плазми (вимірюваної, а не розрахованої!) гіпонатріємію поділяють на:

1) **гіпотонічна гіпонатріємія** — іони натрію є найважливішим осмолітом позаклітинного простору, тому зменшення їх концентрації найчастіше супроводжується гіпотонією позаклітинної рідини та переміщенням позаклітинної води до внутрішньоклітинного простору, що призводить до набряку клітин. Найчастіша причина: затримка води при синдромі неадекватного антидіурезу (англ. SIAD; у переважної більшості пацієнтів — це синдром неадекватної секреції антидіуретичного гормону [SIADH]);

   а) **гіпотонічна гіпонатріємія з гіповолемією** — частково поповнені безелектролітними розчинами втрати натрію та води: через шкіру (надмірне потовиділення, опіки), через шлунково-кишковий тракт (блювання, діарея, нориці ШКТ), через нирки (переважно втрата натрію — діуретики, дефіцит мінералокортикоїдів, *salt losing nephritis* (сільвтрачаючий нефрит), вроджені та набуті тубулопатії, церебральний синдром сольового виснаження, втрата рідини до третього простору;

   б) **гіпотонічна гіпонатріємія з ізоволемією** (найчастіший варіант гіпонатріємії) — SIAD →вище, дефіцит ГК, тяжке тривале фізичне навантаження, первинна полідипсія, тривале дотримання дієти з низьким вмістом натрію, гіпотиреоз, надмірна чутливість до АДГ, мутація рецептора V_2 чи аквапорину 2;

   в) **гіпотонічна гіпонатріємія з гіперволемією** — підвищена секреція вазопресину при патологічних станах з відносним зниженням ефективного внутрішньосудинного об'єму (хронічна серцева недостатність, цироз печінки з асцитом, нефротичні набряки); надмірний прийом безелектролітних рідин, якщо знижене виділення вільної води (гостре пошкодження нирок, хронічна хвороба нирок на пізній стадії);

2) **негіпотонічна гіпонатріємія (ізотонічна чи гіпертонічна)** — підвищена концентрація осмотично-активних речовин у плазмі призводить до переміщення води з внутрішньоклітинного до позаклітинного простору і розвитку гіпонатріємії розведення. Залежно від концентрації цих сполук осмоляльність плазми може бути в межах норми або підвищеною. Найчастішою причиною є тяжка гіперглікемія (зростання глікемії на кожні 5,5 ммоль/л від рівня 5,5 ммоль/л зменшує натріємію на 2,4 ммоль/л). Менш часті причини: в/в інфузія манітолу, введення рентгенконтрасних речовин у великому об'ємі або потрапляння у кров ізотонічного розчину манітолу, сорбітолу або гліцину, які використовуються під час трансуретральної резекції аденоми простати.

Псевдогіпонатріємія (несправжня гіпонатріємія) це хибно низька концентрація натрію у сироватці крові внаслідок високої концентрації ліпідів або парапротеїнів; осмоляльність плазми — у межах норми.

➔ КЛІНІЧНА КАРТИНА

Симптоми залежать від величини та швидкості зниження концентрації натрію в плазмі, ефективної осмоляльності плазми та від напрямку і величини змін волемії.

У більшості випадків при повільному розвитку легкої та помірної гіпонатріємії серйозні симптоми з боку ЦНС відсутні; можуть спостерігатись порушення концентрації, когнітивних функцій та рівноваги. Неврологічні симптоми гіпонатріємії залежать від ступеня та швидкості зменшення концентрації натрію в плазмі, та, як наслідок змін, осмоляльності плазми:

1) середньої тяжкості — нудота (без блювання), дезорієнтація, біль голови;

2) тяжкі — блювання, надмірна сонливість, судоми, кома (≤8 балів за шкалою Глазго). **Коментар:** ці симптоми неспецифічні і можуть бути викликані іншою причиною.

Гостру гіпонатріємію слід запідозрити у наступних ситуаціях (якщо тривалість гіпонатріємії не задокументована): післяопераційний період, полідипсія, тяжке фізичне навантаження, початок терапії тіазидними діуретиками, підготовка до колоноскопії, в/в терапія циклофосфамідом, вживання похідних амфетаміну, початок терапії вазопресином.

Симптоми, характерні для зневоднення та гіповолемії: сухість слизових оболонок, знижений тургор шкіри, ортостатична чи постійна гіпотензія, тахікардія, зниження діурезу.

➡ДІАГНОСТИКА

Діагностичний алгоритм гіпонатріємії →рис. 1-1.

Гіпонатріємія діагностується на основі показника концентрації натрію у сироватці крові <135 ммоль/л, після виключення псевдогіпонатріємії (→нижче).

1. Щонайперше **слід виключити гіперглікемію, а також виміряти осмоляльність плазми** з метою встановлення, чи гіпонатріємія є гіпотонічною, або негіпотонічною (ізо- чи гіпертонічною). Негіпотонічна гіпонатріємія має небагато причин (і вони добре відомі), і не пов'язана з ризиком неврологічних ускладнень (набряк головного мозку, синдром осмотичної демієлінізації).

2. При наявності ізотонічної гіпонатріємії **необхідно виключити псевдогіпонатріємію.** Визначення концентрації натрію в нерозведеному зразку з використанням іоноселективного електроду дає фактичну величину натріємії. Якщо цей метод не доступний, то визначають концентрації тригліцеридів, холестерину і загального білка в плазмі.

3. Після підтвердження гіпотонічної гіпонатріємії слід **виконати вимірювання осмоляльності сечі U_{osm}, а також концентрації натрію в сечі (U_{Na})** (у тому ж зразку сечі, або в окремих зразках, забір яких проведено у той самий час):

$U_{осм} \leq 100$ **ммоль/кг H_2O** — причиною гіпонатріємії є відносний надлишок води, до якого призводить полідипсія, тривале дотримання дієти з низьким вмістом натрію (напр., анорексія, харчування сухарями та чаєм чи пивом), надмірний прийом безелектролітних рідин (особливо у пацієнтів з порушеною функцією нирок).

$U_{осм} > 100$ **ммоль/кг H_2O** → оцініть U_{Na}:

1) $U_{Na} \leq 30$ **mmol/l** свідчить про те, що причиною гіпонатріємії є низький ефективний внутрішньосудинний об'єм → слід на основі клінічних даних оцінити об'єм позаклітинної води:

   а) збільшений (набряки, наявність випоту в серозних порожнинах) — причиною гіпонатріємії може бути серцева недостатність, цироз печінки, нефротичний синдром;

   б) зменшений (симптоми зневоднення та гіповолемії) — причиною гіпонатріємії може бути втрата води і натрію через ШКТ, шкіру чи у третій простір, або призначення діуретиків (відсутність інформації, або пацієнт це приховує);

2) $U_{Na} > 30$ **ммоль/л** → слід визначити, чи немає захворювання нирок, а також, чи пацієнт приймає діуретики

   а) немає захворювання нирок, і прийом діуретиків не підтверджується → необхідно на основі клінічних даних оцінити об'єм позаклітинної води:

   – в межах норми — найчастішою причиною гіпонатріємії є SIAD; інші можливі причини — дефіцит ГК (вторинний гіпокортицизм), прийом діуретиків (відсутність інформації, або пацієнт це приховує), тяжкий гіпотиреоз;

   – знижений — причиною гіпонатріємії може бути блювання, дефіцит мінералокортикоїдів (первинний гіпокортицизм), прийом діуретиків (відсутність інформації, або пацієнт це приховує), втрата натрію через нирки (*salt losing nephritis*, вроджені та набуті тубулопатії, церебральний синдром втрати солей);

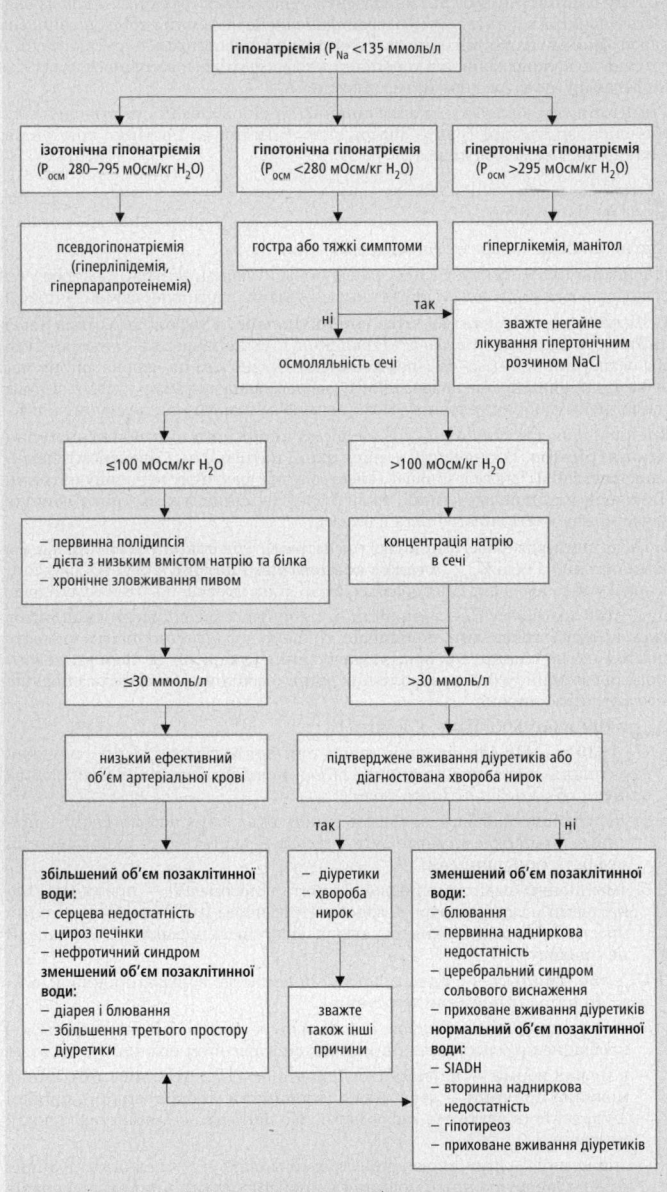

Рис. 1-1. Діагностичний алгоритм при гіпонатріємії

б) при наявності захворювання нирок чи прийомі діуретиків встановлення причини гіпонатріємії на підставі U_{Na}, а також об'єму позаклітинної води може виявитися ненадійним. У таких ситуаціях можливі всі причини гіпотонічної гіпонатріємії → при диференційній діагностиці розгляньте всі доступні клінічні дані та анамнестичну інформацію.

→ ЛІКУВАННЯ

Загальні принципи

1. Алгоритм дій залежить від тяжкості гіпонатріємії, її тривалості, клінічної картини (симптоми набряку головного мозку, порушення волемічного статусу, а також загрози виникнення неврологічних ускладнень.

2. Симптоматична гіпонатріємія (тобто така, що протікає з набряком головного мозку): завжди вимагає негайного лікування, навіть тоді, коли концентрація натрію становить 125–129 ммоль/л.

3. Гіпонатріємія без клінічних симптомів вимагає в першу чергу встановлення причини. Лікування полягає в повільному підвищенні концентрації натрію до 130 ммоль/л (→нижче); якщо концентрація натрію становить >125–130 ммоль/л → почніть з обмеження введення води.

4. Чергові вимірювання концентрації натрію в сироватці крові слід виконувати за тією самою методикою.

5. Чим довше відбувався розвиток гіпонатріємії, тим довшим має бути час її коригування. Хронічну гіпонатріємію без симптомів, або лише зі слабо вираженими неврологічними проявами слід нормалізовувати дуже повільно. Задокументовану гостру гіпонатріємію (<48 год) можна нормалізовувати швидко.

6. Припиніть введення рідини, якщо в ній немає потреби, а також відмініть ЛЗ, які могли призвести до розвитку гіпонатріємії.

7. Намагайтеся усунути причину гіпонатріємії (якщо це можливо) і проводити корекцію супутніх порушень обміну калію (часто наявна гіпокаліємія).

8. Для пацієнтів з хронічною гіпонатріємією та концентрацією Na^+ ≤120 ммоль/л існує ризик виникнення синдрому осмотичної демієлінізації у разі занадто швидкої нормалізації натріємії. У таких випадках швидкість зростання натріємії має становити 4–8 ммоль/л/добу та не перевищувати 10 ммоль/л у будь-якому 24-годинному періоді; якщо наявні чинники ризику цього синдрому (гіпонатріємія ≤105 ммоль/л, супутня гіпокаліємія, алкоголізм, гіпотрофія, жіноча стать, прогресуюче захворювання печінки), швидкість зростання натріємії має становити 4–6 ммоль/л/добу і не перевищувати 8 ммоль/л протягом 24 год.

9. Проявіть обережність при корекції гіпонатріємії (Na^+ <120 ммоль/л), викликаної тимчасовим погіршенням виділення вільної води через нирки (SIADH, гіпонатріємія з гіповолемією, особливо після прийому тіазидних діуретиків, дефіцит альдостерону чи кортизолу). У таких випадках усунення причини може викликати різке зростання кліренсу вільної води (питома вага сечі зменшується <1,009) і загрозливе швидке збільшення натріємії. Необхідно моніторувати об'єм сечі — діурез >100 мл/год вказує на підвищення виведення вільної води нирками, що може призвести до небезпечного швидкого підвищення натріємії. Якщо зростання натріємії не досягне рекомендованого безпечного діапазону (→вище) → слід перервати лікування, яке збільшує натріємію, та поповнити поточні втрати води, або в/в ввести 2–4 мкг десмопресину. Якщо відбувається занадто швидке зростання натріємії (вище, аніж рекомендоване безпечне) → необхідно досягти зниження концентрації Na^+ в сироватці крові шляхом інфузії 5 % р-ну глюкози в дозі 10 мл/кг маси тіла протягом 1 год, або в/в інфузії зі швидкістю 3 мл/кг/год до моменту досягнення безпечної натріємії. З метою запобігання подальшої втрати води, слід призначити десмопресин 2–4 мкг в/в кожні 8 год. При вкрай швидкому зростанні натріємії можна призначити дексаметазон по 4 мг кожні 6 год впродовж 24–48 год (з метою захисту від розвитку синдрому демієлінізації).

Фармакологічне лікування

1. Цільова концентрація натрію в процесі фармакотерапії становить 130 ммоль/л. Після досягнення цільового значення намагайтеся нормалізувати натріємію шляхом обмеження прийому води і призначення дієти з нормальним вмістом натрію та білку.

2. Розчини NaCl: зазвичай 0,9 % та 3 %.

Для оцінки приросту концентрації натрію у сироватці крові після інфузії 1 л розчину NaCl використовуйте формулу:

$$\Delta[Na] = [Na]_{інф} - [Na]_{акт} / CWU + 1$$

$\Delta[Na]$ зміна натріємії (ммоль/л), $Na_{інф}$ — концентрація натрію в інфузійному розчині (ммоль/л) (напр.: 0,9 % NaCl 154 ммоль Na/л, 3 % 513 ммоль/л), $Na_{акт}$ — актуальна концентрація натрію в сироватці крові (ммоль/л), CWU — вирахувана частка загальної води організму у масі тіла (прийнято, що у дорослих осіб ця частка становить 0,6 [у чоловіків] та 0,5 [у жінок], а після 65 років відповідно 0,5 і 0,45).

Коментар: так вираховують очікуваний приріст натріємії після інфузії 1 л розчину NaCl. Якщо він становить напр. 10 ммоль/л, а метою лікування було збільшення натріємії на 1 ммоль/л/год → необхідно перелити 100 мл протягом 1-шої години. Після контрольного визначення натріємії знову потрібно провести розрахунки (слід брати до уваги актуальну натріємію!), щоб не призвести до надмірно швидкої нормалізації. Пам'ятайте про те, що реальний приріст натріємії у більшості випадків є вищим, аніж розрахований по формулі!

При одночасній корекції гіпонатріємії та гіпокаліємії слід користуватися модифікованою формулою, яка врахове кількість введеного калію, котрий, у свою чергу, теж призводить до зростання натріємії:

$$\Delta[Na] = ([Na_{інф} + K_{інф}] - Na_{сиров}) / (OWU + 1)$$

$K_{інф}$ — концентрація калію в інфузійному розчині (ммоль/л)

3. Сечовина — призначайте п/о — 60 г/добу (0,25–0,5 г/кг маси тіла на добу) в кілька прийомів. Викликає осмотичний діурез, збільшення екскреції вільної води та підвищення натріємії. Основним показанням є гіпонатріємія середнього та тяжкого ступеня, що виникає при SIADH, якщо обмеження прийому рідини неефективне чи недозволене. Неприємний, гіркий смак сечовини можна поліпшити додаванням підсолоджувачів.

4. В актуальних європейських рекомендаціях призначення ваптанів та демеклоцикліну при лікуванні гіпонатріємії не рекомендується.

Алгоритм дій у визначених клінічних ситуаціях

1. Хронічна чи гостра гіпонатріємія з тяжкими проявами набряку головного мозку (блювання, надмірна сонливість, судоми, кома). Мета лікування: швидке підвищення концентрації Na^+ у сироватці крові на 5 ммоль/л. У 1-шу годину в/в перелийте 150 мл з 3 % розчину NaCl протягом 20 хв; при необхідності двічі повторіть у тій же дозі. Після кожної дози слід визначити концентрацію натрію в сироватці крові. Припиніть інфузію 3 % розчину NaCl, якщо після збільшення натріємії на 5 ммоль/л протягом 1-шої год симптоми набряку головного мозку були усунуті, та розпочинайте етіотропне лікування гіпонатріємії, щоб принаймні зберігати концентрацію натрію, а подальший приріст натріємії не перевищував безпечних добових діапазонів (→вище). Продовжуйте інфузію 3 % розчину NaCl, якщо немає поліпшення після збільшення натріємії на 5 ммоль/л протягом 1-шої години. Метою є зростання натріємії на 1 ммоль/л протягом кожної наступної години — використовуйте наведену вище формулу для підрахунку об'єму кожної наступної дози. Припиніть інфузію 3 % розчину NaCl, якщо є клінічне поліпшення, або якщо натріємія зросла на 10 ммоль/л порівняно з початковою, або якщо натріємія досягла 130 ммоль/л. Збереження неврологічних симптомів після збільшення натріємії на 10 ммоль/л, або до рівня 130 ммоль/л вказує на іншу причину, аніж набряк головного мозку, викликаний гіпонатріємією. Якщо 3 % розчин NaCl не доступний, то невідкладною терапією у пацієнтів з гіпонатріємією та симптомами набряку головного мозку може бути в/в інфузія 100–200 мл 20 % розчину манітолу.

2. Хронічна чи гостра гіпонатріємія з помірно тяжкими проявами набряку головного мозку (нудота без блювання, дезорієнтація, головний біль). Слід невідкладно в/в перелити 150 мл 3 % розчину NaCl протягом 20 хв, надалі розчин NaCl призначається з метою підвищення натріємії на 5 ммоль/л протягом 24 год. Розпочинайте етіотропне лікування та поповнюйте NaCl до досягнення концентрації натрію сироватки крові 130 ммоль/л таким чином, щоб приріст натріємії не перевищував безпечних добових діапазонів →вище).

3. Гостра гіпонатріємія без проявів набряку головного мозку. Необхідно припинити (якщо можливо) введення рідини та ЛЗ, які могли спричинити розвиток гіпонатріємії. Слід встановити причину гіпонатріємії, та розпочати етіотропне лікування. Якщо концентрація натрію у сироватці крові зменшилась на >10 ммоль/л, можна одноразово в/в перелити 150 мл 3 % розчину NaCl протягом 20 хв, щоб запобігти подальшому зниженню натріємії та зменшенню ризику набряку головного мозку.

4. Хронічна гіпонатріємія без проявів набряку головного мозку. Дотримуйтеся загальних принципів лікування гіпонатріємії →вище. Перед початком лікування слід оцінити волемічний статус:

1) **гіповолемія** → призначають в/в інфузію 0,5–1,0 мл/кг маси тіла на годину 0,9 % розчину NaCl чи т. зв. збалансованого кристалоїдного розчину (напр. розчин Рингера лактатний) до моменту нормалізації волемічного статусу. Якщо натріємія, як і раніше, <130 ммоль/л дотримуйтеся загальних принципів лікування гіпонатріємії (→вище). Пам'ятайте про ризик стрімкого підвищення кліренсу вільної води та загрозливого, швидкого підвищення натріємії після нормалізації гіповолемії.

2) **гіперволемія** → якщо гіпонатріємія легка чи середнього ступеня тяжкості, не слід вживати заходів, направлених тільки на нормалізацію гіпонатріємії. Принципове значення має етіотропне лікування (напр., серцевої недостатності, цирозу печінки, нефротичного синдрому, полідипсії). Обмеження введення рідини може запобігти подальшому приросту позаклітинного об'єму.

3) **ізоволемія** → розпочніть етіотропне лікування гіпонатріємії. При гіпонатріємії середнього та тяжкого ступеня дотримуйтеся загальних принципів лікування гіпонатріємії. Пам'ятайте про ризик стрімкого зростання кліренсу вільної води та загрозливого, швидкого підвищення натріємії у випадку ліквідації причини (напр., замісна терапія глюкокортикостероїдами чи мінералокортикоїдами, зникнення причини SIADH).

Алгоритм дій при гіпонатріємії, викликаній визначеною причиною

Завжди дотримуйтеся загальних принципів лікування гіпонатріємії.

1. SIADH →розд. 8.2.

2. Серцева недостатність. Хронічна гіпонатріємія. Лікування полягає в обмеженні введення рідини та призначенні петльових діуретиків при гіперволемії.

3. Гіпонатріємія внаслідок прийому тіазидних діуретиків. Майже завжди це хронічна гіпонатріємія. Відміна тіазидів та нормалізація волемічного статусу може призвести до швидкого збільшення кліренсу вільної води та швидкого приросту натріємії. Необхідно протидіяти занадто швидкому зростанню натріємії → загальні принципи лікування гіпонатріємії.

4. Гіпонатріємія при дефіциті мінералокортикоїдів та/або глюкокортикостероїдів. Типово це хронічна гіпонатріємія з гіповолемією (дефіцит альдостерону) чи з ізоволемією (дефіцит кортизолу). Нормалізація гіповолемії або початок замісної терапії може призвести до швидкого збільшення кліренсу вільної води та швидкого приросту натріємії. Необхідно протидіяти занадто швидкому зростанню натріємії → загальні принципи лікування гіпонатріємії.

5. Гіпонатріємія при цирозі печінки. Типово це хронічна гіпонатріємія. Для підвищення натріємії обов'язковою умовою є обмеження введення рідини до меншого, аніж добовий діурез, об'єму (зазвичай <750 мл/добу). З метою підвищення діурезу найефективнішим є призначення петльових діуретиків у поєднанні зі спіронолактоном.

6. Гіпонатріємія, викликана тяжким, тривалим фізичним навантаженням. Гостра гіпонатріємія з неврологічними проявами внаслідок набряку головного мозку, які типово виникають після закінчення навантаження. Це особлива форма транзиторного синдрому SIADH. Якщо є неврологічні прояви, необхідно діяти як у випадку набряку головного мозку (слід в/в перелити 150 мл 3 % розчину NaCl протягом 20 хв, при необхідності двічі повторити). Водний діурез, що виникає після закінчення навантаження, веде до швидкої нормалізації натріємії. Профілактика полягає у прийомі рідини під час фізичного навантаження лише при спразі та об'ємом ≤400–800 мл/год.

7. Синдром церебральної втрати солі (*cerebral salt wasting*). Рідкісний стан, що виникає у пацієнтів з внутрішньочерепною патологією (напр. субарахноїдальний крововилив). Характерні порушення: гіпотонічна гіпонатріємія, дуже висока концентрація натрію в сечі, низька концентрація сечової кислоти в сироватці крові, ортостатична гіпотензія, а також знижений центральний венозний тиск. Великий об'єм сечі. Дотримуйтеся загальних принципів лікування гіпонатріємії. Поповнюйте дефіцит води і натрію.

➔ УСКЛАДНЕННЯ

Небезпечним ускладненням, яке може розвинутися під час лікування хронічної гіпонатріємії, є синдром осмотичної демієлінізації. Симптоми з'являються протягом кількох днів: раптовий розвиток тетраплегії, псевдобульбарний параліч, судоми, кома, навіть смерть.

➔ ПРОГНОЗ

Непевний у випадку тяжкої гіпонатріємії з тяжкими симптомами набряку головного мозку, та якщо розвивається синдром осмотичної демієлінізації — може виникнути стійке ушкодження головного мозку. У всіх інших випадках прогноз залежить від причини гіпонатріємії.

1.3.2. Гіпернатріємія

➔ ВИЗНАЧЕННЯ ТА ЕТІОПАТОГЕНЕЗ

Підвищена концентрація іонів натрію у сироватці >**148 ммоль/л.** Хронічна гіпернатріємія — це гіпернатріємія, яка зберігається >48 год.

Найчастіше спричинена втратою води чи гіпотонічних розчинів або недостатнім надходженням води (кількість натрію в організмі не змінюється або зменшується), рідше причиною є надмірне надходження натрію (кількість натрію в організмі зростає).

Причини:
1) втрата чистої води — лихоманка, стани з підвищеним катаболізмом (гіперфункція щитовидної залози, сепсис);
2) втрата гіпотонічних рідин — через шкіру (підвищене потовиділення), через ШКТ (блювання, пронос), нирками (нецукровий діабет центрального походження, вроджений або набутий нецукровий діабет, осмотичний діурез, що викликаний гіперкаліємією, манітолом, сечовиною);
3) недостатнє надходження води — у пацієнтів, які не можуть самостійно пити (хворі без свідомості, маленькі діти, жителі закладів соціальної опіки), адипсія (пошкодження центру регуляції спраги в ЦНС);

4) надмірне надходження натрію — надмірне введення $NaHCO_3$ при лактатному ацидозі або у реанімованих пацієнтів, вигодовування немовлят надмірно соленою їжею (сольове отруєння), вживання морської води під час катастрофи корабля, застосування розчину для діалізу з підвищеною концентрацією натрію у пацієнтів, які перебувають на гемодіалізі або перитонеальному діалізі;

5) спонтанна гіпернатріємія, яка спричинена пригніченням осмостатичної функції в ЦНС (центр, який відповідає за ізоосмію).

Об'єм позаклітинного простору може бути зменшеним (гіповолемія), нормальним (ізоволемія) або збільшеним (гіперволемія).

У початковій фазі гіпернатріємії відбувається дифузія води з внутрішньоклітинного простору у позаклітинний (зневоднення клітин). З часом, у клітинах відбувається генерація осмолітів і надходження іонів Na^+, K^+, Cl^-, що призводить до зменшення осмотичного градієнту між внутрішньо- і позаклітинною рідиною. Тому у фазі хронічної гіпернатріємії можуть бути відсутні будь-які симптоми зневоднення ЦНС. Нормальна реакція нирок на гіпернатріємію (підвищення ефективної осмоляльності плазми) полягає у продукції максимально концентрованої сечі.

КЛІНІЧНА КАРТИНА

Симптоми залежать від швидкості збільшення концентрації натрію, прогресування гіпернатріємії та наявності супутніх порушень волемії. Часто виникають симптоми патологічного стану, який призвів до гіпернатріємії.

Ранні симптоми розвитку гіпернатріємії — це втрата апетиту, нудота, блювання, в подальшому — порушення свідомості, надмірне збудження або сонливість, до коми включно. Може виникати підвищене напруження м'язів та рефлексів.

При гіпернатріємії, яка зумовлена втратою гіпотонічних рідин або недостатнім надходженням води, можуть виникати симптоми гіповолемії, сеча, як правило, концентрована і її об'єм малий. У пацієнтів з нецукровим діабетом (сеча низької питомої ваги) або осмотичним діурезом об'єм діурезу великий.

При хронічній гіпернатріємії часто не виявляють жодних симптомів. Надмірно швидка нормалізація хронічної гіпернатріємії може стати причиною розвитку набряку головного мозку, що проявляється неврологічною симптоматикою у раніше безсимптомного пацієнта.

ДІАГНОСТИКА

На підставі концентрації натрію у сироватці крові >148 ммоль/л.

У кожному випадку оцініть резерви води в організмі з метою встановлення причини гіпернатріємії. Гіпернатріємія з гіповолемією вказує на позанирков або нирков втрату рідини або недостатнє надходження води. **Гіпернатріємія з гіперволемією** вказує на надмірне надходження натрію (з дієтою, у вигляді інфузії розчинів натрію під час нормалізації гіпонатріємії або ацидозу). **Гіпернатріємія з ізоволемією** виникає у випадку втрати помірної кількості рідини позанирковим шляхом або через нирки. У випадку втрати води через нирки, після виключення осмотичного діурезу, встановіть тип і причину нецукрового діабету.

ЛІКУВАННЯ

Загальні рекомендації

1. Потрібно намагатися усунути причину гіпернатріємії, а також нормалізувати концентрацію натрію в сироватці крові за допомогою інфузії розчинів, які не містять ефективних осмолітів.

2. Швидкість корекції гіпернатріємії повинна бути тим більшою, чим коротшим був час її виникнення. При гострій гіпернатріємії швидкість зменшення натріємії впродовж першої доби не повинна перевищувати 1 ммоль/л/год, а при хронічній гіпернатріємії — 0,5 ммоль/л/год.

Фармакологічне лікування

1. Виберіть розчин для інфузії залежно від стану наводнення:

1) **гіповолемія** → 0,9 % NaCl до моменту нормалізації артеріального тиску, потім суміш 0,45 % розчину NaCl і 5 % розчину глюкози у співвідношенні 1:1;

2) **ізоволемія і гіперволемія** → 5 % розчин глюкози. У випадку гіперволемії додатково застосовується фуросемід 20–40 мг в/в або 40–80 мг п/о, при необхідності, повторюється кожні 6–8 год.

2. Оцініть зміну концентрації Na$^+$ у сироватці крові після інфузії 1 л розчину, використовуючи таку саму формулу, як і при гіпонатріємії →розд. 19.1.3.1. Отриманий результат буде мати від'ємне значення (концентрація натрію зменшується). Вказаним способом розрахуйте об'єм розчину для введення протягом години, щоб досягти заплановане зниження натріємії. Часто (на початку кожні 1–2 год) контролюйте концентрацію натрію у сироватці крові і, на підставі цих даних, модифікуйте подальші дії.

3. Інший спосіб плану лікування базується на розрахунку початкової недостатності води за допомогою формули:

$$\Delta H_2O = \frac{([Na]_{акт} - [Na]_{цiл}) \times \text{м. т.} \times 0,6}{[Na]_{цiл}}$$

$[Na]_{акт}$ — актуальна концентрація Na, $[Na_{цiл}]$ — цільова концентрація Na, м. т. — маса тіла у кг, м. т. × 0,6 — вміст води в організмі в літрах

До розрахованого дефіциту води додайте об'єм поточних втрат і все це перелийте протягом 72 год (1/2 протягом перших 24 год); часто контролюйте натріємію.

4. У пацієнтів у свідомості з легкою формою гіпернатріємії дефіцит води можна поповнювати за допомогою легко підсолодженого трав'яного чаю.

5. У критичних випадках видаліть надлишок натрію і води за допомогою діалізу.

→ **П Р О Г Н О З**

Вмирає >50 % пацієнтів з тяжкою гіпернатріємією, проте смерть найчастіше є наслідком основного захворювання.

1.4. Порушення обміну калію

Основи фізіології

У дорослої людини з масою тіла 70 кг вміст калію в організмі складає ≈3500 ммоль (≈50 ммоль/кг маси тіла). 90 % калію знаходиться внутрішньоклітинно. Концентрація калію в крові в основному залежить від надходження калію, ниркової регуляції виділення калію та переходу калію з позаклітинного до внутрішньоклітинного простору і навпаки. Каліємія має незначні добові коливання (<0,7 ммоль/л), є найменшою у вечірній і нічний час, а найвищою в ранкові години (8.00–9.00). Добове надходження калію з їжею складає 20–100 ммоль 90 % калію, який всмоктався, видаляється з сечею, а 10 % — з калом. Участь ШКТ у виведенні калію може зрости до 30–40 % у дорослих з хронічною нирковою недостатністю. Калій, який знаходиться у сечі, виділяється, в основному, клітинами збірних канальців. Нирки, які нормально функціонують, можуть виділити 300–400 ммоль калію протягом доби.

Роль ниркових механізмів у порушеннях каліємії можна оцінити шляхом розрахунку трансканальцевого градієнту калію (ТГК) (*transtubular potassium gradient* — ТТКG) згідно з формулою:

$$\text{ТГК} = \frac{\text{концентрація } K^+ \text{ в сечі} \times \text{осмоляльність сироватки крові}}{\text{концентрація } K^+ \text{ в сироватці крові} \times \text{осмоляльність сечі}}$$

Якщо ниркові механізми регуляції каліємії не порушені, то ТГК становить <3 у разі гіпокаліємії (збереження калію), а також >7–8 у разі гіперкаліємії (виділення калію). Цей показник є достовірним, якщо концентрація Na^+ в сечі становить >25 ммоль/л і осмоляльність сечі вища чи дорівнює осмоляльності сироватки крові. Діагностичне значення ТГК сумнівне у пацієнтів з поліурією.

1.4.1. Гіпокаліємія

➡ ВИЗНАЧЕННЯ ТА ЕТІОПАТОГЕНЕЗ

Зменшення концентрації калію у сироватці **<3,8 ммоль/л**.

Причини (найбільш часті — виділені жирним шрифтом):

1) недостатнє надходження калію — психогенна анорексія, білково-енергетичне голодування, надходження «нормальної» кількості калію у хворих, які втрачають його через нирки, ШКТ або шкіру; поїдання окремих видів глини;

2) збільшене надходження калію у клітини (трансмінералізація) — алкалоз, збудження β_2-адренергічних рецепторів (β_2-агоністи, стан підвищеної активності симпатичної нервової системи, тиреотоксичний криз), інгібітори фосфодіестерази (теофілін, кофеїн), інсулін, альдостерон, рефідінг-синдром, швидка проліферація клітин (гострі лейкози, під час лікування злоякісної анемії), отруєння барієм або хлорохіном, гіпокаліємічний періодичний параліч;

3) втрата калію через нирки — **первинний гіперальдостеронізм**, вторинний гіперальдостеронізм (вазоренальна артеріальна гіпертензія, злоякісні пухлини, ренінома), гіперальдостеронізм чутливий до глюкокортикостероїдів (GSH), синдром Барттера, синдром Гітельмана, синдром псевдогіперальдостеронізму (AME), синдром Ліддла, вроджена гіперплазія надниркників (дефіцит 11β або 17α-гідроксилази), синдром Кушинга, гіпокаліємічні форми проксимального і дистального ниркового тубулярного ацидозу, стан після гострої ниркової недостатності, гіпомагніємія, ЛЗ і токсини (**петльові та тіазидні діуретики**, діакарб, **ГК**, мінералокортикоїди, амфотерицин В, цисплатин, аміноглікозиди, сіролімус, китайські трави, толуен);

4) втрата калію через ШКТ — **блювання, пронос**, ВІПома (синдром WDHA), деякі інші нейроендокринні — овоутворення ШКТ, нориці, **проносні ЛЗ**, препарати, що зв'язують калій в ШКТ (полістиролу сульфонат, патіромер, циклосілікат цирконію натрію);

5) втрата калію через шкіру — підвищене потовиділення, опіки.

Псевдогіпокаліємія — зберігання невідцентрифугованої крові з лейкоцитозом >100 000/мкл (молоді гранулоцити поглинають калій), кров, забір якої проведено через 20–30 хв після введення інсуліну, довготривале зберігання невідцентрифугованої крові з нормальною кількістю лейкоцитів при температурі 25–28 °C (механізм — вище).

➡ КЛІНІЧНА КАРТИНА

Клінічні симптоми розвиваються внаслідок впливу гіпокаліємії на потенціал спокою кардіоміоцитів та нейроцитів (підвищення потенціалу спокою може призвести до повного блоку потенціалів дії), і екскреції води нирками (порушення концентраційної функції — поліурія) та посилення процесу амоногенезу (як наслідок — метаболічний алкалоз). Клінічна картина залежить від тяжкості гіпокаліємії та швидкості її розвитку. Навіть помірного ступеня гіпокаліємія, яка швидко розвивається, може мати катастрофічний клінічний перебіг і проявлятися небезпечними порушеннями серцевого ритму (напр. піруєт-такікардією), слабкістю скелетних м'язів, закрепами і, навіть, кишковою непрохідністю, затримкою сечі (внаслідок ослаблення м'язів сечового міхура) та неврологічними порушеннями (парестезії, нервове збудження, апатія). Тяжка гіпокаліємія може бути причиною смерті внаслідок порушень серцевого ритму або серйозних ускладнень в результаті рабдоміолізу.

ДІАГНОСТИКА

Базується на визначенні концентрації калію в сироватці (<3,8 ммоль/л); анамнез може вказувати на причину. Наявність гіпокаліємії вказує на можливість порушення обміну інших іонів та кислотно-лужної рівноваги (гіпокаліємія супроводжується, найчастіше, метаболічним алкалозом), тому потрібно визначити концентрацію магнію, кальцію, фосфору та провести визначення газового складу крові. З метою визначення причини гіпокаліємії може бути необхідним визначити ренінову активність плазми, концентрації альдостерону, кортизолу та видалення калію з сечею. У випадку гіпокаліємії ТГК <3 свідчить, що збереження калію нирками не порушене, а причина гіпокаліємії позаниркова, у той час як ТГК >4 вказує на втрати калію ниркового генезу.

ЛІКУВАННЯ

1. Інфузія калію (як правило, у вигляді KCl; у виняткових випадках у пацієнтів з метаболічним ацидозом — у вигляді гідрокарбонату або цитрату калію) та ЛЗ, які блокують виділення калію нирками.

2. Спосіб поповнення калію залежить від ступеня тяжкості і симптоматики гіпокаліємії:
1) **K⁺ ≥2,5 ммоль/л, без симптомів** → п/о 20–30 ммоль K⁺ 2–4×на добу (макс. разова доза 40 ммоль);
2) **K⁺ ≤2,5 ммоль/л або симптоми** → почніть від в/в інфузії макс. 20 ммоль K⁺/год (розчини з концентрацією ≥40 ммоль K⁺/л потрібно вводити в центральні вени).

3. Орієнтовна величина дефіциту калію при зменшенні каліємії на 1 ммоль/л становить 200 ммоль. До розрахованого таким способом дефіциту калію необхідно додати поточні втрати калію.

4. Паралельно потрібно проводити корекцію інших порушень водно-електролітного обміну.

5. Якщо пацієнт може приймати ЛЗ п/о → **призначте блокатор альдостеронових рецепторів** (спіронолактон, еплеренон).

6. Резистентність до лікування може бути результатом наявної гіпомагніємії.

1.4.2. Гіперкаліємія

ВИЗНАЧЕННЯ ТА ЕТІОПАТОГЕНЕЗ

Підвищення концентрації калію у сироватці >5,5 ммоль/л.

Класифікація гіперкаліємії: легка — 5,6–6,5 ммоль/л; **помірна** — 6,6–7,5 ммоль/л; **тяжка** >7,5 ммоль/л.

Причини (найчастіші виділені жирним шрифтом):
1) надмірне надходження калію в хворих зі зниженою видільною функцією нирок або з порушеним внутрішньоклітинним транспортом калію;

2) порушене виділення калію нирками — **гостра або хронічна ниркова недостатність**, дефіцит альдостерону або ГК (вроджена або набута), **гіпоренінов ий гіпоальдостеронізм** (у хворих з діабетичною, вовчаковою, анальгетичною нефропатією або пов'язаною зі СНІД), резистентність ниркових канальців до альдостерону (псевдогіпоальдостеронізм I, II або III типу);

3) медикаментозна гіперкаліємія — **ІАПФ, БРА, блокатори рецепторів альдостерону** (спіронолактон, еплеренон), інгібітори реніну, **препарати калію**, НПЗП, амілорид, тріамтерен, тріметоприм, циклоспорин, такролімус, гепарин, дигоксин;

4) надмірне вивільнення калію з клітин — рабдоміоліз, занадто швидке виведення з гіпотермії, синдром некрозу злоякісних пухлин, злоякісна гіпертермія, гіпермоляльність позаклітинної рідини (інсулінорезистентна гіперглікемія, введення манітолу), гіперкаліємічний періодичний параліч, метаболічний ацидоз, сепсис;

Псевдогіперкаліємія — результат позасистемного вивільнення калію з еритроцитів (гемоліз проби крові, тромбоцитоз >900 000/мкл, лейкоцитоз >70 000/мкл).

Найчастіше причиною є використання ЛЗ, які знижують виділення калію нирками (поєднання ІАПФ і спіронолактону, часто, додатково БРА і/або препарат калію) у пацієнтів з ХХН (найчастіше, діабетичною нефропатією).

▶ КЛІНІЧНА КАРТИНА

Не існує постійної залежності між появою і посиленням клінічних симптомів та прогресуванням гіперкаліємії. Пацієнти, у яких повільно наростає концентрація K^+ у крові, зазвичай, не мають проявів, окрім високої гіперкаліємії (>7,0 ммоль/л).

Гіперкаліємія знижує потенціал спокою клітинних мембран, чим пригнічує виникнення та проведення імпульсів. Порушення функції міоцитів та нейроцитів проявляється гіпотонією або ураженням скелетних м'язів, пригніченням сухожильних рефлексів, порушеннями серцевого ритму (брадикардія, асистолія, фібриляція шлуночків), зменшенням об'єму серцевого викиду, змінами на ЕКГ →розд. 25.1.1, порушеннями чутливості (парестезії) та свідомості (сплутаність).

У клінічній картині можуть переважати симптоми основного захворювання.

▶ ДІАГНОСТИКА

ТГК >8 вказує на наявність альдостерону і нормальну реакцію дистальних канальців на даний гормон. ТГК <5 при гіперкаліємії вказує на недостатність альдостерону або резистентність до цього гормону.

▶ ЛІКУВАННЯ

1. Намагайтесь ліквідувати причину гіперкаліємії.

2. Обмежте введення калію (фрукти, фруктові соки, рослинні продукти).

3. Здійснюйте моніторинг ЕКГ і життєвих функцій, а особливо, якщо K^+ >6,3 ммоль/л.

4. У випадку появи електрокардіографічних ознак гіперкаліємії або порушень серцевого ритму → негайно введіть в/в 10–20 мл 10 % розчину **глюконо-лактобіонату кальцію** або **кальцію хлориду** (з особливою обережністю у пацієнтів, які вживають серцеві глікозиди) З метою переміщення калію в клітини, введіть 20–40 мл 40 % розчину глюкози +4–8 ОД інсуліну короткої дії (1 ОД інсуліну на 3 г введеної глюкози). При ацидозі додатково введіть 50 мл 8,4 % розчину $NaHCO_3$. Тимчасове переміщення калію у клітини можна досягнути введенням β_2-агоніста, напр. сальбутамолу у небулайзері 2,5 мг кожні 15 хв до дози 10–20 мг або 0,5 мг в/в.

5. Одночасно почніть лікування, спрямоване на виведення надмірної кількості калію з організму — варіанти:

1) петльовий діуретик у пацієнтів зі збереженим діурезом, напр. **фуросемід** 20–40 мг в/в, дозу можна повторювати кожні 6–8 год. Втрату рідини внаслідок збільшеного діурезу компенсуйте інфузією 0,9 % NaCl.

2) **сульфат полістирону** п/о або п/р 30 г у 150 мл води або 10 % розчину глюкози. Діє як іонообмінник у ШКТ. Каліємія знижується на 0,5–1,0 ммоль/л протягом 4–6 год.

3) **гемодіаліз** (рідко перитонеальний діаліз) — у випадку життєвонебезпечної гіперкаліємії та у пацієнтів з тяжкою нирковою недостатністю.

6. У хворих на цукровий діабет з гіпореніновим гіпоальдестеронізмом, у першу чергу, відмініть ЛЗ з гіперкаліємічною дією (β-блокатори, ІАПФ, БРА, блокатори мінералокортикостероїдних рецепторів, НПЗП). Якщо, незважаючи на відміну цих ЛЗ, каліємія надалі >6,5 ммоль/л → призначте **флудрокортизон** п/о 0,05–0,2 мг/д. Намагайтесь зберігати каліємію у межах 5,8–6,3 ммоль/л.

7. У випадку **підозри на недостатність наднирників**, почніть введення **ГК в/в** →розд. 11.1.1.

1.5. Порушення обміну магнію

Основи фізіології

У дорослої людини з масою тіла 70 кг кількість магнію в організмі становить 1000 ммоль. Добова потреба складає 0,15–0,2 ммоль/кг м. т. Надходження магнію з їжею складає приблизно ≈20 ммоль/добу. В нормі концентрація магнію у плазмі становить 0,65–1,2 ммоль/л, з чого 30 % зв'язаних з альбумінами. Нирки є найважливішим органом, який регулює обмін магнію. Mg^{2+} є каталізатором гліколітичних ензимів, ферментів дихального ланцюга і синтезу нуклеїнових кислот, окрім цього, бере участь у скороченні кардіоміоцитів та стабілізації тромбоцитів (запобігає їхній активації).

1.5.1. Гіпомагніємія

→ ВИЗНАЧЕННЯ ТА ЕТІОПАТОГЕНЕЗ

Зниження загальної концентрації магнію в сироватці **<0,65 ммоль/л**.
Причини:

1) недостатнє надходження — дієта з низьким вмістом магнію, довготривале парентеральне харчування препаратами з недостатнім вмістом Mg^{2+};

2) порушення всмоктування Mg^{2+} в ШКТ — хронічні порушення травлення або всмоктування (особливо у тонкому кишківнику), тривалий прийом інгібіторів протонної помпи;

3) надмірна втрата магнію через нирки: вроджені тубулопатії (синдром Гітельмана, синдром Бартгера, ізольована гіпомагніємія з гіпокальційурією або з нормальною кальційурією, сімейна гіпомагніємія з гіперкальційурією та/або нефрокальцинозом, гіпомагніємія з вторинною гіпокальціємією, активуюча мутація кальцієвого рецептора) або набуті (первинний гіперальдостеронізм, хронічний алкоголізм, гіперкальціємія, гіпокаліємія, діуретики, аміноглікозиди, цисплатин, амфотерицин B, циклоспорин, такролімус, петльові та осмотичні діуретики, фаза поліурії при гострому некрозі ниркових канальців або усуненні перешкоди на шляху відтоку сечі); такж ШКТ: діарея, блювання, нориці), ЛЗ, що зв'язують магній (патіромер), мутація TRPM6;

4) переміщення Mg^{2+} з позаклітинного простору — під час інтенсивного лікування діабетичного кетоацидозу, синдром «голодних кісток», після

хірургічного лікування гіперпаратиреозу, рефідінг-синдром, збудження симпатичної нервової системи, хронічний алкоголізм, гострий панкреатит (депонування у місцях некрозу жирової тканини).

Гіпомагніємія найчастіше свідчить про зменшену загальну кількість магнію в організмі, але може спостерігатися у осіб з нормальним і, навіть, збільшеним його запасом. Нормальна концентрація магнію не виключає його дефіциту.

➡ КЛІНІЧНА КАРТИНА

Симптоми гіпомагніємії — неспецифічні. Найчастіше — це метаболічні порушення (гіпокальціємія і гіпокаліємія, резистентні до лікування; гіпофосфатемія), порушення серцевого ритму (надшлуночкові і шлуночкові екстрасистоли, пароксизмальні тахікардії, фібриляція передсердь, фібриляція шлуночків), нервово-м'язові симптоми (тремор кінцівок та язика, явна і прихована спазмофілія, гіпотонія м'язів, особливо, дихальних). На ЕКГ може спостерігатись подовження інтервалу QT, сплощення зубця T і зубець U. Хронічна легка форма гіпомагніємії частіше проявляється у пацієнтів з артеріальною гіпертензією та ішемічною хворобою серця.

➡ ДІАГНОСТИКА

На основі показника концентрації магнію в сироватці <0,65 ммоль/л. При тяжкій гіпоальбумінемії результат потрібно скоригувати (збільшити на 0,05 ммоль/л на кожний 1 г/дл дефіциту альбумінемії <4 г/дл). Завжди визначайте концентрації інших іонів у сироватці крові, концентрацію креатиніну та проведіть визначення газового складу крові. Добове виділення магнію з сечею >1 ммоль у нормальних умовах у пацієнта з гіпомагніємією вказує на втрату через нирки, натомість <1 ммоль на інші причини гіпомагніємії. Також, можна визначити фракційну екскрецію відфільтрованого з сечею Mg (FEMg) за формулою:

$$FE_{Mg} = (U_{Mg} \times S_{креат}/S_{Mg} \times U_{креат}) \times 100\%$$

U_{Mg} — концентрація Mg^{+2} в сечі, $S_{креат}$ — концентрація креатиніну в сироватці, S_{Mg} — концентрація Mg^{+2} в сироватці, $U_{креат}$ — концентрація креатиніну в сечі

У осіб з гіпомагніємією і нормальною функцією нирок FE_{Mg} >2 % свідчить про втрату Mg^{+2} через нирки, а значення <2 % про позаниркову втрату.

➡ ЛІКУВАННЯ

1. Намагайтеся ліквідувати причину гіпомагніємії.

2. Поповніть дефіцит магнію:

1) **симптоматична гіпомагніємія** (порушення серцевого ритму, спазмофілія, судоми) → **магнію сульфат** в/в 1–2 г протягом 10–15 хв (метою є досягнення підвищення концентрації Mg^{2+} в сироватці на ≥0,4 ммоль/л за максимально короткий проміжок часу), потім 5 г у 500 мл розчину 5 % глюкози протягом 5 год повільна інфузія (≤2 г/год); при піруєт-тахікардії введіть початкову дозу протягом 30–60 с і повторіть в разі необхідності через 5–15 хв; якщо концентрація магнію в плазмі становить <0,25 ммоль/л, то дефіцит Mg оцінюється в 0,5–1,0 ммоль/кг; щоб скоригувати такий дефіцит, в перші 3 год введіть в/в 3 г $MgSO_4$ в 1000 мл 5 % розчину глюкози, а протягом наступних 21 год — 6 г $MgSO_4$ в 2000 мл 5 % розчину глюкози; протягом наступних 3–4 днів введіть в/в 4–6 г $MgSO_4$;

2) **безсимптомна гіпомагніємія** → препарат магнію п/о (у пацієнтів без порушення всмоктування магнію в ШКТ); всі пероральні сполуки магнію викликають діарею (найрідше препарати з повільним вивільненням), що може підвищити дефіцит магнію.

3. Одночасно корегуйте супутні гіпокаліємію, гіпокальціємію та гіпофосфатемію, якщо вони є причиною резистентності гіпомагніємії до лікування.

4. Часто визначайте концентрацію магнію у сироватці крові, а також моніторуйте клінічний стан хворого, щоб не допустити гіпермагніємії внаслідок передозування.

1.5.2. Гіпермагніємія

➡ ВИЗНАЧЕННЯ ТА ЕТІОПАТОГЕНЕЗ

Збільшення загальної концентрації магнію у сироватці >1,2 ммоль/л.
Причини:

1) надмірне надходження сполук магнію — використання оксиду магнію під час лікування виразкової хвороби шлунку та дванадцятипалої кишки, лікування гіпомагніємії, застосування сульфату магнію при лікуванні прееклампсії та еклампсії;

2) надмірне всмоктування Mg^{2+} з ШКТ — запальні захворювання шлунку і кишківника;

3) порушене виведення нирками — гостра або хронічна ниркова недостатність, недостатність кори наднирників, недостатність щитовидної залози (недостатність кортизолу, альдостерону і гормонів щитовидної залози пригнічує виділення магнію нирками), сімейна гіпокальціурична гіперкальціємія, лікування літієм.

➡ КЛІНІЧНА КАРТИНА

Гіпермагніємія пригнічує нервово-м'язову провідніть.

Симптоми: зниження сухожилкових рефлексів, парестезії обличчя, симптоми ураження гладких м'язів (закрепи, затримка сечі), гіпотензія, зниження м'язової сили, особливо, дихальних м'язів. На ЕКГ — подовження інтервалу PQ, при тяжкій гіпермагніємії — порушення передсердно-шлуночкової та внутрішньошлуночкової провідності (при критичній гіпермагніємії може розвинутись повна блокада і, навіть, асистолія). Можуть з'явитися ознаки гіпокальціємії (супресія паратгормону).

➡ ДІАГНОСТИКА

На основі визначення концентрації магнію в сироватці крові >1,2 ммоль/л. У кожному випадку визначте концентрацію креатиніну та інших іонів у сироватці.

➡ ЛІКУВАННЯ

1. Намагайтесь ліквідувати причину гіпермагніємії.

2. При невідкладних станах (порушення серцевого ритму, порушення вентиляції) введіть Ca^{2+} — **глюконолактобіонат кальцію** або хлорид кальцію 10 % 1–2 амп. в/в. Можна збільшити виведення Mg^{2+} нирками за допомогою 1000–2000 мл **0,9 % NaCl і фуросеміду** в/в 20–40 мг. При загрозливих для життя станах швидко знизити магніємію можна за допомогою діалізу, використовуючи діалізат, який не містить магнію, або діалізат з низьким вмістом магнію.

1.6. Порушення обміну кальцію

Основи фізіології

Вміст кальцію в організмі складає 20–25 г/кг безжирової маси тіла, що дорівнює ≈1,4–1,6 % загальної маси тіла. Добовий вміст кальцію у продуктах харчування складає ≈1,0 г, з якого всмоктується ≈30 %. Всмоктування з ШКТ збільшується під дією $1,25(OH)_2D_3$ і паратгормону (через $1,25(OH)_2D_3$), а зменшується внаслідок зв'язування кальцію оксалатами, фосфатами і жирними кислотами у кишківнику. 98–99 % відфільтрованого у ниркових клубочках кальцію зворотньо всмоктується у ниркових канальцях, а добова втрата кальцією з сечею складає 3–5 ммоль.

Нормальна концентрація кальцію у сироватці дорівнює 2,25–2,75 ммоль/л (9–11 мг/дл). 98 % кальцію знаходиться у кістках, 1–2 % — це кальцій, що може швидко мобілізуватися, половина з нього — іонізований кальцій (біологічно активний), а решта — зв'язана з білками, в основному, з альбумінами. Алкалоз посилює зв'язування кальцію з білками, знижуючи його іонізовану кількість, натомість ацидоз має зворотній вплив.

У осіб з гіпоальбумінемією слід розрахувати так звану **скориговану концентрацію кальцію**, використовуючи формулу:

$$S_{Ca} + 0,8 \times (4 - S_{альбумін})$$

S_{Ca} — концентрація загального кальцію в сироватці (мг/дл), $S_{альбумін}$ — концентрація альбуміну в сироватці (г/дл)

1.6.1. Гіпокальціємія

→ **ВИЗНАЧЕННЯ ТА ЕТІОПАТОГЕНЕЗ**

Зниження концентрації кальцію у сироватці **<2,25 ммоль/л** (<9 мг/дл).
Причини:
1) недостатнє надходження кальцію з їжею;
2) порушене всмоктування кальцію у ШКТ — синдром мальабсорбції або порушеного травлення, дефіцит вітаміну D;
3) надмірне відкладання кальцію у м'яких тканинах або кістках — гострий панкреатит, синдром «голодних кісток» після хірургічного лікування гіперпаратиреозу, використання бісфосфонатів або деносумабу;
4) надмірна втрата кальцію з сечею — використання петльових діуретиків, нирковий канальцевий ацидоз;
5) абсолютний або відносний дефіцит вітаміну D — порушення 25-гідроксилювання вітаміну D у пацієнтів з паренхіматозним ушкодженням печінки, порушення 1α-гідроксилювання $25(OH)D_3$ у пацієнтів з гострою або хронічною нирковою недостатністю, недостатнє всмоктування вітаміну D з ШКТ (целіакія, механічна жовтяниця, дефіцит ферментів підшлункової залози), підвищена інактивація вітаміну D у пацієнтів, які приймають деякі протиепілептичні ЛЗ (похідні гідантоїну, барбітурової кислоти), гіперфосфатемія, синдром лізису пухлин;
6) дефіцит паратгормону — гіпопаратиреоз;
7) резистентність тканин до паратгормону — псевдогіпопаратиреоз;
8) псевдогіпокальціємія — хибно низькі рівні кальцію у сироватці крові, що зумовлено наявністю у крові радіологічного контрасту, який містить гадолін.

Внутрішньоклітинний та позаклітинний кальцій має суттєве значення для багатьох ферментативних реакцій, а також є регулятором життєво важливих функцій (напр., згортання крові, передача імпульсів у нервовій системі, скорочення м'язів тощо).

→ **КЛІНІЧНА КАРТИНА**

Клінічні симптоми є результатом дефіциту іонізованого кальцію (біологічно активного) і, насамперед, наслідком порушень нервової та нервово-м'язової систем. Гіпокальціємія проявляється спазмофілією (тетанією) або еквівалентами спазмофілії. **Приступ спазмофілії** характеризується спазмом та симетричними тонічними судомами м'язів рук («рука акушера»), потім передпліч та плечей, обличчя (спазм повік, «риб'ячий рот»), грудної клітки і нижніх кінцівок («кінська стопа»), зі збереженою свідомістю. Прихована спазмофілія проявляється: **симптомом Хвостека** (спазм м'язів обличчя після удару неврологічним молоточком у ділянку лицевого нерву ≈2 см попереду від мочки вуха дещо нижче альвеолярного відростка, **симптомом Труссо** («рука акушера» при стисненні плеча протягом 3 хв манжеткою сфігмоманометра, напомпованою до 20 mm рт. ст. вище систолічного тиску), а також можливістю спровокувати приступ спазмофілії гіпервентиляцією. **Еквіваленти спазмофілії:** спазм повік, світлобоязнь, двоїння в очах, ларингоспазм, бронхоспазм (напад астми), спазм коронарних судин (стенокардія), черевних судин (біль у животі), периферичних (псевдосиндром Рейно) або мозкових судин (напад мігрені, короткотривала втрата свідомості). На ЕКГ може спостерігатись подовження QT (як наслідок подовження ST). Хронічна гіпокальціємія часто протікає безсимптомно, коли концентрація іонізованого кальцію є в межах норми або близько до цих меж.

На основі концентрації кальцію у сироватці крові <2,25 ммоль/л (<9 мг/дл). Низька концентрація іонізованого кальцію підтверджує дефіцит біологічно активної форми.

Дослідження, виконані з метою встановлення причини гіпокальціємії: концентрація креатиніну, фосфатів, магнію, калію, лужної фосфатази, ПТГ і вітаміну D у сироватці; добове виділення кальцію з сечею; візуалізаційні дослідження (пошук патології кісткової системи або лімфатичних вузлів і новоутворень).

1. Насамперед, лікуйте основне захворювання.

2. Симптоматична гіпокальціємія (спазмофілія) → введіть в/в 20 мл 10 % розчину **глюконолактобіонату кальцію** або 10 % хлориду кальцію; повторюйте ін'єкції при рецидиві симптомів. Моніторуйте кальціємію кожні 4–6 год (у пацієнтів з гіпоальбумінемією визначайте іонізований кальцій). Одночасно розпочніть пероральне лікування кальцієм і вітаміном D. Резистентна симптомна гіпокальціємія може бути наслідком гіпомагніємії.

3. Хронічна гіпокальціємія, причину якої неможливо ліквідувати → кальцій п/о 1000–3000 мг/д у вигляді **карбонату кальцію**; 1,0 г $CaCO_3$ містить 400 мг Са) або **ацетату кальцію**, а також вітамін D, як правило, у формі активних метаболітів — **альфакальцидол** або **кальцитріол**, 0,5–2 мкг/добу. Періодично контролюйте кальціємію або кальціурію (гіперкальціурія є першим симптомом занадто інтенсивного лікування).

4. Гіпокальціємія, причинена надмірною втратою кальцію з сечею → тіазидні діуретики, напр. **гідрохлортіазид** п/о 25–50 мг/добу як додаткове лікування (зменшує кальціурію).

1.6.2. Гіперкальціємія

Збільшення концентрації кальцію у сироватці **>2,75 ммоль/л** (>11 мг/дл).
Причини:
1) **гіперкальціємія з високим рівнем ПТГ** (ПТГ-залежна) — первинний гіперпаратиреоз (спорадичний, індукований солями літію), синдром MEN1, MEN2A, MEN4, мутації, які інактивують кальцієві рецептори

(сімейна гіпокальціурична гіперкальціємія, злоякісна гіперкальціємія немовлят з гіперпродукцією ПТГ), антитіла, які блокують кальцієві рецептори, продукція пухлинами ПТГ; вроджений або набутий дефіцит FGF23 та білка Клото;

2) **гіперкальціємія з низьким рівнем ПТГ** (ПТГ-незалежна) — пухлини (посилене виділення паратиреоїд-гормон-зв'язуючого білка PTHrP та інших речовин), отруєння вітаміном D або його метаболітами, продукція $1,25(OH)_2D_3$ гранульомами (саркоїдоз) або лімфомами, отруєння вітаміном A (посилений остеоліз), гіпертиреоз (посилений остеоліз), прийом тіазидних діуретиків або теофіліну (зменшення екскреції кальцію з сечею); молочно-лужний синдром (зловживання кальційвмісними антацидами, або надмірне споживання молочних продуктів), довготривала іммобілізація (вивільнення кальцію з кісток), адинамічна хвороба кісток у хворих з хронічною нирковою недостатністю, які перебувають на діалізі (порушення відкладення кальцію в кістках); синдром Вільямса;

3) **гіперкальціємія з нормальним рівнем ПТГ** — синдром Янсена (мутація, яка активує рецептор PTH-PTHrP);

4) Найбільш частими причинами (90 %) є гіперпаратиреоз і пухлини.

➔ КЛІНІЧНА КАРТИНА

Легка гіперкальціємія (<3,0 ммоль/л) може протікати безсимптомно або спостерігаються симптоми хвороби, яка стала причиною гіперкальціємії. При помірній та тяжкій формі або при гіперкальціємії, яка швидко прогресує, з'являються **симптоми гіперкальціємічного синдрому**: порушення функції нирок (поліурія, гіперкальціурія, кальциноз та сечокам'яна хвороба), ШКТ (відсутність апетиту, нудота, блювання, закрепи, виразкова хвороба шлунка і дванадцятипалої кишки, панкреатит, жовчнокам'яна хвороба), серцево-судинні (артеріальна гіпертензія, тахікардія, аритмії, підвищена чутливість до серцевих глікозидів), нервово-м'язові симптоми (м'язова слабкість, підвищення сухожилкових рефлексів, транзиторне ураження м'язів обличчя), мозкові симптоми (біль голови, депресія, порушення орієнтації, сонливість, кома) і зневоднення. Гіперкальціємічний криз: порушення свідомості, нудота, блювання, болі у животі, порушення серцевого ритму, поліурія та зневоднення, яке супроводжує тяжку гіперкальціємію (зазвичай >3,75 ммоль/л).

На ЕКГ гіперкальціємія може бути причиною подовження інтервалу PQ і вкорочення інтервалу QT. Часто спостерігаються симптоми основного захворювання.

➔ ДІАГНОСТИКА

На основі концентрації кальцію у сироватці >2,75 ммоль/л (>11 мг/дл). У пацієнтів з гіпо- або гіперальбумінемією скорегуйте величини кальцемії →розд. 19.1.6.1. Концентрація іонізованого кальцію є найкращим показником ступеня тяжкості гіперкальціємії. У всіх пацієнтів потрібно визначити в сироватці концентрацію креатиніну, хлоридів, фосфатів, магнію, калію, ПТГ і ТТГ, активність лужної фосфатази та ступеня визначення газового складу крові. Причиною гіперкальціємії при нормальному або підвищеному рівні ПТГ у більшості випадків є гіперпаратиреоз. Якщо рівень ПТГ низький → шукайте причину пухлинного походження, якщо доступні дані не вказують на іншу причину ПТГ-незалежної гіперкальціємії. Пухлини, які найчастіше є причинами гіперкальціємії: рак грудної залози, рак легень, рак нирки, плазмоцитома, лімфоми та лейкемії. У разі підозри на екзо- або ендогенний надмір вітаміну D визначте рівень його метаболітів у крові. Існує можливість визначення концентрації PTHrP.

1. Перш за все, лікуйте основне захворювання.

2. Зменште кількість кальцію в організмі за рахунок:

1) збільшення виділення кальцію нирками — добре наводніть пацієнта (до ≈5 л **0,9 % NaCl**), одночасно введіть **фуросемід** в/в 20–40 мг після попередньої оцінки функції нирок, уважно моніторуйте діурез;

2) для зменшення вивільнення кальцію з кісток можна застосувати **кальцитонін** в/в 100 МО 2–4×на день, памідронат в/в 60–90 мг у 200 мл 0,9 % NaCl протягом 2 год або золедронову кислоту в/в 4 мг в 50 мл 0,9 % NaCl протягом 15 хв, при неопластичній гіперкальціємії стійкій до лікування біфосфонатом, застосуйте деносумаб, 120 мг п/ш кожні 7 днів на протязі 3 тиж., в подальшому кожні 4 тиж.;

3) гальмування всмоктування кальцію з ШКТ — **гідрокортизон** 100 мг в/в кожні 6 год.

3. У пацієнтів з нирковою недостатністю і симптоматичною гіперкальціємією може бути необхідна елімінація кальцію за допомогою діалізу.

1.7. Порушення обміну фосфору

Основи фізіології

Вміст фосфору в організмі людини складає 11–14 г/кг безжирової маси тіла, що становить ≈1 % загальної маси тіла. Нормальна концентрація фосфатів у сироватці крові дорівнює 0,9–1,6 ммоль/л (2,8–5,0 мг/дл). Добовий вміст фосфатів у продуктах харчування залежить від кількості білка і складає 19,4–29 ммоль (600–900 мг). Всмоктування фосфатів з ШКТ збільшується під впливом $1,25(OH)_2D_3$ і ПТГ (через $1,25(OH)_2D_3$), а зменшується при збільшеній кількості Ca^{2+}, Mg^{2+} та вживанні речовин, які зв'язують неорганічні фосфати. 90–95 % фосфатів, відфільтрованих у ниркових клубочках, підлягають зворотному всмоктуванні у ниркових канальцях. Фосфатурію посилюють: ПТГ, фосфатоніни, метаболічний ацидоз і глюкокортикостероїди, а зменшують: дефіцит ПТГ і $1,25(OH)_2D_3$ в фізіологічній концентрації. Продукти харчування, багаті фосфором: риба і рибні консерви, молоко, сир, копченості, субпродукти (мозок, печінка, нирки), сухофрукти, курячі яйця, каші, зернові пластівці, висівки.

1.7.1. Гіпофосфатемія

Зниження концентрації неорганічних фосфатів (Рі) у сироватці **<0,9 ммоль/л**.

Причини:

1) недостатнє надходження Рі з харчовими продуктами — низькобілкова дієта (напр. у алкоголіків), парентеральне харчування дієтою з низьким вмістом фосфатів або без фосфатів;

2) порушене всмоктування Рі у ШКТ — використання ЛЗ, що зв'язують фосфати ($CaCO_3$, ацетат кальцію, $MgCO_3$ $Al(OH)_3$, севеламер, карбонат лантану, цитрат заліза), стійке блювання або діарея;

3) надмірна втрата Рі нирками — гіперпаратиреоз (надлишок ПТГ), надлишок фосфатонінів (напр. синтезуються деякими пухлинами), дефіцит вітаміну D або його активних метаболітів, надлишок ГК, вроджені та набуті тубулопатії; довготривале використання в/в препаратів заліза;

4) перехід Рі з позаклітинного до внутрішньоклітинного простору — анаболічна фаза у хворих з опіками або після тяжких травм, рефідінг-синдром, фаза нормалізації глікемії під час лікування кетоацидозу, синдром «голодних

кісток» після хірургічного лікування гіперпаратиреозу, респіраторний алкалоз;

5) втрата фосфатів під час безперервної нирковозамісної терапії (напр. гемодіафільтрації).

Найбільш часті клінічні ситуації, при яких потрібно сподіватися гіпофосфатемії: дихальний алкалоз, інтенсивне лікування діабетичного кетоацидозу, у пацієнтів, які впродовж тривалого часу приймають антацидні ЛЗ, та під час клінічного харчування осіб з гіпотрофією. Дефіцит фосфору в організмі є причиною зниження синтезу АТФ та інших високоенергетичних фосфатних сполук, що суттєво порушує функцію усіх клітин організму та призводить до розвитку остеомаляції.

➡ КЛІНІЧНА КАРТИНА

Клінічна картина залежить від часу, впродовж якого розвинувся дефіцит фосфору в організмі, і величини цього дефіциту. Хронічна легка та помірна гіпофосфатемія може довго протікати безсимптомно або проявлятися болем кісток та слабістю м'язів. У випадку тяжкої гострої гіпофосфатемії може виникати слабість або параліч скелетних м'язів, а навіть, їх некроз (рабдоміоліз), тремор, судоми і, навіть, кома, гемоліз, тромбоцитарний геморагічний діатез, симптоми ушкодження печінки та тяжкі інфекції.

➡ ДІАГНОСТИКА

Діагностика ґрунтується на визначенні концентрації Рі у сироватці крові <0,9 ммоль/л (28 мг/л). Дані анамнезу можуть вказувати на патомеханізм гіпофосфатемії. Додаткові дослідження для виявлення причини гіпофосфатемії: концентрація кальцію, калію, магнію, ПТГ та вітаміну D у сироватці; визначення газового складу крові; загальний аналіз сечі та видалення Рі з сечею.

➡ ЛІКУВАННЯ

1. Насамперед, етіотропне лікування.

2. Поповнюйте дефіцит фосфору в організмі:

1) порекомендуйте дієту, багату фосфором →вище;

2) п/о суміш, яка складається з 17,8 г Na_2HPO_4, 4,88 г NaH_2PO_4 у 100 мл дистильованої води (1 мл цього розчину містить 1,6 ммоль Рі); добова доза — 25–30 ммоль;

3) у випадку гіпофосфатемії з тяжкими симптомами у пацієнтів, які не можуть приймати ЛЗ п/о → в/в розчин фосфату натрію або калію 0,08–0,16 ммоль фосфору на кг маси тіла протягом 2–6 год; часто контролюйте концентрацію Рі та кальцію в сироватці крові.

1.7.2. Гіперфосфатемія

➡ ВИЗНАЧЕННЯ ТА ЕТІОПАТОГЕНЕЗ

Підвищення концентрації неорганічних фосфатів (Рі) у сироватці >1,6 ммоль/л.

Причини:

1) надмірне надходження Рі — продукти харчування (молоко), проносні ЛЗ, які містять Рі, парентеральне харчування;

2) надмірне вивільнення Рі з клітин — фаза катаболізму у хворих з тяжкими травмами або інфекціями, надмірне фізичне навантаження, тяжкий ацидоз, синдром розпаду пухлини, гемоліз, рабдоміоліз, злоякісна гіпертермія;

3) порушення виділення Pi нирками — гостра та хронічна ниркова недостатність (найчастіша причина), дефіцит ПТГ, надмірне виділення соматотропного гормону, дефіцит магнію, прийом бісфосфонатів, дефіцит фосфатонінів;

4) надмірне всмоктування Pi у ШКТ через надмірне надходження вітаміну D або його активних метаболітів.

Гіперфосфатемія є причиною гіпокальцемії (шляхом зв'язування кальцію та відкладання у м'яких тканинах, насамперед, у стінках артерій, що є фактором суттєво прискореного розвитку атеросклерозу) і гальмує синтез $1,25(OH)_2D_3$. Як наслідок, розвивається вторинний гіперпаратиреоз.

➡ **КЛІНІЧНА КАРТИНА**

Немає специфічної симптоматики, клінічна картина залежить від причини виникнення гіперфосфатемії. Ускладнення пов'язані з хронічною гіперфосфатемією.

➡ **ДІАГНОСТИКА**

На основі концентрації Pi у сироватці >1,6 ммоль/л (5,0 мг/дл). Суб'єктивні та об'єктивні симптоми можуть вказувати на причину гіперфосфатемії. Додаткові дослідження з метою встановлення причини гіперфосфатемії: концентрація креатиніну, кальцію, магнію, ПТГ і вітаміну D у сироватці та виділення Pi з сечею.

➡ **ЛІКУВАННЯ**

1. Насамперед, етіотропне лікування.

2. Зменште кількість фосфатів в організмі:

1) порекомендуйте обмежити в дієті харчові продукти з високим вмістом фосфору →вище;

2) застосовуйте сполуки, які зв'язують Pi у просвіті ШКТ — **гідроксид алюмінію** (макс. кілька тижнів, загроза токсичності алюмінію) 1–2 табл. 3×на день, **карбонат кальцію** або **ацетат кальцію** 3–6 мг/добу, **севеламер** 1,5–6 г/добу, **карбонат лантану** 200–1200 мг/добу; ці медикаменти потрібно приймати під час їжі або відразу після їжі;

3) у пацієнтів з нормальною функцією нирок та гострою гіперфосфатемією → форсуйте діурез з метою прискорення екскреції Pi нирками;

4) на термінальній стадії ниркової недостатності → діаліз (єдиний спосіб видалення надлишку Pi).

3. Алгоритм дій у хворих з синдромом розпаду пухлини →розд. 22.2.6.

2. Порушення кислотно-лужної рівноваги

Основи фізіології

У фізіологічних умовах концентрація іонів H^+ у крові складає 35–45 нмоль/л. Постійна концентрація H^+ (ізогідрія) в рідинах організму забезпечує правильний перебіг ферментативних реакцій, особливо тих, які пов'язані з синтезом високоенергетичних сполук. Ізогідрія забезпечується, в основному, легенями (виділення газоподібного CO_2) та нирками (виділення H^+ у вигляді іону амонію та, т. зв. титрованої кислотності) → рівняння Гендельсона-Гессельбаха:

pH крові = 6,1 + 1 г $[HCO_3^-]/0,03 \times pCO_2$

$[HCO_3^-]$ — концентрація гідрокарбонату у ммоль/л, pCO_2 — парціальний тиск CO_2 у крові в мм рт. ст.

З модифікованої формули

$[H^+]$ у ммоль/л = $24 \times pCO_2$ у мм рт. ст. /$[HCO_3^-]$ у ммоль/л

випливає, що pH крові залежить від респіраторного (pCO_2) і нереспіраторного (залежного від нирок) компоненту, а також, що pH крові може бути в межах норми, незважаючи на значні зміни pCO_2 і концентрації HCO_3^-.

У фізіологічних умовах pH крові дорівнює 7,35–7,45, а pCO_2 — 35–45 мм рт. ст. (4,65–6,0 кПа).

У збереженні постійного pH крові і системних рідин найбільше значення мають:

1) **буферні системи крові та тканин** — бікарбонатна, фосфатна, білкова і гемоглобінова. Характерні властивості:

  а) додавання до них кислоти або лугу мало змінює їх pH;

  б) залежно до наявної ситуації, зв'язують або віддають іони водню;

2) **легені** — pH крові залежить від pCO_2, а pCO_2, перед усім — від альвеолярної вентиляції. Причиною дихальних порушень кислотно-лужної рівноваги, в основному, є зміни альвеолярної вентиляції: гіповентиляція спричиняє дихальний ацидоз, а гіпервентиляція — дихальний алкалоз;

3) **нирки** — основна участь у регуляції pH полягає у ресорбції відфільтрованого HCO_3^-, видаленні H^+ у вигляді титрованої кислотності та іону амонію, а також у синтезі HCO_3^-. Порушення цих функцій нирок є причиною розвитку метаболічного ацидозу. Нирки є найважливішим органом компенсації первинних респіраторних порушень кислотно-лужної рівноваги.

Параметри стану кислотно-лужної рівноваги

Для більш точної характеристики стану кислотно-лужної рівноваги потрібні 3 параметри, які можна визначити, визначаючи газовий склад крові (забір крові →розд. 24.5.3; параметри, які оцінюються →табл. 2-1, інтерпретація результатів →табл. 2-2):

1) **pH** — визначається в артеріальній крові або в артеріалізованій капілярній крові; нормальний показник pH крові не виключає наявності дуже тяжких нереспіраторних (метаболічних) або респіраторних (неметаболічних) порушень;

2) **концентрація HCO_3^-** у ммоль/л — параметр метаболічного компоненту; відповідає актуальній концентрації HCO_3^- у плазмі, визначеному в крові, забір якої проведено без контакту з повітрям;

3) **pCO_2** — показник дихального компоненту.

Визначення 2-х з вказаних 3-х параметрів дає можливість вирахувати третій параметр за допомогою рівняння Гендельсона-Гессельбаха. Інші показники, що мають практичне значення:

1) **буферна ємність** (*buffer base* — BB) — сума концентрацій гідрокарбонату, білків плазми, фосфатів та гемоглобіну;

2) **надлишок лугів** (*base excess* — BE) — характеризує ту кількість титрованої кислотності або лужності, яку можна отримати, титруючи розчин до pH 7,40 при pCO_2 40 мм рт. ст. і температурі 37 °C. Якщо BE має від'ємне значення, то досліджуваний розчин містить надмірну кількість нелетких кислот або дефіцит лугів;

3) **аніонний розрив** (AP, Anion Gap) — різниця концентрацій Na^+ і суми концентрацій Cl^- і HCO_3^-. У фізіологічних умовах дорівнює 8–12 мЕкв/л. Величина AP лежить в основі поділу ацидозу на: ацидоз із нормальним показником AP (≈12 мЕкв/л; т. зв. гіперхлоремічний, який розвивається,

Таблиця 2-1. Параметри газового складу артеріальної крові[a]

Позначення та пояснення		Норма
pH	від'ємний десятковий логарифм концентрації іонів водню	7,35–7,45
$PaCO_2$	парціальний тиск вуглекислого газу в артеріальній крові	32–45 мм рт. ст (4,27–6,00 кПа)
$HCO_{3\,акт}^-$	актуальна концентрація бікарбонатів у плазмі	21–27 ммоль/л
$HCO_{3\,станд}^-$	стандартна концентрація бікарбонатів	24 (21–25) ммоль/л
BE	надлишок лугів у крові	від −2,3 до +2,3 мЕкв/л
PaO_2	парціальний тиск кисню в артеріальній крові	75–100 мм рт. ст.[б] (10,00–13,33 кПа)
$ctCO_2$	абсолютна кількість вуглекислого газу в артеріальній крові	22–28 ммоль/л 47–60,5 % об'єм
SaO_2	насичення киснем гемоглобіну артеріальної крові	95–98 %[б]

[a] забір крові без контакту з повітрям
[б] Інтерпретуючи PaO_2 і SaO_2, завжди потрібно записати вміст кисню у дихальній суміші (FiO_2). Зазначено норми при диханні атмосферним повітрям на рівні моря (концентрація кисню 20,9 %, що відповідає $FiO_2 = 0,209$). При диханні 100 % киснем ($FiO_2 = 1,0$) у здорової людини PaO_2 може досягти ≈600 мм рт. ст, а SaO_2 буде 100 %.

в основному, внаслідок втрати лугів) та ацидоз із збільшеним AP і нормальному хлоремією (збільшенням аніонний розрив є наслідком наявності в плазмі аніонів, які рутинно не визначаються, напр., лактатного, ацетооцтового, метаболітів алкоголю).

Класифікація порушень кислотно-лужної рівноваги (табл. 2-2).

1. Зміна концентрації H^+ [H^+] зумовлена первинною зміною pCO_2:
1) **дихальний ацидоз** — підвищення pCO_2 і [H^+], зниження pH крові;
2) **дихальний алкалоз** — зниження pCO_2 і [H^+], підвищення pH крові.

2. Зміна [H^+] зумовлена первинною зміною [HCO_3^-]:
1) **метаболічний ацидоз** — підвищення [H^+], зниження pH крові і [HCO_3^-];
2) **метаболічний алкалоз** — зниження [H^+], підвищення [HCO_3^-] і pH крові.

3. Зміна [H^+], зумовлена зміною як pCO_2, так і [HCO_3^-] — **змішане порушення (респіраторно-метаболічне).**

2.1. Метаболічний ацидоз

→ ВИЗНАЧЕННЯ ТА ЕТІОПАТОГЕНЕЗ

Зниження pH крові <7,35 (збільшення концентрації H^+ >45 ммоль/л), спричинене первинним зниженням концентрації HCO_3^-.

Причини (можливе поєднання >1-го механізму):
1) надмірне введення або надмірне ендогенне утворення нелетких кислот — діабетичний кетоацидоз, лактатацидоз, ацидоз, спричинений введенням прекурсорів кислот (напр., отруєння етанолом, метанолом, етиленгліколем, саліцилатами);
2) порушення синтезу бікарбонатів нирками (ацидоз при гострій або хронічній нирковій недостатності) або порушення видалення H^+ дистальними канальцями (дистальний канальцевий ацидоз);

Таблиця 2-2. Діагностика порушень кислотно-лужної рівноваги на основі визначення газового складу крові

Діагноз	pH	pCO_2	HCO_3^-
прості порушення			
дихальний ацидоз некомпенсований[a]	↓	↑	N
частково компенсований[a]	↓	↑	↑
повністю компенсований або метаболічний алкалоз повністю компенсований[б]	Н	↑	↑
метаболічний ацидоз некомпенсований	↓	Н	↓
частково компенсований	↓	↓	↓
частково компенсований або дихальний алкалоз повністю компенсований[б]	Н	↓	↓
дихальний алкалоз некомпенсований[a]	↑	↓	Н
частково компенсований[a]	↑	↓	↓
метаболічний алкалоз некомпенсований	↑	Н	↑
частково компенсований	↑	↑	↑
змішані порушення (комбіновані)[в]			
респіраторно-метаболічний ацидоз	↓	↑	↓
респіраторно-метаболічний алкалоз	↑	↓	↑

[a] При респіраторних порушеннях зміни pH і pCO_2 відбуваються у протилежних напрямках.
[б] Диференційна діагностика потребує врахування повної клінічної картини.
[в] При змішаних порушеннях зміни pCO_2 і HCO_3^- відбуваються в протилежних напрямках
Н — в нормі, ↑ підвищений, ↓ знижений

3) втрата лугів: нирками — проксимальний і дистальний канальцевий ацидоз, через ШКТ — пронос, зовнішня жовчева нориця, нориці підшлункової залози або кишкові (жовч, панкреатичний сік або кишкові соки містять високу концентрацію HCO_3^-).

Ацидоз може компенсуватись респіраторним шляхом, тобто за допомогою гіпервентиляції, завдяки чому pCO_2 зменшується, а pH крові нормалізується повністю (повністю компенсований) або частково (частково компенсований).

КЛІНІЧНА КАРТИНА ТА ДІАГНОСТИКА

Клінічна картина залежить від патології, яка спричинила порушення. При тяжких та гострих метаболічних ацидозах компенсаторна гіпервентиляція проявляється збільшенням частоти та глибини дихання.

Критерії діагностики: знижене pH, знижена концентрація HCO_3^-, часто гіпокапнія, яка є ознакою респіраторної компенсації ацидозу. В залежності від патомеханізму розвитку ацидозу, АР може бути у нормі або підвищениймений.

ЛІКУВАННЯ

1. Етіотропне лікування ацидозу.

2. Симптоматичне лікування: в/в інфузія HCO_3^-, цільова концентрація 15—18 ммоль/л (не 20—24 ммоль/л). Насамперед, розрахуйте т. зв. гідрокарбонатний простір (ГП), за формулою:

ГП (в літрах) = (0,4 + 2,6/([HCO_3^-]$_{факт}$) × маси тіла (кг)

Потім розрахуйте дефіцит HCO_3^-, за формулою:

ГП × ([HCO_3^-]$_{ціл}$ − [HCO_3^-]$_{факт}$)

[HCO_3^-]$_{ціл}$ — цільова концентрація HCO_3^-, [HCO_3^-]$_{факт}$ — фактична концентрація HCO_3^-

Швидкість введення розчину HCO_3^- залежить від величини ацидозу, швидкості його розвитку та функціонального стану серцево-судинної системи. Неконтрольоване введення $NaHCO_3$ може бути причиною гіпернатріємії та розвитку гострої лівошлуночкової недостатності.

2.2. Дихальний ацидоз

➤ ВИЗНАЧЕННЯ ТА ЕТІОПАТОГЕНЕЗ

Зниження pH крові <7,35 спричинене гіперкапнією. **Причини порушень легеневої вентиляції** →розд. 3.1.

Гіповентиляція призводить до нагромадження CO_2, гіперкапнії та дихального ацидозу, який може мати гострий або хронічний характер. Фізіологічні механізми, які протидіють дихальному ацидозу, полягають у зв'язуванні іонів H^+ за допомогою внутрішньоклітинних буферних систем та збільшенні синтезу нирками HCO_3^- в процесі амоніогенезу.

➤ КЛІНІЧНА КАРТИНА ТА ДІАГНОСТИКА

Симптоми гострої або хронічної дихальної недостатності. pH крові може бути в нормі або знижена, а підвищена в різній мірі концентрація HCO_3^- у крові, як ознака компенсації дихального ацидозу.

➤ ЛІКУВАННЯ

Залежить від причини.

2.3. Метаболічний алкалоз

➤ ВИЗНАЧЕННЯ ТА ЕТІОПАТОГЕНЕЗ

Збільшення pH крові >7,45, спричинене первинним підвищенням концентрації HCO_3^- або інших лугів або втрата H^+.
Причини:
1) гіпокаліємія — найчастіше внаслідок вживання діуретиків, проносних ЛЗ та тривалого прийому ГК;
2) надмірна втрата H^+ або Cl^- — через ШКТ (блювання, аспірація шлункового вмісту, вроджена хлоридна діарея), з сечею (діуретики), через шкіру (муковісцидоз);
3) надмірне надходження лугів або потенційних лугів — $NaHCO_3$, цитрат або лактат натрію, карбонат кальцію; постгіперкапнічний алкалоз (занадто швидка корекція гіперкапнії із компенсаторно підвищеною концентрацією HCO_3^-).
Метаболічний алкалоз може бути результатом первинної втрати H^+, Cl^- або K^+ або переміщення K^+ з позаклітинного до внутрішньоклітинного простору, що спричиняє гіпокаліємію.

→ КЛІНІЧНА КАРТИНА ТА ДІАГНОСТИКА

Клінічна картина залежить від причини. Гіпокаліємія, зазвичай, маніфесту-
ється слабкістю скелетних м'язів та порушенням серцевого ритму →розд. 25.1.1,
а алкалоз симптомами спазмофілії або її еквівалентами →розд. 19.1.6.1.
Критерії діагностики: pH >7,45, підвищена концентрація HCO_3^- і зростання
pCO_2 (як ознака компенсації), часто — гіпокаліємія. Компенсований мета-
болічний алкалоз (pH — у межах норми) потрібно диференціювати з компен-
сованим дихальним ацидозом (наявні симптоми дихальної недостатності).

→ ЛІКУВАННЯ

1. Насамперед етіотропне лікування.
2. У випадку гіпокаліємії поповніть дефіцит калію, застосовуючи КСl
→розд. 19.1.4.1.

2.4. Дихальний алкалоз

→ ВИЗНАЧЕННЯ ТА ЕТІОПАТОГЕНЕЗ

Підвищення pH крові >7,45 спричинене розвитком первинної гіпокапнії (ви-
кликаної гіпервентиляцією). Гіпокапнія, що спричиняє гіпервентиляцію,
може бути наслідком стимуляції дихального центру (напр., біль, збудження,
холод), гіпоксії (причини гіпоксемії та гіпоксії →розд. 3.1), органічних змін
ЦНС (у >90 % випадків судинні захворювання ЦНС) або психічних розладів.

Ниркова компенсація дихального алкалозу полягає у підвищеному виведенні
бікарбонатів з сечею та зниженні їх синтезу. Повна ниркова компенсація
дихального алкалозу займає кілька днів.

→ КЛІНІЧНА КАРТИНА ТА ДІАГНОСТИКА

Клінічна картина залежить від причини. Лише гіпокапнія маніфестує по-
рушеннями свідомості, ознаками ішемії головного мозку, парестезіями, піра-
мідними порушеннями. Алкалоз може бути причиною симптомів спазмофілії
або її еквівалентів →розд. 19.1.6.1.
Критерії діагностики: постійна або тимчасова гіпервентиляція. pH >7,45,
низький pCO_2 і HCO_3^- в межах норми або знижений; у випадку компенсова-
ного дихального алкалозу pH знаходиться у межах норми, pCO_2 низький,
а концентрація HCO_3^- знижена.

→ ЛІКУВАННЯ

1. Етіотропне лікування.
2. Симптоматичне лікування (тільки у пацієнтів без гіпоксії):
1) застосовуйте седативні або ЛЗ, що пригнічують дихальний центр (бензо-
діазепіни, барбітурати);
2) призначте дихати з пластикового мішка (з метою збільшення мертвого
дихального простору).

1. Загальні принципи

1.1. Етіологія симптомів, які найчастіше виникають при гострих отруєннях

Симптоми	Причина
шлунково-кишковий тракт	
біль і виразки в порожнині рото-глотки	їдкі речовини: кислоти, луги, перекис водню, паракват і дикват, феноли
гіперсалівація	фосфорорганічні сполуки та уретани, фенциклідин, броміди та йодиди
довготривалі	
нудота і блювота	їдкі речовини, спирти, гриби (речовини, що подразнюють слизову оболонку шлунку), опіоїди, дігоксин (центральна дія)
дуже інтенсивні	хіміотерапевтичні препарати (навіть у терапевтичних дозах)
через 24–36 год після отруєння	гострий некроз печінки або підшлункової залози, ниркова недостатність
біль у животі та діарея	речовини, які подразнюють шлунково-кишковий тракт (як вище), проносні засоби, колхіцин, хлорид ртуті
паралітична кишкова непрохідність	антихолінергічні ліки, опіоїди; глибока кома, незалежно від причини
жовтяниця	
при гострих отруєннях з'являється через декілька днів, спочатку має невелике діагностичне значення	парацетамол, тетрахлорметан, хлоровані вуглеводні, бліда поганка, фенілбутазон, хлорати, сполуки миш'яку
гемолітична	помилкове введення в/в значної кількості дистильованої води, всмоктування прісної води в утопленика
нервова система	
порушення рівноваги та головокружіння	психотропні ліки, спирти, речовини, що викликають залежність
порушення свідомості, кома	снодійні, седативні (барбітурати, бензодіазепіни) ліки, антидепресанти, холінергічні, протисудомні, антигістамінні, симпатолітики (клонідин, метилдопа), опіоїди, фенотіазини, спирти та гліколі, саліцилати у високих дозах, леткі вуглеводні та інші органічні розчинники (напр., трихлоретилен); протидіабетичні ліки та інші речовини, які викликають гіпоглікемію (напр., літій, органічні фосфати, фенциклідин, саліцилати); речовини, які викликають гіпоксію клітин мозку (оксид вуглецю, ціаніди, сірководень, метгемоглобінутворюючі сполуки)
спутаність свідомості та галюцинації	антихолінергічні ліки (зазвичай, у пізній фазі), симпатоміметики, ЛСД, фенциклідин, галюциногенні гриби; синдром відміни опіоїдів або алкоголю

Симптоми	Причина
судоми	антидепресанти (циклічні антидепресанти, інгібітори зворотного захоплення серотоніну, інгібітори МАО), антихолінергічні ліки, симпатоміметики, симпатолітики (клонідин, метилдопа), опіоїди, деякі нестероїдні протизапальні препарати, циклосерин, камфора, ізоніазид, γ бензол-гексахлорид, теофілін, алкалоїди споринʼї, камфора, хлорамбуцил, циклоспорин, гіпоглікемічні ЛЗ, метронідазол, місцеві анестетики, протисудомні (карбамазепін), пропоксифен, наркотики (фенциклідин, амфетамін, МДМА, кокаїн) та стан після їх відміни, шкідливі речовини (нікотин, кофеїн), пестициди (стрихнін, органічні фосфати, уретани, галогенпохідні), важкі метали (розчинні солі олова у дітей), абстинентні синдроми
слабість мʼязів та зниження сухожильних рефлексів	снодійні ліки (напр., барбітурати, бензодіазепіни), фенотіазини
надмірний тонус мʼязів та гіперрефлексія	антихолінергічні речовини, симпатоміметики та інгібітори МАО
органи зору	
зниження гостроти зору	психотропні ліки (загальне пригнічення ЦНС), антихолінергічні ліки (параліч акомодації)
втрата зору	метанол, хінін
міоз	опіоїди, інгібітори холінестерази
мідріаз	ліки з антихолінергічною дією (тропанові алкалоїди [в т. ч. атропін]), антидепресанти (передусім циклічні), антигістамінні препарати, (орфенадрин, тіоридазин, глютетимід), ЛСД і симпатоміметики, в т. ч. амфетамін і ліки для схуднення
набряк диску зорового нерва	оксид вуглецю, метанол, глютетимід
система кровообігу	
брадикардія (або передсердно-шлуночкова блокада)	фізостигмін, фосфорорганічні інсектициди та уретани, глікозиди наперстянки, β-блокатори, хінідин, антагоністи кальцію
подовження QRS	трициклічні антидепресанти, фенотіазини
тахікардія	симпатоміметичні засоби (амфетамін та його похідні, кокаїн, теофілін, кофеїн, ефедрин), антихолінергічні ліки (атропін та його похідні, фенотіазини, антигістамінні ліки), гіпоксія (оксид вуглецю, ціаніди, сірководень, пероксидні сполуки)
дихальна система	
кашель, відходження харкотиння, дистанційні свистячі хрипи та задишка	інгаляція їдких газів (аміак, хлор, дим з підпалених шин, оксиди азоту); ці симптоми, найчастіше, розвиваються у хворих з ХОЗЛ і аспіраційною пневмонією
ціаноз	порушення дихання; метгемоглобінутворюючі отрути (напр., хлорати, фенол, паракват, анілін, дапсон)
гіпервентиляція	саліцилати, ціаніди і нітрили, феноксиоцтова кислота, гербіциди, іноді ліки, які стимулюють ЦНС

Симптоми	Причина
гіповентиляція	параліч дихальних м'язів (фосфорорганічні сполуки та уретани, міорелаксанти і стрихнін), пригнічення дихального центру (снодійно-седативні засоби, спирти, опіоїди)
шкіра	
пухирі	в основному, барбітурати, але також інші отруєння
гіпергідроз	саліцилати
сечовидільна система	
затримка сечі	антихолінергічні сполуки (особливо, у чоловіків з доброякісною гіперплазією простати), опіоїди
анурія або олігурія	гострий некроз ниркових канальців різного генезу отруєння, яке викликає гіпотензію, і, як наслідок, гостру преренальну ниркову недостатність
орган слуху	
дзвін (шум) у вухах та глухота	саліцилати (при концентрації у крові >30 мг/дл), рідко — хінін
причини гіпертермії →розд. 23.18, **причини гіпотермії** →розд. 23.16	

2. Спирти

2.1. Етиловий спирт (етанол)

Дуже швидко всмоктується з ШКТ, через шкіру та дихальні шляхи. Макс. концентрація в крові — через 0,5–3 год після прийому. Метаболізується у печінці за допомогою алкогольдегідрогенази до ацетальдегіду, зі швидкістю 100–125 мг/кг/год. Частково виводиться у незміненій формі нирками (2–10 %) і з повітрям при видосі (декілька %). Проникає через плаценту, і в молоко жінки. Депресивно впливає на ЦНС. Гальмуючи глюконеогенез у печінці, може спричинити гіпоглікемію. Летальна доза для дорослих 5–8 г/кг, для дітей 3 г/кг.

→ КЛІНІЧНА КАРТИНА ТА ДІАГНОСТИКА

1. Симптоми гострого отруєння: збудження, нудота, блювота, біль у животі, біль голови та головокружіння, ністагм, диплопія, балакучість, порушення уваги, порушення рівноваги, атаксія, спутана свідомість, невиразна мова, сонливість, кома, судоми, порушення дихання, артеріальна гіпотензія, брадикардія, гіпотермія, гіпоглікемія.

2. Симптоми алкогольного абстинентного синдрому →розд. 20.14.

3. Допоміжні дослідження: концентрація етанолу в крові (визначена безпосередньо в сироватці чи у плазмі, або оцінена на підставі вмісту етанолу у повітрі при видиху): до 20 мг/дл (0,2 ‰) — безсимптомний стан, без жодних правових наслідків у разі керування транспортними засобами; 20–50 мг/дл (0,2–0,5 ‰, відповідає 0,1–0,25 мг/л у в повітрі при видиху) — стан після вживання алкоголю; >50 мг/дл (>0,5 ‰) — токсична концентрація (у деяких країнах за токсичну вважають концентрацію 100 мг/дл [1,0 ‰]; стан сп'яніння); ≥300 мг/дл (≥3,0 ‰) — зазвичай, глибока кома. У залежних від етанолу осіб можливе збереження мовного контакту при концентрації 4–5 ‰

у крові, а при зниженні концентрації до 2–3 ‰ може виникати гострий абстинентний синдром (особливо після тривалого зловживання алкоголем).

При важких отруєннях слід визначити концентрацію електролітів, глюкози, сечовини та креатиніну, активність амінотрансфераз, протромбіновий індекс; показана газометрія артеріальної крові, пульсоксиметрія та моніторинг ЕКГ.

⇥ ЛІКУВАННЯ

1. Детоксикація: немає методів.

2. Антидот: відсутній.

3. Методи пришвидшеної елімінації: гемодіаліз в особливо тяжких випадках (тяжкі порушення свідомості, розлади кровообігу та дихання, що не усуваються консервативною терапією) з дуже високою концентрацією етанолу в крові.

4. Симптоматичне лікування: необхідно убезпечити особу в стані сп'яніння від аспірації блювотними масами — переведіть пацієнта у стабільне положення →розд. 2.1, підтримуйте основні функції організму та коригуйте виникаючі порушення.

5. Допомога при алкогольному абстинентному синдромі →розд. 20.14.

2.2. Метиловий спирт (метанол)

На основі смаку і запаху неможливо його відрізнити від етилового спирту, що є причиною отруєнь при вживанні алкоголю невідомого походження (який містить метанол, замість етанолу). Швидко всмоктується з ШКТ. Пікова концентрація в крові — через 30–60 хв після прийому. Метаболізується в печінці, повільніше ніж етанол, за допомогою алкогольдегідрогенази до формальдегіду та мурашиної кислоти — ці метаболіти є смертельно отруйними, призводять до розвитку важкого нереспіраторного ацидозу та пошкодження органів. Наростаючий ацидоз посилюється через нагромадження лактату внаслідок вторинної клітинної гіпоксії. Смертельна доза — 0,5–1 мл/кг м. т.

⇥ КЛІНІЧНА КАРТИНА ТА ДІАГНОСТИКА

1. Основні симптоми отруєння: спочатку, доки не метаболізується, метанол, подібно як етанол, викликає пригнічення ЦНС та симптоми сп'яніння. При розвинутому отруєнні виникають порушення свідомості аж до коми, гіпервентиляція (дихання Кусмауля), зниження артеріального тиску, тахікардія, іноді брадикардія; при важких отруєннях судоми, гостра дихальна недостатність, іноді гострий панкреатит. Для отруєння метанолом (особливо у пізно діагностованих випадках) характерними є розлади зору, які спричинені набряком та/або пошкодженням сітківки і зорових нервів (у більшості випадків пошкодження органу зору є незворотними).

2. Допоміжні дослідження:

1) **токсикологічні дослідження** — концентрація метанолу в плазмі або сироватці і в сечі; концентрація в крові >20 мг/дл вважається токсичною, при концентрації ≈100 мг/дл, зазвичай, розвивається пошкодження зорових нервів, концентрація >150 мг/дл є смертельною. Під час розвинутого, глибокого ацидозу концентрація метанолу в крові може бути невисокою (або навіть не визначатись), оскільки вже відбувся його метаболізм; тяжкість отруєння оцінюють передовсім на підставі вираженості ацидозу, а також значення аніонного інтервалу та осмотичного інтервалу).

2) **інші** — визначення газового складу артеріальної крові (часто pH<7,0, HCO^-_3 <10 ммоль/л), аніонний інтервал (підвищений), осмотичний інтервал (підвищений), концентрація молочної кислоти, концентрація електролітів у сироватці (Na, K), активність амінотрансфераз, амілази і КФК у сироватці крові, дослідження очного дна (неспецифічна картина пошкодження).

→ ЛІКУВАННЯ

1. Детоксикація: промивання шлунку та введення активованого вугілля не рекомендуються.

2. Антидоти: конкурентно гальмують алкогольдегідрогеназу і, відповідно, метаболізм метанолу:

1) **етанол** — насичуюча доза в осіб у свідомості (і без ризику кровотечі з травного тракту) → п/о 2,5 мл 40 % розчину/кг, а в осіб без свідомості → в/в 10 % р-н етанолу в 5 % розчині глюкози 10 мл/кг впродовж 30 хв. Підтримуюча доза 10 % розчину етанолу в/в 1,5 мл/кг/год, у осіб, які залежні від алкоголю 2–3 мл/кг/год, під час гемодіалізу 3–4 мл/кг/год. Метою терапії є концентрація рівня еталону в крові 100–150 мг/дл (1–1,5 ‰).

2) **фомепізол** — альтернативний антидот, усі дози вводять в повільній інфузії в/в (впродовж 30 хв) у 250 мл 0,9 % розчину NaCl або 5 % розчину глюкози; насичуюча доза 15 мг/кг, підтримуюча доза спочатку 10 мг/кг 4 введення кожні 12 год, а далі 15 мг/кг кожні 12 год; під час проведення діалізу 10–15 мг/кг кожні 4 год.

3) **фолінова кислота** (кальцію фолінат) 50–70 мг в/в або фолієва кислота 50 мг п/о (або через шлунковий зонд у пацієнтів без свідомості) кожні 4–6 хв, з метою пришвидшення виведення мурашиної кислоти.

3. Методи пришвидшеної елімінації: гемодіаліз. Покази: концентрація метанолу в крові >50 мг/дл, концентрація метанолу в крові <50 мг/дл із супутнім нереспіраторним ацидозом, розладами зору, важкий нереспіраторний ацидоз, важкий клінічний стан та відсутність клінічного ефекту, незважаючи на лікування, важкі електролітні порушення при отруєнні. Продовжуйте гемодіаліз до повного виведення метанолу з організму та зникнення ацидозу (навіть впродовж кільканадцяти годин).

4. Симптоматичне лікування: підтримуйте основні функції організму та коригуйте виникаючі порушення. Початкове лікування нереспіраторного ацидозу: спочатку 1–2 ммоль/кг $NaHCO_3$ в/в (у першій фазі отруєння ≥400–600 ммоль) у всіх хворих із pH артеріальної крові <7,3; метою є досягнення pH >7,35. У більшості випадків попри введення $NaHCO_3$ є необхідним проведення гемодіалізу.

2.3. Етиленгліколь

Швидко всмоктується, метаболізується у печінці алкогольдегідрогеназою до альдегідів та кислот: гліколевої, гліоксалевої та щавелевої. Метаболіти є смертельно отруйними: призводять до розвитку важкого нереспіраторного ацидозу та системних ускладнень. 22 % виділяється з сечею у незміненій формі. $t_{0,5}$ — 3 год. Летальна доза 70–100 мл (1,0–1,4 мл/кг).

→ КЛІНІЧНА КАРТИНА ТА ДІАГНОСТИКА

1. Головні симптоми отруєння: ранні — як при алкогольному сп'янінні, тому не викликають тривоги у сторонніх осіб, особливо, якщо отруєна особа є алкоголіком. Через кілька годин з'являються симптоми отруєння метаболітами етиленгліколю: нудота, блювота, збудження, гіпервентиляція (дихання Куссмауля), сплутаність свідомості, порушення свідомості аж до глибокої коми, судоми, гіпотензія, тахікардія, інколи брадикардія. порушення серцевого ритму; характерні симптоми — це олігурія, яка переходить в анурію (внаслідок пошкодження нирок за механізмом безпосередньої цитотоксичної дії і утворення в ниркових канальцях кристалів оксалату кальцію), м'язові спазми аж до тетанії, як наслідок наростаючої гіпокальціємії.

2. Допоміжні дослідження:

1) **токсикологічні дослідження** — концентрація етиленгліколю у крові (>50 мг/дл вважається загрозливою) та в сечі. На стадії розвинутого, глибокого

ацидозу концентрація етиленгліколю в крові може бути не високою (або навіть не визначатись), оскільки він вже пройшов метаболічні перетворення; тоді важкість отруєння оцінюється передусім на підставі ступеню ацидозу та величини аніонного інтервалу та осмотичного інтервалу.

2) **інші** — газометрія артеріальної крові (часто pH <7,0, HCO_3 <10 ммоль/л), аніонний інтервал (підвищений), осмотичний інтервал (підвищений). концентрація молочної кислоти, концентрація електролітів (К, Na, Са), глюкози, сечовини, креатиніну, активність амінотрансфераз в плазмі, загальне дослідження осаду сечі (наявність кристалів щавлевої кислоти).

→ ЛІКУВАННЯ

1. Детоксикація: промивання шлунка та введення активованого вугілля не рекомендуються.

2. Антидоти: етанол і **фомепізол** (дозування як при отруєннях метанолом) — блокують метаболізм етиленгліколю та збільшують $t_{0,5}$ до декількох годин.

3. Методи пришвидшеної елімінації: гемодіаліз. Покази: концентрація етиленгліколю в крові >50 мг/дл, концентрація <50 мг/дл із супутнім нереспіраторним ацидозом, важкий нереспіраторний ацидоз, гостре пошкодження нирок, важкий клінічний стан з відсутністю клінічного ефекту, незважаючи на лікування, важкі електролітні порушення в перебігу отруєння. Продовжуйте гемодіаліз аж до повного виведення гліколю з організму і зникнення ацидозу (навіть впродовж кільканадцяти годин).

4. Симптоматичне лікування: підтримуйте основні функції організму та коригуйте виникаючі порушення. Лікування метаболічного ацидозу із застосуванням $NaHCO_3$ в/в (дозування як при отруєнні метанолом). Гостре ушкодження нирок з анурією, що вимагає тимчасової нирково-замісної терапії (гемодіалізу), зазвичай усувається за декілька тижнів без довготривалих наслідків. Додатково вводьте вітаміни B_1 і B_6 по 100 мг в/м, особливо у пацієнтів з алкогольною залежністю.

3. Бензодіазепіни

Мають депресивну дію на ЦНС. Швидко всмоктуються з ШКТ, метаболізуються у печінці, в мінімальних кількостях виділяються нирками у незмінений формі. $t_{0,5}$ діазепаму 40–70 год. Завдяки великій різниці між терапевтичною і токсичною дозами — перевищення терапевтичної дози у декілька десятків разів, зазвичай, спричиняє не надто важке отруєння. Бензодіазепіни із коротким часом напіввиведення (мідазолам, медазепам) мають високий потенціал узалежнення. Лікування абстинентного синдрому →розд. 20.15. Побічна дія бензодіазепінів, яку використовують в злочинних цілях, є антероградна амнезія (в основному флунітразепам — т. зв. таблетка для зґвалтування).

Снодійні препарати та транквілізатори з групи імідазопіридинів (залеплон, зопіклон, золпідем) є наближеними до бензодіазепінів, за механізмом дії і побічними ефектами, передозування лікується так само.

Нові, проектовані бензодіазепіни (клоназолам, флубромазолам, меклоназепам) мають набагато сильніший ефект в порівнянні з традиційними бензодіазепінами і є небезпечними навіть в дуже низьких дозах.

→ КЛІНІЧНА КАРТИНА ТА ДІАГНОСТИКА

1. Симптоми отруєння: загальмованість, невиразна мова, невпевнена хода, порушення рівноваги, атаксія, дискінезія, диплопія, сонливість, кома, зниження рефлексів, міоз, тахікардія, інколи брадикардія, гіпотензія.

2. Допоміжні дослідження: якісний тест на наявність бензодіазепінів в сечі, концентрація електролітів у сироватці, газометрія артеріальної крові. У випаку глибокої коми необхідно досліджувати в крові та сечі інші отрути (отруєння бензодіазепінами часто є комбінованими отруєннями).

→ **ЛІКУВАННЯ**

1. Детоксикація: промивання шлунка впродовж 1 год від прийняття дози, яка загрожує життю. Не слід застосовувати у випадку порушення свідомості через ризик аспірації.

2. Антидот: флумазеніл в/в 0,5–2,0 мг. Не слід застосовувати флумазеніл у пацієнтів хворих на епілепсію, які довготривало отримували лікування похідними бензодіазепіну (ризик судом), ані у випадку підозри комбінованого отруєння похідними бензодіазепіну і трициклічними або чотирициклічними антидепресантами.

3. Методи пришвидшеної елімінації: відсутні.

4. Симптоматична терапія: підтримуйте основні функції організму та коригуйте виникаючі порушення. Лікування гіпотермії →розд. 23.16.

4. Ціаніди та нітрили

Синильна кислота — рідина (>26,5 °C — газ), ціаніди — неорганічні солі металів. Синильна кислота майже негайно всмоктується в легенях, ціаніди — з шлунково-кишкового тракту. Іон ціаніду проникає до всіх органів, є протоплазматичною отрутою, яка з'єднується з залізом цитохромоксидази і, таким чином, гальмує внутрішньоклітинне дихання. Окрім тканинної гіпоксії ціаніди викликають гіпоксемію. Інгаляційне отруєння ціанідними іонами, які походять з нітрилів, та оксидом вуглецю є частіше причиною смерті під час пожеж, ніж опіки.

→ **КЛІНІЧНА КАРТИНА ТА ДІАГНОСТИКА**

1. Симптоми отруєння: ранні — запах мигдалю у повітрі при видиху, біль голови та головокружіння, нудота, блювота, збудження, тахікардія, підвищення артеріального тиску, прискорене і глибоке дихання; пізні — мідріаз, сонливість, порушення свідомості, кома, судоми, гіпотензія, аритмії, брадикардія, порушення дихання, набряк легень, апное.

2. Допоміжні дослідження:
1) концентрація роданідів у сечі, при отруєннях ціанідами (але не синильною кислотою) — концентрація ціанідів у крові (токсична >0,5–1,0 мг/л);
2) концентрації електролітів в сироватці — підвищення аніонної інтервал;
3) газометрія артеріальної крові (насичення венозної крові киснем може бути збільшеним у зв'язку з блокадою використання кисню в клітинах — метаболічний ацидоз;
4) концентрація лактату в сироватці (при важких отруєннях концентрація ≥10 ммоль/л).

→ **ЛІКУВАННЯ**

1. Необхідно евакуювати постраждалого із вогнища забруднення (лише відповідно екіпіровані рятувальники), при пероральних отруєннях → зробіть промивання шлунку, якщо від моменту отруєння минуло менше години (не відкладайте використання антидотів); якнайшвидше розпочніть киснену терапію (100 %).

2. Антидоти:

1) **гідроксикобаламін** — в/в інфузія 5 г протягом 15 хв, залежно від важкості отруєння та реакції на лікування можна ввести другу дозу препарату;

2) **поєднання нітрит-тіосульфат** — в першу чергу введіть **нітрит натрію** (амп. 20 мг/мл) в/в 300 мг протягом 5–10 хв (через ≈30 хв після введення спричиняє утворення метгемоглобіну, що з'єднується з ціанідами), а наступним кроком — **тіосульфат натрію** (25 % розчин в амп.) 12,5 г (50 мл 25 % розчину) в/в протягом 15–20 хв (спричиняє перетворення ціанідів у тіоціанати, що виводяться нирками). Замість нітрита натрію можна застосовувати диметил-4-амінофенол (4-DMAP) 3 мг/кг (викликає метгемоглобінемію уже через 5 хв після введення), у поєднанні з тіосульфатом натрію. Як і при використанні нітрита натрію існує ризик виникнення тяжкої метгемоглобінемії.

3. Методи пришвидшеної елімінації: відсутні.

4. Симптоматичне лікування: підтримуйте функції життєво важливих органів та коригуйте виникаючі порушення.

5. Дигоксин

Препарат із групи глікозидів наперстянки позитивною інотропною та негативною дромотропною дією. Виділяється в 60–80 % нирками; $t_{0,5}$ 30–36 год. Гіперкальціємія і гіпокаліємія підвищують ризик побічних ефектів, навіть, при терапевтичній концентрації дигоксину в крові. Симптоми інтоксикації можуть з'явитися після введення дози 2 мг, важке отруєння — після 5 мг; смертельна доза 10 мг. Токсичність є вищою у пацієнтів з нирковою недостатністю, особливо при хронічному отруєнні.

➡ КЛІНІЧНА КАРТИНА ТА ДІАГНОСТИКА

1. Симптоми отруєння:

1) порушення ритму або провідності (інколи єдиний симптом передозування препарату);

2) симптоми з боку шлунково-кишкового тракту — нудота, блювання, діарея;

3) інші симптоми — запаморочення, порушення зору і (дуже рідко) характерні жовті або зелені ореоли при погляді на джерело світла.

2. Допоміжні дослідження:

1) ЕКГ — коритоподібна, рідше косонизхідна депресія інтервалів ST; сплощення, двофазність або інверсія зубців T; подовження PQ та скорочення QT; зазвичай, синусова брадикардія, а при миготінні або тріпотінні передсердь — сповільнення частоти скорочень шлуночків до 40–60/хв, АВ-блокада I ступеню, передчасні шлуночкові скорочення (часто, у формі бігемінії або тригемінії), рідше — синоатріальна блокада II ступеню і АВ-блокада II ступеню типу Венкебаха; при більшому передозуванні — посилення шлуночкової екстрасистолії (комплексні і поліморфні передчасні збудження), подальше сповільнення синусового ритму, у деяких випадках — замісний ритм з АВ-з'єднання або доволі характерне порушення ритму: постійна тахікардія з АВ-з'єднання (з частотою 60–130/хв, у зв'язку з чим її можна не помітити) та пароксизмальна передсердна тахікардія з АВ-блокадою різного ступеню; у крайніх випадках — АВ-блокада III ступеню, синоатріальна блокада III ступеню, шлуночкова пароксизмальна тахікардія (іноді двонаправлена пароксизмальна тахікардія, тобто, з ознаками блокади правої ніжки пучка Гіса і почерговою появою відхилення електричної осі вліво та вправо), фібриляція шлуночків.

2) концентрація дигоксину в сироватці, у випадку гострого отруєння при прийомі та 6 год після прийому препарату, у випадку хронічного отруєння визначення лише після прийому (концентрація глікозидів наперстянки в сироватці не може бути єдиним показником ступеня важкості отруєння, але токсичним вважається концентрація >2 нг/мл);

3) концентрації електролітів (при гострому отруєнні гіперкаліємія корелює із ризиком летальності; при хронічному отруєнні обов'язковими є корекція гіпокаліємії та гіпомагніємії), глюкози, сечовини та креатиніну в сироватці; газометрія артеріальної крові (ризик метаболічного ацидозу).

→ ЛІКУВАННЯ

1. Деконтамінація: якщо від прийому всередину токсичної дози дигоксину (або листя олеандра, хвої тису або будь-якої дози їх настою) не минуло 1 год (згідно з деякими авторами 6–8 год) → розгляньте промивання шлунка суспензією активованого вугілля.

2. Антидот: Fab-фрагменти антитіл, які зв'язують дигоксин; **Покази:** прийом дози дигоксину >10 мг п/о або >5 мг в/в, концентрація дигоксину в сироватці >10 нг/мл, загрозливі шлуночкові тахіаритмії при каліємії >5 ммоль/л, загрозливі рецидивуючі шлуночкові тахіаритмії, резистентні до лідокаїну і фенітоїну, каліємія >6 ммоль/л, етіологічно пов'язана з отруєнням наперстянкою. Після введення цього антидоту ретельно моніторуйте концентрацію калію (ризик швидкого зниження рівня калію впродовж 4 год після введення).

3. Методи пришвидшеної елімінації: відсутні.

4. Симптоматична терапія:

1) гіпокаліємія → негайно розпочніть краплинне введення KCl у 5 % розчині глюкози зі швидкістю 0,5 ммоль/хв;

2) якщо при отруєнні виникла гіперкаліємія >5,5 ммоль/л →розд. 19.1.4.2;

3) порушення провідності: якщо переважають → введіть атропін 0,5–1 мг в/в; якщо неефективно → застосуйте тимчасову електростимуляцію серця;

4) шлуночкові тахіаритмії → введіть лідокаїн, β-блокатор, при необхідності, сульфат магнію в/в;

5) надшлуночкові тахіаритмії → застосуйте фенітоїн.

Електрична кардіоверсія тільки як останній метод (при загрозливих для життя тахіаритміях), з використанням низьких рівнів енергії (ризик розвитку резистентних до лікування шлуночкових тахіаритмій).

6. Отруйні гриби

Більшість отруйних грибів протягом короткого часу після їх вживання викликають незначно виражені шлункові симптоми: нудоту, блювоту, біль у животі. Такі симптоми також виникають після вживання відносно їстівних грибів із виключно гастроентеротоксичною дією: деяких неїстівних видів боровиків, печериць, рижиків, сироїжок і рядівок, а також дощовика несправжнього і свинухи тонкої. Ранні шлунково-кишкові симптоми також виникають після вживання в їжу більш отруйних грибів із атропіноподібною дією: червоного і пантерного мухомора. У випадку грибів, які викликають серйозніші отруєння, шлунково-кишкові симптоми виникають пізно, навіть через кільканадцять годин після вживання. Блювота, яка виникає дуже рано після прийому їжі (1–3 год) не виключає ймовірності отруєння цими найнебезпечнішими грибами, оскільки страви як правило містять кілька різних грибів. Пацієнт може блювати з приводу мало отруйного компонента страви, в якій також була, напр., бліда поганка. Дані про те, які гриби пацієнт з'їв, може дати мікологічне дослідження промивних шлункових вод (виявлення грибних спор).

Основне правило запобігання отруєнню грибами: не слід збирати гриби з пластинчастим гіменофором (пластинки під шапочкою); це не запобігає всім отруєнням грибами, однак дозволяє уникнути найбільш небезпечних — блідою поганкою та павутинником оранжево-червоним отруйним.

6.1. Бліда поганка

Гриби, що містять аматоксини є причиною серйозних і часто летальних отруєнь; до них належать:

1) з роду *Amanita* — мухомор зелений (бліда поганка), мухомор весняний та мухомор білий смердючий;

2) з роду *Lepiota* — лепіота рожева, лепіота коричнево-червонувата, лепіота отруйна;

3) з роду *Galerina* — галерина облямована, галерина осіння.

Бліда поганка (мухомор зелений) є одним із найнебезпечніших отруйних грибів на світі. Незважаючи на характерний зовнішній вигляд (оливково-зелено забарвлена шапка, цибулевидно розширена до основи ніжка і міцно прикріплене до неї кільце на висоті 2/3 — рис. 6-1Б) бліду поганку плутають з їстівними видами, такими як гриб-парасолька, печериці, сироїжки, рядовка зелена. Також дуже небезпечні мухомори — весняний та смердючий — відрізняються від неї кольором шапочки (жовтувата →рис. 6-1В і біла →рис. 6-1Г). Бліда поганка містить 3 групи токсинів: аматоксини (аманітини α, β і γ), фалоїдини та фалолізини. Вони не підлягають руйнуванню під час процесу варіння, маринування чи сушіння. За ушкодження органів та систем відповідають аматоксини Летальна доза аматоксинів 0,1–0,3 мг/кг м. т.; вживання одного гриба може бути смертельним (40 г гриба містить 5–15 мг α-аманітину). Фалотоксини є алкалоїдами, які містяться лише в ніжці блідої поганки та мухомора білого смердючого. Ці токсини впродовж 6–8 год спричиняють функціональну та структурну дезінтеграцію слизової оболонки шлунка та кишківника, що значно пришвидшує всмоктування аматоксинів.

→ **КЛІНІЧНА КАРТИНА ТА ДІАГНОСТИКА**

1. Симптоми отруєння: зазвичай отруєння має фазний перебіг:

1) безсимптомний період — може тривати 8–16 год після вживання грибів;

2) період гострого гастроентериту — може тривати кілька годин і є результатом дій фалотоксинів; виникають дуже сильні спастичні болі в животі,

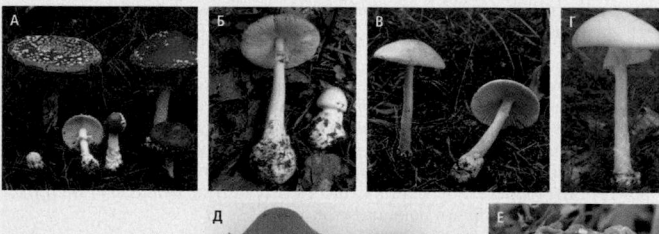

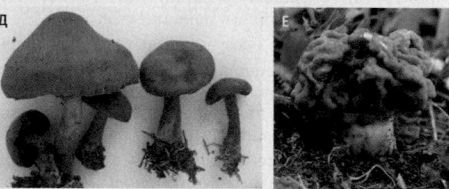

Рис. 6-1. Отруйні гриби: А — мухомор червоний, Б — бліда поганка, В — мухомор білий, Г — мухомор смердючий, Д — павутинник оранжево-червоний, Е — строчок звичайний

нудота, блювота і пронос, що призводять до зневоднення та загрозливих для життя електролітних порушень;

3) латентний період — 2–3 доба (зустрічається в декількох відсотків пацієнтів), тимчасове покращення самопочуття;

4) період системних розладів (печінкова недостатність, гостра ниркова недостатність) — 3–5 доба після вживання грибів.

При дуже тяжких отруєннях симптоми блискавичної печінкової недостатності розвиваються рано, поміж 1 та 2 добою від моменту отруєння.

2. Діагностика: базується, в основному, на даних анамнезу: споживання пластинчастих грибів; споживання грибів, зібраних самостійно або придбаних за межами контрольованої системи продажів, і ви не можете визначити характерних ознак будови гриба; наявність симптомів гастроентериту у людей, які вживали ту саму страву з грибами; довгий безсимптомний період (8–16 год після вживання); виключення інших причин симптомів.

3. Допоміжні дослідження:

1) мікологічне дослідження промивних вод шлунку, блювотних мас або калу на наявність спор поганки. Важливим обмеженням вірогідності дослідження є відсутність спор в матеріалі, зібраному від пацієнта, у якого були багаторазова, масивна блювота і пронос. Негативний результат тесту не виключає отруєння.

2) визначення аманітину в сечі (концентрація в сечі >100 разів більша, ніж у сироватці) — може бути виявленим до 35 год після вживання грибів; після цього терміну діагноз отруєння можливо встановити лише на основі анамнезу та та клінічної картини;

3) зменшення <70 % протромбінового індексу впродовж 16–24 год після вживання грибів вказує на ризик розвитку гострої печінкової недостатності (повторюйте дослідження кожні 6 год);

4) АСТ, АЛТ — зазвичай >1000 МО/л на 2–3 добу; у важких випадках підвищення активності може бути значно вищим та розпочатись раніше;

5) інші — зокрема білірубін, аміак, креатинін, газометрія.

➔ ЛІКУВАННЯ

---

1. Детоксикація: промивання шлунку в межах 1 год від вживання грибів (наприкінці промивання введіть через шлунковий зонд активоване вугілля), натомість, проведене пізніше промивання дає лише можливість виконати мікологічну ідентифікацію. Проте, більшість пацієнтів, які через незнання вживали отруйні гриби, не звертаються в безсимптомний період. Не рекомендується проводити промивання шлунка в період симптомів гострого гастроентериту.

2. Антидоти:

1) **силібінін** в/в — антидот вибору. Терапію слід розпочати до кінця першої доби від моменту вживання грибів: ударна доза 5 мг/кг з подальшим безперервною в/в інфузією 20 мг/кг/добу протягом 6 днів або до клінічного поліпшення. Якщо стан хворого дозволяє (напр. блювота відсутня), можна застосувати п/о препарат, який містить силібінін (напр. силімарин) в дозі 50–100 мг/кг (макс. 2 г) кожні 8 год, далі 200 мг/кг (макс. 3 г) протягом 6 днів або до клінічного покращення.

2) **N-ацетилцистеїн** — дозування, як при отруєнні парацетамолом →розд. 20.8;

3) **пеніцилін G** — тепер його застосування вважається спірним. Введення його з метою блокування транспорту аманітину через клітинну мембрану можна розглядати лише протягом кількох перших годин після вживання грибів (у безсимптомній фазі). Доза 0,3–1 млн ОД/кг/добу (макс. 40 млн ОД).

3. Методи пришвидшеної елімінації: гемодіаліз але лише в дуже ранній фазі отруєння (безсимптомній). Також застосовується форсований діурез

(300–400 мл/год), який слід розпочати відразу після поступлення пацієнта в стаціонар та продовжувати впродовж 24 год.

4. Симптоматичне лікування: зокрема корекція водно-електролітних розладів та кислотно-лужної рівноваги, обов'язковий моніторинг центрального венозного тиску і балансу рідини.

5. Лікування гострої печінкової недостатності →розд. 7.13. У випадку печінкової недостатності з динамічним розвитком показана негайна консультація з метою встановлення показань до трансплантації печінки, оскільки це єдиний спосіб порятунку життя пацієнта.

6.2. Павутинник оранжево-червоний отруйний

Павутинник оранжево-червоний отруйний є середнім за величиною грибом з жовтуватою циліндричною ніжкою, оранжево-коричневою шапочкою, оранжево-бежевими пластинками і жовтуватим тілом →рис. 6-1Д. Містить ореланін — пептид, який перетворюється, у т. ч. під впливом світла, у нефротоксичні кортинарини, які пошкоджують клітини ниркових канальців. Токсична доза — 100–200 г свіжих грибів.

→ **КЛІНІЧНА КАРТИНА ТА ДІАГНОСТИКА**

1. Симптоми отруєння: виникають через декілька днів латентного періоду і спричинені нирковими порушеннями. Нехарактерні симптоми — тупий біль в попереково-куприковій ділянці, нудота, блювота, пронос — зазвичай не пов'язують зі споживанням грибів багато днів тому назад. Прогресуюче порушення водно-електролітного гомеостазу маніфестує слабістю, болем у м'язах, головокружінням, сухістю в роті, підвищеною спрагою. Через 7–14 днів з'являються олігурія або анурія, які спричинені гострим тубуло-інтерстиціальним нефритом.

2. Допоміжні дослідження: концентрації електролітів, сечовини, креатиніну і активність амінотрансфераз у сироватці, газометрія артеріальної крові, осмоляльність плазми, протеїнограма.

→ **ЛІКУВАННЯ**

1. Детоксикація: промивання шлунку та введення активованого вугілля в межах 4–6 год від вживання грибів.

2. Антидот: відсутній.

3. Методи пришвидшеної елімінації: відсутні.

4. Симптоматичне лікування: підтримуйте основні функції організму та коригуйте виникаючі порушення.

6.3. Строчок звичайний

Строчок звичайний має коротку ніжку і коричневу, складчасту, мозкоподібно-звивисту шапочку →рис. 6-1Е; його часто плутають з їстівними зморшками. Містить гірометрин, який подразнює ШКТ, має токсичний вплив на печінку та нервову систему, призводить до гемолізу. Отруйні властивості гриба значно знижуються при професійному висушуванні. Однак потрібно пам'ятати, що під час термічної обробки може відбутись отруєння гіромітрином інгаляційним шляхом.

→ **КЛІНІЧНА КАРТИНА ТА ДІАГНОСТИКА**

1. Симптоми отруєння: нудота, блювання, біль і здуття живота, діарея, дегідратація, електролітні порушення, біль голови та запаморочення, порушення координації, судоми, кома, симптоми печінкової недостатності, олігурія.

2. Допоміжні дослідження: загальний аналіз крові, концентрація електролітів, білірубіну, глюкози, сечовини та креатиніну, а також активність амінотрансфераз сироватки, протромбіновий індекс, газометрія артеріальної крові, водний баланс.

➡ ЛІКУВАННЯ

1. Детоксикація: промивання шлунку та введення активованого вугілля має терапевтичне значення тільки протягом 1 год після споживання грибів, натомість проведене пізніше — дозволяє лише ідентифікувати гриби.

2. Антидот: вітамін B_6 в/в 25 мг/кг протягом 15–30 хв, сумарна доза 20–25 г у випадку виникнення судом. Призначайте разом з бензодіазепінами. При виникненні метгемоглобінемії >20 % розгляньте призначення метиленового синього.

3. Методи пришвидшеної елімінації: відсутні.

4. Симптоматичне лікування: підтримуйте основні функції організму та коригуйте виникаючі порушення.

7. Психоактивні речовини

7.1. Амфетаміни

Амфетаміни, структурно подібні до норадреналіну, мають сильно стимулючу дію на центральну нервову систему, вивільняють ендогенні катехоламіни, сповільнюють їх розпад (інгібування моноамінооксидази [МАО]), а також їх зворотне захоплення в синапсах. Спричинюють спазм дрібних артерій і артеріол, а також ішемію органів. Амфетаміни викликають психічну залежність без значної фізичної залежності. До стимуляторів типу амфетаміну відносять понад 200 речовин, в т. ч. засоби із галюциногенною дією такі, як метилендіоксиамфетамін (МДА), параметоксиамфетамін (ПМА), метилендіоксиметамфетамін (МДМА) або метилендіоксиетамфетамін (МДЕА). Популярними психоактивними речовинами стали метилові похідні амфетаміну — фентермін і мефентермін (відкликані препарати для пригнічення апетиту). Амфетамін та його аналоги належать до групи середників з дією, подібною до дії алкоголю, вживання яких знижує здатність керувати транспортними засобами. З цієї причини, разом з іншими речовинами такого типу (такими, як морфін, кокаїн, тетрагідроканнабінол (ТГК), бензодіазепіни), концентрація їх повинна визначатись у крові водіїв, підозрюваних в порушенні правил дорожнього руху і адміністративного кодексу.

Амфетаміни добре всмоктуються в шлунково-кишковому тракті (також через слизову оболонку ротової порожнини), максимальна дія через ≈1 год. При вдиханні і введені в/в потрапляють до мозку впродовж кільканадцяти секунд. Вони метаболізуються в печінці, частково до активних метаболітів (напр. метамфетамін метаболізується до амфетаміну, а МДМА до МДА). Ниркова екскреція: амфетаміну — 30 %, метамфетаміну — 40–50 %, МДМА — 65 %. Швидкість виведення таким шляхом залежить від pH сечі — підвищується зі зменшенням pH (<6,6 навіть до 70 %); проте підкислення сечі для посилення виведення з організму амфетамінів вже не використовується. $t_{0,5}$ амфетаміну 8–30 год, метамфетаміну — 12–34 год, МДМА—5–10 год. Прийом 1 мг/кг амфетаміну — небезпечний для життя, але токсична доза може бути різноманітною. Залежна особа приймає зазвичай 5–15 мг амфетаміну на добу.

→ КЛІНІЧНА КАРТИНА ТА ДІАГНОСТИКА

1. Симптоми вживання: збудження, відчуття тривоги, безсоння, агресивна поведінка, галюцинації, розширення зіниць, підвищена пітливість, сухість в роті, нудота, спастичний біль у животі, пронос, запаморочення, порушення рівноваги, ригідність м'язів, тремор, дискінезії, тахікардія, шлуночкові порушення серцевого ритму, підвищення артеріального тиску, коронарний біль, на ЕКГ можливі ознаки ішеміїміокарду. При найважчих отруєннях — антихолінергічний синдром. Можуть з'являтись важко контрольовані приступи судом. Тахікардія, артеріальна гіпертензія і спазм судин можуть призвести до: інсульту (ішемічного або геморагічного), субарахноїдального крововиливу, інфаркту міокарда, розшаровуючої аневризми аорти, ГРДС, ішемії кишківника, смерті плоду у вагітних жінок. **Найбільш частою причиною смерті є перегрівання організму, шлуночкові аритмії і внутрішньочерепна кровотеча.**

2. Допоміжні дослідження: виявлення амфетаміну у сечі (не має значення для оцінки важкості та моніторингу перебігу отруєння); газометрія артеріальної крові (метаболічний ацидоз); концентрації електролітів (гіпокаліємія) і глюкози в сироватці (гіпоглікемія), активність трансаміназ і КФК у сироватці крові (підвищена свідчить про рабдоміоліз); ЕКГ (моніторинг); КТ голови (у випадку неврологічних порушень).

→ ЛІКУВАННЯ

1. Детоксикація: якщо від вживання значної кількості амфетамінів п/о не пройшла година → промийте шлунок і призначте активоване вугілля.

2. Антидот: відсутній.

3. Методи пришвидшеної елімінації: відсутні.

4. Симптоматичне лікування: лікування гіпертермії →розд. 23.18, шлуночкових аритмій, тахікардії, гіпертонічного кризу, судом, гіпокаліємії, коми (забезпечте прохідність дихальних шляхів →розд. 2.1). Підтримуйте функцію життєво важливих органів. З метою опанування збудження введіть діазепам в/в, повільно →розд. 21.4.2. Якщо виникне інфаркт міокарда → лікуйте стандартно.

7.2. «Легальні наркотики»

Нові психоактивні речовини, які початково були легальними та офіційно продавались у стаціонарних магазинах і в інтернеті, називають «легальними наркотиками». На сьогодні найбільшою проблемою є модифіковані речовини, т. зв. **дизайнерські наркотики** (*designer drugs*), з хімічною структурою, подібною до речовин із контрольованим обігом. Зміни, які впроваджено під час «дизайну», призначені для збільшення психоактивного ефекту. Серед нових наркотиків, окрім великої групи речовин зі стимулюючим ефектом (аналоги фенетиламінукатинони, піперазини, триптаміни та синтетичні канабіноїди), все більшою популярністю користуються речовини з сильним наркотичним ефектом — опіоїдоподібні речовини і нові бензодіазепіни. Вони часто використовуються як заспокійливі та снодійні засоби та для зменшення неприємних побічних ефектів після прийому психостимуляторів. Іноді викликають тяжкі, часто смертельні отруєння в результаті взаємодії з іншими «легальними наркотиками» та алкоголем. Особливе занепокоєння викликає широка доступність і у декілька разів більший токсичний та узалежнюючий потенціал у порівнянні з легальними опіоїдами та бензоазепінами. Вони не можуть бути виявлені в біологічному матеріалі за допомогою рутинних скринінгових тестів. У даний час популярні як похідні фентанілу (в основному фуранілфентаніл), так і нові синтетичні опіоїди (в т. ч. AH-7921, MT-45 та U47700). Величезну групу речовин з гетерогенною хімічною структурою становлять синтетичні канабіноїди, схожі за своєю дією до найбільш активного інгредієнта марихуани, Δ^9-тетрагідроканабінол, але їх дія є у багато разів сильнішою. Це, зокрема, аналоги циклогексилфенолу (CP 47, 59, 497, 540), нафтоїліндоли (JWH-018, 073), нафтоїлпіроли, фенілацетиліндоли (JWH 259i все ще популярні AB-CHMINACA і MDMB-CHMICA. Вони часто продаються в суміші з іншими речовинами, такими як кофеїн, нікотин, або трамадол, що підвищує ризик токсичності.

Препарати, відомі під назвою спайс (*spice*) або K2, є сумішами рослинних інгредієнтів, які обприскують синтетичними канабіноїдами, які мали б імітувати марихуану. «Легальні наркотики» рослинного походження у вигляді засушених трав, без додавання синтетичних речовин, зараз практично недоступні.

«Легальні наркотики» приймають перорально, інтраназально або палять, як тютюн.

→ КЛІНІЧНА КАРТИНА ТА ДІАГНОСТИКА

1. Симптоми вживання: клінічна картина отруєнь «легальними наркотиками» з групи фенетиламіну, піперазину та катинонів схожа на отруєння амфетаміном, хоча переважає сильне психомоторне збудження, натомість системні ускладнення виникають вкрай рідко. При отруєнні синтетичними катинонами домінують симптоми симпатоміметичного синдрому →розд. 20.13. Найнебезпечнішим з цієї групи є мефедрон — під час отруєння може розвиватись зокрема загрозлива для життя гіпонатріємія, а з огляду на підвищений внутрішньочерепний тиск, існує ризик набряку головного мозку. Препарати, отримані в «домашніх» умовах з використанням перманганату калію створюють ризик незворотного пошкодження ЦНС. Галюциногенні триптаміни діють подібно до ЛСД, також можуть викликати симптоми з боку ШКТ — нудоту, блювання і пронос, а оскільки вони за структурою є схожими до серотоніну, можуть викликати серотоніновий синдром →розд. 20.12. При отруєнні синтетичними канабіноїдами домінує сильне збудження, галюцинації, тахікардія, артеріальна гіпертензія, іноді можуть спостерігатись судоми, і навіть судомний статус, а також гостра ішемія міокарда та інсульт. Одним з найчастіших ускладнень отруєння «легальними наркотиками» є гострий та іноді дуже тяжкий рабдоміоліз, який може привести до швидко наростаючого пошкодження нирок. В осіб із отруєннями «легальними наркотиками» існує високий ризик суїцидальної поведінки та агресії по відношенню до оточуючих осіб.

2. Допоміжні дослідження: немає рутинних методів для виявлення легальних наркотиків в організмі.

→ ЛІКУВАННЯ

1. Детоксикація: не обов'язкова.

2. Антидот: у випадку отруєнь синтетичними бензодіазепінами →розд. 20.3, або опіоїдами →розд. 20.7.7.

3. Симптоматичне лікування: підтримуйте основні функції організму та коригуйте виникаючі порушення. У випадку значного збудження призначте в/в інфузію високих доз бензодіазепінів, а при галюцинаціях — галоперидол в/в.

7.3. Фенциклідин і кетамін

Фенциклідин, інакше PCP або ангельський пил, є засобом, який виготовляється і продається нелегально. Кетамін (аналог PCP) застосовується як анестетик. Обидві речовини є психоделічними засобами із дисоціативною дією (кетамін слабший від PCP), викликають відчуття «виходу поза тіло» з супроводжуючою ейфорією і галюцинаціями (віра в їх реальність залишається навіть після закінчення дії цих речовин). Можуть викликати сильне відчуття страху, неспокій та психічні розлади. Фенциклідин та кетамін доступні у вигляді таблеток, кристалів, порошків для вдихання і розчинів для ін'єкцій. Однією із характерних форм PCP є сигарети, які просякнуті його розчином (*wet stick*). Кетамін, отриманий в результаті крадіжок з ветеринарних практик, вважається т. зв. клубним наркотиком, а його вуличними назвами є К, Kitkat, вітамін К. Хронічне вживання кетаміну попри психоневрологічні ускладнення призводить до виникнення урологічних порушень, так званої кетамін індукованої уропатії). Після вживання кетаміну спостерігаються порушення пам'яті, і з цієї причини він використовується в злочинних цілях (це одна з так званих таблеток для зґвалтування).

Фенциклідин швидко всмоктується через слизові оболонки верхніх дихальних шляхів і, повільніше, у шлунково-кишковому тракті. Після інгаляції і після в/в введення діє протягом 2–5 хв, а після п/о прийому — через 30–60 хв. Являє собою ліпофільну речовину з високим об'ємом розподілу (6 л/кг) і тому може накопичуватись в ЦНС і жировій тканині; з цієї причини при важких отруєннях симптоми утримуються протягом 24–48 год. 90 % прийнятої дози PCP метаболізується в печінці, решта 10 % виводиться з організму з сечею. $t_{0,5}$ 21–24 год. Доза, загрозлива для життя — 1 мг/кг м. т.

В/в введений кетамін має 2 фази розподілу: у першій (пов'язаній з анестезуючою дією) $t_{0,5}$ 10–16 хв, у другій (перерозподіл із ЦНС у тканини) $t_{0,5}$ 2–3 год. Характеризується значною ліпофільністю і обсягом розподілу, володіє ефектом першого проходження через печінку і виводиться нирками. Доза, загрозлива для життя >5 мг/кг м. т.

➡ КЛІНІЧНА КАРТИНА ТА ДІАГНОСТИКА

1. Симптоми отруєння: збудження, психоз і гострий делірій (набагато сильніший у випадку отруєння фенциклідином, ніж кетаміном); при важкому отруєнні — артеріальна гіпертензія, тахікардія, парестезії, посилення м'язового тонусу і мимовільні клонічні рухи, дистонія і судоми, інколи навіть пригнічення дихання та апное. Кетамін викликає порушення пам'яті, розширення зіниць, напади судом типу *petit-mal*. Можуть зустрічатись холінергічні розлади (діарея, бронхоспазм, посилена салівація) та затримка сечі.

2. Допоміжні дослідження: виявлення фенциклідину та кетаміну в сечі, загальний аналіз крові, МНВ, рівень електролітів і креатиніну в сироватці крові, рівень КФК, газометрія артеріальної крові.

➡ ЛІКУВАННЯ

1. Детоксикація: промивання шлунку немає сенсу з огляду на швидке всмоктування. Можна призначити активоване вугілля.

2. Антидот: відсутній.

3. Методи пришвидшеної елімінації: відсутні; не підкислюйте сечу, у зв'язку із великим ризиком гострого пошкодження нирок внаслідок супутнього рабдоміолізу.

4. Симптоматичне лікування: лікування коми (підтримуйте прохідність дихальних шляхів →розд. 2.1), судом, гіпертермії →розд. 23.18, гіпертонічний гіпертонічного кризу, гострого пошкодження нирок, рабдоміолізу, антихолінергічного синдрому →розд. 20.10; Підтримуйте функцію життєво важливих органів. З метою опанування збудження застосуйте діазепам п/о чи в/в. Галоперидол і дроперидол протипоказані з огляду на ризик виникнення гіпертермії і серцевих ускладнень (подовження QTc).

7.4. Кокаїн

Кокаїн — алкалоїд, що екстрагований з листя коки, є одним із найбільш популярних нелегальних психоактивних середників. На ринку наркотиків препарат доступний у вигляді гідрохлориду кокаїну («коксу») і кристалічної лужної форми кокаїну («крек», білий порошок). Його найчастіше застосовують інтраназально (втирають в носову перетинку, також в ясна та всередину вушної раковини), або палять, вкрай рідко вживають перорально. Скурений крек діє в десятки разів сильніше, ніж інші форми кокаїну і має найбільший потенціал звикання. Кокаїн, який перевозять контрабандним шляхом у водонепроникних пакетах (як правило, презервативах) в шлунку, буває причиною смертельного отруєння у випадку їх розгерметизації.

Ефект ейфорії, пов'язаний з використанням кокаїну, спричинений пригніченням зворотного захоплення серотоніну, а ефект звикання — блокуванням зворотного захоплення дофаміну. Діючи на проникливі натрієвих каналів міокарду, а також на провідну систему серця, кокаїн викликає негативний інотропний ефект і порушення провідності (розширення комплексу QRS). α-адренергічна стимуляція, пов'язана з викидом норадреналіну, викликає спазм коронарних і периферичних артерій.

Після інгаляції або втирання у слизову оболонку, кокаїн досягає максимальної концентрації в крові впродовж 1–2 хв, а після проковтування — через 20–30 хв $t_{0,5}$ 30–90 хв. Вживання 1 г кокаїну викликає симптоми тяжкого отруєння, проте наркомани толерують дозу до 10 г.

Головним метаболітом кокаїну є бензоілекгонін. Метаболітом кокаїну, який утворюється виключно за присутності етанолу (змішане отруєння), є кокаетилен, $t_{0,5}$ якого складає до 13 год; також має вазоконстриктивну, кардіотоксичну та нейротоксичну дії.

КЛІНІЧНА КАРТИНА ТА ДІАГНОСТИКА

1. Симптоми гострого отруєння: тахікардія, артеріальна гіпертензія, а у важких випадках гостра лівошлуночкова серцева недостатність, ішемія та інфаркт міокарда, аритмії (шлуночкові і суправентрикулярні); внаслідок судинних змін (загального спазму артерій і поширеного дисемінованого внутрішньосудинного згортання) може відбутися ішемія ЦНС або внутрішньочерепний крововилив, ішемія та інфаркт кишечника, інфаркти легень, селезінки і нирок. Під час важкого отруєння може розвинутись гостра кома та гострі симпатоміметичний і серотоніновий синдром, рабдоміоліз, гостре ураження нирок, бронхоспазм, набряк легенів і навіть пневмоторакс; інколи зустрічається розшарування та розрив аорти. Можуть зустрічатися судоми. До «вуличного» кокаїну часто додають домішки, найчастіше левамізол та кленбутерол. Вживання кокаїну з доміжками левамізолу спричиняє раптове підвищення температури тіла, озноб, кашель та біль горла, на шкірі з'являються темні плями, а пізніше некроз. Кленбутерол спричиняє гіпоглікемію та гіпокаліємію.

2. Симптоми хронічного отруєння: дилатаційна кардіоміопатія (як наслідок прискореного прогресування атеросклерозу коронарних артерій і гіпертрофії лівого шлуночка), пошкодження слизової оболонки носової перегородки із перфорацією (внаслідок багаторазового інтраназально застосування), геморагічний альвеоліт (внаслідок застосування інгаляцій), який проявляється кашлем і задишкою, з супутнім болем в грудній клітці, кровохарканням, лихоманкою, бронхоспазмом і еозинофілією. Можуть зустрічатися судоми.

3. Допоміжні дослідження: виявлення кокаїну (основного метаболіту — бензоілекгоніну) в сечі; рівень електролітів (Na, K), глюкози і креатиніну, а також рівень КФК у сироватці; газометрія артеріальної крові; ЕКГ (моніторинг); КТ голови, живота (залежно від симптомів).

ЛІКУВАННЯ

1. Детоксикація: промивання шлунку має сенс тільки безпосередньо після перорального вживання кокаїну. Введення активованого вугілля не ефективне. Деконтамінація слизової оболонки носа → делікатне промивання 0,9 % розчином NaCl.

2. Антидот: немає.

3. Методи пришвидшеної елімінації: відсутні.

4. Симптоматичне лікування: моніторинг (в умовах інтенсивного нагляду) дихальної, серцево-судинної та нервової систем. Препаратами першого ряду в корекції психомоторного збудження, гіпертензії і тахікардії є бензодіазепіни. У разі стійкої гіпертензії або болю в грудній клітці → нітрогліцерин. Не застосовуйте β-блокатори і лабеталол (ризик раптової α-адренергічної стимуляції з подальшим спазмом коронарних артерій і крайньою ішемією серця). Рекомендується застосування фентоламіну (має α-адренолітичну дію). Для інтубації разом із бензодіазепінами застосовується етомідат або пропофол (не використовуйте недеполяризуючі міорелаксанти). Лікування серотонінового, симпатоміметичного синдрому, рабдоміолізу, інфаркту міокарду або внутрішньочерепної кровотечі відповідно до загальних правил.

7.5. ЛСД

Діетиламід лізергінової кислоти (LSD-25), сленг «кислота», є агоністом серотонінових рецепторів 5-HT2A. Не викликає психічної чи фізичної залежності. Має галюциногенну дію. Зазвичай це невеликі паперові кольорові марки, які просочені ≈300 мкг ЛСД та вживаються під язик, спорадично — під повіку. Початок дії через 15–40 хв, тривалість дії 8–12 год. Галюцинації можуть також з'являтись через кілька днів чи тижнів від прийому ЛСД (феномен *flashback*). Рідко зустрічаються серйозні порушення в результаті вживання незначних «відпочинкових» доз. Летальні наслідки виникають вкрай рідко, зазвичай в результаті циркуляторного колапсу і перегріву. Загрозливе для життя отруєння після прийому >400 мкг.

→ **КЛІНІЧНА КАРТИНА ТА ДІАГНОСТИКА**

1. Симптоми вживання: зорові, слухові і тактильні галюцинації (*trip*), синестезії (поєднання сенсорних відчуттів напр. слухання кольорів або бачення смаків), ейфорія, головокружіння, тахікардія, підвищення артеріального тиску, порушення рівноваги та просторової орієнтації, сильний страх та неспокій, серотоніновий синдром.

2. Допоміжні дослідження: виявлення ЛСД у сечі.

→ **ЛІКУВАННЯ**

1. Детоксикація: необов'язкова.

2. Методи пришвидшеної елімінації: не застосовуються.

3. Симптоматичне лікування: з метою опанувати збудження застосуйте діазепам п/о чи в/в →табл. 21.4-1, а до зникнення галюцинацій — галоперидол 2–5 мг в/в.

7.6. Маріхуана і гашиш (природні канабіноїди)

Психоактивні речовини містяться в посівних коноплях та індійських коноплях. Вони є агоністами канабіноїдних рецепторів. Найсильніше діє дельта-9-тетрагідроканабінол (ТГК). Найбільш часто вживаються легкі форми:

1) марихуана — засушені маточкові суцвіття, інколи із домішками молодого листя, які курять у люльці, «косяках» та через спеціальні трубки із міцного скла (вміст ТГК до 8 %);

2) skun — насіння генетично модифікованих культур конопель (ТГК до 20 %);

3) гашиш — речовина, яку отримують зі сплетеної і пресованої смоли конопель (ТГК до 50 %); палять у формі «косяків» чи кальяну або жують;

4) гашишна олія — виробляється під час дистиляції конопель (ТГК до 70 %); нею просочують сигарети.

Канабіноїди мають медичне застосування, головним чином, при лікуванні сильного і хронічного болю, зокрема, пов'язаного з раком. Лікарські препарати (т. зв. набіксімолс) являють собою суміш ТГК і канабідіолу в формі перорального спрею.

Після перорального прийому або інгаляції психотропний ефект утримується впродовж 3–4 год. Виведення ТГК відбувається через жовчні шляхи (65 %) і нирки (20 %). $t_{0,5}$ 25–36 год, значно подовжується в регулярних споживачів (тому ТГК можна виявити в сечі навіть через багато днів після вживання препарату). У дорослих (на відміну від дітей) не описано жодних загрозливих для життя симптомів отруєння ТГК. Сильні побічні ефекти, такі, як нудота, ортостатична гіпотензія, панічні атаки, тривоги і міоклонії, спостерігалися після перевищення дози 7,5 мг/м^2 поверхні тіла.

→ КЛІНІЧНА КАРТИНА ТА ДІАГНОСТИКА

Залежно від умов, канабіоїди можуть діяти як збуджуюча, заспокійлива речовина, анестетик чи легко галюциногенна субстанція.

1. Симптоми вживання: можуть бути подібні до тих, що спостерігаються після алкоголю; найчастіше: ейфорія і балакучість або сонливість, сенсорна гіперчутливість, підвищення артеріального тиску і частоти серцевих скорочень, сухість слизової оболонки ротової порожнини, часом — напади кашлю, гіперемія склер, кон'юктив, іноді — набряк повік, підвищена пітливість, посилений апетит, головний біль і головокружіння, порушення координації рухів, уваги, здатності до навчання, погіршення пам'яті; психомоторних функцій, особливо погіршується здатність керувати автомобілем (до 24 год після прийому препарату). Після інгаляції може статися загострення астми, рідко бронхоспазм або пневмоторакс і гострий інфаркт міокарда (також у пацієнтів без ішемічної хвороби серця в анамнезі). Внаслідок хронічного зловживання підвищується ризик інфаркту міокарда, зустрічаються порушення настрою і когнітивних функцій, в тому числі амотиваційний синдром (особливо у підлітків і молодих дорослих). Можуть зустрічатись синестезії, деперсоналізація, маячення, психотичні стани.

2. Допоміжні дослідження: виявлення канабіноїдів в сечі (вкрай рідко зустрічаються псевдо позитивні результати). Неправдоподібним є позитивний результат тесту сечі після інгаляційної експозиції на дим маріхуани при палінні іншими особами.

→ ЛІКУВАННЯ

1. Детоксикація: необов'язкова.

2. Симптоматичне лікування: підтримуйте основні функції організму та коригуйте виникаючі порушення, при потребі слід призначити седативну терапію.

7.7. Опіоїди

Опіоїди викликають стимуляцію опіоїдних рецепторів. До опіоїдів відносяться:

1) опіоїди — рослинні алкалоїди, інгредієнти опіуму (молоко незрілих коробочок маку). До них відносяться алкалоїди фенантренів (вкл. кодеїн і морфін) та ізохіноліну (напр., папаверину).

2) ендогенні опіоїди — нейромедіатори, такі як ендорфіни, енкефаліни і динорфіни;

3) напівсинтетичні опіоїди (опіоїди модифіковані хімічним шляхом) — героїн, оксикодон;

4) синтетичні опіоїди — петидин, фентаніл та його аналоги, метадон, дифеноксилат, лоперамід.

Завдяки ейфоризуючій дії найчастіше призводять до розвитку залежності. Отруєння опіоїдами зміщаними з етанолом, із седативно-снодійними засобами та психотропними препаратами посилює депресивну дію на центральну нервову систему.

Декстрометорфан: синтетичне похідне морфіну із центральною протикашльовою дією. Протикашльові препарати, що містять декстрометорфан, доступні без рецепта, належать до найпопулярніших, так званих, «відпочинкових» засобів — застосовуються, в основному, молоддю часто в поєднанні з етанолом. Не відноситься до чистих агоністів опіоїдних рецепторів, але у великих дозах їх стимулює.

Героїн (діацетилморфін, діаморфін) найчастіше застосовується у в/в введеннях, також вдихається у вигляді порошку (*sniff*), іноді після нагрівання на металевій фользі (білий або коричневий порошок). При зміщуванні з іншими психоактивними речовинами (напр., кокаїн та амфетамін) продається під назвою «швидкий м'яч» (*speedball*). Так званий компот утворюється шляхом ацетилювання концентрованою оцтовою кислотою відвару з макової соломи; крім героїну містить морфін і кодеїн. Після в/в введення майже відразу призводить до короткотривалої (1–2 хв) ейфорії, проте сильної ейфорії, далі через ≈1 год відбувається седація, а знеболююча дія утримується 3–5 год. Після інтраназального прийому або в/м ін'єкції ейфоризуючий ефект настає через 15–30 хв. У печінці, героїн метаболізується до морфіну і кодеїну, які виводяться нирками. Смертельна доза 70 мг при в/в введенні, 200–500 мг після прийому перорально. У наркоманів навіть 10-кратно вища доза може не спричинити загрозливих симптомів отруєння.

Метадон в основному використовується для лікування абстинентного синдрому при залежності від алкалоїдів опіуму та замісної терапії залежності від героїну і морфіну (тільки в рамках спеціальних програм). Доза 30–40 мг може бути небезпечною для життя в осіб, які не вживають метадон регулярно; особи, які проходять замісну терапію, мають більш високу толерантність (добова доза >100 мг).

Морфін є основним алкалоїдом опіуму, тобто молочка незрілих макових коробочок; після екстракції отримують білий порошок, який, при використанні з метою сп'яніння, викликає явище толерантності та фізичної і психічної залежності. Токсична доза ≈60 мг, летальна доза — 120–200 мг. Залежні від морфіну особи толерують значно більші дози.

Трамадол є слабким агоністом опіоїдних рецепторів та інгібітором зворотного захоплення серотоніну і норадреналіну. Іноді він використовується в якості т. зв. відпочинкового засобу; відомі випадки залежності. Є індивідуальні відмінності в метаболізмі трамадолу навіть у людей з однаковим рівнем толерантності, також після прийому ідентичних доз клінічна картина може відрізнятись. Смертельна доза 5,0 г.

→ КЛІНІЧНА КАРТИНА ТА ДІАГНОСТИКА

1. Симптоми отруєння: в більшості отруєнь опіоїдами зустрічається характерна клінічна картина (т. зв. опіоїдний токсидром): звужені «шпилькові» зіниці, сонливість аж до коми (депресія ЦНС), і розлади дихання — дихання поверхневе, нерегулярне, аж до апное (пригнічення центру дихання). **Примітка:** відсутність міозу не виключає отруєння опіоїдами. **Інші симптоми:** брадикардія, гіпотонія, ураження перистальтики кишечника, затримка сечі, нудота, блювота, блідість шкірних покривів, запаморочення. При тяжкому отруєнні можуть виникнути судоми (особливо пропоксифен, трамадол) і гостре пошкодження легенів. Як у випадку отруєння, так і під час терапії пропоксифеном і метадоном, існує ризик виникнення загрозливих аритмій і порушення провідності (тахікардія *torsade de pointes*, подовження QTc, розширення комплексу QRS).

2. Допоміжні дослідження: тест на наявність опіоїдів в сечі не має значення для діагностики гострого отруєння — позитивний результат не обов'язково означає отруєння, а лише підтверджує вживання речовини (часто зустрічаються помилкові позитивні результати). У разі отруєння синтетичними опіоїдами результат може бути також псевдо негативним. Для ідентифікації декстрометорфану і трамадолу використовуються спеціальні тести.

→ ЛІКУВАННЯ

1. Детоксикація: не застосовують промивання шлунку і активоване вугілля.

2. Антидот: налоксон — неселективний антагоніст усіх класів опіоїдних рецепторів), застосовується, в основному, з метою корекції дихальних розладів, а не повернення свідомості. Вводьте в/в, винятково — в/м (якщо немає венозного доступу); початкова доза у пацієнтів із апное 0,4–0,8 мг, а після раптової затримки кровообігу — 2 мг; при потребі таку ж дозу повторюйте кожні 2–3 хв до відновлення частоти дихальних рухів >12/хв або до макс. 10 мг. Якщо дихальні розлади не минають → верифікація діагнозу. Дозування при отруєнні метадоном: 100 мкг/кг, у разі відсутності ефекту через 60 с знову повторіть 100 мкг/кг до отримання ефекту або досягнення макс. дози 2 мг (з обережністю застосовуйте у пацієнтів під час замісної терапії або лікування метадоном з приводу хронічного болю).

3. Методи пришвидшеної елімінації: відсутні.

4. Симптоматичне лікування: в умовах інтенсивного спостереження, з готовністю до термінової інтубації та штучної вентиляції. Слід підтримувати базові функції організму і коригувати виникаючі симптоми.

8. Парацетамол

Отруєння найчастіше виникає внаслідок навмисного передозування пероральних препаратів (суїцидальні отруєння). Головним критичним органом при гострому отруєнні є печінка (пошкодження і некроз гепатоцитів). Пошкодження проксимальних ниркових канальців і гостре пошкодження нирок відбувається рідше — у 25 % хворих з важким пошкодженням печінки і 50 % з печінковою недостатністю в ході отруєння. Пік концентрації в плазмі після перорального прийому в формі таблеток або капсул — через 2–4 год. Одноразова токсична доза для дорослих складає >150 мг/кг.

→ КЛІНІЧНА КАРТИНА ТА ДІАГНОСТИКА

Фаза 1 (перші 24 год) у більшості пацієнтів перебігає безсимптомно. Можуть виникати нудота і блювота, рідше біль у животі, підвищена пітливість, блідість та слабкість. Тяжкі симптоми (кома, тяжкий лактатацидоз) у першу добу отруєння виникають вкрай рідко — такий клінічний перебіг характерний для випадків масивного передозування препарату (75–100 г).

Фаза 2 (від 24 год до 72 год): біль та підвищена чутливість у правому верхньому квадранті черевної порожнини, жовтяниця. Ці симптоми супроводжуються підвищенням активності амінотрансфераз (АЛТ, АСТ), МНВ, концентрації білірубіну, а також гіпоглікемією та метаболічним ацидозом.

Фаза 3 (від 72 до 96 год): фульмінантна печінкова недостатність з печінковою енцефалопатією, геморагічним діатезом (рідше). Зростання концентрації креатиніну зазвичай виявляється між 2 та 5 добою отруєння.

Фаза 4 (смерть або органна регенерація): смерть внаслідок фульмінантної печінкової недостатності у більшості випадків виникає між 3 і 5 добою отруєння. У решти пацієнтів протягом 7–14 днів відбувається нормалізація лабораторних параметрів та органна регенерація.

Допоміжні дослідження: концентрація парацетамолу у сироватці крові — її слід визначати не раніше, аніж через 4 год від передозування. Найбільш інформативним є визначення концентрації препарату в інтервалі 4–8 год від його прийому, з наступним рішенням щодо призначення антидоту (N-ацетилцистеїну — NAC), оскільки в цьому часовому діапазоні його ефективність буде найвищою.

Інші дослідження: активність амінотрансфераз, МНВ, аналіз газів артеріальної крові, концентрації сечовини, креатиніну, білірубіну, молочної кислоти та фосфатів у сироватці крові.

→ ЛІКУВАННЯ

1. Показання до госпіталізації:

1) прийом дози >75 мг/кг за менший, аніж 1 год, час, або цей час неможливо встановити (напр., пацієнт без свідомості);

2) передозування препарату з метою суїциду (незалежно від свідчень про об'єм прийнятої дози);

3) поява клінічних симптомів, що вказують на токсичну дію препарату в процесі його застосування;

4) вживання препарату в кілька прийомів за довший, аніж 1 год, час;

5) багаторазовий прийом препарату в дозах, що перевищують терапевтичну — загалом >75 мг/кг впродовж 24 год.

2. Детоксикація: промивання шлунку в межах 1 год від отруєння, призначення активованого вугілля п/о (50 г у дорослих) протягом 1–2 год від отруення.

3. Антидот: N-ацетилцистеїн (NAC). Перевагу віддають в/в введенню, з огляду на меншу тривалість терапії, аніж при прийомі п/о. Існує ризик виникнення неалергічної анафілактичної реакції після введення NAC, проте при наявності абсолютних показань препарат не відміняють, попри появу побічних ефектів. Рішення про введення NAC впродовж перших 24 год від отруєння приймають на підставі інтерпретації концентрації парацетамолу за допомогою номограми →рис. 8-1. Введення NAC слід розпочинати, коли вимірюване значення знаходиться на самій кривій, чи вище неї. Слід негайно розпочинати введення NAC пацієнту, що поступив через 24 год від отруєння, або при відсутності можливості встановити час прийому токсичної дози.

Схема введення NAC (3 дози впродовж 21 год):

I доза — 150 мг/кг (макс. 16,5 г) на 200 мл 5 % глюкози чи 0,9 % NaCl протягом 60 хв;

II доза — 50 мг/кг (макс. 5,5 г) на 500 мл 5 % глюкози чи 0,9 % NaCl протягом 4 год;

III доза — 100 мг/кг (макс. 11 г) на 1000 мл 5 % глюкози чи 0,9 % NaCl протягом 16 год.

Пацієнтам з масою тіла >110 кг NAC вводять в розрахованій для 110 кг дозі. Вагітним дозу NAC визначайте згідно їх актуальної маси тіла.

Моніторинг терапії NAC: після закінчення в/в введення NAC обов'язково потрібній контроль лабораторних параметрів (МНВ, креатинін, гази крові, амінотрансферази, електроліти, лактат):

1) АЛТ <2 рази перевищує верхню межу норми або МНВ <1,3 → інфузію NAC не треба продовжувати;

2) АЛТ ≥2 рази перевищує верхню межу норми, чи значення АЛТ удвічі більше вихідного рівня, або МНВ <1,3 → необхідно продовжувати терапію NAC в дозі 100 мг/кг; через 8–16 год введення NAC повторно проконтролюйте наведені вище параметри;

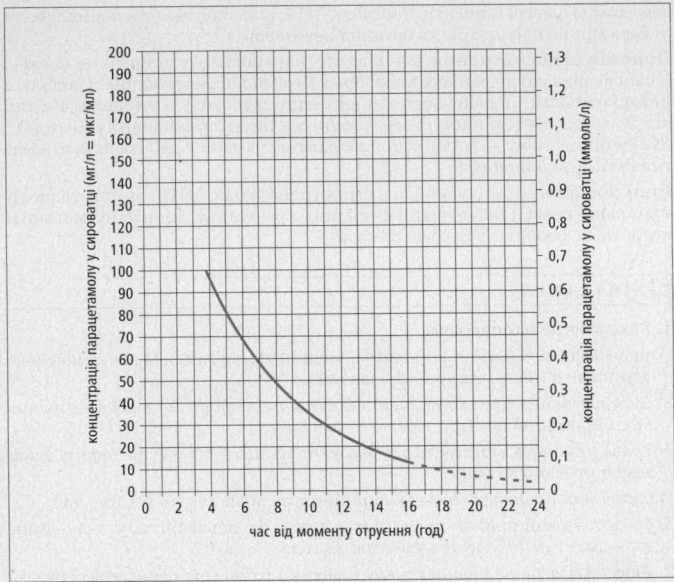

Рис. 8-1. Номограма, що використовується для прийняття рішення, чи отруєння парацетамолом слід лікувати антидотом, на основі концентрації парацетамолу у сироватці і часу, що минув з моменту прийому лікарського засобу. Пояснення →розд. 20.8.

3) терапію NAC розпочинають тільки з огляду на ознаки ушкодження печінки → продовжуйте її до моменту нормалізації показника МНВ ≤1,3, або зменшення його рівня <3,0 у 2-х наступних дослідженнях. Висока активність АЛТ при нормальному рівні МНВ не є показанням до продовження терапії NAC. Відсутність нормалізації МНВ, не зважаючи на терапію NAC, є несприятливим прогностичним фактором (ризик печінкової недостатності).

4. Методи прискореного виведення: гемодіаліз. При масивному передозуванні парацетамолу (концентрація у сироватці крові >800 мг/л), яке супроводжується коматозним станом та метаболічним ацидозом, необхідно зважити можливість негайного гемодіалізу, в ході якого слід щонайменше у 2 рази підвищити дозу NAC.

5. Трансплантація печінки: встановлення показань згідно з критеріями King's College →розд. 7.13.

9. Окис вуглецю (чадний газ)

Оксид вуглецю (CO) утворюється у результаті неповного згорання природного газу (також бутану або пропану з балону) у несправних пальниках (в основному, у газових колонках) або у погано провітрюваних приміщеннях, а також при згоранні вугілля, коксу або нафти у печах (а також дров у камінах) з несправними димоходами. Входить до складу диму котрий утворюється при пожежі (разом із іншими газами — ціанідами, оксидами сірки та азоту). CO з'єднується з гемоглобіном у 250 разів легше, ніж кисень — утворюється карбоксигемоглобін (HbCO), який не може транспортувати кисень, наслідком чого є гіпоксія — разом з цитохромоксидазою, що погіршує транспорт електронів у дихальному ланцюзі і призводить, поміж іншого, до утворення вільних радикалів та пошкодження мембранних структур клітин. Смертельна доза залежить від концентрації CO в повітрі, яке вдихається, часу експозиції, дихальної активності (накопичення отрути); загрозу для життя складає концентрація 1000 часток на мільйон (0,1 %), концентрація 1500 часток на мільйон (0,15 %) швидко приводить до летального наслідку.

➔ КЛІНІЧНА КАРТИНА ТА ДІАГНОСТИКА

1. Симптоми гострого отруєння: біль голови (найчастіше) і головокружіння, нудота, блювота, порушення рівноваги і орієнтації, слабість, втома, тахікардія, аритмії, гіпотензія, порушення свідомості аж до коми, судоми; симптоми ішемії серцевого м'яза (навіть у осіб без ішемічної хвороби серця); шкіра — зазвичай синьо-бліда (яскраво-червоне забарвлення спостерігається лише після смерті або при найважчих отруєннях).

2. Допоміжні дослідження: концентрація HbCO (відсоток від загального Hb; не завжди віддзеркалює важкість отруєння; під час інтерпретації результатів слід приймати до уваги час, який минув після евакуації пацієнта з атмосфери токсичного вогнища), концентрація електролітів, сечовини і креатиніну у сироватці, глікемія, моніторинг ЕКГ (при наявності ознак ішемії міокарду та у пацієнтів із захворюванням серця в анамнезі → визначіть концентрацію маркерів пошкодження серцевого м'яза), психоневрологічне обстеження. Пульсоксиметрія має обмежену ефективність, оскільки карбоксигемоглобін і оксигемоглобін мають схожі оптичні властивості.

➔ ЛІКУВАННЯ

1. Припиніть вплив CO та забезпечте безпеку: провітрювання приміщень та відключення доступу газу до пальника (колонки), евакуація потерпілого із зараженої атмосфери, надання непритомному зі спонтанним диханням безпечного положення →розд. 2.1 та захист від переохолодження.

2. Антидот: кисень. Нормобаричну оксигенотерапію (кисень слід подавати через маску з резервуаром →розд. 24.20) розпочинають відразу, як тільки виникла підозра на отруєння чадним газом, також і на догоспітальному етапі; продовжують у стаціонарі, з контролем лабораторних показників (аналіз газів артеріальної крові, концентрація лактату у сироватці крові, карбоксигемоглобін крові). У пацієнтів з дихальною недостатністю → штучна вентиляція легень з подачею 100 % кисню. Окрім нормобаричної оксигенотерапії при тяжких неврологічних порушеннях та відсутності клінічного поліпшення → зважте можливість гіпербаричної оксигенотерапії (ГБО), з умовою, що транспортування до барокамери не пов'язане з додатковою загрозою для життя пацієнта (ГБО після 24 год від моменту отруєння не виправдана). Гіпербаричну оксигенотерапію призначають вагітним з концентрацією COHb >25 %, незалежно від клінічного стану, а при концентрації COHb >15 % (але <25 %) — якщо зберігаються неврологічні та/або кардіологічні порушення.

3. Симптоматичне лікування: підтримуйте основні функції організму та коригуйте виникаючі порушення.

10. Антихолінергічний синдром (гострий)

→ **ВИЗНАЧЕННЯ ТА ЕТІОЛОГІЯ**

Сукупність симптомів, що викликані погіршенням дії ацетилхоліну на мускариновий рецептор. **Причини:**

1) рослини, що містять тропанові алкалоїди (атропін, скополамін, гіосцин) — беладона звичайна, дурман звичайний, блекота чорна);

2) фармацевтичні препарати атропіну, гоматропіну, скополаміну;

3) антигістамінні ЛЗ (таких як дифенгідрамін, дименгідринат);

4) препарати, які застосовують при хворобі Паркінсона (бензатропін, біпериден);

5) трициклічні антидепресанти (напр. амітриптилін, іміпрамін, кломіпрамін);

6) нейролептики (оланзапін, клозапін);

7) фенотіазини (хлорпромазин, прохлорперазин, прометазин, тіетилперазин).

→ **КЛІНІЧНА КАРТИНА ТА ЛІКУВАННЯ**

Діагноз — на основі симптомів:

1) центральних (з боку ЦНС) — галюцинації, дезорієнтація, психомоторне збудження (часом — дуже раптове, небезпечне для пацієнта і оточуючих), кома (рідко — з судомами);

2) периферійних — мідріаз, тахікардія, розширення периферійних судин, сухість шкіри і слизових оболонок, гіпертермія, парез кишківника і анурія.

Диференційна діагностика

Психічне захворювання, отруєння симпатикоміметичними ЛЗ, психоактивними речовинами, алкогольний абстинентний синдром (включаючи алкогольний делірій).

→ **ЛІКУВАННЯ**

1. **Оберігайте збудженого пацієнта від травми** чи спричинення собі (чи оточенню) шкоди. Інколи необхідно вжити фізичне чи фармакологічне (шляхом введення заспокійливих препаратів у великих дозах) обмеження. У виняткових випадках необхідна інтубація трахеї і механічна вентиляція легень.

2. При тяжких отруєннях **моніторуйте серцеву діяльність, артеріальний тиск і діурез** (щоб не пропустити анурію).

3. Діазепам 5–10 мг повільно в/в, при потребі із повторними введеннями, до отримання клінічного ефекту.

4. **Антидот: фізостигміну саліцилат** 1–2 мг в/в впродовж 2–5 хв, при потребі, повторити через 40 хв до повної дози 4 мг. Застосовують рідко, з огляду на побічні ефекти. Покази і умови застосування: дуже сильне психічне збудження чи психотичні симптоми, які неможливо опанувати іншими методами, тяжкі центральні та периферичні неврологічні симптоми, відсутність судом в анамнезі, нормальна ЕКГ (особливо — ширина комплексів QRS), заперечення отруєння трициклічними антидепресантами чи іншими ЛЗ, що погіршують внутрішньошлуночкове проведення, доступний моніторинг серцевої діяльності і дихання та, при необхідності, забезпечення правильної серцево-легеневої реанімації.

11. Холінергічний синдром (гострий)

→ ВИЗНАЧЕННЯ ТА ЕТІОЛОГІЯ

Холінергічний синдром — це сукупність симптомів, спричинених збудженням мускаринових і нікотинових рецепторів надмірною кількістю ацетилхоліну чи зовнішніх субстанцій, що збуджують парасимпатичну нервову систему.
Причини:

1) отруєння фосфорорганічними сполуками (пестицидами чи бойовими газами [табун, зарин, зоман] чи карбаматами;

2) передозування холінергічних ЛЗ (напр., пілокарпіну).

→ КЛІНІЧНА КАРТИНА ТА ДІАГНОСТИКА

Тривога, збудження та симптоми стимуляції рецепторів:

1) мускаринових — гіперемія шкіри, міоз, порушення зору, гіперсалівація і бронхорея (що може видаватись за набряк легень), бронхоспазм, кашель, задишка, сльозотеча, пітливість, кишкова колька, діарея, брадикардія, мимовільне сечовипускання і дефекація;

2) нікотинових (зазвичай, через карбахол і метахолін і т. д.) — тремор, слабість м'язів аж до повного паралічу (стосується також діафрагми), тахікардія, артеріальна гіпертензія.

Вирішальне значення для діагностики отруєння пестицидами чи бойовими газами або карбаматами має визначення активності AChE в еритроцитах чи сироватці. Ступінь зменшення активності AChE не пропорційний до тяжкості отруєння; активність може залишатись зниженою впродовж багатьох тижнів, незважаючи на зникнення симптомів отруєння.

Диференційна діагностика

Гіперваготонія (коротко триває і симптоми слабо виражені); задишка, пов'язана з бронхореєю і бронхоспазмом — набряк легень, токсичне ураження дихальних шляхів і легень подразливими газами, слабість м'язів — міастенія чи псевдоміастенічний криз; колька і діарея — гострі хвороби ШКТ.

→ ЛІКУВАННЯ

У відділенні інтенсивної терапії.

1. Моніторинг серцевої діяльності і дихання.

2. Застосуйте оксигенотерапію (особливо перед плановою атропінізацією).

3. Вводіть ЛЗ: **атропін** (атропіну сульфат) — введіть (найкраще в/в) 1–5 мг, повторюйте дозу кожних кілька хвилин, аж до зменшення бронхореї і задишки (введення препарату слід налагодити таким чином, щоб відсмоктування вмісту бронхів не потрібно було проводити частіше, ніж один раз на годину). Частота серцевих скорочень повинна становити >80/хв. Надмірна сухість слизових оболонок і шкіри та ЧСС >120/хв свідчать про занадто високу дозу атропіну. Від моменту появи клінічних симптомів дії атропіну підтримуйте дозування на рівні 1–2 мг/год. При **отруєнні фосфорорганічними сполуками** (пестицидами і бойовими газами) → реактиватори AChE — оксими (ефективні у ранній фазі отруєння впродовж кількох годин від експозиції (вводьте завжди після початкової дози атропіну, **обідоксим** 250 мг кожні 4–6 год або **пралідоксим** 30 мг/кг кожні 4–6 год. **У випадку надмірного збудження або судом** → **діазепам** 10 мг в/в, повторюйте при необхідності.

4. При дуже тяжких порушеннях дихання необхідна ендотрахеальна інтубація з метою відсмоктування надмірних виділень з бронхів та лікування респіратором, якщо це показано. Не застосовуйте сукцинілхолін морфін, амінофілін, теофілін, ГК, фуросемід.

12. Серотоніновий синдром (серотонінергічний)

→ **ВИЗНАЧЕННЯ ТА ЕТІОЛОГІЯ**

Стан, викликаний надмірним збудженням серотонінових рецепторів (5-HT2A та 5-HT1A), переважно в межах центральної нервової системи. **Причини:** найчастіше одночасний прийом ≥2 препаратів, які підвищують активність серотоніну, особливо з групи селективних інгібіторів зворотного захоплення серотоніну (СІЗЗС, SSRI) та інгібіторів моноаміноксидази (інгібіторів МАО). Також може зустрічатися при змішаних отруєннях іншими препаратами (нейролептики, трициклічні антидепресанти), а також наркотичними препаратами, що стимулюють вивільнення серотоніну (м. ін. амфетамін та його похідні, а також деякі синтетичні «легальні наркотики»).

→ **КЛІНІЧНА КАРТИНА ТА ДІАГНОСТИКА**

Основні групи симптомів:

1) нервово-м'язова гіперзбудливість — посилення сухожилкових рефлексів, двобічний симптом Бабінського, клонічні м'язові судоми, міоклонус, тремор, ригідність;

2) надмірна стимуляція симпатичної нервової системи — підвищення температури тіла, тахікардія і надмірне потовиділення;

3) порушення свідомості, переважно сплутаність свідомості з вираженим психомоторним збудженням. Важливими є рання діагностика та початок лікування з огляду на значну загрозу для життя.

У ятрогенних випадках перебіг загалом легкий. Критерії діагностики за Hunter:

1) прийом речовини з серотонінергічною дією, а також

2) ≥1 з наступних симптомів: спонтанні міоклонічні судоми, індуковані клонічні судоми і психомоторне збудження або надмірне потовиділення, ністагм та психомоторне збудження або надмірне потовиділення, тремор і підвищення сухожилкових рефлексів, гіпертензія і температура тіла >38 °C та ністагм або індуковані міоклонічні судоми.

Диференційна діагностика

Злоякісний нейролептичний синдром (симптоми наростають впродовж декількох днів, або навіть тижнів, натомість симптоми серотонінової токсичності з'являються раптово та відразу після експозиції), інші синдроми, які виникають внаслідок введення лікарських засобів, зокрема холінолітичний та симпатоміметичний синдроми.

→ **ЛІКУВАННЯ**

У відділенні інтенсивної терапії.

1. Моніторуйте стан хворого; часто пацієнти потребують ранньої інтубації та ШВЛ.

2. Седація: діазепам 5–10 мг в/в або лоразепам 2–4 мг в/в кожні 10 хв, до заспокоєння пацієнта. У разі сильного психомоторного збудження не застосовуйте фізичних засобів безпосереднього примусу, оскільки вони сприяють ізометричним скороченням м'язів, що підвищує лактацидоз і сприяє розвитку гіпертермії.

3. Боротьба з гіпертензією і тахікардією: застосовуйте препарати з коротким періодом напіввиведення (**есмолол**).

4. Рання і агресивна боротьба з гарячкою: фізичне охолодження, міорелаксанти (антипіретики, такі як парацетамол і НПЗП, є неефективними).

5. Не застосовуйте допамін, хлорпромазин, пропранолол, бромокриптин, дантролен або препарати з антихолінергічною активністю (галоперидол, дроперидол), які пригнічують потовиділення і стимулюють підвищення температури тіла.

6. Якщо інтенсивне симптоматичне лікування не покращує стану пацієнта, застосуйте **ципрогептадин** п/о 12 мг, з наступними дозами по 2 мг через кожні 2 години до досягнення клінічного покращення або макс. добової дози 32 мг. Після введення препарату може спостерігатися транзиторна гіпотензія.

13. Симпатикоміметичний синдром

➜ ВИЗНАЧЕННЯ ТА ЕТІОЛОГІЯ

Стан, викликаний сильним збудженням симпатичної нервової системи, як периферичних, так і центральних її відділів. **Причини:** найбільш поширеним є отруєння нелегальними психоактивними речовинами — найтяжчий перебіг при отруєнні наркотиками, переважно кокаїном, амфетаміном та його похідними (метамфетамін, MDMA), а останнім часом також і «дизайнерськими наркотиками» (напр., мефедрон, мефентермін).

➜ КЛІНІЧНА КАРТИНА ТА ДІАГНОСТИКА

Форми невеликого ступеня тяжкості: переважає неспокій зі схильністю до агресії, тахікардія, безсоння, підвищення артеріального тиску, підвищена пітливість, як правило, розширення зіниць, відчуття задишки, біль у грудній клітці. Тяжкі форми: граничне психомоторне збудження з маренням, гострі психотичні розлади і галюцинації, швидке підвищення температури тіла аж до гіпертермії, масивне потовиділення, судоми з ризиком розвитку епілептичного статусу, підвищення артеріального тиску >200/100 мм рт. ст., розлади ритму та провідності. Діагноз встановлюється на підставі даних анамнезу, що стосуються спожитої субстанції. У разі підозри на отруєння невідомою психоактивною речовиною — виконайте скринінгові тести на наявність наркотиків у сечі.

Диференційна діагностика
Серотоніновий синдром, антихолінергічний синдром, алкогольний абстинентний синдром, отруєння метилксантинами.

➜ ЛІКУВАННЯ

У відділенні інтенсивної терапії. Рання терапія збудження, тахікардії, судом та гіпертензії є необхідною з метою запобігання виникненню гарячки та рабдоміолізу.

1. Моніторуйте стан хворого; часто пацієнти потребують ранньої інтубації та ШВЛ, а також агресивної підтримки функції системи кровообігу.

2. Вводьте **діазепам** 5–10 мг в/в до досягнення клінічного покращення. У разі судом, стійких до діазепаму, слід зважити можливість безперервної в/в інфузії мідазоламу або тіопенталу.

3. У разі підвищення температури тіла попри застосування бензодіазепінів — розпочніть фізичне охолодження, зважте необхідність введення міорелаксантів і проведення штучної вентиляції легень.

4. З метою зниження артеріального тиску застосовуйте в/в інфузію нітрогліцерину. Не призначайте препарати, які діють на серцево-судинну систему, якщо пацієнт ще не отримав бензодіазепінів.

14. Алкогольний абстинентний синдром

Критерії алкогольного абстинентного синдрому (ААС) за МКХ-10:

1) припинення або обмеження вживання алкоголю після періоду повторного вживання, зазвичай довготривалого і/або в великих кількостях;

2) поява 3 з наступних симптомів:

   а) тремтіння язика, повік і витягнутих рук;

   б) пітливість, нудота або блювання;

   в) тахікардія і/або підвищення артеріального тиску;

   г) психомоторне збудження;

   ґ) біль голови;

   д) безсоння;

   е) погане самопочуття або слабкість;

   є) транзиторні зорові галюцинації або ілюзії, тактильні чи слухові;

   ж) приступи тоніко-клонічних судом (*grand mal*);

3) симптоми не можливо пояснити наявністю соматичних порушень, не пов'язаних із вживанням алкоголю чи інших психоактивних речовин, інших психічних чи поведінкових розладів;

4) якщо присутні симптоми маячіння, правильним діагнозом є ААС з маячінням.

Форми:

1) **неускладнений ААС** — вище приведені симптоми без судомних нападів та порушень свідомості, можуть виникати транзиторні ілюзії або зорові, тактильні чи слухові галюцинації;

2) **абстинентні судомні напади** — зазвичай генералізовані, тоніко-клонічні (по типу *grand mal*), рідко епілептичний статус, зазвичай це один коротко-тривалий приступ який минає самостійно без лікування, як правило виникає через 6–48 год (інколи одразу через 2 год) від моменту припинення прийому алкоголю. Можуть виникати перед делірієм, а також його супроводжувати.

3) **алкогольний делірій** (ААС з делірієм, *delirium tremens*) — виникає через короткий період часу, зазвичай через 48–96 год після припинення або обмеження вживання алкоголю. Типовими симптомами розгорнутого делірію є пригнічення свідомості, яскраві галюцинації та марення з участю різних сенсорних систем, а також активація вегетативної нервової системи. В 25 % хворих делірій ускладнюється розгорнутими судомними нападами по типу *grand mal* (до або під час).

4) **гострий алкогольний галюциноз** — алкогольний психоз, який дуже рідко (0,7 % хворих) є еквівалентом алкогольного делірію. Найчастіше розвивається перед закінченням 24 год після зниження кількості або відміни алкоголю та зазвичай триває ≈48 год (макс. 2 тиж., може перейти в хронічну форму). Зазвичай виникають легкі симптоми відміни, слухові галюцинації (зазвичай погрози або образи скеровані в сторону пацієнта), вторинні по галюцинацій марення переслідування, страх та пригнічення настрою, часто агресія і/або автоагресія.

Оцінка важкості ААС за шкалою CIWA-Ar →табл. 14-1: <10 балів — легкий, 10–18 балів — помірний, >18 балів — важкий.

Легкий неускладнений ААС або помірний

1. В більшості випадків достатньо помістити пацієнта в спокійне оточення із затемненим світлом; фармакологічне лікування зазвичай не потрібне.

2. Корекція можливих водно-електролітних порушень (найкраще п/о).

Таблиця 14-1. Шкала оцінювання тяжкості алкогольного абстинентного синдрому (CIWA-Ar)

Пацієнт _____ Дата _____ Година _____ Пульс
(виміряний за 1 хв) _____ Артеріальний тиск _____

нудота і блювота (на основі спостереження)	0 — без нудоти і блювоти 1 — легка нудота, без блювоти 2 3 4 — інтермітуюча нудота 5 6 7 — постійна нудота, часті позиви до блювоти і блювота
тремор (на основі спостереження; пацієнт у позиції з витягнутими перед собою руками і розставленими пальцями)	0 — немає 1 — відчутний у фалангах пальців при дотику 2 3 4 — видимий при витягнутих руках 5 6 7 — дуже сильний, видимий навіть без витягування рук
пітливість (на основі спостереження)	0 — не виявлено 1 — помітна пітливість, вологі долоні 2 3 4 — краплі поту на чолі 5 6 7 — зливні поти
тривога (на основі обстеження; слід запитати пацієнта, чи відчуває він неспокій)	0 — вільна поведінка 1 — незначна тривога 2 3 4 — виражена тривога, неспокій 5 6 7 — у стані паніки, як при тяжкому алкогольному маяченні або при гострій шизофренії
психомоторне збудження (на основі обстеження)	0 — відповідно до обставин 1 — незначно посилене 2 3 4 — значне збудження і маніпуляційний неспокій 5 6 7 — пацієнт бігає по кімнаті під час обстеження або постійно бореться з оточенням

порушені відчуття (запитати про свербіж, оніміння, пекучі відчуття, а також про відчуття повзання мурашок по шкірі)	0 — не відмічається
	1 — тактильні відчуття легкого ступеню
	2 — тактильні відчуття помірного ступеню
	3 — виражені тактильні відчуття
	4 — періодичні тактильні галюцинації
	5 — важкі тактильні галюцинації
	6 — дуже важкі тактильні галюцинації
	7 — безперервні тактильні галюцинації
слухові розлади (на основі спостереження; слід запитати пацієнта, чи звуки, які він чує здаються йому голосніші або чіткіші, ніж завжди; чи чує він щось, що його дратує або лякає; чи чує він голоси, походження яких не може пояснити)	0 — немає
	1 — незначна гіперчутливість на звукові подразники
	2 — помірна гіперчутливість на звукові подразники
	3 — надмірна реактивність
	4 — періодичні слухові галюцинації
	5 — важкі слухові галюцинації
	6 — дуже важкі слухові галюцинації
	7 — безперервні слухові галюцинації
зорові розлади (на основі спостереження; слід запитати пацієнта, чи світло у приміщенні не надто яскраве; чи колір освітлення не здається йому інакшим, ніж завжди; чи бачить він щось, що його турбує чи дратує, або те, чого він не може пояснити)	0 — немає
	1 — невелика гіперчутливість
	2 — помірна гіперчутливість
	3 — виражена гіперчутливість
	4 — періодичні зорові галюцинації
	5 — важкі зорові галюцинації
	6 — дуже важкі зорові галюцинації
	7 — безперервні зорові галюцинації
біль голови, відчуття стискання у голові (слід запитати пацієнта, чи відчуває він біль або має враження стискання обруча навколо голови)	0 — немає
	1 — дуже легкий
	2 — легкий
	3 — помірний
	4 — середньо важкий
	5 — важкий
	6 — дуже важкий
	7 — вкрай важкий
орієнтація і порушення свідомості (слід запитати пацієнта про актуальну дату, а також чи знає він, де знаходиться і хто його оточує)	0 — повністю зорієнтований, виконує стандартні додавання
	1 — сумнівається у даті, збивається з рахунку
	2 — помилка у даті не більше, ніж на 2 дні
	3 — помиляється у даті більше, ніж на 2 дні
	4 — неправильна орієнтація щодо місця і людей, які його оточують

Сума пунктів в шкалі CIWA-Ar _____

(максимально можлива величина становить 67 пунктів)

Пацієнт, що заповнював _____

переклад проф. Вальдемара Шеленбергера (передруковано з *Мед. Практ.* 1999, 5:165)

3. Забезпечення психологічної підтримки.

4. Госпіталізація у випадку ААС помірної інтенсивності рекомендована у випадку вагітних жінок, соматично обтяжених осіб, осіб похилого віку, обтяжених високим ризиком судом (напр. пацієнти з епілепсією або лихоманкою), з прогнозованим прогресуванням ААС (при наявності алкоголю в крові або видихуваному повітрі), у психічно хворих.

Важкий неускладнений ААС та ААС ускладнений судомами і/або делірієм

1. Госпіталізація, найкраще у детоксикаційне або психіатричне відділення. При необхідності застосуйте засоби безпосереднього примусу →розд. 21.7.

2. Проводьте моніторинг та корекцію водно-електролітних порушень — високий ризик дегідратації, необхідно здійснювати контроль концентрації натрію, калію та магнію в плазмі. Часто необхідне в/в введення. При корекції гіпонатріємії, будьте обережні через можливість виникнення осмотичного демієлінізуючого синдрому →розд. 20.2.1.

3. Часто повторюйте оцінку клінічного стану, особливо при наявності супутніх хвороб.

4. Для зменшення симптомів абстиненції призначаються бензодіазепіни, найчастіше **діазепам** п/о або в/в; особам з пошкодженням печінки (також при підозрі) та в похилому віці призначайте **лоразепам** п/о або у в/в інфузії. Не застосовуйте бензодіазепіни в/м.

1) **швидке насичення** під контролем за шкалою CIWA-Ar — кожну 1–2 год 10–20 мг діазепаму (2–4 мг лоразепаму) до досягнення помірної сонливості та оцінки за шкалою CIWA-Ar (оцінка кожну 1 год) <8–10 балів (метод вибору). Не використовується у вагітних. При цукровому діабеті, нестабільній ішемічній хворобі або інших гострих соматичних розладах — будьте особливо обережні та призначайте бензодіазепіни в/в (можливість припинити інфузію).

2) **«жорстке» дозування** — протягом 1 доби — діазепам 10 мг кожні 6 год, потім 5 мг кожні 6 год протягом 2 днів. Лоразепам протягом 1 доби 2 мг кожні 6 год, потім 1 мг кожні 6 год.

5. При непереносимості бензодіазепінів призначте баклофен п/о або протисудомний препарат п/о, в крайньому випадку фенобарбітал п/о або в/в, можливо клометіазол п/о. Ускладнений, важкий ААС резистентний до стандартного лікування може вимагати проведення в/в седації барбітуратами.

6. Нейролептики призначайте тільки у випадку збудження і делірію, які не зникають на фоні прийому бензодіазепінів (нейролептики у хворих з ААС підвищують ризик появи судомних нападів, а також смерті внаслідок порушень серцевого ритму). Ці ЛЗ завжди призначаються у комбінації з бензодіазепінами (ніколи у монотерапії!), в якомога менших дозах (напр. галоперидол 0,25–0,5 мг 3×на день). У хворих із супутньою залежністю від опіоїдів слід уникати призначення ЛЗ із сильною антидофамінергічною активністю (зокрема рисперидону, галоперидолу) у зв'язку з ризиком гострої дистонії. Не рекомендується рутинного введення протисудомних ЛЗ (карбамазепіну [ризик гіпонатріємії], топірамату, габапентину, вальпроєвої кислоти), однак вони можуть бути альтернативою для хворих із алергією на бензодіазепіни.

7. З метою профілактики енцефалопатії Верніке (ністагм, параліч окорухових м'язів, атаксія, безсоння, тривога, страх перед темрявою, порушення свідомості) і (рідкісної) енцефалопатії Мореля (ригідність м'язів, ослаблення сухожильних рефлексів, дизартрія, порушення рівноваги, ідеомоторна апраксія; психіатрична маніфестація як при Корсаковському синдромі з манією величі та піднесеним настроєм, часто дисфоричним) призначте **тіамін** (вітамін B$_1$; перша доза перед ймовірною в/в інфузією глюкози), хворим з легким ААС 100 мг/добу п/о, всім іншим 250 мг/добу в/в (після проведення шкірної проби, через ризик виникнення шоку) або в/м, а у випадку Корсаківського амнестичного синдрому — 500 мг в/в або в/м, протягом 3–5 днів (до 2 тиж.

у випадку клінічного покращення). Замість тіаміну можете призначити **бенфотіамін** п/о в таких самих дозах.

8. Антиадренергічні препарати призначаються тільки у випадку стійкої тахікардії і/або артеріальної гіпертензії яка утримується не зважаючи на лікування бензодіазепінами. Препарати: **клофелін** п/о 75–150 мкг 2–3× на день, **пропранолол** п/о 10–40 мг 3× на день (може посилити марення) або **піндолол** п/о 2,5–5 мг 2–3× на день. Пам'ятайте, що ці препарати приховують симптоми абстиненції.

9. Протягом перших 3–5 днів лікування також показане введення ціанокобаламіну (вітамін B$_{12}$) в/м 1 мг/добу, піридоксину (вітамін B$_6$) п/о 100 мг/добу, **нікотинаміду** (вітамін PP) п/о 200 мг/добу, **рибофлавіну** (вітамін B$_2$) п/о 10 мг/добу, **фолієвої кислоти** п/о 15 мг/добу і **аскорбінової кислоти** п/о 1 г/добу, приймаючи до уваги часті порушення всмоктування і виснаження в цій групі пацієнтів.

15. Абстинентний синдром при відміні снодійних або заспокійливих препаратів

→ **КЛІНІЧНА КАРТИНА ТА ДІАГНОСТИКА**

Систематичний, протягом кількох місяців, прийом бензодіазепінів створює дуже високий ризик виникнення залежності, а у випадку барбітуратів цей період, ймовірно, є ще коротшим.

Перебіг абстинентного синдрому (АС) в залежності від групи речовин:
Час виникнення симптомів при **бензодіазепіновому АС**, залежить від фармакокінетичних властивостей: у випадку відміни бензодіазепінів з короткою тривалістю дії (напр. альпразоламу, бромазепаму, оксазепаму, темазепаму, естазоламу) ризик виникнення судомних нападів є найвищим протягом перших діб після відміни, а у випадку відміни препаратів з довгим періодом напіврозпаду та тих котрі мають активні метаболіти (напр. діазепам, клоназепам) симптоми можуть виникнути навіть через кільканадцять днів. При барбітуратному АС симптоми більш інтенсивні, а ризик виникнення марення та судомних нападів набагато більший ніж при відміні бензодіазепінів; частою проблемою є розгорнуті напади та епілептичні стани з нетиповим перебігом (напр. по типу *absence*), характерною є гіперчутливість до світла. У випадку **«Z-препаратів»** (золпідем, залеплон, зопіклон), як правило АС розвивається швидко (протягом 1 доби або 2 днів після відміни), існує дуже високий ризик виникнення судом і марення.

Діагностичні критерії за МКХ-10:
1) підтверджене припинення або обмеження прийому снодійного і/або заспокійливого препарату після періоду частого та зазвичай довготривалого прийому і/або прийому в високих дозах;
2) наявність ≥3 зі слідуючих симптомів: тремор язика, повік та випрямлених рук; нудота або блювання; тахікардія; ортостатична гіпотонія; психомоторне збудження; біль голови; безсоння; погане самопочуття і слабість; транзиторні зорові галюцинації чи ілюзії, тактильні або слухові; маячні ідеї; судомні напади по типу *grand mal*;
3) неможливість пояснити симптоми, виникненням соматичних порушень непов'язаних з прийомом снодійного і/або заспокійливого препарату або іншими психічними порушеннями чи порушеннями поведінки.

Увага! Не можна самостійно відміняти прийом бензодіазепінів особам похилого віку. АС в таких людей, які часто обтяжені численними соматичними хворобами, може бути загрозливим для життя. Часто такі особи повинні бути включені в програму контролю наркоманії.

Форми АС:

1) **неускладнений** — ≥3 симптомів з вище наведених критеріїв;

2) **неускладнений, з судомами** — в перебігу абстинентного синдрому зазвичай виникають судомні напади по типу *grand mal*, однак у випадку відміни бензодіазепінів чи барбітуратів можливе виникнення як вогнищевих так і генералізованих нападів, при яких завжди необхідно провести повну діагностику (так як при першому судомному нападі);

3) **з маячінням, без судом або з судомами** — характерною особливістю синдромів маячення при відміні бензодіазепінів чи барбітуратів є рідке виникнення галюцинацій та часте виникнення синдромів маячення (найчастіше переслідування або депресивних), що часто створює проблеми при диференціальній діагностиці з першим епізодом чи загостренням психічного захворювання. Можуть виникати судомні напади.

4) **пролонгований** — в частини хворих абстинентні симптоми (переважно страх та безсоння) рецидивують або постійно утримуються навіть протягом кільканадцяти місяців, а інколи років після відміни бензодіазепінів, незважаючи на дотримання абстиненції.

→ ЛІКУВАННЯ

Загальні принципи

1. Місце лікування: можливим є проведення амбулаторного лікування, однак приймаючи до уваги дуже часту відсутність співпраці зі сторони хворого — рекомендовано лікування у відділенні психіатрії чи детоксикації. Лікування із госпіталізацією також рекомендовано особам з залежністю від барбітуратів, людям в похилому віці, психічно хворим, хворим з епілепсією, а також особам із залежністю від декількох психоактивних речовин. Пацієнта слід помістити у світлу, тиху і спокійну палату, з якомога меншим числом пацієнтів.

2. Оцінка загального стану: м. ін. детальний анамнез, щодо прийому препарату, його максимальної та мінімальної добової дози, особливо протягом останніх днів/тижнів. Потрібно запитати про тривалість повного періоду прийому снодійних та заспокійливих препаратів протягом життя, періоди абстиненції, перебіг попередніх АС, залежність від прийому інших речовин, попереднє психіатричне лікування. Інтенсивність АС оцінюється за шкалою CIWA-B, котра містить вказівки щодо інтенсивності лікування та ризику ймовірних ускладнень, а також є корисною для моніторингу лікування.

3. Психологічна підтримка.

4. Лікування електролітних порушень: відповідно до загальних правил.

5. Не слід відміняти прийом препаратів, які хворий приймав через соматичні захворювання перед виникненням АС. Не потрібно починати тривале лікування симптомів котрі можуть бути частиною клінічної картини АС (напр. гіпертонія, тахікардія).

Фармакологічне лікування

1. При бензодіазепіновому АС застосовується метод поступового зменшення дози. При барбітуратному АС застосовується метод швидкого насичення: **фенобарбітал** 100 мг п/о кожні 1–2 год до припинення симптомів відміни або виникнення 3 з 5 симптомів токсичної дії (ністагму, слабкості, атаксії, дизартрії, емоційної лабільності); середня доза насичення складає ≈1400 мг. Не рекомендується проводити різку відміну під прикриттям протисудомних препаратів, приймаючи до уваги високий ризик не завершення детоксикації та виникнення ускладнень (судом, маячення).

2. Протисудомні препарати дозволяють попередити судомі напади, а також значно полегшити симптоми відміни у випадках залежності від бензодіазепінів (не застосовуйте при барбітуратному АС). Застосовується один з наведених: карбамазепін до 1200 мг/добу, окскарбазепін до 1200 мг/добу, вальпроєва кислота 1000–2000 мг/добу — ці препарати рекомендовані у осіб з порушенням настрою і/або значною потребою (голодом) препарату; прегабалін 450–600 мг/добу (зазвичай у осіб з тривожними розладами), габапентин до 1200 мг/добу, тіагабін 15 мг/добу (особливо при відміні бромазепаму), топірамат 500 мг/добу (у хворих з комбінованою залежністю).

3. Антидепресанти, нейролептики та небензодіазепінові анксіолітики застосовуються з метою зменшення симптомів тривожності та лікування безсоння. Ці симптоми можуть персистувати протягом кільканадцяти місяців після відміни снодійного/заспокійливого лікарського засобу і є найважчими для контролю. Найчастіше застосовуються: міансерин, мітразапін, тразодон (антидепресанти з вираженим седативним ефектом), кветіапін, оланзапін, буспірон або гідроксизин. Призначте консультацію психіатра з метою визначення оптимального дозування.

4. Антиадренергічні ЛЗ (клофелін, пропранолол, піндолол) — тільки при персистуючій тахікардії незважаючи на повільне зниження дози бензодіазепінів.

5. Флумазеніл у вигляді пролонгованої інфузії в/в або п/ш (1–2 мг/24 год протягом 96 год) дозволяє швидше знижувати дози бензодіазепінів (протягом 7 днів) та зменшує ризик виникнення хронічного АС.

6. Маячення при АС — підвищення добової дози бензодіазепінів до кількості перед зниженням/відміною лікарського засобу, потім повторне зниження дози протягом ≥2 тиж. При маячінні внаслідок відміни барбітуратів — пацієнта необхідно негайно наситити фенобарбіталом (→вище). У випадку дуже сильного збудження застосовуються нейролептики у відповідності до правил прийнятих для алкогольного АС →розд. 20.14.

16. Гострий синдром відміни опіоїдів

→ КЛІНІЧНА КАРТИНА ТА ДІАГНОСТИКА

В залежності від фармакокінетики опіоїду, симптоми зазвичай виникають від декількох до 48 год від його відміни (від 6–12 год після відміни препаратів короткої дії до 24–48 год після відміни метадону) або значного зниження дози; після введення антагоністу опіоїдів (напр. налоксону) можуть виникнути негайно. Тривалість синдрому зазвичай складає від кількох днів до декількох тижнів (у випадку з метадоном).

Симптоми котрі виникають найчастіше: неспокій, безсоння, схильність до позіхання, мідріаз, посилена пітливість, носові виділення, чхання, сльозотеча, гусяча шкіра, агресивність. При важкому перебігу можуть виникнути: м'язові спазми, біль у спині, кишкова колька, блювання, діарея, пришвидшене дихання, артеріальна гіпертензія або значна гіпотонія, небезпечні порушення серцевого ритму.

→ ЛІКУВАННЯ

1. Метадон — препарат вибору для проведення замісної терапії, а також при гострому абстинентному синдромі (не застосовується при абстинентних синдромах виникаючих внаслідок застосування антагоністів опіоїдів). Початкова доза 20 мг в/о або 10 мг в/м усуває симптоми абстиненції без ризику інтоксикації. Дозування поступово підвищують, до моменту, коли зникають симптоми відміни опіоїдів (навіть значно понад 200 мг).

2. Боротьба з симптомами відміни після введення антагоністів опіоїдів:

1) тахікардія і підвищення артеріального тиску — клофелін 0,1–0,3 мг кожну 1 год до зникнення симптомів, додатково бензодіазепін, як правило діазепам 10–20 мг в/в кожні 5–10 хв до заспокоєння пацієнта та досягнення стабільності гемодинаміки;

2) блювання, неспокій і безсоння — прометазин 25 мг в/м або в/в, дифенгідрамін 50 мг в/м або п/о або гідроксизин 50–100 мг в/м або п/о;

3) діарея — лоперамід 4 мг п/о або окреотид 50 мкг п/ш;

4) м'язові спазми — бензодіазепіни або баклофен 5–10 мг п/о;

5) біль м'язів — парацетамол або ібупрофен п/о.

3. Ультрашвидка опіоїдна детоксикація: пацієнту який знаходиться в загальному наркозі або глибокій седації вводиться антагоніст опіоїдів (зазвичай налоксон). Метою є індукція гострого абстинентного синдрому та «перенесення» найчастіших симптомів абстиненції, протягом кількох годин в стані загальної анестезії. Цей метод не є широко рекомендованим через велику кількість ризиків.

1. Оцінка психічного стану

Обстеження психічного стану включає: спостереження за пацієнтом, збір анамнезу від пацієнта, збір анамнезу від осіб з його оточення та результати додаткових методів обстеження. Потрібно оцінити:

1) наявність загрози самогубства і агресивної поведінки стосовно себе чи оточуючих;

2) психопатологічні симптоми і синдроми;

3) зв'язок психічних порушень з соматичним станом, з побічною дією ЛЗ, отруєннями і абстинентними симптомами.

Одночасно може бути необхідним терапевтичне втручання і забезпечення безпеки пацієнта і інших осіб, з використанням засобів фізичного обмеження →розд. 21.6.2.

Метою обстеження психічного стану за екстренними показаннями є встановлення причини, **чому конкретний пацієнт** (попередні психічні порушення, особистість, його життєва ситуація) **з конкретними симптомами** (основні симптоми, на які скаржиться пацієнт і ті, що виявив лікар) **звертається в даний момент** (з'ясування пускових чинників [психологічних, суспільних, інтерперсональних, соматичних, встановлення фактору дії психоактивних речовин]).

Межі основної оцінки психічного стану

Увага: обстеження пацієнта з гострими симптомами психічних порушень починається з оцінки свідомості, оскільки її зміни (кількісні і якісні) найчастіше мають соматичне підґрунтя (інфекція, порушення кислотно-лужної рівноваги і водно-електролітного балансу, отруєння, абстинентний синдром).

1. Стан свідомості:

1) **кількісні зміни** — реакція на подразники (кількісні зміни свідомості →табл. 1.39-1);

2) **якісні зміни** — орієнтація (чи пацієнт знає ким він є і де знаходиться; чи добре орієнтується у часі).

2. Загальний вигляд і поведінка: оцінка психомоторного стану і функції вольової сфери — збудження, ступор, стереотипії (майже ідентичні групи вчинків), нав'язливі дії, імпульсивні вчинки.

3. Ставлення до власного психічного стану: критичність, готовність до співпраці з лікарем.

4. Емоційний стан — оцінка:

1) **тривоги, страхів, неспокою, напруження;**

2) **настрою** — зниження (від нормального смутку, через субклінічну депресію до депресії), підвищення (від ейфорії, через гіпоманію до манії), **змішані стани** (одночасно депресивні і маніакальні симптоми), гнів, злість, байдужість;

3) **адекватності емоцій, відповідно до ситуації.**

5. Мислення:

1) **порушення форми мислення** — прискорення чи сповільнення його темпу (надмірна дріб'язковість), затримка (раптове утруднення руху думок, мислення), розсіяність, або розщеплення →нижче, персеверації (стереотипне повторювання);

2) **порушення мислення за змістом** — маніакальні ідеї →нижче; обсесії (нав'язливі думки).

6. Сприйняття: галюцинації (сприйняття неіснуючих об'єктів), ілюзії (спотворене сприйняття існуючих об'єктів).

7. Вищі функції пізнання: пам'ять, здатність концентрації уваги, здатність до адекватної оцінки реальності і до абстрактного мислення та самоусвідомлення (саморефлексії), а також до контролювання власних потягів (агресивних, сексуальних).

8. Підтвердження чи виключення психопатологічних розладів: повинно закінчити оцінку психічного стану. Деяка важлива інформація отримана від осіб з такими порушеннями може бути спотвореною через наявні у них порушення відчуття дійсності і відчуття власного «я». Корисним може бути анамнез отриманий від осіб з їх оточення. У випадку збудження та агресії, алгоритм дій інший ніж у осіб без психотичних розладів. Найважливіші психотичні симптоми:

1) **галюцинації** — глибоке переконання про бачення предметів, які насправді не існують;
2) **маячні ідеї, маячення** (порушення мислення) — фальшиві судження (патологічне міркування) хворобливого походження, які мають визначене спрямування, що відповідає афектам хворого, і виражається відповідними прагненнями і поведінкою пацієнта, який охоплений ними. У більшості випадків неможливі до коригування шляхом нового досвіду і роз'яснення — доки триває стан, з якого вони виникли. Поділ маячних ідей за змістом: переслідування, заздрості, іпохондричні, гріха і провини, приниження, недорозвитку, зубожіння і небуття (нігілістичні), величі, відношення, впливу і оволодіння.
3) **маячна готовність** — готовність до маячного мислення;
4) **маячна інтерпретація дійсності** — маячні тлумачення деяких реальних подій;
5) **розірваність мислення** — відсутність логічного зв'язку між окремими довшими фрагментами висловлювань чи між реченнями;
6) **симптоми кататонії:**
   а) гіпокінетичне — порушення координації рухів у вигляді сповільнення рухів чи «застигання» нерухомо;
   б) гіперкінетичне — безладне психомоторне збудження.

2. Суїцидальні тенденції

→ **ВИЗНАЧЕННЯ ТА ЕТІОПАТОГЕНЕЗ**

Самогубство — це свідомий акт самознищення, спричинений вкрай фрустраційною ситуацією. До спроби самогубства доходить, коли людина відчуває нестерпні страждання, що викликані ситуацією, у якій вона знаходиться, безсилля щодо цієї ситуації і відсутність надії на її зміну.

→ **КЛІНІЧНА КАРТИНА ТА ДІАГНОСТИКА**

Принципи поведінки з пацієнтом з намірами самогубства

1. Необхідно пізнати точку зору пацієнта. Задають питання: чи думає він про смерть? Що є джерелом його страждання? Чому почуває себе безсилим і не має надії на переміну ситуації? Не можна критикувати і оспорювати почуття пацієнта!

2. Оцінюють ризик самогубства та показання до психіатричної консультації і госпіталізації. Встановіть, чи виникають:
1) лише **пасивні суїцидальні думки і фантазії про самогубство** — «найкраще було би, щоб я вже не жив», «почали би мене цінувати мої рідні, якби мене втратили» і т. д.; такого типу думки вказують на тяжку психічну ситуацію, але ймовірність реалізації невелика → не вимагає негайного втручання, показана планова психіатрична консультація;

2) **суїцидальні думки** — розгляд аргументів за і проти, вирішення способу його виконання → показана термінова психіатрична консультація чи скерування до психіатричної лікарні без згоди пацієнта, де психіатр вирішить відносно показань до госпіталізації;

3) **суїцидальні тенденції** — приготування до здійснення самогубства (написання прощального листа, збирання ліків, перевірка місця, з якого можна виконати смертельний стрибок і т. д.) → у випадку наявності психічних розладів абсолютне показання до госпіталізації у психіатричне відділення.

Ризик самогубства зростає, коли зміст самогубства пов'язаний з психопатологічними симптомами (напр., галюцинації, які змушують до самогубства, маячення переслідування, що веде до суїциду, маячення провини), також у випадках одночасного вживання психоактивних речовин.

3. Можна використати те, що люди зі схильністю до самогубства часто мають:

1) амбівалентне ставлення до смерті. Підтвердження розуміння дилеми та зміцнення тенденції життя може більше допомоги, ніж ставити під сумнів необхідність самогубства. Потрібно сформувати у пацієнта позитивне ставлення до психіатричного лікування і госпіталізації у психіатричне відділення. Краще коли пацієнт госпіталізується за власним бажанням.

2) імпульсивні думки на цю тему. У переважній більшості випадків самогубні наміри виникають після зміни ситуації чи її оцінки пацієнтом (зміна психічного стану). Психіатрична госпіталізація є ефективним способом запобігти самогубству, завдяки постійному спостереженню за пацієнтом. Варто донести до відома пацієнта, що під час госпіталізації він отримає допомогу у вирішенні ситуації, яка викликала наміри самогубства.

3) ригідність мислення та оцінки власної ситуації, які заважають пацієнту приймати всерйоз іншу ситуацію, ніж смерть. Якщо показати пацієнту можливі вирішення проблеми, це може полегшити думки і суїцидальні тенденції.

4. Необхідно поважати закони, що зобов'язують: психіатричне лікування без згоди пацієнта може бути застосоване виключно у психічно хворих осіб (з тяжкими розладами психіки). У випадку значних сумнівів, можлива госпіталізація у діагностичних цілях (згідно з Законом України про психіатричну допомогу).

➡ ЛІКУВАННЯ

Загальні тактичні принципи

1. Необхідно помістити пацієнта у палату, з якої не можна вистрибнути через вікно. Усунути з палати усі предмети, які пацієнт міг би використати для вчинення самогубства.

2. Потрібно забезпечити безперервний нагляд за пацієнтом (у приймальному відділенні чи у відділенні) і умови, які не дозволять втекти.

3. Потрібно провести лікарське обстеження з оцінкою психічного стану і загрози самогубства.

4. Застосовувати фармакотерапію і психотерапію, залежно від виявлених психічних розладів.

5. У випадку зберігання аутоагресивної поведінки, незважаючи на застосування психологічних і фармакологічних втручань → використовується фіксація пацієнта за допомогою пасів (ремнів).

6. Під час забезпечення психічної і життєвої підтримки для пацієнта передбачити можливість допомоги родини і друзів. Їм можна повідомити лише після згоди пацієнта.

7. Якщо пацієнт отримує психіатричне чи психотерапевтичне лікування, то після отримання його згоди, можна подзвонити до його терапевта.

8. Організувати психіатричну консультацію і, у випадку потреби, скерувати у психіатричне відділення.

Фармакологічне лікування

Увага! Ефект дії антидепресантів наступає найшвидше через 2 тижні після початку їх застосування.

1. У випадку симптомів тривоги, що вимагають фармакотерапії, застосовують бензодіазепіни →табл. 4-1.

2. Ризик реалізації суїцидальних намірів зростає, якщо спостерігаються розлади сну, тому незалежно від забезпечення нагляду, слід призначити відповідні снодійні ЛЗ: короткотривалої дії (залеплон, золпідем, зопіклон та бензодіазепіни короткотривалої дії — естазолам, лорметазепам, темазепам) — якщо є труднощі лише з засинанням, а також довготривалої дії (напр., нітразепам) — якщо пацієнт пробуджується уночі і має труднощі з повторним засинанням впродовж ночі. У випадку психічних розладів, що вимагають невідкладного лікування, застосовують відповідні ЛЗ →розд. 21.4.2.

3. Депресивні розлади

→ **ВИЗНАЧЕННЯ**

Депресивні розлади — це група розладів, домінуючим симптомом яких є пригнічений настрій (увага: явно може не проявлятись). Вони зустрічаються при: розладах настрою (афективних); соматичних розладах; порушеннях адаптації, спричинених складною ситуацією; отруєннях і побічних діях ЛЗ; інших психічних розладах, таких як шизоафективні розлади, постпсихотична депресія, депресивні і тривожні біполярні розлади, неврастенії, абстинентні синдроми.

→ **КЛІНІЧНА КАРТИНА ТА ДІАГНОСТИКА**

1. Встановлення попереднього діагнозу депресивних розладів полегшується, якщо задати 2 запитання:

1) чи впродовж останнього місяця часто турбували Вас пригнічений настрій або відчуття безнадії?

2) чи впродовж останнього місяця часто турбувала Вас втрата інтересу до виконання різних справ або втрата задоволення від їх виконання?

Позитивна відповідь на 1 з цих питань має чутливість 97 % і специфічність 67 % у викритті епізоду депресії.

2. Алгоритм діагностичних дій при депресивних розладах **починається з оцінки ризику самогубства** →вище.

3. При **диференційній діагностиці** беруть до уваги:

1) епізод депресії — у перебігу рекурентної депресії чи біполярних психотичних розладів;

2) депресивну форму адаптаційних розладів;

3) дистимію і циклотимію;

4) органічні розлади настрою у перебігу соматичної хвороби.

Діагностичні критерії епізоду депресії (великої депресії за DSM-5)

Виникнення, від певного і можливого до встановлення часу, майже щодня і впродовж більшої частини дня, одночасно протягом ≥2-х тиж., ≥5 із нижче перерахованих симптомів, у тому числі ≥1-го із 2-х перших:

1) депресивний настрій;

2) помітне зменшення зацікавлення до практично усіх заходів та/або пов'язаного з ними відчуття задоволення;

3) посилення або ослаблення апетиту, чи значне зниження (не пов'язано із дієтою), або приріст маси тіла (напр. 5 % впродовж місяця);

4) безсоння або надмірна сонливість;

5) психомоторне збудження або загальмованість;

6) відчуття втоми або втрати енергії;

7) почуття власної меншовартості або безпідставне почуття вини;

8) зниження гостроти мислення, труднощі з концентрацією уваги або у прийнятті рішення;

9) рецидивуючі думки про смерть (не тільки страх смерті);

10) рецидивуючі суїцидальні думки без окресленого плану, спроби самогубства або наявність плану вчинення самогубства.

Депресивний епізод є найбільш частим видом депресивних розладів. Спостерігається при рекурентній депресії і біполярних розладах, при яких також зустрічаються епізоди манії чи гіпоманії (підвищений настрій не спричиняє тяжких порушень відчуття реальності та прийняття необдуманих рішень із серйозними наслідками). Правильний діагноз має суттєве значення для довготривалої терапії. Крім визначення виду депресивних розладів, виконують обстеження у напрямку невротичних розладів, які дуже часто з ними співіснують.

Діагностичні критерії депресивної форми розладу адаптації за DSM-5 (спрощено)

1. Домінують: депресивний настрій, плаксивість, відчуття безнадії.

2. Симптоми:

1) з'являються у відповідь на стрес, впродовж 3-х міс. після нього;

2) значно перевищують очікувану реакцію на стрес;

3) значно погіршують суспільну і професійну діяльність;

4) після припинення дії стресу тривають ≤6-ти міс.

Розлад адаптації відрізняється від епізоду депресії помітним зв'язком актуального розладу із виникненням проблем. Коли увага пацієнта відволікається від джерела проблеми, він може розвивати свої інтереси і відчувати від цього задоволення.

Діагностичні критерії стійких депресивних розладів (дистимії) за DSM-5 (спрощено)

1. Депресивний настрій триває впродовж більшої частини дня і впродовж більшості днів, впродовж ≥2-х років.

2. Можуть мати місце щонайменше 2-х з наступних симптомів: зниження або посилення апетиту; безсоння або надмірна сонливість; відчуття втоми або відсутність енергії; низьке відчуття власної гідності; важкість у прийнятті рішення та концентрації уваги; відчуття безнадії.

3. Впродовж 2-х років симптоми не зникали більше, ніж на 2 місяці.

Умовою постановки діагнозу є виключення соматичної причини симптомів та їх безпосереднього зв'язку з великою депресією (хронічні симптоми, часткова ремісія).

Діагностичні критерії циклотимії за DSM-5 (спрощено)

Симптоми такі ж, як при стійких депресивних розладах (дистимії), але кожні декілька днів переходять у гіпоманіакальні симптоми →розд. 21.4.2.

Діагностичні критерії депресивного розладу спричиненого соматичною хворобою

1. У клінічній картині яскраво і стійко утримуються депресивний настрій або значне зниження зацікавлення і здатності відчувати задоволення у майже всіх сферах діяльності.

Симптоми депресії у перебігу інших психічних порушень

1. Постпсихотична депресія після епізоду шизофренії.

2. Депресивна форма шизоафективних порушень — одночасно симптоми епізоду шизофренії і епізоду депресії.

→ ЛІКУВАННЯ

Загальні вказівки

1. Необхідно пам'ятати, що депресія не є звичайною хандрою, ані проявом слабкості волі чи характеру. Її не можна позбутися, «узявши себе в руки» — потрібно застосувати лікування.

2. Необхідно уважно і з розумінням слухати пацієнта, не варто недооцінювати його скарги. Потрібно дуже серйозно сприймати висловлювання пацієнта, що вказують на наміри самогубства і старанно оцінити такий ризик →вище.

3. Потрібно заохочувати пацієнта до виконання справ, які раніше приносили задоволення. Непотрібно виказувати незадоволення, якщо пацієнт з такої пропозиції не скористався, тому що це означає, що, ймовірно, така діяльність в даний момент була занадто важкою для пацієнта.

Фармакологічне лікування

1. Основну роль у лікуванні депресії відіграє фармакотерапія, ефекти від якої розвиваються, найшвидше, через 2 тиж. застосування ЛЗ. Рішення про неефективність ЛЗ і про зміну лікування необхідно прийняти тільки тоді, коли задовільного ефекту не вдається отримати впродовж 6-ти тижнів.

2. Перший чи наступний епізод депресії, якщо раніше пацієнт не отримував лікування → вибір конкретного антидепресивного ЛЗ робить лікар, який здійснює лікування.

3. Рецидив депресії у пацієнта, який раніше вже лікувався → призначається ЛЗ, що був ефективним у попередньому епізоді.

4. У випадку депресії з легким чи помірним перебігом серед ЛЗ нової генерації найефективнішими є есциталопрам, міртазапін, сертралін, венлафаксин. При виборі ЛЗ необхідно враховувати ймовірність побічних симптомів, взаємодію з іншими ЛЗ і ціну. При тяжкій депресії дещо ефективнішими є трициклічні антидепресанти. При депресії з психотичними симптомами додатково застосовуються антипсихотичні ЛЗ.

5. Тривожні симптоми вимагають невідкладного застосування анксіолітичних ЛЗ [транквілізаторів] →розд. 21.5. Більшість антидепресивних препаратів має протифобічну дію, але ефект наступає через декілька тижнів їхнього вживання.

6. Фармакотерапія депресивного епізоду депресії повинна бути продовжена ще на 6 міс. після зникнення симптомів. У випадку перенесення 3-х епізодів депресії за останні 5 років показане лікування впродовж декількох років.

7. При розладах адаптації лікування показане до моменту припинення дії причини або адаптації пацієнта до тяжкої ситуації.

8. Фармакотерапія депресії внаслідок соматичних причин є дискусійною. Згідно з однією точкою зору, принципове значення має лікування основної хвороби, а лікування депресії залежить від актуального психічного стану — антидепресанти відміняють після закінчення депресії. Згідно з іншими рекомендаціями, соматичну хворобу необхідно трактувати тільки як пусковий фактор і лікувати депресію, відповідно до підтвердженої форми депресії.

9. При дистимії рекомендується фармакотерапія впродовж ≥2–3-х років.

10. При циклотимії немає загально прийнятих рекомендацій. Застосовуються нормотимічні ЛЗ (переважно, похідні натрію вальпроату).

11. При усіх формах депресивних розладів найкориснішим є поєднання фармакотерапії і психотерапії. При помірній, тяжкій і психотичній депресії необхідним є фармакологічне лікування. При психотичній депресії психотерапевтичне лікування має допоміжний характер.

12. Інгібітори зворотнього захоплення серотоніну та інші антидепресанти серотонінергічної дії можуть викликати, т. зв. **серотонінергічний синдром**. Симптоми: зміна психічного стану (порушення свідомості, гіпоманія), збудження або нервозність, при яких хворий не може заспокоїтись, міоклонії, гіперрефлексія, гарячка, зливний піт, лихоманка, тремор, порушення координації, ригідність м'язів. **Критерії діагностики:**

1) використання чи збільшення дози серотонінергічних ЛЗ;

2) виявлення ≥3-х вище наведених симптомів;

3) виключення інших причин (отруєння, абстинентні синдроми, метаболічні порушення);

4) слід переконатись, що пацієнт не застосовує нейролептики чи інші ЛЗ, що могли викликати злоякісний нейролептичний синдром.

Алгоритм дії: зазвичай, відміна препарату призводить до зникнення симптомів впродовж 24 год. У більшості випадків — перебіг легкий. Моніторують життєві показники і, при необхідності, застосовують симптоматичне лікування: зокрема, охолодження тіла, бензодіазепіни з метою зменшення збудження і гіпертонусу м'язів, механічну вентиляцію, у випадку дихальної недостатності.

13. Антидепресивні ЛЗ відміняють поступово (повільно). Раптова відміна викликає **синдром відміни**, який складається з наступних симптомів: запаморочення, біль голови, парестезії, відчуття «проходження електричного струму», зниження настрою, напади плачу або ейфоричний настрій, неспокій, дратівливість, психічне напруження, неможливість концентрації уваги, безсоння, стійкі кошмари уві сні, нудота, блювання, діарея, анорексія, скорочення м'язових груп (дистонії), тремор, м'язовий біль, слабкість, грипоподібні симптоми, посилене потовиділення.

4. Пацієнт з небезпечною поведінкою

Потрібно подбати про власну безпеку і безпеку інших осіб. При необхідності слід викликати міліцію чи інші органи правопорядку (напр. охорону лікарні) — перш, ніж прийняти рішення, чи агресивна поведінка викликана психічними розладами. Небезпечна поведінка може бути спричинена зумисними діями і мати злочинний характер; причиною також може бути отруєння психоактивною речовиною.

4.1. Соматогенне маячення (делірій)

→ **КЛІНІЧНА КАРТИНА ТА ДІАГНОСТИКА**

Домінуючим симптомом маячення є порушення свідомості, що виражається дезорієнтацією у просторі та розладами концентрації, утримання і розподілу уваги. Пацієнт є безпомічним, а у тяжких випадках — дезорієнтованим. **Найчастіші причини:** гіпоглікемія, метаболічні розлади, гіпоксія, інфекція (менінгіт, пневмонія, сепсис і т. д.), хвороби системи кровообігу, авітамінози, судинномозкові події, епілепсія (стан після нападу), уремія, печінкова недостатність (печінкова енцефалопатія), травми голови, гормональні розлади, опіки.

Діагностичні критерії

Ефективним є використання критеріїв маячення за DSM-5 (спрощені):

1) порушення уваги (зменшена здатність до концентрації, збереження і переключення уваги);

2) порушення, яке розвивається у короткому проміжку часу (зазвичай декілька годин або днів), становить зміну у відношенні до звичайного для даної особи стану уваги і притомності, має схильність до зміни інтенсивності впродовж дня;

3) додаткове порушення когнітивних процесів (дефіцити пам'яті, дезорієнтація, порушення вимови, візуально-просторових здібностей чи сприйняття);

4) порушення, які описані в пп. 1 і 3 не можуть бути пояснені іншими, вже існуючими розладами, або стійкою чи прогресуючою нейрокогнітивною дисфункцією (у т. ч. деменцією) і не зустрічаються в перебігу кількісних розладів свідомості, таких як кома;

5) дані анамнезу, експертизи або додаткових обстежень свідчать, що порушення є прямим фізіологічним наслідком соматичного захворювання, отруєння або абстинентних симптомів.

Диференційна діагностика

1) делірій після отруєння речовиною;

2) делірій після відміни психоактивної речовини;

3) розлади свідомості, які не відповідають критеріям маячення, що зустрічається у перебігу інших психічних порушень (дуже рідко), найчастіше — дисоціативних (конверсійних) розладів, гострої реакції на стрес, кататонічної форми шизофренії, манії;

4) деменція;

5) депресія.

→ **ЛІКУВАННЯ**

1. Інтенсивне та етіологічне лікування соматичної хвороби; терапія її наслідків (напр., корекція порушень електролітного, метаболічного і гормонального балансу, гідратація).

2. Необхідно допомогти пацієнту зберігати орієнтацію у часі (потрібно помістити пацієнта у затишній освітленій кімнаті, інформувати про пору дня, прийоми їжі, запланований обхід). Симптоми делірію деколи з'являються тільки у вечірні години і, зазвичай, посилюються у такій порі. У разі сильного збудження, найкраще застосувати постійний нагляд, а якщо цього не вистачає, застосувати механічну фіксацію — прив'язування до ліжка спеціальними гамівними засобами на якомога коротший час, під особливо ретельним наглядом.

3. Якщо попри лікування основної хвороби маячення не минає → застосовують симптоматичне лікування, часто — сильний антипсихотичний ЛЗ (нейролептик) у малій дозі; ЛЗ вибору є **галоперидол** 1–2 мг кожні 2–4 год (у старших пацієнтів — 0,25–0,50 мг кожні 4 год). ЛЗ призначати так довго, як це є необхідним, п/о; у разі потреби (пацієнт не співпрацює) — в/м у таких же дозах (рідше — у більших, щоб уникнути надмірної кількості ін'єкцій). У пацієнтів з деменцією можна використовувати кветіапін 25 мг п/о кожну ≈1 год, до досягнення задовільного результату. Важливою є пора введення ЛЗ — слід з'ясувати, у якій годині, звичайно, виникають чи посилюються симптоми маячення (напр. у вечірню пору) і впродовж наступних днів вводити ЛЗ на 1–2 год раніше (незалежно від шляху введення).

4. Якщо виникає сильний неспокій чи збудження, або коли пацієнт сприймає тільки малі дози нейролептику → слід додати **бензодіазепіни** (препарати і дозування →табл. 4-1), найкраще — короткотривалої дії п/о чи в/м, при потребі, кожні 2–4 год. Додавання бензодіазепінів до нейролептику зменшує ймовірність виникнення екстрапірамідних симптомів.

Самі бензодіазепіни при лікуванні делірію можна використовувати тільки при алкогольному абстинентному синдромі →розд. 20.14; при маяченні іншої етіології вони не ефективні і можуть бути шкідливі.

Таблиця 4-1. Бензодіазепіни, що використовуються для лікування агресивної поведінки і тривоги[a]

Міжнародна назва	Мінімальна доза і діапазон	Фармакокінетика
короткотривалої дії		
алпразолам п/о	0,25 мг; 0,5–10 мг 2–4×на день, препарат SR 2×на день.	t_{max} 1–2 год (препарат SR 5–11 год) $t_{0,5}$ 9–20 год
лоразепам п/о в/м, в/в	1 мг; 1–6 мг 3×на день	t_{max} 1–2 год $t_{0,5}$ 8–24 год
оксазепам п/о	10 мг; 30–120 мг 3–4×на день	t_{max} 1–4 год $t_{0,5}$ 3–25 год
середньотривалої дії		
бромазепам п/о	3 мг; 6–30 мг 2–3×на день	t_{max} 0,5–4 год $t_{0,5}$ 8–30 год
клобазам п/о	10 мг; 20–30 мг 2×на день	t_{max} 0,25–4 год $t_{0,5}$ 10–37 год
довготривалої дії		
хлордіазепоксид п/о	5 мг; 10–150 мг 3–4×на день	t_{max} 1–4 год $t_{0,5}$ 50–100 год (активні метаболіти)
діазепам[б] п/о, в/м, в/в; п/р	2 мг; 5–40 мг, 2–4×на день	t_{max} 0,5–2 год (після введення п/о), 30 хв (після введення п/р) $t_{0,5}$ 20–100 год (активні метаболіти)
клоназепам[б] п/о	0,5 мг; 1–6 мг 2×на день	t_{max} 1–4 год $t_{0,5}$ 19–60 год
клоразепат[б] п/о	5 мг; 15–60 мг 2–4×на день	t_{max} 0,5–2 год (після введення п/о); після введення в/м і в/в початок дії — через 15 хв; $t_{0,5}$ активних метаболітів 100 год
медазепам[б] п/о	10 мг; 10–30 мг 2–3×на день	t_{max} 1–2 год $t_{0,5}$ 5–80 год (активні метаболіти)

[a] дані в публікаціях, щодо фармакокінетики і дозування неоднозначні
[б] ЛЗ відносять до таких, що швидко всмоктуються

t_{max} — час до досягнення максимального рівня у крові, $t_{0,5}$ — час біологічного піввиведення препарату

Увага: загальні правила застосування бензодіазепінів (також у тексті)

1. Необхідно застосовувати найменші терапевтичні дози. В умовах невідкладної допомоги чи у лікарні слід починати від мінімальної дози і стежити за реакцією пацієнта (враховується tmax). У випадку необхідності, доза збільшується аж до досягнення очікуваного ефекту (зазвичай — через ≈1 год). Назначаючи бензодіазепіни до використання впродовж декількох днів, враховують кумулювання препаратів у організмі ($t_{0,5}$, навіть у бензодіазепінів короткої дії, становить декілька годин).
2. Усі бензодіазепіни після перевищення певної (індивідуально варіабельної) дози спричиняють виражену седацію, а потім сон.
3. Верхня межа середніх доз може бути перевищена, напр., при швидкому насиченні бензодіазепінами при лікуванні алкогольних абстинентних синдромів і у процесі швидкої транквілізації. У таких випадках встановлюють дозу і час введення наступної дози препарату на основі детального спостереження за реакціями пацієнта на попередні дози.
4. У пацієнтів з порушеною функцією печінки застосовують бензодіазепіни короткої дії.
5. Інформують пацієнта, що після вживання бензодіазепінів не можна керувати автомобілем ані іншим механічним транспортом.

4.2. Інші типи небезпечної поведінки (крім делірію)

1. Психомоторне збудження: збільшення швидкості та мінливості різних форм активності (моторної і вербальної). Охоплює поведінку від рухового неспокою (підвищена активність і труднощі із заспокоєнням) до безпродуктивної активності та незрозумілих висловлювань. Є станом порушення психічної рівноваги, що збільшує ризик агресивної поведінки.

Збудження без попереднього діагнозу і без будь-якої наявної інформації про його причину необхідно розглядати як результат соматичного стану, доки не буде доказано протилежне.

2. Агресивна поведінка: є проявом безсилля і безпорадності, крім спеціально заподіяного насилля. Самому акту, часто, передує наступна послідовність подій і переживань: зростаючий тиск чи відчуття загрози викликає побоювання і тривогу, що ведуть до відчуття безсилля → агресивні почуття (злість, лють) і потяг до примітивної агресивної поведінки (актів фізичного насилля) → якщо сила таких скумульованих переживань перевищить межу витримки даної особи, може розвинутися словесна чи фізична агресія → така поведінка може виходити з-під контролю пацієнта і може бути направленою на іншу особу чи спрямуватись на якісь предмети, або — внаслідок дії інших механізмів — проти себе.

3. Гострі психопатологічні симптоми: порушення відчуття реальності, що погіршує загальне функціонування та відсутність критичного ставлення до своїх симптомів. Можуть з'являтися маячні ідеї, галюцинації, дезорганізація мовлення чи поведінки. При диференційній діагностиці беруться до уваги психопатологічні порушення, що належать до наступних категорій:

1) шизофренія, розлади типу шизофренії і маячні ідеї;

2) порушення настрою — психотична форма манії чи, рідше, змішані епізоди (з одночасними проявами симптомів депресії і манії; особи з депресивними психотичними симптомами надзвичайно рідко поводяться агресивно, але у них виникає дуже велика ймовірність самогубства);

3) психічні порушення, що спричинені пошкодженням чи дисфункцією мозку, внаслідок соматичної хвороби;

4) психічні розлади і порушення поведінки, що спричинені вживанням психоактивних речовин.

4. Маніакальний синдром: причиною агресивної поведінки бувають маніакальні симптоми — погіршене відчуття реальності, що пов'язане з безпричинним, надмірно піднесеним настроєм і сприйняттям себе та оточуючої реальності. Це може досягати рівня маячних ідей і стати причиною агресії по відношенню до осіб, які піддають сумніву маячні переконання чи їх не підтверджують. Ознаки манії чи гіпоманії спостерігаються при афективних біполярних розладах (т. зв. епізоді манії) або соматичних захворюваннях, що призводять до порушень функції ЦНС. Можуть бути спричинені вживанням психоактивних речовин.

Критерії маніакального епізоду, за DSM-5 (спрощено): період неправильного, постійно підвищеного, експансивного або дратівливого настрою впродовж ≥1 тижня (чи менше, якщо пацієнт був госпіталізований), а також значно виражені наступні симптоми (≥3 у період підвищеного настрою і ≥4 у період дратівливого настрою):

1) підвищена самооцінка чи відчуття своєї величі;

2) зменшення потреби у сні — напр., пацієнт висипається впродовж лише 3-х год сну;

3) мовне збудження або надмірна балакучість;

4) прискорене мислення або суб'єктивне відчуття, що думки біжать дуже швидко;

5) розсіювання уваги;

6) психомоторне збудження чи збільшення цілеспрямованої активності;

7) надмірне захоплення приємними справами, що можуть мати прикрі наслідки (напр., неконтрольовані покупки, невідповідна сексуальна поведінка чи необдумані інвестиції). Необхідним є ствердження, що симптоми спричиняють суттєве погіршення суспільної функції, і виключення, що симптоми є безпосереднім ефектом дії психоактивних речовин, чи соматичного захворювання, чи змішаного епізоду (одночасно симптоми депресії і манії). Можуть з'являтися психотичні симптоми — маячні ідеї і галюцинації.

Симптоми манії потрібно диференціювати з гіпоманією.

Критерії гіпоманіакального епізоду за DSM-5 (спрощено):

1) ≥3-х із вище перерахованих маніакальних симптомів легкого ступеню, що тривають впродовж, ≥4-х днів поспіль;

2) симптоми становлять зміну у ставленні до функціонування пацієнта, яка є помітною для інших осіб;

3) симптоми порушують суспільне функціонування, але не тяжкого ступеня.

➡ ЛІКУВАННЯ

У випадку маячення, збудження, агресивної поведінки та психотичних симптомів, основне значення має встановлення їх причини і початок відповідного лікування. Передчасне, помилкове виключення соматичного підґрунтя і лікування симптомів за допомогою психотропних препаратів може ускладнити і відтермінувати правильну діагностику.

Загальні правила підходу до пацієнта

1. Забезпечують відповідні умови обстеження пацієнта — кабінет, що створює атмосферу приватності і безпеки (у ньому не повинні знаходитись потенційні знаряддя, що можуть бути використані для насилля).

2. Необхідно відчувати себе безпечно і бути готовим до застосування, при потребі, методів фізичного обмеження (відповідна кількість кваліфікованого персоналу та інструментарію).

3. Необхідно утримуватись від засуджуючої оцінки і ставлення, а також не слід сприймати буквально образливу поведінку пацієнта (вона вважається як прояв психічних порушень, а не вираження реального ставлення хворого до лікаря). Слід пам'ятати, що агресія може бути реакцією на безсилля — спробуйте виявити, перед чим пацієнт відчуває себе безсилим, і спробуйте йому допомогти.

4. Слід уникати нереальних очікувань, напр., що агресивний пацієнт від початку захоче співпрацювати або швидко заспокоїться.

5. Не потрібно демонструвати перед пацієнтом свої можливості застосувати засоби примусу, не потрібно робити погрожуючих жестів, слід уникати тривалого зорового контакту, не перекривати доступ до дверей, не закривати двері до кімнати і т. д., щоб у пацієнта не склалося враження, мовляв він потрапив у пастку.

6. Дайте зрозуміти пацієнту, що вам відомо про його схильність до небезпечної поведінки, і покажіть вашу готовність допомогти йому повернути здатність контролювати себе.

7. Застосовуйте дружні символічні жести, напр., такі як запрошення сісти у зручне крісло, запропонуйте йому напій або що-небудь поїсти, і т. д.

8. Зведіть до мінімуму ризик активації агресії та її наслідки, намагаючись розмовляти спокійно покійно.

9. У разі появи ризику насильства з боку пацієнта вживайте заходів для забезпечення його безпеки, а також безпеки персоналу та інших пацієнтів.

10. Потрібно спробувати встановити контакт з пацієнтом, зібрати анамнез. Проведіть об'єктивне обстеження. У випадках, коли поведінка пацієнта робить це неможливим, а його стан вимагає негайної діагностики, застосуйте фізичне обмеження (відповідні ремні, прив'язані до ліжка) і продовжте обстеження.

11. Фізичне обмеження застосовуйте лише у крайніх випадках, коли це є єдиним можливим способом уникнути шкоди, спричиненої агресивною поведінкою пацієнта.

12. Якщо використовуєте фізичнеобмеження, уважно стежте за життєвими ознаками — кожні 15 хвилин впродовж 1-ої години, потім кожні 30 хв протягом 4 год, або до моменту, коли пацієнт стане спокійним.

13. Припиніть використання фізичного обмеження відразу, як тільки вважатиметещо пацієнт більше не становить небезпеки для себе чи інших осіб.

Фармакологічне лікування у випадку агресії чи збудження (за винятком делірію та отруєння психоактивними речовинами)

1. Якщо разом з етіологічним лікуванням і психологічною підтримкою є необхідність застосувати психотропні ЛЗ:

1) потрібно виключити наявність в організмі пацієнта алкоголю або інших психоактивних речовин;

2) передбачити побічні дії і взаємодію застосованих ЛЗ;

3) оцінити наявність у пацієнта психотичних симптомів.

2. Якщо нема психотичних симптомів (→розд. 21.1):

1) фармакотерапія застосовується лише після невдалої спроби впливу психологічними засобами впродовж ≥30 хв. У пацієнтів похилого віку починають застосовувати психотропні препарати від 1/3 дози, що показана для дорослих; аналогічно, остаточна ефективна доза є меншою, ніж у молодих людей.

2) препаратами вибору є **бензодіазепіни** (препарати →табл. 4-1) п/о, напр., короткотривалої дії: лоразепам 1–2,5 мг, оксазепам 15–30 мг, чи довготривалої дії: діазепам 5–10 мг, клоразепат 7,5–15 мг;

3) при необхідності — парентеральне введення ЛЗ (рідко) → застосовують діазепам 5–10 мг (60 мг/добу) в/м (всмоктується повільно і нерівномірно) чи в/в (вводити дуже повільно, щоб уникнути гострої серцево-легеневої недостатності), або клоразепат 20–50 мг в/м чи в/в;

4) надати пацієнту інформацію про можливість виникнення залежності від ліків при довготривалому прийомі бензодіазепінів. Слід призначити обмежену кількість препаратів (макс. на декілька днів) до моменту початку подальшого лікування, відповідно до остаточного діагнозу.

5) найважливіші побічні дії бензодіазепінів: підвищена сонливість, порушення координації рухів і порушення пам'яті; рідко — агресивна поведінка (внаслідок послаблення самоконтролю у осіб, схильних до агресії); потрібно попередити пацієнта, що після прийому бензодіазепіну, йому не можна керувати автомобілем ані іншим механічним транспортом;

6) у випадку протипоказань до застосування бензодіазепінів (в анамнезі — гіперчутливість або залежність) → використовують **гідроксизин** п/о 25–100 мг (макс. 4×на день) або в/м 100–200 мг (макс. 400 мг/добу).

3. Якщо наявні психотичні симптоми

1) метод швидкої транквілізації — призначити антипсихотичні ЛЗ, кожні 30–60 хв, найчастіше — **галоперидол** 5 мг в/м (діє дещо повільніше, ніж після в/в введення, але має значно менший ризик ускладнень), макс. 18 мг/д. Якщо є можливість — призначити п/о ЛЗ. Часто контролювати артеріальний тиск: якщо систолічний тиск становить <100 мм рт. ст., а діастолічний <60 мм рт. ст. — не призначати нейролептики, поки артеріальний тиск не повернеться до норми. Замість галоперидолу можна застосувати, напр., левомепромазин 25–50 мг в/м. У пацієнтів з деменцією можна використати кветіапін 25 мг п/о кожну ≈1 год до досягнення задовільного ефекту.

2) з метою досягнення седації корисніше додати до галоперидолу **бензо- діазепіни** в/м, ніж перевищити рекомендовану дозу нейролептику → призначити, напр., лоразепам 2 мг, діазепам 5–10 мг, клоразепат 20–50 мг чи клоназепам 1–2 мг.

4. Пацієнти з симптомами манії чи гіпоманії, що не викликані дією психоактивних речовин, повинні бути скеровані для психіатричної консультації у зв'язку із дуже високим ризиком того, що це симптоми маніакально-депресивного психозу, який вимагає спеціалізованого лікування.

5. Патологічна тривога і страх

➡ ВИЗНАЧЕННЯ

Тривога — природне відчуття страху перед загрозою, яке дозволяє її помітити і вжити відповідні заходи. Якщо причина небезпеки відома, вживається термін страх, а якщо важка для визначення — термін тривога. Патологічні стани характеризуються неадекватністю інтенсивності реакції до причини, яка є джерелом страждання, і заважає життєдіяльності пацієнта.

➡ КЛІНІЧНА КАРТИНА ТА ДІАГНОСТИКА

Страх і тривога мають наступні компоненти:

1) пізнавальний — думки про конкретну загрозу (відсутній при тривозі);
2) фізіологічний — сигнальна реакція у вигляді збудження симпатичної нервової системи (розширення зіниць, прискорення частоти серцевих скорочень, зменшення активності ШКТ, загальмування виділення слини, а також блідість, скорочення м'язів, міміка, що виражає страх), яка збільшує ресурси кисню і енергії у тканинах, що забезпечує можливість реакції на небезпеку;
3) емоційний — відчуття страху, переляку, паніки;
4) поведінковий — відступ, втеча або боротьба.

Страх і тривога мають різну інтенсивність і не всі їх компоненти повинні розвинутись одночасно і у кожному випадку.

Основні різновиди тривоги і страху

1. Страх як нормальна реакція адаптації чи відповідь на безпосередню небезпеку, конфлікт або стрес.

2. Первинна тривога — домінуючий симптом невротичних розладів. Форми:

1) фобічна — ізольована тривога, пов'язана з певним подразником, що має необґрунтовано велику інтенсивність, і спрямована на уникання контакту з подразником, який несе загрозу; спостерігається при **фобіях**;
2) панічна (пароксизмальна) — з'являється раптово і триває декілька хвилин; спостерігається при **епізодичній пароксизмальній тривозі (панічний розлад)**;
3) генералізована — надокучлива, змінної інтенсивності, що провокує надмірні страхи; спостерігається при **генералізованих тривожних розладах**;
4) пов'язана зі скаргами на соматичні нездужання, які не мають підтвердження при медичному обстеженні; спостерігаються при **соматоформних розладах**;
5) пов'язана зі стресорною подією; спостерігається при **гострій реакції на стрес, розладах адаптації, посттравматичних стресових розладах**.

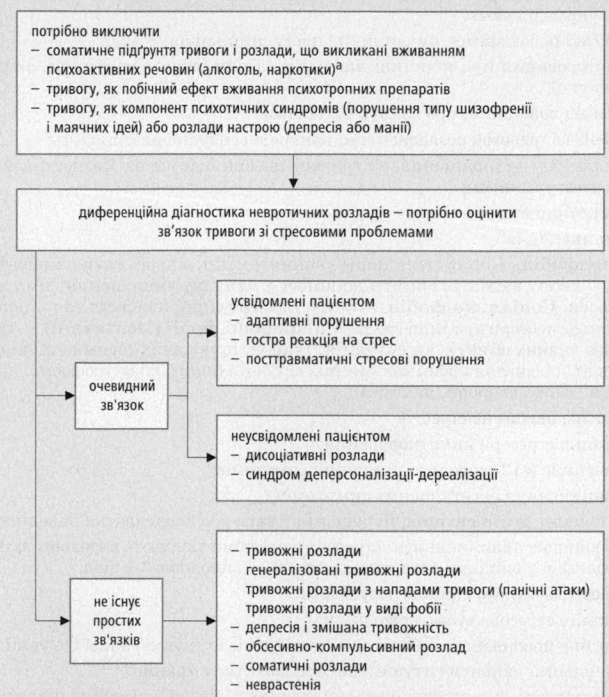

Рис. 5-1. Схема діагностики невротичних розладів, у відповідності до МКХ-10

3. Вторинна тривога — симптом інших хвороб і порушень: психічних (при депресії, шизофренії, розладах на органічному підґрунті), соматичних, пов'язаних із вживанням психоактивних речовин чи побічною дією ліків.

Діагностичні критерії

Схема діагностики невротичних розладів, за МКХ-10 →рис. 5-1.

1. Генералізований тривожний розлад: нереалістичні побоювання:

1) стосуються багатьох життєвих ситуацій, які важко контролювати (найчастіше таких, які можуть мати місце у майбутньому);

2) тривалістю ≥6-ти міс.;

3) які супроводжуються ≥3-х з наступних симптомів: неспокій чи відчуття внутрішнього напруження, швидка втома, труднощі з концентрацією уваги чи відчуття порожнечі у голові, дратівливість, підвищена напруга м'язів, безсоння.

2. Епізодична пароксизмальна тривога: повторні неочікувані напади паніки, які супроводжують:

1) стійкі побоювання, що виникне наступний напад;

2) хвилювання про можливі наслідки паніки (втрата контролю, загроза життю);

3) зміни поведінки, пов'язані з нападами.

3. Фобічні тривожні розлади: певні конкретні ситуації викликають:

1) надмірну чи ірраціональну тривогу, що виникає під час безпосереднього контакту з ними;

2) надмірний страх контакту з ними;

3) уникання їх.

Агорафобія — стосується перебування у місці, з якого тяжко вибратись, або, у якому важко отримати допомогу у випадку виникнення симптомів хвороби. **Соціальна фобія** — стосується ситуацій, при яких за пацієнтом можуть спостерігати інші люди. **Специфічні фобії (ізольовані)** — стосуються певних об'єктів чи ситуацій: тварин, природних середовищ (висота, буря і т. д.), вигляд крові, конкретних ситуацій (напр., клаустрофобія), інших подій (напр., хвороби, падіння).

4. Гостра реакція на стрес:

1) вплив стресора виняткової сили;

2) негайне (≤12-ти год) виникнення симптомів;

3) виникнення вегетативних симптомів;

4) ізоляція, дезорієнтація, порушення уваги або неадекватна поведінка;

5) у випадку припинення дії стресора, симптоми зникають впродовж кількох годин, а у випадку його подальшої дії — впродовж 2-х днів.

5. Посттравматичні стресові порушення:

1) вплив стресора виняткової сили;

2) стійке повернення небажаних спогадів щодо травматичної ситуації;

3) тенденції уникати ситуації, що асоціюються з травмою;

4) нездатність до відтворення травматичних подій і/або симптоми підвищеної психічної чутливості.

6. Нав'язливі компульсивні розлади: є нав'язливі думки (нав'язливі ідеї, обсесії) — ідеї, образи, імпульси до дії, які з'являються в свідомості через стереотипи і/або нав'язливі дії (примус, компульсії) — стереотипна поведінка, яка багаторазово повторюється.

7. Адаптаційні розлади: симптоми невротичних розладів і/чи депресивних порушень, що не відповідають критеріям жодного з них, які розвиваються впродовж місяця від суттєвої зміни життєвої ситуації.

8. Дисоціативні (конверсійні) розлади: зв'язок між виникненням стресової ситуації і потреби виникнення симптомів у вигляді: амнезії, фуги (пацієнт раптово вирушає у подорож, поводячись відносно нормально, але при цьому нічого про себе не пам'ятає), ступору (зменшення чи відсутність довільних рухів, мови і правильної реакції на світло, шум, дотик), трансу (змінений стан свідомості зі зміною відчуття особистості, звуженням уваги і обмеженням рухів) і одержимість (переконання про одержимість духом, силою, іншою особою), дисоціативні рухові розлади (втрата чи обмежена здатність виконання свідомих рухів), судоми, анестезії та втрата відчуттів, інших чи змішаних симптомів.

9. Розлади, що виступають під виглядом соматичних захворювань (соматоформні розлади).

1) **соматизований розлад** (з соматизацією; об'єднує комбіновані психосоматичні розлади)

   а) стійкі довготривалі скарги на соматичні симптоми, які не мають соматичної причини;

б) концентрація на симптомах спричинює страждання і зумовлює потребу пацієнта у численних консультаціях, попри запевнення лікарів про те, що немає фізичного підґрунтя для скарг;

в) бувають шлунково-кишкові, серцево-судинні, сечостатеві, шкірні розлади чи біль;

2) соматоформні розлади, недиференційовані — симптоми частково відповідають критеріям соматизованих розладів;

3) іпохондричні розлади — надмірна турбота про свій фізичний стан і сприйняття фізіологічних явищ як симптомів хвороби;

4) автономні розлади — симптоми автономного збудження, які пацієнт інтерпретує як симптоми захворювання (невроз серця, шлунку, синдром подразненого кишківника і т. д.);

5) хронічний психогенний біль — скарги, що не можна пояснити соматичним станом.

10. Інші невротичні розлади: рідко діагностують, напр.:

1) неврастенія — скарги на відчуття надмірної втоми після розумового чи фізичного навантаження;

2) синдром деперсоналізації-дереалізації — відчуття зміни власної психіки, власного тіла чи оточення; на відміну від подібних психотичних вражень пацієнт знає, що його переживання є «ненормальні».

→ ЛІКУВАННЯ

Загальні принципи

1. Страх: зазвичай, вимагає тільки підтримки шляхом надання відповідної інформації. Якщо цього не достатньо → потрібно застосувати спочатку психотерапевтичні методи, а у крайньому випадку — бензодіазепіни.

2. Тривога вторинна: розпочати з етіологічного лікування основного захворювання (соматичного, психічного), або скоригувати фармакотерапію, яка може спричиняти тривожні побічні симптоми. Не слід застосовувати симптоматичне фармакологічне лікування (анксіолітичне) без з'ясування діагностичних сумнівів, щодо первинної причини (соматичної чи психічної), тому що зменшення тривоги може ускладнити подальші діагностичні дії (подібно, як застосування анальгетика може ускладнити диференційну діагностику гострого живота).

3. Тривога первинна: тривога, яка раптово з'являється чи значно посилюється при невротичних розладах, є, зазвичай, наслідком труднощів у пристосуванні до нової ситуації, які можуть бути причиною адаптаційних розладів, гострої реакції на стрес, посттравматичних стресових розладів, дисоціативних/конверсійних розладів, а також посилення інших форм невротичних розладів. Принципове значення мають: детальний збір анамнезу, встановлення правильного діагнозу, психотерапевтичне втручання, які мають допомогти пацієнту знайти вирішення проблем, що викликають тривогу, зі скеруванням для психіатричної консультації, включно.

4. Для вибору правильної тактики суттєве значення для лікаря має знання наступних фактів:

1) фобічна тривога виникає при контакті з провокуючою її ситуацією; раптово припиняється після виходу з такої ситуації;

2) напад панічної тривоги наростає через ≈10 хв. після чого минає самостійно, поступово, впродовж ≈1 год. Часто страх наступного нападу, що виникає після нього, можна зменшити шляхом інформування пацієнта про його захворювання і спосіб лікування;

3) гостра реакція на стрес має динамічно мінливий образ симптомів і тенденції до самостійної ремісії;

4) посттравматичні стресові розлади пов'язані із ситуацією, яка вже відбулась; немає ліків, що ефективно і швидко зменшують симптоми;

5) дисоціативні/конверсійні розлади та синдром деперсоналізації-дереалізації є відповіддю на важку для пережиття ситуацію.

5. Направлення для психіатричної консультації досі негативно сприймається багатьма людьми, тому, щоб мінімалізувати таке упередження, під час об'єктивного обстеження інформуйте пацієнта, що його симптоми вимагають диференційної діагностики з-поміж іншого із тривожними розладами чи соматоформними порушеннями і т. д.

Початкові психотерапевтичні методи

Метою є зміцнення відчуття безпеки і покращення самопочуття пацієнта. Усі дії повинні бути скеровані на більш детальне визначення найсуттєвіших проблем пацієнта і його підтримку в їх подоланні.

1. Необхідно пояснити пацієнту природу захворювання, його симптоми і обговорити варіанти лікування.

2. Погодитись з очікуваннями пацієнта щодо надання йому відповідної допомоги — слід сформувати у нього відчуття безпеки.

3. Намагатись переконати пацієнта, що він самостійно не зможе подолати проблеми, які не викликають труднощів у здорової людини.

4. Потрібно допомогти пацієнтові знайти шляхи вирішення проблем, які викликали симптоми.

5. Сформувати у пацієнта впевненість у собі, показуючи його сильні сторони.

6. Посилити у пацієнта відчуття його власних можливостей в галузях, у яких вони неадекватно занижені.

7. Щоб зменшити вплив негативних емоцій, потрібно дати можливість пацієнту «виговоритись», «виплакатись» і т. д.

8. Вплинути (якщо це можливо) на найближче оточення пацієнта з метою зменшення проблем, які сприяли виникненню симптомів.

Фармакотерапія

1. Фармакотерапія при гострій тривозі має другорядне значення тому, що прості психотерапевтичні методи, у більшості випадків, ефективно зменшують тривогу і з початком довготермінових терапевтичних дій. Необхідно застосовувати їх тільки після неефективних результатів психологічних методів (після ≥30 хв).

2. У випадку гострої **тривоги, яка не минула після психотерапевтичних методів** → слід застосувати **бензодіазепіни** (препарати →табл. 4-1) п/о чи в/м, до моменту психіатричної консультації, яка має бути основою для подальшого лікування. Якщо існують протипоказання до застосування бензодіазепінів → застосуйте гідроксизин, а якщо домінують вегетативні симптоми тривоги → **пропранолол** (напр., 10 мг) п/о.

1. Біль у онкологічного хворого

→ ПРИЧИНИ

1) проростання або стискання пухлиною різних структур, або ускладнення (напр. патологічний перелом хребця внаслідок метастатичного ураження);

2) розпад пухлини (часта причина мязово-фасціального болю);

3) специфічне лікування (напр., плексит після радіотерапії, больовий синдром після мастектомії, нейропатія після хіміотерапії);

4) інші супутні (напр., біль голови, коронарний біль).

→ ЛІКУВАННЯ

Загальні принципи фармакотерапії (за ВООЗ)

1. Призначайте ЛЗ п/о, а якщо це неможливо (через нудоту, блювання, порушення ковтання) — п/ш або трансдермально (у термінальних хворих, які вже не можуть ковтати ЛЗ, замініть призначення п/о на п/ш, а не починайте лікування з трансдермально введення).

2. При постійному больовому синдромі — слід призначати регулярний прийом ЛЗ (а не лише у разі посилення болю) з проміжками часу, які залежать від фармакокінетики ЛЗ; хворого також необхідно забезпечити ЛЗ у формі препарату з негайним вивільненням, щоб він зміг його прийняти при появі проривного болю (біль, що з'являється, незважаючи на регулярне застосуванні анальгетику).

3. Застосовуйте ЛЗ у відповідності з анальгетичною драбиною →рис. 1-1. При незначному болю слід починати лікування з парацетамолу або/і нестероїдних протизапальних препаратів (НПЗП), якщо немає протипоказань. Якщо ефект незадовільний — потрібно перейти до вищої «сходинки». У пацієнта з пухлиною, який страждає від сильного болю, як правило, слід застосувати опіоїди, незалежно від механізму виникнення болю. На кожній сходинці анальгетичної драбини необхідно оцінити показання до застосування коанальгетиків,

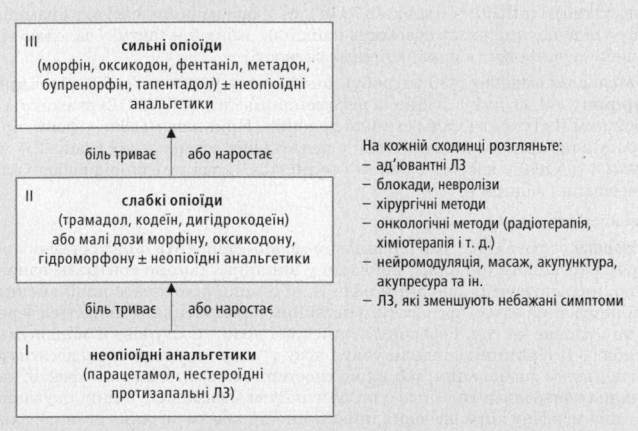

Рис. 1-1. Сходинки знеболення (ВООЗ) у поєднанні з іншими методами лікування болю

а також ЛЗ, що зменшують побічні ефекти. На II і III анальгетичних сходинках необхідно застосовувати неопіоїдний анальгетик, оскільки він посилює дію опіатів і стримує розвиток звикання до них.

Неопіоїдні анальгетики

1. Парацетамол: діє швидко (15–30 хв) та коротко (до 4–6 год); не перевищуйте 15 мг/кг м. т. на 1 дозу п/о або в/в; дозу можна повторити макс. 4×на день, макс. добова доза для дорослого без підвищення ризику гепатотоксичності — 4 г (у похилому віці — 3 г, на думку деяких експертів — 2 г), ризик гепатотоксичності є підвищеним зокрема у хворих з кахексією,, хворих, які не приймають їжу, алкоголіків.

2. НПЗП: найсильніший анальгетичний ефект при ноцицептивних болях із запальною реакцією, оссалгії і м'язово-фасціальних болях. Оцініть ризик небажаних ефектів з боку системи кровообігу, ШКТ і нирок; зважте доцільність профілактики ускладнень з боку ШКТ →розд. 4.6.

Слабкі опіоїди

1. Кодеїн: у випадку призначення препарату, що містить виключно кодеїн – спочатку п/о починаючи напр. від дози 10–20 мг кожні 4–6 год (деякі автори рекомендують 10–30 мг кожні 4–6 год), при потребі, поступово збільшуйте дозу до макс. 240 мг/добу.

2. Дигідрокодеїн: п/о від 60 мг кожні 12 год, при потребі, поступово збільшуйтн дозу до макс. 240 мг/добу.

3. Трамадол: спочатку, зазвичай, п/о 25–50 мг кожні 8-6-4 год у формі препарату з негайним вивільненням, в осіб старшого віку, кахектичних і/або з порушенням функції нирок чи печінки слід починати з дози 12,5–25 мг у формі крапель; при потребі поступово збільшуйте дозу на 30–50 % кожні 24 год до макс. 400 мг/добу. Для осіб віком >75 років, навіть при задовільній функції нирок і печінки, не перевищуйте дозу 300 мг/добу). Препарати з пролонгованим вивільненням застосовуйте кожні 12 год. Викликає закрепи меншою мірою, ніж кодеїн і дигідрокодеїн, однак на початку лікування часто викликає нудоту і/або блювання. Додатково гальмує зворотне захоплення серотоніну і у разі застосування у комбінації з іншими ЛЗ, які збільшують рівень серотоніну, може індукувати серотонінергічний синдром. Не можна застосовувати разом з інгібіторами МАО і протягом 14 днів з дня припинення їх застосування, чи з трициклічними антидепресантами та інгібіторами зворотнього захоплення серотоніну, а також на термінальній стадії ниркової недостатності (рШКФ ≤10 мл/хв/1,73 м^2), та у хворих із епілепсією в анамнезі (через підвищений ризик судомних нападів). Змінюйте тактику залежно від ступеня печінкової та ниркової недостатності.

4. Малі дози морфіну (≤30 мг/добу), **оксикодону** (≤20 мг/добу) або **гідроморфону** (≤4 мг/добу): згідно із рекомендаціями ЕАРС (2012) вважаються опіоїдами II ступеня анальгетичної драбини. Приклад: морфін у формі препарату з негайним вивільненням у початкових малих дозах (напр. 2,5 мг кожні 4 год п/о) у хворого з болем і задишкою, хоча це є опіоїд вибору для полегшення задишки.

Сильні опіати

1. Морфін: титрування дози п/о шляхом можна здійснити, призначаючи препарати негайного (особливо показані у випадках погано контрольованого болю, враховуючи їх швидкий ефект), або модифікованого вивільнення. Анальгетичний ефект препаратів з негайним вивільненням з'являється через 30 хв і триває ≈4 год. Розпочніть з низької дози і поступово її збільшуйте →табл. 1-1. Припиніть підвищувати дозу у тому випадку, якщо досягнуто задовільного знеболення, або якщо спостерігаються небажані ефекти, які складно контролювати → тоді слід розглянути можливість зміни лікування (відміна морфіну і призначення іншого опіоїду, або зменшення дози морфіну і додавання інших ЛЗ, застосування нефармакологічних методів і т. п.). Підбір оптимальної дози триває, зазвичай, впродовж кількох днів (під час

Таблиця 1-1. Класична схема титрування дози морфіну за допомогою препарату з негайним вивільненням при переході з II рівня анальгетичні драбини — відміна слабкого опіоїду

1. Відмініть слабкі опіоїди, що призначені в максимальних дозах.

2. Розпочніть з дози 5–10 мг (інколи 5 мг) кожні 4 год п/о (пацієнтам у старшому віці, в поганому стані та/або кахектичним пацієнтам — 2,5–5 мг). Пацієнтам у похилому віці слід збільшити інтервал між дозами до 6 год, інколи — до 8 год. Підбираючи дозу, слід розглянути, чи хворий не належить до осіб, які повільно метаболізують з огляду на активність CYP2D6 (у таких пацієнтів кодеїн не проявляє анальгетичного ефекту, а трамадол дії набагато слабше). У такому випадку початкова доза морфіну має бути менша, як у пацієнтів, що не приймали опіоїдів. Найкраще оцінювати ефективність морфіну п/о з огляду на його максимальний анальгетичний ефект, іншими словами, через 60–90 хв після прийому (якщо до цього часу ефект не є задовільним, не треба очікувати, що пізніше стане краще).

3. Призначте додаткові дози морфіну, коли з'являється біль, зазвичай, 50–100 % дози кожні 4 год.

4. Якщо біль недостатньо пом'якшений і хворий додатково приймає >2 рятувальні дози/добу збільшуйте дозу макс. на 25–50 % кожні 1–2 дні (на основі оцінки анальгетичного ефекту та суми додаткових доз), поки не буде досягнуто задовільного контролю болю і добре контрольованими небажаними ефектами.

5. Після визначення потреби у морфіні із швидким вивільненням заміна на препарат з контрольованим вивільненням: морфін п/о або, залежно від ситуації, на оксикодон п/о із контрольованим вивільненням, трансдермальний фентаніл чи трансдермальний бупренорфін (в останніх 3-х випадках — розраховуйте еквівалентну дозу).

6. Пам'ятайте про рятувальні дози, наприклад, морфін з негайним вивільненням, як правило, 1/12–1/6[a] добової дози (враховуючи еквівалентну дозу).

Примітка: на початку терапії морфіном (та будь-яким іншим опіоїдом) слід пояснити пацієнтові переваги такого рішення. Запитайте його, що він думає, які його погляди і перекоання щодо цих препаратів. Якщо він має побоювання і перестороги — потрібно спробувати дізнатися про їх природу та провести бесіду з пацієнтом на цю тему. Поясніть пацієнту та його близьким, яких побічних ефектів можна очікувати і як діяти у разі їх виникнення (варто підготувати письмову інформацію).

Необхідно навчити хворого оцінювати інтенсивність болю і вести щоденник.

[a] за **Palliative Care Formulary 6:1/10–1/6**

титрування із застосуванням п/о препарату морфіну негайного вивільнення кожні 4 години можете зважити призначення перед сном дози, яка є на 50 % вищою, щоб забезпечити анальгезію до ранкових годин, завдяки чому не потрібно будити хворого вночі для введення ЛЗ. Після встановлення ефективної добової дози із застосуванням препаратів з негайним вивільненням, можна їх замінити морфіном з контрольованим вивільненням (призначають кожні 12 год) або іншим сильним опіоїдом у еквівалентній дозі і формі з пролонгованим вивільненням →нижче. Завжди забезпечте хворому можливість вживання рятувальних доз (зазвичай, у формі морфіну з негайним вивільненням в індивідуально титрованій дозі, найчастіше 1/12–1/6 добової дози, яку розраховано як еквівалентну по відношенню опіоїду, що систематично застосовувався). У деяких хворих анальгетичний ефект морфіну в препараті з контрольованим вивільненням може буди коротшим. У такому випадку, якщо хворий приймав препарат кожні 12 год, слід поділити добову дозу на 3 і давати ЛЗ кожні 8 год. Якщо необхідно змінити шлях введення з п/о на п/ш → слід зменшити добову дозу у 2–3 рази і призначити у вигляді постійної інфузії або розділити на прийом через кожні 4 год. При нирковій недостатності може розвинутись кумуляція активних метаболітів морфіну → краще призначити інший опіоїд (бупренорфін, фентаніл або метадон). Якщо це неможливо (напр. хворий з легкою до помірною нирковою недостатністю, який страждає від задишки, при якій морфін є опіоїдом вибору) → слід зменшити дозу, збільшити проміжки часу між наступними прийомами, або застосовувати дози виключно в разі необхідності, або обміркувати зміну шляху дозування на парентеральний та ретельно моніторувати лікування.

2. Оксикодон: препарат, що може бути використаний як альтернатива для морфіну, з якого можна також розпочати призначення сильних опіоїдів, зазвичай після припинення застосування слабких опіоїдів у максимальних дозах.

Форми випуску:

1) препарати з негайним вивільненням;

2) препарат з контрольованим вивільненням (увага — препарати різних виробників відрізняються за характеристиками вивільнення діючої речовини). Оксикодон часто призначають після стартової терапії морфіном, перерахунок дози за співвідношенням 1,5–2:1 (напр. 15 мг/добу морфіну п/о → 10 мг/добу оксикодону).

Стартове дозування на початку терапії оксикодоном, як першим сильним опіоїдом, після прийому максимальних доз «слабких» опіоїдів:

1) препарат з негайним вивільненням — 5 мг кожні 4–6 год; хворі з кахексією, похилого віку, з незначними порушеннями функції печінки чи нирок — від 2,5 мг кожні 6 год;

2) препарат з контрольованим вивільненням — напр. від 10 мг кожні 12 год; хворі з кахексією, похилого віку, з незначними порушеннями функції печінки чи нирок — від 5 мг кожні 12 год.

У випадку якщо лікування опіоїдами починається з оксикодону без попереднього призначення слабких опіоїдів (тобто низьких доз оксикодону — ІІ ступінь анальгетичної драбини) призначте препарат у формі з негайним вивільненням (напр. від 2,5 мг кожні 4–6 год) або у формі з контрольованим вивільненням (напр. від 5 мг кожні 12 год). Якщо оксикодон призначається п/о, після попереднього прийому пероральної форми морфіну, то використовується коефіцієнт перерахунку 1,5–2:1.

Для лікування проривного болю у хворого, що приймає оксикодон, на початку можна використовувати препарати морфіну або оксикодону з негайним вивільненням (при неефективності зважте призначення трансмукозної форми фентанілу). Для тривалого прийому доступний комбінований пероральний препарат з пролонгованим вивільненням, що містить оксикодон і налоксон, у якому налоксон зменшує частоту виникнення індукованих опіоїдами кишкових розладів.

3. Фентаніл (трансдермальна терапевтична система; пластирі, які не можна розрізати): застосовується, коли слабкі опіоїди неефективні, і вже розраховано потребу в сильних опіоїдах. Дозування найкраще визначати, застосовуючи препарат морфіну з негайним вивільненням →вище. Процедура заміни морфіну п/о на трансдермальний фентаніл →табл. 1-2. Також доступні таблетки в букальній і сублінгвальній формах та інтраназальні препарати для використання у разі проривного болю. Рятувальні дози, які застосовуються трансмукозним шляхом, потребують окремого титрування. З огляду на потенційний резидуальний вміст у пластирі феромагнітних речовин, його необхідно зняти перед дослідженням МРТ та повторно аплікувати після його завершення.

4. Бупренорфін: трансдермальна терапевтична система показана при стабільному болю; визначення дози можна провести, використовуючи напр. препарат морфіну з негайним вивільненням (→вище), початкова доза 17,5–35 мкг/год або адекватно розрахована у разі заміни іншого сильного опіоїду на бупренорфін, застосований трансдермально; макс. доза 140 мкг/год. Заміна морфіну п/о на бупренорфін у трансдермальній формі →табл. 1-3. Бупренорфін може бути застосований у хворих з нирковою недостатністю, які перебувають на хронічному діалізі.

У ≈10 % пацієнтів після переводу з морфіну на фентаніл або бупренорфін виникає абстиненція, яка триває декілька днів, в основному, у вигляді шлунково-кишкових розладів. Призначення додаткових доз морфіну, зазвичай,

---

Таблиця 1-2. Початок лікування трансдермальним фентанілом після відтитрування дози морфіну п/о

1. Перерахуйте добову дозу морфіну на фентаніл (напр., за коефіцієнтом 150:1[а], 90 мг морфіну п/о еквівалентні 0,6 мг трансдермального фентанілу) і виберіть пластир з такою ж, або з найбільш наближеною добовою дозою фентанілу (у даному прикладі, 25 мкг/год).

2. Аплікуйте перший пластир вранці, що дозволяє спостерігати за хворим і мінімізувати ризик передозування ЛЗ протягом ночі.

3. Після аплікації першого пластиру ефективна знеболююча концентрація досягається до 12 год, таким чином, переходячи з морфіну:

   1) введеного у вигляді препарату із негайним вивільненням п/о → застосуйте регулярні дози морфіну після аплікації пластиру та через 4 і 8 год;

   2) у вигляді препарату, що забезпечує контрольоване вивільнення протягом 12 год → застосуйте останню дозу морфіну, коли пластир буде наклеєний.

4. **Призначте** пацієнту, при необхідності, рятувальну дозу морфіну (у вигляді препарату з негайним вивільненням).

5. На третій день після застосування першого пластиру, підрахуйте потребу у рятувальних дозах морфіну і оцініть необхідність зміни дози фентанілу. У разі необхідності, зміну пластиру на інший з більш високою дозою не слід робити частіше, ніж після застосування 1-го або 2-х наступних пластирів.

6. Через менш виражену здатність фентанілу викликати закрепи у порівнянні з морфіном, при переході з морфіну на фентаніл зменшіть вдвічі дозу проносних препаратів (а потім титруйте їхню дозу).

7. Змінюйте пластир кожні 72 год.

8. Пам'ятайте про рятувальні дози опіоїдів з негайним вивільненням (зазвичай, морфін), складаючи ≈1/12–1/6[б] добової дози фентанілу (враховуючи коефіцієнт перерахунку). Наприклад, при застосуванні пластиру 25 мкг/год рятувальна доза п/о морфіну з негайним вивільненням, як правило, 5–10 мг (при використанні коефіцієнту 1:100) або 7,5–15 мг (при використанні коефіцієнту 1:150), деколи достатньо меншої дози.

[а] Такий коефіцієнт перерахунку рекомендований виробником фентанілу; в Palliative Care Formulary 6 рекомендується 100:1.

[б] за **Palliative Care Formulary 6:**1/10–1/6

призводить до полегшення цих симптомів. Якщо потрібно зняти пластир, слід пам'ятати, що концентрація препарату у крові зберігається протягом ≥24–30 год.

5. Тапентадол: агоніст опіоїдного μ-рецептора та інгібітор зворотного захоплення норадреналіну (MOR-NRI). Комплексний механізм його дії пояснюється не тільки позитивним анальгетичним ефектом, особливо при нейропатичному болі, але також нижчою (у порівнянні з типовими опіоїдами) вираженістю і частотою появи небажаних ефектів з боку ШКТ. Макс. доза 250 мг 2×на день.

6. Метадон: опіоїд, особливо показаний, якщо необхідно замінити сильний опіоїд (як правило, морфін) на інший препарат через непереносимість небажаних ефектів або розвиток звикання. Можна застосовувати при нирковій недостатності та у хворих, які перебувають на програмному діалізі. Враховуючи фармакокінетику, зокрема тривалий період напіввиведення, лікування метадоном повинен проводити фахівець.

7. Рекомендації для початку терапії сильними опіоїдами: титрування «сильного» опіоїду після переходу з II ступеня анальгетичної драбини зазвичай переводиться із використанням п/о препаратів із швидким вивільненням діючої речовини або із модифікованим вивільненням. Найчастіше із цією метою використовується морфін; як альтернативу можна застосувати оксикодон. Вибір між титруванням із застосуванням препаратів морфіну із швидким або контрольованим виведенням залежить головним чином від побажань хворого, але також і клінічної ситуації:

Таблиця 1-3. Початок трансдермального лікування бупренорфіном після відтитрування дози морфіну із швидким вивільненням

1. Перерахуйте пероральну добову дозу морфіну на бупренорфін, приймаючи коефіцієнт перерахунку 100:1[a], виберіть пластир з такою ж, або з максимально наближеною добовою дозою бупренорфіну (напр. 84 мг морфіну відповідають 35 мкг/год бупренорфіну).

2. Після аплікації першого пластиру знеболююча концентрація досягається через 12–24 год, але продовжує зростати впродовж 32–54 год. Продовжуйте попереднє лікування морфіном ще впродовж 12 год, застосовуючи:

   1) пероральний препарат з негайним вивільненням у момент аплікації пластиру і через 4 і 8 год;

   2) препарат з контрольованим вивільненням, що забезпечує ефект до 12 год — у момент застосування пластиру.

3. Призначте пацієнту, у разі необхідності, рятувальні дози морфіну (у вигляді препарату з негайним вивільненням).

4. Потребу у рятувальних дозах оцінюйте на 4-ту добу після застосування пластиру. Оцініть потребу збільшення дози. З огляду на тривалий час досягнення фармакологічного балансу (>9 днів), не збільшуйте дозу бупренорфіну раніше, ніж через 7 днів (після застосування другого пластиру).

5. Через менш виражену здатність бупренорфіну викликати закрепи у порівнянні з морфіном, при заміні морфіну на бупренорфін зменшіть вдвічі дозу проносних ЛЗ (а потім титруйте їх дозу).

6. Змінюйте пластирі кожні 72–96 год для того, щоб знизити ризик помилки у дозуванні, можна визначити певний день і час (напр., понеділок 8.00, четвер 20.00).

7. Пам'ятайте про рятувальні дози опіоїду з негайним вивільненням (зазвичай морфін), що складають близько 1/12–1/6[б] добової дози бупренорфіну (враховуючи коефіцієнт). Напр., при застосуванні пластиру 35 мкг/год рятувальна доза морфіну з негайним вивільненням становить 5–10 мг (при коефіцієнті перерахунку 75:1) або 7,5–15 мг (при коефіцієнті перерахунку 1:100), часом достатньо нижчих доз.

[a] Palliative Care Folmulary пропонує коефіцієнт перерахунку 100:1; European Association for Palliative Care — 75:1.

[б] за **Palliative Care Formulary 6 — 1/10–1/6**

1) класичне титрування (табл. 1-1) із застосуванням препаратів морфіну з негайним вивільненням є особливо рекомендованим у хворих, які страждають через погано контрольований біль (анальгетичний ефект починає з'являтись вже після 30 хв від прийому ЛЗ і триває ≈4 год);

2) якщо слабкі опіоїди у максимальних дозах перестануть бути ефективними, а біль наростає дуже повільно, можна виконати заміну слабкого опіоїду на сильний, використовуючи препарат з контрольованим (а не швидким) вивільненням, напр. морфін 10–30 мг п/о кожні 12 год, оксикодон 10 мг кожні 12 год. Завжди потрібно забезпечити можливість призначення дози сильного опіоїду (як правило, морфіну) у формі з швидким вивільненням і, у разі потреби (на основі кількості прийнятих рятувальних доз), збільшуйте дозу на регулярній основі. Темпи зростання регулярної дози залежать від фармакокінетики (напр. для морфіну з контрольованим вивільненням, вводять кожні 12 год — не частіше, ніж кожні 48–72 год);

3) у разі дуже сильних болів може бути призначено швидке титрування сильних опіоїдів, зазвичай, вводять парентерально, напр. морфін в/в 1–2 мг, кожні 10 хв (або п/ш, кожні 20 хв) аж до початку помітного зниження болю або появи побічних ефектів (сонливість). Продовження лікування — безперервна інфузія в/в чи п/ш, або фракціоновано п/ш чи п/о. Необхідно постійно стежити за пацієнтом та забезпечити доступність налоксону. У пацієнтів з порушеною периферичною перфузією (напр., зневоднення, шок, гіпотермія) всмоктування введення підшкірно препаратів може сповільнюватися, а поліпшення перфузії може призвести до раптового всмоктування препарату з «депо» у підшкірній клітковині.

8. Заходи у випадку побічної дії опіоїдів

1) **сонливість у денний час** — зазвичай, з'являється на початку лікування опіоїдами чи після значного збільшення дози і зникає через кілька днів. Якщо сонливість зберігається або збільшується → потрібно спробувати зменшити дозу опіоїду до такої, при якій біль починає повертатися; у подальшому потрібно врахувати інші можливі причини сонливості (напр., інші ЛЗ, дегідратація, ниркова недостатність, гіперкальціємія) і у разі їх виявлення — потрібно вжити відповідних заходів. Стійка сонливість може бути показанням до зміни ЛЗ на інший опіоїд (→нижче).

2) **нудота і блювання** — можуть виникнути у перші кілька днів застосування опіоїдів і, зазвичай, минають самостійно. Завжди попереджуйте хворого про можливість появи нудоти і блювання раннього типу, а також узгодьте з ним алгоритм дій у випадку їх виникнення (напр. забезпечте пацієнта протиблювотними ЛЗ для короткотривалого регулярного прийому або прийому «на вимогу»). Призначте з лікувальною метою метоклопрамід п/о або п/ш у дозі 10 мг 3×на день (макс. 30 мг/добу, до 5 днів; окрім випадків, коли призначався трамадол) або галоперидол п/о чи п/ш 0,5–1,5 мг/добу спочатку у безперервній інфузії п/ш, або п/о чи п/ш на ніч, а також «на вимогу» — не частіше, ніж кожні 2 години, а в подальшому — відповідне титрування; діапазон добових доз становить 0,5–10 мг). Якщо ЛЗ буде неефективним у дозі 5–10 мг/добу → зважте можливість заміни галоперидолу на левомепромазин (п/ш, почніть від 3,125–6,25 мг/добу і збільшуйте дозу поступово, уникаючи седативної дії). Зважте використання інших протиблювотних ЛЗ. Завжди виключе інші причини нудоти, а якщо вона зберігається → зважте можливість заміни на інший опіоїд з даної групи.

3) **закреп** — найбільш поширений небажаний ефект; зазвичай окрім немедикаментозного лікування, слід регулярно запобіжно застосовувати проносні засоби →табл. 1.18-1;

4) **інші:** сухість у роті, свербіж, затримка сечовипускання, пітливість, порушення когнітивних функцій і концентрації уваги, іноді — нейротоксичність (з міоклонією, сплутаністю свідомості і гіперальгезіями), пригнічення секреції ЛГ, ФСГ, АКТГ і СТГ, опіоїдні гіперальгезії.

Зміна одного опіоїду на інший необхідно використовувати у разі нестерпних і резистентних до лікування побічних ефектів або розвитку звикання до даного опіоїду. У зв'язку із неповним перехресним звиканням між опіоїдами, потрібно знизити початкову дозу опіоїду до меншої величини, що розраховується на основі таблиці еквівалентності знеболюючого ефекту. Показана консультація фахівця з паліативної медицини або медицини болю.

9. Передозування опіоїдів при їх використанні у лікувальних цілях: занепокоєння повинно викликати зменшення частоти дихання <8–10/хв, точкові, слабо реагуючі на світло зіниці та порушення свідомості. У такому випадку потрібно скерувати хворого до лікарні (якщо він вдома), відмінити чергову дозу опіоїду, забезпечити адекватну гідратацію хворого з метою збільшення діурезу, забезпечити прохідність дихальних шляхів та доступ до кисневої терапії. У разі проявів пригнічення центру дихання — застосувати налоксон в/в. У випадку безпосередньої загрози для життя (напр., непритомний хворий, з поодинокими дихальними рухами, або який не дихає) лікування зазвичай починається з дози 0,4 мг. В інших ситуаціях використовуйте нижчі дози (для запобігання рецидиву болю та гострого абстинентного синдрому): 0,02–0,1 мг в/в кожні ≈2 хв до часу відновлення ефективного дихання. Слід пам'ятати про те, що якщо опіоїд продовжує всмоктуватись, може бути необхідним введення додаткових доз налоксону в/в; це особливо стосується трансдермальних форм опіоїдів. У зв'язку із високою афінністю бупренорфіну до опіоїдного рецептора, при його передозуванні доза налоксону в/в повинна бути набагато більшою і вводитись впродовж тривалішого часу: початкова доза — 2 мг протягом 90 с, а потім безперервна інфузія — 4 мг/год.

Ад'ювантні ЛЗ (коанальгетики)

ЛЗ, які не є анальгетиками, але при певних типах болю виявляють свою знеболюючу дію або підтримують дію анальгетиків. Використовуються, переважно, для лікування невропатичного болю.

1. Протиепілептичні препарати

1) **габапентин** — зареєстрований для лікування нейропатичного болю, краще переноситься, має менше взаємодій з іншими ЛЗ; застосовувати спочатку 200–300 мг (100 мг — у осіб похилого віку або кахектичних пацієнтів) у вечірній час, збільшуючи на початку дозу кожні 2–3 дні на 300 мг/добу (на 100 мг/добу — у осіб похилого віку або кахектичних пацієнтів), залежно від ефекту. Найбільш поширеним побічним ефектом збільшення дози є сонливість. У молодих пацієнтів без кахексії та ниркової недостатності, які не приймають ЛЗ, що пригнічують ЦНС, можна швидко (протягом декількох днів) збільшити дозу до 300 мг 3×на день. Максимальна доза — 1200 мг 3×на день. Потрібно корегувати дозу при нирковій недостатності та під час гемодіалізу.

2) **прегабалін** — зареєстрований для лікування нейропатичного болю; краще переноситься, має менше взаємодій з іншими ЛЗ; застосовується спочатку 75 мг 2×на день; за необхідності дозу поступово збільшують кожні 3–7 днів → 150 мг 2×на день → 225 мг 2×на день → 300 мг 2×на день (макс. доза); слабким, кахектичним пацієнтам слід починати із 25–50 мг 2×на день і обережно збільшувати дозування. Потрібно корегувати дозу при нирковій недостатності та під час гемодіалізу.

3) **карбамазепін** — спочатку 50–100 мг 2×на день; повільно і поступово дозу збільшують до макс. 800–1200 мг/добу; слід пам'ятати про чисельні побічні ефекти та значущі взаємодії між ЛЗ.

4) **вальпроєва кислота** — має менший знеболюючий ефект, але краще переноситься, має менше взаємодій з іншими ЛЗ; застосовують спочатку 150–200 мг (в формі препарату з модифікованим вивільненням) на ніч, при необхідності поступово підвищуючи дозу, призначаючи препарат 2×на день, до макс. 1500 мг/добу.

2. Антидепресанти: при нейропатичному болі, спричиненому новоутворенням, підтверджено ефективність застосування дулоксетину, венлафаксину та трициклічних антидепресантів. З **трициклічних антидепресантів** у вказаній ситуації **найчастіше застосовують амітриптилін** (не поєднуйте з трамадолом). Схема підвищення дози в залежності від ефекту і небажаних проявів (ЛЗ призначають перед сном): початково 10 мг (особливо у хворих літнього віку або кахектичних), через 3–7 днів — 25 мг, потім при необхідності підвищуйте дозу на 25 мг/добу кожні 1–2 тиж. Як правило, при лікуванні нейропатичного болю добова доза не перевищує 100 мг (в осіб віком >65 р. дози >75 мг/добу не рекомендовані).

3. Інші коанальгетики наступного вибору, або показані в особливих ситуаціях): антагоністи NMDA-рецептора (кетамін, декстрометорфан), блокатори натрієвих каналів (лідокаїн в/в), клонідин, баклофен, а у разі оссалгії — бісфосфонати, деносумаб і ГК. Ефективними для лікування різних видів периферичного нейропатичного болю є пластирі з лідокаїном (ЛЗ першого вибору при постгерпетичній невралгії) і капсаїцин у пластирі і гелі.

Нефармакологічне лікування

1. Блокади і операції нейродеструкції (невроліз, термоліз, кріоліз, нейрохірургічні операції), можна розглянути, якщо: фармакологічне лікування неефективне чи неможливе, або у пацієнта є непереносимість ЛЗ, характер болю є показанням для цього виду лікування, пацієнт погоджується на інвазивні процедури і може бути відібраний до цього виду лікування.

1) невроліз сонячного сплетіння — показаний для лікування болю, що викликаний раком підшлункової залози, шлунку, печінки, жовчного міхура, кишківника, нирок, заочеревинними метастазами або спленомегалією;

2) блокади і невроліз підчеревного сплетення — при раку, інших больових синдромах малого тазу, болючих спазмах анусу;

3) блокади і невроліз шийно-грудного ганглію, попереково симпатичного стовбуру, непарного ганглію Вальтера;

4) центральна блокада (спінальна і епідуральна) безперервним методом — виконується особливо тоді, якщо системне введення опіоїдів є малофективним або призводить до побічних ефектів, які важко контролювати;

5) периферична блокада нервової системи за допомогою обколювання тригерних точок, невролізу міжреберного нерву.

2. Променева терапія: метод першого вибору для локалізованого болю, що пов'язаний з метастазами у кістки (численні, дисеміновані кісткові метастази можна виявити скануванням із в/в введенням радіоізотопів, напр. стронцію). Іноді, при лікуванні нейропатичного болю, що, найчастіше, локалізується у ділянці малого тазу (пухлини пресакральної ділянки, інфільтрація попереково-крижового з'єднання), у руці або плечі (пухлина Панкоста, метастази у пахвові, шийні і надключичні лімфатичні вузли).

3. Хірургічне лікування: напр. ятрогенний нейропатичний біль — видалення нейробластоми, анастомоз перерізаного нерву; спинний мозок — декомпресія спинного мозку і стабілізація хребта; при болю, що викликаний метастазами у кістки — профілактична стабілізація кістки або ортопедична консервативна тактика, а також мініінвазивні методи, такі як вертебропластика, кіфопластика.

4. Черезшкірна електростимуляція нервів (TENS): у першу чергу, в разі післяопераційного болю і хронічного болю непухлинного характеру.

5. Фізіотерапія (масаж, ЛФК, фізіотерапія): зменшує, в основному, м'язово-фасціальні болі або запобігає їхній появі.

6. Трудотерапія (навчити хворого функціонувати таким чином, щоб не індукувати біль, а також як відволікатись від болю) і **психологічні методи**.

➔ О С О Б Л И В І С И Т У А Ц І Ї

Нейропатичний біль

Біль, пов'язаний з пошкодженням або захворюванням сомато-сенсорної частини нервової системи, напр. в процесі інфільтрації пухлини, при паранеопластичному синдромі, після лікування пухлини (напр. постторакотомічний чи постмастектомічний синдром, полінейропатії після хіміотерапії, плексопатії після променевої терапії), як наслідок пошкодження (напр., компресійна мононейропатія), та при супутніх захворюваннях (напр., оперізуючий лишай, цукровий діабет, уремія, стан після інсульту).

Лікування:

1) «чистий» периферичний нейропатичний біль внаслідок пошкодження периферичного нерву (напр., постгерпетична невралгія, больовий синдром після мастектомії) →рис. 1-2;

2) «змішаний» нейропатичний біль, спричинений пухлиною — внаслідок складного патомеханізму, лікування слід починати з анальгетиків згідно з анальгетичною драбиною, та додавати ад'ювантні ЛЗ — або паралельно, або тільки тоді, коли досягнуто найкращий з можливого, проте все ще недостатній ефект опіоїдного препарату →рис. 1-3.

Біль у кістках

Виникає, найчастіше, при метастазуванні пухлини у кістки (іноді не вдається виявити первинного вогнища), спочатку може бути тимчасовим, але, зазвичай, посилюється і стає постійним. Біль може бути спонтанним або спричинений рухом і масою тіла, часто виникають місцеві болі у кістках.

Лікування →рис. 1-4.

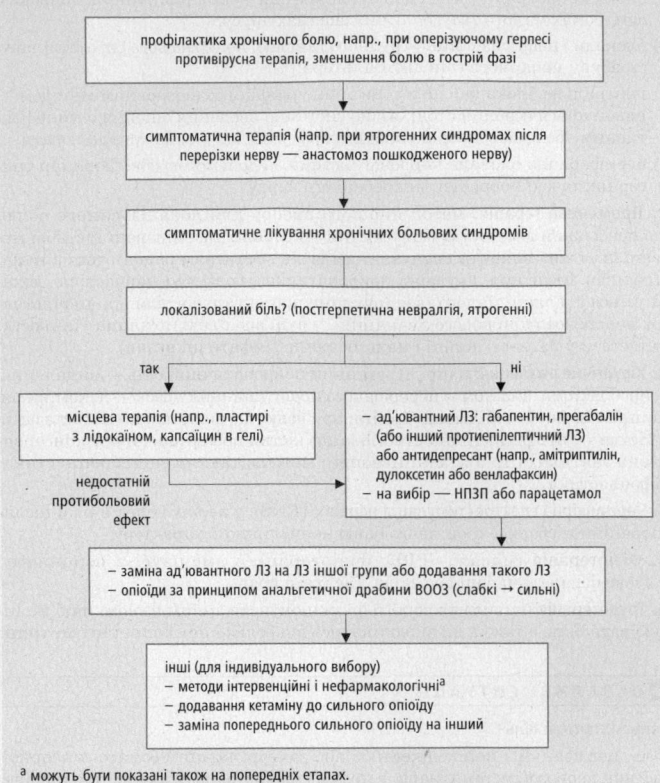

Рис. 1-2. Алгоритм лікування «чистого» периферичного нейропатичного болю

М'язово-фасціальний біль

Біль локалізується у м'язах або ірадіює, часто зустрічається у онкологічних пацієнтів на занедбаній стадії захворювання, особливо у кахектичних і знерухомлених хворих. Характеризується наявністю тригерних точок (ділянки м'яза, які не розслаблюються в результаті порушення функції кальцієвих каналів, і відчуваються при пальпації як болючі, тверді, веретеноподібні вузли чи валики). Тригерні точки можуть локалізуватися також у шкірі, підшкірній клітковині, зв'язках, післяопераційних рубцях. Натискування на тригерні точки викликає больові відчуття з появою віддзеркаленого болю чи без нього. Найбільш поширеним місцем локалізації є паравертебральна ділянка, головним чином, у поперековому, крижовому відділі, на сідницях, але можуть зустрічатись і в ділянці голови, шиї, передній частини тулуба і кінцівках. Ліквідація тригерних точок зменшує больові відчуття. Віддзеркалюючий біль описується пацієнтом як постійне тупе відчуття болю зі змінною інтенсивністю, що, зазвичай, зменшується після видалення тригерної точки. Біль у м'язах збільшується при скороченні цих м'язів, що зумовлює незначне обмеження об'єму рухів (пацієнт щадить

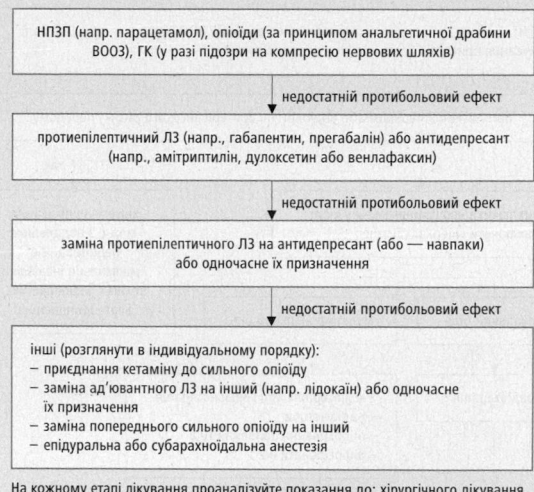

Рис. 1-3. Лікування «змішаного» нейропатичного болю, що зумовлений пухлиною

кінцівки), а також пацієнт відчуває м'язову слабкість. Виявляється також більша втомлюваність і напруженість м'язів. **Лікування:** якщо стан пацієнта задовільний, слід застосовувати фармакотерапію, якщо є потреба, лише протягом короткого часу, до відновлення нормальної довжини і сили м'язів, правильної постави і повного діапазону рухів у суглобах за допомогою вправ (регулярне розтягування м'язів), лікування тригерних точок та контролю провокуючих факторів. При паліативній допомозі такий підхід часто є неможливим, тому ключовим стає симптоматичне лікування: блокада тригерних точок ін'єкціями місцевого анестетика (бупівакаїн) або ГК; місцеве охолодження м'язів і тригерних точок з одночасним пасивним розтягуванням; фізіотерапія (масаж, вправи); психотерапія (релаксація, медитація) і, за необхідності, НПЗП та міорелаксанти.

Проривний біль

Раптове посилення больових відчуттів, незважаючи на відповідну терапію хронічного болю. Проривний біль діагностують тільки при наявності обох критеріїв:

1) наявний постійний чи довготривалий біль, тобто тривалістю ≥12 год на добу, або такий біль був би присутній, якби пацієнт регулярно не приймав анальгетики;

2) постійний біль (чи тривалістю ≥12 год на добу) контролюється задовільно. Таким чином, для постановки діагнозу необхідно мати впевненість в тому що терапія стійкого болю оптимальна, і ми не маємо справи з підсиленням болю у зв'язку з завершенням дії опіоїдів (напр., перед черговим введенням морфіну з контрольованим вивільненням, що призначається кожні 12 год), або тоді, коли опіоїд призначається в занадто низьких дозах (необхідна оптимізація систематичного лікування). Основне значення має диференційна діагностика ідіопатичного проривного болю (що не залежить від стимуляції) від спровокованого — викликаного визначеними відомими стимулами, напр., діагностичною чи лікувальною процедурою,

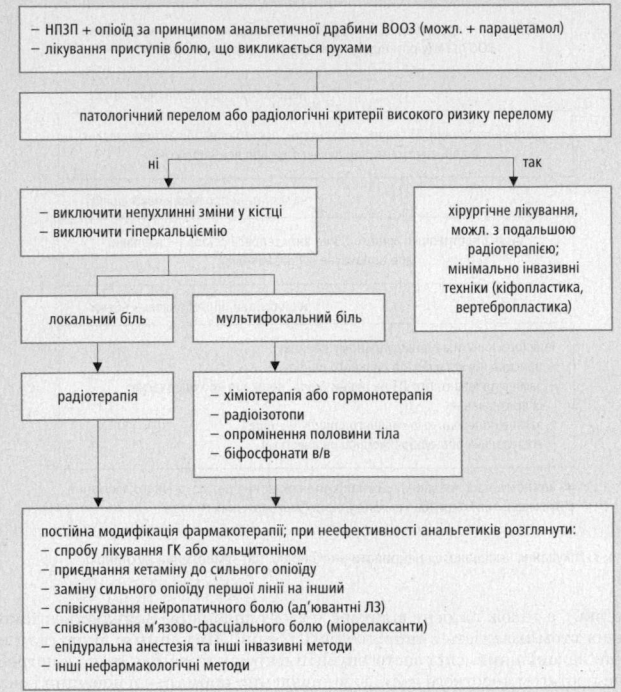

Рис. 1-4. Алгоритм лікування болю кісток при пухлинах

передбачуваною (рух) або складною до прогнозування (кашель) ситуацією. Намагайтеся встановити механізм проривного болю, та спробуйте конкретно вплинути на нього. У разі приступоподібного нейропатичного болю передусім слід оптимізувати систематичне лікування (напр. додати коанальгетики). При наявності спровокованого болю, спричиненого метастазами у кістки, слід зважити призначення променевої терапії, радіоізотопної терапії, оперативного лікування та ортопедичної допомоги, а також мінімально інвазивні втручання, такі як вертебропластика чи кіфопластика.

Медикаментозна терапія проривного болю заснована на призначенні «рятувальних доз» ЛЗ, що вводиться при потребі з метою купірування проривного болю чи запобігання його виникненню. Зазвичай призначають препарат з негайним вивільненням і якомога швидшим початком дії. Іноді достатньо метамізолу, НПЗП або парацетамолу, проте частіше необхідно ввести опіоїди — зазвичай це пероральний препарат морфіну з негайним вивільненням. Величина рятувальної дози зазвичай знаходиться в проміжку 1/10–1/6 (або 10–20 %) добової дози опіоїду, що призначається систематично, з урахуванням еквівалентності доз (проте слід пам'ятати, що рятувальні дози опіоїдів мають титруватися індивідуально).

У разі прогнозованого спровокованого болю необхідно профілактично призначати анальгетик — напр. морфін п/о у формі препарату з негайним вивільненням за 30–60 хв до дії подразника, що викликає біль. У разі ідіопатичного болю препарат призначайте тоді, коли виникає біль. Якщо проривний біль, особливо ідіопатичний, недостатньо усувається після прийому п/о морфіну у формі препарату з негайним вивільненням, розгляньте призначення фентанілу через слизову оболонку. Рятівні дози фентанілу не пов'язані з дозуванням опіоїда, що призначається систематично, тому їх слід титрувати окремо, починаючи з найменших дозувань.

Оптимальним методом терапії проривного болю (в частині хворих, зокрема в умовах стаціонару) може бути парентеральне введення опіоїдів.

2. Ускладнення протипухлинного лікування

2.1. Екстравазація цитостатиків

→ **ЕТІОПАТОГЕНЕЗ ТА КЛІНІЧНА КАРТИНА**

Внаслідок потрапляння цитостатика до навколосудинного простору або безпосередньої інфільтрації ним тканин може розвинутися місцеве запалення, виразка, омертвіння. **Цитостатики** класифікують на:

1) **опікаючі** (викликають пухирі і спричиняють некроз на великій ділянці) — антрацикліни (доксорубіцин, даунорубіцин, епірубіцин, ідарубіцин), алкілуючі ліки (амсакрин, хлорметин, цисплатин, бендамустин), антибіотики (мітоміцин, мітоксантрон, дактиноміцин), антиметаболіти (фторурацил [у великій концентрації]), алкалоїди барвінку (вінбластин, вінорельбін, вінкристин, віндезин), таксоїди (паклітаксел, доцетаксел) і інші (трабектедин);

2) **подразнюючі** (викликають місцеве запалення без некрозу) — алкілуючі ліки (дакарбазин, кармустин, мелфалан, іфосфамід, стрептозоцин), аналоги платини (цисплатин [у малій концентрації: 25–50 мг/м^2], карбоплатин, оксаліплатин), похідні подофілотоксину (теніпозид, етопозид), похідні камптотецину (іринотекан, топотекан), антрацикліни (ліпосомальний доксорубіцин) та інші (іксабепілон);

3) **неопікаючі** — антиметаболіти (флударабін, кладрибін, метотрексат, пеметрексед, ралітрексед, цитарабін, гемцитабін), ензими природнього походження (аспарагіназа), ліки із молекулярно скерованою дією (бортезоміб, моноклональні антитіла, темсіролімус, інтерферон, інтерлейкін-2) алкілуючі з'єднання (тіотепа, циклофосфамід), антибіотики (блеоміцин).

Симптоми екстравазації цитостатика: зазвичай, впродовж кількох годин — сильний біль, почервоніння, збільшення температури шкіри, набряк; впродовж 1–4 тиж. можуть з'явитися пухирі з гіперпігментацією, виразка, некроз. Рідкісним ускладненням є екстравазація з порту для хіміотерапії — залежно від місця екстравазації, препарат може нагромаджуватись у підшкірній клітковині грудної клітки, шиї, в середостінні або в плевральній порожнині; найчастіше проявляється сильним болем в грудній клітці.

У випадку підозри на екстравазацію, слід виключити специфічну локальну реакцію у вигляді почервоніння та свербіжу навколо канюлі та вздовж вени (напр., цисплатин, доксорубіцин, епірубіцин, флударабін, мелфалан, аспарагіназа, даунорубіцин, мехлоретамін) і токсичний флебіт, що проявляється свербіжем та пекучим болем в місці канюляції та звуженням просвіту вен (напр., цисплатин, дакарбазин, епірубіцин, гемцитабін, вінорельбін, амсакрин, кармустин, мехлоратамін, 5-фторурацил [безперервна інфузія в комбінації з цисплатином]).

➜ **ЛІКУВАННЯ**

Загальні принципи

1. Припиніть введення ЛЗ і залишіть катетер у судині.

2. Встановіть і занотуйте назву препарату, який введено екстравазально.

3. Щоб зменшити кількість/концентрацію ЛЗ, що потрапив у тканини поза судиною, необхідно аспірувати його з місця введення шприцом (1–5 мл; не використовуйте шприц більшого об'єму!). Не стискайте ділянку екстравазації цитостатика.

4. Зазначте ручкою чи маркером ділянку екстравазації цитостатика.

5. Потрібно застосувати специфічний антидот, якщо такий є →нижче. Необхідно ввести його під малим тиском через катетер, що був залишений у судині, після чого катетер потрібно видалити. Додатково, при необхідності, обколіть антидотом ділянку екстравазації цитостатика.

6. Кінцівка, у якій відбулася екстравазація цитостатика, повинна знаходитися у припіднятому положенні впродовж ≥48 год; після цього можна поступово відновлювати рухи в кінцівці.

7. Застосуйте холодний або теплий компрес →нижче.

8. У разі ушкодження великого об'єму тканин і утворення некрозу, може бути необхідна хірургічна обробка рани (іноді багатоетапна).

9. Кожний випадок екстравазації цитостатику повинен бути записаний у медичній документації.

10. Не можна промивати місце екстравазації, застосовувати компресійні пов'язки, спиртові компреси чи алюмінію ацетат.

Специфічне лікування

1. Антрацикліни:

1) **холодні компреси** — негайно після екстравазації і впродовж 24–48 год (на 20 хв 4×на день);

2) **99 % диметилсульфоксид** зразу ж після екстравазації, у мазі, місцево кожні 6–8 год впродовж 7–14 днів;

3) **дексразоксан** — на 1-шу добу (впродовж 5 год від моменту естравазації) в/в 1000 мг/$м^2$; на 2 добу — в/в 1000 мг/$м^2$; на 3 — в/в 500 мг/$м^2$.

2. Алкалоїди барвінку:

1) **теплі компреси** — негайно після екстравазації (на 30–60 хв), потім на 15–20 хв мін. 4×на добу (або частіше) впродовж 24–48 год;

2) **гіалуронідаза** — 150 ОД розчинити у 1 мл 0,9 % NaCl (всього приготуйте 1–6 мл); ≈0,5–1 мл ввести через катетер до судини, а розчином, що залишився, обколоти у 3–5 місцях п/ш ділянку екстравазації.

3. Таксоїди:

1) **теплі компреси** — негайно після екстравазації і впродовж 24–48 год (на 20 хв 4×на день);

2) **гіалуронідаза** — 150 ОД розчинити у 1 мл 0,9 % NaCl (всього приготуйте 1–6 мл); ≈0,5–1 мл ввести через катетер до судини, а розчином, що залишився, обколоти у 3–5 місцях п/ш ділянку екстравазації.

4. Мітоміцин: 99 % диметилсульфоксид у мазі, місцево.

5. Цисплатин, хлорметин:

1) **теплі компреси** — негайно після екстравазації і впродовж 24–48 год (на 20 хв 4×на добу);

2) 2 мл розчину **тіосульфату натрію** (змішайте 4 мл 10 % тіосульфату натрію і 6 мл води для ін'єкцій) введіть п/ш у місце екстравазації.

6. Неопікаючі препарати: сухі холодні компреси.

Екстравазація з порту для хіміотерапії

1. Припиніть введення ЛЗ і залиште порт з катетером у судині, а канюлю — в порті.

2. Спробуйте аспірувати цитостатик через судинний порт, а у випадку екстравазації антрацикліну — введіть в/в дексразоксан.

3. Негайно виконайте РГ або КТ грудної клітки.

4. Викличте на консультацію хірурга з метою обговорення потреби дренування плевральної порожнини (у випадку вільної рідини в плевральній порожнині), торакоскопії/торакотомії (у випадку рідини в середостінні), дренування підшкірної клітковини (у випадку підшкірного нагромадження рідини).

5. Застосуйте анальгетичну терапію.

6. Введіть розчини в/в.

7. Розгляньте потребу O_2-терапії і застосування антибіотиків.

8. Проведіть ретельне спостереження за станом хворого і у випадку відсутності ефекту — призначте контрольну КТ та повторну хірургічну консультацію.

➡ ПРОФІЛАКТИКА

1. Вибір відповідної судини

1) треба уникати введення цитостатиків до вен тильної поверхні кисті, а також вен у ділянці великих суглобів (екстравазація у таких місцях може спричинити обмеження рухливості суглобу);

2) не можна вводити цитостатики у вени з тромботичними змінами, до кінцівок із сповільненим кровообігом (напр. після лімфаденектомії), кінцівок, що набрякли, а також паретичних/паралізованих кінцівок;

3) найкраще місце введення цитостатиків, що можуть викликати масивні ушкодження і які повинні вводитись краплинно, особливо при плановій тривалій хіміотерапії, це крупні вени; у такому випадку використовують катетер до центральної вени або імплантаційну систему постійного судинного доступу (судинний порт);

4) слід уникати введення цитостатиків до вен, до яких протягом останніх 48 год виконувалися проколи вище запланованого місця введення цитостатиків.

2. Перевірка катетера: необхідно зафіксувати судинний катетер таким чином, щоб уможливити просте спостереження за ним; промивайте його протягом декількох хвилин 0,9 % NaCl або 5 % розчину глюкози (ніколи не можна вживати до промивання судинного катетеру розчину цитостатика!). Періодично слід перевіряти зворотний потік крові у катетері.

3. Правильне введення цитостатику: безумовне дотримання зазначених виробником принципів введення цитостатику, включаючи концентрацію і тривалість введення. У першу чергу вводять сильно подразнюючі ЛЗ. Кожного разу перед і після введення цитостатика необхідно промити катетер за допомогою ≥10 мл 0,9 % NaCl.

4. Нагляд за місцем закладання судинного катетера: потрібно вести карту спостереження за ділянкою, де закладено судинний катетер (розгляньте доцільність фотодокументації).

2.2. Нудота і блювання

➡ ЕТІОПАТОГЕНЕЗ

Нудота і блювання (НіБ) після хіміо- і променевої терапії зустрічаються з різним ступенем вираженості у 70–80 % хворих, які не отримують адекватної протиблювотної профілактики. Залежно від часу появи після завершення опромінення чи введення цитостатиків, вирізняють НіБ раннього (до 24 год) і пізнього (після 24 год) типу.

Найсильнішою еметогенною дією (НіБ раннього типу у >90 % хворих) володіють цисплатин (в дозі ≥50 мг/м^2), циклофосфамід (≥1500 мг/м^2), дакарбазин, кармустин (≥250 мг/м^2), хлорметин і стрептозоцин, а також схеми хіміотерапії, в яких поєднується застосування антрациклінів і циклофосфаміду. Сильну еметогенну дію має також опромінення всього тіла. Помірну еметогенну дію (НіБ у 30–90 % хворих) виявляють зокрема карбоплатин, метотрексат, доксорубіцин, доцетаксел, паклітаксел, етопозид, іфосфамід, циклофосфамід (≤1500 мг/м^2).

→ **П Р О Ф І Л А К Т И К А   І   Л І К У В А Н Н Я**

Повна елімінація блювання раннього типу є можливою у ≈80 %, а блювання пізнього типу у 40–50 % хворих, які не отримують адекватної протиблювотної профілактики. Нудота може бути ефективно контрольована у >50 % хворих.

Загальні принципи

1. В першу чергу застосовується профілактика НіБ перед початком хіміо- та променевої терапії.

2. Протидія НіБ пізнього типу полягає в оптимальному контролі НіБ раннього типу, а також застосування ЛЗ анти-NK1.

3. Вибір протиблювотних ліків залежить від еметогенного потенціалу застосованої хіміо- та променевої терапії і можливих побічних дій протиблювотних ЛЗ.

4. У разі комбінованої терапії тактику слід узалежнити від найбільш еметогенного компоненту терапії.

5. Протиблювотні ЛЗ застосовуються в найменших ефективних дозах.

6. З метою оптимізації ефекту показана комбінація декількох протиблювотних ЛЗ, які, якщо це можливо, призначають п/о.

Фармакологічна профілактика

1. НіБ раннього типу: найефективніша комбінація антагоністів рецептора 5-HT$_3$ з ГК; у випадку хіміотерапії з високим еметогенним ризиком — додатково апрепітант або нетупітант. Вибрані ЛЗ:

1) **палоносетрон** (0,5 мг п/о або 0,25 мг в/в за 1 год перед початком хіміотерапії);

2) **ондансетрон** (п/о, в/м, в/в, п/р) 8 мг п/о або 0,15 мг/кг в/в 1 год перед введенням цитостатика;

3) **дексаметазон** 12 мг (1-ий день) та 8 мг (2–4-ий день) в/в або метилпреднізолон 40–125 мг в/в за 30–60 хв перед введенням цитостатика;

4) **апрепітант** п/о, показаний в разі призначення хіміотерапії з високим ризиком виникнення нудоти і блювання (1-ша доба — 125 мг п/о, 2 і 3 доба — 80 мг п/о) або нетупітант з палоносетроном (комбінований препарат 300/0,5 мг п/о в 1 день, за ≈60 хв перед початком хіміотерапії;

5) допоміжні ЛЗ: **метоклопрамід** (як п/о, так і в/в) 2–3 мг/кг в/в або 20 мг п/о перед введенням хіміотерапії та через 2 год після введення цитостатика; **хлорпромазин** 12,5–50 мг в/м або 10–25 мг п/о кожні 6–8 год; **тіетилперазин** 6,5 мг п/о або п/р кожні 4–6 год; **клоназепам** 0,5–2 мг в/в кожні 4–6 год в день введення цитостатика або 0,5–1 мг п/о ввечері і вранці перед введенням цитостатика; антигістамінні ЛЗ, напр., **прометазин** 0,25–0,5 мг/кг п/о 4–6×на добу.

2. НіБ пізнього типу: ефективність антагоністів рецептора 5-HT$_3$ є значно меншою, ніж при НіБ раннього типу — не застосовуйте їх у наступних добах після хіміотерапії. Пропонована тактика: **метоклопрамід** 5 мг/кг п/о кожні 6 год (початок — 2-га доба, час тривання — 3 доби від закінчення хіміотерапії) + **дексаметазон** 8 мг п/о або в/в кожні 12 год (2-га і 3-тя доба) і 4 мг п/о або в/в кожні 12 год (4-та і 5-та доба). У разі високого ризику виникнення блювання застосовують також апрепітант на 1–3-тю добу після хіміотерапії, або нетупітант з паланосетроном (комбінований препарат), одноразово в 1-шу добу (перед початком хіміотерапії).

3. НіБ, пов'язані з променевою терапією: антагоніст рецептора 5 HT_3 (часто з дексаметазоном, який застосовувався впродовж 5 днів) перед кожним фракційним опроміненням із великим і помірним ризиком НіБ.

4. НіБ, що виникають, незважаючи на специфічні профілактичні засоби: якщо в даній клінічній ситуації застосовувалась найкраща схема протиблювотної тактики, потрібно розглянути додаткове призначення лоразепаму або алпразоламу, або заміну метоклопраміду (який вводився в/в у великій дозі) на ондансетрон (якщо хворий його не отримував).

2.3. Запалення шкіри, що виникає внаслідок використання ліків анти-EGFR

➡ ЕТІОПАТОГЕНЕЗ ТА КЛІНІЧНА КАРТИНА

Антитіла, що блокують рецептор для епітеліального фактора росту (EGFR) (напр. **цетуксимаб**, **панітумумаб**, **афатиніб**), а також інгібітори тирозин-кіназ, що входять у склад сигнальних шляхів, які активуються через EGFR (напр. **гефітиніб**, **ерлотиніб**), викликають специфічні небажані ефекти з боку шкіри у 45–100 % хворих. Клінічна картина нагадує вугрову висипку, але ці зміни мають інший характер і нетипову локалізацію; відсутні комедони, є свербіж, зміни зникають під впливом протизапального лікування, а не під впливом протиугрового. На початку — місцеве почервоніння, набряк і порушення чутливості (печіння) в ділянці обличчя і верхньої частини тулуба, потім — мнисто-папульозна висипка на обличчі (малі піднесені грудки, часто сверблять), яка часто утворює трикутник, що займає обидві щоки і підборіддя. Після 1–3 міс. застосування ЛЗ виникають подальші шкірні ураження (сухість, телеангіектазії), проріджання і ламкість волосся на голові і кінцівках, надмірне оволосіння на обличчі (разом з надмірним ростом вій) і ураження нігтьового валика (пароніхія). Найчастіше розвиваються легко чи помірно виражені шкірні прояви, але у 8–17 % хворих вони настільки виражені, що вимагають тимчасового або тривалого припинення застосування ЛЗ.

➡ ЛІКУВАННЯ

1. Лікування шкірних змін залежить від ступеня їх прояву →табл. 2-1.

2. Густі брови, або вії та надмірне оволосіння обличчя можна усунути за допомогою епіляції.

3. Хворий повинен носити зручне взуття і уникати місцевих інфекцій, а саме грибкових. Застосування спеціальних лаків для нігтів може їх зміцнити і запобігти розшаруванню і появі тріщин нігтьової пластинки.

2.4. Запалення шкіри і слизових оболонок після променевої терапії

В здорових тканинах опроміненої ділянки відбувається ушкодження клітин. **Реакція після опромінення** може бути **рання** (симптоми до 6 міс. від початку променевої терапії) або **пізня**.

Таблиця 2-1. Класифікація, клінічна картина і методи лікування змін шкіри і нігтів, що виникають внаслідок використання ліків, що пригнічують EGFR

Тип зміни	Клінічна картина	Лікування
вугрова висипка	ступінь 1 – пустули в місцях мішечків – відсутній свербіж	**місцеве лікування:** 1 % гель або 0,75 % крем і гель з метронідазолом 2 × на день
	ступінь 2 – пустули в місцях мішечків – ураження <50 % поверхні тіла – свербіж	**місцеве лікування:** як вище **системне лікування:** доксициклін 100 мг 1 × на день протягом 7–14 днів лікування **свербіж:** пероральні антигістамінні препарати (напр. гідроксизин, цетиризин) **лікування болю:** парацетамол, ібупрофен **лікування інфекції:** клоксацилін 500 мг 4 × на день протягом 7 днів
	ступінь 3 – пустули в місцях мішечків – ураження >50 % поверхні тіла – свербіж	перепиняється лікування ліками анти-EGFR до часу зменшення вираженості симптомів до ступеня 2 **місцеве лікування:** як вище + мокрі компреси (0,9 % NaCl 2–4 × на день протягом 10 хв) **системне лікування:** доксициклін 100 мг 2 × на день **лікування свербіжу, болю, інфекції:** як вище
	ступінь 4 еритродермія (злущування шкіри і утворення на ній виразок)	припиняється лікування ліками анти-EGFR, а хворого переводять у спеціалізований заклад лікування опіків
сухість шкіри	свербіж і сухість шкіри	**загальні рекомендації:** уникання надмірної експозиції шкіри до води і мила **препарати, що пом'якшують шкіру:** 5–10 % сечовина і інші **лікування свербіжу:** як вище
	злущування	препарати, що пом'якшують шкіру
	сухе запалення подушечок пальців	**препарати, що пом'якшують шкіру:** 5–10 % сечовина, час від часу крем з глюкокортикоїдом середньої дії (флутиказон, бетаметазон)
вірусна суперінфекція		валацикловір 500 мг 2 × на день протягом 5 днів
пароніхій		**місцеве лікування:** профілактичні засоби (носіння вільного взуття, ванни з антисептичними препаратами), глюкокортикоїди сильної дії (клобетазол в кремі) **системове лікування:** доксициклін 100 мг 1 × на день протягом 7–14 днів **лікування інфекції:** клоксацилін 500 мг 4 × на день протягом 7 днів

2.4.1. Запалення шкіри після променевої терапії

→ ПРОФІЛАКТИКА

1. Щоденний туалет з застосуванням гелю для душу з нейтральним рН, без використання щіток, губок, препаратів, що злущують епідерміс, засобів, які подразнюють шкіру (напр., парфуми, лаки).

2. Уникання механічних пошкоджень шкіри в опроміненій ділянці (напр., стосування електробритв замість станків для гоління і жилеток) і впливу сонячних променів.

3. При потребі призначення ГК місцево з метою зменшення дискомфорту і свербіння.

4. Застосування захисних кремів на опроміненій ділянці шкіри (не застосовувати перед променевою терапією). Дозволяється застосування антиперспірантів.

5. Утриматись від тютюнопаління.

6. Застосування анальгетичної терапії відповідно до рекомендацій ВООЗ →розд. 22.1. Пластирі зі знеболюючими препаратами (фентаніл, бупренорфін) не приклеюють на шкіру, що була опромінена.

→ КЛІНІЧНА КАРТИНА І ЛІКУВАННЯ

Ступінь 1 — незначна еритема чи сухе лущення → не вимагає спеціалістичної консультації; пацієнт повинен дбати про чистоту опроміненої ділянки, може вживати зволожуючі креми (без запаху).

Ступінь 2 — помірна або сильна еритема; плямисте вологе лущення, зазвичай обмежене до складок і загинів шкіри, помірний набряк → необхідна онкологічна консультація:

1) якщо немає ознак інфекції → застосовують місцеві антисептичні, протизапальні ЛЗ і засоби, які стимулюють процес загоєння — напр., срібна сіль сульфатіазолу (крем), декспантенол (мазь, крем, аерозоль, крем, пінка), гіалуронова кислота, ГК; накладають кілька рази на добу; після поліпшення стану застосовується сам препарат з ГК 2–3×на тиж.

2) у разі ознак інфекції → треба розглянути можливість виконання посіву мазку, застосувати місцево антибіотик — кліндаміцин, неоміцин.

Ступінь 3 — вологе лущення в інших місцях, аніж складки і загини шкіри; кровотеча після невеликого ушкодження чи тертя → тактика, як при 2-му ступені додатково необхідно розглянути можливість застосування відповідних поглинаючих пов'язок.

Ступінь 4 — некроз шкіри або виразка цілої глибини шкіри, спонтанна кровотеча → необхідний контакт з осередком променевої терапії (зважте модифікацію величини і розкладу дози опромінення); лікування в спеціалізованому осередку лікування ран і опіків.

2.4.2. Стоматит після променевої терапії

→ ПРОФІЛАКТИКА

1. Відмова від споживання алкоголю, тютюнопаління, гострих та твердих страв.

2. Перед променевою терапією: стоматологічне лікування карієсу; при можливості — екстракція зубів повинна виконуватись за ≥10–14 днів перед початком протипухлинного лікування.

3. У період проведення променевої терапії і після її закінчення (протягом ≥2-х тиж.):

1) дбати про гігієну ротової порожнини — чистка зубів пастою ≥3×на день м'якою, регулярно зміненою щіткою і делікатне використовування зубної нитки;

2) часте пиття невеликого об'єму води і/або полоскання ротової порожнини 0,9 % NaCl, розчином бікарбонату натрію або рідиною, що містить бензидамін 4–6 × на день. Не рекомендувати полоскання ротової порожнини розчинами хлоргексидину і алкоголю.

3) використання кубиків льоду (якщо не було пошкоджень слизової оболонки).

Розвивається практично у всіх хворих, опромінюваних з приводу новоутворів ділянки голови і шиї, тому ≥1 × на тиждень слід оцінювати наявність реакції і визначати її тяжкість за шкалою: 0 — без симптомів, нормальна дієта; 1 — почервоніння, болючість, нормальна дієта; 2 — почервоніння, вогнищеві виразки, нормальна дієта; 3 — дифузні виразки, пацієнт може споживати тільки рідку їжу; 4 — кровотеча зі слизових оболонок, неможливе пероральне харчування.

1. Сухість ротової порожнини → рекомендується жування жуйки без цукру або безцукрових солодощів і полоскання ротової порожнини 0,9 % NaCl або розчином бікарбонату натрію, застосування «штучної слини».

2. У разі легкого чи помірного болю → місцево діючі ЛЗ — бензокаїн (в комплексних препаратах) чи бензидамін кілька разів на добу на змінену поверхню слизової оболонки. В разі сильного болю →розд. 22.1 (дозволяється полоскання рота 0,2 % розчином морфіну або 0,5 % розчином доксепіну).

3. Якщо підозрюється інфекція → мазок і емпіричне лікування антибіотиком широкого спектру дії (аміноглікозиди; цефалоспорини III генерації) або протигрибковим препаратом в разі підозрина кандидоз ротової порожнини.

4. Якщо аліментація пероральним шляхом неможлива → потрібно розглянути можливість розпочинання парентерального харчування.

2.4.3. Запалення стравоходу після променевої терапії

Розвивається часто після 2–3 тиж. променевої терапії з приводу рака легень чи стравоходу. Доходить до пошкодження слизової оболонки стравоходу з утворенням багатьох ерозій.

Запобігання: застосування аміфостину (під час хіміорадіотерапії у хворих із дрібноклітинним раком легені), а також відмова від споживання алкоголю, тютюнопаління, споживання сухих та гострих страв.

Симптоми: утруднене ковтання, супутній біль, печія, нудота і блювота; наслідком може бути звуження стравоходу.

Лікування:

1) уникання споживання гострої, пряної і сухої їжі;

2) рідка дієта, залежно від вираженості симптомів;

3) інгібітори протонної помпи або H_2-блокатори;

4) протибольові ліки, згідно з принципами ВООЗ →розд. 22.1;

5) у найтяжчих випадках → гастростомія або парентеральне харчування.

2.4.4. Запалення слизової оболонки кишківника після променевої терапії

Розвивається у ≥50 % хворих після опромінення ділянки малого тазу і черевної порожнини. Вираженість запальних змін залежить передусім від дози і площі, яку покриває опромінення.

Запобігання: потрібно рекомендувати відповідну гідратацію та дієту (із низьким вмістом жирів), застосування пробіотиків, які містять *Lactobacillus* (після опромінення малого тазу).

Симптоми: діарея, слиз в калі, НіБ, біль у животі, позиви до дефекації, стійкий метеоризм і здуття живота, кровотеча із нижніх відділів ШКТ (зазвичай незначна і самостійно зникає).

Лікування:

1) дієта, із низьким вмістом клітковини і жирів, лише негазовані напої, уникання споживання молочних продуктів (за вийнятком йогуртів), сирих фруктів і овочів, алкоголю і тютюнокуріння;

2) запобігання дегідратації (контролюйте артеріальний тиск та концентрацію електролітів у сироватці крові) та симптоматичне лікування діареї (лоперамід, у разі неефективності атропін);

3) у разі кровотечі з прямої кишки можна застосовувати мікроклізми із сукральфатом (2 г сукральфату розчинити у 30–50 мл води через катетер Фолея);

4) у разі симптомів ентеропатії у хворих, які отримували опромінення зони малого тазу, потрібно розглянути застосування сульфасалазину (500 мг 2×на день);

5) в найтяжчих випадках потрібно розглянути парентеральне харчування;

6) у випадку хронічного променевого проктиту можна розглянути гіпербаричну оксигенотерапію, а у тяжких та стійких до лікування випадках — ендоскопічне лікування (напр. аргоноплазмова коагуляція).

2.5. Фебрильна нейтропенія

→ ВИЗНАЧЕННЯ ТА ЕТІОПАТОГЕНЕЗ

Нейтропенія є найчастішим гематологічним ускладненням протягом усього протипухлинного лікування, внаслідок мієлотоксичної дії хіміо- і променевої терапії; може бути наслідком інфільтрації кісткового мозку пухлинними клітинами. Тільки у 20–30 % пацієнтів можна визначити відповідальний патоген, найчастіше — це грампозитивні коки, а потім коліформні *Enterobacteriaceae* (напр., *Escherichia, Klebsiella*) і грамнегативні неферментуючі (напр., *Pseudomonas*) бактерії.

Визначення нейтропенічної лихоманки:

1) температура в ротовій порожнині ≥38,3 °C при одноразовому вимірюванні чи ≥38 °C, яка зберігається впродовж ≥1 год та

2) кількість нейтрофілів <500/мкл, або якщо передбачається подальше зниження до <500/мкл впродовж 48 год.

→ АЛГОРИТМ ДІЙ

1. **Оцініть ризик ускладнень і смерті** за допомогою MASCC →табл. 2-2 або за спрощеним методом:

1) високий ризик — очікувана довгострокова (>7 днів) і глибока нейтропенія (кількість нейтрофілів ≤100/мкл) та/або клінічно значущі ускладнення;

2) низький ризик — інші пацієнти.

2. **Принаймні двічі проведіть забір крові для мікробіологічного дослідження**, кожного разу із судинного катетера і периферичної вени, а також з інших місць, залежно від етіології, яку підозрюють →розд. 24.5.1.

3. **Застосуйте емпіричну антибіотикотерапію з широким спектром дії** негайно (впродовж 2-х год після появи симптомів) →рис. 2-1.

Показання до призначення ванкоміцину чи іншого антибіотику, активного проти Грам-позитивних бактерій в початковій емпіричній терапії:

1) нестабільність гемодинаміки або інші ознаки тяжкого сепсису;

2) радіологічно підтверджена пневмонія;

Таблиця 2-2. Система оцінки MASCC для ідентифікації хворих з нейтропенією та низьким ризиком інфекції і ускладнень у момент появи гарячки

Ознака	Бали
тяжкість хвороби (вибрати тільки 1 варіант)	
без симптомів або симптоми слабко виражені	5
помірно виражені симптоми	3
хворий у тяжкому стані або вмираючий	0
без гіпотензії	5
без ХОЗЛ	4
солідна пухлина або новоутворення кровотворної системи, без передуючої грибкової інфекції	4
без зневоднення, що вимагає внутрішньовенної гідратації	3
у момент появи гарячки хворий знаходиться на амбулаторному лікуванні	3
вік >16-ти і <60-ти років	2
≥21 балів = низький ризик	

3) позитивний результат посіву щодо грампозитивних бактерій (перед остаточною ідентифікацією мікроорганізму і отриманням антибіотикограми);

4) клінічна підозра на тяжку катетер-асоційовану інфекцію (напр., озноб під час інфузії через катетер або ознаки інфекції навколо катетера);

5) інфекції шкіри і м'яких тканин;

6) документально підтверджена колонізація MRSA, VRE і пеніцилін-резистентними пневмококами;

7) тяжкий мукозит, якщо профілактично використовувались фторхінолони, а при емпіричній терапії використовується цефтазидим.

Модифікація емпіричної антибактеріальної терапії у випадку підозрюваного або підтвердженого інфікування стійким штамом (згідно з IDSA 2011 та ECIL 2013):

1) MRSA → ванкоміцин, лінезолід або даптоміцин;

2) VISA → лінезолід, тигециклін, даптоміцин, хінупристин з далфопристином;

3) ванкоміцин-резистентні ентерококи → лінезолід, тигециклін, даптоміцин (*E. faecalis*), хінупристин з далфопристином (*E. faecium*);

4) ESBL-продукуючі штами → карбапенем;

5) карбапенем-резистентні штами *Enterobacteriaceae* → лікування пов'язане з використанням колістину, тигецикліну, аміноглікозидів чи фосфоміцину;

6) *K. pneumoniae*, що продукує карбапенемазу → колістин або тігециклін;

7) β-лактам-резистентна *Pseudomonas aeruginosa* → колістин або фосфоміцин;

8) β-лактам-резистентний *Acinetobacter spp.* → колістин або тігециклін;

9) *Stenotrophomonas maltophila* → котримоксазол, фторхінолони (ципрофлоксацин, моксифлоксацин), тикарцилін з клавулановою кислотою.

У разі ідентифікації відповідального за інфекцію **патогену**, застосовують таргетний антибіотик з вужчим спектром дії. Терапія має тривати ≥7 днів, до моменту мікробіологічної елімінації інфекції, ліквідації клінічних проявів, у тому числі гарячки впродовж ≥4-х днів. На 2–4-ту добу емпіричної антибіотикотерапії проведіть повторну оцінку хворого →рис. 2-2.

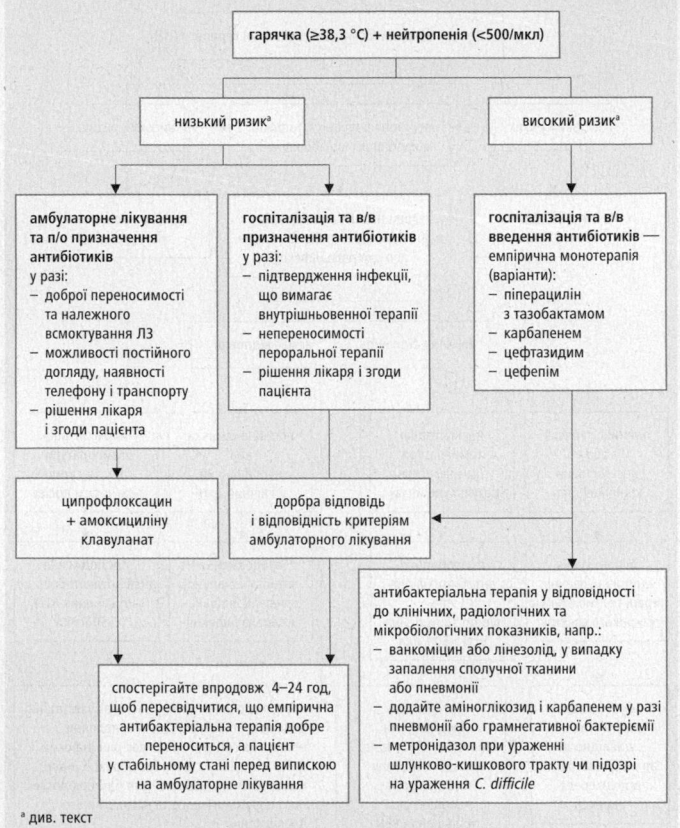

Рис. 2-1. Початкова тактика у пацієнтів з фебрильною нейтропенією

Пацієнт, у якого зберігається нейтропенія, проте антибіотикотерапію завершено, має залишатися під наглядом у стаціонарі впродовж ≥24–48 год. Алгоритм лікування хворих з високим ризиком, у яких гарячка зберігається після 4-х днів емпіричного лікування антибіотиками →рис. 2-3.

4. Профілактика у пацієнтів без гарячки з нейтропенією:

1) режим гігієни, особливо гігієни рук, маски, що закривають обличчя і ніс, в обґрунтованих випадках — ізоляція хворого;

2) розглянути використання:

   а) фторхінолонів (ципрофлоксацин або левофлоксацин) — тільки у пацієнтів з групи високого ризику;

   б) протигрибкових та противірусних ЛЗ — тільки у пацієнтів, яким проводять алоТГСК або індукційну хіміотерапію при гострому мієлоїдному лейкозі;

   в) котримоксазолу — у пацієнтів з чинниками ризику інфікування *Pneumocystis jiroveci*, напр., у разі кортикостероїдотерапії, що триває ≥1 міс., терапії аналогами пуринів;

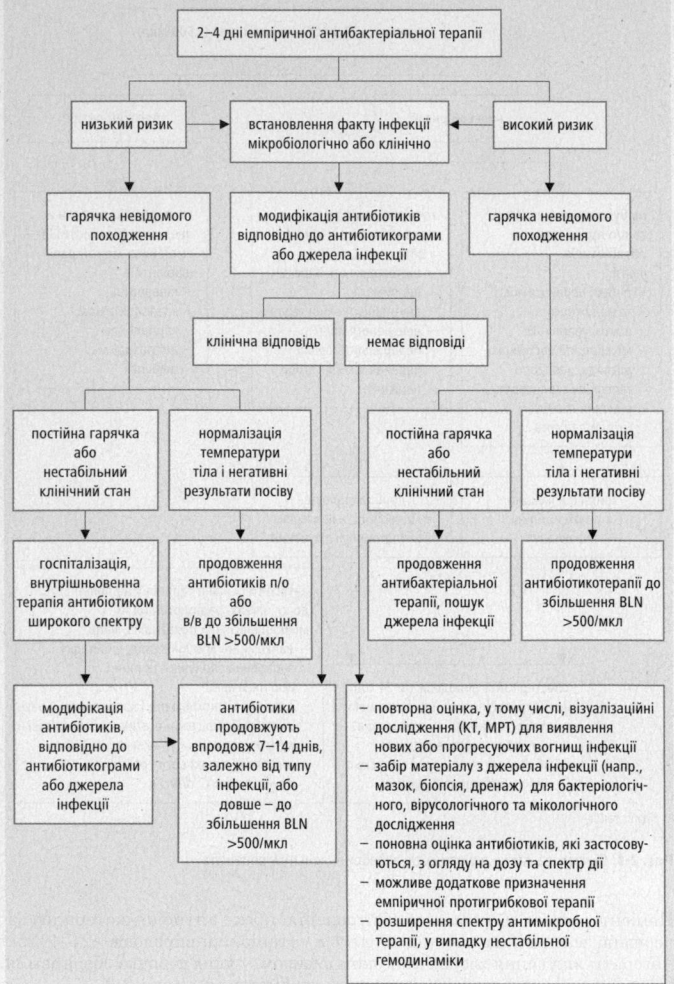

Рис. 2-2. Повторна оцінка стану пацієнтів з фебрильною нейтропенією після 2—4-х днів емпіричної антибіотикотерапії (відповідно до принципів IDSA, 2011)

г) Г-КСФ або ГМ-КСФ — протягом першого циклу хіміотерапії, якщо ризик нейтропенічної лихоманки ≥20 % (можна зважити у пацієнтів, які отримують інтенсивну хіміотерапію), також якщо виникли ускладнення, пов'язані з нейтропенією, після першого циклу хіміотерапії, а зниження доз цитостатиків або затримка їх введення може вплинути на виживання;

3) уникання тривалого контакту з середовищем, в якому присутня висока концентрація грибних спор (напр. капітальний ремонт).

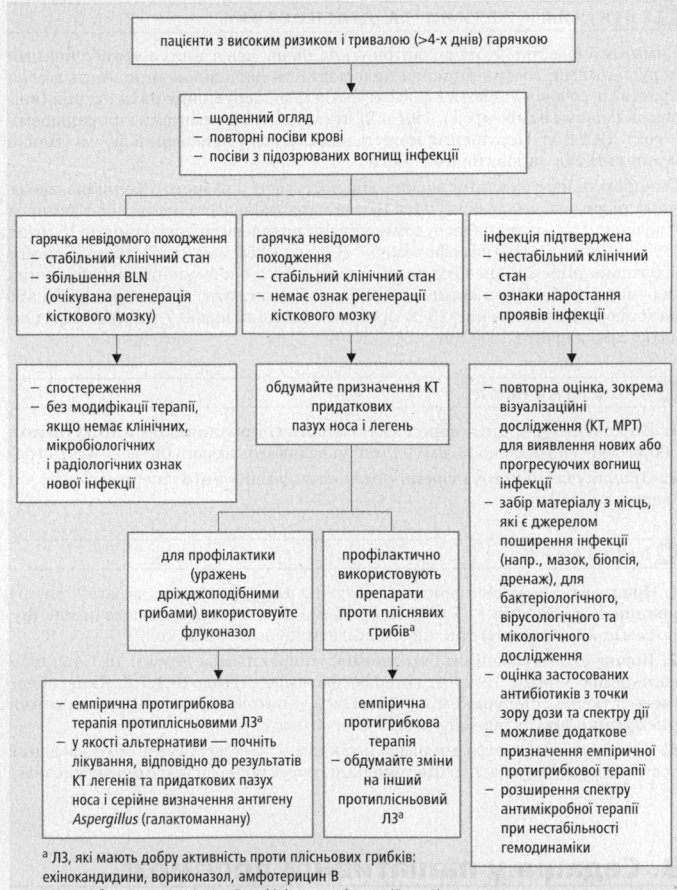

Рис. 2-3. Тактика у хворих з високим ризиком, у випадку гарячки після 4-х діб антибіотикотерапії (відповідно до принципів IDSA, 2011)

2.6. Синдром лізису пухлини

→ **ВИЗНАЧЕННЯ ТА ЕТІОПАТОГЕНЕЗ**

Синдром лізису пухлини — це комплекс загрожуючих життю метаболічних порушень, які виникають внаслідок швидкого розпаду клітин новоутвору. Він може розвинутись в перші дні хіміотерапії новоутворень, що характеризуються високою проліферативною активністю і високою чутливістю до хіміотерапії (особливо — лімфоми Беркіта і гострого лімфобластного лейкозу), або спонтанно (дуже рідко). Під час раптового розпаду клітин новотвору з них виходить велика кількість калію, пуринів і фосфатів.

→ **КЛІНІЧНА КАРТИНА ТА ДІАГНОСТИКА**

Симптоми відображають розвиток ускладнень, пов'язаних з метаболічними порушеннями: гостра ниркова недостатність (внаслідок випадання в осад кристалів сечової кислоти і фосфату кальцію), порушення ритму серця (внаслідок гіперкаліємії →розд. 19.1.4.2), тетанія (і інші симптоми гіпокальціємії →розд. 19.1.6.1). Порушення можуть виявлятись у прихованій формі (тільки в результатах лабораторних тестів).

Синдром лізису пухлини можна діагностувати у хворого з великою масою новоутвору, у якого розвинулася гостра ниркова недостатність, або з'явилися порушення ритму серця чи судоми, а також виявлено гіперурікемію (>15 мг/дл [893 мкмоль/л]), гіперфосфатемію (>8 мг/дл [2,56 ммоль/л]), гіперкаліємію або гіпокальціємію (необхідна наявність ≥2-х з 4-х вказаних метаболічних порушень), або якщо концентрації сечової кислоти, калію, фосфатів або кальцію змінюються на ≥25 % протягом 3-х днів до або 7-ми днів після початку хіміотерапії.

→ **ПРОФІЛАКТИКА**

1. Впродовж ≥2-х днів перед хіміотерапією призначають **алопуринол** 600 мг/добу і адекватно (3 л/м²/24 год) наводнюють хворого (діурез >3 л/24 год).
2. При лікуванні новоутворень гемопоетичної системи з гіперлейкоцитозом зважте лейкаферез.

→ **ЛІКУВАННЯ**

1. При розвиненому синдромі застосовують: **алопуринол** (макс. до 500 мг/м²), **введення розчинів** 4–5 л/24 год разом з петевим діуретиком (напр. **фуросемід** 30–80 мг в/в) так, щоб зберігати діурез >3 л/24 год.
2. Коригуйте метаболічні порушення: гіперкаліємію →розд. 19.1.4.2, гіпокальціємію →розд. 19.1.6.1, гіперфосфатемію →розд. 19.1.7.2. Якщо зберігається тяжка гіперурикемія (>15 мг/дл) → потрібно розглянути лікування **расбуриказою** зазвичай у дозі 0,2 мг/кг/добу.
3. У разі розвитку гострої ниркової недостатності → скоригуйте об'єм введених розчинів до діурезу, застосуйте гемодіаліз (ефективно видаляє сечову кислоту).

3. Седація у паліативній допомозі

Паліативна седація (ПС) — це намірене фармакологічне вимкнення свідомості або збереження цього стану у хворого з хронічною прогресуючою хворобою на завершальному етапі життя, коли не вдається полегшити докучливі симптоми та зменшити страждання хворого із застосуванням усіх інших відомих і доступних методів симптоматичного лікування. ПС є етично прийнятним методом, що застосовується протягом останніх днів і годин життя, та є процедурою останнього вибору, тоді коли хворий повідомляє, що страждання є нестерпними, а медичний персонал вичерпав можливості його ліквідація усіма доступними методами. ПС не має нічого спільного з евтаназією.

→ **ПОКАЗАННЯ**

1. **Пролонгована ПС** — це така седація, що продовжується до кінця життя хворого, забезпечує смерть в седації або під час глибокого сну; пацієнта з неї не виводять; найчастіше застосовується:

1) у пацієнтів з прогнозованим коротким (протягом кількох днів) часом виживання, які переживають надокучливу, стійку до лікування і дуже інтенсивну (нестерпну) соматичну симптоматику, включаючи найчастіше неконтрольовану задишку (зазвичай пацієнти в тяжкому загальному стані, з дихальною недостатністю), рідше біль;

2) інтервенційно — невідкладно при раптових драматичних ситуаціях, таких як смертельна кровотеча з дихальних шляхів (напр. у пацієнтів з раком легень або горла), котра супроводжується сильною задишкою або неспокоєм;

3) у пацієнтів, близьких до смерті, з порушеннями свідомості, котрі подають невербальні сигнали (моторне збудження, гримаса, стогін), що можуть свідчити про триваюче страждання;

4) на прохання пацієнтів, близьких до смерті, які обтяжені некерованим та неконтрольованим страхом смерті в муках і хочуть помирати уві сні;

5) можна зважити у пацієнтів, близьких до смерті, з екзистенційним/духовним стражданням (котрі скаржаться на втрату сенсу життя, що є тягарем) яке неможливо опанувати іншим чином, його може бути важко диференціювати або воно може співіснувати з депресією, а проведення ПС в таких випадках викликає багато контроверсій (повторні психіатричні консультації, духовна і психічна підтримка, а також сімейні наради за участю хоспісної інтердисциплінарної бригади можуть не дати остаточної відповіді відносно незаперечних показань для початку ПС).

2. Інтервальна ПС — тимчасова (напр. до 24–48 год у випадку екзистенційного болю), з якої хворого виводять шляхом відміни седативних ЛЗ або зменшення їх доз; застосовується:

1) на час виникнення дуже докучливих симптомів, які суттєво полегшуються після відпочинку, який забезпечує інтервальна ПС, напр. протягом ночі;

2) на прохання хворого провести спробу ПС;

3) до моменту початку дії іншого потенційно ефективного способу полегшити симптоматику.

3. Анальгоседація — зазвичай є короткотривалим втручанням, що допомагає опанувати проривний (епізодичний) біль; зазвичай застосовується в умовах стаціонарної та домашньої паліативно-хоспісної опіки, там де це необхідно:

1) проведення болісних процедур, зазвичай біля ліжка хворого (напр. мануальна евакуація стільця, катетеризація сечового міхура, заміна пов'язок, хірургічна обробка рани, катетеризація центральної вени, катетеризація епідурального простору);

2) захист від болю, що викликається зміною положення тіла при виконанні гігієнічно-піклувальних заходів, транспортування або діагностичних процедур.

→УСКЛАДНЕННЯ

Тимчасово або постійно обмежений або відсутній контакт хворого з оточенням. Інші значущі клінічні симптоми (порушення кровообігу та дихання, аспірація блювотних мас та реакції непереносимості ЛЗ) зустрічаються рідко. ПС, котра виконується із дотриманням правильного способу введення седативних ЛЗ та моніторингу, не пришвидшує смерті хворого.

→АЛГОРИТМ ДІЙ

1. В зрозумілій формі донесіть хворому (за його згодою, в присутності близьких людей) важливу інформацію стосовно цілі, показань та застосування та методів проведення седації (включаючи препарати, які використовуються), звертаючи увагу на подвійний ефект: корисний (полегшення страждань) та неминуче негативний (зниження рівня свідомості або її втрата). Після передуючої щирої розмови отримайте свідому згоду у ще притомного пацієнта (в ситуаціях з поступовим наростанням симптомів показана попередня розмова із хворим, щоб заздалегідь отримати згоду на проведення ПС, коли напр. задишку вже неможливо буде контролювати). Поінформуйте, що седація порушить свідомість, може викликати глибокий сон, призвести до втрати контакту з близькими, зробить неможливими участь в прийнятті та передачі важливих рішень, а також прощання перед лицем неминучої смерті. Наголосіть, що завдяки ПС хворий не страждатиме. З пацієнтами, котрі бояться страждань в процесі вмирання та просять проведення ПС, щоб померти уві сні, проведіть щиру і підтримуючу розмову, метою якої є визначення чого саме боїться хворий, а також переконання в тому, що протягом процесу вмирання він буде оточений відповідною опікою, а страждання будуть ефективно нівелюватись (це включає введення відповідних снодійних препаратів, у випадку, якщо пацієнт надалі підтверджує своє прохання).

2. У пацієнтів, близьких до смерті, які не можуть самостійно приймати рішення, про страждання якого можуть свідчити невербальні сигнали (→вище), а також у випадку виникнення несподіваних драматичних ситуацій, котрі зазвичай закінчуються смертю (напр. смертельна кровотеча в дихальних шляхах), рішення про ПС негайно приймається лікарем, котрий виявив таку ситуацію.

3. За відсутності достатнього досвіду → необхідно проконсультуватись з фахівцем паліативної медицини або анестезіологом.

4. Забезпечте пацієнту інтимність, тихе спокійне місце, зручне положення, постійний контакт з лікарем і медсестрою, а на прохання — присутність близької людини та служіння священика. Зверніть увагу на затримку сечі в сечовому міхурі та інші можливі причини дискомфорту, котрі піддаються корекції, перевірте прохідність венозного катетера.

5. Продовжуйте введення ліків, які застосовуються для симптоматичного лікування, включаючи анальгетики (зазвичай опіоїди →розд. 22.1), гідратацію та догляд, а також седативні препарати в/в чи п/ш, дотримуючись правила «низькі початкові дози, котрі повільно підвищуються»:

1) **мідазолам** (бензодіазепін з коротким періодом напіввиведення, має заспокійливу, анксіолітичну, снодійну, міорелаксуючу, амнестичну і протисудомну дію) — спочатку 0,25 мг в/в або 0,5 мг п/ш, потім — шляхом безперервної інфузії 0,25–1,0 (і більше) мг/год (зазвичай 0,02–0,1 мг/кг м. т./год). Початок дії — через 1–3 хв (в/в), 10–15 хв (п/ш), тривалість дії 15–20 хв після припинення інфузії. З метою проведення ПС мідазолам застосовується в умовах лікарні; у виняткових випадках в домашніх умовах ЛЗ може вводити досвідчена медсестра, яка має постійний контакт з лікарем спеціалістом, під контролем якого була розпочата ПС. Небажані ефекти: залежно від дози та швидкості введення може призвести, особливо в поєднанні з опіоїдами, до пригнічення дихального центру, зниження артеріального тиску, а у випадку застосування високих доз — релаксації м'язів та парадоксальних судом. Антидотом до мідазоламу є флумазеніл →розд. 20.3.

2) **пропофол** — гіпнотичний ЛЗ швидкої та короткої дії, що застосовується при загальній анестезії, для проведення седації у відділеннях інтенсивної терапії, а також для поверхневої седації напр. при діагностичних процедурах; володіє седативною, снодійною, протисудомною, амнестичною, протиблювотною, міорелаксуючою, протисвербіжною дією, ліквідує стійку гикавку та розширює бронхи. Через погану розчинність у воді виготовляється у вигляді емульсії, котра містить соєву олію, гліцерин і лецитин, тому може викликати алергічні реакції та легко піддаватися бактеріальній контамінації. Після відкриття флакону/ампули ЛЗ потрібно ввести якнайшвидше (до 8 год), а катетер, через який він вводиться, повинен бути змінений кожні 12 год. При ПС застосовується (в субанестетичних дозах — значно нижчих, ніж при загальній анестезії!) у випадку неефективності

мідазоламу, тільки в лікарняних умовах (в основному у відділеннях паліативного догляду, під наглядом лікаря відділення паліативного догляду або анестезіолога). Початкова доза 1 мг в/в (розчинити — 10 мг [1 мл] 1 % пропофолу в 10 мл 5 % розчину глюкози), котру залежності від клінічного ефекту повторюють кожні 2–5 хв; у подальшому постійна в/в інфузія зі швидкістю 10–70 мг/год. Ефект дії ЛЗ з'являється через 40–45 с, досягає піку через 2 хв та проходить протягом 3–10 хв від припинення введення. Небажані ефекти: пригнічення дихального центру (зниження частоти дихання), порушення прохідності дихальних шляхів (западання язика), депресивний вплив на систему кровообігу, зокрема зниження артеріального тиску внаслідок розширення кровоносних судин без компенсаторної тахікардії, брадикардія, метаболічний ацидоз з тахікардією (так званий синдром інфузії пропофолу), біль при в/в введенні (уникайте введення у вени малого калібру через подразнюючу дію; важливим є розведення препарату). Під час початкового етапу седації пропофолом лікар повинен бути присутнім біля хворого і залишатися з ним протягом ≥10 хв, щоб оцінити ефективність та безпечність лікування.

3) **анальгоседація** — застосовується одночасно, зазвичай в/в, анальгетик (як правило опіоїд, що використовувався раніше в рятувальній дозі, напр. морфін 1–2 мг) і седативний препарат (рутинно мідазолам в дозі 0,25–1 мг — під контролем ефекту) за кілька хвилин перед плановим втручанням/процедурою.

6. Застосовуйте оксигенотерапію при проведенні ПС, проводьте моніторинг частоти дихання, SpO_2 з використанням пульсоксиметру, пульсу і артеріального тиску, а також звертайте увагу на збереження прохідності дихальних шляхів (це особливо важливо при введенні пробних доз та визначенні цільової дози препарату). Оцінюйте ефективність та глибину ПС, котра повинна забезпечувати оптимальне полегшення страждань, опираючись на інформацію хворого (якщо він притомний), його поведінку, контакт з близькими особами та спостереження, котрі здійснюються медичним персоналом. Медичний персонал, який опікується пацієнтом, повинен завжди бути доступним для близьких осіб, щоб надати інформацію про вплив ПС на полегшення страждань (про те, що хворий не страждає), та стан хворого. Поважайте побажання хворого та його близьких.

4. Агонія

Агонії, зазвичай, передують передагональні симптоми і вона може тривати від кількох до кількох десятків годин (якщо немає раптової смерті, напр., через крововилив або емболію легеневої артерії). Більшість помираючих мають порушення свідомості, що утруднює комунікацію, а про біль і дискомфорт, що викликані незручною позицією, спрагою, підвищеною температурою і затримкою сечі, пацієнти сповіщають гримасою, стогоном і психомоторним збудженням, що часто є більш зрозумілим для близьких родичів, ніж для медичного персоналу. Риси обличчя — загострені, пульс ниткоподібний, кінцівки — холодні та бліді, дихання хрипле, швидке, з перервами.

→ **ПРИНЦИПИ ДОГЛЯДУ ЗА ПОМИРАЮЧИМ**

1. Умовою хорошого догляду є постійна присутність близької особи, яка має підтримку зі сторони досвідченого медичного персоналу.

2. Пацієнту потрібно забезпечити комфортну позицію.

3. Заходи догляду потрібно обмежити до найнеобхідніших, щоб уникнути шуму і яскравого світла та присутності не більше 1-ї або 2-х осіб.

4. Усі болісні процедури проводьте під анестезією і/або седацією.

5. Пацієнтам у свідомості можна спочатку давати невелику кількість улюблених напоїв, зволожувати язик та слизову оболонку порожнини рота. Не застосовуйте в/в гідратацію, так як це серед іншого може призводити до підвищення кількості секрету в дихальних шляхах та посилення хрипів.

6. Перевагу слід віддавати використанню підгузників, обмежуючи катетеризацію. Якщо виникають болі внаслідок переповнення сечового міхура сечею, слід провести катетеризацію сечового міхура під седацією із застосуванням мідазоламу та після анестезії уретри гелем з лідокаїном. Рідко буває необхідна надлобкова пункція сечового міхура (голкою з канюлею для периферійних вен [венфлоном]).

7. Змініть шлях введення лікарських засобів з п/о на п/ш, рідше в/в. Підшкірно можна вводити трамадол (у випадку помірного болю, підшкірна доза може відповідати п/о), морфін (у випадку сильного болю і задишки; у вигляді п/ш дози зниженої на 1/3–1/2 п/о дози або від дози 1,5–2,5 мг, якщо пацієнт раніше не отримував морфін), метоклопрамід (протиблювотний ЛЗ, а також у збуджених хворих, від дози 1,5–2,5 мг), левомепромазин (при неефективності галоперидолу за тими ж показаннями, від дози 3–6,25 мг), мідазолам (при збудженні, невгамовному стражданні, від дози 1–1,5 мг), гіосцин (профілактика надлишкової секреції з дихальних шляхів та хрипів при диханні, 10–20 мг); усі препарати кожні 4–6 год. Усі ці препарати можна змішувати в одному шприці (напр. на 24 год, для введення в об'ємі по 2 мл через підшкірно введену голку). Якщо хворий раніше отримував опіоїди підшкірно, продовжуйте це лікування.

8. Якщо хворий сповіщає про біль → введіть додаткову дозу анальгетику п/ш та при необхідності повторіть її через 20–30 хв. Якщо доза, яка досі застосовувалась, є неефективною, підвищіть її на 30–50 %. Якщо є в/в доступ — слід ввести 1 мг морфіну (незалежно від раніше використаних доз морфіну п/о або п/ш, або опіоїди у пластирі); наступні дози, за необхідності, вводити кожні 3–5 хв.

9. Пацієнту із задишкою, вираженим неспокоєм, значним психомоторним збудженням слід ввести мідазолам — спочатку одноразово 1–1,5 мг п/ш або 0,5 в/в (дозу препарату можна повторити через 5–10 хв), а після досягнення контролю симптоматики — у вигляді безперервної інфузії (10–15 мг/добу або більше, якщо це необхідно). Якщо ефект мідазоламу незадовільний, то в умовах стаціонару для седації можна застосовувати пропофол. Якщо контакт з хворим неможливий → необхідно отримати згоду щодо використання седації від близьких осіб.

10. Боротися з гарячкою слід застосовуючи парацетамол або метамізол п/р або в/в.

11. Не виконуйте санацію з верхніх відділів дихальних шляхів, так як це є мало ефективним та завдає страждань.

12. Перед лицем смерті, пацієнти можуть непокоїтися тим, що вони будуть страждати від болю і задишки, або подальшою долею своїх близьких, які у момент смерті будуть поруч з ними, та зазнають страждань. Слід забезпечити можливість попрощатися з близькими та супровід священика/духовну підтримку.

13. Необхідно приділити достатньо уваги і турботи близьким та рідним хворого, для котрих помираючий пацієнт є джерелом великих страждань. Подбайте про атмосферу підтримки, завдяки емпатії та хорошій комунікації (постійне інформування про стан пацієнта, симптоми і маніпуляції, що використовуються), забезпеченню можливості близьким особам постійно перебувати біля помираючого та померлого (доставити додаткове крісло чи кушетку), забезпеченню гідного поводження з тілом померлого, висловіть співчуття родини.

5. Смерть

Смерть — явище багатогранне, яке охоплює окремі тканини і системи органів у різний час. Прийняте на теперішній час визначення ідентифікує смерть із відмиранням головного мозку, про яке найчастіше свідчить відсутність діяльності стовбура головного мозку або із необоротною зупинкою кровообігу. Підтвердження смерті, яке базується на ствердженні смерті головного мозку відіграє особливу роль у хворих, які перебувають на штучній вентиляції легень (надає можливість провести трансплантацію органів і припинити підтримуючу терапію померлого). У більшості випадків (коли діяльність дихальної системи та системи кровообігу штучно не підтримуються), слід застосовувати традиційні критерії встановлення факту смерті.

🔊 5.1. Встановлення факту смерті

🔊 5.2. Констатація смерті

🔊 5.3. Патологоанатомічний розтин

1. Загальні принципи надання першої допомоги при невідкладних станах

Оцінка місця події

Наближаючись до місця випадку, його слід **оцінити** з точки зору:

1) **власної безпеки, безпеки інших рятувальників та потерпілих —** напр., дорожній рух, пожежа, загроза вибуху або ураження струмом, несприятливі погодні умови, агресія, задимлення, небезпека інгаляційного отруєння; при потребі, викликати технічні служби, пожежників або міліцію;

2) **характеру події,** а при травмі — її механізм (напр., безпосередня травма, травма при раптовому гальмуванні, падіння з висоти), тому що це може полегшити діагностику невидимих внутрішніх пошкоджень;

3) **кількості потерпілих;**

4) **ризику інфікування через контакт з кров'ю** (напр., вірус гепатиту В, гепатиту С, ВІЛ);

5) **потреби у додатковій допомозі або додатковому обладнанні.**

Повідомлення медичної рятувальної служби

При раптовій, серйозній хворобі або нещасному випадку слід негайно викликати карету невідкладної допомоги або попросити про це іншу особу, поки самі надаєте першу допомогу. Телефонуйте на номер **103** або **999**. Спокійно повідомте диспетчеру швидкої допомоги наступну інформацію:

1) **місце події та найзручніша дорога доїзду** (особливо важливо в міських районах, у сільській місцевості та у нежитлових районах);

2) **хто викликає;**

3) **характер події** (випадок, масовий випадок, несподіване захворювання);

4) **кількість потерпілих** (навіть приблизна) та їх стан (чи пересуваються самостійно);

5) **чи є якась небезпека і чи потрібна допомога інших служб.**

Не припиняйте розмови, поки диспетчер не попросить про це.

Оцінка стану пацієнта

1. Початкова оцінка — коротке обстеження, що визначить, чи є безпосередня загроза для життя, за схемою:

A (*airway*) — **дихальні шляхи** (непрохідність);

B (*breathing*) — **дихання** (дихальна недостатність);

C (*circulation*) — **кровообіг** (кровотеча, шок, серцева недостатність);

D (*disability*) — **зниження рівня свідомості** (при зниженні тонусу м'язів може виникнути непрохідність дихальних шляхів внаслідок западання надгортанника, м'якого піднебіння та язика).

Алгоритм дій:

1) наближаючись до хворого, слід оцінити:

 а) загальний вигляд;

 б) колір шкіри (блідість, ціаноз);

 в) можливість самостійного пересування;

 г) мову (якщо говорить, то дихальні шляхи є прохідними);

 д) дихання (якщо дихає — з якою частотою та чи дихання утруднене);

 е) чи є ознаки зовнішньої кровотечі;

2) якщо виникли сумніви, чи хворий дихає, нахиліться над ним, наближаючи вухо та щоку до його рота, дивіться при цьому на грудну клітку. Оцініть, чи:

 а) піднімається грудна клітка;

 б) чути шум повітря при видиху;

в) чути рух повітря на вашій щоці. Тільки дихання, котре бачите, чуєте та відчуваєте, забезпечує газообмін. Якщо хворий не дихає, відновіть прохідність дихальних шляхів →розд. 2.1. Якщо далі не дихає, розпочніть серцево-легеневу реанімацію.

3) оцініть стан свідомості пацієнта за шкалою:

A (*alert*) — при **свідомості** (зорієнтований щодо власної особи, місця та часу)

V (*verbal response*) — **реагує на голос**;

P (*response for pain*) — **реагує на біль**;

U (*unresponsive*) — **зовсім не реагує.**

Шкала Глазго (→табл. 1.39-2) використовується для пізнішої, більш точної оцінки.

4) хворому в свідомості, потрібно представитись та запропонувати допомогу, а якщо це потерпілий при нещасному випадку — скажіть: «Прошу не рухатися, поки я Вас не обстежу» (це може запобігти додатковим ушкодженням, напр., при травмах тазу чи хребта);

5) оцініть пульс на променевій артерії (наповнення, частота, регулярність) — якщо пульс визначається, артеріальний тиск ймовірно >60 мм рт. ст.

Припиніть швидку оцінку, тільки при необхідності відновлення прохідності дихальних шляхів або проведення серцево-легеневої реанімації.

2. Локальна оцінка та накладання пов'язок при ізольованих травмах (напр., зупинка кровотеч →розд. 23.4), якщо ніщо не вказує на можливість множинних уражень.

3. Швидка оцінка при травмі — якщо механізм травми вказує на можливість множинних уражень:

1) голови — рани, крововиливи (навколо очей, за вухами), витікання крові або рідини з носа та вух;

2) шиї — рани, наповнення шийних вен, положення трахеї;

3) грудної клітки — поранення, біль при натисканні, симетрія дихальних шумів;

4) живота — поранення, напруження черевної стінки, біль при натисканні;

5) тазу та кінцівок — поранення, неправильне положення, деформація контурів, біль при натисканні і при рухах.

4. Анамнез за схемою SAMPLE:

S (*signs / symptoms*) — **симптоми**, описані пацієнтом або помічені порушення, про які можна запитати;

A (*allergies*) — **алергія** (на ліки, інші хімічні речовини, отрути комах);

M (*medication*) — **медикаменти**, що приймає пацієнт (напр., інсулін);

P (*past and present illnesses of significance*) — **перенесені та наявні хвороби**;

L (*last food and drink*) — **останній прийом їжі та напоїв** (важливо, при необхідності проведення загального знечулення);

E (*events leading up to the patient's presentation*) — **обставини, що призвели до події.**

Перед збором анамнезу, проводьте заходи, що рятують життя, однак не зволікайте занадто довго, оскільки невідомо, як довго утримається стан свідомості, що дозволяє отримати інформацію від потерпілої особи. Зберіть також інформацію від близьких осіб (та свідків випадку), які пізніше можуть бути недоступними.

Найважливіші рятувальні заходи

1. Відновіть прохідність дихальних шляхів →розд. 2.1.

2. Підтримуйте дихання або розпочніть серцево-легеневу реанімацію →розд. 2.1.

3. Зупиніть кровотечі з ран →розд. 23.4.

4. Відповідно вкладіть пацієнта (безпечна позиція непритомного пацієнта без підозри травм →рис. 2.1-6) або не дозволяйте його рухати (особливо при підозрі травми тазу та хребта).

5. Захистіть від впливу екстремальних температур (низьких →розд. 23.16, високих →розд. 23.18).

6. Іммобілізуйте травмовані кінцівки →розд. 23.6 або хребет, якщо механізм травми вказує на можливість його пошкодження (завжди у непритомних осіб після дорожньо-транспортних пригод та падіння з висоти).

7. Викличте допомогу та залишайтесь біля хворого.

2. Втрата свідомості

Може бути спричинена зомлінням (минає впродовж кількох десятків секунд) або є початком коми. Порушення свідомості →розд. 1.39.

2.1. Зомління

Причини, механізм та наслідки

Зомління — це тимчасова втрата свідомості, внаслідок зниження мозкової перфузії (припинення мозкового кровоплину на 6–8 с або зниження кількості кисню, що надходить до мозку, на 20 %). Зомління має раптовий початок, минає зазвичай самостійно та швидко (<20 с). **Пресинкопальний стан** — це стан, при якому хворий відчуває, що зараз відбудеться втрата свідомості, але вона вже не настати (симптоми як перед втратою свідомості).

Із зомліннями часто плутають: приступоподібні стани без втрати свідомості (падіння, каталепсія, приступи падіння, психогенні псевдозомління) та з частковою або повною втратою свідомості (метаболічні порушення [гіпоглікемія, гіпоксія, гіпервентиляція з гіпокапнією], епілепсія, отруєння). Найчастіші причини короткотривалих втрат свідомості →табл. 2-1.

Перша допомога

1. Оцініть стан пацієнта за схемою ABCD →розд. 23.1, BLS →розд. 2.1 (спочатку голосно запитайте, напр., «Як Ви себе почуваєте?» та делікатно потрясіть, щоб перевірити реакцію на подразнення).

2. Відновіть прохідність дихальних шляхів →розд. 2.1 (після травм [особливо голови та шийного відділу хребта] без відгинання голови та без рухів головою →розд. 23.8).

3. Якщо втрата свідомості виникла внаслідок травми або підозрюєте травму шийного відділу хребта → стабілізуйте шийний відділ хребта та проведіть швидке травма-обстеження →розд. 23.1.

4. Якщо в потерпілого немає раптової зупинки кровообігу, травми і конвульсій, підніміть його ноги вверх — це є корисним при гіпотензії, хоча може погіршити вентиляцію.

5. Якщо втрата свідомості триває, а у пацієнта не було травми і він дихає самостійно → вкладіть його в безпечній позиції →рис. 2.1-6.

6. Оберігайте хворого від дії екстремальних температур зовнішнього середовища (перегріву або переохолодження). Якщо втрата свідомості могла бути спричинена зовнішніми чинниками (напр., екстремальні температури, отруєння леткими речовинами [найчастіше окисом вуглецю]) → винесіть пацієнта у безпечне місце (перенесення особи, що не зазнала травм →рис. 2-1).

Алгоритм дій в кареті швидкої допомоги

1. Застосуйте оксигенотерапію, якщо показана →розд. 24.21, введіть внутрішньовенний катетер

Таблиця 2-1. Диференційна діагностика причин короткотривалої втрати свідомості на основі анамнезу

Супутні симптоми	Ймовірна причина або механізм
обставини втрати свідомомсті	
прийом ЛЗ (напр., антигіпертензивні ЛЗ, інсулін)	дія ЛЗ (напр., гіпотонія, гіпоглікемія)
під час фізичного навантаження	кардіогенна (зниження серцевого викиду)
серцебиття, перед втратою свідомості	кардіогенна (аритмії)
втома верхніх кінцівок	синдром обкрадання підключичної артерії
рухи голови, шиї, натискання на каротидний синус (напр., тісний комірець)	синдром чутливого каротидного синусу
неприємний вигляд, запах або слуховий подразник	вазовагальний рефлекс
після ситного прийому їжі	автономна недостатність
нудота, блювання	вазовагальний рефлекс, гіпоглікемія
епілептична аура	епілепсія
висока температура зовнішнього середови-ща, значне фізичне навантаження	гіпертермія (тепловий удар, гіпертермія асоційована з фізичним навантаженням)
пов'язані зі зміною положення тіла	
тривале перебування в положенні стоячи (у натов-пі, в спеку)	вазовагальний рефлекс
після швидкого переходу у вертикальне положення	ортостатична гіпотензія
порушення свідомості	
повільне відновлення свідомості	неврологічні причини
швидке відновлення свідомості	інші причини
сиптоми, якими супроводжується зомління	
нетримання сечі, прикушування язика, травма, конвульсії	неврологічна (напр., епілепсія); іноді дуже посилений вазовагальний рефлекс
головокружіння, порушення мови, диплопія	неврологічна (напр., приступи транзитор-ної ішемії мозку)
під час кашлю, сечовипускання, дефекації	ситуаційне зомління
сімейний анамнез	
зомління або випадки раптової серцевої смерті в родині	синдром подовженого QT, синдром Бру-гади, гіпертрофічна кардіоміопатія

2. Якщо стан свідомості не покращується → підтримуйте функції життєво важливих органів, проводьте моніторинг стану пацієнта та проведіть діа-гностику причин коми →табл. 2-3.

3. Якщо пацієнт швидко повертається до свідомості → з'ясуйте причину короткотривалої втрати свідомості.

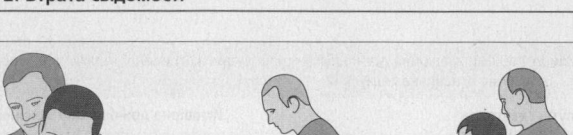

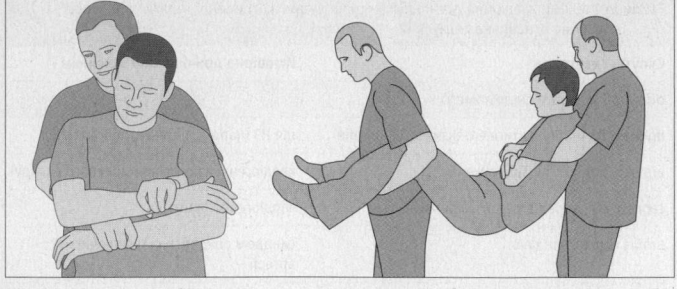

Рис. 2-1. Безпечне переміщення людини у непритомному стані, без травми, за участі двох осіб

Таблиця 2-2. Клінічні дані, що вказують на причину зомління	
рефлексогенне зомління	зазвичай відсутні симптоми органічного захворювання серця (особливо у молодих людей), в анамнезі зомління протягом тривалого часу, зомління, що викликається несподіваним або неприємним подразником (вигляд, звук, запах, біль), зомління після довгого перебування в положенні стоячи або в людному, душному приміщенні, зомління під час або після прийому їжі, зомління при поворотах голови або після натискання ділянки каротидного синусу (пухлина, гоління, тісний комірець), зомління після фізичного навантаження, зомління, яке передує нудота/блювання
зомління, спричинене ортостатичною гіпотензією	зомління після прийму вертикального положення, зомління після початку гіпотензивного лікування або після підвищення дози гіпотензивного ЛЗ, зомління після довгого стояння або перебування у людному, душному приміщенні, зомління після фізичного навантаження, вегетативна нейропатія або хвороба Паркінсона
кардіогенне зомління	важке органічне захворювання серця, зомління під час фізичного навантаження або в положенні лежачи, зомління після появи серцебиття, раптова смерть в сімейному анамнезі, неправильна ЕКГ
синдром обкрадання	зомління під час рухів верхньою кінцівкою, різний артеріальний тиск або пульс на верхніх кінцівках

Алгоритм дій в лікарні

1. Під час втрати свідомості →вище.

2. Після відновлення свідомості проведіть діагностичні заходи:

1) анамнез — типові дані, що вказують на тип зомління →табл. 2-2;

2) об'єктивне обстеження, включаючи вимірювання артеріального тиску в позиції сидячи та лежачи;

3) ЕКГ у 12 відведеннях:

а) порушення котрі однозначно свідчать про аритмію як основну причину зомління — синусова брадикардія <40/хв в період активності або повторні епізоди синоатріальної блокади чи зупинка синусового вузла ≥3 с, АВ-блокада II°ступеня типу Мобітц II або АВ-блокада III°ступеня, перемінний блок лівої та правої ніжок пучка Гіса, шлуночкова тахікардія або пароксизмальна надшлуночкова тахікардія, епізоди непостійної поліморфної шлуночкової тахікардії або короткий інтервал QT, порушення роботи кардіостимулятора чи кардіовертера-дефібрилятора з паузами в записі ЕКГ;

б) порушення, що вказують на аритмію як причину зомління — комбінована блокада (блокада лівої ніжки пучка Гіса або блокада правої ніжки пучка Гіса із супутньою блокадою передньої або задньої гілки лівої ніжки), інші порушення шлуночкового проведення (QRS ≥0,12 с), блокада AV II° типу Мобіц I, безсимптомна синусова брадикардія (<50/хв) або синно-передсердна блокада, преекзитація, синдром подовженого QT, блокада правої ніжки пучка Гіса з елевацією сегменту ST у відведеннях V$_1$–V$_3$ (синдром Бругади), від'ємні зубці Т у правосторонніх передсердних відведеннях, хвиля є або пізні шлуночкові потенціали, що можуть вказувати на аритмогенну правошлуночкову кардіоміопатію, зубці Q, що вказують на перенесений інфаркт міокарду;

4) знайдіть відповідь на питання:

а) чи втрата свідомості була зомлінням?

б) чи у хворого є органічне захворювання серця?

в) чи дані з анамнезу вказують на остаточний діагноз?

5) подальші дії залежать від запідозреної причини зомління.

Алгоритм дій залежно від типу зомління

1. Рефлекторне зомління (нейрогенне, вазовагальне): є наслідком неправильної рефлекторної реакції, що призводить до розширення судин з подальшою гіпотензією або брадикардією; найчастіший тип зомління у молодих людей та без органічних захворювань серця, може також виникати у старших осіб або з органічним захворюванням серця, особливо зі стенозом гирла аорти, гіпертрофічною кардіоміопатією або після інфаркту міокарда. **Діагноз** базується на типовому анамнезі, що стосується обставин появи зомління. **Допоміжні дослідження:** масаж каротидного синусу, тест із нахилом стола, ортостатична проба, проба ЕКГ із навантаженням (якщо зомління настає після фізичного навантаження).

Профілактика:

1) уникати ситуацій, що сприяють зомлінню (напр., високих температур, душних приміщень, зневоднення організму, кашлю, тісних комірців);

2) діагностика симптомів, що передують зомлінню; способи негайного запобігання виникненню рефлекторного зомління, у осіб, що мають такі симптоми — найбільш ефективним є прийом лежачого або сидячого положення, інші методи — це напруження м'язів нижніх кінцівок та живота, схрещування ніг та інші типи ізометричного навантаження, такі як розтягування передпліч або стискання в руці м'ячика або інших предметів;

3) лікування причин зомління (напр., кашлю);

4) сон з головою вкладеною вище, ніж тулуб (додаткова подушка або піднесене узголів'я ліжка);

5) споживання великої кількості рідини або споживання засобів, що збільшують об'єм внутрішньосудинної рідини (напр., збільшення споживання солі та електролітів у дієті, напої, рекомендовані для спортсменів) — у осіб без артеріальної гіпертензії;

6) носіння компресійних панчіх (покращення венозного відтоку і серцевого викиду шляхом стискання поверхневих вен нижніх кінцівок), особливо тоді, коли причиною зомління є дилатація периферичних судин;

7) помірні фізичні вправи;

8) ортостатичний тренінг — повторювання все довших вправ, напр., прийом вертикальної позиції з опорою на стіну 1–2×на день по 20–30 хв (ефективність недоведена);

9) фармакологічне лікування малоефективне. У пацієнтів з вазодепресивною реакцією, що викликає гіпотензію, в разі неефективності неармакологічних методів можна призначити **мідодрин** п/о 5–40 мг/добу (звужує судини); у деяких випадках можна розглянути застосування β-блокаторів, інгібіторів зворотного захоплення серотоніну або флудрокортизона.

10) у деяких хворих віком >40 р. із задокументованою спонтанною кардіодепресивною реакцією (довготривала асистолія, особливо >6 с), рецидивуючими і непередбачуваними зомліннями імплантація двокамерного кардіостимулятора.

2. Синдром чутливого каротидного синусу: зомління, пов'язане виключно з випадковим натисканням каротидного синусу, спонтанна форма трапляється спорадично. **Профілактика** залежить від результату масажу каротидного синусу. Методом першого вибору у хворих із задокументованою брадикардією є імплантація двокамерного кардіостимулятора. Фармакологічне лікування застосовується як винятки (напр., мідодрином, якщо домінуючим симптомом є гіпотензія); його ефективність не доведена. В окремих випадках слід розглянути денервацію каротидного синусу хірургічним методом.

3. Ситуаційне зомління: рефлекторне зомління, що пов'язане з такими ситуаціями: сечовипускання, дефекація, кашель, вставання з позиції навпочіпки. **Профілактика:** уникнення або зменшення впливу провокуючого фактору (напр., запобігти закрепам у особи із зомлінням, яке пов'язане з дефекацією, уникати споживання великої кількості напоїв перед сном у осіб із зомлінням, пов'язаним з мікцією). Рекомендується утримувати нормальне наводнення організму.

4. Ортостатична гіпотензія: зниження артеріального тиску (систолічного на ≥20 мм рт. ст. або діастолічного на ≥10 мм рт. ст. або систолічного тиску <90 мм рт. ст.) до 3 хв після переходу в позицію стоячи. **Причини:** найчастіше прийом діуретиків та ЛЗ, що розширюють судини, вживання алкоголю; рідко спонтанно. **Профілактика:**

1) відміна або зменшення доз ЛЗ, що її викликають;

2) уникання ситуації, що призводять до зомлінь;

3) збільшення внутрішньосудинного об'єму (якщо немає артеріальної гіпертензії!) шляхом вживання великої кількості рідини (2,5 л/добу), збільшення вживання кухонної солі, прийом флудрокортизону 0,1–0,4 мг/добу або мідодрину 5–40 мг/добу;

4) інші нефармакологічні методи — як при рефлексогенному зомлінні.

5. Кардіогенне зомління: викликане аритмією або органічним захворюванням серця, що знижує серцевий викид. У виявленні аритмії як причини зомління використовується: холтерівський моніторинг ЕКГ, зовнішній або імплантований реєстратор ЕКГ, внутрішньолікарняний телеметричний моніторинг ЕКГ, довгостроковий амбулаторний моніторинг ЕКГ за допомогою мобільного зв'язку, інвазивне електрофізіологічне обстеження; інші електрокардіографічні обстеження мають менше значення. **Профілактика:** лікування основного захворювання.

6. Зомління з приводу порушень мозкового кровообігу: можуть виникати при:

1) синдромі обкрадання з ішемією стовбура мозку, спричиненою звуженням підключкової артерії перед відгалуженням вертебральної артерії — зомління або пресинкопальні стани виникають при надмірній роботі м'язів верхньої кінцівки внаслідок інверсії кровотоку у вертебральній та базилярній артеріях (що призводить до «обкрадання» крові з Вілізієвого [Вілліса] кола), часто спостерігається різниця артеріального тиску між верхніми кінцівками, рідше шум над звуженою підключичною артерією;

2) приступах транзиторної ішемії мозку в ділянці кровопостачання вертебро-базилярних артерій або обох внутрішніх шийних артерій — зомління виникає у осіб похилого віку з ознаками атеросклерозу в інших артеріальних руслах;

3) мігрені (під час приступів або між приступами).

Допоміжні дослідження: УЗД шийних, підключкових та вертебральних артерій, ангіографія, ехокардіографія (виключення кардіогенної тромбоемболії). **Профілактика:** лікування основного захворювання.

Таблиця 2-3. Характерні ознаки коми в залежності від етіології

Етіологія	Причини	Характерні ознаки
судинна	субарахноїдальна кровотеча, інтрацеребральна кровотеча	раптовий початок, біль голови, блювання, вогнищеві симптоми, менінгеальні симптоми
	обширний інфаркт півкулі мозку, інсульт стовбуру мозку	раптовий початок, вогнищеві симптоми
травматична	безпосереднє пошкодження, наростаюча епідуральна гематома	травма в анамнезі, ознаки контузії або інші ураження голови, кровотеча з вуха, витікання спинномозкової рідини з носа та вух
підвищений внутрішньо-черепний тиск	пухлина головного мозку, абсцес головного мозку, субдуральна гематома	головний біль, що наростає, в анамнезі, поступове погіршення стану свідомості, набряк диску зорового нерва, вогнищеві симптоми
запальна	менінгіт	біль голови та лихоманка в анамнезі, підгострий перебіг, менінгеальні симптоми →розд. 1.27
	енцефаліт	як вище, та симптоми загального пошкодження мозку, епілептичні приступи, мимовільні рухи
метаболічна	гіпоглікемія	надмірне потовидіння, розширення зіниць, конвульсії, ослаблення глибоких рефлексів, симптом Бабінського, іноді вогнищевий неврологічний дефіцит
	гіперглікемія	гіпервентиляція, дихання Куссмауля
	уремія	прогресуюча апатія, дезорієнтація, тремор, конвульсії
	пошкодження печінки	перед комою виникають порушення пам'яті, дезорієнтація та сонливість, пізніше з'являються пірамідні, екстрапірамідні симптоми, мозочковий та широкорозмашистий тремор
	гіперкальціємія	гіперкальціємічний синдром та криз →розд. 19.1.6.2
епілептична	епілепсія	приступоподібні порушення поведінки або свідомості, конвульсії, іноді парез кінцівок
гіпоксія	зупинка кровообігу та дихання	раптовий початок, декортикація або децеребральна ригідність, міоклонії, епілептичні приступи
гіперкап-нічна	нагромадження двоокису вуглецю у хворих з дихальною недостатністю	поступове зниження рівня свідомості, якому передують біль голови, поверхневе дихання, гіперемія кон'юнктиви
екстремаль-на темпера-тура тіла	гіпотермія	→розд. 23.16
	гіпертермія	→розд. 23.18

2.2. Кома

Кома — це стан довготривалої втрати свідомості. **Причини** →табл. 2-3.

Перша допомога

1. Оцініть стан пацієнта за схемою ABCD →розд. 23.1, BLS, якщо необхідно, розпочніть серцево-легеневу реанімацію →розд. 2.1.

2. Відновіть та утримуйте прохідність дихальних шляхів.

3. Захистіть від дії екстремальних температур зовнішнього середовища (перегріву або переохолодження).

4. Якщо хворий не мав травм та дихає самостійно, вкладіть його у безпечній позиції →рис. 2.1-6 та перекладайте з боку на бік кожні 30 хв.

Алгоритм дій в кареті швидкої допомоги

1. Оцініть стан пацієнта за схемою ABCD →розд. 23.1, якщо необхідно, розпочніть серцево-легеневу реанімацію →розд. 2.1.

2. Відновіть та утримайте прохідність дихальних шляхів; якщо результат оцінки за шкалою Глазго (→табл. 1.39-2) ≤8 балів → забезпеч дихальні шляхи використовуючи інтубацію або надгортанні пристрої в залежності від своїх кваліфікації; при травмах пам'ятайте про стабілізацію шийного відділу хребта →розд. 23.8. Якщо потрібно, застосуйте оксигенотерапію та механічну вентиляцію.

3. Введіть внутрішньовенний катетер →розд. 24.5.2.

4. Проводьте моніторинг життєвих параметрів (дихання, пульс, артеріальний тиск) і, якщо це можливо, також SaO_2 (пульсоксиметрія) та ЕКГ.

5. Захистіть від дії екстремальних температур зовнішнього середовища (перегріву або переохолодження).

6. Оцініть стан свідомості (глибину коми) — оцініть реакцію на подразники (голос, дотик та біль) за допомогою шкали Глазго (→табл. 1.39-2; враховуйте найкращу реакцію). Повторюйте обстеження, стежачи за динамікою змін стану свідомості.

7. Проведіть детальне неврологічне обстеження — обов'язково оцініть ширину зіниць, симетричність повік, положення очних яблук та їх рухи, менінгеальні симптоми. Якщо вмієте, оцініть очне дно на предмет набряку диску зорового нерва (симптому підвищеного внутрішньочерепного тиску) або використайте для цього УЗД.

8. Виконайте допоміжні дослідження:

1) **ЕКГ**;

2) **глікемія** тест-смужкою (глюкометром) — гіпоглікемія (у разі сильної підозри без можливості підтвердження можна ввести глюкозу в/в або глюкагон п/ш →розд. 13.3.4); гіперглікемія (у діабетичній кетоацидотичній та гіперосмолярній комах);

Алгоритм дій в лікарні

1. Алгоритм дії, як описано вище.

2. Крім того, виконайте допоміжні дослідження:

1) **лабораторні дослідження:** загальний аналіз периферичної крові — лейкоцитоз може свідчити про нейроінфекцію; біохімічні дослідження плазми — концентрація глюкози (→вище), натрію та калію, аміаку (підвищення при печінковій комі), сечовини та креатиніну (підвищення при уремічній комі [ниркова недостатність]), лактату (підвищення при гіпоксії та шоці), кальцію (підвищення при гіперкальціємічному кризі, зниження при тетанії); газометрія артеріальної крові — можливі гіперкапнія, гіпоксемія та ацидоз; загальний аналіз сечі — кетонемія (іноді глюкозурія) при кетоацидотичній комі; люмбальна пункція та аналіз спинномозкової рідини при підозрі на менінгіт або енцефаліт; токсикологічні дослідження при підозрі отруєння (якщо є сильна підозра щодо отруєння опіоїдами → можна без підтвердження призначити налоксон →розд. 20.8.9, а у випадку бензодіазепінів — флумазеніл →розд. 20.4);

2) **візуалізаційні дослідження — КТ голови** — обстеження без введення контрасту дозволяє виявити внутрішньочерепну кровотечу та набряк мозку; **РГ грудної клітки** — оцінка на предмет ателектазу внаслідок аспірації (при необхідності) — терапевтична бронхоскопія

3. Проведіть диференційну діагностику коми (табл. 2-1), знайдіть її причину та (якщо це можливо) призначте етіотропне лікування.

3. Удавлення

Причини та наслідки

Найчастішими причинами у дітей є дрібні предмети та цукерки, а у дорослих — фрагменти їжі. Захисною реакцією є кашель. Майже повна обструкція дихальних шляхів призводить до задухи, через кільканадцять секунд виникає втрата свідомості, а впродовж 3–4 хв — зупинка кровообігу. Дрібне стороннє тіло або фрагмент їжі може потрапити до трахеї або до бронху, не викликаючи повної непрохідності дихальних шляхів і асфіксії; якщо залишиться в бронху, може спричинити ателектаз легені, його частки або сегменту і може бути причиною рецидивуючої пневмонії.

Перша допомога

Алгоритм дій →рис. 3-1.

1. Голосне дихання, потерпілий може говорити (свідчать про часткову непрохідність верхніх дихальних шляхів) → спонукайте пацієнта до інтенсивного кашлю та спостерігайте.

2. Потерпілий не може говорити (свідчить про майже повну непрохідність), **при збереженій свідомості** → дійте негайно. Станьте зліва від пацієнта (якщо ви лівша, то справа) та трохи ззаду →рис. 3-2. Покладіть ліву руку на його грудну клітку спереду, а правою сильно нахиліть вперед. Наносіть лівою долонею енергійні удари в міжлопаткову ділянку та перевіряйте, чи фрагмент (стороннє тіло) з'явилися в ротовій порожнині; якщо ні, повторіть макс. 5 разів. Якщо далі безрезультатно → станьте позаду, охопіть пацієнта руками під пахви, розмістіть свою ліву руку, стиснуту в кулак, дещо нижче мечоподібного відростка, охопіть її правою рукою та дуже енергійно тягніть руки на себе та вверх, так щоб натисканням на діафрагму спричинити

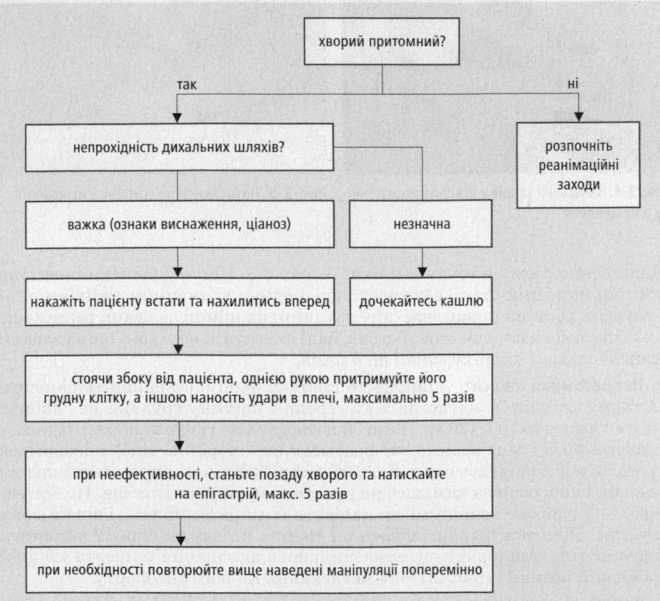

Рис. 3-1. Алгоритм дій при удавленні (на основі рекомендацій ERC)

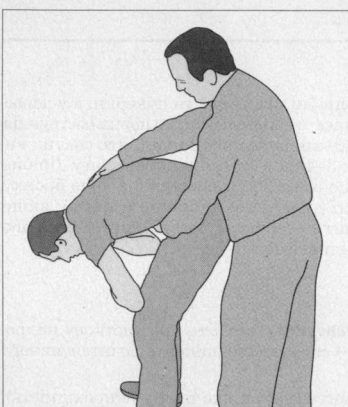
Рис. 3-2. Нанесення ударів у міжлопаткову ділянку

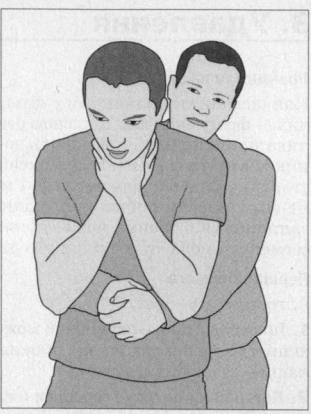
Рис. 3-3. Натискання в ділянці епігастрію — прийом Геймліха

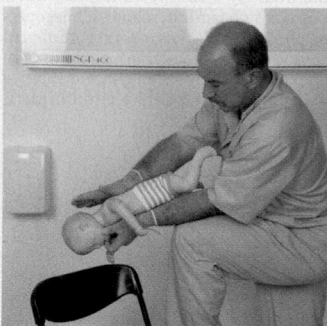
Рис. 3-4. Нанесення ударів у міжлопаткову ділянку в немовляти

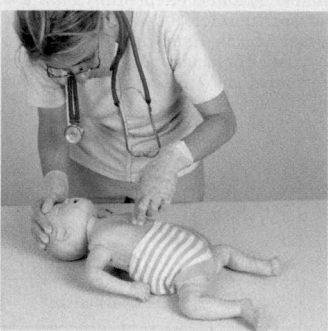
Рис. 3-5. Натискання на грудину у немовляти

підвищення тиску в грудній клітці →рис. 3-3. Якщо удавлення настало у жінки на пізній стадії вагітності або людина зі значним ожирінням → покладіть руки на нижню частину грудини, як при проведенні реанімації. У разі потреби повторіть макс. 5 разів, далі виконуйте поперемінно з ударами в міжлопаткову ділянку спини по 5 разів.

3. Непритомний пацієнт → викличте швидку допомогу, вкладіть пацієнта на спину, регулярно натискайте на середню частину грудини на глибину 4–5 см з частотою 100–120/хв. Після 30 натискань на грудину відхиліть голову пацієнта назад та перевірте, чи фрагмент їжі (стороннє тіло) знаходиться в ротовій порожнині або горлі. Якщо так, спробуйте вигорнути його пальцем назовні, слідкуючи за тим, щоб не проштовхнути його глибше. Не бійтесь укусу — у глибоко непритомного пацієнта м'язи розслаблені, і він не може вкусити. Продовжуйте натискати на грудну клітку та спроби видалити стороннє тіло. Альтернативу може становити вкладання пацієнта у бічній стабільній позиції →рис. 2.1-6 та натискання на його бік зверху.

4. Дитина <1 року життя → покладіть її на своєму передпліччі голівкою вниз, тримаючи вказівним та великим пальцями за щелепу (не за шию! →рис. 3-4);

зап'ястям другої руки наносіть удари в ділянку лопаток та перевіряйте, чи стороннє тіло не вийшло. Якщо 5 ударів не принесли результату, вкладіть дитину на спину та двома пальцями енергійно натискайте на середину грудини →рис. 3-5 з частотою 100–120/хв на глибину ≈1/3 передньо-заднього розміру грудної клітки, зробіть до 5 натискань, перевірте, чи вийшло стороннє тіло; повторіть кроки при відсутності ефекту.

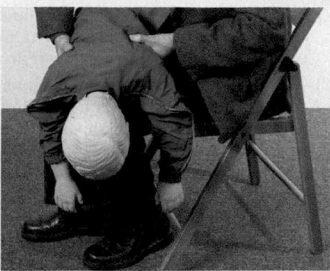

Рис. 3-6. Двостороннє натискання на грудну клітку дитини

5. Старша дитина → сядьте та покладіть дитину на своїх колінах з похиленою вниз головою. У цій позиції макс. 5 разів наносіть удари в міжлопаткову ділянку. При відсутності ефекту повторіть до 5 натискань на епігастрій, як у дорослої особи. Повторюйте ці прийоми поперемінно по 5 разів до евакуації стороннього тіла або втрати свідомості потерпілим. Якщо відбулась втрата свідомості → починайте серцево-легеневу реанімацію. Альтернативою може бути натискання на грудну клітку з боків, у дитини вкладеної на ваших колінах →рис. 3-6.

Алгоритм дій в кареті швидкої допомоги

1. У випадку обструкції, яка перешкаджає ефективному диханню, коли пацієнт залишається без свідомості та при відсутності наслідків дій, описаних вище, можна спробувати видалити стороннє тіло у прямій ларингоскопії з щипцями Magilla. Таким чином, можна видалити тільки ті сторонні тіла, які знаходяться вище голосових зв'язків.

2. Якщо в ларингоскопії стороннє тіло невидиме, можна враховувати:

1) спробу переміщення стороннього тіла з подальшим стисненням грудної клітки при одночасному контролі при прямій ларингоскопії;

2) спробу хірургічного установлення прохідності дихальних шляхів;

3) спробу натиснути інтубаційну трубку стороннього тіла у правий основний бронх (у цьому випадку, якщо маневр буде ефективним, можлива вентиляція лівої легені).

Немає даних з клінічних досліджень, що підтверджують ефективність будь-якого з перерахованих вище методів, але в ситуації зупинки кровообігу, викликаної стороннім тілом у дихальних шляхах, і нездатності вентилювання ризик погіршення стану пацієнта через такі заходи є малим.

Алгоритм дій в лікарні

Алгоритм дії, як в машині швидкої допомоги. Крім того, можна використовувати бронхоскоп. Ателектаз (підтверджений в РГ), спричинений стороннім тілом, є показом для виконання негайної бронхоскопії.

4. Рана та посттравматична кровотеча

Механізм та наслідки

Раною називається будь-яке порушення цілісності тканин, загалом внаслідок травми. Основні загрози пов'язані з пораненнями: втрата крові, інфікування, порушення функції пораненої ділянки тіла. **Втрата крові** (відсоток об'єму циркулюючої крові — приблизні значення; багато факторів [в тому числі супутні захворювання і прийом ліків] можуть впливати на перебіг гіповолемічного шоку):

1) **<10 %** (≈500 мл у дорослої особи середньої будови тіла) — не викликає серйозних наслідків, швидко та повністю компенсується переміщенням міжклітинної рідини з тканин до судинного русла;

2) **10–25 %** — викликає більш виражену компенсаційну нейрогормональну реакцію, яка пов'язана з довготерміновими наслідками для організму, такими як розпад білків, зниження імунітету та фізичної витривалості;

3) **>25–30 %** — перевищує компенсаторні можливості організму, надмірно розвинена нейрогормональна реакція у поєднанні з надлишковим синтезом катехоламінів призводить до повної картини шоку →розд. 2.2 і, як наслідок, до гіпоксії тканин та органів, а також (шляхом активації медіаторів повільної запальної реакції) до SIRS →розд. 18.8; чим більшим ушкодженням тканин та інфікуванням супроводжується втрата крові, тим більш небезпечна ця реакція. Втрата >50 % крові швидко призводить до смерті.

Некомпенсований шок, що триває понад 1 год, значно погіршує прогноз та може через етап SIRS призвести до поліорганної недостатності.

Перша допомога

1. Зупиніть кровотечу шляхом місцевого натискання на рану або ділянку безпосередньо біля неї впродовж ≈4 хв (час необхідний для згортання крові) або довше, якщо пацієнт приймає антикоагулянтні ЛЗ. Далі закрийте рану стерильною пов'язкою; глибокі рани наповніть перев'язочним матеріалом та перев'яжіть, затискаючи еластичною або марлевою пов'язкою. У випадку травматичних ампутацій накладіть пов'язку так, щоб стиснення починалося від периферії кінцівки. Якщо пов'язка просякає кров'ю, не знімайте її, проте накладіть зверху наступний шар перев'язочного матеріалу та міцно перев'яжіть. Якщо пов'язка далі промокає, зніміть її і повторно спробуйте накласти краще. Можете застосувати препарат, що сприяє утворенню згустку (напр. QuikClot ACS). Тугі джгути (джгут Есмарха) на даний час використовуються тільки у крайньому випадку, тому що не зменшують кровотечу з ушкоджених кісток, а натомість повністю зупиняють кровопостачання тканин, призводячи до їх гіпоксії.

2. Кожну рану, що виникла поза операційною кімнатою, трактуйте як первинно інфіковану, але поза лікарнею не витрачайте часу на її знезараження, особливо якщо це може затримувати зупинку кровотечі. Обмежте свої дії до спроби видалення видимих забруднень та предметів, вільно розміщених у рані: **промийте рану чистою питною водою**. Використання перекису водню може утруднити загоєння рани. У лікарні рана вимагатиме хірургічної обробки з видаленням некротичних тканин і часто відтермінованим зашиванням.

3. Іммобілізуйте ушкоджену ділянку тіла — це зменшить можливість додаткових травм та в початковому періоді допоможе припинити кровотечу.

4. Якщо рана вимагає хірургічного втручання → слід перевести потерпілого в лікарню.

5. Проникаюча рана грудної клітки

Причини, механізм та наслідки

Проникаючі рани грудної клітки можуть призводити до пошкодження стінок грудної клітки, тканини легень та бронхів, великих судин та серця, а у випадку поранення нижче лінії, що проходить на рівні сосків — пошкодження органів черевної порожнини. Найчастіше причиною швидкої смерті є дихальна недостатність, а наступною — кровотеча. Відкрита рана

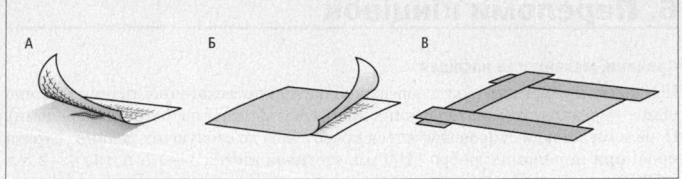

Рис. 5-1. Обробка проникаючого поранення грудної клітки, що спричиняє відкритий пневмоторакс

грудної клітки призводить до засмоктування повітря ззовні, появи пневмотораксу, швидкого розвитку дихальної недостатності та поступової втрати крові. Поранення паренхіми легені та/або бронху, якщо рана стінки грудної клітки буде щільно закрита, спричинює пневмоторакс, що може стати напруженим →розд. 3.20 (це часто проявляється під час транспортування при допоміжному диханні) та загрожує швидкою смертю. Поранення великих судин викликає швидко наростаючу кровотечу, а незначне поранення серця може призвести до його тампонади (частіше проявляється під час транспортування) →розд. 2.18.

Перша допомога

1. Оцініть ABCD →розд. 23.1. Викличте допомогу (тел. 103 або 112).

2. Предмет, що стирчить із рани, залиште в ній, забезпечте його від переміщення. Вільно розміщені у рані предмети (напр., уламки скла) видаліть.

3. Зупиніть зовнішню кровотечу тиснучою пов'язкою.

4. Встановіть попередній **діагноз:**

1) рана стінки грудної клітки з видимими під час дихальних рухів бульбашками повітря — засмоктуюча рана грудної клітки (**відкритий пневмоторакс** →розд. 3.18);

2) шок + наповнені яремні вени + наростаюча дихальна недостатність + відсутність дихальних шумів — **напружений пневмоторакс**;

3) шок + запалі яремні вени + відсутність дихальних шумів — **кровотеча в плевральну порожнину**;

4) шок + наповнені яремні вени + тихі серцеві тони (+ слабке наповнення пульсу) — **тампонада серця** →розд. 2.18.

5. Засмоктуючу рану закрийте пов'язкою з плівки, приклеєної так, що один з її кутів залишається вільним (тоді вона утворює односторонній клапан →рис. 5-1, або застосуйте спеціальні пов'язки призначені для забезпечення відкритого пневмотораксу.

Алгоритм дій в кареті швидкої допомоги та в лікарні

1. Підтримуйте функції життєво важливих органів. Застосуйте оксигенотерапію, якщо показана.

2. Проведіть декомпресію напруженого пневмотораксу, якщо цього не було зроблено раніше.

3. При підозрі на тампонаду перикарду → швидке транспортування в лікарню (в більшості випадків потрібна екстрена торакотомія). При підозрі тампонади перикарду, що загрожує зупинкою серця, спробуйте виконати перикардіоцентез.

4. При необхідності введіть анальгетичний ЛЗ в/в (при сильному болі опіоїд, слабшому — парацетамол), розпочніть лікування шоку →розд. 2.2 та дихальної недостатності →розд. 3.1.1.

5. Передайте пацієнта під спостереження хірурга.

6. Переломи кінцівок

Причини, механізм та наслідки

Пошкодження органів руху є переважно наслідком механічної травми і значно рідше — результатом патологічних процесів у кістках (патологічні переломи). Переломи завжди супроводжуються кровотечею до оточуючих тканин. Втрата крові при переломах: ребро ≥100 мл, стегнова кістка ≤1–1,5 л, таз ≤2–2,5 л (≈500 мл на 1 ділянку перелому) може спричинити гіповолемію і навіть шок. Кровотеча може бути більшою при відкритих переломах, тобто з одночасним пошкодженням шкіри; зламану кістку не завжди видно в рані. Інші наслідки переломів: пошкодження артерій та ішемія периферичної частини кінцівки, переривання нерва (парез та порушення чутливості).

Перша допомога

1. Якщо показано, викличте допомогу (тел. **103** або **112**), оцініть стан пацієнта за схемою ABCD →розд. 23.1 та підтримуйте функції життєво важливих органів.

2. Проведіть швидке травма-обстеження →розд. 23.1, попередньо переконавшись, що життю жертви нічого не загрожує, ретельніше оцініть кінцівку. Перелом можна запідозрити на підставі: болю, втрати функції або зміни контуру та набряку кінцівки. Діагноз перелому є точним тільки у випадку видимої деформації осі кістки або при відкритому переломі. В інших ситуаціях без РГ не можливо відрізнити перелом від розтягнення або розриву зв'язок, але завжди слід підозрювати гіршу можливість. Вивихи, тобто зміщення суглобових поверхонь, супроводжуються неправильною конфігурацією ураженого травмою суглобу, болем та пружним опором при спробах виконання руху; без рентгенографії не можна виключити супутнього перелому. Оцініть периферичну чутливість та кровопостачання кінцівки.

3. При відкритих переломах зупиніть кровотечу →розд. 23.4 перед іммобілізацією кінцівки.

4. Іммобілізуйте кінцівку — при переломі (або підозрі перелому) діафізу кістки також 2 сусідні до неї суглоби, а при переломах у ділянці суглобу — 2 кістки, що його утворюють. Перед іммобілізацією кінцівки, деформованої по осі, можете спробувати випрямити її після попереднього розтягування. Якщо це важко зробити, іммобілізуйте її в такій позиції, у якій вона є. Якщо надаєте першу допомогу без необхідного обладнання, використайте все, що є легко доступним. Зламане плече можна іммобілізувати, накладаючи пов'язку або прив'язуючи його до тулуба; одночасно підвішуючи передпліччя на хустці, щоб запобігти можливим ротаційним рухам. Під зламане передпліччя покладіть складену в кілька разів газету або друге передпліччя (але в такій ситуації пацієнт буде якби позбавлений рук). Нижню кінцівку можна іммобілізувати разом із здоровою, вкладаючи між ними частину одягу або складену ковдру; потім з'єднайте та зафіксуйте обидві стопи, щоб запобігти ротаційним рухам зламаної кістки. Якщо доступні шини для іммобілізації, використайте їх. Подбайте про те, щоб вони були м'яко вистелені і не спричиняли місцевого стискання. При переломі нижньої кінцівки накладіть шину по зовнішній стороні, загинаючи кінець шини навколо стопи; в разі підозри на перелом в ділянці стегна шина повинна досягати тулуба. Іммобілізація перелому зменшує біль та запобігає додатковим ушкодженням оточуючих тканин, знижуючи, таким чином, кровотрату.

Алгоритм дій в кареті швидкої допомоги та в лікарні

1. Підтримуйте функції життєво важливих органів.

2. Якщо іммобілізація не полегшує біль в достатній мірі → призначте (найкраще в/в) анальгетичний ЛЗ (при сильному болі опіоїд, при слабшому — парацетамол, але не НПЗП).

3. У разі потреби коригуйте гіповолемію (лікуйте шок) інфузією розчинів (на початку зазвичай 0,9 % NaCl) в/в; не ставте внутрішньовенних катетерів на кінцівці, у якій підозрюєте перелом.

4. Призначте РГ кінцівки, в якій підозрюєте перелом, та передайте пацієнта під опіку хірурга.

7. Травматична ампутація

Причини та наслідки

Найчастіше спричинена нещасним випадком при роботі з ріжучими інструментами, необережним поводженням та відсутністю необхідних засобів безпеки. Створює безпосередню загрозу крововтрати з гіповолемією, а як дальші наслідки — каліцтво різного ступеня. Сучасна хірургія в багатьох випадках дозволяє пришити ампутований фрагмент та значною мірою відновити його функції. Охолодження ампутованої частини кінцівки подовжує життєздатність тканин, що створює можливість її реімплантації.

Перша допомога

1. При множинних ураженнях пам'ятайте, що порятунок життя (оцінка за схемою ABCD →розд. 23.1, відновлення прохідності дихальних шляхів →розд. 2.1, серцево-легенева реанімація →розд. 2.1, зупинка кровотечі →розд. 23.4, лікування шоку →розд. 2.2) є важливішим, ніж порятунок втраченої частини тіла. Можна негайно натиснути на стегнову або плечову артерії, щоб зменшити кровотечу.

2. Викличте допомогу (**103** або **112**) та повідомте про можливість реімплантації. Якщо відстань до закладу, де можна виконати реімплантацію, велика → скористайтеся санітарною авіацією.

3. Зупиніть кровотечу, затискаючи культю стерильною марлею, а потім тісно накладіть пов'язку (найкраще еластичну), пересуваючи наступні пасма від периферії кінцівки в сторону тулуба.

4. Якщо рана дуже забруднена → промийте її 0,9 % NaCl, а в крайньому випадку питною водою. Не використовуйте перекис водню чи дезінфікуючі засоби. Якщо через небезпеку кровотечі, необхідно накласти джгут (турнікет) → зніміть його одразу, після накладання вище описаної пов'язки і перевірте, чи кровотеча далі продовжується.

5. Забезпечте зберігання ампутованого фрагменту кінцівки (напр., руки, стопи, пальця), помістіть в чистий, герметичний контейнер (напр. поліетиленовий пакет). Старайтеся якнайшвидше помістити контейнер у воду з льодом з метою охолодження ампутованої частини кінцівки.

6. Очікуючи на допомогу, зберіть анамнез за схемою SAMPLE →розд. 23.1. Запишіть дані та час, коли стався випадок.

Алгоритм дій в кареті швидкої допомоги та в лікарні

1. Підтримуйте функції життєво важливих органів.

2. Подбайте про охолодження ампутованої частини кінцівки →вище.

3. Покази до реімплантації:

1) загально визнані — ампутація кількох пальців, ампутація великого пальця, ампутація руки на рівні п'ястя або зап'ястя, ампутація у дітей;

2) дискусійні — втрата одного пальця (за винятком великого) або ампутація, поєднана із стягнанням шкіри.

Протипокази: втрата верхньої кінцівки на рівні вирхньої половини плеча, якщо ішемія триває >6 год; супутні ураження, що загрожують життю; значне розчавлення, інфікування та забруднення; важкі системні хвороби.

8. Травма голови

Причини, механізм та наслідки

При травмі голови можуть виникати зовнішні пошкодження, пошкодження кісток черепа та головного мозку. Ознакою порушень функцій ЦНС є порушення свідомості різного ступеня та тривалості, а також біль голови, нудота та блювання. **Причини втрати свідомості:** струс головного мозку (втрата свідомості зазвичай <1 год, макс. 6 год), внутрішньочерепна гематома (епідуральна [між кісткою та твердою мозковою оболонкою — характерні 2 епізоди втрати свідомості, розділені т. зв. світлим проміжком], субдуральна [між твердою та павутинною оболонками], субарахноїдальна, інтрацеребральна), забій головного мозку, субдуральна гігрома (нагромадження спинномозкової рідини [ліквору] між твердою та павутинною оболонками), стани котрі супроводжуються підвищеним внутрішньочерепним тиском, порушенням мозкового кровообігу та вентиляції. **Інші наслідки травми голови:** переломи кісток склепіння та основи черепа — можуть призвести до пневмоцефалії (наявність повітря у внутрішньочерепній порожнині, ліквореї (витікання ліквору через ніс, вуха, рану або до горла), пошкодження черепних нервів (порушення зору, парез лицевого нерву), каротидно-кавернозна нориця (патологічне з'єднання між внутрішньою шийною артерією або її відгалуженням та кавернозною пазухою). Травми голови нерідко супроводжуються травмами шийного відділу хребта. Травми голови можуть залишитися непоміченими, напр., під час алкогольного сп'яніння; тому кожен, особливо затяжний стан втрати свідомості повинен викликати підозру травми голови. Частою причиною передчасної смерті після черепно-мозкової травми є не пошкодження ЦНС, а западання м'якого піднебіння, язика та надгортанника внаслідок зниження тонусу м'язів при втраті свідомості, що викликає майже повну непрохідність верхніх дихальних шляхів. Допомога повинна бути надана впродовж кількох хвилин.

Перша допомога

1. Якщо потерпілий лежить обличчям донизу → покладіть його на спину; для цього верхні кінцівки вкладіть над його головою, станьте на коліна біля потерпілого, підкладіть свою руку (ближчу до голови потерпілого) під його ближче плече, охоплюючи долонею потилицю, так щоб забезпечити шийний відділ хребта, а другу руку підкладіть під ближче стегно, охоплюючи долонею друге стегно, після чого оберніть пацієнта →рис. 8-1.

2. Оцініть стан пацієнта за схемою ABCD →розд. 23.1.

3. Відновіть прохідність дихальних шляхів без відгинання голови (щоб забезпечити шийний відділ хребта) — станьте на колінах за хворим, стабілізуйте його голову та шию (напр., між своїми колінами) та висуньте щелепу вперед →рис. 8-2 або потягніть щелепу за зуби вперед, піднімаючи її →рис. 8-2; при необхідності розпочніть серцево-легеневу реанімацію.

4. Викличте допомогу (тел. **103** або **112**).

5. Захистіть шийний відділ хребта від рухів, стабілізуючи весь час голову між своїми колінами або тримаючи її руками. Ручна стабілізація може бути припинена тільки після повної фіксації постраждалого на дошці за допомогою лямок і блоків та жорсткого шийного комірця.

6. Зупиніть кровотечу →розд. 23.4.

7. Оцініть стан свідомості за допомогою шкали Глазго →табл. 1.39-2.

8. Якщо підозрюєте інші травми, проведіть швидке травма-обстеження →розд. 23.1. Якщо можливо, зберіть анамнез за схемою SAMPLE →розд. 23.1.

9. Якщо маєте відповідне обладнання:

1) накладаючи жорсткий шийний комірець для стабілізації голови і шиї →рис. 8-3; пам'ятайте, що занадто туге затягування навколо шиї може перешкоджати венозному поверненню з мозкового кровообігу і посилювати набряк;

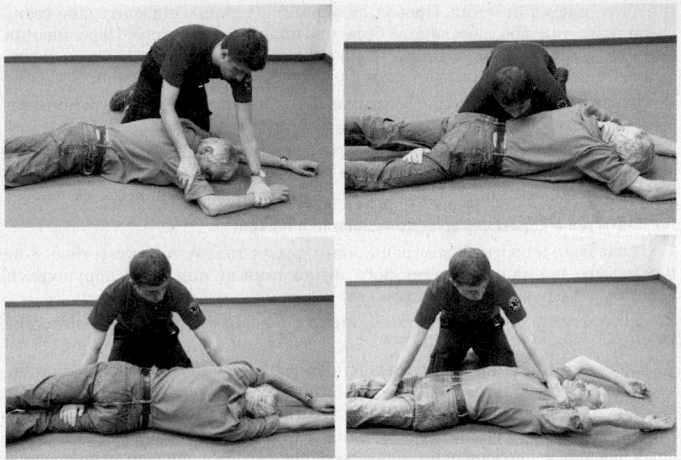

Рис. 8-1. Перевертання жертви нещасного випадку, яка лежить на животі в положення на спині (опис — у тексті)

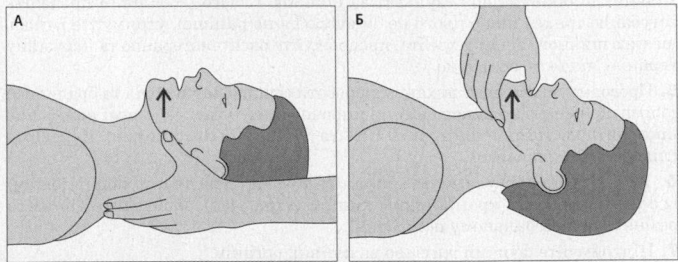

Рис. 8-2. Відновлення прохідності дихальних шляхів: методом А — висування щелепи вперед, Б — відтягування щелепи за зуби допереду (підняття щелепи)

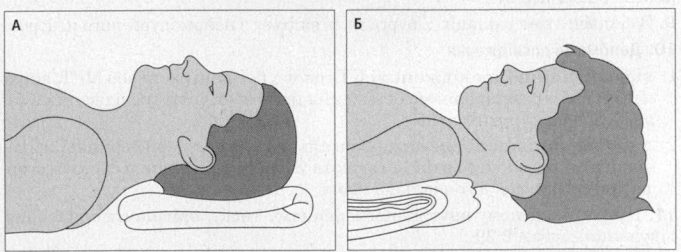

Рис. 8-3. Закладання жорсткого коміра, що іммобілізує голову та шию

2) застосуйте оксигенотерапію, якщо показана (через маску із потоком кисню 15 л/хв);

3) при симптомах гіповолемічного шоку, ймовірно викликаного внутрішньою кровотечею, пріоритетним є швидке транспортування в лікарню з метою

етіотропного лікування. Проводьте інфузійну терапію під контролем стану пацієнта, так щоб забезпечити безпечне прибуття в лікарню. Переливання надто великої кількості рідини може посилити кровотечу і ускладнити її зупинку хірургічним методом.

4) якщо виявлено непрохідність дихальних шляхів або результат оцінки за шкалою Глазго ≤8 балів → проведіть інтубацію трахеї;

5) перед транспортуванням покладіть хворого спиною на дошку (твердих ношах) з дещо піднятим головним кінцем (макс. 30°), іммобілізуйте пацієнта ременями на дошці з нейтральним положенням шиї.

Алгоритм дій в кареті швидкої допомоги та в лікарні

1. Надягаючи жорсткий комірець, який фіксує голову та шию (→рис. 8-3), пам'ятайте, що надто жорстке його затискання на шиї може порушувати венозний відтік з мозкового кровообігу та збільшити набряк мозку.

2. Застосовуйте оксигенотерапію, якщо є покази (через маску з потоком 15 л/хв).

3. У разі виникнення симптомів гіповолемічного шоку, який, ймовірно, зумовлений внутрішньою кровотечею, пріоритетним є швидке транспортування в лікарню для етіотропного лікування. Інфузійну терапію необхідно здійснювати під контролем стану пацієнта таким чином, щоб забезпечити безпечне транспортування в лікарню. Переливання занадто великої кількості рідини може посилити кровотечу та ускладнити хірургічне втручання.

4. Проводьте повторні оцінки стану пацієнта, утримуючи прохідність дихальних шляхів (якщо результат за шкалою Глазго ≤8 балів → проведіть інтубацію трахеї, якщо цього не було зроблено раніше), утримуйте іммобілізацію шийного відділу хребта, продовжуйте оксигенотерапію та інфузійну терапію, якщо це показано.

5. Проводьте моніторинг дихання та роботи серця (брадикардія та брадипное є симптомами підвищеного внутрішньочерепного тиску); у комі найкраще проводити постійний моніторинг ЕКГ та SaO_2 (пульсоксиметрія). Перевірте глікемію на глюкометрі.

6. Перед транспортуванням покладіть пацієнта на тверді ноші (дошку) із злегка піднятим краніальним кінцем (макс. 30°), зафіксуйте пацієнта ременями в нейтральному положенні.

7. Підтримуйте функції життєво важливих органів.

8. Проведіть неврологічне обстеження. Зверніть увагу на: симптом «окулярів», гематому в ділянці сосковидного відростка за вухами та на витікання рідини з носа або вух.

9. Забезпечте консультацію хірурга та зв'яжіться з нейрохірургічним центром.

10. Допоміжні дослідження

1) **візуалізаційні дослідження:** КТ голови без контрасту або МРТ, якщо необхідно із розширенням обстеження на хребет; інші дослідження в залежності від супутніх травм;

2) **лабораторні дослідження** — загальний аналіз периферичної крові, концентрація електролітів та глюкози у плазмі, показники системи згортання, газометрія артеріальної крові.

11. При підвищеному внутрішньочерепному тиску, призначте відповідне лікування →розд. 2.29.

12. Якщо є покази (пошкодження черепа, забій мозку, внутрішньочерепна гематома) → скеруйте пацієнта до нейрохірурга (якщо найближче відділення нейрохірургії далеко від місця випадку — розгляньте можливість транспортування гелікоптером).

9. Падіння з висоти

Механізм та наслідки

Особливо небезпечним вважається падіння з висоти, що перевищує ріст потерпілого. Може спричинити поранення, переломи (кінцівок, хребта, тазу — падіння на нижні кінцівки), значні травми голови та внутрішніх органів (внаслідок раптового гальмування — як при дорожньо-транспортній пригоді →розд. 23.11), як наслідок — дихальна недостатність, втрата крові та шок.

Перша допомога

1. Перевірте, чи іншим особам не загрожує падіння з висоти. Припиніть роботи на висоті.

2. Оцініть ABCD →розд. 23.1. Викличте допомогу (тел. **103** або **112**). Якщо необхідно, проводьте серцево-легеневу реанімацію →розд. 2.1.

3. Не дозволяйте потерпілому рухатись, а особливо намагатись підвестися, перед обстеженням. При забезпеченні прохідності дихальних шляхів уникайте згинання у шийному відділі хребта, стабілізуйте його руками або, напр., тримаючи голову потерпілого між колінами, відновлюйте прохідність дихальних шляхів висуваючи щелепу вперед або витягуючи щелепу вперед за зуби (піднесення щелепи) →розд. 23.8. Накладіть комір для стабілізації шийного відділу хребта →розд. 23.8, не відгинайте голову під час інтубації.

4. Проведіть швидке травма-обстеження →розд. 23.1. Кожного пацієнта після падіння з висоти, що скаржиться на:

1) біль у ділянці хребта, поколювання або порушення чутливості, а також усіх непритомних → розглядайте як пацієнта з переломом хребта;

2) біль у ділянці тазу або якщо при обстеженні виявлена нестабільність тазу або обстеження викликає біль у цій ділянці → розглядайте як пацієнта з переломом тазу.

5. Зовнішні кровотечі зупиніть за допомогою натискання →розд. 23.4. Пам'ятайте про симптоми напруженого пневмотораксу →розд. 3.18 та тампонади серця →розд. 2.18 — ці стани вимагають негайного втручання (алгоритм дій при напруженому пневмотораксі →розд. 3.18, перикардіоцентез →розд. 24.9).

6. Забинтуйте рани →розд. 23.4, іммобілізуйте зламані кінцівки →розд. 23.6.

7. Вкрийте потерпілого, щоб зменшити втрату тепла →розд. 23.16.

8. Зберіть анамнез за схемою SAMPLE →розд. 23.1. Падіння з висоти може бути наслідком зомління або втрати свідомості →розд. 23.2.

9. Перекладіть пацієнта за допомогою ковшових нош на ортопедичну дошку (тверді ноші) та іммобілізуйте його за допомогою ременів; пам'ятайте про іммобілізацію голови.

Алгоритм дій в кареті швидкої допомоги та в лікарні

1. Підтримуйте функції життєво важливих органів, у разі необхідності — проводьте оксигенотерапію, механічну вентиляцію, корекцію гіпово-лемії. При погіршенні стану пацієнта повторно оцініть ABCD.

2. Перекладіть пацієнта на жорстку дошку (тверді ноші) і зафіксуйте його поясами; пам'ятайте про іммобілізацію голови.

3. Поставте катетер у периферичну вену →розд. 24.5.2 та при необхідності, призначте в/в інфузію розчинів (на початку, зазвичай 0,9 % NaCl) і анальгетичні ЛЗ (опіоїди).

4. Скеруйте хворого в хірургічний стаціонар для лікування пошкоджень.

10. Придавлення важким предметом

Механізм та наслідки

Наслідки зазвичай серйозні. Після здавлення грудної клітки домінують симптоми дихальної недостатності →розд. 3.1.1 внаслідок перелому ребер та порушення механіки дихання, до яких швидко приєднуються симптоми шоку →розд. 2.2, тому необхідно враховувати можливість ураження серця та великих судин (наслідком чого може бути тампонада серця →розд. 2.18) та легень (що призводить до напруженого пневмотораксу →розд. 3.20 та гемотораксу →розд. 3.19.3). Пізніше можуть проявитися наслідки пошкодження стравоходу (підшкірна емфізема →розд. 3.22, емфізема середостіння →розд. 3.21, медіастиніт →розд. 3.24) та великих лімфатичних судин (права і грудна лімфатичні протоки — хілоторакс →розд. 3.19.4). Короткотривале стискання, що спричинило переломи ≥3 ребер у ≥2 місцях призводить до парадоксальних дихальних рухів частини стінки грудної клітки →розд. 1.34 та маятникового руху повітря у дихальних шляхах (т. зв. атонічна грудна клітка та парадоксальне дихання), що призводить до дихальної недостатності. Сильне стискання грудної клітки при закритій гортані може викликати посттравматичну асфіксію (синдром Олівера): пурпурно-синій колір та набряк обличчя і шиї, крововиливи у кон'юнктиві та шкірі, а також короткотривала втрата свідомості, зору та пам'яті, іноді з конвульсіями. Переломи VIII–XII ребер можуть спричинити пошкодження органів черевної порожнини, особливо печінки та селезінки, з раптовою кровотечею. Притиснення живота зазвичай призводить до пошкодження шлунково-кишкового тракту та перитоніту →розд. 4.29.1. Наслідком зростання тиску в черевній порожнині може бути розрив діафрагми та переміщення органів черевної порожнини в грудну клітку. Здавлення кінцівок призводить до їх ішемії та масивного розчавлення. Потрапляння в кров кислотних продуктів анаеробного метаболізму та тканинних медіаторів запалення після звільнення кінцівок (особливо нижніх, з більшою масою м'язів) може викликати раптове зниження артеріального тиску. Рабдоміоліз та гіпоксія нирок, спричинена шоком, призводять до гострої ниркової недостатності і гіперкаліємії. При довготривалому придавленні кінцівки в ній може виникати місцевий гіпертензивно-ішемічний синдром (компартмент-синдром).

Алгоритм дій

1. Перевірте, чи далі є загроза падіння та придавлення падаючими предметами. Припиніть роботи, що можуть до цього призвести (напр., на висоті).

2. Викликаючи допомогу (**103** або **112**), поінформуйте про придавлення важким предметом. Диспетчер невідкладної допомоги найшвидше задіє необхідну технічну допомогу. Безпосередньо до потерпілого можна наблизитись, тільки якщо переконаєтесь, що це безпечно.

3. Алгоритм дій, як при випадку падіння з висоти →розд. 23.9. Проводьте оксигенотерапію, якщо маєте таку можливість. Якщо травма не відноситься до голови та шиї, стабілізація та іммобілізація шийного відділу хребта не потрібні.

4. Враховуючи небезпеку реперфузії та раптового розвитку шоку після піднесення здавлюючого предмету, вже заздалегідь (якщо це безпечно) поставте 2 внутрішньовенні катетери великого діаметру та розпочніть масивну інфузію розчинів. Пізніше при нормальному артеріальному тиску форсуйте діурез, призначивши манітол або фуросемід в/в.

5. Обстежуючи хворого, зверніть увагу на симптоми розриву діафрагми та зміщення органів черевної порожнини в грудну клітку — перистальтичні кишкові шуми замість везикулярного шуму над легеневими полями зазвичай не вислуховуються, через рефлекторний параліч перистальтики кишечника.

6. Якщо виявите парадоксальні дихальні рухи частини стінки грудної клітки, намагайтесь їх обмежити. На місці нещасного випадку прикладіть руки до атонічної ділянки грудної клітки та зменште її рухи, піднімаючи та опускаючи руки в ритмі дихання, щоб не обмежувати дихальних рухів. Необхідно якнайшвидше провести інтубацію трахеї, та розпочати допоміжну вентиляцію. Остаточним лікуванням зазвичай є механічна вентиляція легень, з одночасним зменшенням болю та хірургічне лікування, якщо є покази.

7. Зробіть ЕКГ у 12 відведеннях. Порушення ритму, провідності чи зміщення інтервалу ST вказують на забій серця, а правильний запис ЕКГ як правило це виключає.

8. Транспортуйте пацієнта, іммобілізованого на дошці (твердих ношах) та попередьте лікарню про його прибуття.

11. Дорожньо-транспортна пригода

Механізм та наслідки

Крім зовнішніх уражень, спричинених наїздом транспортного засобу, а у осіб, що їдуть автомобілем — ударом об його внутрішні елементи, часто трапляються невидимі на перший погляд внутрішні ураження. Не зважаючи на раптове гальмування транспортного засобу та пасажирів, їх внутрішні органи (мозок, серце, легені, печінка, селезінка, нирки, кишківник та ін.) та хребет продовжують рух і можуть зазнавати розривів, стиснення або забою об тверді структури кісткового скелету, що вже зупинились.

Перша допомога

Масовий нещасний випадок (з великою кількістю потерпілих) →розд. 23.13.

1. Подбайте про безпеку — власну та інших свідків нещасного випадку, а також учасників дорожнього руху: включіть аварійну сигналізацію в своєму автомобілі та припаркуйте його поза дорогою або на узбіччі в добре видному місці, не перебігайте через полоси дороги при інтенсивному дорожньому русі; подбайте про розміщення попереджуючого трикутника за транспортними засобами, що потрапили в дорожньо-транспортну пригоду (якщо місце нещасного випадку знаходиться за поворотом, то трикутник повинен бути перед поворотом) та припинення дорожнього руху; у транспортних засобах, що брали участь у нещасному випадку (якщо це можливо та безпечно) вимкніть запалення, затягніть ручне гальмо та включіть аварійну світлову сигналізацію.

2. Покличте на допомогу та повідомте систему невідкладної допомоги (або попросіть про це свідків нещасного випадку): швидка допомога (тел. **103** або **112**) або пожежна служба (тел. **101**); ці служби або свідки випадку поінформують міліцію.

3. У першу чергу займіться жертвою наїзду, або потерпілим, що випав із автомобіля, тому що ці потерпілі отримують найважчі травми. Оцініть стан потерпілого на початку за схемою ABCD →розд. 23.1, якщо необхідно проводьте серцево-легеневу реанімацію (примітка: реанімація не проводиться у випадку події з великою кількістю жертв), наступним кроком є проведення швидкого травма-обстеження →розд. 23.1 та збір анамнезу за схемою SAMPLE →розд. 23.1. Зупиніть зовнішні кровотечі безпосереднім притисненням. Пам'ятайте про симптоми напруженого пневмотораксу →розд. 3.18 та тампонади перикарду →розд. 2.17 — ці стани вимагають негайних і впевнених дії (алгоритм дій при напруженому пневмотораксі →розд. 3.18, перикардіоцентез →розд. 24.9).

4. Забезпечуючи прохідність дихальних шляхів, уникайте згинання шийного відділу хребта (стабілізуйте його, напр., утримуючи між своїми колінами), відновіть прохідність дихальних шляхів висуваючи щелепу вперед або витягуючи щелепу вперед за зуби (піднесення щелепи) →розд. 23.8.

5. Забинтуйте рани →розд. 23.4, іммобілізуйте зламані кінцівки →розд. 23.6.

6. Вкрийте потерпілого, щоб зменшити втрату тепла.

7. Перекладіть пацієнта за допомогою ковшових нош на ортопедичну дошку (тверді ноші). Пам'ятайте про іммобілізацію.

Дії, описані в пунктах 3–6, намагайтесь, по мірі можливості, та якщо це безпечно, проводити у потерпілого, що заблокований в транспортному засобі, перед його звільненням технічними службами (або пожежниками).

Алгоритм дій в кареті швидкої допомоги та в лікарні

1. Підтримуйте функції життєво важливих органів, проводьте оксигенотерапію та, якщо необхідно, механічну вентиляцію легень, лікуйте гіповолемію. Проводьте повторні оцінки. У разі погіршення стану хворого проведіть повторну оцінку ABCD.

2. Перекладіть пацієнта на жорстку дошку (тверді ноші). Пам'ятайте про іммобілізацію.

3. Введіть катетер у периферичну вену →розд. 24.5.2 та призначте в/в розчини (спочатку зазвичай 0,9 % NaCl) і анальгетичні ЛЗ (опіоїди).

4. Скеруйте хворого для лікування травм у хірургічний стаціонар.

12. Пожежа

Механізм та наслідки

Контакт із полум'ям та димом спричиняє опіки шкіри та дихальних шляхів. У жертв пожежі часто трапляються отруєння оксидом вуглецю та нітрилами — органічними похідними ціановодню, що виділяються під час згорання.

Перша допомога

1. Оцініть безпеку. Не заходьте до палаючих або небезпечних приміщень, будинків, об'єктів, попросіть інших осіб залишити їх.

2. Пам'ятайте про вимкнення струму та відключення газу від будинку.

3. Не відкривайте двері, за якими є вогонь (тоді вони часто теплі на дотик), бо це загрожує вибухом та раптовим поширенням пожежі.

4. У задимленому приміщенні пересувайтесь якнайнижче до підлоги.

5. Якщо необхідно евакуювати лежачих пацієнтів, треба перетягувати їх на матрацах і таким чином спускати по сходах. Використання ліфтів заборонене через небезпеку їх блокування.

6. Підпорядковуйтесь наказам керівника підрозділу пожежної або рятувальної служби, який є керівником рятувальних заходів згідно законодавства.

7. Алгоритм дій: опіки шкіри →розд. 23.19.1, опіки дихальних шляхів →розд. 23.19.2, отруєння окисом вуглецю →розд. 20.9, отруєння нітрилами →розд. 20.4.

13. Масовий нещасний випадок (з великою кількістю потерпілих)

Перша допомога

Основний принцип: зробити якнайбільше для надання першої допомоги якнайбільшій кількості жертв. **Порядок виконання дій**, при масових нещасних випадках: 1) повідомлення про випадок → 2) сортування потерпілих → 3) невідкладні заходи, що рятують життя → 4) транспортування до лікарні.

1. Оцініть місце випадку під кутом безпеки рятувальників та потерпілих. При небезпеці, призупиніть рятувальні дії до моменту усунення загрози.

2. Заходи на місці нещасного випадку — затримайте дорожній рух (включіть аварійну сигналізацію, поставте попереджувальний трикутник), забороніть стороннім особам заходити у небезпечну зону і т. д.

3. Викличте допомогу. По телефону повідомте рятувальну службу →розд. 23.1, інформуючи про приблизну кількість потерпілих у нещасному випадку, місце випадку, спосіб доїзду та про необхідність виклику технічних рятувальних служб (пожежна, енергетична служба і т. п.).

4. Проведіть сортування потерпілих. Визначте осіб, які перебувають у стані безпосередньої загрози для життя та яким в першу чергу потрібна допомога та транспортування.

П'ять кроків оцінки потерпілого:

1) чи **може ходити?**

2) якщо ні, то чи **дихає? Якщо ні → зробіть найпростішу спробу відновлення прохідності дихальних шляхів**

3) якщо дихає, то чи **дихання є ефективне (10–30/хв)?**

4) якщо дихання ефективне, то чи визначається **пульс на променевій артерії?** Якщо ні, причиною може бути зовнішня кровотеча → слід негайно її зупини;

5) чи може виконувати прості команди — чи збережена **свідомість?**

Поділіть постраждалих на 3 групи:

1) голосно покличте усіх, хто можуть ходити та скеруйте їх у безпечне місце. Тих, хто хоче допомогти, попросіть, щоб залишилися на місці нещасного випадку в позиції стоячи; вони формують групу «зелених» — обстеження і допомога можуть бути надані пізніше;

2) далі серед тих, що не можуть пересуватися самостійно, знайдіть осіб, що:

    а) дихають після відновлення прохідності дихальних шляхів або з неефективним диханням (<10 або >30 дихальних рухів/хв);

    б) з ознаками шоку (відсутність пульсу на променевій артерії, капілярне наповнення >2 с);

    в) з порушенням свідомості, що робить неможливим виконання простих команд («відкрийте очі», «закрийте очі»).

Кожен з вище наведених симптомів може свідчити про безпосередню загрозу для життя — ці пацієнти формують групу «червоних», яким потрібні негайна допомога і термінове транспортування до лікарні.

3) решта з тих, хто не можуть пересуватися самостійно, формують групу «жовтих», вимагатимуть швидкої допомоги та транспортування до лікарні в другу чергу.

Важкопоранені із шансами на порятунок мають перевагу над потерпілими, що визнані як «ймовірно не по порятунку» (напр., опіки >80 % поверхні тіла, масивна відкрита черепно-мозкова травма) та особами з зупинкою дихання (не дихають, незважаючи на відновлення прохідності дихальних шляхів) або кровообігу, яких в умовах масового нещасного випадку можна визнати за померлих. У таких осіб, якщо є інші, котрі вимагають негайної допомоги, проведення серцево-легеневої реанімації не розпочинається. Виняток становлять діти, у яких перед таким рішенням слід виконати п'ять рятувальних вдихів.

5. Спершу надайте допомогу найважче пораненим — «червона» група.

6. Забезпечте потерпілих, яким надано допомогу — утримуйте прохідність дихальних шляхів →розд. 2.1, попереджуйте переохолодження, зупиніть кровотечу →розд. 23.4. При необхідності залучіть для цього випадкових свідків та потерпілих із «зеленої» групи.

7. Надайте допомогу іншим жертвам нещасного випадку в наступну чергу, якщо це можливо. Реагуйте на сигнали про погіршення їх стану — проводьте повторні оцінки з метою зарахування в «червону» групу.

8. Передайте керування рятувальними роботами керівнику пожежної частини, а керування медичною допомогою — керівнику бригади швидкої допомоги, що першою прибула на місце масового нещасного випадку, перекажіть їм зібрану інформацію та запропонуйте подальшу допомогу.

14. Утоплення

Механізм та наслідки

Основне значення у патомеханізмі утоплення має гіпоксія. Завдяки рефлексогенному спазму гортані до легень зазвичай потрапляє невелика кількість води, що не має значного впливу на вентиляцію легень потерпілого, натомість розпад та вимивання сурфактанту зменшують податливість легень. Заковтування води створює ризик аспірації. Не знаючи обставин утоплення, враховуйте можливість травми хребта (напр., внаслідок стрибка у воду). Травма хребта з пошкодженням спинного мозку на рівні C_5–C_7 може спричинити тетраплегію та нейрогенний (спінальний) шок.

Перша допомога

1. Подбайте про власну безпеку та безпеку інших свідків випадку (потенційних рятувальників без підготовки порятунку на воді): встановіть з потопаючим голосовий контакт (якщо це можливо) та заспокойте його, безпечніше підпливти до потопаючого на човні; заходьте у воду в крайньому випадку, забезпечуючи себе не тонучим предметом або створюючи ланцюг із рятувальників, що забезпечують себе навзаєм.

2. Викличте допомогу та повідомте рятувальні служби: швидку допомогу (тел. **103** або **112**) або пожежну службу (тел. **101**) або регіональні аварійно-рятувальні служби (http://timer.dp.ua/databank/phones/911.htm).

3. Якщо це можливо, витягніть потопаючого на берег, найкраще на підкладеній під нього дошці, одночасно забезпечуючи стабілізацію шийного відділу хребта.

4. Якщо потопаючий не дихає → якнайшвидше розпочніть штучну вентиляцію (вже у мілкій воді). Зазвичай, легше однією рукою підтримувати голову, іншою піднімати щелепу і одночасно проводити рятувальні вдихи способом рот-ніс (можливо, навіть якщо у ротовій порожнині знаходяться водорості). Після вкладання на березі розпочніть серцево-легеневу реанімацію. Не припиняйте реанімацію до прибуття в лікарню — відомі випадки порятунку постраждалого навіть після кількох десятків хвилин, особливо в ситуації утоплення в дуже холодній воді.

5. При забезпеченні прохідності дихальних шляхів уникайте згинання шийного відділу хребта, фіксуйте його, напр., тримаючи голову пацієнта між своїми колінами, відновлюйте прохідність дихальних шляхів, висуваючи щелепу вперед або витягуючи щелепу вперед за зуби (піднесення щелепи)

→розд. 23.8, при необхідності закладіть комір для фіксації шийного відділу хребта →розд. 23.8, не відгинайте голову під час інтубації.

6. Якщо є необхідність, якнайшвидше розпочніть оксигенотерапію →розд. 24.20.

7. Висушіть шкіру та накрийте постраждалого, щоб зменшити втрату тепла.

Алгоритм дій в кареті швидкої допомоги та в лікарні

1. Підтримуйте функції життєво важливих органів, проводьте оксигенотерапію та, при необхідності, механічну вентиляцію.

2. Допоміжні дослідження: ЕКГ; РГ грудної клітки, шийного відділу хребта та черепа; загальний аналіз крові, концентрація натрію та калію, білірубіну, сечовини та креатиніну в сироватці, газометрія артеріальної крові.

3. При масивному гемолізі (утоплення у прісній воді) оцініть покази для діалізу.

15. Випадки при зануреннях з аквалангом

Механізм та наслідки

Аквалангіст під водою дихає при вищому тиску, ніж на поверхні (на кожні 10 м тиск зростає на ≈1 атм, тобто на глибині 30 м становить ≈4 атм). Під час занурення у воду знижується об'єм повітря в навколоносових пазухах, середньому вусі та легенях, а кількість кисню та азоту, що розчинені в тканинах зростає. Наслідки занадто швидкого підйому:

1) **баротравма** — спричинена раптовим підвищенням об'єму повітря і внаслідок тиску в легенях (внаслідок затримки дихання, а найчастіше внаслідок його затримки через паніку), а також у середньому вусі та навколоносових пазухах (якщо виникне обтурація їх з'єднань з носоглоткою). Пошкодження легеневих альвеол настає найчастіше під час швидкого підйому з невеликої глибини (до 10 м). Перші симптоми (зазвичай впродовж 30 хв після підйому на поверхню): кашель, кров'янисте харкотиння, часте дихання, біль в грудній клітці, що посилюється під час дихання, задишка та ціаноз, рідше артеріальна повітряна емболія мозкових та коронарних судин, пневмоторакс (іноді напружений).

2) **декомпресійна (кесонна) хвороба** — поява у крові та тканинах бульбашок газу (азоту) після підйому з великої глибини (зазвичай >20 м). Симптоми (найчастіше до 3 год після підйому на поверхню, посилюються під час авіаперельоту, як наслідок зниженого тиску в кабіні): легкі — свербіж та почервоніння шкіри, біль м'язів та зв'язок у ділянці великих суглобів; важкі — спричинені наявністю бульбашок газу в кровоносних судинах (легенева емболія) та ЦНС (зазвичай спинний мозок).

Перша допомога

1. Витягніть аквалангіста з води.

2. Оцініть його стан (за схемою ABCD →розд. 23.1), при необхідності розпочніть серцево-легеневу реанімацію →розд. 2.1.

3. Повідомте служби невідкладної допомоги (перекажіть інформацію про випадок при зануренні з аквалангом) →розд. 23.1.

4. Якнайшвидше розпочніть оксигенотерапію →розд. 24.20, із використанням кисню в найвищій можливій концентрації.

5. Від потерпілого або свідків зберіть анамнез, який включає: симптоми, що з'явилися під час випадку (якщо вони були повідомлені), час їх появи (або момент втрати свідомості) — під час занурення або підйому після занурення, кількість занурень впродовж останніх днів, глибина, тривалість занурення, інформація про можливі причини випадку, пов'язаного з зануренням (напр., хронічні хвороби, несправність обладнання), тип використаної дихальної суміші (для рекреаційного дайвінгу використовується суміш повітря та кисню, т. зв. нітрокс).

Алгоритм дій в кареті швидкої допомоги та в лікарні

1. Продовжуйте оксигенотерапію з високими концентраціями, полегшуючи таким чином видалення бульбашок газу, а при необхідності, застосуйте механічну вентиляцію.

2. Пацієнта з важкими симптомами декомпресійної хвороби або баротравми легень скеруйте на терапевтичну декомпресію у барокамері. Разом з аквалангістом необхідно доставити його оснащення, тобто, балони, дихальний апарат, манометр та глибиномір або комп'ютер для дайвінгу.

16. Гіпотермія

Причини та наслідки

Внутрішня (глибока) температура тіла (вимірюється в прямій кишці, стравоході або спеціальним термометром на барабанній перетинці) <35 °C. Переохолодження з небезпечними наслідками може виникнути при температурах >0 °C, якщо втрата тепла перевищує його утворення. Найчастіша причина: перебування впродовж довгого часу в умовах, що сприяють втраті тепла (занурення в холодній воді, низька температура повітря, сильний вітер, невідповідний або вологий одяг). Сприяючі фактори: недостатне утворення тепла (знерухомлення [спричинене, між іншим, втратою свідомості], мала м'язова маса (у дітей, осіб похилого віку, з гіпотрофією або кахексією), підвищена втрата тепла (влив алкоголю, опіки). Інші, рідкісні причини (також при нормальній температурі оточення): ендокринні та метаболічні — недостатність надниркників та гіпофізу, гіпотиреоз, гіпоглікемія; неврологічні — поперечне пошкодження спинного мозку, травма голови, інсульт, пухлина або запальні захворювання ЦНС, енцефалопатія Верніке, хвороба Паркінсона; пошкодження шкіри — ексфоліативний дерматит, важкий псоріаз; сепсис; шок; отруєння — етанол, етиленгліколь, чадний газ, сірководень, ціаніди, нітрили, снодійні, фенотіазини, опіоїди, антидіабетичні ЛЗ, холінергічні сполуки, α блокатори.

Симптоми: — стадії (ступені) гіпотермії за швейцарською класифікацією:

ГТ1 — температура тіла 32–35 °C, пацієнт в свідомості, присутній м'язовий тремор

ГТ2 — температура тіла 28–32 °C, порушення свідомості, припинення тремору

ГТ3 — температура тіла 24–28 °C, втрата свідомості, збережені симптоми життєдіяльності

ГТ4 — температура тіла <24 °C, відсутність ознак життя

ГТ5 — смерть.

Алгоритм дій — загальні принципи

Особу з переохолодженням, у якої немає абсолютних ознак смерті (трупні плями) або симптомів однозначно смертельних травм, не можна визнати мертвою без спроби зігрівання до температури 35 °C. При фібриляції шлуночків або шлуночковій тахікардії без пульсу, після 3 неефективної дефібриляції, наступні спроби зробіть після зігрівання хворого до температури >30° С. Тільки після досягнення цієї температури можна застосовувати ліки (у випадку температури поміж 30–35 °C з інтервалом кожні 6–10 хв, натомість коли температура становить >35 °C — стандартно →розд. 2.1) та виконувати кардіоверсію, якщо є покази.

Перша допомога

1. На місці події застосовуйте пасивне зігрівання — оберігайте пацієнта від подальшої втрати тепла (накрийте — використовуючи напр., металізовану плівку сріблястою стороною до тіла, що обмежуватиме рух повітря та випаровування і ковдри, які збільшують теплоізоляцію). Потерпілий повинен залишитися у лежачому положенні на спині і уникати різких рухів.

2. Після розміщення потерпілого в закрите приміщення, забезпечте його теплими та сухими умовами і одягом. Потерпілий повинен залишитися у лежачому положенні на спині і уникати різких рухів. Не давайте алкоголю (розширює кровоносні судини та збільшує втрату тепла). Дії в кареті швидкої допомоги та в лікарні.

Алгоритм дій в кареті швидкої допомоги та в лікарні

1. Пацієнта із переохолодженням, у якого не виявлено певних ознак смерті (трупні плями) або ознак смертельного ураження, не вважайте померлим, без спроби зігрівання його до 35 °C. При фібриляції шлуночків або шлуночковій тахікардії без пульсу після 3 невдалих спроб дефібриляції, повторювати їх знову після зігрівання пацієнта до температури >30 °C. Лише після досягнення цієї температури вводьте ліки (у випадку температури в межах 30–35 °C з інтервалом кожні 6–10 хв, тоді як при температурі >35 С — стандартно →розд. 2.1.

1. Продовжуйте **пасивне зігрівання** →вище.

2. Верифікуйте гіпотермію, вимірюючи глибоку температуру тіла в прямій кишці, стравоході або на барабанній перетинці (якщо є спеціальний термометр; звичайні термометри непридатні, оскільки не міряють температури <35 °C).

3. Розпочніть **активне зігрівання**:

1) **зовнішнє** — вкрийте пацієнта нагрітою ковдрою або спеціальною ковдрою, наповненою теплим повітрям; грілки під пахви та у пахових ділянках використовуйте обережно (ризик опіків); побічним наслідком може бути парадоксальне зниження глибокої температури тіла, гіпотензія та ацидоз внаслідок розширення кровоносних судин шкіри;

2) **внутрішнє** — при помірній гіпотермії в/в інфузія розчинів, підігрітих до температури 42–44 °C, а також зігрівання та зволоження дихальної суміші, збагаченої киснем; при глибокій гіпотермії — зігрівання крові в апараті штучного кровообігу, рідше промивання теплими розчинами порожнин тіла (перитонеальної — методом перитонеального діалізу, рідше — плевральної). Критерії відбору для проведення екстракорпорального зігрівання:

   а) ГТ3 ступеня, з клінічно вираженою нестабільністю гемодинаміки;

   б) затримка кровообігу при гіпотермії (ГТ4 ступеня), за умові, що можливо безперервно проводити реанімаційні заходи під час транспортування (рекомендовано застосування меха-нічного пристрою для компресії грудної клітки);

   в) підтвердження гіпотермії шляхом вимірювання глибокої температури тіла (→вище);

   г) глибока температура тіла ≤28 °C;

   д) виключення незворотної смерті;

   е) у пацієнтів з травмами тіла або з підозрою захворювань при яких протипоказане введення гепарину — проведення візуалізаційного обстеження (КТ *trauma-scan*).

4. Проведіть дослідження, що виявляють:

1) наслідки гіпотермії — концентрація калію, сечовини та креатиніну у плазмі (підвищення може свідчити про рабдоміоліз та ниркову недостатність); загальний аналіз периферичної крові (тромбоцитопенія внаслідок секвестрації тромбоцитів у селезінці); газометрія (ацидоз); ЕКГ (хвиля J [Осборна, гіпотермічний зубець — симптом горба верблюда] — відхилення, направлене вниз у місці з'єднання комплексу QRS із сегментом ST, подовження інтервалів PQ та QT, розширення комплексу QRS, передсердні порушення серцевого ритму);

2) можливі причини — концентрація глюкози в плазмі (гіпоглікемія; у непритомного пацієнта негайно визначте тест-смужкою), ТТГ (гіпотиреоз), токсикологічні дослідження — при підозрі отруєння.

17. Відмороження

Механізм та наслідки

Відмороження — це замерзання рідини у тканинах, як всередині, так і зовні клітин. Наслідками цього є: зневоднення клітин, аномальні концентрації електролітів всередині них і денатурація білково-ліпідних комплексів. Розморожування клітин призводить до їх руйнування і в подальшому виділення прозапальних медіаторів, відповідальних за набряк, наростання ішемії і інші симптоми реперфузійного синдрому. Вторинно, відбувається тромбоутворення на рівні мікроциркуляції. Таким чином, після відтавання, основною причиною відмирання тканин є їх ішемія, а первинне температурне пошкодження трансформується в гостру судинну подію.

Найбільш вразливими до обмороження є периферичні частини кінцівок, вушні раковини та ніс.

Симптоми: зникнення пекучого болю, поблідніння відморожених тканин. Оцінка поверхні і глибини відморожень можлива тільки після відтавання.

Перша допомога

1. Якщо у потерпілого виявлена гіпотермія, її лікування має пріоритет над лікуванням обморожень.

2. Не розморожуйте обморожену кінцівку — це призводить до втрати моторної функції і необхідності евакуації потерпілого силами випадкових рятувальників.

3. Больові відчуття, пов'язані з фазою відтавання, можна зменшити за допомогою ацетилсаліцилової кислоти (АСК) і/або ібупрофену.

4. Зніміть прикраси з обморожених пальців.

Алгоритм дій в машині швидкої допомоги

1. Забезпечте обморожену кінцівку стерильною пов'язкою, кожен палець окремо. Потім слід знерухомити кінцівку і злегка підняти, щоб обмежити набряк.

2. Оберігайте обморожені тканини від травм, а якщо вони вже відтанули — від повторного заморожування.

3. Призначте АСК з метою пригнічення функції тромбоцитів під час відтавання та знеболення; збільшити аналгетичний ефект можете за допомогою ібупрофену.

4. Уникайте повільного відтавання тканин.

Алгоритм дій в лікарні

1. Якщо обмороженої частини тіла не розігріто → використайте **теплу ванну**. Оптимальна температура води становить ≈38 °C. Час зігрівання 30–60 хв. Розморожувана кінцівка не повинна торкатися стінок посудини. У воду можна додати йод або хлоргексидин.

2. Призначте **НПЗП**: ібупрофен 400 мг 3×на день і АСК 300 мг 1×на день. При непереносимості АСК → клопідогрель 300 мг в першу добу, а потім 75 мг 1×на день.

3. Запобігайте зневодненню, застосовуючи відповідну інфузійну терапію.

4. Використовуйте місцево на обмороження крем з екстрактом алое (анти-простагландинова дія).

5. Слідкуйте, щоб не допустити місцевого стискання відмороженої ділянки.

6. У разі болю, незважаючи на застосування НПЗП, додайте парацетамол або трамадол.

7. Проведіть профілактику правця →розд. 18.3.1, розгляньте показання для початку антибактеріальної терапії (напр. амоксицилін з клавуланатом або кліндаміцин).

8. Спеціалізоване лікування включає застосування простагландинів, тромболітиків, гіпербаричної кисневої терапії.

9. Рання хірургічна обробка: евакуація вмісту пухирів в асептичних умовах і щоденна обробка ран з використанням антисептичних засобів. Інфікований некроз → скеруйте пацієнта на негайну ампутацію.

10. Планову ампутацію відкладіть до часу демаркації сухого некрозу (від кількох до кільканадцяти тижнів).

18. Гіпертермія

Підвищення внутрішньої (глибокої) температури тіла >40 °C внаслідок підвищеного утворення тепла або порушення його витрат без зміни налаштування центру терморегуляції на вищий рівень. Лихоманка це підвищення температури тіла обумовлене перелаштуванням центру терморегуляції на вищий рівень, зі збереженням фізіологічних механізмів терморегуляції (утворення і втрати тепла).

Механізм, причини та наслідки

1. Гіпертермія, спричинена підвищеною температурою середовища або неможливістю видалення надлишку тепла, що утворюється при роботі м'язів — теплові спазми, теплова слабість, тепловий удар.

Причини:

1) **класична форма** — довготривала підвищена температура повітря >35 °C, особливо в малих дітей, осіб похилого віку, із серцевою недостатністю, які приймають антихолінергічні ЛЗ, діуретики або β-блокатори;

2) **гіпертермія внаслідок фізичного навантаження** — важкі фізичні навантаження, особливо при спекотній, вологій погоді, без відповідного споживання рідини.

Суб'єктивні симптоми: при значному навантаженні і високій температурі середовища та при інтенсивному потовиділенні можуть виникати болісні спазми м'язів живота або кінцівок (теплові спазми), потім біль голови та головокружіння, нудота та відчуття втоми; у осіб, які не виконують фізичної роботи — відчуття втоми (теплова слабість), нудота та блювання, біль голови та м'язів, зміни настрою. **Об'єктивні симптоми:** тахікардія, гіпотонія (спочатку ортостатична); шкіра при тепловій слабості може бути бліда, холодна та спітніла, натомість при тепловому ударі, як правило, червона та гаряча, але сухість шкіри не є постійним симптомом та більш характерна для класичної форми (спричиненої виключно впливом високої температури середовища), ніж для форми, пов'язаної з фізичним навантаженням. Тепловий удар є значною загрозою для життя, може виникати раптово, майже без продромальних симптомів — у осіб які перебували під дією високих температур, слід запідозрити у кожному випадку підвищення температури >40 °C, що супроводжується будь-якими симптомами дисфункції ЦНС. Значне підвищення глибокої температури тіла призводить до пошкодження фосфоліпідів клітинних мембран, некрозу клітин, системної запальної реакції, поліорганної недостатності та смерті..

2. Інші форми гіпертермії.

Причини:

1) зневоднення — звуження кровоносних судин та зменшення утворення поту порушують втрату тепла;

2) алкогольний абстинентний синдром;

3) побічна реакція на ліки (медикаментозна гіпертермія): **злоякісна гіпертермія** (найчастіше після інгаляційних фторпохідних анестетиків [переважно галотан] або суксаметонію, генетично детерміновані [спадкові аутосомно домінантні]), **злоякісний нейролептичний синдром** (найчастіше після галоперидолу, зазвичай впродовж перших 30 днів прийому цього препарату);

4) отруєння — речовинами з симпатоміметичною (→розд. 20.13) або серотонінергічною дією (→розд. 20.12);

5) пошкодження гіпоталамуса — найчастіше внаслідок судинно-мозкових подій;

6) ендокринні порушення — важку гіпертермію можуть викликати гіпертиреоз та феохромоцитома, а помірне підвищення температури тіла — недостатність наднирників, гіпоглікемія та гіперпаратиреоз.

Симптоми: симптоми основного захворювання (напр., ригідність м'язів — при злоякісній гіпертермії та злоякісному нейролептичному синдромі; екстрапірамідальні симптоми та вегетативні порушення [потіння, нетримання сечі, зміни артеріального тиску, тахіаритмії] — при злоякісному нейролептичному синдромі) і гіпертермії →вище.

Перша допомога

1. Теплові спазми: зазвичай достатньо припинити фізичне навантаження, перебувати у прохолодному місці та пероральний прийом рідини.

2. Теплова слабість: потрібно зменшити вплив тепла, положити пацієнта та давати пити рідину; якщо симптоми швидко не регресують або спостерігається їх наростання, необхідна лікування в лікарні.

3. Тепловий удар — дійте швидко та рішуче:

1) викличте допомогу (тел. **103** або **112**) та оцініть ABCD →розд. 23.1;

2) перенесіть пацієнта в прохолодне місце і зніміть з нього зайвий одяг;

3) розпочніть інтенсивне охолодження — інтенсивно окропіть водою, найкраще кімнатної температури (полегшує випаровування та не викликає звуження судин шкіри, що обмежує виділення тепла), далі енергійно обвійте, щоб збільшити рух повітря, або (якщо це можливо) включіть вентилятор;

4) якщо необхідно, забезпечте прохідність дихальних шляхів та (якщо це можливо) поставте внутрішньовенний катетер.

Алгоритм дій в кареті швидкої допомоги та в лікарні

1. Забезпечте прохідність дихальних шляхів →розд. 2.1 та в/в доступ →розд. 24.5.2.

2. Під час транспортування продовжуй інтенсивне охолодження шляхом випаровування — транспортуйте із включеним вентилятором або з відкритими вікнами. Якщо це можливо, то вже в кареті швидкої допомоги покладіть пакети з водою та льодом під пахви та у пахи. Намагайтесь швидко знизити температуру тіла пацієнта до 38 °C. Занурення у холодній воді вже не використовується (може бути шкідливим — звуження судин шкіри знижує виділення тепла). Інструментальні методи (охолоджувальні ковдри, штучний кровообіг) не є широко доступними.

3. Проводьте регідратацію (в/в інфузія розчинів кімнатної температури) та утримуйте діурез, зверніть увагу на можливий набряк легень. Термічна дегідратація відрізняється від дегідратації напр., при захворюваннях системи травлення, оскільки стосується як позаклітинного, так і внутрішньоклітинного простору → регідратацію починайте введенням 0,9 % NaCl та 5 % глюкози у співвідношенні 1:1 та продовжуйте під контролем концентрації електролітів.

4. Звертайте увагу на симптоми SIRS та поліорганної недостатності.

5. Якщо виникають судоми → повільно введіть діазепам в/в 10 мг (дітям 0,05–0,3 мг/кг впродовж 2–3 хв, віком <5 р. макс. 5 мг) або мідазолам 0,01–0,05 мг/кг.

6. Призначте додаткові дослідження (можливі відхилення): загальний аналіз периферичної крові (підвищення гематокриту, концентрації гемоглобіну, кількості еритроцитів та лейкоцитів, тромбоцитопенія [якщо розвивається ДВЗ синдром]); біохімічні дослідження крові — активність амінотрансфераз (майже завжди підвищена; якщо діагноз теплового удару викликає сумніви, шукайте інші причини) і креатинін-кінази (підвищення внаслідок рабдоміолізу), концентрація Na (гіпернатріємія) і K (гіперкаліємія, при тепловому ударі спочатку гіпокаліємія), параметри функції нирок та печінки (ознаки недостатності); системи згортання та фібринолізу (ДВЗ →розд. 15.21); газометрія артеріальної крові (спочатку дихальний алкалоз, потім метаболічний ацидоз [лактатний або змішаний]; аналіз сечі (протеїнурія, еритроцитурія, міоглобінурія).

7. При гіпертермії, що не є наслідком високої температури середовища → паралельно з вище наведеним лікуванням, лікуйте основне захворювання. При злоякісній гіпертермії → введіть дантролен (2,5 (1–3) мг/кг в/в (можна повторювати до 10 мг/кг/добу). При злоякісному нейролептичному синдромі → призначте дантролен (як вище) та/або бромокриптин п/о 2,5 мг кожні 8 год, поступово збільшуйте дозу (на 2,5 мг на кожен прийом) зазвичай до 10 мг кожні 8 год (макс. 40 мг/добу) чи амантадин 100 мг п/о кожні 12 год. Антипіретичні ЛЗ (парацетамол, НПЗП) неефективні у випадку підвищення температури тіла внаслідок інших, ніж лихоманка, причин.

19. Опіки

19.1. Опіки шкіри

Механізм та наслідки

Термічні опіки: I ступінь (поверхневе пошкодження, денатурація білка не виникає) — почервоніння, гіперемія; **II ступінь** (пошкодження не всієї товщі шкіри) — почервоніння та пухирі; **III ступінь** (пошкодження всієї товщі шкіри) — побіління, іноді обвуглення шкіри та глибших шарів.

Глибина руйнування шкіри та нижче розташованих тканин залежить від температури та часу дії тепла. Чим вища температура, тим швидше виникають опіки. Опіковий шок виникає внаслідок гіповолемії, болю, системної запальної реакції з пошкодженням ендотелію та втратою білка (зазвичай розвивається протягом декількох годин, а не хвилин). Діти, у яких шкіра тонка — більш схильні до виникнення опіків, у них частіше виникають опіки III ступеня.

Якщо виникли опіки ділянки носа або рота, або волосся у носі та обпалене обличчя, а також у постраждалих в пожежах → підозрюйте опіки дихальних шляхів →розд. 23.19.2.

Хімічні опіки найчастіше спричинені лугами або кислотами (так як опіки очей →розд. 23.26.2). **Опіки електричним струмом** →розд. 23.20.

Перша допомога

1. При термічних опіках обмежте час дії тепла, що виділяється під час горіння одягу та «наголомадженого» у тканинах — загасіть **та зніміть з потерпілого одяг, охолоджуйте холодною водою** або вологими компресами (до 15 хв або до появи тремтіння, не більше ніж 10 % поверхні тіла одночасно). Охолодження має більше значення одразу після отримання опіків. Не видаляйте некротичні тканини та не здирайте одягу, що приклеївся до шкіри. Не проколюйте пухирі. При хімічних опіках розведіть та видаліть з поверхні шкіри їдку речовину → зніміть забруднений одяг та одночасно інтенсивно промивайте холодною водою. Тверді їдкі речовини видаліть зі шкіри перед промиванням. При цьому будьте обережні, щоб самому не отримати опіки.

2. Оцініть стан пацієнта (за схемою **ABCD** →розд. 23.1 та **BLS** →розд. 2.1), при необхідності підтримуйте функції життєво важливих органів; якщо є симптоми дихальної недостатності →розд. 3.1.1 або опіки дихальних шляхів → подумайте про швидку інтубацію.

3. Оцініть поверхню опеченої шкіри: по ≈9 % поверхні тіла становлять: голова, передня поверхня грудної клітки, живіт, задня поверхня грудної клітки, задня поверхня нижньої частини тулуба, кожна верхня кінцівка, передня поверхня нижньої кінцівки та задня поверхня нижньої кінцівки; решта 1 % припадає на промежину. У дітей віком до 3 р. голова та шия становлять 18 % поверхні тіла, а нижні кінцівки по 14,5 %. Оцінка менших ділянок (у дорослих та дітей): поверхня долоні потерпілого (без пальців) становить 1 % поверхні тіла.

4. Нанесіть на обпечену поверхню шкіри стерильну марлю.

Алгоритм дій в кареті швидкої допомоги та в лікарні

1. Призначте знеболююче лікування та розпочніть боротьбу з гіповолемією (при значних опіках)

1) поставте внутрішньовенний катетер →розд. 24.5.2;

2) призначте опіоїди в/в — морфін 5–10 мг або фентаніл 50–100 мкг, при необхідності, повторюйте кожні 5 хв. Якщо застосовуєте морфін, пам'ятайте про його вазодилятуючу дію → подбайте про добре наповнення судинного русла.

3) оцініть потребу рідини та проводьте в/в інфузію згідно формули лікарні Паркланд: об'єм розчинів (в мл) впродовж перших 24 год = поверхня опіків (%)×маса тіла (кг)×4; з чого 50 % введіть впродовж перших 8 год. Розпочніть з 0,9 % NaCl.

2. Допоміжні дослідження при важких опіках: загальний аналіз крові; концентрація електролітів, сечовини, креатиніну, міоглобіну та активності КК у плазмі, газометрія артеріальної крові, ЕКГ, РГ грудної клітки. Повторюйте визначення концентрації електролітів та показників функції нирок кожні декілька годин.

3. При гострій нирковій недостатності, окрім адекватної регідратації пацієнта, оцініть потребу проведення замісної ниркової терапії →розд. 14.1.

4. При дихальній недостатності або при симптомах опіків дихальних шляхів здійсніть швидку інтубацію →розд. 24.18.1 та проводьте механічну вентиляцію легень.

5. Скеруйте пацієнта на хірургічну обробку опіків.

Абсолютні покази для лікування у спеціалізованих опікових центрах — опіки:

1) верхніх дихальних шляхів (інгаляційна травма);

2) неповна товщина шкіри (II ступінь), що за площею перевищують 10 % поверхні тіла;

3) повна товщина шкіри (III ступінь) у всіх вікових групах;

4) обличчя, рук, стоп, статевих органів, промежини, ділянок великих суглобів;

5) усі опіки електричним струмом;

6) хімічні опіки, подібні за площею та розташуванням до термічних, особливо лугами;

7) у осіб з серйозними обтяжуючими факторами (супутні хвороби, такі як серцева недостатність, цукровий діабет, захворювання нирок);

8) з супутніми травмами, якщо опіки становлять основну загрозу; пацієнтів з серйозними травмами, що на даний момент становлять більшу загрозу, на початковому етапі можна лікувати у травматологічних відділеннях з подальшим переведенням до опікових центрів;

9) у дітей, якщо дитяча лікарня не має відповідно підготовленого персоналу;

10) у осіб, яким потрібна особлива соціальна та психологічна допомога та довготривала реабілітація.

19.2. Опіки дихальних шляхів

Механізм та наслідки

Висока температура та деякі леткі хімічні речовини можуть спричинити опіки дихальних шляхів. Пошкодження верхніх дихальних шляхів може викликати швидко прогресуючий набряк, що призведе до непрохідності, особливо у випадку опіків гортані. Потерпілий вимагає негайної інтубації, перед тим як виникне непрохідність. Про опіки верхніх дихальних шляхів можуть свідчити пухирі на губах, обпалене волосся на бороді та у ніздрях. Кашель та відкашлювання харкротиння коричневого кольору, є симптомами опіків дихальних шляхів, що протягом короткого часу призведуть до дихальної недостатності. Опіки дихальних шляхів можуть супроводжуватися різного ступеню отруєнням окисом вуглецю (чадний газ) та іншими газами.

Перша допомога

Як в інших термічних опіках.

Алгоритм дій в кареті швидкої допомоги та в лікарні

1. Призначте оксигенотерапію через носові канюлі або лицеву маску. При появі симптомів наростаючої дихальної недостатності проведіть швидку інтубацію трахеї.

2. Пацієнтам з опіками дихальних шляхів зазвичай потрібна механічна вентиляція легень. Опіки дихальних шляхів є показом для переведення пацієнта до спеціалізованого опікового центру.

19.3. Опіки стравоходу

Механізм та наслідки

Найчастіше причиною хімічних опіків стравоходу є випадкове або на- вмисне вживання сильних лугів або кислот, що разом із детергентами входять до складу миючих засобів. Кислоти спричиняють поверхневий коагуляційний некроз, а луги — глибокий коліквоаційний некроз та термічне пошкодження внаслідок екзотермічної реакції із соляною кислотою шлункового соку. **Перебіг:** до 4-го дня формування некрозу та запальні зміни, від 5-го до 14-го дня виразкування з подальшою грануляцією (висока ймовірність травматизації — загроза перфорації), від 15-го дня до 3 міс. поява рубців → звуження просвіту та порушення скоротливості стравоходу. Динаміка може змінюватися в залежності від діючої речовини та її концентрації. Через кілька років — підвищений ризик плоскоклітинного раку стравоходу. **Симптоми:** біль та пекучий біль в ротовій порожнині і горлі, біль в епігастрії, блювання та посилена салівація, утруднене або болісне ковтання; після вживання речовин з низьким рН можуть виникнути спазм, набряк гортані та порушення дихання. Інтенсивність змін у ротовій порожнині та загальних симптомів немає безпосереднього зв'язку зі ступенем пошкодження слизової оболонки стравоходу та шлунку.

Перша допомога

1. Не провокуйте блювання та не вводьте шлунковий зонд, щоб уникнути вторинних пошкоджень слизової оболонки стравоходу. При блюванні покладіть пацієнта у бічній позиції з дещо нижче розміщеною головою, щоб уникнути аспірації.

2. Оцініть стан пацієнта (за схемою ABCD →розд. 23.1 та BLS →розд. 2.1), при необхідності, підтримуйте функції життєво важливих органів та лікуйте шок; якщо є симптоми дихальної недостатності та доступне обладнання → проведіть ларингоскопію та подумайте про проведення швидкої інтубації (або конікотомії [у лікарні трахеотомії]).

3. Намагайтесь встановити тип випитої речовини та ретельно обстежте ротову порожнину.

4. Пацієнтам, що можуть ковтати (притомним, без порушень функції життєво важливих органів) дайте випити нейтральні рідини (вода, молоко) з метою розведення пошкоджуючого фактору.

Алгоритм дій в кареті швидкої допомоги та в лікарні

1. Продовжуйте лікування, як на місці випадку.

2. Допоміжні дослідження: оглядова РГ грудної клітки та черевної порожнини — оцініть, чи немає ознак емфіземи середостіння та підшкірної емфіземи (свідчать про перфорацію стравоходу), ателектазу (аспірація), а також перфорації шлунково-кишкового тракту (шлунка — повітря під куполом діафрагми); **ендоскопія верхнього відділу шлунково-кишкового тракту** — основне діагностичне дослідження, проведіть до 12–48 год.

3. Призначте знеболюючі ЛЗ в/в (при сильному болю опіоїд), інгібітор протонної помпи, антибіотик широкого спектру (якщо є виразки, ерозії або перфорація стравоходу).

4. При підозрі на перфорацію → негайно скеруйте до хірурга.

20. Ураження електричним струмом

Механізм та наслідки

Небезпечним є змінний струм при напрузі >50 В та постійний струм при напрузі >100 В. Типовий для побутової електричної мережі змінний струм при напрузі 220–240 В та частоті 50–60 Гц небезпечний для життя. Ризик ураження вищий, якщо шкіра має нижчий електричний опір, напр., мокра. Особливо небезпечним є проходження струму по шляху рука-рука та рука (руки)-спина.

Проходження струму через тіло спричиняє: опіки в місці контакту (електричний знак), опіки або обвуглення тканин на шляху проходження струму, пошкодження нервів, пошкодження м'язів (рабдоміоліз), зупинка кровообігу (постійний струм — асистолія, змінний струм — фібриляція шлуночків), спазм коронарних артерій (ішемія міокарду), вивихи суглобів та переломи кісток (скорочення м'язів), гостра дихальна недостатність (скорочення м'язів та пригнічення дихального центру), гостра ниркова недостатність (рабдоміоліз). Ризик важких опіків високий при ураженні струмом при напрузі >1000 В.

Перша допомога

1. Від'єднайте джерело струму. Якщо не можете безпечно цього зробити → викличте аварійну енергетичну службу або повідомте про таку потребу в рятувальну службу та зупиніть свої дії на місці випадку до моменту отримання достовірної інформації про вимкнення струму в електромережі.

2. Забезпечте місце випадку і (якщо необхідно) перенесіть хворого в безпечне місце.

3. Оцініть стан потерпілого: ABCD →розд. 23.1, BLS →розд. 2.1.

4. При РЗК розпочніть реанімаційні заходи →розд. 2.1.

5. Викличте допомогу (→розд. 23.1) та подбайте про транспортування у лікарню (необхідна іммобілізація — дійте так як із потерпілим після падіння з висоти →розд. 23.9).

Алгоритм дій в кареті швидкої допомоги та в лікарні

1. Забезпечте основні життєві функції, лікуйте шок →розд. 2.2 та дихальну недостатність →розд. 3.1.1.

2. Проводьте моніторинг ЕКГ, лікуйте порушення ритму серця.

3. Поставте внутрішньовенний катетер, проводьте інфузію розчинів, форсуйте діурез; при необхідності, гемодіаліз (лікування як при рабдоміолізі).

4. Контролюйте концентрацію електролітів у плазмі.

5. Скеруйте на хірургічне лікування, якщо є опіки, місцевий гіпертензивно-ішемічний синдром (компартмент-синдром), вивихи суглобів, переломи кісток.

21. Ураження блискавкою

Механізм та наслідки

Ризик ураження блискавкою вищий біля високих об'єктів, розміщених самотньо та закінчених гострою верхівкою (пік гори, дерево, стовп, людина на відкритій місцевості). Ураження блискавкою найчастіше є наслідком крокової напруги від розходження по землі струму із близького розряду, рідше — переміщенням розряду з ураженого об'єкту, а найнебезпечнішим (найчастіше смертельними) є: фізичний контакт з ураженим об'єктом та безпосереднє влучання блискавки. Проходження електричного розряду спричиняє: зупинку роботи серця за механізмом фібриляції шлуночків або асистолії, пригнічення дихального центру (іноді довготривале апное), пошкодження ЦНС з різного ступеня порушенням свідомості, опіки (найчастіше поверхневі), тонічний спазм м'язів (також з переломами кісток). Електричний розряд може супроводжуватись ударною хвилею, що може спричинити баротравму (так як при вибуху). Пізні наслідки ураження блискавкою: довготривалі болі та спазми м'язів, нудота, біль голови, катаракта, неврологічні пошкодження, когнітивні порушення та розлади особистості.

Перша допомога

1. Перенесіть потерпілого у безпечне місце (на відкритій ділянці — розміщене нижче).

2. Оцініть його стан (за схемою ABCD →розд. 23.1, BLS →розд. 2.1), якщо необхідно, розпочніть серцево-легеневу реанімацію →розд. 2.1, викличте допомогу →розд. 23.1.

3. Іммобілізуйте поламані кінцівки →розд. 23.6 та обробіть великі рани →розд. 23.4.

4. Якщо уражено більше ніж одну особу, розпочніть з тієї або тих, які не дихають. Затримка при проведенні штучного дихання призводить до зупинки кровообігу.

Алгоритм дій в кареті швидкої допомоги та в лікарні

1. Підтримуйте функції життєво важливих органів, проводьте оксигенотерапію та якщо необхідно, штучну вентиляцію.

2. Допоміжні дослідження: ЕКГ, РГ грудної клітки та, ймовірно зламаних, кінцівок, загальний аналіз периферичної крові, концентрація натрію та калію, сечовини та креатиніну та активність креатинін-кінази у плазмі, газометрія артеріальної крові у хворих із симптомами дихальної недостатності; у хворих із рецидивуючими порушеннями серцевого ритму проводьте моніторинг ЕКГ.

3. При синдромі розчавлення (пошкодження значної маси тканин, напр., м'язів — рабдоміоліз), подумайте про діаліз.

4. Якщо необхідно, скеруйте для хірургічного лікування травм.

5. Призначте анальгетичні ЛЗ; у осіб із симптомами, що не становлять загрози для життя зазвичай достатньо НПЗП п/о, напр., ібупрофен 400–600 мг кожні 4–6 год (макс. 3,2 г/добу) або напроксен 500 мг, потім 250 мг кожні 6–8 год; при важких травмах застосовуйте опіоїди.

6. Порекомендуйте консультацію офтальмолога через 6 міс. на предмет катаракти.

Профілактика

Якщо грім чути після блискавки у часі коротшому ніж 30 с, швидко шукайте безпечне місце (будинок, шалаш, печера, автомобіль) і не залишайте його впродовж 30 хв після останнього грому.

22. Укуси та ужалення

22.1. Укуси собаки, кота та інших тварин

Наслідки

Крім травми та кровотечі ризик зараження, в т. ч. вірусом сказу, у випадку більших та забруднених ран — ризик правця.

Перша допомога

1. Зупиніть кровотечу та накладіть пов'язку на рану →розд. 23.4.

Алгоритм дій в кареті швидкої допомоги та в лікарні

1. Оцініть ризик сказу та скеруйте для проведення щеплення (зазвичай у найближчому травмпункті), якщо є покази →розд. 18.11.

2. Оцініть ризик правця та якщо необхідно, призначте відповідну профілактику →розд. 18.11.

3. Профілактично призначте антибіотик (ЛЗ першого вибору — амоксицилін із клавулоновою кислотою 1,0 г 2×на день) п/о протягом 3–5 днів при ранах: колотих або глибоких (особливо внаслідок укусів кота); із розчавленням тканин; у ділянках із погіршеним венозним або лімфатичним відтоком; руки або близькому розташуванні кісток або суглобів; таких, що вимагають хірургічного лікування; у пацієнтів з ослабленим імунітетом; внаслідок укусів, завданих людиною.

22.2. Укуси гадюки звичайної

Механізм та наслідки

Отрута містить з-посеред іншого фосфатазу (яка спричиняє викид гістаміну) та гіалуронідазу; також має гемолітичну дію, може спричинити пошкодження нирок та геморагічний синдром. У 1/4 укушених немає симптомів отруєння, смертність <1 %. Укус може мати важчі наслідки у дітей та осіб похилого віку. Симптоми: у місці укусу — малих розмірів, двохточкова (з інтервалом між отворами ≤8 мм), підтікаюча, болюча рана з оточуючим її набряком підшкірної клітковини; швидке наростання набряку, що охоплює всю кінцівку, а навіть більшу частину поверхні тіла. Загальні симптоми (рідко): біль у животі, блювання, кровотечі з ясен, гематурія, висипання на шкірі, лихоманка, задишка спричинена бронхіальним спазмом або набряком легенів. Анафілактоїдний або анафілактичний шок вже можливий через кілька хвилин після укусу.

Перша допомога

1. Заспокойте потерпілого, переведіть його в лежаче положення, забороніть рухатися самостійно, рекомендуйте зняти з рук каблучки, годинник та інші предмети, видалення яких може бути утрудненим у випадку зростаючого набряку.

2. Рану обережно вмийте, прикрийте стерильною марлею, іммобілізуйте кінцівку і тримайте більш-менш на рівні серця. Відсмоктування, розрізання та будь-які інші маніпуляції в ділянці рани шкідливі.

3. Не рекомендується надягати давлячої пов'язки з еластичного бинта або створювати будь-який тиск навколо укусу. Це не запобігає входженню яду в системний кровообіг, але може збільшити набряк, біль та рабдоміоліз.

Алгоритм дій в кареті швидкої допомоги та в лікарні

1. Якщо набряк кінцівки сильно поширюється на тулуб або з'являються загальні симптоми, передусім шок або порушення дихання — підтримуйте функції життєво важливих органів.

2. Ввести протиотрутну сироватку (антитоксин яду змії) якомога швидше після укусу (відповідно до інструкцій виробника → брошура), у неушкоджену кінцівку! Якщо немає часу на проведення внутрішньошкірного тесту на алергію → вводьте 0,5 мг 0,1 % адреналіну в/м. Якщо у вас немає протиотрутної сироватки → розгляньте дії як при анафілаксією, особливо ін'єкцію адреналіну →розд. 17.1. Покази до введення сироватки:

1) анафілактична чи анафілактоїдна реакція на отруту змії;

2) швидко зростаючий локальний набряк (протягом кількох годин);

3) набряк, який розвивається впродовж 48 годин, та охоплює більше половини ураженої кінцівки;

4) укус у ділянку шиї, обличчя, язика (коли зростаючий набряк може викликати розлади дихання);

5) гіпотензія, гемоліз, розлади коагуляції, лейкоцитоз >20 000/мкл, швидко наростаючий рівень креатинкінази в сироватці крові, порушення серцевого ритму, біль у животі з блювотою.

3. Здійсніть забір крові для загального аналізу, газометрії крові та визначення концентрації електролітів, креатокінази, сечовини і креатиніну у плазмі, а також МНВ, призначте загальний аналіз сечі і ЕКГ.

22.3. Ужалення комахами

Механізм, причини та наслідки

В Україні найнебезпечнішими є перетинчастокрилі комахи (оса, бджола, шершень), отрута яких (навіть однієї комахи) у осіб з гіперчутливістю може спричинити анафілаксію (в т. ч. анафілактичний шок; найчастіше з IgE-залежним механізмом), а при ужаленні багатьма комахами (у випадку шершнів — одного або кількох) — діє токсично, викликаючи симптоми анафілаксії та нижче наведені.

Реакції після ужалення:

1) **звичайна місцева (неалергічна)** — біль, почервоніння та невеликий набряк у місці ужалення, що проходить впродовж кількох годин або днів; зазвичай немає клінічного значення;

2) **значна місцева алергічна** — набряк діаметром >10 см, що триває >24 год, який може супроводжуватися відчуттям втоми, ознобом, лихоманкою або болем голови, запальна реакція по ходу лімфатичних судин. Істотно не підвищує ризик виникнення генералізованої реакції у випадку повторного ужалення.

Таблиця 22-1. Ступені важкості генералізованих реакцій за Мюллером

I ступінь	генералізована кропив'янка, свербіж, відчуття нездужання, неспокій
II ступінь	як вище + ≥2 зі слідуючих симптомів: ангіоневротичний набряк (ізольований набряк гортані чи горла також як III ступінь), стискання в грудній клітці, головокружіння, нудота, блювання, діарея, біль живота
III ступінь	наведені вище + ≥2 із наступних симптомів: ядуха зі свистами і хрипами в грудях, подовжений видих, стридор (ізольований набряк гортані чи глотки також характеризується як III ступінь), дисфагія, дизартрія, захриплість, слабкість, оглушення, страх смерті
IV ступінь	як вище + ≥2 зі слідуючих симптомів: зниження артеріального тиску[a], ціаноз, втрата свідомості, нетримання сечі і калу

[a] систолічний артеріальний тиск (САТ) <60 мм рт. ст. в доношених новонароджених, <70 мм рт. ст. в немовлят, <70 + (вік в роках × 2) мм рт. ст. у дітей віком 1–10 років, <90 мм рт. ст. у дітей віком >10 років і дорослих; у кожному віковому проміжку зниження на ≥30 % від початкового значення.

3) **генералізована алергічна** — симптоми в 4 ступеневій шкалі Мюллера (Muellera) →табл. 22-1;

4) **загальна токсична** (неімунологічна) — настає після ужалення кількома комахами одночасно; може виникнути рабдоміоліз, пошкодження міокарду, порушення функцій печінки або нирок, гемолітична анемія, геморагічний синдром, ДВЗ.

Перші симптоми анафілактичної реакції найчастіше з'являються протягом кількох хвилин після ужалення. Ужалення в ділянку голови і шиї не пов'язано з ризиком виникнення важчих симптомів. Рідко алергічна реакція має двофазний перебіг, з повторною появою симптомів після безсимптомного періоду, що триває від кількох до кільканадцяти годин.

Перша допомога

1. При ужаленні бджолою негайно видаліть жало, підважуючи його плоским предметом (пластиковою карткою, напр., кредитною картою) або нігтем; не натискайте (напр., пінцетом) на отруйний мішечок, щоб не спровокувати виділення більшої кількості отрути. Подальші дії залежать від типу реакції →нижче. У випадку анафілактичного шоку пріоритет перед пошуком жала (який іноді може зайняти багато часу) і його видаленням має в/м введення адреналіну, підтримання прохідності дихальних шляхів і швидке в/в введення розчинів.

2. Звичайні (неалергічні) місцеві реакції: лікування необов'язкове; можна продезінфікувати місце ужалення.

3. Загальна алергічна реакція та анафілактичний шок:

1) покладіть потерпілого;

2) оцініть стан пацієнта (ABCD);

3) у випадку раптової зупинки кровообігу розпочніть реанимаційн заходи →розд. 2.1;

4) викличте на допомогу та забезпечте транспортування до лікарні;

5) введіть у передньо-бокову область стегна адреналін із ампуло-шприца;

6) підніміть нижні кінцівки потерпілого трохи вище, ніж решта тіла.

Алгоритм дій в кареті швидкої допомоги та в лікарні

1. Значні місцеві реакції

1) холодні компреси (зменшують біль та набряк);

2) H$_1$-блокатор п/о — ЛЗ II покоління →табл. 17.3-2, або ГК місцево (зменшує біль та свербіж);

3) у виняткових випадках, при дуже великому або довготривалому набряку → також ГК п/о, напр., преднізон 50 мг/добу протягом кількох днів.

2. Значна місцева реакція у ділянці ротової порожнини та горла: введіть адреналін в/м, H₁-блокатор в/в та ГК в/в (як при анафілаксії →розд. 17.1), спостереження в лікарні через ймовірність виникнення непрохідності дихальних шляхів та гострої дихальної недостатності (необхідною може бути інтубація, трахеотомія або конікотомія).

3. Загальна алергічна реакція та анафілактичний шок →розд. 17.1.

4. Загальна токсична реакція: алгоритм дій як при анафілаксії, а потім у залежності від наявних симптомів →вище.

Алгоритм дій після встановлення контролю над симптомами анафілаксії

1. Рекомендуйте постійно носити і навчіть застосовувати **набір невідкладної допомоги** (також забезпечте письмовою інформацією): шприц-ампула або автоін'єктор з адреналіном (доступні дози 0,15 і 0,3 мг) для самостійної в/м ін'єкції в передньолатеральну поверхню стегна, H₁ блокатор п/о (рекомендуйте прийом подвійної дози препарату з швидким всмоктуванням з шлунково-кишкового тракту, напр. клемастин табл. по 1 мг) і ГК п/о, напр. преднізон, табл. по 20 мг).

2. Проінструктуйте пацієнта, як уникати ужалень (забезпечте письмовою інформацією): знищити гнізда ос або шершнів на горищах за допомогою спеціально підготовленого персоналу; не перебувати поруч з вуликами (особливо в період збору меду) або осиними гніздами; не вживати їжу і солодкі напої (особливо з відкритих ємностей) на відкритому повітрі; обережно поводитися довкола місць які зазвичай приваблюють шершні та оси (сади, місця споживання їжі на відкритому повітрі, смітники); не дразнити комах, які загалом нападають тільки при самозахисті або захищаючи гнізда; розмістити антимоскітні сітки на вікнах; не ходити босоніж по траві. Засоби відлякування комах (репеленти) неефективні у випадку перетинчастокрилих комах.

3. Скеруйте до алерголога, який проведе діагностику та прийме рішення відносно десенсибілізації (алерген-специфічна імунотерапія).

23. Кровотечі з носа

Причини та наслідки

Найчастіше джерелом кровотечі є сплетення Кісельбаха, що розташоване в передній частина носової перегородки. Кровотечі із задньої частини носової порожнини та носоглотки виникають рідко, зазвичай масивні, частіше виникають у старших осіб. **Причини:** травми (навіть дрібні), підвищення артеріального тиску, сухість слизової оболонки (сухе повітря), запалення слизової, пухлини, порушення згортання крові. Ковтання спливаючої до горла крові може викликати нудоту та блювання «кавовою гущею». Масивна кровотеча може призвести до значної втрати крові.

Перша допомога

1. Як завжди при контакті з кров'ю → одягніть латексні рукавички, якщо доступні — захисні окуляри.

2. Попросіть пацієнта сісти з висунутою вперед головою (в позиції «виючого вовка»), що зменшити приплив крові до носа. Стисніть двома пальцями з обох сторін крила носа впродовж 10 хв або довше, якщо пацієнт приймає антикоагулянтні ЛЗ. Таким чином найчастіше вдається зупинити кровотечу. Покладіть холодний компрес або пакет із льодом (якщо доступні) на чоло та перенісся.

3. Огляньте задню стінку глотки — кров, що спливає, незважаючи на стискання крил носа, вказує на можливість кровотечі із задньої частини носа.

4. Зберіть анамнез щодо серйозних причин кровотечі (артеріальна гіпертензія, пухлини, порушення згортання крові).

5. Якщо кровотеча не припиняється протягом 20 хв:

1) оцініть необхідність остаточної зупинки кровотечі у спеціалізованому кабінеті або в лікарні;

2) персистуючу кровотечу з передньої частини носа зупиняйте під час транспортування пацієнта, стискаючи крила носа →вище.

Алгоритм дій в кареті швидкої допомоги, лікарні або в спеціалізованому кабінеті

1. Раптову кровотечу, особливо із задньої частини носової порожнини, під час транспортування в кареті зупиніть катетером Фолея 12–16 F з балоном на 30 мл — катетер введіть зі сторони кровотечі у носоглотку, тоді наповніть балон 15 мл води та підтягніть до відчуття опору, слідкуючи, щоб язичок та м'яке піднебіння не завернулись (рис. 23-1); забезпечте катетер від просування вглиб — кліпсою або затискачем із замком. Існують також спеціально призначені для цього одноразові балони, покриті карбоксицелюлозою, що сприяє гемостазу (напр., Rapid Rhino).

2. Для остаточної зупинки кровотечі потрібні добре освітлення та візуалізація, седація та місцеве знеболення із введенням ЛЗ, що звужує судини слизової оболонки (напр., лідокаїн 2–4 % розчин з адреналіном 1:10 000); для задньої тампонади зазвичай потрібне загальне знечулення.

3. Точкове припалення: термічне або хімічне (нітратом срібла).

4. Передня тампонада: щільне, пошарове розміщення довгого, покритого вазеліном марлевого сетону в передній частині носової порожнини, починаючи з дна носової порожнини в гору, із залишенням назовні 1 або 2 його кінців (рис. 23-2). Можна також ввести у ніс кілька коротких сетонів, залишаючи по одному кінцю кожного з них назовні. Потім необхідно перевірити зі сторони глотки, чи немає кровотечі до задньої частини носової порожнини. Видалення проводять через 2 доби.

5. Задня тампонада: протягування у задню частину носової порожнини т. зв. тампона Беллока, що являє собою, скручений відповідно до розмірів носа, клубочок марлі, зав'язаний із залишеними 4 довгими нитками, дві з яких прив'язуються до кінця всунутого через ніс до глотки катетера, що витягується пінцетом (або пальцями) назовні. Потім втягуючи катетер і нитки, під контролем зору з боку глотки, тампон необхідно щільно розмістити у задній частині носової порожнини. Дві залишені нитки не вводять у глотку (чи витягують з глотки через рот назовні), а зв'язуються кінцями за вухами. Процедура зазвичай доповнюється передньою тампонадою, а виведені через ніс нитки можна використати для її фіксації. Пацієнту потрібна госпіталізація та ларингологічне лікування. Тампон видаляють через горло та рот через 2–4 дні витягуючи за виведені через рот нитки.

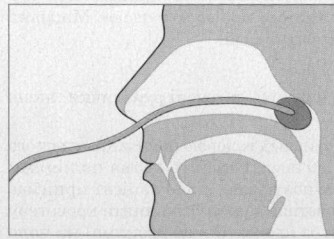

Рис. 23-1. Тампонада катетером Фолея

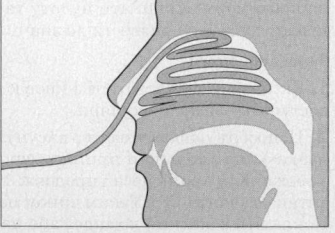

Рис. 23-2. Передня тампонада носа

Альтернативою можуть бути двокамерні балонні системи для задньої там-понади. Побічною дією тампонади є блокування відтоку із навколоносових пазух, що сприяє швидкому розвитку запального процесу. Зазвичай необ-хідно призначити антибіотик.

24. Стороннє тіло в носовій порожнині

Причини та наслідки

Найчастіше в малих дітей — дрібні фрагменти іграшок, ґудзики, горох, на-сінини, таблетки, шматки тканини, вата, батарейки. Наслідки: ускладнений відтік секрету, місцеве подразнення та запалення (навколоносових пазух, середнього вуха, орбіт, надгортанника, і навіть менінгіт); місцевий некроз (особливо у випадку батарейок, що виділяють їдкі речовини); перфорація носової перегородки; кровотечі з носа; аспірація до нижніх дихальних шляхів, їх часткова непрохідність, пневмонія. **Симптоми:** односторонні виділення з носа, особливо гнійні, непрохідність ніздрі.

Перша допомога

У догоспітальних умовах обмежте свої дії до однієї спроби видалення сторон-нього тіла. М'які предмети, що щільно заповнюють носову порожнину (такі як вата, шматки тканини або папір) можна спробувати видалити, сильно вдуваючи повітря через рот пацієнта (техніка дихання з рота в рот) при затиснутому крилі носа з вільної сторони.

Алгоритм дій в кареті швидкої допомоги, амбулаторії або в лікарні

1. Необхідне обладнання для обстеження носа та видалення стороннього тіла: добре освітлення (найкраще налобний освітлювач), носове дзеркало (якщо немає, можете відтягнути крило носа великим пальцем), пінцети, кровозупинні затискачі та затискачі із зубцями, малі атравматичні гачки, катетери Фолея 5–8 F (або катетер Фогарті для жовчних шляхів № 6), об-ладнання для забезпечення прохідності дихальних шляхів →розд. 24.19 та набір для відсмоктування.

2. Заспокойте пацієнта, домовтесь про співпрацю та попросіть дихати че-рез рот. Матір малої дитини попросіть тримати дитину на колінах. Старші діти та дорослі можуть сидіти з головою, висунутою вперед, у положенні «виючого вовка».

3. Проведіть місцеве знеболення, закапуючи в ніздрю кілька крапель 1 % лідокаїну та 0,5 % фенілефрину.

4. Спробуйте видалити стороннє тіло.

1) М'які предмети, що щільно заповнюють носову порожнину, можете ви-далити, шляхом сильного вдмухування повітря до рота пацієнта, методом з рота в рот або із використанням мішка Амбу з лицевою маскою, щільно прикладеною тільки довкола рота, одночасно натискаючи на крило носа з вільної сторони;

2) Тверді, неправильної форми, некрихкі предмети спробуйте витягнути пінцетом, кровозупинним затискачем або гладеньким гачком, але тільки якщо предмет не застряг занадто міцно і вдається це зробити під контр-олем зору без ризику глибшого проштовхування;

3) Круглі предмети важко вхопити інструментами, тому вони легко можуть просунутись глибше, що загрожує аспірацією — можете використати:

   a) тонкий катетер Фолея (5–8 F). Після перевірки щільності балону, на-кладіть на нього гель з лідокаїном та під контролем зору просуньте вглиб носової порожнини зверху над стороннім тілом, слідкуючи, щоб при цьому не проштовхнути його далі. Коли балон пройде поза стороннє тіло, наповніть його 2 мл води (3 мл у більших дітей та дорослих) та обережно потягуючи за катетер видаліть стороннє тіло назовні →рис. 24-1;

б) відсмоктувач, що генерує вакуум на рівні 100—140 мм рт. ст., під'єднаний до катетера, кінець якого щільно прилягає до предмету. Відсмоктування особливо придатне у випадку подрібнених сторонніх тіл, напр., розкришених таблеток;

4) Якщо оцінюєте, що ризик переміщення стороннього тіла до горла високий, перед спробою видалення проведіть загальний наркоз та ендотрахеальну інтубацію, щоб забезпечити нижні дихальні шляхи від аспірації.

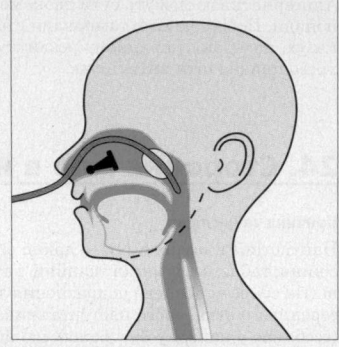

Рис. 24-1. Видалення стороннього тіла з носової порожнини за допомогою катетера Фолея

5. При невдалій спробі, якщо необхідне довготривале транспортування до лікарні, можна ввести катетер Фолея через вільну сторону носоглоткової порожнини, наповнити балон більшою кількістю рідини (≈5 мл) та підтягнути до відчуття опору — це попередить неконтрольовану переміщення стороннього тіла вглиб.

6. Завжди перевіряйте другу сторону носової порожнини та слухові проходи, а при сумнівах щодо повного видалення стороннього тіла → скеруйте для спеціалізованого обстеження.

Не можна:

1) легковажно ставитися до односторонніх виділень з носової порожнини у дітей;

2) робити спроби видалення стороннього тіла без зорового контролю та попереднього місцевого знеболення;

3) проштовхувати стороннє тіло вглиб носа, тому що це загрожує його потраплянням до носоглотки та аспірацією в бронхіальне дерево.

25. Стороннє тіло в зовнішньому слуховому проході

Причини та наслідки

Найчастіше у дітей — дрібні іграшки або їх фрагменти, камінці, гумки для олівців, скручений папір, пінопласт, жувальні гумки, батарейки, горох, інші насінини або комахи.

Симптоми: від майже непомітних до болю та кров'янистих виділень, якщо виникає пошкодження слухового каналу або барабанної перетинки. З часом розвивається запальний стан, що може проявлятися виділеннями з неприємним запахом та болем. Може виникнути порушення слуху. Батарейки можуть спричинити некроз внаслідок проведення струму у вологому середовищі. Потрапляння комахи у вухо може бути дуже неприємним, а іноді супроводжуватися головокружінням та блюванням.

Перша допомога

Направте потерпілого в клініку/лікарню. Не намагайтеся на сліпо видаляти стороннє тіло.

Алгоритм дій в кареті швидкої допомоги, амбулаторії або в лікарні

Дійте самостійно виключно тоді, якщо ларинголог недоступний.

1. Діагностика: підтвердження при отоскопічному обстеженні. При диференційній діагностиці враховуйте можливі нагромадження вушної сірки, гематому, запалення зовнішнього вуха, перфорацію барабанної перетинки, подряпини слухового проходу та пухлини.

2. Видалення стороннього тіла: у випадку будь-яких сумнівів або ускладнень скеруйте пацієнта до отоларинголога. Якщо вважаєте, що спізнення з наданням допомоги може завдати пацієнту шкоди, можете зробити спробу, але тільки якщо є отоскоп та добре освітлення, завжди під контролем зору та обережно, щоб не спричинити проштовхування стороннього тіла глибше в слуховий канал:

1) у дітей та деяких дорослих, при необхідності, застосуйте седацію →розд. 24.4;

2) відтягніть мочку вуха вверх та назад у дорослих, а у малих дітей — вниз, щоб краще візуалізувати слуховий прохід;

3) комах у вусі потрібно вбити перед спробою їх видалення, закапуючи у вухо парафінове масло або 2 % розчин лідокаїну;

4) якщо спеціальних інструментів (ватотримач, тупий гачок для видалення сторонніх тіл, вушний кутовий пінцет) немає, залежно від типу та розмірів стороннього тіла у вусі можете використати щипці, катетер для відсмоктування з м'яким кінцем, магніт (для видалення металевих предметів), а у випадку м'яких, добре видимих предметів, таких як гумка від олівця або скручений папір — звичайний пінцет або малий гачок (напр., зроблений із зігнутої голки 25 G);

5) якщо немає підозри щодо пошкодження барабанної перетинки, можете вимити стороннє тіло, використовуючи з цією метою великий шприц (найкраще 50 мл), з'єднаний з внутрішньовенним катетером 20 G, та теплу воду або 0,9 % розчин NaCl. Вийміть голку з катетера. Кінець катетера введіть не занадто глибоко, так щоб не пошкодити барабанну перетинку. Розчин вводьте повільно, під невеликим тиском. Не намагайтесь вимивати предмети, що розширюються під впливом води, напр., папір, насіння.

3. Завжди перевіряйте, чи немає стороннього тіла в другому вусі.

4. Якщо виникло поранення слухового каналу або розвивається запальний процес → призначте закапування до вуха 3–5×на день суспензії ГК з антибіотиком; після закапування ЛЗ пацієнт повинен лежати 15 хв вухом догори. Після неускладненого видалення стороннього тіла, зазвичай призначення ЛЗ непотрібне.

26. Травми очей

26.1. Стороннє тіло в оці

Механізм та наслідки

Більшість травм, спричинених стороннім тілом, що потрапило в рогівку або в кон'юнктиву, не є небезпечним і не призводить до суттєвого пошкодження зору. Найчастіше трапляються під час робіт, при яких утворюються дрібні фрагменти (відламки, осколки) твердого матеріалу (напр., шліфування, свердління, робота з молотком, циркуляркою, в автомайстернях, при розрізанні керамічних плиток). Завжди потрібно виключити наявність стороннього тіла в очному яблуці (трапляється частіше при роботі з молотком або циркуляркою).

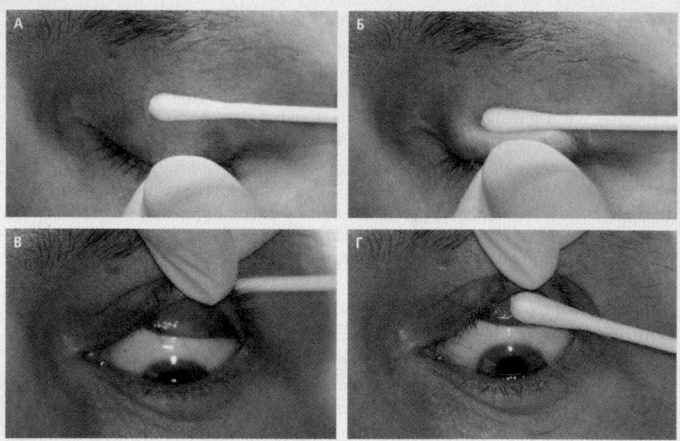

Рис. 26-1. Метод вивертання верхньої повіки

Алгоритм дій на місці випадку

1. Зберіть детальний анамнез.

2. Промийте рану та кон'юнктивальний мішок стерильним розчином 0,9 % NaCl, розчином Рінгера, іригаційним розчином BSS Plus (розчин, який використовується для внутрішньоочних втручань).

3. Спочатку оцініть пошкодження очного яблука (розташування, розміри). Стороннє тіло, що знаходиться в склепінні кон'юнктиви або на кон'юнктиві повіки, видаліть вимиваючи, або за допомогою вати, накрученої на паличку та зволоженої розчином для промивання очей. Не робіть спроб видалити стороннє тіло з очного яблука, навіть якщо його фрагмент виступає з нього.

4. Закрийте очне яблуко пов'язкою. Рану з глибоко встромленим стороннім тілом перев'яжіть так, щоб воно не змістилося; в таких випадках прикрийте друге око на час транспортування хворого, щоб уникнути співдружніх рухів очних яблук.

Алгоритм дій в кареті швидкої допомоги та в лікарні

1. Вступна оцінка. Обстежте хворого при денному освітленні та за допомогою ліхтарика; якщо є бінокулярні лінзи, вдягніть їх. Більш придатним є обстеження під світлом прямого офтальмоскопа (огляньте очне яблуко неозброєним оком або через офтальмоскоп для обстеження очного дна, встановлюючи його силу на +10 дптр — це фокусує світло офтальмоскопа на структурах переднього сегмента очного яблука та утворює збільшене зображення). Найкращим є обстеження за допомогою щілинної лампи. Обстежте кон'юнктиву, рогівку, потім попросіть пацієнта подивитися вверх і обстежте нижнє склепіння кон'юнктивального мішка. Виверніть верхню повіку (рис. 26-1), щоб візуалізувати кон'юнктиву повіки.

2. Стороннє тіло в кон'юнктиві або рогівці

1) Одноразово введіть у кон'юнктивальний мішок 1 краплю місцевого анестетика, напр., 0,5 % пропаракаїну. У виняткових випадках, якщо проксиметакаїн недоступний, можете використати 1 % лідокаїн. Не призначайте хворому місцевого анестетика для застосування вдома!

2) Якщо стороннє тіло знаходиться поверхнево в кон'юнктиві → видаліть його зволоженою ваткою на паличці. Якщо воно знаходиться у рогівці → спробуйте видалити його ваткою або гострою голкою (напр., голкою

30 G або інсуліновим шприцом; в офтальмологічній практиці використовуються спеціальні голки з тупим кінцем, що не створюють загрози перфорації рогівки). Не робіть спроб видалити стороннє тіло, якщо не знаєте як глибоко воно знаходиться в рогівці (це можна визначити за допомогою щілинної лампи). Обережно видаліть іржавий обідок навколо місця, з якого видалено металеве стороннє тіло.

3) Нанесіть краплю 2 % флюоресцеїну та освітіть рогівку кобальтово-синім світлом (відповідні кольорові фільтри знаходяться у щілинній лампі та прямому офтальмоскопі). Поява смужки спливаючого по поверхні рогівки барвника, розбавленого випливаючою з передньої камери водянистою рідиною, свідчить про проникаючу рану рогівки (позитивна проба Зейделя) → негайно скеруйте хворого в офтальмологічне відділення.

4) Промийте надлишки флюоресцеїну та забруднення з кон'юнктивального мішка стерильним розчином 0,9 % NaCl, розчином Рінгера або іригаційним розчином BSS Plus.

5) Повторно оцініть рогівку в кобальтово-синьому світлі. Ділянки, позбавлені епітелію рогівки (ерозії), виразно забарвлюються в зелено-жовтий колір.

6) Введіть у кон'юнктивальний мішок 1 краплю короткодіючого ЛЗ, що розширює зіницю, напр., 0,5 % або 1 % тропікамід. Після розширення зіниці проведіть дослідження очного дна, шукаючи стороннє тіло всередині очного яблука (→нижче). Якщо анамнез вказує на травмування металевим стороннім тілом, можете призначити РГ орбіти, а у випадку неметалевого стороннього тіла — УЗД очного яблука.

7) Введіть 0,5 см смужку мазі з антибіотиком, напр., тобраміцином або неоміцином, і призначте її використання кожні 4 год, з перервою на ніч.

8) Не закривайте око пов'язкою. Без пов'язки рогівка отримує більше кисню, що прискорює її загоєння та не призводить до порушення бінокулярного зору.

9) Призначте профілактику правця →розд. 18.10.

10) Введіть анальгетичний ЛЗ (напр., парацетамол).

11) Призначте контрольне обстеження наступного дня.

3. Стороннє тіло всередині очного яблука

1) Призначте профілактику правця →розд. 18.10.

2) Введіть анальгетичний ЛЗ, напр., парацетамол; не призначайте НПЗП — можуть посилювати кровоточу.

3) При підозрі на металеве стороннє тіло, призначте РГ або КТ, а у випадку неметалевого тіла — УЗД або МРТ орбіт.

4) Прикрийте очі пов'язкою.

5) Скеруйте пацієнта до найближчого офтальмологічного відділення.

26.2. Опіки очного яблука

Механізм та наслідки

Хімічні опіки можуть спричинити детергенти, косметичні засоби, розчинники, відбілювачі, засоби для дезінфекції, засоби для прочищення труб, аміак, пестициди, синтетичні добрива та їдкі речовини. Найважчі опіки спричиняють луги, що швидко пенетрують в глибину структур ока. Кислоти слабше пошкоджують око, тому що білки рогівки зв'язують їх, діють як хімічний буфер, а скоагульована рогівка становить перешкоду для подальшого проникнення кислот. Пошкодження лімбу рогівки із стовбуровими клітинами (необхідними для постійної регенерації епітелію рогівки) та проникнення хімічної речовини всередину очного яблука, пов'язане з найгіршим прогнозом щодо збереження зору — призводить до порушення регенерації епітелію рогівки, викликаючи її васкуляризацію, втрату прозорості та появу більма.

Термічні опіки зазвичай спричинені безпосереднім контактом із гарячими рідинами, газами або розплавленим металом, а пошкодження зазвичай обмежуються поверхневими структурами ока. **Ультрафіолетове випромінювання** викликає точкове пошкодження епітелію рогівки; дуже сильний біль з'являється через кілька або кільканадцять годин після дії на незахищені очі напр., випромінювання електричної дуги, при зварювальних роботах, сонця (особливо сонячні промені, відбиті поверхнею води або снігу на значних висотах), лампи в соляріях або інші джерела УФО.

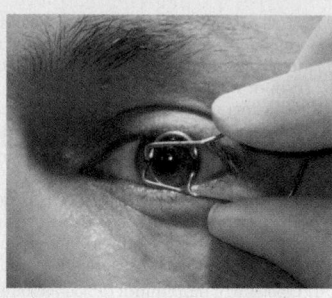

Рис. 26-2. Закладання повікорозширювача на повіки

Симптоми: опіки очей викликають сильний біль, сльозотечу та спазм повік. Легкі та помірні опіки кислотами та лугами викликають: пошкодження епітелію рогівки (від розсіяних точкових ерозій до повного злущення епітелію [але без ішемії лімбу рогівки]), кон'юнктивальні зміни (сильний набряк, гіперемія, петехії), помірна запальна реакція у передньому сегменті судинної оболонки ока, помірний набряк повік та опіки шкіри. Важкі опіки викликають: сильний набряк та блідість кон'юнктиви (що нагадує варене риб'яче м'ясо), опік лімбу рогівки (та поява ішемічних ділянок), помутніння рогівки з набряком (набуває порцелянового вигляду — повністю або частково обмежена візуалізація глибоких структур ока), помірну або важку запальну реакцію в передньому сегменті судинної оболонки, підвищення внутрішньоочного тиску та опіки шкіри навколо очей.

Хімічні опіки

Алгоритм дій на місці випадку

1. Перед початком промивання ока може бути корисним встановлення повікорозширювача (рис. 26-2) та введення місцевого анестетика напр., 0,5 % розчину пропаракаїну. Якщо немає повікорозширювача → вдягніть рукавички та розкрийте повіки пальцями.

2. Негайно промийте око впродовж ≥30 хв великою кількістю розчину BSS Plus, Рінгера, або 0,9 % NaCl. Якщо єдиною доступною рідиною є нестерильна вода, краще негайно її використати, ніж чекати на стерильний розчин. Воду з крану можна скерувати в напрямку ока складеними долонями; воду з душу або поливального шлангу можна лити на око під невеликим тиском; водою зі склянки або чашки треба багаторазово поливати око при відхиленій назад голові.

3. Склепіння кон'юнктивального мішка витріть зволоженими кінчиками ватних тампонів, щоб безпосередньо видалити усі частинки їдкої речовини; виверніть верхню повіку (рис. 26-1), щоб оглянути верхнє склепіння кон'юнктивального мішка.

Алгоритм дій в кареті швидкої допомоги та в лікарні

1. Продовжуйте промивання кон'юнктивального мішка, поки його pH (оцінене напр., за допомогою смужок для аналізу сечі) впродовж ≥30 хв утримуватиметься на рівні 7,0. Можете використати систему для внутрішньовенної крапельної інфузії — катетер, приєднаний до флакону з розчином, спрямуйте так, щоб іригаційний розчин потрапляв до кон'юнктивального мішка. Перевірте склепіння кон'юнктивального мішка — видаліть усі виявлені сторонні предмети.

2. Обпечене око не закривайте пов'язкою, щоб не обмежувати випромінювання тепла, яке виділяється при екзотермічній реакції.

3. Місцево призначте антибіотик у краплях, напр., гентаміцин, тобраміцин або флюорохінолон.

4. Введіть анальгетичний ЛЗ загальної дії (парацетамол, НПЗП, якщо необхідно трамадол).

5. Призначте розширюючий зіниці ЛЗ тривалої дії, напр., 0,1–0,25 % скополамін, 1 % атропін (атропіну сульфат 1 %), закапуйте 3×на день. Не призначайте фенілефрин, тому що спричинене препаратом звуження судин, може посилити ішемію лімбу рогівки.

6. Призначте ацетазоламід п/о 250 мг 4×на день або 500 мг 2×на день, щоб знизити внутрішньоочний тиск.

7. Скеруйте для подальшого офтальмологічного лікування.

Термічні опіки та опіки, спричинені ультрафіолетовим випромінюванням

1. Одноразово призначте 1 краплю місцевого анестетика, напр., 0,5 % пропаракаїну. Не призначайте хворому місцевий анестетик для застосування вдома!

2. Промивайте око, так щоб охолодити його поверхню, стерильним розчином 0,9 % NaCl, розчином Рінгера, іригаційним розчином BSS Plus.

3. Введіть в кон'юнктивальний мішок короткодіючий препарат, що розширює зіниці, напр., 0,5 % або 1 % тропікамід. Атропін діє 8–14 днів, тому не призначайте його для лікування змін, що загояться ймовірно впродовж 24 год.

4. Призначте антибіотик місцево 4–6×на день, найкраще у формі мазі, напр., тобраміцин або неоміцин.

5. Призначте анальгетичний ЛЗ загальної дії. Поясніть хворому, що після закінчення дії місцевого знеболюючого препарату біль повернеться, однак це не вимагає повторного візиту до лікаря — ерозії епітелію після опіків УФ-випромінюванням зазвичай загоюються впродовж 24–48 год; у випадку інших опіків час загоєння залежить від глибини та поверхні опіків.

6. Порекомендуйте контрольне офтальмологічне обстеження на наступний день. Не треба закривати око.

26.3. Закриті травми очного яблука (контузії)

Механізм та наслідки

Причина: тупа травма очного яблука, спричинена, напр., внаслідок побиття (удар кулаком, ногою), спортивними травмами (удар м'ячем для тенісу, сквоша або бейсболу, хокейною шайбою), випадками при ДТП на велосипеді або автомобілі, ударом корка від шампанського. Наслідки для органа зору — від легких до дуже серйозних. Можуть супроводжуватися пошкодженням м'яких тканин та переломами кісток лицевого відділу черепа (особливо орбіти).

Можливі наслідки: між іншим, набряк та гематома повік (параорбітальна гематома); субкон'юнктивальний крововилив (зазвичай безболісний, без погіршення гостроти зору); ушкодження райдужки; підвивих або вивих кришталика (погіршення гостроти зору, тремтіння райдужної оболонки, біль в оці при вивиху до передньої камери, спричинення значним підвищенням внутрішньоочного тиску); гіфема (крововилив у передню камеру ока; симптоми: погіршення гостроти зору, меніск крові у передній камері або камера, повністю заповнена кров'ю, невидима структура райдужки, часто підвищення внутрішньоочного тиску); крововилив у склоподібне тіло, частковий або повний (погіршення гостроти зору, поява крові в полі зору, утруднене або неможливе обстеження дна ока); ушкодження сітківки; розрив судинної оболонки (із погіршенням зору або безсимптомний); ушкодження м'яких тканин та переломи кісток лицевого відділу черепа (особливо кісток орбіти). **Тракційний перелом орбіти** — зазвичай нижньої стінки орбіти із защемленням параорбітального жиру, а іноді — нижнього прямого м'яза; симптоми: біль, болючість, набряк повік, підшкірна емфізема, особливо при продуванні носа, диплопія (зникає після прикриття одного ока), западіння

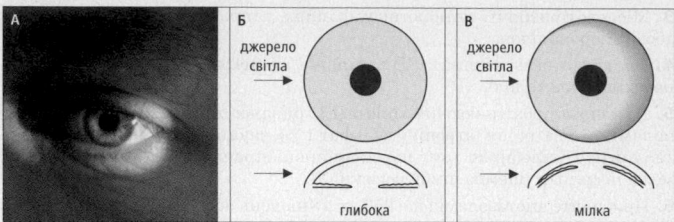

Рис. 26-3. Оцінка глибини передньої камери ока. А і Б — рівномірно освітлені скронева і носова частини райдужної оболонки ока (глибока передня камера ока — нормальна). В — освітлена тільки скронева частина райдужної оболонки ока (мілка передня камера ока — ризик закриття кута фільтрації)

очного яблука (на початку маскується набряком тканин орбіти), його переміщення вниз та обмеження активних і пасивних рухів (особливо у вертикальній осі), порушення чутливості у суборбітальній ділянці, відчутна на дотик деформація кісткового краю орбіти.

Алгоритм дій

1. Зберіть анамнез та завжди обстежуйте обидва ока. Оцініть принаймні гостроту зору (погіршення), зіничний рефлекс, рухомість очних яблук, глибину передньої камери (рис. 26-3), наявність крові в передній камері, наявність червоного рефлексу з дна ока. Обстежте хворого при денному світлі або за допомогою кишенькового ліхтарика; якщо маєте бінокулярні лінзи, вдягніть їх. Показане обстеження світлом безпосереднього офтальмоскопа (огляньте очне яблуко неозброєним оком або через офтальмоскоп, регулюючи його силу на +10 дптр — це сфокусує світло офтальмоскопа на структурах переднього сегменту і дасть збільшене зображення). Найкраще обстежити за допомогою щілинної лампи. Не натискайте на очне яблуко!

2. Забороніть пацієнту розтирати або натискати на око, читати або виконувати фізичну роботу.

3. Не дозволяйте пацієнту вживати рідину, їжу або ліки до моменту визначення, чи хворому потрібна негайна хірургічна операція під загальним знечуленням. Не призначайте НПЗП, тому що це може посилити кровотечу. Не застосовуйте ліки до ока перед офтальмологічним обстеженням.

4. Попередьте блювоту, застосовуючи ліки в/в →розд. 1.30.

5. Проведіть профілактику правця →розд. 18.10, якщо була порушена цілісність тканин.

6. Перед детальним обстеженням очного яблука офтальмологом не накладайте звичайної пов'язки на око, і особливо стискаючої. Очне яблуко забезпечте твердим (пластиковим або металевим) екраном, щоб розтирання або натискання на око не спричинили погіршення.

7. Призначте РГ або КТ орбіти, щоб оцінити, чи є переломи стінок орбіти.

8. У випадку ізольованої гематоми повік, навколоочної гематоми або кон'юнктивальних петехій застосовуйте впродовж 24–48 год холодні компреси з льодом, без натискання очного яблука, щоб зменшити набряк, а потім теплі компреси, що полегшують абсорбцію гематоми.

9. У випадку гематоми передньої камери ока (гіфема) транспортуйте хворого з піднятою під кутом 30° головою, забезпечте спокій.

10. У випадку тракційного перелому орбіти забороніть пацієнту продувати ніс, порадьте тримати голову вище в позиції лежачи, та застосуйте холодні компреси з льодом.

11. Скеруйте хворого до офтальмолога, особливо, якщо буде виявлено: погіршення або втрату зору, значне (ціліарне — синьо-червоний обідок навколо лімбу рогівки завжди свідчить про запальну реакцію в передньому сегменті судинної оболонки) почервоніння очного яблука, пошкодження рогівки, анізокорію, розширення зіниці при реакції на світло при поперемінному освітленні обох очей (зіниця Маркуса-Ґунна), сплощення або значне поглиблення передньої камери, тремтіння райдужки, підвищення внутрішньоочного тиску, диплопію, обмеження рухів очного яблука, птоз.

26.4. Ерозія (непроникна рана) рогівки

Механізм та наслідки

Ерозія рогівки — це пошкодження її поверхневих шарів. Найчастіша причина — пошкодження гілкою дерева, краєм листка паперу, пальцем, нігтем або стороннім тілом, що потрапило до кон'юнктиви верхньої повіки. Симптоми: постійний, дуже сильний біль, зазвичай з фотофобією та сильним сльозовиділенням.

Алгоритм дій

Як у випадку стороннього тіла в рогівці. Призначте профілактику проти правця →розд. 18.10. Призначте анальгетичний ЛЗ (напр., парацетамол), 0,5 % або 1 % тропікамід 3×на день, мазь з антибіотиком 6×на день (препарати →вище). Призначте контрольне обстеження на наступний день.

26.5. Рана кон'юнктиви

Механізм та наслідки

Найчастіша причина: травма, що спричинена гілкою дерева, нігтем або стороннім тілом. Рани діляться на поверхневі (без відшарування і оголення склери) та такі, що проникають через всю товщину кон'юнктиви (з оголенням склери). Симптоми: біль ока, почервоніння, кон'юнктивальні петехії, сльозовиділення та відчуття стороннього тіла в оці.

Алгоритм дій

Як у випадку стороннього тіла в кон'юнктиві. Застосуйте протиправцеву профілактику →розд. 18.10. Призначте офтальмологічне обстеження з метою заперечення рани склери та проникаючої травми очного яблука. Поверхневі рани кон'юнктиви не вимагають хірургічного зашивання, а лише призначення антибіотика, тоді як рани, що призводять до оголення склери вимагають хірургічного закриття.

26.6. Відкриті травми очного яблука

Механізм та наслідки

1. Розрив очного яблука: проникаюча рана очного яблука, що спричинена тупим предметом. Очне яблуко заповнене рідиною, що не стискається, тому травма призводить до тимчасового підвищення внутрішньоочного тиску. Може розриватися в:

1) місці безпосереднього удару;

2) там, де склера найслабша, зазвичай навколо лімбу рогівки, у місцях кріплення окорухових м'язів, навколо зорового нерва;

3) у місці рани, напр., після попередньої хірургічної операції (після операції з приводу глаукоми, і т. п.).

2. Пенетруюча травма: проникаюча рана очного яблука, спричинена гострим предметом, зазвичай, ножем, склом, куском деревини. Зазвичай видно вхідну рану, однак вона може закритися або бути прикритою кон'юнктивою або гематомою. Через вхідну рану витікає рідина з очного яблука або випадають внутрішньоочні структури. У випадку рани рогівки часто видно нерегулярну зіницю, а в рані часткове випадіння райдужки. У передній камері може бути кров. У випадку травми склери, як правило, виникає вилив крові під кон'юнктиву очного яблука, та видно темну смугу судинної оболонки, що виходить з рани. В обох випадках поза очне яблуко може випасти кришталик та скловидне тіло.

3. Перфоруюча травма: дві проникні рани очного яблука, спричинені тим самим предметом — наявні вхідна та вихідна рани. Найчастіше стороннє тіло знаходиться в орбіті.

Алгоритм дій

Як у випадку контузії очного яблука. Застосуйте протиправцеву профілактику →розд. 18.10. Негайно скеруйте пацієнта в офтальмологічне виділення.

26.7. Рани повік

Причини: гострі предмети (напр., ніж, скло, камінь, дерево), іноді укуси (напр., собаки), ДТП або падіння.

Алгоритм дій на місці випадку

1. Зберіть загальний анамнез.

2. Промийте рану та кон'юнктивальний мішок стерильним розчином 0,9 % NaCl, розчином Рінгера, BSS Plus.

3. Накладіть на очне яблуко пов'язку.

Алгоритм дій в кареті швидкої допомоги та в лікарні

Призначте профілактику правця та антибіотик місцево (як у випадку стороннього тіла). Рани, що оминають край повіки, хрящі повік та сльозні канали можуть бути зшиті хірургом нейлоновими або шовковими швами 7–0 або 6–0. Інші рани, або порізи чи розриви повіки, як правило, вимагають лікування в офтальмологічному відділенні.

8. Пункція плевральної порожнини (торакоцентез)

Показання

1. Діагностичні: будь-яка рідина в плевральній порожнині з невідомою етіологією, за винятком хворих, в котрих клінічні симптоми та результати додаткових досліджень свідчать про серцеву недостатність, у хворих на хронічному гемодіалізі, із гіпоальбумінемією і/або цирозом печінки (у цих хворих пункція показана при відсутності покращення після проведеного лікування, а також при лихоманці, плевральному болю або значній кількості рідини з однієї сторони).

2. Терапевтичні: задишка викликана рідиною в плевральній порожнині (зазвичай одноразово не евакуйовується ≤1500 мл рідини).

Протипоказання

1. Абсолютні: немає.

2. Відносні: МНВ >1,5 і АЧТЧ >2×ВГН, тромбоцити крові <50 000/мкл, мала кількість рідини (що не гарантує безпечної пункції), інфікування шкіри у місці запланованої ін'єкції.

Ускладнення

1. Ранні: біль у місці ін'єкції, пневмоторакс, кровотеча у плевральну порожнину, вазовагальний рефлекс, побічні реакції на місцеві анестетики та дезінфікуючі засоби.

2. Пізні: інфікування шкіри у місці пункції, емпієма плеври, дисемінація ракових клітин в каналі ін'єкції (особливо при мезотеліомі плеври).

Підготовка пацієнта

Свідома згода пацієнта; натще; катетер в периферичній вені →розд. 24.5.2; обстеження: зазвичай УЗД плевральних порожнин (найкраще безпосередньо перед пункцією), найбільш зручне положення — хворий сидить із підпертими плечима (рис. 8-1).

Забезпечення

1. Набір для підготовки операційного поля →розд. 24.2 та місцевої інфільтраційної анестезії →розд. 24.3.

2. Голка (із внутрішнім діаметром 0,8 мм [21 G]) і шприц (об'ємом 50 мл), якщо планується діагностична пунк-

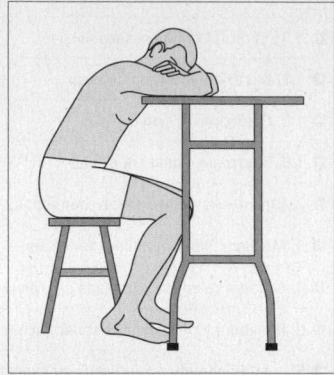

Рис. 8-1. Положення пацієнта під час забору рідини з плевральної порожнини

ція із евакуацією <50 мл рідини. Якщо плануєте отримати більшу кількість рідини: спеціальний набір для торакоцентезу або шприц, катетер для периферичних вен більшого діаметру (Ø 1,4–2,0 мм [17–14 G]) з голкою для аспірації рідини, трьоххідовий краник, система для крапельної інфузії, пляшка для збору плевральної рідини.

3. Шприци і пробірки для зразків рідини на дослідження:

1) біохімічне (білок, лактатдегідрогеназа (ЛДГ), pH, глюкоза, тригліцериди, загальний холестерин, амілаза, ADA [аденозиндеаміназа]) — суха пробірка, 5 мл рідини;

2) гематокрит — пробірка із сухим версенатом або гепаринізована, 2–3 мл розчину;

3) морфологічне (клітинний склад) — пробірка із сухим версенатом або гепаринізована, 2–3 мл розчину;

4) цитологічне — пробірка з гепарином (1 мл), >30–50 мл розчину;

5) мікробіологічне — стерильна пластмасова пробірка або живильне середовище розмноження;

6) імунологічне (комплемент, РФ, антиядерні антитіла [ANA]) — суха пробірка, 5 мл розчину.

Місце пункції

Добре відчутне міжребер'я; укол по верхньому краю ребра: при великій кількості вільної рідини — 1 або 2 міжребер'я нижче верхньої межі притуплення перкуторного звуку, посередині між хребтом і задньою пахвовою (аксілярною) лінією (традиційно) або на боковій поверхні грудної клітки (рекомендується з огляду на найменший ризик пошкодження судинно-нервового пучка); при невеликій кількості вільної рідини або осумкованій рідині — під контролем УЗД (рис. 8-2).

Техніка

1. Підготуйте операційне поле →розд. 24.2.

2. Проведіть місцеву інфільтраційну анестезію 1 % розчином лідокаїну шкіри, підшкірної клітковини і парієтальної плеври →розд. 24.3.

3. Введіть голку у міжребер'я (з канюлею або без; рис. 8-3), з'єднану зі шприцом і постійно аспіруйте (підтягуючи поршень шприца).

4. Після отримання рідини з допомогою голки з канюлею, введіть канюлю у плевральну порожнину, видаліть голку (у той момент, коли пацієнт виконує пробу Вальсальви) і від'єднайте шприц, з'єднайте канюлю із спеціальним

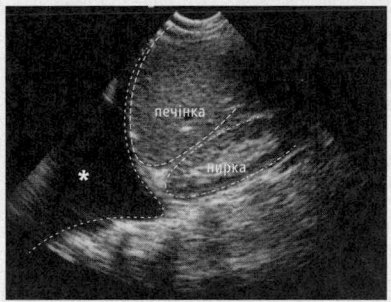

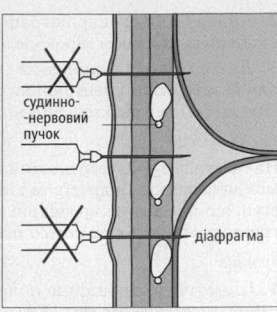

Рис. 8-2. УЗД правого підребер'я, візуалізація рідини у плевральній порожнині (зірочка)

Рис. 8-3. Схема правильного виконання пункції плевральної порожнини

набором або трьоххідовим краником і дренажною трубкою, яка відводить рідину в пляшку; якщо використовуєте голку без канюлі, перед маніпуляцією з'єднайте її зі шприцом 50 мл.

5. Проведіть забір зразків рідини для досліджень у шприци і пробірки.

Після маніпуляції

Видаліть голку або катетер (найкраще в момент, коли пацієнт виконує видих) та накладіть на місце пункції невелику стерильну пов'язку.

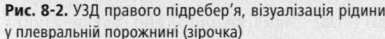 9. Дренування плевральної порожнини

10. Пункція перикарда (перикардіоцентез)

Показання

1. Лікувальні: тампонада серця (маніпуляція, що рятує життя).

2. Діагностичні: рідина в перикарді невідомої етіології, якщо її шар за даними ехокардіографічного обстеження (у фазі діастоли) >20 мм.

Протипоказання

Тампонада серця з розшаруванням аорти (необхідне негайне кардіохірургічне втручання). У випадку діагностичної пункції відносні протипокази: некориговані розлади згортання крові (МНВ ≥1,5, АЧТЧ >1,5 × ВГН), лікування антикоагулянтами, число тромбоцитів крові <50 000/мкл, невеликі осумковані порожнини з рідиною в задній частині перикардіальної сумки.

Ускладнення

Перфорація серцевого м'яза і коронарних судин, повітряна емболія, пневмоторакс, порушення ритму (зазвичай брадикардія, внаслідок вазовагального рефлексу), пункція черевної порожнини або органів черевної порожнини.

Підготовка пацієнта

Свідома згода пацієнта; натще (якщо це можливо); положення лежачи. Обстеження: ехокардіографія, система згортання.

Забезпечення

1. Набір для приготування операційного поля →розд. 24.2 та інфільтраційної анестезії →розд. 24.3.

2. Апарат для ехокардіографії чи флюороскопії, або електрокардіограф і кабель із зажимом «крокодильчик».

3. Довга голка з мандреном (голка Туохі або тонкостінна 18 G) чи набір для катетеризації центральних вен (голка із провідником і одноканальним катетером) та трьоходовий краник.

Місце пункції

Найчастіше субсифоїдальний доступ — точка введення голки у трикутнику між мечовидним відростком і лівою реберною дугою (екстраплевральний доступ, який обходить коронарні і перикардіальні судини, а також внутрішню грудну артерію (*a. thoracica interna*).

Техніка

1. Підготуйте операційне поле →розд. 24.2 і проведіть місцеву інфільтраційну анестезію →розд. 24.3.

2. Під контролем ехокардіографії (біля ліжка хворого) або флюороскопії (у відділенні катетеризації серця) введіть голку в напрямку лівого плеча під кутом 30° до поверхні шкіри. Проксимальний кінець голки можна з'єднати кабелем зі стерильним «крокодильчиком» із електродом (II) відведення ЕКГ — підйом ST свідчить про те, що голка торкається до міокарда і тому її слід підтягнути. Голку для катетеризації центральних вен вводьте, попередньо з'єднавши зі шприцом, постійно аспіруючи. Якщо планується встановлення дренажу, після отримання рідини введіть провідник через голку, потім видаліть саму голку, введіть катетер по провіднику і видаліть провідник; на проксимальний кінець катетера встановіть трьоххходовий краник.

3. Дренуйте рідину частинами <1 л, щоб уникнути швидкого розширення правого шлуночка. Залиште дренаж (катетер) доти, поки об'єм дренованої рідини протягом доби буде <25 мл.

4. Забезпечення матеріалу для досліджень: так, як при гідротораксі.

11. Пункція черевної порожнини (лапароцентез)

Показання

1. Діагностичні: вперше діагностований асцит (у госпіталізованих та амбулаторних хворих), підозра на первинний перитоніт, кожен випадок госпіталізації пацієнта із асцитом, спричиненим цирозом.

2. Лікувальні: вступне лікування асциту 3-ого ступеня (одноразова евакуація рідини); асцит, стійкий до лікування діуретиками (необхідність повторних пункцій).

Протипоказання

ДВЗ-синдром або важкий (симптоматичний) геморагічний діатез, що не вдається контролювати призначенням вітаміну К і переливанням свіжозамороженої плазми, гострі захворювання органів черевної порожнини, які вимагають негайного хірургічного втручання, відсутність співпраці з пацієнтом.

Ускладнення

Підшкірна гематома, розлитий перитоніт, пункція кишки або сечового міхура, кровотеча; лікувальна пункція — гіпотензія (спричинена переміщенням крові до декомпенсованих вісцеральних судин), погіршення функції нирок, електролітні порушення.

Підготовка пацієнта

Свідома згода пацієнта. Перед маніпуляцією пацієнт повинен спорожнити сечовий міхур. Перед пункцією з лікувальною метою необхідно наповнити судинне русло — під'єднання краплинного введення 0,9 % розчину NaCl. При безсимптомних розладах системи згортання крові, профілактичне переливання свіжозамороженої плазми або тромбоконцентрату не є обов'язковим. Положення хворого напівсидячи (з припіднятим краніальним кінцем ліжка).

Забезпечення

1. Набір для підготовки операційного поля →розд. 24.2 та місцевої інфільтраційної анестезії →розд. 24.3.

2. Катетер з голкою для катетеризації периферичних вен (→розд. 24.5.2) Ø 1,2–1,7 мм (18–16 G, довжиною 45 мм, що дає можливість аспірувати рідину); у пацієнтів з ожирінням довша голка (набір для катетеризації центральних вен із одноканальним катетером або спеціальний набір для лапароцентезу).

3. Трьоххідовий краник, система для краплинних введень і пляшка для збору рідини (якщо не використовується спеціальний набір для лапароцентезу).

4. Скальпель для розрізу шкіри, якщо використовуєте товстий катетер.

Місце пункції

У місці, де перкуторно встановлено присутність рідини, найкраще по серединній лінії 2–3 см нижче пупка або у нижній 1/3 лінії, яка з'єднує верхню передню ость клубової кістки із пупком з лівої сторони, рідше справа.

Техніка

1. Підготуйте операційне поле →розд. 24.2. Проведіть місцеву інфільтраційну анестезію шкіри, підшкірної клітковини і м'язів аж до очеревини 1 % або 2 % розчином лідокаїну →розд. 24.3.

2. Відтягніть шкіру вниз, введіть голку зі шприцом, постійно аспіруючи, аж до проколу очеревини і отримання рідини; введіть канюлю по голці (або введіть катетер по провіднику, так як при пункції перикарду).

3. Після діагностичного забору 50–100 мл або лікувальної декомпресії рідини, на місце пункції накладіть стерильну пов'язку.

Після маніпуляції

Призначте введення 8–10 г альбуміну в/в у вигляді 20 % розчину на кожен літр видаленої рідини >4–5 л.

12. Пункція суглобової порожнини (артроцентез)

Показання

1. Діагностичні: встановлення причини підвищеної кількості суглобової рідини при сумнівному діагнозі; підозра інфікування суглобу; підозра на запальний процес, що спричинений кристалами.

2. Лікувальні: декомпресія суглобу, введення ліків, проведення хімічної або ізотопної синовектомії.

Протипоказання

1. Абсолютні: активний геморагічний діатез, інфекція шкіри (рана, абсцес, фурункул) у місці запланованої ін'єкції.

2. Умовні: МНВ >1,5 і АЧТЧ >2×ВГН; тромбоцити крові <50 000/мкл; інфекція тканин навколо суглоба.

Ускладнення

Інфікування суглобу, внутрішньосуглобова кровотеча, гематома, пошкодження суглобового хряща, біль у місці ін'єкції, вазовагальний рефлекс, побічна дія анестетиків та введених внутрішньосуглобово ЛЗ (напр., ГК).

Підготовка пацієнта

Свідома згода пацієнта. Положення тіла пацієнта для пункції колінного су-
глобу (виконується найчастіше): пацієнт лежить на спині, коліна випрямлені,
м'язи розслаблені; колінна чашечка повинна бути рухомою.

Забезпечення

1. Набір для підготовки операційного поля →розд. 24.2 і місцевої інфіль-
траційної анестезії →розд. 24.3, або етилхлорид.

2. Голки (∅0,8 мм [21 G] або 1,2 мм [18 G]), стерильні шприци (1–2 мл і 10 мл),
перев'язувальний матеріал.

3. Пластикові пробірки об'ємом 10 мл, закриті заглушками (містять гепарин
5 ОД/10 мл і не містять антикоагулянту), предметні та покривні скельця,
знежирені спиртом.

Місце ін'єкції

1. Колінний суглоб

1) медіальний доступ — вводьте голку (21 G) нижче широкого медіального
м'язу (*M. vastus medialis*), між медіальним надвиростком стегнової кістки
та центром надколінника, скеровуючи її краніально — кінець голки буде
знаходитись у наднаколінковому заглибленні (*bursa suprapatellaiis*) із мі-
німальним ризиком пошкодження хряща надколінника і хряща стегнової
кістки;

2) латеральний доступ — без необхідності обходження м'яза, вводьте голку
(21 G) латерально на межі середньої і верхньої 1/3 частини надколінника,
на половині відстані між надколінником та надвиростком стегнової кістки.

2. Підколінна кіста: посередині підколінної ямки (зазвичай важко отримати
з неї рідину, що найчастіше є желатиноподібною).

3. Кульшовий суглоб: пунктуйте у виняткових випадках; якщо пункція є точно
необхідною, виконується під УЗД контролем.

Техніка

1. Місце пункції обробіть дезінфікуючим засобом →розд. 24.2. Анестезія
не завжди є необхідною; якщо все таки є необхідність використати голку
великого діаметру, а також у осіб, чутливих до болю, шкіру можна знеболити
етилхлоридом або інфільтрувати шкіру, підшкірну клітковину та суглобову
сумку 1 % розчином лідокаїну →розд. 24.3.

2. Через 5 хв після виконання інфільтраційної анестезії, у тому ж місці введіть
голку, з'єднану зі шприцом. Голку вводьте у напрямку суглоба до моменту
відчуття опору; раптове зникнення опору вказує на те, що кінець голки зна-
ходиться в порожнині суглобу — одразу аспіруйте рідину. Під час пункції
колінного суглобу із латерального доступу скеровуйте голку паралельно
до задньої поверхні надколінника. При можливості видаліть всю рідину з по-
рожнини суглобу. При дуже невеликій кількості рідини в суглобі придатним
для дослідження є навіть вміст голки, якою проводилась спроба аспірації.

3. Першу порцію рідини залиште в стерильному шприці, що використовувався
для аспірації, закритому заглушкою або голкою і передайте безпосередньо
у мікробіологічну лабораторію. Наступним стерильним шприцом наберіть
решту рідини. Одну краплю розмістіть на предметному скельці (для дослі-
дження у поляризованому світлі), а пізніше введіть рідину в приготовані
пробірки. Лабораторні дослідження повинні бути виконані протягом 4 год
від пункції суглобу.

4. Після видалення рідини та наступного можливого введення ліків у по-
рожнину суглоба видаліть голку, знову дезінфікуйте місце пункції та на-
кладіть стерильну компресійну пов'язку.

13. Люмбальна (спинномозкова) пункція

Показання

1. Діагностичні:

1) підозра на інфекції ЦНС, особливо запалення спинномозкових оболонок (цереброспінальний менінгіт) (прямий показ);

2) аутоімунне захворювання ЦНС;

3) метаболічні захворювання ЦНС, особливо лейкодистрофія;

4) деякі нейропатії;

5) підозра на субарахноїдальний крововилив у тих пацієнтів, у яких на КТ крововилив не підтверджено;

6) інші захворювання ЦНС, при яких дослідження спинномозкової рідини (СМР) може бути корисним у діагностиці, напр., запалення спинномозкових оболонок внаслідок новоутвору;

7) необхідність інтратекального або субарахноїдального введення контрастної речовини.

2. Лікувальні:

1) інтратекальне введення ліків: антибіотиків з приводу інфекції ЦНС, цитостатиків при лікуванні злоякісних пухлин ЦНС, анестетиків;

2) негайне видалення певної кількості СМР з метою зниження її тиску (напр., при гідроцефалії).

Протипоказання

1. Абсолютні: набряк або пухлина мозку (особливо в задній частині черепа).

2. Відносні: інфекції шкіри і тканин у ділянці запланованої пункції, вади розвитку хребта і спинного мозку (напр., дизрафія), розлади згортання (МНВ >1,5 або АЧТЧ >2 × ВГН, або кількість тромбоцитів крові <50 000/мкл); підозра на субарахноїдальний крововилив (в такому разі спочатку слід виконати КТ голови).

Ускладнення

1. Постпункційний синдром

1) біль голови — зазвичай не інтенсивний, з'являється протягом 24–48 год після пункції, найчастіше в лобній або потиличній ділянках; посилюється у вертикальному, а зменшується в лежачому положенні; може супроводжуватись нудотою, блюванням, запамороченням, шумом у вухах, порушеннями зору та менінгеальними симптомами; проходить самостійно протягом доби (інколи через кілька тижнів). Профілактика: використання атравматичної голки, пункція тоншою голкою (напр., 22 G замість 18 G), спрямовування зрізу кінцівки голки у боковому напрямку хребта (зріз голки повинен знаходитись у сагітальній площині) (щоб волокна твердої оболонки не були пересічені, а лише розділені). Довше перебування пацієнта у лежачому положенні після пункції не запобігає болю голови. Лікування: ліжковий режим, анальгетичні ЛЗ перорально (парацетамол, парацетамол з кофеїном, опіоїди; не призначайте НПЗП та ЛЗ, що порушують функцію тромбоцитів крові).

2) біль спини у місці пункції;

3) корінцеві болі — найчастіше іррадіюють у нижні кінцівки; якщо вони виникли під час введення голки, то це вказує на подразнення нервових корінців (потрібно негайно відтягнути голку та змінити напрямок пункції).

2. Інші (рідко): парез нижніх кінцівок (спричинений епідуральною гематомою; зазвичай у пацієнтів, які приймали антикоагулянти незадовго перед пункцією або після пункції); вклинення мигдаликів мозочка в потиличний отвір (у хворих із набряком мозку, пухлиною або масивним субарах-ноїдальним крововиливом; при-зводить до смерті); субарахноїдаль-ний або епідуральний крововилив; пошкодження зв'язок хребта або окістя хребців; гостре гнійне за-палення хребців; абсцес; епідер-мальна пухлина.

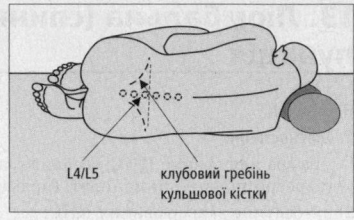

L4/L5   клубовий гребінь
         кульшової кістки

Рис. 13-1. Правильне положення пацієнта під час люмбальної пункції та визначення міжхребцево-го проміжку L4/L5.

Підготовка пацієнта

1. Отримайте свідому згоду паці-єнта, якщо він притомний.

2. Оцініть кількість тромбоцитів крові, МНВ і АЧТЧ (АРТТ), при відхиленнях — скоригуйте їх; якщо пацієнт приймає антикоагулянти — їх слід відмінити →табл. 2.34-7.

3. Виключте наявність підвищеного внутрішньочерепного тиску (набряк мозку або пухлина) на підставі обстеження очного дна (ознаки набряку і застійних явищ диска зорового нерва) або КТ, яку слід виконати при: імунодефіциті, захворюванні ЦНС в анамнезі, свіжому епізоді епілептичного припадку (судом), набряку або застійних явищах диску зорового нерва, порушенні свідомості, наявності вогнищевих неврологічних симптомів.

4. Положення пацієнта на боці, близько до краю операційного столу, спи-ною до лікаря, який виконує процедуру; нижні кінцівки зігнуті в колінних і кульшових суглобах, коліна приведені до живота; голова максимально зігнута у напрямку колін (рис. 13-1), уникайте надмірного згинання хребта, що на всьому протязі повинен знаходитись в одній площині; спина і лінія плечей знаходяться в перпендикулярній до столу площині.

Місце пункції

Міжхребцевий проміжок, найкраще між остистими відростками L4 і L5 або L3 і L4, не вище проміжку між L2 і L3, по серединній лінії, яка проходить через верхівки остистих відростків хребців або дещо латеральніше від неї. Лінія, яка сполучає верхні точки клубових гребенів кульшових кісток перетинає поперековий відділ хребта на рівні остистого відростка хребця L4 (рис. 13-1).

Забезпечення

1. Набір для підготовки операційного поля →розд. 24.2 та місцевої інфіль-траційної анестезії →розд. 24.3.

2. Стерильна одноразова пункційна голка з мандреном 22 G або 20 G довжи-ною 8,75 см (традиційна ріжуча типу Квінке або атравматична, напр. типу Sprotte чи Whitacre). Можна також використовувати голки меншого діа-метру, які вводять через коротшу голку більшого діаметра (т. зв. провідник).

3. Апарат для вимірювання тиску спинномозкової рідини.

4. Стерильні пробірки.

Техніка

1. Підготуйте операційне поле →розд. 24.2. При необхідності проведіть місцеву анестезію шкіри та підшкірної клітковини, напр., кремом EMLA або інфільтраційно 1 % розчином лідокаїну →розд. 24.3 (зайве у непритомних).

2. Повільно введіть голку з мандреном, скеровуючи її під кутом краніально, в напрямку пупка. Скошений зріз вістря ріжучої голки скеровуйте вгору (у бік хребта). При проходженні жовтої зв'язки і твердої мозкової оболонки відчувається подолання опору, що супроводжується «провалом» (у дорослих субдуральний простір на глибині 4—7 см). Після подолання опору твердої оболонки витягніть мандрен; з голки повинні почати виділятись краплі ліквору. Якщо пацієнт у свідомості, попросіть його, щоб дещо розслабив нижні кінцівки (зменшив згинання в кульшових суглобах). Якщо ліквор не витікає, знову вставте мандрен і легко просуньте голку вперед або розверніть по осі на 90°, після чого знову витягніть мандрен. Не застосовуйте надмірної сили під час подолання опору. Причиною відсутності СМР може бути вихід голки поза субарахноїдальний простір. Ліквор, забарвлений кров'ю, може свідчити про пошкодження вени у хребтовому каналі під час пункції; потім СМР самостійно швидко очищається, а якщо цього не відбудеться, тоді пункцію слід виконати на один проміжок вище.

3. З метою точної оцінки (не завжди потрібно), утримуйте голку в одній руці, другою підключіть апарат для вимірювання тиску ліквору (у нормі становить 7–15 [<20] см H_2O; зазвичай це відповідає витіканню СМР зі швидкістю 20–60 крап./хв; результат дослідження є достовірним, якщо пацієнт лежить спокійно і є відносно розслабленим).

4. Після оцінки тиску наберіть СМР у кілька стерильних пробірок з метою проведення необхідних досліджень (зазвичай 3–5 мл; після виключення набряку мозку макс. 40 мл).

5. Після отримання введіть мандрен у голку, голку видаліть, а на шкіру накладіть стерильну пов'язку.

Після маніпуляції

Пацієнт повинен протягом ≈1 год лежати на спині.

14. Катетеризація сечового міхура

Покази

Затримка сечі, гостра або хронічна; необхідність точної оцінки діурезу, напр. погодинного (у пацієнтів в тяжкому стані, напр. гемодинамічно нестабільних, або у випадку не співпрацюючих пацієнтів); гематурія із наявністю тромбів в сечовому міхурі; забір сечі для дослідження, якщо потрібний зразок сечі не вдається отримати іншим методом; пролежні та інші значні поранення, правильне лікування яких є неможливим по причині нетримання сечі, тоді коли інші методи відведення сечі є неефективними; після травм, якщо інші методи відведення сечі асоційовані з посиленням болю; нетримання сечі, якщо немає можливості забезпечити належний догляд при застосуванні інших методів відведення сечі.

Протипокази

Гострий простатит, значне звуження уретри, розрив уретри (підозра напр., при травмі органів тазу).

Ускладнення

Пошкодження уретри, передміхурової залози та сфінктера сечового міхура; інфекція.

Підготовка пацієнта

Свідома згода пацієнта. Положення хворого: чоловіки — на спині із випрямленими нижніми кінцівками, жінки — на спині із розведеними та зігнутими в колінах нижніми кінцівками

Забезпечення

Катетер Фолея розміром (зазвичай) 18 F (French; 1 F = 1 Charriere [Ch] = 1/3 мм) у чоловіків та 16 F у жінок, гель із лідокаїном, антисептичний розчин, стерильний перев'язувальний матеріал, стерильні рукавички, шприц 10 мл, вода для ін'єкцій, ємність для збору сечі.

Техніка

1. Катетеризація у чоловіків. Візьміть статевий член у руку, зсуньте донизу крайню плоть та дезінфікуйте. З допомогою конічного аплікатора введіть гель в уретру та нанесіть на кінець катетера. Перевірте щільність балона катетера, заповнивши його водою для ін'єкції, після чого спорожніть балон. Розташуйте член перпендикулярно до тулуба, підтягуючи його легко догори. Вводьте катетер в уретру плавними рухами аж до появи відтоку сечі, потім заповніть балон і насуньте крайню плоть. З'єднайте катетер із сечоприймачем, переконайтесь, що сеча надалі відходить.

2. Катетеризація у жінок. Розведіть малі статеві губи, протріть салфетками, змоченими дезінфікуючим розчином зовнішнє вічко уретри. З допомогою конічного аплікатора введіть гель у вічко уретри, а також нанесіть на кінчик катетера. Перевірте щільність балона катетера, заповнивши його водою для ін'єкції, після чого спорожніть балон. Вводьте катетер на глибину 10–12 см або до появи сечі, потім заповніть балон. З'єднайте катетер із сечоприймачем, переконайтесь, що сеча надалі відходить.

Опір, що перешкоджає введенню катетера, особливо у чоловіків, можна подолати, використавши катетер більшого діаметру (20 F). У разі невдачі можна спробувати ввести катетер Тіманна, який є жорсткішим, має викривлений кінчик і не має балона. Катетер слід вводити дуже обережно, спрямовуючи вигин катетера уверх. Якщо не вдається ввести катетер у сечовий міхур, викличте лікаря-уролога.

Після маніпуляції

При можливості, залишайте катетер у міхурі як можна коротше. Дренажну трубку від'єднуйте лише з метою промивання катетера. Невеликі порції сечі для аналізу набирайте, проколюючи стерильною голкою зі шприцом дистальний відрізок катетера після його дезінфекції. Більші порції сечі набирайте із сечоприймача, попередньо дезінфікувавши місце сполучення системи катетер-дренаж-сечоприймач. Не змінюйте катетер через довільно встановлені проміжки часу. Змінюйте обтурований катетер (якщо промивання є неуспішним), або якщо з'являться ознаки інфікування сечовивідної системи, а присутність катетера надалі є необхідною.

↪ 15. Введення шлункового зонду

↪ 16. Промивання шлунку

17. Дефібриляція серця

На відміну від електричної кардіоверсії, розряд не є синхронізованим із зубцем R на ЕКГ. Зовнішня дефібриляція — через стінку грудної клітки. Автоматична дефібриляція виконується приладом (дефібрилятором), який аналізує серцевий ритм і повідомляє рятувальнику, чи потрібно виконувати розряд.

Показання

Зупинка кровообігу внаслідок миготіння або тріпотіння шлуночків (ФШ[VF]) або шлуночкової тахікардії (ШТ[VT]) без пульсу.

Протипоказання

Немає.

Ускладнення

Асистолія, опік шкіри у місці прикладання електродів.

Забезпечення

Дефібрилятор, електроди, які наклеюються або прикладаються вручну (ложки дефібрилятора), гель-провідник, одноразові рукавички.

В залежності від виду електричного імпульсу, дефібрилятори поділяються на однофазні та двофазні. Однофазні дефібрилятори вимагають більшої енергії розряду, є менш ефективні і були зняті з виробництва, але досі використовуються.

Техніка

1. Мануальний дефібрилятор →розд. 2.1.

2. Автоматичний зовнішній дефібрилятор →розд. 2.1.

18. Електрична кардіоверсія

Полягає на синхронізації електричного розряду з появою зубця R на ЕКГ.

Показання

1. Негайна (ургентна) кардіоверсія: надшлуночкові та шлуночкові тахіаритмії, що призводять до гемодинамічних порушень.

2. Планова кардіоверсія: тахіаритмії (передусім, миготіння передсердь та тріпотіння передсердь), котрі не призводять до гемодинамічних розладів, та не реагують на фармакологічне лікування або якщо немає можливості його призначити.

Ускладнення

ФШ (VF) (неправильно виконана кардіоверсія), асистолія, опік шкіри в місці прикладання електродів, тромбоемболія легеневої артерії (тромб із передсердя серця, особливо у пацієнтів, які непідготовані антикоагулянтами попри покази →нижче).

Підготовка пацієнта

Свідома згода пацієнта (якщо це можливо) та короткочасна загальна анестезія →розд. 24.4. Планова кардіоверсія: натще; скоригуйте можливі електролітні розлади; не слід відміняти серцеві глікозиди за кілька днів до процедури, хіба що існує підозра отруєння; у пацієнтів з тріпотінням або миготінням передсердь тривалістю >48 год показана підготовка антикоагулянтами →табл. 2.34-7.

Забезпечення

Як для мануальної дефібриляції →розд. 24.17 та короткочасної загальної анестезії →розд. 24.4.

Техніка

1. Така ж, як і при мануальній дефібриляції, але після включення дефібрилятора і отримання запису ЕКГ **увімкніть функцію синхронізації**. На моніторі дефібрилятора, на записі ЕКГ або над ним, повинні з'явитись позначки (маркери) синхронізації, які з'являються над верхівками зубців R або відразу за ними. Виберіть таке відведення ЕКГ, в якому будете отримувати позначки у відповідному місці біля кожного зубця R.

2. Не зменшуйте тиску на ложки дефібрилятора і не відривайте їх від стінки грудної клітки одразу після натискання кнопки «шок» або «розряд» — почекайте, поки дефібрилятор виконає розряд (на відміну від дефібриляції, він часто не відбувається одразу).

3. Перед виконанням чергового розряду (якщо утримується тахіаритмія) переконайтесь, що синхронізація надалі є увімкненою (у більшості сучасних дефібриляторів наступає автоматичне переключення в режим дефібриляції). Енергія чергових розрядів, рекомендованих для переривання миготіння передсердь та нестабільної ШТ (VT) складає 100, 200, 300 і 360 J (Дж), а у пацієнтів із надшлуночковою тахікардією, тріпотінням передсердь або стабільною ШТ (VT) можна розпочинати із 50 J (Дж), і навіть із 25 J (Дж).

4. Під час процедури і до моменту прокидання пацієнта із загального наркозу проводьте моніторинг серцевого ритму (кардіомонітором) і SaO_2 (пульсоксиметром).

19. Інструментальне забезпечення прохідності дихальних шляхів

Мануальне забезпечення прохідності дихальних шляхів →розд. 2.1.

19.1. Ендотрахеальна інтубація

Показання

Втрата свідомості (≤8 балів за шкалою Глазго →табл.1.39–2 відсутність захисних рефлексів (ковтання та кашлю); ризик аспірації шлункового вмісту у непритомного пацієнта; загальний наркоз; неможливість забезпечення прохідності дихальних шляхів іншими методами; необхідність штучної вентиляції легень, серцево-легенева реанімація.

Протипоказання

Неможливість відповідного вкладання пацієнта (травми обличчя і шиї, жорсткість шийного відділу хребта і т. д.); у таких випадках інколи буває можливою інтубація із використанням фібробронхоскопу, екстреною маніпуляцією може бути конікотомія, а маніпуляцією вибору — трахеотомія (введення трубки безпосередньо у трахею через тканини шиї).

Ускладнення

Інтубація стравоходу (і аспірація шлункового вмісту), інтубація бронха (найчастіше правого), механічна травма, кровотеча; інфекція дихальних шляхів, набряк голосової щілини.

Забезпечення

1. Інтубаційна трубка: у дорослих осіб зовнішній Ø 7,0–10,0 мм; прагніть ввести настільки широку трубку, наскільки це можливо зробити, без пошкодження гортані і трахеї; ширша трубка = менший дихальний опір, легше відсмоктування секрету та виконання фібробронхоскопії (можливе через трубку Ø ≥8,0–8,5 мм).

2. Ларингоскоп із комплектом клинків (найчастіше викривлених [Макінтош], і робочим джерелом світла (найкраще 2 ларингоскопа).

3. Провідники:

1) з дроту — кінець не може виступати за інтубаційну трубку;

2) м'який (*bougie*) — у разі труднощів при інтубації можна спочатку ввести у трахею, а по ньому трубку.

4. Рото-горлова трубка або складені салфетки для запобігання перекушування ендотрахеальної трубки.

5. Місцевоанестезуючий гель, що містить лідокаїн, препарати, що застосовуються для аналгоседації та міорелаксанти →нижче.

6. Механічний відсмоктувач та катетери для відсмоктування мокротиння з трахеобронхіального дерева.

7. Лейкопластир, бинт або спеціальний пристрій для фіксації трубки.

8. Стетоскоп.

9. Прилади для оксигенотерапії →розд. 24.21, штучної вентиляції легень (мішок Амбу) та серцево-легеневої реанімації →розд. 2.1.

Підготовка пацієнта

1. Отримайте інформовану згоду пацієнта (якщо це можливо); виконується натще.

2. Вкладіть пацієнта на спину, голову розмістіть чітко в поздовжній осі тіла, потилицю злегка припідніміть, і обіпріть на підкладку (плоску подушку) (≈3–5 см), голову трохи запрокиньте назад (нижньою щелепою доверху) →рис. 19-1.

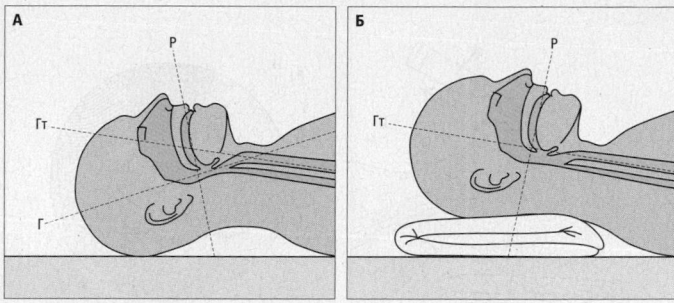

Рис. 19-1. А — схематично представлені довгі осі ротової порожнини (Р), горла (Г) та гортані (Гт). Б — Спосіб правильного вкладання голови пацієнта перед виконанням інтубації — піднімання та незначне відгинання голови призводить до співпадіння осей горла та гортані →розд. 24.19.1

3. Зніміть зубні протези; при необхідності слід видалити відсмоктувачем виділення (вміст) із ротової порожнини та глотки.

4. Аналгоседація та міорелаксація: з метою полегшення процедури або усунення глоткових рефлексів і спазму голосової щілини введіть опіоїд (фентаніл 0,1–0,15 мг в/в), седативний препарат (напр., мідазолам 5–10 мг в/в; як альтернативу можна використати етомідат, пропофол або тіопентал) та міорелаксант — найчастіше сукцинілхолін 1,0–1,5 мг/кг в/в. Не вводьте ці ЛЗ при зупинці кровообігу.

5. Насичення киснем (преоксигенація): перед введенням вищезгаданих ЛЗ та введенням інтубаційної трубки подайте 100 % кисень у дихальний контур; після введення препаратів проводьте вентиляцію 100 % киснем із застосуванням мішка Амбу з лицевою маскою.

Техніка

Інтубація через рот (можливою є також інтубація через ніс).

1. Розкрийте рот пальцями правої руки: перехрещені великий та вказівний пальці розташуйте на зубах (у беззубого пацієнта — на яснах) нижньої та верхньої щелеп і розкрийте рот.

2. Утримуючи ручку ларингоскопа лівою рукою, введіть клинок ларингоскопа у ротову порожнину через правий кут рота. Слідкуйте, щоб не притискати клинком ларингоскопа губи до зубів та щоб не виламати зуби.

3. Після досягнення кінцем клинка кореня язика (надгортанна долинка), змістіть язик пацієнта клинком ларингоскопа вліво і натисніть клинком або кінцем клинка ларингоскопа на основу язика над входом до гортані (не тисніть на надгортанник), підтягуючи ларингоскоп догори (рис. 19-2); якщо це необхідно, видаліть відсмоктувачем виділення із ротової порожнини та рота.

4. Візуалізуйте усю голосову щілину (якщо це можливо; рис. 19-3), інтубаційну трубку, тримаючи у правій руці, введіть через правий кут рота і проведіть між голосовими зв'язками.

5. Притримуючи трубку на відповідній глибині, (зазвичай 20–22 см), вийміть ларингоскоп і попросіть асистента наповнити ущільнюючу манжету повітрям.

6. Переконайтесь у правильності розташування трубки, аускультуючи грудну клітку хворого. Після під'єднання до трубки набору для вентиляції, напр. мішка Амбу, і початку вентиляції, повинні вислуховуватись симетричні дихальні шуми над основами обох легень (низом, боками) та над їх верхівками (під ключицями); виключте інтубацію стравоходу аускультацією епігастрію (шлунка — шум булькотіння під час спроби вентиляції через

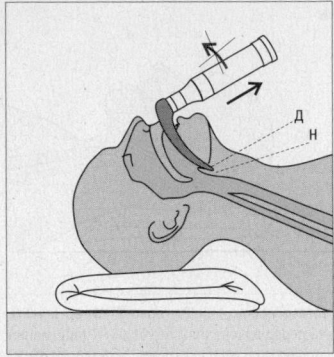

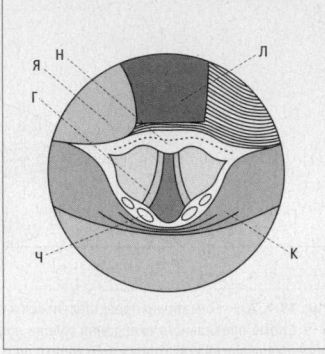

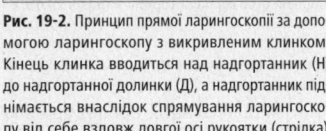

Рис. 19-2. Принцип прямої ларингоскопії за допомогою ларингоскопу з викривленим клинком. Кінець клинка вводиться над надгортанник (Н) до надгортанної долинки (Д), а надгортанник піднімається внаслідок спрямування ларингоскопу від себе вздовж довгої осі рукоятки (стрілка)

Рис. 19-3. Вигляд входу до гортані при прямій ларингоскопії (що виконується ларингоскопом з викривленим клинком): язик (Я), надгортанник (Н), голосова зв'язка (Г), черпакуватий хрящ (Ч), грушоподібна кишеня (К), клинок ларингоскопу (Л)

трубку, розміщену в стравоході) та капнометрією, якщо доступна (відсутність CO_2 у повітрі, що виходить із трубки, встановленої в стравоході). У випадку сумнівів видаліть трубку і повторіть спробу її введення після попередньої преоксигенації.

7. Зафіксуйте інтубаційну трубку відповідним фіксатором, бинтом або лейкопластирем; для попередження перекусування трубки, розмістіть між зубами рото-горлову трубку або згорнутий бинт.

Після маніпуляції

1. Догляд за заінтубованим пацієнтом

1) Після інтубації призначте РГ грудної клітки з метою остаточного підтвердження положення трубки (кінець повинен знаходитись на 2–4 см вище біфуркації трахеї). Інтубаційну трубку можна залишати протягом ≈10–14 (21) днів; якщо пацієнт вимагає інвазивної штучної вентиляції протягом довгого проміжку часу, слід розглянути питання трахеотомії.

2) Суміш дихальних газів, яка подається пацієнту через інтубаційну трубку, повинна бути зволоженою — активно (зволожувач) або пасивно (обмінник тепла і вологи, «штучний ніс»).

3) Наповнення ущільнюючої манжети: з метою зменшення ризику виникнення пролежня трахеї, в ущільнюючій манжеті утримуйте мінімальний тиск, який би забезпечував щільність інтубаційної трубки; у хворого, який перебуває на штучній вентиляції, спустіть манжету (розгерметизація системи, чути звук витікання повітря), а потім, використовуючи шприц або грушу з манометром, поступово наповніть манжету до моменту зникнення звуку витікання повітря. Контролюйте тиск у манжеті декілька разів на день, найкраще з допомогою спеціального манометра для інтубаційних трубок.

4) Відсмоктування мокротиння: у заінтубованого пацієнта слід регулярно відсмоктувати мокротиння із бронхіального дерева, через рівномірні проміжки часу. З цією метою введіть в інтубаційну трубку стерильний катетер для відсмоктування, до відчуття опору, що під'єднаний до вакуумної системи (із малою силою відсмоктування), але без активного відсмоктування (тобто залиште відкритим отвір перехідника із системою відсмоктування). Після цього підтягніть катетер на 2–3 см, включіть активне відсмоктування

(закрийте пальцем отвір перехідника) і виконуючи обертальні рухи катетером, витягуйте його із дихальних шляхів. Таку маніпуляцію повторіть 2–3 рази. Якщо секрет є в'язким, перед відсмоктуванням можна ввести у бронхіальне дерево ≈10 мл стерильного розчину 0,9 % NaCl. Після відсмоктування секрету розправте легені пацієнта, виконуючи декілька вдихів з використанням мішка Амбу.

2. Покази до заміни інтубаційної та трахеостомічної трубки: підозра або підтвердження звуження просвіту трубки виділеннями, згустки крові, сторонні тіла і т. д. Непрохідна трубка повинна бути одразу видалена!

3. Планове видалення інтубаційної трубки: хворий у сидячому положенні; відсмоктувачем видаліть виділення з бронхіального дерева, попросіть хворого зробити глибокий вдих, спустіть манжету, видаліть трубку під час видиху пацієнта, попросіть пацієнта, щоб відкашляв застійну мокроту, після видалення інтубаційної трубки, проводьте ретельний моніторинг функцій системи дихання (клінічне спостереження, пульсоксиметрія, при потребі газометрія).

19.2. Введення рото-горлової трубки

Показання

Забезпечення прохідності дихальних шляхів у непритомного пацієнта зі збереженим власним диханням, захист інтубаційної трубки від перекусування, фіксація інтубаційної трубки.

Протипоказання

Збережений блювотний рефлекс, неможливе відкриття рота пацієнта.

Ускладнення

Травми ротової порожнини і горла, кровотеча, аспірація.

Забезпечення

Рото-горлова трубка (трубка Гведела), знеболюючий гель. Підбір розміру трубки: трубка, прикладена до щоки, проксимальним кінцем біля кутика рота, повинна дистальним кінцем досягати до мочки вуха.

Техніка

Розкрийте рот пацієнта, введіть трубку випуклістю кривизни в сторону язика, оберніть трубку вздовж довгої осі на 180° (випуклістю кривизни до піднебіння), оцініть прохідність дихальних шляхів. Негайно видаліть трубку після появи блювотного рефлексу.

19.3. Введення носо-глоткового повітроводу

Показання

Початкове забезпечення прохідності дихальних шляхів у непритомної особи. На відміну від рото-глоткового повітроводу, носо-глоткові повітроводи можна застосовувати у пацієнтів зі збереженими рефлексами задньої стінки глотки.

Протипоказання

Підозра на перелом основи черепа (ризик введення повітроводу до порожнини черепа).

Ускладнення

Травма порожнини носоглотки, кровотеча, аспірація.

Забезпечення

Носо-глотковий повітровід (діаметр повітроводу повинен бути дещо меншим від діаметра носового ходу), гель з анестетиком. Глибина введення повітроводу має відповідати відстані між кінчика носа до кута нижньої щелепи. Якщо встановлена глибина введення повітроводу є меншою від його повної довжини, можна позначити бажану глибину введення, проколюючи повітровід голкою (шпилькою) у відповідному місці.

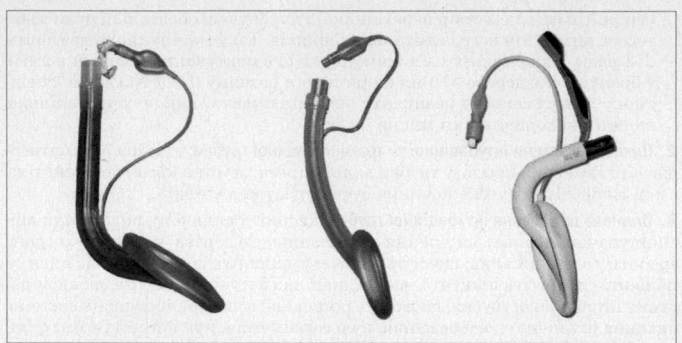

Рис. 19-4. Ларингеальні маски

Техніка

Переконайтеся, що носова перетинка не викривлена, якщо викривлена — вводьте повітровід з того боку, де носовий хід ширше. Нанесіть на повітровід гель. Обережно введіть повітровід до носової порожнини таким чином, щоб скошений кінець був направлений у бік перетинки. Повільно обертаючи трубку пальцями, вводьте її глибше до носової порожнини паралельно до основи черепа (тобто дозаду, як і під час введення назо-гастрального зонда), аж доки не досягнете бажаної глибини.

19.4. Введення надгортанних засобів підтримки прохідності дихальних шляхів

19.4.1. Встановлення ларингеальної маски

Ларингеальна маска (рис. 19-4) складається з еластичної масочки з герметизуючою манжетою (яка після правильної постановки накриває вхід до гортані), що сполучена із трубкою великого діаметру, яка закінчується конектором стандартного діаметру (до нього можна безпосередньо під'єднати вентиляційний мішок [Амбу]).

Показання

Встановлення ларингеальної маски є альтернативою до інтубації трахеї (покази →розд. 23.1) для особи, яка не має досвіду у виконанні інтубації, або якщо немає можливості виконання інтубації у зв'язку з наявністю т. зв. складних дихальних шляхів.

Протипоказання

1. Абсолютні: неможливе відкрити рот пацієнта, повна непрохідність дихальних шляхів.

2. Відносні: підвищений ризик аспірації, підозра на аномалію або виявлення аномалій в анатомічній будові зони надгортанника, необхідність проведення вентиляції за умов високого тиску у дихальних шляхах (лише маска типу ProSeal забезпечує ефективну вентиляцію при тиску >20 см H_2O).

Ускладнення

Гіпоксія у пацієнта (що виникає внаслідок збільшення тривалості втручання), аспірація шлункового вмісту (ларингеальна маска не повністю захищає від аспірації), але ризик аспірації є значно меншим, аніж при застосуванні рото та носоглоткових повітроводів), подразнення навколишніх тканин, нудота і блювання (після видалення ларингеальної маски), травма і парез нервів, внаслідок компресії тканин манжетою маски.

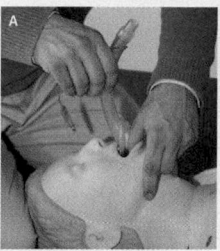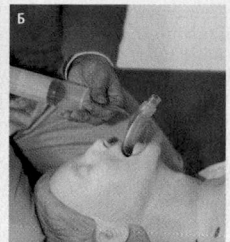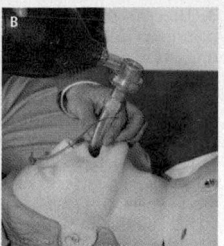

Рис. 19-5. Етапи одягання ларингеальної маски

Забезпечення

1. Ларингеальна маска відповідного розміру (підбирають відповідно до маси тіла пацієнта; у випадку пацієнтів з граничною масою тіла — слід вибрати маску більшого розміру).

Приготування:

1) перевірте герметичність манжети ларингеальної маски;

2) покладіть ларингеальну маску на плоску поверхню, натисніть на манжету пальцем і повністю спорожніть її від повітря;

3) нанесіть анестезуючий гель на ларингеальну маску тільки на сторону, яка контактує із задньою стінкою глотки.

2. Шприц 50 мл для наповнення манжети маски.

3. Гель з анестетиком.

4. Вентиляційний мішок [Амбу].

5. Набір для оксигенотерапії.

6. Механічний відсмоктувач і катетери для відсмоктування виділень.

7. Стетоскоп.

8. Якщо це можливо, поряд має знаходитись набір для ендотрахеальної інтубації та конікотомії.

Підготовка пацієнта

1. Отримайте інформовану згоду (якщо це можливо).

2. Вкладіть пацієнта на спину, голову розмістіть чітко у поздовжній осі тіла, потилицю злегка припідніміть і обіпріть на підкладку (плоску подушку) (≈3–5 см), голову трохи запрокиньте назад (нижню щелепою доверху).

3. Видаліть зубні протези, при необхідності слід відсмоктати виділення (вміст) з порожнини ротоглотки.

4. Якщо це необхідно, застосуйте аналгоседацію (як при інтубації трахеї) — втручання не слід виконувати у пацієнта зі збереженими рефлексами з задньої частини глотки.

5. Оксигенація: перед початком процедури забезпечити інсуфляцію 100 % кисню пацієнту, після введення препаратів для аналгоседації підтримуйте дихання за допомогою вентиляційного мішка [Амбу] з лицевою маскою, вентиляцію проводити 100 % киснем.

Техніка

1. Відкрийте рот пацієнта пальцями однієї руки: схрещені великий і вказівний пальці встановіть на зуби (у беззубого пацієнта — на ясна) верхньої і нижньої щелепи, далі розкрийте рот.

2. Ларингеальну маску тримайте в іншій руці, як перо, у місці з'єднання маски з трубкою (рис. 19-5).

3. Введіть маску до рота пацієнта і, опираючи її на тверде піднебіння, проведіть вниз до глотки, направляючи вказівним пальцем. Проведення маски по твердому піднебінню запобігає згинанню її кінчика, а також певною мірою запобігає зачепленню за язик. Проводьте маску вглиб глотки, доки не відчуєте опір. Належним чином введена маска має повністю знаходитися за язиком. Примітка: при використанні ларингеальних масок жорсткої конструкції, як правило, не потрібно вводити пальці до рота пацієнта. Маску просувають донизу, тримаючи за її інший кінець.

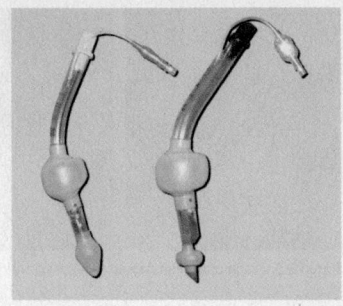

Рис. 19-6. Ларингеальна трубка

4. Заповніть манжету маски відповідною кількістю повітря (ця інформація зазвичай надрукована на ларингеальній масці).

5. Переконайтесь у правильному положенні ларингеальної маски, аускультуючи грудну клітку пацієнта. Додатково показаною є якісна або кількісна оцінка вмісту CO_2 у повітрі, яке видихається через трубку ларингеальної маски. Переконайтеся, що трубка знаходиться на серединній лінії тіла пацієнта.

6. Перевірте, чи генерування високого тиску в дихальних шляхах не призводить до витоку дихальної суміші навколо маски. Якщо так, то додавання в манжету маски кількох додаткових мілілітрів повітря може призупинити витік. Якщо витік не усунуто, видаліть маску і, після оксигенації пацієнта, введіть маску на розмір більшу.

19.4.2. Введення ларингеальної трубки

Ларингеальну трубку (рис. 19-6) розміщують у глотці та стравоході. Вона оснащена двома балонами: стравохідним і глотковим. Може мати сліпе закінчення або мати окремий канал для шлункового зонда, натомість між балонами, на її боковій стінці, знаходяться отвори, через які після заповнення балонів дихальна суміш може надходити лише з трубки у гортань і назад. Трубка має конектор стандартного діаметру, до якого можна безпосередньо під'єднати вентиляційний мішок [Амбу].

Покази, протипокази і підготовка пацієнта

Такі ж, як і у випадку ларингеальної маски

Ускладнення

Травма або парез нервів, внаслідок компресії тканин балонами трубки. Інші: такі ж, як і у випадку ларингеальної маски.

Забезпечення

1. Ларингеальна трубка відповідного розміру (розмір підбирають відповідно до зросту пацієнта — у випадку пацієнтів граничного зросту вибирають трубку більшого розміру).

Приготування:

1) перевірте герметичність балонів ларингеальної трубки;

2) повністю спорожніть балони від повітря;

3) нанесіть анестезуючий гель на балони.

2. Шприц для наповнення балонів трубки (входить до набору разом з трубкою).

3. Інше забезпечення: таке ж, як і у випадку ларингеальної маски.

Техніка

1. Відкрийте рот пацієнта пальцями однієї руки так, як у випадку встановлення ларингеальної маски.

2. Введіть трубку іншою рукою до рота пацієнта і просувайте її вглиб ротової порожнини, одночасно притискаючи язик трубкою. Просувайте трубку вглиб глотки, доки лінія різців пацієнта не опиниться між двома вузькими чорними кільцями, нанесеними на трубку (оптимально на рівні середнього, ширшого кільця).

3. Заповніть балони трубки відповідною кількістю повітря (шприц в наборі має кольорове маркування, об'єм повітря зазначений на шприці кольором, який відповідає кольору стандартного конектора трубки).

4. Переконайтеся у правильному положенні трубки, аускультуючи грудну клітку пацієнта. Додатково показаною є якісна або кількісна оцінка вмісту CO_2 у повітрі, що видихається через трубку. Переконайтеся, що трубка знаходиться на серединній лінії тіла пацієнта.

5. Перевірте, чи генерування високого тиску в дихальних шляхах не призводить до витоку дихальної суміші навколо балонів трубки. Якщо так, то додавання в балони кількох додаткових мілілітрів повітря може призупинити витік. Якщо витік не усунуто, видаліть трубку і, після оксигенації пацієнта, введіть на розмір більшу трубку.

19.5. Транскутанна конікотомія (крікотиреотомія)

Використовується для отримання негайного доступу до дихальних шляхів через персне-щитоподібну зв'язку.

Показання

Неможливість забезпечення прохідності дихальних шляхів за допомогою інших методів, зокрема шляхом ендотрахеальної інтубації (напр., набряк гортані, стороннє тіло, травма лицевої частини черепа).

Протипоказання

Можливість проведення ендотрахеальної інтубації, неможливість визначення розташування персне-щитоподібної зв'язки.

Ускладнення

Кровотеча, підшкірна емфізема, пневмомедіастинум, пневмоторакс, пневмоперикард, пошкодження стінки стравоходу, інфекція (медіастиніт).

Забезпечення

Внутрішньовенна канюля 14–18 G або набір для конікотомії, шприц 5 мл, перехідник для інтубаційної трубки, мішок Амбу або інший пристрій для механічної вентиляції з позитивним тиском; для хірургічної конікотомії додатково скальпель, затискач-москіт (*pens*), трубка для конікотомії.

Підготовка пацієнта

Положення на спині, з валиком під спиною та шиєю, щоб голова була розігнутою, а шия випрямленою; голова і шия повинні знаходитись точно в серединній лінії тіла.

Місце операції

Персне-щитоподібна зв'язка між нижнім краєм щитоподібного хряща і верхнім краєм перснеподібного хряща гортані по серединній лінії тіла.

Техніка

1. Конікотомія голкою: визначте анатомічні орієнтири. Голка, з'єднана зі шприцом, заповненим невеликою кількістю 0,9 % NaCl, введіть безпосередньо по серединній лінії тіла, підтягуючи поршень шприца; іншою рукою зафіксуйте гортань. Поява у шприці пухирців повітря свідчить про те, що кінець голки знаходиться в гортані. Після отримання повітря скеруйте канюлю у каудальному напрямку і зсуньте її з голки (саму голку не вводьте глибше), пізніше видаліть голку, канюлю з'єднайте із перехідником та мішком Амбу, розпочніть вентиляцію.

2. Конікотомія голкою для допомоги при важкій інтубації: після введення канюлі в гортань скеруйте її у краніальному напрямку, введіть гнучкий металевий провідник (напр. із набору для катетеризації центральних вен) через гортань і горло у ротову порожнину, а пізніше назовні (при складнощах можна використати щипці Магілла [Magilla]), проведіть провідник через інтубаційну трубку, введіть інтубаційну трубку у гортань, видаліть провідник, введіть трубку в трахею на відповідну глибину.

3. Хірургічна конікотомія: визначіть анатомічні орієнтири, зробіть поперечний розріз шкіри довжиною 5–10 мм, відпрепаруйте тканини, пересічіть персне-щитоподібну зв'язку, введіть трубку.

20. Постуральний дренаж бронхів

Постуральний дренаж може бути:
1) **статичним** — дренажне положення (рис. 20-1 і текст нижче);
2) **динамічним** — у положенні сидячи (рис. 20-2) ритмічні зміни положення тіла кожні кілька секунд, що поєднане із одночасним проведенням інших допоміжних процедур для очищення бронхіального дерева.

Показання
Застій секрету в бронхіальному дереві.

Протипоказання
Стосовно положення Тренделенбурга: недавно перенесений інсульт, підозра на внутрішньочерепну кровотечу, аневризма аорти, свіжий інфаркт міокарду, суттєві розлади серцевого ритму, асцит.

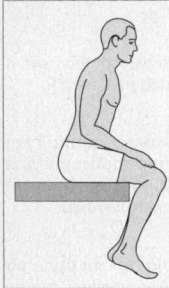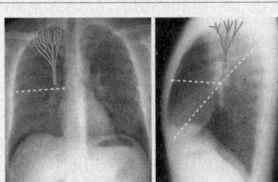

верхівкові сегменти верхніх долей легень – позиція сидячи; при змінах, що розміщені у задній частині долі, пацієнт сидить трохи нахилений допереду, а при змінах у передній частині долі – трохи назад

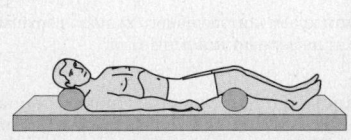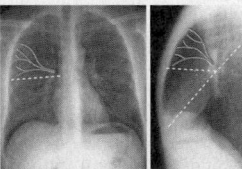

передні сегменти верхніх долей легень – при двосторонніх змінах пацієнт лежить на спині; при змінах, що розміщені по лівому боці пацієнт лежить на спині з невеликим нахилом тулуба вправо, а при змінах по правому боці – з невеликим нахилом тулуба вліво

Рис. 20-1. Положення для статичного постурального дренажу

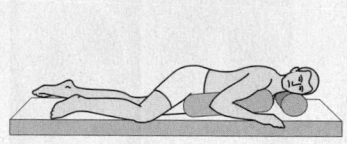 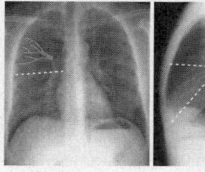

задній сегмент верхньої долі правої легені – пацієнт лежить на лівому боці з тулубом, що нахилений вперед під кутом ≈45°

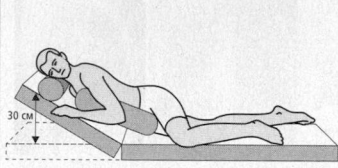 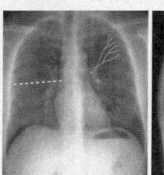 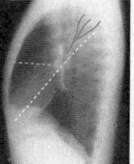

задній сегмент верхньої долі лівої легені – пацієнт лежить на правому боці з тулубом, що нахилений вперед під кутом ≈45°, навскіс, відносно ліжка

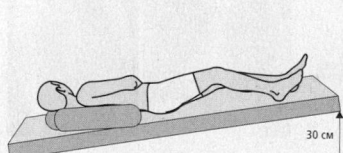 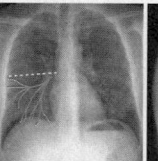 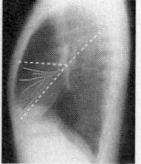

середня доля правої легені – пацієнт лежить на спині з тулубом, що нахилений вліво під кутом ≈45°, частина ліжка з боку ніг пацієнта припіднята, прибл., на 30 см від підлоги

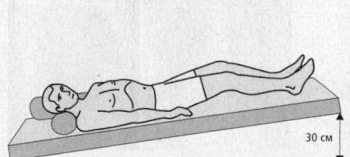 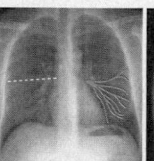 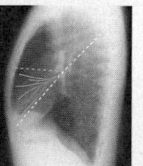

язичок легені – пацієнт лежить на спині з тулубом, що нахилений вправо під кутом ≈45°, частина ліжка з боку ніг пацієнта припіднята, прибл., на 30 см від підлоги

Рис. 20-1. Положення для статичного постурального дренажу (продовження)

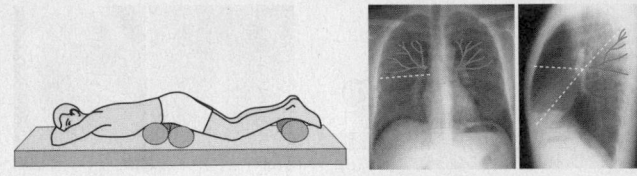

верхівкові сегменти обох нижніх долей легень — пацієнт лежить на животі з валиком під тазом та животом; при лівосторонніх змінах — з тулубом, що нахилений трохи вправо, а при правосторонніх змінах — вліво

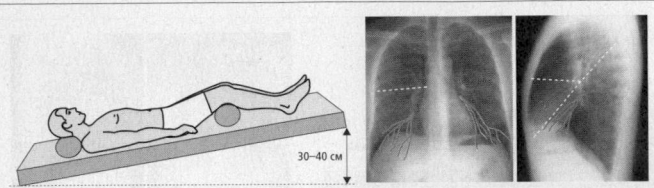

основні сегменти нижніх долей легень — пацієнт лежить на спині, частина ліжка з боку ніг пацієнта припіднята, прибл., на ≈30 см від підлоги; при лівосторонніх змінах із тулубом, що нахилений трохи вправо, а при правосторонніх змінах — вліво

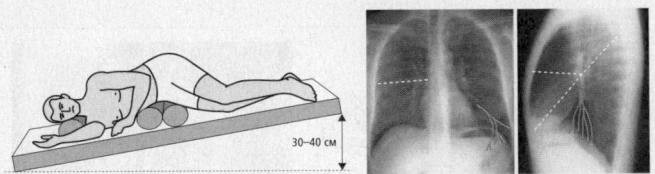

бічний основний сегмент нижньої долі лівої легені — пацієнт лежить на правому боці, з валиком, що розміщений під тазом та під нижньою частиною грудної клітки; частина ліжка з боку ніг пацієнта припіднята, прибл., на ≈30 см від підлоги; при змінах у бічному основному сегменті нижньої долі правої легені пацієнт лежить так само, тільки на лівому боці

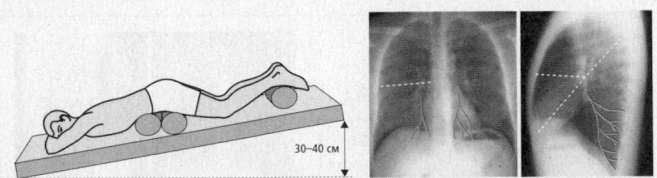

задні основні сегменти обох нижніх долей легень — пацієнт лежить на животі, з валиком під тазом та животом; частина ліжка з боку ніг пацієнта припіднята, прибл., на ≈30 см від підлоги; при лівосторонніх змінах пацієнт лежить з тулубом, що нахилений трохи вправо, а при правосторонніх змінах — вліво

Рис. 20-1. Положення для статичного постурального дренажу (продовження)

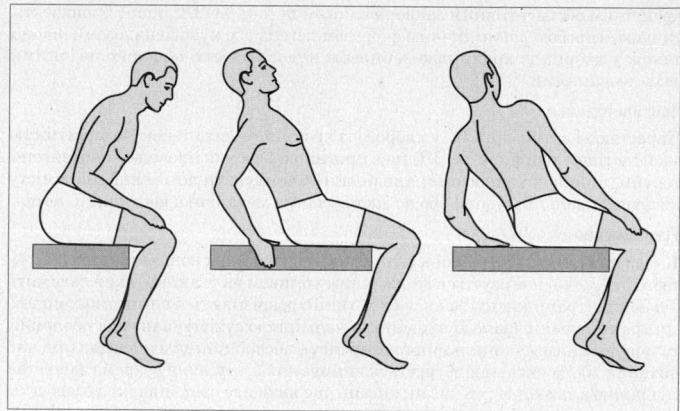

Рис. 20-2. Положення для динамічного постурального дренажу

Техніка

Положення тіла залежить від місця накопичення секрету. Рекомендований сумарний час — 45–60 хв, 2–3 × на день, або 30 хв, 4–5 × на день, починаючи із 15–20 хв. У положенні Тренделенбурга (обернене положення: вісь стегон розташована вище осі плечей) пацієнт не повинен перебувати більше, ніж 30 хв, починаючи із 10–15 хв.

Процедури, що збільшують ефективність постурального дренажу:

1) **вібрація грудної клітки:** рекомендується використання вібраційних пристроїв, які генерують коливання з частотою 1000/хв; ручна вібрація є мало ефективною;

2) **спружинювання грудної клітки:** полягає у стисканні нижньої частини грудної клітки під час видиху і раптовим звільненням стискання під час початку вдиху;

3) **поплескування грудної клітки:** найчастіше виконується рукою (однією або двома, одночасно або поперемінно). Рука складена як для черпання води, рух поплескування повинен виникати у променево-зап'ясному суглобі. Процедура виконується у напрямку від основи до верхівки легені. Протипокази до поплескування грудної клітки: біль в ділянці грудної клітки нез'ясованої етіології, діагностований остеопороз, перелом ребер та хребців, пухлина в ділянці грудної клітки, гідроторакс, пневмоторакс, тромбоемболія легеневої артерії, кровотеча із дихальних шляхів, гостра серцева недостатність і важкі розлади ритму серця, аневризма аорти;

4) **техніки ефективного кашлю:** подвійне відкашлювання, контрольований кашель, посилюваний кашель, інтенсивний видих, відкашлювання поєднане із інтенсивним видихом.

21. Оксигенотерапія

Показання

Гостра і хронічна дихальна недостатність. Показом при невідкладних станах є SpO_2 (SaO_2) <94 % (виняток: діагноз або підозра гіперкапнічної дихальної недостатності →нижче). Оксигенотерапія в домашніх умовах застосовується у хворих із хронічною дихальною недостатністю (яка найчастіше спричинена хронічним обструктивним захворюванням легень ХОЗЛ, рідше бронхоектатичною хворобою, ідіопатичним фіброзом легень або муковісцидозом); інколи також у хворих із хронічною серцевою недостатністю або онкологічними захворюваннями.

Протипоказання

Наростаюча затримка CO_2 у хворого із хронічною дихальною недостатністю (найчастіше внаслідок ХОЗЛ) не є протипоказом для проведення оксигенотерапії, при появі гіпоксемії, але повинна спонукати до зменшення вмісту кисню в дихальній суміші або до застосування механічної вентиляції легень.

Ускладнення

1. Побічна дія кисню — застосування кисню у високих концентраціях (>50 %, тобто FiO_2 >0,5) пов'язується з токсичним впливом на тканини, який залежить від концентрації кисню та часу експозиції; розрізняють 4 симптомокомплекси: трахеобронхіт (запальні зміни із надмірною сухістю слизової оболонки та порушенням мукоциліарного кліренсу), абсорбційний ателектаз (під час дихання 100 % киснем відбувається вимивання азоту, який зокрема запобігає спаданню альвеол, в той час як кисень, що витісняє азот, швидко абсорбується), гостре пошкодження легень (неможливо віддиференціювати внаслідок патологічних змін, які змушують застосовувати кисень у високих концентраціях з лікувальною метою), бронхолегенева дисплазія (у новонароджених).

2. Наслідки дихання сухою і холодною сумішшю газів (особливо тривалого): висихання та виразкування слизової оболонки, порушення мукоциліарного кліренсу, затримка секрету і підвищення його в'язкості (що призводить до утворення вогнищ ателектазу), бронхоспазму, інфекції.

Забезпечення

1. Джерела кисню

1) лікарняні (джерела чистого кисню) — зріджений або газоподібний кисень (стиснений у балонах різного об'єму), подається пацієнту через централізовану систему подачі кисню або із портативних балонів;

2) позалікарняні (при оксигенотерапії на дому): **концентратори** — концентрують кисень забраний із оточуючого повітря (до 85–95 %) і безперервно доставляють його хворому; рідше використовується (при оксигенотерапії на дому) **газоподібний кисень у балонах** або **зріджений кисень у балонах**.

2. Флоуметр із можливістю регуляції — під'єднаний до гнізда централізованої системи подачі кисню, балона або концентратора, дозволяє отримати бажану фракцію кисню в дихальній суміші.

3. Маски та кисневі катетери

1) стандартний назальний катетер (носові канюлі →рис. 21-1); розміщений в обох ніздрях — використовується найчастіше; потік кисню 1 л/хв забезпечує концентрацію кисню в дихальній суміші 24 %, а збільшення потоку на кожен наступний 1 л/хв (у межах 2–8 л/хв) підвищує цю концентрацію на чергові 4 %; інколи (переважно під час бронхоскопії) використовується катетер, введений у один носовий хід;

2) **маски прості** (звичайні; рис. 21-2) — забезпечують концентрацію кисню в дихальній суміші 40–60 % при потоці 5–8 л/хв (5–6 л/хв — 40 %, 6–7 л/хв — 50 %, 7–8 л/хв — 60 %). Не використовуйте потік <5 л/хв з огляду на ризик повторного вдихання видихуваного CO_2, а також наростаючого опору під час вдиху;

3) **маски із насадками (клапанами) Вентурі (Venturi)** (рис. 21-3) — подача чистого (100 %) кисню із відповідною швидкістю потоку (за інструкцією виробника) дозволяють отримати чітко встановлену концентрацію цього газу (24 %, 25 %, 28 %, 35 %, 40 %, 50 % і 60 %) в дихальній суміші — рекомендується у хворих на ХОЗЛ та інших пацієнтів із загрозою гіперкапнії

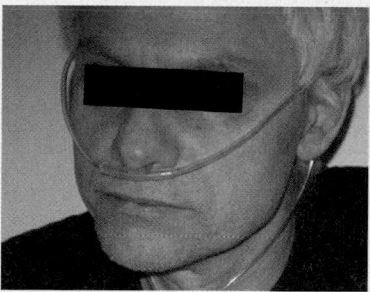

Рис. 21-1. Носові канюлі

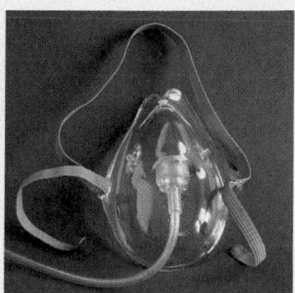

Рис. 21-2. Проста маска

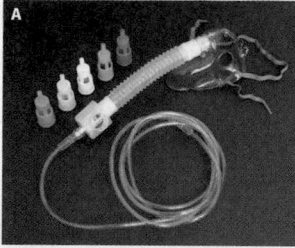

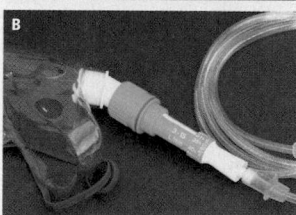

Рис. 21-3. Маска із клапаном Вентурі — змінним (**А**) та регульованим (**Б**)

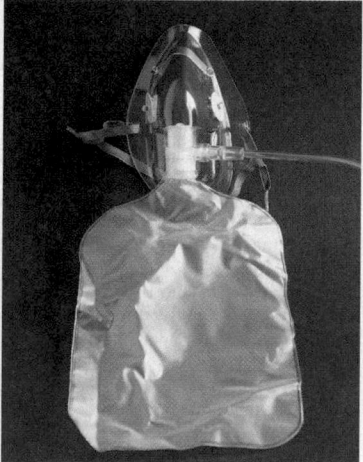

Рис. 21-4. Маска без зворотного потоку

→нижче. Якщо частота дихання >30/хв, збільшуйте потік кисню на 50 % вище, ніж встановлено інструкцією виробника;

4) **маски із частково зворотнім потоком** (із резервуарним мішком без клапану, що робить неможливим змішування повітря із чистим киснем) — висока концентрація кисню (7 л/хв — 70 %, 8 л/хв — 80 %, 9–15 л/хв — 90–95 %);

5) **маски без зворотнього потоку** (рис. 21-4) — із резервуарним мішком та клапаном, що робить неможливим змішування повітря із чистим киснем; дозволяє отримати високу концентрацію кисню (так, як маски із частково зворотнім потоком);

6) **мішок Амбу (мішок, що самостійно розправляється з лицевою маскою)** — зазвичай використовуються для допоміжної ручної вентиляції та механічної вентиляції, може обладнуватись клапаном та резервуарним мішком, що забезпечують високу концентрацію кисню (так, як маски

із частково зворотнім потоком) при високому потоці кисню (і заповнення мішка Амбу [а також резервуарного, якщо входить у склад набору]);

7) **носові канюлі з високим рівнем газового потоку** (до 60 л/хв — високопоточна назальна оксигенотерапія) — їх застосування дозволяє отримати концентрацію кисню близьку до 100 % у дихальній суміші (якщо подається чистий кисень), призводить до створення невеликого позитивного (вищого за атмосферний) тиску у верхніх дихальних шляхах і може сприяти видаленню CO_2 з дихальних шляхів. Вимагає наявності спеціального пристрою, однак краще переноситься пацієнтами, аніж застосування маски. Він може бути використаний у хворих з дихальною недостатністю (без гіперкапнії), якщо кисень подають в високих концентраціях), а також при післяопераційному догляді та під час бронхоскопії. У хворих з гострою гіпоксемічною дихальною недостатністю (без гіперкапнії) може знизити ризик смерті у порівнянні з оксигенотерапією із використанням нереверсивної маски або неінвазивною механічною вентиляцією легень. Застосування після закінчення проведення інвазивної механічної вентиляції легень — може знизити ризик повторної інтубації (у хворих з низьким ризиком повторної інтубації; якщо такі ризики є високими, ефект є порівняльним з неінвазивною механічною вентиляцією).

4. З'єднувальні трубки (продовжувачі) — у випадку стаціонарних концентраторів в домашніх умовах допустима довжина до 12 м.

5. Обладнання для зволоження та підігріву дихальних газів — корисне при диханні сумішшю із високим вмістом кисню через маску; найбільш ефективними є активні системи зволоження. Відсутність належної гігієни під час зволоження може стати причиною інфікування дихальних шляхів. Не використовуйте обладнання, у якому кисень зволожується при проходженні через шар рідини з канюлі, розміщеної на дні ємності з рідиною (ефективність не доведена, ризик інфекції).

6. Гіпербарична оксигенація (ГБО) — виконується у пацієнтів, які дихають самостійно або знаходяться на ШВЛ чистим (100 %) киснем у гіпербаричній камері (барокамері), у якій тиск складає 2–3 атм. Можливі покази:

1) декомпресійна хвороба або повітряна емболія артерій

2) отруєння чадним газом (з HbCO >40 %, втратою свідомості, а у вагітних жінок: з HbCO >20 % або ознаками загрози плоду) — дані про ефективність суперечливі, використання є контроверсійним.

Протипоказання:

1) абсолютні — не лікований пневмоторакс

2) відносні — бульозна емфізема, ХОЗЛ (тяжка стадія), інфекції верхніх дихальних шляхів або приносових пазух, недавні травма вуха або хірургічне втручання на середньому вусі, гарячка, клаустрофобія.

Техніка

Не використовуйте кисень біля відкритого джерела вогню.

1. Гостра дихальна недостатність

1) прагніть отримати показники SpO_2 94–98 % у всіх хворих, за винятком осіб із діагностованою або підозрюваною гіперкапнічною дихальною недостатністю (найчастіше хворі із ХОЗЛ, рідше із муковісцидозом, бронхоектатичною хворобою, кіфосколіозом чи нервово-м'язовими хворобами або зі значним ожирінням), у яких цільове значення SpO_2 становить 88–92 %;

2) проводьте моніторинг результатів оксигенотерапії — пульсоксиметрія →розд. 25.3, інколи капнометрія, газометрія крові →табл. 19.2-1 і розд. 24.5.3.

Часто обов'язковим є подавання кисню у високій концентрації (>50 % = FiO_2 >0,50). З огляду на токсичність, кисень у високій концентрації, зазвичай використовується коротко (від кількох годин до кількох днів), а відсутність покращення клінічного стану часто є показом до механічної вентиляції легень.

2. Загострення хронічної дихальної недостатності

1) з огляду на можливість гіпоксемічної активації дихального центру внаслідок гіперкапнії. (особливо у хворих на ХОЗЛ, бронхоектатичну хворобу та [рідше] муковісцидоз; інші рідкі причини →вище), не використовуйте високих концентрацій кисню у дихальній суміші в пацієнта із задишкою, поки (швидко) не отримаєте інформації про захворювання легень пацієнта;

2) перед початком лікування киснем проведіть газометрію артеріальної крові (або артеріалізованої);

3) у хворих із загрозою гіперкапнії намагайтеся досягти (зазвичай) показників SpO_2 88–92 %. У випадку ізольованої гіпоксемії потік кисню через носовий катетер зазвичай становить 2 л/хв (при значній гіпоксемії — необхідно збільшити потік кисню, а найкраще — використати маску Вентурі). У разі гіперкапнії використовуйте менші потоки кисню (0,5–1 л/хв) через носовий катетер або використайте маску Вентурі, яка забезпечує найменшу достатню концентрацію кисню (24 % або 25 %) у дихальній суміші. Можна допускати невелику гіпоксемію (PaO_2 50–60 мм рт. ст.), але не допускайте до PaO_2 <40 мм рт. ст. Якщо PaO_2 залишається настільки низьким або посилюється гіперкапнія, слід зважити можливість неінвазивної або інвазивної ШВЛ.

4) проводьте ретельний моніторинг результатів оксигенотерапії, беручи до уваги не лише SpO_2 (пульсоксиметрія →розд. 25.3), а також $PaCO_2$ і pH (газометрія артеріальної крові →табл. 19.2-1, розд. 24.5.3).

3. Оксигенотерапія в домашніх умовах

1) прагніть отримати PaO_2 >60 мм рт. ст.;

2) рекомендуйте оксигенотерапію ≥15 год/добу, найкраще протягом усієї доби;

3) потік кисню встановлюйте індивідуально, опираючись на результати газометрії, зазвичай на ≈2 л/хв (0,5–3 л/хв);

4) під час сну та фізичного навантаження порекомендуйте підвищення потоку на 1 л/хв.

1. Електрокардіографія

1.1. Стандартна електрокардіографія

Опис обстеження

1. Стандартна ЕКГ — це запис електричних потенціалів дії з **12 відведень:**

1) **підсилені відведення від кінцівок** — електроди розміщують трохи вище кисті, на внутрішній поверхні правого (червоний) і лівого (жовтий) передпліч, а також трохи вище зовнішньої кісточки на лівій (зелений) і правій (чорний — заземлення) гомілках;

   а) двополюсні (стандартні) — **I, II, III;**

   б) однополюсні (підсилені) — **aVL, aVR, aVF;**

2) **однополюсні грудні відведення** — V_1–V_6; розташування електродів на грудній клітці →рис. 1-1; відведення V_{r3} і V_{r4} слід записувати рутинно, якщо діагностується інфаркт нижньої стінки (ймовірним критерієм супутнього інфаркту правого шлуночка є елевація інтервалу ST у точці J у відведеннях V_{r3} і V_{r4} ≥0,5 мм).

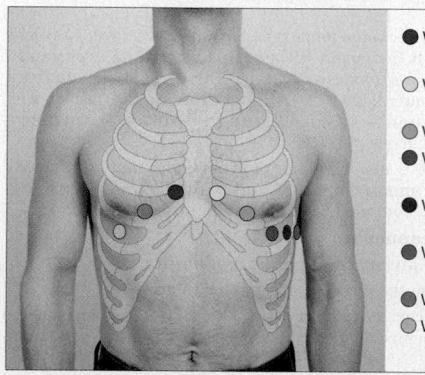

● V_1 — IV міжребер'я біля правого краю грудини

○ V_2 — IV міжребер'я біля лівого краю грудини

● V_3 — між V_2 і V_4

● V_4 — V міжребер'я по лівій середньоключичній лінії

● V_5 — на рівні V_4 по передній аксилярній лінії зліва

● V_6 — на рівні V_4 по середній аксилярній лінії зліва

● V_{r3} — між V_1 та V_{r4}

● V_{r4} — V міжребер'я по правій середньоключичній лінії

Рис. 1-1. Розташування електродів ЕКГ

2. Схема нормального запису ЕКГ →рис. 1-2:

1) відхилення вверх чи вниз від ізоелектричної лінії — зубці **P, Q, R, S, T, U**; зубці Q+R+S = комплекс QRS (без R = комплекс QS);

2) горизонтальна лінія між зубцями U і P чи між зубцями T і P, якщо зубець U не виявляється — це **ізоелектрична лінія** (ізолінія);

3) елементи лінії між зубцем P і комплексом QRS, а також між комплексом QRS і зубцем T — це **сегменти PQ і ST;**

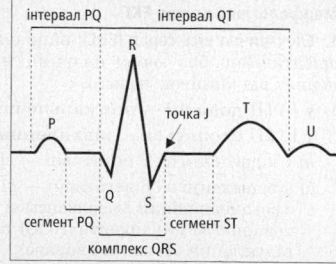

Рис. 1-2. Зубці, сегменти та інтервали ЕКГ

4) частини кривої, що складаються з сегменту і сусіднього зубця називаються **інтервалами PQ і QT.**

3. ЕКГ реєструється на **міліметровій сітці**, що дозволяє виконати такі вимірювання, як частота серцевих скорочень, тривалість і амплітуда окремих морфологічних елементів запису.

1) у випадку стандатної швидкості руху електрографічної стрічки **25 мм/с**, відрізок між тонкими вертикальними лініями сітки відповідає інтервалу **0,04 с (мала клітинка)**, а між товстішими лініями — **0,2 с (велика клітинка**, рис. 1-3); при швидкості 50 мм/с — 0,02 с і 0,1 с;

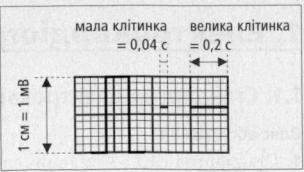

Рис. 1-3. Використання міліметрової сітки для визначення тривалості (при стандартній швидкості руху стрічки 25 мм/с) і амплітуди окремих морфологічних елементів електрокардіограми

2) калібрування апарату: у стандартному записі ЕКГ **1 см = 1 мВ**, якщо висота поділки більша чи менша від 1 см, тоді вимірювання амплітуди зубців необхідно скоригувати, підставляючи в формулу: скоригована амплітуда зубця (у мм) = амплітуда зубця (у мм) × 10 мм/амплітуда поділки (у мм).

Оцінка серцевого ритму

1. Встановити **швидкість руху електрокардіографічної стрічки**.

2. Визначити **частоту ритму серця**, використовуючи спеціальну лінійку; при відсутності лінійки:

1) якщо ритм правильний → необхідно підрахувати тривалість інтервалу між двома сусідніми зубцями R (інтервал RR) і 60 с поділити на отриманий результат, або підрахувати кількість великих клітин, що знаходяться в інтервалі RR — якщо швидкість руху стрічки становить 25 мм/с, тоді 1 клітина = 300/хв, 2 клітини = 150/хв, 3 клітини = 100/хв, 4 клітини = 75/хв, 5 клітин = 60/хв, 6 клітин = 50/хв;

2) якщо ритм неправильний → необхідно підрахувати скільки комплексів QRS знаходиться в 6-секундному відрізку запису (якщо швидкість руху стрічки становить 25 мм/с, тоді це буде 15 см) і помножити на 10.

3. Оцінити **правильність серцевого ритму**.

4. Визначити **походження ритму (джерело збудження):**

1) чи синусовий ритм є основним ритмом, а якщо ні, то який?

2) чи спостерігаються несинусові комплекси QRS, а якщо так, то яке джерело їх походження (шлуночкові чи суправентрикулярні) і коли вони виникають (чи передчасні)?

5. Оцінити **атріо-вентрикулярне проведення** — необхідно виміряти інтервал PQ, перевірити наявність зубців P (синусові? несинусові?) без наступних комплексів QRS.

Морфологічна оцінка ЕКГ

1. Електрична вісь серця (ЕВС): направлення ЕВС переважно визначається орієнтаційно, базуючись на оцінці **напрямку комплексів QRS** у відведеннях від кінцівок →рис. 1-4;

1) у I і III додатні — **нормальне положення ЕВС** (від +30° до +90°);

2) у I і III сходяться — **відхилення осі серця вправо** (правограма);

    а) у відведенні aVF позитивні — від +90° до ±180°;

    б) у відведенні aVF негативні — ±180° до –90° (невизначена ЕВС; згідно з рекомендаціями Американської асоціації серця (AHA), Американського товариства кардіологів (ACC) та Асоціації порушень ритму (HRS) — відхилення осі вверх і вправо);

3) у I і III розходяться (розбіжні)

    а) у II позитивні — **нормальне положення ЕВС** (від +30° до –30°);

    б) у II негативні — **відхилення осі серця вліво** (лівограма; від –30° до –90°).

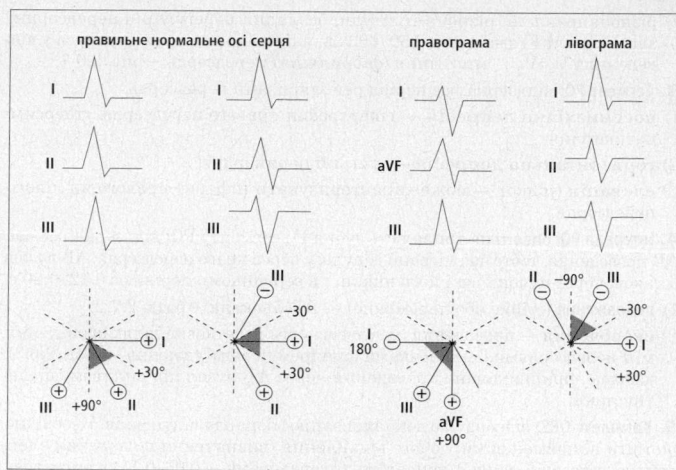

Рис. 1-4. Оцінка положення електричної осі серця

2. Зубець Р: віддзеркалює деполяризацію передсердь:

1) **додатній у I і II** — вказує на правильний напрямок деполяризації передсердь. Характерний для синусового ритму серця;

2) **негативний у II і III** — вказує на зміну напрямку деполяризації передсердь (імпульси і ритми, що походять з нижньої частини правого чи лівого передсердь, АВ-вузла чи зі шлуночків);

3) **розширений ≥0,12 с,** пов'язаний, переважно, із зазубренням у синусовому вузлі чи розщепленням — можуть бути пов'язані зі збільшенням (гіпертрофія, розтягнення) лівого передсердя або з патологією внутрішньопередсердного проведення. Додатковою характерною ознакою збільшення лівого передсердя є двогорбі (двофазові), **позитивно-негативні зубці Р в V$_1$** (негативна фаза ≥0,04 с і ≥1 мм); розширені і розщеплені зубці Р у відведеннях від кінцівок, а також патологічні двогорбі у відведенні V$_1$ називаються *P mitrale*.

4) **високі (>2,5 мм у відведеннях від кінцівок, >3 мм у грудних відведеннях)** — підвищена активація симпатичної нервової системи чи гіпертрофія правого передсердя (**P *pulmonale***). Високі та розширені зубці Р у відведеннях від кінцівок і двофазні з глибокою і широкою негативною фазою у відведенні V$_1$ спостерігаються у хворих з гіпертрофією обидвох передсердь, як наслідок вроджених вад серця. Такі зубці називаються P *cardiale*.

5) **невидимі** — сховані за зубцем Т під час швидкого синусового ритму серця або нашаровані на комплекси QRS (одночасна деполяризація передсердь і шлуночків може відбуватися внаслідок ритмів, джерелом яких є шлуночки чи АВ-вузол). **Фактична відсутність зубців Р** зустрічається у випадку припинення імпульсутворюючої активності синусового вузла або виникнення сино-передсердної блокади. Причиною відсутності зубців Р, незважаючи на нормальну функцію синусового вузла, може бути затримка електричної функції передсердь (умовою діагностики цієї рідкісної патології ЕКГ є одночасне виявлення відсутності механічної активності передсердь або хвиль А на електрограмі передсердь та відсутність відповіді на стимуляцію передсердь)

6) **двофазні передсердні хвилі (хвилі F)** в грудних і стандартних відведеннях з частотою, зазвичай, 250–350/хв → тріпотіння передсердь →рис. 2.6-7;

7) різнонаправлені, різної амплітуди, безладні, нерегулярні передсердні хвилі (**хвилі F**) з частотою 350–600/хв, які найкраще візуалізуються у відведеннях V_1–V_2 — миготіння (фібриляція) передсердь →рис. 2.6-7.

3. Сегмент PQ: віддзеркалює період реполяризації передсердь:

1) **косонисхідна депресія** — гіпертрофія правого передсердя, гіперсимпатикотонія;

2) **горизонтальна депресія** — гострий перикардит;

3) **елевація** (рідко) — може характеризувати інфаркт правого чи лівого передсердя.

4. Інтервал PQ: загальна тривалість зубця Р і сегменту PQ; віддзеркалює час АВ-проведення, тобто час міграції імпульсу через праве передсердя, АВ-вузол, а також через пучок Гіса і його ніжки, і в середньому, дорівнює 0,12–0,20 с.

1) **подовження** (стійке або перемінне) — АВ-блокада →розд. 2.7.2;

2) **скорочення** — проведення імпульсів через додатковий шлях проведення між передсердями і шлуночками (синдром передзбудження →розд. 2.6.3), частіше, пришвидшене проведення через АВ-вузол під впливом симпатикотонії.

5. Комплекс QRS: відображає деполяризацію міокарда шлуночків. Необхідно оцінити напрямок домінуючого відхилення (визначення положення електричної осі серця →вище), тривалість (у середньому — 0,06–0,11 с), амплітуду зубців R, S і Q:

1) **розширення ≥0,12 с** (і деформація) — патологічний перебіг деполяризації шлуночків:

   а) блокада правої чи лівої ніжок пучка Гіса →розд. 2.7.2;

   б) передчасна деполяризація шлуночків за рахунок додаткового шляху АВ-проведення при синдромі передзбудження →розд. 2.6.3;

   в) імпульси і ритми шлуночкового походження — відсутність зубців Р перед комплексами QRS →рис. 1-1 і рис. 2.6-11;

   г) гетерогенні порушення внутрішньошлуночкового проведення імпульсу — розширення усіх зубців комплексу QRS, за відсутності ознак блокади правої чи лівої ніжок пучка Гіса;

2) **амплітуда зубців R і S** — використовується для діагностики гіпертрофії лівого і правого шлуночків →табл. 1-1. Низька амплітуда комплексів QRS (<5 мм в усіх відведеннях від кінцівок і <10 мм в усіх грудних відведеннях) — найбільш типова ознака констриктивного перикардиту.

3) **патологічні зубці Q:** будь-які зубці Q ≥0,02 с або комплекси QS у відведеннях V_2 і V_3; зубці Q ≥0,03 с і глибиною ≥1 мм або комплекси QS в 2 відведеннях з групи сусідніх відведень (I, aVL, і можливо V_6; V_4–V_6; II, III, aVF). У відведеннях aVR, рідше — у III і V_1, у V_1–V_2 можуть бути виявлені комплекси QS, або зубці Q, які слід трактувати як варіант норми. В усіх інших відведеннях їх присутність належить до патологічних симптомів. У випадку виявлення на стандартних ЕКГ нових патологічних зубців Q, які не супроводжуються суб'єктивними симптомами, діагностується **німий інфаркт міокарда.** Поява впродовж 28 днів від першого або чергового інфаркту міокарда підйому ST ≥1 мм або патологічних зубців Q вказує на **повторний інфаркт,** особливо, якщо зміни на ЕКГ поєднані із ангінозним болем, який утримується ≥20 хв. **Причини** патологічних зубців Q і комплексів QS:

   а) зміна умов проведення імпульсу через робочі кардіоміоцити — вогнищевий некроз міокарда лівого шлуночка (інфаркт міокарда), **приглушений міокард,** кардіоміопатія (переважно гіпертрофічна, з субаортальним стенозом), **синдром передчасного збудження** шлуночків;

   б) зміна умов проведення імпульсу через внутрішньошлуночковий провідний комплекс — блокада лівої ніжки (комплекси QS в відведеннях V_1–V_3), блокада передньої гілки лівої ніжки (комплекси qrS в відведенні V_2);

Таблиця 1-1. ЕКГ ознаки гіпертрофії лівого і правого шлуночків

Ознака	Гіпертрофія лівого шлуночка	Гіпертрофія правого шлуночка
амплітуда зуб- ців R або S	підвищена амплітуди R або S: – R в V_5 або V_6 >26 мм – R в aVL >11 мм – S в V_1 + R в V5(6) >35 мм – S в V_3 + R в aVL >28 мм у чоловіків, >20 мм у жінок	підвищена амплітуда R в V_1 і aVR: – R в V_1 ≥7 мм – R в aVR ≥5 мм – R >S в V_1
сегменти ST	косонизхідна депресія	косонизхідна депресія
зубці T	негативні чи негативно — позитивні в V_5–V_6	негативні чи негативно — позитивні в V_1–V_2
положення ЕВС	нормальне (рідше лівограма)	праворама >110°

в) **переміщення серця в грудній клітці** — розширення правого передсердя (комплекси qR в V_1, V_1–V_2 або V_1–V_3), емфізема легень (комплекси QS в V_1–V_3), гіпертрофія лівого шлуночка (комплекси QS в V_1–V_3).

6. Сегмент ST: відображає початкову фазу реполяризації міокарда шлуночків, знаходиться переважно **на ізоелектричній лінії** у стандартних і грудних лівошлуночкових відведеннях. У правошлуночкових грудних відведеннях часто спостерігається **косовисхідна** елевація сегменту ST, що плавно переходить у висхідне коліно зубця T →рис. 1-5:

1) **елевація ST** (суттєва елевація, виміряна в точці J — елевація у відведеннях V_2–V_3 ≥1,5 мм у жінок і ≥2,5 мм у чоловіків до 40 років і ≥2 мм у чоловіків після 40 років, а в інших відведеннях ≥1 мм у чоловіків і жінок):

   а) **елевація точки J з «коритоподібною» елевацією ST** у грудних, рідше — у грудних відведеннях і відведеннях від кінцівок, у виняткових випадках тільки у відведеннях від кінцівок — синдром ранньої реполяризації шлуночків (варіант нормального запису ЕКГ, рис. 1-5). Згідно із сучасним визначенням цей синдром включає випадки з елевацією точки J незалежно від положення сегменту ST. Вважається, що підйом точки J ≥1 мм у вигляді перегинів (рис. 1-5) або заокругленого відходження кінцевої фази зубця R у 2 із відведень від кінцівок II, III і aVF та/або передсерцевих (чи екстрасерцевих) V_4–V_6, особливо при супутньому горизонтальному розташуванні або косонизхідній депресії сегмента ST, може бути ознакою електричної нестабільності міокарда шлуночків, яка в свою чергу може бути передвісником загрозливої для життя шлуночкової аритмії та раптової серцевої смерті.

   б) **елевація точки J ≥2 мм у V_1–V_2** (у ≥1 із зазначених відведень) **з косонизхідною елевацією сегменту ST** і плавним переходом у негативний зубець T — синдром Бругада (після виключення інших причин);

   в) **горизонтальна чи випукла вгору (хвиля Парді)** з депресією в реципрокних відведеннях — гостра трансмуральна ішемія (рис. 1-5) чи гострий інфаркт міокарда (рис. 1-5). Стійка елевація сегментів ST у відведеннях з патологічними зубцями Q або комплексами QS є проявом порушення скоротливості міокарда в зоні інфаркту.

   г) **горизонтальна, у переважній більшості відведень, з дискордантною депресією тільки у відведеннях aVR і V_1** — підозра гострої фази перикардиту (пошкодження за рахунок запального процесу в субепікардіальних шарах міокарда). На користь даного діагнозу свідчить супутня депресія сегментів PQ.

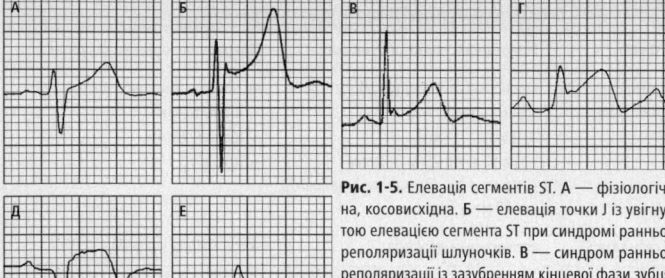

Рис. 1-5. Елевація сегментів ST. **А** — фізіологічна, косовисхідна. **Б** — елевація точки J із увігнутою елевацією сегмента ST при синдромі ранньої реполяризації шлуночків. **В** — синдром ранньої реполяризації із зазубренням кінцевої фази зубця R. **Г** — елевація сегмента ST, зареєстрована під час епізоду стенокардії Принцметала. **Д** — елевація сегмента ST в гострій фазі інфаркту міокарда (крива Парді). **Е** — куполоподібна (косонизхідна) елевація сегментів ST при синдромі Бругада.

д) **косовисхідна** — гіперваготонія, порушення деполяризації шлуночків (блокади ніжок, синдром передчасного збудження шлуночків, шлуночкові екстрасистоли і ритми);

2) **депресія ST** (істотна депресія ST, виміряна у точці J — депресія у грудних відведеннях V_1–V_3 ≥0,5 мм, а в інших відведеннях ≥1 мм у чоловіків і жінок);

а) **косовисхідна** (рис. 1-6) — рідко є проявом ішемії субендокардіальних шарів лівого шлуночка, найчастіше спостерігається при гіперсимпатикотонії, не має діагностичної цінності для виявлення ішемії міокарда;

б) **горизонтальна** (рис. 1-6) — ішемія серцевого м'яза, але може спостерігатись при інших захворюваннях і навіть в абсолютно здорових людей;

в) **косонизхідна** (рис. 1-6) — може бути пов'язана з субендокардіальною ішемією, найчастіше похідна патологічного шляху деполяризації шлуночків (гіпертрофія лівого шлуночка, блокада ніжок пучка Гіса чи синдром передчасного збудження шлуночків);

7. Зубець Т: віддзеркалює кінцеву фазу реполяризації міокарда шлуночків. В нормі зубці Т додатні у відведеннях I, II, і V_2–V_6, додатні або негативні в III, aVL, aVF і V_1, а також негативні в aVR. Відсутня верхня межа тривалості і амплітуди нормальних зубців Т:

1) **негативні у V_2–V_3** — вважаються варіантом норми, якщо амплітуда у відведенні V_3 менша ніж у V_2, а у V_2 менша ніж в V_1. **Глибокі, негативні зубці Т** характерні найчастіше для інфаркту міокарда, рідше — для міокардиту, гіпертрофічної кардіоміопатії, феохромоцитоми чи інсульту.

2) **високі** — спостерігаються у здорових осіб з підвищеною активністю симпатичної нервової системи, але також можуть бути симптомом гострої ішемії чи гіперкаліємії;

3) **сплощені** — нехарактерна ознака, пов'язана з пошкодженням міокарда внаслідок різних серцевих захворювань чи з позасерцевими факторами (порушення водно-електролітного обміну, гіпотиреоз, ліки, підвищена активність симпатичної нервової системи);

4) **двофазні негативно-позитивні і негативні** — блокади ніжок, синдром передчасного збудження шлуночків (синдром преекситації), передчасні і додаткові шлуночкові імпульси і ритми, патологічні негативні зубці Т, що залишаються після ліквідації блокади ніжок, синдрому преекситації чи шлуночкового ритму — найчастіше пов'язані із, так званим, явищем

«серцевої пам'яті», якщо напрямок їх відхилень відповідає напрямку комплексів QRS, первинно деформованих з приводу патологічної деполяризації шлуночків.

8. Інтервал QT: сумарний час деполяризації і реполяризації міокарда шлуночків. Може відрізнятися в окремих відведеннях (вимірювання у відведенні з найдовшим інтервалом QT; якщо зубець Т нашаровується на зубець U →рис. 1-7), залежить від частоти серцевого ритму, меншою мірою від статі, віку і активності вегетативної нервової системи. Для корекції тривалості інтервалу QT, в залежності від частоти серцевого ритму, використовується формула Базета:

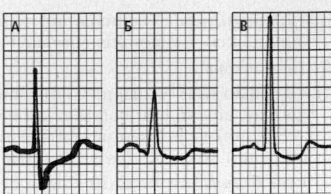

Рис. 1-6. Депресія сегментів ST. А — косовисхідна. Б — горизонтальна. В — косонизхідна

коригований QT (QTc) = виміряний QT (с) /$\sqrt{}$інтервал RR (с)

Якщо комплекс QRS є широким (≥0,12 с), **інтервал JT**, розрахований від кінця комплексу QRS до кінця зубця Т, є більш надійним, ніж ін-

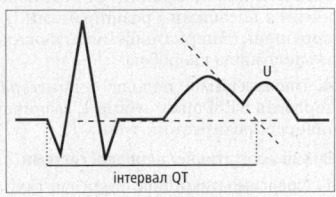

Рис. 1-7. Визначення тривалості інтервалу QT

тервал QT, вимірюванням тривалості реполяризації шлуночкових м'язів. Подовження інтервалу JT (розрахований за формулою Базетта JTc >0,36 с) в цій ситуації є більш цінним показником поганого прогнозу, ніж подовжений інтервал QT.

1) **скорочений інтервал QT** — гіперкаліємія, гіперкальціємія, гіпотермія, вроджений синдром скороченого QT (QTc ≤0,34 с або <0,36 с і ≥1 із ознак: патологічна мутація генів, синдром скороченого QT у родині, випадки ранньої (≤40 р.) раптової смерті у родині, у анамнезі епізод шлуночкової тахікардії або фібриляції шлуночків без наявності супутнього органічного захворювання серця);

2) **подовжений інтервал QT** (≥0,45 с — у чоловіків і ≥0,46 с — у жінок); синдром подовженого QT (QTc ≥0,48 с, цей діагноз можна встановити при QTc 0,46–0,47 с у поєднанні із синкопе неясної етіології) — причини →розд. 2.6.11;

9. Зубець U: невиясненого походження, може бути невидимим на стандартній ЕКГ; якщо є видимим, то найбільша його амплітуда відмічається у відведеннях V_1–V_3, в нормі має однаковий напрямок з зубцем Т, який знаходиться перед ним; амплітуда <2 мм у правошлуночкових відведеннях і <1 мм у стандартних і лівошлуночкових відведеннях:

1) **високі** — найчастіше поєднані з зубцем Т, характерні для людей з гіпокаліємією, феохромоцитомою, інсультом чи вродженим синдромом подовженого інтервалу QT; високі, але чітко розмежовані з зубцем Т, відносяться до симптомів гіперваготонії;

2) **негативні** — спостерігаються рідко, причиною може бути ішемія, свіжий інфаркт міокарда або гіпертрофія лівого шлуночка.

Диференційна діагностика подвоєного зубця Т від нашарування зубців Т і U: при нашаровуванні відстань поміж верхівками складає >150 мс.

Вплив порушень водно-електролітного обміну

1. Гіперкаліємія:

1) ≈5,5 ммоль/л → підвищення амплітуди і звуження зубців Т, скорочення інтервалів QT;

2) 5,5–7,5 ммоль/л → розширення комплексів QRS, сплощення зубців Р, подовження інтервалу PQ;

3) **>7,5 ммоль/л** → асинхронна деполяризація і реполяризація міокарда шлуночків → асистолія або фібриляція шлуночків.

2. Гіпокаліємія:

1) **<3,5 ммоль/л** (у хворих з нирковою недостатністю відразу ж після гемодіалізу, навіть при нормальній концентрації, але нижчій від вихідного значення) — зниження амплітуди зубців T, підвищення амплітуди і розширення зубців U, депресія сегментів ST;

2) **при більш вираженій** гіпокаліємії — подовження інтервалів PQ, розширення комплексів QRS, шлуночкова екстрасистолія, поліморфна шлуночкова тахікардія *torsade de pointes*.

3. Гіперкальціємія: скорочення інтервалів QT (пов'язане із скороченням або зникненням інтервалів ST). Одночасна присутність коротких QT у поєднанні з високими і розширеними U наштовхує на підозру електролітних порушень (гіперкальціємія і гіпокаліємія), які спостерігаються у пацієнтів із мієломною хворобою.

4. Гіпокальціємія: подовження інтервалів QT, пов'язане з подовженням інтервалів ST. Форма зубців T, зазвичай, не змінюється, рідко сплощення або інверсія позитивних зубців T.

Вплив вегетативної нервової системи

1. Гіперсимпатикотонія: синусова тахікардія, скорочення інтервалів PQ і QT, підвищення амплітуди зубців P, зменшення амплітуди, рідше — інверсія позитивних зубців T, косовисхідна депресія сегментів ST.

2. Гіперваготонія: синусова брадикардія, подовження інтервалів PQ, збільшення амплітуди зубців S, косовисхідна елевація сегментів ST переважно в правошлуночкових грудних відведеннях. Ознаки гіперваготонії характерні для запису ЕКГ під час сну. Під час активності спостерігається переважно в молодих осіб, особливо часто у спортсменів.

1.2. Електрокардіографічна проба з фізичним навантаженням

Опис дослідження і оцінка параметрів

1. З огляду на можливість виникнення ускладнень, пробу з навантаженням слід проводити в присутності лікаря і в приміщенні, обладнаному усіма засобами, необхідними для надання невідкладної кардіологічної допомоги.

2. Розташування електродів

1) **грудні відведення V_1–V_6** — як при стандартній ЕКГ;

2) **відведення від кінцівок:**

   а) з лівого передпліччя — в лівій підключичній ділянці, медіально від місця кріплення грудинно-ключично-соскоподібного м'яза;

   б) з правого передпліччя — у правій підключичній ділянці, медіально від місця кріплення дельтовидного м'яза;

   в) з лівої гомілки — по передній пахвовій лінії зліва, на середині відстані між лівою реберною дугою і гребенем клубової кістки;

   г) з правої гомілки — під правою реберною дугою.

3. Моніторинг під час проби

1) **ЕКГ** — постійний моніторинг, запис ЕКГ щохвилини, після закінчення навантаження, на 1-ій, 3-ій, 6-ій і 9-ій хвилинах відпочинку;

2) **артеріальний тиск** — вимірювання кожні 3 хв під час фізичного навантаження і після його завершення.

4. Протокол дослідження

1) **на велоергометрі** — потрібно розпочати із навантаження 50 Вт, а у пацієнтів з діагнозом ішемічної хвороби серця або зі зниженою фізичною активністю — із 25 Вт; навантаження підвищувати на 25 Вт кожні 3 хв;

Таблиця 1-2. Протокол навантаження на біговій доріжці, за Брюсом

Етап зусилля	Зсув бігової доріжки (км/год)	Нахил бігової доріжки (%)	Час (хв)	Завантаження (МЕТ)
1	2,7	10	3	5
2	4,0	12	3	7
3	5,5	14	3	10
4	6,8	16	3	13
5	8,0	18	3	15
1 МЕТ = споживання кисню в стані спокою (3,5 мл/кг маси тіла/хв)				

2) **на біговій доріжці** — згідно з різними протоколами навантаження, які відрізняються швидкістю руху та кутом нахилу рухомого полотна. Найчастіше використовують протокол Брюса →табл. 1-2. У старших осіб і в пацієнтів з серцевою недостатністю чи артеріальною гіпертензією необхідно використовувати легші протоколи (незначне збільшення навантаження кожні 1–2 хв), що дозволяє подовжити час фізичного навантаження до 8–12 хв. Перед виконанням проби з навантаженням показана коротка розминка.

Можна збільшувати фізичне навантаження аж до моменту досягнення максимальної частоти серцевого ритму (орієнтовно: 220 — вік пацієнта), або до моменту виникнення симптомів, які б сигналізували про необхідність припинення проби (максимум проби з навантаженням обмежений симптомами), або до часу досягнення 85–90 % максимальної частоти серцевих скорочень (**проба з субмаксимальним навантаженням**).

Пробу з навантаженням безумовно необхідно припинити перед досягненням, заздалегідь передбаченої цільової частоти серцевих скорочень, завжди на прохання пацієнта, а також: при зниженні систолічного артеріального тиску (АТ) на 10 мм рт. ст. (по відношенню до вихідного значення) поряд з іншими симптомами ішемії (біль у грудях, (стенокардія) незалежно від ступеня важкості, зниження сегменту ST, яке вказує на додатній або сумнівний тест із фізичним навантаженням); при появі стенокардії; запаморочення або синкопального стану; появі ціанозу, блідості шкірних покривів; при довготривалій шлуночковій тахікардії; АВ-блокаді II або III ст., елевації сегментів ST у відведеннях без патологічних зубців Q чи комплексів QS (за виключенням V_1, aVL і aVR); при виникненні технічних труднощів моніторингу ЕКГ і артеріального тиску.

Відносні покази щодо припинення проби з навантаженням: падіння систолічного АТ на 10 мм рт. ст. (відносно вихідного значення) без інших симптомів ішемії; підвищення систолічного АТ >250 мм рт. ст. і діастолічного АТ >115 мм рт. ст.; наростаючий біль в грудній клітці (без типових ознак стенокардії); депресія сегментів ST >2 мм; поліморфна шлуночкова екстрасистолія, суправентрикулярна тахікардія, брадиаритмія; важка для диференційної діагностики із шлуночковою тахікардією блокада ніжок пучка Гіса.

Протипокази

1. Абсолютні: гострий інфаркт міокарда (перші 2 дні), нестабільна стенокардія напруження без оптимальної фармакотерапії, симптоматичні неконтрольовані серцеві аритмії, важкий симптоматичний аортальний стеноз, декомпенсована серцева недостатність, гостра тромбоемболія легеневої артерії чи інфаркт легень, гострі ендо-, пери- та міокардит, гостра розшаровуюча аневризма аорти, фізична неспроможність пацієнта виконати пробу із фізичним навантаженням (інвалідність).

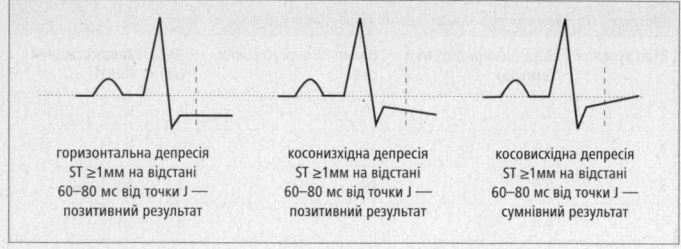

горизонтальна депресія
ST ≥1мм на відстані
60–80 мс від точки J —
позитивний результат

косонизхідна депресія
ST ≥1мм на відстані
60–80 мс від точки J —
позитивний результат

косовисхідна депресія
ST ≥1мм на відстані
60–80 мс від точки J —
сумнівний результат

Рис. 1-8. Методи вимірювання депресії сегмента ST на ЕКГ при навантаженні

2. Відносні: стеноз стовбура лівої коронарної артерії, аортальний стеноз середнього або важкого ступеня із симптомами, які не мають встановленого зв'язку зі стенозом, гіпертрофічна кардіоміопатія із високим градієнтом тиску у стані спокою, артеріальна гіпертензія систолічна або діастолічна (>200/100 мм рт. ст.), тахі- і брадиаритмії, набута АВ-блокада високого ступеню, недавно перенесений інсульт або транзиторна ішемічна атака головного мозку, електролітні порушення, важка анемія, гіпертиреоз.

Приготування пацієнта

1. Необхідно повідомити пацієнта, щоб:

1) не вживав їжу і не палив тютюну впродовж 3 год перед виконанням проби;

2) не виконував значних фізичних навантажень впродовж 12 год перед пробою.

2. Якщо метою проведення проби є підтвердження чи виключення ІХС, необхідно, наскільки це можливо, відмінити ліки, які можуть ускладнити інтерпретацію результатів проби з навантаженням (особливо β-адреноблокатори). Якщо дослідження виконується з метою стратифікації ризику у пацієнтів з ІХС, не потрібно відміняти ліки.

3. Необхідно старанно зібрати анамнез, обстежити пацієнта і записати стандартну ЕКГ щоб переконатися, що немає жодних протипоказів для проведення проби.

Інтерпретація результатів

1. Критерії позитивного результату (методи вимірювання зміщення сегменту ST →рис. 1-8):

1) горизонтальна або косонизхідна депресія сегментів ST ≥1 мм;

2) елевація сегментів ST ≥1 мм у відведеннях без патологічних зубців Q або сегментів QS (не стосується V_1, aVL і aVR). Елевація сегментів ST у відведеннях з патологічними зубцями Q після інфаркту міокарда може бути свідченням скоротливості міокарда лівого шлуночка чи зворотньої ішемії у крайовій зоні інфаркту.

Сумнівний результат: косовисхідна елевація сегмента ST ≥1 мм на відстані 60–80 мс від точки J.

У осіб із депресією сегмента ST вже під час запису в спокої, вимірювання депресії на ЕКГ при навантаженні слід виконувати відносно вихідного положення ST, а не відносно сегмента PQ. Натомість, в осіб з елевацією сегмента ST під час запису в спокої, точкою відліку є сегмент PQ, а не вихідне зміщення ST.

Блокада правої ніжки пучка Гіса не впливає на інтерпретацію ЕКГ при навантаженні за винятком відведень V_1–V_3 (депресія сегмента ST у цих відведеннях не має діагностичної цінності). Натомість блокада лівої ніжки, також як і синдром передчасного збудження шлуночків (синдром преекзитації), не дозволяє з вірогідністю інтерпретувати результати проби з навантаженням.

2. Причини хибно позитивного результату відносно коронарографії:

1) **хибно-позитивний результат** — ішемія міокарду через інші причини, не спричинена стенозом коронарних артерій →розд. 2.5, синдром пролапсу мітрального клапана, анемія, гіпотиреоз, лікування серцевими глікозидами, гіпокаліємія, депресія сегментів ST на стандартній ЕКГ різної етіології;

2) **хибно-негативний результат** — субоптимальне фізичне навантаження, стеноз тільки однієї коронарної артерії, блокада передньої гілки лівої ніжки пучка Гіса, гіпертрофія правого шлуночка, дія фармакологічних засобів (наприклад, β-адреноблокаторів, похідних фенотіазину).

Ускладнення

Гіпотензія, запаморочення, аритмії, серцева недостатність, гострий коронарний синдром; можуть виникнути під час фізичного навантаження або після його припинення.

1.3. Холтерівський моніторинг ЕКГ

Опис обстеження

1. Залежно від типу пристрою, сигнали ЕКГ записують у 2-х або 3-х, рідше у 12-ти відведеннях.

2. Щоб полегшити інтерпретацію отриманих результатів, пацієнт записує момент появи та характер симптомів, які можуть виникнути під час 24-годинного моніторингу.

Інтерпретація результатів

1. Діагностичний критерій синусового ритму: позитивні зубці P у відведенні CM_5 (позитивний електрод у V міжребер'ї в лівій передній пахвовій лінії та негативний електрод на рукоятці грудини); у випадку холтерівського моніторування ЕКГ у 12 відведеннях, яке рідше застосовується — загальноприйняті критерії для інтерпретації стандартних ЕКГ.

2. Оцінка добового серцевого ритму: проведений аналізатором автоматичний аналіз ЕКГ, необхідно верифікувати відносно:

1) максимальної і мінімальної частоти синусового ритму, а також максимальної і мінімальної частоти ритму шлуночків (у випадку миготіння чи тріпотіння передсердь);

2) зупинок серцевого ритму — автоматичні програми аналізують тривалість інтервалів RR, а не інтервалів PP, тому знайдені аналізатором паузи крім артефактів запису, можуть бути спричинені випадінням зубців P і комплексів QRS (відмова синусового ритму чи синоатріальна блокада), чи тільки комплексів QRS (АВ-блокада II–III ступенів);

3) епізодів тахікардії з метою встановлення джерела їх походження (автоматичний аналізатор не відрізняє тахікардії з широкими комплексами QRS), а також ЧСС, яка може бути значно заниженою у випадку шлуночкових тахікардій (автоматичний аналізатор може не помітити деякі комплекси QRS).

3. Оцінка клінічного значення зареєстрованих аритмій: повинна враховувати важкість аритмії, вік, вид фізичної активності, загальний стан здоров'я пацієнта, оскільки шлуночкові та суправентрикулярні аритмії можуть виникати у здорових осіб →табл. 1-3.

4. Оцінка зміщення сегментів ST

1) істотною вважається горизонтальна або косонизхідна депресія сегментів ST ≥1 мм тривалістю ≥1 хв. Депресія сегментів ST підтверджує діагноз ІХС у чоловіків ≥35 р. і у жінок після 55 р. з супутнім типовим стенокардитичним болем. Натомість, у чоловіків віком ≥35 р. з нетиповими проявами стенокардії та після 55 р. з нехарактерним болем в грудній клітці, а також у жінок віком >45 р. з нетиповими проявами стенокардії

Таблиця 1-3. Фізіологічні порушення серцевого ритму у здорових осіб під час холтерівського моніторингу

Порушення ритму	Вік обстежуваних осіб			
	16—30 років	31—40 років	41—60 років	>60 років
синусова брадикардія 40—60/хв				
синусова брадикардія 30—40/хв[a]				
АВ-блокада I°[a]				
АВ-блокада II° з періодикою Венкебаха[a]				
паузи R-R <2 с				
паузи R-R 2—3 с[a]				
спорадичні шлуночкові екстрасистоли (<50/24 год)				
часті шлуночкові екстрасистоли (100—1000/24 год)				
парні шлуночкові екстрасистоли				
спорадичні надшлуночкові екстрасистоли (50—100/24 год)				
часті шлуночкові екстрасистоли (100—100/24 год)				

[a] під час сну, у нічні години

Зафарбовані поля вказують вікову групу, для якої дана аритмія може бути нормою при інтерпретації холтерівського моніторингу.

встановлення діагнозу ІХС, яке базується на виявленні депресії сегментів ST, є обґрунтованим тільки після підтвердження цього діагнозу позитивним результатом візуалізаційного дослідження, проведеного в рамках послідовної діагностики (перфузійна сцинтиграфія, ехокардіографічна проба з навантаженням).

2) безбольова, пролонгована елевація сегментів ST, що з'являється під час сну, з супутньою синусовою брадикардією і збільшенням амплітуди зубців Т, зазвичай є ознакою гіперваготонії;

3) елевація сегментів ST в поєднанні з супутньою стенокардією чи шлуночковою аритмією, що тривають від кількох до кільканадцяти хвилин і не пов'язані з брадикардією, є характерними симптомами стенокардії Принцметала.

2.1. Клінічне (стандартне) вимірювання артеріального тиску (АТ)

Опис дослідження

1. Вимірювання здійснюється пружинним сфігмоманометром, аускультативним методом або електронним апаратом, достовірність якого є підтверджена (список →www.dableducational.org). Слід використовувати манжету відповідного розміру — з гумовим мішком, який охоплює 80—100 % окружності плеча і має відповідну ширину (ширшу — на грубе плече; 1/2 довжини манжети).

2. Якщо пацієнту ніколи не вимірювали артеріальний тиск, то йому необхідно пояснити методику вимірювання, щоб запобігти хвилюванню, яке може спричинити підвищення АТ. Перед дослідженням пацієнт повинен кілька хвилин спокійно посидіти. Ділянка плеча, на якій вимірюватиметься АТ, повинна знаходитися на рівні серця пацієнта, а рука повинна мати опору. Пацієнт повинен зручно сидіти, спираючись спиною і стопами, не схрещуючи ніг.

3. Перший раз АТ вимірюємо на двох руках, наступні вимірювання проводимо на руці, на котрій АТ був вищим.

4. Манжету потрібно накладати на плече таким чином, щоб нижній її край був на ≈3 см вище від ліктьового згину → стетоскоп прикладати у місце, де найкраще відчувається пульс → в манжету нагнітати повітря до тиску на ≈30 мм рт. ст. вище від того, при якому зник пульс на променевій артерії → спускати повітря зі швидкістю 2–3 мм рт. ст. на один удар серця (особливо важливо при аритміях) або на секунду → зазначити систолічний тиск разом із почутим першим тоном (I фаза Короткова), а діастолічний, коли тони повністю зникнуть (V фаза). При деяких клінічних станах, що перебігають з гіперкінетичним кровообігом (напр., гіпертиреоз, підвищена температура тіла, значне фізичне навантаження) V-ї фази може не бути (тони чути до нульової позначки ртутного стовпчика), у такому випадку за величину діастолічного тиску приймають показники, що відповідають різкому стишенню тонів, які стають м'якими і здмухуваними (початок IV-ї фази).

5. Виміряйте АТ двічі на одній руці з інтервалом 1 хв, а потім ще додатково, якщо результати перших двох вимірювань значно відрізняються між собою. Результат визначається як середнє значення показників вимірювань. У осіб похилого віку, пацієнтів із цукровим діабетом, а також при інших станах, які підвищують ймовірність ортостатичної гіпотензії, слід виконати ще додаткове вимірювання АТ у позиції стоячи через 1 і 3 хв після того, як пацієнт встане.

Інтерпретація результатів

Інтерпретація величин артеріального тиску →табл. 2.20-1. Найчастіші причини хибних результатів: невідповідність процедури вимірювання (зокрема, неправильно підібрана чи погано накладена манжета або занадто швидке випускання повітря з манжети), несправність апарата (необхідно систематично проводити калібрацію), а також аритмія. Оцінка виникнення ортостатичної гіпотензії →розд. 23.2.1.

2.2. Самостійне вимірювання артеріального тиску

1. Виконує пацієнт або інша особа у звичному для пацієнта оточенні (вдома чи на роботі), зазвичай, за допомогою електронного апарата, а не пружинного сфігноманометра (це не стосується хворих з порушеннями серцевого ритму, у котрих вимірювання АТ слід виконувати аускультативним методом). Не рекомендується застосування апаратів для вимірювання АТ на зап'ясті, хоча їх вживання може бути виправдане у пацієнтів із ожирінням, які мають надвелику окружність плеча.

2. Принципи вимірювання подібні, як у випадку їх виконання лікарем чи медсестрою →вище.

3. Слід перевірити, чи пацієнт вміє правильно вимірювати АТ і навчити його у разі потреби; поінформувати про необхідність записувати результати і час вимірювань (вказати як часто і, в яку пору дня, чи о котрій годині пацієнт повинен вимірювати АТ), про мінливість АТ, правильні його значення, необхідність калібрування і технічних оглядів апарату.

4. Під час встановлення діагнозу і на початку лікування, пацієнт повинен щодня впродовж тижня виконувати ≥2 вимірювань вранці і ≥2 вимірювань ввечері (перед їжею і перед прийомом ліків), а при довготривалому спостереженні — впродовж тижня перед кожним приходом до лікаря. З результатів, отриманих впродовж 7 днів (за винятком результатів з 1-го дня), вираховується середня величина. Окрім даних тижневих періодів вимірювання АТ рекомендовано завжди проводити 1–2 вимірювання на тиждень.

5. Нормальним, вважається артеріальний тиск <135/85 мм рт. ст. (середня величина з вимірювань впродовж декількох днів).

2.3. Автоматичний моніторинг артеріального тиску (АМАТ)

Опис обстеження

1. Пацієнт носить апарат, котрий автоматично багаторазово впродовж доби реєструє його АТ, зазвичай, кожні 15–20 хв впродовж дня і кожні 30 хв вночі.

2. Пацієнт записує в щоденнику суб'єктивні відчуття, події і дії, які виконував під час дослідження, а також години початку і закінчення нічного відпочинку.

3. Результати: середні і максимальні значення артеріального тиску протягом доби і в її окремі періоди (добу можна поділяти довільно — найчастіше з 7.00–23.00 [день] і 23.00–7.00 [ніч], або відповідно до годин сну і активності, які вказав пацієнт), стандартні та середні відхилення протягом години (з можливістю графічного зображення).

Інтерпретація результатів

Нормальним вважається: середній артеріальний тиск протягом дня <135/85 мм рт. ст., вночі <120/70 мм рт. ст. і впродовж доби <130/80 мм рт. ст. Якщо <70 % вимірювань, виконаних апаратом впродовж доби, були невдалі → потрібно повторити дослідження.

3. Пульсоксиметрія

Простий неінвазивний метод моніторингу насичення (сатурації) гемоглобіну артеріальної крові киснем (**SaO_2**; якщо вимірюється за допомогою газометрії, то використовують символ SpO_2) і пульсу.

Опис методу

Трансмісійна спектрофотометрія, що базується на використанні різних оптичних властивостей окисленого і відновленого гемоглобіну. З метою вимірювання використовують периферичні датчики, які кріпляться на різні частини тіла, зокрема: палець, вушна раковина, чоло, крило носа.

Інтерпретація результатів

В нормі SpO_2 становить 95–98 % (у людей, старших за 70 років — 94–98 %), а при кисневій терапії може досягати 99–100 %. У випадку пониженого рівня SpO_2 <90 %, відповідно PaO_2 становить <60 мм рт. ст.

Основні обмеження вимірювань: рухові артефакти і знижена периферична перфузія крові; завищення результату (SpO_2) за рахунок карбоксигемоглобіну, а при реальному рівні <85 % також за рахунок метгемоглобіну, який занижує результат при рівні >85 %; заниження результату, спричинене змінами нігтьових пластинок (темний лак необхідно змити перед вимірюванням, грибок нігтів).

4. Функціональні дослідження дихальної системи

4.1. Базисна спірометрія

Базисна спірометрія проводиться з метою визначення життєвої ємності легень, її складових та оцінки форсованого видиху.

Хід дослідження і параметри, які визначаються

Пацієнт затискає ніс і дихає ротом через мундштук спірометра.

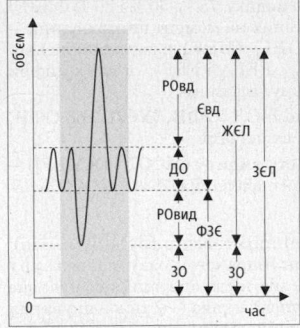

Рис. 4-1. Ємності і об'єми легень

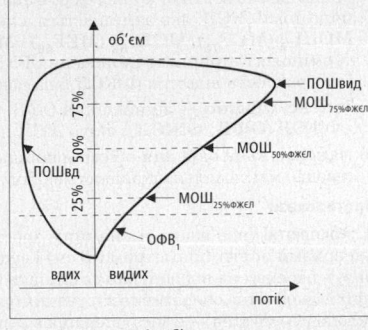

Рис. 4-2. Крива потік-об'єм

1. Визначення життєвої ємності легень та її складових (рис. 4-1): спочатку пацієнт дихає спокійно, потім робить повільний якнайглибший вдих і максимальний видих (або навпаки). Прийом повторюють 3–4 рази.

1) **дихальний об'єм (ДО [TV])** — об'єм повітря, яке вдихається і видихається під час спокійного дихання;

2) **резервний об'єм вдиху (РОвд [IRV])** — об'єм повітря, який людина здатна додатково вдихнути після спокійного вдиху;

3) **резервний об'єм видиху (РОвид [ERV])** — об'єм повітря, який людина здатна додатково видихнути після спокійного видиху;

4) **ємність вдиху (Євд [IC])** — сума ДО і РОвд;

5) **життєва ємність легень (ЖЄЛ [VC])** — сума ДО, РОвид і РОвд. За показник ЖЄЛ беруть максимальне значення ЖЄЛ, отримане при дослідженні; результат вважається вірогідним, якщо 2 найкращі значення ЖЄЛ відрізняються <150 мл або <100 мл, а показник ФЖЄЛ становить <1000 мл.

Інші параметри, які вимірюють за допомогою плетизмографії →розд. 25.4.5:

1) **функціональна залишкова ємність (ФЗЄ [FRC])** — об'єм повітря, який залишається в легенях після спокійного видиху при спокійному диханні;

2) **залишковий об'єм (ЗО [RV])** — об'єм повітря, який залишається в легенях після максимального видиху;

3) **загальна ємність легень (ЗЄЛ [TLC])** — сума ЖЄЛ і ЗЄЛ (або ФЗЄ і Євд);

2. Дослідження форсованого видиху: після максимального вдиху пацієнт робить якнайдовший (≥6 с) швидкий форсований видих. Проводяться ≥3 вимірювання; якщо різниця між 2 найкращими показниками ФЖЄЛ і ОФВ$_1$ перевищує 150 мл, рекомендується повторити дослідження (макс. 8 вимірювань під час одного обстеження). Результати записуються у вигляді кривих залежності об'єму від часу (крива об'єм-час) і потоку від об'єму (крива потік-об'єм →рис. 4-2).

1) **об'єм форсованого видиху за першу секунду (ОФВ$_1$ [FEV$_1$])** — об'єм повітря, який виходить з легень за першу секунду форсованого видиху, зробленого після максимального вдиху;

2) **форсована життєва ємність легень (ФЖЄЛ [FVC])** — об'єм повітря, який виходить з легень при форсованому видиху після максимального вдиху;

3) **пікова швидкість видиху (ПШВ [PEF])** і **максимальні об'ємні швидкості видиху** — визначаються по кривій потік-об'єм у точках, які

відповідають верхівці кривої форсованого видиху, 75 %, 50 % і 25 % ФЖЄЛ (відсоток ФЖЄЛ, яка залишається в легенях на момент вимірювання — **МОШ$_{75}$ (MEF$_{75}$), МОШ$_{50}$ (MEF$_{50}$)** і **МОШ$_{25}$ (MEF$_{25}$)**; в американській термінології прийняті скорочення FEF$_{25}$, FEF$_{50}$ і FEF$_{75}$, в яких цифри відображають відсоток ФЖЄЛ, яка покинула легені;

4) **індекс Тіффно** — відношення ОФВ$_1$ до ЖЄЛ (**ОФВ$_1$/ЖЄЛ**) або ОФВ$_1$ і ФЖЄЛ (**ОФВ$_1$/ФЖЄЛ**), якщо ЖЄЛ не визначали;

5) **максимальна середня об'ємна швидкість видиху (МСОШ [MMEF])** — середня максимальна швидкість видиху, визначена між 75 % і 25 % ФЖЄЛ.

Протипокази

1. Абсолютні (пов'язані зі значним зростанням тиску в грудній клітці): аневризми аорти (діаметром >6 см) і судин головного мозку (загроза розриву), перенесене відшарування сітківки (2 міс. після операції) або недавнє офтальмологічне оперативне втручання (окулопластика — 2 тиж., лікування склоподібного тіла — 2 міс., операція в передній частині ока — 6 міс.), підвищений внутрішньочерепний тиск, масивне кровохаркання невстановленої етіології, пневмоторакс, гострий інфаркт міокарда (під час перебування в лікарні та 1 місяць після виписки з лікарні; у разі необхідності — 1 тиж. після інфаркту міокарда, за умови, що стан пацієнта є стабільним), нестабільна стенокардія, інсульт (в період госпіталізації), стан після операції на головному мозку (до 6 тиж.), неконтрольована артеріальна гіпертензія.

2. Відносні: патологічні стани, які впливають на результат дослідження (напр., нападоподібний кашель), ранній післяопераційний період після оперативного втручання на черевній порожнині або грудній клітці (робить неможливим правильне виконання дихальних рухів під час обстеження). Вагітність, яка протікає без ускладнень, не є протипоказом до функціональних обстежень дихальної системи (за винятком обстеження з приводу надреактивності бронхів і провокаційних тестів). Результати слід інтерпретувати обережно (особливо в ІІ триместрі), оскільки показники норми стосуються невагітних жінок. Не слід призначати спірометрію вагітним із цервікальною недостатністю та в стані прееклампсії.

Підготовка пацієнта

Проінформуйте пацієнта, щоб він:

1) не палив тютюну перед обстеженням (мінімум 2 год);

2) не вживав алкоголю впродовж 4 год перед обстеженням;

3) не вживав великої кількості їжі за 2 год до обстеження;

4) уникав інтенсивного фізичного навантаження впродовж 30 хв перед обстеженням;

5) одягнув вільний одяг, який не буде обмежувати рухи грудної клітки та живота;

6) по можливості не приймав перед обстеженням інгаляційних бронхолітиків; якщо має проводитися проба з бронхолітиком → слід відмінити препарати (якщо це можливо) на відповідний термін → нижче.

Інтерпретація отриманих показників

1. Алгоритм оцінки результату спірометрії →рис. 4-3. Першочергове значення мають ЖЄЛ, ФЖЄЛ, ОФВ$_1$ і ОФВ$_1$/ЖЄЛ (у сумнівних випадках, напр., при граничній величині показника ОФВ$_1$/ФЖЄЛ, можна додатково провести динамічне дослідження ЖЄЛ та оцініти ОФВ$_1$/ЖЄЛ). Решта показників мають допоміжне значення.

2. Значення параметра вважається нормальним, якщо воно перевищує нижню межу норми (*lower limit of normal* — LLN) або дорівнює їй, тобто становить ≥5 центиля, або SR (SDS) >−1,645. Прийнято також виражати результати у відсотках значень, належних для віку, статі та зросту (% належного значення). Діапазон норми для ЖЄЛ, ФЖЄЛ і ОФВ$_1$ становить ±20 % належного значення, для ОФВ$_1$/ФЖЄЛ він є дещо вужчим і становить ±11 % належного значення,

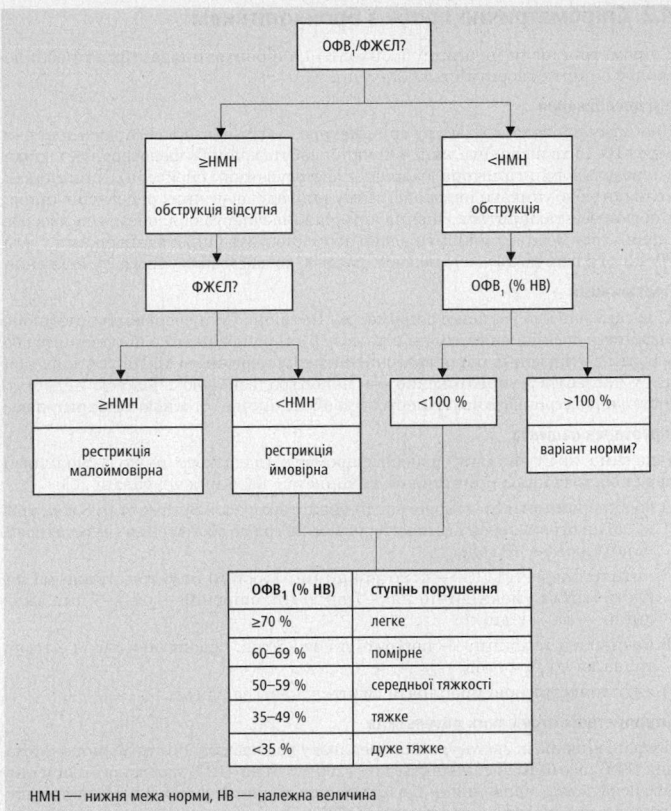

Рис. 4-3. Алгоритм оцінки спірометричного дослідження

а для МСОШ і МОШ$_{50}$ безпосередньо залежить від віку і може перевищувати ±60 % належного значення. Значення ОФВ$_1$/ФЖЄЛ слід прирівнювати до LLN, оскільки застосування критерію <0,7 не враховує змін показника з віком і часто веде до помилкового трактування результату (занадто часте встановлення обструкції в осіб літнього віку і занижена оцінка обструкції у молодих людей), але все ж рекомендується використовувати рекомендації GOLD. Потрібно звернути увагу на показники норми, які використовуються; зараз рекомендуються GLI-2012 (англ. — *Global Lung Initiative*).

3. Зменшення ФЖЄЛ або ЖЄЛ або нижче нижньої межі норми при відсутності ознак обструкції може свідчити про рестриктивні зміни. Для достовірної діагностики рестриктивних порушень потрібно визначати ЗЄЛ (найкраще за допомогою методу плетизмографії). При рестриктивних захворюваннях на швидке прогресування хвороби вказує ФЖЄЛ впродовж 6–12 міс.

4. Зменшення ЖЄЛ або ФЖЄЛ при наявності ознак обструкції, зазвичай, свідчить про динамічну гіперінфляцію легень і також є показом до плетизмографії.

5. Зменшення Євд вказує на імовірність гіперінфляції легень (особливо при наявності обструктивних змін).

4.2. Спірометрична проба з бронхолітиком

Спірометрія після інгаляції бронхолітика (бронходилятаційна проба) дозволяє оцінити зворотність обструкції.

Хід дослідження

Спочатку проводять базисну спірометрію, потім повторюють дослідження через 10–15 хв після інгаляції 400 мкг сальбутамолу або фенотеролу (4 вдихи з аерозольного інгалятора, бажано із застосуванням спейсера). У випадках, коли потрібно уникати надмірної стимуляції адренергічних рецепторів (напр. гіпертиреоз, тахіаритмія, значна артеріальна гіпертензія, ішемічна хвороба серця), дозу можна зменшити вдвічі або застосувати іпратропія бромід у дозі 80 мкг (4 вдихи по 20 мкг) і подовжити до 30 хв час до наступного дослідження.

Протипокази

Ті ж самі, що і до базисної спірометрії. Потрібно бути обережним (потрібно відмінити дослідження, зменшить дозу β_2-адреноміметика наполовину або зробити дослідження після введення антихолінергічного препарату короткої дії) у пацієнтів з тиреотоксикозом, неконтрольованою серцевою недостатністю, неконтрольованою гіпертонією або клінічно істотною тахіаритмією.

Підготовка пацієнта

Така сама, як і у випадку базисної спірометрії, додатково (якщо це можливо) перед обстеженням припиняють використовувати нижчевказані ЛЗ:

1) β_2-адреноміметики — короткої дії (фенотерол, сальбутамол) за 8 год, тривалої дії (формотерол і сальметерол) на 24 год до обстеження (індакатерол, вілантерол на 48 год);

2) антихолінергічні ЛЗ — короткої дії (іпратропій) на 6 год, тривалої дії (тіотропій та умеклідиній на 3–7 днів, глікопіроній — на 2–3 дні, аклідиній — на 1–2 дні);

3) препарати теофіліну — короткої дії за 12 год, подовженої дії за 24 год; тривалої дії за 48 год;

4) антилейкотрієнові препарати (монтелукаст) за 24 год.

Інтерпретація отриманих результатів

Покращення після застосування препарату вважається істотним, якщо показник ОФВ$_1$ або ФЖЄЛ збільшиться на ≥200 мл та на ≥12 % належного значення (або початкового значення — що призводить до надто частої діагностики суттєвого покращення у хворих з низькою ОФВ$_1$). У світлі актуальних рекомендацій щодо тактики при астмі (GINA) та ХОЗЛ (GOLD) результат бронходилятаційної проби в аспекті істотності покращення не має прогностичної цінності, як щодо довготермінової відповіді на протизапальну та бронходилятаційну терапію, так і щодо динаміки цих хвороб. Єдиним практично істотним результатом проби є нормалізація ОФВ$_1$/ФЖЄЛ після застосування препарату (незалежно від ступеню нормалізації ОФВ$_1$ чи ФЖЄЛ), що виключає діагноз ХОЗЛ. Збереження обструкції після застосування препарату зустрічається однаково часто як при ХОЗЛ, так і при астмі. Результат бронходиляційної проби у пацієнта може змінюватися з часом. У певної частки здорових осіб спостерігається істотне поліпшення результату після інгаляції препарату.

4.3. Спірометрична провокаційна проба

Дослідження проводять для оцінки реактивності дихальних шляхів. Якщо реактивність підвищена, звуження бронхів наступає швидше і є більш вираженим.

Хід дослідження і параметри, які визначаються

Спочатку проводять базисну спірометрію, після чого пацієнту за допомогою дозуючого струменевого інгалятора вводять речовину, здатну викликати бронхоспазм (найчастіше — гістамін або метилхолін), у поступово наростаючій

Таблиця 4-1. Дози та порогові концентрації метахоліну в провокаційній пробі

PD_{20} в мкмоль (мкг)	PC_{20} (мг/мл)	Інтерпретація
>2 (>400)	>16	нормальна бронхіальна реактивність
0,5–2,0 (100–400)	4–16	гранична гіперреактивність
0,13–0,5 (25–100)	1–4	легка гіперреактивність
0,03–0,13 (6–25)	0,25–1	помірна гіперреактивність
<0,03 (<6)	<0,25	значна гіперреактивність

концентрації. Оцінюють зміну $OФB_1$, порівняно з базисним значенням. Суттєвим вважається зменшення $OФB_1$ на 20 %, для цього значення визначають **провокаційну концентрацію (PC_{20})** або **провокаційну дозу (PD_{20})**.

Протипокази

1. Абсолютні: ті ж самі, що і до базисної спірометрії, а також тяжкі обструктивні зміни за даними базисної спірометрії ($OФB_1$ <1,2 л або <50 % належного значення для дорослих); інфаркт міокарда або порушення мозкового кровообігу впродовж останніх 3 міс.

2. Відносні: ті ж самі, що і до базисної спірометрії, а також виражена гіперреактивність бронхів, виявлена під час проведення базисної спірометрії (напр., бронхоспазм, викликаний повторними форсованими видихами), помірна обструкція, інфекції дихальних шляхів впродовж останніх 4 тиж., неконтрольована артеріальна гіпертензія, вагітність, епілепсія, яка потребує фармакотерапії, терапія інгібіторами холінестерази (напр., з приводу міастенії).

Підготовка пацієнта

Така сама, як до бронходилятаційної проби, додатково перед проведенням проби з гістаміном відміняють антигістамінні препарати (залежно від тривалості їх дії).

Інтерпретація отриманих результатів

Шкала (згідно з рекомендаціями ATS — Американського торакального товариства) →табл. 4-1.

4.4. Вимірювання пікової швидкості видиху (ПШВ)

Хід дослідження і параметри, які досліджуються

Після якнайглибшого вдиху хворий відразу (без затримки на висоті вдиху) виконує швидкий видих, дуючи в мундштук т. зв. пікфлоуметра. Дослідження повторюють 3–5 разів, результатом вважається найбільше отримане значення **ПШВ**, виражене в **л/хв**. Різниця між результатами наступних вимірювань не повинна перевищувати 40 л/хв (у хворих на астму наступні вимірювання часто показують менший результат).

Щоб визначити **добові коливання ПШВ** ділять різницю між максимальним значенням (ввечері, перед сном [$ПШВ_{макс}$]) і мінімальним значенням (вранці, перед інгаляцією бронхолітика [$ПШВ_{мін}$]) на максимальне або середнє значення:

$$\frac{(ПШВ_{макс} - ПШВ_{мін})}{ПШВ_{макс}} \times 100\ \%$$

або

$$\frac{(ПШВ_{макс} - ПШВ_{мін})}{(ПШВ_{макс} + ПШВ_{мін})/2} \times 100\ \%$$

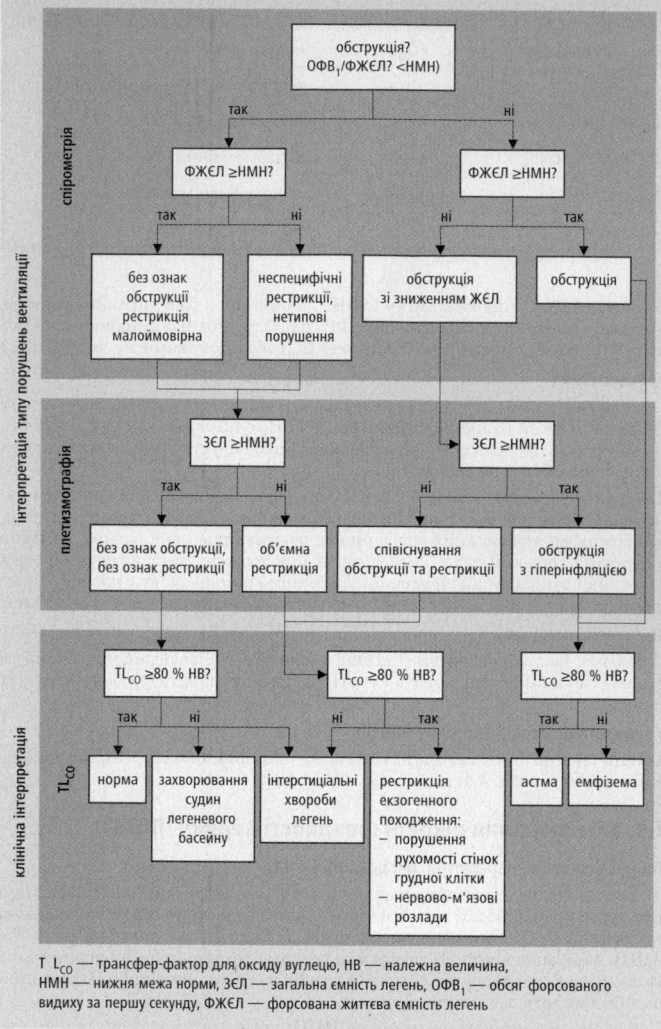

Ť L_{CO} — трансфер-фактор для оксиду вуглецю, НВ — належна величина, НМН — нижня межа норми, ЗЄЛ — загальна ємність легень, ОФВ₁ — обсяг форсованого видиху за першу секунду, ФЖЄЛ — форсована життєва ємність легень

Рис. 4-4. Інтерпретація порушень вентиляції і газообміну

Остаточним результатом вважають середнє значення показників, отриманих впродовж 1–2 тиж. Альтернативою є розрахунок тижневої варіабельності ПШВ = ПШВ_{мін}/ПШВ_{макс}) × 100 %, де ПШВ_{мін} — найгірший за тиждень показник перед інгаляцією бронхолітика, а ПШВ_{макс} — найкращий показник за тиждень (незалежно від часу доби).

Протипокази

Ті ж самі, що і до спірометрії.

Інтерпретація отриманих результатів

Діапазон норми для ПШВ складає приблизно ±20 % належного значення (80–120 %). Коливання показників ПШВ відображають зміни ступеня обструкції бронхів, оскільки показник ПШВ не завжди корелює з результатами інших досліджень ФЗД. Нормальний показник ПШВ не виключає обструкції! У хворих на астму періодичний моніторинг ПШВ можна використати з метою оцінки тригерних факторів (у т. ч., на робочому місці, під час діагностики професійної астми), для оцінки відповіді на лікування та встановлення індивідуального плану дій. Постійний моніторинг ПШВ рекомендують лише у хворих з тяжкою астмою або з порушенням сприйняття обструкції.

Нормальна добова варіабельність ПШВ складає <10 %. Надмірна варіабельність ПШВ вказує на недостатній контроль астми та асоціюється з підвищеним ризиком розвитку загострень. Оцінку варіабельності ПШВ впродовж дня і з дня на день спрощує графічне зображення отриманих показників.

4.5. Плетизмографія

Хід обстеження і параметри, які досліджують

Хворий, зачинений у плетизмографічній камері, затискає ніс і дихає ротом через мундштук. Вимірюють функціональну залишкову ємність (ФЗЄ) і обчислюють **загальну ємність легень (ЗЄЛ)** та її складові, в тому числі, **залишковий об'єм (ЗО)**; оцінюють **опірність дихальних шляхів**; обчислюють **показник здуття ЗО/ЗЄЛ**.

Протипокази і підготовка пацієнта

Такі самі, як до спірометрії. У пацієнта слід виключити клаустрофобію, тому що під час проведення обстеження його зачинять у невеликій кабіні.

Інтерпретація отриманого результату

Перш за все, звертають увагу на ЗЄЛ (основний метод виявлення рестриктивних змін) і показники ЗО/ЗЄЛ і ФЗЄ, які відображають повітряну пастку і гіперінфляцію. Ознакою об'ємної рестрикції є зменшення ЗЄЛ нижче нижньої межі норми для віку, зросту і статі (<5-ого центиля). Відносні величини решти параметрів мають менше значення. Інтерпретація порушень вентиляції →рис. 4-4.

4.6. Дослідження трансфер-фактора для оксиду вуглецю (TL$_{CO}$)

Хід дослідження і параметри, які досліджуються

Дослідження дає можливість провести кількісну оцінку процесу дифузії газів через альвеолярно-капілярний бар'єр. Після кількох спокійних дихальних рухів пацієнт робить максимальний видих, а потім максимальний вдих. Під час вдиху дають суміш повітря та індикаторних газів (≈0,3 % CO і ≈8 % He або ≈0,3 % CH$_4$). На висоті максимального вдиху пацієнт затримує дихання на 10 с після чого робить видих.

Протипокази і підготовка пацієнта

Такі самі як до базисної спірометрії; різниця полягає в тому, що пацієнт не може палити тютюну впродовж ≥4 год до обстеження. Пацієнт повинен бути здатним затримати дихання на висоті максимального вдиху на 10 с. Вагітність не є протипоказом.

Інтерпретація отриманого результату

Діапазон нормальних значень 5–95 центиль (приблизно 80–120 % належного значення). Класифікація важкості порушень TL$_{CO}$: легкі (>60 % належного значення), помірні (40–60 % належного значення), важкі (<40 % належного значення). Під час інтерпретації результатів, отриманих у того самого пацієнта, суттєвою вважають зміну на ≥15–20 %.

4.7. Кардіореспіраторний тест із фізичним навантаженням

Опис дослідження та параметри, які оцінюються

Дослідження виконується з метою оцінки переносимості фізичного навантаження (напр., у спортсменів), встановлення причини її зниження, оцінки переносимості оперативного втручання, визначення необхідності у заходах респіраторної реабілітації, а також з метою оцінки ступеня інвалідизації. Принцип дослідження полягає в оцінці параметрів систем кровообігу та дихання при виконанні фізичного навантаження (найчастіше використовують циклоергометр або тредміл), що наростає аж до досягнення визначених для пацієнта лімітів. Моніторинг під час дослідження: параметри вентиляції, парціальний тиск O_2 та CO_2 у повітрі, яке видихає пацієнт, SpO_2 (часом також аналіз газів артеріальної крові), артеріальний тиск, ЕКГ, іноді серцевий викид.

Підготовка пацієнта

У день дослідження пацієнт не повинен виконувати інтенсивних фізичних навантажень. За 8 год до дослідження забороняється тютюнопаління.

Протипоказання

Нестабільна стенокардія або нещодавно перенесений інфаркт міокарда (<4 тиж.), ендокардит або міокардит, декомпенсована серцева недостатність, виражені порушення ритму чи провідності, виражене звуження отвору аортального клапана, розшаровуюча аневризма аорти, виражена легенева гіпертензія чи неконтрольована системна гіпертензія, венозний тромбоз / тромбоемболія легеневої артерії, PaO_2 <50 мм рт. ст. та/або $PaCO_2$ >70 мм рт. ст.

Інтерпретація результату

Найважливішим оцінюваним параметром є максимальне споживання кисню (VO_{2max}), що визначає кількість кисню, який споживається в організмі під час максимального фізичного навантаження. Знижується при серцевій недостатності, при захворюваннях легень (ХОЗЛ, інтерстиційні захворювання, судинні легеневі захворювання), при ожирінні та у нетренованих осіб.

4.8. Тест з 6-хвилинною ходьбою

Опис дослідження та параметри, які оцінюються

Дослідження полягає на вимірюванні пройденої відстані протягом 6-хвилинної ходьби (*6-minutes walking distance* — 6MWD) з поворотами по довгому рівному коридору (≥30 м), у власному темпі пацієнта. Дозволяє оцінити субмаксимальну переносимість фізичного навантаження, що відповідає можливості виконання щоденних функцій. Слід негайно перервати дослідження, якщо у пацієнта виникне: біль у грудній клітці, нестерпна задишка, судоми у м'язах нижніх кінцівок, втрата рівноваги, рясне потовиділення, раптова блідість шкіри чи зниження насичення гемоглобіну киснем (якщо використовується пульсоксиметр).

Підготовка пацієнта

Якщо пацієнт користується ходунками чи паличкою, він має використовувати їх також і при виконанні тесту. Балон з киснем (якщо пацієнт потребує безперервної оксигенотерапії) він може нести у рюкзаку. Протягом 2 год перед тестом пацієнт не повинен виконувати інтенсивних фізичних навантажень.

Протипоказання

Абсолютні: інфаркт міокарда (<3–5 днів від виникнення), нестабільна стенокардія, маніфестна аритмія, ендокардит, міокардит або перикардит, маніфестний тяжкий аортальний стеноз, декомпенсована серцева недостатність, тромбоемболія легеневої артерії, тромбоз судин нижніх кінцівок, підозра на розшаровуючу аневризму аорти, неконтрольована бронхіальна астма, набряк легень, SpO_2 у спокої <85 %, гостра дихальна недостатність, гострі розлади поза межами кровоносної та дихальної систем, які впливають на переносимість фізичного навантаження або можуть загострюватися під впливом фізичного навантаження, розумова відсталість, яка унеможливлює співпрацю.

Відносні: звуження стовбура лівої коронарної артерії або його еквівалент, помірна клапанна вада серця, тяжка нелікована артеріальна гіпертензія у спокої (систолічний тиск ≥200 мм рт. ст., діастолічний ≥120 мм рт. ст.), тахіаритмія чи брадіаритмія, атріо-вентрикулярна блокада високого ступеня, гіпертрофічна кардіоміопатія, виражена легенева гіпертензія, вагітність на пізньому триместрі та/або ускладнена вагітність, електролітні порушення, захворювання опорно-рухової системи, що унеможливлюють ходьбу.

Інтерпретація результату

6MWD у здорових осіб залежить від віку та становить ≈600 м у чоловіків та ≈500 м у жінок. Для пацієнтів з хронічними захворюваннями дихальної системи відхилення на 25–33 м вважається суттєвим. Клінічно значимим відхиленням у пацієнтів із серцевою недостатністю вважається відхилення >43 м, а у пацієнтів з ХОЗЛ — ≥70 м. Значення 6MWD, які вказують на підвищений ризик, становлять: для ХОЗЛ — 317 м, для інтерстиційних захворювань легень — 254 м, для первинної легеневої гіпертензії — 337 м. При порівнянні результатів повторного тесту у пацієнта слід пам'ятати про тренувальний ефект (зазвичай другий з проведених тестів дає результат, кращий на 24–29 метрів).

4.9. Ступінчастий тест човникової ходьби (шатл-тест)

Опис дослідження та параметри, які оцінюються

Дослідження полягає у ходьбі з розворотами у заданому темпі по маршруту, обмеженому двома покажчиками, що знаходяться на відстані 9 м один від одного. Темп ходьби визначають звукові сигнали, що відмічають моменти, в які досліджуваний має виконувати розвороти. Сигнали походять з джерела звуку (зазвичай це програвач CD чи mp3), де вони були записані раніше разом з початковою інструкцією. Під час тесту необхідно моніторувати SpO_2 і ЧСС. Зниження SpO_2 <80 % є показанням до припинення тесту. Результатом дослідження є відстань, яку пацієнт встигає пройти з виконанням усіх розворотів за заданий час.

Протипоказання

Такі як у тест з 6-хвилинною ходьбою.

Інтерпретація результату

Належна відстань становить ≈1000 м для чоловіків та ≈700 м для жінок, проте характеризується значними індивідуальними відмінностями. У пацієнтів з ХОЗЛ корелює з тривалістю життя, а також з частотою госпіталізації, а значення <170 м вказує на підвищений ризик смерті.

1. Бронхоскопія

Ендоскопічне обстеження трахеї і бронхів великого калібру, що виконується, зазвичай, гнучким інструментом (бронхофіброскопія), рідше ригідним бронхоскопом. Дає можливість взяти матеріал на мікробіологічне і цитологічне дослідження (бронхіальні і бронхіально-альвеолярні змиви [BAL], браш-біопсія, трансбронхіальна голкова біопсія лімфатичних вузлів [найкраще під контролем внутрішньобронхіального УЗД]) та гістологічне дослідження (біопсія стінки бронха, трансбронхіальна біопсія легені).

Покази

1. Клінічні: кровохаркання (якщо не встановлено, що причиною є тромбоемболія легеневої артерії або інша причина); рецидивуючі запальні процеси нижніх дихальних шляхів або пневмонії цієї ж локалізації; задуха нез'ясованої причини; відхаркування великої кількості харкотиння, перемінно гнійного і слизового; хронічний або приступоподібний кашель невияснної етіології, підозра на аспірацію, зокрема стороннього тіла.

2. Рентгенологічні: ателектаз або локальна емфізема; кругла тінь або паренхіматозні зміни (вузлоподібні) легень; легенева дисемінація; збільшення синусних та медіастинальних лімфатичних вузлів; деформація контуру або протяжності трахеї і бронхів; затяжний плеврит з гідротораксом.

3. Лікувальні: відсмоктування гнійних виділень з бронхів з метою покращення їх прохідності (зокрема, післяопераційний ателектаз); видалення стороннього тіла; забезпечення прохідності трахеї і бронхів великого калібру; зупинка кровотечі; ендоскопічне лікування емфіземи; термопластика бронха при астмі; «легеневий лаваж» при легеневому альвеолярному протеїнозі.

4. До ригідної бронхоскопії: видалення стороннього тіла; зупинка кровотечі; забезпечення прохідності трахеї і бронхів великого калібру, а також введення стентів.

Протипокази

Важка дихальна недостатність (PaO_2 <50 мм рт. ст.; не стосується терапевтичної бронхоскопії); важка серцева недостатність (IV клас NYHA); інфаркт міокарда впродовж останніх 2 тиж. або нестабільна стенокардія; важкі аритмії, особливо, шлуночкові; остеоартритичні зміни шийного відділу хребта (стосується ригідної бронхоскопії), рівень тромбоцитів <20 000/мкл.

Ускладнення

Гіпоксемія, пневмоторакс, кровотеча з дихальних шляхів, спазм бронхів, травма носоглотки, гортані, трахеї і бронхів, перехідна гіпертермія.

Підготовка пацієнта

1. Обстеження: АЧТЧ, МНВ, кількість тромбоцитів, РГ і/або КТ грудної клітки, ЕКГ, спірометрія, SpO_2 або газометрія артеріальної крові (у хворих з дихальною недостатністю).

2. У хворих, які приймають:

1) антагоністи вітаміну К (АВК) — слід відмінити препарат, якщо планується виконання біопсії і почекати, поки МНВ не досягне <1,5;

2) новий оральний антикоагулянт, який не є антагоністом вітаміну К (НОАК) — у пацієнтів з нормальною функцією нирок, у яких біопсія не планується, препарат припиняється >24 год раніше, а у пацієнтів, яким планується провести біопсію — ≥2 дня раніше (→табл. 2.34-2).

3. Хворому на астму необхідно призначити препарат, який розширює бронхи.

4. У периферійну судину вводиться катетер (це дає можливість застосувати анальгоседацію).

5. Пацієнт натщесерце ≈4 год, впродовж 2 год перед обстеженням не дозволяється пити рідин.

Після обстеження

Перший прийом їжі ≈2 год після припинення дії місцевої анестезії глотки.

2. Ендоскопія шлунково-кишкового тракту

2.1. Панендоскопія верхнього відділу шлунково-кишкового тракту (езофагогастродуоденоскопія)

Покази

1. Діагностичні покази:

1) диспепсія —

 а) вперше виявлена у особи віком >45 років;

 б) яка триває від >2–3 міс. попри відповідне лікування;

 в) з тривожними симптомами (→розд. 1.12);

 г) у пацієнтів з новоутворенням у верхніх відділах травного тракту в родинному анамнезі;

 д) у пацієнтів з наявністю інфекції *H. pylori*, підтвердженої при неінвазивному обстеженні;

 е) у особи, яка приймає НПЗП;

2) дисфагія та одинофагія;

3) стійкі симптоми ГЕРХ — постійні або періодично повторюються, попри відповідне лікування, або атипові симптоми (після виключення причин поза межами ШКТ);

4) біль у грудній клітці нез'ясованої етіології;

5) кровотеча з верхніх відділів ШКТ →розд. 4.30;

6) залізодефіцитна анемія;

7) хронічна діарея (підозра на целіакію чи на інше захворювання тонкого кишківника);

8) сильний біль в епігастрії, який з'являється у нічний час;

9) рецидивуючі нудота та блювання невизначеної етіології;

10) стани, при яких виявлення патології у верхніх відділах ШКТ може вплинути на подальшу тактику лікування (напр., запланована тривала терапія НПЗП);

11) сімейний аденоматозний поліпоз;

12) підозра на новоутворення на підставі клінічного або візуалізаційного обстеження;

13) цироз печінки (з метою оцінки наявності варикозного розширення вен стравоходу і шлунка, та з метою відбору пацієнтів до лікування);

14) хімічний опік після прийому всередину корозивних речовин з метою оцінки ступеню ураження (<24 год після прийому корозивної сполуки).

2. Терапевтичні покази:

1) зупинка кровотечі →розд. 4.30;

2) перев'язка або склеротерапія варикозно розширених вен стравоходу при первинній та вторинній профілактиці кровотечі;

3) видалення сторонніх тіл;

4) поліпектомія, ендоскопічна мукозектомія або ендоскопічна підслизова дисекція поліпів, передракових утворень або ранніх (малих) раковихутворень ШКТ;

5) введення зондів для харчування (кишкові зонди, черезшкірна ендоскопічна гастростомія, ендоскопічна еюностомія);

6) лікування ахалазії (дилятація пневматичним балоном або ін'єкції ботулотоксину);

7) дилятація і стентування непухлинних і пухлинних стенозів верхніх відділів ШКТ (напр., паліативне лікування раку стравоходу);

8) лікування післяопераційних ускладнень (стенози, свищі).

3. Покази до проведення контрольної ендоскопії:

1) оцінка загоєння утворення з потенційно злоякісними характеристиками (виразки стравоходу, шлунку, шлунково-кишкового анастомозу);

2) оцінка загоєння ускладненої пептичної виразки (кровотеча, перфорація);

3) оцінка ефективності лікувальних втручань, таких як ерадикація варикозно розширених вен стравоходу і шлунка, абляція метапластичного епітелію при стравоході Барретта, абляція судинних утворень, мукозектомія або ЕПД.

4. Покази до проведення періодично повторюваної ендоскопії (ендоскопічного динамічного спостереження):

1) підвищений ризик раку (напр. стравохід Барретта, синдром сімейного поліпозу, аденоми шлунку, опіки корозивними речовинами в анамнезі, ахалазія, резекція шлунку з приводу новоутворення);

2) портальна гіпертензія;

3) лікування новоутворень голови або шиї в анамнезі.

Протипокаання

Абсолютні: свідома відмова від проведення обстеження, висловлена пацієнтом. **Відносні:** у т. ч., гострі коронарні синдроми, гостра або тяжка хронічна серцева або дихальна недостатність (проте рішення щодо проведення дії відповідно від проведення обстеження залежить від клінічної ситуації). Основною умовою є проведення обстеження лише тоді, якщо його результат вплине на подальшу тактику лікування, а потенційна користь переважатиме над ризиком втручання.

Ускладнення

Рідко ($\approx$0,5 % усіх ендоскопій, переважно лікувальних). Перфорація (в основному, стравоходу), масивна кровотеча (після біопсії або поліпектомії — дуже рідко), бактеріемія (ризик не більший, аніж при чищенні зубів, за винятком склеротерапії варикозно розширених вен стравоходу та дилятації стравоходу).

Підготовка пацієнта

1. Пацієнт натщесерце протягом 6 год (довше — у випадку сповільнення евакуації їжі з шлунку).

2. Вранці пацієнт повинен прийняти всі необхідні, постійно вживані препарати (особливо гіпотензивні, антиаритмічні, β-блокатори або протисудомні засоби), за винятком гіпоглікемічних ЛЗ. У разі застосування антикоагулянтів слід оцінити ризик появи кровотечі, пов'язаної з втручанням →табл. 2-1.

Тактика дій у пацієнтів, які приймають антиагреганти і пероральні антикоагулянти →табл. 2-2, що не належать до АВК (антагоністів вітаміну К) (НОАК) →табл. 2-3; тактика дій у пацієнтів, які приймають АВК →розд. 34.4.

3. Антибіотикопрофілактика — табл. 2-4.

4. Місцева анестезія задньої стінки глотки розчином лідокаїну; залежно від стану пацієнта та виду втручання можна застосувати седацію — від т. зв. мінімальної седації з використанням бензодіазепіну, напр. мідазоламу (2,5 мг в/в за 5–10 хв перед втручанням, наступні дози по 1 мг у разі потреби →розд. 24.4), до наркозу (загальної анестезії) включно.

5. Положення пацієнта: на лівому боці, з легко піднятою верхньою частиною тіла.

Після обстеження

Перший прийом їжі $\approx$2 год після закінчення місцевої анестезії горла.

Таблиця 2-1. Стратифікація ризику кровотечі, пов'язаної з ендоскопією

Низький ризик кровотечі	Високий (>1 %) ризик кровотечі ± відсутня можливість-забезпечити ендоскопічний гемостаз після операції (*)
– діагностична ендоскопія ± біопсія (верхній або нижній відділ ШКТ, ентероскопія) – ЕРХПГ та протезування жовчних або панкреатичних шляхів без сфінктеротомії – ентероскопія – протезування ШКТ без дилатації – капсульна ендоскопія – ЕУС без біопсії	– поліпектомія, EMR, ESD – ЕРХПГ зі сфінктеротомією – лікування варикозно-розширених вен стравоходу незалежно від методу – абляція неопластичних змін – розширення стенозів ШКТ незалежно від методу (з допомогою балонів чи бужів) – черезшкірна ендоскопічна гастростомія* – ЕУС з біопсією* – цистогастро- або цистодуоденостомія*

ЕРХПГ — ендоскопічна ретроградна холангіопанкреатографія, EMR — ендоскопічна резекція слизової оболонки, ESD — ендоскопічна підслизова дисекція, ЕУС — ендоскопічна ультрасонографія

Таблиця 2-2. Принципи тактики дій у перипроцедуральному періоді у хворих, які вживають антитромбоцитарні ЛЗ (згідно з BSG та ESGE 2016)

низький ризик кровотечі[a]	не припиняйте антитромбоцитарну терапію
високий ризик кровотечі[a]	– не припиняйте застосування АСК (за винятком ендоскопічної резекції слизової оболонки або підслизової дисекції, а також апмулектомії) – у хворих, які приймають інгібітор $P2Y_{12}$[б]: 1) високий ризик тромбозу (до 12-ти міс. після імплантації стента із медикаментозним покриттям або до 1-го місяця після імплантації металевого стента) — рішення в індивідуальному порядку(у співпраці з кардіологом) 2) стандартний ризик тромбозу (решта хворих) — відмінити інгібітор $P2Y_{12}$ за 5 днів до процедури

[a] →табл. 2-1
[б] клопідогрель, прасугрель, тікагрелор
АСК — ацетилсаліцилова кислота

Таблиця 2-3. Принципи тактики дій у перипроцедуральному періоді у хворих, які вживають нові оральні антикоагулянти, які не є антагоністами вітаміну K (НОАК)[a] (згідно з BSG та ESGE 2016)

Ризик кровотечі[б]	Поведінка
низький	– пропустіть 1 дозу НОАК вранці в день проведення втручання – відновіть лікування на наступну добу
високий	– припиніть НОАК за ≥48 год до втручання[в] – відновіть лікування через 2–3 дні після втручання

[a] дабігатран (прямий інгібітор тромбіну); ривароксабан, апіксабан, едоксабан (інгібітори активного фактора X)
[б] →табл. 2-1
[в] У хворих з порушенням функції нирок (рШКФ 30–50 мл/хв), які вживають дабігатран, відмініть ЛЗ за ≥3 дні.

Таблиця 2-4. Профілактична антибіотикотерапія залежно від типу ендоскопічної процедури

Клінічна ситуація	Мета профілактики	Рекомендований антибіотик
ЕРХПГ у хворого з механічною жовтяницею, у якого існує ризик того, що дренування жовчних шляхів буде не цілком ефективним (напр., пухлина в області воріт, первинний склерозуючий холангіт)	запобігання холангіту	ципрофлоксацин 500 мг п/о за 60—90 хв до процедури або 200—400 мг в/в за 60 хв до процедури, або гентаміцин 1,5 мг/кг м. т. в/в (якщо не було досягнуто ефективного дренування, лікування слід продовжувати)
ЕРХПГ у хворого з некрозом і/або кісткою підшлункової залози	запобігання інфікуванню некрозу та кісти	як вище
цистогастро- або цистодуоденостомія	запобігання інфікуванню кісти	як вище; продовжуйте лікування протягом 3-х днів
ЕРХПГ у хворого після трансплантації печінки	запобігання холангіту та сепсису	як вище і амоксицилін з клавулановою кислотою 1,2 г в/в
пункція (EUS-FNA) кістозних змін в підшлунковій залозі	запобігання інфікуванню кісти	як вище або амоксицилін з клавулановою кислотою 1,2 г в/в безпосередньо перед процедурою
черезшкірна ендоскопічна гастростомія	запобігання інфікуванню навколо стоми	цефазолін 1 г в/в за 30 хв до початку процедури, або амоксицилін з клавулановою кислотою 1,2 г в/в безпосередньо перед процедурою, або (якщо наявні фактори ризику для інфекції MRSA), ванкоміцин 15 мг/кг м. т. (макс. 2 г) в/в
хворий з цирозом печінки та кровотечею з ШКТ	профілактика інфекційних ускладнень, таких як СБП	цефтріаксон 1 г в/в 1 × на день або норфлоксацин 400 мг п/о 2 × на день протягом 5 днів
хворий з тяжкими порушеннями імунітету, напр., нейтропенією <500/мкл	запобігання бактеріємії, пов'язаної з процедурою	цефтріаксон 2 г в/в
колоноскопія у хворих, які отримують програмний перитонеальний діаліз	запобігання бактеріємії	ампіцилін 1 г в/в з гентаміцином 1,5 мг/кг м. т. в/в

ЕРХПГ — ендоскопічна ретроградна холангіопанкреатографія, EUS-FNA — тонкоголкова біопсія під контролем ендоскопічної ультрасонографії, MRSA — стійкий до метициліну золотистий стафілокок, СБП — спонтанний бактеріальний перитоніт

2.2. Ендоскопічна ретроградна холангіопанкреатографія

Показання

1. Діагностичні покази (якщо немає можливості виконати інше неінвазивне дослідження, або якщо результат такого дослідження є неоднозначним):

1) клінічна підозра на рак сосочка Фатера, жовчних шляхів або підшлункової залози при негативних або непевних результатах неінвазивних візуалізаційних досліджень;

2) первинний склерозуючий холангіт (особливо форми із т. зв. домінуючим стенозом);

3) необхідність отримання матеріалу для мікроскопічного дослідження перед запланованою хіміо- або променевою терапією;

4) передопераційна оцінка жовчних і/або панкреатичних шляхів (у разі ятрогенного пошкодження жовчних шляхів, пошкодження вивідних шляхів підшлункової залози, хронічного панкреатиту, псевдокісти підшлункової залози або парапанкреатичного скупчення рідини, жовчних протоків, чи протоків підшлункової залози).

2. Терапевтичні покази:

1) холедохолітіаз;

2) гострий обтураційний холангіт (ургентний показ);

3) гострий біліарний панкреатит і гострий рецидивуючий панкреатит невідомої етіології;

4) стеноз жовчних шляхів непухлинного походження;

5) стеноз жовчних шляхів пухлинного походження (якщо пацієнту не показане хірургічне лікування);

6) ятрогенне пошкодження жовчних шляхів;

7) рак або аденома сосочка Фатера;

8) ретенційний синдром після холедоходуоденостомії;

9) хронічний панкреатит (панкреатична сфінктеротомія, евакуація конкрементів із панкреатичних шляхів, стентування головної протоки підшлункової залози);

10) псевдокіста підшлункової залози;

11) панкреатична нориця внаслідок пошкодження протоки підшлункової залози.

Протипокази

Як і при езофагогастродуоденоскопії, а також: стеноз верхнього відділу ШКТ (стравоходу, кардіального відділу, пілоричного відділу або цибулини дванадцятипалої кишки) з діаметром меншим, аніж діаметр гастродуоденоскопу; перфорація ШКТ; вагітність; нескореговані розлади гемостазу.

Ускладнення

Гострий панкреатит (як правило, легкого ступеня тяжкості, але може також закінчитися летально; кровотеча (як правило, припиняється самостійно), холангіт (часто у разі неефективного дренажу жовчі, у зв'язку з чим у цьому випадку показана антибіотикотерапія); перфорація (дуже рідко).

Підготовка пацієнта до обстеження

Як при езофагогастродуоденоскопії. Профілактика гострого ятрогенного панкреатиту: застосування у перипроцедурному періоді (найкраще безпосередньо перед втручанням) 100 мг диклофенаку *per rectum* і адекватна гідратація хворого, а у хворих, обтяжених високим ризиком, під час процедури додатково зважте стентування панкреатичної протоки.

2.3. Ендоскопія товстого кишківника (ректоскопія, ректороманоскопія, колоноскопія)

Покази

1. Покази до проведення діагностичної колоноскопії:

1) скринінгові обстеження здорової популяції з урахуванням чинників ризику;

2) шлунково-кишкова кровотеча (наявність крові у стільці або мелена, після виключення джерела у верхніх відділах ШКТ, позитивний результат аналізу калу на приховану кров, залізодефіцитна анемія невідомого походження);

3) зміна ритму дефекацій;

4) хронічний коліт (верифікація діагнозу, визначення ступеня прогресування);

5) клінічно значуща діарея невідомої етіології;

6) підозра на наявність органічного утворення на основі результату рентгенологічного дослідження кишківника.

2. Терапевтичні покази:

1) видалення поліпів і пухлинних утворень;

2) зупинка кровотеч із судинних мальформацій, виразок та пухлин, а також кровотеч після поліпектомії;

3) видалення сторонніх тіл;

4) дилятація та/або стентування стенозів пухлинного і непухлинного походження;

5) декомпресія гострої псевдообструкції (атонія і здуття ободової кишки, які можуть виникнути у пацієнтів з тяжкими системними захворюваннями, або після оперативних втручань) і завороту кишківника (у виняткових випадках).

3. Покази до проведення контрольної колоноскопії:

1) запальні захворювання кишківника;

2) стан після поліпектомії товстого кишківника;

3) стан після лікування з приводу раку товстого кишківника;

4) генетично зумовлений підвищений ризик новоутворення товстого кишківника.

Протипокази

Специфічні протипоказання до колоноскопії: перитоніт, перфорація кишківника, гострий дивертикуліт товстої кишки, блискавичний коліт.

Ускладнення

Виникають рідко. Перфорація кишківника, найчастіше в ректосигмоїдному вигині (особливо при наявності дивертикулів) або у сліпій кишці (під час поліпектомії); кровотеча, переважно пов'язана з поліпектомією. Кровотечі, що виникають під час або одразу після втручання, можна зазвичай зупинити ендоскопічно; грізними можуть бути пізні кровотечі, які виникають навіть через кільканадцять днів після поліпектомії.

Підготовка пацієнта

1. Прийом ліків → тактика, як і при езофагогастродуоденоскопії.

2. Ввечері напередодні та повторно вранці в день обстеження очисна клізма 120–150 мл фосфатів.

3. Напередодні сигмоїдоскопії і колоноскопії дієта з низьким вмістом клітковини, а також проносні засоби перорально — найчастіше макрогол (поліетиленгліколь [ПЕГ] т. зв. приготування розчином зі стандартним об'ємом (табл. 2-5, або, при необхідності, комбінація лимонної кислоти з оксидом магнію та пікосульфатом натрію (т. зв. препарати зі зниженим об'ємом. Пероральні проносні засоби, що містять фосфати не рекомендовані (ризик

Таблиця 2-5. Принципи підготовки до колоноскопії розчином поліетиленгліколю (ПЕГ), якщо планується провести процедуру до 14.00 год

напередодні колоноскопії

1) легкий сніданок, напр., чай, пшеничний хліб, твердий сир, яйце

2) між 13.00 і 15.00 год можна з'їсти суп (найкраще бульйон без овочів)

3) між 18.00 та 20.00 год необхідно випити 2 л розчину ПЕГ — 1 склянка на 15 хв

4) відтепер до колоноскопії їсти заборонено; можна (і навіть показано) пити прозорі негазовані напої в необмеженій кількості

в день обстеження

Вранці необхідно випити 1 л розчину ПЕГ (1 склянка на 15 хв). Прийом препарату слід завершити за 4 години до визначеного терміну дослідження.

Примітка: щоб покращити смак проносного засобу, можна додати до нього лимонний сік та вживати засіб охолодженим. В перервах між прийомом проносного засобу можна пити негазовану воду або прозорі фруктові соки (напр., яблучний). Можна також смоктати льодяник, цукор, мід.

Особам із масою тіла >80 кг слід випити 4 л розчину ПЕГ (3 л ввечері з 17:00 до 20:00 год та 1 л вранці).

[a] Якщо колоноскопія запланована після 14.00 год, увесь об'єм проносного засобу необхідно випити у день дослідження таким чином, щоб його прийом закінчити ≈4 год до початку дослідження. Дозування, підготовка і швидкість прийому проносного ЛЗ — як вказано вище. Дієтичні обмеження впродовж дня, що передує обстеженню, — як зазначено вище в пунктах 2 та 4.

розвитку дизелектролітемії і пошкодження нирок та можливість індукції ерозій слизової оболонки кишківника, що ускладнюють адекватний ендоскопічний та гістологічний аналіз; абсолютно протипоказані у хворих із серцевою, нирковою недостатністю, цирозом печінки або електролітними розладами.

4. Колоноскопія вимагає сильнішої седації з аналгезією →розд. 24.4 або загальної анестезії.

5. Положення пацієнта: ректоскопія — колінно-ліктьова позиція (випрямлення сигмоподібної кишки); колоноскопія — позиція лежачи на лівому боці.

2.4. Ендоскопія тонкого кишківника

Для оцінки тонкого кишківника використовують **ентероскопію** (із застосуванням спеціального ендоскопу, який вводять перорально чи ректально), або **капсульну ендоскопію** (із застосуванням безпровідної капсули, яку пацієнт проковтує).

Покази

1) кровотеча з ШКТ нез'ясованої етіології (після виключення кровотечі з верхніх та нижніх відділів ШКТ при рутинних ендоскопічних дослідженнях);

2) підозра на запальне захворювання тонкого кишківника (хвороба Крона, ушкодження кишківника внаслідок прийому НПЗП);

3) целіакія та інші синдроми мальабсорбції;

4) синдроми поліпозу ШКТ (сімейний аденоматозний поліпоз, синдром Пейтца-Єгерса);

5) підозра на пухлину тонкого кишківника;

6) діагноз, встановлений на підставі рентгенологічного дослідження тонкого кишківника, який підлягає верифікації.

Протипокази

1. **Протипоказання до проведення капсульної ендоскопії:** стеноз кишківника, розлади ковтання, розлади перистальтики, вагітність. Ендоскопічна капсула не порушує роботу імплантованих серцевих пристроїв (кардіостимулятор, кардіовертер-дефібрилятор, ресинхронізуючий пристрій).

2. **Протипокази до проведення ентероскопії:** такі як і до проведення ендоскопії верхніх відділів травного тракту і колоноскопії.

Підготовка пацієнта

1. **Капсульна ендоскопія:** рідка дієта напередодні обстеження і утримання від вживання їжі впродовж 8 год перед ковтанням капсули. За 3 дні до обстеження слід відмінити препарати заліза, а напередодні і у день обстеження — препарати, що покривають слизову оболонку (напр., сукральфат).

2. **Ентероскопія:** так, як і при ендоскопії верхніх відділів ШКТ та колоноскопії; зазвичай вимагає загальної анестезії.

Ускладнення

1. **Ускладнення капсульної ендоскопії:** застрягання капсули (0,75 %).

2. **Ускладнення ентероскопії:** кровотеча або перфорація (3–5 %), гострий панкреатит (≈2 %).

Основні принципи

1. Слід призначати лише ті лабораторні дослідження, результати яких допоможуть відповісти на істотні клінічні запитання і будуть мати значення у визначенні подальшої тактики ведення пацієнта.

2. Інтерпретуючи результати лабораторних досліджень, потрібно використовувати відповідні еталонні значення та рішення, які прийняті у місцевій лабораторії.

3. Якщо є сумніви щодо підготовки пацієнта до обстеження чи забору та передачі матеріалу, або у випадку, коли результат дослідження не відповідає клінічному стану пацієнта → потрібно особисто передзвонити у лабораторію.

Скорочення:

позначення досліджуваного матеріалу: СР — сироватка, **П** — плазма, **ВК** — венозна кров, **АК** — артеріальна кров, **КК** — капілярна кров, **С** — сеча, **С24 год** — сеча, зібрана за добу, **СЛ** — слина

інші: ♠ — зростання, **♦** — зниження/зменшення, **акт.** — активність, **конц.** — концентрація, **конц. макс.** — максимальна концентрація препарату в діапазоні доз, **конц. мін.** — мінімальна концентрація препарату в діапазоні доз

1. Дослідження біохімічні, гематологічні та коагулогічні

Показник [матеріал]	Показники норми	Інтерпретація результату
5-гідро-ксиіндолоцтова кислота (5-HIAA) [С24 год]	<0,05 ммоль/24 год (10 мг/24 год)	♠ карциноїд
17-карбоксильовані порфірини [С24 год]	залежно від методу	♠ пізня шкірна порфірія
D-димер [П]	<100–500 мкг/л (нг/мл), залежно від методу	вирішальне значення при виключенні венозної тромбоемболії у пацієнтів із малою або посередньою клінічною картиною ♠ ДВЗ-синдром; невелике підвищення — гострий коронарний синдром, запальні реакції, деякі злоякісні пухлини (напр., рак яєчників), вагітність
N-кінцевий пропептид проколагену типу I (PINP) [СР/П]	20–90 нг/л	♠ захворювання кісток — остеопороз, остеомаляція (первинний гіперпаратиреоз, хронічне захворювання нирок, дефіцит вітаміну D, пухлинні метастази)
N-кінцевий телопептид ланцюга α колагену типу I (NTX) [С]	<60 нмоль ВСЕ	♠ захворювання кісток — остеопороз, остеомаляція (первинний гіперпаратиреоз, хронічне захворювання нирок, дефіцит вітаміну D, пухлинні метастази)
α-фетопротеїн (AFP) [СР/П]	<10 мкг/л	♠ гепатоцелюлярний рак (карцинома), несеміномні ембріональні пухлини, рак жовчевих шляхів, підшлункової залози, цироз печінки, вірусний гепатит, вагітність

Показник [матеріал]	Показники норми	Інтерпретація результату
γ-глютаміл-трансфераза (GGT) [СР/П]	♂ <40 МО/л, ♀ <35 МО/л	↑ холестаз, алкогольна хвороба печінки, ураження гепатоцитів іншої етіології, пухлини, інфаркт міокарда (3–4-ий день)
δ-амінолевулінова кислота (ALA) [С24 год]	<49 мкмоль/24 год (<6,4 мг/24 год)	↑ змішана порфірія, гостра інтермітуюча, вроджена копропорфірія
адреналін [СР/П/С24 год]	30–85 нг/л <27 мкг/24 год	↑ феохромоцитома
адренокортикотропний гормон (АКТГ, ACTH) [П]	2,2–13,2 пмоль/л (10–60 нг/л)	<2 пмоль/л (10 нг/л) у осіб із гіперкортизолемією вказує на АКТГ-незалежний синдром Кушинга; >4 пмоль/л (20 нг/л) — АКТГ-залежний синдром Кушинга; 2–4 пмоль/л (10–20 нг/л) — показане виконання тесту із кортиколіберином (CRH)
активований частковий тромбопластиновий час (APTT) [П]	26–40 сек. (залежно від реагентів)	↑ дефіцит факторів згортання крові: VIII (гемофілія А), IX (гемофілія B), XI (гемофілія С), а також фактора X і протромбіну, афібриногенемія, гіпофібриногенемія, дисфібриногенемія, хвороба Віллебранда, наявність вовчакового антикоагулянту, лікування нефракціонованим гепарином (низькомолекулярний гепарин не змінює АЧТЧ), ДВЗ-синдром, дефіцит великомолекулярного кініногена і прекалікреїну чи фактору XII, вроджений або набутий дефіцит фактора V, можливий у осіб, лікованих антагоністами вітаміну K, а також при ураженні печінки або дефіциті вітаміну K
аланінамінотрансфераза (АЛТ, ALT) і аспартатамінотрансфераза (АСТ, AST) [СР/П]	<40 МО/л	↑ <5 ×, АСТ/АЛТ <1: хронічний вірусний гепатит типу В і С, гострий вірусний гепатит типу А-Е, спричинений EBV (вірусом Епштейна-Барра) або CMV (цитомегаловірусом — ЦМВ), ожиріння та жировий гепатоз, гемохроматоз, ушкодження ліками та токсинами, аутоімунний гепатит, дефіцит α₁-антитрипсину, хвороба Вільсона, целіакія ↑ <5 ×, AST/ALT >1: алкогольна хвороба печінки, ожиріння та жировий гепатоз, цироз печінки, геміоліз, міопатії, інфаркт міокарда, захворювання щитоподібної залози, фізичні навантаження, макро-АСТ (без клінічного значення) ↑ >15 ×: гострі вірусні гепатити типу А-Е, гепатити, викликані HSV, ураження ліками та токсинами, гостра ішемія печінки, аутоімунний гепатит, хвороба Вільсона, тромбоз печінкових вен (синдром Бадда-Кіарі), оклюзія печінкової артерії
альбумін [СР/П]	35–50 г/л (3,5–5 г/дл)	↓ нутритивна недостатність, важке ураження печінки, нефротичний синдром, ексудативна ентеропатія, запальні стани, вагітність, анальбумінемія

Показник [матеріал]	Показники норми	Інтерпретація результату
альдостерон [П/С24 год]	**140–560 пмоль/л** (5–20 нг/дл) [пмоль/л]/28 = [нг/дл] **14–53 нмоль/24 год** (5–19 мкг/24 год) [нмоль]/2,8 = [мкг]	↑ первинний гіперальдостеронізм, вторинний альдостеронізм (вазоренальна гіпертензія, злоякісна гіпертонія, пухлина, що секретує ренін, гіповолемія, цироз печінки, нефротичний синдром, серцева недостатність), синдром Барттера ↓ хвороба Аддісона, дієта, багата на натрій, терапія кортикостероїдами
аміак [П]	**15–45 мкмоль/л** (25,5–76,5 мкг/дл) [мкмоль/л] × 1,7 = [мкг/дл]	↑ важке ураження печінки
амікацин [СР/П]	конц. макс. **15–25 мг/л** конц. мін. **<5 мг/л**	діапазон терапевтичних концентрацій
амілаза [СР/П/С]	залежно від методу	↑ гострий панкреатит, загострення хронічного панкреатиту, інтрадуктальні папілярні муцинозні пухлини підшлункової залози, постзапальні кісти (псевдокісти) підшлункової залози, дисфункція сфінктера Одді панкреатичного типу, перфорація дванадцятипалої кишки, обструкція вивідних протоків та захворювання слинних залоз, хронічні захворювання нирок, захворювання печінки, алкоголізм, деякі злоякісні пухлини (рак легень, щитоподібної залози, печінки, товстої кишки, яєчників, простати), макроамілаземія — наявність амілази в комплексі з імуноглобулінами (у т. ч. при целіакії, моноклональних гамапатіях, лімфомах) ↓ муцинозно-кістозні пухлини підшлункової залози, серозно-кістозні пухлини підшлункової залози
аміодарон [СР/П]	конц. мін. **0,5–2 мкг/л**	діапазон терапевтичних концентрацій
антиген СА 125 [СР/П]	залежно від методу	↑ рак яєчників, тіла матки, маткової труби, молочної залози, легені, стравоходу, шлунка, печінки і підшлункової залози; менструація, вагітність, фіброми, кісти яєчників, запальні захворювання тазових органів, цироз печінки, асцит, випіт у плевральній порожнині або перикарді, ендометріоз; інтерпретація разом з концентрацією антигену НЕ4 з використанням алгоритму ROMA
антиген СА 15–3 і антиген СА 27–29 [СР/П]	залежно від методу	↑ рак молочної залози, рак товстого кишківника, шлунку, печінки, легенів, яєчників і простати, захворювання молочної залози, печінки і нирок, полікістоз яєчників
антиген СА 19–9 [СР/П]	залежно від методу	↑ рак підшлункової залози, рак жовчних шляхів, рак товстого кишківника, стравоходу, печінки; панкреатит, захворювання жовчних шляхів, цироз печінки

Показник [матеріал]	Показники норми	Інтерпретація результату
антиген HE4 [СР/П]	залежно від методу	↟ рак яєчників; інтерпретація разом з концентрацією антигену CA 125 з використанням алгоритму ROMA
антимюллерів гормон (AMH) [П]	K (медіана) 2,4 нг/мл	↡ недостатність яєчників ↟ синдром полікістозних яєчників
антитромбін (AT) [П]	конц. 0,19–0,31 г/л акт. 80–120 % норми	↟ лікування антагоністами вітаміну K або пероральними антикоагулянтами, які не є антагоністами вітаміну K, холестаз ↡ вроджена недостатність AT, важке ураження печінки, нефротичний синдром, ексудативна ентеропатія, синдром дисемінованого внутрішньосудинного згортання (ДВЗ), сепсис, великі хірургічні втручання, політравма, прийом естрогенів, лікування нефракціонованим гепарином, вагітність
антитіла до рецептора тиреотропного гормона (anty-TSHR, TRAB) [СР/П]	<1 МО/л (залежно від методу)	↟ хвороба Грейвса-Базедова
антитіла до тиреоглобуліну (anty-Tg) [СР/П]	<100 МО/мл	↟ аутоімунне захворювання щитоподібної залози
антитіла до тиреопероксидази (anty-TPO) [СР/П]	залежно від методу	↟ аутоімунний тиреоїдит (хвороба Хашимото), хвороба Грейвса-Базедова, післяпологовий тиреоїдит
антитіла до циклічного цитрулінованого пептиду (ACPA) [СР/П]	<5 RU/мл	↟ ревматоїдний артрит
антитіла до цитоплазми нейтрофілів (ANCA) [СР/П]	<10 (1/10)	↟ c-ANCA: гранулематоз Вегенера, мікроскопічний васкуліт, синдром Чарга-Страусса, підгострий гломерулонефрит, імунні реакції, що викликані ЛЗ, виразковий коліт, хвороба Крона, аутоімунні захворювання печінки, ревматоїдний артрит, ВІЛ-інфекція
антиядерні антитіла (ANA) [СР/П]	ANA титр <1/40 (клінічне значення має титр >1/160) anty-ENA (ELISA) — демонстрація антигенної специфічності антитіла anty-dsDNA: RIA <10 ОД/мл, непряма імунофлюорисценція — титр <1:10, ELISA — залежно від виробника	↟ системний червоний вовчак, постмедикаментозний вовчак, антифосфоліпідний синдром, системна склеродермія, поліміозит і дерматоміозит, синдром Шегрена, змішане захворювання сполучної тканини, ревматоїдний артрит, ювенільний ідіопатичний артрит, синдром Рейно, також при різних клінічних станах (як правило, не мають діагностичного значення), зокрема такі, як інфекція (напр., туберкульоз, вірусний гепатит, сифіліс, паразитарні захворювання), новоутвори (напр., рак молочної залози, рак передміхурової залози, лейкоз, лімфома Ходжкіна), захворювання печінки і легенів, захворювання шкіри (напр., псоріаз, червоний плоский лишай), стан після трансплантації органів, використання деяких ЛЗ, зокрема гідралазину, інші аутоімунні захворювання (напр., первинний біліарний цироз печінки, хвороба Аддісона, хвороба Хашимото, імунна тромбоцитопенічна пурпура, аутоімунна гемолітична анемія, цукровий діабет типу 1), фіброміалгія, ВІЛ-інфекція

Показник [матеріал]	Показники норми	Інтерпретація результату
аполіпопротеїд AI (apo AI) [СР/П]	>125 мг/дл	⬇ атерогенна дисліпідемія, сімейна гіпоальфаліпопротеїнемія, тангєрська хвороба, сімейний дефіцит лецитин-холестерол-ацилтрансферази (LCAT), хвороба риб'ячого ока
аполіпопротеїд B (apo B) [СР/П]	при серцево-судинному ризику дуже високому — <80 мг/дл при високому — <100 мг/дл	⬆ сімейна гіперхолестеринемія, сімейний дефект аполіпопротеїну B100, полігенна гіперхолестеринемія, гіпотиреоз, нефротичний синдром, хронічні захворювання нирок, захворювання печінки, які супроводжуються холестазом, ліки (прогестагени, ГК, інгібітори протеаз, що застосовуються для лікування ВІЛ-інфекції) ⬇ гіпертиреоз, маніфестований цироз та інші серйозні ушкодження тканини печінки, сепсис, кахексія
білок C [П] білок S [П]	конц. 3–6 мг/л, акт. 70–140 % норми конц. 20–25 мг/л (40 % вільний білок), акт. 60–120 % норми, 75–120 % норми	⬇ дефіцит вітаміну К, лікування антагоністами вітаміну К, захворювання печінки, ДВЗ-синдром, сепсис, пероральне застосування контрацептивів, вроджена недостатність білка, вагітність
вальпроєва кислота [СР/П]	конц. мін. 50–100 мг/л	діапазон терапевтичних концентрацій
ванілілміндальна кислота [С24 год]	<6,6 мг/24 год	⬆ феохромоцитома
вільний гемоглобін [СР/М]	[СР] 2–7 мг/дл [М] відсутній	⬆ гемолітичний синдром
вільний тестостерон [СР/П]	♂ 174–792 пмоль/л (50–210 нг/л), ♀ <29,5 пмоль/л (<8,5 нг/л)	
вільний тироксин (FT4) [СР/П]	10–25 пмоль/л (8–20 нг/л)	⬆ гіпертиреоз ⬇ гіпотиреоз
вільний трийодтиронін (FT3) [СР/П]	2,25–6 пмоль/л (1,5–4 нг/л)	⬆ гіпертиреоз ⬇ гіпотиреоз
вітамін B$_{12}$ [СР/П]	148–740 пмоль/л (200–1000 нг/л)	⬇ строге вегетаріанство, алкоголізм, анемія Аддісона і Бірмера, вроджений дефіцит/дефект фактора Кастла, стани після резекції шлунка, стани після резекції клубової кишки, хвороба Крона, дефіцит транскобаламіну II
вітамін D (25(OH)D) [СР/П]	75–200 нмоль/л (30–80 нг/мл)	⬆ надмірне споживання вітаміну D з продуктами харчування, надмірне гідроксилювання вітаміну D гранульомами і при первинному гіперпаратиреозі ⬇ недостатнє споживання вітаміну D, зниження гідроксилювання вітаміну D при гіпопаратиреозі

Показник [матеріал]	Показники норми	Інтерпретація результату
газометрія [АК, КК]	→табл. 19.2-1	
гаптоглобін [СР/П]	70–150 мг/дл	⬆ реакція гострої фази (запалення, інфекції) ⬇ гемолітичний синдром, важке захворювання печінки
гемопексин [СР/П]	5–15 мг/дл	⬇ важкий гемолітичний синдром
гепцидин-25 [S/O]	залежно від методу	⬆ інфекції та запалення, хронічне захворювання нирок, анемія хронічних захворювань ⬇ вроджений гемохроматоз, таласемія, залізодефіцитна анемія
глюкоза [СР/П]	3,9–5,5 ммоль/л 70–100 мг/дл [ммоль/л] × 18 = [мг/дл]	⬆ аномальна глікемія натще (5,6–6,9 ммоль/л), порушення толерантності до глюкози (7,8–11,1 ммоль/л на 120 хв перорального тесту на толерантність до глюкози); цукровий діабет (≥7,0 ммоль/л натще [2-кратно], >11,1 ммоль/л на 120 хв перорального тесту на толерантність до глюкози) ⬇ гіпоглікемічні стани (інсулінома, реактивна гіпоглікемія)
глікований гемоглобін (HbA1c) [ВК]	критерії компенсації вуглеводного обміну у пацієнтів з цукровим діабетом: ≤7,0 % (53 ммоль/л) — загальні критерії, ≤6,5 % (48 ммоль/л) — цукровий діабет 1 типу, короткочасний цукровий діабет 2 типу, цукровий діабет у дітей та молоді (незалежно від типу), жінки з цукровим діабетом, які планують вагітність (≤6,0 % [42 ммоль/моль], у II і III триместрі) ≤8,0 % (64 ммоль/моль) — пацієнти похилого віку або з цукровим діабетом, ускладненим макроангіопатією і/або іншими захворюваннями	⬆ некоригований діабет
гомованілінова кислота [С24 год]	<6,9 мг/24 год	⬆ феохромоцитома
гомоцистеїн (Нсу) [П]	5–15 мкмоль/л	⬆ зниження активності ферментів, які беруть участь у метаболізмі гомоцистеїну (мутації метиленотетрагідрофоланредуктази, β-цистатіонінсинтази), дефіцит вітамінних кофакторів — фолієвої кислоти, вітамінів В6 або В12, застосування антагоністів фолієвої кислоти (напр., метотрексат), ниркова недостатність, гіпотиреоз, хронічне запалення та аутоімунні захворювання

Показник [матеріал]	Показники норми	Інтерпретація результату
гормон росту	0–3 мкг/л (0–9 мМОд/л) (у звичайних умовах)	з метою діагностики дефіциту GH (ГР) або надлишку (акромегалії) — проводять тести стимуляції або пригнічення виділення GH (ГР)
гістамін [П] **метилгістамін** [С]	<1 нг/мл 30–200 мкг/г креатиніну	↑ анафілактична реакція, системний мастоцитоз
дезоксипіридинолін (DPD) [С]	3–8 нмоль/ммоль креатиніну	↑ захворювання кісток — остеопороз, остеомаляція (первинний гіперпаратиреоз, хронічне захворювання нирок, дефіцит вітаміну D, пухлинні метастази)
десіалований трансферин (десіалотрансферин) вуглеводи з дефіцитом трансферину (CDT) [СР/П]	залежно від методу	↑ хронічне зловживання алкоголем
дигідроепіандростерон незв'язаний (DHEA) [СР/П]	♂♀ 2–10 мкмоль/л (200–900 нг/дл)	↑ рак наднирників, вірилізуючі пухлини наднирників, вроджена гіперплазія кори надниркових залоз з дефіцитом 21-гідроксилази і 11β-гідроксилази
дигідроепіандростерон сульфат (DHEA-S) [СР/П]	♂ 3–12 мкмоль/л (110–470 мкг/дл) ♀ 2–10 мкмоль/л (75–370 мкг/дл)	
допамін [СР/П/С24 год]	30–85 нг/л; <500 мкг/24 год	↑ феохромоцитома
дігоксин [СР/П]	конц. мін. 0,8–1,2 мкг/л	діапазон терапевтичних концентрацій
еластаза I (панкреатична) [кал]	>200 мкг/г калу	↓ екзокринна недостатність підшлункової залози
еритропоетин (ЕРО) [СР/П]	6–25 ОД/л	↑ залізодефіцитна анемія, гемолітична анемія, апластична анемія, значна тканинна гіпоксія, захворювання серця, легень, вторинні поліцитемії ↓ анемія при нирковій недостатності, справжня поліцитемія
естрадіол [СР/П]	фолікулярна фаза 110–440 пмоль/л (30–120 нг/л) овуляція 477–1358 пмоль/л (130–370 нг/л) лютеїнова фаза 257–917 пмоль/л (70–250 нг/л)	↓ ендокринна гіпофункція яєчників

Показник [матеріал]	Показники норми	Інтерпретація результату
загальний аналіз крові (морфологія) [ВК]		
еритроцити	♂ 4 200 000–5 400 000/мкл, ♀ 3 500 000–5 200 000/мкл	↑ анемія, гіпергідратація, вагітність ↓ істинна поліцитемія, вторинна поліцитемія, псевдополіцитемія
гемоглобін	♂ 14–18 г/дл (8,7–11,2 ммоль/л), ♀ невагітні 12–16 г/дл (7,5–9,9 ммоль/л), вагітні 11–14 г/дл (6,9–8,8 ммоль/л)	
гематокрит	♂ 40–54 % (0,41–0,54), ♀ 37–47 % (0,37–0,47)	
середній вміст гемоглобіну в еритроциті (МСН)	27–31 пг	↑ вроджений і спадковий сфероцитоз (при аутоімунній гемолітичній анемії) ↓ залізодефіцитна анемія, таласемія, анемія хронічних захворювань
середня концентрація гемоглобіна в еритроциті (МСНС)	32–36 г/дл кров'яних тілець (20–22 ммоль/л кров'яних тілець)	
середній об'єм еритроцита (МСV)	82–92 фл (фемтолітри)	↑ макроцитоз (>100 фл →табл. 15.1-1); якщо незначний відсоток макроцитів, MCV може бути в нормі ↓ мікроцитоз (→табл. 15.1-1); якщо незначний відсоток мікроцитів MCV може бути в нормі
коефіцієнт варіації відносної ширини розподілу еритроцитів за об'ємом (RDW-CV)	11,5–14,5 %	↑ дефіцитні анемії, стан після переливання еритроцитарної маси
ретикулоцити	5–15 ‰ (0,5–1,5 %) кількості еритроцитів, 20 000–100 000/мкл	↑ анемії: гемолітична, гостра постгеморагічна, дефіцитні після лікування (залізо, фолієва кислота, вітамін В$_{12}$), після спленектомії, пухлинні метастази у кістки, лікування еритропоетином, після трансплантації гемопоетичних клітин ↓ апластична анемія, апластичні кризи при гемолітичних анеміях, некоригована анемія внаслідок дефіциту вітаміну В$_{12}$
лейкоцити	4000–10 000/мкл	зміни загальної кількості лейкоцитів завжди слід розглядати разом зі змінами кількості їх субпопуляцій: ↑ збільшення субпопуляції лейкоцитів (→нижче) або поява атипових клітин (молодих форм лінії нейтрофілів [зсув відсоткового значення вліво] або клітин, що з'являються при лейкозі) ↓ зменшення найбільших субпопуляцій лейкоцитів — нейтрофілів або лімфоцитів (→нижче)

Показник [матеріал]	Показники норми	Інтерпретація результату
нейтрофіли	1800–8000/мкл, 60–70 %	↑ гостра бактеріальна інфекція, мієлоїдні лейкемії, надлишок кортикостероїдів (синдром Кушинга), ревматоїдний артрит, подагра, травми (стрес), стан після масивної крововтрати, отруєння (напр., важкими металами, чадним газом), діабетичний кетоацидоз, уремія, печінкова кома ↓ апластична анемія, гострі лейкемії, мієлодиспластичні синдроми, вірусні інфекції, хіміотерапія і променева терапія, аутоімунні захворювання, ЛЗ
еозинофіли	50–400/мкл, 2–4 %	↑ розд. 15.9; Диференційна діагностика
базофіли	0–300/мкл, 0–1 %	↑ хронічна мієлоїдна лейкемія, хронічна мієломоноцитарна лейкемія, гостра базофільна лейкемія, істинна поліцитемія
лімфоцити	1000–5000/мкл, 20–45 %	↑ хронічні бактеріальні інфекції, вірусні гепатити, множинна мієлома, лімфоїдні лейкемії, вірусні інфекції (інфекційний мононуклеоз, епідемічний паротит, кір та ін.) ↓ системні захворювання сполучної тканини, вірусні інфекції (HIV), сепсис, ниркова, печінкова недостатність, саркоїдоз, синдром Кушинга, внаслідок лікування ГК, хіміотерапія і радіотерапія, лімфопроліферативні пухлини, вроджені імунодефіцити (агамаглобулінемія, синдром ДіДжорджі)
моноцити	30–800/мкл, 4–8 %	↑ → розд. 15.11; Диференційна діагностика
тромбоцити	150 000–400 000/мкл; великі пластинки (>12 фл) <30 %	↑ тромбоцитози →розд. 15.7 ↓ тромбоцитопенії →розд. 15.19
середній об'єм тромбоцитів (MPV)	7,5–10,5 фл	↑ говорить про втрату або руйнування тромбоцитів ↓ вказує на порушення тромбопоезу
загальний білок [CP]	60–80 г/л (6,0–8,0 г/дл)	↑ множинна мієлома, макроглобулінемія Вальденстрема, зневоднення ↓ нутритивна недостатність, важкі захворювання печінки, нефротичний синдром, ексудативні ентеропатії, гіпергідратація
загальний білок, електрофоретичний поділ [CP]	альбумін 55–69 % глобуліни α₁ 1,6–5,8 % глобуліни α₂ 5,9–11 % глобуліни β 7,9–14 % глобуліни γ 11–18 %	→ альбумін, імуноглобуліни ↑ α₁, — гострий запальний процес ↑ β, γ — хронічний запальний процес ↑ γ — гепатит, цироз печінки, множинна мієлома ↑ α₂, β і ↓ γ — нефротичний синдром ↓ γ — гіпогамаглобулінемія
загальний білірубін [CP/П]	5,1–20,5 мкмоль/л (0,3–1,2 мг/дл) [мкмоль/л]/17 = [мг/дл]	↑ внутрішньосудинний гемоліз, вроджені гіпербілірубінемії, цироз печінки, токсичне ураження паренхіми печінки, пухлини печінки, синдром Бадда-Кіарі, серцева недостатність, жовтяниця вагітних, холедохолітіаз, холангіт, пухлини жовчних протоків, рак підшлункової залози

Показник [матеріал]	Показники норми	Інтерпретація результату
загальний кальцій [СР/П/С24 год] **іонізований кальцій** [СР/П/С24 год]	2,25–2,75 ммоль/л (9–11 мг/дл) <5 ммоль/24 год (200 мг/24 год) 1,0–1,3 ммоль/л (4–5,2 мг/дл) [ммоль/л] × 4 = [мг/дл]	⬆ гіперкальціємії →розд. 19.1.6.2 ⬇ гіпокальціємії →розд. 19.1.6.1
загальний порфирин [С24 год]	<120 нмоль/24 год (<100 мкг/24 год)	⬆ вроджена еритропоетична порфірія
загальний холесте-рин [СР/П]	3,0–24,9 ммоль/л (114–190 мг/дл) [ммоль/л] × 38,5 = [мг/дл]	⬆ сімейна гіперхолестеринемія, сімейний дефект аполіпопротеїну В100, полігенна гіперхолестеринемія, гіпотиреоз, нефротичний синдром, хронічні захворювання нирок, захворювання печінки, які супроводжуються холестазом, ліки (прогестагени, ГК, інгібітори протеаз, що застосовуються для лікування ВІЛ-інфекції) ⬇ гіпертиреоз, маніфестований цироз та інші серйозні ушкодження тканини печінки, сепсис, кахексія
залізо [СР/П]	11–33 мкмоль/л (60–180 мкг/дл) [мкмоль/л] × 5,45 = [мкг/дл]	⬆ гемохроматоз, гемосидероз, анемії (гемолітична, мегалобластична, апластична, сидеробластична), мієлодиспластичні синдроми ⬇ дефіцит заліза →розд. 15.1.2, анемія хронічних захворювань, справжня поліцитемія
залізо, загальна залізозв'язуюча здатність сироватки (TIBC) [СР/П]	♂ 45–70 мкмоль/л (251–391 мкг/дл), ♀ 40–80 мкмоль/л (223–446 мкг/дл) [мкмоль/л] × 5,45 = [мкг/дл]	⬆ дефіцит заліза → розд. 15.1.2 ⬇ гемохроматоз, гемосидероз
залізо, залишкова залізозв'язуюча здатність сироватки (UIBC) [СР/П]	27–60 мкмоль/л (147–327 мкг/дл) [мкмоль/л] × 5,45 = [мкг/дл]	
залізо, насичення трансферином (TfS) [СР/П]	20–45 %	⬆ гемохроматоз, гемосидероз, сидеробластична анемія ⬇ дефіцит заліза, анемії при хронічних захворюваннях, інфекції та запалення
зворотній трийодти-ронін (rT3) [СР/П]	0,1–0,3 мкг/л (0,15–0,45 нмоль/л)	⬆ важкі екстратиреоїдальні захворювання
ізокопропорфірини [С24 год, кал]	залежно від методу	⬆ вроджена еритропоетин порфірія

Показник [матеріал]	Показники норми	Інтерпретація результату
імуноглобуліни А (IgA) [СР]	0,7–5,0 г/л	⬆ **поліклональні** — гострі та хронічні запальні захворювання, паразитарні захворювання, цироз печінки, СНІД, аутоімунні захворювання, саркоїдоз; **моноклональні** — плазмоцитома (множинна мієлома), хвороба важких ланцюгів, макроглобулінемія Вальденстрема, лімфоми
імуноглобуліни D (IgD) [СР]	0,04–0,4 г/л	
імуноглобуліни G (IgG) [СР]	7–16 г/л	⬇ **первинні** — агаммаглобулінемія зчеплена з Х-хромосомою (синдром Брутона), синдром дефіциту антитіл, синдром надлишку IgM (гіпер-IgM-синдром), ізольований дефіцит IgA, ізольований дефіцит IgM, дефіцит підкласів IgG, синдром дефіциту аденозиндезаміна- зи, синдром імунодефіциту з ангіоматозом і атаксією, імунодефіцит із тромбоцитопенією; **вторинні** — пухлини лімфатичної та ретику- лоендотеліальної системи, мієлома, нутритив- на недостатність, ентеропатії із втратою білка, нефротичний синдром, опіки, хіміотерапія та променева терапія, лікування ГК та імуносу- пресії після трансплантації органів, спленекто- мія, злоякісна анемія, тимома, вірусні інфекції (вірус Епштейна-Барра, краснуха, кір)
імуноглобуліни М (IgM) [СР]	0,4–2,8 г/л	
імуноглобуліни Е (IgE), загальний [СР]	≈0,3 мг/л	⬆ атопія, паразитарні інвазії, алергічний брон- холегеневий аспергільоз, інфекційний моно- нуклеоз, пухирчатка, деякі вроджені імуноде- фіцити у дітей, лімфопроліферативні захво- рювання (лімфома Ходжкіна, мієлома IgE), медикаментозний інтерстиціальний нефрит, нефротичний синдром, алкогольний цироз печінки, посттравматична реакція (стрес)
інгібітор компонен- та С1 системи ком- плементу [СР/П]	0,2–0,36 г/л	⬇ вроджений та набутий набряк Квінке
інсулін [СР/П] (натще)	3–17 мМО/л (18–102 пмоль/л)	⬆ *інсулінома*, резистентність до інсуліну, ЛЗ (похідні сульфонілсечовини) ⬇ діабет I типу та LADA
кальцитонін [СР/П]	залежно від методу	⬆ медулярний рак щитоподібної залози (дуже висока концентрація), дрібноклітинний рак легені, рак підшлункової залози, хронічні захворювання нирок
калій (K+) [СР/П/ВК/КК]	3,8–5,5 ммоль/л	⬆ причини гіперкаліємії →розд. 19.1.4.2 ⬇ причини гіпокаліємії →розд. 19.1.4.1
карбамазепін [СР/П]	конц. мін. 4–10 мг/л	діапазон терапевтичних концентрацій
кисла фосфатаза [СР/П]	♂ <6,5 МО/л, ♀ <5,5 МО/л	⬆ захворювання кісток — остеолітичні зміни, запалення, рак передміхурової залози
копропорфірини [С24 год]	21–119 нмоль/24 год (14–78 мкг/24 год)	⬆ змішана порфірія, вроджена копропорфірія

Показник [матеріал]	Показники норми	Інтерпретація результату
кортизол [СР/П/С24 год]	[СР/П] **138–692 нмоль/л** (5–25 мкг/дл), [С] **220–330 нмоль/24 год** (80–120 мкг/24 год) (залежно від методу визначення) [СЛ] **0,3–4,3 нмоль/24 год** (10,9–156 нг/дл)	⬆ гіперфункція кори наднирників (найчастіше синдром Кушинга) ⬇ гіпофункція кори наднирників
косинтетази уропор-фіногену III [ВК]	залежно від методу	⬇ вроджена еритропоетична порфірія
креатинкіназа (СК) [СР/П] **креатинкіназа МВ (СК-МВ)** [СР/П]	♂ 24–195 МО/л, ♀ 24–170 МО/л <12 МО/л	⬆ пошкодження скелетних м'язів — травма, внутрішньом'язові ін'єкції, значні фізичні навантаження, судоми, запальні процеси м'язів (напр., поліміозит), м'язова дистрофія, міотонії, ЛЗ (статини, фібрати, нейролептики), наркотики (героїн, амфетаміни), отруєння алкоголем, чадним газом, захворювання серця (інфаркт міокарда, міокардит), тромбоемболія легеневої артерії; результати можуть бути переоцінені при наявності крупномолекулярних форм фермен-ту, т. зв. макро-СК або ізоферменту СК-ВВ
креатинкіназа МВ (СК-МВmass) [СР/П]	♂ <5 мкг/л, ♀ <4 мкг/л	⬆ інфаркт міокарда, шлуночкова тахікардія, міокардит, гостра серцева недостатність, кардіотоксичні ЛЗ, травми серця (коронарна ангіопластика, абляція, реанімаційні заходи, кардіоверсія), тромбоемболія легеневої арте-рії, хронічне захворювання нирок, гіпотиреоз
креатинін [СР/П]	**53–115 мкмоль/л** (0,6–1,3 мг/дл) [мкмоль/л]/88 = [мг/дл]	⬆ зниження швидкості клубочкової фільтрації; концентрація залежить від м'язової маси; результати завищують гемоліз і високий рівень HbF, а знижує гіпербілірубінемія
кісткова лужна фосфатаза (BALP) [СР/П]	<150 МО/л	⬆ захворювання кісток — остеопороз, остео-маляція (первинний гіперпаратиреоз, хронічне захворювання нирок, дефіцит вітаміну D, пухлинні метастази)
лактат [П/ВК/КК]	0,5–1,5 ммоль/л	⬆ тканинна гіпоксія (дихальна недостатність, серцева недостатність), ниркова недостатність, печінкова недостатність, лікарські препарати (бігуаніди, саліцилати, ізоніазид)
лактатдегідрогеназа (LDH) [СР/П]	<480 МО/л	⬆ захворювання печінки з ушкодженням гепатоцитів, гіпоксія (гіпотензія, шок, дихальна недостатність), гемоліз, мегалобластна анемія, інфекційний мононуклеоз, інфаркт міокарда, інфаркт легені, а також інші захворювання легенів, інфаркт нирки, пухлини, епілептичний статус та інші захворювання ЦНС, гострий панкреатит, захворювання скелетних м'язів, травми, колагенози, кишкова непрохідність

Показник [матеріал]	Показники норми	Інтерпретація результату
лужна фосфатаза (ALP) [СР/П]	<270 МО/л	↗ холестаз (медикаментозний, обструкція жовчних шляхів, первинний біліарний цироз печінки, первинний склерозуючий холангіт, синдром інволюції жовчних шляхів), гепатити, цироз печінки, інфільтративні захворювання печінки (саркоїдоз, туберкульоз, грибкові інфекції, інші гранулематозні захворювання, амілоїдоз), лімфоми, гепатоцелюлярна карцинома, пухлинні метастази, кісткові захворювання, хронічні захворювання нирок, серцева недостатність
лужна фосфатаза гранулоцитів (нейтрофілів) [FAG] [ВК]	10–100 ОД	↗ лейкемоїдна реакція, ідіопатичний мієлофіброз кісткового мозку, еритролейкемія та істинна поліцитемія, лімфома Ходжкіна, інфекції, цукровий діабет, гіпертиреоз ↘ хронічна фаза хронічної мієлоїдної лейкемії, вірусний гепатит, інфекційний мононуклеоз, кандидоз шкіри і слизових оболонок, пароксизмальна нічна гемоглобінурія, деякі випадки панцитопенії, впливу іонізуючого випромінювання
лютеїнізуючий гормон (ЛГ, LH) [П]	фолікулярна фаза 0,2–26 МО/л овуляція 25–57 МО/л після менопаузи 8–102 МО/л	↗ недостатність функції яєчників ↘ гіпофункція гіпофіза/гіпоталамуса
ліпаза [СР/П]	залежить від методу	↗ панкреатит, кишкова непрохідність, перфорація виразки дванадцятипалої кишки і перитоніт, непрохідність протоки підшлункової залози
ліпопротеїни високої щільності (HDL-C) [СР/П]	♂ >1,0 ммоль/л (40 мг/дл), ♀ >1,3 ммоль/л (50 мг/дл) [ммоль/л] × 38,5 = [мг/дл]	↘ атерогенна дисліпідемія, сімейна гіпоальфаліпопротеїнемія (недостатність аполіпопротеїну AI), хвороба острова Танґер (дефіцит внутрішньоклітинного білка, що переносить ефіри холестерину, ABC1), родинний дефіцит лецитинацилотрансферази: холестерин (LCAT), хвороба риб'ячого ока (часткова недостатність лецитинацилотрансферази (LCAT)
ліпопротеїни низької щільності (LDL-C) [СР/П]	при дуже високому серцево-судинному ризику: 1,8 ммоль/л (70 мг/дл) при високому серцево-судинному ризику: <2,5 ммоль/л (100 мг/дл) при помірному серцево-судинному ризику: <3 ммоль/л (115 мг/дл) [ммоль/л] × 38,5 = [мг/дл]	
літій (Li) [СР/П]	конц. мін. 0,3–1,3 ммоль/л	діапазон терапевтичних концентрацій

Показник [матеріал]	Показники норми	Інтерпретація результату
магній (Mg) [СР/П]	0,8–1,0 ммоль/л	↑ ниркова недостатність, хвороба Аддісона, діабетичний кетоацидоз, передозування препаратів магнію ↓ голодування, синдром мальабсорбції, алкоголізм, первинний гіперальдостеронізм, гіпопаратиреоз, гіпертиреоз
метгемоглобін [ВК]	0,2–1,0 % загального Hb	↑ ЛЗ (натрію нітропрусид, фенацетин, сульфаніламіди, лідокаїн, бензокаїн), нітрати, нітрити, анілін, вроджений дефіцит b5-цитохромредуктази, гемоглобін М
метилмалонова кислота (ММА) [СР/П]	≤0,3–0,6 мкмоль/л залежно від методу	↑ дефіцит вітаміну B_{12}, ниркова недостатність, вроджений дефіцит активності метилмалоніл-КоА-мутази, порушення синтезу аденозилкобаламіну та метилкобаламіну
метоксиадреналін [С24 год]	<320 мкг/24 год	↑ феохромоцитома
метоксинорадреналін [С24 год]	<390 мкг/24 год	↑ феохромоцитома
мікофенолова кислота [СР/П]	конц. мін. 1–4 мг/л	діапазон терапевтичних концентрацій
міоглобін [СР/П/С]	<70–110 мкг/л (залежно від методу) <17 мкг/г креатиніну	↑ пошкодження скелетних м'язів — травма, внутрішньом'язові ін'єкції, значні фізичні навантаження, судоми, запальні процеси м'язів (напр. поліміозит), м'язова дистрофія, міотонії, ЛЗ (статини, фібрати, нейролептики), наркотики (героїн, амфетаміни), отруєння алкоголем, чадним газом, гіпотермія, гіпотиреозний метаболічний криз, інфаркт міокарда, міокардит, тромбоемболія легеневої артерії
натрій (Na⁺) [СР/П/ВК/КК]	135–145 ммоль/л	↑ причини гіпернатріємії →розд. 19.1.3.2 ↓ причини гіпонатріємії →розд. 19.1.3.1
натрійуретичний пептид типу В (BNP), N-кінцевий фрагмент proBNP (NT-proBNP) [СР/П]	BNP 0,5–30 пг/мл (0,15–8,7 пмоль/л) NT-proBNP 68–112 пг/мл (8,2–13,3 пмоль/л) значення, які є вирішальними при діагностиці серцевої недостатності →розд. 2.19.1	↑ серцева недостатність, інфаркт міокарда, гіпертрофія лівого шлуночка, гіпертрофічна кардіоміопатія, миготлива аритмія, артеріальна гіпертензія, тромбоемболія легеневої артерії, легенева гіпертензія, гіпертиреоз, синдром Кушинга, первинний гіперальдостеронізм, цироз печінки, ниркова недостатність, субарахноїдальний крововилив, літній вік ↓ ожиріння
не-ліпопротеїни високої щільності (non-HDL-C) [СР/П]	<2,5 ммоль/л (100 мг/дл) при дуже високому серцево-судинному ризику <3,4 ммоль/л (130 мг/дл) при високому серцево-судинному ризику [ммоль/л] × 38,5 = [мг/дл]	

Показник [матеріал]	Показники норми	Інтерпретація результату
нейтрофільний желатиназо-асоційований ліпокалін (NGAL) [СР/П/С]	залежно від методу	⬆ гостра ниркова недостатність
неорганічні фосфати (Pi) [СР/П/С24 год]	0,9–1,6 ммоль/л (2,8–5,0 мг/дл) 15–30 ммоль/24 год (466–931 мг/24 год) [ммоль/л] × 3,1 = [мг/дл] 1 ммоль = 31 мг	⬆ ниркова недостатність, гіпопаратиреоз (⬇ Pi у сечі), псевдогіпопаратиреоз ⬇ первинний гіперпаратиреоз (⬆ Pi у сечі)
непрямий білірубін (незв'язаний) [СР/П]	3,4–13,7 мкмоль/л (0,2–0,8 мг/дл) [мкмоль/л]/17 = [мг/дл]	⬆ внутрішньосудинний гемоліз, вроджені гіпербілірубінемії, цироз печінки, токсичне ураження паренхіми печінки, пухлини печінки, синдром Бадда-Кіарі, серцева недостатність, жовтяниця вагітних
норадреналін [СР/П/С24 год]	18–275 нг/л <97 мкг/24 год	⬆ феохромоцитома
оксалати [С24 год]	0,18–0,45 ммоль/24 г (16–40 мг)	⬆ первинна і вторинна гіпероксалурія
осмоляльність [СР]	285–295 мОсм/кг H_2O	⬆ зневоднення, гіпертонічна гіпергідратація (значна гіперглікемія, отруєння метанолом, етиленгліколем) ⬇ зневоднення, гіпотонічна гіпергідратація
остеокальцин [СР/П]	залежно від методу	⬆ захворювання кісток — остеопороз, остеомаляція (первинний гіперпаратиреоз, хронічне захворювання нирок, дефіцит вітаміну D, пухлинні метастази)
паратгормон (PTH) [П]	*intact* PTH 1,1–6,7 пмоль/л (10–60 пг/мл) *bio intact* PTH 0,7–4,1 пмоль/л (6–37 пг/мл)	⬆ гіперпаратиреоз, секреція ПТГ екстрапаращитовидною пухлиною ⬇ гіпопаратиреоз
паратгормонподібний пептид (PTHrP) [СР/П]	<1,5 пмоль/л	⬆ позапаращитовидні пухлини (напр. рак легені, молочної залози, нирок)
пептид С [СР/П]	0,4–1,2 нмоль/л	⬆ інсулінома, резистентність до інсуліну, ЛЗ (похідні сулфонілсечовини) ⬇ цукровий діабет 1 типу та LADA
порфобіліноген [С24 год]	0,5–7,5 мкмоль/24 год (0,1–1,7 мг/24 год)	⬆ гостра інтермітуюча порфірія, змішана, вроджена копропорфірія
порфобіліногену дезаміназа [ВК]	залежно від методу	⬇ гостра інтермітуюча порфірія
прогестерон [СР/П]	фолікулярна фаза 2,5–3,8 нмоль/л (0,8–1,2 мкг/л) лютеальна фаза 15,9–63,6 нмоль/л (5,0–20,0 мкг/л)	⬇ первинна і вторинна недостатність яєчників

Показник [матеріал]	Показники норми	Інтерпретація результату
продукти деградації фібрину і фібриногену (FDP) [СР/П]	<1 мг/л	⬆ венозний тромбоз, ДВЗ-синдром, оперативні втручання, штучний кровообіг, ураження підшлункової залози, легень, передміхурової залози або матки
прокальцитонін (PCT) [СР/П]	≤15 нг/мл	⬆ бактеріальні інфекції
пролактин [СР/П]	1,1 нмоль/л [25 мкг/л]	⬆ аденома гіпофіза (пролактинова пухлина), функціональна гіперпролактинемія, первинний гіпотиреоз, ЛЗ (напр., метоклопрамід, естрогени) ⬇ гіпопітуїтаризм
простатспецифічний антиген загальний (tPSA) [СР/П]	залежно від методу	⬆ рак передміхурової залози, надирників, сечового міхура, нирки, товстої кишки, печінки і ячників; запалення, доброякісна гіперплазія або травми передміхурової залози (у т. ч. під час біопсії або пальцевого ректального дослідження), після еякуляції
протромбіновий час (PT) [П]	12–16 сек. (залежно від активності тромбопластину) 70–30 % норми INR 0,85–1,15	⬆ вроджений дефіцит протромбіну або набуті інгібітори протромбіну, ф. V або X, дефіцит ф. X, спричинений амілоїдозом, афібриногенемія, гіпофібриногенемія, дисфібриногенемія, вроджений чи набутий дефіцит ф. VII, дефіцит вітаміну K, захворювання печінки, дисемінноване внутрішньосудинне згортання, порешене згортання крові після масивних гемотрансфузій, антагоністи вітаміну K, нефракціонований гепарин, прямі інгібітори тромбіну (напр., дабігатран), прямі інгібітори ф. Xa (напр., риварксабан)
прямий білірубін (зв'язаний) [СР/П]	1,7–6,8 мкмоль/л (0,1–0,4 мг/дл) [мкмоль/л]/17 = [мг/дл]	⬆ холедохолітіаз, холангіт, пухлини жовчних протоків, рак підшлункової залози, цироз печінки, токсичне ураження паренхіми печінки, пухлини печінки, синдром Бадда-Кіарі, серцева недостатність, жовтяниця вагітних
піридинолін (PYD) [С]	10–40 нмоль/ммоль креатиніну	⬆ захворювання кісток — остеопороз, остеомаляція (первинний гіперпаратиреоз, хронічне захворювання нирок, дефіцит вітаміну D, пухлинні метастази)
раковоембріональний антиген (CEA) [СР/П]	залежно від методу	⬆ рак товстої та прямої кишки, молочної залози, легень, шлунка, підшлункової залози, медулярний рак щитоподібної залози, рак голови і шиї, рак печінки, лімфоми, меланома, виразкова хвороба, неспецифічні запальні захворювання кишечника, панкреатит, гіпотиреоз, цироз печінки, механічна жовтяниця, тютюнокуріння
ревматоїдний фактор (РФ, RF) [П]	латексний метод <1/40 нефелометрія (IgM) <40 ОД/мл ELISA (IgG, IgA, IgE) — залежно від реагентів	⬆ ревматоїдний артрит, системний червоний вовчак, склеродермія, змішане захворювання сполучної тканини; синдром Шегрена, полімiозит або дерматоміозит, кріоглобулінемія, хронічні гепатити, хронічні запальні захворювання легень, пухлини, СНІД, інфекційний мононуклеоз, грип, туберкульоз, лепра, сифіліс, бруцельоз, сальмонельоз, підгострий ендокардит

Показник [матеріал]	Показники норми	Інтерпретація результату
ренінова активність плазми (ARO) [П]	0,15–2,15 нмоль/л/год (0,2–2,8 нг/мл/год) [нмоль/л]×1,33 = [нг/мл] у стані спокою (положення лежачи)	↑ вазоренальна гіпертензія, злоякісна гіпертонія, пухлина, що секретує ренін, гіповолемія, цироз печінки, хвороба Аддісона, синдром Бартгера ↓ первинний гіперальдостеронізм, дієта, багата на натрій, терапія кортикостероїдами
розчинний рецептор трансферину (soluble transferrin receptor [sTfR]) [СР/П]	♂ 2,2–5, мг/л, ♀ 1,9–4,4 мг/л	↑ прихований та явний дефіцит заліза, суттєво посилений еритропоез
С-кінцевий пропептид проколагену типу I (PICP) [СР/П]	30–200 мкг/л	↑ захворювання кісток — остеопороз, остеомаляція (первинний гіперпаратиреоз, хронічне захворювання нирок, дефіцит вітаміну D, пухлинні метастази), серцева недостатність
С-кінцевий телопептид ланцюга α колагена типу I (CTX) [С]	<450 мкг/ммоль креатиніну, ♀ постменопауза <800 мкг/ммоль креатиніну	↑ захворювання кісток — остеопороз, остеомаляція (первинний гіперпаратиреоз, хронічне захворювання нирок, дефіцит вітаміну D, пухлинні метастази)
С-реактивний білок (CRP) [СР/П]	0,08–3,1 мг/л, порогове значення для реакції гострої фази — 10 мг/л	↑ інфекції, системні захворювання сполучної тканини, запальні захворювання кишківника, гострий панкреатит, інфаркт міокарда, післяопераційний період, злоякісні пухлини незначне ↑ тютюнокуріння, приріст маси тіла, атерогенна дисліпідемія, цукровий діабет 2 типу, гіпертонія, замісна гормональна терапія; оцінка ризику серцево-судинних захворювань: <1 мг/л — ризик невеликий, 1–3 мг/л — помірний, >3 мг/л — високий
серотонін [СР/П]	<2 мкмоль/л (400 нг/мл)	↑ карциноїд
серцеві тропоніни (cTnI, cTnT) [СР/П]	cTnI 9–70 нг/л (залежно від методу) cTnT 10–14 нг/л (значення вирішальні для діагностики некрозу кардіоміоцитів)	↑ інфаркт міокарда, травми міокарда (механічні, кардіохірургічні операції, масаж серця, кардіоверсія/дефібриляція), серцева недостатність, гіпертрофічна кардіоміопатія, розшарування аорти, вади аортального клапана, легенева емболія, тахіаритмія, рабдоміоліз, що охоплює також і серце, ниркова недостатність, інсульт, субарахноїдальний крововилив, інфільтрація серцевого м'яза (амілоїдоз, гемохроматоз, саркоїдоз), сепсис, дихальна недостатність, опіки, кардіотоксичні ЛЗ
сечова кислота [СР/П/С24 год]	180–420 мкмоль/л (3–7 мг/дл) ♂ <4,8 ммоль/24 год (800 мг), ♀ <4,5 ммоль/24 год (750 мг)	↑ первинна подагра, підвищене споживання продуктів із високим вмістом пуринів, гостра і хронічна ниркова недостатність, метаболічний синдром, лікування діуретиками, гіпотиреоз, отруєння чадним газом або сполуками свинцю, розпад тканин (напр. синдром лізису пухлини після хіміотерапії) ↓ лікування інгібіторами ксантиноксидази (алопуринол), вроджений дефіцит ксантиноксидази, вагітність, синдром неадекватної секреції антидіуретичного гормону (синдром Пархона, SIADH), акромегалія, тубулопатії, урикозуричні препарати (саліцилати, фенілбутазон, пробенецид, ГК)

Показник [матеріал]	Показники норми	Інтерпретація результату
сечовина [СР/П]	2,5–6,7 ммоль/л (15–40 мг/дл) [мг/дл] × 0,166 = [ммоль/л]	↟ зменшення клубочкової фільтрації
азот сечовини (BUN — *blood urea nitrogen*) [СР/П]	5,0–13,4 ммоль/л (7,0–18,8 мг/дл) [мг/дл] × 0,36 = мочевина [ммоль/л]	
сіролімус [ВК]	конц. мін. 4,0–12,0 нг/мл	діапазон терапевтичних концентрацій
такролімус [ВК]	конц. мін. 10–20 нг/мл	діапазон терапевтичних концентрацій
теофілін [СР/П]	конц. мін. 10–20 мг/л	діапазон терапевтичних концентрацій
тестостерон [СР/П]	♂ 9,0–34,7 нмоль/л (260–1000 нг/дл), ♀ 0,52–2,43 nmol/l (15–70 ng/dl)	↡ гормональна недостатність яєчок
тиреоглобулін [СР/П]	1–30 мкг/л, <1 мкг/л після повного видалення щитовидної залози і лікування 131I з приводу диференційованого раку	↟ доброякісні захворювання щитовидної залози, диференційований рак щитоподібної залози (фолікулярний та папілярний), маркер рецидиву диференційованого раку щитоподібної залози
тиреотропний гормон (ТТГ, TSH) [П]	0,4–4,0 мМО/л	↟ первинний (у т. ч. субклінічний) гіпотиреоз (напр. хвороба Хашимото), вторинний гіпертиреоз ↡ первинний (у т. ч. субклінічний) гіпертиреоз (напр. хвороба Грейвса-Базедова), вторинний (у зв'язку з порушенням гіпофіза або гіпоталамуса) гіпотиреоз
трансферин [СР/П]	25–50 мкмоль/л (2–4 г/л)	↟ дефіцит заліза ↡ інфекції та запалення, нутритивна недостатність
тригліцериди (TG) [СР/П]	<1,7 ммоль/л (150 мг/дл) (натщесерце) <2,0 ммоль/л (175 mg/dl) (не натщесерце) [ммоль/л] × 88,5 = мг/дл	↟ атерогенна дисліпідемія, цукровий діабет 1 і 2 типів, метаболічний синдром, панкреатит, гіпотиреоз, ниркова недостатність, нефротичний синдром, синдром хіломікронемії ↡ гіпертиреоз, нутритивна недостатність, виснаження
уропорфірини [С24 год]	<120 нмоль/24 год (<24 мкг/24 год)	↟ пізня шкірна порфірія, вроджена копропорфірія
уропорфіриногену III декарбоксилаза [ВК]	залежно від методу	↡ гепатоеритропоетична порфірія, пізня шкірна порфірія
фактор фон Віллебранда (vWF) [П]	конц. і акт. 50–150 % норми	↟ вагітність, реакція гострої фази (запалення, інфекції) ↡ хвороба фон Віллебранда
фенитоїн [СР/П]	конц. мін. 10–20 мг/л	діапазон терапевтичних концентрацій
фенобарбітал [СР/П]	конц. мін. 15–40 мг/л	діапазон терапевтичних концентрацій

Показник [матеріал]	Показники норми	Інтерпретація результату
феритин [СР/П]	♂ 15—400 мкг/л, ♀ 10—200 мкг/л	⬆ гемохроматоз, гемосидероз, функціональний дефіцит заліза (анемія хронічних захворювань), реакція гострої фази (запалення, інфекції), захворювання печінки, хронічне захворювання нирок, гемофагоцитарний синдром ⬇ дефіцит заліза
фолікулотропний гормон (ФТГ, FSH) [П]	фолікулярна фаза 1,4—9,6 МО/л овуляція 2,3—21 МО/л після менопаузи 42—188 МО/л	⬆ недостатність функції яєчників ⬇ гіпофункція гіпофіза/гіпоталамуса
фолієва кислота [СР/П]	7—26 нмоль/л (3,1—12 мкг/л)	⬇ дефіцит фолієвої кислоти в раціоні харчування, цироз печінки, ЛЗ (фенітоїн, метотрексат, триметоприм), алкоголізм, вагітність, період лактації, гемолітична анемія, діаліз
фруктозамін [СР]	<285 ммоль/л	⬆ некоригований діабет
фібриноген [П]	1,5—3,5 г/л	⬆ реакція гострої фази (запалення, інфекції), травми, нефротичний синдром, вагітність, гострий коронарний синдром ⬇ важке ураження печінки, афібриногенемія, гіпофібриногенемія, ДВЗ-синдром
хлориди (Cl^-) [СР/П]	98—106 ммоль/л	⬆ гіпертонічне зневоднення, надмірне вживання NaCl, метаболічний ацидоз внаслідок втрати HCO_3^-, гіпонатріємія, втрата Cl^- при блюванні, діареях ⬇ гіпонатріємія, втрата Cl^- при блюванні, діареях
холінестераза (ChE) [СР/П]	5320—12 920 МО/л	⬇ отруєння фосфорорганічними сполуками, цироз печінки, гепатит, пухлинні метастази у печінці, нутритивна недостатність, хронічна серцева недостатність, використання естрогенів та оральних контрацептивів, вроджений дефіцит ХЕ (підвищена чутливість до сукцинілхоліну); гемоліз завищує результати
хоріонічний гонадотропін людини, субодиниці β (β-hCG) [СР/П]	залежно від методу	⬆ вагітність, несеміномні ембріональні пухлини, гестаційна трофобластична хвороба, рідкісні види раку ШКТ, гіпогонадизм, куріння марихуани
хромогранін А (CgA) [СР/П]	1,6—5,6 мкг/л (залежно від методу)	⬆ карциноїд, гастринова пухлина, глюкагонові та інші нейроендокринні пухлини (за винятком інсулінової пухлини ⬆ CgB)
церулоплазмін [СР/П]	300—580 мкмоль/л (30—58 мг/дл) [мкмоль/л]/10 = [мг/дл]	⬇ хвороба Вільсона, хвороба Менкеса, недостатність міді у дієті
циклоспорин А [ВК]	конц. мін. 100—450 мкг/л	діапазон терапевтичних концентрацій

Показник [матеріал]	Показники норми	Інтерпретація результату
цистатин С [СР/П]	0,53–0,95 мг/л	⬆ зниження швидкості клубочкової фільтрації; гіпертиреоз, лікування великими дозами ГК
цистин [С24 год]	<70 мг/24 год (<20 мг/г креатиніну)	⬆ цистинурія
швидкість осідання еритроцитів — ШОЕ [ВК]	♂ <3–15 мм/год (після 65 р. до 20 мм/год), ♀ 1–10 мм/год (після 65 р. до 20 мм/год)	⬆ бактерійні, вірусні та грибкові (гострі та хронічні) інфекції, системні захворювання сполучної тканини — ревматоїдний артрит, артрит іншої етіології (напр., подагра, реактивний артрит), системний червоний вовчак, поліміозит, ревматична поліміалгія та ін.; злоякісні пухлини (множинна мієлома та ін.) анемії (гемолітична, залізодефіцитна, апластична); макроглобулінемія; гіпергамаглобулінемія; кріоглобулінемія; операції та травми; інфаркт міокарда; дисфункція щитовидної залози; нефротичний синдром; отруєння важкими металами (напр., свинцем) ⬇ істинна та псевдополіцитемія; серповидноклітинна анемія; знижений рівень фібриногену

2. Загальне дослідження спинномозкової рідини

Параметри	Показники норми	Інтерпретація результату — запалення мозкових оболонок (менінгіт)		
		гнійний	вірусний	туберкульозний
вид (вигляд)	прозорий, чистий	жовтуватий, мутний	прозорий, чистий	прозорий, чистий або опалесцентний
цитоз (кількість клітин)	≤5/мкл (лімфоцити 100 %)	від кількох до нввпз* (нейтрофіли 95–100 %[a])	від кількох до кількох сотень (нейтрофіли 0–25 %[б], лімфоцити >75 %)	від кількох десятків до 1000 (нейтрофіли 0–25 %, лімфоцити >75 %)
білок	0,15–0,45 г/л (15–45 мг/дл)	>2 г/л	⬆(<2 г/л)	зазвичай ≈1 г/л[в]
глюкоза (% концентрації в плазмі)	60–75	⬇⬇⬇ (дуже мало)	Н/⬇	⬇⬇ (10–30)
хлор	>117 ммоль/л	⬇⬇	Н/⬇	часто ⬇⬇
молочна кислота	<2,1 ммоль/л	⬆⬆⬆	Н/⬆ (2,2–3 ммоль/л)	⬆⬆ (>3,5 ммоль/л)

[a] при менінгіті, викликаному *Listeria monocytogenes*, відсоток нейтрофілів може бути дещо меншим (>75 %)

[б] при менінгіті, викликаному ентеровірусами (ECHO, *Coxackie*), протягом перших 48 год переважають нейтрофіли (>60 %)

[в] при запаленні спинного мозку до кількох десятків г/л

Н — у межах норми; *нвпз — на все поле зору

3. Загальний аналіз сечі

Параметри		Показники норми	Інтерпретація результату
дослідження тест-смужками			
pH		4,5–8,0, зазвичай — 5,0–6,0	↓ дієта багата на білок, лихоманка
			↑ дієта зі зниженим вмістом білка, канальцевий ацидоз
відносна щільність		1,023–1,035 г/мл	↓ ниркова недостатність, нецукровий діабет, електролітний дисбаланс, гіпотиреоз/гіпертиреоз
			↑ значна глюкозурія, ЛЗ (манітол, декстран), рентгенологічні контрастуючі засоби
білок		відсутній[a]	↑ протеїнурія преренальна, клубочкова, уретральна або змішана
глюкоза		відсутня[a]	↑ некоригований діатез, уретральна глюкозурія
кетонові сполуки (тіла) (ацетооктан)		відсутній[a]	↑ кетоз/кетоацидоз
білірубін		відсутня[a]	↑ жовтяниця паренхіматозна/механічна, гемолітичні стани
уробіліноген		<1 мг/дл	↑ гемолітичні стани
			↓ механічна жовтяниця
еритроцити/Hb		відсутні[a]	↑ еритроцитурія/гематурія
лейкоцитарна естераза		відсутня[a]	↑ лейкоцитурія, інфекція сечовивідних шляхів
нітрити		відсутні[a]	↑ бактеріурія, інфекція сечовивідних шляхів
дослідження осаду сечі			
еритроцити		3–4 упз	↑ еритроцитурія/гематурія клубочкова (дизморфічні еритроцити), екстрагломерулярна (ізоморфічні еритроцити)
лейкоцити		4–5 упз	↑ лейкоцитурія, інфекція сечовивідних шляхів
бактерії		відсутні	↑ бактеріурія, інфекція сечовивідних шляхів
плоский епітелій		3–5 упз	↑ інфекція сечовивідних шляхів
овальний епітелій		відсутні	↑ пошкодження ниркових канальців
цилін-дри	гіалінові	2–3 упз	↑ не мають діагностичного значення
	зернисті	відсутні	↑ пошкодження ниркової паренхіми
	лейкоцитарні	відсутні	↑ можливий пієлонефрит або інтерстиціальний нефрит
	еритроцитарні	відсутні	↑ можливий гломерулонефрит
	епітеліальні	відсутні	↑ пошкодження ниркових канальців

[a] аналітична чутливість тестів вище виділеної кількості у фізіологічних умовах

упз — у полі зору

4. Дослідження плевральної рідини

Параметри	Змінений результат	Причини
глюкоза	<3,4 ммоль/л (60 мг/дл)	пухлинний випіт, парапневмонічний випіт, емпієма плеври, туберкульоз
	<1,6 ммоль/л (29 мг/дл)	емпієма плеври, ревматоїдний артрит
pH	<7,2	парапневмонічна рідина, емпієма плеври, перфорація стравоходу
тригліцериди	>1,24 ммоль/л (110 мг/дл)	хілоторакс (якщо є наявні хіломікрони і немає кристалів холестеролу)
холестерол	>5,18 ммоль/л (200 мг/дл) і кристали	псевдохілоторакс
амілаза	підвищена активність	гострий панкреатит, розрив стравоходу, плевральний рак (особливо аденокарцинома)
аденозиндез-аміназа (АДА)	підвищена активність	туберкульозний плеврит (визначення ізоформи АДА-2 збільшує специфічність тесту)
гематокрит	≥50 % кількості гематокриту периферійні крові	гемоторакс
нейтрофіли	наявність	бактеріальна інфекція, тромбоемболія легеневої артерії
лімфоцити	наявність	туберкульоз, пухлини
еозинофіли	>10 %	асбестоз, пухлина, паразитарні інвазії, синдром Чарга-Стросса, медикаментозна реакція, наявність крові або повітря у плевральній порожнині

Критерії Лайта диференціації плеврального транссудату і ексудату: білок$_{рідина}$/білок$_{сироватка}$ >0,5, ЛДГ$_{рідина}$/ЛДГ$_{сироватка}$ >0,6*, ЛДГ$_{рідина}$/верхня границя референтного значення ЛДГ$_{сироватка}$ >2/3; кожен із цих критеріїв вказує на рідини ексудативного характеру
* ЛДГ — лактатдегідрогеназа

5. Дослідження перикардіальної рідини

Параметри	Інтерпретація результату — перикардит			
	вірусний	бактеріальний	туберкульозний	аутоімунний
вид	серозний або серозно-геморагічний	жовтуватий, мутний	серозно-геморагічний	серозний
кількість лейкоцитів	>5000/мкл (лімфоцити і незначна кількість макрофагів)	>10 000/мкл (гранулоцити, велика кількість макрофагів)	>8 000/мкл (гранулоцити і помірна кількість макрофагів)	<5 000/мкл (лімфоцити і незначна кількість макрофагів)
аденозиндез-аміназа	(–)	(–)	(+) >40 МО	(–)

(–) негативний результат, (+) позитивний результат

6. Дослідження рідини черевної порожнини (асцитичної)

Параметри	Результат та інтерпретація	
альбумін [С — Р]	≥11 г/л	портальна гіпертензія, цироз печінки, алкогольний гепатит, множинні пухлинні метастази в печінці, серцева недостатність
	<11 г/л	поширення пухлини в черевній порожнині, туберкульоз, панкреатит, полісерозит, нефротичний синдром
загальний білок	<10 г/л	при цирозі печінки підвищується ризик спонтанного бактеріального перитоніту
	≥10 г/л	вторинний перитоніт при перфорації шлунково-кишкового тракту
глюкоза [Р:С]	<1,0	наявність у рідині лейкоцитів, бактерій, ракових клітин; при шлунково-кишкових перфораціях глюкоза може не визначатись
лактатдегідрогеназа [Р:С]	≈0,4	неускладнений асцит при цирозі печінки
	>1,0	інфекція, пухлина
амілаза [Р:С]	>1,0	захворювання підшлункової залози, при шлунково-кишкових перфораціях ≈6,0, неускладнений асцит при цирозі печінки ≈0,4
білірубін [Р:С]	>1,0	перфорація жовчних шляхів
тригліцериди	>2,26 ммоль/л (200 мг/дл)	наявність лімфатичної рідини (хільозний асцит — хілоперитонеум), часто >11 ммоль/л (1000 мг/дл)
[Р] — концентрація або активність у рідині, [С] — концентрація або активність у сироватці		

Диференційна діагностика спонтанного і вторинного бактеріального перитоніту на підставі дослідження асцитичної рідини		
	первинний	вторинний
нейтрофіли (у мкл)	250–1200	>1200
рН	>7	<7
глюкоза (мг/дл)	>60	<60
лактатдегідрогеназа (од/дл)	<600	>600
білок (г/дл)	<3,0	>3,0
бактерії	аероби (зазвичай — 1 вид)	аероби та анаероби (змішана флора)

7. Дослідження синовіальної рідини

Параметри	Незмінена рідина (норма)	Тип I незапальний	Тип II запальний	Тип III септичний
об'єм (у колінному суглобі у мл)	<3,5	часто >3,5	часто >3,5	часто >3,5
колір	безбарвний або солом'яний	солом'яний або жовтий	жовтий	жовтосірий
прозорість	цілком прозора	цілком прозора	дещо мутна, або мутна	мутна
рН	7,2–7,4	7,2–7,4	7,1–6,8	6,6
в'язкість (сР)*	висока (3–10)	висока (3–10)	знижена (<3)	різна
загальний білок (г/дл)	1,8–2,1	2,99	4,19	5,6
рівень глюкози	як у сироватці	як у сироватці	менший, ніж у сироватці (різниця <50 мг/дл)	значно менший, ніж у сироватці (різниця >50 мг/дл)
реакція, за Ropes	щільний осад	щільний осад	крупнодисперсний осад	помутніння
кількість клітин у мм^3	<200	200–2000	2000–75 000	часто >100 000
відсоток гранулоцитів	<25	<25	часто >50	>75
наявність бактерій (результат посіву)	негативний	негативний	негативний	часто — позитивний

сР — *centipoise* (центипуази)

на основі: *Ropes M.W., Bauer W.: Synovial fluid changes in joint disease. Cambridge Mass, Harvard University Press, 1953*

1. Діагностика бактеріальних інфекцій

Забір та види матеріалу

1. Час забору: зробіть забір під час гострого періоду інфекції, до початку анти-бактеріальної терапії, а якщо пацієнт вже лікується, зазначте у скеруванні, який препарат і як довго отримує, а забір зразка зробіть безпосередньо перед введенням наступної дози ЛЗ.

2. Види, методи забору і транспортування матеріалу →табл. 1-1.

1) **мазок із слизових оболонок та ділянок із запальними змінами** — зробіть забір тампоном та доставте його у лабораторію в пробірці із поживним середовищем для транспортування або консервантом, можна у сухій та стерильній пробірці;

2) **біологічні рідини (ексудат, гній, спинномозкова рідина, кров, рідина з черевної порожнини)** — забір зробіть шприцом, а зразки помістіть у стерильні, щільно закриті пробірки (резервуари) або — найоптимальніше — введіть безпосередньо у флакони з готовими поживними середовищами; перед забором зразка ретельно продезинфікуйте поверхню пункції. Візьміть 10–15 мл рідини з черевної порожнини, а при підозрі на анаеробне інфіку-вання — введіть 5–10 мл цієї рідини у поживне середовище для анаеробного транспортування. Зразки <1 мл не придатні для визнаеення етіологічного фактору. Рідину для діагностики бактеріальних інфекцій зберігайте при температурі +37 °С (у інкубаторі) та транспортуйте у лабораторію при кімнатній температурі (транспортування повинно тривати ≤15 хв).

3) **кал** (при гострій діареї зробіть забір не пізніше 3-х днів від початку за-хворювання; при негативному результаті повторіть забір тричі, кожні 24 год) — вдома пацієнт повинен випорожнитись у ретельно вимиту та про-миту окропом посудину (напр., нічний горщик), а у лікарні безпосередньо у стерильний резервуар. Не можна забруднювати кал водою з унітазу або сечею. За допомогою шпателя, прикріпленого до кришечки спеціального стерильного резервуару для транспортування калу, потрібно взяти грудочку, величиною в грецький горіх або 2–3 мл рідкого калу. Свіжо зібраний кал (або мазок з ануса) потрібно негайно доставити в мікробіологічну лабо-раторію, особливо, при підозрі на інфікування паличками *Shigella* або *Yersinia*. Якщо ж ні, то зразок потрібно помістити на поживне середовище для транспортування (середовище Кері-Блейра) та зберігати, максималь-но, до 24 год при темп. +4 °С (холодильник). Якщо підозрюєте холеру → використовуйте для транспортування зразка спеціальне середовище для холерних вібріонів (лужна пептонна вода). Якщо шукаєте бактерії роду *Vibrio, Yersinia, Aeromonas, Campylobacter* чи ентерогеморагічний штам *E. coli* (ЕНЕС) → завчасно повідомте про це лабораторію та зазнач-те цю інформацію у скеруванні. У випадку дослідження на наявність токсину *C. difficile* зразок можна заморозити.

4) **мазок з ануса** (тільки тоді, коли не вдається отримати зразок калу) — кінець стерильного тампону введіть поза зовнішній сфінктер ануса та обер-тальними рухами візьміть матеріал на відповідне поживне середовище для транспортування (напр., Кері-Блейра); час забору при гострій діареї та правила транспортування →вище;

5) **сеча** →табл. 1-1;

6) **зразки тканин** — надсилайте в стерильних, щільно закритих резервуарах без консервантів.

В кожному випадку обов'язковим є найкоротший час транспортування, а якщо це неможливо, зразки потрібно надсилати на транспортних або транспортно-культиваційних середовищах (середовища збагачення). Під час транспортування важливою є температура, при якій повинен знаходитись зразок →табл. 1-1.

Таблиця 1-1. Вид та правила забору і транспортування клінічного матеріалу для бактеріологічних досліджень

Локалізація інфекції і матеріал	Резервуар	Підготовка пацієнта	Інструкція забору	Транспортування у лабораторію	Коментар
поверхневі абсцеси (рана, виразка, пляма) гній	транспортне середовище	протріть місце забору стерильним 0,9 % NaCl, а по периферії 70 % спиртом	мазок — візьміть з глибших змінених шарів	протягом 24 год при кімнатній температурі	у випадку підозри на змішану флору (Грам-позитивну і Грам-негативну) використайте середовище «Columbia» або агар з колістином та налідиксовою кислотою
глибокі абсцеси гній, тканина	резервуар для анаеробів	протріть місце забору стерильним 0,9 % NaCl і 70 % спиртом	зробіть аспірацію матеріалу або візьміть периферичні тканини	протягом 24 год при кімнатній температурі	промивання вільних фрагментів та емульгація в солі
кров, кістковий мозок	рідкі середовища для посіву крові (аероби, анаероби)	дезінфекція місця пункції 70 % спиртом і йодним розчином	наберіть 5–10 мл венозної крові (закрита система, напр., Vacutainer) під час гарячки з двох судин (права і ліва кінцівка), не проводьте забору з катетера (виняток — інфікування з катетера)	протягом 2 год при кімнатній температурі; якщо час транспортування довший — інкубація при 37 °C	наберіть перед введенням антибіотика; попрацюйте мазок за методом Грама; нетипові напрямки досліджень, напр., бруцельоз, туляремія, туберкульоз, лептоспіроз — посів на спеціальні середовища
біологічні рідини жовч, синовіальна рідина, рідина з порожнини перикарду, перитонеальна, амніотична рідина, плевральний випіт	стерильний резервуар для анаеробів, що герметично закривається	дезінфекція шкіри перед аспірацію матеріалу 70 % спиртом і йодним розчином	зробіть забір голкою для пункції або аспіраційної біопсії	негайно, при кімнатній температурі	може вимагатись: центрифугування, фільтрування, фарбування препарату

спинномозкова рідина	стерильний, що герметично закривається(підігрітий до 37 °C) та транспортно-культиваційне середовище (підігріте до 37 °C)	дезінфекція шкіри перед пункцією	на предмет туберкульозу — 5–10 мл рідини	негайно, при кімнатній температурі, якщо час транспортування довший — інкубація при 37 °C	оцініть необхідність тестів аглютинації (N. meningitidis, S. pneumoniae, H. influenzae тип b, Cryptococcus neoformans); препарат, пофарбований за Грамом та препарат, забарвлений тушшю (Cryptococcus)
середнє вухо пунктат	стерильний, що герметично закривається, або транспортне середовище для анаеробів	промийте зовнішній слуховий хід розведеним мильним розчином	зробіть аспірацію матеріалу шприцом, використай тампон для забору матеріалу з розірваної перетинки	негайно, при кімнатній температурі	культивування в напрямку аеробної та анаеробної флори
зовнішнє вухо мазок	транспортне середовище для аеробів	протріть шкіру стерильним 0,9 % NaCl	мазок — візьміть з зовнішнього слухового проходу	протягом 24 год, при кімнатній температурі	
кон'юнктива звичайний мазок	транспортне середовище для аеробів		зробіть забір з обох очей тампоном, зволоженим стерильним 0,9 % NaCl	протягом 24 год, при кімнатній температурі	прицільні дослідження Chlamydia trachomatis
рогівка мазок, зішкріб	середовища: кров'яний агар, шоколадний агар, Sabouranda, 7H10	знеболення перед забором зразка	прямий посів	негайно, при кімнатній температурі	прицільні дослідження Chlamydia trachomatis

Локалізація інфекції і матеріал	Резервуар	Підготовка пацієнта	Інструкція забору	Транспортування у лабораторію	Коментар
катетери, протези, штучні клапани	стерильний, що герметично закривається		забір стерильним інструментом	протягом 12 год	судинні катетери — напівкількісний посів шляхом розкатування на пластинці
біоптат слизової оболонки шлунка	стерильний, що герметично не закривається		гастроскопія	негайно, при темп. 4 °C	*H. pylori*, посів зробіть негайно, нативний препарат
кал	чистий, сухий резервуар, транспортне середовище		у випадку нестійких бактерій, помістіть кал у резервуар відразу після забору на транспортне середовище	протягом 24 год. при темп. 4 °C	рутинно на предмет: *Salmonella, Shigella*; прицільні дослідження: *Campylobacter, Vibrio, Aeromonas, Plesiomonas, Yersinia, E. coli* O157:H7 (EHEC)
уретра ♀: виділення	зволожений тампон, транспортне середовище	заберіть виділення з устя уретри	візьміть виділення після масажу стінки уретри або шляхом введення тампону в уретру на глибину 2–4 см та обертання там протягом 2 с	протягом 24 год. при кімнатній температурі	спеціальний забір матеріалу для дослідження на предмет: *Chlamydia, Mycoplasma*
уретра ♂: мазок	транспортне середовище		тампон, як вище	протягом 24 год. при кімнатній температурі	як вище; іноді показаний попередній масаж простати *per rectum*
простата секрет	транспортне середовище або стерильний резервуар	помийте головку милом і водою	зробіть забір тампоном або петлею в резервуар	на транспортному середовищі — протягом 24 год, при кімнатній температурі; якщо у резервуарі — негайно, при кімнатній температурі	як вище

					якісний та кількісний посів
сеча	стерильний, що герметично закривається (можна посіяти на середовище Uromedium або Uricult перед надсиланням у лабораторію)	♀: помийте шкіру водою і милом, розведіть великі статеві губи ♂: помийте головку водою з милом, відведіть крайню плоть	наберіть кілька мл з середньої порції	протягом 4 год. при темп. 4 °C (посіяна середовище Uromedium чи Uricult — при кімнатній темп. протягом 24 год)	якісний та кількісний посів
катетеризація	стерильний, що герметично закривається	помийте устя уретри водою з милом	введіть катетер у сечовий міхур, випустіть перші 15 мл, зробіть забір сечі	як вище	як вище
надлобкова пункція	стерильний, що герметично закривається	дезінфекція шкіри у місці пункції	зробіть забір голкою, з повного міхура через стінку черевної порожнини	негайно, при кімнатній температурі	як вище
дихальні шляхи					
змиви (бронхіальні, бронхо-альвеолярні), біоптати	стерильний, що герметично закривається			протягом 24 год, при кімнатній темп. (транспортне середовище) або протягом 3 год без середовища	посів змивів на анаероби тільки при заборі катетером; важливі напрямки досліджень: Legionella, Nocardia, мікобактерії, а також Pneumocystis, CMV
аспіраційний матеріал з бронхів	стерильний, що герметично закривається		методом щіточки (браш біопсія)	як вище	як вище
харкотиння, бронхіальний секрет	стерильний, що герметично закривається		харкотиння: прополоскати ротову порожнину водою перед забором матеріалу, проведіть інструктаж пацієнта щодо різниці між харкотинням і слиною	матеріал отримують внаслідок глибокого кашлю та відхаркування; макроскопічна та мікроскопічна оцінка зразка	як вище

Локалізація інфекції і матеріал	Резервуар	Підготовка пацієнта	Інструкція забору	Транспортування у лабораторію	Коментар
ніс, горло мазок	транспортне середовище		введіть гнучкий тампон через ніс у носоглотку і покрутіть 5 с; матеріал, характерний для *B. pertussis*	протягом 24 год. при кімнатній температурі	важливі напрямки досліджень (інші методи забору): *C. diphteriae, B. pertussis, Chlamydia* і *Mycoplasma*
горло мазок	транспортне середовище		зробіть мазок із задньої стінки горла та з мигдаликів	протягом 24 год. при кімнатній температурі	важливі напрямки досліджень: *S. pyogenes* (стрептококи групи A), *C. diphteriae* і *N. gonorrhoeae*
біляносові пазухи секрет	стерильний, що герметично закривається, або транспортне середовище для анаеробів		спунктуйте пазухи, наберіть матеріал шприцом	негайно, при кімнатній температурі	посів на предмет аеробів та анаеробів
кістки	стерильний, що герметично не закривається	дезінфекція шкіри	зробіть забір зразка з інфікованого місця	негайно, при кімнатній температурі	можливо буде потрібна гомогенізація
тканини	транспортне середовище для анаеробів або стерильний резервуар	дезінфекція шкіри	не допускайте висихання зразка; якщо немає крові, зволожте стерильним 0,9 % NaCl	протягом 24 год. при кімнатній температурі	можливо буде потрібна гомогенізація

Методи ідентифікації бактерій

1. Мікроскопічне дослідження: основний діагностичний метод виявлення мікроорганізмів у спеціально пофарбованих препаратах тканин (напр., *Helicobacter pylori*, *Mycobacterium tuberculosis*); первинна оцінка мікроорганізмів у зразках, котрі потрібно досліджувати дуже швидко (напр., первинна ідентифікація мікроорганізмів у біологічних рідинах і в гної); нативні препарати також придатні для первинної оцінки наявності мікроорганізмів, які повільно ростуть (напр., препарати, приготовані із зразків, для дослідження на предмет туберкульозу або актиномікозу, і мікроорганівзмів, які не ростуть *in vitro*). Час отримання результату — 2–8 год.

2. Культивування, ізоляція, ідентифікація та визначення чутливості до антибіотиків: тривалість рутинного мікробіологічного дослідження (ізоляція, ідентифікація та виконання антибіотикограми) у випадку бактерій, які швидко ростуть, становить 24–72 год, а повільно — 4–14 днів.

3. Виявлення антигенів: використовують серологічні методи — реакція пасивної гемаглютинації чи латекс-аглютинації, імунофлюорисцентні, імуноферментні (ІФА). Перевагою є швидке отримання результату, недоліком — обмежений діапазон ідентифікації. Ці методи найбільш ефективні у випадках прицільної діагностики (напр., виявлення антигенів *Chlamydia*, *Streptococcus pyogenes*, *Streptococcus pneumoniae*, *Neisseria meningitidis*, *Haemophilus influenzae* типу b).

4. Виявлення антитіл: в ситуації, коли виникають труднощі із культивуванням мікроорганізмів та визначенням антигенів, використовують серологічні методи, які виявляють антитіла: пряму і непряму аглютинацію, імунодифузію, імунопреципітацію, імуноелектрофорез, імуноферментні методи, імунофлюоресцентні методи, імуноблотинг. Використовуючи серологічні методи, можна швидко встановити діагноз, визначити клас антитіл (IgM, IgA, IgG) та оцінити динаміку інфекції.

5. Молекулярні методи:

1) виявлення відомим генетичним зразком гомологічної до нього нуклеїнової кислоти (гібридизація, ПЛР, ЗТ-ПЛР). Переваги: виявлення нуклеїнової кислоти мікроорганізму є найдостовірнішим критерієм ідентифікації, результат можна одержати протягом кількох годин, можливість виявляти гени стійкості. Недоліки: важко доступні, не можуть застосовуватись для діагностики клінічних матеріалів з великою різноманітністю мікроорганізмів, дороговартісні, не дають інформації чи виявлений генетичний матеріал походить з живого чи мертвого мікроорганізму, чи це лише результат забруднення, для багатьох патогенів немає відповідних доступних комерційних тестів;

2) ідентифікація на основі аналізу рибосомних білків — масс-спектрометрія MALDI-TOF.

6. Оцінка чутливості до ЛЗ:

1) дифузійні методи — диско-дифузійний метод (дозволяє визначити чутливість або стійкість ізоляту до антибіотику), метод дифузії з використанням смужок, просочених антибіотиками, що містять розмітку із градієнтом концентрацій (раніше Е-тести) дозволяє також визначити мінімальну інгібуючу концентрацію (МІК) антибіотика;

2) метод серійних розведень — дозволяє оцінити чутливість до ЛЗ, МІК та мінімальну бактерицидну концентрацію (МБцК).

Крім чутливості ізоляту до антибіотиків, лабораторія повинна визначити механізми резистентності: стійкість стафілококів до метициліну, продукцію β-лактамаз з вузьким спектром субстрату, продукцію грамнегативними паличками β-лактамаз з розширеним спектром субстратів (ESBL), продукцію грамнегативними паличками β- лактамаз, які розкладають карбапенеми (KPC, MBL, OXA-48), резистентність ентерококів до високої концентрації аміноглікозидів (штами HLAR) та стійкість до глікопептидів (VRE), стійкість до макролідів, лінкозамідів та стрептограміну (тип MLSB). Дослідження чутливості до ЛЗ, схоже як і проведення ідентифікації штамів, все частіше виконується за допомогою автоматичних систем.

1.1. Діагностика інфікувань нетиповими мікроорганізмами

Відносяться *Mycoplasma pneumoniae*, *Chlamydophila pneumoniae*, *Chlamydia trachomatis* і *Legionella pneumophila*.

Забір та вид матеріалу

1. Час забору: у випадку серологічної діагностики досліджуйте 2 зразки сироватки — на початку захворювання (≈1 тиж. від появи симптомів) та через ≈2–4 тиж. з метою підтвердження утворення антитіл класу IgM або підвищення титру специфічних антитіл класу IgG. У випадку серологічної діагностики інфікування *Legionella* чи *C. pneumoniae* показаним є дослідження 3-го зразка, взятого через ще 4 тиж. (6–8 тиж. від появи симптомів).

2. Вид та спосіб забору матеріалу →табл. 1-2.

3. Зберігання і транспортування матеріалу

1) **мазок з носоглотки**

   а) мазок для дослідження молекулярними методами (напр. ПЛР) — здійсніть забір стерильним, вологим тампоном, помістіть в стерильну пробірку з невеликою кількістю 0,9 % NaCl і негайно передайте в лабораторію (зразок можна зберігати при температурі 2–8 °C протягом 24 год; якщо необхідне тривале зберігання → зразок можна заморозити при температурі ≤–20 °C). Не застосовуйте для діагностики *Legionella spp.*; *M. pneumoniae* були визначені методом ПЛР в зразках від осіб без симптомів хвороби.

   б) матеріал для дослідження методом імунофлюоресценції, що виявляє антиген *C. pneumoniae* слід нанести на предметне скло, фіксувати спиртом, висушити і відправити в лабораторію (дослідження важке, можливі неточні результати);

2) **сироватка для серологічного дослідження** — можна зберігати у щільно закритому резервуарі при температурі 2–8 °C протягом ≈3 днів, а при –70 °C протягом кількох років;

3) **кров для серологічних досліджень** — якнайшвидше доставте у лабораторію (не можна заморожувати, але можна залишити протягом ≤48 год при температурі 2–8 °C). Продукти розпаду еритроцитів внаслідок гемолізу можуть стати причиною помилково негативного результату серологічного дослідження, а також дослідження методом ПЛР.

4) **харкотиння та змиви з бронхіального дерева** — можна зберігати при температурі 2–8 °C протягом 24 год, найкраще — заморозити при температурі –70 °C;

5) **сеча** — можна зберігати протягом ≤24 год при температурі 2–8 °C або протягом року при температурі –70 °C.

Перед направленням матеріалу на дослідження для виявлення нетипових мікроорганізмів, зверніть увагу на всі загальні рекомендації, що стосуються діагностики бактеріальних інфекцій →розд. 28.1. Матеріал присилайте при темп. ≈4 °C (зразки для дослідження на предмет *M. pneumoniae* при темп. 37 °C). Матеріали (за винятком цільної крові) для проведення досліджень на предмет *L. pneumophila* можна надсилати замороженими.

Методи ідентифікації нетипових бактерій

Методи виявлення →табл. 1-2. Матеріалом для дослідження методом ПЛР можуть бути зразки з верхніх дихальних шляхів або кров. Нижче — **інтерпретація результатів серологічних досліджень.**

1. *C. pneumoniae* або *C. trachomatis*: перше інфікування — IgM через ≈3 тиж., IgG через 6–8 тиж.; повторне інфікування — IgM (низький титр), IgG через

Таблиця 1-2. Матеріал та методи виявлення інфікування нетиповими мікроорганізмами

Мікроорганізм	Матеріал	Метод виявлення
L. pneumophila[a]	харкотиння, бронхіальні та бронхо-альвеолярні змиви, плевральний випіт, біоптат тканини, сироватка[б], сеча	посів, антитіла у сироватці, антиген *L. pneumophila* в сечі[в], пряма імунофлюорисценція[г], ПЛР[д]
C. pneumoniae	мазок з носоглотки, бронхіальні та бронхо-альвеолярні змиви, сироватка[б]	виявлення антигену методом імунофлюорисценції[е], антитіла у сироватці, ПЛР[д], культивування у культурі клітин[г]
C. trachomatis	виділення з каналу шийки матки, мазок (виділення) з уретри, сеча[є], секрет з піхви[є], сироватка[б]	як вище
M. pneumoniae	мазок з носоглотки, харкотиння, бронхіальні та бронхо-альвеолярні змиви, сироватка[є]	антитіла у плазмі, ПЛР[д]

[a] та інші бактерії роду *Legionella*

[б] наберіть 2–5 мл крові у суху пробірку і одразу після утворення згустку відцентрифугуйте для отримання сироватки

[в] тільки 1 серотип

[г] важкий, рідко доступний метод

[д] або інші методи ампліфікації нуклеїнових кислот

[е] або ELISA

[є] тільки з метою молекулярної діагностики (напр., ПЛР)

1–2 тиж. (швидке наростання титру); хронічна інфекція — у ≥2 рази підвищений титр IgA. Позитивним результатом при гострій інфекції вважається 4 кратне підвищення титру IgG або IgM, або наявність антитіл класу IgM. На даний час стандартним методом ідентифікації *C. pneumoniae* є виявлення антигенів бактерії у досліджуваному клінічному матеріалі імунофлюорисцентним (або імуноферментним) методом з використанням моноклональних антитіл.

2. *M. pneumoniae*: у дітей і дорослих віком <20 років протягом першого періоду захворювання (7–21 днів) наявні специфічні антитіла класу IgM; у старших осіб швидше (7–9 днів) зростає титр специфічних антитіл IgG. За позитивний результат приймається сероконверсія або титр ≥1:32 у випадку реакції зв'язування комплементу, а в тесті ІФА→нижче.

3. Бактерії роду *Legionella*: позитивним результатом вважається сероконверсія (тест мікроаглютинації — підвищення титру антитіл, коли титр становить ≥1:128, ІФА — 2-кратне підвищення, за умови що ≥1 результат позитивний) між гострим періодом та періодом реконвалесценції. Єдиний результат менш достовірний. Найчастіше специфічні антитіла класу IgM з'являються після 15–20 днів від інфікування, а антитіла класу IgG — навіть після 6–9 тиж. Можливе виникнення перехресних реакцій, зокрема з *B. pertussis*. Значення серологічних методів зменшилось після впровадження швидких тестів для виявлення антигенів *L. pneumophila* 1 серотипу у сечі. Антигени *L. pneumophila* виділяються з сечею на початку захворювання (до 7–10-го дня). Швидкі тести характеризуються чутливістю 80 % і специфічністю 99–100 %, тому вважається, що легіонельоз (викликаний 1 серотипом) можна заперечити, якщо результат обстеження у ≥3 зразках сечі, взятих у різні дні, є негативним. Ці тести виявляють тільки антигени 1 серотипу *L. pneumophila* (більшість позагоспітальних інфікувань).

1.2. Діагностика туберкульозу та мікобактеріозу

Забір та вид матеріалу

1. Вид та спосіб забору матеріалу: рекомендованим методом забору матеріалу є біопсія (зразки фіксовані формаліном не підходять для мікробіологічних обстежень). Зробіть забір матеріалу у стерильні посудини, що закриваються. У випадку фізіологічно стерильних рідин перешліть, принаймні, кілька мл з огляду на малу кількість мікобактерій у матеріалі. Вид матеріалу повинен відповідати локалізації патологічних змін:

1) **дихальна система** — харкотиння (не слина!) — 3 окремих зразки 5–7 мл (кожний можна збирати протягом 3 днів); рідина з БАЛу, плевральний випіт — весь отриманий об'єм; секрет, зmiви з бронхіального дерева, шлункові змиви (в основному, у дітей); біоптати легеневої тканини, бронхів і плеври, мазки з гортані (рідко);

2) **сечостатева система** — сеча — кілька зразків ранкової сечі по 200–300 мл (мін. 40 мл), сперма, менструальна кров, вишкріб ендометрію, біоптати сечового міхура;

3) **лімфатичні вузли** — повністю видалені або біоптати;

4) **центральна нервова система** — спинномозкова рідина (≥3 мл);

5) **кістково-суглобова система** — кістковий мозок, біоптати кісток і синовіальної оболонки, синовіальна рідина, виділення із фістул;

6) **шкіра** — біоптати;

7) **травний канал** — біоптати, зmiви з шлунку (потребують негайного пересилання у лабораторію або, якщо це можливо, нейтралізації кислого шлункового соку, напр., шляхом розведення великим об'ємом 0,9 % NaCl); не досліджують наявність мікобактерій в калі;

8) **орган зору** — секрет, мазок, біоптати кон'юнктиви;

9) **інші** — відповідно до локалізації змін; у ВІЛ-інфікованих пацієнтів також кров (≥3 мл).

2. Зберігання і транспортування матеріалу: зразки, які зберігаються у закритих стерильних резервуарах швидко доставте у спеціалізовану лабораторію. До матеріалу додайте скерування на спеціальному, приготованому лабораторією бланку. Харкотиння можна зберігати протягом 2–3 днів у холодильнику і пересилати кур'єрською поштою чи безпечних подвійних контейнерах з описом вмісту. Час від забору харкотиння до доставки його у лабораторію — макс. 4 дні. Інші матеріали потрібно надсилати негайно.

Методи виявлення, ізоляції та ідентифікації

Мікробіологічна діагностика туберкульозу вимагає одночасного застосування кількох методів 1-3. Генетичні тести ніколи не повинні замінювати інші методи, а лише їх доповнювати (також потрібно провести бактеріоскопічне дослідження і посів). У випадку виділення не туберкульозних мікобактерій (напр. *M. kansasii, M. xenopi, M. avium intracellulare* [MAC], *M. fortuitum*), перед початком лікування потрібно ретельно вияснити можливе джерело їх походження в навколишньому середовищі (напр., водопровідна вода).

Оцінка чутливості до препаратів

Необхідна антибіотикограма включає 5 основних антимікобактеріальних препаратів. Дослідження можна провести в традиційних системах (без піразинаміду; час очікування результату 4–5 тиж.) або в автоматичних системах (3–21 день). Дослідження на чутливість до піразинаміду можна провести тільки в системі Bactec MGIT 960. У випадку підтвердження резистентності до ≥1 препарату, призначте визначення оцінки чутливості на додаткові ЛЗ. У разі підтвердження стійкості по типу MDR → повторіть дослідження з метою верифікації результату.

Таблиця 1-3. Методи виділення мікобактерій

Метод	Час отримання результату	Чутливість методу	Специфічність методу	Цінність методу
мазок (бактеріоскопія), мікроскопічна оцінка матеріалу після ущільнення та фарбування за методом Ціля-Нільсена	24 год	середня (10 000 мікобактерій/мл)	>95 %	не є остаточним дослідженням, потребує підтвердження культивуванням, не роблять мазок з сечі і калу
конвенціональний посів, макроскопічна оцінка культивування на середовищі Левенштейна-Йенсена	<10 тиж.	висока (1000 мікобактерій/мл)	>95 %	базове та остаточне дослідження
посів у швидких автоматизованих системах для радіометричного культивування (BACTEC)	5 днів до 6-и тиж.	дуже висока (500 мікобактерій/мл)	>95 %	як вище
виявлення генетичного матеріалу мікобактерій (ПЛР, генетичні зонди)	24 год	дуже висока (50 мікобактерій/мл)	>95 %	заважає наявність інгібіторів реакції; якщо вони присутні, результат не є остаточним

2. Діагностика вірусних інфекцій

Забір та вид матеріалу

1. Час забору: забір матеріалу проводіть в гострому періоді інфекції, а у випадку серологічних досліджень після 2–4 тиж. (з метою виявлення динаміки змін концентрації антитіл).

2. Вид, метод забору і транспортування матеріалу: залежить від клінічної форми інфекції, етіологічного фактора і використаного діагностичного методу →табл. 2-1 і нижче.

Методи ідентифікації вірусів

1. Електронна мікроскопія: дозволяє безпосередньо виявляти частинки вірусу у взятому матеріалі (напр., кал); модифікацією методу дослідження, яка збільшує його чутливість, є імуномікроскопія. Доступна лише в обмеженій кількості лабораторій та у спеціалізованих центрах. Забір і транспортування матеріалу →нижче.

2. Культивування: дозволяє збільшити кількість та підтвердити присутність вірусів у взятому зразку (**мазки** беруть на транспортну систему із середовищем для культивування клітин [розчин Хенкса] або 0,9 % NaCl, **рідина з пухирців на шкірі** — у закритому капілярі, **зразки тканин, зіскоби** — у сухих пробірках, **спинномозкову рідину, змиви**, отримані з використанням розчину Хенкса, **кал, цільна кров**, взята з гепарином, **сеча**). Вірус розмножують у відповідних клітинних (тканинних) культурах або у курячих ембріонах (напр., вірус грипу), а потім ідентифікують на основі цитопатичного ефекту чи з використанням специфічних антитіл (→ виявлення антигену) або ж молекулярними методами. Забір матеріалу здійснюйте у чистий, стерильний резервуар без консервантів, який щільно закривається →табл. 2-1. Використання транспортних середовищ для культивування бактерій може зробити неможливим виділення вірусів. Зразки тканин помістіть у невелику кількість 0,9 % NaCl або розчину Хенкса. Пересилайте

Таблиця 2-1. Вид та правила забору і транспортування клінічного матеріалу для вірусологічних досліджень

Локалізація інфекції[a]	Матеріал, інструкція забору	Найбільш часті етіологічний фактор	Метод дослідження
ніс, горло	змиви з носа (розчин Хенкса) або мазок з горла (зробіть забір тампоном на транспортну систему з розчином Хенкса), сироватка	аденовіруси, ентеровіруси, вірус грипу і парагрипу, кору	культивування, ІФ, виявлення антитіл
нижні дихальні шляхи	мазок з горла — як вище	вірус грипу і парагрипу, риновіруси, РСВ	як вище
	змиви — хворий кількаразово полоще горло розчином Хенкса, сироватка		
шкіра, слизові оболонки			
пухирці, ерозії	вміст пухирів (у закритому капілярі), зішкріб (у пробірці), мазок з шийки матки, секрет піхви, кал, сироватка	HSV, VZV, ентеровіруси	препарат зішкрібу, отриманий методом Тцанка, ІФ, культивування, ПЛР, виявлення антитіл
висипання іншої морфології	зішкріб з екзантем	ентеровіруси, вірус кору, вірус краснухи, аденовіруси, парвовірус B19	культивування, виявлення антитіл, ПЛР
	мазок з горла (зробіть забір на середовище Хенкса), кал, сеча		
	сироватка, кров		
менінгіти, енцефаліт, запалення спинного мозку	мазок з горла (зробіть забір тампоном на середовище Хенкса)	ентеровіруси, вірус кору	культивування, ПЛР, ІФ, виявлення антитіл в сироваці і лікворі
	кал, мазок з ануса (здійсніть забір тампоном на середовище Хенкса)	HSV, VZV, вірус кліщового енцефаліту, арбовіруси, аденовіруси, вірус епідемічного паротиту, вірус кору, ентеровіруси	
	ліквор (1–3 мл у суху, стерильну пробірку)		
	сироватка		

енцефаліт	біоптат головного мозку — на практиці виконується дослідження ліквору	арбовіруси, вірус сказу, герпесвіруси, JC вірус	мікроскопічне дослідження, ПЛР, ІФ
діарея, блювота	мазок з горла (1–3 мл у суху, стерильну пробірку),	аденовіруси	електронна мікроскопія, ЕІА, ELISA, LAT
	кал (набраний у стерильну, суху пробірку), може бути мазок з ануса (вміщений в 2 мл 0,9 % NaCl)	аденовірус 40/41, норовірус, ротавіруси	
гепатит	сироватка (5–10 мл крові, взятої натще у суху, стерильну пробірку з антикоагулянтом; не використовуйте ватні пробки, лігнін або корок)	HAV, HBV, HCV та інші	виявлення антитіл, виявлення антигенів (серологічні методи), ПЛР, ЗТ-ПЛР, гібридизація
	біоптат	HBV, HCV та інші	гістологічне дослідження та ІФ, ПЛР, ЗТ-ПЛР, гібридизація
кон'юнктивіт, кератит	мазок з кон'юнктиви (зробіть забір тампоном на середовище Хенкса), зішкріб рогівки	аденовіруси, HSV, VZV	ІФ
міокардит	перикардіальна рідина, біоптат серцевого м'яза, кал, плазма	Coxsackie B	культивування, виявлення антитіл

[a] При деяких системних інфекціях, які супроводжуються віремією, зробіть забір сечі (кір, краснуха, ЦМВ) або цільної крові (кір, ЦМВ) з метою культивування вірусу (кір) або виявлення його антигенів у лейкоцитах (напр., ЦМВ). З метою діагностики HIV надішліть сироватку (ЕІА або ELISA, Western blot).

ЦМВ — цитомегаловірус, HAV — вірус гепатиту А, HBV — вірус гепатиту B, HCV — вірус гепатиту C, HSV — вірус простого герпесу, ІФ — метод імунофлуоресцентного дослідження, LAT — латекс-аглютинація, ПЛР — метод полімеразної ланцюгової реакції, РСВ — респіраторно-синцитіальний вірус, ЗТ-ПЛР — метод полімеразної ланцюгової реакції із зворотною транскрипцією, VZV — вірус вітряної віспи та оперізуючого лишаю матеріал у лабораторію при темп. 2–4 °C; перед культивуванням матеріал можна зберігати <12–24 год при темп. 4 °C. Якщо немає можливості транспортувати матеріал у лабораторію протягом 24 год, у деяких випадках його можна заморозити та транспортувати у лабораторію в умовах, які роблять неможливим розмороження (узгодьте таку тактику з персоналом лабораторії).

3. Серологічні методи: у клінічній практиці відіграють основну роль під час вірусологічної діагностики. Дозволяють виявляти антигени вірусу в клінічному матеріалі та специфічні антитіла класів IgM та IgG у сироватці або підвищення їх титру (зазвичай ≥4-кратного) у т. зв. парних сироватках (в першому зразку, забір якого проведено у гострий період захворювання, та у другому — в період реконвалесценції, через 2–4 тиж.)

1) виявлення антитіл (конкурентний ІФА, ІФА, вестерн-блот, імунохроматографічний аналіз)

    а) **сироватка** (1–2 мл) — без гемолізу, зробіть стерильний забір у щільно закриту пробірку; до 48 год від забору зберігайте та транспортуйте матеріал в умовах холоду (5 ±3 °C); якщо це неможливо → перешліть якнайшвидше при кімнатній темп. (21 ±4 °C). Якщо зразок буде зберігатись >48 год → заморозьте його; транспортуйте в умовах, які роблять неможливим розмороження.

    б) **цільна кров** (≈5 мл) — зробіть забір «на згусток» у стерильну пробірку; пробірку потрібно транспортувати в лабораторію протягом 2 год від забору крові;

    в) **спинномозкова рідина** (≈1 мл) — зробіть стерильний забір у щільно закриту пробірку; правила зберігання і транспортування — як у випадку сироватки (вище). Визначення специфічних антитіл у спинномозковій рідині завжди потрібно проводити паралельно з їх визначенням у сироватці, взятій в той сам час.

2) **виявлення вірусних антигенів** (імунофлюорисцентний метод, конкурентний ІФА, ІФА, латекс-аглютинація [LAT])

1) **мазок** або **змиви з носоглотки** (з метою ідентифікації вірусів дихальної системи, кору і т. п.) — зробіть забір стерильним тампоном, зволоженим 0,9 % NaCl або розчином Хенкса, далі розмістіть тампон у щільно закритій стерильній пробірці з 1–1,5 мл розчину Хенкса. Кінчик тампону не може бути сухим. Матеріал доставте у лабораторію одразу після забору. У випадку ідентифікації вірусів дихальної системи матеріалом для дослідження також можуть бути приготовані і передані у лабораторію фіксовані ацетоном препарати для мікроскопії.

2) **цільна кров** — наберіть 6–10 мл у стерильну пробірку з антикоагулянтом та негайно відправте у лабораторію;

3) **сеча** — наберіть 10–50 мл у стерильний резервуар і відправте у лабораторію відразу після забору;

4) **кал** →табл. 2-1; зберігання і транспортування як при культивуванні;

5) **біоптати тканин** — одразу після отримання помістіть зразок тканини у стерильний скляний резервуар, поміж тампонами, зволоженими 0,9 % NaCl. Доставте якнайшвидше у лабораторію (<3 год від забору), до моменту транспортування зберігайте у холодильнику (8–12 °C).

4. Молекулярні методи (виявляють геном вірусу або його специфічні фрагменти): візьміть матеріал у стерильні щільно закриті пробірки або резервуари. Вид матеріалу:

1) **цільна кров** (≈3 мл) — зробіть забір з антикоагулянтом (найкраще ЕДТА, не використовуйте гепарин! — є неспецифічним інгібітором ПЛР); якщо зразок буде доставлений у лабораторію протягом 24 год, то може транспортуватись при кімнатній температурі (21 ±4 °C), якщо пізніше (до 5 днів), рекомендується зберігання і транспортування у холодильнику при темп. (5 ±3 °C).

2) **спинномозкова рідина** (1–2 мл) — після забору якнайшвидше доставте зразок у лабораторію, найкраще — у холодильнику при темп. (5 ±3 °C).

Якщо його неможливо доставити в лабораторію протягом 24 год → заморозьте його; транспортування повинно відбуватись в умовах, котрі роблять неможливим розмороження.

3) **сироватка** (2–3 мл) — кров потрібно відцентрифугувати якнайшвидше після забору, а сироватку негайно відправити у лабораторію (→спинномозкова рідина). Якщо не можете доставити сироватку відразу після забору → дійте аналогічно, як із спинномозковою рідиною.

4) **сеча** (10–20 мл) — зробіть забір з першої струї >2 год після останнього сечовипускання (найкраще — зранку). Зразок доставте у лабораторію так швидко, наскільки це можливо (до кількох годин можна транспортувати при кімнатній темп., якщо довше → розмістіть при темп. 5 ±3 °C і доставте так швидко, як це можливо).

5) **біоптати тканин** (≥0,2 г) — зробіть забір у стерильні пробірки або у резервуар із стерильним 0,9 % NaCl; зберігання і транспортування →сеча. При необхідності пролонгованого зберігання →спинномозкова рідина.

6) **бронхо-альвеолярні змиви** (1–2 мл з БАЛ) — зберігання і транспортування →сироватка.

3. Діагностика грибкових інфекцій

Забір та вид матеріалу

1. Час забору →**Діагностика** бактеріальних інфекцій.

2. Метод і спосіб забору матеріалу (залежить від клінічної форми інфекції →табл. 3-1):

1) **харкотиння** (не слина!) — перед забором харкотиння детально огляньте слизову оболонку ротової порожнини і язик, на наявність нальотів чи почервоніння відмітьте у скеруванні, що додається до обстеження. Проведіть інструктаж пацієнта про правила відхаркування харкотиння та про необхідність зняти можливі зубні протези попереднього дня, почистити зуби та прополоскати ротову порожнину теплою водою безпосередньо перед відхаркуванням харкотиння.

2) **змиви** бронхіальні, бронхо-альвеолярні, матеріал, аспірований з трахеї — увесь отриманий об'єм;

3) **мазки** — зробіть забір двічі з того ж місця тампоном, змоченим у стерильному 0,9 % NaCl (а у випадку сечового катетера або шийки матки — стерильною петлею); не рекомендуємо використовувати транспортні середовища, оскільки вони ускладнюють приготування нативних препаратів;

4) **кров та інші біологічні рідини** — можна посіяти (забір крові зробіть безпосередньо на рідкі транспортно-культиваційні середовища для грибків; забір інших біологічних рідин зробіть у стерильні резервуари; спосіб забору →Діагностика бактеріальних інфекцій), а також серологічні дослідження у напрямку аспергільозу, кандидозу і криптококозу (спосіб забору →Діагностика вірусних інфекцій);

5) **сеча, кал, зразки тканин** (біоптати) →Діагностика бактеріальних інфекцій;

6) **зішкріб із шкіри та/або нігтів, цільне волосся з коренем** (стрижене не підходить) — зробіть забір у скляну чашку Петрі або на квадрат чорного паперу; придатне для діагностики дерматофітозу, кандидозу і пліснявки.

3. Зберігання та транспортування матеріалу →Діагностика бактеріальних інфекцій. Якщо немає можливості негайно (<2 год від забору) доставити зразки у лабораторію, можете зберігати їх при температурі 4 °C протягом 2–3 год (за винятком крові), а потім надіслати в охолодженому термосі.

Таблиця 3-1. Вид та правила забору і транспортування клінічного матеріалу для мікотичних досліджень

Локалізація інфекції та матеріал	Резервуар	Метод забору/ Примітки	Найбільш частий етіологічний фактор
дихальна система			
харкотиння, змиви (бронхіальні, бронхо-альвеолярні), матеріал, аспірований з трахеї	стерильний, що герметично закривається	зібрані зранку, самостійно видалене харкотиння (інколи індуковане)	*Aspergillus, Candida, Cryptococcus*
мазок з носоглотки і гортані, ротової порожнини, вміст приносових пазух	стерильний тампон в пробірці	тампон	
травна система			
кал	стерильний, що герметично закривається		*Aspergillus, Geotrichum, Penicillium, Candida, Saccharomyces cerevisiae*
шлунково-кишковий вміст, жовч	як вище	ендоскопічно	
сечо-статева система			
сеча	стерильний, що герметично закривається	як для бактеріологічного дослідження; нативний препарат та посів на середовище	*Candida, Cryptococcus* (сеча)
мазок з уретри або з шийки матки	стерильною петлею		
мазок з вульви, піхви, головки статевого члена, з-під крайньої плоті	стерильний тампон в пробірці		
спинномозкова рідина	стерильний, що герметично закривається	люмбальна пункція, візьміть 3–5 мл рідини; фарбування індійською тушшю та серологічне дослідження супернатанту	*Candida, Cryptococcus, Rhodotorula*
вухо			
мазок з слухового ходу або вушної раковини	стерильний тампон у пробірці	як у випадку бактеріологічного дослідження	*Aspergillus, Fusarium, Mucor, Penicillium, Rhizopus, Candida*
око			
мазок із кон'юнктивального мішка	тампон у пробірці, стерильна пробірка	стерильна петля; нативний препарат, посів	*Fusarium, Acremonium,* феогіфоміцети, *Candida*
зішкріб з рогівки	стерильний резервуар		
рідина із склистого тіла	як вище	пункція склистого тіла	

Локалізація інфекції та матеріал	Резервуар	Метод забору/ Примітки	Найбільш частий етіологічний фактор
системний мікоз чи мікоз окремого органа			
кров	транспортно- -культиваційне середовище для грибів	стерильно взятий зразок крові, посіяний на збагачене середовище	*Candida, Cryptococcus, Malasezzia*
ексудат	стерильний, що герметично закривається	отриманий шляхом пункції, мазок	
гній	стерильний, що герметично закривається		
біоптати органів	стерильний резервуар з невеликою кількістю 0,9 % NaCl	біопсія	

Методи ідентифікації грибів

1. Мікроскопія: нативний препарат з клінічного матеріалу (за винятком крові) або з культивування грибів; з огляду на характерну форму спор і гіфів морфологічна ідентифікація грибів на основі мікроскопічної картини відіграє важливу роль (її потрібно проводити у випадку всіх зразків, за винятком крові):

1) нативний препарат у 10 % КОН, лактофенолу або ДМСО — дерматофіти;
2) фарбований препарат — дріжджові гриби;
3) фарбування індійською тушшю — *Cryptococcus neoformans*.

2. Культивування: кров — рідкі середовища (транспортно-культиваційні) для культивування грибів — матеріал потрібно посіяти одразу після забору; інші матеріали — тверді середовища для культивування грибів (росту та селективні). Дозволяє визначати чутливості виділеного штаму до ліків. Час, потрібний для культивування, ідентифікації та визначення чутливості до ліків у випадку дріжджових грибів складає 4–5 днів, а пліснявих грибів — 5–10 днів (інколи — більше).

3. Серологічні методи: мають тільки допоміжне значення; проводьте паралельно з виготовленням нативного препарату і посівами. Придатні для виявлення грибкових антигенів (аспергільозу, кандидозу, криптококозу) та специфічних антитіл до цих антигенів (*aspergiloma*). Від'ємний результат тесту визначення антигенів не виключає інфікування, а тести потрібно повторювати кількаразово.

4. Молекулярні методи: виявлення генетичного матеріалу грибів (якісні або кількісні дослідження).

3.1. Діагностика інфікування *Pneumocystis jiroveci* (раніше *P. carinii*)

Забір та вид матеріалу

P. jiroveci найчастіше ідентифікують в: індукованомухаркотинні або бронхо-альвеолярних змивах (рекомендовані матеріали), матеріалі, аспірованому з трахеї, плевральному випоті, біоптатах тканин (взятих у резервуари з формаліном), крові.

Матеріал зберігайте при темп. 4 °C, тканинні біоптати з метою тривалішого зберігання, заморозьте при температурі −70 °C.

Методи ідентифікації

Інфікування можна підтвердити, виявляючи присутність *P. jiroveci* у препараті, зафарбованому методом Гомори-Грокота, за Грамом і Вейгертом чи методом Гімзи або при імунофлюоресцентному дослідженні з використанням антитіл проти цист та трофозоїтів (більша чутливість) або методом ПЛР. Наявність грибка потрібно підтвердити двома методами. Профілактичне використання котримоксазолу або пентамідину у пацієнтів з імунодефіцитом зменшує ймовірність виявлення мікроорганізму.

4. Діагностика паразитарних інфекцій

Забір та вид матеріалу

1. Вид і спосіб забору матеріалу (залежить від клінічної форми інфекції, етіологічного фактора та використаного діагностичного методу →табл. 4-1):

1) **видалені паразити** (членики ціп'яка, аскарида, гострик) — доставте у резервуарі з 0,9 % NaCl або 70 % спиртом;

2) **свіжий кал** — 3 зразка (грудки, величиною, з грецький горіх, або 1–2 мл рідкого калу) кожні 3–4 дні наберіть у чистий і сухий пластмасовий резервуар із щільною кришкою. Інколи забір проводять після послаблюючих засобів, у таких випадках кал слід зібрати з декілька пронумерованих посудин. Якщо підозрюєте амебіаз або лямбліоз → дослідіть 6 зразків калу, взятих щодня (на час зберігання зафіксуйте їх відповідним консервантом).

3) **мазок з перианальної ділянки** (діагностика ентеробіозу) — потрібно робити зранку, одразу після підйому з ліжка, використовуючи целюлозну або самоклеючу стрічку, яка прикладається до шкіри навкола ануса, а потім приклеюється безпосередньо на предметне скельце (або надсилається у лабораторію). Мазок потрібно повторювати тричі кожні 2 дні (але дослідження не потрібно проводити того ж дня).

4) **інші** →табл. 4-1.

2. Зберігання і транспортування зразків: діагностичні матеріали для виявлення паразитів найчастіше досліджують мікроскопічно, тому більшість зразків надсилаються у вигляді мазків на скельцях, у спеціальних консервуючих речовинах або у сухих резервуарах. Якщо нативний мікроскопічний препарат призначений для виявлення трофозоїтів та цист кишкових паразитів або якщо їх культивування буде проводитись у лабораторії, зразок необхідно передати одразу після забору (протягом 15 хв) і неохолодженим, особливо, якщо підозрюєте інфікування паразитами, чутливими до змін навколишнього середовища (*Entamoeba histolytica, Giardia intestinalis, Trichomonas vaginalis*). У деяких випадках зразки калу потрібно помістити у резервуар з рідким консервантом або на відповідне транспортне середовище та зберігати при температурі 4 °C (холодильник). Зразки калу не можна повторно заморожувати і розморожувати. Досліджувати кал на яйця паразитів можна навіть через кілька днів; у такому випадку матеріал краще зафіксувати у 10 % розчині формаліну або у полівініловому спирті.

Методи ідентифікації паразитів

1. Мікроскопічне дослідження (основний діагностичний метод):

1) нефарбовані препарати — використовують для діагностики, напр., амебіазу, лямбліозу (свіжий кал), трихомоніазу (виділення з піхви, уретри);

2) фарбовані препарати — використовують для діагностики криптоспоридіозу (препарат калу, зафарбований за Цілем-Нільсеном), малярії (препарат капілярної крові, зафарбований методом Гімзи), пневмоцистоз (препарат зі змивів, зафарбований сріблом або за методом Гімзи).

Таблиця 4-1. Вид та правила забору і транспортування клінічного матеріалу для паразитарних досліджень

Локалізація інфекції і матеріал	Інструкція забору	Примітки	Ймовірний етіологічний фактор
кров			
еритроцити	мазок, чиста кров	тонкошаровий або товстошаровий препарат, швидке транспортування	*Plasmodium, Babesia, Leishmania, Toxoplasma, Trypanosoma,* мікрофілярії
лейкоцити	кров з EDTA або гепарином		
цільна кров		транспортування протягом 30 хв, краща діагностика без антикоагулянтів	
сироватка		визначення антитіл	
кістковий мозок	аспірований матеріал — стерильна пробірка		*Leishmania*
спинномозкова рідина	люмбальна пункція — рідина в стерильну пробірку	термінове транспортування у лабораторію	*Taenia solium, Echinococcus, Naegleria fowleri, Toxoplasma gondii, Trypanosoma, Acanthamoeba*
виразка шкіри	аспірований матеріал — стерильна пробірка; біоптат — висушений мазок		*Leishmania Entamoeba*
око			
біоптат, зішкріб, контактна лінза	стерильна пробірка з 0,9 % NaCl		*Acanthamoeba, Naegleria, Microsporidia*
шлунково-кишковий тракт			
свіжий кал	стерильний резервуар	одразу; з метою культивування — транспортування протягом 24 год	*Entamoeba, Giardia lamblia, Balantidium coli, Ascaris lumbricoides, Enterobius vermicularis, Taenia solium* (*saginata*), *Strongyloides stercoralis, Cryptosporidium parvum*
кал, який зберігався	стерильний резервуар	5 % формалін	
біоптат	стерильний резервуар	консервант	
мазок з ануса	целюлозна смужка		
фрагмент паразита	резервуар із 0,9 % NaCl або 70 % спиртом	надісланий в консерванті	
вміст дванадцятипалої кишки	стерильний резервуар	негайно	

Локалізація інфекції і матеріал	Інструкція забору	Примітки	Ймовірний етіологічний фактор
печінка, селезінка			
аспірований матеріал, біоптати	стерильний резервуар	для культивування — негайне транспортування при кімнатній температурі	*Echinococcus, Entamoeba histolytica, Fasciola hepatica*
легені			
харкотиння	стерильний резервуар	негайне транспортування, при кімнатній температурі	*Pneumocystis jiroveci, Cryptococcus neoformans*
БАЛ	стерильний резервуар		
матеріал, аспірований з бронхів	стерильний резервуар		
матеріал, аспірований з плевральної порожнини	стерильний резервуар		
біоптат легені	стерильний резервуар з 0,9 % NaCl		
м'язи			
біоптат	препарат — нативний мазок	мазки, приготовані після травлення	цистицерк *Taenia solium, Trichinella spiralis, Trypanosoma cruzi, Microsporidia*
шкіра			
зішкріб	зразки — як для гістологічних досліджень;		*Leishmania*, мікрофілярій
біоптати	стерильна пробірка з 0,9 % NaCl		
сечостатева система			
виділення з піхви	тампон, зволожений 0,9 % NaCl	дослідження осаду та культивування	*Trichomonas vaginalis, Microsporidia*
виділення з уретри			
секрет простати			
сеча	чистий резервуар		

2. Культивування (використовують рідко, тільки у спеціалізованих лабораторіях): на спеціальних середовищах (найчастіше — рідких), тільки для виявлення деяких паразитів (*Acanthamoeba, Toxoplasma, Trypanosoma, Leishmania*).

3. Серологічні методи: виявлення паразитарних антигенів у клінічному матеріалі (напр., амебіаз, криптоспоридіоз) або специфічних антитіл у сироватці (напр., токсоплазмоз, трихінельоз, цистицеркоз) чи спинномозковій рідині (напр., нейроцистицеркоз).

4. Молекулярні методи (ПЛР): виявлення генетичного матеріалу найпростіших (напр., токсоплазмоз, пневмоцистоз).